Fisioterapia

Avaliação e Tratamento

Fisioterapia

Avaliação e Tratamento

6ª edição

Susan B. O'Sullivan, PT, EdD
Professor Emerita
Department of Physical Therapy
School of Health and Environment
University of Massachusetts Lowell
Lowell, Massachusetts

Thomas J. Schmitz, PT, PhD
Professor Emeritus
Department of Physical Therapy
School of Health Professions
Long Island University
Brooklyn Campus
Brooklyn, New York

George D. Fulk, PT, PhD
Chair and Associate Professor
Department of Physical Therapy
Clarkson University
Potsdam, New York

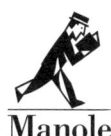
Manole

Título original em inglês: *Physical Rehabilitation – 6th edition.*
Copyright © 2014 by F.A. Davis Company. Todos os direitos reservados.

Este livro contempla as regras do Acordo Ortográfico da Língua Portuguesa.

Editora-gestora: Sônia Midori Fujiyoshi
Editora de traduções: Denise Yumi Chinem
Produção editorial: Cláudia Lahr Tetzlaff

Tradução: Andréia Oliveira Bento Alves (Capítulos 12, 22, 24, 30 e 31)
Graduada em Fisioterapia pela Universidade Federal do Rio de Janeiro (UFRJ)
Especialista em Fisioterapia em UTI pela Universidade Estácio de Sá
Especialista em Acupuntura e Shiatsu pela ABACO

Cláudia Coana (Capítulo 20)

Fabiana Buassaly Leistner (Capítulos 13 e 23)

Luiz Euclydes Trindade Frazão Filho (Capítulos 14, 15, 18 e 27)

Maiza Ritomy Ide (Parte inicial, Capítulos 1 a 11, 16, 17, 19, 21, 25, 26, 28, 29, 32 e Glossário)
Fisioterapeuta pela Universidade Estadual de Londrina (UEL)
Mestre em Ciências pela Faculdade de Medicina da Universidade de São Paulo (FMUSP)
Doutora em Reumatologia pela FMUSP
Pós-Doutora em Reumatologia pela Universidade de Cantabria (Espanha)

Revisão científica: Daniel Camargo Pimentel (Capítulos 13 a 15, 18, 20, 23 e 27)
Médico pela Faculdade de Medicina da Universidade de São Paulo (FMUSP)
Especialista em Medicina Física e Reabilitação pela FMUSP
Doutor pela FMUSP
Pós-Doutor pela Universidade de Harvard
Professor Colaborador da FMUSP
Diretor do Spine Center

Revisão de tradução e revisão de prova: Depto. editorial da Editora Manole
Projeto gráfico: Azza Graphstudio Ltda.
Diagramação: Luargraf Serviços Gráficos Ltda.
Capa: Ricardo Yoshiaki Nitta Rodrigues
Imagem da capa: istockphoto

Dados Internacionais de Catalogação na Publicação (CIP)
(Câmara Brasileira do Livro, SP, Brasil)

O'Sullivan, Susan B.
  Fisioterapia : avaliação e tratamento / Susan B. O'Sullivan, Thomas J. Schmitz, George D. Fulk. -- 6. ed. -- Barueri, SP : Manole, 2018.

  Vários tradutores.
  Título original: Physical rehabilitation.
  ISBN: 978-85-204-4127-5

  1. Equipamentos ortopédicos 2. Fisioterapia 3. Fisioterapia - Métodos 4. Incapacidade - Avaliação I. Título.

17-07981

CDD-615.82
NLM-WB 460

Índices para catálogo sistemático:
1. Fisioterapia : Avaliação e tratamento : Ciências médicas 615.82

Todos os direitos reservados.
Nenhuma parte deste livro poderá ser reproduzida, por qualquer processo,
sem a permissão expressa dos editores.
É proibida a reprodução por xerox.
A Editora Manole é filiada à ABDR – Associação Brasileira de Direitos Reprográficos.

Edição brasileira – 2018

Direitos em língua portuguesa adquiridos pela:
Editora Manole Ltda.
Avenida Ceci, 672 – Tamboré
06460-120 – Barueri – SP – Brasil
Fone: (11) 4196-6000
www.manole.com.br
info@manole.com.br

Impresso no Brasil | *Printed in Brazil*

Nota: Foram feitos todos os esforços para que as informações contidas neste livro fossem o mais precisas possível. Os autores e os editores não se responsabilizam por quaisquer lesões ou danos decorrentes da aplicação das informações aqui apresentadas.

Prefácio

Com esta 6ª edição, continuamos a tradição de perseguir a excelência que teve início há mais de 25 anos. Para nós, é gratificante a aceitação ampla e contínua de *Fisioterapia – Avaliação e Tratamento* pelos docentes e alunos.

O texto foi projetado de modo a fornecer uma abordagem abrangente acerca do manejo de reabilitação para pacientes adultos. Desse modo, tem o propósito de servir como base para estudantes de fisioterapia de nível profissional e também como referência para fisioterapeutas e outros profissionais da área de reabilitação. Esta edição reconhece o crescimento contínuo da profissão e integra a pesquisa básica e pesquisa clínica aplicada para orientar e fundamentar a prática clínica baseada em evidências. Integra ainda terminologia, padrões da prática, testes e medidas específicas, bem como intervenções apresentadas no *Guide to Physical Therapist Practice* da American Physical Therapy Association e na *International Classification of Functioning, Disability, and Health* (ICF) da Organização Mundial da Saúde.

Fisioterapia – Avaliação e Tratamento está organizado em três seções. A Seção 1 (Capítulos 1-9) inclui capítulos sobre tomada de decisão clínica e exame de sistemas básicos, bem como exame do estado funcional e ambiente. A Seção 2 (Capítulos 10-29) aborda muitas doenças, distúrbios e condições comumente observadas no cenário da reabilitação. O exame e as estratégias de intervenção apropriadas são discutidas em termos de comprometimentos da estrutura/função corporal, limitações de atividade e restrição da participação social. Estratégias de promoção de saúde e bem-estar também são consideradas. São enfatizados os parâmetros de aprendizagem decisivos para garantir que o paciente/cliente possa alcançar as metas previstas e os resultados esperados. A seção final, Seção 3 (Capítulos 30-32), aborda órteses, próteses e a prescrição de cadeira de rodas.

Um elemento central desta obra é o sólido formato pedagógico projetado para facilitar e reforçar o aprendizado de conceitos fundamentais. Cada capítulo possui um sumário, objetivos de aprendizagem, uma introdução e resumo, questões para revisão e uma extensa lista de referências. Também são fornecidas leituras complementares e fontes recomendadas. Os termos-chave são destacados em negrito ao longo de cada capítulo e são incluídos em um glossário no final do livro. A aplicação de conceitos importantes é promovida por meio de exemplos de estudos de caso e nas questões para orientação, ao final dos capítulos, projetados para aprimorar as habilidades de tomada de decisão clínica. Os capítulos que enfocam a incapacitação contêm quadros de *Resumo de evidências*, que sintetizam e analisam criticamente a pesquisa focada em um tópico particular ou em uma intervenção relevante para o conteúdo do capítulo. Esperamos que esses quadros possam fornecer aos leitores um modelo que permita continuar avaliando criticamente a prática clínica empregando metodologias clínicas validadas. Esperamos também que esta obra seja capaz de gerar entusiasmo em relação à importância do aprendizado contínuo e autodirecionado ao longo da vida.

A parte visual foi substancialmente atualizada, com a adição de muitas ilustrações e fotografias novas. O projeto proporciona ao leitor uma leitura agradável, além de intensificar a compreensão do conteúdo. As respostas referentes às *Questões para revisão* e *Questões para orientação* estão disponibilizadas on-line, no site da Manole Educação – www.manoleeducacao.com.br.

Conforme observamos nas edições anteriores, o nosso maior recurso e inspiração na preparação desta edição foi o extraordinário grupo de autores colaboradores. Somos muito afortunados por contar com esse grupo de pessoas talentosas, cuja amplitude e alcance do conhecimento profissional e experiência parecem ser inigualáveis. São especialistas renomados de diversas áreas, que compartilharam gentilmente seus conhecimentos e experiências na prática clínica, fornecendo informações relevantes, atualizadas e práticas no contexto de suas respectivas áreas de conhecimento. Para esta edição, a nossa acolhida se estende também a George D. Fulk, como novo editor colaborador.

A sexta edição foi ainda beneficiada pelas informações fornecidas por muitos indivíduos engajados nos cenários da prática clínica e acadêmica, os quais usaram e revisaram o conteúdo. Agradecemos por seu *feedback* construtivo e pelas muitas sugestões e alterações apontadas. Como sempre, estamos abertos a sugestões de nossos colegas e de estudantes para o aperfeiçoamento.

Uma vez que os fisioterapeutas continuam assumindo desafios e responsabilidades profissionais maiores e mais numerosas, a natureza deste livro o torna um perpétuo "trabalho em andamento". Agradecemos a oportunidade de contribuir para a literatura acadêmica em fisioterapia, bem como para o desenvolvimento profissional daqueles que estão se preparando para ingressar em uma carreira dedicada a melhorar a qualidade de vida daqueles a quem servimos.

Agradecemos pelas importantes contribuições dos fisioterapeutas à vida de seus pacientes. Este livro é dedicado a esses profissionais – passado, presente e futuro – que guiam e desafiam seus pacientes a terem uma vida bem-sucedida e independente.

Susan B. O'Sullivan
Thomas J. Schmitz
George D. Fulk

Agradecimentos

O desenvolvimento contínuo do *Fisioterapia – Avaliação e Tratamento* tem sido, em todos os aspectos, um desafio em equipe. Sua realização somente tem sido possível graças aos conhecimentos e às generosas contribuições especializadas de muitos indivíduos talentosos. Isso é muito valioso.

Estendemos os nossos sinceros agradecimentos aos autores colaboradores. Cada um deles trouxe um corpo de conhecimento único, bem como um distinto conhecimento da prática clínica aos seus respectivos capítulos. Seu compromisso com a educação em fisioterapia é demonstrado de forma coletiva nas apresentações de conteúdo que refletem cuidadosamente o escopo do conhecimento e as habilidades requeridas para um ambiente de prática de fisioterapia dinâmico e em evolução. Somos extremamente gratos a cada um dos nossos colaboradores e encorajados pela excelência que trouxeram a esta 6ª edição.

Muitas das novas fotografias de pacientes somente puderam ser obtidas graças aos esforços de Edward W. Bezkor e Robert J. Schreyer, e também ao conhecimento de fotografia de Jason Torres, da J. Torres Photography. Gostaríamos de agradecer ainda a pessoas e empresas que contribuíram com fotografias novas para os capítulos, e também aos pacientes que permitiram que suas fotos fossem utilizadas no livro.

A nossa estima é enorme aos dedicados profissionais da F.A. Davis Company, Philadelphia, PA: Margaret M. Biblis, editora-chefe; Melissa Duffield, editora de aquisições sênior; Jennifer A. Pine, editora de desenvolvimento sênior; Liz Schaeffer, editora de desenvolvimento/coordenadora de produtos eletrônicos; Sharon Lee, diretora de produção; e Paul Marone, diretor de *marketing*. Essas pessoas são reconhecidas pelo suporte contínuo, incentivo e compromisso incansável com a excelência. Agradecimentos também a Cassie Carey, editora de produção sênior; e Rose Boul, coordenadora de arte sênior, da Graphic World Publishing Services.

Desejamos agradecer aos inúmeros estudantes, docentes e clínicos que, ao longo dos anos, têm usado o *Fisioterapia – Avaliação e Tratamento* e nos fornecido comentários significativos e construtivos que contribuíram enormemente para o aprimoramento desta edição. Esperamos sinceramente que este *feedback* continue.

Por fim, somos gratos pelo nosso contínuo relacionamento profissional, forte e produtivo que nos permitiu concluir um projeto dessa extensão ao longo de seis edições.

Susan B. O'Sullivan
Thomas J. Schmitz
George D. Fulk

Sobre os autores

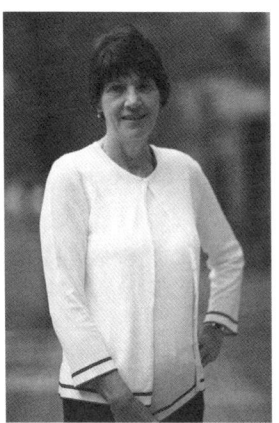

A **dra. Susan B. O'Sullivan** é professora emérita junto ao departamento de fisioterapia da University of Massachusetts, EUA. Tem doutorado em Desenvolvimento Humano pela Boston University e mestrado e bacharelado em Ciências pela mesma universidade. A pesquisa, o ensino e a experiência clínica da dra. O'Sullivan são todos na área de reabilitação neurológica de adultos. Ela também assumiu compromissos acadêmicos na Boston University. Em 2012, a APTA Neurology Section honrou a dra. O'Sullivan com o *Award for Excellence in Neurologic Education*, e ela também recebeu da University of Massachusetts Lowell o *Award for Teaching Excellence*. A dra. O'Sullivan é coautora dos livros *Fisioterapia – Avaliação e Tratamento* (em sua 6ª edição), *Improving Functional Outcomes in Physical Rehabilitation* e *Therapy Ed's National Physical Therapy Examination Review and Study Guide*.

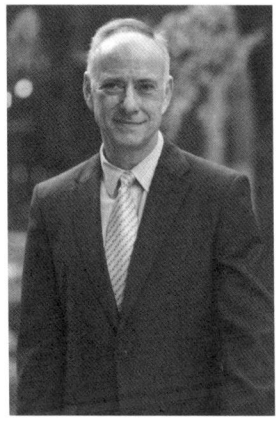

O **dr. Thomas J. Schmitz** é professor emérito junto ao departamento de fisioterapia da Long Island University, EUA. É coeditor e coautor dos livros *Fisioterapia – Avaliação e Tratamento* e *Improving Functional Outcomes in Physical Rehabilitation*. Tem PhD pela New York University e mestrado em Ciências pela Boston University, além de bacharelado em Ciências pela The State University of New York. Sua experiência clínica principal é na área de reabilitação neurológica de adultos. O dr. Schmitz recebeu o Long Island University's *David Newton Award for Excellence in Teaching*, e também o *Trustees Award for Scholarly Achievement*. Ele assumiu compromissos acadêmicos na Boston University, Columbia University e College of Physicians and Surgeons

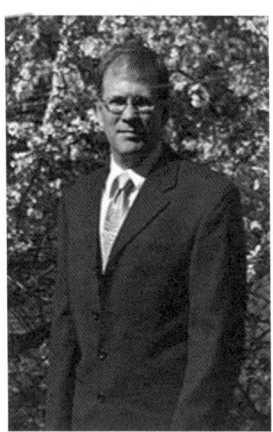

O **dr. George D. Fulk** é professor associado e diretor da Clarkson University, EUA. É bacharel em fisioterapia pela University of Massachusetts e PhD pela Nova Southeastern University. As áreas de pesquisa, ensino e conhecimento do dr. Fulk são de intensificação da recuperação motora e qualidade de vida de indivíduos com envolvimento neurológico. Ele também assumiu compromisso acadêmico no Notre Dame College in Manchester, New Hampshire. A linha de pesquisa do dr. Fulk enfoca a mensuração e melhora da capacidade locomotora em indivíduos que sofreram acidente vascular encefálico. É autor de numerosos artigos científicos publicados em periódicos, bem como de *papers* de conferências e capítulos de livros. Ele é editor de mídia digital e editor associado do *Journal of Neurological Physical Therapy*, além de participar do conselho editorial do PTNow e atuar como revisor para muitos periódicos revisados por pares.

Autores colaboradores

Andrea L. Behrman, PT, PhD, FAPTA
Professor
Department of Neurological Surgery
University of Louisville
Louisville, Kentucky

Edward W. Bezkor, PT, DPT, OCS, MTC
University of California, San Diego Health System
Perlman Clinic, Rehabilitation Services
La Jolla, California

New York University Langone Medical Center
Rusk Institute of Rehabilitation Medicine
New York, New York

Janet R. Bezner, PT, PhD
Vice President
Education and Governance and Administration
American Physical Therapy Association
Alexandria, Virginia

Beth Black, PT, DSc
Assistant Professor
Physical Therapy Program
School of Health Sciences
Oakland University
Rochester, Michigan

Judith M. Burnfield, PT, PhD
Director, Institute for Rehabilitation Science and Engineering
Institute for Rehabilitation Science and Engineering
Madonna Rehabilitation Hospital
Lincoln, Nebraska

Kevin K. Chui, PT, DPT, PhD, GCS, OCS
Associate Professor
Department of Physical Therapy
Program in Geriatric Health and Wellness
College of Health Professions
Sacred Heart University
Fairfield, Connecticut

Vanina Dal Bello-Haas, PT, PhD
Associate Professor
Assistant Dean, Physiotherapy Program
School of Rehabilitation Science
McMaster University
Hamilton, Ontario
Canada

Konrad J. Dias, PT, DPT, CCS
Associate Professor
Program in Physical Therapy
Maryville University of St. Louis
St. Louis, Missouri

Joan E. Edelstein, PT, MA, FISPO, CPed
Special Lecturer
Program in Physical Therapy
Columbia University
New York, New York

George D. Fulk, PT, PhD
Chair and Associate Professor
Department of Physical Therapy
Clarkson University
Potsdam, New York

Jessica Galgano, PhD, CCC-SLP
Associate Research Scientist
Department of Rehabilitation Medicine
School of Medicine
New York University
New York, New York

Maura Daly Iversen, PT, DPT, SD, MPH
Professor and Chairperson
Department of Physical Therapy
School of Health Professions
Bouve College of Health Sciences
Northeastern University
Boston, Massachusetts

Clinical Epidemiologist
Division of Rheumatology, Immunology and Allergy
Brigham and Women's Hospital
Harvard Medical School
Boston, Massachusetts

Deborah Graffis Kelly, PT, DPT, MSEd
Associate Professor
Division of Physical Therapy
Department of Rehabilitation Sciences
College of Health Sciences
University of Kentucky
Lexington, Kentucky

Bella J. May, PT, EdD, FAPTA, CEEAA
Professor Emerita
Georgia Health Science University
August, Georgia

Adjunct Professor of Physical Therapy
California State University Sacramento
Sacramento, California

Coby D. Nirider, PT, DPT
Area Director of Therapy Services
Touchstone Neurorecovery Center
Conroe, Texas

Cynthia C. Norkin, PT, EdD
Former Director and Associate Professor
School of Physical Therapy
Ohio University
Athens, Ohio

Susan B. O'Sullivan, PT, EdD
Professor Emerita
Department of Physical Therapy
School of Health and Environment
University of Massachusetts Lowell
Lowell, Massachusetts

Leslie G. Portney, PT, DPT, PhD, FAPTA
Professor and Dean
School of Health and Rehabilitation Sciences
MGH Institute of Health Professions
Boston, Massachusetts

Pat Precin, MS, OTR/L, LP
Assistant Professor
Occupational Therapy Program
School of Health Sciences
Touro College
New York, New York

Licensed Psychoanalyst
Private Practice
New York, New York

Reginald L. Richard, PT, MS
Clinical Research Coordinator Burn Rehabilitation
U. S. Army Institute of Surgical Research
Fort Sam Houston, Texas

Leslie N. Russek, PT, DPT, PhD, OCS
Associate Professor
Department of Physical Therapy
Clarkson University
Potsdam, New York

Martha Taylor Sarno, MA, MD (hon), CCC-SLP, BC-ANCDS
Research Professor
Department of Rehabilitation Medicine
School of Medicine
New York University
New York, New York

Faith Saftler Savage, PT, ATP
Seating Specialist
The Boston Home
Boston, Massachusetts

David A. Scalzitti, PT, PhD, OCS
Associate Editor, Evidence-Based Resources
American Physical Therapy Association
Alexandria, Virginia

Thomas J. Schmitz, PT, PhD
Professor Emeritus
Department of Physical Therapy
School of Health Professions
Long Island University
Brooklyn Campus
Brooklyn, New York

Robert J. Schreyer, PT, DPT, NCS, MSCS, CSCS
Assistant Professor
Department of Physical Therapy
Touro College
New York, New York

Physical Therapist, Owner
Aspire Center for Health + Wellness
New York, New York

Michael C. Schubert, PT, PhD
Associate Professor
Otolaryngology Head and Neck Surgery
Laboratory of Vestibular Neurophysiology
School of Medicine
Johns Hopkins University
Baltimore, Maryland

Julie Ann Starr, PT, DPT, CCS
Clinical Associate Professor
Department of Physical Therapy
Sargent College
Boston University
Boston, Massachusetts

Carolyn Unsworth, OTR, PhD
Professor, Research and Higher Degrees Coordinator
Department of Occupational Therapy
Faculty of Health Sciences
La Trobe University
Bundoora, Victoria
Australia

R. Scott Ward, PT, PhD
Professor and Chair
Department of Physical Therapy
University of Utah
Salt Lake City, Utah

Marie D. Westby, PT, PhD
Physical Therapy Teaching Supervisor
Mary Pack Arthritis Program
Vancouver Coastal Health
Vancouver, British Columbia

D. Joyce White, PT, DSc, MS
Associate Professor
Department of Physical Therapy
University of Massachusetts Lowell
Lowell, Massachusetts

Christopher Kevin Wong, PT, PhD, OCS
Assistant Professor of Clinical Rehabilitative and Regenerative Medicine
Program in Physical Therapy
Columbia University
New York, New York

Sumário

Seção 1: Tomada de decisão clínica e exame   1

Capítulo 1: Tomada de decisão clínica   3
Susan B. O'Sullivan, PT, EdD

Capítulo 2: Exame dos sinais vitais   33
Thomas J. Schmitz, PT, PhD

Capítulo 3: Exame da função sensitiva   95
Kevin K. Chui, PT, DPT, PhD, GCS, OCS
Thomas J. Schmitz, PT, PhD

Capítulo 4: Exame musculoesquelético   135
D. Joyce White, PT, DSc, MS

Capítulo 5: Exame da função motora: controle motor e aprendizagem motora   176
Susan B. O'Sullivan, PT, EdD
Leslie G. Portney, PT, DPT, PhD, FAPTA

Capítulo 6: Exame da coordenação e do equilíbrio   227
Thomas J. Schmitz, PT, PhD
Susan B. O'Sullivan, PT, EdD

Capítulo 7: Exame da marcha   277
Judith M. Burnfield, PT, PhD
Cynthia C. Norkin, PT, EdD

Capítulo 8: Exame da função   340
David A. Scalzitti, PT, PhD, OCS

Capítulo 9: Exame do ambiente   373
Thomas J. Schmitz, PT, PhD

Seção 2: Estratégias de intervenção para a reabilitação   433

Capítulo 10: Estratégias para melhorar a função motora   435
Susan B. O'Sullivan, PT, EdD

Capítulo 11: Treinamento locomotor   493
George D. Fulk, PT, PhD
Thomas J. Schmitz, PT, PhD

Capítulo 12: Disfunção pulmonar crônica   538
Julie Ann Starr, PT, DPT, CCS

Capítulo 13: Doença cardíaca   581
Konrad J. Dias, PT, DPT, CCS

Capítulo 14: Distúrbios vasculares, linfáticos e tegumentares   646
Deborah Graffis Kelly, PT, DPT, MSEd

Capítulo 15: Acidente vascular cerebral   720
Susan B. O'Sullivan, PT, EdD

Capítulo 16: Esclerose múltipla   807
Susan B. O'Sullivan, PT, EdD
Robert J. Schreyer, PT, DPT, NCS, MSCS, CSCS

Capítulo 17: Esclerose lateral amiotrófica   863
Vanina Dal Bello-Haas, PT, PhD

Capítulo 18: Doença de Parkinson   904
Susan B. O'Sullivan, PT, EdD
Edward W. Bezkor, PT, DPT, OCS, MTC

Capítulo 19: Traumatismo cranioencefálico   964
George D. Fulk, PT, PhD
Coby D. Nirider, PT, DPT

Capítulo 20: Lesão medular traumática   999
George D. Fulk, PT, PhD
Andrea L. Behrman, PT, PhD, FAPTA
Thomas J. Schmitz, PT, PhD

Capítulo 21: Transtornos vestibulares   1083
Michael C. Schubert, PT, PhD

Capítulo 22: Amputação   1120
Bella J. May, PT, EdD, FAPTA, CEEAA

Capítulo 23: Artrite   1153
Maura Daly Iversen, PT, DPT, SD, MPH
Marie D. Westby, PT, PhD

Capítulo 24: Queimaduras   1225
Reginald L. Richard, PT, MS
R. Scott Ward, PT, PhD

Capítulo 25: Dor crônica   1260
Leslie N. Russek, PT, DPT, PhD, OCS

Capítulo 26: Transtornos psicossociais   1318
Pat Precin, MS, OTR/L, LP

Capítulo 27: Disfunção cognitiva e perceptiva   1369
Carolyn A. Unsworth, OTR, PhD

Capítulo 28: Transtornos neurogênicos da fala e da linguagem   1419
Martha Taylor Sarno, MA, MD (hon) CCC-SLP, BC-ANCDS
Jessica Galgano, PhD, CCC-SLP

Capítulo 29: Promoção da saúde e do bem-estar   1450
Beth Black, PT, DSc
Janet R. Bezner, PT, PhD

Seção 3: Órteses, próteses e prescrição de cadeiras de rodas 1483

Capítulo 30: Órteses 1485
Joan E. Edelstein, PT, MA, FISPO, CPed
Christopher Kevin Wong, PT, PhD, OCS

Capítulo 31: Próteses 1528
Joan E. Edelstein, PT, MA, FISPO, CPed
Christopher Kevin Wong, PT, PhD, OCS

Capítulo 32: Cadeira de rodas sob medida 1571
Faith Saftler Savage, PT, ATP

Glossário 1617

Índice remissivo 1649

SEÇÃO 1

Tomada de decisão clínica e exame

CAPÍTULO 1

Tomada de decisão clínica

Susan B. O'Sullivan, PT, EdD

SUMÁRIO

Raciocínio clínico/tomada de decisão clínica 3
Classificação Internacional de Funcionalidade, Incapacidade e Saúde (CIF) 4
Manejo do paciente 5
Exame 5
Avaliação 10
Diagnóstico 11
Prognóstico 12
Plano de cuidados 12
Planejamento de alta 17

Implementação do plano de cuidados 17
Reexame do paciente e avaliação dos desfechos esperados 18
Participação do paciente no planejamento 18
Documentação 19
Documentação eletrônica 19
Tomada de decisão clínica: especialista *versus* novato 20
Prática baseada em evidências 21
Resumo 24

OBJETIVOS DE APRENDIZAGEM

1. Definir *raciocínio clínico* e identificar os fatores que afetam a tomada de decisão clínica.
2. Descrever as principais etapas do processo de manejo do paciente.
3. Definir as principais responsabilidades do fisioterapeuta no planejamento de tratamentos efetivos.
4. Identificar potenciais problemas que podem afetar negativamente o raciocínio clínico do fisioterapeuta.
5. Discutir estratégias para assegurar a participação do paciente no plano de cuidados (PDC).
6. Identificar os elementos fundamentais da documentação em fisioterapia.
7. Diferenciar as abordagens de tomada de decisão clínica utilizadas pelo fisioterapeuta experiente *versus* o fisioterapeuta inexperiente.
8. Discutir a importância da prática baseada em evidências no desenvolvimento do PDC.
9. Analisar e interpretar os dados do paciente, formular metas e desfechos realistas, e desenvolver um PDC quando defrontado com um estudo de caso clínico.

Raciocínio clínico/tomada de decisão clínica

O **raciocínio clínico** é um processo multidimensional que envolve uma ampla gama de habilidades cognitivas que o fisioterapeuta usa para processar informações, tomar decisões e determinar ações. O raciocínio pode ser visto como um diálogo interno que os fisioterapeutas empregam continuamente ao se deparar com os desafios da prática clínica. As *decisões clínicas* são os desfechos do processo de raciocínio clínico e constituem a base do manejo do paciente. Uma série de fatores influencia a tomada de decisão, incluindo metas, valores e crenças, habilidades psicossociais, base de conhecimento e experiência, estratégias de resolução de problemas e habilidades processuais do profissional de saúde. Muitos desses fatores são o foco de discussão em outros capítulos deste livro. A tomada de decisão também é influenciada por características do paciente (metas, valores e crenças, fatores físicos, psicossociais, educacionais e culturais), bem como fatores ambientais (ambiente da prática clínica, recursos gerais, tempo, nível de apoio financeiro, nível de apoio social).

As estruturas de tomada de decisão, como algoritmos, foram desenvolvidas por profissionais de reabilitação experientes para guiar outros profissionais em seu processo de raciocínio. Por exemplo, Rothstein e Echternach desenvolveram o *Hypothesis-Oriented Algorithm for Clinicians II* (HOAC).[1] O algoritmo é um guia passo a passo, representado graficamente, projetado para auxiliar os profissionais de reabilitação na resolução de problemas, considerando várias soluções possíveis. Baseia-se em problemas clínicos específicos e identifica os passos da decisão e possíveis opções para a reparação de um problema. Coloca-se uma série de questões, geralmente em formato sim/não, que aborda se as medições atenderam aos critérios de teste, se as hipóteses levantadas foram viáveis, se as metas foram alcançadas, se as estratégias foram adequadas e se as táticas foram corretamente executadas.

As hipóteses são definidas como as razões subjacentes para os problemas do paciente, representando a suposição do fisioterapeuta quanto à causa. Os problemas são definidos em termos de limitações na atividade. A resposta "não" a qualquer uma das perguntas feitas em um algoritmo é uma indicação para a reavaliação da viabilidade das hipóteses levantadas e reconsideração das decisões tomadas. Usando o HOAC II como modelo para a tomada de decisão clínica, o fisioterapeuta também distingue entre os problemas existentes e problemas previstos, definidos como os déficits que são suscetíveis de ocorrer se não for usada uma intervenção para a prevenção. O valor de um algoritmo é que orienta as decisões do fisioterapeuta e fornece um resumo das decisões tomadas. Consulte o Capítulo 17, Figuras 17.7 e 17.8, para exemplos de algoritmos centrados no problema.

Nos tempos atuais, o fisioterapeuta atua em ambientes complexos e é chamado a tomar decisões cada vez mais difíceis em circunstâncias bastante restritivas. Por exemplo, o fisioterapeuta pode precisar determinar um PDC para um paciente complexo com múltiplas comorbidades no prazo de 72 horas após a admissão em uma clínica de reabilitação. A redução dos níveis de autorização de tratamento com internações cada vez mais curtas para reabilitação também complica o processo de decisão. Os profissionais novatos podem facilmente se sentir oprimidos. Este capítulo apresenta uma estruturação para a tomada de decisão clínica e manejo do paciente que pode ajudar a organizar e priorizar os dados e planejar tratamentos eficazes, compatíveis com as necessidades e objetivos do paciente e membros da equipe de saúde.

Classificação Internacional de Funcionalidade, Incapacidade e Saúde (CIF)

O modelo de *Classificação Internacional de Funcionalidade, Incapacidade e Saúde* (CIF) da Organização Mundial da Saúde (OMS) fornece uma importante estruturação da terminologia para a compreensão e categorização das condições de saúde e problemas do paciente, definindo claramente uma condição de saúde, incapacidade, limitação na atividade e restrição na participação.[2] A American Physical Therapy Association (APT) se uniu à OMS, à World Confederation for Physical Therapy (WCPT), à American Therapeutic Recreation Association (ATRA) e a outras organizações profissionais internacionais na aprovação à classificação da CIF. A Figura 1.1 apresenta o modelo de incapacidade da CIF.

A *incapacidade* é o problema que um indivíduo pode ter na função (funções fisiológicas dos sistemas de órgãos) ou estrutura (partes anatômicas do corpo) corporal. O desvio ou perda significativa resultante é a consequência direta da **condição de saúde**, doença, distúrbio, lesão ou trauma, ou outras circunstâncias, como o envelhecimento, estresse, anomalia congênita ou predisposição genética. Por exemplo, um paciente com acidente vascular encefálico pode apresentar perda sensitiva, paresia, dispraxia e hemianopsia (*incapacidades diretas*). As incapacidades podem ser leves, moderadas, graves ou

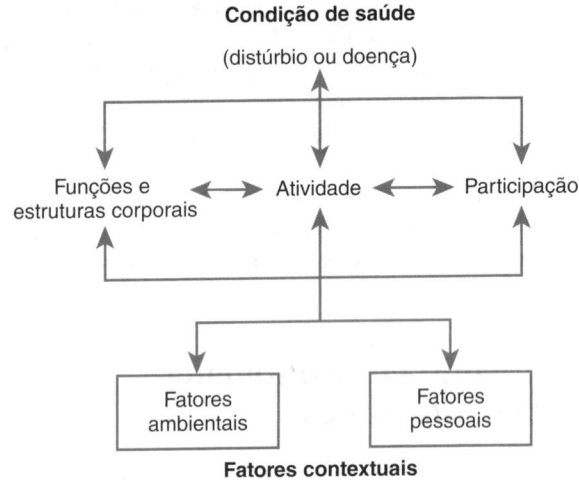

Figura 1.1 Modelo de Classificação Internacional de Funcionalidade, Incapacidade e Saúde (CIF). Organização Mundial da Saúde. ICF: International Classification of Functioning, Disability, and Health. 2002. Geneva, Switzerland, p 18, com permissão.

completas e podem ser permanentes ou reduzidas conforme a recuperação do paciente progride. As incapacidades também podem ser *indiretas* (secundárias), sequelas ou complicações que provêm de outros sistemas. Elas podem resultar de incapacidades preexistentes ou de uma expansão na disfunção de múltiplos sistemas que ocorre com o repouso e inatividade prolongados, PDC ineficaz ou a falta de intervenção de reabilitação. Exemplos de incapacidades indiretas incluem a diminuição na capacidade vital e resistência, atrofia e fraqueza por desuso, contraturas, úlceras de decúbito, trombose venosa profunda, cálculos renais, infecções do trato urinário, pneumonia e depressão. O termo *incapacidade composta* se refere a incapacidades que são decorrentes de múltiplas origens subjacentes, os efeitos combinados de incapacidades diretas e indiretas (p. ex., déficits de equilíbrio, déficits de marcha).

As ***limitações na atividade*** são as dificuldades que um indivíduo pode ter na execução de tarefas ou ações. Essas limitações podem incluir restrições no desempenho de habilidades cognitivas e de aprendizagem, habilidades de comunicação, ***habilidades funcionais de mobilidade*** (HFM) (como transferências, deambulação, levantar ou carregar objetos) e ***atividades de vida diária*** (AVD). As ***atividades básicas de vida diária*** (ABVD) incluem práticas de autocuidado como ir ao banheiro, higiene, banho, vestir-se, comer, beber e as interações sociais (interpessoais). A pessoa com acidente vascular encefálico pode apresentar dificuldades em todas as áreas mencionadas e ser incapaz de executar ações, tarefas e atividades que constituem as "atividades habituais" para essa pessoa.

As ***restrições na participação*** são os problemas que um indivíduo pode enfrentar quando está envolvido em situações da vida e interações sociais. Categorias de papéis na vida incluem o manejo da casa, da ocupação (trabalho/escola/diversão) e da comunidade/lazer. Essas categorias incluem as ***atividades instrumentais de vida diária*** (AIVD), como limpar a casa, preparar refeições, fazer compras, telefonar e cuidar das finanças, e também as atividades ocupacionais e de lazer (p. ex., esportes, recreação, viagens). Assim, o indivíduo com acidente vascular encefálico é incapaz de retomar papéis sociais como trabalhar, cuidar dos filhos, frequentar a igreja ou viajar.

Os ***qualificadores de desempenho*** indicam a extensão das restrições (dificuldades) na participação ao realizar tarefas ou ações no ambiente atual da vida real de um indivíduo. Todos os aspectos do mundo físico, social e atitudinal constituem o ambiente. A dificuldade pode variar de leve, moderada, grave ou completa. Os ***qualificadores de capacidade*** indicam a extensão da limitação na atividade e são usados para descrever o mais alto nível provável de funcionamento de um indivíduo (capacidade de realizar a tarefa ou ação). Os qualificadores podem variar a partir do auxílio de um dispositivo (p. ex., equipamentos de adaptação) ou de outra pessoa (assistência mínima, moderada e máxima) ou a partir da modificação do ambiente (casa, local de trabalho). Assim, o paciente com acidente vascular encefálico pode demonstrar dificuldade moderada em locomover-se no ambiente doméstico (qualificadores de desempenho) e requerer o uso de uma órtese tornozelo-pé, uma bengala de quatro pontos de base estreita e assistência moderada de uma pessoa (qualificadores de capacidade).

Os ***fatores ambientais*** compõem o ambiente físico, social e atitudinal no qual a pessoa vive e atua. Os fatores variam de produtos e tecnologia (para uso pessoal na vida diária, mobilidade e transporte, comunicação) e fatores físicos (ambiente doméstico, relevo e clima) a apoio social e relacionamentos (familiares, amigos, prestadores de cuidados pessoais), atitudes (individual e da sociedade), instituições e leis (habitação, comunicação, transporte, serviços legais, serviços financeiros e políticas). Os qualificadores incluem fatores que atuam como barreiras (fatores de risco de incapacidade) ou facilitadores (ativos). As barreiras podem variar de leves, moderadas, graves a completas. Os facilitadores também podem variar de leves, moderados, substanciais a completos.

O Quadro 1.1 resume a terminologia de incapacidade da CIF. A lista de verificação da CIF (versão 2.1a, formulário clínico para a Classificação Internacional de Funcionalidade, Incapacidade e Saúde) é uma ferramenta prática para obter e registrar informações sobre o funcionamento e incapacidade de um indivíduo.[3]

Manejo do paciente

As etapas do manejo do paciente incluem (1) exame do paciente; (2) avaliação dos dados e identificação de problemas; (3) determinação do diagnóstico fisioterapêutico; (4) determinação do prognóstico e PDC; (5) implementação do PDC; e (6) reexame do paciente e avaliação dos desfechos do tratamento (Fig. 1.2).[4]

Exame

O exame envolve a identificação e definição do(s) problema(s) do paciente e os recursos disponíveis para determinar a intervenção apropriada. É formado por três componentes: o histórico do paciente, a revisão de sistemas, e testes e medidas. O exame começa com o encaminhamento do paciente ou entrada inicial (acesso direto) e continua como um processo contínuo ao longo do episódio de cuidado. O reexame contínuo possibilita que o profissional de reabilitação avalie o progresso e modifique as intervenções conforme apropriado.

Quadro 1.1 Terminologia: funcionalidade, incapacidade e saúde

> **Condição de saúde** é um termo genérico para doença, distúrbio, lesão ou trauma e pode incluir também outras circunstâncias, como o envelhecimento, estresse, anomalia congênita ou predisposição genética. Pode incluir também informações sobre a patogênese e/ou etiologia.
> **Funções corporais** são as funções fisiológicas dos sistemas do corpo (incluindo as funções psicológicas).
> **Estruturas corporais** são as partes anatômicas do corpo, como os órgãos, membros e seus componentes.
> **Incapacidades** são problemas na função ou estrutura do corpo, como um desvio significativo ou perda.
> **Atividade** é a execução de uma tarefa ou ação por um indivíduo.
> **Limitações na atividade** são as dificuldades que um indivíduo pode ter na execução de atividades.
> **Participação** é o envolvimento em uma situação de vida.
> **Restrições na participação** são problemas que um indivíduo pode enfrentar quando está envolvido em situações da vida.
> **Fatores contextuais** representam todo o contexto e situação de vida de um indivíduo.
> - **Fatores ambientais** constituem o ambiente físico, social e atitudinal em que as pessoas vivem e conduzem suas vidas, incluindo as atitudes sociais, características arquitetônicas e estruturas legais e sociais.
> - **Fatores pessoais** são o contexto particular da vida de um indivíduo, incluindo o gênero, idade, estilos de enfrentamento, contexto social, educação, profissão, experiência pregressa e atual, padrão geral de comportamento, caráter e outros fatores que influenciam como a incapacidade é vivenciada pelo indivíduo.
> **Qualificador de desempenho** descreve o que um indivíduo faz no seu ambiente atual. (O ambiente atual inclui dispositivos de apoio ou assistência pessoal, sempre que o indivíduo utilizá-los para executar ações ou tarefas.)
> **Qualificador de capacidade** descreve a capacidade de um indivíduo de executar uma tarefa ou ação (o mais alto nível provável de atuação em um determinado domínio em um dado momento).

De Organização Mundial da Saúde (OMS): *International classification of functioning, disability and health* (ICF).[3]

Histórico

Informações sobre a história pregressa e estado de saúde atual do paciente são obtidas da revisão de prontuário e entrevistas (pacientes, familiares, cuidadores). O prontuário médico fornece relatórios detalhados dos membros da equipe de saúde; o processamento desses prontuários requer uma compreensão das doenças e lesões, terminologia médica, diagnóstico diferencial, exames laboratoriais e outros testes diagnósticos, e tratamento clínico. A utilização dos recursos materiais ou consulta profissional pode ajudar o profissional de reabilitação iniciante. Os tipos de dados que podem ser produzidos a partir do histórico do paciente são apresentados na Figura 1.3.[4]

A entrevista é uma importante ferramenta utilizada para obter informações e adquirir conhecimento diretamente do paciente. O profissional de reabilitação faz ao paciente uma série de perguntas referentes à saúde em geral, condições/complicações médicas pregressas e atuais, e tratamento. Pede-se ao paciente que descreva especificamente os problemas atuais, a queixa principal (motivo pelo qual procurou a fisioterapia) e metas antecipadas/desfechos esperados para o episódio de cuidado. O paciente muitas vezes descreve suas dificuldades em termos de limitações nas atividades ou restrições na participação (o que ele pode ou não fazer). Faz-se então ao paciente uma série de perguntas destinadas a explorar a natureza e a história de problemas atuais/queixa principal. Questões gerais sobre as atividades funcionais e a participação devem ser voltadas a delinear a diferença entre *capacidade* e *desempenho*. Por exemplo, "Desde o seu acidente vascular encefálico, o quanto de dificuldade você tem para caminhar distâncias longas?", "Como isso se compara à época anterior ao acidente vascular encefálico?" (capacidade). Perguntas voltadas a examinar o desempenho podem incluir "Você tem muita dificuldade para caminhar distâncias longas?". "Esse problema para caminhar piorou ou melhorou com o uso de um dispositivo de apoio?". Além disso, faz-se perguntas relacionadas a ambiente físico e social do paciente, vocação, interesses de recreação, hábitos de saúde (p. ex., histórico de tabagismo, uso de álcool), se gosta ou não de praticar exercícios, e a frequência e intensidade de atividade regular. Exemplos de perguntas de entrevista estão no Quadro 1.2.[4,5]

Pode-se também obter informações pertinentes por meio da família ou do cuidador do paciente. Por exemplo, os pacientes com comprometimento no sistema nervoso central (SNC) e prejuízos cognitivos e/ou de comunicação graves e os pacientes pediátricos mais novos não serão capazes de informar com precisão os problemas existentes. O familiar/cuidador então assume o papel principal de ajudar o profissional de reabilitação a identificar problemas e também de fornecer os aspectos relevantes da história do paciente. As necessidades percebidas do familiar ou cuidador também podem ser determinadas durante a entrevista.

O fisioterapeuta deve ser sensível às diferenças culturais e étnicas que podem influenciar o modo como o paciente ou familiar responde às perguntas durante o processo de entrevista ou exame. Diferentes crenças e atitudes em relação à saúde podem influenciar quão cooperativo o paciente será. Durante a entrevista, o profissional de reabilitação

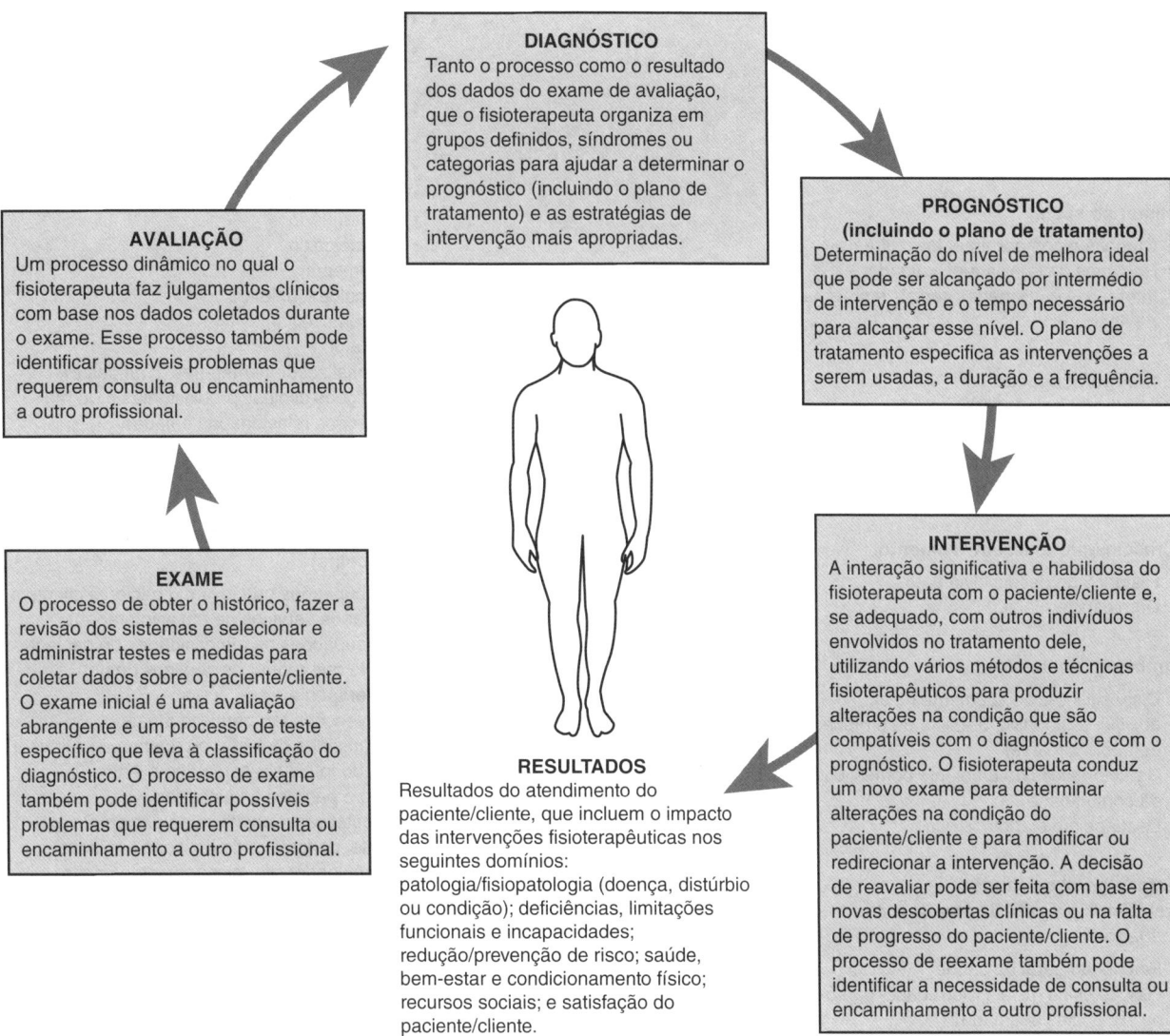

Figura 1.2 Elementos do atendimento do paciente que levam a resultados ideais. (De *Guide to physical therapist practice* da APTA,[4,p.35] com permissão.)

deve ouvir atentamente o que o paciente diz. O paciente deve ser observado a procura de quaisquer manifestações físicas que revelem seu contexto emocional, como a postura curvada do corpo, as caretas e o pouco contato visual. Por fim, a entrevista é usada para estabelecer uma relação, uma comunicação efetiva e a confiança mútua. Garantir a comunicação efetiva com o paciente e obter sua cooperação servem para tornar mais válidas as observações do profissional de reabilitação e serão cruciais para o sucesso do PDC.

Revisão dos sistemas

O uso de um breve *exame de rastreamento* possibilita que o profissional de reabilitação verifique rapidamente os sistemas corporais do paciente e determine as áreas de função intacta e disfunção em cada um dos seguintes sistemas: cardiovascular/pulmonar, tegumentar, musculoesquelético e neuromuscular. Também são obtidas informações sobre as funções cognitivas, comunicação, estilo de aprendizagem e estado emocional. As áreas de déficit, em conjunto com um conhecimento exato da condição de saúde principal (distúrbio ou doença), (1) confirmam a necessidade de exames complementares ou mais detalhados; (2) excluem ou diferenciam o comprometimento do sistema específico; (3) determinam se o encaminhamento a outro profissional de saúde se justifica (rastreamento); e (4) concentram a busca da origem dos sintomas em um local ou parte específica do corpo. Um ponto de partida importante para a identificação das áreas a serem examinadas é a consideração de todos os fatores potenciais (possíveis) que contribuem para uma limitação na atividade ou restrição na participação observada. É apropriado solicitar uma consulta a outro profissional se as necessidades do paciente estiverem fora do âmbito de compe-

Demografia geral
- Idade
- Sexo
- Etnia
- Língua de alfabetização
- Educação

Histórico social
- Crenças e comportamentos culturais
- Recursos da família e do cuidador
- Interações e atividades sociais e sistema de apoio

Emprego/ocupação (trabalho/escola/lazer)
- Emprego atual e anterior (trabalho/escola/lazer), comunidade e atividades de lazer, tarefas ou atividades

Crescimento e desenvolvimento
- Histórico do desenvolvimento
- Dominância manual

Ambiente doméstico
- Dispositivos e equipamento (p. ex., auxiliar, adaptativo, ortótico, de proteção, de apoio, prótese)
- Características do ambiente doméstico e da comunidade
- Destinos projetados de alta

Estado geral da saúde (relatórios próprio, da família e do cuidador)
- Percepção geral da saúde
- Função física (p. ex., mobilidade, padrões de sono, dias acamado)
- Função psicológica (p. ex., memória, habilidade de raciocínio, depressão, ansiedade)
- Desempenho do papel (p. ex., comunidade, lazer, social, trabalho)
- Função social (p. ex., atividade, interação e apoio sociais)

Hábitos sociais/de saúde (passado e atual)
- Percepção geral da saúde
- Função física (p. ex., mobilidade, padrões de sono, dias acamado)
- Função psicológica (p. ex., memória, habilidade de raciocínio, depressão, ansiedade)
- Desempenho do papel (p. ex., comunidade, lazer, social, trabalho)
- Função social (p. ex., atividade, interação e apoio sociais)

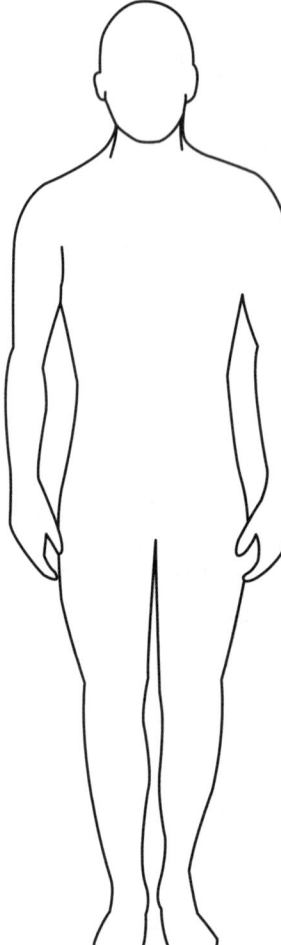

Histórico familiar
- Riscos de saúde familiais

Histórico médico/cirúrgico
- Cardiovascular
- Endócrino/metabólico
- Gastrintestinal
- Geniturinário
- Ginecológico
- Tegumentar
- Musculoesquelético
- Neuromuscular
- Obstétrico
- Hospitalizações anteriores, cirurgias e condições clínicas preexistentes e outras condições relacionadas à saúde
- Psicológico
- Pulmonar

Condição(ões) atual(is)/queixa(s) principal(is)
- Preocupações que levam o paciente/cliente a buscar os serviços de um fisioterapeuta
- Preocupações ou necessidades do paciente/cliente que requer os serviços de um fisioterapeuta
- Intervenções terapêuticas atuais
- Mecanismos da lesão ou doença, incluindo a data do início e o curso dos eventos
- Início e padrões de sintomas
- Expectativas e objetivos do paciente/cliente, da família, de pessoas próximas e do cuidador em relação à intervenção terapêutica
- Ocorrência anterior da(s) queixa(s) principal(is)
- Intervenções terapêuticas anteriores

Estado funcional e nível de atividade
- Condição funcional atual e anterior no autocuidado e no cuidado da casa, incluindo atividades da vida diária (AVD) e atividades instrumentais da vida diária (AIVD)
- Condição funcional (trabalho/escola/lazer) atual e anterior no trabalho, na comunidade e em atividades de lazer, tarefas ou atividades.

Medicamentos
- Medicamentos para a condição atual
- Medicamentos tomados anteriormente para a condição atual
- Medicamentos para outras condições

Outros exames clínicos
- Exames de laboratório e testes diagnósticos
- Revisão dos registros disponíveis (p. ex., médico, educacional, cirúrgico)
- Revisão de outras descobertas clínicas (p. ex., nutrição e hidratação)

Figura 1.3 Tipos de dados que podem ser gerados a partir do histórico do paciente. (De *Guide to physical therapist practice* da APTA,[4,p.36] com permissão.)

Quadro 1.2 Exemplos de perguntas de entrevista

I. **Perguntas de entrevista destinadas a identificar a natureza e a história do(s) problema(s) atual:**
Quais problemas o trazem à fisioterapia?
Quando o(s) problema(s) começou(aram)?
O que aconteceu para precipitar o(s) problema(s)?
Quanto tempo faz que o(s) problema(s) existe(m)?
Como você está cuidando do(s) problema(s)?
O que melhora o(s) problema(s)?
O que piora o(s) problema(s)?
Quais são seus objetivos e expectativas para a fisioterapia?
Você está fazendo algum outro tratamento para o(s) problema(s)?

II. **Perguntas de entrevista destinadas a identificar os desfechos desejados em termos de atividades funcionais essenciais:**
Quais atividades você normalmente faz em casa/no trabalho/na escola?
Quais atividades você não consegue mais fazer?
Quais atividades são feitas de modo diferente e qual é a diferença (i. e., tempo extra, esforço extra, diferentes estratégias)?
Quais atividades você precisa de ajuda para realizar e que preferiria fazer sozinho?
Quais atividades de lazer são importantes para você?
Como posso ajudá-lo a ser mais independente?

III. **Perguntas de entrevista destinadas a identificar as condições ambientais em que as atividades do paciente normalmente ocorrem:**
Descreva o seu ambiente em casa/na escola/no trabalho.
Como você se desloca/tem acesso as partes da casa (i. e., banheiro, quarto, entrada e saída de casa)?
Você se sente seguro?
Como você circula pelas áreas da comunidade ou tem acesso a elas (i. e., local de trabalho, escola, supermercado, shopping, centro comunitário, escadas, guias, rampas)? Você se sente seguro?

IV. **Perguntas de entrevista destinadas a identificar os apoios sociais disponíveis:**
Com quem você mora?
Quem lhe ajuda com seus cuidados (i. e., atividades básicas de vida diária [ABVD], atividades instrumentais de vida diária [AIVD])?
Quem lhe ajuda com as atividades que você quer fazer (i. e., deambular, utilizar escadas, realizar transferências)?
Há atividades que são difíceis para você que, caso você tivesse mais ajuda, seriam mais fáceis?

V. **Perguntas de entrevista destinadas a identificar o conhecimento do paciente acerca de potenciais fatores de risco de incapacidade:**
Quais problemas você pode prever que terá no futuro?
O que você pode fazer para eliminar ou reduzir a probabilidade de eles ocorrerem?

Fonte: Seção I: De Documentation template for physical therapist patient/client management in the *Guide to physical therapist practice* (4, pp. 707-712); Seções II-IV adaptadas de Randall (5, p. 1.200).

tência do fisioterapeuta designado para o caso. Por exemplo, um paciente que se recupera de um acidente vascular encefálico é encaminhado a uma clínica de disfagia para uma análise pormenorizada da função de deglutição por um especialista em disfagia (fonoaudiólogo).

Os exames de rastreamento também são utilizados para populações saudáveis. Por exemplo, o fisioterapeuta pode rastrear indivíduos para identificar fatores de risco para doenças, como a diminuição nos níveis de atividade, o estresse e a obesidade. O rastreamento também é realizado em populações específicas, como pacientes pediátricos (p. ex., a procura de escoliose), pacientes geriátricos (para identificar fatores de risco de queda), atletas (em exames pré-atividade) e em condições relacionadas com o trabalho (para identificar o risco de lesões musculoesqueléticas no local de trabalho). Esses rastreamentos podem envolver a observação, revisão de prontuários, história oral e/ou um breve exame. Exames adicionais de rastreamento podem ser exigidos pelas instituições. Por exemplo, em uma instituição de cuidados prolongados, o profissional de reabilitação pode ser solicitado a rever o prontuário a procura de indícios de alterações no estado funcional ou necessidade de fisioterapia. O profissional determina então a necessidade de assistências adicionais de fisioterapia com base na realização de um exame de rastreamento.

Testes e medidas

Testes e medidas mais definitivos são utilizados para fornecer dados objetivos, a fim de determinar com precisão o grau específico de função e disfunção. O exame começa com o nível de disfunção, por exemplo a diminuição na força muscular (teste manual de força muscular [TMM]) e o prejuízo na amplitude de movimento (ADM) (medidas goniométricas), e progride para atividades funcionais (teste de caminhada de 6 minutos, teste *timed up and go*, teste de equilíbrio de Berg). Como alternativa, o profissional de reabilitação pode começar com uma análise do desempenho funcional, durante a qual ele analisa as diferenças entre o desempenho do paciente e o desempenho "típico" ou esperado de uma tarefa. Por exemplo, o paciente com acidente vascular encefálico é convidado a se transferir do leito para a cadeira de rodas. O fisioterapeuta observa o desempenho e constata que o paciente não tem apoio postural (estabilidade), força extensora de membro inferior (MI) adequada para alcançar a posição vertical completa, e ADM adequada nos dorsiflexores do tornozelo. O profissional então progride para um exame detalhado das incapacidades. A decisão sobre qual abordagem utilizar baseia-se nos resultados do exame de rastreamento e nos conhecimentos do profissional de reabilitação sobre a condição de saúde. As informações-chave a serem obtidas durante o exame da função são o nível de independência ou dependência, bem como a necessidade de assistência física, dispositivos externos ou modificações ambientais.

O treinamento adequado e a habilidade na aplicação de testes e medidas específicos são cruciais para assegurar a validade e confiabilidade desses testes. A incapacidade de realizar corretamente um procedimento de exame pode levar à coleta de dados imprecisos e à elaboração de um PDC inadequado. Outros capítulos deste livro se concentram em testes e medidas específicos e discutem questões de validade e confiabilidade. O uso de instrumentos padronizados específicos para a incapacidade (p. ex., para indivíduos com acidente vascular encefálico, o protocolo de desempenho físico de Fugl-Meyer) pode facilitar o processo de exame, mas pode nem sempre ser adequado a todos os pacientes de modo geral. O profissional de reabilitação precisa analisar cuidadosamente os problemas específicos do paciente para determinar a adequação e a sensibilidade de um instrumento. O Quadro 1.3 apresenta as categorias de testes e medidas identificadas no *Guide to physical therapist practice*.[4]

O profissional de reabilitação novato deve resistir à tendência de coletar dados divergentes e em excesso na crença equivocada de que mais informação é melhor. Dados desnecessários só irão confundir o panorama geral, tornando a tomada de decisão clínica mais difícil e elevando desnecessariamente o custo dos cuidados. Se surgirem problemas que não foram inicialmente identificados no histórico ou na avaliação dos sistemas, ou se os dados obtidos forem inconsistentes, testes ou medidas adicionais podem ser indicados. Consultar um profissional de reabilitação experiente pode fornecer um importante meio de esclarecer inconsistências e determinar a adequação de testes e medidas específicos.

Avaliação

Os dados coletados a partir do exame inicial devem então ser organizados e analisados. O profissional de reabilitação identifica e prioriza as incapacidades, limitações na atividade e restrições na participação do paciente, e desenvolve uma *lista de problemas*. É importante reconhecer com precisão os problemas clínicos associados à doença primária e aqueles associados a comorbidades. A Tabela 1.1 apresenta um exemplo de lista de problemas prioritários.

Deve-se analisar incapacidades, limitações na atividade e restrições na participação a fim de identificar relações causais. Por exemplo, a dor no ombro no paciente com hemiplegia pode ser decorrente de vários fatores, incluindo a hipotonia e a perda de movimento voluntário, que são incapacidades diretas, ou danos aos tecidos moles/trauma por transferências impróprias, que são uma incapacidade indireta, resultante de uma atividade. Determinar os fatores causais é difícil, já que é uma etapa essencial na determinação de intervenções apropriadas de tratamento e resolução da dor do paciente.

O profissional de saúde habilidoso é capaz de identificar as barreiras nos papéis de vida e os facilitadores no ambiente do paciente, a fim de incorporar no PDC as medidas para minimizar ou maximizar esses fatores. O PDC que enfatiza e reforça os facilitadores melhora a função e a capacidade do paciente de ser bem-sucedido. A melhora na motivação e no engajamento são os desfechos naturais para reforçar os facilitadores. Por exemplo, o paciente com acidente vascular encefálico pode ter habilidades cognitivas e de comunicação intactas, além de uma boa função nos membros não envolvidos. Os facilitadores também podem incluir familiares/cuidadores que são

Quadro 1.3 Categorias dos testes e medidas

Capacidade aeróbia/resistência
Características antropométricas
Excitação, atenção e cognição
Dispositivos de assistência e adaptação
Circulação (arterial, venosa, linfática)
Integridade de nervos cranianos e periféricos
Barreiras ambientais, domiciliares e ocupacionais (trabalho/escola/diversão)
Ergonomia e mecânica corporal
Marcha, locomoção e equilíbrio
Integridade tegumentar
Integridade e mobilidade das articulações
Função motora (controle motor e aprendizagem motora)
Desempenho muscular (incluindo a força, potência e resistência)
Desenvolvimento neuromotor e integração sensitiva
Dispositivos ortopédicos, de proteção e de apoio
Dor
Postura
Requisitos protéticos
Amplitude de movimento (incluindo o comprimento do músculo)
Integridade dos reflexos
Autocuidado e manejo do lar (incluindo as atividades de vida diária e as atividades instrumentais de vida diária)
Integridade sensitiva
Ventilação e respiração/trocas gasosas
Ocupação (trabalho/escola/diversão), comunidade e lazer
Integração ou reintegração (incluindo as atividades instrumentais de vida diária)

Adaptado de APTA *Guide to physical therapist practice*.[4]

Tabela 1.1 Lista de problemas prioritários no paciente com acidente vascular encefálico

Prejuízos diretos	Prejuízos indiretos	Prejuízos compostos	Limitações às atividades	Restrições na participação
Hemiparesia à D MSD > MSE	Subluxação do ombro D	Déficits de equilíbrio Em pé > sentado	Dep na mobilidade no leito: AMin	Diminuição na mobilidade na comunidade
	Diminuição na ADM de ombro D	Déficits de marcha	Dep nas ABVD: AMin/AMod	AIVD: incapaz
Hipotonia em MSD	Hipercifose torácica, anteriorização da cabeça	Diminuição na resistência	Dep nas transferências: AMod × 1	Diminuição na capacidade de desempenhar papéis sociais: marido
Espasticidade de MID: extensores de joelho, plantiflexores			Dep na locomoção: A mod × 1	
Padrões sinérgicos MID > MSD			Escadas: instável	
Disartria leve			Aumento no risco de queda	
Déficit cognitivo leve: redução na MCP				
Diminuição na capacidade de planejamento motor				
Comorbidades:	Neuropatia diabética periférica			
Redução na sensibilidade de ambos os pés		Redução no equilíbrio	Aumento do risco de queda	
Úlcera pequena no pé E (quinto dedo do pé)		Diminuição da resistência		
		Déficit de marcha: requer calçados especiais		Redução na mobilidade na comunidade

Fatores contextuais: físicos, sociais, atitudinais
Casa de fazenda de um piso; entrada com 2 degraus, sem corrimões
Muito motivado
Fatores pessoais: situação de vida e moradia do indivíduo
A cônjuge é a cuidadora principal; tem osteoporose e perda de visão (catarata bilateral).
Tem dois filhos que moram em um raio de 50 km.
Legenda: ABVD: atividades básicas da vida diária; Dep: dependente; AIVD: atividades instrumentais de vida diária; AMin: assistência mínima; AMod: assistência moderada; MID: membro inferior direito; MSD: membro superior direito; MCP: memória de curto prazo.

apoiadores e conhecedores das dificuldades do paciente, e um ambiente de vida adequado.

Diagnóstico

Um *diagnóstico médico* se refere à identificação de uma doença, transtorno ou condição (patologia/fisiopatologia) avaliando os sinais, sintomas, histórico, resultados de exames laboratoriais e procedimentos apresentados. É identificado principalmente em nível celular. Os fisioterapeutas utilizam o termo **diagnóstico** para "identificar o impacto de uma condição no funcionamento de um sistema (especialmente o sistema motor) e na pessoa como um todo."[4] Assim, o termo é utilizado para esclarecer os profissionais em relação ao conhecimento, bem como o papel do fisioterapeuta na área da saúde. Por exemplo:

Diagnóstico médico: acidente vascular encefálico (AVE).
Diagnóstico fisioterapêutico: prejuízo na integridade da função motora e sensitiva associado a distúrbios não progressivos do sistema nervoso central – adquiridos na adolescência ou na idade adulta.[4,p.365]

Diagnóstico médico: lesão medular (LM).

Diagnóstico fisioterapêutico: prejuízo na função motora, integridade de nervo periférico e integridade sensitiva associada a distúrbios não progressivos da medula espinal.[4,p.437]

O processo de diagnóstico inclui integrar e avaliar os dados obtidos durante o exame para descrever a condição do paciente em termos que orientarão o prognóstico e a escolha de estratégias de intervenção durante o desenvolvimento do PDC. O *Guide to physical therapist practice* organiza categorias específicas de diagnóstico fisioterapêutico por *padrões de prática preferenciais*.[4] Existem quatro categorias principais de condições: musculoesquelética, neuromuscular, cardiovascular/pulmonar e tegumentar, com padrões de prática preferenciais identificadas em cada uma delas (ver Apêndice 1.A). Os padrões são descritos inteiramente de acordo com os cinco elementos do manejo do paciente (i. e., exame, avaliação, diagnóstico, prognóstico e intervenção). Cada padrão inclui também o reexame para avaliar os progressos, os desfechos globais e os critérios para o encerramento dos serviços de fisioterapia. São também apresentados critérios de inclusão e exclusão para cada padrão de prática e critérios para a classificação de padrões múltiplos. Os padrões representam o esforço colaborativo de fisioterapeutas experientes em detalhar as grandes categorias de problemas comumente encontrados por profissionais da área no âmbito do seu conhecimento, experiência e especialidade. O consenso de especialistas foi, então, utilizado para desenvolver e definir categorias diagnósticas e padrões de prática preferenciais. Dado o papel central dos fisioterapeutas como especialistas em movimento, o profissional de reabilitação precisa focar o diagnóstico nos resultados da análise da atividade e nos problemas de movimento identificados durante o exame na elaboração do prognóstico e PDC.

O uso de categorias diagnósticas específicas à fisioterapia, como Sarhman aponta, (1) possibilita a comunicação bem-sucedida com colegas e pacientes/cuidadores sobre as condições que exigem os conhecimentos do fisioterapeuta, (2) fornece uma classificação adequada para estabelecer normas de exame e tratamento, e (3) direciona a análise da efetividade do tratamento, reforçando assim a prática baseada em evidências.[6] Categorias diagnósticas de fisioterapia também facilitam o reembolso bem-sucedido, quando ligado a desfechos funcionais, e melhoram o acesso direto a serviços de fisioterapia.

Prognóstico

O termo **prognóstico** se refere ao "nível ideal previsto de melhora na função e a quantidade de tempo necessária para chegar a esse nível."[4,p.46] Um prognóstico preciso pode ser determinado no início do tratamento para alguns pacientes. Para outros pacientes com condições mais complicadas, como um traumatismo cranioencefálico (TCE) grave, associadas a ampla deficiência e comprometimento de múltiplos sistemas, um prognóstico ou previsão do nível de melhora só pode ser determinado em várias partes durante o curso da reabilitação. O conhecimento dos padrões de recuperação (estágio do transtorno) às vezes é útil para orientar a tomada de decisão. O tempo necessário para alcançar a recuperação ideal é uma determinação importante, que é exigida pelo Medicare® e por muitos outros seguros de saúde norte-americanos. Predizer os níveis ideais de recuperação e os intervalos de tempo pode ser um processo difícil para o profissional de reabilitação iniciante. A opinião de profissionais experientes e especialistas como fontes e tutorias pode facilitar essa etapa do processo de tomada de decisão. Para cada padrão de prática preferida, o *Guide to physical therapist practice* inclui a ampla variação do número esperado de consultas por episódio de cuidados.[4]

Plano de cuidados

O **plano de cuidados (PDC)** descreve o manejo previsto para o paciente. O profissional de reabilitação avalia e integra os dados obtidos do histórico do paciente, da revisão dos sistemas e dos testes e medidas no contexto de outros fatores, incluindo a saúde geral do paciente, a disponibilidade de sistemas de apoio social, o ambiente em que vive e o potencial destino após a alta. O comprometimento de múltiplos sistemas, a insuficiência e a perda funcional graves, o tempo prolongado de comprometimento (cronicidade), as várias comorbidades e a estabilidade clínica do paciente são parâmetros importantes que aumentam a complexidade do processo de tomada de decisão.

Um dos principais focos do PDC está em produzir mudanças significativas em um nível pessoal/social, reduzindo limitações na atividade e restrições na participação. Alcançar a independência na locomoção ou atividades de vida diária (AVD), retornar ao trabalho ou participar de atividades recreativas é importante para o paciente, em termos de melhora na **qualidade de vida (QV)**.[7] A QV é definida como o senso de bem-estar total que engloba tanto os aspectos físicos como os psicossociais da vida do paciente. Por fim, nem todas as incapacidades podem ser remediadas pela fisioterapia. Algumas incapacidades são permanentes ou progressivas, resultado direto de doenças implacáveis como a esclerose lateral amiotrófica (ELA). Nesse exemplo, é apropriado enfatizar principalmente a redução na quantidade e a gravidade das incapacidades indiretas e limitações na atividade.

Os componentes essenciais do PDC incluem (1) metas previstas e desfechos esperados; (2) o nível previsto de melhora ideal; (3) as intervenções específicas a serem utilizadas, incluindo o tipo, duração e frequência; e (4) os critérios para a alta.

Metas e desfechos esperados

Um primeiro passo importante no desenvolvimento do PDC é a determinação das **metas** previstas e **desfechos esperados**, os resultados pretendidos com o manejo do paciente. As declarações de meta e desfecho abordam as prioridades identificadas do paciente e alterações previstas nas incapacidades, limitações na atividade e restrições na participação. Elas também abordam alterações previstas na saúde geral, redução de riscos e prevenção, bem-estar e condicionamento físico, e otimização da satisfação do paciente. A diferença está nos intervalos de tempo. Os desfechos definem o nível esperado do paciente na conclusão do episódio de cuidado ou período de reabilitação, enquanto as metas definem as etapas intermediárias que são necessárias para alcançar os desfechos esperados.[4]

As declarações de meta e desfecho devem ser realistas, objetivas, mensuráveis e ter limites de tempo. Há quatro elementos essenciais:

- *Individual*: Quem vai realizar o comportamento ou atividade específica exigida ou aspecto do cuidado? As metas e os desfechos são focados no *paciente*. Isso inclui pessoas que recebem serviços diretos de cuidados de fisioterapia e/ou indivíduos que se beneficiam de consultas e aconselhamentos ou serviços focados na promoção, saúde, bem-estar e condicionamento físico. As metas também podem ser focadas em familiares ou cuidadores, como o pai/a mãe de uma criança com uma deficiência de desenvolvimento.
- *Comportamento/atividade:* Qual é o comportamento ou atividade específica que o paciente irá demonstrar? As metas e os desfechos incluem alterações na incapacidade (p. ex., ADM, força, equilíbrio) e mudanças nas limitações na atividade (transferências, deambulação, AVD) ou restrições na participação (mobilidade na comunidade, retorno à escola ou trabalho).
- *Condição*: Quais são as condições em que o comportamento do paciente foi avaliado? A declaração de meta e desfecho detalha as condições específicas ou medidas necessárias para a realização bem-sucedida, por exemplo a distância percorrida, o tempo necessário para executar a atividade, o número específico de tentativas bem-sucedidas de uma determinada quantidade de tentativas. As demonstrações focadas nas mudanças funcionais devem incluir uma descrição das condições necessárias para um desempenho aceitável. Por exemplo, os níveis funcionais de desempenho da medida de independência funcional (MIF) são usados na maior parte dos centros de reabilitação nos Estados Unidos. Esse instrumento classifica os níveis de sem auxílio/independência (grau 7) a nenhum auxílio/independência modificada (grau 6; dispositivo), a auxílio/dependência modificada (graus 5, 4 e 3; supervisão, mínima, moderada, assistência), a auxílio/dependência completa (graus 2 e 1; assistência máxima, total) (ver Cap. 8 e Fig. 8.5 para uma descrição completa desse instrumento).[8] O tipo de ambiente necessário para um desfecho bem-sucedido do comportamento também deve ser especificado: ambiente clínico (p. ex., sala silenciosa, superfície nivelada, clínica de fisioterapia), casa (p. ex., um lance de oito escadas, superfícies carpetadas) e comunidade (p. ex., gramados irregulares, guias, rampas).
- *Tempo*: Quanto tempo vai demorar para alcançar a meta ou o desfecho estabelecido? As metas podem ser expressas como de *curto prazo* (geralmente considerado de 2 a 3 semanas) e de *longo prazo* (mais de 3 semanas). Os desfechos descrevem o nível esperado de desempenho funcional alcançado ao final do episódio de cuidados ou período de reabilitação. Em caso de deficiência grave e recuperação incompleta, por exemplo, o paciente com um traumatismo cranioencefálico, o profissional de reabilitação e os membros da equipe podem ter dificuldade para determinar os desfechos esperados no início da recuperação. Pode-se utilizar metas de longo prazo que foquem nas expectativas para uma etapa específica da recuperação (p. ex., estados minimamente conscientes, estados de confusão mental). As metas e os desfechos também podem ser modificados na sequência de uma alteração significativa no estado do paciente.

Cada PDC tem várias metas e desfechos. As metas podem estar ligadas ao sucesso em alcançar mais de um desfecho. Por exemplo, alcançar a ADM de dorsiflexão é fundamental para os desfechos funcionais de independência em transferências e locomoção. O sucesso em alcançar um desfecho depende também de alcançar diversas metas diferentes. Por exemplo, a locomoção independente (o desfecho) depende de uma força crescente, ADM e habilidades de equilíbrio. Na formulação de um PDC, o profissional de reabilitação identifica com precisão a relação entre as metas e as colocam em ordem adequada. O Quadro 1.4 apresenta exemplos de declarações de metas e desfechos.

Em contextos de reabilitação, o PDC inclui também uma declaração sobre o *potencial de reabilitação* global do paciente. Isso normalmente é indicado por adjetivos simples: *excelente, bom, regular* ou *ruim*. O profissional de reabilitação considera vários fatores para determinar o

Quadro 1.4 Exemplos de declarações de desfechos e metas

A seguir estão exemplos de desfechos esperados, todos a serem alcançados no período previsto de reabilitação:
O paciente terá uma deambulação independente e segura usando uma órtese tornozelo-pé e uma bengala de quatro pontos em superfícies niveladas por distâncias ilimitadas na comunidade e para todas as atividades diárias dentro de 8 semanas.
O paciente vai demonstrar dependência modificada com supervisão atenta na propulsão da cadeira de rodas em distâncias domésticas (até 15 m) dentro de 8 semanas.
O paciente vai demonstrar dependência modificada com assistência mínima de uma pessoa para todas as atividades de transferência no ambiente domiciliar dentro de 6 semanas.
O paciente vai demonstrar independência nas atividades básicas de vida diária (ABVD) com mínimas adaptações e equipamentos (uso de um pegador) dentro de 6 semanas.
O paciente e sua família demonstrarão melhora nas competências de tomada de decisão em relação à saúde do paciente e utilização dos recursos de saúde no prazo de 6 semanas.
Os exemplos a seguir são de metas esperadas com prazos variáveis:

Metas em curto prazo
O paciente aumentará o nível de força dos músculos depressores do ombro e extensores do cotovelo em ambos os membros superiores de bom para normal dentro de 3 semanas.
O paciente aumentará a ADM de extensão do joelho bilateralmente em 10 graus para dentro dos limites normais em um período de 3 semanas.
O paciente será independente na colocação de órteses de membros inferiores dentro de 1 semana.
O paciente e sua família reconhecerão fatores pessoais e ambientais associados a quedas durante a deambulação dentro de 2 semanas.
O paciente participará de tarefas de 5 min em uma sessão de tratamento de 30 min dentro de 3 semanas.

Metas em longo prazo
O paciente executará independentemente as transferências da cadeira de rodas para o carro dentro de 4 semanas.
O paciente deambulará com órteses joelho-tornozelo-pé (OJTP) bilaterais e muletas em uma marcha com balanço com ultrapassagem e supervisão atenta por 15 m dentro de 5 semanas.
O paciente manterá o equilíbrio estático ao sentar-se com descarga de peso centrada e simétrica sem apoio de membro superior nem perda de equilíbrio por até 5 min dentro de 4 semanas.
O paciente realizará uma tarefa rotineira de 3 a 5 etapas com assistência mínima dentro de 5 semanas.

---

potencial de reabilitação, como a condição do paciente e data de início, comorbidades, mecanismo de lesão e dados de estudo de referência.

Intervenções

O próximo passo é determinar a **intervenção**, definida como a interação intencional do fisioterapeuta com o paciente e, quando oportuno, outros indivíduos envolvidos no cuidado do paciente, usando vários procedimentos e técnicas fisioterapêuticas para produzir mudanças na condição. Os componentes da intervenção fisioterapêutica incluem a coordenação, comunicação e documentação; instruções relacionadas com o paciente; e procedimentos de intervenção (Fig. 1.4).[4]

Coordenação e comunicação

O manejo de caso requer que o fisioterapeuta seja capaz de se comunicar de modo eficaz com todos os membros da equipe de reabilitação, direta ou indiretamente. Por exemplo, o fisioterapeuta se comunica diretamente com outros profissionais em discussões de casos, reuniões de equipe ou nas passagens de visita médica, ou indiretamente por meio da documentação no prontuário médico. A comunicação efetiva melhora a colaboração e a compreensão.

O profissional de reabilitação também é responsável pela coordenação dos cuidados em muitos níveis diferentes. O fisioterapeuta delega aspectos apropriados do tratamento a auxiliares de fisioterapia e supervisiona as responsabilidades desses profissionais. O fisioterapeuta coordena os cuidados com outros profissionais, familiares ou cuidadores sobre uma abordagem ou intervenção de tratamento específica. Por exemplo, para que o treinamento precoce das transferências seja eficaz, a consistência no modo como todos transferem o paciente é importante. O profissional de reabilitação também coordena o planejamento de alta com o paciente e sua família e demais pessoas interessadas. O fisioterapeuta pode estar envolvido no fornecimento de recomendações de PDC a outras instituições, como centros de saúde voltados à reabilitação.

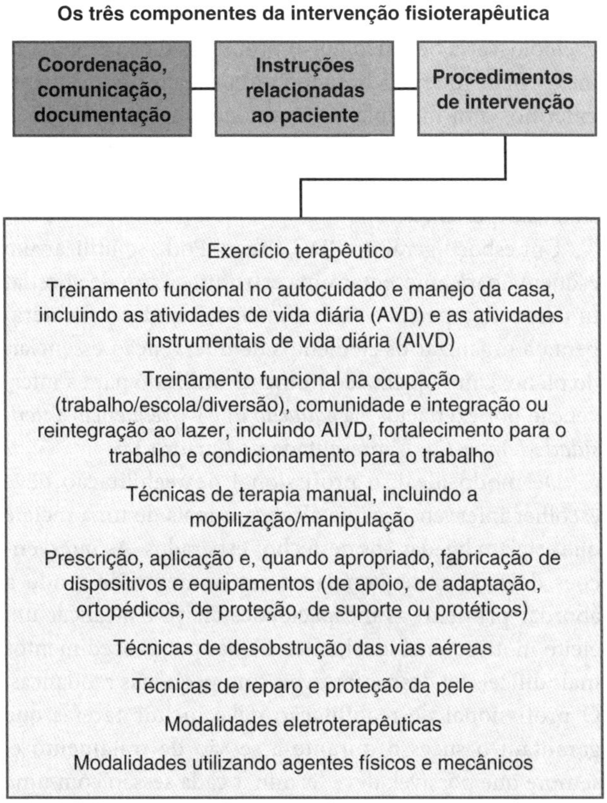

Os três componentes da intervenção fisioterapêutica

- Coordenação, comunicação, documentação
- Instruções relacionadas ao paciente
- Procedimentos de intervenção

Exercício terapêutico

Treinamento funcional no autocuidado e manejo da casa, incluindo as atividades de vida diária (AVD) e as atividades instrumentais de vida diária (AIVD)

Treinamento funcional na ocupação (trabalho/escola/diversão), comunidade e integração ou reintegração ao lazer, incluindo AIVD, fortalecimento para o trabalho e condicionamento para o trabalho

Técnicas de terapia manual, incluindo a mobilização/manipulação

Prescrição, aplicação e, quando apropriado, fabricação de dispositivos e equipamentos (de apoio, de adaptação, ortopédicos, de proteção, de suporte ou protéticos)

Técnicas de desobstrução das vias aéreas

Técnicas de reparo e proteção da pele

Modalidades eletroterapêuticas

Modalidades utilizando agentes físicos e mecânicos

Figura 1.4 Os três componentes da intervenção fisioterapêutica. (De *Guide to physical therapist practice* da APTA[4,p.98], com permissão.)

Instruções relacionadas ao paciente

Em uma época de cuidado gerenciado e alocações de períodos mais curtos para um episódio de cuidado, a instrução efetiva relacionada ao cliente é fundamental para garantir os melhores cuidados e a reabilitação bem-sucedida. As estratégias de comunicação são desenvolvidas no contexto da idade, heranças culturais, habilidades linguísticas e nível de escolaridade do paciente, e da presença de déficits de comunicação ou de cognição específica. O profissional de reabilitação pode fornecer instrução individualizada direta a uma variedade de pessoas, incluindo pacientes, familiares, cuidadores e outras pessoas interessadas. Estratégias adicionais podem incluir discussões em grupos ou palestras, ou instruções por meio de materiais impressos ou audiovisuais. As intervenções educativas são direcionadas a assegurar uma compreensão da condição do paciente, treinar atividades e exercícios específicos, determinar a relevância das intervenções para melhorar a função e alcançar um curso esperado. Além disso, as intervenções educativas são voltadas a assegurar uma transição bem-sucedida para o ambiente doméstico (instrução sobre programas de exercícios domiciliares [PED]), retorno ao trabalho (instrução ergonômica) ou retomada das atividades sociais na comunidade (acesso ao ambiente). É importante documentar o que foi ensinado, quem participou, quando a instrução ocorreu e a efetividade global. A necessidade de repetição e reforço do conteúdo educacional também deve ser documentada no prontuário médico.

Procedimentos de intervenção

A fisioterapia especializada inclui uma grande variedade de procedimentos de intervenção, que em geral podem ser classificados em três grupos principais. As **intervenções restaurativas** são voltadas a remediar ou melhorar o estado do paciente em termos de incapacidade, limitações na atividade, restrições na participação e recuperação na função. Os segmentos envolvidos são o alvo da intervenção. Essa abordagem assume a existência de um potencial para mudança (p. ex., neuroplasticidade da função encefálica e medular; potencial de fortalecimento muscular ou melhora na resistência aeróbia). Por exemplo, o paciente com lesão medular (LM) incompleta é submetido a treinamento locomotor usando o apoio do peso corporal e uma esteira. Os pacientes com uma doença crônica progressiva (p. ex., o paciente com doença de Parkinson) podem não responder às intervenções restaurativas voltadas a resolver incapacidades diretas; as intervenções destinadas a restabelecer ou otimizar a função e modificar incapacidades indiretas podem, no entanto, ter um desfecho positivo.

As **intervenções compensatórias** são voltadas à promoção da função ideal, utilizando as habilidades remanescentes. A atividade (tarefa) é adaptada (alterada) a fim de alcançar a função. Os segmentos não envolvidos ou menos envolvidos são o alvo da intervenção. Por exemplo, o paciente com hemiplegia à esquerda aprende a se vestir usando o membro superior (MS) direito; o paciente com paraplegia completa em T1 aprende a rolar usando os membros superiores (MMSS) e o *momentum*. As adaptações ambientais também são utilizadas para facilitar a reaprendizagem de habilidades funcionais e o desempenho ideal. Por exemplo, o paciente com TCE é capaz de se vestir escolhendo roupas por meio de gavetas com código de cores. Podem ser utilizadas intervenções compensatórias em conjunto com intervenções restaurativas para maximizar a função ou quando as intervenções restaurativas são irrealistas ou malsucedidas.

As **intervenções preventivas** são voltadas a minimizar possíveis problemas (p. ex., incapacidades indiretas previstas, limitações na atividade e restrições na participação) e à manutenção da saúde. Por exemplo, o retorno precoce à posição ortostática usando uma mesa ortostática minimiza o risco de pneumonia, a perda óssea e cálculos renais no paciente com LM. Um programa de orientações bem-sucedido para a inspeção frequente da pele pode prevenir o desenvolvimento de úlceras de pressão no paciente com LM.

As intervenções são escolhidas de acordo com o diagnóstico médico, a avaliação do exame, o diagnóstico fisioterapêutico, o prognóstico, as metas previstas e os desfechos esperados. O profissional de reabilitação se baseia no conhecimento da ciência de base e intervenções (p. ex., princípios de aprendizagem motora, controle motor, desempenho muscular, treinamento específico de tarefas e condicionamento cardiovascular), a fim de determinar as intervenções que são suscetíveis de alcançar desfechos bem-sucedidos. É importante identificar todas as intervenções possíveis no início do processo, ponderar cuidadosamente essas alternativas e, em seguida, decidir sobre as intervenções que têm a melhor probabilidade de sucesso. A adesão estrita a uma abordagem de tratamento reduz as opções disponíveis e pode limitar ou excluir desfechos bem-sucedidos. O uso de um protocolo (p. ex., exercícios predeterminados para o paciente com fratura de quadril) padroniza alguns aspectos do cuidado, mas não é capaz de atender às necessidades individuais do paciente. Os protocolos podem promover uma separação entre os achados do exame/avaliação e a escolha dos tratamentos.

Watts sugere que o julgamento clínico é claramente uma elegante mistura de arte e ciência.[9] A consulta profissional a fisioterapeutas e mentores especialistas é um meio efetivo de ajudar o profissional iniciante nas complexas questões envolvidas na tomada de decisões, especialmente quando há intervenção de fatores complicadores. Por exemplo, seria benéfico que o profissional de reabilitação inexperiente que está tratando um paciente cronicamente enfermo, com múltiplas comorbidades ou complicações, cognição prejudicada, apoio social inadequado e limitações graves na atividade, solicitasse uma consulta a profissionais experientes.

Um esboço geral do PDC é feito. Pode-se utilizar um esquema para apresentar uma estrutura, a fim de abordar um aspecto específico do tratamento e ajudar o fisioterapeuta a organizar os elementos de intervenção essenciais do plano. Um esquema comumente utilizado para a intervenção por exercícios é a *equação FITT (frequência-intensidade-tempo-tipo)*, apresentada no Quadro 1.5.

De modo ideal, o profissional de reabilitação deve escolher intervenções que alcancem mais de uma meta e que estejam ligadas aos desfechos esperados. As intervenções devem ser sequenciadas efetivamente de modo a abordar primeiro as incapacidades-chave e alcançar um efeito motivacional ideal, intervaladas por procedimentos mais difíceis ou desconfortáveis com pequenas mudanças. O profissional de reabilitação deve incluir tarefas que garantam o sucesso durante a sessão de tratamento e, sempre que possível, deve terminar cada sessão com uma observação positiva. Isso ajuda o paciente a manter uma sensação positiva de sucesso e a aguardar com expectativa o próximo tratamento.

Quadro 1.5 Equação FITT para a intervenção de exercício

Frequência: com qual frequência o paciente receberá cuidados especializados?
Isso normalmente é definido em termos do número de vezes por semana que o tratamento será aplicado (p. ex., diariamente ou três vezes por semana), ou o número de sessões antes de uma data específica.

Intensidade: qual é a intensidade prescrita de exercícios ou atividade de treinamento?
Por exemplo, o PDC inclui repetições de sentar-levantar, 3 séries de 5 repetições cada, progredindo de assentos elevados para assentos baixos.

Tempo (duração): por quanto tempo o paciente receberá cuidados especializados?
Isso normalmente é definido em termos de dias ou semanas (p. ex., 3 vezes por semana durante 6 semanas). Também deve ser definida a duração prevista de uma sessão de tratamento individual (p. ex., sessões de 30 ou 60 minutos).

Tipo de intervenção: quais são as estratégias específicas de exercícios ou procedimentos de intervenção utilizados?
Os componentes necessários que devem ser identificados incluem:
- **Postura e atividade:** uma descrição da postura específica e a atividade que o paciente deve realizar (p. ex., sentar-se, transferência de peso ou ficar em pé, apoio plantígrado modificado, alcançar objetos).
- **Técnicas utilizadas:** modo de ação ou intervenção utilizada pelo fisioterapeuta (p. ex., movimento guiado, ativo-assistido ou resistido) ou técnica específica (p. ex., estabilização rítmica, reversões dinâmicas).
- **Estratégias de aprendizagem motora utilizadas:** estratégias específicas do tipo de *feedback* (p. ex., conhecimento dos resultados, conhecimento do desempenho) e momento do *feedback* (p. ex., constante ou variável), momento da prática (p. ex., ordem estática, em séries ou aleatória) e ambiente (p. ex., fechado/estruturado ou aberto/variável).
- **Elementos obrigatórios adicionais:** elementos necessários para auxiliar o paciente no exercício ou atividade (p. ex., sinais verbais, contatos manuais) ou equipamentos (p. ex., faixa elástica de resistência, bola terapêutica, sistema de apoio do peso corporal com esteira elétrica).

Planejamento de alta

O planejamento de alta é iniciado no começo do processo de reabilitação, durante a fase de coleta de dados, e é intensificado conforme as metas e os desfechos esperados estão perto de serem alcançados. O planejamento de alta também pode ser iniciado se o paciente se recusar a continuar o tratamento ou se tornar clinicamente ou psicologicamente instável. Se o paciente receber alta antes de os desfechos terem sido alcançados, as razões para a interrupção nos serviços devem ser cuidadosamente documentadas. Os elementos para um *plano de alta* eficaz estão presentes no Quadro 1.6.

Quadro 1.6 Elementos do plano de alta

Orientações ao paciente, familiares ou cuidador; as instruções incluem informações sobre:
- Condição atual (doença), incapacidades, limitações na atividade e restrições na participação.
- Maneiras de reduzir os fatores de risco para recidiva da doença e desenvolvimento de complicações, incapacidades indiretas, limitações na atividade e restrições na participação.
- Maneiras de manter/melhorar o desempenho e a independência funcional.
- Maneiras de promover hábitos saudáveis, bem-estar e prevenção.
- Maneiras de ajudar na transição para uma nova instituição (p. ex., lar, casa de repouso especializada).
- Maneiras de ajudar na transição para novos papéis.

Planos para cuidados de acompanhamento ou encaminhamento a outra instituição; fornece-se ao paciente/cuidador o seguinte:
- Informações sobre a consulta de acompanhamento ao centro de reabilitação ou encaminhamento a outra instituição (p. ex., instituição de atendimento domiciliar, ambulatório), conforme necessário.
- Informações sobre o grupo de apoio da comunidade e centro de condicionamento físico da comunidade, conforme apropriado.

Orientações quanto a um plano de exercícios domiciliares (PED); instruções ao paciente/cuidador sobre:
- Exercícios domiciliares, treinamento de atividade, treinamento de AVD.
- Utilização de equipamentos de adaptação (p. ex., dispositivos de assistência, órteses, cadeiras de rodas).

Avaliação/modificação do ambiente doméstico:
- Planejamento em relação ao ambiente familiar e modificações necessárias para ajudar o paciente em casa (p. ex., instalação de rampas e corrimões, equipamentos no banheiro como assentos na banheira, assentos sanitários elevados, corrimões no banheiro, reorganização ou remoção do mobiliário para facilitar a mobilidade funcional).
- Todo o equipamento essencial e renovações devem estar prontos antes da alta.

O profissional de reabilitação também deve incluir um *prognóstico de alta*, normalmente uma resposta de uma palavra como *excelente*, *bom*, *regular* ou *ruim*. Isso reflete o julgamento do fisioterapeuta diante da capacidade do paciente de manter o nível de função obtido no final da reabilitação, sem a intervenção especializada continuada.

Implementação do plano de cuidados

O fisioterapeuta deve levar em conta uma série de fatores ao estruturar uma sessão de tratamento eficaz. O conforto e o desempenho ideal do paciente devem ser prioridades. O ambiente deve ser estruturado adequadamente de modo a reduzir distrações e focar a atenção do paciente na tarefa. A privacidade do paciente deve ser respeitada; ele deve ser coberto e posicionado de modo adequado. O profissional de reabilitação deve considerar uma boa mecânica corporal, o uso eficaz da gravidade e posição, e a aplicação correta de técnicas e modalidades. Todos os equipamentos devem ser reunidos antes do tratamento e estar em boas condições de funcionamento. Deve-se observar todas as precauções de segurança.

O nível de função ou estado inicial de pré-tratamento do paciente devem ser cuidadosamente examinados. A organização do estado geral do SNC e o equilíbrio homeostático dos sistemas nervosos somático e autônomo são fatores determinantes de como um paciente pode responder à intervenção. Uma vasta gama de influências – emocionais, cognitivas e orgânicas – pode afetar o modo como um paciente reage a um tratamento específico. Os pacientes que estiverem estressados demais podem demonstrar alteração nas respostas homeostáticas. Por exemplo, pode-se esperar que o paciente com TCE que apresenta alta excitação e comportamentos agitados reaja ao tratamento de maneiras imprevisíveis, caracterizadas por respostas de "luta ou fuga". Do mesmo modo, o paciente com TCE que está letárgico pode ser difícil de despertar e demonstrar capacidade limitada de participar das sessões de tratamento. As respostas ao tratamento devem ser cuidadosamente monitoradas durante todo o episódio de cuidados, e deve-se implementar modificações no tratamento o mais rapidamente possível, quando necessário para garantir o bom desempenho. O fisioterapeuta desenvolve a "arte da prática clínica", aprendendo a ajustar seus estímulos (p. ex., comandos verbais e contatos manuais) em resposta ao paciente. Assim, o tratamento torna-se um processo dinâmico e interativo entre o paciente e o profissional de reabilitação. Pode-se melhorar ainda mais a moldagem do comportamento ao prestar orientações cuidadosas em relação ao propósito das tarefas e como elas atendem às necessidades do paciente, garantindo assim a cooperação e a motivação ideais.[10]

Reexame do paciente e avaliação dos desfechos esperados

Este último passo é progressivo e envolve o reexame contínuo do paciente e a determinação da eficácia do tratamento. Os dados do reexame são avaliados no contexto do progresso do paciente em direção às metas previstas e aos desfechos esperados estabelecidos no PDC. Determina-se se as metas e os desfechos são razoáveis, ao fornecer o diagnóstico e o progresso do paciente. Se o paciente alcança o nível desejado de competência para as metas estabelecidas, revisões no PDC são indicadas. Se o paciente alcança o nível desejado de competência para os desfechos esperados, considera-se a alta. Se o paciente não consegue alcançar as metas ou os desfechos declarados, o profissional de reabilitação deve determinar o motivo. As metas e os desfechos eram realistas, apresentados os problemas clínicos e os dados de base? Foram selecionadas intervenções que desafiassem o paciente em um nível adequado, ou elas eram muito fáceis ou muito difíceis? Os facilitadores foram devidamente identificados, e o paciente estava suficientemente motivado? Os fatores limitantes (barreiras) e de intervenção foram identificados? Se as intervenções não foram adequadas, são necessárias informações adicionais, modificação das metas e seleção de intervenções de tratamento diferentes. A revisão do PDC também é indicada se o paciente progredir mais rápido ou lentamente que o esperado. Cada modificação deve ser avaliada em termos do seu impacto global sobre o PDC. Assim, o plano se torna uma declaração contínua de como o paciente está progredindo e quais metas e desfechos são realizáveis. Seu sucesso global depende de habilidades constantes de tomada de decisão clínica do fisioterapeuta e de envolver a cooperação e motivação do paciente. O envolvimento do paciente no desenvolvimento e o monitoramento do PDC devem ser documentados.

Participação do paciente no planejamento

A *abordagem centrada no paciente,* que o envolve no planejamento colaborativo e na avaliação dos desfechos, é importante em um PDC bem-sucedido. O paciente é visto como um participante ativo e parceiro que pode fazer escolhas conscientes e assumir a responsabilidade pela sua própria saúde. O profissional de reabilitação – que enfatiza fortemente a importância de uma comunicação eficaz, orienta os pacientes, familiares e cuidadores, e ensina habilidades de autocuidado –, é bem-sucedido em capacitar seus pacientes. Os resultados naturais dessa abordagem são a melhora nos desfechos do tratamento e a satisfação geral com o cuidado.[11] Alguns planos de reabilitação falharam de maneira lamentável simplesmente porque o fisioterapeuta não envolveu totalmente o paciente no processo de planejamento, produzindo metas ou desfechos que não eram significativos para o paciente (p. ex., para o paciente com LM incompleta, mobilidade independente na cadeira de rodas). Esse mesmo paciente pode ter estabelecido um conjunto muito diferente de metas e expectativas pessoais (p. ex., voltar a andar). Para muitos pacientes a recuperação completa não é esperada, o "objetivo geral de qualquer programa de reabilitação deve ser aumentar a capacidade dos indivíduos de gerenciar suas vidas no contexto da incapacidade permanente, da melhor maneira possível".[11,p.7] Isso não pode ser feito de modo eficaz se o profissional de reabilitação assumir o papel de especialista e planejador único, estabelecendo as normas, os regulamentos e as instruções para a reabilitação. Pelo contrário, é fundamental envolver o paciente na resolução colaborativa de problemas e promover as competências ao longo da vida no manejo da saúde. A capacidade e a motivação do paciente de participar do planejamento variam. Quanto mais enfermo o paciente, maior é a ansiedade, e menos provável que ele queira se envolver ativamente no planejamento. À medida que a doença se resolve e o paciente começa a melhorar, maior é a probabilidade de que ele queira se envolver no planejamento do tratamento. Além disso, quanto mais difíceis forem os problemas encontrados, mais os pacientes estarão propensos a colocar a sua confiança nos "especialistas" e menos provável que eles confiem em suas próprias habilidades de tomar decisões efetivas. O profissional de reabilitação precisa se proteger contra promover a dependência do especialista (a "síndrome do meu terapeuta") à custa de o paciente não ouvir mais seus próprios pensamentos e sentimentos. Os sentimentos do paciente de impotência são elevados, enquanto a capacidade do paciente de utilizar suas próprias habilidades de tomada de decisão é postergada ou limitada.

Ozer et al.[11] abordam essas questões em um excelente livro intitulado *Treatment planning for rehabilitation – a patient-centered approach.* Os autores sugerem que se faça aos pacientes uma série de *perguntas de sondagem* para envolvê-los no processo de planejamento do tratamento (Quadro 1.7). O nível de participação nesse processo pode começar limitado, mas pode-se esperar que seja expandido conforme o processo colaborativo é continuado. A *escala de níveis de participação* pode ser usada para avaliar e documentar a participação do paciente no processo de planejamento (Quadro 1.8). Ao determinar o nível de funcionamento do paciente, o profissional de reabilitação começa na extremidade superior da escala (livre escolha) e segue na direção inferior da escala, se necessário. Registra-se o menor nível de participação. Para a maior parte dos pacientes, o menor nível de parti-

> **Quadro 1.7** Perguntas destinadas a envolver os pacientes no processo de planejamento do tratamento
>
> 1. Quais são as suas preocupações?
> 2. Qual é a sua maior preocupação?
> 3. O que você gostaria que acontecesse? O que faria você sentir que está progredindo ao lidar com a sua principal preocupação? Quais são as suas metas?
> 4. Qual é sua meta específica?
> 5. Quais resultados foram alcançados?
> 6. Quais problemas você tem? Você tem alguma pergunta?
> 7. O que você gostaria de ver realizado que o faria sentir que está fazendo algum progresso em lidar com a sua preocupação principal?

De Ozer, M, Payton, O e Nelson, C: Treatment planning for rehabilitation – a patient-centered approach. McGraw-Hill, New York, 2000, pp. 37 e 60, com permissão.

> **Quadro 1.8** Escala de níveis de participação
>
> A = **Livre escolha:** o fisioterapeuta faz uma pergunta aberta. O paciente explora e escolhe a resposta (o que) e especifica adicionalmente "onde" e em "que grau"?
> B = **Múltipla escolha:** o fisioterapeuta faz perguntas, fornece sugestões (três opções). O paciente seleciona uma opção das alternativas apresentadas.
> C = **Escolha confirmada:** o fisioterapeuta faz perguntas, fornece uma recomendação (uma escolha) e faz um acordo. O paciente expõe com suas próprias palavras o que foi escolhido.
> D = **Escolha forçada:** o fisioterapeuta faz perguntas, fornece uma recomendação (uma opção); o paciente concorda (ou discorda) com o que foi escolhido.
> E = **Não escolha:** o fisioterapeuta prescreve, não pede; o paciente concorda (ou não concorda).

De Ozer, M, Payton, O e Nelson, C: Treatment planning for rehabilitation – a patient-centered approach. McGraw-Hill, New York, 2000, p. 44, com permissão.

cipação é, de modo ideal, o nível B múltipla escolha. Os pacientes com déficits significativos de cognição ou comunicação (p. ex., o paciente com TCE) normalmente exigirão níveis mais baixos de participação. Conforme o paciente se recupera e avança na reabilitação, a meta é envolvê-lo cada vez mais no processo de planejamento, em qualquer medida possível. Nessas situações, o fisioterapeuta pode documentar a melhora nos níveis de participação como evidência de cumprir a meta de melhorar a autoeficácia e o automanejo.

Documentação

A documentação é um requisito essencial para o reembolso de serviços dentro do prazo e para a comunicação entre os membros da equipe de reabilitação. A documentação escrita é feita formalmente no momento da admissão e alta, e em intervalos periódicos durante o curso de reabilitação (observações intermediárias ou de progresso). Muitas instituições exigem a documentação de cada sessão de tratamento. O formato e o período das anotações variarão de acordo com os requisitos regulatórios especificados pela política institucional e colaboradores terceirizados. Os dados incluídos no prontuário médico devem ser significativos (importante: não apenas dados positivos), completos e precisos (válidos e confiáveis), oportunos (registrados prontamente) e sistemáticos (registrados regularmente). Todas as anotações manuscritas devem ser preenchidas com caneta, devem estar legíveis e identificadas com uma assinatura legal. Erros gráficos devem ser corrigidos passando uma linha única sobre o erro, rubricando e datando diretamente acima do erro.

Nos Estados Unidos, todas as instituições de saúde devem aderir ao *ICD-9-CM Official guidelines for coding and reporting*.[12] Esses códigos são desenvolvidos pelo Centers for Medicare and Medicaid Services (CMS) e National Center for Health Statistics (NCHS) e baseados na *International classification of diseases, 9th revision, clinical modification* (ICD-9-CM). A adesão a essas diretrizes é exigida pelo *Health insurance portability and accountability act* (HIPAA). Os códigos típicos de faturamento relacionados com os padrões de prática preferenciais estão listados no *Guide to physical therapist practice*.[4]

Documentação eletrônica

Há cada vez mais ênfase no uso da documentação eletrônica em fisioterapia, que pode fornecer um fluxo de trabalho totalmente integrado e sem utilização de papel para o gerenciamento do cuidado ao paciente. Isso inclui administrar os encaminhamentos, os dados de admissão inicial, as observações de progresso e de alta, a programação e o faturamento. As vantagens da documentação eletrônica incluem a padronização da entrada de dados, o aumento na velocidade de acesso aos dados e a integração de dados que podem ser usados para uma ampla variedade de aplicações (p. ex., manejo clínico dos pacientes, controle de qualidade, pesquisa clínica). Os profissionais de reabilitação já não precisam mais rastrear os prontuários médicos para revisar ou introduzir dados, porque as informações estão prontamente disponíveis a partir de qualquer computador ou dispositivo eletrônico com acesso à internet. O fisioterapeuta também pode receber notificações de quando o paciente chega ou dá entrada, quais anotações precisam ser feitas e as avaliações e atualizações programadas no PDC. Programas de *software* normalmente não permitem que anotações sejam salvas, a menos que todos os elementos necessários sejam preenchidos. Aumenta-se a eficiência geral do gerenciamento prático com diminuição de erros na documentação e maior precisão dos reembolsos. Muitas empresas diferentes oferecem programas de *software* para fisioterapia voltados a cenários de prática específicos (p. ex., fisioterapia de reabilitação ambulatorial, atendimento domiciliar, prática privada). O profissional de reabilitação que usa *softwares* de documentação para o registro eletrônico dos dados do paciente deve se assegurar de que os programas atendam às disposições adequadas de segurança e confidencialidade.

Tomada de decisão clínica: especialista *versus* novato

Há um crescente grupo de evidências sobre os conhecimentos na prática fisioterapêutica, liderado pelo trabalho fundamental de Jenson et al.[13-15] Esses pesquisadores demonstraram que o conhecimento, as habilidades e as capacidades de decisão utilizados por médicos especialistas podem ser identificados, estimulados e ensinados. Embrey et al.[16] sugerem que o fisioterapeuta novato pode se beneficiar de um período inicial de tutoria ativa por profissionais especialistas na prática clínica (p. ex., residência em fisioterapia). Essa informação tem importantes implicações para o fisioterapeuta iniciante e para os educadores envolvidos em ensinar a tomada de decisão clínica.

O profissional de reabilitação experiente utiliza um *processo de raciocínio antecipado* (raciocínio que vai dos dados à hipótese) em que é capaz de reconhecer pistas e padrões do paciente como sendo semelhantes a casos atendidos previamente. As decisões são formuladas de acordo com as habilidades de ordem superior (metacognitivas) e processos reflexivos. O teste de hipóteses normalmente não é verbalizado. Assim, as ações são baseadas em um rico conhecimento clínico e reconhecimento de padrões baseados na experiência. Em contraste, um *processo de raciocínio reverso* (também denominado de *método hipotético-dedutivo*) envolve identificar pistas do paciente, propor uma hipótese (raciocínio que vai das hipóteses aos dados), reunir dados de apoio para a interpretação das pistas e avaliação da hipótese, e determinar ações apropriadas. Especialistas podem utilizar métodos de teste de hipótese quando o reconhecimento de problemas de rotina falha (p. ex., para um problema desconhecido) ou quando eles estão atuando fora de sua área de especialidade.[15,17]

A tomada de decisão é influenciada pelo conhecimento e pela experiência. Os especialistas têm mais conhecimento e experiência e são capazes de organizar, integrar e definir informações em um modelo utilizável. Sua base de conhecimento é multidimensional; seu raciocínio clínico é reflexivo e focado; e eles demonstram maior confiança na avaliação de pacientes e resolução de problemas.[15] A organização do conhecimento é específica e altamente dependente do domínio de uma área de atuação específica. Os domínios de conteúdo na fisioterapia assumem a forma de áreas de especialidade (ortopédica, neurológica, pediátrica e assim por diante). Conforme aumenta a especialização, o fisioterapeuta especialista aumenta as suas habilidades em classificar as informações, melhorando o domínio da profundidade e a complexidade do conteúdo. Eles são capazes de utilizar o conhecimento colegial de modo eficaz, buscando mentores e consultando prontamente seus colegas em questões práticas. O fisioterapeuta iniciante, por outro lado, coleta dados, mas nem sempre reconhece dados importantes. A simples revisão dos dados e a utilização de conhecimentos declarativos aprendidos em livros não possibilita que o iniciante reconheça relações significativas e produza hipóteses precisas dentro de um prazo realista. O fisioterapeuta novato também tende a ser rigorosamente regido por regras para a tomada de decisão. Por exemplo, eles aderem às estruturas padronizadas (protocolos), enquanto os especialistas se adaptam facilmente e reorientam a sua abordagem, se uma direção diferente for indicada. Os especialistas também demonstram melhores habilidades de intervenção, que são bem integradas ao seu domínio de conhecimento e raciocínio clínico. As melhores habilidades e conhecimentos são desenvolvidos por meio de prática intensa, focada e deliberada. Jensen et al. apontam que os especialistas são altamente motivados e estão constantemente se esforçando para melhorar as suas habilidades, demonstrando uma forte vontade interior de aprender ao longo da vida.[18] A APTA reconhece a importância da experiência ao manter um processo de certificação de fisioterapeutas especialistas.

O profissional de reabilitação que utiliza um *estilo de coleta de dados receptivo/sistemático* geralmente adia o julgamento até que todos os dados possíveis estejam reunidos. Os dados são analisados individualmente e coletivamente antes que seja feita uma determinação final de como organizá-los e utilizá-los. Um estilo contrastante é perceptivo e intuitivo. O indivíduo que utiliza um *estilo de coleta de dados perceptivo* procurará e responderá a pistas e padrões em vigor no momento, definindo e organizando precocemente os problemas clínicos. O processamento das informações é amplamente intuitivo. Assim, esses profissionais serão capazes de responder a uma grande quantidade de estímulos conforme eles ocorrem e de considerar a iniciação de opções de tratamento precoces.[15] Pesquisas sugerem que os estilos podem diferir entre grupos de especialistas. May e Dennis[19] e Jensen et al.[18] descobriram que os profissionais de reabilitação com experiência em ortopedia tendem a utilizar um estilo receptivo/sistemático, gerando hipóteses só depois de uma metódica e ordenada busca de dados. Embrey et al.[16,20] descobriram que os profissionais de reabilitação especialistas na área de pediatria tendem a utilizar o estilo perceptivo de coleta de dados e processar intuitivamente as informações. Assim, eles responderam rapidamente às pistas, aos padrões (conduta em movimento) e às mudanças que ocorreram na sessão de tratamento. May e Dennis[19] relataram que os profissionais experientes em fisioterapia cardiopulmonar e neurológica também tendiam a responder mais favoravelmente ao estilo perceptivo/intuitivo. Assim, as diferenças observadas em termos dos tipos de estratégias cognitivas relatadas parecem ser abordadas pela estrutura e pelo domínio específicos do problema.

Existem importantes diferenças entre fisioterapeutas especialistas e novatos na área do autocontrole. Os profissionais experientes são capazes de utilizar com frequência e de modo eficaz a autoavaliação para modificar e redefinir suas decisões clínicas. Esse aspecto reflexivo da prática resulta em um melhor desempenho da improvisação, as ações que ocorrem quando o profissional de reabilitação está tratando de modo eficaz o paciente. Eles são mais capazes de controlar a situação de tratamento (i. e., as interrupções constantes, as demandas de muitos pacientes agendados e as múltiplas tarefas) e o tempo concedido. Por outro lado, fisioterapeutas iniciantes demonstram autocontrole, mas têm uma capacidade menor de utilizar as informações e controlar a situação de modo eficaz. Eles reagem mais aos estímulos externos e à desordem de demandas concorrentes e são menos aptos a oferecer estratégias de intervenção alternativas. O autocontrole é visto como uma experiência positiva duas vezes mais pelos fisioterapeutas especialistas do que pelos iniciantes, uma indicação de que os fisioterapeutas inexperientes são sensíveis às suas limitações. Os especialistas também estão mais dispostos a assumir riscos e a admitir quando não sabem alguma coisa.[15,21]

Os profissionais especialistas prestam cuidados centrados no paciente. Eles passam mais tempo com seus pacientes, reúnem e avaliam informações e envolvem seus pacientes na resolução colaborativa de problemas. Os especialistas afirmam que o objetivo central do cuidado é a capacitação de seus pacientes para tomar decisões autônomas. Eles afirmam a importância das orientações ao ajudar os pacientes a resolver problemas e assumir o controle sobre sua própria saúde. As estratégias de ensino, portanto, se concentram em manter a saúde e prevenir o desenvolvimento de incapacidades indiretas, limitações na atividade e restrições na participação. O profissional de reabilitação assume um papel ativo como instrutor e professor.[10] Em uma época de contenção de custos e serviços limitados, esse é um princípio importante e essencial para garantir desfechos bem-sucedidos em longo prazo. Os fisioterapeutas iniciantes, por outro lado, demonstram maior interesse em dominar habilidades práticas e garantir o sucesso de seus tratamentos.[17]

O fisioterapeuta experiente é capaz de manter o foco no paciente durante o tratamento, conforme evidenciado em suas comunicações verbais e não verbais. Ele é capaz de demonstrar de maneira consistente um senso de comprometimento e carinho com seus pacientes. Os profissionais experientes demonstram uma boa interação entre o tratamento prático e a comunicação eficaz que é responsiva às necessidades de cada paciente individualmente.[10,15] Por outro lado, o fisioterapeuta novato é influenciado pelas exigências da prática clínica em tempo integral e experimenta crescentes desafios em encontrar tempo suficiente para ouvir e falar com seus pacientes. Ele relata maior dificuldade de comunicação com pacientes "difíceis" e "desmotivados".[22] A sensibilidade psicossocial é um fator-chave para direcionar profissionais experientes durante as sessões de fisioterapia. Os fisioterapeutas novatos mantêm o foco principal nos problemas e mecanismos de tratamento, em vez de focar nas necessidades psicossociais do paciente.[22]

Prática baseada em evidências

A análise das evidências de pesquisas, em conjunto com a experiência e com o conhecimento do fisioterapeuta, fornece uma poderosa ferramenta para guiar a tomada de decisão clínica. Há áreas de prática na fisioterapia que carecem de uma análise e evidências rigorosas. O profissional de reabilitação pode empregar algumas intervenções simplesmente porque elas são de uso generalizado. Ele também pode optar pelo uso de intervenções porque elas são novas e diferentes, ou porque são o foco de "depoimentos empíricos" em cursos de educação continuada. Harris ressalta: "A responsabilidade de fornecer técnicas de tratamento baseadas em evidências cabe a *todos* os fisioterapeutas."[23,p.176] Para esse fim, a APTA desenvolveu uma *Clinical research agenda*, projetada para apoiar, explicar e melhorar a prática clínica de fisioterapia.[24] A *Research agenda* foi revisada em 2011 para ser um reflexo das rápidas mudanças na saúde e na reabilitação.[25] Ela identifica grandes categorias de pesquisa e é consistente com o CIF. O projeto *Hooked on evidence* da APTA fornece links para o *Evidence in practice* (www.ptjournal.org) e oferece programas de treinamento para ajudar as pessoas nesse processo.

A *medicina baseada em evidências* (MBE) é definida como "a integração da melhor evidência de pesquisa com a nossa experiência clínica, valores e circunstâncias únicas do nosso paciente".[26,p.1] O termo **prática baseada em evidências (PBE)** engloba uma gama mais ampla de profissionais de saúde.

Os passos essenciais da PBE[26] são:

Passo 1: identifica-se um problema clínico e formula-se uma pergunta que pode ser respondida.
Passo 2: realiza-se uma revisão sistemática da literatura e coletam-se evidências.
Passo 3: as evidências de pesquisa são analisadas criticamente em relação a sua validade (proximidade da verdade), impacto (tamanho do efeito) e aplicabilidade (utilidade na prática clínica).
Passo 4: a avaliação crítica é sintetizada e integrada com a experiência do médico e biologia, valores e circunstâncias únicas do paciente.
Passo 5: avaliam-se a efetividade e a eficiência dos passos do processo baseado em evidências.

Uma *pergunta de pesquisa* bem estruturada contém três elementos: (1) o grupo ou população específica do paciente, (2) as intervenções ou exposições específicas a serem estudadas e (3) os desfechos alcançados. Por exemplo, um estudo examinou as intervenções comumente aplicadas para a dor lombar (exercícios terapêuticos, estimulação elétrica nervosa transcutânea [TENS], termoterapia, ultrassom, massagem, sistema E-Stim, tração) utilizando desfechos identificados como sendo importantes para o paciente (dor, função, avaliação global do paciente, qualidade de vida e retorno ao trabalho).[27]

A *revisão sistemática* (RS) é um exame abrangente da literatura. O pesquisador determina os principais recursos para fornecer as evidências. Esses incluem (1) periódicos baseados em evidências e revisados por pares, (2) serviços on-line (p. ex., *Cochrane, APTA open door, PEDro*) e (3) ferramentas de busca (p. ex., *PubMed*). O Quadro 1.9 fornece uma breve lista de bases de dados eletrônicos da área da saúde. Desenvolvem-se critérios específicos para a inclusão e exclusão dos estudos selecionados para revisão. Estudos realizados com diferentes metodologias podem ser analisados individualmente ou comparados qualitativamente; estudos de metodologias semelhantes podem ser combinados quantitativamente (p. ex., metanálise).

A análise crítica dos achados da pesquisa científica envolve o exame detalhado da metodologia, dos resultados e das conclusões. O profissional de reabilitação deve ser capaz de responder às seguintes questões: (1) Qual é o nível das evidências? (2) As evidências são válidas? e (3) Os resultados são importantes e clinicamente relevantes?

Quadro 1.9 Prática baseada em evidências: bases de dados eletrônicos (em inglês) da área da saúde

www.ncbi.nlm.nih.gov/PubMed	PubMEd – U.S. National Library of Medicine (NLM): serviço de pesquisa no Medline e Pre-Medline (base de dados de pesquisa médica e biomédica), acesso público gratuito
www.hookedonevidence.com	APTA Open Door – Hooked on Evidence: base de dados da prática fisioterapêutica baseada em evidências, apenas para membros
www.pedro.org.au/	Physiotherapy Evidence Database (PEDro): ensaios clínicos randomizados, revisões sistemáticas e prática clínica baseada em evidências para fisioterapia
www.cochrane.org/reviews	Cochrane Database of Systematic Reviews (revisões Cochrane); fonte principal de informações sobre efetividade clínica
http://hiru.mcmaster.ca/cochrane/centers/Canadian	Canadian Cochrane Center
www.cinahl.com	CINAHL: base de dados de enfermagem e pesquisa ligada à saúde
www.york.ac.uk/inst/crd/crddatabases.htm	DARE: base de dados de resumos de revisões de evidências de revistas médicas
www.naric.com/research	RehabDATA: base de dados de incapacidade e pesquisa em reabilitação
www.cirrie.buffalo.edu?	Center for International Rehabilitation Research Information and Exchange: base de dados de pesquisa em reabilitação
www.ovid.com	Ovid: base de dados de pesquisa em saúde e ciências da vida

Assim, a interpretação e síntese das evidências devem ser consideradas no contexto do problema específico do paciente. O exame começa com o propósito do estudo, que deve estar claramente indicado, e a revisão da literatura, que deve ser relevante em termos da pergunta específica feita. Os métodos/metodologias devem ser cuidadosamente examinados. A metodologia da pesquisa varia e pode ser avaliada em termos de níveis de evidência, com graus de recomendação na ordem do mais para o menos rigoroso (Tab. 1.2). Embora um ensaio clínico randomizado (ECR) tenha a metodologia mais rigorosa, há momentos em que outras metodologias são indicadas. Por exemplo, pode haver problemas éticos envolvendo grupos de controle que não recebem qualquer tratamento quando o tratamento em teste é claramente benéfico. Além disso, quando os desfechos não são claramente compreendidos ou definidos (p. ex., questões de qualidade de vida), metodologias como os estudos de caso simples podem ser indicadas. O leitor é remetido ao Apêndice 1.B: Visão geral dos conceitos de prática baseada em evidências, para uma discussão adicional.

Ferramentas de avaliação crítica estão disponíveis para auxiliar o profissional inexperiente na avaliação da pesquisa (ver Lei, Apêndice A: Formulário de revisão crítica, Estudos quantitativos[28,p.331]; e Jewell, Apêndice B: Planilhas de apreciação de evidências).[29,p.427] Os profissionais de reabilitação também precisam utilizar estratégias eficazes para organizar, armazenar e atualizar os dados em bases regulares. Sistemas de gerenciamento das referências bibliográficas, como o *Endnote* e o *Reference manager*, estão disponíveis para auxiliar o fisioterapeuta.

As **diretrizes de prática clínica baseada em evidências (DPCBE)** são definidas pelo Institute of Medicine como declarações sistematicamente desenvolvidas para ajudar o profissional e o paciente nas decisões sobre cuidados de saúde adequados a circunstâncias clínicas específicas.[30] Elas são desenvolvidas por meio de uma combinação de (1) consenso entre especialistas (p. ex., *Guide to physical therapist practice*[5]); (2) revisões sistemáticas e metanálise; e (3) análise das preferências do paciente combinada a diretrizes baseadas em desfechos. Por exemplo, o *Philadelphia panel* é um painel multidisciplinar e internacional de especialistas em reabilitação que compreende o *Clinical specialty expert* (grupo de especialistas da especialidade clínica), dos Estados Unidos, e o *Ottawa methods group*, do Canadá. Esse painel desenvolveu uma metodologia estruturada e rigorosa para formular diretrizes práticas baseadas em evidências.[31] Por exemplo, o painel analisou as evidências seguindo uma avaliação estruturada e rigorosa de intervenções específicas para a lombalgia.[27] As evidências foram então convertidas para as DPCBE revendo os principais desfechos e decidindo se a intervenção teve benefício clínico. Foram utilizadas categorias de benefício absoluto e relativo. O painel estabeleceu uma melhora clínica de 15% ou mais em relação ao controle como um nível aceitável de evidência. As recomendações foram classificadas de acordo com o nível (de qualidade metodológica) dos estudos. Foram necessárias recomendações de grau A ou B para

Tabela 1.2 Níveis de evidência para a eficácia do tratamento

Nível	
Nível 1	RS[a] de diversos ECR[b] de estudos (metanálise) que substancialmente concordam entre si (não têm variação estatística significativa)
Nível 2	ECR individual com nível de confiança estreito (tamanho do efeito do tratamento precisamente definido) Estudo observacional com efeito drástico[c]
Nível 3	Estudo de coorte controlado não randomizado[d]
Nível 4	Estudos de caso-controle,[e] séries de caso[f] ou estudos historicamente controlados
Nível 5	Raciocínio baseado em mecanismo (opinião de especialista)

a. RS, revisão sistemática: revisão em que os estudos primários são resumidos, avaliados de maneira crítica e estatisticamente combinados; geralmente de natureza quantitativa com critérios de inclusão/exclusão específicos.
b. ECR, ensaio clínico randomizado controlado: estudo experimental em que os participantes são aleatoriamente designados para um grupo experimental ou de controle para receber diferentes intervenções ou um placebo; a metodologia de estudo mais rigorosa.
c. Estudo de tudo ou nada: estudo em que o tratamento produz uma mudança drástica nos desfechos; todos os pacientes morrem antes do tratamento; ninguém morre após o tratamento.
d. Estudo de coorte: estudo prospectivo (à frente no tempo); um grupo de participantes (coorte) com uma condição semelhante recebe uma intervenção e é seguido ao longo do tempo, e os desfechos são avaliados; faz-se a comparação com um grupo pareado que recebe a intervenção (quase-experimental sem randomização).
e. Estudo de caso-controle: estudo retrospectivo em que um grupo de indivíduos com uma condição de interesse é identificado para a pesquisa após os desfechos terem sido alcançados; por exemplo, estudar o impacto de uma intervenção no nível de participação; utiliza-se um grupo de comparação.
f. Séries de caso: avaliam-se os desfechos clínicos de um único grupo de pacientes com uma condição similar.

Adaptado de OCEBM Levels of evidence working group – Jeremy Howick, Iain Chalmers (James Lind Library), Paul Glasziou, Trish Greenhalgh, Carl Heneghan, Alessandro Liberati, Ivan Moschetti, Bob Phillips, Hazel Thornton, Olive Goddard e Mary Hodgkinson: The Oxford 2011 Levels of evidence. Oxford centre for evidence-based medicine. Fonte: www.cebm.net/index.aspx?o=5653.

demonstrar alterações clinicamente importantes e significância estatística. As recomendações positivas do painel foram então enviadas a 324 profissionais clínicos para que eles dessem o seu *feedback*. O painel avaliou o *feedback* dos profissionais e revisou adequadamente as suas recomendações. No estudo da lombalgia, o painel recomendou as seguintes DPCBE: (1) uso de exercícios terapêuticos para a lombalgia crônica, subaguda e pós-cirúrgica e a (2) continuação das atividades normais para a lombalgia aguda. O painel encontrou falta de evidências a respeito da eficácia do uso de outras intervenções (p. ex., termoterapia, ultrassom terapêutico, massagem, estimulação elétrica). Foram publicadas DPCBE para a reabilitação de pacientes com as seguintes condições:

- Lombalgia.[27]
- Dor no joelho.[32]
- Dor e prejuízo na mobilidade do joelho: lesões meniscais e na cartilagem articular.[33]
- Dor e prejuízo na mobilidade do quadril: osteoartrite.[34]
- Dor no calcanhar: fascite plantar.[35]
- Dor no pescoço.[36]
- Dor no ombro.[37]
- Fibromialgia.[38,39]

De acordo com Rothstein, esses estudos são clinicamente importantes, na medida em que "não estão nos dizendo o que se sabe e o que não se sabe, mas o que é apoiado por evidência e o que não é".[40,p.1,620] As diretrizes fornecem um resumo das melhores evidências possíveis para o uso na prática clínica.

Resumo

Um processo organizado de tomada de decisão clínica possibilita ao profissional de reabilitação planejar sistematicamente tratamentos efetivos. Os passos identificados no processo de manejo do paciente são (1) examinar o paciente, coletar dados por meio do histórico, análise de sistemas, testes e medidas; (2) avaliar os dados e identificar problemas; (3) determinar o diagnóstico; (4) determinar o prognóstico e PDC; (5) implementar o PDC; e (6) reexaminar o paciente e avaliar os desfechos do tratamento. A participação do paciente no planejamento é essencial para garantir desfechos bem-sucedidos. A prática baseada em evidências possibilita que o profissional de reabilitação selecione intervenções que mostraram fornecer uma mudança significativa na vida do paciente. Inerentes ao sucesso do fisioterapeuta nesse processo estão uma base apropriada de conhecimento e experiência, estratégias cognitivas de processamento, estratégias de autocontrole e habilidades de comunicação e ensino. A documentação é um requisito essencial para a comunicação efetiva entre os membros da equipe de reabilitação e o reembolso dos serviços dentro do prazo.

Questões para Revisão

1. Quais são os passos-chave no manejo do paciente?
2. Diferencie as incapacidades, limitações na atividade e restrições na participação. Defina e dê um exemplo de cada.
3. Quais são os elementos essenciais das declarações de metas e desfechos? Escreva dois exemplos de cada.
4. Diferencie as intervenções restaurativas e compensatórias. Dê um exemplo de cada.
5. O que é equação FITT? Dê um exemplo de como ela é utilizada para formular intervenções para um PDC.
6. Quais são as vantagens dos sistemas de documentação eletrônica? E as desvantagens?
7. Quais são os elementos de uma pergunta de pesquisa bem estruturada? Dê um exemplo. Qual é o mais alto nível de evidência disponível para diretrizes de prática clínica baseadas em evidências?

Estudo de Caso

Histórico atual

A paciente é uma mulher de 78 anos que tropeçou e caiu em casa ao subir as escadas da porta da frente. Ela foi hospitalizada após ter sofrido uma fratura intracapsular no colo do úmero do fêmur direito. A paciente foi submetida a um procedimento de redução aberta e fixação interna (RAFI) do membro inferior direito (MID) a fim de reduzir e fixar a fratura. Após duas semanas de internação hospitalar aguda, a paciente está em casa e foi encaminhada para fisioterapia domiciliar.

Histórico médico

A paciente é muito magra (45 kg) e tem problemas de longa data com a osteoporose (uso de medicação há 5 anos). Ela tem um histórico de quedas, três somente no último ano. Há cerca de 3 anos ela teve um infarto agudo do miocárdio e apresentou bloqueio cardíaco de terceiro grau, necessitando de implante de marca-passo definitivo. Ela passou por uma cirurgia de catarata com implante de cristalino no olho direito há 2 anos; o olho esquerdo será submetido a cirurgia similar nos próximos meses.

Diagnósticos médicos

Doença arterial coronariana (DAC), hipertensão arterial (HA), prolapso da valva atrioventricular esquerda, marca-passo cardíaco permanente (*status post*), catarata à direita com implante (*status post*), osteoporose (moderada a grave na coluna vertebral, quadris e pelve), osteoartrite com dor leve no joelho direito, fratura do cotovelo esquerdo (há 1 ano) (*status post*), fratura do tornozelo esquerdo (há 2 anos), incontinência urinária de estresse.

Medicamentos

Fosamax, 70 mg semanal
Atenolol, 24 mg VO 4 vezes/dia
MVI (concentrado multivitamínico) com Fe, comprimido VO 4 vezes/dia
Metamucil®, 1 colher de sopa conforme a necessidade, VO 4 vezes/dia, Colace® 100 mg VO 2 vezes/dia
Paracetamol, 3 comprimidos conforme a necessidade/dor leve

Apoio social/ambiente

A paciente é uma professora aposentada que recentemente ficou viúva após 48 anos de casamento. Ela tem dois filhos, uma filha e quatro netos; todos moram há cerca de 1 h de distância. Um de seus filhos a visita todos os finais de semana. Ela tem um labrador preto indisciplinado com 8 meses de idade e foi dado a ela "para lhe fazer companhia" na época em que seu marido morreu. Ela estava passeando com o cachorro no momento do acidente. Participa ativamente, duas vezes ao mês, de um clube de jardinagem e de eventos semanais no centro de idosos da cidade. Ela costumava ir dirigindo a todas as atividades comunitárias.

Ela mora sozinha em uma grande fazenda antiga em New England. Sua casa tem uma entrada com quatro escadas, sem corrimão. No interior, há 14 cômodos em dois andares. O salão da parte inferior da casa tem um degrau que desce até a sala de estar, sem corrimão. Há 14 degraus para chegar ao segundo andar, com corrimões de ambos os lados. A área dos quartos no andar superior está cheia de móveis grandes, pesados. O banheiro do segundo andar é pequeno, com uma banheira antiga e alta, com pés ornamentados e uma borda. Não há nenhum equipamento adicional.

Exame fisioterapêutico

1. *Condição mental*
    Alerta e orientada × 3
    Agradável, cooperativa, articulada
    Não há déficits aparentes de memória
    Boa resolução de problemas e consciência de segurança sobre as precauções para o quadril
2. *Condição cardiopulmonar*
    FC 74; PA 110/75
    Resistência: boa; dispneia mínima com 20 min de atividade
3. *Sensação*
    Visão: usa óculos; visão turva no olho E; déficit na percepção de profundidade
    Audição: dentro dos limites funcionais
    Sensibilidade: MMII bilateralmente intacta
4. *Pele*
    Incisão está cicatrizada e bem aproximada
    Usa meias para TEV bilateralmente todas as manhãs × 6 semanas
5. *ADM*
    MIE, MSE, MSD: dentro dos limites funcionais
    MID afetado:
        Flexão 0° a 85°
        Extensão NT (não testada)
        Abdução 0° a 20°
        Adução NT
        Rotação medial (RM), rotação lateral (RL) NT
        Joelho e tornozelo direito: dentro dos limites funcionais
6. *Força*
    MIE, MSE, MSD: dentro dos limites funcionais
    MID afetado:
        Flexão de quadril NT
        Extensão de quadril NT
        Abdução de quadril NT
        Extensão de joelho 4/5
        Dorsiflexão de tornozelo 4/5, plantiflexão de tornozelo 4/5
7. *Postura*
    Postura flexionada, curvada: hipercifose torácica moderada, quadris e joelhos flexionados
    Encurtamento de 1,3 cm no comprimento da perna direita; usa cunha quando sentada
    Leve tremor de repouso na cabeça
8. *Equilíbrio*
    Equilíbrio quando sentada: dentro dos limites funcionais
    Equilíbrio em pé:
        Olhos abertos: bom; inclina-se ligeiramente para o lado esquerdo
        Olhos fechados: instável, começa a cair
    Levanta da cadeira sem ajuda, um pouco de instabilidade inicial; sentar-se: movimento seguro, suave
    Usa almofada de espuma de 5 cm para elevar assento da cadeira da cozinha e da sala de estar

9. *Capacidade funcional*
   Paciente era completamente independente (I) antes de sua queda.
   Resultados do exame funcional:
   I Mobilidade no leito
   I Transferências; incapaz de fazer transferências de/para banheira, no momento
   I Deambulação com andador convencional × 60 m sobre superfícies planas, descarga de peso parcial sobre MID
       Aumento da flexão de joelhos e coluna vertebral
   I Um lance de escadas com corrimão e bengala de quatro pontos
   I Veste-se; requer assistência mínima (Amin) do auxiliar de enfermagem domiciliar para banhar-se
   Requer assistência moderada (Amod) do auxiliar de enfermagem domiciliar para realizar atividades de casa
10. *A paciente está altamente motivada*
    "Quero ter a minha vida de volta, levar meu cachorro de volta para casa para que eu possa cuidar dele."

Seguro saúde

Medicare®

QUESTÕES PARA ORIENTAÇÃO

1. Elabore uma lista de problemas prioritários para o PDC dessa paciente. Identifique e classifique as incapacidades da paciente (diretas, indiretas, compostas). Identifique suas limitações na atividade e restrições na participação.
2. Quais são as informações disponíveis sobre o estado funcional da paciente dentro de casa, em termos de desempenho *versus* qualificadores de capacidade?
3. Qual é o prognóstico de sua reabilitação?
4. Escreva dois desfechos esperados e duas declarações de metas para direcionar seu PDC.
5. Identifique duas intervenções de tratamento para o PDC da paciente.
6. Quais precauções devem ser observadas?
7. Quais testes e medidas podem ser usados para alcançar os desfechos com sucesso?

REFERÊNCIAS BIBLIOGRÁFICAS

1. Rothstein, JM, Echternach, JL, and Riddle, DL: The hypothesisoriented algorithm for clinicians II (HOAC II): A guide for patient management. Phys Ther 83:455, 2003.
2. World Health Organization (WHO): ICF: Towards a Common Language for Functioning, Disability, and Health. Geneva, Switzerland, 2002. Retrieved March 4, 2011, from www.who.int/classifications/en.
3. World Health Organization (WHO): ICF CHECKLIST, Version 2.1a, Clinician Form for International Classification of Functioning, Disability and Health. Geneva, Switzerland, 2003. Retrieved March 4, 2011, from www.who.int/classifications/icf/training/icfchecklist.pdf.
4. American Physical Therapy Association: Guide to physical therapist practice. Phys Ther 81:1, 2001.
5. Randall, KE, and McEwen, IR: Writing patient-centered functional goals. Phys Ther 80:1197, 2000.
6. Sarhman, SA: Diagnosis by the physical therapist—a special communication. Phys Ther 68:1703, 1988.
7. Rothstein, J: Disability and our identity. Phys Ther 74:375, 1994.
8. Guide for the Uniform Data Set for Medical Rehabilitation (including the FIM instrument), Version 5.0. State University of New York, Buffalo, 1996.
9. Watts, N: Decision analysis: A tool for improving physical therapy education. In Wolf, S (ed): Clinical Decision Making in Physical Therapy. FA Davis, Philadelphia, 1985, p 8.
10. Resnik, L, and Jensen, G: Using clinical outcomes to explore the theory of expert practice in physical therapy. Phys Ther 83:1090, 2003.
11. Ozer, M, Payton, O, and Nelson, C: Treatment Planning for Rehabilitation—A Patient-Centered Approach. McGraw-Hill, New York, 2000.
12. World Health Organization: International Classification of Diseases, Ninth Revision, Clinical Modification (ICD-9-CM) (Volumes 1, 2, 3, and Guidelines). Distributed by the National Center for Health Statistics (NCHS) and the Centers for Medicare and Medicaid Services (CMS). Retrieved March 4, 2011, from www.cdc.gov/nchs/icd/icd9cm.htm.
13. Jensen, GM, Shepard, KF, and Hack, LM: The novice versus the experienced clinician: Insights into the work of the physical therapist. Phys Ther 70:314, 1990.
14. Jensen, GM, Gwyer J, Shepard KF, et al: Expert practice in physical therapy. Phys Ther 80:28–51, 2000.
15. Jensen, GM, Gwyer, JM, Hack, LM, et al: Expertise in Physical Therapy Practice, ed 2. Saunders Elsevier, St. Louis, 2006.
16. Embrey, DG, Guthrie, MR, White, OR, et al: Clinical decision making by experienced and inexperienced pediatric physical therapists for children with diplegic cerebral palsy. Phys Ther 76:20, 1996.
17. Edwards, I, Jones, M, Carr, J, et al: Clinical reasoning strategies in physical therapy. Phys Ther 84:312, 2004.
18. Jensen, GM, et al: Attribute dimensions that distinguish master and novice physical therapy clinicians in orthopedic settings. Phys Ther 72:711, 1992.
19. May, BJ, and Dennis, JK: Expert decision making in physical therapy: A survey of practitioners. Phys Ther 71:190, 1991.
20. Embrey, DG: Clinical applications of decision making in pediatric physical therapy: Overview. Pediatr Phys Ther 8:2, 1996.
21. Embrey, DG, and Yates, L: Clinical applications of self-monitoring by experienced and novice pediatric physical therapists. Pediatr Phys Ther 8:3, 1996.
22. Greenfield, BH, Anderson, A, Cox, B, et al: Meaning of caring to 7 novice physical therapists during their first year of clinical practice. Phys Ther 88:1154, 2008.
23. Harris, S: How should treatments be critiqued for scientific merit? Phys Ther 76:175–181, 1996.
24. Guccione, A, Goldstein, M, and Elliott, S: Clinical research agenda for physical therapy. Phys Ther 80:499–513, 2000.
25. Goldstein, M, Scalzitti, D, Craik, R, et al: The revised research agenda for physical therapy. Phys Ther 91:165–174, 2011.
26. Staus, S, Glasziou, P, Richardson, W, et al: Evidence-Based Medicine: How to Practice and Teach EBM, ed 4. Churchill-Livingstone-Elsevier, New York, 2011.
27. Philadelphia Panel: Evidence-based clinical practice guidelines onselected rehabilitation interventions for low back pain. Phys Ther 81:1641, 2001.

28. Law, M, and MacDermid, J (eds): Evidence-Based Rehabilitation, ed 2. Slack Inc., Thorofare, NJ, 2008.
29. Jewell D: Guide to Evidence-Based Physical Therapy Practice. Jones & Bartlett, Boston, 2008.
30. Scalzitti, D: Evidence-based guidelines: Application to clinical practice. Phys Ther 81:1622, 2001.
31. Philadelphia Panel: Evidence-based clinical practice guidelines on selected rehabilitation interventions: Overview and methodology. Phys Ther 81:1629, 2001.
32. Philadelphia Panel: Evidence-based clinical practice guidelines on selected rehabilitation interventions for knee pain. Phys Ther 81:1675, 2001.
33. Orthopedic section, APTA: Knee pain and mobility impairments: Meniscal and articular cartilage lesions clinical practice guidelines linked to the International Classification of Functioning, Disability, and Health. JOSPT 40(6):A30, 2010.
34. Orthopedic section, APTA: Hip pain and mobility impairments—hip osteoarthritis: Clinical practice guidelines linked to the International Classification of Functioning, Disability, and Health. JOSPT 39(4):A18, 2009.
35. Orthopedic section, APTA: Heel pain—plantar fasciitis: Clinical practice guidelines linked to the International Classification of Functioning, Disability, and Health. JOSPT 40(6):A30, 2010.
36. Orthopedic section, APTA: Neck pain: Clinical practice guidelines linked to the International Classification of Functioning, Disability, and Health. JOSPT 40(6):A30, 2010.
37. Philadelphia Panel: Evidence-based clinical practice guidelines on selected rehabilitation interventions for shoulder pain. Phys Ther 81:1719, 2001.
38. Ottawa Panel: Ottawa Panel evidence-based clinical practice guidelines for aerobic fitness exercises in the management of fibromyalgia: Part 1. Phys Ther 88:857, 2008.
39. Ottawa Panel: Ottawa Panel evidence-based clinical practice guidelines for strengthening exercises in the management of fibromyalgia: Part 2. Phys Ther 88:873, 2008.
40. Rothstein, J: Autonomous practice or autonomous ignorance? Phys Ther 81:1620, 2001.

Apêndice 1.A
Padrões de prática preferidos: *Guide to physical therapist practice* da APTA[4]

Musculoesquelético

Padrão A: Prevenção primária/redução no risco de desmineralização esquelética.

Padrão B: Prejuízo na postura.

Padrão C: Prejuízo no desempenho muscular.

Padrão D: Prejuízo na mobilidade articular, função motora, desempenho muscular e amplitude de movimento associado à disfunção do tecido conjuntivo.

Padrão E: Prejuízo na mobilidade articular, função motora, desempenho muscular e amplitude de movimento associado à inflamação localizada.

Padrão F: Prejuízo na mobilidade articular, função motora, desempenho muscular, amplitude de movimento e integridade dos reflexos associados a problemas de coluna.

Padrão G: Prejuízo na mobilidade articular, função motora, desempenho muscular e amplitude de movimento associado à fratura.

Padrão H: Prejuízo na mobilidade articular, função motora, desempenho muscular e amplitude de movimento associado à artroplastia.

Padrão I: Prejuízo na mobilidade articular, função motora, desempenho muscular e amplitude de movimento associado à cirurgia de ossos ou tecidos moles.

Padrão J: Prejuízo na função motora, desempenho muscular, amplitude de movimento, marcha, locomoção e equilíbrio associado à amputação.

Neuromuscular

Padrão A: Prevenção primária/redução do risco de perda de equilíbrio e queda.

Padrão B: Prejuízo no desenvolvimento neuromotor.

Padrão C: Prejuízo na função motora e integridade sensitiva associado a transtornos não progressivos do sistema nervoso central – origem congênita ou adquiridos na infância ou adolescência.

Padrão D: Prejuízo na função motora e integridade sensitiva associado a transtornos não progressivos do sistema nervoso central – adquiridos na adolescência ou idade adulta.

Padrão E: Prejuízo na função motora e integridade sensitiva associado a transtornos progressivos do sistema nervoso central.

Padrão F: Prejuízo na integridade de nervos periféricos e desempenho muscular associado à lesão de nervo periférico.

Padrão G: Prejuízo na função motora e integridade sensitiva associado a polineuropatias agudas ou crônicas.

Padrão H: Prejuízo na função motora, integridade sensitiva e de nervos periféricos associado a transtornos não progressivos da medula espinal.

Padrão I: Prejuízo na excitação, amplitude de movimento e controle motor associado ao coma, quase coma ou estado vegetativo.

Cardiovascular/pulmonar

Padrão A: Prevenção primária/redução do risco de doenças cardiovasculares/pulmonares.

Padrão B: Prejuízo na capacidade aeróbia/resistência associado ao descondicionamento.

Padrão C: Prejuízo na ventilação, respiração/trocas gasosas e capacidade aeróbia/resistência associado à disfunção na desobstrução das vias aéreas.

Padrão D: Prejuízo na capacidade aeróbia/resistência associado à disfunção ou falência do bombeamento cardiovascular.

Padrão E: Prejuízo na ventilação e respiração/trocas gasosas associado à disfunção ou insuficiência ventilatória.

Padrão F: Prejuízo na ventilação e respiração/trocas gasosas associado à insuficiência respiratória.

Padrão G: Prejuízo na ventilação, respiração/trocas gasosas e capacidade aeróbia/resistência associado à insuficiência respiratória do recém-nascido.

Padrão H: Prejuízo na circulação e dimensões antropométricas associado a transtornos do sistema linfático.

Tegumentar

Padrão A: Prevenção primária/redução do risco de transtornos tegumentares.

Padrão B: Prejuízo na integridade tegumentar associado ao comprometimento da porção superficial da pele.

Padrão C: Prejuízo na integridade tegumentar associado ao comprometimento parcial da espessura da pele e à formação de cicatriz.

Padrão D: Prejuízo na integridade tegumentar associado ao comprometimento de toda a espessura da pele e à formação de cicatriz.

Padrão E: Prejuízo na integridade tegumentar associado à pele.

Apêndice 1.B
Visão geral dos conceitos de prática baseada em evidências

Preparado por Kevin K. Chui, PT, PhD, GCS, OCS

1. Sensibilidade e especificidade

Como diagnosticador baseado em evidências, o fisioterapeuta precisa considerar a precisão dos testes diagnósticos.[1] Ao estabelecer a precisão (propriedades clinimétricas) de um teste diagnóstico inédito *versus* um padrão de referência (i. e., o melhor exame disponível, que pode ser um exame laboratorial ou teste clínico), há quatro desfechos possíveis:

	Padrão de referência	
Teste diagnóstico inédito	Positivo	Negativo
Positivo	Verdadeiro-positivo	Falso-positivo
Negativo	Falso-negativo	Verdadeiro-negativo

- Um *verdadeiro-positivo* (VP), em que o teste diagnóstico e o padrão de referência são positivos.
- Um *falso-negativo* (FN), em que o teste diagnóstico é negativo, e o padrão de referência é positivo.
- Um *verdadeiro-negativo* (VN), em que o teste diagnóstico e o padrão de referência são negativos.
- Um *falso-positivo* (FP), em que o teste diagnóstico é positivo e o padrão de referência é negativo.

Esses resultados são, então, utilizados para calcular a probabilidade de os resultados do teste estarem corretos, isto é, a sensibilidade e especificidade de um teste diagnóstico.

A *sensibilidade*, ou a taxa de VP (= VP/VP + FN), refere-se à capacidade de um teste diagnóstico identificar a condição quando ela está presente. Com base na fórmula utilizada para calcular a sensibilidade, existe uma relação inversa entre as taxas de VP e FN. Ou seja, conforme a taxa de VP aumenta (i. e., aumenta a sensibilidade), a taxa de FN diminuirá. Portanto, um teste que é altamente sensível terá uma alta taxa de VP e uma baixa taxa de FN e pode ser utilizado para descartar a condição quando o resultado do teste é negativo.

Por outro lado, a *especificidade*, ou a taxa de VN (= VN/VN + FP), refere-se à capacidade de um teste diagnóstico de identificar quando a condição está ausente. Com base na fórmula utilizada para calcular a especificidade, há uma relação inversa entre as taxas de VN e FP. Ou seja, conforme a taxa de VN aumenta (i. e., aumenta a especificidade), a taxa de FP diminuirá. Portanto, um teste que é altamente específico terá uma alta taxa de VN e uma baixa taxa de FP e pode ser usado para confirmar uma condição quando o resultado do teste é positivo.

Para auxiliar os profissionais a selecionar e utilizar testes diagnósticos, Sackett et al.[2] sugeriram as siglas "SnNout" e "SpPin". Para um teste diagnóstico altamente sensível (Sn), um achado negativo (N) pode ser usado para excluir (*out*) a condição, daí SnNout. E para um teste diagnóstico altamente específico (Sp), um achado positivo (P) pode ser usado para confirmar (*in*) a condição, daí SpPin.

2. Razão de verossimilhança

Os valores de sensibilidade e especificidade (i. e., a probabilidade de que os resultados do teste estejam corretos) de um teste diagnóstico podem então ser utilizados para calcular a razão de verossimilhança, que quantifica a mudança na probabilidade pré-teste (estimada a partir de outros achados do exame ou dados de prevalência) em relação à probabilidade pós-teste de que o paciente tenha a doença. Dado um resultado de teste diagnóstico positivo, a *razão de verossimilhança positiva* (= sensibilidade/1 − especificidade) quantifica o aumento na probabilidade pré-teste em relação à probabilidade pós-teste de que o paciente tenha a doença. Por outro lado, dado um resultado de teste diagnóstico negativo, a *razão de verossimilhança negativa* (= 1 − sensibilidade/especificidade) quantifica a diminuição na probabilidade pré-teste em relação à probabilidade pós-teste de que o paciente tenha a doença.

Esclarecendo: se o teste diagnóstico é positivo ou negativo e é utilizada a razão de verossimilhança positiva ou negativa correspondente, a razão de verossimilhança ajuda a quantificar a probabilidade de o paciente ter a doença. Uma razão de verossimilhança de 1 resulta em nenhuma mudança na probabilidade pré-teste em relação à pós-teste (i. e., a probabilidade de o paciente ter a doença continua sendo a mesma). Conforme as razões de verossimilhança positivas começam a exceder 1, a mudança na probabilidade pré-teste em relação à probabilidade pós-teste aumenta (i. e., a probabilidade de o paciente ter a condição aumenta). Conforme as razões de verossimilhança negativas começam a se aproximar de 0, a mudança na probabilidade pré-teste em relação à probabilidade pós-teste diminui (i. e., a probabilidade de o paciente ter a doença diminui).

Guyatt e Rennie[3] propõem orientações úteis para interpretar as razões de verossimilhança:

- Razões de verossimilhança > 10 ou < 0,1 resultam em mudanças grandes e muitas vezes conclusivas na probabilidade pré-teste em relação à probabilidade pós-teste.
- Razões de verossimilhança de 5 a 10 ou 0,1 a 0,2 resultam em mudanças moderadas na probabilidade pré-teste em relação à probabilidade pós-teste.
- Razões de verossimilhança de 2 a 5 ou 0,5 a 0,2 resultam em pequenas mudanças na probabilidade pré-teste em relação à probabilidade pós-teste.
- Razões de verossimilhança de 1 a 2 ou 0,5 a 1 resultam em mudanças na probabilidade pré-teste em relação à probabilidade pós-teste que raramente são importantes.

O nomograma proposto por Fagan[4] pode ajudar os profissionais a calcular a probabilidade pós-teste com o conhecimento da probabilidade pré-teste e a razão de verossimilhança.

Por exemplo, um estudo realizado por Wainner et al.[5] desenvolveu uma regra de predição clínica para diagnosticar a radiculopatia cervical. A razão de verossimilhança positiva correspondente a um paciente que testou positivo em três de quatro itens do conjunto é 6,1. Dada uma probabilidade pré-teste de 23% e uma razão de verossimilhança positiva de 6,1, o nomograma é então utilizado para se chegar a um valor de probabilidade pós-teste de 65% de se ter radiculopatia cervical.

3. Regras de decisão ou predição clínicas

As *regras de predição (ou decisão) clínicas* são ferramentas projetadas para ajudar os profissionais no diagnóstico e prognóstico.[6] Essas ferramentas identificam uma lista parcimoniosa de variáveis de predição do exame (p. ex., histórico, revisão de sistemas, testes e medidas) para diagnosticar uma condição ou prognosticar quais pacientes são suscetíveis de se recuperar, responder ao tratamento, ou se tornar crônicos. Por exemplo, existem regras de predição clínica para ajudar os profissionais a identificar aqueles com risco de trombose venosa profunda de membros inferiores e superiores, aqueles propensos a responder ao exercício, e aqueles propensos a desenvolver dor persistente no ombro.[7] Além disso, essas regras de predição clínica têm documentado valores de sensibilidade, especificidade e probabilidade para ajudar o praticante a interpretar os resultados.

Uma regra de predição clínica frequentemente citada, a Regra de predição clínica de Wells para trombose venosa profunda de membros inferiores, passou por extensos testes de validação e análise de impacto.[8,9] Para essa regra de predição clínica, há nove critérios:

1. Câncer em atividade (dentro de 6 meses de diagnóstico ou cuidados paliativos).
2. Paralisia, paresia ou imobilização recente com gesso de membro inferior.
3. Paciente recentemente acamado por 3 dias ou cirurgia de grande porte dentro de 4 semanas da aplicação da regra de decisão clínica.
4. Sensibilidade localizada ao longo da distribuição do sistema venoso profundo.
5. Inchaço de todo o membro inferior.
6. Inchaço da panturrilha de 3 cm em comparação ao membro inferior assintomático.
7. Edema depressível (maior no membro inferior sintomático).
8. Veias colaterais superficiais (não varicosas).
9. Diagnóstico alternativo mais provável ou mais relevante do que a trombose venosa profunda.

Adiciona-se um ponto à pontuação total para cada um dos oito primeiros critérios presentes, e deduz-se dois pontos da pontuação total se o nono critério for aplicável. O risco baixo, moderado e alto de trombose venosa profunda de membro inferior corresponde à pontuação de ≤ 0, 1 a 2 pontos e ≥ 3 pontos, respectivamente.

4. Medidas de desfecho

As *medidas de desfecho* são testes, medidas ou instrumentos padronizados utilizados para medir vários aspectos do estado de saúde de um paciente.[10] Os resultados das medidas de desfecho podem ser usados para decisões de cuidado com o paciente, pesquisa e garantia de qualidade. Apesar do crescente conjunto de evidência apoiando a sua utilização, as medidas de desfecho permanecem subutilizadas pelo fisioterapeuta.[11,12] A seguir encontra-se uma revisão das considerações que o profissional que se baseia em evidências deve avaliar ao selecionar uma medida de desfecho apropriada para o seu paciente. Essas considerações incluem a dimensão, o tipo, o formato, a confiabilidade, a validade, responsividade e viabilidade.[13,14]

Dimensão

A *dimensão* de uma medida de desfecho se refere a diferentes aspectos da condição de saúde, como a estrutura e função corporal, atividade e participação, que são examinados pela medida de desfecho. Algumas medidas de desfecho examinam múltiplas dimensões, enquanto outras podem se concentrar em uma dimensão específica. Além disso, foram desenvolvidos muitos *tipos* de medidas de desfecho, como as que são específicas a uma região (p. ex., Escala funcional de membros inferiores),[15] específicas a uma doença ou condição (p. ex., Índice *Western Ontario and McMaster Universities Arthritis*),[16] específicas a um paciente (p. ex., Escala funcional de paciente específico)[17] ou gerais (p. ex., Avaliação global da mudança).[18]

Formato

O *formato* de uma medida de desfecho pode ser tanto autorrelatado como baseado no desempenho. Para medidas de desfecho autorrelatadas, os pacientes respondem verbalmente ou por escrito sobre a sua autopercepção de algum aspecto do seu estado de saúde. Por exemplo, o SF-36 é um questionário que inclui itens que abordam o aspecto físico, o aspecto social, a capacidade funcional, a saúde mental, a vitalidade/fadiga, a dor e a percepção geral de saúde.[19] Em contrapartida, as medidas baseadas no desempenho exigem que o paciente realize uma tarefa que é avaliada pelo fisioterapeuta. Um exemplo de uma medida de desfecho baseada no desempenho é a Medida de independência funcional,[20] que exige que o paciente demonstre atividades de autocuidado, transferências, locomoção e função intestinal e vesical.

Confiabilidade

A *confiabilidade* de uma medida de desfecho se refere à sua consistência ou reprodutibilidade.[21] Conforme a confiabilidade aumenta, a quantidade de erro inerente à mensuração diminui. Há diferentes tipos de confiabilidade que afetam as medidas de desfecho. O *teste-reteste* se refere à estabilidade das mensurações ao longo do tempo. Supondo que o estado de saúde do paciente não mudou, administrações repetidas de uma medida de desfecho devem resultar na mesma pontuação. A confiabilidade *intrateste* e *interteste* se refere à consistência de medidas repetidas obtidas pelo mesmo profissional ou entre dois profissionais, respectivamente. A confiabilidade teste-reteste, intrateste e interteste de dados contínuos é calculada utilizando *coeficientes de correlação intraclasse*, enquanto o *coeficiente de kappa* é usado para dados categóricos. Por último, a *consistência interna* se refere ao grau no qual itens semelhantes de uma medida de desfecho produzem escores semelhantes e é representada pelo coeficiente *alfa de Cronbach*.

Validade

A *validade*, no contexto das medidas de desfecho, é o grau em que uma medida de desfecho está medindo o que se pretende que ela meça,[21] por exemplo, o grau em que a Escala de equilíbrio de Berg[22] está efetivamente medindo o equilíbrio. Há quatro tipos básicos de validade: aparente, de conteúdo, relacionada com um critério e de constructo. Se o instrumento parece medir razoavelmente o que se propõe a medir e faz sentido para o paciente e o praticante, é dito que tem *validade aparente*. A *validade de conteúdo* se refere ao grau em que os itens em uma medida de desfecho refletem as dimensões relevantes do que está sendo medido. A *validade relacionada com um critério* se refere à relação entre uma medida de desfecho e um teste de critério (i. e., uma outra medida que já demonstrou ser válida), ambos os quais devem estar medindo a mesma coisa. A *validade de constructo* se refere ao grau em que um conceito teórico é medido por uma medida de desfecho.

A *responsividade* de uma medida de desfecho se refere à sua capacidade de detectar com precisão uma mudança ou diferença quando ela ocorreu.[23,24] Índices de responsividade comumente relatados incluem o *erro padrão da medida* (EPM), a *mudança mínima detectável* (MMD) e a *mínima diferença clinicamente importante* (MDCI).[25] O EPM é uma medida da estabilidade da resposta e está relacionado com erros de mensuração. Ele é usado para calcular a MMD, que é a menor quantidade de mudança que provavelmente não é decorrente de um erro na mensuração. A MDCI é a menor quantidade de mudança de uma medida de desfecho que o paciente percebe ser benéfica. Os profissionais devem usar esses índices de responsividade ao determinar se ocorreu uma mudança significativa em uma medida de desfecho.

Outra consideração importante ao selecionar uma medida de desfecho é a sua viabilidade.[13,14] O fisioterapeuta deve considerar o tempo, o espaço, os equipamentos, o treinamento necessário, o custo (p. ex., questões de propriedade) e a acessibilidade, entre outras considerações, associados com a administração de uma medida de desfecho. Além disso, os profissionais devem considerar a facilidade com que são calculadas as pontuações para uma medida de desfecho.

Nesta breve revisão, foram discutidos os conceitos baseados em evidências importantes para o processo de tomada de decisão clínica e progressão ao longo das etapas do manejo do paciente. Foram explicados os conceitos de especificidade, sensibilidade e razão de verossimilhança. Tanto o diagnóstico como o prognóstico podem ser informados por regras de predição clínica, e medidas de desfecho podem ser usadas para mensurar o estado de saúde dos pacientes e a efetividade das intervenções fisioterapêuticas.

REFERÊNCIAS BIBLIOGRÁFICAS

1. Simoneau, GG, and Allison, SC: Physical therapists as evidenced-based diagnosticians. JOSPT 40:603, 2010.
2. Sackett, DL, et al: Clinical Epidemiology: A Basic Science for Clinical Medicine, ed 2. Little, Brown, Boston, 1992.
3. Guyatt, G, and Rennie, D: User's Guide to the Medical Literature: A Manual for Evidence-Based Clinical Practice. AMA Press, Chicago, 2002.
4. Fagan, TJ: Nomogram for Bayes's theorem. N Engl J Med 293: 257, 1975.
5. Wainner, RS, et al: Reliability and diagnostic accuracy of the clinical examination and patient self-report measures for cervical radiculopathy. Spine 28:52, 2003.
6. Childs, JD, and Cleland, JA: Development and application of clinical prediction rules to improve decision making in physical therapist practice. Phys Ther 86:122, 2006.
7. Glynn, PE, and Weisbach, PC: Clinical Prediction Rules: A Physical Therapy Reference Manual. Jones & Bartlett, Boston, 2011.
8. Wells, PR, et al: A simple clinical model for the diagnosis of deep-vein thrombosis combined with impedance plethysmography: Potential for an improvement in the diagnosis process. J Intern Med 243:15, 1998.
9. Riddle, DL, and Wells, PS: Diagnosis of lower-extremity deep vein thrombosis in outpatients. Phys Ther 84:729, 2004.
10. Finch, E, et al: Physical Rehabilitation Outcome Measures: A Guide to Enhanced Clinical Decision Making. Lippincott Williams & Wilkins, Hamilton, Ontario, 2002.
11. Copeland, JM, et al: Factors influencing the use of outcome measures for patients with low back pain: A survey of New Zealand physical therapists. Phys Ther 88:1492, 2008.
12. Jette, DU, et al: Use of standardized outcome measures in physical therapist practice: Perceptions and applications. Phys Ther 89:125, 2009.
13. Beattie, P: Measurement of health outcomes in the clinical setting: Applications to physiotherapy. Physiotherapy Theory and Practice 17:173, 2001.
14. Potter, K, et al: Outcome measures in neurologic physical therapy practice: Part 1. Making sound decisions. JNPT 35:57, 2011.
15. Binkley, JM, et al: The Lower Extremity Functional Scale (LEFS): Scale development, measurement properties, and clinical application. Phys Ther 79:383, 1999.
16. Bellamy, N, et al: Validation study of WOMAC: A health status instrument for measuring clinically important patient relevant outcomes to antirheumatic drug therapy in patients with osteoarthritis of the hip or knee. J Rheumatol 15:1833, 1998.
17. Stratford, P, et al: Assessing disability and change on individual patients: A report of a patient specific measure. Physiotherapy Canada 47:258, 1995.
18. Jaeschke, R, et al: Measurement of health status: Ascertaining the minimal clinically important difference. Controlled Clin Trials 10:407, 1989.
19. Ware, JE, and Sherbourne, CD: The MOS 36-item short-form health status survey (SF-36). 1. Conceptual framework and item selection. Med Care 30:473, 1992.
20. Ravaud, JF, et al: Construct validity of the Functional Independence Measure (FIM): Questioning the unidimensionality of the scale and the "value" of FIM scores. Scand J Rehabil Med 31: 31, 1999.
21. Portney, LG, and Watkins, MP: Foundations of Clinical Research: Applications to Practice, ed 3. Pearson Education Inc, Upper Saddle River, NJ, 2009.
22. Berg, K, et al: Measuring balance in the elderly: Preliminary development of an instrument. Physiother Can 41:304, 1989.
23. Beaton, DE, et al: Looking for important changes/differences in studies of responsiveness. J Rheumatol 28:405, 2001.
24. Beninato, M, and Portney, LG: Applying concepts of responsiveness to patient management in neurologic physical therapy. JNPT 35:75, 2011.
25. Haley, SM, and Fragala-Pinkham, MA: Interpreting change scores of tests and measures used in physical therapy. Phys Ther 86:735, 2006.

CAPÍTULO 2

Exame dos sinais vitais

Thomas J. Schmitz, PT, PhD

SUMÁRIO

Dados normativos dos sinais vitais 34
Alterações nos valores dos sinais vitais: panorama das variáveis influentes 37
Padrões de estilo de vida e características do paciente 37
Cultura e etnia 38
Observação do paciente 39
Temperatura 41
Sistema de termorregulação 42
Anormalidades na temperatura corporal 44
Fatores que influenciam a temperatura corporal 45
Tipos de termômetros 46
Higiene das mãos 52
Mensuração da temperatura corporal 53
Pulso 56
Frequência 57
Ritmo 57
Qualidade 57
Fatores que influenciam a frequência cardíaca 58
Locais de pulso 60
Monitoramento do pulso 61

Monitoramento automatizado da frequência cardíaca 65
Ultrassom Doppler e oxímetro de pulso 67
Respiração 68
Sistema respiratório 68
Inspiração 69
Expiração 70
Mecanismos de regulação 70
Fatores que influenciam a respiração 71
Parâmetros respiratórios 72
Padrões respiratórios 73
Exame respiratório 74
Pressão arterial 76
Regulação da pressão arterial 76
Fatores que influenciam a pressão arterial 77
Requisitos de equipamento 79
Sons de Korotkoff 84
Mensuração da pressão arterial braquial 84
Mensuração da pressão arterial poplítea (coxa) 86
Registro dos resultados 86
Recursos 87
Resumo 87

OBJETIVOS DE APRENDIZAGEM

1. Discutir a justificativa para a inclusão de medidas de sinais vitais no exame do paciente.
2. Explicar a relevância dos dados de sinais vitais para a atribuição de um rótulo diagnóstico, determinação do prognóstico e estabelecimento de um plano de cuidados.
3. Reconhecer a importância dos dados de sinais vitais na determinação da resposta fisiológica ao tratamento e na avaliação do progresso do paciente.
4. Descrever o procedimento para monitorar a temperatura, o pulso, a frequência respiratória, a pressão arterial e a oxigenação da hemoglobina.
5. Diferenciar entre os valores ou intervalos normais e anormais para cada sinal vital.
6. Identificar as variações normativas nos sinais vitais e os fatores que influenciam essas mudanças.
7. Explicar a justificativa para o uso da oximetria de pulso na presença de níveis instáveis de oxigenação da hemoglobina.
8. Descrever os elementos recomendados para a documentação dos dados de sinais vitais.

O exame da temperatura corporal, frequência cardíaca (FC) (pulso), frequência respiratória (FR) e pressão arterial (PA) fornece ao fisioterapeuta dados importantes sobre o estado do sistema cardiovascular/pulmonar. Em decorrência de sua importância como indicadores do estado fisiológico do corpo e da resposta à atividade física, das condições ambientais e dos estressores emocionais, eles são coletivamente chamados de **sinais vitais**. Como muitas decisões clínicas importantes são baseadas em parte nessas medidas, a precisão é essencial.

O *Guide to physical therapist practice* inclui o exame dos sinais vitais (FC, FR e PA) na avaliação dos sistemas cardiovascular/pulmonar em todas as quatro principais categorias de padrões de prática. Os sinais vitais também são identificados entre os testes e medidas utilizados para caracterizar ou quantificar uma condição circulatória. A oximetria de pulso é incluída na categoria de testes e medidas da ventilação e respiração/trocas gasosas em todos os padrões de prática cardiovasculares/pulmonares.[1] Apesar de não ser considerado um sinal vital principal, a **oximetria de pulso** é uma medida relativa importante, que fornece informações sobre os níveis de saturação de oxigênio do sangue arterial (hemoglobina). Os dados da oximetria de pulso possibilitam que o fisioterapeuta rastreie e monitore se há *hipoxemia* (diminuição nas concentrações de oxigênio do sangue arterial). A hipoxemia está frequentemente associada a doenças pulmonares que prejudicam a ventilação dos pulmões (p. ex., pneumonia, doença pulmonar obstrutiva crônica [DPOC], anemia, fraqueza dos músculos respiratórios e déficits circulatórios).

Também conhecidos como *sinais cardinais*, os sinais vitais fornecem medidas quantitativas do estado do sistema cardiovascular/pulmonar e refletem a função dos órgãos internos. Variações nos sinais vitais são um claro indicador de que ocorreu alguma mudança no estado fisiológico do paciente. Avaliadas em repouso e durante e após o exercício, essas medidas também fornecem dados importantes sobre a capacidade e resistência aeróbia. Em conjunto aos outros dados do exame, as medidas de sinais vitais auxiliam o fisioterapeuta na tomada de decisões clínicas para:[1]

1. Atribuir um rótulo diagnóstico e classificar os achados do paciente dentro de um padrão de prática específico.
2. Determinar o prognóstico e o plano de cuidados (PDC), incluindo a identificação das metas previstas e dos desfechos esperados, e a seleção de intervenções específicas.
3. Avaliar o progresso do paciente por meio do reexame em intervalos periódicos durante um episódio de cuidados.
4. Avaliar a efetividade de intervenções determinadas em alcançar as metas previstas e os desfechos esperados (mudanças na incapacidade, limitações na atividade, deficiências e mudanças na saúde, bem-estar e condicionamento físico).
5. Determinar se é necessário o encaminhamento a outro profissional de saúde.

A tomada de decisão clínica do fisioterapeuta irá determinar quais sinais vitais devem ser medidos e a frequência da mensuração para um paciente específico dentro de um determinado contexto (p. ex., deambulação individualizada em superfícies niveladas *versus* subir escadas). Embora a mensuração dos sinais vitais possa ser delegada a um auxiliar de fisioterapia* ou outro profissional de apoio, o fisioterapeuta irá avaliar e determinar a relevância dos dados.

Dados normativos dos sinais vitais

Vários recursos fornecem valores de sinais vitais normais para as diferentes faixas etárias. Os dados normativos normalmente são apresentados como médias ou como um intervalo de valores para a faixa etária a partir da qual eles foram derivados; o uso de um intervalo reflete a variabilidade dos valores designados como normais. As Tabelas 2.1 e 2.2 são exemplos de dados normativos dos sinais vitais apresentados de acordo com a idade utilizando intervalos (Tab. 2.1) e uma combinação de médias e intervalos (Tab. 2.2).[2,3]

Observação clínica: *Os dados normativos dos sinais vitais fornecem ao fisioterapeuta uma referência geral para a comparação durante a avaliação dos achados clínicos. É importante lembrar que os valores normativos devem ser utilizados com cautela, pois há alguma discrepância nos limites dos valores normais.*

Os dados normativos de PA e FC de repouso são disponibilizados pelo National Center for Health Statistics (NCHS) Division of Health and Nutrition Examination Surveys (DHNES), parte do Centers for Disease Control and Prevention (CDC), que realiza anualmente o *National health and nutrition examination surveys* (NHANES) sobre vários temas de saúde.[4] O NHANES 2001-2008 fornece dados sobre a PA média de 19.921 adultos com idades de 18 anos ou mais.[5] Foram relatadas as médias de pressão arterial sistólica (PAS) e pressão arterial diastólica (PAD) para adultos de acordo com múltiplas variáveis, incluindo sexo e nível de hipertensão (normal, tratada e não tratada). Os dados de valores médios de PA a partir dessa análise são apresentados na Figura 2.1 para o sexo

---

*N.T.: Essa especialidade não existe no Brasil.

Tabela 2.1 Comparação dos sinais vitais normais para diferentes idades descritos como intervalos

Idade	Temperatura °C	Frequência cardíaca	Frequência respiratória	Pressão arterial (mmHg)
Recém-nascido	37-37,7	120-160	30-80	Sistólica: 50-52 Diastólica: 25-30 Média: 35-40
3 anos	36,9-37,5	80-125	20-30	Sistólica: 78-114 Diastólica: 46-78
10 anos	36,3-37	70-110	16-22	Sistólica: 90-132 Diastólica: 5-86
16 anos	36,4-37,1	55-100	15-20	Sistólica: 104-108 Diastólica: 60-92
Adulto	36-37,5	60-100	12-20	Sistólica: < 120 Diastólica: < 80
Idoso	35,9-36,3	60-100	15-25	Sistólica: < 120 Diastólica: < 80

De Dillon,[2] com permissão.

Tabela 2.2 Comparação dos sinais vitais normais para diferentes idades descritos com uma combinação de médias e intervalos

Idade	Temperatura média (°C)	Frequência cardíaca média (intervalo) (bpm)	Intervalo de frequência respiratória (rpm)	Pressão arterial média (mmHg)
Recém-nascido	36,8 axilar	120 (70-170)	40-90	80/40
1 a 3 anos	37,7 retal	110 (80-130)	20-40	98/64
6 a 8 anos	37,0 oral	95 (70-110)	20-25	120/56
10 anos	37,0 oral	90 (70-100)	17-22	110/58
Adolescente	37,0 oral	80 (55-105)	15-20	110/70
Adulto	37,0 oral	80 (60-100)	12-20	< 120/80
Idoso com mais de 70 anos	36,0 oral	80 (60-100)	12-20	120/80, até 160/95

De Wilkinson e Van Leuven,[3] com permissão.

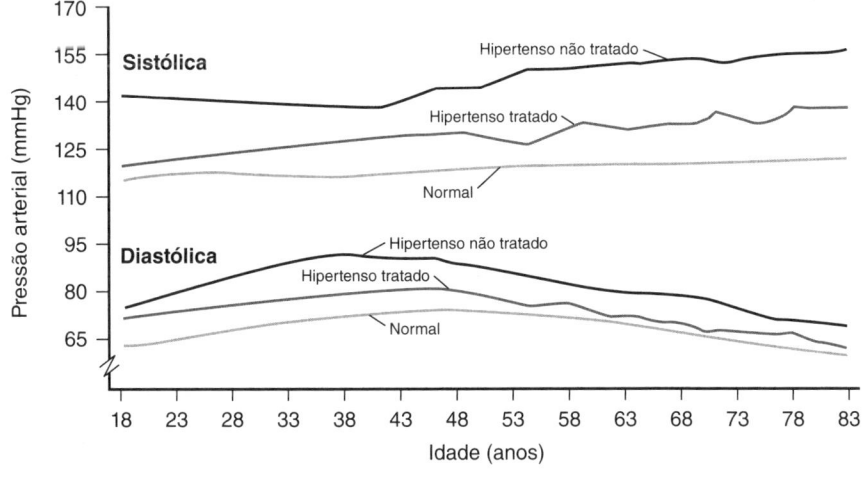

Fonte: CDC/NCHS, National Health and Nutrition Examination Survey, 2001–2008.

Figura 2.1 Pressão arterial sistólica e diastólica média para homens com 18 anos ou mais, por idade e nível de hipertensão. (De Wright et al.[5])

masculino e na Figura 2.2 para o sexo feminino. Com base no levantamento de dados do NHANES 1999-2008, os valores médios de FC de repouso também estão disponíveis, relatados de acordo com diversas variáveis, incluindo sexo e idade, utilizando uma amostra de 35.302 pessoas.[6] Essas estimativas de frequência cardíaca de repouso são apresentadas na Tabela 2.3 para o sexo masculino e na Tabela 2.4 para o sexo feminino.

É importante notar que os valores *normais* são específicos para um indivíduo. Alguns indivíduos normalmente apresentam valores diferentes dos representados por dados normativos. Esse fato ilustra a importância do monitoramento dos sinais vitais como um processo sequencial para cada paciente. As medições de sinais vitais têm maior utilidade de informação quando avaliadas e registradas em *intervalos periódicos ao longo do tempo*, em oposição a uma

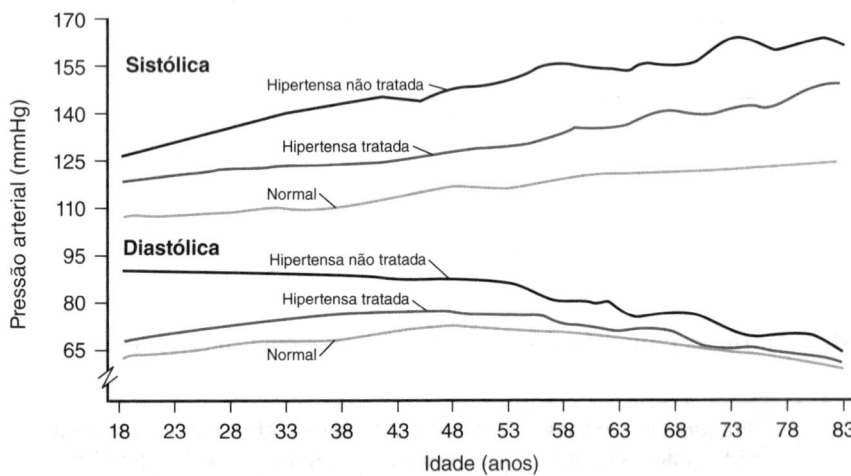

Figura 2.2 Pressão arterial sistólica e diastólica média para mulheres com 18 anos ou mais, por idade e nível de hipertensão. (De Wright et al.[5])

Fonte: CDC/NCHS, National Health and Nutrition Examination Survey, 2001–2008.

Tabela 2.3 Estimativas de frequência cardíaca de repouso para homens norte-americanos, por faixa etária National Health and Nutrition Examination Survey, 1999-2008

Faixa etária (anos)	n	Média	Média EP
Abaixo de 1	972	128	1,1
1	712	116	0,8
2-3	1.148	106	0,4
4-5	864	94	0,6
6-8	1.212	86	0,5
9-11	1.130	80	0,5
12-15	2.190	77	0,4
16-19	2.411	72	0,4
20-39	3.445	71	0,3
40-59	2.559	71	0,3
60-79	1.147	70	0,5
80 anos ou mais	197	71	1,1

n = tamanho da amostra para cada categoria de idade; EP: erro padrão. Os dados excluem pessoas com uma condição médica corrente ou uso de medicação que afetaria a frequência cardíaca de repouso.

Tabela 2.4 Estimativas de frequência cardíaca de repouso para mulheres norte-americanas, por faixa etária National Health and Nutrition Examination Survey, 1999-2008

Faixa etária (anos)	n	Média	Média EP
Abaixo de 1	931	130	1
1	633	119	0,8
2-3	1.107	108	0,5
4-5	900	97	0,6
6-8	1.264	88	0,5
9-11	1.236	85	0,5
12-15	2.310	80	0,4
16-19	2.082	79	0,4
20-39	3.061	76	0,3
40-59	2.409	73	0,3
60-79	1.163	73	0,4
80 anos ou mais	219	73	0,9

n = tamanho da amostra para cada categoria de idade; EP: erro padrão. Os dados excluem pessoas com uma condição médica corrente ou uso de medicação que afetaria a frequência cardíaca de repouso.

única medição feita em um determinado momento. O registro em série possibilita que as mudanças no estado do paciente ou resposta ao tratamento sejam monitoradas ao longo do tempo e podem indicar uma alteração aguda no estado fisiológico em um momento específico (p. ex., resposta a um teste de esforço).

Ao exame, as medidas iniciais dos sinais vitais podem estar dentro da normalidade. Nessas circunstâncias, Wilkinson e Treas sugerem que "não se deve assumir um papel complacente quando os sinais vitais de um paciente estão dentro dos limites normais. Embora os sinais vitais estáveis *indiquem* bem-estar fisiológico, eles não o *garantem*. Isoladamente, os sinais vitais são limitados a detectar algumas alterações fisiológicas importantes; por exemplo, às vezes, os sinais vitais podem permanecer estáveis na presença de perda sanguínea moderadamente elevada. Os sinais vitais devem ser avaliados no contexto da sua avaliação global do paciente".[7,p.305]

Às vezes, pode-se obter um valor anormalmente alto ou baixo em um sinal vital. Nessas situações, é importante manter uma conduta profissional calma e não reagir de modo adverso à informação. Como discutido mais adiante neste capítulo, vários fatores podem alterar os valores dos sinais vitais, incluindo aqueles que estão relacionados ao paciente (emoção, estresse, ingestão excessiva de cafeína) e/ou relacionados ao profissional (p. ex., problemas no posicionamento e na medição, tamanho incorreto do manguito de mensuração da pressão arterial). Quaisquer valores anormais devem ser investigados e, se apropriado, repetidos para confirmar a precisão.

Se for necessário repetir as medições, explique calmamente ao paciente que você deseja verificar os valores obtidos. Alfaro-LeFevre[8,p.75] propõe as seguintes orientações para a confirmação de dados questionáveis:

- Verifique novamente informações que são extremamente anormais ou inconsistentes com as pistas do paciente.
- Verifique novamente se o equipamento está funcionando corretamente.
- Avalie novamente os dados obtidos (p. ex., mensure a pressão arterial no braço oposto ou 10 minutos mais tarde).
- Examine os fatores que podem alterar a precisão (p. ex., investigue se alguém com uma temperatura elevada e sem outros sintomas acabou de tomar uma xícara de café quente).
- Quando existirem dúvidas, peça a um fisioterapeuta mais experiente que verifique novamente a medida do sinal vital.
- Faça uma comparação entre os dados subjetivos e objetivos para determinar se o que o paciente *afirma* é consistente com os *dados obtidos* (p. ex., compare a frequência cardíaca real com percepções subjetivas do paciente de um "coração acelerado").

Apesar de não ser uma ideia nova, foi proposto um *quinto* ou mesmo um *sexto* sinal vital. Talvez a sugestão mais comum seja a adição da intensidade da dor como o quinto sinal vital. A American Pain Society (APS) defende o exame da "dor como quinto sinal vital" como uma maneira de aumentar a conscientização, de enfatizar que o nível de dor é tão importante quanto os sinais vitais tradicionais, e chamar a atenção para as melhores estratégias de manejo.[9] Como parte do seu *National pain management strategy*, a Veterans Health Administration (VHA) tem incluído o conceito de "dor como quinto sinal vital".[10] O objetivo principal dessa estratégia é fornecer um nível de cuidado padrão único e que envolva todo o sistema para minimizar o sofrimento por dor evitável, deslocando assim o manejo da dor a uma prioridade absoluta dentro do sistema. Para aumentar a conscientização sobre questões críticas, muitas vezes para populações específicas, a designação de "5º ou 6º sinal vital ou *mais novo sinal vital*" também tem sido aplicada a vários fatores de estilo de vida, características do paciente, testes e medições específicas, como o estresse emocional,[11-13] a oximetria de pulso,[14,15] os conhecimentos em saúde,[16,17] o estado funcional,[18] a velocidade de caminhada,[19] a dispneia,[20] o tabagismo[21] e a continência.[22]

Alterações nos valores dos sinais vitais: panorama das variáveis influentes

Padrões de estilo de vida e características do paciente

Vários padrões de estilo de vida (modificáveis) e características do paciente (não modificáveis) influenciam as medidas de sinais vitais. Os padrões de estilo de vida incluem, mas não estão limitados a, ingestão de cafeína, tabagismo, dieta, consumo de álcool, resposta ao estresse, obesidade, nível de atividade física, medicamentos e uso de drogas ilícitas. As características dos pacientes incluem o nível hormonal, idade, sexo e história familiar. Outras variáveis que afetam as medidas dos sinais vitais são a hora do dia, a época do mês (ciclo menstrual), o estado geral de saúde, o estresse emocional e a dor. Informações sobre os padrões de estilo de vida e características do paciente são obtidas pelo histórico, revisão dos sistemas, e testes e medidas do paciente. Fatores identificados como modificáveis se tornam o foco das orientações ao paciente (p. ex., condição atual, redução do fator de risco) e/ou das estratégias de promoção da saúde e bem-estar. Fatores específicos que influenciam cada sinal vital serão abordados em mais detalhes neste capítulo.

Cultura e etnia

Como acontece com qualquer teste ou medida fisioterapêutica, a influência da cultura e etnia sobre as medidas de sinais vitais pode variar de sutil a evidente. Por exemplo, um paciente que parece ansioso ou hostil durante o exame dos sinais vitais pode estar demonstrando uma resposta ao estresse normalmente compartilhada por outras pessoas que têm uma desconfiança profunda nas práticas de saúde norte-americanas. Outro exemplo pode ser o de uma paciente muçulmana que apresenta uma reação de estresse a ser examinada por um profissional do sexo masculino. Essas situações afetam claramente a precisão das medidas de sinais vitais. A *cultura* se refere a uma integração de comportamentos aprendidos (não biologicamente herdados), normas e símbolos característicos de uma sociedade que são transmitidos de geração em geração.[23] Trata-se de um conjunto de padrões de comportamento compartilhados que abrange valores fundamentais, crenças, atitudes e costumes, incluindo os relacionados à saúde e à doença.[24-26] A *etnia* é definida como a afiliação a um grupo de pessoas que compartilha uma origem ou base cultural comum, ou características raciais, nacionais, religiosas, linguísticas ou culturais comuns.[25] A cultura e a etnia afetam diretamente as atitudes de um indivíduo para com os cuidados de saúde.[27]

A competência cultural nos cuidados de saúde pode ser definida como ter o conhecimento e as competências adequadas para prestar cuidados de acordo com as crenças e práticas culturais de um paciente.[26] Enfatizando a importância primordial da competência cultural, Leavitt propõe que "para os profissionais de fisioterapia, a competência cultural é um elemento essencial para tornar possível um exame, avaliação, diagnóstico, prognóstico e intervenção efetivos e eficientes. Desenvolver uma relação, coletar e sintetizar os dados do paciente, reconhecer as preocupações funcionais pessoais e desenvolver o plano de cuidados para um paciente em particular requer competência cultural".[23,p.4]

Mudanças demográficas recentes nos Estados Unidos criaram uma maior diversidade social e acentuaram a necessidade de fisioterapeutas culturalmente competentes. Os dados do Censo norte-americano de 2010 mostraram a evolução da diversidade das culturas e etnias que compõem a população dos Estados Unidos (Tab. 2.5).[28] Alguns elementos importantes do relatório de dados incluem:

- Todos os principais grupos raciais aumentaram em tamanho populacional entre 2000 e 2010, mas cresceram em ritmos diferentes.
- A população asiática cresceu mais rápido que qualquer outro grupo racial importante entre 2000 e 2010.
- Mais da metade do crescimento da população total dos Estados Unidos entre 2000 e 2010 deveu-se ao aumento da população hispânica.
- O único grupo racial principal que passou por uma diminuição na sua proporção da população total foi a população "somente branca" (i. e., aqueles que relataram apenas uma raça). A participação desse grupo na população total caiu de 75% em 2000 para 72% em 2010.

Ao refletir sobre a importância da competência cultural para compreender e responder de modo eficaz às necessidades culturais dos pacientes em ambientes de cuidados de saúde, o U.S. Department of Health and Human Service (USDHHS) Office of Minority Health (OMH) publicou o *Recommended standards for culturally and linguistically appropriate health care services* com informações de um comitê consultivo norte-americano. Nos Estados Unidos, as normas propostas foram oferecidas como diretrizes para os profissionais de saúde, formuladores de políticas, instituições de certificação e credenciamento, compradores de benefícios de saúde (incluindo sindicatos), pacientes e defensores (p. ex., locais e nacionais, étnicos, dos imigrantes e outras organizações com foco na comunidade), bem como educadores e outros membros da comunidade de cuidados de saúde.[29]

A American Physical Therapy Association (APTA) abordou a competência cultural em uma variedade de documentos importantes, incluindo o *Blueprint for teaching cultural competence in physical therapy education*;[30] nos critérios de avaliação para o credenciamento de programas de educação para a preparação de fisioterapeutas[31] e auxiliares de fisioterapia[32] (Commission on Accreditation of Physical Therapy Education [CAPTE]); e nos modelos do *A normative model of physical therapist professional education*[33] e do *A normative model of physical therapist assistant education*.[34]

Burton e Ludwig[35] oferecem as seguintes sugestões para a interação com uma população culturalmente diversificada:

- Aborde o paciente usando a forma de tratamento apropriada (Sr., Sra., Srta.).
- Respeite as crenças e atitudes do indivíduo em relação aos cuidados de saúde, tradições e religião.
- Utilize uma linguagem formal; gírias devem ser evitadas.
- Se existir uma barreira de idioma, deve-se usar um intérprete (não um membro da família, de preferência).
- O contato visual deve ser utilizado com cautela; algumas culturas interpretam o contato visual como desrespeitoso ou um desafio à autoridade.
- Direcione a atenção às expressões faciais e à comunicação não verbal do paciente, pois isso pode fornecer pistas de que a sua comunicação não está sendo compreendida.
- Procure esclarecimentos se você não entender algo que o paciente disse.

Tabela 2.5 População por origem hispânica ou latina e por raça nos Estados Unidos: 2000 e 2010

Origem hispânica ou latina e raça	Número do ano 2000 (% da população total)	Número do ano 2010 (% da população total)	Mudança, número de 2000 a 2010 (%)
População total	281.421.906 (100,0)	308.745.538 (100)	27.323.632 (9,7)
Hispânica ou latina	35.305.818 (12,5)	50.477.594 (16,3)	15.171.776 (43,0)
Não hispânica ou não latina	246.116.088 (87,5)	258.267.944 (83,7)	12.151.856 (4,9)
• Somente branca	194.552.774 (69,1)	196.817.552 (63,7)	2.264.778 (1,2)
Raça			
População total	281.421.906 (100,0)	308.745.538 (100)	27.323.632 (9,7)
Uma raça	274.595.678 (97,6)	299.736.465 (97,1)	25.140.787 (9,2)
• Branca	211.460.626 (75,1)	223.553.265 (72,4)	12.092.639 (5,7)
• Negra ou afro-americana	34.658.190 (12,3)	38.929.319 (12,6)	4.271.129 (12,3)
• Nativos indígenas ou do Alaska	2.475.956 (0,9)	2.932.248 (0,9)	456.292 (18,4)
• Asiática	10.242.998 (3,6)	14.674.252 (4,8)	4.431.254 (43,3)
• Nativos havaianos ou de outras ilhas do Pacífico	398.835 (0,1)	540.013 (0,2)	141.178 (35,4)
• Outras raças	15.359.073 (5,5)	19.107.368 (6,2)	3.748.295 (24,4)
Duas ou mais raças*	6.826.228 (2,4)	9.009.073 (2,9)	2.182.845 (32,0)

De U.S. Census Bureau.[28]
*No Censo de 2000, um erro no processamento de dados resultou em um exagero da população da classe Duas ou mais raças em cerca de 1 milhão de pessoas (por volta de 15%) nacionalmente, o que afetou quase inteiramente as combinações raciais envolvendo a classe Outras raças. Portanto, os usuários dos dados devem avaliar com cautela as mudanças observadas na população de Duas ou mais raças e combinações de raças envolvendo Outras raças entre o Censo de 2000 e o Censo de 2010. Mudanças em combinações raciais específicas não envolvendo Outras raças, como Branca e Negra ou afro-americana ou Branca e Asiática, em geral devem ser mais comparáveis. (Para obter informações sobre a proteção da confidencialidade, erros não relacionados à amostragem e definições, consulte www.census.gov/prod/cen2010/doc/pl94-171.pdf.)
Fontes: U.S. Census Bureau, Census 2000 Redistricting Data (*Public Law 94-171*) Summary File, Tables PL1 and PL2, and 2010 Census *Redistricting Data (Public Law 94-171) Summary File, Tables P1 and P2*.

A competência cultural é abordada em um ramo crescente da literatura. Para uma análise mais aprofundada do impacto da diversidade cultural na área da saúde, o leitor é remetido aos trabalhos de Leavitt,[23] Spector,[27] Purnell e Paulanka,[26,36] Galanti,[37] Perez e Luquis,[38] Srivastava,[39] Kosoko Lasaki, Cook e O'Brien.[40]

Observação do paciente

A observação se refere ao uso deliberado dos sentidos (visão, audição, olfato) para reunir informações sobre o paciente.[7,8] A observação por si só não fornecerá informações diagnósticas definitivas, nem possibilitará que se tire conclusões ou faça inferências;[35] no entanto, a observação pode fornecer pistas para os problemas subjacentes,[2] informar o desenvolvimento de perguntas bem estruturadas específicas à incapacidade durante a anamnese, orientar a escolha dos exames de rastreamento e ajudar na priorização dos testes e mensurações.[41]

Utilizar uma sequência lógica e consistente criará uma abordagem sistemática para a observação (p. ex., primeiro a expressão facial e aparência geral, em seguida quaisquer sinais imediatos de dor ou sofrimento, condição da pele, e assim por diante). Isso melhorará a eficiência, economizará tempo e ajudará a garantir que nenhuma área seja negligenciada. Vários exemplos a seguir mostram os tipos de informação e/ou pistas de problemas subjacentes que podem ser levantados por meio da observação.

• Sinais de sofrimento imediato ou desconforto do paciente (p. ex., dor, caretas, dificuldade para respirar) normalmente são evidentes pela observação de expressões faciais, uso de músculos acessórios da respiração, padrão respiratório irregular ou trabalhoso e mudanças frequentes de posição. O uso de músculos acessórios da

- respiração pode ser um indicativo de problemas cardíacos ou pulmonares.
- A obesidade ou a presença de **caquexia** (estado de enfermidade), a aparência de desnutrição ou a emaciação associada a muitas doenças crônicas podem indicar pistas sobre o estado nutricional. A obesidade central (tronco e face) e o acúmulo de gordura perto da clavícula e na parte posterior do pescoço podem estar associados à síndrome de Cushing.
- A *diaforese* (transpiração abundante) pode indicar que o corpo está trabalhando para compensar a redução no débito cardíaco. Está associada a uma variedade de causas potenciais, incluindo o infarto agudo do miocárdio, a **hipotensão** e o choque; também pode ser associada à hipertermia (p. ex., problema na termorregulação), hiperatividade da tireoide, ansiedade e glândulas sudoríparas hiperativas. A transpiração excessiva também pode estar relacionada a condições ambientais ou à participação do paciente em atividade física extenuante antes da consulta. O termo *hiperidrose* também se refere ao aumento anormal da transpiração.
- Um odor corporal desagradável pode sugerir falta de higiene (p. ex., prejuízo nas habilidades de autocuidado ou falta de recursos) ou a presença de uma ferida (p. ex., drenagem infectada) ou doença subjacente;[7] uma respiração de odor frutado pode indicar elevação na glicose sanguínea ou cetoacidose diabética.[41]
- Vários ruídos respiratórios podem ser auscultados, como sibilos, crepitações ou suspiros (discutidos mais adiante neste capítulo e no Cap. 12: Disfunção pulmonar crônica). Potenciais considerações incluem um estreitamento das vias aéreas (p. ex., asma brônquica, insuficiência cardíaca congestiva [ICC], estenose traqueal), DPOC, presença de corpo estranho ou secreções bloqueando parcialmente a via respiratória.
- A presença de tosse pode ser causada por um irritante relativamente benigno nas vias aéreas (p. ex., partículas de pó) ou pode indicar a presença de uma doença como a asma brônquica, bronquite crônica, DPOC, câncer de pulmão ou pneumonia. Uma tosse aguda geralmente se resolve dentro de 3 semanas ou menos (p. ex., infecção do trato respiratório superior). A tosse crônica ou persistente perdura por mais de 8 semanas.[42]
- A assimetria de partes do corpo em repouso e durante o movimento podem sugerir atrofia, hipertrofia, função motora prejudicada ou doença subjacente (p. ex., acidente vascular encefálico [AVE]). As características faciais também devem ser observadas analisando a sua simetria.[2,43]
- A pele é o maior órgão do corpo; a observação da cor da pele fornece dados preliminares importantes sobre a eficiência do sistema cardiovascular/pulmonar e pode ser um indicador de doença, inflamação e infecção.[35,41]

A **cianose** consiste em uma coloração cinza azulada da pele associada à oxigenação inadequada do sangue (i. e., a hemoglobina não contém níveis normais de oxigênio). A **cianose central** provoca alterações difusas na cor da pele em aspectos "centrais" do corpo (p. ex., tronco, cabeça), bem como alterações na coloração das mucosas.[44] Essas membranas normalmente são rosadas e brilhantes, independentemente da cor da pele. A cianose central indica dessaturação arterial acentuada e ocorre quando a saturação de oxigênio é inferior a 80% (o normal é de 95 a 100%).[2] Ela está associada a doenças do sistema cardiovascular/pulmonar e intoxicação por monóxido de carbono. A **cianose periférica** provoca alterações na coloração do leito ungueal e dos lábios em decorrência da redução no débito cardíaco, exposição ao frio (vasoconstrição), ou obstrução arterial ou venosa. Frequentemente é transitória e melhora com o aquecimento do local. Mudanças comuns na coloração da pele com as causas associadas são apresentadas no Quadro 2.1.

- Deve-se ainda observar a pele à procura de alterações na textura e crescimento dos pelos. Os indivíduos com diabetes melito ou aterosclerose normalmente não têm crescimento de pelos nos membros inferiores e apresentam espessamento das unhas dos dedos da mão e do pé. A textura da pele também varia com a idade e estado nutricional ruim. As lesões cutâneas podem ser indicativas de alterações patológicas ou trauma.
- Deve-se observar a cor e a aparência das unhas. Com a circulação e suprimento de oxigênio normais, elas devem ser rosadas (ou castanho claro em indivíduos de pele escura) e livres de irregularidades. Exemplos de alterações patológicas nas unhas incluem:
  - As *linhas de Beau*, que são sulcos transversais profundos (indentados) em toda a unha resultantes da interrupção do crescimento da unha, causadas por trauma ou doenças como a doença de Raynaud (diminuição do fluxo sanguíneo para os dedos), psoríase ou infecção em torno da placa ungueal.
  - As *unhas pretas*, que são causadas por sangue sob as unhas; geralmente são decorrentes de trauma.
  - O ***baqueteamento dos dedos***, que consiste em um inchaço bulboso das pontas dos dedos acompanhado por uma perda do ângulo normal entre o leito ungueal e a pele (Fig. 2.3); as unhas têm aparência cinza azulada (cianótica) e se tornam frágeis e elásticas (esponjosas). O baqueteamento se desenvolve gradualmente ao longo do tempo e está associado a diagnósticos que levam à **hipóxia** de longa data, como as cardiopatias congênitas e as doenças cardiopulmonares.
  - As *unhas meio a meio* (também chamadas de *unhas de Lindsay*), que são vistas na insuficiência renal; a porção distal da unha fica vermelha, rosa ou marrom; há uma clara linha de demarcação entre as duas metades.

Quadro 2.1 Alterações comuns na coloração da pele

- **Cianose:** descoloração cinza-azulada da pele e mucosas.
  - **Cianose central:** causada pela hipóxia, resulta em mudanças na cor em aspectos centrais do corpo e mucosas; associada a doenças do sistema pulmonar/cardiovascular.
  - **Cianose periférica:** causada pela hipóxia com mudanças na cor dos leitos ungueais e lábios; associada à diminuição do débito cardíaco e exposição ao frio (vasoconstrição extrema).
- **Equimose:** causada por contusões (sangramento sob a pele), pode ser vista em qualquer parte do corpo; contusões recentes têm aparência roxo-azulada, enquanto contusões mais antigas têm aparência amarelo-esverdeada; muitas vezes causada por traumas (p. ex., quedas, lesões relacionadas com a prática esportiva, abusos físicos); pacientes que fazem uso de agentes que afinam o sangue (p. ex., Coumadin) tendem a contundir-se mais facilmente.
- **Eritema:** área avermelhada da pele causada pelo aumento do fluxo sanguíneo (hiperemia); associado à irritação ou lesão, infecção e inflamação da pele; a vermelhidão sobre uma proeminência óssea alerta para o potencial desenvolvimento de uma úlcera de decúbito.
- **Rubor:** vermelhidão difusa da pele do rosto; pode envolver outras áreas do corpo; relacionado com emoções (vergonha, raiva), esforço físico, febre e aumento da temperatura do ambiente.
- **Icterícia:** causada pela insuficiência hepática (p. ex., hepatite, câncer de fígado), a pele adquire uma tonalidade amarelo-alaranjada; é mais bem observada na esclera, mucosas e nas palmas das mãos e plantas dos pés.
- **Palidez:** a pele adquire um tom mais claro (mais branco, com diminuição da tonalidade rosa) do que o normal para o indivíduo (deve-se excluir se a cor da pele for "razoável" para o paciente); na pele mais escura, a palidez é evidente pela perda dos tons de vermelho; associada à anemia (baixo nível de hemoglobina) e circulação prejudicada; observada na face, palmas das mãos, mucosas e leitos ungueais.
- **Petéquias:** manchas hemorrágicas minúsculas vermelhas ou roxas causadas por sangramento capilar com subsequente vazamento de sangue para a pele; tendem a aparecer agrupadas e muitas vezes são vistas nos tornozelos e pés, mas podem ocorrer em qualquer parte do corpo; pode ser um sinal de trombocitopenia (baixa contagem de plaquetas); como as plaquetas desempenham um papel essencial na coagulação, a contagem reduzida prejudica a coagulação e aumenta o risco de hemorragia; a baixa contagem de plaquetas está associada a uma variedade de medicamentos (p. ex., anticoagulantes, aspirina, esteroides e drogas quimioterápicas) e distúrbios (p. ex., infecções agudas e crônicas, leucemia, lúpus eritematoso sistêmico e esclerodermia).

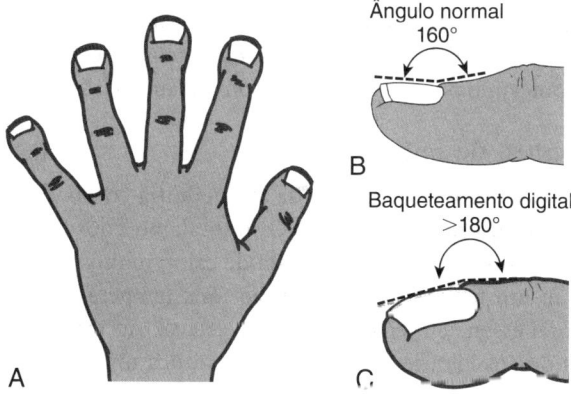

Figura 2.3 (A) O baqueteamento digital está associado a estados hipóxicos de longo prazo; (B) ângulo normal da placa ungueal de 160°; (C) no baqueteamento digital, ocorre um ângulo da placa ungueal de 180° ou mais.

- A *onicólise*, que consiste no descolamento da unha do leito ungueal; associada a trauma, infecções fúngicas, psoríase e glândula tireoide hiperativa.
- As *linhas de Mee*, que são linhas brancas transversais em toda a largura da unha, associadas a doenças sistêmicas como a insuficiência renal, o linfoma de Hodgkin, a malária e a anemia falciforme; classicamente associadas ao envenenamento por arsênico.
- O *pitting*, que é caracterizado por pequenas depressões puntiformes na unha causadas por doenças sistêmicas, como a síndrome de Reiter, a psoríase e o eczema.
- A *hemorragia em estilhas*, que consiste em minúsculas hemorragias formando linhas avermelhadas de sangue debaixo da unha (parecem como se "estilhas" estivessem alojadas embaixo da unha) associadas à endocardite bacteriana e trauma.
- Posturas sentadas anormais podem ser sugestivas de dor ou anormalidades estruturais nas regiões pélvica (obliquidade pélvica), peitoral ou vertebral, que também podem interferir nos padrões respiratórios.
- O edema pode estar associado a ICC, insuficiência hepática, linfedema ou insuficiência venosa; o edema localizado pode resultar de varizes, tromboflebite ou trauma.

Temperatura

A temperatura corporal representa um equilíbrio entre o calor produzido ou adquirido pelo corpo e a quantidade perdida. Como os seres humanos têm sangue quente, ou são *homeotérmicos*, a temperatura corporal permanece relativamente constante apesar das mudanças no ambiente externo. Isso é o contrário dos seres com sangue frio, ou *poiquilotérmicos*, animais (como os répteis) nos quais a temperatura corporal varia de acordo com o meio ambiente.

Sistema de termorregulação

O objetivo do sistema de termorregulação é manter a temperatura interna do corpo relativamente constante. Esse sistema monitora e atua para manter temperaturas que sejam ideais para a função normal das células e órgãos vitais. O sistema termorregulador é composto por três componentes principais: os termorreceptores, o centro de regulação e os órgãos efetores (Fig. 2.4).[45,46]

Termorreceptores

Os termorreceptores fornecem informações para o centro de regulação da temperatura localizado no hipotálamo. O centro de regulação depende das informações dos termorreceptores para alcançar temperaturas constantes. Uma vez que essa informação chega ao centro de regulação, é comparada a um valor "predefinido" de temperatura padrão ou ideal. Dependendo do contraste entre o valor "predefinido" e as informações que chegam, podem ser ativados mecanismos para a conservação ou dissipação do calor.[47]

Termorreceptores periféricos e centrais fornecem informações aferentes de temperatura ao centro de regulação. Os receptores periféricos (temperatura da pele), compostos principalmente por terminações nervosas livres, têm uma alta rede de distribuição sobre a pele. Os termorreceptores centrais (temperatura interna) estão localizados nos tecidos profundos (p. ex., órgãos abdominais), sistema nervoso e no próprio hipotálamo.[47,48] Os termorreceptores localizados no hipotálamo são sensíveis às alterações de temperatura no sangue que irriga o hipotálamo. Essas células também podem iniciar respostas para conservar ou dissipar o calor. Elas são particularmente sensíveis às mudanças na temperatura interna e monitoram o aquecimento corporal.[45] Os termorreceptores possibilitam respostas *antecipadas* às mudanças esperadas na temperatura interna (p. ex., mudança na temperatura ambiente).

Os termorreceptores periféricos cutâneos demonstram uma maior distribuição dos receptores de frio que dos receptores de calor e são sensíveis a mudanças bruscas na temperatura.[45] Os sinais desses receptores entram na medula espinal por meio de nervos eferentes e chegam ao hipotálamo por meio do trato espinotalâmico lateral.

Centro de regulação

O centro de regulação da temperatura corporal está localizado no hipotálamo. O hipotálamo coordena os processos de produção e perda de calor, muito parecido com um termostato, garantindo uma temperatura corporal essencialmente constante e estável. Ao influenciar os órgãos efetores, o hipotálamo alcança um equilíbrio relativamente preciso entre a produção e a perda de calor. Em um indivíduo saudável, o termostato do hipotálamo está ajustado para, e é cuidadosamente mantido a, 37°C ± 1°C.[45] Em situações em que as informações dos termorreceptores indicam uma queda da temperatura abaixo do valor "predefinido", são ativados mecanismos para conservar o calor. Por outro lado, um aumento na temperatura irá ativar mecanismos para dissipar o calor. Esses mecanismos são particularmente importantes durante o exercício extenuante. A Figura 2.5 resume os ajustes fisiológicos primários ao exercício ou aumentos na temperatura ambiente que ocorrem durante a aclimatação ao calor (adaptações fisiológicas para melhorar a tolerância ao calor). Essas respostas são ativadas por

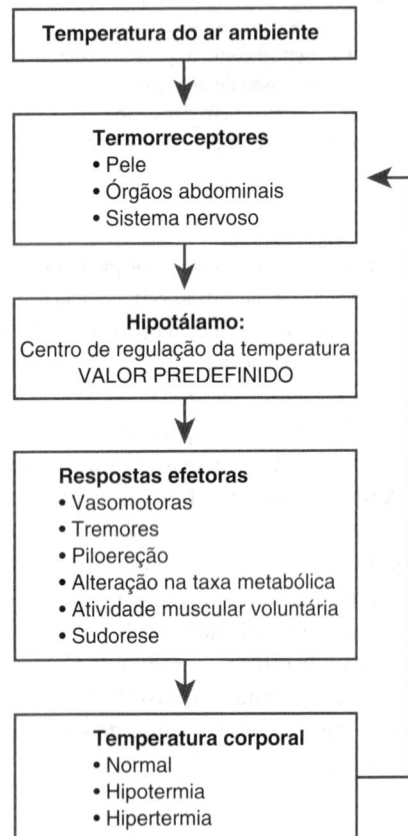

Figura 2.4 Respostas termorregulatórias. Os termorreceptores fornecem *inputs* relativas a mudanças na temperatura corporal que sinalizam o núcleo pré-óptico do hipotálamo. Esse termostato fisiológico compara os sinais da temperatura corporal atual que chegam com o valor predefinido. Se a temperatura corporal for menor que o valor predefinido, implementam-se mecanismos de ganho de calor. Se ela for maior que o valor predefinido, implementam-se mecanismos de perda de calor.[45,46]

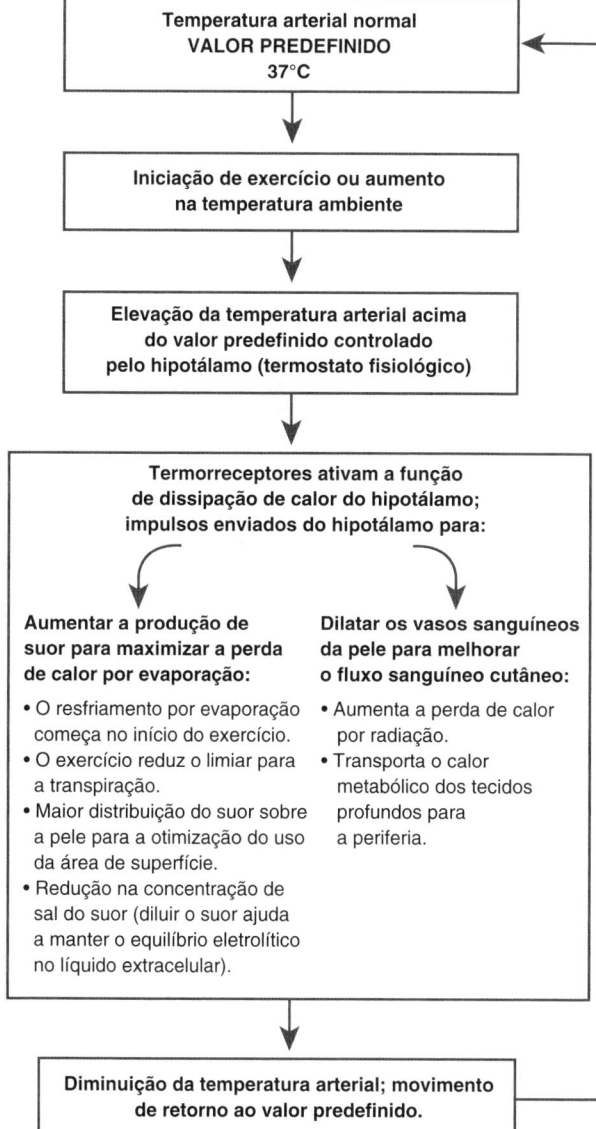

Figura 2.5 Ajustes fisiológicos durante a aclimatação ao calor. O aumento da temperatura corporal leva a atividades de dissipação (perda) do calor para manter a temperatura corporal normal.

meio do controle do hipotálamo sobre os órgãos efetores. As informações para os órgãos efetores são transmitidas tanto por vias do sistema nervoso somático como do sistema nervoso autônomo.[45,46,49,50]

Órgãos efetores

Os órgãos efetores respondem tanto a aumentos como a diminuições na temperatura. Os sistemas efetores primários incluem o sistema vascular, o sistema metabólico, o músculo esquelético (tremores) e a sudorese. Esses sistemas efetores atuam para aumentar ou dissipar o calor do corpo.

Conservação e produção de calor corporal

Quando a temperatura corporal é reduzida, são ativados mecanismos para conservar o calor e aumentar a produção de calor. A seguir estão descritos os mecanismos de conservação e produção de calor:

- *Vasoconstrição dos vasos sanguíneos:* O hipotálamo ativa os nervos simpáticos, uma ação que resulta em vasoconstrição dos vasos cutâneos por todo o corpo. Isso reduz significativamente o lúmen dos vasos sanguíneos e diminui o fluxo próximo da superfície da pele, onde o sangue normalmente seria resfriado. Assim, a quantidade de perda de calor para o ambiente é diminuída.
- *Redução (ou ausência) de atividade da glândula sudorípara*: Para reduzir ou evitar a perda de calor por evaporação, a atividade da glândula sudorípara é diminuída. A sudorese é completamente abolida, com resfriamento do termostato hipotalâmico abaixo de aproximadamente 37°C.[45,51]
- *Piloereção*: Também uma resposta ao resfriamento do hipotálamo, este mecanismo de conservação de calor é comumente descrito como "pele de ganso". O termo *piloereção* significa "pelos em pé". Apesar da menor importância em seres humanos, este mecanismo armazena uma camada de ar isolante perto da pele e diminui a perda de calor em mamíferos menores com maior cobertura de pelos.

O organismo também responde à diminuição da temperatura com vários mecanismos, incluindo tremores e regulação hormonal, concebidos para produzir calor. Esses mecanismos são ativados quando o termostato do corpo desce abaixo de aproximadamente 37°C.[15] O centro motor primário para os tremores está localizado no hipotálamo posterior. Essa área é ativada por sinais de frio da pele e da medula espinal. Em resposta ao frio, impulsos do hipotálamo ativam o sistema nervoso somático eferente, causando aumento no tônus dos músculos esqueléticos. À medida que o tônus aumenta gradualmente até um determinado nível limiar, os *tremores* (contração muscular involuntária) são iniciados, e é produzido calor. Esse reflexo de tremor pode ser pelo menos parcialmente inibido pelo controle cortical consciente.[51]

A função da influência hormonal na regulação térmica é aumentar o metabolismo celular, que subsequentemente aumenta o calor corporal. O aumento no metabolismo ocorre por meio da circulação de dois hormônios da medula adrenal: *noradrenalina* e *adrenalina*. No entanto, os níveis circulantes desses hormônios são de maior importância na manutenção da temperatura corporal em crianças do que em adultos. A produção de calor por esses hormônios pode ser aumentada em um lactente em até 100%, em oposição a 10 a 15% em um adulto.[51]

Um segundo meio de regulação hormonal envolve o aumento na produção de *tiroxina* pela glândula tireoide. A tiroxina aumenta a taxa de metabolismo celular por todo o corpo. Contudo, essa resposta só ocorre como resultado de resfriamento prolongado, e a produção de calor não é imediata.[45] A glândula tireoide requer várias semanas para se hipertrofiar antes que as exigências crescentes de tiroxina possam ser atendidas.

Perda de calor corporal

O excesso de calor é dissipado do corpo por meio de quatro métodos principais: radiação, condução, convecção e evaporação.

- *Radiação*: A transferência de calor por ondas eletromagnéticas de um objeto para outro é realizada por radiação. Essa transferência de calor ocorre por meio do ar entre objetos que não estão em contato direto. O calor é perdido para objetos circundantes que estão mais frios que o corpo (p. ex., uma parede ou objetos circundantes no ambiente).
- *Condução*: A transferência de calor de um objeto para outro por meio de um líquido, sólido ou gás ocorre por condução. Este tipo de transferência de calor requer contato molecular direto entre dois objetos, como quando uma pessoa está sentada sobre uma superfície fria, ou quando o calor é perdido em uma piscina fria. O calor também é perdido por condução no ar.
- *Convecção*: A transferência de calor pelo movimento de ar ou líquido (água) se dá pela convecção. Esta modalidade de perda de calor ocorre *secundariamente à condução*. Uma vez que o calor é conduzido para o ar, o ar é então movido para longe do corpo pelas correntes de convecção. O uso de um ventilador ou uma brisa fresca fornece correntes de convecção. A perda de calor por convecção é mais eficaz quando o ar ou o líquido em torno do corpo é afastado continuamente e substituído.
- *Evaporação*: A dissipação do calor do corpo por meio da conversão de um líquido em vapor ocorre pela evaporação. Esta modalidade de perda de calor ocorre continuamente pelo trato respiratório e pela transpiração a partir da pele. A evaporação fornece um mecanismo importante de perda de calor durante o exercício intenso. A sudorese profusa fornece um efeito significativo de resfriamento da pele conforme evapora. Além disso, esse resfriamento da pele atua ainda esfriando o sangue quando ele é desviado das estruturas internas para áreas cutâneas. A Figura 2.6 ilustra os mecanismos de dissipação de calor do corpo.

Anormalidades na temperatura corporal
Aumento da temperatura corporal

Em geral, acredita-se que uma elevação na temperatura corporal ajude o corpo a combater uma doença ou

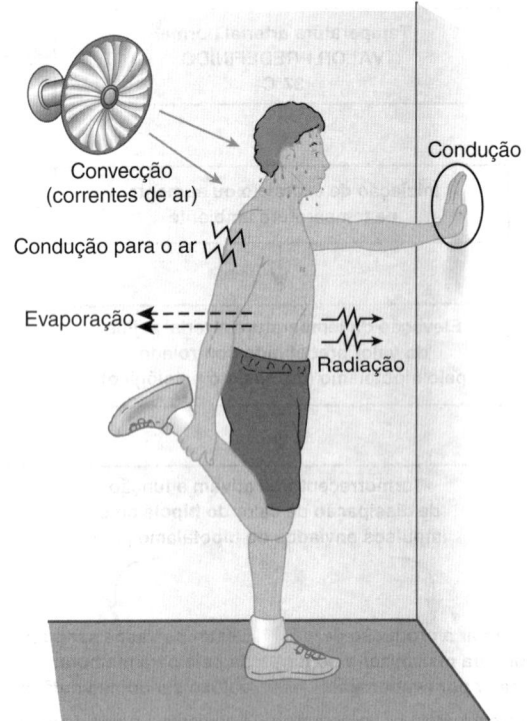

Figura 2.6 Mecanismos de dissipação de calor do corpo. A *condução* é a transferência de calor pelo contato direto entre dois objetos (mão na parede); a *radiação* ocorre por meio de ondas eletromagnéticas entre objetos que não estão em contato direto entre si (o corpo do indivíduo e a parede); a perda de calor por *convecção* é realizada pelas correntes de ar (ventilador de parede) depois que o calor é conduzido para o ar; a *evaporação* converte o líquido (transpiração) em vapor.

infecção. A *pirexia* consiste na elevação da temperatura corporal normal, mais comumente conhecida como febre. Os termos *hiperpirexia* e *hipertermia* descrevem uma febre incomumente alta, em geral acima de 41,1°C.[51]

A **pirexia** ocorre quando o valor "predefinido" do termostato hipotalâmico sobe. Essa elevação é causada pela influência de **pirogênicos** (substâncias produtoras de febre). Os pirogênicos são secretados principalmente por bactérias tóxicas ou são liberados a partir da degeneração de tecidos corporais.[46] Os efeitos desses pirogênicos resultam em febre durante a doença. Como resultado do novo e mais elevado valor de termostato, o corpo responde ativando seus mecanismos de conservação e produção de calor. Esses mecanismos elevam a temperatura corporal para o valor novo e mais elevado ao longo de um período de algumas horas. Assim, é produzida uma febre, ou estado febril.

Os sinais e sintomas clínicos de febre variam de acordo com o nível de distúrbio do centro de termorregulação e com a fase da febre. Esses sinais e sintomas podem incluir um mal-estar geral, cefaleia, aumento na frequência cardíaca e respiratória, calafrios, piloereção, tremores, perda de apetite (**anorexia**), pele pálida que se torna ruborizada e quente ao toque, náuseas, irritabilidade, agitação, constipação, sudorese, sede, língua saburrosa, diminuição no débito urinário, fraqueza e insônia.[35,52] Com elevações adicionais na temperatura, podem ocorrer desorientação, confusão mental, convulsões ou coma. Esses últimos sintomas são mais comuns em crianças menores de 5 anos, e acredita-se estarem relacionados à imaturidade do sistema nervoso.

A *fase prodrômica* é o período imediatamente antes do início da febre; sintomas não específicos podem ser sentidos, como uma leve cefaleia, dores musculares, mal-estar geral ou perda de apetite. Identificaram-se três fases (estágios) para descrever uma febre, como segue:

- *Fase 1 – início:* Este é o período em que ocorre um aumento gradual ou súbito até que se chegue à temperatura máxima; os sintomas incluem calafrios, tremores e aparência pálida da pele. Conforme a temperatura corporal sobe (p. ex., em resposta a uma infecção), a vasoconstrição cutânea movimenta o sangue para o interior do corpo para reter calor. A pele torna-se fria, e iniciam-se tremores para produzir mais calor. As tentativas de preservar e produzir calor continuam até que uma nova e mais elevada temperatura seja alcançada.
- *Fase 2 – curso:* Este é o ponto de maior elevação da febre. Uma vez que a nova temperatura mais alta é alcançada, ela mantém-se relativamente estável (a febre é sustentada); a produção e perda de calor são iguais, e os tremores cessam; a pele pode estar quente e com aparência ruborizada.
- Fase 3 – *cessação* (*defervescência*): Este é o período durante o qual a febre desaparece e as temperaturas abaixam e vão em direção ao normal. Ocorre vasodilatação cutânea, e é iniciada sudorese para ajudar a resfriar o corpo.

Vários tipos de febres apresentam características únicas que são nomeadas de acordo com a sua característica clínica distintiva: *intermitente, remitente, reincidente* ou *constante* (Quadro 2.2).

Diminuição na temperatura corporal

A exposição ao frio extremo produz uma temperatura corporal reduzida chamada de **hipotermia**. Com a exposição prolongada ao frio, há uma diminuição na taxa metabólica, e a temperatura corporal cai gradualmente. Conforme ocorre o resfriamento do encéfalo, há um enfraquecimento do centro termorregulador. A função do centro termorregulador torna-se seriamente prejudicada quando a temperatura corporal cai abaixo de aproximadamente 34,4°C e é completamente perdida em temperaturas inferiores a 29,4°C.[47] Portanto, o mecanismo de regulação e proteção do calor corporal é perdido. Os sintomas da hipotermia incluem a diminuição na FC e FR, pele fria e pálida, cianose, diminuição na sensibilidade cutânea, diminuição das respostas mentais e musculares, e sono-

Quadro 2.2 Tipos de febre

> **Intermitente:** a temperatura corporal alterna em intervalos regulares entre períodos de febre e períodos de temperaturas normais.
> **Remitente:** temperatura corporal elevada que flutua mais do que 2°C dentro de um período de 24 horas, mas permanece acima do normal.
> **Reincidente:** períodos de febre são intercalados com períodos de temperaturas normais; cada período dura pelo menos um dia; também chamada de febre recorrente.
> **Constante:** a temperatura corporal pode flutuar um pouco, mas está constantemente acima do normal.

lência, que podem, eventualmente, levar ao coma. Se a hipotermia for deixada sem tratamento, a progressão desses sintomas pode levar à morte.

Fatores que influenciam a temperatura corporal

Estabeleceu-se uma temperatura média estatística ou normal de 37°C mensurada por via oral como a temperatura corporal na população adulta. No entanto, um intervalo de valores é mais representativo da temperatura corporal normal, porque certas circunstâncias diárias (p. ex., hora do dia) ou atividades (p. ex., exercício) influenciam a temperatura corporal. Além disso, alguns indivíduos normalmente têm uma temperatura corporal *ligeiramente maior* ou *menor* que a média estatística. Portanto, desvios da média serão aparentes de um indivíduo para o outro, bem como entre medidas tomadas da mesma pessoa em diferentes circunstâncias.

Hora do dia

O termo **ritmo circadiano** descreve um ciclo de 24 horas de variações normais na temperatura corporal. Determinadas alterações previsíveis e regulares na temperatura ocorrem diariamente. A temperatura corporal tende a ser menor entre 4 e 6 horas da manhã, e mais alta entre 16 e 20 horas. Os processos digestivos e o nível de atividade dos músculos esqueléticos influenciam significativamente essas mudanças regulares na temperatura corporal. Para os indivíduos que trabalham à noite, esse padrão geralmente é invertido.[45,47]

Idade

Em comparação aos adultos, as crianças demonstram uma temperatura normal mais elevada em decorrência da imaturidade do sistema de regulação. As crianças são particularmente suscetíveis a mudanças na temperatura do ambiente, e sua temperatura corporal irá variar em conformidade. As crianças pequenas também têm médias de temperatura acima do normal por causa da produção de calor associada à taxa metabólica aumentada e níveis elevados de atividade física. A população idosa tende a apresentar temperaturas corporais médias mais baixas em razão de uma variedade de fatores, incluindo a menor taxa metabólica, a redução na massa de tecido subcutâneo (que normalmente protege o organismo contra a perda de calor), a diminuição nos níveis de atividade física e a dieta inadequada.

Emoções/estresse

A estimulação do sistema nervoso simpático provoca uma maior produção de epinefrina e norepinefrina, com um consequente aumento na taxa metabólica.

Exercício

Os efeitos do exercício sobre a temperatura corporal são uma consideração importante para o fisioterapeuta. O exercício extenuante aumenta significativamente a temperatura corporal por causa de um aumento na taxa metabólica. As contrações musculares ativas são uma importante e potente fonte de produção de calor. Durante o exercício, o aumento na temperatura corporal é proporcional à intensidade relativa da carga de trabalho. O exercício vigoroso pode aumentar a taxa metabólica em até 20 a 25 vezes acima do nível basal.[45]

Ciclo menstrual

O aumento nos níveis de progesterona durante a ovulação faz com que a temperatura corporal suba 0,3°C a 0,5°C. Essa ligeira elevação é mantida até pouco antes do início da menstruação, momento em que retorna aos níveis normais.

Gravidez

Em razão do aumento na atividade metabólica, a temperatura corporal permanece elevada em cerca de 0,5°C. A temperatura retorna ao normal após o parto.

Ambiente externo

Em geral, o clima quente tende a aumentar a temperatura corporal, e o clima frio tende a diminuí-la. As condições ambientais influenciam a capacidade do corpo de manter uma temperatura constante. Por exemplo, em ambientes quentes e úmidos, a efetividade do resfriamento por evaporação é severamente diminuída, porque o ar já está fortemente carregado de umidade. Outras maneiras de dissipação de calor também são dependentes de fatores ambientais, como o movimento das correntes de ar (convecção). O vestuário também pode ser uma importante consideração externa, porque pode funcionar tanto para conservar como para facilitar a liberação de calor do corpo. A quantidade e o tipo de roupa são importantes. Para dissipar o calor, roupas com boa absorção, soltas e de cores claras são mais eficazes. Para conservar o calor, recomendam-se várias camadas de roupa leve, que aprisionam o ar e isolam o corpo.

Local de mensuração

As temperaturas corporais variam entre as diferentes partes do corpo. As temperaturas retal e da membrana timpânica (orelha) são 0,3°C a 0,5°C mais elevadas que as temperaturas orais; as temperaturas axilares são aproximadamente 0,6°C menores que as temperaturas orais. O valor normativo para a temperatura oral em uma população adulta saudável geralmente é considerado como sendo de 37,0°C; para temperaturas retal e da membrana timpânica o valor é 37,5°C. Por ser uma medida externa, o valor axilar normativo é ligeiramente inferior, 36,5°C.

Ingestão de alimentos quentes ou frios

As temperaturas orais serão afetadas pela ingestão oral, incluindo o tabagismo. Os pacientes devem se abster de fumar ou comer durante pelo menos 15 minutos (preferencialmente 30 minutos) antes de uma leitura da temperatura oral.

Tipos de termômetros

Termômetros de mercúrio de vidro

Tradicionalmente, as temperaturas eram mensuradas usando um termômetro de vidro, que consiste em um tubo de vidro com uma ponta em formato de bulbo cheia de mercúrio. Quando o bulbo está em contato com o calor do corpo, o mercúrio se expande e sobe na coluna de vidro para registrar a temperatura corporal. Um estreitamento na base impede o refluxo do mercúrio para baixo no tubo. O aparelho deve ser agitado vigorosamente para retornar o mercúrio ao bulbo antes da próxima utilização.

Os termômetros de vidro são calibrados em centígrados (Celsius [C]), em escala de Fahrenheit (F), ou ambos. O intervalo é de aproximadamente 34°C a 42,2°C (93° F a 108° F), com ligeiras variações entre os diferentes fabricantes. As calibrações são em graus e décimos de grau. Ou seja, cada linha longa representa um grau completo, e cada linha curta indica 0,1° no termômetro centígrado e 0,2° no termômetro Fahrenheit. Ao registrar temperaturas, é prática comum arredondar as frações de graus para o número inteiro mais próximo (um décimo de grau na escala Celsius). Em caso de uma situação que requer passar uma leitura de temperatura de uma escala para outra, pode-se usar uma fórmula de conversão. Para converter de Celsius para Fahrenheit, multiplique o valor centígrado por 9/5 e adicione 32 (F = [9/5 × °C] + 32°). Para passar de Fahrenheit para Celsius, subtraia 32 do valor em Fahrenheit e multiplique por 5/9 (C = [F - 32°] × 5/9). A Figura 2.7 apresenta uma comparação dos valores de temperatura em Celsius e Fahrenheit com intervalos de temperatura corporal normal e alterada.

A ponta distal (bulbo) do termômetro de mercúrio de vidro é usada para a inserção e é longa e delgada ou tem uma forma mais romba, arredondada (Fig. 2.8). O formato longo e delgado é utilizado para temperaturas orais e é projetado com uma área de superfície maior, a fim de maximizar o contato com o tecido da mucosa bucal. O bulbo com a ponta mais romba e arredondada é usado para temperaturas retais e é projetado de modo a minimizar o trauma à mucosa retal. O termômetro oral também pode ser utilizado para temperaturas axilares. As pontas dos termômetros de mercúrio de vidro também podem ser codificadas por cores (*azul* para oral e *vermelho* para retal).

Embora os termômetros de mercúrio de vidro possam permanecer em uso no contexto de cuidados domiciliares, termômetros automatizados (eletrônicos) têm substituído em grande parte a sua utilização em instituições de saúde em decorrência das preocupações ambientais de poluição por mercúrio quando há quebra e sistemas de descarte de resíduos médicos.[43] A U.S. Environmental Protection Agency (EPA) adverte contra o uso de termômetros de mercúrio e incentiva a substituição por termômetros sem mercúrio sempre que possível. Alguns estados norte-americanos têm leis que restringem a fabrica-

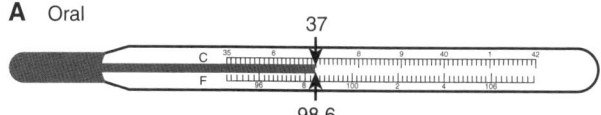

A Oral

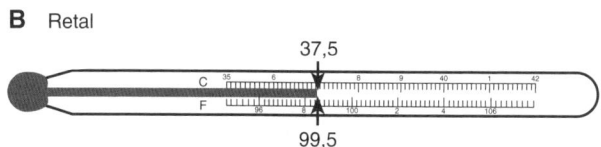

B Retal

Figura 2.8 Formato das pontas (bulbos) em termômetros de mercúrio de vidro. O formato fino e alongado (A) é para uso oral e o formato redondo sem ponta (B) é para uso retal.

ção e venda de termômetros de mercúrio. Muitas áreas também oferecem programas de coleta/troca para dispositivos que contêm mercúrio.[53]

Termômetros automatizados

Os termômetros automatizados são amplamente utilizados em instituições de saúde. Eles fornecem uma medida rápida (alguns segundos) e altamente precisa da temperatura corporal. Os termômetros automáticos padrão consistem em uma unidade portátil operada por bateria, uma sonda acoplada e tampas de plástico descartáveis para a sonda (Fig. 2.9A). As unidades fornecem um monitor digital da temperatura corporal. Uma vantagem importante desses termômetros é a baixa probabilidade de infecção cruzada, já que as tampas de sonda são utilizadas apenas uma vez. Outros dispositivos automatizados são projetados para monitorar mais de um sinal vital e estão interligados diretamente com o prontuário médico eletrônico (PME), reduzindo o potencial de erro associado à documentação manual (Fig. 2.9B).

Termômetros orais

Termômetros orais automatizados e portáteis são bem acessíveis comercialmente. Essas unidades normalmente medem cerca de 13 cm de comprimento, e têm um formato cônico (Fig. 2.10). Uma extremidade do aparelho tem uma ponta estreita que atua como sonda; em alguns modelos, essa ponta é flexível. A extremidade oposta é ampla e aloja a bateria. Esses termômetros também fornecem um mostrador digital reluzente da temperatura corporal; a maior parte dos modelos tem capacidade de memória. Esses aparelhos normalmente são utilizados em um único paciente; no entanto, muitos modelos possibilitam o uso com tampas de sonda descartáveis.

Termômetro timpânico

Outro tipo de termômetro automatizado é o termômetro infravermelho timpânico (orelha). Esses termômetros

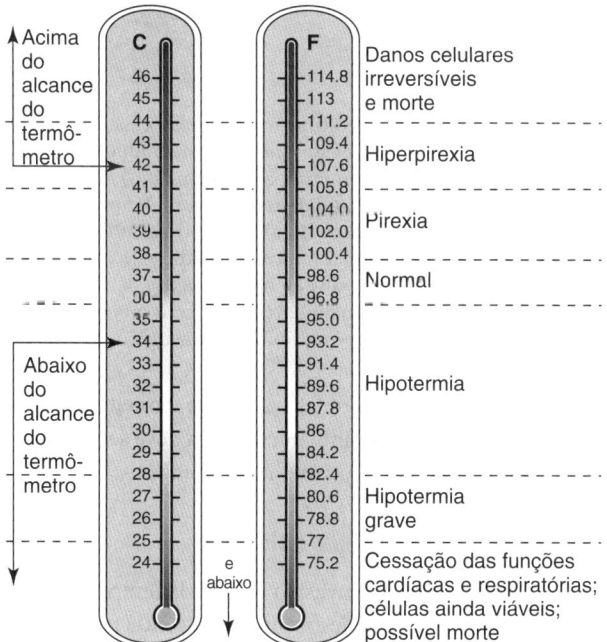

Figura 2.7 Comparação das escalas Fahrenheit e centígrada indicando intervalos de temperatura corporal normal e alterada. (De Wilkinson e Treas,[7,p.319] com permissão.)

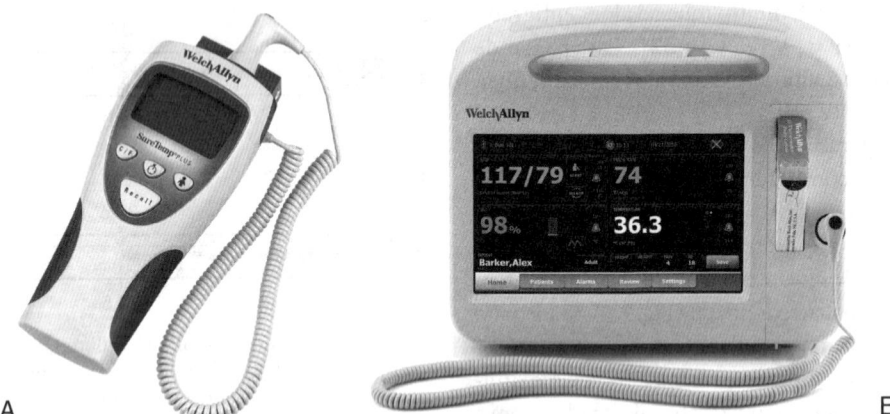

Figura 2.9 (A) O termômetro eletrônico portátil com tampa de sonda descartável reduz o risco de contaminação cruzada. (B) Este dispositivo se interliga ao prontuário médico eletrônico (PME). Ao escanear a pulseira de identificação hospitalar do paciente, a comunicação sem fio bidirecional liga os números de identificação aos nomes dos pacientes para a identificação positiva à beira do leito. A unidade mede a temperatura, a pressão arterial e os níveis de saturação de oxigênio (oximetria de pulso). O dispositivo reduz o tempo e possíveis erros de documentação manual, já que os dados são transmitidos diretamente ao PME. Também podem ser introduzidos dados manualmente (p. ex., frequência respiratória). (Cortesia de Welch Allyn, Skaneateles Falls, NY 13153-0220.)

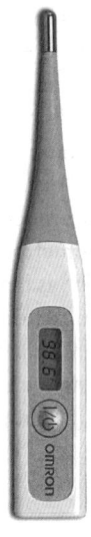

Figura 2.10 Termômetro oral automatizado portátil. (Cortesia de Omron, Inc., Lake Forest, IL 60045.)

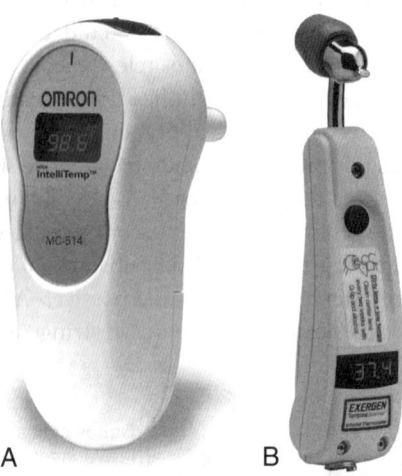

Figura 2.11 (A) Termômetro timpânico (orelha). Este termômetro contém um sensor que detecta a radiação infravermelha da membrana timpânica (tímpano) e converte o calor em uma leitura digital da temperatura. (Cortesia de Omron, Inc., Lake Forest, IL 60045.) (B) Termômetro da artéria temporal. Como um local de medição, a artéria temporal é facilmente acessível e apresenta um baixo risco de lesão, porque não há qualquer contato com mucosas. (Cortesia de Exergen Corporation, Watertown, MA 02472.)

medem a temperatura corporal por meio de uma sonda com sensor colocada na orelha que detecta a radiação infravermelha da membrana timpânica.[54,55] Essa localização fornece uma importante reflexão da temperatura central porque a membrana timpânica recebe seu suprimento sanguíneo de um afluente da artéria carótida interna, que irriga o hipotálamo (centro de regulação da temperatura). Esses termômetros portáteis manuais incluem uma sonda de orelha (usada com uma tampa descartável de uso único) e mostram a temperatura corporal em um monitor digital dentro de alguns segundos (Fig. 2.11A). Eles são particularmente úteis em bebês com mais de 2 meses e crianças que podem ter dificuldade em permanecer paradas durante outros tipos de monitoramento e em situações de emergência em que é necessário obter valores de temperatura com rapidez. O termômetro timpânico nunca deve ser utilizado na presença de secreção ou orelha infectada.[55]

Termômetro da artéria temporal

O termômetro não invasivo da artéria temporal mede a temperatura corporal deslizando uma sonda pelo centro da testa ao longo da área da artéria temporal até a linha do cabelo (Fig. 2.11B). Ele detecta o calor emitido pela superfície da pele sobre a artéria temporal. A sonda pode ser limpa com um algodão embebido em álcool ou usada com uma tampa de sonda descartável. Detectou-se que as medidas da artéria temporal são mais precisas e mais exatas que as medidas obtidas a partir da axila ou orelha. O Quadro 2.3 "Resumo de evidências" apresenta estudos que examinam a confiabilidade e a validade da mensuração da temperatura corporal.

Outras variações de termômetros automatizados posicionam o sensor em clipes para lóbulo da orelha, envoltórios de dedo ou clipes de dedo; outros modelos ainda não exigem qualquer contato. O termômetro infravermelho (IV) sem contato mede a temperatura usando uma área de superfície, normalmente a testa. Como esses termômetros não tocam o paciente, não há risco de contaminação. De acordo com as especificações do fabricante, o termômetro infravermelho é segurado a alguns centímetros da testa e fornece uma leitura da temperatura corporal com precisão de aproximadamente 0,3 graus. São frequentemente utilizados em bebês e crianças e nos primeiros exames de febre. No entanto, a sua utilidade para o rastreamento ambulatorial da febre tem sido questionada, porque o

(O texto continua na p. 52.)

Quadro 2.3 Resumo de evidências

Estudos que examinam a confiabilidade e a validade da mensuração da temperatura corporal

Referência	Métodos	Amostra/desenho	Resultados	Conclusões/comentários
Rubia-Rubia et al. (2011)	Comparar a temperatura medida na região axilar (usando o termômetro de gálio de vidro[a]), via tira reagente, via termômetro eletrônico compacto, via termômetro eletrônico com sonda, via termômetro de orelha (infravermelho) e via varredura frontal da testa (infravermelho) com a temperatura (Temp) central da artéria pulmonar usando um cateter de Swan-Ganz[b]	Idosos em uma unidade de terapia intensiva (UTI) (n = 201). Todos os métodos de mensuração da Temp foram simultaneamente comparados com a Temp central.	O termômetro de gálio de vidro na axila durante 5 e 12 minutos, o digital compacto, o digital com sonda e o de orelha (infravermelho, com equivalência com a temperatura central) estavam entre os métodos mais válidos. O termômetro de gálio de vidro na axila direita durante 5 e 12 minutos foi o método mais confiável. A tira reagente, o termômetro digital compacto e o digital com sonda foram os métodos mais precisos.	Quando os métodos foram classificados com base na validade, confiabilidade, precisão e influencia externa, o termômetro de gálio de vidro na axila durante 12 minutos alcançou a maior pontuação. Quando considerando também resíduos, facilidade de utilização, velocidade, durabilidade, segurança, conforto e custo, o termômetro digital compacto e o com sonda, ambos na axila, tiveram a maior pontuação.
Kelechi et al. (2011)	Comparar a Temp na pele 8 cm acima do maléolo direito usando o termômetro infravermelho de contato[c] e o termômetro do tipo termistor[d]	Adultos saudáveis (n = 17). A Temp foi mensurada três vezes com intervalo de 10 minutos entre cada registro.	Encontraram-se fortes correlações entre o termômetro infravermelho de contato e o termômetro do tipo termistor no início do estudo (r = 0,95), após 10 minutos de repouso (r = 0,97) e depois de 10 minutos de provocação com frio (r = 0,87). Houve um nível razoável de concordância entre os métodos no início e após 10 minutos de repouso, mas não após a provocação com frio.	Em resumo, os resultados sugerem uma melhor concordância entre os termômetros infravermelho de contato e do tipo termistor do que intramétodos, exceto após a provocação com frio.

(continua)

Quadro 2.3 Resumo de evidências *(continuação)*
Estudos que examinam a confiabilidade e a validade da mensuração da temperatura corporal

Referência	Métodos	Amostra/desenho	Resultados	Conclusões/comentários
Smitz et al. (2009)	Comparar e correlacionar dois termômetros infravermelhos de orelha diferentes com a temperatura retal (sonda eletrônica)	Idosos internados (n = 100). A ordem do tipo de termômetro e o lado (direito *versus* esquerdo) foram randomizados. Foram obtidas duas medidas de cada dispositivo e de cada lado. A maior Temp da orelha de cada um dos dispositivos foi utilizada para análise.	Para ambos os termômetros infravermelhos de orelha: • A Temp média foi significativamente maior do que a Temp retal. • Houve uma alta correlação entre as Temps de ambas as orelhas e a Temp retal (r = 0,84-0,91).	Qualquer um dos termômetros infravermelhos pode ser usado para avaliar a Temp retal em pacientes normotérmicos e febris.
Duncan et al. (2008)	Comparar as Temps oral e central (cateter urinário com sensor de Temp) com o método infravermelho sobre a testa do paciente	Pacientes adultos do pronto-socorro (PS) (Temp oral) (n = 74) e UTI (Temp central) (n = 19). As três Temps foram mensuradas em um período de 2 minutos.	Alta correlação (r = 0,94) entre a primeira e a segunda medição com o método infravermelho. Entre os métodos infravermelho e oral, houve uma correlação fraca (r = 0,26), uma baixa concordância (diferença média entre os pares = 0,87°C) e uma diferença significativa. Entre os métodos infravermelho e central, houve uma alta correlação (r = 0,83); também houve uma fraca concordância e uma diferença significativa entre os métodos.	O método infravermelho foi confiável e fácil de usar. Houve uma baixa concordância entre o método infravermelho e os métodos (a) oral e (b) central. O método infravermelho forneceu leituras mais baixas do que os métodos oral e central.
Giantin et al. (2008)	O termômetro de gálio de vidro sob a axila sem assistência do enfermeiro foi comparado com os métodos da axila (termômetro eletrônico), timpânico (infravermelho) e de gálio de vidro sob a axila com assistência do enfermeiro	Idosos hospitalizados (n = 107). Todas as Temps foram obtidas pelo mesmo enfermeiro. Todas as Temps foram medidas pelo menos três vezes ao dia, em diferentes momentos e em diferentes dias.	Houve uma diferença significativa entre o método de gálio de vidro sob a axila com assistência do enfermeiro e os métodos de gálio de vidro sob a axila sem assistência do enfermeiro e timpânico (infravermelho). Não houve diferença significativa entre o método de gálio de vidro sob a axila com assistência do enfermeiro e o método timpânico, além de limites de concordância extremamente estreitos.	O método com termômetro de gálio de vidro sob a axila sem assistência do enfermeiro é inadequado para idosos. O método timpânico, no entanto, fornece uma precisão adequada nessa população.

(continua)

Quadro 2.3 Resumo de evidências *(continuação)*

Estudos que examinam a confiabilidade e a validade da mensuração da temperatura corporal

Referência	Métodos	Amostra/desenho	Resultados	Conclusões/comentários
Lawson et al. (2007)	Comparar os métodos oral (eletrônico), de orelha (timpânico infravermelho), temporal (varredura infravermelha) e axilar (eletrônico) com a Temp na artéria pulmonar (cateter de Swan-Ganz[a])	Pacientes adultos na UTI (n = 60). Temps mensuradas em ordem aleatória em intervalos de 1 min. A Temp foi mensurada três vezes a cada 20 minutos.	Média (desvio-padrão) da equivalência com a Temp da artéria pulmonar e limites de confiança: • Oral = 0,09°C (0,43°C) e –0,75°C a 0,93°C • Orelha = –0,36°C (0,56°C) e –1,46°C a 0,74°C • Temporal = –0,02°C (0,47°C) e –0,92°C a 0,88°C • Axilar = 0,23°C (0,44°C) e –0,64°C a 1,12°C	Os métodos oral e temporal foram mais precisos e exatos. As medidas axilares subestimaram a Temp da artéria pulmonar. As medidas na orelha foram as menos exatas e precisas.
Moran et al. (2007)	Comparar a Temp timpânica (infravermelho), urinária (cateter com sensor de Temp) e axilar (termômetro de mercúrio de vidro) com a Temp central na artéria pulmonar (cateter de Swan-Ganz)	Idosos em uma UTI (n = 110). A Temp foi medida a cada 4 horas nas primeiras 72 horas e, em seguida, a cada 6 horas durante um período adicional de 48 horas.	A concordância entre a Temp na artéria pulmonar com as Temps timpânica, urinária e axilar foi de 0,77, 0,92 e 0,83, respectivamente.	Em pacientes em estado crítico, mensurar a Temp central usando um cateter urinário é a alternativa mais razoável ao método da artéria pulmonar.
Fountain et al. (2008)	Comparar o termômetro oral descartável, o termômetro timpânico e o termômetro temporal (infravermelho) com um termômetro eletrônico oral	Adultos internados em uma unidade oncológica (n = 60). A ordem de teste dos termômetros oral descartável, timpânico e temporal (infravermelho) foi aleatória. O dispositivo eletrônico oral foi sempre o último.	Foi relatado viés (e precisão) de 0,39 (1,01) para o aparelho timpânico, 0,00 (0,92) para o dispositivo oral descartável e 0,68 (0,99) para a artéria temporal. Foram encontradas diferenças significativas entre o dispositivo eletrônico oral e os termômetros timpânico e da artéria temporal. Não foram encontradas diferenças entre os termômetros eletrônico oral e oral descartável.	Como os resultados de Temp são bastante semelhantes, termômetros orais descartáveis podem ser utilizados quando o uso do termômetro eletrônico oral não for factível.

Preparado por Kevin K. Chui, PT, PhD, GCS, OCS.
[a]Termômetro de gálio de vidro: esses termômetros são como os termômetros de mercúrio, mas o mercúrio foi substituído por galinstan, uma liga líquida de gálio, índio e estanho.
[b]Cateter de Swan-Ganz: um cateter flexível inserido na artéria pulmonar para medir a temperatura, bem como outras características hemodinâmicas.
[c]Termômetro de contato infravermelho: é utilizado para detectar a energia emitida pela parte do corpo.
[d]Termômetro do tipo termistor: é um dispositivo semicondutor usado para medir a temperatura.
Rubia-Rubia, J, Arias, A, and Aguirre-Jaime, A: Measurement of body temperature in adult patients: Comparative study of accuracy, reliability and validity of different devices. Int J Nurs Stud 48:872, 2011.
Kelechi, TJ, Good, A, and Mueller, M: Agreement and repeatability of an infrared thermometer. J Nurs Meas 19:55, 2011.
Smitz, S, Van de Winckel, A, and Smitz, MF: Reliability of infrared ear thermometry in the prediction of rectal temperature in older patients. J Clin Nurs 18:451, 2009.
Duncan, AL, Bell, AJ, Chu, K, Greenslade, JH: Can a non-contact infrared thermometer be used interchangeably with other thermometers in an adult Emergency Department? AENJ 11(3):130, 2008.
Giantin, V, Toffanello, ED, Enzi, G, et al: Reliability of body temperature measurements in hospitalised older patients. Journal of Clinical Nursing 17:1518, 2008.
Lawson, L, Bridges, EJ, Ballou, I, et al: Accuracy and precision of noninvasive temperature measurement in adult intensive care patients. Am J Crit Care 16:485, 2007.
Moran, JL, Peter, JV, Solomon, PJ, et al: Tympanic temperature measurements: Are they reliable in the critically ill? A clinical study of measurements of agreement. Crit Care Med 35:155, 2007.
Fountain, C, Goins, L, Hartman, M, Phelps, N, Scoles, D, Hays, V, et al: Evaluating the accuracy of four temperature instruments on an adult inpatient oncology unit. Clin J Oncol Nurs 12:983, 2008.

gradiente entre a temperatura superficial e central é consideravelmente influenciado pela idade do paciente e fatores ambientais.[56] Alguns termômetros infravermelhos são calibrados para converter a medida obtida na testa em temperatura interna (central). Modelos digitais de chupeta em formato de mamilo também estão disponíveis para monitoramento da temperatura oral de lactentes.

Termômetros descartáveis de uso único

Termômetros orais

Esses dispositivos são utilizados de modo semelhante ao termômetro de mercúrio de vidro, porque são colocados sob a língua. Consistem em um plástico fino com uma série de pontos elevados calibrados e impregnados com um produto químico sensível à temperatura (Fig. 2.12). Os pontos mudam de cor para indicar a temperatura. Depois que o termômetro é removido da boca, os pontos são examinados a procura de alterações na cor, para determinar a leitura de temperatura (Fig. 2.13). Esses termômetros estão disponíveis nas escalas Fahrenheit e Celsius e são descartados após o uso. Embora mais comumente utilizados para temperaturas orais, os termômetros descartáveis também podem ser usados para obter as temperaturas axilares, e alguns estão disponíveis com tampas (bainhas) contendo hastes semirrígidas que possibilitam o uso para mensurações retais.

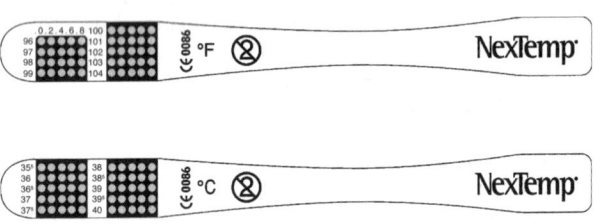

Figura 2.12 Termômetro descartável de uso único nas escalas Fahrenheit (*imagem superior*) e Celsius (*imagem inferior*). (Cortesia de Medical Indicators, Inc., Pennington, NJ 08534.)

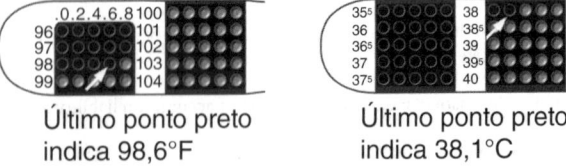

Último ponto preto indica 98,6°F

Último ponto preto indica 38,1°C

Figura 2.13 Os pontos químicos sobre os termômetros descartáveis de uso único mudam da cor verde para a preta para refletir a temperatura (Fahrenheit, *à esquerda*, e Celsius, *à direita*). Os pontos verdes ficam pretos da esquerda para a direita. O último ponto a ficar preto indica a temperatura. Observe que há duas grades de pontos em cada escala (*esquerda* e *direita*). Os valores que estão na grade direita indicam que há febre. No exemplo à direita, 38,1C (100,5°F) representa febre. (Cortesia de Medical Indicators, Inc., Pennington, NJ 08534.)

Termômetros para a superfície da pele

Tiras sensíveis ao calor (fita, adesivos ou discos) fornecem uma medida geral da temperatura da superfície corporal. Também respondem à temperatura corporal por mudança na cor e são mais frequentemente usados em crianças. Eles devem ser aplicados à pele seca. A testa e o abdome são locais comuns de aplicação. As leituras de temperatura não são específicas e geralmente são confirmadas com um instrumento de medição mais preciso, se forem observados desvios.

Higiene das mãos

A higiene das mãos desempenha um papel essencial na prevenção de transmissão de patógenos em ambientes de cuidados de saúde. Segundo a Organização Mundial de Saúde (OMS), a *infecção associada aos cuidados de saúde* (IACS) representa uma importante preocupação com a segurança do paciente e sua prevenção deve ser uma prioridade em todos os contextos e instituições de saúde. A OMS declara: "O impacto da IACS implica internação hospitalar prolongada, incapacidade em longo prazo, aumento na resistência dos microrganismos aos antimicrobianos, encargos financeiros adicionais e maciços, custos elevados para os pacientes e suas famílias, e mortes em excesso".[57,p.6]

A higiene das mãos é realizada pela *lavagem das mãos* com água e sabão ou *assepsia das mãos* usando uma fórmula contendo álcool. O álcool em gel é uma maneira eficiente e efetiva de inativar um amplo espectro de microrganismos das mãos.[57] Os fatores em que a OMS baseou suas recomendações quanto à assepsia das mãos são apresentados no Quadro 2.4. Ao esfregar as mãos com álcool em gel, deve-se usar uma quantidade suficiente de produto para cobrir toda a superfície das mãos. As mãos são então friccionadas até secar. A técnica de esfregar as mãos é ilustrada na Figura 2.14.

Na lavagem com sabão e água, deve-se utilizar produto suficiente para cobrir toda a superfície das mãos. A lavagem em água corrente ajuda na remoção de microrganismos, e a água em temperatura morna remove menos óleos de proteção das mãos que a água quente. A força da água não deve causar respingos, que podem promover a transferência de microrganismos. Deve-se tomar cuidado para não se inclinar contra a pia e evitar o contato com uma área potencialmente contaminada. A técnica de lavagem das mãos é apresentada na Figura 2.15.

Para chamar a atenção para as indicações de higiene das mãos e sua aplicação prática, a OMS desenvolveu o "My five moments for hand hygiene" (Meus cinco momentos para a higienização das mãos). Os cinco momentos são: (1) antes de tocar o paciente; (2) antes de um procedimento asséptico/de limpeza; (3) após o risco de exposição a fluidos corporais; (4) depois de tocar um paciente; e (5) depois de tocar qualquer objeto no ambiente do paciente.[57]

Quadro 2.4 Fatores considerados pela OMS ao recomendar o esfregar das mãos

A OMS recomenda esfregar as mãos com produto à base de álcool, considerando os seguintes fatores:

1. Vantagens intrínsecas baseadas em evidências da atividade microbicida de ação rápida e amplo espectro com um risco mínimo de gerar resistência aos agentes antimicrobianos.
2. Adequação para utilização em áreas remotas ou com recursos limitados sem acesso a pias ou outras facilidades para a higienização das mãos (incluindo água limpa, toalhas e assim por diante).
3. Capacidade de promover uma melhor adesão à higiene das mãos, tornando o processo mais rápido e mais conveniente.
4. Benefício econômico, reduzindo os custos anuais com a higiene das mãos, o que representa aproximadamente 1% dos custos adicionais produzidos pela infecção associada aos cuidados de saúde (IACS).
5. Minimização dos riscos de eventos adversos por causa do aumento na segurança associado à melhor aceitação e tolerância do que outros produtos.

De WHO,[57,p.57] com permissão.

Observação clínica: Antes de mensurar um sinal vital, o procedimento e sua justificativa devem ser explicados em termos adequados ao entendimento do paciente e deve-se confirmar sua segurança, conforto e compreensão.

Mensuração da temperatura corporal

A fim de estabelecer dados de base e determinar a resposta ao tratamento, o fisioterapeuta geralmente utiliza o monitoramento oral. As temperaturas orais são contraindicadas para pacientes com *dispneia* ou que são respiradores bucais, que foram submetidos à cirurgia oral ou que têm um histórico de epilepsia ou são propensos a convulsões. Esse método também não deve ser usado em bebês ou crianças pequenas ou pacientes que são irracionais, estão inconscientes ou são teimosos. Nas situações em que as temperaturas orais podem ser contraindicadas e uma unidade automatizada com um sensor alternativo (p. ex., um clipe de orelha, uma luva de dedo) não estiver disponível, pode-se realizar uma mensuração axilar.

Mensuração da temperatura oral: termômetro automatizado

A. Reúna os equipamentos.
   1. Um termômetro automatizado com tampas ou capas de sonda descartáveis. A temperatura oral também pode ser medida com um termômetro de mercúrio de vidro (Apêndice 2.A) ou um termômetro descartável de uso único.

   Observação: Termômetros orais automatizados portáteis são autossuficientes, com uma bateria interna; a extremidade proximal abriga o mostrador digital e a bateria, e a extremidade distal atua como a sonda de temperatura.
   2. Relógio de pulso (ou de parede).
B. Lave as mãos.
C. Procedimento.
   1. Ligue o aparelho.
   2. Segure a parte proximal do termômetro com o polegar e o dedo indicador e coloque a tampa descartável sobre a extremidade distal da sonda até que ela se encaixe ou trave no lugar. (Algumas unidades têm um botão proximal que libera a tampa da sonda após a leitura da temperatura estiver concluída.) Na pequena unidade automatizada e portátil, as tampas de sonda consistem em uma bainha de plástico.
   3. Peça ao paciente que abra a boca, e coloque a sonda tampada na parte posterior da base da língua, à direita ou à esquerda do frênulo na bolsa sublingual. Essa colocação posiciona a ponta do termômetro sobre os vasos sanguíneos superficiais que refletem a temperatura corporal interna. Instrua o paciente a fechar os lábios (não os dentes) em torno do termômetro. Mantenha a sonda no lugar, porque o peso dela pode deslocá-la da bolsa sublingual.
   4. Mantenha a sonda na bolsa sublingual até que um sinal sonoro seja ouvido (alguns segundos). O sinal sonoro indica que a temperatura máxima foi alcançada. Retire o termômetro da boca do paciente e observe a leitura da temperatura no monitor digital para registro.
   5. Retire a tampa da sonda sobre um recipiente de resíduos destinados à eliminação. Se estiver disponível na unidade, use o mecanismo de liberação da sonda; se for utilizada uma bainha de revestimento plástico, use uma toalha de papel limpa para remoção. (Cubra a bainha com a toalha de papel, coloque o polegar e o dedo indicador proximalmente na sonda sobre a toalha de papel e deslize os dedos distalmente.)
   6. Devolva o termômetro ao recipiente de armazenamento apropriado.
   7. Lave as mãos.

Mensuração da temperatura axilar: termômetro automatizado

A. Reúna os equipamentos.
   1. Um termômetro automatizado com tampas ou capas de sonda descartáveis. A temperatura axilar também pode ser medida com um termômetro de mercúrio de vidro (Apêndice 2.B), bem como termômetros descartáveis de uso único.

Técnica de higiene das mãos com fórmula contendo álcool

⏱ **Duração de todo o procedimento: 20 a 30 segundos**

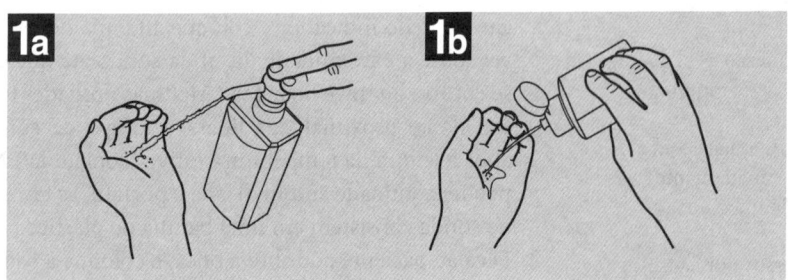

Com uma mão em forma de concha, coloque o produto na palma da mão cobrindo todas as superfícies.

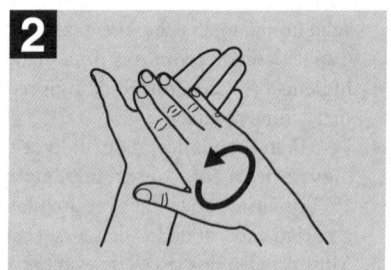

Esfregue as palmas das mãos uma na outra.

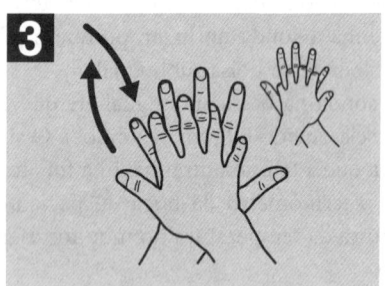

Coloque a palma da mão direita sobre o dorso da mão esquerda com os dedos entrelaçados e vice-versa.

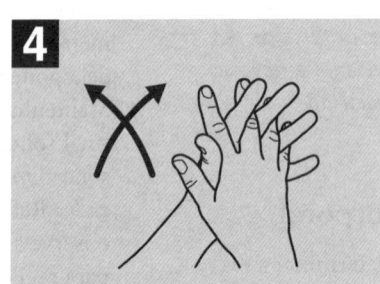

Esfregue uma palma na outra com os dedos entrelaçados.

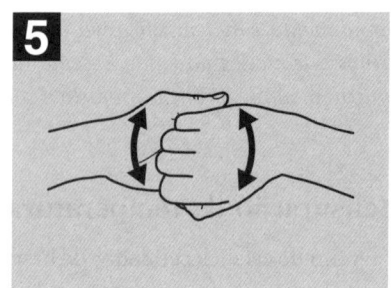

Esfregue o dorso dos dedos na palma da mão oposta com os dedos enganchados.

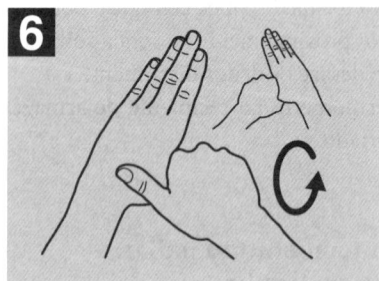

Esfregue rodando a palma da mão direita sobre o polegar esquerdo e vice-versa.

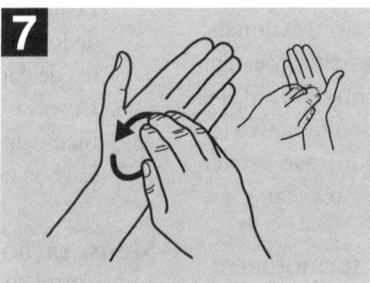

Com movimentos de rotação para a frente e para trás, esfregue os dedos da mão direita na palma da mão esquerda e vice-versa.

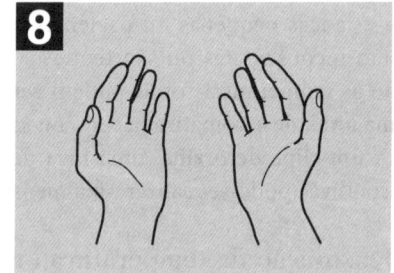

Depois de secas, as mãos estão limpas.

Figura 2.14 Técnica para esfregar as mãos. (De WHO,[57,p.155] com permissão.)

Técnica de higiene das mãos com água e sabão

⏱ Duração de todo o procedimento: 40 a 60 segundos

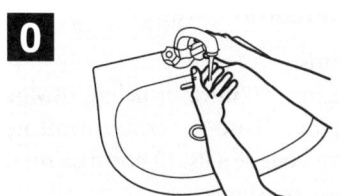

0 Molhe as mãos com água.

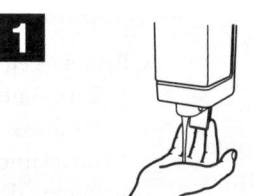

1 Coloque sabão suficiente para cobrir todas as superfícies das mãos.

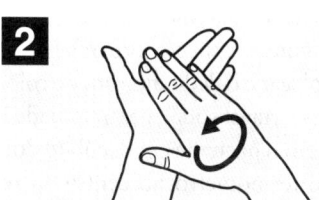

2 Esfregue as palmas das mãos uma na outra.

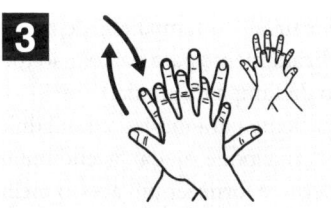

3 Esfregue a palma da mão direita sobre o dorso da mão esquerda com os dedos entrelaçados e vice-versa.

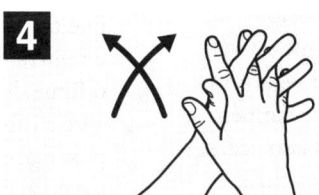

4 Esfregue uma palma na outra com os dedos entrelaçados.

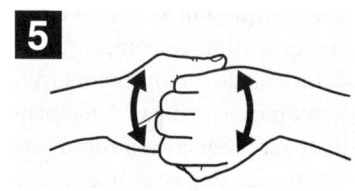

5 Esfregue o dorso dos dedos na palma da mão oposta com os dedos enganchados.

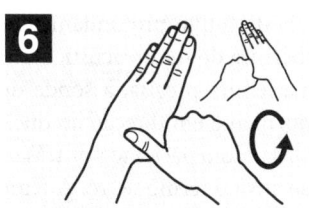

6 Esfregue rodando a palma da mão direita sobre o polegar esquerdo e vice-versa.

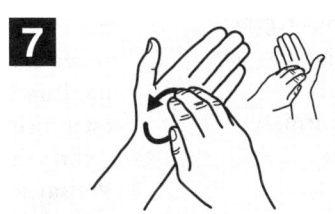

7 Com movimentos de rotação para a frente e para trás, esfregue os dedos da mão direita na palma da mão esquerda e vice-versa.

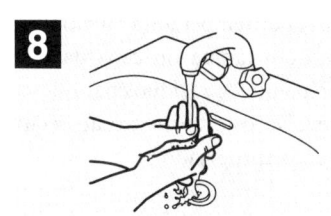

8 Enxágue as mãos com água.

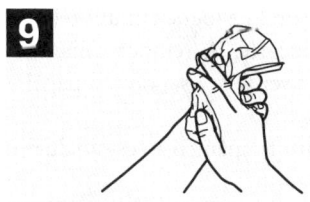

9 Seque as mãos cuidadosamente com uma toalha descartável.

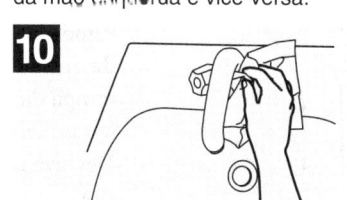

10 Use a toalha para fechar a torneira.

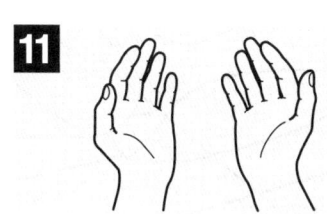

11 Agora suas mãos estão limpas.

Figura 2.15 Técnica de lavagem das mãos. (De WHO,[57,p.156] com permissão.)

2. Uma toalha ou gaze para secar a região axilar. (A umidade conduzirá o calor.)
3. Relógio de pulso (ou de parede).

B. Lave as mãos.
C. Procedimento.
1. Exponha a axila e garanta que a área esteja seca. Se houver presença de alguma umidade, a área deve ser delicadamente seca com uma toalha, realizando movimentos de contato suave. (A fricção vigorosa irá aumentar a temperatura da área).
2. Ligue o aparelho.
3. Segure o aspecto proximal do termômetro com o polegar e o dedo indicador e coloque a tampa ou capa descartável sobre a extremidade distal da sonda.
4. Com o paciente em decúbito dorsal, coloque a ponta do termômetro no centro da região axilar, entre o tronco e a parte superior do braço (Fig. 2.16). O membro superior (MS) do paciente deve ser posicionado cruzando o tórax firmemente, a fim de manter o termômetro no lugar. (Pedir ao paciente que coloque a mão na frente do ombro oposto muitas vezes é uma orientação útil.) Se o paciente estiver desorientado ou for muito jovem, deve-se segurar o termômetro no lugar. A temperatura axilar também pode ser medida na posição sentada, mas isso acarreta o risco de deixar o termômetro cair no chão.
5. O termômetro é deixado no local até que seja ouvido um sinal sonoro (alguns segundos). O sinal sonoro indica que a temperatura máxima foi alcançada. Remova o termômetro da axila do paciente e observe a leitura de temperatura no monitor digital para registro.
6. Retire a tampa ou capa da sonda e jogue em um recipiente de resíduos para descarte.
7. Devolva o termômetro ao recipiente de armazenamento apropriado.

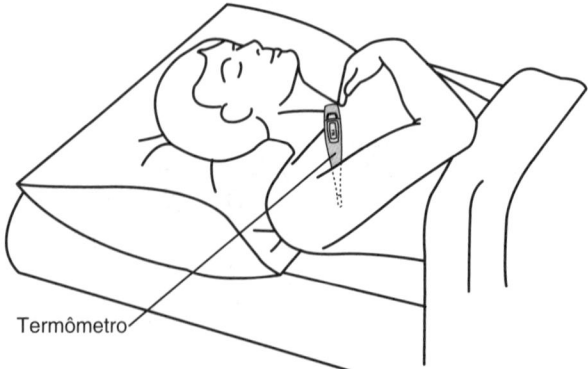

Figura 2.16 Posicionamento para monitoramento da temperatura axilar. Colocar o braço do paciente cruzando o tórax força para fora da axila o ar frio que poderia, potencialmente, resultar em um valor de temperatura mais baixo. Esse posicionamento também coloca a sonda perto do suprimento vascular da axila. A porção proximal do termômetro deve ser angulada em direção à cabeça do paciente.

8. Lave as mãos.

Observação: Em geral, assume-se que uma leitura de temperatura seja uma medida oral, salvo indicação contrária. Os valores axilares são designados por um A circulado após a temperatura ou pela designação "TA" para *temperatura axilar* (p. ex., 35°C TA). Do mesmo modo, a designação TR (*temperatura retal*) ou um R circulado depois do valor indica uma medida retal (p. ex., 37,2°F®).

Mensuração da temperatura timpânica: termômetro automatizado (orelha)

A. Reúna os equipamentos.
1. Termômetro timpânico (infravermelho). (Muitos modelos incluem uma base de armazenamento e uma tampa protetora que se ajusta à ponta da sonda.)
2. Tampa descartável para sonda.

B. Lave as mãos.
C. Procedimento.
1. Coloque a tampa descartável na sonda, segurando-a com o polegar e o dedo indicador. (Certifique-se de que o colar circular firme da tampa engate na base, empurrando-o delicadamente para baixo; não toque o filme de plástico da tampa da sonda.)
2. Vire a cabeça do paciente para um lado. Em adultos, puxar a orelha externa pode ajudar a endireitar o meato acústico externo e fornecer um acesso melhor. No adulto, a orelha externa é puxada para cima e para trás; na criança, é puxada para baixo e para trás.[35,55]
3. Insira a sonda confortavelmente no meato acústico externo. Deve-se utilizar uma pressão firme e cuidadosa; evite forçar a sonda muito profundamente. A sonda deve vedar a abertura do meato acústico externo. Para garantir uma leitura precisa, a sonda deve estar inclinada anteriormente em direção ao queixo, como se estivesse abordando o paciente por trás.
4. Pressione o botão que ativa o termômetro. A temperatura será exibida dentro de alguns segundos. Muitos modelos emitem um sinal sonoro ou luz intermitente quando a temperatura máxima é alcançada.
5. Com cuidado, retire a sonda da orelha. Ejete ou remova a tampa da sonda e jogue em um recipiente de resíduos para descarte. A remoção manual da tampa da sonda deve ser feita usando um papel toalha ou lenço limpos.
6. Devolva o termômetro timpânico ao estojo de proteção.
7. Lave as mãos.

Pulso

O *pulso* é a onda de sangue na artéria criada pela contração do ventrículo esquerdo durante um ciclo cardíaco (um ciclo completo de contração e relaxamento do músculo cardíaco). A cada contração, o sangue é bombeado a uma aorta já cheia. A elasticidade inerente das paredes da aorta possibilita a expansão e o recebimento do novo suprimento. O sangue é então forçado adiante e se desloca às artérias sistêmicas. É essa onda ou ondulação de sangue que é sentida como o pulso. A força ou a amplitude do pulso reflete a quantidade de sangue ejetado a cada contração do miocárdio (volume sistólico).

Os *pulsos periféricos* são aqueles localizados na periferia do corpo que podem ser sentidos pela palpação de uma artéria sobre uma proeminência óssea ou outra superfície firme. Exemplos de pulsos periféricos incluem os pulsos radial, carotídeo e poplíteo. O *pulso apical* é um pulso central localizado no vértice do coração, que é monitorado com o uso de um estetoscópio.

As alterações de pressão nas grandes artérias durante o ciclo cardíaco se refletem na aparência relativamente lisa e arredondada da forma de onda arterial normal (Fig. 2.17 [parte superior]). O ponto mais baixo de pressão ocorre durante a **diástole** ventricular, enquanto o ponto mais alto ocorre durante a sístole ventricular (ejeção de pico). A incisura na inclinação descendente da onda de pulso representa o fechamento da valva da aorta e não é palpável.[58] Um coração adulto saudável bate em média 70 vezes por minuto, uma frequência que leva à circulação contínua de aproximadamente 5 a 6 litros de sangue pelo corpo. O pulso pode ser palpado em qualquer ponto em que uma artéria superficial possa ser estabilizada sobre uma superfície óssea. No monitoramento do pulso, volta-se a atenção para a determinação de três parâmetros: *frequência*, *ritmo* e *qualidade*.

Frequência

A FC é o número de pulsações (ondas de pulso periférico) ou frequência por minuto. A **bradicardia** consiste em uma FC anormalmente lenta, de menos de 60 batimentos por minuto. A **taquicardia** é uma FC excessivamente elevada, superior a 100 batimentos por minuto. A *palpitação* se refere à sensação de uma FC rápida ou irregular percebida pelo paciente sem que ele efetivamente palpe um pulso periférico. Vários fatores influenciam a FC, incluindo idade, sexo, estado emocional, estresse e nível de atividade física. Tamanho corporal e estatura também influenciam a FC. Indivíduos altos e magros geralmente têm uma FC mais baixa do que indivíduos obesos ou que têm estruturas robustas.

Ritmo

O *ritmo* do pulso é o padrão de pulsações e os intervalos entre elas. No indivíduo saudável, o ritmo é regular e indica que os intervalos de tempo entre as pulsações são essencialmente iguais. As *arritmias* ou *disritmias* se referem a um ritmo irregular em que os pulsos não são uniformemente espaçados. Um ritmo irregular pode se apresentar como pulsos prematuros, tardios ou faltantes, ou batimentos aleatórios e irregulares em um padrão previsível ou imprevisível.[59] Os ritmos irregulares frequentemente estão associados a anormalidades de condução ou a um impulso proveniente de um local diferente do nó sinusal.[60] Ver Capítulo 13, Doença cardíaca, para uma discussão mais aprofundada.

Qualidade

A *qualidade* (força, volume) do pulso se refere à quantidade de força criada pelo volume de sangue ejetado contra a parede arterial durante cada contração ventricular. Ao examinar a qualidade do pulso, o fisioterapeuta determina a sensação que se tem quando o sangue passa ao longo de um vaso. A quantidade (volume) de sangue dentro do vaso produz a força do pulso. Normalmente, o volume de pulso a cada batimento é o mesmo. A força do pulso é maior com um volume de sangue maior, e mais fraca com um volume de sangue menor. O volume é examinado observando-se a facilidade com que o pulso pode ser obliterado. Um pulso normal é descrito como forte ou cheio e pode ser palpado com pressão moderada dos dedos sobre um marco ósseo. Com volumes menores, o pulso é *pequeno*, é facilmente obliterado e é dito *fraco* ou *filiforme*. Com o volume aumentado, o pulso é *grande*, é difícil de ser obliterado e é denominado pulso *latejante* (ou *cheio*); observa-se uma sensação de alta tensão. Frequentemente utiliza-se uma escala numérica para documentar a qualidade (força) do pulso (Tab. 2.6).

Além da frequência, ritmo e qualidade, deve-se determinar a sensação da parede arterial sob as pontas dos dedos do examinador. Normalmente, um vaso será sentido como liso, elástico, macio, flexível e relativamente reto. Com o avançar da idade, os vasos podem apresentar alterações escleróticas. Essas alterações frequentemente fazem com que eles sejam sentidos como torcidos, rígidos ou semelhantes a um cordão, com diminuição na elasticidade e lisura.

Vários outros termos importantes são usados para descrever as variações no pulso. O termo *bigeminado* é usado para descrever uma anormalidade no ritmo do pulso em que dois batimentos ocorrem em rápida sucessão (duplo pico sistólico). O *pulso alternante* (*pulsus alternans*) é marcado por uma flutuação na amplitude entre os batimentos (um fraco e um forte), com alteração mínima no ritmo geral. Um batimento de pulso normal é seguido por um batimento prematuro de amplitude diminuída. Um pulso *paradoxal* (*pulsus paradoxus*) consiste na diminuição da amplitude da onda de pressão detectada durante a inspiração calma, com um retorno à amplitude total na expiração; está frequentemente associado à doença pulmonar obstrutiva. A Figura 2.17 fornece uma ilustração esquemática das alterações normais (parte superior) e comuns nas formas de onda de pulso arterial.

Fatores que influenciam a frequência cardíaca

Essencialmente, qualquer fator que altera a taxa metabólica também influenciará a FC. Vários fatores são de particular importância quando se considera a FC.

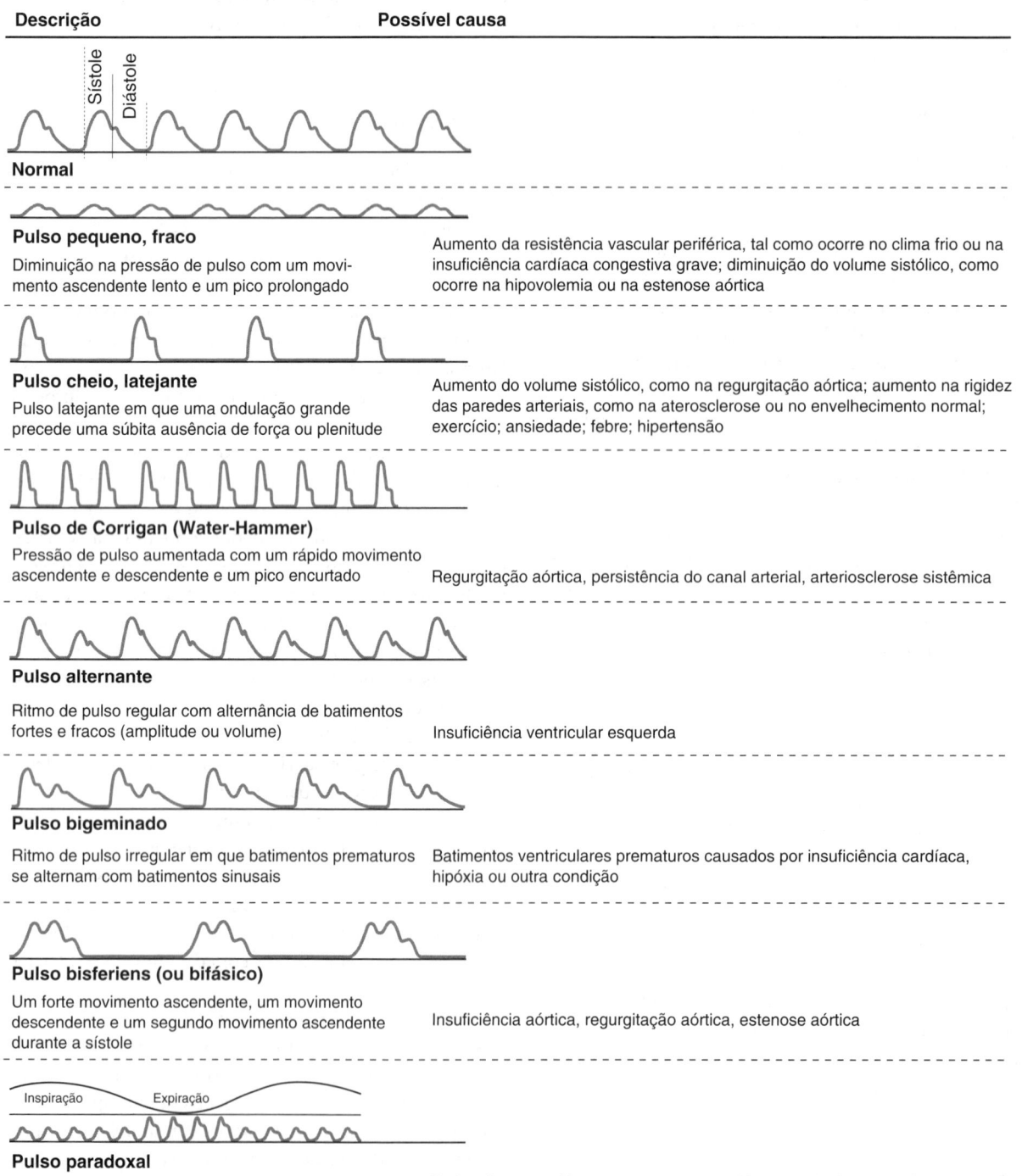

Figura 2.17 Pulsos normais (*parte superior da imagem*) e anormais, como refletido nas ondas arteriais. (De Dillon,[2,p.477] com permissão.)

Tabela 2.6 Escala numérica para graduação da qualidade do pulso (força)

Grau	Pulso	Descrição
0	Ausente	Sem pulso perceptível mesmo com pressão máxima
1+	Filiforme	Quase imperceptível; facilmente obliterado com uma pressão leve; desvanece e reaparece
2+	Fraco	Difícil de palpar; ligeiramente mais forte que o filiforme; pode ser obliterado com uma pressão leve
3+	Normal	Fácil de palpar; requer uma pressão moderada para ser obliterado
4+	Latejante	Muito forte; hiperativo; não é obliterado com pressão moderada

Idade

As médias de FC fetal variam de 120 a 160 batimentos por minuto. A FC de um recém-nascido varia entre 70 e 170, com uma média de 120 batimentos por minuto. A FC diminui gradualmente com a idade até se estabilizar na idade adulta (ver Tabs. 2.1 e 2.2). Geralmente, considera-se que a variação da FC no adulto esteja entre 60 e 100 batimentos por minuto; no entanto, em atletas altamente treinados, o valor de repouso pode ser consideravelmente inferior. Esse valor de repouso reduzido ocorre porque a efetividade de cada contração cardíaca é de 40 a 50% maior no indivíduo treinado em relação ao não treinado.[46]

Sexo

Os homens e meninos normalmente têm FC ligeiramente menores do que as mulheres e meninas.

Emoções/estresse

As respostas a uma variedade de emoções (p. ex., luto, medo, raiva, agitação, ansiedade ou dor) ativam o sistema nervoso simpático, com um consequente aumento na FC. Os efeitos induzidos pelo estresse da dor moderada a grave também elevam a FC.

Exercício

A demanda de oxigênio dos músculos esqueléticos é significativamente maior durante a atividade física. Em repouso, apenas 20 a 25% dos capilares musculares disponíveis estão abertos.[45,47] Durante o exercício vigoroso, a vasodilatação extensa faz com que todos os capilares se abram. A FC aumenta para fornecer fluxo sanguíneo adicional aos músculos e para atender ao aumento nos requisitos de oxigênio.

Para o fisioterapeuta, o monitoramento da FC de um paciente é um importante método de avaliação da resposta ao exercício. Normalmente, a FC aumentará em função da intensidade da atividade (o que é chamado de *competência cronotrópica*). Existe uma relação linear entre a FC e a intensidade da carga de trabalho. Para usar a FC de modo efetivo, devem-se determinar tanto a FC de repouso como a FC máxima prevista para o paciente. Os valores máximos de FC podem ser determinados pelo teste de esforço progressivo máximo, sempre que possível, ou utilizando algumas das fórmulas publicadas. Exemplos comuns são a fórmula de FC ajustada à idade (FC máxima [$FC_{máx}$] = 220 menos a idade), a fórmula de Karvonen (FC alvo = [($FC_{máx}$ − FC_{rep}) × % intensidade] + FC_{rep}) e a fórmula de Inbar[61] ($FC_{máx}$ = 205,8 − [0,685 × idade]). No entanto, a fórmula de FC ajustada à idade foi questionada. Em sua discussão sobre a história da fórmula, Robergs e Landwehr[62] indicam que ela não foi desenvolvida a partir de pesquisas originais, "mas resultou da observação baseada em dados de cerca de 11 referências constituídas por pesquisas publicadas ou compilações científicas não publicadas. Consequentemente, a fórmula $FC_{máx}$ = 220 − idade não tem mérito científico para uso na fisiologia do exercício e áreas relacionadas".[62,p.1] Os autores sugerem que atualmente não existe um método aceitável para estimar a $FC_{máx}$ e, se a determinação for necessária, devem-se usar fórmulas específicas para a população.

Em geral, a FC durante programas de exercício terapêutico de 15 a 30 minutos para um indivíduo saudável não deve exceder 60 a 90% da $FC_{máx}$ prevista. Intensidades de exercício mais baixas são indicadas para indivíduos com baixos níveis de condicionamento.[45]

Ao analisar a resposta da FC ao exercício, o nível de condicionamento aeróbio também deve ser considerado. A FC de repouso e a FC no exercício submáximo normalmente são menores em indivíduos treinados. Em resposta a uma intensidade de exercício idêntica, a FC de uma pessoa sedentária sofrerá uma maior aceleração quando comparada à de um indivíduo treinado. Embora as necessidades metabólicas da atividade sejam as mesmas, a resposta mais baixa da FC em um indivíduo treinado ocorre como resultado de um volume sistólico (VS) mais eficiente (aumentado), em razão da maior força e eficiência cardíaca. Há uma relação linear entre a FC e a carga de trabalho tanto para indivíduos treinados quanto não treinados. No entanto, a frequência de elevação será diferente. Quando comparado a uma pessoa sedentária, o indivíduo treinado conseguirá um maior volume de trabalho e um maior consumo de oxigênio antes de alcançar uma FC submáxima específica.

Medicamentos

O impacto dos medicamentos na FC é particularmente importante para os pacientes com doença cardíaca ou hipertensão arterial. Os betabloqueadores (agentes bloqueadores beta-adrenérgicos) são uma categoria de medicamentos que bloqueia os receptores betassimpáticos e diminui a FC de repouso e a resposta da FC ao exercício.[45] Geralmente são utilizados no tratamento da angina torácica, arritmias, hipertensão e na fase aguda do infarto do miocárdio. Exemplos de betabloqueadores prescritos incluem o acebutolol, o atenolol, o bisoprolol, o metoprolol, o nadolol, o nebivolol e o propranolol. Os pacientes que tomam betabloqueadores geralmente experienciam fadiga precoce com o exercício; deve-se considerar uma alternativa ao monitoramento da FC, como a Escala de esforço percebido (escala EEP), para monitorar a intensidade do exercício.[63]

Calor sistêmico ou local

Durante períodos de febre, a FC irá aumentar. O corpo tentará dissipar o calor pela vasodilatação dos vasos periféricos. A FC aumentará para desviar o fluxo sanguíneo para as áreas cutâneas para resfriamento. Aplicações locais de modalidades térmicas (como uma compressa quente) também podem elevar a FC para aumentar o fluxo sanguíneo para áreas cutâneas secundariamente à dilatação arteriolar e capilar.

Locais de pulso

Um pulso periférico pode ser monitorado em uma variedade de locais do corpo. Uma artéria superficial localizada sobre um osso ou outra superfície firme é mais fácil de palpar. A Tabela 2.7 identifica locais comuns de pulso periférico, suas localizações e algumas indicações gerais para sua utilização.[59,60,64] Os locais de pulsos encontram-se ilustrados na Figura 2.18.

Considerado o mais preciso,[7] o pulso apical (central) é monitorado pela ausculta usando um estetoscópio diretamente sobre o ápice (parte inferior apontando para a esquerda) do coração ou colocando a mão sobre o tórax

Tabela 2.7 Locais de pulso, localizações e indicações de uso

Local de pulso	Localização	Indicação de uso
Temporal	Sobre o osso temporal; superior e lateral ao olho.	Quando o pulso radial está inacessível; frequentemente utilizado com crianças; usado pelos anestesistas para monitoramento durante intervenções cirúrgicas.
Carotídeo	Em ambos os lados da parte inferior do pescoço, abaixo da mandíbula, alguns dedos acima da cartilagem tireóidea entre a traqueia e a borda medial do esternocleidomastóideo; não se deve aplicar pressão bilateralmente nem no alto do pescoço para evitar a estimulação do seio carotídeo e uma subsequente queda reflexa na frequência cardíaca.	Durante o choque ou parada cardíaca, frequentemente usado com crianças; utilizado para monitorar a circulação craniana; facilmente acessível se outros pulsos periféricos forem difíceis de localizar ou estiverem demasiadamente fracos.
Braquial	Aspecto medial distal do úmero, o bíceps pode ser empurrado, com cuidado, lateralmente durante a palpação ou medialmente na fossa antecubital; o cotovelo deve estar ligeiramente flexionado e apoiado para evitar a contração do bíceps.	Durante a parada cardíaca; usado rotineiramente para monitorar a pressão arterial.
Radial	Extremidade distal do rádio na base do polegar, lateralmente ao tendão do flexor radial do carpo.	Local mais comum para o monitoramento do pulso periférico; de fácil localização e acesso.
Femoral	Inferior ao ligamento inguinal, a meio caminho entre a espinha ilíaca anterossuperior e a sínfise púbica; normalmente monitorado em decúbito dorsal.	Durante a parada cardíaca; usado para monitorar a circulação de membro inferior.
Poplíteo	Aspecto inferior da fossa poplítea; a artéria poplítea é profunda e, às vezes, pode ser difícil de palpar; normalmente monitorado em decúbito ventral com o joelho flexionado para relaxar os posteriores da coxa e a fáscia poplítea; também pode ser avaliado em decúbito dorsal.	Utilizado para monitorar a circulação de membro inferior; um pulso poplíteo fraco ou ausente pode indicar fluxo prejudicado ou obstrução na artéria femoral.
Podal (dorsal do pé)	Aspecto dorsal medial do pé, lateral ao tendão do músculo extensor longo do hálux; o tornozelo deve estar ligeiramente dorsiflexionado; alguns indivíduos têm pulsos pediais congenitamente não palpáveis.	Utilizado para monitorar a circulação para os pés; um pulso fraco ou ausente pode ser indicativo de doença ou oclusão arterial.

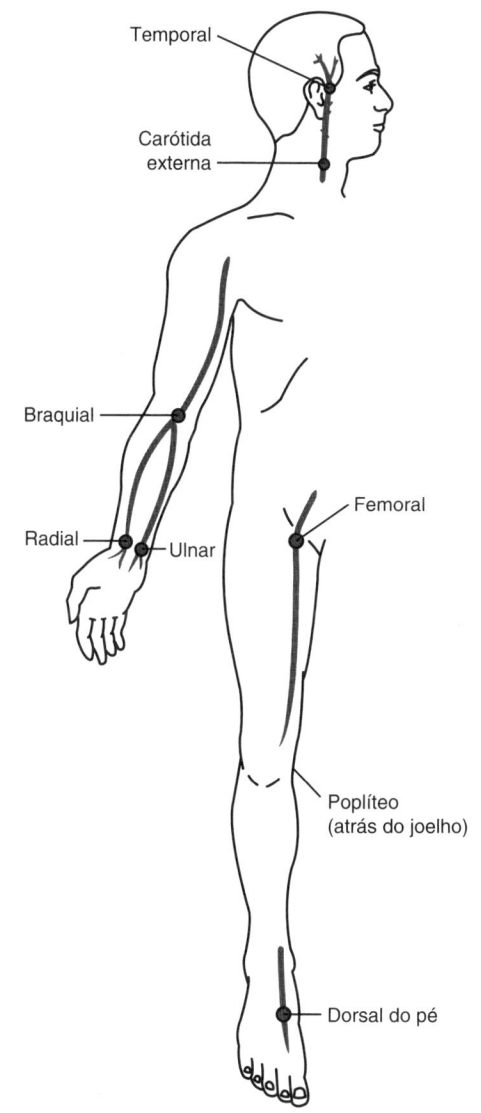

Figura 2.18 Locais comuns para o monitoramento dos pulsos periféricos.

para sentir as pulsações. Em crianças, o pulso apical pode ser sentido com as pontas dos dedos. O pulso apical é usado para batimentos cardíacos fracos que são imperceptíveis perifericamente quando outros locais são inacessíveis (p. ex., em razão de contraindicações médicas ou cirúrgicas) ou difíceis de localizar e palpar. O pulso apical normalmente é usado para monitorar os efeitos de medicamentos cardíacos destinados a alterar a FC e o ritmo cardíaco.[54] O Quadro 2.5, Resumo de evidências, apresenta estudos que examinam a confiabilidade e a validade do monitoramento do pulso e da FC.

Monitoramento do pulso

Os pulsos periféricos são monitorados pela palpação usando os dedos indicador e médio ou os três primeiros dedos de uma mão.[60] O polegar não deve ser utilizado porque tem seu próprio pulso, o que interferiria no monitoramento. Em geral, aplica-se inicialmente uma pressão leve para localizar o pulso, e depois uma pressão mais firme para determinar sua frequência, ritmo e qualidade. As pontas dos dedos devem ser movimentadas suavemente sobre o local selecionado até que seja encontrada a pulsação mais forte. Para monitorar valores de repouso, o paciente deve estar descansando em silêncio por pelo menos 5 minutos antes da mensuração do pulso.

A artéria radial é o local mais comum para medir o pulso. Com algumas modificações, pode-se seguir o mesmo procedimento para monitorar outros locais de pulso.

Mensuração do pulso radial

A. Reúna os equipamentos.
  1. Relógio de pulso (ou de parede) no braço contralateral.
B. Lave as mãos.

Quadro 2.5 Resumo de evidências
Estudos que examinam a confiabilidade e a validade do monitoramento do pulso e da frequência cardíaca

Referência	Métodos	Amostra/desenho	Resultados	Conclusões/comentários
Senduran et al. (2011)	Examinou a segurança e a viabilidade da fisioterapia precoce na unidade de terapia intensiva (UTI).	Estudo de caso de um paciente do sexo masculino de 41 anos internado na UTI após a implantação de um dispositivo de assistência biventricular. Os sinais vitais foram monitorados antes do tratamento, imediatamente após e 5 minutos depois dele.	Dados de 15 sessões de fisioterapia mostraram diferenças significativas no pré-tratamento, imediatamente após o tratamento, e 5 minutos depois dele somente para a frequência cardíaca (FC) e a frequência respiratória (FR). A FC aumentou de forma significativa imediatamente após o tratamento e retornou aos valores de linha de base (pré-tratamento) dentro de 5 minutos.	Os achados destacam a importância do monitoramento dos sinais vitais, como a FC, a fim de observar a resposta fisiológica do paciente à fisioterapia na UTI.

(continua)

Quadro 2.5 Resumo de evidências *(continuação)*
Estudos que examinam a confiabilidade e a validade do monitoramento do pulso e da frequência cardíaca

Referência	Métodos	Amostra/desenho	Resultados	Conclusões/comentários
Lee et al. (2011)	Examinou a precisão do uso de um dispositivo de diodo emissor de luz (LED) infravermelha para medir a FC. Comparou a FC obtida a partir de um dispositivo infravermelho com o eletrocardiograma (ECG).	Foram examinados 46 adultos saudáveis (com idade média de 24,8 ± 5,6 anos). Os indivíduos permaneceram em pé por 4 minutos (0 km/h), caminharam a 3,2 km/h e 5,7 km/h, trotaram a 7,2 km/h e correram a 9,7 km/h.	As medidas de FC do dispositivo infravermelho e do ECG tiveram uma correlação elevada (os valores de CIC [coeficiente de correlação intraclasse] com intervalo de confiança de 90% estão entre parênteses). • 0 km/h, CIC = 0,95 (0,94-0,96) • 3,2 km/h, CIC = 0,95 (0,94-0,96) • 5,7 km/h, CIC = 0,94 (0,92-0,95) • 2 km/h, CIC = 0,92 (0,90-0,94) • 9,7 km/h, CIC = 0,85 (0,81-0,88).	O dispositivo de infravermelho usado para medir a FC foi válido para monitorar a FC em repouso e em menores intensidades de exercício. Torna-se menos preciso conforme aumenta a intensidade (velocidade) de exercício.
Alexis (2009)	Revisou o monitoramento da frequência de pulso	Trata-se de um artigo de revisão narrativa.	Define o pulso e os princípios para sua medição. Discute: • Avaliação dos pulsos • Locais dos pulsos • Condições associadas à medição dos pulsos • Fatores que influenciam o pulso • Valores de referência • Equipamento • Mensuração do pulso em gestantes, crianças e idosos.	Mensurar, registrar e interpretar com precisão a frequência de pulso é fundamental para avaliar a condição e o status cardiovascular do paciente.
Rawlings-Anderson et al. (2008)	Revisou o monitoramento da frequência de pulso.	Trata-se de um artigo de revisão narrativa.	Define a frequência, ritmo e amplitude do pulso. Fornece valores de referência e motivos para a taquicardia e a bradicardia. Discute indicações, preparo do paciente, procedimentos e interpretação dos resultados.	Mensurar, registrar e interpretar com precisão a frequência de pulso é fundamental para avaliar a condição e o status cardiovascular do paciente.
John et al. (2007)	Comparou a palpação do pulso pós-exercício com o monitoramento eletrônico (FC). Examinou a contribuição do artefato de movimento e o atraso na medição para a subestimação da frequência de pulso pós-exercício.	Examinou 54 indivíduos do sexo feminino (idade média de 19,9 ± 1,6 anos). Os indivíduos foram submetidos à palpação do pulso na metade e no final de um período de exercícios.	Demorou 17 a 20 segundos para que os indivíduos tivessem a sua frequência de pulso palpada após o exercício. A frequência de pulso palpada subestimou a FC em 20 a 27 batimentos (quase 20%). Os autores calcularam e forneceram fatores de correção.	A palpação do pulso exige ensino e prática. Depois do exercício, recomenda-se aplicar um fator de correção à palpação do pulso.

(continua)

Quadro 2.5 Resumo de evidências *(continuação)*
Estudos que examinam a confiabilidade e a validade do monitoramento do pulso e da frequência cardíaca

Referência	Métodos	Amostra/desenho	Resultados	Conclusões/comentários
Lockwood et al. (2004)	Examinou as melhores evidências disponíveis relacionadas com o monitoramento dos sinais vitais, incluindo: • Finalidade • Limitações • Frequência ideal de mensuração • Que medidas devem ser consideradas sinais vitais	Revisão sistemática narrativa dos sinais vitais. Revisão atualizada de Evans et al. (2001). Incluiu 124 estudos sobre pacientes neonatais, pediátricos e adultos.	Há poucas pesquisas sobre as medições da frequência de pulso e sua capacidade de detectar alterações fisiológicas graves. Mensurar a frequência de pulso por 15 segundos provavelmente reduzirá a precisão.	A frequência de pulso deve ser avaliada ao longo de 30 ou 60 segundos. Quando a frequência de pulso estiver elevada ou for difícil de palpar, a FC deve ser medida apicalmente usando um estetoscópio.
Evans et al. (2001)	Examinou as melhores evidências disponíveis relacionadas com o monitoramento dos sinais vitais, incluindo: • Medidas que constituem os sinais vitais • Frequência ideal de medição • Limitações nos sinais vitais	Revisão sistemática narrativa dos sinais vitais. Incluiu 69 estudos sobre pacientes neonatais, pediátricos e adultos.	Há evidências limitadas de baixo nível sobre a frequência com que os sinais vitais devem ser monitorados. Há pouca pesquisa sobre a medição da frequência de pulso.	Grande parte da prática corrente relacionada com a medição dos sinais vitais não se baseia em pesquisas, mas na tradição e na opinião de especialistas.

Preparado por Kevin K. Chui, PT, PhD, GCS, OCS.
Senduran, M, Malkoc, M, and Oto, O: Physical therapy in the intensive care unit in a patient with biventricular assist device. Cardiopulm Phys Ther J 22:31, 2011.
Lee, CM, Gorelick, M, and Mendoza, A: Accuracy of an infrared LED device to measure heart rate and energy expenditure during rest and exercise. J Sports Sci 29:1645, 2011.
Alexis, O: Providing best practice in manual pulse measurement. Br J Nurs 19:410, 2009.
Rawlings-Anderson, K, and Hunter, J: Monitoring pulse rate. Nurs Stand 22:41, 2008.
John, D, Sforzo, GA, and Swensen, T: Monitoring exercise heart rate using manual palpation. ACSM's Health & Fitness Journal 11(6):14, 2007.
Lockwood, C, Conroy-Hiller, T, and Page, T: Systematic review: Vital signs. JBI Reports 2:207, 2004.
Evans, D, Hodgkinson, B, and Berry, J: Vital signs in hospital patients: A systematic review. Int J Nurs Stud 38:643, 2001.

C. Procedimento.
1. Explique o procedimento e a justificativa em termos adequados à compreensão do paciente.
2. Certifique-se da compreensão, segurança e conforto do paciente.
3. Coloque o punho do paciente em uma posição neutra em relação à flexão e extensão, e apoie o antebraço em pronação. Se estiver utilizando o decúbito dorsal, o antebraço pode ser apoiado sobre o tórax do paciente ou na lateral do corpo com flexão parcial do cotovelo. Na posição sentada, o antebraço pode ficar sobre a coxa do paciente, apoiado em um travesseiro ou no braço do fisioterapeuta. Esse posicionamento relaxado do MS geralmente facilita a palpação da artéria.
4. Posicione os dedos direta e firmemente sobre o pulso radial; aplique pressão apenas o suficiente para sentir o pulso com precisão. Se a pressão for demasiada, vai obstruir a artéria.
5. Uma vez que a pulsação mais forte tiver sido localizada, observe a posição do ponteiro dos segundos no relógio de pulso ou de parede. A primeira pulsação deve ser contada como zero para evitar a superestimação.[60] Determine a *frequência* (número de

batimentos por minuto [bpm]) por meio da contagem do pulso por 30 segundos e multiplique por 2; se forem observadas irregularidades, deve-se realizar a contagem completa por 60 segundos para melhorar a precisão. Observe o *ritmo* (intervalos de tempo entre as pulsações) e a *qualidade* (força) do pulso.
6. Lave as mãos.

Mensuração do pulso apical

A. Reúna os equipamentos.
   1. Relógio de pulso (ou de parede) no braço contralateral.
   2. Estetoscópio.
   3. Lenços antissépticos para limpeza das olivas e do diafragma do estetoscópio antes e após o uso.
B. Lave as mãos.
C. Procedimento.
   1. Explique o procedimento e a justificativa em termos adequados ao nível de compreensão do paciente. Avise que você solicitará a ele que permaneça em silêncio durante o monitoramento para evitar interferências na ausculta.
   2. Certifique-se da compreensão, segurança e conforto do paciente. Os pulsos apicais normalmente são monitorados com o paciente em decúbito dorsal ou sentado.
   3. Use lenços antissépticos para limpar as olivas e o diafragma do estetoscópio.
   4. Exponha o esterno e o tórax.
   5. Localize o local onde o pulso será monitorado; o pulso apical está localizado a aproximadamente 8,9 cm à esquerda do meio do esterno, no quinto espaço intercostal, a 2,5 cm da linha medioclavicular traçada paralelamente ao esterno (Fig. 2.19). Esses marcos são guias para localizar o pulso apical. Em alguns indivíduos, pode-se observar um pulso mais forte ao alterar o posicionamento do estetoscópio (p. ex., colocando-o no quarto ou sexto espaço intercostal).
   6. Coloque as olivas do estetoscópio (inclinação ligeiramente para a frente) nas orelhas. Os tubos do estetoscópio não devem estar cruzados e devem pender livremente.
   7. Coloque o disco plano do diafragma do estetoscópio sobre o vértice do coração e localize o ponto onde o pulso apical é ouvido mais claramente. Este é chamado de *ponto de máxima impulsão (PMI)*. Se o ritmo for regular, conte o pulso por 30 segundos e multiplique por 2. Se forem observadas irregularidades, deve-se realizar a contagem completa por 60 segundos. O pulso será ouvido como um "lubdub". O "lub" representa o fechamento das valvas atrioventriculares (tricúspide e mitral). O "dub" representa o fechamento das valvas semilunares (da aorta e do tronco pulmonar).
   8. Lave as mãos e limpe o estetoscópio. Se o mesmo examinador for usar o estetoscópio novamente, não é necessário limpar as olivas; o diafragma deve ser limpo sempre.

Mensuração do pulso apical-radial

O monitoramento do pulso apical-radial envolve dois examinadores mensurando simultaneamente o pulso em dois locais distintos: (1) o pulso apical no vértice do coração; e (2) o pulso radial no punho. Os valores dos dois locais diferentes são então comparados. Normalmente, os valores dos pulsos apical e radial são os mesmos. No

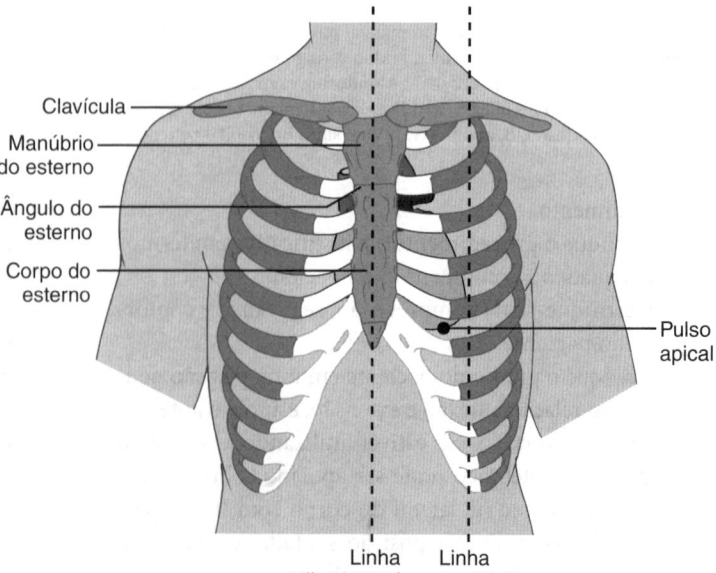

Figura 2.19 O pulso apical está localizado a aproximadamente 8,9 cm à esquerda do meio do esterno, no quinto espaço intercostal.

entanto, em algumas situações (p. ex., variações no VS ou oclusão vascular), o sangue bombeado do coração pode não estar alcançando o sítio distal, o que causa um pulso radial fraco ou imperceptível. Por exemplo, se o coração se contrai prematuramente, os ventrículos têm tempo insuficiente para se encher, resultando em um volume sistólico diminuído e criando um pulso imperceptível na artéria radial.[46] Por outro lado, o VS pode ser normal com um pulso radial fraco ou imperceptível, o que sugere um problema mais periférico, como um fluxo prejudicado ou bloqueio no interior de um vaso. Nessas situações, há um déficit no número de pulsos radiais em comparação ao número de pulsos apicais.[46] Isso é chamado de **déficit de pulso**, definido como a diferença entre as frequências de pulso radial e apical. A relevância dessa medida é que ela fornece informações importantes sobre a capacidade do sistema cardiovascular de perfundir o corpo.

Monitoramento automatizado da frequência cardíaca

Observam-se avanços contínuos nos monitores de frequência cardíaca (MFC) quanto à sua concepção, características, precisão, resistência à água, capacidade de armazenamento de informações e capacidade de interconexão com computadores, *tablets* e *smartphones*. Além do monitoramento da FC, alguns MFC fornecem dados sobre a variabilidade da FC (cálculo do tempo entre os pulsos), visualização em tempo real da porcentagem da FC máxima e estimativas do consumo máximo de oxigênio ($VO_{2máx}$). Os MFC com capacidades de interconexão possibilitam que os dados sejam baixados para um computador (*tablet* ou *smartphone*) para análise e armazenamento usando programas de *software* de FC. Isso fornece um registro permanente e dados sequenciais do desempenho no exercício. A maior parte dos modelos permite a programação de um intervalo de FC para o exercício prescrito, com um aviso sonoro e visual quando a FC está fora do intervalo pré-determinado. Alguns modelos incluem um recurso sonoro que "fala" as informações de FC. A capacidade de memória possibilita o armazenamento de informações sobre o exercício ao longo de uma quantidade variável de sessões de exercício.

O MFC consiste em dois elementos básicos: (1) um sensor que transmite dados; e (2) um monitor que incorpora um receptor, um microprocessador e um visor. Muitos MFC integram sensores em uma cinta torácica que fornece transmissão sem fio de sinais para um monitor usado pelo indivíduo, como um relógio de pulso (Fig. 2.20A). Outro estilo de MFC substitui a cinta torácica por sensores de dedo diretamente no relógio de pulso (Fig. 2.20B) ou um monitor que é usado ao redor do pescoço (Fig. 2.20C). Os dados de FC são registrados quando a ponta do dedo é colocada em contato com o sensor. Em alguns modelos, o bisel (anel que circunda o visor do monitor) serve como sensor. Existem monitores de pulso sem fio que se interconectam com *smartphones* (Fig. 2.20D) e *tablets*. Os MFC também estão disponíveis como anéis de dedo. Outros MFC incorporam ainda um cabo com um sensor distal alojado em um clipe de orelha, capa de ponta de dedo ou envoltório de dedo (Fig. 2.20E e H). Alguns MFC estão equipados com mais de um tipo de sensor. Esse recurso possibilita a escolha do sensor que é mais adequado à atividade e ao usuário.

Os MFC são frequentemente utilizados em programas de exercício e de treinamento prescritos porque fornecem um método prático e preciso de monitoramento de pulso; além disso, são leves, confortáveis e fáceis de usar. Nos últimos anos, muitos tipos de dispositivos de treinamento de exercício (p. ex., esteiras, *steppers*, bicicletas, aparelhos elípticos) incorporaram o MFC diretamente no projeto do aparelho por meio de um dispositivo metálico de sensor de preensão manual.

Há outros recursos de MFC disponíveis, que diferem conforme o modelo e o fabricante. Entre os recursos mais comuns estão os monitores de pulso multifuncionais (constituídos por um relógio, cronômetro, despertador, temporizador, calendário e armazenamento de dados), visores de LCD iluminados e com números grandes (alguns com um recurso de zoom que duplica o tamanho das informações sobre a tela), barra de gráfico de memória que mostra as sessões de treinamento anteriores, estimativas de calorias queimadas e energia consumida durante o exercício, bom como estatísticas de FC (média, mínima, máxima). Muitos MFC se interconectam sem a utilização de fios (para análise de dados), por meio de sinais infravermelhos para transferir os dados.

A *telemetria* é a ciência da medição remota que inclui tanto a coleta de dados de uma fonte distante quanto a transmissão eletrônica dos dados. Os MFC telemétricos não são novos e estão disponíveis desde 1983.[65] Desde então, pesquisas continuadas levaram a aplicações maiores e mais avançadas da telemetria nos cuidados de saúde. Por exemplo, a National Aeronautics and Space Administration (NASA) projetou um sistema de telemetria sofisticado para monitorar, a partir da Terra, os dados de sinais vitais dos astronautas no espaço. Essa tecnologia levou ao desenvolvimento do *Patient Monitoring System* (Sistema de Monitoramento de Pacientes), em que o paciente usa continuamente um pequeno transmissor sem fio, portátil, que envia dados de sinais vitais em tempo real a uma central que pode monitorar vários pacientes ao mesmo tempo.[45] A Federal Communications Commission (FCC) define a *telemetria médica sem fio* como "a mensuração e registro de parâmetros fisiológicos e outras informações relacionadas com o paciente por meio de sinais eletromagnéticos unidi-

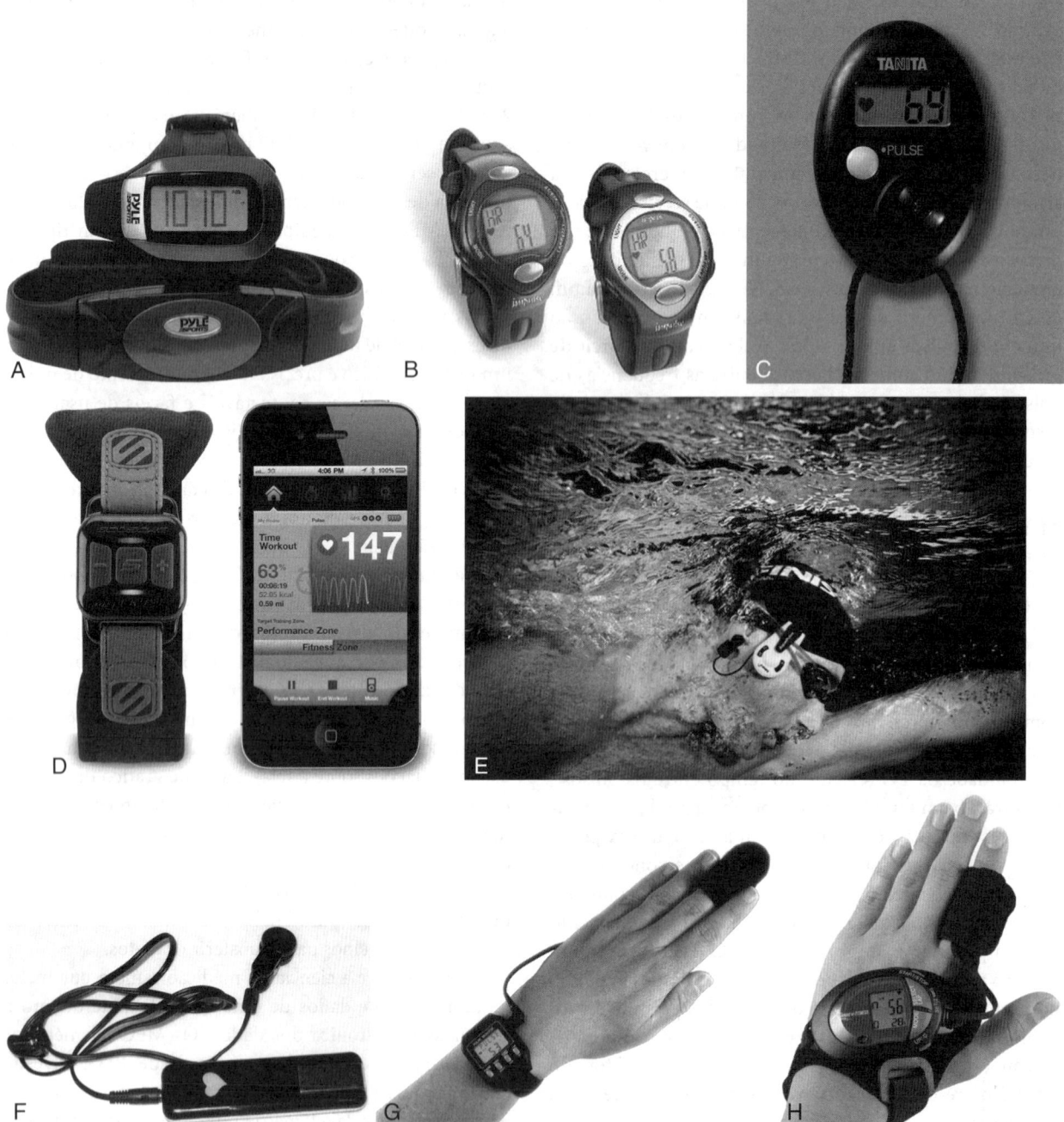

Figura 2.20 Monitores de frequência cardíaca (MFC). **(A)** Monitor de pulso com cinta torácica transmissora usada diretamente sobre a pele e posicionada na altura do coração. (Cortesia de Pyle Audio, Inc., Brooklyn, NY 11204.) **(B)** Exemplo de monitores de pulso com dois sensores de ponta do dedo acima e abaixo do visor de LCD; os dedos indicador e médio são colocados nos pontos de contato para obter a FC. (Cortesia de Sports Beat, Inc., Deer Park, NY 11729.) **(C)** Monitor com alça de pescoço e sensor de ponta do dedo. (Cortesia de Tanita Corporation of America, Arlington Heights, IL 60005.) **(D)** Este monitor é usado no antebraço para conexão sem fio com um aplicativo baixado no *smartphone*. (Cortesia de Scosche Industries Inc., Oxnard, CA 93033.) **(E)** Encaixado sob a tira dos óculos de natação, este MFC à prova d'água tem um clipe de orelha com sensor infravermelho e anuncia verbalmente a frequência cardíaca em intervalos de tempo pré-selecionados pelo usuário. (Cortesia de FINIS, Inc., Livermore, CA 94551.) **(F)** MFC com sensor em clipe de orelha que tem uma interface com USB integrada. (Cortesia de Kyto Electronic Co., Ltd., Dongguan City, Guangdong, China.) **(G)** Monitor de pulso com cabo e sensor de ponta do dedo. (Cortesia de Mark of Fitness, Inc., Shrewsbury, NJ 07702.) **(H)** MFC usado no dorso da mão com envoltório de dedo. (Cortesia de Mark of Fitness, Inc., Shrewsbury, NJ 07702.)

recionais ou bidirecionais".[66,p.1] Em 2000, a FCC estabeleceu o Serviço Médico de Telemetria Sem Fio (*Wireless Medical Telemetry Service*, WMTS), alocando 14 MHz de espectro para a telemetria médica sem fio. Essa rede de infraestrutura (disponível em áreas geográficas específicas) foi estabelecida em decorrência de problemas de interferência criados pela televisão digital e protege a telemetria médica da interferência de outras fontes de radiofrequência (RF) dentro da banda.[66] A FCC designou a American Society for Healthcare Engineering da American Hospital Association (ASHE/AHA) como a coordenadora da frequência para o WMTS.[67]

Gandsas et al.[68] aplicaram a tecnologia de telemetria para examinar a eficácia de uma abordagem de baixo custo para a transmissão de dados de sinais vitais de uma aeronave para uma instalação médica em solo. Durante uma simulação de emergência médica em voo, os dados de sinais vitais foram coletados com um dispositivo de monitoramento e transmitidos usando um computador portátil, um telefone de avião e a internet. Todos os dados foram recebidos sem erros com um atraso máximo de 1 segundo. Os autores sugerem que, durante uma emergência real em voo, os dados do paciente podem potencialmente ser enviados a uma unidade médica designada, bem como ao computador do médico em qualquer parte do mundo, independentemente da localização geográfica da aeronave.[68] Outra área de pesquisa envolve o desenvolvimento de padrões uniformes de comunicação para a transmissão de dados a partir dos equipamentos de monitoramento de sinais vitais diretamente aos sistemas de informação clínicos atualmente em uso em instituições de saúde.

Ultrassom Doppler e oxímetro de pulso

Ultrassom Doppler

O ultrassom Doppler (USD) é um instrumento não invasivo utilizado para examinar pulsos que são extremamente fracos ou débeis, que são obliterados até mesmo por uma leve pressão ou quando o fluxo arterial está severamente comprometido. O USD se baseia no princípio de que as ondas de ultrassom de alta frequência dirigidas a uma interface em movimento (ou seja, o sangue fluindo ao longo de um vaso) causará uma mudança na frequência da onda que reflete a velocidade da interface em movimento (o chamado *efeito Doppler*). Em essência, o USD mede como as ondas sonoras são refletidas pelas células sanguíneas em movimento. A mudança de frequência resultante causada pelo movimento altera a frequência das ondas sonoras conforme elas são refletidas de volta para o examinador; o pulso é ouvido como um som de esguicho.[69] A mudança na frequência ouvida pelo examinador fornece informações importantes sobre o fluxo sanguíneo ao longo de um vaso.

Vários modelos de unidades USD estão disponíveis. Os elementos essenciais incluem a unidade de ultrassom, uma sonda portátil (cristal piezoelétrico) que transmite e recebe as ondas de som e fones de ouvido que se assemelham aos de um estetoscópio ou um pequeno alto-falante para amplificar o som. Passada suavemente sobre a superfície da pele por cima de uma artéria com o uso de um gel de acoplamento em quantidade abundante, a sonda transmite ondas sonoras de alta frequência para uma artéria. As ondas são perturbadas pelo movimento das hemácias, refletidas de volta para a sonda e transformadas em um som audível amplificado.[70]

O som audível representa a diferença de frequência entre as ondas dirigidas ao vaso e aquelas refletidas de volta pelo movimento das células do sangue; a frequência é proporcional à velocidade das hemácias em movimento. A ausência de um som audível indica que não há detecção de movimento e, subsequentemente, não há perfusão.[69] Usando uma interface de computador, as medidas de fluxo podem ser exibidas graficamente e armazenadas. Deve-se notar que, embora as características específicas do som refletido não sejam diagnósticas, elas podem auxiliar na identificação de fluxos anormais.[71]

Oximetria de pulso

A oximetria de pulso fornece uma medida da oxigenação do sangue arterial que é atualizada a cada onda de pulso.[72] O oxigênio é transportado no sangue de duas maneiras: (1) dissolvido no plasma arterial; e (2) combinado à hemoglobina.[45] O plasma arterial transporta apenas cerca de 3% do oxigênio do sangue e é medido pela PaO_2 (pressão parcial de oxigênio). A maior parte do oxigênio (aproximadamente 97%) é transportada pela hemoglobina e medida pela SaO_2 (saturação de oxigênio da hemoglobina arterial). A oximetria de pulso mede a saturação de oxigênio do sangue arterial em uma intervenção não invasiva.[73,74] A saturação de oxigênio via oximetria de pulso é relatada como SpO_2[75,76] e pode ser medida em qualquer pulso periférico adequadamente perfundido.

Os níveis normais de saturação de oxigênio se situam entre 96 e 100%. Em geral, níveis de saturação abaixo de 90% são considerados significativos e exigem testes adicionais além dos dados fornecidos pela oximetria de pulso (p. ex., gasometria arterial), bem como marcam a potencial necessidade de administração de oxigênio suplementar.[77] *Hipoxemia* é um termo usado para descrever a oxigenação deficiente do sangue. A *hipóxia* consiste em uma oferta reduzida de oxigênio disponível aos tecidos do corpo, e a *anóxia* é a completa ausência de oxigênio,[47] uma condição que pode ser sustentada apenas por um breve período.

Alterações na função cardíaca (p. ex., arritmias, diminuição da FC) normalmente reduzem o débito cardíaco e a quantidade de oxigênio entregue aos tecidos. Exemplos de outras condições que podem afetar os níveis de saturação de oxigênio incluem prejuízos nos pulmões em oxigenar o sangue, anemia (diminuição na quantidade de moléculas de hemoglobina disponíveis para transportar oxigênio), hipoventilação (p. ex., bronquite crônica, enfisema pulmonar) e prejuízos na difusão que afetam as trocas gasosas no sangue (p. ex., fibrose alveolar, líquido intersticial).[76]

O oxímetro de pulso fornece dados sobre a porcentagem de oxigênio que está combinada à hemoglobina (SpO_2). As unidades automatizadas são relativamente pequenas (Fig. 2.21A e B), fáceis de usar e transportar, e oferecem ao fisioterapeuta informações imediatas sobre os níveis de saturação do paciente.[76] O monitor fornece uma porcentagem digital da quantidade de hemoglobina saturada com oxigênio e mostra uma forma de onda pulsátil e frequência de pulso, com um sinal sonoro que indica cada pulsação. A interface com o paciente é fornecida por um cabo condutor e um sensor que se conecta à unidade. O sensor é colocado sobre um leito vascular arterial pulsátil.[75] Vários tipos de sensores estão disponíveis, incluindo o adesivo de ponta de dedo e testa (Fig. 2.22A e B), bem como os estilos nasal, de lóbulo da orelha e de pé. Os sensores contêm duas fontes de luz (vermelha e infravermelha) e um fotodetector (Fig. 2.23). Utiliza-se uma fonte de luz dupla porque a hemoglobina oxigenada e a desoxigenada têm diferentes padrões de absorção da luz.[78] A relação entre a quantidade de cada luz absorvida durante a sístole e a diástole possibilita a quantificação de uma medida da saturação de oxigênio (SpO_2).[75-78] Foi verificado que o esmalte de unha interfere na oximetria e deve ser removido antes do monitoramento.[79] Unhas postiças de acrílico também podem interferir na mensuração da saturação de oxigênio.[80]

A oximetria de pulso contribui para (1) a identificação precoce da hipoxemia; (2) o monitoramento da tolerância do paciente à atividade; e (3) a avaliação da resposta do paciente ao tratamento. As medidas de oximetria de pulso podem ser feitas continuamente, de modo intermitente produzindo uma série de valores ao longo do tempo ou como uma medida única em um dado momento (p. ex., como uma ferramenta de rastreamento inicial). O padrão de mensuração será determinado no contexto do histórico médico e dos achados de exame do paciente. O monitoramento da oximetria por telemetria possibilita a comunicação contínua dos dados de SpO_2 a partir de locais remotos.[75]

Respiração

A principal função da respiração (movimento do ar para dentro e para fora dos pulmões) é fornecer ao corpo oxigênio para a atividade metabólica e remover o dióxido de carbono. O sistema respiratório é constituído por uma série de tubos que se ramificam e colocam o oxigênio da atmosfera em contato com a membrana de trocas gasosas dos pulmões nos alvéolos. O oxigênio é, então, transportado por todo o corpo por meio do sistema cardiovascular. A *respiração externa* consiste na troca de oxigênio e dióxido de carbono entre os pulmões e o meio. A *respiração interna* é a troca de oxigênio e dióxido de carbono entre o sangue circulante e os tecidos do corpo.

Sistema respiratório

Toda a via que transporta o ar do ambiente se estende da boca e nariz para baixo até os sacos alveolares. A Figura 2.24 ilustra as estruturas do sistema respiratório. As vias respiratórias superiores incluem o nariz, a boca, a faringe e a laringe. O ar entra no corpo por meio do nariz e da boca e, então, é movido para a faringe, onde é aquecido, filtrado e umidificado. A faringe serve como uma via

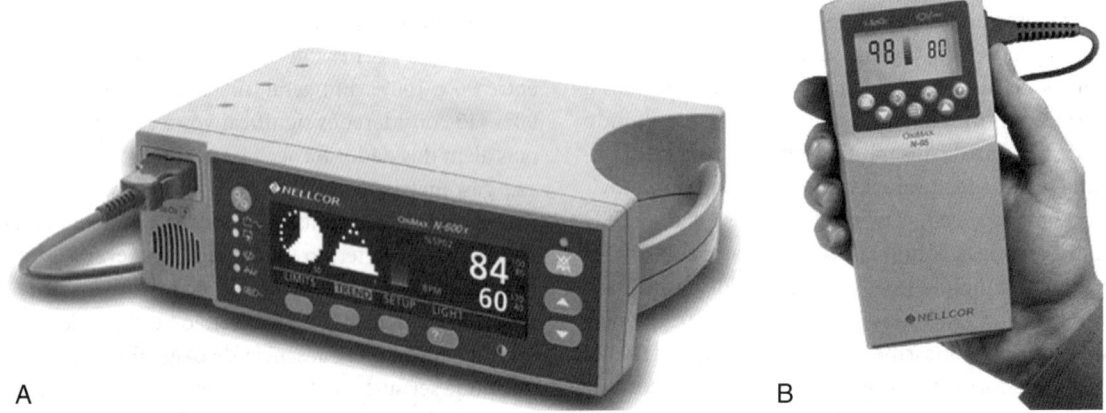

Figura 2.21 Oxímetros de pulso fornecem dados sobre a saturação de oxigênio no sangue arterial, bem como a frequência de pulso. **(A)** Unidade de oximetria de pulso padrão. **(B)** Oxímetro de pulso portátil. (Cortesia de Nellcor Puritan Bennett, LLC, Boulder, CO 80301, atuando como Covidien.)

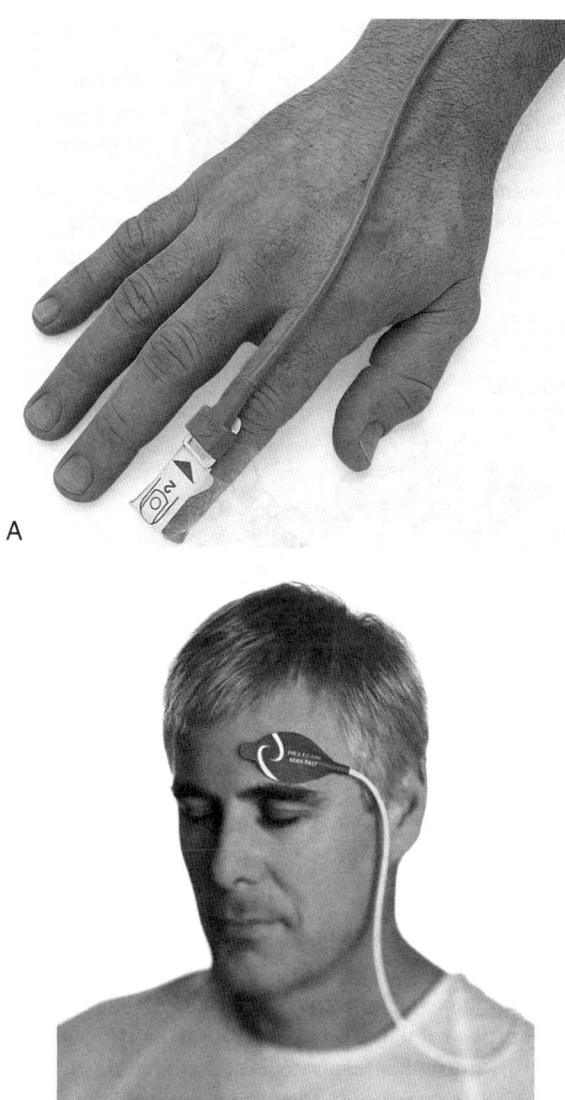

Figura 2.22 Sensores de oximetria. **(A)** Sensor de ponta do dedo (transmissão) e **(B)** sensor de testa (reflectância). (Cortesia de Nellcor Puritan Bennett, LLC, Boulder, CO 80301, atuando como Covidien.)

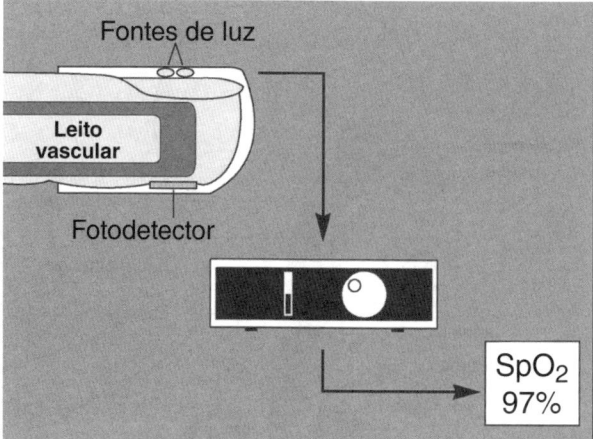

Figura 2.23 Desenho em corte transversal de um sensor de oximetria de ponta do dedo ilustrando as fontes de luz dupla, os fotodetectores, uma representação esquemática da conexão com o oxímetro e um resultado hipotético da medida de saturação de oxigênio. *Observação:* Nos sensores de ponta do dedo (transmissão), as fontes de luz estão posicionadas no lado oposto ao fotodetector. Nos sensores de testa (reflectância), as fontes de luz e o fotodetector estão posicionados em um lado do sensor. (Cortesia de Nellcor Puritan Bennett, LLC, Boulder, CO 80301, atuando como Covidien.)

comum para o ar e a comida. O ar inspirado é então movido para a laringe, a qual contém a epiglote, as cordas vocais e as estruturas cartilaginosas. A disposição anatômica dos músculos da laringe e faringe fornece a função essencial de proteger os pulmões da entrada de partículas estranhas, bem como de ajudar na fonação (produção de sons vocais) e tosse; este último é o principal mecanismo fisiológico para desobstruir as vias respiratórias. A *laringofaringe* é a área em que a ingestão de alimentos sólidos e líquidos é separada do ar inspirado. É também o local da bifurcação para a laringe e para o esôfago. Os músculos da faringe fecham a glote durante a deglutição para proteger os pulmões da aspiração. Se um corpo estranho passa pela glote e entra na árvore brônquica, o reflexo de tosse é iniciado para liberar a passagem de ar. Imediatamente abaixo da cartilagem tireóidea da laringe ("pomo de Adão") está o local para a abertura de emergência de uma via aérea pela traqueia (*traqueostomia*).[47,76,81,82]

A traqueia possui cerca de 11 a 13 cm de comprimento e vai de estruturas cartilaginosas do pescoço até o tórax. No nível da carina (Fig. 2.25), a traqueia se divide em dois brônquios principais. A carina contém a maior parte dos receptores de tosse e se situa aproximadamente entre o esterno e o manúbrio no segundo espaço intercostal. Os brônquios principais direito e esquerdo são assimétricos em tamanho e forma e são sucedidos pelo trato respiratório inferior, subdividindo-se então em bronquíolos respiratórios, onde começam as trocas gasosas. No entanto, as trocas gasosas ocorrem principalmente nos ductos alveolares e na grande área de superfície fornecida pelos alvéolos. Os bronquíolos respiratórios, os ductos alveolares e os alvéolos (sacos alveolares) compreendem a *zona respiratória* para trocas gasosas (Fig. 2.26). A *zona condutora* (traqueia, brônquios e bronquíolos terminais) proporciona um movimento contínuo de ar para dentro e para fora dos pulmões; essas áreas não contribuem para as trocas gasosas.[47,76,78,81]

Inspiração

A inspiração é iniciada pela contração do diafragma e dos músculos intercostais. Durante a contração desses músculos, o diafragma se move para baixo e os intercostais movem as costelas e o esterno para cima e para fora. Assim, a cavidade

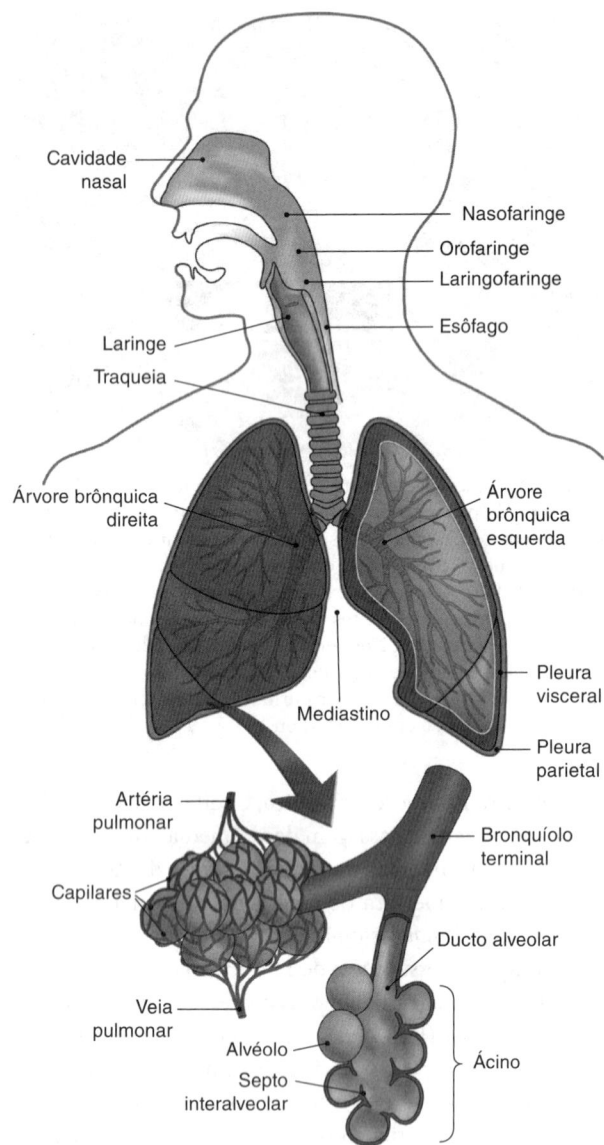

Figura 2.24 Estruturas do sistema respiratório. (De Dillon,[2,p.394] com permissão.)

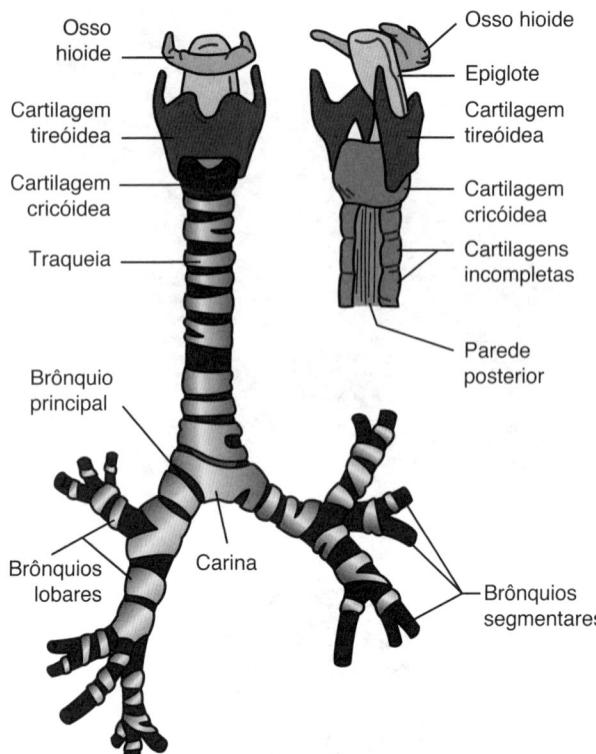

Figura 2.25 Estrutura das vias respiratórias cartilaginosas, incluindo a traqueia e os brônquios principais. (De Henderson,[82,p.388] com permissão.)

torácica aumenta em tamanho e possibilita a expansão do pulmão. A inspiração normal dura de 1 a 1,5 segundos.[59]

Expiração

Durante a respiração tranquila, a expiração é essencialmente um processo passivo. Quando os músculos respiratórios relaxam, o tórax retorna à sua posição de repouso, e os pulmões recuam. Essa capacidade de recuar ocorre por causa das propriedades elásticas inerentes aos pulmões. A expiração normal dura de 2 a 3 segundos.[59]

Mecanismos de regulação

A regulação da função respiratória envolve vários componentes de controle neural e químico e está intimamente integrada ao sistema cardiovascular. A respiração é controlada pelo centro respiratório, que se encontra bilateralmente na ponte e no bulbo. Nervos motores cujos corpos celulares estão localizados nessa área controlam os músculos respiratórios. O centro respiratório fornece controle tanto da *frequência* quanto da *profundidade* da respiração em resposta às necessidades metabólicas do corpo.[83]

Quimiorreceptores *centrais* e *periféricos* influenciam na respiração. Os quimiorreceptores *centrais* localizados no centro respiratório são sensíveis a mudanças nos níveis de dióxido de carbono ou de íons hidrogênio no sangue arterial. Um aumento no nível de dióxido de carbono ou de íons hidrogênio estimulará a respiração.[46] Os quimiorreceptores *periféricos* estão localizados na bifurcação das artérias carótidas (corpos carotídeos e no arco aórtico (corpos aórticos). Esses receptores são sensíveis à pressão parcial de oxigênio (PaO_2) no sangue arterial. Quando os níveis de PaO_2 no sangue arterial caem, impulsos aferentes levam essa informação ao centro respiratório. Os neurônios motores associados aos músculos respiratórios são estimulados a aumentar o **volume corrente** (quantidade de ar que é trocada a cada respiração) ou, com níveis muito baixos de oxigênio, a aumentar também a frequência respiratória. Esses quimiorreceptores periféricos causam um aumento na respiração apenas quando os níveis de PaO_2 caem para cerca

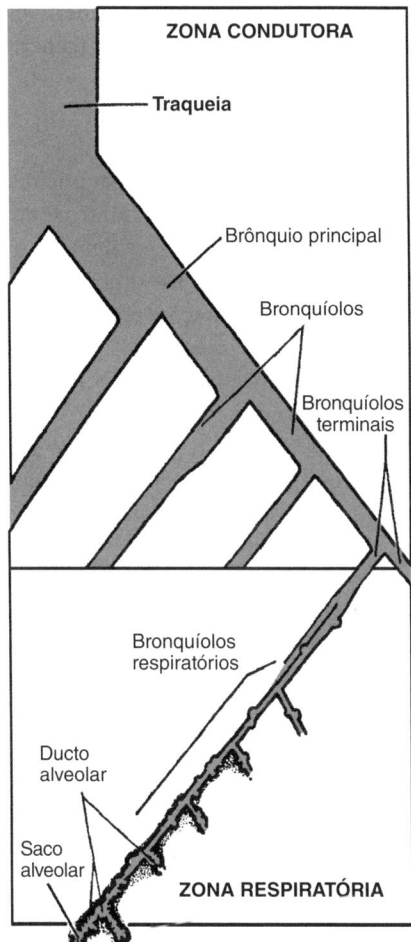

Figura 2.26 Ilustração esquemática das zonas funcionais do trato respiratório. A parte superior da figura, que vai da traqueia até os bronquíolos terminais, é chamada de *zona condutora*, porque essas vias transportam (conduzem) o ar inalado de e para a zona respiratória. A parte inferior da figura representa as áreas onde acontecem as trocas gasosas. Estas ocorrem em incrementos progressivamente crescentes nos bronquíolos respiratórios, ductos alveolares e sacos alveolares. Em conjunto, essas áreas constituem a zona respiratória. (*De Henderson,*[82,p.389] *com permissão.*)

de 60 mmHg (a partir de um nível normal de aproximadamente 90 a 100 mmHg). Isso ocorre porque os receptores são sensíveis apenas aos níveis de PaO_2 no plasma e não ao oxigênio total no sangue.[46,83]

A respiração também é influenciada por um mecanismo de estiramento protetor chamado de *reflexo de Hering-Breuer*. Os receptores de estiramento pulmonares ao longo das paredes dos pulmões detectam a quantidade de estiramento imposta pelo ar que entra.[84] Quando sobrecarregado, esses receptores enviam impulsos para o centro respiratório para inibir a continuidade da inspiração e aumentar a duração da expiração. Os impulsos cessam no final da expiração, de modo que outra inspiração possa ser iniciada.[46,76] Nos adultos, esse reflexo é raramente manifestado e provavelmente não seria ativado até que fosse alcançado um volume corrente acima de 1,5 litros.[46] Contudo, as evidências sugerem que o reflexo de Hering-Breuer tem um impacto significativo no padrão respiratório do neonatos.[85] A respiração também é estimulada por movimentos vigorosos das articulações e músculos (exercício) e é fortemente influenciada pelo controle cortical voluntário.

Fatores que influenciam a respiração

Vários fatores podem alterar a respiração normal, relaxada e sem esforço. Tal como acontece com a temperatura e o pulso, qualquer influência que aumente a taxa metabólica aumentará também a FR. O aumento no metabolismo e subsequentemente na demanda de oxigênio estimulará o aumento da respiração. Por outro lado, conforme as demandas metabólicas diminuem, as respirações também diminuem. Vários fatores influentes são de particular importância ao examinar a respiração. Estes incluem idade, tamanho corporal, estatura, exercício e posição do corpo.

Idade

A FR de um recém-nascido está entre 30 e 90 respirações por minuto. A frequência diminui gradualmente até a idade adulta, quando varia entre 12 e 20 respirações por minuto. Em idosos, a FR aumenta em razão da diminuição na elasticidade dos pulmões e na eficiência das trocas gasosas. Outros fatores associados ao envelhecimento normal que afetam a função respiratória incluem o enfraquecimento dos músculos respiratórios, a deterioração das paredes alveolares, a diminuição na mobilidade torácica e a diminuição nos volumes pulmonares.[86]

Tamanho corporal e estatura

Os homens geralmente têm uma capacidade vital maior do que as mulheres; os adultos, maior do que os adolescentes e crianças. Indivíduos altos e magros frequentemente têm uma capacidade vital maior do que indivíduos robustos ou obesos. Com a maior capacidade pulmonar, há também uma menor FR.

Exercício

A frequência e profundidade respiratória aumentarão com o exercício, como resultado do aumento na demanda de oxigênio e produção de dióxido de carbono.

Posição do corpo

A posição reclinada pode afetar significativamente a respiração e predispor o paciente à estase de líquidos. Entre os fatores que limitam a expansão pulmonar normal quando deitado estão a compressão do tórax contra a superfície de apoio e a pressão dos órgãos abdominais contra o diafragma. Esses dois fatores provocam o aumento na resistência à respiração. A dificuldade para respirar na posição reclinada é comum durante os estágios finais da gestação, conforme o feto empurra o diafragma para cima.[60] Pacientes com insuficiência cardíaca congestiva (ICC) também experienciam dificuldade respiratória ao deitarem em decúbito dorsal, o que melhora quando ficam em pé ou sentados.

Ambiente

A exposição a poluentes, como as emissões de gases e de partículas, amianto, resíduos de produtos químicos ou pó de carvão pode diminuir a capacidade de transportar oxigênio. Outros poluentes agressores comuns incluem altas concentrações de ozônio, dióxido de enxofre e monóxido de carbono.[50] Esses irritantes respiratórios normalmente aumentam a produção de muco. Altitudes elevadas também afetam o aparelho respiratório em razão da massa de ar reduzida (isto é, a pressão parcial de oxigênio no ar inspirado é baixa). Isso significa menos moléculas de oxigênio por litro de ar, o que causa uma redução nos níveis de oxigênio no sangue arterial e provoca falta de ar (*dispneia*) e diminuição na tolerância à atividade. Hiperventilação, taquicardia e edema pulmonar (acúmulo de líquido nas paredes alveolares) também podem ocorrer em altitudes elevadas.[50,60,87,88]

Emoções/estresse

O estresse, bem como as emoções, pode resultar em aumento na frequência e profundidade da respiração em decorrência da estimulação do sistema nervoso simpático.

Agentes farmacológicos

Essencialmente, qualquer fármaco que deprime a função do sistema nervoso central (SNC) resultará em depressão respiratória. Agentes narcóticos (p. ex., opioides [morfina], cloridrato de meperidina [Demerol]) diminuem a frequência e a profundidade da respiração. Outras categorias de agentes depressores do SNC incluem os barbitúricos (p. ex., fenobarbital [Nembutal], secobarbital [Seconal]), benzodiazepínicos (p. ex., lorazepam [Ativan], midazolam [genérico], diazepam [Valium]), neurolépticos (p. ex., clorpromazina [Amplictil], haloperidol [Haldol], clozapina [genérico]), relaxantes musculares, antidepressivos tricíclicos e anticonvulsivantes. Por outro lado, os broncodilatadores diminuem a resistência das vias respiratórias e o volume residual com um consequente aumento na capacidade vital e fluxo de ar. Fármacos broncodilatadores comuns incluem o albuterol (Proair, Ventolin, Proventil), bitolterol (Tornalate), epinefrina (EpiPen), formoterol (Foradil), isoproterenol (Isuprel), metaproterenol (Alupent) e terbutalina (genérico).[89,90]

Parâmetros respiratórios

Ao examinar a respiração, quatro parâmetros são considerados: frequência, profundidade, ritmo e som. A *frequência* é o número de respirações por minuto. Contam-se as inspirações ou expirações, mas não ambas. A FR normal de um adulto é de 12 a 20 respirações por minuto. A frequência deve ser contada por 30 segundos e multiplicada por 2. Se forem observadas irregularidades, indica-se a contagem completa por 60 segundos.

A *profundidade* da respiração se refere à quantidade (volume) de ar que é trocada a cada respiração. Em geral, a profundidade da respiração é consistente e produz um movimento relativamente constante e uniforme do tórax. O volume corrente normal no adulto é de aproximadamente 500 mL de ar. A profundidade da respiração é determinada pela observação dos movimentos do tórax e geralmente é descrita como *profunda* ou *superficial*, dependendo de a quantidade de ar trocada ser maior ou menor do que o normal. Nas respirações profundas, um grande volume de ar é trocado; nas respirações superficiais, uma pequena quantidade de ar é trocada, normalmente com mínima expansão pulmonar ou movimento da parede torácica.

O *ritmo* se refere à regularidade das inspirações e expirações. Normalmente, existe um intervalo de tempo uniforme entre as respirações. O ritmo respiratório é descrito como *regular* (normal) ou *irregular* (anormal).

O *som* da respiração se refere a desvios da respiração normal, tranquila e sem esforço. Embora alguns sons respiratórios sejam audíveis, a identificação precisa requer a auscultação (escutar com um estetoscópio colocado diretamente contra a parede torácica). Ouvem-se sons respiratórios normais (murmúrio vesicular) principalmente durante a inspiração; esses sons são relativamente regulares e suaves.[78] Sons respiratórios anormais (ruídos adventícios) incluem os seguintes:

- **Sibilos:** Som sibilante contínuo produzido pela passagem do ar ao longo de um estreitamento das vias respiratórias, como brônquios ou bronquíolos; muitas vezes é comparado ao som produzido quando se estreita o "pescoço" de uma bexiga, deixando o ar escapar lentamente por essa passagem estreitada. Pode ser ouvido tanto na inspiração quanto na expiração, mas é mais proeminente na expiração. Os sibilos são um sintoma comum da asma, também são vistos na ICC e podem resultar de uma obstrução das vias respiratórias.
- **Estridor:** Som agudo e áspero, de alta frequência, que ocorre em caso de obstrução das vias respiratórias

superiores que resulta em estreitamento da glote ou traqueia. É evidente em pacientes com estenose traqueal ou presença de um objeto estranho.
- **Crepitações**: Sons de chocalhar ou borbulhar que ocorrem em razão das secreções nas passagens de ar do trato respiratório. O som muitas vezes é comparado ao farfalhar de um saco de celofane. Os estertores podem ser ouvidos diretamente sem um estetoscópio, mas são determinados com maior precisão com a ajuda desse instrumento. Eles são observados em pacientes com ICC.
- **Suspiro**: Uma inspiração profunda seguida por uma expiração prolongada e audível. Suspiros ocasionais são normais e servem para expandir os alvéolos; suspiros frequentes são anormais e podem ser indicativos de estresse emocional.
- **Estertor**: Som de ronco decorrente da obstrução parcial (p. ex., secreção) das vias respiratórias superiores (p. ex., traqueia, brônquios de grosso calibre).

Padrões respiratórios

O exame da frequência, ritmo e profundidade possibilita ao fisioterapeuta determinar o *padrão* respiratório. Nem todos os pacientes apresentarão um padrão respiratório distinto. No entanto, vários padrões ocorrem com frequência suficiente, de modo que foi desenvolvida uma terminologia para a sua identificação. Os padrões respiratórios comuns são exibidos na Figura 2.27.

Eupneia é o termo usado para descrever um padrão respiratório normal de 12 a 20 vezes por minuto em um adulto. A **hiperventilação** é uma frequência e profundidade respiratória anormalmente rápida, muitas vezes associada a ansiedade, estresse emocional e síndrome do pânico. Uma resposta comum a um episódio agudo é fazer com que o paciente respire em um saco de papel, o que repõe parte do dióxido de carbono perdido (**hipocapnia**). Os transtornos pulmonares ou do SNC podem causar hiperventilação prolongada. A **hipoventilação** consiste em uma redução na frequência e profundidade da respiração. Este decréscimo na quantidade de ar que entra nos pulmões provoca um aumento nos níveis de dióxido de carbono arterial.

A respiração difícil ou trabalhosa é chamada de **dispneia**. Os pacientes com dispneia exigem um esforço maior e perceptível para respirar e, frequentemente, parecem estar lutando para levar ar aos pulmões. Em um esforço para aumentar a efetividade da respiração, muitas vezes são ativados músculos acessórios, como os intercostais e os abdominais. Os músculos intercostais ajudam a elevar as costelas para expandir a caixa torácica; os abdominais ajudam na função do diafragma. Outros músculos que podem ter funções acessórias na respiração são o esternocleidomastóideo, os peitorais maior e menor, os escalenos e o subclávio. O uso de músculos acessórios para respirar é conhecido como **respiração costal** ou **torácica**. A dor e o batimento de asa de nariz às vezes acompanham a dispneia (para trazer mais oxigênio). Episódios agudos podem ser causados por obstrução de uma passagem

TIPO	DESCRIÇÃO	ILUSTRAÇÃO
Eupneia	Respirações normais, com frequência e profundidade regular, 12-20 respirações/min	
Bradipneia	Respirações lentas, < 10 respirações/min	
Taquipneia	Respirações rápidas, < 24 respirações/min, geralmente superficiais	
Respirações de Kussmau	Respirações regulares, mas anormalmente profundas e de frequência aumentada	
Respirações de Biot	Respirações irregulares de profundidade variável (geralmente superficiais), alternadas com períodos de apneia (ausência de respiração)	
Respirações de Cheyne-Strokes	Aumento gradual da profundidade da respiração, seguido de diminuição gradual e, depois, de um período de apneia	
Apneia	Ausência de respiração	

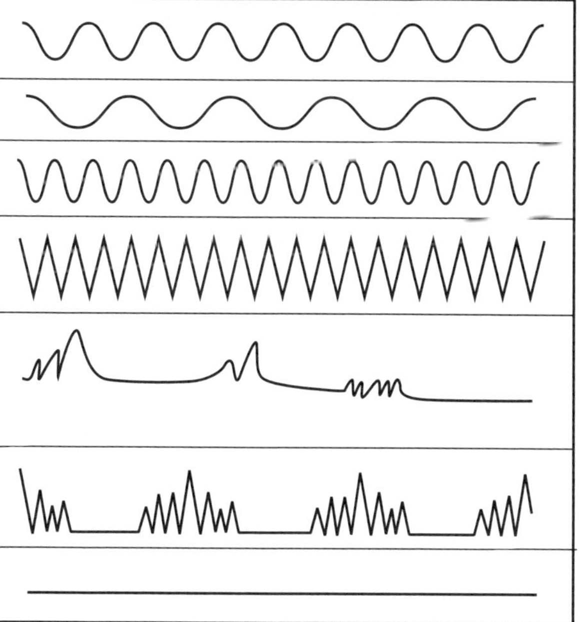

Figura 2.27 Padrões respiratórios normal (*parte superior*) e anormais. Ao examinar os padrões respiratórios, considere a *frequência*, o *ritmo* e a *profundidade* da respiração e descreva o que é observado usando esses termos. (De Wilkinson e Treas,[7,p.339] com permissão.)

de ar, infecção do trato respiratório ou trauma ao tórax. A dispneia de longa data é uma característica da DPOC, como a asma brônquica ou bronquite crônica. O fisioterapeuta muitas vezes ensina aos pacientes com DPOC uma técnica de respiração chamada de *respiração frenolabial*, a fim de ajudar a prevenir o colapso das vias respiratórias de pequeno calibre. Nessa técnica, o ar é inspirado lentamente pelo nariz e expirado lentamente através dos lábios semicerrados.

A **ortopneia** é a respiração difícil ou trabalhosa (dispneia) quando o paciente está deitado, e que é aliviada ao passar para a posição sentada ou ortostática. A mudança na posição impõe a força da gravidade sobre os órgãos abdominais, o que possibilita um maior espaço para a expansão do tórax. A ortopneia é um sintoma característico da ICC, que também pode ser observada na asma brônquica, enfisema pulmonar avançado e edema pulmonar. A **taquipneia** consiste em uma FR anormalmente rápida, geralmente superior a 24 respirações por minuto. Esse padrão é visto na insuficiência respiratória e febre, conforme o corpo tenta se livrar do excesso de calor. Durante a febre, a FR pode aumentar em até 4 respirações por minuto a cada aumento de 0,6°C na temperatura.[54] A **bradipneia** consiste em uma FR anormalmente lenta, geralmente de 10 respirações por minuto ou menos. A bradipneia está associada a alterações no centro de controle respiratório, como pode ocorrer com o aumento da pressão intracraniana (tumor), uso abusivo de drogas (narcóticos) ou transtornos metabólicos. A **apneia** consiste em uma ausência de respiração e geralmente é transitória. Se mantida por mais do que alguns minutos, podem ocorrer danos cerebrais e morte. A **respiração de Cheyne-Stokes** é caracterizada por um período de apneia de duração de 10 a 60 segundos, seguido de um aumento gradual na profundidade e frequência da respiração (hiperventilação). Ocorre na depressão dos hemisférios cerebrais (p. ex., coma), na doença de gânglios da base e, ocasionalmente, na ICC. Está associada a um mau prognóstico. O Quadro 2.6, Resumo de evidências, inclui estudos que examinam a confiabilidade e a validade da mensuração da frequência respiratória.

Exame respiratório

Como a respiração está tanto sob o controle voluntário (cortical) quanto o involuntário, é importante que o paciente não tome conhecimento de que a respiração está sendo examinada. Uma vez ciente do exame, as características do padrão respiratório provavelmente serão alteradas. Essa é uma reação normal ao ser observado. Em geral, recomenda-se que as respirações sejam observadas imediatamente após a avaliação do pulso. Depois de monitorá-lo, os dedos podem permanecer no local da avaliação do pulso e a respiração

Quadro 2.6 Resumo de evidências
Estudos que examinam a confiabilidade e a validade da mensuração da frequência respiratória

Referência	Métodos	Amostra/desenho	Resultados	Conclusões/comentários
Smith et al. (2011)	Comparar a frequência respiratória (FR) dada pelo monitor eletrônico com o método de contagem manual. O método manual exigiu que um mesmo profissional de saúde colocasse uma mão sobre o tórax do paciente e contasse as excursões do tórax durante 60 segundos.	Foram incluídos 220 pacientes que necessitavam de oxigênio, no pós-operatório, por meio de uma máscara de tamanho adulto. A FR foi medida utilizando um monitor eletrônico e o método manual simultaneamente.	Houve correlação estatisticamente significativa (r = 0,84) entre os dois métodos para medir a FR. A FR média obtida manualmente foi de 14,32, e a FR média obtida com o monitor foi de 13,46. A diferença média entre os métodos de mensuração da FR foi de 0,86.	Este estudo mostrou que o monitor eletrônico de FR foi fácil de usar e seguro. Além disso, ele pode fornecer monitoramento contínuo, o que o método manual não pode fazer. Foi observada maior diferença entre os métodos em populações de pacientes instáveis.
Considine et al. (2009)	Predizer as admissões à unidade de terapia intensiva com base nos sinais (incluindo os sinais vitais) e sintomas.	Desenho de caso-controle retrospectivo de 386 pacientes (193 pacientes em cada grupo). Os grupos foram pareados com base na idade, sexo, diagnóstico no pronto-socorro e categoria de triagem.	Os casos (32,3%) tiveram uma maior incidência de FR anormal quando comparados aos controles (22,3%). Na verdade, as anormalidades na FR na primeira avaliação de enfermagem (razão de possibilidades = 1,66, IC 95% = 1,05-2,06) aumentaram as chances de admissão à unidade de terapia intensiva.	Este estudo indica fatores que podem predizer a admissão à unidade de terapia intensiva, como a FR anormal.

(continua)

Quadro 2.6 Resumo de evidências *(continuação)*
Estudos que examinam a confiabilidade e a validade da mensuração da frequência respiratória

Referência	Métodos	Amostra/desenho	Resultados	Conclusões/comentários
Chaboyer et al. (2008)	Predizer os eventos adversos dentro de 72 horas após a alta da unidade de terapia intensiva (UTI). Os preditores examinados abarcaram características demográficas e clínicas, incluindo os sinais vitais.	Este estudo examinou 300 pacientes internados na UTI, dos quais 208 (69,3%) não tiveram qualquer evento adverso, 92 (30,7%) tiveram algum evento adverso e 17 (5,7%) tiveram um grande evento adverso.	Com base em análises univariadas, uma FR < 10 ou ≥ 25 foi um preditor para: Algum evento adverso (razão de possibilidades = 4,23, IC 95% = 2,12-8,45) Um grande evento adverso (razão de possibilidades = 5,82, IC 95% = 2,03-16,68) Com base na análise multivariada, uma FR < 10 ou ≥ 25 foi um forte preditor para algum evento adverso (razão de possibilidades = 3,22, IC [intervalo de confiança] 95% = 1,56-6,66).	A FR anormal e a FC alta são comumente usadas na avaliação do risco após a alta da UTI. A FR e a FC são preditores independentes de eventos adversos, com a FR sendo o preditor mais forte com base na análise uni e multivariada.
Lockwood et al. (2004)	Examinar as melhores evidências disponíveis relacionadas com o monitoramento dos sinais vitais, incluindo: • Finalidade • Limitações • Frequência ideal de mensuração • Que medidas devem ser consideradas sinais vitais	Revisão sistemática narrativa dos sinais vitais. Revisão atualizada de Evans et al. (2001). Incluiu 124 estudos sobre as populações neonatal, pediátrica e adulta.	Há pouca pesquisa sobre a mensuração da FR. Estudos focaram na precisão da mensuração da FR e na FR como um marcador para a disfunção.	Os profissionais de saúde não devem usar a FR isoladamente como um indicador da deterioração na função fisiológica. Nas crianças, a FR não deve ser usada isoladamente como uma medida de doença grave. Ao medir a FR, contar por 60 segundos, usar um estetoscópio para crianças e recém-nascidos quando a FR for rápida, e avaliar a FR com o paciente em repouso. Em situações agudas, uma FR aumentada pode indicar disfunção respiratória.
Evans et al. (2001)	Examinar as melhores evidências disponíveis relacionadas com o monitoramento dos sinais vitais, incluindo: • Medidas que constituem os sinais vitais • Frequência ideal de mensuração • Limitações dos sinais vitais	Revisão sistemática narrativa dos sinais vitais. Incluiu 69 estudos sobre as populações neonatal, pediátrica e adulta.	Há evidências limitadas de baixo nível sobre a frequência com que os sinais vitais devem ser monitorados. Há poucas pesquisas sobre a mensuração da FR.	Grande parte da prática corrente do medição de sinais vitais não se baseia em pesquisas, mas na tradição e na opinião de especialistas. Diversos estudos relataram medições inexatas da FR em função da técnica utilizada. Há também evidências que apoiam o uso da oximetria de pulso para detectar deteriorações na função fisiológica.

Preparado por Kevin K. Chui, PT, PhD, GCS, OCS.
Smith, I, et al: Respiratory rate measurement: A comparison of methods. British Journal of Healthcare Assistants 15:18, 2011.
Considine, J, Thomas, S, and Potter, R: Predictors of critical care admission in emergency department patients triaged as low to moderate urgency. J Adv Nurs 65:818, 2009.
Chaboyer, W, et al: Predictors of adverse events in patients after discharge from the intensive care unit. Am J Crit Care 17:255, 2008.
Lockwood, C, Conroy-Hiller, T, and Page, T: Systematic review: Vital signs. JBI Reports 2:207, 2004.
Evans, D, Hodgkinson, B, and Berry, J: Vital signs in hospital patients: A systematic review. Int J Nurs Stud 38:643, 2001.

pode ser monitorada sem que o paciente tome consciência de que seu padrão respiratório está sendo avaliado. De modo ideal, a respiração deve ser examinada com o tórax exposto. Se isso não for possível, ou se as respirações não puderem ser facilmente observadas através das roupas, mantenha os dedos no local do pulso radial e coloque o antebraço do paciente sobre o tórax. Isso possibilitará uma palpação limitada, sem chamar a atenção consciente do paciente. O Capítulo 12, Disfunção pulmonar crônica, fornece uma discussão mais aprofundada do exame respiratório.

Monitoramento da respiração

A. Reúna os equipamentos.
   1. Relógio de pulso (ou de parede) no braço contralateral.
B. Lave as mãos.
C. Procedimento.
   1. Garanta a segurança e o conforto do paciente. As respirações normalmente são monitoradas com o paciente em decúbito dorsal ou sentado.
      Observação: O paciente deve estar em uma posição de repouso tranquilo por pelo menos 5 minutos antes do monitoramento da respiração.
   2. Exponha a área do tórax; se a área não puder ser exposta e as respirações não forem facilmente observáveis, coloque o antebraço do paciente sobre o tórax e mantenha os dedos posicionados como se ainda estivesse monitorando o pulso radial.
   3. À medida que o paciente respira, observe a ascensão e depressão do tórax; observe a quantidade de esforço necessário ou sons audíveis produzidos durante a respiração. (Normalmente, a respiração é fácil e silenciosa.)
   4. Usando o ponteiro dos segundos de um relógio de pulso ou de parede, determine a frequência contando as respirações (quer inspirações ou expirações, mas não ambas) durante 30 segundos e multiplique por 2.
   5. Identifique o ritmo (regularidade das inspirações e expirações); observe desvios do espaçamento normal ininterrupto e regular. Se forem observadas irregularidades, conte até um total de 60 segundos para acomodar as flutuações e garantir uma contagem precisa.
   6. Observe a profundidade da respiração; determine se é inspirado um volume de ar pequeno, grande ou relativamente normal. Observe o envolvimento dos músculos acessórios, o que sugere fraqueza nos músculos principais da respiração (músculos diafragma e intercostais externos); se for difícil observar, pode ser usada a palpação da excursão da parede torácica para identificar a profundidade da respiração. Registre-a como superficial, profunda ou normal.

      Observação: A excursão da parede torácica também pode ser determinada por medidas circunferenciais do tórax, utilizando uma fita métrica em marcos ósseos específicos. Três pontos de referência comuns para as medidas circunferenciais do tórax são (1) o ângulo do esterno; (2) o processo xifoide; e (3) meio caminho entre o processo xifoide e o umbigo.
   7. Se necessário, determine os sons respiratórios com o uso de um estetoscópio.
   8. Recoloque as roupas se o tórax tiver sido exposto.
   9. Lave as mãos.

Pressão arterial

A **pressão arterial** se refere à força que o sangue exerce contra a parede de um vaso. É medida em milímetros de mercúrio (mmHg) e registrada sob a forma de uma fração (p. ex., 119/79). O valor de cima indica a pressão sistólica, e o de baixo indica a pressão diastólica. Como o líquido flui unicamente das áreas de maior para as de menor pressão, a pressão é mais elevada nas artérias, inferior nos capilares e ainda mais baixa nas veias.[45,47]

Como o coração é uma bomba pulsátil intermitente, a pressão é medida tanto no ponto de pulso mais alto como no mais baixo. Esses pontos representam as pressões sistólica (contração ventricular) e diastólica (relaxamento ventricular). A **pressão sistólica** é a mais alta pressão exercida pelo sangue contra as paredes arteriais. A **pressão diastólica** (que está constantemente presente) é a pressão mais baixa. As propriedades elásticas das paredes arteriais possibilitam a expansão e recuo em resposta à alteração no volume sanguíneo circulante durante o ciclo cardíaco. A diferença matemática entre as pressões sistólica e diastólica é chamada de **pressão de pulso**. Por exemplo, uma pressão sistólica de 119 mmHg e uma pressão diastólica de 79 mmHg resultam em uma pressão de pulso de 40 mmHg.

A PA é uma função de dois elementos principais: (1) o débito cardíaco (DC, quantidade de fluxo sanguíneo); e (2) a resistência periférica (R, impedimento ao fluxo de sangue dentro de um vaso) que o coração precisa vencer. A relação entre PA, DC e R é expressa pela equação: PA = DC × R. Fatores adicionais que contribuem para essa relação incluem o diâmetro e a elasticidade das paredes dos vasos, o volume sanguíneo e a viscosidade do sangue.[91]

Regulação da pressão arterial

O *centro vasomotor* está localizado bilateralmente na parte inferior da ponte e na parte superior do bulbo. Ele transmite impulsos pelos nervos simpáticos a todos os vasos do corpo. O centro vasomotor é tonicamente ativo e produz um disparo lento e contínuo em todas as fibras nervosas vasoconstritoras. É esse disparo lento e contínuo que mantém um estado parcial de contração dos vasos sanguíneos e fornece um *tônus vasomotor* normal.[49] O centro vasomotor ajuda no fornecimento da pressão arterial estável requerida para manter o fluxo sanguíneo aos tecidos e órgãos do corpo. Isso ocorre por causa de sua estreita ligação com o centro de controle cardíaco no bulbo (já que alterações no débito cardíaco influenciarão a PA). Além disso, os centros de controle vasomotor e cardíaco exigem informações de receptores aferentes.

As informações aferentes em relação à PA são fornecidas principalmente por *barorreceptores* e *quimiorreceptores*. Os *barorreceptores* (receptores de pressão) são estimulados pelo estiramento da parede do vaso por alterações na pressão. Esses receptores estão em alta concentração nas paredes das artérias carótidas internas acima da bifurcação carotídea e nas paredes do arco aórtico. Os barorreceptores localizados nos *seios carotídeos* das artérias carótidas monitoram a PA para o encéfalo. Os barorreceptores nos *seios aórticos* do arco aórtico são responsáveis por monitorar a PA em todo o corpo.

Em resposta a um aumento na PA, os *inputs* dos barorreceptores para o centro vasomotor resultam em uma inibição do centro vasoconstritor do bulbo e em uma excitação do centro vagal.[47] Isso gera uma redução na FC, uma diminuição na força de contração cardíaca e uma vasodilatação, com subsequente queda na PA. Os *inputs* de barorreceptores durante uma redução na PA produziriam efeitos opostos.

Os *quimiorreceptores* são estimulados pela redução na concentração de oxigênio arterial, pelo aumento na tensão de dióxido de carbono e pelo aumento na concentração de íons hidrogênio. Esses receptores se encontram perto dos barorreceptores. Os localizados na artéria carótida são chamados de *corpos carotídeos*, e os que estão sobre o arco aórtico são denominados *corpos aórticos*. Impulsos provenientes desses receptores chegam até o encéfalo (centros vasomotores e cardiorregulatórios) por meio de vias aferentes dos nervos vago e glossofaríngeo. Impulsos eferentes desses centros, em resposta a alterações na PA, alterarão a FC, a força das contrações cardíacas e o calibre dos vasos sanguíneos.[46]

Fatores que influenciam a pressão arterial

Muitos fatores influenciam a pressão arterial. Tal como acontece com todos os sinais vitais, a PA é representada por uma gama de valores normais e fornecerá dados mais úteis quando monitorada ao longo de um período de tempo. Importantes influências a serem consideradas ao se examinar a PA incluem o volume sanguíneo, o diâmetro e a elasticidade das artérias, o débito cardíaco, a idade, o exercício e a posição do braço.

Volume sanguíneo

A quantidade de sangue circulando no corpo afeta diretamente a pressão. A perda de sangue (p. ex., hemorragia) causa uma queda na pressão sanguínea e pode resultar em **choque hipovolêmico** pela perfusão tecidual inadequada. Por outro lado, um aumento na quantidade de sangue circulante (p. ex., transfusão de sangue) fará com que a pressão aumente. A redução no volume de líquido, como pode ocorrer em caso de diarreia ou ingestão oral inadequada (desidratação), também reduzirá a PA; o excesso de líquido, como ocorre na ICC, aumentará a pressão.[60] Essencialmente, qualquer situação que cause uma mudança (aumento ou diminuição) nos líquidos corporais (intravascular, intersticial ou intracelular) irá alterar a PA.[60] A distensão vesical também pode contribuir para a elevação da PA.

Diâmetro e elasticidade das artérias

O diâmetro (tamanho) do lúmen do vaso provocará um *aumento na resistência periférica* (vasoconstrição) ou uma *diminuição na resistência* (vasodilatação) ao débito cardíaco. A elasticidade da parede do vaso também influencia a resistência. Normalmente, as propriedades de expansão e recolhimento das paredes arteriais fornecem um fluxo sanguíneo contínuo e suave nos capilares e nas veias entre os batimentos cardíacos. Com a idade, essas propriedades diminuem; a rigidez arterial diminui a complacência da parede do vaso. Assim, há uma maior resistência ao fluxo sanguíneo com um resultante *aumento* na pressão arterial.

Uma característica típica da arteriosclerose é a redução na complacência da parede do vaso em resposta a flutuações na pressão. Em adultos mais velhos, a PA elevada muitas vezes está associada aos efeitos degenerativos da arteriosclerose. Conforme a doença progride, as pequenas artérias e arteríolas perdem elasticidade, as paredes se tornam espessas e rígidas, incapazes de ceder à pressão exercida pelo fluxo sanguíneo, e o lúmen se estreita de forma gradual, podendo eventualmente ficar bloqueado. Múltiplos fatores podem contribuir para a hipertensão em idosos (p. ex., tabagismo, nível de atividade, obesidade, dieta e comorbidades como doença cardíaca ou vascular). Em sua extensa revisão da literatura, Pinto afirma: "O aumento na PA com a idade provavelmente é decorrente de fatores complexos e variados, moldados e influenciados pelo ambiente e estilo de vida do indivíduo".[92,p.110]

Débito cardíaco

Quando a quantidade de sangue que é bombeada para as artérias aumenta, as paredes dos vasos se distendem, o que resulta em uma maior PA. Com um débito cardíaco menor, menos sangue é empurrado para dentro do vaso, e há uma subsequente queda na pressão.

Idade

A PA varia com a idade. Normalmente, ela aumenta de forma gradual após o nascimento e atinge um pico durante a puberdade. Ao final da adolescência (18 a 19 anos), alcança-se a PA da idade adulta. Durante muitos anos, considerou-se que a PA adulta normal era de 120/80 mm Hg. Novas diretrizes para a PA foram apresentadas no 7º relatório do Comitê Conjunto dos EUA sobre Prevenção, Detecção, Avaliação e Tratamento da Hipertensão Arterial: o Relatório JNC 7 (Tab. 2.8).[93] As novas recomendações reconhecem a alta prevalência de hipertensão que afeta milhões de indivíduos nos Estados Unidos e pessoas do mundo inteiro. A hipertensão arterial (pressão igual ou maior do que 140/90) é um dos principais fatores de risco para infarto agudo do miocárdio, insuficiência cardíaca, acidente vascular encefálico e doença renal. O valor anterior de PA normal no adulto, que era de 120/80 mmHg, agora caiu para a nova categoria de pré-hipertensão (pressão sistólica: 120 a 139; pressão diastólica: 80 a 89). "A pré-hipertensão não é uma categoria de doença. Pelo contrário, é uma designação escolhida para identificar os indivíduos com alto risco de desenvolver hipertensão, de modo que tanto o paciente quanto o médico sejam alertados para esse risco e incentivados a intervir e prevenir ou retardar o desenvolvimento da doença".[93,p.12] O valor de PA de 119/79 mmHg ou abaixo é o novo padrão normal para o adulto. O relatório JNC 7 recomenda a implementação de medidas para prevenir novos aumentos na prevalência de hipertensão arterial.[93]

Observação clínica: A síndrome do jaleco branco ou hipertensão não sustentada é vista mais frequentemente em pessoas idosas. Isso ocorre em indivíduos cuja pressão arterial é superior em uma instituição de saúde do que fora dela; acredita-se que esteja associada ao estresse e à ansiedade de estar na presença de um profissional da saúde (o "jaleco branco").

Exercício

A atividade física aumenta o débito cardíaco, com uma consequente elevação linear na PA. Aumentos maiores são observados na pressão sistólica, em razão das alterações proporcionais no gradiente de pressão dos vasos periféricos. Isso significa que, embora o débito cardíaco durante o exercício seja alto, a vasodilatação reduz a resistência periférica a fim de manter uma pressão diastólica relativamente mais baixa. Os aumentos na PA são proporcionais à intensidade da carga de trabalho. Uma queda na PAS de 10 mmHg ou mais com o aumento na intensidade do exercício é uma indicação para interromper o exercício (de acordo com as diretrizes do American College of Sports Medicine).

Manobra de Valsalva

A **manobra de Valsalva** é uma tentativa de expirar com força com a glote, nariz e boca fechados. Ela provoca um aumento na pressão intratorácica com um colapso associado das veias da parede torácica. Há uma subsequente redução no fluxo sanguíneo para o coração, uma diminuição no retorno venoso e uma queda na PA. Essa manobra serve para estabilizar internamente a parede torácica e abdominal durante períodos de esforço rápido e máximo, como ao levantar um objeto pesado. Quando a respiração é liberada, a pressão intratorácica diminui e o retorno venoso é subitamente restabelecido como um mecanismo de "superação" para compensar a queda na PA. Por sua vez, há um aumento significativo na FC e na PA. Esse aumento rápido na pressão arterial provoca uma desaceleração vagal na FC (bradicardia). Embora a manobra de Valsalva possa aumentar temporariamente a função muscular por meio da estabilização interna, ela possui o efeito indireto indesejável de aumentar a PA e deve ser evitada por pessoas com insuficiência cardíaca e hipertensão.[45,49]

Observação clínica: Um equívoco comum sobre a manobra de Valsalva é que ela aumenta diretamente a FC e a PA. Conforme descrito anteriormente, o mecanismo de recuperação do corpo do repentino aumento no retorno venoso é que causa esse aumento. A subsequente queda na PA em razão da manobra de Valsalva pode fazer com que o paciente veja "pontos pretos" e tenha a sensação de tontura que muitas vezes acompanha o esforço ao levantar um objeto pesado.

Hipotensão ortostática

Associada a imobilidade prolongada e períodos de repouso absoluto, a **hipotensão ortostática** ou **postural** consiste em uma queda súbita na PA que ocorre quando é iniciado o movimento para posturas eretas (sentada ou em pé). A mudança de posição provoca acúmulo gravitacional de sangue nas veias dos membros inferiores (MMII). O retorno venoso e o débito cardíaco são reduzidos, com resultante hipoperfusão cerebral. Isso pode desencadear um episódio de atordoamento, tonturas ou até mesmo perda de consciência (síncope). Sob circunstâncias normais, em resposta a mudanças de posição, a PA é mantida pela vasoconstrição reflexa (via barorreceptores), o que aumenta a FC. Depois de um período

Tabela 2.8 Classificação da pressão arterial em adultos com 18 anos ou mais

Classificação da PA	PA sistólica (mmHg)	PA diastólica (mmHg)
Normal	< 120	< 80
Pré-hipertensão	120-139	80-89
Hipertensão • Estágio 1 • Estágio 2	140-159 ≥ 160	90-99 ≥ 100

De Chobanian et al.,[93] com permissão.

de inatividade, deve-se antecipar a ocorrência de hipotensão postural; isso requer uma aclimatação gradual à posição vertical até que o controle reflexo normal retorne. Outros fatores predisponentes para a hipotensão postural incluem exercícios, medicamentos como anti-hipertensivos e vasodilatadores, redução na resposta dos barorreceptores por conta do envelhecimento, manobra de Valsalva e **hipovolemia** (volume anormalmente baixo de sangue circulante).[94,95] Os pacientes com envolvimento central do sistema nervoso autônomo (p. ex., pacientes com lesão medular cervical aguda ou doença de Parkinson) normalmente apresentam episódios de hipotensão ortostática com as mudanças de posição. Como precaução útil, qualquer paciente restrito a uma posição reclinada, mesmo durante curtos períodos, deve ser considerado em risco de hipotensão postural. Esses eventos podem ser minimizados pela utilização de apoios de compressão externa, como cintas abdominais e meias elásticas de perna inteira (bandagens elásticas também podem ser usadas com efetividade), e uma aclimatação muito gradual a posturas eretas. Se a hipotensão postural ocorrer durante o tratamento, o paciente deve ser reclinado da posição vertical, com as pernas elevadas.

Posição do braço

A PA pode variar em até 20 mmHg ao alterar a posição do braço. Para manter a consistência das mensurações, o paciente deve estar sentado, com o braço em uma posição horizontal, apoiado e na altura do coração. Se a condição do paciente ou o tipo de atividade impedirem essas posições, as alterações devem ser cuidadosamente documentadas. Tal como acontece com outros sinais vitais, fatores como medo, ansiedade ou estresse emocional também causarão um aumento na PA.

Fatores de risco

A PA elevada também está associada a uma grande quantidade de fatores de risco, que incluem a ingestão elevada de sódio, a obesidade e o excesso de peso, o sedentarismo, o consumo excessivo de álcool, a gravidez, o sexo e a idade do paciente. Nos Estados Unidos, cerca de 76,4 milhões de pessoas com 20 anos ou mais têm PA elevada.[96] Projeções sugerem que, até 2030, mais 27 milhões de pessoas podem ter PA elevada. Até os 45 anos, uma porcentagem maior de homens do que de mulheres apresenta PA elevada; entre 45 e 64 anos de idade, o percentual de homens e mulheres é comparável; e, depois dessa idade, uma porcentagem muito maior de mulheres do que de homens tem PA elevada.[96] Os afro-americanos estão em maior risco de PA elevada do que os caucasianos. A taxa de hipertensão nesse grupo é de 44% e está entre as mais altas do mundo.[97] A hereditariedade (histórico familiar de PA elevada) também coloca o indivíduo em maior risco. Globalmente, a PA sistólica elevada é encontrada em 51% dos pacientes com acidente vascular encefálico e em 45% dos pacientes com doença miocárdica.[98]

Além disso, alguns fármacos podem aumentar a PA ou interferir em medicamentos anti-hipertensivos. Esses fármacos incluem esteroides, agentes anti-inflamatórios não esteroides, pílulas dietéticas, ciclosporina, eritropoietina, antidepressivos tricíclicos, inibidores da monoaminoxidase e alguns contraceptivos orais.

Requisitos de equipamento

Os fisioterapeutas usam a medida não invasiva ou *indireta* da PA. Em ambientes de terapia intensiva, medidas invasivas ou *diretas* da PA são obtidas colocando um cateter fino diretamente em uma artéria. Os equipamentos necessários para a mensuração da PA usando o método auscultatório não invasivo mais comum incluem um *esfigmomanômetro* e um *estetoscópio*. O esfigmomanômetro (frequentemente chamado de *manguito de pressão arterial*) é constituído por um balão hermético de látex liso inflável. O balão é coberto com um manguito de algodão ou *nylon* que se estende além do comprimento do balão. Existem dois tubos que se estendem do manguito. Um está ligado a uma pera de borracha, que contém uma válvula para reter ou liberar o ar do manguito. O segundo tubo está ligado a um manômetro de pressão (porção do esfigmomanômetro que registra a leitura de pressão). Em instituições de saúde, o esfigmomanômetro pode estar conectado à parede (Fig. 2.28A) ou em um apoio móvel com uma base sobre rodas (Fig. 2.28B). O Quadro 2.7, Resumo de evidências, apresenta estudos que examinam a confiabilidade e a validade das mensurações de pressão arterial.

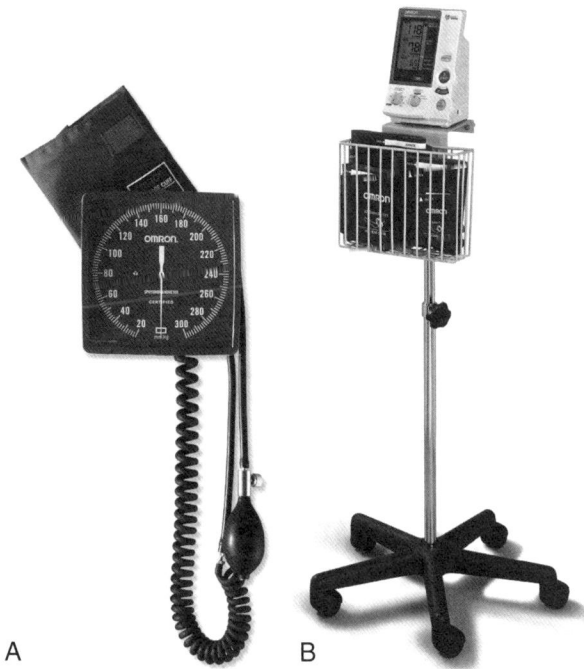

Figura 2.28 Em instituições de saúde, os esfigmomanômetros podem estar **(A)** conectados à parede ou **(B)** dispostos em um apoio móvel. (Cortesia de Omron, Inc., Lake Forest, IL 60045.)

Quadro 2.7 Resumo de evidências
Estudos que examinam a confiabilidade e a validade da mensuração da pressão arterial

Referência	Métodos	Amostra/desenho	Resultados	Conclusões/comentários
Frese et al. (2011)	Fornece diretrizes para a medição da pressão arterial (PA) para fisioterapeutas e assistentes de fisioterapia.	Trata-se de um artigo de revisão narrativa.	Fornece informações sobre a classificação da hipertensão, fontes comuns de erro, tamanhos de manguito recomendados, dados de referência e considerações para situações especiais.	A medição precisa da PA é fundamental para o fisioterapeuta.
Verrij et al. (2009)	Examina o efeito de elevar o braço acima da cabeça durante 30 segundos (seg) sobre as amplitudes dos sons de Korotkoff.	Este estudo examinou 46 pacientes (idade média de 54 anos). Comparou as amplitudes dos sons de Korotkoff após as posições de braço acima da cabeça e habitual.	A amplitude do primeiro som de Korotkoff com o braço acima da cabeça foi significativamente maior (1,82 vezes) do que a amplitude do primeiro som de Korotkoff com o braço em sua posição habitual.	Os sons de Korotkoff podem ser aumentados posicionando o braço acima da cabeça durante 30 seg e em seguida colocando o braço em sua posição habitual antes de mensurar a PA; posicionar o braço acima da cabeça não afeta a PA.
Scisney-Matlock et al. (2009)	Examina a confiabilidade e reprodutibilidade da mensuração da PA em serviços de saúde (esfigmomanômetro manual) e no domicílio do paciente (medidor automatizado). Comparar a PA clínica e domiciliar com valores obtidos no monitoramento ambulatorial de 24 horas da PA.	Mulheres de meia-idade de diversas raças (n = 161). Foi utilizada a média de duas medidas de PA obtidas em instituições de saúde e a mais alta das duas medidas obtidas em casa.	A correlação entre a medida domiciliar da PA sistólica e o monitoramento ambulatorial da PA sistólica foi muito mais forte para as mulheres brancas do que para as mulheres afro-americanas.	Tanto para mulheres afro-americanas quanto brancas, as medidas domiciliares da PA (medidor automatizado) são confiáveis quando comparadas ao monitoramento ambulatorial de 24 horas da PA.
Heinemann et al. (2008)	Compara uma unidade de mensuração automatizada da pressão arterial (PA) com o esfigmomanômetro manual.	Pacientes de diferentes departamentos de um grande hospital regional (n = 63). A PA foi mensurada concomitantemente com ambos os dispositivos.	Houve diferenças significativas entre os métodos. A PA sistólica (PAS) e a diastólica (PAD) manuais foram significativamente mais elevadas do que a PAS e a PAD automatizadas.	O aparelho automatizado fornece consistentemente medidas mais baixas de PA. Ele pode ser usado com relativa confiança para mensurar a PAS, mas deve-se ter cuidado ao usá-lo para medir a PAD.
Nelson et al. (2008)	Compara o manômetro aneroide, o monitor de braço automatizado e o monitor de punho automatizado com o manômetro de coluna de mercúrio (utilizado como padrão-ouro).	Um total de 83 indivíduos (idades entre 19 e 92 anos) participou do estudo. As medidas foram realizadas no braço esquerdo, com intervalo de 5 minutos entre as medidas.	A PAS aumentou significativamente com a idade, mas não de acordo com o dispositivo. Houve também uma interação significativa entre a idade e o dispositivo.	A diferença entre os monitores depende da idade da pessoa. Os monitores de punho automatizados foram os menos confiáveis. O manômetro aneroide, monitor de braço automatizado e monitor de punho automatizado são menos precisos do que o manômetro de coluna de mercúrio.

(continua)

Quadro 2.7 Resumo de evidências *(continuação)*
Estudos que examinam a confiabilidade e a validade da mensuração da pressão arterial

Referência	Métodos	Amostra/desenho	Resultados	Conclusões/comentários
Eser et al. (2006)	Compara o efeito de quatro posições corporais diferentes sobre a PA: (1) sentada, (2) em pé, (3) em decúbito dorsal e (4) em decúbito dorsal com as pernas cruzadas. A PA foi medida usando um monitor de braço automatizado.	As medidas foram feitas em 157 estudantes saudáveis do sexo feminino, com idades entre 18 e 24 anos. A PA foi tomada no braço esquerdo. As medições foram feitas na mesma ordem (sentado, em pé, em decúbito dorsal e depois em decúbito dorsal com as pernas cruzadas).	Em todas as posições, não houve diferença estatisticamente significativa na PAD. A PAS em decúbito dorsal foi significativamente maior do que em outras posições. Todas as alterações na PAS entre as posições foram significativas, exceto em decúbito dorsal e em decúbito dorsal com as pernas cruzadas.	A PAS e a PAD foram mais altas em decúbito dorsal. Houve uma diferença estatisticamente significativa na PAS de acordo com a posição, mas não na PAD. Todas as mudanças na posição alteraram significativamente a PAS, exceto para o decúbito dorsal e o decúbito dorsal com as pernas cruzadas.
Fonseca-Reyes et al. (2003)	Examina o efeito do uso de um manguito convencional ao avaliar a PA de pacientes com braços obesos. Foram utilizados um manguito convencional e um grande.	Neste estudo, foram examinados 120 indivíduos com idade média de 43,1 anos e circunferência média do braço de 37,9 cm. A ordem do tamanho do manguito utilizado foi randomizada.	Tanto a PAS quanto a PAD foram significativamente maiores quando se utilizou o manguito de tamanho convencional.	Usar um manguito de tamanho convencional em um braço obeso irá superestimar a PA. Dada a prevalência de obesidade, as clínicas devem ter diferentes tamanhos de manguito para mensurar a PA.

Preparado por Kevin K. Chui, PT, PhD, GCS, OCS.
Frese, EM, Fick, A, and Sadowsky, HS: Blood pressure measurement guidelines for physical therapists. Cardiopulm Phys Ther J 22:5, 2011.
Verrij, EA, Nieuwenhuizen, L, and Bos WJ: Raising the arm before cuff inflation increases the loudness of Korotkoff sounds. Blood Press Monit 14(6):268, 2009.
Scisney-Matlock, M, et al: Reliability and reproducibility of clinic and home blood pressure measurements in hypertensive women according to age and ethnicity. Blood Press Monit 14:49, 2009.
Heinemann, M, et al: Automated versus manual blood pressure measurement: A randomized crossover trial. Int J Nurs Pract 14:296, 2008.
Nelson, D, et al: Accuracy of automated blood pressure monitors. J Dent Hyg 82:1, 2008.
Eser, I, et al: The effect of different body positions on blood pressure. J Clin Nurs 16:137, 2006.
Fonseca-Reyes, S, et al: Effects of standard cuff on blood pressure readings in patients with obese arms. How frequent are arms of "large circumference"? Blood Press Monit 8:101, 2003.

Os manguitos para mensuração da PA geralmente são fixados no membro do paciente por um fecho de gancho e Velcro®. Eles vêm em uma variedade de tamanhos. Em adultos, a largura do manguito deve ser aproximadamente 40% da circunferência do braço, e o comprimento do manguito deve ser suficiente para circundar pelo menos 80% da circunferência do braço.[92,99] A obtenção de um manguito de tamanho adequado é importante. Manguitos demasiadamente estreitos mostrarão leituras imprecisamente elevadas; manguitos grandes demais fornecerão leituras imprecisamente baixas.[93]

O manômetro registra a leitura da PA. Os manômetros são de *mercúrio* ou *aneroides* (Fig. 2.29A e B). O manômetro de mercúrio registra a PA sobre um cilindro calibrado contendo mercúrio. Na porção superior da coluna de mercúrio está uma curva convexa chamada de *menisco*. A leitura é obtida pela visualização do menisco ao *nível dos olhos*. Se não for observado diretamente ao nível dos olhos, será obtida uma leitura imprecisa. O manômetro aneroide registra a PA por meio de um mostrador circular calibrado e agulhas; unidades automatizadas fornecem a PA em um LCD digital. Em razão de preocupações ambientais, manômetros aneroides e monitores automatizados têm substituído amplamente os manômetros de mercúrio na maior parte das instituições de saúde.

Os esfigmomanômetros automatizados (Fig. 2.30A) são unidades à bateria (recarregável) que se autoinflam ou unidades elétricas; muitos modelos à bateria também

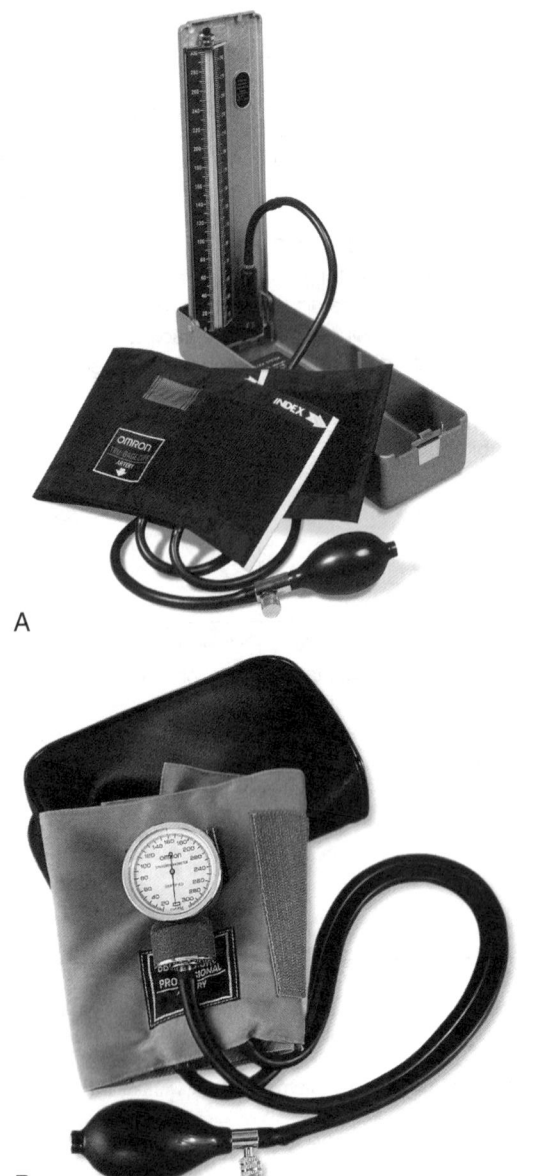

Figura 2.29 Esfigmomanômetros. (**A**) Manômetros com escala de mercúrio possuem um tubo de vidro vertical que contém mercúrio líquido com uma escala de 300 mmHg marcados em incrementos de 2 mm. (**B**) Manômetros aneroides consistem em um mostrador circular de vidro de escala de 300 mmHg em incrementos de 2 mm com marcador de agulha. (Cortesia de Omron, Inc., Lake Forest, IL 60045.)

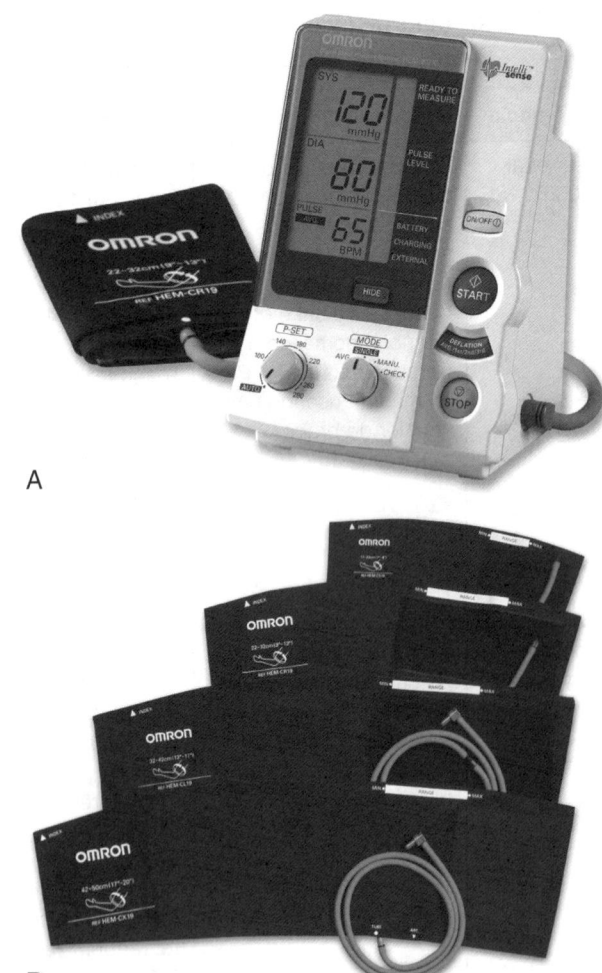

Figura 2.30 (**A**) Esfigmomanômetro clínico automatizado com (**B**) diferentes tamanhos de manguito. (Cortesia de Omron, Inc., Lake Forest, IL 60045.)

estão equipados com um adaptador AC. Alguns incluem o recurso "modo médio" que executa duas ou três leituras e, em seguida, calcula a média dos totais. Aparelhos projetados para uso em instituições de saúde muitas vezes incluem vários tamanhos de manguito (p. ex., pequeno, médio, grande e extragrande) (Fig. 2.30B).

Esfigmomanômetros automatizados ajustados ao indivíduo são particularmente úteis e práticos para pacientes que exigem automonitoramento frequente. Eles fornecem um visor digital rápido, monitoram o pulso (na maioria dos casos), possibilitam o armazenamento de dados e são fáceis de utilizar. (Posicionar o manguito e ativar o botão "ligar".) Os esfigmomanômetros automatizados não exigem o uso de um estetoscópio; durante a inflação e deflação automatizadas, registram-se as pressões diastólica e sistólica. Esses dispositivos monitoram a PA no local tradicional do braço (Fig. 2.31A) ou no punho (Fig. 2.31B). Para ambos os tipos de manguito, o paciente deve ser instruído de que o MS deve estar apoiado na altura do coração.

Para monitorar a PA com um esfigmomanômetro de mercúrio ou aneroide, utiliza-se um estetoscópio acústico para ouvir os sons sobre a artéria conforme a pressão é liberada do manguito. Combinando as ações de escutar pelo estetoscópio e observar o manômetro, obtém-se a leitura da PA. O estetoscópio amplifica e transporta os sons corporais até os ouvidos do examinador. Proximalmente, ele consiste em duas olivas de borracha ou plástico ligadas a tubos

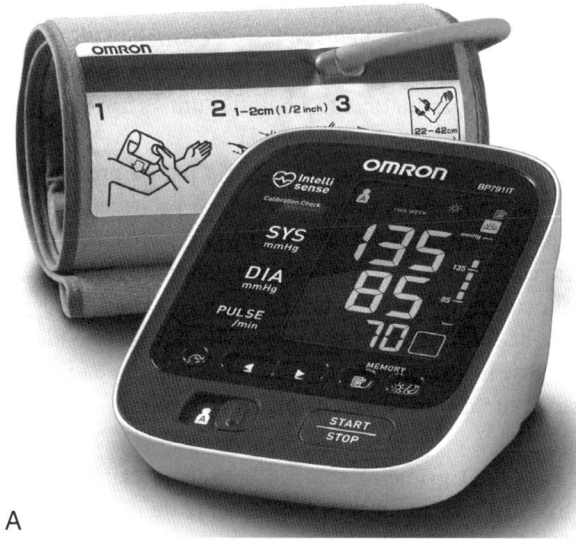

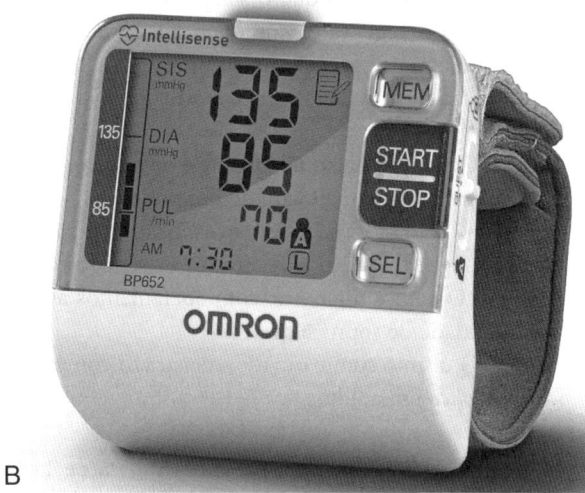

Figura 2.31 Esfigmomanômetros automatizados para uso pessoal com **(A)** manguito de braço e **(B)** manguito de punho. (Cortesia da Omron, Inc., Lake Forest, IL 60045.)

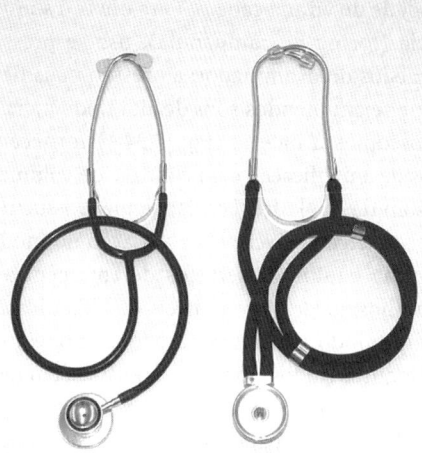

Figura 2.32 Estetoscópios. Estetoscópio acústico padrão com um tubo único que leva ao diafragma (*esquerda*) e estetoscópio do tipo Sprague Rappaport com dois tubos separados levando ao diafragma (*direita*).

Existem dois tipos de microfones de detecção distal nos estetoscópios: um em *forma de campânula* (Fig. 2.33, esquerda) e o outro, um *diafragma em forma de disco plano* (Fig. 2.33, direita). Os estetoscópios podem ter apenas um tipo de cabeça; outros têm um *design* combinado, com um lado em forma de campânula e o outro em forma de disco plano. A forma de campânula amplifica os sons de baixa frequência, como os produzidos nos vasos sanguíneos; esse tipo geralmente é recomendado para a determinação da PA. O diafragma em disco plano é mais útil para sons de alta frequência, como os sons cardíacos e pulmonares. Outro tipo de sensor incorpora tanto as capacidades de baixa quanto as de alta frequência das duas formas em uma unidade de um lado só, que elimina

estreitos de metal que se projetam lateralmente das olivas por cerca de 2,5 cm e, em seguida, para baixo por cerca de 15 cm. Os tubos são ligados por um mecanismo de mola semicircular de metal flexível; o comprimento total de um estetoscópio é de aproximadamente 75 cm. Esses tubos de metal são chamados de binaurais (concebidos para serem utilizados em ambas as orelhas). A mola semicircular fornece tensão para manter a posição das olivas nas orelhas do examinador durante o uso. Os tubos de metal então (1) se inserem no tubo de borracha ou plástico em forma de garfo que os junta para formar um lúmen único e se conectar à cabeça do estetoscópio distalmente (Fig. 2.32, esquerda); ou (2) se inserem em dois tubos de borracha ou plástico separados e que não se juntam (Fig. 2.32, direita), cada um leva diretamente à cabeça do estetoscópio. (Os dois tubos são mantidos unidos por pequenos grampos metálicos.)

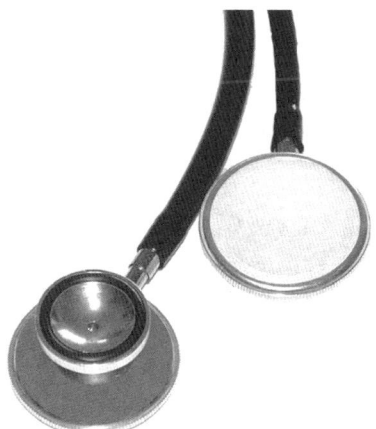

Figura 2.33 *Design* combinado da cabeça do estetoscópio com um lado em forma de campânula (*esquerda*), para auscultar sons de baixa frequência, e o lado oposto com um diafragma em forma de disco plano (*direita*), para sons de alta frequência.

a necessidade de virar a cabeça. Para ouvir o som de baixa frequência (forma de campânula), usa-se pressão mais leve dos dedos do examinador; a pressão mais firme possibilita que sejam ouvidos sons de alta frequência.

Estetoscópios à bateria (Fig. 2.34A) fornecem níveis mais altos de amplificação com controle de volume e filtragem do som de dupla frequência; alguns possuem cabeças removíveis intercambiáveis. Uma variação no modelo para uso por uma equipe de serviços de emergência médica (SEM) pré-hospitalar oferece níveis de amplificação superiores, substituindo as olivas por um fone de ouvido projetado para bloquear ruídos em uma ambulância em movimento (Fig. 2.34B). Também estão disponíveis no mercado estetoscópios descartáveis para uso em ambientes de alto risco onde é essencial minimizar o risco de infecção cruzada.

Sons de Korotkoff

Ao medir a PA, ouve-se pelo estetoscópio uma série de sons chamados de **sons de Korotkoff**. O lado da campânula do estetoscópio é usado para a auscultação porque os sons de Korotkoff são de baixa frequência. Inicialmente, quando é aplicada pressão por meio do manguito em torno do braço do paciente, o fluxo de sangue é obstruído e nenhum som é ouvido pelo estetoscópio. À medida que a pressão é gradualmente liberada, uma série de cinco fases de sons pode ser identificada.

O fisioterapeuta deve estar alerta para a presença de **hiato auscultatório**, especialmente em pacientes com PA acima dos valores normais (hipertensão). O hiato auscultatório consiste no desaparecimento temporário do som normalmente ouvido sobre a artéria braquial entre as fases 1 e 2 e pode cobrir uma variação de até 40 mmHg. Não identificar esse hiato pode levar a uma subestimação da pressão sistólica e superestimação da pressão diastólica.

1. **Fase I**: O primeiro som de batimento claro, fraco e rítmico, que aumenta gradualmente de intensidade, é ouvido. O período em que o sangue flui inicialmente pela artéria é registrado como *pressão sistólica*. Isso representa a maior pressão no sistema arterial durante a contração ventricular. *Esteja alerta para um hiato auscultatório.*
2. **Fase II**: Um sopro ou som sibilante é ouvido conforme a artéria se alarga e mais sangue flui por ela.
3. **Fase III**: O som se torna nítido, mais intenso e mais alto; agora o sangue está fluindo relativamente sem obstrução.
4. **Fase IV**: O som é diferente, com abafamentos abruptos; qualidade de sopro suave.
5. **Fase V**: O último som é ouvido; registrado como *pressão diastólica* em adultos.

A leitura de PA com uma pressão sistólica de 117 e uma segunda leitura diastólica de 76 seria registrada como 117/76. Uma consideração importante na determinação da PA é que ela deve ser feita na menor quantidade de tempo possível. O manguito de PA age como um torniquete. Assim, ocorrerão acúmulo de sangue venoso e considerável desconforto para o paciente se o manguito permanecer em uso por muito tempo. A artéria braquial é o local mais comum para o monitoramento da PA. Também será apresentada uma descrição para o monitoramento da PA em membros inferiores.

Mensuração da pressão arterial braquial

A. Reúna os equipamentos.
   1. Um estetoscópio. É preferível um com a cabeça em forma de campânula.
   2. Um esfigmomanômetro com um manguito de tamanho apropriado ao braço. Em adultos, a largura do manguito deve ser de cerca de 40% da circunferência do braço (a mensuração pode ser feita usando uma fita métrica a meio caminho entre o acrômio e o olécrano), e o comprimento do manguito

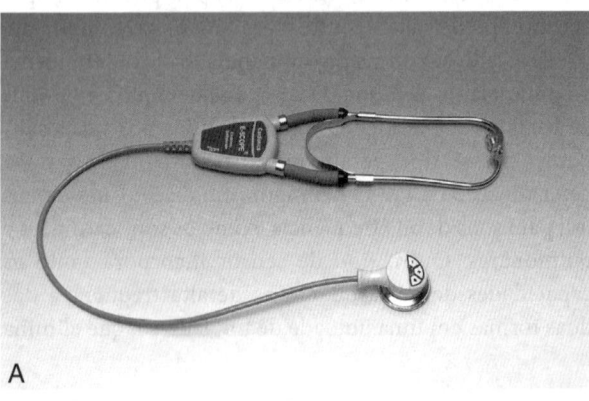

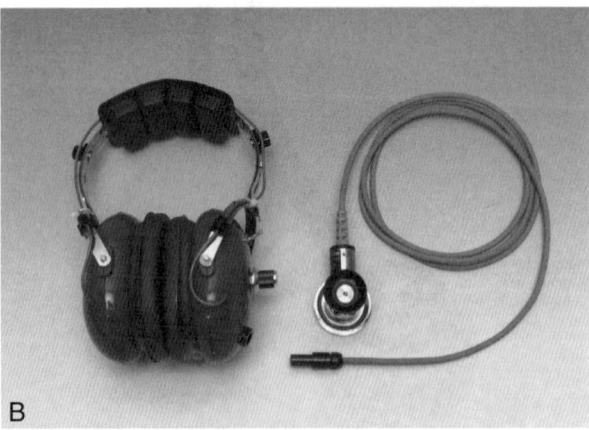

Figura 2.34 Estetoscópios automatizados. **(A)** Estetoscópio automatizado padrão e **(B)** estetoscópio automatizado com fone de ouvido para bloquear o ruído do ambiente, projetado para uso pela equipe de serviços de emergência médica (SEM). (Cortesia de Cardionics, Inc., Webster, TX 77598.)

deve ser suficiente para circundar pelo menos 80% da circunferência do braço.[92,99] Em crianças, o manguito deve ser longo o bastante para circundar completamente o braço todo.[92]
3. Lenços antissépticos para limpeza das olivas e da cabeça do estetoscópio antes e após o uso.

B. Lave as mãos.
C. Procedimento.
1. Explique o procedimento e justificativa em termos adequados à compreensão do paciente. Indique que você solicitará a ele que permaneça em silêncio durante o monitoramento para evitar interferências na ausculta.

    Observação: Tal como acontece com outras medidas de sinais vitais, a PA é monitorada após o paciente ter estado em uma posição calma e relaxada por um período de tempo, porque a atividade ou esforço físico causará uma elevação nas medidas.

2. Guie o paciente à posição desejada. Recomenda-se a posição sentada com as costas apoiadas, as pernas descruzadas e os pés totalmente apoiados no chão. Colocar a cadeira ao lado de uma maca de tratamento facilita o posicionamento do MS. O MS deve estar despido. (Arregaçar a manga da blusa não é aceitável em razão do efeito de torniquete produzido e da interferência no posicionamento do manguito.) O ponto médio do braço deve estar nivelado com o coração, com o cotovelo ligeiramente flexionado e a palma da mão para cima. Isso pode ser obtido de modo eficaz apoiando o MS sobre uma maca de tratamento. (Se necessário, podem ser usados travesseiros para ajustar melhor a altura.)

    Observação: Se for usado o decúbito dorsal, o braço deve estar ao lado do paciente e ligeiramente elevado até o meio do tronco. Se a PA for medida com o paciente em pé (p. ex., para monitorar a hipotensão postural), verifique se o braço está apoiado na altura do coração.

3. Certifique-se da compreensão, segurança e conforto do paciente.
4. Utilize lenços antissépticos para limpar as olivas e a cabeça do estetoscópio.
5. Enrole o manguito desinflado ao redor do braço despido do paciente de forma confortável e uniforme, aproximadamente 2,5 cm acima da fossa antecubital; o centro do manguito deve estar alinhado com a artéria braquial (Fig. 2.35). Alguns manguitos possuem marcadores para orientar o posicionamento sobre a artéria.
6. Certifique-se de que o indicador aneroide está facilmente visível. (O manômetro de mercúrio deve estar em uma superfície plana no nível dos olhos.) Verifique se o esfigmomanômetro registra zero.

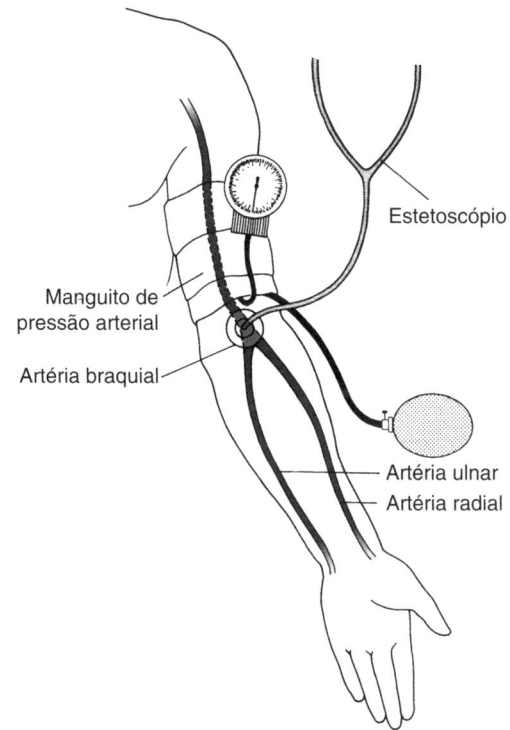

Figura 2.35 Colocação do manguito de pressão e do estetoscópio para monitorar a pressão arterial na artéria braquial.

Observação: A primeira vez que a PA do paciente for medida, deve-se fazer uma estimativa da pressão sistólica. Isso garantirá que, durante a medida real, seja usado um nível adequado de insuflação do manguito. O procedimento é indicado a seguir:
a. Localize e palpe a artéria radial no antebraço distalmente ao manguito que está sobre o braço.
b. Feche a válvula do manguito de PA (gire no sentido horário).
c. Enquanto continua monitorando o pulso, infle rapidamente o manguito de PA 30 mmHg acima do nível em que o pulso radial é extinto.
d. Observe o valor da pressão no medidor. (Esta é a estimativa de pressão máxima necessária para mensurar a pressão sistólica para o paciente específico.)
e. Deixe que o ar saia rapidamente.

7. Coloque as olivas do estetoscópio (inclinação ligeiramente para a frente) nos meatos acústicos externos; os tubos do estetoscópio não devem estar cruzados nem em contato entre si e devem pender livremente; use o lado da campânula de baixa frequência do estetoscópio.
8. Localize e palpe a artéria braquial ligeiramente acima e medialmente à fossa antecubital. Coloque a campânula do estetoscópio firmemente sobre o ponto de pulso braquial na borda inferior do manguito de PA.

Deve-se utilizar pressão suficiente para evitar espaçamentos entre a circunferência da campânula e a pele. (Nas situações em que o pulso está extremamente fraco e não detectável, o ultrassom Doppler pode substituir a utilização do estetoscópio.)
9. Feche a válvula do manguito de PA (gire no sentido horário) e infle o manguito com rapidez e firmeza a cerca de 30 mmHg acima da pressão sistólica estimada.
10. Libere a válvula do manguito com cuidado, permitindo que o ar saia lentamente; o ar deve ser liberado a uma frequência de 2 mmHg por batimento cardíaco. Ouça se há o aparecimento dos sons de Korotkoff.
11. Olhe atentamente para o manômetro e observe o ponto em que o primeiro som de batimento rítmico é ouvido (o manômetro de mercúrio deve ser analisado no nível dos olhos); esse é o ponto em que o sangue começa a fluir pela artéria e representa a pressão sistólica (Korotkoff fase 1). Serão observadas agora alterações no mostrador ou na coluna de mercúrio.
12. Continue liberando o ar cuidadosamente a uma frequência de 2 mmHg por batimento cardíaco. Observe o momento em que o som se torna abafado (Korotkoff fase 4), porque rapidamente depois disso o som desaparecerá (Korotkoff fase 5); isso é registrado como a pressão diastólica.
13. Deixe que o restante do ar saia rapidamente.
14. Limpe a cabeça e as olivas do estetoscópio com lenços antissépticos. Se o mesmo examinador for usar o estetoscópio novamente, não é necessário limpar as olivas. Contudo, a cabeça do estetoscópio sempre deve ser limpa entre os pacientes.
15. Lave as mãos.

Observação: Recomenda-se que sejam realizadas pelo menos duas mensurações da PA e que seja calculada a média dos valores.[92] Deverá decorrer um intervalo de pelo menos 1 minuto entre as repetições das medidas.

Mensuração da pressão arterial poplítea (coxa)

A mensuração da PA poplítea é indicada em situações nas quais são necessárias comparações entre o MS e o MI, como em caso de doença vascular periférica. Ela também é usada quando a mensuração nos membros superiores é contraindicada, como após uma cirurgia ou trauma. Em comparação à artéria braquial, a artéria poplítea normalmente produz uma pressão sistólica superior; os valores diastólicos são aproximadamente os mesmos. Essencialmente, o procedimento é o mesmo que para a determinação da pressão na artéria braquial, com as seguintes variações:

1. O paciente está em decúbito ventral; alternativamente, pode ser utilizado o decúbito dorsal. Exponha o MI usando os procedimentos para cobrir o paciente de forma adequada.
2. Localize o pulso pela palpação da fossa poplítea. Flexionar o joelho facilitará ligeiramente a localização do pulso, já que a artéria está localizada profundamente no aspecto posterior do joelho. A flexão de joelho também facilita a colocação do estetoscópio. Como o pulso poplíteo é profundo, muitas vezes é útil palpá-lo inicialmente usando os dois ou três primeiros dedos de cada mão em ambos os lados do aspecto posterior do joelho. Quando um pulso é percebido, a atenção é então direcionada a localizar o ponto em que o pulso é mais forte.
3. Enrole o manguito desinflado em torno da metade da coxa do paciente de forma confortável e uniforme. (Utiliza-se um manguito amplo; use as diretrizes de tamanho de manguito descritas para a PA braquial.) O centro do manguito deve estar diretamente sobre a artéria poplítea.

Observação: Tal como descrito para a PA braquial, a estimativa palpatória da pressão máxima necessária para medir a pressão sistólica pode ser feita usando a artéria poplítea ou pediosa.

4. Continue auscultando a pressão como indicado para a artéria braquial.

Registro dos resultados

Para fins de documentação fisioterapêutica, muitos fisioterapeutas incluem os dados dos sinais vitais diretamente na porção narrativa das anotações. Um elemento importante ao registrar a informação é que isso possibilita a fácil comparação de uma anotação com a próxima. A data, hora do dia, posição do paciente, nome do examinador e equipamentos utilizados devem estar todos claramente indicados. Devem-se documentar quaisquer desvios do protocolo convencional de mensuração da PA.

A seção de enfermagem do prontuário de saúde é uma importante fonte de dados de sinais vitais e deve ser checada regularmente. Nela, os dados normalmente são fornecidos na forma de gráfico, com o tempo representado no eixo horizontal e os valores mensurados no eixo vertical. Alguns programas de *software* de registro médico criam automaticamente gráficos a partir das informações de dados numéricos. O registro visual possibilita a fácil identificação das tendências de dados que refletem variações normais ou uma resposta à doença ou à intervenção terapêutica.[60] Para o fisioterapeuta que atua em instituições nas quais essas formas são utilizadas, a familiaridade com o sistema específico de registro é importante. Vários métodos são usados para diferenciar a entrada dos sinais vitais; eles geralmente incluem algumas variações de círculos abertos e fechados, linhas de ligação, códigos de cores ou outros símbolos para discriminar entre os dados de temperatura, FC, FR e PA.

Recursos

Vários recursos da internet estão disponíveis para melhorar a compreensão do paciente sobre as implicações da alteração dos valores dos sinais vitais e a importância de mantê-los dentro da normalidade, além de apresentar estratégias para prevenir, detectar e obter tratamento para as causas precipitantes. Muitas organizações fornecem uma fonte rica de informações e educação on-line para pacientes e familiares, bem como diretrizes clínicas e materiais de consulta para profissionais da saúde. Vários exemplos são fornecidos no Apêndice 2.C, Recursos para pacientes, familiares e profissionais de saúde.

Resumo

Os valores obtidos pelo monitoramento dos sinais vitais fornecem ao fisioterapeuta informações importantes sobre o estado fisiológico do paciente. Os resultados dessas medidas ajudam a estabelecer e manter um banco de dados de valores para um paciente específico. Também auxiliam na formulação de julgamentos clínicos para determinar o diagnóstico e o prognóstico, projetar o PDC, além de estabelecer e avaliar a efetividade de uma dada intervenção de tratamento.

Foi apresentado o procedimento para a mensuração de cada sinal vital. Como vários fatores influenciam os sinais vitais, os dados mais úteis são obtidos quando as medidas são tomadas em intervalos periódicos, em vez de em um único momento. Medidas sequenciais possibilitam que alterações no estado do paciente ou na resposta ao tratamento sejam monitoradas ao longo do tempo, bem como indicam uma alteração aguda no estado em um momento específico.

Para fins de documentação fisioterapêutica, os dados de sinais vitais normalmente são incluídos no formato narrativo da anotação. Independentemente do sistema de documentação escolhido, é essencial que ele possibilite a fácil comparação da série de anotações ao longo do tempo.

QUESTÕES PARA REVISÃO

1. No monitoramento da pressão sanguínea de um paciente, você obtém valores que são muito superiores aos documentados por outro fisioterapeuta no dia anterior. Como você responderia a essa situação?
2. Antes de um exame dos sinais vitais, que dados preliminares podem ser obtidos por uma observação sistemática cuidadosa do paciente?
3. Juntamente com outros dados do exame, as medidas de sinais vitais ajudam o fisioterapeuta na tomada de decisões clínicas sobre quais aspectos da assistência ao paciente?
4. Forneça exemplos de padrões de estilo de vida (modificáveis) e características do paciente (não modificáveis) que podem influenciar as medidas de sinais vitais.
5. Quais são os mecanismos pelos quais o corpo conserva e produz calor?
6. Quais métodos são utilizados para dissipar o excesso de calor do corpo? Forneça uma descrição de cada um deles.
7. A higiene das mãos desempenha um papel essencial na prevenção da transmissão de patógenos. Quais são os cinco momentos da higienização das mãos desenvolvidos pela Organização Mundial da Saúde que chamam a atenção para a sua importância e aplicação prática?
8. Qual é o procedimento para medir a temperatura oral usando um termômetro portátil à bateria?
9. Quais são os três parâmetros (características) do pulso considerados durante o monitoramento? Descreva cada um deles.
10. Onde é colocado o estetoscópio para monitorar o pulso apical?
11. O que é um déficit de pulso e como ele é derivado?
12. Que condições médicas alertariam o fisioterapeuta para a eventual necessidade de monitoramento dos níveis de saturação de oxigênio pela oximetria de pulso?
13. Quais parâmetros (características) são considerados ao examinar a respiração? Descreva cada um deles.
14. Qual é o procedimento para medir a pressão arterial braquial usando um estetoscópio e um esfigmomanômetro aneroide?

Estudo de Caso

Entrada no pronto-socorro

Um homem de 24 anos acabou separado de seu grupo de esqui em razão de uma inesperada e violenta tempestade de neve. Ter ficado em uma área desconhecida sem comunicação eletrônica complicou a situação. Uma busca de helicóptero localizou-o 2 dias depois da tempestade, após aproximadamente 48 horas de exposição a temperaturas que variaram entre –12,2°C e –6,7°C. A equipe de emergência iniciou a reposição de líquidos por via intravenosa (para ajudar a restaurar o equilíbrio hidroeletrolítico) a caminho do hospital.

Histórico

Conforme relatado por seus pais, o histórico médico do paciente é normal, exceto pelas doenças habituais da infância. Recentemente, ele se mudou para a área por causa do desejo de ser um esquiador profissional (uma atividade da qual ele sempre gostou). Ele trabalha como contador em uma empresa de investimentos local.

Diagnóstico na internação

Hipotermia e congelamento dos dedos dos pés, polegar, e dos dedos indicador e médio, bilateralmente.

- **Pressão arterial**: Pressão sistólica de 45 mmHg; diastólica não perceptível.
- **Pulso:** Pulso carotídeo de frequência diminuída (12 bpm), fraco e curto; pulsos periféricos não perceptíveis.
- **Frequência respiratória:** 6 respirações por minuto; respirações quase imperceptíveis.
- **Temperatura:** 27,78°C (retal).
- **Cognição:** Deprimida, não responsivo.
- **Reflexos tendinosos profundos:** Ausentes.
- **Função motora**: Nenhum movimento espontâneo.
- **Sensibilidade cutânea:** Não responde a qualquer modalidade sensitiva, incluindo a dor.
- **Tegumento**: Pálido, frio à palpação; aparência cinza azulada das unhas e lábios.

Fisioterapia

O paciente está agora na unidade de terapia intensiva (UTI) e foi feito um encaminhamento para a fisioterapia solicitando "exame e tratamento".

QUESTÕES PARA ORIENTAÇÃO

1. Descreva as respostas dos sistemas de órgãos à hipotermia.
2. Quais sintomas de hipotermia são apresentados pelo paciente?
3. Durante a parte inicial em que o paciente ficou preso, *inputs* termorreceptores teriam indicado uma queda na temperatura abaixo do valor "predefinido". Que mecanismos teriam sido ativados para conservar o calor?
4. Considerando que o paciente está cianótico e não responsivo, qual é o pulso mais adequado a ser monitorado? Por quê?

REFERÊNCIAS BIBLIOGRÁFICAS

1. American Physical Therapy Association (APTA): Guide to Physical Therapist Practice, ed 2. APTA, Alexandria, Virginia, 2001.
2. Dillon, PM: Nursing Health Assessment, ed 2. FA Davis, Philadelphia, 2007.
3. Wilkinson, JM, and Van Leuven, K: Fundamentals of Nursing, Electronic Study Guide. FA Davis, Philadelphia, 2007.
4. Centers for Disease Control and Prevention (CDC): National Health and Nutrition Examination Survey. CDC, Atlanta, GA. Retrieved March 29, 2012, from www.cdc.gov/nchs/nhanes.htm.
5. Wright, JD, et al: Mean systolic and diastolic blood pressure in adults aged 18 and over in the United States, 2001–2008, National Health Statistics Reports; Number 35. National Center for Health Statistics, Hyattsville, MD, 2011. Retrieved March 29, 2012, from www.cdc.gov/nchs/products/nhsr.htm.
6. Ostchega, Y, Porter, KS, Hughes, J, et al: Resting pulse rate reference data for children, adolescents, and adults: United States, 1999–2008, National Health Statistics Reports; Number 41. National Center for Health Statistics, Hyattsville, MD, 2011. Retrieved March 5, 2012, from: www.cdc.gov/nchs/products/nhsr.htm.
7. Wilkinson, JM, and Treas, LS: Fundamentals of Nursing, ed 2, vol 1. FA Davis, Philadelphia, 2011.
8. Alfaro-LeFevre, R: Applying Nursing Process: A Tool for Critical Thinking, ed 7. Wolters Kluwer/Lippincott Williams & Wilkins, Philadelphia, 2010.
9. Dahl, JL, and Gordon, DB: Joint Commission pain standards: A progress report. APS Bull 12(6), 2002. Retrieved March 20, 2012, from www.ampainsoc.org/library/bulletin/nov02/poli1.htm.
10. Kerns, RD, et al: Veterans Health Administration national pain management strategy: Update and future directions. APS Bull 16(1), 2006. Retrieved March 20, 2012, from www.ampainsoc.org/library/bulletin/win06/inno1.htm.
11. Howell, D, and Olsen, K: Distress—the 6th vital sign. Curr Oncol 18(5):208–210, 2011.
12. Bultz, BD, et al: Implementing screening for distress, the 6th vital sign: A Canadian strategy for changing practice. Psychooncology 20(5):463, 2011.
13. Thomas, BC, and Bultz, BD: The future in psychosocial oncology: Screening for emotional distress—the sixth vital sign. Future Oncol 4(6):779, 2008.
14. Mower, WR, et al: Pulse oximetry as a fifth vital sign in emergency geriatric assessment. Acad Emerg Med 5(9):858, 1998.
15. Mower, WR, et al: Pulse oximetry as a fifth pediatric vital sign. Pediatrics 99(5):681, 1997.

16. Patel, PJ, et al: Testing the utility of the Newest Vital Sign (NVS) health literacy assessment tool in older African-American patients. Patient Educ Couns 85(3):505, 2011.
17. Welch, VL, VanGeest, JB, and Caskey, R: Time, costs, and clinical utilization of screening for health literacy: A case study using the Newest Vital Sign (NVS) instrument. J Am Board Fam Med 24(3):281, 2011.
18. Bierman, AS: Functional status: The sixth vital sign. J Gen Intern Med 16(11):785, 2001.
19. Fritz, S, and Lusardi, M: White paper: Walking speed: The sixth vital sign. J Geriatr Phys Ther 32(2):2, 2009.
20. Registered Nurses' Association of Ontario: Nursing care of dyspnea: The 6th vital sign in individuals with chronic obstructive pulmonary disease (COPD). Registered Nurses' Association of Ontario, Toronto, Canada, 2005. Retrieved March 14, 2012, from www.rnao.org/ Storage/11/604_BPG_COPD.pdf.
21. Boyle, R, and Solberg, LI: Is making smoking status a vital sign sufficient to increase cessation support actions in clinical practice? Ann Fam Med 2(1):22, 2004.
22. Joseph, AC: Viewpoint: Continence: The sixth vital sign? AJN 103(7):11, 2003.
23. Leavitt, R (ed): Cultural Competence: A Lifelong Journey to Cultural Proficiency. Slack, Thorofare, NJ, 2010.
24. Tripp-Reimer, T, Johnson, R, and Sorofman, B: Cultural dimensions. In Stanley, M, Blair, KA, and Beare, PG (eds): Gerontological Nursing: Promoting Successful Aging with Older Adults, ed 3. FA Davis, Philadelphia, 2005, p 25.
25. Tseng, W, and Streltzer, J: Cultural Competence in Health Care: A Guide for Professionals. Springer Science and Business Media, New York, 2008.
26. Purnell, LD, and Paulanka, BJ (eds): Transcultural Health Care: A Culturally Competent Approach, ed 3. FA Davis, Philadelphia, 2008.
27. Spector, RE: Cultural Diversity in Health and Illness, ed 7. Pearson Education, Upper Saddle River, NJ, 2008.
28. US Census Bureau: Overview of Race and Hispanic Origin: 2010 Census Briefs. US Department of Commerce, Economics and Statistics Administration, Washington, DC, 2011. Retrieved December 17, 2011, from www.census.gov/prod/cen2010/briefs/c2010br-02.pdf.
29. Fortier, JP, et al: Assuring Cultural Competence in Health Care: Recommendations for National Standards and an Outcomes-Focused Research Agenda. US Department of Health and Human Service Office of Minority Health, Washington, DC, 1999. Retrieved March 29, 2012, from http://minorityhealth.hhs.gov/Assets/pdf/checked/Assuring_Cultural_Competence_in_Health_Care-1999.pdf.
30. American Physical Therapy Association (APTA) Committee on Cultural Competence: Blueprint for Teaching Cultural Competence in Physical Therapy. APTA, Alexandria, VA, 2008. Retrieved March 25, 2012, from www.apta.org/Educators/Curriculum/APTA/CulturalCompetence/.
31. Commission on Accreditation in Physical Therapy Education (CAPTE): Evaluative Criteria PT Programs Accreditation Handbook. APTA, Alexandria, VA, 2011. Retrieved March 25, 2012, from www.capteonline.org/AccreditationHandbook/.
32. Commission on Accreditation in Physical Therapy Education (CAPTE): Evaluative Criteria for Accreditation of Education Programs for the Preparation of Physical Therapist Assistants. APTA, Alexandria, VA, 2011. Retrieved March 16, 2012, from www.capteonline.org/AccreditationHandbook/.
33. American Physical Therapy Association (APTA): A Normative Model of Physical Therapist Professional Education: Version 2004. APTA, Alexandria, VA, 2004.
34. American Physical Therapy Association (APTA): A Normative Model of Physical Therapist Assistant Education: Version 2007. APTA, Alexandria, VA, 2007.
35. Burton, M, and Ludwig, LJM: Fundamentals of Nursing Care. FA Davis, Philadelphia, 2011.
36. Purnell, LD, and Paulanka, BJ: Guide to Culturally Competent Health Care, ed 2. FA Davis, Philadelphia, 2009.
37. Galanti, G: Caring for Patients from Different Cultures, ed 4. University of Pennsylvania Press, Philadelphia, 2008.
38. Perez, MA, and Luquis, RR (eds): Cultural Competence in Health Education and Health Promotion. Jossey-Bass/A Wiley Imprint, San Francisco, 2008.
39. Srivastava, R: The Healthcare Professional's Guide to Clinical Cultural Competence. Mosby/Elsevier, St Louis, 2006.
40. Kosoko-Lasaki, S, Cook, CT, and O'Brien, RL (eds): Cultural Proficiency in Addressing Health Disparities. Jones and Bartlett, Sudbury, MA, 2009.
41. Campbell, L, Gilbert, MA, and Laustsen, GR: Clinical Coach for Nursing Excellence. FA Davis, Philadelphia, 2010.
42. Chapman, S, et al: Oxford Handbook of Respiratory Medicine, ed 2. Oxford University Press, New York, 2009.
43. Jarvis, C: Physical Examination and Health Assessment, ed 6. Elsevier/Saunders, St Louis, 2012.
44. Wilkins, RL: Fundamentals of physical examination. In Wilkins, RL, Dexter, JR, and Heuer, AJ (eds): Clinical Assessment in Respiratory Care, ed 6. Mosby/Elsevier, St Louis, 2010, p 68.
45. McArdle, WD, Katch, FI, and Katch, VL: Exercise Physiology: Nutrition, Energy, and Human Performance, ed 7. Lippincott Williams & Wilkins, Philadelphia, 2009.
46. Hall, JE: Guyton and Hall Textbook of Medical Physiology, ed 12. Saunders/Elsevier, Philadelphia, 2011.
47. Barrett, KE, et al: Ganong's Review of Medical Physiology, ed 23. McGraw Hill/Lange, New York, 2010.
48. Sherwood, L: Human Physiology: From Cells to Systems, ed 7. Brooks/Cole (Cengage Learning), Belmont, CA, 2010.
49. McArdle, WD, Katch, FI, and Katch, VL: Essentials of Exercise Physiology, ed 4. Wolters Kluwer/Lippincott Williams and Wilkins, Philadelphia, 2010.
50. Powers, SK, and Howley, ET: Exercise Physiology, ed 5. McGraw-Hill, New York, 2004.
51. Guyton, AC, and Hall, JE: Human Physiology and Mechanisms of Disease, ed 6. WB Saunders, Philadelphia, 1997.
52. Goodman, CC, and Peterson, C: Infectious disease. In Goodman, CC, and Fuller, KS (eds): Pathology: Implications for the Physical Therapist, ed 3. Saunders/Elsevier, Philadelphia, 2009, p 298.
53. United States Environmental Protection Agency (EPA): Thermometers. EPA, Washington, DC, 2011. Retrieved February 1, 2012, from www.epa.gov/hg/thermometer-main.html.
54. Taylor, C, et al: Fundamentals of Nursing: The Art and Science of Nursing Care, ed 7. Wolters Kluwer/Lippincott Williams & Wilkins, Philadelphia, 2008.
55. Smith, SF, Duell, DJ, and Martin, BC: Clinical Nursing Skills: Basic to Advanced Skills, ed 7. Prentice Hall Health, Upper Saddle River, NJ, 2008.
56. Hausfater, P, et al: Cutaneous infrared thermometry for detecting febrile patients. Emerg Infect Dis 14(8):1255, 2008.
57. World Health Organization (WHO): WHO Guidelines on Hand Hygiene in Health Care. WHO, Geneva, Switzerland, 2009. Retrieved February 14, 2012, from http://whqlibdoc.who.int/publications/2009/9789241597906_eng.pdf.
58. Hogan-Quigley, B, Palm, ML, and Bickley, LS: Bates' Nursing Guide to Physical Examination and History Taking. Wolters Kluwer/Lippincott Williams & Wilkins, Philadelphia, 2011.
59. Berman, AJ, et al: Kozier and Erb's Fundamentals of Nursing: Concepts, Process, and Practice, ed 8. Prentice Hall, Upper Saddle River, NJ, 2007.
60. Craven, RF, and Hirnle, CJ (eds): Fundamentals of Nursing: Human Health and Function, ed 6. Lippincott Williams & Wilkins, New York, 2008.
61. Inbar, O, et al: Normal cardiopulmonary responses during incremental exercise in 20–70-yr-old men. Med Sci Sport Exerc 26(5):538–546, 1994.
62. Robergs, RA, and Landwehr, R: The surprising history of the "HRmax=220-age" equation. JEPonline 5(2):1–10, 2002. Retrieved

February 16, 2012, from http://faculty.css.edu/tboone2/asep/Robergs2.pdf.
63. Stevens, J, and MacAuley, D: Older exercise participants. In Kolt, GS, and Snyder-Mackler, L (eds): Physical Therapies in Sport and Exercise, ed 2. Churchill Livingstone/Elsevier, Philadelphia, 2007, p 484.
64. Moore, KL, Dalley, AF, and Agur, AMR: Clinically Oriented Anatomy, ed 6. Wolters Kluwer/Lippincott Williams & Wilkins, Philadelphia, 2009.
65. Laukkanen, RMT, and Virtanen, PK: Heart rate monitors: State of the art. J Sports Sci 16:S3, 1998.
66. US Food and Drug Administration (FDA): Radiation-Emitting Products: About Wireless Medical Telemetry. FDA, Silver Spring, MD, 2009. Retrieved February 20, 2012, from www.fda.gov/Radiation-EmittingProducts/RadiationSafety/ElectromagneticCompatibilityEMC/ucm116574.htm#2.
67. Federal Communications Commission (FCC): Wireless Medical Telemetry Service (WMTS). FCC, Washington, DC (undated). Retrieved February 20, 2012, from www.fcc.gov/encyclopedia/wireless-medical-telemetry-service-wmts.
68. Gandsas, A, et al: In-flight continuous vital signs telemetry via the Internet. Aviat Space Envir Md 71(1):68, 2000.
69. Myers, BA: Wound Management: Principles and Practice, ed 2. Prentice Hall, Upper Saddle River, NJ, 2008.
70. Patterson, GK: Vascular evaluation. In Sussman, C, and Bates-Jensen, BM (eds): Wound Care: A Collaborative Practice Manual for Health Professionals, ed 3. Wolters Kluwer/Lippincott Williams & Wilkins, Philadelphia, 2007, p 180.
71. Rees, S: Vascular assessment. In Merriman, LM, and Turner, W (eds): Merriman's Assessment of the Lower Limb, ed 3. Churchill Livingstone/Elsevier, Philadelphia, 2009, p 75.
72. Howell, M: Pulse oximetry: An audit of nursing and medical staff understanding. Br J Nurs 11(3):191, 2002.
73. Vines, DL: Respiratory monitoring in the intensive care unit. In Wilkins, RL, Dexter, JR, and Heuer, AJ: Clinical Assessment in Respiratory Care. Mosby/Elsevier, St Louis, 2010, p 286.
74. McMahon, MD: Pulse oximetry and carbon monoxide oximetry. In Proehl, JA (ed): Emergency Nursing Procedures, ed 4. Saunders/Elsevier, St Louis, 2009, p 87.
75. Clinical Monograph: Monitoring Oxygen Saturation with Pulse Oximetry. Nellcor, Pleasanton, CA, 2001. Retrieved February 20, 2012, from http://macomb-rspt.com/FILES/RSPT1050/MODULE%20G/Pulse_Oximetry_Monograph.pdf.
76. Cottrell, GP: Cardiopulmonary Anatomy and Physiology for Respiratory Care Practitioners. FA Davis, Philadelphia, 2001.
77. Cahalin, LP, and Buck, LA: Physical therapy associated with cardiovascular pump dysfunction and failure. In DeTurk, WE, and Cahalin, LP (eds): Cardiovascular and Pulmonary Physical Therapy: An Evidence-Based Approach, ed 2. McGraw-Hill, New York, 2011, p 529.
78. Weinberger, SE, Cockrill, BA, and Mandel, J: Principles of Pulmonary Medicine, ed 5. WB Saunders/Elsevier, Philadelphia, 2008.
79. Coté, CJ, et al: The effect of nail polish on pulse oximetry. Anesth Analg 67(7):683, 1988.
80. Hinkelbein, J, et al: Artificial acrylic finger nails may alter pulse oximetry measurement. Resuscitation 74(1):75, 2007.
81. Collins, SM, and Cocanour, B: Anatomy of the cardiopulmonary system. In DeTurk, WE, and Cahalin, LP (eds): Cardiovascular and Pulmonary Physical Therapy: An Evidence-Based Approach, ed 2. McGraw-Hill, New York, 2011, p 85.
82. Henderson, BS: Anatomy and physiology of the respiratory system. In Ruppert, SD, et al (eds): Dolan's Critical Care Nursing: Clinical Management Through the Nursing Process, ed 2. FA Davis, Philadelphia, 1996, p 387.
83. Ikeda, B, and Goodman, CC: The respiratory system. In Goodman, CC, and Fuller, KS (eds): Pathology: Implications for the Physical Therapist, ed 3. WB Saunders, Philadelphia, 2009, p 742.
84. Schelegle, ES, and Green, JF: An overview of the anatomy and physiology of slowly adapting pulmonary stretch receptors. Respir Physiol 125:17, 2001.
85. Hassan, A, et al: Volume activation of the Hering Breuer inflation reflex in the newborn infant. J Appl Physiol 90:763, 2001.
86. Certo, C: Cardiopulmonary Rehabilitation of the Geriatric Patient and Client. In Lewis, CB: Aging: The Health-Care Challenge, ed 4. FA Davis, Philadelphia, 2002, p 143.
87. Robergs, RA, and Keteyian, SJ: Fundamentals of Exercise Physiology for Fitness, Performance, and Health. McGraw-Hill, New York, 2003.
88. Prentice, WE: Arnheim's Principles of Athletic Training: A Competency-Based Approach, ed 13. McGraw-Hill, New York, 2009.
89. Woo, TM: Drugs Affecting the Respiratory System. In Wynne, AL, Woo, TM, and Millard, M: Pharmacotherapeutics for Nurse Practitioner Prescribers. FA Davis, Philadelphia, 2002, p 311.
90. Ciccone, CD: Medications. In DeTurk, WE, and Cahalin, LP (eds): Cardiovascular and Pulmonary Physical Therapy: An Evidence-Based Approach, ed 2. McGraw-Hill, New York, 2011, p. 209.
91. Perry, AG, and Potter, PA: Clinical Nursing Skills and Techniques, ed 7. Mosby/Elsevier, St Louis, 2010.
92. Pinto, E: Blood pressure and ageing. Postgrad Med J 83:109, 2007. Retrieved February 23, 2012, from www.ncbi.nlm.nih.gov/pmc/articles/PMC2805932/pdf/109.pdf.
93. Chobanian, AV, Bakris GL, Black HR, et al: Seventh report of the Joint National Committee on Prevention, Detection, Evaluation, and Treatment of High Blood Pressure: The JNC 7 report. JAMA 289(19):2560, 2003.
94. Smirnova, IV, and Goodman, CC: The cardiovascular system. In Goodman, CC, and Fuller, KS (eds): Pathology: Implications for the Physical Therapist, ed 3. WB Saunders, Philadelphia, 2009, p 519.
95. Gould, BE, and Dyer, RM: Pathophysiology for the Health Professions, ed 4. Saunders/Elsevier, St Louis, 2011.
96. American Heart Association: High Blood Pressure Statistical Fact Sheet—2012 Update. American Heart Association, Dallas, TX. Retrieved February 24, 2012, from www.heart.org/idc/groups/heart-public/@wcm/@sop/@smd/documents/downloadable/ucm_319587.pdf.
97. American Heart Association: Heart Disease and Stroke Statistics—2012 Update. American Heart Association, Dallas, TX Retrieved. February 24, 2012, from http://circ.ahajournals.org/content/early/2011/12/15/CIR.0b013e31823ac046.
98. World Health Organization (WHO): Global Health Risks: Mortality and Burden of Disease Attributable to Selected Major Risks. WHO, Geneva, Switzerland, 2009. Retrieved February 24, 2012, from www.who.int/healthinfo/global_burden_disease/GlobalHealthRisks_report_full.pdf.
99. National Health and Nutrition Examination Survey (NHANES): Health Tech/Blood Pressure Procedures Manual. Centers for Disease Control and Prevention, Atlanta, GA, 2009. Retrieved February 26, 2012, from www.cdc.gov/nchs/data/nhanes/nhanes_09_10/BP.pdf.

LEITURAS COMPLEMENTARES

Aronow, WS, Fleg, JL, Pepine, CJ, et al: ACCF/AHA 2011 Expert Consensus Document on Hypertension in the Elderly: A Report of the American College of Cardiology Foundation Task Force on Clinical Expert Consensus Documents. Circulation 123(21):2434, 2011. Retrieved February 27, 2012, from http://circ.ahajournals.org/content/123/21/2434.full.pdf.

Frese, EM, Fick, A, and Sadowsky, HS: Blood pressure measurement guidelines for physical therapists. Cardiopulm Phys Ther J 22(2):5, 2011.

Gillespie, C, Kuklina, EV, Briss, PA, et al: Vital signs: Prevalence, treatment, and control of hypertension—United States, 1999–2002 and 2005–2008. MMWR 60(4):103, 2011. Retrieved December 6, 2010, from www.cdc.gov/mmwr/preview/mmwrhtml/mm6004a4.htm?s_cid=mm6004a4_w.

Hsia, J, et al: Women's Health Initiative Research Group. Resting heart rate as a low tech predictor of coronary events in women: Prospective cohort stud. BMJ 338:b219, 2009.

Hugueny, S, Clifton, DA, Hravnak, M et al: Understanding vital-sign abnormalities in critical care patients. Crit Care 14(Suppl 1):147, 2010.

Khoshdel, AR, Carney, S, and Gillies, A: The impact of arm position and pulse pressure on the validation of a wrist-cuff blood pressure measurement device in a high risk population. Int J Gen Med 2010(3):119, 2010.

Kressin, NR, Orner, MB, Manze, M et al: Understanding contributors to racial disparities in blood pressure control. Circ Cardiovasc Qual Outcomes 3(2):173, 2010.

Myers, MG, Godwin, M, Dawes, M, et al: Conventional versus automated measurement of blood pressure in primary care patients with systolic hypertension: Randomised parallel design controlled trial. BMJ 342:d286, 2011.

Perloff, D, et al: Human Blood Pressure Determination by Sphygmomanometry. American Heart Association, Dallas, TX, 1993. Retrieved February 26, 2012, from http://circ.ahajournals.org/content/88/5/2460.full.pdf+html.

Takeshi, T, and Saito, Y: Effects of smoking cessation on central blood pressure and arterial stiffness. Vasc Health Risk Manage 7:633, 2011.

US Preventive Services Task Force: Screening for High Blood Pressure: U.S. Preventive Services Task Force Reaffirmation Recommendation Statement. AHRQ Publication No. 08-05105-EF-2, 2007. (First published in Ann Intern Med 147[11]:783, 2007.) Retrieved December 9, 2011, from http://www.uspreventiveservicestaskforce.org/uspstf07/hbp/hbprs.htm.

Wan, Y, Heneghan, R, Stevens, R J, et al: Determining which automatic digital blood pressure device performs adequately: A systematic review. J Hum Hypertens 24(7):431, 2010.

Wedgbury, K, and Valler-Jones, T: Measuring blood pressure using an automated sphygmomanometer. BJN 17(11):714, 2008.

Wills, AK, Lawlor, DA, Matthews, FE, et al: Life course trajectories of systolic blood pressure using longitudinal data from eight UK cohorts. PLoS Med 8(6):e1000440, 2011.

Yönt, GH, Korhan, EA, and Khorshid, L: Comparison of oxygen saturation values and measurement times by pulse oximetry in various parts of the body. Appl Nurs Res 24(4):e39, 2011.

Zhang, GQ, and Zhang, W: Heart rate, lifespan, and mortality risk. Ageing Res Rev 8(1):52, 2009.

Apêndice 2.A
Mensuração da temperatura oral: termômetro de mercúrio de vidro

A. Reúna os equipamentos

1. Termômetro de mercúrio de vidro oral limpo
2. Lenço limpo para limpar o termômetro
3. Relógio de pulso (ou de parede)

B. Procedimento

1. Retire o termômetro limpo do recipiente de armazenamento. Se armazenado em uma solução desinfetante, enxágue com água fria e seque com o lenço fazendo um movimento rotativo firme, limpando a partir do bulbo em direção aos dedos.
2. Segure o termômetro entre os dedos polegar e indicador na extremidade da haste (oposta ao bulbo). Segurando o termômetro na horizontal no nível dos olhos (necessário para obter uma leitura precisa), rode-o até que a coluna de mercúrio esteja claramente visível. Observe o nível da coluna. A leitura deve ser inferior a 35°C antes de colocar o termômetro na boca do paciente. Se o valor for maior, "chacoalhe-o" impulsionando o mercúrio para baixo, até que este esteja abaixo de 35°C. Faça isso segurando o termômetro de modo seguro, realizando movimentos vigorosos e rápidos para baixo com o punho, o que será eficaz em baixar a coluna de mercúrio.
3. Peça ao paciente para abrir a boca e coloque o bulbo do termômetro na base posterior da língua à direita ou à esquerda do frênulo na bolsa sublingual. Instrua o paciente a fechar os lábios (não os dentes) em volta do termômetro para mantê-lo no lugar.
4. Deixe o termômetro de mercúrio de vidro no local por 3 a 5 minutos.
5. Retire o termômetro.
6. Com um lenço limpo, limpe o termômetro realizando um movimento de rotação firme a partir dos dedos em direção ao bulbo.
7. Segure o termômetro no nível dos olhos, gire-o até que o mercúrio esteja claramente visível e faça a leitura do ponto mais alto na escala ao qual o mercúrio subiu para registrar.
8. Lave o termômetro em água tépida com sabão e devolva-o ao recipiente de armazenamento.
9. Lave as mãos.

Apêndice 2.B
Mensuração da temperatura axilar: termômetro de mercúrio de vidro

A. Reúna os equipamentos

1. Termômetro de mercúrio de vidro oral limpo
   Observação: As temperaturas axilares também podem ser medidas com termômetros automatizados, bem como com termômetros descartáveis de uso único.
2. Lenço limpo para limpar o termômetro
3. Uma toalha para secar a região axilar (a umidade conduz calor)
4. Relógio de pulso (ou de parede)

B. Procedimento

1. Exponha a axila e certifique-se de que a área esteja seca. Se houver umidade, a área deve ser delicadamente seca com uma toalha, por meio de movimentos de contato suave (a fricção vigorosa aumentará a temperatura da área).
2. Retire o termômetro limpo do recipiente de armazenamento. Se armazenado em uma solução desinfetante, enxágue com água fria e seque com o lenço realizando um movimento rotativo firme, limpando a partir do bulbo em direção aos dedos.
3. Segure o termômetro na horizontal no nível dos olhos e rode-o até que a coluna de mercúrio esteja claramente visível; observe o nível de mercúrio. Se necessário, chacoalhe o termômetro até que o nível de mercúrio esteja abaixo de 35°C.
4. Coloque o bulbo do termômetro no centro da região axilar, entre o tronco e o braço. O membro superior do paciente deve ser posicionado firmemente cruzando o tórax para manter o termômetro no lugar (pedir ao paciente que mova a mão em direção ao ombro oposto muitas vezes é uma orientação útil). Se o paciente estiver desorientado ou for muito jovem, deve-se segurar o termômetro no lugar.
5. Deixe o termômetro no local durante 10 minutos (é necessário mais tempo para o mercúrio se expandir quando se mede a temperatura axilar).
6. Retire o termômetro.
7. Com um lenço limpo, limpe o termômetro realizando um movimento de rotação firme a partir dos dedos em direção ao bulbo.
8. Segure o termômetro no nível dos olhos, gire-o até que o mercúrio esteja claramente visível e faça a leitura do ponto mais alto na escala ao qual o mercúrio subiu para registrar.
9. Lave o termômetro em água tépida com sabão e devolva-o ao recipiente de armazenamento.
10. Lave as mãos.

Apêndice 2.C
Recursos para pacientes, familiares e profissionais de saúde

American Heart Association (www.heart.org/HEARTORG)

- Fornece informações ao paciente sobre vários tópicos de saúde, incluindo nutrição, atividade física, peso, gerenciamento do estresse e cessação do tabagismo. www.heart.org/HEARTORG/GettingHealthy/GettingHealthy_UCM_001078_SubHomePage.jsp
- Fornece informações para condições específicas, como arritmia, diabetes, infarto agudo do miocárdio, pressão arterial elevada e acidente vascular encefálico. www.heart.org/HEARTORG/Conditions/Conditions_UCM_001087_SubHomePage.jsp
- Juntamente com a American Stroke Association (www.strokeassociation.org), oferece um grande diretório de declarações científicas e diretrizes práticas para profissionais de saúde. http://my.americanheart.org/professional/StatementsGuidelines/ByTopic/By-Topic_UCM_316895_Article.jsp#.T05ncphi5FJ

American Stroke Association (www.strokeassociation.org)

- Fornece uma grande variedade de materiais de orientação e apoio ao paciente (p. ex., Stroke Connection Magazine, African Americans and Stroke, Post-Stroke Peer Support e Life After Stroke). www.strokeassociation.org/STROKEORG/Professionals/PatientEducation-Support/Patient-Education-Support_UCM_310901_Article.jsp#.T05qj5hi5FI
- Patrocina a *Target: Stroke*, uma campanha para melhorar as consequências do acidente vascular encefálico ao reduzir para 60 minutos ou menos o tempo entre o início do AVE e o início da trombólise intravenosa. O material de apoio inclui publicações, orientações ao paciente e ferramentas clínicas. www.strokeassociation.org/STROKEORG/Professionals/Target-Stroke_UCM_314495_SubHomePage.jsp
- Disponibiliza um diretório das declarações e diretrizes para o acidente vascular encefálico. http://my.americanheart.org/professional/StatementsGuidelines/ByTopic/TopicsQ-Z/Stroke-Statements-Guidelines_UCM_320600_Article.jsp#.T05vjZhi5FI

National Heart, Lung, and Blood Institute (NHLBI) (U.S. Department of Health and Human Services) (www.nhlbi.nih.gob)

- Patrocinadores do *National High Blood Pressure Education Program*. O objetivo do programa é reduzir as mortes e incapacidades associadas à pressão arterial elevada por meio da educação. www.nhlbi.nih.gov/about/nhbpep
- Fornece o *Clinical Practice Guidelines* para profissionais de saúde www.nhlbi.nih.gov/health/indexpro.htm
- Promove campanhas educativas como a *COPD: Learn More Breathe Better* e *The Heart Truth*. www.nhlbi.nih.gov/educational/index.htm
- Para os pacientes, a NHLBI fornece o *Your Guide to Lowering High Blood Pressure*, que inclui informações sobre a detecção, prevenção e tratamento da hipertensão arterial. www.nhlbi.nih.gov/hbp/index.html

CAPÍTULO

3

Exame da função sensitiva

Kevin K. Chui, PT, DPT, PhD, GCS, OCS
Thomas J. Schmitz, PT, PhD

SUMÁRIO

Integração sensitiva 96
Sensibilidade e motricidade 96
Integridade sensitiva 96
Indicações clínicas 98
Padrão (distribuição) da deficiência sensitiva 98
Tratos da medula espinal 99
Alterações sensitivas relacionadas com a idade 101
Considerações preliminares 102
Excitação, atenção, orientação e cognição 103
Memória, audição e acuidade visual 105
Classificação do sistema sensitivo 105
Receptores sensitivos 106
Vias espinais 106
Tipos de receptores sensitivos 106
Receptores cutâneos 107
Receptores sensitivos profundos 108
Receptores musculares 108
Receptores articulares 109
Vias para a transmissão de sinais sensitivos somáticos 109
Via espinotalâmica anterolateral 109
Via da coluna dorsal-lemnisco medial 109
Córtex somatossensorial 110

Rastreamento 112
Preparação para a aplicação do exame sensitivo 113
Ambiente de teste 113
Equipamento 113
Preparação do paciente 114
Exame sensitivo 115
Sensibilidade superficial 118
Sensibilidade profunda 119
Sensações corticais combinadas 120
Confiabilidade 122
Testes sensitivos quantitativos e instrumentos de teste especializados 123
Analisador sensorial térmico TSA-II + VSA 3000 123
Estesiômetro de von Frey 124
Avaliador sensorial Touch-Test 124
Diapasão graduado de Rydel-Seiffer 64/128 Hz 125
Rolltemp 125
Biotesiômetro 125
Vibrômetro 126
SENSEBox 126
MSA (analisador sensorial modular) Thermotest 126
Rastreamento de nervos cranianos 127
Integridade dos sentidos no contexto de tratamento 127
Resumo 129

OBJETIVOS DE APRENDIZAGEM

1. Compreender a(s) finalidade(s) de realizar um exame sensitivo.
2. Entender a relação entre o rastreamento preliminar do estado mental e testes de função sensitiva.
3. Descrever a classificação e a função dos mecanismos de receptores envolvidos na percepção sensitiva.
4. Identificar as vias espinais que medeiam a sensibilidade.
5. Compreender as diretrizes para a aplicação de um exame da função sensitiva.
6. Descrever o protocolo de teste para cada modalidade sensitiva.
7. Usando o estudo de caso como exemplo, empregar habilidades de tomada de decisão clínica para a aplicação de dados do exame sensitivo.

Integração sensitiva

Se todos os estímulos sensitivos que entram no sistema nervoso central fossem autorizados a bombardear os centros superiores do encéfalo, o indivíduo se tornaria absolutamente ineficaz. É tarefa do encéfalo filtrar, organizar e integrar uma massa de informações sensitivas a fim de que elas possam ser usadas para o desenvolvimento e a execução das funções cerebrais.[1, p. 25]

A. Jean Ayers, PhD

O sistema humano é constantemente inundado por informações sensitivas provenientes de uma variedade de *inputs* ambientais, bem como do movimento, do toque, da consciência do corpo no espaço, da visão, da audição e do olfato. "Em todos os comportamentos motores superiores, o encéfalo deve correlacionar os *inputs* sensitivos com os *outputs* motores para avaliar e controlar com precisão a interação do organismo com o meio."[2, p.32] A **integração sensitiva** é a capacidade do encéfalo de organizar, interpretar e utilizar as informações sensitivas. Essa integração fornece uma representação interna do ambiente que informa e orienta as respostas motoras.[2] As representações sensitivas fornecem a base sobre a qual são planejados, coordenados e implementados programas motores para os movimentos intencionais.[3] Ayers define a *integração sensitiva* como "o processo neurológico que organiza a sensibilidade do próprio corpo e do ambiente e torna possível usar o corpo de modo eficaz dentro do ambiente."[4, p. 11] Em um sistema intacto, a integração sensitiva ocorre automaticamente, sem esforço consciente.

A integração sensitiva é uma teoria desenvolvida por A. Jean Ayers (1920-1989), um terapeuta ocupacional cujo trabalho se concentrou em examinar a maneira como a integração sensitiva se desenvolve, identificar padrões de disfunção em crianças com distúrbios de aprendizagem e estabelecer estratégias de intervenção para melhorar o processamento da informação sensitiva. A teoria propõe que a integração sensitiva desordenada afeta diretamente as aprendizagens motora e cognitiva, e que as intervenções destinadas a aprimorar a integração sensitiva melhorarão a aprendizagem.[1] Bundy e Murray[5] sugerem que o valor da teoria reside em sua utilidade para (1) explicar os comportamentos dos indivíduos com prejuízo nas funções de integração sensitiva, (2) estabelecer um plano de cuidados para tratar deficiências específicas e (3) predizer desfechos esperados de intervenções específicas.

Sensibilidade e motricidade

A aprendizagem motora e o desempenho motor estão intrinsecamente ligados à *sensibilidade*. Conforme uma tarefa motora é praticada, o indivíduo aprende a antecipar e corrigir ou modificar movimentos de acordo com *inputs* sensitivos organizados e integrados pelo sistema nervoso central (SNC). O SNC usa essa informação para influenciar o movimento pelo controle por *feedback* e *feedforward*. O *controle por feedback* utiliza a informação sensitiva recebida durante o movimento para monitorar e ajustar o *output*. O *controle por feedforward* é uma estratégia proativa que utiliza as informações sensitivas obtidas com base na experiência. Os sinais são enviados em *antecedência ao movimento*, possibilitando ajustes antecipatórios no controle postural ou no movimento.[3,6] O principal papel da sensibilidade no movimento é (1) guiar a escolha de respostas motoras para uma interação eficaz com o meio e (2) adaptar os movimentos e moldar programas motores por meio do *feedback* para a ação corretiva. A sensibilidade também fornece a importante função de proteger o organismo contra ferimentos. Consulte o Capítulo 5, Exame da função motora: controle motor e aprendizagem motora, para uma discussão mais detalhada do controle do SNC da função motora.

Integridade sensitiva

O termo *somatossensação* se refere às sensações recebidas da pele e do sistema musculoesquelético (em oposição às recebidas dos sentidos especializados, como a visão ou a audição). O exame da função sensitiva envolve testar a *integridade sensitiva*, determinando a capacidade do paciente de interpretar e discriminar as informações sensitivas que chegam. O exame sensitivo é baseado na premissa de que, dentro do sistema humano intacto, a informação sensitiva é coletada do corpo e do ambiente; o SNC, então, processa e integra as informações para usar no planejamento e na organização do comportamento. Essa premissa é mais apropriadamente considerada uma *construção teórica* (um conceito que representa um evento não observável). Não se pode observar *diretamente* o processamento do SNC, a integração das informações sensitivas ou o processo de planejamento motor. No entanto, o conhecimento atual da função do SNC e do comportamento motor fornece evidências de que esses eventos não observáveis ocorrem. *Pode-se* detectar deficiências no comportamento motor, mas só se pode *supor* que eles realmente resultam de mecanismos de integração sensitiva defeituosos.[5]

O *Guide to physical therapist practice* define a **integridade sensitiva** como "a integridade do processamento sensitivo cortical, incluindo a propriocepção, a palestesia, a estereognosia e a topognosia".[7, p. 90] A integridade sensitiva é incluída na lista das 24 categorias de testes e medidas que podem ser utilizados pelo fisioterapeuta durante o exame do paciente e consta em todos os padrões de prática (i. e., musculoesquelético, neuromuscular, cardiovascular/pulmonar e tegumentar).

O Quadro 3.1 apresenta exemplos de doenças, patologias, limitações de atividade, deficiências, fatores de risco e necessidades de saúde, bem-estar e aptidão associados às alterações na integridade sensitiva.

Este capítulo concentra-se principalmente no exame da integridade somatossensorial do tronco e dos membros, bem como no rastreamento da integridade dos nervos cranianos – abordagens de testes para examinar a *integridade dos nervos cranianos* e *testes de reflexos* são discutidas no Capítulo 5, Exame da função motora: controle motor e aprendizagem motora. Como o SNC analisa e utiliza todos os estímulos sensitivos para identificar os erros de movimento e iniciar respostas corretivas, o exame da função sensitiva normalmente precede o da função motora. Essa sequência ajuda o fisioterapeuta a diferenciar o impacto das deficiências sensitivas na função motora.

Quadro 3.1 Exemplos de doenças, deficiências, limitações funcionais, incapacidades, fatores de risco e necessidades de saúde, bem-estar e condicionamento associados a alterações na integridade sensitiva (Observação: a terminologia CIF foi acrescentada entre parênteses)

I. Patologia/fisiopatologia nos seguintes sistemas (*CIF: condições de saúde*):
- Cardiovascular (p. ex., acidente vascular encefálico, doença vascular periférica)
- Endócrino/metabólico (p. ex., diabetes, doença reumatológica)
- Tegumentar (p. ex., queimadura, queimadura por frio, linfedema)
- Sistemas diversos (p. ex., aids, síndrome de Guillain-Barré, trauma)
- Musculoesquelético (p. ex., desarranjo das articulações; transtornos da bursa, sinóvia e tendão)
- Neuromuscular (p. ex., paralisia cerebral, atraso no desenvolvimento, lesão medular)
- Pulmonar (p. ex., insuficiência respiratória, falha na bomba ventilatória)

II. Disfunções nas seguintes categorias (*CIF: estruturas corporais/funções [incapacidades]*):
- Circulação (p. ex., pés dormentes)
- Integridade tegumentar (p. ex., vermelhidão sob a órtese)
- Desempenho muscular (p. ex., diminuição na força de preensão)
- Órteses, aparelhos de proteção e suporte (p. ex., órteses tornozelo-pé)
- Postura (p. ex., cabeça anteriorizada)

III. Limitações funcionais na capacidade de realizar ações, tarefas ou atividades nas seguintes categorias (*CIF: atividade/limitações na atividade*):
- Autocuidado (p. ex., incapacidade de colocar as calças em posição ortostática por causa da perda de sensibilidade nos pés)
- Cuidados com a casa (p. ex., dificuldade em ordenar as coisas por causa da dormência)
- Ocupação (trabalho/escola/brincadeiras) (p. ex., incapacidade de prestar cuidados diários – como trocar as fraldas de uma criança – por causa da perda na sensibilidade dos dedos, incapacidade de operar caixas registradoras por causa da falta de jeito)
- Comunidade/lazer (p. ex., incapacidade de conduzir um carro por causa da perda de consciência espacial, incapacidade de tocar violão por causa da hiperestesia)

IV. Deficiência, ou seja, incapacidade ou restrição na capacidade de executar ações, tarefas ou atividades de funções necessárias no contexto sociocultural do indivíduo, nas seguintes categorias (*CIF: participação/restrição na participação*):
- Cuidados pessoais
- Cuidados com a casa
- Ocupação (trabalho/escola/brincadeiras)
- Comunidade/lazer

V. Fatores de risco para integridade sensitiva prejudicada (*CIF: fatores pessoais e ambiente*):
- Falta de conscientização quanto à segurança em todos os ambientes
- Comportamentos propensos a risco (p. ex., trabalhar sem luvas de proteção)
- História do tabagismo
- Uso abusivo de substâncias

VI. Necessidades de saúde, bem-estar e condicionamento físico (*CIF: fatores pessoais*):
- Condicionamento físico, incluindo o desempenho físico (p. ex., equilíbrio inadequado para competir em provas de dança, percepção limitada de braços e pernas no espaço durante a dança de salão)
- Saúde e bem-estar (p. ex., compreensão inadequada do papel da propriocepção no equilíbrio)

De American Physical Therapy Association,[7, p. 90] com permissão.
CIF = Classificação Internacional de Funcionalidade, Incapacidade e Saúde.

Indicações clínicas

As indicações para o exame da função sensitiva são baseadas na história e na revisão dos sistemas (incluindo um *rastreamento sensitivo* descrito posteriormente neste capítulo). Isso inclui "informações fornecidas pelo paciente, por familiares, entes queridos ou cuidador; os sintomas descritos pelo paciente; os sinais observados e documentados durante a revisão dos sistemas; e as informações derivadas de outras fontes e registros."[7, p. 90] Esses dados podem indicar a existência de doenças (ou risco de doença) que resultam em alterações sensitivas que podem impor deficiências, limitações de atividade, restrições de participação ou incapacidade (Quadro 3.1).

A disfunção sensitiva pode estar associada a qualquer doença ou lesão que afeta tanto o sistema nervoso periférico (SNP) quanto o SNC, ou a um envolvimento combinado de ambos os sistemas. Os déficits podem ocorrer em qualquer local do sistema, incluindo os receptores sensitivos, nervos periféricos, nervos espinais, núcleos e tratos da medula espinal, tronco encefálico, tálamo e córtex sensitivo.[8] Exemplos de condições que geralmente mostram algum nível de deficiência sensitiva abrangem patologias, doenças ou lesão de nervos periféricos, como um trauma (p. ex., fratura), que pode seccionar, esmagar ou danificar um nervo; distúrbios metabólicos (diabetes, hipotireoidismo, alcoolismo); infecções (doença de Lyme, hanseníase, vírus da imunodeficiência humana [HIV]); pinçamento ou compressão (artrite, síndrome do túnel do carpo); queimaduras; toxinas (chumbo, mercúrio, quimioterapia); e déficits nutricionais (vitamina B12). As deficiências sensitivas também estão associadas à lesão de raízes nervosas ou da medula espinal, acidente vascular encefálico (AVE), ataque isquêmico transitório (AIT), tumores, esclerose múltipla (EM) e lesão ou doença encefálica. Esses exemplos, que não incluem todas as possibilidades, indicam o amplo espectro de lesões, doenças e enfermidades que podem se manifestar com algum elemento de déficit sensitivo.

Padrão (distribuição) da deficiência sensitiva

O exame da função sensitiva fornece informações essenciais para estabelecer um diagnóstico e prognóstico fisioterapêutico, detectar metas previstas e desfechos esperados, além de desenvolver um plano de cuidados. Uma característica seminal do exame consiste em determinar o *padrão* (limites específicos) do envolvimento sensitivo. A identificação do padrão é realizada com o conhecimento da inervação do segmento de pele pelas raízes dorsais e nervos periféricos (Figs. 3.1 e 3.2). O termo **dermátomo** (ou *segmento de pele*) se refere à área de pele inervada por uma raiz dorsal.[9] A ilustração gráfica da inervação do segmento de pele, como apresentado nas Figuras 3.1 e 3.2, é chamada de *mapa de dermátomos*. Existem algumas discrepâncias entre os mapas de dermátomos publicados com base nas metodologias utilizadas para identificar a inervação do segmento de pele. Em um comentário clínico, Downs e Laporte[10] discutiram a história do mapeamento de dermátomos, incluindo as variações nas metodologias empregadas, e as inconsistências nos mapas utilizados na educação e na prática. Conforme novas tecnologias possibilitam uma identificação mais precisa, os autores sugerem que a distribuição cutânea dos nervos espinais seja reavaliada.

Observação clínica: Há uma variação considerável nas manifestações clínicas das deficiências sensitivas. Essa variabilidade normalmente está associada ao sistema nervoso envolvido (SNC versus SNP), ao tipo de lesão, à patologia ou doença, bem como à gravidade, à extensão e à duração do envolvimento.

Durante a revisão dos sistemas, pedir ao paciente que descreva cuidadosamente o padrão ou a distribuição dos sintomas sensitivos (p. ex., formigamento, dormência, sensibilidade diminuída ou ausente) fornece ao fisioterapeuta informações preliminares para ajudar a orientar o exame e auxiliar na identificação do(s) dermátomo(s) e nervo(s) envolvido(s). As lesões nervosas periféricas geralmente apontam deficiências sensitivas paralelas à distribuição do nervo envolvido e correspondentes ao padrão de inervação. Por exemplo, se o paciente apresenta queixas de dormência na metade ulnar do dedo anelar, do dedo mínimo e do aspecto ulnar da mão, o fisioterapeuta seria alertado a abordar cuidadosamente a integridade do nervo ulnar (C8 e T1) durante o exame sensitivo. As queixas de distúrbios sensitivos na superfície palmar do polegar e nos aspectos palmar e dorsal distal dos dedos indicador, médio e da metade radial do anelar seriam indicativas de envolvimento do nervo mediano (C6-8 e T1).

Outros padrões de perda sensitiva podem estar associados a doenças específicas. Por exemplo, na neuropatia periférica (p. ex., diabetes), a perda sensitiva muitas vezes é um sintoma precoce e exibe uma distribuição em *luvas e meias* (que se refere ao envolvimento típico das mãos e dos pés). Por outro lado, a EM frequentemente apresenta-se em um padrão de envolvimento sensitivo imprevisível ou disperso.

A lesão da medula espinal (LM) muitas vezes manifesta-se com um padrão mais difuso de envolvimento sensitivo abaixo do nível da lesão, que em geral é bilateral, embora não necessariamente simétrico. O exame da função sensitiva seguinte à LM fornece dados importantes que refletem o grau de comprometimento neurológico.

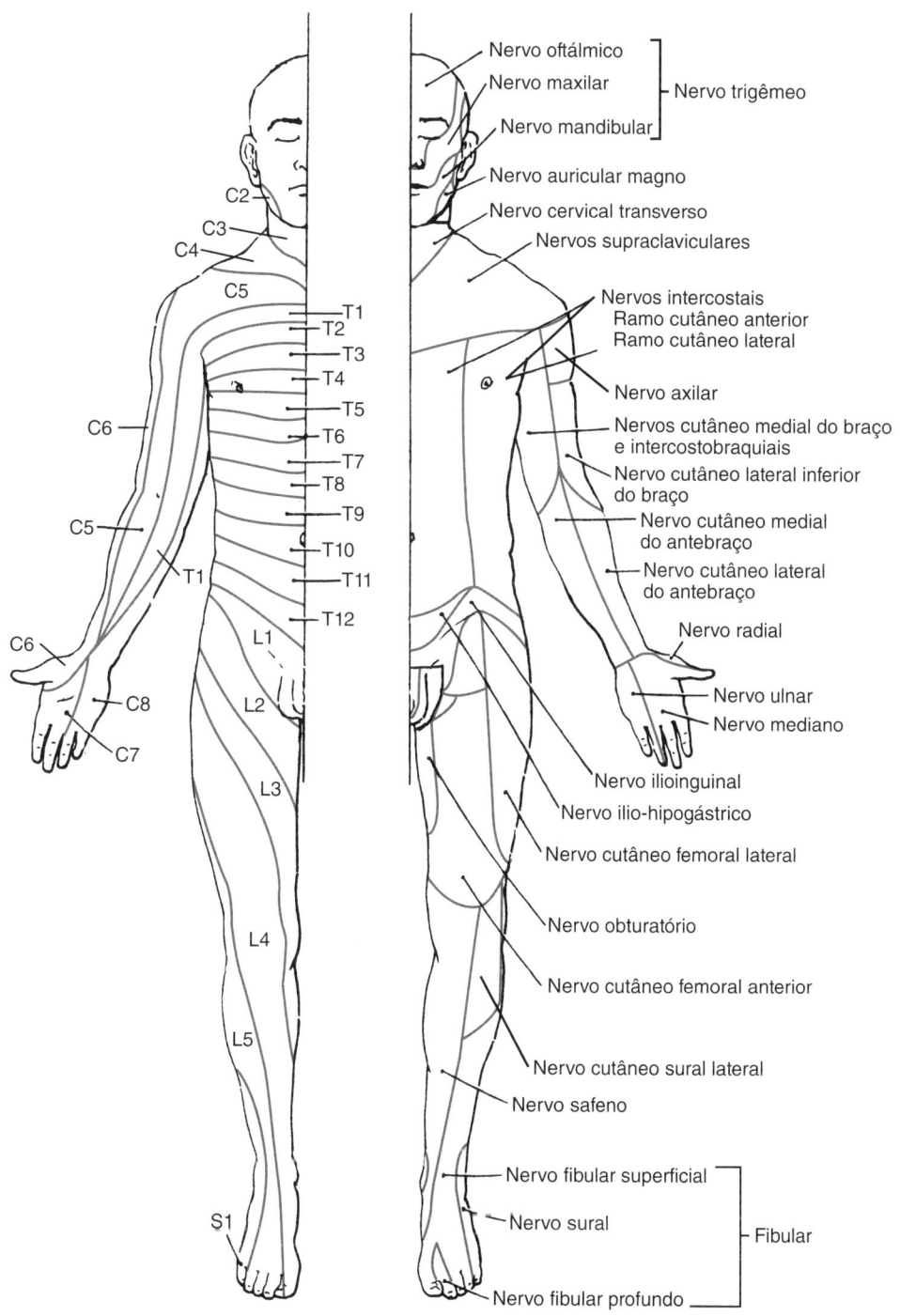

Figura 3.1 Vista anterior da inervação do segmento de pele pelas raízes posteriores (*esquerda*) e nervos periféricos (*direita*). (De Gilman e Newman,[9, p. 43] com permissão.)

Em conjunto com outros testes e medidas, os dados sensitivos contribuem para a determinação da integridade relativa da lesão, da existência de *zonas de preservação parcial* (áreas distais a uma lesão completa que mantêm inervação parcial), simetria ou assimetria da lesão, além da presença de sensibilidade sacral abaixo do nível neurológico da lesão (uma característica que define uma lesão incompleta).

Tratos da medula espinal

O exame da função sensitiva também fornece dados que refletem a integridade das vias da medula espinal que transportam a informação somatossensorial. Por exemplo, a perda ou diminuição da percepção térmica e dolorosa contralateral é sugestiva de lesões no trato anterola-

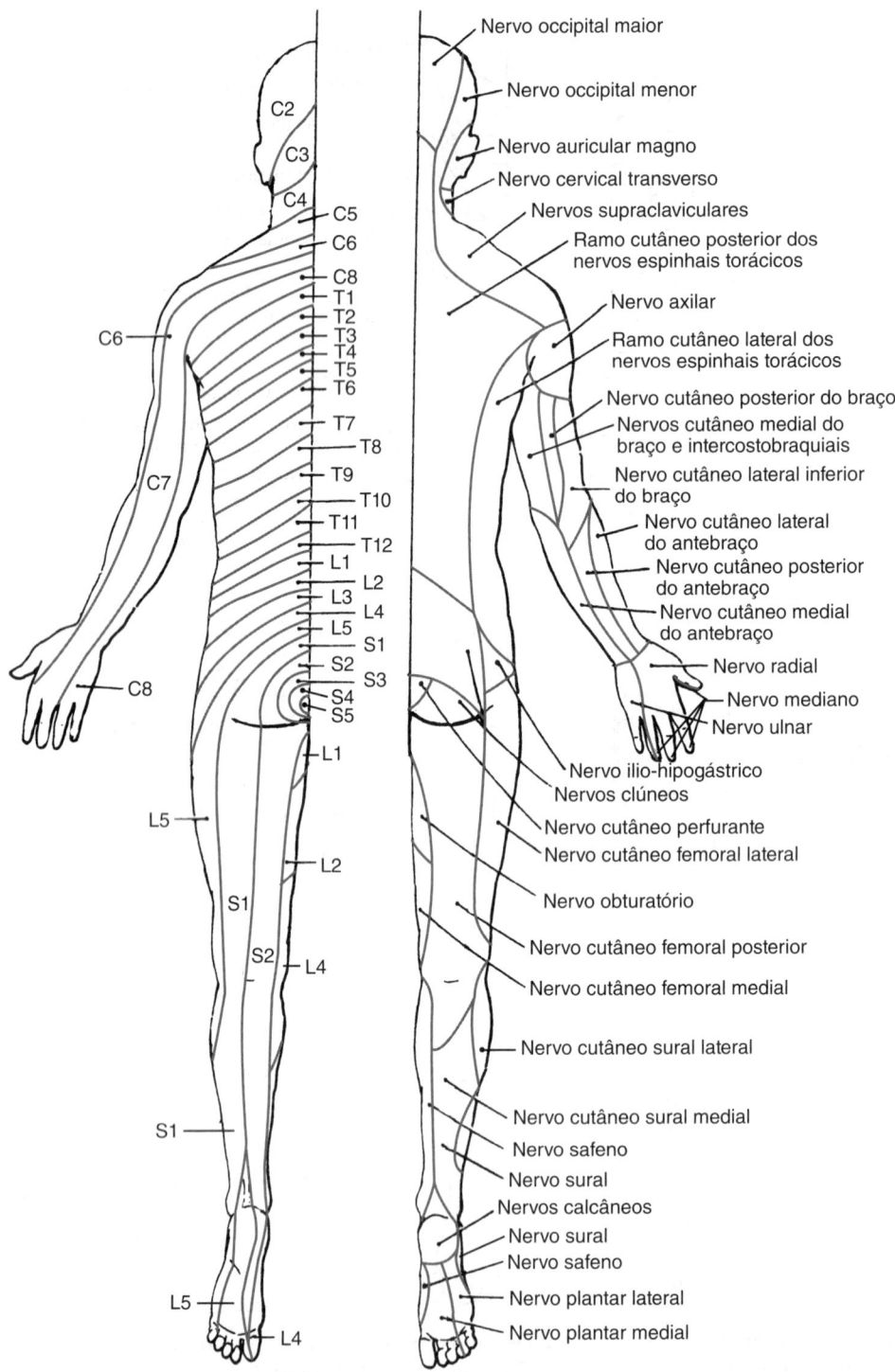

Figura 3.2 Vista posterior da inervação do segmento de pele pelas raízes dorsais (*esquerda*) e nervos periféricos (*direita*). (De Gilman e Newman,[9, p. 44] com permissão.)

teral. Déficits em sensações discriminativas, como a vibração e a discriminação de dois pontos, sugerem lesões da coluna dorsal.

Evidências de perda sensitiva e motora geralmente são indicativas de envolvimento da raiz nervosa (lembre-se de que as raízes dorsal e ventral convergem para formar nervos espinais). As lesões do SNC (p. ex., AVE, lesão cerebral) podem produzir deficiências sensitivas significativas caracterizadas por um padrão difuso de envolvimento (p. ex., cabeça, tronco e membros) e podem resultar em disfunção motora expressiva (ataxia sensitiva), além de comprometimento do controle motor fino e da aprendizagem motora, bem como apresentar uma ameaça considerável de lesão aos membros anestesiados (p. ex., uma incapacidade de determinar a temperatura da água do banho).

Alterações sensitivas relacionadas com a idade

Alterações na função sensitiva ocorrem com o envelhecimento normal e devem ser claramente diferenciadas daquelas associadas a doenças, enfermidades ou patologias específicas. Nos últimos anos, tem havido uma expansão gradual do interesse nas causas e consequências das alterações sensitivas relacionadas com a idade e informações pertinentes. Evidencia-se isso por meio do grande e crescente corpo de literatura dedicado à neurociência do envelhecimento e a seu impacto na função e qualidade de vida dos idosos.[11-34] Os tópicos abordados são alterações características na visão, na audição e no sistema somatossensorial associadas com a idade; informações sobre tratamento, prevalência e fatores de risco; e o papel das políticas de saúde pública na abordagem da perda sensitiva relacionada com a idade. O *Healthy People 2020*,[35] publicado pelo U.S. Department of Health and Human Services, apresenta uma agenda de promoção da saúde integral e do bem-estar para a segunda década do século XXI. Os objetivos gerais do *Healthy People 2020* são (1) proporcionar vidas longas e de alta qualidade, livres de doenças evitáveis, incapacidade, lesões e morte prematura; (2) alcançar a equidade na saúde, eliminar as disparidades e melhorar o bem-estar de todos os grupos; (3) criar ambientes sociais e físicos que promovam a boa saúde a todos; e (4) promover a qualidade de vida, o desenvolvimento saudável e comportamentos saudáveis em todas as fases da vida. O primeiro objetivo chama a atenção nacional para a crescente população de idosos e o impacto da idade (incluindo alterações em sensações como a visão e a audição) em estratégias de melhora e promoção da saúde. Há uma diminuição na acuidade de muitas sensações, o que é considerado um achado característico do envelhecimento.[36-40] A morfologia exata da redução na sensibilidade com a idade não foi completamente estabelecida. No entanto, foram identificadas várias alterações neurológicas, que sugerem possíveis explicações.

Ao longo da vida, os neurônios são substituídos em uma taxa decrescente, e isso pode contribuir para a diminuição do peso médio do encéfalo com o envelhecimento. Embora seja uma característica da doença de Alzheimer, o envelhecimento normal não produz uma perda significativa na quantidade de neurônios corticais.[40] Outras alterações no encéfalo incluem a degeneração dos neurônios com presença de gliose de substituição, acúmulo de lipídios nos neurônios, perda de mielina e desenvolvimento de neurofibrilas (massas de pequenas fibrilas emaranhadas) e placas nas células.[40-42] Há também uma diminuição na quantidade de enzimas responsáveis pela síntese de dopamina, norepinefrina e, em menor grau, de acetilcolina,[43] bem como depleção dos dendritos neuronais no encéfalo em envelhecimento.[43,44]

Estudos eletrofisiológicos têm identificado uma redução gradual na velocidade de condução dos nervos sensitivos com o avançar da idade;[45-47] isso pode refletir alterações degenerativas na bainha de mielina ou a perda ou redução no tamanho dos axônios sensitivos.[36,41,45,48] Os potenciais evocados fornecem uma medida quantitativa da função sensitiva, e verificou-se que diminuem em amplitude com a idade.[49] Também foi identificada uma redução na quantidade de corpúsculos de Meissner.[50] Esses corpúsculos, responsáveis pela detecção do toque, estão limitados às áreas sem pelo e se tornam escassos, assumem uma distribuição irregular, além de variar em tamanho e forma com a idade.[50] Foram relatadas, igualmente, modificações associadas com a idade na morfologia e diminuição nas concentrações de corpúsculos de Pacini, que respondem ao movimento rápido dos tecidos (p. ex., vibrações).[51]

Alterações degenerativas na mielina foram documentadas no SNC e no SNP.[40,45,52] Em uma revisão da literatura sobre os efeitos do envelhecimento normal sobre a mielina e as fibras nervosas, Peters[40] sugere que (1) o declínio cognitivo associado à idade provavelmente é decorrente de danos generalizados às bainhas de mielina de axônios de neurônios corticais e não da perda real desses neurônios, e que (2) as alterações resultantes na velocidade de condução modificam a sincronização normal dos circuitos neuronais.

No SNP, uma diminuição na distância entre os nódulos de Ranvier tem sido associada ao avanço da idade.[53] Esse achado pode estar relacionado com a desaceleração na condução saltatória identificada por alguns autores.[41,45] A destruição das bainhas de mielina tem sido associada a uma expressão reduzida das proteínas de mielina principais, atrofia axonal, além de expressão reduzida e transporte axonal de proteínas do citoesqueleto.[54] Em comparação com indivíduos mais jovens, documentou-se menores velocidades de condução do nervo sensitivo para os nervos mediano[55,46] e sural[46] em idosos.

Embora não seja uma lista exaustiva, outras transformações sensitivas relacionadas com a idade documentadas incluem alterações na estabilidade e no controle postural,[15,20,24,26,56,57] diminuição na resposta a estímulos táteis,[12,55,58,59] redução na acuidade vibratória[51,60] e proprioceptiva,[13,31,61] diminuição no limiar de temperatura cutânea[11] e na discriminação de dois pontos,[29,62] e alteração na capacidade de adaptar as respostas sensório-motoras às exigências da tarefa.[17]

Essas alterações frequentemente aparecem na presença de perdas visuais ou auditivas relacionadas com a idade que prejudicam as capacidades compensatórias. Além disso, alguns medicamentos podem influenciar a distorção dos *inputs* sensitivos. Essa combinação de deficiências sensitivas talvez represente uma variedade de limitações nas atividades do idoso, como instabilidade postural, oscilação corporal exagerada, problemas de equilíbrio, marcha de base alargada, coordenação motora diminuída, tendência a deixar cair objetos segurados pelas mãos e dificuldade em reconhecer as posições do corpo no espaço. O Quadro 3.2, Resumo de evidências, fornece uma visão geral das pesquisas que exploram alterações sensitivas relacionadas com a idade.

Observação clínica: *Além das alterações sensitivas relacionadas com a idade, as limitações na atividade podem ser exacerbadas pela fraqueza muscular associada a uma redução no número e no tamanho das fibras musculares esqueléticas, e também na área de secção transversal total do músculo. Ver a discussão no Capítulo 5.*

Considerações preliminares

A precisão dos dados do exame da função sensitiva confia na capacidade do paciente de responder à aplicação de múltiplos estímulos somatossensoriais. O uso de vários testes preliminares facilmente administrados vai fornecer dados suficientes para determinar a capacidade do paciente de se concentrar e responder à bateria de itens do teste sensitivo. As duas categorias gerais dos testes preliminares incluem (1) o nível de excitação, atenção, orientação e cognição do paciente;[63] e a (2) memória, a acuidade auditiva e a acuidade visual. Esses testes preliminares normalmente são considerados em caso de comprometimento sensitivo associado a lesões do SNC.

Quadro 3.2 Resumo de evidências
Pesquisas que exploram as alterações relacionadas à idade na função sensitiva

Referência	Método(s)	Amostra/desenho	Resultados	Conclusões/comentários
Tochihara et al.[11]	Analisou diferenças relacionadas com a idade no limiar de temperatura cutânea (Temp) para a sensibilidade térmica ao quente no ambiente "termoneutro" (28 °C) e "frio" (22 °C). Utilizado um estimulador térmico sobre face, tórax, abdome, braço, antebraço, mão, coxa, perna e pé.	Comparados 12 jovens do sexo masculino (22 ± 1 ano) e 13 idosos do sexo masculino (67 ± 3 anos) em dois ambientes diferentes. Houve uma diferença estatisticamente significativa entre os grupos na altura média, espessura da prega cutânea subescapular e índice de massa corporal (IMC).	Os limiares de Temp cutânea (quente) foram significativamente maiores para os homens idosos do que para os mais jovens na mão, na perna e no pé em ambos os ambientes termoneutro e frio. Não foram observadas diferenças em outras partes do corpo.	Os homens idosos foram menos sensíveis à Temp (calor) do que os jovens nos dois ambientes. Diferenças na sensibilidade à Temp foram não uniformes na cabeça e no tronco (i. e., face, tórax, abdome) e significativas nas extremidades (i. e., mão, perna, pé).
Davila et al.[32]	Determinar a prevalência de deficiência sensitiva (auditiva ou visual) entre trabalhadores norte-americanos de 65 anos ou mais.	Foram examinados dados de 1997 a 2004 da *National Health Interview Survey*. Da amostra total (N = 5.590), a maior parte era do sexo feminino, tinha entre 65 e 69 anos de idade, era branca, não hispânica, casada/vivia com parceiro, acima da linha de pobreza, tinha > 12 anos de escolaridade e plano de saúde.	A prevalência de alteração auditiva (33,4%) foi mais de três vezes maior que a de deficiência visual (10,2%). A prevalência de deficiência auditiva ou visual foi maior entre os operadores agrícolas, mecânicos e operadores de veículos automotivos.	Os resultados deste estudo destacam a crescente necessidade de acomodações no local de trabalho. Além disso, há necessidade de medidas preventivas para trabalhadores em risco de ferimento, em razão de suas deficiências sensitivas.

(continua)

Quadro 3.2 Resumo de evidências *(continuação)*
Pesquisas que exploram as alterações relacionadas à idade na função sensitiva

Referência	Método(s)	Amostra/desenho	Resultados	Conclusões/comentários
Shaffer e Harrison[28]	Revisão da literatura sobre (1) as alterações relacionadas com a idade nos sistemas proprioceptivo e cutâneo; (2) relação entre a pesquisa científica básica e alterações clínicas relacionadas com a idade; e (3) relação entre os sistemas proprioceptivo e cutâneo e o equilíbrio em idosos.	Esta revisão narrativa inclui seções sobre o fuso muscular, o órgão tendinoso de Golgi, a propriocepção, os receptores cutâneos, a somatossensação cutânea, a inervação sensitiva periférica e a integração somatossensorial.	Há um declínio relacionado com a idade em várias estruturas sensitivas e na fisiologia que acelera com o avançar dos anos. Fibras sensitivas mielinizadas de grosso calibre e receptores são preferencialmente afetados pelo envelhecimento. Há evidências de que os idosos têm propriocepção, vibração, toque discriminativo e equilíbrio prejudicados. Com o envelhecimento, o envolvimento sensitivo ocorre antes das alterações motoras.	Esta síntese da literatura fornece conhecimentos fundamentais sobre os efeitos de um sistema sensitivo em envelhecimento sobre o equilíbrio. O artigo enfatiza também a importância da utilização de métodos confiáveis e válidos para examinar a função sensitiva. São necessárias pesquisas adicionais para examinar a relação entre alterações associadas com a idade no sistema sensitivo e no equilíbrio.
Laurienti et al.[33]	Examinou a velocidade de respostas de discriminação à apresentação de estímulos visuais, auditivos ou ambos (multissensoriais). A diferença entre o tempo de resposta visual e o multissensorial foi examinada como uma estimativa do ganho multissensorial (i. e., melhora no desempenho [tempo de reação] com o *input* sensitivo adicional).	Comparada a velocidade de discriminação entre os jovens ($N = 31$, $28,1 \pm 5,6$ anos) e idosos ($N = 27$, $70,9 \pm 5,1$ anos). Os pesquisadores examinaram também a precisão do desempenho, que foi utilizado como uma covariável ao avaliar o ganho multissensorial.	Ao usar a precisão como covariável, os idosos demonstraram um ganho multissensorial significativamente maior quando comparados aos jovens.	Os idosos demonstraram maiores melhorias no desempenho do que os adultos mais jovens com informações de múltiplas modalidades sensitivas. Apesar do declínio relacionado com a idade na função sensitiva, o uso de informações de vários sentidos pode compensar prejuízos nas funções sensitivas individuais.

Excitação, atenção, orientação e cognição

Um primeiro passo necessário é determinar o nível de excitação do paciente para a participação no protocolo de teste. A **excitação** é a disponibilidade fisiológica do sistema humano para a atividade.[7] Ela é descrita usando termos-chave tradicionalmente aceitos e definições para identificar o nível de consciência do paciente. Esses termos incluem *alerta, letárgico, obnubilação, estupor e coma* e representam um *continuum* de prontidão fisiológica para a atividade; eles são definidos do seguinte modo:[63]

- *Alerta*. O paciente está acordado e atento aos níveis normais de estimulação. As interações com o fisioterapeuta são normais e apropriadas.
- *Letárgico*. O paciente parece sonolento e pode adormecer se não for estimulado de algum modo. Pode se distrair das interações com o fisioterapeuta e ter dificuldade em se concentrar ou manter a atenção em uma questão ou tarefa.
- *Obnubilação*. O paciente tem dificuldade para despertar de um estado sonolento e frequentemente está confuso quando acordado. É necessária a estimulação repetida

para manter a consciência. As interações com o fisioterapeuta podem ser, em grande parte, improdutivas.
- *Estupor* (semicoma). O paciente responde apenas a estímulos fortes, geralmente nocivos, e retorna ao estado inconsciente quando a estimulação é interrompida. Quando acordado, o paciente é incapaz de interagir com o fisioterapeuta.
- *Coma* (coma profundo). O paciente não pode ser despertado por qualquer tipo de estimulação. Podem ou não ser encontradas respostas motoras reflexas.

É possível obter de pacientes que estão alerta informações confiáveis sobre a integridade do sistema somatossensorial. A confiabilidade é proporcionalmente reduzida em pacientes com letargia e inexistente naqueles que estão em obnubilação, estupor ou coma.

A *atenção* é a consciência seletiva do ambiente ou a capacidade de resposta a um estímulo ou tarefa sem se distrair com outros estímulos.[6,9,64] A atenção pode ser examinada pedindo-se ao paciente que repita itens em uma lista progressivamente mais desafiadora. Essas tarefas de repetição podem começar com dois ou três itens e aos poucos progredir para listas mais longas. Por exemplo, pode-se solicitar ao paciente que repita uma série de números, letras ou palavras. Outra abordagem para examinar a atenção é pedir a ele que soletre as palavras de trás para a frente (p. ex., livro, garfo, garrafa, jardim). A tarefa pode ser mais desafiadora usando palavras progressivamente mais longas. Os indivíduos com um tempo de atenção elevado serão capazes de realizar a tarefa. Aparecerão déficits de atenção quando a ordem das letras for confusa.[64]

A **orientação** se refere à consciência do tempo, pessoa e lugar do paciente. Na documentação do prontuário médico, os resultados desse rastreamento do estado mental muitas vezes são abreviados como "orientada × 3", que se refere aos três parâmetros (tempo, pessoa e lugar). Se o paciente não estiver totalmente orientado em um ou mais domínios, a anotação seria "orientado × 2 (tempo)" ou "orientado × 1 (tempo, lugar)". Nas anotações de orientação parciais, costuma-se incluir os *domínios de desorientação* entre parênteses. O Quadro 3.3 apresenta exemplos de perguntas para a avaliação da orientação.[9,63,64]

A *cognição* é definida como o processo de conhecimento e inclui a consciência e o julgamento.[6] Nolan[63] sugere três áreas para testar as funções dependentes da cognição: (1) base de conhecimento, (2) capacidade de cálculo e (3) interpretação de provérbios. A **base de conhecimento** é definida como a soma total da aprendizagem e da experiência de vida de um indivíduo, que será altamente variável e diferente para cada paciente. Informações detalhadas sobre a base de conhecimento pré-mórbida muitas vezes não estão disponíveis. No entanto, certa quantidade de categorias gerais de informação pode

Quadro 3.3 Exemplo de perguntas para a avaliação da orientação

Uma série de perguntas simples é apresentada ao paciente. As perguntas são projetadas de modo a determinar a compreensão do paciente para reconhecer quem ele é, sua localização, incluindo a instituição atual (o nome do hospital ou da clínica), o tempo presente e a passagem do tempo.

Pessoa
- Qual é o seu nome?
- Você tem um nome do meio?
- Quantos anos você tem?
- Qual é a sua data de nascimento?

Lugar
- Você sabe onde está agora?
- Em que tipo de lugar você está?
- Você sabe em que cidade e estado estamos?
- Em qual cidade ou estado você mora?
- Qual é o endereço da sua casa?

Tempo
- Que dia é hoje?
- Que dia da semana é hoje?
- Que horas são?
- É de manhã ou de tarde?
- Em qual estação do ano estamos?
- Em que ano estamos?
- Há quanto tempo você está aqui?

De Nolan,[63, p. 26] com permissão.

ser utilizada para testar essa função cognitiva. Exemplos de perguntas podem incluir o seguinte:[63]

- Quem proclamou a República do Brasil?
- Quem é o atual presidente dos Estados Unidos?
- O que é maior – um galão ou um litro?
- Em que país estão as grandes pirâmides?
- O que você adiciona à sua comida para torná-la mais doce?
- Em que estado está a cidade de Campinas?
- Quais são os elementos que compõem a água e o sal?
- Você pode citar um carro feito pela General Motors?
- Quem é Charles Dickens?

A **capacidade de cálculo** examina habilidades matemáticas fundamentais.[63,64] Dois termos associados são a **acalculia** (incapacidade de calcular) e a **discalculia** (dificuldade em realizar cálculos).[63] Esse rastreamento cognitivo pode ser administrado verbalmente ou em formato escrito. O paciente é solicitado a realizar mentalmente uma série de cálculos ao receber problemas matemáticos. O teste deve ser iniciado com problemas simples e progredir para mais difíceis. A adição e a subtração em geral são mais fáceis do que a multiplicação e a divisão. Uma abordagem alternativa é fornecer problemas matemáticos escritos e pedir ao paciente que preencha a resposta (p. ex., 4 + 4 = ____; 10 + 22 =____; 46 × 8 =____; 13 × 7 =____; 4 × 3 =____; 6 × 6 = ____; e assim por diante).

A *interpretação de provérbios* examina a capacidade do paciente de avaliar o uso de palavras além de seu contexto ou significado usual. Essa é uma função cognitiva sofisticada. Durante o exame, deve-se solicitar ao paciente que descreva o significado do provérbio. Exemplos incluem:[63,64]

- Quem não tem teto de vidro que atire a primeira pedra.
- Pedra que rola não cria limo.
- Mais vale prevenir do que remediar.
- Deus ajuda quem cedo madruga.
- Cada um colhe o que planta.
- Mente vazia, oficina do diabo.
- Há males que vêm para o bem.
- Saco vazio não para em pé.

Memória, audição e acuidade visual

A condição da memória e a função auditiva do paciente, bem como a acuidade visual, também estão relacionadas com a capacidade de responder durante o teste sensitivo.

Memória

Deve-se examinar a memória de curto e de longo prazo. As deficiências de memória de curto prazo serão mais perturbadoras para a captação de informações sensitivas em decorrência da dificuldade do paciente de se lembrar e seguir instruções. A *memória de longo prazo (remota)* pode ser examinada solicitando-se ao paciente informações sobre a data e o local de seu nascimento, quantidade de irmãos, data de casamento, escolas frequentadas e fatos históricos. A *memória de curto prazo* pode ser abordada fornecendo verbalmente ao paciente uma série de palavras ou números. Por exemplo, uma lista de palavras pode incluir "carro, livro, xícara"; o uso de números poderia conter uma relação de sete dígitos; uma sentença curta também pode ser adotada para testar a memória de curto prazo. A fim de garantir a compreensão da tarefa, o paciente deve repetir a sequência imediatamente. Os indivíduos com função de memória normal precisam ser capazes de recordar a lista 5 minutos[9] mais tarde e pelo menos dois dos itens dela após 30 minutos.[63]

Audição

Observar a resposta do paciente durante uma conversa pode fornecer uma avaliação grosseira da audição. Deve-se observar como as alterações no volume e no tom de voz influenciam a resposta do paciente.

Acuidade visual

Pode-se fazer um exame visual grosseiro utilizando uma tabela de Snellen padrão colocada sobre a parede ou placas de acuidade visual na beira do leito. Se o paciente usa lentes corretivas, elas devem ser colocadas durante o teste e estar limpas. A acuidade visual normalmente é registrada a 6 m (20 pés) da tabela de Snellen (gráfico de olho padrão). Essa distância (6 m [20 pés]) é, então, estabelecida em relação ao tamanho da fonte que o indivíduo é capaz de ler confortavelmente. Por exemplo, um *continuum* de acuidade visual 20/20 é considerado excelente, e 20/200 indica uma acuidade ruim.[9]

Observação clínica: *Alguns diagnósticos ou comorbidades afetam diretamente a visão, como a EM, a hipertensão e o diabetes. Examinar os nervos cranianos (SNC) fornecerá informações adicionais sobre a visão. Por exemplo, o nervo oculomotor (NC III) com frequência é afetado pelo diabetes (paralisia do nervo oculomotor).*

O campo de visão periférica pode ser examinado sentando-se diretamente em frente ao paciente com os braços estendidos. Os dedos indicadores devem ser esticados e, aos poucos, trazidos em direção à linha média da face do paciente. Em seguida, o paciente é convidado a identificar quando o dedo do fisioterapeuta, que vai se aproximando, é visto inicialmente. Deve-se observar com cuidado diferenças entre os campos visuais direito e esquerdo. A percepção de profundidade pode ser grosseiramente verificada segurando dois lápis ou dedos (um atrás do outro) bem na frente do paciente. O paciente é convidado a tocar ou a segurar o objeto que está em primeiro plano.

Como os testes de integridade sensitiva exigem uma resposta verbal ao estímulo, os pacientes com déficits de excitação, atenção, orientação, cognitivos ou de memória de curto prazo em geral não podem ser avaliados com precisão. No entanto, deficiências na visão, na audição ou no discurso não afetarão negativamente os resultados do teste se forem feitas as devidas adaptações no fornecimento de instruções e na indicação de respostas (p. ex., sinalizando com um ou dois dedos durante os testes de discriminação de dois pontos, apontando para a área que recebe estímulos de contato, mimetizando o senso de posição articular ou consciência do movimento com o membro contralateral, ou identificando um objeto escolhido a partir de um grupo de itens durante testes de estereognosia).

Classificação do sistema sensitivo

Foram propostos vários esquemas diferentes para categorizar o sistema sensitivo. Entre os mais comuns estão a classificação pelo tipo (ou local) de *receptores* e a *via espinal* que leva as informações aos centros superiores.

Receptores sensitivos

Os receptores sensitivos (terminações nervosas sensitivas) estão localizados na extremidade distal de uma fibra nervosa aferente. Uma vez estimulados, dão lugar à percepção de uma sensibilidade específica. Receptores sensitivos são altamente sensíveis ao tipo de estímulo para o qual foram concebidos (denominada *especificidade do receptor*). Essa especificidade da fibra nervosa sensitiva a uma modalidade única de sensibilidade é chamada de *princípio da linha marcada*.[65] Isso significa que sensações táteis individuais são percebidas quando tipos específicos de receptores são estimulados. Por exemplo, em resposta ao toque, a ativação seletiva de discos de Merkel e de terminações de Ruffini produz uma sensibilidade à pressão constante na área cutânea acima dos receptores ativos.[66]

Deve-se notar que o termo *modalidade* tem um significado específico no contexto da sensibilidade. Modalidade "define uma classe geral de estímulo, determinada pelo tipo de energia transmitida pelo estímulo e pelos receptores especializados em sentir essa energia".[66, p. 413] Cada tipo de sensibilidade percebida (p. ex., visão, audição, paladar, tato, olfato, dor, temperatura, propriocepção) se refere a uma modalidade de sensibilidade.

As três divisões dos receptores sensitivos incluem aquelas que medeiam a sensibilidade (1) superficial, (2) profunda e (3) combinada (cortical).[9]

Sensibilidade superficial

Os **exteroceptores** são responsáveis pela sensibilidade superficial.[67] Eles recebem estímulos do ambiente externo por meio da pele e do tecido subcutâneo. Os exteroceptores respondem pela percepção de dor, temperatura, toque leve e pressão.[9,67]

Sensibilidade profunda

Os **proprioceptores** são responsáveis pela sensibilidade profunda. Esses receptores recebem estímulos dos músculos, tendões, ligamentos, articulações e fáscia,[64] e são encarregados do senso de posição[68] e de consciência das articulações em repouso, consciência do movimento (cinestesia) e vibração.

Sensibilidade cortical combinada

A combinação de mecanismos sensitivos superficiais e profundos compõe a terceira categoria, denominada sensibilidade combinada. Essas sensações exigem informações de receptores exteroceptivos e proprioceptivos, assim como a função intacta de áreas de associação sensitiva cortical. As sensações corticais combinadas incluem a **estereognosia, a discriminação de dois pontos, a barognosia, a grafestesia**, a localização tátil, o reconhecimento de texturas e a estimulação simultânea dupla.

Vias espinais

As sensações também foram classificadas de acordo com o sistema por meio do qual são levadas aos centros superiores. Elas são transportadas pelo *sistema espinotalâmico anterolateral* ou pelo *sistema coluna dorsal-lemnisco medial*.[41,67,69]

Sistema espinotalâmico anterolateral

Esse sistema inicia reações de autoproteção e responde a estímulos que são de natureza potencialmente prejudicial. Ele contém fibras de calibre fino de condução lenta, algumas das quais são não mielinizadas. O sistema atua na transmissão de informações nociceptivas e térmicas, e medeia a dor, a temperatura, a localização grosseira do toque, as cócegas, o prurido e as sensações sexuais.

Sistema coluna dorsal-lemnisco medial

A coluna dorsal é o sistema envolvido nas respostas às sensações mais discriminativas. Ela contém fibras de grosso calibre de condução rápida, com maior mielinização. Esse sistema medeia as sensações de tato discriminativo e as de pressão, vibração, movimento, senso de posição e consciência das articulações em repouso. Os dois sistemas são interdependentes e integrados, de modo a funcionar em conjunto.

Tipos de receptores sensitivos

Os receptores sensitivos costumam ser divididos de acordo com a sua concepção estrutural e o tipo de estímulo ao qual respondem preferencialmente. Essas divisões incluem (1) *mecanorreceptores*, que respondem à deformação mecânica do receptor ou da área circundante; (2) *termorreceptores*, que respondem a alterações de temperatura; (3) *nociceptores*, que respondem a estímulos nocivos e resultam na percepção da dor; (4) *quimiorreceptores*, que respondem a substâncias químicas e são responsáveis pelo sabor, odor, níveis de oxigênio no sangue arterial, concentração de dióxido de carbono e osmolalidade (gradiente de concentração) dos fluidos corporais; e (5) *receptores fóticos (eletromagnéticos)*, que respondem à luz dentro do espectro visível.[8,9,67,70]

A percepção de dor não se limita aos estímulos recebidos dos nociceptores, porque outros tipos de receptores e fibras nervosas contribuem para essa sensibilidade. Altas intensidades de estímulos a qualquer tipo de receptor podem ser percebidas como dor (p. ex., calor ou frio extremos e deformação mecânica de alta intensidade).

A classificação geral dos receptores sensitivos é apresentada no Quadro 3.4.[64,65,71] Observe que essa lista inclui também os receptores responsáveis pelos estímulos eletromagnéticos (visuais) e químicos.

Receptores cutâneos

Os receptores sensitivos cutâneos estão localizados na porção terminal de uma fibra aferente. Incluem as terminações nervosas livres, as terminações do folículo piloso, os discos de Merkel, as terminações de Ruffini, os bulbos terminais de Krause, os corpúsculos de Meissner e os corpúsculos de Pacini. A densidade desses receptores sensitivos varia nas diferentes áreas do corpo. Por exemplo, existem muito mais receptores táteis nas pontas dos dedos do que nas costas. Essas áreas de maior densidade de receptores apresentam, de modo correspondente, uma representação cortical superior na área somatossensorial I. A densidade de receptores é uma consideração particularmente importante na interpretação dos resultados de uma análise sensitiva para uma dada superfície corporal. A Figura 3.3 ilustra os receptores sensitivos cutâneos e respectivas localizações dentro das várias camadas da pele.

Terminações nervosas livres

Esses receptores são encontrados em todo o corpo. A estimulação de terminações nervosas livres resulta na percepção de sensações de dor, temperatura, toque, pressão, cócegas e prurido.[9,64]

Terminações do folículo piloso (órgão piloso terminal)

Na base de cada folículo piloso está entrelaçada uma terminação nervosa livre. A combinação do folículo piloso e de seus nervos fornece um receptor sensível. Esses receptores são sensíveis ao movimento mecânico e ao toque.[72,73]

Discos de Merkel

Esses receptores sensíveis ao toque estão localizados abaixo da epiderme na área sem pelos e lisa (glabra), com uma densidade elevada nas pontas dos dedos. Eles são sensíveis ao toque de baixa intensidade, bem como à velocidade do toque, e respondem à endentação constante da pele (pressão). Proporcionam a capacidade de perceber o contato contínuo de objetos contra a pele, e acredita-se que desempenham um papel importante tanto na discriminação entre dois pontos como na localização do

Quadro 3.4 Classificação dos receptores sensitivos

I. Mecanorreceptores
  A. Receptores cutâneos sensitivos
    1. Terminações nervosas livres
    2. Terminações do folículo piloso
    3. Discos de Merkel
    4. Terminações de Ruffini
    5. Bulbos terminais de Krause
    6. Corpúsculos de Meissner
    7. Corpúsculos de Pacini
II. Receptores sensitivos profundos
  A. Receptores musculares
    1. Fusos musculares
    2. Órgãos tendinosos de Golgi
    3. Terminações nervosas livres
    4. Corpúsculos de Pacini
  B. Receptores articulares
    1. Terminações do tipo Golgi
    2. Terminações nervosas livres
    3. Terminações de Ruffini
    4. Terminações paciniformes
III. Termorreceptores
  A. Frio
    1. Receptores de frio
  B. Calor
    2. Receptores de calor
IV. Nociceptores
  A. Dor
    1. Terminações nervosas livres
    2. Extremos de estímulos*
V. Receptores eletromagnéticos
  A. Visão
    1. Bastonetes
    2. Cones
VI. Quimiorreceptores
  A. Paladar
    1. Receptores das papilas gustativas
  B. Odor
    1. Receptores dos nervos olfatórios no epitélio olfatório
  C. Oxigênio arterial
    1. Receptores dos corpos aórtico e carótico
  D. Osmolalidade
    1. Provavelmente neurônios dos núcleos supraópticos
  E. CO_2 do sangue
    1. Receptores no interior ou na superfície do bulbo e nos corpos aórtico e carótico
  F. Glicose, aminoácidos, ácidos graxos no sangue
    1. Receptores no hipotálamo

* Extremos de estímulos a outros receptores sensitivos serão percebidos como dor. Adaptado de Waxman,[64] Hall[65] e Fitzgerald et al.[71]

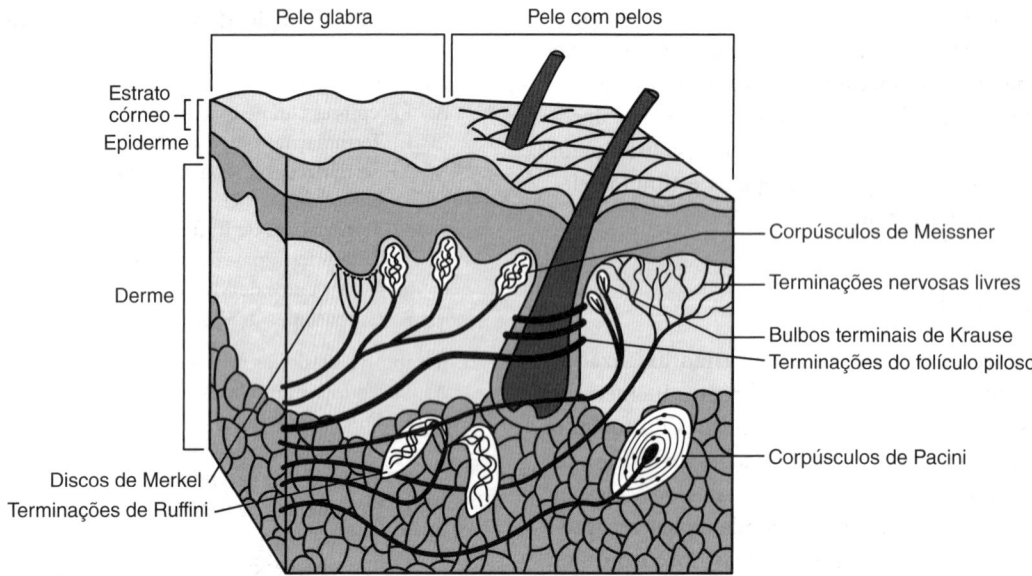

Figura 3.3 Receptores sensitivos cutâneos e respectivas localizações no interior das várias camadas da pele (epiderme, derme e camada subcutânea).

toque.[67,73] Acredita-se que os discos de Merkel também contribuam para o reconhecimento de texturas.

Terminações de Ruffini

Localizadas nas camadas mais profundas da derme, essas terminações encapsuladas estão envolvidas na percepção do toque e da pressão. São de adaptação lenta e particularmente importantes na sinalização de deformações contínuas na pele, como tensões ou estiramentos; também são encontradas em cápsulas articulares e ajudam no senso de posição articular.[65,73]

Bulbos terminais de Krause

A função dessas terminações nervosas bulbosas encapsuladas não é claramente compreendida. Elas estão localizadas na derme e na conjuntiva do olho. Acredita-se que sejam receptores mecânicos de baixo limiar que podem desempenhar um papel que contribui para a percepção de contato e pressão.

Corpúsculos de Meissner

Localizadas na derme, essas terminações nervosas encapsuladas contêm muitas ramificações de filamentos nervosos dentro de uma cápsula. São de baixo limiar, adaptam-se rapidamente e estão em alta concentração nas pontas dos dedos, nos lábios, nas mãos e nos pés, áreas que requerem altos níveis de discriminação. Esses receptores desempenham um papel importante no toque discriminativo (p. ex., reconhecimento de texturas) e no movimento de objetos sobre a pele.[41,65,73]

Corpúsculos de Pacini

Esses receptores estão localizados na camada de tecido subcutâneo da pele e em tecidos profundos do corpo (incluindo tendões e tecidos moles em torno das articulações). Eles são estimulados pelo movimento rápido do tecido e são de adaptação rápida. Desempenham um papel significativo na percepção do toque profundo e na vibração.[73,74]

Receptores sensitivos profundos

Os receptores sensitivos profundos estão localizados nos músculos, nos tendões e nas articulações,[64,65,69] e incluem os receptores musculares e os articulares. Eles atuam principalmente na postura, no senso de posição, na propriocepção, no tônus muscular, na velocidade e na direção do movimento. Os receptores sensitivos profundos incluem o fuso muscular, os órgãos tendinosos de Golgi, as terminações nervosas livres, os corpúsculos de Pacini e os receptores articulares.

Receptores musculares

Fusos musculares

As fibras do fuso muscular (fibras intrafusais) se encontram em um arranjo paralelo às fibras musculares (fibras extrafusais). Elas monitoram as alterações no comprimento do músculo (terminações aferentes Ia e II do fuso), bem como a velocidade (terminações Ia) dessas alterações. O fuso muscular desempenha um papel vital no senso de posição e movimento e na aprendizagem motora.

Órgão tendinoso de Golgi

Esses receptores estão localizados em série nas inserções tendíneas proximal e distal do músculo. Os órgãos tendinosos de Golgi atuam monitorando a tensão no interior do músculo. Também fornecem um mecanismo de proteção, impedindo danos estruturais ao músculo em situações de tensionamento extremo. Isso é conseguido por meio da inibição da contração muscular e da facilitação do antagonista.

Terminações nervosas livres

Esses receptores estão no interior da fáscia do músculo. Acredita-se que respondam à dor e à pressão.

Corpúsculos de Pacini

Localizados no interior da fáscia do músculo, esses receptores respondem a estímulos vibratórios e à pressão profunda.

Receptores articulares

Terminações do tipo Golgi

Estes receptores estão localizados nos ligamentos e atuam detectando a velocidade do movimento das articulações.

Terminações nervosas livres

Encontradas na cápsula articular e em ligamentos, acredita-se que esses receptores respondam à dor e à consciência grosseira do movimento articular.

Terminações de Ruffini

Localizadas na cápsula e nos ligamentos articulares, as terminações de Ruffini são responsáveis pela direção e velocidade do movimento articular.

Terminações paciniformes

Esses receptores são encontrados na cápsula articular e monitoram principalmente movimentos articulares rápidos.

Vias para a transmissão de sinais sensitivos somáticos

A informação sensitiva somática entra na medula espinal por meio das raízes dorsais. Os sinais sensitivos são então transportados aos centros superiores pelas vias ascendentes de um dos dois sistemas: o *sistema espinotalâmico anterolateral* ou o *sistema coluna dorsal-lemnisco medial*.

Via espinotalâmica anterolateral

Os tratos espinotalâmicos são vias difusas envolvidas com sensações não discriminativas como dor, temperatura, cócegas, prurido e estimulações sexuais. Esse sistema é ativado principalmente por mecanorreceptores, termorreceptores e nociceptores, e é composto por fibras aferentes de pequeno calibre e condução lenta. Os sinais sensitivos transmitidos por esse sistema não exigem uma localização distinta da fonte de sinal ou gradações precisas na intensidade.

Após se originar nas raízes dorsais, as fibras da via espinotalâmica cruzam imediatamente e ascendem na medula espinal pelo bulbo, pela ponte e pelo mesencéfalo até o núcleo ventroposterolateral (VPL) do tálamo (Fig. 3.4). Os axônios dos neurônios VPL se projetam ao córtex somatossensorial via cápsula interna.[41,74]

Em comparação ao sistema coluna dorsal-lemnisco medial, as vias espinotalâmicas anterolaterais formam um sistema mais cru, mais primitivo. Os tratos espinotalâmicos são capazes de transmitir uma grande variedade de modalidades sensitivas. No entanto, seu padrão difuso de terminação resulta em habilidades apenas grosseiras de localizar a fonte de um estímulo na superfície do corpo, além de uma má intensidade de discriminação.[64]

As três áreas principais do sistema espinotalâmico são (1) *trato espinotalâmico anterior (ventral)*, que transporta sensações de localização grosseira de toque e pressão; (2) o *trato espinotalâmico lateral*, que transmite a dor e a temperatura; e (3) o *trato espinorreticular*, que está envolvido com sensações de dor difusa.[64]

Via da coluna dorsal-lemnisco medial

Esse sistema é responsável pela transmissão de sensações discriminativas recebidas de mecanorreceptores especializados. As modalidades sensitivas que requerem gradações finas na intensidade e na localização precisa sobre a superfície do corpo são mediadas por esse sistema. As sensações transmitidas pela via coluna dorsal-lemnisco medial incluem o toque discriminativo, a estereognosia, a pressão tátil, a barognosia, a grafestesia, o reconhecimento de texturas, a cinestesia, a discriminação de dois pontos, a propriocepção e a vibração.

Tal sistema é composto por fibras de grosso calibre, mielinizadas e de condução rápida. Depois de entrar na coluna dorsal, as fibras ascendem ao bulbo e fazem sinapse com os núcleos da coluna dorsal (núcleos grácil e cuneiforme). Nesse ponto, elas cruzam para o lado oposto e passam pelo tálamo por vias bilaterais chamadas de *lemnisco*

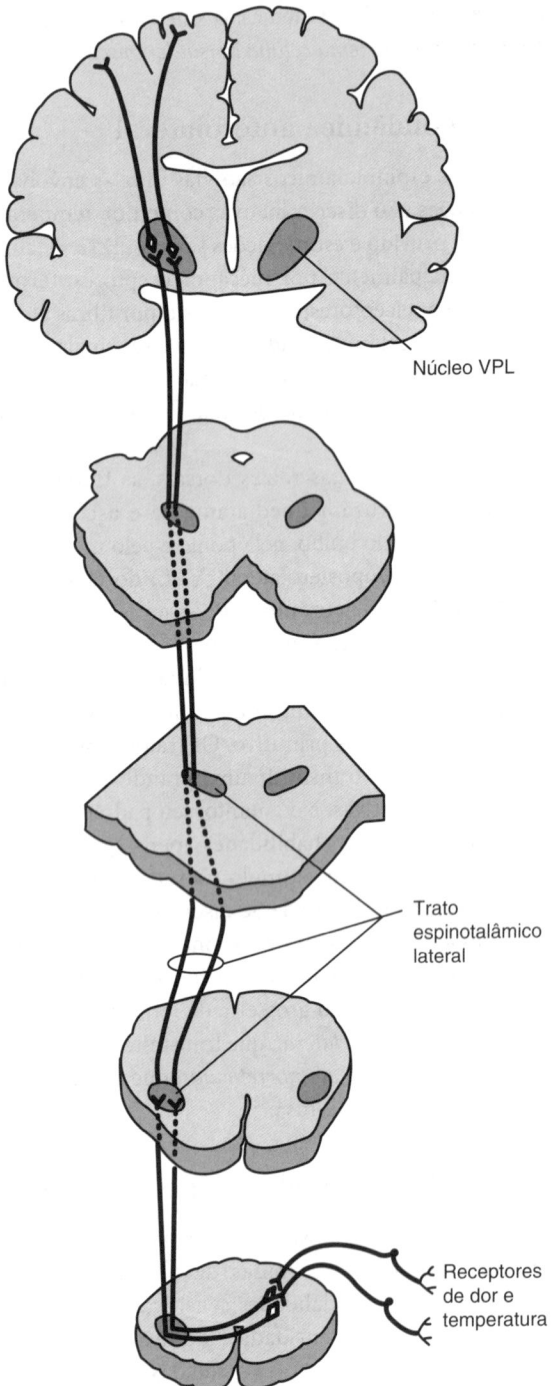

Figura 3.4 Trato espinotalâmico anterolateral que transporta os estímulos de dor e temperatura.

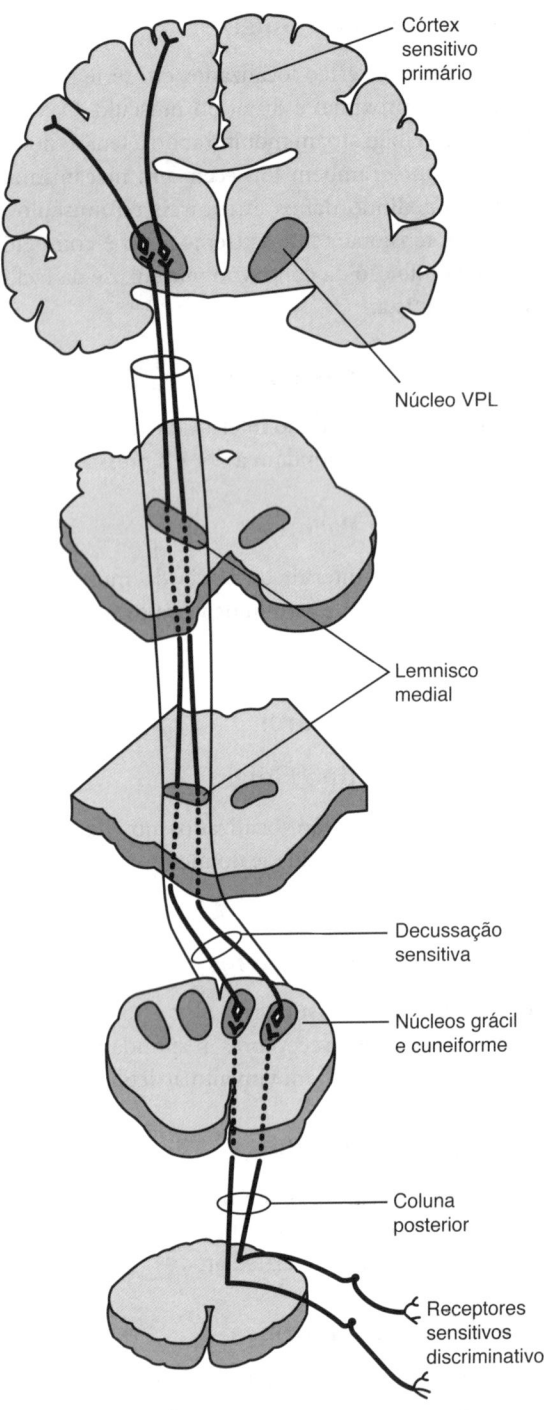

Figura 3.5 O trato coluna dorsal-lemnisco medial transporta sensações discriminativas, como a sinestesia e o tato.

medial. Cada lemnisco medial termina no tálamo ventral posterolateral. Do tálamo, neurônios de terceira ordem se projetam ao córtex somatossensorial. A projeção de áreas de associação sensitiva no córtex possibilita a percepção e a interpretação das sensações corticais combinadas (Fig. 3.5).[64,65,67,74] A Tabela 3.1 apresenta uma comparação das características mais marcantes de cada via ascendente.

Córtex somatossensorial

O processamento mais complexo das informações sensitivas ocorre no córtex somatossensorial, que é dividido em três partes principais: córtex somatossensorial primário (S-I), córtex somatossensorial secundário (S-II) e

Tabela 3.1 Características das vias para a transmissão de sinais sensitivos somáticos

Via	Tipo de sensibilidade	Fibras aferentes	Origem	Projeção
Espinotalâmica anterolateral	Não discriminativa (p. ex., dor, temperatura); amplo espectro de modalidades sensitivas; localização grosseira; má intensidade de discriminação; má orientação espacial em relação à origem do estímulo	De pequeno calibre, condução lenta	Pele: mecanorreceptores, termorreceptores, nociceptores	De raízes dorsais dos nervos espinais, sinapse em cornos dorsais, fibras cruzam e ascendem pela medula espinal através do bulbo, ponte e mesencéfalo até o núcleo ventroposterolateral do tálamo
Coluna dorsal-lemnisco medial	Discriminativa (p. ex., estereognosia, discriminação de dois pontos); localização precisa; gradações finas de intensidade; alto grau de orientação espacial em relação à origem dos estímulos	De grosso calibre, de condução rápida	Pele, articulações, tendões: mecanorreceptores especializados	De raízes dorsais dos nervos espinais, ascendem até o bulbo, fazem sinapse com núcleos da coluna dorsal, cruzam para o lado contralateral e ascendem ao tálamo; em seguida, projetam-se ao córtex sensitivo

córtex parietal posterior (Fig. 3.6A). A área somatossensorial primária (S-I) ocupa uma faixa lateral chamada de giro pós-central (posterior ao sulco central) e inclui quatro áreas distintas: as áreas de Brodmann 3a, 3b, 1 e 2. Os neurônios da S-I identificam a localização dos estímulos, bem como discernem o tamanho, a forma e a textura dos objetos. No aspecto superior do sulco lateral está o córtex somatossensorial secundário (S-II), que é inervado por neurônios da área S-I. A S-II se projeta ao córtex insular, que inerva o lobo temporal, o qual, acredita-se, é importante na memória tátil. O lobo parietal posterior está atrás de S-I e consiste nas áreas 5 e 7. A área 5 integra os *inputs* táteis dos mecanorreceptores da pele com *inputs* proprioceptivos dos músculos e das articulações. A área 7 integra informações de estereognosia e visão de *inputs* visuais, táteis e proprioceptivos.[69,74,75] Essas áreas de processamento analisam e integram informações somatossensoriais e contribuem para o desempenho motor ao (1) determinar a posição inicial necessária para que ocorra um movimento, (2) detectar erros conforme ocorre o movimento e (3) identificar os resultados do movimento, que ajudam a moldar a aprendizagem.

Os modelos animais têm fornecido uma visão considerável sobre a função das áreas de associação corticais. A remoção completa da área S-I do sistema somatossensorial produz déficits no senso de posição e na capacidade de determinar o tamanho, a textura e a forma dos objetos. A percepção de temperatura e dor é diminuída, mas não abolida. Em razão da dependência de *inputs* de S-I, a remoção de S-II resulta em comprometimento grave da percepção da forma e da textura dos objetos. Os modelos animais mostraram também uma capacidade reduzida de aprender novas tarefas discriminativas, que são baseadas na forma de um objeto. Danos ao córtex parietal posterior levam a déficits profundos em responder aos *inputs* sensitivos do lado contralateral do corpo.[75]

O homúnculo sensitivo (mapa somatotópico) representa uma vista em corte transversal através do giro pós-central e identifica o tamanho relativo do córtex dedicado a partes específicas do corpo (Fig. 3.6B). Observe que determinadas áreas do corpo são exageradas, como a mão, o rosto e a boca, em decorrência da maior densidade de inervação da pele. O tamanho relativo de partes do corpo indica tanto a *densidade* dos *inputs* sensitivos da região do corpo quanto a *importância* da informação sensitiva da área em relação à função.[74,75] Por exemplo, o tamanho relativo do pé é um reflexo de sua importância na locomoção; o tamanho relativo do dedo indicador reflete seu papel na coordenação motora fina. Por outro lado, as áreas corticais para o tronco e as costas são pequenas, o que implica uma densidade de receptores mais baixa e um papel reduzido na percepção sensitiva relativa à função.

Usando a discriminação de dois pontos como exemplo, Bear et al.[74] fornecem uma ilustração extraordinária de como a nossa capacidade de perceber um estímulo varia notavelmente em todo o corpo:

A discriminação de dois pontos varia ao menos vinte vezes ao longo do corpo. As pontas dos dedos têm a mais alta resolução. Os pontos de Braille têm 1 mm de altura e estão a uma distância de 2,5 mm um do outro; até seis pontos compõem uma letra. Um leitor de Braille experiente pode passar o dedo indicador sobre uma página de pontos em relevo e ler cerca de 600 letras por minuto,

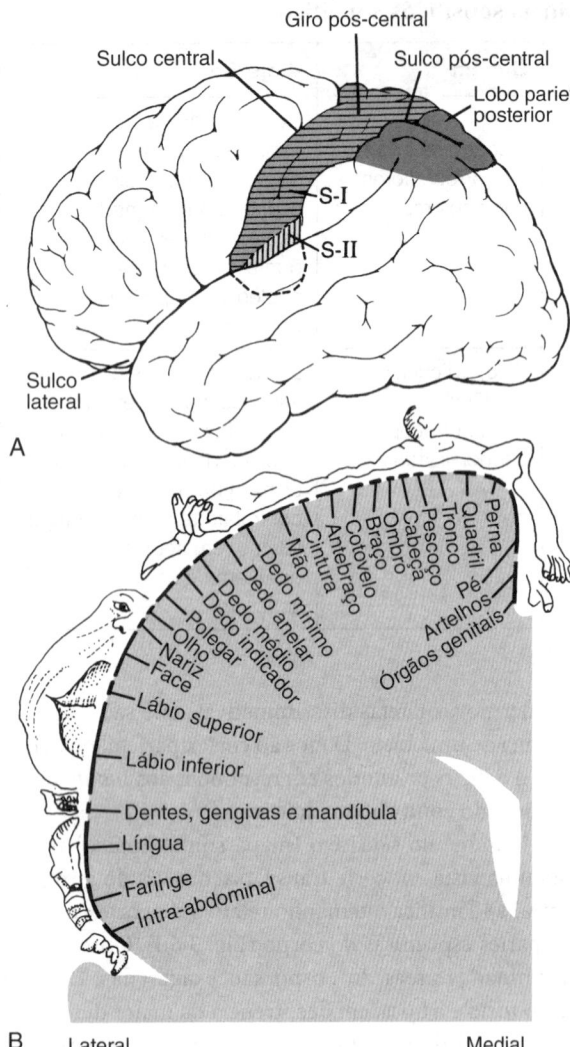

Figura 3.6 (A) O córtex somatossensorial tem três divisões principais: as áreas primária (S-I) e secundária (S-II), e o lobo parietal posterior. (B) Homúnculo sensitivo. As áreas do corpo utilizadas para a discriminação tátil (p. ex., lábios, língua e dedos) são representadas por grandes áreas de tecido cortical. As áreas com representação cortical reduzida, como o tronco, são reflexo de partes do corpo com papéis menores na percepção sensitiva. (De Kandel, ER, and Jessell, TM: Touch. In Kandel, ER, Schwartz, JH and Jessel, TM: *Principles of Neural Science*, ed 3. Appleton and Lange, Norwalk, CT, 1991 com permissão, pp. 368 [A] e 372[B]).

que é aproximadamente tão rápido quanto a leitura de alguém em voz alta. São várias as razões pelas quais a ponta do dedo é muito melhor do que, digamos, o cotovelo para leitura em Braille: (1) Há uma densidade muito maior de mecanorreceptores na pele da ponta do dedo do que em outras partes do corpo; (2) as pontas dos dedos são ricas em tipos de receptores que têm campos receptivos pequenos; (3) há mais tecido cerebral (e, assim, maior poder bruto de computação) dedicado à informação sensitiva em cada milímetro quadrado de dedo do que em outros lugares; e (4) pode haver mecanismos neurais especiais dedicados a discriminações de alta resolução.[74, p. 392]

Rastreamento

Um componente importante da intervenção fisioterapêutica é atender com precisão e de modo eficiente às necessidades individuais do paciente. Com as informações da história e a revisão dos sistemas, o rastreamento ajuda o fisioterapeuta a identificar proficientemente testes e medidas necessários e a determinar prioridades no âmbito do processo de exame. Os rastreamentos consistem em uma série de testes breves que fornecem ao fisioterapeuta uma "visão geral" do sistema de interesse (p. ex., musculoesquelético, neuromuscular). Dentro desse contexto, realizam-se rastreamentos para:[7,76]

- determinar a necessidade de exames complementares ou mais detalhados;
- determinar em tempo hábil se um encaminhamento a outro profissional de saúde se justifica;
- focar a busca da origem dos sintomas em um local ou uma parte específica do corpo;
- identificar deficiências relacionadas com o sistema que contribuem para limitações na atividade ou incapacidade.

Observação clínica: *O termo rastreamento também é utilizado em outro contexto. Também se refere à identificação de indivíduos ou grupos que não estão atualmente recebendo serviços de fisioterapia, mas que podem estar em risco de um problema de saúde.[7] Os exemplos podem incluir a identificação de fatores de risco para lesão lombar, diabetes, obesidade ou quedas em idosos. As intervenções de fisioterapia associadas a esse tipo de rastreamento normalmente envolvem estratégias de prevenção, defesa do bom condicionamento físico e programas de promoção da saúde e do bem-estar concebidos para atender às necessidades de um paciente específico ou de uma população-alvo.*

Para realizar um rastreamento sensitivo, selecionam-se várias modalidades de sensibilidade facilmente testadas (i. e., que exigem pouco ou nenhum equipamento especializado). É importante selecionar modalidades de cada uma das categorias gerais de sensibilidade. Por exemplo, o fisioterapeuta pode selecionar a dor e o tato leve (superficial), a cinestesia e a vibração (profunda), além da discriminação de dois pontos ou da estereognosia (combinada).

O rastreamento sensitivo é realizado utilizando modalidades específicas para testar aleatoriamente áreas de superfície um tanto grandes. Por exemplo, várias aplicações de cada estímulo podem ser distribuídas ao longo dos membros superiores e inferiores e do tronco. As informações coletadas explicam a tomada de decisão do fisioterapeuta. Se forem identificados déficits sensitivos, eles podem (1) indicar a necessidade de testes mais detalhados, (2) ajudar a estreitar a origem dos sintomas ou (3) fornecer informações sobre a causa das limitações na atividade.

Como mencionado anteriormente, os testes de rastreamento do estado mental (excitação, atenção, orientação, cognição e memória), da visão e da acuidade auditiva devem ser realizados antes da avaliação sensitiva.

Preparação para a aplicação do exame sensitivo

Antes de iniciar o exame da função sensitiva, deve-se identificar e preparar o ambiente de teste, reunir os equipamentos necessários e analisar a preparação do paciente (i. e., quais informações e instruções serão fornecidas).

Ambiente de teste

O exame sensitivo deve ser administrado em uma área tranquila e bem iluminada. Dependendo da quantidade de áreas do corpo a ser testadas, pode ser utilizada a posição sentada ou deitada. Se for indicado o teste de corpo inteiro, será necessário empregar tanto o decúbito dorsal quanto o ventral; recomenda-se o uso de uma maca de avaliação para possibilitar o exame de todos os lados do corpo.

Equipamento

Para realizar um exame sensitivo, utilizam-se os seguintes equipamentos e materiais:

1. *Dor.* Um alfinete de cabeça grande ou um clipe de papel grande com uma de suas dobras aberta (fornecendo uma extremidade *pontiaguda* e outra *romba*). A extremidade pontiaguda do instrumento não deve ser tão pontiaguda a ponto de levar ao risco de perfurar a pele do paciente. Se for usado um alfinete de cabeça grande, a extremidade pontiaguda pode, ainda, ser lixada para ficar romba. Podem também ser usados pinos neurológicos descartáveis disponíveis comercialmente (Fig. 3.7).
2. *Temperatura.* Dois tubos de ensaio de laboratório convencionais com rolhas.

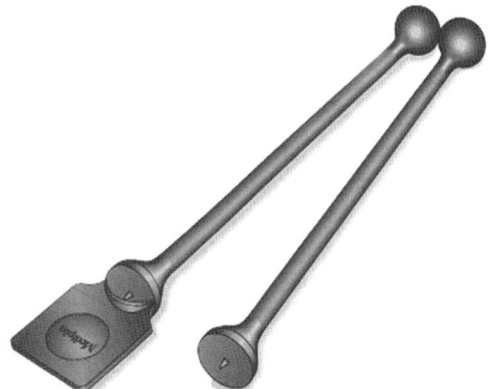

Figura 3.7 Pinos neurológicos protegidos de uso único. A imagem da *esquerda* mostra o pino antes da utilização, com a tampa de proteção intacta (embora esquematicamente apresentada de modo a possibilitar a visualização da localização do pino). No lado *direito*, a tampa de proteção foi removida e o pino está exposto. Na extremidade oposta do pino, há uma superfície arredondada lisa usada para intercalar aleatoriamente a aplicação de um estímulo contuso. Após o uso, a ponta é destruída, sendo apertada contra uma superfície rígida e eliminada em um receptáculo para materiais de risco biológico. (Cortesia de US Neurologicals, Kirkland, WA 98033.)

Observação clínica: O Tip Therm® é uma ferramenta de detecção precoce para a identificação de alterações na percepção térmica projetado para o monitoramento da polineuropatia associada ao diabetes (Fig. 3.8). Trata-se de um método para os pacientes testarem de modo independente a sensibilidade térmica de seus pés. Fornece apenas uma estimativa grosseira da percepção de temperatura; no entanto, a sua conveniência, o seu baixo custo e a capacidade dos

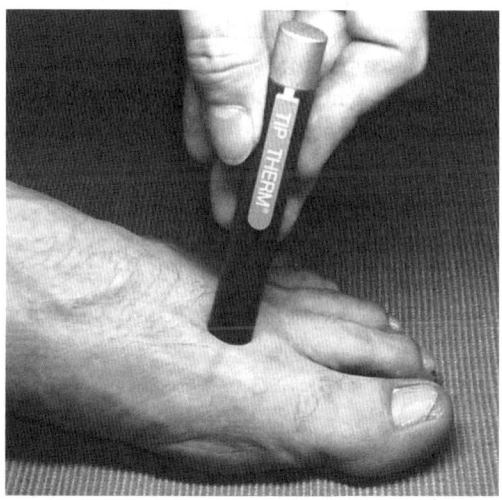

Figura 3.8 O Tip Therm® é um instrumento térmico projetado para o monitoramento da percepção bruta da temperatura dos pés do paciente. O instrumento tem 100 mm de comprimento e 15 mm de diâmetro. (Cortesia de Tip-Therm® GmbH, Düsseldorf, Alemanha.)

pacientes de usá-lo são características importantes. A ferramenta pode ser empregada muitas vezes, não requer energia e aproveita as características especiais de material sintético e metal. Uma extremidade é de metal e o lado oposto é de material sintético. Ambos os materiais estão, essencialmente, à temperatura ambiente; porém, a extremidade de metal recebe mais calor do corpo (o metal tem uma condutividade maior do que a extremidade sintética). Como resultado, a extremidade de metal é percebida como quente e a extremidade sintética, como fria.

3. *Tato leve.* Uma escova de pelo de camelo, um pedaço de algodão ou um lenço.
4. *Vibração.* Diapasão e fones de ouvido (se disponível, para reduzir pistas auditivas). Os diapasões são feitos de aço ou de liga de magnésio e se assemelham grosseiramente a uma forquilha de duas pontas. Quando os dentes são percutidos contra uma superfície (geralmente, a palma da mão do examinador), a forquilha ressoa em uma frequência específica (p. ex., 128, 256 ou 512 Hz), determinada pelo comprimento dos dois prolongamentos em forma de U (dentes).
5. *Estereognosia (reconhecimento de objetos).* Uma variedade de pequenos artigos comumente utilizados, como pente, garfo, clipe de papel, chave, bolinha de gude, moeda, lápis, e assim por diante.
6. *Discriminação de dois pontos.* Diversos instrumentos estão disponíveis para medir a discriminação de dois pontos. Um estesiômetro de discriminação de dois pontos (Fig. 3.9) é um pequeno instrumento portátil concebido para medir a distância mais curta em que dois pontos em contato com a pele podem ser distinguidos. Ele consiste em uma pequena régua com uma ponta fixa e outra móvel (deslizante) revestida com vinil. Os revestimentos vinílicos ajudam a minimizar o impacto da temperatura sobre a percepção de contato. Alguns instrumentos também têm uma terceira ponta, que facilita a alternância de dois pontos para um único ponto de contato durante o teste. Se usado em uma superfície corporal irregular, deve-se tomar cuidado para não permitir que a porção "deslizante" do instrumento toque a pele. *Observação*: o termo *estesiômetro* não é específico desse instrumento; é utilizado para descrever qualquer ferramenta concebida para examinar a percepção tátil.

    Para graduações finas na medição (p. ex., pontas dos dedos), pode-se usar pequenos discos circulares a fim de medir a discriminação entre dois pontos (Fig. 3.10). Esses instrumentos normalmente possibilitam quantificar a discriminação de dois pontos de 1 a 25 mm.

    Compassos de eletrocardiograma (ECG)[77] com pontas lixadas para deixá-las mais rombas[78] e uma pequena régua também têm sido usados para medir a discriminação de dois pontos.
7. *Reconhecimento de textura.* Amostras de tecidos de várias texturas, como algodão, lã, juta ou seda (aproximadamente 10 × 10 cm).

Preparação do paciente

Deve-se fornecer ao paciente uma explicação completa sobre o propósito do teste. Ele também deve ser informado de que é necessário cooperação para obter resultados precisos. É de grande importância que se solicite ao paciente que *não tente adivinhar* se não estiver certo da resposta correta.

Durante o exame, o paciente deve estar em uma posição confortável e relaxada. Preferencialmente, os testes devem ser realizados quando ele estiver bem descansado. Considerando o elevado nível de concentração exigido, não é de se estranhar que seja observado que a fadiga afeta adversamente os resultados de alguns testes sensitivos.[77]

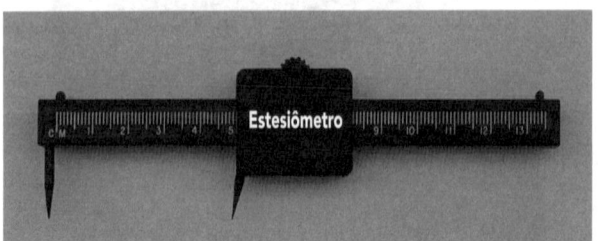

Figura 3.9 O estesiômetro portátil fornece uma medida quantitativa da discriminação de dois pontos. O limiar de dois pontos é determinado com a colocação gradual das pontas mais juntas, aplicando o aparelho sequencialmente à pele do paciente. A escala é calibrada com precisão de 0,1 cm e medidas de até 14 cm.

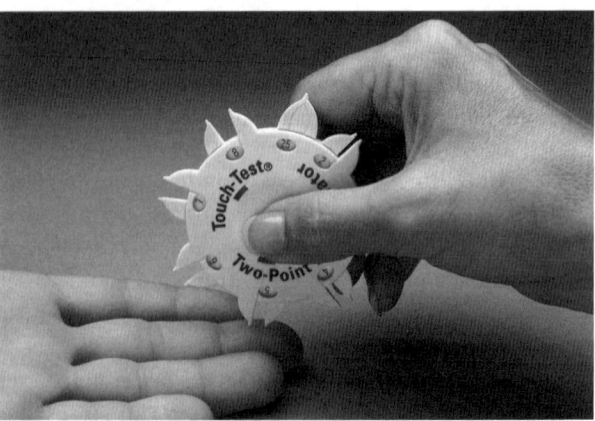

Figura 3.10 Este instrumento circular de discriminação de dois pontos é composto por dois discos giratórios de plástico unidos com pontas arredondadas colocadas em intervalos de teste padrão. (Cortesia de North Coast Medical, Inc., Morgan Hill, CA 95037.)

Observação: Deve-se realizar um "teste de exemplo" ou demonstração de cada teste imediatamente antes do teste real. Isso orientará o paciente quanto à sensação ao ser testada, o que antecipar e que tipo de resposta é necessária. A importância desse teste inicial não deve ser subestimada. Se o teste de exemplo for inadequado ou não for realizado, o que parece ser uma deficiência sensitiva pode, na realidade, ser apenas um reflexo da falta de compreensão do protocolo de teste ou de como responder a um estímulo.

Deve-se utilizar algum método para bloquear a visão do paciente durante o teste (a visão não deve ser impedida durante a explicação e a demonstração). Evitam-se *inputs* visuais porque eles possibilitam a compensação de um déficit sensitivo e, assim, diminuem a precisão dos resultados do teste. Os métodos tradicionais de bloqueio da visão são o uso de uma venda de tecido (como aquelas usadas pelos viajantes para dormir em um avião), uma pequena toalha dobrada ou pedir ao paciente que mantenha os olhos fechados. Esses métodos são práticos na maior parte dos casos. No entanto, em situações de disfunção do SNC, o paciente pode se tornar desorientado ou ansioso se a visão permanecer tapada por um longo período. Nesses casos, uma pequena tela ou pasta pode ser preferível como uma barreira visual. Seja qual for o método escolhido, ele deve ser removido entre os testes enquanto são fornecidas instruções e demonstrações.

Exame sensitivo

A sensibilidade superficial (exteroceptiva) geralmente é examinada em primeiro lugar, na medida em que consiste em respostas mais primitivas, seguida pela sensibilidade profunda (proprioceptiva) e, então, pelas sensibilidades corticais combinadas. Se um teste indica insuficiência nas respostas de sensibilidade superficial, também será notado algum prejuízo nas sensibilidades mais discriminativas (profunda e combinada), e isso é uma contraindicação para testes suplementares (p. ex., a falta de sensibilidade ao toque seria uma contraindicação ao teste de estereognosia). Ou seja, a principal modalidade de sensibilidade (tato) precisa estar suficientemente intacta para possibilitar o teste significativo da função sensitiva cortical (capacidade de identificar objetos colocados na mão).

Para cada teste sensitivo, serão levantados os dados a seguir:

- Modalidade testada.
- Quantidade de envolvimento ou área de superfície corporal afetada (padrão de identificação).
- Grau ou gravidade do envolvimento (p. ex., respostas ausentes, danificadas ou atrasadas).
- Localização dos limites exatos da deficiência sensitiva.
- Sentimentos subjetivos do paciente em relação às alterações na sensibilidade.
- Potencial impacto da perda sensitiva na função (i. e., limitação nas atividades, incapacidade).

É necessário conhecimento da inervação do segmento de pele (dermátomo) pelas raízes dorsais e da inervação de nervos periféricos (Figs. 3.1 e 3.2) para elaborar hipóteses diagnósticas e prognósticos razoáveis e precisos. Eles servem como referências críticas durante os testes, bem como fornecem uma estrutura para documentar os resultados.

Os testes sensitivos normalmente são realizados de distal para proximal. Essa progressão economiza tempo, em especial quando se lida com lesões localizadas envolvendo um único membro, em que os déficits tendem a ser mais graves distalmente. Em geral não é necessário testar todos os segmentos de cada dermátomo; testar áreas gerais do corpo é o suficiente. No entanto, uma vez observado um déficit em uma área, o teste deve ser feito em partes mais distintas e é preciso identificar os limites exatos da deficiência. Uma caneta dermográfica pode ser útil para marcar diretamente os limites da alteração sensitiva. Essa informação deve ser depois transferida para um formulário de exame sensitivo, representada em um gráfico de dermátomos que identifica o envolvimento de nervos periféricos. A Figura 3.11 apresenta um exemplo de Formulário de Exame Sensitivo. Não há um formulário único de documentação aplicável à variedade de pacientes atendidos nas diferentes configurações de prática. Centros especializados ou organizações desenvolveram formas específicas para examinar a função sensitiva (p. ex., a Padronização da Classificação Neurológica da Lesão Medular da American Spinal Injury Association (ASIA), descrita no Capítulo 20, Lesão medular traumática). No entanto, os seguintes elementos são comuns em formulários de exame sensitivo: (1) um gráfico de dermátomos para exibir graficamente os achados; (2) uma escala de graduação (p. ex., 0 – ausente, 1 – prejudicada; 2 – normal; NT – não testável; e assim por diante) para pontuar a percepção do paciente de modalidades individuais; e (3) uma seção para comentários narrativos.

Na maior parte das vezes, os gráficos de dermátomos são preenchidos com um código de cor (i. e., cada cor representa uma modalidade sensitiva diferente). As cores utilizadas para plotar cada sensibilidade são então codificadas pelo examinador diretamente no formulário (Fig. 3.11). Em muitos casos, são adotados traços de densidade variável para representar gradações na deficiência sensitiva (i. e., quanto mais próximos os traços, maior é a disfun-

Este formulário fornece um registro do tipo, da gravidade e da localização das deficiências sensitivas. Deve ser usado em conjunto com formulários de dermátomos adicionais, se necessário, para delinear graficamente os limites exatos da insuficiência. As designações P e D podem ser adicionadas à graduação-chave para indicar a localização proximal (P) ou distal (D) da deficiência em um membro ou parte do corpo. O gráfico de dermátomo deve ser codificado por cores e preenchido com marcas de hachuras de densidades diferentes (maior densidade para as áreas de deficiência mais grave). Indicar a cor usada para a documentação no quadro intitulado Código de cores (uma cor diferente deve ser aplicada para cada sensibilidade). Deve-se fazer uma anotação separada para o exame da face e a identificação do envolvimento de nervo periférico. As respostas anormais devem ser descritas resumidamente na seção de comentários.

Nome do paciente: _____   Data: _____

Examinador: _____

ANTERIOR

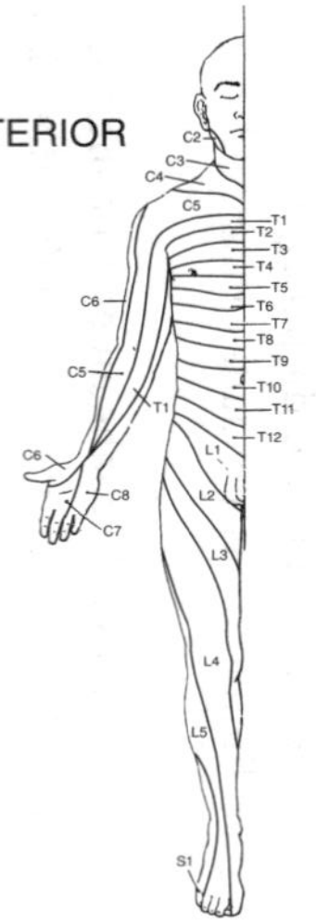

POSTERIOR

Sensibilidade	Membro superior		Membro inferior		Tronco		Comentários
	Direita	Esquerda	Direita	Esquerda	Direita	Esquerda	
Dor							
Temperatura							
Tato							
Vibração							
Disc. dois pontos							
Cinestesia							
Propriocepção							
Estereognosia							

OBSERVAÇÃO: As áreas sombreadas indicam a sensibilidade normalmente não testada na parte correspondente do corpo.

Legenda para classificação
0 = ausente, nenhuma resposta
1 = diminuída, resposta atrasada
2 = resposta aumentada, exagerada
3 = resposta inconsistente
4 = resposta intacta, normal
NT = não foi possível testar
P = proximal; D = distal

Código de cores

Cor	Sensação

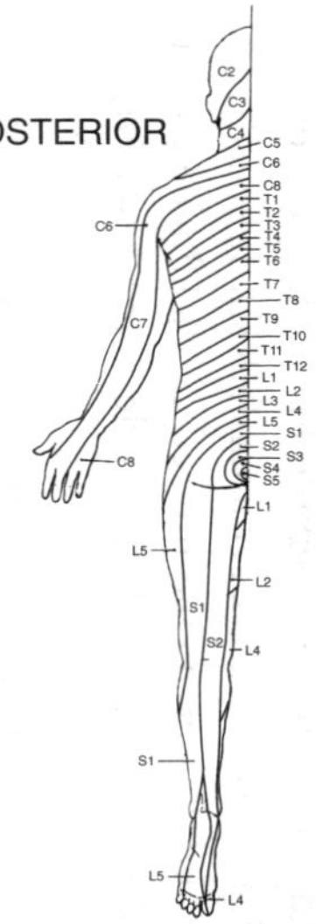

Indicar o envolvimento de nervos periféricos:

Figura 3.11 Exemplo de formulário de exame sensitivo.

ção sensitiva). Com esse método, uma área completamente colorida indica que não há resposta a determinada sensibilidade. Na perda sensitiva variada ou "fraca", não é incomum que seja necessário mais de um gráfico de dermátomo para descrever completamente todos os achados do teste. Em caso de uso de vários gráficos de dermátomos, a(s) sensibilidade(s) representada(s) deve(m) aparecer em destaque no topo de cada página.

A Figura 3.11 fornece os elementos fundamentais da documentação normalmente incluída no exame sensitivo. Eles devem ser modificados ou expandidos de modo a atender às necessidades de determinada população ou instituição. Também não é incomum que o fisioterapeuta inclua dados do teste sensitivo no corpo de um relatório descritivo ou de progresso.

Durante o teste, a aplicação de estímulos deve ser realizada de modo aleatório e imprevisível, com variação no intervalo de tempo. Isso vai melhorar a precisão dos resultados, evitando um padrão consistente de aplicação que pode fornecer ao paciente "pistas" quanto à resposta correta. Durante a aplicação de estímulos, deve-se considerar também a condição da pele. Tecidos cicatriciais ou áreas calejadas em geral são menos sensíveis e demonstram uma diminuição na resposta a estímulos sensitivos. Lembre-se de que é feito um teste de exemplo para instruir o paciente em relação ao que esperar e como responder à aplicação de estímulos específicos, e que se deve obstruir a visão do indivíduo durante os testes.

As seções a seguir apresentam os testes sensitivos individuais. Eles são subdivididos em sensibilidade superficial, profunda e cortical combinada. A Tabela 3.2 indica a terminologia usada para descrever deficiências sensitivas comuns.

Observação clínica: *As mãos devem sempre ser lavadas antes e após o contato com o paciente. "A higiene das mãos é um componente importante das precauções padrão e um dos métodos mais eficazes para prevenir a transmissão de agentes patogênicos associados aos cuidados de saúde".[79, p. 1] A Organização Mundial da Saúde (OMS) recomenda a*

Tabela 3.2 Terminologia para descrever déficits sensitivos comuns

Abarognosia	Incapacidade de reconhecer o peso
Alestesia	Sensibilidade experimentada em um local remoto do ponto de estimulação
Alodinia	Dor produzida por um estímulo não nocivo
Analgesia	Perda completa da sensibilidade à dor
Estereognosia	Incapacidade de reconhecer a forma e os contornos dos objetos pelo toque (sinônimo: agnosia tátil)
Atopognosia	Incapacidade de localizar uma sensação
Causalgia	Sensações dolorosas, em queimação, geralmente ao longo da distribuição de um nervo
Disestesia	Sensibilidade tátil experimentada como dor
Hipoalgesia	Diminuição da sensibilidade à dor
Hiperalgesia	Aumento da sensibilidade à dor
Hiperestesia	Aumento da sensibilidade a estímulos sensitivos
Hipestesia	Diminuição da sensibilidade a estímulos sensitivos
Palanestesia	Perda ou ausência de sensibilidade à vibração
Parestesia	Sensações anormais como dormência, picadas ou alfinetadas, sem causa aparente
Síndrome talâmica	Lesão vascular do tálamo que resulta em distúrbios sensitivos e paralisia parcial ou completa de um lado do corpo, associada a dor intensa, do tipo incômoda; os estímulos sensitivos podem produzir uma resposta prolongada, exagerada ou dolorosa
Termanalgesia	Incapacidade de perceber o calor
Termanestesia	Incapacidade de perceber sensações de calor e frio
Termo-hiperestesia	Aumento da sensibilidade à temperatura
Termo-hipestesia	Diminuição da sensibilidade à temperatura
Tigmanestesia	Perda da sensibilidade ao toque leve

lavagem das mãos com água e sabão por 40 a 60 segundos e que elas sejam esfregadas com um gel à base de álcool por 20 a 30 segundos.[80] *Consulte o Capítulo 2, Exame dos sinais vitais (seção intitulada Higiene das mãos), para uma discussão mais detalhada e figuras ilustrando técnicas de higienização das mãos com água e sabão e um gel à base de álcool.*

Sensibilidade superficial

Percepção da dor

Este teste também é chamado de *discriminação pontiagudo/rombo* e indica a função da sensibilidade protetora. Para testar a consciência da dor, utilizam-se extremidades pontiagudas e rombas de alfinetes de cabeça larga, um clipe de papel remodelado (o segmento puxado do corpo do clipe fornece uma extremidade pontiaguda) ou um pino neurológico protegido descartável (Fig. 3.7). O instrumento deve ser cuidadosamente limpo antes do teste e eliminado logo depois (em razão da tampa de proteção do pino neurológico, não é necessária sua limpeza). As extremidades pontiaguda e romba do instrumento são aplicadas de modo aleatório perpendicularmente à pele. Para evitar a somação dos impulsos, os estímulos não devem ser aplicados muito próximos uns dos outros ou em sucessão muito rápida. A fim de manter uma pressão uniforme a cada aplicação sucessiva de estímulos, o alfinete ou o clipe de papel remodelado deve ser segurado com firmeza e os dedos devem "deslizar" para baixo sobre o clipe ou o alfinete quando em contato com a pele. Isso vai evitar a possibilidade de aumentar gradualmente a pressão durante a aplicação. O instrumento para o teste de percepção da dor deve ser contuso o suficiente para curvar a pele, mas não para perfurá-la.

Resposta

O paciente é convidado a indicar verbalmente quando sente um estímulo *pontiagudo* ou *rombo*. Todas as áreas do corpo podem ser testadas.

Consciência térmica

Este teste determina a capacidade de distinguir entre estímulos quentes e frios. Dois tubos de ensaio com rolhas são necessários para esse exame; um deve ser enchido com água quente e outro, com gelo picado. As temperaturas ideais para o frio estão entre 5 °C e 10 °C, e para o calor, entre 40 °C e 45 °C. Devem ser tomadas precauções para a permanência dentro desses limites, porque exceder essas temperaturas pode provocar respostas dolorosas e, consequentemente, resultados imprecisos nos testes. A lateral do tubo de teste (em vez de somente sua extremidade distal) deve ser colocada em contato com a pele. Essa técnica fornece uma área de superfície de contato suficiente para determinar a temperatura. Os tubos de ensaio são colocados aleatoriamente em contato com a área de pele a ser testada. Todas as superfícies de pele devem ser avaliadas.

Resposta

O paciente é solicitado a responder *quente* ou *frio* após cada aplicação de estímulo.

Observação clínica: A utilidade clínica dos testes térmicos pode ser problemática. Nolan[77] aponta que os testes são extremamente difíceis de replicar de um dia para o outro em decorrência de mudanças bruscas na temperatura, uma vez que os tubos de ensaio são expostos ao ambiente. Embora seja um teste simples de executar, determinar as alterações ao longo do tempo não é prático, a menos que seja usado um método de monitoramento da temperatura dos tubos de ensaio.[77]

Consciência do toque

Este teste determina a percepção de *inputs* de toque tátil. Utiliza-se uma escova de pelo de camelo, um pedaço de algodão (chumaço ou cotonete) ou um lenço. A área a ser testada é tocada ou pincelada levemente. Exames de graduações finas do toque leve podem ser quantificados usando monofilamentos (veja a seção a seguir, intitulada Testes de quantificação sensitiva e instrumentos especializados de teste).

Resposta

O paciente é convidado a indicar quando reconhece que um estímulo foi aplicado respondendo "sim" ou "agora".

Observação: Pode-se obter uma pontuação quantitativa para a percepção da dor, da temperatura e a consciência do toque leve dividindo-se o número de *respostas corretas* pelo número de *estímulos* aplicados (a resposta normal seria 100%).[81] Além disso, a incapacidade de se comunicar verbalmente não necessariamente impede a obtenção de dados precisos. Por exemplo, solicitar que o paciente levante um ou dois dedos pode ser usado para respostas dicotômicas (sim/não; quente/frio). Outras opções podem incluir balançar a cabeça, apontar para cartões contendo respostas impressas ou adotar gestos com as mãos para indicar o reconhecimento de um estímulo.

Percepção de pressão

Utiliza-se a ponta do dedo do fisioterapeuta ou um cotonete com duas pontas de algodão para aplicar uma pressão firme na superfície da pele. Essa pressão deve ser firme o suficiente para deprimir a pele e estimular os receptores profundos. Esse teste também pode ser administrado com os dedos polegar e indicador para comprimir o tendão do calcâneo.[77]

Resposta

O paciente é convidado a indicar quando um estímulo aplicado é reconhecido respondendo "sim" ou "agora".

Sensibilidade profunda

A sensibilidade profunda inclui a **cinestesia**, a **propriocepção** e a **vibração**. A cinestesia é a consciência do movimento. A propriocepção inclui o senso de posição e a consciência das articulações em repouso. Já a vibração se refere à capacidade de perceber estímulos em oscilação rápida ou vibratórios. Embora essas sensações estejam intimamente relacionadas, são examinadas de modo individual.

Consciência cinestésica

Este teste examina a *consciência do movimento*. O membro ou articulação(ões) é movido de maneira passiva ao longo de uma amplitude de movimento (ADM) relativamente pequena. Pequenos incrementos na ADM são utilizados conforme receptores articulares disparam em pontos específicos em toda a amplitude. O fisioterapeuta deve identificar a ADM que está sendo examinada (p. ex., inicial, média ou final). Como discutido, deve-se realizar um teste de exemplo ou demonstração do procedimento antes do teste real. Isso vai assegurar que o paciente e o fisioterapeuta concordem com os termos utilizados para descrever a direção dos movimentos.

Resposta

O paciente é solicitado a descrever verbalmente a direção (para cima, para baixo, para dentro, para fora, e assim por diante) e a ADM, em termos previamente discutidos com o fisioterapeuta, enquanto o membro estiver *em movimento*. Ele também pode responder ao replicar simultaneamente o movimento com o membro contralateral. Essa segunda abordagem, no entanto, não é prática em caso de articulações proximais dos membros inferiores, por conta do potencial estresse sobre a parte inferior das costas. Durante o teste, o movimento das grandes articulações em geral é percebido mais rapidamente que o das pequenas articulações. A pegada do fisioterapeuta deve permanecer constante e mínima (pegar com a ponta dos dedos sobre proeminências ósseas) para reduzir a estimulação tátil.

Consciência proprioceptiva

Este teste examina o *senso de posição articular* e a *consciência das articulações em repouso*. O membro ou articulação(ões) é movido ao longo de uma ADM e mantido em uma posição estática. Mais uma vez, são utilizados pequenos incrementos de amplitude. As palavras selecionadas para identificar a ADM examinada devem ser combinadas com o paciente durante o teste de exemplo (p. ex., inicial, média ou final). Tal como acontece com a cinestesia, deve-se ter cuidado com a colocação das mãos, de modo a evitar uma estimulação tátil excessiva.

Resposta

Com o membro ou articulação(ões) mantido em uma posição estática pelo fisioterapeuta, o paciente é convidado a descrever verbalmente a posição ou replicá-la com o membro contralateral (posição correspondente). Esse teste também pode ser realizado unilateralmente com o mesmo membro ou articulação(ões); o examinador, a princípio, mantém o membro na posição e, então, o devolve à posição de repouso; o paciente replica ativamente a posição usando o mesmo membro.

Observação clínica: Com base em uma série de estudos sobre a correspondência de posição realizados no Laboratório de Controle Motor da Universidade de Michigan, Goble[82] apresenta vários fatores importantes para auxiliar os profissionais de saúde na tomada de decisões informadas sobre os resultados do teste de correspondência proprioceptiva:

- *Para os testes de correspondência de posição, há diferentes influências da memória e requisitos de comunicação inter-hemisféricos entre o uso do membro ipsilateral (o mesmo braço posicionado pelo examinador é empregado para replicar ativamente o ângulo da[s] articulação[ões]) versus do membro contralateral (o paciente move o membro oposto ao utilizado pelo examinador).*
- *Provavelmente em decorrência do papel reforçado do hemisfério direito no processamento do feedback proprioceptivo, o braço esquerdo parece ter uma vantagem em tarefas correspondentes.*
- *A magnitude do ângulo de referência articular (magnitudes maiores associadas a um erro maior) e como as posições de referência são estabelecidas (menos erros observados quando é usado o movimento ativo para estabelecer a posição versus movimento passivo proporcionado pelo examinador) influenciarão o desempenho.*
- *A acuidade proprioceptiva deve ser considerada no contexto de mudanças antecipadas que ocorrem ao longo da vida ou que são específicas do diagnóstico (p. ex., AVE).*
- *A área de trabalho (espaço em que as atividades de vida diária são normalmente realizadas) parece influenciar na correspondência do desempenho da posição articular. Durante os experimentos de correspondência da posição, o maior desempenho ocorreu à esquerda da linha média do corpo, com a menor quantidade de erros na extrema esquerda da área de trabalho.*

Percepção de vibração

Este teste requer um diapasão que vibra a 128 Hz.[77] A capacidade de perceber um estímulo vibratório é testada colocando a base do diapasão sobre uma proeminência óssea (como o esterno, o cotovelo ou o tornozelo). A base do diapasão (o "cabo" do instrumento) é segurada entre o polegar e o indicador pelo examinador, sem contato com os dentes. Os dentes são então rapidamente percutidos contra a palma aberta da mão oposta do examinador para iniciar a vibração. Deve-se tomar cuidado para não tocar nos dentes, pois isso cessará a vibração. A base do diapasão é então colocada sobre uma saliência óssea. Se a sensibilidade vibratória estiver intacta, o paciente vai perceber a vibração. Se houver prejuízo, o paciente não será capaz de distinguir entre um diapasão vibrando e um não vibrando. Por isso, não deve haver uma aplicação aleatória de estímulos vibrantes e não vibrantes.

Pistas auditivas podem representar um desafio na obtenção de resultados precisos. Normalmente, é fácil ouvir o som dos dentes fazendo contato vigoroso com a mão do examinador para iniciar a vibração. Se o som não for ouvido, fornece um indicador fácil para o paciente de que a próxima aplicação será sem vibrações. Para minimizar esse efeito, a vibração pode ser iniciada *em todas* as aplicações de estímulo; no entanto, quando for desejado um estímulo sem vibração, um breve contato dos dedos do fisioterapeuta com os dentes do diapasão vai parar a vibração antes de sua colocação sobre a pele. Isso, no entanto, não resolve o problema das pistas auditivas produzidas durante a aplicação de um estímulo de vibração. A melhor solução é o uso de fones de ouvido que bloqueiam o som (o tipo usado por trabalhadores em aeroportos). Infelizmente, esses fones de ouvido raramente estão disponíveis em uma clínica.

Resposta

O paciente é convidado a responder identificando verbalmente ou de outro modo se o estímulo está vibrando ou não a cada vez que entra em contato com o diapasão.

Sensações corticais combinadas

Percepção de estereognosia

Este teste determina a capacidade de reconhecer a forma dos objetos pelo toque (estereognosia). É necessária uma variedade de objetos pequenos, de fácil obtenção e culturalmente familiares, de diferentes tamanhos e formas (p. ex., chaves, moedas, pentes, alfinetes de segurança, lápis, e assim por diante). Um único objeto é colocado na mão do paciente, ele o manipula e, em seguida, identifica o item verbalmente. O paciente precisa ser autorizado a manipular vários itens no teste de exemplo durante a explicação e demonstração do procedimento.

Resposta

O paciente é solicitado a nomear verbalmente o objeto. Para aqueles com dificuldades de fala, podem ser utilizados anteparos para testes sensitivos (Fig. 3.12). Alternativamente, o item manipulado pode ser identificado a partir de um grupo de imagens apresentadas após cada teste.

Localização tátil

Este teste determina a capacidade de localizar as sensações de toque na pele (topognosia). O paciente é convidado a identificar o ponto específico da aplicação de um estímulo de toque (p. ex., ponta do dedo anelar, maléolo lateral, e assim por diante), e não simplesmente a percepção de ser tocado. A localização tátil em geral não é testada de modo isolado, e muitas vezes é examinada em combinação a testes similares, como a percepção de pressão ou consciência do toque. Usando um cotonete ou a ponta do dedo, o fisioterapeuta toca diferentes superfícies de pele. Após a aplicação de cada estímulo, é dado ao paciente tempo para responder.

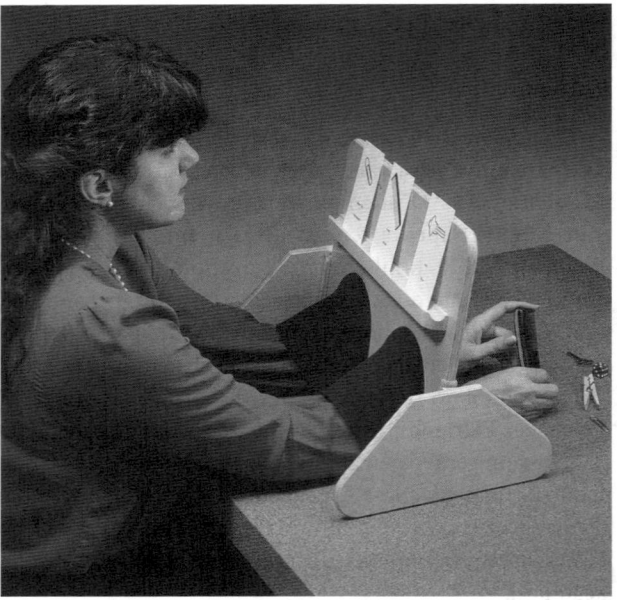

Figura 3.12 Pode-se utilizar um anteparo para testes sensitivos a fim de examinar a estereognosia na presença de deficiências de fala ou de linguagem. Nesta simulação, a paciente manipula o objeto sem a utilização de informação visual. Após a manipulação, a paciente aponta para o objeto correspondente retratado na borda do anteparo para testes. (Cortesia de North Coast Medical, Inc., Morgan Hill, CA 95037.)

Resposta

O paciente é convidado a identificar o local dos estímulos apontando para a área ou pela descrição verbal. Os olhos do paciente podem permanecer abertos durante as respostas desse teste. A distância entre a aplicação do estímulo e o local indicado pelo paciente pode ser medida e registrada. A precisão das várias localizações no corpo pode ser comparada em cada caso para determinar a sensibilidade relativa de diferentes áreas.

Discriminação de dois pontos

Este teste determina a capacidade de perceber dois pontos aplicados simultaneamente à pele. É a medida da menor distância entre dois estímulos (aplicados ao mesmo tempo e com a mesma pressão) que ainda podem ser percebidos como diferentes. Os valores de discriminação de dois pontos variam para diferentes indivíduos e partes do corpo. Como essa função sensitiva é mais refinada na porção distal dos membros superiores, esse é o local típico para o teste. Acredita-se que ele contribua para movimentos de preensão precisos e atividades instrumentais de vida diária (AIVD).[83]

A discriminação de dois pontos é um dos testes mais práticos e facilmente duplicados para sensibilidade cutânea. Há alguns anos, uma série de estudos clássicos de discriminação de dois pontos foi conduzida por Nolan.[84-86] O objetivo de sua pesquisa foi estabelecer dados normativos sobre a discriminação de dois pontos para adultos jovens. Sua amostra foi composta por 43 estudantes universitários com idades variando de 20 a 24 anos. Os valores dos estudos de Nolan para os membros superiores e inferiores, bem como para a face e o tronco, são apresentados no Apêndice 3.A. Os resultados desses estudos devem ser usados com cautela, na medida em que se relacionam com uma população específica. Eles não devem ser generalizados para a interpretação de dados de pacientes idosos ou mais jovens. Dados normativos para discriminação de dois pontos foram documentados por vários autores, incluindo van Nes et al.,[29] Kaneko et al.[62] e Vriens e van der Glas.[87]

Como mencionado antes, o estesiômetro (Fig. 3.9) e o discriminador de dois pontos circular (Fig. 3.10) estão entre os dispositivos mais comumente utilizados na medição. Dois clipes de papel com formato remodelado também podem ser empregados; no entanto, isso requer a assistência de um segundo examinador para medir a distância entre os dois pontos com uma pequena régua. Durante o procedimento de teste, as duas pontas do instrumento são aplicadas simultaneamente à pele com as pontas afastadas. Para aumentar a validade do teste, é adequado alternar os dois estímulos com a aplicação aleatória de apenas um único estímulo (o propósito da terceira ponta de alguns estesiômetros). A cada aplicação sucessiva, as duas pontas são aos poucos aproximadas até que os estímulos sejam percebidos como um só. Mede-se a menor distância entre os estímulos que ainda é percebida como dois pontos distintos.

Resposta

O paciente é convidado a identificar a percepção de "um" ou "dois" estímulos.

Estimulação simultânea dupla

Este teste determina a capacidade de perceber estímulos de toque simultâneos (estimulação simultânea dupla [DSS]). O fisioterapeuta toca ao mesmo tempo (e com a mesma pressão): (1) locais idênticos em lados opostos do corpo, (2) proximal e distalmente em lados opostos do corpo e/ou (3) em locais proximais e distais do mesmo lado do corpo. O termo *fenômeno de extinção* é usado para descrever uma situação em que apenas o estímulo proximal é percebido, com "extinção" do distal.

Resposta

O paciente declara verbalmente quando percebe um estímulo tátil e a quantidade de estímulos sentidos.

Vários testes adicionais para as sensações combinadas (corticais) incluem a grafestesia (identificação de traços com o dedo), o reconhecimento de texturas e a barognosia (reconhecimento do peso). No entanto, esses testes geralmente não são realizados caso se encontre estereognosia e discriminação de dois pontos intactos.

Grafestesia (identificação de traçado de figura)

Este teste determina a capacidade de reconhecer letras, números ou desenhos "escritos" sobre a pele. Usando a ponta do dedo ou a extremidade de borracha de um lápis, uma série de letras, números ou formas é traçada na palma da mão do paciente. Durante o teste de exemplo, deve-se chegar a um acordo sobre a orientação dos traçados (p. ex., a parte inferior das figuras traçadas estará sempre voltada para a base da mão do paciente [punho]). A cada desenho separado, a palma da mão deve ser cuidadosamente limpa com um pano macio para indicar com clareza para o paciente uma mudança de figuras. Esse teste também é um substituto útil para a estereognosia quando a paralisia impede que o indivíduo segure um objeto.

Resposta

O paciente é convidado a identificar verbalmente as figuras desenhadas sobre a pele. Para pacientes com deficiências de fala ou de linguagem, as figuras podem ser selecionadas (apontadas) a partir de uma série de desenhos dispostos em fila.

Reconhecimento de texturas

Esse teste determina a capacidade de diferenciar entre várias texturas. Texturas adequadas podem incluir o algodão, a lã, a juta ou a seda. Os artigos são colocados individualmente na mão do paciente, e ele é autorizado a manipular a textura da amostra.

Resposta

O paciente é convidado a detectar cada textura à medida que são colocadas em sua mão. Elas podem ser identificadas pelo nome (p. ex., seda, algodão) ou pelo tipo percebido (p. ex., áspera, lisa).

Barognosia (reconhecimento de peso)

Este teste determina a capacidade de reconhecer diferentes pesos. Utiliza-se um conjunto composto por pequenos objetos de mesmo tamanho e forma, mas de pesos graduados (Fig. 3.13). O fisioterapeuta pode optar por colocar uma série de pesos diferentes na mesma mão, um por vez, colocar pesos distintos em cada mão simultaneamente ou pedir ao paciente que use as pontas dos dedos para pegar cada peso.

Resposta

O paciente é convidado a identificar o peso comparativo de uma série de objetos (i. e., comparar o peso relativo do objeto com o item anterior); os objetos também podem ser colocados (ou apanhados) em ambas as mãos ao mesmo tempo, e então o paciente é convidado a comparar o peso de dois deles. O paciente responde indicando que determinado objeto é "mais pesado" ou "mais leve".

Observação clínica: *A sensibilidade prejudicada é uma contraindicação ou precaução para o uso de alguns agentes físicos, porque o intervalo final de intensidade ou duração frequentemente está associado ao relato subjetivo do paciente de como a intervenção é sentida (ou seja, a tolerância do paciente).*

Confiabilidade

A confiabilidade é um parâmetro importante de qualquer teste ou medida. No entanto, poucos relatos sistemáticos abordam a confiabilidade dos testes sensitivos tradicionais na literatura. Isso provavelmente é decorrente da incapacidade de quantificar com precisão os resultados do teste. Em um importante estudo inicial de confiabilidade realizado por Kent,[88] os membros superiores de 50 pacientes adultos com hemiplegia foram testados à procura de déficits sensitivos e motores. Foram administrados três testes sensitivos, que depois foram repetidos pelo mesmo examinador dentro de 1 a 7 dias. Os resultados revelaram uma alta confiabilidade tanto para a estereognosia (r = 0,97) quanto para o senso de posição (r = 0,90). Foi relatada menor confiabilidade para a discriminação de dois pontos, com coeficientes de correlação variando de 0,59 a 0,82, dependendo da área do corpo testada.

Mais recentemente, Moloney et al.[89] examinaram a confiabilidade interavaliadores do teste sensitivo térmico quantitativo em adultos jovens saudáveis. A confiabilidade interavaliadores para a detecção do limiar para o frio (ICC = 0,27 a 0,55), detecção do limiar para o quente (ICC = 0,38 a 0,69), limiar de dor para o frio (ICC = 0,88 a 0,94) e limiar de dor para o calor (ICC = 0,52 a 0,86) variou de ruim a alta. Juul-Kritensen et al.[90] avaliaram a propriocepção do cotovelo em indivíduos saudáveis. A confiabilidade teste-reteste (do erro absoluto) do senso de posição articular (ICC = 0,59) e do limiar de detecção de um movimento passivo (ICC = 0,69) variaram de regular a bom, respectivamente. Khamwong et al.[91] examinaram a sensibilidade vibratória de dois locais do membro superior em voluntários saudáveis do sexo masculino. A confiabilidade teste-reteste do senso de vibração sobre o epicôndilo lateral (ICC = 0,94) e ventre do músculo radial curto do carpo (ICC = 0,93) foi excelente. Byl et al.[92] estudaram a confiabilidade de um novo teste de estereognosia em pacientes com problemas de mão e controles e relataram excelente confiabilidade interavaliadores (ICC = 0,99).

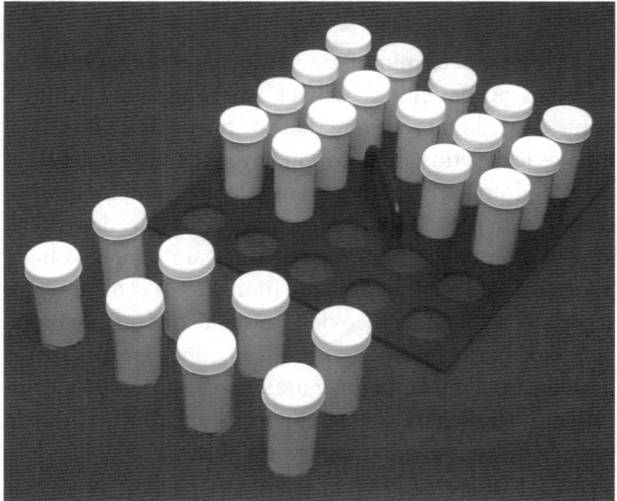

Figura 3.13 Os objetos para discriminação de peso são idênticos em tamanho, forma e textura. A única característica distintiva é a sua variação no peso. (Cortesia de Lafayette Instruments, Lafayette, IN 47903.)

Seu novo teste também se correlacionou moderadamente ($r = 0{,}41$ a $0{,}53$) com outros testes de estereognosia e grafestesia. Em um estudo similar, Rosen[93] examinou as propriedades de um teste introduzido recentemente para a avaliação da gnose tátil (estereognosia). Foi relatada boa confiabilidade interavaliadores (kappa = 0,66) no teste em pacientes com lesões de nervos do membro superior.

Embora haja disponibilidade limitada de dados publicados relacionados com as medidas de confiabilidade, várias abordagens podem ser utilizadas para melhorar esse aspecto dos testes, incluindo (1) o uso de diretrizes consistentes para completar os testes; (2) a administração dos testes por examinadores treinados e hábeis; e (3) subsequentes retestes realizados pelo mesmo indivíduo. Deve-se também notar que a compreensão do paciente quanto ao procedimento de teste e sua capacidade de comunicar os resultados também influenciam a confiabilidade dos testes sensitivos. Conforme o desenvolvimento de avanços na tecnologia (veja a discussão a seguir) fornece ferramentas para testes sensitivos quantitativos, se seguirá uma maior ênfase na confiabilidade. Pesquisas adicionais relacionadas com a padronização dos protocolos de teste e identificação de dados normativos para vários grupos etários melhorarão a confiabilidade geral e a interpretação dos resultados dos testes.

Testes sensitivos quantitativos e instrumentos de teste especializados

Com a crescente disponibilidade de sistemas de testes e instrumentos especializados, o teste sensitivo quantitativo (TSQ) conquistou considerável interesse clínico e de pesquisa. Isso é evidente a partir do crescente corpo de literatura sobre o tema.[94-104] O TSQ possibilita a quantificação do nível de estímulos necessários para a percepção de uma modalidade sensitiva. Embora dados suficientes não estejam disponíveis para predizer a integração final entre a instrumentação do TSQ e a prática clínica, informações preliminares sugerem a sua potencial utilidade. Esta seção fornece uma breve visão geral dos dispositivos de TSQ específicos, e certamente não inclui todos os disponíveis. A Internet é uma rica fonte de informações sobre essas tecnologias e instrumentos em desenvolvimento.

Analisador sensorial térmico TSA-II + VSA 3000 (Medoc, Ltd., Durham, NC)

Este sistema controlado por computador (Fig. 3.14) é capaz de gerar e registrar uma resposta a estímulos vibratórios e térmicos repetíveis (i. e., dor induzida por aqueci-

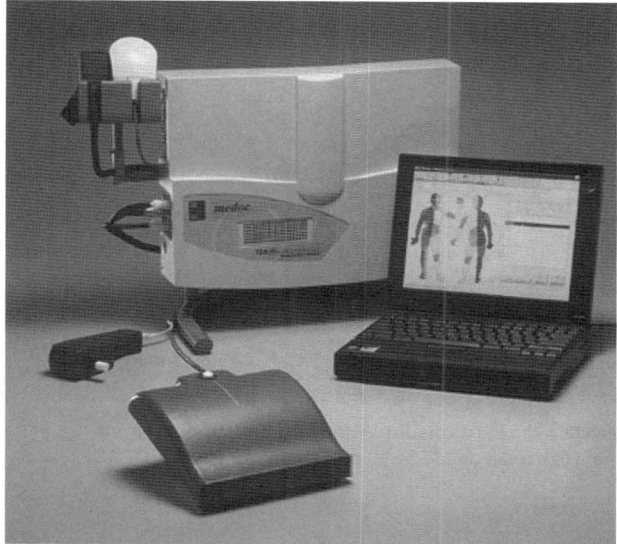

Figura 3.14 Analisador sensorial térmico TSA-II + VSA 3000. Este sistema fornece medidas quantitativas de estímulos térmicos e vibratórios, usando uma variedade de interfaces com o paciente. Observe o pequeno dispositivo vibratório portátil na extrema esquerda. (Cortesia de Medoc, Ltd., Durham, NC 27707.)

mento, calor e frio). Para testar a sensibilidade térmica, um dispositivo térmico capaz de aquecer ou resfriar é colocado sobre a pele do paciente (Fig. 3.15). Este é convidado a responder ao estímulo pressionando um botão de resposta. O limiar sensitivo é registrado e um computador produz uma comparação com dados normativos pareados por idade. O sistema inclui apoios para a mão e o pé dos estimuladores vibratórios (Fig. 3.16), bem como

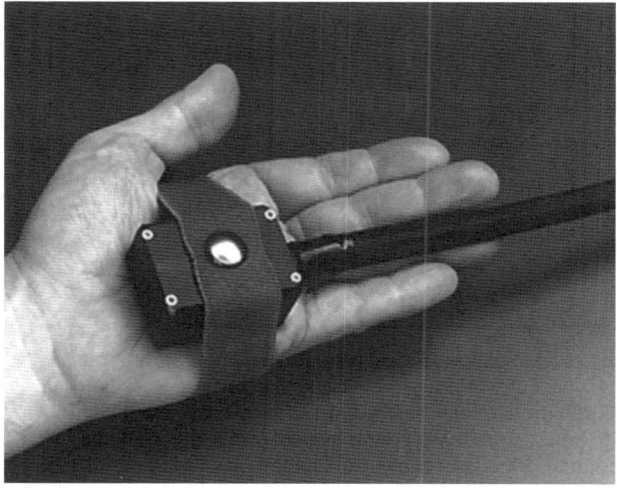

Figura 3.15 Dispositivo térmico colocado na mão para medir a percepção de estímulos térmicos. (Cortesia de Medoc, Ltd., Durham, NC 27707.)

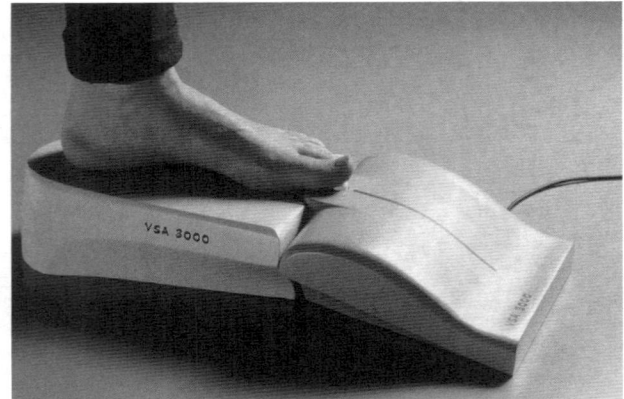

Figura 3.16 Estimulador vibratório com apoio para o pé. (Cortesia de Medoc, Ltd., Durham, NC 27707.)

um dispositivo de vibração portátil (Fig. 3.14). Uma variedade de formatos de relatórios pode ser produzida; uma amostra é apresentada na Figura 3.17. Vários exemplos de aplicações clínicas incluem as neuropatias (p. ex., diabéticas, metabólicas, oncológicas), lesões por compressão e ensaios clínicos farmacológicos.

Estesiômetro de von Frey (Somedic Sales AB, Hörby, Suécia)

Os monofilamentos não são novos no exame da função sensitiva e são efetivamente considerados uma ferramenta clássica para medir potenciais evocados ao toque

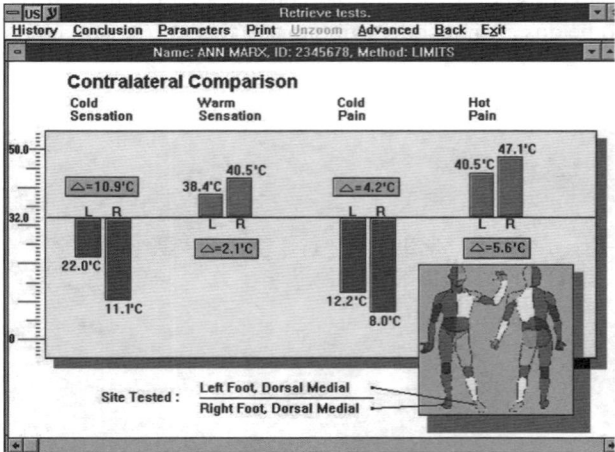

Figura 3.17 Dados produzidos pelo computador após o teste térmico; observa-se uma comparação entre os dois lados do corpo. Note que os dados do pé direito apresentam valores de limiar consistentemente mais elevados que os do pé esquerdo. Os valores são produzidos para cada um dos pés, bem como a diferença total entre eles. Todos os valores são em graus Celsius. As conversões para a escala de temperatura da margem esquerda são de 32 °C = 89,6 °F e 50 °C = 122 °F. (Cortesia de Medoc, Ltd., Durham, NC 27707.)

(Fig. 3.18). Eles são projetados para detectar pequenas mudanças no limiar de toque. Os filamentos estão disponíveis como conjuntos, em vários tamanhos (ou seja, espessuras), com cada um equipado com um cabo. A força necessária para dobrar o monofilamento aumenta de 0,026 g no primeiro item a 100 g no último (a faixa de pressão varia entre 5 g/mm^2 e 178 g/mm^2). Os filamentos são aplicados individualmente à pele do paciente até que ele se curve; cada filamento fornece uma quantidade específica de força (filamentos mais grossos são usados se o mais fino não for percebido). Com a visão bloqueada, o paciente responde "sim" quando um estímulo é sentido. Os filamentos são segurados perpendicularmente à pele, e a aplicação em geral é repetida três vezes em cada local de teste.[81] Os monofilamentos frequentemente são utilizados em clínicas de reabilitação da mão; outros exemplos de aplicações clínicas incluem as neuropatias (p. ex., diabetes) e as lesões de nervos periféricos.

Avaliador sensorial Touch-Test (North Coast Medical, Inc., Morgan Hill, CA)

Monofilamentos individuais também estão disponíveis em incrementos que variam de 0,008 g a 300 g (Fig. 3.19). Esses instrumentos são convenientes e podem ser carrega-

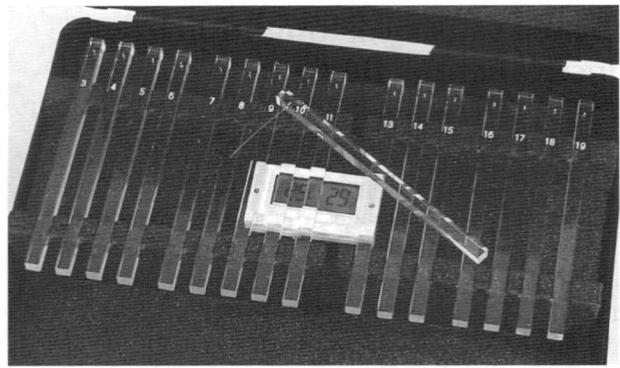

Figura 3.18 Estesiômetro de von Frey. Este conjunto contém 17 monofilamentos com cabos Plexiglas. (Cortesia de Somedic Sales AB, Hörby, Suécia.)

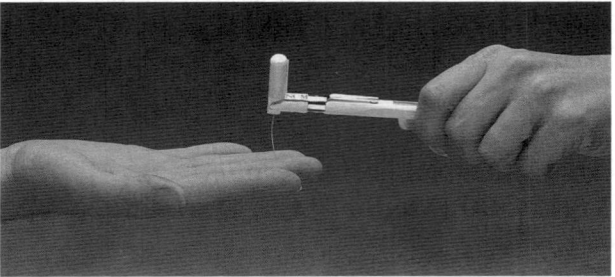

Figura 3.19 Monofilamento individual. (Cortesia de North Coast Medical, Inc., Morgan Hill, CA 95037.)

dos no bolso. O cabo se abre em um ângulo de 90° para o teste; quando dobrado, protege o monofilamento se este não estiver em uso.

Diapasão graduado de Rydel-Seiffer 64/128 Hz (US Neurologicals, Kirkland, WA)

Este diapasão quantitativo contém pequenos pesos graduados na extremidade distal dos dois prolongamentos que convertem de 128 para 64 Hz (Fig. 3.20). Os dois triângulos se aproximam e sua intersecção se move para cima conforme a intensidade de vibração diminui. A intensidade em que o paciente já não percebe a vibração é registrada como o número adjacente à intersecção dos triângulos. Este instrumento possibilita um teste mais sensível e específico para a detecção de alterações sensitivas em comparação com um diapasão qualitativo e demonstrou alta confiabilidade intrateste e interteste.[105]

Rolltemp (Somedic Sales AB, Hörby, Suécia)

Este instrumento é utilizado como uma ferramenta de rastreamento para determinar alterações na percepção da sensibilidade térmica (Fig. 3.21). Os rolos são alojados em uma unidade de armazenamento a fim de manter a temperatura. Os rolos individuais são colocados em contato

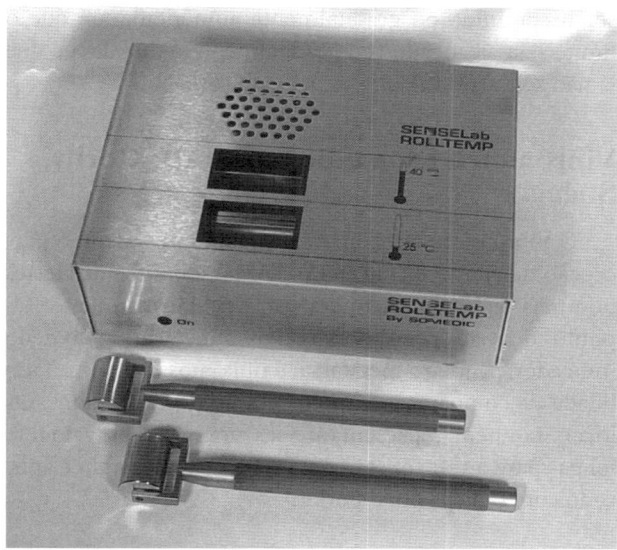

Figura 3.21 O Rolltemp fornece uma ferramenta de rastreamento rápido da sensibilidade térmica. Os rolos são colocados em cabos armazenados na vertical nos dois pontos de inserção retangulares sobre a unidade de armazenamento. Um rolo é mantido a 40 °C, o outro a 25 °C. (Cortesia de Somedic Sales AB, Hörby, Suécia.)

com a pele para fornecer uma estimativa grosseira da percepção de temperatura.

Biotesiômetro (Bio-Medical Instrument Co, Newbury, OH)

Esse instrumento foi concebido para medir quantitativamente a percepção limiar de um estímulo vibratório (Fig. 3.22). O estímulo é aplicado usando um dispositivo portátil aplicado à pele. A intensidade do estímulo pode

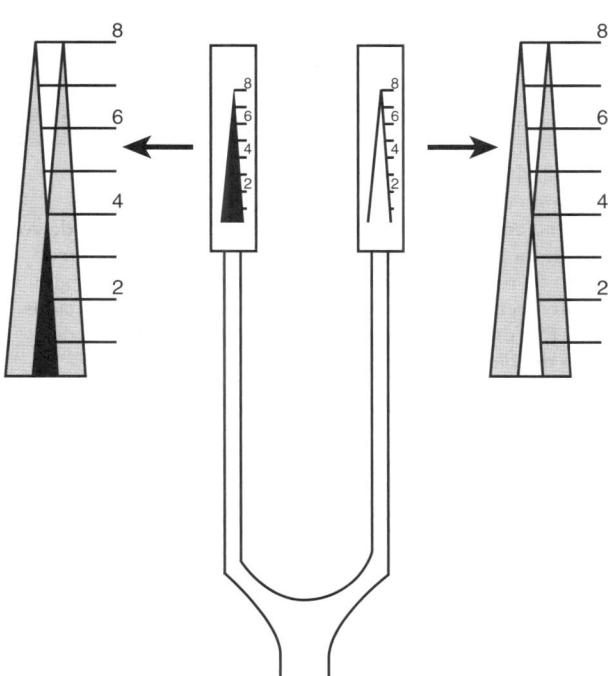

Figura 3.20 Ilustração esquemática do diapasão de Rydel-Seiffer. (Cortesia de US Neurologicals, Kirkland, WA, 98033.)

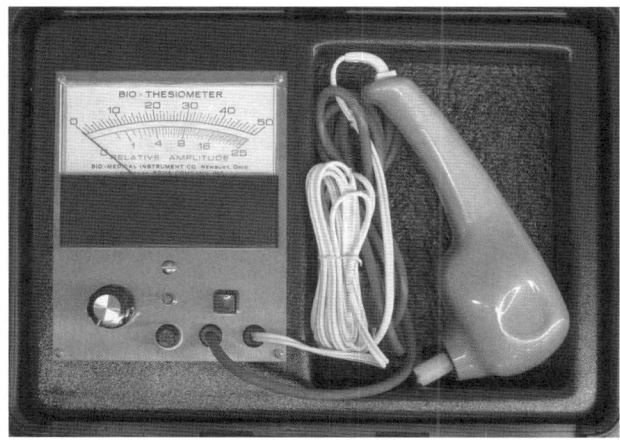

Figura 3.22 Biotesiômetro para medir a percepção de estímulos vibratórios. (Cortesia de Bio-Medical Instrument Co., Newbury, OH, 44065.)

ser predefinida ou gradualmente aumentada até que o limite seja alcançado (ou gradualmente reduzida até que já não seja sentido).

Vibrômetro (Somedic Sales AB, Hörby, Suécia)

O Vibrômetro também mede quantitativamente a percepção de vibração (Fig. 3.23). Foram identificados testes pontuais padronizados para uso desse instrumento. Os pontos de teste (p. ex., dorso do osso metacarpal do dedo indicador, primeiro metatarsal e tíbia) possibilitam a facilidade de comparação e interpretação dos resultados. Os locais também representam vias neurais relativamente longas para a transmissão para o SNC. O estímulo é aplicado com o dispositivo portátil.

SENSEBox (Somedic Sales AB, Hörby, Suécia)

Este instrumento mede o limiar da dor (**algômetro**) e potenciais evocados do toque (transdutor de von Frey). Ele determina a relação entre a intensidade dos estímulos mecânicos controlados e a resposta do paciente. Utilizam-se transdutores de mão para aplicar os estímulos (Figs. 3.24A e B). As respostas dos pacientes são gravadas com um dispositivo de pressão de mão ou uma escala visual analógica (EVA) eletrônica contínua. Durante o exame, os dados são automaticamente armazenados em um banco de dados virtual.

MSA (analisador sensorial modular) Thermotest (Somedic Sales AB, Hörby, Suécia)

O MSA Thermotest (Fig. 3.25) mede a resposta a estímulos térmicos (quente e frio). Dispositivos térmicos de diferentes tamanhos possibilitam o teste de várias localizações anatômicas. Interfaces de computador usando o *software* SenseLab configuram e realizam o Thermotest, além de possibilitar a análise e o armazenamento dos dados. As temperaturas variam entre 5 °C e 52 °C.

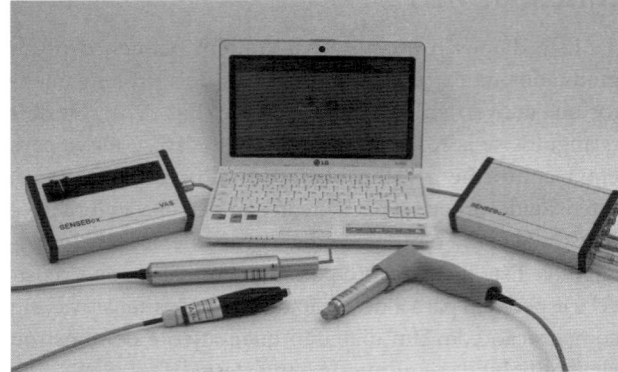

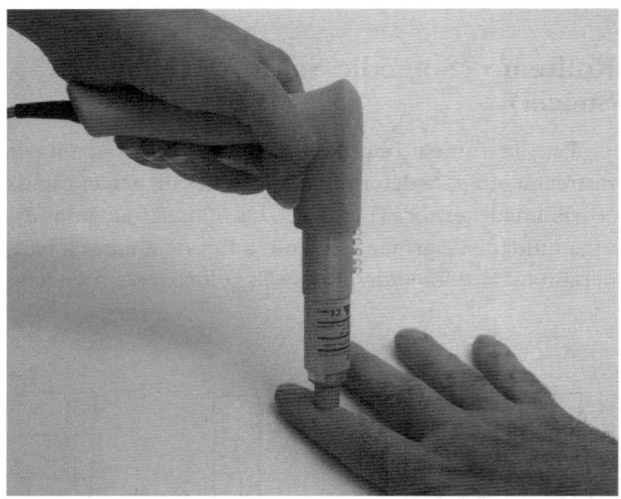

Figura 3.24 (**A**) SENSEBox. No sentido anti-horário, à esquerda do computador está a escala visual analógica (EVA) eletrônica de resposta do paciente, transdutor de von Frey para os potenciais evocados de toque, dispositivo de botão de resposta do paciente, algômetro transdutor para medir a sensibilidade à dor e a unidade de coleta de dados. (**B**) Transdutor algômetro para SENSEBox. (Cortesia de Somedic Sales AB, Hörby, Suécia.)

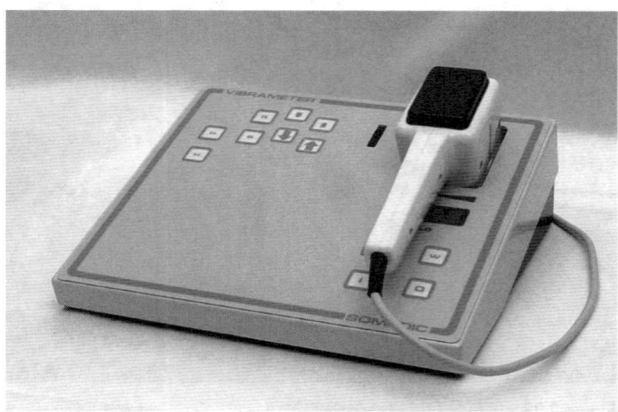

Figura 3.23 Vibrômetro para medir a percepção do estímulo vibratório. (Cortesia de Somedic Sales AB, Hörby, Suécia.)

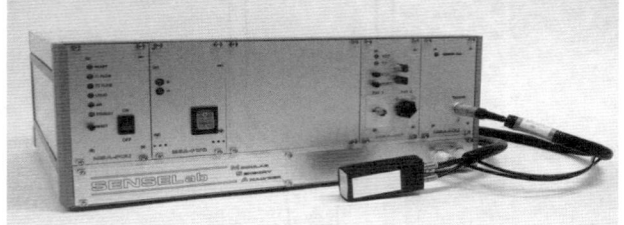

Figura 3.25 MSA Thermotest. No primeiro plano à direita, está um dispositivo térmico padrão de 25 x 50 mm para a aplicação de estímulos térmicos.

Rastreamento de nervos cranianos

Os testes de rastreamento de nervos cranianos fornecem informações sobre a localização da disfunção no tronco encefálico, bem como a identificação dos nervos cranianos que exigem um exame mais detalhado. Os dados produzidos podem incluir a função dos músculos inervados pelos nervos cranianos; a integridade visual, auditiva, sensitiva e do reflexo faríngeo; a percepção do paladar; as características da deglutição; os movimentos oculares; e os padrões de constrição e dilatação das pupilas.

A Tabela 3.3 apresenta um resumo dos componentes funcionais dos nervos cranianos. O Quadro 3.5 apresenta testes de rastreamento para cada nervo craniano. As deficiências observadas durante o rastreamento indicam que é necessário um exame mais abrangente. Consulte o Capítulo 5, Exame da função motora: controle motor e aprendizagem motora, para mais informações sobre o exame de nervos cranianos.

Integridade dos sentidos no contexto de tratamento

Aprender um comportamento motor depende da capacidade do paciente de receber informações sensitivas

Tabela 3.3 Componentes funcionais dos nervos cranianos

Número	Nome	Componentes	Função
I	Olfatório	Aferente	Olfato (cheiro)
II	Óptico	Aferente	Visão
III	Oculomotor	Eferente Somático Visceral	Eleva a pálpebra Vira o olho para cima, para baixo Contrai a pupila Acomoda o cristalino
IV	Troclear	Eferente (somático)	Vira o olho aduzido para baixo e causa a intorção (rotação medial) do olho
V	Trigêmeo	Misto Aferente Eferente	Sensibilidade do rosto Sensibilidade da córnea Sensibilidade da parte anterior da língua Músculos da mastigação Abafa o som (tensor do tímpano)
VI	Abducente	Eferente (somático)	Vira o olho para fora
VII	Facial	Misto Aferente Eferente (somático) Eferente (visceral)	Paladar da parte anterior da língua Músculos da expressão facial Abafa o som (estapédio) Lacrimejamento (glândula lacrimal) Salivação (glândulas submandibular e sublingual)
VIII	Vestibulococlear	Aferente	Equilíbrio (canais semicirculares, utrículo, sáculo) Audição (órgão espiral)
IX	Glossofaríngeo	Misto Aferente Eferente	Paladar da parte posterior da língua Sensibilidade da parte posterior da língua Sensibilidade da orofaringe Salivação (glândula parótida)
X	Vago	Misto Aferente Eferente	Vísceras torácicas e abdominais Músculos da laringe e faringe Diminui a frequência cardíaca Aumenta a motilidade GI
XI	Acessório	Eferente	Movimentos da cabeça (esternocleidomastóideo e trapézio)
XII	Hipoglosso	Eferente	Movimentos e forma da língua

De Nolan,[63, p. 44] com permissão. GI, gastrintestinal.

Quadro 3.5 Testes de rastreamento para nervos cranianos[9,63]

> Nervo craniano I: examine a acuidade olfativa usando odores não nocivos, como óleo de limão, café, cravo ou tabaco.
> Nervo craniano II: examine a acuidade visual usando uma tabela de Snellen; teste tanto a visão central como a periférica.
> Nervos cranianos III, IV e VI: determine a simetria e o tamanho das pupilas; reação à luz; presença de estrabismo (perda do alinhamento ocular); capacidade dos olhos de seguir um alvo em movimento sem mover a cabeça; presença de ptose palpebral.
> Nervo craniano V: testes sensitivos da face (discriminação pontiagudo/rombo, toque leve); abertura e fechamento da mandíbula contra resistência; teste do reflexo mandibular.
> Nervo craniano VII: examine assimetrias da face em repouso e durante a contração voluntária.
> Nervo craniano VIII: teste a acuidade auditiva usando um diapasão vibratório (teste de Weber) colocado no vértice do crânio ou da testa – paciente indica de que lado a intensidade é mais alta; esfregue os dedos um contra o outro a distância e, gradualmente, traga-os em direção ao paciente, observando a partir de onde ele começou a ouvir o ruído; altere o volume de conversação; faça o teste de Rinne (perda auditiva condutiva) vibrando um diapasão colocado sobre o processo mastoide e, em seguida, perto do canal auditivo externo, observando a acuidade auditiva.
> Nervo craniano IX: examine o paladar do terço posterior da língua; examine o reflexo faríngeo.
> Nervo craniano X: examine a deglutição; observe a úvula e o palato mole à procura de qualquer assimetria (abaixador de língua).
> Nervo craniano XI: examine a força dos músculos esternocleidomastóideo e trapézio.
> Nervo craniano XII: com a língua para fora, examine a capacidade de movê-la rapidamente de um lado para o outro.

do corpo e do ambiente (captação sensitiva), processá-las (integração sensitiva) e usá-las para planejar e organizar o comportamento (*output*). Quando os pacientes experimentam deficiência no processamento da captação sensitiva, normalmente ocorrem déficits no planejamento e na organização do comportamento. Isso produz comportamentos que podem interferir na aprendizagem motora e na função motora satisfatória.

O plano de cuidados projetado para um paciente com sensibilidade prejudicada normalmente é guiado por uma das duas abordagens a seguir: a de *integração sensitiva* e a *compensatória*. A escolha de um modelo de tratamento se baseia no conjunto completo de dados de informação de todos os exames, em conjunto com o prognóstico e o diagnóstico estabelecido. A abordagem de tratamento representada na Figura 3.26 é inspirada em grande parte no Modelo de Integração Sensitiva desenvolvido por Ayers.[1,106-110] A premissa básica dessa abordagem é que técnicas específicas de tratamento podem melhorar a integração sensitiva (processamento do SNC) com uma resultante alteração no desempenho motor.

Usando a abordagem de integração sensitiva, os dados obtidos a partir do exame da função sensitiva informam o desenvolvimento de um plano de cuidados para aumentar as oportunidades de captação sensitiva *controlada* dentro de um quadro de habilidades funcionais significativas. Durante o tratamento, o paciente recebe prática guiada no planejamento e na organização de comportamentos motores usando tanto o *feedback intrínseco* (a partir do próprio movimento) quanto o *feedback aumentado* (pistas planejadas pelo fisioterapeuta). Essa abordagem é projetada para melhorar a capacidade do SNC de processar e integrar informações e promover a aprendizagem motora. O leitor é remetido ao trabalho de

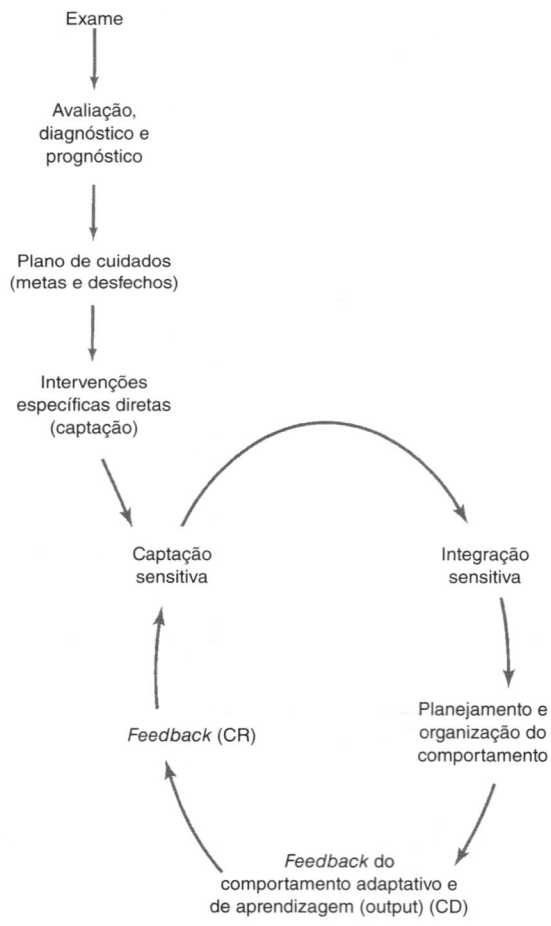

Figura 3.26 Elementos do manejo do paciente voltados à deficiência sensitiva. CD se refere ao conhecimento do desempenho (*feedback* sobre a qualidade do movimento produzido) e CR se refere ao conhecimento do resultado (*feedback* sobre o resultado final ou resultado do movimento). (Adaptado de Bundy e Murray.[5, p. 5])

Ayers[1,106-110] e Bundy e Murray[5] para uma apresentação detalhada tanto da teoria como da prática do modelo de integração sensitiva.

A abordagem compensatória é uma intervenção mais tradicional que se concentra na educação do paciente para acomodar as limitações impostas pelo déficit sensitivo. O papel do fisioterapeuta é ajudar o paciente a obter uma capacidade funcional ótima, minimizar limitações nas atividades, proteger membros anestésicos e criar adaptações ambientais adequadas para aumentar a segurança e a função. Guiado por essa abordagem, o fisioterapeuta instrui o paciente em estratégias práticas, como testar a água do chuveiro com um termômetro ou com a parte do corpo com sensibilidade intacta antes de entrar no banho; não andar descalço; verificar regularmente áreas de pele insensíveis à procura de cortes ou hematomas (particularmente importante para pacientes com diabetes); adaptações ("compensações" para a perda sensitiva) que podem incluir substituir dicas táteis ausentes pela visão ao carregar objetos; usar luvas resistentes ao calor ao trabalhar na cozinha; utilizar um carrinho com rodas na cozinha ou em outro espaço de trabalho para transportar itens de uma área para outra; e organizar os suprimentos de cozinha de modo a eliminar a necessidade de acesso a áreas de armazenamento diretamente sobre o fogão.

Resumo

O exame da função sensitiva fornece informações importantes sobre a integridade do sistema somatossensorial. Os achados do exame ajudam na tomada de decisões clínicas sobre o diagnóstico, o prognóstico, as metas antecipadas e os desfechos esperados, além de instituir o plano de cuidados. O reexame periódico fornece dados essenciais sobre alterações no estado do paciente e ajuda a determinar o progresso em relação às metas e aos desfechos. Foram apresentados testes individuais para cada modalidade sensitiva. A confiabilidade desses procedimentos de teste pode ser melhorada por meio da adesão cuidadosa a diretrizes consistentes e da administração dos testes por indivíduos treinados, e subsequentes retestes realizados pelo mesmo examinador. A documentação dos resultados dos testes deve abordar o(s) tipo(s) de sensibilidade afetada, a quantidade e o grau de envolvimento, assim como a localização dos limites exatos dos déficits sensitivos. Por fim, deve-se enfatizar que pesquisas adicionais relacionadas com os testes sensitivos se justificam. Continuar desenvolvendo técnicas de TSQ, protocolos padronizados, medidas de confiabilidade e dados normativos adicionais melhorará significativamente as aplicações clínicas dos dados obtidos a partir do exame da função sensitiva.

QUESTÕES PARA REVISÃO

1. Defina um dermátomo e descreva uma precaução ao usar os mapas de dermátomos publicados.
2. Identifique seis doenças ou condições de saúde que justifiquem (ou indiquem a necessidade de realizar) um exame da função sensitiva.
3. Descreva os cinco termos usados para documentar o nível de consciência do paciente.
4. Que tipo de receptor sensitivo é responsável pelo senso de posição e pela consciência das articulações em repouso, durante o movimento e com a vibração? Como você examina detalhadamente esse receptor sensitivo?
5. Que tipo de receptor muscular detecta a tensão e como ele afeta o músculo quando este está sob extrema tensão?
6. Em caso de suspeita da localização de uma lesão, em que direção você realiza seu exame da função sensitiva e por quê?
7. Descreva quatro propósitos do rastreamento do sistema sensitivo.
8. Descreva como os dados do exame da função sensitiva são usados pelo fisioterapeuta.
9. Descreva os equipamentos (itens) que podem ser usados para avaliar a estereognosia.
10. Que tipo de achado do exame da função sensitiva indicaria que é necessário um encaminhamento?
11. Explique por que a sensibilidade prejudicada é uma contraindicação ou indício de precaução para o uso de alguns agentes físicos.
12. Quais informações você fornece ao paciente antes da administração de testes sensitivos para obter o consentimento informado?
13. Quais músculos você testaria para avaliar o nervo craniano acessório?
14. Descreva as variáveis que você usaria para registrar os resultados de testes sensitivos.

Estudo de caso

Uma mulher de 68 anos chega para a fisioterapia ambulatorial com uma muleta indevidamente ajustada. Você a acompanha à sala de exames observando seu padrão de marcha; neste a paciente opta por uma velocidade mais lenta, ampla base de apoio e aumento no tempo gasto em apoio bipodal. Ela tem uma longa história de hipertensão (15 anos), hipercolesterolemia (10 anos) e diabetes (25 anos). Além de relatar várias quedas nos últimos 6 meses – nenhuma das quais resultou em ferimentos graves o suficiente para exigir hospitalização –, a paciente descreve um aumento da dor nos membros inferiores, que é profunda, nítida, em queimação, simétrica e, ocasionalmente, a acorda durante a noite. A paciente mora sozinha em um apartamento de um quarto em um prédio com elevador e entrada nivelada para a portaria.

QUESTÕES PARA ORIENTAÇÃO

1. De todos os sentidos, qual é o mais frequentemente afetado pelas condições médicas da paciente e como você o avalia?
2. Dada a história de quedas, que sistemas sensitivos você deve examinar? Por quê? Como?
3. Como você examina a sensibilidade dolorosa e quais achados você espera, dada a longa história de diabetes? Por que é importante avaliar a sensibilidade dolorosa?
4. Como você mede quantitativamente a consciência do toque (potenciais evocados pelo toque) nesta paciente?
5. Os achados do teste indicam uma ligeira perda na propriocepção e vibração nos membros inferiores (mais distal do que proximal). Quais receptores são responsáveis por essas modalidades sensitivas? Onde estão localizados esses receptores? Identifique a via ascendente que medeia a propriocepção e a vibração.

REFERÊNCIAS BIBLIOGRÁFICAS

1. Ayers, JA: Sensory Integration and Learning Disorders. Western Psychological Services, Los Angeles, 1972.
2. Byl, NN: Multisensory control of upper extremity function. Neurology Report (now JNPT) 26(1):32, 2002.
3. Ghez, C, and Krakauer, J: The organization of movement. In Kandel, ER, Schwartz, JH, and Jessell, TM: Principles of Neural Science, ed 4. McGraw-Hill, New York, 2000, p 653.
4. Ayers, AJ: Sensory Integration and Praxis Tests (SIPT Manual). Western Psychological Services, Los Angeles, 1989.
5. Bundy, AC, and Murray, EA: Sensory integration: A. Jean Ayres' theory revisited. In Bundy, AC, Lane, SJ, and Murray, EA: Sensory Integration: Theory and Practice, ed 2. FA Davis, Philadelphia, 2002, p 3.
6. Cooper, C, and Canyock, JD: Evaluation of sensation and intervention for sensory dysfunction. In Pendleton, HM, and Schultz-Krohn, W (eds): Pedretti's Occupational Therapy: Practice Skills for Physical Dysfunction, ed 7. Elsevier/Mosby, St. Louis, 2013, p 575.
7. American Physical Therapy Association (APTA): Guide to Physical Therapist Practice, ed 2. APTA, Alexandria, Virginia, 2001.
8. Greenberg, DA, Aminoff, MJ, and Simon, RP: Clinical Neurology, ed 5. Lange Medical Books/McGraw-Hill, New York, 2002.
9. Gilman, S, and Newman, SW: Manter and Gatz's Essentials of Clinical Neuroanatomy and Neurophysiology, ed 10. FA Davis, Philadelphia, 2003.
10. Downs, MB, and Laporte C: Conflicting dermatome maps: Educational and clinical implications. J Orthop Sports Phys Ther 41(6):427, 2011.
11. Tochihara, Y, et al: Age-related differences in cutaneous warm sensation thresholds of human males in thermoneutral and cool environments. J Therm Biol 36(2):105, 2011.
12. Deshpande, N, et al: Association of lower limb cutaneous sensitivity with gait speed in the elderly: The Health ABC Study. Am J Phys Med Rehabil 87(11):921, 2008.
13. Adamo, DE, Martin, BJ, and Brown, SH: Age-related differences in upper limb proprioceptive acuity. Percept Mot Skills 104 (3 Part 2):1297, 2007.
14. Callisaya, ML, et al: A population-based study of sensorimotor factors affecting gait in older people. Age Ageing 38(3):290, 2009.
15. Dickin, DC, Brown, LA, and Doan, JB: Age-dependent differences in the time course of postural control during sensory perturbations. Aging Clin Exp Res 18(2):94, 2006.
16. Voelcker-Rehage, C, and Godde, B: High frequency sensory stimulation improves tactile but not motor performance in older adults. Motor Control 14(4):460, 2010.
17. Sosnoff, JJ, and Voudrie, SJ: Practice and age-related loss of adaptability in sensorimotor performance. J Mot Behav 41(2):137, 2009.
18. Saunders, G, and Echt, K: Dual sensory impairment in an aging population. ASHA Leader 16(3):5, 2011.
19. Hondzinski, JM, Li, L, and Welsch, M: Age-related and sensory declines offer insight to whole body control during a goal-directed movement. Motor Control 14(2):176, 2010.
20. Kim, S, Nussbaum, MA, and Madigan, ML: Direct parameterization of postural stability during quiet upright stance: Effects of age and altered sensory conditions. J Biomech 41(2):406, 2008.
21. Cressman, EK, Salomonczyk, D, and Henriques, DY: Visuomotor adaptation and proprioceptive recalibration in older adults. Exp Brain Res 205(4):533, 2010.
22. Strotmeyer, ES, et al: Sensory and motor peripheral nerve function and lower-extremity quadriceps strength: The Health, Aging and Body Composition Study. J Am Geriatr Soc 57(11):2004, 2009.
23. Schumm, LP, et al: Assessment of sensory function in the National Social Life, Health, and Aging Project. J Gerontol B Psychol Sci Soc Sci 64B(Suppl 1):i76, 2009.
24. Illing, S, et al: Sensory system function and postural stability in men aged 30–80 years. Aging Male 13(3):202, 2010.
25. Webber, SC, Porter, MM, and Gardiner, PF: Modeling age-related neuromuscular changes in humans. Appl Physiol Nutr Metab 34(4):732, 2009.
26. Redfern, MS, et al: Perceptual inhibition is associated with sensory integration in standing postural control among older adults. J Gerontol B Psychol Sci Soc Sci 64B(5):569, 2009.
27. Mahoney, JR, et al: Multisensory integration across the senses in young and old adults. Brain Res 2(1426):43, 2011.
28. Shaffer, SW, and Harrison, AL: Aging of the somatosensory system: A translational perspective. Phys Ther 87(2):193, 2007.

29. van Nes, SI, et al: Revising two-point discrimination assessment in normal aging and in patients with polyneuropathies. J Neurol Neurosurg Psychiatry 79(7):832, 2008.
30. Cacchione, PZ: Sensory changes and aging. Insight 35(2):24, 2010.
31. Wright, ML, Adamo, DE, and Brown SH: Age-related declines in the detection of passive wrist movement. Neurosci Lett 500(2):108, 2011.
32. Davila, EP, et al: Sensory impairment among older US workers. Am J Public Health 99(8):1378, 2009.
33. Laurienti, PJ, et al: Enhanced multisensory integration in older adults. Neurobiol Aging 27(8):1155, 2006.
34. Callisaya, ML, et al: Sensorimotor factors affecting gait variability in older people—a population-based study. J Gerontol A Biol Sci Med Sci 65(4):386, 2010.
35. US Department of Health and Human Services, Office of Disease Prevention and Health Promotion: Healthy People 2020. Washington, DC. Retrieved April 5, 2012, from www.healthypeople.gov/2020/default.aspx.
36. Schulte, OJ, Stephens, J, and Joyce, A: Brain function, aging, and dementia. In Umphred, DA (ed): Neurological Rehabilitation, ed 5. Mosby/Elsevier, St. Louis, 2007, p 902.
37. Hooper, CD, and Dal Bello-Haas, V: Sensory function. In Bonder, BR, and Dal Bello-Haas, V: Functional Performance in Older Adults, ed 3. FA Davis, Philadelphia, 2009, p 101.
38. Shumway-Cook, A, and Woollacott, MH: Translating Research into Clinical Practice, ed 4. Wolters Kluwer/Lippincott Williams & Wilkins, Philadelphia, 2012.
39. Elfervig, LS, and Gallman, RL: The aging sensory system. In Stanley, M, Blair, KA, and Beare, PG: Gerontological Nursing: Promoting Successful Aging with Older Adults, ed 3. FA Davis, Philadelphia, 2005, p 121.
40. Peters, A: The effects of normal aging on myelin and nerve fibers: A review. J Neurocytol 31:581, 2002.
41. Ropper, AH, and Samuels, MA: Adams and Victor's Principles of Neurology, ed 9. McGraw-Hill, New York, 2009.
42. Gould, BE, and Dyer, RM: Pathophysiology for the Health Related Professions, ed 4. Saunders/Elsevier, Philadelphia, 2011.
43. Price, DL: Aging of the brain and dementia of the Alzheimer type. In Kandel, ER, Schwartz, JH, and Jessell, TM: Principles of Neural Science, ed 4. McGraw-Hill, New York, 2000, p 1149.
44. Shankar, SK: Biology of aging brain. Indian J Pathol Microbiol 53(4):595, 2010.
45. Lewis, CB, and Bottomley, JM: Geriatric Physical Therapy: A Clinical Approach, ed 3. Pearson Education, Upper Saddle River, NJ, 2008.
46. Bouche, P, et al: Clinical and electrophysiological study of the peripheral nervous system in the elderly. J Neurol 240(5):263, 1993.
47. Taylor, PK: Nonlineal effects of age on nerve conduction in adults. J Neurol Sci 66:223, 1984.
48. Fuller, KS: Introduction to central nervous system disorders. In Goodman, CC, and Fuller, KS: Pathology: Implications for the Physical Therapist. Saunders/Elsevier, St. Louis, 2009, p 1319.
49. Onofri, M, et al: Age-related changes in evoked potentials. Neurophysiol Clin 31(2):83, 2001.
50. Matsuoka, S, et al: Quantitative and qualitative studies of Meissner's corpuscles in human skin, with special reference to alterations caused by aging. J Dermatol 10(3):205, 1983.
51. Stuart M, et al: Effects of aging on vibration detection thresholds at various body regions. BMC Geriatr 3:1, 2003.
52. Bartzokis, G, et al: Lifespan trajectory of myelin integrity and maximum motor speed. Neurobiol Aging 31(9):1554, 2010.
53. Lascelles, RG, and Thomas, PK: Changes due to age in internodal length in the sural nerve of man. J Neurol Neurosurg Psychiatry 29:40, 1966.
54. Verdu, E, et al: Influence of aging on peripheral nerve function and regeneration. J Peripher Nerv Syst 5(4):191, 2000.
55. Dorfman, LJ, and Bosley, TM: Age-related changes in peripheral and central nerve conduction in man. Neurology 29(1):38, 1979.
56. Pedalini, MEB, et al: Sensory organization test in elderly patients with and without vestibular dysfunction. Acta Otolaryngol 129(9):962, 2009.
57. Bohannon, RW: Single limb stance times: A descriptive meta-analysis of data from individuals at least 60 years of age. Top Geriatr Rehabil 22(1):70, 2006.
58. Menz, HB, Morris, ME, and Lord SR: Foot and ankle characteristics associated with impaired balance and functional ability in older people. J Gerontol A Biol Sci Med Sci 60A(12):1546, 2005.
59. Menz, HB, Morris, ME, and Lord, SR: Foot and ankle risk factors for falls in older people: A prospective study. J Gerontol A Biol Sci Med Sci 61A(8):866, 2006.
60. Deshpande, N, et al: Physiological correlates of age-related decline in vibrotactile sensitivity. Neurobiol Aging 29(5):765, 2008.
61. Westlake, KP, and Culham, EG: Influence of testing position and age on measures of ankle proprioception. Adv Physiother 8(1):41, 2006.
62. Kaneko, A, Asai, N, and Kanda, T: The influence of age on pressure perception of static and moving two-point discrimination in normal subjects. J Hand Ther 18(4):421, 2005.
63. Nolan, MF: Introduction to the Neurologic Examination. FA Davis, Philadelphia, 1996.
64. Waxman, SG: Clinical Neuroanatomy, ed 26 New York, Lange Medical Books/McGraw-Hill, 2010.
65. Hall, JE: Guyton and Hall Textbook of Medical Physiology, ed 12. Saunders/Elsevier, Philadelphia, 2011.
66. Gardner, EP, and Martin, JH: Coding of sensory information. In Kandel, ER, Schwartz, JH, and Jessell, TM: Principles of Neural Science, ed 4. McGraw-Hill, New York, 2000, p 411.
67. Kiernan, JA: Barr's The Human Nervous System: An Anatomical Viewpoint, ed 9. Wolters Kluwer/Lippincott Williams & Wilkins, Philadelphia, 2009.
68. Schmidt, RA, and Lee, TD: Motor Control and Learning, ed 5. Human Kinetics, Champaign, IL, 2011.
69. Lundy-Ekman, L: Neuroscience: Fundamentals for Rehabilitation, ed 3. Saunders/Elsevier, Philadelphia, 2007.
70. Gardner, EP, Martin, JH, and Jessel, TM: The bodily senses. In Kandel, ER, Schwartz, JH, and Jessell, TM: Principles of Neural Science, ed 4, McGraw-Hill, New York, 2000, p 430.
71. Fitzgerald, MJT, Gruener, G, and Mtui, E: Clinical Neuroanatomy and Neuroscience, ed 5. Elsevier/Saunders, Philadelphia, 2007.
72. O'Connor, A, and McCreesh, K: Function and dysfunction of joint. In Petty, NJ (ed): Principles of Neuromusculoskeletal Treatment and Management: A Guide for Therapists. Churchill Livingstone/Elsevier, New York, 2011, p 3.
73. Siegel, A, and Sapru, HN: Essential Neuroscience. Lippincott Williams & Wilkins, Philadelphia, 2006.
74. Bear, MF, Connors, BW, and Paradiso, MA: Neuroscience: Exploring the Brain, ed 3. Wolters Kluwer/Lippincott Williams & Wilkins, Philadelphia, 2007.
75. Gardner, EP, and Kandel, ER: Touch. In Kandel, ER, Schwartz, JH, and Jessell, TM (eds): Principles of Neural Science, ed 4. McGraw-Hill, New York, 2000, p 451.
76. Boissonnault, WG: Upper quarter screening examination. In Boissonnault, WG (ed): Primary Care for the Physical Therapist: Examination and Triage, ed 2. Elsevier/Saunders, Philadelphia, 2011, p 167.
77. Nolan, MF: Clinical assessment of cutaneous sensory function. Clin Manage Phys Ther 4:26, 1984.
78. Werner, JL, and Omer, GE: Evaluating cutaneous pressure sensation of the hand. Am J Occup Ther 24:347, 1970.
79. World Health Organization (WHO): Standard precautions in health care. WHO, Geneva, Switzerland, 2007. Retrieved April 9, 2012, from www.who.int/csr/resources/publications/ EPR_AM2_E7.pdf.
80. World Health Organization (WHO): WHO Guidelines on Hand Hygiene in Health Care. WHO, Geneva, Switzerland, 2009. Retrieved April 9, 2012, from http://whqlibdoc.who.int/publications/ 2009/9789241597906_eng.pdf.

81. Bentzel, K: Assessing abilities and capacities: Sensation. In Vining Radomski, M, and Trombly Latham, CA (eds): Occupational Therapy for Physical Dysfunction, ed 6. Wolters Kluwer/Lippincott Williams & Wilkins, Philadelphia, 2008, p 212.
82. Goble, DJ: Proprioceptive acuity assessment via joint position matching: From basic science to general practice. Phys Ther 90(8):1176, 2010.
83. Gutman, SA, and Schonfeld, AB: Screening Adult Neurologic Populations: A Step-By-Step Instruction Manual, ed 2. AOTA Press, Bethesda, MD, 2009.
84. Nolan, MF: Limits of two-point discrimination ability in the lower limb in young adult men and women. Phys Ther 63:1424, 1983.
85. Nolan, MF: Quantitative measure of cutaneous sensation: Two-point discrimination values for the face and trunk. Phys Ther 65:181, 1985.
86. Nolan, MF: Two-point discrimination assessment in the upper limb in young adult men and women. Phys Ther 62:965, 1982.
87. Vriens, JP, and van der Glas, HW: Extension of normal values on sensory function for facial areas using clinical tests on touch and two-point discrimination. Int J Oral Maxillofac Surg 38(11):1154, 2009.
88. Kent, BE: Sensory-motor testing: The upper limb of adult patients with hemiplegia. J Am Phys Ther Assoc 45:550, 1965.
89. Moloney, NA, et al: Reliability of thermal quantitative sensory testing of the hand in a cohort of young, healthy adults. Muscle Nerve 44:547, 2011.
90. Juul-Kristensen, B, et al: Test-retest reliability of joint position and kinesthetic sense in the elbow of healthy subjects. Physiother Theory Pract 24(1):65, 2008.
91. Khamwong, P, et al: Reliability of muscle function and sensory perception measurements of the wrist extensors. Physiother Theory Pract 26(6):408, 2010.
92. Byl, N, Leano, J, and Cheney, LK: The Byl-Cheney-Boczai Sensory Discriminator: Reliability, validity, and responsiveness for testing stereognosis. J Hand Ther 15(4):315, 2002.
93. Rosen, B: Inter-tester reliability of a tactile gnosis test: The STI-test. Hand Ther 8(3):98, 2003.
94. Backonja, MM, et al: Quantitative sensory testing in measurement of neuropathic pain phenomena and other sensory abnormalities. Clin J Pain 25(7): 641, 2009.
95. Blumenstiel, K, et al: Quantitative sensory testing profiles in chronic back pain are distinct from those in fibromyalgia. Clin J Pain 27(8): 682, 2011.
96. Courtney, CA, et al: Interpreting joint pain: Quantitative sensory testing in musculoskeletal management. J Orthop Sports Phys Ther 40(12):818, 2010.
97. Geletka, BJ, O'Hearn, MA, and Courtney, CA: Quantitative sensory testing changes in the successful management of chronic low back pain. J Manual Manipulative Ther 20(1):16, 2012.
98. Gröne, E, et al: Test order of quantitative sensory testing facilitates mechanical hyperalgesia in healthy volunteers. J Pain 13(1):73, 2012.
99. Heldestad, V, et al: Reproducibility and influence of test modality order on thermal perception and thermal pain thresholds in quantitative sensory testing. Clin Neurophysiol 121(11):1878, 2010.
100. Matos, R, et al: Quantitative sensory testing in the trigeminal region: Site and gender differences. J Orofacial Pain 25(2):161, 2011.
101. Said-Yekta, S, et al: Verification of nerve integrity after surgical intervention using quantitative sensory testing. J Oral Maxillofac Surg 70(2):263, 2012.
102. Tamburin, S, et al: Median nerve small- and large-fiber damage in carpal tunnel syndrome: A quantitative sensory testing study. J Pain 12(2): 205, 2011.
103. Walk, D, et al: Quantitative sensory testing and mapping: A review of nonautomated quantitative methods for examination of the patient with neuropathic pain. Clin J Pain 25(7):632, 2009.
104. Yekta, SS, et al: Assessment of trigeminal nerve functions by quantitative sensory testing in patients and healthy volunteers. J Oral Maxillofac Surg 68(10):2437, 2010.
105. Pestronk, A, et al: Sensory exam with a quantitative tuning fork: Rapid, sensitive and predictive of SNAP amplitude. Neurology 62(3):461, 2004.
106. Ayers, JA: Tactile functions: Their relation to hyperactive and perceptual motor behavior. Am J Occup Ther 18:83, 1964.
107. Ayers, JA: Interrelations among perceptual-motor abilities in a group of normal children. Am J Occup Ther 20:288, 1966.
108. Ayers, JA: Improving academic scores through sensory integration. J Learn Disabil 5:338, 1972.
109. Ayers, JA: Cluster analysis of measures of sensory integration. Am J Occup Ther 31:362, 1977.
110. Ayers, JA: Sensory Integration and the Child. Western Psychological Services, Los Angeles, 1979.

LEITURAS COMPLEMENTARES

Apok, V, et al: Dermatomes and dogma. Pract Neurol 11(2):100, 2011.
Boles, DB, and Givens, SM: Laterality and sex differences in tactile detection and two-point thresholds modified by body surface area and body fat ratio. Somatosens Mot Res 28(3-4):102, 2011.
Collins, S, et al: Reliability of the Semmes Weinstein Monofilaments to measure coetaneous sensibility in the feet of healthy subjects. Disabil Rehabil 32(24):2019, 2010.
Connell, LA, and Tyson, SF: Measures of sensation in neurological conditions: A systematic review. Clin Rehabil 26(1):68, 2012.
Di Pietro, F, and McAuley, JH: (Thermal) Quantitative Sensory Testing—tQST. J Physiother 57(1):58, 2011.
Drago, V, et al: Graphesthesia: A test of graphemic movement representations or tactile imagery? J Int Neuropsychol Soc 16(1):190, 2010.
Feng, Y, Schlosser, FJ, and Sumpio, BE: The Semmes Weinstein monofilament examination is a significant predictor of the risk of foot ulceration and amputation in patients with diabetes mellitus. J Vasc Surg 53(1):220, 2011.
Gahdhi, MS: Progress in vibrotactile threshold evaluation techniques: A review. J Hand Ther 24(3):240, 2011.
Lane, SJ, and Lynn, JZ: Sensory integration research: A look at past, present, and future. Sensory Integration Special Interest Section Quarterly 34(3):1, 2011.
Mørch, CD, et al: Exteroceptive aspects of nociception: Insights from graphesthesia and two-point discrimination. Pain 151(1):45, 2010.
O'Conaire, E, Rushton, A, and Wright, C: The assessment of vibration sense in the musculoskeletal examination: Moving towards a valid and reliable quantitative approach to vibration testing in clinical practice. Man Ther 16(3):296, 2011.
Perkins, BA, et al: Prediction of incident diabetic neuropathy using the monofilament examination: A 4-year prospective study. Diabetes Care 33(7):1549, 2010.
Tamè, L, Farnè, A, and Pavani, F: Spatial coding of touch at the fingers: Insights from double simultaneous stimulation within and between hands. Neurosci Lett 487(1):78, 2011.
Temlett, JA: An assessment of vibration threshold using a biothesiometer compared to a C128-Hz tuningfork. J Clin Neurosci 16(11):1435, 2009.
Yoshioka, T, et al: Perceptual constancy of texture roughness in the tactile system. J Neurosci 31(48):17603, 2011.

Apêndice 3.A: Valores da discriminação de dois pontos para indivíduos saudáveis entre 20 e 24 anos

Valores da discriminação de dois pontos para os membros superiores de indivíduos saudáveis entre 20 e 24 anos ($N = 43$)

Região da pele	X (mm)	s
Superior – lateral do braço	42,4	14,0
Inferior – lateral do braço	37,8	13,1
Média – medial do braço	45,4	15,5
Média – posterior do braço	39,8	12,3
Média – lateral do antebraço	35,9	11,6
Média – medial do antebraço	31,5	8,9
Média – posterior do antebraço	30,7	8,2
Sobre o músculo interósseo dorsal do polegar	21,0	5,6
Superfície palmar – falange distal, polegar	2,6	0,6
Superfície palmar – falange distal, dedo médio	2,6	0,7
Superfície palmar – falange distal, dedo mínimo	2,5	0,7

Valores da discriminação de dois pontos para os membros inferiores de indivíduos saudáveis entre 20 e 24 anos ($N = 43$)

Região da pele	X (mm)	s
Proximal – anterior da coxa	40,1	14,7
Distal – anterior da coxa	23,2	9,3
Média – lateral da coxa	42,5	15,9
Média – medial da coxa	38,5	12,4
Média – posterior da coxa	42,2	15,9
Proximal – lateral da perna	37,7	13,0
Distal – lateral da perna[a]	41,6	13,0
Medial da perna	43,6	13,5
Ponta do hálux	6,6	1,8
Sobre o espaço entre o metatarsal I e II	23,9	6,3
Sobre o metatarsal V	22,2	8,6

[a]$n = 41$

Valores da discriminação de dois pontos para o tronco de indivíduos saudáveis entre 20 e 24 anos (N = 43)

Região da pele	X (mm)	s
Sobre a sobrancelha	14,9	4,2
Bochecha	11,9	3,2
Sobre a lateral da mandíbula	10,4	2,2
Lateral do pescoço	35,2	9,8
Medial ao acrômio	51,1	14,0
Lateral ao mamilo	45,7	12,7[a]
Lateral ao umbigo	36,4	7,3[b]
Sobre a crista ilíaca	44,9	10,1[c]
Lateral ao processo espinhoso de C7	55,4	20,0[b]
Sobre o ângulo inferior da escápula	52,2	12,6[b]
Lateral ao processo espinhoso de L3	49,9	12,7[b]

[a] $n = 26$
[b] $n = 42$
[c] $n = 33$

De Nolan,[84-86] com permissão da American Physical Therapy Association.

CAPÍTULO

4

Exame musculoesquelético

D. Joyce White, PT, DSc, MS

SUMÁRIO

Objetivos do exame musculoesquelético 136

Procedimentos de exame 136
Histórico do paciente e consulta 136
Estado mental 145
Sinais vitais 145
Observação/inspeção 145
Palpação 146
Características antropométricas 147
Amplitude de movimento 147
Movimentos articulares acessórios 157
Desempenho muscular 159
Testes especiais 166
Testes e mensurações adicionais 167

Avaliação dos achados do exame 169

Resumo 170

OBJETIVOS DE APRENDIZAGEM

1. Identificar os propósitos de realizar um exame musculoesquelético.
2. Discutir os componentes de um exame musculoesquelético.
3. Identificar questões que devem ser incluídas na consulta do paciente.
4. Descrever os procedimentos usados para testar seletivamente tipos específicos de tecido em um exame musculoesquelético.
5. Identificar procedimentos adicionais que muitas vezes complementam um exame musculoesquelético.
6. Usando os exemplos de estudos de caso, aplicar as habilidades de tomada de decisão clínica na avaliação dos dados do exame musculoesquelético.

O sistema musculoesquelético inclui os ossos; os músculos com seus tendões e bainhas sinoviais relacionados; as bolsas; e estruturas articulares, como a cartilagem, meniscos, cápsulas e ligamentos. As lesões agudas ou doenças crônicas que alteram a anatomia ou fisiologia dos tecidos musculoesqueléticos podem afetar enormemente a capacidade funcional de um paciente, causando prejuízos diretos, como dor, inflamação, inchaço, deformidade estrutural, restrição no movimento articular, instabilidade articular e fraqueza muscular. Exemplos de diagnósticos que resultam em comprometimento direto do sistema musculoesquelético incluem as fraturas, a artrite reumatoide (AR), a osteoartrite (OA), a luxação articular, as tendinites, as bursites, a distensão/ruptura muscular e a entorse/ruptura ligamentar.

Muitas condições patológicas que inicialmente afetam outros sistemas do corpo, como os sistemas neurológico, cardiovascular ou pulmonar, podem ocasionar prejuízo secundário ou indireto ao sistema musculoesquelético. Isso frequentemente ocorre quando as atividades do paciente são limitadas pela condição – talvez como resultado da restrição a um leito ou cadeira de rodas por um período de tempo – ou quando o paciente move os membros superiores (MMSS) ou inferiores (MMII) em um padrão ineficiente ou que causa estresse. Os diagnósticos que podem causar comprometimentos indiretos ao sistema musculoesquelético incluem o traumatismo cranioencefálico (TCE), o acidente vascular encefálico (AVE), a paralisia cerebral (PC), as lesões da coluna vertebral e nervos periféricos, as queimaduras e o infarto agudo do miocárdio (IAM), para citar apenas alguns deles.

Os prejuízos musculoesqueléticos diretos e indiretos podem contribuir para as limitações nas atividades e restrições na participação, bem como incapacitações que afetam a capacidade do paciente de realizar determinadas tarefas e funções na sociedade. Ao considerar os poucos exemplos de diagnósticos que causam deficiências musculoesqueléticas diretas e indiretas fornecidos no parágrafo anterior, pode-se apreciar com que frequência os fisioterapeutas e outros profissionais de saúde se deparam com problemas clínicos que afetam o sistema musculoesquelético. A aplicação de testes e medidas específicos é quase sempre um componente essencial do exame inicial do paciente.

Este capítulo discute os objetivos e fornece uma estrutura geral para a realização de um exame musculoesquelético. Enfatizam-se os princípios e componentes de um exame musculoesquelético, juntamente com a maneira de organizar e integrar os dados com os de outros sistemas do corpo. Existem outros recursos disponíveis que descrevem os procedimentos detalhados para o exame musculoesquelético de regiões específicas do corpo.[1-5]

Objetivos do exame musculoesquelético

A avaliação dos dados do exame musculoesquelético contribui para o estabelecimento do diagnóstico e do prognóstico, para o ajuste de metas previstas e desfechos esperados, e para o desenvolvimento e implementação de um plano de cuidados (PDC). O exame musculoesquelético também é um componente importante para a avaliação dos desfechos do tratamento, tanto periodicamente durante o processo de tratamento quanto na conclusão do episódio de cuidados. Os propósitos de realizar um exame musculoesquelético incluem os seguintes:

1. Determinar a presença ou ausência de deficiências, limitações nas atividades e incapacidades que envolvam músculos, ossos e estruturas articulares relacionadas.
2. Identificar os tecidos específicos que estão causando/contribuindo para as deficiências, limitações nas atividades ou incapacidades.
3. Determinar o *status* inicial.
4. Ajudar a formular metas previstas, desfechos esperados e um plano de cuidados adequados.
5. Avaliar a eficácia da reabilitação, do tratamento clínico ou cirúrgico.
6. Identificar os fatores de risco para prevenir o desenvolvimento ou agravamento de deficiências, limitações nas atividades ou incapacidades.
7. Determinar a necessidade do uso de órteses e equipamentos de adaptação necessários para o desempenho funcional das atividades da vida diária (AVD), atividades ocupacionais e/ou atividades recreativas.
8. Motivar o paciente.

Procedimentos de exame

Histórico do paciente e consulta

Antes de iniciar o exame físico, é importante levantar o máximo possível de informações sobre a condição atual do paciente e histórico médico. Essas informações ajudarão a direcionar e focar o exame físico em uma área e sistema do corpo. Informações sobre sintomas e capacidade funcional ajudarão a estabelecer parâmetros iniciais com os quais a eficácia do tratamento pode ser comparada. Também ajudarão a garantir que o exame e o subsequente tratamento serão realizados com segurança.

Normalmente, a maior parte dessas informações é obtida ao entrevistar o paciente. No entanto, utilizar outras fontes de informação pode ser muito eficiente e fornecerá objetividade e detalhes para complementar os dados da consulta. Se o paciente estiver internado em uma unidade de cuidados agudos ou de reabilitação, o prontuário médico incluindo os relatórios de admissão, anotações de evolução, folhas de medicação, resumos de procedimentos cirúrgicos, relatórios de imagem corporal e resultados de exames laboratoriais devem estar disponíveis e ser procurados. Também podem ser incluídos resumos de encaminhamento de instituições de saúde prévios que revisem as abordagens de tratamento utilizadas anteriormente e discutam o estado funcional. Podem-se consultar outros membros da equipe de saúde para levantar as informações que eles têm.

Os pacientes ambulatoriais muitas vezes chegam apenas com um diagnóstico geral do médico que os encaminhou ou podem chegar sem encaminhamento. Em tais casos, será útil solicitar ao paciente que preencha um questionário de histórico médico antes do procedimento de exame. Esse questionário deve incluir um espaço para o paciente anotar a queixa principal e a data de seu início; os exames diagnósticos realizados para o problema; o nome e a data de todas as cirurgias; todos os medicamentos atualmente em uso; tratamentos prévios ou atuais para o problema (incluindo aqueles iniciados pelo paciente); uma lista de verificação de condições médicas comuns que o paciente possa ter experimentado; um breve relato do histórico médico familiar; e a idade, ocupação e estilo de vida do paciente em relação ao tabagismo, consumo de bebidas alcoólicas e prática de exercício físico. A Figura 4.1 fornece um exemplo de questionário de histórico

(O texto continua na p. 139.)

O objetivo deste questionário é nos ajudar a prestar-lhe cuidados de qualidade ao alcançar uma melhor compreensão do seu estado de saúde geral. Este questionário é parte de seu prontuário médico confidencial.

Nome: _____ Data: _____

Queixa ou problema principal: _____

Médico que fez o encaminhamento_____ Data da próxima consulta médica: _____

Medicamentos: por favor liste *todos* os medicamentos atualmente em uso, além da sua dosagem, se conhecida, e frequência.

1._____ 4._____

2._____ 5._____

3._____ 6._____

Cirurgia: por favor, liste *todas* as cirurgias e as datas aproximadas.

1._____ Data: _____

2._____ Data: _____

3._____ Data: _____

4._____ Data: _____

Exames diagnósticos: por favor marque se tiver realizado os exames a seguir para a queixa atual.

Radiografias:_____ Tomografia computadorizada:_____ RM:_____ Cintilografia óssea:_____

EMG:_____ Exame de sangue:_____ Mielograma:_____ Outros:_____

Ocupação:_____

Estilo de vida: Não fumante:_____   Fumante_____/dia

                 Não alcoolista:_____   Alcoolista_____/dia ou _____/semana

                 Sedentário: _____   Exercício_____/dia ou _____/semana

Histórico familiar: mãe, pai, irmãos: vivos e saudáveis:_____

Se falecido, causa da morte:_____

Figura 4.1 Exemplo de um formulário de registro do histórico médico. (Cortesia de North Andover Physical Therapy Associates, North Andover, MA.)

(continua)

Você tem, ou já teve, alguma das seguintes condições: por favor, marque *todas* as opções que se aplicam.

_____ Hipertensão arterial
_____ Problemas cardíacos
_____ Palpitações cardíacas, sopro
_____ Dor torácica

_____ Falta de ar
_____ Tosse

_____ Dificuldade para dormir deitado
_____ Problemas pulmonares
_____ Asma
_____ Alergias

_____ Úlceras
_____ Ganho ou perda de peso recente
_____ Náuseas, vômitos
_____ Alterações intestinais ou vesicais
_____ Perda de apetite

_____ Disfunção sexual
_____ Menstruação anormal ou dolorosa
_____ Doença inflamatória pélvica
_____ Atualmente gestante
_____ Data da última mamografia: _____

_____ Sangue na urina
_____ Incontinência urinária

_____ Convulsões
_____ Traumatismo na cabeça
_____ Paralisia
_____ Perda de consciência
_____ Cefaleias

_____ Dormência ou formigamento
_____ Tontura
_____ Problemas de equilíbrio

_____ Artrite

_____ Intolerância ao calor ou frio
_____ Diabetes
_____ Hipoglicemia
_____ Problemas de tireoide

_____ Tumores _____ Câncer
_____ Hemorragia ou contusões
_____ Diálise
_____ Transfusão de sangue

_____ Erupções cutâneas
_____ Cicatrizes
_____ Alterações no cabelo ou nas unhas

_____ Uso de óculos, lentes de contato
_____ Alterações na visão
_____ Visão turva ou dupla

_____ Dificuldade de deglutição
_____ Dor de ouvido
_____ Alterações vocais
_____ Zumbido no ouvido

_____ Próteses dentárias
_____ Procedimento odontológico de grande porte
_____ Dificuldade para comer

_____ Varizes
_____ Cãibras musculares
_____ Dor nos músculos ou articulações

_____ Assistência psiquiátrica ou psicológica

_____ Fraturas (ossos quebrados)
Onde? _____
_____ Problema que requer sapatos ortopédicos
_____ Problema no quadril ou tornozelo
_____ Doença incomum quando criança

Por favor, marque se você já esteve envolvido em um acidente automobilístico _____

Figura 4.1 *(continuação)*

médico. O *Guide to Physical Therapy Practice* inclui ainda um modelo detalhado de um questionário de saúde autoadministrado pelo paciente.[6]

Um profundo conhecimento do histórico de saúde do paciente é fundamental para a seleção e aplicação segura de procedimentos de exame e tratamento. Por exemplo, um histórico de infarto faria com que o fisioterapeuta limitasse e controlasse de maneira mais estreita o paciente durante o teste de desempenho muscular. Um histórico de diabetes melito (DM) faria com que o fisioterapeuta suspeitasse e testasse à procura de potencial comprometimento dos sistemas vascular periférico e nervoso periférico e, possivelmente, evitasse o uso de modalidades de calor durante o tratamento.

Questionários autoadministrados relacionados com a saúde mostraram ser em geral mais precisos quando aplicados em ambulatórios de clínica geral[7] e ortopedia.[8] No entanto, mesmo que um paciente preencha um questionário de histórico médico, é importante que o fisioterapeuta avalie e esclareça as informações com o paciente. Às vezes, importantes dados de saúde e de uso de medicamentos são inadvertidamente esquecidos quando o paciente se concentra nos problemas atuais. Revisar verbalmente as informações com o paciente pode reavivar sua memória.

Depois de analisar as informações obtidas dos prontuários de saúde, de outros profissionais de saúde, bem como depois de o paciente preencher o questionário de histórico médico, o fisioterapeuta estará pronto para começar a consulta do paciente. De modo ideal, a consulta do paciente deve ser realizada em uma sala tranquila e bem iluminada, que ofereça privacidade. Para incentivar uma boa comunicação, o fisioterapeuta e o paciente devem estar com seus olhos em uma mesma altura, de frente um para o outro, com um espaço confortável entre eles – uma distância de aproximadamente 90 cm é habitual nos Estados Unidos. O paciente deve ter a atenção do fisioterapeuta; devem-se evitar chamadas telefônicas e outras interrupções. O fisioterapeuta pode querer ter papel e caneta disponíveis para registrar dados específicos e informações que sejam facilmente esquecidas, mas a consulta deve fluir como uma conversa ativa, e não como uma sessão ditada. A prática repetida melhora muito a capacidade do fisioterapeuta de ouvir, direcionar a entrevista e estabelecer uma relação de trabalho positiva com o paciente.

Ao longo da consulta, o fisioterapeuta coleta informações sobre as queixas atuais do paciente, incluindo o início, localização, tipo e comportamento dos sintomas, medicamentos atuais, tratamentos anteriores, problemas de saúde secundários, histórico médico e metas para o episódio de cuidados fisioterapêuticos. Devem-se determinar a idade e o gênero do paciente; algumas condições são mais comuns em determinadas faixas etárias e gêneros. Muitas vezes, são necessárias informações detalhadas sobre a ocupação, atividades recreativas e situação social/de vida do paciente para entender a causa das deficiências e limitações nas atividades, bem como para desenvolver um PDC relevante que enfoque os objetivos do paciente. Devem-se usar perguntas abertas objetivas que não promovam respostas tendenciosas. Por exemplo, em vez de perguntar "seu joelho direito dói?", o fisioterapeuta deve perguntar: "Onde estão localizados os seus sintomas?". O fisioterapeuta deve conduzir com cuidado a consulta para mantê-la focada nas informações pertinentes e concluí-la em tempo hábil. Todas as perguntas devem usar linguagem coloquial em vez de terminologia médica, para que o paciente as entenda facilmente. O fisioterapeuta deve fazer uma pergunta de cada vez e não se esquecer de obter uma resposta antes de prosseguir para outras questões. Podem ser necessárias consultas de acompanhamento para esclarecer respostas iniciais. É importante que o fisioterapeuta mantenha a mente aberta durante a consulta e não se apresse em tirar conclusões sobre os sintomas e diagnóstico do paciente.

Sugere-se a sequência a seguir como um modo de organizar a consulta. Informações semelhantes sobre a consulta geral do paciente, que incluem pequenas variações no formato, podem ser encontradas nos livros de Talley e O'Connor,[9] Hertling e Kessler,[1] Paris,[10] e Coulehan e Block.[11]

Pergunta de abertura

A consulta deve começar com uma pergunta geral, como "O que o traz à fisioterapia hoje?" ou "O que parece ser o problema?". Se o paciente estiver hospitalizado, pode ser necessário reformular a questão para evitar que o paciente reconte a história do evento a todo profissional de saúde que o contatar. "Vi no seu prontuário que você fraturou o quadril e foi submetido a uma cirurgia ontem. Foi isso que aconteceu?". Deve-se dar ao paciente a oportunidade de apresentar a história. Depois que o paciente tiver concluído sua confirmação, é apropriado dizer: "Isso é bom. Agora eu tenho uma ideia do problema. Tenho algumas outras perguntas que preciso fazer para me ajudar a entender melhor o seu problema." Dependendo das informações fornecidas pelo paciente, podem-se fazer algumas das perguntas a seguir.

Início dos sintomas

"Como essa dor (inchaço, limitação, problema, etc.) começou?" O fisioterapeuta deve saber se o início foi repentino (p. ex., causado por um trauma, como uma queda, pancada ou acidente com esqui ou automóvel). Informações específicas sobre a posição do corpo ou segmento corporal do paciente no momento do trauma e o mecanismo de lesão ajudarão a identificar as estruturas envolvidas. Se o início foi mais gradual ou insidioso, uma condição sistêmica ou um problema biomecânico crônico podem ser mais prováveis. Um início congênito também é uma possibilidade.

Localização dos sintomas

"Onde dói? Você pode apontar o local?" Pode-se usar uma representação gráfica do corpo (Fig. 4.2) para ajudar a identificar e documentar a localização específica dos sintomas. O paciente (ou fisioterapeuta, com o direcionamento do paciente) pode hachurar a área envolvida na representação gráfica do corpo usando uma caneta ou lápis. Muitas vezes, a localização dos sintomas coincide com a localização da lesão. Isso tem maior probabilidade de ocorrer se a lesão estiver em tecidos superficiais e distais. Por exemplo, uma lesão em um tendão superficial perto do tornozelo geralmente irá causar dor sobre o local do tendão. As lesões em tecidos profundos, mais proximais, podem causar dor referida distalmente seguindo um padrão de esclerótomo (Fig. 4.3) ou dermátomo. (Ver o Cap. 3, Exame da função sensitiva.)

A dor referida pode ser percebida como proveniente de um ou de todos os tecidos inervados pelo mesmo nível segmentar da medula espinal em que está localizada a lesão. Por exemplo, a dor decorrente da OA de quadril muitas vezes é sentida na virilha e na parte anterior da coxa ao longo dos esclerótomos ou dermátomos para L2 e L3. Observa-se uma considerável variação individual nos padrões de dermátomos e esclerótomos.[12]

"A dor mudou de localização? Ela se espalhou para outras áreas? Tornou-se mais concentrada?" A dor que se espalha geralmente indica uma piora na condição, enquanto sintomas mais concentrados indicam melhora. Deve-se

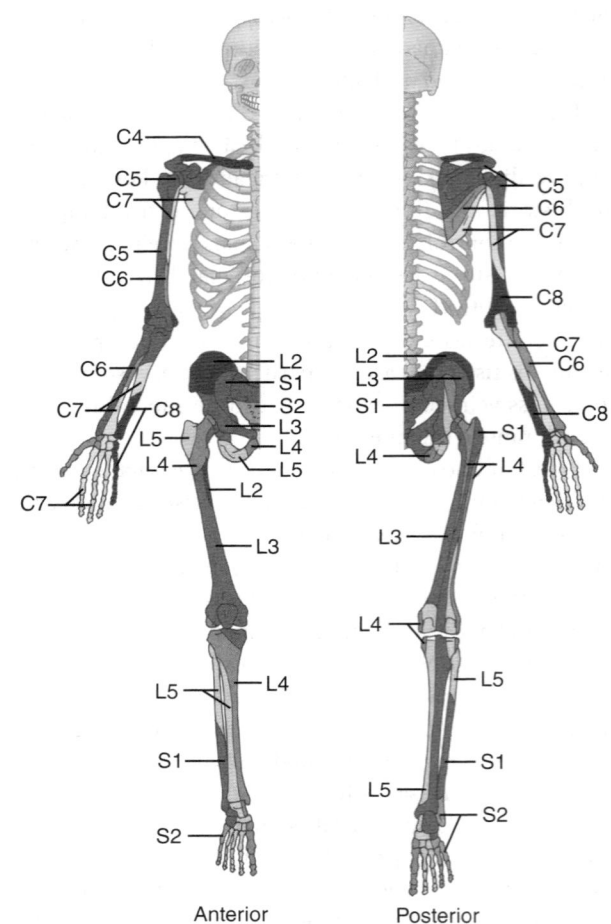

Figura 4.3 Esclerótomos das faces anterior e posterior do corpo. (De Hertling e Kessler,[1,p.52] com permissão.)

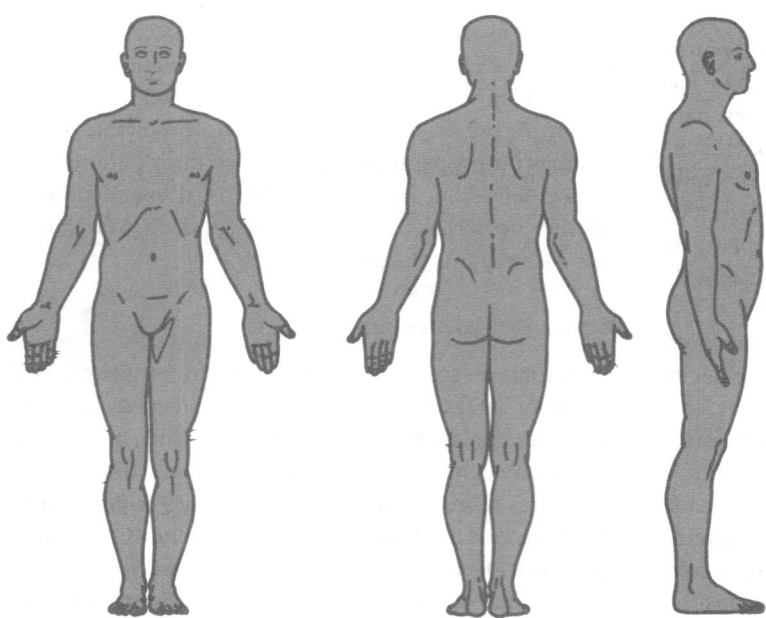

Figura 4.2 Esta representação gráfica do corpo pode complementar a descrição verbal do paciente sobre a localização da dor.

notar se há mudanças nos sintomas em relação a diferentes posições corporais, atividades e tratamentos.

Qualidade dos sintomas

"Quão intensa é a dor? A dor é aguda? Mal localizada? Palpitante?" Uma maneira simples, mas eficaz, de documentar a intensidade da dor é pedir ao paciente que avalie a sua dor de 0 (sem dor) a 10 (pior dor imaginável), como ilustrado na escala de classificação numérica da dor apresentada na Figura 4.4. A escala visual analógica (Fig. 4.5) ou escala de termômetro da dor (Fig. 4.6) também podem ser usadas, caso se prefira. Uma lista de adjetivos como a encontrada no Questionário de dor de McGill[13] pode esclarecer melhor os sintomas (Fig. 4.7).

Os adjetivos usados para descrever a dor podem ter implicações diagnósticas. A dor mal localizada, incômoda, pode indicar lesões musculares ou articulares. A dor em dormência, formigamento, penetrante ou sensações de queimação podem indicar envolvimento do sistema nervoso. A dor profunda e latejante ou o frio em uma região do corpo podem indicar problemas vasculares. A fraqueza, desajeitamento ou descoordenação podem sugerir disfunção muscular e, possivelmente, do sistema nervoso periférico ou central.

Comportamento dos sintomas

"O que faz os seus sintomas piorarem? E melhorarem?" Os sintomas de condições musculoesqueléticas normalmente variam em resposta ao repouso, atividade e posições do corpo que aumentam ou diminuem a sobrecarga mecânica imposta sobre o tecido envolvido. O comportamento dos sintomas ajuda a estabelecer um diagnóstico e determinar quais técnicas de tratamento têm maior probabilidade de serem eficazes. Por exemplo, a dor por síndromes de uso excessivo, como as tendinites, melhora com o repouso, enquanto a rigidez articular causada pela OA frequentemente piora após o repouso. Se o paciente relata que a posição sentada reduz a dor nas costas, então o fisioterapeuta provavelmente terá mais sucesso no alívio

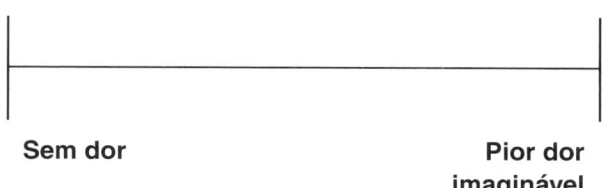

Figura 4.5 Escala de classificação visual analógica da dor. A linha geralmente mede 10 cm de comprimento. A marcação do paciente é medida a partir do extremo esquerdo (sem dor) da escala, e é registrada em centímetros.

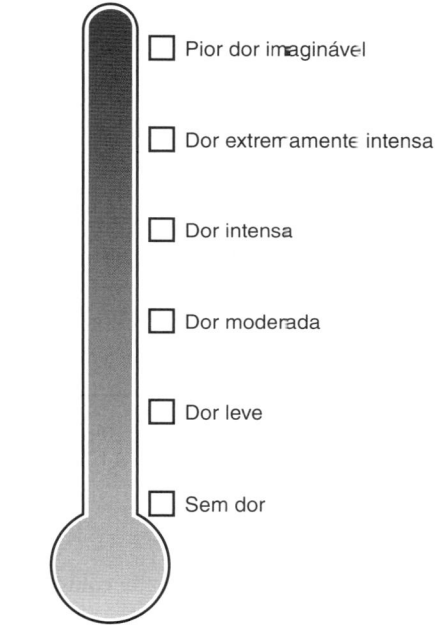

Figura 4.6 Escala de termômetro de classificação da dor. (De Brodie, DJ, et al.: Evaluation of low back pain by patient questionnaires and therapist assessment. J Orthop Sport Phys Ther 11:528, 1990, com permissão.)

Circule o número abaixo que melhor representa a intensidade da sua dor hoje.
0　1　2　3　4　5　6　7　8　9　10   　　　Mínima　　　Moderada　　　Intensa
Circule o número abaixo que melhor representa a intensidade da sua dor hoje.
0　1　2　3　4　5　6　7　8　9　10   Sem　　　　　　　　　　　　　　Pior dor   dor　　　　　　　　　　　　　　imaginável

Figura 4.4 Dois tipos de escalas numéricas de avaliação da dor.

Observe atentamente os vinte grupos de palavras. Se alguma palavra de algum grupo se aplicar à *sua* dor, por favor circule a palavra. Você não deve circular mais de *uma palavra do mesmo grupo*: você precisa escolher a *palavra mais adequada* desse grupo.
Nos grupos que não se aplicam à sua dor, não há necessidade de circular **nenhuma** palavra – apenas deixe-os como estão.

Grupo 1	*Grupo 2*	*Grupo 3*	*Grupo 4*	*Grupo 5*
Vibração	Pontada	Agulhada	Aguda	Beliscão
Tremor	Choque	Tediosa	Cortante	Aperto
Pulsação	Tiro	Perfurante	Dilacerante	Mordida
Latejamento		Punhalada		Cólica
Como batida		Lancinante		Esmagamento
Como pancada				

Grupo 6	*Grupo 7*	*Grupo 8*	*Grupo 9*	*Grupo 10*
Fisgada	Calor	Formigamento	Mal localizada	Sensível
Puxão	Queimação	Coceira	Inflamada	Retesada
Em torção	Fervente	Ardor	Machucada	Esfolante
	Em brasa	Ferroada	Dolorida	Que separa
			Pesada	

Grupo 11	*Grupo 12*	*Grupo 13*	*Grupo 14*	*Grupo 15*
Cansativa	Enjoada	Amedrontadora	Castigadora	Miserável
Exaustiva	Sufocante	Apavorante	Atormentadora	Enlouquecedora
		Aterrorizante	Cruel	
			Maldita	
			Mortal	

Grupo 16	*Grupo 17*	*Grupo 18*	*Grupo 19*	*Grupo 20*
Chata	Espalhada	Que aperta	Fria	Aborrecida
Que incomoda	Irradiada	Adormecente	Gelada	Nauseante
Desgastante	Penetrante	Que repuxa	Congelante	Agonizante
Forte	Perfurante	Espremedora		Pavorosa
Insuportável		Que rasga		Torturante

Figura 4.7 Questionário de dor McGill. Os 10 primeiros grupos de palavras são somáticos (descrevem o que se assemelha com a dor), 11-15 são afetivos, 16 é avaliativo e 17-20 são diversos.[13]

da dor ao utilizar exercícios de flexão da coluna vertebral, em vez de extensão.

Os sintomas que não variam com a mudança na atividade ou posição do corpo raramente são decorrentes de lesões musculoesqueléticas; na verdade, são um "alerta vermelho" para condições mais graves, como tumores ocupadores de espaço e doenças que envolvem órgãos internos. Muitas vezes, os pacientes relatarão que "nada melhora a dor". Essa declaração deve ser amplamente explorada com perguntas de acompanhamento como "Quando você acorda pela manhã, sua dor está melhor ou pior do que quando você foi dormir? A sua dor varia se você dormir em decúbito dorsal ou ventral?".

Comportamento dos sintomas nas últimas 48 horas

É importante entender o comportamento dos sintomas durante os últimos dias, e não apenas no momento atual. Às vezes, os sintomas pioram de repente ou desaparecem no momento do exame físico. Tem-se uma ideia mais precisa da situação se o prazo for estendido para 48 horas. "Os sintomas estão melhorando, piorando ou permanecem estáveis?" A resposta a essa pergunta ajudará a informar o fisioterapeuta sobre a eficácia do tratamento futuro. Se a dor do paciente tiver piorado progressivamente nas últimas 48 horas e o tratamento estabilizar a dor, então o tratamento pode ser considerado útil. No entanto, se o paciente relatar que a dor estava melhorando ao longo das últimas 48 horas e o tratamento estabilizar a dor, então o tratamento pode ser considerado prejudicial.

Tratamento prévio para o problema atual

"Quais tratamentos prévios foram realizados para o problema? Quem mais (p. ex., médico, fisioterapeuta, treinador, quiroprático) tratou o problema? Quais exames e tratamentos eles realizaram? O que você tem feito para aliviar o problema?" A partir dessas e outras questões semelhantes, devem-se delinear todos os exercícios, modalidades físicas, terapias manuais, medicamentos, injeções, órteses e procedimentos cirúrgicos anteriores. As respostas a essas perguntas ajudam o fisioterapeuta a decidir se são necessários outros encaminhamentos médicos, e a focar no tratamento mais eficaz para a doença. Por exemplo, um paciente que sofreu uma queda há 3 dias está experimentando dor e inchaço intensos no tornozelo. O paciente tomou emprestadas as muletas de um amigo e autotratou seu tornozelo com gelo e elevação. O fisioterapeuta recomenda que o paciente seja examinado por um médico e realize radiografias para descartar uma fratura antes da intervenção fisioterapêutica. Em outra situação, se um paciente com capsulite adesiva do ombro tiver sido tratado previamente por um fisioterapeuta com ultrassom e exercícios pendulares sem obter melhora, então devem-se considerar outras intervenções fisioterapêuticas.

Histórico médico específico

"O problema já ocorreu antes? Como foi tratado? Como foi resolvido?" Muitos problemas musculoesqueléticos tendem a recorrer com a continuidade em atividades ocupacionais, recreativas e diárias se anormalidades biomecânicas, fraqueza, frouxidão ligamentar ou encurtamento subjacentes persistirem. Informações sobre tratamentos anteriores bem e malsucedidos para problemas pregressos semelhantes podem ajudar no planejamento do tratamento para o problema atual.

Histórico médico geral

Deve-se coletar um breve histórico dos problemas médicos e cirurgias anteriores que envolveram outras regiões e sistemas do corpo. Devem-se observar condições que envolvem os sistemas cardíaco, respiratório, neurológico, vascular, metabólico, endócrino, gastrintestinal, geniturinário, visual e dermatológico. Solicitar ao paciente que preencha um questionário de histórico médico antes do exame é um meio eficiente de obter essas informações, mas elas também devem ser verificadas durante a consulta. O fisioterapeuta também precisa estar ciente de outras condições que mimetizem os sinais e sintomas geralmente atribuíveis ao sistema musculoesquelético. Por exemplo, a inflamação da vesícula biliar (colecistite) pode ocasionar dor no ombro direito. No entanto, a dor no ombro relacionada com a colecistite normalmente não piora com os movimentos do ombro ou teste isométrico resistido da musculatura do ombro, como ocorreria na presença de condições musculoesqueléticas. Os pacientes com colecistite provavelmente teriam outros sintomas, como desconforto abdominal superior, inchaço, eructações, náuseas e intolerância a alimentos fritos. O conhecimento da patologia sistêmica humana possibilita que o fisioterapeuta reconheça as condições que requerem avaliação e intervenção médica adicionais. Boissonnault[14] e Goodman e Snyder[15] forneceram informações úteis para auxiliar o fisioterapeuta no rastreamento à procura de problemas de saúde.

Medicamentos

Devem-se observar o tipo, a frequência, a dose e os efeitos dos medicamentos tomados pelo paciente. O uso de fármacos analgésicos ou anti-inflamatórios pode reduzir a intensidade dos sintomas no momento do exame. As alterações no uso desses medicamentos podem dificultar a determinação dos efeitos do tratamento fisioterapêutico. Os efeitos colaterais de alguns medicamentos podem tornar necessária a modificação de técnicas de exame e tratamento. Por exemplo, o uso prolongado de corticosteroides está associado à osteopenia (diminuição na massa óssea) e redução na resistência à tração dos ligamentos. O fisioterapeuta pode precisar limitar a força manual aplicada por meio da alavanca de ossos longos para evitar fraturas ou rupturas ligamentares. O uso de anticoagulantes pode tornar o paciente suscetível a contusões e **hemartrose**. Esses pacientes devem ser cuidadosamente monitorados à procura de hematomas e inchaço das articulações. Pode ser necessário reduzir a quantidade de força utilizada em exercícios e terapias manuais.

Histórico social e estado ocupacional, recreativo e funcional

Perguntas nessa área podem incluir o seguinte: "Que tipo de trabalho você realiza dentro e fora de casa? Como esse problema afeta a sua capacidade de realizar seu trabalho? Cuidar de seus filhos? Jogar golfe? Vestir-se? Tomar banho?". Determinadas atividades ocupacionais e de lazer podem contribuir para o problema ou interferir na recuperação. Pode ser necessário considerar o uso de estratégias como as técnicas de preservação articular e o uso de dispositivos de assistência para possibilitar a realização das tarefas necessárias. As companhias de seguro de saúde muitas vezes tomam decisões de reembolso de tratamento com base no estado funcional do paciente em relação ao problema de saúde. A Figura 4.8 apresenta perguntas de exemplo que podem ser utilizadas para quantificar o impacto do problema sobre a função. Também foram desenvolvidos instrumentos de avaliação detalhados, como o Katz *Index of Independence in Activities of Daily Living*, o *Outcome and Assessment Information Set* (OASIS) e o SF-36, para quantificar o estado funcional do paciente. Consulte o Capítulo 8 para mais informações sobre o exame da função.

"Você precisa subir escadas para chegar à sua casa? Para chegar ao quarto? Banheiro?" As características do ambiente

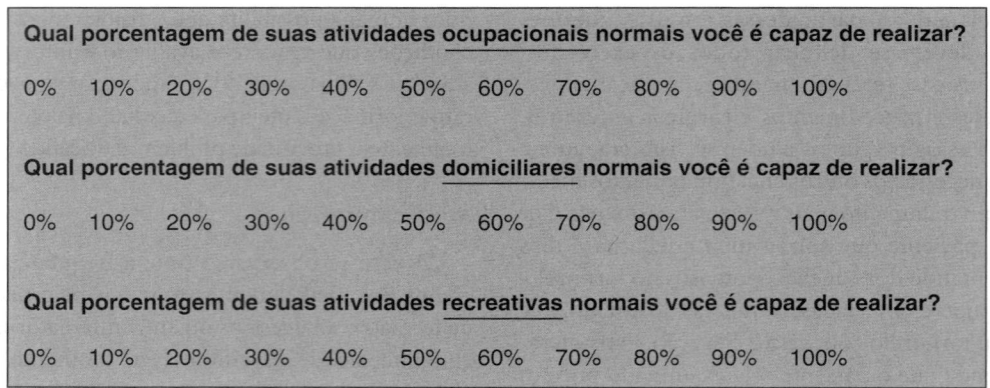

Figura 4.8 Questões utilizadas para avaliar a função do paciente. O paciente circula a porcentagem de atividade que é capaz de realizar.

doméstico podem determinar se o paciente que usa um dispositivo de apoio à deambulação requer instrução sobre as atividades em escada antes de voltar para casa. Para um paciente que usa uma cadeira de rodas, será necessário considerar a condição do piso, o tamanho dos ambientes e portas, e a disposição do mobiliário e instalações do banheiro. Uma discussão mais detalhada do exame do ambiente, incluindo a casa, o local de trabalho e a comunidade, pode ser encontrada no Capítulo 9.

"Você mora sozinho?" Essa pergunta é útil para compreender a situação de vida do paciente para determinar se há alguém disponível para ajudar com programas de exercícios, deambulação e atividades de transferência. Alguns pacientes têm a responsabilidade de cuidar de crianças, pais idosos ou um cônjuge ou irmão deficiente. Essas responsabilidades podem precisar ser reestruturadas para que o paciente tenha tempo para descansar e recuperar-se.

"Você usa produtos derivados do tabaco? Álcool? Drogas recreativas?" O tabagismo tem sido associado à diminuição na densidade óssea, atraso na consolidação óssea após fraturas, maior degeneração do disco intervertebral, aumento da dor lombar e aumento nas lesões musculoesqueléticas de MMSS e MMII. O uso abusivo de álcool e drogas recreativas pode levar a comportamentos de risco, que acarretam aumento na incidência de lesões ou dificuldade em realizar com segurança as atividades funcionais e programas de exercícios domiciliares (PED). O fisioterapeuta pode querer aconselhar o paciente a reduzir o uso dessas substâncias e encaminhá-lo para serviços sociais ou organizações de autoajuda apropriados para aconselhamento.

Metas previstas, desfechos esperados e período de recuperação

Faça os seguintes tipos de perguntas, conforme o caso: "Qual desfecho você espera do tratamento fisioterapêutico? Quando você prevê voltar para casa? Trabalhar? Jogar futebol?". Essas perguntas possibilitam que o fisioterapeuta e o paciente discutam e determinem as metas previstas e desfechos esperados mutuamente acordados. O fisioterapeuta não deve presumir saber quais questões são importantes para o paciente. As respostas a essas perguntas ajudam o fisioterapeuta a determinar se o paciente tem expectativas realistas ou precisará de mais orientações a respeito de sua condição e recuperação típica. Por exemplo, um paciente idoso que sofreu uma fratura de quadril ontem e que atualmente está hospitalizado pode achar que irá permanecer no hospital recebendo cuidados agudos por 2 semanas até que possa deambular e desempenhar autocuidados de maneira independente. Dadas as práticas de seguro-saúde atuais, pode ser necessário discutir metas mais realistas, como a alta do hospital em 3 ou 4 dias para instalações de reabilitação ou cuidados prolongados para o recebimento de assistência de enfermagem, fisioterapia e terapia ocupacional adicionais, ou alta para casa com assessores de saúde domiciliar, visitas de enfermeiros e atendimento domiciliar de fisioterapeutas e terapeutas ocupacionais.

Pergunta de conclusão

Quando o fisioterapeuta tiver terminado de coletar as informações já mencionadas, um último tipo de pergunta aberta precisa ser feito: "Há alguma coisa que você queira me dizer?" ou "Há alguma coisa que você acha que eu deveria saber a respeito de sua condição que eu não perguntei?". O mais provável é que o paciente responda dizendo que não tem outras informações para dar e que acredita que você entendeu claramente o problema. Às vezes, porém, o paciente pode aproveitar essa oportunidade para esclarecer um ponto anterior ou compartilhar uma preocupação que esteja aumentando o estresse em sua vida. Sem esse tipo de pergunta na conclusão da consulta, é possível perder informações importantes que possam afetar o tratamento e a recuperação.

As informações obtidas com as questões discutidas anteriormente podem ser complementadas com perguntas adicionais baseadas na região específica do corpo a ser examinada e etiologias suspeitas. O conhecimento do fisioterapeuta da anatomia, cinesiologia, cinesiopatologia, fisiologia e fisiopatologia, bem como as manifestações físicas e a progressão das condições musculoesqueléticas, fornece o contexto apropriado para servir de base e desenvolver as perguntas da consulta do paciente.

Estado mental

Durante a consulta, deve-se observar a orientação do paciente em relação à pessoa, lugar e tempo, bem como o nível de alerta geral e habilidades cognitivas e de comunicação (ver seção intitulada Excitação, atenção, orientação e cognição no Cap. 3, Exame da função sensitiva). Se houver déficits nessas áreas, pode ser necessário modificar o exame para obter informações precisas. O uso de palavras simples, instruções concisas e demonstrações de tarefas pode ser útil. As distrações no ambiente devem ser minimizadas. As dificuldades de comunicação podem ser superadas com a utilização de intérpretes de língua estrangeira, gestos, desenhos e placas de linguagem. A modificação de medicamentos, o posicionamento na posição vertical e o acesso à luz natural através de janelas e claraboias podem melhorar o nível de alerta e a orientação temporal do paciente. Dependendo do tipo de déficit, o paciente pode se beneficiar de uma avaliação por neurologista, neuropsicólogo, fonoaudiológico e/ou terapeuta ocupacional.

Sinais vitais

Se o prontuário médico ou a consulta do paciente sugerir um comprometimento no sistema cardiovascular, então devem-se determinar a frequência cardíaca, a pressão arterial e a frequência respiratória antes de iniciar outros procedimentos de exame físico (ver Cap. 2, Exame dos sinais vitais). Os pacientes que estão saindo do leito pela primeira vez após uma cirurgia recente ou repouso absoluto prolongado devem rotineiramente ter seus sinais vitais avaliados para determinar valores de referência antes do movimento.

Observação/inspeção

A observação começa com o primeiro contato do fisioterapeuta com o paciente, seja à beira do leito no caso de pacientes hospitalizados, seja na sala de espera em caso de pacientes ambulatoriais. A postura geral do paciente e a capacidade de realizar atividades funcionais – mudar de posição no leito, transferir-se da posição sentada para em pé, deambular até a sala de exame – fornecem informações sobre a gravidade dos sintomas, desejo de se movimentar, amplitude de movimento articular e força muscular. Essas informações, embora preliminares, ajudam a focar e individualizar o exame físico. Por exemplo, seria de se esperar que um paciente com um distúrbio no ombro que usa o MS para levantar-se da cadeira durante as transferências, permanece com os ombros nivelados e tem um balanço de braço alternado durante a marcha, tenha sintomas mais leves, tolere um exame mais extenso, e tenha uma maior amplitude de movimento (ADM) e função muscular do que um paciente que está com uma escápula elevada e estabiliza de modo protetor o MS durante as transferências e a marcha. Se fossem observadas dificuldades funcionais e anormalidades da marcha, mais tarde seriam realizados exames detalhados do estado funcional e da marcha. Consulte o Capítulo 8 e o Capítulo 7 para obter informações adicionais sobre esses procedimentos de exame.

Para realizar o exame físico e inspecionar áreas específicas do corpo, o paciente deve estar adequadamente vestido. A observação dos ombros, cotovelos ou coluna vertebral exigirá que os homens retirem sua camisa e as mulheres fiquem apenas de sutiã ou avental frouxo do hospital que possa ser retirado para expor o MS e as costas. Para observar os MMII, os pacientes devem se despir da cintura para baixo, usando apenas roupas íntimas ou *shorts*.

Uma vez que o paciente esteja na privacidade de uma sala de exames e apropriadamente despido, o fisioterapeuta começará uma inspeção cuidadosa da região do corpo implicada na consulta, bem como das áreas biomecanicamente relacionadas. Os MMII e a região lombar, que estão intrinsecamente envolvidos em atividades de apoio de peso, devem ser inspecionados como uma unidade funcional. Do mesmo modo, as condições que envolvem o ombro exigem o exame das regiões cervical e torácica, e vice-versa. A inspeção visual deve se concentrar nos ossos, estruturas de tecidos moles, pele e unhas. O fisioterapeuta deve visualizar a região anterior, posterior e lateral do corpo. Muitas vezes, a palpação, que é discutida na próxima seção, é combinada à observação.

As diáfises ósseas e as articulações são analisadas em relação a modelos normativos à procura de simetria, pela comparação de um lado do corpo com o outro. Devem-se considerar os contornos e o alinhamento. As causas mais comuns de alterações nos contornos ósseos incluem as fraturas agudas, a formação de calo ósseo ou angulação óssea decorrente de fraturas consolidadas, as variações congênitas ou hiperplasia óssea em inserções tendíneas e a artrite. As diferenças no alinhamento podem ser decorrentes das condições mencionadas, bem como do retesamento de músculos e tecidos moles, fraqueza muscular, frouxidão muscular e ligamentar, e luxação articular.

Para os pacientes com comprometimento musculoesquelético, muitas vezes indica-se um exame do alinhamento postural. Na vista *anterior*, ambos os olhos, ombros (acrômios), cristas ilíacas, espinhas ilíacas anterossuperiores, trocanter maior do fêmur, patelas e maléolos mediais dos tornozelos devem estar nivelados horizontalmente. Os ângulos da cintura devem ser simétricos. As patelas e os pés devem estar voltados anteriormente. *Lateralmente,* a linha de gravidade deve cruzar o meato acústico externo, o acrômio, o trocanter maior, passar ligeiramente posterior à patela e aproximadamente 5 cm anterior ao maléolo lateral (Fig. 4.9).[16]

As porções cervical e lombar da coluna devem apresentar curvas lordóticas normais, e a porção torácica uma curva cifótica normal. Na vista *posterior,* os lóbulos das orelhas, os ombros, os ângulos inferiores da escápula, as cristas ilíacas, as espinhas ilíacas posterossuperiores, o trocanter maior, as pregas das nádegas e joelhos, e os maléolos devem estar nivelados. A coluna vertebral deve estar ereta, com a borda medial da escápula equidistante da coluna bilateralmente. Devem-se observar deformidades em varo e valgo do joelho e do calcâneo.

Devem-se inspecionar e comparar o tamanho e o contorno de estruturas de tecidos moles bilateralmente. Um aumento no tamanho pode indicar edema de tecidos moles, derrame articular ou hipertrofia muscular. Uma diminuição no tamanho geralmente indica atrofia muscular. A perda na continuidade de tecidos moles pode sugerir uma ruptura muscular. Cistos, nódulos reumatoides, gânglios e tofos gotosos podem alterar o contorno dos tecidos moles. Acredita-se que o *baqueteamento digital*, no qual as porções distais do dedo e unha se tornam arredondadas (bulbosas), seja causado por uma hipoxemia crônica, normalmente associada a doenças cardiovasculares e respiratórias ou anormalidades neurovasculares.[9] O baqueteamento digital também pode ocorrer nos dedos dos pés. A cor e a textura da pele fornecem pistas importantes de condições patológicas. A *cianose*, uma descoloração azulada da pele e do leito ungueal, indica falta de oxigênio e excesso de dióxido de carbono em vasos sanguíneos superficiais.[9] A inspeção da língua à procura de cianose ajuda a determinar se a má perfusão é decorrente de causas centrais ou periféricas. A *palidez* é observada em associação a uma diminuição no fluxo sanguíneo ou hemoglobina no sangue – como, por exemplo, em situações como a vasoconstrição periférica, choque, hemorragia interna e anemia. O *eritema*, uma vermelhidão localizada, geralmente indica um aumento no fluxo sanguíneo e inflamação. A vermelhidão generalizada pode sugerir febre, queimaduras solares ou envenenamento por monóxido de carbono. A pele de tom amarelado pode ser decorrente da ingestão aumentada de caroteno, ou doença hepática. Áreas de pele marrom altamente pigmentadas, peludas, às vezes se sobrepõem a defeitos ósseos como a espinha bífida. Feridas abertas devem ser medidas e diagramadas no prontuário do paciente. Cicatrizes recentes serão vermelhas, e cicatrizes mais antigas serão de cor branca. Espessamentos de pele, como *calos*, podem indicar sobrecarga crônica e estresse. A pele fina, brilhante, com diminuição na elasticidade e perda de pelos, é frequentemente encontrada nas lesões de nervos periféricos ou distúrbios neurovasculares.

Palpação

Sugere-se que a palpação siga imediatamente ou seja integrada à observação e ocorra antes de outros procedimentos de teste. Outros procedimentos podem agravar a condição do paciente, dificultando a localização de áreas sensíveis se a palpação for realizada mais tarde. As informações obtidas com a palpação também ajudarão a orientar a tomada de decisão em relação à necessidade de testes e medidas adicionais.

A palpação requer conhecimento detalhado da anatomia e uma abordagem sistemática. Todas as estruturas em uma superfície corporal devem ser palpadas antes de prosseguir para outra superfície. Por exemplo, todas as estruturas da superfície anterior do paciente devem ser palpadas antes de começar a palpar estruturas da superfície posterior. O lado não envolvido é palpado primeiro para familiarizar o paciente com o procedimento; em alguns casos, serve como um modelo normativo para comparação. O fisioterapeuta deve seguir um esquema de

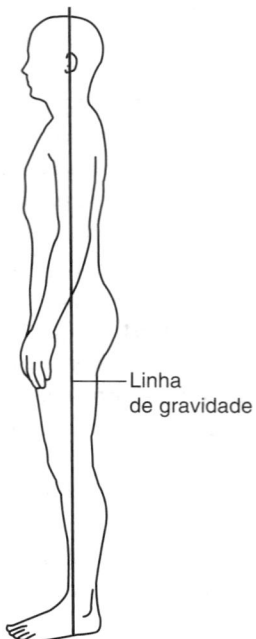

Figura 4.9 Localização da linha de gravidade na vista lateral. (De Levangie e Norkin,[16] com permissão.)

passar das estruturas superiores para as inferiores, de medial para lateral ou de superior para inferior a partir de uma interlinha articular. A direção que o fisioterapeuta segue não é importante, mas o processo de palpação deve ser consistente e completo.

A palpação de ossos, estruturas de tecidos moles e pele é realizada por meio da variação na pressão tátil do fisioterapeuta e o uso de várias partes das mãos. A pressão tátil leve possibilita a palpação de tecidos superficiais como a pele, ao passo que é necessária mais pressão para palpar estruturas mais profundas como o osso. Normalmente, utilizam-se as pontas dos dedos para a palpação, mas grandes estruturas mais profundas, como o trocanter maior do fêmur ou a borda da escápula, são mais fáceis de localizar com o uso de toda a superfície da mão. Rolar a pele e tecidos moles entre as pontas dos dedos e o polegar ajuda o fisioterapeuta a analisar a mobilidade miofascial. Alterações na temperatura da pele podem ser mais fáceis de detectar usando a superfície posterior da mão. Ao se deslocar de uma área para outra, a mão do fisioterapeuta deve permanecer em firme contato com a pele, sempre que possível, para evitar uma sensação de cócegas. Os dedos não devem "roçar" ou "tamborilar" sobre a pele.

Durante a palpação, o fisioterapeuta solicita o *feedback* do paciente para ajudar a localizar estruturas doloridas. Algumas lesões em estruturas profundas ou proximais levarão a sintomas em outras áreas do corpo, mas a sensação dolorosa localizada muitas vezes ajuda a implicar estruturas específicas. Deve-se observar a temperatura em áreas localizadas da pele: temperaturas frias sugerem circulação reduzida, enquanto o calor indica aumento da circulação e, muitas vezes, inflamação. Devem-se considerar a densidade e extensibilidade da pele e dos tecidos moles. Muitas vezes, podem-se encontrar espasmos musculares e aderências na pele e tecidos conjuntivos com a palpação. A qualidade (amplitude) dos pulsos periféricos fornecerá informações superficiais do suprimento de sangue arterial. O edema bilateral nos tornozelos e pernas que forma depressões à pressão tátil (denominado *edema depressível*) pode indicar insuficiência cardíaca, hepática ou condições renais. O edema depressível unilateral normalmente está associado à obstrução do retorno venoso.

Características antropométricas

Anormalidades percebidas durante a observação e palpação podem ainda ser documentadas com medidas antropométricas. Com o uso de uma fita métrica flexível de plástico ou tecido, mede-se o comprimento dos membros de um marco ósseo a outro, comparando as medidas bilateralmente. Por exemplo, o comprimento real da perna é comumente medido da espinha ilíaca anterossuperior ao maléolo medial.

As medidas circunferenciais ajudam a substanciar o derrame articular e o edema, bem como a hipertrofia e atrofia musculares. Normalmente, essas medidas são tomadas a distâncias especificadas (centímetros) acima ou abaixo de um marco ósseo, para que possam ser reproduzidas de maneira confiável durante as mensurações posteriores. Por exemplo, as mensurações da circunferência do braço devem ser realizadas a distâncias especificadas distais ao acrômio da escápula ou proximais ao olécrano da ulna. Se forem necessárias mensurações das mãos ou dos pés, podem-se fazer mensurações volumétricas submergindo a extremidade distal em um recipiente com água e registrando o volume de água deslocado.

Amplitude de movimento

As articulações e suas estruturas relacionadas são examinadas por meio da realização de movimentos articulares ativos e passivos. O movimento articular é um componente necessário na maior parte das tarefas funcionais. Diversos estudos identificaram a ADM de MI necessária para deambular em superfícies planas,[17-21] subir e descer escadas,[21-23] levantar-se de uma cadeira,[24-26] bem como agachar-se, ajoelhar-se e sentar-se de pernas cruzadas.[27,28] Examinou-se a ADM necessária no MS para comer com uma colher[29,30] e realizar muitas atividades de MS.[31-33] Um exame cuidadoso do movimento articular com análise da ADM, a sensação do movimento no extremo da amplitude (*end feel*), o efeito sobre os sintomas, e o padrão de restrição ajudam a identificar e quantificar comprometimentos que causam limitações nas atividades, e determinar quais estruturas precisam de tratamento.[34]

Amplitude de movimento ativa

O exame do movimento articular começa pelo teste da **amplitude de movimento ativa** (**ADMA**). O movimento ativo é o movimento voluntário sem auxílio de uma articulação. O paciente é solicitado a mover uma parte do corpo ao longo dos movimentos osteocinemáticos nas articulações envolvidas e outras articulações biomecanicamente relacionadas. A **osteocinemática** se refere aos movimentos angulares macroscópicos das diáfises ósseas. Esses movimentos são descritos de acordo como ocorrem nos três planos cardinais do corpo: flexão e extensão no plano sagital, abdução e adução no plano frontal, e rotação lateral e medial no plano transverso. Por exemplo, em um exame do quadril, seria solicitado ao paciente que movesse o quadril em flexão, extensão, abdução, adução e rotação medial e lateral. Muitas vezes, testam-se a flexão e extensão do joelho, bem como a flexão, extensão, rotação e flexão lateral da região lombar da coluna, porque os movimentos do joelho e da coluna vertebral podem afetar a função do quadril. Alguns fisioterapeutas preferem solicitar ao paciente que realize movimentos funcionais e combinados, em vez de movimentos em planos isolados. Por exemplo, um paciente seria solicitado a colocar uma mão atrás da cabeça para testar simultaneamente a abdução e a rotação medial do ombro, em vez de realizar movimentos individuais isolados.

O movimento ativo é um bom procedimento de rastreamento musculoesquelético para focar ainda mais o exame físico. Devem-se observar a quantidade, qualidade e padrão de movimento, bem como a ocorrência de dor e crepitação. Para fins de rastreamento musculoesquelético, pode-se estimar visualmente a ADMA para determinar se o movimento está dentro dos limites funcionais (DLF); no entanto, o uso de um goniômetro é necessário para as mensurações mais objetivas e precisas, que possibilitam estabelecer uma base patológica e avaliar a resposta ao tratamento. A ADM normal varia entre os indivíduos e é influenciada por fatores como idade e gênero,[35-44] bem como os métodos de mensuração.[45-50] De modo ideal, para determinar se a ADM está prejudicada, os valores de ADM devem ser comparados aos obtidos com os mesmos métodos de mensuração de pessoas da mesma idade e gênero. Estudos que fornecem valores normativos por idade e gênero foram resumidos por Norkin e White.[34] No entanto, quando valores específicos não estão disponíveis, o fisioterapeuta pode precisar comparar os valores de ADM com os do membro contralateral do paciente ou com os valores médios para adultos de fontes como a American Academy of Orthopedic Surgeons[51,52] e a American Medical Association.[53] Se o paciente puder realizar facilmente movimentos na ADMA, sem apresentar dor ou outros sintomas, então testes adicionais de movimento passivo em geral são desnecessários.

Se, no entanto, a quantidade de movimento ativo for inferior ao normal, o fisioterapeuta não será capaz de isolar a causa sem testes adicionais. O retesamento de cápsulas, ligamentos, músculos e tecidos moles, as anormalidades na superfície articular e a fraqueza muscular são capazes de causar limitações na ADMA. A dor durante a ADMA pode ser decorrente da contração, alongamento ou pinçamento de tecidos contráteis, como músculos, tendões e suas inserções ósseas, ou decorrente do estiramento ou pinçamento de tecidos não contráteis, como ligamentos, cápsulas articulares e bolsas.[54] As variações na qualidade e padrão de movimento ativo podem resultar de distúrbios do sistema nervoso central e periférico e condições metabólicas, além de distúrbios que envolvem estruturas musculoesqueléticas. Assim, embora o movimento ativo seja um procedimento de rastreamento eficaz, achados positivos requerem uma variedade de testes adicionais para identificar a etiologia subjacente e, assim, possibilitar o tratamento eficaz.

Amplitude de movimento passiva

Os movimentos passivos são aqueles realizados pelo fisioterapeuta, sem a assistência do paciente. O termo **amplitude de movimento passiva** (**ADMP**) normalmente se refere à quantidade de movimento osteocinemático disponível quando a articulação é movida sem o auxílio do paciente. Em geral a ADMP é ligeiramente maior do que a ADMA, porque as articulações têm uma pequena quantidade de movimento no final da amplitude que não está sob controle voluntário. Essa amplitude adicional ajuda a proteger as estruturas articulares, possibilitando que a articulação absorva forças extrínsecas. A ADM passiva é examinada não só à procura da quantidade de movimento, mas também para analisar o efeito do movimento sobre os sintomas, o tipo de resistência tecidual sentida pelo fisioterapeuta no final do movimento (sensação do movimento no extremo da amplitude, *end feel*) e o padrão de limitação.

A amplitude passiva de movimentos osteocinemáticos depende da integridade das superfícies articulares e da extensibilidade da cápsula articular, ligamentos, músculos, tendões e tecidos moles. As limitações na ADMP podem ser decorrentes de anormalidades ósseas ou articulares ou retesamento das estruturas de tecidos moles. Uma vez que o fisioterapeuta, em vez do paciente, fornece a força muscular necessária para mover o membro na ADMP, a ADMP (ao contrário da ADMA) não depende da força muscular e coordenação do paciente.

A dor durante a ADMP muitas vezes é decorrente do movimento, alongamento ou pinçamento de estruturas não contráteis. A dor que ocorre no final da ADMP pode ser resultante do alongamento das estruturas contráteis, bem como do estiramento das estruturas não contráteis. A dor durante a ADMP não é decorrente do encurtamento ativo (por contração) do músculo e da tração resultante sobre tendões e inserções ósseas. Ao comparar os movimentos ativos e passivos que causam dor e observar o local da dor, o fisioterapeuta tem informações importantes sobre quais tecidos lesionados estão envolvidos.

Por exemplo, no exame descobre-se que um paciente tem flexão ativa de joelho limitada e dolorosa. Essa dor e limitação podem ser decorrentes de uma lesão nos músculos isquiotibiais (incluindo tendões e inserções ósseas), músculo quadríceps femoral (incluindo o tendão patelar e inserções ósseas), superfícies articulares tibiofemoral e femoropatelar, menisco, cápsula articular, ligamentos colaterais e cruzados, ou bolsas anterior e posterior variadas. Se o paciente tem dor e limitação semelhantes durante a ADM passiva, pode haver envolvimento do músculo quadríceps, das superfícies articulares tibiofemoral e femoropatelar, dos meniscos, da cápsula articular, dos ligamentos colaterais e cruzados, ou de várias bolsas anteriores. Os músculos isquiotibiais não estariam implicados, já que essas estruturas estariam relaxadas e livres de tensão durante a flexão de joelho passiva. A análise cuidadosa do histórico do paciente, os achados da observação e palpação, e os resultados dos testes e mensurações, como a determinação da sensação do movimento no extremo da amplitude, os padrões de limitação articular capsulares *versus* não capsulares, os testes de movimento articular acessório e os testes de estresse ligamentar adicionais, ajudarão a isolar as estruturas envolvidas. Esses testes adicionais são discutidos mais adiante neste capítulo. Se, no entanto, a ADM de flexão passiva do joelho estivesse normal e sem dor, em comparação à presença de dor durante a flexão ativa, provavelmente haveria uma lesão nos músculos isquiotibiais. Seriam realizadas contrações isométricas resistidas do músculo para confirmar a presença de lesão nos músculos isquiotibiais.

Na prática clínica, a ADMP geralmente é medida com **goniômetros universais** (Fig. 4.10) ou, com menos frequência, com **inclinômetros** (Fig. 4.11A e B), fitas métricas e réguas flexíveis. Com exceção dos exames de rastreamento, as estimativas visuais não são usadas porque são menos precisas do que as medidas tomadas com goniômetros.[55,56] Medem-se tanto o início como o final do movimento para identificar a "amplitude" de movimento, que é registrada usando tanto os valores iniciais quanto finais (p. ex., 0°-110°) (Fig. 4.12).

Pelo uso do sistema de anotação mais comum, o sistema de 0° a 180°, todos os movimentos, exceto a rotação, começam na posição anatômica a 0° e progridem até 180°. Por exemplo, um movimento que começa em 0° e acaba em

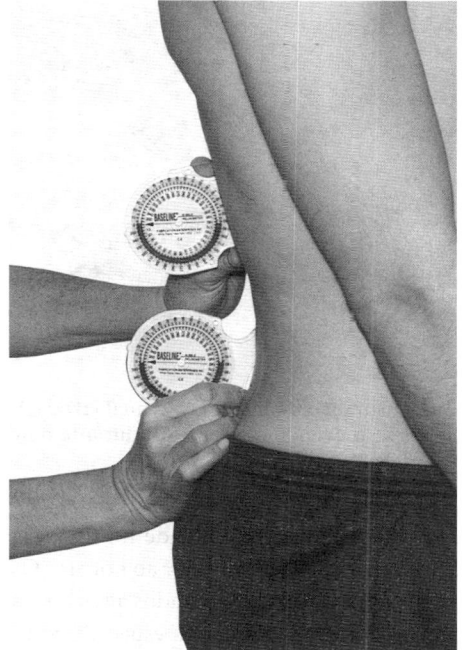

A

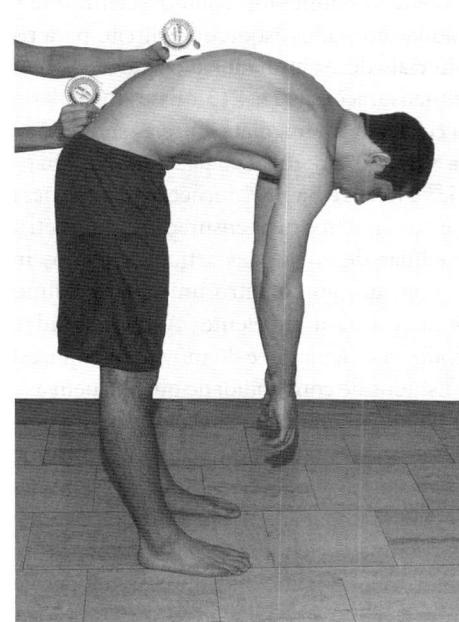

B

Figura 4.11 Um inclinômetro, com uma bolha para indicar a posição do goniômetro em relação à gravidade, é utilizado para medir o início (A) e o fim (B) da ADM de flexão lombar. (De Norkin e White,[34,p.387] com permissão.)

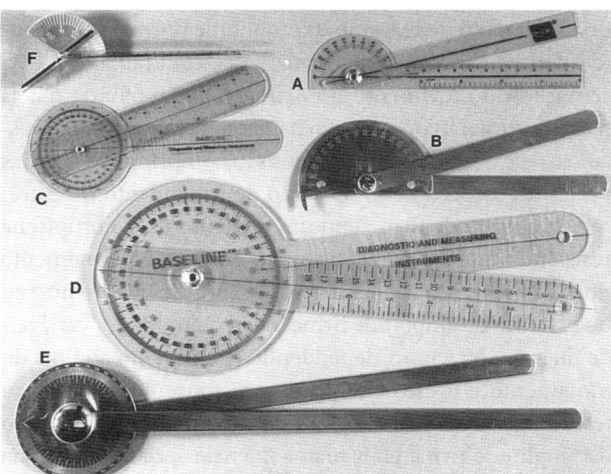

Figura 4.10 Variedade de goniômetros universais de metal e plástico em diferentes tamanhos e formas. Todos os goniômetros universais têm um "corpo" central, com um transferidor e fulcro que é centralizado na articulação do paciente, bem como dois "braços" que são alinhados às partes do corpo do paciente. (De Norkin e White,[34] com permissão.)

135° seria registado como 0°-135°. A ADM que não começa em 0° ou termina prematuramente indica uma **hipomobilidade** articular. A **hipermobilidade** articular no início do intervalo é anotada pela inclusão de um zero (a posição inicial normal) entre o ponto de partida e a medida final. Por exemplo, se a articulação do cotovelo tem 5° de hipermobilidade em extensão e 140° de flexão, seria registrada

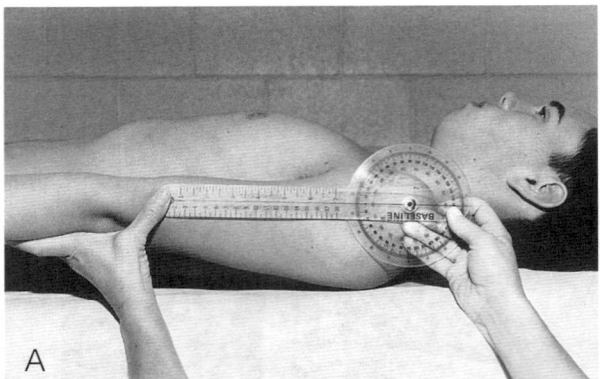
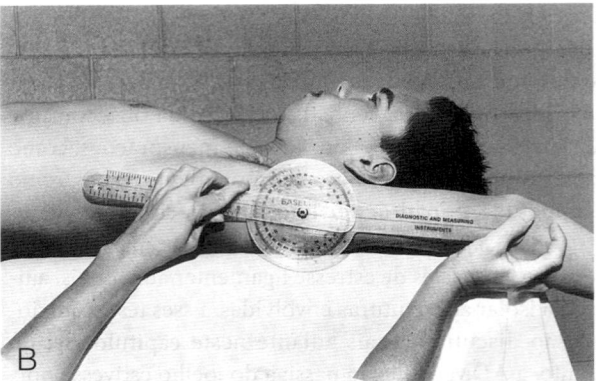

Figura 4.12 Mensuração do início (**A**) e final (**B**) da ADM de flexão do ombro com um goniômetro universal. O goniômetro universal está se movendo de 0° a 180° durante o movimento. (De Norkin e White,[34,p.63] com permissão.)

como 5°-0°-140°. A hipermobilidade no final da ADM é indicada por um valor final superior ao normal. Os resultados das mensurações são incorporados a relatórios narrativos ou registrados em formulários especializados. Os formulários especializados de registro da ADM em geral têm articulações e movimentos listados centralmente, com várias colunas nos lados esquerdo e direito para registrar a data, as iniciais do examinador e os valores de ADM nas séries de mensurações (Fig. 4.13). Esses formulários possibilitam a comparação imediata entre as séries de mensurações para avaliar o progresso do paciente. Norkin e White,[34] Clarkson,[57] e Reese e Bandy[58] fornecem descrições detalhadas dos procedimentos de mensuração goniométrica.

As medidas de ADM das articulações dos membros avaliadas com um goniômetro universal geralmente têm confiabilidade boa a excelente. A confiabilidade varia dependendo da articulação e do movimento que está sendo medido. Estudos de confiabilidade que incluem as medidas de ADM de movimentos do cotovelo com um goniômetro universal são apresentados no Quadro 4.1, Resumo de evidências. Constatou-se que as medidas de ADM das articulações de MS são mais confiáveis do que as medidas de MI[46,60,66] e coluna vertebral.[67-69] Em um estudo frequentemente citado, Boone et al.[60] encontraram um desvio padrão médio entre as mensurações feitas nos mesmos indivíduos por diferentes avaliadores de 4,2° para movimentos de MS e 5,2° para movimentos de MI. Essas diferenças na confiabilidade têm sido atribuídas às dificuldades em mensurar articulações complexas em comparação a articulações em gínglimo simples, em palpar marcos ósseos e em mover partes do corpo pesadas.[60,70] O uso de posições padronizadas, a estabilização da parte do corpo proximal à articulação que está sendo testada, o uso de pontos de referência ósseos para alinhar o goniômetro e a repetição do teste pelo mesmo fisioterapeuta que fez a avaliação inicial (em vez de vários fisioterapeutas) ajudam a melhorar a validade e a confiabilidade das medidas goniométricas.[46,56,71]

Sensação do movimento no extremo da amplitude (*end feel*)

O extremo de cada movimento em uma dada articulação é limitado de realizar movimento adicional por estruturas anatômicas específicas. O tipo de estrutura que limita um movimento articular produz uma sensação característica, que pode ser detectada pelo fisioterapeuta ao realizar a ADM passiva. Essa sensação, que é experimentada pelo fisioterapeuta como uma resistência, ou barreira ao movimento adicional, é chamada de sensação do movimento no extremo da amplitude (***end feel***). Cyriax e Cyriax,[54] Kaltenborn[72] e Paris[73] descreveram uma variedade de sensações do movimento no extremo da amplitude normais (fisiológicas) e anormais (patológicas). Um resumo dos tipos de sensação do movimento no extremo da amplitude foi adaptado a partir do trabalho desses autores. A sensação do movimento no extremo da amplitude normal geralmente é descrita como *macia, firme* ou *rígida* (Tab. 4.1). Uma sensação do movimento no extremo da amplitude macia tem um aumento progressivo na resistência conforme músculos, pele e tecidos subcutâneos são comprimidos entre as partes do corpo.[74] Uma sensação do movimento no extremo da amplitude firme tem um aumento mais abrupto na resistência em comparação a uma sensação do movimento no extremo da amplitude macia. A sensação do movimento no extremo da amplitude firme inclui quantidades variáveis de fluência, ou ganho, dependendo se a barreira ao final do movimento é o estiramento de um músculo, cápsula ou tecido ligamentar. A sensação do movimento no extremo da amplitude firme com maior fluência seria a resistência elástica oferecida pelo estiramento do tecido muscular, e a menor quantidade de fluência seria fornecida pelo estiramento do tecido ligamentar. A sensação do movimento no extremo da amplitude firme criada pelo estiramento de uma cápsula articular geralmente tem uma quantidade

(*O texto continua na p. 154.*)

			Amplitude de movimento – Membro inferior			
			Nome do paciente _____ Data de nascimento _____			
	Esquerdo				Direito	
			Data			
			Iniciais do examinador			
			Quadril			
			Flexão			
			Extensão			
			Abdução			
			Rotação medial			
			Rotação lateral			
			Joelho			
			Flexão			
			Tornozelo			
			Dorsiflexão			
			Flexão plantar			
			Inversão-Tarsal			
			Eversão-Tarsal			
			Inversão-Talocalcânea			
			Eversão-Talocalcânea			
			Inversão-Mediotarsal			
			Eversão-Mediotarsal			
			Hálux			
			Flexão MTF			
			Extensão MTF			
			Abdução MTF			
			Flexão IF			
			Dedos dos pés			
			Flexão MTF			
			Extensão MTF			
			Abdução MTF			
			Flexão IFP			
			Flexão IFD			
			Extensão IFD			
			Comentários:			

Figura 4.13 Formulário de registro da amplitude de movimento para o membro inferior. As várias colunas de cada lado das articulações e movimentos listados centralmente são usadas para registrar a data, as iniciais do examinador e os valores de ADM da série de mensurações. (De Norkin e White,[34] com permissão.)

Quadro 4.1 Resumo de evidências

Estudos de desfecho sobre a confiabilidade do uso do goniômetro universal para medir a amplitude de movimento do cotovelo

Referência	Amostra	Método/Intervenção/Duração	Resultados	Comentários
Hellebrandt et al.,[59] 1949	77 pacientes	Análise de medidas repetidas ADMA 1 avaliador FT altamente experiente 8 avaliadores FT com experiência média 2 tentativas pelo mesmo avaliador, tempo entre as tentativas não definido	Avaliador altamente experiente teve uma diferença média entre as tentativas de 1,0° na flexão e 0,1° na extensão. Diferença estatisticamente significativa entre as tentativas para a flexão	Alta confiabilidade intra-avaliadores. A diferença estatisticamente significativa não é clinicamente relevante. Não há dados sobre os movimentos do cotovelo para avaliadores com experiência média
Boone et al.,[60] 1978	12 homens saudáveis 26-54 anos	Análise de medidas repetidas ADMA Método padronizado 4 avaliadores FT com 5-20 anos de experiência 3 tentativas por cada avaliador em cada sessão 1 sessão por semana durante 4 semanas (4 sessões no total)	Nenhuma diferença estatisticamente significativa entre as 3 tentativas para cada avaliador em uma sessão, portanto foram usadas as médias das sessões nos cálculos intra-avaliadores e interavaliadores. Diferença estatisticamente significativa entre os avaliadores Intra-avaliadores $r = 0,94$ $DP = 0,2°$ Interavaliadores $r = 0,88$ $DP = 2,6°$	Alta confiabilidade intra-avaliadores e interavaliadores. Confiabilidade intra-avaliadores mais elevada do que a confiabilidade interavaliadores.
Rothstein et al.,[46] 1983	12 pacientes foram submetidos à mensuração do cotovelo	Análise de medidas repetidas, cego ADMP; método não padronizado. 12 avaliadores FT com 1-4 anos de experiência 3 tipos de goniômetro universal: grande de metal, grande de plástico, pequeno de plástico 2 tentativas por goniômetro por avaliador 2 avaliadores avaliaram cada paciente.	Tentativa única: Confiabilidade intra-avaliadores $r = 0,95-0,99$ CCI = 0,86-0,99 Confiabilidade interavaliadores $r = 0,89-0,97$ CCI = 0,85-0,95 Média de duas tentativas: Confiabilidade interavaliadores $r = 0,94-0,97$ CCI = 0,89-0,96	Alta confiabilidade intra-avaliadores e interavaliadores. Confiabilidade intra-avaliadores ligeiramente mais elevada do que a confiabilidade interavaliadores. Melhora mínima na confiabilidade interavaliadores usando a média de duas tentativas *versus* a pontuação em uma tentativa única (diferenças no CCI 0,12)
Grohmann,[61] 1983	1 adulto saudável	Análise de medidas repetidas, cego Cotovelo mantido em 2 posições fixas: 1 ângulo obtuso e 1 agudo. 40 avaliadores estudantes de FT utilizaram os métodos sobre a articulação e lateral à articulação para medir cada posição 1 tentativa por dia, durante 4 dias	Não houve diferença estatisticamente significativa entre os métodos	Nenhuma diferença no uso do método sobre a articulação ou método lateral à articulação no posicionamento do cotovelo para a mensuração

(continua)

Quadro 4.1 Resumo de evidências *(continuação)*
Estudos de desfecho sobre a confiabilidade do uso do goniômetro universal para medir a amplitude de movimento do cotovelo

Referência	Amostra	Método/Intervenção/Duração	Resultados	Comentários
Walker et al.,[43] 1984	4 adultos saudáveis, 60 anos	Análise de medidas repetidas, cego ADMA 4 avaliadores Cada avaliador realizou 5 tentativas em cada indivíduo em um dia.	Confiabilidade intra--avaliadores $r = 81$	Alta confiabilidade intra--avaliadores
Fish e Wingate,[62] 1985	1 adulto saudável	Análise de medidas repetidas, cego 46 avaliadores estudantes de FT realizaram as medidas utilizando 2 instrumentos: goniômetros de plástico e de aço 3 condições: ALIGN = cotovelo em posição fixa com marcos anatômicos anotados, ASSIGN = cotovelo em posição fixa sem anotação dos marcos anatômicos, ADMP = amplitude completa de flexão passiva	ALINHADO plástico DP = 1,8°-2,1° ALINHADO aço DP = 2,0°-2,6° DESIGNADO plástico DP = 2,5°-3,0° DESIGNADO aço DP = 2,5°-3,4° ADMP plástico DP = 3,4°-3,8° ADMP aço DP = 3,9°-4,2°	A variabilidade dos escores aumentou conforme a diminuição na padronização das mensurações
Greene e Wolf,[64] 1989	20 adultos saudáveis (10 homens, 10 mulheres) 18-55 anos	Análise de medidas repetidas ADMA 1 avaliador FT 2 instrumentos: goniômetro universal e goniômetro de pêndulo 3 tentativas por instrumento em uma sessão 3 sessões dentro de 2 semanas	Goniômetro universal intrassessões: Flexão: CCI = 0,94; DP = 1,2°; IC 95% = 3,0°; Extensão: CCI = 0,95; DP = 1,0°; IC 95% = 1,9°; Ambos os instrumentos mostraram diferença estatisticamente significativa entre as sessões. Baixa correlação ($r = 0{,}11$-$0{,}21$) e diferença estatisticamente significativa entre os instrumentos intrassessões	Alta confiabilidade intra--avaliadores com o goniômetro universal em uma sessão. Em 95% das vezes a confiabilidade foi de 2-3° se as medidas tivessem sido realizadas pelo mesmo avaliador em uma sessão. Instrumentos diferentes não devem ser utilizados intercambiavelmente.
Goodwin et al.,[63] 1992	23 mulheres saudáveis, 18-31 anos	Análise de medidas repetidas ADMA 3 avaliadores experientes. 3 instrumentos: goniômetro universal, goniômetro fluido, eletrogoniômetro. Marcos anatômicos anotados sobre a pele. 3 tentativas por instrumento por cada avaliador em uma sessão. 2 sessões com 4 semanas de intervalo entre elas.	Confiabilidade intra--avaliadores do goniômetro universal entre as sessões: $r = 0{,}61$-$0{,}92$ CCI = 0,56-0,91. Diferença média entre as sessões = 0,9°; Diferença média nas médias entre os avaliadores = 5,1°; Diferenças significativas e interações entre goniômetros, avaliadores e sessões	Confiabilidade intra--avaliadores moderada a alta entre 2 sessões com 4 semanas de intervalo, dependendo do avaliador. As diferenças entre as sessões são menores do que as diferenças entre os avaliadores. Diferentes instrumentos não devem ser utilizados intercambiavelmente.

(continua)

Quadro 4.1 Resumo de evidências *(continuação)*
Estudos de desfecho sobre a confiabilidade do uso do goniômetro universal para medir a amplitude de movimento do cotovelo

Referência	Amostra	Método/Intervenção/Duração	Resultados	Comentários
Armstrong et al.,[65] 1998	38 pacientes com histórico de cirurgia por lesão de membro superior. 19 homens, 19 mulheres 14-72 anos	Análise de medidas repetidas. ADMA 5 avaliadores com diferentes graus de experiência. 2 instrumentos: goniômetro universal e eletrogoniômetro. 2 tentativas por instrumento para cada avaliador no mesmo dia	Goniômetro universal: Confiabilidade intra-avaliadores para flexão: CCI = 0,55-0,98, diferença média entre as tentativas = 3,2°; IC 95% = 5,9° Extensão: CCI = 0,45-0,98, diferença média = 3,5°; IC 95% = 6,6° Confiabilidade interavaliadores para flexão: CCI = 0,58-0,62, diferença média = 6,4°; IC 95% = 9,2°; Extensão: CCI = 0,58-0,87, diferença média = 7,0°; IC 95% = 8,9°	Confiabilidade intra-avaliadores moderada a alta. Confiabilidade interavaliadores moderada. Em 95% das vezes a confiabilidade foi de 6,7° se as medidas tivessem sido realizadas pelo mesmo avaliador, 9° se realizadas por avaliadores diferentes.

ADMA = amplitude de movimento ativa; IC = intervalo de confiança; CCI = coeficiente de correlação intraclasse; ADMP = amplitude de movimento passiva; FT = fisioterapeuta; r = coeficiente de correlação de Pearson.

Tabela 4.1 Sensações de movimento no extremo da amplitude normais

Sensação do movimento no extremo da amplitude	Estrutura	Exemplo
Macia	Aproximação de tecidos moles	Flexão do joelho (contato entre os tecidos moles da parte posterior da perna e parte posterior da coxa)
Firme	Estiramento muscular	Flexão de quadril com o joelho estendido (tensão elástica passiva dos músculos posteriores da coxa)
	Estiramento capsular	Extensão das articulações metacarpofalângicas dos dedos (tensão na cápsula anterior)
	Estiramento ligamentar	Supinação do antebraço (tensão no ligamento radioulnar palmar da articulação radioulnar inferior, membrana interóssea, corda oblíqua)
Rígida	Contato osso com osso	Extensão do cotovelo (contato entre o olécrano da ulna e a fossa do olécrano do úmero)

De Norkin e White,[34] com permissão.

moderada de fluência. Uma sensação do movimento no extremo da amplitude rígida é abrupta; há uma interrupção imediata no movimento, como quando um osso entra em contato com outro osso.

A sensação do movimento no extremo da amplitude é considerada anormal quando ocorre mais cedo ou mais tarde na ADM do que é típico, ou se não é o tipo de sensação do movimento no extremo da amplitude que é normalmente encontrada para aquele movimento articular. Sensações de movimento anormais têm sido associadas a mais dor do que sensações de movimento normais.[75] Descreveram-se muitas *end feels* patológicas anormais, mas a maior parte delas pode ser classificada como variações da sensação do movimento no extremo da amplitude macia, firme ou rígida (Tab. 4.2). Uma *end feel* anormal que não pode ser classificada como macia, firme ou rígida é uma *sensação do movimento no extremo da amplitude vazia*. Esse termo descreve a incapacidade do fisioterapeuta de detectar qualquer barreira anatômica ao fim da ADM. Em vez disso, o paciente indica – por meio de sinais

Tabela 4.2 Sensações de movimento no extremo da amplitude anormais

Sensação do movimento no extremo da amplitude		Exemplos
Macia	Ocorre mais cedo ou mais tarde na ADM do que o habitual, ou em uma articulação que normalmente tem um extremo de amplitude firma ou rígido. Aspecto elástico, com deslocamento de líquido.	Edema de tecidos moles Sinovite
Firme	Ocorre mais cedo ou mais tarde na ADM do que o habitual, ou em uma articulação que normalmente tem um extremo de amplitude macio ou rígido.	Aumento no tônus muscular Encurtamento capsular, muscular, ligamentar
Rígida	Ocorre mais cedo ou mais tarde na ADM do que o habitual, ou em uma articulação que normalmente tem um extremo de amplitude macio ou firme. Sente-se um raspado ou bloqueio ósseo.	Condromalacia Osteoartrite Corpos soltos na articulação Miosite ossificante Fratura
Vazia	Sem um extremo real, porque a dor impede de chegar ao final da ADM. Não é sentida resistência, exceto pela imobilização muscular protetora ou espasmo muscular do paciente.	Inflamação articular aguda Bursite Abscesso Fratura Transtorno psicogênico

De Norkin e White,[34] com permissão.

verbais ou não verbais – que não é possível continuar o movimento, geralmente por causa da dor.

A capacidade de determinar o tipo de sensação do movimento no extremo da amplitude é importante para ajudar o fisioterapeuta a identificar as estruturas limitantes e escolher um tratamento focado e eficaz. Desenvolver essa habilidade requer prática e sensibilidade. A ADM passiva, sobretudo no final do movimento, deve ser realizada lentamente e com cuidado. A estabilização firme do osso proximal à articulação em teste é essencial para evitar que múltiplas articulações e estruturas se movam e interfiram na determinação da sensação do movimento no extremo da amplitude.[76,77]

Padrões capsulares de movimento restrito

Cyriax e Cyriax[54] foram os primeiros a descrever padrões característicos de ADM articular restrita em decorrência da inflamação intra-articular difusa que envolve toda a cápsula articular. Esses padrões de movimento restrito, que geralmente envolvem vários movimentos de uma articulação, são chamados de **padrões capsulares**. As restrições não envolvem a perda de uma quantidade fixa de graus, mas, em vez disso, a perda da proporção de um movimento em relação a outro. Os padrões capsulares variam de uma articulação para outra. A Tabela 4.3 apresenta padrões capsulares comuns, conforme descrito por Cyriax e Cyriax[54] e Kaltenborn.[72] Embora os fisioterapeutas tenham usado os padrões capsulares na tomada de decisão clínica por muitos anos, são necessários estudos para testar as hipóteses sobre a causa dos padrões capsulares e para determinar o padrão capsular para cada articulação.[78,79]

Hertling e Kessler,[1] ao expandir o trabalho de Cyriax, sugeriram que os padrões capsulares são decorrentes de uma das duas situações gerais: (1) derrame articular ou inflamação sinovial ou (2) fibrose capsular relativa. O derrame articular ou inflamação sinovial resulta em um padrão capsular de limitação pela distensão de toda a cápsula articular, fazendo com que a articulação mantenha uma posição que possibilite um maior volume intra-articular. A dor provocada pelo estiramento da cápsula e os espasmos musculares que protegem a cápsula de estiramento adicional inibem o movimento e causam um padrão capsular de movimento restrito. A outra situação geral que causa padrões capsulares e a fibrose capsular relativa, encontrada na resolução da inflamação capsular aguda, inflamação capsular crônica de baixo grau e imobilização de uma articulação. Essas condições causam uma diminuição na extensibilidade de toda a cápsula em decorrência de um aumento no teor de colágeno da cápsula em relação ao teor de mucopolissacarídeos, ou por alterações internas no tecido colágeno.

Para planejar um tratamento eficaz, o fisioterapeuta deve determinar se o padrão capsular é causado pelo derrame articular/inflamação sinovial ou fibrose capsular. Se houver derrame articular ou inflamação sinovial, os métodos de tratamento geralmente se concentram em

Tabela 4.3 Padrões capsulares das articulações de membros

Ombro (articulação glenoumeral)	Perda máxima de rotação lateral Perda moderada de abdução Perda mínima de rotação medial
Complexo do cotovelo	Perda na flexão é maior do que a perda na extensão
Antebraço	Completa e indolor Igualdade de restrições na pronação e supinação na presença de restrições no cotovelo
Punho	Igualdade de restrições na flexão e extensão
Mão Articulação carpometacarpal I Articulações carpometacarpais II-V	Restrição na abdução e extensão Igualdade de restrição em todas as direções
Dedos de membro superior	Perda na flexão é maior do que a perda na extensão
Quadril	Perda máxima na rotação medial, flexão, abdução Perda mínima na extensão
Joelho (articulação tibiofemoral)	A perda na flexão é maior do que a perda na extensão
Tornozelo (articulação talocrural)	A perda na flexão plantar é maior do que a perda na extensão
Articulação talocalcânea	Restrição no movimento em varo
Articulação mediotarsal	Movimentos de dorsiflexão, flexão plantar, abdução e rotação medial restritos
Dedos dos pés Articulação metatarsofalângica I Articulações metatarsofalângicas II-V Articulações interfalângicas	A perda na extensão é maior do que na flexão Variável, tendem à restrição na flexão Tendem à restrição na extensão

Os padrões capsulares são de Cyriax e Cyriax[54] e Kaltenborn.[72]

resolver a inflamação aguda com repouso, modalidades de crioterapia, compressão, elevação, mobilização articular com utilização de oscilações constantes grau 1 e graus 1 e 2, exercício de ADM leves e anti-inflamatórios. A fibrose capsular, uma condição mais crônica, pode ser tratada com modalidades de calor, mobilização articular com alongamento grau 3 constante e oscilações graus 3 e 4, procedimentos de alongamento passivo e exercícios de ADM mais vigorosos. O histórico do paciente, a observação, a palpação e a determinação cuidadosa da sensação do movimento no extremo da amplitude ajudarão a estabelecer a causa do padrão capsular.

Padrões não capsulares de movimento restrito

A ADM passiva restrita que não ocorre de maneira semelhante a um padrão capsular é chamada de **padrão não capsular** de movimento restrito.[1,54] Os padrões não capsulares geralmente envolvem apenas um ou dois movimentos de uma articulação, em contraste com os padrões capsulares, que envolvem a totalidade ou a maior parte dos movimentos de uma articulação. Os padrões não capsulares são causados por condições que envolvem outras estruturas que não a cápsula articular como um todo. A disfunção articular interna, a aderência de uma parte da cápsula articular e as lesões extracapsulares – como o encurtamento ligamentar, a distensão muscular e o encurtamento muscular – são exemplos de condições que podem resultar em padrões não capsulares. Por exemplo, o encurtamento do músculo iliopsoas resultará no padrão não capsular de extensão passiva do quadril limitada; a amplitude passiva de outros movimentos do quadril não será afetada. Isso está em contraste com o padrão capsular do quadril causado por derrame articular difuso ou fibrose capsular, em que há perda da rotação medial, flexão e abdução passivas.

Isoladamente, o reconhecimento de um padrão não capsular não é suficiente para direcionar um tratamento adequado. Devem-se integrar informações obtidas do histórico do paciente, observação, palpação, ADM ativa e passiva, sensação do movimento no extremo da amplitude, testes musculares isométricos resistidos, testes de mobilidade articular e testes especiais para determinar a causa mais provável do padrão não capsular. Por exemplo, tanto o encurtamento crônico como a distensão aguda do músculo iliopsoas podem resultar em um padrão não capsular de extensão passiva do quadril limitada. No entanto, essas condições se manifestarão de maneira diferente em termos de histórico do paciente, dor durante a ADM ativa e passiva, sensação do movimento no extremo da amplitude e testes musculares isométricos resistidos, e exigirão diferentes abordagens de tratamento.

Movimentos articulares acessórios

Caso a ADM passiva esteja limitada ou dolorida, indica-se um exame dos movimentos artrocinemáticos. A **artrocinemática** se refere ao movimento das superfícies articulares. Esses movimentos, muitas vezes chamados de **movimentos acessórios** ou **de jogo articular**, são usados para determinar a mobilidade e integridade articular. Os movimentos articulares acessórios geralmente são descritos como deslizamentos (ou escorregamentos), rotações e rolamentos. O **deslizamento** (**escorregamento**) consiste em um movimento linear de uma superfície que desliza sobre a outra (Fig. 4.14). O **rolamento** é um movimento rotatório semelhante à base de uma cadeira de balanço que rola sobre o chão ou um pneu ao rolar por uma estrada (Fig. 4.15). A **rotação** é um movimento de giro em torno de um ponto fixo ou eixo (Fig. 4.16).

Os movimentos acessórios geralmente ocorrem em combinação entre si e resultam em um movimento angular da diáfise do osso, ou movimento osteocinemático. Kaltenborn[72] se refere à combinação entre o deslizamento de translação e o movimento rotatório do rolamento como **rolamento-deslizamento**. A combinação de um rolamento e um deslizamento possibilita o aumento da ADM pelo adiamento da compressão e separação articulares que ocorrem em ambos os lados da

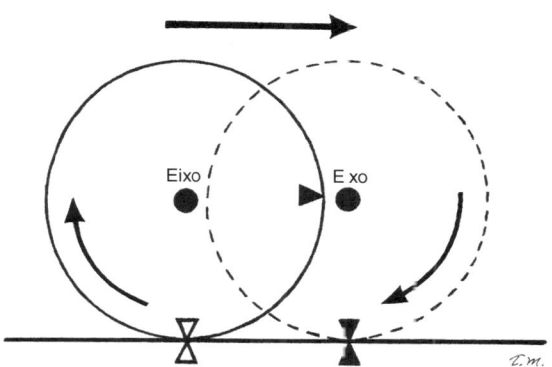

Figura 4.15 Durante um rolamento, novos pontos sobre a superfície articular em movimento entram em contato com novos pontos na superfície oposta. O eixo de rotação também se move, neste caso para a direita. (De Norkin e White,[34] com permissão.)

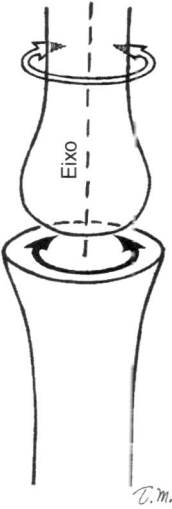

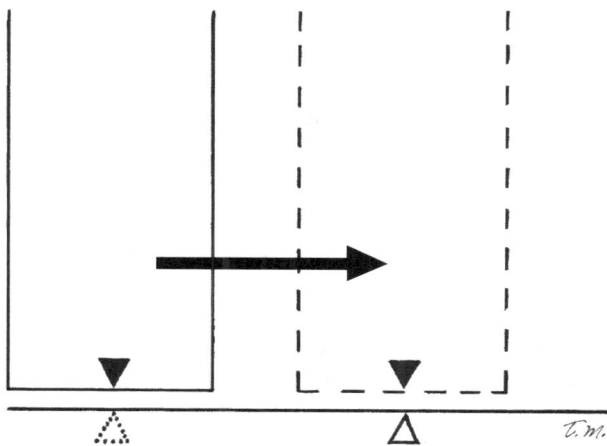

Figura 4.14 O deslizamento (escorregamento) é um tipo de movimento articular linear acessório em que pontos em uma superfície articular em movimento entram em contato com novos pontos sobre a superfície articular oposta. (De Norkin e White,[34] com permissão.)

Figura 4.16 Uma rotação é um movimento articular acessório no qual todos os pontos sobre a superfície em movimento giram em torno de um eixo fixo. (De Norkin e White,[34,p.4] com permissão.)

articulação durante um movimento de rolamento puro. A direção dos componentes de rolamento e deslizamento do rolamento-deslizamento depende de qual tipo de superfície articular está em movimento: côncava ou convexa. Se uma superfície articular côncava estiver em movimento, o componente de deslizamento ocorrerá na mesma direção que o movimento de rolamento ou angular da diáfise do osso (Fig. 4.17). Por exemplo, durante a flexão de joelho com o fêmur fixo, a diáfise da tíbia rola posteriormente, enquanto a superfície articular da tíbia também desliza posteriormente. Se uma superfície articular convexa estiver em movimento, o componente de deslizamento ocorrerá no sentido oposto ao rolamento

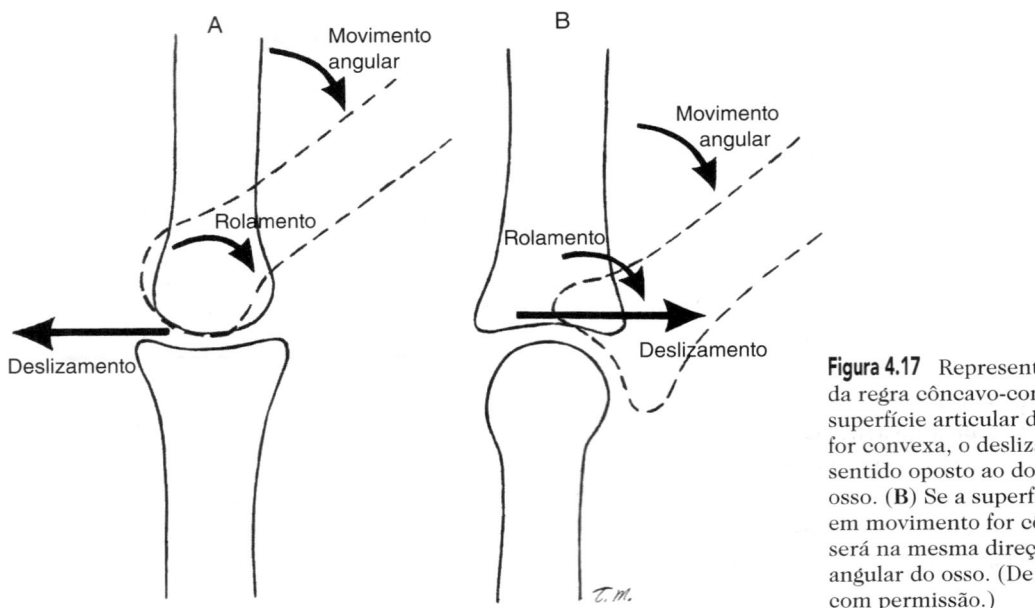

Figura 4.17 Representação esquemática da regra côncavo-convexo. (**A**) Se a superfície articular do osso em movimento for convexa, o deslizamento ocorrerá no sentido oposto ao do movimento angular do osso. (**B**) Se a superfície articular do osso em movimento for côncava, o deslizamento será na mesma direção do movimento angular do osso. (De Norkin e White,[34, p.5] com permissão.)

ou movimento angular da diáfise do osso. Por exemplo, durante a abdução da articulação do ombro (glenoumeral), a diáfise e a cabeça do úmero rolam cranialmente, enquanto a superfície articular que contata a cabeça do úmero desliza caudalmente. No corpo humano, o rolamento-deslizamento é de longe o movimento artrocinemático mais frequente, embora existam vários casos de movimentos rotacionais puros. Um exemplo de movimento articular rotacional seria a pronação e a supinação do rádio na articulação umerorradial.

Movimentos artrocinemáticos (acessórios) normais são necessários para a ocorrência de movimentos osteocinemáticos completos e livres de sintomas. O exame cuidadoso dos movimentos acessórios ajuda a localizar mais especificamente e tratar a origem dos movimentos osteocinemáticos prejudicados. O paciente não é capaz de realizar ativamente os movimentos acessórios porque esses movimentos não estão sob controle voluntário. Em vez disso, o fisioterapeuta testa-os de forma passiva. Os movimentos acessórios mais comumente testados são os movimentos de translação: os deslizamentos, que são paralelos às superfícies articulares, e as *distrações* e *compressões,* que são perpendiculares às superfícies articulares. Kaltenborn,[72] Kisner e Colby,[80] Edmund,[81] e Hertling e Kessler[1] descreveram técnicas de exame e tratamento específicas que incidem sobre os movimentos acessórios – geralmente sob o tópico **mobilização articular.** Deve-se dar atenção especial ao posicionamento do paciente em geral, posicionamento da articulação específica, relaxamento dos músculos circundantes, estabilização de uma superfície articular e mobilização da outra superfície articular.

Examinam-se os movimentos articulares acessórios quanto à quantidade de movimento, efeitos sobre os sintomas e sensação do movimento no extremo da amplitude. As amplitudes dos movimentos acessórios são muito pequenas e não podem ser medidas com goniômetros ou réguas convencionais. Em vez disso, esses movimentos normalmente são comparados com o mesmo movimento no lado contralateral do corpo do paciente, ou comparados com a experiência prévia do fisioterapeuta em testar pessoas de idade e gênero semelhantes aos do paciente. Atribui-se aos movimentos acessórios um grau de jogo articular de 0 a 6.[72] Esses graus de mobilidade têm implicações para o tratamento (Tab. 4.4).[1,81]

Os testes de movimentos acessórios impõem pressão sobre estruturas anatômicas específicas. Uma alteração nos sintomas durante a realização de um movimento acessório ajuda a implicar estruturas específicas. A distração estressa toda a cápsula articular e diversos ligamentos que circundam e apoiam a articulação. O deslizamento estressa uma parte específica da cápsula e ligamentos articulares específicos, dependendo da direção do deslizamento e da articulação. A compressão aplica força a estruturas intracapsulares como os meniscos, ossos, cartilagens e projeções do revestimento sinovial da cápsula articular no espaço articular. Os movimentos acessórios têm uma magnitude pequena tal que não estressam os músculos circundantes. Alterações angulares na posição articular que normalmente ocorrem durante os movimentos de ADM osteocinemáticos modificam com mais eficácia o comprimento do tecido muscular. As sensações de movimento no extremo da amplitude normais e anormais observadas durante os movimentos acessórios passivos são caracterizadas

Tabela 4.4 Graus de movimento articular acessório e implicações para o tratamento

Grau	Estado da articulação	Implicações para o tratamento
0	Anquilosada	A mobilização articular não é indicada; deve-se considerar a realização de uma cirurgia.
1	Hipomobilidade considerável	*Graus 1 e 2:* a mobilização articular para aumentar a extensibilidade de estruturas articulares é indicada. Deve-se considerar o uso de modalidades de calor antes da mobilização e exercícios de ADM após a mobilização.
2	Hipomobilidade leve	
3	Normal	A mobilização articular não é necessária porque os achados são normais.
4	Hipermobilidade leve	*Graus 4 e 5:* a mobilização articular para aumentar a extensibilidade articular não é indicada. Devem-se considerar o enfaixamento, imobilização, exercícios de fortalecimento e orientações quanto à postura e posições a serem evitadas.
5	Hipermobilidade considerável	
6	Instável	A mobilização articular não é indicada; deve-se considerar a realização de uma cirurgia.

como macias, firmes e rígidas. De modo semelhante à sensação do movimento no extremo da amplitude observada durante os movimentos osteocinemáticos passivos, ajudam a determinar as estruturas limitantes e a orientar o planejamento do tratamento.

Desempenho muscular

O **desempenho muscular** é a capacidade de um músculo de trabalhar.[6] O **trabalho linear** é definido como a força multiplicada pela distância, e o **trabalho rotacional** é definido como o torque (força multiplicada pela distância perpendicular desde o eixo de rotação) multiplicado pelo arco de movimento. Normalmente, durante um exame musculoesquelético, testa-se um componente do desempenho – a força muscular. A **força muscular**, conforme descrito no *Guide to Physical Therapist Practice*,[6] é a força exercida por um músculo ou grupo muscular para superar uma resistência em um esforço máximo. Métodos clínicos de determinação da força muscular incluem o teste manual de força muscular (TMM), a dinamometria manual e a dinamometria isocinética. Dependendo do paciente, outras características relacionadas com o desempenho muscular podem também ser testadas. A *potência muscular* é o trabalho produzido por unidade de tempo, ou o produto da força pela velocidade. A **resistência muscular** é a capacidade do músculo de se contrair repetidamente ao longo do tempo. Além dessas medidas quantitativas, a resposta qualitativa do paciente em termos de alterações na dor durante o teste isométrico resistido é importante para a identificação de lesões musculotendíneas.

Teste isométrico resistido

Durante a realização do teste de ADM ativa e passiva, o paciente pode se queixar de dor. O histórico do paciente, a localização da dor e o padrão de movimentos dolorosos podem sugerir uma lesão em tecidos contráteis, como os músculos ou tendões e suas inserções no osso, ou o envolvimento de tecidos inertes, como as superfícies articulares, cápsula articular ou ligamentos. O teste isométrico resistido pode ser usado para esclarecer qual tipo de tecido, contrátil ou inerte, está envolvido. A *piora na dor* durante uma contração isométrica resistida, causada pelo encurtamento do músculo e tração sobre o tendão, ajuda a confirmar o envolvimento de tecidos contráteis. Às vezes, sente-se mais dor quando a contração é liberada e ocorre o alongamento; isso seria ainda considerado um achado positivo para lesão em tecidos contráteis. A *ausência de dor* durante o teste isométrico resistido, a dor em associação a movimentos acessórios articulares limitados, um padrão capsular de restrição articular ou uma sensação do movimento no extremo da amplitude específica durante a ADMP e movimentos articulares acessórios ajudam a confirmar o envolvimento de tecidos inertes. Por exemplo, a tendinite bicipital seria dolorosa durante o teste isométrico resistido de flexão de cotovelo e ombro. Uma capsulite adesiva da articulação do ombro (glenoumeral) seria indolor durante essas mesmas manobras isométricas resistidas.

O teste isométrico resistido deve ser realizado com cuidado para impor estresse sobre o tecido contrátil específico, evitando estressar os tecidos inertes circundantes. O fisioterapeuta deve colocar a articulação do paciente em uma ADM média, para que seja imposta tensão mínima às estruturas inertes. A parte do corpo proximal à articulação em teste deve ser bem estabilizada pelo fisioterapeuta para minimizar compensações musculares estranhas. Solicita-se então ao paciente que mantenha a posição enquanto o fisioterapeuta gradualmente aplica resistência. Os movimentos articulares são estritamente evitados.

Embora ocorra alguma compressão das superfícies articulares durante a contração isométrica, isso não costuma ser um problema na interpretação dos resultados. No entanto, uma bolsa localizada profundamente no tecido musculotendíneo também será comprimida. Embora as bolsas não sejam consideradas tecido conjuntivo, haverá dor durante a contração isométrica se uma bolsa estiver inflamada. Felizmente, o tratamento para a bursite é semelhante ao tratamento para distensão e inflamação musculotendíneas.

Além de determinar a presença ou ausência de dor durante o teste isométrico resistido, o fisioterapeuta também deve observar a força da contração muscular. Se for encontrada fraqueza, devem-se realizar testes de força muscular mais aprofundados utilizando o TMM ou dinamômetros. A fraqueza muscular pode ser decorrente de várias causas, incluindo doenças que envolvem motoneurônios superiores, nervos periféricos, junções neuromusculares, músculos e tendões. A dor, a fadiga e a atrofia por desuso também podem provocar fraqueza. O padrão de fraqueza muscular ajudará a identificar o local da doença e o tratamento direto. O histórico do paciente e os resultados dos testes de sensibilidade, coordenação, controle motor, cardiopulmonar e eletromiografia (EMG) também ajudarão a esclarecer os achados.

Vários autores[1,2,54] sugeriram utilizar os resultados dos testes isométricos resistidos para determinar o tipo de doença. A força da contração muscular (forte ou fraca) e a presença ou ausência de dor (dolorosa ou não) são usadas para implicar possíveis doenças (Tab. 4.5). Franklin et al.[82] sugeriram que um achado no teste isométrico resistido de "fraco e doloroso" exige uma expansão de modo a incluir não só doenças graves, mas também danos musculares relativamente menores e inflamação, como as decorrentes do exercício isocinético excêntrico. Avaliou-se a confiabilidade intra-avaliadores e interavaliadores do teste isométrico resistido na determinação dos tipos de doença do ombro e do joelho.[83,84]

Teste manual de força muscular

O **teste manual de força muscular** foi desenvolvido por Wright[85] e Lovett[86] em 1912 como um meio de testar e graduar a força muscular com base na gravidade e resistência aplicada manualmente. Ao longo dos anos, outros autores descreveram vários métodos de TMM, mas os dois métodos mais frequentemente utilizados nos Estados Unidos são os propostos por Daniels e Worthingham[87] e Kendall et al.[88] Ambos os métodos, baseados nos trabalhos de Wright e Lovett, usam o arco de movimento, a gravidade e a resistência aplicada manualmente pelo fisioterapeuta para testar e determinar as classificações do músculo. Em geral, o paciente é posicionado de modo que

Tabela 4.5 Resultados do teste isométrico resistido

Achados	Possíveis doenças
Forte e indolor	Não há lesão nem déficit neurológico envolvendo o músculo e o tendão testados.
Forte e doloroso	Há uma pequena lesão no músculo ou tendão testado.
Fraco e indolor	Há um distúrbio do sistema nervoso, junção neuromuscular, uma ruptura completa do músculo ou tendão testado, ou atrofia por desuso.
Fraco e doloroso	Há uma doença grave e dolorosa, como uma fratura ou neoplasia. Outras possibilidades incluem um processo inflamatório agudo que inibe a contração muscular, ou uma ruptura parcial do músculo ou do tendão testado.

o músculo ou grupo muscular a ser testado precisa se mover ou manter-se contra a resistência da gravidade. Se isso for bem tolerado, o fisioterapeuta aplica gradualmente uma resistência manual à extremidade distal da parte do corpo em que os músculos se inserem, e em uma direção oposta ao torque produzido pelo(s) músculo(s) que está(ão) sendo testado(s).

Em edições recentes, ambos os métodos recomendam a aplicação de resistência manual sob a forma de um **teste de ruptura** (*break test*) em que o paciente mantém uma posição articular até o fisioterapeuta gradualmente superar o paciente e uma contração excêntrica começar a ocorrer. Ambos os métodos sugerem que o teste de ruptura ocorre no final da ADM ao testar músculos uniarticulares, e na amplitude média ao testar músculos biarticulares. Além disso, muitos fisioterapeutas aplicam resistência manual enquanto o paciente se move ao longo da ADM, no que é chamado de **teste de execução** (*make test*), ou **teste de resistência ativa**, de modo que também se pode determinar a capacidade do músculo de se contrair concentricamente contra uma resistência máxima. No caso de músculos mais fracos que não são capazes de se manter ou mover bem contra a gravidade, o paciente é reposicionado e tenta mover a parte do corpo ao longo de um plano de movimento com minimização do efeito da gravidade (horizontal). Durante todos os testes, enfatiza-se estabilizar a parte do corpo em que o músculo se origina e evitar cuidadosamente a compensação por outros grupos musculares.

Embora existam muitas semelhanças, existem algumas diferenças entre esses dois populares métodos de TMM. Kendall et al.[88] propõem examinar músculos individuais já que isso é prático, enquanto o método de Daniels e Worthingham[87] examina grupos musculares que realizam movimentos articulares específicos. Algumas posições de teste são semelhantes, mas outras variam entre os dois métodos, com Daniels e Worthingham dando mais instrução e ênfase no posicionamento com auxílio da gravidade para os grupos musculares mais fracos. Daniels e Worthingham recomendam que o paciente realize o movimento ao longo do arco de movimento ao testar tanto contra a gravidade quanto com o auxílio da gravidade. Kendall et al. solicitam ao paciente o movimento ao longo do arco de movimento apenas ao testar com o auxílio da gravidade; caso contrário, o paciente é posicionado contra a gravidade, no meio ou no final da ADM, e solicitado a manter a posição.

Ambos os métodos utilizam um sistema de classificação baseado no trabalho de Lovett com os graus Normal, Bom, Regular, Ruim, Traço e Zero. No entanto, Kendall et al. sugerem uma escala de 0 a 100% ou uma escala de 0 a 10; Daniels e Worthingham sugerem uma escala de 0 a 5 (Tab. 4.6). Se for utilizada pontuação numérica, é importante esclarecer qual escala está sendo usada, colocando o valor de pontuação antes de uma barra que é seguida pelo valor máximo da escala. Por exemplo, um grau de força *Regular* deve ser anotado como 3/5 se utilizada uma escala de 0 a 5, ou 5/10 se utilizada uma escala de 0 a 10. Os resultados podem ser anotados em um relatório narrativo ou em formulários de registro padronizados (Fig. 4.18).

É importante notar que essas escalas numéricas indicam dados ordinais, porque os intervalos entre os números não representam unidades de medida iguais. Os graus *Bom* e *Normal* do TMM normalmente englobam uma grande variedade de força muscular, enquanto os graus *Regular*, *Ruim* e *Traço* incluem um intervalo muito mais estreito. Sharrard,[89] ao contar os motoneurônios alfa na medula espinal de pessoas com poliomielite no momento da autópsia, descobriu que os músculos que previamente foram classificados com grau *Bom* tinham 50% de seus

Tabela 4.6 Graus do teste manual de força muscular

Graus	Abreviação do grau	Escala 0-5	Escala 0-10	Critério
Normal	N	5	10	ADM completa disponível, contra a gravidade, resistência manual forte
Bom mais	B+	4+	9	ADM completa disponível, contra a gravidade, resistência manual quase forte
Bom	B	4	8	ADM completa disponível, contra a gravidade, resistência manual moderada
Bom menos	B-	4-	7	ADM completa disponível, contra a gravidade, resistência manual quase moderada
Regular mais	R+	3+	6	ADM completa disponível, contra a gravidade, resistência manual leve
Regular	R	3	5	ADM completa disponível, contra a gravidade, nenhuma resistência
Regular menos	R-	3-	4	Pelo menos 50%, mas não a ADM completa, contra a gravidade, nenhuma resistência
Ruim mais	R+	2+	3	ADM completa disponível, com auxílio da gravidade, resistência manual leve
Ruim	R	2	2	ADM completa disponível, com auxílio da gravidade, nenhuma resistência
Ruim menos	R-	2-	1	Pelo menos 50%, mas não a ADM completa, com auxílio da gravidade, nenhuma resistência
Traço mais	T+	1+		Movimento mínimo observável (menos de 50% da ADM), auxílio da gravidade, nenhuma resistência
Traço	T	1	T	Nenhum movimento observável, contração muscular palpável, nenhuma resistência
Zero	0	0	0	Nenhuma contração muscular observável ou palpável

\multicolumn{3}{c}{ESQUERDO}	\multicolumn{2}{c}{**Documentação do exame de força muscular**}	\multicolumn{3}{c}{DIREITO}
3	2	1	Data do exame	Nome do examinador	1	2	3
			PESCOÇO				
			Extensão da cabeça				
			Extensão cervical				
			Extensão combinada (cabeça mais cervical)				
			Flexão da cabeça				
			Flexão cervical				
			Flexão combinada (cabeça mais cervical)				
			Flexão e rotação combinadas (esternocleidomastóideo)				
			Rotação cervical				
			TRONCO				
			Extensão – lombar				
			Extensão – torácica				
			Elevação pélvica				
			Flexão				
			Rotação				
			Força do diafragma				
			Inspiração máxima menos expiração total (teste indireto dos intercostais) (cm)				
			Tosse (expiração forçada indireta) (F, FF, NF, 0[1])				
			MEMBRO SUPERIOR				
			Abdução e rotação para cima da escápula				
			Elevação da escápula				
			Adução da escápula				
			Adução e rotação para baixo da escápula				
			Flexão do ombro				
			Extensão do ombro				
			Scaption (movimento do úmero no plano da escápula) do ombro				
			Abdução do ombro				
			Abdução horizontal do ombro				
			Adução horizontal do ombro				
			Rotação lateral do ombro				
			Rotação medial do ombro				
			Flexão do cotovelo				
			Extensão do cotovelo				
			Supinação do antebraço				
			Pronação do antebraço				
			Flexão do punho				
			Extensão do punho				
			Flexão da articulação metacarpofalângica do dedo				
			Flexão da articulação interfalângica proximal do dedo				
			Flexão da articulação interfalângica distal do dedo				
			Extensão da articulação metacarpofalângica do dedo				
			Abdução do dedo				
			Adução do dedo				
			Flexão da articulação metacarpofalângica do polegar				
			Flexão da articulação interfalângica do polegar				

*A partir de Hislop e Montgomery
[1]N de T: F, FF, NF, 0 (funcional, fraco funcional, não funcional, tosse ausente – respectivamente)

Figura 4.18 Um exemplo de formulário de registro do teste manual de força muscular. (De Hislop e Montgomery,[87] com permissão.)

motoneurônios inervados, enquanto os músculos classificados como *Regular* tinham apenas 15% de seus motoneurônios inervados. Beasley[90] observou que os pacientes com poliomielite foram classificados com extensão de joelho em graus *Bom*, *Regular* e *Ruim* quando tinham, em média, apenas 43, 9 e 3% da força de extensão do joelho de indivíduos normais, respectivamente. Andres et al.,[91] em um estudo de quatro grupos musculares em pacientes com esclerose lateral amiotrófica (ELA), descobriram que os músculos muitas vezes eram classificados como *Normais* quando até 50% da força tinha sido perdida.

A validade concorrente do TMM com a força muscular medida por dinamômetros manuais (descritos na seção seguinte) e medidores de tensão tem sido apoiada por muitas pesquisas. Schwartz et al.[92] estudaram 24 grupos musculares em 122 pacientes com lesão medular (LM) e observaram coeficientes de correlação que variaram de 0,59 a 0,94 entre a força medida pelos graus do TMM e a dinamometria manual. Outros pesquisadores relataram achados semelhantes.[91,93,94] No entanto, vários pesquisadores observaram uma ampla gama de valores de resistência dentro de um grau do TMM e uma sobreposição nos valores de resistência entre os graus de TMM adjacentes, especialmente nos graus *Bom* e *Normal*.[92,94-96] O teste manual de força muscular tem mostrado ser menos sensível na detecção do déficit de força nos músculos mais fortes do que nos músculos mais fracos. Apesar de ser mais caro e demorado do que o TMM, a dinamometria manual pode ser usada para melhorar a sensibilidade e a objetividade, conforme necessário. Quando os músculos são fortes o suficiente para se mover contra a força da gravidade e o braço de alavanca do dinamômetro, também pode ser utilizada a dinamometria isocinética.

Em geral, verificou-se uma boa confiabilidade intra-avaliadores do TMM entre fisioterapeutas treinados, com a utilização de métodos estabelecidos, com coeficientes de correlação que variaram de 0,63 a 0,98.[96-98] Os resultados dos estudos sobre a confiabilidade interavaliadores do TMM variam mais amplamente. Vários pesquisadores[98-102] relataram que a concordância total nos graus do TMM entre os avaliadores que examinaram o mesmo paciente é mínima, com variação de 28 a 75%. Ao utilizar uma escala de 0-5, a concordância entre os avaliadores dentro de um grau médio (mais ou menos) foi melhor, com variação de 50 a 97%. Ao utilizar uma escala de 0-10, a concordância entre os avaliadores dentro de mais ou menos um grau completo foi alta, com variação de 89 a 100%. Os coeficientes de correlação para a confiabilidade interavaliadores variaram de 0,11 a 0,94.[92,98,99,103] O treinamento para padronizar as posições de teste, a estabilização e os critérios de graduação resultaram em maior concordância e coeficientes de correlação entre os avaliadores. Os escores de força global, que calculam a média dos resultados de TMM de diversos grupos musculares, também resultaram em maior confiabilidade.[98,103]

As definições de grau modificadas de Kendall et al.[88] e Daniels e Worthingham[87] são apresentadas na Tabela 4.6 com critérios adicionais quanto à quantidade de movimento realizada pelo paciente para delinear os graus *Regular menos*, *Ruim menos* e *Traço mais*. Os graus *Regular mais* a *Normal* dependem da interpretação do fisioterapeuta do que é resistência mínima, moderada e máxima. Um grau *Normal* geralmente é equacionado com a força normal para aquele músculo considerando a idade, gênero e tamanho corporal do paciente. Deve-se notar que há uma variabilidade considerável na quantidade de resistência contra a qual pode-se esperar que os músculos *Normais* resistam. Por exemplo, os grandes músculos de MI normalmente se manterão contra uma força considerável e serão difíceis de superar durante um teste de ruptura, enquanto os pequenos músculos da mão normalmente se manterão contra menos força e serão superados com mais facilidade durante um teste de ruptura. A aplicação de resistência ao longo do arco de movimento (**teste de execução** – *make test* – ou **teste de resistência ativa**) além da resistência em apenas um ponto do arco de movimento (**teste de ruptura**, *break test*) podem ajudar a julgar com precisão a força de um músculo.

Dinamometria manual

Os **dinamômetros manuais** (DinM) são dispositivos portáteis colocados entre a mão do fisioterapeuta e o corpo do paciente que medem a força mecânica no ponto de aplicação (Fig. 4.19). Os pacientes normalmente são solicitados a empurrar contra a resistência em uma contração isométrica máxima (teste de execução – *make test*) ou manter uma posição até que a resistência supere a força do músculo produzin-

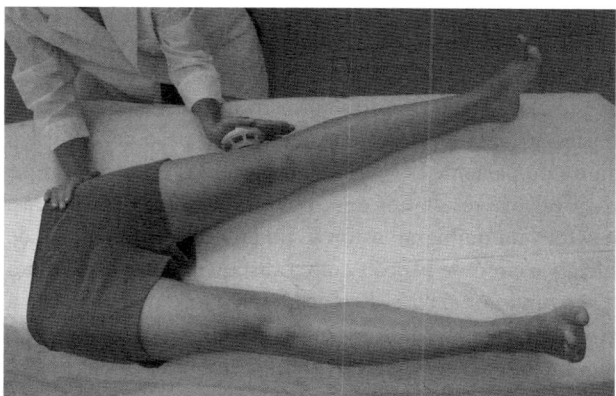

Figura 4.19 Mensuração da força dos abdutores do quadril esquerdo com um dinamômetro manual. O dinamômetro manual mede a força no ponto de aplicação, a qual deve ser convertida em torque multiplicando a força pela distância do eixo da articulação.

do uma contração excêntrica (teste de ruptura – *break test*). A força medida pelo dinamômetro irá variar conforme o método de aplicação da resistência (teste de ruptura ou teste de execução), a posição do corpo do paciente em relação à força da gravidade, o ângulo de articulação, a colocação do dinamômetro no paciente (braço de alavanca), a estabilização para evitar a compensação muscular e a força do fisioterapeuta.[104-106] Embora os valores de força determinados pelos testes de execução e ruptura estejam altamente correlacionados, os testes de ruptura em geral resultam em maiores valores de força do que os testes de execução,[107,108] de modo que eles não devem ser usados de forma intercambiável.

Para reduzir o efeito de mover o peso de um segmento corporal sobre as mensurações de força, recomenda-se que os grupos musculares sejam testados em posições com auxílio da gravidade. Por exemplo, para testar a força dos abdutores de quadril, o paciente seria posicionado em decúbito dorsal, de modo que a ação dos músculos tracionaria em um plano horizontal em relação ao solo (ver Fig. 4.19). Soderberg[106] fornece informações detalhadas sobre as posições e procedimentos recomendados para DinM. A articulação também deve ser posicionada em um ângulo reprodutível com facilidade, de modo que o comprimento do músculo permaneça constante. O dinamômetro é aplicado perpendicularmente ao segmento corporal em um local estabelecido sobre o corpo do paciente. Quando os músculos se contraem, eles produzem **torque** que cria o movimento articular angular. O fisioterapeuta deve aplicar resistência suficiente para se opor ao torque do paciente para assegurar uma contração isométrica (teste de execução) ou excêntrica (teste de ruptura). Para proporcionar uma maior resistência do que a que pode ser conseguida manualmente, o dinamômetro pode ser conectado a uma superfície fixa[109,110] ou pode ser utilizado um dinamômetro isocinético com a velocidade ajustada para 0°/segundo.

Descreveram-se os valores de força normativos para grupos musculares específicos por idade e gênero;[111-115] no entanto, deve-se dar atenção a replicar os métodos utilizados nos estudos normativos para garantir comparações adequadas. Alguns autores também incluíram equações de regressão para levar em consideração o peso corporal e a altura do paciente.[111,112] A maior parte dos estudos normativos relatou resultados em unidades de força como libras, newtons ou quilograma-força. No entanto, esses valores de força variarão de acordo com a distância entre o local em que o dinamômetro está colocado no corpo do paciente e o eixo de movimento da articulação, ou braço de alavanca. Um método de comparação melhor entre as pessoas seria a utilização do torque.[105,115,116] Para determinar o torque, a força mensurada é multiplicada pela distância entre a localização do dinamômetro e o eixo da articulação. Exemplos de unidades de torque são libras-pé, newton-metros ou quilograma-força (kgf) metros.

Para os pacientes com condições unilaterais, pode ser útil comparar os resultados com os do membro não envolvido. Andrews et al.[112] não encontraram nenhuma diferença estatisticamente significativa na força entre os MMII dominante e não dominante ao usar um DinM, mas encontraram uma diferença entre os MMSS dominante e não dominante. Em geral, as diferenças estavam entre 0 e 4,5 libras ou entre 0 e 11,2% das forças médias produzidas. Phillips et al.[111] encontraram diferenças estatisticamente significativas na força entre os lados em diversos grupos musculares de MS e MI, que variaram de 0,2 a 8,0%. Sapega[117] recomendou que a diferença na força muscular entre os lados maior do que 20% *provavelmente* indica uma anormalidade, enquanto uma diferença de 10 a 20% *possivelmente* indica uma anormalidade.

Compararam-se as forças musculares medidas com o DinM com as forças medidas com dinamômetros isocinéticos para avaliar a validade concorrente. A maior parte dos estudos constatou uma validade boa a excelente, com coeficientes de correlação que variaram entre 0,78 e 0,98.[118-120] Vários pesquisadores relataram que o DinM subestima a força em grandes grupos musculares, como extensores do joelho,[121,122] ou quando as forças são maiores do que 196 a 250 newtons.[118,123]

Dependendo do estudo, os DinM demonstraram confiabilidade intra-avaliadores boa a excelente, e confiabilidade interavaliadores ruim a excelente.[107,122,124-130] Várias revisões desses estudos de confiabilidade estão disponíveis.[106,131,132] A confiabilidade parece ser melhor quando são testados os MMSS do que quando testados os MMII e o tronco,[125,127] especialmente as mensurações de dorsiflexão do tornozelo e abdução do quadril.[111,112,122,125] Agre et al.[124] constataram que o desvio padrão das medidas repetidas expresso em percentagem das medidas de força média (coeficiente de variação de replicação) é de 5,1 a 8,3% para os grupos musculares de MS, e de 11,3 a 17,8% para os grupos musculares de MI. Wang et al.[128] relataram coeficientes de variação da replicação que variaram de 4,2 a 7,4% para três grupos musculares de MI. Os pesquisadores acreditam que alguns dos erros no uso dos DinM são decorrentes da carga fora do centro do dinamômetro, das dificuldades de posicionamento e estabilização, e das limitações na força e experiência dos examinadores.

Dinamometria isocinética

Os **dinamômetros isocinéticos** são dispositivos eletromecânicos estacionários que controlam a velocidade de um segmento corporal em movimento, resistindo e medindo o esforço do paciente de modo que o segmento corporal não possa acelerar além da velocidade angular predefinida (Fig. 4.20). Por exemplo, a velocidade de um dinamômetro isocinético Cybex Humac Norm (Computer

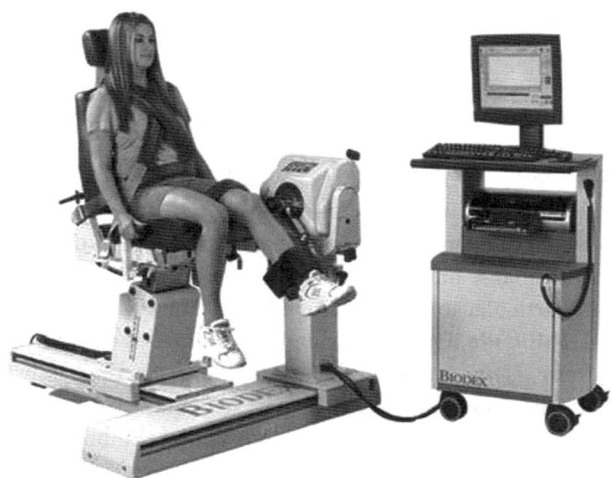

Figura 4.20 Um dinamômetro isocinético está sendo usado para medir as características do desempenho muscular dos extensores do joelho direito (quadríceps). O pico de torque é a característica mais frequentemente observada. (Cortesia de Biodex Medical Systems, Inc., Shirley, NY 11967.)

Sports Medicine, Inc., Stoughton, MA 02071) pode ser ajustada de 0° a 500°/segundo; a resistência, medida no torque, pode ser monitorada até 500 libras-pé, ou 680 newton-metros.[133] Velocidades de 60°, 120° e 180°/segundo costumam ser testadas em pacientes relativamente sedentários, enquanto velocidades mais rápidas podem ser utilizadas em indivíduos treinados. O dinamômetro isocinético pode ser usado para medir o torque produzido durante as contrações isométricas (se a velocidade for definida em 0°/segundo), concêntricas e excêntricas. Os dinamômetros isocinéticos, apesar de caros e complicados, são especialmente úteis ao analisar o desempenho de grupos musculares grandes e fortes. Em tais situações, o TMM e o DinM muitas vezes são insensíveis a anormalidades no desempenho muscular.[90,105] Os grupos musculares que atuam no joelho, ombro, costas e, em menor medida, no cotovelo e no tornozelo são os mais frequentemente testados com os aparelhos isocinéticos.

Os dinamômetros isocinéticos mensuram o torque e a ADM em função do tempo. As características do desempenho muscular mais frequentemente observadas são o pico de torque (torque máximo) e, com menos frequência, o pico de torque/peso corporal (Nm/kg) e o torque médio. As mensurações de trabalho podem ser derivadas dos valores de deslocamento angular e torque. Também é possível determinar a potência, que é o trabalho por unidade de tempo. A resistência (fadiga muscular) pode ser avaliada ao medir o tempo necessário para que o pico de torque diminua em 50%.[117] Outras abordagens para examinar a resistência incluem a determinação: da soma do trabalho realizado durante 25 repetições de um movimento; e da razão do trabalho realizado durante as cinco últimas repetições dividido pelo trabalho realizado durante as cinco primeiras repetições.[134,135]

Documentaram-se as razões entre o pico de torque de grupos musculares recíprocos (agonista-antagonista), como os posteriores da coxa/quadríceps e rotadores internos/externos do ombro. No entanto, são necessárias correções cuidadosas para o peso do membro (efeitos da gravidade) para se chegar a uma relação exata.[136-139] Se não forem utilizadas correções pela força da gravidade, os músculos auxiliados pela gravidade apresentarão valores de torque erroneamente elevados, enquanto os músculos que atuam contra a gravidade exibirão valores de torque erroneamente baixos.

Sugeriu-se que o esforço submáximo do paciente pode ser detectado pelo aumento na variabilidade das medidas repetidas de pico de torque, torque médio e inclinação até o pico de torque em contrações isométricas e concêntricas.[140-142] No entanto, as pesquisas nessa área têm produzido achados conflitantes e demonstraram grandes erros na classificação do esforço nas categorias máxima e submáxima.[138,143-145] Muitos fatores, como a dor, medo ou fadiga do paciente, e as configurações de umidade, força de pré-carga, artefato mecânico e padrão de aceleração e desaceleração podem afetar a variabilidade das mensurações de torque. O uso dos registros do dinamômetro isocinético para formar opiniões clínicas a respeito do esforço do paciente não é aconselhável.

Para assegurar a validade das mensurações de dinamometria isocinética, é necessária a calibração do equipamento, e esta deve ser realizada em todos os dias de teste, na mesma velocidade e configuração de umidade a serem usadas durante o teste.[138] É necessário o alinhamento adequado do eixo da articulação e eixo do aparelho, a estabilização das partes proximais do corpo e a correção da gravidade. É útil realizar várias tentativas de prática do movimento para familiarizar o paciente com o equipamento e o protocolo de teste; além disso, devem-se realizar pelo menos uma a três repetições de teste máximo antes de gravar as mensurações.[146,147] É importante anotar quais valores de torque variarão com o tipo de contrações musculares (isométrica, concêntrica, excêntrica) e alterações nas configurações de velocidade, ângulo da articulação, posicionamento do paciente, tentativas de teste, intervalos de descanso, *feedback* do paciente e configurações de pré-carga, umidade e padrão de aceleração/desaceleração do aparelho. Por exemplo, as contrações isométricas resultarão em valores de torque mais elevados do que as contrações concêntricas no mesmo grupo muscular, enquanto as contrações excêntricas resultarão em valores de torque mais elevados do que as contrações isométricas. As configurações de velocidade mais rápidas durante as contrações concêntricas acarretarão valores de torque mais baixos do que as configurações de velocidade mais lentas.

Todos esses fatores devem ser mantidos constantes a fim de utilizar eficazmente os dados de repetição do teste para analisar o progresso do paciente. Keating e Matyas,[148] Rothstein et al.,[138] Davies et al.,[149] e Gaines e Talbot[150] apresentaram informações para melhorar a validade e a confiabilidade do teste isocinético. As mensurações de pico de torque e trabalho em uma variedade de indivíduos saudáveis e populações de pacientes têm mostrado confiabilidade boa a excelente para contrações concêntricas e confiabilidade ruim a boa para contrações excêntricas.[146,151-161] Relações recíprocas (agonista-antagonista) mostraram menos confiabilidade do que as mensurações de pico de torque.[161]

Dados normativos de adultos[161-168] e crianças[169-174] podem fornecer uma referência para avaliar e interpretar os dados do paciente. No entanto, as comparações com dados publicados são apropriadas somente quando são usados procedimentos e equipamentos idênticos, e quando as populações testadas são semelhantes. A idade, gênero, peso, altura e prática desportiva do paciente podem afetar os valores registrados. Em caso de necessidade, o membro envolvido muitas vezes é comparado ao membro contralateral. Em geral, os estudos não encontraram nenhuma diferença estatisticamente significativa entre os lados dominante e não dominante nas mensurações de torque para os músculos em torno da articulação do joelho,[165,169,175-177] cotovelo[170,174] e ombro.[170,178] Alternativamente, alguns estudos encontraram diferenças decorrentes da dominância lateral para determinados movimentos do cotovelo e ombro, sobretudo em atletas de alto desempenho do sexo masculino.[174,179-182] Uma diferença de pelo menos 10% nos valores de torque entre os dois lados do corpo tem sido sugerida como um indicador de deficiência.[183,184] Outros notaram desequilíbrios de mais do que 10% entre os lados do corpo em populações saudáveis. São necessárias mais pesquisas para estabelecer a magnitude da diferença entre os membros opostos que indicaria deterioração. No presente momento, parece apropriado usar as orientações fornecidas por Sapega,[117] que sugerem que uma diferença na força muscular entre os lados do corpo superior a 20% *provavelmente* indica anormalidade, enquanto uma diferença de 10 a 20% *possivelmente* indica anormalidade.

Testes especiais

Depois de concluir com o paciente a consulta, observação, palpação e exame da ADM, movimentos acessórios e desempenho muscular, o fisioterapeuta pode suspeitar da natureza da doença. Testes especiais, destinados a focar em condições específicas em uma determinada região do corpo, podem ser úteis na confirmação do diagnóstico. O fisioterapeuta normalmente optaria por realizar apenas os exames indicados pelos achados prévios que são relevantes à área do corpo a ser examinada. Os resultados falso-positivos e falso-negativos são possíveis. No entanto, um achado positivo no teste em conjunto com outros aspectos do exame seria altamente sugestivo de doença. Os trabalhos de Hoppenfeld,[3] Magee,[2] Starky et al.,[5] e Konin et al.[185] apresentam muitos testes especiais.

Uma categoria de testes especiais é utilizada para determinar a integridade dos ligamentos que sustentam uma articulação. O fisioterapeuta realiza esses **testes de instabilidade ligamentar**, também chamados de *testes de estresse ligamentar*, em uma articulação relaxada, passiva. Essas manobras muitas vezes são semelhantes aos testes de movimento acessório ou jogo articular. Embora esses testes foquem a integridade ligamentar, a integridade capsular bem como o suporte muscular dinâmico podem influenciar os resultados. Se possível, os resultados devem ser comparados aos da articulação contralateral não envolvida. A quantidade de frouxidão é geralmente classificada de I a IV (Tab. 4.7).[186] Exemplos de testes de instabilidade ligamentar incluem o *teste de Lachman*, que examina a lesão do ligamento cruzado anterior; o *teste de gaveta posterior*, que examina os danos ao ligamento cruzado posterior do joelho; e os *testes de estresse em varo e valgo*, que examinam a integridade dos ligamentos colaterais do cotovelo e joelho.[2,3]

Além dos testes de instabilidade ligamentar, existem testes mais gerais que examinam à procura de luxação e subluxação articulares. Esses testes são frequentemente chamados de **testes de apreensão**, porque o paciente é colocado em uma posição articular vulnerável enquanto é monitorado à procura de apreensão. Por exemplo, para testar um histórico prévio de luxação ou subluxação da articulação do ombro (glenoumeral), o ombro é posicionado a 90° de abdução e movido em direção à rotação lateral. Esses testes provocativos são considerados positivos e devem ser interrompidos se começarem a provocar o desconforto do paciente.

O comprimento dos músculos que cruzam e atuam em uma articulação geralmente pode ser examinado no procedimento de teste da ADMP. No entanto, alguns

Tabela 4.7 Classificação dos testes de instabilidade ligamentar

Graus	Quantidade de movimento
I	0-5 mm
II	6-10 mm
III	11-15 mm
IV	>15 mm

músculos cruzam e atuam em duas ou mais articulações. Alguns testes especiais examinam o comprimento desses músculos multiarticulares. O *teste de Thomas*,[34,88] que analisa o comprimento de flexores de quadril uniarticulares e biarticulares; o *teste de Ober*,[34,88] que foca o comprimento do tensor da fáscia lata; e o *teste de Bunnel-Littler*,[3] que determina o papel dos lumbricais, interósseos, extensor dos dedos e cápsula articular na limitação da flexão das articulações interfalângicas proximais da mão, são exemplos de testes especiais de comprimento muscular.

Diversos testes especiais tratam condições que comumente afetam a integridade das estruturas musculares e tendíneas. Esses testes normalmente alongam ou contraem a estrutura inflamada ou lesionada, o que ocasiona dor se os testes forem positivos. Por exemplo, o *teste de Finkelstein*[3] é usado para examinar a inflamação nos tendões do abdutor longo do polegar e extensor curto do polegar, estirando essas estruturas sobre o punho e o polegar. No *teste do cotovelo de tenista*,[3] o paciente contrai isometricamente os músculos extensores radiais do carpo contra resistência manual. Muitas vezes, o fisioterapeuta terá realizado a observação prévia da dor, limitação e, possivelmente, fraqueza durante os testes de ADM e desempenho muscular; os testes especiais são usados para esclarecer esses achados prévios.

Outra categoria de testes especiais reproduz os sintomas causados pela irritação, compressão ou mobilidade restrita dos nervos periféricos. Por exemplo, o *teste de Tinnel* envolve a percussão manual sobre os pontos em que se localizam os nervos superficiais; é positivo para irritação do nervo e possível neuroma quando há provocação de sensações de dor, dormência, queimação ou formigamento. O *teste de Phalen* para a síndrome do túnel do carpo coloca o punho em flexão completa por 60 a 90 segundos para reproduzir a dor e a parestesia decorrentes da compressão do nervo mediano pelo ligamento transverso do carpo.[2,3] Testes neurodinâmicos utilizam o posicionamento sequencial de duas ou mais articulações para alongar e mobilizar o tecido neuronal independentemente das estruturas não neurais adjacentes.[186-188] A capacidade de realizar a sequência de posições articulares é comparada ao lado não envolvido. Uma vez que os sintomas são provocados, o examinador move uma das articulações para longe da posição de alongamento do nervo para determinar se os sintomas são aliviados e confirmar o envolvimento do tecido neural. No entanto, antes de realizar o teste neurodinâmico, todas as articulações na sequência devem ser testadas e deve-se afastar a presença de limitações articulares e em tecidos moles não neurais de modo a não confundir os resultados.[189] Um exemplo de teste neurodinâmico é o *teste da postura encurvada (slump test)*, que exige movimentos sequenciais de flexão das partes torácica, lombar e cervical da coluna, flexão do quadril, dorsiflexão do tornozelo e extensão do joelho para avaliar a mecanossensibilidade da medula espinal, raízes nervosas cervicais e lombares, e nervo isquiático.[2,80,186] Foram desenvolvidos testes neurodinâmicos adicionais para testar os nervos isquiático, femoral, obturatório e fibular no MI, e mediano, radial e ulnar no MS.[2,80,186,187,189-192]

Além da palpação para analisar a qualidade do fluxo sanguíneo arterial nos pulsos braquial, radial, femoral, poplíteo, tibial e dorsal do pé, podem-se realizar testes especiais para examinar a circulação periférica de regiões corporais específicas. Por exemplo, o *teste de Allen* examina o fluxo sanguíneo para a mão nas artérias radial e ulnar.[2,3] O *sinal de Homan* utiliza a dorsiflexão do tornozelo, extensão do joelho e palpação profunda para provocar a dor na panturrilha, que seria sugestiva de tromboflebite venosa profunda; no entanto, a confiabilidade do diagnóstico é limitada.[2,3]

Testes e mensurações adicionais

Dependendo dos achados, outros testes e mensurações podem ser indicados. Muitos desses procedimentos adicionais de exame são discutidos em detalhes em outros capítulos deste livro. Por exemplo, as queixas do paciente de parestesia ou dificuldade no desempenho muscular muitas vezes indicam envolvimento neurológico que exige o teste da sensibilidade superficial, profunda e proprioceptiva (ver Cap. 3), reflexos e tônus motor (ver Cap. 5), e coordenação e equilíbrio (ver Cap. 6). Os dados desses testes, em conjunto com os resultados de desempenho muscular, ajudam a identificar condições que afetam os nervos periféricos, raízes nervosas da coluna vertebral e sistema nervoso central. O fisioterapeuta deve distinguir os padrões de inervação sensitiva e motora de nervo periférico *versus* de raízes nervosas. Os livros de teste manual de força muscular, como Kendall et al.[88] e Hislop e Montgomery,[87] fornecem informações detalhadas sobre os padrões de inervação. A Figura 4.21 mostra formulários de registro de teste de força muscular que são úteis no reconhecimento de padrões deficientes de inervação. Os miótomos, que muitas vezes são incluídos como parte do exame musculoesquelético, são apresentados na Tabela 4.8, e os reflexos tendíneos profundos são apresentados no Capítulo 5. As lesões do neurônio motor superior geralmente resultam em hiper-reflexia, enquanto as lesões do neurônio motor inferior que envolvem a raiz do nervo espinal ou nervos periféricos geralmente causam hiporreflexia de reflexos tendíneos profundos.

As deficiências na ADM, movimentos articulares acessórios e desempenho motor podem afetar as atividades da vida diária (AVD) e atividades ocupacionais e de lazer. Nesses casos, o exame da marcha (ver Cap. 7), das habilidades funcionais (ver Cap. 8) e do ambiente circun-

TABELA DE NERVOS E MÚSCULOS ESPINAIS
PESCOÇO, DIAFRAGMA E MEMBRO SUPERIOR

Nome _____ Data _____

Legenda:
- D = ramo primário dorsal
- V = ramo primário ventral
- PR = raiz do plexo
- ST = tronco superior
- P = cordão posterior
- L = cordão lateral
- M = cordão medial

	Músculo	Nervo	Segmento Espinal
Nervos cervicais	Extensores da cabeça e pescoço	Cervical	1 2 3 4 5 6 7 8 1
	Músculos infra-hióideos	Cervical 1-8	1 2 3
	Reto anterior e lateral da cabeça	Cervical 1-4	1 2
	Longo da cabeça	Cervical	1 2 3 (4)
	Longo do pescoço	D.	2 3 4 5 6 (7)
	Levantador da escápula	V. 3,4,5	3 4 5
	Escalenos (A. M. P.)	V.	3 4 5 6 7 8
	Esternocleidomastóideo	V.	(1) 2 3
	Trapézio (A. T. D.)	V.	2 3 4
	Diafragma	Frênico 3,4,5	3 4 5
Plexo braquial – Raiz	Serrátil anterior	Torácico longo 5,6,7,(8)	5 6 7 8
	Romboides maior e menor	Dorsal da escápula 4,5	4 5
Tronco	Subclávio	N. para a subclávia 5,6	5 6
	Supraespinal	Supraescapular 4,5,6	4 5 6
	Infraespinal	Supraescapular	(4) 5 6
Cordão P	Subescapular	Subescapular superior (4),5,6,(7)	5 6 7
	Latíssimo do dorso	Toracodorsal (5),6,7,8	6 7 8
	Redondo maior	Subescapular inferior 5,6,(7)	5 6 7
L	Peitoral maior (superior)	Peitoral lateral 5,6,7	5 6 7
M&L	Peitoral maior (inferior)	Peitoral medial (6),7,8	6 7 8 1
	Peitoral menor	Peitoral medial	(6) 7 8 1
Axilar	Redondo menor	Axilar 5,6	5 6
	Deltoide	Axilar	5 6
Musculocutâneo	Coracobraquial	Musculocutâneo (4),5,6,7	6 7
	Bíceps braquial	Musculocutâneo	5 6
	Braquial	Musculocutâneo	5 6
Radial	Tríceps braquial	Radial 5,6,7,8	6 7 8 1
	Ancôneo	Radial	7 8
Lat. M	Braquial (parte menor)	Radial	5 6
	Braquiorradial	Radial	5 6
	Extensor radial longo do carpo	Radial	5 6 7 8
	Extensor radial curto do carpo	Radial	6 7 (8)
	Supinador	Radial	5 6 (7)
Post. Inter.	Extensor dos dedos	Radial	6 7 8
	Extensor do dedo mínimo	Radial	6 7 8
	Extensor ulnar do carpo	Radial	6 7 8
	Abdutor longo do polegar	Radial	6 7 8
	Extensor curto do polegar	Radial	6 7 8
	Extensor longo do polegar	Radial	6 7 8
	Extensor do dedo indicador	Radial	6 7 8
Mediano	Pronador redondo	Mediano 5,6,7,8,1	6 7
	Flexor radial do carpo	Mediano	6 7 8
	Palmar longo	Mediano	(6) 7 8 1
	Flexor superficial dos dedos	Mediano	7 8 1
	Flexor profundo dos dedos I e II	Mediano	7 8 1
A. Inter.	Flexor longo do polegar	Mediano	(6) 7 8 1
	Pronador quadrado	Mediano	7 8 1
	Abdutor curto do polegar	Mediano	6 7 8 1
	Oponente do polegar	Mediano	6 7 8 1
	Flexor curto do polegar (cabeça superior)	Mediano	6 7 8 1
	Lumbricais I e II	Mediano	(6) 7 8 1
Ulnar	Flexor ulnar do carpo	Ulnar 7,8,1	7 8 1
	Flexor profundo dos dedos III e IV	Ulnar	7 8 1
	Palmar curto	Ulnar	(7) 8 1
	Abdutor do dedo mínimo	Ulnar	(7) 8 1
	Oponente do dedo mínimo	Ulnar	(7) 8 1
	Flexor do dedo mínimo	Ulnar	(7) 8 1
	Interósseos palmares	Ulnar	8 1
	Interósseos dorsais	Ulnar	8 1
	Lumbricais III e IV	Ulnar	(7) 8 1
	Adutor do polegar	Ulnar	8 1
	Flexor curto do polegar (cabeça profunda)	Ulnar	8 1

Sensibilidade: C2, C3, C4, C5, C6, C7, C8, T1 – Supraclavicular, Axilar, Intercostobraquial e medial do braço, Cutâneo dorsal posterior do antebraço, Cutâneo dorsal lateral do antebraço, Cutâneo dorsal medial do antebraço, Ramo superficial do radial, Ulnar, Mediano.

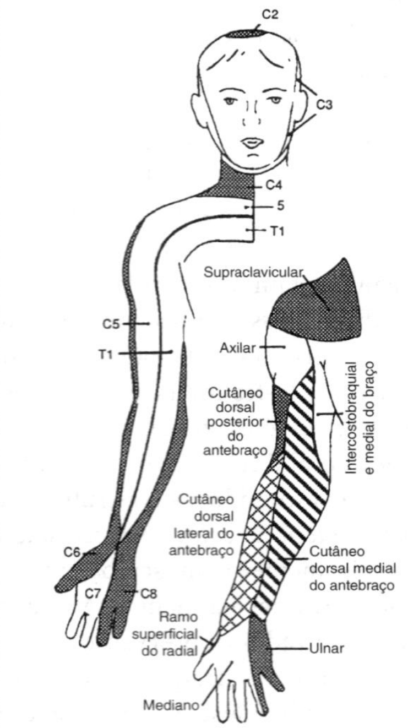

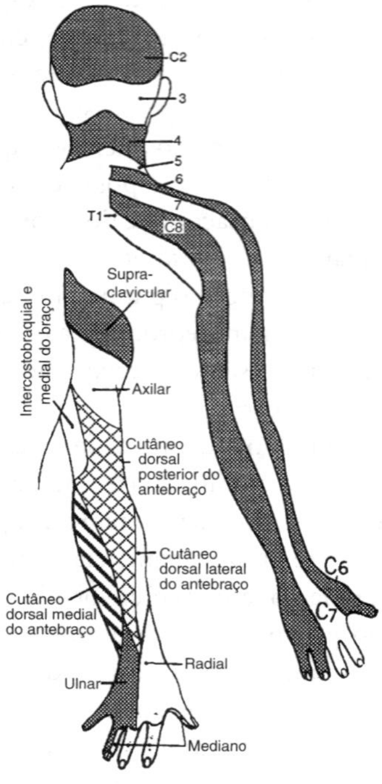

Dermátomos redesenhados de Keegan e Garrett Anat Rec 102, 409, 437, 1948. Distribuições cutâneas de nervos periféricos redesenhadas de Grays Anatomy of the Human Body. 28th. ed.

Figura 4.21 Formulário de registro do teste manual de força muscular que auxilia na determinação do local ou nível de uma lesão de nervo. (De Kendall et al.,[88] com permissão.)

Tabela 4.8 Miótomos[2,3]

Nível	Miótomos do quadrante superior	
	Ação a ser testada	*Músculo*
C5	Abdução do ombro, flexão do ombro	Deltoide
C5, C6	Flexão do cotovelo	Bíceps braquial
	Extensão do punho	Extensor radial longo do carpo Extensor radial curto do carpo
C7	Extensão do cotovelo	Tríceps braquial
	Flexão do punho	Flexor radial do carpo Flexor ulnar do carpo
C8	Desvio ulnar	Flexor ulnar do carpo Extensor ulnar do carpo
T1	Abdução/adução dos dedos	Interósseos
Nível	**Miótomos do quadrante inferior**	
	Ação a ser testada	*Músculo*
L2, L3	Flexão do quadril	Iliopsoas
L2, L3, L4	Extensão do joelho	Quadríceps femoral
L4	Dorsiflexão do tornozelo	Tibial anterior
L5	Extensão do hálux	Extensor longo do hálux
S1	Flexão plantar	Gastrocnêmio
	Eversão do tornozelo	Fibular longo Fibular curto

dante (ver Cap. 9) muitas vezes é apropriado. Às vezes, os achados indicam a necessidade de testes adicionais por outros profissionais da saúde, como médicos especialistas, psicólogos, fonoaudiólogos e terapeutas ocupacionais.

Avaliação dos achados do exame

Ao concluir o exame musculoesquelético, todos os achados do histórico do paciente, achados subjetivos e achados físicos pertinentes são avaliados para determinar o diagnóstico fisioterapêutico no qual será baseado o tratamento. O *diagnóstico* é definido como um rótulo que engloba um conjunto de sinais e sintomas, síndromes ou categorias.[6] Devem-se identificar os tecidos específicos que causam os prejuízos para que o tratamento possa ser focado e eficaz. O fisioterapeuta deve ter uma compreensão completa das doenças que comumente afetam o segmento corporal sob consideração. Os sintomas e manifestações clínicas dessas doenças são comparados aos achados de exame atuais para estabelecer um diagnóstico. Os Padrões de Prática Musculoesquelética listados no *Guide to Physical Therapist Practice*[6] podem ajudar na categorização dos diagnósticos em agrupamentos comuns e fornecer informações sobre o prognóstico, as metas previstas e os desfechos esperados, PDC e estratégias de intervenção (ver Apêndice A, no Cap.1, Tomada de decisão clínica).

Algumas vezes, o processo de avaliação não leva a um diagnóstico claramente identificável. Nesses casos, um diagnóstico provisório e o alívio dos sintomas e deficiências se tornam a base do tratamento. Em outros casos, a avaliação pode indicar a presença de duas ou mais condições. O fisioterapeuta deve, então, priorizar e focar inicialmente a condição que causa as deficiências, limitações nas atividades e incapacidades mais graves.

A avaliação deve determinar com clareza a linha de base para os sintomas, deficiências, limitações nas atividades e restrições na participação do paciente. Essa informação se torna a base da lista de problemas clínicos e guia o desenvolvimento das metas previstas e desfechos esperados. Os resultados dos exames futuros podem ser comparados a essa linha de base para avaliar a eficácia do tratamento.

Além de estabelecer um diagnóstico e os dados iniciais, a avaliação dos achados deve determinar fatores etiológicos. A menos que as causas subjacentes da doença sejam reconhecidas e tratadas, podem-se esperar problemas crônicos.[1] O fisioterapeuta não deve voltar a atenção apenas aos tecidos especificamente envolvidos, mas também pensar de maneira mais ampla sobre as unidades fisiológicas da função e biomecânica. Por exemplo, um paciente com uma entorse do ligamento colateral medial do joelho pode inicialmente responder bem ao tratamento que consiste em envoltório de compressão elástica, gelo, elevação, redução na atividade e uma marcha protetora com muletas sem apoio de peso. No entanto, se a condição for parcialmente decorrente de uma pronação anormal do pé, a retomada das atividades normais de apoio de peso pode causar novas lesões, a menos que o alinhamento do pé e da perna seja melhorado com uma órtese. Do mesmo modo, um paciente com tendinite do supraespinal pode reagir bem ao repouso, modalidades aplicadas ao tendão e exercícios leves de ADM glenoumeral, mas muitas vezes também necessita de eventual fortalecimento do manguito rotador e músculos trapézio (parte transversa e parte ascendente), serrátil anterior, bem como alongamento da cápsula glenoumeral inferior e posterior, para restaurar o ritmo escapuloumeral normal e evitar o impacto subacromial recorrente do tendão do supraespinal.

Durante o processo de avaliação, devem-se determinar outras informações que afetam o prognóstico e o curso do tratamento. Devem-se estabelecer o modo e o mecanismo de aparecimento. O início foi repentino, adquirido gradualmente ou congênito? Em geral, o prognóstico é melhor para uma condição causada por um evento bem definido do que para uma condição congênita ou com um início insidioso e gradual. O modo e o mecanismo de início também fornecem pistas para ajudar a desenvolver estratégias para a prevenção de episódios recorrentes de lesão ou condição.

Finalmente, uma análise dos achados do exame deve determinar a fase da condição do paciente. A fase, seja aguda, subaguda ou crônica, pode indicar quão bem o paciente vai tolerar cargas mecânicas como as impostas pelas atividades diárias ou pelo fisioterapeuta durante o tratamento. A **fase aguda** é habitualmente definida como a que ocorre até as primeiras 48 a 72 horas após o início. A **fase subaguda** pode continuar até 2 semanas a vários meses após o início. Normalmente, as condições são consideradas na **fase crônica** após 3 a 6 meses. Outra maneira de definir as fases, o que provavelmente é mais relevante para o planejamento do tratamento, centra-se na inflamação tecidual e no processo de reparação.[1] As condições na *fase aguda da inflamação* mostrarão sinais e sintomas de inflamação associados à hiperemia, aumento da permeabilidade capilar com perda de proteínas e plasma, e um influxo de granulócitos e outras células de defesa. Esses sinais e sintomas incluem inchaço, temperatura da pele elevada no local da lesão e dor em repouso, que piora com a ADM e contrações isométricas resistidas, que sobrecarregam mesmo minimamente os tecidos envolvidos. A *fase crônica da inflamação* produz sinais e sintomas associados a tentativas de reparação tecidual, incluindo um aumento na quantidade de fibrócitos e a presença de tecido de granulação; o paciente agora terá inchaço mínimo ou nenhum inchaço e temperatura elevada no local da lesão. A dor tende a ocorrer somente nos extremos de ADM quando a sensação do movimento no extremo da amplitude for alcançada, ou com uma quantidade moderada a máxima de resistência isométrica. Os tecidos em uma fase aguda muitas vezes não tolerarão a carga mecânica das atividades diárias, recreativas, ocupacionais ou terapêuticas. A força, a frequência e a duração dos processos de tratamento devem ser cuidadosamente monitoradas de modo a não aumentar a inflamação e piorar a condição. Em contraste, os tecidos na fase crônica geralmente irão tolerar e requerer procedimentos de tratamento que envolvem maior carga mecânica, frequência e duração para efetuar mudanças positivas nos tecidos. O estágio da condição também acrescenta informações de prognóstico. Normalmente, uma condição aguda irá mostrar mais melhora espontânea ao longo de um período de tempo mais curto do que uma condição crônica. A condição crônica geralmente requer um período de tratamento mais longo para promover uma melhora menor em seu *status*.

Resumo

O exame musculoesquelético fornece informações importantes sobre o estado dos ossos, cartilagem articular, cápsulas articulares, ligamentos e músculos. O processo de análise começa com uma revisão do prontuário do paciente e uma consulta detalhada. Normalmente é realizada observação cuidadosa, palpação e testes de ADM, movimentos articulares acessórios e de desempenho muscular. Dependendo dos resultados, podem-se incluir testes especiais específicos à região do corpo em exame. Frequentemente é necessário exame dos sistemas nervosos central e periférico, da marcha, da capacidade funcional e do ambiente. Na conclusão desse processo, devem-se avaliar todos os achados para determinar o diagnóstico, o estado inicial, os fatores etiológicos, o modo de início e a fase (aguda, subaguda ou crônica) da doença. Nesse ponto, podem-se desenvolver o prognóstico, as metas previstas, os desfechos esperados e o plano de cuidados.

Questões para revisão

1. Quais são os propósitos de um exame musculoesquelético?
2. Que informações sobre os sintomas do paciente devem ser obtidas durante a consulta do paciente?
3. Quais são os três tipos de sensações de movimento no extremo da amplitude normais? Que tipos de tecido contribuem para essas sensações de movimento no extremo da amplitude?
4. Compare os padrões capsulares *versus* não capsulares de movimento restrito.
5. Dê pelo menos três exemplos de movimentos osteocinemáticos e artrocinemáticos. Como os movimentos artrocinemáticos se combinam para produzir o movimento osteocinemático em uma articulação sinovial típica em que a superfície articular em movimento é côncava? E convexa?
6. Distinga entre desempenho, força, resistência, trabalho e potência muscular.
7. Discuta as implicações de um achado de *dor versus sem dor*, e *forte versus fraco* durante a realização do teste isométrico resistido.
8. Quais são os três fatores importantes para determinar os tipos de teste manual de força muscular? Quais seriam os critérios para os graus *Bom*, *Regular* e *Ruim* no teste manual de força muscular?
9. Quais são as vantagens e desvantagens de usar o teste manual de força muscular, o dinamômetro manual e o dinamômetro isocinético para determinar a força muscular?
10. O que um achado positivo em um teste de apreensão indicaria?
11. Quais informações resumidas devem ser determinadas a partir da avaliação dos achados do exame musculoesquelético para desenvolver uma lista de problemas clínicos, objetivos, desfechos esperados, prognóstico e plano de cuidados?

Estudo de caso

Estudo de caso 1

Um homem de 45 anos de idade entra no ambulatório de fisioterapia com queixa de dor no ombro direito que iniciou há 1 semana. A dor começou na segunda-feira após um fim de semana em que realizou raspagem e pintura em sua casa. O paciente descreve sua dor como incômoda e desagradável; a dor é de grau 6 em uma escala de dor de 0 a 10. Ele relata que é casado e tem dificuldade em atividades de manutenção da casa, como cortar a grama. Ele é capaz de realizar apenas 30% de suas atividades domésticas e recreativas normais. O fisioterapeuta decide realizar um exame musculoesquelético.

Enquanto palpa a região do ombro, o fisioterapeuta observa aumento na sensibilidade e temperatura da pele na região do sulco bicipital na porção anterior do ombro direito. A ADM ativa do ombro direito revela aumento na dor e algumas limitações durante a flexão, abdução e extensão do ombro; todos os outros movimentos ativos são livres de dor e estão dentro dos limites normais de ADM. Os movimentos passivos do ombro são livres de dor com ADM normal, exceto para a extensão de ombro, que é limitada e provoca um aumento na dor perto da amplitude final de movimento.

QUESTÕES PARA ORIENTAÇÃO

1. Quais informações adicionais devem ser coletadas durante a consulta?
2. O que é um padrão capsular de limitação? Esse paciente apresenta um padrão capsular de limitação na articulação do ombro (glenoumeral)?
3. O fisioterapeuta suspeita da presença de tendinite bicipital. Os achados durante os testes de ADM ativa e passiva apoiam esse diagnóstico? Explique.
4. Que testes adicionais devem ser realizados para examinar seletivamente o tecido contrátil e ajudar a confirmar ou descartar o diagnóstico de tendinite bicipital? Forneça uma justificativa para a sua resposta.

Estudo de caso 2

Uma menina de 14 anos é encaminhada ao ambulatório de fisioterapia 12 semanas após sofrer fraturas da parte média da diáfise da tíbia e fíbula esquerdas em um acidente de bicicleta. Seu aparelho gessado de perna inteira foi removido ontem. A fratura está bem consolidada. A paciente relata que o joelho e o tornozelo esquerdos estão rígidos e doloridos quando ela tenta flexioná-los. Ela também descreve a perna esquerda como fraca. Nesse momento, ela está deambulando com duas muletas, apoiando o peso conforme tolerado, com a esperança de progredir para a retirada das muletas logo que possível.

QUESTÕES PARA ORIENTAÇÃO

1. À observação, a coxa e a panturrilha esquerdas da paciente parecem mais finas do que as do lado direito. Como essa observação pode ser objetivamente medida e documentada? Por que a perna esquerda da paciente está mais fina do que a direita?

2. A ADM passiva de flexão do joelho esquerdo é de 10° a 70°. A sensação do movimento no extremo da amplitude de flexão do joelho esquerdo é firme. O que é uma sensação do movimento no extremo da amplitude? Quais são os três tipos gerais de sensações de movimento no extremo da amplitude normais? Quais tecidos poderiam ser a causa de uma sensação do movimento no extremo da amplitude firme para a flexão de joelho nessa paciente?
3. Qual movimento articular acessório deve ser examinado considerando a limitação na ADM de flexão passiva do joelho? Aplique as regras côncavo-convexo para determinar a direção do deslizamento dada a forma das superfícies articulares. Constatou-se que o movimento articular acessório é muito hipomóvel. Que grau o movimento articular acessório deve receber?
4. Além de observar, palpar e testar a ADM ativa, ADM passiva, movimentos articulares acessórios e desempenho muscular, que outros procedimentos de teste seria importante incluir no exame dessa paciente?

REFERÊNCIAS BIBLIOGRÁFICAS

1. Hertling, D, and Kessler, RM: Management of Common Musculoskeletal Disorders: Physical Therapy Principles and Methods, ed 4. Lippincott, Philadelphia, 2006.
2. Magee, DJ: Orthopedic Physical Assessment, ed 5. WB Saunders, Philadelphia, 2008.
3. Hoppenfeld, S: Physical Examination of the Spine and Extremities. Prentice-Hall, Englewood Cliffs, NJ, 1976.
4. Dutton, M: Orthopaedic Examination, Evaluation, and Intervention. McGraw-Hill, New York, 2004.
5. Starkey, C, Brown, S, and Ryan, J: Evaluation of Orthopedic and Athletic Injuries, ed 3. FA Davis, Philadelphia, 2009.
6. American Physical Therapy Association: Guide to Physical Therapist Practice, ed 2. Phys Ther 81:1, 2001.
7. Pecoraro, RE, et al: Validity and reliability of a self-administered health history questionnaire. Public Health Rep 94:231, 1979.
8. Boissonnault, WG, and Badke, MB: Collecting health history information: The accuracy of a patient self-administered questionnaire in an orthopedic outpatient setting. Phys Ther 85:531–543, 2005.
9. Talley, N, and O'Connor, S: Clinical Examination: A Guide to Physical Diagnosis, ed 4. Williams & Wilkins, Baltimore, 2001.
10. Paris, SV: The Spine. Course notes, Boston, 1976.
11. Coulehan, JL, and Block, ML: The Medical Interview, ed 5. FA Davis, Philadelphia, 2006.
12. Downs, MB, and Laporte, C: Conflicting dermatome maps: Educational and clinical implications. J Orthop Sport Phys Ther 41:427, 2011.
13. Melzack, R: The McGill pain questionnaire: Major properties and scoring methods. Pain 1:277, 1975.
14. Boissonnault, WG: Examination in Physical Therapy Practice: Screening for Medical Disease, ed 2. Churchill Livingstone, New York, 1995.
15. Goodman, CC, and Snyder, TK: Differential Diagnosis in Physical Therapy, ed 4. WB Saunders, Philadelphia, 2007.
16. Levangie, PK, and Norkin, CC: Joint Structure and Function: A Comprehensive Analysis, ed 5. FA Davis, Philadelphia, 2011.
17. Murray, MP: Gait as a total pattern of movement. Am J Phys Med 46:290, 1967.
18. Ostrosky, KM, et al: A comparison of gait characteristics in young and old subjects. Phys Ther 74:637, 1994.
19. Kuster, M, Sakurai, S, and Wook, GA: Kinematic and kinetic comparison of downhill and level walking. Clin Biomech 10:79, 1995.
20. Kerrigan, DC: Gender differences in joint biomechanics during walking: Normative study in young adults. Am J Phys Med Rehabil 77:2, 1998.
21. Rowe, PJ, et al: Knee joint kinematics in gait and other functional activities measured using flexible electrogoniometry: How much knee motion is sufficient for a normal daily life? Gait Posture 12:143–155, 2000.
22. Livingston, LA, et al: Stairclimbing kinematics on stairs of differing dimensions. Arch Phys Med Rehabil 72:398, 1991.
23. Protopapadaki, A, et al: Hip, knee and ankle kinematics and kinetics during stair ascent and descent in healthy young individuals. Clin Biomech 22:203, 2007.
24. Rodosky, MW, Andriacchi, TP, and Andersson, GB: The influence of chair height on lower limb mechanics during rising. J Orthop Res 7:266, 1989.
25. Ikeda, ER, et al: Influence of age on dynamics of rising from a chair. Phys Ther 71:473, 1991.
26. Janssen, GM, Bussmann, HBJ, and Stam, HJ: Determinants of the sit-to-stand movement: A review. Phys Ther 82:866, 2002.
27. Mulholland, SJ, and Wyss, UP: Activities of daily living in non-Western cultures: Range of motion requirements for hip and knee joints. Int J Rehabil Res 24:191–198, 2001.
28. Hemmerich, A, et al: Hip, knee and ankle kinematics of high range of motion activities of daily living. J Orthop Res 24:770, 2006.
29. Safee-Rad, R, et al: Normal functional range of motion of upper limb joints during performance of three feeding activities. Arch Phys Med Rehabil 71:505, 1990.
30. Packer, TL, et al: Examining the elbow during functional activities. Occup Ther J Res 10:323, 1990.
31. Morrey, BF, et al: A biomechanical study of normal functional elbow motion. J Bone Joint Surg Am 63:872, 1981.
32. Ryu, J, et al: Functional ranges of motion of the wrist joint. J Hand Surg 16A:409, 1991.
33. Matsen, FA: et al: Practical Evaluation and Management of the Shoulder. WB Saunders, Philadelphia, 1994.
34. Norkin, CC, and White, DJ: Measurement of Joint Motion: A Guide to Goniometry, ed 4. FA Davis, Philadelphia, 2009.
35. Boone, DC, and Azen, SP: Normal range of motion of joints in male subjects. J Bone Joint Surg Am 61:756, 1979.
36. Bell, RD, and Hoshizaki, TB: Relationship of age and sex with range of motion: Seventeen joint actions in humans. Can J Appl Sci 6:202, 1981.
37. Roach, KE, and Miles, TP: Normal hip and knee active range of motion: The relationship to age. Phys Ther 71:656, 1991.
38. Schwarze, DJ, and Denton, JR: Normal values of neonatal limbs: An evaluation of 1000 neonates. J Res Pediatr Orthop 13:758, 1993.
39. Moll, JMH, and Wright, V: Normal range of spinal mobility. Ann Rheum Dis 30:381, 1971.
40. Chen, J, et al: Meta-analysis of normative cervical motion. Spine 24:1571, 1999.
41. Allander, E, et al: Normal range of joint movement in shoulder, hip, wrist and thumb with special reference to side: A comparison between two populations. Int J Epidemiol 3:253, 1974.

42. Beighton, P, et al: Articular mobility in an African population. Ann Rheum Dis 32:23, 1973.
43. Walker, JM, et al: Active mobility of the extremities in older subjects. Phys Ther 64:919, 1984.
44. Escalante, A, et al: Determinants of hip and knee flexion range: Results from the San Antonio Longitudinal Study of Age. Arthritis Care Res 12:8, 1999.
45. Boon, AJ, and Smith, J: Manual scapular stabilization: Its effect on shoulder rotation range of motion. Arch Phys Med Rehabil 81:978, 2000.
46. Rothstein, JM, et al: Goniometric reliability in a clinical setting: Elbow and knee measurements. Phys Ther 63:1611, 1983.
47. Ekstrand, J, et al: Lower extremity goniometric measurements: A study to determine their reliability. Arch Phys Med Rehabil 63:171, 1982.
48. Sabari, JS, et al: Goniometric assessment of shoulder range of motion: Comparison of testing in supine and sitting positions. Arch Phys Med Rehabil 79:64, 1998.
49. Kebaetse, M, McClure, P, and Pratt, NA: Thoracic position effect on shoulder range of motion, strength, and three-dimensional scapular kinematics. Arch Phys Med Rehabil 80:945, 1999.
50. Simoneau, GG, et al: Influence of hip position and gender on active hip internal and external rotation. J Orthop Sports Phys Ther 28:158, 1998.
51. American Academy of Orthopaedic Surgeons: Joint Motion: A Method of Measuring and Recording. AAOS, Chicago, 1965.
52. Greene, WB, and Heckman, JD (eds): American Academy of Orthopaedic Surgeons: The Clinical Measurement of Joint Motion: AAOS, Chicago, 1994.
53. Cocchiarella, L, and Andersson, GBJ (eds): American Medical Association: Guide to the Evaluation of Permanent Impairment, ed 5. AMA, Milwaukee, 2001.
54. Cyriax, JH, and Cyriax, PJ: Illustrated Manual of Orthopaedic Medicine. Butterworth, London, 1983.
55. Low, JL: The reliability of joint measurement. Physiotherapy 62:227, 1976.
56. Watkins, MA, et al: Reliability of goniometric measurements and visual estimates of knee range of motion obtained in a clinical setting. Phys Ther 71:90, 1991.
57. Clarkson, HM: Musculoskeletal Assessment: Joint Range of Motion and Manual Muscle Strength, ed 2. Lippincott Williams & Wilkins, Philadelphia, 2000.
58. Reese, NB, and Bandy, WD: Joint Range of Motion and Muscle Length Testing. WB Saunders, Philadelphia, 2002.
59. Hellebrandt, FA, Duvall, EN, and Moore, ML: The measurement of joint motion: Part III—Reliability of goniometry. Phys Ther Rev 29:302, 1949.
60. Boone, DC, et al: Reliability of goniometric measurements. Phys Ther 58:1355, 1978.
61. Grohmann, JL: Comparison of two methods of goniometry. Phys Ther 63:922, 1983.
62. Fish, DR, and Wingate, L: Sources of goniometric error at the elbow. Phys Ther 65:1666, 1985.
63. Goodwin, J, et al: Clinical methods of goniometry: A comparison study. Disabil Rehabil 14:10, 1992.
64. Greene, BL, and Wolf, SL: Upper extremity joint movement: Comparison of two measurement devices. Arch Phys Med Rehabil 70:288, 1989.
65. Armstrong, AD, et al: Reliability of range-of-motion measurement in the elbow and forearm. J Shoulder Elbow Surg 7:573, 1998.
66. Pandya, S, et al: Reliability of goniometric measurements in patients with Duchenne muscular dystrophy. Phys Ther 65:1339, 1985.
67. Tucci, SM, et al: Cervical motion assessment: A new, simple and accurate method. Arch Phys Med Rehabil 67:225, 1986.
68. Burdett, RG, Brown, KE, and Fall, MP: Reliability and validity of four instruments for measuring lumbar spine and pelvic positions. Phys Ther 66:677, 1986.
69. Nitschke, JE, et al: Reliability of the American Medical Association Guides' model for measuring spinal range of motion. Spine 24:262, 1999.
70. Gajdosik, RL, and Bohannon, RW: Clinical measurement of range of motion: Review of goniometry emphasizing reliability and validity. Phys Ther 67:1987.
71. Ekstrand, J, et al: Lower extremity goniometric measurements: A study to determine their reliability. Arch Phys Med Rehabil 63:171, 1982.
72. Kaltenborn, FM: Manual Mobilization of the Joints: The Extremities, ed 5. Olaf Norlis Bokhandel, Oslo, 1999.
73. Paris, S: Extremity Dysfunction and Mobilization. Institute Press, Atlanta, 1980.
74. Riddle, DL: Measurement of accessory motion: Critical issues and related concepts. Phys Ther 72:865, 1992.
75. Petersen, CM, and Hayes, KW: Construct validity of Cyriax's selective tension examination: Association of end-feels with pain at the knee and shoulder. J Orthop Sports Phys Ther 30:512, 2000.
76. Chesworth, BM, et al: Movement diagram and end-feel reliability when measuring passive lateral rotation of the shoulder in patients with shoulder pathology. Phys Ther 78:593, 1998.
77. Hayes, KH, and Petersen, CM: Reliability of assessing end-feel and pain and resistance sequence in subjects with painful shoulders and knees. J Orthop Sports Phys Ther 31:432, 2001.
78. Hayes, KW, Petersen, C, and Falconer, J: An examination of Cyriax's passive motion tests with patients having osteoarthritis of the knee. Phys Ther 74:697, 1994.
79. Fritz, JM, et al: An examination of the selective tissue tension scheme, with evidence for the concept of a capsular pattern of the knee. Phys Ther 78:1046, 1998.
80. Kisner, C, and Colby, LA: Therapeutic Exercise: Foundations and Techniques, ed. 5. FA Davis, Philadelphia, 2007.
81. Edmond SL: Manipulations and Mobilization: Extremity and Spinal Techniques, ed 2. Mosby, St. Louis, 2006.
82. Franklin, ME, et al: Assessment of exercise-induced minor muscle lesions: The accuracy of Cyriax's diagnosis by selective tension paradigm. J Orthop Sports Phys Ther 24:122, 1996.
83. Pellecchia, CL, Paolino, J, and Connell, J: Intertester reliability of the Cyriax evaluation in assessing patients with shoulder pain. J Orthop Sports Phys Ther 23:34, 1996.
84. Hayes, KW, and Peterson, CM: Reliability of classifications derived from Cyriax's resisted testing in subjects with painful shoulders and knees. J Orthop Sports Phys Ther 33:235, 2003.
85. Wright W: Muscle training in the treatment of infantile paralysis. Boston Med Surg J 167:567, 1912.
86. Lovett, R: Treatment of Infantile Paralysis. Blakiston's Son & Co., Philadelphia, 1917.
87. Hislop, HJ, and Montgomery, J: Daniels and Worthingham's Muscle Testing: Techniques of Manual Examination, ed 8. WB Saunders, Philadelphia, 2007
88. Kendall, FP, McCreary, EK, and Provance PG: Muscles Testing and Function, ed 4. Williams & Wilkins, Baltimore, MD, 1993.
89. Sharrard, WJW: Muscle recovery in poliomyelitis. J Bone Joint Surg Br 37:63, 1955.
90. Beasley, WC: Quantitative muscle testing: Principles and application to research and clinical services. Arch Phys Med Rehabil 42:398, 1961.
91. Andres, PL, et al: A comparison of three measures of disease progression in ALS. J Neurol Sci 139-S:64, 1996.
92. Schwartz, S, et al: Relationship between two measures of upper extremity strength: Manual muscle test compared to hand-held myometry. Arch Phys Med Rehabil 73:1063, 1992.
93. Aitkens, S, et al: Relationship of manual muscle testing to objective strength measurements. Muscle Nerve 12:173, 1989.
94. Bohannon, RW: Measuring knee extensor muscle strength. Am J Phys Med Rehabil 80:13, 2001.
95. Noreau, L, and Vachon, J: Comparison of three methods to assess muscular strength in individuals with spinal cord injury. Spinal Cord 36:716, 1998.

96. Wadsworth, CT, et al: Intrarater reliability of manual muscle testing and hand-held dynametric muscle testing. Phys Ther 67:1342, 1987.
97. Florence, JM, et al: Intrarater reliability of manual muscle test (Medical Research Council scale) grades in Duchenne's muscular dystrophy. Phys Ther 72:115, 1992.
98. Barr, AE, et al: Reliability of testing measures in Duchenne or Becker muscular dystrophy. Arch Phys Med Rehabil 72:315, 1991.
99. Frese, E, et al: Clinical reliability of manual muscle testing: Middle trapezius and gluteus medius muscles. Phys Ther 67:1072, 1987.
100. Silver, M, et al: Further standardization of manual muscle test for clinical study: Applied in chronic renal disease. Phys Ther 50:1456, 1970.
101. Iddings, DM, et al: Muscle testing: Part 2. Reliability in clinical use. Phys Ther Rev 41:249, 1961.
102. Lilienfeld, AM, et al: A study of the reproducibility of muscle testing and certain other aspects of muscle scoring. Phys Ther Rev 34:279, 1954.
103. Escolar, DM, et al: Clinical evaluator reliability for quantitative and manual muscle testing measures of strength in children. Muscle Nerve 24:787, 2001.
104. Smidt, GL, and Rodger, MW: Factors contributing to the regulation and clinical assessment of muscular strength. Phys Ther 62:1283, 1982.
105. Mulroy, SJ, et al: The ability of male and female clinicians to effectively test knee extension strength using manual muscle testing. J Orthop Sport Phys Ther 26:192, 1997.
106. Soderberg, GL: Handheld dynamometry for muscle testing. In Reese, NB (ed): Muscle and Sensory Testing, ed 2. Elsevier Saunders, St. Louis, 2005, p 473.
107. Bohannon, RW: Make tests and break tests of elbow flexor muscle strength. Phys Ther 68:193, 1988.
108. Stratford, PW, and Balsor, BE: A comparison of make and break tests using a hand-held dynamometer and the Kin-Com. J Orthop Sports Phys Ther 19:28, 1994.
109. Ford-Smith, CD, et al: Reliability of stationary dynamometer muscle strength testing in community-dwelling older adults. Arch Phys Med Rehabil 82:1128, 2001.
110. Nadler, SF, et al: Portable dynamometer anchoring station for measuring strength of the hip extensors and abductors. Arch Phys Med Rehabil 81:1072, 2000.
111. Phillips, BA, et al: Muscle force measured using "break" testing with a hand-held myometer in normal subjects aged 20 to 69 years. Arch Phys Med Rehabil 81:653, 2000.
112. Andrews, AW, et al: Normative values for isometric muscle force measurements obtained with hand-held dynamometers. Phys Ther 76:248, 1996.
113. Bohannon, RW: Upper extremity strength and strength relationships among young women. J Orthop Sport Phys Ther 8:128, 1986.
114. Backman, E, et al: Isometric muscle force and anthropometric values in normal children aged between 3.5 and 15 years. Scand J Rehabil Med 21:105, 1989.
115. Van der Ploeg, RJO, et al: Hand-held myometry: Reference values. J Neurol Neurosurg Psychiatry 54:244, 1991.
116. Magnusson, PS: Clinical strength testing. Rehab Management Dec-Jan:38, 1993.
117. Sapega, AA: Muscle performance evaluation in orthopaedic practice. J Bone Joint Surg 72A(10):1562, 1990.
118. Visser, J, et al: Comparison of maximal voluntary isometric contraction and hand-held dynamometry in measuring muscle strength of patients with progressive lower motor neuron syndrome. Neuromuscul Disord 13:744, 2003.
119. Brinkmann, JR: Comparison of a hand-held and fixed dynamometer in measuring strength of patients with neuromuscular disease. J Orthop Sports Phys Ther 19:100, 1994.
120. Bohannon, RW: Hand-held compared with isokinetic dynamometry for measurement of static knee extension torque (parallel reliability of dynamometers). Clin Phys Physiol Meas 11:217, 1990.
121. Reinking, MF, et al: Assessment of quadriceps muscle performance by hand-held, isometric, and isokinetic dynamometry in patients with knee dysfunction. J Orthop Sport Phys Ther 24:154, 1996.
122. Kilmer, DD, et al: Hand-held dynamometry reliability in persons with neuropathic weakness. Arch Phys Med Rehabil 78:1364, 1997.
123. Beck, M, et al: Comparison of maximal voluntary isometric contractions and Drachman's hand-held dynamometry in evaluating patients with amyotrophic lateral sclerosis. Muscle Nerve 22:1265, 1999.
124. Agre, JC, et al: Strength testing with a portable dynamometer: Reliability for upper and lower extremities. Arch Phys Med Rehabil 68:454, 1987.
125. Bohannon, RW, and Andrews, AW: Interrater reliability of hand-held dynamometry. Phys Ther 67:931, 1987.
126. Riddle, DL, et al: Intrasession and intersession reliability of hand-held dynamometer measurements taken on brain-damaged patients. Phys Ther 69:182, 1989.
127. Moreland, J, et al: Interrater reliability of six tests of trunk muscle function and endurance. J Orthop Sport Phys Ther 26:200, 1997.
128. Wang, CY, Olson, SL, and Protas, EJ: Test-retest strength reliability: Hand-held dynamometry in community-dwelling elderly fallers. Arch Phys Med Rehabil 83:811, 2002.
129. Ottenbacher, KJ, et al: The reliability of upper- and lower-extremity strength testing in a community survey of older adults. Arch Phys Med Rehabil 83:1423, 2002.
130. Hayes, K, et al: Reliability of 3 methods for assessing shoulder strength. Shoulder Elbow Surg 11:33, 2002.
131. Bohannon, RW: Intertester reliability of hand-held dynamometry: A concise summary of published research. Percept Mot Skills 88(3 Pt 1):899, 1999.
132. Sloan, C: Review of the reliability and validity of myometry with children. Phys Occup Ther Pediatr 22:79, 2002.
133. Cybex Humac Norm: Computer Sports Medicine, Inc, Stoughton, MA, 02071. Retrieved October 22, 2011, from www.csmisolutions.com.
134. Wilcox, A, et al: Use of a Cybex Norm dynamometer to assess muscle function in patients with thoracic cancer. Biomedical Central Palliative Care 7:3, 2008. Retrieved October 22, 2011, from www.biomedcentral.com/1472-684X/7/3.
135. Cybex Norm testing and rehabilitation system: User's guide. Blue Sky Software Corporation, Ronkonkoma, New York, 1996.
136. Keating, JL, and Matyas, TA: Method-related variations in estimates of gravity correction values using electromechanical dynamometry: A knee extension study. J Orthop Sports Phys Ther 24:142, 1996.
137. Kellis, E, and Baltzopoulos, V: Gravitational moment correction in isokinetic dynamometry using anthropometric data. Med Sci Sports Exerc 28:900, 1996.
138. Rothstein, JM, et al: Clinical uses of isokinetic measurements: Critical issues. Phys Ther 67:1840, 1987.
139. Winter, DA, et al: Errors in the use of isokinetic dynamometers. Eur J Appl Physiol 46:397, 1981.
140. Lin, PC, et al: Detection of submaximal effort in isometric and isokinetic knee extension tests. J Orthop Sports Phys Ther 24:19, 1996.
141. Bohannon, RW: Differentiation of maximal from submaximal static elbow flexor efforts by measurement variability. Am J Phys Med Rehabil 66:213, 1987.
142. Kishino, ND, et al: Quantification of lumbar function. Spine 10:921, 1985.
143. Robinson, ME, et al: Variability of isometric and isotonic leg exercise: Utility for detection of submaximal efforts. J Occup Rehabil 4:163, 1994.
144. Murray, MP, et al: Maximum isometric knee flexor and extensor contractions: Normal patterns of torque versus time. Phys Ther 57:637, 1977.

145. Hazard, RG, et al: Lifting capacity: Indices of subject effort. Spine 17:1065, 1992.
146. Johnson, J, and Siegel, D: Reliability of an isokinetic movement of the knee extensors. Res Q 49:88, 1978.
147. Mawdsley, RH, and Knapik, JJ: Comparison of isokinetic measurements with test repetitions. Phys Ther 62:169, 1982.
148. Keating, JL, and Matyas, TA: The influence of subject and test design on dynamometric measurements of extremity muscles. Phys Ther 76:866, 1996.
149. Davies, GJ, et al: Assessment of strength. In Malone, TR, et al (eds): Orthopedic and Sports Physical Therapy, ed 3. Mosby, St. Louis, 1997, p 225.
150. Gaines, JM, and Talbot, LA: Isokinetic strength testing in research and practice. Biol Res Nurs 1:57, 1999.
151. Molnar, GE, et al: Reliability of quantitative strength measurements in children. Arch Phys Med Rehabil 60:218, 1979.
152. Tredinnick, TJ, and Duncan, PW: Reliability of measurements of concentric and eccentric isokinetic loading. Phys Ther 68:656, 1988.
153. Morris-Chatta, R, et al: Isokinetic testing of ankle strength in older adults: Assessment of inter-rater reliability and stability of strength over six months. Arch Phy Med Rehabil 75:1213, 1994.
154. Emery, CA, Maitland, ME, and Meeuwisse, WH: Test-retest reliability of isokinetic hip adductor and flexor muscle strength. Clin J Sports Med 9:79, 1999.
155. Ayalon, M et al: Reliability of isokinetic strength measurements of the knee in children with cerebral palsy. Dev Med Child Neurol 42:398, 2000.
156. Pohl, PS, et al: Reliability of lower extremity isokinetic strength testing in adults with stroke. Clin Rehabil 14:601, 2000.
157. Hsu, AL, Tang, PF, and Jan, MH: Test-retest reliability of isokinetic muscle strength of the lower extremities in patients with stroke. Arch Phys Med Rehabil 83:1130, 2002.
158. Quittan, M, et al: Isokinetic strength testing in patients with chronic heart failure—a reliability study. Int J Sports Med 22:40, 2001.
159. van Meeteren, J, Roebroek, ME, and Stam, HJ: Test-retest reliability in isokinetic muscle strength measurements of the shoulder. J Rehabil Med 34:91, 2002.
160. Plotnikoff, NA, and MacIntyre, DL: Test-retest reliability of glenohumeral internal and external rotator strength. Clin J Sports Med 12:367, 2002.
161. Kramer, JF, and Ng, LR: Static and dynamic strength of the shoulder rotators in healthy, 45 to 75 year-old men and women. J Orthop Sports Phys Ther 24:11, 1996.
162. Cahalan, TD, et al: Quantitative measurements of hip strength in different age groups. Clin Orthop 246:136, 1989.
163. Murray, MP, et al: Strength of isometric and isokinetic contractions: Knee muscles of men aged 20 to 86. Phys Ther 60:412, 1980.
164. Smith, SS, et al: Quantification of lumbar function. Part I: Isometric and multispeed isokinetic trunk strength measures in sagittal and axial planes in normal subjects. Spine 10:757, 1985.
165. Neder, JA, et al: Reference values for concentric knee isokinetic strength and power in nonathletic men and women from 20 to 80 years old. J Orthop Sports Phys Ther 29:116, 1999.
166. Gajdosik, R, Vander Linden, DW, and Williams, AK: Concentric isokinetic torque characteristics of the calf muscles of active women aged 20 to 84 years. J Orthop Sports Phys Ther 29:181, 1999.
167. Hulens, M, et al: Assessment of isokinetic muscle strength in women who are obese. J Orthop Sports Phys Ther 32:347, 2002.
168. Aniansson, A, et al: Muscle function in 75-year-old men and women. A longitudinal study. Scand J Rehabil Med Suppl 9:92, 1983.
169. Holmes, JR, and Alkerink, GJ: Isokinetic strength characteristics of the quadriceps femoris and hamstring muscles in high school students. Phys Ther 64:914, 1984.
170. Weltman, A, et al: Measurement of isokinetic strength in prepubertal males. J Orthop Sports Phys Ther 9:345, 1988.
171. Henderson, RC, et al: Knee flexor-extensor strength in children. J Orthop Sports Phys Ther 18:559, 1993.
172. Ramos, E, et al: Muscle strength and hormonal levels in adolescents: Gender related differences. Int J Sports Med 19:526, 1998.
173. Kellis, S, et al: Prediction of knee extensor and flexor isokinetic strength in young male soccer players. J Orthop Sports Phys Ther 30:693, 2000.
174. Ellenbecker, TS, and Roetert, EP: Isokinetic profile of elbow flexion and extension strength in elite junior tennis players. J Orthop Sports Phys Ther 33:79, 2003.
175. Grace, TG, et al: Isokinetic muscle imbalance and knee-joint injuries. J Bone Joint Surg Am 66:734, 1984
176. Hageman, PR, et al: Effects of speed and limb dominance on eccentric and concentric isokinetic testing of the knee. J Orthop Sports Phys Ther 10:59, 1988.
177. Lucca, JA, and Kline, KK: Effects of upper and lower limb preference on torque production in the knee flexors and extensors. J Orthop Sports Phys Ther 11:202, 1989.
178. Golebiewska, JA, et al: Isokinetic muscle torque during glenohumeral rotation in dominant and nondominant limbs. Acta Bioeng Biomech 10(2):69, 2008.
179. Aquino Mde, A, et al: Isokinetic assessment of knee flexor/extensor muscular strength in elderly women. Rev Hosp Clin Fac Med Sao Paulo 57:131, 2002.
180. Hinton, RY: Isokinetic evaluation of shoulder rotational strength in high-school baseball pitchers. Am J Sports Med 16:274, 1988.
181. Lertwanich, P, et al: Difference in isokinetic strength of the muscles around dominant and nondominant shoulders. J Med Assoc Thai 89(7):948, 2006.
182. Perrin, DH, et al: Bilateral isokinetic peak torque, torque acceleration energy, power, and work relationships in athletes and nonathletes. J Orthop Sports Phy Ther 9:134, 1987.
183. Mira, AJ, et al: A critical analysis of quadriceps function after femoral shaft fracture in adults. J Bone Joint Surg Am 62:61, 1980.
184. LoPresti, C, et al: Quadriceps insufficiency following repair of the anterior cruciate ligament. J Orthop Sports Phys Ther 9:245, 1988.
185. Konin, JG, et al: Special Tests for Orthopedic Examination, ed 3. Slack, Thorofare, NJ, 2006.
186. Butler, D. Mobilisation of the Nervous System. Churchill Livingstone, Melbourne, 1991.
187. Butler, D: The Sensitive Nervous System. Noigroup Publications, Adelaide, Australia, 2000.
188. Topp, KS, and Boyd, BS: Structure and biomechanics of peripheral nerves: Nerve responses to physical stresses and implications for physical therapist practice. Phys Ther 86:92, 2006.
189. Coppieters, MW, et al: Addition of test components during neurodynamic testing: Effect on range of motion and sensory responses. J Orthop Sports Phys Ther 31(5):226, 2001.
190. Byl, C, et al: Strain in the median and ulnar nerves during upper-extremity positioning. J Hand Surg (Am) 27(A):1032–1040, 2002.
191. Kleinrensink, GJ, et al: Upper limb tension tests as tools in the diagnosis of nerve and plexus lesions. Clin Biomech 15:9–14, 2000.
192. Reisch, R, et al: ULNT2-Median nerve bias: examiner reliability and sensory responses in asymptomatic subjects. J Manual Manipulative Ther 13(1):44–55, 2005.

CAPÍTULO 5

Exame da função motora: controle motor e aprendizagem motora

Susan B. O'Sullivan, PT, EdD
Leslie G. Portney, PT, DPT, PhD, FAPTA

SUMÁRIO

Panorama da função motora 177
Componentes do exame 178
História do paciente 178
Revisão dos sistemas 178
Testes e medidas 178
Fatores que podem restringir o exame da função motora 179
Consciência e nível de alerta 179
Cognição 181
Integridade e integração sensitiva 183
Integridade articular, alinhamento postural e mobilidade 184
Elementos do exame da função motora 184
Tônus 184
Integridade dos reflexos 191
Integridade de nervos cranianos 193
Desempenho muscular 197
Padrões de movimento voluntário 201
Análise de tarefas baseada em atividades 204

Taxonomia de tarefas 205
Videografia 207
Aprendizagem motora 208
Estágios de aprendizagem motora 208
Medidas de aprendizagem motora 209
Estilos de aprendizagem 212
Integridade eletrofisiológica de músculos e nervos 212
Conceitos de eletromiografia 212
Registro do sinal de EMG 213
O exame EMG 214
Testes de condução nervosa 217
Transtornos de nervo periférico 220
Transtornos de neurônio motor 221
Miopatias 221
Avaliação 221
Diagnóstico 222
Resumo 222

OBJETIVOS DE APRENDIZAGEM

1. Identificar os objetivos e componentes do exame da função motora: controle motor e aprendizagem motora.
2. Descrever o processo de exame e testes e medidas específicos para os vários componentes da função motora.
3. Discutir as implicações de déficits comuns associados a distúrbios na função motora no estabelecimento de metas e plano de tratamento.
4. Discutir os fatores que influenciam a complexidade do exame motor e processo de avaliação.
5. Descrever os sistemas de instrumentos e metodologia geral utilizados para realizar uma eletromiografia (EMG) e um exame da velocidade de condução nervosa (VCN).
6. Descrever as características dos achados normais e anormais na EMG e teste de VCN.
7. Discutir as implicações dos achados clínicos na EMG e VCN para o estabelecimento de metas e plano de tratamento.
8. Discutir os fatores que influenciam na determinação do diagnóstico fisioterapêutico nos distúrbios da função motora.
9. Analisar e interpretar os dados do paciente, formular metas previstas e desfechos esperados realistas, além de identificar intervenções apropriadas em relação a um estudo de caso clínico.

Panorama da função motora

O controle motor evolui de um complexo conjunto de processos neurais, físicos e comportamentais que gerenciam a postura e o movimento. Alguns movimentos têm uma base genética e emergem por meio de processos de crescimento e desenvolvimento normais. Exemplos incluem os padrões reflexos amplamente reativos que predominam durante a maior parte do início da vida e em alguns pacientes com lesões encefálicas. Outros movimentos, chamados de *habilidades motoras*, são aprendidos por meio da interação e exploração do ambiente. A prática e o *feedback* são variáveis importantes ao definir o desenvolvimento da aprendizagem motora e das habilidades motoras. A informação sensitiva sobre o movimento é usada para guiar e moldar o desenvolvimento de programas motores. Um **programa motor** é definido como "uma representação abstrata que, quando iniciada, resulta na produção de uma sequência de movimentos coordenados."[1,p.497] Exemplos incluem o complexo circuito neural da medula espinal conhecido como gerador de padrão central (CPG), que controla a locomoção e a marcha. Programas motores de alto nível podem ser vistos como regras ou códigos abstratos para ações coordenadas que são armazenadas (programas motores generalizados [PMG]). Os PMG contêm informações sobre a ordem dos eventos, o momento de ocorrência dos eventos (estrutura temporal), a força global das contrações, e o músculo(s) ou membro(s) utilizado nos movimentos.[1] O *feedback* sensitivo dos membros que respondem, bem como o do ambiente, modifica os movimentos resultantes.[1] Um **plano motor** (programa motor complexo) é uma ideia ou plano de movimento intencional que é elaborado por vários programas motores componentes. A **memória motora** (*memória processual*) envolve a evocação de programas motores ou sub-rotinas e inclui informações sobre as (1) condições iniciais do movimento; (2) como o movimento é sentido, visto ou ouvido (consequências sensitivas); (3) parâmetros de movimento específicos (conhecimento do desempenho); e (4) desfecho do movimento (conhecimento dos resultados).

As ações de cooperação de múltiplos sistemas possibilitam a acomodação do movimento de modo a corresponder às demandas específicas da tarefa e do ambiente. Isso é definido pela *teoria de sistemas*, um modelo de distribuição do controle motor. O conceito fundamental é que muitos sistemas interagem para produzir um movimento coordenado, não apenas o sistema nervoso. Por exemplo, fatores mecânicos do sistema osteomuscular (massa corporal, inércia e gravidade) contribuem para a qualidade global do movimento produzido. A cognição (atenção, memória, aprendizagem, julgamento e tomada de decisão) e a percepção (interpretação de sensações) também são fundamentais. Deficiências em qualquer um desses sistemas em interação podem alterar significativamente a qualidade do movimento produzido e o nível de função alcançado.[2] Outro conceito é que as unidades do sistema nervoso central (SNC) são organizadas em torno de demandas de tarefas específicas (denominadas *sistemas de tarefas*). Todo o SNC pode ser necessário para tarefas complexas, enquanto apenas pequenas partes dele podem ser necessárias para tarefas simples. Os níveis de comando variam de acordo com a tarefa específica executada. Assim, o nível mais elevado de comando pode não ser necessário para a execução de alguns movimentos simples.[2,3] Vias laterais estão envolvidas no movimento voluntário da musculatura distal e estão sob controle cortical direto (ou seja, das vias corticospinal e rubrospinal). As vias ventromediais estão envolvidas no controle da postura e locomoção e estão sob controle do tronco encefálico (i. e., tratos vestibulospinais, trato tectospinal, e tratos reticulospinais medial (ou pontino) e lateral (ou medular)). Os neurônios do corno anterior da medula espinal são a via final comum para acionar os músculos periféricos para a função.

As habilidades motoras são adquiridas e modificadas por ações do SNC por meio de processos de aprendizagem motora. A **aprendizagem motora** é definida como "um conjunto de processos internos associados à prática ou experiência que leva a mudanças relativamente permanentes na capacidade para o comportamento habilidoso".[1,p.497] O SNC organiza e integra uma vasta quantidade de informações sensitivas. O *feedback* é a informação produzida em resposta, recebida durante ou após o movimento; é usado para monitorar as informações liberadas para ações corretivas. O *feedforward*, envio de sinais em antecedência ao movimento para preparar o sistema sensorimotor, possibilita ajustes antecipatórios na atividade postural. O processamento de informações pelo SNC é tanto em série quanto em paralelo, levando à produção de movimento coordenado. A **coordenação** é a capacidade de executar respostas motoras suaves, precisas e controladas. As **estruturas coordenativas** (unidades sinérgicas) são as unidades funcionalmente específicas de músculos que são restritas pelo sistema nervoso de modo a atuar cooperativamente para produzir padrões de movimento relativamente estáveis, mas que são dimensionadas de acordo com o ambiente.[1]

A **recuperação da função** é a reaquisição de habilidades motoras perdidas em decorrência de uma lesão. Os movimentos recuperados podem ser realizados exatamente como antes. No paciente com danos neurológicos, o que ocorre mais frequentemente é que os movimentos são modificados e não são realizados exatamente como antes. É necessário então determinar se os movimentos são de qualidade e eficiência que possibilita o retorno de uma função suficiente (p. ex., o paciente com acidente vascular encefálico aprende a se vestir usando o membro superior [MS] envolvido). A **compensação** se refere à adoção de estratégias comportamentais alternativas para completar uma tarefa. Os movimentos utilizam músculos e estratégias diferentes para substituir a função perdida (p. ex., o paciente com acidente vascular encefálico aprende a se vestir usando o MS menos envolvido). O termo **neuroplasticidade** se refere à capacidade do encéfalo de se alterar e se reparar. A neuroplasticidade inclui "um *continuum* de mudanças em curto prazo na eficiência ou força das conexões sinápticas a mudanças estruturais em longo prazo na organização e quantidade de conexões entre os neurônios".[2,p.84] Conforme a aprendizagem progride, há uma mudança nos processos de memória de curto prazo para longo prazo. A memória possibilita o acesso contínuo desta informação para repetir o desempenho ou modificar padrões de movimento existentes.

Os danos no sistema nervoso central interferem nos processos de função motora. As lesões que afetam áreas do SNC podem produzir déficits específicos e reconhecíveis que são consistentes entre os pacientes (p. ex., pacientes com síndrome do neurônio motor superior). Pode-se esperar diferenças individuais na plasticidade neural, recuperação e desfechos funcionais. Em condições com danos generalizados ao SNC (p. ex., traumatismo cranioencefálico [TCE]), os problemas resultantes na função motora são numerosos, complexos e difíceis de delinear. Uma imagem precisa do âmbito dos déficits pode não ser imediatamente aparente no exame inicial. Um processo de reexame ao longo do tempo geralmente vai proporcionar uma compreensão da capacidade de desempenho e déficits do paciente. O exame abrangente centra-se na delimitação de deficiências, limitações nas atividades e restrições na participação. Esses prejuízos que afetam diretamente a função motora e a aprendizagem motora devem ser claramente identificados. As metas previstas, desfechos esperados e plano de cuidados podem então ser efetivamente desenvolvidos.

Este capítulo vai rever componentes essenciais do exame, fatores que podem restringir o exame da função motora (exames preliminares), e elementos do exame da função motora (com exceção do exame da coordenação e equilíbrio, que é discutido no Cap. 6). Também são discutidos elementos necessários para a aprendizagem motora e exame.

Componentes do exame

Um exame da função motora envolve três componentes: (1) histórico do paciente, (2) revisão dos sistemas relevantes e (3) testes e medidas que possibilitam a formulação do diagnóstico, prognóstico e plano de cuidados específicos.[4]

História do paciente

Durante a análise do histórico do paciente, coletam-se informações sobre (1) dados demográficos gerais; (2) histórico social; (3) emprego/ocupação (trabalho/escola/brincadeiras); (4) ambiente de vida; (5) estado geral de saúde; (6) hábitos sociais/de saúde; (7) histórico familiar; (8) histórico de saúde/cirurgias; (9) condição atual/queixa principal (uma ou várias); (10) *status* funcional e nível de atividade; (11) medicamentos; e (12) outros testes clínicos. As informações são obtidas do paciente e de outras pessoas relacionadas (familiares, entes queridos e cuidadores). Se o paciente é incapaz de comunicar informações precisas e significativas, como ocorre frequentemente em pacientes com lesões encefálicas, os dados devem ser coletados a partir de outras fontes (p. ex., familiares, cuidadores). Pode-se realizar uma revisão de prontuário para verificar e triangular dados obtidos a partir de comunicações pessoais. Muitas vezes, o prontuário médico de um paciente com déficits pronunciados na função motora (p. ex., do paciente com traumatismo cranioencefálico [TCE]) contém extensos volumes de dados que podem ser complicados e difíceis de classificar completamente. O fisioterapeuta pode se beneficiar da aplicação de uma estrutura para identificar e classificar os problemas. O modelo de Classificação Internacional de Funcionalidade, Incapacidade e Saúde (CIF),[5] que foca nas incapacidades, limitações nas atividades e restrições na participação, fornece uma estrutura útil e é discutido no Capítulo 1.

Revisão dos sistemas

A revisão dos sistemas tem o propósito de atuar como um exame de rastreamento; isto é, ser um exame breve ou limitado dos sistemas do corpo. O fisioterapeuta pode então usar essas informações para identificar potenciais problemas que exigirão testes mais detalhados. Por exemplo, exames de rastreamento para a postura e tônus podem revelar incapacidades significativas. São necessários então testes e medidas mais detalhados para delinear a natureza exata dos problemas revelados. Às vezes, os exames de rastreamento revelam problemas de comunicação e/ou cognição que impedem testes adicionais. Por exemplo, um paciente com acidente vascular encefálico e déficits de comunicação e cognição graves não será capaz de seguir instruções e cooperar com muitos testes específicos da função física. O fisioterapeuta documentará isso no prontuário como *incapaz de testar no momento em razão de déficits de comunicação/cognição graves*.

Testes e medidas

Parâmetros específicos de descontrole devem ser cuidadosamente examinados por meio de testes e medidas adequados. Se o teste mede com precisão o parâmetro de desempenho a ser examinado, é dito que tem **validade**. Essa validade pode ser estabelecida por meio do constructo, conteúdo e validade baseada no critério (concorrente, preditiva e prescritiva). A **confiabilidade** de um instrumento se reflete na consistência dos resultados obtidos por um único examinador em tentativas repetidas (confiabilidade intra-avaliadores) ou entre vários examinadores (confiabilidade interavaliadores). A **sensibilidade** se refere à proporção de vezes que um método de análise identifica corretamente uma anormalidade como estando presente (verdadeiro positivo). A **especificidade** se refere à proporção de vezes que um método de análise identifica corretamente uma anormalidade como estando ausente (verdadeiro negativo). O fisioterapeuta deve selecionar métodos padronizados e instrumentos com validade e confiabilidade estabelecidas, em consonância com o objetivo de prática baseada em evidências (PBE) da American Physical Therapy Association.

O exame da função motora é um processo multifacetado que requer diversos testes e medidas específicos diferentes. Os instrumentos podem ser qualitativos, utilizando observações de aspectos complexos do desempenho. Desenvolvem-se ideias e entendimento dos padrões de movimento ou posturas a partir do raciocínio indutivo (formular generalizações a partir de observações específicas). O fisioterapeuta experiente ou especialista clínico é muito mais eficiente em chegar a decisões sobre o desempenho qualitativo do que o fisioterapeuta novato. Instrumentos quantitativos usam medidas objetivas como um meio para examinar o desempenho. As restrições na documentação impostas pelo sistema de saúde e contribuintes terceiros enfatizam cada vez mais instrumentos objetivos como prova da necessidade de serviços e da eficácia desses serviços. No entanto, muitos aspectos da função motora não são facilmente mensuráveis. Por exemplo, a aprendizagem motora não é mensurável diretamente, mas é inferida a partir de medidas de desempenho, retenção, generalização e adaptabilidade. Assim, esses constructos são utilizados para inferir alterações no SNC que ocorrem com a aprendizagem. O fisioterapeuta deve ser sensível à natureza das variáveis que estão sendo examinadas e identificar as medidas adequadas que proporcionam uma análise significativa da função do paciente. Uma medida única dificilmente fornecerá todos os dados necessários para a análise da função motora.

Realizam-se reavaliações para determinar se os objetivos e desfechos estão sendo alcançados e se o paciente está se beneficiando do plano de cuidados. As intervenções podem então ser modificadas ou redirecionadas conforme apropriado. Alcançar os objetivos previstos e os desfechos esperados é uma indicação para a alta e encaminhamento para acompanhamento ou serviços adicionais. O reexame também é uma medida importante da garantia de qualidade.

Fatores que podem restringir o exame da função motora

Os pacientes que apresentam danos encefálicos por trauma ou doença podem exibir uma série de déficits cognitivos, perceptuais ou de comunicação que podem afetar significativamente o modo como eles experimentam o ambiente e interagem com os outros. Déficits na sensibilidade e integridade sensitiva também podem influenciar profundamente as respostas motoras do paciente. É importante compreender como o exame da função motora pode ser influenciado por estes fatores. Usar testes e instruções que confundem o paciente durante o exame ou que claramente estão além da capacidade dele só vai produzir informações imprecisas sobre os comportamentos motores de um indivíduo.

Consciência e nível de alerta

O exame da consciência e nível de alerta é importante para determinar o grau que um indivíduo é capaz de responder. O *sistema de ativação reticular ascendente* (SARA) inclui neurônios centrais no tronco encefálico, o *locus ceruleus* e núcleos da rafe que fazem sinapse diretamente com o tálamo, córtex e outras regiões do encéfalo. Ele atua despertando e excitando o encéfalo e controlando os ciclos de sono-vigília. Altos níveis de atividade estão associados a níveis de alerta extremos (alto nível de alerta), ao passo que lesões no tronco encefálico estão associadas ao sono e coma. O *sistema de ativação reticular descendente (SARD)* é composto pelos tratos reticuloespinais medular e pontino. O trato reticuloespinal pontino (medial) potencializa os reflexos antigravitacionais da medula espinal e o tônus extensor dos membros inferiores. O trato reticuloespinal medular (lateral) tem o efeito oposto, reduzindo o controle antigravitacional.[6]

Foram identificados cinco diferentes níveis de consciência. A **consciência** se refere a um estado de alerta acompanhado de consciência do próprio ambiente. Um paciente consciente está acordado, alerta e orientado aos seus arredores. A **letargia** se refere à alteração de consciência em que o nível de alerta de uma pessoa está diminuído. O paciente letárgico parece sonolento, mas quando questionado pode abrir os olhos e responder brevemente. O paciente cai facilmente no sono se não for estimulado de modo contínuo e não aprecia plenamente o ambiente. As tentativas de se comunicar com o paciente são difíceis em razão do déficit em manter o foco. O fisioterapeuta deve falar em voz alta ao chamar o paciente pelo nome. As perguntas devem ser simples e voltadas ao indivíduo (p. ex., *Como você está se sentindo?*). O estado **obnubilado** se refere à redução no nível de alerta e consciência. O paciente obnubilado é difícil de despertar do sono e, uma vez despertado, parece confuso. As tentativas de interagir com o paciente geralmente são improdutivas. O paciente responde lentamente e demonstra pouco interesse ou consciência do ambiente. O fisioterapeuta deve agitar delicadamente o paciente como ao acordar alguém do sono e usar de novo perguntas simples. O **estupor** se refere a um estado de alteração do estado mental e capacidade de resposta ao seu ambiente. O paciente pode ser despertado apenas com estímulos vigorosos ou desagradáveis (p. ex., estímulos dolorosos, como a flexão do hálux, uma pressão pontiaguda ou beliscão, ou rolar um lápis pelo leito ungueal). O paciente demonstra poucas respostas verbais ou motoras voluntárias. Pode-se observar respostas de movimento em massa em resposta a estímulos dolorosos ou ruídos altos. Diz-se que o paciente inconsciente está em coma e não pode ser despertado. Os olhos permanecem fechados e não existem ciclos de sono-vigília. O paciente não responde a estímulos dolorosos repetidos e pode ser dependente do ventilador. Pode-se observar ou não reações reflexas, dependendo do local do SNC em que se localiza a(s) lesão(ões).[7]

Clinicamente, o paciente pode progredir de um nível de consciência para outro. Por exemplo, em caso de hemorragia intracraniana, o inchaço e o efeito de massa comprimem o encéfalo, resultando em diminuição nos níveis de consciência. O paciente progride de consciência para letargia, estupor e, por fim, coma. Se as intervenções médicas forem bem-sucedidas, a recuperação é evidenciada por uma progressão reversa. O coma verdadeiro em geral é por tempo limitado. Os pacientes emergem a um estado minimamente consciente (vegetativo), caracterizado pelo retorno dos ciclos de sono-vigília irregulares e normalização das chamadas funções vegetativas – respiração, digestão e controle da pressão arterial. O paciente pode ser despertado, mas permanece inconsciente de seu ambiente. Não há atenção proposital ou capacidade de resposta cognitiva. O termo estado vegetativo persistente é usado para descrever os indivíduos que permanecem em um estado vegetativo 1 ano ou mais após um TCE e 3 meses ou mais em caso de lesão encefálica anóxica. Este estado é causado por uma lesão encefálica grave.

A *Escala de coma de Glasgow (ECG)* é um instrumento padrão-ouro utilizado para documentar o nível de consciência na lesão encefálica aguda. Examinam-se três áreas da função: abertura ocular, melhor resposta motora e resposta verbal. Os escores totais da ECG variam de um mínimo de 3 a um máximo de 15. Uma pontuação total de 8 ou menos é indicativa de lesão encefálica grave e coma; uma pontuação entre 9 e 12 é indicativa de lesão encefálica moderada; e uma pontuação de 13 a 15 é indicativa de lesão encefálica leve.[8] A Escala Rancho Los Amigos, ou Níveis de funcionamento cognitivo (LOCF), é amplamente utilizada em instituições de reabilitação para examinar o retorno da pessoa com lesão encefálica do coma (Nível I, sem resposta) à consciência (Nível VIII, Automático-Apropriado). Descrevem-se diferentes níveis de função comportamental (p. ex., estados confusos, estados automáticos).[9] Ver Capítulo 19, para uma discussão completa de ambos os instrumentos.

O exame do tamanho e reação da pupila também pode revelar informações importantes sobre o paciente inconsciente. As pupilas que estão bilateralmente retraídas podem ser indicativas de danos às vias simpáticas no hipotálamo ou encefalopatia metabólica. Pupilas pontuais são sugestivas de uma lesão hemorrágica pontina ou overdose de narcóticos (p. ex., morfina, heroína). Pupilas que estão fixas na posição média e ligeiramente dilatadas são sugestivas de dano no mesencéfalo, enquanto pupilas grandes bilateralmente fixas e dilatadas sugerem anóxia grave ou toxicidade a fármacos (p. ex., antidepressivos tricíclicos). Se apenas uma pupila estiver fixa e dilatada, é provável que haja hérnia do lobo temporal com compressão do nervo oculomotor e mesencéfalo.[7]

Considerando que um nível de alerta adequado possibilita um desempenho motor ideal, níveis de alerta muito baixos ou elevados podem causar deterioração no desempenho motor. Isto é chamado de **princípio do U invertido** (lei de Yerkes-Dodson).[10,11] Os pacientes em cada extremidade do *continuum* de nível de alerta (ou muito alto ou muito baixo) podem não apresentar qualquer resposta ou podem responder de modo imprevisível. Esse fenômeno pode explicar as reações de pacientes com danos cerebrais que são instáveis e não têm controles homeostáticos para a função normal. Sob condições de estresse severo, o desempenho pode ser fortemente afetado.

O fisioterapeuta precisa estar ciente das respostas do *sistema nervoso autônomo (SNA)*. O SNA tem duas divisões principais; as ações do SNA normalmente são generalizadas, com múltiplos sistemas envolvidos (Tabela 5.1) e duas divisões principais. O *sistema nervoso simpático (SNS)* possibilita que sejam iniciadas ações para proteger o indivíduo durante condições de estresse (o *sistema de alarme*). Os sistemas motores se engajam em desempenhar comandos defensivos, produzindo *respostas de luta ou fuga* (p. ex., o paciente com TCE despertado pode bater ou morder). O *sistema nervoso parassimpático (SNP)* é ativado continuamente para manter a *homeostase*. Ele desliga quando o SNS é ativado e trabalha para restaurar a homeostase mais tarde.[6]

Os componentes essenciais para o exame inicial incluem (1) uma amostra representativa das respostas do SNA, incluindo a frequência cardíaca (FC), pressão arterial (PA), frequência respiratória (FR), dilatação da pupila

Tabela 5.1 Efeitos da estimulação do sistema nervoso autônomo

Estimulação do SNS	Estimulação do SNP
Resposta de luta ou fuga	*Mantém a homeostase*
Hipervigilância; aumento da consciência do ambiente	Diminuição da consciência do ambiente
Pupilas se dilatam	Pupilas se contraem
Frequência cardíaca (FC) aumenta	Frequência cardíaca diminui
Pressão arterial (PA) aumenta	Pressão arterial diminui
Respiração aumenta e acelera	Respiração fica mais lenta e se torna mais superficial
Fluxo sanguíneo para os músculos aumenta; fluxo sanguíneo para a pele e trato gastrintestinal diminui	Fluxo sanguíneo retorna às vísceras/trato GI
Digestão fica mais lenta; liberação de enzimas digestivas e insulina diminui	Digestão retorna
Produção e liberação de glicose aumenta	
Ativação do conjunto de músculos	Relaxamento da maior parte dos grupos musculares
Sudorese aumenta	Sudorese cessa

SNP = sistema nervoso parassimpático; SNS = sistema nervoso simpático.

e transpiração; (2) a determinação da reatividade do paciente, incluindo o grau e taxa de resposta à estimulação; e (3) a determinação de fatores de estresse fisiológicos (p. ex., fatores ambientais). O monitoramento cuidadoso durante um exame do desempenho motor auxilia na determinação da estabilidade homeostática. Diretrizes específicas para o exame das funções vitais podem ser encontradas no Capítulo 2.

A desregulação autonômica é característica de determinadas doenças e condições e pode ser observada em pacientes com TCE, doença de Parkinson, esclerose múltipla (MS) e lesão medular (LM) (particularmente a lesão acima de T5). Por conseguinte, o exame dos parâmetros basais do SNA precede outros elementos do controle motor no paciente com suspeita de instabilidade autonômica. O monitoramento contínuo também é fundamental para garantir que sejam coletados dados precisos, bem como para proteger o paciente.

Cognição

Um exame de rastreamento das habilidades cognitivas deve incluir a orientação, atenção e memória; comunicação; e a cognição executiva ou de ordem superior (p. ex., habilidades de cálculo, pensamento abstrato, capacidade construcional). Podem ocorrer anormalidades em caso de doença neurológica (p. ex., doença do lobo frontal, TCE) ou doença psiquiátrica (p. ex., ataques de pânico, depressão após acidente vascular encefálico). Os déficits na função cognitiva prejudicada podem variar de déficits de orientação e memória a julgamento ruim; distratibilidade; e dificuldades no processamento de informações, raciocínio abstrato e aprendizagem, para citar apenas alguns. Os pacientes com déficits em muitos ou todos os domínios da função cognitiva demonstram doença difusa ou multifocal (p. ex., doença de Alzheimer, síndrome encefálica crônica). Os pacientes com déficits em apenas uma ou algumas áreas de testes normalmente demonstram déficits focais (p. ex., acidente vascular encefálico).[12] O fisioterapeuta pode ser um dos primeiros profissionais a interagir com o paciente e deve ser capaz de filtrar os déficits cognitivos e realizar os encaminhamentos apropriados. Normalmente é necessário um encaminhamento para uma análise detalhada por um terapeuta ocupacional e/ou fonoaudiólogo para obter uma imagem completa e precisa desses déficits. O leitor é remetido ao Capítulo 27 e Capítulo 28 para descrições detalhadas dos procedimentos de exame e déficits.

Orientação

A **orientação** é a capacidade de compreender e se ajustar em relação ao tempo, localização e identidade das pessoas. É examinada em relação ao (1) *tempo* (Que dia/mês/estação/ano se está? Que horas são?); (2) *lugar* (Onde você está? Em que cidade/estado estamos? Qual é o nome deste lugar?); e (3) *pessoa* (Qual é o seu nome? Quantos anos você tem? Onde você nasceu? Qual é o nome da sua esposa/marido?). O fisioterapeuta registra a precisão das respostas do paciente. Os achados são documentados no prontuário do seguinte modo O paciente está alerta e orientado em três aspectos (tempo, pessoa, lugar) ou em dois (pessoa, lugar) em função dos domínios identificados corretamente. Um domínio adicional que pode ser examinado é a *circunstância* (O que aconteceu com você? Que tipo de lugar é esse? O que as pessoas vêm fazer aqui?). Para responder a essas últimas perguntas corretamente, o indivíduo deve ser capaz de coletar, armazenar e lembrar de novas informações. Essa função pode estar fortemente perturbada no paciente com TCE. A desorientação também é comum no paciente com *delirium* ou demência avançada.

Atenção

A **atenção** consiste em direcionar a consciência a uma pessoa, coisa, percepção ou pensamento. Ela é dependente da capacidade do encéfalo de processar a informação do ambiente ou da memória de longo prazo. Um indivíduo com *atenção seletiva* intacta é capaz de rastrear e processar informações sensitivas relevantes sobre a tarefa e o ambiente, enquanto tria informações irrelevantes. A complexidade e familiaridade da tarefa determinam o grau de atenção necessária. Se é apresentada uma informação nova ou complexa, aumenta-se a concentração e o esforço. Os pacientes que estão desatentos terão dificuldade de concentração. Normalmente, observam-se déficits de atenção em indivíduos com *delirium*, lesão encefálica, demência, atraso intelectual ou ansiedade de desempenho.

A atenção seletiva pode ser examinada pedindo ao paciente que realize uma determinada tarefa. Por exemplo, o fisioterapeuta pede ao paciente que repita uma pequena lista de números na ordem em que está ou de frente para trás (teste de dígitos, *Digit span test*). O fisioterapeuta documenta a quantidade de dígitos que o paciente é capaz de recordar. Em geral, os indivíduos são capazes de recordar sete números na ordem e cinco números de trás para a frente. Para os pacientes com distúrbios de comunicação, o fisioterapeuta pode ler uma lista de itens, enquanto o paciente é convidado a identificar ou sinalizar cada vez que um item em particular é mencionado. A *atenção sustentada* (ou vigilância) é examinada determinando quanto tempo o paciente é capaz de manter a atenção em uma tarefa específica (tempo na tarefa). A *atenção alternada* (flexibilidade de atenção) é examinada solicitando-se ao paciente que alterne entre duas tarefas diferentes (p. ex., adicionar os dois primeiros pares de números e então subtrair os próximos dois pares de números). Solicita-se ao paciente que realize duas tarefas ao mesmo tempo para determinar a *atenção dividida*. Por exemplo, o paciente fala enquanto caminha (*Walkie-Talkie Test*) ou caminha enquanto localiza um objeto colocado lateralmente a ele (simulando fazer compras no supermercado). A documentação deve incluir o componente específico de atenção examinado, qualquer lentidão ou hesitação na resposta (latência), a duração e a frequência de episódios de falta de atenção, as condições ambientais que contribuem ou dificultam as habilidades de atenção, e a quantidade de redirecionamento necessário (pistas verbais) para a tarefa.

Memória

A **memória** é o processo de registrar, reter ou recordar experiências, conhecimentos e ideias pregressas. A *memória declarativa (explícita)* envolve a lembrança de fatos conscientes, eventos, experiências e lugares pregressos. A **memória motora (memória processual)** envolve recordar movimentos ou informações motoras e o armazenamento de programas motores, sub-rotinas ou esquemas, bem como habilidades perceptuais e cognitivas. Os pacientes com lesão encefálica e déficits em áreas do lobo temporal medial e hipocampo demonstram déficits profundos na memória explícita, enquanto podem manter a memória implícita, que está mais amplamente distribuída nas áreas motoras do SNC (estriado, cerebelo, córtex pré-motor).

O período de tempo necessário da aquisição inicial à memória também distingue os tipos de memória. A *memória imediata* (recordação imediata) se refere ao registro imediato e recuperação das informações após um intervalo de poucos segundos (p. ex., repita depois de mim). A *memória de curto prazo (MCP)* (memória recente) se refere à capacidade atual de se lembrar, eventos do dia a dia (p. ex., o que foi comido no café da manhã, data), aprender novos assuntos e recuperar o assunto após um intervalo de minutos, horas ou dias. A *memória de longo prazo (MLP)* (memória remota) se refere à recordação de fatos ou eventos que ocorreram anos antes (p. ex., aniversários, comemorações, fatos históricos). Ela inclui itens que seria de se esperar que um indivíduo se lembrasse.

Um teste simples para a memória envolve apresentar ao paciente uma pequena lista de palavras que inclua objetos não relacionados (p. ex., pônei, moeda, lápis) e pedir ao paciente que repita essas palavras imediatamente após a apresentação (recordação imediata) e novamente 5 minutos após a apresentação (MCP). A MLP pode ser determinada pedindo ao paciente que se lembre de eventos ou pessoas de seu passado (Onde você nasceu? Que escola você frequentou? Aonde você trabalha/trabalhou?). Também pode ser examinada a base de conhecimentos gerais do paciente (Quem é o presidente atual do país? Quem era o presidente do país durante a segunda guerra mundial?). As questões escolhidas devem considerar o contexto cultural e educacional do paciente. É importante considerar que a memória pode ser influenciada pela atenção, motivação, ensaio, fadiga e outros fatores.[11] O Miniexame do estado mental (MMSE) fornece um rastreamento rápido, válido e confiável da função cognitiva.[13]

Os pacientes com **amnésia** experimentam uma perda parcial ou total, permanente ou transitória da memória. A *amnésia anterógrada (amnésia pós-traumática [APT])* se refere à incapacidade de aprender novas informações adquiridas após um insulto encefálico. A *amnésia retrógrada* se refere à incapacidade de se lembrar do conteúdo aprendido previamente antes da ocorrência de um insulto encefálico. Os pacientes com *delirium (estado de confusão aguda)* normalmente mostram déficits na memória imediata e MCP, junto a confusão mental, agitação, desorientação e, geralmente, ilusões ou alucinações. Os pacientes com *demência* mostram amplos déficits de memória e aprendizagem. Déficits de memória significativos também são vistos em pacientes com encefalopatias difusas, lesões temporais bilaterais, e psicose de Korsakoff (deficiência de tiamina). Alguns medicamentos podem melhorar a memória (p. ex., agentes que estimulam o SNC, agentes colinérgicos), enquanto outros podem degradar a memória (p. ex., benzodiazepínicos, fármacos anticolinérgicos).[7] Os pacientes que apresentam dificuldade em recuperar informações muitas vezes relatam que a informação está na "ponta da língua" (*fenômeno da ponta da língua*). Várias estratégias diferentes podem ser utilizadas para facilitar a recordação das informações (p. ex., instigação, ensaio e repetição). Se a atenção e a memória estiverem prejudicadas, as instruções durante o exame devem ser simples e breves (comandos de um nível *versus* comandos de dois ou três níveis). O fisioterapeuta deve estruturar ou escolher um ambiente em que as distrações são reduzidas (ou seja, um ambiente fechado) para garantir o máximo desempenho durante o exame. A demonstração e o *feedback* positivo podem ajudar o paciente a compreender o que se espera, e podem ser usados para motivar e melhorar o desempenho. A utilização de quaisquer estratégias de reforço de memória durante um exame deve ser cuidadosamente documentada no prontuário do paciente. Também é importante lembrar que déficits difusos na memória declarativa podem persistir enquanto a memória processual para tarefas motoras bem aprendidas pode ser mantida (p. ex., o paciente com lesão encefálica se lembra de como andar de bicicleta). A documentação deve incluir a delimitação de déficits de memória declarativa *versus* processuais.

Comunicação

Deve-se determinar a capacidade do paciente de compreender a informação e se comunicar. O fisioterapeuta deve ouvir atentamente a fala espontânea durante as porções iniciais do exame. A compreensão da linguagem falada do paciente pode ser determinada por meio de testes simples. A compreensão da palavra pode ser determinada pela variação na dificuldade de comandos, de um comando de um para dois ou três estágios (Aponte para o nariz; Aponte para a mão direita e levante a mão esquerda). Pode-se testar a repetição e a nomeação (Repita depois de mim: Nomeie as partes de um relógio). Problemas com a articulação (*disartria*) são evidenciados por erros de fala, como as dificuldades com o momento adequado, qualidade, tom e volume vocal, além de controle da respiração. Deve-se observar problemas de *fluência*, o fluxo de palavras sem pausas nem intervalos. O discurso que flui sem problemas, mas contém erros, neologismos (palavras sem sentido), uso indevido de palavras, e circunlóquios (troca de palavras) é indicativo de *afasia fluente* (ou seja, afasia de Wernicke). O paciente geralmente demonstra déficits na compreensão auditiva com discurso bem articulado marcado por troca de palavras. A fala que é lenta e hesitante, com vocabulário limitado e sintaxe prejudicada, é indicativa de *afasia não fluente* (i. e., afasia de Broca). A articulação é difícil e observa-se dificuldade para encontrar palavras. Em algumas instituições, especialmente no ambiente hospitalar agudo, o fisioterapeuta pode ser o primeiro a tomar conhecimento de déficits de comunicação. Indica-se o encaminhamento para um fonoaudiólogo para exame e avaliação abrangentes (ver Cap. 28).

Para assegurar a validade do exame fisioterapêutico, é necessário identificar um meio adequado para se comunicar com o paciente. Uma consulta ao fonoaudiólogo é essencial. Isso pode incluir simplificar instruções, usar instruções escritas ou usar meios alternativos de comunicação, como gestos, mímica ou placas de comunicação. Um erro comum é assumir que o paciente compreende a tarefa que tem em mãos quando ele na verdade não faz ideia do que é esperado. Para garantir a precisão do teste, deve-se verificar com frequência a compreensão durante todo o exame. Por exemplo, pode-se usar as discrepâncias de mensagens (dizer uma coisa e gesticular outra) para testar o nível de compreensão do paciente.

As funções executivas incluídas neste cabeçalho incluem a consciência, raciocínio, julgamento, intuição e memória. O paciente com lesão encefálica pode demonstrar uma incapacidade de planejar, manipular informações, iniciar e terminar atividades, reconhecer erros, resolver problemas e pensar abstratamente. A presença de alguns destes déficits pode ter um impacto significativo sobre a aprendizagem e desempenho. Indica-se o encaminhamento a um terapeuta ocupacional para um exame e avaliação abrangentes (ver Cap. 27). O reconhecimento e compreensão desses déficits podem melhorar a validade do exame da função motora e a eficácia do plano de cuidados de reabilitação. A colaboração e a consistência dos membros da equipe podem percorrer um longo caminho para aliviar potenciais frustrações e expectativas inadequadas.

Integridade e integração sensitiva

A informação sensitiva é um componente essencial da função motora. Ela fornece o *feedback* necessário para a determinação da posição inicial antes de um movimento, para a detecção de erros durante o movimento e desfechos de movimento necessários para moldar a aprendizagem adicional. O *sistema de circuito fechado* do controle motor é definido como "um sistema de controle que emprega o *feedback*, uma referência de correção, a computação do erro, e a subsequente correção a fim de manter um estado desejado."[1,p.462] Diversas fontes de *feedback* são usadas para monitorar o movimento, incluindo informações visuais, vestibulares, proprioceptivas e táteis. O termo *somatossensação* (ou *informações somatossensitivas*) às vezes é utilizado para se referir à informação sensitiva recebida da pele e sistema musculoesquelético. O SNC analisa todas as informações de movimento disponíveis, determina o erro e institui as ações corretivas apropriadas, se necessário. Assim, um exame sensitivo profundo de cada um desses sistemas é um primeiro passo importante na análise da função motora. Consulte o Capítulo 3 para uma discussão completa desse tópico. O papel principal dos sistemas de circuito fechado no controle motor parece ser o monitoramento dos estados constantes, como a postura e o equilíbrio, e o controle dos movimentos lentos, ou aqueles que exigem um alto grau de precisão ou acurácia. As informações de *feedback* também são essenciais durante a aprendizagem de novas habilidades motoras. Os pacientes que têm déficits em algum sistema sensitivo de controle do movimento podem ser capazes de compensar com outros sistemas sensitivos. Por exemplo, o paciente com grandes perdas proprioceptivas pode usar a visão como um sistema de correção de erros para manter uma postura estável. Contudo, quando a visão também está prejudicada, a instabilidade postural se torna facilmente perceptível. Perdas sensitivas significativas e mudanças compensatórias para outros sistemas sensitivos inadequados podem resultar em respostas de movimento gravemente desordenadas. O paciente com perda proprioceptiva e graves distúrbios visuais como a diplopia (comumente encontrada no paciente com esclerose múltipla) pode ser incapaz de manter uma postura estável. Portanto, um exame preciso requer que o fisioterapeuta não olhe só para cada sistema sensitivo individual, mas também para a interação sensitiva global e para a integração e adequação dos ajustes compensatórios. Tarefas posturais, equilíbrio, movimentos lentos (aclive), tarefas de rastreamento ou novas tarefas motoras fornecem o desafio ideal para testar os mecanismos de controle de *feedback* e processos de circuito fechado.

Um **sistema de circuito aberto** de controle motor é um "sistema de controle com instruções pré-programadas para um conjunto de efetores; ele não usa informações de *feedback* e processos de detecção de erros".[1,p.497] Os movimentos emergem de um **esquema** motor aprendido que contém "uma regra, conceito ou relação formada com base na experiência".[1,p.499] Sequências de movimentos rápidos e hábeis ou movimentos bem aprendidos podem, assim, ser concluídas sem o benefício do *feedback* sensitivo. Na realidade, a maior parte dos movimentos tem elementos de processos de controle de circuitos fechado e aberto (sistema de controle híbrido). A ausência de sensibilidade degrada a qualidade do movimento (p. ex., o paciente com neuropatia sensitiva e ataxia sensitiva).

Integridade articular, alinhamento postural e mobilidade

A amplitude de movimento (ADM) e a flexibilidade dos tecidos moles são elementos importantes da função motora. As limitações restringem a ação coordenada normal dos músculos e alteram o alinhamento biomecânico dos segmentos corporais e postura. A imobilização de longa data resulta em contratura, uma resistência fixa resultante da fibrose dos tecidos que envolvem uma articulação, e restrição no movimento. Os padrões de movimentos compensatórios resultantes frequentemente são disfuncionais, produzindo tensões e pressões adicionais sobre o sistema musculoesquelético. Eles também demandam mais energia e podem limitar significativamente a mobilidade funcional. Por exemplo, o encurtamento do músculo gastrocnêmio resulta em um padrão de marcha de apoio sobre os dedos; o encurtamento dos adutores de quadril resulta em um padrão de marcha em tesoura. Alterações no alinhamento secundárias à rigidez muscular alteram o controle postural. Por exemplo, em posição ortostática, a inclinação pélvica anterior e a flexão dos quadris e joelhos normalmente são decorrentes do encurtamento dos flexores de quadril. A inclinação pélvica posterior está associada a cifose e anteriorização da cabeça na posição sentada e normalmente são decorrentes do encurtamento dos músculos posteriores da coxa. Anormalidades no alinhamento que alteram o centro de massa (CDM) dentro da base de apoio (BDA) impõem aumento nas exigências sobre o sistema de controle postural. Por exemplo, o paciente com acidente vascular encefálico deslocará mais o peso sobre a perna saudável e menos sobre o membro afetado. Esse paciente terá limitações na utilização de estratégias normais de controle postural. Assim, é importante realizar um exame do sistema musculoesquelético antes do exame da função motora.

Elementos do exame da função motora

Tônus

O **tônus** é definido como a resistência do músculo ao alongamento ou estiramento passivo. Ele representa um estado de leve contração residual no músculo em repouso com inervação normal, ou estado de contração estacionária. O tônus é influenciado por diversos fatores, incluindo a (1) inércia física, (2) a rigidez mecânica elástica intrínseca dos músculos e tecidos conjuntivos, e (3) a contração reflexa dos músculos espinais (reflexos de estiramento tônico). Exclui a resistência ao alongamento passivo por contraturas fixas dos tecidos moles. Em raras vezes, os músculos atuam isoladamente; assim, o termo *tônus postural* é preferido por alguns profissionais de saúde para descrever o padrão de tensão muscular que existe em todo o corpo e afeta grupos de músculos. As anormalidades no tônus são categorizadas como *hipertonia* (aumento acima dos níveis de repouso normais), *hipotonia* (diminuição abaixo dos níveis de repouso normais) ou *distonia* (tônus prejudicado ou desordenado).

Hipertonia

Espasticidade

A **espasticidade** é um transtorno motor caracterizado por um aumento dependente da velocidade no tônus muscular com aumento na resistência ao estiramento; quanto maior e mais rápido o estiramento, maior é a resistência do músculo espástico. Durante o movimento rápido, a alta resistência inicial (captura espástica) pode ser seguida por uma inibição repentina ou soltar do membro (relaxamento) em resposta a um estímulo de estiramento, denominada *resposta em canivete*. A espasticidade crônica está associada a contraturas, postura anormal e deformidades, limitações funcionais e incapacidade.

A espasticidade surge da lesão descendente de vias motoras do córtex (tratos piramidais) ou tronco encefálico (tratos vestibuloespinais medial e lateral, trato reticulospinal dorsal), produzindo desinibição dos reflexos espinais com reflexos de estiramento tônico hiperativos ou uma falha na inibição recíproca. O resultado é a hiperexcitabilidade do conjunto de motoneurônios alfa. Isso ocorre como parte da **síndrome do neurônio motor superior (NMS)** (Tab. 5.2). O aumento na contração tônica dos músculos é visto em repouso, evidenciado por posturas de repouso anormais típicas. Quando os movimentos são tentados, o resultado são padrões de movimento anormal induzidos pela ação (movimento estereotipado sinérgico ou distonia espástica). Sinais adicionais incluem **reações associadas**, definidas como movimentos involuntários resultantes da atividade que ocorrem em outras partes do corpo (p. ex., espirros, bocejos, aperto de mão). O **clônus** é caracterizado pela alternância cíclica e espasmódica da contração e relaxamento muscular em resposta ao estiramento sustentado de um músculo espástico. O clônus é comum nos plantiflexores, mas também pode ocorrer em outras áreas do corpo, como a maxila ou o punho. O sinal de Babinski consiste na dorsiflexão do hálux com abertura em leque dos outros dedos ao estimular o aspecto lateral da planta do pé.[14-16]

Tabela 5.2 Características positivas e negativas da síndrome do motoneurônio superior

Características negativas	Características positivas
Paresia e paralisia	Espasticidade
Perda de destreza	Movimentos estereotipados sinérgicos; distonia espástica
Fadiga	Espasmos (flexor, extensor/adutor)
	Cocontração espástica
	Resposta plantar extensora (sinal de Babinski)
	Clônus
	Reflexos tendinosos profundos (RTP) exagerados
	Reações associadas
	Distúrbios na eficiência e velocidade do movimento; movimentos em bloco

Rigidez

A **rigidez** consiste em um estado hipertônico caracterizado por resistência constante ao longo de toda a ADM, que é independente da velocidade de movimento (*rigidez em cano de chumbo*). Ela está associada a lesões do sistema de gânglios da base (*síndromes extrapiramidais*) e é vista na doença de Parkinson. A rigidez é decorrente do impulso supraespinal excessivo (facilitação do motoneurônio superior), agindo sobre os motoneurônios alfa; os mecanismos dos reflexos espinais costumam ser normais. Os pacientes apresentam rigidez, inflexibilidade e limitação funcional significativa. A *rigidez em roda dentada* se refere a um estado hipertônico com sobreposição de solavancos semelhantes a movimentos de catraca; é comumente vista nos movimentos dos membros superiores (p. ex., flexão e extensão do punho ou cotovelo) em pacientes com doença de Parkinson. Pode representar a presença de tremor sobreposto à rigidez. O tremor, a bradicinesia e a perda de estabilidade postural também estão associados a déficits motores em pacientes com doença de Parkinson.

Rigidez em decorticação e descerebração

A lesão encefálica grave pode resultar em coma com rigidez em decorticação ou descerebração. A **rigidez em decorticação** se refere à contração sustentada e postura em flexão de membros superiores e extensão de membros inferiores. Os cotovelos, punhos e dedos são mantidos em flexão com os ombros firmemente aduzidos nas laterais do corpo, enquanto as pernas são mantidas em extensão, rotação medial e flexão plantar. A **rigidez em descerebração** (resposta extensora anormal) se refere a contração sustentada e postura do tronco e membros em uma posição de extensão completa. Os cotovelos são estendidos com ombros aduzidos, antebraços em pronação e punho e dedos flexionados. As pernas são mantidas em extensão rígida com flexão plantar. A rigidez em decorticação é indicativa de uma lesão do trato corticospinal no nível do diencéfalo (acima do colículo superior), enquanto a rigidez em descerebração indica uma lesão corticospinal no tronco encefálico entre o colículo superior e o núcleo vestibular. O *opistótono* é caracterizado pela contração forte e sustentada dos músculos extensores do pescoço e do tronco, resultando em uma postura rígida em hiperextensão. Os músculos extensores das extremidades proximais dos membros também podem estar envolvidos. Essas posturas são consideradas formas exageradas e graves de espasticidade.

Distonia

A **distonia** é um transtorno prolongado do movimento involuntário caracterizado por torção ou movimentos repetitivos em contorção e aumento do tônus muscular. A *postura distônica* se refere a posturas anormais sustentadas causadas pela cocontração dos músculos que podem durar vários minutos, horas ou ser permanentes. A distonia resulta de uma lesão ao SNC normalmente nos gânglios basais e pode ser herdada (distonia idiopática primária), associada a transtornos neurodegenerativos (doença de Wilson, doença de Parkinson em tratamento excessivo com L-dopa) ou distúrbios metabólicos (distúrbios de aminoácidos ou lipídicos). A distonia pode afetar apenas uma parte do corpo (distonia focal), como visto no torcicolo espasmódico (pescoço torto) ou cãibra do escritor isolada. A *distonia segmentar* afeta duas ou mais áreas adjacentes (p. ex., torcicolo e postura distônica do braço).[17]

Hipotonia

Hipotonia e *flacidez* são termos usados para definir o tônus muscular ausente ou diminuído. A resistência ao movimento passivo é diminuída, os reflexos de estiramento são atenuados ou ausentes, e os membros são facilmente movidos (moles). A hiperextensibilidade das articulações é comum. A **síndrome do neurônio motor inferior (NMI)** resulta de lesões que afetam as células do corno anterior e os nervos periféricos (p. ex., neuropatia periférica, lesão da cauda equina, radiculopatia). Ela produz sintomas de tônus diminuído ou ausente, reflexos diminuídos ou ausentes, paresia, fasciculações musculares e fibrilações com denervação, e atrofia neurogênica. Também podem ser vistas leves diminuições no tônus, juntamente com astenia (fraqueza), nas lesões cerebelares. As lesões agudas do NMS (p. ex., hemiplegia, tetraplegia, paraplegia) podem produzir hipotonia temporária, denominada *choque medular* ou *choque cerebral*, dependendo da localização da lesão. A duração da depressão do SNC e hipotonia que ocorre com o choque é altamente variável, perdurando por dias ou semanas. É normalmente seguido pelo desenvolvimento de espasticidade e sinais clássicos de NMS.

Exame do tônus

O exame do tônus consiste na (1) observação inicial da postura em repouso e palpação, (2) testes de movimento passivo e (3) testes de movimento ativo. A variabilidade do tônus é comum. Por exemplo, os pacientes com espasticidade podem variar em sua apresentação da manhã para a tarde, de um dia para o outro ou até mesmo de uma hora para outra, dependendo de uma série de fatores, incluindo (1) o esforço volitivo e movimento, (2) a ansiedade e dor, (3) a posição e interação de reflexos tônicos, (4) medicamentos, (5) saúde geral, (6) temperatura do ambiente e (7) o nível de alerta do SNC. Além disso, o estado da bexiga urinária (cheia ou vazia), a febre e infecção, e o desequilíbrio metabólico e/ou eletrolítico também podem influenciar o tônus. O fisioterapeuta deve, portanto, considerar o impacto de cada um desses fatores para chegar a uma determinação do tônus. A repetição dos testes (avaliações de série) e uma abordagem consistente para o exame são necessárias para melhorar a precisão e a confiabilidade dos resultados dos testes.[17]

A *observação inicial* do paciente pode revelar uma postura anormal dos membros ou corpo. Deve-se realizar uma inspeção cuidadosa em relação à posição dos membros, tronco e cabeça. Na espasticidade, a postura em posições antigravitacionais fixas é comum; por exemplo, um membro superior espástico normalmente é mantido fixo contra o corpo com o ombro aduzido, cotovelo flexionado, antebraço supinado com punho/dedos flexionados. Em decúbito dorsal, os membros inferiores normalmente são mantidos em extensão, adução com flexão plantar e inversão (Tab. 5.3).[18] Membros que parecem frouxos e sem vida (p. ex., um membro inferior [MI] rodado para o lado em rotação lateral) podem indicar hipotonia. A *palpação* do ventre muscular pode fornecer informações adicionais sobre o estado de repouso do músculo. Deve-se examinar a consistência, firmeza e turgor. A musculatura hipotônica terá uma aparência macia e flácida, enquanto a hipertonia muscular parecerá tensa e mais rígida do que o normal.

O *teste de movimento passivo* revela informações sobre a capacidade de resposta dos músculos ao estiramento. Como essas respostas devem ser examinadas na ausência de controle voluntário, o paciente é instruído a relaxar, deixando que o fisioterapeuta apoie e mova o membro.

Tabela 5.3 Padrões típicos de espasticidade na síndrome do neurônio motor superior

Membros superiores	Ações	Músculos afetados
Escápula	Retração, rotação para baixo	Romboides
Ombro	Adução e rotação medial, depressão	Peitoral maior, latíssimo do dorso, redondo maior, subescapular
Cotovelo	Flexão	Bíceps braquial, braquial, braquiorradial
Antebraço	Pronação	Pronador redondo, pronador quadrado
Punho	Flexão, adução	Flexor radial do carpo
Mão	Flexão dos dedos, punho cerrado em volta do polegar, aduzido na palma da mão	Flexor profundo dos dedos, adutor curto do polegar, flexor curto do polegar
Membros inferiores	**Ações**	**Músculos afetados**
Pelve	Retração (ascensão do quadril)	Quadrado do lombo
Quadril	Adução (tesoura) Rotação interna Extensão	Adutor longo/curto Adutor magno, grácil Glúteo máximo
Joelho	Extensão	Quadríceps femoral
Pé e tornozelo	Flexão plantar Inversão Equinovaro Dedos em garra (extensão tarsometatarsal, flexão metatarsofalângica) Dedos em curva (flexão tarsometatarsal e metatarsofalângica)	Gastrocnêmio/sóleo Tibial posterior Flexor longo dos dedos Extensor longo do hálux Fibular longo
Tronco	Flexão lateral com concavidade Rotação	Rotadores Oblíquo interno/externo
Postura para a frente (postura sentada prolongada)	Flexão anterior excessiva Anteriorização da cabeça	Reto do abdome, oblíquo externo Psoas menor

A forma e a intensidade da espasticidade podem variar muito, dependendo do local de lesão no SNC e da extensão dos danos. O grau de espasticidade pode variar de um indivíduo para outro (ou seja, em razão da posição do corpo, nível de alerta, estimulação sensitiva e esforço voluntário). A espasticidade predomina nos músculos antigravitacionais (ou seja, nos flexores de membros superiores e extensores de membros inferiores). Se deixada sem tratamento, a espasticidade pode resultar em deficiências de movimento, subsequentes contraturas, alterações degenerativas das articulações e deformidade.

Adaptada de Mayer, NH, Esquenazi, A, and Childers, MK: Common patterns of clinical motor dysfunction. Muscle and Nerve 6:S21, 1997.

Durante um teste de movimento passivo, o fisioterapeuta deve manter um contato manual firme e constante, movendo o membro em todos os movimentos. Quando o tônus é normal, o membro é movido com facilidade e o fisioterapeuta é capaz de alterar a direção e a velocidade, sem sentir resistência anormal. O membro é responsivo e parece leve. O membro hipertônico geralmente parece rígido e resistente ao movimento, ao passo que os membros flácidos parecem pesados e não responsivos. Alguns idosos podem ter dificuldade para relaxar; sua rigidez não deve ser confundida com hipertonia. Variar a velocidade do movimento é um importante determinante da espasticidade. Em um membro espástico, a resistência pode ser próxima do normal quando o membro é movido em uma velocidade lenta. Movimentos mais rápidos intensificam a resistência ao movimento passivo. É também importante recordar que a rigidez muscular com espasticidade oferecerá maior resistência durante o primeiro estiramento e que a cada estiramento sucessivo a resistência pode ser reduzida em 20% a 60%.[15] No paciente com rigidez, a resistência é constante e não se altera com o aumento na velocidade do movimento passivo.

O clônus, uma resposta ao estiramento fásico, é examinado usando um estímulo de estiramento rápido, que então é mantido. Por exemplo, o clônus do tornozelo é testado pela súbita dorsiflexão do tornozelo e manutenção do tornozelo em flexão dorsal. Também se deve observar a presença de uma resposta em canivete. Todos os membros e segmentos corporais são examinados, com particular atenção aos identificados como problemáticos na observação inicial. Deve-se fazer comparações entre os membros superiores e inferiores e os lados direito e esquerdo. Anormalidades assimétricas no tônus são sempre indicativas de disfunção neurológica.

Pode-se fazer uma determinação subjetiva do grau de tônus. O fisioterapeuta precisa estar familiarizado com a ampla gama de respostas normais e anormais do tônus para desenvolver um quadro de referência adequado ao grau de tônus. Para a documentação no prontuário médico, o tônus normalmente é classificado em uma escala de 0 a 4+:

0 Sem resposta (flacidez)
1+ Resposta diminuída (hipotonia)
2+ Resposta normal
3+ Resposta exagerada (hipertonia leve a moderada)
4+ Resposta sustentada (hipertonia grave)

Escala de Ashworth modificada

A *Escala de Ashworth modificada (MAS)* é uma escala clínica para avaliar a espasticidade muscular que é comumente usada em muitos centros de reabilitação e clínicas de espasticidade (Tab. 5.4). A escala de Ashworth original (AS), uma escala ordinal de quatro pontos, foi desenvolvida como uma ferramenta clínica simples para testar a eficácia de um fármaco antiespástico em pacientes com MS.[19] Bohannon e Smith[20] modificaram a escala do instrumento adicionando um grau 1+ adicional para aumentar a sensibilidade do instrumento, tornando-a uma escala de cinco pontos. Em ambas as versões, o examinador utiliza o movimento passivo para avaliar a resistência ao movimento passivo em razão da espasticidade. A MAS demonstrou confiabilidade intra-avaliadores moderada a boa, mas confiabilidade interavaliadores apenas ruim a moderada.[21-26] As limitações ao uso da escala incluem (1) incapacidade de detectar mudanças pequenas, (2) incapacidade de distinguir entre tecidos moles viscoelásticos e alterações neurais, e (3) problemas com propriedades psicométricas (distâncias desiguais de pontuação). A concordância em relação à pontuação média do MAS (1, 1+ e 2) é o mais problemático. Deve-se considerar o uso do treinamento para melhorar a confiabilidade interavaliadores. Veja o Quadro 5.1, Resumo de evidências, sobre a confiabilidade da Escala de Ashworth modificada como uma ferramenta clínica para avaliar a espasticidade.

Tabela 5.4 Escala de Ashworth modificada para graduação da espasticidade

Grau	Descrição
0	Sem aumento do tônus muscular.
1	Discreto aumento no tônus muscular, manifestado pelo apreender e liberar, ou por mínima resistência ao final da amplitude de movimento, quando a parte(s) afetada(s) é(são) movimentada(s) em flexão e extensão.
1+	Discreto aumento no tônus muscular, manifestado pelo apreender, seguido de mínima resistência ao longo do resto (menos da metade) da amplitude de movimento.
2	Marcante aumento no tônus muscular ao longo da maior parte da amplitude de movimento; contudo, as partes afetadas são facilmente movimentadas.
3	Considerável aumento no tônus muscular; movimentos passivos difíceis.
4	A parte (ou partes) afetada(s) mostra(m)-se rígida a flexão ou extensão.

De Bohannon e Smith,[20,p.207] com permissão.

Testes especiais

Nos membros inferiores, a espasticidade pode ser examinada utilizando o *teste do pêndulo*. O paciente é posicionado em decúbito dorsal com os joelhos flexionados sobre a extremidade da maca. O examinador estende completamente o joelho de modo passivo contra a gravidade e então deixa que a perna caia e balance como um pêndulo. Um membro normal e hipotônico vai oscilar livremente por várias oscilações. Em pacientes com espasticidade dos músculos quadríceps ou posteriores da coxa, a perna é resistente à extensão completa e, quando solta, oscila por apenas algumas repetições. Ela retorna rapidamente à sua posição dependente inicial. O teste do pêndulo pode ser quantificado utilizando um dinamômetro isocinético, um eletrogoniômetro ou um equipamento de vídeo computadorizado com alta confiabilidade teste-reteste.[27,28]

Os reflexos de estiramento tônico podem ser medidos com precisão utilizando a eletromiografia (EMG). Pode-se documentar a resposta ao estiramento para várias velocidades de estiramento e pode-se quantificar a cocontração espástica (ver seção EMG mais adiante neste capítulo). O *miotonômetro* é um dispositivo eletrônico computadorizado portátil, desenvolvido por Leonard et al., que pode ser usado para medir o tônus muscular. Ele fornece medições quantitativas da força e deslocamento do tecido

Quadro 5.1 Resumo de evidências
Confiabilidade das medidas obtidas com a Escala de Ashworth modificada (MAS)

Referência	Métodos	Amostra/desenho	Resultados	Conclusões/comentários
Ghotbi et al, (2011)[21]	Testados 23 indivíduos com espasticidade de MI e acidente vascular encefálico ou EM (14 M; 9 H)	Estudo teste-reteste da confiabilidade intra-avaliadores; escores MAS obtidos por um FT sênior utilizando posições de testes padronizadas; testes com intervalo de 2 dias; avaliados três músculos de MI	O valor de Kappa (k) para a concordância global foi muito bom (k ponderada = 0,87); mododerado para adutores do quadril, bom para extensores do joelho, e muito bom para PF).	A confiabilidade intra-avaliadores com pacientes com espasticidade de MI foi muito boa. A confiabilidade para PF de tornozelo foi significativamente maior do que para adutores de quadril.
Craven e Morris (2010)[22]	Testados 20 indivíduos com lesão medular crônica (C5-T10, ASIA A-D, > 12 meses)	Estudo teste-reteste da confiabilidade intra-avaliadores e interavaliadores; pontuações MAS obtidas por dois avaliadores cegos; classificações realizadas na mesma hora do dia, semanalmente durante 5 semanas, utilizando posições padronizadas; avaliados seis músculos de MI	A confiabilidade intra-avaliadores foi substancial a alta (0,6 < k < 1,0) para o avaliador A; ruim a razoável para o avaliador B (k < 0,4); a confiabilidade interavaliadores foi ruim a moderada para todos os grupos musculares (k < 0,6).	A confiabilidade intra-avaliadores com pacientes com espasticidade de MI foi muito boa; mostrou confiabilidade interavaliadores ruim a mododerada e confiabilidade intersessões modesta. Existiam diferenças nas habilidades dos avaliadores. Recomendou-se uma medida alternativa para quantificar a espasticidade.
Ansari et al. (2008)[23]	Testados 30 indivíduos com espasticidade de músculos de MS e MI	Estudo teste-reteste da confiabilidade intra-avaliadores e interavaliadores; escores MAS obtidos por dois FT experientes; exames com 1 semana de intervalo; ordem aleatória dos músculos testados utilizando músculos de MS e MI.	A confiabilidade interavaliadores foi mododerado (k = 0,514); a confiabilidade intra-avaliadores também foi mododerada (k = 0,590). A concordância entre MS e MI foi semelhante. A concordância em flexores distais do punho de MS foi significativamente maior entre os avaliadores do que a adução de ombro proximal.	A confiabilidade interavaliadores e intra-avaliadores foi mododerada. Os membros não tiveram efeito sobre a confiabilidade. Os pesquisadores questionam a validade das medições.
Mehrholz et al. (2005)[24]	Testados 30 indivíduos com TCE grave e consciência prejudicada	Estudo teste-reteste da confiabilidade intra-avaliadores e interavaliadores; pontuações MAS obtidas por quatro FT experientes; examinados ao longo de 2 dias consecutivos; ordem aleatória dos músculos testados, utilizando músculos de MS e MI.	A confiabilidade interavaliadores foi mododerada a boa (k = 0,47 a 0,62); a confiabilidade interavaliadores foi ruim a mododerada (k = 0,16 a 0,42)	A confiabilidade interavaliadores é limitada. A confiabilidade interavaliadores e intra-avaliadores foi significativamente maior com a Escala de Tardieu modificada do que com a MAS. Pesquisadores questionam o uso da MAS como o padrão ouro para a avaliação da espasticidade.

(continua)

Quadro 5.1 Resumo de evidências *(continuação)*
Confiabilidade das medidas obtidas com a Escala de Ashworth modificada (MAS)

Referência	Métodos	Amostra/desenho	Resultados	Conclusões/comentários
Blackburn et al. (2002)[25]	Testados 20 indivíduos 2 semanas pós-acidente vascular encefálico; 20 indivíduos 12 semanas pós-acidente vascular encefálico	Estudo teste-reteste da confiabilidade intra-avaliadores e interavaliadores; pontuações MAS obtidas por FT experientes; testes realizados com 1 hora de intervalo; teste repetido 1 semana mais tarde; testados três músculos de MI.	A confiabilidade interavaliadores para os dois avaliadores foi ruim, a correlação foi de 0,062 (p = 0,461); a confiabilidade intra-avaliadores foi de 0,567 (p < 0,001).	A confiabilidade intra-avaliadores foi mododerada para um único avaliador; a confiabilidade interavaliadores foi ruim. A maior parte da concordância estava no grau 0; a concordância ruim estava nos graus 1, 1+ e 2. Pesquisadores questionam o uso do MAS
Pandyan et al. (1999)[26]	Sete estudos de confiabilidade identificados; quatro usando a MAS, dois usando a AS, um usando ambos	Revisão sistemática da literatura de estudos sobre a MAS	A confiabilidade intra-avaliadores foi superior à confiabilidade interavaliadores.	Há uma confusão sobre as características e limitações da MAS e AS. A escala AS é uma medida ordinal da resistência ao MP. A MAS é uma medida nominal da resistência ao MP; há ambiguidade entre as graduações 1 e 1+. Deve-se considerar a realização de treinamento para melhorar a confiabilidade entre os avaliadores.
Bohannon e Smith (1987)[20]	Testados 30 indivíduos (1 EM; 5 TCE; 24 AVE)	Estudo teste-reteste da confiabilidade interavaliadores; pontuações da MAS obtidas por dois FT seniores usando posições de testes padronizadas; testes realizados com alguns minutos de intervalo entre si; avaliados os músculos flexores do cotovelo	A concordância intra-avaliadores foi de 86,7%, com correlação tau de Kendall de 0,847 (p < 0,001)	A confiabilidade interavaliadores de um teste manual da espasticidade de flexores de cotovelo foi boa.

ASIA = American Spinal Injury Association Impairment Scale; AS = Escala de Ashworth; k = kappa; MI = membro inferior; H = homens; MAS = Escala de Ashworth modificada; EM = esclerose múltipla; PF = plantiflexores; MP = movimento passivo; FT = fisioterapeuta; LM = lesão medular; TCE = traumatismo cranioencefálico; MS = membro superior; M = mulheres.[1]

muscular e é capaz de detectar pequenas alterações em ambos os membros e o tônus postural.[29,30]

Documentação

A documentação de anormalidades no tônus deve incluir a determinação dos segmentos corporais específicos que demonstram tônus anormal, o tipo de anormalidade presente (p. ex., espasticidade, rigidez), se as mudanças são simétricas ou assimétricas, as posturas de repouso e sinais associados (p. ex., síndrome do NMS), e os fatores que modificam (aumentam ou diminuem) o tônus. É importante lembrar que a medição do tônus em uma posição não significa que o tônus será o mesmo em outras posições ou durante atividades funcionais. A mudança de posição, como a posição sentada ou em pé, pode alterar substancialmente os requisitos para o tônus postural. A descrição dos efeitos do tônus sobre os movimentos ativos, postura e função é muito importante.

Integridade dos reflexos

Reflexos tendinosos profundos

Um **reflexo** é uma resposta involuntária, previsível e específica a um estímulo dependente de um arco reflexo intacto (receptor sensitivo, neurônios aferentes, neurônios eferentes, e músculo ou glândula que respondem). O reflexo tendinoso profundo (RTP) resulta da estimulação de fibras aferentes IA sensíveis ao estiramento do fuso neuromuscular, produzindo contração muscular por meio de uma via monossináptica. Os RTPs são testados percutindo bruscamente sobre o tendão do músculo com um martelo para reflexos convencional ou com as pontas dos dedos do fisioterapeuta. Para garantir uma resposta adequada, o músculo é posicionado em sua amplitude média e o paciente é instruído a relaxar. A estimulação pode resultar em movimento observável da articulação (respostas rápidas ou fortes). Respostas fracas podem ser evidenciadas apenas com a palpação (respostas leves ou lentas com pouco ou nenhum movimento articular). A qualidade e magnitude das respostas devem ser cuidadosamente documentadas. No prontuário médico, os reflexos são classificados em uma escala de 0 a 4+:

0 Ausente, nenhuma resposta
1+ Reflexo leve, presente mas deprimido, inferior ao normal
2+ Reflexo normal, típico
3+ Reflexo rápido, possivelmente mas não necessariamente anormal
4+ Reflexo muito rápido, anormal, clônus

A Tabela 5.5 apresenta uma visão geral do exame dos RTP.

Tabela 5.5 Exame dos reflexos tendinosos profundos

Reflexos miotáticos (estiramento)	Estímulo	Resposta
Mandíbula (NC V)	Paciente sentado, com a mandíbula relaxada e ligeiramente aberta. Coloque o dedo na parte de cima do queixo; percuta de leve para baixo na parte superior do dedo, no sentido de fazer a maxila abrir.	A mandíbula recua e fecha.
Bíceps braquial Nervo musculocutâneo (C5, C6)	Paciente sentado com o braço flexionado e apoiado. Coloque o polegar sobre o tendão do bíceps braquial na fossa cubital, estirando-a ligeiramente. Percuta sobre o polegar ou diretamente sobre o tendão.	Leve contração dos flexores de cotovelo
Braquiorradial (supinador) Nervo radial (C5, C6)	Paciente sentado com o braço flexionado sobre o abdome. Coloque o dedo na tuberosidade do rádio e percuta sobre o dedo com o martelo.	Leve contração dos flexores de cotovelo, leve extensão do punho ou desvio radial
Tríceps braquial Nervo radial (C6, C7)	Paciente sentado com o braço apoiado em abdução, cotovelo flexionado. Palpe o tendão do tríceps braquial logo acima do olécrano. Percuta diretamente sobre o tendão.	Leve contração dos extensores de cotovelo
Flexores dos dedos Nervo mediano (C6-T1)	Segure a mão em posição neutra. Coloque o dedo cruzando a superfície palmar das falanges distais dos quatro dedos e percuta.	Leve contração dos flexores dos dedos
Posteriores da coxa Ramo tibial, nervo isquiático (L5, S1, S2)	Paciente em decúbito ventral com o joelho semiflexionado e apoiado. Palpe o tendão no joelho. Percuta sobre o dedo ou diretamente sobre o tendão.	Leve contração dos flexores de joelho
Quadríceps femoral (patelar, extensor de joelho) Nervo femoral (L2, L3, L4)	Paciente sentado com o joelho flexionado, pé sem apoio. Percuta sobre o tendão do músculo quadríceps entre a patela e a tuberosidade da tíbia.	Leve contração dos extensores de joelho
Calcâneo Tibial (S1-S2)	Paciente em decúbito ventral com o pé sobre a extremidade da maca ou sentado com o joelho flexionado e o tornozelo em leve flexão dorsal. Percuta o tendão imediatamente acima de sua inserção no calcâneo. A manutenção de uma ligeira tensão sobre o grupo gastrocnêmio-sóleo melhora a resposta.	Leve contração dos flexores plantares

Se os RTP forem difíceis de eliciar, as respostas podem ser reforçadas por manobras de reforço específicas. Na *manobra de Jendrassik*, o paciente engancha os dedos de suas mãos e puxa-os fortemente no sentido de separá-los. Enquanto essa pressão é mantida, os reflexos de MMII são testados. As manobras que podem ser utilizadas para reforçar as respostas nos membros superiores (MMSS) incluem apertar os joelhos um contra o outro, apertar os dentes, ou cerrar os punhos com o membro contralateral. A utilização de quaisquer manobras de reforço para desencadear respostas em pacientes com hiporreflexia deve ser cuidadosamente documentada.

Os RTP estão aumentados na síndrome de NMS (p. ex., acidente vascular encefálico) e diminuídos na síndrome de NMI (p. ex., neuropatia periférica, compressão de raiz nervosa), síndrome cerebelar e doença muscular. A *propagação do reflexo* (extensão da resposta além do músculo que normalmente se espera que se contraia) é indicativa de síndrome de NMS. Como cada RTP emerge de segmentos específicos da coluna, pode-se usar um reflexo ausente para identificar o grau de uma lesão da coluna vertebral (p. ex., radiculopatia).

Reflexos cutâneos superficiais

Os reflexos cutâneos superficiais são elicitados com um estímulo leve aplicado sobre a pele. A resposta esperada é uma breve contração dos músculos inervados pelos mesmos segmentos da coluna que recebem os inputs aferentes dos receptores cutâneos. Um estímulo que é forte pode produzir sinais de irradiação cutânea com a ativação de reflexos protetores de retirada. Os reflexos cutâneos incluem o reflexo plantar, sinais confirmatórios nos dedos (Chaddock) e reflexos abdominais. O *reflexo plantar* (S1, S2) é testado pela aplicação de um estímulo ao longo da borda lateral da planta do pé, e para cima ao longo da região metatarsal plantar do pé. A resposta normal consiste em flexão do hálux; às vezes, os outros dedos demonstrarão uma resposta em flexão plantar ou nenhuma resposta. Uma resposta anormal (sinal de Babinski) consiste em extensão/flexão dorsal (elevação) do hálux, com abertura em leque dos quatro dedos laterais. É indicativo de uma lesão corticospinal (NMS). O *reflexo (ou sinal) de Chaddock* é elicitado ao estimular a lateral do tornozelo até o aspecto dorsal lateral do pé. Também produz extensão/dorsiflexão do hálux e é considerado um sinal de confirmação dos dedos. O *reflexo abdominal* é elicitado com estimulações leves e rápidas sobre a pele dos músculos abdominais. Produz-se uma contração localizada sob o estímulo, com um resultante desvio do umbigo em direção à área estimulada. Cada quadrante deve ser testado em uma direção diagonal. O desvio umbilical em uma direção superior/lateral indica integridade dos segmentos medulares T8 a T9. O desvio umbilical em uma direção inferior/lateral indica integridade dos segmentos medulares T10 a T12. A ausência de resposta é anormal e indicativa de doença (p. ex., lesão medular torácica). A assimetria entre os lados é altamente significativa em relação à doença neurológica. Os reflexos abdominais podem estar ausentes em pacientes com obesidade ou que tenham sido submetidos a cirurgias abdominais. A Tabela 5.6 apresenta uma visão geral do exame dos reflexos cutâneos superficiais.

Reflexos primitivos e tônicos

Os *reflexos primitivos* e *tônicos* estão presentes durante a infância como um estágio no desenvolvimento normal e são integrados pelo SNC em uma idade precoce. Uma vez integrados, esses reflexos geralmente não são reconhecidos nos adultos em sua forma pura. No entanto, eles podem persistir como fragmentos adaptativos de comportamento, subjacentes ao controle motor normal. Reflexos que persistem (às vezes denominados reflexos obrigatórios) além da idade de desenvolvimento esperada ou que aparecem em pacientes adultos após uma lesão encefálica são sempre indicativos de comprometimento neurológico. Os pacientes que manifestam esses reflexos normalmente apresentam lesão encefálica extensa (p. ex., acidente vascular encefálico, TCE) e outros sinais de NMS.

Os reflexos importantes a serem examinados no paciente com suspeita de atividade reflexa anormal incluem o flexor ou de retirada, tração, preensão palmar, tônico cervicais, tônico labiríntico, positivo de suporte e as reações associadas. O *reflexo flexor ou de retirada* geralmente é o mais simples de observar e é analisado pelo aparecimento de uma resposta de movimento clara. Os reflexos tônico-cervicais, por outro lado, influenciam a musculatura e podem não estar visíveis por meio de respostas de movimento claras. Na verdade, raramente é produzido movimento, mas a postura costuma ser influenciada por ajustes no tônus. Assim, o termo *reflexos de ajuste* é uma descrição apropriada da sua função. Deve-se examinar se as posturas anormais dependem dos reflexos (p. ex., o paciente com lesão encefálica apresenta tônus extensor excessivo em decúbito dorsal, mas não em decúbito lateral). Para obter uma análise precisa, o fisioterapeuta deve se preocupar com diversos fatores. O paciente deve ser posicionado de modo adequado a possibilitar a resposta esperada. É essencial que haja um estímulo de teste apropriado, incluindo uma magnitude e duração corretas da estimulação. São necessárias habilidades de observação aguçadas para detectar o que podem ser mudanças de movimentos sutis e respostas anormais. A palpação pode auxiliar na identificação de

Tabela 5.6 Exame dos reflexos cutâneos superficiais

Reflexos superficiais (cutâneos)	Estímulo	Resposta
Plantar (S1, S2)	Com objeto sem corte (chave ou extremidade de madeira da haste de aplicação), estimule o aspecto lateral da planta do pé, movendo-se do calcanhar à região metatarsal plantar do pé, curvando-se medialmente sobre ela.	A resposta normal é a flexão (flexão plantar) do hálux, e às vezes dos outros dedos (sinal de Babinski ausente). A resposta anormal, chamada de sinal de Babinski presente, consiste na extensão (flexão dorsal) do hálux com abertura em leque dos outros quatro dedos (indica lesões do NMS). O mesmo que para o plantar.
	Estímulos alternativos para o reflexo plantar (para pés sensíveis): • Chaddock: estimular a lateral do tornozelo e o aspecto lateral do pé. • Oppenheim: estimular descendo sobre a crista da tíbia	
Reflexos abdominais	Paciente posição em decúbito dorsal, relaxado. Realizar um estímulo rápido e vivo sobre cada quadrante dos abdominais, da periferia em direção ao umbigo.	Contração localizada sob o estímulo, fazendo com que o umbigo se mova em direção ao estímulo.
Acima do umbigo = T8-T10		Mascarado pela obesidade.
Abaixo do umbigo = T10-T12		Pode estar ausente em transtornos do NMS e NMI.

alterações no tônus que não são facilmente visualizadas. Os reflexos primitivos e tônicos são classificados de acordo com uma escala de 0 a 4+:[31,32]

0+ Ausente
1+ Mudança no tônus: leve e transitória, sem movimento dos membros
2+ Movimento visível dos membros
3+ Movimento exagerado e repleto dos membros
4+ Movimento obrigatório e sustentado, com duração de mais de 30 segundos

A Tabela 5.7 apresenta uma visão geral do exame dos reflexos primitivos e tônicas.

Documentação da integridade dos reflexos

A documentação de anormalidades nos reflexos deve incluir a determinação dos (1) reflexos testados específicos, (2) o grau de anormalidade observada, (3) sinais associados (p. ex., síndrome do NMS) e (4) fatores que modificam os reflexos. É muito importante realizar uma descrição dos efeitos do comportamento reflexo anormal nos movimentos ativos, postura e função.

Integridade de nervos cranianos

Existem 12 pares de nervos cranianos (SNC), todos distribuídos sobre a cabeça e pescoço, com exceção do NC X (nervo vago), que se distribuiu ao longo do tórax e abdome. Os NC I, II e VIII são puramente sensitivos e transportam os sentidos especiais do olfato, visão, audição e equilíbrio. Os nervos cranianos III, IV e VI são puramente motores e controlam a constrição pupilar e os movimentos oculares. Os nervos cranianos XI e XII também são puramente motores, e inervam o esternocleidomastóideo, o trapézio e os músculos da língua. Os nervos cranianos V, VII, IX e X são mistos, contendo tanto fibras motoras quanto sensitivas. As funções motoras incluem a mastigação (V), expressão facial (VII), deglutição (IX, X) e vocalização de sons (X). As sensações são oriundas da face e da cabeça (V, VII, IX), trato digestório, coração, vasos e pulmões (IX, X), e língua, boca e palato (VII, IX, X). As fibras secretomotoras parassimpáticas (SNA) são transportadas pelo NC III para o controle da musculatura lisa do bulbo do olho, NC VII para o controle das glândulas salivares e lacrimais, NC IX para a glândula parótida, e NC X para o coração, pulmões e a maior parte do sistema digestório.

Tabela 5.7 Exame dos reflexos primitivos e tônicos

Reflexos primitivos/espinhais	Estímulo	Resposta
Flexor, de retirada	Estímulo nocivo (picada de agulha) na planta do pé. Testado em decúbito dorsal ou na posição sentada.	Dedos estendem, tornozelo dorsiflexiona, todo o MI se flexiona incontrolavelmente. Início: 28 semanas de gestação. Integração: 1 a 2 meses.
Extensão cruzada	Estímulo nocivo na região metatarsal plantar do pé do MI fixo em extensão; testado em decúbito dorsal.	MI oposto flete, então aduz e estende. Início: 28 semanas de gestação. Integração: 1 a 2 meses.
Tração	Segure o antebraço e puxe para cima a partir do decúbito dorsal para a posição sentada.	Preensão e flexão total do MS. Início: 28 semanas de gestação. Integração: 2 a 5 meses.
Moro	Mudança súbita na posição da cabeça em relação ao tronco; deslocar o peso do paciente para trás a partir da posição sentada.	Extensão, abdução do MS, abertura da mão e choro seguido por flexão, adução dos braços sobre o tórax. Início: 28 semanas de gestação. Integração: 5 a 6 meses.
Sobressalto	Ruído alto ou ríspido repentino.	Extensão súbita ou abdução do MS, choro. Início: nascimento. Integração: persiste.
Preensão	Pressão mantida na palma da mão (preensão palmar) ou na região metatarsal plantar do pé debaixo dos dedos (preensão plantar).	Flexão mantida dos dedos da mão ou pé. Início: palmar, nascimento; plantar, 28 semanas de gestação. Integração: palmar, 4 a 6 meses; plantar, 9 meses.
Reflexos tônicos/tronco encefálico	**Estímulo**	**Resposta**
Tônico cervical assimétrico (RTCA)	Rotação da cabeça para um lado.	Flexão dos membros do lado do crânio, extensão dos membros do lado da mandíbula, postura de "arco e flecha" ou "esgrima". Início: nascimento. Integração: 4 a 6 meses.
Tônico cervical simétrico (RTCS)	Flexão ou extensão da cabeça.	À flexão da cabeça: flexão dos MMSS, extensão dos MMII; à extensão da cabeça: extensão da MMSS, flexão dos MMII. Início: 4 a 6 meses. Integração: 8 a 12 meses.
Tônico labiríntico simétrico (TLR ou TLRS)	Decúbito ventral ou dorsal.	Em decúbito ventral: aumento no tônus flexor/flexão de todos os membros; em decúbito dorsal: aumento no tônus extensor/extensão de todos os membros. Início: nascimento. Integração: 6 meses.
Reação positiva de suporte	Contato com a região metatarsal plantar do pé na posição vertical ereta.	Extensão rígida (cocontração) dos MMII. Início: nascimento. Integração: 6 meses.
Reações associadas	Movimento voluntário resistido em qualquer parte do corpo.	Movimento involuntário em um membro em repouso. Início: nascimento a 3 meses. Integração: 8 a 9 anos.

MI = membro inferior; MS = membro superior.

Deve-se realizar um exame da função de NC em caso de suspeita de lesões do encéfalo, tronco encefálico e coluna cervical. Deve-se suspeitar de déficits na função olfativa (NC I) em caso de lesões da cavidade nasal e cérebro anterior/inferior. As lesões das vias ópticas (nervo óptico [NC II], quiasma óptico, trato óptico, corpo geniculado lateral, colículo superior) e córtex visual podem produzir déficits visuais. As lesões mesencefálicas podem resultar em déficits nos NC III e IV (oculomotor, troclear). As lesões pontinas podem envolver vários NC, incluindo o V (oftálmico, ramos maxilar e mandibular) e VI (abducente). Os núcleos dos NC VII (facial) e VIII (ramos vestibular e coclear) estão localizados na junção entre a ponte e o bulbo. As lesões que afetam o bulbo podem envolver os NC IX (glossofaríngeo), X (vago), XI (acessório espinhal) e XII (hipoglosso). A raiz espinhal do NC XI encontra-se nos cinco segmentos cervicais superiores. Os NC, a sua função, testes clínicos e os possíveis achados anormais são apresentados na Tabela 5.8.

Tabela 5.8 Exame da integridade de nervos cranianos

Nervo craniano	Função	Teste	Achados anormais possíveis
I Olfatório	Olfato	Teste o sentido do olfato em cada lado (fechar a outra narina): usar odores comuns, não irritantes.	Anosmia (incapacidade de detectar aromas), vista nas lesões do lobo frontal.
II Óptico	Visão	Teste a acuidade visual. Central: tabela de Snellen; testar cada olho separadamente (cobrindo o outro olho); teste a uma distância de 6 m. Teste de visão periférica (campo visual) por confrontação.	Cegueira, miopia (visão distante prejudicada), presbiopia (visão de perto prejudicada). Defeitos de campo: hemianopsia homônima.
II, III Óptico e oculomotor	Reflexos pupilares	Teste as reações pupilares (constrição) aplicando luz ao olho; se anormal, teste a reação de perto. Examine o tamanho/formato da pupila.	Ausência de constrição pupilar. Anisocoria (pupilas desiguais). Síndrome de Horner, paralisia do NC III.
III, IV, VI Oculomotor, troclear e abducente	Movimentos extraoculares	Teste os movimentos oculares sacádicos (paciente é convidado a olhar em todos os sentidos) e de perseguição (paciente segue um dedo em movimento).	Estrabismo (olho se desvia da posição normal conjugada). Movimentos oculares prejudicados. Visão dupla.
III	Reto medial, superior e inferior: oblíquo inferior; vira o olho para cima, para baixo, para dentro. Eleva a pálpebra.	Observe a posição do olho. Teste os movimentos do olho.	Estrabismo: olho puxado para fora pelo NC VI. Olho não é capaz de realizar movimentos para cima, para baixo, para dentro. Pode haver ptose, dilatação da pupila.
IV	Oblíquo superior: vira o olho para baixo quando aduzido.	Teste os movimentos do olho.	O olho não é capaz de olhar para baixo quando o olho está aduzido.
VI	Reto lateral: vira o olho para fora.	Observe a posição do olho. Teste os movimentos do olho.	Esotropia (olho puxado para dentro). O olho não é capaz de olhar para fora.

(continua)

Tabela 5.8 Exame da integridade de nervos cranianos *(continuação)*

Nervo craniano	Função	Teste	Achados anormais possíveis
V Trigêmeo Divisões oftálmica, maxilar, mandibular	Sensitivo: face Sensitivo: córnea Motor: músculos da mastigação	Teste a dor, sensibilidade ao toque leve: testa, bochechas, mandíbula (olhos fechados). Teste o reflexo córneo: toque delicadamente com um chumaço de algodão. Apalpe os músculos masseter e temporal. Observe os movimentos espontâneos. Peça aos pacientes que aperte a mandíbula, mantendo contra a resistência.	Perda da sensibilidade da face, dormência na lesão do NC V. Área de gatilho com neuralgia trigeminal. Perda do reflexo córneo-palpebral ipsilateralmente (piscar em resposta ao toque da córnea) Fraqueza, atrofia dos músculos. Quando aberta, desvio da mandíbula para o lado ipsilateral
VII Facial	Expressão facial Paladar dos dois terços anteriores da língua	Teste a função motora dos músculos faciais. Levante as sobrancelhas, franza a testa. Mostre os dentes, sorria. Feche os olhos com força. Acumule ar nas bochechas. Aplique soro fisiológico e solução glicosada com um cotonete.	Paralisia: Incapacidade de fechar o olho, Inclinação do canto da boca, Dificuldade com a articulação da fala NMI unilateral: paralisia de Bell (PNI) NMI bilateral: Guillain-Barré NMS unilateral: acidente vascular encefálico. Identifica incorretamente a solução.
VIII Vestibulococlear	Função vestibular Função coclear	Teste o equilíbrio: função vestibulospinal (RVE). Teste a coordenação olho-cabeça: reflexo vestíbulo-ocular (RVO). Teste a acuidade auditiva. Teste a lateralização (teste de Weber): coloque um diapasão vibrando no topo da cabeça, em posição mediana; verifique se o som é ouvido mais em uma orelha ou igualmente em ambas. Compare a condução pelo ar e óssea (teste de Rinne): coloque um diapasão vibrando no osso mastoide e, em seguida, perto do meato acústico externo; o som é ouvido mais tempo através do ar do que do osso.	Vertigem, desequilíbrio Instabilidade do olhar em caso de rotações da cabeça, nistagmo (movimento cíclico constante e involuntário do bulbo do olho). Surdez, deficiência auditiva, zumbido. Perda condutiva unilateral: som lateralizado à orelha prejudicada. Perda auditiva neurossensitiva: som ouvido na orelha não afetada Perda condutiva: som ouvido através do osso é igual ou maior do que o ouvido através do ar Perda auditiva neurossensitiva: som ouvido por mais tempo através do ar.
IX Glossofaríngeo	Sensibilidade do terço posterior da língua, faringe, orelha média	Aplique solução salina e solução glicosada. Normalmente não é testado.	Identifica incorretamente a solução.

(continua)

Tabela 5.8 Exame da integridade de nervos cranianos *(continuação)*

Nervo craniano	Função	Teste	Achados anormais possíveis
IX, X Glossofaríngeo e vago	Fonação Deglutição Controle palatal, faríngeo Reflexo faríngeo	Ouça a qualidade da voz. Examine a dificuldade em engolir um copo de água. Peça ao paciente que diga "ah"; observe o movimento de palato mole (eleva) e a posição da úvula (continua na linha média). Estimule o fundo da garganta levemente em cada lado.	Disfonia: rouquidão denota fraqueza das pregas vocais; qualidade nasal denota fraqueza palatal. Disfagia. Paralisia: palato não consegue se elevar (lesão do NC X); elevação assimétrica com paralisia unilateral Reflexo ausente: lesão do NC IX; possivelmente NC X.
XI Acessório	Função motora: músculo trapézio Esternocleidomastóideo	Examine o volume, força. Levante os ombros para cima, contra a resistência. Vire a cabeça para cada lado contra a resistência.	NMI: atrofia, fasciculações, fraqueza ipsilateral. Incapacidade de elevar um dos ombros; ombro cai. Incapacidade de virar a cabeça para o lado oposto NMS: fraqueza do esternocleidomastóideo ipsilateral e trapézio contralateral.
XII Hipoglosso	Movimentos da língua	Ouça a articulação do paciente. Examine a posição da língua em repouso. Examine os movimentos da língua: peça ao paciente para projetar a língua, movê-la de um lado para o outro.	Disartria (vista em lesões do NC X ou XII, também NC V, VII) Atrofia ou fasciculações da língua (NMI, ELA). Movimentos prejudicados, desvio para o lado fraco. Lesão de NMS: língua desvia contralateralmente à lesão cortical.

De O'Sullivan e Siegelman,[18, p.119] com permissão.

Documentação da integridade de nervos cranianos

A documentação de um exame de integridade de NC deve incluir a determinação dos (1) nervos cranianos específicos testados, (2) o grau de anormalidade observada (déficits específicos) e (3) os efeitos das anormalidades na integridade de nervos cranianos sobre a função. Também devem ser identificadas as percepções do paciente sobre a perda de função.

Desempenho muscular

Atrofia muscular

A atrofia, a perda de massa muscular (emaciação), ocorre como resultado da perda de mobilidade funcional (atrofia por desuso), doença de NMI (atrofia neurogênica), ou desnutrição proteico-calórica. A *atrofia por desuso* é evidente após períodos de inatividade, desenvolvendo-se em semanas ou meses. Costuma ser generalizada e afeta mais extensamente músculos antigravitacionais. A força pode ser influenciada negativamente pela atrofia por desuso. A falta de carga de tração sobre o músculo reduz a quantidade total de sarcômeros e resulta em redução na capacidade do músculo de desenvolver torque (força contrátil). Também resulta em diminuição na tensão passiva dos músculos com perda da estabilidade articular e aumento do risco de anormalidade postural.[33] A *atrofia neurogênica* acompanha a lesão de NMI (p. ex., lesão de nervo periférico, lesão da raiz espinal) e ocorre rapidamente, em geral dentro de 2 a 3 semanas. A atrofia também é acompanhada por outros sinais de lesão de NMI (p. ex., tônus diminuído ou ausente ou RTP diminuídos ou ausentes, fasciculações, movimentos voluntários fracos ou ausentes). A distribuição é limitada a um padrão segmentar ou focal (raiz nervosa).

Exame do volume muscular

Durante o exame, o fisioterapeuta deve inspecionar visualmente a simetria e a forma do músculo, comparando e contrastando seu tamanho e contorno. Músculos que parecem planos ou côncavos são indicativos de atrofia. As comparações devem ser feitas entre e dentre os membros. A atrofia é unilateral ou bilateral? Há vários membros envolvidos? A atrofia é mais proximal ou distal, ou ambos? Podem-se usar medições circunferenciais do membro para comparar um membro que experimenta atrofia neurogênica com o membro normal correspondente. A palpação em repouso e durante a contração muscular é usada para determinar a tensão muscular. Medições de perímetro ou medidas de deslocamento volumétrico (p. ex., mãos ou pés) podem ser usadas para confirmar os achados da inspeção visual.

Força e potência

O **desempenho muscular** é "a capacidade de um músculo ou grupo de músculos de gerar força."[4,p.688] A **força muscular** é "a força muscular exercida por um músculo ou grupo de músculos que supera uma resistência sob um conjunto de circunstâncias específicas."[4,p.688] Contrações isotônicas envolvem encurtamento ativo dos músculos, e contrações excêntricas envolvem o alongamento ativo dos músculos. Contrações isométricas produzem altos níveis de tensão para a realização de contrações sem movimento evidente. A potência muscular é o "trabalho produzido por unidade de tempo ou o produto da força e velocidade."[4,p.688] O desempenho muscular depende de uma série de fatores inter-relacionados, incluindo as características de comprimento-tensão, viscoelasticidade, velocidade e adequação metabólica (armazenamento e entrega de energia). De igual importância são as ações integradas do SNC (fatores de controle neuromuscular) que atuam sobre as unidades motoras, incluindo (1) a quantidade de unidades motoras recrutadas, (2) o tipo de unidades motoras recrutadas e (3) a taxa de descarga e modulação continuada das unidades motoras. O SNC controla a ordem de recrutamento e o sincronismo dos músculos. Movimentos sinérgicos e ajustes posturais também são dependentes da integridade dos nervos periféricos, assim como as fibras musculares.

Os pacientes com deficiência no controle motor e lesão neurológica representam desafios únicos para a análise do desempenho muscular. A *fraqueza* é a incapacidade de produzir níveis suficientes de força e pode variar de paresia (fraqueza parcial) a *plegia* (ausência de força muscular). Ela é vista em pacientes com síndrome do NMS, juntamente a espasticidade e reflexos hiperativos. Os pacientes podem apresentar *hemiplegia* (paralisia unilateral), *paraplegia* (paralisia de MMII) ou *tetraplegia* (quadriplegia). A fraqueza também aparece em pacientes com lesões do NMI.

Os pacientes com acidente vascular encefálico apresentam alterações significativas no desempenho muscular, incluindo padrões de recrutamento alterados, anormalidade no tempo até alcançar a força, e diminuição nas taxas de disparo das unidades motoras.[34-36] Eles também demonstram uma diminuição de até 50% nas unidades motoras de membros afetados dentro de 2 meses após o insulto, com maiores perdas de fibras tipo II (contração rápida).[37,38] Observam-se déficits na força de preensão, incluindo uma força de preensão exagerada, alteração no tempo para conseguir a preensão, e dificuldade em manter a preensão.[39] O desempenho muscular em pacientes com acidente vascular encefálico é influenciado pela presença de outros prejuízos de NMS, incluindo a espasticidade, transtorno na atividade sinérgica/padrões de movimentos em bloco, cocontração muscular anormal e/ou déficit sensitivo profundo.[40-42] A perda de força normalmente é maior na extremidade distal do que proximal. Também foi encontrada perda de força em membros "supostamente normais".[43-45] Os efeitos bilaterais de uma lesão cortical ipsilateral são evidenciados por uma pequena porcentagem (cerca de 10%) de fibras do trato corticospinal que permanecem sem decussar. Também podem existir possíveis outros fatores não identificados. Esta informação fez com que termos como "menos envolvido" ou "menos afetado" fossem utilizados no lugar de termos mais tradicionais como lado "não afetado", "não envolvido", "saudável", "normal" ou "bom". Isso também lança dúvidas quanto à validade da utilização do lado contralateral não envolvido como referência para a força muscular normal em pacientes com hemiplegia.

Em pacientes com neuropatia periférica sensorimotora (p. ex., neuropatia diabética crônica) ou neuropatia motora aguda (p. ex., síndrome de Guillain-Barré), a perda de força normalmente é maior nos segmentos distais (i. e., pé e tornozelo) do que proximais, com envolvimento dos segmentos mais proximais conforme o doença progride. Na neuropatia, a progressão é lenta (meses ou anos), enquanto na Guillain-Barré a progressão é rápida (dias ou semanas) e mais completa, envolvendo não só a região proximal dos MMII, mas também o tronco, os MMSS e, em alguns casos, os NC inferiores. Os pacientes com doença muscular primária (p. ex., miopatias) normalmente sentem fraqueza proximal, enquanto os pacientes com miastenia grave experimentam perdas decrementais na força. Assim, a primeira contração de um músculo pode começar forte e, em seguida, cada contração sucessiva fica cada vez mais fraca.

Exame da força e potência muscular

O exame clínico da força e potência muscular utiliza métodos e protocolos (p. ex., teste manual de força muscular [TMFM], dinamômetros de mão, sistemas isocinéticos) padronizados. Consulte o Capítulo 4 para uma discussão aprofundada do tema. A análise da sincronização muscular, incluindo a amplitude, a duração, a forma de onda e a frequência, pode ser obtida utilizando a EMG (ver mais adiante). A análise da atividade do desempenho funcional também produz dados importantes sobre o desempenho muscular.

O teste manual de força muscular (TMFM) foi originalmente desenvolvido para examinar a função motora em pacientes com poliomielite (uma doença de NMI). Há problemas com a validade quando usado no exame clínico de pacientes com lesões de NMS.[46,47] O teste de força usando protocolos padronizados pode ser impróprio para alguns pacientes com síndrome de NMS. Portanto, critérios adequados são fundamentais para determinar se são atendidos os padrões de validade e confiabilidade do TMFM. Em primeiro lugar, o fisioterapeuta deve considerar a capacidade de movimento do paciente. Movimentos articulares individuais isolados, impostos pelos procedimentos de TMFM e protocolos isocinéticos padronizados podem não ser possíveis na presença de lesões do NMS em que há padrões de movimentos anormais estereotipados (sinergias obrigatórias). A presença de coativação anormal, espasticidade e postura anormal pode impedir a capacidade do paciente de realizar movimentos articulares isolados. Essas barreiras ao movimento normal são denominadas *restrições ativas*. As posições de teste prescritas também podem ser impedidas pela presença de atividade reflexa anormal (p. ex., testes em decúbito dorsal influenciados pela presença de reflexo tônico-labiríntico). As alterações de músculos e tecidos moles na viscoelasticidade (p. ex., contratura) oferecem uma forma de *restrição passiva* e também podem impedir o uso de testes padronizados. Nesses casos, deve-se tomar a decisão de *não* usar procedimentos de TMFM padronizados. Pode-se fazer uma estimativa da força a partir da observação de movimentos ativos durante a execução de atividades funcionais. Por exemplo, flexões superficiais de joelho ou transferências de sentado para em pé podem ser usadas para examinar a força dos extensores de quadril e extensores de joelho. Ficar na ponta dos pés ou na ponta dos dedos pode ser usado para examinar a força dos músculos do pé-tornozelo (flexores dorsais, flexores plantares). A documentação deve indicar claramente que o envolvimento de NMS impede o uso de procedimentos padronizados de TMFM. As estimativas de força podem ser feitas com base em observações durante os movimentos funcionais ativos usando os seguintes critérios:

- Músculos com movimento visível que são incapazes de vencer a gravidade e mover-se ao longo de toda a ADM recebem um *grau baixo*.
- Músculos que são capazes de se mover contra a gravidade em toda a amplitude, mas não conseguem vencer qualquer resistência adicional, recebem um *grau razoável*.
- Músculos que são capazes de se mover contra a gravidade em toda a amplitude e contra alguma resistência (resistência moderada) recebem um *grau bom*.
- Músculos que são capazes de se mover em toda a amplitude e contra uma resistência forte recebem um *grau normal*.

O leitor vai reconhecer semelhanças óbvias com o sistema de classificação padrão do TMFM. No entanto, nesse caso, o desempenho muscular envolve grupos de músculos em movimento durante tarefas funcionais específicas e não durante movimentos articulares isolados com protocolos padronizados.

Se o TMFM for utilizado, o fisioterapeuta deve utilizar as posições padronizadas, sempre que possível. Se for necessário modificar uma posição (p. ex., o paciente não tem ADM completa ou estabilização adequada), isso deve ser cuidadosamente documentado. *Compensações* (ações musculares que compensam uma fraqueza muscular específica) devem ser identificadas, eliminadas sempre que possível, e cuidadosamente documentadas. Por exemplo, o paciente com LM em geral apresenta compensações musculares comuns (p. ex., os extensores do punho são usados para fechar os dedos usando o "efeito tenodese"). O conhecimento das compensações comuns é muito útil quando se trabalha com esse grupo de pacientes.

Os *dinamômetros portáteis* são pequenos dispositivos portáteis que medem a força mecânica; eles foram incorporados na prática clínica a procedimentos de TMFM. O fisioterapeuta lê a quantidade exata de força aplicada ao músculo durante os testes para graus bons e normais, em vez de estimar a quantidade de resistência. Relataram-se pontuações mais altas de confiabilidade intra-avaliadores e interavaliadores. As limitações na sua utilização incluem a dificuldade em estabilizar o membro e o dispositivo, controlar a velocidade de desenvolvimento de tensão muscular, e aplicar força suficiente para um teste máximo. Esses podem ser fatores que influenciam nos estudos que indicam que o dinamômetro portátil é menos confiável para testes de grupos musculares de MMII.[48-51]

O uso de um *dinamômetro isocinético* possibilita ao fisioterapeuta monitorar vários parâmetros importantes de controle motor. Ele possibilita o exame da capacidade de um músculo de produzir força em toda a amplitude, picos de torque e capacidade de gerar torque em velocidades cambiantes. A taxa de desenvolvimento da tensão (tempo até o pico de torque) e a forma da curva de torque também podem ser determinadas. Contrações concêntricas, isométricas e excêntricas e relações agonistas/antagonistas recíprocas podem ser analisadas. Essa informação é especialmente importante para a compreensão do desempenho funcional.[52]

Os pacientes com acidente vascular encefálico normalmente demonstram uma variedade de déficits quando testados com um dinamômetro isocinético, incluindo (1) diminuição do torque total no membro mais afetado quando comparado ao membro menos afetado; (2) diminuição no torque com aumento na velocidade de movimento; (3) diminuição na excursão do membro; (4) aumento no tempo até o desenvolvimento do pico de torque e o período de tempo em que o pico de torque é mantido; e (5) aumento nos intervalos de tempo entre as contrações recíprocas. Por exemplo, muitos pacientes com acidente vascular encefálico são incapazes de desenvolver tensão acima de 70° a 80° por segundo. Quando este valor é comparado à velocidade necessária para a marcha normal (100° por segundo), as razões para as dificuldades na marcha se tornam prontamente aparentes. Dados normativos, quando disponíveis, podem fornecer uma referência adequada para avaliar e interpretar os dados do paciente.[53,54]

Documentação da força e potência

A documentação de alterações na força e potência deve incluir a determinação de músculos específicos e segmentos corporais testados e testes utilizados; o tipo e grau de alterações presentes (p. ex., paresia, paralisia); se as alterações são simétricas ou assimétricas, distais ou proximais; a presença de sinais associados (p. ex., NMS ou NMI); a presença de atrofia; e fatores que modificam o desempenho muscular. Também deve ser incluída uma descrição dos efeitos da fraqueza muscular nos movimentos ativos, postura e função. Ao examinar o desempenho funcional, é importante lembrar que as estimativas de força tomadas em uma posição não necessariamente são generalizadas a outras posições (p. ex., a capacidade de se mover enquanto suporta o peso do corpo inteiro em pé na posição vertical).

Resistência muscular

A **resistência muscular** é "a capacidade de sustentar força repetidamente ou gerar força ao longo de um período de tempo".[4,p.688] O exame da resistência muscular é importante na determinação da capacidade funcional. A **fadiga** é uma sensação esmagadora e sustentada de cansaço e diminuição na capacidade de trabalho físico e mental no nível usual. A fadiga pode ser decorrente de atividade excessiva causada por um acúmulo de produtos metabólicos residuais (p. ex., ácido lático); desnutrição (i. e., deficiência de nutrientes); distúrbios cardiorrespiratórios (i. e., quantidade inadequada de oxigênio e nutrientes para os tecidos); estresse emocional; e outros fatores. Embora a fadiga seja protetora e tenha uma função útil na proteção contra o excesso de trabalho e lesões, é um problema sério para alguns indivíduos. Por exemplo, pacientes com síndrome pós-pólio ou síndrome de fadiga crônica podem experimentar restrições significativas em suas atividades funcionais e trabalho como resultado da fadiga debilitante. Outros grupos de indivíduos que também podem enfrentar limitações significativas como resultado da fadiga incluem aqueles com EM, esclerose lateral amiotrófica (ELA), distrofia muscular de Duchenne e síndrome de Guillain-Barré.[55,56] Fatores adicionais que podem influenciar a fadiga incluem o estado de saúde, o contexto ambiental (p. ex., ambiente estressante) e a temperatura (p. ex., estresse por calor no paciente com EM).

A **exaustão** é definida como o limite da resistência além do qual não é mais possível haver desempenho. A maior parte dos pacientes pode comunicar com uma grande precisão o ponto em que a exaustão é alcançada. Em alguns pacientes, deve-se preocupar com a **fraqueza por excesso de atividade (lesão)**, definida como "uma diminuição prolongada na força absoluta e resistência em razão da atividade excessiva de músculos parcialmente desnervados".[57,p.22] Por exemplo, os pacientes com síndrome pós-pólio podem sentir fraqueza após uma atividade extenuante que não é recuperada com o repouso normal. Eles relatam ter de passar todo o dia seguinte ou dois dias na cama após uma sessão exaustiva de exercícios. Por isso, é importante documentar o tipo, a duração e a eficácia das tentativas de descanso. A *dor muscular de início tardio (DMIT)* é prolongada em pacientes com fraqueza por excesso de atividade, com pico entre 1 e 5 dias após a atividade.

Exame da fadiga

O exame da fadiga começa com a anamnese inicial. O paciente é convidado a identificar as atividades que são fatigantes, a frequência e gravidade dos episódios de fadiga e as circunstâncias que envolveram o seu aparecimento. É importante determinar o *limiar de fadiga*, definido como "o nível de exercício que não pode ser mantido indefinidamente."[58,p.691] Na maior parte dos casos, o aparecimento da fadiga é gradual, não abrupto, e dependente da intensidade e da duração da atividade tentada. As atividades que a precipitam devem ser identificadas no contexto das atividades diárias habituais. O paciente é convidado a identificar quaisquer soluções utilizadas para superar a fadiga debilitante e quão bem-sucedidas elas foram. Questionários de autoavaliação são particularmente úteis para o paciente com fadiga significativa. Um exemplo é a Escala modificada de impacto da fadiga *(MFIS)*, um instrumento inicialmente desenvolvido para avaliar problemas de qualidade de vida relacionada com fadiga em pacientes com EM. Ela inclui perguntas sobre domínios cognitivos e sociais, bem como sobre o desempenho físico (ver Cap. 16, Apêndice 16.B).[59]

O exame então prossegue com testes específicos baseados no desempenho. Como isso pode ser cansativo para o paciente, o teste de desempenho deve ser limitado às atividades funcionais-chave identificadas na anamnese ou questionário prévio. O fisioterapeuta deve documentar cuidadosamente o nível de fadiga do paciente durante o teste de desempenho, incluindo o nível de independência, independência modificada (dispositivo necessário) ou o nível de assistência necessária (mínima, moderada ou máxima). Os critérios de classificação para a *Functional Independence Measure* (FIM, Medida de Independência Funcional) fornecem um código de pontuação útil, e as atividades funcionais testadas (p. ex., transferências, locomoção) são básicas para uma vida independente.[60] Durante o teste de desempenho, o nível de fadiga percebida pode ser documentado por meio da *Escala de Borg para classificação do esforço percebido*.[61] A fim de determinar melhor o grau de fadiga do músculo, o fisioterapeuta deve pedir ao paciente para identificar duas contagens distintas, uma para o nível de fadiga muscular e uma para o nível de fadiga central (falta de ar). O fisioterapeuta é, então, capaz de diferenciar entre fatores periféricos e fatores centrais que contribuem para a fadiga.

O exame da fadiga muscular pode incluir também testes de fadiga volitivos e eliciados eletricamente utilizando um dinamômetro isocinético. Este equipamento possibilita a quantificação do torque produzido. Os pacientes são convidados a realizar contrações isocinéticas submáximas repetitivas. Pode-se usar uma queda do pico de torque de 50% como um índice de fadiga.[62] Os testes de fadiga induzida eletricamente também podem ser usados para examinar o desempenho muscular e podem fornecer uma medida mais confiável em indivíduos com pouca motivação ou que têm um distúrbio da unidade central (p. ex., acidente vascular encefálico). O músculo é estimulado com grupos de pulsos elétricos (trens de pulso) e é medido o percentual de declínio na produção de força.[63,64] A temporização do desempenho de tarefas funcionais (p. ex., cronometrar tarefas de autocuidado, tempo para caminhar uma determinada distância, teste de caminhada de 6 minutos) também fornece uma medida objetiva e reprodutível da resistência muscular.

Documentação

A documentação da resistência muscular deve incluir a determinação das (1) atividades que resultam em fadiga debilitante, incluindo o início, duração e recuperação; (2) o nível de assistência ou dispositivos de assistência necessários; (3) a frequência e eficácia das tentativas de repouso; (4) as estratégias compensatórias adotadas e sua eficácia; e (5) o impacto na qualidade de vida. Documentam-se os resultados de questionários e testes específicos.

Estressores sociais e ambientais também devem ser descritos juntamente com as respostas emocionais/psicológicas do paciente (p. ex., grau de depressão ou ansiedade).

Padrões de movimento voluntário

Músculos **sinérgicos** são músculos funcionalmente ligados que são levados pelo SNC a agir cooperativamente para produzir uma ação motora pretendida. Eles são usados para simplificar o controle, reduzir ou restringir os graus de liberdade, e iniciar padrões coordenados de movimento. Os **graus de liberdade** se referem à quantidade de dimensões separadas independentes de movimento que devem ser controladas pelo acionamento destas unidades cooperativas de ação muscular.[1] Os movimentos sinérgicos são definidos por uma organização espacial e temporal precisa que requer um alto grau de coordenação envolvendo o controle da velocidade, distância, direção, ritmo e os níveis de tensão muscular (ver Cap. 6). Em indivíduos com controle motor normal, os padrões de movimento voluntário são funcionais, específicos da tarefa e altamente variáveis, dependendo da finalidade da tarefa e do ambiente. O SNC controla padrões de (1) movimento de um único membro e múltiplos membros, (2) movimentos bilaterais (bimanuais) simétricos e assimétricos, (3) movimentos recíprocos e (4) padrões de estabilização proximal e apoio postural. Os movimentos também são adequadamente sincronizados com eventos no ambiente (*sincronização coincidente*).

Padrões sinérgicos anormais

A organização sinérgica do movimento pode ser perturbada por doenças do SNC. As lesões das vias corticospinais (p. ex., acidente vascular encefálico) podem produzir **sinergias obrigatórias** anormais, definidas como movimentos que são primitivos e altamente estereotipados. Os movimentos voluntários são limitados, com perda na capacidade de adaptar os movimentos às novas exigências. O controle de movimento seletivo (movimentos articulares isolados) é gravemente desordenado ou desaparece por completo. Os pacientes com acidente vascular encefálico geralmente mostram sinergias obrigatórias de flexão e extensão (consultar o Cap. 15, Tab. 15.5). As sinergias anormais são altamente previsíveis e características de estágios intermediários de recuperação do acidente vascular encefálico.[65-67]

Exame

O exame das sinergias anormais é tanto qualitativo e quantitativo. O fisioterapeuta observa se o movimento voluntário pode ser iniciado, se ele pode ser concluído, e como o movimento é realizado. Se o movimento é estereotipado e obrigatório, quais grupos musculares estão ligados entre si? Quão fortes são as ligações entre os grupos musculares? Existem ligações entre os membros superiores e inferiores ou de um lado com o outro (reações associadas)? Os movimentos são influenciados por outros componentes da síndrome de NMS, como reflexos primitivos, espasticidade, paralisia ou posição? Por exemplo, a flexão de cotovelo, punho e dedos sempre ocorre quando a flexão de ombro é iniciada? O paciente roda a cabeça para iniciar ou reforçar a flexão de MS (reflexo tônico cervical assimétrico [RTCA])? O fisioterapeuta também precisa identificar quando ocorrem esses padrões, em que circunstâncias, e quais variações são possíveis. Conforme progride a recuperação do SNC, os padrões de sinergia tornam-se menos dominantes e ressurgem apenas sob condições de estresse ou fadiga. A diminuição na dominância sinérgica e a emergência do controle de movimento seletivo são evidências de recuperação contínua em pacientes com acidente vascular encefálico.[64-66] A *Fugl-Meyer Post-stroke Assessment of Physical Performance* fornece uma medida objetiva e quantificável da dominância sinérgica obrigatória e recuperação pós-acidente vascular encefálico[68] (ver Cap. 15, Apêndice 15.A).

Documentação

A documentação de sinergias anormais deve incluir a determinação de (1) quais sinergias anormais estão presentes; (2) a força global das sinergias presentes; (3) os componentes mais fortes em cada sinergia; (4) a influência de outros sinais de NMS sobre as sinergias; (5) quais variações no movimento são possíveis a partir das sinergias típicas, se houver; e (6) o efeito das sinergias obrigatórias na função (atividades básicas de vida diária [ABVD], técnicas de mobilidade funcional).

A Tabela 5.9 apresenta uma síntese do resumo diagnóstico diferencial comparando as síndromes de NMS e NMI. A Tabela 5.10 apresenta uma síntese do resumo diagnóstico diferencial comparando os principais tipos de distúrbios do SNC de acordo com a localização da lesão/distúrbios do controle motor.

Tabela 5.9 Diagnóstico diferencial: comparação das síndromes de neurônio motor superior (NMS) e neurônio motor inferior (NMI)

	Lesão de NMS	Lesão de NMI
Localização da lesão, estruturas envolvidas	Córtex do sistema nervoso central, tronco encefálico, tratos corticospinais, medula espinal	Núcleos de nervos cranianos/nervos Medula espinal: célula do corno anterior, raízes nervosas Nervo periférico
Diagnóstico/doença	Acidente vascular encefálico, traumatismo cranioencefálico, lesão medular	Poliomielite, síndrome de Guillain-Barré Lesão de nervo periférico Neuropatia periférica Radiculopatia
Tônus	Aumentado: hipertonia Dependente da velocidade	Diminuído ou ausente: hipotonia, flacidez Não dependente da velocidade
Reflexos	Aumentados: hiper-reflexia, clônus Reflexos cutâneos e autonômicos exagerados, sinal de Babinski	Diminuídos ou ausentes: hiporreflexia Reflexos cutâneos diminuídos ou ausentes
Movimentos involuntários	Espasmos musculares: flexores ou extensores	Na denervação: fasciculações
Força	Fraqueza ou paralisia: ipsilateral (acidente vascular encefálico) ou bilateral (LM) Corticospinal: contralateral se acima da decussação no bulbo; ipsilateral se abaixo Distribuição: nunca focal	Fraqueza ou paralisia ipsilateral Distribuição limitada: padrão segmentar ou focal, padrão inervado pela raiz
Volume muscular	Atrofia por desuso: variável, distribuição generalizada, especialmente dos músculos antigravitacionais	Atrofia neurogênica: distribuição rápida e focal, emaciação grave
Movimentos voluntários	Danificados ou ausentes: padrões dissinérgicos, sinergias obrigatórias em bloco	Fracos ou ausentes em caso de ruptura de nervo

De O'Sullivan e Siegelman,[18,p.127] com permissão.

Tabela 5.10 Diagnóstico diferencial: comparação dos principais tipos de distúrbios do sistema nervoso central

Localização da lesão	Córtex cerebral Tratos corticospinais	Gânglios da base	Cerebelo	Medula espinal
Diagnóstico/ doença	Acidente vascular encefálico	Doença de Parkinson	Tumor, acidente vascular encefálico	Trauma, tumor, insulto vascular: LM completa, incompleta
Sensibilidade	Prejudicada ou ausente: depende da localização da lesão; perda sensitiva contralateral	Não é afetada	Não é afetada	Prejudicada ou ausente abaixo do nível da lesão
Tônus	Hipertonia/espasticidade dependente da velocidade; sinal do canivete Flacidez inicial: choque cerebral	Rigidez em cano de chumbo: resistência aumentada, uniforme Rigidez em roda dentada: resistência aumentada, semelhante a catraca	Normal ou pode estar diminuído	Hipertonia/espasticidade abaixo do nível da lesão Flacidez inicial: choque medular
Reflexos	Hiper-reflexia	Normal ou pode estar diminuídos	Normal ou podem estar diminuídos	Hiper-reflexia
Força	Fraqueza ou paralisia contralateral: hemiplegia ou hemiparesia Fraqueza por desuso na fase crônica	Fraqueza por desuso na fase crônica	Normal ou fraca: astenia	Prejudicada ou ausente abaixo do nível da lesão: paraplegia ou paraparesia; tetraplegia ou tetraparesia
Volume muscular	Normal durante a fase aguda; atrofia por desuso na fase crônica	Normal ou atrofia por desuso	Normal	Atrofia por desuso
Movimentos involuntários	Espasmos	Tremor de repouso	Nenhum	Espasmos
Movimentos voluntários	Dissinergias: sincronização anormal, coativação, fatigabilidade	Bradicinesia: lentidão de movimentos Acinesia: ausência de movimento	Ataxia: tremor de intenção, disdiadococinesia, dismetria, dissinergia, nistagmo	Acima do nível de lesão: intactos (normais) Abaixo do nível de lesão: deficiente ou ausente
Controle postural	Prejudicado ou ausente, depende da localização da lesão Equilíbrio prejudicado	Prejudicado: postura encurvada (flexionada) Diminuição no equilíbrio	Prejudicado: ataxia de tronco Equilíbrio prejudicado	Prejudicado abaixo do nível da lesão Equilíbrio diminuído
Marcha	Prejudicada: déficits na marcha em decorrência da fraqueza anormal, sinergias, espasticidade, déficits na sincronização	Prejudicada: marcha arrastada, festinante	Prejudicada: marcha atáxica, de base alargada, instável	Diminuída ou ausente: depende do nível da lesão

De O'Sullivan e Siegelman,[18, p.126] com permissão. LM = lesão medular.

Análise de tarefas baseada em atividades

O exame no nível funcional concentra-se na observação e classificação das habilidades funcionais e na identificação das limitações de atividade. Instrumentos baseados no desempenho fornecem informações importantes sobre a função e níveis de independência ou dependência (supervisão, assistência, dispositivos de assistência). Diversos instrumentos estão disponíveis, com sistemas quantitativos de pontuação (p. ex., FIM). Consulte o Capítulo 8, para uma discussão aprofundada das medidas baseadas no desempenho.

A **análise de tarefas baseada em atividades** é o processo de quebrar uma atividade específica em suas partes componentes para compreender e avaliar as demandas da tarefa e o desempenho demonstrado. Ela começa com uma compreensão dos movimentos normais e cinesiologia normal associados à tarefa. O fisioterapeuta examina e avalia o desempenho do paciente e analisa as diferenças em relação ao desempenho "típico" ou esperado. Habilidades essenciais nesse processo incluem a observação precisa e o reconhecimento de barreiras ou obstáculos para realizar o movimento no padrão correto. Faz-se interpretações em relação à natureza do desempenho motor e as possíveis ligações entre os prejuízos documentados e as dificuldades de desempenho. Deve-se determinar ainda como o ambiente afeta o desempenho. Por exemplo, o paciente que é incapaz de se transferir do leito para a cadeira de rodas pode carecer de apoio postural de tronco (estabilidade), controle extensor de MI adequado (força) e capacidade de manter o controle enquanto se desloca de uma superfície para a outra. Ou o paciente com acidente vascular encefálico agudo senta-se a partir do decúbito dorsal utilizando o MS menos afetado para apoio e propulsão. Os membros mais afetados ficam para trás, não são bem integrados ao padrão de movimento. A posição sentada final é assimétrica, com a maior parte do peso suportado no lado menos afetado e o MS mais afetado mantido em uma posição anormal flexionada e aduzida. Além disso, o paciente se distrai facilmente e mostra falta de atenção no movimentado ambiente clínico. É importante documentar esses achados qualitativos, que fornecem informações valiosas necessárias para o desenvolvimento de um plano de cuidados eficaz para melhorar a função motora. O termo *exigências da atividade* se refere aos requisitos incluídos em cada etapa da atividade. O termo *exigências ambientais* (restrições) se refere às características físicas do ambiente ou recursos necessários para o desempenho bem-sucedido do movimento (condições regulatórias). As questões colocadas no Quadro 5.2 podem ser usadas para fornecer um guia para a análise qualitativa das tarefas.

Quadro 5.2 Planilha de análise das tarefas funcionais

A análise de tarefas começa com uma apreciação dos movimentos normais. Realiza-se um exame e avaliação do desempenho da tarefa pelo paciente, e faz-se uma comparação das diferenças. As habilidades essenciais incluem a observação, reconhecimento e interpretação precisa das deficiências de movimento, determinar como as deficiências subjacentes se relacionam com as deficiências de movimento observadas e a determinação do que precisa ser alterado e como. As questões a seguir podem ser usadas como um guia para a análise qualitativa das tarefas funcionais.

A. Quais são os requisitos normais da tarefa funcional que está sendo observada?
1. Qual é a sequência de movimento geral (plano motor)?
2. Quais são as condições iniciais necessárias? Posição de início e alinhamento inicial?
3. Como e onde o movimento é iniciado?
4. Como o movimento é executado?
5. Quais são os componentes musculoesqueléticos necessários para a conclusão bem-sucedida da tarefa?
6. Quais são as estratégias de controle motor necessárias para a conclusão bem-sucedida da tarefa?
7. Quais são os requisitos para o sincronismo, força e direção dos movimentos?
8. Quais são os requisitos para o equilíbrio?
9. Como o movimento é encerrado?
10. Quais são as restrições ambientais que devem ser consideradas?
11. Quais são os fatores de aprendizagem motora que devem ser considerados?

B. Quão bem-sucedido é o movimento geral do paciente em termos de desfecho?
1. A sequência global do movimento foi concluída?

(continua)

Quadro 5.2 Planilha de análise das tarefas funcionais *(continuação)*

2. Quais componentes dos movimentos do paciente são normais? Quase normais?
3. Quais componentes dos movimentos do paciente são anormais?
4. Quais componentes dos movimentos do paciente estão ausentes? Ou são atrasados?
5. Se anormais, os movimentos são compensatórios e funcionais? Não compensatórios e não funcionais?
6. Quais são as deficiências subjacentes que limitam ou prejudicam os movimentos?
7. Os erros de movimento aumentam ao longo do tempo? A fadiga é um fator limitante?
8. Trata-se de uma atividade de mobilidade de transição? Os requisitos são atendidos?
9. Trata-se de uma atividade de estabilidade? Os requisitos para o controle estático e dinâmico são atendidos?
10. Trata-se de uma atividade de habilidade? Os requisitos são atendidos?
11. Os requisitos de equilíbrio são atendidos? A segurança do paciente é evidente em toda a tarefa?
12. Quais fatores ambientais restringem ou prejudicam os movimentos?
13. O paciente pode se adaptar às novas tarefas e demandas ambientais?
14. Quais dificuldades você espera que este paciente terá com outras tarefas funcionais?
15. Quais dificuldades você espera que este paciente terá em outros ambientes?
16. Quão bem-sucedidas foram as estratégias de aprendizagem motora?

Adaptado de *A Compendium for Teaching Professional Level Neurologic Content*, Neurology Section, American Physical Therapy Association, 2000.

Taxonomia de tarefas

As tarefas são comumente agrupadas em categorias funcionais. As **atividades de vida diária (AVD)** se referem às habilidades de vida diária necessárias para um adulto gerenciar sua vida. As **atividades básicas de vida diária (ABVD)** incluem as habilidades de higiene básica (higiene oral, tomar banho, vestir-se), higiene sanitária, alimentação e cuidados pessoais. As **atividades instrumentais de vida diária (AIVD)** incluem o manejo das finanças, comunicação funcional e socialização, mobilidade funcional e na comunidade, e manutenção da saúde.

As **habilidades de mobilidade funcional (HMF)** se referem às habilidades envolvidas na:

1. Mobilidade no leito: rolar, fazer ponte, arrastar-se no leito, passar de decúbito dorsal para sentado e de sentado para decúbito dorsal.
2. Sentar-se: arrastar-se.
3. Transferências: passar de sentado para em pé e em pé para sentado, transferências de uma superfície para outra (p. ex., do leito para a cadeira, entrar e sair do vaso sanitário, e entrar e sair do assento do carro), e passar do chão para em pé.
4. Posição ortostática: dar passos.
5. Deambular e subir escadas.

O controle também pode ser examinado em outras posturas, incluindo em decúbito ventral com apoio sobre os cotovelos, quatro apoios (sobre mãos e joelhos), ajoelhado e semiajoelhado. É importante notar que existe uma variabilidade considerável no desempenho motor das HMF ao longo da vida.[69-73] As alterações são influenciadas por fatores como mudanças nas dimensões do corpo, idade, saúde e nível de atividade física. Assim, as atividades de rolar e sentar-se podem variar consideravelmente entre dois adultos de diferentes tamanhos, idades ou saúde

As tarefas também podem ser agrupadas de acordo com as ações e tipo e natureza do controle motor (processos neuromotores) necessários durante a execução da tarefa. Esses processos incluem (1) a mobilidade de transição, (2) a estabilidade (controle postural estático), (3) o controle postural dinâmico (mobilidade controlada) e (4) a habilidade. A dificuldade varia de acordo com o grau de controle postural e o movimento requerido. Assim, essas tarefas com altas exigências de grau de liberdade e atenção, como ficar em pé e andar, são mais difíceis de controlar do que as tarefas em decúbito dorsal ou ventral com poucos segmentos corporais.

A **mobilidade de transição** é a capacidade de passar de uma posição para outra de modo independente e com segurança (p. ex., rolar, decúbito dorsal para sentado, sentado para em pé, transferências). Características comuns da mobilidade normal incluem a capacidade de iniciar o movimento, controlar o movimento, e terminar o movimento enquanto mantém o controle postural. Déficits na *mobilidade* variam de falha em iniciar ou sustentar o movimento a movimento mal controlado e falha em encerrar o movimento com sucesso. No nível mais baixo, o paciente com prejuízo só é capaz de rolar parcialmente sobre a lateral e apresenta fraca capacidade de sustentar movimentos. No extremo mais alto, o paciente é solicitado a levantar-se e caminhar pela sala. O paciente com prejuízo mostra dificuldade para ficar em pé (pode precisar de várias tentativas), mas uma vez em pé é capaz de andar com apenas algumas características anormais da marcha. Os elementos-chave que o fisioterapeuta deve observar e documentar incluem (1) a capacidade de iniciar movimentos; (2) as estratégias utilizadas e o controle global do movimento; (3) a capacidade de encerrar o movimento; (4) o nível e tipo de assistência necessária (pistas manuais, pistas verbais, movimentos guiados); e (5) as restrições ambientais que influenciaram o desempenho.

A **estabilidade** (*controle postural estático*) consiste na capacidade de manter a estabilidade postural e orientação com o centro de massa (CDM) sobre a base de apoio (BDA) e o corpo em repouso. Por exemplo, o paciente mostra estabilidade em pé ou sentado se for capaz de manter a postura com oscilação mínima, sem perda de equilíbrio, e sem utilizar o apoio com a mão. Os elementos-chave que o fisioterapeuta deve observar e documentar incluem (1) a BDA; (2) a posição e a estabilidade do CDM dentro da BDA; (3) o grau de oscilação postural; (4) o grau de estabilização dos MMSS ou MMII (p. ex., apoio da mão, pernas em forma de gancho); (5) a quantidade de episódios e a direção da perda de equilíbrio (PDE) e risco de queda; (6) o nível e tipo de assistência necessária (pistas manuais, pistas verbais, direcionamento de movimento); e (7) as restrições ambientais que influenciaram o desempenho.

O **controle postural dinâmico** (*equilíbrio dinâmico*, ou *mobilidade controlada*) é a capacidade de manter a estabilidade postural (uma BDA estável e não móvel, CDM dentro da BDA) enquanto as partes do corpo estão em movimento. Assim, um indivíduo é capaz de deslocar o peso ou oscilar para a frente e para trás ou de um lado para o outro em uma postura (p. ex., sentada ou em pé) sem perder o controle. O ajuste do controle postural durante a realização de uma tarefa secundária com um membro livre de descarga de peso também é uma evidência de controle postural dinâmico (às vezes chamado de *controle estático-dinâmico*). O deslocamento de peso inicial e a redistribuição do peso corporal impõem exigências adicionais sobre a estabilidade nos segmentos de apoio, enquanto o membro em movimento desafia o controle. Por exemplo, um paciente com TCE é posicionado em quatro apoios e mostra dificuldade quando é solicitado a elevar um membro (superior ou inferior) ou a elevar ao mesmo tempo um membro superior e um membro inferior alternados. Na posição sentada, o paciente com acidente vascular encefálico é incapaz de inclinar para a frente e em direção ao lado afetado com o membro menos afetado sem perder o equilíbrio e cair. Em pé, o paciente com ataxia cerebelar é incapaz de dar um passo para a frente, para trás ou para o lado sem perder o equilíbrio. Os elementos-chave que o fisioterapeuta deve observar e documentar incluem (1) o grau de estabilidade postural mantida pelos segmentos que recebem descarga de peso; (2) o alcance e grau de controle dos segmentos em movimento dinâmico; (3) o nível e tipo de assistência necessária (p. ex., pistas verbais, pistas manuais, direcionamento dos movimentos); e (4) as restrições ambientais que influenciaram o desempenho.

A **habilidade** é a capacidade de realizar consistentemente sequências de movimentos coordenados a fim de alcançar uma ação-alvo. Comportamentos habilidosos possibilitam uma investigação e interação propositada com o ambiente físico e social (p. ex., manipulação ou transporte). As habilidades são aprendidas, e são resultado direto da prática e experiência com ações organizadas com antecedência ao movimento utilizando um plano motor. Os movimentos especializados são variáveis e não limitados por um padrão de movimento estabelecido, mas são organizados pela ação-alvo e ambiente. Assim, um indivíduo habilidoso é capaz de adaptar facilmente os movimentos às mudanças nas demandas da tarefa e ambientes em que eles ocorrem. Por exemplo, o controle da deambulação é evidente na clínica, bem como nos ambientes doméstico e comunitário. As habilidades podem ser realizadas utilizando movimentos coerentes ou variáveis. As condições regulatórias podem variar de um ambiente estacionário a movimento no ambiente.[74]

As habilidades motoras podem ser ainda classificadas de outros modos. Chutar uma bola é um exemplo de uma *habilidade discreta*, com um início e um fim reconhecíveis. Deambular é uma *habilidade contínua* (sem começo nem fim reconhecíveis), e tocar um piano representa uma *habilidade de série* (uma série de ações discretas juntas). Uma habilidade de movimento realizada em um ambiente estável, não mutante, é chamada de **habilidade motora fechada**, e uma habilidade de movimento realizada em um ambiente variável e mutante é chamada de **habilidade motora aberta**.[1] Um indivíduo habilidoso também é capaz de executar uma tarefa secundária simultânea enquanto se move (**controle de tarefa dupla**). Por exemplo, o paciente com acidente vascular encefálico é capaz de ficar em pé ou andar segurando ou manipulando um objeto (p. ex., uma bola quicando), falando ou realizando uma tarefa cognitiva (contando regressivamente de três em três a partir do 100). A Tabela 5.11 fornece um resumo das categorias de habilidades motoras.

Durante a análise de tarefas funcionais, os elementos-chave que o fisioterapeuta deve observar e documentar

Tabela 5.11 Categorias de habilidades motoras

Categorias	Características	Exemplos	Prejuízos
Mobilidade transicional	Capacidade de passar de uma postura para outra; a BDA e/ou o CDM está mudando	Rolar; passar de decúbito dorsal para sentado; passar de sentado para em pé; transferências	Falha em iniciar ou manter movimentos ao longo da amplitude de movimento; movimentos mal controlados
Controle postural estático (estabilidade, equilíbrio estático ou balanço estático)	Capacidade de manter a estabilidade postural e orientação com o CDM sobre a BDA com o corpo não em movimento; a BDA é fixa	Manter-se em posturas antigravitacionais: em decúbito dorsal apoiado sobre os cotovelos, quatro apoios, sentado, ajoelhado, semiajoelhado, apoio em plantiflexão modificada ou posição ortostática	Falha em manter uma postura firme; oscilação postural excessiva; BDA alargada; braço mantido elevado em posição de defesa ou com a mão apoiada; perda de equilíbrio (CDM excede a BDA)
Controle postural dinâmico (mobilidade controlada, equilíbrio dinâmico ou balanço dinâmico)	Capacidade de manter a estabilidade postural e orientação com o CDM sobre a BDA enquanto as partes do corpo estão em movimento; a BDA é fixa	Descarga de peso; MS alcança qualquer uma das posturas antigravitacionais acima; MI pisa em apoio em plantiflexão modificada ou vertical	Incapacidade de manter ou controlar a postura durante movimentos dinâmicos de tronco ou membros; perda de equilíbrio
Habilidade	Capacidade de executar de modo consistente sequências de movimentos coordenados de MS e MI para fins de investigação e interação com o ambiente físico e social; durante a locomoção, o CDM está em movimento e a BDA está mudando	Habilidades de MS: preensão e manipulação Habilidades de MI: locomoção bípede	Movimentos mal coordenados; falta de precisão, controle, consistência e economia de esforço

BDA = base de apoio; CDM = centro de massa; MI = membro inferior; MS = membro superior.

incluem (1) a capacidade de organizar e controlar os movimentos; (2) a economia de esforço; (3) o sucesso em alcançar uma ação-alvo (desfecho); (4) a capacidade de se adaptar facilmente e com sucesso a uma tarefa; (5) a capacidade de se adaptar facilmente e com sucesso à mudança de ambiente; e (6) e pistas verbais e assistência necessárias, se alguma. O Quadro 5.2 fornece uma Planilha de análise de tarefas funcionais.

Videografia

A análise qualitativa das habilidades motoras pode ser aprimorada pela utilização da videografia. As respostas do paciente são gravadas, fornecendo um registro permanente do desempenho motor que possibilita ao fisioterapeuta a oportunidade de comparar as respostas ao longo do tempo. As gravações feitas em 3 ou 6 semanas de recuperação podem ser facilmente comparadas, sem dependência da memória do fisioterapeuta ou de anotações escritas. Pode-se melhorar a precisão das observações. Um fisioterapeuta que está intimamente envolvido na assistência ou proteção durante o desempenho pode não estar atento o suficiente para observar todos os parâmetros de movimentação (p. ex., ao ajudar o paciente com TCE com ataxia grave). Dependendo da capacidade dos equipamentos, as fitas de vídeo podem ser vistas várias vezes em diferentes velocidades para determinar o controle durante as diferentes tarefas e nos distintos segmentos corporais. Por exemplo, o desempenho de um paciente em uma tarefa, como sentar-se a partir do decúbito dorsal, pode ser observado pela primeira vez na velocidade real, e então em câmara lenta. Parar a ação ou congelar um quadro de imagem pode ser utilizado para isolar um ponto problemático na sequência de movimentos. Isso pode ser útil, especialmente para o fisioterapeuta inexperiente, na melhora da qualidade e da confiabilidade das observações. Repetir as tentativas em um teste de desempenho funcional pode cansar desnecessariamente o paciente, produzindo uma diminuição no desempenho. As gravações sequenciais ao longo da reabilitação fornecem uma documentação visual do progresso do paciente e podem ser uma ferramenta motivacional e educacional importante no tratamento para uso com o paciente e a família. A confiabilidade das gravações para comparações entre sessões pode ser melhorada por meio das medidas a seguir. A colocação do equipamento deve ser planejada com antecedência para conseguir a melhor localização; a mesma posição deve ser utilizada nas sessões subsequentes. A utilização de um tripé pode melhorar a estabilidade da gravação. Descrições verbais do desempenho durante cada tentativa podem ser editadas diretamente na fita de vídeo ou documentadas em um resumo por escrito.[75]

Aprendizagem motora

A aprendizagem motora é um processo complexo que requer organização espacial, temporal e hierárquica dentro do SNC que possibilita a aquisição e modificação do movimento. Como já mencionado, as alterações no sistema nervoso central não são diretamente observáveis, mas sim são inferidas a partir da melhora no desempenho como resultado da prática ou experiência. As diferenças individuais na aprendizagem são esperadas e influenciam tanto a taxa quanto o grau de aprendizado possível. As habilidades de aprendizagem motora entre os indivíduos variam entre as três principais categorias fundamentais de capacidade: capacidade cognitiva, capacidade de percepção de velocidade e capacidade psicomotora.[76] Ocorrem diferenças como resultado da genética e experiência. O fisioterapeuta deve ser sensível a fatores como o estado de alerta, ansiedade, memória, velocidade de processamento de informação, velocidade e precisão dos movimentos, e singularidade da configuração. Além disso, os pacientes em recuperação podem variar em seu potencial de aprendizagem de acordo com a doença presente, quantidade e tipo de deficiência, potencial de recuperação e estado geral de saúde e comorbidades. Embora a maior parte das habilidades possa ser aprendida por meio da prática ou experiência, o fisioterapeuta deve ser sensível às capacidades (habilidades) subjacentes do paciente que apoiam determinadas habilidades. Por exemplo, alguns pacientes com LM podem não ser capazes de aprender a passar por meios-fios com manobras de "cavalo de pau" por causa da dificuldade da tarefa, das suas capacidades residuais e de seu estado geral de saúde.

Estágios de aprendizagem motora

Fitts e Posner[77] descreveram três etapas principais na aprendizagem de uma habilidade motora. Seu modelo fornece uma estrutura útil para examinar e desenvolver estratégias para melhorar a aprendizagem motora e é usado neste capítulo, bem como no Capítulo 10. O trabalho de Anderson[78,79] apoia um processo de três fases, enquanto Gentile propôs um processo de dois estágios.[80]

Na **fase cognitiva** inicial, o aprendiz desenvolve uma compreensão da tarefa. Durante a prática, o *mapeamento cognitivo* possibilita que o aprendiz avalie as habilidades e demandas da tarefa, identifique os estímulos relevantes e importantes, e desenvolva uma estratégia de movimento inicial (programa motor) com base na memória explícita das experiências de movimento anteriores. O aprendiz realiza a prática inicial da tarefa, mantendo algumas estratégias enquanto descarta outras, a fim de desenvolver uma estratégia inicial de movimento. Durante as sucessivas tentativas práticas, o aprendiz modifica e aprimora os movimentos. Nessa fase, há uma atividade cognitiva considerável e cada movimento requer um alto grau de atenção consciente e pensamento. O aprendiz é altamente dependente do uso de *feedback* visual. No começo, o desempenho é inconsistente, com grandes ganhos ocorrendo conforme o paciente evolui para a próxima fase. Responde-se à decisão básica de "O que fazer".

A segunda e intermediária fase é a **fase associada** da aprendizagem motora. Durante essa fase, o aprendiz pratica e refina os padrões motores, fazendo ajustes sutis. A organização espacial e temporal aumenta enquanto os erros e movimentos estranhos diminuem. O desempenho se torna mais consistente e a atividade cognitiva diminui. O aprendiz é menos dependente do *feedback* visual, enquanto o uso do *feedback* proprioceptivo aumenta. Assim, o aprendiz começa a aprender a "sensação" do movimento. Essa etapa pode persistir por um longo tempo, dependendo do aprendiz e do nível de prática. Responde-se à decisão de "Como fazer".

A terceira e última fase é a **fase autônoma** da aprendizagem motora. O aprendiz continua praticando e aperfeiçoando os padrões motores. Os componentes espaciais e temporais do movimento se tornam altamente organizados. O desempenho está em um nível muito alto (p. ex., atletas qualificados). Nessa fase da aprendizagem, os movimentos são, em grande parte, livres de erros e automáticos, com apenas um nível mínimo de monitoramento e atenção cognitiva. Responde-se à decisão de "Como ter sucesso".

Os pacientes com lesão encefálica admitidos à reabilitação ativa muitas vezes precisam reaprender as habilidades motoras básicas utilizando mecanismos e estratégias completamente diferentes de controle motor. As atividades e movimentos que antes eram feitos facilmente agora se tornam estranhos e desafiadores. Esses pacientes podem persistir na fase de aprendizagem cognitiva por algum tempo antes de desenvolverem a ideia de uma habilidade de movimento. As deficiências no controle motor podem influenciar o desempenho e a aprendizagem durante a fase intermediária ou associada, que também pode ser prolongada. Muitas vezes, os pacientes recebem alta da reabilitação antes que as habilidades tenham se tornado refinadas e a aprendizagem tenha sido concluída. Muitos pacientes não conseguem alcançar a terceira fase da aprendizagem, evidenciada pelo desempenho altamente habilidoso.

Medidas de aprendizagem motora

Observações de desempenho

Tradicionalmente, as melhorias no desempenho durante a prática têm sido utilizadas para avaliar a aprendizagem motora. Os critérios de desempenho são estabelecidos e utilizados para comparação a fim de determinar o sucesso dos desfechos de aprendizagem. A Tabela 5.12 apresenta algumas medidas possíveis de desempenho

Tabela 5.12 Medidas de desempenho motor

Categoria	Exemplos de medidas	Exemplos de desempenho
Medidas de desfecho	**Tempo de movimento (TM):** Intervalo de tempo entre o início de um movimento e a conclusão de um movimento, em segundos ou minutos	Teste de caminhada de 10 m (10 MWT) Tempo para completar uma tarefa funcional (p. ex., transferência da cadeira de rodas para o tablado) Taxa Minnesota do teste de manipulação
	Tempo de reação (TR): Intervalo de tempo entre a apresentação de um estímulo e o início de uma resposta, em segundos ou minutos	Tempo para iniciar uma tarefa funcional após fornecer pistas (p. ex., transferências de decúbito dorsal para sentado ou de sentado para em pé)
	Distância: Distância total percorrida, em metros ou pés	Teste de caminhada de 6 ou 12 minutos
	Alterações observacionais no desempenho: Observação de desvios no desempenho em relação a comportamentos-alvo	Análise observacional da marcha: análise sistemática dos padrões de movimento dos segmentos corporais em cada porto do ciclo de marcha
	Mudanças nas pontuações de desempenho usando uma medida de desfecho padronizada	Alterações nos escores da Medida de independência funcional, Índice de Barthel, Escala de equilíbrio de Berg ou Teste de Purdue Pegboard
	Erros no desempenho usando uma tarefa critério	*Erro na escolha do programa:* Paciente com acidente vascular encefálico se transfere incorretamente para o lado menos afetado quando solicitado ao se transferir para o lado mais afetado *Erro na execução do programa:* Paciente com TCE se distrai e é incapaz de completar uma transferência
	Erro constante (EC): Erro médio de um conjunto de escores em relação a um valor-alvo; uma medida do viés médio	A paciente apresenta uma distância média no Teste de alcance funcional de 15 cm em três tentativas; a média para a idade ([72 anos, sexo feminino] é ≥ 35 cm)
	Erro variável (EV): DP de um conjunto de escores em relação ao escore médio do próprio indivíduo; uma medida da consistência do movimento	O paciente apresenta um DP médio no Teste de alcance funcional de 7,6 cm em três tentativas
	Número de tentativas bem-sucedidas: Número de tentativas bem sucedidas durante a prática de uma atividade em relação ao número total de tentativas	O paciente realiza uma transferência independente da posição sentada para em pé em 4 de 10 tentativas
	Percentagem de tentativas bem-sucedidas	
	Tempo no alvo, em comparação ao tempo total de atividade, em segundos ou minutos	O paciente realiza uma transferência independente da posição sentada para em pé em 40% das tentativas
	Tempo em equilíbrio	O paciente é capaz de manter a estabilidade independente na posição sentada (ou ortostática) por 2 min durante uma tentativa de 5 min Número de segundos que o paciente é capaz de manter a BDA dentro do CDM enquanto sentado em uma espuma
	Tentativas até a realização: Número de tentativas necessárias até que a resposta correta seja obtida	Dez tentativas práticas necessárias para o paciente ser independente nas transferências da cadeira de rodas para o tablado

(continua)

Tabela 5.12 Medidas de desempenho motor *(continuação)*

Categoria	Exemplos de medidas	Exemplos de desempenho
Medidas de resposta instrumental	Deslocamento, trajetória do membro	Distância percorrida pelo membro(s) para produzir uma resposta durante a análise instrumental do movimento, análise cinemática da marcha
	Velocidade	Velocidade que o membro(s) é movido enquanto produz a resposta durante a análise instrumental do movimento ou dinamometria isocinética
	Aceleração/desaceleração	Padrão de aceleração/desaceleração enquanto se move durante a análise instrumental do movimento ou dinamometria isocinética
	Ângulo da articulação	Ângulo de cada articulação durante o movimento durante a análise instrumental do movimento, ou usando a eletrogoniometria
	Teste de atividade muscular/eletromiografia (EMG): Atividade elétrica do músculo com base na atividade da unidade motora	Padrões e sincronização da atividade muscular em repouso e durante a contração em comparação com valores normativos de atividade muscular (p. ex., amplitude, duração, forma, som e frequência); correlacionada com achados clínicos de fraqueza e desempenho muscular
	Teste de velocidade de condução nervosa (VCN): Tempo de condução (velocidade) no qual um nervo periférico motor ou sensitivo conduz um impulso.	Estimulação direta a um nervo com o registro do potencial evocado em um ponto diferente, em comparação aos valores de VCN normativos (p. ex., potenciais evocados, tempo decorrido); correlacionado com o quadro clínico de fraqueza muscular e alterações sensitivas

BDA = base de apoio; CDM = centro de massa; DP = desvio padrão; min = minutos; TCE = traumatismo cranioencefálico.

motor. Por exemplo, um indivíduo que se recupera de um acidente vascular encefálico é capaz de demonstrar independência funcional nas transferências após uma série de sessões de treinamento. A melhora nos escores funcionais (p. ex., escores FIM) documenta as alterações no nível de assistência necessária. Mudanças qualitativas no desempenho em relação à habilidade critério também podem ser usadas para documentar a aprendizagem motora. Assim, o movimento é realizado com uma coordenação melhorada, indicativa de alterações na organização espacial e temporal. Os escores de erro podem ser utilizados para documentar a precisão do movimento. Assim, o fisioterapeuta pode relatar a quantidade e o tipo de erros (constantes, variáveis) que ocorrem em uma determinada sessão de prática e entre as sessões de prática. Uma diminuição na frequência de erro fornece evidências indiretas de melhora na aprendizagem. Um problema comum de mensuração na habilidade de aprendizagem é a contrapartida velocidade-precisão. Normalmente, as sessões iniciais de treinamento são caracterizadas por um desempenho diminuído a fim de melhorar a precisão do movimento. Conforme a aprendizagem progride, a velocidade de desempenho é aumentada se forem atendidas as exigências de precisão. O fisioterapeuta precisa documentar o tempo que leva para completar a atividade, juntamente com a quantidade de erros. A redução no esforço e concentração é indicativa de melhor desempenho e deve ser documentada. É necessário um grau elevado de monitoramento cognitivo na aprendizagem inicial (fase cognitiva). Por outro lado, o desempenho ao longo das fases associativa e autônoma da aprendizagem motora é caracterizado por uma redução no nível de monitoramento cognitivo e aumento na automaticidade.[76] Conforme a aprendizagem progride, o desempenho é cada vez mais caracterizado pela persistência e consistência. Assim, observa-se a variabilidade intra e entre as sessões de treinamento das habilidades adquiridas, e pode-se esperar que essa variabilidade diminua.

As observações de desempenho podem ser enganosas ao se referirem à aprendizagem inicial, pois não são consideradas um reflexo preciso da aprendizagem ou da retenção em longo prazo. É possível praticar o suficiente para melhorar temporariamente o desempenho, mas não reter a aprendizagem. Por outro lado, fatores como fadiga, ansiedade, falta de motivação, tédio ou fármacos podem fazer com que o desempenho se deteriore, enquanto a aprendizagem ainda pode estar ocorrendo. Por exemplo, o paciente com esclerose múltipla que está cansado ou estressado tem um desempenho muito ruim durante o tratamento programado, mas retorna após o fim de semana descansado e calmo e é capaz de realizar a tarefa com facilidade. Os *platôs de desempenho*, definidos como uma estabilização no desempenho após um período de melhora constante, caracterizam a prática normal e sua ocorrência é esperada. Durante os platôs, a aprendizagem pode ainda estar acontecendo, ao passo que o desempenho não está mudando. Também podem ocorrer problemas com os instrumentos de mensuração específicos. A falha em demonstrar a melhora no desempenho pode ser decorrente de *efeitos de teto*, definidos como um elevado nível de desempenho em que a melhora não pode ser detectada em razão das limitações na medida de desempenho. Por outro lado, os *efeitos de piso* são um baixo nível de desempenho em que reduções adicionais não podem ser detectadas por limitações na medida de desempenho. Eles podem afetar a determinação da aprendizagem negativa.[1]

Testes de retenção

Inferências mais confiáveis sobre a aprendizagem podem ser feitas por meio do uso de testes de retenção e testes de transferência. A **retenção** se refere à capacidade do aprendiz de demonstrar a habilidade ao longo do tempo e depois de um período de nenhuma prática (**intervalo de retenção**). O teste de retenção é definido como "um teste de desempenho administrado após um intervalo de retenção para efeitos de avaliação da aprendizagem".[1,p.499] Ele fornece uma medida importante da aprendizagem. Os intervalos de retenção podem ser de diferentes períodos de duração. Por exemplo, um paciente que é visto apenas uma vez por semana em um ambulatório é convidado a demonstrar a habilidade praticada na semana anterior. O desempenho após o intervalo de retenção é comparado ao desempenho na sessão de prática inicial. Pode-se determinar e documentar o *escore da diferença*, ou seja, a diferença nos escores de desempenho entre o final da fase de aquisição original e o início da fase de retenção. O desempenho pode mostrar uma ligeira diminuição inicial; contudo, se a aprendizagem tiver ocorrido, deve voltar aos níveis de desempenho originais dentro de relativamente poucas tentativas práticas após o intervalo de retenção (chamado *decréscimo de aquecimento*). É importante não fornecer dicas verbais ou conhecimento de resultados (CR) durante a tentativa de retenção. Esse mesmo paciente pode ter recebido um programa de exercícios domiciliares (PED), que inclui a prática diária da habilidade desejada. Se, no retorno à clínica algumas semanas mais tarde, o desempenho da habilidade desejada não tiver sido mantido ou tiver se deteriorado, o fisioterapeuta pode razoavelmente concluir que o paciente não foi diligente com o PED e a aprendizagem não foi retida.

Testes de transferência

A **transferência de aprendizagem** se refere ao ganho (ou perda) na capacidade de desempenho de tarefa em uma tarefa como resultado da prática ou experiência em alguma outra tarefa. A aprendizagem obtida a partir da tarefa critério melhora (*transferência positiva*) ou piora (*transferência negativa*) a aprendizagem em outras tarefas. Por exemplo, o paciente com acidente vascular encefálico pratica habilidades de alimentação usando o MS menos afetado. Avalia-se então o desempenho na tarefa de alimentação usando o MS mais afetado. O fisioterapeuta deve observar e documentar a eficácia da prática prévia (p. ex., quantidade e frequência das tentativas práticas, tempo, esforço) no desempenho usando o membro mais afetado. A transferência de aprendizagem é maior quando as tarefas são semelhantes, ou seja, têm estímulos semelhantes e respostas semelhantes.

Adaptabilidade

A **adaptação** é a capacidade de modificar e adaptar como os movimentos são realizados em resposta à mudança na tarefa e exigências ambientais. Assim, o indivíduo é capaz de aplicar uma habilidade aprendida na aprendizagem de outras tarefas semelhantes. Os indivíduos que aprendem a se transferir da cadeira de rodas para o tablado podem aplicar esse aprendizado para outras variações de transferências (p. ex., da cadeira de rodas para o carro, da cadeira de rodas para a banheira). Deve-se observar e documentar a quantidade de tentativas práticas, o tempo e o esforço necessario para realizar esses novos tipos de transferências. Esses parâmetros normalmente são reduzidos em relação ao requerido para aprender a habilidade inicial.

Resistência à mudança no contexto

A **resistência à mudança no contexto** também é uma medida de aprendizagem importante. Trata-se da adaptabilidade necessária para realizar uma tarefa motora em situações ambientais alteradas. Assim, um indivíduo que tenha aprendido uma habilidade (p. ex., andar com uma bengala) deve ser capaz de aplicar esse aprendizado a ambientes novos e variáveis (p. ex., caminhar em casa, caminhar ao ar livre, caminhar no centro da cidade em uma rua movimentada). O fisioterapeuta observa e documenta o sucesso do indivíduo em realizar a habilidade em ambientes novos e variados. O paciente que é capaz de realizar a habilidade em apenas um tipo de ambiente, como, o paciente com TCE que só é capaz de atuar em um ambiente clínico rigidamente controlado (*ambiente fechado*), demonstra habilidades limitadas e em grande parte não funcionais em outros ambientes.

Este paciente provavelmente não retornará para casa, sendo independente na comunidade (*ambiente aberto*) e provavelmente precisará ser colocado em um ambiente de vida estruturado.

Resolução ativa de problemas

O paciente que é capaz de se engajar na introspecção ativa e autoavaliação do desempenho e tomar decisões de modo independente sobre como melhorar o desempenho demonstra um elemento importante da aprendizagem. Alguns fisioterapeutas enfatizam em excesso os movimentos guiados e a prática sem erros. Embora isso possa ser importante por razões de segurança, a ausência de exposição a erros de desempenho pode impedir o paciente de desenvolver capacidades de autoavaliação. Em uma era de responsabilidade fiscal e limitações na quantidade de sessões de fisioterapia permitidas, muitos pacientes são capazes de aprender apenas as habilidades básicas enquanto em reabilitação ativa. Grande parte da aprendizagem necessária das habilidades funcionais ocorre após a alta e durante os episódios de cuidados ambulatoriais. O fisioterapeuta possivelmente não é capaz de estruturar sessões práticas de modo a atender todos os requisitos funcionais que o paciente pode enfrentar. A aquisição de habilidades independentes de resolução de problemas/tomada de decisão garante que o objetivo final da reabilitação – a função independente – possa ser alcançado. O fisioterapeuta deve promover, observar e documentar essa função muito importante.

Estilos de aprendizagem

Os indivíduos variam em seu *estilo de aprendizagem,* definido como o seu modo característico de adquirir, processar e armazenar conhecimentos. Os estilos de aprendizagem diferem de acordo com uma série de fatores, incluindo as características de personalidade, estilos de raciocínio (indutivo ou dedutivo) e iniciativa (ativa ou passiva). Alguns indivíduos utilizam um estilo de aprendizagem *analítico/objetivo*. Eles processam informações em uma ordem passo a passo e aprendem melhor com informações e estruturas factuais. Outros indivíduos são aprendizes mais *intuitivos/globais*. Eles tendem a processar informações de uma só vez, e aprendem melhor quando a informação é personalizada e apresentada no contexto de exemplos práticos, da vida real. Eles podem ter dificuldade em ordenar etapas e compreender detalhes. Algumas pessoas dependem fortemente do processamento visual e demonstração para aprender uma tarefa. Outros dependem mais do processamento auditivo, falando consigo mesmos ao longo de uma tarefa. As características e preferências individuais são mais bem determinadas conversando com o paciente e familiares, utilizando habilidades cuidadosas de escuta e observação. O prontuário médico também pode fornecer informações sobre o histórico pré-mórbido relevante (p. ex., nível de instrução, ocupação, interesses). Um profundo conhecimento de cada um desses fatores possibilita que o fisioterapeuta estruture adequadamente o ambiente de aprendizagem e as interações fisioterapeuta-paciente.

Integridade eletrofisiológica de músculos e nervos

Na avaliação do desempenho muscular e controle motor, preocupa-se com a integridade dos mecanismos centrais e periféricos. A avaliação das propriedades eletrofisiológicas do nervo e músculo fornece informações essenciais para compreender o diagnóstico da doença neuromuscular ou trauma, a localização de uma lesão no SNP, e o prognóstico ou taxa de cura ou recidiva. Esses distúrbios normalmente resultam em fraqueza ou falta de coordenação motora no movimento, levando a interrupção nos mecanismos de *feedback* e controle motor. Esses transtornos podem estar relacionados com processos neuropáticos ou miopáticos, ou doenças que afetam a junção neuromuscular.[81] A **eletromiografia clínica (EMG)** é utilizada para avaliar o âmbito de uma doença neuromuscular, por meio da avaliação da atividade muscular. Os testes de **velocidade de condução nervosa (VCN)** determinam a velocidade com que um nervo motor periférico ou sensitivo conduz um impulso. Juntos, os dados da EMG e testes de VCN ajudam a estabelecer as metas previstas e desfechos esperados para os pacientes com doenças musculoesqueléticas e neuromusculares. Contudo, os achados da EMG isoladamente não são diagnósticos, e devem ser considerados em relação ao quadro clínico, bem como em relação aos achados de outros testes e medidas fisioterapêuticas, clínicas e fisiológicas.

Conceitos de eletromiografia

A EMG consiste no registro da atividade elétrica do músculo com base na atividade da unidade motora. As unidades motoras são compostas de uma célula do corno anterior, um axônio, suas junções neuromusculares, e todas as fibras musculares inervadas por aquele axônio (Fig. 5.1). O axônio único conduz um impulso a todas as suas fibras musculares, levando-as a se despolarizar relativamente ao mesmo tempo. Essa despolarização produz a atividade elétrica que se manifesta como o **potencial de ação da unidade motora (PAUM)**, que é registrado e

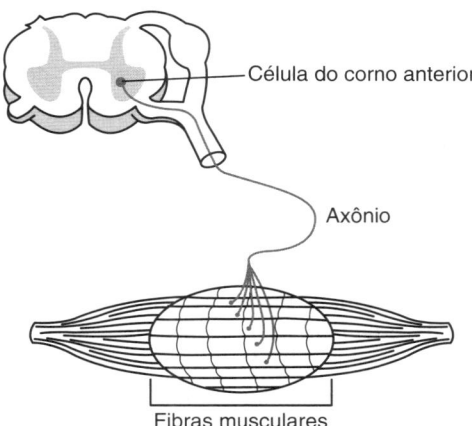

Figura 5.1 A unidade motora é composta por uma célula do corno anterior, um axônio, a sua junção neuromuscular, e todas as fibras musculares enervadas por aquele axônio.

exibido graficamente como o sinal de EMG. As características do PAUM mudarão em caso de dano, quer do nervo ou do músculo.

Registro do sinal de EMG

Os sinais de EMG são capturados usando um eletrodo de agulha, que é inserido no músculo através da pele. Os tipos mais comuns de eletrodos de agulha são o bipolar e o monopolar. O *eletrodo bipolar* é uma agulha hipodérmica por meio da qual passa um fio único de platina ou de prata. O eixo da cânula e o fio são isolados um do outro, e só as suas pontas são expostas. O fio e a cânula da agulha agem como os eletrodos de registro e de referência, e a diferença de potencial entre eles é registrada em volts.

Um *eletrodo de agulha monopolar* é composto por uma agulha fina única, isolada em toda a extensão exceto na ponta. Um segundo eletrodo de superfície colocado na pele perto do local de inserção atua como eletrodo de referência. Eles são menos dolorosos do que os eletrodos concêntricos, porque têm diâmetro menor.

É importante compreender o processo pelo qual um PAUM é transmitido a um amplificador, para compreender como esses potenciais podem ser interpretados. Em razão da dispersão das fibras de uma dada unidade motora, fibras musculares de várias unidades motoras estão intercaladas entre si (Fig. 5.2). Portanto, quando uma unidade motora se contrai, as fibras que despolarizam não necessariamente estão próximas uma da outra. Por conseguinte, um eletrodo de agulha não pode ser colocado precisamente dentro de uma unidade motora.

Todas as fibras de uma dada unidade motora se contraem quase em sincronia, e os potenciais elétricos que emergem delas viajam através dos fluidos corporais em todas as direções, e não apenas na direção da agulha inserida. O tecido fibroso, a gordura e os vasos sanguíneos atuam como isolantes nesse processo. Por conseguinte, o padrão real do fluxo de atividade elétrica não é previsível. Os sinais que chegam ao eletrodo são transmitidos a um amplificador. A atividade produzida por todas as fibras individuais que se contraem em um dado momento é somada, alcançando o eletrodo quase simultaneamente. Os eletrodos registram apenas os potenciais que chegam, sem diferenciar a sua origem. Portanto, se duas unidades motoras se contraem ao mesmo tempo, dos mesmos músculos ou de músculos adjacentes, a atividade das fibras de ambas as unidades serão somadas e registradas como um potencial grande.

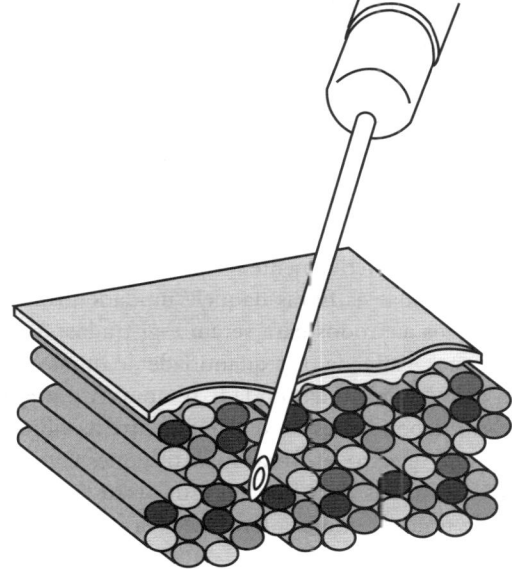

Figura 5.2 Vista em corte transversal do ventre muscular com o eletrodo de agulha inserido. As fibras de diferentes tonalidades representam as diferentes unidades motoras.

O tamanho e a forma do PAUM podem ser afetados por diversas variáveis. A proximidade entre os eletrodos e as fibras que estão disparando vai afetar a amplitude e a duração do potencial registrado. As fibras que estão mais longe contribuirão menos para o potencial registrado. O tecido entre o eletrodo e as fibras musculares ativas também atua como um filtro passa-baixo, atenuando os componentes de alta frequência do sinal. A quantidade e o tamanho das fibras na unidade motora influenciarão o tamanho do potencial. Uma unidade motora maior produzirá mais atividade. Por fim, a distância entre as fibras afetará o sinal, porque se as fibras estiverem muito espalhadas, provavelmente uma menor parcela de sua atividade total alcançará os eletrodos.

Em adição a essas variáveis, muitos sinais em excesso, ou *artefatos*, podem ser registrados e processados simultaneamente ao sinal de EMG. Um artefato é qualquer atividade elétrica indesejável que emerge de fora do tecido que está sendo examinado. Esses artefatos podem ser de voltagem suficiente para distorcer acentuadamente o sinal produzido, como os provenientes de outros equipamentos elétricos ou luzes fluorescentes. Os eletromiógrafos normalmente observarão o sinal produzido na tela de um osciloscópio ou computador para monitorar artefatos.

Um PAUM é efetivamente o somatório dos potenciais elétricos de todas as fibras daquela unidade próximas o suficiente aos eletrodos para serem registradas. A amplitude (tensão) é afetada pela quantidade de fibras envolvidas ou pelo território da unidade motora. A duração e a forma são dependentes da distância entre as fibras e os eletrodos de registro; as fibras mais distantes contribuem para as fases finais do potencial. Em razão dessas variáveis, cada unidade motora terá uma forma distinta (ver Fig. 5.3).

O exame EMG

Os testes EMG são apenas parte de um exame completo, que incluirá uma compreensão abrangente do histórico e achados clínicos do paciente. Por exemplo, o fisioterapeuta pode também analisar a força muscular, dor, reflexos, fadiga, função sensitiva e presença de atrofia, bem como a capacidade funcional. Esse exame clínico vai sugerir quais músculos e/ou nervos devem ser testados.

Inicialmente, solicita-se ao paciente que relaxe o músculo a ser examinado durante a inserção do eletrodo em agulha. A inserção em um músculo contraído é desconfortável, mas suportável. Nesse momento, o eletromiógrafo vai observar uma explosão espontânea de potenciais, chamada de *atividade de inserção*; ela é possivelmente causada pela agulha abrindo caminho através das membranas das fibras musculares. Isso normalmente dura menos de 300 milissegundos (ms).[82] A atividade de inserção pode ser descrita como normal, reduzida, ausente, aumentada ou prolongada.

Após a cessação da atividade de inserção, um músculo relaxado normal apresentará *silêncio elétrico*, que consiste em ausência de potenciais elétricos. A observação de silêncio no estado relaxado é uma parte importante do exame de EMG. Potenciais que emergem espontaneamente durante esse período são achados anormais significativos.

Depois de observar o músculo em repouso, solicita-se ao paciente que contraia minimamente o músculo. Esse esforço voluntário fraco deve fazer com que unidades motoras individuais disparem. Os potenciais de unidade motora são examinados em relação à amplitude, duração, forma, som e frequência (Fig. 5.3). Esses cinco parâmetros são as características essenciais que distinguem cada potencial normal e anormal.

Por fim, solicita-se ao paciente que aumente progressivamente os níveis de contração até um esforço forte, permitindo a determinação de padrões de recrutamento. Aumentar gradualmente a força de contração possibilitará que o eletromiógrafo observe o padrão de recrutamento no músculo. Aos esforços maiores, uma quantidade crescente de unidades motoras dispara em frequências mais altas, até que os potenciais individuais sejam somados e já não possam ser reconhecidos, e é visto um *padrão de interferência* (Fig. 5.4). Esse é o achado normal quando realizada uma contração forte.

O eletrodo de agulha será movido para diferentes áreas e profundidades de cada músculo para testar diferentes fibras musculares e unidades motoras. Isso é necessário em razão da pequena área a partir da qual um eletrodo de agulha vai captar atividade elétrica, e porque os efeitos da doença podem variar dentro de um dado músculo. Pode-se examinar até 25 pontos diferentes dentro de um músculo ao mover e reinserir o eletrodo de agulha.

No músculo normal, a amplitude pico a pico de um dado PAUM, registrado com uma agulha concêntrica, pode variar de 100 microvolts (μv) a 5 milivolts (mV). A amplitude é determinada principalmente por um número

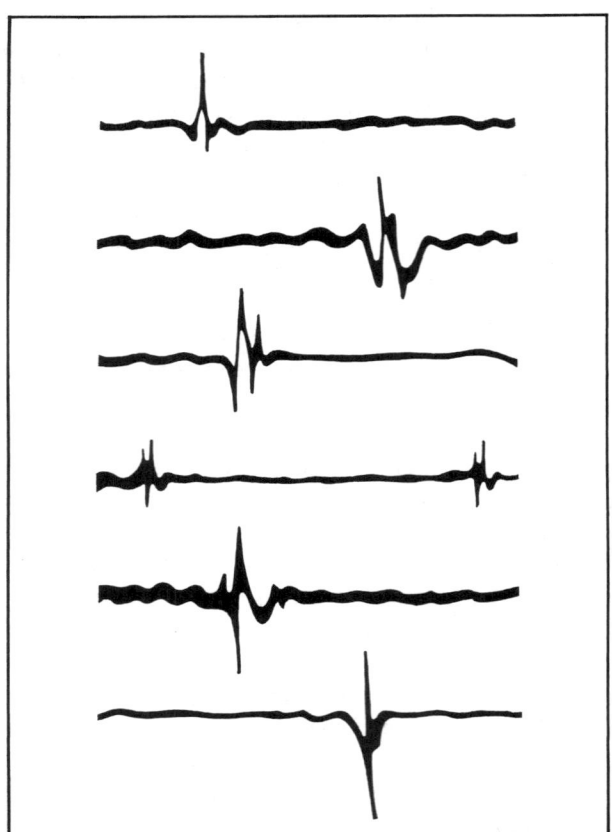

Figura 5.3 Potenciais de unidades motoras individuais conforme vistos em um osciloscópio ou computador. Cada unidade tem uma forma distinta.

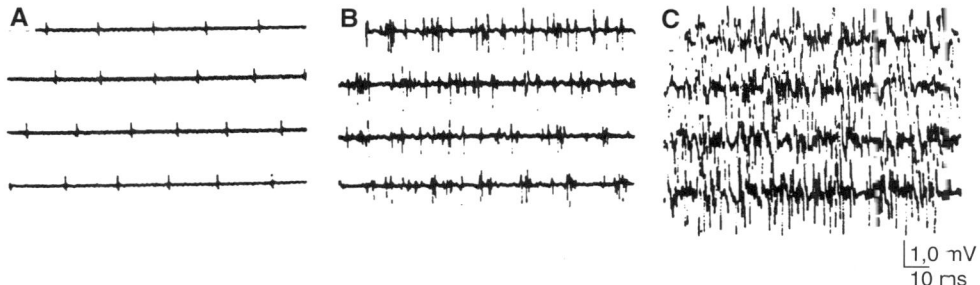

Figura 5.4 Recrutamento normal do músculo tríceps braquial em um homem saudável de 44 anos. Registrou-se a atividade durante a contração mínima (**A**) quando são visíveis potenciais de unidades motoras individuais, durante a contração moderada (**B**) quando são recrutadas unidades motoras e durante a contração máxima (**C**), quando é visível um padrão de interferência. (De Kimura,[83,p.24] com permissão.)

limitado de fibras localizadas perto da ponta do eletrodo. Portanto, deve-se analisar unidades motoras de diferentes locais de um músculo para determinar precisamente a amplitude das unidades motoras naquele músculo. A unidade motora normal tem um som identificado como um baque claro, distinto. A duração do potencial é a medida do tempo desde o início até cessação do potencial elétrico, normalmente de 2 a 14 ms.[84]

A quantidade de fases de uma unidade motora normal pode variar de uma a quatro fases. A forma típica de um PAUM é bifásica ou trifásica, com uma *fase* representando uma seção de um potencial acima ou abaixo da linha de base. Não é anormal observar uma pequena quantidade de *potenciais polifásicos*, que têm cinco ou mais fases, no músculo normal. No entanto, quando potenciais polifásicos representam mais de 10% da produção de um músculo, isso pode ser um achado anormal.

Potenciais espontâneos anormais

Como um músculo normal em repouso exibe silêncio elétrico, qualquer atividade vista durante o estado de relaxamento pode ser considerada anormal. Essa atividade é denominada espontânea porque não é produzida pela contração do músculo voluntário. Identificaram-se vários tipos de potenciais espontâneos. Acredita-se que os **potenciais de fibrilação** surgem da despolarização espontânea de uma única fibra muscular. Eles não são visíveis através da pele. Os potenciais de fibrilação são picos bifásicos, classicamente indicativos de transtornos de NMI, como lesões de nervos periféricos, doença das células do corno anterior, radiculopatias e polineuropatias com degeneração axonal (Fig. 5.5). Também são encontrados em menor grau em doenças miopáticas como a distrofia muscular, a dermatomiosite, a polimiosite e a miastenia gravis. Seu som é um clique estridente, que tem sido comparado à chuva que cai em um telhado ou ao som produzido ao amassar um papel de seda.

Foram observadas **ondas agudas positivas** no músculo desnervado em repouso, geralmente acompanhadas de potenciais de fibrilação; no entanto, elas também são relatadas na doença muscular primária, em especial na distrofia muscular e na polimiosite. As ondas normalmente são bifásicas, com uma deflexão inicial positiva (abaixo da linha de base) acentuada seguida por uma fase negativa lenta (ver Fig. 5.5). A fase negativa é de amplitude muito menor do que a fase positiva, e de maior duração, às vezes de até 100 ms. A amplitude pico a pico pode ser variável, com voltagens de 50 mV a até 2 μV. O som tem sido descrito como um ruído maciço.

Pesquisadores demonstraram potenciais espontâneos em músculos normais de indivíduos saudáveis, principal-

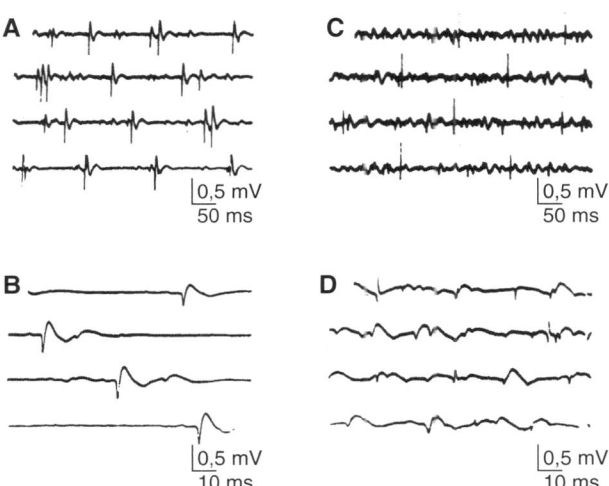

Figura 5.5 Atividade espontânea do músculo tibial anterior em uma mulher de 68 anos com esclerose lateral amiotrófica. Ondas agudas positivas (**A, B**) tem uma configuração consistente com uma deflexão positiva acentuada, seguida por uma deflexão negativa de baixa amplitude de longa-duração (**B**). Potenciais de fibrilação (**C, D**) são picos bifásicos de baixa amplitude. (De Kimura,[83,p.256] com permissão.)

mente nos músculos dos pés.[85] Eles sugeriram que alterações patológicas envolvendo perda axonal, desmielinização segmentar e brotamento colateral podem estar associadas ao envelhecimento ou trauma mecânico aos pés.

As **fasciculações** são potenciais espontâneos observados em caso de irritação ou degeneração da célula do corno anterior, lesões crônicas de nervos periféricos, compressão de raiz nervosa, e espasmos musculares ou cãibras. Acredita-se que representem a assíncrona involuntária. Seu som tem sido descrito como um baque de baixa frequência. Muitas vezes visualizam-se fasciculações através da pele, vistas como uma pequena contração muscular. Elas por si só não são um achado anormal definitivo; no entanto, também são vistas em indivíduos normais, particularmente nos músculos da panturrilha, olhos, mãos e pés.[86]

As *descargas repetitivas complexas* podem ser vistas nas lesões da célula do corno anterior e nervos periféricos, e nas miopatias. A descarga é caracterizada por um trem prolongado de potenciais com a mesma ou quase a mesma forma de onda. A característica que distingue essas descargas das provenientes de outros potenciais espontâneos é a sua forma de onda regular e repetitiva. A frequência geralmente varia de 5 a 100 impulsos por segundo. As *descargas repetitivas miotônicas* que aumentam e diminuem em amplitude de modo crescente e decrescente são encontradas em transtornos miotônicos como a distrofia miotônica, bem como em outras miopatias (Fig. 5.6). O som é muito característico e parece com um "avião bombardeiro". As descargas de alta frequência provavelmente são provocadas pelo movimento do eletrodo de agulha em fibras musculares instáveis, ou pela atividade volitiva.

Potenciais polifásicos

Em geral **potenciais polifásicos** são considerados anormais, e são elicitados na contração voluntária, não em repouso. Por definição, os potenciais polifásicos são potenciais de unidade motora com cinco ou mais fases (Fig. 5.7). Eles são típicos das miopatias, envolvimento de nervo periférico e compressão de raiz nervosa. Na doença muscular primária (miopatias), esses potenciais geralmente são de amplitude menor do que nas unidades motoras normais, são de duração mais curta, e foram descritos por alguns como potenciais miopáticos. Essas alterações multifásicas ocorrem por causa de uma diminuição na quantidade de fibras musculares ativas dentro de unidades motoras individuais em razão de uma doença. Embora toda a unidade vá disparar durante a contração voluntária, menos fibras estão disponíveis em cada unidade para contribuir para a voltagem e duração total do potencial.

A configuração polifásica pode ser decorrente de uma pequena assincronia no disparo das fibras musculares dentro de uma unidade motora. Esse fenômeno provavelmente é decorrente da diferença no comprimento dos ramos terminais do axônio que se estende a cada fibra individualmente. Em geral os efeitos disso não são vistos porque as diferenças de tempo são muito pequenas. Quando algumas fibras já não estão se contraindo, ou quando é encontrado um atraso na condução nos ramos terminais, essas diferenças se tornam mais aparentes, resultando na fragmentação do potencial da unidade motora.

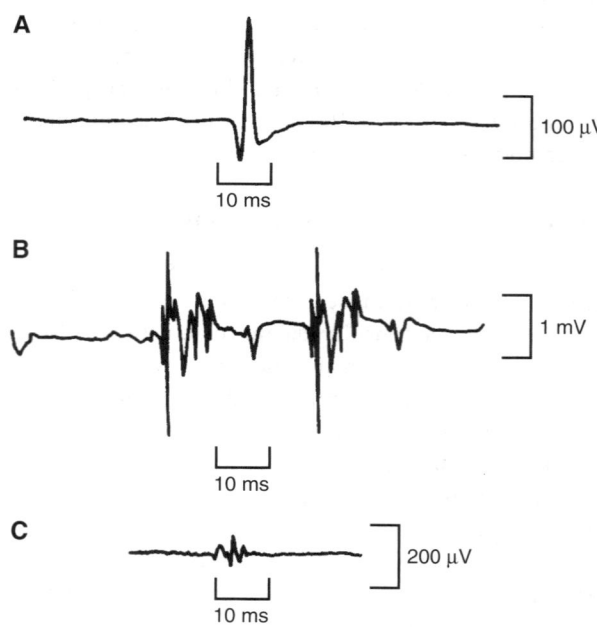

Figura 5.7 Potenciais de ação de unidade motora. (**A**) Potencial normal. (**B**) Potencial polifásico de longa duração (mostrado duas vezes). (**C**) Potencial polifásico de curta duração, de baixa amplitude. (De Aminoff, MJ: *Electromyography in Clinical Practice*, ed 3. Churchill Livingstone (Elsevier), New York, 1997, p. 74, com permissão.)

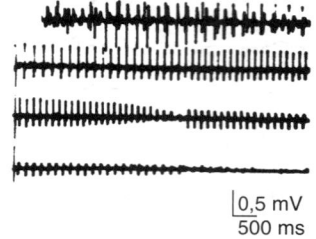

Figura 5.6 Descarga repetitiva do músculo tibial anterior direito de um homem de 39 anos com distrofia miotônica. A qualidade crescente e decrescente destas descargas vai resultar em um som de "avião bombardeiro". (De Kimura, [83,p.254] com permissão.)

Os potenciais polifásicos também podem ser vistos durante a degeneração e após a regeneração de um nervo periférico. Conforme algumas fibras musculares são reinervadas, elas vão gerar potenciais de ação com contração voluntária. No entanto, há uma quantidade significativamente menor de fibras atuantes do que havia originalmente na unidade, e essas fibras refletirão claramente a despolarização assíncrona. Esses potenciais polifásicos também são muito menores em amplitude e duração do que nas unidades normais, e foram denominados *unidades motoras nascentes*. Embora os potenciais polifásicos em geral sejam considerados um achado anormal, eles são um achado positivo em pacientes com lesões de nervos periféricos em regeneração, porque indicam reinervação.

Algumas modalidades de envolvimento neuropático, como as lesões crônicas de nervos periféricos, neuropatias periféricas, e doença das células do corno anterior, resultarão em uma mudança no território da unidade motora de uma unidade motora intacta pelo brotamento de axônios para fibras de unidades motoras denervadas, formando *unidades motoras "gigantes"*, que são potenciais de unidade motora maiores do que os normais. Nas etapas iniciais desse processo, esses brotamentos são de diâmetro pequeno e têm velocidades de condução lentas, resultando em uma dispersão no potencial registrado, que aumenta a amplitude e duração e resulta em uma forma polifásica. Esses potenciais podem ser vistos na síndrome pós-pólio.[87-89] Se essa situação for suficientemente prevalente, o padrão de interferência pode ser incompleto. A amplitude desses potenciais é superior a 5 mV em músculos pequenos, como os músculos intrínsecos das mãos e dos pés. Em outros músculos, amplitudes de 3 mV ou mais poderiam ser consideradas como maiores do que o normal. A duração dessas unidades motoras é de 4 a 5 ms a até 25 a 30 ms. As outras características são similares às unidades motoras normais.

Testes de condução nervosa

Os testes de **velocidade de condução nervosa (VCN)** envolvem a estimulação direta para iniciar um impulso em nervos motores ou sensitivos. O *tempo de condução* é medido registrando o *potencial evocado*, quer a partir do músculo inervado pelo nervo motor, ou do próprio nervo sensitivo. A VCN pode ser testada em qualquer nervo periférico que seja superficial o suficiente para ser estimulado através da pele em dois pontos diferentes. Os nervos motores mais comumente testados são os nervos ulnar, mediano, fibular, tibial, radial, femoral e isquiático. Os nervos sensitivos comumente testados incluem os nervos mediano, ulnar, radial, sural e fibular superficial. As diretrizes completas para a realização de testes de VCN estão disponíveis em referências abrangentes.[82,84,90]

Teste de velocidade de condução de nervos motores

Como o tronco de nervos periféricos abriga tanto nervos sensitivos quanto motores, registrar os potenciais diretamente de um nervo periférico torna impossível o monitoramento de nervos puramente sensitivos ou motores. Portanto, para isolar os potenciais conduzidos por axônios motores de um nervo misto, o potencial evocado é registrado a partir de um músculo distal inervado pelo nervo em estudo. Embora a estimulação do nervo vá evocar impulsos sensitivos e motores, apenas as fibras motoras contribuirão para a contração do músculo. Por exemplo, para testar o nervo ulnar, o músculo de teste normalmente é o abdutor do dedo mínimo. Outros exemplos são os seguintes: para o nervo mediano, o abdutor curto do polegar; para o nervo fibular, o extensor curto dos dedos; e para o nervo tibial, o abdutor do hálux ou abdutor do dedo mínimo.

Em geral, utilizam-se pequenos eletrodos de superfície para registrar o potencial evocado do músculo teste. O *eletrodo de registro* é colocado sobre o ventre do músculo teste e o eletrodo de referência é preso sobre o tendão do músculo.

Para fins de ilustração, será descrito o processo de teste para a VCN motora do nervo mediano (Fig. 5.8). A técnica é basicamente a mesma para todos os nervos, exceto em relação aos locais de estimulação e colocação dos eletrodos. Para este exemplo, o eletrodo de registro é preso sobre o abdutor curto do polegar. O eletrodo estimulante é colocado sobre o nervo mediano no punho, ligeiramente proximal à prega distal na superfície volar.

No momento que o estímulo é produzido, observa-se um *artefato de estímulo* no lado esquerdo da tela do osciloscópio (Fig. 5.9). Um mecanismo de gatilho o controla e vai, portanto, sempre aparecer no mesmo local na tela, facilitando medições consistentes. Esse pico é puramente mecânico e não representa qualquer atividade muscular.

A intensidade do estímulo começa baixa e é aumentada aos poucos até que o potencial evocado seja claramente observado. Quando o eletrodo estimulante está devidamente colocado sobre o nervo, todos os músculos inervados distalmente a esse ponto se contrairão e o paciente verá e sentirá a mão "saltando". A intensidade é então aumentada até que a resposta evocada já não aumente em tamanho. Nesse momento, a intensidade é aumentada ainda mais para ter certeza de que o estímulo é *supramáximo*. Uma vez que a intensidade deve ser suficiente para alcançar o limiar de todas as fibras motoras do nervo, é necessário um estímulo supramáximo. É também essencial que o estimulador esteja adequadamente colocado sobre o tronco do nervo para que o estímulo alcance todos os axônios motores.

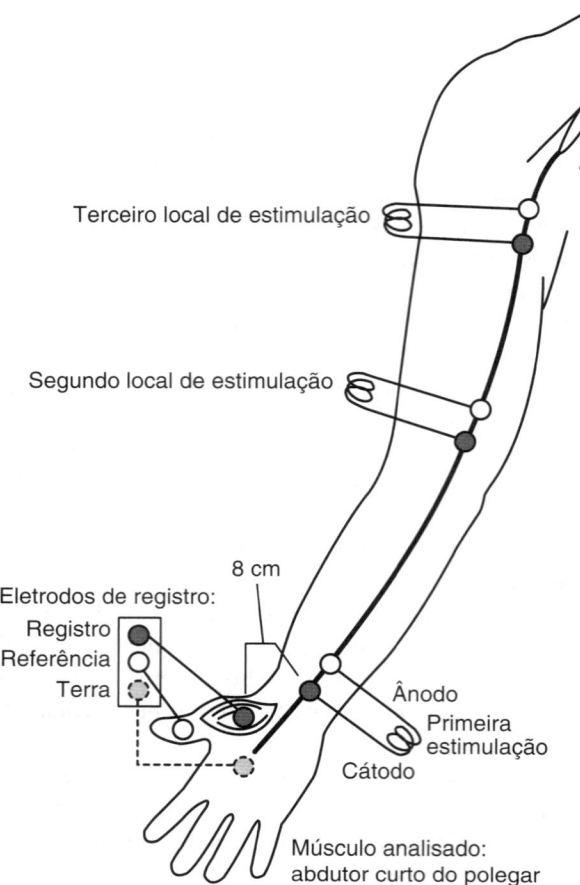

Figura 5.8 Locais de estimulação para o estudo da condução nervosa motora do nervo mediano. (De Echternach,[84,p.34] com permissão.)

Como no sinal de EMG, os potenciais vistos na tela representam a atividade elétrica detectada pelo eletrodo de registro. O sinal vai representar a diferença de potencial elétrico entre os eletrodos de registro e de referência.

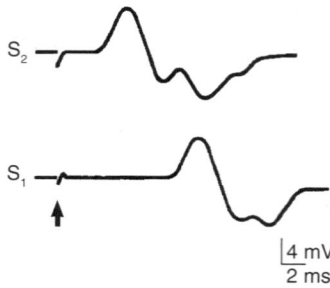

Figura 5.9 Registro da onda M no teste de velocidade de condução nervosa do nervo mediano. O traço superior é proveniente do local de estimulação distal, e o traço inferior é proveniente do local de estimulação proximal. O artefato de estímulo aparece à esquerda de ambos os traços. As latências são mensuradas do artefato de estímulo ao início da onda M.

Quando o estímulo supramáximo é aplicado ao nervo mediano no punho, todos os axônios no nervo se despolarizarão e começarão a conduzir um impulso, transmitindo o sinal através da placa motora terminal, iniciando a despolarização das fibras musculares. Durante esses eventos, os eletrodos de registro não registram uma diferença de potencial, porque não está ocorrendo qualquer atividade sob os eletrodos. Quando as fibras musculares começam a se despolarizar, os potenciais elétricos são transmitidos para os eletrodos, e é vista uma deflexão no osciloscópio. Esse é o potencial evocado, que é chamado de *onda M* (ver Fig. 5.9). A onda M também é conhecida como potencial de ação motor (PAM) ou potencial de ação motor composto (PAMC). A onda M representa a atividade somada de todas as unidades motoras no músculo que responderam à estimulação do tronco nervoso. A amplitude deste potencial é, portanto, uma função da tensão total produzida pelas unidades motoras em contração. A deflexão inicial da onda M é a parte negativa da onda, acima da linha de base.

Cálculo da velocidade de condução de nervos motores

O ponto no qual a onda M deixa a linha de base indica o tempo decorrido desde a propagação inicial do impulso nervoso até a despolarização das fibras musculares sob os eletrodos. Isso é chamado de *latência* de resposta. A latência é medida em milissegundos do artefato de estímulo até o início da onda M. Esse tempo por si só não é uma medida válida da condução nervosa, porque incorpora outros eventos além da condução nervosa pura – ou seja, a transmissão através da junção mioneural e a geração do potencial de ação muscular. Portanto, esses fatores exógenos devem ser eliminados do cálculo da VCN motora, de modo que a medida reflita apenas a velocidade de condução no interior do tronco nervoso.

Para considerar essas variáveis distais, o nervo é estimulado em um segundo ponto mais proximal. Isto produzirá uma resposta semelhante à observada com a estimulação distal. O artefato de estímulo será exibido no mesmo local na tela, mas a onda M terá origem em um local diferente, porque o tempo para que os impulsos alcancem o músculo foi, obviamente, mais longo. A subtração da *latência distal* da *latência proximal* determinará o tempo de condução para o segmento do tronco do nervo entre os dois pontos de estimulação. Determina-se a *velocidade de condução (VC)* dividindo a distância entre os dois pontos de estimulação (medida ao longo da superfície) pela diferença entre as duas latências (velocidade = distância/tempo).

VC = Distância de condução/(latência proximal – latência distal)

A velocidade de condução é sempre expressa em metros por segundo (m/s), embora a distância geralmente seja medida em centímetros e a latência em milissegundos. Essas unidades devem ser convertidas durante o cálculo.

Para completar o exemplo do nervo mediano, dois outros locais seriam estimulados: o ponto onde o nervo mediano cruza o cotovelo e na axila (ver Fig. 5.8). Embora os testes de VCN motora possam ser realizados nesses segmentos mais proximais do tronco nervoso, essas áreas são testadas com menor frequência do que o local mais distal.

Para calcular a VCN motora, as latências proximal e distal são determinadas pela medição do tempo a partir do artefato de estímulo à deflexão inicial da onda M. O tempo de condução é calculado tomando a diferença entre essas latências. A *distância de condução* é então determinada pela medição do comprimento do nervo entre os dois pontos de estimulação. Por exemplo:

Latência proximal: 7 ms
Latência distal: 2 ms
Distância de condução: 300 mm e 30 cm
VC = 30 cm/(7 ms − 2 ms) = 30 cm/5 ms = 60 m/s

A interpretação da VCN motora é feita em relação aos valores normais, que normalmente são expressos como valores médios, desvios-padrão e intervalos. Muitos pesquisadores nos diferentes laboratórios determinaram os valores normais. Mesmo assim, os valores médios parecem ser bastante consistentes. A VCN motora para o MS tem uma variação bastante ampla, com valores registrados de 50 a 70 m/s. O valor médio normal é cerca de 60 m/s. Para o MI, o valor médio é de cerca de 50 m/s. As latências distais e amplitudes médias normais das ondas M também estão disponíveis nessas tabelas, mas esses valores devem ser considerados com cautela, porque a técnica, a configuração dos eletrodos, a instrumentação e o tamanho do paciente podem afetar esses valores. A idade e a temperatura também podem influenciar as medidas de VCN, que diminuem depois dos 35 anos e com temperaturas mais baixas.[81] O leitor é remetido a discussões mais abrangentes para obter detalhes completos sobre técnicas para o estudo dos vários nervos e tabelas de valores normais.[84,90]

É importante notar que o valor calculado como a velocidade de condução é, na verdade, um reflexo da velocidade dos axônios mais rápidos do nervo. Embora todos os axônios sejam estimulados no mesmo momento e, supostamente, disparem ao mesmo tempo, as suas velocidades de condução variam de acordo com o seu tamanho. Nem todas as unidades motoras se contrairão ao mesmo tempo; algumas recebem o impulso nervoso mais tarde do que outras. Portanto, a deformação inicial da onda M representa a contração da unidade motora, ou unidades, com a velocidade de condução mais rápida. A forma curva da onda M é reflexo dos axônios progressivamente mais lentos alcançando suas unidades motoras em um momento posterior.

A onda M também pode fornecer informações úteis sobre a integridade do nervo ou músculo. Três parâmetros devem ser examinados: amplitude, forma e duração. Qualquer alteração que ocorra nessas características é chamada de *dispersão temporal*. Esses parâmetros refletem a tensão somada ao longo do tempo produzida por todas as unidades motoras em contração no músculo testado. Portanto, se o músculo é parcialmente desnervado, menos unidades motoras se contrairão após a estimulação do nervo. Isso fará com que a amplitude da onda M diminua. A duração pode mudar, dependendo da velocidade de condução das unidades intactas. Alterações similares também podem ser evidentes em condições de miopatias, em que todas as unidades motoras estão intactas, mas menos fibras estão disponíveis em cada unidade motora.

A forma da onda M também pode ser variável. O desvio de uma curva suave não necessariamente é anormal, e muitas vezes é útil para comparar ondas M distais e proximais entre si, bem como com o lado contralateral, se indicado. Elas devem ser semelhantes. Em condições anormais, alterações na forma podem ser decorrentes de uma diminuição significativa na condução em alguns axônios, disparo repetitivo, ou disparo assíncrono dos axônios após um estímulo único.

Teste da velocidade de condução de nervos sensitivos

Os neurônios sensitivos apresentam as mesmas propriedades fisiológicas que os neurônios motores, e a VCN pode ser medida de modo similar. No entanto, são necessárias algumas diferenças na técnica para diferenciar entre axônios sensitivos e motores. Embora as fibras sensitivas possam ser testadas usando a *condução ortodrômica* (direção fisiológica) ou *condução antidrômica* (oposta à condução normal), as medições antidrômicas parecem ser mais comuns. Pela mesma razão que os axônios motores são examinados por meio do registro sobre o músculo, os axônios sensitivos são estimulados ou registrados a partir de nervos sensitivos digitais. Isso elimina a atividade dos axônios motores dos potenciais registrados.

O eletrodo estimulante utilizado para testes de VCN sensitiva normalmente é fornecido por eletrodos anulares colocados em torno da base do meio do dígito inervado pelo nervo. Os eletrodos de registro podem ser eletrodos de superfície ou de agulha. Os eletrodos de superfície são colocados sobre o tronco do nervo, onde são superficiais em relação à pele.

Os potenciais sensitivos dos nervos mediano e ulnar podem ser registrados antidromicamente estimulando-os no punho, cotovelo e braço. Em geral, o estudo sensitivo destes nervos se limita à estimulação no punho. Outros nervos sensitivos podem ser estudados nos MMSS, incluindo o nervo radial, os nervos cutâneos medial e lateral do antebraço, e o ramo dorsal do nervo ulnar. Nos MMII, os nervos sensitivos mais comumente estudados são o nervo sural e o fibular superficial. Outros nervos que foram estudados incluem o nervo cutâneo femoral lateral e o nervo safeno. A VCN sensitiva normal varia entre 40 e 75 m/s. A amplitude, medida com eletrodos de superfície, pode ser de 10 a 120 mV, e a duração deve ser curta, inferior a 2 ms. Os potenciais evocados sensitivos geralmente são pontiagudos, não arredondados como a onda M. A VCN sensitiva é ligeiramente mais rápida do que a VCN motora, por causa do maior diâmetro dos nervos sensitivos.

Reflexo H

O *reflexo H* é uma medida diagnóstica útil para a radiculopatia e neuropatia periférica. A sua aplicação é mais comum no teste da integridade das vias monossinápticas sensitivas e motoras das raízes nervosas S1, e em menor grau de C6 e C7.[91] Aplica-se um estímulo submáximo ao nervo tibial na fossa poplítea, e registra-se uma resposta motora a partir da porção medial do músculo sóleo. Os potenciais de ação viajam ao longo dos neurônios aferentes IA em direção à medula espinal, fazem sinapse com neurônios motores alfa no interior do corno anterior. A consequente ativação do neurônio motor leva o impulso a viajar perifericamente ao músculo sóleo, resultando em uma contração muscular. Como o estímulo provoca impulsos ao viajar tanto distalmente quanto proximalmente no interior um neurônio motor e sensitivo misto, a latência dessa resposta é uma medida da integridade das fibras sensitivas e motoras.

A resposta normal está dentro de ± 5,5 ms desta latência calculada. A resposta média é de 29,8 ms (± 2,74 ms).[92] Uma latência desacelerada é indicativa de função anormal da raiz dorsal, muitas vezes de um disco herniado ou síndrome de impacto. Em razão desse envolvimento central, a VCN motora e sensitiva periférica não seria afetada. Essa latência pode identificar também uma compressão de raiz nervosa antes que ocorram alterações óbvias na EMG.

A onda F

As *ondas F* são uma forma de teste de VCN que possibilita o estudo dos segmentos nervosos proximais que de outro modo seriam inacessíveis ao estudo da condução. As anormalidades na onda F podem ser um indicador sensível de doença do nervo periférico. A proporção da onda F compara a condução na metade proximal com a metade distal da via total e pode ser usada para determinar o local de desaceleração na condução – por exemplo, para distinguir uma lesão de raiz de uma neuropatia generalizada distal.[93]

A onda F é induzida pelo estímulo supramáximo de um nervo periférico em um local distal, levando à propagação de impulsos em ambas as direções. Enquanto o impulso ortodrômico viaja para a região distal do músculo, a resposta antidrômica viaja para a célula do corno anterior, despolarizando o cone axonal, levando à despolarização dos dendritos, que por sua vez despolarizam o cone axonal novamente, gerando uma descarga ortodrômica de volta para o músculo. Nenhuma sinapse está envolvida, de modo que a onda F não é considerada um reflexo, mas apenas uma medida da condução dos neurônios motores.

A onda F é um complemento útil para medidas de condução nervosa e EMG, e é mais útil no diagnóstico de condições em que a porção mais proximal do axônio está envolvida, como a síndrome de Guillain-Barré, a síndrome do desfiladeiro torácico, as lesões do plexo braquial, e as radiculopatias com envolvimento de mais de uma raiz nervosa.[84] A latência da onda F normalmente é de cerca de 30 segundos no membro superior e de menos de 60 segundos no membro inferior. Apenas uma pequena porcentagem dos neurônios motores participa efetivamente da resposta F.[94] Uma vez que é uma resposta inconsistente, deve ser calculada com base em pelo menos 10 tentativas sucessivas.

Transtornos de nervo periférico

Achados eletrofisiológicos geralmente se correlacionam com sinais clínicos em pacientes com envolvimento neuropático ou miopático. As lesões de nervos periféricos se dividem em três categorias. A **neurapraxia** é um impedimento temporário na condução nervosa geralmente causado por alguma forma de compressão ou bloqueio local, como na síndrome do túnel do carpo. Os testes de VCN podem detectar evidências de degeneração e a desaceleração das fibras através do local pela compressão, mas podem ser normais acima e abaixo desse local. Os valores normais devem ser interpretados em relação a outras doenças, como diabetes ou trabalhadores braçais.[95] A **axonotmese** resulta de uma lesão de nervo que danifica o axônio, mas deixa o tubo neural intacto. A *degeneração walleriana*, a morte da parte distal dos axônios dos nervos após um insulto, ocorre distalmente à lesão. Isso pode ser progressivo, decorrente da neurapraxia de longa duração, ou pode ocorrer por uma lesão traumática. A VCN será afetada, dependendo da quantidade de axônios envolvidos.

As fibrilações e ondas agudas positivas normalmente estão presentes 2 a 3 semanas após a denervação. A **neurotmese** é uma lesão de nervo com perda completa da função axonal e perturbações do tubo neural. A condução cessa abaixo da lesão e testes de VCN não podem ser realizados. Potenciais espontâneos aparecerão na EMG em repouso. A regeneração pode ser evidente por meio de testes em série, mostrando o aparecimento de pequenos potenciais polifásicos.

A **neuropatia** é uma doença dos nervos. A *polineuropatia* afeta vários nervos e normalmente resulta em alterações sensitivas, fraqueza distal e hiporreflexia. Pode estar relacionada com condições clínicas, como diabetes, alcoolismo ou doença renal, bem como com complicações secundárias relacionadas com o câncer e seus tratamentos.[96] Essas condições costumam se manifestar como uma lesão axonal ou desmielinização ou ambos. Nas lesões axonais, os padrões de recrutamento da EMG são diminuídos e normalmente são vistos potenciais espontâneos (Fig. 5.10). Na desmielinização, as medições de VCN são mais úteis para identificar uma desaceleração nas fibras motoras ou sensitivas.

Transtornos de neurônio motor

Em geral, os transtornos de neurônio motor envolvem a degeneração da célula do corno anterior, como na poliomielite, ou doenças que envolvam tanto o NMS quanto o NMI, como a esclerose lateral amiotrófica. Classicamente observam-se potenciais espontâneos nestes transtornos, bem como recrutamento reduzido, permitindo que potenciais de unidades motoras únicas sejam visíveis, mesmo com um padrão de interferência. A VCN motora pode ser retardada, dependendo da distribuição da degeneração. Grandes potenciais polifásicos muitas vezes são vistos mais tarde no curso da doença, em decorrência do brotamento colateral e reinervação.

Miopatias

A **miopatia** é uma doença muscular primária que pode ser congênita ou adquirida (p. ex., distrofia muscular, miopatia da cintura escapular). A unidade motora permanece intacta, mas evidencia-se degeneração das fibras musculares. Por conseguinte, a VCN motora pode ser normal, embora a amplitude da onda M seja reduzida. Potenciais sensitivos também serão normais. Nos estágios iniciais, a EMG vai mostrar atividade de inserção prolongada, fibrilações e ondas agudas positivas em repouso, e potenciais polifásicos de baixa amplitude de curta duração à atividade voluntária, refletindo a perda de fibras musculares (Fig. 5.11). Padrões de interferência serão evidentes com contrações submáximas. Em estágios avançados, não é vista qualquer atividade elétrica em decorrência da fibrose do tecido muscular.

Avaliação

A *avaliação* se refere aos julgamentos clínicos que o fisioterapeuta faz com base nos dados coletados no exame.[4] Inúmeros fatores influenciam os julgamentos feitos pelo fisioterapeuta ao atender pacientes com deficiência da função motora, incluindo a complexidade e compreensão do sistema nervoso, os achados clínicos, as considerações psicossociais, e a função física e saúde geral. O fisioterapeuta avalia os dados em termos de gravidade dos problemas (incapacidades, limitações na atividade, restrições na participação) e nível de cronicidade. O fisioterapeuta deve considerar também as consequências da falha em intervir de modo adequado quando o paciente está em risco de incapacidades adicionais ou limitação prolongada nas atividades. O potencial de atribuição de alta e os recursos também influenciam na avaliação dos dados e no desenvolvimento do plano de cuidados. Há uma clara necessidade de o fisio-

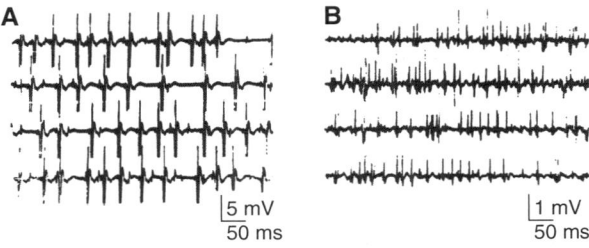

Figura 5.10 Potenciais de unidade motora de longa duração e grande amplitude do primeiro interósseo dorsal **(A)** em comparação a potenciais de unidade motora relativamente normais do músculo orbicular dos olhos **(B)** em um paciente com polineuropatia. Observe o padrão de interferência de única unidade discreto durante a contração voluntária máxima. (De Kimura,[83,p.267] com permissão.)

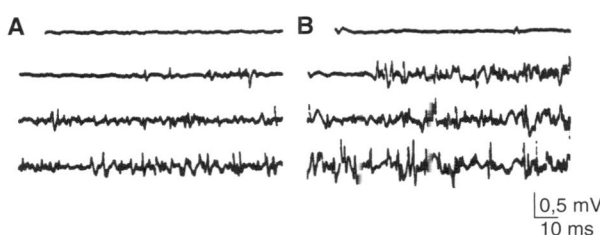

Figura 5.11 Potenciais de unidade motora de baixa amplitude e curta duração registrados durante contração voluntária mínima dos músculos bíceps braquial **(A)** e tibial anterior **(B)** em um menino de 7 anos de idade com distrofia de Duchenne. Uma elevada quantidade de unidades motoras em descarga durante a contração mínima reflete o recrutamento precoce por causa da atividade diminuída da fibra. (De Kimura,[83,p.268] com permissão.)

Diagnóstico

O *diagnóstico fisioterapêutico* é determinado a partir da avaliação dos resultados do exame e se baseia em um conjunto de sinais, sintomas ou categorias. O *Guide to physical therapist practice*,[4] um documento de consenso desenvolvido por fisioterapeutas especializados, identifica as categorias diagnósticas e padrões de prática preferidos que delineiam as intervenções apropriadas (ver Cap. 1, Apêndice 1.A). Por exemplo, "Prejuízo na função motora e integridade sensitiva associado a distúrbios adquiridos não progressivos do sistema nervoso central" inclui pacientes com TCE, acidente vascular encefálico ou tumor.[4,p.365] O leitor é remetido a esse documento para comparação e refinamento de sua prática. O fisioterapeuta iniciante pode adquirir compreensão e informações sobre as complexas questões práticas que confrontam o fisioterapeuta que trabalha com pacientes com deficiências na função motora.

Resumo

O exame da função motora é um processo multifacetado e desafiador, criticamente relacionado com a capacidade do fisioterapeuta de determinar e categorizar com precisão os achados. A compreensão dos mecanismos de controle motor e aprendizagem motora normais é essencial para esse processo. A determinação dos fatores causais responsáveis pelos padrões de movimentos e comportamentos anormais deve ser baseada na comparação das respostas esperadas ou normais (comportamento em relação ao padrão) com aquelas anormais do paciente. Isso pode ser mais bem feito utilizando uma abordagem sistemática e exaustiva de exame. A ênfase deve estar no uso de ferramentas de medição válidas, confiáveis e responsivas.

O exame dos sistemas fornece informações valiosas sobre a integridade de componentes individuais (p. ex., neuromuscular, osteomuscular, cognitivo). No entanto, é importante lembrar que o controle motor e aprendizagem motora normais são conseguidos por meio da ação integrada do SNC. O fisioterapeuta deve focar também na função integrada evidenciada por meio de um exame funcional. O sucesso na reabilitação também depende da nossa capacidade de compreender a capacidade de aprendizagem do paciente e o potencial treinamento de estratégias importantes para o engajamento e a prática cognitiva. A nossa compreensão teórica do SNC, controle motor e processos de aprendizagem motora é incompleta e imperfeita. O fisioterapeuta deve, portanto, estar constantemente ciente da cambiante base de conhecimento em neurociência e em reabilitação neurológica para incorporar novos conhecimentos em seu exame e plano de intervenção.

QUESTÕES PARA REVISÃO

1. Diferencie recuperação da função e compensação.
2. Descreva o exame de consciência e nível de alerta. Como os níveis de consciência e alerta podem influenciar o exame da função motora?
3. Diferencie entre atenção seletiva e atenção alternada. Como cada uma deve ser examinada?
4. Diferencie entre espasticidade e rigidez. Como cada uma deve ser examinada?
5. Descreva o exame de um reflexo tendinoso profundo patelar hiperativo. Quais escores são usados para documentar um aumento no RTP?
6. Um paciente com acidente vascular encefálico apresenta controle anormal dos músculos do olho e é incapaz de mover normalmente os olhos em todas as direções. Os testes de nervos cranianos devem incluir quais nervos e testes?
7. Quais são as questões de validade para a utilização do teste manual de força muscular como parte do exame de um paciente com síndrome de NMS (acidente vascular encefálico) que apresenta forte espasticidade e fortes sinergias obrigatórias?
8. Um paciente com esclerose múltipla relata fadiga como sendo o principal sintoma que prejudica a independência funcional no ambiente doméstico. Como a fadiga desse paciente deve ser examinada e documentada?
9. Defina estabilidade. Como ela deve ser examinada?
10. Diferencie entre o uso de observações de desempenho e testes de retenção no fornecimento de evidências de aprendizagem motora.
11. O que é um potencial de fibrilação na EMG? Ela é indicativa de quê?
12. Como é calculada a velocidade de condução nervosa?

ESTUDO DE CASO

A paciente é uma mulher de 17 anos que teve um acidente automobilístico (AAM) há 6 meses. No momento da admissão no hospital, ela estava em coma e em descerebração. A tomografia computadorizada revelou hemorragia intracraniana no corno occipital direito. Ela recebeu uma traqueostomia e uma gastrostomia. Dois meses pós-AAM, ela foi transferida para uma instituição de cuidados prolongados especializada em TCE.

Na admissão inicial, ela era capaz de abrir os olhos a estímulos verbais e táteis, mas não era capaz de seguir com os olhos um estímulo. Ela retirava os membros superiores e inferiores em resposta à estimulação, mas não era capaz de movê-los ao comando. Ela estava alerta, mas confusa, e era incapaz de manter uma conversa. A ADM estava dentro dos limites normais (DLN), exceto para flexão do cotovelo direito (20° a 100°) e flexão do joelho direito (10° a 110°). Ela demonstrou tônus aumentado (Escala de Ashworth modificada 3) em seu membro superior esquerdo (MSE), 4 em seu membro superior direito (MSD) e 4 em ambos os membros inferiores (MMII). Apresentou clônus 4+ no tornozelo bilateralmente. Ela era incapaz de se sentar sem apoio. Ao sentar com apoio na cadeira de rodas, seu controle de cabeça e tronco era ruim, com uma postura persistente para o lado esquerdo.

No momento, passaram-se 6 meses após o AAM. Está sendo analisada a sua transferência para o *status* de reabilitação ativa.

Achados do exame fisioterapêutico

Nível de consciência/alerta
Totalmente acordada; responde apropriadamente a estímulos variados.
Orientada em relação à pessoa; um pouco de confusão na orientação em relação a lugar e tempo.
Pode tornar-se agitada à estimulação mínima, especialmente quando está cansada.

Cognição/comportamento
Demonstra dificuldade de concentração e atenção.
Capaz de seguir instruções simples (comandos de um ou dois níveis), mas ocasionalmente se esquece do que foi pedido a ela.
O tempo de reação é retardado conforme se aumenta o número de escolhas.
Esquece-se facilmente do que está fazendo.

Integridade sensitiva
Consciente dos estímulos sensitivos (picada de agulha, vibração, toque leve) em todos os membros.
Incapaz de discernir objetos comuns colocados em ambas as mãos para a discriminação de estereognosia.

Integridade e mobilidade das articulações
MID: contratura em flexão plantar (40° a 50°); contraturas em flexão de quadril (10° a 120°) e joelho (10° a 120°).
MSD: Contratura em flexores de cotovelo (10° a 110°).
ADM passiva completa em MSE e MIE.

Tônus
Aumentado bilateralmente (D > E).
Na Escala de Ashworth modificada: MSD e MID 3; MSE e MIE 2.

Integridade dos reflexos
RTP hiperativos 3+ em MSD, MID.
Clônus 3+ em tornozelos bilateralmente.

Integridade de nervos cranianos
Presença de disfagia e disfonia.

Desempenho muscular
A força está diminuída em MSD, MID e tronco (não é possível testar com o TMFM). Ela é incapaz de sustentar a extensão do joelho D quando em posição ortostática.

Padrões de movimento voluntário
MSD se move em amplitude parcial, apenas em padrão sinérgico flexor em bloco.
MID se move em padrões sinérgicos de flexores e extensores sem qualquer variação.
MSE e MIE demonstram controle voluntário completo com isolamento de movimentos articulares. A coordenação é diminuída. Incapaz de alcançar diretamente um objeto que é entregue a ela. Mostra problemas em apoiar o pé esquerdo quando sentada ou em pé.
Mostra problemas de coordenação dos membros e movimentos do tronco.

Controle postural e equilíbrio
Demonstra bom controle da cabeça em todas as posições.
Sentado: pode sentar-se de modo independente por até 5 minutos. Demonstra dificuldade em distribuir simetricamente o peso em ambas as nádegas. Tende a inclinar para o lado direito ao descarregar peso, principalmente em sua nádega esquerda. Capaz de alcançar à esquerda e à frente; demonstra perda de equilíbrio (PDE) ao alcançar minimamente à direita.
Posição ortostática: capaz de ficar em pé com apoio nas barras paralelas com assistência mínima de uma pessoa por até 2 minutos. Precisa ser lembrada de descarregar peso sobre o MID. Tende a perder o equilíbrio facilmente ao se movimentar rapidamente; associação de breves episódios de tontura e vertigem.

Habilidades de mobilidade funcional

Rolar: requer supervisão e assistência mínima ocasional ao rolar para a direita; requer assistência máxima ao rolar para a esquerda.

Decúbito dorsal para sentado: capaz de sentar-se rolando para o lado E e empurrando para cima com seu MSE; requer assistência mínima.

Transferências: capaz de realizar transferências em posição ortostática utilizando movimentos de pivô com assistência mínima de uma pessoa.

Marcha: não inicia deambulação por conta própria. Pode deambular pelo comprimento das barras paralelas (2 m) com assistência máxima de duas pessoas. Requer tala posterior para estabilizar o joelho D.

Impulsiona a cadeira de rodas usando o MSE e ambos os pés para empurrar; requer supervisão para manter a segurança.

Aprendizagem motora

Mostra déficits profundos na memória de curto prazo; incapaz de lembrar novas informações apresentadas durante o tratamento. Sua memória para eventos e aprendizagem ocorridos antes do AAM é boa.

QUESTÕES PARA ORIENTAÇÃO

Com base na sua avaliação dos dados apresentados no caso clínico e exame fisioterapêutico, responda às seguintes questões:

1. Como o nível de consciência/alerta desta paciente mudou da admissão à instituição de cuidados prolongados à avaliação atual? Como isso influencia o exame da função motora?
2. Desenvolva uma lista de problemas fisioterapêuticos. Categorize os problemas do paciente em termos de (a) prejuízos diretos, (b) prejuízos indiretos e (c) limitações funcionais.
3. Priorize os problemas em termos de necessidades desse paciente para o plano de cuidados.
4. Determine o diagnóstico fisioterapêutico usando os padrões de prática preferenciais identificados pelo *Guide to physical therapist practice* (Capítulo 1, Apêndice 1.A).

REFERÊNCIAS BIBLIOGRÁFICAS

1. Schmidt, R, and Lee, T: Motor Control and Learning, ed 5. Human Kinetics, Champaign, IL, 2011.
2. Shumway-Cook, A, and Woollacott, M: Motor Control: Theory and Practical Applications, ed 4. Lippincott Williams & Williams/Wolters Kluwer, Philadelphia, 2011.
3. Bernstein, N: The Coordination and Regulation of Movements. Pergamon Press, New York, 1967.
4. American Physical Therapy Association. Guide to Physical Therapist Practice, ed 2. American Physical Therapy Association, Alexandria, VA, 2001.
5. World Health Organization (WHO): ICF: Towards a Common Language for Functioning, Disability, and Health. Geneva, Switzerland, 2002. Retrieved March 4, 2011, from www.who.int/classifications/en.
6. Bear, M, Connors, B, and Paradiso, M: Neuroscience: Exploring the Brain, ed 3. Lippincott Williams & Wilkins/Wolters Kluwer, Philadelphia, 2007.
7. Bickley, LS, and Szilagyi, P: Bates' Guide to Physical Examination and History Taking, ed 10. Lippincott Williams & Wilkins/Wolters Kluwer, Philadelphia, 2009.
8. Jennett, B, and Bond, M: Assessment of outcome after severe head injury: A practical scale. Lancet 1:480, 1975.
9. Rancho Los Amigos Hospital: Rehabilitation of the Head Injured Adult. Professional Staff Association, Downey, CA, 1979.
10. Duffy, E: Activation and Behavior. Wiley, New York, 1962.
11. Yerkes, R, and Dodson, J: The relation of strength of stimulus to rapidity of habit-formation. J Comp Neurol Psychol 18(5):459, 1908.
12. Strub, R, and Black, F: The Mental Status Examination in Neurology, ed 4. FA Davis, Philadelphia, 2000.
13. Folstein, M: Mini-mental state: A practical method for grading the cognitive state of patients for the clinician. J Psychiatr Res 12:189, 1975.
14. Shean, G, and McGuire, R: Spastic hypertonia and movement disorders: Pathophysiology, clinical presentation, and quantification. PM & R 1:9, 2009.
15. Gracies, JM: Pathophysiology of spastic paresis. I: Paresis and soft tissue changes. Muscle Nerve 31:535, 2005.
16. Gracies, JM: Pathophysiology of spastic paresis. II: Emergence of muscle overactivity. Muscle Nerve 31:552, 2005.
17. Fuller, G: Neurological Examination Made Easy, ed 4. Churchill Livingstone/Elsevier, New York, 2008.
18. O'Sullivan, S, and Siegelman, R: National Physical Therapy Examination Review and Study Guide. Therapy Ed, Evanston, IL, 2013.
19. Ashworth, B: Preliminary trial of carisoprodol in multiple sclerosis. Practitioner 192:540, 1964.
20. Bohannon, R, and Smith, M: Interrater reliability of a modified Ashworth scale of muscle spasticity. Phys Ther 67:206, 1987.
21. Ghotbi, N, et al: Measurement of lower-limb muscle spasticity: Intrareliability of Modified Ashworth Scale. JRRD 48(1):83, 2011.
22. Craven, BC, and Morris, AR: Modified Ashworth Scale reliability for measurement of lower extremity spasticity among patients with SCI. Spinal Cord 48:207, 2010.
23. Ansari, NN, et al: The interrater and intrarater reliability of the Modified Ashworth Scale in the assessment of muscle spasticity: Limb and muscle group effect. Neuro Rehabil 23:231, 2008.
24. Mehrholz, J, et al: Reliability of the Modified Tardieu Scale and the Modified Ashworth Scale in adult patients with severe brain injury: A comparison study. Clin Rehabil 19:751, 2005.
25. Blackburn, M, et al: Reliability of measurements obtained with the Modified Ashworth Scale in the lower extremities of people with stroke. Phys Ther 82:25, 2002.
26. Pandyan, AD, et al: A review of the properties and limitations of the Ashworth and Modified Ashworth Scales as measures of spasticity. Clin Rehabil 13:373, 1999.
27. Bajd, T, and Vodovnik, L: Pendulum testing of spasticity. J Biomech Eng 6:9, 1984.
28. Bohannon, R: Variability and reliability of the pendulum test for spasticity using a Cybex II Isokinetic Dynamometer. Phys Ther 67:659, 1987.

29. Leonard, C, Stephens, J, and Stroppel, S: Assessing the spastic condition of individuals with upper motoneuron involvement: Validity of the Myotonometer. Arch Phys Med Rehabil 82:1416, 2001.
30. Leonard, C, et al: Myotonometer intra- and inter-rater reliabilities. Arch Phys Med Rehab 2003.
31. Capute, A, et al: Primitive Reflex Profile. University Park Press, Baltimore, 1978.
32. Capute, A, et al: Primitive reflex profile: A pilot study. Phys Ther 58:1061, 1978.
33. Sahrmann, S: Diagnosis and Treatment of Movement Impairment Syndromes. Mosby, St. Louis, 2002.
34. Kokotilo, K, Eng, JJ, and Boyd, L: Reorganization of brain function during force production after stroke. JNPT 33:45, 2009.
35. Gowland, C, et al: Agonist and antagonist activity during voluntary upper-limb movement in patients with stroke. Phys Ther 72:624, 1992.
36. Frascarelli, M, Mastrogregori, L, and Conforti, L: Initial motor unit recruitment in patients with spastic hemiplegia. Electromyogr Clin Neurophysiol 38:267, 1998.
37. Bourbonnais, D, et al: Abnormal spatial patterns of elbow muscle activation in hemiparetic human subjects. Brain 112:85, 1989.
38. Bourbonnais, D, and Vanden Noven, S: Weakness in patients with hemiparesis. Am J Occup Ther 43:313, 1989.
39. Nowak, DA, Hermsdorfer, J, and Topka, H:. Deficits of predictive grip force control during object manipulation in acute stroke. J Neurol 250:850, 2003.
40. Noskin, O, et al: Ipsilateral motor dysfunction from unilateral stroke: Implications for the functional neuroanatomy of hemiparesis. J Neurol Neurosurg Psychiatry 79:401, 2008.
41. Chae, J, et al: Muscle weakness and cocontraction in upper limb hemiparesis: Relationship to motor impairment and physical disability. Neurorehabil Neural Repair 16:241, 2002.
42. Dewald, JP, et al: Abnormal muscle coactivation patterns during isometric torque generation at the elbow and shoulder in hemiplegia. Brain 118:495, 1995.
43. Watkins, M, et al: Isokinetic testing in patients with hemiparesis. Phys Ther 64:184, 1984.
44. Andrews, AW, and Bohannon, RW: Distribution of muscle strength impairments following stroke. Clin Rehabil 14:79, 2000.
45. Marque P, et al: Impairment and recovery of left motor function in patients with right hemiplegia. J Neurol Neurosurg Psychiatry 62:77, 1997.
46. Rothstein, J, et al: Commentary. Is the measurement of muscle strength appropriate in patients with brain lesions? Phys Ther 69:230, 1989.
47. Bohannon, R: Is the measurement of muscle strength appropriate in patients with brain lesions? Phys Ther 69:225, 1989.
48. Andrews, AW: Hand-held dynamometry for measuring muscle strength. J Hum Muscle Perform 1:35, 1991.
49. Riddle, D, et al: Intrasession and intersession reliability of hand-held dynamometer measurements taken on brain-damaged patients. Phys Ther 69:182, 1989.
50. Bohannon, R, and Andrews, A: Interrater reliability of handheld dynamometry. Phys Ther 67:931, 1987.
51. Agre, J, et al: Strength testing with a portable dynamometer: Reliability for upper and lower extremities. Arch Phys Med Rehabil 68:454, 1987.
52. Rothstein, J, et al: Clinical uses of isokinetic measurements. Phys Ther 67:1840, 1987.
53. Pohl, P, et al: Reliability of lower extremity isokinetic strength testing in adults with stroke. Clinical Rehabil 14:601, 2000.
54. Kim, C, et al: Reliability of dynamic muscle performance in hemiparetic upper limb. JNPT 29:1, 2005.
55. Curtis, C, and Weir, J: Overview of exercise responses in healthy and impaired states. Neurology Report 20:13, 1996.
56. American College of Sports Medicine: ACSM's Exercise Management for Persons with Chronic Disease and Disabilities, ed 3. Human Kinetics, Champaign, IL, 2009.
57. Bennett, R, and Knowlton, G: Overwork weakness in partially denervated skeletal muscle. Clin Orthop 12:22, 1958.
58. Bigland-Ritchie, B, and Woods, J: Changes in muscle contractile properties and neural control during human muscular fatigue. Muscle Nerve 7:691, 1984.
59. Fisk, J, et al: The impact of fatigue on patients with multiple sclerosis. J Can Sci Neurol 21:9, 1994.
60. Guide for the Uniform Data Set for Medical Rehabilitation (including the FIM instrument), Version 5.0 State University of Buffalo, 1996.
61. Borg, G: Borg's Perceived Exertion and Pain Scales. Human Kinetics, Champaign, IL, 1998.
62. Barnes, S: Isokinetic fatigue curves at different contractile velocities. Arch Phys Med Rehabil 62:66, 1981.
63. Binder-Macleod, S, and Synder-Mackler, L: Muscle fatigue: Clinical implications for fatigue assessment and neuromuscular electrical stimulation. Phys Ther 73(12):902, 1993.
64. McDonnell, M, et al: Electrically elicited fatigue test of the quadriceps femoris muscle. Phys Ther 67:941, 1987.
65. Brunnstrom, S: Movement Therapy in Hemiplegia. New York, Harper & Row, 1970.
66. Bobath, B. Abnormal Postural Reflex Activity Caused by Brain Lesions. Heinemann, London, 1965.
67. Twitchell, T: The restoration of motor function following hemiplegia in man. Brain 74:443, 1951.
68. Fugl-Meyer, A: The post-stroke hemiplegic patient. I: A method for evaluation of physical performance. Scand J Rehabil Med 7:13, 1975.
69. VanSant, A: Life span development in functional tasks. Phys Ther 70:788, 1990.
70. Shenkman, M, et al: Whole-body movements during rising to standing from sitting. Phys Ther 70:638, 1990.
71. VanSant, A: Rising from a supine position to erect stance: Description of adult movement and a developmental hypothesis. Phys Ther 68:185, 1988.
72. Green, L, and Williams, K: Differences in developmental movement patterns used by active vs sedentary middle-aged adults coming from a supine position to erect stance. Phys Ther 72:560, 1992.
73. Richter, R, et al: Description of adult rolling movements and hypothesis of developmental sequences. Phys Ther 69:63, 1989.
74. Gentile, A: Skill acquisition: Action, movement and neuromotor processes. In Carr, JH, et al (eds): Movement Science: Foundations for Physical Therapy in Rehabilitation, ed 2. Aspen, Gaithersburg, MD, 2000, p 111.
75. Lewis, A: Documentation of movement patterns used in the performance of functional tasks. Neurol Rep 16:13, 1992.
76. Ackerman, P: Individual differences in skill learning: An integration of psychometric and information processing perspectives. Psychol Bull 102:3, 1988.
77. Fitts, P, and Posner, M: Human Performance. Brooks/Cole, Belmont, CA, 1969.
78. Anderson, JR: Acquisition of cognitive skill. Psychol Rev 89:369, 1982.
79. Anderson, JR: Learning and memory: An Integrated Approach. Wiley, New York, 1995.
80. Gentile, AM: A working model of skill acquisition with application to teaching. Quest 17:3, 1972.
81. Lynch, MC, and Cohen JA: A primer on electrophysiologic studies in myopathy. Rheum Dis Clin North Am 37(2):253–268, vii, 2011.
82. Kimura, J: Electrodiagnosis in Diseases of Nerve and Muscle: Principles and Practice, ed 3. Oxford University Press, New York, 2001.
83. Kimura, J: Electrodiagnosis of Diseases of Nerve and Muscle: Principles and Practice, ed 2. FA Davis, Philadelphia, 1989.
84. Echternach, JL: Introduction to Electromyography and Nerve Conduction Testing, ed 2. Slack, Thorofare, NJ, 2002.

85. Falck, B, Stalberg, E, and Bischoff, C: Influence of recording site within the muscle on motor unit potentials. Muscle Nerve 18:1385, 1995.
86. Van der Heijden, A, Spaans, F, and Reulen, J: Fasciculation potentials in foot and leg muscles of healthy young adults. Electroencephalogr Clin Neurophysiol 93:163, 1994.
87. Rodriquez, AA, et al: Electromyographic and neuromuscular variables in post-polio subjects. Arch Phys Med Rehabil 76:989, 1995.
88. Roeleveld, K, et al: Motor unit size estimation of enlarged motor units with surface electromyography. Muscle Nerve 21:878, 1998.
89. Stalberg, E, and Grimby, G: Dynamic electromyography and muscle biopsy changes in a 4-year follow-up: Study of patients with a history of polio. Muscle Nerve 18:699, 1995.
90. Pease, WS, Lew, HL, and Johnson, EW: Johnson's Practical Electromyography, ed 4. Lippincott Williams & Wilkins, Philadelphia, 2006.
91. Gersh, MR: Electrotherapy in Rehabilitation. FA Davis, Philadelphia, 1992.
92. Misiaszek, JE: The H-reflex as a tool in neurophysiology: Its limitations and uses in understanding nervous system function. Muscle Nerve 28:144, 2003.
93. Mallik, A, and Weir, AI: Nerve conduction studies: Essentials and pitfalls in practice. J Neurol Neurosurg Psychiatry 76(Suppl 2):ii23, 2005.
94. Dumitru, D, Amato, AA, and Zwarts, M: Electrodiagnostic Medicine, ed 2. Hanley & Belfus, Philadelphia, 2001.
95. Werner, RA, and Andary, M: Electrodiagnostic evaluation of carpal tunnel syndrome. Muscle Nerve 44:597, 2011.
96. Custodio, CM: Electrodiagnosis in cancer treatment and rehabilitation. Am J Phys Med Rehabil 90:S38, 2011.

CAPÍTULO 6

Exame da coordenação e do equilíbrio

Thomas J. Schmitz, PT, PhD
Susan B. O'Sullivan, PT, EdD

SUMÁRIO

Exame da coordenação 228
Panorama geral do sistema motor 229
O córtex motor 229
Vias motoras descendentes 230
Cerebelo 231
Gânglios da base 231
Via da coluna dorsal-lemnisco medial 232
Características das deficiências na coordenação 232
Doença cerebelar 233
Doenças dos gânglios da base 234
Doenças da coluna dorsal-lemnisco medial 236
Alterações relacionadas à idade que afetam o movimento coordenado 237
Rastreamento 238
Exemplos de rastreamentos 239
Características dos testes de coordenação 240
Capacidade de movimento 240
Administração do exame de coordenação 240

Preparação 240
Exame 242
Registro dos resultados dos testes 244
Testes quantitativos de coordenação e instrumentos de teste especializados 246
Sistema CATSYS 246
Analisador do tempo de reação com escolha 247
Instrumentos padronizados: coordenação de membro superior 247
Exame do controle postural e do equilíbrio 249
Alinhamento postural e distribuição de peso 250
Exame e documentação 251
Integração sensório-motora no controle postural 252
Estratégias de movimento para o equilíbrio 255
Instrumentos padronizados: controle postural e equilíbrio 258
Resumo 266

OBJETIVOS DE APRENDIZAGEM

1. Compreender os propósitos de se realizar um exame da coordenação e do equilíbrio.
2. Listar os tipos de dados produzidos pelo exame.
3. Descrever os prejuízos comuns na coordenação e no equilíbrio associados a lesões do sistema nervoso central.
4. Explicar as principais mudanças associadas à idade que afetam a coordenação e o equilíbrio.
5. Discutir a finalidade dos rastreamentos no contexto da função motora.
6. Fornecer uma justificativa para a observação preliminar do paciente antes da realização do exame.
7. Identificar as exigências da tarefa motora e as capacidades de movimento abordadas durante um exame da coordenação e do equilíbrio.
8. Diferenciar os testes utilizados para examinar a coordenação e o equilíbrio.
9. Utilizando o exemplo de estudo de caso, aplicar as habilidades de tomada de decisão clínica para a aplicação dos dados do exame da coordenação e do equilíbrio.

Exame da coordenação

O **controle motor** é "a capacidade do sistema nervoso central de controlar ou direcionar o sistema neuromotor no movimento intencional e ajuste postural pela atribuição seletiva de tensão muscular em todos os segmentos articulares apropriados".[1,p.688] O controle motor também foi definido como "a capacidade de regular ou direcionar os mecanismos essenciais para o movimento".[2,p.3] Os componentes do controle motor incluem o tônus normal do músculo e mecanismos de resposta postural, movimentos seletivos e coordenação.[3]

A **coordenação** é a capacidade de executar um movimento harmonioso e preciso, controlado. "O movimento coordenado envolve múltiplas articulações e músculos que são ativados no momento adequado e com a quantidade correta de força, de modo que ocorra um movimento harmonioso, eficiente e preciso. Assim, a essência da coordenação é o sequenciamento, a sincronização e a gradação da ativação de múltiplos grupos musculares".[2,p.121]

A capacidade de produzir essas respostas é dependente de (*inputs*) estímulos sensitivos, visuais e vestibulares, bem como de um sistema neuromuscular completamente intacto do córtex motor à medula espinal.[4] Os movimentos coordenados são caracterizados por velocidade, distância, direção, tempo e tensão muscular apropriados. Além disso, envolvem influências sinérgicas apropriadas (recrutamento muscular), fácil reversão entre grupos musculares opositores (sequenciamento adequado de contração e relaxamento) e estabilização proximal para possibilitar o movimento distal ou a manutenção de uma postura.[5] Schmidt e Lee definem a coordenação como "o comportamento de dois ou mais graus de liberdade em relação uns aos outros a fim de produzir atividades especializadas".[6,p.494] Movimentos desajeitados, divergentes, irregulares ou imprecisos caracterizam as *deficiências de coordenação*.

Dois termos frequentemente associados à coordenação são *destreza* e *agilidade*.[1] *Destreza* se refere ao uso hábil dos dedos durante tarefas motoras finas.[7] *Agilidade* se refere à capacidade de iniciar, parar ou modificar movimentos de modo rápido e harmonioso, mantendo o controle postural.

Existem vários tipos gerais de coordenação. A *coordenação intramembro* se refere aos movimentos que ocorrem em um único membro[8-13] (p. ex., flexionar ou estender alternadamente o cotovelo; usar um membro superior para pentear o cabelo; ou o desempenho motor de um único membro inferior durante o ciclo da marcha). A *coordenação intermembro* (bimanual) se refere à atuação integrada de dois ou mais membros em conjunto[14-18] (p. ex., flexionar um cotovelo enquanto estende o outro alternadamente; tarefas bilaterais de membros superiores necessárias durante as transferências por deslizamento ou a ação de vestir-se; ou entre os movimentos das partes de membros inferiores e/ou superiores durante a deambulação). A *coordenação visomotora*[19-23] se refere à capacidade de integrar habilidades visuais e motoras ao contexto ambiental para alcançar um objetivo (p. ex., andar sobre uma linha em zigue-zague, escrever uma carta, andar de bicicleta ou dirigir um automóvel). Uma subcategoria da coordenação visomotora com importantes implicações às atividades de vida diária (AVD) é a *coordenação olho-mão*,[24-30] que é necessária para se utilizar utensílios de cozinha, para a higiene pessoal ou para alcançar um alvo visual (p. ex., um livro em uma prateleira). A coordenação olho-mão é talvez mais apropriadamente denominada *coordenação olho-mão-cabeça*, porque normalmente é necessário um movimento da cabeça para que os olhos se fixem em um alvo ou objeto.

O fisioterapeuta frequentemente está envolvido no manejo de pacientes com deficiências na coordenação. Os dados do exame da coordenação informam ao fisioterapeuta as deficiências existentes. Essas deficiências frequentemente estão associadas a limitações na atividade que estão relacionadas com – e são indicativas de – tipo, extensão e localização da doença do sistema nervoso central (SNC). Algumas lesões do SNC apresentam prejuízos muito clássicos e estereotipados, mas outras são muito menos previsíveis. Exemplos de diagnósticos médicos que normalmente apresentam prejuízos na coordenação incluem traumatismo cranioencefálico, doença de Parkinson, esclerose múltipla, doença de Huntington, paralisia cerebral, coreia de Sydenham, tumores do cerebelo, doenças vestibulares e algumas dificuldades de aprendizagem.

O *Guide to physical therapist practice*[1] inclui a coordenação (em conjunto com a destreza e a agilidade) como uma subcategoria da função motora (controle motor e aprendizagem motora) entre a lista de 24 categorias de testes e medidas que podem ser utilizados pelo fisioterapeuta durante o exame do paciente. Além disso, o *Guide to physical therapist practice*[1] inclui a coordenação entre os testes e as medidas identificados para todos os padrões de prática musculoesquelética, prática neuromuscular A-H e de prática cardiovascular/pulmonar D.

As finalidades de se realizar um exame da coordenação motora são determinar o seguinte:

1. Características da atividade muscular durante o movimento voluntário
2. Capacidade dos músculos ou grupos musculares de trabalhar em conjunto para executar uma tarefa ou atividade funcional
3. O nível de habilidade e eficiência do movimento

4. A capacidade de iniciar, controlar e encerrar o movimento
5. A sincronização, o sequenciamento e a precisão dos padrões de movimento
6. Os efeitos das intervenções terapêuticas e farmacológicas na função motora ao longo do tempo

Além disso, os dados do exame da coordenação ajudam o fisioterapeuta a estabelecer o diagnóstico dos prejuízos subjacentes, as limitações nas atividades e as restrições na participação (deficiência); ajudam a estabelecer as metas previstas para remediar prejuízos e formular desfechos esperados que englobem a remediação das limitações nas atividades e restrições na participação; e apoiam a tomada de decisão no estabelecimento de um prognóstico e na determinação de intervenções específicas e diretas.

Panorama geral do sistema motor

O sistema motor pode ser grosseiramente dividido em elementos *periféricos* e *centrais*. O sistema motor somático periférico inclui músculos, articulações e sua inervação sensitiva e motora.[31] Os elementos centrais podem ser divididos em três níveis hierárquicos para ajudar a compreender a sua organização, bem como a delinear a contribuição de cada estrutura neuroanatômica. No entanto, isso não implica um controle rigoroso de cima para baixo do movimento coordenado, já que cada nível do sistema nervoso pode influenciar outros níveis (acima e abaixo dele), dependendo dos requisitos da tarefa (i. e., teoria hierárquica flexível). Bear et al. fornecem uma descrição prática dos três níveis hierárquicos em relação às suas contribuições funcionais para o controle motor do seguinte modo: "O nível mais alto, representado pelas áreas de associação do neocórtex e dos gânglios da base do encéfalo anterior, envolve a *estratégia*: a meta do movimento e a estratégia de movimento que alcança a meta de forma mais satisfatória. O nível médio, representado pelo córtex motor e cerebelo, envolve as *táticas*: as sequências de contrações musculares, dispostas no espaço e no tempo, necessárias para alcançar de modo harmonioso e preciso a meta estratégica. O nível mais baixo, representado pelo tronco encefálico e medula espinal, envolve a *execução*: a ativação do neurônio motor e dos grupos de interneurônios que produzem o movimento direcionado à meta e fazem os ajustes necessários na postura".[31,p.452]

Também pode-se observar no sistema motor uma *disposição paralela*. Por exemplo, a informação é transmitida não só do córtex motor para a medula espinal, mas também diretamente das áreas pré-motoras. Embora o cerebelo e os gânglios da base estejam envolvidos no movimento, não possuem *outputs* diretos para a medula espinal. Em vez disso, seu efeito sobre o movimento se dá por meio de ligações com o córtex motor.[32]

O papel essencial dos *inputs* sensitivos sobre o sistema motor não pode ser subestimado. A integração das informações sensitivas fornece uma representação interna do ambiente que informa e orienta as respostas motoras.[5] Estas representações sensitivas fornecem a base sobre a qual são planejados, coordenados e implementados os programas motores para os movimentos intencionais.[4] Os *inputs* sensitivos para o sistema motor orientam a escolha e a adaptação das respostas motoras e moldam os programas motores para uma ação corretiva. Por exemplo, o sistema somatossensorial fornece as informações necessárias para ajustar a deambulação ao se deslocar de uma superfície lisa a um terreno irregular; para manter o equilíbrio em pé em um ônibus em movimento; ou para fazer os ajustes necessários ao jogar uma bola enquanto sentado em uma superfície estável (cadeira) *versus* uma superfície instável (bola terapêutica). Para descartar prejuízos sensitivos como um fator que contribui para os prejuízos na coordenação, o exame da função sensitiva (ver Cap. 3) geralmente precede o exame da coordenação.

O córtex motor

A principal área do encéfalo envolvida na função motora é o córtex motor, que compreende as áreas corticais (de Brodmann) 4 e 6, localizadas em uma área demarcada do lobo frontal chamada de giro pré-central (Fig. 6.1). No entanto, o planejamento do movimento coordenado para realizar uma tarefa envolve muitas áreas do neocórtex, uma vez que requer o conhecimento da posição do corpo no espaço, a localização do alvo pretendido, a seleção de uma estratégia ideal de movimento (i. e., quais articulações, músculos ou segmentos corporais serão utilizados), o

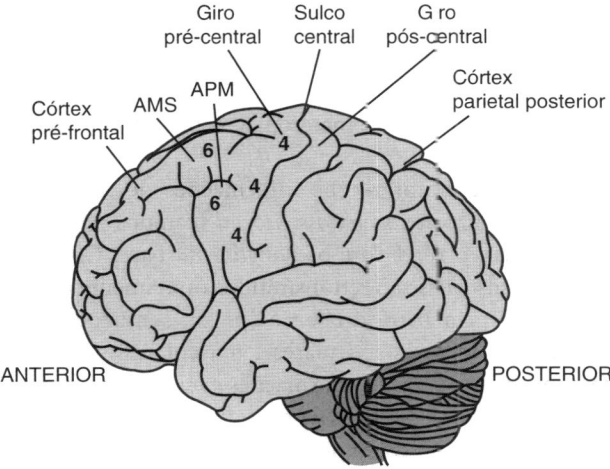

Figura 6.1 Principais áreas do córtex envolvidas no movimento coordenado.

armazenamento da memória até o momento da execução e instruções específicas para implementar a estratégia de movimento selecionada (para onde ir ou o que fazer).[31,33]

A área 4 de Brodmann é designada *córtex motor primário (CMP)*, uma vez que é a área cortical motora mais específica, que contém a maior concentração de neurônios corticospinais.[34] Essa área é eletricamente excitável e estímulos de baixa intensidade evocam uma resposta motora. Encontra-se em posição anterior ao sulco central sobre o giro pré-central e controla os movimentos voluntários contralaterais. A área 6 de Brodmann também é eletricamente excitável, mas requer estímulos de intensidades mais elevadas para causar uma resposta motora.[35] Encontra-se em posição ligeiramente anterior à área 4 e é subdividida em área motora suplementar (AMS), disposta superiormente, e área *pré-motora (APM)*, disposta inferiormente.[35]

A AMS dá origem a axônios que inervam diretamente unidades motoras envolvidas na iniciação de movimentos, movimentos de preensão bilaterais simultâneos, tarefas sequenciais e orientação dos olhos e da cabeça. A APM fornece *inputs* aos neurônios reticuloespinais que inervam unidades motoras que controlam os movimentos do tronco e da região proximal dos membros e contribui para alterações posturais antecipatórias.[31,36] A estimulação da área 4 normalmente resulta em movimentos simples de uma única articulação, enquanto a estimulação às áreas pré-motoras (área 6) evoca movimentos coordenados mais complexos envolvendo múltiplas articulações.[33]

A organização somatotópica do córtex motor é muito semelhante à do córtex sensitivo. O homúnculo motor ilustra esquematicamente a quantidade de área cortical dedicada ao controle motor de uma determinada parte do corpo ou região (Fig. 6.2). Começando no aspecto lateral do homúnculo, estão representadas as áreas da boca e face; movendo-se para cima estão áreas dedicadas às mãos, ao tronco, aos membros inferiores e aos pés. Observe que as áreas que necessitam de gradações mais finas de controle, como dedos, mãos e face (incluindo os músculos da fala), ocupam uma representação desproporcionalmente maior (cerca de metade) no córtex motor. A AMS e a APM estão somatotopicamente organizadas de modo semelhante.

O córtex motor recebe informações de três fontes principais: o *córtex somatossensorial* (campos receptivos periféricos), o *cerebelo* e os *gânglios da base*. Os *inputs* somatossensoriais são retransmitidos diretamente ao córtex motor primário do tálamo (p. ex., sensações táteis cutâneas, receptores articulares e musculares). O tálamo também retransmite as informações para as áreas motoras do cerebelo e dos gânglios da base. Essas ligações possibilitam a integração das funções de controle motor do córtex motor, do cerebelo e dos gânglios da base (i. e., para realizar o curso de ação motora apropriado).[37]

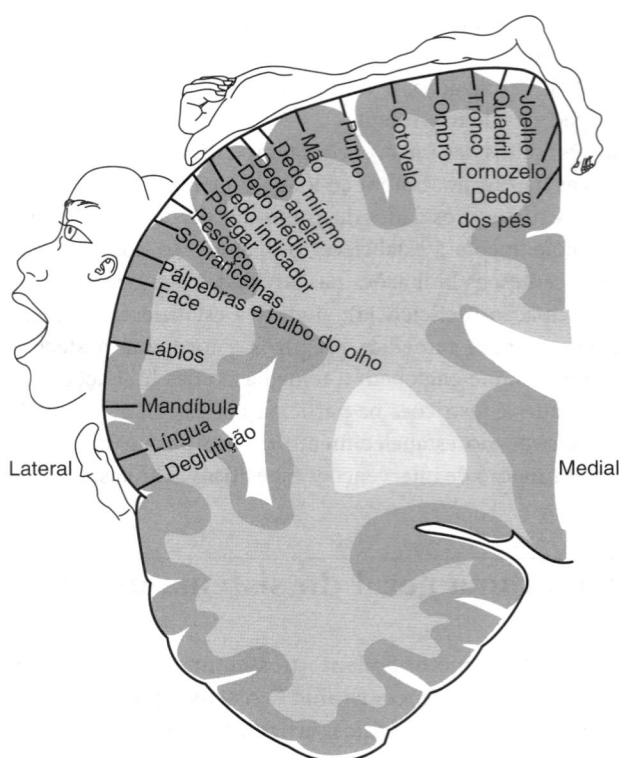

Figura 6.2 O homúnculo motor indica a organização **somatotópica** do córtex motor. O tamanho relativo das partes do corpo reflete a proporção do córtex motor dedicada a controlar essa área.

Vias motoras descendentes

A mais importante via descendente do sistema motor é o trato corticospinal (piramidal), que transmite sinais do córtex motor diretamente à medula espinal. Ele está entre os tratos mais longos e largos do SNC. Origina-se principalmente nas áreas 4 e 6 e passa pela cápsula interna e pelo tronco encefálico. A maior parte das fibras então decussa para o lado oposto no bulbo e desce pelos tratos corticospinais laterais da medula espinal. As fibras que não decussam no bulbo formam os tratos corticospinais ventrais, mas a maior parte delas eventualmente decussa para o lado oposto nas regiões cervical ou torácica superior. Todas as fibras do trato corticospinal terminam em interneurônios da substância cinzenta da medula. O trato corticospinal está envolvido no controle motor fino, habilidoso, especialmente da parte distal dos membros.[37] As outras vias motoras descendentes principais que controlam os neurônios que inervam músculos incluem o seguinte:

- Trato corticobulbar: algumas fibras projetam-se diretamente aos núcleos de nervos cranianos (NC) motores (p. ex., trigêmeo, facial, hipoglosso), e outras se proje-

tam à formação reticular antes de chegar aos núcleos de nervos cranianos.
- Trato tectoespinal: esse trato relativamente pequeno projeta-se aos neurônios motores da medula cervical; as fibras influenciam os neurônios que inervam os músculos do pescoço, bem como o núcleo do nervo craniano acessório (NC XI); é importante na orientação dos movimentos de cabeça durante as tarefas visomotoras.
- Trato reticuloespinal (medial e lateral): projeta-se ao corno anterior da medula espinal; influência importante sobre o tônus muscular e a atividade reflexa pela sua influência na atividade do fuso muscular (aumento ou diminuição na sensibilidade); o trato reticuloespinal pontino (medial) facilita a extensão dos membros inferiores (excitação dos neurônios motores extensores) aumentando os reflexos antigravitacionais da medula espinal; influência importante sobre a postura e a marcha. O trato reticuloespinal bulbar (lateral) tem o efeito inverso (excitação dos neurônios motores flexores).
- Tratos vestibuloespinais (medial e lateral): o trato vestibuloespinal lateral desce até todos os níveis da medula espinal; contribuições importantes para o controle postural e movimentos da cabeça (facilita os extensores axiais; inibe os flexores axiais). O trato vestibuloespinal medial projeta-se principalmente para a medula espinal cervical ipsilateral; também está envolvido nos movimentos coordenados da cabeça e dos olhos.
- Trato rubroespinal: esse trato funde-se ao trato corticospinal na região cervical. Seu papel no controle motor humano é considerado insignificante. Acredita-se que durante a evolução dos primatas o papel desse trato foi assumido completamente pelo trato corticospinal.

Cerebelo

A principal função do cerebelo é a regulação do movimento, do controle postural e do tônus muscular. Embora todos os mecanismos da função cerebelar não sejam claramente compreendidos, observou-se que as lesões produzem padrões típicos de dano na função motora e no equilíbrio e diminuição no tônus muscular (ver Doenças cerebelares mais adiante neste capítulo).

Estabeleceram-se várias teorias sobre a função do cerebelo na atividade motora. Entre as mais amplamente difundidas está a teoria de que o cerebelo atua como um *comparador* e um *mecanismo corretor de erros*.[33,38] O cerebelo compara os comandos para o movimento *pretendido* transmitidos pelo córtex motor com o desempenho motor *real* do segmento corporal. Isso ocorre pela comparação das informações recebidas do córtex com as informações obtidas dos mecanismos de *feedback* periférico (denominado *controle antecipatório*). O córtex motor e as estruturas motoras do tronco encefálico fornecem os comandos para a resposta motora a que se destina (*feedback* interno).[38] O *feedback* periférico durante a resposta motora é fornecido pelos fusos musculares, órgãos tendinosos de Golgi, receptores articulares e cutâneos, aparelho vestibular e olhos e orelhas (*feedback* externo). Esse *feedback* fornece *inputs* contínuos sobre postura e equilíbrio, bem como posição, velocidade, ritmo e força dos movimentos lentos dos segmentos corporais periféricos. Se os *inputs* dos sistemas de *feedback* não se compararem apropriadamente (i. e., os movimentos desviam do comando pretendido), o cerebelo fornece uma influência corretiva. Esse efeito é conseguido por meio de sinais de correção enviados ao córtex, os quais, por meio das vias motoras, modificam ou corrigem o movimento em execução (p. ex., aumentando ou diminuindo o nível de atividade de músculos específicos). O cerebelo também atua modificando comandos corticais para os movimentos subsequentes.[38,39]

A análise do SNC das informações relativas ao movimento, a determinação do nível de precisão e o fornecimento de uma correção de erros são chamados de **sistema de ciclo fechado**. Schmidt e Lee definiram esse modelo como "um sistema de controle que emprega o *feedback*, uma referência para a correção, um cálculo de erro e a correção subsequente a fim de manter um estado desejado".[6,p.493] Deve notar-se que nem todos os movimentos são controlados por esse sistema. Acredita-se que os movimentos estereotipados (p. ex., atividades da marcha) e os movimentos rápidos e de curta duração, que não possibilitam tempo suficiente para o *feedback* ocorrer, sejam controlados por um **sistema de circuito aberto**, definido como "um sistema de controle com instruções pré-programadas para um conjunto de efetores; ele não usa informações de *feedback* e processos de detecção de erros".[6,p.497] Nesse sistema, o controle é originado centralmente a partir de um **programa motor**, que é uma memória ou um padrão pré-programado de informação para o movimento coordenado. O sistema motor então segue o padrão estabelecido em grande parte independente de mecanismos de *feedback* ou de detecção de erros. Os programas motores podem ser chamados na sua totalidade, modificados ou remontados em uma nova ordem. Eles fornecem a importante função de liberar níveis executivos mais elevados de auxiliar todos os aspectos da resposta motora.

Gânglios da base

Os gânglios da base são um grupo de núcleos localizados na base do córtex cerebral. Os três principais núcleos dos gânglios da base são o *núcleo caudado*, o *putame* e o *globo pálido*. Esses núcleos têm estreitas conexões anatômicas e funcionais com outros dois núcleos subcorticais, que frequentemente também são considerados parte dos gânglios da base: o *núcleo subtalâmico* e a *substância negra*.[32,40]

Embora as influências dos gânglios da base sobre o movimento não sejam tão claramente compreendidas quanto as do cerebelo, existem evidências de que os gânglios da base desempenhem um papel importante em vários aspectos complexos do movimento e controle postural. Estes incluem a iniciação e a regulação dos movimentos intencionais grosseiros, o planejamento e a execução de respostas motoras complexas, a facilitação de respostas motoras desejadas enquanto se inibe seletivamente outras respostas, e a capacidade de realizar movimentos automáticos e ajustes posturais.[37,41,42] Além disso, os gânglios da base desempenham um papel importante na manutenção do tônus muscular normal de base. Isso é conseguido pelo efeito inibidor dos gânglios da base tanto sobre o córtex motor quanto sobre o tronco encefálico inferior. Acredita-se também que os gânglios da base influenciem alguns aspectos de funções perceptivas e cognitivas.[41]

A parte motora dos gânglios da base assume uma organização somatotópica. O posicionamento anatômico dos gânglios da base fornece informações sobre a sua contribuição para o desempenho motor. As áreas do encéfalo associadas ao movimento (córtex motor primário, área motora suplementar, área pré-motora e córtex somatossensorial) formam densas projeções para a parte motora do putame. Os *outputs* desta via constituem *o circuito motor* dos gânglios da base, que é dirigido de volta à área motora suplementar e à área pré-motora. Essas duas áreas e o córtex motor primário estão interligados, e cada um tem projeções descendentes para os centros motores do tronco encefálico e para a medula espinal. Esse arranjo anatômico indica que a influência dos gânglios da base sobre a função motora é indireta e mediada por projeções descendentes das áreas motoras corticais.[41-43] A Figura 6.3 ilustra esquematicamente o circuito motor dos gânglios da base.

Via da coluna dorsal-lemnisco medial

A regulação do movimento é dependente de informações aferentes sensitivas. Os receptores e as vias somatossensoriais periféricos fornecem informações sobre o estado do ambiente, o estado do corpo e o estado do corpo em relação ao ambiente.[6] Essa informação é codificada e transmitida para várias partes do sistema nervoso central. Os dados são processados com base no *feedback* periférico e na memória, o que leva à seleção (ou modificação) de uma estratégia de movimento apropriada às demandas da tarefa e às condições ambientais.

A via da coluna dorsal-lemnisco medial é particularmente importante para o movimento coordenado, uma vez que é responsável pela transmissão de sensações discriminativas aferentes. As modalidades sensitivas que

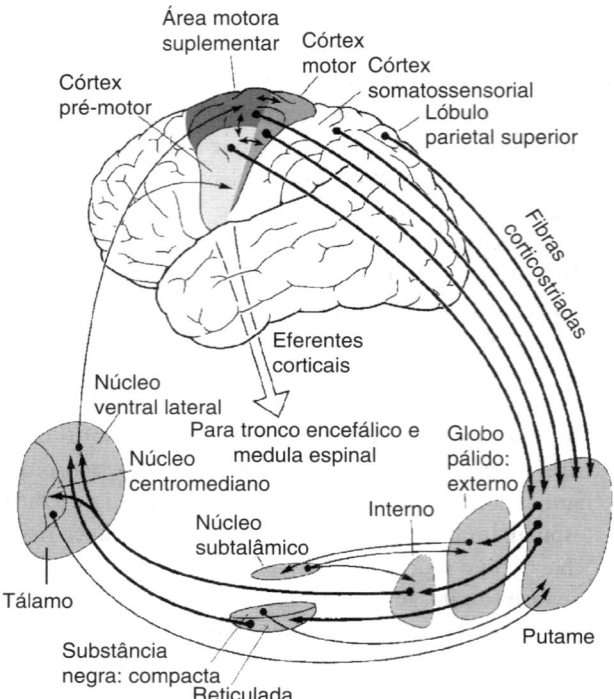

Figura 6.3 O circuito motor dos gânglios da base fornece um ciclo de *feedback* subcortical das áreas motoras e somatossensoriais do córtex por meio de porções dos gânglios da base e do tálamo, e de volta às áreas motoras corticais (córtex pré-motor, área motora suplementar e córtex motor). (De Ghez e Gordon,[43,p.548] com permissão.)

requerem gradações finas na intensidade e localização precisa sobre a superfície do corpo são mediadas por esse sistema. As sensações transmitidas pela via da coluna dorsal-lemnisco medial incluem toque discriminativo, estereognosia, pressão tátil, barognosia, grafestesia, reconhecimento de texturas, cinestesia, discriminação de dois pontos, propriocepção e vibração.

Esse sistema é composto por fibras condutoras mielinizadas de grosso calibre e condução rápida. Depois de entrar na coluna dorsal, as fibras ascendem ao bulbo e fazem sinapse com núcleos da coluna dorsal (núcleos grácil e cuneiforme). A partir disso elas cruzam para o lado oposto e ascendem passando pelo tálamo por meio de vias bilaterais chamadas de *lemniscos mediais*. Cada lemnisco medial termina no tálamo ventral posterolateral. Do tálamo, neurônios de terceira ordem projetam-se para o córtex somatossensorial.

Características das deficiências na coordenação

Em razão de o cerebelo, os gânglios da base e a via da coluna dorsal-lemnisco medial contribuírem para (e agirem em conjunto com) o córtex na produção do movimento coordenado, as lesões nessas áreas afetam o processamento superior e a execução de respostas motoras coordenadas. Embora seja incorreto atribuir todos os problemas de falta de coordenação a um desses locais, as lesões nessas áreas são responsáveis por muitos dos déficits motores característicos observados em populações adultas. As seções a seguir apresentam uma visão geral das características clínicas comuns associadas a lesões em cada uma dessas áreas.

Doença cerebelar

Uma série de prejuízos motores específicos que afetam o movimento coordenado está associada a doenças cerebelares.[43-47] Muitos destes prejuízos influenciam, direta ou indiretamente, a capacidade do paciente de executar movimentos harmoniosos, precisos e controlados. Os déficits motores identificados enfatizam a influência crucial do cerebelo no equilíbrio, na postura, no tônus muscular e na iniciação e força do movimento. **Ataxia** talvez seja o termo mais comumente usado para descrever prejuízos motores de origem cerebelar. A ataxia cerebelar é um termo geral e abrangente usado para descrever a perda na coordenação muscular como resultado de uma doença cerebelar. A ataxia pode afetar a marcha, a postura e os padrões de movimento e está ligada à dificuldade em iniciar o movimento, bem como a erros na velocidade, ritmo e sincronização das respostas.

Perlman[48] fornece um resumo competente das deficiências motoras associadas a cada uma das principais regiões anatômicas do cerebelo, como segue: "O cerebelo tem três divisões anatômicas que representam os três tipos de disfunção comumente vistos: (1) a linha média (verme do cerebelo, paleocerebelo), que está na base do titubeio, da ataxia de tronco, do tremor ortostático e do desequilíbrio na marcha; (2) os hemisférios (neocerebelo – o direito controla o lado direito do corpo e o esquerdo controla o lado esquerdo), que contribuem para a ataxia de membro (p. ex., disdiadococinesia, dismetria e tremor cinético), disartria e hipotonia; e (3) posterior (lobo floculonodular, arquicerebelo), que também influencia a postura e a marcha, bem como causa transtornos no movimento do olho (p. ex., nistagmo, interrupção do reflexo vestíbulo-ocular)".[48,p.216]

Os prejuízos motores a seguir são manifestações da doença cerebelar:

- A **astenia** é a fraqueza muscular generalizada associada a lesões do cerebelo.
- A **disartria** é um transtorno no componente motor da articulação da fala. Refere-se às características da disartria cerebelar como **fala escandida** (muitas vezes descrita como a pronúncia de *uma palavra de cada vez*). Este padrão de fala normalmente é lento e pode ser arrastado, hesitante, com sílabas prolongadas e pausas inadequadas. O uso e a seleção das palavras e a gramática permanecem intactos, mas a melodia da fala é alterada.[38,39]
- A **disdiadococinesia** é uma diminuição na capacidade de realizar movimentos alternados rápidos. Esse déficit é observado em movimentos como a alternância rápida entre a pronação e a supinação do antebraço. Os movimentos são irregulares, com uma perda rápida na amplitude e no ritmo, especialmente conforme a velocidade é aumentada.[39]
- A **dismetria** é uma incapacidade de julgar a distância ou a amplitude de um movimento. Ela pode se manifestar por uma superestimação (**hipermetria**) ou subestimação (**hipometria**) do intervalo necessário para alcançar um objeto ou uma meta.
- A **dissinergia** (**decomposição do movimento**) descreve um movimento efetuado em uma sequência de partes componentes, em vez de como uma atividade única e regular. Por exemplo, quando solicitado a tocar o dedo indicador no nariz, o paciente pode primeiro flexionar o cotovelo, depois ajustar a posição do punho e dos dedos, então flexionar mais o cotovelo e, por fim, flexionar o ombro. A **assinergia** é a perda na capacidade de associar músculos para produzir movimentos complexos.
- A **marcha atáxica** envolve padrões de deambulação que normalmente demonstram uma ampla base de apoio. A estabilidade na posição ereta muitas vezes é falha e os braços podem ser mantidos longe do corpo para melhorar o equilíbrio (posição defensiva em elevação). Os padrões de passos são irregulares em direção e distância. A iniciação da progressão de um membro inferior para a frente pode começar devagar e então o membro pode inesperadamente ser arremessado de forma rápida e com força para a frente e bater no chão com impacto sonoro notável.[49] Os padrões de marcha tendem a ser geralmente instáveis (instabilidade postural), irregulares e cambaleantes, com desvios da linha de progressão para a frente pretendida (virando para um lado, oscilando ou se lançando em direções diferentes).
- A **hipotonia** consiste em uma diminuição no tônus muscular. Acredita-se que esteja relacionada com a interrupção de *inputs* aferentes dos receptores de estiramento e/ou falta de influência eferente facilitadora do cerebelo sobre o sistema fusimotor. Será observada uma resistência diminuída à movimentação passiva, e os músculos podem parecer anormalmente moles e flácidos. Também pode ser observada redução nos reflexos profundos.[38] *Observação*: depois de testar o reflexo patelar com um martelo de reflexo em um indivíduo normal, o joelho normalmente retorna imediatamente ao estado de repouso. Na doença cerebelar, o joelho

pode oscilar de seis a oito vezes antes de retornar à posição de repouso.[38]

- O **nistagmo** consiste em um movimento rítmico, rápido, oscilatório, para trás e para a frente dos olhos. É normalmente evidenciado conforme os olhos se movem para longe da linha média para se fixar em um objeto no campo visual medial ou lateral (i. e., extremos da visão temporal ou nasal).[50] O paciente tem dificuldade em manter o olhar sobre o objeto no campo periférico. Pode-se observar um desvio involuntário para trás da linha média com retorno imediato ao objeto.[51] O nistagmo causa dificuldades na fixação precisa e na visão, e acredita-se que esteja ligado à influência do cerebelo sobre a sinergia e tônus dos músculos extraoculares.
- O **fenômeno do rebote**, originalmente descrito por Holmes, consiste na perda do reflexo de restrição,[49] ou fator de restrição, que atua detendo movimentos ativos fortes quando a resistência é eliminada. Normalmente, quando a aplicação de resistência a uma contração isométrica é subitamente removida, o membro permanecerá aproximadamente na mesma posição pela ação do(s) músculo(s) opositor(es). Por exemplo, ao se aplicar resistência a uma contração isométrica na amplitude intermediária da flexão de cotovelo e, então, liberá-la sem aviso, o indivíduo intacto vai "restringir" ou parar o movimento rapidamente por meio da ativação do músculo opositor tríceps, bem como pelo *feedback* sobre a posição articular e a força necessária para evitar o movimento adicional. Com o envolvimento cerebelar, o paciente é incapaz de parar o movimento, e o membro irá mover-se repentinamente quando a resistência for liberada. O paciente pode atacar a si mesmo ou a outros objetos quando a resistência for removida.
- O **tremor** é um movimento oscilatório involuntário que resulta de contrações alternadas de grupos musculares em oposição. Diferentes tipos de tremores estão associados a lesões do cerebelo. O **tremor de intenção**, ou **tremor cinético**, ocorre durante o movimento voluntário de um membro e tende a aumentar à medida que o membro se aproxima de seu alvo pretendido ou a velocidade é aumentada.[38] Os tremores de intenção são diminuídos ou estão ausentes em repouso. O **tremor postural (estático)** pode ser evidenciado pelos movimentos oscilatórios para trás e para a frente do corpo enquanto o paciente mantém uma postura ortostática. Os tremores posturais também podem ser observados como movimentos oscilatórios para cima e para baixo de um membro quando mantido contra a gravidade. O **titubeio** normalmente se refere a oscilações rítmicas da cabeça (movimentos de um lado para o outro ou de frente para trás, ou os movimentos podem ter um componente rotativo); no entanto, o termo também é utilizado menos frequentemente para se referir a um envolvimento axial do tronco.

Além desses aspectos clínicos característicos do envolvimento cerebelar, também pode ser necessário um maior período de tempo para iniciar movimentos voluntários (**tempo de reação retardado**). Pode-se ainda observar dificuldade para parar ou alterar a força, velocidade ou direção de um movimento, prolongando o **tempo de movimento**.[32] O aprendizado motor também será afetado. Lembre-se de que o cerebelo compara o movimento pretendido (*feedback* interno) com o movimento real (*feedback* externo). Para os movimentos subsequentes, o cerebelo produz sinais de correção para reduzir os erros (controle antecipado). A falta desse controle antecipado é responsável pelos déficits de aprendizagem motora e coordenação.

Doenças dos gânglios da base

Os pacientes com lesões dos gânglios da base normalmente apresentam vários déficits motores característicos. Estes incluem (1) a pobreza e a lentidão dos movimentos; (2) movimentos divergentes, involuntários; e (3) alterações na postura e no tônus muscular.[36,42] Assim, os pacientes com envolvimento dos gânglios da base apresentam-se em um *continuum* de comportamento motor de redução severa, como visto na doença de Parkinson avançada, a movimentos divergentes excessivos, aparentes na doença de Huntington.[42]

Os prejuízos motores a seguir são manifestações das doenças dos gânglios da base:[52-59]

- A **acinesia** consiste em uma incapacidade de iniciar o movimento e é vista nos últimos estágios da doença de Parkinson. Esse déficit está associado à assunção e à manutenção de posturas fixas (episódios de congelamento). É necessária uma tremenda quantidade de concentração mental e esforço para executar até mesmo as atividades motoras mais simples.
- A **atetose** é caracterizada por um movimento involuntário lento, em contorção, torção, "vermiforme". Frequentemente observa-se um maior envolvimento nas partes distais dos membros superiores;[60] isso pode incluir flutuações entre a hiperextensão do punho e dos dedos e um retorno a uma posição flexionada, em combinação com movimentos rotacionais dos membros. Muitas outras áreas do corpo podem estar envolvidas, incluindo o pescoço, a face, a língua e o tronco. Os fenômenos são também chamados de movimentos *atetoides*. A atetose pura é relativamente incomum e na maior parte das vezes se manifesta em combinação com espasticidade, espasmos tônicos ou coreia. A atetose pode ser uma característica clínica de alguns tipos de paralisia cerebral.
- A **bradicinesia** consiste em uma diminuição na amplitude e na velocidade do movimento voluntário. Pode

ser demonstrada de diversas formas, como uma diminuição na oscilação do braço; uma marcha lenta, festinante; uma dificuldade para iniciar ou mudar a direção do movimento; a falta de expressão facial; ou a dificuldade de parar um movimento uma vez iniciado. A bradicinesia é característica da doença de Parkinson.
- A **coreia** é caracterizada por movimentos involuntários, rápidos, irregulares e bruscos envolvendo múltiplas articulações. Os movimentos coreiformes apresentam sincronização irregular, são mais aparentes nos membros superiores e não podem ser inibidos voluntariamente; associados à doença de Huntington.[61]
- **Coreoatetose** é o termo usado para descrever um distúrbio de movimento com características tanto de coreia quanto de atetose.
- A **distonia** (movimentos distônicos) envolve contrações involuntárias sustentadas de músculos agonistas e antagonistas[42] que causam postura anormal (postura *distônica*) ou movimentos de torção. É mais comum em músculos de tronco e extremidades, mas também pode afetar o pescoço, a face e as cordas vocais. Os espasmos em torção também são considerados um tipo de distonia, sendo o mais comum deles o torcicolo espasmódico.[49]
- O **hemibalismo** envolve movimentos de agitação súbitos e violentos de grande amplitude do braço e da perna de um lado do corpo. O envolvimento primário é na musculatura axial e proximal do membro. O hemibalismo resulta de uma lesão do núcleo subtalâmico contralateral.[32,35]
- A **hipercinesia** consiste em uma atividade muscular ou movimentos anormalmente aumentados; a **hipocinesia** é uma resposta motora diminuída, especialmente a um estímulo específico.

- A **rigidez** consiste em um aumento no tônus muscular que causa uma maior resistência ao movimento passivo. Tende a ser mais pronunciada nos músculos flexores do tronco e membros, causando limitações na atividade em áreas como vestir-se, transferências, fala, alimentação e controle postural.[2] São encontrados dois tipos de rigidez: *cano de chumbo* e *roda denteada*. A **rigidez em cano de chumbo** é uma resistência uniforme e constante sentida pelo examinador conforme o membro é movido ao longo da amplitude de movimento (ADM). A **rigidez em roda denteada** é considerada uma combinação da rigidez em cano de chumbo com tremor. Caracteriza-se por uma série de breves relaxamentos ou "travadas" conforme o membro é movido passivamente.
- O **tremor** é um movimento oscilatório involuntário rítmico observado em repouso (**tremor de repouso**). Os tremores de repouso normalmente desaparecem ou diminuem com o movimento intencional, mas podem aumentar com o estresse emocional. Os tremores associados a lesões dos gânglios da base (p. ex., doença de Parkinson) frequentemente são observados na porção distal dos membros superiores como um movimento de "rolar um comprimido", no qual parece que um comprimido está sendo rolado entre os dois primeiros dedos e o polegar. Pode-se evidenciar movimentos de punho, e pronação e supinação do antebraço. Os tremores também podem estar aparentes em outras partes do corpo, como a mandíbula; característicos da doença de Parkinson. A Tabela 6.1 fornece um resumo dos prejuízos de coordenação comumente associados a doenças do cerebelo e dos gânglios da base.

Tabela 6.1 Deficiências na coordenação comumente associadas a doenças do cerebelo e dos gânglios da base

Doença cerebelar	
Astenia	Fraqueza muscular generalizada
Assinergia	Perda da capacidade de associar músculos para produzir movimentos complexos
Tempo de reação retardado	Aumento no tempo necessário para iniciar um movimento voluntário
Disartria	Transtorno do componente motor da articulação da fala
Disdiadococinesia	Prejuízo na capacidade de realizar movimentos alternados rápidos
Dismetria	Incapacidade de julgar a distância ou a amplitude de um movimento
Dissinergia	Movimento realizado em uma sequência de partes componentes, em vez de como uma atividade única, regular; decomposição do movimento
Distúrbios de marcha	Padrão atáxico; ampla base de apoio; instabilidade postural; posição defensiva em elevação dos membros superiores
Hipotonia	Diminuição no tônus muscular
Hipermetria	Superestimação da distância ou da amplitude necessária para realizar um movimento

(continua)

Tabela 6.1 Deficiências na coordenação comumente associadas a doenças do cerebelo e dos gânglios da base *(continuação)*

Doença cerebelar	
Hipometria	Subestimação da distância ou da amplitude necessária para realizar um movimento
Nistagmo	Movimento rítmico, rápido, oscilatório, para trás e para a frente dos olhos
Fenômeno do rebote	Incapacidade de deter movimentos fortes após a remoção de um estímulo resistivo; paciente incapaz de parar repentinamente o movimento do membro
Tremor	Movimento oscilatório involuntário resultante de contrações alternadas de grupos musculares em oposição
• Intenção (cinético)	Movimento oscilatório durante o movimento voluntário; aumenta à medida que o membro se aproxima do alvo; diminuído ou ausente em repouso
• Postural (estático)	Movimento oscilatório exagerado do corpo na postura ortostática ou de um membro mantido contra a gravidade
Titubeio	Oscilações rítmicas da cabeça; envolvimento axial do tronco
Doença de gânglios da base	
Acinesia	Incapacidade de iniciar o movimento; associada a posturas fixas
Atetose	Movimento involuntário lento, em contorção, torção, "vermiforme"; frequência de envolvimento maior nas porções distais de membros superiores
Bradicinesia	Redução na amplitude e na velocidade dos movimentos voluntários
Coreia	Movimentos involuntários, rápidos, irregulares e bruscos que envolvem múltiplas articulações; mais evidente em membros superiores
Coreoatetose	Distúrbio de movimento com características tanto de coreia quanto de atetose
Distonia (movimentos distônicos)	Contrações involuntárias sustentadas de músculos agonistas e antagonistas
Hemibalismo	Movimentos de agitação súbitos e violentos de grande amplitude do braço e da perna de um lado do corpo
Hipercinesia	Atividade muscular ou movimentos anormalmente aumentados
Hipocinesia	Resposta motora diminuída, especialmente a um estímulo específico
Rigidez	Aumento no tônus muscular que causa uma maior resistência ao movimento passivo; maior nos músculos flexores
• Cano de chumbo	Resistência uniforme e constante conforme o membro é movido
• Roda denteada	Série de breves relaxamentos ou "travadas" conforme o membro é movido passivamente
Tremor (repouso)	Movimento involuntário, rítmico e oscilatório observado em repouso

Doenças da coluna dorsal-lemnisco medial

Os prejuízos na coordenação associados a lesões na coluna dorsal-lemnisco medial (CDLM) são um pouco menos característicos do que os produzidos por doenças dos gânglios da base ou do cerebelo. As lesões da CDLM normalmente resultam em prejuízos na coordenação e no equilíbrio relacionados com a falta de senso de posição articular e consciência do movimento e prejuízo na localização da sensação de toque do paciente. Lembre-se de que essa via ascendente transporta o *feedback* periférico (externo) necessário para o controle antecipatório. Medeia sensações essenciais ao movimento coordenado, como a propriocepção, a cinestesia e o tato discriminativo.

Os distúrbios da marcha são um achado comum na doença da CDLM. O padrão de marcha geralmente é de base alargada e oscilante, com comprimento irregular dos passos e deslocamento lateral excessivo. A perna que avança pode ser elevada alto demais e depois cair abruptamente com um impacto sonoro. Olhar para os pés durante a deambulação é típico e é indicativo de uma perda proprioceptiva. Outro déficit comumente visto na doença da CDLM é a dismetria. Como mencionado, trata-se de uma redução na capacidade de julgar a distância ou a amplitude de movimento necessária; ela pode ser observada tanto em membros superiores quanto inferiores. Ela se manifesta pela incapacidade de posicionar um membro com precisão ou alcançar um objeto-alvo. Por exemplo, em uma tentativa de acionar o freio de uma cadeira de rodas, o paciente pode julgar erroneamente (sobrestimar ou subestimar) o movimento necessário para alcançar a alavanca do freio. As habilidades motoras finas também podem estar prejudicadas em decorrência de alterações nas habilidades táteis discriminativas e de reconhecimento de objetos.

Como a visão pode ajudar a orientar os movimentos e a manter o equilíbrio, bem como melhorar a precisão das tarefas discriminativas, o *feedback* visual pode ser um mecanismo eficaz para compensar parcialmente a doença da CDLM. Assim, problemas de coordenação e/ou de equilíbrio serão exagerados quando a visão estiver obstruída ou quando os olhos do paciente estiverem fechados. A incapacidade de manter o equilíbrio em posição ortostática com os pés unidos quando os olhos estão fechados é considerada um **sinal de Romberg** positivo e normalmente é indicativa de perda proprioceptiva. A orientação visual também irá reduzir as manifestações de dismetria e de percepção tátil diminuída. No entanto, pode-se observar um pouco de lentidão nos movimentos, já que os movimentos guiados visualmente geralmente são mais precisos quando a velocidade do movimento é reduzida.

Alterações relacionadas à idade que afetam o movimento coordenado

Ocorrem alterações na capacidade de executar respostas motoras controladas, precisas e harmoniosas com o envelhecimento. A importância de se compreender a base destas mudanças é refletida no grande e sempre crescente corpo de literatura dedicado a analisar os vários aspectos do desempenho motor em idosos.[62-78] Esta seção apresenta uma visão geral das alterações associadas à idade mais relevantes que afetam o movimento coordenado. Para uma perspectiva mais abrangente sobre as alterações fisiológicas, neurológicas e musculoesqueléticas relacionadas com o envelhecimento, o leitor é remetido aos trabalhos de Guccione, Wong e Avers[79] e Lewis e Bottomley.[80]

Diminuição da força. A força diminuída é um achado bem documentado em idosos.[76,78,81,82] A *sarcopenia* se refere a uma perda relacionada com a idade na massa muscular esquelética (diminuição na área de seção transversa), bem como a alterações na capacidade do tecido muscular de se regenerar. Essa perda tem um impacto direto sobre a força, resistência, mobilidade e capacidade de executar respostas motoras harmoniosas e controladas. Acredita-se que uma combinação de fatores pode contribuir para a perda de massa muscular, incluindo as deficiências nutricionais, a diminuição na capacidade de sintetizar proteínas, as alterações na função endócrina, a falta de exercício e a presença de uma doença crônica (comorbidade).[83-85] Outros fatores que contribuem para a diminuição na força incluem a perda de motoneurônios alfa (diminuição na quantidade de unidades motoras funcionantes), perda ou atrofia das fibras de contração rápida (mais notavelmente do tipo IIb), redução na quantidade e no diâmetro das fibras musculares,[82] diminuição da capacidade oxidativa do músculo em exercício e uma subsequente redução na capacidade de produzir torque.[86] Em geral, parece haver uma perda de força maior nos músculos antigravitacionais das costas e nos membros inferiores (p. ex., latíssimo do dorso, extensores de quadril, quadríceps) em comparação aos membros superiores, além de uma maior perda nos músculos proximais do que distais.[80]

Tempo de reação mais lento. Os idosos geralmente se movem mais lentamente. Isso é particularmente evidente para tarefas que exigem velocidade e precisão; a velocidade diminuirá para garantir uma maior precisão (contrapartida precisão-velocidade).[87] Em geral, o intervalo de tempo entre a aplicação de um estímulo e a iniciação do movimento é aumentado.[6] Esse achado também está ligado a alterações degenerativas na unidade motora. Além disso, o *tempo de reação pré-motor* (intervalo de tempo entre o início de um estímulo e o início de uma resposta) e o *tempo de movimento* (intervalo de tempo entre o início do movimento e a conclusão do movimento) são alongados com o envelhecimento normal. As evidências também sugerem que são necessários mais recursos cognitivos para se realizar uma tarefa, especialmente aquelas que envolvem habilidades motoras finas e desempenho de tarefa dupla.[88]

Diminuição na amplitude de movimento. Pesquisas iniciais que examinaram indivíduos de diferentes faixas etárias encontraram uma ADM reduzida em idosos.[89-91] Foram encontradas diminuições na ADM com o avançar da idade para flexão do punho e extensão e rotação de quadril e ombro;[89] encontraram-se pequenas diminuições (5° ou menos) na média dos movimentos ativos de quadril e joelho;[90] e James e Parker[91] encontraram declínios consistentes na ADM ativa e passiva de 10 articulações de membros inferiores em uma população de 80 idosos saudáveis com mais de 70 anos. O aumento na tensão articular tende a ser mais evidente no final da ADM e pode afetar a habilidade geral de realizar movimentos coordenados. A ADM diminuída tem sido associada ao envelhecimento biológico das superfícies articulares,[91] alterações degenerativas nas fibras colágenas, deficiências alimentares e estilo de vida sedentário.[80]

Walker et al.[92] examinaram a ADM ativa de 28 articulações em dois grupos de idosos (60 a 69 e 75 a 84 anos). Não foram encontradas diferenças significativas na ADM entre as duas faixas etárias.

Alterações posturais. Uma linha reta que passa pela orelha, pelo acrômio, trocanter maior, aspecto posterior da patela e maléolo lateral representa a vista lateral do alinhamento postural normal. As alterações posturais comumente observadas com o envelhecimento incluem a cabeça anteriorizada, ombros arredondados (cifose), curva lordótica alterada (tanto achatada quanto exagerada) e um ligeiro aumento na flexão de quadril e joelho.[80] A base de apoio também pode ser ampliada. A força e ADM diminuídas, bem como o sedentarismo e permanecer na posição sentada por tempo prolongado, podem contribuir para o mau alinhamento postural. De particular importância é a potencial perda na capacidade de realizar plenamente ajustes posturais preparatórios antes da execução de um movimento.

Prejuízo no equilíbrio (controle postural). Ocorre uma diminuição no equilíbrio e um aumento na oscilação postural (movimentos oscilatórios do corpo sobre os pés durante a posição relaxada) com o avançar da idade.[93-96] Também foi documentada redução nos limites posturais de estabilidade (LPE) e na magnitude do alcance funcional.[97-99] No entanto, Robinovitch e Cronin[100] descobriram que idosos com LPE prejudicada tinham falta de consciência de suas limitações e, como resultado, tendiam a planejar movimentos que resultavam em perda de equilíbrio.

As alterações no desempenho motor habilidoso são um aspecto previsível do envelhecimento normal. No entanto, esta informação não deve negar ou minar a importância de estratégias de tratamento para melhorar o desempenho funcional e a qualidade de vida. Uma consideração importante no planejamento do tratamento é a de que o sistema neuromuscular em envelhecimento mantém a sua resposta fisiológica adaptativa ao estímulo do treinamento.[101] A intervenção fisioterapêutica é altamente eficaz em promover e sustentar uma abordagem mais bem-sucedida ao envelhecimento.[102-109] Esta é uma consideração importante conforme a população envelhece. Nos Estados Unidos, o censo de 2010 indicou que a população de 65 anos de idade ou mais era de aproximadamente 40,3 milhões, representando 13% da população total.[110] Estima-se que em 2030 haverá 71 milhões de idosos, representando cerca de 20% da população.[111]

Observação clínica: *As mudanças identificadas que afetam o movimento coordenado no idoso podem ser ainda mais acentuadas por alterações degenerativas das articulações, flexibilidade reduzida, alterações na sensibilidade (ver Cap. 3), prejuízos na percepção (ver Cap. 27) e redução na visão e na acuidade auditiva. O conhecimento dessas mudanças antecipadas relacionadas com a idade melhora a capacidade do fisioterapeuta de estabelecer uma comunicação efetiva para otimizar o desempenho do paciente, bem como auxilia na interpretação dos resultados dos testes. A potencial presença dessas mudanças tem importantes implicações sobre o modo como o fisioterapeuta se comunica com, e fornece direcionamentos ao, paciente durante o exame de coordenação. Uma comunicação sensível e precisa que aumente a interação terapêutica é essencial ao papel do fisioterapeuta. Isso envolve a transmissão de informações em uma linguagem ou um contexto que seja significativo e inteligível para o paciente, e comunica confiança, respeito e compaixão.*

Rastreamento

Os rastreamentos são uma série de testes breves que fornecem ao fisioterapeuta uma "visão geral" da área de interesse (p. ex., sensibilidade, ADM, força). Lembre-se de que os rastreamentos são utilizados para (1) determinar a necessidade de exames complementares ou mais detalhados; (2) excluir ou diferenciar o envolvimento específico do sistema; (3) determinar se é necessário encaminhamento a outro profissional de saúde; (4) concentrar a busca da origem dos sintomas em um local ou parte específica do corpo; e (5) identificar deficiências relacionadas com o sistema que contribuem para limitações nas atividades ou deficiência.[1,112] Em combinação com as informações da história e revisão dos sistemas, os rastreamentos ajudam o fisioterapeuta a identificar eficientemente testes e medidas necessários e auxiliam na definição de prioridades no âmbito do processo de exame.

Um ponto de partida importante para a identificação de áreas a serem examinadas é a consideração de todos os potenciais (possíveis) fatores que contribuem para as limitações nas atividades observadas. Por exemplo, a observação de um prejuízo na coordenação que impõe limitações nas atividades de se vestir dirigiria a atenção do fisioterapeuta a considerar sua origem. No entanto, antes de um exame sistemático detalhado de todos os sistemas, o rastreamento pode focar a atenção do fisioterapeuta de modo rápido e eficiente no seguinte:

- Áreas que macroscopicamente estão intactas e que, posteriormente, podem ser "descartadas" como áreas que contribuem para as limitações nas atividades; o exame complementar dessas áreas provavelmente não se justifica.
- Áreas suspeitas de contribuírem para o problema clínico (os achados de rastreamento são anormais); indica-se a realização de exames adicionais.

- Identificação da necessidade de encaminhamento a outro profissional de saúde (p. ex., terapeuta ocupacional para o manejo de um déficit de percepção).

Por exemplo, a ADM, a força e o nível funcional do sistema sensitivo têm implicações diretas sobre a execução bem-sucedida de movimentos coordenados. Pode ser provável que o exame formal dessas áreas já tenha sido realizado antes de um exame de coordenação. Contudo, se não tiver sido realizado, indica-se o rastreamento dessas áreas.

Observação clínica: É necessário realizar um rastreamento inicial de ADM, força e sensibilidade antes do exame de coordenação, porque deficiências em alguma dessas áreas podem influenciar a capacidade de produzir respostas motoras controladas, precisas e harmoniosas. No entanto, é também importante notar que as deficiências de coordenação podem ocorrer na presença de ADM, força e sensibilidade normais intactas.

Exemplos de rastreamentos

Em virtude da sua finalidade (i. e., fornecer informações com rapidez e eficiência), os rastreamentos geralmente são realizados com o paciente sentado sobre uma superfície firme. No entanto, para rastrear de modo completo algumas áreas (p. ex., o quadril) ou se estiver prevista a realização de vários rastreamentos diferentes em sequência, pode-se preferir um posicionamento em decúbito dorsal. Se forem identificados achados anormais durante o rastreamento, há uma clara indicação de que são necessários testes mais detalhados.

Amplitude de movimento

Em geral, os rastreamentos de ADM envolvem movimentos ativos. O paciente é convidado a mover ativamente e de maneira seletiva articulações e segmentos corporais diferentes ao longo da amplitude disponível. Por exemplo, pode-se solicitar ao paciente que flexione, abduza e depois estenda o ombro; flexione e estenda o cotovelo; flexione, estenda ou realize a circundução (flexão-abdução-extensão-adução) do punho; flexione e estenda o joelho; e realize a flexão plantar, flexão dorsal e circundução do tornozelo. Para minimizar o tempo que fornecer orientações verbais exige, o fisioterapeuta pode optar por se sentar de frente para o paciente e realizar os movimentos enquanto leva o paciente a "espelhar" seus movimentos. Alternativamente, pode-se utilizar movimentos funcionais que combinem movimentos de várias articulações. Por exemplo, o paciente pode ser convidado a colocar cada mão individualmente nas costas ou no topo da cabeça, levando cada membro superior (ou ambos) o mais alto possível em direção ao teto, colocando cada mão na região lombar ou levando a mão abaixo até tocar no tornozelo.

Usando a observação cuidadosa e o conhecimento dos valores normativos de ADM, o fisioterapeuta faz uma determinação grosseira de se a ADM está *dentro dos limites normais (DLN)*; se forem utilizados movimentos funcionais, a designação é *dentro dos limites funcionais (DLF)*. Se a ADM completa, ativa e indolor estiver disponível, testes adicionais provavelmente não serão necessários. Se a ADM ativa for incompleta ou dolorosa, é necessário um exame mais detalhado para determinar a causa e a extensão dos achados do rastreamento.[113]

Força

Normalmente, o rastreamento da ADM precederá o rastreamento da força, de modo que algumas informações sobre a força já terão sido levantadas. Se o paciente realiza movimentos ativos de ADM contra a resistência da gravidade, uma conclusão lógica é de que a força geral é, pelo menos, de grau razoável (3/5) (capacidade de se mover ao longo da ADM contra a resistência da gravidade). O rastreamento será então direcionado para a refinação dessa estimativa utilizando a aplicação de resistência manual. Embora as posições padrão dos testes manuais da força muscular[114,115] não sejam utilizadas no rastreamento, indica-se a adesão aos princípios fundamentais. Segmentos proximais àqueles que estão sendo rastreados devem ser estabilizados; aplica-se resistência (teste de ruptura) à extremidade distal do segmento a ser testado e a um ângulo de 90° (perpendicular) em relação ao eixo primário de movimento.

Na posição sentada, deve-se solicitar ao paciente para elevar o joelho em direção ao teto para testar a flexão do quadril com a aplicação de resistência ao fêmur distal; estender o joelho para testar a força de extensão do joelho com resistência na perna distal; e trazer a mão ao ombro para testar a força de flexão de cotovelo com a resistência aplicada no antebraço distal.

Sensibilidade

Para realizar um rastreamento sensitivo, selecionam-se diversas modalidades sensitivas que sejam facilmente testadas (i. e., que exijam pouco ou nenhum equipamento especializado). Deve-se selecionar as modalidades de cada uma das categorias gerais de sensibilidade. Por exemplo, o fisioterapeuta pode selecionar a dor e o tato (superficial), a cinestesia e a vibração (profunda) e a discriminação de dois pontos ou a estereognosia (combinada). Para modalidades como a dor e o tato, realiza-se o rastreamento sensitivo usando as modalidades específicas para rastrear aleatoriamente ao longo de grandes áreas de superfície. Por exemplo, várias aplicações de cada estímulo podem ser distribuídas ao longo dos membros superiores e inferiores e do tronco. Para sensações como a cinestesia ou propriocepção, o rastreamento deve incluir articulações e movimentos específicos tanto de membros superiores quanto inferiores. Achados anormais indicam a necessidade de um exame mais detalhado da função sensitiva.

Características dos testes de coordenação

Em geral, os testes de coordenação podem ser divididos em duas categorias principais: *motricidade grossa* e *motricidade fina*. Os **testes de motricidade grossa** incluem a postura corporal, o equilíbrio e movimentos de membros envolvendo grandes grupos musculares. Exemplos de atividades de motricidade grossa incluem rastejar, ajoelhar, ficar em pé, deambular e correr. Os **testes de motricidade fina** abordam movimentos voltados à utilização de pequenos grupos musculares envolvendo a manipulação hábil e controlada de objetos. Exemplos de atividades motoras finas incluem as tarefas de destreza dos dedos, como abotoar uma camisa, digitar ou escrever à mão.

Duas subdivisões de testes de coordenação (*sem uso do equilíbrio* e *com uso do equilíbrio*) têm sido tradicionalmente utilizadas para fornecer estrutura e organização à administração dos testes. Os testes *sem uso de equilíbrio* abordam componentes de movimentos dos membros. Os testes *com uso de equilíbrio* consideram a capacidade de manter o corpo em equilíbrio com a gravidade tanto de modo estático (i. e., quando está parado) quanto dinâmico (i. e., enquanto se move).[1] No entanto, deve-se notar que a divisão "sem uso do equilíbrio" é um pouco equivocada, pois os elementos da postura e equilíbrio são necessários durante esses testes (p. ex., para manter uma postura sentada ereta).

Os testes de coordenação também abordam a capacidade dos pacientes em quatro áreas básicas de requisitos de tarefas funcionais: mobilidade de transição, estabilidade (controle postural estático), controle postural dinâmico (mobilidade controlada) e habilidade. Veja a discussão no Capítulo 5, Exame da função motora: controle motor e aprendizagem motora, e a Tabela 5.11, Categorias de habilidades motoras.

Capacidade de movimento

O exame da coordenação sem uso do equilíbrio se concentra na capacidade de movimento em várias áreas principais:

- *Movimento alternado* ou *recíproco*, que é a capacidade de inverter o movimento entre grupos musculares opostos
- *Composição do movimento*, ou sinergia, que envolve o controle do movimento realizado pelos grupos musculares agindo em conjunto
- *Precisão do movimento*, que é a capacidade de avaliar ou julgar a distância e a velocidade do movimento voluntário
- *Fixação ou estabilização do membro*, que aborda a capacidade de manter a posição de um membro ou segmento de membro individual

A progressão da dificuldade dos testes de coordenação (aumento no desafio para o paciente) normalmente utiliza a seguinte sequência: (1) tarefas unilaterais; (2) tarefas simétricas bilaterais; (3) tarefas assimétricas bilaterais; e (4) tarefas com múltiplos membros (estas constituem o mais alto nível de dificuldade). A dificuldade também é aumentada adicionando progressivamente desafios crescentes ao equilíbrio (i. e., movimentos realizados na posição sentada progredidos para a posição em pé).

Administração do exame de coordenação

Antes de iniciar o exame de coordenação, deve-se identificar e preparar o ambiente de teste, reunir os equipamentos necessários e considerar a preparação do paciente (i. e., quais informações e instruções serão fornecidas).

Preparação
Ambiente de teste

O exame da coordenação deve ser administrado em uma área de tratamento tranquila e bem iluminada, suficientemente grande para acomodar as atividade de locomoção incluídas na porção de equilíbrio dos testes. De modo ideal, a sala deve estar equipada com duas cadeiras convencionais e um tablado ou uma mesa de tratamento. Um relógio de parede ou de punho na mão não dominante deve estar disponível para os componentes cronometrados do exame, bem como um método de oclusão da visão (uma venda barata usada para dormir funciona bem).

Preparação do paciente

O exame de coordenação deve ser administrado quando o paciente estiver bem descansado. Deve-se fornecer uma explicação completa sobre o propósito do teste. Cada teste de coordenação é descrito e demonstrado individualmente pelo fisioterapeuta antes do teste real. Estas demonstrações devem ser realizadas meticulosamente, já que a falta de clareza afetará de forma negativa as respostas motoras. Como os procedimentos de teste exigem concentração mental e um pouco de atividade física, a fadiga, a apreensão ou o medo podem influenciar negativamente os resultados do teste.

Observação preliminar

A observação é uma habilidade essencial na tomada de decisão clínica. A observação precisa e cuidadosa do paciente fornece uma rica fonte de informações preliminares antes de se realizar um exame de coordenação. Na medida em que a intervenção do tratamento será voltada, ao menos em parte, para melhorar os níveis de desempenho e atividade funcional, as observações iniciais devem logicamente se concentrar neste ponto. Dependendo do ambiente onde o procedimento for realizado, o paciente pode ser observado realizando uma série de atividades funcionais, como mobilidade no leito, rotinas de autocuidado (p. ex., vestir-se, pentear os cabelos, escovar os dentes), transferências, comer, escrever, passar da posição deitada ou sentada para em pé, manter a posição ortostática e deambular. O uso de técnicas de segurança do paciente adequadas é indicado. Enquanto se observa o paciente, pode-se obter informações gerais que ajudarão a localizar áreas específicas de deficiência. Estas informações incluem o seguinte:

- Nível geral de habilidade em cada atividade e quantidade de assistência ou dispositivos de assistência necessários
- A ocorrência de movimentos divergentes dos membros, oscilações; membros específicos envolvidos
- Oscilação ou instabilidade postural
- Distribuição: musculatura proximal e/ou distal, unilateral ou bilateral
- Situações ou ocorrências que alteram (aumentam ou diminuem) as deficiências
- Quantidade de tempo necessário para realizar uma atividade
- Nível de segurança, risco de queda

A partir desta observação inicial, o fisioterapeuta será guiado a escolher os testes adequados para as áreas gerais de deficiência observadas. A Tabela 6.2 apresenta exemplos de testes adequados para a análise da coordenação sem uso do equilíbrio. Deve-se destacar que muitas vezes

Tabela 6.2 Testes de coordenação sem uso do equilíbrio*

1. Índex-nariz	O ombro é abduzido a 90° com o cotovelo estendido. O paciente é convidado a trazer a ponta do dedo indicador à ponta do seu nariz. Pode-se alterar a posição inicial de partida para observar o desempenho em diferentes planos de movimento.
2. Índex-índex do examinador	O paciente e o fisioterapeuta sentam-se de frente um para o outro. O dedo indicador do fisioterapeuta é colocado na frente do paciente. O paciente é convidado a tocar o dedo indicador do fisioterapeuta com a ponta do seu dedo indicador. A posição do dedo do fisioterapeuta pode ser alterada durante o teste para observar a capacidade de alterar a distância, direção e força do movimento.
3. Índex-índex	Ambos os ombros são abduzidos a 90° com os cotovelos estendidos. O paciente é convidado a trazer ambas as mãos em direção à linha média e aproximar os dedos das mãos opostas.
4. Índex-nariz alternado	O paciente toca alternadamente a ponta do seu nariz e a ponta do dedo do fisioterapeuta com o dedo indicador. A posição do dedo do fisioterapeuta pode ser alterada durante o teste para observar a capacidade de alterar a distância, direção e força do movimento.
5. Oposição dos dedos	O paciente toca a ponta do polegar na ponta de cada dedo em sequência. A velocidade pode ser aumentada gradualmente.
6. Preensão palmar	Alterna-se entre a abertura e o fechamento do punho (de flexão a extensão completa dos dedos). A velocidade pode ser aumentada gradualmente.
7. Pronação/supinação	Com os cotovelos flexionados a 90° e colocados junto ao corpo, o paciente vira alternadamente as palmas para cima e para baixo. Este teste também pode ser realizado com os ombros flexionados a 90° e cotovelos estendidos. A velocidade pode ser aumentada gradualmente. A capacidade de reverter os movimentos entre grupos musculares opostos pode ser examinada em muitas articulações. Exemplos incluem a alternância ativa entre flexão e extensão do joelho, tornozelo, cotovelo ou dos dedos.

(continua)

Tabela 6.2 Testes de coordenação sem uso do equilíbrio* *(continuação)*

8. Teste do rebote	O paciente é posicionado com o cotovelo flexionado. O fisioterapeuta aplica resistência manual suficiente para produzir uma contração isométrica do bíceps. A resistência é subitamente liberada. Normalmente, o grupo muscular oposto (tríceps) irá se contrair e "frear" o movimento do membro. Muitos outros grupos musculares podem ser testados à procura desse fenômeno, como os abdutores de ombro ou flexores e extensores do cotovelo.
9. Percussão (mão)	Com o cotovelo flexionado e o antebraço pronado, o paciente é convidado a "percutir" a mão sobre o joelho.
10. Percussão (pé)	O paciente é convidado a "percutir" o chão com a parte anterior do pé, sem levantar o joelho; o calcanhar mantém contato com o chão.
11. Apontar e apontar além	O paciente e o fisioterapeuta ficam de frente um para o outro, seja em posição sentada ou em pé. Ambos trazem os ombros para uma posição horizontal de 90° de flexão com os cotovelos estendidos. Os dedos indicadores tocam um ao outro, ou o dedo do paciente pode apoiar levemente sobre o do fisioterapeuta. O paciente é solicitado a flexionar totalmente o ombro (os dedos apontarão para o teto) e, em seguida, voltar à posição horizontal de modo que os dedos indicadores serão novamente aproximados. Deve-se testar ambos os braços, quer separadamente ou simultaneamente. A resposta normal consiste em um retorno preciso à posição de partida. Em uma resposta anormal, normalmente há uma "ultrapassagem do ponto", ou movimento além do alvo. As diversas variações para este teste incluem movimentos em outras direções, como em direção a 90° de abdução do ombro ou em direção a 0° de flexão do ombro (o dedo apontará para o chão). Depois de cada movimento, o paciente é convidado a voltar à posição inicial horizontal de partida.
12. Calcanhar-joelho alternado; calcanhar-hálux	Em decúbito dorsal, o paciente é convidado a tocar alternadamente o joelho e o hálux com o calcanhar do membro inferior oposto.
13. Dedos do pé para os dedos da mão do examinador	Em decúbito dorsal, o paciente é instruído a tocar o hálux no dedo do examinador. A posição do dedo pode ser alterada durante o teste para observar a capacidade de alterar a distância, direção e força do movimento.
14. Calcanhar na canela	Em decúbito dorsal, o calcanhar de um pé é deslizado para cima e para baixo sobre a perna do membro inferior oposto.
15. Desenhar um círculo	O paciente desenha um círculo imaginário no ar, seja com o membro superior ou com membro inferior (pode-se usar também uma mesa ou o chão). Isso também pode ser feito pedindo ao paciente que desenhe um "oito". Este teste pode ser realizado em decúbito dorsal para o membro inferior.
16. Fixar ou manter a posição	MS: O paciente mantém os braços horizontalmente à sua frente (sentado ou em pé). MI: O paciente é solicitado a manter o joelho em uma posição estendida (sentado).

* Os testes devem ser realizados primeiro com os olhos abertos e, em seguida, com os olhos fechados. Respostas anormais incluem um desvio gradual da posição de "manutenção" e/ou uma diminuição na qualidade da resposta com a visão obstruída. A menos que indicado de outro modo, os testes são realizados com o paciente na posição sentada.

um único teste é apropriado para examinar várias capacidades de movimento diferentes simultaneamente e economizar tempo. Os testes apresentados destinam-se a amostras e não incluem todos os existentes. Pode-se desenvolver outras atividades que sejam igualmente eficazes em examinar uma deficiência específica e possam ser mais adequadas a um dado paciente. Conforme observado, o desempenho em qualquer variedade de habilidades funcionais (p. ex., rotinas de autocuidado, habilidades na cadeira de rodas, transferências, vestir-se) também é um meio eficaz de se analisar muitos aspectos da capacidade de movimento (p. ex., movimento alternado ou recíproco, composição do movimento, precisão do movimento).

A Tabela 6.3 inclui deficiências específicas e testes sugeridos adequados ao problema clínico.

Exame

Guiado pelas informações da observação preliminar das atividades funcionais, deve-se escolher os testes (ver Tab. 6.3) para abordar as capacidades de movimento de interesse necessárias para o paciente específico. De modo

Tabela 6.3 Exemplos de testes para deficiências específicas na coordenação

Deficiência	Exemplo de teste
Disdiadococinesia	Índex-nariz Índex-nariz alternado Pronação/supinação Flexão/extensão do joelho Deambular, alterar a velocidade ou direção
Dismetria	Apontar e apontar além Desenhar um círculo ou da figura do número oito Calcanhar na canela Colocar os pés sobre marcadores no chão; sentado, em pé
Dissinergia	Índex-nariz Índex-índex do examinador Calcanhar-joelho alternado Dedos do pé para os dedos da mão do examinador
Hipotonia	Movimento passivo Reflexos tendinosos profundos
Tremor (intenção)	Observação durante atividades funcionais (tremor normalmente aumenta conforme se aproxima do alvo ou a velocidade do movimento é aumentada) Índex-nariz alternado Índex-índex Índex-índex do examinador Dedos do pé para os dedos da mão do examinador
Tremor (repouso)	Observação do paciente em repouso; movimentos de membros ou da mandíbula Observação durante atividades funcionais (o tremor vai diminuir significativamente ou desaparecer com o movimento)
Tremor (postural)	Observação da firmeza da postura normal; sentado, em pé
Astenia	Fixar ou manter a posição (membros superiores e inferiores) Aplicação de resistência manual para determinar a capacidade de manutenção
Rigidez	Movimento passivo Observação durante atividades funcionais Observação da postura em repouso
Bradicinesia	Deambulação, observação do balanço do braço e movimentos de tronco Deambulação, alterar a velocidade e direção Solicitar que um movimento ou uma atividade da marcha sejam interrompidos abruptamente Observação de atividades funcionais: testes cronometrados
Distúrbios de postura	Fixar ou manter a posição (membros superiores e inferiores) Deslocar o equilíbrio de modo inesperado em pé ou sentado (perturbação) Em pé, alterar a base de apoio (p. ex., um pé na frente do outro, apoio unipodal)
Distúrbios da marcha	Caminhar ao longo de uma linha reta Andar de lado, para trás Marchar parado Alterar a velocidade e direção das atividades de deambulação Andar em círculo

(continua)

geral, os testes sem uso de equilíbrio são realizados em primeiro lugar, seguidos pelos testes de equilíbrio. Deve-se atentar cuidadosamente para a segurança do paciente durante o teste; pode ser necessário o uso de um cinto de segurança. Durante o teste, pode-se utilizar as questões a seguir para ajudar a guiar as observações do fisioterapeuta. Os achados devem ser incluídos na seção de comentários do formulário do exame de coordenação.

- Os movimentos são diretos, precisos e facilmente revertidos?
- Os movimentos ocorrem em um período de tempo razoável ou normal?
- O aumento na velocidade de desempenho afeta a qualidade da atividade motora?
- Pode-se fazer ajustes motores contínuos e apropriados se a velocidade e a direção forem alteradas?
- Uma posição ou postura específica do corpo ou membro pode ser mantida sem inclinações, oscilações ou movimentos divergentes?
- O local dos movimentos em membros superiores e inferiores é preciso?
- A oclusão da visão altera a qualidade da atividade motora?
- Há um maior envolvimento proximal ou distalmente?
- Há um maior envolvimento de um lado do corpo em relação ao outro?

- Os pacientes fadigam rapidamente?
- Há uma consistência na resposta motora ao longo do tempo?

Registro dos resultados dos testes

Não foi estabelecido um formato uniformemente aceito para o registro dos resultados dos testes de coordenação; as abordagens à documentação variam consideravelmente entre as instituições e fisioterapeutas individuais. Em decorrência da natureza dos testes e da grande variação nos tipos e na gravidade dos déficits, os formulários de observação da coordenação não são altamente padronizados. No entanto, exceções a isso são os testes padronizados de membros superiores que abordam componentes específicos da destreza manual por meio do uso de tarefas funcionais ou relacionadas com o trabalho. Alguns desses testes foram originalmente desenvolvidos para ajudar a determinar se um indivíduo tinha as habilidades manuais necessárias exigidas para tarefas específicas de seu emprego. Vários exemplos desses testes são apresentados mais adiante neste capítulo sob o tópico Instrumentos padronizados: coordenação de membro superior.

Existem várias opções disponíveis para se registrar os resultados de um exame abrangente de coordenação. Um formulário de exame de coordenação é útil para fornecer uma imagem composta das áreas de prejuízo observadas. Estes formulários muitas vezes são desenvolvidos em contextos clínicos. Eles podem ser gerais (um exemplo é apresentado na Tab. 6.4) ou podem ser específicos a um determinado grupo de pacientes, como aqueles com lesões encefálicas. Em geral, esses formulários não foram submetidos a testes de confiabilidade. No entanto, fornecem um método sistemático de coleta e documentação dos dados. Além disso, a utilização do mesmo formulário para o reexame periódico facilita a comparação de mudanças ao longo do tempo. Esses formulários frequentemente incluem algum tipo de escala de classificação em que o nível de desempenho é ponderado utilizando uma escala com descritores associados. Um exemplo de uma dessas escalas pode ser encontrado na Tabela 6.4.

Durante o teste, pode-se evidenciar instabilidade postural, particularmente na posição sentada sem apoio, e pode ser necessário um apoio de segurança. Isso deve ser indicado na seção de comentários.

Atribui-se então uma pontuação na escala de graduação a cada componente do exame de coordenação. Uma vantagem de se usar escalas de avaliação é que elas fornecem um mecanismo para quantificar o desempenho do paciente com base em avaliações subjetivas. As limitações inerentes ao uso de escalas incluem o seguinte: (1) as descrições podem não ser um reflexo do desempenho individual do paciente; (2) os descritores podem não estar apropriadamente definidos ou adequadamente detalhados; e (3) sem treinamento, a interpretação individual diminui a confiabilidade intra-avaliador e interavaliador do teste. Frequentemente, os formulários de coordenação incluem uma seção de comentários. Este componente do formulário possibilita descrições narrativas adicionais do desempenho do paciente. Utilizar uma combinação de escala de graduação e comentários narrativos ou resumos assegurará que todos os prejuízos de coordenação sejam devidamente documentados.

Tabela 6.4 Formulário de exame da coordenação e do equilíbrio

Nome do paciente:_____ Examinador:_____ Data:_____
Parte I: Testes de coordenação sem uso de equilíbrio

| **Legenda para a classificação**
4 *Desempenho normal*
3 *Comprometimento mínimo*: capaz de realizar a atividade; controle, velocidade e estabilidade ligeiramente menores do que o normal
2 *Comprometimento moderado*: capaz de realizar a atividade; movimentos são lentos, desajeitados e instáveis
1 *Comprometimento grave*: capaz apenas de iniciar a atividade, sem concluí-la; movimentos são lentos com instabilidade, oscilações e/ou movimentos divergentes importantes
0 *Atividade impossível* | **Deve-se fazer anotações na seção de comentários caso:**
• A falta de informações visuais impossibilite a atividade ou altere a qualidade do desempenho
• Sejam necessárias dicas verbais para realizar a atividade
• Alterações na velocidade afetem a qualidade do desempenho
• Seja necessária uma quantidade excessiva de tempo para completar a atividade
• Mudanças na posição do braço alterem o equilíbrio na posição sentada
• Seja evidenciada instabilidade postural: instabilidade, oscilações, movimentos divergentes
• A fadiga altere a consistência da resposta
• O desempenho da atividade afete a segurança do paciente; requeira contato para segurança |

(continua)

Tabela 6.4 Formulário de exame da coordenação e do equilíbrio *(continuação)*

Grau: esquerda	Teste de coordenação	Grau: direita	Comentários
	Índex-nariz		
	Índex-dedo do examinador		
	Índex-índex		
	Índex-nariz alternado		
	Oposição dos dedos		
	Preensão palmar		
	Pronação/supinação		
	Teste do rebote		
	Percussão (mão)		
	Percussão (pé)		
	Apontar e apontar além		
	Calcanhar-joelho alternado; calcanhar-hálux		
	Dedos do pé para os dedos da mão do examinador		
	Calcanhar na canela		
	Desenho de um círculo (mão)		
	Desenho de um círculo (pé)		
	Fixar ou manter a posição (MS)		
	Fixar ou manter a posição (MI)		

Parte II: Testes de controle postural e equilíbrio

Legenda para a classificação	Deve-se fazer anotações na seção de comentários caso:
4 **Normal**: capaz de manter o equilíbrio estável, sem apoio da mão (estático) Aceita o desafio máximo e pode deslocar o peso facilmente dentro da amplitude de movimento completa em todas as direções (dinâmico) 3 **Bom**: capaz de manter o equilíbrio sem apoio da mão, oscilação postural limitada (estático) Aceita um desafio moderado; capaz de manter o equilíbrio enquanto pega objetos do chão (dinâmico) 2 **Razoável**: capaz de manter o equilíbrio com apoio da mão; pode exigir assistência ocasional mínima (estática) Aceita um desafio mínimo; capaz de manter o equilíbrio enquanto vira a cabeça/o tronco (dinâmico) 1 **Ruim**: requer apoio da mão e uma ajuda moderada a máxima para manter a posição (estático) Incapaz de aceitar qualquer desafio ou se movimentar sem perder o equilíbrio (dinâmico) 0 **Ausente**: incapaz de manter o equilíbrio	• A falta de informações visuais impossibilite a atividade ou altere a qualidade do desempenho • Sejam necessárias dicas verbais para realizar a atividade • Alterações na velocidade afetem a qualidade do desempenho • Seja necessária uma quantidade excessiva de tempo para completar a atividade • Mudanças na posição do membro alterem o equilíbrio em pé e a estabilidade postural • Seja evidenciada instabilidade postural: movimentos divergentes, instabilidade ou oscilações • A fadiga altere a consistência da resposta • O desempenho da atividade afete a segurança do paciente, risco de queda

Grau	Teste de equilíbrio	Comentários
	Sentado, em uma posição normal confortável	
	Sentado, deslocando o peso em todas as direções	
	Sentado, alcance funcional multidirecional	
	Sentado, pegando um objeto do chão	
	Em pé, em uma postura normal confortável	
	Em pé, pés unidos (base de apoio estreita)	
	Em apoio unipodal	
	Em pé, com um pé na frente do outro (posição em tandem)	
	Em pé: olhos abertos (OA) para olhos fechados (OF) *(teste de Romberg)*	
	Em pé, em posição tandem: OA para OF *(teste de Romberg em tandem)*	
	Subir escadas: passo a passo	

(continua)

Tabela 6.4 Formulário de exame da coordenação e do equilíbrio *(continuação)*

	Em pé, alcance funcional multidirecional Deambulação, colocando os pés sobre marcas no chão Andar de lado Andar para trás Andar com passos cruzados Andar em círculo, direções alternadas Andar sobre os calcanhares Andar na ponta dos dedos Marcha estacionária Andar virando a cabeça na vertical e na horizontal Passar por cima ou em torno de obstáculos Subir escadas com corrimão Subir escadas sem corrimão Subir escadas: um passo de cada vez	

MI: membro inferior; MS: membro superior.

Mensurar o período de tempo necessário para completar uma tarefa motora ou funcional fornece uma medida quantitativa importante da capacidade de movimento. Como realizar uma atividade em uma quantidade razoável de tempo é um critério importante do desempenho, registra-se o período de tempo necessário para realizar determinadas atividades com um cronômetro. Usar o tempo como uma medida do desempenho tem implicações importantes sobre a função e a segurança. Por exemplo, suponha que um paciente com esclerose múltipla que usa uma cadeira de rodas planeja voltar à escola, mas requer 2,5 horas para conseguir se vestir. O elemento tempo aqui não seria considerado funcional, especialmente se ele pretende frequentar a escola pela manhã. Considere, também, um paciente ambulatorial com uma marcha atáxica incapaz de atravessar uma rua no tempo disponível fornecido pelo sinal de trânsito. Este requisito de tempo apresenta um problema de segurança considerável para o paciente e, como tal, também não seria considerado funcional. Foram desenvolvidas algumas ferramentas de mensuração padronizadas com base em atividades cronometradas (p. ex., Teste cronometrado Up and Go[116,117]). No entanto, as medidas de desempenho cronometradas podem ser incorporadas a qualquer variedade de tarefas funcionais ou motoras.

O registro em vídeo periódico do desempenho do paciente pode ser usado com eficácia para documentar prejuízos na coordenação e monitorar o progresso ao longo do tempo. Para alguns pacientes, esses registros podem fornecer uma base para sugestões em relação a alterar estratégias de movimento para melhorar a função e voltar a atenção a precauções de segurança. Visto em sequência ao longo do tempo, o registro visual também pode melhorar a motivação do paciente para alcançar ganhos adicionais. O registro em vídeo também tem sido utilizado para determinar o impacto de medicamentos no movimento coordenado por meio da administração pré-intervenção e pós-intervenção (p. ex., pacientes com doença de Parkinson).

Testes quantitativos de coordenação e instrumentos de teste especializados

Sistema CATSYS

O CATSYS (Danish Product Development, Ltd., Dinamarca) é um sistema de teste baseado no Windows® que possibilita a quantificação de vários tipos de deficiências de coordenação.[118-120] O sistema é interligado com um computador por meio de um registrador eletrônico (*data logger*) compacto (cabo *serial*). O registrador de dados registra informações provenientes de quatro sensores:

- Tremor Pen™ para documentar a intensidade e frequência do tremor
- Interruptor de mão para tempo de reação ativado pelo polegar
- Placa de registro do toque para medir a pronação/supinação e percussão do dedo
- Plataforma de força para medir a oscilação postural

São disponibilizados dados normativos e o sistema possibilita a comparação dos dados inter e intrapaciente ao longo do tempo. Esse sistema tem sido usado para documentar a disfunção do movimento associada a doenças neurodegenerativas, bem como a doenças associadas à exposição neurotóxica ao mercúrio[121] e ao magnésio.[122] Em resposta à estimulação cerebral profunda (ECP) do núcleo subtalâmico na doença de Parkinson, tem sido utilizado para quantificar características do tremor e da percussão do dedo[123] e para examinar a resposta à ECP em um relato de caso de tremor essencial.[124]

Analisador do tempo de reação com escolha

O *Choice reaction time analyzer* (Neuro-Test Inc., Pasadena, CA 91117) é um instrumento informatizado que possibilita o monitoramento do tempo de reação simples (TRS) e do tempo de reação de escolha (TRE). O TRS envolve apenas um estímulo e uma resposta (não são necessárias decisões sobre os estímulos), enquanto o TRE envolve vários estímulos e exige a escolha de uma resposta que corresponda ao estímulo. Os tempos de reação são medidos a partir do momento em que um estímulo aparece na tela até o momento em que a resposta é registrada pressionando uma das duas pequenas teclas com as indicações "A" e "S" (pressionar uma tecla pausa o cronômetro). Por exemplo, na medição do TRS, pode-se solicitar ao paciente que pressione a tecla "A" o mais rápido possível cada vez que aparecer a cor azul (note que a cor azul aqui é um exemplo arbitrário, porque qualquer variedade de letras, cores ou objetos pode servir como o estímulo-alvo; os itens também podem ser apresentados em várias orientações angulares [de lado, de cabeça para baixo e assim por diante]). No TRE, o indivíduo responde diferencialmente pressionando a tecla "A" ou a tecla "S" em resposta a dois estímulos-alvo separados. Por exemplo, o paciente pode ser instruído a pressionar a tecla "A" o mais rapidamente possível cada vez que aparecer um número "2" invertido e pressionar a tecla "B" cada vez que aparecer o número "2" em sua orientação normal.

tração prescrito é particularmente importante ao se usar testes padronizados. Quaisquer desvios do protocolo estabelecido afetarão a validade e a confiabilidade das medidas e, consequentemente, invalidarão as comparações com os dados normativos publicados. A habilidade do examinador é outra consideração importante. Um indivíduo bem informado sobre as diretrizes do teste e interpretação dos resultados deve aplicar os testes. O mesmo indivíduo deve administrar os retestes subsequentes. Os testes padronizados são úteis em fornecer medidas objetivas do progresso do paciente ao longo do tempo. A seguir estão apresentadas as descrições de alguns desses testes.

O *Jebsen-Taylor hand function test* (Teste de função manual de Jebsen e Taylor) (Sammons Preston Rolyan, Bolingbrook, IL 60440) examina a coordenação mão-dedo usando sete subtestes de habilidades funcionais: escrita; simulação da ação de virar cartas; levantamento de objetos pequenos; simulação do uso de colher para a alimentação; empilhar blocos; levantamento de objetos grandes e leves; e levantamento de objetos grandes e pesados (Fig. 6.4). O teste é fácil de construir, administrar e pontuar (kits de teste disponíveis no mercado contêm todos os materiais, com instruções em uma sacola). Incluem-se dados normativos relativos a idade, gênero, tempo máximo e dominância de mão. O teste possibilita o exame da função da mão em sete atividades de vida diária comuns.[125-129]

O *Minnesota manual dexterity test* (Teste de destreza manual de Minnesota) (Lafayette Instrument Co., Lafayette, IN 47903) foi projetado para selecionar funcionários para operações semiespecializadas que requerem movimentos coordenados de braço/mão/dedo, bem como coordenação olho-mão, necessárias para lidar com ferramentas pequenas ou montar materiais que não necessitem

Instrumentos padronizados: coordenação de membro superior

Vários testes padronizados estão disponíveis para examinar a coordenação braço-mão e olho-mão, bem como a destreza motora fina dos dedos, por meio do uso de habilidades ou atividades funcionais. Muitos desses testes foram originalmente concebidos para predizer o sucesso em empregos que exigem a manipulação de peças pequenas, como pode ser necessário para o trabalho na linha de montagem. A grande maioria desses testes é pontuada com base tanto no tempo necessário para a conclusão quanto na qualidade (precisão) dos resultados.

A maior parte deles inclui um manual do examinador contendo dados normativos para ajudar na interpretação dos resultados dos testes. A adesão ao método de adminis-

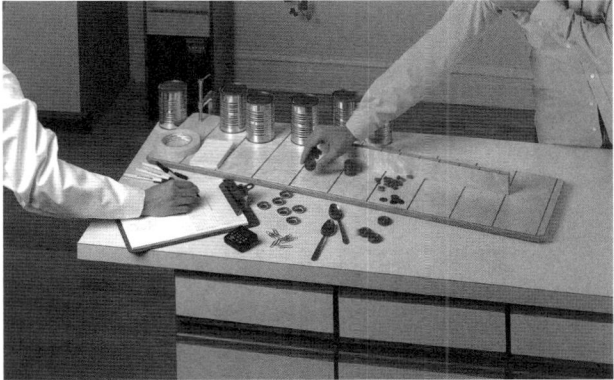

Figura 6.4 O teste de função manual de Jebsen e Taylor inclui um subconjunto de sete tarefas funcionais que possibilitam o exame de uma ampla gama de habilidades que requerem o movimento coordenado da mão e dos dedos. Utilizam-se itens comuns, como colheres, clipes de papel, latas e lápis. (Cortesia de Sammons Preston Rolyan, Bolingbrook, IL 60440-3593).

de diferenciação de tamanho ou forma (Fig. 6.5). O teste inclui tarefas de colocar e virar e requer o uso de uma placa com alvéolos e discos redondos. Disponibilizam-se dados normativos. Uma variação expandida desse teste é o *Minnesota rate of manipulation test* (Teste de índice de manipulação de Minnesota), que inclui cinco operações: colocar, virar, deslocar, virar e colocar com uma mão, e virar e colocar com as duas mãos.[129-132]

O *Purdue pegboard test* (Teste do tabuleiro de pinos de Purdue) (Lafayette Instrument Co., Lafayette, IN 47903) aborda a coordenação motora grossa de braço/mão/dedos e a coordenação motora fina (destreza) dos dedos pela colocação de pinos, argolas e/ou arruelas em um tabuleiro de pinos (Fig. 6.6). Existem vários subtestes, incluindo a preensão da mão direita, a preensão da mão esquerda, o teste de preensão com ambas as mãos e a montagem. O teste foi usado para selecionar funcionários para empregos industriais que requeriam habilidades de manipulação. Valores normativos estão disponíveis, e tanto o movimento coordenado unilateral quanto o bilateral podem ser examinados.[133,134] Este teste requer o uso de uma placa de teste, pinos, argolas e arruelas. Notou-se que o Purdue pegboard tem uma alta confiabilidade teste-reteste em pessoas com esclerose múltipla.[135]

O *Crawford small parts dexterity test* (Teste de destreza com peças pequenas Crawford) (Harcourt Assessment, San Antonio, TX 78270) utiliza a manipulação de pequenas ferramentas para analisar o desempenho motor. O teste usa pinos, argolas e parafusos, assim como uma placa em que esses pequenos objetos se encaixam. O uso de pinças é necessário tanto para colocar os pinos nos orifícios quanto para colocar uma argola sobre o pino. Os parafusos devem ser colocados com os dedos e aparafusados com uma chave de fenda. Esse teste foi usado em testes pré-vocacionais. Dados normativos estão disponíveis. É pontuado de acordo com o tempo.[129,136]

O *O'Connor tweezer test* (Fig. 6.7, à esquerda) (Teste de pinça O'Connor) e o *Finger dexterity test* (Fig. 6.7, à direita) (Teste de destreza dos dedos) examinam a capacidade de manipular rapidamente pequenos objetos (Lafayette Instrument Co., Lafayette, IN 47903). O *Tweezer test* enfatiza a destreza olho-mão e motora fina exigindo que o indivíduo use uma pinça para colocar um único pino em cada buraco de 1/16 polegadas de diâmetro. O *Finger dex-*

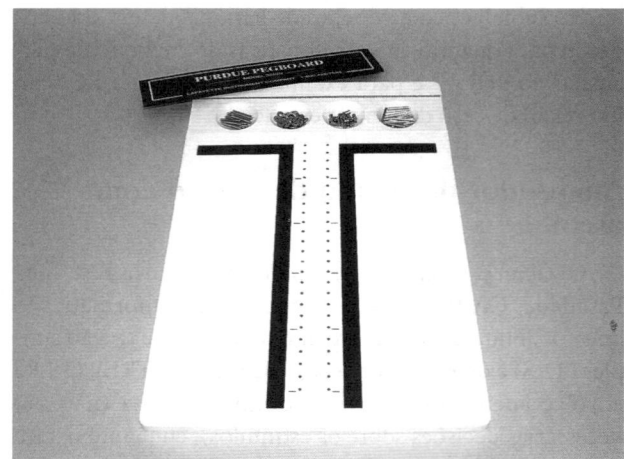

Figura 6.6 O teste do tabuleiro de pinos de Purdue inclui um tabuleiro de pinos equipado com alfinetes, argolas e arruelas. A pontuação é baseada na quantidade de conjuntos completados em um período 30 ou 60 segundos.

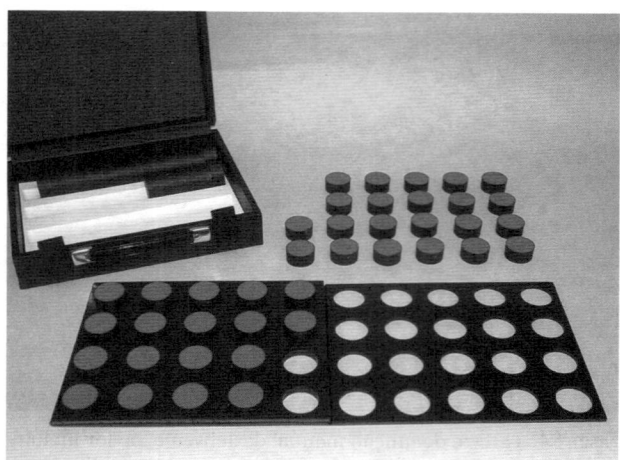

Figura 6.5 O teste de destreza manual de Minnesota consiste em duas operações: *colocar* e *virar*. Depois de uma tentativa de prática, as pontuações são baseadas no tempo necessário para completar cada um dos quatro testes para cada operação.

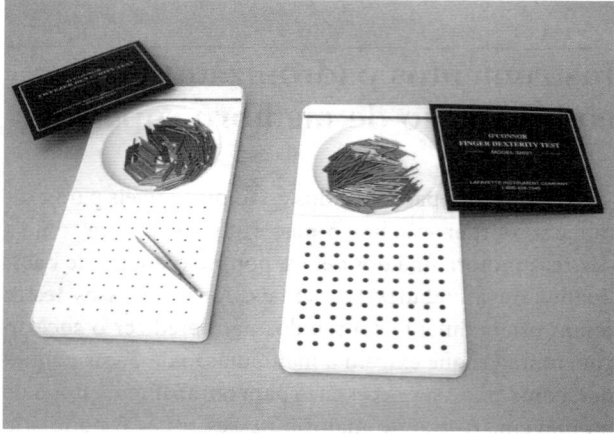

Figura 6.7 O teste de pinça de O'Connor (à *esquerda*) e o Teste de destreza dos dedos (à *direita*) examinam a coordenação motora fina. Cada placa mede 28 cm x 14 cm com 100 furos e alvéolos rasos para segurar os pinos. As capas pretas deslizam pelos canais com ranhuras para manter os pinos no lugar durante o armazenamento.

terity test também aborda a destreza motora fina por meio da colocação manual de três pinos por buraco. Ambos os testes foram originalmente desenvolvidos para predizer o sucesso no trabalho em linha de montagem que requer a manipulação rápida de peças pequenas (p. ex., montagem de componentes minúsculos de relógios).

O *Hand tool dexterity test* (Fig. 6.8) (Teste de destreza com ferramentas manuais) utiliza ferramentas comuns para examinar o movimento coordenado de braço/mão/dedos durante uma tarefa funcional. A estrutura do teste consiste em uma placa plana à qual são conectadas duas placas laterais. O teste requer a desmontagem das porcas e parafusos em uma posição vertical usando as ferramentas apropriadas e a sua remontagem na posição vertical oposta. O teste é cronometrado e estão disponíveis dados normativos.

O *Roeder manipulative aptitude test* (Fig. 6.9) (Teste de aptidão manipulativa Roeder) mensura a coordenação de braço/mão/dedo (incluindo empurrar e torcer), bem como a coordenação olho-mão. Os materiais para o teste consistem em uma placa de plástico de alta densidade com quatro alvéolos para arruelas, barras, capas e porcas; uma barra em T para a colocação das montagens arruela-porca; e filas de soquetes para a instalação das porcas. O protocolo de teste inclui quatro operações cronometradas: montagens barra-capa com a mão dominante e montagem arruela-porca na barra em T usando ambas as mãos, a mão direita e a mão esquerda. Dados normativos estão disponíveis.

Outros testes padronizados e distribuídos comercialmente estão disponíveis. A seleção do instrumento padronizado deve se basear (1) na capacidade de movimento

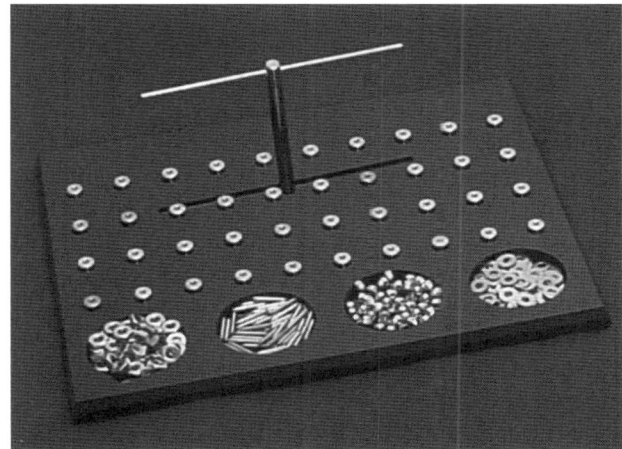

Figura 6.9 O teste de aptidão manipulativa de Roeder é pontuado pela contagem do número de porcas e arruelas montadas dentro do prazo estipulado. (Cortesia de Lafayette Instrument Co., Lafayette, IN 47903.)

que se pretende examinar, como o movimento recíproco, a composição do movimento, o tempo de reação ou a precisão; e (2) as tarefas necessárias para explorar plenamente o movimento coordenado para um indivíduo (i. e., tarefas unilaterais, tarefas simétricas bilaterais ou tarefas assimétricas bilaterais). Além disso, deve-se considerar cuidadosamente os critérios utilizados para a padronização do instrumento de teste e a disponibilidade de dados normativos para auxiliar na interpretação dos resultados.

Exame do controle postural e do equilíbrio

A **orientação postural** envolve o controle das posições relativas das partes do corpo por músculos esqueléticos uma em relação à outra e em relação à gravidade. O **equilíbrio** é a condição em que todas as forças que atuam sobre o corpo estão equilibradas, de modo que o *centro de massa (CDM)* está dentro dos limites de estabilidade, os limites da *base de apoio (BDA)*. Os objetivos gerais do sistema de controle postural, estabilidade e função são alcançados por meio de sistemas de controle integrados do SNC. O *controle postural reativo* ocorre em resposta a forças externas que atuam sobre o corpo (p. ex., perturbações) deslocando o CDM ou movendo a BDA (p. ex., plataforma móvel, bola terapêutica). Sistemas de *feedback* fornecem os *inputs* sensitivos necessários para iniciar respostas corretivas. O *controle postural proativo (antecipatório)* ocorre em antecipação às forças desestabilizadoras produzidas internamente, impostas aos movimentos do próprio corpo (p. ex., segurar uma bola com peso). A experiência prévia de um indivíduo possibilita que os

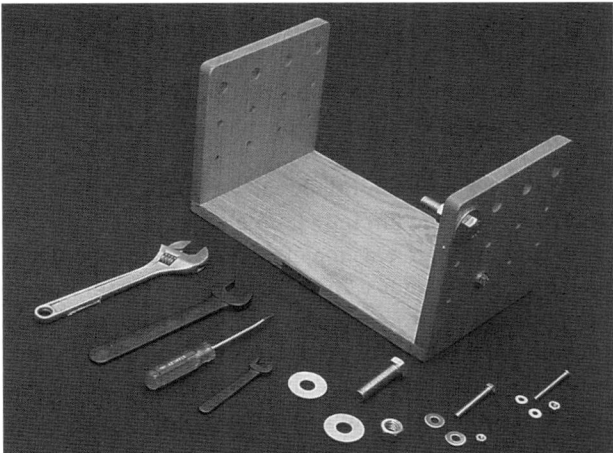

Figura 6.8 O teste de destreza com ferramentas manuais utiliza ferramentas comuns para a remoção e remontagem de porcas e parafusos. O teste é cronometrado a partir do início da tarefa (pegar a primeira ferramenta) até que o último parafuso seja fixado. (Cortesia de Lafayette Instrument Co., Lafayette, IN 47903.)

vários elementos do sistema de controle postural sejam pré-ajustados ou preparados para os próximos movimentos usando mecanismos antecipatórios. Os requisitos de postura variam dependendo das características da tarefa e do ambiente. O *controle postural adaptativo* possibilita que o indivíduo modifique sistemas sensitivos e motores em resposta à mudança na tarefa e nas exigências ambientais.[2] O equilíbrio emerge de uma interação complexa entre (1) sistemas sensitivos/perceptivos responsáveis pela detecção da posição do corpo e de movimento, (2) sistemas motores responsáveis pela organização e execução de sinergias motoras e (3) processos do SNC de nível superior responsáveis pela integração e por planos de ação. Portanto, um exame do equilíbrio deve incidir sobre cada uma dessas três áreas.

Alinhamento postural e distribuição de peso

Pode-se examinar o alinhamento postural normal em posição ortostática observando o alinhamento esquelético usando-se um prumo. É possível conseguir uma análise mais sofisticada usando sistemas de análise de movimento com emissão de sinais de luz, fotografia e eletromiografia. Em posição ortostática, o CDM está em um ponto a cerca de dois terços da altura do corpo, acima da BDA. A postura estática em pé é examinada posicionando o paciente com os pés afastados na largura dos ombros. Em vista lateral (alinhamento no plano sagital), o prumo está posicionado na frente do maléolo lateral. Espera-se que a *linha da gravidade (LDG)* vertical esteja próxima da maior parte dos eixos articulares: ligeiramente anterior às articulações do tornozelo e joelho, sobre ou ligeiramente posterior à articulação do quadril, sobre a linha média do tronco, ligeiramente anterior à articulação do ombro e sobre o meato acústico externo (Fig. 6.10).

Há presença de curvaturas naturais na coluna vertebral, mas elas estão achatadas na postura ereta, dependendo do nível de tônus postural, lordose lombar e cervical e cifose torácica. A pelve é mantida em posição neutra, sem inclinação anterior ou posterior. Em vista anterior ou posterior (análise do plano frontal), os pés estão posicionados à mesma distância do fio de prumo. O examinador observa se há simetria na distribuição do peso entre os pés e simetria de tronco e membros. O alinhamento normal minimiza a necessidade de contração muscular ativa durante a posição ortostática. Os músculos que estão tonicamente ativos em níveis baixos durante a postura em repouso incluem tibial anterior e gastrocnêmio-sóleo; tensor da fáscia lata, glúteo médio e iliopsoas; e abdominais e latíssimo do dorso.[137]

Em vista lateral na posição sentada, a cabeça e o tronco são verticais. Há presença de curvaturas naturais na

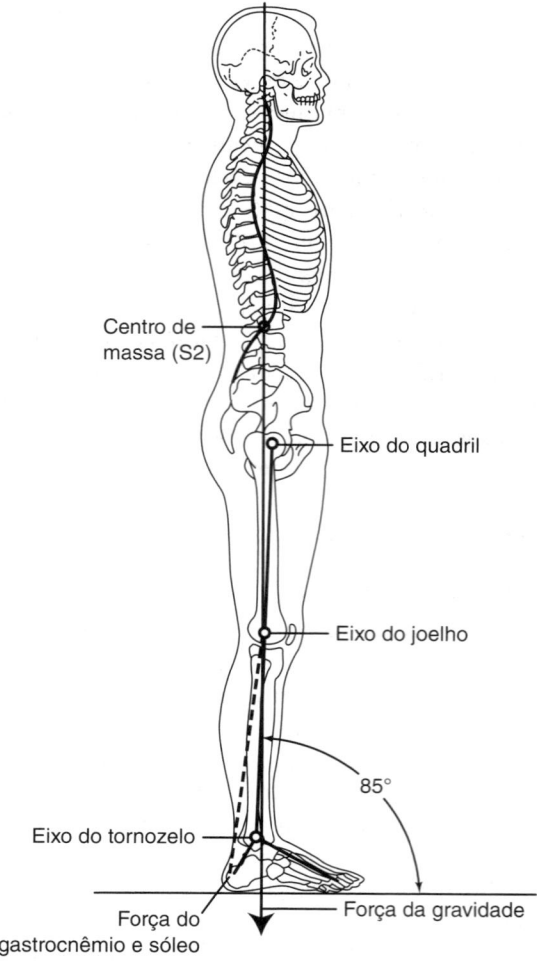

Figura 6.10 Alinhamento postural normal em posição ortostática no plano sagital. No alinhamento ideal, a LDG passa através das estruturas anatômicas identificadas.

coluna vertebral e a pelve é mantida em uma posição neutra (Fig. 6.11). Em vista anterior ou posterior, o tronco e a cabeça são mantidos na linha média, com descarga de peso simétrica em ambos os membros inferiores (nádegas, coxas e pés).[137]

Os **limites de estabilidade** são definidos como a distância máxima que um indivíduo é capaz de ou está disposto a se inclinar em qualquer direção sem perder o equilíbrio nem alterar a BDA. Assim, em pé, um indivíduo pode deslocar o peso para a frente e para trás ou de um lado para outro sem perder o equilíbrio nem dar um passo. Os limites de estabilidade são influenciados por uma série de fatores, incluindo características individuais, como a altura e o comprimento do pé para o LDE anterior/posterior (AP) e a distância entre os pés e a altura para o LDE medial/lateral (ML).[138] A posição do CDM e o movimento (velocidade e deslocamento) influenciam o LDE.[139] O ponto médio de LDE é denominado *alinhamento do CDM*. A *estabilidade* refere-se à capacidade de

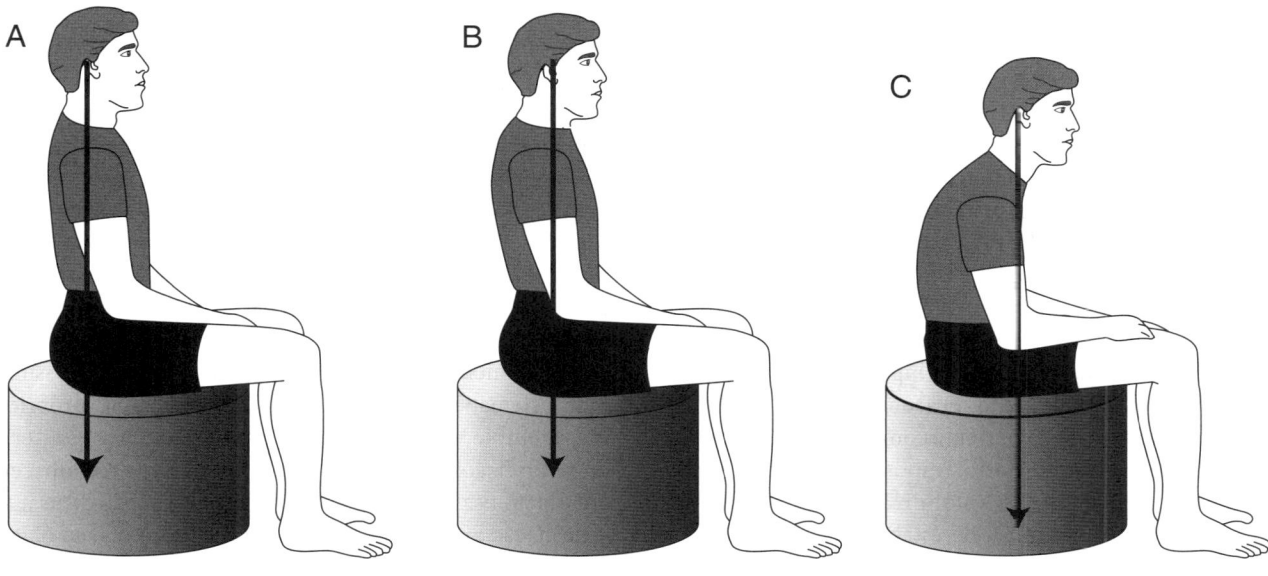

Posição sentada ereta ativa — Posição sentada ereta relaxada — Posição sentada desleixada

Figura 6.11 Alinhamento postural normal no plano sagital na posição sentada: (**A**) no alinhamento ideal, a linha da gravidade passa próximo dos eixos de rotação da cabeça, do pescoço e do tronco; (**B**) durante a posição sentada relaxada, a linha de gravidade muda muito pouco, mantendo-se próxima a esses eixos; e (**C**) durante a posição sentada desleixada, a linha da gravidade está bem à frente da coluna vertebral e dos quadris. (De O'Sullivan, SB and Schmitz, TJ. Improving Functional Outcomes in Physical Rehabilitation. Philadelphia: FA Davis; 2010.)

manter uma dada postura com movimento (oscilação) mínimo.[140] Durante a posição ortostática, um indivíduo normalmente apresenta mudanças posturais de pequena amplitude (oscilação postural), movimentando-se de forma cíclica e de modo intermitente de um lado para outro e do calcanhar para os artelhos. O *envelope de oscilação* refere-se ao trajeto do movimento do corpo durante a posição ortostática. Durante a marcha, existem movimentos mínimos do CDM para cima e para baixo e de um lado para outro, que resultam em uma curva sinusoidal suave. Na posição sentada, a BDA é maior e o CDM mais baixo (logo acima da base de apoio), resultando em um LDE maior.

Exame e documentação

O alinhamento postural e a inclinação podem ser examinados utilizando a inspeção visual com o paciente em pé na frente de um simetrógrafo.[141] Uma instrumentação mais sofisticada, a posturografia, utiliza placas de força para medir e quantificar as forças de reação do solo, que são ou medidas do centro de força (CDF) ou do centro de pressão (CDP). O CDF é calculado usando apenas as forças verticais; o CDP é calculado usando as forças de cisalhamento verticais e horizontais. Determina-se o peso sobre cada pé, calculam-se as forças e converte-se tudo em uma imagem visual (Fig. 6.12). O *software* de análise de dados fornece uma indicação da posição postural inicial

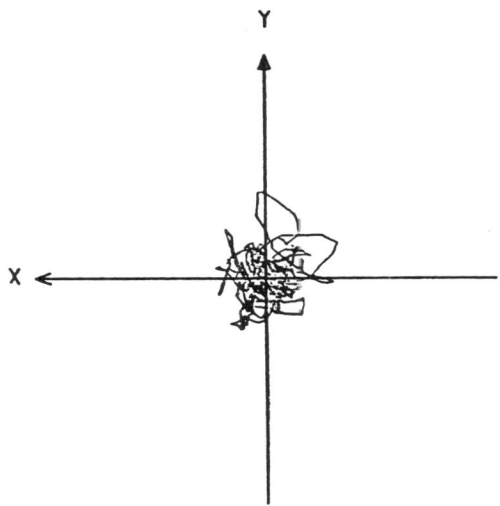

Figura 6.12 Oscilação postural. Registro do movimento do centro de pressão durante 60 segundos em um indivíduo que está sobre uma plataforma de equilíbrio. Valores: amplitude média do percurso de oscilação em polegadas = $0,13 \times 0,15$; comprimento do percurso = 32,2; e velocidade = 0,45 pol/s. (De Smith, L, et al.: Brunnstrom's Clinical Kinesiology, ed 5. Philadelphia, FA Davis, 1996, p. 406, com permissão.)

(centro de alinhamento), percurso médio da oscilação, excursão total da oscilação (LDE) e a zona de estabilidade. Esses achados são medidas válidas e confiáveis do controle postural.[142,143]

Utilizando essas informações, o fisioterapeuta pode determinar objetivamente a simetria postural do paciente, que é um reflexo da quantidade de peso colocado sobre cada pé. Os pacientes com assimetria podem apresentar o CDP em uma posição afastada da linha média. Por exemplo, o paciente com acidente vascular encefálico geralmente fica em pé com a maior parte do peso sobre o membro menos afetado. A estabilidade pode ser determinada por meio de medidas da oscilação postural. Um grande percurso de oscilação é evidência de instabilidade postural. Outro exemplo é o paciente com ataxia que normalmente demonstra respostas hipermétricas, com oscilação excessiva, movimentos descoordenados e estabilidade postural limitada. O paciente com doença de Parkinson apresenta o problema oposto: respostas hipométricas com oscilação diminuída e estabilização excessiva.[144,145] Determinam-se os limites de estabilidade solicitando-se ao paciente que desloque ativamente o peso em qualquer direção, o tanto quanto possível, sem perder o equilíbrio nem dar um passo. Os pacientes com déficits no controle motor normalmente têm LDE reduzida (excursão reduzida do CDP). Por exemplo, o paciente com acidente vascular encefálico demonstra limites de estabilidade reduzidos no lado mais afetado. O paciente com doença de Parkinson normalmente mostra LDE geral reduzido com limites de estabilidade anterior significativos se uma postura curvada for evidente. O LDE e o alinhamento do CDM normalmente também estão alterados em outros estados patológicos (p. ex., fraqueza muscular, deformidades esqueléticas e anormalidades no tônus). O reexame após o treinamento com *biofeedback* que utiliza uma plataforma de força tem sido utilizado para documentar a recuperação do controle postural após um acidente vascular encefálico.[146,147] Ele também tem sido usado para demonstrar a eficácia do treinamento por *biofeedback* usando dispositivos de treinamento em plataforma de força.[140,145,148]

Integração sensório-motora no controle postural

Os sistemas sensitivos (visual, somatossensorial e vestibular) fornecem ao SNC informações importantes sobre o controle postural e equilíbrio, incluindo informações sobre os resultados de nossas próprias ações e sobre o ambiente ao redor. O SNC integra esses *inputs* e inicia as ações conscientes dirigidas ao alvo e os ajustes automáticos inconscientes à postura e movimentos. Cada sistema sensitivo individual fornece informações únicas e importantes e nenhum sistema fornece todas as informações necessárias.

O sistema visual atua como uma importante fonte de informação para a capacidade de perceber movimentos e detectar a orientação relativa dos segmentos do corpo e orientação do corpo no espaço. Essa capacidade tem sido denominada **propriocepção visual**.[149] Identificaram-se dois sistemas visuais funcionais separados. Utilizaram-se vários nomes diferentes: (1) *visão focal* (visão cognitiva ou explícita) e (2) *visão do ambiente* (visão sensório-motora ou implícita). A visão focal desempenha um papel importante na localização de características no ambiente e na reação consciente a eventos visuais. Em contrapartida, a visão do ambiente utiliza todo o campo visual para fornecer informações sobre as características da localização em relação ao ambiente e para guiar movimentos usando o reconhecimento em grande parte não consciente.[6] Assim, cada sistema visual tem um significado funcional próprio. Por exemplo, o paciente com lesão encefálica que tem uma condição chamada de *ataxia óptica* pode reconhecer um objeto usando a visão focal, mas não é capaz de usar a informação visual para guiar com precisão a mão ao objeto (visão do ambiente prejudicada). O oposto ocorre em um paciente com acidente vascular encefálico que tem *agnosia visual*. O paciente não é capaz de reconhecer objetos comuns, mas pode utilizar o sistema da visão do ambiente para alcançar e segurar um objeto ou navegar por um ambiente. A visão também contribui para corrigir as reações da cabeça, do tronco e de membros (reações ópticas de retificação).

A acuidade visual (visão focal) pode ser examinada usando um quadro de Snellen. Uma distância acuitiva pior do que 20/50 terá um efeito significativo sobre a estabilidade postural.[150] Enquanto a visão focal é detectada apenas pela área central da retina, a visão do ambiente é detectada por todo o campo visual (visão central e periférica). Os pacientes com perda da visão periférica (p. ex., um paciente com acidente vascular encefálico e hemianopsia ou um paciente com glaucoma) podem demonstrar déficits na propriocepção visual e no desempenho funcional. A visão periférica pode ser examinada utilizando-se o *método de confrontação*. O paciente senta-se à frente do fisioterapeuta e é instruído a focar o olhar no nariz do fisioterapeuta. O fisioterapeuta traz então lentamente um alvo (dedo ou lápis em movimento) ao campo de visão do lado direito ou esquerdo do paciente. O paciente é instruído a indicar (apontar ou declarar) quando e onde o alvo é detectado. Pode-se examinar a visão do ambiente instruindo o paciente a navegar por toda a movimentada clínica de fisioterapia. Determinam-se as habilidades para navegar com segurança, localizar recursos no ambiente e antecipar as mudanças necessárias para evitar obstáculos e alcançar com sucesso a área-alvo. Os pacientes com acidente vascular encefálico que apresentam *desorientação topográfica* terão dificuldade para navegar em seu ambiente e entender a relação de um lugar com o outro.

Os *inputs* somatossensoriais incluem as sensações cutâneas e de pressão dos segmentos do corpo em contato com a superfície de apoio (p. ex., os pés em posição ortostática, as nádegas, coxas e os pés na posição sentada) e a propriocepção muscular e articular em todo o corpo. O leve contato com as mãos em uma superfície estável também é usado como um auxílio ao equilíbrio.[151] Isso fornece informações sobre a orientação relativa e o movimento do corpo em relação à superfície de apoio. A sensibilidade cutânea (toque e pressão) dos pés/tornozelos e a propriocepção dos pés/tornozelos e quadris são particularmente importantes na manutenção do equilíbrio em pé. A análise sensitiva dos membros e tronco é, portanto, essencial (ver Cap. 3, Exame da função sensitiva).

O sistema vestibular é uma importante fonte de informações para o controle postural e equilíbrio. Os canais semicirculares (CSC) detectam as forças de aceleração e desaceleração angulares que atuam sobre a cabeça enquanto os órgãos otolíticos detectam a aceleração linear e orientação da cabeça em relação à gravidade. Os CSC são sensíveis aos movimentos rápidos (fásicos) da cabeça, e os órgãos otólitos respondem aos movimentos de desaceleração da cabeça e mudança na posição em relação à gravidade. O sistema vestibular atua estabilizando o olhar durante os movimentos da cabeça por meio do *reflexo vestíbulo-ocular* (RVO) e ajudando na regulação do tônus postural e ativação de músculos posturais por meio do *reflexo vestíbulo-espinal* (RVE). Os testes de função vestibular incluem os testes de posição e movimento. Observa-se o paciente à procura de sintomas de disfunção vestibular (p. ex., tonturas, vertigens, nistagmo).[152] Veja o Capítulo 21, Distúrbios vestibulares, para uma discussão completa desse tópico.

Durante a postura ortostática, todos os *inputs* sensitivos contribuem para a manutenção da postura. A teoria da ponderação sensitiva especifica que o SNC pondera os vários estímulos sensitivos, dependendo do ambiente sensitivo específico e da tarefa.[153-156] A *postura ortostática relaxada* é definida como ficar em pé sobre uma superfície de apoio e arredores estáveis. A *postura ortostática perturbada* é definida como ficar em pé durante um breve deslocamento da superfície de apoio (superfície em movimento) ou o deslocamento do CDM sobre a BDA (perturbação). Em adultos intactos, durante a postura relaxada, o SNC coloca maior peso sobre os *inputs* somatossensoriais. Durante uma perturbação inesperada, os *inputs* somatossensoriais são ativados mais rapidamente e fornecem a maior parte do controle de reestabilização precoce, enquanto inputs visuais e vestibulares com velocidades de processamento mais lentas contribuem para componentes posteriores da resposta de reestabilização postural.[157] Se os *inputs* somatossensoriais estiverem prejudicados (p. ex., neuropatia periférica) ou se for introduzido um conflito somatossensorial (p. ex., em pé sobre uma espuma densa), a visão assume um papel maior. Se *inputs* somatossensoriais e visuais estiverem prejudicados ou ausentes, os *inputs* vestibulares serão fundamentais para manter a postura e resolver o conflito sensitivo. O uso dos *inputs* sensitivos pelo sistema nervoso central é flexível. As respostas de equilíbrio são dependentes da tarefa e do contexto e são acionadas pela ponderação do SNC com base na disponibilidade, sincronização e precisão das informações sensitivas específicas.

Como os *inputs* sensitivos são redundantes, o equilíbrio estável pode ser mantido com prejuízo significativo em superfícies instáveis ou em situações de conflito sensitivo. No entanto, se houver déficit em mais de um sistema sensitivo, deficiências substanciais no controle do equilíbrio serão evidentes.[158] Por exemplo, o paciente com diabetes crônica que tem neuropatia diabética (perda dos *inputs* somatossensoriais dos pés e tornozelos) e retinopatia diabética (deficiência visual) significativas irá demonstrar instabilidade postural e risco de queda também significativas. Além disso, o sistema cognitivo desempenha um papel importante no atendimento e na interpretação das informações para o planejamento de respostas posturais eficazes pelo SNC. A demanda de atenção varia dependendo da tarefa (novo aprendizado *versus* resposta familiar) e do ambiente (aberto *versus* fechado ou tarefa dupla). Os pacientes com prejuízos na cognição ou atenção demonstram maior risco de queda, especialmente para aquelas atividades com exigências elevadas de estabilidade.

Teste de Romberg

O **teste de Romberg** é historicamente um dos mais antigos testes sensitivos para o controle postural.[159] Durante o teste, o paciente é instruído a ficar com os pés unidos, olhos abertos (OA) e sem apoio durante 20 a 30 segundos. (Se o paciente demonstra oscilação ou instabilidade significativas com OA, o teste é interrompido.) O paciente é, então, solicitado a ficar com os olhos fechados (OF). Se o teste for negativo, não há nenhuma mudança ou apenas piora mínima com OF. Se o teste for positivo, o paciente é capaz de ficar com OA, mas demonstra um aumento significativo na oscilação e/ou instabilidade com OF. O *quociente de Romberg* refere-se à proporção de oscilação do corpo durante as condições de OA e OF e pode ser usado como uma medida da estabilidade.[2] Durante os testes, é importante dizer ao paciente que você está preparado para pegá-lo em caso de queda. Um teste de Romberg positivo é indicativo de uma perda de propriocepção (*ataxia sensitiva*) que ocorre com lesões da coluna posterior da medula espinal (p. ex., espondilose cervical, tumor, doença degenerativa da medula espinal, *tabes dorsalis*) e neuropatia periférica. Se ocorrer instabilidade em pé com OA, é provável que o paciente esteja demonstrando outra disfunção do SNC (p. ex., ataxia cerebelar ou disfunção vestibular). No teste de Romberg em tandem, os pés são colocados em tandem (calcanhar de um pé tocando o hálux do outro pé) e são impostas condições de OA e OF.

Teste de integração sensitiva

O *Teste de integração sensitiva* (*SOT*) é baseado no trabalho de Nashner[153,154] e determina a eficácia do SNC em utilizar e integrar diferentes *inputs* sensitivos. Ele examina a oscilação corporal durante a posição ortostática relaxada sob seis condições diferentes de testes sensitivos (Fig. 6.13). Utiliza-se um equipamento de posturografia dinâmica para fornecer uma plataforma em movimento que introduz perturbações mecânicas (movimentos de deslizamento ou inclinação). Uma tela que simula o movimento visual dos arredores é referenciada à oscilação e introduz conflito visual. Tanto os arredores quanto a placa de força são referenciados ao paciente por meio de mecanismos hidráulicos. A condição de teste 1 fornece informações somatossensoriais, visuais e vestibulares precisas e é a referência de base. Cada uma das outras cinco condições varia sistematicamente os *inputs* sensitivos, aumentando o nível de conflito sensitivo e dificuldade postural (Tab. 6.5).

As condições 1 a 3 são realizadas com o paciente em pé sobre uma superfície de apoio estável, fornecendo *inputs* somatossensoriais precisos. Os *inputs* visuais são variados: a

Tabela 6.5 Condições do teste de integração sensitiva.

Condição	*Input* sensitivo
Condição 1 Olhos abertos, plataforma estável (OAPE)	Todos os sistemas sensitivos inalterados
Condição 2 Olhos fechados, plataforma estável (OFPE)	Visão ausente Somatossensorial inalterado Vestibular intacto
Condição 3 Conflito visual com movimento dos arredores, plataforma estável (CVPE)	Visão alterada Somatossensorial inalterado Vestibular intacto
Condição 4 Olhos abertos, plataforma móvel (OAPM)	Visão inalterada Somatossensorial alterado Vestibular intacto
Condição 5 Olhos fechados, plataforma móvel (OFPM)	Visão ausente Somatossensorial alterado Vestibular intacto
Condição 6 Conflito visual com arredores móveis, plataforma móvel (CFPM)	Visão alterada Somatossensorial alterado Vestibular intacto

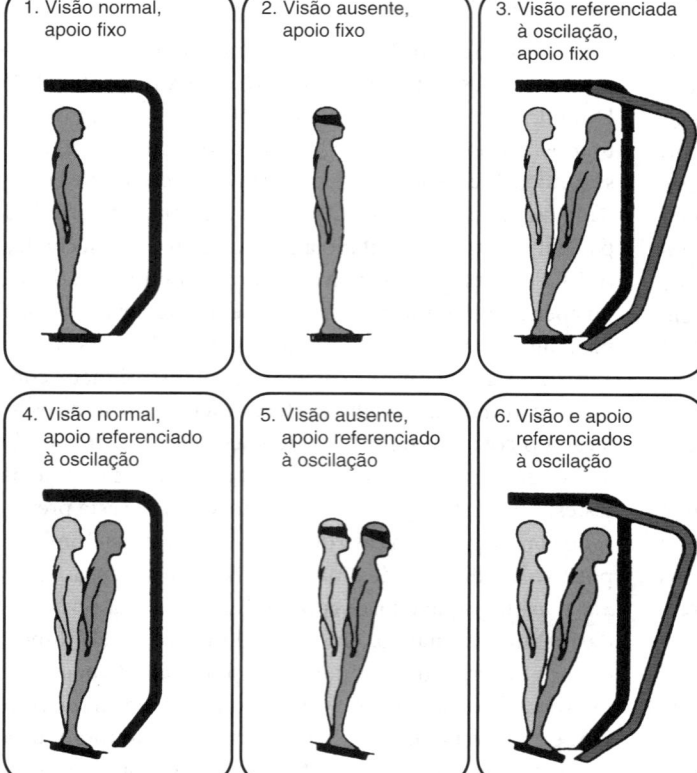

Figura 6.13 Teste de integração sensitiva.

condição 1 usa OA e a condição 2 usa OF. A condição 3 utiliza arredores visuais em movimento (tela) referenciados à oscilação do corpo, fornecendo assim informações visuais imprecisas. As condições de 4 a 6 repetem as condições visuais, mas com uma superfície de apoio alterada (plataforma móvel), que fornece informações somatossensoriais imprecisas. Nas condições 5 e 6, a manutenção da postura depende da disponibilidade e precisão dos *inputs* vestibulares, com redução nos *inputs* visuais e somatossensoriais. Assim, os pacientes com disfunção vestibular demonstrarão instabilidade máxima nas condições 5 e 6. Os pacientes que são dependentes da visão para o controle postural demonstrarão instabilidade nas condições 2, 3, 5 e 6. Os pacientes que são dependentes da superfície de apoio demonstrarão instabilidade nas condições 4, 5 e 6. Os pacientes que demonstram problemas de seleção sensitiva apresentam resultados anormais nas condições de 3 a 6.[2] Cada condição é mantida por 30 segundos. Se o paciente for capaz de manter a postura pelos 30 segundos necessários, o teste é progredido para a condição sensitiva seguinte. Se o paciente não tiver êxito na primeira tentativa, pode-se oferecer uma segunda chance. O SOT é pontuado pela observação de mudanças na quantidade e direção da oscilação postural. Pode-se usar um sistema de pontuação numérica.

1. Oscilação mínima
2. Oscilação leve
3. Oscilação moderada
4. Perda de equilíbrio

O equipamento de posturografia fornece um gráfico de barras impresso que indica o quão bom é o desempenho do paciente durante cada uma das seis condições em termos de oscilação postural. Relações comparando uma condição com a outra podem fornecer informações sobre a dependência de um sistema sensitivo em detrimento de outro. Análises adicionais da coordenação motora por meio da eletromiografia (EMG) podem fornecer informações sobre o nível relativo de atividade muscular individual, bem como padrões globais de recrutamento muscular.

Como em todos os testes de controle postural e equilíbrio, a segurança do paciente é uma consideração importante. Durante a posturografia, o paciente normalmente usa um cinto de segurança para evitar quedas. O apoio com o membro superior não é permitido durante o teste. No entanto, o equipamento inclui corrimões que podem ser usados como uma rede de segurança adicional.

Teste clínico para analisar a interação sensorial no equilíbrio

Na ausência dos sofisticados e caros equipamentos de posturografia, pode-se realizar uma versão modificada na prática clínica ou em casa. O *Clinical test for sensory interaction in balance (CTSIB)* é uma versão de baixa tecnologia do SOT desenvolvida por Shumway-Cook e Horak.[160] Ele utiliza espuma de média densidade para substituir a plataforma móvel e uma cúpula visual modificada (lanterna japonesa fixada à cabeça do indivíduo) para substituir o entorno visual móvel. Testam-se seis condições sensitivas, de forma semelhante ao SOT.[161] Existe também uma versão modificada do CTSIB: o m-CTSIB), que é mais simples de se realizar. Ela utiliza quatro condições de teste sensitivas diferentes (OA e OF em superfície plana e na espuma). As condições 3 e 6 são omitidas (condições da cúpula visual). A mesma postura é adotada em ambas as versões (i. e., pés afastados na largura dos ombros). Utilizam-se três tentativas de 30 segundos. Registra-se o tempo em equilíbrio e o aumento na oscilação ou a perda de equilíbrio. Documentam-se também as queixas subjetivas (p. ex., náuseas, tonturas) e estratégias posturais utilizadas (p. ex., as estratégias de tornozelo ou quadril, abertura e elevação dos braços) pelo paciente. O teste é interrompido se o paciente alterar a postura (afastar ou mover os pés, abrir os olhos) ou perder o equilíbrio, exigindo assistência manual.[162]

Estratégias de movimento para o equilíbrio

Em estudos observacionais de lactentes e crianças pequenas e animais lesionados (experimentos de descerebração), as reações endireitamento e equilíbrio compreendem o *mecanismo de reflexo postural*. As *reações de endireitamento* (RE) automáticas orientam a cabeça no espaço (RE óptico, RE labiríntico, RE corpo-cabeça) e o corpo em relação à cabeça e à superfície de apoio (RE pescoço-corpo, RE corpo-corpo). As *reações de equilíbrio* incluem reações de inclinação e reações de paraquedas ou de proteção. Em adultos normais, no entanto, os ajustes posturais são muito mais complexos e demonstram um elevado grau de adaptabilidade em resposta à tarefa e às exigências do contexto ambiental. Os ajustes posturais variam desde simples respostas do reflexo de estiramento à ativação de estratégias de movimento específicas (padrões sinérgicos). Músculos mais próximos à BDA são particularmente importantes para a manutenção do equilíbrio. À medida que o LDE é alcançado com uma perturbação no CDM, a magnitude da resposta postural é aumentada.

Estratégias de apoio fixo

O termo *estratégias de apoio fixo* refere-se às estratégias de movimento utilizadas para controlar o CDM ao longo de uma BDA fixa (estratégias no local). Em pé, a *estratégia do tornozelo* envolve deslocar o CDM para a frente e para trás, movendo o corpo (pernas e tronco) como um pêndulo relativamente fixo sobre as articulações do tornozelo (Fig. 6.14). Os músculos são ativados sequencialmente do sentido distal para proximal. Na oscilação para a frente, o gastrocnêmio é ativado em primeiro lugar, seguido pelos isquiotibiais e então pelos músculos paravertebrais. Na oscilação para trás, o tibial anterior é ativado em primeiro lugar, seguido pelo quadríceps e então pelos abdominais. A estratégia do tornozelo é uma estratégia comumente usada quando as frequências de oscilação são baixas e as perturbações no CDM são pequenas e estão dentro do LDE.

A *estratégia do quadril* envolve mudanças no CDM flexionando e estendendo os quadris (ver Fig. 6.14). Ela tem um padrão proximal de ativação muscular antes da ativação distal. Na oscilação para a frente, os abdominais são ativados em primeiro lugar, seguido pelo quadríceps. Na oscilação para trás, os músculos paravertebrais são ativados primeiro, seguidos pelos isquiotibiais. As estratégias do quadril fornecem controle primário para a estabilidade mediolateral. Os músculos do quadril (abdutores e adutores) são ativados para controlar a oscilação lateral. A estratégia do quadril normalmente é recrutada com frequências de oscilação mais rápidas (maiores do que 1 Hz) e maiores perturbações no CDM ou quando a superfície de apoio é pequena (menor do que o tamanho dos pés) ou complacente (p. ex., ficar em pé sobre a espuma).[163,164]

Estratégias de mudança no apoio

As *estratégias de mudança no apoio* são definidas como os movimentos de membros inferiores ou superiores para estabelecer um novo contato com a superfície de apoio.[97] A *estratégia de dar passos* realinha a BDA sob o CDM usando passos rápidos ou saltos unipodais na direção da força de deslocamento, como ao dar passos para a frente ou para trás. Em casos de desestabilização lateral, o indivíduo dá um passo para o lado ou um passo cruzado para trazer a BDA de volta sob o CDM. As estratégias de dar passos normalmente são recrutadas em resposta a perturbações posturais rápidas e grandes quando as estratégias de tornozelo e quadril não são suficientes para recuperar o equilíbrio (p. ex., quando o CDM excede a BDA) (ver Fig. 6.14). Os movimentos de mudança de apoio dos membros superiores (alcançar ou agarrar) também podem ajudar na estabilização do CDM sobre a BDA, e exercem uma função protetora em absorver impactos e proteger a cabeça em um evento de queda. Os movimentos de alcançar ajudam a estender a BDA e estabilizar a postura. Verificou-se que essas reações são predominantes em situações de desestabilização, que ocorrem em 85% das tentativas. As estratégias de dar passos também eram frequentes, levando os pesquisadores a sugerir que as estratégias de mudança no apoio não devem ser vistas apenas como estratégias de último recurso. Elas muitas vezes são iniciadas bem antes do CDM se aproximar ou ultrapassar o LDE, ao contrário da visão tradicional.[164-166]

Embora essas estratégias de movimento tenham sido investigadas individualmente, como padrões de movimento distintos, pesquisas também mostraram que, durante o equilíbrio normal, utilizam-se combinações de estratégias.[163] As estratégias de controle de movimento devem ser vistas em um *continuum*. O SNC passa rapidamente de um padrão para o outro, dependendo das exigências de controle da atividade e do ambiente. Assim, uma força desestabilizadora pode produzir uma estratégia de tornozelo inicial que progride rapidamente para uma estratégia de quadril conforme é necessário maior controle para recuperar o equilíbrio. Quando o deslocamento é grande e as estratégias de tornozelo e quadril se revelarem inadequadas, pode ser necessária uma estratégia de dar passos para evitar uma queda.[167] O SNC usa o monitoramento contínuo do *feedback* sensitivo para alcançar a flexibilidade e a capacidade de adaptação das estratégias de movimento para o controle postural multidirecional.

Na posição sentada, a BDA é composta pelas coxas e nádegas, além dos pés, se estes estiverem em contato com a superfície de apoio. As estratégias posturais para manter

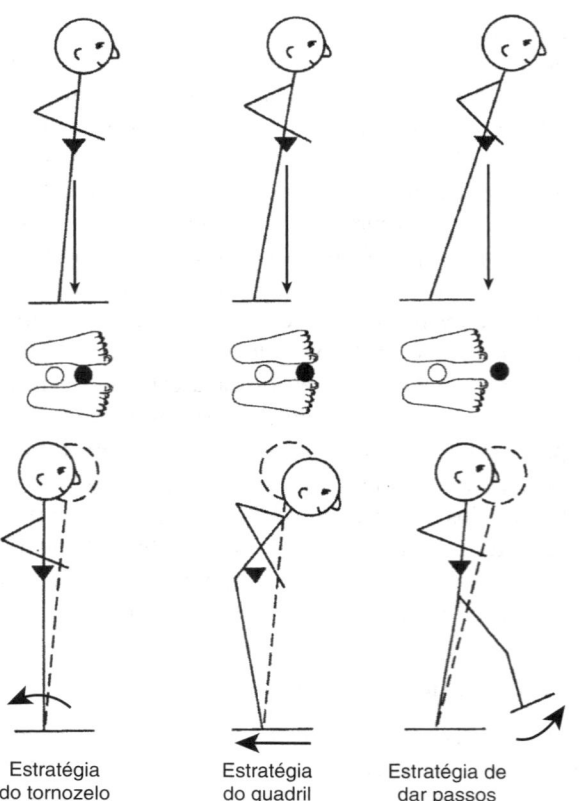

Figura 6.14 Estratégias para corrigir perturbações no equilíbrio.

o equilíbrio incluem o movimento do tronco sobre os quadris. A oscilação para trás invoca respostas primárias nos flexores de quadril em conjunto com a atividade dos músculos abdominais e flexores do pescoço. Na oscilação para a frente, os músculos extensores de quadril são ativados com os extensores de pescoço e tronco. Se os pés estiverem em contato com o chão, o tibial anterior é recrutado durante os movimentos de alcançar para a frente do braço, e o gastrocnêmio é recrutado para frear movimentos para a frente e devolver o corpo à posição sentada ereta.[168] *Inputs* somatossensoriais de rotação para trás da pelve podem desempenhar um papel importante no acionamento das estratégias posturais na posição sentada.[169] Nos movimentos no plano frontal, a atividade dos abdutores e adutores, com o quadrado do lombo, é importante para fornecer estabilidade mediolateral.

Exame e documentação das estratégias de movimento

Controle em posição ortostática

O exame das estratégias de movimento deve começar primeiro com os elementos musculoesqueléticos (ADM, tônus postural e força). A fraqueza e ADM limitada nos tornozelos influenciarão a utilização bem-sucedida de uma estratégia de tornozelo, enquanto a fraqueza e ADM limitada nos quadris influenciarão a estratégia do quadril. Pode-se esperar limitações na ADM de pescoço em pacientes com distúrbios vestibulares primários. Deve-se determinar as estratégias de movimento disponíveis em resposta às desestabilizações AP (anterior/posterior) e ML (medial/lateral).

A posturografia dinâmica fornece a maneira ideal para estudar as estratégias motoras durante a posição ortostática. O *Movement coordination test* (*MCT*), desenvolvido por Nashner et al.,[164] fornece informações sobre as respostas posturais para controlar o CDM quando a plataforma se move, incluindo a simetria da descarga de peso e as forças geradas, a latência das respostas posturais, a amplitude da resposta em relação ao tamanho do estímulo, e a estratégia utilizada (tornozelo ou quadril). O monitoramento da EMG pode revelar padrões e latências específicos de ativação muscular. A principal desvantagem desse equipamento é o seu uso limitado na prática clínica em decorrência dos custos e da falta de portabilidade (p. ex., normalmente é encontrado em clínicas especializadas em equilíbrio ou disfunção vestibular). Também falta uma correlação com o desempenho durante tarefas funcionais (p. ex., deambulação).

Durante a postura perturbada, a direção das perturbações pode ser variada (AP e ML). As estratégias de movimento utilizadas e o sucesso dos esforços de reestabilização devem ser examinados e documentados. Uma instabilidade direcional específica pode ser evidente. Os pacientes podem demonstrar ausência ou diminuição no uso de uma estratégia com o aumento na dependência de outra. Por exemplo, os idosos com perda somatossensorial nos pés e tornozelos normalmente renunciam à estratégia de tornozelo e utilizam precocemente uma estratégia de quadril. Deve-se examinar o sequenciamento das sinergias de movimento e determinar o padrão de ativação. Por exemplo, o padrão ascendente de ativação (distal-proximal) pode estar ausente em pacientes com forte espasticidade. É provável que o fisioterapeuta veja um padrão de ativação do sentido proximal para distal com forte coativação dos músculos espásticos nos quadris e joelhos.

Controle na posição sentada

Deve-se examinar o controle postural e o equilíbrio na posição sentada. Durante a posição sentada relaxada, deve-se determinar o grau e a direção da oscilação. Durante a posição sentada perturbada sem apoio, deve-se examinar e documentar as estratégias de movimentos disponíveis para evitar a desestabilização. As estratégias de apoio manual (segurar na borda do assento) ou estratégias de gancho com o membro inferior (gancho de pé e perna em torno da plataforma para pernas do tablado) são estratégias comuns na presença de instabilidade significativa. A instabilidade na posição sentada é comum em muitos pacientes com disfunção neurológica. Por exemplo, os pacientes com acidente vascular encefálico podem demonstrar maior oscilação, problemas para ativar os músculos do tronco (p. ex., flexão e extensão voluntária do tronco), limitação na extensão e direção do movimento de alcançar e alinhamento postural alterado com maior peso colocado sobre o lado menos afetado.

Documentação

Para o controle em pé e sentado, o fisioterapeuta determina e documenta se as estratégias de movimento estão (1) presentes e normais, (2) presentes, mas limitadas ou retardadas, (3) presentes, mas inadequadas ao contexto ou à situação específica, (4) anormais ou (5) ausentes.[91] A capacidade de modificar as estratégias posturais e adaptar os movimentos às mudanças nas condições da tarefa também deve ser documentada. Por exemplo, o paciente pode ser convidado a ficar em pé primeiro com a distância normal entre os pés e, em seguida, com uma BDA estreitada (postura com pés unidos, em tandem ou em apoio unipodal). A Tabela 6.6 apresenta um exemplo de uma escala funcional de graduação do equilíbrio com descritores que podem ser usados para definir o controle estático e dinâmico na posição sentada e em pé.

Controle postural antecipatório

Deve-se examinar o *controle postural antecipatório*, a capacidade de ativar ajustes posturais com antecedência

Tabela 6.6 Graus de equilíbrio funcional

4 Normal	Paciente capaz de manter o equilíbrio estável sem o apoio de mão (estático). Paciente aceita o desafio máximo e pode deslocar o peso facilmente dentro da amplitude completa em todas as direções (dinâmicas).
3 Bom	Paciente capaz de manter o equilíbrio sem o apoio de mão, oscilação postural limitada (estático). Paciente aceita um desafio moderado; capaz de manter o equilíbrio enquanto pega objetos do chão (dinâmico).
2 Razoável	Paciente capaz de manter o equilíbrio com o apoio de mão; pode exigir assistência mínima ocasionalmente (estático). Paciente aceita um desafio mínimo; capaz de manter o equilíbrio enquanto vira a cabeça/o tronco (dinâmico).
1 Ruim	Paciente requer apoio manual e auxílio moderado a máximo para manter a posição (estático). Paciente incapaz de aceitar o desafio ou mover-se sem perda no equilíbrio (dinâmico).
0 Ausente	Paciente incapaz de manter o equilíbrio

aos movimentos voluntários desestabilizadores.[2] Por exemplo, o fisioterapeuta pede ao paciente que está em pé ou sentado para levantar ambos os braços acima da cabeça ou pegar uma bola com peso. Examinam-se e documentam-se mudanças no controle da estabilidade postural durante a realização da atividade voluntária. O controle postural antecipatório prejudicado é encontrado em muitos indivíduos com deficiência na função motora, incluindo pacientes com acidente vascular encefálico,[170,171] doença de Parkinson[172] e lesão encefálica.[173]

Controle de tarefa dupla

Deve-se examinar o controle de tarefa dupla. Trata-se da capacidade de realizar uma tarefa secundária (motora ou cognitiva) enquanto mantém-se o controle em pé ou sentado. Por exemplo, enquanto em pé, o paciente é convidado a realizar subtração em séries de sete a partir do 100 (tarefa verbal-cognitiva simultânea) ou colocar água em um copo (tarefa motora secundária). Os pacientes com doença de Parkinson mostraram comprometimento significativo no controle de tarefa dupla.[174,175] Os pacientes com traumatismo cranioencefálico e acidente vascular encefálico também mostraram problemas com esse controle.[176,177]

Instrumentos padronizados: controle postural e equilíbrio

Esta seção apresenta testes de equilíbrio (testes de coordenação de equilíbrio) específicos comumente em uso na atualidade. O leitor deve analisar cada teste para determinar quais aspectos do controle postural e equilíbrio estão sendo examinados (p. ex., controle estático ou dinâmico, controle proativo ou reativo). As deficiências e as limitações nas atividades únicas do paciente ajudarão a determinar quais testes são os mais adequados para uso. O paciente deve entender que uma variedade de atividades funcionais será usada durante o teste. Algumas atividades serão mais difíceis do que outras e resultarão em instabilidade. Deve-se assegurar ao paciente que o fisioterapeuta irá protegê-lo de quedas o tempo todo. Durante os testes, deve-se observar todas as precauções de segurança, incluindo o contato próximo ou defensivo e o uso de um cinto de marcha ou cinto de segurança, conforme indicado. Exemplos de itens para o teste de equilíbrio podem ser encontrados na Tabela 6.3.

Instrumentos padronizados para o exame do equilíbrio e marcha são particularmente úteis em (1) identificar deficiências de coordenação associadas a um nível de habilidade em tarefa motora; (2) tomar decisões sobre as diferenças entre o desempenho do paciente e os parâmetros normais de controle postural e marcha; e (3) fornecer dados para informar as decisões sobre os mecanismos subjacentes responsáveis por produzir as deficiências do movimento. Testes padronizados com confiabilidade, validade e sensibilidade estabelecidos estão disponíveis. A pontuação normalmente é baseada em uma escala com descrições específicas dos critérios para o desempenho bem-sucedido. As observações de desempenho também podem ser cronometradas com um cronômetro.[178,179]

Escala de equilíbrio de Berg

A escala de equilíbrio de Berg (EEB), desenvolvida por Berg et al.,[180-183] é uma medida objetiva das habilidades de equilíbrio estático e dinâmico. A escala é composta por 14 tarefas funcionais comumente realizadas na vida cotidiana. Os itens variam da posição sentada ou ortostática sem apoio a transições de movimento (da posição sentada para em pé, de pé para sentado), variações na posição ortostática (OA/OF), pés juntos, alcançar para a frente, pegar um objeto do chão, virar, ficar em apoio unipodal, até colocar o pé sobre um banquinho. A pontuação utiliza uma escala ordinal de cinco pontos, com pontuação variando de 0 a 4. Fornecem-se critérios descritivos a cada nível de pontuação: uma pontuação de 4 é usada para indicar que o paciente *atua de modo independente e atende aos critérios de tempo e distância*, e uma pontuação de 0 é usada para *incapaz de realizar* (ver Apêndice 6.A). Uma pontuação máxima de 56 pontos é possível.

A EEB foi desenvolvida especificamente como uma medida da função do equilíbrio em pacientes com acidente vascular encefálico e demonstrou ser uma medida sensível do equilíbrio funcional em idosos em geral.[183] As pontuações da escala de equilíbrio têm-se mostrado úteis em prever quedas em idosos e avaliar alterações em pacientes submetidos à fisioterapia.[183-185] Pontuações de 45 ou abaixo estão associadas a um alto risco de quedas recorrentes ou múltiplas, com aumento significativo em uma pontuação abaixo de 40.[186,187] Estudos com idosos residentes na comunidade e aqueles com acidente vascular encefálico crônico que analisaram cada item específico revelaram que itens específicos da EEB podem ter maior precisão do que a EEB total em classificar os indivíduos com alto risco de queda. Esses itens incluem pegar um objeto do chão e ficar em apoio unipodal,[188,189] bem como girar 360°, colocar os pés alternadamente em um banquinho e ficar em postura de tandem.[188] Donoghue e Stokes[190] investigaram a mínima diferença detectável (MDD) nas pontuações na EEB que seria necessária para indicar uma mudança significativa em idosos. Com escores de base na EEB de 45 a 56, a MDD é de 4 pontos; com escores entre 34 e 44, a MDD é de 5 pontos; com escores entre 25 e 34, a MDD é de 7 pontos; e com escores de 0 a 24, a MDD é de 5 pontos. Também foram descritos os escores mínimos para as pessoas em risco de queda[191] e idosos usando auxiliares de marcha.[192]

Escala de equilíbrio de Tinetti (*Performance-Oriented Mobility Assessment*, POMA)

A escala de equilíbrio de Tinetti, desenvolvida por Tinetti et al.,[193,194] fornece uma medida breve e confiável do equilíbrio estático e dinâmico.[195] Os itens são organizados em dois subtestes de equilíbrio e marcha. Os itens do teste de equilíbrio incluem o equilíbrio estático na posição sentada, passar da posição sentada para a em pé e da posição em pé para a sentada, o equilíbrio em pé (estático, com um delicado empurrão esternal, OF) e equilíbrio dinâmico em pé (girando 360°). Os itens do teste de marcha incluem o início da marcha, trajetória, interrupção do passo (tropeço ou perda de equilíbrio), girar e caminhada cronometrada. Alguns itens são pontuados em uma escala de dois pontos (0 ou 1) e alguns em uma escala de três pontos (0 a 2) (ver Apêndice 6.B). A escala POMA I original tem uma pontuação total possível de 28. Ela foi desenvolvida para uso com o idoso frágil, especialmente aqueles residentes em abrigos de idosos com uma propensão à queda.[196,197] Os pacientes com pontuação inferior a 19 são considerados de alto risco para quedas e aqueles que se situam entre 19 e 24 estão em risco moderado. A versão revisada, o POMA Ia, inclui cinco itens adicionais e foi projetada para uso como um preditor de quedas entre idosos residentes na comunidade (com uma pontuação total possível de 40). O POMA II foi desenvolvido como uma medida de desfecho em um estudo da fragilidade e prevenção de lesão (o Yale Frailty and Injuries: Cooperative Studies of Intervention Techniques [FICSIT] trial), com uma pontuação total possível de 54.[198]

Testes de alcance

O *Teste de alcance funcional* (TAF) foi desenvolvido por Duncan et al. para fornecer um rastreamento rápido de problemas de equilíbrio em idosos.[99-201] Consiste na distância máxima que alguém é capaz de alcançar à frente além do comprimento do braço, mantendo uma BDA fixa na posição ortostática. O teste usa um referencial de nível instalado na parede e posicionado na altura do acrômio do paciente. O paciente fica de lado para uma parede (sem tocá-la), com os pés afastados na largura dos ombros e o peso distribuído igualmente em ambos os pés. O ombro é flexionado a 90° e o cotovelo é estendido com a mão fechada. Faz-se uma medição inicial da posição do terceiro metacarpal até o referencial de nível. No alcançar à frente, o paciente é instruído a inclinar-se o mais à frente possível, sem perder o equilíbrio nem dar um passo. Faz-se também uma segunda medição utilizando o terceiro metacarpal como referência. Esta medição é então subtraída da medição inicial. Consulte a Tabela 6.7 para os valores normativos do TAF.

O *Teste de alcance multidirecional* (TAM), desenvolvido por Newton, evoluiu do TAF inicial e mede até que ponto um indivíduo pode alcançar à frente, atrás e na lateral.[202,203] No alcance atrás, a posição de teste é a mesma que para o TAF, com a posição do referencial de nível invertida para detectar movimentos posteriores. No alcance lateral, o paciente fica virado para fora da parede e alcança lateralmente à direita (e, em seguida, à esquerda), o tanto quanto possível. Permite-se que o paciente faça uma tentativa de

Tabela 6.7 Valores de referência para o alcance funcional por idade

Idade	Homens (cm)	Mulheres (cm)
20 a 40	42,4 (± 4,8)	37,1 (± 5,6)
41 a 69	37,9 (± 5,6)	35,1 (± 5,6)
70 a 87	31 (± 4,1)	26,7 (± 8,9)

De Duncan et al.[199]

prática antes do início das três tentativas reais. O fisioterapeuta registra o alcance funcional em centímetros ou polegadas das três tentativas e, em seguida, calcula a média das três tentativas. A quantidade de alcance é influenciada por vários fatores, incluindo tamanho e altura do indivíduo, gênero, idade e estado de saúde. Deve-se documentar a estratégia de movimento utilizada durante o teste de alcance (i. e., estratégia de tornozelo ou quadril, rotação do tronco, protração da escápula). Consulte a Tabela 6.8 para os valores normativos de TAM para idosos. O alcance modificado também pode ser mensurado de modo confiável na posição sentada.[204,205]

Teste Get up and go cronometrado

O *Teste Get up and go cronometrado (GUG)*, desenvolvido por Mathias et al.,[206] é uma medida rápida do equilíbrio dinâmico e da mobilidade. O paciente está sentado confortavelmente em uma cadeira firme, com braços e costas apoiados na cadeira. O paciente é instruído a levantar-se, ficar em pé momentaneamente e, em seguida, caminhar 3 metros em direção a uma parede em velocidade de caminhada normal, virar sem tocar na parede, retornar à cadeira, virar e sentar-se. Utiliza-se fita adesiva para marcar a distância percorrida e o ponto em que o indivíduo virou. O desempenho no teste GUG original é pontuado com uma escala ordinal de cinco pontos, variando de 1, Normal (sem risco de quedas) a 2, Muito levemente anormal; 3, Levemente anormal (aumento no risco de quedas); 4, Moderadamente anormal; e 5, Gravemente anormal (alto risco de quedas). Se for necessário um auxiliar de marcha, registra-se o tipo. A natureza subjetiva dos graus, com muito pouco descritores adicionais, levou a uma confiabilidade apenas limitada.

Os esforços de Podsiadlo e Richardson[207] para melhorar a objetividade e a confiabilidade resultaram no *Teste up and go cronometrado (TUG)*. A cronometragem começa quando o paciente é instruído a "ir" e termina quando o paciente retorna à posição inicial sentado na cadeira. Adultos saudáveis são capazes de completar o teste em menos de 10 segundos. Idosos (idades entre 60 e 80) apresentaram pontuações médias inferiores a 10 (média de 8).[207-209] Pontuações de 11 a 20 segundos são consideradas dentro do comum para idosos frágeis ou pessoas com deficiência; pontuações de mais de 30 segundos são indicativas de mobilidade funcional prejudicada e elevado risco de queda. O TUG tem sido usado para examinar déficits na mobilidade funcional em pacientes com acidente vascular encefálico[210,211] e doença de Parkinson.[212,213] Relataram-se mínimas alterações detectáveis nas pessoas com doença de Parkinson.[214]

Testes de caminhada cronometrada

O teste de caminhada cronometrada é uma parte importante da análise do controle postural e do equilíbrio. O paciente é convidado a caminhar na sua *velocidade preferida* a uma distância claramente demarcada no chão (p. ex., teste de caminhada de 10 m). O paciente é, então, solicitado a caminhar novamente na *velocidade máxima*, o mais rápido possível. Mede-se o tempo usando um cronômetro. Os resultados descrevem a velocidade (metros/segundo ou pés/segundo) ou menos frequentemente o tempo total gasto (segundos). Fazem-se comparações entre os dois testes. A velocidade de marcha tem demonstrado ser uma medida sensível do desempenho funcional.[215] Existe uma vasta gama de velocidades de marcha normais relatadas, entre 1,2 e 1,5 m/s em adultos jovens saudáveis. As velocidades de marcha diminuem em idosos (0,9 a 1,3 m/s), em indivíduos com deficiência e naqueles que necessitam de dispositivos auxiliares.[216]

Os testes de distância (p. ex., *Teste de caminhada de 3, 6 ou 12 minutos*) também podem ser usados para documentar a mobilidade funcional.[217-220] O paciente é instruído a andar em um ritmo confortável. Durante o teste, o paciente pode parar para descansar ou usar um dispositivo auxiliar, conforme necessário. Registra-se a distância total percorrida durante o tempo de caminhada preestabelecido, junto com a velocidade de marcha média, número de pausas, número de desvios de um percurso de marcha de 38 cm de largura e número de episódios de perda de equilíbrio (PDE). Pode-se documentar também outros parâmetros, incluindo a BDA, a largura do passo, o comprimento do passo, a

Tabela 6.8 Valores de referência do teste de alcance multidirecional (TAM)

Alcance-TAM	Média (cm) ± desvio padrão Média de idade, 74	Acima da média (cm)	Abaixo da média (cm)
À frente	22,6 ± 8,6	> 31,0	< 14,2
Atrás	11,7 ± 7,9	> 19,3	< 4,1
Lateral direita	17,8 ± 7,6	> 23,9	< 9,7
Lateral esquerda	16,7 ± 7,1	> 23,9	< 9,7

De Newton.[203]

cadência, os movimentos de tronco e membros e a intolerância ao esforço (frequência cardíaca, dor torácica, falta de ar, escala de esforço percebido [EEF]). Consulte o Capítulo 7, Exame da marcha, para obter uma descrição mais completa. As anormalidades na marcha devem ser cuidadosamente documentadas. A inconsistência e irregularidade dos passos e movimentos, trançar os membros, cambalear, passos muito espaçados e braços estendidos para os lados em posição de defesa elevada ou baixa são indicativos de diminuição no controle postural e equilíbrio.[221]

Índice de marcha dinâmica

O Índice de marcha dinâmica (*DGI*), desenvolvido por Shumway-Cook et al.,[187] examina a capacidade do paciente de executar variações na marcha sob comando. Os itens incluem mudar de velocidade (caminhada em velocidade normal e em alta velocidade), deambular virando a cabeça (olhar à direita ou à esquerda, olhar para cima ou para baixo), andar e virar em pivô, passar por cima ou em torno de um obstáculo e utilizar escadas (subir ou descer). Uma escala de quatro pontos (0 a 3) inclui descritores específicos de controle normal (3), comprometimento leve (2), insuficiência moderada (1) e deficiência grave (0), com uma pontuação máxima possível de 24. O DGI parece ser sensível em predizer a probabilidade de quedas em idosos (uma pontuação abaixo de 19 é indicativa de risco aumentado de quedas). Também tem sido usado em indivíduos com disfunção vestibular,[222-225] acidente vascular encefálico crônico[225,226] e esclerose múltipla.[227] Whitney et al.[222] encontraram uma correlação moderada entre o Índice de marcha dinâmica e a Escala de equilíbrio de Berg ao testar indivíduos com disfunção vestibular e no equilíbrio.

Testes de tarefa dupla

Parar de caminhar ao falar (Stops walking while talking)

O *Stops walking while talking (SWWT)*, também conhecido como *Walkie-talkie test*, pode ser usado para determinar os efeitos da demanda de atenção por meio da introdução de uma tarefa secundária, a fala, durante a caminhada. O paciente anda a uma velocidade confortável escolhida por ele. O fisioterapeuta caminha ao lado do paciente e inicia uma conversa. Fazem-se perguntas que exigem mais do que respostas de "sim" ou "não". O teste é positivo se o paciente para de andar a fim de falar. Este teste não tem sensibilidade para a ampla gama de alterações que podem ocorrer com a dupla-tarefa.

Pode-se melhorar a sensibilidade introduzindo tarefas duplas durante a caminhada cronometrada (*Timed up and go*, Teste de caminhada de 10 m). Por exemplo, durante o Teste de caminhada de 10 m na velocidade normal de marcha, introduz-se uma tarefa cognitiva secundária (p. ex., subtração em séries de três a partir de 100). Compara-se o tempo entre o teste usual (tarefa única: caminhar) e a caminhada com tarefa dupla. Examinam-se as alterações no desempenho, incluindo hesitações ou paradas, redução na estabilidade postural e aumento na variabilidade da deambulação (passos fora do percurso). Determinam-se também alterações cognitivas (quantidade de erros, desaceleração). Exemplos de outras tarefas cognitivas secundárias que podem ser introduzidas incluem recitar o alfabeto ou citar alternadamente as letras do alfabeto ou andar e lembrar (*Digit span memory test*).[228] Pode-se esperar que os pacientes com comprometimento da atenção e do controle postural (particularmente o controle automático da postura) mostrem dificuldades. Encontraram-se déficits no desempenho de tarefa dupla em indivíduos com acidente vascular encefálico, traumatismo cranioencefálico,[229,230] esclerose múltipla, doença de Parkinson[231,232] e em idosos em risco de quedas.[233-236] Os prejuízos no desempenho de tarefa dupla também foram encontrados em pacientes com acidente vascular encefálico durante as atividades de equilíbrio sentado.[237]

A interferência da tarefa secundária durante a caminhada também pode ser introduzida com o desempenho de outras tarefas motoras. Por exemplo, o DGI usa andar girando a cabeça ao comando e o desvio de obstáculos. Os indivíduos podem também ser convidados a pegar e carregar um pacote, uma bandeja ou um copo de água durante a caminhada. É importante escolher tarefas que estejam dentro das capacidades do indivíduo e que sejam apropriadas aos objetivos funcionais e ambientes-alvo do paciente. Compara-se o tempo da caminhada usual (desempenho de tarefa única) e o desempenho de tarefa dupla. Estas formas de caminhada complexa também são suscetíveis de resultar em velocidades de locomoção diminuída e variações no controle postural.[228]

Testes de equilíbrio sentado

O *Function in sitting test* (FIST), desenvolvido por Gorman et al.,[238] é um teste de 14 itens que analisa a capacidade da pessoa de manter o equilíbrio sentado durante a posição sentada estática (mãos no colo) com os olhos abertos e olhos fechados, bem como durante desafios dinâmicos ao equilíbrio. Os desafios reativos incluem leves desequilíbrios provocados com a mão (anterior, posterior e lateral). Os desafios antecipatórios incluem mover a cabeça de um lado para o outro, levantar o pé, virar e pegar um objeto com o alcance atrás, à frente e lateral, pegar um objeto do chão, e sair depressa (anterior, posterior e lateral). O FIST é pontuado em uma escala de 5 pontos, com 0 definido como assistência completa e 4 como independente. Descritores acompanham cada uma das pontuações e definem a quantidade e o tipo de pistas necessárias, o nível de assistência de membro superior ou a assistência física adicional necessária. O FIST foi desenvolvido por um conselho de especialistas e testado em adultos com acidente vascular encefálico agudo (dentro de 3 meses do insulto). Ele demonstra boa validade (conteúdo, construto e concorrente) e confiabilidade e fornece uma medida objetiva e fácil de administrar da posição sentada inicial em pessoas com capacidade funcional limitada.

Confiança no equilíbrio percebida

Durante a entrevista inicial, o fisioterapeuta deve perguntar quais atividades o paciente se sente mais inseguro em desempenhar e que são mais suscetíveis de causar uma queda. O fisioterapeuta deve determinar também uma história de eventos de queda que possam ter ocorrido nos últimos dias ou meses, bem como quaisquer lesões sofridas. Se possível, pode-se também solicitar ao paciente que autoavalie as habilidades de equilíbrio utilizando uma medida autorrelatada da confiança no equilíbrio (ver escalas abaixo). Como todas são medidas da confiança percebida, não devem ser administradas após um teste de desempenho que possa comprometer a percepção em caso de surgimento de dificuldades. Os indivíduos com baixa autoconfiança (autoeficácia) e um histórico de quedas normalmente demonstram redução nas atividades físicas e aumento no risco de queda.[239,240]

Escala de confiança no equilíbrio para atividades específicas (ABC)

A Escala de confiança no equilíbrio para atividades específicas (ABC) desenvolvida por Powell e Meyers[241] é uma escala de 16 itens que pede aos indivíduos para avaliar o seu nível global de autoconfiança na realização de atividades domésticas e comunitárias. As atividades domésticas incluem andar pela casa, subir e descer escadas, pegar um chinelo do chão, além de várias atividades de alcançar (alcançar no nível dos olhos, alcançar na ponta dos pés, ficar em pé na cadeira para alcançar). As atividades comunitárias incluem caminhar até o carro, entrar e sair do carro, andar em diversas superfícies (estacionamento, rampa) e ambientes (shopping lotado, calçada com gelo) e subir em uma escada rolante. O indivíduo é convidado a avaliar a sua confiança em uma escala de 100% (total confiança) a 0% (sem confiança).

Escala de eficácia de equilíbrio

A Escala de eficácia de equilíbrio (BES), desenvolvida por Tinetti et al.,[242] é uma medida autorrelatada que examina o quão confiável um indivíduo se sente ao executar 10 itens de AVD e mobilidade funcional. Os itens de AVD do teste incluem tanto AVD básicas (vestir-se e despir-se, tomar um banho ou ducha) como AVD instrumentais (limpar a casa, preparar refeições simples, fazer compras simples). Os itens de mobilidade funcional incluem entrar e sair do carro, subir e descer escadas, caminhar pelo bairro, alcançar e correr para atender ao telefone. Convida-se os indivíduos a considerar o quão confiantes eles se sentem em desempenhar cada uma das atividades listadas sem cair. O indivíduo é convidado a avaliar o seu nível de confiança em uma escala de 0 (sem confiança) a 10 (totalmente confiante). A pontuação mais alta é 100 (totalmente confiante em todos os 10 itens) e representa uma alta autoeficácia, ao passo que a pontuação de 0 representa uma baixa autoeficácia.

A Tabela 6.9 apresenta um exame do equilíbrio utilizando o Modelo de classificação internacional de funcionalidade, incapacidade e saúde (CIF). O Quadro 6.1, Resumo de evidências, fornece uma revisão da validade e confiabilidade dos resultados dos testes de equilíbrio funcional específicos discutidos neste capítulo.

Tabela 6.9 Exame do equilíbrio com o Modelo de classificação internacional de funcionalidade, incapacidade e saúde (CIF)

Componentes do Modelo CIF	Exame do equilíbrio
Condição de saúde	• Revisão de prontuários médicos: distúrbio ou doença, medicamentos • Anamnese, história (história de queda)
Funções do corpo Prejuízos na estrutura corporal	• Cardiovasculares/sinais vitais; hipotensão ortostática • Flexibilidade articular e amplitude de movimento • Força e resistência muscular • Alinhamento postural • Posturografia: centro de pressão (CDP), oscilação • Coordenação e estratégias de movimento (apoio fixo, mudança de apoio) • Integridade sensitiva: somatossensorial, visual, vestibular • Teste de Romberg

(continua)

Tabela 6.9 Exame do equilíbrio com o Modelo de classificação internacional de funcionalidade, incapacidade e saúde (CIF) *(continuação)*

Componentes do Modelo CIF	Exame do equilíbrio
	• Teste de integração sensitiva (TIS) • Teste clínico para analisar a interação sensorial no equilíbrio (TCA SE) • Integridade cognitiva: memória, atenção • Função motora: controle adaptativo (mudanças de tarefa e de ambiente)
Limitações nas atividades	• Teste de alcance funcional (TAF) • Teste de alcance funcional multidirecional (TAFM) • *Up and go* cronometrado (TUG) • Escala de equilíbrio de Berg (EEB) • Teste de equilíbrio de Tinetti (*Performance-oriented mobility assessment*, POMA) • Teste de caminhada de 10 m (TC10 ou 10-MWT) • Teste de caminhada de 6 minutos • Parar de caminhar ao falar (SWWT) • Teste de equilíbrio sentado (FIST) • Medida de independência funcional (FIM): transferências, locomoção
Restrições na participação	• Autorrelato de atividades diárias • Escala de confiança no equilíbrio para atividades específicas (ABC) • Escala de eficácia de equilíbrio (BES)

Quadro 6.1 Resumo de evidências
Testes de equilíbrio funcional

Instrumento	Conteúdo	Validade	Confiabilidade	Comentários
Escala de Equilíbrio de Berg, Berg et al.[180] (1989) Equipamento necessário: cadeiras com e sem apoio para os braços, cronômetro, régua, degrau de 15 cm	Teste multitarefas com 14 tarefas de equilíbrio comuns da vida cotidiana: 6 itens de equilíbrio estático; 8 itens de equilíbrio dinâmico Foca em: • Manutenção da posição • Ajuste postural ao movimento voluntário Itens 1-5 = testes de capacidade de equilíbrio básico Pontuação: escala ordinal de 5 pontos (graduada em 0 a 4) com critérios específicos da tarefa para níveis que variam de I > D; alguns itens cronometrados Pontuação máxima = 56	Validade do conteúdo: consenso entre os especialistas (profissionais de saúde e pacientes geriátricos). Validade concorrente: correlação com o subteste do Teste de equilíbrio de Tinetti = 0,91 Mobilidade de Barthel = 0,67 TUG = 0,76 Preditivo: de quedas em idosos (hospitais, instituições de cuidados prolongados, comunidade)	Confiabilidade (CCI) Interavaliadores = 0,98 Intra-avaliadores = 0,99 Itens individuais variaram de 0,71 a 0,99 Consistência interna (alfa de Cronbach) = 0,96	Alto grau de concordância entre os avaliadores Forte consistência interna Simples, fácil de administrar (15 a 20 min); abrangente Requisitos: capaz de ficar em pé de modo independente Não inclui itens sobre a marcha ou reação a estímulos externos/superfície irregular Fornece dados de base e de desfecho; escores de até 45 são preditivos de quedas em idosos

(continua)

Quadro 6.1 Resumo de evidências *(continuação)*
Testes de equilíbrio funcional

Instrumento	Conteúdo	Validade	Confiabilidade	Comentários
Escala de equilíbrio de Tinetti (*Performance-oriented mobility assessment*, POMA) Tinetti et al.[193] (1986)	Teste multitarefas: Subteste equilíbrio: 9 itens (4 estáticos; 5 dinâmicos) Subteste marcha: 8 itens Foca na: • Manutenção da posição • Resposta postural ao movimento voluntário	Validade do conteúdo: consenso de especialistas Validade concorrente: correlação com Berg = 0,91 Índice de Barthel = 0,76 Preditivo de quedas em idosos (instituição de cuidados prolongados)	Confiabilidade (CCI) interavaliadores = 0,85 Carece de teste de confiabilidade intra-avaliadores	Alto grau de concordância entre os avaliadores Simples, fácil de administrar (15 min) Requisitos: capaz de levantar e caminhar de modo independente
Equipamento necessário: cadeira, local para caminhar; paciente pode usar o auxiliar de marcha habitual	• Resposta postural à perturbação • Mobilidade da marcha Pontuação: alguns itens classificados como pode/não pode realizar; alguns itens em uma escala de 3 pontos com critérios específicos à tarefa Pontuação máxima = 28			Alguns critérios de pontuação são vagos; dificuldade para detectar pequenas alterações Fornece dados de linha de base; preditivo de quedas em idosos: > 24 risco baixo 19 a 24 risco moderado 18 > risco alto
Timed up and go (TUG) Podsiadlo e Richardson[207](1991) Equipamento necessário: cronômetro, cadeira com apoio para os braços, local para caminhada medido; paciente pode usar auxiliar de marcha	Teste de tarefa única: ficar em pé, caminhar 3 m, virar-se e voltar à cadeira Foco na: mobilidade funcional Pontuação: teste cronometrado Usa 1 tentativa de prática/3 tentativas para cálculo da média da pontuação	Validade de conteúdo: consenso de especialistas Validade concorrente: Berg = 0,81 Barthel = 0,78	Confiabilidade (CCI) Interavaliadores = 0,99 Intra-avaliadores = 0,98	Alto grau de concordância entre os avaliadores Simples, fácil de administrar, rastreamento rápido (< 3 min) Requisitos: capaz de levantar e caminhar de modo independente Fornece dados de base e de desfecho; Preditivo de quedas em idosos: < 10 s = independente 20 a 29 s = normal para pacientes frágeis idosos ou deficientes > 30 s = dependente em técnicas de mobilidade e na maior parte das AVD
Teste de alcance funcional (TAF) Duncan et al.[199] (1990)	Teste de tarefa única: Examina o alcance para a frente de MS com o ombro a 90° de flexão, pés parados	Validade de conteúdo: consenso de especialistas Validade concorrente: Mobilidade de Duke = 0,65 Velocidade da marcha = 0,71	Confiabilidade (CCI) Interavaliadores = 0,98 Intra-avaliadores = 0,92	Alto grau de concordância entre os avaliadores Simples, fácil de administrar, rastreamento rápido (5 min)

(continua)

Quadro 6.1 Resumo de evidências *(continuação)*
Testes de equilíbrio funcional

Instrumento	Conteúdo	Validade	Confiabilidade	Comentários
Equipamento necessário: referencial de nível pendurado na parede na altura do ombro	Foca nas: • Respostas posturais relacionadas com o movimento voluntário de MS • Examina os limites de estabilidade (LDE) Pontuação: distância em polegadas (ou centímetros) Usa 1 tentativa de prática/3 tentativas para cálculo da média da pontuação			Requisitos: Capaz de ficar em pé de modo independente Requer ADM de ombro adequada TAF afetado pela idade e altura Fornece dados de base e de desfecho Preditivo de quedas em idosos
Teste de alcance multidirecional (TAM) Newton[203](2001)	Teste de tarefa única: Examina o alcance de MS com o ombro a 90° de flexão, pés parados – para a frente, para os lados e para trás			Mesmos que para TAF
Equipamento necessário: referencial de nível, parede	Foca em: • Respostas posturais relacionadas com movimentos voluntários de MS • Examina os limites de estabilidade (LDE) Pontuação: distância em polegadas (ou centímetros) Usa 1 tentativa de prática/3 tentativas para cálculo da média da pontuação			
Timed walking test (Teste de caminhada cronometrada) Murray et al.[216] (1966)	Teste contínuo de um item só Compara seu próprio ritmo, a velocidade da marcha preferida e a velocidade rápida			Simples, fácil de administrar, rastreamento rápido (3 min) Requisitos: deambulação independente, adultos com capacidade funcional moderada a elevada Fornece rastreamento, dados de base e de desfecho; resultados relatados como o tempo (segundos) ou velocidade (distância/s) utilizada O uso de auxiliares de marcha está associado

(continua)

Quadro 6.1 Resumo de evidências *(continuação)*
Testes de equilíbrio funcional

Instrumento	Conteúdo	Validade	Confiabilidade	Comentários
Equipamento necessário: local para caminhar medido e cronômetro	Foca em: • Velocidade geral da marcha (distância pelo tempo) • Capacidade de adaptação na velocidade da marcha • Pode calcular o comprimento da passada Usa 1 tentativa de prática/3 tentativas para cálculo da média da pontuação			a velocidades lentas de marcha Padrões de acordo com a idade: • Adultos jovens saudáveis = 1,2 a 1,5 m/s • Idosos = 0,9 a 1,3 m/s

Resumo

O exame da coordenação e do equilíbrio fornece ao fisioterapeuta informações importantes relacionadas com o desempenho motor. Os achados dão informações sobre a origem subjacente das deficiências (embora alguns achados clínicos não possam ser atribuídos a uma única área de envolvimento do SNC). Os dados do exame da coordenação e do equilíbrio também ajudam a estabelecer as metas antecipadas e os desfechos esperados, a determinar um plano de cuidados e a identificar a eficácia das intervenções de tratamento.

Identificaram-se diversos testes de coordenação e equilíbrio. Embora os testes tenham sido apresentados individualmente por motivos de clareza, o fisioterapeuta seleciona e escolhe itens específicos para formar uma bateria de testes adequados a um dado paciente. Como alguns testes de observação não são altamente padronizados, existe um potencial de erro e má interpretação dos resultados. Sempre que possível, deve-se optar por testes padronizados, com sensibilidade e confiabilidade comprovadas. As fontes de erros potenciais podem ser reduzidas utilizando escalas de avaliação bem definidas, a administração dos testes por examinadores qualificados e o reteste subsequente aplicado pelo mesmo examinador. A documentação deve incluir o tipo, a gravidade e a localização das deficiências, bem como os fatores que alteram a qualidade do desempenho. Enfatizou-se a variedade de influências que afeta a capacidade de movimento. Dessa forma, os resultados dos testes devem ser considerados em relação a resultados de outros exames, como os testes de sensibilidade, ADM, força muscular, tônus muscular e estado funcional.

QUESTÕES PARA REVISÃO

1. Quais são os propósitos de se realizar um exame da coordenação motora?
2. Quais são as contribuições (funções) que se acredita que o cerebelo exerça sobre o movimento coordenado?
3. Como é o *feedback* periférico fornecido durante uma resposta motora?
4. Diferencie entre os prejuízos motores associados a doenças cerebelares e doenças dos gânglios da base. Exemplifique pelo menos cinco prejuízos característicos de cada área.
5. Que aspectos previsíveis do envelhecimento normal podem afetar o movimento coordenado?
6. A observação precisa e cuidadosa do paciente é uma importante fonte de informações preliminares antes da realização de um exame de coordenação. Que tipo de atividades você selecionaria para a observação? Que informações a observação fornecerá?
7. Suponha que você está prestes a iniciar um exame da coordenação. Que exames seriam adequados?
8. Identifique três testes de coordenação sem uso do equilíbrio para membros superiores e três para membros inferiores que podem ser utilizados para examinar um paciente com ataxia severa resultante de um traumatismo cranioencefálico.
9. Diferencie entre os testes de coordenação para tremor de intenção e para tremor postural.
10. Diferencie entre a Escala de equilíbrio de Berg e o Teste de equilíbrio de Tinetti (*Performance-oriented mobility test*) em termos de aspectos do equilíbrio testados.

ESTUDO DE CASO

O paciente é um homem de 62 anos com história de doença de Parkinson há 5 anos. Desde o momento do diagnóstico, ele relata um declínio progressivo no nível de atividade funcional. Com o incentivo de sua esposa e seus filhos, há 3 anos ele aceitou uma aposentadoria antecipada de sua carreira como piloto comercial. Ele mora com sua esposa de 38 anos em uma casa térrea nos subúrbios. Todos os seus quatro filhos adultos moram em comunidades vizinhas.

O exame inicial revela o seguinte:

- Os movimentos estão diminuídos e lentos.
- Sente-se uma resistência uniforme e constante conforme os membros são movidos passivamente; o paciente relata uma sensação geral de rigidez que piora quando ele fica sem a medicação.
- Observam-se movimentos oscilatórios involuntários e rítmicos da extremidade distal dos membros superiores em repouso (movimento de "rolar um comprimido").
- O paciente tem dificuldade com os movimentos da extremidade distal de membro superior (MS) necessários para abotoar camisas, usar utensílios de cozinha e escrever.
- O paciente tem dificuldade para iniciar transições de movimento e é incapaz de se levantar de uma cadeira ou rolar de decúbito ventral para dorsal sem dificuldade.
- O paciente está com uma postura curvada, flexionada, posicionado nos limites anteriores da BDA.
- O equilíbrio em pé é facilmente deslocado, com tendência a cair rigidamente.
- O paciente tem dificuldade para mudar a direção do movimento ou parar durante a caminhada.
- Relata quedas regulares (duas a três vezes por semana).

O paciente toma Sinemet (uma combinação de L-dopa/carbidopa). O encaminhamento à fisioterapia é para que seja feito um exame para documentar a função inicial antes de começar a reabilitação ambulatorial.

QUESTÕES PARA ORIENTAÇÃO

1. Descreva as deficiências motoras e limitações na atividade desse paciente.
2. Explique as manifestações clínicas da bradicinesia.
3. Selecione os testes de coordenação que você usaria para examinar a capacidade de movimento do paciente em realizar movimentos alternados distais de MS.
4. Quais são as exigências à documentação?
5. Selecione os testes adequados para examinar o controle postural e equilíbrio alterados do paciente.
6. Qual teste de equilíbrio funcional pode produzir os melhores resultados considerando as limitações desse paciente?

REFERÊNCIAS BIBLIOGRÁFICAS

1. American Physical Therapy Association: Guide to Physical Therapist Practice. Phys Ther 81:1, 2001.
2. Shumway-Cook, A, and Woollacott, MH: Motor Control: Translating Research into Clinical Practice, ed 4. Wolters Kluwer/Lippincott Williams & Wilkins, Philadelphia, 2012.
3. Preston, LA: Evaluation of motor control. In Pendleton, HM, and Schultz-Krohn, W (eds): Pedretti's Occupational Therapy: Practice Skills for Physical Dysfunction, ed 7. Mosby/Elsevier, St. Louis, 2013, p 461.
4. Ghez, C, and Krakauer, J: The organization of movement. In Kandel, ER, Schwartz, JH, and Jessell, TM (eds): Principles of Neural Science, ed 4. McGraw-Hill, New York, 2000, p 653.
5. Byl, NN: Multisensory control of upper extremity function. Neurology Report (now JNPT) 26(1):32, 2002.
6. Schmidt, RA, and Lee, TD: Motor Control and Learning: A Behavioral Emphasis, ed 5. Human Kinetics, Champaign, IL, 2011.
7. Wiesendanger, M, and Serrien, DJ: Toward a physiological understanding of human dexterity. News Physiol Sci 16:228, 2001.
8. Crowther, RG, et al: Intralimb coordination variability in peripheral arterial disease. Clin Biomech (Bristol, Avon) 23(3):357, 2008.
9. Daly, JJ, et al: Intra-limb coordination deficit in stroke survivors and response to treatment. Gait Posture 25(3):412, 2007.
10. Farmer, SE, Pearce, G, and Stewart, C: Developing a technique to measure intra-limb coordination in gait: Applicable to children with cerebral palsy. Gait Posture 28(2):217, 2008.
11. Gittoes, MJR, and Wilson, C: Intralimb joint coordination patterns of the lower extremity in maximal velocity phase sprint running. J Appl Biomech 26(2):188, 2010.
12. Lewek, MD, et al: Allowing intralimb kinematic variability during locomotor training poststroke improves kinematic consistency: A subgroup analysis from a randomized clinical trial. Phys Ther 89(8):829, 2009.
13. MacLean, CL, van Emmerik, R, and Hamill, J: Influence of custom foot orthotic intervention on lower extremity intralimb coupling during a 30-minute run. J Appl Biomech 26(4):390, 2010.
14. Bernardin, BJ, and Mason, AH: Bimanual coordination affects motor task switching. Exp Brain Res 215(3-4):257, 2011.
15. Christel, MI, Jeannerod, M, and Weiss, PH: Functional synchronization in repetitive bimanual prehension movements. Exp Brain Res 217(2):261, 2012.
16. Dimitriou, M, Franklin, DW, and Wolpert, DM: Task-dependent coordination of rapid bimanual motor responses. J Neurophysiol 107(3):890, 2012.
17. Hu, X, and Newell, KM: Aging, visual information, and adaptation to task asymmetry in bimanual force coordination. J Appl Physiol 111(6):1671, 2011.
18. Rodriguez, TM, Buchanan, JJ, and Ketcham, CJ: Identifying leading joint strategies in a bimanual coordination task: Does coordination stability depend on leading joint strategy? J Mot Behav 42(1):49, 2010.

19. Brown, T, and Unsworth, C: Evaluating construct validity of the Slosson Visual-Motor Performance Test using the Rasch Measurement Model. Percept Mot Skills 108(2):367, 2009.
20. Parmar, PN, Huang, FC, and Patton JL: Simultaneous coordinate representations are influenced by visual feedback in a motor learning task. Conf Proc IEEE Eng Med Biol Soc (Aug):6762, 2011.
21. Sarpeshkar, V, and Mann, DL: Biomechanics and visual-motor control: How it has, is, and will be used to reveal the secrets of hitting a cricket ball. Sports Biomech 10(4):306, 2011.
22. Coats, RO, and Wann, JP: The reliance on visual feedback control by older adults is highlighted in tasks requiring precise endpoint placement and precision grip. Exp Brain Res 214(1):139, 2011.
23. Wang J, et al: Aging reduces asymmetries in interlimb transfer of visuomotor adaptation. Exp Brain Res 210(2):283, 2011.
24. Bowman, MC, Johansson, RS, and Flanagan, JR: Eye-hand coordination in a sequential target contact task. Exp Brain Res 195(2):273, 2009.
25. Gao, KL, et al: Eye-hand coordination and its relationship with sensori-motor impairments in stroke survivors. J Rehabil Med 42(4):368, 2010.
26. Hsu, HC, et al: Effects of swimming on eye hand coordination and balance in the elderly. J Nutr Health Aging 14(8):692, 2010.
27. Liesker, H, Brenner, E, and Smeets, JB: Combining eye and hand in search is suboptimal. Exp Brain Res 197(4):395, 2009.
28. Ma-Wyatt, A, Stritzke, M, and Trommershäuser, J: Eye-hand coordination while pointing rapidly under risk. Exp Brain Res 203(1):131, 2010.
29. Srinivasan, D, and Martin, BJ: Eye-hand coordination of symmetric bimanual reaching tasks: Temporal aspects. Exp Brain Res 203(2):391, 2010.
30. Rand, MK, and Stelmach GE: Effects of hand termination and accuracy constraint on eye-hand coordination during sequential two-segment movements. Exp Brain Res 207(3-4):197, 2010.
31. Bear, MF, Connors, BW, and Paradiso, MA: Neuroscience: Exploring the Brain, ed 3. Lippincott Williams & Wilkins/Wolters Kluwer, Philadelphia, 2007.
32. Nolte, J: The Human Brain: An Introduction to Its Functional Anatomy, ed 6. Mosby/Elsevier, St. Louis, 2009.
33. Krakauer, J, and Ghez, C: Voluntary movement. In Kandel, ER, Schwartz, JH, and Jessell, TM: Principles of Neural Science, ed 4. McGraw-Hill, New York, 2000, p 756.
34. Mihailoff, GA, and Haines, DE: Motor system II: Corticofugal systems and the control of movement. In Haines, DE (ed): Fundamental Neuroscience for Basic and Clinical Applications, ed 3. Churchill Livingstone/Elsevier, New York, 2005, p 394.
35. Ropper, AH, and Samuels, MA: Adams and Victor's Principles of Neurology, ed 9. McGraw-Hill, New York, 2009.
36. Lundy-Ekman, L: Neuroscience: Fundamentals for Rehabilitation, ed 3. WB Saunders/Elsevier, Philadelphia, 2007.
37. Hall, JE: Guyton and Hall Textbook of Medical Physiology, ed 12. Saunders/Elsevier, Philadelphia, 2011.
38. Ghez, C, and Thach, WT: The cerebellum. In Kandel, ER, Schwartz, JH, and Jessell, TM (eds): Principles of Neural Science, ed 4. McGraw-Hill, New York, 2000, p 832.
39. Melnick, ME: Clients with cerebellar dysfunction. In Umphred, DA (ed): Neurological Rehabilitation, ed 5. Mosby/Elsevier, St. Louis, 2007, p 834.
40. Latash, ML: Neurophysiological Basis of Movement, ed 2. Human Kinetics, Champaign, IL, 2008.
41. Melnick, ME: Metabolic, hereditary, and genetic disorders in adults with basal ganglia movement disorders. In Umphred, DA (ed): Neurological Rehabilitation, ed 5. Mosby/Elsevier, St. Louis, 2007, p 775.
42. DeLong, MR: The basal ganglia. In Kandel, ER, Schwartz, JH, and Jessell, TM (eds): Principles of Neural Science, ed 4. McGraw-Hill, New York, 2000, p 853.
43. Ghez, C, and Gordon, J: Voluntary Movement. In Kandel, ER, Schwartz, JH, and Jessell, TM, et al (eds): Essentials of Neural Science and Behavior. Appleton & Lange, E. Norwalk, CT, 1995, p 529.
44. Marsden, J, and Harris, C: Cerebellar ataxia: Pathophysiology and rehabilitation. Clin Rehabil 25:195, 2011.
45. D'Angelo, E: Neuronal circuit function and dysfunction in the cerebellum: From neurons to integrated control. Funct Neurol 25(3):125, 2010.
46. Haines, DE, and Manto, MU: Clinical symptoms of cerebellar disease and their interpretation. Cerebellum 6(4):360, 2007.
47. Porth, CM: Essentials of Pathophysiology, ed 3. Wolters Kluwer/Lippincott Williams & Wilkins, Philadelphia, 2011.
48. Perlman, SL: Cerebellar ataxia. Curr Treat Options Neurol 2(3):215, 2000.
49. Waxman, SG: Clinical Neuroanatomy, ed 26. Lange Medical Books/McGraw-Hill, New York, 2010.
50. Gutman, SA: Quick Reference Neuroscience for Rehabilitation Professionals: The Essential Neurologic Principles Underlying Rehabilitation Practice, ed 2. Slack, Thorofare, NJ, 2008.
51. Fuller, KS: Introduction to central nervous system disorders. In Goodman, CC, and Fuller, KS (eds): Pathology: Implications for the Physical Therapist, ed 3. Saunders/Elsevier, Philadelphia, 2009, p 1319.
52. Hou, JG, and Lai, EC: Overview of Parkinson's disease: Clinical features, diagnosis, and management. In Trail, M, Protas, EJ, and Lai, EC: Neurorehabilitation in Parkinson's Disease: An Evidence-Based Treatment Model. Slack, Thorofare, NJ, 2008, p 1.
53. Albert, F, et al: Coordination of grasping and walking in Parkinson's disease. Exp Brain Res 202(3):709, 2010.
54. Fuller, KS, and Winkler, PA: Degenerative diseases of the central nervous system. In Goodman, CC, and Fuller, KS (eds): Pathology: Implications for the Physical Therapist, ed 3. Saunders/Elsevier, Philadelphia, 2009, p 1402.
55. Rao, AK, Gordon, AM, and Marder, KS: Coordination of fingertip forces during precision grip in premanifest Huntington's disease. Mov Disord 26(5):862, 2011.
56. Rao, AK, et al: Spectrum of gait impairments in presymptomatic and symptomatic Huntington's disease. Mov Disord 23(8):1100, 2008.
57. Grimbergen, YA, et al: Falls and gait disturbances in Huntington's disease. Mov Disord 23(7):970, 2008.
58. Quarrell, OWJ: Huntington's Disease, ed 2. Oxford University Press, New York, 2008.
59. Xia, R, and Mao, ZH: Progression of motor symptoms in Parkinson's disease. Neurosci Bull 28(1):39, 2012.
60. Ma, TP: The basal nuclei. In Haines, DE (ed): Fundamental Neuroscience for Basic and Clinical Applications, ed 3. Churchill Livingstone/Elsevier, New York, 2005, p 413.
61. Kiernan, JA: Barr's The Human Nervous System: An Anatomical Viewpoint, ed 9. Lippincott Williams & Wilkins/Wolters Kluwer, Philadelphia, 2009.
62. Bangert, AS, et al: Bimanual coordination and aging: Neurobehavioral implications. Neuropsychologia 48(4):1165, 2010.
63. Cesqui, B, et al: Characterization of age-related modifications of upper limb motor control strategies in a new dynamic environment. J Neuroeng Rehabil 5:31, 2008.
64. Dalton, BH, et al: The age-related slowing of voluntary shortening velocity exacerbates power loss during repeated fast knee extensions. Exp Gerontol 47(1):85, 2012.
65. Diermayr, G, et al: Aging effects on object transport during gait. Gait Posture 34(3):334, 2011.
66. Diermayr, G, McIsaac, TL, and Gordon, AM: Finger force coordination underlying object manipulation in the elderly—A minireview. Gerontology 57(3):217, 2011.
67. Fling, BW, et al: Differential callosal contributions to bimanual control in young and older adults. J Cogn Neurosci 23(9):2171, 2011.
68. Fujiyama H, et al: Age-related differences in inhibitory processes during interlimb coordination. Brain Res 1262:38, 2009.
69. Hartley, AA, Jonides, J, and Sylvester, CC: Dual-task processing in younger and older adults: Similarities and differences revealed by fMRI. Brain and Cogn 75(3):281, 2011.
70. Hatzitaki V, et al: Direction-induced effects of visually guided weight-shifting training on standing balance in the elderly. Gerontology 55(2):145, 2009.

71. Leung, CY, and Chang, CS: Strategies for posture transfer adopted by elders during sit-to-stand and stand-to-sit. Percept Mot Skills 109(3):695, 2009.
72. Noble, JW, and Prentice, SD: Intersegmental coordination while walking up inclined surfaces: Age and ramp angle effects. Exp Brain Res 189(2):249, 2008.
73. Paquette, C, and Fung, J: Old age affects gaze and postural coordination. Gait Posture 33(2):227, 2011.
74. Poonam, K, et al: Sensitivity to change and responsiveness of four balance measures for community-dwelling older adults. Phys Ther 92(3):388, 2012.
75. Poston, B, Enoka, JA, and Enoka, RM: Endpoint accuracy for a small and a large hand muscle in young and old adults during rapid, goal-directed isometric contractions. Exp Brain Res 187(3):373, 2008.
76. Quinn, TJ, et al: Aging and factors related to running economy. J Strength Cond Res 25(11):2971, 2012.
77. Sommervoll, Y, Ettema, G, and Vereijken, B: Effects of age, task, and frequency on variability of finger tapping. Percept Mot Skills 113(2):647, 2011.
78. Stenholm, S, et al: Long-term determinants of muscle strength decline: Prospective evidence from the 22-year mini-Finland follow-up survey. J Am Geriatr Soc 60(1):77, 2012.
79. Guccione, AA, Wong, RA, and Avers, D: Geriatric Physical Therapy, ed 3. Elsevier/Mosby, St. Louis, 2012.
80. Lewis, CB, and Bottomley, JM: Geriatric Rehabilitation: A Clinical Approach, ed 3. Prentice-Hall, Upper Saddle River, NJ, 2008.
81. Puthoff, ML, and Nielsen, DH: Relationships among impairments in lower-extremity strength and power, functional limitations, and disability in older adults. Phys Ther 87(10):1334, 2007.
82. Verdijk, LB, et al: Characteristics of muscle fiber type are predictive of skeletal muscle mass and strength in elderly men. JAGS 58(11):2069, 2010.
83. Fielding, RA, et al: Sarcopenia: An undiagnosed condition in older adults. Current consensus definition: Prevalence, etiology, and consequences. International working group on sarcopenia. J Am Med Dir Assoc 12(4):249, 2011.
84. Jansen, I: The epidemiology of sarcopenia. Clin Geriatr Med (3): 355, 2011.
85. Morley, J, et al: Sarcopenia with limited mobility: An international consensus. J Am Med Dir Assoc 12(6):403, 2011.
86. King, GW, et al: Effects of age and localized muscle fatigue on ankle plantar flexor torque development. J Geriatr Phys Ther 35(1):8, 2012.
87. Forstmann, BU, et al: The speed-accuracy tradeoff in the elderly brain: A structural model-based approach. J Neurosci 31(47):17242, 2011.
88. Fraser, SA, Li, KZ, and Penhune, VB: Dual-task performance reveals increased involvement of executive control in fine motor sequencing in healthy aging. J Gerontol B Psychol Sci Soc Sci 65(5):526, 2010.
89. Allander, E, et al: Normal range of joint movements in shoulder, hip, wrist and thumb with special reference to side: A comparison between two populations. Int J Epidemiol 3(3):253, 1974.
90. Roach, KE, and Miles, TP: Normal hip and knee active range of motion: The relationship to age. Phys Ther 71(9):656, 1991.
91. James, B, and Parker, AW: Active and passive mobility of lower limb joints in elderly men and women. Am J Phys Med Rehabil 68(4):162, 1989.
92. Walker, JM, et al: Active mobility of the extremities in older subjects. Phys Ther 64(6):919, 1984.
93. DiFabio, RP, and Emasithi, A: Aging and the mechanisms underlying head and postural control during voluntary motion. Phys Ther 77:458, 1997.
94. Woollacott, MH, and Tang, PF: Balance control during walking in the older adult: Research and its implications. Phys Ther 77:646, 1997.
95. Woollacott, MH: Changes in posture and voluntary control in the elderly: Research findings and rehabilitation. Top Geriatr Rehabil 5:1, 1990.
96. Pyykko, I, et al: Postural control in elderly subjects. Age Ageing 19:215, 1990.
97. King, MB, et al: Functional base of support decreases with age. J Gerontol 49(6):M258, 1994.
98. Duncan, PW, et al: Functional reach Predictive validity in a sample of elderly male veterans. J Gerontol 47(3):M93, 1992.
99. Weiner, DK, et al: Functional reach: A marker of physical frailty. J Am Geriatr Soc 40(3):203, 1992.
100. Robinovitch, SN, and Cronin, T: Perception of postural limits in elderly nursing home and day care participants. J Gerontol A Biol Sci Med Sci 54(3):B124, 1999.
101. Vandervoort, AA: Aging of the human neuromuscular system. Muscle Nerv 25(1):17, 2002.
102. de Vries, NM, et al: Effects of physical exercise therapy on mobility, physical functioning, physical activity and quality of life in community-dwelling older adults with impaired mobility, physical disability and/or multi-morbidity: A meta-analysis. Ageing Res Rev 11(1):136, 2012.
103. Fahlman, M, et al: Effects of resistance training on functional ability in elderly individuals. Am J Health Promot 25(4):237, 2011.
104. Fahlman, M, et al: Combination training and resistance training as effective interventions to improve functioning in elders. J Aging Phys Act 15(2):195, 2007.
105. Graef, FI, et al: The effects of resistance training performed in water on muscle strength in the elderly. J Strength Cond Res 24(11):3150, 2010.
106. Healey, WE, et al: Physical therapists' health promotion activities for older adults. J Geriatr Phys Ther 35(1):35, 2012.
107. Mangione, KK, Miller, AH, and Naughton, IV: Cochrane review: Improving physical function and performance with progressive resistance strength training in older adults. Phys Ther 90(12): 1711, 2010.
108. Van Stralen, MM, et al: The long-term efficacy of two computer-tailored physical activity interventions for older adults: Main effects and mediators. Health Psychol 30(4):442, 2011.
109. VanSwearingen, JM, et al: Physical therapy impact of exercise to improve gait efficiency on activity and participation in older adults with mobility limitations: A randomized controlled trial. Phys Ther 91(12):1740, 2011.
110. US Census Bureau: 2010 Census Shows 65 and Older Population Growing Faster Than Total U.S. Population. US Department of Commerce Economics and Statistics Administration, Washington, DC, 2011. Retrieved March 10, 2012, from http://2010.census.gov/news/releases/operations/cb11-cn192.html.
111. Werner, CA: The Older Population: 2010 (2010 Census Briefs). US Department of Commerce Economics and Statistics Administration, Washington, DC, 2011. Retrieved March 10, 2012, from www.census.gov/prod/cen2010/briefs/c2010br-09.pdf.
112. Janos, SC, and Boissonnault, WG: Upper quarter screening examination. In Boissonnault, WG (ed): Primary Care for the Physical Therapist: Examination and Triage. WB Saunders, Philadelphia, 2005, p 138.
113. Norkin, CC, and White, DJ: Measurement of Joint Motion: A Guide to Goniometry, ed 4. FA Davis, Philadelphia, 2009.
114. Hislop, HJ, and Montgomery, J: Daniels and Worthingham's Muscle Testing, ed 8. Saunders/Elsevier, Philadelphia, 2007.
115. Kendall, FP, et al: Muscles: Testing and Function with Posture and Pain, ed 5. Lippincott Williams & Wilkins, Philadelphia, 2005.
116. Podsiadlo, D, and Richardson, S: The timed "up and go": A test of basic functional mobility for frail elderly persons. J Am Geriatr Soc 39:142, 1991.
117. Hermana, T, Giladia, N, and Hausdorffa, JM Properties of the 'Timed Up and Go' Test: More than meets the eye. Gerontology 57(3):203, 2011.
118. Aguilar, D, et al: A quantitative assessment of tremor and ataxia in FMR1 premutation carriers using CATSYS. Am J Med Genet A 146A(5):629, 2008.
119. Allen, EG, et al: Detection of early FXTAS motor symptoms using the CATSYS computerised neuromotor test battery. J Med Genet 45(5):290, 2008.

120. Despres, C, Lamoureux, D, and Beuter, A: Standardization of a neuromotor test battery: The CATSYS system. Neurotoxicology 21(5):725, 2000.
121. Netterstrom, B, Guldager, B, and Heeboll, J: Acute mercury intoxication examined with coordination ability and tremor. Neurotoxicol Teratol 18(4):505, 1996.
122. Ellingsen, DG: A neurobehavioral study of current and former welders exposed to manganese. Neurotoxicology 29(1):48, 2008.
123. Papapetropoulos, S, et al: Objective monitoring of tremor and bradykinesia during DBS surgery for Parkinson disease. Neurology 70(15):1244, 2008.
124. Papapetropoulos, S, et al: Objective tremor registration during DBS surgery for essential tremor. Clin Neurol Neurosurg 111(4):376, 2009.
125. Jebson, RH, et al: An objective and standardized test of hand function. Arch Phys Med Rehabil 50:311, 1969.
126. Taylor, N, et al: Evaluation of hand function in children. Arch Phys Med Rehabil 54:129, 1973.
127. Beebe, JA, and Lang, CE: Relationships and responsiveness of six upper extremity function tests during the first six months of recovery after stroke. J Neurol Phys Ther 33(2):96, 2009.
128. Davis Sears, E, and Chung, KC: Validity and responsiveness of the Jebsen-Taylor Hand Function Test. J Hand Surg Am 35(1):30, 2010.
129. Asher, IE: Occupational Therapy Assessment Tools: An Annotated Index, ed 3. American Occupational Therapy Association, Bethesda, MD, 2007.
130. Gloss, DS, and Wardle, MG: Use of the Minnesota Rate of Manipulation Test for disability evaluation. Percept Mot Skills 55(2):527, 1982.
131. Lourenço MIP, et al: Analysis of the results of functional electrical stimulation on hemiplegic patients' upper extremities using the Minnesota manual dexterity test. Int J Rehabil Res 28(1):25, 2005.
132. Surrey, LR, et al: A comparison of performance outcomes between the Minnesota Rate of Manipulation Test and the Minnesota Manual Dexterity Test. Work 20(2):97, 2003.
133. Muller, MD, et al: Test-retest reliability of Purdue Pegboard performance in thermoneutral and cold ambient conditions. Ergonomics 54(11):1081, 2011.
134. Shin, S, Demura, S, and Aoki, H: Effects of prior use of chopsticks on two different types of dexterity tests: Moving Beans Test and Purdue Pegboard. Percept Motor Skills 108(2):392, 2009.
135. Gallus, J, and Mathiowetz, V: Test-retest reliability of the Purdue Pegboard for persons with multiple sclerosis Am J Occup Ther 57(1):108, 2003.
136. Boyle, AM, and Santelli, JC: Assessing psychomotor skills: The role of the Crawford Small Parts Dexterity Test as a screening instrument. J Dent Educ 50(3):176, 1986.
137. Levangie, P, and Norkin, C: Joint Structure and Function: A Comprehensive Analysis, ed 5. FA Davis, Philadelphia, 2011.
138. Nashner, L: Sensory, neuromuscular, and biomechanical contributions to human balance. In Duncan, P (ed): Balance. American Physical Therapy Association, Alexandria, VA, 1990, p 5.
139. Pai, Y, et al: Thresholds for step initiation induced by support-surface translation: A dynamic center-of-mass model provides much better prediction than a static model. J Biomech 33:387, 2000.
140. Nichols, D: Balance retraining after stroke using force platform biofeedback. Phys Ther 77:553, 1997.
141. Horak, F: Clinical measurement of postural control in adults. Phys Ther 67:1881, 1987.
142. Goldie, P, et al: Force platform measures for evaluating postural control: Reliability and validity. Arch Phys Med Rehabil 70:510, 1989.
143. Liston, R, and Brouwer, B: Reliability and validity of measures obtained from stroke patients using the Balance Master. Arch Phys Med Rehabil 77:425, 1996.
144. Horak, F, et al: Postural perturbations: New insights for treatment of balance disorders. Phys Ther 77:517, 1997.
145. Dettman, M, et al: Relationships among walking performance, postural stability, and functional assessments of the hemiplegic patient. Am J Phys Med 66:77, 1987.
146. De Haart, M, et al: Recovery of standing balance in postacute stroke patients: A rehabilitation cohort study. Arch Phys Med Rehabil 85:886, 2004.
147. Geurts, A, et al: A review of standing balance recovery from stroke. Gait Posture 22:267, 2005.
148. Dickstein, R, et al: Foot-ground pressure pattern of standing hemiplegic patients: Major characteristics and patterns of movement. Phys Ther 64:19, 1984.
149. Lee, DN, and Lishman, JR: Visual proprioceptive control of stance. J Hum Mov Stud 1:87, 1975.
150. Brandt, T, et al: Visual acuity, visual field and visual scene characteristics affect postural balance. In Igarash, M, and Black, F (eds): Vestibular and Visual Control on Posture and Locomotor Equilibrium. Karger, Basel, 1985.
151. Jeka, J: Light touch contact as a balance aid. Phys Ther 77:249, 1997.
152. Herdman, S: Vestibular Rehabilitation, ed 3. FA Davis, Philadelphia, 2007.
153. Nashner, L: Adaptive reflexes controlling human posture. Exp Brain Res 26:59, 1976.
154. Nashner, L, and McCollum, G: The organization of human postural movements: A formal basis and experimental synthesis. Behav Brain Sci 9:135, 1985.
155. Kuo, A, et al: Effect of altered sensory conditions on multivariate descriptors of human postural sway. Exp Brain Res 122:15, 1998.
156. Peterka, R: Sensorimotor integration in human postural control. J Neurophysiol 88:1097, 2002.
157. Horak, F, Earhart, G, and Dietz, V: Postural responses to combinations of head and body displacements: Vestibular and somatosensory interactions. Exp Brain Res 141:410, 2001.
158. Horak, F, et al: Postural strategies associated with somatosensory and vestibular loss. Exp Brain Res 82:167, 1990.
159. Romberg, M: Manual of Nervous Diseases of Man. London, Sydenham Society, 1853.
160. Shumway-Cook, A, and Horak, F: Assessing the influence of sensory interaction on balance: Suggestion from the field. Phys Ther 66:1548, 1986.
161. Cohen, H, et al: A study of CTSIB. Phys Ther 73:346, 1993.
162. Whitney, SL, and Wrisley, DM: The influence of footwear on timed balance scores of the modified clinical test of sensory interaction and balance. Arch Phys Med Rehabil 85:439, 2004.
163. Horak, F, and Nashner, L: Central programming of postural movements: Adaptation to altered support-surface configuration. J Neurophysiol 55:1369, 1986.
164. Nashner, L: Fixed patterns of rapid postural responses among leg muscles during stance. Exp Brain Res 30:13, 1977.
165. Maki, B, and McIlron, W: The role of limb movements in maintaining upright stance: The "change-in-support" strategy. Phys Ther 77:488, 1977.
166. Brown, L, Shumway-Cook, A, and Woollacott, M: Attentional demands and postural recovery: The effects of aging. J Gerontol 54A:M165–M171, 1999.
167. Creath, R, et al: A unified view of quiet and perturbed stance: Simultaneous co-existing excitable modes. Neurosci Lett 377:75, 2005.
168. Dean, C, and Shepherd, R: Task-related training improves performance of seated reaching tasks following stroke: A randomized controlled trial. Stroke 28:722, 1997.
169. Forssberg, H, and Hirschfeld, H: Postural adjustments in sitting humans following external perturbations: Muscle activity and kinematics. Exp Brain Res 97:515, 1994.
170. Horak, F, et al: The effects of movement velocity, mass displaced and task certainty on associated postural adjustments made by normal and hemiplegic individuals. J Neurol Neurosurg Psychiatry 47:1020, 1984.
171. Slijper, H, et al: Task-specific modulation of anticipatory postural adjustments in individuals with hemiparesis. Clin Neurophysiol 113:642, 2002.

172. Latash, M, et al: Anticipatory postural adjustments during self-inflicted and predictable perturbations in Parkinson's disease. J Neurol Neurosurg Psychiatry 58:326, 1995.
173. Arce, F, Katz, N, and Sugarman, H: The scaling of postural adjustments during bimanual load-lifting in traumatic brain-injured adults. Hum Move Sci 22:749, 2004.
174. Morris, M, et al: Postural instability in Parkinson's disease: A comparison with and without a concurrent task. Gait Posture 12:205, 2000.
175. Ashburn, A, and Stack, E: Fallers and non-fallers with Parkinson's disease (PD): The influence of a dual task on standing balance. Mov Disord 15(Suppl 3):78, 2000.
176. Brauer, S, et al: Simplest tasks have greatest dual task interference with balance in brain injured adults. Hum Move Sci 23:489, 2004.
177. Hyndman, D, and Ashburn, A: "Stops Walking When Talking" as a predictor of falls in people with stroke living in the community. J Neurol Neurosurg Psychiatry 75:994, 2004.
178. Lee, W, et al: Quantitative and clinical measures of static standing balance in hemiparetic and normal subjects. Phys Ther 68:970, 1988.
179. Bohannon, R, et al: Decrease in timed balance test scores with aging. Phys Ther 64:1967, 1984.
180. Berg, K, et al: Measuring balance in the elderly: Preliminary development of an instrument. Physiother Can 41:304, 1989.
181. Berg, K, et al: A comparison of clinical and laboratory measures of postural balance in an elderly population. Arch Phys Med Rehabil 73:1073, 1992.
182. Berg, K, et al: Measuring balance in the elderly: Validation of an instrument. Can J Public Health 83(Suppl 2):S7, 1992.
183. Berg, K, et al: The Balance Scale: Reliability assessment for elderly residents and patients with an acute stroke. Scand J Rehabil Med 27:27, 1995.
184. Thorbahn, L, and Newton, R: Use of the Berg Balance Test to predict falls in elderly persons. Phys Ther 76:576, 1996.
185. Blum, L, Korner-Bitensky, N: Usefulness of the Berg Balance Scale in stroke rehabilitation: A systematic review. Phys Ther 88:559, 2008.
186. Muir, SW, et al: Use of the Berg Balance Scale for predicting multiple falls in community-dwelling elderly people: A prospective study. Phys Ther 88:449, 2008.
187. Shumway-Cook, A, et al: Predicting the probability of falls in community dwelling older adults. Phys Ther 77:812, 1997.
188. Alzayer, L, Beninato, M, and Portney, L: The accuracy of individual Berg Balance Scale items compared with the total Berg score for classifying people with chronic stroke according to fall history. JNPT 33:136, 2009.
189. Chui, AY, Au-Young, SS, and Lo, SK: A comparison of four functional tests in discriminating fallers from non-fallers in older people. Disabil Regabuk 25:45, 2003.
190. Donoghue, D, and Stokes, E: How much change is true change? The minimum detectable change of the Berg Balance Scale in elderly people. J Rehabil Med 41:343, 2009.
191. Romero, S, et al: Minimum detectable change of the Berg Balance Scale and Dynamic Gait Index in older persons at risk for falling. J Geriatr Phys Ther 34(3):131, 2011.
192. Stevenson, TJ, et al: Threshold Berg Balance Scale scores for gait-aid use in elderly subjects: A secondary analysis. Physiother Can 62(2):133, 2010.
193. Tinetti, M, et al: A fall risk index for elderly patients based on number of chronic disabilities. Am J Med 80:429, 1986.
194. Tinetti, M, and Ginter, S: Identifying mobility dysfunctions in elderly patients: Standard neuromuscular examination or direct assessment? JAMA 259:1190, 1988.
195. Faber, MJ, Bosscher, RJ, and van Wieringen, PC: Clinimetric properties of the Performance-Oriented Mobility Assessment. Phys Ther 86(7):944, 2006.
196. Tinetti, M: Factors associated with serious injury during falls by ambulatory nursing home residents. J Am Geriatr Soc 35:644, 1987.
197. Tinetti, M, et al: Risk factors for falls among elderly persons living in the community. N Engl J Med 319:1701, 1988.
198. Tinetti, M, et al: Yale FISCIT: Risk factor abatement strategy for fall prevention. J Am Geriatr Soc 41:315, 1993.
199. Duncan, P, et al: Functional reach: A new clinical measure of balance. J Gerontol 45:M192, 1990.
200. Duncan, P, et al: Functional reach: Predictive validity in a sample of elderly male veterans. J Gerontol 47:M93, 1992.
201. Weiner, D, et al: Functional reach: A marker of physical frailty. J Am Geriatr Soc 40:203, 1992.
202. Newton, R: Balance screening of an inner city older adult population. Arch Phys Med Rehabil 78:587, 1997.
203. Newton, R: Validity of the multi-directional reach test: A practical measure for limits of stability in older adults. J Gerontol Med Sci 56A:M248, 2001.
204. Lynch, S, Leahy, P, and Barker, S: Reliability of measurements obtained with a modified functional reach test in subjects with spinal cord injury. Phys Ther 78:1128, 1998.
205. Thompson, M, and Medley, A: Forward and lateral sitting functional reach in younger, middle-aged, and older adults. J Geriatr Phys Ther 30(2):43, 2007.
206. Mathias, S, et al: Balance in elderly patients: The "Get Up and Go" test. Arch Phys Med Rehabil 67:387, 1986.
207. Podsiadlo, D, and Richardson, S: The timed "Up and Go": A test of basic mobility for frail elderly persons. J Am Geriatr Soc 39:142, 1991.
208. Isles, R, et al: Normal values of balance tests in women aged 20–80. J Am Geriatr Soc 52:1367, 2004.
209. Pondal, M, and del Ser, T: Normative data and determinants for the timed "Up and Go" test in a population-based sample of elderly individuals without gait disturbances. J Geriatr Phys Ther 31(2):7, 2008.
210. Faria, C, Teixeira-Salmela, L, and Nadeau, S: Effects of the direction of turning on the timed Up and Go test with stroke patients. Top Stroke Rehabil 16:196, 2009.
211. Ng, S, and Hui-Chan, C: The timed Up and Go test: Its reliability and association with lower-limb impairments and locomotor capacities in people with chronic stroke. Arch Phys Med Rehabil 86:1641, 2005.
212. Campbell, C, et al: The effect of attentional demands on the timed Up and Go test in older adults with and without Parkinson's disease. Neurol Rep 3:2, 2003.
213. Dibble, L, and Lange, M: Predicting falls in individuals with Parkinson's disease: a reconsideration of clinical balance measures. JNPT 30:60, 2006.
214. Haug, SL, et al: Minimal detectable change of the timed "up and go" test and the dynamic gait index in people with Parkinson disease. Phys Ther 91(1):114, 2010.
215. Cunha, I, et al: Performance-based gait tests for acute stroke patients. Am J Phys Med Rehabil 81:838, 2002.
216. Murray, M, et al: Comparison of free and fast speed walking patterns of normal men. Am J Phys Med 45:8, 1966.
217. Sadaria, K, and Bohannon, R: The 6-Minute Walk Test: A brief review of literature. Clin Exerc Physiol 3:127, 2001.
218. Harada, N, Chiu, V, and Stewart, A: Mobility-related function in older adults: Assessment with a 6-minute walk test. Arch Phys Med Rehabil 80:837, 1999.
219. Miller, P, et al: Measurement properties of a standardized version of the Two-Minute Walk Test for individuals with neurological dysfunction. Physiother Can 54:241, 2003
220. Wetzel, JL, et al: Six-Minute Walk Test for persons with mild or moderate disability from multiple sclerosis: Performance and explanatory factors. Physiother Can 63(2) 166, 2011.
221. Guralnick, J, et al: Lower-extremity function over the age of 70 years as a predictor of subsequent disability. N Engl J Med 332:556, 1995.
222. Whitney, S, Wrisley, D, and Furman, J: Concurrent validity of the Berg Balance Scale and the Dynamic Gait Index in people with vestibular dysfunction. Physiother Res Int 8:178, 2003.
223. Hall, CD, and Herdman, SJ: Reliability of clinical measures used to assess patient with peripheral vestibular disorders. J Neurol Phys Ther 30:74, 2006.

224. Wrisley, DM, et al: Reliability of the Dynamic Gait Index in people with vestibular disorders. Arch Phys Med Rehabil 84:1528, 2003.
225. Marchetti, GF, et al: Temporal and spatial characteristics of gait during performance of the Dynamic Gait Index in people with and people without balance or vestibular disorders. Phys Ther 88:640, 2008.
226. Jonsdottir, J, and Cattaneo, D: Reliability and validity of the Dynamic Gait Index in persons with chronic stroke. Arch Phys Med Rehabil 88:1410, 2007.
227. McConvey, J, and Bennett, SE: Reliability of the Dynamic Gait Index in individuals with multiple sclerosis. Arch Phys Med Rehabil 86:130, 2005.
228. McCulloch, K: Attention and dual-task conditions: Physical therapy implications for individuals with acquired brain injury. JNPT 31:104–118, 2007.
229. Bowen, A, et al: Dual-task effects of talking while walking on velocity and balance following a stroke. Age Ageing 30:319, 2001.
230. Park, NW, Moscovitch, M, and Robertson, IH: Divided attention impairments after traumatic brain injury. Neuropsychologia 37:1119–1133, 1999.
231. Penner, I, et al: Analysis of impairment related functional architecture in MS patients during performance of different attention tasks. J Neurol 250:461–472, 2003.
232. Rochester, L, et al: Attending to the task: Interference effects of functional tasks on walking in Parkinson's disease and the roles of cognition, depression, fatigue and balance. Arch Phys Med Rehabil 85:1578, 2004.
233. Shumway Cook, A, et al: The effects of two types of cognitive tasks on postural stability in older adults with and without a history of falls. J Gerontol A Biol Sci Med Sci 52:M232–M240, 1997.
234. Shumway-Cook, A, Grauer, S, and Woollacott, M: Predicting the probability for falls in community-dwelling older adults using the timed Up and Go test. Phys Ther 80:896–903, 2000.
235. Hauer, K, et al: Cognitive impairment decreases postural control during dual tasks in geriatric patients with a history of severe falls. J Am Geriatr Soc 51:1638–1644, 2003.
236. Lundin-Olsson, L, Nberg, L, and Gustafson, Y: "Stops walking when talking" as a predictor of falls in elderly people. Lancet 349:617, 1997.
237. Harley, C, et al: Disruption of sitting balance after stroke: Influence of spoken output. J Neurol Neurosurg Psychiatry 77:674, 2006.
238. Gorman, S, et al: Development and validation of the Function in Sitting Test in adults with acute stroke. JNPT 34:150, 2010.
239. Delbaere, K, et al: Fear-related avoidance of activities, falls and physical frailty: A prospective community-based cohort study. Age Ageing 33:368, 2004.
240. Deshpande, N, et al: Activity restriction induced by fear of falling and objective and subjective measures of physical function: A prospective cohort study. J Am Geriatr Soc 56:615, 2008.
241. Powell, L, and Meyers, A: The Activities-specific Balance Confidence (ABC) Scale. J Gerontol Med Sci 50A(1):M28–M34, 1995.
242. Tinetti, M, Richman, D, and Powell, L: Falls efficacy as a measure of fear of falling. J Gerontol 45:P239–P243, 1990.

LEITURAS COMPLEMENTARES

Arampatzis, A, Peper, A, and Bierbaum, S: Exercise of mechanisms for dynamic stability control increases stability performance in the elderly. J Biomech 44(1):52, 2011.
Beebe, JA, and Lang, CE: Relationships and responsiveness of six upper extremity function tests during the first six months of recovery after stroke. J Neurol Phys Ther 33(2):96, 2009.
Krishnan, V, and Jaric, S: Effects of task complexity on coordination of inter-limb and within-limb forces in static bimanual manipulation. Motor Control 14(4):528, 2010.
Nijland, R, et al: A comparison of two validated tests for upper limb function after stroke: The Wolf Motor Function Test and the Action Research Arm Test. J Rehabil Med 42(7):694, 2010.
Przybyla, A, et al: Motor asymmetry reduction in older adults. Neurosci Lett 489(2):99, 2011.
Sleimen-Malkoun, R, Temprado, JJ, and Berton, E: A dynamic systems approach to bimanual coordination in stroke: Implications for rehabilitation and research. Medicina (Kaunas) 46(6):374, 2010.
Telles, S, Singh, N, and Balkrishna, A: Finger dexterity and visual discrimination following two yoga breathing practices. Int J Yoga 5(1):37, 2012.
Tyson, SF: Measurement error in functional balance and mobility tests for people with stroke: What are the sources of error and what is the best way to minimize error? Neurorehabil Neural Repair 21(1):46, 2007.
Tyson, SF, and Connell, LA: How to measure balance in clinical practice: A systematic review of the psychometrics and clinical utility of measures of balance activity for neurological conditions. Clin Rehabil 23(9):824, 2009.
van de Ven-Stevens, LA: Clinimetric properties of instruments to assess activities in patients with hand injury: A systematic review of the literature. Arch Phys Med Rehabil 90(1):151, 2009.
Velstra, IM, Ballert, CS, and Cieza, A: A systematic literature review of outcome measures for upper extremity function using the International Classification of Functioning, Disability, and Health as reference. PMR 3(9):846, 2011.
Wang, W, et al: Interlimb differences of directional biases for stroke production. Exp Brain Res 216(2):263, 2012.
Wang, YC, et al: Assessing dexterity function: A comparison of two alternatives for the NIH Toolbox. J Hand Ther 24(4):313, 2011.
Yancosek, KE, and Howell, D: A narrative review of dexterity assessments. J Hand Ther 22(3):258, 2009.

Apêndice 6.A
Escala de equilíbrio de Berg

1. Sentado para em pé
Instruções: *Por favor, fique de pé. Tente não usar suas mãos como suporte.*
( ) 4 capaz de permanecer em pé sem o auxílio das mãos e se estabilizar de maneira independente
( ) 3 capaz de permanecer em pé independentemente usando as mãos
( ) 2 capaz de permanecer em pé usando as mão após várias tentativas
( ) 1 necessidade de ajuda mínima para ficar em pé ou se estabilizar
( ) 0 necessidade de assistência moderada ou máxima para permanecer em pé

2. Em pé sem apoio
Instruções: *Por favor, fique de pé por dois minutos sem se segurar em nada.*
( ) 4 capaz de permanecer em pé com segurança por 2 minutos
( ) 3 capaz de permanecer em pé durante 2 minutos com supervisão
( ) 2 capaz de permanecer em pé durante 30 segundos sem suporte
( ) 1 necessidade de várias tentativas para permanecer em pé 30 segundos sem suporte
( ) 0 incapaz de permanecer em pé durante 30 segundos sem assistência

3. Sentado sem suporte para as costas mas com os pés apoiados sobre o chão ou sobre um banco
Instruções: *Por favor, sente-se com os braços cruzados durante 2 minutos.*
( ) 4 capaz de permanecer sentado com segurança por 2 minutos
( ) 3 capaz de permanecer sentado por 2 minutos sob supervisão
( ) 2 capaz de permanecer sentado durante 30 segundos
( ) 1 capaz de permanecer sentado durante 10 segundos
( ) 0 incapaz de permanecer sentado sem suporte durante 10 segundos

4. Em pé para sentado
Instruções: *Por favor, sente-se.*
( ) 4 senta com segurança com o mínimo uso das mãos
( ) 3 controla descida utilizando as mãos
( ) 2 apoia a parte posterior das pernas na cadeira para controlar a descida
( ) 1 senta independentemente, mas apresenta descida descontrolada
( ) 0 necessita de ajuda para sentar

5. Transferências
Instruções: *Providencie cadeiras para uma transferência de pivô. Peça ao paciente que se transfira para uma cadeira sem descanso de braços e para uma cadeira com descanso de braços. Você pode usar duas cadeiras ou um leito/tablado e uma cadeira.*
( ) 4 capaz de passar com segurança com o mínimo uso das mãos
( ) 3 capaz de passar com segurança com uso das mãos evidente
( ) 2 capaz de passar com instruções verbais e/ou supervisão
( ) 1 necessidade de assistência de uma pessoa
( ) 0 necessidade de assistência de duas pessoas ou supervisão para segurança

6. Em pé sem suporte com olhos fechados
Instruções: *Por favor, feche os olhos e permaneça parado por 10 segundos*
( ) 4 capaz de permanecer em pé com segurança por 10 segundos
( ) 3 capaz de permanecer em pé com segurança por 10 segundos com supervisão
( ) 2 capaz de permanecer em pé durante 3 segundos
( ) 1 incapaz de manter os olhos fechados por 3 segundos, mas consegue permanecer em pé
( ) 0 necessidade de ajuda para evitar queda

7. Em pé sem suporte com os pés juntos
Instruções: *Por favor, mantenha os pés juntos e permaneça em pé sem se segurar*
( ) 4 capaz de permanecer em pé com os pés juntos independentemente e com segurança por 1 minuto
( ) 3 capaz de permanecer em pé com os pés juntos independentemente e com segurança por 1 minuto, com supervisão
( ) 2 capaz de permanecer em pé com os pés juntos independentemente, mas incapaz de se manter por 30 segundos
( ) 1 necessidade de ajuda para manter a posição, mas capaz de ficar em pé por 15 segundos com os pés juntos
( ) 0 necessidade de ajuda para manter a posição, mas incapaz de se manter por 15 segundos

8. Alcance a frente com os braços estendidos permanecendo em pé
Instruções: *Mantenha os braços estendidos a 90º. Estenda os dedos e tente alcançar a maior distância possível. (O examinador coloca uma régua no final dos dedos quando os braços estão a 90º – os dedos não devem tocar a régua enquanto a tarefa é executada). A medida registrada é a*

distância que os dedos conseguem alcançar enquanto o indivíduo está na máxima inclinação para a frente possível. Se possível, pedir ao indivíduo que execute a tarefa com os dois braços para evitar rotação do tronco.
( ) 4 capaz de alcançar com confiabilidade de 20 a 30 cm
( ) 3 capaz de alcançar 12 cm
( ) 2 capaz de alcançar 5 cm
( ) 1 capaz de alcançar mas com necessidade de supervisão
( ) 0 perda de equilíbrio durante as tentativas, necessidade de suporte externo

9. Apanhar um objeto do chão a partir da posição em pé
Instruções: *Pegar um chinelo localizado à frente de seus pés*
( ) 4 capaz de apanhar o chinelo facilmente e com segurança
( ) 3 capaz de apanhar o chinelo mas necessita de supervisão
( ) 2 incapaz de apanhar o chinelo, mas alcança 2 a 5 cm do chinelo e consegue manter o equilíbrio de maneira independente
( ) 1 incapaz de apanhar o chinelo e necessita de supervisão enquanto tenta
( ) 0 incapaz de tentar/necessita de assistência para evitar perda de equilíbrio ou queda

10. Em pé, virar e olhar para trás sobre os ombros direito e esquerdo
Instruções: *Virar e olhar para trás sobre o ombro esquerdo. Repetir para o direito. O examinador pode indicar um objeto-alvo que está logo atrás do indivíduo para encorajá-lo a realizar o giro.*
( ) 4 olha para trás por ambos os lados com mudança de peso adequada
( ) 3 olha para trás por apenas um dos lados, o outro lado mostra menor mudança de peso
( ) 2 apenas vira para os dois lados, mas mantém o equilíbrio
( ) 1 necessita de supervisão atenta ou orientação verbal
( ) 0 necessita assistência ao virar

11. Virar 360º
Instruções: *Virar completamente fazendo um círculo completo. Pausa. Fazer o mesmo na outra direção*
( ) 4 capaz de virar 360º com segurança em 4 segundos ou menos
( ) 3 capaz de virar 360º com segurança para apenas um lado em 4 segundos ou menos
( ) 2 capaz de virar 360º com segurança mas lentamente
( ) 1 necessita de supervisão atenta ou orientação verbal
( ) 0 necessita de assistência enquanto vira

12. Colocar pés alternados sobre um degrau ou banco permanecendo em pé e sem apoio
Instruções: *Colocar cada pé alternadamente sobre o degrau/banco. Continuar até cada pé ter tocado o degrau/banco quatro vezes.*
( ) 4 capaz de ficar em pé independentemente e com segurança e completar 8 passos em 20 segundos
( ) 3 capaz de ficar em pé independentemente e completar 8 passos em mais de 20 segundos
( ) 2 capaz de completar 4 passos sem ajuda, mas com supervisão
( ) 1 capaz de completar mais de 2 passos necessitando de mínima assistência
( ) 0 necessita de assistência para prevenir queda/incapaz de tentar

13. Permanecer em pé sem apoio com outro pé à frente
Instruções: *Demonstrar ao paciente. Colocar um pé diretamente em frente ao outro. Se você perceber que não pode colocar o pé diretamente à frente, tente dar um passo largo o suficiente para que o calcanhar de seu pé permaneça a frente do dedo de seu outro pé. Para obter 3 pontos, o comprimento do passo deve exceder o comprimento do outro pé e a largura da base de apoio deve se aproximar da posição normal de passo do indivíduo.*
( ) 4 capaz de posicionar o pé em tandem independentemente e manter por 30 segundos
( ) 3 capaz de posicionar o pé à frente do outro independentemente e manter por 30 segundos
( ) 2 capaz de dar um pequeno passo independentemente e manter por 30 segundos
( ) 1 necessidade de ajuda para dar o passo, mas consegue manter por 15 segundos
( ) 0 perda de equilíbrio enquanto dá o passo ou enquanto fica de pé

14. Permanecer em pé apoiado em uma perna
Instruções: *Permaneça apoiado em uma perna o quanto você puder sem se apoiar*
( ) 4 capaz de levantar a perna independentemente e manter por mais de 10 segundos
( ) 3 capaz de levantar a perna independentemente e manter entre 5 e 10 segundos
( ) 2 capaz de levantar a perna independentemente e manter por 2 segundos ou mais
( ) 1 tenta levantar a perna e é incapaz de manter 3 segundos, mas permanece em pé independentemente
( ) 0 incapaz de tentar ou precisa de assistência para evitar queda

_____ Pontuação total (máximo = 56)

Apêndice 6.B
Escala de equilíbrio de Tinetti
(POMA, *Performance-oriented mobility assessment*)

Equilíbrio

Instruções iniciais: o indivíduo fica sentado em uma cadeira rígida e sem braços. As seguintes manobras são testadas:

1. **Equilíbrio sentado**
   - 0 = inclina-se ou desliza na cadeira
   - 1 = inclina-se ligeiramente ou aumenta a distância das nádegas ao encosto da cadeira
   - 2 = estável, seguro, na vertical

2. **Levantar-se**
   - 0 = incapaz sem ajuda ou perde o equilíbrio
   - 1 = *capaz*, mas utiliza os braços para ajudar *ou* requer mais de duas tentativas ou faz flexão de tronco excessiva
   - 2 = *capaz* na primeira tentativa sem usar os braços

3. **Equilíbrio em pé imediato (primeiros 5 segundos)**
   - 0 = instável com cambalear significativo, move os pés, oscilação de tronco significativo ou tenta agarrar algo para apoiar-se)
   - 1 = estável, mas utiliza andador ou bengala para apoiar-se *ou* cambalear leve, mas estabiliza-se sem agarrar algo para apoiar-se
   - 2 = estável sem andador ou bengala ou outro tipo de apoio

4. **Equilíbrio em pé com os pés paralelos**
   - 0 = instável
   - 1 = instável, mas alarga a base de sustentação (calcanhares afastados em mais de 10 cm) ou recorre à bengala, andador ou a outro tipo de suporte
   - 2 = pés próximos e sem ajuda

5. **Pequenos desequilíbrios na mesma posição (indivíduo em pé, na posição máxima como no teste anterior, examinador fica atrás dele e empurra-o levemente com a palma da mão no nível do esterno)**
   - 0 = começa a cair
   - 1 = vacilante, agarra-se, mas estabiliza-se
   - 2 = estável

6. **Volta de 360°**
   - 0 = instável (agarra-se, vacila)
   - 1 = estável, mas dá passos descontínuos
   - 2 = estável e dá passos contínuos

7. **Apoio unipodal por 5 segundos (escolher uma perna)**
   - 0 = incapaz ou tenta segurar-se a qualquer objeto
   - 1 = cambaleia um pouco, oscila ou move ligeiramente o pé
   - 2 = capaz

8. **Equilíbrio em pé com os pés em tandem**
   - 0 = incapaz de ficar com um pé na frente do outro, ou começa a cair
   - 1 = cambaleia um pouco, oscila, move os braços ou move ligeiramente o pé
   - 2 = capaz de ficar em tandem por 5 segundos

9. **Alcançar – examinador segura um peso de 2,5 kg na altura do alcance estendido máximo do indivíduo**
   - 0 = incapaz ou agarra-se a algum objeto
   - 1 = cambaleia um pouco, oscila ou move ligeiramente o pé
   - 2 = capaz

10. **Inclinar-se (colocar um peso de 2,5 kg no chão e pedir para o indivíduo pegá-lo)**
    - 0 = incapaz ou é instável
    - 1 = capaz e é estável

10a. **Tempo necessário _____ segundos**

11. **Sentar-se**
    - 0 = inseguro (calcula mal a distância; cai na cadeira)
    - 1 = usa os braços ou movimento não harmonioso
    - 2 = seguro, movimento harmonioso

11a. **Levantar-se cronometrado**
   Tempo necessário para levantar da cadeira três vezes: _____ segundos

Total do subteste de equilíbrio: 21 pontos
Itens cronometrados: 10, 11

Marcha

Instruções: *Indivíduo fica em pé com o examinador. Percorre um percurso de 4,5 m. Peça ao indivíduo que ande em sua passada normal, vire e caminhe de volta. Deverá utilizar os seus auxiliares de marcha habituais.*

1. **Início da marcha (imediatamente após o sinal de partida)**
   0 = hesitação ou múltiplas tentativas para iniciar
   1 = sem hesitação

2. **Percurso (estimado em relação à linha no piso ou ao tapete). Observe a excursão de um pé por volta da marca de 3 m do percurso.**
   0 = desvio notável
   1 = desvio leve/moderado ou utilização de auxiliares de marcha
   2 = reta sem auxiliar de marcha

3. **Passo ausente (tropeço ou perda de equilíbrio)**
   0 = sim e tentativa inadequada de recuperar o equilíbrio
   1 = sim, mas tentativa apropriada de recuperar o equilíbrio
   2 = não

4. **Virar (durante a caminhada)**
   0 = cambaleia, instável
   1 = descontínuo, mas sem cambalear, ou usa andador ou bengala
   2 = firme, contínuo sem auxiliar de marcha

5. **Marcha cronometrada. Realizar após testes 1 a 7 (medir percurso de 4,5 m)**
   a) Peça ao indivíduo que caminhe em ritmo normal por _____ segundos
   b) Peça ao indivíduo que caminhe no ritmo seguro mais rápido por _____ segundos

6. **Ultrapassar obstáculos (avaliar em uma caminhada separada com um bloco colocado no curso)**
   0 = começa a cair ou incapaz
   1 = capaz, mas usa auxiliar de marcha ou cambaleia um pouco, porém estabiliza-se
   2 = capaz e estável

Total do subteste de marcha: 9 pontos
Itens cronometrados: 5

_____ Pontuação total (máximo = 30 pontos)

CAPÍTULO

7

Exame da marcha

Judith M. Burnfield, PT, PhD
Cynthia C. Norkin, PT, EdD

SUMÁRIO

Finalidades da análise da marcha 278
Escolha da abordagem para a análise da marcha 278
Confiabilidade 278
Sensibilidade e especificidade 279
Validade 279
Terminologia relacionada com a marcha 280
O ciclo de marcha 280
Fases da marcha 281

Tipos de análises de marcha 286
Análise cinemática qualitativa da marcha 286
Análise cinemática quantitativa da marcha 303
Análise cinética da marcha 318
Resumo da análise cinemática e cinética da marcha 322
Reconhecimento de padrões de marcha 324
Análise de gasto energético durante a marcha 324
Resumo 326

OBJETIVOS DE APRENDIZAGEM

1. Definir os termos usados para descrever a marcha normal.
2. Explicar a confiabilidade, validade, sensibilidade e especificidade em relação à análise da marcha.
3. Descrever as variáveis que são examinadas em cada um dos seguintes tipos de análises de marcha: análise qualitativa cinemática, análise quantitativa cinemática e análise cinética.
4. Descrever e fornecer exemplos de alguns dos tipos mais comumente usados de perfis de marcha.
5. Comparar e contrastar as vantagens e desvantagens da análise cinemática quantitativa e cinemática qualitativa da marcha.
6. Usando o estudo de caso como exemplo, aplicar as habilidades de tomada de decisão clínica na avaliação dos dados de análise da marcha.

Um dos principais efeitos da reabilitação é ajudar os pacientes a alcançar o mais alto nível de função dadas as suas deficiências específicas, a fim de que possam participar de modo otimizado nas atividades de interesse. A deambulação humana, ou marcha, é um dos componentes básicos da função independente, que é comumente afetada por processos de doença ou lesão. Consequentemente, o desfecho desejado de muitas intervenções de fisioterapia é restaurar ou melhorar o status de deambulação do paciente. A marcha, definida como a maneira como uma pessoa caminha (p. ex., a cadência, comprimento do passo, comprimento da passada, velocidade e ritmo), difere da locomoção, que se refere à capacidade de um indivíduo de se mover de um lugar para outro.[1] Embora haja muitas razões específicas para realizar uma análise da marcha, todas elas requerem algumas informações sobre a capacidade de deambular de um indivíduo ou grupo de pessoas com uma determinada deficiência. Como há várias abordagens à análise da marcha, que variam de muito simples a extremamente complexas, o fisioterapeuta deve considerar com cuidado qual o uso que será feito das informações obtidas a partir de uma análise da marcha. Indicações clínicas gerais, bem como específicas, para a realização de uma análise da marcha, podem ser encontradas no Guide to Physical Therapist Practice, algumas das quais estão incluídas abaixo.[1]

Finalidades da análise da marcha

1. Ajudar a compreender as características da marcha de indivíduos com um distúrbio específico. Isso inclui o seguinte:
   - Obter descrições precisas dos padrões de marcha e variáveis da marcha típicas das diferentes condições.
   - Identificar e descrever os desvios de marcha presentes, ou normalmente presentes, em distúrbios específicos.
   - Determinar o equilíbrio, resistência, gasto energético e segurança.
   - Determinar a capacidade de locomoção funcional do paciente em relação às demandas de locomoção funcional da casa, comunidade e ambiente de trabalho.
   - Classificar a gravidade da deficiência.
   - Predizer o *status* futuro do paciente.
2. Ajudar no diagnóstico do movimento ao:
   - Identificar e descrever desvios da marcha e descrever as diferenças entre o desempenho de um paciente e os parâmetros da marcha normal.
   - Analisar desvios da marcha e identificar os mecanismos responsáveis por produzi-los.
   - Examinar o equilíbrio, resistência, gasto energético e segurança e determinar o seu impacto na marcha.
3. Informar a escolha de uma intervenção(ões) ao guiar o fisioterapeuta em:
   - Propor o tratamento adequado das deficiências que podem melhorar o desempenho da marcha.
   - Determinar a necessidade de dispositivos ou equipamentos de adaptação, assistência, proteção ou apoio, órteses e próteses.
4. Avaliar a eficácia do tratamento e orientar o fisioterapeuta em:
   - Determinar de que forma intervenções como o exercício terapêutico, atividades resistidas, atividades de desenvolvimento, fortalecimento ou alongamento, estimulação elétrica, treino de equilíbrio, procedimentos cirúrgicos e medicamentos afetarão a marcha.
   - Determinar a eficácia e ajuste de dispositivos ou equipamentos específicos para fornecer proteção e apoio articular, corrigir desvios e disfunções, reduzir o gasto energético e promover a função locomotora segura.

Muitos exemplos que ilustram esses fins são encontrados na literatura: descrições das diferenças entre o desempenho de um paciente e os parâmetros da marcha normal,[2-11] identificação dos mecanismos que causam disfunção,[12,13] determinação da necessidade ou eficácia de uma prótese,[12,14] comparação dos efeitos dos diferentes tipos de dispositivos de assistência,[15,16] determinação da necessidade ou eficácia de um aparelho ortopédico,[17-21] determinação dos efeitos das intervenções de tratamento,[22,23] determinação do gasto energético,[14,15,24] e predição do *status* futuro.[25-27]

Escolha da abordagem para a análise da marcha

O tipo de análise da marcha escolhido depende não só da finalidade da análise, mas também do tipo de equipamento disponível e experiência, conhecimento e habilidades do fisioterapeuta. O equipamento necessário para realizar um tipo específico de análise da marcha, por sua vez, depende da finalidade da análise, da disponibilidade do equipamento e da quantidade de tempo de que o fisioterapeuta pode dispor. Os equipamentos utilizados em uma análise de marcha podem ser tão simples como um lápis, um papel e um cronômetro,[28] ou tão complexos como um sistema de imagem eletrônico com placas de força embutidas no assoalho e eletrodos de eletromiografia colocados no paciente.[29-32] Para selecionar o método adequado, o fisioterapeuta deve estar ciente dos tipos de análises disponíveis e ser capaz de determinar quais métodos são confiáveis e válidos. Grande parte das informações sobre as características da marcha em distúrbios específicos, bem como os mecanismos responsáveis por produzi-los, foi obtida em ambientes de pesquisa clínica com a utilização de uma instrumentação complexa muitas vezes não disponível para uso geral na prática clínica. No entanto, dada a sólida compreensão da biomecânica da marcha normal, incluindo os movimentos articulares e demandas musculares característicos, o fisioterapeuta pode usar métodos menos complexos para identificar variações do normal nos padrões de movimento e provavelmente resolver as causas do problema. Pode-se então empregar abordagens de tratamento eficazes para tratar as causas subjacentes.

Independentemente do método, a análise da marcha de pacientes individuais deve fornecer dados precisos, confiáveis e válidos que podem ser usados como uma base para descrever a situação atual (limitações e pontos fortes do desempenho), planejar e implementar intervenções, avaliar a eficácia e o progresso ao longo do tempo, avaliar desfechos e, em alguns casos, predizer o *status* futuro.

Confiabilidade

A **confiabilidade**, quando aplicada à análise da marcha, refere-se ao nível de consistência de um instrumento de mensuração (p. ex., pedais, plataformas de força, sistemas de análise de movimento, eletrogoniômetros) ou método de análise (p. ex., listas de verificação da análise de marcha observacional, perfis de locomoção e fórmulas para medir o comprimento do passo). Para determinar se um instrumento de mensuração é confiável, as mensurações obtidas durante o uso sucessivo e repetido do instrumento devem ser consistentes. Por exemplo, se uma medida eletrogoniométrica de um ângulo conhecido como de 60° é normalmente de 60° em toda segunda-feira de manhã durante 2 meses, diz-se que o instrumento é confiável. No entanto, se a medida obtida fosse de 60° na primeira segunda-feira de manhã, 30° na segunda, e 40° na terceira, o instrumento teria uma confiabilidade muito baixa. Pode-se referir a dois tipos de confiabilidade: relativa (associação) ou absoluta (concordância). A confiabilidade relativa utiliza técnicas estatísticas que são correlacionadas;[33] elas detectam a existência de uma relação entre conjuntos de dados. As técnicas estatísticas utilizadas pela confiabilidade absoluta são capazes de detectar a magnitude das diferenças entre as medidas.

Ao contrário das condições científicas mais rigidamente controladas, as medidas utilizadas na marcha para determinação da confiabilidade refletem toda a variabilidade presente no processo de mensuração. Isso inclui a variação no desempenho de uma tentativa para outra ou de um dia para outro do indivíduo, bem como diferenças no modo como o examinador realiza o teste. Para fazer a melhor determinação possível da confiabilidade de um instrumento, deve-se excluir outros fatores além do instrumento que possam influenciar na mensuração (p. ex., o indivíduo não lesionou o joelho entre as mensurações sucessivas ou a colocação do instrumento não mudou).

Para determinar se um método de análise tem confiabilidade tanto relativa como absoluta, dois modos diferentes de confiabilidade precisam ser determinados: a confiabilidade *intra-avaliador* e a confiabilidade *interavaliadores*. Pode-se determinar a confiabilidade intra-avaliador de um método de análise ao examinar a consistência dos resultados obtidos quando um indivíduo utiliza um método específico repetidamente. Por exemplo, o fisioterapeuta utiliza um método especial para examinar a marcha de um estudante de fisioterapia. O fisioterapeuta repete o exame em intervalos de 2 semanas durante 8 semanas e obtém os mesmos resultados todas as vezes. Nesse exemplo, o método poderia ser considerado como de alta confiabilidade intra-avaliador, porque os resultados obtidos pela mesma pessoa são consistentes ao longo do tempo. No entanto, esse exemplo é estritamente hipotético, já que outros fatores além da habilidade do fisioterapeuta, como a fadiga, hora do dia e outras variáveis, podem afetar o desempenho e precisam ser controlados em toda análise.

Determina-se a confiabilidade interavaliadores pelo exame da consistência dos dados obtidos a partir de análises repetidas realizadas por pessoas diferentes. Se os resultados obtidos pelos diversos examinadores estiverem de acordo tanto relativa quanto absolutamente, e se não houver diferenças significativas nos resultados entre os avaliadores, o método tem alta confiabilidade interavaliadores.

Sensibilidade e especificidade

A sensibilidade e especificidade são considerações importantes na escolha de um método de análise. No que se refere à análise da marcha, a **sensibilidade** se refere à proporção de vezes que um método de análise identifica corretamente uma alteração na marcha ou condição quando a anormalidade ou condição está de fato presente. A **especificidade** se refere à proporção de vezes que um método de análise identifica corretamente a anormalidade como ausente quando na verdade ela está ausente.[34] Informações adicionais sobre esses parâmetros estarão disponíveis conforme o tratamento estatístico mais sofisticado dos resultados da marcha tornar-se prática comum.

Validade

A **validade** se refere ao grau em que a medida reflete o que se supõe que meça. Existem vários tipos de validade:

- *Validade de constructo* – determinada por meio da argumentação lógica com base em evidências de pesquisa teórica (a capacidade de um instrumento de medir um conceito abstrato ou constructo).
- *Validade de conteúdo* – determinada pelo fornecimento de evidências de que o instrumento de mensuração contém todos os elementos relevantes de um constructo e nenhum elemento estranho. Nesse caso, o desenvolvedor do teste pode justificar o teste por meio da demonstração de que todos os itens do teste se correlacionaram entre si.
- *Validade baseada no critério* – estabelecida por comparações de um instrumento com o outro ou com dados obtidos de outras modalidades de teste.
- *Validade concorrente* – a inferência se justifica pelas comparações entre os resultados de um teste específico (análise de marcha) e outro teste (exame funcional) realizados aproximadamente ao mesmo tempo.
- *Validade preditiva* – a validade é determinada pela capacidade do instrumento de predizer eventos futuros, como quedas.

É difícil imaginar um método de mensuração ou análise da marcha que inerentemente não seja válido para a marcha propriamente dita. No entanto, a marcha não é um constructo único, mas um processo complexo que reflete a complexidade do desempenho humano. Usando uma abordagem bastante simples, pode-se perguntar se uma determinada medida é válida para a finalidade específica identificada. Ao examinar as ferramentas descritas abaixo, pode-se refletir sobre as finalidades da análise da marcha identificadas previamente, e se perguntar se a ferramenta a ser considerada seria válida para esse efeito.

Ao examinar a literatura, o fisioterapeuta pode determinar se a confiabilidade e a validade de um instrumento ou método de análise foram estabelecidas. Se o aparelho ou método não foi testado, o fisioterapeuta pode desejar incorporar métodos como testes repetidos no contexto de um estudo para confirmar a confiabilidade.

Terminologia relacionada com a marcha

O ciclo de marcha

A unidade fundamental da deambulação é o *ciclo de marcha*, que tem tanto parâmetros espaciais (distância) como temporais (tempo). Na deambulação normal, um ciclo de marcha começa quando o calcanhar do membro de referência entra em contato com a superfície de suporte e termina quando o calcanhar do mesmo membro toca o chão novamente. Em algumas marchas anormais, o calcanhar pode não ser a primeira parte do pé a entrar em contato com o chão, de modo que se considera que o ciclo de marcha começa quando qualquer outra porção do membro de referência entra em contato com o chão. O ciclo termina com o próximo contato ipsilateral dessa porção do pé com o solo.

O ciclo de marcha é dividido em dois períodos, *apoio* e *balanço* (Fig. 7.1). Na marcha normal, a uma velocidade de passeio confortável, o *apoio* constitui aproximadamente 60% do ciclo de marcha, e é definido como o intervalo em que o pé de referência está em contato com o solo. O *balanço* compreende cerca de 40% do ciclo de marcha e ocorre quando o membro de referência não está em contato com o solo. Um único ciclo de marcha inclui períodos de apoio e de balanço para ambos os membros direito e esquerdo. Durante a marcha, o peso corporal é harmoniosamente transferido de um membro para o outro durante dois intervalos de duplo apoio no ciclo de marcha, quando os dois membros estão em contato com o solo ao mesmo tempo. A *posição de duplo apoio inicial* ocorre no início do ciclo de marcha quando o peso é transferido do membro que ficou para trás para o membro de referência estendido. A *posição de duplo apoio terminal* ocorre no final do apoio, quando o peso corporal é transferido do membro de referência para o membro à frente. A posição de duplo apoio inicial no membro de referência corresponde à posição de duplo apoio terminal do membro contralateral. O *apoio unipodal*, que surge entre os dois períodos de duplo apoio, é a porção do ciclo de marcha em que apenas um membro suporta o peso corporal. Pode-se medir a duração de cada uma dessas variáveis, como o *tempo de ciclo, o tempo de apoio (direito e esquerdo), o tempo de balanço (direito e esquerdo), o tempo em duplo apoio inicial, o tempo em duplo apoio terminal e o tempo em apoio unipodal*.

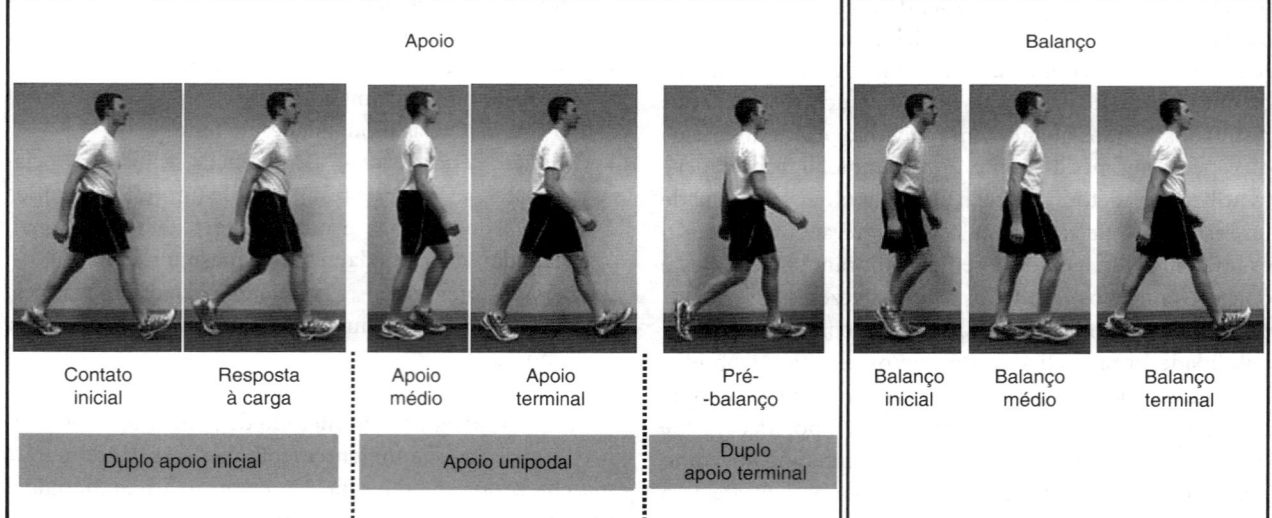

Figura 7.1 As oito fases do ciclo de marcha. O apoio, período em que o membro de referência está em contato com o solo, é composto pelas cinco fases seguintes: contato inicial, resposta à carga, apoio médio, apoio terminal e pré-balanço. O balanço, o período em que o membro está fora do chão, é composto pelas três fases seguintes: balanço inicial, balanço médio e balanço terminal. Além disso, há dois períodos na marcha quando ambos os membros estão em contato com o solo: duplo apoio inicial (contato inicial e resposta à carga) e duplo apoio terminal (pré-balanço). Além disso, há um período, o apoio unipodal, em que apenas um dos membros está em contato com o solo. O apoio unipodal inclui as fases de apoio médio e apoio terminal. Observe que o membro contralateral está em balanço durante a fase de apoio unipodal do membro de referência. (Cortesia de Movement and Neurosciences Center, Institute for Rehabilitation Science and Engineering, Madonna Rehabilitation Hospital, Lincoln, NE 68506.)

Dois passos, um passo com o membro inferior direito e um passo com o membro inferior esquerdo, formam uma *passada*, e uma passada é igual a um ciclo de marcha. O passo e a passada podem ser definidos em duas dimensões: distância e tempo. O *comprimento do passo* é a distância entre o ponto de contato do calcanhar de um membro até o ponto de contato do calcanhar do membro oposto, enquanto o *comprimento da passada* é a distância entre o ponto de contato do calcanhar de um membro até o ponto de contato do calcanhar do mesmo membro. Pode-se usar uma porção alternativa do pé que normalmente está em contato com o solo como ponto de referência se o calcanhar não for o primeiro ponto de contato, como acontece com alguns padrões de marcha anormais. O *tempo de passada* e o *tempo de passo* se referem ao período de tempo necessário para completar uma passada e um passo, respectivamente (Fig. 7.2).

Fases da marcha

A primeira terminologia a descrever as fases da marcha incluía descritores, tanto para a fase de apoio (ou seja, contato do calcanhar, aplanamento do pé, apoio médio, retirada do calcanhar e retirada dos dedos) e balanço (ou seja, aceleração, balanço médio e desaceleração). Embora útil para a descrição da marcha normal, a terminologia é, às vezes, confusa na presença de patologias. Por exemplo, muitos indivíduos com fraqueza pré-tibial ou contraturas graves em flexão plantar não tinham o primeiro contato com o calcanhar no "contato do calcanhar". Alguns indivíduos com espasticidade em flexores plantares mantêm seu calcanhar fora do chão durante toda a fase de apoio, não apenas durante a fase de retirada do calcanhar. Outros com fraqueza em flexores plantares profundos podem não alcançar um período de retirada do calcanhar e, em vez disso, levantar todo o pé do solo no final da fase de apoio.

Para evitar as confusões associadas à terminologia anterior, Perry et al., do Rancho Los Amigos National Rehabilitation Center, desenvolveram uma terminologia genérica para descrever as oito fases funcionais da marcha.[32,35] As cinco primeiras fases constituem o apoio: *contato inicial, resposta à carga, apoio médio, apoio terminal* e *pré-balanço*. As três últimas compreendem o balanço: *balanço inicial, balanço médio* e *balanço terminal*. As semelhanças e diferenças entre as duas terminologias são apresentadas na Tabela 7.1.

A primeira fase de apoio, o *contato inicial*, representa o momento em que o membro estendido toca pela primeira vez o solo. Durante a fase seguinte, a *resposta à carga*, o peso corporal é rapidamente recebido pelo membro estendido. Uma pequena onda de flexão do joelho ajuda a dissipar as forças de impacto associadas à carga do peso corporal sobre o membro. O contato inicial e a resposta à carga são as duas fases que constituem o *duplo apoio inicial*, que muitas vezes é chamado de *aceitação do peso*.[32] O duplo apoio inicial termina quando o pé oposto do membro de referência se eleva do chão para o balanço.

Durante as próximas duas fases, *apoio médio* e *apoio terminal*, o peso corporal avança para a frente sobre um único membro estável. No apoio terminal, o calcanhar se eleva do solo, a perna alcança a posição de "membro de trás" e o tronco avança à frente do pé de referência. Outro termo para as fases combinadas de apoio médio e apoio terminal é *apoio unipodal*, reflexo de apenas um membro estar em contato com o solo.[32]

O *pré-balanço*, a última fase do apoio, às vezes é chamado de *duplo apoio terminal* ou *impulsão*. Durante o pré-balanço, o peso corporal se transfere do membro de trás para o membro contralateral da frente, que está experimentando o contato inicial e a resposta à carga. À medida que a proporção de peso corporal suportada pelo membro de trás diminui, a energia residual armazenada no tendão do calcâneo durante o apoio médio e apoio terminal realizará rapidamente a flexão plantar do tornozelo, apesar de uma ausência significativa de atividade muscular nos flexores plantares.[32,36-38] O joelho flexiona a 40°, mais da metade dos 60° necessários para a retirada do pé durante a fase subsequente.

A elevação do pé do solo reflete o início da primeira fase do balanço, o *balanço inicial*. Sucede a isso a rápida flexão do joelho e do quadril. Durante o *balanço médio*, a

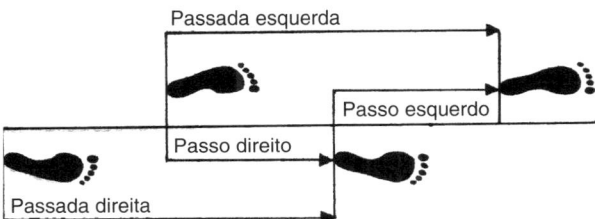

Figura 7.2 Uma passada direita e uma passada esquerda. O comprimento da passada direita é a distância entre o ponto de contato do calcanhar direito (no canto inferior esquerdo do diagrama) e o próximo contato do calcanhar direito. O comprimento da passada esquerda é a distância entre o ponto de contato do calcanhar esquerdo (na parte superior esquerda do diagrama) e o próximo contato do calcanhar esquerdo. Cada passada contém dois passos, mas apenas os passos da passada esquerda estão representados. A passada esquerda contém um passo direito e um passo esquerdo. O comprimento do passo direito (mostrado no meio da figura) é a distância entre o contato do calcanhar esquerdo ao ponto de contato do calcanhar direito. O comprimento do passo esquerdo é a distância entre o contato do calcanhar direito e o próximo contato do calcanhar esquerdo. Os tempos de passo e passada se referem à quantidade de tempo necessária para completar um passo e completar uma passada, respectivamente.

Tabela 7.1 Comparação da terminologia da marcha

	Rancho Los Amigos[3,32]	Tradicional
Fase de apoio	Contato inicial: início do apoio quando o calcanhar ou alguma outra parte do pé toca o solo. Componente da posição de duplo apoio inicial.	Contato do calcanhar: início do apoio quando o calcanhar toca o solo pela primeira vez.
	Resposta à carga: o peso corporal é rapidamente descarregado para o membro da frente pelo membro de trás. O quadril permanece estável, o joelho flexiona para absorver o impacto e o antepé abaixa até o solo. Segue imediatamente o contato inicial e é componente final da posição de duplo apoio inicial. Termina quando o membro oposto se eleva do solo para o balanço.	Aplanamento do pé: segue imediatamente o contato do calcanhar quando a planta do pé entra em contato com o chão.
	Apoio médio: o tronco progride de trás para a frente do tornozelo sobre um único membro estável. Primeira metade do apoio unipodal. Começa quando o pé contralateral se eleva do chão para o balanço.	Apoio médio: ponto em que o corpo passa diretamente sobre o membro de referência.
	Apoio terminal: o tronco continua em progressão anterior em relação ao pé. O calcanhar se eleva do solo e o membro alcança a posição de membro de trás. Segunda metade do apoio unipodal. Termina com o contato inicial contralateral.	Retirada do calcanhar: ponto seguinte ao apoio médio quando o calcanhar do membro de referência deixa o chão.
Fase de balanço	Pré-balanço: o peso corporal é rapidamente deslocado do membro de referência que se prepara para o balanço durante este período de duplo apoio terminal. Começa com o contato inicial contralateral e termina na retirada dos dedos, do membro ipsilateral.	Retirada dos dedos: ponto seguinte à retirada do calcanhar quando os dedos do membro de referência estão em contato com o solo.
	Balanço inicial: inicia quando o pé de referência se eleva do solo. O quadril, joelho e tornozelo flexionam rapidamente para a retirada e avanço do membro durante este primeiro terço da fase de balanço.	Aceleração: parte inicial da fase de balanço, da retirada dos dedos do membro de referência até o ponto em que o membro de referência está diretamente sob o corpo.
	Balanço médio: a coxa continua avançando, o joelho começa a estender, e o tornozelo alcança a posição neutra durante este terço médio da fase de balanço.	Balanço médio: porção da fase de balanço em que o membro de referência passa diretamente abaixo do corpo. Estende-se do final da aceleração ao início da desaceleração.
	Balanço terminal: durante este terço final da fase de balanço, o joelho alcança a extensão máxima e o tornozelo permanece em posição neutra, em preparação para o contato inicial do calcanhar. Termina quando o pé toca o chão.	Desaceleração: parte da fase de balanço quando o membro de referência está desacelerando em preparação para o contato do calcanhar.

coxa continua a avançar em flexão, alcançando um pico de aproximadamente 25° em relação à vertical. O joelho começa a se estender e a tíbia alcança uma posição vertical característica até o final do balanço médio. O tornozelo alcança a posição neutra (0° de dorsiflexão). Durante o *balanço terminal*, a flexão de coxa adicional é limitada; no entanto, o joelho continua a se estender até que por observação pareça estar em posição neutra. O tornozelo permanece em posição neutra, em preparação para o primeiro contato inicial do calcanhar.

Os aspectos característicos da marcha normal são apresentados nas Tabelas 7.2 a 7.4. As fases da marcha, bem como os valores normativos para movimentos articulares, momentos internos de força e atividade muscular, são apresentados nas quatro primeiras colunas. A familiaridade com os padrões de movimento normais fornece ao fisioterapeuta uma base de comparação para identificar desvios do padrão. Os momentos internos (ou binários) em cada articulação refletem as forças produzidas pelos componentes contráteis e não contráteis dos músculos, bem como ligamentos e cápsulas articulares. Os momentos internos contrabalanceiam os momentos externos que são criados por forças como a gravidade e a inércia que atuam sobre os segmentos corporais. No capítulo atual, optou-se por descrever os momentos internos articulares, já que eles parecem ser o ponto de referência

Tabela 7.2 Tornozelo e pé: dados normativos do plano sagital e impacto da fraqueza[32,35]

Fase	Posição articular característica	Momento interno articular	Atividade muscular normativa	Efeito(s) da fraqueza	Compensação(ões) possível(is)
Contato inicial Resposta à carga	Neutra (0° de dorsiflexão) 5° de flexão plantar	Momento dorsiflexor alcança pico durante a resposta à carga	Músculos pré-tibiais (tibial anterior, extensor longo dos dedos, extensor longo do hálux) desaceleram o abaixamento do antepé e trazem a tíbia à frente após o contato inicial.	A fraqueza limítrofe (3+/5) pode ser acompanhada por uma queda ruidosa do pé depois do contato inicial do calcanhar. A fraqueza profunda (2+/5 ou menos) pode resultar em aplanamento do pé ou contato inicial com o antepé se a força dos pré-tibiais for insuficiente para levar o tornozelo à posição neutra.	Na fraqueza limítrofe, pode desacelerar a marcha para diminuir a demanda sobre os músculos pré-tibiais durante a resposta à carga. Alternativamente, pode tocar o chão com excesso de flexão plantar para diminuir as exigências sobre os músculos pré-tibiais.
Apoio médio Apoio terminal	5° de dorsiflexão 10° de dorsiflexão	Momento flexor plantar alcança pico durante apoio terminal	Flexores plantares (gastrocnêmio, sóleo, flexor longo dos dedos, flexor longo do hálux, tibial posterior, fibular longo e fibular curto) aumentam progressivamente a atividade ao longo das duas fases para possibilitar a progressão para a frente controlada da tíbia. Energia elástica armazenada no tendão do calcâneo.	Dorsiflexão excessiva, avanço não controlado da tíbia, retirada do calcanhar tardia ou ausente. No entanto, se os vastos (vasto intermédio, vasto lateral, vasto medial (longo e oblíquo) estiverem fracos, pode ser evitado o excesso de dorsiflexão, uma vez que este contribui para o excesso de flexão do joelho e alta demanda sobre os vastos enfraquecidos.	Comprimento do passo encurtado e velocidade mais lenta para reduzir a demanda sobre os músculos da panturrilha.
Pré-balanço	15° de flexão plantar		Atividade dos músculos da panturrilha cessa no início do pré-balanço. A energia elástica armazenada no tendão do calcâneo contribui para a rápida flexão plantar conforme se retira o peso do membro.	Pouca ou nenhuma retirada do calcanhar e ausência de flexão plantar rápida.	Uso dos músculos mais proximais para preparar o avanço e a retirada do membro.
Balanço inicial Balanço médio Balanço terminal	5° de flexão plantar Neutra Neutra	Momento dorsiflexor baixo	Músculos pré-tibiais elevam o pé à posição neutra na metade da fase de balanço e, então, o mantém nessa posição.	Flexão plantar em excesso e arrastamento do pé, especialmente no balanço médio. Má postura no contato inicial subsequente.	Elevação do quadril, excesso de flexão ou abdução de quadril para ajudar na retirada do membro, ou salto contralateral (flexão plantar excessiva) para facilitar a retirada do membro de referência.

Tabela 7.3 Joelho: dados normativos do plano sagital e impacto da fraqueza[32,35]

Fase	Posição articular característica	Momento interno articular	Atividade muscular normativa	Efeito(s) da fraqueza	Compensação(ões) possível(is)
Contato inicial	Parece completamente estendido	Breve momento flexor	Atividade de baixa amplitude dos posteriores da coxa (semimembranáceo, semitendíneo, bíceps femoral [cabeça longa]) resiste à hiperextensão do joelho.	Dependência da cápsula posterior para estabilizar a articulação e evitar a hiperextensão.	*O sombreamento representa que o título da coluna não se aplica à fase identificada da marcha.*
Resposta à carga	20° de flexão	Momento extensor	Atividade excêntrica dos vastos (vasto intermédio, vasto lateral, vasto medial longo e oblíquo) possibilita a flexão do joelho para absorção de impacto, mas impede o colapso.	Incapaz de estabilizar o joelho durante a flexão, levando ao colapso do membro.	Evita a flexão de joelho (já que a flexão aumenta a demanda sobre os vastos) pelo uso de (1) flexão plantar excessiva; ou (2) inclinação do tronco para a frente para diminuir o momento extensor do joelho.
Apoio médio	Parece completamente estendido	Momento extensor transiciona para momento flexor	Atividade dos vastos cessa por volta da metade do apoio médio.		
Apoio terminal	Parece completamente estendido	Momento flexor			
Pré-balanço	40° de flexão	Momento extensor	Reto femoral modula a taxa de flexão do joelho.		
Balanço inicial	60° de flexão		Bíceps femoral [cabeça curta], grácil e sartório contribuem para a flexão de joelho.	Flexão de joelho limitada para retirada do pé.	Elevação compensatória do quadril, excesso de flexão ou abdução de quadril para ajudar na retirada.
Balanço médio	25° de flexão	Momento flexor	Posteriores da coxa modulam a taxa de extensão do joelho (e avanço da coxa).		
Balanço terminal	Parece completamente estendido		Posteriores da coxa continuam em atividade e os vastos se tornam ativos em preparação às demandas da posição de duplo apoio inicial.	Na fraqueza profunda dos vastos (menos de 2+/5), pode-se ver uma extensão de joelho inadequada no balanço terminal.	Retração tardia da coxa ou impulso em extensão do joelho para garantir a extensão completa do joelho.

Tabela 7.4 Quadril: dados normativos do plano sagital e impacto da fraqueza[32,35]

Fase	Posição articular característica (coxa em relação à vertical)	Momento interno articular	Atividade muscular normativa	Efeito(s) da fraqueza	Compensação(ões) possível(is)
Contato inicial Resposta à carga	20° de flexão 20° de flexão	Momento extensor	Extensores e abdutores uniarticulares de quadril se contraem vigorosamente para estabilizar a pelve e o tronco sobre o fêmur. Atividade dos posteriores da coxa diminui.	Dificuldade para estabilizar a pelve e a articulação do quadril leva à inclinação anterior e aumento da flexão de quadril no plano sagital. Se os abdutores estiverem fracos, pode ocorrer queda da pelve contralateral.	Diminui a flexão de quadril do balanço terminal para limitar a demanda sobre os extensores de quadril fracos durante o contato inicial e a resposta à carga. Inclinação posterior do tronco reduz o momento extensor. Para abdutores fracos, pode inclinar o tronco lateralmente em direção ao membro de apoio para reduzir a demanda sobre os abdutores.
Apoio médio	Neutra	Momento extensor transiciona para momento flexor	Atividade residual dos posteriores da coxa ajuda na extensão de quadril no início da fase. Atividade abdutora de baixo nível estabiliza a pelve.	Queda da pelve contralateral.	Pode inclinar o tronco lateralmente em direção ao membro de apoio para reduzir a demanda sobre os abdutores.
Apoio terminal	20° de hiperextensão aparente (anatomicamente, a articulação do quadril não possibilita 20° de extensão, mas o quadril parece estar estendido em 20° em razão do impacto combinado da extensão de quadril, rotação da pelve para trás e inclinação pélvica anterior na angulação da coxa em relação à vertical).	Momento flexor crescente	Atividade de baixa amplitude do tensor da fáscia lata.	Queda da pelve contralateral.	Pode inclinar o tronco lateralmente em direção ao membro de apoio para reduzir a demanda sobre os abdutores.
Pré-balanço	10° de hiperextensão aparente	Momento flexor	Reto femoral auxilia no avanço inicial da coxa.		
Balanço inicial	15° de flexão	Momento flexor	Ilíaco, adutor longo, grácil e sartório avançam ativamente a coxa.	Na fraqueza profunda dos flexores de quadril (menos de 2/5), pode haver limitação na flexão de quadril, avanço da coxa e retirada do pé.	Para facilitar a retirada do membro, pode compensar com elevação ipsilateral do quadril, abdução de quadril excessiva, ou salto do membro contralateral (flexão plantar excessiva).

(continua)

Tabela 7.4 Quadril: dados normativos do plano sagital e impacto da fraqueza[32,35] *(continuação)*

Fase	Posição articular característica (coxa em relação à vertical)	Momento interno articular	Atividade muscular normativa	Efeito(s) da fraqueza	Compensação(ões) possível(is)
Balanço médio	25° de flexão	Momento extensor	O aumento na atividade dos posteriores da coxa no final da fase restringe o avanço adicional da coxa.		
Balanço terminal	20° de flexão	Momento extensor	Posteriores da coxa continuam controlando a postura da coxa, enquanto os extensores e abdutores uniarticulares do quadril aumentam rapidamente as atividades de preparação para as demandas da próxima fase da marcha.	Falha em alcançar a posição ideal do membro antes do contato inicial.	Altera a velocidade.

mais comumente usado na literatura publicada. No entanto, o conhecimento dos momentos externos (e, assim, os momentos internos) é útil para a interpretação dos padrões característicos de ativação muscular que contribuem para a estabilidade, a progressão para a frente, a absorção de impacto e a retirada do membro durante o ciclo de marcha. Por exemplo, durante o período de apoio unipodal da marcha normal, ocorre um aumento progressivo no momento externo de dorsiflexão conforme o peso corporal progride anteriormente à articulação do tornozelo. Sem uma força contrária dos flexores plantares, o tornozelo entraria em colapso em dorsiflexão. A força produzida pelos flexores plantares contribui para um momento interno de flexão plantar, o que possibilita a progressão controlada para a frente, mas impede o colapso da tíbia. Assim, o momento interno de flexão plantar produzido pelos flexores plantares resiste ao momento externo de dorsiflexão criado em grande parte pela força da gravidade sobre o corpo.

Anormalidades na sincronização (p. ex., atividade que é prematura ou atrasada) e amplitude (seja muito grande ou pequena demais) podem interromper os padrões de marcha normais. A familiaridade com a atividade muscular e função associadas à marcha normal possibilita que o fisioterapeuta identifique as potenciais causas de desvios. Nas Tabelas 7.2 a 7.4, os possíveis efeitos da fraqueza muscular e as potenciais compensações são apresentados nas duas últimas colunas. A finalidade das tabelas é identificar componentes da marcha normal que devem ser considerados ao se observar a marcha e fornecer um exemplo de como proceder na análise das causas de um padrão de marcha atípico ou desvio específico.

Tipos de análises de marcha

Os tipos de análises em uso na atualidade podem ser classificados em duas grandes categorias: **cinemática** e **cinética**. A análise cinemática da marcha é usada para descrever padrões de movimento sem levar em conta as forças envolvidas na produção do movimento. A análise cinemática da marcha consiste em uma descrição do movimento do corpo como um todo e/ou segmentos corporais em relação uns aos outros durante a marcha. A análise cinemática da marcha pode ser *qualitativa* ou *quantitativa*. A análise cinética da marcha é usada para determinar as forças envolvidas na marcha. Em alguns exemplos, ambas as variáveis da marcha, cinemática e cinética, podem ser examinadas em uma só análise. Além de analisar variáveis cinemáticas e cinéticas, pode-se considerar variáveis fisiológicas, como a frequência cardíaca, o consumo de oxigênio, o gasto energético e padrões de ativação muscular (eletromiografia).

Análise cinemática qualitativa da marcha

O método mais comumente usado na prática clínica é a *análise qualitativa da marcha*. Esse método em geral requer apenas poucos equipamentos e uma quantidade mínima de tempo. A variável principal analisada em uma análise cinemática qualitativa é o *deslocamento*, que inclui uma descrição dos padrões de movimento, desvios das posturas corporais normais e ângulos articulares em pontos específicos no ciclo da marcha.

Análise observacional da marcha

Poucos ambientes clínicos têm os recursos (espaço, dinheiro ou tempo) necessários para realizar uma análise da marcha instrumentada em todo paciente. Como resultado, a análise observacional da marcha (AOM) muitas vezes serve como um componente essencial de muitos exames de fisioterapia. Os resultados de uma AOM são usados para identificar limitações estruturais e na atividade, bem como para planejar uma intervenção e avaliar seus desfechos. Enquanto os fisioterapeutas buscam uma ferramenta fácil de administrar para identificar anormalidades da marcha, orientar abordagens de tratamento (p. ex., a necessidade de aparelhos ortopédicos) e avaliar progressos,[39] a validade e a confiabilidade das escalas existentes permanecem abaixo do ideal. Esta seção destaca as ferramentas/abordagens que os profissionais de reabilitação podem considerar usar.

O *Rancho Los Amigos Observational Gait Analysis* (Sistema de análise observacional da marcha Rancho Los Amigos) é provavelmente o sistema de AOM mais comumente usado por fisioterapeutas.[32,35] O método Rancho Los Amigos de AOM envolve uma análise sistemática dos padrões de movimento de segmentos-chave do corpo (pés, tornozelos, joelhos, quadril, pelve e tronco) durante cada fase do ciclo da marcha. O sistema utiliza uma forma de registro que envolve 45 descritores de desvios comuns da marcha, como arrasto dos dedos, excesso de flexão plantar e dorsiflexão, excesso de varo ou valgo do joelho, elevação da pelve e inclinação do tronco para a frente ou para trás (Fig. 7.3). O fisioterapeuta que observa a marcha deve determinar se um desvio está ou não presente e anotar a ocorrência e o momento do desvio no formulário especial.[35]

São necessários treinamento e prática consideráveis para desenvolver as habilidades de observação necessárias para realizar qualquer AOM. O fisioterapeuta que deseja aprender o método Rancho pode estudar o *Rancho Los Amigos Observational Gait Analysis Handbook*.[35] Vídeos práticos de marcha, úteis para desenvolver e melhorar a própria capacidade de observação e aprender a usar as gravações, podem ser obtidos no *site* Los Amigos Research and Education Institute (LAREI) (www.larei.org) ou por correspondência para LAREI, Rancho Los Amigos National Rehabilitation Center, 7601 East Imperial Highway, Downey, CA 90242.

Os podólogos desenvolveram seu próprio sistema específico de AOM.[40] Um formulário de análise biomecânica da marcha para podólogos, descrito por Southerland,[40] é apresentado na Figura 7.4. Esse formulário é usado em conjunto com uma análise quantitativa estática que inclui mensurações de amplitude de movimento (ADM) de todas as articulações do quadril até os dedos, bem como mensurações do comprimento do membro. Coletam-se também informações detalhadas das superfícies dorsal e plantar do pé, como a formação de calos e calosidades. O examinador deverá documentar anormalidades como hálux valgo e dedos em martelo. O componente qualitativo dinâmico da análise utiliza um sistema de taquigrafia para registrar os detalhes da AOM. O acrônimo GHORT (do inglês *G*ait, *H*omunculus, *O*bserved, *R*elational e *T*abulator) é usado para ajudar no registro das informações coletadas pela análise observacional (Fig. 7.5). Um exemplo de método de registro é mostrado na Figura 7.6. Após a conclusão da parte dinâmica, as impressões qualitativas do examinador da marcha do paciente são comparadas aos resultados da análise estática para verificar a precisão dos achados e determinar as causas da função anormal. O autor afirma que, após as cinco primeiras análises, os resultados de um novo examinador serão os mesmos ou semelhantes aos de outros avaliadores; no entanto, o autor não faz referência a quaisquer estudos de confiabilidade e/ou validade.[40] Em geral, esses protocolos observacionais fornecem ao fisioterapeuta uma abordagem sistemática para a AOM ao guiar a atenção do observador a uma articulação ou segmento corporal específico durante um determinado ponto do ciclo de marcha.

As vantagens da AOM são que ela requer pouca ou nenhuma instrumentação, é barata de usar e pode produzir descrições gerais das variáveis da marcha. As desvantagens são que o método observacional, sendo dependente tanto do treinamento quanto da capacidade de observação do fisioterapeuta, é subjetivo e só tem confiabilidade baixa a moderada, e não foi demonstrada sua validade.[41] Acredita-se que as dificuldades em observar e fazer julgamentos precisos sobre os movimentos que ocorrem simultaneamente em vários segmentos corporais, bem como o treinamento inadequado em métodos de AOM, contribuam para a baixa confiabilidade. Além disso, os fisioterapeutas diferem em suas habilidades de observação. A desvantagem de usar a técnica Rancho Los Amigos de AOM é que a confiabilidade e a validade do método ainda não foram publicadas.

Registro em vídeo digital

Se o fisioterapeuta decidir usar um método de AOM, deve considerar o uso de um gravador de vídeo digital (DVR) que tem a capacidade de desacelerar ou parar o movimento. Um registro visual é especialmente importante

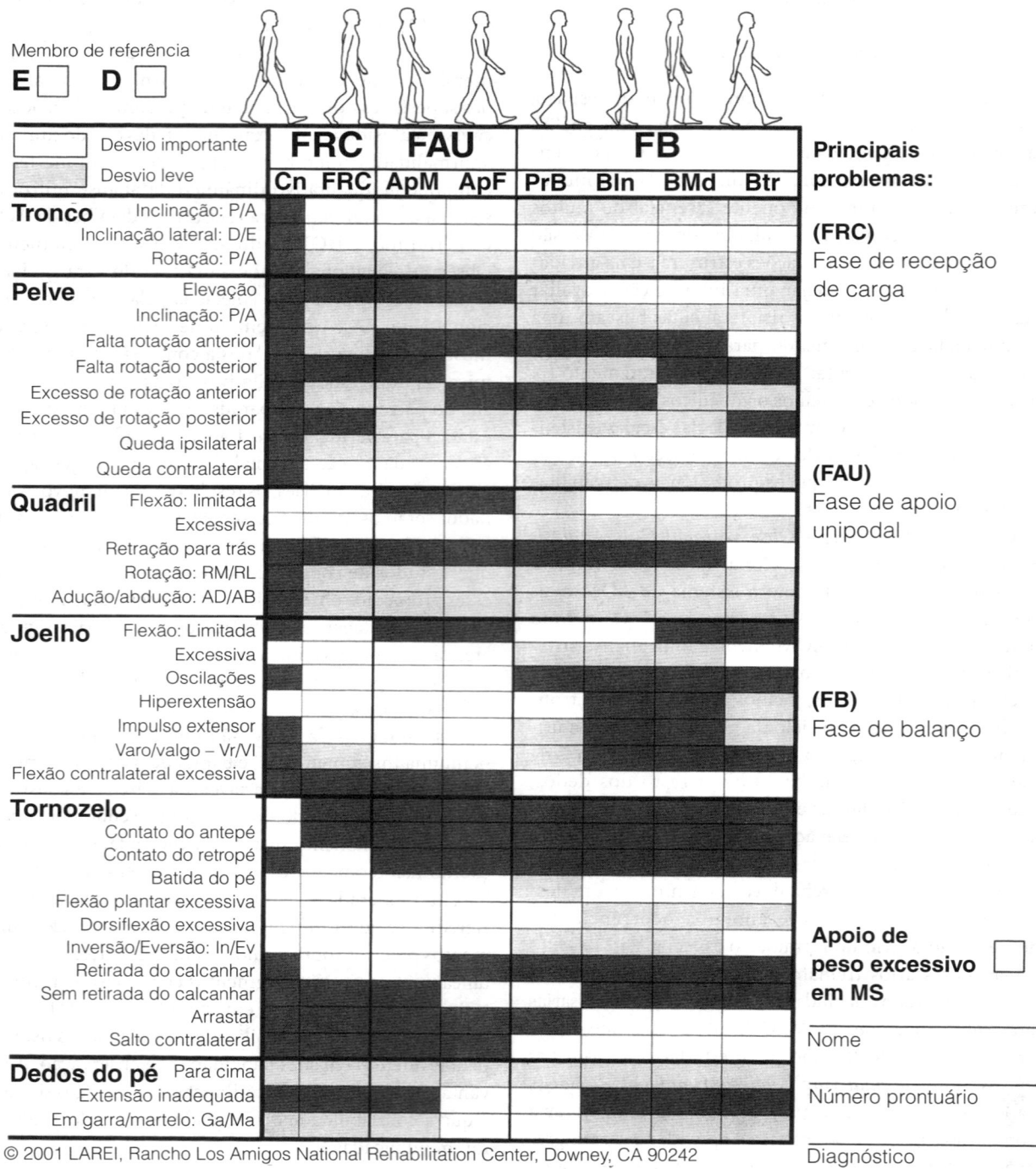

Figura 7.3 Formulário de avaliação da marcha com análise de todo o corpo. (De Observational Gait Analysis Handbook,[35] com permissão.)

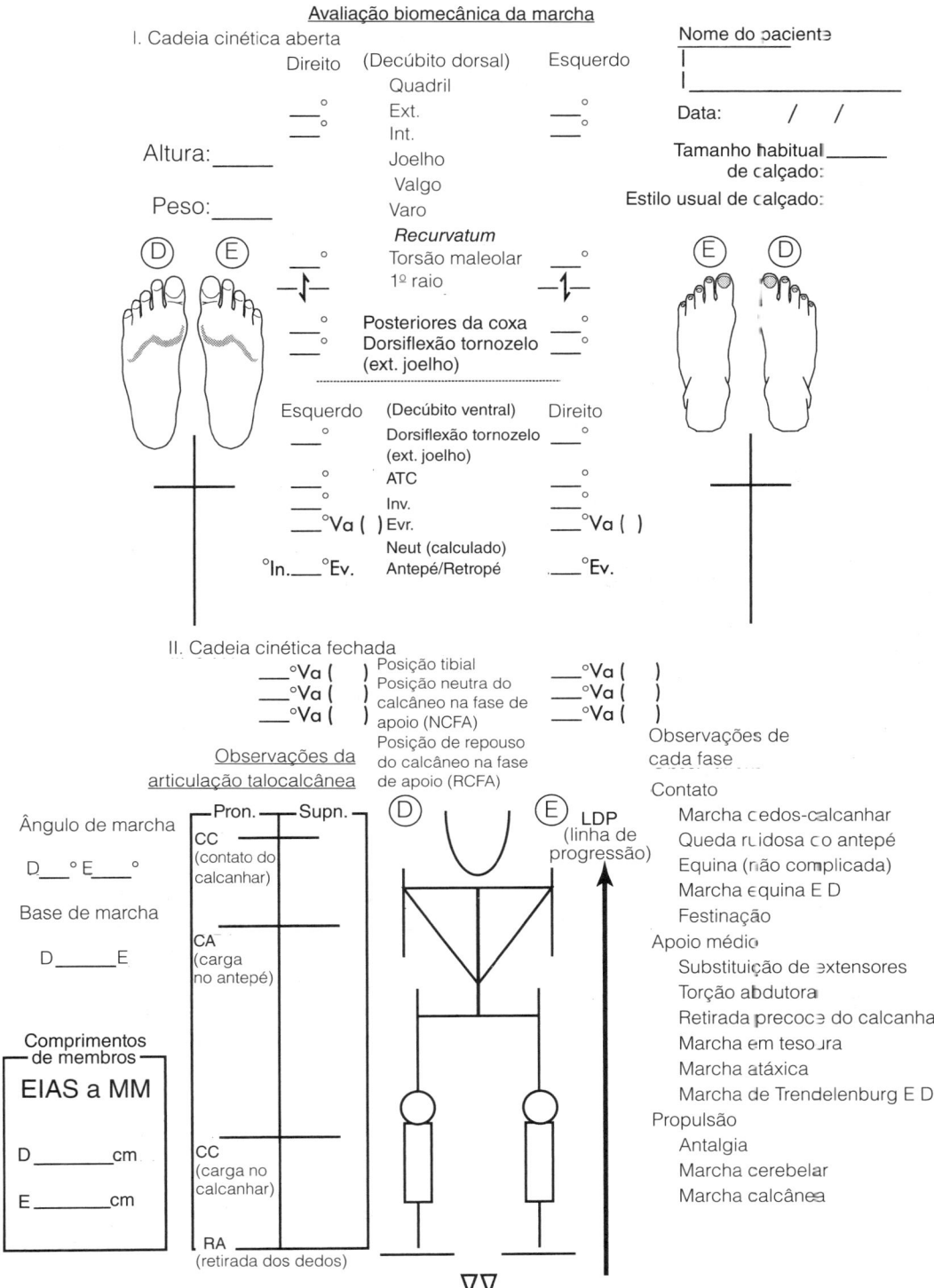

Figura 7.4 Formulário de avaliação biomecânica da marcha para análise observacional da marcha. (De Southerland,[40,p.155] com permissão.)

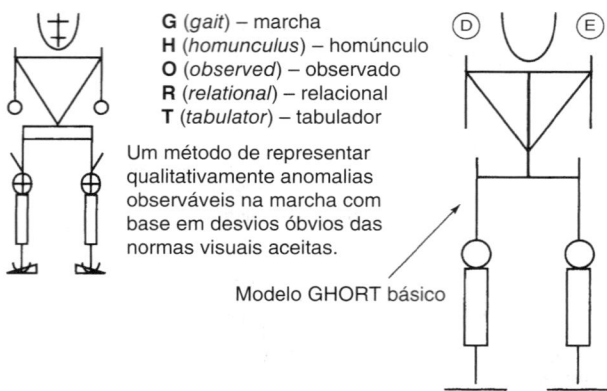

Figura 7.5 GHORT. (De Southerland,[40,p.159] com permissão.)

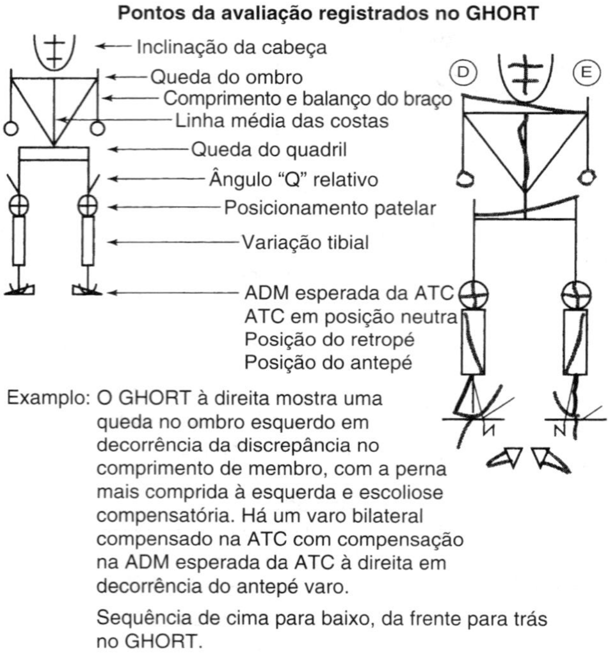

Figura 7.6 Pontos da avaliação registrados no GHORT. (De Southerland,[40,p.164] com permissão.)

quando se utiliza o formato Rancho Los Amigos, por causa do tempo envolvido na análise de uma grande quantidade de variáveis em seis partes do corpo. A maior parte dos pacientes não é capaz de andar continuamente durante o intervalo de tempo necessário para completar uma análise observacional detalhada do corpo inteiro. Além disso, os observadores não podem classificar ou pontuar uma grande quantidade de variáveis enquanto o indivíduo caminha. Registros digitais do desempenho inicial do paciente que podem ser reproduzidos em câmera lenta possibilitam ao fisioterapeuta o tempo necessário para fazer julgamentos sobre os eventos da marcha. Ao ativar o recurso de pausa do DVR, um goniômetro – alinhado com os segmentos corporais exibidos no monitor de vídeo – pode ser usado para avaliar (confirmar) ângulos articulares durante fases essenciais. Isso também pode ajudar a refinar as habilidades de observação do fisioterapeuta.

Embora o uso de gravações de vídeo digitais possa proporcionar uma oportunidade para os observadores determinarem a confiabilidade de seus escores, a confiabilidade provavelmente permanecerá baixa a moderada a menos que o fisioterapeuta esteja bem informado sobre os parâmetros e variáveis da marcha normal e seja adequadamente treinado para usar o instrumento de mensuração. Russell et al.[42] descobriram que quando os observadores foram treinados na pontuação da medida da função motora grossa (*Gross Motor Function Measure* [GMFM]), ocorreu uma melhora significativa após o treinamento em comparação à pontuação pré-treinamento dos observadores da fita de vídeo. Brunnekreef et al.[43] identificaram uma maior confiabilidade interavaliadores entre especialistas em transtornos ortopédicos da marcha (coeficiente de correlação intraclasse [CCI] = 0,54) ao utilizar um formulário desenvolvido pelos especialistas do que os valores documentados para avaliadores experientes (CCI = 0,42) e inexperientes (CCI = 0,40) com o uso do mesmo formulário. Por outro lado, Eastlack et al.[44] encontraram confiabilidade apenas baixa a moderada entre os 54 fisioterapeutas praticantes que classificaram 10 variáveis da marcha ao observar a marcha filmada de três pacientes. Esses fisioterapeutas relataram sentirem-se confortáveis com a realização da análise observacional da marcha. A falta de concordância entre os avaliadores encontrada nesse estudo, assim como a falta de conhecimento dos parâmetros da marcha normal e terminologia dos avaliadores, tem sérias implicações para o tratamento de pacientes com base nos resultados de análises observacionais da marcha.[44] Krebs[45] argumenta que a AOM é impossível de ser realizada em um ambiente clínico. No entanto, em um estudo que utilizou a AOM, os fisioterapeutas foram capazes de fazer julgamentos precisos e confiáveis da pontuação da potência de impulsão por meio da análise de vídeos de marcha de indivíduos após acidente vascular encefálico. Esse estudo sugere que a análise focada em parâmetros específicos da marcha pode ser mais confiável do que análises gerais.[46]

Softwares de análise de vídeo especializados podem melhorar a confiabilidade interavaliadores de medidas da marcha em comparação aos métodos tradicionais de visualização de vídeo. Borel et al.[47] relataram um aumento na concordância das mensurações entre dois avaliadores ao utilizar o Dartfish®, um programa que possibilita que os usuários meçam ângulos articulares, distância e variáveis de tempo diretamente de vídeos digitais.

(*Observação*: para este capítulo, todas as informações de contato do fabricante são apresentadas no Apêndice 7.C.) Avaliadores usaram o Windows Media Player® e o Dartfish® para realizar as mensurações necessárias para determinar pontuações na Escala observacional da marcha de 20 vídeos de crianças com paralisia cerebral (PC). Os valores de concordância interavaliadores aumentaram para variáveis específicas (posição do joelho no apoio médio, contato do pé no apoio médio, tempo de elevação do calcanhar, posição do retropé no apoio médio, e a pontuação total composta) ao utilizar o goniômetro digital, desenho de linhas e ferramentas temporais do Dartfish®. Um potencial ponto negativo foi que demorou mais tempo para concluir a análise com o uso do Dartfish® do que o Windows Media Player® (18 *versus* 10 minutos por vídeo, respectivamente). Além disso, esse estudo não determinou se os valores mais consistentes também foram válidos. Se for empregada a AOM, ela deve ser usada em conjunto com medidas quantitativas. Gravações de vídeo digital ou fita de vídeo podem fornecer um registro permanente da marcha do paciente. A videografia também pode ser usada para examinar a ADM na articulação do quadril, joelho e tornozelo, por meio de mensurações goniométricas diretamente da tela em pausa. Stuberg et al.[48] não encontraram diferenças significativas entre as mensurações goniométricas calculadas da marcha filmada e mensurações produzidas com o uso de um digitalizador em 10 crianças com PC e 9 crianças com desenvolvimento típico. Seis marcadores azuis, colocados sobre localizações anatômicas-chave de membro inferior (MI) e ombro, guiaram as mensurações. O uso de marcadores para orientar as mensurações enfatiza a importância de assegurar que as articulações (ou eixos aparentes de rotação) estejam claramente visíveis para facilitar mensurações a olho nu ou com um goniômetro.

Processo de análise observacional da marcha

O objetivo desta seção é introduzir o processo envolvido em uma AOM. O primeiro passo do processo envolve a identificação e a descrição exata do padrão de marcha do paciente e quaisquer desvios existentes. O segundo passo envolve a determinação das causas dos desvios. Para identificar corretamente e descrever a marcha de um paciente, o fisioterapeuta deve ter um bom conhecimento da terminologia da marcha e uma imagem mental precisa de posturas normais da marcha e deslocamentos normais dos segmentos corporais durante cada fase da marcha, e em cada plano de análise (sagital, coronal e transverso). Para determinar as causas e desvios específicos do padrão de marcha de um paciente, o fisioterapeuta deve compreender os papéis e funções normais dos músculos durante a marcha e as forças normais envolvidas.[32,35,49,50] Os desvios ocorrem por causa da incapacidade de executar as tarefas de deambulação de modo normal. Por exemplo, um paciente com paralisia dos dorsiflexores (que provoca uma queda do pé) pode não alcançar a posição neutra normal do tornozelo necessária para completar a tarefa de remover o pé do chão durante a fase de balanço. Portanto, o paciente deve encontrar algum outro método para remover o pé do chão. O paciente poderia compensar a dorsiflexão inadequada aumentando a quantidade de flexão de quadril e joelho, por meio da circundução de todo o membro, ou pela elevação do quadril. O tipo de compensação que um determinado indivíduo seleciona depende da deficiência específica. O aumento da flexão de quadril e joelho pode ser utilizado se o paciente tiver um problema isolado no tornozelo e força muscular e ADM adequadas no membro. A circundução ou elevação do quadril podem ser usadas se o paciente tiver um joelho rígido ou impulso extensor, o que impede a utilização de flexão de joelho aumentada para levantar do chão o pé que está em flexão plantar.[6] O fisioterapeuta deve estar ciente de que os pacientes podem usar uma variedade de métodos para compensar os déficits nos músculos ou articulações.

Visão geral de desvios comuns e causas subjacentes

As Tabelas 7.5 a 7.8 apresentam desvios comuns da marcha e as possíveis causas dos desvios. Dado que as demandas musculares variam de acordo com as fases da marcha, as causas de um desvio específico frequentemente também variam de acordo com a fase. Por exemplo, uma causa comum de excesso de flexão plantar durante o balanço é a presença de músculos pré-tibiais fracos. No entanto, essa não é uma causa comum de excesso de flexão plantar durante o apoio médio e apoio terminal, já que os músculos pré-tibiais normalmente não estão ativos durante esse período. Em vez disso, o excesso de flexão plantar durante o apoio médio e apoio terminal mais provavelmente tem origem na influência da espasticidade ou contraturas de flexores plantares na duração do movimento articular. Assim, é necessário trabalho de detetive para relacionar os desvios de marcha observados com as exigências específicas de uma fase, a fim de determinar a causa(s) mais provável(is). A determinação precisa das deficiências que levam ao desvio de marcha é essencial para orientar as intervenções de tratamento.

O Apêndice 7.A, Formulário de registro para análise observacional da marcha, fornece um exemplo de formulário de registro da análise da marcha. Utilizam-se marcas de verificação (√) para indicar a observação de um desvio específico no Formulário de registro para análise observacional

Tabela 7.5 Desvios comuns de tornozelo e pé[32,35]

Desvio	Fase(s)	Descrição	Causas possíveis	Análise
Contato dos dedos ou antepé	Contato inicial	Dedos ou antepé são o primeiro ponto de contato com o solo, em vez do calcanhar	Discrepância no comprimento de membros inferiores; contratura ou espasticidade em flexão plantar; fraqueza profunda em dorsiflexores; calcanhar dolorido; flexão de joelho excessiva quando combinada a qualquer deficiência que limite a capacidade de alcançar a posição neutra de tornozelo.	Examine a amplitude de movimento (ADM) e os comprimentos das pernas, e se há contraturas em flexão de quadril e/ou joelho e/ou contraturas em flexão plantar do tornozelo. Examine o tônus muscular e o tempo de atividade de flexores plantares. Examine a força pré-tibial e se há dor no calcanhar.
Contato com o pé plano	Contato inicial	O pé inteiro toca simultaneamente o solo no contato inicial	Contratura em flexão plantar; dorsiflexores fracos; contratura em flexão de joelho que impede o alinhamento tibial ideal antes do contato inicial.	Examine a ADM de tornozelo e joelho e a força dos músculos pré-tibiais.
Queda ruidosa do pé	Resposta à carga	Antepé "bate" no chão após um primeiro contato inicial do calcanhar	Dorsiflexores fracos ou inibição recíproca dos dorsiflexores.	Examine a força. Avalie o tempo de ativação muscular dos músculos pré-tibiais.
Excesso de flexão plantar	Apoio médio e/ou apoio terminal	Tornozelo não consegue alcançar 5° de dorsiflexão no apoio médio e/ou 10° de dorsiflexão no apoio terminal	Contratura em flexão plantar; hiperatividade ou espasticidade dos flexores plantares; poderia ser intencional para evitar o colapso do tornozelo e joelho se os flexores plantares e vastos estiverem fracos.	Examine a ADM e o tônus à procura de contratura em flexão plantar e o tônus de flexores plantares (espasticidade); examine a força dos músculos da panturrilha e vastos. Avalie se o desvio pode ser intencional em decorrência de áreas duais de fraqueza.
Excesso de dorsiflexão	Apoio médio e/ou apoio terminal	Tornozelo colapsa em mais de 5° de dorsiflexão no apoio médio e/ou mais de 10° de dorsiflexão no apoio terminal	Incapacidade dos flexores plantares de controlar o avanço da tíbia. Contraturas em flexão de joelho ou flexão de quadril.	Examine a ADM e força de flexores plantares e verifique a presença de contraturas em flexão de quadril e joelho.
Elevação precoce do calcanhar	Apoio médio	Calcanhar sai do chão no apoio médio	Espasticidade ou contratura de flexores plantares.	Examine a ADM e tônus à procura de espasticidade e contraturas em flexores plantares.
Ausência de elevação do calcanhar	Apoio terminal e/ou pré-balanço	Calcanhar falha em se elevar do chão de modo adequado durante o apoio terminal	Flexores plantares fracos; inversores fracos, que não conseguem bloquear o mediopé no apoio terminal; ADM de extensão dos dedos inadequada; antepé ou dedos dolorosos.	Examine a força de flexores plantares e do tibial posterior; a ADM de extensão de dedos, em particular na primeira articulação metatarsofalângica; e verifique a presença de dor no antepé.
Dedos em garra	Apoio	Dedos flexionam e "agarram" o solo	Espasticidade dos flexores dos dedos; ativação excessiva dos flexores dos dedos para compensar a fraqueza do gastrocnêmio e sóleo; reflexo de preensão plantar integrado apenas parcialmente; reação positiva de suporte.	Examine o tônus dos flexores dos dedos, a força dos flexores plantares e a presença de reflexos primitivos.

(continua)

Tabela 7.5 Desvios comuns de tornozelo e pé[32,35] *(continuação)*

Desvio	Fase(s)	Descrição	Causas possíveis	Análise
Excesso de inversão ou eversão	Apoio ou balanço	Articulação talocalcânea é excessivamente invertida ou evertida em comparação à posição esperada	Inversão excessiva: hiperatividade ou contratura dos inversores; redução na atividade dos eversores; padrão extensor primitivo. Eversão excessiva: hiperatividade ou contratura dos eversores; redução na atividade ou força dos inversores; padrão flexor primitivo.	Examine a força e tempo de movimento e tônus de membros inferiores; e verifique a presença de contraturas.
Arrastar	Balanço	Uma parte do pé de referência toca o solo durante o balanço	Fraqueza dos músculos pré-tibiais; espasticidade ou contratura dos flexores plantares; flexão inadequada de joelho ou quadril.	Examine a ADM de tornozelo, joelho e quadril; força dos músculos essenciais para a retirada do membro do chão.

Tabela 7.6 Desvios comuns do joelho[32,35]

Desvio	Fase	Descrição	Causas possíveis	Análise
Excesso de flexão de joelho	Todas as fases	Joelho está em flexão maior do que a esperada para a fase em questão	Espasticidade ou contratura em flexores de joelho que excede o posicionamento necessário para a fase em questão; joelho dolorido ou inchado; perda proprioceptiva no joelho; MI mais curto no lado contralateral. Além disso, considere a presença de fraqueza na panturrilha ou contratura em flexão de quadril se ocorrer durante a fase de apoio unipodal.	Examine o tônus, espasticidade e ADM (contraturas); e verifique a presença de dor, edema e perda proprioceptiva no joelho; discrepância no comprimento de membros inferiores.
Flexão de joelho limitada	Resposta à carga	Joelho alcança menos do que os 20° de flexão esperados	Pode ser intencional para diminuir as exigências sobre quadríceps fracos; secundária ao tônus, espasticidade ou contratura de flexores plantares ou quadríceps; ou deficiência proprioceptiva no joelho.	Examine a força, tônus e espasticidade de flexores plantares e quadríceps; ADM de flexão plantar e extensão de joelho; propriocepção do joelho.
	Pré-balanço e balanço inicial	Joelho alcança menos do que a flexão esperada para a fase em questão (i. e., 40° e 60° de flexão, respectivamente)	Pode ser secundária a tônus, espasticidade ou contratura de flexores plantares que limita a progressão para a frente da tíbia no apoio terminal; tônus, espasticidade do quadríceps; deficiência proprioceptiva no joelho; dor ou edema no joelho; fraqueza na panturrilha ou contratura em flexão de quadril que limita a capacidade de alcançar a postura de membro de trás no apoio terminal (um precursor essencial para a rápida flexão de joelho durante o pré-balanço e balanço inicial). Durante o balanço inicial, a fraqueza dos flexores de joelho também pode contribuir.	Examine o tônus e espasticidade dos flexores plantares, vastos e reto femoral; ADM e propriocepção de joelho. Examine à procura de dor e edema. Examine a força de flexores plantares e verifique a presença de contratura em flexão de quadril. Avalie se esses fatores podem estar inibindo que se alcance a postura ideal do membro.

(continua)

Tabela 7.6 Desvios comuns do joelho[32,35] *(continuação)*

Desvio	Fase	Descrição	Causas possíveis	Análise
Hiperextensão do joelho	Apoio	Extensão do joelho além da posição anatômica neutra	Anormalidade estrutural; pode se desenvolver ao longo do tempo na presença de quadríceps flácido/fraco que é compensado pelo excesso de flexão plantar e/ou tração posterior na coxa pelo glúteo máximo; espasticidade do quadríceps, acomodação a uma deformidade fixa em flexão plantar, ou propriocepção comprometida podem contribuir para a hiperextensão se o joelho estiver exposto a forças deformantes de duração prolongada.	Examine a força dos vastos; o tônus e espasticidade dos flexores plantares e quadríceps; a ADM e propriocepção do joelho.
Oscilação	Apoio	Alterna flexão e extensão na articulação do joelho	Considere deficiências proprioceptivas ou espasticidade alternada de flexores e extensores de joelho.	Examine o joelho à procura de deficiências na propriocepção e espasticidade.

Tabela 7.7 Desvios comuns do quadril[32,35]

Desvio	Fase(s)	Descrição	Causas possíveis	Análise
Flexão excessiva	Contato inicial e resposta à carga	Quadril posicionado em flexão maior (coxa em relação à vertical) do que o esperado para a fase em questão	Fraqueza de extensores uniarticulares de quadril (glúteo máximo, adutor magno) com compensação pelos posteriores da coxa; contraturas graves em flexão de quadril e/ou joelho; hipertonia de flexores de quadril ou joelho.	Examine a força de extensores uniarticulares de quadril e posteriores da coxa; amplitude de movimento (ADM), tônus e espasticidade de flexores de quadril e joelho.
	Apoio médio a pré-balanço		Contraturas ou espasticidade em flexão de quadril ou flexão de joelho; flexores plantares fracos falham em controlar o excesso de avanço tibial; quadril dolorido ou inchado.	Examine o tônus e espasticidade de flexores de quadril e joelho; a ADM de quadril e joelho; a força dos flexores plantares e o quadril à procura de dor nas articulações.
	Balanço		Compensatório para ajudar na retirada do membro do chão se o membro for funcionalmente muito longo; sinergia de flexão durante o balanço que resulta em muita flexão.	Examine à procura de compensação, determine se o tornozelo e o joelho do membro de referência estão alcançando as posições articulares corretas. Examine o membro contralateral para determinar se estão ocorrendo desvios no lado oposto (p. ex., excesso de apoio em dorsiflexão) que poderiam contribuir para problemas de retirada do pé no lado de referência.

(continua)

Tabela 7.7 Desvios comuns do quadril[32,35] *(continuação)*

Desvio	Fase(s)	Descrição	Causas possíveis	Análise
Flexão limitada	Contato inicial, resposta à carga, balanço inicial, balanço médio, balanço terminal	Quadril posicionado em flexão menor (coxa em relação à vertical) do que o esperado para a fase em questão	Pode ser intencional para limitar a demanda sobre extensores de quadril fracos durante a resposta à carga; fraqueza em flexores de quadril, ou extensor uniarticular de quadril; espasticidade ou contratura dos posteriores da coxa que limitam o avanço do balanço terminal antes do contato inicial.	Examine a força dos flexores e extensores de quadril; a ADM de quadril e verifique a presença de espasticidade dos extensores de quadril e posteriores da coxa.
Circundução	Balanço	Movimento circular lateral do membro que consiste inicialmente de abdução e rotação lateral, seguido de adução e rotação medial na última parte do balanço	Compensação para flexores de quadril fracos ou incapacidade de encurtar a perna para a retirada do membro do chão.	Examine a força dos flexores de quadril, flexores de joelho e dorsiflexores de tornozelo; a ADM de flexão de quadril e joelho, bem como a dorsiflexão de tornozelo e a presença de padrão extensor anormal.
Rotação medial	Todas as fases	Rotação medial do fêmur	Espasticidade ou contraturas de rotadores internos; fraqueza de rotadores externos; rotação anterior excessiva da pelve contralateral.	Examine o tônus, ADM de rotação medial e força dos rotadores externos
Rotação lateral	Todas as fases	Rotação lateral do fêmur	Espasticidade ou contraturas de rotadores externos; fraqueza de rotadores internos.	Examine o tônus, a ADM de rotação lateral e a força de rotadores internos.
Abdução	Todas as fases	Posição abduzida do fêmur em relação à vertical	Contratura do glúteo médio ou trato iliotibial; durante o balanço, poderia ser usada para ajudar na retirada do pé do chão.	Examine a amplitude de movimento de abdutores de quadril e a presença de quaisquer fatores que exigiriam uma assistência compensatória na retirada do membro do chão.
Adução	Todas as fases	Posição aduzida do fêmur em relação à vertical	Espasticidade/contratura de adutores de quadril. Excesso de queda pélvica contralateral.	Examine o tônus de flexores e adutores de quadril; força muscular dos abdutores de quadril.

Tabela 7.8 Desvios comuns da pelve e tronco[32,35]

Desvio	Fase(s)	Descrição	Causas possíveis	Análise
Inclinação do tronco para trás	Apoio ou balanço	Inclinação posterior do tronco em relação à vertical	Reduzir propositalmente a demanda sobre o glúteo máximo enfraquecido em apoio unipodal ou ajudar com o avanço do membro quando a capacidade de flexão do quadril estiver limitada.	Examine a força de músculos extensores e flexores de quadril.

(continua)

Tabela 7.8 Desvios comuns da pelve e tronco[32,35] *(continuação)*

Desvio	Fase(s)	Descrição	Causas possíveis	Análise
Inclinação do tronco para a frente	Principalmente apoio	Inclinação anterior do tronco em relação à vertical	Compensar a fraqueza do quadríceps. A inclinação para a frente reduz o momento extensor do joelho e, portanto, a exigência sobre os vastos. Também pode ser usada para acomodar as contraturas em flexão de quadril ou joelho.	Examine a força do quadríceps e a presença de contraturas de quadril e joelho.
Inclinação do tronco ipsilateral	Ocorre mais comumente durante o apoio do membro de referência	Inclinação lateral do tronco em relação ao membro de referência	Ocorre mais comumente durante a fase de apoio do membro de referência. Compensação para a fraqueza de abdutores de quadril ipsilateral, dor nas articulações do quadril, retesamento do trato iliotibial ou escoliose.	Examine a força do glúteo médio ipsilateral; verifique a presença de dor no quadril e retesamento do trato iliotibial ipsilateral e avalie a ADM do tronco.
Inclinação do tronco contralateral	Ocorre mais comumente durante o balanço do membro de referência	Inclinação lateral do tronco em relação ao membro oposto	Pode ser usada para ajudar na elevação da pelve para garantir a retirada do pé do chão se o membro de referência for funcionalmente muito longo (em razão de desvios ou discrepância no comprimento de membros inferiores). Compensação para fraqueza contralateral dos abdutores de quadril, dor nas articulações do quadril, retesamento do trato iliotibial ou escoliose.	Analise a força de glúteo médio contralateral, a presença de dor no quadril e retesamento do trato iliotibial e a ADM de tronco. Verifique a presença de fatores que contribuem para a fase de balanço do membro ser demasiadamente longa (p. ex., flexão de joelho limitada ou excesso de flexão plantar durante o balanço inicial ou uma discrepância no comprimento de membros inferiores).
Queda da pelve contralateral	Apoio	Queda da crista ilíaca contralateral abaixo da crista ilíaca ipsilateral	Fraqueza dos abdutores do quadril ipsilateral, espasticidade dos adutores de quadril ou contratura em adução de quadril.	Examine a força, flexibilidade e tônus de abdutores e adutores ipsilaterais.
Queda da pelve ipsilateral	Balanço	Queda da crista ilíaca ipsilateral abaixo da crista ilíaca contralateral	Fraqueza dos abdutores do quadril contralateral, espasticidade dos adutores de quadril ou contratura em adução de quadril.	Examine a força, flexibilidade e tônus de abdutores e adutores contralaterais do quadril.
Elevação da pelve	Balanço	Elevação da crista ilíaca ipsilateral acima da crista ilíaca contralateral	Ação do quadrado do lombo para ajudar na retirada do membro do chão quando a flexão de quadril, flexão de joelho e/ou dorsiflexão de tornozelo forem inadequadas para a retirada do membro do chão.	Examine a força e ADM do joelho, quadril e tornozelo; examine o tônus muscular do joelho e tornozelo.

da marcha incluído no Apêndice 7.A. As duas colunas à direita agora são usadas para registrar as possíveis causas e achados das análises clínicas. Para orientar o processo de AOM, note que o formulário apresentado no Apêndice 7.A foi formatado de modo semelhante às Tabelas 7.5 a 7.8. Se o leitor decidir usar os formulários de registro da análise da marcha apresentados neste texto, deve-se realizar testes de confiabilidade, porque esses formulários são apresentados apenas como guias e não foram avaliados.

Diretrizes para realizar uma AOM

As diretrizes para a realização de uma AOM são apresentadas abaixo.

1. Selecione a área em que o paciente vai caminhar e meça a distância que deseja que o paciente atravesse.
2. Posicione-se de modo a ter uma vista panorâmica do indivíduo. Se estiver utilizando gravação digital, as câmeras devem ser posicionadas de modo a visualizar todo o corpo do paciente (MMII, bem como cabeça e tronco), nas perspectivas sagital e coronal. Para evitar erros na estimativa da amplitude dos ângulos articulares em decorrência do ângulo de paralaxe,[32,48] é importante realizar mensurações em imagens digitais em pausa somente quando os MMII ou o corpo do paciente estiverem no mesmo plano que a visualização da imagem. Incidências fora de plano podem levar a mensurações de ângulo distorcidas.
3. Escolha a articulação ou segmento corporal a ser observado incialmente (p. ex., tornozelo e pé), e revise mentalmente as posições articulares normativas e a atividade muscular para o período da fase da marcha que está sendo observado (p. ex., contato inicial).
4. Selecione o plano de observação que será usado no início, quer o plano sagital (vista lateral), quer o plano coronal (vista anterior e/ou posterior), e qual lado do corpo do paciente (direito ou esquerdo) será analisado primeiro.
5. Observe o segmento corporal selecionado em uma fase específica (p. ex., contato inicial) e tome uma decisão sobre a posição articular do segmento. Observe quaisquer desvios do normal.
6. Observe o mesmo segmento do corpo durante a fase seguinte ou outro segmento na mesma fase (p. ex., contato inicial) do período de marcha. Conforme descrito no número 5 acima, novamente tome uma decisão sobre a posição articular do segmento. Observe quaisquer desvios do normal.
7. Repita o processo descrito no número 6 citado previamente até que tenha completado uma observação de todos os segmentos, em todas as fases do ciclo da marcha em ambos os planos, sagital e coronal. Lembre-se de se concentrar em um segmento do corpo ou articulação de cada vez, durante uma fase do ciclo de marcha. Não salte de um segmento para outro ou de uma fase para outra.
8. Realize sempre observações em ambos os lados (direito e esquerdo). Embora apenas um dos lados possa estar envolvido patologicamente, o outro lado do corpo pode estar afetado.
9. Suponha as prováveis causas dos desvios da marcha (p. ex., deficiências de força, deficiências na ADM ou espasticidade).
10. Confirme as prováveis causas dos desvios da marcha com base na avaliação clínica de fisioterapia.
11. Desenvolva e implemente um plano de tratamento para tratar as principais causas subjacentes de disfunção da marcha.
12. Use periodicamente a AOM para reavaliar a marcha do paciente e determinar a resposta ao tratamento.

AOM em distúrbios neuromusculares

Os padrões de marcha de indivíduos com déficits neuromusculares são influenciados principalmente pela fraqueza, alterações no tônus muscular e organização sinérgica, influências de reflexos primitivos não integrados, influência diminuída de reações de equilíbrio e retificação, dissociação entre partes do corpo e falta de coordenação. Se a estabilidade proximal (p. ex., cocontração dos músculos posturais do tronco) estiver ameaçada por um tônus muscular atipicamente baixo, alto ou flutuante, a mobilidade controlada é perdida. Na marcha, uma perda de controle sobre a sincronização sequencial da atividade muscular pode resultar em comprimento assimétrico do passo e da passada. Além disso, podem ocorrer desvios, como a inclinação do tronco para a frente ou para trás, a flexão de quadril ou joelho excessiva ou diminuída, ou a dorsiflexão ou flexão plantar alteradas.

Na presença de comprometimento muscular múltiplo ou de déficits neurológicos que afetam o equilíbrio, coordenação e tônus muscular, os desvios observados e a análise desses desvios serão mais complexos do que o indicado nas tabelas. Seguem exemplos de padrões de marcha associados à espasticidade e à hipotonia.

Um indivíduo com espasticidade (p. ex., um indivíduo com PC diplégica) pode ter a pelve inclinada posteriormente, flexão anterior da parte superior do tronco, escápulas protraídas e extensão do pescoço um pouco excessiva. A flexão do quadril excessiva com adução e rotação medial (tesoura) pode ser observada durante a fase de apoio e pode ser acompanhada por excessiva flexão ou hiperextensão de joelho. Durante o apoio terminal, a fraqueza nos flexores plantares pode possibilitar que o tornozelo colapse em dorsiflexão excessiva e o joelho em flexão excessiva. Alternativamente, o tornozelo pode ser posicionado em dorsiflexão em excesso no apoio terminal, como um meio de acomodar uma contratura em flexão de joelho ou encurtamento/espasticidade dos posteriores da coxa.

Em outros indivíduos com hipertonia, ocorre hiperextensão de joelho na fase de apoio, que pode ser acompanhada por flexão plantar e inversão no tornozelo e pé. Registros de eletromiografia (EMG) podem mostrar atividade prolongada no quadríceps e no grupo muscular gastrocnêmio-sóleo. Os posteriores da coxa, glúteos e dorsiflexores podem estar reciprocamente inibidos.

Em indivíduos com tônus muscular baixo (hipotonia) no tronco, a estabilidade do *core* (extensão tônica e cocontração dos músculos axiais) é diminuída. A pelve pode estar inclinada anteriormente, de modo que a parte superior do tronco fique um pouco estendida. A escápula pode estar retraída e a cabeça pode estar anteriorizada. Durante a fase de apoio, o quadril pode estar flexionado e o joelho pode estar em hiperextensão, acompanhado de flexão plantar do tornozelo. O pé pode estar em pronação, com a maior parte do peso do corpo suportada na margem medial. Frequentemente, esses indivíduos mostram rotação longitudinal do tronco diminuída e reações de equilíbrio de tronco lentas. Eles tendem a confiar nas reações de extensão protetora dos membros para manter o equilíbrio. As reações de oscilação ou de dar passos dos MMII podem ser pronunciadas, o comprimento do passo e o comprimento da passada podem ser desiguais, e a marcha pode ser de base ampla e instável.

Embora os padrões de marchas neurológicas possam ser complexos e uma análise das causas possa ser difícil, uma AOM detalhada pode fornecer dados valiosos. Geralmente, para analisar os padrões de marcha em pessoas que tenham sofrido danos neurológicos, deve-se fazer as seguintes questões preliminares:

1. Qual é a influência do tônus anormal (hipertonia, hipotonia, tônus flutuante) sobre a posição articular e o movimento?
2. Como a posição da cabeça influencia o tônus muscular, a posição articular e o movimento?
3. Como o apoio de peso influencia o tônus muscular, a posição articular e o movimento?
4. Qual é a influência da atividade sinérgica anormal (obrigatória) na posição articular e movimento?
5. Qual é o impacto da fraqueza (paresia) na posição articular e movimento?
6. Como as deficiências de coordenação afetam a posição articular e o movimento?
7. Qual é a influência das reações de equilíbrio prejudicadas sobre a posição articular e o movimento?
8. Como as contraturas alteram a posição articular e o movimento?
9. Qual é o impacto da perda sensitiva (p. ex., proprioceptiva, visual, vestibular) sobre a posição articular e o movimento?

Perfis e escalas de deambulação

Os perfis e escalas de avaliação constituem tipos de análises de marcha que muitas vezes incluem tanto medidas qualitativas (observação) quanto quantitativas (espacial e temporal). Os perfis e escalas são usados para uma variedade de razões como, por exemplo, para o exame das habilidades de locomoção,[51,52] determinação das necessidades de assistência do paciente, identificação de uma alteração no estado do paciente,[52] rastreamento para identificação das necessidades de fisioterapia do paciente,[53] e identificação dos indivíduos (p. ex., idosos) que estão em risco de queda.[25,26] As análises de marcha de um tipo ou outro podem ser o foco único de um perfil, ou a análise de marcha pode constituir apenas uma pequena parte de um perfil de exame amplo que inclui habilidades de equilíbrio e outras atividades funcionais. Uma vantagem particular de alguns desses perfis é possibilitar que as habilidades de marcha subordinadas, como o equilíbrio em pé, sejam examinadas em indivíduos que possam ser incapazes de caminhar de modo independente. Como muitos desses perfis foram desenvolvidos para uso com populações específicas, dados comparativos podem estar disponíveis para o fisioterapeuta.

Os perfis a seguir foram selecionados para revisão neste capítulo, porque eles são de uso atual e sua confiabilidade e/ou validade foram examinadas: Perfil de deambulação funcional (FAP);[51] Perfil de deambulação funcional de Emory (EFAP)[54] e Perfil de deambulação funcional de Emory modificado (mEFAP);[55] Pontuação do nível de assistência de Iowa;[56] Medida de independência funcional (FIM);[57] Medida de independência funcional (FIM) com a Medida de avaliação funcional (FAM) ou (FIM + FAM);[58,59] Escala de mobilidade e equilíbrio da comunidade;[52,60,61] Escala de classificação de anormalidade da marcha (GARS)[62] e a GARS modificada (GARS-M);[25] Índice de marcha dinâmica;[63-65] Avaliação funcional da marcha;[66-70] Ferramenta de alto nível de investigação da mobilidade;[71-76] Avaliação rápida de mobilidade, equilíbrio e temor (FEMBAF);[77] e Teste de caminhada em figura de oito.[78]

Perfis de deambulação funcional e modificações

O Perfil de deambulação funcional (FAP), perfil de deambulação funcional, desenvolvido por Arthur J. Nelson, FT, PhD, FAPTA, foi concebido para analisar as habilidades de marcha em um *continuum* de equilíbrio a partir da posição em pé nas barras paralelas até a deambulação independente.[51] Utiliza-se um cronômetro para medir a quantidade de tempo necessária para manter uma posição ou realizar uma tarefa. O teste consiste em três fases. Na primeira fase, solicita-se ao paciente que realize três tarefas nas barras paralelas: apoio bilateral, apoio na perna não envolvida, e apoio na perna envolvida. Na segunda fase, solicita-se ao paciente que transfira o peso de um MI para o outro o mais rapidamente possível. Na terceira fase, o paciente é convidado a andar 6 m nas barras paralelas, com um dispositivo de apoio e, se possível, de modo independente. Wolf et al.[54] avaliaram a confiabilidade e a validade da ferramenta em um estudo com 56 adultos (28 com e 28 sem acidente vascular encefálico). Os autores relataram alta confiabilidade interavaliadores (0,997) entre dois examinadores que avaliaram o desempenho no teste dos indivíduos. A validade do constructo apoiou-se na capacidade do teste de distinguir entre aqueles com e sem acidente vascular encefálico. A validade concorrente foi demonstrada por uma forte correlação com os desfechos dos participantes no teste de caminhada de 10 metros cronometrado e Escala de Equilíbrio de Berg. A versão mais recente do FAP desenvolvida na Emory University é chamada de Perfil de deambulação funcional de Emory (EFAP).[54] Esse perfil difere do FAP original pela adição de cinco desafios ambientais. O indivíduo pode vencer os desafios ambientais com ou sem o uso de órteses ou dispositivos de assistência.

O Perfil de deambulação funcional de Emory modificado[55] (mEFAP) incorpora a assistência manual ao EFAP. As subtarefas incluem caminhar 5 m sobre um piso rígido e sobre um piso acarpetado, levantar de uma cadeira e realizar uma caminhada de 3 m e sentar-se, passar por um trajeto de obstáculos padronizados e subir e descer cinco degraus. Liaw et al.[79] avaliaram as propriedades psicométricas do mEFAP em 40 indivíduos durante a fase inicial de recuperação de um acidente vascular encefálico e 20 indivíduos com acidente vascular encefálico crônico. Os autores concluíram que a mEFAP tinha boa confiabilidade, validade e responsividade para avaliar a função de deambulação em pacientes com acidente vascular encefálico submetidos à reabilitação.

Escala do nível de assistência de Iowa

A Escala do nível de assistência de Iowa (ILAS)[56] examina quatro tarefas funcionais: levantar da cama, sair da cama e ficar em pé, deambular 4,6 m e subir e descer três degraus. O desempenho do paciente nas tarefas é classificado de acordo com os sete níveis seguintes: (1) não testado por motivos de segurança; (2) atividade tentada, mas não concluída; (3) assistência máxima (fisioterapeuta aplica três ou mais pontos de contato); (4) assistência moderada (fisioterapeuta aplica dois pontos de contato); (5) assistência mínima (fisioterapeuta fornece um ponto de contato); (6) assistência vigilante (sem contato do fisioterapeuta, mas este não se sente confortável em deixar o paciente sozinho); e (7) independência (fisioterapeuta confortável em sair da sala). Shields et al.[56] examinaram a confiabilidade, validade e responsividade do ILAS em 86 pacientes internados para recuperação de uma cirurgia de artroplastia total de quadril ou joelho e relataram confiabilidade intra-avaliadores boa (k = 0,79-0,90) e interavaliadores moderada (k = 0,48 a 0,78). As pontuações na ferramenta se correlacionam altamente com os escores da *Harris Hip Rating Scale* (r = -0,86).

Medida de independência funcional

A *medida de independência funcional* (FIM) foi criada como parte de um projeto financiado pelo National Institute of Handicapped Research (NIHR), projetado para desenvolver o *Guide for a Uniform Data Set for Medical Rehabilitation*.[80] O FIM é uma medida de 18 itens que examina elementos da função física, psicossocial e social do paciente. O FIM agora foi patenteado, e é marca registrada (FIM™) do Uniform Data System for Medical Rehabilitation, uma divisão da University of Buffalo Foundation Activities, Inc. (ver Cap. 8, Exame da função, para uma discussão mais aprofundada do FIM). O FIM Locomoção: guia para deambulação/cadeira de rodas é parte do documento intitulado *Guide for the Uniform Data Set (incluindo o instrumento FIM™)* relacionado com a marcha e inclui uma escala de classificação do nível de assistência de sete pontos, que varia de independência total à assistência total (Tab. 7.9). Um estudo projetado para avaliar a precisão dos julgamentos clínicos da função do paciente descobriu que o viés e o julgamento ruim do nível funcional do paciente desempenham um papel significativo nas avaliações da função do paciente feitas por 50 profissionais de reabilitação. Os autores do estudo sugerem que as classificações cegas do FIM e o treinamento na eliminação de vieses melhorariam a precisão.[81]

Medida de avaliação funcional

A *Medida de avaliação funcional* (FAM) de 12 itens foi desenvolvida por um grupo multidisciplinar de profissionais de saúde no Santa Clara Valley Medical Center, San Jose, Califórnia[58] para fornecer uma medida de incapacidade que refletisse a comunicação, o ajuste psicossocial e as funções cognitivas de populações de indivíduos que sofreram traumatismo cranioencefálico (TCE) e acidente vascular encefálico. A FAM utiliza uma escala de classificação de sete pontos aplicada após a FIM para examinar o nível ou grau de independência do indivíduo, a quantidade de auxílio necessário, o uso de dispositivos de adaptação, e a porcentagem de tarefas completadas com sucesso (Tab. 7.10).[82]

Tabela 7.9 Instrumento de sete pontos de pontuação da locomoção Medida de independência funcional – (FIM™) – Versão 5.1

Locomoção – deambulação/cadeira de rodas: inclui a caminhada, uma vez na posição ortostática ou, se estiver usando uma cadeira de rodas, em posição sentada, em uma superfície plana. Realiza com segurança. Indicar o modo mais frequente de locomoção (Deambulação ou cadeira de rodas). Se ambos forem utilizados de modo quase igual, codifique: "Ambos".
Sem auxílio 7 Independência completa – Indivíduo caminha um mínimo de 50 m sem dispositivos de assistência. Não usa cadeira de rodas. Realiza com segurança. 6 Independência modificada – Indivíduo *anda* um mínimo de 50 m, mas usa uma cinta (órtese) ou prótese na perna, sapatos adaptáveis especiais, bengala, muletas ou andador; leva mais do que um tempo razoável, ou existem considerações de segurança. *Se não deambular*, indivíduo opera cadeira de rodas manual ou motorizada de modo independente por uma distância mínima de 50 m; vira-se; manobra a cadeira de rodas até uma mesa, cama, banheiro; traspõe um grau de no mínimo 3%; manobra em tapetes e soleiras de porta. 5 Exceção (deambulação domiciliar) – Indivíduo anda apenas distâncias curtas (mínimo de 17 m) *de modo independente*, com ou sem um dispositivo. Leva um tempo além do razoável, ou há considerações de segurança, ou opera uma cadeira de rodas manual ou motorizada de modo independente apenas por curtas distâncias (mínimo de 17 m).
Auxílio 5 Supervisão *Se deambula*, indivíduo requer supervisão atenta, dicas ou ser persuadido a percorrer um mínimo de 50 m. *Se não deambula*, requer supervisão atenta, dicas ou ser persuadido a percorrer um mínimo de 50 m na cadeira de rodas. 4 Assistência e contato mínimo – indivíduo realiza 75% ou mais do esforço de locomoção para percorrer um mínimo de 50 m. 3 Assistência moderada – indivíduo realiza 50 a 74% do esforço de locomoção para percorrer um mínimo de 50 m. 2 Assistência máxima – indivíduo realiza 25 a 49% do esforço de locomoção para percorrer um mínimo de 17 m. Exige o apoio de apenas uma pessoa. 1 Assistência total – indivíduo realiza menos de 25% do esforço, ou necessita da assistência de duas pessoas, ou não caminha nem anda com a cadeira de rodas por um mínimo de 17 m.
Comentário: se o indivíduo requer um dispositivo de apoio para a locomoção (cadeira de rodas, próteses, andador, bengala, AFO, calçados adaptados, e assim por diante), a pontuação Caminhada/cadeira de rodas nunca pode ser maior do que o nível 6. O modo de locomoção (Caminhar ou cadeira de rodas) deve ser o mesmo na admissão e alta. Se o indivíduo muda o modo de locomoção da admissão até a alta (normalmente da cadeira de rodas para deambulação), registra-se o modo utilizado na admissão e as pontuações com base no *modo mais frequente de locomoção no momento da alta*.

De The Uniform Data System for Medical Rehabilitation, a division of UB Foundation Activities, Inc. (UDS$_{MR}^{SM}$). Guide for the Uniform Data Set for Medical Rehabilitation (Including the FIM™ Instrument), Version 5.1, Buffalo: UDSMR, 1997, com permissão.

Os 12 itens da FAM foram combinados aos 18 itens da FIM para produzir a FIM + FAM, com a intenção de fornecer dados mais detalhados das populações com TCE[59] e acidente vascular encefálico. A FIM e a escala total da FIM + FAM são medidas psicometricamente semelhantes de deficiência global, ao passo que o Índice de Barthel, a FIM e a escala motora FIM + FAM são medidas semelhantes de deficiência física.[83] No entanto, em um estudo com 376 pacientes com acidente vascular encefálico em unidades de internamento de reabilitação canadenses em que foram aplicadas simultaneamente a FIM e a FAM, os resultados da análise de Rasch mostraram que, no domínio motor, apenas o item de acesso à comunidade da FAM foi mais difícil para os indivíduos de realizar do que os itens da FIM. No domínio cognitivo, o único item da FAM que estendeu a variação da FIM foi o que avaliava a

Tabela 7.10 Itens da Medida de avaliação funcional (FAM)

1. Deglutição	7. Estado emocional
2. Transferência do carro	8. Ajuste às limitações
3. Acesso à comunidade	9. Empregabilidade
4. Leitura	10. Orientação
5. Escrita	11. Atenção
6. Inteligibilidade da fala	12. Julgamento da segurança
Os 12 itens da FAM não são projetados para uso isolado, mas para serem adicionados aos 18 itens da FIM para produzir a FIM + FAM.	

Cortesia de Santa Clara Valley Medical Center (1998). The Functional Assessment Measure. The Center for Outcome Measurement in Brain Injury. Retrieved June 14, 2011, em: http://tbims.org/combi/FAM.

empregabilidade. Em função dos resultados, Linn et al.[84] concluíram que adicionar os itens da FAM à FIM reduziu a eficiência do teste e forneceu proteção apenas mínima contra os efeitos de teto do FIM.

Escala de mobilidade e equilíbrio da comunidade

A Escala de mobilidade e equilíbrio da comunidade[52] foi desenvolvida para avaliar as habilidades de equilíbrio e mobilidade em indivíduos que sofreram um TCE leve a moderado. A escala é composta por 13 itens que incluem oportunidades para avaliar multitarefas (p. ex., andar e olhar para um alvo colocado à direita ou à esquerda), sequenciamento dos movimentos (agachar-se para pegar um objeto do chão e, em seguida, continuar a caminhar) e habilidades motoras complexas (mover-se rapidamente para os lados, cruzando um pé sobre o outro, e ter de responder a comandos inesperados para mudar de direção). Realizam-se seis itens à direita e à esquerda, cada um dos quais é classificado em uma escala de 6 pontos, de 0 (pior desempenho) a 5 (melhor desempenho).[52,60] Embora a ferramenta tenha sido desenvolvida especificamente para avaliação de indivíduos que sofreram TCE leve a moderado, também tem sido usada para medir o equilíbrio e a mobilidade em indivíduos residentes na comunidade após um acidente vascular encefálico e naqueles com doença pulmonar obstrutiva crônica (DPOC) de gravidade variável.[52,60,61]

Escala de classificação de anormalidade da marcha e versão modificada

A Escala de classificação de anormalidade da marcha (GARS)[62] foi projetada para distinguir residentes de lares de idosos com histórico recente de duas ou mais quedas de um grupo de controle de residentes sem histórico recente de queda. Os desenvolvedores do teste selecionaram 16 características do ciclo de marcha e um sistema de pontuação em que as características são pontuadas em uma escala de classificação de 0 a 3 (0 = normal, 1 = ligeiramente comprometida, 2 = moderadamente comprometida, e 3 = gravemente comprometida). Entre as 16 características graduadas, a amplitude de balanço do braço, a sincronia de membro superior (MS) e MI, e as reações de defesa são as que mais bem distinguem os indivíduos que sofrem quedas dos outros indivíduos. As características de distinção poderiam ser usadas para identificar residentes em risco de queda. O tempo, espaço e recursos frequentemente são muito limitados em lares de idosos, e as únicas despesas envolvidas na administração da GARS incluem a compra de um gravador de vídeo digital, mídia de gravação, e o tempo do fisioterapeuta para filmar, analisar e avaliar as gravações digitais. No entanto, a GARS não fornece informações sobre os tipos de quedas (tropeços, escorregões, perda do equilíbrio) sofridas por essa população.[62] Portanto, não é útil na determinação da causa das quedas.

A *GARS modificada* (GARS-M), que é uma versão de sete itens da GARS, contém as seguintes variáveis: (1) variabilidade, (2) reação de defesa, (3) oscilações, (4) contato do pé, (5) ADM de quadril, (6) extensão de ombro e (7) sincronia braço-contato do calcanhar. Essas variáveis foram selecionadas para inclusão porque constatou-se que eram as mais confiáveis na GARS original. A pontuação se dá pela soma dos sete itens; a pontuação total representa uma hierarquização do risco de queda com base na quantidade de anormalidades da marcha reconhecidas e na gravidade de qualquer anomalia identificada. A pontuação mais elevada está associada a uma marcha mais anormal. Similarmente à GARS, as pontuações da GARS-M distinguem entre idosos com um histórico de queda e aqueles indivíduos que não tinham histórico de queda. A GARS-M foi considerada um bom indicador das pessoas em risco de quedas.[25]

Índice de marcha dinâmica

O Índice de marcha dinâmica (DGI) foi projetado para examinar a capacidade de adaptar a marcha às mudanças nas demandas da tarefa. A ferramenta foi desenvolvida inicialmente para uso em idosos residentes na comunidade com distúrbios de equilíbrio e vestibulares,[85] mas desde então tem sido utilizada em uma variedade de idades e populações de pacientes.[86] O DGI usa uma escala de 0 (deficiência grave) a 3 (normal) para avaliar o desempenho em oito itens, incluindo a marcha em superfícies planas, a marcha ao mudar de velocidade, andar e virar a cabeça em uma direção vertical ou horizontal, passar por cima de obstáculos, e a marcha com giros em pivô e passos. Whitney et al.[85] avaliaram as pontuações do DGI e o histórico de queda em adultos com distúrbios vestibulares e relataram que a probabilidade de queda nos últimos 6 meses foi 2,58 vezes maior em caso de pontuação no DGI de 19 ou menos.[85] A ferramenta já foi usada para avaliar a marcha e o equilíbrio dinâmicos em uma série de populações de pacientes, incluindo indivíduos com doença de Parkinson,[87] acidente vascular encefálico[64] e esclerose múltipla.[88]

O Item quatro do Índice da marcha dinâmica consiste em apenas metade dos oito itens originais do DGI (ou seja, marcha sobre superfícies planas, mudanças na velocidade da marcha e atividades de virar a cabeça na horizontal e vertical).[65] É mais rápido de administrar e apresenta uma capacidade adequada de diferenciar entre indivíduos com e sem equilíbrio e doença vestibular.

Avaliação funcional da marcha

A avaliação funcional da marcha (FGA) é outra modificação da DGI de oito itens original. Ela foi desenvolvida para abordar alguns dos atributos de efeito de teto da DGI quando utilizada em indivíduos com distúrbios vestibulares e para esclarecer instruções e definições operacionais associadas à administração da ferramenta.[69] Sete das oito tarefas originais da DGI foram preservadas, e foram adicionados três novos itens: marcha com uma base de apoio estreita, deambulação para trás e marcha com os olhos fechados. Em um estudo para avaliar as normas de acordo com a idade para o desempenho na FGA em adultos que vivem de modo independente, com idades entre 40 e 89 anos, constatou-se que a ferramenta tinha excelente confiabilidade interavaliadores (CCI = 0,93).[68] Além disso, a confiabilidade intra-avaliadores e interavaliadores foi considerada adequada, já que os sete fisioterapeutas e três estudantes de fisioterapia repetiram as avaliações de seis pacientes com distúrbios vestibulares (pontuação total de confiabilidade da FGA: intra-avaliadores= 0,83; interavaliadores = 0,84).[69] A utilização de uma pontuação limite de FGA de 20/30 ou menos predisse corretamente as quedas não explicadas experimentadas por seis participantes durante um período de acompanhamento de 6 meses em um estudo de pacientes de 60 a 90 anos residentes na comunidade.[67] No entanto, os autores recomendam o uso de um limite de pontuação de 22/30 ou menos como um critério mais conservador para aqueles em risco de quedas. A FGA tem sido utilizada em estudos com populações específicas de pacientes, incluindo aqueles com doença de Parkinson[66] e acidente vascular encefálico.[70]

Ferramenta de alto nível de investigação da mobilidade

A Ferramenta de alto nível de investigação da mobilidade (HiMAT) foi concebida para medir as habilidades de mobilidade de alto nível necessárias para funções sociais e ocupacionais, bem como para as atividades desportivas e de lazer para adultos jovens que se recuperam de um TCE.[73] A ferramenta consiste em 13 itens e para ser realizada requer apenas um cronômetro, uma escada de 14 degraus, canetas dermográficas, um objeto do tamanho de um tijolo e uma fita métrica.[71,72] As tarefas avaliadas incluem andar (para a frente, para trás, sobre os dedos, sobre um obstáculo, em uma figura de 8), correr, fazer uma parada durante a corrida, pular, pular para a frente, saltar (sobre o lado afetado e não afetado), e subir e descer escadas com e sem corrimão. Todos os itens são classificados em uma escala de cinco pontos (0 = incapaz de realizar a 4 = item realizado normalmente), exceto para os dois itens de escada que são classificados em uma escala de seis pontos (0 a 5). A pontuação máxima alcançável é de 54. A ferramenta é apropriada apenas para pacientes capazes de deambular de modo independente por pelo menos 20 metros sem um dispositivo de apoio. Assim, é mais adequada para os pacientes com maior capacidade funcional, como aqueles nos estágios finais de um programa de reabilitação em regime de internação ou que já vivem na comunidade. A confiabilidade interavaliadores e a confiabilidade teste-reteste são altas (ambas CCI = 0,99).[74] As pontuações no teste entre os dias demonstraram uma pequena melhora ao longo de 24 horas (1 ponto), o que sugere melhor desempenho com a familiaridade do teste. Isso destaca a importância de dar aos pacientes a oportunidade de praticar o teste pelo menos uma vez antes da tentativa que vale pontuação.

A HiMAT original de 13 itens foi revisada para produzir uma versão mais curta, mais rápida de administrar que inclui apenas oito itens: caminhar (para a frente, para trás, na ponta dos dedos, obstáculo), correr, pular, pular para a frente e saltar sobre o MI não afetado.[76] Uma diferença fundamental entre as duas versões é que os itens de escada foram eliminados. Isso resolve um problema experimentado pelos profissionais de reabilitação ao tentar administrar o teste HiMAT de 13 itens em ambientes que não tinham uma escada de 14 degraus. Como era o item mais fácil na escala original, não se espera que a eliminação das escadas influencie na avaliação das habilidades de mobilidade de alto nível. No entanto, é possível que a ferramenta possa ser mais suscetível ao efeito de solo, porque é menos capaz de distinguir entre as capacidades dos indivíduos mais gravemente incapacitados.

Avaliação rápida de mobilidade, equilíbrio e temor

A Avaliação rápida de mobilidade, equilíbrio e temor (FEMBAF) é outro instrumento concebido para identificar fatores de risco, desempenho funcional e fatores que dificultam a mobilidade.[77] Trata-se de um questionário de fator de risco de 22 itens e um componente de desempenho de 18 itens que inclui, entre outras medidas, subir e descer escadas, ultrapassar obstáculos e apoio unipodal. Di Fabio e Seay[77] relataram que o FEMBAF serviu como uma medida válida e confiável para mensurar fatores de risco, desempenho funcional e fatores que dificultam a mobilidade em seu estudo com 35 idosos residentes na comunidade.

Teste de caminhada em figura de oito

Muitas medidas de caminhada simulada se concentram principalmente na marcha realizada ao longo de um percurso reto (p. ex., Teste de caminhada de 5 metros). Em contrapartida, o Teste de caminhada em figura de oito (F8W)[78] foi desenvolvido para avaliar a deambulação em percursos curvos e retos em idosos com dificuldades de locomoção. Analisam-se a quantidade de passos, o tempo total e a suavidade do movimento enquanto o indivíduo anda sobre uma figura de oito única em torno de dois cones espaçados a 1,5 m de distância entre eles (Fig. 7.7). Em um estudo sobre o

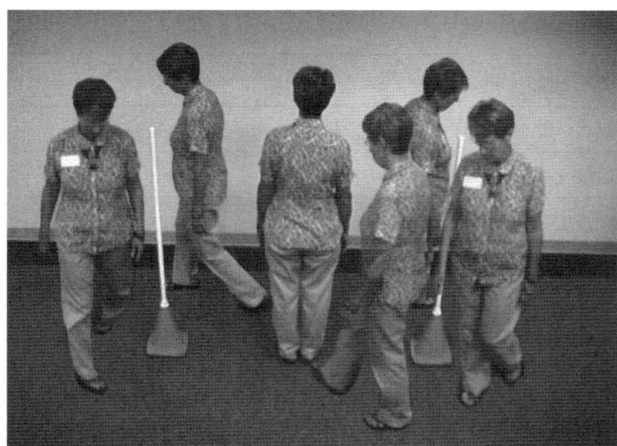

Figura 7.7 Indivíduo realizando o Teste de caminhada em figura de oito, uma ferramenta desenvolvida para quantificar a capacidade de marcha em idosos com distúrbios de mobilidade. Utiliza-se o tempo para completar, o número de passos e a suavidade do movimento para pontuar o desempenho da marcha do indivíduo em uma figura de 8 única em torno de dois cones espaçados a 1,5 m de distância.

desempenho no F8W de 51 adultos idosos residentes na comunidade com dificuldades de deambulação, Hess et al.[78] relataram correlações significativas entre o tempo para completar o F8W e a velocidade de marcha simulada, pontuação no GARS-M, medidas de função física e eficácia específicas, bem como variabilidade da largura e comprimento do passo e medidas de função executiva (ou seja, Trail Making Test B, Trails B). A quantidade de passos necessários para completar o F8W se correlaciona significativamente com a velocidade de marcha, medidas de função física e eficácia específicas, variabilidade da largura do passo e desempenho no Trails B. A suavidade do movimento se correlaciona de forma significativa apenas com a variabilidade na largura do passo.

Análise cinemática quantitativa da marcha

A análise cinemática quantitativa da marcha é usada para obter informações sobre variáveis espaciais e temporais da marcha, bem como padrões de movimento. Os dados obtidos por meio dessas análises são quantificáveis e, portanto, fornecem ao fisioterapeuta dados de base que podem ser usados para planejar programas de tratamento e avaliar o progresso em direção ao alcance de objetivos ou metas. O fato de os dados serem quantificáveis é importante porque pagadores terceiros exigem que o fisioterapeuta use parâmetros mensuráveis ao examinar a função do paciente, estabelecer estratégias de tratamento e documentar os desfechos. No entanto, podem ser necessários dados provenientes de observações qualitativas para determinar graus de comprometimento motor e determinar a validade das variáveis quantitativas medidas.

Medidas espaciais e temporais podem ser fatores essenciais para determinar a independência do paciente na deambulação. Por exemplo, um paciente pode precisar alcançar uma determinada velocidade da marcha para atravessar uma rua local dentro do prazo estipulado pelo semáforo, ou um paciente pode precisar andar uma certa distância para fazer compras no supermercado local. Em um estudo da capacidade de deambulação de indivíduos com mais de 3 meses após acidente vascular encefálico, Perry et al.[89] estabeleceram que a velocidade de caminhada era um preditor válido do *status* de deambulação na comunidade. Velocidades inferiores a 24 m/min prediziam a deambulação em casa, e velocidades entre 24 e 48 m/min prediziam o *status* de deambulação limitada na comunidade. A capacidade de deambular mais rápido do que 48 m/min predizia uma deambulação ilimitada na comunidade. É interessante notar que a velocidade média dos que deambulavam na comunidade era apenas 60% da velocidade média típica dos adultos não deficientes (80 m/min).[32] Essa velocidade mais lenta é suficiente para muitas atividades típicas que os indivíduos em recuperação de um acidente vascular encefálico podem precisar realizar, ainda que seja menor do que a capacidade normal exigida para atravessar uma rua comercial larga dentro do tempo do sinal de trânsito.[90] Em um estudo realizado por Graham et al.[91] com 174 adultos ambulatoriais com 65 anos de idade ou mais que foram admitidos em uma unidade médico-cirúrgica, uma velocidade de caminhada ainda mais lenta (21 m/min) foi identificada como um limiar significativo para diferenciar aqueles capazes de deambular de modo independente no ambiente hospitalar daqueles que necessitavam de assistência.

Antes de decidir sobre o estado funcional de deambulação do paciente, o fisioterapeuta precisa avaliar a comunidade para determinar as distâncias e os requisitos de tempo para acessar lojas e edifícios públicos. Robinett e Vondran[92] descobriram que as metas visadas em uma amostra de formulários de análise da marcha foram baixas em comparação aos requisitos de distância e velocidade para atravessar a rua encontrados em uma pesquisa na comunidade. Walsh et al.[93] relataram que os indivíduos 1 ano após uma artroplastia total de joelho (ATJ) alcançaram mais de 80% das velocidades normais de marcha de suas contrapartes pareadas por idade e gênero. No entanto, para 62% das mulheres e 25% dos homens, a velocidade de deambulação normal alcançada não seria suficiente para atravessar um cruzamento de ruas com segurança.

Variáveis espaciais e temporais

As variáveis medidas em uma análise quantitativa da marcha são listadas e descritas na Tabela 7.11. Como as variáveis espaciais e temporais são afetadas por diversos

Tabela 7.11 Variáveis da marcha: análise quantitativa da marcha

Variável	Descrição
Velocidade	Uma quantidade escalar que tem uma magnitude, mas não direção.
Velocidade livre	Velocidade de marcha normal de uma pessoa.
Velocidade lenta	Velocidade de marcha mais lenta do que a normal.
Velocidade rápida	Velocidade de marcha mais rápida do que a normal.
Cadência	Quantidade de passos dados por unidade de tempo (p. ex., passos/minuto). Cadência = Número de passos ÷ Tempo Um método simples para medir a cadência consiste em contar a quantidade de passos em um determinado período de tempo. Os únicos equipamentos necessários são: cronômetro, papel e lápis. A cadência média das mulheres adultas (117 passos/min) é ligeiramente maior do que a dos homens adultos (111 passos/min).[3]
Velocidade Velocidade linear Velocidade angular Velocidade de caminhada	Uma medida do movimento do corpo em uma determinada direção. A velocidade em que um corpo se move em linha reta. Velocidade de rotação de um segmento do corpo em torno de um eixo. Velocidade de movimento linear para a frente do corpo. É medida tanto em centímetros por segundo como metros por minuto. Para obter a velocidade de caminhada de uma pessoa, divida a distância percorrida pelo tempo necessário para completar a distância. Velocidade de caminhada = Distância ÷ Tempo A velocidade de caminhada pode ser afetada pela idade, grau de maturidade, altura, gênero, tipo de calçado e peso. Além disso, a velocidade pode afetar a cadência, o passo, o comprimento da passada e o ângulo do pé, bem como outras variáveis da marcha. A velocidade de caminhada média preferida de homens entre 20 e 85 anos de idade (86 m/min) é ligeiramente mais rápida do que a de mulheres com idades semelhantes (77 m/min).[32]
Aceleração	Taxa de variação na velocidade em relação ao tempo. A aceleração geralmente é medida em metros por segundo ao quadrado (m/s^2).
Aceleração angular	Taxa de variação da velocidade angular de um corpo em relação ao tempo. A aceleração angular geralmente é medida em radianos por segundo ao quadrado (radianos/s^2).
Tempo de passada	Quantidade de tempo que decorre durante uma passada; ou seja, do contato de um pé (contato do calcanhar, se possível) até o próximo contato do mesmo pé (contato do calcanhar). Ambos os tempos de passada devem ser medidos. A mensuração usualmente se dá em segundos.
Tempo de passo	Quantidade de tempo que decorre entre dois contatos com o pé esquerdo e direito consecutivos (contatos do calcanhar). Deve-se medir ambos os tempos de passo, direito e esquerdo. A mensuração é expressa em segundos.
Comprimento da passada	Distância linear entre dois pontos de contato sucessivos do mesmo pé. É medido em centímetros ou metros. O comprimento médio da passada de homens adultos normais é de 1,46 m.[32] O comprimento médio da passada em mulheres adultas é de 1,28 metros.[3]
Tempo de balanço	Quantidade de tempo durante o ciclo da marcha que um pé fica fora do chão. O tempo de balanço deve ser medido separadamente para os membros direito e esquerdo. A mensuração é expressa em segundos.
Tempo de duplo apoio	Quantidade de tempo gasto no ciclo da marcha quando ambos os membros inferiores estão em contato com a superfície de apoio. Medido em segundos.
Tempo de ciclo (tempo de passada)	Quantidade de tempo necessário para completar um ciclo da marcha. Medido em segundos.

(continua)

Tabela 7.11 Variáveis da marcha: análise quantitativa da marcha *(continuação)*

Variável	Descrição
Comprimento do passo	Distância linear entre dois pontos de contato sucessivos dos membros direito e esquerdo. Normalmente, faz-se uma mensuração do ponto de contato do calcanhar no contato inicial de um membro ao ponto de contato do calcanhar do membro oposto. Se o paciente não faz um contato do calcanhar em um ou ambos os lados, a mensuração pode ser realizada a partir das cabeças dos primeiros metatarsais. Medido em centímetros ou metros.
Largura da base de marcha (largura do passo)	A largura da base de marcha (base de apoio) é a distância linear (no plano frontal) entre um pé e o pé oposto. Medida em centímetros ou metros.
Ângulo do pé (grau em que os dedos estão voltados para fora ou para dentro)	Ângulo de colocação do pé em relação à linha de progressão. Medido em graus.
Tempo de apoio bilateral (para o FAP)	Período de tempo de até 30 segundos que uma pessoa pode ficar na posição vertical nas barras paralelas apoiando o peso em ambos os membros inferiores.
Tempo de apoio do membro não envolvido (para o FAP)	Período de tempo de até 30 segundos que um indivíduo pode ficar nas barras paralelas apoiando peso sobre o membro inferior não envolvido (o membro envolvido está elevado da superfície de apoio).
Tempo de apoio do membro envolvido (para o FAP)	Período de tempo até 30 segundos que um indivíduo pode ficar nas barras paralelas sobre o membro inferior envolvido (o membro inferior não envolvido está elevado da superfície de apoio).
Taxa de transferência dinâmica do peso (para o FAP)	Taxa em que um indivíduo em pé nas barras paralelas pode transferir o peso de um membro ao outro. Medida em segundos desde a primeira retirada de peso à última retirada de peso.
Deambulação na barra paralela (para o FAP)	Período de tempo necessário para um indivíduo caminhar o comprimento das barras paralelas tão rapidamente quanto possível. Calcula-se a média de duas tentativas para obter essa mensuração, que é expressa em segundos.

FAP = *Functional Ambulation Profile* (Perfil de deambulação funcional).

fatores, como a idade,[94-98] gênero,[99,100] altura e peso,[101,102] nível de atividade física,[103,104] e grau de maturação,[105] têm sido feitas tentativas para considerar alguns desses fatores. Proporções, como o comprimento do passo dividido pelo comprimento funcional da perna, podem ser usadas para normalizar as diferenças no comprimento de membros inferiores dos pacientes. O comprimento do passo dividido pela altura do objeto às vezes é um método utilizado para normalizar as diferenças entre as alturas dos pacientes. Em uma tentativa de controlar a altura e o peso, o peso corporal é dividido pela altura em pé para obter o **índice de massa corporal (IMC).** Outras relações são utilizadas para avaliar a simetria, por exemplo, o tempo de rotação para a direita dividido pelo tempo de rotação para a esquerda e o tempo de rotação dividido pelo tempo de apoio. Sutherland et al.[105] listaram a razão entre a amplitude da pelve e a extensão do tornozelo como um dos determinantes do desenvolvimento da marcha madura em crianças.

Mensuração de variáveis temporais e espaciais

As técnicas e equipamentos necessários para a mensuração de variáveis espaciais e temporais variam de simples a complexos. Os requisitos de tempo também variam, e o fisioterapeuta deve estar familiarizado com os diferentes métodos de exame dessas variáveis a fim de selecionar o método mais apropriado para cada situação. Antes de selecionar um método de mensuração, o fisioterapeuta deve compreender a variável em questão e como essa variável está relacionada com a marcha do paciente.

Métodos simples de mensuração de variáveis espaciais e temporais

A mensuração de variáveis espaciais, como o grau de ângulo do pé, a largura da base de apoio (BDA), o comprimento do passo e o comprimento da passada, pode ser determinada de modo simples e barato por meio do registro das pegadas do paciente durante a marcha. Métodos simples de registro das pegadas incluem a aplicação de pinturas, tinta ou giz na sola do pé ou sapato do paciente. Por exemplo, compressas encharcadas de tinta[106] e marcadores com ponta de feltro[107] foram anexados à base ou parte de trás dos sapatos do paciente para medir variáveis como o comprimento do passo, comprimento da passada, largura do passo e ângulo do pé.

Outra maneira de obter o comprimento do passo e os dados de comprimento da passada é a colocação de um padrão de grade no chão.[108] Coloca-se fita adesiva no chão para criar um padrão de grade de aproximadamente 30 cm de largura e 10 m de comprimento. A fita é delimitada em incrementos de 3 cm por todo o seu comprimento, e os segmentos são numerados consecutivamente de modo que o contato do calcanhar do paciente possa ser identificado. O fisioterapeuta então designa os locais de contato do calcanhar com os números no padrão de grade em um gravador.

Muitas variáveis, como velocidade, comprimento da passada, comprimento do passo e cadência, podem ser calculadas com o uso de um cronômetro para medir o tempo decorrido necessário para o paciente andar uma distância conhecida e registrar a quantidade de passos direito e esquerdo durante o mesmo período (Tab. 7.11). Ao avaliar as variáveis ao longo de uma distância curta (p. ex., 6 ou 10 m), os pacientes muitas vezes são posicionados a alguns passos antes da "linha de partida" para que possam alcançar um estado estável para a coleta de dados.[75,106] Eles também são incentivados a andar alguns passos além da "linha de chegada". O "início e fim em movimento" reduz a influência de velocidades reduzidas no início e fim de uma caminhada sobre os valores globais em comparação ao "início e fim parado".[75]

Todd et al.[98] testaram 84 crianças normais (41 meninas e 43 meninos) com idades entre 13 meses e 12 anos, e analisaram dados de mais de 200 outras crianças com idades entre 11 meses e 16 anos. Desenvolveram um gráfico de marcha bidimensional que fornece um registro visual do desempenho de caminhada de uma criança. Embora o gráfico de marcha seja semelhante em aparência a gráficos utilizados para a altura e peso, ele mostra os padrões para as dimensões da marcha de cadência e comprimento da passada ajustados pela altura (Fig. 7.8).

Dois métodos relativamente simples e padronizados que têm sido usados para quantificar a velocidade de caminhada no contexto clínico são o teste de caminhada de 6 minutos (TC6) e o teste de caminhada de 10 metros (TC10). Um cronômetro e uma fita métrica são as ferramentas necessárias para realizar os testes. Um formulário para o registro de parâmetros temporais e espaciais da marcha é apresentado no Apêndice 7.B.

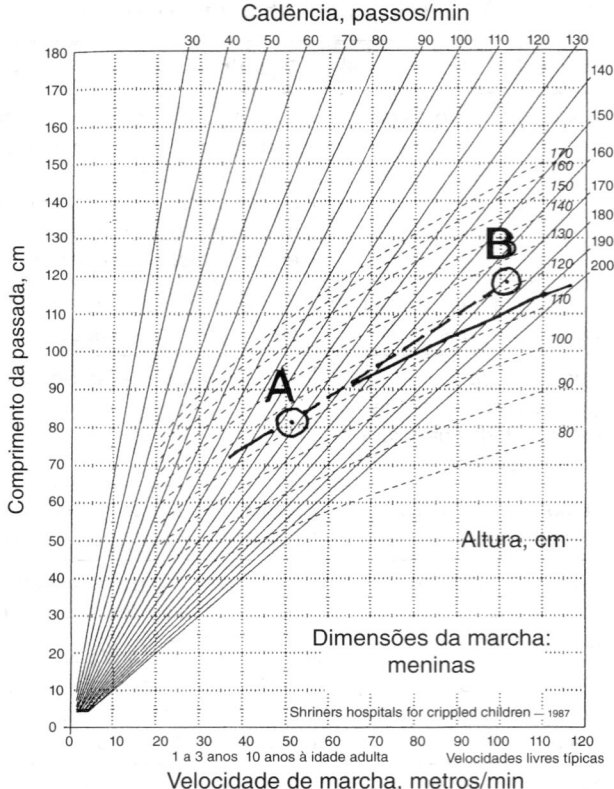

Figura 7.8 A linha sólida no gráfico da marcha representa parâmetros normais para altura. A linha pontilhada representa dados marcados para uma menina normal de 6 anos de idade com 1,14 m de altura. Há um gráfico similar para meninos. (De Todd et al.,[98], p.201, com permissão.)

Teste de caminhada de 6 minutos

No TC6,[109,110] determina-se a distância percorrida ao andar em um ritmo confortável por 6 minutos. Considerando que a ferramenta foi inicialmente utilizada como uma medida da resistência e da capacidade de exercício em indivíduos com doença cardíaca e pulmonar,[109,110] tem sido utilizada desde então para avaliar a resistência à caminhada em pacientes com uma série de doenças subjacentes, incluindo a doença de Parkinson,[111] a lesão encefálica adquirida[112] e o acidente vascular encefálico.[113] Um protocolo para a realização do TC6 inclui pedir aos clientes que andem tão longe quanto possível em seu ritmo normal durante 6 minutos, usando seus dispositivos auxiliares e órteses habituais.[114] Os clientes andam em um caminho oval estreito ao redor de duas cadeiras espaçadas a 18 metros de distância, o que facilita o cálculo da distância total percorrida. Os participantes param e descansam quando necessário, mas o cronômetro continua. Fornece-se encorajamento padronizado periodicamente. A distância final percorrida (em metros) é dividida por seis para determinar a velocidade média em m/min ou por 360 para descrever os resultados em m/s.

Este teste simples, usado em combinação a outras medidas do desempenho físico e incapacidade (p. ex., ADM e força muscular), pode monitorar o declínio ou avaliar a melhora associada às intervenções de tratamento. Mossberg[112] descobriu que o TC6 era uma medida confiável da deambulação funcional (distância percorrida) para pacientes com lesão encefálica adquirida. Fulk et al.[113] identificaram que a pontuação no TC6 serviu como um preditor significativo da quantidade média de passos dados por dia por indivíduos residentes na comunidade com acidente vascular encefálico crônico, respondendo por 46% da variação na atividade de caminhada na comunidade.

Desenvolveram-se diversas equações de predição para estimar a distância percorrida em 6 minutos esperada com base em fatores como altura, idade, peso e frequência cardíaca; no entanto, essas equações foram responsáveis por apenas 20 a 78% da variação nas distâncias no TC6 em indivíduos sem deficiência conhecida.[115-122] As variações nos procedimentos utilizados nos estudos, bem como a variabilidade nas idades estudadas, provavelmente contribuiu para as diferenças nos desfechos previstos para a distância percorrida em 6 minutos. Os fatores que parecem melhorar a confiabilidade entre as sessões de testes incluem padronizar as instruções dadas ao paciente, o tipo e quantidade de estímulo verbal, e a localização dos testes (p. ex., um longo corredor ou uma faixa circular).[75,115,123] Esses fatores, bem como outras características do paciente, como idade, altura, peso e até mesmo a etnia,[115,119,122] devem ser considerados ao se comparar o valor obtido por um paciente com os dados normativos.

Testes alternativos para indivíduos com resistência limitada incluem o *Teste de caminhada de 2 minutos*[124,125] e o *Teste de caminhada de 3 minutos*.[63] O *Teste de caminhada de 12 minutos* também está disponível para indivíduos com maior resistência.[110,124]

Testes de caminhada cronometrada (5 m, 10 m e 30 m)

Os testes de caminhada cronometrada medem o tempo que leva para andar uma distância especificada e, então, usam esses dados para calcular uma velocidade de caminhada média. Distâncias diferentes têm sido utilizadas, incluindo 5 m,[126,127] 10 m,[125,128-130] e 30 m.[130] Um protocolo comum para a realização do teste de caminhada cronometrada de 10 m é pedir ao paciente que deambule por uma passarela de 14 m usando seu dispositivo de assistência ou órtese de MI tradicional.[114] O tempo (em segundos) necessário para atravessar os 10 m intermediários da passarela é registrado com um cronômetro. Realizam-se duas repetições: na velocidade confortável preferida do paciente e em um ritmo rápido. A velocidade (m/s) é calculada dividindo-se 10 m pelo tempo (em segundos) necessário para percorrer o percurso. Para determinar a velocidade em m/min, a velocidade previamente calculada é multiplicada por 60. A cadência média e o comprimento da passada também podem ser calculados pelo registro do número de passos necessários para atravessar os 10 m. As respostas fisiológicas (p. ex., frequência cardíaca, pressão arterial, frequência respiratória) podem ser monitoradas imediatamente antes e depois do teste de caminhada.

Apesar dos esforços para padronizar o teste, alguma variabilidade ainda é evidente na literatura publicada, incluindo o caminho percorrido (ou seja, em linha reta *versus* curvo), o uso de dispositivos de assistência, a velocidade (preferida confortável *versus* rápida) e o uso de um início e fim em movimento (i. e., possibilidade de dar alguns passos antes e depois das linhas de partida e chegada, respectivamente) *versus* um começo e fim parado.[75] Assim, quando se compara a velocidade de um paciente com os dados normativos publicados, deve-se considerar os procedimentos utilizados.

Instrumentação de baixo custo para a quantificação de variáveis espaciais e temporais

Acelerômetros Durante a caminhada, o corpo gera forças que podem ser medidas com o uso de um **acelerômetro**. Esses dados podem depois ser usados para calcular características espaciais e temporais da marcha, como cadência, simetria do passo, duração do passo e duração da passada. Os métodos para medir as forças de aceleração variam muito (p. ex., medidor de tensão, piezorresistivo, capacitivo e piezoelétrico); contudo, em geral, muitos desses dispositivos fornecem um meio com preço acessível, não invasivo e fácil de aplicar para quantificar características da marcha específicas durante longos períodos (dias a semanas) em casa e na comunidade.[131]

Acelerômetros triaxiais foram anexados ao tronco a fim de medir a aceleração média, cadência e comprimento do passo e da passada.[132-136] Acelerômetros também foram anexados à cabeça e à pelve para determinar os padrões de aceleração dessas regiões anatômicas enquanto os indivíduos caminhavam sobre diferentes superfícies.[137] O uso simultâneo de diversos acelerômetros possibilitou a diferenciação bem-sucedida das atividades de locomoção. Por exemplo, um sistema utilizou cinco acelerômetros (um em cada pé e coxa, e um no esterno) para diferenciar as velocidades de locomoção (lenta, média e rápida) e tipos de atividades (p. ex., deambulação, ajuste à escada, corrida e salto) com um elevado nível de precisão (superior a 94%) em 69 participantes livres de quaisquer deficiências conhecidas do aparelho locomotor.[138]

A precisão dos dados do acelerômetro pode ser influenciada por diversos fatores.[131,138,139] Os dispositivos precisam estar corretamente orientados em relação às especificações do fabricante; caso contrário, os sinais de aceleração podem não corresponder corretamente à direção do movimento, e a interpretação será confundida. Uma quantidade significativa de tecido adiposo, o movimento do membro superior (MS) para uso de dispositivos de assistência, ou a montagem excessivamente frouxa do dispositivo podem introduzir artefatos de movimento ao sinal, igualmente confundindo a interpretação. Por fim, em populações de pacientes, os sinais de aceleração podem ser alterados se a doença perturbar os padrões normais de contato pé-solo ou contribuir para o alinhamento anormal de partes do corpo (p. ex., o impacto de um tronco persistentemente inclinado para a frente em um acelerômetro colocado no tronco de um indivíduo com doença de Parkinson).[131]

O Step Watch Activity Monitor 3™ (SAM) é um exemplo de acelerômetro disponível no mercado.[140-144] Ele registra o número de passadas realizadas em intervalos de 1 minuto durante as atividades diárias por até 15 dias consecutivos. O SAM inclui um sensor (acelerômetro padrão) que mede 7,5 × 50 × 20 mm e pesa aproximadamente 37 g (Fig. 7.9). A bateria possibilita até 4 a 5 anos de uso contínuo.[145] O estojo tem contornos que cabem imediatamente acima do maléolo lateral e se conecta a uma cinta elástica. Utiliza-se um computador pessoal para configurar o SAM para monitoramento, e também para fazer o *download* dos dados para um arquivo de computador. Michael et al.[141] usaram o SAM para avaliar a capacidade de deambulação de adultos na fase crônica de recuperação de um acidente vascular encefálico; encontraram uma frequência de passo significativamente reduzida (média = 2.837 passos/dia) em comparação a idosos sedentários (5.000 a 6.000 passos/dia).

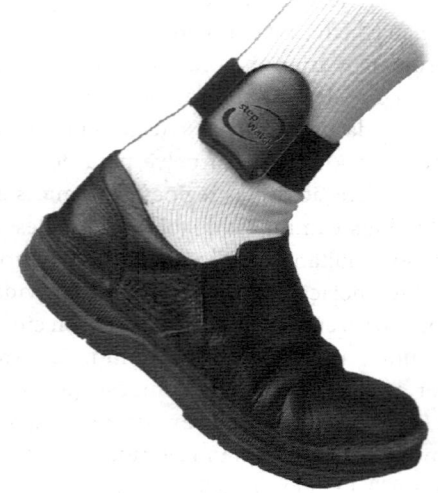

Figura 7.9 O Step Watch Activity Monitor 3® (SAM) é um instrumento do tamanho de um *pager* usado no tornozelo para o monitoramento de longo prazo da função da marcha. (Cortesia de CYMA Corp., Mountlake Terrace, WA 98043.)

Giroscópios Os *giroscópios* são outro tipo de instrumento que pode ser usado para estimar parâmetros de marcha espaciais e temporais. O giroscópio mede a aceleração de Coriolis de um prisma triangular que vibra. O sinal do prisma é proporcional à velocidade angular. Os instrumentos são leves, portáteis e relativamente baratos. Um único giroscópio uniaxial ligado à superfície da pele da parte inferior da perna pode fornecer dados para calcular a cadência, determinar o número de passos, bem como estimar o comprimento da passada e a velocidade da marcha.[146]

Kotiadis et al. desenvolveram um sistema integrado que incluiu acelerômetros, giroscópios e algoritmos de inércia personalizados para substituir os pedais frequentemente usados para acionar estimuladores de pé caído.[147] Realizaram-se testes e refinamentos para um indivíduo após acidente vascular encefálico que usou um estimulador de pé caído controlado por pedal. A combinação de dados do acelerômetro e giroscópio foi suficiente para definir as fases da marcha e controlar o estimulador de pé caído durante as atividades de marcha e ajustes à escada.

Sistemas instrumentados para determinar parâmetros espaciais e temporais da marcha

Exemplos de sistemas instrumentados para medir variáveis espaciais e temporais incluem dois tapetes (GaitMat™ II e GAITRite®) e dois sistemas de pedal (Krusen Limb Monitor e Stride Analyzer). Informações de contato do fabricante para equipamentos específicos são apresentadas no Apêndice 7.C.

Tapetes Em comparação aos sistemas mais complexos que exigem câmeras e pedais, os tapetes instrumentados fornecem um meio confiável, válido e relativamente acessível para quantificar com rapidez os parâmetros espaciais e temporais da marcha.[148-154] Esses dispositivos portáteis são utilizados por clínicas e centros de pesquisa para ajudar a classificar e quantificar a gravidade da deficiência do paciente, bem como para orientar e avaliar a eficácia das intervenções de tratamento. Dois tapetes amplamente disponíveis são o GaitMat™ II e o GAITRite®.

O GaitMat™ II é um tapete comercialmente disponível com interruptores sensíveis à pressão embutidos que abrem e fecham em resposta ao contato com os pés do paciente. Os tempos de abertura e fechamento dos interruptores são registrados por um computador que fornece informações sobre as pegadas; comprimento do passo e passada; BDA; e tempos de passo, balanço, apoio, apoio unipodal e duplo apoio para cada membro. A principal vantagem desse sistema é que o paciente não é sobrecarregado pelo equipamento ligado aos pés ou ao corpo.

Barker et al.[148] examinaram a confiabilidade das medidas obtidas com o uso do GaitMat™ II e o sistema de análise de movimento Vicon e relataram excelente confiabilidade das medidas temporais (0,99), mas confiabilidade apenas baixa para as medidas espaciais (0,24). No entanto, a diferença entre as medidas obtidas pelo GaitMat™ II e o sistema Vicon foram de apenas 11,7 mm, o que sugere que o nível de precisão teria pouco impacto sobre a maior parte das medidas, exceto para as medidas de BDA. Bowen et al.[155] descobriram que o GaitMat™ II foi capaz de detectar diminuições na velocidade e aumentos no percentual de duplo apoio em uma tarefa dupla em comparação a condições de tarefa única em 11 pacientes com acidente vascular encefálico.[155] Rosano et al.[156] examinaram o volume de substância cinzenta nos encéfalos de 220 adultos com mais de 65 anos e identificaram uma série de relações significativas com medidas registradas com o uso do GaitMat™ II. Em particular, comprimentos de passos mais curtos e maior tempo de apoio duplo de membros estiveram associados a menor volume nas regiões sensório-motora e frontoparietal, enquanto passos mais amplos estiveram relacionados com uma dimensão reduzida do paládio e lóbulo parietal inferior.

O GAITRite® é outro sistema de tapete disponível comercialmente (Fig. 7.10). O tapete portátil de 2,5 cm de espessura, 60 cm de largura, 4,9 m de comprimento desse sistema contém 18.482 sensores embutidos entre uma folha de vinil e uma camada de borracha. Pode-se medir parâmetros espaciais e temporais, bem como mapear a pressão dinâmica das pegadas durante a caminhada. Os parâmetros de pressão medidos incluem o pico de pressão, o tempo de pressão e a pressão seccional integrada ao longo do tempo. O sistema de tapete pode ser usado com ou sem sapatos, órteses ou auxiliares à deambulação. O software GAITRite® é capaz de calcular os parâmetros espaciais e temporais e exibi-los em gráficos e tabelas.

Em geral, o GAITRite® fornece um meio válido para documentar de modo confiável muitos parâmetros temporais e espaciais relacionados com a marcha.[150,151,153] Bilney et al.[153] relataram altas correlações entre os valores registrados no tapete GAITRite® e os registrados com utilização do Clinical Stride Analyzer® para a velocidade de caminhada (0,99), comprimento da passada (0,99) e cadência (0,99) para 25 adultos saudáveis que deambularam em três velocidades (preferida, lenta e rápida). A confiabilidade das medidas repetidas parece melhor nas velocidades preferida e rápida, em comparação às velocidades mais lentas.[153] Documentou-se uma consistência diminuída entre as mensurações para a BDA[151,152] e variáveis de dedos para dentro e dedos para fora,[151,152] particularmente em idosos.[152] Também foi relatada forte validade concorrente para as medidas de marcha temporais e espaciais registradas em pacientes ambulatoriais em recuperação de acidentes vasculares encefálicos, mesmo quando o MS estava envolvido no uso de um dispositivo de assistência.[149] O Quadro 7.1, Resumo de evidências, fornece uma visão geral dos estudos de confiabilidade e validade específicos realizados com a utilização do tapete GAITRite®.

Pedais e sistemas de pedais Os pedais são interruptores sensíveis à pressão colocados nos pés do paciente, dentro ou fora dos sapatos. Os interruptores não necessitam de um tapete, mas o paciente geralmente precisa carregar ou usar um dispositivo de coleta de dados. Os pedais consistem em transdutores e em um semicondutor e são usados para sinalizar eventos como o contato do calcanhar com o solo. Um tipo de dispositivo de pedal usado para examinar variáveis temporais e de carga é o *Krusen Limb Load Monitor*.[158] Esse dispositivo é composto por uma placa de força sensível à pressão que pode ser usada no sapato do paciente. Ele pode ser ligado a um registrador de gráficos para produzir um registro permanente das variáveis temporais e espaciais da marcha.[158]

O *Stride Analyzer* é um sistema de pedal com palmilhas especiais que contêm quatro interruptores sensíveis à pressão colocados sob o calcanhar, cabeças do primeiro e quinto metatarsais e hálux. Os parâmetros medidos por esse sistema incluem o comprimento da passada, velocidade, cadência, tempo de ciclo, tempo de apoio unipodal e duplo apoio, tempo de balanço e tempo de apoio. Essas mensurações são registradas automaticamente e a informação é transmitida a um computador que analisa os dados. O computador também pode fornecer gráficos dos padrões de contato pé-solo. Os tempos são apresentados em segundos e como uma porcentagem do ciclo de marcha. A análise de computador também inclui uma

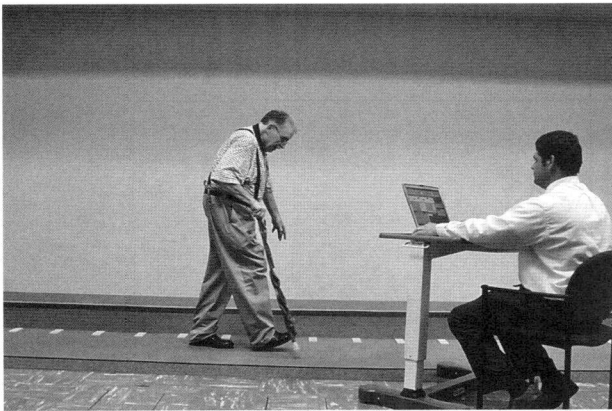

Figura 7.10 Indivíduo com doença de Parkinson andando pelo tapete GAITRite® enquanto são registradas características temporais e espaciais da marcha, incluindo a velocidade de caminhada, comprimento e duração do passo, cadência, e comprimento e duração da passada. (Cortesia de Movement and Neurosciences Center, Institute for Rehabilitation Science and Engineering, Madonna Rehabilitation Hospital, Lincoln, NE 68506.)

Quadro 7.1 Resumo de evidências

Estudos sobre a confiabilidade e validade das medidas de variáveis temporais e espaciais da marcha utilizando o Sistema GAITRite®

Instrumento	Amostra	Desenho/intervenção	Resultados	Comentários
Bilney et al.[153] (2003)	25 adultos saudáveis (13 homens, 12 mulheres, com média de idade = 40,5 anos, intervalo = 21 a 71 anos).	As variáveis da marcha medidas pelo GAITRite® foram comparadas às mesmas variáveis obtidas com o Clinical Stride Analyzer (velocidade, cadência, comprimento da passada, tempo de apoio unipodal direito (D) e esquerdo (E) e tempo de duplo apoio como uma porcentagem do ciclo de marcha).	Os coeficientes de correlação intraclasse (CCI) para a velocidade (CCI = 0,99), cadência (CCI = 0,99) e comprimento do passo (CCI = 0,99) mostraram excelente concordância entre os dois sistemas para cada condição de velocidade (lenta, preferida e rápida). As correlações entre os dois sistemas para o tempo de apoio unipodal foram moderadas a elevadas ao longo das velocidades (CCI = 0,69 a 0,91), em contraste com as correlações fracas documentadas para os tempos de duplo apoio do membro (CCI = 0,44 a 0,57).	Os autores concluíram que o GAITRite® teve forte validade concorrente e confiabilidade teste-reteste para variáveis espaciais e temporais específicas em adultos normais.
McDonough et al.[150] (2001)	Indivíduo único: uma mulher saudável com membros inferiores de comprimento igual.	Comparar a validade concorrente e a confiabilidade das medidas registradas com o GAITRite® (cadência, velocidade de caminhada, comprimentos do passo e passada D e E, e os tempos de passo D e E) com as medidas documentadas com papel e lápis e métodos baseados em vídeo para determinar a validade concorrente e confiabilidade conforme o participante caminhava nas várias velocidades e graus de simetria do passo. Além disso, um simulador de passada (com comprimentos predeterminados do passo e passada) foi aplicado ao tapete para simular dois passos e uma passada.	Foram relatadas excelentes correlações entre as medidas espaciais obtidas com o GAITRite® e papel e lápis (CCI > 0,95) e correlações entre as medidas temporais obtidas com o GAITRite® e baseadas em vídeo (CCI > 0,93).	Os autores concluíram que o GAITRite® era um instrumento válido e confiável para medir variáveis espaciais e temporais específicas da marcha.

(continua)

Quadro 7.1 Resumo de evidências *(continuação)*
Estudos sobre a confiabilidade e validade das medidas de variáveis temporais e espaciais da marcha utilizando o Sistema GAITRite®

Instrumento	Amostra	Desenho/intervenção	Resultados	Comentários
Menz et al.[152] (2004)	Trinta adultos jovens (12 homens, 18 mulheres, média de idade = 28,5 anos, intervalo de 22 a 40 anos) e 31 idosos (13 homens, 18 mulheres, com média de idade = 80,8 anos, intervalo = 76 a 87 anos), sem doença conhecida.	A confiabilidade teste-reteste dos parâmetros temporais e espaciais da marcha foi medida utilizando o GAITRite® enquanto os indivíduos andavam na velocidade confortável preferida três vezes em uma sessão; em seguida, o procedimento foi repetido aproximadamente 2 semanas mais tarde. Calcularam-se os CCI e coeficientes de variação (CV).	A confiabilidade da velocidade de marcha, cadência e comprimento do passo foi excelente para adultos jovens e idosos (CCI: 0,82 a 0,92; CV: 1,4 a 3,5%). A base de apoio e os ângulos dos dedos para dentro/fora também demonstraram alto CCI (0,49 a 0,94); no entanto, os CV foram mais elevados em adultos jovens (CV: 8,3 a 17,7%) e idosos (CVS: 14,3 a 33,0%) em comparação aos calculados para a velocidade de caminhada, cadência e comprimento do passo (CV: 1,4 a 3,5% entre as variáveis e grupos de indivíduos).	Os autores concluíram que o GAITRite® exibia excelente confiabilidade para a maior parte dos parâmetros temporais e espaciais da marcha em ambos os grupos de estudo, mas que a base de apoio e os ângulos dos dedos para dentro/fora devem ser interpretados com cautela, especialmente em idosos.
Stokic et al.[149] (2009)	52 adultos saudáveis (29 homens e 23 mulheres, com média de idade = 47 anos, intervalo = 23 a 87 anos) e 20 indivíduos com acidente vascular encefálico crônico (11 homens, 9 mulheres, com média de idade = 58 anos, intervalo = 16 a 90 anos).	As características da marcha (velocidade, tempo e comprimento da passada, porcentagem de apoio unipodal, porcentagem de apoio total) foram registradas simultaneamente pelo GAITRite® e por um sistema de análise de movimento de oito câmeras enquanto os participantes realizavam múltiplas caminhadas à velocidade preferida.	As diferenças nos valores calculados entre os dois métodos foram ±1,5% dos valores médios calculados para cada grupo. Por exemplo, a velocidade média da marcha em adultos saudáveis foi de 129,1 cm/s com base nos cálculos do GAITRite® em comparação a 127,7 cm/s para o sistema de análise de movimento. Em pessoas com acidente vascular encefálico crônico, os valores de velocidade foram de 63,9 cm/s e 63,4 cm/s, respectivamente.	Os autores concluíram que o GAITRite® e o sistema de análise de movimento forneciam medidas temporais e espaciais comparáveis em adultos saudáveis e aqueles que se recuperavam de um acidente vascular encefálico.

(continua)

Quadro 7.1 Resumo de evidências *(continuação)*
Estudos sobre a confiabilidade e validade das medidas de variáveis temporais e espaciais da marcha utilizando o Sistema GAITRite®

Instrumento	Amostra	Desenho/intervenção	Resultados	Comentários
van Uden e Besser[151] (2004)	Vinte e um adultos (12 homens e 9 mulheres, com média de idade = 34 anos, intervalo: 19 a 59 anos) sem distúrbios ortopédicos de membros inferiores conhecidos ou dor que afetasse a sua marcha.	A confiabilidade teste-reteste das medidas temporais e espaciais da marcha obtidas com o GAITRite® foram registradas nas velocidades livre e rápida preferidas dos participantes em duas ocasiões com 1 semana de intervalo. Os fatores avaliados foram a velocidade de marcha, comprimento do passo, comprimento da passada, base de apoio, tempo de passo, tempo de passada, tempo de balanço, tempo de apoio, tempo de apoio unipodal e bipodal, e ângulo para dentro/fora dos dedos.	Na velocidade de caminhada preferida, todas as mensurações tiveram CCI ≥0,92, exceto a base de apoio (CCI = 0,80). Na velocidade rápida, todas as mensurações tiveram CCI >0,89, exceto a base de apoio (CCI = 0,79).	Os autores concluíram que as mensurações espaciais e temporais da marcha demonstraram confiabilidade teste-reteste boa a excelente no período de 1 semana.
Webster et al.[157] (2005)	Cinco homens e 5 mulheres (média de idade = 66,5 anos, intervalo = 54 a 83 anos), pelo menos 121 meses após cirurgia de artroplastia do joelho unicompartimental	O passo individual e a média de variáveis espaciais e temporais obtidas com o sistema GAITRite® foram comparadas com as mesmas variáveis obtidas com o sistema de análise de movimento Vicon-512 3D.	As médias das variáveis velocidade de caminhada, cadência, comprimento da passada e tempo de passo usando cada sistema revelaram um excelente nível de concordância entre os sistemas (CCI = 0,92 a 99 entre as variáveis). Não foram encontradas diferenças significativas sistemáticas entre os valores de comprimento do passo e tempo de passo entre os dois sistemas.	Os autores concluíram que o GAITRite® é um instrumento válido para medir tanto as médias de variáveis da marcha como o passo individual. A pequena quantidade de indivíduos é uma desvantagem deste estudo, além do fato de que todos os indivíduos caminharam sem problemas que estivessem ligados à sua cirurgia.

porcentagem do normal utilizando um banco de dados embutido (Apêndice 7.D). As vantagens do sistema Stride Analyzer são a disponibilização de medidas de ambos os pés, o sistema é fácil de deslocar de um lugar para outro, e as comparações com dados normativos estão disponíveis porque o sistema tem sido usado por uma grande quantidade de fisioterapeutas com diferentes populações.[13-15,20,53,159-167]

O Stride Analyzer é adequado para utilização com várias faixas etárias, bem como para pacientes com afecções neurológicas ou ortopédicas. Por exemplo, em um estudo realizado por Mulroy et al.,[18] os pedais foram grudados à sola dos sapatos de 30 indivíduos que se recuperavam de um acidente vascular encefálico para avaliar os efeitos de três modelos de órtese tornozelo-pé (AFO) sobre a marcha e para determinar se uma contratura em flexão plantar do tornozelo influenciaria a resposta às órteses. As condições avaliadas incluíam caminhar com o calçado de costume usando três AFO diferentes, cada uma com configurações exclusivas: (1) auxílio à dorsiflexão com interrupção da dorsiflexão; (2) interrupção da flexão plantar com dorsiflexão livre; e (3) tornozelo rígido (sólido). Os pedais foram usados não só para comparar as características da passada entre as condições, mas também para ajudar a definir as fases da marcha para análise posterior da cinemática articular e padrões de ativação muscular (eletromiografia [EMG]). Compararam-se os parâmetros da marcha entre as condições ortopédicas e entre os participantes com e sem contraturas moderadas em flexão plantar do tornozelo. Os autores relataram que indivíduos sem uma contratura se beneficiaram de modelos de AFO que possibilitavam a mobilidade de dorsiflexão na fase de apoio (p. ex., interrupção da flexão plantar com dorsiflexão livre ou auxílio à dorsiflexão com interrupção da dorsiflexão), já que o tornozelo rígido (sólido) inibiu a progressão para a frente da tíbia. Aqueles com fraqueza do quadríceps se beneficiaram de uma AFO com mobilidade de flexão plantar durante a resposta à carga (ou seja, a dorsiflexão auxiliou na interrupção à dorsiflexão), já que o movimento de flexão do joelho foi diminuído em comparação às outras duas condições de AFO.

Powers et al.[159] usaram o Stride Analyzer em uma análise de 22 indivíduos com amputações transtibiais para determinar a relação entre a força muscular isométrica e parâmetros temporais e espaciais da marcha. A média da velocidade de marcha foi limitada a apenas 59% do normal em decorrência de reduções tanto na cadência (83% normal) como no comprimento da passada (69% normal). O torque extensor do quadril do membro residual serviu como o único preditor para as velocidades de locomoção livre e rápida. O torque de abdutores de quadril do membro saudável foi o único preditor da cadência para velocidades de marcha livre e rápida.

Avaliação da cinemática articular (movimento)

Eletrogoniômetros

O deslocamento da articulação pode ser medido de modo relativamente simples pelo uso de um eletrogoniômetro. Os primeiros modelos de eletrogoniômetro incluíam duas ligações rígidas conectadas por um potenciômetro que convertia o movimento em um sinal elétrico que era proporcional ao grau de movimento. As ligações rígidas ou braços do eletrogoniômetro eram conectados aos segmentos proximais e distais dos membros. Os modelos mais modernos usam um eixo flexível e dois blocos distais pequenos que são colocados nos segmentos proximal e distal da articulação. O novo modelo possibilita que os eletrogoniômetros sejam usados sob a roupa por longos períodos de tempo de registro. A Biometrics, Ltd., produz uma ampla variedade de eletrogoniômetros, incluindo modelos de eixo duplo que medem simultaneamente a mobilidade articular em vários planos. Lam et al.[168] utilizaram esses dispositivos para estudar o quadril (abdução/adução) e joelho (flexão/extensão) durante as respostas corretivas ao tropeço para perturbações mecânicas aplicadas ao pé de crianças saudáveis durante passos em esteira. Os autores relataram que as perturbações ao dorso do pé durante o balanço resultaram em um aumento na atividade flexora na EMG e em um aumento na flexão de joelho durante o balanço. Os eletrogoniômetros fornecem um meio acessível de mensuração do movimento articular durante a marcha.[32]

Sistemas de análise de movimento baseados em vídeo

Sistemas de análise de movimento baseados em vídeo bidimensionais (2D) e tridimensionais (3D) estão disponíveis para análise da marcha; no entanto, seu uso é limitado em decorrência dos desafios ao fornecimento de dados precisos. Os sistemas de vídeo bidimensionais usam uma câmera de vídeo digital única para monitorar o movimento do indivíduo. Programas de computador então ajudam a identificar pontos de referência. Infelizmente, ângulos articulares que estão fora do plano (quer em razão da rotação do membro ou em razão da posição do indivíduo em relação à câmera) não podem ser calculados com precisão. Sistemas de análise de movimento baseados em vídeos tridimensionais usam duas ou mais câmeras de vídeo digitais para reunir dados coordenados em 3D. Utiliza-se um *hardware* para sincronizar os dados gravados pelas várias câmeras e usa-se o pós-processamento para identificar pontos de referência de forma automática ou manual. Pode-se fixar marcadores sobre a pele para ajudar a identificar pontos anatômicos. Embora de natureza portátil, a precisão dos sistemas de vídeo 2D e 3D é uma limitação.

Sistemas ópticos de análise de movimento

Os sistemas baseados em imagem são os métodos mais sofisticados e caros para determinar o deslocamento articular e os padrões de movimento. Nos sistemas informatizados de análise do movimento, marcadores colocados sobre segmentos corporais como o quadril, joelho e tornozelo são monitorados por sistemas automatizados. Os sistemas de análise de movimento usam principalmente marcadores *ativos* ou *passivos* para rastrear o movimento.[31] Os *marcadores ativos* em geral são diodos emissores de luz (LED) que piscam em determinadas frequências.[169] Cada marcador é colocado sobre uma localização predefinida e sua frequência individual é utilizada para identificar o marcador conforme ele se move no espaço em cada instante no tempo. Para ligar o LED, o participante é conectado por cabo a uma fonte de energia central ou usa uma fonte de alimentação. Cabos finos então se estendem entre cada LED e a unidade de potência. Os LED são relativamente caros e os cabos finos podem se romper. Um desafio para a rotulagem automática de marcadores ativos é que os reflexos das superfícies dos pisos brilhantes podem confundir a identificação do marcador, especialmente para marcadores localizados nos pés. Codamotion, Qualisys e PheoniX Technologies Incorporated são três fabricantes que produzem sistemas que usam marcadores ativos.

Os *marcadores passivos* (Fig. 7.11) requerem uma fonte externa de iluminação que pode ser fornecida por fontes externas de luz ou um anel de diodos emissores de infravermelhos situados em torno da lente da câmera. Neste último caso, os diodos da câmera captam a luz infravermelha refletida pelos marcadores que podem "ver", o que significa que é necessária uma grande quantidade de câmeras para obter vistas panorâmicas dos marcadores. Qualisys, Vicon e Motion Analysis são três fabricantes que produzem sistemas que usam marcadores passivos.

Quando os sistemas foram inicialmente desenvolvidos, a visualização de marcadores passivos era problemática, mas agora os marcadores são rastreados de forma automática e um computador realiza milhares de cálculos. No entanto, sistemas de marcadores passivos requerem muitas câmeras, são caros e necessitam de treinamento para operar o *hardware* e o *software*. A Figura 7.12 fornece um exemplo de exibição gerada por computador de dados cinemáticos gravados com utilização de marcadores passivos (Qualisys Movimento Analysis System), bem como sinais gravados a partir de sensores de EMG. Na Figura 7.13, os graus de movimento do tornozelo e do joelho são representados graficamente em relação ao tempo. Na Figura 7.14 mostram-se figuras formadas por traços com os ângulos de joelhos associados.

Ainda existem diversos problemas importantes em relação ao uso de sistemas de marcadores ativos e passivos. A obstrução de marcadores por segmentos corporais, movimento de tecidos moles/pele, vibração do marcador e posicionamento inadequado dos marcadores em relação ao centro de movimento articular podem apresentar erros potenciais. Determinar a localização do centro da articulação do quadril é particularmente problemático. A anatomia da articulação esferoide significa que o centro da articulação do quadril está localizado no centro da cabeça femoral. A dificuldade de palpação da cabeça femoral torna difícil a colocação precisa do marcador. Foram realizados estudos radiográficos para desenvolver e refinar algoritmos que podem ser usados para calcular o centro da articulação do quadril em relação a marcos palpáveis (p. ex., a espinha ilíaca anterossuperior, o tubérculo púbico).[170] Por fim, inconsistências na colocação dos marcadores foram identificadas como uma das principais fontes de variabilidade nos achados cinemáticos.[171] Após a implementação de um protocolo padronizado para a colocação de marcadores, Gorton et al.[171] relataram uma diminuição média de 20% no desvio padrão de 7 de 9 medidas cinemáticas registradas por 24 examinadores em laboratórios de análise de 12 movimentos com o uso de dois sistemas de câmeras diferentes.

Conforme se expandem rapidamente as capacidades acessíveis de processamento e armazenamento em computador, os diferentes produtos de análise de movimento no mercado também evoluem. Muitos sistemas baseados em

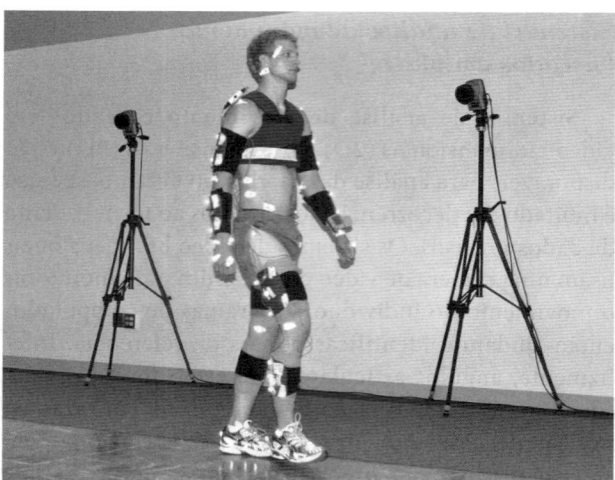

Figura 7.11 O Oqus Series-3 cameras Qualisys rastreia o movimento de marcadores passivos reflexivos colocados sobre referências anatômicas conhecidas e em grupos sobre segmentos corporais enquanto o indivíduo caminha ao longo de um tapete de 6 metros. Os dados dos marcadores serão usados para reconstruir os movimentos articulares dos membros superiores, tronco e membros inferiores durante todo o ciclo de marcha. (Cortesia de Movement and Neurosciences Center, Institute for Rehabilitation Science and Engineering, Madonna Rehabilitation Hospital, Lincoln, NE 68506.)

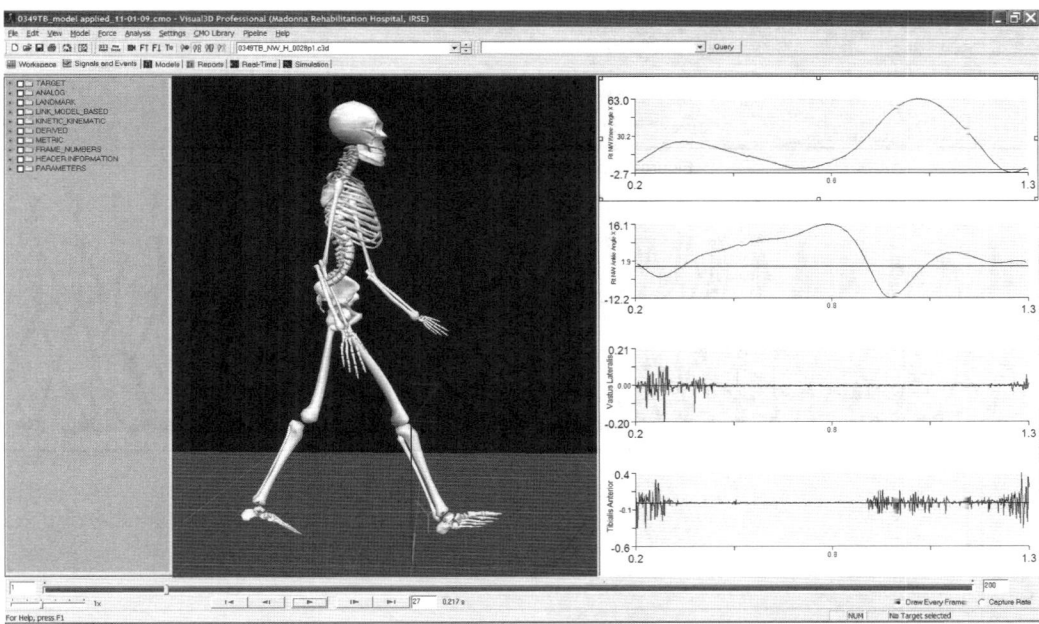

Figura 7.12 Tela do computador mostra imagem 3D dos dados cinemáticos gravados com utilização do Qualisys Motion Analysis System e os dados eletromiográficos registrados pelo uso do sistema de EMG MA-300 durante a marcha simulada de um homem de 31 anos. Marcadores reflexivos, aplicados sobre locais conhecidos, fornecem a referência anatômica para o esqueleto exibido e para posterior análise dos movimentos articulares. À direita do esqueleto, movimentos articulares no plano sagital para o joelho e tornozelo são apresentados nas duas primeiras linhas, enquanto os dados de EMG de superfície para o vasto lateral e tibial anterior são exibidos nas duas linhas inferiores. (Cortesia de Dr. Yu Shu, Movement and Neurosciences Center, Institute for Rehabilitation Science and Engineering, Madonna Rehabilitation Hospital, Lincoln, NE 68506.)

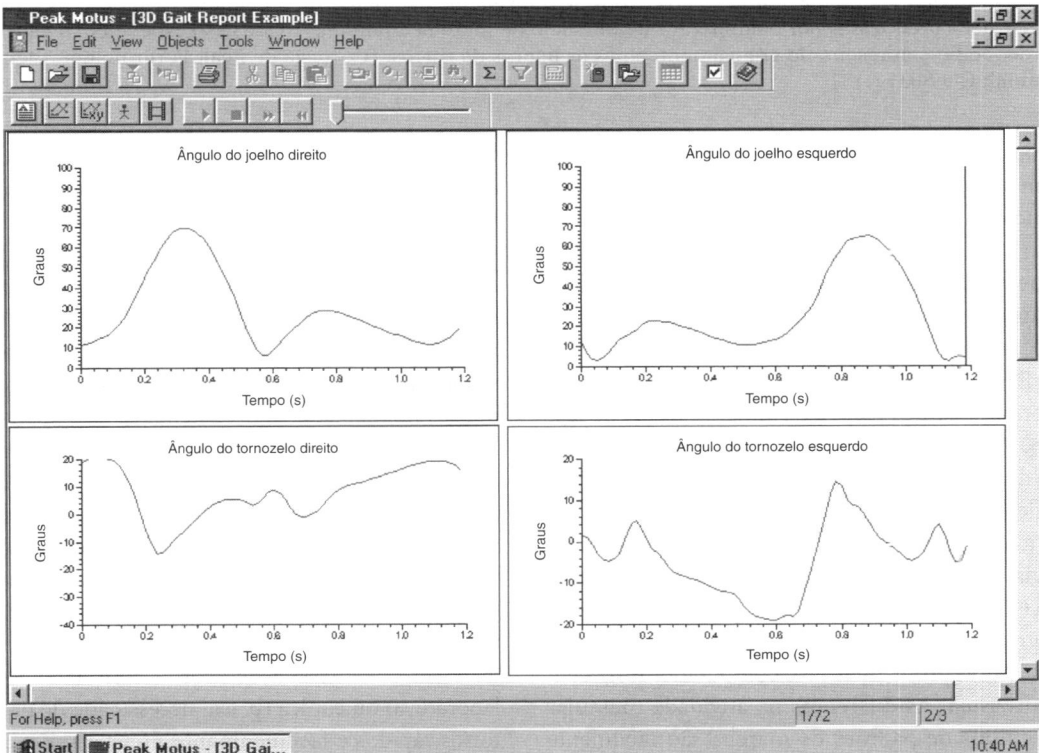

Figura 7.13 Um típico gráfico gerado por computador de um sistema de análise do movimento. O gráfico mostra os padrões de amplitude de movimento do joelho e tornozelo, que são plotados em relação ao tempo para ambos os membros inferiores. (Cortesia de Peak Performance Technologies, Inc., Centennial, CO 80112.)

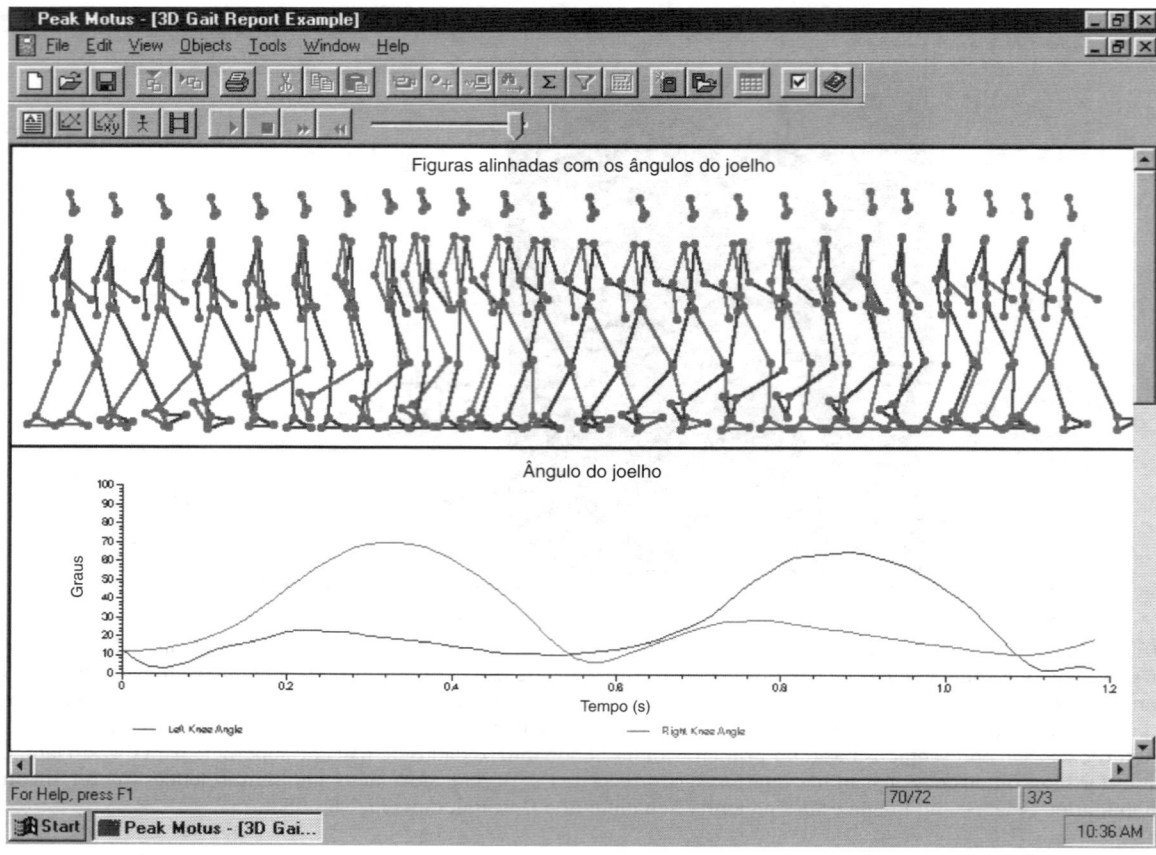

Figura 7.14 Outro formato para apresentação dos dados de um sistema de análise do movimento são as representações em figuras de traços produzidas por computador de um ciclo de marcha completo. Neste caso específico, o padrão de movimento do joelho é apresentado graficamente após as figuras de traços. (Cortesia de Peak Performance Technologies, Inc., Centennial, CO 80112.)

vídeo atualmente disponíveis são capazes de rastrear marcadores com 1 mm de precisão, possibilitando o rastreio relativamente exato dos marcadores.[172] A maior parte dos sistemas tem a capacidade de se integrar com outras tecnologias, o que possibilita a aquisição simultânea de dados relevantes da marcha, como pedais para identificar os padrões de contato pé-solo e as características de passada, sistemas de EMG para analisar padrões de ativação muscular, e plataformas de força para determinar as forças de reação do solo. A EMG, quando registrada em simultâneo com dados das características da passada, pode ser usada para identificar a porção específica do ciclo de marcha em que ocorre a atividade muscular. Um exemplo de como a EMG é usada em combinação a um sistema de análise de movimento (Vicon) é apresentado na Figura 7.15. A figura mostra no gráfico os dados de EMG e ADM produzidos, enquanto as figuras produzidas pelo computador fornecem uma imagem visual. As diferenças na atividade muscular entre os três tipos de padrões de marcha são facilmente observadas nos gráficos. Os desvios da ADM normal no joelho também são fáceis de identificar. Uma observação cuidadosa das figuras no padrão de impulso extensor mostra o impulso extensor do joelho imediatamente após o contato inicial e a flexão plantar excessiva no tornozelo, tanto no contato do calcanhar como durante todo o ciclo de marcha. Consulte o Capítulo 5, Exame da função motora: controle motor e aprendizagem motora, para uma discussão mais detalhada da EMG.

As características diferenciadoras principais entre os sistemas de análise de movimento incluem o preço, as opções de marcadores do sistema (p. ex., ativo, passivo ou ativo e passivo), e os recursos e eficiência do *software* de pós-processamento. Diversos sistemas fornecem *softwares* de análise produzidos pelo fabricante que são relativamente fáceis de aprender a usar; no entanto, pode ser difícil modificar/personalizar o *software* para atender às necessidades de estudos mais elaborados. A capacidade de produzir relatórios também difere notavelmente entre os sistemas, e deve ser considerada de acordo com as expectativas do laboratório ou clínica (p. ex., necessidade de produzir relatórios rápidos e facilmente interpretáveis para inclusão no prontuário *versus* exportação de dados para análise estatística para fins de pesquisa). O Apêndice 7.C inclui uma lista de *softwares* de análise da marcha e fabricantes de *hardware*

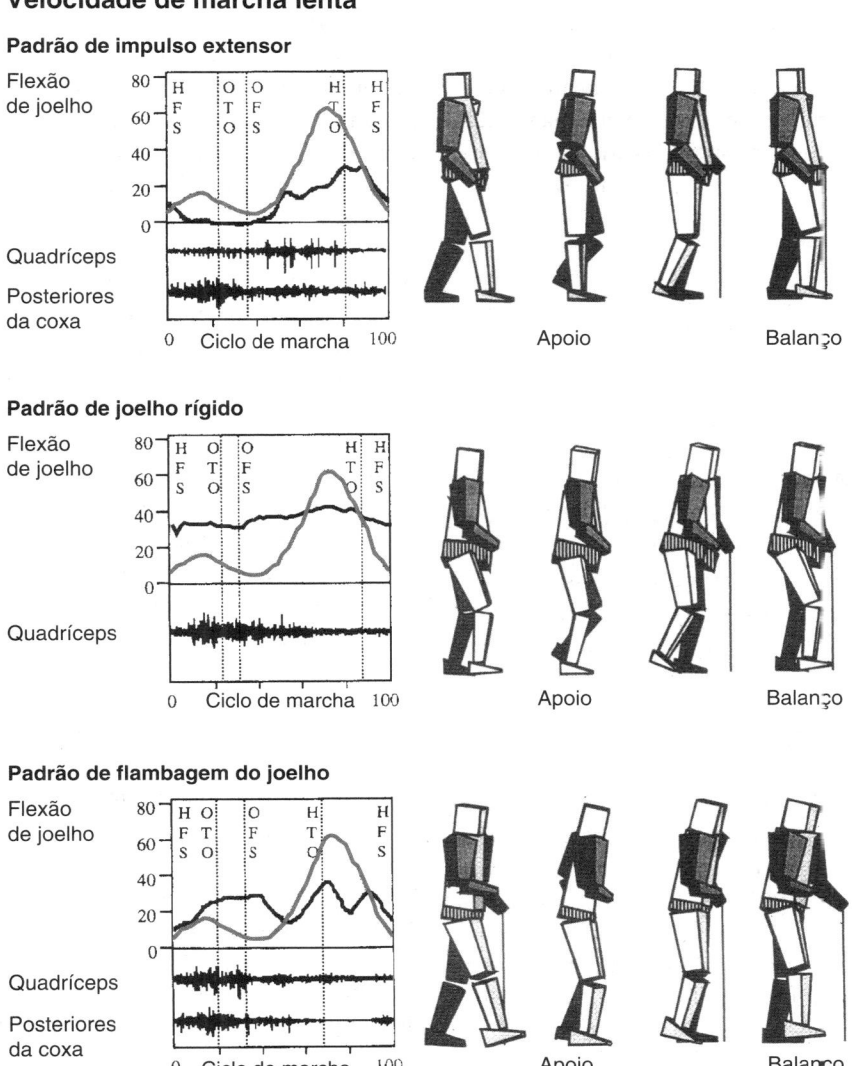

Figura 7.15 Gráficos e dados de EMG do movimento do joelho no plano sagital em um ciclo de marcha de três padrões de movimento. Cada paciente representa exclusivamente um dos três padrões de movimento (impulso extensor, joelho rígido e flambagem do joelho) associados à velocidade de marcha lenta. A linha vermelha escura sólida indica o padrão de movimento e a linha vermelha mais clara representa o normal. HFS, contato do pé (contato inicial), no lado hemiplégico; OTO, retirada dos dedos no lado contralateral (não afetado); OFS, contato do pé (contato inicial) no lado contralateral (não afetado); HTO, retirada dos artelhos no lado hemiplégico. (De De Quervain et al.,[6] com permissão.)

e suas informações de contato. Dada a natureza evolutiva da tecnologia, o leitor é convidado a visitar os *sites* fornecidos para obter informações mais atualizadas sobre as capacidades dos diferentes sistemas.

Sistema eletromagnético de análise do movimento

Um desafio com os sistemas ópticos de rastreamento é que as câmeras de análise de movimento precisam ser capazes de "ver" os marcadores para acompanhar a sua posição e, posteriormente, calcular dados cinemáticos. Isso pode ser difícil quando os clientes usam vários dispositivos de assistência ou precisam de assistência física substancial de um ou mais fisioterapeutas para deambular pelo tapete. Uma tecnologia alternativa de análise do movimento emprega recursos de rastreamento eletromagnético para determinar as coordenadas 3D de localização e angulação de cada sensor. Flock of Birds®, Nest of Birds® e MotionStar®, todos fabricados pela Ascension Technology, e o FASTRAK®, fabricado pela Polhemus, são exemplos de tecnologia de análise de movimento eletromagnética.

O MotionStar® possibilita rastrear até 120 sensores em simultâneo, possibilitando assim a capacidade de realizar a análise do movimento em mais de um indivíduo ao mesmo tempo. Até o momento, foram publicados poucos estudos que utilizaram a tecnologia eletromagnética de análise do movimento para estudar as atividades relacionadas com a marcha.[173,174] O equipamento tem atraído seguidores nos setores de realidade virtual e indústria de animação.

Análise cinética da marcha

Variáveis cinéticas

As análises cinéticas da marcha são voltadas à determinação e análise das forças envolvidas na marcha, incluindo as **forças de reação do solo (FRS)**, torques articulares, **centro de pressão (CDP)**, **centro de massa (CDM)**, energia mecânica, momentos de força, potência, momentos de apoio, trabalho, forças de reação articular e pressão intrínseca do pé (Tab. 7.12). Embora no passado as análises cinéticas da marcha tenham sido utilizadas sobretudo para fins de pesquisa, no presente momento também estão sendo utilizadas clinicamente. Dado o risco de úlceras de pé decorrentes de pressões plantares elevadas em indivíduos com neuropatia diabética sensitiva, alguns profissionais de saúde estão usando palmilhas especiais de mapeamento da pressão para determinar se os pacientes podem estar em risco de desenvolver uma úlcera. O paciente caminha enquanto usa palmilhas especiais e as pressões são registradas. Se forem identificadas pressões elevadas na parte inferior do pé, os pacientes podem ser encaminhados para receber órteses e/ou sapatos especiais fabricados para ajudar a redistribuir as pressões.

A instrumentação necessária para examinar as variáveis cinéticas é complexa e dispendiosa porque a derivação da cinética requer o conhecimento de todas as forças que atuam sobre a parte do corpo analisada (p. ex., o pé ou a coxa). A análise geralmente começa com as forças que estão sendo aplicadas ao pé, que são determinadas por uma **placa de força** incorporada ao chão. Essas placas contêm transdutores de carga que medem o **centro de pressão (CDP)**, CDM e FRS durante a marcha. Normalmente, as placas de força são baseadas em tecnologia *strain gage* ou piezoelétrica.

O cálculo de variáveis cinéticas no tornozelo requer o conhecimento das forças que atuam sobre o pé, massa corporal e localização do CDM (derivadas de tabelas antropométricas padrão), e conhecimento sobre a aceleração do CDM. Uma vez que esse conhecimento é obtido, podem ser desenvolvidas equações para calcular as forças líquidas e momentos líquidos que ocorrem no tornozelo naquele instante específico no tempo, para que o pé seja movido com essas acelerações particulares. Uma vez determinadas as forças e momentos no tornozelo, equações semelhantes podem ser aplicadas ao segmento proximal adjacente (perna). Sabe-se então, para cada instante no tempo, se o momento interno dominante está sendo causado pelos dorsiflexores ou flexores plantares. Se o momento interno para cada instante no tempo for multiplicado pela velocidade angular líquida entre o tornozelo e a perna, o resultado é o conhecimento da potência útil que está sendo produzida pelos músculos em todo o tornozelo. As contrações concêntricas adicionam potência ao membro (geração de energia) e as contrações excêntricas reduzem a potência (absorção de energia). As variações nos padrões esperados de gera-

Tabela 7.12 Variáveis da marcha: análise cinética da marcha

Forças de reação do solo	Forças verticais, anteriores-posteriores e mediais-laterais criadas como resultado do contato do pé com a superfície de apoio. Essas forças são iguais em grandeza e opostas em direção à força aplicada pelo pé ao solo. As forças de reação do solo são medidas com plataformas de força em newtons (N) ou libra-peso.
Pressão	Pressão = força por unidade de área. Na análise da marcha, os parâmetros que normalmente são medidos incluem o pico de pressão, a pressão em tempo integral, e o padrão geral de distribuição de pressão sob o pé.
Centro de pressão (CDP)	O ponto de aplicação da força resultante. O movimento do CDP em função do tempo é utilizado como medida da estabilidade de um indivíduo que está em pé ou andando sobre uma placa de força.
Torque (momento de força)	Efeito de giro ou rotação produzido pela aplicação de uma força. Quanto maior é a distância perpendicular do ponto de aplicação de uma força ao eixo de rotação, maior é o efeito de rotação, ou torque, produzido. O torque é calculado multiplicando a força pela distância perpendicular do ponto de aplicação da força ao eixo de rotação. Torque = força × distância perpendicular ou braço de momento

ção e absorção de energia são particularmente úteis para identificar deficiências e para determinar os objetivos do tratamento. Infelizmente, uma explicação detalhada sobre o cálculo do CDM, CDP e momentos e potência está fora do âmbito do capítulo atual. Aos leitores interessados em aprender mais sobre esses conceitos sugerimos um livro escrito por David Winter, incluído na lista de leituras complementares.

O FRS é definido como as forças verticais e de cisalhamento (ou horizontais) líquidas que atuam entre o pé e a superfície de apoio. A força é tridimensional e pode ser dissecada em três componentes: vertical, anterior-posterior e medial-lateral (Fig. 7.16). Cada componente varia ao longo do ciclo de marcha e é afetado pela velocidade, cadência e massa corporal. As formas de onda médias do componente vertical e anterior-posterior, apresentadas como uma porcentagem do peso corporal, mostram padrões consistentes em indivíduos normais com a taxa de carga, pico de força, força média e taxa de retirada da carga. A forma de onda da força vertical mostra uma corcunda dupla característica. A força anterior-posterior tem uma fase negativa característica (que representa a desaceleração da massa do corpo após o pé tocar o solo), seguida por uma fase positiva (que reflete a aceleração conforme a massa corporal avança no apoio terminal). No plano frontal, um FRS inicial dirigido lateralmente alcança seu pico logo após o contato inicial. É mais comum que isso seja seguido por um FRS estendido dirigido medialmente.

O atrito é necessário durante a caminhada e age no sentido oposto ao movimento desejado. Por exemplo, durante a resposta à carga, o pé transmite a força de cisalhamento para a frente (anterior) para o chão conforme o peso corporal é descarregado sobre o membro. O atrito resiste à tendência do pé de escorregar para a frente. As necessidades de atrito de um indivíduo durante a caminhada, às vezes chamado de *atrito utilizado* ou *exigido*, podem ser medidas conforme o indivíduo anda sobre uma plataforma de força. É calculado como a relação entre o cisalhamento (resultante das forças anterior-posterior e medial-lateral) e os componentes verticais da FRS do indivíduo. Quando as necessidades de atrito durante a marcha de um indivíduo excedem o atrito disponível na interface pé-solo, pode ocorrer um escorregamento.[27,175,176] O tribômetro é um dispositivo utilizado para medir o atrito disponível em diferentes superfícies do assoalho e na presença de contaminantes (p. ex., água ou óleo). Alguns fabricantes de assoalho apresentarão um relatório sobre a resistência ao escorregamento das superfícies que distribuem (p. ex., diferentes tipos de azulejos). As superfícies de assoalho com o atrito mais elevado disponível (conforme medido por um tribômetro) geralmente são as mais resistentes aos escorregamentos.

Instrumentos para mensurar variáveis cinéticas

Tecnologia de plataforma de força

A tecnologia de placa de força, como a produzida pela Kistler Instrument Corp. and Advanced Mechanical Technology, Inc. (AMTI), é capaz de medir a FRS, bem como calcular o CDM, **aceleração, velocidade, deslocamento, potência** e **trabalho**. É possível obter um *display* gráfico que mostra as formas de onda da FRS. A Kistler Instrument Corp. também comercializa uma esteira chamada Gaitway. A esteira é capaz de medir a FRS e o CDP tanto durante a caminhada como durante a corrida. Além da apresentação gráfica e funções estatísticas, o sistema de esteira pode calcular parâmetros temporais e espaciais.

Cook et al.[177] utilizaram uma plataforma de força para investigar o efeito de uma restrição na flexão de joelho (com o uso de um imobilizador) e a velocidade de caminhada na FRS. Os autores concluíram que a aplicação de um imobilizador para restringir a flexão de joelho com o propósito de proteção após uma lesão, ou enquanto estruturas reparadas cirurgicamente cicatrizavam, pode na verdade aumentar a tensão tanto no membro imobilizado como no não imobilizado.

Hesse et al.[178] compararam as trajetórias do CDP e do CDM em 10 indivíduos saudáveis e 14 indivíduos com hemiparesia. Eles descobriram que os indivíduos saudáveis não mostraram diferenças no comportamento do CDP, CDM, parâmetros temporais e comprimento do passo ao iniciar a marcha com o membro direito ou esquerdo. Em comparação, os pacientes com hemiparesia mostraram pronunciado comportamento assimétrico dependendo de qual membro era o membro de partida (afetado *vs.* menos afetado). Considerando que os pacientes que iniciaram a

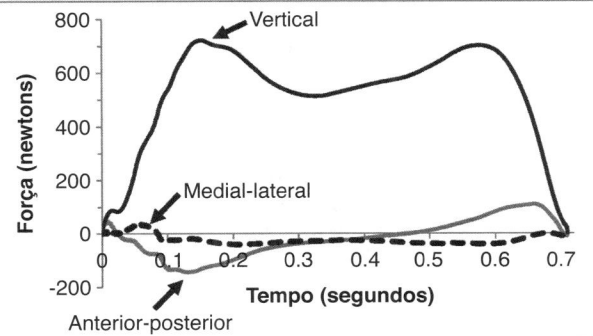

Figura 7.16 Gráfico produzido por computador dos componentes vertical, anterior-posterior e medial-lateral da força de reação do solo obtidos conforme um adulto deambula pela plataforma de força AMTI. (Cortesia de Movement and Neurosciences Center, Institute for Rehabilitation Science and Engineering, Madonna Rehabilitation Hospital, Lincoln, NE 68506.)

marcha com o membro afetado foram semelhantes aos indivíduos saudáveis, os pacientes que iniciaram a marcha com o membro menos afetado mostraram movimento inconsistente do CDP e foram incapazes de produzir movimento direcional do CDM do corpo. Isso sugere que o fisioterapeuta deve ser cauteloso em relação a como promover esse tipo de iniciação da marcha porque a perna afetada pode ser demasiadamente fraca para suportar o início da marcha com o MI menos afetado. Rossi et al.[7] investigaram o CDM, CDP e FRS em um estudo de início da marcha em pacientes com amputações transtibiais. Esses autores constataram que os pacientes com frequência colocaram mais carga sobre o membro intacto do que sobre a prótese, independentemente de qual membro iniciava a marcha.[7]

Pode-se usar plataformas de força – quer como parte ou em combinação a – sistemas de análise de movimento e sistemas de análise temporal e espacial, bem como em conjunto com a EMG e eletrogoniometria, para uma análise abrangente de variáveis cinemáticas e cinéticas da marcha. Perry et al.[13] incorporaram o registro simultâneo da FRS, movimentos articulares e padrões de ativação de músculos de MI para explorar um aparente paradoxo relacionado com a eficiência de andar sobre os dedos e a potencial necessidade de intervenção terapêutica. Pesquisas anteriores identificaram um momento interno flexor plantar mais baixo durante a marcha sobre os dedos em relação à marcha tradicional calcanhar-dedos e sugeriu que o pé em flexão plantar fornecia uma potencial vantagem compensatória, reduzindo a necessidade de força de flexores plantares.[179] No entanto, esses pesquisadores iniciais não incluíram dados de ativação muscular (EMG) em seu estudo. A inclusão da EMG no estudo de acompanhamento de Perry et al.,[13] bem como nos estudos posteriores[180,181] das demandas biomecânicas sobre a marcha sobre os dedos, destacou a fonte do aparente paradoxo. Embora os momentos internos fossem menores,[13] a ativação muscular de flexores plantares (média e pico) na verdade aumentava por causa da posição biomecanicamente ineficiente associada à manutenção de um pé em flexão plantar (comprimento-tensão inferior ao ideal dos flexores plantares).[180] O pé em flexão plantar também criou a necessidade de ajustes compensatórios na ativação muscular nas articulações mais proximais.[181] Essa série de estudos destaca uma potencial limitação de utilização apenas de dados cinemáticos e cinéticos para interpretar padrões de ativação muscular; ou seja, vários padrões de coativação muscular podem criar o mesmo momento interno. Além disso, quando um músculo está em uma posição ineficiente na curva de tensão-comprimento, pode exigir uma maior ativação para gerar o mesmo momento interno em comparação com as demandas quando mais idealmente alinhado.

Sistemas de mensuração da pressão plantar

Os sistemas de mensuração da pressão também podem ser usados com placas de força. A pressão é igual à força dividida pela área, e é medida por sensores de pressão. Por conseguinte, a pressão é igual à força no sensor dividida pela área do sensor. As mensurações da pressão plantar são mais comumente usadas na análise da marcha para determinar a distribuição da pressão sob o pé: contato pé-solo, contato pé-calçado e contato calçado-solo. As mensurações da pressão podem ser utilizadas para determinar a eficácia da órtese, o risco de ulceração no diabetes, e controlar o apoio de peso após uma cirurgia. Muitos tipos diferentes de técnicas de mensuração foram desenvolvidos para medir as pressões de contato. A Tekscan Inc. tem um sistema chamado de *F-Scan*[a] *Bipedal In-Shoe Plantar Pressure/Force Measurement System,* que mede as pressões plantares bipedais e utiliza sensores de pressão descartáveis de papel fino colocado nos sapatos do paciente. O sensor é ultrafino, flexível e pode ser cortado para ajuste; inclui 960 locais de detecção distribuídos em toda a superfície plantar. Um exemplo do tipo de informação obtida pelo sistema F-scan é apresentado na Figura 7.17. A confiabilidade do sistema F-scan foi determinada por Randolph et al.[182] como suficiente para efeitos da elaboração de medidas corretivas para aliviar pressões excessivas sobre o pé. Outro sistema produzido pela Tekscan, Inc., chamado de *Mat-Scan System*®, consiste em um tapete com sensores de pressão que possibilita ao profissional de

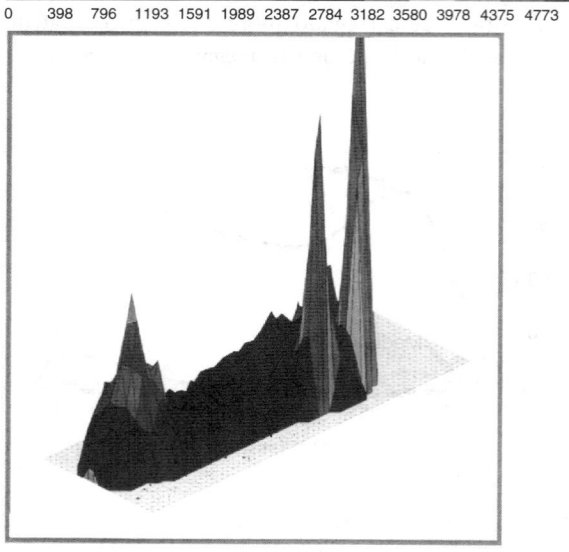

Figura 7.17 Magnitude e localização do pico de pressão durante uma passada completa do pé esquerdo. As pressões mais elevadas são mostradas no calcanhar, cabeça do primeiro metatarsal e hálux. (Cortesia de Tekscan, Inc., South Boston, MA 02127.)

reabilitação identificar as pressões no pé descalço. Mueller et al.[183] utilizaram o *F-Scan System* para determinar como o modelo dos calçados impactou as pressões plantares em 30 indivíduos com amputações transmetatarsianas que estavam em risco de amputações adicionais em razão de um histórico de diabetes. Embora todos os modelos de calçado reduzam as pressões plantares sob a porção distal do pé residual em relação ao calçado tradicional com um enchimento para dedos, o modelo mais eficaz incluiu um sapato de tamanho natural com inserção de um Plastazote total personalizado-moldado e uma sola inferior oscilante rígida. Esse trabalho tem implicações clínicas importantes, dada a elevada incidência de amputações adicionais em pessoas com diabetes que já perderam uma parte de um membro.[184] Armstrong et al.[185] descobriram que os pacientes que tinham altas pressões plantares e feridas superiores a 8 cm levavam muito mais tempo para cicatrizar do que outros pacientes.

Os sistemas de mapeamento de pressão pedar® e emed® da Novel Electronics fornecem meios alternativos para examinar as pressões. O sistema *pedar*® consiste em palmilhas (em uma variedade de comprimentos e larguras) que podem ser colocadas dentro dos sapatos para medir as pressões plantares. Cada palmilha de pressão consiste em um arranjo de 2 mm de espessura com 99 sensores de pressão capacitivos usados para calcular uma variedade de medidas, incluindo as pressões de pico, pressões médias, área de contato e pressão em tempo integral. As palmilhas também podem ser usadas para medir as pressões de pés descalços ao fixá-las aos pés com um par de meias finas de *nylon*.[186] Burnfield et al.[186] utilizaram o sistema pedar® para estudar os padrões de pressões plantares em idosos ao caminhar descalços e com sapatos em três velocidades predeterminadas (57, 80, 97 m/min). Em comparação com as velocidades mais lentas, caminhar rápido esteve associado a maiores pressões de pico sob o calcanhar, metatarsais centrais e mediais e dedos, enquanto andar descalço esteve associado a maiores picos de pressão sob o calcanhar e metatarsais centrais em relação a andar com sapatos (Fig. 7.18). Esses achados sugerem que quando a proteção da superfície plantar do calcanhar e antepé é importante (p. ex., pacientes com neuropatia diabética sensitiva), os pacientes devem ser encorajados a usar sapatos e evitar andar em altas velocidades por períodos prolongados. Os trabalhos posteriores que compararam a caminhada do indivíduo descalço e com o uso de calçado examinaram as pressões plantares durante a caminhada na grama, carpete e concreto e identificaram pressões particularmente altas ao caminhar descalço no concreto.[187] Burnfield et al. focaram na compreensão de como variam as pressões plantares em adultos jovens e de meia-idade entre modalidades comuns de exercício cardiovascular, incluindo a caminhada em esteira, corrida em esteira, treinamento no aparelho elíptico, subida de escadas e bicicleta reclinada. Os autores concluíram que, quando a proteção do antepé é importante (p. ex., neuropatias diabéticas dos pés), o ciclismo e subir escadas oferecem reduções ideais na pressão; no entanto, em situações em que a proteção dos calcanhares pelas altas pressões e forças se justifica, a bicicleta reclinada, subir escadas e o treinamento no aparelho elíptico proporcionam maior alívio.[188]

A plataforma pedográfica emed® é um dispositivo portátil utilizado para registrar e avaliar a distribuição da pressão sob o pé em condições estáticas e dinâmicas. Semple et al.[189] utilizaram o sistema emed® para examinar a progressão do CDP conforme indivíduos com artrite reumatoide (AR) e indivíduos sem doença conhecida nos pés deambulavam. Os pacientes com AR apresentavam redução na carga em regiões doloridas do pé, como evidenciado por retardamento na progressão do CDP pelo menos dolorido mediopé, seguido pela rápida progressão do CDP em todo o antepé deformado e dolorido.

Sistemas de mensuração do torque isocinético e isométrico

Dinamômetros manuais simples e sistemas de **dinamômetro isocinético** podem ser usados para obter picos de torque estáticos e dinâmicos antes de obter medidas temporais e espaciais. Connelly e Vandervoort[104] descobriram que diminuições na força isométrica e dinâmica do quadríceps levaram a reduções significativas na velocidade acelerada e preferida em mulheres idosas. Em um estudo para examinar a relação entre o torque muscular isocinético no plano sagital de MI e as características da passada por um grupo de homens idosos que deambulavam, o torque isocinético máximo de extensores de quadril foi identificado como o único preditor independente significativo do comprimento da passada, cadência e velocidade de caminhada livre.[190] Estes últimos resultados destacam a importância de manter a força de extensores de quadril em homens idosos sedentários.

Software para processamento, análise e exibição de dados cinemáticos e cinéticos

O Visual 3D, um inovador *software* para análise e modelagem biomecânica, é usado para processar uma variedade de dados de análise da marcha (p. ex., cinemáticos, EMG, placas de força, giroscópios). Ele funciona com sistemas de captura de quase todos os movimentos e tem um gerador de relatórios integrado. Ele possibilita aos usuários expandir além dos conjuntos de marcadores e regras de análise predeterminados pelo fabricante. No entanto, para apreciar plenamente a versatilidade e robustez do *software* Visual 3D, é benéfico ter acesso a alguém com habilidades de programação.

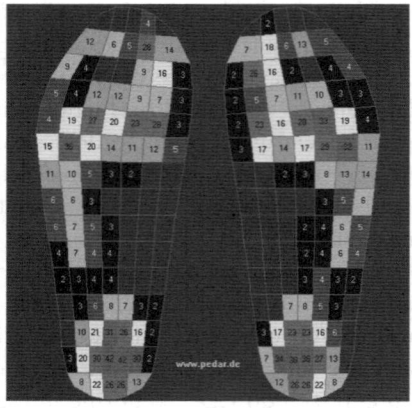
Descalço, velocidade confortável

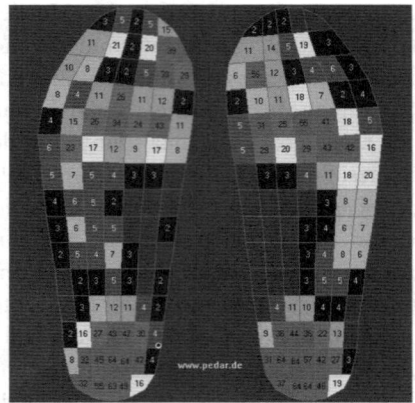
Descalço, velocidade rápida

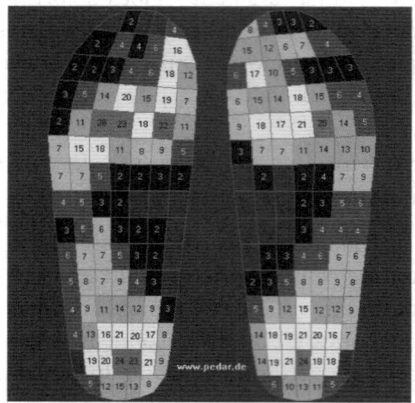
Com sapato, velocidade confortável

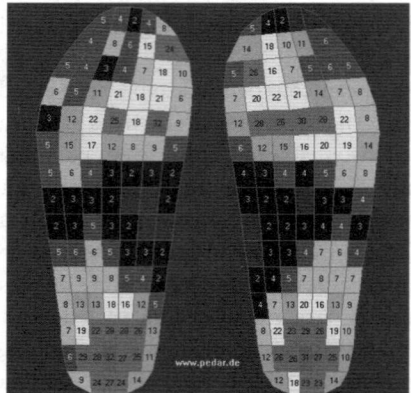
Com sapato, velocidade rápida

Figura 7.18 O mapeamento da pressão Pedar (Novel, Inc.) durante a caminhada com os pés descalços (linha superior) e com calçados (linha inferior) na velocidade confortável preferida (coluna da esquerda) e rápida (coluna da direita) para um homem de 29 anos revelou pressões mais elevadas sob o calcanhar, cabeças dos metatarsais, e hálux durante a marcha descalça em velocidade rápida em comparação com as pressões relativamente baixas ao andar com sapatos em uma velocidade confortável. Os números dentro de cada quadrado representam o pico de pressão (N/cm^2) experimentado durante o teste de caminhada. (Cortesia de Adam Taylor, Movement and Neurosciences Center, Institute for Rehabilitation Science and Engineering, Madonna Rehabilitation Hospital, Lincoln, NE 68506.)

Resumo da análise cinemática e cinética da marcha

Com base no histórico de análise da marcha, pode-se esperar que muitos sistemas de análise da marcha continuarão a evoluir e serão criados métodos mais inovadores para quantificar a marcha humana. No entanto, a questão mais importante para o fisioterapeuta é quão confiável e válida é a informação e como a informação pode ser usada para atender às quatro finalidades da análise da marcha (apresentada anteriormente neste capítulo em Finalidades da análise da marcha), conforme descrito no *Guide to Physical Therapist Practice*.[1] Em resumo, essas finalidades são ajudar a compreender as características da marcha de um distúrbio específico, ajudar no diagnóstico do movimento, informar a escolha da intervenção(ões) e avaliar a eficácia do tratamento.

As principais vantagens das medidas temporais e espaciais são que elas podem ser determinadas de modo simples e barato, produzem dados de base objetivos e confiáveis que podem ser utilizados para formular metas previstas e desfechos esperados e avaliar o progresso do paciente. Por exemplo, os padrões de marcha exibidos por pacientes com osteoartrite muitas vezes são caracterizados por uma redução na velocidade e amplitude de movimento do joelho e por uma velocidade de marcha mais lenta em comparação com indivíduos sem doença conhecida. Brinkmann e Perry[191] descobriram que, após uma cirurgia de artroplastia por osteoartrite, a velocidade e amplitude de movimento do joelho e a velocidade da marcha aumentaram acima dos níveis pré-operatórios, mas não chegaram aos níveis normais.

Em geral, aumentos em medidas como a velocidade e a cadência indicam uma melhora na marcha do paciente. No entanto, comparações com os padrões normais são adequadas apenas se o objetivo do tratamento for restaurar um padrão de marcha normal (p. ex., para um paciente em recuperação de uma meniscectomia). A comparação com padrões normativos pode não ser apropriada para um paciente que sofreu um acidente vascular encefálico (AVE). As normas apropriadas para analisar a marcha de um paciente com hemiplegia podem ser tanto uma população de pacientes com hemiplegia que tenha a mesma idade, gênero e tipo de comprometimento, ou com a marcha pré-tratamento do paciente.

O fisioterapeuta deve ser cauteloso ao selecionar uma norma ou padrão pelo qual medir o progresso do paciente. Encontraram-se diferenças significativas relacionadas com a idade, gênero, peso e nível de atividade nas medidas temporais e espaciais.[192-194] Himann et al.[193] constataram que um grupo de pessoas mais idosas (63 a 102 anos) composto por 289 indivíduos tinha uma velocidade de caminhada preferida significativamente mais lenta e um comprimento do passo menor em comparação com um grupo mais jovem. A idade foi um determinante significativo na velocidade da marcha depois de 62 anos de idade, mas a altura era um determinante significativo antes dos 62 anos. Verificou-se que o comprimento do passo é significativamente mais curto e o período de duplo apoio é significativamente maior em uma amostra de idosos em comparação com uma base de dados de adultos jovens.[94] Cho et al.[195] encontraram uma série de diferenças entre os gêneros em variáveis cinemáticas e cinéticas da marcha. Por exemplo, as mulheres tinham comprimentos de passada mais curtos e larguras de passo mais estreitas, pelve mais inclinada anteriormente, maior flexão do quadril e rotação medial, maior valgo do joelho, e menor momento na articulação do tornozelo em comparação aos homens. Algumas dessas mudanças foram atribuídas à pelve feminina anatomicamente mais larga.[195]

Existem poucas desvantagens em relação à análise quantitativa cinemática da marcha, exceto pelo possível gasto envolvido na instrumentação, tempo necessário para aplicar os marcadores com precisão a fim de assegurar dados válidos e confiáveis, e o fato de que há uma certa quantidade de incerteza sobre como normalizar para o comprimento de membros inferiores, altura, idade, gênero, peso, nível de maturidade e incapacidade. A interpretação dos padrões de movimento obtidos por meio de sistemas de análise de movimento geralmente envolve a comparação dos dados do indivíduo com uma curva média para indivíduos normais com utilização de um desvio padrão (DP) para definir os limites. Sutherland et al.[196] sugerem que os padrões de movimento não podem ser totalmente analisados sem levar em conta todos os pontos ao longo da curva. Eles propõem a utilização de regiões de predição (múltiplos de DP acima e abaixo da curva média de dados para cada ponto no ciclo de marcha). Dentro de uma região de predição (Fig. 7.19), se algum ponto ao longo da curva de movimento da articulação estiver fora

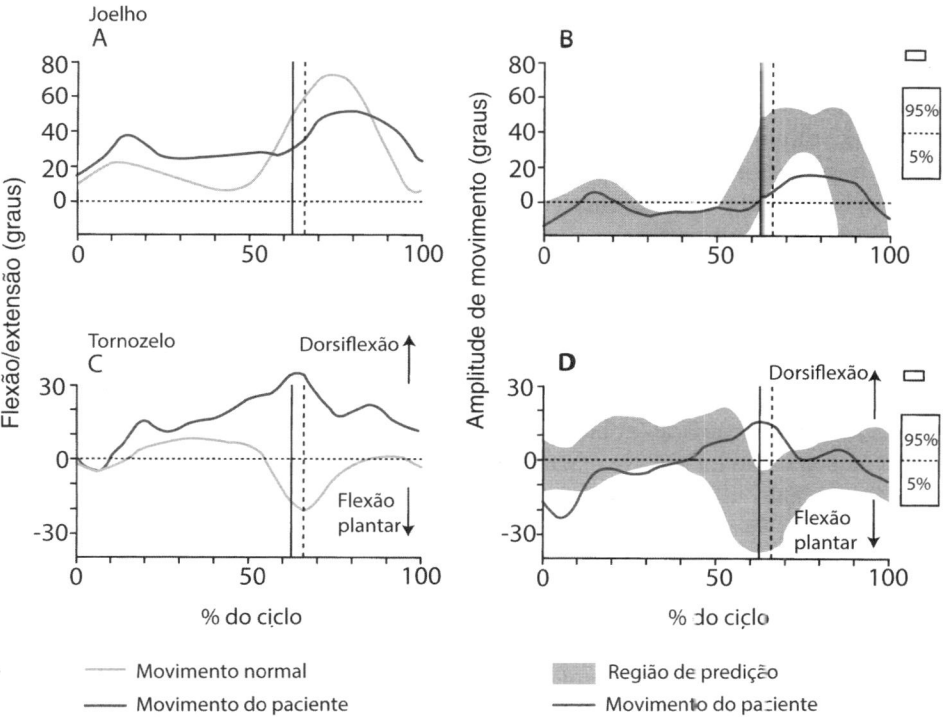

Figura 7.19 Regiões de predição. (De Sutherland et al.,[196] com permissão.)

da região definida, a marcha do paciente é considerada como anormal.

Reconhecimento de padrões de marcha

A identificação dos parâmetros de marcha que se afastam muito de um padrão é um desfecho bastante simples de análise da marcha. No entanto, a identificação de grupos ou aglomerados de desvios de marcha que caracterizam um distúrbio conhecido é mais complicada e representa uma das necessidades muito urgentes na análise da marcha. Em uma tentativa de classificar os distúrbios da marcha, diversas técnicas estatísticas estão sendo usadas para variáveis cinemáticas e cinéticas da marcha. A *técnica de bootstrap*[197] é usada para estabelecer os limites (regiões de predição) sobre a curva média para indivíduos saudáveis controle a fim de estabelecer os limites de variabilidade normal. A *análise discriminante* é usada para reconhecer padrões de marcha de pessoas saudáveis e pessoas com desvios de marcha. A *análise de componentes principais* é útil para reduzir as grandes quantidades de dados adquiridos em uma análise de marcha a um conjunto de características que descrevem com precisão os padrões de marcha. A *análise de agrupamento* é usada para colocar indivíduos em grupos homogêneos, ou agrupamentos, com base em parâmetros de entrada especificados.

Índice de normalidade

A análise de componentes principais foi utilizada para desenvolver o *Índice de normalidade (IN)*, que foi capaz de quantificar a quantidade de desvio na marcha de um indivíduo em comparação à marcha de uma pessoa comum sem deficiência.[198] Constatou-se que o IN é sensível o suficiente para distinguir indivíduos sem deficiência de pessoas que caminham sobre os dedos e para distinguir entre os membros envolvidos e menos envolvidos de indivíduos após acidente vascular encefálico. No entanto, a patologia da marcha de pessoas que deambulam de modo não independente não foi bem categorizada. Os autores sugeriram que talvez a inclusão de variáveis cinéticas juntamente com variáveis cinemáticas pode ser útil.

O método de componentes principais deriva do IN pela atribuição de fatores ponderados inversamente proporcionais à quantidade de variação exibida por cada medida de marcha na população intacta. No entanto, uma vez que os dados são provenientes de um sistema de análise de movimento, eles estão sujeitos a fontes de erros, como artefatos de tecidos moles e colocação incorreta de marcadores.[198]

Análise de agrupamento

A análise de agrupamento é uma técnica estatística utilizada nas ciências sociais, mas que só recentemente tem sido usada para criar um sistema de classificação objetivo de padrões de marcha. A análise de agrupamento foi utilizada para classificar os padrões de marcha de pacientes com acidente vascular encefálico com base em parâmetros temporais e espaciais para cada fase do ciclo de marcha. Foram identificados quatro agrupamentos de padrões de marcha: *rápido, moderado, flexionado e estendido*.[199] Os autores sugeriram que os profissionais de saúde usem parâmetros críticos para categorizar pacientes com acidente vascular encefálico, de modo que os programas de intervenção possam ser mais especificamente voltados às deficiências subjacentes.

Análise de gasto energético durante a marcha

Deambular a uma velocidade constante é uma atividade cíclica que requer que o corpo adicione energia por meio de contrações concêntricas, e absorva energia por meio de contrações excêntricas. Essas transferências e trocas de energia são inteligentemente concebidas para tornar a marcha eficiente.[24] Em geral, as condições que afetam o controle motor da marcha e a postura, ou condições que afetam a estrutura e função articulares e musculares aumentarão o gasto energético da marcha.[14,200-204] O tipo de calçado,[205] o uso de dispositivos de assistência, e a velocidade da marcha também afetam o gasto energético.[206] O gasto energético é uma consideração importante nas análises da marcha, particularmente em condições neurológicas em que os recursos musculares podem ser baixos. Há três abordagens gerais para determinar o gasto energético: *mensuração fisiológica, análise de energia mecânica e dados de frequência cardíaca*. A seleção de uma abordagem específica deve se basear na finalidade pela qual se realiza a mensuração e na importância relativa das características dos testes descritos anteriormente neste capítulo em Tipos de análises de marcha.

Mensuração fisiológica do gasto energético

A mensuração fisiológica do gasto energético estima o calor (energia) produzido por um indivíduo em repouso e durante o exercício pela calorimetria indireta, com base no pressuposto de que todas as reações que consomem energia do corpo dependem do consumo de oxigênio. O método mais comum para medir o consumo de oxigênio durante a caminhada é a espirometria de circuito aberto, em que o ar exalado é amostrado e analisado quanto ao seu teor de oxigênio, classicamente usando o método do saco de Douglas.[24] Mais recentemente, carrinhos metabólicos fixos ou móveis, ou dispositivos portáteis leves realizam a análise de oxigênio e dióxido de carbono a cada respiração. Dois parâmetros de interesse primordial são o *gasto de oxigênio* e a *taxa de oxigênio*.

Pode-se estar interessado no gasto de oxigênio ou gasto energético por unidade de distância percorrida (em mL/kg/m), que se relaciona com o trabalho fisiológico envolvido na tarefa e reflete a eficiência da marcha. Alternativamente, a taxa de oxigênio, ou o gasto energético por unidade de tempo (em mL/kg/min), reflete a potência da marcha e é interpretado com o uso do conhecimento da velocidade de caminhada.[201,207] Perry et al.[14] utilizaram um conjunto de saco de Douglas modificado para comparar o gasto energético necessário para um indivíduo com amputações transfemorais bilaterais e amputações transradiais bilaterais (abaixo do cotovelo) andar a uma velocidade preferida usando diferentes dispositivos protéticos. Ao usar as próteses C-Leg controladas por microprocessador, o indivíduo andou mais longe e mais rápido em comparação às próteses tradicionais articuladas não controladas por microprocessador e *stubbies* (próteses curtas não articulantes). A taxa global de consumo de oxigênio e custo de oxigênio era inferior ao usar a C-Legs em comparação a andar com qualquer uma das outras próteses.

Os métodos de análise do gasto fisiológico são mais úteis na comparação do gasto energético da marcha com valores normais ou com a capacidade máxima de um indivíduo, e para determinar os efeitos sobre o gasto energético de intervenções como o uso de órteses, próteses ou dispositivos de assistência. As análises de gasto fisiológico refletem os custos globais da marcha em relação ao tempo ou distância, mas elas não são capazes de discernir as possíveis causas. Se for necessária informação sobre movimentos específicos, a análise da energia mecânica pode ser útil.

Determinação do gasto energético mecânico

Existem dois métodos para obter o gasto energético mecânico. No primeiro método, são necessários somente dados cinemáticos, utilizando estimativas da massa de partes do corpo e localização do CDM dessas partes. Ao empregar um sistema de análise de movimento espacial com equações básicas de movimento e constantes antropométricas para massas de partes do corpo, pode-se calcular a energia potencial e os níveis de energia cinética rotacional e translacional de cada parte do corpo. As diferenças entre os valores obtidos em cada incremento de tempo indicam o gasto energético. Utilizam-se várias equações para combinar os gastos nas partes do corpo para produzir o gasto total do corpo. O grande segmento cabeça-braços-tronco mostra excelentes trocas entre os tipos de energia cinética e potencial, fornecendo ao corpo eficiência energética. Quando o corpo está em sua posição mais elevada (apoio médio), também está se movendo mais devagar, mas conforme cabeça-braços-tronco "rolam colina abaixo" no contato inicial do pé, essa energia potencial se transforma em energia cinética, e cabeça-braços-tronco pegam velocidade. Desse modo, uma grande quantidade de energia é economizada e o movimento é eficiente. No entanto, se a pessoa caminha de forma muito lenta ou muito rápida, ou se tem um joelho rígido e precisa levantar um dos lados do corpo excessivamente para retirá-lo do chão, as energias já não são complementares em tamanho e/ou forma; menos troca energética pode ocorrer.[208] Esses modos de deambulação são menos eficientes do que a marcha normal.

O segundo método de obtenção de gasto de energia mecânica utiliza uma abordagem cinética. Resumidamente, as mudanças de energia em uma parte do corpo entre instantes subsequentes no tempo são calculadas (1) a partir do produto das forças em cada extremidade da articulação e a velocidade do ponto de aplicação e (2) a partir das potências musculares, que são o produto de cada momento muscular e a velocidade angular da parte do corpo. Em alguns casos, o músculo está adicionando energia à parte (geração) e, em outros casos, ele absorve energia. Há diversos métodos diferentes para lidar com os cálculos de energia mecânica, trocas e transferências, mas uma abordagem razoável é descrita por McGibbon et al.[209]

Dados de frequência cardíaca

Uma terceira abordagem geral para a determinação do gasto energético relativo da marcha é por meio da mensuração da frequência cardíaca (FC) durante a deambulação. Constatou-se que o consumo de energia relativo está altamente correlacionado com a FC e que o nível absoluto de consumo de energia está altamente correlacionado com a FC e a velocidade máxima de marcha. O modo mais preciso para determinar a FC é utilizar um sistema de telemetria que produza informações batimento a batimento, bem como a atividade eletrocardiográfica. Muitos monitores de FC de baixo custo também estão disponíveis e alguns são projetados para transferir as informações armazenadas a um computador (ver Cap. 2). As respostas da FC à deambulação também podem ser determinadas pela palpação das artérias carótidas ou radiais, embora um pouco mais de erro possa estar presente.

As medidas de FC mostraram ser suficientemente sensíveis para algumas aplicações. Por exemplo, medidas simples de FC e velocidade máxima de deambulação possibilitam uma previsão precisa ($r = 0,89$) do consumo de energia em crianças com mielomeningocele com base em medidas registradas de 21 crianças caminhando em uma esteira, 8 crianças utilizando cadeiras de rodas e 5 crianças usando ambos os modos.[210] No entanto, Herbert et al.[202] não encontraram diferenças na FC entre crianças com amputações transtibiais e aquelas com MMII intactos, embora o consumo de energia tenha sido 15% maior nas crianças com amputações. Talvez porque as condições eram mais díspares, Waters et al.[200] constataram que em pacientes com artrodese do quadril o consumo de oxigênio foi 32% maior do que o normal e que a FC foi significativamente maior do que o normal.

Um índice de energia baseado na FC chamado de Índice de custo fisiológico (PCI) foi desenvolvido especificamente para determinar os custos relativos da marcha por unidade de distância percorrida.[211] Calculado como a diferença entre a FC de deambulação e a FC de repouso dividida pela velocidade média, é expresso em batimentos por metro. A confiabilidade do PCI foi investigada em indivíduos sem doença conhecida,[212-214] bem como em pessoas com lesões medulares [214,215] e encefálicas.[112] O índice foi utilizado para quantificar a melhora após uma intervenção em indivíduos com lesão medular (LM),[216,217] AR[218] e acidente vascular encefálico.[219-221] Por exemplo, o PCI foi usado como uma medida de desfecho fundamental em um estudo para avaliar os efeitos de uma intervenção de 12 semanas que combinou a estimulação elétrica funcional (EEF) à reabilitação convencional para tratar o pé caído em indivíduos que se recuperam de um acidente vascular encefálico.[221] Enquanto a velocidade de caminhada aumentou 38,7% entre o início e o fim do estudo, o PCI diminuiu 34,6%, o que sugere não só uma melhora na função, mas também na eficiência. A relação entre o PCI e o consumo de oxigênio foi estudada em uma variedade de populações, incluindo indivíduos com amputações,[222] indivíduos com LM[223] e indivíduos sem deficiências conhecidas.[212] Alguns pesquisadores descobriram que as medidas de consumo de oxigênio são mais repetíveis e menos variáveis do que o PCI.[213,215,224,225] Uma preocupação que foi levantada é que as medidas de FC podem ser afetadas pela regulação vagal ou simpática alterada em decorrência de uma lesão encefálica[226-229] ou medicação.[230]

O Índice de batimento cardíaco total fornece uma abordagem alternativa à determinação da eficiência energética relativa da marcha. É calculado dividindo-se o número total (acumulado) de batimentos cardíacos durante o exercício pela distância total percorrida em um determinado período de tempo.[214] Tem sido usado para estudar a eficiência da deambulação em indivíduos com úlceras diabéticas e amputações nos pés,[231] LM incompletas crônicas,[232] e deficiência intelectual e de desenvolvimento.[233] O uso confiável e válido da medida em populações com respostas de FC embotadas requer estudo.

Resumo

Apresentou-se neste capítulo uma visão geral dos métodos específicos para a análise cinemática e cinética da marcha. Muitas das variáveis comumente examinadas nas análises de marcha foram definidas e descritas, e foram apresentados exemplos de estudos que utilizam análises da marcha. Enfatizou-se a AOM e variáveis temporais e espaciais, porque elas parecem ser os tipos de análise mais comumente utilizados na prática clínica. Forneceu-se uma breve visão geral de alguns dos sistemas de análise de movimento. Os leitores são incentivados a pesquisar as capacidades dos sistemas de análise de movimento específicos, e a consultar a literatura de marcha em busca de estudos de confiabilidade e validade desses sistemas. A capacidade de realizar uma análise da marcha, que descreve com precisão a marcha de um paciente, fornecerá informações quantificáveis importantes necessárias para o planejamento do tratamento ideal.

QUESTÕES PARA REVISÃO

1. Descreva os três tipos diferentes de análises de marcha (qualitativa cinemática, quantitativa cinemática e cinética) e liste as variáveis analisadas em cada tipo. Identifique pelo menos uma variável a partir de cada tipo de análise e descreva uma técnica/tecnologia que pode ser usada para examinar a variável.
2. Compare as vantagens e desvantagens de uma análise qualitativa cinemática da marcha com as vantagens e desvantagens de uma análise quantitativa cinemática.
3. Descreva como um fisioterapeuta determinaria a validade concorrente de medidas de marcha temporais e espaciais registradas com utilização do GAITRite® com valores calculados com uso do Stride Analyzer.
4. Um novo paciente é encaminhado à fisioterapia com disfunção da marcha decorrente de neuropatia diabética sensitiva e motora grave. O paciente tem um histórico de úlceras recorrentes, bilateralmente, nas cabeças dos primeiros metatarsais, que têm prejudicado a sua capacidade de ficar em pé/caminhar no trabalho por períodos prolongados de tempo. Ele recebeu recentemente um novo par de palmilhas ortopédicas moldadas sob medida e foi instruído a usá-las em seus sapatos para ajudar a

reduzir as pressões plantares. Infelizmente, ele não é capaz de sentir se elas estão ajustadas ou não, em decorrência da neuropatia sensitiva. Qual tecnologia pode ser usada para avaliar a eficácia das palmilhas na redução das pressões plantares? Quais atividades devem ser avaliadas e por quê?
5. Uma pessoa caminha com dorsiflexão excessiva, sem retirada do calcanhar e extensão limitada dos dedos no apoio terminal. A análise de quadril e joelho revela excesso de flexão durante o apoio com ausência da posição de "membro atrás" característica do apoio terminal. Identifique as causas potenciais para esses desvios. Que testes ou medidas adicionais devem ser realizados?
6. Identifique os métodos que podem ser utilizados para determinar o gasto energético em que um paciente incorre ao deambular.
7. Como os parâmetros temporais de análise da marcha poderiam ser usados para demonstrar o progresso ou a ausência de progresso do paciente?

Estudo de caso

Histórico

Esta mulher de 65 anos de idade está no 5º dia de pós-operatório de artroplastia total de quadril à direita. A cirurgia foi realizada após uma fratura do colo do fêmur ocorrida durante uma queda no gelo na frente de sua casa. Ela foi submetida à fisioterapia diária nos últimos 3 dias e agora é independente nas transferências. No entanto, ela precisa estar independente na posição ortostática antes de ir para casa.

Ela tem um histórico pregresso de diabetes melito (início aos 50 anos), que é controlado com injeções diárias de insulina. Apresenta histórico de úlceras recorrentes no pé e foi hospitalizada em duas ocasiões para tratar de úlceras no pé infectadas. Ela nega qualquer histórico de "problemas de coração". Não participa de qualquer programa de exercício físico regular e passa grande parte do tempo sentada durante o seu trabalho como costureira. Está alerta e orientada ao tempo e lugar e tem um comportamento agradável. Ela mede 1,60 m de altura e pesa 72 kg.

Exame goniométrico da amplitude de movimento passiva (graus)			
Membros inferiores			
Articulação	Movimento	Esquerda	Direita
Quadril	Flexão	DLF	15-40*
	Extensão	DLF	0-10*
	Abdução	DLF	0-20*
	Adução	DLF	0-10*
	Rotação medial	DLF	Não testado*
	Rotação lateral	DLF	0-20*
Joelho	Flexão	DLF	0-120
Tornozelo	Dorsiflexão	DLF	0-15
	Flexão plantar	DLF	0-45
	Inversão	DLF	0-5
	Eversão	DLF	0-20

DLF = dentro dos limites funcionais.
Membros superiores: todas as mensurações de ADM estão DLF.
* Doloroso ao movimento.

Teste manual de força muscular (TMM)			
Membros inferiores			
Articulação	**Movimento**	**Esquerda**	**Direita**
Quadril	Flexão	G	F
	Extensão	G	P
	Abdução	G	P
	Adução	G	F+
	Rotação lateral	G	F+
	Rotação medial	G	F+
Joelho	Flexão	G	F+
	Extensão	G	F+
Tornozelo	Dorsiflexão	F	P
	Flexão plantar	F	F
	Inversão	F	F
	Eversão	F+	F
Dedos	Flexão	F	F
	Extensão	P	P

Membros superiores: todos os músculos têm graus de força muscular dentro do intervalo G a G–.

Exame sensitivo		
	Face plantar do pé esquerdo	**Face plantar do pé direito**
Estímulo contuso/rombo	5	5
Toque leve	5	5
Temperatura	5	5
Sensibilidade proprioceptiva	4	4

OS VALORES NUMÉRICOS SE REFEREM À ESCALA DE SENSIBILIDADE ABAIXO

Escala de sensibilidade

Intacta: normal, precisa
Diminuída: resposta atrasada
Exagerada: sensibilidade aumentada
Imprecisa: percepção inadequada de estímulos
Ausente: não há resposta
Inconsistente ou ambígua

Inspeção

A paciente tem uma úlcera na face medial da superfície plantar direita que mede 0,7 × 6,0 cm de diâmetro e 1,5 mm de profundidade.

Exame funcional

Locomoção
Nível FIM = 5

Transferências
Nível FIM = 7

Atividades da vida diária
Alimentação: FIM = 7
Banho: FIM = 7
Vestir-se: FIM = 7

QUESTÕES PARA ORIENTAÇÃO

1. Desenvolva uma lista de problemas fisioterapêuticos.
2. Preencha a amostra de formulário de AOM para o membro inferior direito com base nas informações apresentadas (ver Apêndice 7.A). Que desvios você esperaria encontrar no membro inferior direito e por quê? Como a marcha poderá mudar se a paciente for instruída a não apoiar peso sobre o antepé do pé direito em razão da úlcera plantar?
3. Apresente suas recomendações para a intervenção fisioterapêutica.

REFERÊNCIAS BIBLIOGRÁFICAS

1. American Physical Therapy Association: Guide to Physical Therapist Practice, ed 2. Phys Ther 81:1, 2001.
2. Mueller, MJ, et al: Differences in the gait characteristics of patients with diabetes and peripheral neuropathy compared with age-matched controls. Phys Ther 74:299–313, 1994.
3. Von Schroeder, HP, et al: Gait parameters following stroke: A practical assessment. J Rehabil Res Dev 32:25, 1995.
4. Walker, S, et al: Gait pattern alteration by functional sensory substitution in healthy subjects and in diabetic subjects with peripheral neuropathy. Arch Phys Med Rehabil 78:853, 1997.
5. Hesse, S, et al: Asymmetry of gait initiation in hemiparetic stroke subjects. Arch Phys Med Rehabil 78:719, 1997.
6. De Quervain, IA, et al: Gait pattern in the early recovery period after stroke. J Bone Joint Surg Am 78:1506, 1996.
7. Rossi, SA, et al: Gait initiation of persons with below-knee amputation: The characterization and comparison of force profiles. J Rehabil Res Dev 32:120, 1995.
8. Roth, EJ, et al: Hemiplegic gait. Relationships between walking speed and other temporal parameters. Am J Phys Med Rehabil 76:128, 1997.
9. Al-Zahrani, KS, and Bakheit, AMO: A study of the gait characteristics of patients with chronic osteoarthritis of the knee. Disabil Rehabil 24:275–280, 2002.
10. Kim, C, and Eng, JJ: The relationship of lower-extremity muscle torque to locomotor performance in people with stroke. Phys Ther 83:49–57, 2003.
11. Cook, TM, et al: Effects of restricted knee flexion and walking speed on the vertical ground reaction force during gait. JOSPT 25:236, 1997.
12. Postema, K, et al: Energy storage and release of prosthetic feet. Part 1: Biomechanical analysis related to user benefits. Prosthet Orthot Int 21:17–27, 1997.
13. Perry, J, et al: Toe walking: Muscular demands at the ankle and knee. Arch Phys Med Rehabil 84:7–16, 2003.
14. Perry, J, et al: Energy expenditure and gait characteristics of a person with bilateral amputations walking with the "C-Leg" compared to stubby and conventional articulating prostheses. Arch Phys Med Rehabil 85:1711, 2004.
15. Park, ES, et al: Comparison of anterior and posterior walkers with respect to gait parameters and energy expenditure of children with spastic diplegic cerebral palsy. Yonsei Med J 42:180, 2001.
16. Haubert, LL, et al: A comparison of shoulder joint forces during ambulation with crutches versus a walker in persons with incomplete spinal cord injury. Arch Phys Med Rehabil 87:63–70, 2006.
17. Self, BP, et al: A biomechanical analysis of a medial unloading brace for osteoarthritis in the knee. Arthritis Care Res 13:191, 2000.
18. Mulroy, SJ, et al: Effect of AFO design on walking after stroke: Impact of ankle plantar flexion contracture. Prosthet Orthot Int 34:277–292, 2010.
19. Gok, H, et al: Effects of ankle-foot orthoses on hemiparetic gait. Clin Rehabil 17:137, 2003.
20. Radtka, SA, et al: A comparison of gait with solid, dynamic, and no ankle-foot orthoses in children with spastic cerebral palsy. Phys Ther 77:395–409, 1997.
21. Eng, JJ, and Pierrynowski, MR: The effect of soft foot orthotics on three-dimensional lower-limb kinematics during walking and running. Phys Ther 74:836, 1994.
22. Granata, KP, et al: Joint angular velocity in spastic gait and the influence of muscle-tendon lengthening. J Bone Joint Surg Am 82:174–186, 2000.
23. Damiano, DL, et al: Effects of quadriceps femoris muscle strengthening on crouch gait in children with spastic diplegia. Phys Ther 75:658, 1995.
24. Waters, RL, and Mulroy, SJ: The energy expenditure of normal and pathological gait. Gait Posture 9:207, 1999.
25. Van Swearingen, JM, et al: The modified Gait Abnormality Rating Scale for recognizing the risk of recurrent falls in community-dwelling elderly adults. Phys Ther 76:994–1002, 1996.
26. Shumway-Cook, A, et al: Predicting the probability for falls in community-dwelling older adults. Phys Ther 77:812, 1997.
27. Burnfield, JM, and Powers, CM: Prediction of slips: An evaluation of utilized coefficient of friction and available slip resistance. Ergonomics 49:982–995, 2006.
28. Wall, JC, and Scarbrough, J: Use of a multimemory stopwatch to measure the temporal gait parameters. J Orthop Sports Phys Ther 25:277, 1997.
29. Sutherland, DH: The evolution of clinical gait analysis part III—kinetics and energy assessment. Gait Posture 21: 447–461, 2005.
30. Sutherland, DH: The evolution of clinical gait analysis part I: Kinesiological EMG. Gait Posture 14:61–70, 2001.
31. Sutherland, DH: The evolution of clinical gait analysis part II—kinematics. Gait Posture 16:159–179, 2002.
32. Perry, J, and Burnfield, JM: Gait Analysis, Normal and Pathological Function, ed 2. Charles B. Slack, Thorofare, NJ, 2010.
33. Domholdt, E: Physical Therapy Research, ed 4. WB Saunders, Philadelphia, 2010.
34. Strube, MJ, and DeLitto, A: Reliability and measurement theory. In Craik, R, and Oatis, C (eds): Gait Analysis: Theory and Application. Mosby–Yearbook, St. Louis, 1995, p 88.
35. Pathokinesiology Service and Physical Therapy Department: Observational Gait Analysis, ed 4. Los Amigos Research and Education Institute, Inc., Rancho Los Amigos National Rehabilitation Center, Downey, CA, 2001.
36. Ishikawa, M, et al: Muscle-tendon interaction and elastic energy usage in human walking. J Appl Physiol 99:603, 2005.
37. Maganaris, CN, and Paul, JP: Tensile properties of the in vivo human gastrocnemius tendon. J Biomech 35:1639, 2002.
38. Fukunaga, T, et al: In vivo behavior of human muscle tendon during walking. Proc R Soc Lond B 268:229–233, 2001.
39. Toro, B, et al: The status of gait assessment among physiotherapists in the United Kingdom. Arch Phys Med Rehabil 84:1878, 2003.
40. Southerland, CC: Gait evaluation. In Valmassy, RL (ed): Clinical Biomechanics of the Lower Extremities. Mosby–Yearbook, St. Louis, 1996, pp 149–177.
41. Bernhardt, J, et al: Accuracy of observational kinematic assessment of upper-limb movements. Phys Ther 78:259, 1998.

42. Russell, DJ, et al: Training users in the gross motor function measure: Methodological and practical issues. Phys Ther 74: 630, 1994.
43. Brunnekreef, JJ, et al: Reliability of videotaped observational gait analysis in patients with orthopedic impairments. BMC Musculoskelet Disord 6:17–26, 2005.
44. Eastlack, ME, et al: Interrater reliability of videotaped observational gait-analysis assessments. Arch Phys Med Rehabil 71:465, 1991.
45. Krebs, DE: Interpretation standards in locomotor studies. In Craik, R, and Oatis, C (eds): Gait Analysis: Theory and Application. Mosby–Yearbook, St. Louis, 1995, pp 334–354.
46. McGinley, JL, et al: Accuracy and reliability of observational gait analysis data: Judgments of push-off in gait after stroke. Phys Ther 83:146, 2003.
47. Borel, S, et al: Video analysis software increases the interrater reliability of video gait assessments in children with cerebral palsy. Gait Posture 33:727, 2011.
48. Stuberg, WA, et al: Comparison of a clinical gait analysis method using videography and temporal-distance measures with 16-mm cinematography. Phys Ther 68:1221, 1988.
49. Levangie, PK, and Norkin, CC: Joint Structure and Function: A Comprehensive Analysis, ed 5. FA Davis, Philadelphia, 2011.
50. Craik, RL, and Otis, CA: Gait assessment in the clinic: Issues and approaches. In Rothstein, JM (ed): Measurement in Physical Therapy. Churchill Livingstone, London, 1985, pp 169–205.
51. Nelson, AJ: Functional Ambulation Profile. Phys Ther 54:1059, 1974.
52. Howe, JA, et al: The Community Balance and Mobility Scale—a balance measure for individuals with traumatic brain injury. Clin Rehabil 20:885, 2006.
53. Harada, N, et al: Screening for balance and mobility impairment in elderly individuals living in residential care facilities. Phys Ther 75:462, 1995.
54. Wolf, SL, et al: Establishing the reliability and validity of measurements of walking time using the Emory Functional Ambulation Profile. Phys Ther 79:1122, 1999.
55. Baer, HR, and Wolf, SL: Modified Emory Functional Ambulation Profile: An outcome measure for the rehabilitation of poststroke gait dysfunction. Stroke 32:973, 2001.
56. Shields, RK, et al: Reliability, validity, and responsiveness of functional tests in patients with total joint replacement. Phys Ther 75:169, 1995.
57. The Guide for Uniform Data System for Medical Rehabilitation (including the FIM™ Instrument) Version 5.1. University of Buffalo Foundation Activities, Inc, Amherst, NY, 1997.
58. Santa Clara Valley Medical Center: Introduction to the Functional Assessment Measure. The Center for Outcome Measurements in Brain Injury (COMBI). Retrieved May 30, 2011, from http://tbims.org/combi/FAM/index.html.
59. Hawley, CA, et al: Use of the functional assessment measure (FIM+FAM) in head injury rehabilitation: A psychometric analysis. J Neurol Neurosurg Psychiatry 67:749, 1999.
60. Butcher, SJ, et al: Reductions in functional balance, coordination, and mobility measures among patients with stable chronic obstructive pulmonary disease. J Cardiopulm Rehabil 24:274–280, 2004.
61. Knorr, S, et al: Validity of the Community Balance and Mobility Scale in community-dwelling persons after stroke. Arch Phys Med Rehabil 91:890, 2010.
62. Woollacott, MH, and Tang, PF: Balance control during walking in the older adult: Research and its implications. Phys Ther 77:646–660, 1997.
63. Shumway-Cook, A, and Woollacott, WJ: Motor Control: Translating Research into Clinical Practice, ed 4. Williams & Wilkins, Baltimore, 2011.
64. Jonsdottir, J, and Cattaneo, D: Reliability and validity of the Dynamic Gait Index in persons with chronic stroke. Arch Phys Med Rehabil 88:1410, 2007.
65. Marchetti, GF, and Whitney, SL: Construction and validation of the 4-Item Dynamic Gait Index. Phys Ther 86:1651, 2006.
66. Leddy, AL, et al: Functional Gait Assessment and Balance Evaluation System Test: Reliability, validity, sensitivity, and specificity for identifying individuals with Parkinson disease who fall. Phys Ther 91:102–113, 2011.
67. Wrisley, DM, and Kumar, NA: Functional gait assessment: Concurrent, discriminative, and predictive validity in community-dwelling older adults. Phys Ther 90:761–773, 2010.
68. Walker, ML, et al: Reference group data for the Functional Gait Assessment. Phys Ther 87:1468, 2007.
69. Wrisley, DM, et al: Reliability, internal consistency, and validity of data obtained with the Functional Gait Assessment. Phys Ther 84:906, 2004.
70. Lin, JH, et al: Psychometric comparisons of 3 functional ambulation measures for patients with stroke. Stroke 41:2021, 2010.
71. Williams, G, et al: The High-level Mobility Assessment Tool (HiMAT) for traumatic brain injury. Part 1: Item generation. Brain Inj 19:925–932, 2005.
72. Williams, GP, et al: The High-level Mobility Assessment Tool (HiMAT) for traumatic brain injury. Part 2: content validity and discriminability. Brain Inj 19:833–843, 2005.
73. Williams, G, et al: The concurrent validity and responsiveness of the High-level Mobility Assessment Tool for measuring the mobility limitations of people with traumatic brain injury. Arch Phys Med Rehabil 87:437–442, 2006.
74. Williams, GP, et al: High-level Mobility Assessment Tool (HiMAT): Interrater reliability, retest reliability, and internal consistency. Phys Ther 86:395–400, 2006.
75. Tyson, S, and Connell, L: The psychometric properties and clinical utility of measures of walking and mobility in neurological conditions: A systematic review. Clin Rehabil 23:1018, 2009.
76. Williams, G, et al: Further development of the High-level Mobility Assessment Tool (HiMAT). Brain Inj 24:1027, 2010.
77. Di Fabio, RP, and Seay, R: Use of the "Fast Evaluation of Mobility, Balance, and Fear" in elderly community dwellers: Validity and reliability. Phys Ther 77:904, 1997.
78. Hess, RJ, et al: Walking skill can be assessed in older adults: Validity of the Figure-of-8 Walk Test. Phys Ther 90:89–99, 2010.
79. Liaw, LJ, et al: Psychometric properties of the modified Emory Functional Ambulation Profile in stroke patients. Clin Rehabil 20:429–437, 2006.
80. Morton, T: Uniform data system for rehab begins: First tool measures dependent level. Progress Report, American Physical Therapy Association, Alexandria, VA, 1986.
81. Wolfson, AM, et al: Clinician judgments of functional outcomes: How bias and perceived accuracy affect rating. Arch Phys Med Rehabil 81:1567, 2000.
82. Gurka, JA, et al: Utility of the Functional Assessment Measure after discharge from inpatient rehabilitation. J Head Trauma Rehabil 14:247, 1999.
83. Hobart, JC, et al: Evidence-based measurement: Which disability scale for neurologic rehabilitation? Neurology 57:639, 2001.
84. Linn, RT, et al: Does the Functional Assessment Measure (FAM) extend the Functional Independence Measure (FIM) instrument? A Rasch analysis of stroke inpatients. J Outcome Meas 3:339, 1999.
85. Whitney, SL, et al: The Dynamic Gait Index relates to self-reported fall history in individuals with vestibular dysfunction. J Vestib Res 10:99–105, 2000.
86. Brown, KE, et al: Physical therapy outcomes for persons with bilateral vestibular loss. Laryngoscope 111:1812, 2001.
87. Huang, SL, et al: Minimal detectable change of the timed "Up and Go" test and the Dynamic Gait Index in people with Parkinson disease. Phys Ther 91:114–121, 2011.
88. Cattaneo, D, et al: Reliability of four scales on balance disorders in persons with multiple sclerosis. Disabil Rehabil 29:1920, 2007.
89. Perry, J, et al: Classification of walking handicap in the stroke population. Stroke 26:982, 1995.
90. Lerner-Frankiel, MB, et al: Functional community ambulation: What are your criteria? Clinical Management in Physical Therapy 6:12–15, 1986.

91. Graham, JE, et al: Walking speed threshold for classifying walking independence in hospitalized older adults. Phys Ther 90:1591, 2010.
92. Robinett, CS, and Vondran, MA: Functional ambulation velocity and distance requirements in rural and urban communities. A clinical report. Phys Ther 68:1371, 1988.
93. Walsh, M, et al: Physical impairments and functional limitations: A comparison of individuals 1 year after total knee arthroplasty with control subjects. Phys Ther 78:248, 1998.
94. Winter, DA, et al: Biomechanical walking pattern changes in the fit and healthy elderly. Phys Ther 70:340, 1990.
95. Blanke, DJ, and Hageman, PA: Comparison of gait of young men and elderly men. Phys Ther 69:144, 1989.
96. Bohannon, RW, et al: Walking speed: Reference values and correlates for older adults. J Orthop Sports Phys Ther 24: 86–90, 1996.
97. Ostrosky, KM, et al: A comparison of gait characteristics in young and old subjects. Phys Ther 74:637, 1994.
98. Todd, F, et al: Variations in the gait of normal children. A graph applicable to the documentation of abnormalities. J Bone Joint Surg Am 71:196–204, 1989.
99. Murray, MP, et al: Walking patterns of normal men. J Bone Joint Surg 46A:335–360, 1964.
100. Murray, MP, et al: Walking patterns of normal women. Arch Phys Med Rehabil 51:637–650, 1970.
101. Spyropoulos, P, et al: Biomechanical gait analysis in obese men. Arch Phys Med Rehabil 72:1065, 1991.
102. Hills, AP, and Parker, AW: Gait characteristics of obese children. Arch Phys Med Rehabil 72:403, 1991.
103. McGibbon, CA, and Krebs, DE: Discriminating age and disability effects in locomotion: Neuromuscular adaptations in musculoskeletal pathology. J Appl Physiol 96:149–160, 2004.
104. Connelly, DM, and Vandervoort, AA: Effects of detraining on knee extensor strength and functional mobility in a group of elderly women. J Orthop Sports Phys Ther 26:340–346, 1997.
105. Sutherland, D: The development of mature gait. Gait Posture 6:163, 1997.
106. Holden, MK, et al: Clinical gait assessment in the neurologically impaired: Reliability and meaningfulness. Phys Ther 64:35–40, 1984.
107. van Loo, MA, et al: Inter-rater reliability and concurrent validity of step length and step width measurement after traumatic brain injury. Disabil Rehabil 25:1195, 2003.
108. Robinson, JL, and Smidt, GL: Quantitative gait evaluation in the clinic. Phys Ther 61:351, 1981.
109. Guyatt, GH, et al: The 6-minute walk: A new measure of exercise capacity in patients with chronic heart failure. Can Med Assoc J 132:919, 1985.
110. Butland, RJ, et al: Two-, six-, and 12-minute walking tests in respiratory disease. Br Med J (Clin Res Ed) 284:1607, 1982.
111. Schenkman, M, et al: Reliability of impairment and physical performance measures for persons with Parkinson's disease. Phys Ther 77:19–27, 1997.
112. Mossberg, KA: Reliability of a timed walk test in persons with acquired brain injury. Am J Phys Med Rehabil 82:385, 2003.
113. Fulk, GD, et al: Predicting home and community walking activity in people with stroke. Arch Phys Med Rehabil 91:1582, 2010.
114. Sullivan, KJ, et al: Effects of task-specific locomotor and strength training in adults who were ambulatory after stroke: Results of the STEPS randomized clinical trial. Phys Ther 87:1580–1602, 2007.
115. Jenkins, S, et al: Regression equations to predict 6-minute walk distance in middle-aged and elderly adults. Physiother Theory Pract 25:516, 2009.
116. Geiger, R, et al: Six-minute walk test in children and adolescents. J Pediatr 150:395, 2007.
117. Chetta, A, et al: Reference values for the 6-min walk test in healthy subjects 20–50 years old. Respir Med 100:1573, 2006.
118. Camarri, B, et al: Six minute walk distance in healthy subjects aged 55–75 years. Respir Med 100:658, 2006.
119. Casanova, C, et al: The 6-min walk distance in healthy subjects: Reference standards from seven countries. Eur Respir J 37:150, 2011.
120. Priesnitz, CV, et al: Reference values for the 6-min walk test in healthy children aged 6–12 years. Pediatr Pulmonol 44:1174, 2009.
121. Troosters, T, et al: Six minute walking distance in healthy elderly subjects. Eur Respir J 14:270, 1999.
122. Poh, H, et al: Six-minute walk distance in healthy Singaporean adults cannot be predicted using reference equations derived from Caucasian populations. Respirology 11:211–216, 2006.
123. Bohannon, RW: Six-minute walk test: A meta-analysis of data from apparently healthy elders. Top Geriatr Rehabil 23:155–160, 2007.
124. Kosak, M, and Smith, T: Comparison of the 2-, 6-, and 12-minute walk tests in patients with stroke. J Rehabil Res Dev 42:103, 2005.
125. Rossier, P, and Wade, DT: Validity and reliability comparison of 4 mobility measures in patients presenting with neurologic impairment. Arch Phys Med Rehabil 82:9–13, 2001.
126. English, CK, et al: The sensitivity of three commonly used outcome measures to detect change amongst patients receiving inpatient rehabilitation following stroke. Clin Rehabil 20:52, 2006.
127. Askim, T, et al: Effects of a community-based intensive motor training program combined with early supported discharge after treatment in a comprehensive stroke unit: A randomized, controlled trial. Stroke 41:1697–1703, 2010
128. Flansbjer, U-B, et al: Reliability of gait performance tests in men and women with hemiparesis after stroke. J Rehabil Med 37: 75–82, 2005.
129. Hollman, JH, et al: Minimum detectable change in gait velocity during acute rehabilitation following hip fracture. J Geriatr Phys Ther 31:53, 2008.
130. Nilsagard, Y, et al: Clinical relevance using timed walk tests and "Timed Up and Go" testing in persons with multiple sclerosis. Physiother Res Int 12:105–114, 2007.
131. Kavanagh, JJ, and Menz, HB: Accelerometry: A technique for quantifying movement patterns during walking. Gait Posture 28:1–15, 2008.
132. Moe-Nilssen, R: Test-retest reliability of trunk accelerometry during standing and walking. Arch Phys Med Rehabil 79:1377, 1998.
133. Moe-Nilssen, R, and Helbostad, JL: Estimation of gait cycle characteristics by trunk accelerometry. J Biomech 37:121, 2004.
134. Henriksen, M, et al: Test-retest reliability of trunk accelerometric gait analysis. Gait Posture 19:288–297, 2004.
135. Levine, JA, et al: Validation of the Tracmor triaxial accelerometer system for walking. Med Sci Sports Exerc 33:1593, 2001.
136. Hartmann, A, et al: Reproducibility of spatio-temporal gait parameters under different conditions in older adults using a trunk tri-axial accelerometer system. Gait Posture 30:351, 2009.
137. Menz, HB, et al: Acceleration patterns of the head and pelvis when walking on level and irregular surfaces. Gait Posture 18: 35–46, 2003.
138. Zhang, K, et al: Measurement of human daily physical activity. Obes Res 11:33–40, 2003.
139. Foerster, F, et al: Detection of posture and motion by accelerometry: A validation study in ambulatory monitoring. Comput Hum Behav 15:571, 1999.
140. Macko, RF, et al: Microprocessor-based ambulatory activity monitoring in stroke patients. Med Sci Sports Exerc 34:394, 2002.
141. Michael, KM, et al: Reduced ambulatory activity after stroke: The role of balance, gait, and cardiovascular fitness. Arch Phys Med Rehabil 86:1552, 2005.
142. Gebruers, N, et al: Monitoring of physical activity after stroke: A systematic review of accelerometry-based measures. Arch Phys Med Rehabil 91:288–297, 2010.
143. Hartsell, H, et al: Accuracy of a custom-designed activity monitor: Implications for diabetic foot ulcer healing. J Rehabil Res Dev 39:395–400, 2002.
144. Brandes, M, and Rosenbaum, D: Correlations between the step activity monitor and the DynaPort ADL-monitor. Clin Biomech 19:91, 2004.
145. Coleman, KL, et al: Step activity monitor: Long-term, continuous recording of ambulatory function. J Rehab Res Dev 36:8–18, 1999.

146. Aminian, K, et al: Spatio-temporal parameters of gait measured by an ambulatory system using miniature gyroscopes. J Biomech 35:689–699, 2002.
147. Kotiadis, AD, et al: Inertial gait phase detection for control of a drop foot stimulator: Inertial sensing for gait phase detection. Med Eng Phys 32:287–297, 2010.
148. Barker, S, et al: Accuracy, reliability, and validity of a spatiotemporal gait analysis system. Med Eng Phys 28:460, 2006.
149. Stokic, DS, et al: Agreement between temporospatial gait parameters of an electronic walkway and a motion capture system in healthy and chronic stroke populations. Am J Phys Med Rehabil 88:437–444, 2009.
150. McDonough, AL, et al: The validity and reliability of the GAITRite system's measurements: A preliminary evaluation. Arch Phys Med Rehabil 82:419–425, 2001.
151. van Uden, C, and Besser, M: Test-retest reliability of temporal and spatial gait characteristics measured with an instrumented walkway system (GAITRite®). BMC Musculoskelet Disord 5:13, 2004.
152. Menz, HB, et al: Reliability of the GAITRite® walkway system for the quantification of temporo-spatial parameters of gait in young and older people. Gait Posture 20:20–25, 2004.
153. Bilney, B, et al: Concurrent related validity of the GAITRite® walkway system for quantification of the spatial and temporal parameters of gait. Gait Posture 17:68–74, 2003.
154. Titianova, EB, et al: Gait characteristics and functional ambulation profile in patients with chronic unilateral stroke. Am J Phys Med Rehabil 82:778, 2003.
155. Bowen, A, et al: Dual-task effects of talking while walking on velocity and balance following a stroke. Age Ageing 30:319–323, 2001.
156. Rosano, C, et al: Gait measures indicate underlying focal gray matter atrophy in the brain of older adults. J Gerontol A Biol Sci Med Sci 63A:1380, 2008.
157. Webster, KE, et al: Validity of the GAITRite walkway system for the measurement of averaged and individual step parameters of gait. Gait Posture 22:317–321, 2005.
158. Wolf, SL, and Binder-Macleod, SA: Use of the Krusen Limb Load Monitor to quantify temporal and loading measurements of gait. Phys Ther 62:976–984, 1982.
159. Powers, CM, et al: The influence of lower extremity muscle force on gait characteristics in individuals with below-knee amputations secondary to vascular disease. Phys Ther 76:369, 1996.
160. Burnfield, JM, et al: Similarity of joint kinematics and muscle demands between elliptical training and walking: Implications for practice. Phys Ther 90:289–305, 2010.
161. Morris, ME, et al: Changes in gait and fatigue from morning to afternoon in people with multiple sclerosis. J Neurol Neurosurg Psychiatry 72:361, 2002.
162. Powers, CM, et al: The effects of patellar taping on stride characteristics and joint motion in subjects with patellofemoral pain. J Sports Phys Ther 26:286–291, 1997.
163. O'Shea, S, et al: Dual task interference during gait in people with Parkinson disease: Effects of motor versus cognitive secondary tasks. Phys Ther 82:888–897, 2002.
164. Evans, MD, et al: Systematic and random error in repeated measurements of temporal and distance parameters of gait after stroke. Arch Phys Med Rehabil 78:725–729, 1997.
165. Maurer, BT, et al: Quantitative identification of ankle equinus with applications for treatment assessment. Gait Posture 3:19–28, 1995.
166. Teixeira-Salmela, LF, et al: Effects of muscle strengthening and physical conditioning training on temporal, kinematic and kinetic variables during gait in chronic stroke survivors. J Rehabil Med 33:53–60, 2001.
167. Schwartz, MH, et al: Comprehensive treatment of ambulatory children with cerebral palsy: An outcome assessment. J Pediatr Orthop 24:45–53, 2004.
168. Lam, T, et al: Stumbling corrective responses during treadmill-elicited stepping in human infants. J Physiol 553:319–331, 2003.
169. Woltring, HJ, and Marsolais, EB: Optoelectric (Selspot) gait measurement in two- and three-dimensional space, a preliminary report. Bull Prosthet Res 17:46–52, 1980.
170. Bell, A, et al: A comparison of the accuracy of several hip center location prediction models. J Biomech 23:617, 1990.
171. Gorton, GE, et al: Assessment of the kinematic variability among 12 motion analysis laboratories. Gait Posture 29:398–402, 2009.
172. Richards, JG: The measurement of human motion: A comparison of commercially available systems. Hum Mov Sci 18:589–602, 1999.
173. Cornwall, MW, and McPoil, TG: Motion of the calcaneus, navicular, and first metatarsal during the stance phase of walking. J Am Podiatr Med Assoc 92:67–76, 2002.
174. Fishco, WD, and Cornwall, MW: Gait analysis after talonavicular joint fusion: 2 case reports. J Foot Ankle Surg 43:241, 2004.
175. Burnfield, JM, and Powers, CM: Influence of age and gender of utilized coefficient of friction during walking at different speeds. In Marpet, MI, and Sapienza, MA (eds): Metrology of Pedestrian Locomotion and Slip Resistance, ASTM STP 1424. ASTM International, West Conshohocken, PA, 2003, pp 3–16.
176. Burnfield, JM, et al: Comparison of utilized coefficient of friction during different walking tasks in persons with and without a disability. Gait Posture 22:82–88, 2005.
177. Cook, TM, et al: Effects of restricted knee flexion and walking speed on the vertical ground reaction force during gait. J Orthop Sports Phys Ther 25:236, 1997.
178. Hesse, S, et al: Treadmill training with partial body weight support: Influence of body weight release on the gait of hemiparetic patients. J Neurol Rehabil 11:15–20, 1997.
179. Kerrigan, DC, et al: Compensatory advantages of toe walking. Arch Phys Med Rehabil 81:38–44, 2000.
180. Neptune, RR, et al: The neuromuscular demands of toe walking: A forward dynamics simulation analysis. J Biomech 40:1293, 2007.
181. Sasaki, K, et al: Muscle contributions to body support and propulsion in toe walking. Gait Posture 27:440, 2008.
182. Randolph, AL, et al: Reliability of measurements of pressures applied on the foot during walking by a computerized insole sensor system. Arch Phys Med Rehabil 81:573, 2000.
183. Mueller, MJ, et al: Therapeutic footwear can reduce plantar pressure in patients with diabetes and transmetatarsal amputation. Diabetes Care 20:637, 1997.
184. Mueller, MJ, et al: Incidence of skin breakdown and higher amputation after transmetatarsal amputation: Implications for rehabilitation. Arch Phys Med Rehabil 76:50, 1995.
185. Armstrong, DG, et al: Peak foot pressures influence the healing time of diabetic foot ulcers treated with total contact casts. J Rehabil Res Dev 35:1–5, 1998.
186. Burnfield, JM, et al: The influence of walking speed and footwear on plantar pressures in older adults. Clin Biomech 19:78–84, 2004.
187. Mohamed, OS, et al: Effect of terrain on foot pressure during walking. Foot Ankle Int 26:859–869, 2005.
188. Burnfield, JM, et al: Variations in plantar pressure variables across five cardiovascular exercises. Med Sci Sports Exerc 39:2012, 2007.
189. Semple, R, et al: Regionalised centre of pressure analysis in patients with rheumatoid arthritis. Clin Biomech 22:127, 2007.
190. Burnfield, JM, et al: The influence of lower extremity joint torque on gait characteristics in elderly men. Arch Phys Med Rehabil 81:1153, 2000.
191. Brinkmann, JR, and Perry, J: Rate and range of knee motion during ambulation in healthy and arthritic subjects. Phys Ther 65:1055, 1985.
192. Winter, DA, et al: Biomechanical walking pattern changes in the fit and healthy elderly. Phys Ther 70:340, 1990.
193. Himann, JE, et al: Age-related changes in speed of walking. Med Sci Sports Exerc 20:161, 1988.
194. Hageman, PA, and Blanke, DJ: Comparison of gait of young women and elderly women. Phys Ther 66:1382, 1986.
195. Cho, SH, et al: Gender differences in three dimensional gait analysis data from 98 healthy Korean adults. Clin Biomech 19:145–152, 2004.
196. Sutherland, D, et al: Clinical use of prediction regions for motion analysis. Dev Med Child Neurol 38:773, 1996.
197. Chester, VL, et al: Comparison of two normative paediatric gait databases. Dyn Med 6:8, 2007.

198. Romei, M, et al: Use of the Normalcy Index for the evaluation of gait pathology. Gait Posture 19:85–90, 2004.
199. Mulroy, S, et al: Use of cluster analysis for gait pattern classification of patients in the early and late recovery phases following stroke. Gait Posture 18:114–125, 2003.
200. Waters, RL, et al: Energy expenditure following hip and ankle arthrodesis. J Bone Joint Surg 70:1032, 1988.
201. Marsolais, EB, and Edwards, BG: Energy costs of walking and standing with functional neuromuscular stimulation and long leg braces. Arch Phys Med Rehabil 69:243, 1988.
202. Herbert, LM, et al: A comparison of oxygen consumption during walking between children with and without below-knee amputations. Phys Ther 74:943, 1994.
203. Davies, MJ, and Dalsky, GP: Economy of mobility in older adults. J Orthop Sports Phys Ther 26:69–72, 1997.
204. Torburn, L, et al: Energy expenditure during ambulation in dysvascular and traumatic below-knee amputees: A comparison of five prosthetic feet. J Rehabil Res Dev 32:111, 1995.
205. Ebbeling, CJ, et al: Lower extremity mechanics and energy cost of walking in high-heeled shoes. J Orth Sports Phys Ther 19:190, 1994.
206. Waters, RL, et al: Energy-speed relationship of walking: Standard tables. J Orthop Res 6:215, 1988.
207. Olgiati, R, et al: Increased energy cost of walking in multiple sclerosis: Effect of spasticity, ataxia, and weakness. Arch Phys Med Rehabil 69:846, 1988.
208. Olney, SJ, et al: Mechanical energy of walking of stroke patients. Arch Phys Med Rehabil 67:92, 1986.
209. McGibbon, CA, et al: Mechanical energy analysis identifies compensatory strategies in disabled elders' gait. J Biomech 34:481–490, 2001.
210. Findley, TW, and Agre, JC: Ambulation in the adolescent with spina bifida. II. Oxygen cost of mobility. Arch Phys Med Rehabil 69:855, 1988.
211. MacGregor, J: The objective measurement of physical performance with Long-Term Ambulatory Physiological Surveillance Equipment (LAPSE). Proc 3rd Int Symp on Ambulatory Monitoring, London, 1979, pp 29–39.
212. Graham, RC, et al: The reliability and validity of the Physiological Cost Index in healthy subjects while walking on 2 different tracks. Arch Phys Med Rehabil 86:2041, 2005.
213. Boyd, R, et al: High- or low-technology measurements of energy expenditure in clinical gait analysis? Dev Med Child Neurol 41:676, 1999.
214. Hood, VL, et al: A new method of using heart rate to represent energy expenditure: The Total Heart Beat Index. Arch Phys Med Rehabil 83:1266, 2002.
215. Ijzerman, MJ, et al: Validity and reproducibility of crutch force and heart rate measurements to assess energy expenditure of paraplegic gait. Arch Phys Med Rehabil 80:10 17, 1999.
216. Winchester, P, et al: A comparison of paraplegic gait performance using two types of reciprocating gait orthoses. Prosthet Orthot Int 17:101, 1993.
217. Harvey, LA, et al: Energy expenditure during gait using the walkabout and isocentric reciprocal gait orthoses in persons with paraplegia. Arch Phys Med Rehabil 79:945–949, 1998.
218. Steven, MM, et al: The physiological cost of gait (PCG): A new technique for evaluating nonsteroidal anti-inflammatory drugs in rheumatoid arthritis. Br J Rheumatol 22:141 1983.
219. Olney, SJ, et al: A randomized controlled trial of supervised versus unsupervised exercise programs for ambulatory stroke survivors. Stroke 37:476–481, 2006.
220. Stein, RB, et al: A multicenter trial of a footdrop stimulator controlled by a tilt sensor. Neurorehabil Neural Repair 20:371, 2006.
221. Sabut, SK, et al: Effect of functional electrical stimulation on the effort and walking speed, surface electromyography activity, and metabolic responses in stroke subjects. J Electromyogr Kinesiol 20:1170, 2010.
222. Chin, T, et al: The efficacy of Physiological Cost Index (PCI) measurement of a subject walking with an Intelligent Prosthesis. Prosthet Orthot Int 23:45, 1999.
223. Ijzerman, M, et al: Validity and reproducibility of crutch force and heart rate measurements to assess energy expenditure of paraplegic gait. Arch Phys Med Rehabil 80:1017, 1999.
224. Bowen, TR, et al: Variability of energy-consumption measures in children with cerebral palsy. J Pediatr Orthop 18:738, 1998.
225. Danielsson, A, et al: Measurement of energy cost by the Physiological Cost Index in walking after stroke. Arch Phys Med Rehabil 88:1298–1303, 2007.
226. Naver, HK, et al: Reduced heart rate variability after right-sided stroke. Stroke 27:247–251, 1996.
227. Colivicchi, F, et al: Cardiac autonomic derangement and arrhythmias in right-sided stroke with insular involvement. Stroke 35:2094, 2004.
228. Korpelainen, JT, et al: Dynamic behavior of heart rate in ischemic stroke. Stroke 30:1008, 1999.
229. Lakusic, N, et al: Gradual recovery of impaired cardiac autonomic balance within first six months after ischemic cerebral stroke. Acta Neurol Belg 105:39–42, 2005.
230. Gordon, N, et al: Physical activity and exercise recommendations for stroke survivors. An American Heart Association scientific statement from the Council on Clinical Cardiology, Subcommittee on Exercise, Cardiac Rehabilitation, and Prevention; the Council on Cardiovascular Nursing; the Council on Nutrition, Physical Activity, and Metabolism; and the Stroke Council. Circulation 109:2031, 2004.
231. Kanade, R, et al: Walking performance in people with diabetic neuropathy: Benefits and threats. Diabetologia 49:1747, 2006.
232. Kim, MO, et al: The assessment of walking capacity using the Walking Index for Spinal Cord Injury: Self-selected versus maximal levels. Arch Phys Med Rehabil 88:762–767, 2007.
233. Lotan, M, et al: Improving physical fitness of individuals with intellectual and developmental disability through a Virtual Reality Intervention Program. Res Dev Disabil 30:229–339, 2009.

LEITURAS COMPLEMENTARES

Brach, JS, et al: Diabetes mellitus and gait dysfunction and possible explanatory factors. Phys Ther 88:1365–1374, 2008.

Hergenroeder, AL, et al: Association of body mass index with self-report and performance-based measures of balance and mobility. Phys Ther 91:1223–1234, 2011.

Winter, DA: Biomechanics of Human Movement. John Wiley & Sons, New York, 1979.

Apêndice 7.A
Formulário de registro para a análise observacional da marcha

Nome do paciente _____ Idade _____ Gênero _____ Altura _____ Peso ____
Diagnóstico _____
Calçados _____ Dispositivos de assistência _____
Data _____ Fisioterapeuta _____

Instruções: coloque uma marca (√) no espaço em frente ao desvio, caso ele seja observado.

Segmento do corpo/Plano observado	Desvio	Apoio								Balanço								Causa(s) possível(is)	Análise
		CI		RC		AM		AT		PB		BI		BM		BT			
Tornozelo e pé	Nenhum	D	E	D	E	D	E	D	E	D	E	D	E	D	E	D	E		
Observações no plano sagital	Pé chato																		
	Queda ruidosa do pé																		
	Retirada do calcanhar																		
	Ausência de retirada do calcanhar																		
	Flexão plantar excessiva																		
	Dorsiflexão excessiva																		
	Arrastamento dos dedos																		
	Dedos em garra																		
	Salto contralateral																		
Observações no plano frontal	Varo																		
	Valgo																		
	Joelho																		
	Nenhum																		
Observações no plano sagital	Flexão excessiva																		
	Flexão limitada																		
	Sem flexão																		
	Hiperextensão																		
	Genu recurvatum																		
	Extensão diminuída																		

Segmento do corpo/Plano observado	Desvio	Apoio								Balanço								Causa(s) possível(is)	Análise
		CI		RC		AM		AT		PB		BI		BM		BT			
		D	E	D	E	D	E	D	E	D	E	D	E	D	E	D	E		
Observações no plano frontal	Varo																		
	Valgo																		
Quadril	Nenhum																		
Observações no plano sagital	Flexão excessiva																		
	Flexão limitada																		
	Sem flexão																		
	Extensão diminuída																		
Observações no plano frontal	Abdução																		
	Adução																		
	Rotação lateral																		
	Rotação medial																		
	Circundução																		
	Elevação																		
Pelve	Nenhum																		
Observações no plano sagital	Inclinação anterior																		
	Inclinação posterior																		
	Aumento na rotação para trás																		
	Aumento na rotação para a frente																		
	Rotação para trás limitada																		
	Rotação para a frente limitada																		
	Queda no lado contralateral																		
Tronco	Nenhum																		
Observações no plano frontal	Rotação para trás																		
	Inclinação lateral																		
	Rotação para a frente																		
	Inclinação para trás																		
	Inclinação para a frente																		

Legenda: AM = apoio médio; AT = apoio terminal; BI = balanço inicial; BM = balanço médio; BT = balanço terminal. CI = contato inicial; PB = pré-balanço; RC = resposta à carga.

Apêndice 7.B
Formulário de análise da marcha
Medidas temporais e espaciais

Nome do paciente _____ Idade _____ Gênero _____ Altura _____ Peso _____
Diagnóstico _____
Auxiliares à deambulação: Sim _____ Não _____
Tipo: Muleta(s) _____ Bengala(s): D _____ Andador: _____
E _____
Outro: _____

Instruções: a distância percorrida, tempo decorrido e velocidade de marcha podem ser calculados para um único episódio de caminhada ou analisando a média em vários episódios de caminhada se a resistência do paciente permitir. O fisioterapeuta deve fornecer um valor médio (calculado por meio de passadas/passos múltiplos completos) para o comprimento do passo e passada, largura da base de deambulação e ângulos do pé.

Data	
Iniciais do fisioterapeuta	
Distância percorrida (distância do primeiro ao último contato do calcanhar)	
Tempo decorrido (tempo do primeiro ao último contato do calcanhar)	
Velocidade de caminhada (distância percorrida dividida pelo tempo decorrido)	
Comprimento da passada esquerda (distância entre dois contatos do calcanhar esquerdo consecutivos)	
Comprimento da passada direita (distância entre dois contatos do calcanhar direito consecutivos)	
Comprimento do passo esquerdo (distância entre um contato do calcanhar direito e o próximo contato do calcanhar esquerdo consecutivo)	
Comprimento do passo direito (distância entre um contato do calcanhar esquerdo e o próximo contato do calcanhar direito consecutivo)	
Diferença no comprimento do passo (diferença entre o comprimento dos passos direito e esquerdo)	
Cadência (número total de passos dados dividido pelo tempo decorrido)	
Largura da base de deambulação (distância perpendicular entre o calcanhar direito e esquerdo)	
Ângulo do pé esquerdo (ângulo formado entre uma linha que atravessa o pé esquerdo e a linha de progressão)	
Ângulo do pé direito (ângulo formado entre uma linha que atravessa o pé direito e a linha de progressão)	
Comprimento da passada direita em relação ao comprimento do membro inferior direito (comprimento da passada direita dividido pelo comprimento do membro inferior direito)	
Comprimento da passada esquerda em relação ao comprimento do membro inferior esquerdo (comprimento da passada esquerda dividido pelo comprimento do membro inferior esquerdo)	

Apêndice 7.C
Informações de contato de fabricantes de *hardwares* e *softwares* de análise da marcha

Fabricante	Endereço	Produto(s) de análise da marcha	Site
Advanced Medical Technology, Inc. (AMTI)	176 Waltham Street Watertown, MA 02472	Plataformas e sensores de força	www.amtiweb.com
Ariel Performance Analysis System	Ariel Dynamics 6 Alicante St. Trabuco Canyon, CA 92679	Hardware e software de análise da marcha e movimento	www.arielnet.com
Ascension Technology Corporation	P.O. Box 527 Burlington, VT 05402	Hardware e software de análise de movimento Flock of Birds	www.ascension-tech.com
B and L Engineering	1901 Carnegie Ave. Suite Q Santa Ana, CA 92705	Hardware e software do Stride Analyzer e EMG	www.bleng.com
Bioengineering Technology Systems (BTS)	viale Forlanini 40 20024 Garbagnate Milanese MI Italy	Sistemas integrados de marcha	www.btsbioengineering.com/
Biometrics Ltd.	PO Box 340 Ladysmith, VA 22501	Eletrogoniômetros	www.biometricsltd.com/gonio.htm
Charnwood Dynamics Ltd.	Fowke Street Rothley, Leicestershire LE7 7PJ United Kingdom	Hardware e software de análise de movimento Coda	www.codamotion.com
C-Motion, Inc.	20030 Century Blvd Suite 104A Germantown, MD 20874	Software Visual 3D para analisar dados biomecânicos	www.c-motion.com/index.php
CYMA Corporation	6405 218th St. S.W. Suite 100 Mountlake Terrace, WA 98043-2180	StepWatch Activity Monitor 3™	www.orthocareinnovations.com/pages/stepwatch_tradefaq
Dartfish	6505 Shiloh Rd. Suite 110-B Alpharetta, GA 30005	Software de análise de movimento	www.dartfish.com/en/index.htm
GaitMat II™	EQ, Inc. P.O. Box 16 Chalfont, PA 18914-0016	Tapete de marcha instrumentado	www.gaitmat.com
GAITRite®	CIR Systems, Inc. 60 Garlor Drive Havertown, PA 19083	Tapete de marcha instrumentado	www.gaitrite.com
Kistler Instrument Corporation	75 John Glenn Dr. Amherst, NY 14228-2171	GaitWay Treadmill®, plataformas de força, acelerômetros	www.kistler.com
Motion Analysis Corporation	3617 Westwind Blvd Santa Rosa, CA 95403	Hardware e software de análise da marcha e movimento	www.motionanalysis.com

Fabricante	Endereço	Produto(s) de análise da marcha	Site
Northern Digital Inc.	103 Randall Drive Waterloo, Ontario Canada N2V 1C5	Optotrak and 3D Investigator Motion Capture Systems	www.ndigital.com
Novel Electronics, Inc.	964 Grand Ave. St. Paul, MN 55105	*Hardware* e software de mapeamento de pressão emed®, pedar® e pliance®	www.novel.de
PhoeniX Technologies Inc.	4302 Norfolk St. Burnaby, BC Canada V5G 4J9	Hardware e software de análise de movimento	www.ptiphoenix.com/index.php
Polhemus	40 Hercules Drive P.O. Box 560 Colchester, VT 05446	Hardware e software de análise de movimento	www.polhemus.com
Qualisys AB	Packhusgatan 6 S-411 13 Gothenburg, Sweden	Hardware e software de análise de marcha e movimento	www.qualisys.com
Tekscan, Inc.	307 W. First St. South Boston, MA 02127	Hardware e software de mapeamento da pressão e força F-Scan®, MatScan® e Walkway™	www.tekscan.com
Vicon Motion Analysis System	Vicon Colorado 7388 S. Revere Parkway Suite 901 Centennial, CO 80112	Hardware e software de análise de marcha e movimento	www.vicon.com
Windows Media Player®	Microsoft Corporation Redmond, WA 98052	Tocador de vídeo para a visualização de gravações de vídeos de marcha	www.windows.microsoft.com
Xsens North America Inc.	2684 Lacy Street Suite 205 Los Angeles, CA 90031	Hardware e software de rastreamento de movimento	www.xsens.com

Apêndice 7.D
Dados de saída tabelados do sistema Stride Analyzer

NOME DO SEU DEPARTAMENTO
NOME DA SUA INSTITUIÇÃO
RELATÓRIO DO STRIDE ANALYZER – MARCHA

Nome:	John Smith	Série:	js01
Número de identificação:	1234	Passadas:	4
Data:	13/05/93	Distância (m):	6,00
Idade:	29	Condições de teste:	
Sexo:	M	marcha	
Diagnóstico:	entorse de tornozelo direito		

Características da passada	Atual		% Normal	
Velocidade (m/min):	60,3		74,0	
Cadência (passos/min):	100,4		92,7	
Comprimento da passada (m):	1.201		79,8	
Ciclo de marcha (seg):	1,20		106,8	
Apoio unipodal	-D-		-E-	
(seg):	0,429		0,418	
(% normal):	86,4		84,2	
(% CM):	35,9		35,0	
Balanço (% CM):	33,5		34,5	
Apoio (% CM):	66,5		65,5	
Duplo apoio				
Inicial (% CM):	15,2		15,4	
Terminal (% CM):	15,4		15,2	
Total (% CM):	30,6		30,6	

Pé esquerdo (apoio = 65,5% CM)		
Calcanhar	–	Contato normal em 0,0% CM (0,0% apoio)
		Interrupção atrasada em 50,6% CM (77,2% apoio)
5° metatarsal	–	Contato prematuro em 3,8% CM (5,7% apoio)
		Interrupção atrasada em 63,3% CM (96,6% apoio)
1° metatarsal	–	Contato normal em 22,4% CM (34,2% apoio)
		Interrupção atrasada em 63,9% CM (97,5% apoio)
Dedos	–	Contato normal em 33,7% CM (51,4% apoio)
		Interrupção atrasada em 65,5% CM (100,0% apoio)
Pé direito (apoio = 66,5% CM)		
	–	Contato normal em 0,0% CM (0,0% apoio)
Calcanhar		Interrupção atrasada em 50,8% CM (76,4% apoio)
	–	Contato prematuro em 4,0% CM (6,0% apoio)
5° metatarsal		Interrupção atrasada em 64,8% CM (97,5% apoio)
	–	Contato normal em 19,6% CM (29,4% apoio)
1° Metatarsal		Interrupção atrasada em 63,8% CM (96,0% apoio)
	–	Contato normal em 38,1% CM (57,3% apoio)
Dedos		Interrupção atrasada em 65,2% CM (98,1% apoio)

De Craik e Otis,[50,p.133] com permissão.

CAPÍTULO

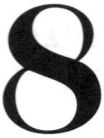

Exame da função

David A. Scalzitti, PT, PhD, OCS

SUMÁRIO

Quadro conceitual 341
Exame da função 346
  Finalidade do exame da função 346
  Considerações gerais 346
  Perspectivas de teste 346
  Tipos de instrumentos 347
  Parâmetros e formatos dos instrumentos 348
  Formatos de resposta 350
Interpretação dos resultados dos testes 351
  Determinação da qualidade dos instrumentos 352
  Considerações na escolha de instrumentos 355

Medidas de função unidimensional *versus* multidimensional 356
Instrumentos de amostra para avaliar a função 357
  Índice de Barthel 357
  Medida de Independência Funcional 358
  Manual de desfecho e conjunto de informações de avaliação (OASIS) 360
  SF-36 364
Resumo 368

OBJETIVOS DE APRENDIZAGEM

1. Discutir os conceitos de *status* de saúde, função, atividade, participação, incapacidade, deficiência, limitações nas atividades e restrições na participação.
2. Definir *função* e discutir as finalidades e os componentes do exame da função.
3. Selecionar as atividades e funções apropriadas as características e condição específicas de um indivíduo para guiar o exame da função.
4. Comparar e contrastar as características dos vários testes formais da função, incluindo os testes de função física e os instrumentos de avaliação funcional multidimensional.
5. Identificar os fatores a serem considerados na seleção de instrumentos formais para o teste da função.
6. Comparar e contrastar os vários métodos de pontuação utilizados nos instrumentos para medir a função.
7. Discutir as questões de confiabilidade, validade e mudanças significativas no que se referem à mensuração da função.
8. Usando o exemplo de estudo de caso, aplicar as habilidades de tomada de decisão clínica na avaliação dos dados do exame da função.

O profissional de reabilitação precisa considerar as finalidades de obter uma medida para decidir qual medida da função usar. Por exemplo, a medida será usada para descrever uma limitação na atividade específica ou para descrever o nível geral de função de um indivíduo? A medida será utilizada para avaliar os desfechos de um episódio de cuidados, determinar o destino no momento da alta, obter reembolso, atender às exigências regulatórias ou uma combinação de todos esses requisitos? A função pode incorporar o desempenho no nível dos sistemas corporais, da pessoa e da sociedade, ou uma combinação destes, e o profissional de reabilitação deve estar ciente da capacidade da medida de capturar as informações apropriadas.

O objetivo final de qualquer programa de reabilitação é devolver o indivíduo a um estilo de vida que seja tão próximo quanto possível do nível pré-mórbido de função ou, alternativamente, maximizar o potencial atual de função e mantê-lo. Para uma pessoa saudável com um braço fraturado, isso pode ser um processo razoavelmente simples: melhorar a amplitude de movimento, a força e as deficiências na função corporal irá restabelecer as habilidades no desempenho de atividades, como vestir-se e alimentar-se. No entanto, ao considerar uma pessoa com um acidente vascular cerebral como exemplo, a tarefa é muito mais complexa porque os problemas são muito mais extensos, complicados e entrelaçados. Os dois casos, no entanto, são muito semelhantes. Em ambos, o fisioterapeuta começa pela descrição do problema em termos funcionais obtidos a partir do histórico, realizando uma revisão dos sistemas e a análise detalhada com a utilização de testes e medidas específicos, avaliando os dados, estabelecendo um diagnóstico e prognóstico, implementando intervenções para reduzir ou eliminar problemas identificados, e documentando o progresso em direção ao desfecho funcional desejado.[1]

Todo indivíduo valoriza a capacidade de viver de modo independente. O constructo da função engloba todas essas tarefas, atividades e papéis que identificam uma pessoa como um adulto independente ou como uma criança que progride em direção à independência adulta. Essas atividades exigem a integração de habilidades cognitivas e afetivas às habilidades motoras. A atividade funcional é um conceito que se refere ao paciente e é dependente do que o indivíduo propriamente dito identifica como essencial para apoiar o bem-estar físico e psicológico, bem como para criar um senso pessoal de vida significativa. No entanto, a função não é totalmente individualista; há certas categorias de atividade que são comuns a todos. A alimentação, o sono, a eliminação e a higiene são os principais componentes da sobrevivência e proteção comuns a todos os animais. Os avanços evolutivos da locomoção bípede e atividades manuais complexas são específicos dos seres humanos e possibilitam a independência no ambiente pessoal. O trabalho e o lazer são atividades funcionais em um contexto social.

Este capítulo apresenta uma estrutura conceitual para examinar o *status* funcional com base na Classificação Internacional de Funcionalidade, Incapacidade e Saúde (CIF) e introduz o leitor à terminologia utilizada na área (ver também Cap. 1). O capítulo apresenta uma visão geral das finalidades do exame da função e a extensão e rigor dos instrumentos formais de teste atualmente disponíveis para os profissionais de saúde e pesquisadores. Também são apresentadas considerações em relação à seleção dos testes e princípios de administração.

Quadro conceitual

As pessoas com doenças crônicas e incapazes representam um grande segmento da população nos Estados Unidos. Em 2008, considerou-se que aproximadamente 37 milhões de norte-americanos (12%) tinham uma deficiência (limitação em suas atividades habituais em decorrência de uma ou mais condições crônicas de saúde).[2] Tradicionalmente, esses indivíduos têm sido categorizados ou classificados de acordo com suas doenças ou condições de saúde. Procedimentos médicos, como exames físicos e exames laboratoriais, são as principais ferramentas para delinear os problemas produzidos pela doença. O foco rígido em um modelo biomédico, com ênfase nas características da *doença* (etiologia, patologia e manifestações clínicas) pode contribuir para reduzir os pacientes à *rotulagem médica* desses indivíduos; por exemplo, referir-se às pessoas como amputadas, paraplégicas ou artríticas e não como indivíduos com essas condições. Esse modelo praticamente ignora as dimensões psicológicas, sociais e comportamentais igualmente importantes da **enfermidade**, que acompanha a doença. Enfermidade se refere aos comportamentos pessoais que surgem quando a realidade de ter uma doença é internalizada e experimentada pelo indivíduo. Os fatores relacionados com a enfermidade muitas vezes desempenham um papel fundamental na determinação do sucesso ou fracasso dos esforços de reabilitação, bem além da natureza da condição médica que levou ao encaminhamento de um paciente à fisioterapia. Ao ajudar o indivíduo com uma doença, o fisioterapeuta passa a compreender também a enfermidade da pessoa.

É necessária uma estrutura conceitual ampla para compreender plenamente o conceito de saúde e sua relação com a função e a incapacidade. Termos como *bem-estar, qualidade de vida relacionada com a saúde e status funcional* muitas vezes são utilizados para descrever o *status* de saúde. A definição mais global de **saúde** foi fornecida pela Organização Mundial da Saúde (OMS), que a definiu como "um estado de completo desenvolvimento físico, mental e bem-estar social, e não apenas a ausência de doenças e enfermidades".[3,p.459] Embora tais definições globais sejam úteis como declarações filosóficas, falta-lhes a precisão necessária para um profissional de saúde ou pesquisador.

A fim de descrever os componentes da saúde e fornecer uma linguagem e uma estrutura unificadas e padronizadas para a descrição da saúde e dos estados relacionados com a saúde, desenvolveu-se a *Classificação Internacional de Funcionalidade, Incapacidade e Saúde (CIF)*.[4] A CIF foi aprovada pela World Health Assembly em 22 de maio de 2001 para uso internacional e complementa outras classificações da OMS, como a *Classificação*

Internacional de Doenças, 10ª revisão (CID-10).[5] Considerando que a CID-10 é uma classificação de doenças, distúrbios e outras condições de saúde, a CIF tenta fornecer uma descrição significativa dos componentes da saúde e sua relação com uma pessoa e sua condição de saúde. Desde o seu desenvolvimento, a utilização da CIF foi endossada pela comunidade fisioterapêutica, incluindo a World Confederation of Physical Therapy (WCPT) e a American Physical Therapy Association (APTA), e gradualmente está substituindo outras estruturas.[6] A Tabela 8.1 apresenta uma visão geral de algumas dessas outras estruturas, incluindo a antecessora da CIF, a International Classification of Impairments, Disability and Handicaps (ICIDH)[7] da OMS e o modelo Nagi,[8] em que é baseado o processo de invalidez do *Guide to Physical Therapist Practice* da APTA.[1]

A **função** na CIF é um termo genérico que engloba todas as **funções e estruturas do corpo, atividades** e **participação**; **incapacidade**, por sua vez, é um termo que engloba **deficiências** nas funções e estruturas do corpo, **limitações nas atividades** e **restrições na participação**. Tanto a função como a incapacidade são representadas na CIF, em contraste com as estruturas anteriores, para fornecer uma descrição de um *continuum* dos componentes da saúde que vão de aspectos positivos a itens que um indivíduo não é capaz de realizar ou realiza de modo limitado ou com assistência.

A estrutura da CIF consiste em duas partes. A primeira parte descreve componentes da função e incapacidade no contexto da saúde, enquanto a segunda parte descreve fatores contextuais que podem interagir com os componentes da primeira parte (Fig. 8.1). Esses componentes da CIF não modelam um processo de incapacidade, como em estruturas anteriores; pelo contrário, a CIF fornece uma abordagem para a classificação da função e da incapacidade a partir de várias perspectivas. A relação entre os componentes e partes da CIF não implica causalidade. Utilizam-se setas bidirecionais na Figura 8.1 para representar uma relação complexa. Por exemplo, uma condição de saúde como a angina pode influenciar aspectos da mobilidade como a marcha, enquanto, ao mesmo tempo, aumentar a mobilidade do indivíduo pela realização de um programa regular de caminhada pode influenciar o manejo da condição de saúde. Além disso, uma limitação em um componente da estrutura não implica limitações em outros componentes.

As funções do corpo são definidas pela CIF como as funções fisiológicas dos sistemas corporais, e as estruturas do corpo são as partes do corpo, como órgãos, membros e seus componentes. *Deficiência* é o termo utilizado para se referir a problemas na função ou estrutura do corpo. Embora sejam utilizadas duas seções separadas para classificar as funções e estruturas corporais na CIF, as classificações são concebidas para serem utilizadas em conjunto. Por exemplo, o capítulo intitulado "Funções neuromusculares e relacionadas com o movimento" na classificação das funções do corpo se correlaciona com o capítulo intitulado "Estruturas relacionadas com o movimento" na classificação das estruturas do corpo. Assim, para uma pessoa com artrite reumatoide, o profissional de saúde pode utilizar aspectos da classificação das funções corporais para descrever a amplitude de movimento das articulações interfalângicas e o desempenho dos músculos intrínsecos da mão e a classificação das estruturas corporais para descrever a

Tabela 8.1 Terminologia utilizada nas estruturas antigas de incapacidade

ICIDH[7]	Nagi[8]
Doença A patologia ou distúrbio intrínseco	**Doença ativa** Interrupção ou interferência nos processos normais, e os esforços do organismo para recuperar o estado normal
Deficiências Qualquer perda ou anormalidade na estrutura ou função psicológica, fisiológica ou anatômica	**Deficiências** Anormalidades ou perda anatômica, fisiológica, mental ou emocional
Incapacidade Qualquer restrição ou falta (resultante de uma deficiência) de capacidade de realizar uma atividade de uma maneira ou dentro da variação considerada normal para um ser humano	**Limitações funcionais** Limitação no desempenho ao nível de todo o organismo ou pessoa
Desvantagem Uma desvantagem de um determinado indivíduo, resultante de uma deficiência ou incapacidade, que limita ou impede o desempenho de um papel que é normal (dependendo da idade, sexo e fatores sociais e culturais) para aquele indivíduo	**Incapacidade** Limitação no desempenho das funções e tarefas definidas socialmente dentro de um ambiente sociocultural e físico

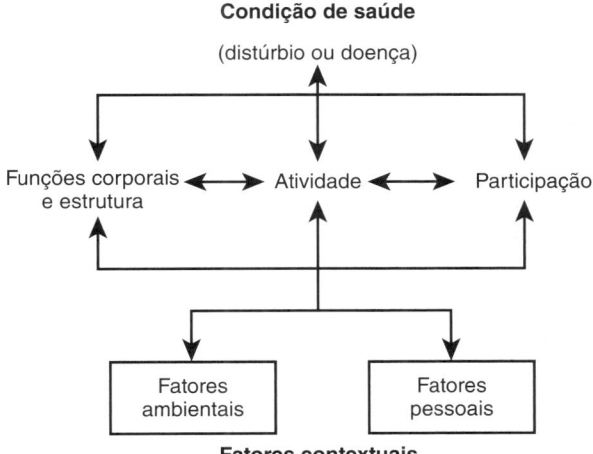

Figura 8.1 Representação esquemática da CIF. (De World Health Organization: ICF: International Classification of Functioning, Disability, and Health. World Health Organization, Geneva, Switzerland, 2002, p.18, com permissão.)

integridade das articulações da mão. Os títulos dos capítulos na classificação CIF das funções e estruturas corporais estão descritos na Tabela 8.2.

A CIF define a atividade como a execução de uma tarefa ou ação por um indivíduo, e a participação como o envolvimento em uma situação de vida. Os termos usados para descrever problemas nesses domínios são *limitações nas atividades* e *restrições na participação*. Por meio das definições de atividade e participação tenta-se diferenciar o que uma pessoa pode fazer por causa das características do indivíduo e da sociedade. Na CIF, no entanto, uma lista única abrange tanto a atividade quanto a participação. Em contraste, um rascunho da CIF, a ICIDH-2, utilizou listas separadas para distinguir a atividade da participação.[9] Em vez de listas separadas, a CIF possibilita que os usuários diferenciem operacionalmente atividades e participação. As possibilidades sugeridas na CIF incluem (a) designar alguns domínios como atividades e outros como participação sem sobreposição, (b) designar alguns domínios como atividades e outros como participação, permitindo a sobreposição, (c) designar todos os domínios detalhados como atividades e as categorias amplas como participação e (d) utilizar todos os domínios tanto como atividades quanto como participação.[4,p.234-237] Até o momento, não existe nenhum padrão para a distinção da classificação de atividade e participação, e o fisioterapeuta deve estar ciente dos potenciais usos da classificação para a prática e a pesquisa.[10]

Os títulos para os nove capítulos na classificação CIF de atividades e participação, bem como exemplos de classificação dentro de um capítulo, são apresentados na Figura 8.2. Os capítulos são considerados o primeiro nível de classificação e podem ser utilizados para categorizar os aspectos positivos e negativos da função. O segundo nível de classificação inclui categorias de diferentes ações, tarefas e atividades. As subcategorias fornecem detalhes adicionais para as principais categorias. Por exemplo, mover-se é uma categoria dentro do domínio mobilidade da CIF, e engatinhar é uma subcategoria da categoria mover-se.

A segunda parte da CIF é rotulada como "fatores contextuais", que representam a base completa da vida de um indivíduo e representam também fatores que podem interagir como facilitadores ou barreiras para os componentes da função. Os fatores contextuais são considerados tanto como barreiras quanto como facilitadores da função a partir da perspectiva do indivíduo cuja situação está sendo descrita. Os fatores contextuais têm dois componentes: fatores ambientais, que são externos ao indivíduo e podem ter uma influência positiva ou negativa sobre o

Tabela 8.2 Classificação CIF das funções e estruturas corporais

Funções corporais	Estruturas corporais
Funções mentais	Estruturas do sistema nervoso
Funções sensoriais e dor	Olhos, orelhas e estruturas relacionadas
Funções de voz e fala	Estruturas envolvidas na voz e na fala
Funções dos sistemas cardiovascular, hematológico, imunológico e respiratório	Estruturas dos sistemas cardiovascular, imunológico e respiratório
Funções dos sistemas digestório, metabólico e endócrino	Estruturas relacionadas com os sistemas digestório, metabólico e endócrino
Funções dos aparelhos geniturinário e reprodutivo	Estruturas relacionadas com os sistemas geniturinário e reprodutivo
Funções neuromusculoesqueléticas e relacionadas com o movimento	Estruturas relacionadas com o movimento
Funções da pele e estruturas relacionadas	Pele e estruturas relacionadas

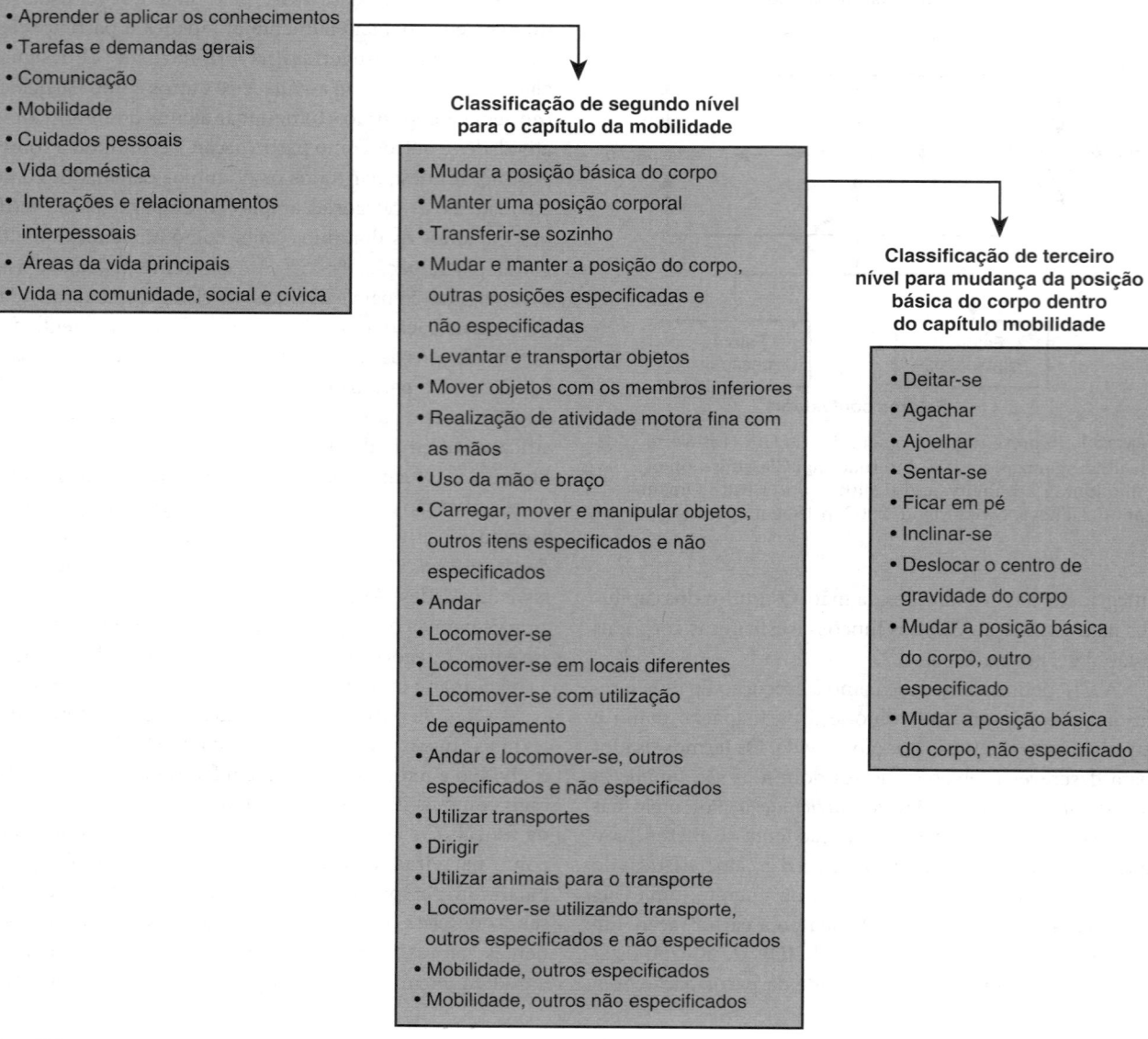

Figura 8.2 Classificação CIF das atividades e participação.

desempenho, e fatores pessoais, que são as características do indivíduo, como idade, gênero e raça, que não fazem parte de uma condição de saúde ou *status* de saúde. Em decorrência da natureza bidirecional da estrutura CIF, fatores contextuais também podem ser modificados pelos componentes da Parte 1. Os fatores ambientais são classificados pelo CIF; no entanto, uma classificação de fatores pessoais é notavelmente omitida (Tab. 8.3).

A CIF, e modelos como o processo de capacitação-incapacitação do Institute of Medicine (Fig. 8.3),[1] enfatizam a interação entre a pessoa e o ambiente como fundamental para a compreensão da funcionalidade e incapacidade. O fisioterapeuta pode ajudar a mudar atitudes sociais e restrições ambientais discriminatórias, como barreiras arquitetônicas que estigmatizam indivíduos e restringem a participação em todos os aspectos da sociedade. A modificação de fatores que constituem barreiras e a incorporação de fatores que são facilitadores é tão importante para a função quanto a melhoria das limitações na atividade.[11]

Além de fornecer uma estrutura para a classificação da função, a CIF fornece um esquema de classificação para a codificação que, embora ainda não tenha seu uso difundido pelos fisioterapeutas, pode ser particularmente intrigante em seu delineamento de ações, tarefas e atividades em uma hierarquia implícita de funcionamento. Dentro dessa hierarquia, as ações (p. ex., rolar, inclinar, sentar, ficar em pé, levantar e alcançar) são constituintes das tarefas e atividades (p. ex., tomar banho, vestir-se e higiene pessoal). Os testes e medidas de ações são particularmente relevantes para a prática do fisioterapeuta, já que capturam a

Tabela 8.3 Fatores ambientais na CIF

Classificação de primeiro nível	Exemplos
Produtos e tecnologia	Medicamentos, roupas, próteses, dispositivos de deambulação, scooters, aparelhos auditivos, rampas, recursos
Ambiente natural e alterações feitas pelo homem no meio ambiente	Geografia, clima, luz, qualidade do ar
Apoio e relacionamentos	Família imediata, família estendida, amigos, pessoas em posição de autoridade, assistentes pessoais, animais domésticos, profissionais de saúde
Atitudes	Atitudes individuais de membros da família imediata, atitudes individuais de profissionais da saúde, atitudes sociais
Serviços, sistemas e políticas	Habitação, transporte, leis, associações, saúde, educação, política

complexa integração dos sistemas que possibilitam que o indivíduo mantenha uma postura, passe para outras posturas ou sustente um movimento seguro e eficaz.

Embora os padrões típicos de déficits nas funções corporais e problemas nas atividades normalmente possam existir em determinadas categorias de doenças, a relação empírica exata entre um determinado conjunto de deficiências nas funções corporais e estrutura e limitações nas atividades ainda não é conhecida.[12] A relação de causa e efeito entre uma deficiência e uma limitação na atividade é mais frequentemente inferida na prática clínica a partir de evidências empíricas. Por exemplo, o fisioterapeuta pode presumir que a razão pela qual um paciente não é capaz de se transferir de modo independente está causalmente associada ao fato de que o indivíduo perdeu bastante amplitude de movimento de quadril (p. ex., contraturas em flexão de quadril), o que impede o equilíbrio em uma postura totalmente ereta. O retorno da atividade após a correção da deficiência na mobilidade articular é então considerado a evidência clínica de uma relação entre a deficiência e a limitação. Para que os dados sejam clinicamente úteis, a avaliação da função do paciente por um fisioterapeuta deve incluir todos os componentes apropriados.

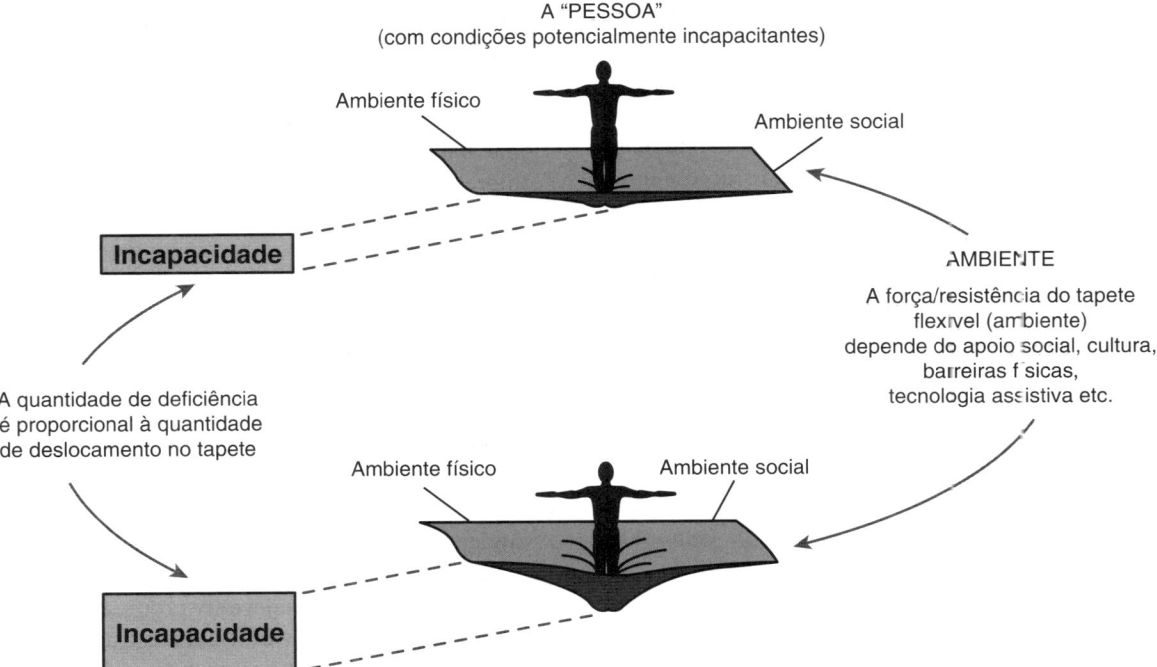

Figura 8.3 Modelo do Institute of Medicine do processo de capacitação-incapacitação. A incapacidade depende da interação entre a pessoa e o ambiente. A quantidade de deslocamento representa a quantidade de incapacidade que é experimentada pelo indivíduo. O deslocamento depende da força dos ambientes físico e social que suportam um indivíduo e a magnitude da condição potencialmente incapacitante. (De Brandt, EN, Jr, and Pope, AM (eds): Enabling America: Assessing the Role of Rehabilitation Science and Engineering. National Academy Press, Washington, DC, 1997, p.9, com permissão.)

Exame da função

Finalidade do exame da função

A análise da função centra-se na identificação de atividades pertinentes e mensuração da capacidade do indivíduo de se envolver com sucesso nelas. Em essência, os testes funcionais medem como uma pessoa desempenha determinadas tarefas ou cumpre determinadas funções nas diversas dimensões da vida descritas na estrutura da CIF. A aplicação de testes funcionais e medidas específicas produzem dados que podem ser usados como (1) informação de base para a definição de metas orientadas para a função e desfechos de intervenção; (2) indicadores das habilidades iniciais do paciente e progressão para níveis funcionais mais complexos; (3) critérios para as decisões de alocação do paciente, por exemplo, a necessidade de reabilitação em regime de internamento, cuidados prolongados ou serviços comunitários; (4) as manifestações do nível de segurança do indivíduo na realização de uma tarefa específica e o risco de lesões com o desempenho continuado; e (5) evidências da eficácia de uma intervenção específica (clínica, cirúrgica ou de reabilitação) na função.

Considerações gerais

O fisioterapeuta apresenta um corpo único de conhecimentos relacionados com a identificação, correção e prevenção da disfunção do movimento. Assim, esse profissional tradicionalmente está envolvido no exame da função física. Outros membros da equipe de reabilitação, incluindo o terapeuta ocupacional, o enfermeiro, o conselheiro de reabilitação e o terapeuta recreacional, também estão normalmente envolvidos na administração e interpretação dos testes funcionais. Alguns instrumentos formais foram projetados para ser aplicados coletivamente pela equipe de saúde. Outros testes são compilados em seções separadas pelos profissionais de saúde específicos e alojados em conjunto no prontuário do paciente. Em locais em que há uma equipe de saúde, o fisioterapeuta normalmente é responsável por testar aspectos da função relacionados com a mobilidade, em especial a mobilidade no leito, as transferências e a locomoção (mobilidade na cadeira de rodas, deambulação, transposição de escadas e degraus, caminhada por longas distâncias na comunidade, e assim por diante). Instrumentos para medir as atividades da vida diária (AVD) podem ser administrados por um fisioterapeuta isoladamente ou em cooperação com outros profissionais de saúde. Quando houver sobreposição entre os membros da equipe (por exemplo, para realizar transferências para o vaso sanitário), os dados podem ser coletados pelo fisioterapeuta, terapeuta ocupacional ou enfermeiro. Nesses casos, os testes devem ser coordenados para reduzir a duplicidade e o estresse desnecessário do paciente. Em configurações não institucionais ou onde não houver uma equipe de saúde, o fisioterapeuta muitas vezes é responsável por determinar todos os aspectos desses instrumentos.

Perspectivas de teste

Os testes de função podem utilizar duas perspectivas altamente divergentes sobre o que está sendo testado ou medido pelo fisioterapeuta. É de extrema importância que o fisioterapeuta determine previamente se são necessários dados para descrever o *nível habitual* da capacidade do paciente de desempenhar determinadas tarefas e atividades, ou identificar a *capacidade* do paciente de desempenhar determinadas tarefas e atividades se o paciente habitualmente atua a esse nível ou não, ou até mesmo se atua de algum modo. Essas perspectivas são incorporadas à CIF pelos constructos de desempenho e capacidade, e a CIF possibilita a codificação separada de ambos os constructos.

Esses pontos de vista divergentes afetam diretamente quais tipos de testes e medidas devem ser escolhidos e quais parâmetros de mensuração são adequados para produzir dados úteis para fazer julgamentos clínicos. Mais importante ainda é que o fisioterapeuta deve considerar as diferenças entre a capacidade para a função e a função habitual ao determinar o prognóstico para a reabilitação e estimar a probabilidade de sucesso de uma intervenção. Os pacientes aceitam as recomendações do fisioterapeuta a respeito das metas previstas de tratamento somente se houver a percepção da necessidade e motivação para funcionar habitualmente no mais alto nível de habilidade. Compreender a diferença entre o que uma pessoa de fato faz ou estaria disposta a fazer e o que essa pessoa potencialmente poderia fazer é um componente essencial para projetar metas realistas, alcançáveis e funcionais. Por exemplo, mesmo que uma pessoa possa ter a capacidade de subir escadas, pode não haver qualquer disposição para fazê-lo. Por fim, o fisioterapeuta deve obedecer à decisão intrínseca de cada paciente sobre quais tarefas e atividades serão incorporadas a uma rotina diária e o que é um nível significativo de função, independentemente da opinião profissional do fisioterapeuta.

Independentemente do instrumento particular usado, há várias considerações básicas a serem levadas em conta. A configuração escolhida deve ser propícia ao tipo de testes e deve ser livre de distrações. As instruções devem ser precisas e inequívocas. Os testes podem ser influenciados pela fadiga. Se o paciente tem um melhor desempenho na parte da manhã, mas fica cansado à tarde, uma determinação precisa da capacidade funcional deve considerar a variação no desempenho do paciente. O fisioterapeuta deve estar ciente em relação a pacientes cuja energia varia durante o dia, e interpretar os dados em conformidade. Em geral, as informações relacionadas com as funções e estrutura corporal, atividades e participação, bem como fatores pessoais e ambientais, devem ser produzidos durante o exame inicial (ou logo que possível) para que as informações possam ser consideradas em conjunto para desenvolver uma imagem da função do paciente. Novos testes devem ser realizados em intervalos regulares durante o tratamento para documentar o progresso e antes da alta do episódio de cuidados.

Tipos de instrumentos

Testes baseados no desempenho

Um teste baseado em desempenho envolve a **observação do paciente durante a realização de uma atividade**. De modo geral, o fisioterapeuta que escolhe um teste baseado no desempenho está à procura de uma indicação do que o paciente pode fazer sob um conjunto específico de circunstâncias, que podem ou não ser similares às do ambiente natural no qual o paciente vive. Se um teste baseado no desempenho é escolhido com a intenção de fazer inferências sobre como o paciente irá atuar em casa, as condições e a configuração devem ser o mais semelhante possível às do ambiente real em que o paciente geralmente realiza as tarefas e atividades. Uma abordagem baseada no desempenho pode ser usada tanto para descrever o nível atual de função do paciente quanto para identificar o nível máximo de função possível.

Durante a administração do teste, apresenta-se uma tarefa e o paciente é solicitado a realizá-la. Por exemplo, para examinar o nível atual de função na mobilidade em cadeira de rodas, o paciente receberia esta instrução: "Empurre a sua cadeira de rodas até a cadeira vermelha e pare". Para determinar o nível máximo de função do paciente nessa atividade, a instrução pode especificar um modo particular de desempenho: "Empurre a sua cadeira de rodas até aquela cadeira vermelha *tão rapidamente quanto possível* e então pare". Compreender a diferença entre esses dois comandos, mesmo que ambos envolvam o desempenho baseado na observação da mobilidade na cadeira de rodas, é essencial para a boa tomada de decisão clínica. Os dados do primeiro exemplo identificam apenas o que o paciente pode fazer em circunstâncias específicas, mas não apoiam a inferência de que o paciente será capaz de atravessar um cruzamento movimentado na faixa de pedestres no curto espaço de tempo atribuído. A forma da instrução determina se pode ser feita uma inferência sobre o nível máximo de função do paciente na formulação dos objetivos de intervenção e do plano de cuidados.

Em ambos os casos, não se dá qualquer outra instrução ou assistência adicional ao paciente, a menos que ele seja incapaz ou não tenha certeza de como executar a ação. Então é dada apenas a quantidade de direcionamento ou de assistência necessária. Deve-se tomar precauções de segurança apropriadas durante a sessão para que o paciente não tente realizar tarefas que sejam potencialmente perigosas.

Diversos testes de deficiência às vezes são também referidos como medidas de desempenho funcionais, incluindo o *Teste de caminhada de 6 minutos*,[13] o Exame de mobilidade e desempenho físico,[14] o *Teste de alcance funcional*,[15,16] o teste *Get Up and Go*,[17] o teste *Up and Go* cronometrado[18] e a Bateria do desempenho físico.[19] Um instrumento de desempenho desse tipo normalmente mede uma complexa integração de deficiências, o desempenho das ações ou uma combinação de ambos por observação direta. No geral, os testes fornecem algumas informações sobre a capacidade do indivíduo de manter uma postura, passar para outras posturas ou sustentar um movimento seguro e eficaz. Os dados obtidos por esses testes, reunidos sob condições controladas, caracterizam as limitações de desempenho de uma pessoa como resultado de deficiências, e podem implicar uma predição do sucesso ou fracasso do indivíduo em realizar tarefas dirigidas a objetivos ou atividades sob condições naturais, utilizando um escore que soma os efeitos combinados das deficiências dos sistemas na disfunção do movimento. Cada um desses testes pode contribuir para a compreensão de um aspecto da função de uma pessoa, mas não devem ser usados para representar todos os aspectos da função. Embora esses testes empreguem o método de observação direta do desempenho, na maior parte das vezes não medem a tarefa ou atividade, uma vez que podem ser realizados no mundo "real" do paciente, que também é influenciado pela motivação e o hábito.

Autorrelatos

Em contraste com o método de observação direta, dados úteis sobre a função de uma pessoa também podem ser coletados por *autorrelato*, em que o paciente é questionado diretamente pelo fisioterapeuta ou entrevistador treinado (*relato do entrevistador*) ou por meio da utilização de um instrumento de *relato autoaplicável*. A questão essencial na capacidade de um autorrelato de capturar a função adequada e completa encontra-se no fornecimento de questões redigidas de modo claro, sem viés de linguagem, instruções concisas sobre como responder às perguntas, e um formato que incentiva o relato preciso das respostas a todas as perguntas. O autorrelato é um método válido de determinação da função e pode ser preferível aos métodos baseados no desempenho em algumas circunstâncias.[20] Os autorrelatos devem ser concebidos de modo que as perguntas sejam feitas em um formato-padrão e as respostas sejam registradas como especificado por escolhas predeterminadas. Testes longos com papel e lápis podem ser difíceis para as pessoas com incapacidade em membro superior.

Os profissionais de saúde que atuarão como entrevistadores devem ser treinados para administrar o questionário. Os entrevistadores devem praticar até que tenham alcançado um grau elevado de concordância com examinadores especialistas dos mesmos casos. Pode ser necessária reciclagem periódica se os entrevistadores não administrarem o instrumento com frequência. A entrevista com o paciente deve ser agendada com antecedência e conduzida em um ambiente propício para facilitar a concentração. As entrevistas podem ser realizadas por telefone ou pessoalmente, mas o modo de administração deve ser mantido consistente se forem feitas comparações entre os dados. Desencoraja-se o incitamento improvisado pelo entrevistador ou cuidadores para as respostas, porque essas intrusões no autorrelato do paciente tendem a distorcer os resultados. Se o paciente teve ajuda no preenchimento de um formulário ou para responder a perguntas, isso deve ser anotado. Do mesmo modo, se os dados foram fornecidos por um cônjuge, familiar ou cuidador, isso deve ser documentado.

A distinção nas perspectivas sobre a função que foram discutidas em relação às medidas de função baseadas no desempenho também são válidas para autorrelatos. É extremamente importante fazer a distinção entre as questões que indicam o desempenho habitual de uma pessoa (p. ex., "Você cozinha as suas próprias refeições?") e aquelas que identificam a capacidade percebida de uma pessoa de desempenhar uma tarefa (p. ex., "Se precisasse, você seria capaz de cozinhar as suas próprias refeições?"). Também pode ser importante fazer uma distinção entre o desempenho de uma atividade pelo indivíduo e a sua confiança no desempenho da atividade. Por exemplo, a confiança e o desempenho para 21 itens são medidos em escalas separadas no *Outpatient Physical Therapy Improvement in Movement Assessment Log (OPTIMAL)* da APTA.[21]

A referência do intervalo de tempo abrangido pelo autorrelato também é uma consideração relevante. O fisioterapeuta deve decidir com antecedência se a "janela" relevante sobre o nível funcional de uma pessoa se encontra nas últimas 24 horas, na semana passada, no mês passado ou no ano anterior. Pode-se facilmente imaginar como a mesma pessoa pode reagir de maneira diferente sobre a mesma atividade funcional dependendo do intervalo de referência. Instrumentos que examinam apenas objetivos de curto prazo podem não se relacionar bem com os objetivos de longo prazo de um programa de reabilitação.

Parâmetros e formatos dos instrumentos

Instrumentos baseados no desempenho e de autorrelato graduam o desempenho em uma série de critérios diferentes em uma variedade de formatos. Não há um parâmetro ou formato único que seja perfeito para todo tipo de contato clínico ou necessidade de pesquisa. É particularmente importante que a documentação do progresso de um paciente não possa ser anulada pelos efeitos de *piso* ou *teto*. Por exemplo, se o fisioterapeuta deseja medir alterações na função entre pacientes idosos que em geral estão bem e a atividade funcional mais avançada em um instrumento é "deambulação independente sobre superfícies niveladas", não haveria espaço para demonstrar qualquer progressão ou declínio exceto em torno da deambulação em superfícies niveladas. Do mesmo modo, um paciente que estivesse gravemente debilitado poderia melhorar nas transferências ao deixar de necessitar da assistência máxima de duas pessoas para precisar da assistência máxima de uma pessoa. Se o instrumento mede apenas a mudança de "assistência máxima" para "assistência moderada", a melhoria real desse paciente não será captada.

Parâmetros descritivos

O fisioterapeuta deve usar termos descritivos que sejam bem definidos e inequívocos. Os significados dos termos descritivos devem ser claros para todos os outros que usam o prontuário médico. O Quadro 8.1 fornece um exemplo de um conjunto de termos e definições aceitáveis. Termos adicionais utilizados na qualificação da função incluem *dependência* e *dificuldade*. Na maior parte das vezes, o termo *independente* se refere à completa ausência de necessidade de assistência humana ou mecânica para realizar uma tarefa, mas alguns sistemas de pontuação consideram a dependência de dispositivos e auxílios como um modo modificado de independência quando usado sem o auxílio de outra pessoa. O uso de equipamentos durante o desempenho de uma tarefa funcional deve ser anotado de forma explícita; por exemplo, "independente na deambulação com muletas axilares" ou "independente ao vestir-se com roupas adaptadas e usando um calçador de sapatos de cabo longo".

Dificuldade é um termo híbrido que sugere uma atividade que impõe uma carga extra sobre o paciente, independentemente do grau de dependência. Não está claro se trata-se de uma medida de habilidade perceptivo-motora geral, de coordenação, de resistência, de eficiência ou uma combinação de medidas. A dificuldade pode ser medida de duas maneiras. Uma abordagem assume que é provável que a dificuldade esteja presente e quantifica o grau de dificuldade que o indivíduo experimenta durante a realização da atividade (p. ex., "Quanta dificuldade você experimenta ao realizar tarefas domésticas? Nenhuma, um pouco ou bastante?"). A outra abordagem quantifica a frequência com que a dificuldade

Quadro 8.1 Exame funcional e terminologia do comprometimento

Definições
1. **Independente:** o paciente é capaz de realizar consistentemente a habilidade com segurança sem que haja alguém presente.
2. **Supervisão:** paciente necessita de alguém dentro do alcance do braço como medida de precaução; baixa probabilidade de o paciente ter um problema que exija assistência.
3. **Vigilância próxima:** pessoa para auxiliar fica a postos caso seja necessário, com as mãos elevadas, mas sem tocar o paciente; atenção total no paciente; probabilidade razoável de o paciente precisar de assistência.
4. **Vigilância com contato:** fisioterapeuta fica a postos como na categoria anterior, mas com as mãos no paciente, porém sem dar qualquer tipo de assistência; alta probabilidade de o paciente precisar de assistência.
5. **Assistência mínima:** o paciente é capaz de realizar a maior parte da atividade sem assistência.
6. **Assistência moderada:** o paciente é capaz de realizar parte da atividade sem assistência.
7. **Assistência máxima:** o paciente é incapaz de ajudar em qualquer parte da atividade.

Terminologia descritiva

A. Mobilidade no leito
1. Independente – não é dada qualquer pista[a]
2. Supervisão
3. Assistência mínima   ⎫
4. Assistência moderada ⎬ pode necessitar de pistas
5. Assistência máxima   ⎭

B. Transferências, deambulação
1. Independente – não é dada qualquer pista
2. Supervisão
3. Vigilância próxima
4. Vigilância com contato ⎫
5. Assistência mínima   ⎬ pode necessitar de pistas
6. Assistência moderada
7. Assistência máxima   ⎭

C. Graus de equilíbrio funcional

1. Normal	Paciente capaz de manter o equilíbrio estável, sem apoio (estático). Aceita o desafio máximo e pode deslocar o peso com facilidade e dentro de uma amplitude completa em todas as direções (dinâmico).
2. Bom	Paciente capaz de manter o equilíbrio sem apoio, oscilação postural limitada (estático). Aceita desafio moderado; capaz de manter o equilíbrio enquanto pega objetos do chão (dinâmico).
3. Razoável	Paciente capaz de manter o equilíbrio com o apoio de mão; pode exigir assistência mínima ocasional (estático). Aceita desafio mínimo; capaz de manter o equilíbrio enquanto vira a cabeça/tronco (dinâmico).
4. Ruim	O paciente requer apoio de mão e assistência moderada a máxima para manter a postura (estática). Incapaz de aceitar desafios ou mover-se sem perda de equilíbrio (dinâmico).
5. Sem equilíbrio	

[a] Tipos de pistas: verbais, visuais ou táteis. Em alguns casos (p. ex., uma pessoa com déficit de memória, atenção insuficiente, dificuldade de aprendizagem, perda visual), uma diminuição na quantidade de pistas pode representar o progresso do tratamento, embora o grau de dependência permaneça o mesmo. Notas de progresso intercalares podem denotar essas mudanças ao citar frequências (p. ex., 2 de 3 tentativas) ou uma escala de ordem de classificação arbitrariamente definida (p. ex., sempre/ocasionalmente/raramente).

é encontrada (p. ex., "Com que frequência você tem dificuldade para colocar seus sapatos? Nunca, às vezes, frequentemente ou sempre?").

Muitas vezes é útil qualificar o desempenho de uma pessoa ligando observações com indicadores inespecíficos de deficiências, como o consumo de energia necessário para realizar a tarefa funcional e o grau em que os pacientes devem esforçar-se para se engajar na atividade. Medidas simples da resposta fisiológica do paciente à atividade geralmente incluem a frequência cardíaca, a frequência respiratória e a pressão arterial, obtidas em repouso (medidas iniciais), durante (quando possível) ou imediatamente após a conclusão dos elementos mais estressantes da atividade. Por exemplo, 'a frequência cardíaca aumenta para 100 batimentos por minuto com a deambulação independente em escadas; nenhum aumento na frequência respiratória". Além disso, deve-se observar também a fadiga percebida do paciente, a percepção de esforço e sinais evidentes de estresse fisiológico, como a falta de ar. Essas observações podem ajudar o fisioterapeuta a identificar rapidamente algumas deficiências óbvias que limitam a função, que devem ser seguidas por testes e medidas de comprometimento mais específicos.

Descritores adicionais frequentemente usados para qualificar o desempenho funcional incluem a (1) dor, (2) flutuações de acordo com a hora do dia, (3) nível de medicação e (4) influências ambientais. Quaisquer fatores que modifiquem a função do paciente devem ser cuidadosamente observados e considerados pelo fisioterapeuta ao avaliar os dados do exame.

Parâmetros quantitativos

Muitas vezes usa-se o tempo despendido para realizar uma série de atividades para melhorar a quantificação da função pelo fisioterapeuta quando é necessária uma determinada velocidade de desempenho ou é esperada uma melhora nessa velocidade. Encontra-se um exemplo comum de habilidades funcionais cronometradas no desempenho pré-medicação e pós-medicação de indivíduos com doença de Parkinson que são colocados em tratamento com l-dopa. Exemplos de atividades que podem ser cronometradas incluem (1) caminhar uma distância predefinida; (2) assinar seu nome; (3) vestir uma peça de roupa; e (4) atravessar uma rua durante o período de tempo em que o semáforo está fechado. Os escores dos testes cronometrados não devem ser considerados como uma medida absoluta, mas sim como uma dimensão do desempenho. Embora a capacidade de realizar uma determinada atividade em um período de tempo especificado preveja um tipo de dado importante sobre a capacidade geral do paciente, pode nem sempre ser correto concluir que o que está sendo medido como "mais rápido" seja interpretado como "melhor". Por exemplo, o paciente pode se vestir rapidamente (em poucos segundos), mas fazê-lo com movimentos mal coordenados e com um desfecho fortuito. Quando a tarefa é mais lenta, os movimentos podem tornar-se mais coordenados, com um desfecho funcional mais satisfatório, embora o tempo necessário para realizar a tarefa aumente. Do mesmo modo, determinadas condições médicas que afetam o gasto energético podem exigir que o paciente compasse corretamente uma atividade funcional para completá-la com sucesso. Assim, os escores de tempo isolados nem sempre reproduzem o quadro funcional completo. Quando interpretados à luz de outros aspectos das manifestações clínicas do paciente, eles fornecem uma dimensão adicional para a avaliação dos dados coletados durante um exame funcional.

Formatos de resposta

A função pode ser medida com testes que relatam os dados como medidas nominais, ordinais, intervalares e de razão. O profissional de saúde deve considerar os usos da medida no momento de decidir qual formato utilizar. Nos casos em que a decisão clínica é nominal, como ocorre se o paciente está pronto para receber alta e ir para casa, uma medida nominal tal como se o paciente é capaz de subir 10 degraus de modo independente pode ser adequada. Quando são obtidas medidas de razão, como a pontuação na escala de Equilíbrio de Berg, o profissional de reabilitação pode interpretar a pontuação como uma medida dicotômica relacionada com a decisão (p. ex., "O paciente tem ou não tem equilíbrio adequado para receber alta e ir para casa?"). Nos casos em que a decisão clínica é mais complexa, como a quantidade de assistência que um paciente necessita para desempenhar atividades, não podem ser utilizadas medidas nominais e a medida deve refletir o tipo e a quantidade de informação necessária para a decisão.

Medidas nominais

Um dos formatos mais simples nos testes funcionais utiliza um nível **nominal** de mensuração que apresenta uma **lista de verificação** de várias tarefas funcionais em que o paciente é simplesmente classificado como capaz/não capaz de realizar, independente/dependente, completo/incompleto, ou respostas semelhantes. Os resultados não são particularmente descritivos da natureza exata das limitações de um indivíduo e, em geral, exigem uma análise mais aprofundada antes da interpretação. As medidas nominais, no entanto, podem ser úteis na tomada de decisões dicotômicas. Por exemplo, o conhecimento da capacidade de desempenhar habilidades das AVD por si só é importante ao decidir se um paciente pode receber alta, ou não, para viver de modo independente em casa.

Medidas ordinais

Poucos testes usam escalas descritivas que descrevem uma variedade de desempenhos ou o grau com que uma pessoa pode desempenhar a tarefa. Mais comumente, as escalas são **ordinais** ou de **sequência ordenada** (p. ex., "nenhuma dificuldade", "um pouco de dificuldade" ou "não é possível fazer"; ou "sempre", "às vezes", "raramente" ou "nunca"). As escalas podem ser classificadas em ordem crescente ou decrescente. A principal desvantagem em utilizar um sistema desse tipo para pontuar a função é que esses graus não definem categorias que são separadas por intervalos iguais. Por exemplo, não é possível dizer se o paciente que passou de assistência máxima a assistência moderada mudou tanto quanto um paciente que passou de um nível de assistência moderada a assistência mínima.

Medidas intervalares

Medidas somatórias ou **aditivas** classificam uma série específica de habilidades, concedendo pontos para o desempenho parcial ou completo, e somando os subescores como uma proporção do total de pontos possíveis, como 60/100 ou 6/24 e assim por diante. Embora as escalas em geral possam incluir uma pontuação de zero, esse valor representa um efeito de solo da escala e não necessariamente a ausência do constructo. Um exemplo de medida somatória que é bem conhecida pelos fisioterapeutas é o Índice de Barthel.[22]

Alguns instrumentos formais padronizados para testar a função resumem informações detalhadas sobre uma área complexa da função em um escore indicador total. A utilização desses instrumentos facilita a interpretação de dados complexos e possibilita que o profissional de saúde realize comparações transversais da função entre diferentes doenças, programas e populações. Contudo, deve-se ser cauteloso ao considerar apenas pontuações somadas, porque diferenças individuais potencialmente importantes na capacidade funcional podem ser mascaradas.[23] Um paciente que seja limitado em apenas algumas das muitas tarefas abordadas em um teste funcional provavelmente irá apresentar uma boa pontuação, embora possa haver limitações substanciais em atividades funcionais discretas que sejam pertinentes aos objetivos do tratamento previstos pelo fisioterapeuta. Do mesmo modo, dois pacientes com a mesma pontuação numérica podem ser bastante diferentes em seus déficits funcionais, tendo ganhado (ou perdido) seus pontos em atividades diferentes. Embora essas medidas forneçam um "número cru", que é considerado estatisticamente como um nível de intervalo de mensuração, o grau em que os "pontos" são intervalos verdadeiramente iguais ou apenas ordinais deve ser analisado com cuidado.

Medidas de razão

As **escalas analógicas visuais ou lineares** tentam representar grandezas de mensuração em termos de uma linha reta, disposta horizontal ou verticalmente no papel (Fig. 8.4). Os pontos finais da linha são rotulados com termos descritivos ou numéricos para ancorar os extremos da escala e proporcionar um quadro de referência para qualquer ponto no *continuum* entre eles. Algumas escalas usam também descritores ou intervalos numéricos entre os pontos finais para auxiliar o indivíduo a graduar suas respostas. Comumente, usa-se uma linha visual analógica de 10 cm (100 mm). O paciente é convidado a fazer um traço na linha em um ponto que representa a posição autorrelatada na escala. A pontuação do paciente é então obtida pela mensuração a partir do zero até a marca traçada pelo indivíduo.

Exemplos do uso de escalas analógicas visuais em ambientes de reabilitação podem ser a mensuração da dor, dispneia, função ou satisfação com o cuidado. Como as escalas analógicas visuais incluem um zero verdadeiro e intervalos iguais (p. ex., mm), podem ser analisadas como medidas de razão. Em contrapartida, alguns profissionais de reabilitação podem usar uma escala de classificação numérica (p. ex., avaliar a sua função em uma escala de 0 a 10) para medir deficiências semelhantes. Embora fornecer uma classificação numérica possa ser mais rápido de obter um resultado em ambientes clínicos, os escores obtidos podem não representar dados intervalares ou razão, já que o relato de um valor numérico pode não representar intervalos iguais. Por exemplo, um escore de 4 relatado por um paciente pode não ser o dobro da função de outro paciente que relatou um escore de 2. Isso decorre da natureza das escalas intervalares e de razão, porque uma escala de razão possibilita a comparação dos escores com o uso da adição, subtração, multiplicação ou divisão, e uma escala intervalar possibilita a comparação dos escores com o uso da adição ou da subtração. Essas funções matemáticas não podem ser realizadas com pontuações ordinais ou nominais.

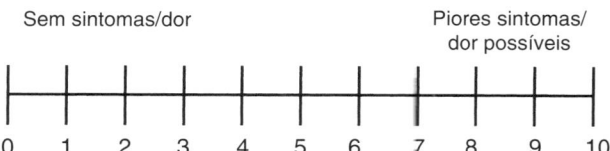

Figura 8.4 Escala visual analógica para mensurar a dor ou outros sintomas. O paciente é instruído a marcar um traço no ponto que corresponde ao grau de dor ou à gravidade dos sintomas que são experimentados.

O conhecimento do nível de medida é importante ao analisar dados de grupos de pacientes, como quando uma unidade de reabilitação deseja resumir o *status* funcional dos pacientes admitidos durante um determinado período. Para as medidas intervalares e de razão, pode-se calcular as médias e desvios padrão (assumindo que os dados seguem uma distribuição normal). Para as medidas ordinais, as medianas e intervalos interquartis são adequados, enquanto as medidas nominais devem ser referidas como modos ou contagens de frequência.

Interpretação dos resultados dos testes

Claramente, a única consideração mais importante na análise do *status* funcional é usar os resultados do teste corretamente para estabelecer e rever as metas previstas e os desfechos esperados da intervenção e do plano de cuidados. O fisioterapeuta deve delinear cuidadosamente os fatores que contribuem para o déficit funcional resultante. Quando a capacidade diminuída é evidente, o fisioterapeuta deve tentar determinar a causa do problema. Algumas perguntas importantes a serem feitas incluem:

1. Quais são os movimentos normais necessários para realizar a tarefa?

2. Quais deficiências inibem o desempenho ou a conclusão da tarefa? Por exemplo, fatores como déficit no planejamento motor e execução, força diminuída, redução na amplitude de movimento ou alteração na integridade articular impedem a função? A fadiga prejudica a capacidade funcional?
3. Os déficits funcionais do paciente são decorrentes de prejuízos na comunicação, percepção, visão, audição ou cognição?

Exemplos dos tipos de perguntas que o fisioterapeuta deve fazer para avaliar a função e integrar os achados a um programa de tratamento abrangente são encontrados com o uso dos esboços de casos da Tabela 8.4:

Embora as limitações nas atividades em cada caso sejam na verdade idênticas, os fatores que contribuem, metas e desfechos, e as intervenções seriam marcadamente diferentes. No caso A, a incapacidade do paciente de se transferir pode ser razoavelmente atribuída a uma diminuição na força. Quando melhorada, é provável que o paciente progredirá até alcançar um desfecho de deambulação independente com uma prótese. O paciente do caso B tem fatores que não podem ser resolvidos unicamente pela fisioterapia. Além disso, pode ser difícil determinar se é a paralisia ou a afasia que compromete os esforços para avaliar e melhorar a função. Embora um objetivo similar de independência na mobilidade em cadeira de rodas e transferências possa ser proposto, o reexame em todo o episódio de cuidados pode demonstrar que os déficits funcionais persistem, apesar da melhora na função motora. Nesse caso, as deficiências na compreensão e linguagem podem ser os fatores mais importantes que contribuem para a limitação funcional.

Tabela 8.4 Amostra de esboços de caso

Caso A	Caso B
Trabalhador da construção civil do sexo masculino de 36 anos Diag.: amputação traumática transtibial à direita; seguida por fratura de fêmur esquerdo	Dona de casa de 72 anos Diag.: AVC com hemiplegia à direita, com afasia global
Achados do exame parcial	
Controle motor e desempenho muscular	
Diminuído em todos os membros após a imobilização prolongada	Paralisia flácida de membros à direita
Limitações na atividade	
Incapaz de se transferir do leito para a cadeira de rodas	Incapaz de se transferir do leito para a cadeira de rodas

Diag. = Diagnóstico.

Assim, a concepção de programas de reabilitação baseia-se nas deficiências que, presumivelmente, estão subjacentes aos déficits funcionais. Se a correção da deficiência não resolver o problema funcional, o fisioterapeuta precisa reexaminar a impressão clínica inicial, procurando por outros fatores potencialmente causadores.

Pode ser necessário analisar algumas tarefas funcionais de modo mais preciso. As atividades podem ser divididas em partes subordinadas, ou sub-rotinas. Uma **parte subordinada** é definida como um elemento de movimento sem o qual a tarefa não pode prosseguir com segurança ou eficiência. Por exemplo, a mobilidade no leito inclui as seguintes partes subordinadas: (1) manobrar no leito (mudar de posição para melhorar o conforto ou cuidados com a pele e chegar à beira do leito), (2) rolar para o lado, (3) colocar as pernas pendentes para fora do leito, (4) sentar-se e (5) equilibrar-se na beira do leito. A perda funcional na mobilidade independente no leito pode resultar de uma incapacidade de executar alguma ou todas essas sub-rotinas. Esses não são apenas pontos de verificação para examinar os pacientes, mas mais tarde representam também as metas previstas de várias intervenções. Quanto mais envolvido o paciente, mais lento o aprendiz; ou mais complexa a tarefa, mais a tarefa funcional pode precisar ser dividida em partes subordinadas.

Determinação da qualidade dos instrumentos

Dentro do contexto da reabilitação, existem muitas ferramentas para a mensuração da função ou de seus componentes. Por exemplo, o Catalog of Tests and Measures no *Guide to Physical Therapist Practice* da APTA inclui perto de 500 testes e medidas.[24] Ao decidir qual medida usar, deve-se considerar a **confiabilidade** e a **validade** do instrumento. Se a confiabilidade e a validade de um instrumento não foram estabelecidas, pode-se colocar pouca fé nos resultados obtidos ou nas conclusões retiradas dos resultados. Um instrumento mal construído pode produzir dados questionáveis, se não inúteis. À luz do fato de que a viabilidade da fisioterapia como um serviço reembolsável se assenta sobre a demonstração de desfechos funcionais, a importância desses conceitos para o teste funcional torna-se clara. De acordo com o Standards of Measurement da APTA, os fisioterapeutas devem usar apenas os instrumentos cujas confiabilidade e validade sejam conhecidas.[25] Embora nenhum instrumento tenha confiabilidade ou validade perfeitas, o fisioterapeuta deve ser capaz de avaliar a exatidão dos seus dados e o âmbito apropriado das inferências dos dados.

Confiabilidade

Um instrumento confiável mede um fenômeno digno de confiança, vez após vez, com precisão, previsivelmente, e sem variação. Se um teste funcional não for fiável, o estado de base inicial do paciente ou o efeito verdadeiro do tratamento podem ser dissimulados. Um instrumento com *confiabilidade teste-reteste* aceitável é estável e não indica mudança quando esta não houver ocorrido. Testes realizados pelo mesmo fisioterapeuta do mesmo desempenho devem ser altamente correlacionados (*confiabilidade intra-avaliadores*). Os instrumentos também devem ter forte *confiabilidade interavaliadores*, ou concordância entre os vários observadores do mesmo evento. Se um determinado paciente for examinado por diversos fisioterapeutas no decurso do tratamento, ou reexaminado ao longo do tempo para determinar as alterações em longo prazo, a confiabilidade da ferramenta funcional deve ser conhecida.

Uma falha no uso clínico da maior parte dos tipos de testes e medidas padronizados é a tendência a ignorar a confiabilidade interavaliadores. Para utilizar testes funcionais com o máximo de precisão, (1) os critérios de pontuação devem ser definidos de modo claro e devem ser mutuamente exclusivos; (2) os critérios devem ser rigorosamente aplicados a toda situação clínica; e (3) todos os fisioterapeutas em uma instituição devem passar por reciclagem periódica na utilização do instrumento para garantir a similaridade.

Recomendaram-se valores de coeficiente de confiabilidade. Por exemplo, Portney e Watkins sugerem valores inferiores a 0,50 como baixa confiabilidade, 0,50 a 0,75 como confiabilidade moderada, e maiores do que 0,75 como confiabilidade boa.[26,p.82] Esses pontos de corte devem se basear na precisão da variável medida e em como os resultados do teste de confiabilidade serão aplicados. O profissional de saúde deve usar esses valores como diretrizes, e não como valores absolutos, na determinação da precisão da medida, e é preciso que considere a utilização do instrumento. Se for necessária alta precisão no instrumento para a tomada de decisão clínica, devem ser utilizados valores de coeficiente de confiabilidade superiores ao limiar mínimo para uma confiabilidade "boa". Além do valor do coeficiente de confiabilidade, o profissional de saúde deve considerar a variabilidade da mensuração que pode ser expressa pelo desvio padrão (DP) ou intervalo de confiança (IC).

Validade

A validade é um conceito multifacetado e estabelecido de muitas maneiras diferentes. Questões relacionadas com a validade de um instrumento tentam determinar (1) se um instrumento concebido para medir a função realmente faz isso; (2) quais são as aplicações apropriadas do instrumento; e (3) como os dados devem ser interpretados. Primeiro, o instrumento válido deve, em face disso, parecer medir o que se propõe a medir (*validade aparente*).[25,26] Por exemplo, um instrumento que reivindica medir o equilíbrio deve parecer medir algum aspecto do equilíbrio. Outra dimensão essencial é se o instrumento de avaliação mede todas as dimensões importantes ou especificadas da função (*validade de conteúdo*). Se houvesse um **padrão-ouro** (uma medida irrepreensível de um fenômeno, como um teste laboratorial com valores normativos), então o novo instrumento poderia ser testado em comparação aos resultados desse padrão (*validade de critério*). Esse padrão-ouro não existe para instrumentos funcionais. Novas ferramentas de mensuração funcional podem, no entanto, ser comparadas às existentes que são medidas aceitas das mesmas atividades funcionais. O grau com que dois instrumentos concordam ajuda a estabelecer a *validade concorrente*. A validade concorrente também pode ser demonstrada ao evidenciar que o instrumento corresponde de modo apropriado às medidas de outros fenômenos. Esse método é particularmente relevante para os instrumentos de autorrelato. A validade concorrente de alguns instrumentos de autorrelato foi determinada por comparação com classificações clínicas e outros achados clínicos; por exemplo, o nível de função de uma pessoa, conforme indicado por um instrumento, correlaciona-se diretamente com as classificações do profissional de saúde de melhora e inversamente com os relatos de dor do paciente.

Sensibilidade e especificidade

Na comparação de um teste de função com um padrão-ouro ou outro instrumento já existente, deve-se preocupar com a capacidade da medida de fazer uma classificação exata. A *sensibilidade* de um teste se refere à proporção de indivíduos com uma limitação na função (conforme identificado pelo padrão-ouro ou instrumento existente) que são corretamente classificados. Em outras palavras, a sensibilidade é uma indicação de quão bem um teste identifica as pessoas que devem ter um achado positivo no teste. Em contraste, a *especificidade* de um teste se refere à proporção de indivíduos que não têm uma limitação na função e que sejam corretamente classificados. As propriedades adicionais de um teste são o valor preditivo positivo e o valor preditivo negativo. O *valor preditivo positivo* é a proporção de pessoas que têm um achado positivo em um teste que realmente têm uma limitação na função como classificadas pelo teste de comparação; o *valor preditivo negativo* é a proporção de pessoas que têm um resultado negativo em um teste que não têm uma limitação na função.

Tanto a sensibilidade quanto a especificidade são expressas como valores entre 0 e 1. De modo ideal, a sensibilidade e a especificidade devem ser tão próximas quanto possível de 1, mas isso na realidade é muito raro. Diferentes testes, no entanto, serão melhores para identificar aqueles com a doença e outros serão melhores para identificar aqueles sem a condição. Isso será refletido na magnitude de suas pontuações de sensibilidade e especificidade. Quando os valores de sensibilidade ou especificidade estiverem próximos de 1, as siglas SpPIn e SnNOut podem ajudar na interpretação.[27] O acrônimo SpPIn se refere aos testes que têm especificidade muito elevada: um achado positivo ajuda a confirmar a condição. SnNOut, por outro lado, refere-se a testes que têm sensibilidade muito alta: um achado negativo ajuda a excluir a condição. Em geral, valores de sensibilidade e especificidade superiores a 0,95 são considerados muito altos.

Os valores de sensibilidade e especificidade podem ser combinados para obter uma razão de verossimilhança (RV) com as equações a seguir. O cálculo das razões de verossimilhança pode ser útil em determinar quanto o resultado do teste influencia na identificação da condição ou na identificação de uma limitação na função do paciente. Isso é especialmente útil nos casos em que a sensibilidade e a especificidade não são altas o suficiente para aplicar as regras SpPIn e SnNOut.

RV positiva = (Sensibilidade)/(1 − Especificidade)
RV negativa = (1 − Sensibilidade)/(Especificidade)

Quanto maior for o valor de uma razão de verossimilhança positiva, mais útil é o achado de um teste positivo na identificação da condição. Do mesmo modo, quanto menor o valor de uma razão de verossimilhança negativa (ou seja, mais próximo de zero), mais útil é o achado de um teste negativo em descartar a condição. Em contraste, uma razão de verossimilhança positiva ou negativa próxima de 1 não é útil em identificar a condição. As razões de verossimilhança podem ser úteis em determinar as probabilidades pós-teste por meio de sua aplicação no teorema de Bayes (ou seja, probabilidades pré-teste [razão de verossimilhança = probabilidades pós-teste]).[27]

Há também a *validade preditiva* de um teste ou medida, que indica a probabilidade de um evento ou fenômeno subsequente (p. ex., voltar a trabalhar) baseado em um fenômeno prévio (p. ex., uma medida de linha de base da função). Por fim, o grau em que um instrumento mede conceitos abstratos, como a mobilidade física ou a interação social, pode ser estabelecido ao longo do tempo (*validade de constructo*). A validade de constructo, que usa uma variedade de procedimentos estatísticos, é um processo sem fim conforme a nossa compreensão do constructo é crescentemente refinada enquanto são desenvolvidos instrumentos para medi-la.

Mudança significativa

Além da confiabilidade e validade, uma medida do *status* funcional deve ser suficientemente sensível para refletir alterações significativas no estado do paciente. A mudança deve exceder a **mudança mínima detectável (MMD)** do instrumento e a **mínima diferença clinicamente importante (MDCI)**. A MMD pode ser descrita como a menor quantidade de mudança de uma mensuração que excede o erro de mensuração do instrumento. O fisioterapeuta deve estar ciente dos valores de MMD publicados para os instrumentos utilizados para medir a função. Uma amostra de

Tabela 8.5 Exemplos de valores de MMD e MDCI

Medida da função e população de interesse	Valor de MMD ou MDCI	Referência
Teste de caminhada de 6 minutos em pessoas pós-artroplastia total de quadril e joelho	61,34 m	Kennedy et al. (2005)[28]
Teste de caminhada de 6 minutos em pessoas com DPOC	37-71 m	Make (2007)[29]
Teste de caminhada de 6 minutos em idosos	~50 m	Perera et al. (2006)[30]
Teste de caminhada de 6 minutos em pessoas com doença de Alzheimer	33,5 m	Ries et al. (2009)[31]
Teste de caminhada de 6 minutos em pessoas pós-acidente vascular cerebral	54,1 m	Fulk et al. (2008)[32]
Teste *Up and Go* cronometrado em pessoas com doença de Alzheimer	4,09 s	Ries et al. (2009)[31]
Teste *Up and Go* cronometrado em pessoas pós-artroplastia total de quadril e joelho	2,49 s	Kennedy et al. (2005)[28]
Velocidade da marcha em indivíduos pós-acidente vascular cerebral	0,1 m/s	Fulk e Echternach (2008)[33]
Velocidade da marcha em pessoas pós-fratura de quadril	0,1 m/s	Palombaro et al. (2006)[34]
Escala de Equilíbrio de Berg em pessoas pós-acidente vascular cerebral	7 pontos	Liaw et al. (2008)[35]
Escala de Equilíbrio de Berg em pessoas com doença de Parkinson	5 pontos	Steffen e Seney (2008)[36]
VEF_1 em pessoas com DPOC	100 mL	Make (2007)[29]

DPOC = doença pulmonar obstrutiva crônica; VEF_1 = volume expiratório forçado no primeiro segundo.

valores de MMD e MDCI é apresentada na Tabela 8.5. O profissional de saúde deve ter em mente que os valores de MMD são específicos para a população de pacientes na qual o instrumento foi investigado.

Nos casos em que não há valores de MMD na literatura, os valores podem ser calculados se o coeficiente de confiabilidade, como o coeficiente de correlação intraclasse (CCI), e uma medida da sua variabilidade forem conhecidos, como o DP. As equações a seguir apresentam a relação entre o MMD95 (a quantidade de mudança com 95% de confiança além do erro da mensuração) e o erro padrão da mensuração (EPM). A segunda equação pode ser usada para determinar o EPM se o valor do coeficiente de confiabilidade e o desvio-padrão (DP) de um dos grupos utilizados para determinar a confiabilidade forem conhecidos. Observe que como o CCI e o DP são de uma amostra específica, o EPM e MMD95 calculados só são generalizáveis a pessoas com condições semelhantes.

$$MMD95 = 1{,}96 \times EPM \times \sqrt{2}$$
$$\text{onde } EPM = DP \times \sqrt{(1 - CCI)}$$

Por exemplo, se um estudo com indivíduos pós-artroplastia total de joelho relata um CCI de 0,75 para a flexão de joelho com um DP de 5 graus, o EPM é igual a 2,5 graus. Ao utilizar esse valor na primeira equação, o MMD95 é de 6,925 graus. Em outras palavras, a medida de flexão do joelho precisaria mudar mais de 7 graus para que se tivesse 95% de confiança de que essa mudança foi decorrente de algo diferente dos erros de mensuração.

A MDCI é a menor diferença de uma variável mensurada que significa uma diferença importante, em vez de trivial, na condição do paciente. O valor da MDCI deve exceder o valor da MMD; em outras palavras, a MDCI tem de exceder o erro de mensuração. Por exemplo, uma mudança de 50 metros na distância no teste de caminhada de 6 minutos pode estar além do erro de mensuração; no entanto, a capacidade de andar 50 metros durante 6 minutos é significativa para a função de um paciente específico? Diversas maneiras diferentes foram sugeridas para determinar os valores de MDCI.[26, pp.646-652] Não há um método universal. Há controvérsias entre as estratégias para determinar o MDCI com base na perspectiva do que é significativo, bem como questões relacionadas com a mensuração.[37,38] O profissional de saúde deve consultar a literatura à procura dos valores recomendados de MDCI para as medidas de função. Além disso, recursos on-line estão sendo desenvolvidos para ajudar os profissionais a localizarem valores para uma série de testes.[39,40] De modo semelhante à interpretação da MMD, ao consultar valores publicados para a MDCI para uma medida da função, o profissional de saúde precisa considerar a amostra para a qual foram estabelecidos os valores.

Considerações na escolha de instrumentos

Uma grande quantidade de instrumentos foi desenvolvida para avaliar e classificar a função. Dada a multiplicidade de instrumentos existentes na atualidade, é bastante razoável perguntar como esses instrumentos se comparam entre si. É importante lembrar que não há um instrumento perfeito para todos os pacientes ou todas as situações. Nenhum instrumento é capaz de medir todos os itens potencialmente relevantes para um determinado indivíduo e fornecer o quadro composto perfeito. Por exemplo, um instrumento pode fornecer uma medida ampla das AVD, mas não lidar com dimensões psicológicas ou sociais da função. Outro instrumento pode investigar o aspecto social, omitindo algumas tarefas das AVD. Muitos itens se sobrepõem de um instrumento para outro. Por exemplo, uma pergunta sobre a capacidade de deambular é um item comumente encontrado na maior parte dos instrumentos de função física. Embora os instrumentos possam incluir o mesmo tipo de atividade, as questões colocadas sobre o desempenho da mesma atividade podem ser bastante diferentes. Por exemplo, um instrumento pode investigar o grau de dificuldade e de assistência humana necessárias para "vestir-se, incluindo a manipulação de fechos, botões, zíperes e fechos". Outro pode perguntar: "Qual a quantidade de ajuda que você precisa para se vestir?". Como discutido, também podem existir diferenças nos intervalos de tempo amostrados nos diversos instrumentos. Questões essenciais a se fazer ao escolher um instrumento são apresentadas no Quadro 8.2.

Extrapolar os itens de uma variedade de instrumentos pode fornecer o tipo de dados desejados, mas devem ser considerados com extrema cautela na medida em que esse processo muda a confiabilidade ou a validade das mensurações. Fatores como a orientação teórica do usuário, a finalidade da utilização do instrumento, e a relevância de determinados itens funcionais para certas populações de pacientes entram no processo de tomada de decisão. Por fim, a escolha do instrumento pode ser ditada por considerações práticas. Por exemplo, instrumentos de autorrelato, que dependem de informações do paciente, têm seu uso limitado a indivíduos mentalmente competentes. O tempo e os recursos para a administração também podem influenciar na escolha do teste, ou alguns centros de reabilitação podem aprovar o uso de um instrumento específico para todos os pacientes (p. ex., Medida de independência funcional [MIF]). Em qualquer caso, muitos instrumentos adequados estão disponíveis para avaliar o *status* funcional, alguns dos quais são comumente usados por profissionais de saúde e pesquisadores.

Quadro 8.2 Questões essenciais a serem feitas ao escolher um instrumento

1. Quais são os domínios ou categorias nos quais se foca o instrumento de avaliação?
2. Quão adequadamente o instrumento mede o(s) domínio(s) que está(ão) sendo avaliado(s)?
3. Quais áreas do aspecto físico estão incluídas? O instrumento mede as AVD? O instrumento mede as atividades instrumentais da vida diária (AIVD), por exemplo, habilidades mais avançadas, como o gerenciamento de assuntos pessoais, cozinhar e conduzir automóveis? Habilidades de mobilidade?
4. Que aspecto da função está sendo medido? Está sendo considerado o nível de dependência-independência? Qual é o período de tempo necessário para completar a tarefa funcional? Grau de dificuldade? Influência da dor?
5. Qual é o período de tempo amostrado no instrumento?
6. Qual é o modo de administração?
7. Que tipo de sistema de pontuação é usado?
8. São necessários vários instrumentos para fornecer uma imagem mais completa do *status* funcional?
9. Quem preenche o instrumento – o profissional de reabilitação, o paciente (autorrelato) ou o familiar (representante)?
10. Quanto tempo leva para preencher o instrumento?

Medidas de função unidimensional *versus* multidimensional

Entre os fatores a se considerar na escolha de uma medida da função está a opção pelo uso de uma medida unidimensional ou uma medida multidimensional. Por exemplo, as medidas unidimensionais podem incluir um constructo específico, como equilíbrio, marcha ou alcance; por outro lado, as medidas multidimensionais incluem uma combinação desses constructos ou têm itens que representam deficiências, limitações nas atividades e restrições na participação. Como exemplo de um teste único, a velocidade de marcha pode ser utilizada para representar a função. Esse teste pode ser utilizado com frequência em ambientes clínicos, pois exige uma quantidade mínima de tempo para executar e nenhum equipamento além de um cronômetro e um corredor livre de obstruções. Para o teste, registra-se o tempo para o paciente deambular uma determinada distância, como 10 metros, e calcula-se a velocidade como a distância dividida pelo tempo, frequentemente classificada em metros por segundo. Embora esse seja um teste de um item específico de mobilidade, a deambulação, pode-se fazer inferências em relação à função de um paciente com base nesse teste. O profissional de reabilitação, no entanto, é o responsável por verificar a literatura para determinar se as inferências são apoiadas por evidências, porque existem algumas populações específicas em que a velocidade da marcha pode ser representativa da capacidade funcional do paciente. Por exemplo, em um estudo de pessoas pós-artroplastia de quadril, demonstrou-se que a velocidade da marcha foi mais representativa da capacidade de deambular do que do desempenho, porque quando os pacientes foram testados no ambiente real, suas velocidades de marcha eram mais lentas do que na clínica. No entanto, nesse caso, a medida da capacidade *versus* desempenho esteve altamente correlacionada (r = 0,440).[41] Evidências recentes entre os idosos também sugerem que a medida da velocidade da marcha se correlaciona altamente com a saúde em geral.[42] Para as populações que não foram testadas, no entanto, o profissional de reabilitação deve ser cauteloso em usar a velocidade da marcha para fazer inferências sobre a função.

Outros testes podem usar vários itens para medir uma única dimensão, como os itens do Índice de Barthel para medir as AVD ou os 14 itens da Escala de Equilíbrio de Berg para calcular uma pontuação de equilíbrio. A utilização desses instrumentos pelo profissional de reabilitação para descrever a dimensão de interesse relacionada com o problema do paciente é justificada. No entanto, a menos que existam dados, esses instrumentos não devem ser usados para fazer inferências sobre outras deficiências, limitações nas atividades ou restrições na participação. Deve-se utilizar outros instrumentos específicos para essas dimensões, conforme apropriado à apresentação do paciente.

Alternativamente, o profissional de reabilitação pode usar uma abordagem para compreender o *status* de saúde do paciente em todos os seus domínios. O desenvolvimento adicional de instrumentos resultou no surgimento de instrumentos multidimensionais do *status* de saúde para medir de modo mais abrangente o espectro do *status* de saúde. Utilizado em conjunto com métodos clínicos tradicionais de exame dos sinais e sintomas, os instrumentos do *status* funcional multidimensional podem adicionar uma importante visão abrangente da função do paciente ao estado geral de saúde. A esse respeito, acrescentam um componente essencial e previamente ausente na avaliação da saúde dos indivíduos.

Recentemente, estão sendo desenvolvidos instrumentos mais abrangentes para medir diversas dimensões da CIF a fim de apresentar uma visão geral da função de uma pessoa. Especificamente, diversos *conjuntos básicos de CIF* estão sendo desenvolvidos para condições específicas de pacientes, como acidente vascular cerebral,[43] ou por configurações, como instituições de reabilitação pós-aguda.[44] Cada conjunto básico inclui itens relacionados com as funções corporais, estruturas corporais, atividades, participação e fatores contextuais importantes para a condição ou ambiente específicos. Esses conjuntos básicos estão sendo desenvolvidos com o uso da opinião de especialistas e estão sendo empiricamente testados para determinar se são incluídos os itens representativos.[45,46] Esses conjuntos básicos potencialmente podem possibilitar que o profissional de reabilitação se concentre nos itens mais relevantes da infinidade de itens específicos na classificação CIF.

A seção final deste capítulo discute brevemente um instrumento unidimensional e três instrumentos multidimensionais que o fisioterapeuta pode usar na prática. Existem muitos outros instrumentos, alguns dos quais foram mencionados anteriormente neste capítulo e outros estão incluídos em outros capítulos. Para uma seleção dos instrumentos, o leitor pode consultar o *Catalog of Tests and Measures* da APTA.[24]

Para fins de ilustração, apresentam-se três instrumentos multidimensionais, a *Medida de Independência Funcional* (MIF), o Manual de desfecho e conjunto de informações de avaliação (OASIS) e o *SF-36*. A escolha de um instrumento multidimensional carrega as mesmas ressalvas mencionadas para os instrumentos unidimensionais.[47] Nenhum instrumento mede todos os itens potencialmente relevantes. Além disso, dependendo do modo como um item é formulado, itens que parecem medir um mesmo aspecto da função podem estar medindo diferentes aspectos do desempenho.[48] A Tabela 8.6 apresenta uma comparação dos itens abordados. Na área da função física, questões sobre a capacidade de deambulação são os únicos itens que esses instrumentos têm em comum. Aspectos da função física não abrangidos em nenhum desses instrumentos incluem a mobilidade no leito e a destreza. A MIF e o OASIS incluem mais itens de AVD do que o Sickness impact profile (SIP) ou o SF-36. O SIP e o SF-36 investigam o desempenho no trabalho, enquanto a MIF e o OASIS não. Isso não é surpreendente, dado que a MIF foi originalmente desenvolvida como uma ferramenta para instituições de reabilitação em regime de internamento e o OASIS foi expressamente concebido para instituições de saúde domiciliar, de modo geral atendendo a pacientes idosos. Em contraste, o desenvolvimento do SIP e do SF-36 foi focado em populações adultas jovens em atendimento ambulatorial. A ansiedade e a depressão são tratadas como áreas da função psicológica no SIP, SF-36 e OASIS, mas não na MIF. O OASIS não explora o aspecto social, enquanto os outros três instrumentos o fazem. Por fim, apenas o SF-36 registra percepções de saúde geral.

Instrumentos de amostra para avaliar a função

Índice de Barthel

O *Índice de Barthel* foi desenvolvido por um fisioterapeuta há mais de 45 anos.[22] Embora na atualidade não seja

Tabela 8.6 Itens abordados em instrumentos de avaliação multidimensional específicos

	MIF	SF-36	OASIS
Sintomas	-	+	+
Aspecto físico			
Transferências	+	-	+
Deambulação	+	+	+
AVD			
Tomar banho	+	+	+
Higiene pessoal	+	-	+
Vestir-se	+	+	+
Alimentar-se	+	+	+
Uso do vaso sanitário	+	-	+
AIVD			
Tarefas domésticas dentro de casa	-	+	+
Tarefas domésticas ao ar livre/compras	-	+	+
Deslocamentos na comunidade/dirigir carro	-	+	+
Trabalho/escola	-	+	-
Função afetiva			
Comunicação	+	-	+
Cognição	+	-	+
Ansiedade	-	+	+
Depressão	-	+	+
Função social			
Interação	+	+	-
Atividades/lazer	-	+	-
Percepções gerais de saúde	-	+	-

tão comumente usado na prática clínica quanto alguns outros instrumentos, esse instrumento ainda é usado para medir a função em pesquisas clínicas. Essa ferramenta de avaliação representa uma das primeiras contribuições para a literatura do *status* funcional e identifica a inclusão de longa data da mobilidade funcional e mensuração das AVD ao âmbito de prática do fisioterapeuta. O Índice de Barthel mede especificamente o nível de assistência exigido por um indivíduo em 10 itens de mobilidade e AVD de autocuidado (Tab. 8.7). Os níveis de mensuração são limitados à independência total ou à necessidade de assistência.

Tabela 8.7 Itens incluídos no Índice de Barthel

Alimentação: os escores variam de independente (capaz de usar utensílios e outros aparelhos) a dependente (precisa de assistência)
Banho: os escores variam de independente a dependente
Higiene pessoal: os escores variam de independente (capaz de se lavar, pentear o cabelo, escovar os dentes ou se barbear) a dependente (precisa de assistência)
Vestir-se: os escores variam de independente (capaz de se vestir, abotoar fechos, dar laços em sapatos, colocar órtese conforme necessário) a dependente (precisa de assistência)
Evacuação: os escores variam de independente (capaz de usar supositórios ou enemas sem acidentes, conforme necessário) a dependente (acidentes ocasionais, precisa de assistência)
Micção: os escores variam de independente (capaz de usar dispositivos de coleta sem acidentes, conforme necessário) a dependente (acidentes ocasionais, precisa de assistência)
Transferências – Banheiro: independente (capaz de usar o vaso sanitário ou urinol) a dependente (precisa de assistência)
Transferências – Cadeira e leito: os escores variam de independente (capaz de lidar com a cadeira de rodas, conforme necessário) a dependente (precisa de assistência)
Deambulação: os escores variam de independente (capaz de usar dispositivos de assistência, conforme necessário) a dependente (precisa de assistência)
Subir escadas: os escores variam de independente (capaz de usar dispositivos de assistência, conforme necessário) a dependente (precisa de assistência)

Adaptado de Mahoney e Barthel.[22]

Cada item de desempenho é pontuado em uma escala ordinal com um determinado número de pontos atribuído a cada nível ou classificação. Os desenvolvedores do Índice de Barthel desenvolveram ponderações variáveis para cada item com base no julgamento clínico ou em outros critérios implícitos. Por exemplo, um indivíduo que usa assistência humana para alimentar-se receberia 5 pontos; a independência na alimentação receberia uma pontuação de 10 pontos. Calcula-se um escore global único, que varia de 0 a 100, a partir da soma de todas as pontuações dos itens individuais ponderados, de modo que 0 é igual a dependência completa para todas as 10 atividades, e 100 é igual a independência total em todas as 10 atividades. O índice de Barthel tem sido amplamente utilizado para monitorar alterações funcionais em indivíduos que passam por reabilitação em regime de internamento, particularmente para predizer desfechos funcionais associados ao acidente vascular cerebral.[49,50] Embora suas propriedades psicométricas nunca tenham sido totalmente examinadas, o Índice de Barthel demonstrou uma forte confiabilidade interavaliadores (0,95) e teste-reteste (0,89), assim como uma alta correlação (0,74 a 0,80) com outras medidas de incapacidade física.[51]

Medida de Independência Funcional

A *Medida de Independência Funcional (MIF)*[52,53] é uma medida de 18 itens da função física, psicológica e social que faz parte do Uniform Data System for Medical Rehabilitation (UDSMR).[54] O UDSMR coleta dados de instituições de reabilitação participantes e emite relatórios resumidos dos registros que foram inseridos na base de dados do UDSMR. A MIF usa o nível de assistência que um indivíduo precisa para graduar o *status* funcional de independência total a assistência total (Fig. 8.5). Uma pessoa pode ser considerada independente se for utilizado um dispositivo, mas isso é registrado separadamente de independência "completa". O instrumento lista seis atividades de autocuidado: alimentação, higiene pessoal, banho, vestir a parte superior do corpo, vestir a parte inferior do corpo e uso do vaso sanitário. O controle intestinal e vesical, aspectos que alguns podem considerar como deficiências em vez de função, são classificados separadamente. A mobilidade funcional é testada por meio de três itens em transferências. Sob a categoria de locomoção, a deambulação e o uso da cadeira de rodas são listados de modo equivalente, enquanto as escadas são consideradas separadamente. A MIF também inclui dois itens sobre comunicação e três sobre cognição social.

A MIF mede o que o indivíduo faz, não o que essa pessoa poderia fazer em determinadas circunstâncias. A confiabilidade interavaliadores da MIF foi estabelecida em um nível aceitável de desempenho psicométrico (coeficientes de correlação intraclasse entre 0,86 e 0,88).[53] Também foram determinadas as validades aparente e de conteúdo da MIF, assim como a sua capacidade de capturar mudanças

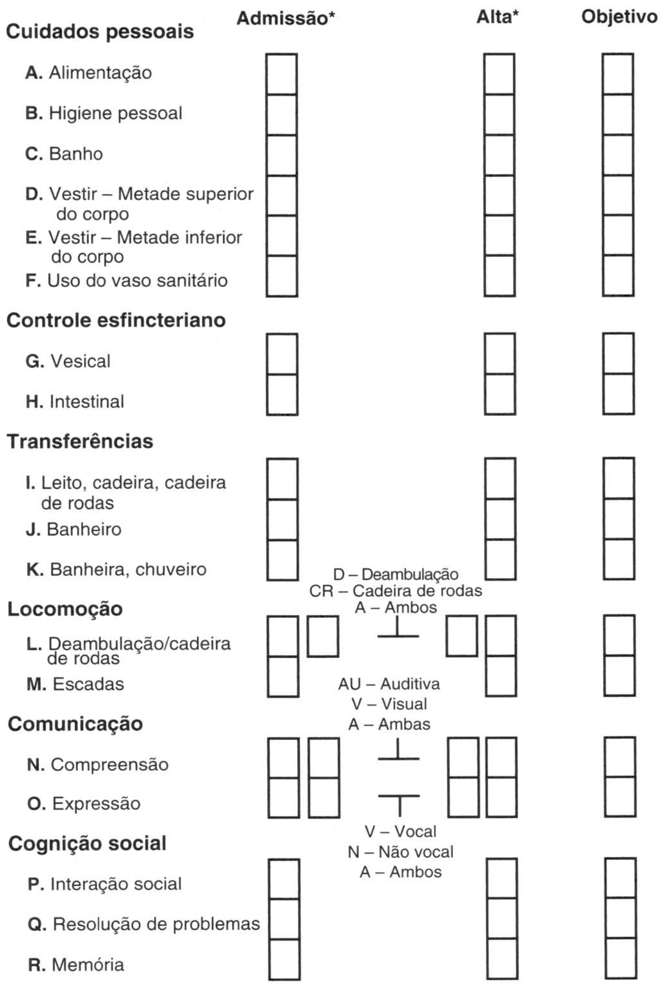

Cuidados pessoais — Admissão* / Alta* / Objetivo

- A. Alimentação
- B. Higiene pessoal
- C. Banho
- D. Vestir – Metade superior do corpo
- E. Vestir – Metade inferior do corpo
- F. Uso do vaso sanitário

Controle esfincteriano

- G. Vesical
- H. Intestinal

Transferências

- I. Leito, cadeira, cadeira de rodas
- J. Banheiro
- K. Banheira, chuveiro

Locomoção

- L. Deambulação/cadeira de rodas (D – Deambulação, CR – Cadeira de rodas, A – Ambos)
- M. Escadas

Comunicação

- N. Compreensão (AU – Auditiva, V – Visual, A – Ambas)
- O. Expressão (V – Vocal, N – Não vocal, A – Ambos)

Cognição social

- P. Interação social
- Q. Resolução de problemas
- R. Memória

Não deixe espaços em branco. Digite 1 se não testável em decorrência do risco.

Níveis MIF

Sem assistência
7 Independência completa (dentro de um tempo razoável, de modo seguro)
6 Independência modificada (recurso auxiliar)

Assistência – dependência modificada
5 Supervisão (realiza 100%)
4 Assistência mínima (realiza 75% ou mais)
3 Assistência moderada (realiza 50% ou mais)

Assistência – dependência completa
2 Assistência máxima (realiza 25% ou mais)
1 Assistência total ou não testável (realiza menos de 25%)

Figura 8.5 Os escores do instrumento Medida de Independência Funcional (MIF) usam uma escala de sete pontos baseada na porcentagem(ns) de participação ativa do paciente. (De the Uniform Data System for Medical Rehabilitation, a division of UB Foundation Activities, Inc. [UDS$_{MR}^{SM}$]. Guide for the Uniform Data Set for Medical Rehabilitation [including the FIM™ instrument], Version 5.1. Buffalo, NY 14214: State University of New York at Buffalo; 1997, com permissão.)

---

no nível funcional de um paciente. Qualquer profissional de saúde pode administrar a MIF após treinamento adequado no uso da resposta definida para cada item.

Para pessoas com acidente vascular cerebral, a escala motora da MIF demonstrou ter alta validade concorrente com o índice de Barthel (CCI ≥ 0,83).[55] Gosman-Hedstrom e Svensson[56] mostraram forte validade do construto entre os itens na Barthel e os itens na MIF que medem limitações funcionais. A análise Rasch foi aplicada aos escores da escala da MIF, que são medidas ordinais, a fim de criar mensurações de escala intervalares.[57] Além disso, o *WeeFIM*, um instrumento de 18 itens baseado na MIF, foi desenvolvido para uso por crianças com idades entre 6 meses e 18 anos.[58]

Manual de desfecho e conjunto de informações de avaliação (OASIS)

O Manual de desfecho e conjunto de informações de avaliação (*Outcome and Assessment Information Set (OASIS)*] foi concebido para garantir a coleta de dados pertinentes sobre o paciente adulto no contexto de cuidados domiciliares que possibilitaria que as instituições de saúde domiciliares avaliassem a qualidade dos cuidados pela mensuração dos desfechos do cuidado.[59,60] Durante os primeiros anos de seu desenvolvimento, o uso do OASIS por instituições de saúde domiciliares foi voluntário. No entanto, a partir de 1 de janeiro de 1999, exigiu-se que as instituições de saúde domiciliares usassem o OASIS como uma condição para a participação no programa Medicare (*Condition of Participation in the Medicare Program*) pela Health Care Financing Administration. A versão atual do OASIS, conhecido como OASIS-C, contém elementos fundamentais que abrangem características sociodemográficas, fatores ambientais, apoio social, *status* de saúde e *status* funcional.[61] Essa versão do instrumento foi aprovada em 2009 e apresenta uma mudança substancial em relação às versões anteriores. O OASIS não foi concebido para ser um exame completo de um paciente ou para ser uma mensuração "complementar". Os itens do OASIS foram feitos para serem integrados ao prontuário de saúde de modo a destacar vários aspectos do estado de um paciente que identificam necessidades de cuidado específicas na admissão ao serviço de saúde domiciliar, no acompanhamento a cada 60 dias, e no momento da alta. O OASIS destina-se a ser um registro neutro de uma disciplina, administrado por qualquer profissional de saúde, incluindo fisioterapeutas. Criado como parte de um programa de pesquisa para desenvolver medidas de desfecho aplicáveis à saúde domiciliar, o OASIS tem sido testado na prática por projetos de demonstração e refinados por comissões de especialistas. O teste de confiabilidade está em andamento.

A facilidade de administração aumenta com a familiaridade com o instrumento. Diferentemente da maior parte dos outros instrumentos, os conjuntos de resposta que acompanham cada item são adaptados de forma específica ao item. Alguns conjuntos de resposta têm apenas duas descrições de comportamento possíveis, enquanto outros têm até nove descrições de comportamento possíveis. Portanto, o usuário deve estar familiarizado com a possível resposta estabelecida para cada item e antecipar que o nível de conforto no uso desse instrumento irá aumentar ao longo de uma curva de aprendizado. A seção AVD/atividades instrumentais da vida diária (AIVD) é composta por 13 itens diferentes (Tab. 8.8): higiene pessoal, vestir a parte superior do corpo, vestir a parte inferior do corpo, banho, transferir-se para o vaso sanitário, uso do vaso sanitário, transferências, deambulação/locomoção, alimentar-se, preparo de refeições, capacidade de utilizar o telefone, funcionamento prévio e risco de queda.

Tabela 8.8 Manual de desfecho e conjunto de informações de avaliação (Oasis): AVD/AIVD

(M0640) Higiene pessoal: capacidade de tomar conta de necessidades de higiene pessoal (ou seja, lavar o rosto e as mãos, cuidados com o cabelo, barba ou maquiagem, cuidados com os dentes ou dentadura, cuidados com as unhas).		
Prévia	**Atual**	
☐	☐	0 – Capaz de realizar atividades de cuidado pessoal sem assistência, com ou sem o uso de dispositivos auxiliares ou métodos adaptados.
☐	☐	1 – Os utensílios de higiene devem ser colocados ao alcance antes de poder realizar as atividades de higiene pessoal.
☐	☐	2 – Alguém deve ajudar o paciente a realizar as atividades de higiene pessoal.
☐	☐	3 – Paciente depende inteiramente de outra pessoa para as necessidades de higiene pessoal.
☐		D – Desconhecido
(M0650) Capacidade de vestir a parte *superior* do corpo (com ou sem auxiliares para vestir-se), incluindo roupas íntimas, pulôveres, camisas e blusas de abertura frontal, manejo de zíperes, botões e fechos:		
Prévia	**Atual**	
☐	☐	0 – Capaz de retirar roupas de armários e gavetas, colocá-las e retirá-las da parte superior do corpo sem assistência.
☐	☐	1 – Capaz de vestir a parte superior do corpo sem assistência se a roupa estiver fora do armário ou for entregue ao paciente.
☐	☐	2 – Alguém deve ajudar o paciente a colocar a roupa da parte superior do corpo.
☐	☐	3 – Paciente depende inteiramente de outra pessoa para vestir a parte superior do corpo.
☐		D – Desconhecido

(continua)

Tabela 8.8 Manual de desfecho e conjunto de informações de avaliação (Oasis): AVD/AIVD *(continuação)*

(M0660) Capacidade de vestir a parte *inferior* do corpo (com ou sem auxiliares para vestir-se), incluindo roupas íntimas, calças, meias ou meias finas, sapatos:

Prévia **Atual**
☐ ☐ 0 – Capaz de pegar, colocar e retirar roupas e sapatos sem assistência.
☐ ☐ 1 – Capaz de vestir a parte inferior do corpo sem assistência se as roupas e sapatos estiverem fora do armário ou forem entregues ao paciente.
☐ ☐ 2 – Alguém precisa ajudar o paciente a colocar roupas íntimas, calças, meias ou meias finas e sapatos.
☐ ☐ 3 – Paciente depende inteiramente de outra pessoa para vestir a parte inferior do corpo.
☐   D – Desconhecido

(M0670) Banho: capacidade de lavar o corpo inteiro. ***Exclui* higiene pessoal (lavagem apenas do rosto e das mãos).**

Prévia **Atual**
☐ ☐ 0 – Capaz de tomar banho sozinho no *chuveiro* ou na *banheira* de modo independente.
☐ ☐ 1 – Com o uso de dispositivos, é capaz de tomar banho sozinho no chuveiro ou na banheira de modo independente.
☐ ☐ 2 – Capaz de tomar banho no chuveiro ou na banheira com a ajuda de outra pessoa:
  (a) com supervisão, incentivo ou lembretes intermitentes, *ou*
  (b) para entrar e sair do chuveiro ou banheira, *ou*
  (c) para lavar áreas de difícil acesso.
☐ ☐ 3 – Participa do banho no chuveiro ou banheira, *mas* requer a presença de outra pessoa durante todo o banho para assistência ou supervisão.
☐ ☐ 4 – *Incapaz* de usar o chuveiro ou banheira e recebe o banho *no leito ou na cadeira ao lado do leito*.
☐ ☐ 5 – Incapaz de participar de forma efetiva do banho e recebe passivamente o banho dado por outra pessoa.
☐   D – Desconhecido

(M0680) Uso do vaso sanitário: capacidade de sentar e levantar do vaso sanitário ou cadeira sanitária.

Prévia **Atual**
☐ ☐ 0 – Capaz de sentar e levantar do vaso sanitário de modo independente, com ou sem um dispositivo.
☐ ☐ 1 – Quando lembrado, auxiliado ou supervisionado por outra pessoa, é capaz de sentar e levantar do vaso sanitário.
☐ ☐ 2 – *Incapaz* de sentar e levantar do vaso sanitário, mas é capaz de usar a cadeira sanitária (com ou sem assistência).
☐ ☐ 3 – *Incapaz* de sentar e levantar da cadeira sanitária, mas é capaz de usar uma comadre/urinol de modo independente.
☐ ☐ 4 – É totalmente dependente no uso do vaso sanitário.
☐   D – Desconhecido

(M0690) Transferências: capacidade de passar do leito para a cadeira, sentar e levantar do vaso sanitário ou cadeira sanitária, entrar ou sair da banheira ou chuveiro e capacidade de virar e posicionar-se no leito se o paciente estiver acamado.

Prévia **Atual**
☐ ☐ 0 – Capaz de se transferir de modo independente.
☐ ☐ 1 – Transfere-se com assistência humana mínima ou com o uso de um dispositivo de apoio.
☐ ☐ 2 – *Incapaz* de se transferir sozinho, mas é capaz de apoiar o peso e fazer movimento de pivô durante o processo de transferência.
☐ ☐ 3 – Incapaz de se transferir sozinho e é *incapaz* de apoiar o peso e fazer movimento de pivô quando transferido por outra pessoa.
☐ ☐ 4 – Acamado, incapaz de se transferir, mas é capaz de se virar e se posicionar sozinho no leito.
☐ ☐ 5 – Acamado, incapaz de se transferir e *incapaz* de se virar e se posicionar sozinho no leito.
☐   D – Desconhecido

(continua)

Tabela 8.8 Manual de desfecho e conjunto de informações de avaliação (Oasis): AVD/AIVD *(continuação)*

(M0700) Deambulação/Locomoção: capacidade de deambular *com segurança* uma vez que esteja na posição ortostática, ou utilizar uma cadeira de rodas se estiver na posição sentada, em uma variedade de superfícies.

Prévia   **Atual**

☐ ☐   0 – Capaz de deambular de modo independente em superfícies planas e irregulares e subir escadas com ou sem corrimões (ou seja, não precisa de assistência humana nem de dispositivo de apoio).
☐ ☐   1 – Exige o uso de um dispositivo (p. ex., bengala, andador) para deambular sozinho *ou* requer supervisão ou assistência humana para transpor escadas ou degraus ou superfícies irregulares.
☐ ☐   2 – Capaz de deambular apenas com a supervisão ou assistência de outra pessoa em todos os momentos.
☐ ☐   3 – Restrito à cadeira de rodas, *incapaz* de deambular, mas é capaz de utilizar a cadeira de rodas de modo independente.
☐ ☐   4 – Restrito à cadeira de rodas, incapaz de deambular e *incapaz* de utilizar a cadeira de rodas de modo independente.
☐ ☐   5 – Acamado, incapaz de deambular ou sentar-se em uma cadeira.
☐   D – Desconhecido

(M0710) Alimentação: capacidade de fazer refeições e lanches sozinho. **Observação: isso se refere apenas ao processo de *comer, mastigar* e *deglutir*, não envolve o *preparo* do alimento a ser consumido.**

Prévia   **Atual**

☐ ☐   0 – Capaz de se alimentar sozinho de modo independente.
☐ ☐   1 – Capaz de se alimentar sozinho de modo independente, mas requer:
    (a) organização da refeição; *ou*
    (b) assistência ou supervisão intermitente de outra pessoa; *ou*
    (c) uma dieta líquida, amassada ou carne moída.
☐ ☐   2 – *Incapaz* de se alimentar sozinho e precisa ser assistido ou supervisionado durante toda a refeição/lanche.
☐ ☐   3 – Capaz de ingerir nutrientes por via oral *e* receber nutrientes suplementares por meio de uma sonda nasogástrica ou gastrostomia.
☐ ☐   4 – *Incapaz* de ingerir nutrientes por via oral e é alimentado com nutrientes por meio de uma sonda nasogástrica ou gastrostomia.
☐ ☐   5 – Incapaz de ingerir nutrientes por via oral ou por alimentação por sonda.
☐   D – Desconhecido

(M0720) Planejamento e preparo de refeições leves (p. ex., cereal, sanduíche) ou reaquecimento de refeições entregues:

Prévia   **Atual**

☐ ☐   0 – (a) Capaz de planejar de modo independente e preparar todas as refeições leves para si mesmo ou reaquecer refeições entregues; *ou*
    (b) É física, cognitiva e mentalmente capaz de preparar refeições leves com regularidade, mas não realizava de forma rotineira o preparo de refeições leves no passado (ou seja, antes desta admissão ao cuidado domiciliar).
☐ ☐   1 – *Incapaz* de preparar refeições leves regularmente em decorrência de limitações físicas, cognitivas ou mentais.
☐ ☐   2 – Incapaz de preparar quaisquer refeições leves ou reaquecer quaisquer refeições entregues.
☐   D – Desconhecido

(M0730) Transporte: capacidade física e mental para usar *com segurança* um carro, táxi ou transporte público (ônibus, trem, metrô).

Prévia   **Atual**

☐ ☐   0 – Capaz de conduzir de modo independente um carro regular ou adaptado; *ou* usa um ônibus público regular ou com acesso a pessoas com deficiência.
☐ ☐   1 – Capaz de andar de carro apenas quando conduzido por outra pessoa; *ou* capaz de usar um ônibus ou *van* para pessoas com deficiência somente quando assistido ou acompanhado por outra pessoa.
☐ ☐   2 – *Incapaz* de andar de carro, táxi, ônibus ou *van*, e requer o transporte por ambulância.
☐   D – Desconhecido

(continua)

Tabela 8.8 Manual de desfecho e conjunto de informações de avaliação (Oasis): AVD/AIVD *(continuação)*

(M0740) Lavanderia: capacidade de cuidar da própria roupa – colocar e tirar a roupa da máquina de lavar, usar a máquina de lavar e secar roupa, lavar pequenos itens à mão.

Prévia	Atual	
☐	☐	0 – (a) Capaz de realizar de modo independente todas as tarefas de lavanderia; *ou* (b) Física, cognitiva e mentalmente capaz de cuidar das roupas e acessar facilidades, *mas* não realizava de forma rotineira tarefas de lavanderia no passado (ou seja, antes desta admissão aos cuidados domiciliares).
☐	☐	1 – Capaz de realizar apenas parte dos cuidados com as roupas, como lavar algumas peças à mão ou lavar cargas leves. Em decorrência de limitações físicas, cognitivas ou mentais, precisa de ajuda com a lavanderia pesada, como o transporte de grandes cargas de roupa.
☐	☐	2 – *Incapaz* de prestar quaisquer cuidados com a roupa em decorrência de uma limitação física ou precisa de supervisão e assistência contínua em razão de uma limitação cognitiva ou mental.
☐		D – Desconhecido

(M0750) Cuidados com a casa: capacidade de realizar com segurança e eficácia a limpeza leve e tarefas de limpeza mais pesadas.

Prévia	Atual	
☐	☐	0 – (a) Capaz de realizar de modo independente todas as tarefas de manutenção *ou* (b) Física, cognitiva e mentalmente capaz de realizar *todas* as tarefas de limpeza, mas não participava de forma rotineira de tarefas de manutenção no passado (ou seja, antes desta admissão aos cuidados domiciliares).
☐	☐	1 – Capaz de realizar apenas tarefas domésticas *leves* (p. ex., tirar o pó, limpar os balcões da cozinha) de modo independente.
☐	☐	2 – Capaz de realizar tarefas de limpeza com a ajuda ou supervisão intermitente de outra pessoa.
☐	☐	3 – *Incapaz* de realizar de modo consistente quaisquer tarefas de manutenção a menos que assistido por outra pessoa durante todo o processo.
☐	☐	4 – Incapaz de participar efetivamente em quaisquer tarefas domésticas.
☐		D – Desconhecido

(M0760) Compras: capacidade de planejar, selecionar e comprar itens em uma loja e levá-los para casa ou providenciar a entrega.

Prévia	Atual	
☐	☐	0 – (a) Capaz de planejar suas necessidades de compras e realizar de modo independente tarefas de compra, incluindo carregar pacotes; *ou* (b) Física, cognitiva e mentalmente capaz de cuidar das compras, mas não fazia compras no passado (ou seja, antes desta admissão aos cuidados domiciliares).
☐	☐	1 – Capaz de ir às compras, mas precisa de algum tipo de assistência: (a) Sozinho é capaz de fazer apenas compras leves e transportar pacotes pequenos, mas precisa de alguém para fazer compras maiores ocasionais; *ou* (b) *Incapaz* de ir às compras sozinho, mas pode ir com alguém para ajudar.
☐	☐	2 – *Incapaz* de ir às compras, mas é capaz de identificar os itens necessários, fazer pedidos e providenciar a entrega em casa.
☐	☐	3 – Precisa de alguém para fazer todas as compras e trâmites burocráticos.
☐		D – Desconhecido

(M0770) Capacidade de usar o telefone: capacidade de atender ao telefone, discar números e efetivamente usar o telefone para se comunicar.

Prévia	Atual	
☐	☐	0 – Capaz de discar números e atender a chamadas de modo adequado e conforme desejado.
☐	☐	1 – Capaz de utilizar um telefone especialmente adaptado (ou seja, grandes números no mostrador, telefone teletipo para surdos) e ligar para números essenciais.
☐	☐	2 – Capaz de atender ao telefone e manter uma conversa normal, mas tem dificuldade com a realização de chamadas.
☐	☐	3 – Capaz de atender ao telefone apenas algumas vezes ou é capaz de continuar apenas uma conversação limitada.
☐	☐	4 – *Incapaz* de atender ao telefone, mas pode ouvir se assistido com o equipamento.
☐	☐	5 – Totalmente incapaz de usar o telefone.
☐	☐	NA – paciente não tem um telefone.
☐		D – Desconhecido

De OASIS-B, Center for Health Services and Policy Research, Denver, CO, 1997, com permissão.

SF-36

O *SF-36* contém 36 itens baseados em questões utilizadas no RAND Health Insurance Study. Esses 36 itens foram retirados de 113 questões utilizadas pelo RAND no Medical Outcomes Study (MOS) para explorar a relação entre os estilos de prática do médico e os desfechos do paciente.[62] Assim, foi chamado de SF-36, porque era uma forma abreviada do instrumento MOS com apenas 36 perguntas. O MOS forneceu dados importantes sobre o *status* funcional de adultos com condições crônicas específicas[63] e o bem-estar dos pacientes com depressão em comparação a indivíduos com uma condição médica crônica.[64] O SF-36 mostrou alta confiabilidade e validade (coeficientes de correlação com variação de 0,81 a 0,88).[65-68] Foram coletados dados normativos para esses itens de autorrelato.[69]

Todas as 36 questões do SF-36, exceto uma, são usadas para formar oito escalas diferentes: aspecto físico, aspecto social, capacidade funcional, saúde mental, vitalidade, dor e estado geral de saúde. A última pergunta considera uma mudança na autopercepção da saúde durante o ano anterior. Os itens são pontuados em escalas nominais (sim/não) ou ordinais. Atribui-se um número de pontos a cada resposta possível para um item em uma escala. O total de pontos de todos os itens dentro de uma escala é então adicionado e transformado matematicamente de modo a produzir uma pontuação percentual, com 100% representando a saúde ótima. Os itens de exemplo do aspecto físico e capacidade funcional são apresentados na Tabela 8.9. O SF-36 tem sido utilizado em uma série de estudos que descreve o *status* de saúde e a capacidade funcional de pacientes com uma variedade de deficiências que recebem serviços de fisioterapia.[70-75]

Desenvolveu-se uma versão encurtada que utiliza um subconjunto de itens do SF-36.[76] Essa versão, conhecida como SF-12, inclui itens de cada um dos oito conceitos representados no SF-36 e possibilita o cálculo das subescalas física e mental. Uma vantagem de usar menos perguntas é que menos tempo é necessário para concluir o levantamento. Isso, no entanto, pode ser feito à custa de ter uma pontuação menos precisa que pode não ser tão sensível à mudança em um determinado paciente.[77] O desenvolvimento do SF-36 se destaca como o principal exemplo, até o momento, de uma exploração completa e publicada das propriedades psicométricas de um instrumento como uma parte essencial de seu desenvolvimento, e uma prova da responsabilidade dos seus criadores em verificar a qualidade do SF-36 como ferramenta científica (Quadro 8.3 Resumo de evidências).

Tabela 8.9 SF-36: aspecto físico e capacidade funcional

As perguntas a seguir são sobre atividades que você pode fazer durante um dia típico. A sua saúde o limita nessas atividades? Se sim, quanto? (Marque um quadro em cada linha.)	Sim, limitou muito	Sim, limitou um pouco	Não, nenhuma limitação
a. Atividades vigorosas, como correr, levantar objetos pesados, participar em esportes cansativos	1 ☐	2 ☐	3 ☐
b. Atividades moderadas, como arrastar uma mesa, usar o aspirador de pó, jogar boliche ou golfe	1 ☐	2 ☐	3 ☐
c. Levantar ou carregar pacotes de supermercado (compras)	1 ☐	2 ☐	3 ☐
d. Subir vários lances de escadas	1 ☐	2 ☐	3 ☐
e. Subir um lance de escadas	1 ☐	2 ☐	3 ☐
f. Dobrar o abdome, ajoelhar-se ou curvar as costas	1 ☐	2 ☐	3 ☐
g. Andar mais do que 1.500 metros (15 quadras)	1 ☐	2 ☐	3 ☐
h. Andar alguns quarteirões	1 ☐	2 ☐	3 ☐
i. Andar um quarteirão	1 ☐	2 ☐	3 ☐
j. Tomar banho ou vestir-se sem ajuda	1 ☐	2 ☐	3 ☐
Durante as últimas 4 semanas, você teve algum dos seguintes problemas com o seu trabalho ou outra de suas atividades diárias regulares, como resultado de sua saúde (estado físico)? (Marque um quadro em cada linha.)	Sim	Não	
a. Redução na quantidade de tempo gasto no trabalho ou outras atividades	1 ☐	2 ☐	
b. Realizou menos tarefas do que gostaria	1 ☐	2 ☐	
c. Houve limitação no tipo de trabalho ou outras atividades	1 ☐	2 ☐	
d. Houve dificuldade de realizar o trabalho ou outras atividades (p. ex., necessitou de mais esforço)	1 ☐	2 ☐	

De Ware et al.[69]

Quadro 8.3 Resumo de evidências
Confiabilidade e validade do SF-36

Estudo	Desenho do estudo	Amostra	Contexto	Confiabilidade	Validade	Comentários
Stewart et al.[63] (1989)	Transversal	9.385 pessoas 18 anos ou mais que consultaram um médico	Atendimento ambulatorial	Consistência interna dos escores da escala de 0,67 a 0,88	Não abordada	Usado MOS SF-20
Stewart et al.[65] (1988)	Transversal	11.186 pessoas que falam inglês 18 anos ou mais que consultaram um médico	Atendimento ambulatorial em três grandes cidades	Consistência interna dos escores da escala de 0,81 a 0,88	Consistência interna usada como uma medida de validade; comparou também amostras de saúde boas e más para discriminar; também correlacionada com fatores sociodemográficos.	Usado MOS SF-20
McHorney et al.[68] (1994)	Transversal e longitudinal	3.445 pessoas que falam inglês 18 anos ou mais com condições médicas e psiquiátricas crônicas	Atendimento ambulatorial em três grandes cidades	Confiabilidade da consistência interna dos escores da escala de 0,78 a 0,93	Item de validade discriminante de 0,09-0,58 a 0,20-0,62	SF-36
Ware et al.[76] (1996)	Longitudinal	n = 2.333, incluindo adultos com doenças crônicas	Participantes do National Survey of Functional Health Status e Medical Outcomes Study	Teste-reteste com 2 semanas de intervalo; 0,89 para pontuação do componente físico e 0,76 para pontuação do componente mental, na população geral dos EUA	Validade discriminante do SF-12 semelhante à do SF-36 em grupos de pacientes sabidamente diferentes em relação a condições físicas e mentais.	Artigo sobre a construção do SF-12
Riddle et al.[77] (2001)	Longitudinal	101 pacientes consecutivos com dor lombar	Três clínicas de fisioterapia em Richmond, VA	Não abordada	SF-36 aplicado antes do exame inicial e no momento da alta. Itens do SF-12 extraídos do SF-36. Não foram encontradas diferenças significativas na comparação dos escores de mudança entre o escore do componente físico do SF-36 e SF-12.	

(continua)

Quadro 8.3 Resumo de evidências *(continuação)*
Confiabilidade e validade do SF-36

Estudo	Desenho do estudo	Amostra	Contexto	Confiabilidade	Validade	Comentários
King e Roberts[78] (2002)	Transversal	88 pessoas com mielopatia espondilótica	Clínica de neurocirurgia ambulatorial	Confiabilidade da consistência interna (alfa de Cronbach) dos escores da escala de 0,79 a 0,92	A validade do constructo foi demonstrada com o uso de escalas de mielopatia construídas por Nurick, Cooper e Harsh, bem como uma modificação ocidental da escala desenvolvida pela Orthopedic Association japonesa.	
Kosinski et al.[79] (1999)	Transversal	1.016 pessoas com osteoartrite ou artrite reumatoide	Atendimento ambulatorial ou internamento	Confiabilidade da consistência interna dos escores de base da escala de 0,75 a 0,91	Não abordada	
Kosinski et al.[80] (1999)	Longitudinal	1.016 pessoas com osteoartrite ou artrite reumatoide	Atendimento ambulatorial ou internamento	Não abordada	SF-36 administrado antes do tratamento e 2 semanas após o tratamento. A validade discriminante foi demonstrada em grupos de pacientes com medidas clínicas da gravidade da artrite e entre pacientes que melhoraram com o tratamento.	
Hagen et al.[81] (2003)	Prospectivo, observacional	153 pessoas recrutadas em 1 mês da ocorrência de um acidente vascular cerebral. SF-36 administrado em 1, 3 e 6 meses.	24 locais de atendimento geral na Escócia	Consistência interna dos escores da escala > 0,7 em todos os momentos, exceto para a Vitalidade em 1 mês = 0,68 e Estado geral de saúde em 3 meses = 0,66	Validade do constructo examinada com o Índice de Barthel, Escala Neurológica Canadense e Miniexame do Estado Mental. As correlações mais fortes foram verificadas entre o Índice de Barthel e as subescalas de aspecto físico e social.	

(continua)

Quadro 8.3 Resumo de evidências *(continuação)*
Confiabilidade e validade do SF-36

Estudo	Desenho do estudo	Amostra	Contexto	Confiabilidade	Validade	Comentários
Findler et al.[82] (2001)	Transversal	597 participantes, dos quais 326 tiveram um traumatismo cranioencefálico (TCE) que ocorreu há pelo menos 1 ano	Moradores do estado de Nova York	A consistência interna dos escores da escala para indivíduos com TCE foi de 0,79 a 0,92	Comparado com Beck Depression Inventory, TIRR Symptom Checklist e Health Problems List. Foram encontradas correlações significativas entre as escalas do SF-36 e as outras medidas.	
Yip et al.[83] (2001)	Transversal	32 pessoas 60 anos de idade ou mais e seus representantes respondentes	Idosos que vivem na comunidade recrutados em programas habitacionais de alto nível, instituições de vida assistida e centros de idosos	Correlações para os escores da escala de entrevistados e seus representantes foi de 0,31 a 0,84	Não abordada	
Andresen et al.[84] (1999)	Longitudinal	128 residentes de lares de idosos com pontuação de 17 ou mais no Miniexame do Estado Mental e pelo menos 3 meses de residência	Lar de idosos	Teste-reteste com 1 semana de intervalo para escalas com variação de 0,55 a 0,82 (CCI)	Validade convergente das escalas de saúde física com índices de atividades da vida diária de –0,37 a –0,43. Escalas de saúde mental correlacionadas com a Escala de Depressão Geriátrica (–0,63 a –0,71). Nenhuma escala do SF-36 se correlacionou fortemente com o Miniexame do Estado Mental.	

(continua)

Quadro 8.3 Resumo de evidências *(continuação)*
Confiabilidade e validade do SF-36

Estudo	Desenho do estudo	Amostra	Contexto	Confiabilidade	Validade	Comentários
Hobart et al.[85] (2002)	Transversal	126 homens e 51 mulheres com acidente vascular cerebral no momento da admissão; média de idade de 62 anos	Três hospitais em Indianápolis	Não abordada	Validade discriminante limitada nesta amostra de pessoas com acidente vascular cerebral em decorrência dos efeitos de piso e teto. Pressupostos para a produção de 5 de 8 escalas e para as duas pontuações de resumo não atendidas.	

Resumo

Este capítulo apresentou uma estrutura conceitual para a compreensão da função e para o exame do *status* funcional. O modelo médico tradicional, com o seu foco estreito na doença e seus sintomas, não leva em conta o impacto da condição sobre a pessoa, bem como as dimensões sociais, psicológicas e comportamentais mais amplas da enfermidade. Todos esses fatores têm um impacto sobre a atividade e a participação do indivíduo. Embora aspectos individuais da função possam ser avaliados, o exame do *status* funcional deve ser visto como um processo amplo e multidimensional. Por fim, foram discutidos aspectos específicos do exame funcional, incluindo a finalidade, seleção dos instrumentos, aspectos da administração do teste, interpretação dos resultados dos testes e determinação da qualidade do instrumento.

Questões para revisão

1. Como a mensuração da função se relaciona com o *status* de saúde?
2. O seu centro de reabilitação usa a MIF. Como a confiabilidade pode ser assegurada de modo que os resultados possam ser utilizados com confiança no planejamento do tratamento e na pesquisa?
3. Qual critério pode ser utilizado na seleção de um instrumento funcional?
4. Discuta os usos, vantagens e desvantagens dos instrumentos baseados no desempenho, relatos do entrevistador e relatos autoadministrados.
5. Explique como o ambiente, a fadiga e outros problemas relacionados afetam a mensuração da função. Sugira maneiras de controlar esses fatores na clínica.
6. Identifique os principais tipos de sistemas de pontuação usados em instrumentos funcionais. Quais são os erros comuns na interpretação dos resultados dos testes?
7. Revise as Tabelas 8.4, 8.6, 8.7 e 8.8. Suponha um número de casos em um contexto específico e indique como e quando você poderia usar cada um desses instrumentos com a população proposta. Descreva as vantagens e desvantagens de cada um. Imagine que você está tentando acompanhar a progressão desses mesmos pacientes para outro contexto de saúde. Quais instrumentos você escolheria?
8. Usando um dos instrumentos, desenvolva um conjunto de resultados e use-os para identificar os objetivos e desfechos do tratamento e formular um plano de cuidados.
9. Para cada um dos seguintes casos, identifique tarefas físicas relevantes específicas para o *status* funcional do indivíduo:
   - Arquivista do sexo feminino de 22 anos
   - Assistente de fisioterapia do sexo masculino de 31 anos
   - Dona de casa de 39 anos, com filhos
   - Trabalhador da construção civil de 45 anos
   - Professora de 56 anos
   - Jornalista do sexo masculino de 65 anos
10. Discuta a relação entre doença, estruturas do corpo, funções do corpo, atividade, participação, fatores ambientais e fatores pessoais.

Estudo de caso

Uma mulher de 78 anos com diagnóstico de osteoartrite foi internada para uma cirurgia de artroplastia total do quadril direito. A paciente relata um histórico de longa data de desconforto. Ela descreveu a dor no quadril como irradiada posteriormente às nádegas e à região lombar, que é exacerbada pela descarga de peso e ao subir escadas. Nos últimos 12 meses, ela experimentou um aumento muito acentuado na dor e rigidez. Achados radiológicos demonstraram alterações degenerativas tanto do acetábulo quanto da cabeça do fêmur consistentes com osteoartrite. A intervenção cirúrgica substituiu a cabeça e colo do fêmur direito por uma prótese metálica, e o acetábulo foi recoberto com um revestimento de plástico. O histórico de saúde é normal.

Histórico social

A paciente é a gerente aposentada de uma pequena empresa de contabilidade que ela e seu marido fundaram. Ele é falecido. Ela tem três filhos adultos que moram em comunidades vizinhas. Antes das limitações funcionais impostas pela dor no quadril, a paciente era independente em todas as AVD e AIVD. Também oferecia seus serviços voluntários de contabilidade um dia por semana a uma instituição de caridade local que fornece refeições a indivíduos que não podem sair de casa. Ela era uma participante regular nos passeios em família, gostava de ir ao teatro, concertos e eventos especiais de museus, e era membro ativo da sociedade de preservação histórica da comunidade. Recentemente, essas atividades tiveram que ser reduzidas em razão do aumento no desconforto do quadril. Ela não realizava essencialmente qualquer atividade fora de casa nos últimos 3 meses antes da admissão e usava um andador para minimizar o apoio de peso e reduzir a dor. Também precisou da assistência de um assessor de cuidados domiciliares 4 horas por dia, duas vezes por semana (principalmente para fazer compras, resolver trâmites burocráticos e fazer algumas tarefas de gestão do agregado familiar). Ela expressou angústia considerável por ser incapaz de tomar um banho e ter que contar com a ajuda de outra pessoa para realizar algumas atividades de cuidados básicos. Estava usando aspirina por seus efeitos analgésicos e anti-inflamatórios. No entanto, a dor experimentada nos últimos meses não era aliviada pela aspirina nem por outras medidas conservadoras. Ela foi instruída a usar aplicações locais de calor, intervalos periódicos de descanso e exercícios leves de amplitude de movimento (ADM). A paciente possui uma vasta cobertura de seguro médico e não tem preocupações financeiras.

Precauções pós-cirúrgicas com o quadril direito

Não realizar flexão do quadril além de 90°.
Evitar cruzar uma perna ou tornozelo sobre o outro.
Evitar a rotação medial do membro inferior direito.

Revisão dos sistemas

Comunicação, afeto, cognição, estilo de aprendizagem: totalmente comunicativa e orientada × 3. Cooperativa e motivada. Audição intacta. Usa lentes corretivas; experimenta "cegueira noturna" que ela descreve como ver mal com pouca luz e seus olhos demorarem alguns segundos a mais do que o normal para ajustar-se do claro à penumbra.

Cardiopulmonar: frequência cardíaca (FC) = 84 batimentos/minuto; pressão arterial (PA) = 130/78 mmHg; frequência respiratória (FR) = 16 respirações/minuto; sem aumentos apreciáveis com a atividade.

Tegumentar: ferida operatória cicatrizando bem; grampos removidos.

Força: ADM geral de membro superior está dentro dos limites normais (DLN). Força geral parece boa a normal, exceto nas mãos. Quadril, joelho e tornozelo esquerdos no mínimo bom no teste máximo. Apoio de peso parcial sobre o membro inferior direito.

Integridade e mobilidade articular: paciente relata alguns episódios esporádicos de rigidez de punho e dedos ao despertar pela manhã e após períodos de imobilidade. Observada crepitação no joelho direito. Nódulos de Heberden observados nas articulações interfalângica proximal (IFP) e distal (IFD) do dedo indicador esquerdo.

Amplitude de movimento: joelho e tornozelo direitos dentro dos limites funcionais; quadril direito não testado.

Desempenho muscular: a força de preensão está reduzida bilateralmente (4-15).

Dor: paciente nega dor no punho ou dedos, ou quadril direito.

Marcha, locomoção e equilíbrio: paciente deambula em superfícies niveladas com supervisão usando muletas axilares de alumínio convencionais bilaterais com apoio de peso parcial sobre o membro inferior direito. Subir escadas também requer assistência mínima. Prevê-se que a paciente será independente com a deambulação em superfícies niveladas no momento da alta do hospital.

Status **funcional**: prejuízo na mobilidade no leito (independência modificada com dispositivo), passagem da posição sentada para em pé, transferências (assistência mínima).

Ambiente domiciliar: a paciente mora sozinha em um apartamento no quinto andar de um prédio com elevador. Ela mora em um apartamento de um quarto com um único nível.

Metas da paciente: A paciente está extremamente motivada a voltar a ser uma gestora independente de suas necessidades de cuidados pessoais e cuidados com a casa. A substituição protética aliviou com sucesso grande parte da dor sentida no quadril antes da cirurgia (a maior parte de seu desconforto atual é descrita como leve e associada à incisão cirúrgica). Ela também gostaria de retornar para suas atividades familiares, voluntárias, sociais e de lazer. Está muito determinada a interromper a assistência domiciliar logo que possível.

QUESTÕES PARA ORIENTAÇÃO

1. Com base nos achados do exame inicial, discuta a relação entre a condição, deficiências nas estruturas do corpo e funções do corpo, limitações nas atividades, restrições na participação e fatores contextuais, utilizando o modelo CIF.
2. Identifique as habilidades de AVD e AIVD específicas que precisam ser examinadas para devolver essa paciente ao mais alto nível de função e para alcançar as metas da paciente para a reabilitação. Discuta a adequação dos instrumentos apresentados neste capítulo para medir a sua função e documentar os desfechos do manejo da paciente.

REFERÊNCIAS BIBLIOGRÁFICAS

1. American Physical Therapy Association: The Guide to Physical Therapist Practice, ed 2. Phys Ther 81:9, 2001.
2. Adams, PF, Heyman, KM, and Vickerie, JL: Summary health statistics for the U.S. population: National Health Interview Survey, 2008. Vital Health Stat 10(243):1, Dec 2009.
3. World Health Organization (WHO): The First Ten Years of the World Health Organization. World Health Organization, Geneva, 1958.
4. World Health Organization (WHO): International Classification of Functioning, Disability and Health. World Health Organization, Geneva, 2001.
5. World Health Organization (WHO): ICD 10: International Statistical Classification of Diseases and Related Health Problems, Tenth Revision, Volume 1. World Health Organization, Geneva, 1992.
6. Escorpizo, R, et al: Creating an interface between the International Classification of Functioning, Disability and Health and physical therapist practice. Phys Ther 90:1053, 2010.
7. World Health Organization (WHO): International Classification of Impairments, Disabilities, and Handicaps. World Health Organization, Geneva, 1980.
8. Nagi, S: Disability concepts revisited. In Pope, AM, and Tarlov, AR (eds): Disability in America: Toward a National Agenda for Prevention. National Academy Press, Washington, DC, 1991, p 309.
9. ICIDH-2: International Classification of Impairments, Activities and Participation. A Manual of Dimensions of Disablement and Functioning. Beta-1 draft for field trials. World Health Organization, Geneva, 1997.
10. Jette, AM, Haley, SM, and Kooyoomjian, JT: Are the ICF Activity and Participation dimensions distinct? J Rehabil Med 35(3):145, 2003.
11. Brandt, EN, Jr, and Pope, AM (eds): Enabling America: Assessing the Role of Rehabilitation Science and Engineering. National Academy Press, Washington, DC, 1997.
12. Jette, AM, and Keysor, JJ: Disability models: Implications for arthritis exercise and physical activity interventions. Arthrit Rheum 49:114, 2003.
13. Guyatt, GH, et al: The 6-minute walk: A new measure of exercise capacity in patients with chronic heart failure. Can Med Assoc J 132:923, 1985.
14. Winograd, CH, et al: Development of a physical performance and mobility examination. J Am Geriatr Soc 42:743, 1994.
15. Duncan, PW, et al: Functional reach: A new clinical measure of balance. J Gerontol 45:192, 1990.
16. Duncan, PW, et al: Functional reach: Predictive validity in a sample of elderly male veterans. J Gerontol 47:93, 1992.
17. Mathias, S, et al: Balance in elderly patients: The "Get Up and Go" test. Arch Phys Med Rehabil 67:387, 1986.
18. Podsiadlo, D, and Richardson, S: The timed "Up and Go": A test of basic functional mobility for frail elderly persons. J Am Geriatr Soc 39:142, 1991.
19. Guralnik, JM, et al: A short physical performance battery assessing lower extremity function: Association with self-reported disability and prediction of mortality and nursing home admission. J Gerontol 49:85, 1994.
20. Tager, IB, et al: Reliability of physical performance and self-reported functional measures in an older population. J Gerontol 53:295, 1998.
21. Guccione, AA, et al: Development and testing of a self-report instrument to measure actions: Outpatient Physical Therapy Improvement in Movement Assessment Log (OPTIMAL). Phys Ther 85:515, 2005.
22. Mahoney, F, and Barthel, D: Functional evaluation: The Barthel Index. Md Med J 14:61, 1965.
23. Guccione, AA, et al: Defining arthritis and measuring functional status in elders: Methodological issues in the study of disease and disability. Am J Public Health 80:949, 1990.
24. Catalog of tests and measures. Guide to Physical Therapist Practice. Retrieved March 25, 2011, from http://guidetoptpractice.apta.org.
25. Standards for Tests and Measurements in Physical Therapy Practice. Phys Ther 71:589, 1991.
26. Portney, LG, and Watkins, MP: Foundations of Clinical Research: Applications to Practice, ed 3. Prentice-Hall Health, Upper Saddle River, NJ, 2008.
27. Straus, SE, et al: Evidence-Based Medicine: How to Practice and Teach It, ed 4. Churchill Livingstone, Edinburgh, 2011.
28. Kennedy, DM, et al: Assessing stability and change of four performance measures: A longitudinal study evaluating outcome following total hip and knee arthroplasty. BMC Musculoskelet Disord 28(6):3, 2005.
29. Make, B: How can we assess outcomes of clinical trials: The MCID approach. COPD 4(3):191, 2007.
30. Perera, S, et al: Meaningful change and responsiveness in common physical performance measures in older adults. J Am Geriatr Soc 54(5):743–749, 2006.
31. Ries, JD, et al: Test-retest reliability and minimal detectable change scores for the timed "up and go" test, the six-minute walk test, and gait speed in people with Alzheimer disease. Phys Ther 89(6):569–579, 2009.
32. Fulk, GD, et al: Clinometric properties of the six-minute walk test in individuals undergoing rehabilitation poststroke. Physiother Theory Pract 24(3):195–204, 2008.
33. Fulk, GD, and Echternach, JL. Test-retest reliability and minimal detectable change of gait speed in individuals undergoing rehabilitation after stroke. J Neurol Phys Ther 32(1):8–13, 2008.

34. Palombaro, KM, et al: Determining meaningful changes in gait speed after hip fracture. Phys Ther 86(6):809–816, 2006.
35. Liaw, LJ, et al: The relative and absolute reliability of two balance performance measures in chronic stroke patients. Disabil Rehabil 30(9):656–661, 2008.
36. Steffen, T, and Seney, M: Test-retest reliability and minimal detectable change on balance and ambulation tests, the 36-item short-form health survey, and the unified Parkinson disease rating scale in people with parkinsonism. Phys Ther 88(6):733, 2008. Epub March 20, 2008. Erratum in Phys Ther 90(3):462, 2010.
37. MCID—Gatchel, RJ, and Mayer, TG: Testing minimal clinically important difference: Consensus or conundrum? Spine J 10(4):321, 2010.
38. Rennard, SI: Minimal clinically important difference, clinical perspective: An opinion. COPD 2(1):51, 2005.
39. Rehabilitation Measures Database. Retrieved March 25, 2011, from www.rehabmeasures.org/default.aspx.
40. Neurology Section Outcome Measures Recommendations: Stroke. Retrieved March 25, 2011, from www.neuropt.org/go/healthcare-professionals/neurology-section-outcome-measures-recommendations/stroke.
41. Foucher, KC, et al: Differences in preferred walking speeds in a gait laboratory compared with the real world after total hip replacement. Arch Phys Med Rehabil 91(9):1390–1395, 2010.
42. Studenski, S, et al: Gait speed and survival in older adults. JAMA 305(1):50–58, 2011.
43. Geyh, S, et al: ICF Core Sets for stroke. J Rehabil Med 44(Suppl): 135–141, 2004.
44. Grill, E, et al: ICF Core Sets for early post-acute rehabilitation facilities. J Rehabil Med 43(2):131–138, 2011.
45. Starrost, K, et al: Interrater reliability of the extended ICF core set for stroke applied by physical therapists. Phys Ther 88(7):841, 2008.
46. Algurén, B, Lundgren-Nilsson, A, and Sunnerhagen, KS: Functioning of stroke survivors—A validation of the ICF core set for stroke in Sweden. Disabil Rehabil 32(7):551, 2010.
47. Guccione, AA, and Jette, AM: Multidimensional assessment of functional limitations in patients with arthritis. Arthrit Care Res 3:44, 1990.
48. Guccione, AA, and Jette, AM: Assessing limitations in physical function in persons with arthritis. Arthr Care Res 1:170, 1988.
49. Granger, CV, et al: The Stroke Rehabilitation Outcome Study—Part I: General Description. Arch Phys Med Rehabil 69: 506, 1988.
50. Granger, CV, et al: The Stroke Rehabilitation Outcome Study: Part II. Relative merits of the total Barthel Index score and a four-item subscore in predicting patient outcomes. Arch Phys Med Rehabil 70:100, 1989.
51. Granger, C, et al: Outcome of comprehensive medical rehabilitation: Measurement by Pulses Profile and the Barthel Index. Arch Phys Med Rehabil 60:145, 1979.
52. Granger, CV, et al: Advances in functional assessment for medical rehabilitation. Top Geriatr Rehabil 1:59, 1986.
53. Granger, CV, et al: Functional assessment scales: A study of persons with multiple sclerosis. Arch Phys Med Rehabil 71:870, 1990.
54. Guide for the Uniform Data Set for Medical Rehabilitation (Adult FIM), Version 4.0. Buffalo, Uniform Data System for Medical Rehabilitation, UB Foundation Activities, Inc, 1993.
55. Hsueh, IP, et al: Comparison of the psychometric characteristics of the Functional Independence Measure, 5 item Barthel Index, and 10 item Barthel Index in patients with stroke. J Neurol Neurosurg Psychiatry 73:188, 2002.
56. Gosman-Hedstrom, G, and Svensson, E: Parallel reliability of the Functional Independence Measure and the Barthel ADL Index. Disabil Rehabil 22:702, 2000.
57. Heinemann, AW, et al: Relationships between impairment and physical disability as measured by the Functional Independence Measure. Arch Phys Med Rehabil 74:566, 1993.
58. Ottenbacher, KJ, et al: Measuring developmental and functional status in children with disabilities. Dev Med Child Neurol 41:186, 1999.
59. Krisler, KS, et al: OASIS Basics: Beginning to Use the Outcome and Assessment Information Set. Center for Health Services and Policy Research, Denver, 1997.
60. Shaughnessy, PW, and Crisler, KS: Outcome-based Quality Improvement. A Manual for Home Care Agencies on How to Use Outcomes. National Association for Home Care, Washington, DC, 1995.
61. Deitz, D, et al: OASIS-C: Development, testing, and release. An overview for home healthcare clinicians, administrators, and policy makers. Home Healthc Nurse 28(6):353–362, quiz 363–364, 2010.
62. Tarlov, AR, et al: The Medical Outcomes Study: An application of methods for monitoring the results of medical care. JAMA 262:925, 1989.
63. Stewart, AL, et al: Functional status and well-being of patients with chronic conditions: Results from the Medical Outcomes Study. JAMA 262:907, 1989.
64. Wells, KB, et al: The functioning and well-being of depressed patients: Results from the Medical Outcomes Study. JAMA 262:914, 1989.
65. Stewart, AL, et al: The MOS short general health survey: Reliability and validity in a patient population. Med Care 26:724, 1988.
66. Ware, JE, and Sherbourne, CD: The MOS 36-item short form health survey (SF-36): I. Conceptual framework and item selection. Med Care 30:473, 1992.
67. McHorney, CA, et al: The MOS 36-item short form health survey (SF-36): II. Psychometric and clinical tests of validity in measuring physical and mental health constructs. Med Care 31:247, 1993.
68. McHorney, CA, et al: The MOS 36-item short form health survey (SF-36): III. Tests of data quality, scaling assumptions, and reliability across diverse patient groups. Med Care 32:40, 1994.
69. Ware, JE, et al: SF-36 Health Survey: Manual and Interpretation Guide. Boston, The Health Institute, New England Medical Center, 1993.
70. Mossberg, KA, and McFarland, C: Initial health status of patients at outpatient physical therapy clinics. Phys Ther 75:1043, 1995.
71. Jette, DU, and Downing, J: Health status of individuals entering a cardiac rehabilitation program as measured by the Medical Outcomes Study 36-item short form survey (SF-36). Phys Ther 74:521, 1994.
72. Jette, DU, and Downing, J: The relationship of cardiovascular and psychological impairments to the health status of patients enrolled in cardiac rehabilitation programs. Phys Ther 76:130, 1996.
73. Jette, DU, and Jette, AM: Physical therapy and health outcomes in patients with spinal impairments. Phys Ther 76:930, 1996.
74. Jette, DU, and Jette, AM: Physical therapy and health outcomes in patients with knee impairments. Phys Ther 76:1178, 1996.
75. Jette, DU, et al: The disablement process in patients with pulmonary disease. Phys Ther 77:385, 1997.
76. Ware, J, Kosinski, M, and Keller, SD: A 12-item short-form health survey: Construction of scales and preliminary tests of reliability and validity. Med Care 34:220, 1996.
77. Riddle, DL, Lee, KT, and Stratford, PW: Use of SF-36 and SF-12 health status measures: A quantitative comparison for groups versus individual patients. Med Care 39:867, 2001.
78. King, JT, and Roberts, MS: Validity and reliability of the Short Form-36 in cervical spondylotic myelopathy. Spine 97:180, 2002.
79. Kosinski, M, et al: The SF-36 Health Survey as a generic outcome measure in clinical trials of patients with osteoarthritis and rheumatoid arthritis: Tests of data quality, scaling assumptions and score reliability. Med Care 37:MS10, 1999.
80. Kosinski, M, et al: The SF-36 Health Survey as a generic outcome measure in clinical trials of patients with osteoarthritis and rheumatoid arthritis: Relative validity of scales in relation to clinical measures of arthritis severity. Med Care 37:MS23, 1999.
81. Hagen, S, et al: Psychometric properties of the SF-36 in the early post-stroke phase. J Adv Nurs 44(5):461, 2003.
82. Findler, M, et al: The reliability and validity of the SF-36 Health Survey questionnaire for use with individuals with traumatic brain injury. Brain Inj 15(8):715, 2001.
83. Yip, JY, et al: Comparison of older adult subject and proxy responses on the SF-36 health-related quality of life instrument. Aging Ment Health 5(2):136, 2001.
84. Andresen, EM, et al: Limitations of the SF-36 in a sample of nursing home residents. Age Aging 28:562, 1999.
85. Hobart, JC, et al: Quality of life measurement after stroke: Uses and abuses of SF-36. Stroke 33:1348, 2002.

LEITURAS COMPLEMENTARES

Dittmar, S, and Bresham, G: Functional Assessment and Outcome Measures for the Rehabilitation Health Professional. Aspen, Gaithersburg, MD, 1997.

Field, MJ, and Jette, AM (eds): The Future of Disability in America. Institute of Medicine Committee on Disability in America. National Academies Press, Washington, DC, 2007.

Finch, E, et al: Physical Rehabilitation Outcome Measures: A Guide to Enhanced Clinical Decision Making, ed 2. Lippincott Williams & Wilkins, Baltimore, 2002.

Hazuda, HP, et al: Development and validation of a performance-based measure of upper extremity functional limitation. Aging Clin Exp Res 17(5):394, 2005.

Jette, AM: Physical disablement concepts for physical therapy research and practice. Phys Ther 74(5):380, 1994.

McDowell, I, and Newell, C: Measuring Health: A Guide to Rating Scales and Questionnaires, ed 2. Oxford University Press, New York, 1996.

Nickel, MK, et al: Changes in instrumental activities of daily living disability after treatment of depressive symptoms in elderly women with chronic musculoskeletal pain: A double-blind, placebocontrolled trial. Aging Clin Exp Res 17(4):293, 2005.

Peel, C, et al: Assessing mobility in older adults: The UAB Study of Aging Life-Space Assessment. Phys Ther 85(10):1008, 2005.

Shaver, JC, and Allan, DE: Care-receiver and caregiver assessments of functioning: Are there gender differences? Can J Aging 24(2):139, 2005.

Vittengl, JR, et al: Comparative validity of seven scoring systems for the instrumental activities of daily living scale in rural elders. Aging Ment Health 10(1):40, 2006

CAPÍTULO 9

Exame do ambiente

Thomas J. Schmitz, FT, PhD

SUMÁRIO

Design universal 374
Princípios do *design* universal 375

Símbolos da acessibilidade à deficiência 375

Finalidade do exame 375

Estratégias de exame 376
Entrevista 378
Autorrelatos e medidas da função baseadas no desempenho 378
Medidas do impacto do ambiente sobre a função 378
Representações visuais e dimensões do espaço físico 380
Visitas presenciais 380

Exame do lar 380
Preparação para a visita presencial 380
Visita presencial 381

Considerações gerais: acessibilidade interior 386
Considerações específicas: acessibilidade interior 389

Equipamentos de adaptação 398

Tecnologia assistiva 398

Exame do local de trabalho 400
Entrevista 400
Análise do trabalho 400
Avaliação da capacidade funcional (ACF) 403
Fortalecimento/condicionamento para o trabalho 404
Visita presencial 404

Acessibilidade da comunidade 407
Transporte 407
Acessibilidade de instituições comunitárias 408

Resumo 409

OBJETIVOS DE APRENDIZADO

1. Identificar os papéis e as responsabilidades do fisioterapeuta na análise do ambiente físico.
2. Compreender a importância da acessibilidade do ambiente na otimização da função do paciente.
3. Identificar barreiras comuns no ambiente domiciliar, local de trabalho e comunidade que afetam a função do paciente.
4. Identificar os testes e medidas, os instrumentos utilizados para a coleta de dados, e os dados levantados durante o exame das barreiras do ambiente, domicílio e trabalho.
5. Descrever os instrumentos de exame utilizados para medir o impacto do ambiente sobre a função do paciente.
6. Identificar estratégias para melhorar a função do paciente por meio de modificações ambientais.
7. Descrever o âmbito dos equipamentos de adaptação e opções de tecnologia assistiva disponíveis para indivíduos com limitações nas atividades e incapacidade.
8. Reconhecer a importância de um exame do ambiente no contexto de um plano de tratamento abrangente.

Uma variedade de objetos construídos e naturais compreende o *ambiente físico* no qual um indivíduo atua. Os objetos construídos se referem a edifícios e estruturas criadas pelo ser humano; os objetos naturais incluem outros seres humanos, bem como objetos geográficos como vegetação, montanhas, rios, irregularidades no terreno e assim por diante.[1] O ambiente engloba uma gama substancial de componentes que afetam a função humana e incluem a casa, a vizinhança, a comunidade e o(s) método(s) de transporte do indivíduo, além do ambiente educacional, ocupacional, de entretenimento, comercial e natural do indivíduo.[2]

As **barreiras ambientais** são definidas como obstruções físicas que impedem os indivíduos de atuarem de modo ideal em seus arredores e incluem os riscos à segurança, problemas de acessibilidade e dificuldades no projeto da casa ou local de trabalho.[3] A **acessibilidade** é o grau em que um ambiente proporciona a utilização dos recursos em relação ao nível de função do indivíduo. Um **projeto acessível** normalmente se refere a estruturas que atendem aos padrões prescritos para a acessibilidade. Nos Estados Unidos, esses padrões são disponibilizados pelo American National Standards Institute,[4] Fair Housing Amendments Act de 1988 e Uniform Federal Accessibility Standards (UFAS). Os requisitos para edifícios públicos e comerciais são regulados pelas diretrizes do Americans with Disabilities Act (ADA) Standards for Accessible Design.[5]

Design universal

O *design* universal (DU) se refere à "concepção de produtos e ambientes a serem utilizados por todas as pessoas, na maior extensão possível, sem a necessidade de adaptação ou *design* especializado".[6,p.1] Esse conceito de *design* enfatiza a inclusão social ao criar produtos e ambientes que são utilizáveis por uma ampla gama de indivíduos de diferentes idades, estaturas, tamanhos e capacidades, bem como aborda as necessidades dos seres humanos em todo o ciclo de vida. Outros termos associados a esse conceito de *design* incluem *design inclusivo, design para todos, design acessível, design sem barreiras, design para toda a vida, design adaptado ao envelhecimento e design sustentável e transgeracional*. Joines sugere que "embora as capacidades do indivíduo não mudem como resultado do *design*, suas habilidades mudam. Pela redefinição dos problemas, mudança de ambientes e seleção de produtos diferentes, a qualidade de vida do indivíduo pode ser melhorada".[7,p.155]

O *design* universal foi identificado como uma consequência do movimento pelos direitos dos deficientes na década de 1960, embora tenha sido observado algum reconhecimento precoce dos conceitos. Seus elementos fundamentais de assegurar a igualdade de oportunidades e eliminar a discriminação com base na deficiência foram abraçados em muitas partes do mundo.[8] Os princípios do *design* não envolvem apenas habitações residenciais ou comerciais, mas também idosos e pessoas com deficiência. Eles fornecem uma estrutura centrada no homem para criar espaços mobiliários, paisagens, produtos e serviços que possam acomodar perfeitamente diferentes níveis de capacidade ao longo das gerações.[9,10]

O ***design*** **baseado em evidências** (DBE) apoia e informa o DU. O DBE é definido pelo Center for Health Design (CHD) "como o processo de basear decisões sobre o ambiente construído em pesquisas críveis para alcançar os melhores desfechos possíveis".[11,p.2] Isso enfatiza o uso da pesquisa para influenciar o processo de *design* e avaliar as inovações do *design*. Tradicionalmente associado à arquitetura do cuidado de saúde, o DBE agora apoia decisões de *design* para muitas estruturas no ambiente construído, incluindo escolas, espaços de escritórios, centros de desempenho, restaurantes, museus e prisões.[12]

Embora o DU seja acessível e livre de barreiras, não é o mesmo que adequar edifícios ou estruturas existentes ao Standards for Accessible Design da ADA[5] ou outros códigos ou leis de construção. A aplicação de tais normas às estruturas existentes muitas vezes resulta em acessibilidade importante, mas seletiva. Em contraste, o DU é aplicado *desde o início* de um plano de *design* de prédio, em vez de criar novas estruturas e então implementar a tarefa de eliminar barreiras ambientais. Por exemplo, a necessidade de equipar uma nova estrutura com uma rampa não seria necessária se o plano de *design* original considerasse as necessidades de todos os usuários. Ostroff sugere que essas adições impensadas "têm uma qualidade estigmatizante semelhante às práticas de 'fundo do ônibus' que antes eram a norma nos Estados Unidos".[13,p.1.4]

Incorporados ao planejamento inicial, os elementos de DU são essencialmente "invisíveis", em comparação às adaptações feitas a estruturas existentes. Eles se aplicam a todos os recursos e espaços de uma habitação. Vários exemplos de elementos de DU incluem as entradas sem degraus, corredores e portas largas, transições entre os quartos em um mesmo nível (sem desníveis na entrada), uso de pisos antiderrapantes, maçanetas de alavanca, interruptores de luz basculantes, torneiras que podem ser abertas com uma só mão e acesso sem degraus ao chuveiro. Paredes reforçadas capazes de suportar corrimãos ou barras de apoio e armários grandes alinhados com o chão, adequados para abrigar um elevador residencial, são exemplos de elementos de DU destinados a atender às necessidades futuras dos residentes.[4,5,14]

Bjork sugere que o DU é empoderado por três características importantes. "Em primeiro lugar, ele expande o foco do *design* para pessoas com deficiência a uma população muito mais ampla. Em segundo lugar, o DU centra-se na luta por um novo pensamento no desenvolvimento de iniciativas e estratégias para a criação de novas soluções, em vez de se concentrar na reconstrução e adaptação; uma abordagem inovadora. Em terceiro lugar, o DU se esforça para a participação social plena de todos ao longo de toda a vida, por meio da criação de produtos e ambientes flexíveis com boa usabilidade. Não se trata de uma solução universal que se encaixa a todos. Trata-se de soluções que proporcionem flexibilidade na utilização e manipulação".[15,pp.118-119]

Princípios do *design* universal

Os princípios do *design* universal (Apêndice 9.A) foram desenvolvidos no Center for Universal Design (CUD) da North Carolina State University por um grupo de especialistas que incluía arquitetos, *designers* de produto, engenheiros e pesquisadores de *design* ambiental. Os princípios fornecem orientação para o *design* de produtos e ambientes. Eles também têm a intenção de educar os *designers* e consumidores em relação às características que aumentam a usabilidade para todos.[16] Os elementos-chave dos princípios incluem o seguinte:

- *Uso equitativo.* O *design* é útil e comercializável às pessoas com diversas habilidades.
- *Flexibilidade no uso.* O *design* acomoda uma ampla gama de preferências e habilidades individuais.
- *Simples e intuitivo.* O uso do *design* é fácil de entender, independentemente da experiência, conhecimento, competências linguísticas ou nível de concentração atual do usuário.
- *Informação perceptível.* O *design* comunica de forma eficaz ao usuário a informação necessária, independentemente das condições ambientais ou capacidade sensitiva do usuário.
- *Tolerância ao erro.* O *design* minimiza perigos e as consequências adversas de ações acidentais ou não intencionais.
- *Baixo esforço físico.* O *design* pode ser usado de modo eficiente, confortável e com um mínimo de fadiga.
- *Tamanho e espaço para o acesso e uso.* São fornecidos tamanho e espaço apropriados para o acesso, alcance, manipulação e uso independentemente do tamanho do corpo, postura ou mobilidade do usuário.

Embora o DU tenha se originado em resposta à necessidade de acesso ao ambiente de indivíduos com limitações na atividade e deficiência, muitos dos seus elementos de *design* provaram ser úteis e foram abraçados pelo público em geral. Riley[14] fornece um exemplo que se ajusta a esse desenvolvimento: "Pense por um momento na porta automática da garagem, que surgiu da necessidade de um paciente cuja deficiência o impedia de levantar uma porta pesada. Agora, um componente básico da vida de quase todos nós, ditos pessoas "saudáveis", bem como das pessoas com deficiência, é apenas um dos muitos exemplos de como o *design* universal elevou o limiar do *design* das casas de modo geral."[14,p. XII]

Símbolos da acessibilidade à deficiência

Reflexo da importância da **acessibilidade do ambiente**, o internacionalmente reconhecido *símbolo da cadeira de rodas* identifica os edifícios acessíveis a pessoas com deficiência. O Rehabilitation Act de 1973 (Seções 503 e 504) exige que todas as organizações que recebem financiamento federal forneçam programas e atividades acessíveis. O Americans with Disabilities Act (1990) expandiu a acessibilidade ao setor privado para melhorar as oportunidades de emprego, bem como a acessibilidade do ambiente de empresas de varejo, eventos culturais, cinemas, restaurantes, viagens e assim por diante. Outros símbolos da acessibilidade identificam a disponibilidade de dispositivos de apoio à escuta, telefones interativos com capacidades de texto (TTY), que possibilitam que o usuário se comunique usando um teclado e visor, telefones com controle de volume, disponibilidade de interpretação em língua de sinais, e assim por diante. Os símbolos da acessibilidade à deficiência são apresentados na Figura 9.1. Esses símbolos são exibidos com destaque para identificar e tornar pública a disponibilidade de serviços acessíveis.

Finalidade do exame

Um desfecho primário da reabilitação é que o paciente seja totalmente funcional em seu ambiente e estilo de vida antigos. Para alcançar esse resultado, deve haver continuidade da acessibilidade dentro do contexto do ambiente do indivíduo. Com a acessibilidade plena como meta, o exame do ambiente deve abordar a relação paciente–ambiente no que diz respeito a acessibilidade, segurança, usabilidade e função. As justificativas de um exame do ambiente são múltiplas e servem para:

1. Determinar o grau de segurança e nível de função do paciente no ambiente físico.
2. Identificar as barreiras de *design* que podem afetar a usabilidade ou comprometer o desempenho de tarefas ou atividades habituais.
3. Fazer recomendações realistas em relação à acessibilidade do ambiente e acomodações para o paciente, familiares/cuidadores, empregadores, instituições governamentais ou outras potenciais fontes de financiamento e pagadores terceiros.
4. Determinar a necessidade de equipamentos de adaptação ou tecnologia de apoio para apoiar e promover a função.
5. Auxiliar na preparação do paciente e dos familiares/cuidadores para o retorno do paciente ao ambiente antigo e para ajudar a determinar se podem ser necessários serviços adicionais (p. ex., tratamento ambulatorial, serviços de assistência domiciliar e assim por diante).

	Símbolo de acessibilidade O símbolo da cadeira de rodas deve ser utilizado somente para indicar a acessibilidade a pessoas com mobilidade reduzida, incluindo usuários de cadeiras de rodas. Por exemplo, o símbolo é usado para indicar uma entrada acessível, um banheiro ou telefone mais baixo para uso por cadeirantes. Lembre-se de que uma entrada em rampa não é completamente acessível se não houver guias rebaixadas, e um elevador não é acessível se ele só puder ser alcançado por degraus.
	Acesso (além de letras grandes ou braille) para pessoas cegas ou com baixa visão Este símbolo pode ser usado para indicar o acesso a pessoas que são cegas ou que têm baixa visão, incluindo: uma visita guiada, um caminho para uma trilha natural ou um jardim perfumado em um parque; e um passeio tátil ou uma exposição de museu que possa ser tocada.
	Descrição em áudio Um serviço para pessoas cegas ou com baixa visão que torna mais acessíveis as artes cênicas, artes visuais, televisão, vídeo e filme. A descrição dos elementos visuais é fornecida por um descritor em áudio treinado por meio do Secondary Audio Program (SAP) de televisores e monitores equipados com som estéreo. Um adaptador para televisores não estéreos está disponível por meio da American Foundation for the Blind, (800) 829-0500. Para a descrição em áudio ao vivo, um descritor em áudio treinado oferece comentários ao vivo ou narração (por meio de fones de ouvido e um pequeno transmissor) que consiste em descrições concisas e objetivas dos elementos visuais (p. ex., uma peça de teatro ou uma exposição de artes visuais).
	Telefone de texto (TDD/TTY) Este dispositivo também é conhecido como telefone interativo ou dispositivo de telecomunicação para surdos. O TTY indica um dispositivo usado com o telefone para a comunicação com e entre pessoas surdas, com dificuldade de audição, fala e/ou audição prejudicada.
	Telefone com controle de volume Este símbolo indica a localização de telefones que têm aparelhos com som amplificado e/ou controles de volume ajustáveis.
	Sistemas de apoio à escuta Esses sistemas transmitem o som amplificado por meio de auxiliares à audição, fones de ouvido ou outros dispositivos. Eles incluem sistemas infravermelhos, *loop* e FM. Sistemas portáteis podem estar disponíveis a partir dos mesmos fornecedores de equipamentos audiovisuais de conferências e reuniões.
	Interpretação em língua de sinais O símbolo indica que é fornecida interpretação em língua de sinais para uma palestra, excursão, filme, apresentação, conferência ou outro programa.
Large Print	**Fonte de tamanho acessível (18 pt. ou maior)** O símbolo para fontes grandes é "Large Print" impresso em fonte 18 pt. ou maior. Além de indicar que estão disponíveis versões impressas de livros, folhetos, guias de museus e programas de teatro em fonte grande, pode-se usar o símbolo em conferências ou formulários para associação a fim de indicar que podem ser disponibilizados materiais impressos em fontes grandes. É importante utilizar fontes Sans serif ou serif modificada com bom contraste, e deve-se dar atenção especial ao espaçamento entre letras e palavras.
	Símbolo de informação O bem mais valioso da sociedade de hoje é a informação; para uma pessoa com deficiência, a informação é essencial. Por exemplo, o símbolo pode ser usado na sinalização ou em um piso plano para indicar a localização do balcão de informações ou de segurança, onde há informações mais específicas ou materiais relativos à acessibilidade a acomodações e serviços, como materiais "com fonte grande", gravações de áudio em cassetes de materiais, ou passeios interpretados por sinais.
	Legenda oculta (*Closed captioning*, CC) Este símbolo indica a opção de exibir ou não legendas em um programa de televisão ou vídeo. Os televisores que têm um descodificador acoplado ou separado estão equipados para exibir o diálogo em programas que são legendados quando selecionado pelo espectador. O Television Decoder Cicutry Act de 1990 exige que os aparelhos de TV (com telas de 13" ou maiores) tenham decodificadores embutidos a partir de julho de 1993. Além disso, os vídeos que fazem parte das exibições podem ter legendas que usam o símbolo com instruções para pressionar um botão para exibir legendas.
OC	**Legenda visível (*Open captioning*, OC)** Este símbolo indica que as legendas, que traduzem o diálogo e outros sons na impressão, são sempre exibidas no programa de vídeo, filme ou televisão. A legenda visível é preferida por muitos, incluindo os surdos e pessoas com dificuldades de audição, e as pessoas cuja segunda língua é o inglês. Além disso, é útil para ensinar as crianças a ler e manter níveis mínimos de ruído em museus e restaurantes.
	Símbolo braille Este símbolo indica que o material impresso está disponível em braille, incluindo indicações de exposições, publicações e sinalização.

Os símbolos da acessibilidade à deficiência foram produzidos pela Graphic Artists Guild Foundation, com apoio e assistência técnica do Office for Special Constituencies, National Endowment for the Arts. Agradecimento especial ao National Endowment for the Arts. Assistência no design gráfico da Society of Environmental Graphic Design. Consultora: Jacqueline Ann Clipsham, com permissão.

Figura 9.1 Símbolos da acessibilidade à deficiência.

Estratégias de exame

O fisioterapeuta usa uma variedade de testes e medidas para examinar impedimentos físicos (p. ex., riscos à segurança, problemas de acessibilidade, barreiras arquitetônicas) que afetam a relação paciente–ambiente. Os dados levantados são utilizados para sugerir modificações no ambiente, orientar recomendações para equipamentos de adaptação e tecnologia assistiva, e/ou propor abordagens alternativas para a execução de uma tarefa ou atividade (p. ex., melhorar a segurança, conservar energia) a fim de promover a função ideal. O *Guia para a prática do fisioterapeuta*[3] inclui o exame das barreiras no ambiente, em casa e no trabalho (emprego/escola/brincadeiras) entre uma lista de 24 categorias de testes e medidas que podem ser utilizadas pelo fisioterapeuta. A Tabela 9.1 apresenta uma visão geral dos componentes do exame, incluindo os tipos de testes e medidas utilizados, as ferramentas usadas para a coleta de dados e os tipos de dados levantados.

Dependendo da natureza das limitações nas atividades ou deficiência do paciente, os instrumentos de coleta de dados utilizados para o exame do ambiente podem incluir (1) entrevistas, (2) medidas de autorrelato (listas de verificação, questionários) e medidas baseadas no desempenho (observação) da função, (3) medidas do impacto do ambiente sobre a função, (4) representações visuais (fotografias, fitas de vídeo) e dimensões do espaço físico (especificações estruturais), (5) visualização do ambiente a partir de um local remoto e (6) visitas presenciais.

Pode ser necessária uma combinação de duas ou mais dessas estratégias para levantar todos os dados necessários. A atual era de contenção de custos tem colocado restrições à alocação de tempo e viagens para visitas presenciais. Nessas situações, diversos métodos alternativos de coleta de dados (p. ex., entrevista; autorrelato e medidas baseadas no desempenho; bem como o uso de fotografias e/ou diagramas [com dimensões] do espaço físico) podem ser implementados para alcançar as metas do exame do ambiente.

A telessaúde (tecnologia de telecomunicações) oferece um potencial considerável para visualizar um ambiente a partir de um local remoto com o uso de um aplicativo de voz sobre protocolo de Internet (VoIP) e um *software* (p. ex., Skype, Linphone) ou outro protocolo de videoconferência. Um grande e crescente corpo de literatura aborda a aplicação extensiva da telessaúde na prestação de serviços de saúde,[17-29] incluindo a fisioterapia.[30-33] Em um documento intitulado *Telehealth—Definitions and Guidelines,* o Conselho de Administração da American Physical Therapy Association (APTA) definiu telessaúde como "a utilização de comunicações eletrônicas para fornecer e entregar uma série de informações relacionadas com a saúde e serviços de saúde, incluindo – mas não se limitando a – informações e serviços relacionados com a fisioterapia, por grandes e pequenas distâncias. A telessaúde engloba uma variedade de atividades de cuidados de saúde e de promoção da saúde, incluindo – mas não se limitando a – educação, aconselhamento, lembretes, intervenções e monitoramento das intervenções".[34,p.1]

Sanford et al.[35] analisaram uma aplicação precoce da telessaúde ao exame do ambiente doméstico. Os autores compararam os dados de um exame da casa com visita real ao local com os obtidos a partir da tecnologia de videoconferência remota. Os dados sugerem que a video-

Tabela 9.1 Barreiras do ambiente, casa e trabalho (emprego/escola/brincadeiras): tipos de testes e medidas usados, ferramentas utilizadas para coleta de dados e tipos de dados levantados

As barreiras do ambiente, casa e trabalho (emprego/escola/brincadeiras) são as obstruções físicas que impedem que o paciente atue de modo ideal em seus arredores. O fisioterapeuta utiliza os resultados dos testes e medidas para identificar algum impedimento de uma variedade de impedimentos possíveis, incluindo riscos à segurança (p. ex., tapetes soltos, pisos escorregadios), problemas de acessibilidade (p. ex., portas e soleiras estreitas, degraus altos, ausência de portas automáticas e elevadores), e barreiras de *design* em casa ou no escritório (p. ex., distâncias excessivas a serem transpostas, ambientes de vários andares, pias, banheiros, balcões, disposição de controles ou interruptores). O fisioterapeuta também usa os resultados para sugerir modificações no ambiente (p. ex., barras de apoio no chuveiro, rampas, assentos elevados no vaso sanitário, aumento na iluminação) que também possibilitarão que o paciente melhore sua atuação em casa, no local de trabalho e em outros ambientes.		
Testes e medidas	**Ferramentas usadas para a coleta de dados**	**Dados levantados**
Os testes e medidas podem incluir aqueles que caracterizam ou quantificam: • Barreiras atuais e potenciais (p. ex., listas de verificação, entrevistas, observações, questionários) • Espaço físico e ambiente (p. ex., padrões de conformidade, observações, avaliações fotográficas, questionários, especificações estruturais, avaliações assistidas por tecnologia, avaliações videográficas)	As ferramentas para coleta de dados incluem: • Câmeras e fotografias • Listas de verificação • Entrevistas • Observações • Questionários • Especificações estruturais • Sistemas de análise assistidos por tecnologia • Câmeras e fitas de vídeo	Os dados são usados no fornecimento de documentação e podem incluir: • Descrições de: – Barreiras – Ambiente • Documentação e descrição da conformidade com as normas regulatórias • Observações do ambiente • Quantificações do espaço físico

De American Physical Therapy Association,[3 p.68] com permissão.

conferência tem o potencial de possibilitar que o fisioterapeuta examine o ambiente do paciente, independentemente da distância ou local. Os dados do exame remoto identificaram 51 dos 59 problemas (86,4%) documentados na visita real e 54 das 60 medidas quantitativas (90%) obtidas na visita presencial.

Entrevista

A exploração do ambiente normalmente é iniciada por meio de entrevistas com o paciente e familiares/cuidadores. Se as limitações na atividade ou deficiência do paciente afetarem apenas tarefas ou atividades isoladas, ou se as questões de acessibilidade envolverem algumas barreiras ambientais, uma entrevista pode ser tudo o que é necessário para determinar os impedimentos físicos e fornecer sugestões e orientações para melhorar o desempenho e resolver problemas de acessibilidade. Na presença de limitações na atividade ou deficiência mais consideráveis, a entrevista pode ser a primeira de várias estratégias utilizadas para coletar dados sobre o ambiente do paciente. Pode-se usar a entrevista para determinar as características gerais do ambiente (número de níveis, escadas, degraus e assim por diante), identificar quaisquer problemas especiais encontrados previamente pelo paciente, alertar o fisioterapeuta para os potenciais riscos à segurança, e determinar a necessidade de testes e medidas adicionais para obter informações essenciais. O processo de entrevista também fornece ao fisioterapeuta a oportunidade de ganhar conhecimento das características da família/cuidador, incluindo a (1) atitude para com o paciente; (2) a extensão do seu desejo de que o paciente retorne ao seu ambiente; (3) suas metas e capacidades de cuidado; e (4) a atitude para com os membros da equipe de reabilitação, que pode influenciar a receptividade às modificações ambientais sugeridas.

Autorrelatos e medidas da função baseadas no desempenho

Os *autorrelatos* envolvem solicitar ao paciente informações sobre a capacidade de realizar determinadas tarefas e atividades em ambientes específicos. A administração pode ser em um formato do tipo "papel e lápis" ou por uma entrevista conduzida pelo fisioterapeuta. Uma desvantagem inerente dos instrumentos de autorrelato é que o indivíduo pode superestimar capacidades de desempenho ou subestimar o impacto de barreiras ambientais. A precisão do relato pode ser melhorada ao solicitar que o paciente (1) concentre as informações de desempenho a um intervalo de tempo recente (p. ex., na semana anterior) e (2) distinga entre o desempenho efetivo de uma atividade (p. ex., o uso *diário* do chuveiro para o banho) *versus* a capacidade percebida na ausência de execução consistente da tarefa.

As *medidas baseadas no desempenho* abordam a classificação das habilidades funcionais e a identificação de limitações nas atividades. O fisioterapeuta administra essas medidas enquanto observa como o paciente desempenha uma atividade. Estão disponíveis diversos instrumentos, incluindo sistemas de pontuação quantitativos. Exemplos de instrumentos usados para examinar o equilíbrio, a mobilidade e o risco de queda incluem o *Teste de alcance funcional (FR)*[36-38] e o *Teste de alcance multidirecional (MDFR)*,[39,40] o Teste *Get up and go (GUG)*[41] e o Teste *up and go (TUG)* cronometrado,[42] a *Avaliação da mobilidade orientada pelo desempenho cronometrado (POMA)*,[43-45] os testes de caminhada cronometrada[46] e distância percorrida,[47-50] e a *Escala de Equilíbrio de Berg (EEB)*.[51-54] O fisioterapeuta interpreta os dados em comparação ao desempenho normativo. As medidas fornecem informações importantes sobre o impacto das deficiências na função e ajudam a predizer o desempenho do paciente dentro de seu ambiente natural. Os autorrelatos e medidas da função baseadas no desempenho são discutidos no Capítulo 8.

Medidas do impacto do ambiente sobre a função

O ambiente afeta diretamente a capacidade de realizar tarefas e atividades que promovem o bem-estar físico, social e psicológico. Fatores ambientais podem *limitar* ou *promover* as habilidades dos pacientes de realizar ações habituais dentro de seus contextos sociais/culturais. Desenvolveram-se vários instrumentos que lidam com o impacto dos determinantes ambientais sobre a função. Exemplos desses instrumentos incluem:

- Avaliação de recursos para atividade física – *Physical Activity Resource Assessment (PARA)*.[55] Baseado na estreita ligação entre aspectos do ambiente físico e níveis de atividade física, este instrumento foi concebido para analisar e documentar os recursos disponíveis que promovem a atividade dentro de um ambiente da vizinhança ou da comunidade. A PARA é usada para examinar o tipo, quantidade, acessibilidade, qualidade e características dos recursos de atividade física no ambiente do paciente. A avaliação, em conjunto com o protocolo e as definições, está disponível on-line.[56]
- Instrumento ambiente domiciliar e comunitário – *Home and Community Environment (HACE)*.[57] O HACE é um instrumento de autorrelato usado para identificar características da casa ou da comunidade do paciente que podem afetar o nível de função. Os domínios ambientais examinados incluem a mobilidade em casa e na comunidade, dispositivos básicos de mobilidade e comunicação, fatores de transporte e atitudes. O instrumento e o manual de pontuação estão disponíveis on-line.[58]

- Ferramenta de avaliação da segurança da função e o ambiente de reabilitação – *Safety Assessment of Function and the Environment for Rehabilitation (SAFER)*.[59-61] Uma ferramenta de exame funcional e ambiental abrangente, concebida para uso com idosos. Inclui 15 áreas de interesse: situação de vida, mobilidade, cozinha, copa, manejo do lar, risco de incêndio, vestimenta, higiene pessoal, banho, medicação, comunicação, recreação, itens gerais, perambulação e auxiliares de memória. Cada categoria é examinada no contexto do ambiente doméstico e das capacidades funcionais do paciente.
- Usabilidade no meu lar – *Usability in My Home (UIMH)*.[62-65] Este instrumento de autorrelato analisa características do ambiente familiar que restringem ou promovem o desempenho da atividade (ver Apêndice 9.B). Ele aborda aspectos das atividades básicas da vida diária (ABVD) e atividades instrumentais da vida diária (AIVD) e é composto por 23 itens, 16 dos quais são pontuados em uma escala de 1 a 7 (1 representa a resposta mais negativa, 7 a resposta mais positiva). Além disso, o instrumento inclui sete questões abertas (seis para a descrição de problemas de usabilidade específicos e um para expressar opiniões adicionais). A usabilidade é conceitualmente definida como a medida em que as necessidades e preferências de um paciente podem ser atendidas dentro de casa. O UIMH inclui os componentes pessoal, ambiental e de atividade.
- Facilitador doméstico – *Housing Enabler*.[62,64] Este instrumento é administrado com o uso de uma combinação de entrevista e observação e foi concebido para analisar a acessibilidade da casa. Ele inclui três etapas: (1) determinação de limitações nas atividades (13 itens) e dependência de dispositivos de mobilidade (2 itens); (2) análise de barreiras ambientais (188 itens), incluindo a acessibilidade interna e externa, entradas, e recursos de comunicação; e (3) cálculo de uma pontuação de acessibilidade (escores mais elevados refletem maiores problemas de acessibilidade). Desenvolveu-se também uma versão nórdica de conteúdo validado do Housing Enabler.[66]
- Questionário de análise ambiental da mobilidade – *Environmental Analysis of Mobility Questionnaire (EAMQ)*.[67,68] O EAMQ é um instrumento de autorrelato que examina o impacto do ambiente sobre a mobilidade na comunidade. Inclui 24 características do ambiente agrupadas em 8 dimensões. Cada característica inclui tanto uma questão de realização ("Com que frequência você...?") quanto uma questão de evitação ("Com que frequência você evita...?"). Utiliza-se uma escala ordinal de cinco itens para documentar a frequência de respostas de realização e evitação (nunca, raramente, às vezes, muitas vezes, sempre).[68,p.394] Calculam-se as pontuações de realização e evitação a fim de produzir um *escore resumo ambiental* e um *escore resumo de evitação*.
- Técnica de avaliação e relato de deficiência de Craig – *Craig Handicap Assessment and Reporting Technique (CHART)*.[69] Este instrumento foi desenvolvido para documentar o funcionamento de um indivíduo dentro de seu contexto social. Ele examina o nível de envolvimento em seis domínios da função: independência física, independência cognitiva, mobilidade, ocupação, integração social e autossuficiência econômica. Cada área é classificada com base em 100 pontos (600 pontos no máximo) com maiores níveis de participação recebendo pontuações mais altas. O CHART Short Form (CHART-SF)[70,71] é uma versão abreviada de 19 itens do CHART.
- Levantamento dos fatores ambientais do Craig Hospital – *Craig Hospital Inventory of Environmental Factors (CHIEF)*.[72,73] Este inventário gradua a frequência e o impacto de 25 barreiras ambientais definidas como quaisquer obstruções que impeçam o funcionamento dentro de casa e na comunidade. Além das barreiras físicas e arquitetônicas, o instrumento inclui barreiras políticas, sociais e atitudinais; os itens de resposta implicam valores numéricos. O CHIEF reúne informações sobre a frequência com que se depara com cada barreira (diária = 4, semanal = 3, mensal = 2, menos que mensalmente = 1, nunca = 0) e a magnitude do problema (problema grande = 2 ou problema pequeno = 1). As pontuações são calculadas multiplicando-se a frequência de ocorrência pela magnitude do problema de modo a fornecer uma *pontuação do impacto*. Escores mais altos indicam maior impacto das barreiras ambientais. O CHIEF *short form* (CHIEF-SF) contém 12 itens do inventário original.[74] O Manual do CHIEF, que contém informações sobre o desenvolvimento do instrumento, bem como o CHIEF e o CHIEF-SF, estão disponíveis on-line.[75]
- Avaliação de AVD em escada.[76-83] Baseado no Índice de AVD de Katz,[84] o teste de avaliação de AVD em escada (ver Apêndice 9.C) é um índice de quatro atividades instrumentais (limpar, comprar, transportar e cozinhar)[80,81] combinadas com seis atividades da vida diária pessoais (tomar banho, vestir-se, ir ao banheiro, transferências, continência e alimentação).[84] A capacidade de desempenhar cada atividade é pontuada com a utilização de uma escala de três pontos: *independente, parcialmente dependente* e *dependente*. *Parcialmente dependente* significa que é necessária assistência de outra pessoa. As graduações podem ser dicotomizadas em *independente* ou *dependente*, e dispostas em uma escala ordenada condicional de AVD-0 a 9 ou 10 passos (quando a continência está incluída há 10 passos e quando ela é excluída há 9 passos). AVD-0 passo significa independente em todas as atividades, e AVD-9 (ou 10) passos significa dependente em todas as atividades. Determinou-se a confiabilidade e a validade do instru-

mento. A escala AVD-10 passos mostrou boa validade e confiabilidade em uma população idosa.[82] Em um estudo com três faixas etárias diferentes, os resultados indicaram que o teste de avaliação de AVD em escada é mais válido e confiável para faixas etárias entre 18-29 e 75-89 anos.[79] Desenvolveu-se uma versão deste instrumento para uso em áreas rurais.[85]

Representações visuais e dimensões do espaço físico

O fisioterapeuta pode pedir que familiares ou cuidadores forneçam representações visuais (p. ex., transmissão de vídeo com o uso de um computador, *smartphone* ou *tablet*, fotografias, vídeos, diagramas, mapas) e as dimensões físicas (especificações estruturais obtidas com uma fita métrica) do ambiente em que se espera que o paciente atue. Se os recursos para a obtenção de informações visuais forem limitados, uma câmera descartável barata funciona bem para essa finalidade.

Podem-se fazer sugestões para modificações a partir das representações visuais e dimensões mensuradas do ambiente do paciente. Essa informação ambiental possibilitará que o fisioterapeuta simule aspectos do ambiente do paciente (antes da alta) para a prática de tarefas enquanto volta a atenção para a maximização da segurança e da função. Isso também ajudará o profissional a determinar a necessidade de equipamentos de adaptação.

Visitas presenciais

As visitas presenciais exigem que os membros da equipe de reabilitação, juntamente com o paciente, se desloquem ao local físico onde o paciente será obrigado a atuar (casa, comunidade e/ou trabalho [emprego/escola/brincadeiras]). Uma grande vantagem da visita presencial é que ela possibilita a observação do desempenho no ambiente real em que as atividades devem ser realizadas. As visitas ao local muitas vezes são úteis para reduzir a apreensão do paciente, da família, do cuidador e/ou do empregador em relação à capacidade do paciente de atuar dentro do ambiente. A visita presencial também oferece uma oportunidade importante para o fisioterapeuta identificar riscos à segurança e fazer recomendações sobre alterações, enfrentamento ou adaptação a barreiras ambientais específicas. Durante a visita, a atividade do paciente deve ser intercalada com intervalos de descanso adequados para garantir que a fadiga não seja um fator de influência.

Qualquer que seja a estratégia ou combinação de estratégias de exame aplicadas, o âmbito e a amplitude das informações coletadas serão reforçados pela participação dos familiares e cuidadores. Como geralmente não é viável que o fisioterapeuta examine todos os aspectos do ambiente total do paciente, o envolvimento de outros indivíduos pode ser fundamental para assegurar que a meta de garantir a máxima acessibilidade seja atendida. Isso é particularmente importante para a determinação da acessibilidade à comunidade em geral. O fisioterapeuta pode direcionar e orientar uma investigação da acessibilidade a instituições recreativas, educacionais e comerciais da comunidade, bem como a disponibilidade de transporte público. O fisioterapeuta também pode fornecer orientações em relação ao papel essencial de explorar fontes de financiamento para as modificações ambientais necessárias (potenciais fontes de financiamento são abordadas mais adiante neste capítulo).

Os dados de um exame do ambiente são usados para avaliar a necessidade de acessibilidade específica, usabilidade e intervenções de segurança. Corcoran e Gitlin[1] identificaram cinco grandes áreas de estratégias de intervenção ambientais: (1) *dispositivos de apoio* ou *de adaptação*, como barras de apoio, alcançadores, utensílios de cozinha adaptados (p. ex., faca basculante), bengalas ou andadores; (2) *dispositivos de segurança*, como luminárias, detectores de fumaça ou sensores de presença; (3) *alterações estruturais*, que incluem alargamento de portas, instalação de corrimões ou rampas, ou remoção de um desnível na entrada; (4) *modificação ou alteração na localização de objetos do ambiente*, como desativar um fogão, colocar fechaduras nas portas, usar alavancas de extensão sobre maçanetas, retirar tapetes ou móveis soltos; e (5) *modificação de tarefas*, como o uso de pistas visuais, auditivas ou outras pistas sensitivas, simplificação do trabalho, e técnicas de conservação de energia ou preservação articular.

As seções a seguir oferecem sugestões para a análise e modificação do ambiente da casa e local de trabalho. As informações apresentadas não são completas nem incluem as necessidades de todos os pacientes. As considerações ambientais são destinadas a voltar a atenção para algumas das preocupações mais comuns da acessibilidade, usabilidade e segurança.

Exame do lar

Preparação para a visita presencial

Antes de uma visita presencial à casa do paciente, devem-se agendar sessões de fisioterapia e terapia ocupacional, que incluirão a participação de familiares e cuidadores. Essas visitas servem para várias funções. Elas fornecem uma oportunidade de se familiarizar com as capacidades e limitações nas atividades do paciente. Dão aos familiares/cuidadores tempo para aprender métodos seguros (p. ex., técnicas adequadas de mecânica corporal, proteção) para ajudar na deambulação, transferências, exercícios e atividades funcionais. Durante essas sessões de tratamento, o terapeuta ocupacional e o fisioterapeuta terão a oportunidade de fornecer instruções sobre a utilização de dispositivos auxiliares, equipamentos de adaptação e tecnologia assistiva. O tempo gasto na educação da família e dos cuidadores muitas vezes é crucial na facilitação do retorno bem-sucedido do paciente para a casa, comunidade e/ou trabalho (emprego/escola/brincadeiras).

Observação clínica: *Embora às vezes restringida por questões de reembolso, quando possível, deve-se incentivar e organizar uma visita em um dia ou fim de semana à casa do paciente, antes da visita presencial. Durante essa visita, podem-se descobrir problemas que não foram previstos pelo fisioterapeuta ou familiares e/ou cuidadores. Pode-se enfatizar o desenvolvimento inicial de um plano para resolver esses problemas antes da visita presencial e retorno do paciente ao ambiente real.*

Antes da visita presencial, devem-se coletar informações sobre várias áreas importantes que influenciarão tanto o processo de preparação quanto os tipos de sugestões feitas durante a visita. Essas informações incluem:

- Informações detalhadas sobre o nível atual de função (p. ex., habilidades de comunicação, mobilidade no leito, transferências, marcha e assim por diante); deverão ser coletados dados de todas as disciplinas envolvidas (terapeuta ocupacional, fisioterapeuta, fonoaudiólogo e assim por diante).
- Conhecimento da assistência física ou dicas verbais necessárias para o desempenho da atividade.
- Características e dimensões dos dispositivos de adaptação e/ou tecnologia de apoio (p. ex., assento de vaso sanitário elevado, alcançadores de cabo longo, controles ambientais) e dispositivos de assistência à deambulação (p. ex., bengalas, muletas, andadores).
- Informações sobre o nível previsto de funcionamento ideal ou melhoria (desfechos esperados).
- Natureza das limitações na atividade ou incapacidade (ou seja, estática ou progressiva).
- Cobertura de seguro de saúde, recursos financeiros e disponibilidade de potenciais fontes de financiamento (em termos de capacidade de modificar o ambiente ou obter dispositivos de adaptação e assistência ou tecnologia assistiva necessários).
- Conhecimento dos planos para o futuro do paciente (gestão familiar, assistência à família, emprego fora de casa, escola, formação profissional e assim por diante).
- Conhecimento do tipo de moradia, se a casa ou apartamento é próprio ou alugado; o tipo e propriedade da casa podem afetar ou impedir o tipo de modificações que o paciente pode precisar. No entanto, deve-se notar que o Fair Housing Act exige que os proprietários permitam que pessoas com deficiência façam modificações de acesso razoáveis tanto na área privada quanto na área comum, como entradas.
- Informações sobre a permanência relativa na moradia; se o paciente planeja se mudar em um futuro próximo, isso influenciará o tipo de modificações recomendadas (p. ex., instalação de rampas permanentes *versus* removíveis, ou pavimentação de um caminho de cascalho).

Essas informações podem ser obtidas a partir de uma variedade de fontes, incluindo o paciente, reuniões da equipe de reabilitação, reuniões ou entrevistas com o paciente/familiares e cuidador, documentação no prontuário médico de todas as disciplinas envolvidas e entrevistas do serviço social. Uma vez coletadas essas informações, podem-se tomar decisões a respeito de quais dispositivos de adaptação ou assistivos serão necessários e os membros da equipe apropriados para acompanhar o paciente na visita.

De modo ideal, dada a sua experiência e habilidades complementares, tanto o fisioterapeuta quanto o terapeuta ocupacional acompanham o paciente na visita domiciliar. Eles assumem a responsabilidade compartilhada por examinar a interface paciente–ambiente. Dependendo das necessidades específicas do paciente, familiares e/ou cuidadores, um fonoaudiólogo, assistente social ou enfermeiro também pode estar entre os membros da equipe de reabilitação que visitam a casa. Para fins de organização e estrutura, as visitas domiciliares geralmente são divididas em dois elementos globais: (1) acessibilidade ao *exterior* da moradia e (2) exame do *interior* da casa. Uma câmera descartável barata é útil para fornecer imagens de barreiras arquitetônicas para acompanhar cartas que justifiquem as modificações necessárias. Uma fita métrica e um formulário de exame da casa também são ferramentas importantes durante a visita. Muitos departamentos de reabilitação desenvolvem seus próprios formulários para exame da casa a fim de atender às necessidades específicas da sua população de pacientes. Os formulários (ou listas de verificação) ajudam a organizar a visita e são úteis para voltar a atenção a todos os detalhes necessários. Um exemplo de Formulário de exame do lar é fornecido no Apêndice 9.D. Esse formulário pode ser ampliado ou modificado de acordo com as necessidades específicas do indivíduo ou população de pacientes. Devem-se tomar alguns cuidados ao interpretar os dados de formulários de exame do lar que não foram padronizados ou cuja confiabilidade não foi examinada.

Visita presencial

Na chegada à casa para a visita presencial, o paciente pode precisar descansar um pouco antes de começar o exame do lar. Essa é uma consideração importante, porque os pacientes podem ficar muito animados ou emotivos ao regressar para um ambiente doméstico querido após uma longa ausência. Isso pode ser verdadeiro mesmo que tenha ocorrido uma visita de um dia ou fim de semana antes da visita formal ao domicílio.

Um método de coleta de dados sobre o interior da casa envolve começar com o paciente no leito, como se fosse pela manhã. Pode ocorrer a simulação de todas as tarefas e atividades diárias, incluindo vestir-se, higiene pessoal, atividades de uso do banheiro e preparo de refeições. O paciente deve tentar realizar todas as atividades de transferência, exercício, locomoção, autocuidado e domésticas de modo tão independente quanto possível. Essa será uma oportunidade adicional para ensinar à família e aos cuidadores como e quando ajudar o paciente.

Acessibilidade exterior

Via de entrada

1. Se houver mais de uma entrada para a moradia, deve-se optar pela mais acessível (mais próxima da entrada, superfície de deambulação mais nivelada, menor número de degraus, disponibilidade de corrimãos e assim por diante).
2. De modo ideal, a entrada de automóveis deve ser uma superfície lisa e nivelada, com fácil acesso à casa. As superfícies de deambulação até a entrada devem ser cuidadosamente examinadas. Superfícies rachadas e irregulares devem ser reparadas ou deve ser selecionada uma rota alternativa.
3. A via até a entrada deve ser nivelada, bem iluminada e proporcionar uma cobertura adequada para condições climáticas adversas. Prateleiras para pacotes colocadas perto da entrada são úteis para liberar as mãos para destrancar e/ou abrir portas.
4. Deve-se observar a altura, quantidade e condição das escadas. De modo ideal, os degraus não devem ter mais do que 18 cm de altura, com uma profundidade mínima de 28 cm.[4] As bordas, também conhecidas como "lábios", são saliências curvadas de 13 mm sobre a borda frontal da escada. Essas saliências muitas vezes são problemáticas, porque podem fazer com que os artelhos do paciente se "prendam" e evitar uma transição harmoniosa para o próximo degrau. As bordas devem ser removidas ou reduzidas, se possível. A instalação de pequenos chanfros de madeira sob as saliências, que se afilam em direção ao degrau mais baixo e proporcionam um contorno mais harmonioso, podem minimizar as saliências (Fig. 9.2A). Os degraus também devem ter uma superfície antiderrapante para melhorar o atrito. Isso pode ser conseguido pela adição de tiras abrasivas (Fig. 9.2B).
5. Devem-se instalar corrimãos, se necessário. Em geral, a altura do corrimão deve medir entre um mínimo de

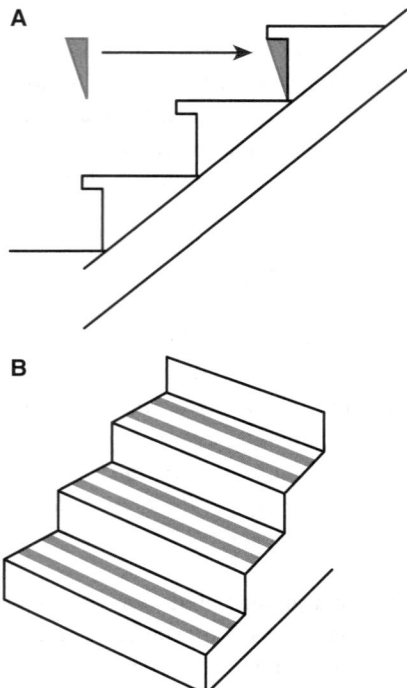

Figura 9.2 (A) Peças de madeira chanfradas colocadas sob as saliências minimizam o perigo de "prender o dedo" durante a transição para o próximo passo. (B) Tiras abrasivas melhoram o atrito e a percepção de profundidade.

86,5 cm e um máximo de 96,5 cm de altura para escadas, rampas e superfícies de caminhada niveladas (Fig. 9.3). Esse intervalo de altura de corrimão possibilita modificações para acomodar as necessidades de indivíduos particularmente altos ou baixos. Pelo menos um corrimão deve se estender no mínimo 30,5 cm além do pé e topo das escadas (Fig. 9.4). O diâmetro da seção transversa externa do corrimão circular deve situar-se entre um mínimo de 3,2 cm e um máximo de 5,1 cm. Se montado adjacente a uma parede, a folga entre o corrimão e a parede deve ser de no mínimo 3,8 cm.[4,5]
6. A instalação de uma rampa requer espaço adequado. Rampas grandes normalmente são construídas em madeira ou concreto; rampas menores podem ser feitas de alumínio ou fibra de vidro. O **grau de inclinação** (declive) mínimo de uma rampa para cadeiras de rodas pressupõe que para cada 2,5 cm de desnível exista 30 cm correspondente de comprimento de rampa (um declive de 1:12).[4] As rampas externas expostas ao mau tempo, como neve ou formação de gelo, exigem uma inclinação mais gradual, de cerca de 1:20. As rampas devem ter um mínimo de 91,5 cm de largura, com uma superfície antiderrapante. A elevação global de toda rampa não deve ser maior do que 76 cm. Devem-se incluir corrimãos também nas rampas, com uma altura mínima de 86,5 cm e uma altura máxima de 96,5 cm, e

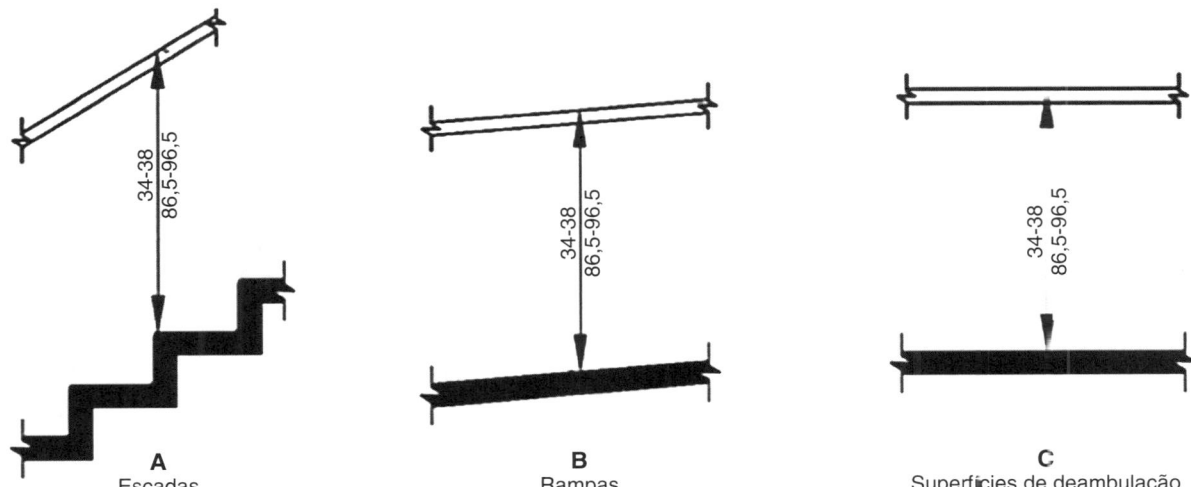

Figura 9.3 Altura do corrimão para (**A**) escadas, (**B**) rampas e (**C**) superfícies de caminhada niveladas, em centímetros. (De 2010 ADA Standards for Accessible Design.[5,p.145])

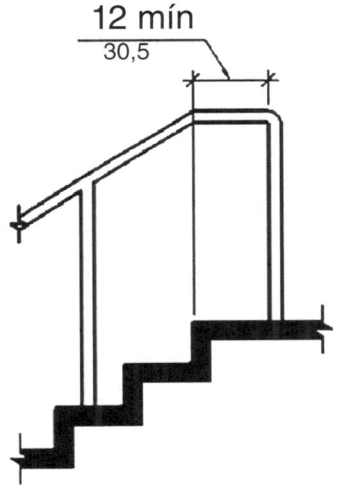

Figura 9.4 Extensão do corrimão no topo da escada. Uma extensão de corrimão similar de 30,5 cm é colocada na parte inferior da escada. (De 2010 ADA Standards for Accessible Design.[5,p.157])

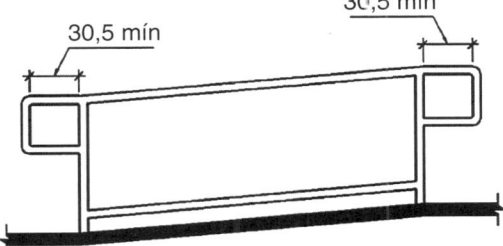

Figura 9.5 As extensões de corrimão devem percorrer um mínimo de 30,5 cm além da borda superior e inferior da rampa. (De 2010 ADA Standards for Accessible Design.[5,p.157])

30,5 cm de extensão além da parte superior e parte inferior da rampa (Fig. 9.5).[4,5] Rampas pequenas, disponíveis comercialmente, podem ser usadas para atravessar guias e pequenos degraus.

7. As *plataformas elevatórias verticais* e *elevadores de escadas* estão disponíveis comercialmente e podem ser considerados em caso de espaço inadequado para uma rampa. As plataformas elevatórias verticais (Fig. 9.6) percorrem cerca de 244 cm para cima e para baixo. Estão disponíveis modelos abertos e fechados. As plataformas elevatórias frequentemente são instaladas adjacente às escadas com um patamar superior; estão disponíveis em uma variedade de dimensões, com comprimentos que

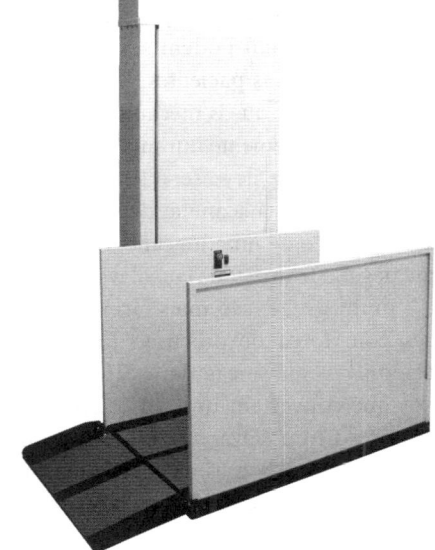

Figura 9.6 Elevador vertical elétrico residencial. Este elevador tem uma capacidade de carga de 270 kg. A plataforma mede aproximadamente 91,44 cm de largura e 121,92 cm de profundidade. (Cortesia de AmeriGlide, Inc., Raleigh, NC 27610.)

variam de 137,16 a 152,4 cm e larguras que variam de 86,36 a 106,68 cm. O elevador leva o usuário de cadeira de rodas do nível térreo ao nível de destino para acessar a entrada da casa (esses elevadores podem ser usados também dentro de casa). Os elevadores de escadas são instalados diretamente sobre escadas exteriores existentes; no entanto, são usados com mais frequência em ambientes fechados. Os elevadores de escada são montados sobre trilhos que atravessam o comprimento da escada e ligeiramente além. Muitos modelos possibilitam que a plataforma se dobre contra uma parede adjacente para possibilitar o acesso livre à escada para os outros que entram na casa.

Entrada

1. Para os indivíduos que usam uma cadeira de rodas, a entrada deve ter uma plataforma grande o suficiente para possibilitar que o paciente descanse e se prepare para a entrada. Essa área de plataforma é particularmente importante quando uma rampa estiver em uso. Fornece trânsito seguro da superfície inclinada à superfície nivelada. Se for necessário que um indivíduo usando uma cadeira de rodas abra uma porta para fora, essa área deve ser de pelo menos 153 × 153 cm. Se a porta abre para dentro e para longe do paciente, é necessário um espaço de pelo menos 91,5 cm de profundidade e 153 cm de largura.
2. As fechaduras das portas devem ser acessíveis ao paciente. Deve-se determinar a altura da fechadura, bem como a quantidade de força necessária para virar a chave. Sistemas de bloqueio alternativos (p. ex., fechaduras ativadas por voz ou cartão, fechaduras de controle remoto, sistemas eletrônicos de segurança via teclado e cadeados com segredo numérico) podem ser uma consideração importante para alguns pacientes. Deve-se dar atenção especial para garantir que o mecanismo de bloqueio da porta esteja suficientemente iluminado.
3. A maçaneta da porta deve ser facilmente girada pelo paciente. Capas de maçaneta de borracha (que se estendem ao longo de uma maçaneta redonda e fornecem uma pegada texturizada) ou alavancas do tipo alça (Fig. 9.7) muitas vezes são mais fáceis de usar para os pacientes com força de preensão limitada (também estão disponíveis alavancas de escape apertadas com parafusos que convertem uma maçaneta redonda em um pegador do tipo alavanca). Os pegadores em alavanca não requerem a mesma força ou amplitude de movimento (ADM) necessárias para abrir as maçanetas redondas tradicionais.[7]
4. A porta deve abrir e fechar em uma direção que seja funcional para o paciente. Uma "tira de porta" longa de lona pode ser ligada ao lado de fora da porta (ou em torno da maçaneta da porta) para ajudar o usuário de cadeira de rodas a fechar a porta quando sair. Uma cinta longa e resistente também pode ser utilizada como tira de porta.
5. Estão disponíveis abridores de portas automáticos acionados por controle remoto que são anexados a portas existentes para abrir, fechar e trancar a porta; alguns são equipados com recursos customizados "manter aberto" para acomodar o tempo necessário para entrar ou sair. Pode ser usado um controle remoto portátil ou um dispositivo sensível ao toque para ativar esses dispositivos.
6. A instalação de um sistema de intercomunicação possibilita que o paciente veja e/ou ouça quem está à porta. Alguns possibilitam a abertura de uma porta via controle remoto de qualquer lugar da casa.
7. Se houver uma soleira elevada na porta, ela deve ser removida. Se a retirada não for possível, o limiar deve ser abaixado, de modo a não ser superior a 1,3 cm de altura, com cantos chanfrados;[4] alternativamente, pode-se instalar uma rampa de declive (ver seção intitulada *Portas*). Se necessário, tiras de calafetagem na porta ajudarão a evitar correntes de ar.
8. Deve-se medir a largura da porta. Geralmente, 81,5 a 86,5 cm é uma largura de entrada aceitável para acomodar a maior parte das cadeiras de rodas. As cadeiras bariátricas necessitam de largura aumentada. (Ver Quadro 9.1 para considerações bariátricas.)
9. Se a porta for pressurizada para auxiliar no fechamento, a pressão não deve exceder 3,6 kg para ser funcional para o paciente.
10. Uma placa de chute (guarda de metal) pode ser adicionada a portas frequentemente adentradas por indivíduos que usam uma cadeira de rodas ou dispositivos de assistência à deambulação. A placa de chute deve medir 30,5 cm de altura a partir da parte inferior da porta.

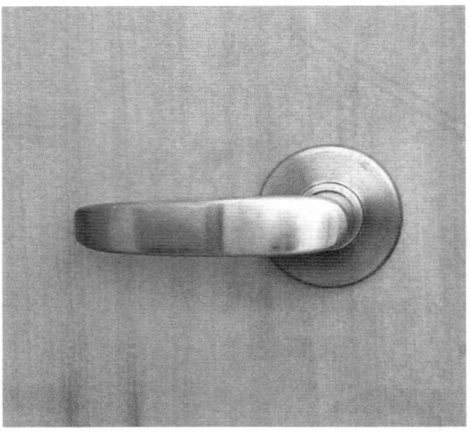

Figura 9.7 A maçaneta de porta do tipo alavanca (um elemento comum de *design* universal) é particularmente útil para pessoas com força de preensão limitada, porque podem ser acionadas com outras partes do corpo (p. ex., mão fechada, antebraço, cotovelo).

Quadro 9.1 Considerações bariátricas

Os indivíduos obesos ou com obesidade mórbida apresentam necessidades ambientais únicas. A obesidade é geralmente definida usando o índice de massa corporal (IMC) e pode ser dividida em três classes:[1]

Classe	IMC
I Obesidade (moderada)	30-34
II Obesidade (grave)	35-39
III Obesidade (muito grave) (obesidade mórbida)	> 40

Os pacientes obesos muitas vezes exigem equipamentos especializados para serem levantados, movidos, transferidos ou transportados. Os equipamentos bariátricos utilizam muito espaço; isso muitas vezes é agravado por casas de projeto mais antigo e construídas quando as médias estatísticas para altura e peso do adulto eram menores do que as da atualidade. A seguir estão considerações ambientais específicas para essa população.

- **Treinamento do paciente, familiares e cuidador:** o treinamento específico no uso de equipamentos bariátricos e manuseio do paciente é essencial. Os pacientes obesos muitas vezes necessitam de assistência durante todo o dia para muitas atividades rotineiras (p. ex., mudanças de posição, passar de decúbito dorsal para sentado, de sentado para em pé, tomar banho, usar o vaso sanitário e vestir-se). Esses requisitos de cuidado enfatizam a necessidade de cuidadores altamente treinados, capazes de promover a segurança e prevenir lesões ao paciente e a si mesmos. Quando possível, deve-se incentivar o paciente a assumir a liderança em supervisionar os responsáveis pelo cuidado.
- **Assistência física:** pode ser necessário mais de um indivíduo para ajudar o paciente. Pode haver situações em que são necessárias até três ou quatro pessoas para o manuseio do paciente. Pagadores terceiros contestam o reembolso de mais de uma pessoa de apoio no lar simultaneamente (duplicação de serviços). Pode ser preciso o envolvimento de membros da família estendida e/ou exigir que o paciente e a família procurem fontes de financiamento criativas para atender a essa necessidade (ver seção intitulada Financiamento para modificações ambientais).
- **Equipamento bariátrico:** inerentes à sua finalidade, os equipamentos bariátricos são muito grandes, projetados para uma capacidade de peso elevada, e geralmente são mais pesados e mais caros do que os equivalentes não bariátricos. Os equipamentos bariátricos são extensos e incluem leitos (alguns com balanças embutidas), cadeiras sanitárias, elevadores comuns e de beira de leito, cadeiras reclináveis, cadeiras com estrutura de aço, cadeiras motorizadas com capacidade para suportar até 450 kg, equipamentos de banheiro, equipamentos de adaptação, cadeiras de rodas (larguras de até 120 cm), scooters e dispositivos de assistência à deambulação. Os fornecedores de equipamento médico durável (EMD) normalmente oferecem instruções para uso em casa. Alguns fornecem apoio contínuo se cuidadores adicionais precisarem de treinamento.
- **Risco de ulceração:** os pacientes que são obesos apresentam risco aumentado de desenvolver úlceras de pressão secundárias ao seu tamanho e imobilidade. Eles podem ser incapazes de mudar de posição com efetividade, criando excesso de pressão sobre áreas suscetíveis por períodos prolongados. Isso pode exigir a utilização de um colchão especializado (p. ex., baixa perda de ar com pressão alternada). A umidade ou transpiração podem contribuir para a formação de úlceras.
- **Ambiente de cuidado:** leitos grandes (p. ex., de 107 a 137 cm de largura, 203 a 229 cm de comprimento e até 450 kg de capacidade de peso), elevadores e outros equipamentos bariátricos grandes exigem um quarto de dimensões maiores. A passagem de equipamentos bariátricos geralmente requer uma largura de porta de 152,4 cm. Pode ser necessário remover temporariamente uma janela grande para possibilitar a passagem de objetos de grandes dimensões. Também é necessário espaço amplo para os cuidadores fazerem a interface com o paciente e em torno do equipamento. Recomenda-se um espaço livre de 1,5 m em cada lado e nos pés do leito.[2] A superfície do assoalho e as estruturas de apoio do chão precisam ser cuidadosamente examinadas. Elas devem ser capazes de suportar o peso do paciente, que varia de 226,8 a 454 kg, em conjunto com todos os equipamentos e materiais necessários. Muitas vezes, disponibiliza-se espaço no primeiro piso de uma casa (versus levar o paciente e os equipamentos por uma escada estreita até um quarto pequeno no segundo andar). Essa opção pode requerer a conversão da sala de estar em uma área de atendimento ao paciente. Uma unidade de controle ambiental é uma consideração importante.
- **Banheiro:** o espaço é uma preocupação primordial no acesso a um banheiro residencial padrão. É necessária largura da porta suficiente para acomodar o tamanho do paciente, um dispositivo de apoio e/ou o indivíduo(s) que atende ao paciente. Recomenda-se uma largura de porta e raio de manobra de 152,4 cm.[2] Para colocar uma cadeira sanitária bariátrica com apoios de braço sobre um vaso sanitário ou possibilitar a assistência de uma a duas pessoas, é necessário um amplo espaço de 61 cm em cada lado, com uma área frontal livre de 112 cm.[2] Um bidê pode ser recomendado para auxiliar na limpeza. O vaso sanitário e a pia devem ser fixados ao chão e devem ter capacidade de peso de 545 kg.[2] Devem ser instaladas barras de apoio mais longas do que as comuns em paredes reforçadas, com capacidade de peso de 545 kg. O chuveiro com box deve ter um mínimo de 1,22 x 1,83 m e incluir uma entrada nivelada, um assento para banho bariátrico, uma ducha de mão e barras de apoio com capacidade de peso de 545 kg. Recomenda-se o uso de cortinas de chuveiro em vez de portas sólidas para facilitar a assistência do cuidador.

(continua)

Quadro 9.1 Considerações bariátricas *(continuação)*

1. Gabel, L, and Musheno, E: Understanding the Special Needs of the Bariatric Population: Design, Innovation, and Respect, 2010. Retrieved June 6, 2012, from www.ki.com/pdfs/Understanding_Needs_Bariactric_Population.pdf.
2. Facility Guidelines Institute (FGI) with assistance from the U.S. Department of Health and Human Services: Guidelines for Design and Construction of Health Care Facilities, FGI, 2010. Retrieved June 6, 2012, from www.fgiguidelines.org/guidelines2010.php.

Considerações gerais: acessibilidade interior

Arranjo e características dos móveis

1. Deve ser disponibilizado espaço suficiente para manobrar uma cadeira de rodas ou deambular com um dispositivo de assistência. Um passo inicial é mover tantos móveis quanto possível contra as paredes para aumentar o espaço livre e a estabilidade (ou seja, evitar o escorregamento de móveis durante as transições de movimento). Pode-se conseguir estabilidade ao colocar placas de borracha (protetores de assoalho) sob as pernas de sofás e cadeiras. Itens como mesas, banquetas ou fios de telefone ou elétricos não devem obstruir o acesso ao mobiliário.
2. Deve-se possibilitar a livre passagem de um cômodo para o outro.
3. Normalmente, sofás e cadeiras estofadas não fornecem o apoio necessário para transições de movimento da posição sentada para em pé. Embora em geral não seja o caso, as cadeiras da sala devem ter duplo apoio para os braços, uma superfície de assento firme, e um apoio vertical para as costas. Às vezes, pode-se encontrar uma cadeira adequada em um local diferente da casa e deslocá-la para a sala de estar. Outra opção é modificar o mobiliário atual colocando uma placa de madeira instalada sob a almofada do assento e por trás do encosto traseiro (se removível). Se for comprar uma cadeira nova, deve-se fornecer ao paciente, familiar e/ou prestador de cuidados as características recomendadas para a cadeira (p. ex., a altura do assento deve possibilitar que os joelhos flexionem aproximadamente 90° com os pés apoiados sobre o chão, um assento almofadado firme, um encosto almofadado firme que forneça apoio vertical adequado e duplo apoio para os braços).
4. O uso de qualquer mobiliário instável, como cadeiras de balanço, deve ser desencorajado para a maior parte dos pacientes. A utilização de mobiliário de couro também deve ser evitada, porque o atrito aumentado pode prejudicar o movimento. Cadeiras que fornecem elevação mecanizada do encosto do assento estão disponíveis comercialmente, mas devem ser usadas com cuidado. Pode ser difícil para o paciente estabilizar os pés quando o assento estiver em elevação. Isso faz com que os pés (e a pelve) deslizem para a frente, o que resulta em uma queda.

Controles elétricos

1. Deve-se fornecer acessibilidade ilimitada a interruptores de parede e tomadas elétricas. Podem ser usadas réguas de energia (estabilizadores de voltagem) para aumentar o número de pontos de tomadas, bem como melhorar a acessibilidade. As tomadas podem precisar ser elevadas e os interruptores de parede abaixados. Para indivíduos que usam uma cadeira de rodas, o uso de extensões retráteis pode possibilitar o acionamento de alguns interruptores elétricos elevados.
2. Alguns pacientes podem se beneficiar da substituição dos interruptores de alternância elétrica convencionais (p. ex., acessórios pendentes acima da cabeça) por interruptores de duas posições que exigem menos habilidade motora fina para acionar (Fig. 9.8). Estão disponíveis interruptores basculantes com superfícies iluminadas e com sensor de movimento que ligam ou desligam automaticamente. As placas de interruptor de luz vêm em uma variedade de cores e será mais fácil visualizá-las se elas contrastarem com a cor da parede em uso. Por exemplo, em quartos com paredes de cores claras (branco, *off-white*, bege), pode-se optar por placas de tomadas elétricas e interruptores de luz mais escuras. Deve-se instalar um disjuntor de falha de terra (GFCI) em locais úmidos, como banheiros, para pre-

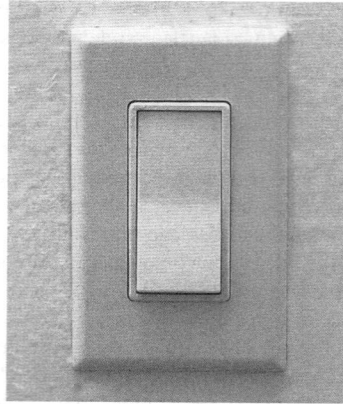

Figura 9.8 Os interruptores basculantes não requerem habilidade motora fina e podem ser acionados sem usar os dedos (p. ex., mão fechada, face lateral da mão, parte distal do antebraço). Estão disponíveis interruptores basculantes com superfície iluminada e com sensor de presença que liga ou desliga ao entrar ou sair do ambiente.

venção contra choques elétricos. A tomada do GFCI funciona como um monitor para o desequilíbrio atual entre os fios quentes e neutros e interrompe o circuito se essa situação ocorrer (p. ex., aparelhos defeituosos, cabos desgastados ou contato do aparelho com a água).
3. Para alguns pacientes, a visão pode ser melhorada por meio da utilização de lâmpadas de maior potência, iluminação fluorescente, lâmpadas de espectro total, lâmpadas de luz do dia ou lâmpadas halógenas de alta intensidade. O uso de lâmpadas energeticamente eficientes, de duração prolongada, reduz a frequência necessária das trocas de bulbo.
4. Temporizadores elétricos programáveis de baixo custo podem ser usados para ligar regularmente as luzes e desligar durante todo o dia e noite.
5. Luzes noturnas com sensores de movimento de baixo custo podem ser colocadas em locais estratégicos para fornecer iluminação adicional.
6. Interruptores com regulação da intensidade luminosa (*dimmer*) controlados por dispositivo sensível ao toque podem ser usados para ativar lâmpadas com pequenos botões de controle. O módulo *dimmer* é conectado a uma tomada de parede e a lâmpada ligada ao módulo. A lâmpada pode ser "ligada" ou "desligada" ou o nível de luminosidade alterado ao tocar o dispositivo sensível ao toque. Também estão disponíveis reguladores da intensidade luminosa ativados por voz.
7. Unidades de controle remoto de baixo custo podem ser usadas em qualquer ambiente da casa para controlar luzes ou aparelhos de pequeno porte. Os modelos mais simples dessas unidades de controle remoto enviam sinais pelos fios existentes (os módulos receptores são ligados às tomadas existentes e os aparelhos são conectados ao receptor e controlados por um controle remoto portátil); outros são sem fios e utilizam sinais de rádio. Os módulos receptores também podem ser conectados diretamente ao sistema elétrico da moradia. Estão disponíveis unidades de controle remoto com botões com letras e números grandes.

Assoalho

1. O piso deve ser antiderrapante e nivelado. Todas as forrações devem ser coladas ou pregadas ao chão, o que evitará aglomerações ou ondulações sob a cadeira de rodas. Quando for usado carpete, um modelo denso, de pelos baixos (0,64 a 1,27 cm) e circulares, geralmente proporciona um movimento mais fácil da cadeira de rodas ou dispositivo de assistência à deambulação. Os carpetes de estilo industrial ou "interior/exterior" normalmente atendem a esses requisitos. Carpetes de pelo alto e tapetes acolchoados aumentam a resistência ao rolamento (p. ex., cadeira de rodas, andador com rodas); carpetes mais firmes diminuem a resistência ao rolamento. Os carpetes com padrões fortes, de cores misturadas, podem ser visualmente confusos e prejudicar o julgamento de distâncias espaciais.[86] O acolchoamento sob o tapete geralmente não é recomendado; se usado, ele deve ser muito firme.[5]
2. Deve-se examinar o assoalho à procura de áreas irregulares ou desniveladas, o que pode ser particularmente problemático com pisos de madeira mais velhos. Juntas em pavimentos de madeira devem ser superficiais e não ter mais do que 0,64 a 1,27 cm de largura. Juntas profundas mais amplas do que 1,9 cm farão com que os rodízios das cadeiras de rodas se virem e se alojem, bloqueando o movimento.[86] De modo ideal, áreas problemáticas devem ser reparadas ou substituídas. Se a restauração não for possível, podem ser recomendadas várias outras soluções: (1) estabelecer um caminho de circulação para o paciente que elimine a utilização da área problemática; (2) colocar uma peça de mobiliário sobre a área com problema; ou (3) colocar uma fita de cores vivas ao longo das bordas da área para lembrar continuamente o paciente de evitar essa área de perigo potencial.
3. Tapetes soltos devem ser removidos; tapetes de áreas maiores podem ser fixados com uma fita de tapete de boa qualidade. Deve-se incentivar o uso de ceras antiderrapantes.
4. Se for substituir o revestimento, recomenda-se o acabamento fosco para reduzir o brilho. Os pacientes com deficiência visual se beneficiarão de uma borda colorida contrastante ao longo do perímetro da sala para ajudar a demarcar os limites do espaço. Fita adesiva larga, colorida, também pode ser utilizada de modo eficaz.

Portas

1. Soleiras elevadas devem ser removidas para proporcionar uma superfície nivelada e plana. Se elementos estruturais impedirem a retirada, pode-se facilmente instalar rampas de desnível ("cunhas de transição") (Fig. 9.9).
2. Pode ser necessário alargar as entradas (se tiverem menos de 81,5 cm de largura) para possibilitar uma folga para a cadeira de rodas ou dispositivo de apoio. Pode ser necessário remover ou reverter portas (p. ex., abrir para fora para facilitar a saída, especialmente no caso de uma situação de emergência), ou substituí-las por portas dobráveis. Várias outras opções estão disponíveis para aumentar a liberação da porta:
- Instalação de portas invisíveis, que deslizam sobre a parede adjacente quando não estão em uso; algumas portas deslizantes possibilitam a instalação do lado de fora do caixilho da porta e da parede para minimizar as mudanças estruturais.

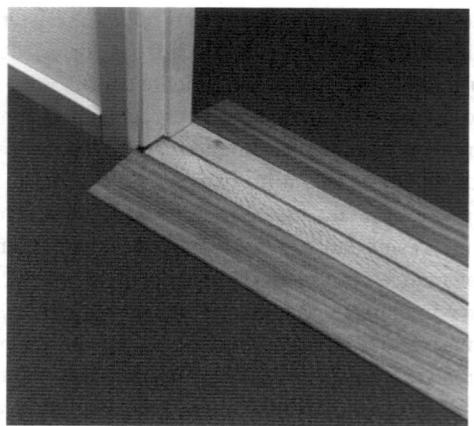

Figura 9.9 Os materiais comumente usados para rampas de desnível são a madeira (mostrado) e o alumínio com uma superfície antiderrapante lacada. Eles podem ser usados entre ambientes, se o desnível não puder ser removido. (Cortesia de Guldmann, Inc., Tampa, FL 33634.)

- A retirada das tiras de madeira no interior da estrutura de uma porta irá adicionar aproximadamente 1,9 a 2,54 cm de espaço livre.
- O uso de dobradiças *de compensação* (também chamadas de dobradiças *de balanço livre*), que oscilam a porta aberta longe da estrutura, fornece cerca de 5 cm adicionais de espaço.
- Retirada da porta com a instalação de uma cortina (podem-se usar hastes de cortina de mola de baixo custo e um tecido ou cortina de chuveiro de plástico); se usada em uma porta de banheiro, essa opção não é ideal, porque compromete a privacidade.
3. Conforme mencionado no que diz respeito às portas exteriores, devem-se examinar também os puxadores no interior da casa. Maçanetas com capas de borracha ou maçanetas do tipo alavanca podem ser considerações importantes. Maçanetas de superfície serrilhada (ásperas) são usadas no interior de edifícios e habitações frequentados por pessoas com deficiência visual. Essas superfícies serrilhadas abrasivas fornecem pistas táteis de que a porta leva a uma área de risco e alertam o indivíduo para o perigo. (Nota: áreas ásperas vivamente coloridas também são usadas no revestimento para indicar perigo em potencial, como, por exemplo, à beira de uma plataforma de trem ou metrô.)

Janelas

1. Para reduzir o brilho, podem-se instalar películas; películas foscas são eficazes em difundir a luz sem reduzir sensivelmente a luz ambiente.
2. Cortinas pesadas ou blecautes também podem ser usados com o benefício adicional de absorção de ruído de fundo interno para melhorar a audição e conversação.
3. Os sistemas de controle remoto para fechar ou abrir coberturas parciais ou totais de janelas estão disponíveis comercialmente.
4. Apesar de não ser visto frequentemente em habitações mais antigas, janelas de batente fornecem várias características importantes para os indivíduos que usam cadeira de rodas ou para pacientes com função de membro superior limitada. As janelas de batente se abrem por meio de uma maçaneta de estilo manivela e podem ser travadas com um mecanismo de bloqueio de alavanca única localizada perto da parte inferior da janela. Podem-se instalar abridores automáticos nessas janelas.

Escadas

1. Todas as escadas interiores devem ter corrimãos e ser bem iluminadas. De modo ideal, os corrimãos devem se estender um mínimo de 30,5 cm além da parte superior e inferior da escada para maior segurança.[4,5] Lâmpadas acionadas por toque que funcionam com pilhas são um complemento prático onde fontes de luz elétrica não estiverem disponíveis. A iluminação de trilha de baixo custo fornece múltiplas lâmpadas ajustáveis e requer apenas uma única fonte de energia elétrica. A iluminação deve ser clara, com brilho e reflexo minimizados. As luzes com sensor de movimento que ligam automaticamente quando o paciente se aproxima das escadas (ou outra área da casa) também podem ser uma consideração de segurança importante.
2. As escadas devem estar livres de desordem. Em vez de subir as escadas para levar um único item ao andar de cima, os pacientes às vezes "alojam" ou acumulam itens na escada. Isso cria vários riscos à segurança: (1) curvar-se para pegar os itens antes de subir as escadas pode alterar a estabilidade postural; (2) transpor as escadas segurando vários objetos pode prejudicar o equilíbrio e limitar o uso do corrimão; e (3) outros membros do agregado familiar podem não ver o(s) item(ns), precipitando uma queda. Alternativamente, uma bolsa de lona ou "cesta de escada" com alças (que pode ser segurada com uma mão) pode ser colocada perto da escada para acondicionar os itens até que o paciente esteja pronto para subir ao andar de cima.
3. Para os indivíduos com diminuição na acuidade visual ou alterações visuais relacionadas com a idade, *tiras adesivas de alerta tátil* reflexivas à luz fornecem texturas contrastantes sobre a superfície do primeiro e último degrau(s) para alertá-los de que o fim da escada está próximo. Elas também podem ser usadas em todos os degraus para identificar a sua borda. Bandas circulares de fita também podem ser colocadas na parte superior e inferior do corrimão, com o mesmo fim. Tiras de aviso tátil colocadas no chão também podem

ser usadas para sinalizar uma alteração no nível da superfície de deambulação ou entrada para outra área ou cômodo da habitação.

4. Muitos pacientes com deficiência visual também se beneficiarão da fita de cor viva e contrastante na borda de cada degrau. As cores quentes (vermelha, laranja e amarelo) geralmente são mais fáceis de visualizar do que as cores frias (azul, verde e violeta).

5. Para os pacientes incapazes de transpor escadas e que necessitam de acesso ao segundo andar de uma habitação, uma cadeira elevatória motorizada pode ser uma opção (Fig. 9.10). Essas unidades que funcionam por bateria estão disponíveis em uma variedade de opções, como braços rebatíveis para as transferências da cadeira de rodas, largura do assento amplamente ajustável (57,2 cm a 64,8 cm), e controles de chamada/acionamento sem fio. Modelos para o ambiente exterior também estão disponíveis, assim como unidades para acomodar curvas ou voltas na escada. Elevadores residenciais são outra opção mais dispendiosa; eles requerem a construção de um poço fechado. Se a residência tiver armários "empilhados" (mesma posição em andares diferentes), esses espaços de armário podem ser combinados de modo a formar um poço de elevador.

Unidades de aquecimento

1. Todos os radiadores, saídas de aquecimento e canos de água quente devem ser adequadamente protegidos ou isolados com coberturas para canos a fim de evitar queimaduras, sobretudo para pacientes que têm deficiências sensitivas. Podem ser necessárias adaptações para possibilitar o acesso dos pacientes aos controles de calor (p. ex., controle remoto de termostato, uso de alcançadores ou pegadores alargados, estendidos ou adaptados em válvulas de controle de calor).

2. A fonte de aquecimento deve estar livre de material combustível e desordem. O uso de aquecedores deve ser desencorajado.

3. Na casa deve haver alarmes de presença de fumaça e detectores de monóxido de carbono, que devem ser verificados regularmente pressionando o botão de teste. Alguns modelos mais recentes possibilitam testar a unidade com o uso de uma lanterna ou controle remoto.

Considerações específicas: acessibilidade interior

Área do quarto

1. A cama deve estar fixa e posicionada de modo a fornecer um amplo espaço para as transferências. A estabilidade pode ser melhorada colocando o leito contra uma parede ou canto do quarto (exceto quando o paciente pretende arrumar a cama). Pode-se conseguir estabilidade adicional ao colocar ventosas de borracha sob as pernas da cama.

2. A altura da superfície de dormir deve ser ideal para as transferências. Podem-se usar elevadores de mobiliário para aumentar a altura do leito. Elevadores de mobiliário de madeira e borracha de alta densidade estão comercialmente disponíveis em uma variedade de alturas, com depressões indicadas para segurar cada perna do leito (ou outro mobiliário como cadeiras ou mesas). O uso de um colchão de espessura extra ou de mola também pode fornecer altura adicional ao leito. O uso de colchões de mola de altura reduzida pode diminuir a altura do leito.

3. O colchão deve ser cuidadosamente examinado. Deve fornecer uma superfície firme e confortável. Se o colchão estiver em condições relativamente boas, uma placa de leito firme inserida entre o colchão e o colchão de molas pode ser suficiente para melhorar de forma adequada a superfície de dormir. Se o colchão estiver desgastado, deve-se sugerir a aquisição de um novo.

4. Uma mesa de cabeceira (ou criado-mudo) deve estar disponível; ela pode ser usada para colocar um abajur, um telefone (de preferência sem fio, com um seletor de memória para números mais utilizados ou números de emergência; telefones celulares têm a vantagem adicional de permanecer sempre com o paciente), medicamentos necessários e uma campainha de chamada, se for necessária assistência de um cuidador. Brooks et al.[87] examinaram o tipo de itens que os pacientes mantinham

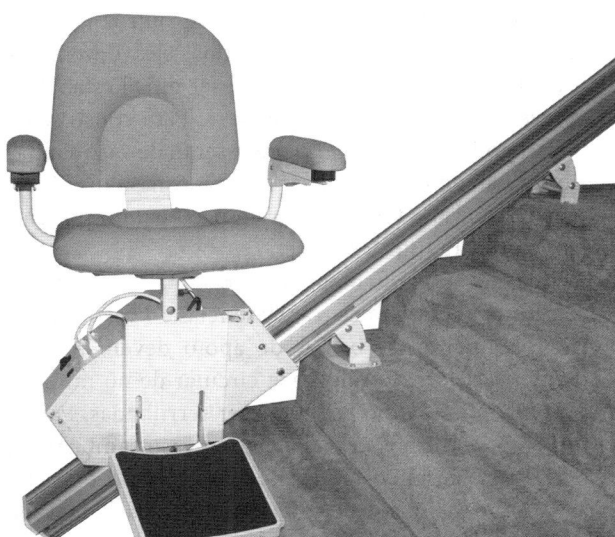

Figura 9.10 Cadeira elevatória. Quando não está em uso, a cadeira se dobra contra a parede. Ela tem um sistema de acionamento por coroa e pinhão que pode transportar com segurança até 160 kg. O assento mede 48,26 cm de largura e 35,56 cm de profundidade. (Cortesia de AmeriGlide, Inc., Raleigh, NC 27610).

em seus criados-mudos e a sua disposição em considerar o uso de um criado-mudo inteligente. Achados indicaram que a superfície superior e a gaveta superior foram utilizadas mais vezes. As categorias de itens mais frequentemente mantidos nos criados-mudos incluíram itens de higiene pessoal (p. ex., desodorante, colírio, lenços faciais), lixo, roupas (p. ex., cintos, luvas, lenços), acessórios de alimentação (p. ex., garfo, copo), telefone, livro/revista, garrafa de água, loção, caixa de lenços, e artigos de saúde (p. ex., compressas com álcool, campainha de chamada, compressa de gelo). A grande maioria dos pacientes estava disposta a considerar o uso de um criado-mudo inteligente. As preferências dos participantes em relação às características de *design* incluíam a capacidade de levantar e abaixar a altura, *design* contemporâneo, espaço de armazenamento bem projetado e ativação por voz.

5. Os cabideiros do armário podem precisar ser abaixados a fim de proporcionar acessibilidade a usuários de cadeira de rodas. O cabideiro deve ser abaixado de modo a ficar a 132 cm do chão. Frequentemente recomendam-se cabides antiderrapantes. Ganchos de parede também podem ser uma adição útil à área do armário e devem ser colocados entre 102 e 142 cm do piso. *Elevadores de cabideiro* podem aumentar a capacidade de armazenamento do armário, mantendo a acessibilidade (Fig. 9.11). Eles consistem em um cabideiro ligado por suportes articulados; usando um cabo estendido, a barra é puxada para baixo e para fora para acessar as roupas. Elevadores de cabideiro hidráulicos e acionados por eletricidade também estão disponíveis comercialmente. Também podem ser instaladas prateleiras em vários níveis no armário. A prateleira mais alta não deve exceder 116 cm. Artigos de vestuário e higiene frequentemente utilizados pelo paciente devem ser colocados na gaveta da cômoda de acesso mais fácil. Unidades de armários modulares independentes também estão disponíveis em uma variedade de dimensões. Essas unidades normalmente contêm cabideiros, prateleiras e gavetas que podem ser ajustados de modo a atender às necessidades do usuário. A Figura 9.12 ilustra os componentes básicos e as dimensões de um quarto acessível.

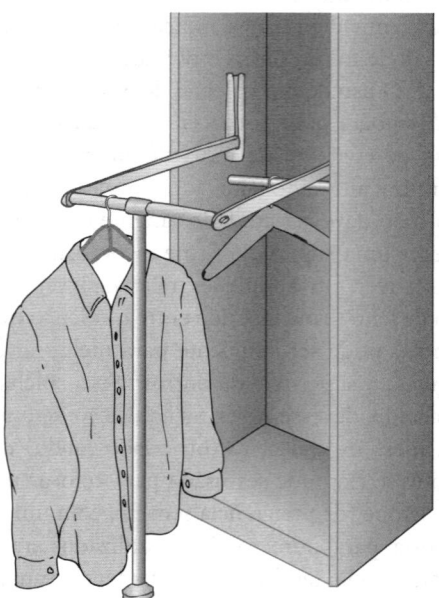

Figura 9.11 *Elevador de cabideiro operado manualmente. Elevadores de cabideiro estão disponíveis em uma variedade de tamanhos e alguns possibilitam a colocação em paredes de trás ou paredes laterais.*

Banheiro

1. Se o batente da porta impede a passagem de uma cadeira de rodas, o paciente pode se transferir na porta para uma cadeira com rodízios. Como mencionado, várias outras soluções estão disponíveis para resolver o problema de batentes estreitos (ver Considerações gerais: acessibilidade interior, Portas).

2. Pode-se usar um assento de vaso sanitário elevado para facilitar as transferências. Alguns modelos possibilitam que a altura seja ajustada de modo personalizado, enquanto outros fornecem uma elevação de altura fixa. Também estão disponíveis unidades com barras de apoio. Assentos sanitários de elevação motorizada com barras de apoio são projetados para ajudar o paciente a ficar em pé (elevação iniciada a partir da face posterior do assento). Tal como acontece com outros tipos de elevadores de assento mecanizados, eles devem ser usados com cautela, porque pode ser difícil estabilizar os pés conforme o assento se eleva. Para construções novas, pode-se recomendar um assento de vaso sanitário de parede que possa ser colocado na altura ideal para o usuário e fornecer mais espaço para o posicionamento para transferências.

3. Barras de apoio firmemente presas a uma parede reforçada ajudarão nas transferências ao vaso sanitário e banheira. As barras de apoio devem ter um diâmetro de seção transversa circular de no mínimo 3,2 cm e no máximo 5,1 cm, e ser serrilhadas. Para a utilização em transferências para o vaso sanitário, as barras devem ser colocadas horizontalmente entre 84 a 91,5 cm do piso. O comprimento das barras de apoio deve estar compreendido entre 106,5 e 137 cm na parede lateral e entre 61 e 91,5 cm na parede do fundo (Fig. 9.13). De modo ideal, duas barras de apoio são fixadas horizontalmente à parede de trás para uso em transferências da banheira. Uma delas é colocada entre 84 e 91,5 cm do assoalho da banheira

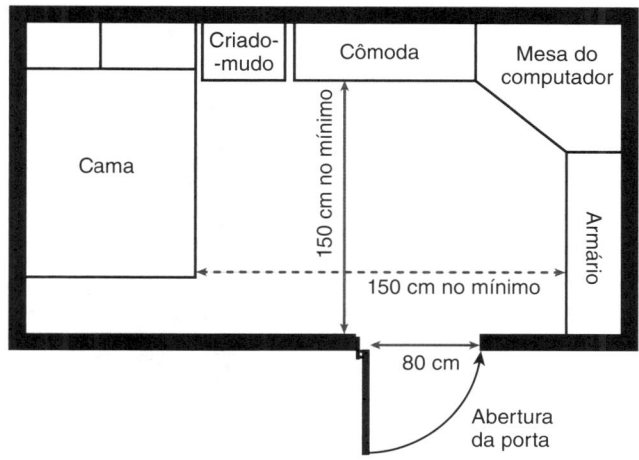

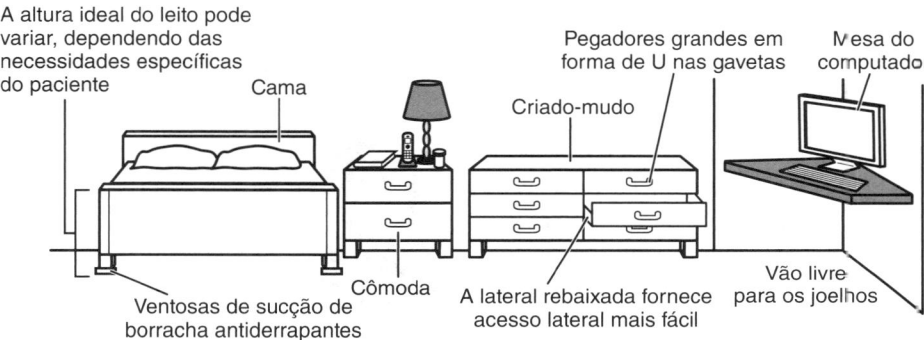

Figura 9.12 Exemplo de dimensões e características de um quarto acessível.

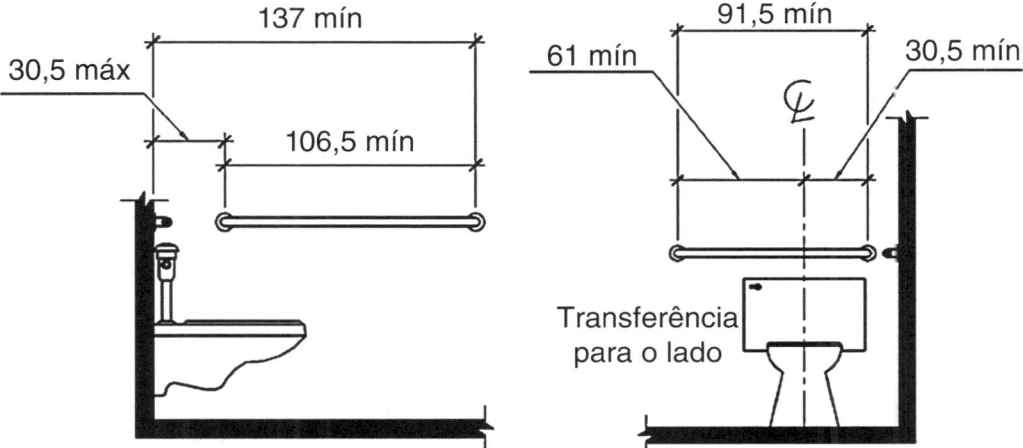

Figura 9.13 Localização e dimensões das barras de apoio do banheiro. Valores indicados em centímetros. As barras devem ser dispostas horizontalmente em 84 a 91,5 cm do chão.[4] (*Esquerda*) A barra de apoio da parede lateral mede 106,5 a 137 cm de largura, a no máximo 30,5 cm da parede traseira. Se fixa à parede traseira ou próximo a ela, deve se estender a 137 cm da parede. (*Direita*) A barra de apoio da parede traseira mede 61 a 91,5 cm de largura (91,5 cm é considerado o mínimo se o espaço da parede permitir). Quando tiver 91,5 cm de comprimento, coloca-se 61 cm da barra (do centro do banheiro) no lado utilizado para as transferências. (De 2010 ADA Standards for Accessible Design,[5] Esquerda, p.163, Direita, p.164.)

e a segunda a 23 cm acima da borda superior da banheira. Barras de apoio também podem ser colocadas horizontalmente na parede que fica na parte dos pés da banheira (o comprimento recomendado é de 61 cm, com colocação na borda frontal da banheira) e na parede da extremidade da cabeça da banheira (o comprimento recomendado é de 30,5 cm com a colocação na borda frontal da banheira) (Fig. 9.14). Normalmente usam-se superfícies serrilhadas nas barras de apoio para melhorar a preensão e evitar o escorregamento.

4. Um banco de transferência de banheira (banco de banheira) pode ser recomendado para o banho. Estão disponíveis comercialmente vários tipos de bancos. Ao escolher um banco de transferência de banheira (banco de banheira), a função e a segurança são considerações primordiais. O banco deve fornecer uma ampla base de apoio (alguns são projetados com ventosas, e alguns oferecem ajustes de altura), um encosto e uma superfície de assento adequada para facilitar transferências para dentro e fora da banheira (Fig. 9.15). Os bancos de transferência de banheira com superfícies de assento relativamente longas normalmente são posicionados com duas pernas dentro da banheira e duas pernas no chão do lado de fora da banheira. Estão disponíveis bancos menores cujas quatro pernas são colocadas no interior da banheira.

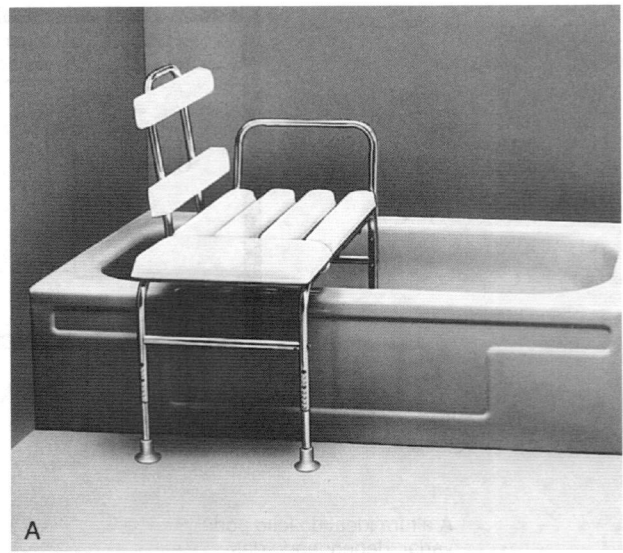

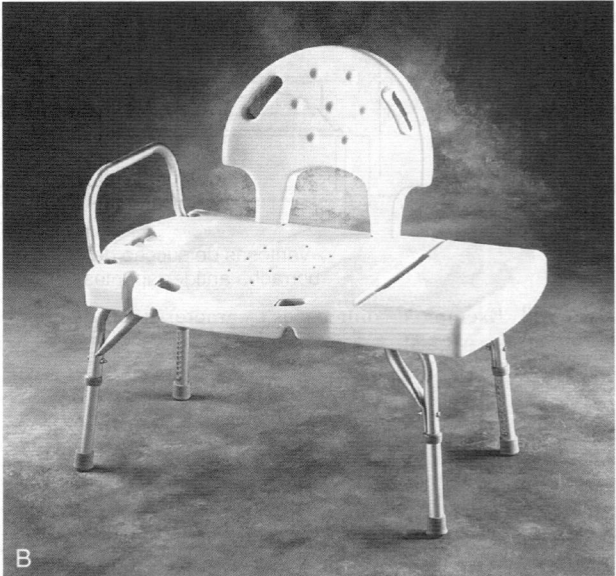

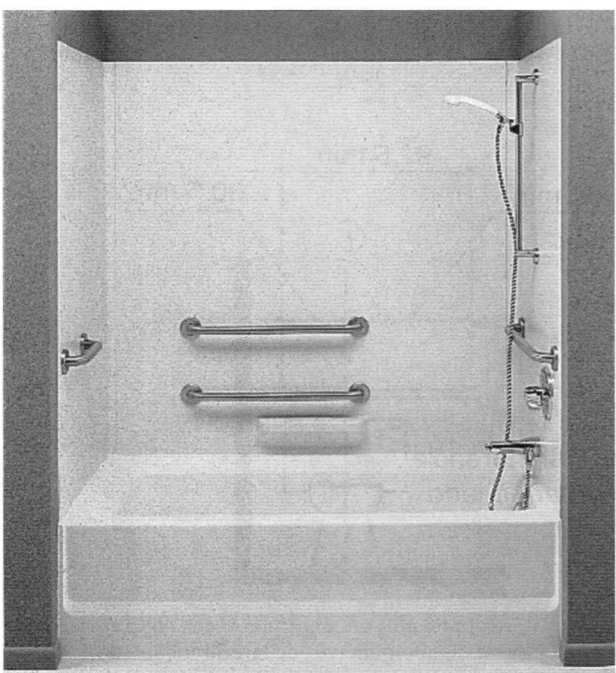

Figura 9.14 Banheira com barras de apoio fixadas às paredes de trás, dos pés e da cabeça. A ducha de mão facilita o controle da direção do fluxo de água na posição sentada. (Cortesia de The Swan Corporation, St. Louis, MO 63101.)

Figura 9.15 Dois modelos de bancos de transferência de banheira, ambos com uma ampla base de apoio, um encosto seguro e uma superfície de assento longa para facilitar as transferências. (Cortesia de Lumex, Inc., Bay Shore, NY 11706.)

5. Um modelo que economiza espaço combina um assento de vaso sanitário e de chuveiro em um assento único (Fig. 9.16). O modelo tem o benefício potencial de possibilitar que haja um vaso sanitário e área de chuveiro acessíveis em um banheiro relativamente pequeno, bem como reduzir custos, já que a instalação em geral não requer a demolição da parede.

6. Em áreas de ducha, um assento dobrável pode ser fixado permanentemente à parede (Fig. 9.17). Quando não estiver em uso, ele é dobrado contra a parede, possibilitando também o acesso fácil ao chuveiro a partir da posição em pé. Muitos novos modelos de chuveiro estendidos incorporam um assento acoplado permanente.

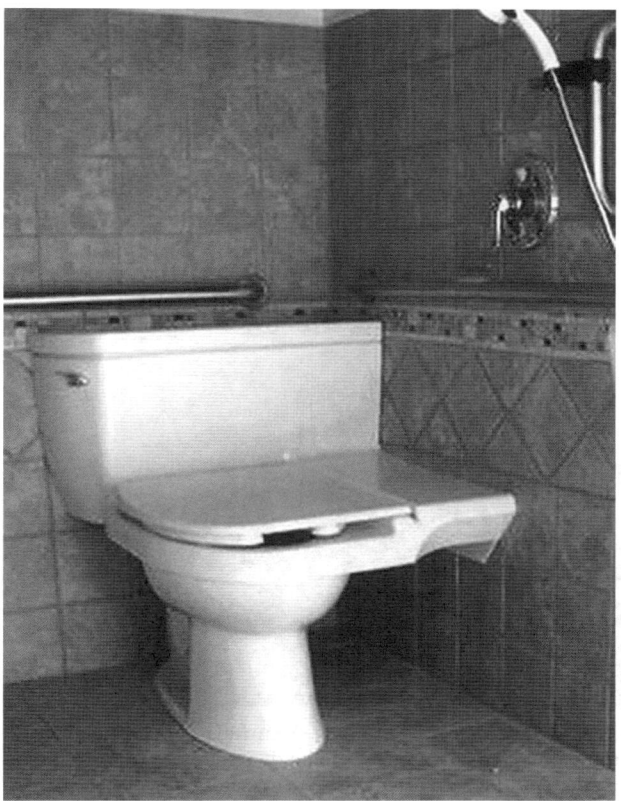

Figura 9.16 Assento de vaso sanitário e banho combinados em um assento único. (Cortesia de WYNG® Products, The Woodlands, TX 77380).

7. Fitas adesivas antiderrapantes podem ser colocadas no chão da banheira ou área do chuveiro.
8. Considerações adicionais em relação ao banheiro podem incluir uma ducha de mão para a torneira da banheira ou chuveiro (ver Fig. 9.14 e Fig. 9.17), válvulas antiescaldamento para evitar que a temperatura da água suba acima de um limite predefinido (também chamadas *válvulas de proteção contra escaldamento* ou *batente de altas temperaturas*), mecanismos de controle do volume de água (para evitar um jato súbito de água com consequente alteração na temperatura), pegadores de torneira alargados na banheira ou pia (sistema de torneiras de alavanca única são ideais em razão da sua facilidade de uso), torneiras com sensor de movimento, uma ducha acoplada à pia (possibilita a lavagem do cabelo sem entrar na ducha ou banheira), uma estante para toalhas e uma prateleira pequena para artigos de higiene pessoal, e um sino de chamada de fácil acesso ao paciente.

Observação clínica: Para evitar lesões na presença de deficiências sensitivas, as orientações a pacientes, familiares e cuidadores devem incluir o uso de um termômetro para testar a temperatura da água antes do banho.

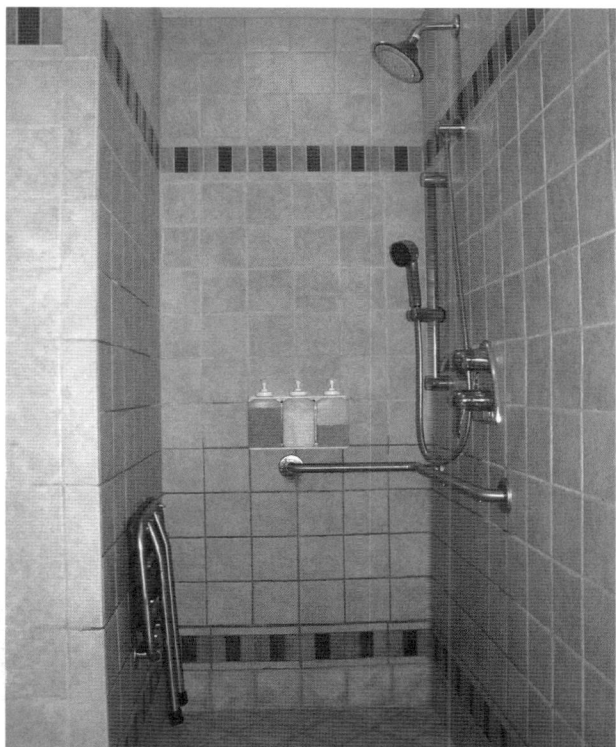

Figura 9.17 Chuveiro com assento dobrável para chuveiro, barras de apoio e ducha de mão.

9. De modo ideal, a pia deve fornecer espaço livre para os joelhos embaixo dela, e quaisquer canos de água quente expostos devem ser isolados para evitar queimaduras (Fig. 9.18). Em construções novas, podem-se instalar pias rasas para aumentar a liberdade dos joelhos, com as torneiras colocadas na lateral para facilitar o acesso. O espaço de armazenamento perdido debaixo da pia pode ser parcialmente compensado por um armário com rodas colocado sob a pia, que pode ser facilmente deslocado para o acesso de cadeirantes. Um espelho alargado sobre a pia com o topo inclinado para longe da parede facilita a utilização a partir de uma posição sentada (Fig. 9.19). Também estão disponíveis espelhos que basculam para a frente com dobradiças ajustáveis para alternar a colocação contra e longe da parede. Espelhos presos em dobradiças na parede, em pescoço de ganso ou em sanfona (com um lado composto por espelho com ampliação), também são úteis para imagens detalhadas.

A Figura 9.20 ilustra os requisitos mínimos de espaço de um banheiro para pacientes com deficiência motora.

Cozinha

1. A altura das bancadas (espaço de trabalho) deve ser apropriada ao indivíduo. Ao usar uma cadeira de

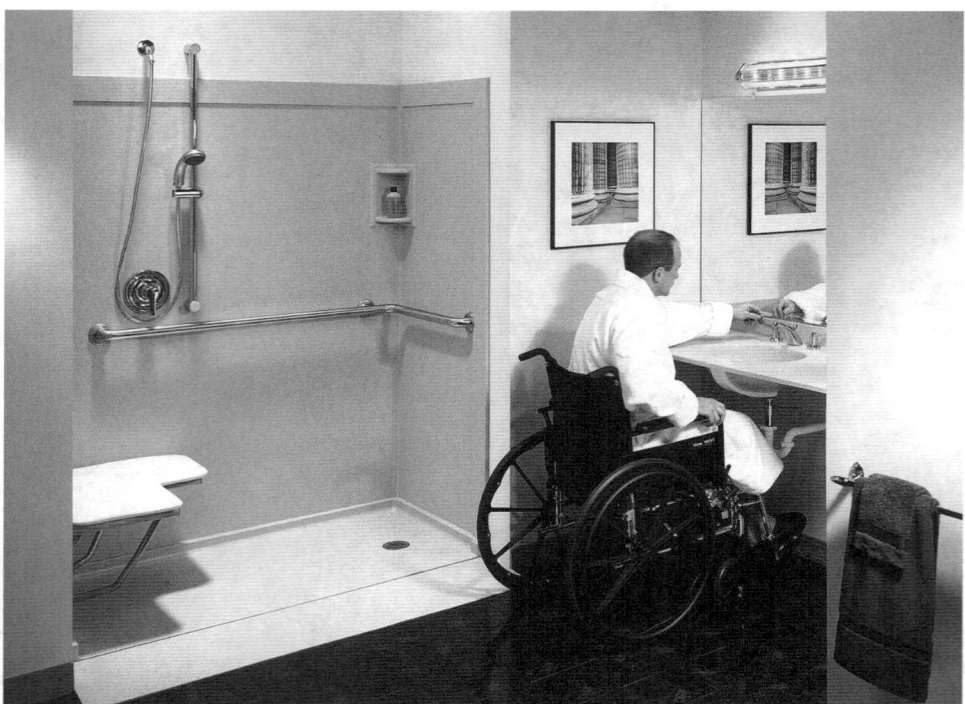

Figura 9.18 Banheiro acessível com espaço livre para os joelhos embaixo da pia e canos isolados. A entrada para o chuveiro inclui uma pequena rampa para acomodar uma diferença de altura no chão. Observe que a ducha de mão é presa por uma barra vertical ajustável (para alterar a altura), o que permite um banho sentado. De modo alternativo, a ducha de mão pode ser segurada para direcionar o fluxo de água a áreas específicas. (Cortesia de The Swan Corporation, St. Louis, MO 63101.)

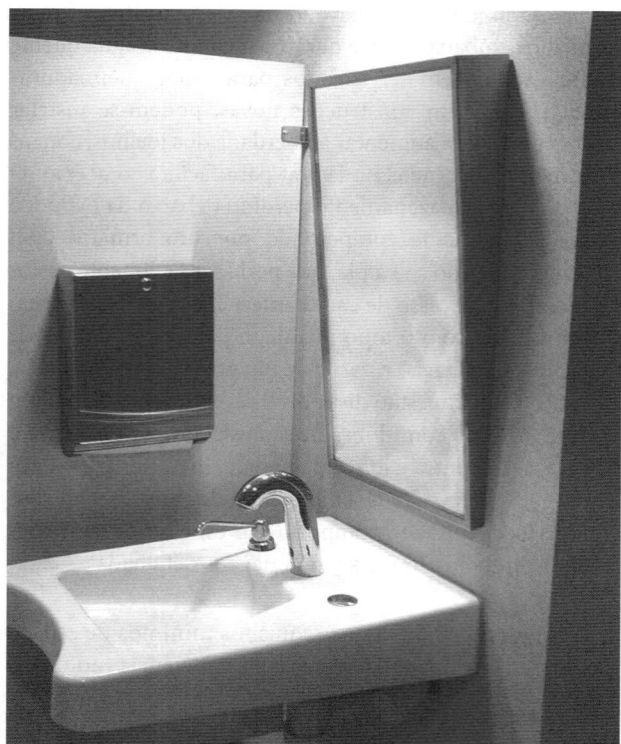

Figura 9.19 Espelho sobre a pia com o topo inclinado para longe da parede para possibilitar o uso a partir de uma posição sentada.

rodas, deve ser possível acomodar os descansos de braços sob a bancada. A altura ideal da superfície da bancada não deve estar acima de 79,4 cm do chão, com uma folga para os joelhos de 70,5 a 76,9 cm. O balcão deve oferecer uma profundidade de, pelo menos, 61,5 cm. Todas as superfícies devem ser lisas para facilitar o deslizamento de itens pesados de uma área para outra. Bancadas móveis que deslizam para fora são úteis por fornecer uma superfície de trabalho sobre o colo (Fig. 9.21). Uma seção dos armários de baixo pode ser removida para fornecer espaço para o trabalho sentado em uma bancada. Para os pacientes que deambulam, banquinhos (de preferência com apoios para as costas e pés) podem ser estrategicamente colocados na(s) área(s) de trabalho principal. Para os pacientes com deficiência visual, colocar fita colorida ao longo da borda da bancada que contraste fortemente com a cor da superfície do balcão ajudará a identificar os limites da bancada. Armários sob o balcão com prateleiras deslizantes em altura ajustável melhoram o acesso a áreas de armazenamento (Fig. 9.22).

2. Pode-se fornecer melhora na função e segurança com uma pia equipada com pegadores grandes do tipo lâmina ou uma torneira com acionador único, válvulas com proteção contra escaldamento, ou sensores eletrônicos que possibilitem o acionamento sem o uso das mãos,

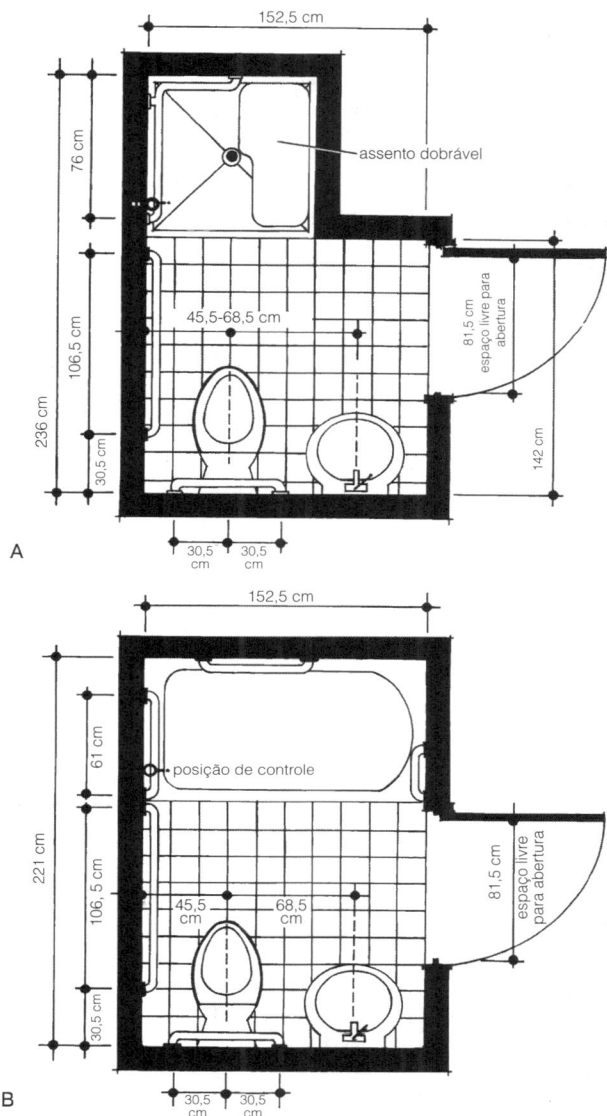

Figura 9.20 Requisitos de espaço mínimo de um banheiro residencial com **(A)** um chuveiro e **(B)** uma banheira. A linha pontilhada indica comprimentos de parede que exigem reforço para receber barras de apoio ou suportes. (De Nixon, V: Spinal Cord Injury: A Guide to Functional Outcomes in Physical Therapy Management. Aspen Systems Corporation, Rockville, MD, p.186, com permissão.)

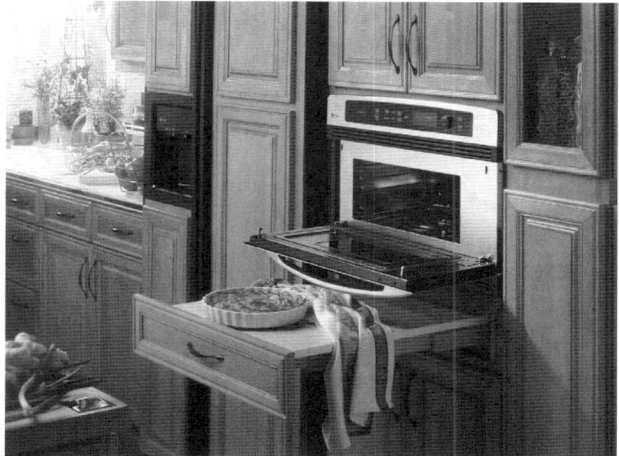

Figura 9.21 Espaços de bancada deslizável fornecem superfícies de trabalho sobre o colo. Aqui posicionada embaixo de um forno de parede embutido, a superfície retrátil facilita a transferência de pratos quentes. (Cortesia de General Electric, Appliance Park, Louisville, KY, 40225.)

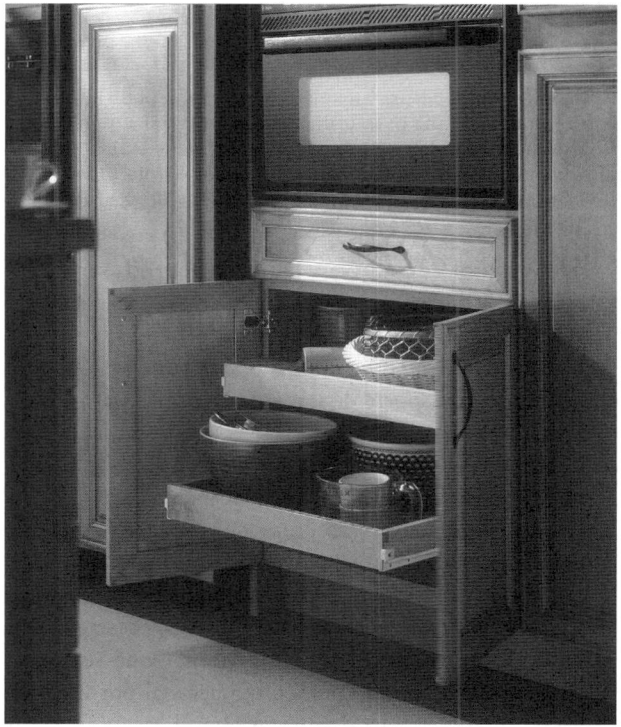

Figura 9.22 Armário com prateleiras deslizantes melhoram a capacidade de ver e acessar itens armazenados. (Cortesia de General Electric, Appliance Park, Louisville, KY, 40225.)

ligando e desligando automaticamente a água. Uma ducha de mão possibilita encher potes pesados sem a necessidade de levantá-los da pia. Válvulas de balanceamento de pressão podem ser usadas para equalizar a água quente e fria; outras torneiras possibilitam pré-programar a temperatura da água desejada. Dispensadores de água quente são úteis para a preparação de café ou chá e sopas instantâneas ou cereais, minimizando a necessidade de usar o fogão. Pias rasas de 12,8 a 15,3 cm de profundidade melhorarão a liberdade dos joelhos abaixo delas. Possibilitar que um usuário de cadeira de rodas tenha acesso à pia pode exigir a retirada dos armários sob a pia. Como no banheiro, canos de água quente sob a pia da cozinha devem ser isolados para evitar queimaduras. Pias motorizadas ajustáveis (Fig. 9.23) são montadas contra uma parede entre dois armários fixos com espaço livre embaixo delas. Ao ativar

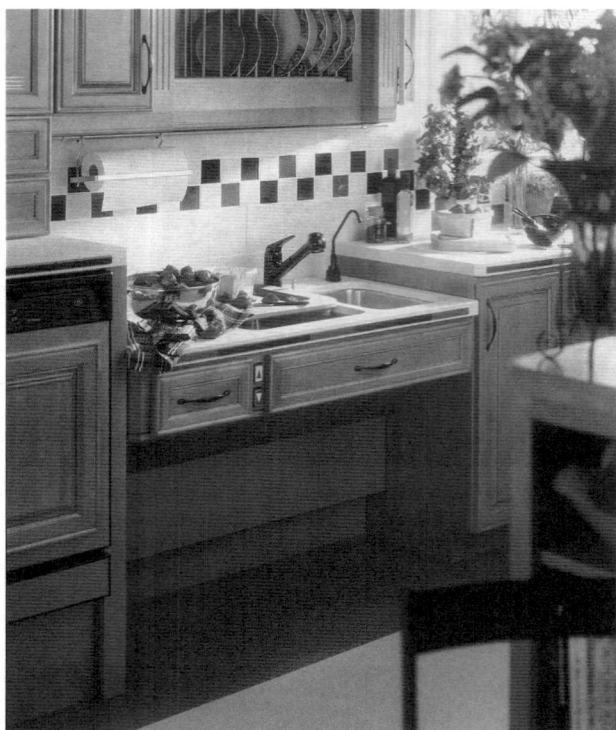

Figura 9.23 Pia de altura ajustável motorizada pode ser elevada ou abaixada para utilização confortável a partir de uma posição sentada ou em pé. Os controles de ajuste de altura estão localizados no painel anterior da pia. (Cortesia de General Electric, Appliance Park, Louisville, KY, 40225.)

o interruptor de controle, a altura da pia pode ser ajustada para um usuário específico, quer esteja ele sentado em uma cadeira de rodas ou em pé.

3. Um pequeno carrinho com rodízios pode ser útil para facilitar o transporte de itens da geladeira para a bancada ou mesa.
4. Deve-se verificar também a altura das mesas e estas podem precisar ser elevadas ou abaixadas.
5. Devem-se selecionar as áreas de armazenamento de equipamentos e alimentos considerando o meio ideal de conservar energia. Todos os artigos utilizados com frequência devem estar em local de fácil acesso, e itens desnecessários devem ser eliminados. Pode-se conseguir espaço de armazenamento adicional por meio da instalação de prateleiras abertas ou utilização de placas perfuradas para armazenar panelas e frigideiras. Se forem adicionadas prateleiras, são preferíveis as ajustáveis, que devem ser colocadas 41 cm acima da bancada.[88] Armários de armazenamento movidos eletronicamente também estão disponíveis, que abaixam de forma automática para facilitar o acesso (Fig. 9.24).
6. Em geral são preferíveis os fogões elétricos aos alimentados por gás. Para máxima segurança, os controles devem estar localizados na borda frontal ou lateral do fogão para eliminar a necessidade de passar pelos quei-

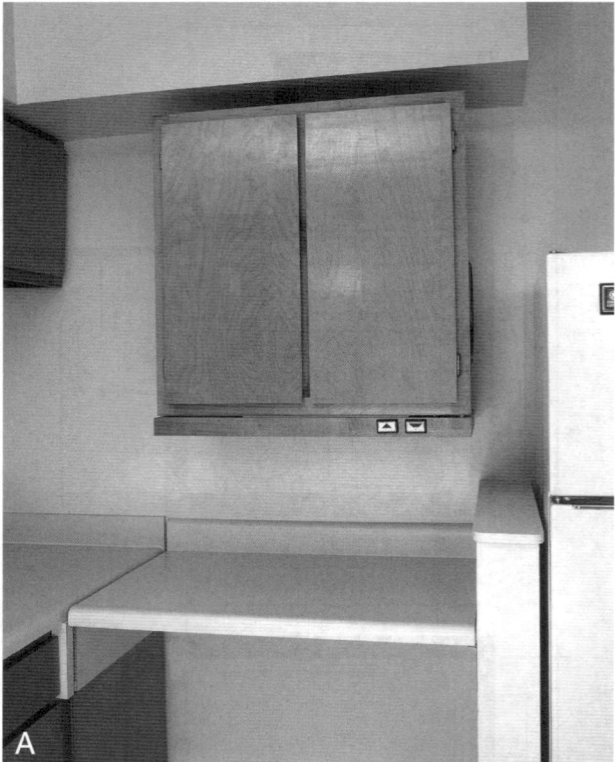
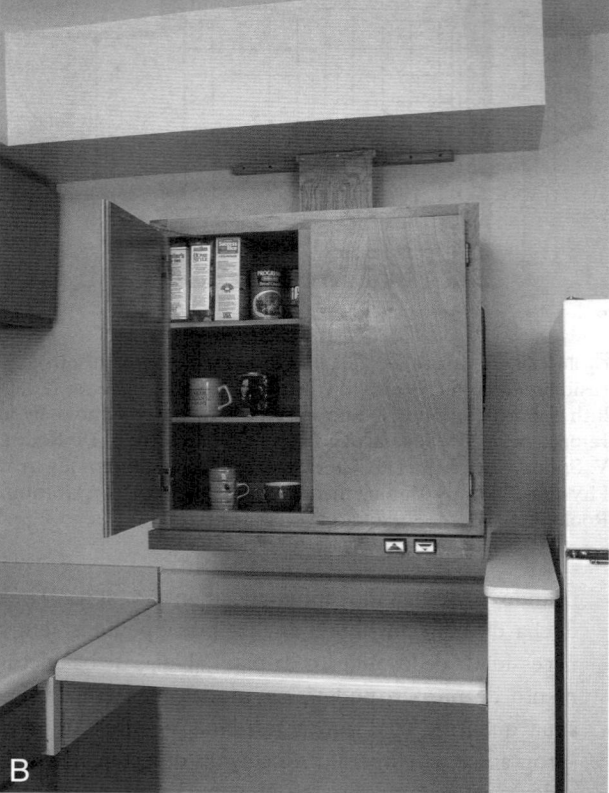

Figura 9.24 Armários de armazenamento motorizados que podem ser abaixados a partir da posição de repouso para possibilitar o acesso da bancada. Os controles de ajuste de altura ([A] alto e [B] baixo) estão localizados no painel anterior direito do armário. (Cortesia de AD-AS, Boise, ID 83709.)

madores ao alcançar algo. Queimadores dispostos um ao lado do outro proporcionam uma disposição mais segura do que os colocados um atrás do outro. Uma bancada à prova de queimadura resistente ao calor disposta ao lado dos queimadores facilitará o movimento de itens quentes uma vez concluído o cozimento. *Cooktops* de cerâmica de superfície lisa também reduzem a quantidade de peso levantado exigido durante o cozimento (Fig. 9.25). Se os *cooktops* fornecerem abaixo deles um espaço livre para os joelhos, devem-se isolar as superfícies expostas ou o potencial contato. Também estão disponíveis fogões de indução (eletromagnéticos), que aquecem os alimentos sem chamas nem elementos de aquecimento.

7. Para os pacientes com deficiência visual, podem-se usar dispositivos que atuam como etiqueta de letras grandes e estêncil de sobreposição de fonte grande para ampliar indicadores de controle e mostradores do aparelho (p. ex., indicadores de ligado/desligado ou temperatura nos termostatos, micro-ondas, fogões e fornos). Temporizadores, relógios de parede e telefones com números com fontes grandes também estão disponíveis.
8. Fornos embutidos na parede (separados do fogão) devem ser colocados entre 76 e 102 cm do chão com uma porta de abertura lateral. Essas unidades de cozinha geralmente estão acessíveis com mais facilidade do que uma unidade combinada única de forno e queimador baixo. As unidades de forno devem ser autolimpantes.
9. Para muitas pessoas, um forno de micro-ondas na bancada é essencial para a preparação de alimentos.
10. Máquinas de lavar louça devem estar elevadas em 22,9 cm e devem possuir abertura frontal, com prateleiras retráteis e controles dispostos na frente do aparelho (Fig. 9.26). Lavadoras e secadoras de roupa *side by side* (lado a lado) elevadas também devem possuir abertura frontal, com controles dispostos na parte dianteira do aparelho (Fig. 9.27).
11. O acesso à geladeira será melhorado pela utilização de um modelo *side by side* (refrigerador e *freezer*).
12. Um detector de monóxido de carbono e fumaça convencional ou acionado por controle remoto, e um ou mais extintores portáteis de fácil acesso devem estar disponíveis. Em geral recomenda-se que os extintores de incêndio sejam dispostos à vista, perto de uma saída e longe de aparelhos de cozinha. Para os pacientes com deficiência auditiva, o detector de fumaça pode ser conectado a um sistema de sinalização que ativa tanto uma resposta audível quanto uma resposta de luz estroboscópica para alertar visualmente do perigo. Esses sistemas de sinalização também podem ser usados para ativar luzes que piscam em resposta a uma campainha, batida na porta, campainha de telefone ou alarme contra roubo.

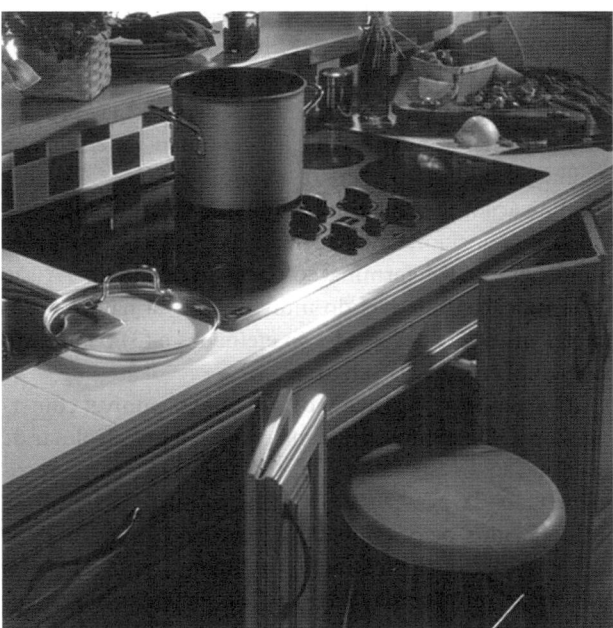

Figura 9.25 *Cooktop* com controles dispostos na parte dianteira e superfície lisa que possibilita deslizar (em vez de levantar) do queimador para a bancada resistente ao calor. Portas dobráveis possibilitam espaço livre para os joelhos. (Cortesia de General Electric, Appliance Park, Louisville, KY, 40225.)

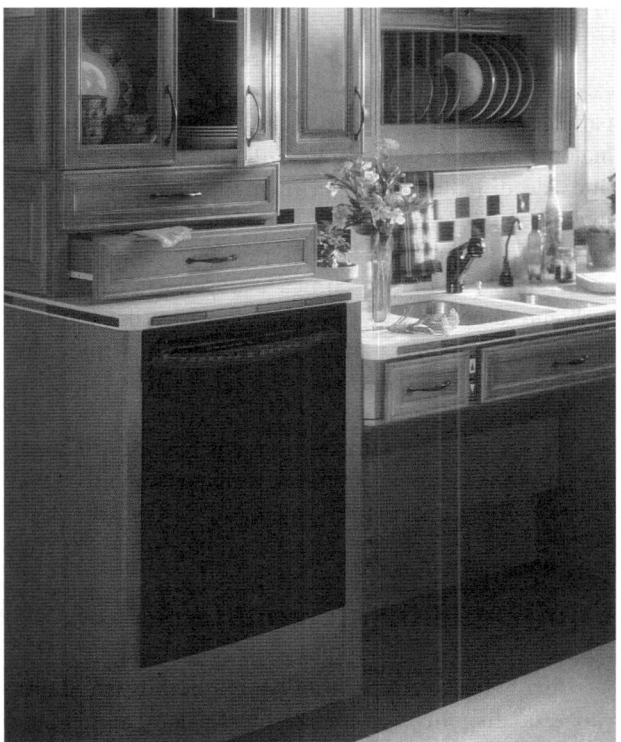

Figura 9.26 Lava-louça de abertura frontal elevada a 22,9 cm com controles dispostos na parte dianteira do aparelho. (Cortesia de General Electric, Appliance Park, Louisville, KY, 40225.)

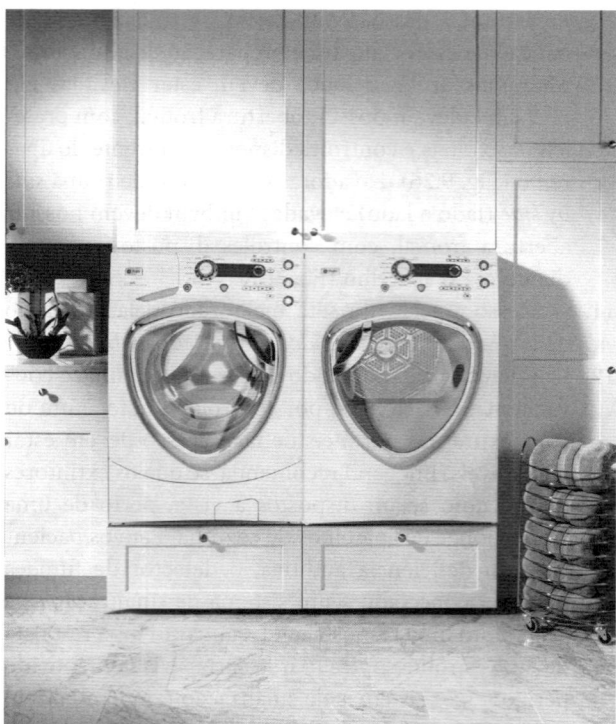

Figura 9.27 Lavadora e secadora de roupas elevada a 22,9 cm com controles dispostos na parte dianteira do aparelho. (Cortesia de General Electric, Appliance Park, Louisville, KY, 40225.)

Embora seja importante para muitos pacientes, o exame do ambiente doméstico muitas vezes é essencial para idosos, com áreas específicas da casa que apresentam maiores riscos do que outras. Gitlin et al.[89] abordaram os tipos de dificuldades experimentadas pelos idosos em seus lares. Foram coletados dados de 296 participantes (média de idade de 73,24 anos) por meio de entrevistas, autorrelatos, avaliação clínica e observação direta do ambiente doméstico. Os pesquisadores se concentraram em nove áreas da casa: banheiro, cozinha, quartos, entrada da casa, sala de jantar/sala de estar, espaços exteriores, áreas comuns, escadas e a área da rua até a casa. As áreas em que os indivíduos encontraram as maiores dificuldades relacionadas com o ambiente foram o banheiro (88%), cozinha (76%), quarto (61%) e entrada da casa (58%).

Equipamentos de adaptação

Uma grande variedade de **equipamentos de adaptação** está disponível comercialmente para aumentar a independência, velocidade, habilidade e eficiência na realização de atividades da vida diária (AVD). Equipamentos de adaptação estão disponíveis para auxiliar no desempenho em áreas como banho, cuidados pessoais, vestir-se, preparo de refeições e tarefas domésticas gerais (p. ex., pegadores acoplados a utensílios de cozinha e itens de cuidados pessoais, ventosas para estabilizar tigelas e pratos, alcançadores de cabo longo, esponja, espanador, pá de lixo e escova, faca basculante, tábua de cortar adaptada). Normalmente, os equipamentos de adaptação são componentes de uma *abordagem de treinamento compensatório* que se concentra em alcançar o mais alto nível de função possível usando as habilidades restantes. Essa abordagem envolve considerar maneiras alternativas para realizar uma tarefa, o uso de segmentos intactos para compensar os perdidos, o uso de técnicas de conservação de energia e preservação articular e a adaptação do ambiente para otimizar o desempenho.

Tecnologia assistiva

No Technology-Related Assistance for Individuals with Disabilities Act de 1988, a tecnologia assistiva é definida como "qualquer item, peça de equipamento ou sistema de produto, seja ele adquirido comercialmente, modificado ou personalizado, que é usado para aumentar, manter ou melhorar as capacidades funcionais de indivíduos com deficiência".[90] As tecnologias assistivas podem ser simples dispositivos mecânicos ou de mobilidade, mas o termo geralmente denota algum tipo de aparelho eletrônico, computador (p. ex., *hardware*, *software*, periféricos), aplicativo de tablet, ou aparelho baseado em microprocessador (p. ex., controle de joelho protético).

Ao compensar funções perdidas ou prejudicadas, as tecnologias assistivas (TA) possibilitam que as pessoas com deficiência realizem atividades diárias. Elas promovem uma maior independência e geralmente melhoram a qualidade de vida por meio do apoio em áreas como a comunicação, educação, acessibilidade do ambiente e atividades ocupacionais ou recreativas. Três considerações importantes na determinação da necessidade de TA são (1) a função disponível do indivíduo, (2) a natureza das tarefas ou atividades que serão efetuadas e (3) o contexto ambiental em que ela será usada.

Uma enorme variedade de TA está disponível comercialmente. De modo ideal, uma equipe interdisciplinar de reabilitação é responsável pela análise, avaliação e recomendação da prescrição de itens específicos. Embora influenciados pelo ambiente de cuidado, os indivíduos que participam normalmente incluem o paciente, o(s) familiar(es) e/ou cuidador(es), o fisioterapeuta, o terapeuta ocupacional, o fonoaudiólogo e um profissional de tecnologia assistiva (ver abaixo). Dependendo das necessidades do paciente, outros colaboradores podem incluir um professor de educação especial, um especialista em assentos, um fornecedor de tecnologia de reabilitação, um especialista em comunicação aumentativa e um assistente social ou especialista em financiamento. O Quadro 9.2 fornece um resumo das categorias gerais de TA.

Um especialista em tecnologia assistiva (ETA) ou especialista em tecnologia de reabilitação é responsável por analisar as necessidades de TA do paciente. Por meio da aplicação sistemática de princípios de engenharia e tecnologia, esse indivíduo aborda as necessidades do paciente em vários contextos, incluindo – mas não limitando-se a eles – educação, emprego, vida independente, transporte e atividades de recreação/lazer. O ETA recomenda e orienta a seleção da tecnologia assistida apropriada e orienta o paciente, familiares e cuidadores no uso da tecnologia. O ETA ou o especialista em tecnologia de rea-

Quadro 9.2 Categorias de tecnologia assistiva

Auxiliares para a vida diária
Auxiliares ou dispositivos que melhoram o desempenho das AVD e o nível de independência em atividades como comer, preparar refeições, vestir-se, higiene pessoal, banho ou manuseio do lar. Exemplos: barras de apoio, rampas, elevadores de escadas, bancadas rebaixadas, assentos para banheira, maçanetas adaptadas, utensílios de cozinha, artigos de higiene pessoal, superfície antiderrapante para estabilizar pratos ou outros objetos, e campainhas alternativas.

Comunicação aumentativa
Dispositivos utilizados para melhorar a comunicação expressiva e receptiva pessoal. Exemplos: dispositivos de realce de comunicação (eletrônicos), seguradores de livros, placas de comunicação, placas para responder com o olhar, virador de páginas elétrico, bastões de cabeça, bastões de boca, ponteiras laser, máquinas de leitura, amplificação de voz pessoal, sistemas de sinalização e adaptações ao telefone.

Aplicativos para o computador
Hardware, *software* e dispositivos para melhorar o acesso ao computador. Exemplos: teclados modificados, de acorde, expandidos ou alternativos; *software* de reconhecimento de voz; estações de trabalho alternativas (ajustes de altura e inclinação movidos a eletricidade); *software* de tradução em braille (conversão a partir de fontes e braille); impressoras braille; auxílios ao acesso (bastões de controle de cabeça, ponteiras laser, inputs guiados pelo olhar); interruptores (que funcionam com pressão mínima, ativados por voz) e controle de cursor (mouse) alternativos; sintetizadores de voz, *software* com fontes grandes que possibilitam ao usuário alterar as cores do fundo e do texto (p. ex., livros, revistas e jornais eletrônicos); telas de ampliação, telas sensíveis ao toque, teclado na tela, leitores de tela; proteção de teclado, apoios de antebraço; *software* que transforma texto em voz; *software* que transforma voz em texto; sistema de reconhecimento óptico de caracteres (ROC) que digitaliza textos escritos para um computador e é lido por um sistema de síntese da fala/leitura da tela; e cadeira de rodas robótica montada de modo a apoiar um computador portátil.

Sistemas de controle ambiental
Sistemas eletrônicos que melhoram a capacidade de controlar vários dispositivos. Exemplos: controle eletrônico de aparelhos, luzes, portas e sistemas de segurança da casa.

Tecnologia da audição
Dispositivos destinados a aumentar a comunicação receptiva (dispositivos de apoio à escuta). Exemplos: legenda oculta, sistemas de amplificação FM (isolar e amplificar uma fonte de som), aparelhos auditivos, sistemas de amplificação infravermelhos, sistemas de amplificação pessoais, TDD/TTY, amplificadores de televisão, adaptações de telefone e sistemas de alerta visual e tátil.

Tecnologia de mobilidade
Dispositivos projetados para fornecer um meio alternativo para o indivíduo andar ou se mover no ambiente. Exemplos: cadeiras de rodas manuais ou motorizadas; scooters motorizadas; veículo modificado (adaptações para a condução, controles de mão, elevadores para cadeiras de rodas); elevadores de escada; elevadores de ônibus; ônibus com capacidade de rebaixamento; e dispositivos de assistência à deambulação.

Sentar-se e posicionar-se
Intervenções para cadeira de rodas (ou outros sistemas de assentos) destinadas a melhorar o alinhamento postural, a estabilidade e o controle da cabeça, bem como reduzir a pressão sobre a pele. Exemplos: cadeira de rodas personalizada (encosto reclinável, apoios elevatórios para as pernas), cadeira de rodas com inclinação, superfície de assento moldada sob medida, blocos de controle, almofadas de assento com alívio de pressão, apoios para a cabeça e pescoço, almofadas para adutores, cunha abdutora, apoios lombares, apoios de tronco e posicionadores de pelve e pé.

Tecnologia relacionada com a visão
Dispositivos concebidos para melhorar a interação com o meio para pessoas com deficiências visuais. Exemplos: dispositivos que falam (relógios de parede, relógios de pulso, calculadoras, termômetros, balanças, corretores ortográficos de mão, dicionários e enciclopédias), lupas, dispositivos de saída de voz, telas de fontes grandes, minigravadores de bolso, agendas ativadas por voz, telefone com botões grandes, livros, revistas e jornais com fontes grandes, audiolivros e livros em CD (podem ser baixados em um computador e lidos para o usuário com um sintetizador de voz).

bilitação pode contar com uma formação em áreas como Engenharia de Tecnologia Assistiva, Tecnologia Assistiva e Serviços Humanos, Fisioterapia ou Terapia Ocupacional, Engenharia, Ergonomia ou outra área relacionada. Além disso, eles normalmente têm um certificado em tecnologia assistiva. Muitos desses programas de certificação são desenvolvidos em todo o país. Um exemplo de um desses programas de certificação é o *Rehabilitation Engineering and Assistive Technology Society of North America's* (RESNA's) *Assistive Technology Professional* (ATP).

As **unidades de controle ambiental (UCA)** são um exemplo importante de como a TA pode melhorar a função e a independência. As UCA são interfaces eletrônicas que possibilitam ao usuário controlar uma variedade de aparelhos e dispositivos (p. ex., telefones, controles de cama, diversos componentes de uma unidade de entretenimento, temperatura e iluminação do ambiente, abertura e fechamento de cortinas, abertura de portas). Esses dispositivos combinam a operação de todos os aparelhos em um painel de controle central, proporcionando maior independência à pessoa com deficiência grave.

Os três componentes principais de uma UCA são (1) o dispositivo de entrada, (2) a unidade de controle e (3) o aparelho. O *dispositivo de entrada* controla a UCA usando qualquer movimento voluntário que o indivíduo tenha disponível (p. ex., *joystick*, painel de controle, teclado numérico, teclado [programas de computador de UCA estão disponíveis], uma série de interruptores, teclados e telas sensíveis ao toque, caneta *laser*, ponteiras de luz, implantes cerebrais [p. ex., pacientes com lesão medular alta] e controle por voz, por um bastão de boca e pelo olho). A *unidade de controle* é o processador central que traduz o sinal de entrada em um sinal de saída para controlar o aparelho de destino. O *aparelho* pode ser praticamente qualquer dispositivo que possa ser controlado de forma eletrônica.

Exame do local de trabalho

Uma investigação do local de trabalho é um componente importante de um exame abrangente do ambiente. É usado para explorar a *relação trabalhador-emprego-ambiente* e para determinar a viabilidade de voltar a um trabalho prévio ou se acomodações razoáveis fornecerão o apoio necessário para retomar o trabalho. Os testes e medidas usados pelo fisioterapeuta para examinar o local de trabalho podem ser divididos em duas grandes categorias: (1) *ergonomia*, que é a aplicação de princípios científicos e de engenharia para a relação trabalhador-emprego-ambiente a fim de melhorar a segurança, a eficiência e a qualidade do movimento; e (2) *mecânica corporal*, que é a interação dos músculos e articulações em resposta a forças colocadas sobre o corpo ou produzidas por ele.[3] No contexto dessas duas categorias de exame, a Tabela 9.2 apresenta os testes e medidas utilizados por fisioterapeutas em conjunto com as ferramentas para a coleta de dados, e os tipos de dados levantados.

Entrevista

Um componente inicial do exame do local de trabalho é uma *entrevista de análise do trabalho* preliminar. O objetivo da entrevista é reunir informações sobre (1) os requisitos funcionais do trabalho com base em uma revisão dos deveres e responsabilidades e (2) as características do espaço físico em que o indivíduo é obrigado a trabalhar (a análise do trabalho continuará durante a visita presencial). As perguntas da entrevista são desenvolvidas de acordo com o tipo de emprego (p. ex., trabalho de montagem, tarefas de serviço de alimentação, trabalho de escritório, operação de veículos automotores, manuseio de materiais, trabalho em fábrica e assim por diante). Durante a entrevista, o paciente deve ser encorajado a fornecer informações detalhadas sobre as responsabilidades e tarefas executadas durante o serviço (p. ex., duração do desempenho, peso e distância dos itens levantados, transportados ou puxados, posições do corpo utilizadas, e assim por diante). Uma amostra de perguntas de entrevista de análise do trabalho apropriadas sugeridas para um cargo em escritório é apresentada na Tabela 9.3.[91]

Análise do trabalho

A **análise do trabalho** fornece a base para a acomodação de pessoas com deficiência. Ela normalmente inclui uma declaração da função ocupacional que identifica a finalidade geral, bem como uma descrição (1) das funções essenciais de um trabalho e o tempo relativo gasto em cada uma delas; (2) o ambiente físico em que as funções essenciais são realizadas (p. ex., ambiente interno, ambiente externo, flutuações de temperatura, níveis de ruído); (3) os requisitos físicos (p. ex., carregar peso, atividades de puxar/empurrar, inclinar, alcançar); (4) as habilidades necessárias (processos cognitivos, habilidades linguísticas, de escrita ou de uso do computador); e (5) o contexto social do trabalho (nível de supervisão, independência, contato com o público).

A análise do trabalho fornece uma descrição do emprego (não do potencial empregado). Ela normalmente é realizada quando um cargo é criado, a fim de orientar a contratação de pessoas com deficiência. (Uma amostra de formulário de análise do trabalho é apresentada no Apêndice 9.E.) O fisioterapeuta também pode ser chamado a analisar o trabalho atual do paciente após o início da incapacidade a fim de fazer recomendações para acomodações razoáveis.

Tabela 9.2 Ergonomia e mecânica corporal: testes e medidas, ferramentas utilizadas para a coleta de dados, e dados produzidos

A ergonomia é a relação entre o trabalhador; o trabalho que é feito; as ações, tarefas ou atividades inerentes a esse trabalho (emprego/escola/brincadeiras); e o ambiente em que é realizado o trabalho (emprego/escola/brincadeiras). A ergonomia utiliza princípios científicos e de engenharia para melhorar a segurança, a eficiência e a qualidade do movimento envolvido no trabalho (emprego/escola/brincadeiras). A mecânica corporal consiste nas inter-relações entre os músculos e articulações conforme eles mantêm ou ajustam a postura em resposta às forças colocadas sobre o corpo ou produzidas por ele. O fisioterapeuta utiliza esses testes e medidas para examinar tanto o trabalhador quanto o ambiente em que é realizado o trabalho (emprego/escola/brincadeiras) e para determinar o potencial de trauma ou lesões por esforços repetitivos por causa de *designs* impróprios do local de trabalho. Esses testes e medidas podem ser realizados após um acidente de trabalho ou como uma medida preventiva. O fisioterapeuta pode realizar testes e medidas como parte do programa de fortalecimento ou condicionamento do trabalho e pode usar os resultados dos testes e medidas para desenvolver tais programas.

Testes e medidas	Ferramentas usadas para a coleta de dados	Dados produzidos
Os testes e medidas podem incluir aqueles que caracterizam ou quantificam: Ergonomia • Destreza e coordenação durante o trabalho (emprego/escola/brincadeiras) (p. ex., testes de função da mão, escalas de avaliação da deficiência, testes da capacidade de manipulação) • Capacidade funcional e desempenho durante ações, tarefas ou atividades ocupacionais (p. ex., acelerometria, dinamometria, eletroneuromiografia, testes de resistência, testes em plataforma de força, goniometria, entrevistas, observações, avaliações fotográficas, testes de capacidade física, análises da carga postural, avaliação assistida por tecnologia, avaliações videográficas, análises ocupacionais) • Segurança no ambiente de trabalho (p. ex., listas de verificação de identificação de perigo, índices de gravidade do trabalho, padrões de carregamento de peso, escalas de avaliação de risco, normas para os limites de exposição) • Condições de trabalho ou atividades específicas (p. ex., listas de verificação de manuseio, simulações de trabalho, modelos de carregamento de peso, rastreamentos pré-admissionais, listas de verificação de análise de tarefas, listas de verificação de estação de trabalho)	As ferramentas para a coleta de dados incluem: • Acelerômetros • Câmeras fotográficas e fotografias • Listas de verificação de padrões de exposição, riscos, padrões de carregamento de peso • Dinamômetros • Eletroneuromiógrafos • Testes ambientais • Plataformas de força • Avaliações da capacidade funcional • Goniômetros • Testes de função da mão • Índices • Entrevistas • Testes musculares • Observações • Testes de capacidade e resistência física • Testes de carga postural • Questionários • Escalas • Rastreamentos • Sistemas de análise assistida por tecnologia • Câmeras e fitas de vídeo • Análises ocupacionais	Os dados são usados para fornecer documentação e podem incluir: Ergonomia • Caracterizações da eficiência e eficácia do uso de ferramentas, dispositivos e estações de trabalho • Caracterizações dos riscos ambientais, riscos à saúde e riscos à segurança • Descrições de ferramentas, dispositivos, equipamentos e estações de trabalho • Descrições e quantificação de: – Padrões de movimento anormais associados a ações, tarefas ou atividades ocupacionais – Destreza e coordenação – Capacidade funcional – Repetição e ciclo de trabalho/repouso em ações, tarefas ou atividades ocupacionais – Ações, tarefas ou atividades ocupacionais • Presença ou ausência de trauma real, potencial ou repetitivo no ambiente de trabalho Mecânica corporal • Caracterizações de mecânicas corporais anormais ou inseguras • Descrições e quantificações das limitações no autocuidado, cuidados com a casa, trabalho, comunidade e ações, tarefas ou atividades de lazer

(continua)

Tabela 9.2 Ergonomia e mecânica corporal: testes e medidas, ferramentas utilizadas para a coleta de dados, e dados produzidos *(continuação)*

• Ferramentas, dispositivos, equipamentos e estações de trabalho relacionadas com as ações, tarefas ou atividades ocupacionais (p. ex., observações, listas de verificação de ferramenta de análise, avaliações de vibração) Mecânica corporal • Mecânica corporal durante o autocuidado, cuidados com a casa, trabalho, comunidade, e ações, tarefas ou atividades de lazer (p. ex., escalas, observações, avaliações fotográficas, avaliações assistidas por tecnologia, avaliações videográficas de atividades da vida diária [AVD] e atividades instrumentais da vida diária [AIVD])		

De American Physical Therapy Association,[3,pp.70-71] com permissão.

Tabela 9.3 Perguntas de entrevista sugeridas apropriadas para um cargo de escritório

As perguntas de entrevista são utilizadas para reunir dados gerais sobre os requisitos funcionais do trabalho e o espaço físico em que o indivíduo é obrigado a trabalhar.			
1	S	N	Você costuma carregar mais do que 16 kg?
2	S	N	Você é obrigado a levantar objetos abaixo da altura dos joelhos ou acima do nível dos ombros de modo ocasional ou frequente?
3	S	N	Ao levantar peso, você se curva sobre outros objetos ou o faz com os braços estendidos?
4	S	N	Você pega objetos acima do nível do ombro com frequência durante o dia?
5	S	N	Você permanece sentado por mais de 4 horas por dia?
6	S	N	O seu trabalho exige que você mantenha uma posição ou postura única por 30 a 60 minutos ou mais de cada vez? Se sim, qual postura?
7	S	N	Você realiza esforços repetitivos regularmente (p. ex., digitação)?
8	S	N	Seu trabalho exige movimentos frequentes dos dedos, punhos, cotovelos ou ombros? (Se sim, circule os que se aplicam).
9	S	N	Você sente que a altura da sua mesa está em um nível confortável?
10	S N S N S N		(a) Sua cadeira é confortável para você? (b) Você sente que ela se ajusta corretamente a você? (c) Você sabe como ajustar a cadeira?
11	S	N	Existe amplo espaço para você realizar o seu trabalho?
12	S	N	O seu trabalho implica movimentos frequentes de inclinação, torção ou movimentos involuntários?

De Hunter,[91,p.68] com permissão.

Avaliação da capacidade funcional (ACF)

Normalmente, o meio mais eficaz para examinar a interface paciente–ambiente de trabalho é uma visita presencial. No entanto, estão disponíveis comercialmente diversos instrumentos padronizados de avaliação da capacidade funcional (ACF) que podem ser usados para reunir dados preliminares antes de uma visita presencial. A APTA define a ACF como "uma ampla bateria de testes baseados no desempenho que são comumente usados para determinar a capacidade para o trabalho, as atividades da vida diária ou as atividades de lazer".[92] Dependendo das exigências da tarefa ocupacional, a ACF pode ser tudo o que é necessário para determinar a capacidade de voltar a um emprego anterior ou assumir uma colocação de trabalho alternativa. A ACF fornece uma série de testes e medidas objetivos destinados a identificar tanto as capacidades relacionadas com o trabalho quanto as limitações na atividade. Os parâmetros de medição normalmente incluem a resistência, ADM, flexibilidade, força, geração de força, postura, coordenação, destreza manual e consistência do desempenho.[93-95]

A ACF é usada para medir o desempenho em componentes específicos de tarefas relacionadas com o trabalho. A especificidade do trabalho ditará os movimentos funcionais necessários. As capacidades dos instrumentos de ACF são selecionadas de acordo com esses requisitos, a fim de examinar o grupo específico de habilidades que compõem as tarefas do emprego (p. ex., carregamento de peso, inclinação, rotação do tronco, alcance). Um exemplo de instrumento de ACF é o sistema de teste funcional *Simulator II* (Baltimore Therapeutic Equipment [BTE] Co., Hanover, MD 21076-3105). Esse sistema integrado por computador (Fig. 9.28) possibilita a replicação das demandas das tarefas físicas exigidas pelo ambiente de trabalho de um indivíduo com o uso tanto de protocolos de testes normalizados quanto de testes físicos personalizados. Uma variedade de tarefas pode ser simulada, incluindo, mas não limitada a, carregar peso, empurrar, puxar, ter capacidade de carga, girar uma válvula e usar uma variedade de ferramentas (p. ex., bater um martelo, utilizar um rolo de pintura, usar uma serra manual). Exemplos adicionais são fornecidos na Figura 9.29. Esse sistema também pode ser utilizado para fortalecer e retreinar por meio da utilização de estratégias específicas de tarefas que simulem requisitos do ambiente real do paciente. Outros exemplos de instrumentos de avaliação da capacidade de trabalho físico incluem o Sistema de avaliação da capacidade funcional Joule (Valpar International Corporation, Tucson, AZ 85703-5767), o Sistema de avaliação da capacidade funcional de Arcon (Arcon Vernova, Inc., Saline, MI 48176), o Sistema de trabalho ErgoMed (ErgoMed USA, San Antonio, TX 78269) e a Avaliação da capacidade funcional em sistemas de trabalho Isernhagen (WorkWell Systems, Inc., Aliso, CA 92656).

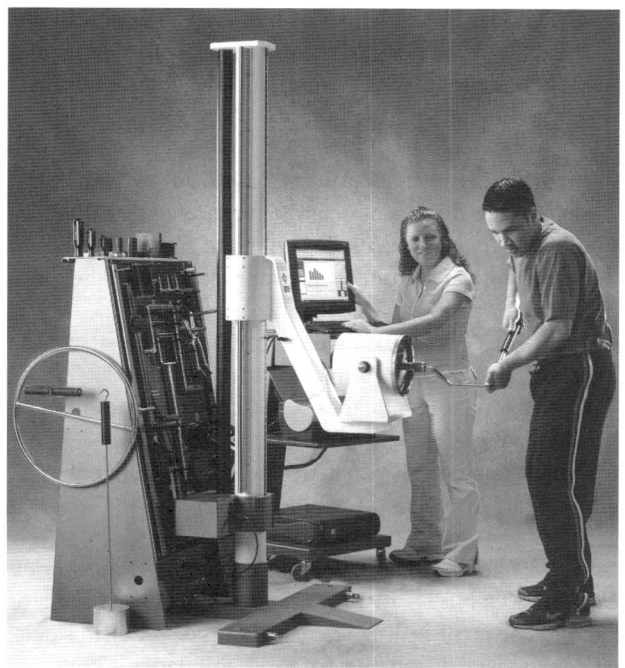

Figura 9.28 Sistema de teste funcional Simulator II (Cortesia de BTE Technologies, Inc., Hanover, MD 21076.)

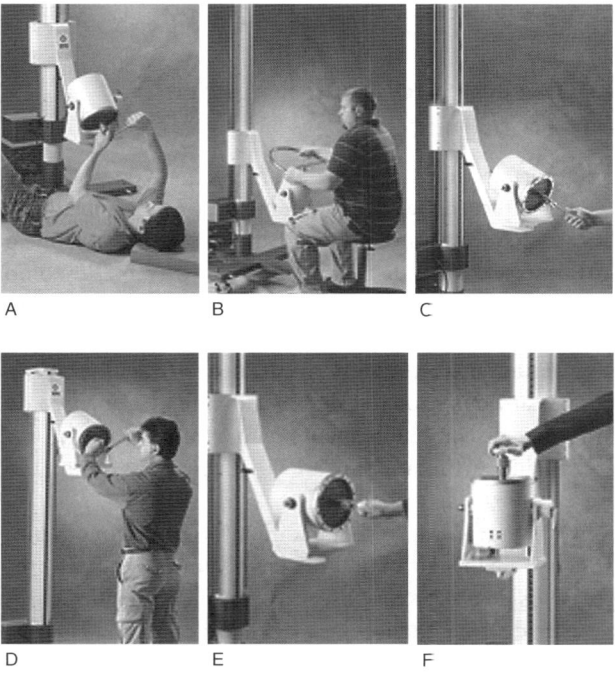

Figura 9.29 Exemplos de simulações de tarefas: (**A**) reparar automóveis; (**B**) dirigir um ônibus; (**C**) usar uma chave de fendas; (**D**) realizar tarefas com os braços acima da cabeça; (**E**) virar-se e (**F**) abrir um frasco. (Cortesia de BTE Technologies, Inc., Hanover, MD 21076.)

Programas de *software* possibilitam a comparação dos dados da ACF com valores normativos, como de força e ADM. Os dados da ACF auxiliam o fisioterapeuta nas seguintes tarefas:

- Predizer a capacidade de trabalho do indivíduo e a capacidade de retornar com segurança ao trabalho.
- Identificar parâmetros do ambiente físico necessários para otimizar a função e evitar prejuízos adicionais (acomodações razoáveis).
- Identificar a extensão das limitações na atividade (p. ex., processo de compensação).
- Corresponder habilidades com a colocação de emprego adequada.
- Projetar potenciais benefícios de um programa de condicionamento para o trabalho.

Um recurso adicional é o *Occupational Information Network* (O*NET), disponível no U.S. Department of Labor.[96] Ele fornece um banco de dados de requisitos ocupacionais para o trabalho (p. ex., habilidades e conhecimentos necessários, como e onde o trabalho é realizado) e os atributos do trabalhador. O sistema O*NET inclui o banco de dados O*NET (arquivos disponíveis para *download* gratuito para o desenvolvimento de aplicativos), O*NET OnLine (acesso a informações O*NET), e o O*NET Career Exploration Tools (ferramentas de avaliação e pesquisa da carreira).

Fortalecimento/condicionamento para o trabalho

O fortalecimento/condicionamento para o trabalho se refere a intervenções de tratamento destinadas a melhorar as capacidades e função do trabalhador. A APTA define o fortalecimento/condicionamento para o trabalho como "um programa de tratamento intensivo, relacionado com o trabalho, orientado à meta, especificamente projetado para restaurar funções sistêmicas, neuromusculoesqueléticas e cardiopulmonares de um indivíduo. O objetivo do programa de condicionamento para o trabalho é restaurar a capacidade física e função do funcionário lesionado para o retorno ao trabalho."[92]

Os programas de fortalecimento/condicionamento para o trabalho normalmente envolvem programas progressivos de exercícios baseados na função estabelecidos a partir de uma análise das atividades relacionadas com o trabalho, com atenção especial aos princípios ergonômicos e de mecânica corporal. As metas previstas e desfechos esperados dos programas de fortalecimento para o trabalho são baseados em exigências de trabalho específicas. Os elementos do programa podem incluir (1) intervenções para melhorar a mobilidade articular e de tecidos moles, melhorar a função motora, aumentar a habilidade funcional e a coordenação em tarefas relacionadas com o trabalho, melhorar o desempenho muscular (ou seja, força, potência, resistência), ADM, flexibilidade e estado cardiovascular/pulmonar; (2) prática orientada e instrução em atividades de trabalho simulado (replicação de exigências físicas); (3) educação (p. ex., mecânica corporal, segurança e prevenção de lesões, programas de educação comportamental); e (4) promoção de estratégias de autocuidado.[97-99]

Estão disponíveis comercialmente produtos de fortalecimento/condicionamento para o trabalho (Fig. 9.30) que possibilitam que o fisioterapeuta desafie progressivamente o paciente por meio de atividades de trabalho simuladas, como tarefas de levantar e mover objetos de diferentes formas e pesos (Fig. 9.31A) para diferentes alturas, tarefas de montagem (Fig. 9.31B), tarefas de classificação, atividades de uso de pá, de puxar e empurrar, uso de mesa e estações de trabalho montadas na parede, e assim por diante.

Visita presencial

A visita presencial ao local de trabalho geralmente inclui (1) um maior refinamento da análise do trabalho pela observação das tarefas ocupacionais que o paciente desempenha no ambiente em que elas devem ser realizadas e (2) a aplicação de princípios ergonômicos para identificar os riscos imediatos e previstos de lesões musculoesqueléticas para o trabalhador específico. Dados da visita presencial possibilitarão que o fisioterapeuta estabeleça um *plano*

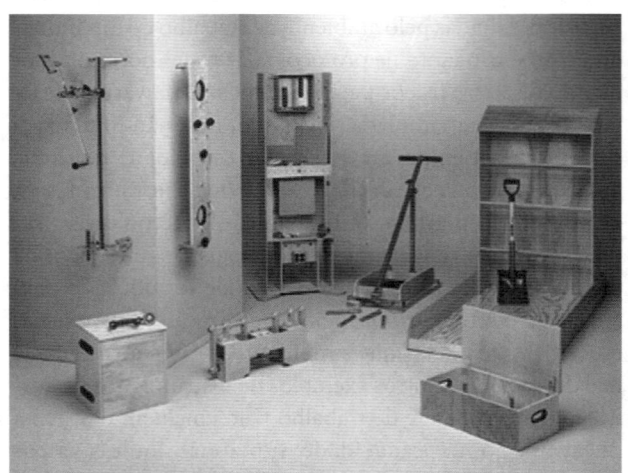

Figura 9.30 Os equipamentos de fortalecimento para o trabalho possibilitam o desenvolvimento de programas de exercícios terapêuticos progressivos (condicionamento) baseados na simulação de uma variedade de tarefas e atividades de montagem com uso dos princípios de boa ergonomia e mecânica corporal. (Cortesia de Bailey Mfg. Co., Lodi, OH 44254.)

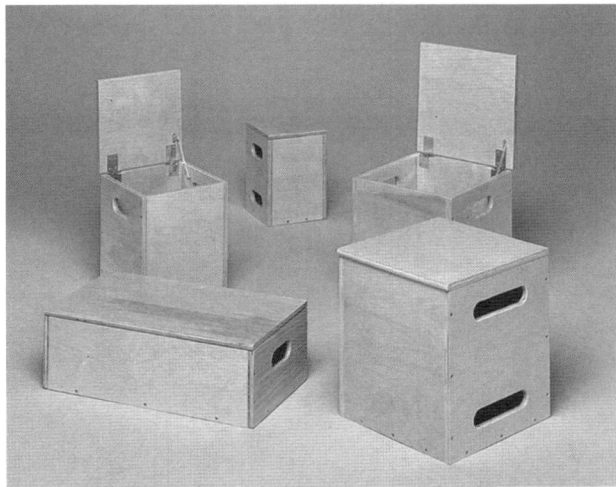

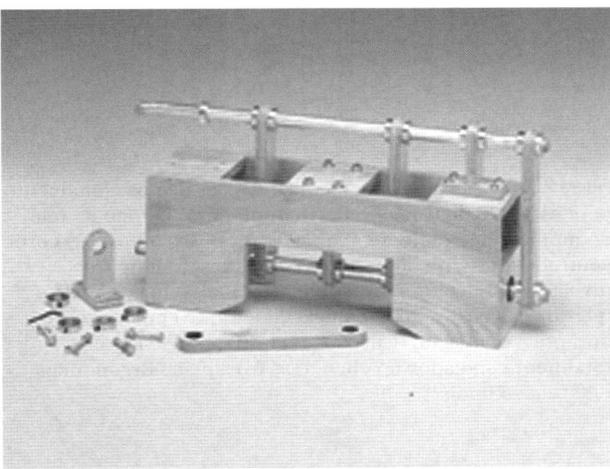

Figura 9.31 (A) Série de caixas de diferentes formas, tamanhos e pesos (adicionadas progressivamente) para as atividades de levantar peso. (B) Unidade de mesa que inclui parafusos, arruelas e porcas utilizados para a montagem manual ou com ferramentas (p. ex., uso de uma chave de fenda). (Cortesia de Bailey Mfg. Co., Lodi, OH 44254.)

de redução de risco que forneça recomendações para eliminar o potencial de lesão, e um *plano para otimizar a função* que pode incluir sugestões para ajustar o trabalho às características anatômicas e fisiológica do paciente, de modo a aumentar a eficiência e o desempenho dentro do ambiente de trabalho e abordar crenças de medo e evitação.[100,101]

Ao examinar o nível de função durante uma visita presencial ao ambiente de trabalho, os princípios de conservação de energia, ergonomia, mecânica corporal e antropometria são de importância primordial para prevenir lesões e maximizar a eficiência e conforto do trabalhador. Devem-se pesar as capacidades em relação às exigências físicas do ambiente de trabalho; o fisioterapeuta, ao usar os conhecimentos de equipamentos de adaptação e biomecânica aplicada, pode sugerir alterações adequadas à situação.

Muitas das áreas examinadas, recomendações feitas e estratégias de adaptação empregadas na casa podem ser usadas também no ambiente de trabalho. Várias considerações específicas do ambiente de trabalho encontram-se descritas a seguir.

Acessibilidade externa

Um espaço de estacionamento deve estar disponível a uma curta distância do edifício se o paciente planeja dirigir para ir e voltar do trabalho. Para cadeirantes, os lugares de estacionamento devem ter no mínimo 244 cm de largura, com um corredor de acesso adjacente de 152,5 cm de largura. O local deve ser claramente marcado como uma área de estacionamento reservada.

Deve-se abordar a acessibilidade externa do edifício com a utilização de diretrizes semelhantes às apresentadas para o ambiente exterior de uma casa.

Acessibilidade interna

Inicialmente, identificam-se os requisitos de componentes da tarefa ocupacional. A complexidade de algumas tarefas ou a interface com o ambiente de trabalho necessária pode tornar inapropriada a análise dessas tarefas antes da visita presencial. Isso incluirá a determinação dos requisitos de mobilidade (movimento dentro e fora da área de trabalho principal), bem como a determinação das exigências ou habilidades necessárias em cada uma das seguintes áreas: desempenho muscular (incluindo a força, potência e resistência [tronco, membros superiores *versus* inferiores]), ADM, postura, destreza manual, coordenação olho–mão, visão, audição e comunicação.

Deve-se examinar cuidadosamente a área de trabalho imediata. Isso inclui a iluminação; temperatura; superfície do assento (se diferente de uma cadeira de rodas); altura e tamanho da estação de trabalho (alguns pacientes podem se beneficiar de uma superfície de trabalho de altura variável ou com inclinação); e exposição a ruídos, vibrações ou fumaça. Deve-se considerar o acesso a suprimentos, materiais ou equipamentos no que diz respeito às capacidades de alcance vertical e horizontal do paciente. Deve-se abordar também o acesso a telefones públicos, bebedouros e banheiros.

Em decorrência da prevalência de estações de trabalho com computador em muitos ambientes de trabalho, o fisioterapeuta pode ser chamado a fazer recomendações para otimizar a eficiência e reduzir o potencial de trauma ou lesão por esforço repetitivo de áreas de trabalho mal concebidas. Uma cadeira totalmente ajustável é um componente essencial de uma estação de trabalho ergonômica.[102] Os requisitos fundamentais para as cadeiras de estações de trabalho estão representados na Figura 9.32. Embora os parâmetros individuais do paciente possam

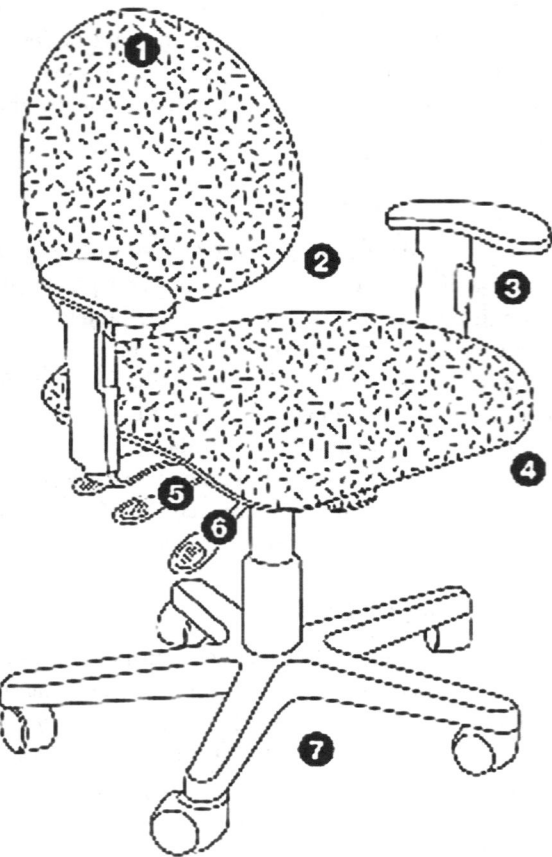

Figura 9.32 Visão geral das características recomendadas para a cadeira da estação de trabalho: (1) Estofamento respirável, de textura média; (2) apoio lombar ajustável que se move para cima/baixo; (3) apoios para braços ajustáveis; (4) assento com borda frontal arredondada (*design* de cachoeira); (5) assento ajustável que se move para cima e para baixo e se inclina para a frente e para trás; (6) mecanismo de inclinação que se inclina para a frente e para trás; e (7) base com cinco rodízios com um giro completo de 360 graus. (De Workplace Ergonomics Reference Guide.[102,p.4])

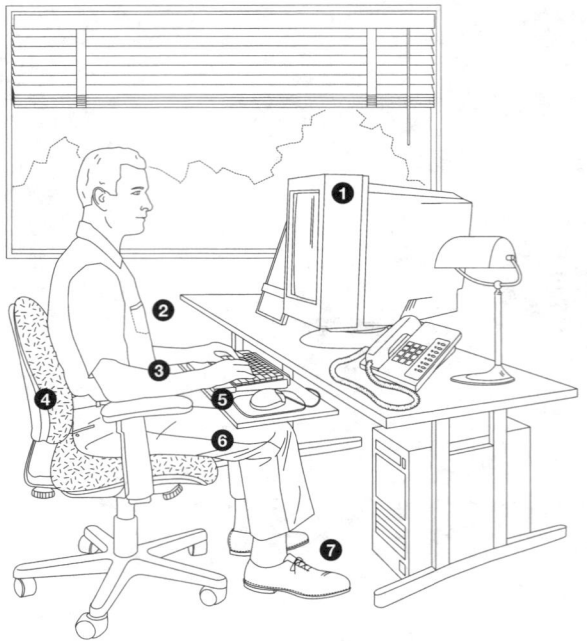

Figura 9.33 Visão geral das recomendações de posicionamento para estações de trabalho de computador: (1) topo da tela do monitor ligeiramente abaixo do nível dos olhos; (2) corpo centrado na frente do monitor e teclado; (3) antebraços nivelados ou ligeiramente inclinados para cima; (4) parte inferior das costas apoiada pela cadeira; (5) punhos livres durante a digitação; (6) coxas na horizontal; e (7) pés totalmente apoiados no chão. (De Workplace Ergonomics Reference Guide.[102,p.2])

exigir variações, os princípios gerais para o posicionamento de uma estação de trabalho com computador incluem uma tela um pouco abaixo do nível dos olhos, o corpo centrado diretamente na frente do monitor e teclado, os antebraços nivelados ou um pouco inclinados para cima, punhos livres durante a digitação, costas bem apoiadas, coxas na horizontal na superfície do assento e pés apoiados no chão (Fig. 9.33).[102]

Durante o exame das estações de trabalho para pessoas que utilizam uma cadeira de rodas, o alcance funcional na posição sentada é uma consideração importante. A partir de uma posição sentada ereta na cadeira de rodas, o alcance para a frente superior sem obstrução chega a um máximo de 122 cm do chão e o alcance para a frente inferior chega a um mínimo de 38 cm do assoalho (Fig. 9.34A). Quando o alcance superior para a frente está acima da superfície de trabalho em não mais do que 51 cm, a distância de alcance máximo é de 122 cm a partir do chão (Fig. 9.34B). Superfícies de trabalho progressivamente mais profundas alterarão o alcance para a frente de forma proporcional. Por exemplo, uma superfície de trabalho com profundidade entre 50,8 e 63,5 cm possibilita um alcance máximo para a frente não superior a 112 cm (Fig. 9.34C). Com uma obstrução no chão de 25,5 cm, o alcance lateral superior é de no máximo 122 cm e o alcance lateral inferior é de no mínimo 38 cm (Fig. 9.34D). Com uma obstrução de um máximo de 61 cm, o alcance lateral superior é de no máximo 117 cm.[5] Para indivíduos com bom controle de tronco, a capacidade de alcance é maior.

Estão disponíveis recursos detalhados para orientar o exame do local de trabalho. Eles incluem o *Americans with Disabilities Act (ADA) Regulations and Technical Assistance Materials*,[103] o *ADA Accessibility Guidelines for Buildings and Facilities (ADAAG)*[104] e o *2010 ADA Standard for Accessible Design*.[5] Esses documentos estão disponíveis gratuitamente e incluem os requisitos técnicos para a acessibilidade em edifícios e instituições para indivíduos com deficiência sob o *Americans with Disabilities*

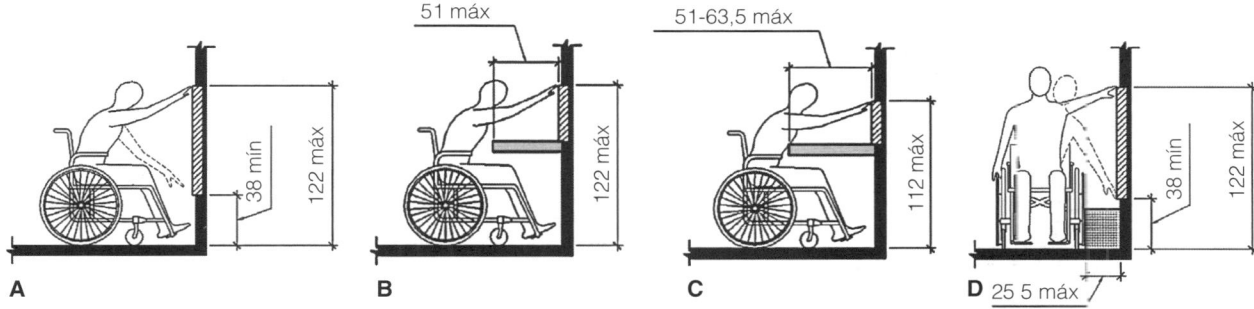

Figura 9.34 (A) O alcance para a frente superior sem obstrução vai a um máximo de 122 cm do chão e o alcance para a frente inferior vai a um mínimo de 38 cm do chão. (B) O alcance para a frente superior sobre uma superfície de trabalho de 51 cm de profundidade vai a um máximo de 122 cm do chão. (C) Uma profundidade de superfície de trabalho de 51 a 63,5 cm possibilita um alcance máximo para a frente não superior a 112 cm do chão. (D) Para um alcance de profundidade de 25,5 cm, o alcance lateral superior é de no máximo 122 cm. Com uma obstrução no chão de 22,5 cm, o alcance lateral superior vai a um máximo 122 cm e o alcance lateral inferior vai a um mínimo de 38 cm. Valores indicados em centímetros. (De 2010 ADA Standards for Accessible Design.[5,pp.114-115])

Act de 1990. Uma fonte abrangente de informações sobre o ADA é fornecida na página web da ADA do U.S. Department of Justice.[105]

Acessibilidade da comunidade

Para alcançar a meta de acessibilidade plena, deve-se investigar a viabilidade dos recursos, serviços e instituições da comunidade. Quando o envolvimento direto pelo fisioterapeuta não for possível, isso pode ser mais bem realizado ao fornecer para o paciente e familiares/cuidadores diretrizes para explorar a acessibilidade a instituições locais.

Outra consideração importante é encaminhar o paciente, familiares e/ou cuidadores a organizações comunitárias, como a Arthritis Foundation, National Easter Seal Society, Multiple Sclerosis Society, gabinete do prefeito, câmara de comércio (Chamber of Commerce) ou Veterans Administration. Esses grupos podem fornecer informações sobre os serviços disponíveis para pessoas com deficiência que residam na comunidade. Os indivíduos que estão retornando à escola devem ser encorajados a entrar em contato com o escritório de serviços para estudantes do *campus*, que abordam as necessidades dos alunos com deficiência. Serão oferecidas informações sobre habitação, serviços especiais e recursos gerais do *campus*.

Transporte

Atualmente, a disponibilidade de transporte público acessível varia de modo considerável entre as áreas geográficas. Assim, será necessária exploração cuidadosa pelo paciente, familiares e/ou cuidadores para determinar quais recursos estão disponíveis em locais específicos. Muitas comunidades fornecem pelo menos serviço de meio período de ônibus parcial ou completamente acessíveis. Esses incluem os ônibus com capacidade de "rebaixamento", equipados com uma unidade hidráulica que abaixa o nível da entrada para facilitar o embarque (Fig. 9.35). Muitos ônibus são agora concebidos com elevadores hidráulicos para possibilitar a entrada direta dos indivíduos que usam cadeira de rodas (Fig. 9.36).

Nem todos os sistemas de transporte público dos Estados Unidos possibilitam o uso por pessoas que não deambulam ou que têm capacidade de deambulação limitada. No entanto, muitos sistemas de transporte urbano estão gradualmente fazendo adaptações para pessoas com dificuldades de mobilidade (p. ex., instalação de elevadores, alternativas a entradas com catraca, espaço identificado para usuários de cadeira de rodas).

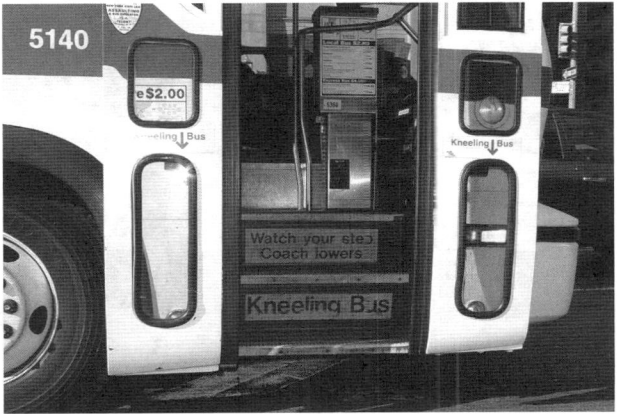

Figura 9.35 Um ônibus com capacidade de rebaixamento para o embarque e desembarque abaixa os degraus de 7 a 17 cm do meio-fio. Os ônibus concebidos para rebaixar geralmente exibem um sinal na porta ou próximo a ela.

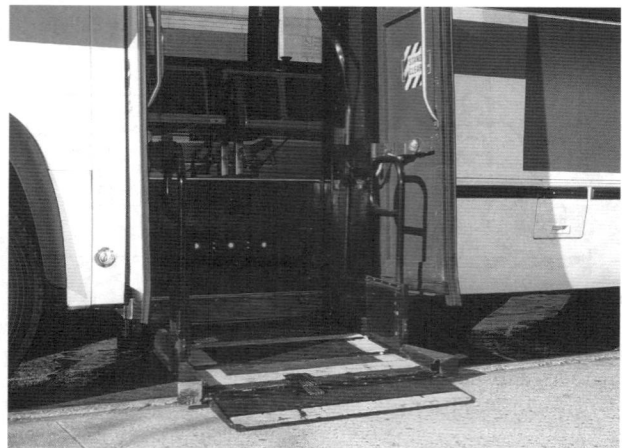

Figura 9.36 Elevadores de ônibus são capazes de acomodar cadeiras de rodas e *scooters* motorizadas. O símbolo internacional de cadeira de rodas que indica a acessibilidade normalmente é mostrado nas portas do ônibus.

Em muitas áreas em que o transporte público está indisponível, é fornecida uma *van* acessível de transporte porta a porta aos moradores com deficiência. Mais uma vez, a disponibilidade desses serviços pode ser limitada em algumas localidades rurais.

Alguns pacientes desejarão dirigir um automóvel ou *van* adaptada, o que, obviamente, melhorará de forma significativa as oportunidades para mover-se na comunidade. As adaptações de veículos automotores são selecionadas com base nas capacidades físicas do indivíduo. Equipamentos de adaptação comuns incluem controles de mão para operar os freios e o acelerador; painéis de controle colocados diretamente no volante para controlar o limpador de para-brisa, as setas e a luz alta/baixa; anexos ao volante, como botões ou punhos universais, para indivíduos com força de preensão limitada; unidades de elevador para ajudar a colocar a cadeira de rodas dentro do veículo; e, para os pacientes com tetraplegia ou paraplegia alta, plataformas de elevação independentes para entrar em uma *van* enquanto permanece sentado na cadeira de rodas. Programas de formação de condutores são ministrados por terapeutas ocupacionais e são oferecidos na maior parte dos centros de reabilitação de grande porte.

Para os pacientes cuja capacidade de deambulação por longas distâncias é limitada e/ou cuja resistência é baixa, *scooters* movidas a bateria que percorrem a comunidade (Fig. 9.37) podem ser uma alternativa prática para deslocamentos dentro de uma proximidade razoável de casa.

Acessibilidade de instituições comunitárias

Várias considerações incorporadas ao exame do local de trabalho também exigem atenção para a acessibilidade da comunidade em geral. Resumidamente, as áreas da instituição usadas pelo paciente devem ser exploradas à procura de disponibilidade de áreas de estacionamento adequadas; guias rebaixadas; acessibilidade estrutural externa e interna dos edifícios; e disponibilidade de telefones públicos, bebedouros, banheiros e restaurantes acessíveis. Teatros, auditórios e salas de aula devem ser considerados em relação a áreas de assento acessíveis. Muitos desses espaços de apresentação pública agora são projetados com uma ilhota acessível que leva a um espaço de chão livre, intercalado em uma fileira de assentos convencionais, que

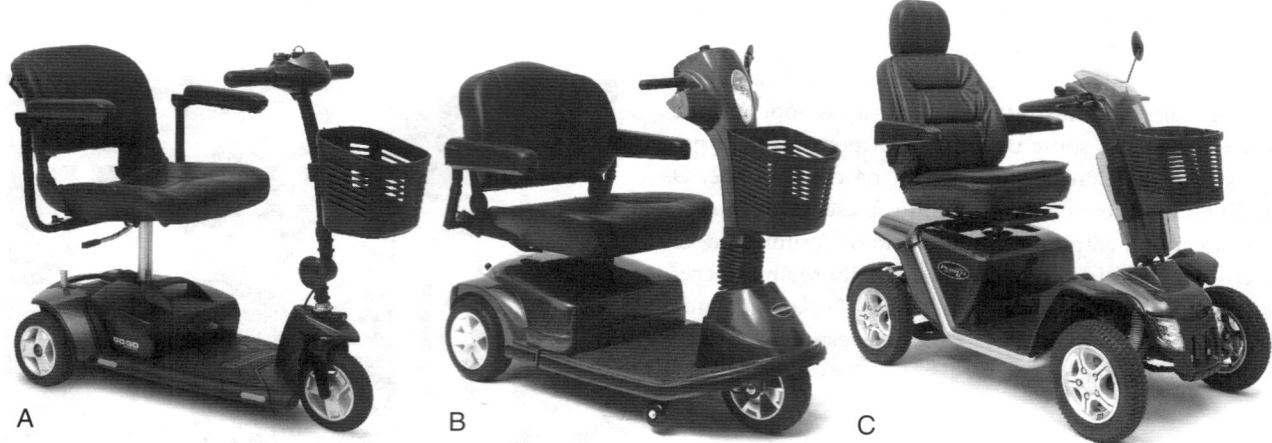

Figura 9.37 Exemplos de patinetes motorizados (*scooters*) adequados para deslocamentos em ambiente externo. **(A)** Esta *scooter* leve tem uma capacidade de peso de 125 kg, velocidade máxima de 6,8 km/h e um raio de viragem de 90 cm. **(B)** Este modelo inclui um sistema de transmissão robusto, com uma capacidade de carga de 227 kg, velocidade máxima de 8,5 km/h, com um raio de viragem de 128 cm. **(C)** Esta unidade dispõe de um encosto reclinável com apoio de cabeça, pneus grandes, capacidade de carga de 181 kg, velocidade máxima de 13,3 km/h, com um raio de viragem de 210 cm. (*Cortesia de Pride Mobility Products, Exeter, PA, 18643.*)

acomoda uma cadeira de rodas. Isso possibilita ao usuário de cadeira de rodas a opção de sentar-se ao lado de uma pessoa que deambula ou de outro usuário de cadeira de rodas. Devem-se observar também os locais de saídas de emergência de todas as instituições. Além dessas considerações gerais, lojas e áreas comerciais também devem ser inspecionadas quanto ao acesso a mercadorias (especialmente para pessoas que utilizam uma cadeira de rodas), larguras de corredor apropriadas e espaço adequado nos caixas para pagamento.

Algumas companhias de teatro oferecem "excursões táteis" para pessoas cegas ou com visão prejudicada, o que lhes possibilita conhecer os elementos visuais da produção. Essas experiências multissensoriais suplementam a falta de detalhes fornecida por uma *performance* ao vivo e são guiadas pelo elenco, equipe e/ou direção. Elas fornecem aos participantes uma oportunidade de tocarem e manusearem peças de teatro, enquanto guias turísticos explicam o significado de peças específicas.[106]

Outra fonte de informação útil sobre a acessibilidade da comunidade norte-americana é o guia oferecido por muitas cidades maiores (muitas vezes financiado pela prefeitura ou como um serviço à comunidade prestado por empresas locais). Esses guias fornecem informações sobre a acessibilidade de instituições culturais, cívicas e religiosas locais; escritórios do governo; teatros; hotéis; restaurantes; áreas comerciais; transporte; e instituições sociais e recreativas. Essas publicações geralmente podem ser obtidas da câmara de comércio, prefeitura ou escritório de turismo da cidade. A utilização combinada desses guias e um telefonema com antecedência para obter detalhes sobre a acessibilidade facilitarão os deslocamentos dentro e fora da comunidade local.

Resumo

O exame do ambiente é um fator importante para facilitar a transição do paciente para a casa, trabalho e comunidade. A equipe de reabilitação usa os dados para determinar o nível de acessibilidade, segurança e função dos pacientes dentro do ambiente. A informação também é usada para determinar a necessidade de intervenções adicionais de tratamento, TA, modificações ambientais, serviços ambulatoriais e equipamentos de adaptação. Além disso, o exame ajuda a preparar o paciente, familiares, cuidadores e/ou colegas de trabalho e empregador para o retorno do indivíduo a um determinado ambiente.

Este capítulo apresentou um exemplo de abordagem para o exame do ambiente. Destacaram-se recursos ambientais comuns que normalmente requerem considerações. Na medida em que o retorno a um ambiente antigo muitas vezes é o principal objetivo da reabilitação, a consideração antecipada dessas questões é justificada. A colaboração entre os membros da equipe, o paciente e os familiares e/ou cuidadores irá garantir uma interface paciente–ambiente ideal e altamente individualizada.

QUESTÕES PARA REVISÃO

1. Explique o conceito de *design* universal.
2. Quais são as justificativas para a realização de um exame do ambiente?
3. Que ferramentas de coleta de dados são utilizadas para a análise do ambiente?
4. Identifique uma deficiência inerente dos instrumentos de autorrelato. Como a precisão dos relatórios pode ser melhorada?
5. Antes de uma visita presencial à casa de um paciente, quais informações preliminares são necessárias?
6. Que aspectos específicos do exterior da casa de um paciente devem ser examinados durante uma visita presencial? Sua resposta deve abordar a *via de entrada* para a casa e a *entrada* atual para a casa e incluir sugestões para potenciais problemas de acessibilidade.
7. Durante uma visita domiciliar, você verifica que a largura da porta do banheiro de um usuário de cadeira de rodas mede 77,74 cm de largura. O paciente possui uma casa que tem 50 anos e pretende permanecer no local. Quais são as opções disponíveis para aumentar a largura da porta do banheiro?
8. O que está incluído em uma análise ocupacional?
9. No que consiste uma avaliação da capacidade funcional (ACF)? Como são utilizados os dados da ACF (ou seja, quais decisões são informadas pelos dados)?
10. O que é fortalecimento/condicionamento para o trabalho? Descreva os elementos incluídos em um programa de fortalecimento/condicionamento para o trabalho.

Estudo de caso

Uma mulher de 78 anos com diagnóstico de osteoartrite foi internada para uma cirurgia de artroplastia total do quadril direito. A paciente relata um histórico de longa data de desconforto. Ela descreveu a dor no quadril como irradiada posteriormente às nádegas e região lombar, que é exacerbada pela descarga de peso e ao subir escadas. Nos últimos 12 meses, ela experimentou um aumento muito acentuado na dor e rigidez. Achados radiológicos demonstraram alterações degenerativas tanto do acetábulo quanto da cabeça do fêmur consistentes com osteoartrite. A intervenção cirúrgica substituiu a cabeça e colo do fêmur direito por uma prótese metálica, e o acetábulo foi recoberto com um revestimento de plástico. O histórico de saúde é normal.

Histórico social

A paciente é a gerente aposentada de uma pequena empresa de contabilidade que ela e seu marido fundaram. Ele é falecido. Ela tem três filhos adultos que moram em comunidades vizinhas. Antes das limitações funcionais impostas pela dor no quadril, a paciente era independente em todas as ABVD e AIVD. Ela também oferecia seus serviços voluntários de contabilidade um dia por semana a uma instituição de caridade local que fornece refeições a indivíduos que não podem sair de casa. Ela era uma participante regular nos passeios em família, gostava de ir ao teatro, concertos e eventos especiais de museus, e era membro ativo da sociedade de preservação histórica da comunidade. Recentemente, essas atividades tiveram que ser reduzidas em razão do aumento no desconforto do quadril.

Ela não realizava essencialmente qualquer atividade fora de casa nos últimos 3 meses antes da admissão e usava um andador para minimizar a descarga de peso e reduzir a dor. Ela também precisou da assistência de um assessor de cuidados domiciliares 4 horas por dia, duas vezes por semana (principalmente para fazer compras, resolver trâmites burocráticos e fazer algumas tarefas de gestão do agregado familiar). Ela expressou angústia considerável por ser incapaz de tomar um banho e ter que contar com a ajuda de outra pessoa para realizar algumas atividades de cuidados básicos. Ela estava usando aspirina por seus efeitos analgésicos e anti-inflamatórios. No entanto, a dor experimentada nos últimos meses não era aliviada pela aspirina nem por outras medidas conservadoras que ela foi instruída a usar (p. ex., aplicações locais de calor, intervalos periódicos de descanso e exercícios leves de ADM). A paciente possui uma cobertura de seguro médico e não tem preocupações financeiras.

Revisão dos sistemas

Função cognitiva: intacta.

Visão: usa lentes corretivas; experimenta "cegueira noturna", que ela descreve como ver mal com pouca luz e seus olhos demorarem alguns segundos a mais do que o normal para ajustar-se do claro à penumbra.

Audição: intacta.

Força de membros superiores:
- Em geral dentro dos limites funcionais; paciente relata alguns episódios esporádicos de rigidez no punho e dedos ao despertar pela manhã e após períodos de imobilidade.
- A força de preensão está reduzida bilateralmente (teste manual de força muscular [TMM] dos flexores dos dedos = G-).
- Nódulos de Heberden observados nas articulações interfalângicas proximal (IFP) e distal (IFD) do dedo indicador esquerdo. Paciente nega dor no punho ou dedos.

Força de membros inferiores:
- Esquerdo: dentro dos limites funcionais.
- Direito: dentro dos limites funcionais (movimentos de quadril não testados em decorrência da intervenção cirúrgica); observada crepitação no joelho direito.
- *Status* de descarga de peso no membro inferior direito: descarga de peso parcial.

Amplitude de movimento: dentro dos limites funcionais (com exceção do quadril direito, que não foi testado).

Precauções pós-cirúrgicas com o quadril direito: não realizar flexão do quadril além de 90°. Evitar cruzar uma perna ou tornozelo sobre o outro. Evitar a rotação medial do membro inferior direito.

Coordenação: dentro dos limites normais.

Sensibilidade: intacta.

Marcha: paciente deambula em superfícies niveladas com supervisão usando muletas axilares de alumínio convencionais bilaterais com descarga de peso parcial sobre o membro inferior direito. Subir escadas também requer assistência mínima. Prevê-se que a paciente será independente com a deambulação em superfícies niveladas no momento da alta do hospital.

Metas da paciente

A paciente está extremamente motivada em voltar a ser uma gestora independente de suas necessidades de cuidados pessoais e cuidados com a casa. A substituição protética aliviou com sucesso grande parte da dor sentida no quadril antes da cirurgia (a maior parte de seu desconforto atual é descrita como "leve" e associada à incisão cirúrgica). Ela também gostaria de retornar às suas atividades familiares, voluntárias, sociais e de lazer. Ela está muito determinada a interromper a assistência domiciliar logo que possível.

Ambiente domiciliar

A paciente mora sozinha em um apartamento no quinto andar de um prédio com elevador. Ela mora em um apartamento de um quarto com um único nível. A seu pedido, um dos filhos da paciente forneceu dimensões das soleiras e altura da porta do quarto e sala de estar, juntamente com várias fotografias de cada cômodo da casa da paciente. As dimensões físicas e fotografias indicam o seguinte:

- Quarto: dois tapetes pequenos, um criado-mudo com um despertador, uma escrivaninha, uma cama antiga com dossel de madeira no meio do quarto com uma superfície para dormir a 46 cm do chão e um dispositivo elétrico de lâmpada de teto controlado por um interruptor ao lado da porta.
- Banheiro: um tapete, pia e vaso sanitário convencionais, banheira sem chuveiro, soleira da porta com 76 cm de largura.
- Cozinha: piso polido de linóleo, balcão adequado e uma mesa de jantar no centro do cômodo com cadeiras de cozinha convencionais.
- Sala: móveis com encosto estofado com superfícies de assento baixas, uma cadeira de balanço favorita, um tapete grande que parece estar ondulado em diversas áreas, uma mesa de centro centralizada, um telefone com fio de extensão extralongo colocado sobre a mesa de centro, uma televisão com controle remoto, duas mesas laterais e uma estante.
- Corredor (entre os quartos): mal iluminado, com um tapete longo e estreito.

QUESTÕES PARA ORIENTAÇÃO

Com o conhecimento geral do espaço em que vive a paciente, quais modificações do ambiente, equipamentos de adaptação ou instruções adicionais você sugere ou fornece para otimizar a segurança e a função em cada uma das seguintes áreas da casa:
1. Quarto
2. Banheiro
3. Cozinha
4. Sala de estar
5. Corredor

REFERÊNCIAS BIBLIOGRÁFICAS

1. Corcoran, M, and Gitlin, L: The role of the physical environment in occupational performance. In Christiansen, CH, and Baum, CM (eds): Occupational Therapy Enabling Function and Well-Being, ed 2. Slack, Thorofare, NJ, 1997, p 336.
2. Lawton, MP, et al: Assessing environments for older people with chronic illness. J Ment Health Aging 3:83, 1997.
3. American Physical Therapy Association (APTA): Guide to Physical Therapist Practice, ed 2. APTA, Alexandria, Virginia, 2003.
4. American National Standards Institute: American National Standard: Accessible and Usable Buildings and Facilities (ICC A117. 1-2009). International Code Council, Inc, Falls Church, VA, 2009.
5. Department of Justice (DOJ): 2010 ADA Standards for Accessible Design. US DOJ, Washington, DC, 20301. Retrieved April 14, 2012, from www.ada.gov/regs2010/2010ADAStandards/2010ADAStandards.pdf.
6. Mace, R: What Is Universal Design? RL Mace Universal Design Institute, Chapel Hill, NC, 2012, p 1. Retrieved April 18, 2012, from www.udinstitute.org/whatisud.php.
7. Joines, S: Enhancing quality of life through universal design. NeuroRehabilitation 25(3):155, 2009.
8. Steinfeld, E, and Maisel, J: Universal Design: Designing Inclusive Environments. John Wiley & Sons, Hoboken, NJ, 2012.
9. Crews, DE, and Zavotka, S: Aging, disability, and frailty: Implications for universal design. J Physiol Anthropol 25:113, 2006.
10. Rossetti, R: A living laboratory. PN 62(8):16, 2008.
11. The Center for Health Design (CHD): An Introduction to Evidence-Based Design: Exploring Healthcare and Design, ed 2. CHD, Concord, CA, 2010.
12. Whitemyer, D: The Future of Evidence-Based Design. Perspective (International Interior Design Association [IIDA]), Spring 2010. Retrieved May 1, 2012, from www.iida.org/resources/category/1/1/1/6/documents/sp10-ebd.pdf.
13. Ostroff, E: Universal design: An evolving paradigm. In Preiser, WFE, and Smith, KH (eds): Universal Design Handbook, ed 2. McGraw-Hill, New York, 2011, p 1.3.
14. Riley, CA: High-Access Home: Design and Decoration for Barrier-Free Living. Rizzoli International Publications, New York, 1999.
15. Bjork, E: Many become losers when the universal design perspective is neglected: Exploring the true cost of ignoring universal design principles. Technol Disabil 21(4):117, 2009.
16. Connell, BR, et al: The Principles of Universal Design. The Center for Universal Design, North Carolina State University College of Design, Raleigh, NC, 1997 (updated 2011). Retrieved May 1, 2012, from www.ncsu.edu/project/design-projects/udi/center-for-universal-design/the-principles-of-universal-design.
17. Ackerman, MJ, et al: Developing next-generation telehealth tools and technologies: Patients, systems, and data perspectives. Telemed J E Health 16(1):93, 2010.
18. Brewer, R, Goble, G, and Guy, P: A peach of a telehealth program: Georgia connects rural communities to better healthcare. Perspect Health Inf Manag 8(Winter):1, 2011.
19. Cosentino, DL: Ten steps to building a successful telehealth program. Caring 28(7):34, 2009.
20. Doarn, CR, Portilla, LM, and Sayre, MH: NIH conference on the future of telehealth: Essential tools and technologies for clinical research and care—a summary. June 25-26, 2009, Bethesda, Maryland. Telemed J E Health 16(1):89, 2010.

21. Doorenbos, AZ, et al: Developing the native people for cancer control telehealth network. Telemed J E Health 17(1):30, 2011.
22. Doorenbos, AZ, et al: Enhancing access to cancer education for rural healthcare providers via telehealth. J Cancer Educ 26(4):682, 2011.
23. Mori, DL, et al: Promoting physical activity in individuals with diabetes: Telehealth approaches. Diabetes Spectr 24(3):127, 2011.
24. Prinz, L, Cramer, M, and Englund, A: Telehealth: A policy analysis for quality, impact on patient outcomes, and political feasibility. Nurs Outlook 56(4):152, 2008.
25. Radhakrishnan, K, and Jacelon, C: Impact of telehealth on patient self-management of heart failure: A review of literature. J Cardiovasc Nurs 27(1):33, 2012.
26. Suter, P, Suter, WN, and Johnston, D: Theory-based telehealth and patient empowerment. Popul Health Manage 14(2):87, 2011.
27. Wade, VA, et al: A systematic review of economic analyses of telehealth services using real time video communication. BMC Health Serv Res 10:233, 2010.
28. Woo, C, et al: What's happening now! Telehealth management of spinal cord injury/disorders. J Spinal Cord Med 34(3):322, 2011.
29. Young, LB, et al: Home telehealth. J Gerontol Nurs 37(11):38, 2011.
30. Huijbregts, MPJ, McEwen, S, and Taylor, D: Exploring the feasibility and efficacy of a telehealth stroke self-management programme: A pilot study. Physiother Can 61(4):210, 2009.
31. Lee, ACW: The VISYTER telerehabilitation system for globalizing physical therapy consultation: Issues and challenges for telehealth implementation (Case Report). J Phys Ther Educ 26(1):90, 2012.
32. Lee, ACW, and Harada, N: Telehealth as a means of health care delivery for physical therapist practice. Phys Ther 92(3):463, 2012.
33. Shaw, DK: Overview of telehealth and its application to cardiopulmonary physical therapy. Cardiopulm Phys Ther J 20(2):13, 2009.
34. American Physical Therapy Association (APTA): Telehealth—Definitions and Guidelines BOD G03-06-09-19 (Retitled: Telehealth; Amended BOD G03-03-07-12; Initial BOD 11-01-28-70) (Guideline). APTA, Alexandria, VA (document updated December 14, 2009). Retrieved May 1, 2012, from www.apta.org/uploadedFiles/APTAorg/About_Us/Policies/BOD/Practice/TelehealthDefinitionsGuidelines.pdf#search=%22Telehealth%20-%20Definitions%20Guidelines%22.
35. Sanford, JA, et al: Using telerehabilitation to identify home modification needs. Assist Technol 16(1):43, 2004.
36. Duncan, P, et al: Functional reach: A new clinical measure of balance. J Gerontol 45:M192, 1990.
37. Duncan, P, et al: Functional reach: Predictive validity in a sample of elderly male veterans. J Gerontol 47:M93, 1992.
38. Weiner, D, et al: Functional reach: A marker of physical frailty. J Am Geriatr Soc 40:203, 1992.
39. Newton, R: Balance screening of an inner city older adult population. Arch Phys Med Rehabil 78:587, 1997.
40. Newton, R: Validity of the multi-directional reach test: A practical measure for limits of stability in older adults. J Gerontol Med Sci 56A:M248, 2001.
41. Mathias, S, Nayak, US, and Isaacs, B: Balance in elderly patients: The "Get Up and Go" test. Arch Phys Med Rehabil 67(6):387, 1986.
42. Podsiadlo, D, and Richardson, S: The timed "Up and Go": A test of basic mobility for frail elderly persons. J Am Geriatr Soc 39:142, 1991.
43. Tinetti, M, et al: A fall risk index for elderly patients based on number of chronic disabilities. Am J Med 80:429, 1986.
44. Tinetti, M, and Ginter, S: Identifying mobility dysfunctions in elderly patients: Standard neuromuscular examination or direct assessment? JAMA 259:1190, 1988.
45. Faber, MJ, Bosscher, RJ, and van Wieringen, PC: Clinimetric properties of the Performance-Oriented Mobility Assessment. Phys Ther 86(7):944, 2006.
46. Cunha, I, et al: Performance-based gait tests for acute stroke patients. Am J Phys Med Rehabil 81:838, 2002.
47. Sadaria, K, and Bohannon, R: The 6-minute walk test: A brief review of literature. Clin Exerc Physiol 3:127, 2001.
48. Harada, N, Chiu, V, and Stewart, A: Mobility-related function in older adults: Assessment with a 6-minute walk test. Arch Phys Med Rehabil 80:837, 1999.
49. Miller, P, et al: Measurement properties of a standardized version of the two-minute walk test for individuals with neurological dysfunction. Physiother Can 54:241, 2003.
50. Wetzel, JL, et al: Six-minute walk test for persons with mild or moderate disability from multiple sclerosis: Performance and explanatory factors. Physiother Can 63(2):166, 2011.
51. Berg, K, et al: Measuring balance in the elderly: Preliminary development of an instrument. Physiother Can 41:304, 1989.
52. Berg, K, et al: A comparison of clinical and laboratory measures of postural balance in an elderly population. Arch Phys Med Rehabil 73:1073, 1992.
53. Berg, K, et al: Measuring balance in the elderly: Validation of an instrument. Can J Public Health 83(Suppl 2):S7, 1992.
54. Berg, K, et al: The Balance Scale: Reliability assessment for elderly residents and patients with an acute stroke. Scand J Rehabil Med 27:27, 1995.
55. Lee, RE, et al: The Physical Activity Resource Assessment (PARA) instrument: Evaluating features, amenities and incivilities of physical activity resources in urban neighborhoods. Int J Behav Nutr Phys Act 2(1):13, 2005.
56. Department of Health and Human Performance: Understanding Neighborhood Determinants of Obesity (UNDO)—Assessment Tools: Physical Activity Resource Assessment (PARA) (Revised 2010), University of Houston, Houston, TX 77204. Retrieved May 3, 2012, from http://grants.hhp.coe.uh.edu/undo/?page_id=21.
57. Keysor, J, Jette, A, and Haley, S: Development of the Home and Community Environment (HACE) instrument. J Rehabil Med 37(1):37, 2005.
58. Home and Community Environment (HACE) Survey: Instrument and Scoring Manual, 2008. Retrieved May 3, 2012, from www.bu.edu/enact/files/2011/05/HACE-Survey-and-Manual-v1_7-30-2008.pdf.
59. Oliver, R, et al: Development of the Safety Assessment of Function and the Environment for Rehabilitation (SAFER) tool. Can J Occup Ther 60(2):78, 1993.
60. Letts, L, et al: The reliability and validity of the Safety Assessment of Function and the Environment for Rehabilitation (SAFER tool). Br J Occup Ther 61(3):127, 1998.
61. Letts, L, and Marshall, L: Evaluating the validity and consistency of the SAFER tool. Phys Occup Ther Geriatr 13(4):49, 1995.
62. Fänge, A, and Iwarsson, S: Changes in accessibility and usability in housing: An exploration of the housing adaptation process. Occup Ther Int 12(1):44, 2005.
63. Fänge, A, and Iwarsson, S: Changes in ADL dependence and aspects of usability following housing adaptation—a longitudinal perspective. Am J Occup Ther 59(3):296, 2005.
64. Fänge, A, and Iwarsson, S: Accessibility and usability in housing: Construct validity and implications for research and practice. Disabil Rehabil 25(23):1316, 2003.
65. Fänge, A, and Iwarsson, S: Physical housing environment: Development of a self-assessment instrument. Can J Occup Ther 66(5):250, 1999.
66. Helle, T, et al: The Nordic Housing Enabler: Inter-rater reliability in cross-Nordic occupational therapy practice. Scand J Occup Ther 17(4):258, 2010.
67. Shumway-Cook, A, et al: Assessing environmentally determined mobility disability: Self-report versus observed community mobility. J Am Geriatr Soc 53(4):700, 2005.
68. Shumway-Cook, A, et al: Environmental components of mobility disability in community-living older persons. J Am Geriatr Soc 51(3):393, 2003.
69. Whiteneck, GG, et al: Quantifying handicap: A new measure of long-term rehabilitation outcomes. Arch Phys Med Rehabil 73(6):519, 1992.
70. Whiteneck, G, et al: Environmental factors and their role in participation and life satisfaction after spinal cord injury. Arch Phys Med Rehabil 85(11):1793, 2004.

71. Gontkovsky, ST, Russum, P, and Stokic, DS: Comparison of the CIQ and CHART Short Form in assessing community integration in individuals with chronic spinal cord injury: A pilot study. NeuroRehabilitation 24(2):185, 2009.
72. Whiteneck, GG, Gerhart, KA, and Cusick, CP: Identifying environmental factors that influence the outcomes of people with traumatic brain injury. J Head Trauma Rehabil 19(3):191, 2004.
73. Whiteneck, GG, et al: Quantifying environmental factors: A measure of physical, attitudinal, service, productivity, and policy barriers. Arch Phys Med Rehabil 85(8):1324, 2004.
74. Ephraim, PL, et al: Environmental barriers experienced by amputees: The Craig Hospital Inventory of Environmental Factors—Short Form. Arch Phys Med Rehabil 87(3):328, 2006.
75. Craig Hospital Inventory of Environmental Factors (Version 3.0). Craig Hospital, Englewood, CO, 2001. Retrieved May 5, 2011, from www.craighospital.org/repository/documents/Research%20Instruments/CHIEF%20Manual.pdf.
76. Iwarsson, S, Horstmann, V, and Sonn, U: Assessment of dependence in daily activities combined with a self-rating of difficulty. J Rehabil Med 41:150, 2009.
77. Norberg, E, Boman, K, and Löfgren, B: Impact of fatigue on everyday life among older people with chronic heart failure. Aust Occup Ther J 57:34, 2010.
78. Jakobsson, U: The ADL-staircase: Further validation. Int J Rehabil Res 31(1):85, 2008.
79. Jakobsson, U, and Karlsson, S: Predicting mortality with the ADL-staircase in frail elderly. Phys Occup Ther Geriatr 29(2):136, 2011.
80. Åsberg, KH, and Sonn, U: The cumulative structure of personal and instrumental ADL in the elderly: A study of elderly people in a health service district. Scand J Rehab Med 21(4):171, 1989.
81. Sonn, U, and Åsberg, KH: Assessment of activities of daily living in the elderly: A study of a population of 76-year-olds in Gothenburg, Sweden. Scand J Rehab Med 23(4):193, 1991.
82. Sonn, U, Grimby, G, and Svanborg, A: Activities of daily living studied longitudinally between 70 and 76 years of age. Disabil Rehabil 18(2):91, 1996.
83. Sonn, U: Longitudinal studies of dependence in daily life activities among elderly persons. Scand J Rehab Med 34:1 (Suppl), 1996.
84. Katz, S, et al: Studies of illness of the aged. The Index of ADL: A standardized measure of biological and psychosocial function. JAMA 185:914, 1963.
85. Iwarsson, S: Environmental influences on the cumulative structure of instrumental ADL: An example in osteoporosis patients in a Swedish rural district. Clin Rehabil 12(3):221, 1998.
86. Schwab, C: A home that makes house calls (part 2). PN 65(2):23, 2011.
87. Brooks, JO, et al: Toward a "smart" nightstand prototype: An examination of nightstand table contents and preferences. HERD 4(2):91, 2011.
88. Building Design Requirements for the Physically Handicapped, Revised Edition. Eastern Paralyzed Veterans Association, New York, undated.
89. Gitlin, LN, et al: Factors associated with home environmental problems among community-living older people. Disabil Rehabil 23(17):777, 2001.
90. Technology-Related Assistance for Individuals with Disabilities Act of 1988 (Public Law 100-407). Retrieved May 27, 2012, from http://codi.buffalo.edu/archives/.legislation/.techact.htm.
91. Hunter, S: Using CQI to improve worker's health. PT Magazine of Physical Therapy 3(11):64, 1995.
92. American Physical Therapy Association (APTA): Glossary of Workers' Compensation Terms. APTA, Alexandria, VA, 22314, 2011. Retrieved May 28, 2012, from www.apta.org/Payment/WorkersCompensation/Glossary.
93. Talmage, JB, Melhorn, JM, and Hyman, MH (eds): AMA Guides to the Evaluation of Work Ability and Return to Work, ed 2. American Medical Association, Chicago, 2011.
94. Genovese, E, and Galper, JS (eds): Guide to the Evaluation of Functional Ability: How to Request, Interpret, and Apply Functional Capacity Evaluations. American Medical Association, Chicago, 2009.
95. Gibson, L, and Strong, J: A conceptual framework of functional capacity evaluation for occupational therapy in work rehabilitation. Austral Occup Ther J 50(2):64, 2003.
96. United States Department of Labor (DOL): O*NET—beyond information—intelligence. DOL, Washington, DC 20210. Retrieved May 28, 2012, from www.doleta.gov/programs/onet.
97. Bethge, M, et al: Work status and health-related quality of life following multimodal work hardening: A cluster randomised trial. J Back Musculoskelet Rehabil 24(3):151, 2011.
98. Cheng, AS, and Hung, L: Randomized controlled trial of workplace-based rehabilitation for work-related rotator cuff disorder. J Occup Rehabil 17(3):487, 2007.
99. Johnson, LS, et al: Work hardening: Outdated fad or effective intervention? Work 16(3):235, 2001.
100. Dennis, L, et al: Screening for elevated levels of fear-avoidance beliefs regarding work or physical activities in people receiving outpatient therapy. Phys Ther 89:770, 2009.
101. Godges, JJ, et al: Effects of education on return-to-work status for people with fear-avoidance beliefs and acute low back pain. Phys Ther 88:231, 2008.
102. United States Department of Defense (DOD): Workplace Ergonomics Reference Guide: A Publication of the Computer/Electronic Accommodations Program, US DOD, Washington, DC 20301. Retrieved May 29, 2012, from http://cap.mil/Documents/CAP_Ergo_Guide.pdf.
103. Department of Justice (DOJ): ADA Regulations and Technical Assistance Materials. US DOJ, Washington, DC 20301. Retrieved May 30, 2012, from www.ada.gov/publicat.htm.
104. ADA Accessibility Guidelines for Buildings and Facilities. Retrieved May 30, 2012, from www.access-board.gov/adaag/html/adaag.htm#toc.
105. Department of Justice (DOJ): ADA Home Page. US DOJ, Washington, DC 20301. Retrieved May 30, 2012, from www.ada.gov.
106. Udo, JP, and Fels, DI: Enhancing the entertainment experience of blind and low-vision theatregoers through touch tours. Disabil Soc (2):231, 2010.
107. Accessible NYC!! Retrieved May 30, 2012, from www.accessiblenyc.org.
108. Disability Guide for Washington, DC. Retrieved May 30, 2012, from www.disabilityguide.org.
109. The Americans with Disabilities Act of 1990 (As Amended): Public Law 101-336. Retrieved June 5, 2012, from www.ada.gov/pubs/adastatute08.htm.
110. Architectural Barriers Act, Public Law 90-480, 1968.
111. Public Buildings Act, 98th Congress, 1st session, 1983.
112. Telecommunications Act of 1996. Retrieved December 18, 2012, from www.gpo.gov/fdsys/pkg/BILLS-104s652enr/pdf/BILLS-104s652enr.pdf.

LEITURAS COMPLEMENTARES

Bjork, E: Why did it take four times longer to create the universal design solution? A comparative study of two product development projects. Technol Disabil 21:159, 2009.

Choi, SD: Safety and ergonomic considerations for an aging workforce in the US construction industry. Work 33:307, 2009.

Goetz, P, et al: An Introduction to Evidence-Based Design: Exploring Health and Design, ed 2. Center for Health Design, Concord, CA, 2010.

Gossett, A, et al: Beyond access: A case study on the intersection between accessibility, sustainability, and universal design. Disabil Rehabil Assist Technol 4(6):439, 2009.

Kiser, L, and Zasler, N: Residential design for real life rehabilitation. NeuroRehabilitation 25(3):219, 2009.

Levine, D (ed): The NYC Guidebook to Accessibility and Universal Design, ed 2. Center for Inclusive Design and Environmental Access, University at Buffalo, State University of New York, 2003. Retrieved April 14, 2012, from www.nyc.gov/html/ddc/downloads/pdf/udny/udny2.pdf.

Lombardi, AR, and Murray, C: Measuring university faculty attitudes toward disability: Willingness to accommodate and adopt universal design principles. J Vocat Rehabil 34(1):43, 2011.

Pasquina, PF, et al: Using architecture and technology to promote improved quality of life for military service members with traumatic brain injury. Phys Med Rehabil Clin North Am 21(1):207, 2010.

Rodríguez, CIR: Seniors and technology, ergonomic needs and design considerations. Work 41:5576, 2012.

Schraner, I, et al: Using the ICF in economic analyses of assistive technology systems: Methodological implications of a user standpoint. Disabil Rehabil 30(12–13):916, 2008.

Steinfeld, E, and Danford, GS (eds): Enabling Environments: Measuring the Impact of Environment on Disability and Rehabilitation. Kluwer Academic/Plenum Publishing, New York, 1999.

Vavik, T (ed): Inclusive Buildings, Products and Services: Challenges in Universal Design. Tapir Academic Press, Trondheim, Norway, 2009.

York, SL: Residential design and outdoor area accessibility. NeuroRehabilitation 25(3):201, 2009.

Zolna, JS, et al: Review of accommodation strategies in the workplace for persons with mobility and dexterity impairments: Application to criteria for universal design. Technol Disabil 19(4):189, 2007.

Apêndice 9.A
Princípios do *design* universal

Princípios do *Design* universal

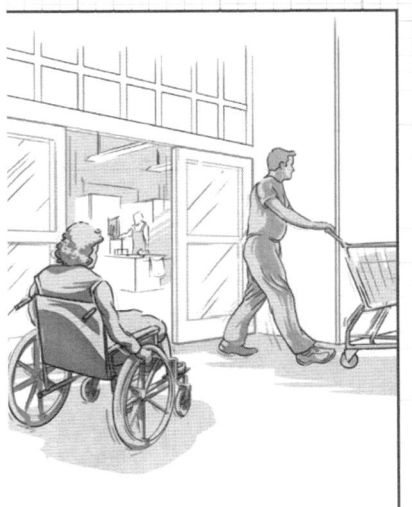
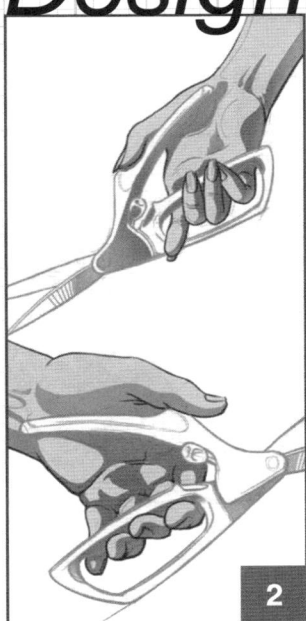
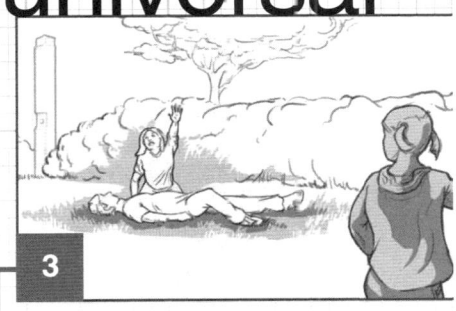
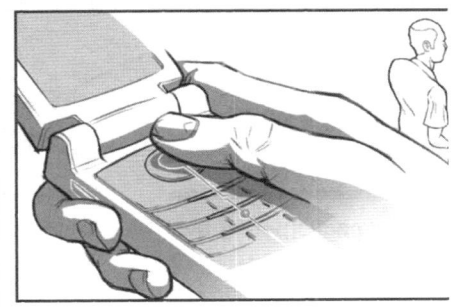

Princípio

1. Uso equitativo
O *design* é útil e comercializável a pessoas com habilidades diversas.

2. Flexibilidade no uso
O *design* acomoda uma ampla gama de preferências e habilidades individuais.

3. Uso simples e intuitivo
O uso do *design* é fácil de entender, independentemente da experiência, conhecimento, habilidades linguísticas ou nível de escolaridade do usuário.

Diretrizes

1a. Fornecer os mesmos meios de uso a todos os usuários: idênticos sempre que possível; equivalentes quando não.
1b. Evitar segregar ou estigmatizar quaisquer usuários.
1c. Provisões para privacidade, proteção e segurança devem estar igualmente disponíveis a todos os usuários.
1d. Tornar o *design* atraente a todos os usuários.

2a. Fornecer escolha dos métodos de uso.
2b. Acomodar a acessibilidade e uso a destros e canhotos.
2c. Facilitar a acurácia e precisão do usuário.
2d. Fornecer adaptabilidade ao ritmo do usuário.

3a. Eliminar a complexidade desnecessária.
3b. Ser consistente com as expectativas e intuição do usuário.
3c. Acomodar uma ampla gama de níveis de alfabetização e habilidades linguísticas.
3d. Organizar as informações de acordo com a sua importância.
3e. Fornecer sugestões efetivas e *feedback* durante e após a conclusão da tarefa.

Exemplos

- Portas automáticas facilitam a visitação de todos os usuários a espaços públicos.
- O e-mail facilita a comunicação de todos, incluindo as pessoas que têm problemas para se comunicar via telefone.

Tesoura com pegadores grandes acomodam o uso com ambas as mãos e possibilitam a alternância entre as duas mãos em tarefas repetitivas.

- Estações de emergência públicas utilizam cores de emergência reconhecidas e um *design* simples para transmitir rapidamente a função aos transeuntes.
- Interfaces de ATM intuitivas possibilitam o uso sem instrução nem treinamento.

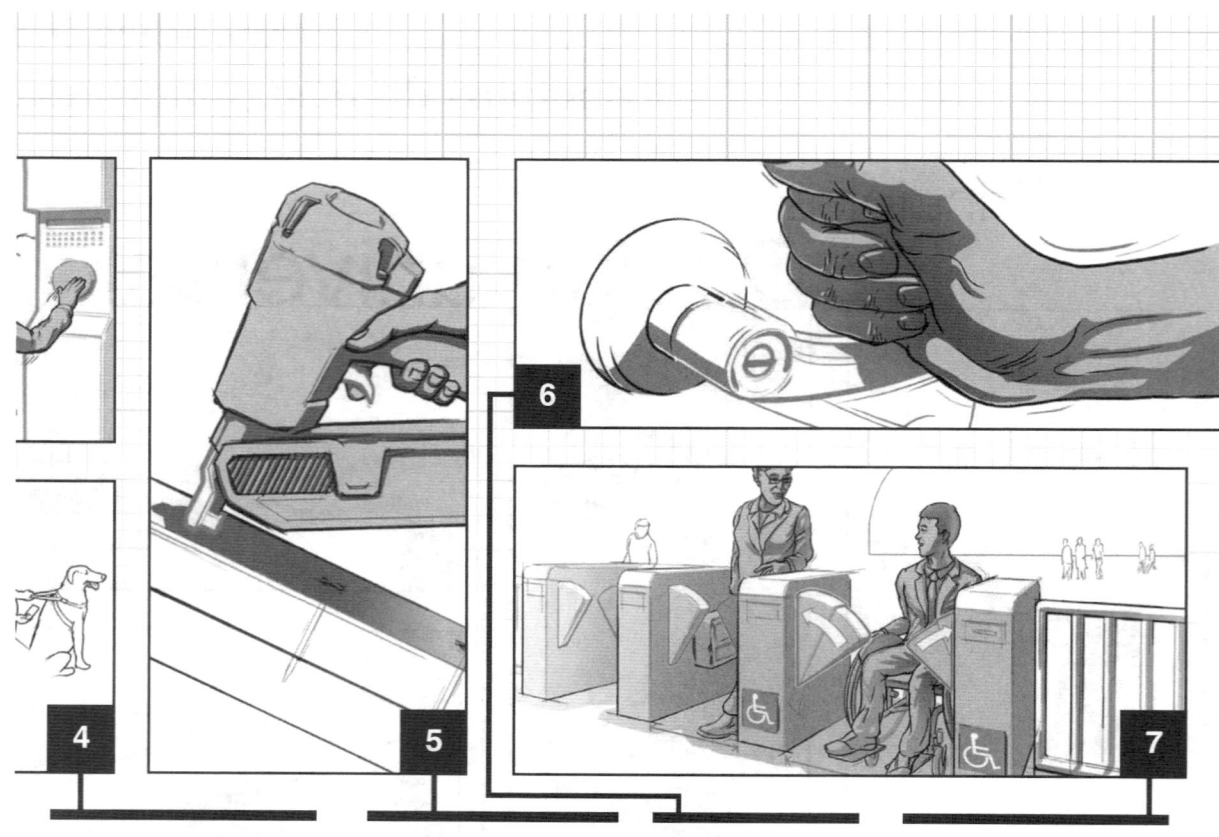

Informação perceptível

O *design* comunica de forma eficaz a informação necessária ao usuário, independentemente das condições ambientais ou habilidades sensitivas do usuário.

Tolerância ao erro

O *design* minimiza perigos e as consequências adversas de ações acidentais ou não intencionais.

Baixo esforço físico

O *design* pode ser usado de modo eficiente e confortável, e com um mínimo de fadiga.

Tamanho e espaço para abordagem e uso

São fornecidos tamanho e espaço apropriados para a abordagem, alcance, manipulação e uso independentemente do tamanho do corpo, postura ou mobilidade do usuário.

4a. Usar modos diferentes (pictórico, verbal, tátil) para a apresentação redundante de informações essenciais.
4b. Fornecer contraste adequado entre as informações essenciais e seus arredores.
4c. Maximizar a "legibilidade" da informação essencial
4d. Diferenciar elementos de maneiras que possam ser descritas (ou seja, facilitar dar instruções ou orientações).
4e. Fornecer compatibilidade com uma variedade de técnicas ou dispositivos utilizados por pessoas com limitações sensitivas.

5a. Organizar os elementos de modo a minimizar perigos e erros: elementos mais utilizados, mais acessíveis; elementos perigosos eliminados, isolados ou protegidos.
5b. Fornecer avisos de perigos e erros.
5c. Fornecer características de segurança em caso de falha.
5d. Desencorajar ações inconscientes em tarefas que exijam vigilância.

6a. Possibilitar que o usuário mantenha uma posição corporal neutra.
6b. Usar forças razoáveis para a operação.
6c. Minimizar ações repetitivas.
6d. Minimizar o esforço físico prolongado.

7a. Fornecer uma linha clara de visão para elementos importantes para qualquer usuário sentado ou em pé.
7b. Possibilitar o alcance a todos os componentes confortáveis para qualquer usuário sentado ou em pé.
7c. Acomodar variações no tamanho da mão e na preensão.
7d. Proporcionar um espaço adequado para o uso de dispositivos de assistência ou assistência de outras pessoas.

Pequenas protuberâncias em um teclado de telefone celular informam ao usuário onde estão as teclas importantes, sem exigir que ele olhe para as teclas.

O mecanismo de "desengate sequencial" em uma pistola de pregos impede o disparo acidental quando a ferramenta não estiver pressionada contra um objeto.

A alavanca da porta não requer força de preensão para operar, e pode até mesmo ser acionada por um punho fechado ou cotovelo.

Portas amplas em estações de metrô acomodam usuários em cadeiras de rodas, bem como viajantes com embrulhos ou bagagem.

The Center for Universal Design (2010). The Principles of Universal Design, Version 2.0 Raleigh, NC: North Carolina State University. Copyright © 2010 NC State University, The Center for Universal Design, com permissão.

Apêndice 9.B
Usability in My Home – um instrumento de autorrelato

Instruções: o questionário consiste em duas partes, com uma série de perguntas sobre o *design* do *ambiente físico domiciliar* em que você vive. Será solicitado que você responda às perguntas avaliando como acha que a concepção e a forma do ambiente físico domiciliar se adaptam a você, suas necessidades e seus desejos.

Ambiente físico domiciliar, neste caso, refere-se à sua casa, estacionamento, garagem ou espaço de estacionamento que você usa se tiver carro, caixa de correio, local de armazenamento/descarte de lixo, almoxarifado e lavanderia compartilhada, se houver uma. Isso inclui todas as vias ao longo das quais você se move para chegar ou sair desses lugares. Inclui também varanda, pátio e jardim, se for o caso.

As perguntas são muito gerais, e o objetivo é captar a sua percepção imediata de como o ambiente físico domiciliar se adequa a você.

Para cada pergunta, há sete alternativas de resposta, sob a forma dos números 1 a 7. O número 1 representa a pior e mais baixa alternativa para você, e 7 significa a melhor e mais alta alternativa. Os números de 2 a 6 descrevem as posições que se encontram entre as alternativas melhor e pior. O número 4 é o ponto neutro na escala, nem bom nem ruim. Coloque um círculo em volta da alternativa que melhor corresponda à sua percepção.

Exemplo: se você estiver tão insatisfeito com o seu ambiente físico domiciliar que ele não poderia, em sua opinião, estar pior, então circule o número 1. Se você estiver tão satisfeito com o *design* do seu ambiente físico domiciliar que ele não poderia, em sua opinião, estar melhor, então circule o número 7. Você usa os números de 2 a 7 para descrever o quão próximo da melhor ou da pior alternativa você acha que estão as características de seu ambiente domiciliar.

A seguir há uma série de perguntas sobre o quão bem você acha que o *design* do seu ambiente físico domiciliar se adapta às suas necessidades e desejos. Algumas perguntas abordam a segurança, interação social, e assim por diante, enquanto outras dizem respeito ao modo como o *design* do ambiente domiciliar facilita ou dificulta as tarefas diárias que você deseja e precisa realizar.

Faça um círculo em volta do número que você acha que está mais de acordo com a sua percepção.

1. Em relação ao modo como você normalmente realiza a sua higiene pessoal, veste-se, usa o vaso sanitário ou como você come, em que medida o ambiente domiciliar está adequadamente projetado? (*Se você não realiza nenhum desses itens, risque a questão toda.*)

1 2 3 4 5 6 7
Nem um pouco adequado   Muito adequado

2. Em relação ao modo como você normalmente realiza suas atividades de cozinhar/aquecer alimentos ou o preparo de lanches, em que medida o ambiente domiciliar está adequadamente projetado? (*Se você não realiza nenhum desses itens, risque a questão toda.*)

1 2 3 4 5 6 7
Nem um pouco adequado   Muito adequado

3. Em relação ao modo como você normalmente realiza a lavagem da louça, limpeza, cuidados com as flores, em que medida o ambiente domiciliar está adequadamente projetado? (*Se você não realiza nenhum desses itens, risque a questão toda.*)

1 2 3 4 5 6 7
Nem um pouco adequado   Muito adequado

4. Em relação ao modo como você normalmente realiza as atividades de lavar, passar ou reparar roupas, em que medida o ambiente domiciliar está adequadamente projetado? (*Se você não realiza nenhum desses itens, risque a questão toda.*)

1 2 3 4 5 6 7
Nem um pouco adequado   Muito adequado

5. Quão seguro você se sente em seu ambiente domiciliar?

1 2 3 4 5 6 7
Nem um pouco adequado   Muito adequado

6. Em que medida o *design* do ambiente domiciliar possibilita que você seja independente quando você assim o deseja?

1 2 3 4 5 6 7
Nem um pouco adequado   Muito adequado

7. Em que medida o *design* do ambiente domiciliar possibilita que você socialize com os amigos e conhecidos que você deseja encontrar?

1 2 3 4 5 6 7
Nem um pouco adequado   Muito adequado

De Fänge, A: Usability in My Home: Manual and Instrument Form. Division of Occupational Therapy, Lund University, Sweden, 2002.© Agneta Fänge, 2002, com permissão.

8. **Em que medida o *design* do ambiente domiciliar possibilita que você participe de *hobbies*/atividades de lazer e descanso?**

1 2 3 4 5 6 7
Nem um pouco adequado   Muito adequado

9. **Se a sua saúde mudasse, até que ponto seria possível para você fazer mudanças simples em seu ambiente domiciliar (p. ex., usar um local de estacionamento diferente, usar um banheiro diferente, reorganizar os móveis, usar um cômodo diferente como quarto, e assim por diante)?**

1 2 3 4 5 6 7
Nem um pouco adequado   Muito adequado

A seguir há uma série de perguntas sobre quão utilizável você sente que seu ambiente domiciliar é. Primeiro você faz uma avaliação global (pergunta 10), que é seguida por uma série de perguntas mais detalhadas sobre a usabilidade em diferentes partes do ambiente domiciliar. Declare os problemas que você detecta e faça uma avaliação de quão acessível é cada parte do ambiente domiciliar em relação aos problemas que você detectou (questões 11 a 22). Se você não percebe qualquer problema especial, por favor, informe. Não se esqueça de avaliar cada parte do ambiente físico domiciliar, mesmo que você determine não haver qualquer problema específico.

10. **Em geral, quão utilizável você sente que é o seu ambiente domiciliar?**

1 2 3 4 5 6 7
Nem um pouco adequado   Muito adequado

11. **Quais problemas você percebe no ambiente físico do lado de fora da sua casa (p. ex., passagens e calçadas, estacionamento/garagem, *design* do local de armazenamento de lixo, colocação da sua caixa de correio e assim por diante)?**

_____

_____

12. **Tendo em vista os problemas descritos na questão 11, quão utilizável você sente que é o ambiente exterior de sua casa?**

1 2 3 4 5 6 7
Nem um pouco adequado   Muito adequado

13. **Quais problemas você encontra na concepção da entrada para a sua casa (p. ex., portas pesadas, escadas estreitas, rampas, elevador apertado, falta de iluminação e assim por diante)?**

_____

_____

14. **Tendo em vista os problemas apresentados na questão 13, quão utilizável você sente que é a entrada para a sua casa?**

1 2 3 4 5 6 7
Nem um pouco adequado   Muito adequado

15. **Quais problemas você encontra na concepção dos espaços secundários em sua casa (p. ex., despensa, porão/sótão, local para armazenamento de lixo, lavanderia [se houver] e as passagens que você utiliza dentro de casa para chegar a esses lugares)?**

_____

_____

16. **Tendo em vista os problemas descritos na questão 15, quão utilizáveis você sente que são os espaços secundários em sua casa?**

1 2 3 4 5 6 7
Nem um pouco adequado   Muito adequado

17. **Quais problemas você tem ao ler e compreender as marcações e sinais fora do edifício ou em sua entrada? (p. ex., os botões do elevador são totalmente visíveis e fáceis de usar? Os sinais na estação de triagem de lixo são claros e fáceis de entender? As marcações nas escadas são fáceis de ver?)** (*As perguntas só devem ser respondidas por pessoas que moram em apartamentos. Se você mora em sua própria casa, não responda a esta questão e à questão 18.*)

_____

_____

18. **Tendo em vista os problemas descritos na questão 17, até que ponto você diria que as marcas e sinais fora do prédio e em sua entrada podem ser lidos e entendidos?**

1 2 3 4 5 6 7
Nem um pouco adequado   Muito adequado

19. **Quais problemas você encontra na concepção da sua varanda, pátio ou jardim?** (*Se você não tem varanda, pátio ou jardim, por favor, informe. Então, você pode pular a questão 20.*)

_____

_____

20. **Tendo em vista os problemas descritos na questão 19, quão utilizável você sente que são sua varanda, pátio ou jardim?**

1 2 3 4 5 6 7
Nem um pouco adequado   Muito adequado

21. Quais problemas você encontra no *design* do interior da sua casa?

_____

_____

22. Tendo em vista os problemas descritos na questão 21, quão utilizável você sente que é o interior da sua casa?

1   2   3   4   5   6   7
Nem um pouco adequado   Muito adequado

Para concluir, há uma questão geral que lhe possibilita expressar seus desejos e necessidades.

23. Se você fosse capaz de desejar qualquer coisa a respeito de sua casa e seu ambiente domiciliar, o que desejaria?

_____

_____

_____

_____

_____

Apêndice 9.C
Instrumento de avaliação de AVD em escada

Observação: neste instrumento, o termo **atividades pessoais da vida diária (P-AVD)** é sinônimo de **atividades básicas da vida diária (ABVD)**.

Definições

Limpeza: *realiza a limpeza da casa, aspira, lava pisos*

Independente: realiza a atividade quando necessário.

Parcialmente dependente: muito raramente obtém ajuda para levar os tapetes ao ar livre.

Dependente: não realiza a atividade nem realiza alguma parte da atividade com ajuda regularmente.

Compras: *vai à loja, transpõe escadas e outros obstáculos, escolhe os mantimentos, paga por eles e os leva para casa*

Independente: realiza a atividade quando necessário.

Parcialmente dependente: realiza a atividade, mas em conjunto com outra pessoa.

Dependente: não realiza a atividade nem realiza alguma parte da atividade com ajuda.

Transporte: *chega ao ponto de parada de transportes públicos, entra e desloca-se de ônibus, bondinho ou trem*

Independente: realiza a atividade quando necessário.

Parcialmente dependente: realiza a atividade, mas em conjunto com outra pessoa.

Dependente: não realiza a atividade.

Cozinhar: *chega à cozinha, prepara a comida, manuseia o fogão*

Independente: realiza a atividade quando necessário.

Parcialmente dependente: não prepara o jantar/alimento, ou apenas aquece alimentos já preparados.

Dependente: não realiza a atividade.

Banho: *significa banho de esponja, banheira ou chuveiro*

Independente: não recebe qualquer assistência (entra e sai da banheira sozinho se a banheira for o meio usual de banho).

Parcialmente dependente: recebe ajuda para tomar banho apenas em alguma parte do corpo (como costas ou perna).

Dependente: recebe ajuda para tomar banho em mais de uma parte do corpo (ou não toma banho sozinho).

Vestir-se: *significa retirar toda a roupa necessária de armários e gavetas e vestir-se; inclui colocar cintos e elementos de fixação, se usados.*

Independente: escolhe as roupas e se veste completamente sem assistência.

Parcialmente dependente: escolhe as roupas e se veste sem ajuda, exceto a ajuda para amarrar os sapatos.

Dependente: recebe assistência para pegar as roupas ou vestir-se, ou se veste de modo parcial ou incompleto.

Uso do vaso sanitário: *significa ir ao banheiro para a eliminação vesical e intestinal, limpar-se sozinho após a eliminação e recolocar as roupas*

Independente: vai ao banheiro, limpa-se sozinho e recoloca as roupas sem assistência. (Pode usar objeto de apoio, como uma bengala, andador ou cadeira de rodas, e pode utilizar uma comadre ou cadeira sanitária à noite, esvaziando-a no período da manhã.)

Parcialmente dependente: recebe ajuda para ir ao banheiro ou se limpar ou para recolocar as roupas após a eliminação, ou usar a comadre ou cadeira sanitária à noite.

Dependente: não vai ao banheiro para a eliminação.

Transferência: *meios para entrar e sair do leito e da cadeira*

Independente: entra e sai do leito e da cadeira sem ajuda. (Pode usar objeto de apoio, como bengala ou andador.)

Parcialmente dependente: entra e sai do leito ou cadeira com assistência.

Dependente: não sai do leito.

Continência: *significa a função de controlar a eliminação vesical e intestinal*

Independente: controla completamente a micção e evacuação por si próprio.

Parcialmente dependente: tem "acidentes" ocasionais.

Dependente: a supervisão ajuda a manter o controle intestinal ou vesical, ou é usado cateter, ou é incontinente.

Alimentação: *significa o processo básico de levar o alimento do prato ou equivalente à boca*

Independente: alimenta-se sozinho sem assistência.

Parcialmente dependente: alimenta-se sozinho, exceto que precisa de assistência para cortar a carne ou passar a manteiga no pão.

Dependente: recebe assistência na alimentação ou é total ou parcialmente alimentado por sondas ou com líquidos intravenosos.

Definições de AVD pessoal (P-) e instrumental (I-) de acordo com uma escala cumulativa de passos de AVD condicionais (a ADL Staircase)

AVD–passos na I-AVD e P-AVD

Passo 0   Independente em todas as atividades

Passo 1   Dependente em uma atividade

Passo 2   Dependente na limpeza e mais uma atividade

Passo 3   Dependente na limpeza, compras e mais uma atividade

Passo 4   Dependente na limpeza, compras, transporte e mais uma atividade

Passo 5   Dependente em todas as I-AVD e em uma P-AVD

Passo 6   Dependente em todas as I-AVD, banho e em mais uma P-AVD

Passo 7   Dependente em todas as I-AVD, banho, vestir-se e em mais uma P-AVD

Passo 8   Dependente em todas as I-AVD, banho, vestir-se, uso do vaso sanitário e em mais uma P-AVD

Passo 9   Dependente em todas as atividades

"Outros"   Dependente em duas ou mais atividades, mas não classificadas como acima

Se o item continência estiver incluído, as definições dos dois últimos passos serão as seguintes:

Passo 9   Dependente em todas as I-AVD, banho, vestir-se, uso do vaso sanitário, transferências e em mais uma P-AVD

Passo 10   Dependente em todas as atividades

AVD-passo 0
AVD-passo 1 Limpeza
AVD-passo 2 Compras
AVD-passo 3 Transporte
AVD-passo 4 Cozinhar
AVD-passo 5 Banho
AVD-passo 6 Vestir-se
AVD-passo 7 Uso do vaso sanitário
AVD-passo 8 Transferência
AVD-passo 9 Continência
AVD-passo 10 Alimentação

©Sonn, U, e Hulter Asberg, K, 1990, com permissão.

Apêndice 9.D
Formulário de exame da moradia

Tipo de moradia
(*Indicar apartamento ou casa unifamiliar*)
☐ *Apartamento*

Próprio _____ Alugado _____

Há elevador? _____

Em que andar o paciente mora? _____

☐ *Casa unifamiliar*

Dois ou mais andares _____

O paciente mora em apenas um andar ou usa todos os andares da casa? _____

Porão. O paciente tem ou utiliza a área do porão? _____

Entradas para o prédio ou casa
Localização
Frente Trás Lateral (circule um)

Qual entrada é usada com mais frequência ou facilidade?
_____

O paciente consegue chegar à entrada? _____

Escadas
O paciente transpõe escadas externas? _____

Largura da escada _____

Número de degraus _____

Altura dos degraus _____

Há presença de corrimão ao subir? D _____
E _____ Ambos _____

Há disponibilidade de rampa para cadeira de rodas?
_____

Porta
O paciente pode destrancá-la, abri-la, fechá-la e trancá-la? (Circule para sim)

Se houver presença de soleira, forneça a altura _____
e material _____

Largura da porta _____

O paciente pode entrar _____ e sair _____
pela porta?

Corredor
Largura do corredor _____

Há algum objeto obstruindo o caminho? _____

Chegada ao apartamento ou sala de estar
(Omitir se não aplicável)

Obstruções? _____
_____

Degraus
Largura da escada _____

Número de degraus _____ Altura dos degraus _____

Há presença de corrimão ao subir? D _____
E _____ Ambos _____

Há disponibilidade de rampa? _____

Porta
O paciente pode destrancá-la, abri-la, fechá-la e trancá-la? (Circule um)

Soleira? Forneça a altura _____ e material _____

Largura da porta _____

O paciente pode entrar _____ e sair _____ pela porta?

Elevador
Há presença de elevador? _____

Ele está nivelado com o chão? _____

Largura de abertura da porta _____

Altura dos botões de controle _____

O paciente usa o elevador sozinho? _____

Interior da casa
Observe a largura dos corredores e entradas das portas.
Observe a presença de soleiras e sua altura.
Observe se o paciente precisa subir escadas para chegar à sala.

O paciente pode se movimentar de uma parte da casa para outra?

Corredores _____

Quarto _____

Banheiro _____

Cozinha _____

Sala de estar _____

Outros _____

O paciente pode se movimentar com segurança?

Tapetes soltos _____

Fios elétricos _____

Pisos defeituosos _____

Pisos altamente encerados _____

Móveis pontiagudos _____

Observe áreas de especial perigo para o paciente.

Tubulações de água quente _____

Radiadores _____

Quarto

O interruptor de luz está acessível? _____

O paciente é capaz de abrir e fechar janelas? _____

Cama

Altura _____ Largura _____

Ambos os lados da cama acessíveis? _____

Presença de cabeceira? _____ Apoio para os pés? _____

A cama tem rodas? _____ É estável? _____

O paciente é capaz de se transferir da cadeira de rodas para a cama? _____

E da cama para a cadeira de rodas? _____

O criado-mudo está ao alcance do paciente quando ele está na cama? _____

Há telefone sobre ele? _____

Vestuário

As roupas do paciente estão localizadas no quarto? _____

O paciente consegue pegar as roupas do armário? _____ Roupeiro? _____ De outro lugar? _____

Banheiro

O paciente utiliza cadeira de rodas _____ andador _____ no banheiro?

A cadeira de rodas _____ andador _____ cabe no banheiro?

Os interruptores de luz estão acessíveis? _____ O paciente é capaz de abrir e fechar a janela?

De que material são feitas as paredes do banheiro? _____

Se de azulejo, quantos centímetros os azulejos se estendem a partir do chão ao lado do vaso sanitário? _____

Quantos centímetros os azulejos se estendem em direção ao teto a partir do topo da borda da banheira? _____

O paciente usa o vaso sanitário? _____

O paciente é capaz de se transferir independentemente de e para o vaso sanitário? _____

A cadeira de rodas vai diretamente até o vaso sanitário para as transferências? _____

Qual é a altura do assento do vaso sanitário a partir do chão? _____

Existem barras e suportes resistentes perto de vaso sanitário? _____

Há espaço para barras de apoio? _____

O paciente é capaz de usar a pia? _____ Qual é a altura da pia? _____

O paciente é capaz de alcançar e desligar torneiras? _____

Há espaço para os joelhos debaixo da pia? _____

O paciente é capaz de alcançar artigos necessários? _____

Espelho? _____ Tomada? _____

Banho

O paciente usa uma banheira? _____

Ducha? _____

Banho de esponja? _____

Se usar a banheira, o paciente é capaz de se transferir com segurança sem assistência? _____

Há barras e suportes resistentes ao lado da banheira _____

São necessários equipamentos? (assento para banheira, ducha de mão, corrimão de banheira, tiras antiderrapantes, barras de apoio, outro: _____)

O paciente é capaz de manusear torneiras e o tampão de drenagem da banheira? _____

Altura da banheira, do chão à borda _____

A banheira é embutida _____ ou de sobrepor? _____

Largura da parte interna da banheira _____

Se usar chuveiro separado, o paciente é capaz de se transferir de modo independente e manusear as torneiras? _____

Se tomar banho de esponja, descreva o método. _____

Sala de estar

Os interruptores de luz estão acessíveis? _____ O paciente é capaz de abrir e fechar a janela? _____

Os móveis podem ser reorganizados de modo a possibilitar a manipulação da cadeira de rodas? _____

O paciente é capaz de se transferir da cadeira de rodas para uma cadeira robusta e vice-versa? _____

Altura da cadeira _____

O paciente é capaz de se transferir da cadeira de rodas para o sofá e vice-versa? _____

Altura do sofá _____

O paciente que deambula é capaz de se transferir para a cadeira ou sofá e vice-versa? _____

O paciente é capaz de manusear a televisão e o rádio? _____

Sala de jantar

Os interruptores de luz estão acessíveis? _____

O paciente é capaz de usar a mesa? _____ Altura da mesa _____

Cozinha

Qual é a altura da mesa? _____ A cadeira de rodas cabe debaixo da mesa? _____

O paciente é capaz de abrir a porta da geladeira e pegar comida? _____

O paciente é capaz de abrir a porta do congelador e pegar comida? _____

Pia

O paciente pode sentar-se à pia? _____

O paciente é capaz de alcançar torneiras? _____

Ligá-las e desligá-las? _____

O paciente é capaz de alcançar o fundo da cuba? _____

Prateleiras e armários

O paciente é capaz de abrir e fechar? _____

O paciente é capaz de alcançar pratos, panelas, utensílios de cozinha e alimentos? _____

Comentários: _____

Transporte

O paciente é capaz de carregar itens de uma parte da cozinha para outra? _____

Fogão

O paciente é capaz de alcançar e manipular os botões? _____

Manusear a porta do forno? _____

Colocar e retirar alimentos do forno? _____

Manusear a porta do grelhador? _____

Colocar e retirar a comida? _____

Outros eletrodomésticos

O paciente é capaz de alcançar e ligar aparelhos? _____

O paciente é capaz de usar as tomadas? _____

Espaço do balcão

Há espaço suficiente para o armazenamento e área de trabalho? _____

Faça um diagrama (inclua o fogão, geladeira, micro-ondas, pia, mesa, balcões, outros se aplicável)

Lavanderia

Se o paciente não tiver lavanderia, como as roupas são lavadas? _____

Localização da lavanderia na casa ou apartamento e descrição da lavanderia, se houver:

O paciente é capaz de chegar à área da lavanderia? _____

O paciente é capaz de usar a máquina de lavar e secar? _____

Encher e esvaziar? _____

Manipular portas e controles? _____

O paciente é capaz de usar o tanque? _____

Qual é a altura do tanque? _____

Capaz de alcançar e abrir torneiras? _____

Há espaço para os joelhos debaixo do tanque? _____

É capaz de alcançar os artigos necessários? _____

Há disponibilidade de carrinho de lavanderia _____

O paciente é capaz de pendurar as roupas no varal? _____

Tábua de passar _____

Localização: _____

É mantida aberta? _____

Se não for mantida aberta, o paciente é capaz de abrir e fechar a tábua de passar? _____

O paciente é capaz de alcançar a tomada? _____

Limpeza

O paciente é capaz de retirar o esfregão, vassoura, aspirador e balde do armário da lavanderia? _____

Usar os equipamentos? (esfregão, vassoura, aspirador e assim por diante) _____

Emergência

Localização do telefone na casa: _____

O paciente é capaz de usar a rota de fuga ou a porta dos fundos em uma emergência se estiver sozinho? _____

O paciente tem os números de telefone de vizinhos, polícia, bombeiros e médico? _____

Outros

O paciente será responsável pelo cuidado de alguma criança? _____

Se sim, informe a quantidade _____ e idade das crianças _____

O paciente fará suas próprias compras? _____

Algum familiar ou amigo está disponível? _____

Há serviço de entrega disponível? _____

A família tem automóvel? _____

Há algum familiar ou amigo disponível para ajudar com os cuidados com o gramado, troca de lâmpadas e assim por diante? _____

Apêndice 9.E
Diretrizes para o preenchimento do formulário de análise da função ocupacional essencial e marginal

Finalidade e uso

- Qualifica um cargo, descrevendo os propósitos e necessidades dentro do respectivo departamento.
- Trata-se de uma descrição abrangente do trabalho que descreve as tarefas realizadas e as necessidades físicas e cognitivas do trabalho.
- Maximiza informações da entrevista para determinar a capacidade do candidato de desempenhar as Funções essenciais.
- Identifica os critérios de avaliação de desempenho.
- É necessária para todos os pedidos de acomodação de emprego quando uma condição de saúde necessita de modificação/acomodação da ADA.
- Deve acompanhar todos os novos cargos que precisam ser divulgados e um pedido de reclassificação se o cargo estiver atualmente vago e precisar ser divulgado.

Tabela de auxílio

Departamento: departamento em que o cargo é realizado.

Título código do cargo/emprego: classificação por mérito ou classificação profissional e científica.

Código do emprego: código do emprego da Universidade de Iowa (EX: GB11, PC67).

Titular: nome da pessoa atualmente no cargo ou "vago".

Número do cargo: número do cargo de oito dígitos atribuído pelo SIRH (EX: 00000755).

Número de solicitação: para divulgação, corresponder o número de solicitação com a Análise Funcional.

Resumo do cargo: finalidade básica do trabalho e as razões para a sua existência.

Declarações de função: declarações de desfecho de ação, que começa com um verbo, seja essencial (primária) ou marginal (secundária) para o cargo, identificadas pela porcentagem de tempo realizado e que somam até 100%.

Função essencial: funções definidas pela frequência com que são realizadas, quantidade de tempo que leva para realizá-las, como o trabalho é afetado se não for realizado por esse cargo, ou se essas funções poderiam ser atribuídas a outro cargo.

Função marginal: função que precisa ser realizada com pouca frequência, geralmente com consequências mínimas para a missão do emprego se realizadas por outra pessoa.

Variáveis de contexto de posição: necessárias para o desempenho de funções essenciais. Marque a opção "SIM", mesmo que apenas uma variável se aplique neste momento.

Comentários: acrescentar tudo o que ainda não foi abrangido que seja necessário para desempenhar as funções essenciais do trabalho, ou para explicar variáveis de contexto adicionais.

Processos cognitivos: nível de treinamento necessário para desempenhar as funções essenciais do cargo, divididas entre a formação de nível secundário e a formação pós-ensino superior/escola técnica. Marque a opção "SIM" mesmo que apenas uma variável se aplique neste momento.

Requisitos bilíngues: línguas estrangeiras utilizadas no desempenho do cargo.

Grau de atividade braçal: designar todas as formas de atividade braçal no trabalho de modo a somar um total de 100% para o desempenho das funções essenciais.

Requisitos físicos: movimentos que não podem ser realizados simultaneamente e refletem as funções essenciais nas páginas 1 e 2.

Requisitos físicos: movimento que pode ser realizado simultaneamente de modo a refletir as funções essenciais do trabalho.

Clareza da visão: com visão corrigida para desempenhar as funções essenciais.

Equipamentos, ferramentas, dispositivos eletrônicos e softwares: equipamentos, ferramentas, dispositivos eletrônicos e softwares operados para desempenhar as funções essenciais.

Ambiente físico e riscos: aplicável a todas as áreas em que as funções essenciais de um cargo são executadas (p. ex., escritório, local de trabalho, laboratório, hospital, cozinha e assim por diante).

Comentários: tudo o que diz respeito ao meio físico ou aos possíveis riscos envolvidos no desempenho das funções essenciais do cargo.

Condução de veículo: só se for necessário para desempenhar as funções essenciais (trabalho fora da cidade, entregas e assim por diante).

Locais: todos os locais de trabalho em que as funções essenciais são desempenhadas.

Dia/Hora: o turno de trabalho, ou turnos se rotativo.

Nome e título do supervisor: nome da pessoa a quem este relatório se destina.

Pessoa que preencheu este formulário: titular ou supervisor (imprimiu ou digitou).

Assinatura do titular: assinatura da pessoa atualmente no cargo. Se "vago" ou "novo", deixe em branco.

The University of Iowa
University Human Resources
Faculty and Staff Disability Services
121 University Services Building, Ste20
Iowa City, Iowa 52242-1911

ANÁLISE DA FUNÇÃO
OCUPACIONAL ESSENCIAL
E MARGINAL

Pressione a tecla Tab para ir de um campo a outro a fim de inserir dados (ou clique com o mouse). Pressione a tecla F1 em qualquer campo para ver a sua descrição.

Departamento: _____ Titular: _____ Título do cargo: _____

Número do cargo: _____ Código do emprego: _____ Número de solicitação: _____

Resumo do cargo:

Fornece um resumo do cargo. Se você precisar de mais espaço, por favor, anexe uma folha separada. O resumo do cargo consiste em declarações concisas e qualitativas que cristalizam a finalidade básica do trabalho e as razões para a sua existência.

Declaração de função:

Uma declaração de função ocupacional deve se concentrar no propósito, resultados a serem alcançados, e a produtividade exigida, em vez de como a função é desempenhada. Comece cada declaração com um verbo. Cada declaração deverá conter uma ação que produza o desfecho desejado. Identifique se as funções são essenciais ou marginais (primárias ou secundárias) para o cargo. Forneça o percentual de tempo projetado a ser dedicado a cada função ocupacional durante um período de tempo típico.

Funções essenciais (primárias)	%	Funções marginais (secundárias)	%
1.	0,00	1.	0,00
2.	0,00	2.	0,00
3.	0,00	3.	0,00
4.	0,00	4.	0,00
5.	0,00	5.	0,00
6.	0,00	6.	0,00
7.	0,00	7.	0,00
8.	0,00	8.	0,00
9.	0,00	9.	0,00
10.	0,00	10.	0,00
11.	0,00	11.	0,00
12.	0,00	12.	0,00
13.	0,00	13.	0,00
14.	0,00	14.	0,00
Total da coluna essencial**	0,00%	Total da coluna marginal**	0,00%

**Os totais das colunas essencial e marginal devem totalizar 100%.

Variáveis de contexto do cargo:

Indique as responsabilidades e aptidões necessárias para desempenhar as funções essenciais/primárias para este cargo.

Sim	Não	Coloque um "X" na caixa apropriada (ou clique na caixa com o mouse para alternar).
☐	☐	Trabalhar com situações frustrantes: os objetivos do trabalho são prejudicados por eventos fora do controle do funcionário.
☐	☐	Aconselhar: aconselhar os outros com base em áreas legais, financeiras, científicas, técnicas ou outras áreas especializadas; recomendar, orientar cautela.
☐	☐	Coordenar: negociar, controlar e organizar as atividades dos outros de modo a alcançar os objetivos, mas sem autoridade direta.
☐	☐	Instruir: ensinar os outros, formal ou informalmente.
☐	☐	Atividades em grupo: participar de atividades que requerem habilidades interpessoais e de cooperação com os outros.
☐	☐	Trabalhar sob pressão de tempo: limites de tempo justos ou urgentes.
☐	☐	Trabalhar com um cronograma irregular: horas extras não previstas, chamados para trabalhar, mudanças inesperadas no ritmo de trabalho.
☐	☐	Trabalhar com numerosas distrações: chamadas telefônicas, visitantes, colegas de trabalho.
☐	☐	Lidar com múltiplas atribuições, exigências ou prioridades conflitantes.
☐	☐	Concentração: manter a atenção aos detalhes ao longo de um período de tempo prolongado, continuamente ciente de variações em situações mutáveis.
☐	☐	Reação ou resposta: reação rápida/resposta imediata a situações de emergência de graves consequências.
☐	☐	Pesquisa e análise: detecção, interpretação, investigação do fato na preparação de relatórios ou avaliações.
☐	☐	Responsabilidade e consequência de erro: responsável por dinheiro, equipamentos ou pessoal. Consequências graves ao departamento, universidade ou colegas de trabalho se os objetivos de trabalho não forem atendidos.
☐	☐	Independência no trabalho: o trabalho é executado de modo independente ou com o mínimo de supervisão no local.
☐	☐	Supervisionar: recrutar, rastrear, contratar, atribuir e/ou revisar o trabalho, treinar e/ou avaliar outros empregados.
☐	☐	Confidencialidade: trabalhar com informações, materiais, registros confidenciais.
Comentários:		

Processos cognitivos:

Indique as capacidades cognitivas necessárias para desempenhar funções essenciais.

Sim	Não	Coloque um "X" na caixa apropriada (ou clique na caixa com o mouse para alternar).
☐	☐	Inspecionar produtos, objetos ou materiais.
☐	☐	Analisar informações ou dados.
☐	☐	Planejar uma sequência de operações ou ações.
☐	☐	Tomar decisões de efeitos moderados a substanciais, com uma variedade de alternativas e consequências moderadas a substanciais.
☐	☐	Usar a lógica para definir problemas, coletar informações, apurar fatos, tirar conclusões válidas, interpretar informações e lidar com variáveis abstratas.
☐	☐	Realizar contagem, adição e subtração básica de números.
☐	☐	Realizar cálculos com o uso de álgebra, geometria e estatística.
		Compreender comunicação escrita:
☐	☐	a. Instruções básicas, regras de segurança, memorandos de escritório em nível de ensino médio.
☐	☐	b. Materiais técnicos ou profissionais, relatórios financeiros ou legais em nível de ensino superior.
		Compor comunicação escrita:
☐	☐	a. Escrever cartas ou notas usando linguagem padronizada de negócios em nível de ensino médio.
☐	☐	b. Compor e editar relatório ou material técnico profissional em nível de ensino superior.
		Compreensão verbal:
☐	☐	a. Compreender sentenças verbais simples e instruções em nível de ensino médio.
☐	☐	b. Compreender informações técnicas e complexas em nível de ensino superior.
		Comunicação verbal:
☐	☐	a. Conversar na forma padrão da língua em nível de ensino médio.
☐	☐	b. Conversar usando linguagem técnica ou profissional complexa em nível de ensino superior.
Requisitos de língua estrangeira:		
Comentários:		

Grau de atividade braçal:

Indique a porcentagem de tempo em que são realizadas atividades braçais. O total deve ser igual a 100%.

		N/A	< 25%	25%-49%	50%-74%	> 75%
Sedentário	Exerce até 4,5 kg de força ocasionalmente* e/ou uma quantidade de um minuto frequentemente**	☐	☐	☐	☐	☐
Leve	Exerce até 9 kg de força ocasionalmente* e/ou até 4,5 kg de força frequentemente**	☐	☐	☐	☐	☐
Médio	Exerce 9 a 33 kg de força ocasionalmente* e/ou 4,5 a 7 kg de força frequentemente**	☐	☐	☐	☐	☐
Pesado	Exerce 23 a 65 kg de força ocasionalmente* e/ou 11 a 23 kg de força frequentemente**	☐	☐	☐	☐	☐
Muito pesado	Exerce 45 kg de força ocasionalmente* e/ou 23 kg de força frequentemente**	☐	☐	☐	☐	☐

*Ocasionalmente: atividade ou condições existem em até 1/3 do tempo
**Frequentes: atividade ou condições existem entre 1/3 e 2/3 do tempo

Requisitos físicos:

Indique a porcentagem de tempo em que os seguintes são realizados.

As atividades a seguir não podem ser realizadas simultaneamente, de modo que o total deve ser igual a 100%.		N/A	< 25%	25%-49%	50%-74%	> 75%
Ajoelhar	Dobrar as pernas na altura do joelho, apoiar-se sobre os joelhos	☐	☐	☐	☐	☐
Agachar-se	Dobrar o corpo para baixo e para a frente, dobrar as pernas e a coluna vertebral	☐	☐	☐	☐	☐
Rastejar	Mover-se sobre as mãos, joelhos e pés	☐	☐	☐	☐	☐
Escalar	Subir/descer ladeiras, escadas, rampas	☐	☐	☐	☐	☐
Sentar-se	Por até 2 horas de cada vez	☐	☐	☐	☐	☐
Ficar em pé	Por até 2 horas de cada vez	☐	☐	☐	☐	☐
Caminhar	Mover-se em pé	☐	☐	☐	☐	☐
As atividades seguintes podem ser realizadas simultaneamente, de modo que os valores não precisam ser totalizados.		N/A	< 25%	25%-49%	50%-74%	> 75%
Levantar peso	Levantar ou abaixar um objeto de mais de 4,5 kg de um nível para outro	☐	☐	☐	☐	☐
Levantar peso	Levantar ou abaixar um objeto de mais de 11 kg de um nível para outro	☐	☐	☐	☐	☐
Carregar	Transportar um objeto	☐	☐	☐	☐	☐
Empurrar	Pressionar para a frente, para baixo, para fora objetos axiais com força constante	☐	☐	☐	☐	☐
Puxar	Arrastar ou rebocar objetos	☐	☐	☐	☐	☐
Inclinar	Inclinar para baixo e para a frente pela flexão da coluna vertebral no nível da cintura	☐	☐	☐	☐	☐
Equilibrar	Exceder o equilíbrio normal do corpo	☐	☐	☐	☐	☐
Alcançar	Estender as mãos e os braços em qualquer direção	☐	☐	☐	☐	☐
Segurar	Agarrar, segurar, virar com as mãos	☐	☐	☐	☐	☐
Atividade com os dedos	Pinçar, digitar, atividade com os dedos	☐	☐	☐	☐	☐
Movimentos repetitivos	Movimentos repetitivos com os braços, mãos, punhos e assim por diante	☐	☐	☐	☐	☐
Falar	Expressar ou trocar ideias verbalmente	☐	☐	☐	☐	☐
Ouvir	Perceber o som pelo ouvido	☐	☐	☐	☐	☐
Ver***	Obter impressões por meio dos olhos	☐	☐	☐	☐	☐

**Verificar todas as opções aplicáveis:
☐ Clareza da visão superior a 50 cm
☐ Clareza da visão inferior a 50 cm
☐ Capacidade de distinguir cores

Equipamentos, ferramentas, dispositivos eletroeletrônicos e de comunicação e software:

Liste os itens que o empregado irá utilizar para desempenhar as funções essenciais/primárias.

1.		4.	
2.		5.	
3.		6.	

Arredores físicos e perigos:

Indique as declarações que são aplicáveis.

☐	Gasta cerca de 80% ou mais do tempo em ambiente interno.
☐	Gasta cerca de 80% ou mais do tempo em ambiente externo.
☐	Atividades ocorrem dentro ou fora em quantidades aproximadamente iguais.
☐	As temperaturas podem estar abaixo de 0°C durante mais de 1 hora de cada vez.
☐	As temperaturas podem estar acima de 37,8°C durante mais de 1 hora de cada vez.
☐	O ruído é suficiente para fazer com que o empregado grite a fim de ser ouvido.
☐	Exposição a movimentos de vibração nos membros ou em todo o corpo.
☐	Risco de lesões corporais em razão da proximidade com peças mecânicas em movimento, corrente elétrica, animais e assim por diante.
☐	Condições que afetam o sistema respiratório ou a pele, como vapores, odores, partículas de ar.

Informação geral:

Comentários: _____

É necessário conduzir um veículo para desempenhar as funções essenciais/primárias? ☐ Sim ☐ Não

Localização(ões) em que o trabalho é realizado: _____

Cronograma de dia/hora: _____

Nome/telefone do supervisor a quem este cargo se reporta: _____

Título do supervisor: _____

Nome da pessoa que preencheu o formulário: _____ Data _____

Assinatura do titular:* _____ Data _____

*Assinatura da pessoa atualmente no cargo. Se "vago" ou "novo", deixe em branco.

Se você está solicitando o estabelecimento de um novo cargo de mérito ou a reclassificação do cargo de mérito existente, envie este formulário para:

Remuneração e classificação, 121-11 USB.

Todas as requisições de mérito devem ter um EFMA no arquivo no departamento de contratação antes de a requisição ser processada. Recomenda-se que todas as requisições de P & S tenham um EFMA no arquivo no departamento de contratação no momento da divulgação.

Comentários: _____

Apêndice 9.F
Recursos da internet para profissionais da saúde, pacientes e familiares

Americans with Disabilities Act of 1990, as amended
www.ada.gov/pubs/adastatute08.htm

Americans with Disabilities Act—Accessibility Guidelines for Buildings and Facilities
www.access-board.gov/adaag/html/adaag.htm#toc

Americans with Disabilities Act—Home Page. U.S. Department of Justice, Washington, DC
www.ada.gov

Americans with Disabilities Act—Regulations and Technical Assistance Materials. U.S. Department of Justice, Washington, DC
www.ada.gov/publicat.htm

Craig Hospital Inventory of Environmental Factors (Version 3.0). Craig Hospital, Englewood, CO
www.craighospital.org/repository/documents/Research%20Instruments/CHIEF%20Manual.pdf

Digest of Federal Resource Laws
www.fws.gov/laws/lawsdigest/adminlaws.htm#ARCHBAR

Glossary of Workers' Compensation Terms. American Physical Therapy Association, Alexandria, VA
www.apta.org/Payment/WorkersCompensation/Glossary

Home and Community Environment (HACE) Survey: Instrument and Scoring Manual
www.bu.edu/enact/files/2011/05/HACE-Survey-and-Manual-v1_7-30-2008.pdf

O*NET—Beyond Information—Intelligence. U.S. Department of Labor, Washington, DC
www.doleta.gov/programs/onet

Technology-Related Assistance for Individuals with Disabilities Act of 1988 (Public Law 100-407)
http://codi.buffalo.edu/archives/.legislation/.techact.htm

Telecommunications Act of 1996
www.gpo.gov/fdsys/pkg/BILLS-104s652enr/pdf/BILLS-104s652enr.pdf

The Principles of Universal Design. The Center for Universal Design, North Carolina State University College of Design, Raleigh, NC
www.ncsu.edu/project/design-projects/udi/center-for-universal-design/the-principles-of-universal-design

2010 ADA Standards for Accessible Design. U.S. Department of Justice, Washington, DC
www.ada.gov/regs2010/2010ADAStandards/2010ADAStandards.pdf

Understanding Neighborhood Determinants of Obesity (UNDO)—Assessment Tools: Physical Activity Resource Assessment (PARA), Department of Health and Human Performance, University of Houston, Houston, TX
http://grants.hhp.coe.uh.edu/undo/?page_id=21

Universal Design Institute, Chapel Hill, NC
www.udinstitute.org/whatisud.php.

Workplace Ergonomics Reference Guide: A Publication of the Computer/Electronic Accommodations Program, U.S. Department of Defense, Washington, DC
http://cap.mil/Documents/CAP_Ergo_Guide.pdf

SEÇÃO 2

Estratégias de intervenção para a reabilitação

CAPÍTULO

10

Estratégias para melhorar a função motora

Susan B. O'Sullivan, PT, EdD

SUMÁRIO

Controle motor   436
Processamento da informação   436
Teoria dos sistemas   437
Estruturas coordenativas   437
Aprendizagem motora   438
Teorias da aprendizagem motora   439
Estágios da aprendizagem motora   439
Restrições ao controle motor e aprendizagem   442
Habilidades motoras   443
Recuperação da função   444
Recuperação espontânea   444
Recuperação induzida pela função   445

Intervenções para melhorar a função motora   450
Estratégias de aprendizagem motora   452
Treinamento funcional   459
Intervenções para a deficiência   462
Intervenções reforçadas   479
Intervenções compensatórias   484
Orientações ao paciente   485
Resumo   485

OBJETIVOS DE APRENDIZAGEM

1. Descrever um modelo para a tomada de decisão clínica que incorpore componentes do controle motor normal e da aprendizagem motora.
2. Identificar os fatores essenciais ao controle motor e descrever as estratégias de intervenção destinadas a otimizar a aquisição do controle motor.
3. Identificar os fatores-chave na recuperação da função e descrever as estratégias de intervenção destinadas a otimizar a recuperação.
4. Identificar os fatores essenciais à aprendizagem motora e descrever as estratégias de intervenção destinadas a otimizar o aprendizado motor.
5. Diferenciar entre as seguintes intervenções: orientadas à tarefa funcional, reforçada e compensatória.
6. Analisar e interpretar os dados do paciente, formular objetivos previstos e desfechos esperados, e desenvolver um plano de cuidados que tenha uma abordagem integrada ao tratamento quando apresentado em relação a um estudo de caso.

O desenvolvimento de estratégias para melhorar a função motora (controle motor e aprendizagem motora) requer um profundo conhecimento dos processos neurais envolvidos na produção de movimento e aprendizagem e das doenças que podem afetar o sistema nervoso central (SNC). Além disso, é essencial que se conheça os processos de recuperação e de neuroplasticidade que se seguem após um dano ao SNC. O tratamento baseado nas teorias de controle motor, aprendizagem motora e recuperação possibilita que o fisioterapeuta organize o raciocínio e aborde a tomada de decisão clínica de modo coerente. Os pacientes com distúrbios do SNC frequentemente demonstram função motora prejudicada com uma grande variedade de deficiências, limitações nas atividades e restrição na capacidade de desempenhar seus papéis normais. Um exame cuidadoso dos comportamentos cognitivo, sensório-perceptual, motor e de aprendizagem, juntamente com os contextos ambientais em que eles ocorrem, fornecem uma base adequada para o planejamento (ver Cap. 5). Os fisioterapeutas desenvolveram diferentes estratégias e técnicas de intervenção para tratar distúrbios da função motora. Um plano de cuidado (PDC) ideal deve atender às necessidades individuais do paciente. Isso inclui minimizar ou eliminar deficiências, reduzir limitações nas atividades e deficiências físicas e promover a plena participação nos papéis de vida na máxima extensão possível. Um PDC eficaz também melhora a qualidade de vida global.

Controle motor

Processamento da informação

O controle motor tem sido definido como "uma área de estudo que lida com a compreensão dos aspectos neurais, físicos e comportamentais do movimento biológico (p. ex., humano)".[1,p.497] O processamento de informações do comportamento motor humano ocorre em etapas (ver Fig. 10.1). Na etapa inicial, *identificação de estímulos*, selecionam-se e identificam-se estímulos relevantes sobre o estado atual do corpo, movimento e ambiente. Isso inclui *inputs* somatossensoriais, visuais e vestibulares. O significado está atrelado a experiências sensório-motoras pregressas. Processos perceptuais e cognitivos, incluindo a memória, a atenção, a motivação e o controle emocional, desempenham um papel fundamental em assegurar a facilidade e a precisão do processamento da informação durante esta etapa. A seleção dos *inputs* sensoriais relevantes é sensível à clareza e à intensidade dos estímulos recebidos. Assim, estímulos precisos e mais fortes resultam em reforço nos mecanismos de atenção e processamento de informações. O processamento também é influenciado pela complexidade do padrão de estímulo. Padrões complicados e inovadores de estímulos prolongam a identificação do estímulo. Um conhecimento intrínseco do movimento (p. ex., posição do membro, comprimento do membro, distância até o alvo, e assim por diante) é uma característica essencial do comportamento motor.

Na etapa de *seleção da resposta*, desenvolve-se o plano para o movimento. O **plano motor** é definido como uma ideia ou plano para o movimento intencional e é constituído pelos programas motores componentes. Seleciona-se uma resposta geral, em vez de detalhada; ou seja, um protótipo do movimento final. A tomada de decisão durante esta etapa é sensível à quantidade de alternativas diferentes de movimento possíveis e à compatibilidade global entre o estímulo e a resposta. A associação natural ou de ligação firme entre o estímulo e a resposta aumenta a facilidade da tomada de decisão. Por exemplo, em um movimento bem aprendido como atravessar uma rua, um indivíduo responde facilmente ao semáforo verde para pedestres indo em frente. Se um guarda de trânsito sinaliza que o indivíduo deve seguir em frente, mesmo que o semáforo esteja vermelho para pedestres, o indivíduo provavelmente hesitará mais em responder.

A etapa final é denominada *programação da resposta*. Os centros de controle neural traduzem e alteram a ideia para o movimento em ações musculares definidas por um programa motor. Um **programa motor** é definido como "uma representação abstrata que, quando iniciada, resulta na produção de uma sequência de movimentos coordenados."[1,p.497] A estruturação dos programas motores inclui a atenção a parâmetros específicos, como partes sinérgicas componentes, força, direção, tempo, duração e extensão do movimento. A especificação dos parâmetros é baseada nas limitações do indivíduo, na tarefa e no ambiente. O processamento da informação durante esta etapa é sensível à complexidade e duração do movimento desejado. Assim, sequências de movimentos complexas e mais longas aumentam a duração do processamento durante esta etapa. A programação também pode ser afetada pela *compatibilidade resposta-resposta*. Essa é a compatibilidade para tarefas de movimentação dupla que ocorrem tanto simultaneamente (p. ex., quicar uma bola andando) quanto quando são necessárias opções (p. ex., uma resposta de movimento pareado deve ocorrer antes da outra). Durante a *execução da resposta* (movimento produzido), os músculos são selecionados em relação a uma base apropriada de controle postural. O **controle antecipado** consiste no envio de sinais em antecedência

Estímulo ▶	Dentro do SNC			▶ Movimento produzido
	Identificação do estímulo	Escolha da resposta	Programação da resposta	
	Sentir Perceber Acessar a memória	Interpretação Planejamento Decisão	Tradução Estruturação Iniciar R	
	Sensível a: Clareza do E Intensidade do E Padrão de complexidade do E	Sensível a: Quantidade de alternativas Compatibilidade E-R	Sensível a: Complexidade da R Duração da R Compatibilidade R-R	

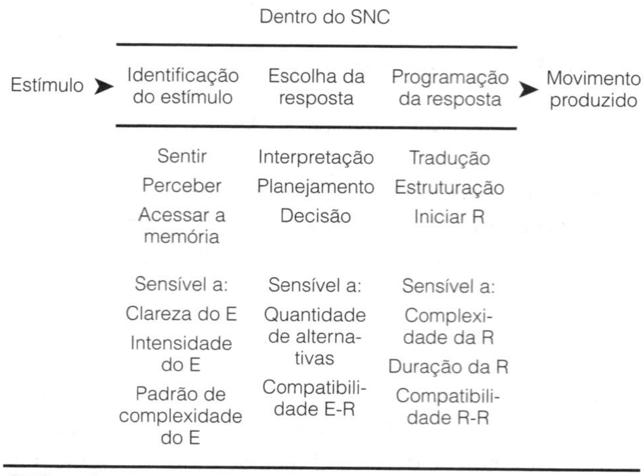

SNC = sistema nervoso central, E = estímulo, R = resposta.

Figura 10.1 Modelo das etapas de processamento de informação do controle de movimento.

ao movimento para preparar uma parte do sistema para o *feedback* sensorial que chega ou para um comando motor futuro.[1] Possibilita ajustes antecipatórios na atividade postural. O *feedback* é a informação sensorial produzida pela resposta recebida durante ou após o movimento; é usado para monitorar o movimento produzido para levar a ações corretivas.[1] Embora esse modelo simplificado dê a impressão de que o fluxo de informação é linear, o processamento real pelo SNC ocorre tanto em série quanto em paralelo. Assim, a informação flui em uma via específica (em série) e em múltiplas vias (em paralelo), a fim de processar a informação a mais de um centro. Muitas vezes, o processamento ocorre tanto em série quanto em paralelo, dependendo da complexidade do movimento.

As áreas de associação do córtex decidem quando um movimento é necessário. A área pré-motora (APM) e as áreas motoras suplementares (AMS) (coletivamente conhecidas como Área 6) elaboram um plano para o movimento. O córtex motor primário (Área 4) está localizado ligeiramente anterior ao sulco pré-central e envia os comandos motores aos neurônios motores descendentes direta ou indiretamente por meio de núcleos e interneurônios no tronco encefálico e na medula espinal. Uma das principais origens dos *inputs* subcorticais é o circuito que vai do córtex aos núcleos da base (NB) e de volta ao córtex, principalmente para as AMS via núcleo ventral posterolateral (VPL) do tálamo. Esse circuito atua ajudando na seleção e iniciação dos movimentos voluntários. Um segundo circuito motor vai do córtex ao cerebelo lateral e de volta ao córtex via VPL. Esse circuito atua também na produção do movimento voluntário e age na execução de movimentos multiarticulares coordenados planejados (ou seja, direção, tempo e força). Os neurônios que dão origem às vias descendentes são chamados **neurônios motores superiores** (**NMS**). As vias laterais dos NMS estão envolvidas no controle dos movimentos voluntários via trato corticospinal. As vias dos NMS também estão envolvidas no controle indireto por meio de subsistemas neurais no tronco encefálico. O trato reticulospinal e, em menor medida, os tratos rubrospinais, são a principal via alternativa para a mediação do movimento voluntário. O trato tetospinal desce do colículo superior aos níveis cervicais e é importante para o reflexo de virar a cabeça. Os tratos vestibulospinais estão envolvidos no controle dos ajustes posturais e movimentos da cabeça. O corno anterior da medula espinal dá origem ao nervo periférico (**neurônio motor inferior** [**NMI**]). A ativação das fibras musculares se dá pela unidade motora.

Teoria dos sistemas

A teoria contemporânea do controle motor tem evoluído ao longo do tempo, e reflete a compreensão e a interpretação atual da função do sistema nervoso. O leitor é remetido ao trabalho de Schmidt e Lee[1] e Shumway-Cook e Woollacott,[2] que contêm excelentes revisões sobre este tópico. O termo **teoria dos sistemas** é usado para descrever o processo pelo qual vários centros encefálicos e espinais atuam cooperativamente para acomodar as demandas dos movimentos pretendidos. Tanto fatores internos (rigidez articular, inércia, forças dependentes do movimento) quanto fatores externos (gravidade) devem ser levados em consideração no planejamento dos movimentos. A teoria dos sistemas assume um *locus* de mudança no controle neural, chamado de *modelo de controle distribuído*. Assim, grandes áreas do SNC podem ser acionadas para tarefas motoras complexas enquanto relativamente poucos centros são acionados para movimentos mais discretos. Esse tipo de controle de múltiplos níveis possibilita o controle de diversas dimensões separadas de movimento independente, denominadas *graus de liberdade*.[3] O nível executivo (córtex) pode ser liberado da responsabilidade de controlar alguns movimentos ou das demandas de ter que controlar muitos graus de liberdade ao mesmo tempo.[4] Por exemplo, a utilização de geradores de padrão central (GPC) na medula espinal para iniciar a coordenação multiarticular e intramembros (acoplamento) para a locomoção está bem documentada.[5,6] Isso contrasta com uma teoria mais antiga do controle motor, a *teoria hierárquica*, em que o controle era visto como oriundo somente em uma direção descendente, de cima para baixo dos centros superiores para os inferiores, com o córtex sempre no controle. Vários sistemas descendentes estão empenhados no controle do movimento e da postura. Estes incluem as vias descendentes corticospinal/corticobulbar, medial (p. ex., vestibulospinal medial) e lateral (p. ex., reticulospinal, vestibulospinal lateral). Assim, tanto as vias voluntárias (conscientes) como involuntárias (automáticas) controlam a postura e o movimento.

Estruturas coordenativas

Os programas motores possibilitam que os movimentos ocorram na ausência de sensibilidade (desaferenciação) ou em situações em que as limitações na velocidade de processamento do *feedback* invalidam o controle. Os programas motores também liberam o sistema nervoso de decisões conscientes sobre o movimento, reduzindo o problema de múltiplos graus de liberdade. As instruções pré-programadas para um conjunto de efetores (programa motor) ocorrem praticamente sem a influência de processos de *feedback* periférico ou de detecção de erros, denominado **sistema de circuito aberto**.[7] Por exemplo, movimentos rápidos e hábeis realizados ao tocar piano ocorrem muito rapidamente a ponto de se beneficiar do *feedback* e atuam em um sistema de circuito aberto. Isso contrasta com um **sistema de controle de circuito fechado**, que emprega o *feedback* e uma referência de acerto para calcular erros e iniciar as correções subsequentes.[1] Os processos de circuito aberto e fechado desempenham um papel fundamental na aprendizagem de novas habilidades motoras (seleção da resposta) e na elaboração e correção dos movimentos em curso (execução da resposta). O *feedback* também é essencial para a manutenção continuada da postura e equilíbrio corporal.[8]

A complexidade do movimento humano nega qualquer modelo simplista de controle do movimento. Uma *hipótese de controle intermitente* descrita por Schmidt e Lee[1] propõe uma mistura de processos de controle de circuitos aberto e fechado em que ambos operam em conjunto como parte de um sistema maior. Os programas motores fornecem um código generalizado para eventos motores (**esquema**), em vez de ter cada ato motor específico armazenado no encéfalo. Usa-se o *feedback* para refinar e aperfeiçoar os movimentos.[8] Ambos podem assumir um papel dominante, dependendo da tarefa em questão. Ambos podem operar em um determinado movimento, mas em momentos diferentes e com diferentes funções. Os programas motores generalizados incluem tanto características invariantes quanto parâmetros. *Características invariantes* são as características únicas do código armazenado: força relativa, temporização relativa e ordem dos componentes. Os *parâmetros* são características mutáveis que asseguram a flexibilidade dos programas motores e as variações nos movimentos de um desempenho para o próximo. Estes incluem a força total e a duração total do movimento. Por exemplo, acelerar ou desacelerar pode alterar o desempenho da marcha (mudanças na velocidade), enquanto a ordem básica do ciclo de passos e a temporização relativa dos componentes (características invariantes) são mantidas.

As **sinergias** musculares são usadas para simplificar o controle, reduzir ou limitar os graus de liberdade e iniciar padrões coordenados de movimento. As sinergias consistem em músculos funcionalmente ligados que são compelidos pelo SNC a agir cooperativamente, a fim de produzir uma ação motora pretendida. O controle é flexível, com o cerebelo atuando para produzir a sequência apropriada de força, temporização e direção precisa. A sinergia pode atuar isoladamente para movimentos discretos. Mais frequentemente, as sinergias são combinadas para produzir uma sequência apropriada de ações musculares necessárias para uma tarefa funcional (p. ex., sequência de ações necessárias durante uma transferência). As sinergias são aprendidas por meio da prática de habilidades motoras, são flexíveis e podem ser adaptadas a mudanças na tarefa ou no ambiente. Por exemplo, as estratégias de movimentos básicos (sinergias) estão bem definidas para o controle postural e o equilíbrio, e incluem estratégias de tornozelo, quadril e passo.[9-11] A organização e a utilização dessas estratégias varia da postura em repouso para a postura com perturbações e posições de instabilidade.

Aprendizagem motora

A aprendizagem motora tem sido definida como "um conjunto de processos internos associados à prática ou experiência que leva a mudanças relativamente permanentes na capacidade de realizar habilidades motoras".[1,p.497] Aprender uma habilidade motora é um processo complexo que requer organização espacial, temporal e hierárquica do SNC. As mudanças no SNC não são diretamente observáveis, mas são inferidas a partir de mudanças no comportamento motor. A melhora no **desempenho** resulta de uma compreensão da tarefa e da prática; é uma medida de aprendizagem frequentemente utilizada. Por exemplo, com a prática, um indivíduo é capaz de desenvolver uma sequência adequada de componentes de movimento com melhora na temporização e redução no esforço e na concentração. A **curva de desempenho** pode ser usada para traçar o desempenho médio de um indivíduo ou grupo de indivíduos ao longo de uma série de tentativas práticas. O desempenho, no entanto, nem sempre é um reflexo preciso da aprendizagem. É possível praticar o suficiente para melhorar temporariamente o desempenho, mas não reter a aprendizagem. Por outro lado, fatores como fadiga, ansiedade, falta de motivação ou medicamentos podem levar o desempenho a se deteriorar, enquanto a aprendizagem ainda pode ocorrer. Como o desempenho pode ser afetado por diversos fatores, deve ser encarado como uma alteração temporária no comportamento motor observado durante a prática. A **retenção** fornece uma medida melhor da aprendizagem. A retenção, conforme medida por um **teste de retenção**, se refere à capacidade do aprendiz de demonstrar a habilidade ao longo do tempo e após um período de não prática (**intervalo de retenção**).[1] O desempenho depois de um intervalo de retenção pode diminuir ligeiramente, mas deve voltar aos níveis de desempenho originais dentro de relativamente poucas tentativas práticas. Isso é chamado de *decremento de aquecimento* no desempenho. Por exemplo, andar de bicicleta é uma habilidade bem aprendida, que geralmente é mantida mesmo que o indivíduo não ande de bicicleta por anos. A capacidade de adaptar e refinar uma habilidade aprendida às mudanças nas tarefas e demandas ambientais é denominada **adaptabilidade**.[2] Essa é outra medida importante da aprendizagem motora. Os indivíduos que aprendem a se transferir da cadeira de rodas para o tablado podem aplicar esse aprendizado a outros tipos de transferências (p. ex., da cadeira de rodas para o carro, da cadeira de rodas para a banheira). O tempo e o esforço necessários para organizar e aprender esses novos tipos de transferência são reduzidos. Por fim, a *resistência à mudança de contexto* pode ser utilizada para medir a aprendizagem. Essa é a adaptabilidade necessária para executar uma tarefa motora em situações ambientais alteradas. Assim, um indivíduo que tenha aprendido uma habilidade (p. ex., andar com uma bengala em superfícies niveladas dentro de casa) deve ser capaz de aplicar esse aprendizado a situações novas e variáveis (p. ex., andar ao ar livre, andar em um *shopping* movimentado). A aprendizagem motora é resultado direto da prática e é altamente dependente das informações sensitivas e processos de *feedback*. A importância relativa dos diferentes tipos de informação sensorial varia de acordo com a tarefa e a fase de aprendizagem. Existem diferenças individuais na capacidade motora, uma característica ou traço relativamente estável que é em grande parte não modificável pela prática. As capacidades formam a base e apoiam o desenvolvimento de habilidades.[1]

Teorias da aprendizagem motora

A teoria da aprendizagem motora de Adams[7] se baseou no controle de circuito fechado (teoria de circuito fechado). Ele postulou que o *feedback* sensorial do movimento em curso é comparado à memória armazenada do movimento pretendido (traço perceptual) para fornecer ao SNC uma *referência de acerto* e detecção de erro. Os traços de memória são então utilizados para produzir uma ação apropriada e avaliar os desfechos. Quanto mais forte o traço de percepção desenvolvido pela prática, maior a capacidade do aprendiz de usar processos de circuito fechado para aprender movimentos. Essa teoria ajuda a explicar a aprendizagem que ocorre durante as respostas lentas, de posicionamento linear. Contudo, não explica adequadamente a aprendizagem em condições de movimentos rápidos (processos de controle de circuito aberto) ou a aprendizagem que ocorre na ausência de *feedback* sensorial (estudos de desaferenciação).

A *teoria do esquema*, proposta por Schmidt,[8] é um conceito essencial na teoria da aprendizagem motora. O **esquema** é definido como "uma regra, conceito ou relação formada com base na experiência."[1,p.499] Pode ser visto como um programa motor generalizado (PMG).

O esquema possibilita o armazenamento na memória de curto prazo de coisas como condições iniciais (posição do corpo, peso dos objetos e assim por diante), relações entre elementos do movimento, desfechos do movimento, e consequências sensoriais do movimento. Essa informação é então captada pela memória motora (**memória processual**), definida como "a memória para o movimento ou informação motora."[1,p.497] De acordo com a teoria do esquema, isso consiste em dois esquemas: esquema de lembrança e esquema de reconhecimento. Os *esquemas de lembrança* são usados para selecionar e definir a relação entre parâmetros pregressos, condições iniciais pregressas, e desfechos do movimento pregressos produzidos por essas combinações. Os *esquemas de reconhecimento* são utilizados para avaliar as respostas de movimento e são baseados em informações das relações entre condições iniciais pregressas, desfechos do movimento pregressos, e consequências sensoriais produzidas por essas combinações.[1] Clinicamente, a teoria do esquema apoia o conceito de que "podemos aprender habilidades por regras de aprendizado sobre o funcionamento do nosso corpo – formando relações entre a maneira como nossos músculos são ativados, o que eles efetivamente fazem, e com o que se parecem essas ações".[1,p.448] Praticar uma variedade de tarefas e desfechos de movimento melhoraria a aprendizagem por meio do desenvolvimento de expansão em regras ou esquemas. Também melhora a nossa compreensão de como são aprendidas habilidades novas e abertas, desempenhadas em um ambiente variável e cambiante.

Estágios da aprendizagem motora

O processo de aprendizagem motora foi descrito por Fitts e Posner[12] como ocorrendo em estágios relativamente distintos, denominados *cognitivo*, *associado* e *autônomo*. Esses estágios fornecem uma estrutura útil para descrever o processo de aprendizagem e organizar as estratégias de treinamento durante a reabilitação. A Tabela 10.1 fornece um resumo.

Estágio cognitivo

Durante o **estágio cognitivo** inicial da aprendizagem motora, a principal tarefa é desenvolver uma compreensão global da habilidade, denominada *mapa cognitivo*. Esta fase de tomada de decisão de "o que fazer" requer um alto nível de processamento cognitivo conforme o aprendiz realiza aproximações sucessivas da tarefa, descartando estratégias que não são bem-sucedidas e retendo aquelas que o são. A prática de tentativa e erro resultante produz inicialmente um desempenho irregular, com erros frequentes. O processamento das pistas sensoriais e a organização perceptual-motora por fim leva à seleção de uma estratégia motora que prova ser razoavelmente bem-sucedida. Como o aprendiz progride de um padrão inicialmente desorganizado e, muitas vezes, desajeitado para movimentos mais organizados, a melhora no desempenho pode ser facilmente observada durante essa fase de aquisição. O aprendiz depende muito da visão para orientar a aprendizagem inicial e o movimento. Um ambiente estável livre de distrações otimiza o aprendizado durante esse estágio inicial.

Estágio associativo

Durante o **estágio** intermediário ou **associativo** da aprendizagem motora, o refinamento do padrão motor é conseguido por meio da prática continuada. Aspectos espaciais e temporais tornam-se organizados conforme o

Tabela 10.1 Características dos estágios de aprendizagem motora e estratégias de treinamento

Características do estágio cognitivo	Estratégias de treinamento
O aprendiz desenvolve uma compreensão da tarefa; o **mapeamento cognitivo** avalia as habilidades, demandas da tarefa; identifica estímulos, aciona a memória; seleciona a resposta; realiza as aproximações iniciais da tarefa; estrutura o programa motor; modifica as respostas iniciais Decisão sobre "*o que fazer*"	Destacar a finalidade da tarefa em termos funcionalmente relevantes. Demonstrar o desempenho ideal da tarefa para estabelecer uma **referência de acerto**. Fazer com que o paciente verbalize componentes e requisitos da tarefa. Apontar semelhanças com outras tarefas aprendidas. Voltar a atenção a elementos essenciais da tarefa. Selecionar *feedback* apropriado. • Enfatizar sistemas sensoriais intactos, sistemas de *feedback* intrínsecos. • Parear cuidadosamente o *feedback* extrínseco e o *feedback* intrínseco. • Alta dependência da visão: fazer com que o paciente veja o movimento. • **Conhecimento do desempenho (CD)**: foco nos erros conforme eles se tornam consistentes; não interpretar grandes quantidades de erros aleatórios. • **Conhecimento dos resultados (CR):** foco no sucesso dos desfechos do movimento. Pedir ao aprendiz que avalie o desempenho, os desfechos; identifique problemas, soluções. Usar os reforços (incentivo) para corrigir o desempenho, mantendo a motivação. Organizar o esquema de *feedback*. • Dar *feedback* após cada teste melhora o desempenho durante o início da aprendizagem. • O *feedback* variável (dos tipos somado, reduzido gradualmente, por intervalo de erro) aumenta a profundidade do processamento cognitivo, melhora a retenção; pode diminuir o desempenho inicialmente. Organizar a prática inicial. • Enfatizar o movimento controlado para minimizar os erros. • Fornecer períodos de repouso adequados (prática distribuída) se a tarefa for complexa, longa ou energeticamente dispendiosa ou o aprendiz se cansar facilmente, tiver déficit de atenção, ou falta de concentração. • Usar a orientação manual para ajudar, conforme o caso. • Quebrar as tarefas complexas em suas partes componentes; ensinar tanto as partes quanto o todo. • Utilizar a transferência bilateral, conforme apropriado. • Usar a prática bloqueada (repetida) da mesma tarefa para melhorar o desempenho. • Usar a prática variável (ordem de prática seriada ou aleatória) de habilidades relacionadas para aumentar a profundidade do processamento e retenção cognitiva; pode piorar o desempenho inicialmente. • Usar a prática mental para melhorar o desempenho e a aprendizagem, reduzir a ansiedade. Avaliar, modificar o estado de alerta, conforme apropriado. • Um estado de alerta hiperativo ou hipoativo prejudica o desempenho e a aprendizagem. • Evitar o estresse, a fadiga mental. Estruturar o ambiente. • Reduzir estímulos ambientais externos e distratores para garantir a atenção e a concentração. • Inicialmente enfatizar habilidades fechadas, progredindo gradualmente para habilidades abertas.

(continua)

Tabela 10.1 Características dos estágios de aprendizagem motora e estratégias de treinamento *(continuação)*

Características do estágio cognitivo	Estratégias de treinamento
O aprendiz pratica movimentos, refina o programa motor: organização espacial e temporal; diminui erros, movimentos estranhos. Dependência do *feedback* visual diminui, aumenta o uso do *feedback* proprioceptivo; monitoramento cognitivo diminui. Decisão sobre "*como fazer*"	Selecionar o *feedback* apropriado. • Continuar a fornecer CD; intervir quando os erros se tornarem consistentes. • Enfatizar o feedback proprioceptivo, a "sentir o movimento", para ajudar a estabelecer uma referência interna de acerto. • Continuar a prestar CR; abordar a relevância dos desfechos funcionais. • Ajudar o aprendiz a melhorar a autoavaliação as habilidades de tomada de decisão. • Técnicas de facilitação e movimentos guiados podem ser contraproducentes durante esta fase da aprendizagem. Organizar o esquema de *feedback*. • Continuar fornecendo feedback para manter a motivação; incentivar o paciente a autoavaliar suas conquistas. • Evitar o *feedback* aumentado excessivo. • Focar no uso dos modelos de *feedback* variável (somado, reduzido gradualmente, por intervalo de erro) para melhorar a retenção. Organizar a prática. • Incentivar a consistência do desempenho. • Focar na ordem de prática variável (seriada ou aleatória) de habilidades relacionadas para melhorar a retenção. Estruturar o ambiente. • Progredir em direção ao ambiente aberto, cambiante. • Preparar o aprendiz para os ambientes domiciliar, comunitário, ocupacional.
Características do estágio autônomo	**Estratégias de treinamento**
O aprendiz pratica movimentos, continua refinando as respostas motoras, espaciais e temporais altamente organizadas, os movimentos são majoritariamente livres de erro, nível mínimo de monitoramento cognitivo. Decisão sobre "*como ter sucesso*"	Avaliar a necessidade de atenção consciente, automaticidade dos movimentos. Selecionar *feedback* apropriado. • O aprendiz demonstra habilidades adequadas de autoavaliação e tomada de decisão. • Fornecer *feedback* ocasional (CD, CR) quando os erros forem evidentes. Organizar a prática. • Abordar a consistência do desempenho em ambientes variáveis, variações de tarefas (habilidades abertas). • Níveis elevados de prática (prática concentrada) são adequados. Estruturar o ambiente. • Variar os ambientes para desafiar o aprendiz. • Preparar o aprendiz para os ambientes domiciliar, comunitário, ocupacional. Focar nos aspectos competitivos das habilidades conforme adequado (p. ex., a prática de esportes na cadeira de rodas).

movimento se desenvolve em um padrão coordenado. Conforme o desempenho melhora, há uma maior consistência e menos erros e movimentos estranhos. O aprendiz está agora concentrando em "como fazer" o movimento, em vez de *o que fazer*. As pistas proprioceptivas tornam-se cada vez mais importantes, enquanto a dependência de pistas visuais diminui. O processo de aprendizagem leva períodos de tempo variáveis, dependendo de diversos fatores. A natureza da tarefa, a experiência prévia e motivação do aprendiz, o *feedback* disponível e a organização da prática podem influenciar a aquisição da aprendizagem.

Estágio autônomo

O estágio final ou autônomo da aprendizagem é caracterizado pelo desempenho motor que depois de muita prática é amplamente automático. Há apenas um nível mínimo de atenção, com programas motores tão refinados que quase podem "ocorrer sozinhos". Os componentes espaciais e temporais do movimento estão se tornando altamente organizados, e o aprendiz é capaz de realizar padrões motores coordenados. O aprendiz agora está livre para se concentrar em outros aspectos como "Como ter sucesso" em um objetivo pessoal ou esporte competitivo. Os movimentos são em grande parte livres de erros, com pouca interferência de distrações ambientais. Assim, o aprendiz pode ter um desempenho igualmente bom em um ambiente estável e previsível (denominadas **habilidades fechadas**) ou em um ambiente imprevisível e cambiante (denominadas **habilidades abertas**).

Restrições ao controle motor e aprendizagem

Os pacientes com lesões neurológicas podem demonstrar prejuízos nos movimentos voluntários (planejamento motor ou programação prejudicada) ou nas ações corretivas (ajustes de *feedback*) necessárias para reaprender inicialmente e coordenar os movimentos. Os movimentos podem ser descoordenados, com evidências de dificuldade em iniciar ou aumentar a velocidade dos movimentos e controlar a força, temporização ou direção. Sinergias funcionalmente associadas podem estar desorganizadas ou não conseguir emergir e podem mostrar evidências de problemas de dimensionamento. Ações recíprocas de agonistas-antagonistas, que normalmente são refinadas, tornam-se assíncronas. Padrões sinérgicos interrompidos levam a deficiências na função corporal. Em vez de movimentos que são adequados ao movimento pretendido e ao ambiente, os movimentos tornam-se altamente estereotipados e limitados. Podem surgir sinergias obrigatórias ou estereotipadas anormais, como as vistas no paciente que se recupera de um acidente vascular cerebral, o que dificulta a execução das atividades funcionais de vida diária. O controle postural e o equilíbrio, funções em grande parte automáticas, tornam-se prejudicados com evidências de prejuízo na ativação de estratégias motoras, aumento no controle consciente, e dificuldade em manter o equilíbrio. Em geral, a eficiência e a flexibilidade dos padrões motores estão significativamente reduzidas.

São impostas restrições adicionais pelas deficiências no sistema musculoesquelético (p. ex., fraqueza, contratura, deformidade postural). As deficiências na força muscular são comuns em pacientes com disfunção neurológica. Os pacientes podem apresentar perda completa (paralisia ou plegia) ou parcial da força muscular (paresia). As deficiências podem ser localizadas em um lado (hemiplegia), em ambos os membros inferiores (paraplegia) ou nos quatro membros (tetraplegia). Os movimentos voluntários podem tornar-se limitados ou ausentes, com uma perda significativa na capacidade de desempenhar habilidades comuns. A fadiga, que pode ser diretamente decorrente de uma condição de saúde (p. ex., EM) ou de fatores secundários como a imobilização prolongada, geralmente acompanha músculos enfraquecidos. O tônus anormal (espasticidade ou flacidez) também pode limitar o movimento e alterar a postura. A espasticidade e a coativação dos músculos agonistas-antagonistas normalmente resultam em posturas de repouso anormais fixas, e movimentos que são caracteristicamente rígidos e limitados. A hiperatividade dos reflexos de estiramento e o recrutamento inadequado dos motoneurônios levam a crescentes desafios à ativação e controle dos movimentos. Os movimentos que podem ser possíveis em velocidades lentas se tornam desordenados ou impossíveis em velocidades mais rápidas. Em geral, a quantidade, o alcance e a velocidade dos movimentos são muito reduzidos.

Também surgem restrições em caso de deficiência na recepção ou percepção sensorial, resultando em erros na identificação de estímulos ou na seleção da resposta. A aprendizagem motora será tardia, desorganizada ou ausente. A programação da resposta pode ser prejudicada na ausência de *feedback* preciso para monitorar e corrigir o movimento e a postura. A representação central do movimento, chamada de *referência de acerto*, torna-se imprecisa como resultado do *feedback* falho ou impreciso. As deficiências nos processos cognitivos (atenção, planejamento, resolução de problemas, estabilidade emocional) podem afetar significativamente a aprendizagem e o controle motor. O paciente com déficits cognitivos profundos (p. ex., o paciente com traumatismo cranioencefálico [TCE]) é incapaz de compreender a ideia do movimento. Essa incapacidade de formar um *mapa cognitivo* cria sérias limitações durante a fase inicial da aprendizagem e é particularmente evidente nos movimentos complexos ou novos. A interferência cognitiva também é facilmente evidente durante os movimentos complexos, como a tarefa dupla e as tarefas realizadas em ambientes novos ou abertos. Os pacientes com déficits cognitivos também podem demonstrar uma completa ausência de consciência de seus déficits. As deficiências no sistema cardiovascular (p. ex., resistência limitada) podem afetar significativamente o comportamento do movimento e a capacidade de realizá-lo. O paciente que apresenta déficits profundos no controle motor e aprendizagem pode tornar-se pouco motivado. Toda tentativa de movimento torna-se um desafio frustrante e as atividades previamente desempenhadas com facilidade se tornam trabalhosas ou impossíveis. Os desafios da aprendizagem de novos comportamentos motores podem parecer insuperáveis. Além das limitações individuais do sistema e as deficiências discutidas previamente, os pacientes com disfunção do SNC podem demonstrar falha no sistema como um todo em atuar como um conjunto integrado. A concepção de uma intervenção bem-sucedida deve ser baseada no exame cuidadoso das partes componentes, bem como no conjunto integrado.

Habilidades motoras

O **desenvolvimento motor** é a evolução das alterações no comportamento motor que ocorrem como resultado do crescimento, da maturação e da experiência.[1] As habilidades fundamentais são aprendidas na infância, com o aparecimento de marcadores específicos da maturação do desenvolvimento.[13-15] Essas habilidades muitas vezes são chamadas de *habilidades motoras de desenvolvimento,* embora sejam mais bem-vistas como *habilidades motoras funcionais,* porque continuam sendo uma parte permanente da experiência de movimento ao longo da vida. Os exemplos incluem movimentos como rolar e levantar-se da cama. As habilidades motoras podem ser categorizadas de acordo com atributos ou características específicas em quatro grupos principais:

- A **mobilidade de transição** se refere a habilidades que possibilitam o movimento de uma postura para outra (p. ex., de decúbito dorsal para sentado, de sentado para em pé).

- O **controle postural estático**, ou **estabilidade**, se refere à capacidade de manter uma postura com a orientação do centro de massa (CDM) sobre a base de apoio (BDA) e o corpo mantido estável (p. ex. fixo na posição sentada, ajoelhada, ou em pé).

- O **controle postural dinâmico (mobilidade controlada)** é a capacidade de manter a estabilidade postural enquanto partes do corpo estão em movimento. Exemplos incluem deslocar o peso ou manter uma postura com a adição de movimentos progressivamente mais difíceis (p. ex., permanecer sentado rodando o tronco superior e levando o membro superior [MS] a alcançar um objeto ou ficar em pé com o membro inferior [MI] dando um passo).

- A **habilidade** é o mais alto nível de comportamento motor e inclui padrões de movimentos altamente coordenados, como a preensão manual e a manipulação e locomoção.

Consulte a Tabela 10.2, que contém uma descrição dessas categorias de habilidades motoras, com exemplos de atividades/posturas e deficiências.

Tabela 10.2 Categorias de habilidades motoras

Categorias	Características	Exemplos	Prejuízos
Mobilidade transicional	Capacidade de passar de uma postura para outra; a BDA e/ou o CDM está mudando	Rolar; passar de decúbito dorsal para sentado; passar de sentado para em pé; transferências	Falha em iniciar ou manter movimentos ao longo da amplitude de movimento; movimentos mal controlados
Controle postural estático (estabilidade, equilíbrio estático ou balanço estático)	Capacidade de manter a estabilidade postural e orientação com o CDM sobre a BDA com o corpo sem movimento; a BDA é fixa	Manter-se em posturas antigravitacionais: em decúbito dorsal apoiado sobre os cotovelos, quatro apoios, sentado, ajoelhado, semiajoelhado, apoio plantígrado modificado ou posição ortostática	Falha em manter uma postura firme; oscilação postural excessiva; BDA alargada; braço mantido elevado em posição de defesa ou com a mão apoiada; perda de equilíbrio (CDM excede a BDA)
Controle postural dinâmico (mobilidade controlada, equilíbrio dinâmico ou balanço dinâmico)	Capacidade de manter a estabilidade postural e orientação com o CDM sobre a BDA enquanto as partes do corpo estão em movimento; a BDA é fixa	Descarga de peso; MS alcança qualquer uma das posturas antigravitacionais acima; MI pisa em apoio plantígrado modificado ou vertical	Incapacidade de manter ou controlar a postura durante movimentos dinâmicos de tronco ou membros; perda de equilíbrio
Habilidade	Capacidade de executar de modo consistente sequências de movimentos coordenados de MS e MI para fins de investigação e interação com o ambiente físico e social; durante a locomoção, o CDM está em movimento e a BDA está mudando	Habilidades de MS: preensão e manipulação Habilidades de MI: locomoção bipodal	Movimentos mal coordenados; falta de precisão, controle, consistência e economia de esforço

MS = membro superior; MI = membro inferior; CDM = centro de massa; BDA = base de apoio.

Ao longo da vida, evidenciam-se mudanças nas habilidades motoras. Durante a primeira infância (do nascimento até 1 ano) e infância (1 a 10 anos), as mudanças são rápidas e ligadas ao desenvolvimento perceptual/cognitivo e experiência. Durante a adolescência (11 a 19 anos), as habilidades motoras se tornam mais complexas e responsivas ao crescente desenvolvimento cognitivo/perceptual e às tarefas complexas e exigências ambientais. Nos adultos, as habilidades motoras continuam sendo refinadas e são influenciadas por uma série de fatores, incluindo mudanças relacionadas com a idade, saúde geral e nutrição, níveis de atividade, e doenças emergentes.[16-19] Na metade da idade adulta (40 a 59 anos), as alterações associadas ao envelhecimento são moderadas na maior parte dos sistemas. Em idosos (60 anos ou mais), as mudanças são mais aparentes, de modo que há uma heterogeneidade acentuada no processo de envelhecimento. Spirduso et al.[19] identificaram um *continuum* de função física entre os idosos; esse *continuum* varia das classes altas dos fisicamente superiores e fisicamente aptos a uma classe média de idosos fisicamente independentes a uma classe baixa de idosos fisicamente frágeis, fisicamente dependentes e deficientes. No idoso, todas as etapas de processamento da informação são afetadas.[20] As perdas sensoriais (declínio na sensibilidade dos receptores, no reconhecimento e na codificação sensorial) afetam a identificação do estímulo. A seleção da resposta e a programação também são afetadas pelas alterações do SNC, com desaceleração no tempo de reação, especialmente para tarefas progressivamente mais complexas. Uma desaceleração do tempo de movimento relacionada à idade está bem documentada.[21] As alterações nas unidades motoras, com uma diminuição na quantidade global e um aumento no tamanho das unidades motoras, resultam em coordenação prejudicada, especialmente da coordenação motora fina. Há uma diminuição na capacidade de produzir força e uma tendência aumentada em coativar músculos agonista-antagonista. Essa coativação provavelmente é decorrente das tentativas de modular a variação do movimento e manter a precisão.[22] Os idosos também são mais sensíveis à complexidade do movimento.[23] O princípio da *compensação velocidade-precisão* normalmente se aplica conforme a pessoa envelhece, ou seja, a precisão de um movimento diminui conforme aumenta a velocidade. Para acomodar essa mudança, os idosos geralmente se movem mais lentamente, especialmente quando é necessário precisão.[1] Os movimentos globais se tornam menos eficientes e mais variáveis com a idade.

Os fatores de estilo de vida secundários (alimentação, peso corporal, exercício) têm um impacto significativo em ajudar os indivíduos a manter a saúde e retardar a idade da dependência. A diminuição nos níveis de condicionamento cardiovascular, força, e resistência e obesidade comumente associados a um estilo de vida sedentário afetam negativamente o desempenho de habilidades motoras. Além disso, os idosos muitas vezes experimentam várias doenças que afetam a sua capacidade de se movimentar e aprender. Por exemplo, um idoso pode modificar o método usado para rolar e sentar-se em decorrência do aumento no peso corporal, diminuição na força total e condicionamento, e do surgimento de uma doença como a doença de Parkinson (DP).

Recuperação da função

A **recuperação** do desempenho motor é definida como a reaquisição de padrões motores que estavam presentes antes da lesão do SNC. Na recuperação completa, o desempenho das habilidades readquiridas é idêntico em todos os sentidos ao desempenho pré-lesão. É muito mais provável que o indivíduo com dano ao SNC irá demonstrar recuperação usando habilidades pré-lesão que são modificadas de alguma maneira. A recuperação pode ainda ser classificada em dois tipos principais:

1. **Recuperação espontânea:** alterações neuronais que resultam dos processos de reparação que ocorrem no SNC imediatamente após o dano, resultando em restauração da função no tecido neural inicialmente perdido.
2. **Recuperação induzida pela função:** restauração da capacidade de realizar um movimento da mesma maneira ou de maneira similar à realizada antes da lesão; ocorre em resposta a mudanças na atividade e no ambiente (p. ex., aumento no uso de segmentos corporais envolvidos em tarefas relevantes do ponto de vista comportamental).

A **compensação** é definida como o aparecimento de novos padrões motores resultantes da adaptação dos elementos motores remanescentes ou substituição de estratégias motoras alternativas e segmentos corporais. Assim, o movimento antigo é realizado de maneira nova. Por exemplo, o paciente se recuperando de um acidente vascular cerebral grave aprende a se vestir de maneira independente usando o MS menos afetado; o paciente com uma lesão medular (LM) completa em nível T1 aprende a rolar usando os MMSS e o impulso.[24]

Recuperação espontânea

Imediatamente após uma lesão encefálica, ocorre uma cascata de eventos que produz uma diminuição transitória da atividade encefálica. As alterações em nível celular ocorrem na área imediata ao tecido encefálico danificado. O rompimento da barreira hematencefálica resulta em edema, com um acúmulo de líquido intracelular e perda de células sanguíneas, proteínas e outras substâncias tóxicas que interrompem a função do nervo. A liberação de neurotransmissores, glutamato e cálcio ativa enzimas associadas à morte e degeneração neuronal. Os danos dos radicais livres de partículas tóxicas de oxigênio e ferro também estão associados à morte celular. A *supersensibilidade de denervação*, definida como a hipersensibilidade neuronal pós-sináptica, resulta em diminuição na eficiência sináptica. Também ocorrem alterações em áreas remotas do encéfalo lesionado. Encontraram-se alterações do fluxo sanguíneo sugestivas de atividade neural diminuída em ambos os lados do encéfalo, e em estruturas corticais e subcorticais, áreas remotas ao local da lesão.[25-27]

A *reorganização cortical relacionada com a lesão* é evidenciada por uma redução na excitabilidade do córtex motor das áreas envolvidas, uma diminuição na área de representação cortical dos músculos paréticos, e um comprometimento da função motora. A recuperação espontânea inicial que ocorre ao longo de um período de tempo relativamente curto (normalmente dentro de 3-4 semanas) é evidência do retorno à função de partes não danificadas do encéfalo com a resolução de fatores de bloqueio temporário (p. ex., choque, edema, diminuição no fluxo sanguíneo, diminuição na utilização de glicose). Esse processo tem sido chamado de *diásquise*. Por exemplo, o paciente com edema cerebral após um acidente vascular cerebral provavelmente apresentará um agravamento inicial nos sinais clínicos conforme o edema se desenvolve, seguido de uma melhora espontânea dentro de algumas semanas conforme o edema e outros fatores se resolvem.[25]

A lesão encefálica foi durante muito tempo considerada permanente, com pouco potencial de reparação do encéfalo. Na atualidade, isso é visto como incorreto, e pode representar uma perigosa *profecia autocumprida* quando aplicada ao indivíduo que sofre essas lesões. A **neuroplasticidade** se refere "à capacidade do encéfalo de mudar e reparar-se."[25,p.134] Os mecanismos da neuroplasticidade incluem alterações neuroanatômicas, neuroquímicas e neurorreceptivas. As alterações anatômicas incluem o crescimento de nervos (*regeneração neural*) e a ativação de áreas do encéfalo anteriormente não ativas. As moléculas tróficas (*fatores de crescimento dos nervos*) demonstraram desempenhar um papel fundamental nos processos de reparação e crescimento. As células nervosas também alteram as suas interações entre si, com alterações fisiológicas ocorrendo ao nível das sinapses. A *sinaptogênese regenerativa* se refere ao brotamento dos axônios lesionados para inervar (recuperar) sinapses previamente inervadas. A *sinaptogênese reativa* (*brotamento colateral*) se refere à recuperação de sítios sinápticos do axônio lesionado por fibras dendríticas de axônios vizinhos. A liberação de neurotransmissores e a sensibilidade do receptor são melhoradas (*plasticidade sináptica*). Mudanças na força sináptica, conhecida como *potenciação de longa duração* (PLD), estabelecem conexões neuronais e servem como base para toda a memória e aprendizagem.[26-30]

É importante lembrar que o encéfalo está organizado com circuitos paralelos e distribuídos que fornecem múltiplos *inputs* para muitas áreas com funções sobrepostas. Áreas do encéfalo diferentes e subutilizadas (p. ex., áreas corticais complementares e áreas de associação) podem assumir as funções dos tecidos danificados, um processo conhecido como *remapeamento cortical*. Outra possibilidade é que o SNC tenha um **backup** ou sistema de proteção contra falhas (*mapas corticais paralelos*) que entram em operação quando o sistema principal falha. O desmascaramento de vias neuronais novas e redundantes possibilita a reorganização do mapa cortical e a manutenção da função. Diferentes áreas inteiras do encéfalo são também capazes de se reprogramarem, em um processo denominado *substituição*. Um exemplo de substituição é a maior sensibilidade das mãos como um sistema de informação sensorial para a pessoa que fica cega. Nesse exemplo, as mudanças na estratégia sensorial levam à reorganização estrutural no interior do encéfalo. Novas técnicas de mapeamento cerebral levaram à melhor compreensão desses processos. Eles incluem (1) a tomografia por emissão de pósitrons (PET) usada para medir o fluxo sanguíneo cerebral regional (FSCr), (2) a estimulação magnética transcraniana focal (EMT) utilizada para medir as respostas em regiões corticais motoras à estimulação focal por campo magnético, e (3) a ressonância magnética funcional (RMf) usada para medir pequenas alterações no fluxo sanguíneo durante a ativação do encéfalo.[28-31] Em resumo, a recuperação é um processo complexo e dinâmico, envolvendo múltiplas células, redes e processos bioquímicos. É importante lembrar que essas alterações na neuroplasticidade podem ser *adaptativas*, que resultam em melhora na função, ou *mal adaptativas*, que resultam em comportamentos motores não funcionais.

Recuperação induzida pela função

A recuperação induzida pela função (*reorganização cortical dependente do uso*) se refere à capacidade do sistema nervoso de se modificar em resposta a alterações na atividade e no ambiente. Mostrou-se que comportamentos repetitivos de aprendizado impedem a degradação e a atrofia, possibilitam o crescimento de neurônios, fortalecem as conexões sinápticas (PLD), alteram as representações de campos corticais e expandem as áreas topográficas de atividade motora; os campos receptivos são alterados, o tempo de processamento é melhorado, e as respostas evocadas mostram aumento na força e consistência com a melhora na sincronia. As melhorias nos desfechos funcionais estão correlacionadas com as mudanças observadas na adaptação neural. Estas podem incluir a melhora na coordenação motora fina e grossa, discriminação sensorial, controle postural e equilíbrio, memória de procedimento, adaptabilidade, e assim por diante.[32-35] Na reabilitação, a terapia de movimento induzido por restrição e o treinamento locomotor usando o suporte de peso corporal (TSP) parcial e uma esteira são exemplos de intervenções orientadas à promoção da recuperação induzida pela função. Ocorrem alterações na função corporal (isto é, o paciente move o membro em um padrão mais normal) e na atividade (o paciente alcança um objeto ou deambula com um padrão de movimento mais normal). Esses métodos diferem dos cuidados convencionais ou padrão em que são necessários altos níveis de intensidade e frequência para melhorar a plasticidade neural e a função.

Há uma quantidade crescente de pesquisas sobre a **terapia de movimento induzido por restrição** (TMIR) em pacientes pós-acidente vascular cerebral mostrando uma melhora significativa na função de MS.[36-45] Um estudo importante é o EXCITE Randomized Clinical Trial, um grande ensaio clínico multicêntrico. Ele consistiu em um programa de intervenção de TMIR de 2 semanas com treinamento do MS mais afetado por até 6 horas/dia e uso de luva no membro menos afetado por até 90% das horas de vigília. Os participantes foram também incentivados a praticar duas a três tarefas diárias em casa. As mensurações foram realizadas antes e após a intervenção e no acompanhamento após 4, 8 e 12 meses. Os pacientes do grupo intervenção mostraram melhora superior à do grupo de controle em todas as medidas de função da mão (*Wolf Motor Function Test Performance Time, Motor Activity Log Amount of Use and Quality of Movement*, dificuldade autopercebida da mão – *Stroke Impact Scale*).[36,37] Também foi demonstrada reorganização cortical induzida pelo tratamento com a TMIR.[44,45] O Quadro 10.1 apresenta um resumo das evidências de pesquisas específicas

(O texto continua na p. 449.)

Quadro 10.1 Resumo de evidências
Terapia de movimento induzido por restrição (TMIR)

Referência	Amostra	Metodologia	Duração	Resultados	Comentários
Wolf et al.[36] The EXCITE Randomized Clinical Trial, 2006	106 pacientes; 3-9 meses pós-acidente vascular cerebral em comparação a 116 controles	ECR; prospectivo, cego, ensaio clínico randomizado realizado em múltiplos locais Testes realizados no início do estudo, pós-tratamento com TMIR, e em 4, 8 e 12 meses de acompanhamento	Programa de intervenção de 2 semanas de TMIR, até 6 hs/dia	TMIR produziu melhora estatisticamente significativa e clinicamente relevante na função motora de MS, que persistiu por pelo menos 1 ano Melhora no tempo de desempenho do WMFT; MAL (quantidade de uso e qualidade do movimento); diminuição autorrelatada na dificuldade de função da mão (SIS).	Apoia a TMIR como um tratamento eficaz para melhorar a função de MS pós-acidente vascular cerebral. Este estudo é importante por sua metodologia, tamanho da amostra e acompanhamento de longo prazo.
Sirtori et al.[38] Base de dados Cochrane, 2009	Revisão sistemática da TMIR e TMIRm; identificados 19 estudos incluindo 619 pacientes; a intervenção de TMIR e TMIRm incluiu a restrição do membro normal em associação a exercícios de qualidade adequada	Metanálise de vários estudos (ECR, *quasi*-ECR) que avaliam a eficácia da TMIR, TMIRm, ou o uso forçado do MS no tratamento de indivíduos com hemiparesia	Variável	A TMIR está associada a uma redução moderada na deficiência avaliada ao final do período de tratamento. A deficiência foi medida alguns meses após o fim do tratamento, e não havia nenhuma evidência de persistência do benefício. A maior parte dos estudos foi de fraca potência (média de pacientes incluídos = 15).	Apoia a TMIR como um tratamento eficaz para melhorar a função de MS pós-acidente vascular cerebral. Metanálise de 19 estudos revelou que a TMIR é uma intervenção multifacetada. Recomenda-se a realização de ECR adicionais com amostras maiores e tempo de acompanhamento maior.

(continua)

Quadro 10.1 Resumo de evidências *(continuação)*
Terapia de movimento induzido por restrição (TMIR)

Referência	Amostra	Metodologia	Duração	Resultados	Comentários
Hakkennes e Keating,[39] 2005	Revisão sistemática da TMIR e TMIRm; identificados 14 estudos	Metanálise de vários ensaios clínicos randomizados que avaliaram a eficácia da TMIR em relação ao controle (13 estudos) e dois protocolos de TMIR (1 estudo)	Variável	Resultados significativos apoiando a melhora da TMIR na função do MS quando comparada ao tratamento alternativo ou nenhum tratamento.	São necessários ensaios clínicos bem concebidos e adequadamente conduzidos para avaliar a eficácia de diferentes protocolos em diferentes populações com AVC e avaliar o impacto sobre a qualidade de vida, custo e satisfação do paciente/cuidador.
Dahl et al.,[40] 2008	30 pacientes com deficiência unilateral na mão pós-acidente vascular cerebral, reabilitação em regime de internamento	ECR cego TMIR, luva de contenção usada na mão não afetada. Testes realizados no início do estudo, pós-tratamento e com 6 meses de acompanhamento	6 h/dia, durante 10 dias úteis consecutivos	O grupo TMIR teve um tempo de desempenho menor e uma maior capacidade funcional do que o grupo de controle no WMFT. Tendência não significativa a uma maior utilização da mão (MAL). Não foram encontradas diferenças significativas na MIF. Aos 6 meses, o grupo TMIR manteve a melhora; o grupo de controle melhorou mais.	Apoia a TMIR como um método eficaz e viável para melhorar a função motora pós-AVC em curto prazo; não foram encontrados efeitos em longo prazo.
Page et al.,[41] 2004	17 pacientes, acidente vascular cerebral crônico (> 1 ano pós-acidente vascular cerebral)	ECR cego prospectivo da TMIRm, com múltiplas avaliações iniciais, pré-pós Intervenção: sessões estruturadas de FT e TO enfatizando a utilização do MS afetado nas atividades funcionais relevantes ao paciente, luva de contenção na mão menos afetada 5 dias/semana, durante 5 horas	Sessões de 30 minutos, 3 vezes/semana durante 10 semanas	Melhora nos escores do FMA e ARA no grupo TMIRm; a quantidade e a qualidade do uso do MS medidas pelo MAL melhorou apenas no grupo TMIRm.	Apoia a TMIRm como um método eficaz para melhorar a função do MS afetado e uso em pacientes com acidente vascular cerebral crônico. A prática intensa específica da tarefa é fundamental para a reaquisição da função; a intensidade da rotina de treino é menos crítica.

(continua)

Quadro 10.1 Resumo de evidências *(continuação)*
Terapia de movimento induzido por restrição (TMIR)

Referência	Amostra	Metodologia	Duração	Resultados	Comentários
Taub et al.,[42] 2006	41 pacientes com acidente vascular cerebral crônico (média = 4,5 anos pós-acidente vascular cerebral)	Ensaio clínico controlado por placebo da TMIR. Dois grupos: grupo TMIR recebeu treinamento intensivo de TMIR e modelagem; grupo placebo recebeu programa de condicionamento físico, exercícios cognitivos e de relaxamento (mesmo período de tempo; mesma quantidade de interação com o fisioterapeuta que o grupo TMIR)	6 hs/dia, durante 10 dias consecutivos; grupo TMIR teve restrição do MS menos afetado durante 6 h/dia	O grupo CI mostrou grande e significativa melhora no uso funcional do MS mais afetado nas atividades diárias (no WMFT, MAL).	Apoia a eficácia da TMIR para a reabilitação da função motora de MS em pacientes com acidente vascular cerebral crônico.
Taub et al.,[43] 1993	9 pacientes, pós-acidente vascular cerebral com déficit motor moderado (média do tempo pós-acidente vascular cerebral = 4,1 anos) Ferramentas de rastreamento para inclusão: Testes cognitivos Pelo menos 1 ano pós-acidente vascular cerebral; 20° de extensão voluntária do punho, 10° de extensão do dedo; ausência de problemas cognitivos ou de equilíbrio	Ensaio clínico randomizado cego Grupo de tratamento: treinamento de TMIR do MS afetado com tala/tipoia restritiva usada no MS não afetado em 90% das horas de vigília Grupo de controle: recebeu estratégias de treinamento para focar a atenção no uso do MS afetado; fisioterapia tradicional e técnicas de moldagem do comportamento Testes pré e pós-tratamento usando o WMFT e o THM	7 h/dia, 5 dias/semana, durante 2 semanas	Melhora grande e significativa no desempenho motor (tempo de desempenho, qualidade do movimento no WMFT) e uso do MS (MAT). Os ganhos mantiveram-se durante os 2 anos de acompanhamento.	Apoia a TMIR como um tratamento eficaz para melhorar a função de MS pós-acidente vascular cerebral. Amostra pequena; período de acompanhamento longo. Este é um estudo clássico, pioneiro.

(continua)

Quadro 10.1 Resumo de evidências *(continuação)*
Terapia de movimento induzido por restrição (TMIR)

Referência	Amostra	Metodologia	Duração	Resultados	Comentários
Sawaki et al.,[44] 2008	30 pacientes pós-AVC em fase subaguda (> 3 e < 9 meses)	ECR: Dois grupos: grupo de tratamento com TMIR e grupo de controle que recebeu o tratamento usual e habitual e TMIR após o período de estudo de 4 meses; desfechos avaliados usando EMT no início do estudo, com 2 semanas e a com 4 meses de acompanhamento	TMIR administrada por 10 dias úteis consecutivos; usavam luva acolchoada por pelo menos 90% das horas de vigília durante 2 semanas	Os grupos TMIR e de controle demonstraram melhora na função da mão em 2 semanas. O grupo TMIR mostrou melhora significativa na força de preensão após a intervenção e no acompanhamento e um aumento no tamanho na área do mapa motor da EMT em relação ao grupo de controle.	Apoia a eficácia da TMIF na reabilitação da função motora de MS para os pacientes pós-AVC na fase subaguda. Este estudo é relevante em demonstrar a ampliação dos mapas motores da EMT e plasticidade dependente da TMIR.

ARA = *Action Research Arm Test* (inclui 19 itens de força, destreza e coordenação de MS); TMIR = terapia de movimento induzido por restrição (prática intensiva e supervisionada de tarefas específicas do membro superior [MS] afetado, com restrição do MS não afetado); TMIRm = terapia de movimento induzido por restrição modificada; MAL = *Motor Activity Log* (entrevista estruturada que identifica o desempenho em 30 atividades diárias); TO = terapia ocupacional; FT = fisioterapia; ECR = ensaio clínico randomizado; SIS = Escala de impacto do AVC; EMT = estimulação magnética transcraniana; THM = Teste de habilidade motora; WMFT = *Wolf Motor Function Test* (teste funcional de MS que inclui 14 atividades cronometradas e 2 testes de força).

nessa área. Os fatores essenciais para os desfechos bem-sucedidos obtidos nesses estudos incluem:

- Foi utilizada prática concentrada e repetitiva de tarefas específicas utilizando o MS mais envolvido (ver Fig. 10.2). O treinamento era intenso, com média de 6 horas/dia nos estudos de TMIR. Page et al.[41] demonstraram melhora na função com terapia induzida por restrição modificada (TMIRm) de menor intensidade e maior duração. Todos os indivíduos começaram com alguns movimentos voluntários (extensão do punho e dedo) em seu membro afetado.
- O movimento foi restringido no MS menos afetado por meio do uso de uma luva em até 90% das horas de vigília.

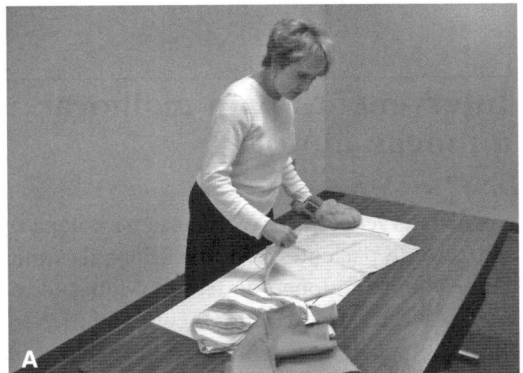 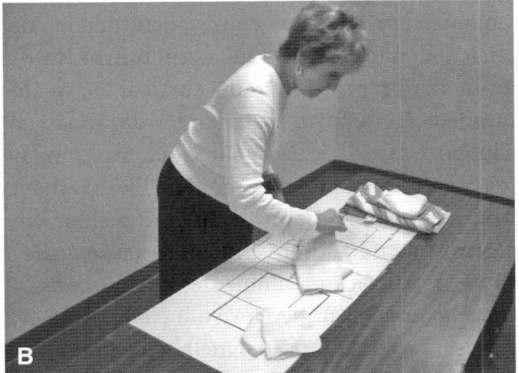

Figura 10.2 Paciente está realizando uma atividade de tarefa prática que envolve dobrar toalhas e empilhá-las durante os estágios" (**A**) inicial e (**B**) final de execução. (De O'Sullivan e Schmitz,[92] com permissão.)

- Utilizaram-se técnicas comportamentais para melhorar a adesão e aumentar o uso do MS afetado na vida cotidiana. Os pacientes assinaram um contrato comportamental indicando com que frequência e em quais atividades os pacientes usariam seu membro afetado. A administração diária do *Motor Activity Log* (MAL) também aumentou a conscientização em relação ao uso do membro afetado, ajudando a superar o desuso aprendido. Foram utilizadas técnicas de moldagem (condicionamento operante) e treinamento funcional para desenvolver tarefas de intervenção desafiadoras. As tarefas foram selecionadas e adaptadas de modo a atender aos déficits motores específicos do paciente e a possibilitar uma melhora no controle do movimento e intervalos de repouso adequados. Forneceram-se *feedback*, *coaching*, modelagem e encorajamento para definir metas, oferecer motivação e superar o desuso aprendido. Os pacientes foram recompensados pelas melhorias e padrões de movimento corretos. O desempenho incorreto ou ruim foi ignorado, em uma tentativa de quebrar o ciclo de desuso aprendido.

O *treinamento locomotor específico à tarefa* usando TSP parcial, uma esteira, e movimentos de tronco e membros com assistência manual também demonstrou ser eficaz na promoção da recuperação induzida pela função.[46-50] Como na TMIR, a prática é intensa e específica à tarefa. Os membros são sobrecarregados à tolerância e o controle postural ativo é maximizado. A esteira possibilita o controle e a progressão da velocidade da marcha e fornece sincronização rítmica dos movimentos de passada. O treinamento é progredido diminuindo a quantidade de carga (TSP) e a assistência manual e indo em direção à deambulação em solo e na comunidade. Ver a discussão no Capítulo 11 e Capítulo 20 e os Quadros Resumo de Evidências no Capítulo 15 e Capítulo 20.

Evidências de estudos com animais sugerem efeitos benéficos de um ambiente enriquecido em promover a plasticidade e desenvolvimento do encéfalo. Ratos criados em ambientes enriquecidos com oportunidades de atividade física e interação social com outros ratos demonstraram maior profundidade cortical, peso do encéfalo, ramificação dendrítica, tamanho das áreas de contato sináptico, e atividade enzimática quando comparados a ratos criados em ambientes pobres. Eles também tiveram um desempenho significativamente melhor em tarefas motoras. Quando foram induzidas lesões cerebrais nos ratos, a exposição a ambientes enriquecidos e atividade antes do dano cirúrgico teve um efeito protetor, com maior preservação da função e melhor recuperação. Os ratos lesionados expostos após a cirurgia a ambientes enriquecidos também demonstraram melhor recuperação e desempenho, quando comparados àqueles expostos a ambientes pobres. Por fim, a socialização influenciou os desfechos. Os ratos alojados em grupos sociais em ambientes enriquecidos demonstraram recuperação superior a ratos isolados.[51-55]

Em humanos, um ambiente hospitalar ou de reabilitação desconhecido e imprevisível pode contribuir para a depressão, desorientação e declínio da função. Esse mesmo ambiente pode ser excessivamente estruturado e protetor ao ponto de contribuir para o desamparo e desuso aprendido. Carr e Shepherd[56] argumentaram que a má recuperação após um acidente vascular cerebral pode ser parcialmente explicada pelo ambiente pobre e não desafiador a que estão expostos muitos indivíduos que se recuperam de um acidente vascular cerebral. Embora existam poucos estudos ambientais com humanos, há evidências de que pacientes em recuperação de um acidente vascular cerebral que foram tratados em uma unidade de AVC agudo demonstraram melhor recuperação e desfechos funcionais do que os pacientes que receberam uma quantidade comparável de fisioterapia em uma unidade de clínica médica geral.[57] Essa diferença também poderia ser decorrente de uma melhor coordenação dos cuidados e experiência em unidades de reabilitação especializadas. Como Carr e Shepherd[58] salientaram, uma consideração importante é a quantidade de período inativo que os pacientes normalmente experimentam durante a reabilitação. Até 30-40% do dia pode ser gasto em atividades passivas, enquanto o tempo em terapia é limitado.[59] Durante o tempo fora de terapia, muitas vezes há pouca atenção à prática autodirigida, reduzindo assim ainda mais o potencial de recuperação ideal da função.[60,61] Em resumo, um PDC de reabilitação que se concentra na promoção da recuperação induzida pela função enfatizará a prática ativa orientada à tarefa de acordo com as necessidades específicas do paciente, um ambiente enriquecido, e a utilização eficaz do tempo de prática tanto na terapia quanto fora dela. Os princípios de promoção da recuperação induzida pela função estão resumidos na Tabela 10.3.

Intervenções para melhorar a função motora

As intervenções de reabilitação neurológica para o tratamento de pacientes com distúrbios da função motora têm evoluído ao longo do tempo. Muitas ideias de tratamento surgiram do conhecimento empírico e da prática clínica. Aplicaram-se teorias para explicar o sucesso dessas intervenções e organizá-las em uma filosofia de tratamento coerente. Nossa compreensão da função motora e sua base teórica mudou ao longo dos anos. A ênfase na

Tabela 10.3 Princípios de promoção da recuperação induzida pela função

Foque na prática ativa de habilidades motoras "Use-a ou perca-a"	Envolva o paciente na prática ativa de atividades específicas dirigidas a objetivos
A repetição é importante	Foque na repetição que seja suficiente para estimular a reorganização cerebral utilizando níveis elevados de prática tanto na terapia quanto fora da terapia e um programa de exercícios domiciliares (PED) cuidadosamente desenvolvido
A intensidade é importante	Foque em uma intensidade de treinamento que seja suficiente para estimular a reorganização cerebral, equilibrando cuidadosamente a necessidade de descanso com as atividades
Foque em modificar as habilidades motoras "Use-a e molde-a à capacidade do paciente"	Desafie continuamente a capacidade de movimentação do paciente com a aquisição de novas habilidades para garantir a aprendizagem contínua; altere progressivamente as habilidades para alcançar os desfechos funcionais
Melhore a seleção de estímulos comportamentalmente importantes	Reforce estímulos importantes do ponto de vista comportamental para melhorar a aprendizagem de habilidades; criar o melhor ambiente possível para a aprendizagem
Melhore a atenção e o *feedback*	Engaje ativamente o paciente a avaliar as metas alcançadas e a fazer ajustes precisos nas habilidades motoras com base no uso adequado do *feedback*
Almeje habilidades dirigidas a objetivos	Escolha habilidades que sejam funcionalmente relevantes e importantes para o paciente; foque em aumentar a motivação e o comprometimento do paciente; possibilite o sucesso, selecione atividades que sejam motivadoras e divertidas
A temporização é importante	Ocorrem diferentes formas de plasticidade em momentos distintos durante o treinamento. O treinamento muito precoce pode ser prejudicial em alguns casos de lesão neural (p. ex., o treinamento intenso precoce na fase aguda pós-acidente vascular cerebral ou LCT está associado a exacerbação da lesão celular). O treinamento ausente ou tardio limita a recuperação e resulta em degradação neural e "não uso aprendido"
Idade	Plasticidade e alterações cerebrais adaptativas são mais fortes nos jovens; a plasticidade e alterações cerebrais em idosos podem ser mais lentas e menos demonstráveis

Adaptado de Kleim e Jones.[98]

prática baseada em evidências resultou em um aumento na validação de intervenções terapêuticas por meio de pesquisas.

O papel do fisioterapeuta é determinar com precisão os pontos fortes e limitações do paciente e desenvolver um PDC colaborativo que inclua metas e desfechos que correspondam às necessidades específicas do paciente. Consulte o Quadro 10.2, que contém exemplos de objetivos e desfechos gerais para os pacientes com distúrbios da função motora. O fisioterapeuta também deve determinar um nível adequado de intensidade, frequência e duração do tratamento. Uma base importante para a prática é baseada na compreensão atual de que o movimento surge da interação de três elementos básicos: a tarefa, o indivíduo e o ambiente (ver Fig. 10.3).[2] Os três componentes devem ser considerados no desenvolvimento de um PDC bem-sucedido.

O Quadro 10.3 apresenta a estruturação das intervenções de reabilitação neurológica atuais. As intervenções são organizadas de cima para baixo, começando com *intervenções de restauração* destinadas a promover e restaurar a capacidade funcional ideal. Estas incluem o treinamento funcional, definido como uma intervenção baseada em atividades e orientada a tarefas que utiliza padrões normais para realizar a tarefa e estratégias de aprendizagem motora. O próximo nível inclui intervenções específicas à deficiência e *intervenções reforçadas*. As intervenções reforçadas incluem a assistência prática (movimentos assistidos ou guiados) e o treinamento do desenvolvimento neuromotor; são projetadas para "alavancar" a recuperação funcional dos indivíduos envolvidos com função motora limitada e movimentos independentes. Por fim, alguns indivíduos precisarão de *intervenções compensatórias* na presença de insuficiência grave,

Quadro 10.2 Exemplos de objetivos e desfechos gerais para pacientes com distúrbios da função motora

O impacto da patologia/fisiopatologia é reduzido.
- O risco de recorrência da doença é reduzido.
- O risco de deficiência secundária é reduzido.
- A intensidade do cuidado é diminuída.

O impacto sobre as deficiências é reduzido.
- A vigilância, a atenção e a memória são melhoradas.
- A integridade e mobilidade articular são melhoradas.
- A percepção e discriminação sensorial são melhoradas.
- O controle motor é melhorado.
- A coordenação é melhorada.
- O desempenho muscular (força, potência e resistência) é melhorado.
- O controle e equilíbrio postural são melhorados.
- A marcha e a locomoção são melhoradas.
- A resistência é aumentada.

A capacidade de realizar ações físicas, tarefas ou atividades é melhorada.
- A independência funcional nas atividades da vida diária (AVD) e atividades instrumentais da vida diária (AIVD) é aumentada.
- O nível de supervisão para o desempenho da tarefa é diminuído.
- A tolerância a posições e atividades é aumentada.
- A flexibilidade a tarefas e ambientes variados é melhorada.
- As habilidades de aprendizagem motora são melhoradas.
- A tomada de decisão é melhorada.
- A segurança do paciente, familiares e cuidadores é melhorada.

A incapacidade associada à doença aguda ou crônica é reduzida.
- A capacidade de assumir/retomar o autocuidado, a gestão da casa e os papéis no trabalho (emprego/escola/brincadeiras), na comunidade e no lazer é melhorada.

O estado de saúde é melhorado.
- A sensação de bem-estar é aumentada.
- O *insight*, a autoconfiança e autoimagem são melhorados.
- A saúde, o bem-estar e a aptidão física são melhorados.

A satisfação, o acesso, a disponibilidade e os serviços são aceitáveis para o paciente.

Os conhecimentos e conscientização do diagnóstico, prognóstico, metas previstas/desfechos esperados, e intervenções do paciente, familiares e cuidadores são aumentados.

Adaptado de *Guide to Physical Therapist Practice.* [100]

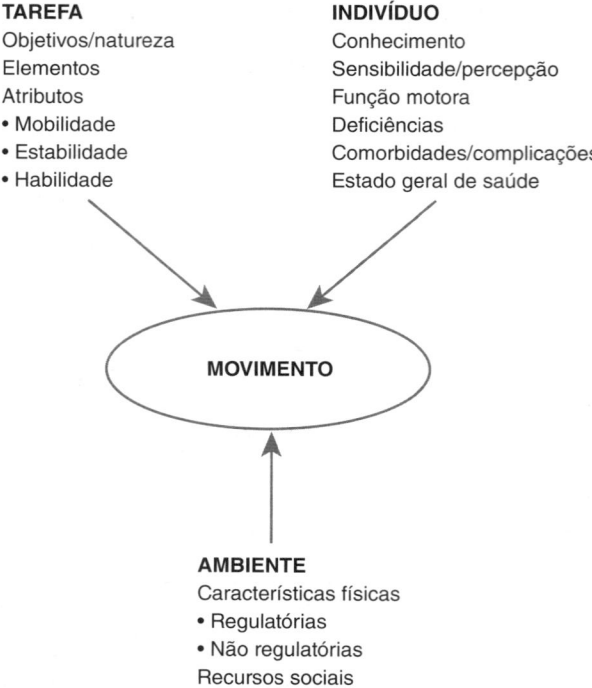

Figura 10.3 O movimento emerge da interação entre a tarefa, o indivíduo e o ambiente.

mau prognóstico e múltiplas comorbidades. Essas intervenções se destinam a promover a função ideal utilizando alteração nos padrões e estratégias de movimentos usando todos os segmentos corporais. Também é importante focar na *intervenção preventiva*. Algumas atividades destinadas a minimizar as deficiências e incapacidades também se enquadram nessa categoria. Por exemplo, o paciente com acidente vascular cerebral que apresenta um ombro flácido e fraco recebe uma tipoia protetora para ser usada durante o treinamento de transferência para reduzir a probabilidade de dor e subluxação no ombro. As intervenções podem ser utilizadas concomitantemente ou sequencialmente, em alguns casos. Por exemplo, o paciente com fraqueza nos extensores de quadril e joelho e limitação na amplitude de movimento (ADM) de extensão do quadril não será bem-sucedido em fazer transferências de sentado para em pé até que a força de MI seja aumentada e a ADM seja melhorada. A próxima seção do capítulo apresenta uma visão geral das estratégias de aprendizagem motora e intervenções terapêuticas.

Estratégias de aprendizagem motora

A aprendizagem motora envolve uma quantidade significativa de prática e *feedback*, com nível elevado de processamento da informação relacionado com o controle, detecção de erro e correção. A aprendizagem motora pode ser facilitada pela utilização de estratégias de treinamento eficazes, resumidas por fases na Tabela 10.1.

Estratégia de desenvolvimento

O objetivo geral durante a fase cognitiva inicial da aprendizagem é facilitar a compreensão da tarefa e orga-

Quadro 10.3 Intervenções para melhorar a função motora e a independência funcional

Desfecho terapêutico: melhora na função motora e independência funcional

Intervenções restaurativas

Treinamento funcional	**Estratégias de aprendizagem motora**
Treinamento específico à tarefa:	Desenvolvimento de estratégia
• Habilidades de mobilidade funcional	*Feedback*
• Atividades da vida diária	Prática
Contexto ambiental	Transferência
Modelagem comportamental	Tomada de decisão ativa
Treinamento da conscientização quanto à segurança	

Intervenções específicas à deficiência e intervenções reforçadas

Intervenções para a deficiência	**Intervenções reforçadas**
Força, potência, resistência	Tratamento de desenvolvimento neurológico
Flexibilidade	Facilitação neuromuscular
Controle postural e equilíbrio	Estimulação sensorial
Coordenação e agilidade	*Biofeedback*
Marcha e locomoção	Estimulação elétrica neuromuscular
Capacidade/resistência aeróbia	
Relaxamento	

Intervenções compensatórias

Treinamento de compensação	Dispositivos de apoio/assistência

nizar a prática inicial. Devem-se apurar os conhecimentos do aprendiz em relação à habilidade e quaisquer problemas existentes. O fisioterapeuta deve destacar o propósito da habilidade em um contexto funcionalmente relevante. A tarefa deve parecer importante, desejável e realista de aprender. O fisioterapeuta deve demonstrar a tarefa (*modelagem*) exatamente como ela deve ser feita (ou seja, uma ação coordenada com sincronismo suave e velocidade de desempenho ideal). Isso ajuda o aprendiz a desenvolver um mapa cognitivo interno ou *referência de acerto*. A atenção deve ser direcionada ao desfecho desejado e elementos essenciais da tarefa. O fisioterapeuta deve apontar semelhanças com outras tarefas aprendidas, de modo que o esquema que faz parte de outros programas motores possa ser recuperado da memória. Devem-se destacar também as características do ambiente essenciais para o desempenho.

Indivíduos altamente habilidosos que tiverem sucesso na alta da reabilitação podem ser modelos experientes. Seu sucesso no retorno ao "mundo real" também terá um efeito positivo em motivar pacientes novos à reabilitação. Por exemplo, é muito difícil para um fisioterapeuta com pleno uso de seus músculos demonstrar de maneira precisa as habilidades de transferência necessárias para um indivíduo com tetraplegia completa nível C6. Um ex-paciente bem-sucedido com um nível de lesão semelhante pode demonstrar com precisão como a habilidade deve ser realizada. A modelagem demonstrou ser eficaz na produção de aprendizagem mesmo com pacientes não habilidosos como modelos. Nessa situação, o aprendiz/paciente se beneficia do processamento cognitivo e da resolução de problemas usados, enquanto observa a tentativa do modelo não habilidoso de corrigir erros e chegar ao movimento desejado.[61] As demonstrações podem ser ao vivo ou gravadas em vídeo. O desenvolvimento de uma biblioteca de vídeos de demonstrações de ex-pacientes habilidosos é uma estratégia útil para garantir a disponibilidade eficaz de modelos.

O **movimento guiado** envolve auxiliar fisicamente o aprendiz ao longo da tarefa a ser aprendida. Isso pode ter efeitos positivos consideráveis durante o período inicial da aquisição de habilidades.[62-64] As mãos do fisioterapeuta podem efetivamente substituir os elementos faltantes, estabilizar uma parte do corpo enquanto restringe movimentos indesejados, reduzir erros e orientar o paciente em relação ao desempenho correto. Isso também possibilita que o aprendiz visualize os *inputs* táteis e cinestésicos inerentes à missão, isto é, aprenda as sensações de movimento. O uso de apoio das mãos também alivia medos e instila confiança, simultaneamente garantindo a segurança. A orientação verbal, "falar ao longo da tarefa", é também um modo de orientação que pode ser utilizado para melhorar o desempenho. Como discutido anteriormente, um melhor desempenho não representa um aprendizado verdadeiro ou a retenção de uma habilidade. Sem uma aprendizagem de *tentativa e erro ativa, pela descoberta*, as mudanças no desempenho podem ser apenas temporárias. A chave para o sucesso no uso de movimentos guiados é limitar a orientação e intercalar a prática com movimentos ativos, o mais rapidamente e tanto quanto possível. O uso excessivo de movimentos guiados provavelmente resultará em dependência excessiva da assistência do fisioterapeuta, tornando-se, assim, uma "muleta". O paciente que lhe diz que só pode realizar a habilidade se o "meu fisioterapeuta" me ajudar ou da maneira como "o meu fisioterapeuta faz" está demonstrando uma dependência excessiva do movimento guiado. A orientação é mais eficaz para as respostas posturais (tarefas de posicionamento) lentas e menos eficaz durante as tarefas rápidas ou balísticas.

Durante a prática inicial, o fisioterapeuta deve fornecer *feedback* preciso, destacando informações essenciais para a eficiência do movimento. O paciente não deve ser sobrecarregado com *feedback* ou instruções verbais excessivas. É importante reforçar o desempenho correto e intervir quando os erros de movimento se tornarem consistentes ou quando a segurança estiver comprometida. O fisioterapeuta não deve tentar corrigir todos os inúmeros erros que caracterizam essa fase, mas sim possibilitar o aprendizado por tentativa e erro. O *feedback*, particularmente o *feedback* visual, é importante durante a fase de aquisição inicial. O aprendiz deve ser direcionado a assistir atentamente aos movimentos. As tentativas iniciais de desempenho do aprendiz também podem ser gravadas em vídeo para posterior visualização. As pistas ou a visualização direta da tarefa melhoram a aprendizagem.

Durante as fases associada e autônoma da aprendizagem, o paciente continua refinando as estratégias de movimento com altos níveis de prática. Os erros aleatórios diminuem. Conforme são identificados erros consistentes, pode-se dar *feedback* e produzir soluções. O foco está no refinamento das habilidades e consistência no movimento em ambientes variados. Isso garantirá uma variação global nos padrões de movimento que são adaptáveis e atendem às cambiantes exigências dos ambientes abertos. A atenção do paciente deve ser focada agora no *feedback* proprioceptivo, a "sensação do movimento". Assim, o paciente é direcionado a atender às sensações intrínsecas ao próprio movimento e associar essas sensações às ações motoras. Os movimentos guiados são contraproducentes nesta fase, porque limitam a prática ativa. Durante o estágio avançado do aprendizado, o uso de distratores – como conversa contínua ou treinamento de tarefa dupla (p. ex., realizar movimentos com uma bola em pé e andando) – pode produzir uma evidência importante de um nível crescente de controle autônomo. É importante lembrar que muitos pacientes submetidos à reabilitação ativa não chegam a esta fase final da aprendizagem. Por exemplo, em pacientes com LCT, o desempenho pode chegar a níveis consistentes dentro de ambientes estruturados, enquanto o desempenho seguro e consistente em ambientes abertos da comunidade não é possível.

Feedback

A vasta literatura relacionada com a aprendizagem motora confirma o papel essencial do *feedback* na promoção da aprendizagem motora. O *feedback* pode ser *intrínseco (inerente)*, que ocorre como resultado natural do movimento, ou *extrínseco (aumentado)*, incorporando pistas sensoriais que não são normalmente recebidas durante o movimento. Os sinais proprioceptivos, visuais, vestibulares e cutâneos são exemplos de tipos de *feedback* intrínseco; as pistas visuais, auditivas e táteis são modalidades de *feedback* extrínseco (p. ex., pistas verbais, pistas manuais, aparelhos de *biofeedback* como o eletromiograma [EMG], dispositivos sensíveis à pressão [plataformas de força, almofada de pé]). Durante a terapia, tanto o *feedback* intrínseco quanto extrínseco pode ser manipulado para melhorar a aprendizagem motora. O uso do *feedback* aumentado serve como uma importante fonte de informação e ajuda o aprendiz a fazer associações entre os parâmetros de movimento e a ação resultante.[1] O *feedback concorrente* é dado durante a execução da tarefa, enquanto o *feedback final* é dado ao final do desempenho da tarefa. O *feedback* aumentado sobre a natureza do resultado final produzido em relação ao objetivo é chamado de **conhecimento de resultados (CR)**. O *feedback* aumentado sobre a natureza ou qualidade do padrão de movimento produzido é denominado **conhecimento de desempenho (CD)**.[1] Embora ambos sejam importantes, a utilidade relativa do CD e do CR pode variar de acordo com a habilidade que está sendo aprendida e da disponibilidade de *feedback* de fontes intrínsecas.[65-69] Por exemplo, as tarefas de rastreamento são altamente dependentes do *feedback* visual e cinestésico intrínseco (CD), enquanto o CR tem menos influência sobre a precisão dos movimentos. Em outras tarefas (p. ex., transferências), o CR fornece as principais informações sobre como moldar os movimentos globais para a próxima tentativa enquanto o CD pode não ser tão útil. As pistas de desempenho (CD) devem focar em elementos-chave da tarefa que levam a um desfecho final bem-sucedido.

O fisioterapeuta deve considerar os recursos cognitivos e físicos do paciente e a complexidade das tarefas a serem aprendidas na determinação do tipo de *feedback* possível. As decisões clínicas sobre o *feedback* incluem as seguintes questões:

- Que tipo de *feedback* deve ser empregado (*modo*)?
- Qual a quantidade de *feedback* que deve ser utilizada (*intensidade*)?
- Quando o *feedback* deve ser dado (*esquema*)?

As escolhas em relação ao tipo de *feedback* envolvem a seleção de quais sistemas sensoriais intrínsecos destacar, que tipo de *feedback* aumentado usar, e como unir o *feedback* extrínseco ao *feedback* intrínseco. A seleção dos sistemas sensoriais depende de achados específicos do exame da integridade sensitiva. Os sistemas sensoriais selecionados devem fornecer informações precisas e utilizáveis. Se um sistema sensorial intrínseco é prejudicado e fornece informações distorcidas ou incompletas (p. ex., propriocepção comprometida por neuropatia diabética), deve-se enfatizar o uso de sistemas sensoriais alternativos (visão). O *feedback* aumentado suplementar pode ser utilizado para melhorar a aprendizagem. As decisões também são baseadas na fase da aprendizagem. No início da aprendizagem, o *feedback* visual é facilmente levado ao conhecimento consciente e, portanto, é importante. Informações sensoriais menos acessíveis conscientemente, como a propriocepção, devem ser enfatizadas durante os estágios intermediários e finais da aprendizagem. Deve-se tomar decisões em relação à frequência e esquema do *feedback* (quando e quanto). O *feedback* aumentado frequente (p. ex., dado após cada tentativa) orienta rapidamente o aprendiz à melhora no desempenho, mas diminui a retenção e a aprendizagem em geral. Por outro lado, o *feedback* que é variado (não dado após cada teste) diminui o desempenho inicial da habilidade, melhorando o desempenho em um teste de retenção.[70-74] Isso provavelmente é decorrente do aumento na profundidade do processamento cognitivo que acompanha a apresentação variável do *feedback*. Em contrapartida, o fisioterapeuta que bombardeia o paciente imediatamente após a conclusão da tarefa com um *feedback* verbal aumentado excessivo pode impedir o processamento ativo das informações por parte do aprendiz.[75,76] As habilidades de tomada de decisão do paciente propriamente ditas são minimizadas, enquanto as habilidades verbais do fisioterapeuta dominam. Winstein[77] salienta que isso pode muito bem explicar por que muitos estudos sobre a eficácia das abordagens terapêuticas citam a transi-

ção mínima e retenção limitada de habilidades motoras recém-adquiridas. Por fim, a retirada do *feedback* aumentado deve ser gradual e cuidadosamente pareada aos esforços do paciente em utilizar corretamente os sistemas de *feedback* intrínsecos. A Tabela 10.4 resume os tipos e usos do *feedback* aumentado.

Prática

A segunda maior influência sobre a aprendizagem motora é a prática. Os *princípios gerais de prática* são (1) o aumento na prática resulta em aumento da aprendizagem e (2) inicialmente, em geral observa-se uma melhora grande e rápida no desempenho, sendo observada uma melhora pequena ao longo do tempo. O papel do fisioterapeuta é preparar o paciente para a prática e garantir que o paciente pratique os movimentos desejados. A prática de padrões de movimento incorretos pode levar a uma situação de *aprendizagem negativa* (interferência); nessa situação, "hábitos e posturas defeituosos" devem ser desaprendidos, antes que predominem sobre os movimentos corretos. A organização da prática vai depender de vários fatores, incluindo a motivação do paciente, o tempo de atenção, concentração e resistência, e o tipo de tarefa. Fazer com que a tarefa pareça importante e atingível melhora a motivação e o comprometimento com a prática. Os pacientes que são envolvidos na definição de metas e reconhecimento de parâmetros de prática específicos (finalidade da tarefa, esquema, limites) demonstram melhor comprometimento com a prática. Um fator adicional que influencia a prática é a frequência das sessões de terapia admissíveis, que muitas vezes depende do cronograma do hospital e da disponibilidade de serviços e pagamento. O planejamento para o uso eficaz da prática fora da fisioterapia é importante para todos os pacientes, mas especialmente para os pacientes com acesso limitado à fisioterapia. Para pacientes ambulatoriais, a prática em casa é altamente dependente da motivação, apoio familiar e ambiente adequado.

O fisioterapeuta deve considerar os recursos cognitivos e físicos do paciente e a complexidade das tarefas a serem aprendidas na determinação do tipo de prática possível. As decisões clínicas sobre a prática incluem as seguintes questões:

- Como devem ser espaçados os períodos de prática e os períodos de repouso (*distribuição da prática*)?
- Que tarefas e variações de tarefas devem ser praticadas (*variabilidade da prática*)?
- Em que sequência as tarefas devem ser realizadas (*ordem de prática*)?
- Como o ambiente deve ser estruturado (*fechado* versus *aberto*)?
- Quais tarefas devem ser praticadas em uma sequência de partes do todo?

Tabela 10.4 Tipos de *feedback* aumentado[1]

Feedback concorrente	O *feedback* é apresentado durante o movimento; são fornecidas informações de CD; por exemplo, informações sobre a posição articular; importância da descarga de peso para a frente para posicionar o CDM sobre a BDA durante o treinamento da passagem de sentado para em pé; ou *biofeedback*; mais bem usado para destacar informações que não estão prontamente disponíveis a partir do *feedback* intrínseco e se ligado à resolução ativa de problemas
Feedback final	O *feedback* é dado após o movimento
Feedback imediato	O *feedback* é dado imediatamente após o movimento
Feedback tardio	*Feedback* dado após um breve período de tempo, o que dá ao aprendiz um breve momento de introspecção e autoavaliação; por exemplo, um atraso de 3 segundos O *feedback* dado após longos atrasos é contraindicado, especialmente se outros movimentos não relacionados com a tarefa ocorrerem entre eles, degradando a aprendizagem
Feedback resumo	*Feedback* dado após uma determinada quantidade de tentativas; por exemplo, após cada segunda tentativa ou a cada 5 ou 20 tentativas
Feedback que é gradualmente reduzido	*Feedback* inicialmente dado depois de cada tentativa, e então com menos frequência nos blocos subsequentes de tentativas; por exemplo, depois de cada primeira tentativa, progredindo para cada terceira tentativa, e então para cada quinta tentativa
Feedback por intervalo de erro-CR	*Feedback* dado somente quando o desempenho se desvia dos limites do desempenho correto; o intervalo de erro é predeterminado (p. ex., determina-se os intervalos superior e inferior de erro)
Feedback bloqueado	Fornece-se uma fonte de *feedback*; apresenta-se o CR sobre o mesmo segmento em tentativas consecutivas; o aprendiz processa uma informação limitada sobre a tarefa; por exemplo, durante o treino de marcha, apresenta-se o CR apenas sobre o segmento do joelho nas sucessivas tentativas O CR bloqueado melhora o desempenho do segmento identificado, mas pode não melhorar o desempenho e a aprendizagem da tarefa como um todo (vários segmentos); o desempenho se deteriora uma vez retirado o CR
Feedback variável (aleatório)	Fornece-se múltiplas fontes de *feedback*; apresenta-se o CR sobre diferentes segmentos nas sucessivas tentativas; por exemplo, durante o treino de marcha, apresenta-se o CR sobre vários segmentos diferentes do corpo (tronco, quadris, joelhos) nas sucessivas tentativas O CR aleatório é superior em melhorar o desempenho e a aprendizagem de uma tarefa; incentiva o aprendiz a processar uma ampla gama de informações sobre a tarefa

Distribuição: prática concentrada versus prática distribuída

A *prática concentrada* se refere a "uma sequência de tempos de prática ou de descanso em que o tempo de descanso é muito menor do que o tempo de prática."[1,p.497] A fadiga, a diminuição no desempenho e o risco de lesão são fatores que devem ser considerados quando se utiliza a prática concentrada. A *prática distribuída* se refere a "uma sequência de prática e de descanso em que o tempo de prática muitas vezes é igual ou menor do que o tempo de descanso."[1,p.494] Embora a aprendizagem ocorra em ambas, a prática distribuída resulta em maior aprendizado por tempo de treinamento, embora o tempo total de treinamento seja maior. É o modo preferido para muitos pacientes submetidos à reabilitação ativa que demonstram capacidades de desempenho e resistência limitadas. Com períodos de descanso adequados, o desempenho pode ser melhorado sem a interferência de efeitos da fadiga ou aumento nos problemas de segurança. A prática distribuída é benéfica se a motivação for baixa ou se o aprendiz tiver um curto período de atenção, falta de concentração, ou déficits no planejamento motor (p. ex., dispraxia). A prática distribuída também deve ser considerada se a tarefa em si for complexa, longa, ou tiver um gasto energético elevado. A prática reunida pode ser considerada quando os níveis de motivação e habilidade forem altos e quando o paciente tiver resistência, atenção e concentração adequadas. Por exemplo, o paciente com LM em fase final de reabilitação pode passar longas sessões de treino adquirindo as habilidades com cadeira de rodas necessárias para o acesso à comunidade.

Prática aleatória versus bloqueada

A *prática bloqueada* se refere a "uma sequência de prática em que todas as tentativas em uma tarefa são feitas em conjunto, não interrompidas pela prática de qualquer outra tarefa."[1,p.493] A *prática aleatória* se refere a "uma sequência de prática em que as tarefas que estão sendo praticadas são ordenadas aleatoriamente entre as tentativas."[1,p.498] Embora ambas possibilitem a aquisição de habilidades motoras, a prática aleatória tem demonstrado efeitos superiores em longo prazo em termos de retenção.[78-80] Por exemplo, uma variedade de diferentes transferências (p. ex., do leito para a cadeira de rodas, da cadeira de rodas para o assento sanitário, da cadeira de rodas para a banheira) pode ser praticada dentro da mesma sessão de treinamento. Embora o desempenho habilidoso das tarefas individuais possa ser inicialmente atrasado, pode-se esperar uma melhor retenção das habilidades de transferência. O desafio constante de variar as demandas da tarefa fornece alta *interferência contextual* e aumenta a profundidade do processamento cognitivo por meio da prática de recuperação das memórias armazenadas. As habilidades adquiridas podem ser aplicadas mais facilmente a outras variações de tarefas ou ambientes. A prática constante irá resultar em um desempenho inicial superior, por causa da baixa interferência contextual; é necessária em determinadas situações (p. ex., o paciente com TCE e déficits cognitivos e comportamentais profundos que requer um alto grau de estrutura e consistência para a aprendizagem, o paciente com DP avançada).

Ordem de prática

A *ordem de prática* se refere à sequência em que as tarefas são praticadas. A *ordem bloqueada* se refere à prática repetida de uma tarefa ou grupo de tarefas em ordem (três tentativas da tarefa 1, três tentativas da tarefa 2, três tentativas da tarefa 3: 111222333). A *ordem seriada* se refere a uma ordem previsível e repetida (prática de várias tarefas na seguinte ordem: 123123123). A *ordem aleatória* se refere a uma ordem não repetida e não previsível (123321312). Embora a aquisição de habilidade possa ser alcançada com todas as três ordens, foram encontradas diferenças. A ordem bloqueada produz melhora na aquisição precoce de habilidades (desempenho), enquanto as ordens seriada e aleatória produzem melhor retenção e generalização das habilidades. Isso mais uma vez é decorrente da interferência contextual e aumento na profundidade do processamento cognitivo.[81,82]

O elemento-chave aqui é o grau em que o aprendiz está ativamente envolvido na recuperação da memória. Por exemplo, uma sessão de tratamento pode ser organizada de modo a incluir a prática de uma série de tarefas diferentes (p. ex., dar passos para trás, para a frente e para os lados e subir escadas). A ordenação aleatória das tarefas pode inicialmente atrasar a aquisição dos movimentos de passo desejados, mas em longo prazo irá resultar em melhor retenção e generalização.

Prática mental

A *prática mental* é "um método de prática em que o desempenho na tarefa é imaginado ou visualizado sem a prática física propriamente dita."[1,p.497] Os efeitos benéficos resultam do ensaio cognitivo dos elementos da tarefa. Teoriza-se que programas motores subjacentes ao movimento são ativados, mas com atividade motora subliminar.[1] As técnicas de mapeamento cerebral também revelaram a ativação de áreas cerebrais semelhantes durante os movimentos imaginados e o movimento real.[83-84] Verificou-se consistentemente que a prática mental facilita a aquisição de habilidades motoras.[85-88] Ela deve ser considerada para os pacientes que se fatigam facilmente e que são incapazes de sustentar a prática física. A prática mental também é eficaz em aliviar a ansiedade associada à prática inicial, ao pré-visualizar o próximo movimento a ser experimentado. Quando combinada à prática física, a prática mental mostrou aumentar a precisão e a eficiência dos movimentos em velocidades significativamente mais rápidas do que a prática física isolada.[89] Ao utilizar a prática mental, é importante garantir que o paciente compreenda a tarefa e esteja ativamente ensaiando o movimento correto. Fazer com que o paciente verbalize em voz alta os passos que estão sendo ensaiados pode garantir que isso ocorra. Geralmente é contraindicada em pacientes com déficits cognitivos, de comunicação e/ou de percepção profundos.

Prática parte-todo

As habilidades motoras complexas podem ser divididas em componentes para a prática. As partes componentes são praticadas antes de tentar a prática da tarefa como um todo. Por exemplo, durante o treinamento inicial da transferência da cadeira de rodas, as etapas individuais são feitas isoladamente, antes de praticar a transferência como um todo (p. ex., travar os freios, levantar os pedais, deslocar-se para a frente na cadeira de rodas, levantar-se, girar e sentar-se). É importante identificar os principais passos por meio de uma análise precisa da tarefa e sequenciá-los na ordem desejada. Também é importante praticar a tarefa como um todo integrada em conjunto com a prática das partes, de modo que o aprendiz desenvolva a ideia toda para a tarefa requerida (p. ex., mapeamento cognitivo). Adiar a prática do todo integrado pode interferir nos efeitos de transferência e aprendizagem.[1] A prática parte-todo é mais eficaz com tarefas motoras discretas ou seriadas que têm partes altamente independentes. A prática parte-todo não é tão eficaz para tarefas de movimento contínuo (p. ex., deambulação) ou para realizar tarefas complexas com partes altamente integradas. Ambas exigem um alto grau de coordenação, com sequenciamento espacial e temporal dos elementos. Para essas tarefas, a prática do todo integrado irá resultar em um melhor aprendizado.

Treinamento de transferência

A **transferência de aprendizagem** se refere ao ganho (ou perda) na capacidade de desempenho de uma tarefa como resultado da prática ou experiência em alguma outra tarefa. A aprendizagem pode ser promovida por meio da prática usando membros contralaterais, denominada *transferência bilateral*. Por exemplo, um paciente com acidente vascular cerebral primeiro pratica o padrão de movimento desejado utilizando o membro menos afetado. Essa prática inicial melhora a formação ou lembrança do programa motor necessário, o qual pode então ser aplicado no membro oposto, acometido. Contudo, esse método não é capaz de reconstituir a potencial falta de movimento dos membros afetados (p. ex., um membro flácido no lado hemiplégico). Os efeitos de transferência são ideais proporcionalmente à semelhança das tarefas (p. ex., componentes e ações idênticos) e ambientes.[90] Por exemplo, pode-se esperar a transferência ideal com a prática de um padrão de flexão de MS primeiro de um lado, seguido pela prática de um padrão idêntico no lado oposto.

A prática de tarefas preliminares é comumente usada em fisioterapia. As tarefas preliminares são tarefas ou atividades apresentadas para preparar os aprendizes para uma tarefa ou atividade mais importante ou complexa.[1,p.496] As subtarefas geralmente são praticadas em posturas mais fáceis com um grau de liberdade significativamente reduzido. A ansiedade também é reduzida e a segurança é assegurada. Assim, o controle postural na posição vertical inicial pode ser praticado com atividades na posição ajoelhada, semiajoelhada ou bipodal antes da posição ortostática. O paciente desenvolve o controle da estabilização de tronco e extensão/abdução de quadril necessário para a posição ortostática, mas sem as exigências da posição ortostática completa ou medo de cair. Quanto mais semelhantes forem as tarefas preliminares (subcompetências) da tarefa final, melhor a transferência. Por exemplo, o exercício de ponte, que envolve a extensão do quadril à posição neutra em decúbito dorsal, pode ser uma preliminar até transições bem-sucedidas de sentado para em pé. A Tabela 10.5 resume os tipos de prática e parâmetros de prática.

Promover a tomada de decisão ativa e a autonomia do paciente

As necessidades psicológicas fundamentais do paciente incluem a autonomia, a competência e a relação social. Para o planejamento eficaz, o fisioterapeuta precisa ter

Tabela 10.5 Tipos de prática e parâmetros de prática[1]

	Tipos de prática
Prática concentrada	Sequência de tempo de prática e de repouso em que o tempo de repouso é muito menor do que o tempo de prática
Prática distribuída	Intervalos de prática espaçados em que o tempo de prática é igual ou inferior ao tempo de descanso
	Sequência de prática
Prática bloqueada	Sequência de prática organizada em torno de uma tarefa executada repetidamente, sem interrupções pela prática de qualquer outra tarefa
Prática aleatória	Sequência de prática em que uma variedade de tarefas é ordenada aleatoriamente entre as tentativas
	Ordem de prática
Ordem bloqueada	Prática repetida de uma tarefa ou grupo de tarefas em ordem; três tentativas da tarefa 1, três tentativas da tarefa 2, três tentativas da tarefa 3 (p. ex., 111222333)
Ordem seriada	Ordem previsível e repetida; prática de várias tarefas na ordem a seguir (p. ex., 123123123)
Ordem aleatória	Ordem não repetida e não previsível de múltiplas tarefas (p. ex., 123321312)
	Estratégias de prática
Prática mental	Estratégia de prática em que o desempenho da tarefa motora é imaginado ou visualizado sem a prática física propriamente dita
Prática parte-todo	Partes componentes de uma tarefa são praticadas antes da prática da tarefa como um todo
Treinamento de transferência	Ganho (ou perda) na capacidade de desempenho de uma tarefa como resultado da prática ou experiência em alguma outra tarefa • A aquisição de habilidades motoras em uma experiência de treinamento aumenta a aquisição de habilidades semelhantes ou relacionadas (*aprendizagem positiva*) • A aquisição de habilidades motoras em uma experiência de treinamento interfere na aquisição de outras habilidades (*aprendizagem negativa*)
Prática de atividades preliminares	São praticadas versões mais simples da tarefa complexa exigida

uma compreensão clara dos valores (crenças e atitudes), autopercepções, preferências, expectativas de desfecho, e senso de autoeficácia do paciente (a crença de que o paciente é capaz de realizar a tarefa com sucesso). Focar no desenvolvimento de habilidades de tomada de decisão é fundamental para garantir a confiança percebida, o aprendizado contínuo e o sucesso na resolução de problemas no ambiente real do paciente. O fisioterapeuta também precisa se comunicar de maneira eficaz, desenvolver relacionamento, e apoiar o paciente no planejamento colaborativo. Envolver ativamente o paciente no automonitoramento, análise e autocorreção dos movimentos incentiva o comportamento autodeterminado. O aprendizado por tentativa e erro só pode ser bem-sucedido se o paciente for desafiado a pensar sobre o movimento, a considerar as informações do *feedback* recebido sobre o desempenho do movimento, e a avaliar o desfecho do movimento.[91] As perguntas-chave para promover a tomada de decisão ativa e a autonomia são apresentadas no Quadro 10.4.

O fisioterapeuta deve possibilitar um tempo adequado para a reflexão e confirmar a precisão das respostas do paciente. Por exemplo, se os esforços do paciente não alcançarem o desfecho esperado, o paciente pode ser desafiado a considerar o porquê. O paciente que constantemente cai para a direita quando está em pé pode ser contestado com perguntas como: "Em que direção você caiu?" e "O que você precisa fazer para corrigir esse problema?". O fisioterapeuta tem um papel importante como um *coach* motivacional ("podemos fazer isso juntos como uma equipe"). Isso inclui enfatizar as capacidades do paciente, em vez de suas falhas, e apontar regularmente os sucessos na melhoria da função e os obstáculos que foram superados. Começar e terminar a sessão de tratamento com uma experiência positiva e bem-sucedida de movimento também é uma estratégia útil para melhorar a autoeficácia.

Treinamento funcional

O treinamento funcional específico à tarefa é baseado em um exame cuidadoso da função motora e desempenho das atividades (ver Cap. 8, Exame da função). As tarefas-alvo durante a reabilitação inicial incluem as atividades básicas da vida diária (ABVD) (p. ex., alimentação, vestuário, higiene, etc.) e as técnicas de mobilidade funcional (FMS) (p. ex., mobilidade no leito, transferências, locomoção). Nas fases posteriores da reabilitação, o alvo são as atividades instrumentais da vida diária (AIVD) (p. ex., tarefas domésticas, compras), a mobilidade na comunidade e as atividades ocupacionais, dependendo do nível de recuperação e atribuição de alta do paciente. A análise das tarefas produz uma compreensão da tarefa, os elementos essenciais dentro da tarefa e o contexto ou ambiente em que a tarefa ocorre (ver Cap. 5, Quadro 5.1). O fisioterapeuta, então, seleciona as atividades e modifica as demandas da tarefa de acordo com essa análise para determinar um PDC apropriado.

Como discutido anteriormente, a prática extensiva e o *feedback* apropriado são essenciais a fim de readquirir habilidades e melhorar a recuperação. Direciona-se o treinamento aos segmentos envolvidos. Por exemplo, o treinamento do paciente com acidente vascular cerebral centra-se na utilização dos membros mais envolvidos durante as tarefas diárias enquanto a utilização dos membros menos envolvidos é minimizada (p. ex., TMIR). Selecionam-se as tarefas iniciais de modo a garantir o sucesso e a motivação do paciente (p. ex., segurar e soltar um copo para a alimentação, levar o braço adiante para vestir MS). As tarefas são modificadas de modo a possibilitar a prática precoce. Por exemplo, o treinamento usando o TSP parcial e uma esteira elétrica fornece um meio de treinamento locomotor precoce para pacientes com acidente vascular cerebral ou lesão medular incompleta. As tarefas são continuamente modificadas de modo a aumentar o nível de dificuldade, promover a adaptação das habilidades e promover a independência. Por exemplo, o treinamento para passar de sentado para em pé começa levantando-se de um assento elevado. Abaixar progressivamente a altura do assento durante o treinamento aumenta a dificuldade da tarefa, até que o paciente seja capaz de se levantar de um assento de altura normal. Durante o início do treinamento, dispositivos de apoio podem ser utilizados para auxiliar a função (p. ex., para o treinamento de transferência, marcha e locomoção, vestir-se). O objetivo é levar o paciente da utilização desses dispositivos para a função independente, logo que ele for

Quadro 10.4 Questões-chave para promover a tomada de decisão ativa e a autonomia

- Qual é o objetivo do movimento pretendido?
- Você alcançou o objetivo? Se não, o objetivo precisa ser modificado?
- Você se movimentou conforme planejado? Se não, quais foram os problemas encontrados durante o movimento?
- O que você precisa fazer para corrigir os problemas a fim de que o seu movimento seja bem-sucedido?
- Para movimentos complexos, quais são as partes componentes ou etapas da tarefa? Em que sequência as partes componentes devem ser colocadas?
- Que aspectos do ambiente levam ao sucesso (ou falha) em alcançar a meta do movimento pretendido?
- O que te motiva a continuar tentando?
- Quanto você confia em sua capacidade de se mover por conta própria? Em estar seguro em seu ambiente domiciliar?

capaz. O uso continuado e a dependência de dispositivos de assistência caem na categoria de treinamento compensatório (p. ex., treinamento na cadeira de rodas para o paciente com paraplegia completa).

O treinamento funcional representa um afastamento de algumas abordagens de reabilitação convencionais que utilizam uma abordagem prática extensiva para promover a recuperação e/ou a compensação. Embora os movimentos precoces possam ser assistidos no treinamento funcional, os movimentos ativos são o objetivo global. O papel do fisioterapeuta é o de um treinador, estruturando a prática e fornecendo desafios e *feedback* adequados enquanto incentiva o paciente. O treinamento orientado à tarefa neutraliza de maneira eficaz os efeitos da imobilidade e o desenvolvimento de deficiências indiretas, como a fraqueza muscular ou a perda de flexibilidade. Também impede o *desuso aprendido* dos segmentos envolvidos ao mesmo tempo que estimula a recuperação do SNC.

Alcançar o controle nas várias atividades funcionais e posturas diferentes é o foco principal da intervenção durante a reabilitação. A atenção cuidadosa às demandas das posturas pode abordar eficazmente o problema dos graus de liberdade no controle dos segmentos do corpo e influenciar a seleção de habilidades preliminares. Por exemplo, a postura em decúbito ventral sobre os cotovelos foca no desenvolvimento do controle dos ombros, tronco superior e cabeça, eliminando todas as exigências de controle de movimento na parte inferior do corpo; como o CDM está baixo e a BDA é ampla, a postura é inerentemente segura. A postura ajoelhada pode ser usada para melhorar o controle de tronco e quadril, sem as exigências de controlar o joelho e o tornozelo. Tal como acontece com a postura em decúbito ventral sobre os cotovelos, o CDM baixo e a BDA ampla reduzem a probabilidade de ferimentos e quedas. Consulte a Tabela 10.6, que contém um resumo das posturas e os potenciais benefícios do tra-

Tabela 10.6 Posturas funcionais e potenciais benefícios do tratamento

Postura	Benefícios do tratamento
Decúbito ventral sobre os cotovelos	• Melhora do controle da parte superior do tronco, MMSS e pescoço/cabeça • Descarga de peso sobre os ombros, cotovelos flexionados • Aumento na ADM extensora de extensores de quadril • Melhora na força de cabeça/pescoço e estabilizadores de ombro • Ampla BDA, baixo CDM; inerentemente segura • Limite dos graus de liberdade: o controle da parte inferior do tronco e MMII não é necessário
Quatro apoios	• Melhora do controle da parte superior do tronco, parte inferior do tronco, quadris, MMSS (ombros, cotovelos) e pescoço/cabeça • Descarga de peso sobre os quadris e ombros e MMSS estendidos • Melhora da força dos estabilizadores de quadril, ombro e cotovelo • Diminuição do tônus extensor nos joelhos pela descarga de peso prolongada • Diminuição do tônus flexor em cotovelos, punhos e mãos pela descarga de peso prolongada • Aumento da ADM extensora em cotovelos, punhos e dedos • Ampla BDA, baixo CDM • Limite dos graus de liberdade: o controle de joelhos e pés em MMII, e mãos em MMSS não é necessário; possibilita que os MMSS compartilhem a carga e apoio postural com os MMII
Ponte	• Melhora do controle da parte inferior do tronco e MMII • Aumento da força dos estabilizadores de quadril • Descarga de peso sobre os pés e tornozelos • Atividade preliminar para a mobilidade no leito, transferência de sentado para em pé • Ampla BDA, baixa altura do CDM • Limite dos graus de liberdade: controle da parte superior do tronco, cabeça/pescoço e MMSS não é necessário
Sentado	• Melhora do controle da parte superior do tronco, parte inferior do tronco, MMII e cabeça/pescoço • Descarga de peso na posição vertical, antigravitacional; pode incluir a descarga de peso sobre os MMSS estendidos • Postura funcional, importante para o alcance e para as habilidades de AVD • Melhora das reações de equilíbrio • BDA média, altura média do CDM • Limite dos graus de liberdade: o controle de MMII não é necessário

(continua)

Tabela 10.6 Posturas funcionais e potenciais benefícios do tratamento *(continuação)*

Postura	Benefícios do tratamento
Ajoelhado e semiajoelhado	• Melhora do controle de cabeça/pescoço, partes superior e inferior do tronco, e MMII • Descarga de peso sobre os quadris em posição vertical, antigravitacional • Diminuição do tônus extensor nos joelhos pela descarga de peso prolongada • Aumento da força de estabilizadores de quadril e tronco • Melhora das reações de equilíbrio • Descarga de peso sobre o tornozelo na posição semiajoelhada • BDA estreita, altura intermediária do CDM (ajoelhada) • BDA ampla, altura intermediária do CDM (semiajoelhada) • Limite dos graus de liberdade: controle de joelhos, pés/tornozelos em MMII não é obrigatório na posição ajoelhada
Bipodal modificada	• Melhora do controle de cabeça/pescoço, tronco superior e inferior, e MMSS e MMII • Descarga de peso sobre os MMSS e MMII estendidos, posição ereta antigravitacional • Melhora das reações de equilíbrio • Postura funcional, preliminar à posição ortostática, dar passos e alcançar • Diminuição do tônus no cotovelo, punho e flexores de dedos na descarga de peso prolongada • Aumento da ADM extensora em punhos e dedos • BDA ampla, CDM alto • Requisição de controle de múltiplos graus de liberdade da cabeça/pescoço, tronco, MMSS e MMII: possibilita aos MMSS compartilharem a carga postural e o apoio com os MMII
Posição ortostática	• Melhora do controle de cabeça/pescoço, tronco superior e inferior, e MMI • Descarga de peso sobre os MMII estendidos, posição antigravitacional vertical completa • Melhora das reações de equilíbrio • Postura funcional, importante para habilidades de AVD; preliminar para a marcha • BDA estreita, CDM alto • Requisição do máximo controle de múltiplos graus de liberdade da cabeça/pescoço, tronco, MMII

AVD = atividades da vida diária; BDA = base de apoio; CDM = centro de massa; MI = membro inferior; MMII = membros inferiores; ADM = amplitude de movimento; MS = membro superior, MMSS = membros superiores.

tamento. Consulte *Improving Functional Outcomes in Physical Rehabilitation*[92] de O'Sullivan e Schmitz para uma discussão mais aprofundada.

O treinamento intenso orientado à tarefa pode não ser apropriado a todos os pacientes. A sua seleção é dependente do grau de recuperação e da gravidade da deficiência motora. Os achados de pesquisa sugerem que a ênfase excessiva precoce no treinamento dependente do uso pode, na verdade, aumentar a vulnerabilidade do encéfalo a danos adicionais em animais[93,94] e em seres humanos.[95-98] Os pacientes que não são capazes de participar do treinamento orientado à tarefa incluem aqueles que não têm controle voluntário ou função cognitiva. Por exemplo, um paciente com TCE que está em fase de recuperação inicial tem um potencial limitado de participação nesse tipo de treinamento intensivo. Do mesmo modo, os pacientes com AVC que experimentam paralisia de MS e déficits perceptivos profundos não seriam candidatos à TMIR de MS. Um dos critérios de exclusão consistentes para a TMIR tem sido a incapacidade de realizar a extensão voluntária de punho e dedo da mão mais envolvida. Assim, é necessário identificar o limiar de capacidade de executar os componentes básicos da tarefa. Uma análise cuidadosa das deficiências subjacentes com foco na intervenção (p. ex., melhora na força, ADM) complementa o treinamento orientado à tarefa. Por exemplo, durante o treinamento locomotor usando o TSP e um sistema de esteira, os passos e movimentos pélvicos são guiados a um padrão motor eficiente. Para participar desse tipo de treinamento, os pré-requisitos essenciais incluem a estabilidade básica da cabeça durante a posição ortostática.

Contexto ambiental

Alterar o contexto ambiental é uma consideração importante na estruturação das sessões práticas. Durante a aprendizagem precoce, muitos pacientes se beneficiam da prática em um *ambiente* estável, ou previsível, *fechado*. Conforme a aprendizagem progride, o ambiente deve ser variado e incorporar características mais variáveis consistentes com o mundo real, *ambientes abertos*. Praticar caminhadas apenas dentro da clínica de fisioterapia pode levar a um desempenho bem-sucedido nesse cenário (*aprendizagem específica do contexto*), mas faz pouco para preparar o paciente para a deambulação em casa ou na comunidade. O fisioterapeuta deve começar a modificar gradualmente o ambiente logo que o desempenho se torna consistente. Deve-se considerar a prática em um ambiente seguro em que o paciente possa aprender sem o risco de lesão ou fracasso total. Ambientes simulados (p. ex., *Easy Street Environments*) são encontrados em muitos centros de reabilitação. Eles podem servir como um ambiente de prática intermediária antes que o paciente passe ao ambiente doméstico ou da comunidade. É importante lembrar que alguns pacientes (p. ex., um paciente com TCE e recuperação cognitiva limitada) podem nunca ser capazes de atuar em outro ambiente além de um que seja altamente estruturado.

Modelagem comportamental

A modelagem comportamental se refere à utilização de técnicas concebidas para progredir sistematicamente o nível de dificuldade das tarefas praticadas. O fisioterapeuta fornece um *feedback* imediato e explícito para moldar e melhorar o desempenho. Volta-se a atenção aos aspectos bem-sucedidos do desempenho. Assim, o fisioterapeuta atua direcionando e motivando o paciente a um desempenho ideal. As tarefas escolhidas devem estar dentro das capacidades do paciente. O esforço excessivo, que pode prejudicar o desempenho e a motivação, é evitado. O paciente é mantido focado na atividade que está sendo treinada, é devidamente informado do seu progresso, e continuamente desafiado.[99]

Treinamento da conscientização quanto à segurança

Um elemento importante do treinamento funcional é a prevenção ou redução de lesões. Primeiro e mais importante é o treinamento da conscientização quanto à segurança durante as atividades de autocuidado, atividades de controle e equilíbrio postural e mobilidade funcional. Por exemplo, durante o treinamento da consciência postural, o paciente aprende a definir limites de estabilidade (LDE) durante a descarga de peso. Durante as perturbações antecipadas ou reativas, o paciente aprende a reagir a essas forças desestabilizadoras com os ajustes apropriados que mantêm a postura e o equilíbrio. Identificar o risco de queda e desenvolver estratégias para reduzir o risco de queda são elementos importantes no treinamento da mobilidade funcional. Instruções sobre a utilização de dispositivos e equipamentos de apoio também são acompanhadas pelo treinamento da conscientização quanto à segurança. Por exemplo, o paciente com LM aprende a se transferir de maneira segura para dentro e fora da banheira durante o banho, e a evitar o risco de ferimentos testando a temperatura da água antes da imersão. Por fim, a *prevenção secundária* (esforços para diminuir a gravidade da deficiência e sequelas por meio do diagnóstico precoce e intervenção imediata) é um componente importante da reabilitação. Por exemplo, a prevenção e o manejo da lesão de MMSS por uso excessivo é um componente importante na reabilitação de pacientes com LM que são usuários de cadeira de rodas.

O Quadro 10.5 apresenta um resumo das estratégias de treinamento orientadas à tarefa para promover a recuperação induzida pela função.

Intervenções para a deficiência

A análise de tarefa revela se o paciente é capaz de realizar a atividade funcional e seus componentes básicos. O exame e avaliação adicionais podem revelar se uma alteração específica ou grupo de deficiências estão ligados à limitação/tarefa funcional. O fisioterapeuta, então, precisa se concentrar em intervenções específicas para melhorar o desempenho. Por exemplo, um paciente com esclerose múltipla (EM) demonstra incapacidade de se levantar ou de se transferir sem assistência moderada de alguém. Identifica-se fraqueza de membro inferior na extensão do quadril e joelho. O treinamento de força desses músculos precisa ser uma intervenção-alvo. É importante lembrar que a resolução da deficiência pode não produzir o desempenho funcional desejado. É inteiramente possível que outras deficiências, anteriormente mascaradas por uma incapacidade em realizar a tarefa, também estivessem contribuindo para a incapacidade do paciente de se levantar independentemente (p. ex., deficiências de equilíbrio). Sem tentar corrigir as deficiências, continuar o treinamento funcional tem o potencial de atrasar a recuperação e criar uma série de padrões de movimento defeituosos que posteriormente poderão ser difíceis de desaprender. Por exemplo, o treinamento precoce da marcha nas barras paralelas em que o paciente com acidente vascular cerebral requer assistência máxima do fisioterapeuta para arrastar a perna envolvida e imobilizada para a frente faz muito pouco ou nada para promover o controle da locomoção ativa desse membro. Também é importante lembrar que as intervenções específicas para a deficiência devem ser vinculadas ao treinamento funcional. O paciente precisa praticar simultaneamente a atividade funcional para resolver ou diminuir a deficiência. A atividade pode ser modificada para assegurar a segurança do paciente e facilitá-la. A seção a seguir fornece uma visão geral das intervenções específicas à deficiência.

Intervenções para melhorar a força, a potência e a resistência

O **desempenho muscular** é definido como "a capacidade de um músculo ou grupo de músculos de produzir

Quadro 10.5 Estratégias de treinamento funcional orientadas à tarefa

Enfatizar o treinamento precoce.
- Para promover a plasticidade cortical dependente do uso e superar o desuso aprendido.

Definir o objetivo da tarefa prática.
- Envolver o paciente na determinação dos objetivos e tomada de decisão, reforçando assim a motivação e promovendo o comprometimento ativo para com a recuperação.

Determinar as atividades a serem praticadas.
- Considerar a história pregressa, estado de saúde, idade, interesses e experiência do paciente.
- Considerar as habilidades/pontos fortes, o nível de recuperação, o estilo de aprendizagem, as deficiências e as limitações nas atividades do paciente.
- Determinar um conjunto de atividades a ser praticado para cada objetivo de treinamento.
- Escolher atividades que sejam interessantes, estimulantes e relevantes para o paciente.
- Escolher atividades com maior potencial de o paciente ser bem-sucedido e intercalar tarefas mais difíceis com tarefas mais fáceis.
- Almejar movimentos ativos envolvendo os membros afetados.
- Restringir ou limitar o uso dos membros não afetados; definir parâmetros e limites de tempo para o uso das restrições.
- Impedir ou limitar estratégias de compensação.

Determinar os parâmetros de prática.
- Gerenciar a fadiga, determinar os tempos de descanso e prática.
- Delinear o desempenho ideal; estabelecer uma referência de acerto.
- Estabelecer requisitos para a intensidade, quantidade mínima de repetições.
- Estabelecer esquemas de prática das tarefas (bloqueada ou variável); mudar para a prática variável tão rapidamente quanto possível para melhorar a retenção.
- Determinar a ordem de prática das tarefas (constante, seriada, aleatória); passe para a ordem aleatória tão rapidamente quanto possível para melhorar a retenção.
- Controlar o uso de instruções e *feedback* aumentado para promover a aprendizagem.
- Controlar o uso de movimentos assistidos ou guiados para promover a aprendizagem inicial; assegurar que o paciente faça transições bem-sucedidas para movimentos ativos o mais rapidamente possível.

Utilizar técnicas de modelagem do comportamento.
- Modificar gradualmente a tarefa para aumentar seu desafio e torná-la cada vez mais difícil conforme o desempenho do paciente melhora.
- Fornecer *feedback* imediato e explícito; reconhecer e felicitar por pequenas melhorias no desempenho da tarefa.
- Enfatizar os aspectos positivos do desempenho.
- Evitar esforços excessivos, porque isso degrada o desempenho e reduz a motivação.

Promover a resolução de problemas.
- Fazer com que o paciente avalie o desempenho, identifique obstáculos, chegue a potenciais soluções, escolha uma solução, e avalie o desfecho.
- Relacionar os sucessos aos objetivos como um todo.

Estruturar o ambiente.
- Promover a prática precoce em um ambiente de apoio, livre de distrações (ambiente fechado).
- Progredir para a prática variável em ambientes reais (ambientes abertos).

Estabelecer parâmetros para a prática fora da terapia.
- Identificar objetivos e estratégias para a prática não supervisionada específica; maximizar as oportunidades.
- Utilizar um contrato comportamental por escrito, e fazer com que o paciente concorde com comportamentos-alvo a serem realizados durante o dia.
- Fornecer um programa de exercícios domiciliares com treinamento adequado para pacientes/familiares/cuidadores.
- Fazer com que o paciente documente a prática não supervisionada usando um registro de atividade ou diário de exercícios domiciliares.

Manter o foco na aprendizagem ativa.
- Minimizar a terapia prática.
- Maximizar o papel como *treinador de treinamento*.

Monitorar atentamente a recuperação e documentar progressos.
- Usar medidas de desfecho funcional sensíveis, válidas e confiáveis.

Ser cauteloso quanto aos cronogramas e previsões, porque a recuperação pode demorar mais tempo do que o esperado.

força".[100,p.688] A **força muscular** é a "força muscular exercida por um músculo ou um grupo de músculos para superar uma resistência sob um conjunto específico de circunstâncias".[100,p.688] A **potência muscular** é "o trabalho produzido por unidade de tempo ou o produto entre a força e a velocidade".[100,p.688] A **resistência muscular** é "a capacidade de sustentar forças repetidamente ou produzir forças ao longo de um período de tempo".[100,p.688] O **desempenho muscular** é regulado por diversos fatores. Os fatores neurais incluem o recrutamento da unidade motora (quantidade, tipo), os padrões de disparo do neurônio motor, e a eficiência dos padrões sinérgicos de cooperação. Os fatores musculares e biomecânicos incluem o comprimento inicial e tensão do músculo, a composição da fibra muscular, o armazenamento e suprimento de energia, a velocidade e tipo de contração e o braço de movimento. As técnicas que otimizam esses fatores enquanto abordam as demandas específicas da tarefa e do ambiente levarão aos desfechos funcionais máximos.

Os pacientes submetidos à reabilitação neurológica comumente apresentam interrupção dos neurônios motores das vias centrais e redução na produção de força muscular, um resultado direto de uma lesão de NMS. A fraqueza ou paralisia pode afetar um lado do corpo (hemiparesia, hemiplegia), ambos os membros inferiores (paraparesia, paraplegia), os quatro membros (tetraparesia, tetraplegia) ou um único membro ou segmentos de um membro. Os pacientes com acidente vascular cerebral hemisférico por uma lesão ipsilateral também podem demonstrar fraqueza bilateral com fraqueza leve no lado menos envolvido.[101] Conforme a recuperação progride, o *status* de força e desempenho muscular pode mudar (p. ex., o paciente que está se recuperando de lesão medular incompleta recupera músculos sob controle voluntário e seu desempenho funcional melhora). Além disso, períodos prolongados de desuso e imobilidade resultam em diminuição na atividade neural, atrofia e fraqueza prolongada. Os idosos normalmente apresentam uma perda preferencial de fibras do tipo II. É importante reconhecer que o paciente pode ter estado inativo antes do dano ou ferimento, o que resulta em descondicionamento preexistente. O tamanho físico (peso corporal total) e as exigências da tarefa (p. ex., subir escadas *vs.* andar em superfícies planas) também influenciam na quantidade de força necessária.

Treinamento de força

Os benefícios do treinamento de força para pacientes com distúrbios da função motora incluem os seguintes:

- Aumento na produção de força máxima decorrente de mudanças na unidade neural (aumento no recrutamento da unidade motora, aumento na frequência e sincronização do padrão de disparo de unidades motoras, melhora no tempo de reação).
- Alterações no músculo (hipertrofia das fibras musculares, melhora nas adaptações metabólicas/enzimáticas, aumento no tamanho e quantidade de miofibrilas, adaptação do tipo de fibras musculares).
- Aumento na força tênsil do tecido conjuntivo e na densidade mineral óssea.
- Melhora na composição corporal em relação à proporção entre a massa gorda e magra.
- Melhora nos níveis de desempenho e atividade funcional.
- Melhora na sensação de bem-estar e autoconfiança.

Os princípios básicos do exercício de fortalecimento incluem a sobrecarga, a especificidade, o treinamento cruzado e a reversibilidade. As cargas impostas sobre o músculo devem ser maiores do que as normalmente incorridas (*princípio da sobrecarga*). Os efeitos do treinamento são específicos ao modo de estresse do exercício imposto aos músculos em atividade (*princípio da especificidade*). Assim, os efeitos do treinamento de um protocolo isométrico são específicos do músculo exercitado e do ponto na amplitude em que o músculo está sustentando o esforço. Os efeitos não levam a uma melhora no desempenho dinâmico (contrações concêntricas ou excêntricas). O treinamento de exercícios de MMSS não será transferido a uma melhora no desempenho de MMII. O *treinamento cruzado* se refere a um programa de treinamento que inclui uma variedade de elementos de treinamento (p. ex., exercícios isométricos, concêntricos, excêntricos e resistidos). O treinamento cruzado é usado para impor as demandas mais amplas possíveis sobre o sistema neuromuscular e superar os efeitos da especificidade. O *princípio da reversibilidade* se refere à incapacidade de sustentar os benefícios do treinamento de força se os músculos não forem usados regularmente em um programa de manutenção da resistência ou exercícios funcionais. Os efeitos do destreinamento incluem uma redução no desempenho muscular, diminuição no recrutamento neural, e atrofia das fibras musculares. A eficácia do treinamento de força é dependente da obtenção de um estímulo de treinamento adequado. As diretrizes dos exercícios para o treinamento da força muscular são apresentadas na Tabela 10.7.[102-105]

Os pacientes com prejuízo na função motora podem apresentar déficits na ativação muscular. O treinamento precoce deve focar nas contrações isométricas e excêntricas, pois a tensão muscular é mais bem mantida do que com contrações concêntricas. Nas contrações isométricas, há melhora no apoio reflexo periférico da contração, em oposição ao fuso sem carga visto quando o músculo se move em uma amplitude reduzida de contração concêntrica. As contrações excêntricas também produzem maior

Tabela 10.7 Diretrizes de exercício para o treinamento da força muscular

Determinar	Parâmetros de exercício
Tipo de contração muscular	Exercício isométrico, excêntrico, concêntrico
Modo de treinamento de exercício	Cadeia aberta (isolar um segmento): exercícios isotônicos e isocinéticos Cadeia fechada: exercícios em cadeia cinética fechada com descarga de peso (p. ex., subir escadas, agachamentos modificados) Circuito de treinamento: combinação de métodos variados Exercícios aquáticos Padrões sinérgicos: podem ser mais eficientes para a melhora na função (com base no princípio da especificidade); por exemplo, padrões de FNP com resistência manual
Tipo de resistência/equipamentos	Pesos livres, polias, faixas elásticas, aparelho de resistência mecânica, resistência isocinética (dinamometria), resistência manual, peso corporal, resistência da água (aquáticos)
Intensidade: carga de exercício que melhor desafia o paciente (com base no princípio da sobrecarga)	Usar cargas submáximas • Com pesos, a carga normalmente é de 60-80% de 1-RM por objetivo • Indivíduos muito fracos podem começar com 50% de 1-RM e menos de 10 repetições (reps) Progressão do exercício: aumentar as repetições, quantidade de séries ou carga, conforme tolerado; ajustar a carga do exercício de acordo com as respostas ao exercício, medidas de força, esforço percebido e limiar de fadiga.
Quantidade de repetições e séries; quantidade de exercícios por série	A frequência inicial normalmente é de 3 séries de 10-15 reps ou conforme tolerado
Duração	Tempo total de treinamento de resistência: normalmente 15-30 minutos por sessão ou conforme tolerado
Frequência	Normalmente 2-3 dias/semana, dependendo da intensidade e nível de comprometimento/doença
Períodos de aquecimento e resfriamento	Incluir 5-10 min de aquecimento (exercícios aeróbios, alongamento, exercícios de ADM) e 5-10 min de resfriamento (relaxamento muscular, alongamento)
Considerações adicionais	Os movimentos devem ser lentos e controlados. A progressão deve ocorrer em pequenos incrementos. Reduzir a intensidade em caso de início súbito de fadiga e exaustão. Reduzir a intensidade em caso de dor muscular de início tardio prolongada e severa. Deve-se manter um padrão respiratório regular, evitando a sobrecarga/manobra de Valsalva. Considerar as interações entre exercícios e medicamentos. O exercício é contraindicado em alguns pacientes (p. ex., com poliomielite atrófica grave e fraqueza recente ou ELA com músculos com graus inferiores a 3/5).
Desfechos	Relacionar o treinamento de força com tarefas funcionais. Fazer com que o paciente foque nas melhorias no desempenho funcional em termos que sejam compreensíveis e significativos.

ELA = esclerose lateral amiotrófica; FNP = facilitação neuromuscular proprioceptiva; RM = repetição máxima.

força muscular, com menores taxas de descarga da unidade motora do que nas contrações concêntricas. Durante o treinamento, o paciente é inicialmente solicitado a atuar ativamente na amplitude média, em que a maior tensão pode ser produzida. O paciente é, então, solicitado a abaixar lentamente o membro (contração excêntrica) e manter a posição (contração isométrica). Uma vez conseguido o controle em ambos os tipos de contração, pode-se tentar as contrações concêntricas. Nas contrações isotônicas, pré-alongar o músculo iniciando a contração na amplitude alongada otimiza o desenvolvimento de tensão por meio do aumento do uso de forças viscoelásticas (*relação comprimento-tensão*) e apoio reflexo periférico (p. ex., padrões de FNP; ver definição e discussão adiante). Músculos fracos podem inicialmente resistir levemente à contração facilitada pela *carga proprioceptiva* (recrutamento) do fuso muscular. O controle da velocidade também é importante para garantir a eficiência das tentativas iniciais de movimento. Durante as contrações concêntricas, a tensão total diminui à medida que a velocidade aumenta. Assim, os pacientes podem ser capazes de produzir uma contração em velocidades lentas, mas não em velocidades elevadas. Por exemplo, o paciente com acidente vascular cerebral que demonstra controle limitado deve ser instruído a começar com movimentos lentos e controlados. Conforme os movimentos se tornam mais eficientes, eles podem ser progredidos para velocidades mais rápidas.

Os pacientes com lesões do NMS normalmente apresentam espasticidade. As abordagens de reabilitação neurológica antigas (p. ex., *Bobath*) viam a espasticidade como o principal contribuinte para a disfunção neuromuscular. O treinamento de força e a alta resistência eram contraindicados, porque eram vistos como suscetíveis de aumentar a espasticidade (hiperatividade reflexa), a cocontração e padrões anormais de movimento.[105] Essas opiniões não são mais apoiadas pela literatura científica, já que os pesquisadores têm demonstrado que é possível aumentar a força sem efeitos prejudiciais adicionais sobre o tônus e o controle de movimento.[106-112]

Os *exercícios em cadeia cinética aberta* envolvem mover no espaço um segmento isolado do membro sem movimentos simultâneos nas articulações adjacentes. A ativação muscular ocorre predominantemente no motor(s) primário(s) que cruza(m) a articulação em movimento. Aplica-se resistência ao segmento distal em movimento, normalmente em posições que não envolvem descarga de peso. Os *exercícios de cadeia cinética fechada* envolvem movimentos em que a parte distal está fixa (pé e mão), enquanto os segmentos proximais estão em movimento (p. ex., descarga de peso em pé, agachamentos bilaterais de arco curto). Eles são realizados em posturas que incluem descarga de peso e envolvem ações simultâneas dos músculos sinérgicos em múltiplas articulações. A aproximação articular adicionada e a estimulação de proprioceptores musculares melhoram o controle neuromuscular e a estabilização articular (cocontração). Uma limitação do exercício em cadeia cinética fechada é a compensação da fraqueza muscular específica por outros músculos agonistas. Em comparação, os exercícios em cadeia cinética aberta podem ser utilizados para isolar a contração de um músculo ou grupo de músculos. No entanto, os músculos treinados e os movimentos utilizados não são bem adaptados aos movimentos funcionais normais que utilizam movimentos complexos e ligações entre múltiplos segmentos.[105]

O ganho de força pode ser obtido por meio de exercícios resistidos progressivos (ERP) usando pesos livres ou aparelhos de resistência mecânica fixa. Uma grande desvantagem dos ERP é que o peso selecionado é determinado pela quantidade que pode ser levantada pelo músculo no ponto mais fraco da amplitude. Os aparelhos de treinamento isocinético oferecem a vantagem de proporcionar a acomodação da resistência em toda a amplitude. O desempenho muscular não está, portanto, limitado à parte mais fraca da amplitude. Registra-se a quantidade de força produzida, o que fornece uma medida importante objetiva do desempenho. Foram desenvolvidos diferentes protocolos isocinéticos usando contrações concêntricas e excêntricas. A velocidade do movimento pode ser predeterminada. Essa é uma consideração importante para o treinamento do paciente que demonstra deficiências neuromusculares na sincronização e controle da velocidade. Por exemplo, o paciente em recuperação de um acidente vascular cerebral pode ser incapaz de produzir as forças de aceleração e desaceleração necessárias durante as diferentes fases da marcha. Isso resulta no sequenciamento tardio de componentes musculares e em uma desaceleração geral da marcha. O treinamento isocinético focado na sincronização desses vários componentes pode melhorar a função da marcha.

A *facilitação neuromuscular proprioceptiva (FNP)* utiliza padrões resistidos manualmente (padrões de FNP) e oferece a vantagem de utilizar movimentos sinérgicos funcionais. Os padrões de movimento são de natureza espiral e diagonal, em oposição aos planos retos de movimento, e estão ligados a padrões funcionais normais. O fisioterapeuta pode acomodá-los ao nível específico de fraqueza do paciente, fornecendo resistência gradual repetitiva ao longo da amplitude de movimento e adicionando facilitação adicional conforme necessário para melhorar ou manter o desempenho. Comandos verbais eficazes melhoram a magnitude da contração muscular. Aplica-se alongamento na amplitude máxima para ajudar na iniciação da contração e durante toda a amplitude, conforme necessário, para manter a contração. Aplicam-se estímulos de aproximação para facilitar padrões extensores, e aplica-se tração para facilitar padrões flexores. Técnicas de FNP específicas (p. ex., reversões dinâmicas, contrações repetidas, e assim por diante) são úteis para melhorar a força. As faixas de resistência elástica ou polias com peso também podem ser utilizadas para fornecer resistência em padrões de FNP sinérgicos.[113,114]

Pode-se conseguir ganho de força por meio do treinamento funcional que utiliza prática relacionada com a tarefa. A resistência é conferida pela gravidade e pelo peso do corpo e é aplicada simultaneamente em vários segmentos em movimento. Pode ser suplementada com a resistência manual do fisioterapeuta, pesos, faixas elásticas de resistência, ou resistência da água durante a terapia em piscina. Selecionam-se atividades que inicialmente foquem em segmentos específicos do corpo e progride-se de modo a envolver segmentos cada vez maiores do corpo. Isso aumenta o nível de dificuldade e os graus de liberdade que devem ser controlados durante o movimento. Os benefícios do treinamento funcional incluem a melhora na coordenação dos músculos, no controle postural e equilíbrio, e na extensibilidade e flexibilidade muscular. O treinamento funcional ajuda o paciente a desenvolver o controle de grupos musculares sinérgicos que atuam em vários eixos e planos de movimento. Além disso, promove o controle de vários tipos e combinações de contrações musculares (concêntrica, excêntrica, isométrica) que são usados alternadamente durante o movimento normal. Esse é um foco muito diferente dos planos do movimento retos e movimentos isolados comumente empregados nos ERP e treinamento isocinético. Os *inputs* sensoriais intrínsecos (somatossensorial, vestibular, visual) são maximizados durante o treinamento funcional.

Combinar protocolos de treinamento de força com a prática específica da tarefa é uma estratégia importante para maximizar a transferência dos ganhos às habilidades funcionais. Por exemplo, o fortalecimento de extensores de membros inferiores fracos pode ser inicialmente conseguido usando um aparelho isocinético que tem como alvo tanto contrações excêntricas quanto concêntricas de quadríceps. Esse treinamento pode ser efetivamente combinado à prática repetitiva de atividades funcionais que também exigem controle extensor semelhante (p. ex., agachamentos parciais, transferências de sentado para em pé e subir escadas). A consideração importante aqui é coincidir o protocolo de treinamento de força com os requisitos da tarefa funcional em termos de ADM alcançada e tipo, magnitude e velocidade da contração. A utilização de atividades e condições variadas de treinamento de força também promove o desenvolvimento da flexibilidade de desempenho, um objetivo importante para a independência na vida diária.

Resistência muscular e fadiga

Os pacientes com déficits na função motora podem apresentar diminuição na resistência muscular e fadiga. A fadiga é definida como a incapacidade de contrair repetidamente o músculo ao longo do tempo. Assim, o exercício não pode ser mantido e a tolerância ao exercício físico é reduzida. O aparecimento de fadiga é variável de um paciente para outro. Embora muitos fatores diferentes possam influenciar, entre os mais importantes estão o tipo e a intensidade do exercício. Com o aparecimento da fadiga, os pacientes demonstram um decréscimo na produção de força muscular, progredindo até a *exaustão completa* (efeito de teto). A fadiga pode surgir de uma doença neuromuscular afetando três locais principais: (1) o SNC (fadiga central), (2) os nervos periféricos ou junção neuromuscular, ou (3) o músculo propriamente dito. Exemplos de condições do sistema nervoso central que podem produzir fadiga debilitante incluem a EM, a síndrome de Guillain-Barré (SGB), a síndrome da fadiga crônica e a síndrome pós-pólio (SPP). O perigo real do treinamento de exercícios com esses pacientes é o risco de *overdose aguda de exercícios*, produzindo exaustão e possivelmente lesão. O sobretreinamento (*overtraining*), definido como a sobredosagem crônica de exercício, está associado à descompensação psicológica e fisiológica, bem como a lesões musculoesqueléticas.[104] A *fraqueza por uso excessivo* se manifesta como dor aos esforços e uma diminuição prolongada na força absoluta e resistência como resultado da atividade excessiva. Ela é frequentemente vista em pacientes com SPP. Por exemplo, após uma sessão de exercícios o paciente com SPP demonstra fraqueza prolongada e fadiga que não se recupera com o descanso. Se o exercício é exaustivo, o paciente pode ser incapaz de sair da cama no dia seguinte ou realizar atividades normais da vida diária (AVD). Mesmo um programa de condicionamento simples deve ser cuidadosamente monitorado e progredido lentamente de modo a evitar esforço excessivo e lesões.

Treinamento aeróbio

Os benefícios do treinamento aeróbio para pacientes com distúrbios da função motora incluem os seguintes:

- Melhora na resistência cardiovascular e periférica (muscular).
- Diminuição na ansiedade e na depressão.
- Melhora na função física.
- Melhora na sensação de bem-estar.

O programa de treinamento cardiovascular é determinado com base no nível de descondicionamento e sintomas específicos do paciente. Os exercícios aeróbios podem incluir ergometria (dois ou quatro membros), aparelho de *stepper* reclinado, exercícios aquáticos terapêuticos e atividades convencionais com descarga de peso, como caminhadas. Em geral, intensidades moderadas de exercícios são adequadas para a maior parte dos pacientes submetidos à reabilitação ativa (p. ex., 40-70% do consumo máximo de oxigênio), enquanto intensidades elevadas são contraindicadas. Para muitos pacientes, frequentemente recomenda-se uma frequência de 3-5 dias por semana, com sessões de 20-30 minutos (p. ex., paciente com acidente vascular cerebral ou TCE). Alternativamente, podem ser utilizadas várias sessões de 10 minutos. A maior parte dos pacientes vai exigir um protocolo descontínuo que equilibra cuidadosamente o exercício com o repouso.[104] Estão disponíveis diretrizes de prática clínica que incluem recomendações de exercício para ajudar o fisioterapeuta no tratamento de pacientes com incapacidades crônicas.[115-120] O *Exercise Management for Persons with Chronic Diseases and Disabilities* da ACSM é particularmente útil ao fisioterapeuta de reabilitação, uma vez que discute as diretrizes de exercício para diversos tipos diferentes de deficiência (p. ex., acidente vascular cerebral, TCE, LM, EM, DP, e assim por diante).[104]

O manejo eficaz de pacientes com baixa resistência e fadiga inclui o uso de técnicas de conservação de energia, dosagem das atividades, mudanças de estilo de vida, períodos de descanso regulares durante o dia, e melhora no sono por meio da utilização de técnicas de relaxamento e medicamentos. Pode-se usar um registro de atividades para ajudar o paciente a identificar as atividades que são particularmente desgastantes e documentar a eficácia do descanso. As atividades desnecessárias que gastam energia devem ser interrompidas e as atividades essenciais devem ser reestruturadas e dosadas de modo a incluir períodos de descanso regulares durante todo o dia. Os pacientes podem monitorar seu nível de fadiga geral usando a Escala de Percepção do Esforço de Borg (EEP);[121] devem ter como objetivo manter suas atividades em um nível na EEP de "um pouco difícil" (14 ou inferior utilizando a EEP de 6-20). Deve-se implementar alterações ergonômicas (p. ex., assentos e estações de trabalho) para reduzir o custo energético das atividades. Por fim, deve-se incluir o manejo do estresse no programa de orientações.[118]

Intervenções para melhorar a flexibilidade

A ADM articular e a flexibilidade muscular devem ser adequadas para possibilitar excursões funcionais normais do músculo e o alinhamento biomecânico. Períodos prolongados de desuso e imobilidade e a disfunção motora associada ao dano neurológico podem levar a alterações na função muscular e articular, alinhamento postural, e uma série de prejuízos indiretos. Estes incluem rigidez muscular, atrofia, fibrose, contratura, anquilose e deformidade postural. Os idosos demonstram mudanças relacionadas com a idade que afetam a flexibilidade das articulações. Estas incluem aumento na viscosidade do líquido sinovial, enrijecimento da cápsula articular e ligamentos, e calcificação da cartilagem articular.[122] A intervenção proativa após um dano neurológico (p. ex., acidente vascular cerebral, TCE, LM) é um componente importante da intervenção. Os pacientes com doenças crônicas e irreversíveis (p. ex., DP, EM, esclerose lateral amiotrófica [ELA]) também precisam de intervenção orientada (prevenção terciária) para limitar as sequelas e o grau de deficiência. Os benefícios incluem manter a flexibilidade das articulações, a extensibilidade dos tecidos, a capacidade física e a função. Os benefícios adicionais incluem a melhora na circulação e nutrição tecidual dos membros e a inibição da dor.

As técnicas incluem exercícios de ADM, alongamento passivo e mobilização articular. O uso de uma modalidade terapêutica preliminar para aquecimento (p. ex., compressa quente) aumenta a temperatura e a elasticidade do músculo e a extensibilidade do colágeno. Pode-se usar também um período de exercícios de aquecimento. Por exemplo, os exercícios aeróbios ou o ciclismo de baixa resistência irá aumentar gradualmente a temperatura e a elasticidade tecidual, aumentando assim a segurança do alongamento. As modalidades de crioterapia podem ser utilizadas para arrefecer os músculos e diminuir o espasmo muscular e a imobilização fisiológica.

Exercícios de ADM

A *amplitude de movimento* é "o arco ao longo do qual ocorre o movimento de uma articulação ou de uma série de articulações."[100,p.690] A ADM pode ser *ativa (ADMa)*, executada e controlada inteiramente pelo esforço voluntário dos músculos do paciente, *ativa-assistida (ADMaa)*, que exige um certo grau de assistência externa para os esforços voluntários, ou *passiva (ADMp)*, realizada exclusivamente pelo fisioterapeuta ou cuidador. O *Guia para a prática do fisioterapeuta* classifica os dois primeiros como exercícios terapêuticos, enquanto a ADMp é classificada como terapia manual.[100] A ADMp normalmente é usada quando o movimento ativo não é possível (p. ex., em decorrência da dor, paralisia ou ausência de resposta). A ADMa e a ADMaa têm os benefícios adicionais de melhorar a circulação, diminuir a atrofia, e melhorar a função motora. A progressão deve ser para exercícios de ADMa, sempre que possível, porque eles são um componente importante do programa de exercícios domiciliares (PED). Os exercícios de ADM são realizados ao longo da amplitude completa disponível no paciente. O membro deve estar bem apoiado, com um posicionamento estável do paciente, de modo a evitar traumas às articulações. Os movimentos devem ser lentos e dentro da tolerância do paciente. O excesso de força e a dor são contraindicados. Isso é especialmente importante quando se trabalha com o paciente em risco de osteoporose e ossificação heterotópica.

Os exercícios de ADM podem ser administrados em planos anatômicos de movimento ou em padrões diagonais de movimento (padrões de FNP). Estes últimos podem ser mais eficientes porque a ADM pode ser administrada em todo o membro, combinando os movimentos de mais de uma articulação. A ADM também pode ser alcançada durante as atividades de treinamento funcional (p. ex., a ADM de ombro é alcançada durante a descarga de peso nas posições de quatro apoios ou bipodal). Um benefício adicional pode ser a ausência de atenção do paciente ao movimento articular durante a atividade com imobilização menos protetora.

Alongamento passivo

O **alongamento** envolve a aplicação de força manual ou mecânica para alongar (esticar) estruturas que adaptativamente estão encurtadas e hipomóveis.[100] O termo *alongamento estático* se refere a um método de alongamento no qual o músculo é alongado lentamente até a tolerância. A posição final (maior comprimento tolerado) é mantida por pelo menos 20-30 segundos, e o alongamento é repetido quatro a cinco vezes, dependendo da tolerância do paciente. O uso do estiramento lento e prolongado altera a atividade neural, minimizando a ativação do fuso muscular e a contração reflexa do músculo que está sendo alongado. Manter a posição na amplitude máxima final resulta em disparo dos órgãos tendinosos de Golgi (OTG), com resultante inibição do músculo que está sendo alongado por meio de mecanismos de inibição autógena. Os efeitos combinados resultam em melhora no alongamento muscular. O alongamento passivo também afeta diretamente o músculo, resultando em alterações viscoelásticas que afetam a extensibilidade muscular. O alongamento de baixa carga resulta em um menor risco de lacerar os tecidos moles, menos dor muscular e diminuição nos requisitos de energia.[122-124] A frequência de alongamento (quantidade de sessões por dia ou por semana) varia de acordo com a causa subjacente, cronicidade e gravidade da contratura, idade e nível de integridade e cicatrização tecidual do paciente, e tratamento clínico (p. ex., uso de corticosteroides).[105] De modo ideal, o alongamento é feito diariamente, e é equilibrado com o descanso adequado entre as sessões para minimizar a dor tecidual. Os resultados do alongamento (isto é, a amplitude recém-adquirida) devem ser combinados ao exercício ativo. O ditado "use-o ou perca-o" vale para a manutenção dos benefícios tanto dos exercícios de ADM quanto de alongamento. Devem-se ensinar exercícios de alongamento (isto é, autoalongamento) aos pacientes e/ou seus familiares/cuidadores como parte do PED para apoiar a transição para fora do ambiente clínico.

O *alongamento balístico*, definido como o uso do alongamento intermitente com carga elevada e duração curta, geralmente é contraindicado para idosos, pacientes crônicos, ou pacientes com deficiências neuromusculares submetidos à reabilitação ativa.[125] Os movimentos de alta velocidade e alta intensidade não são facilmente controlados. Além disso, a ativação de receptores de estiramento muscular (terminações Ia do fuso muscular) resulta em contração reflexa e limita o alongamento muscular. Além disso, em contraturas crônicas, o tecido conjuntivo é mais frágil e lacera facilmente. Assim, o alongamento balístico está associado a altas taxas de microtraumas e lesões.[105]

Pode-se aplicar o *alongamento prolongado com baixa carga (APBC)* (15-30 minutos) usando polias e pesos mecânicos ou dispositivos ortopédicos especializados. O posicionamento prolongado em uma mesa inclinada com cunhas e correias pode ser usado de modo efetivo para melhorar a amplitude de MMII (p. ex., tendões, músculos gastrocnêmio-sóleo).[126,127] O estiramento prolongado também pode ser aplicado para prevenir ou reduzir contraturas usando uma tala seriada (discutido mais adiante neste capítulo).

Alongamento facilitado

O *alongamento facilitado* se refere à utilização de técnicas de inibição neuromuscular para relaxar (inibir) e alongar músculos quando usadas em conjunto com o alongamento. As *técnicas de alongamento facilitado pela FNP* incluem o *manter-relaxar (MR)* e o *contrair-relaxar (CR)*. O membro é ativamente movido ao final da ADMp (posição limitada pela amplitude). O paciente é então instruído a realizar uma contração isométrica máxima dos músculos restritos e encurtados (padrão antagonista). A contração deve ser mantida durante pelo menos 5-8 segundos. Essa contração pré-alongamento resulta em inibição muscular da ativação do OTG (inibição autógena). Isso é seguido por um relaxamento voluntário. No MR, o fisioterapeuta então move passivamente o membro ao novo limite da amplitude. No CR, o paciente move ativamente o membro ao novo limite de amplitude no padrão contra a resistência. As contrações isotônicas resistidas dos músculos agonistas focam em todos os músculos do padrão, com ênfase nos rotadores, e fornecem efeitos de inibição recíproca adicionais (ou seja, a contração do agonista inibe ainda o músculo encurtado via atividade do fuso muscular). Essas técnicas foram originalmente aplicadas ao utilizar padrões de FNP, embora alguns fisioterapeutas tenham adotado essas técnicas em padrões usando os planos anatômicos de movimento.[113,114] As pesquisas demonstraram a eficácia e superioridade das técnicas de alongamento facilitado em relação às técnicas de alongamento estático, especialmente quando são utilizadas contrações ativas.[128-130] Um benefício adicional é que os pacientes frequentemente relatam menos desconforto com a aplicação de técnicas de alongamento facilitado, em comparação a outros métodos de alongamento. Como os mecanismos inibitórios afetam principalmente os músculos e dependem de contração voluntária, essas técnicas não são eficazes com músculos muito fracos ou paralisados ou na limitação de amplitude associada a alterações substanciais do tecido conjuntivo (contratura crônica).

Alongamento e posicionamento para o paciente com espasticidade

O paciente com síndrome do NMS normalmente apresenta espasticidade (hipertonia dependente da velocidade) e reflexos tendinosos profundos (RTP) hiperativos. Funcionalmente, o paciente demonstra controle volitivo ruim dos movimentos e limitações nas habilidades funcionais. Os membros normalmente são mantidos em posturas fixas anormais, majoritariamente afetando músculos antigravitacionais. Por exemplo, o MS normalmente assume uma postura flexora anormal, enquanto o MI assume uma postura extensora anormal. Se deixada sem tratamento, a espasticidade pode levar ao desenvolvimento de deficiências secundárias, como contraturas, assimetrias posturais e deformidades.

O alongamento e o posicionamento são componentes importantes do tratamento do paciente com espasticidade. Deve-se avaliar cuidadosamente a tolerância do paciente. O manuseio preciso de um membro espástico é importante. O fisioterapeuta deve usar contatos manuais constantes e firmes, posicionados sobre áreas ósseas ou não espásticas, e evitar a pressão direta sobre os músculos espásticos. O membro é movido para longe da posição espástica encurtada a uma amplitude alongada, utilizando rotações lentas e repetidas do membro. O membro do paciente pode então ser colocado e mantido na amplitude recém-adquirida para fornecer alongamento prolongado. Por exemplo, durante o tratamento do paciente com acidente vascular cerebral e MS espástico, o fisioterapeuta segura a mão do paciente sobre o polegar e move lentamente o cotovelo até a extensão completa com a mão aberta. A mão é então colocada com a palma para baixo sobre o tablado ao lado do paciente, descarregando o peso com o cotovelo estendido, mão aberta e punho e dedos estendidos. A descarga de peso para a frente/para trás durante a posição sentada pode, então, ser utilizada para manter a inibição e a amplitude. Embora o tempo que se deve manter o estiramento a fim de reduzir a espasticidade seja desconhecido, um grupo de pesquisadores verificou que 10 minutos é o tempo ideal.[131]

Aparelhos gessados seriados

Os *aparelhos gessados seriados* são recomendados para pacientes que têm ou estão em risco de contraturas, como resultado da diminuição na ADMp e/ou espasticidade. Mostrou-se que melhoram a ADM, reduzem as contraturas e evitam deformidades.[132-137] O fisioterapeuta primeiro posiciona o membro em sua amplitude máxima, totalmente alongado. Aplica-se inicialmente uma camada fina de algodão e envoltório de algodão branco, seguido pelo aparelho gessado (p. ex., Softcast,™ Softcast reforçado, ou fibra de vidro bivalvar). Os aparelhos gessados normalmente são trocados a cada 7-10 dias (aplicação seriada) e são usados por 1-6 semanas. Técnicas ruins de aparelho gessado incluem o não posicionamento do membro na amplitude máxima, um aparelho gessado folgado, ou um acolchoamento insuficiente. A técnica ruim pode resultar na não melhora ou até mesmo em um aumento no tônus, ruptura da pele (especialmente sobre proeminências ósseas), diminuição na circulação e edema periférico. Os pacientes muito agitados (p. ex., paciente com TCE) podem potencialmente ferir-se e apresentar aumento no risco de ruptura da pele e quebra do aparelho gessado. Os pacientes com deficiências cognitivas ou de comunicação devem ser monitorados atentamente, porque não serão capazes de indicar dor ou desconforto e potenciais lesões na pele (p. ex., pacientes com acidente vascular cerebral e afasia). Os aparelhos gessados são contraindicados em pacientes com ossificação heterotópica grave; superfície de pele não intacta, com presença de feridas abertas, bolhas ou abrasões; circulação prejudicada e edema acentuado; hipertensão não controlada; crise autônoma (aumento acentuado na atividade do sistema nervoso simpático); pressão intracraniana instável; condições inflamatórias patológicas, como artrite ou gota; ou em indivíduos em risco de síndrome compartimental ou pinçamento de nervo. A aplicação em indivíduos com contraturas de longa data (mais de 6-12 meses) também é contraindicada.[138]

As órteses ajustáveis também têm sido utilizadas para fornecer alongamento passivo e prolongado, com os benefícios adicionais de facilidade na remoção para a higiene e observação. Esses dispositivos utilizam um seletor rotativo ajustável ligado a hastes de metal e uma base de material acrílico termoplástico flexível.[139] Os ajustamentos necessários são mais fáceis e mais rápidos de executar do que fabricar um aparelho gessado seriado inteiramente novo. As órteses dinâmicas, utilizadas principalmente em contraturas em flexão de cotovelo ou de joelho, usam um mecanismo de mola ou hidráulico para fornecer pressão quase constante.

ADM para o paciente com hipotonia

O paciente com síndrome do neurônio motor inferior (NMI) normalmente apresenta hipotonia (tônus reduzido), com músculos fracos ou paralisados, instabilidade articular e deformidade. Após o dano neurológico, o tônus varia de acordo com a fase de recuperação. Por exemplo, o paciente com um acidente vascular cerebral ou LM novo ou recente apresentará flacidez inicial durante a fase de choque cerebral ou espinal, enquanto mais tarde apresentará espasticidade emergente. Usando exercícios de ADMp para o paciente com hipotonia, o fisioterapeuta precisa estar ciente da instabilidade articular da amplitude final e do risco de lesões por hiperextensão. Podem ser necessários dispositivos de apoio e de proteção para evitar danos aos membros e assimetria postural durante o treinamento funcional.

Intervenções para melhorar o controle postural e o equilíbrio

O controle postural consiste na habilidade de controlar a posição do corpo no espaço para a estabilidade e orientação. A orientação postural é a capacidade de manter relações normais de alinhamento entre os vários segmentos do corpo e entre o corpo e o ambiente. O *controle postural estático* (controle de equilíbrio estático, estabilidade) é a capacidade de manter a estabilidade e a orientação com o CDM sobre a BDA com o corpo em repouso. O *controle postural dinâmico* (controle de equilíbrio dinâmico, mobilidade controlada) é a capacidade de manter a estabilidade e a orientação com o CDM sobre a BDA enquanto partes do corpo estão em movimento (ver Tab. 10.2).[2] Um programa de intervenção para melhorar o controle postural deve ser baseado em uma avaliação rigorosa dos dados obtidos durante o exame dos déficits (ver Cap. 5, Exame da função motora: controle motor e aprendizagem motora).

Podem-se usar atividades de treinamento para melhorar o seguinte:

- Alinhamento postural, mecânica corporal e controle postural estático.
- Controle postural dinâmico, incluindo as respostas musculoesqueléticas necessárias para o controle do movimento e postura.
- Adaptação das habilidades de equilíbrio às diferentes condições de tarefas e ambiente.
- Uso do monitoramento sensorial para o controle postural.
- Estratégias de conscientização quanto à segurança e compensatórias para a prevenção eficaz de quedas.

A maior compreensão da amplitude e da variabilidade das estratégias posturais para o equilíbrio refuta qualquer visão simplista do equilíbrio com base em uma perspectiva de desenvolvimento do controle reflexo (ou seja, reações de endireitamento e de equilíbrio). No geral, a organização das estratégias de controle postural deve ser vista como flexível e não rígida, envolvendo vários segmentos corporais e estratégias posturais.[140-142] Nesse contexto, os padrões variam de acordo com diversos fatores diferentes, incluindo condições iniciais, requisitos e desafios de equilíbrio, características de perturbação, aprendizagem e intenção.[143] O paciente precisa praticar o estado estacionário e antecipatório, e o controle de equilíbrio reativo usando atividades que focam tanto no controle postural estático quanto dinâmico. As atividades funcionais selecionadas devem ser baseadas em uma avaliação precisa das capacidades e necessidades do paciente. As atividades selecionadas devem incluir aquelas necessárias nas AVD, bem como as necessárias para a participação social, lazer e trabalho, se for o caso. A seleção e organização sensorial também devem ser parte de um programa de treinamento do equilíbrio. A repetição e a prática são fatores essenciais para ajudar na adaptação do SNC.

É importante lembrar que algumas atividades de treinamento do equilíbrio podem causar sofrimento ao paciente inicialmente. O paciente vai se sentir ameaçado quando colocado em situações em que está em risco de queda. O fisioterapeuta deve conquistar a confiança do paciente ao fornecer uma explicação clara sobre a natureza da tarefa, quais são os desafios ao equilíbrio, e os passos que o fisioterapeuta irá tomar para evitar quedas utilizando termos que sejam fáceis de entender. O paciente com instabilidade pode usar um cinto de marcha ou praticar atividades em pé usando um cinto de segurança preso sobre a cabeça. O fisioterapeuta precisa estar perto o suficiente do paciente para protegê-lo com segurança, mas não tão perto a ponto de interferir na atividade. Para o paciente muito instável, podem ser necessários dois observadores. O ambiente pode ser utilizado de modo a ajudar a evitar que o paciente caia. Por exemplo, os exercícios em pé podem ser realizados nas barras paralelas, entre duas mesas, perto de uma parede ou duas paredes de canto (em pé no canto), ou com o paciente em pé em uma piscina com água na altura da cintura ou do tórax. O apoio dado no início do treinamento deve ser retirado o mais rapidamente possível para possibilitar o foco no controle ativo.

Uma compreensão dos requisitos fundamentais das posturas eretas vai guiar o fisioterapeuta na melhora do alinhamento postural e mecânica corporal. A posição sentada é uma postura relativamente estável, com um CDM moderadamente alto e uma BDA moderada que inclui o contato da superfície de apoio com as nádegas, coxas e pés. Durante a posição sentada normal, o peso está igualmente distribuído sobre ambas as nádegas, com a pelve em posição neutra ou ligeiramente inclinada anteriormente. A cabeça e o tronco estão na posição vertical, mantido orientado na linha mediana. A linha da gravidade passa próximo dos eixos articulares da coluna vertebral. Os músculos da coluna cervical, torácica e lombar estão ativos na manutenção do controle postural na posição vertical e estabilidade do *core*. A BDA pode ser aumentada pela utilização de uma ou ambas as mãos para apoio adicional.

Os déficits na posição sentada podem ser agrupados entre aqueles que envolvem o alinhamento, a descarga de peso e a fraqueza de músculos extensores. As mudanças no alinhamento normal resultam em alterações em outros segmentos do corpo correspondentes. Por exemplo, uma postura sentada inclinada para a frente (hipercifose torácica e cabeça anteriorizada) normalmente é decorrente de sentar-se sobre o sacro, com a pelve inclinada posteriormente. O fisioterapeuta deve instruir o paciente em relação à postura sentada correta e demonstrar a posição para fornecer uma *referência de acerto* precisa. É importante chamar a atenção do paciente aos elementos-chave da tarefa e melhorar a percepção sensorial global da postura sentada correta e posição no espaço.

A posição ortostática é uma postura menos estável, com um alto CDM e uma pequena BDA que inclui o contato do pé com a superfície de apoio. Durante a posição ortostática em repouso normal, há uma mínima oscilação do corpo, com ativação da atividade muscular do tornozelo (dorsiflexores/plantares, inversores/eversores) para neutralizar a oscilação corporal. O peso está igualmente distribuído sobre os dois pés. A linha de gravidade está próxima da maior parte dos eixos articulares: ligeiramente anterior às articulações do tornozelo e joelho; ligeiramente posterior à articulação do quadril; posterior às vértebras cervicais e lombares; e anterior às vértebras torácicas e atlanto-occipital. As curvaturas vertebrais naturais estão presentes, mas um pouco achatadas na postura ereta, dependendo do nível de tônus postural (p. ex., lordose lombar e cervical, cifose torácica). A pelve está em posição neutra, sem inclinação anterior nem posterior. O alinhamento normal minimiza a necessidade de atividade muscular durante a postura ereta.

As deficiências na posição ortostática também podem ser agrupadas entre aquelas que envolvem o alinhamento, a descarga de peso e a fraqueza muscular específica. As posturas defeituosas – como a anteriorização da cabeça e a hipercifose ou hiperlordose, a flexão excessiva de quadril e joelho, ou as assimetrias pélvicas – podem resultar em diminuição na estabilidade postural. A consciência cinestésica imprecisa da posição vertical e a dor podem afetar a posição postural e prejudicar significativamente o equilíbrio. Os pacientes normalmente são incapazes de autocorrigir posturas defeituosas. As intervenções fisioterapêuticas devem se concentrar primeiro em melhorar deficiências musculoesqueléticas específicas (p. ex., ADM limitada, fraqueza). Por exemplo, exercícios ativos para melhorar a posição ortostática podem incluir alongamento da parte posterior do MI apoiando-se na parede, elevações na ponta do pé, retirada dos artelhos do chão, agachamento parcial na parede, levantar e sentar da cadeira, chutes laterais, chutes para trás, e marchar no mesmo lugar usando algum apoio para as mãos, conforme necessário. Isso é algumas vezes chamado de "exercício da pia da cozinha". A reeducação postural começa com a demonstração da postura correta. As pistas verbais devem focar no controle de elementos posturais essenciais, ou seja, em uma pelve estável (neutra), extensão axial (p. ex., tentar "crescer", "ficar o mais alto possível"), e alinhamento normal (p. ex., cabeça erguida, ombros para trás, peso uniformemente distribuído sob os dois pés). Os pacientes podem se beneficiar de pistas táteis durante a prática inicial (manual ou relacionada com a superfície). Por exemplo, os pacientes podem ficar em pé com as costas posicionadas contra uma parede; os pacientes com uma inclinação lateral (p. ex., pacientes com síndrome de Pusher após um acidente vascular cerebral) podem sentar-se com sua lateral posicionada contra o fisioterapeuta sentado ou uma parede. Ficar em pé no canto ou em pé entre duas macas de tratamento pode ser eficaz para pacientes com distorção significativa no CDM. Espelhos podem fornecer pistas visuais importantes quanto à posição vertical. Por exemplo, o paciente veste uma camisa com uma linha vertical colada nela e é solicitado a combiná-la a uma linha vertical colada em um espelho.[2] As linhas coladas fornecem um *feedback* visual útil para alcançar a posição vertical. Os espelhos geralmente são contraindicados para o paciente com déficit na percepção visuoespacial. A aplicação de posturas corretas para situações funcionais da vida real é importante para garantir a transição e a mudança duradoura. As instruções sobre a mecânica corporal adequada devem incluir uma discussão sobre as atividades de se levantar, carregar peso, alcançar, e se levantar do chão.

Intervenções para melhorar o controle postural estático

Os pacientes que demonstram deficiências no controle postural estático (estabilidade) são incapazes de manter ou sustentar uma posição estável por uma série de razões, incluindo a diminuição na força, os desequilíbrios no tônus (hipotonia, espasticidade, distonia), o controle voluntário prejudicado e hipermobilidade (ataxia, atetose), a hipersensibilidade sensorial (reações de evitação tátil), ou o aumento na ansiedade ou um estado de alerta hiperativo (estado de excitação simpática elevada de "luta ou fuga"). A instabilidade está associada à oscilação excessiva postural, BDA alargada, elevação da mão em posição de defesa alta ou baixa, segurar um objeto no ambiente (apoio de mão) e perda de equilíbrio (quedas).

O fisioterapeuta pode selecionar alguma de uma série de posturas envolvendo descarga de peso (antigravitacionais) para desenvolver o controle de estabilidade. As posturas de treinamento típicas incluem as posições sentada e em pé (bipodal modificada e ortostática completa). As posturas são selecionadas de acordo com (1) a segurança e nível de controle do paciente e (2) a importância em termos de tarefas funcionais. O fisioterapeuta varia o nível de atividade, optando tanto por atividades que possibilitem o sucesso quanto proporcionem um desafio apropriado ao paciente.

O fisioterapeuta deve focar em obter descarga de peso simétrica, equilibrada. Os pacientes podem apresentar instabilidades direcionais específicas, como a descarga de peso mais de um lado do que do outro. Por exemplo, após um acidente vascular cerebral, o paciente normalmente mantém o peso centrado sobre o lado menos afetado. A prática deve focar em redirecionar o paciente a uma posição centrada, movendo-se em direção ao lado mais afetado, tanto na posição sentada como em pé. O paciente é instruído a "manter-se estável" enquanto sentado ou em pé ereto e a manter o foco visual em um alvo adiante. A progressão envolve manter a posição por períodos cada vez mais longos. As técnicas que podem ser usadas para melhorar a estabilização das contrações musculares incluem o estiramento rápido, o *tapping*, a resistência, a aproximação, o contato manual e as dicas verbais. Para o paciente incapaz de estabilizar ativamente o corpo, o fisioterapeuta pode começar com contrações isométricas resistidas de grupos musculares posturais antagonistas (p. ex., técnica de estabilização rítmica da FNP). Por exemplo, o paciente com instabilidade grave após um TCE que é incapaz de sentar-se de maneira independente pode precisar começar a prática mantendo uma posição neutra de tronco inicialmente em uma posição sentada com apoio. O fisioterapeuta pode então progredir o paciente para uma postura sentada ativa e para posturas que exigem quantidades crescentes de controle postural vertical (antigravitacional) (em pé). Se existir um desequilíbrio, a atividade estabilizadora pode ser acoplada à atividade de fortalecimento para os músculos fracos. À medida que o tronco se torna mais estável, espera-se que o paciente assuma o controle ativo na estabilização na postura. Para um paciente com transtornos hipercinéticos (p. ex., ataxia, atetose), a técnica de FNP de reversões estabilizadoras é apropriada. Utilizam-se contrações isotônicas alternadas, possibilitando apenas movimentos de amplitude muito pequena. Progride-se em direção a diminuir a amplitude (*decréscimos de amplitude*) até que o paciente finalmente é convidado a se estabilizar e se manter estável contra resistência na postura.

Outras estratégias para melhorar a estabilidade incluem a utilização de faixas elásticas de resistência para melhorar a *carga proprioceptiva* e a contração dos músculos estabilizadores. Por exemplo, na posição em decúbito ventral sobre os cotovelos ou na posição sentada com apoio dos cotovelos sobre uma mesa, pode-se colocar uma faixa elástica em torno dos antebraços. O paciente é instruído a empurrar para fora contra a faixa elástica e a manter os antebraços afastados contra a resistência. Isso seletivamente impõe carga e facilita a contração dos estabilizadores do ombro (músculos abdutores e do manguito rotador). Na posição ajoelhada ou em pé, as faixas elásticas de resistência podem ser colocadas em torno da parte inferior das coxas. O paciente é instruído a manter as coxas contra a resistência das faixas elásticas. Isso seletivamente impõe carga e facilita a contração dos estabilizadores do quadril (abdutores, extensores), melhorando o controle da estabilidade nos quadris.

Conforme o controle postural estático melhora, o fisioterapeuta pode progredir fazendo com que o paciente se estabilize em uma superfície móvel (p. ex., sentado sobre uma bola terapêutica). Oscilar delicadamente sobre a bola terapêutica fornece aproximação articular através das articulações vertebrais, facilitando os extensores e uma postura ereta. Para os pacientes que necessitam de um desafio adicional, o controle sentado pode ser praticado em outras superfícies complacentes (p. ex., espuma, placa oscilante ou Dynadisc™) colocadas sobre um tablado acolchoado. O fisioterapeuta também pode aumentar a dificuldade da tarefa reduzindo a BDA (de pés afastados para pés juntos, para posição sentada com apoio, para apoio unipodal [pernas cruzadas]).

A fisioterapia aquática também pode ser utilizada para melhorar a carga proprioceptiva. A água fornece um grau de suporte de peso e resistência ao movimento. Isso pode ser bastante eficaz em reduzir os movimentos hipercinéticos e reforçar a estabilidade postural. Por exemplo, um paciente em recuperação de um TCE que demonstra ataxia significativa pode ser capaz de se sentar ou ficar em pé na piscina com o mínimo de ajuda, enquanto essas mesmas atividades não são possíveis fora da piscina.

Para melhorar o controle na posição ortostática, o paciente é direcionado a praticar *estratégias* neuromusculares *de apoio fixo* que ocorrem nas articulações do tornozelo e do quadril.[142] Fornece-se *feedback* para ajudar o paciente a recrutar o padrão correto. Para recrutar *estratégias de tornozelo*, o paciente pratica deslocamentos de pequena amplitude e velocidade lenta, progredindo para a manutenção de uma posição estática. Deve-se atentar para a ação de músculos do tornozelo para manter o corpo (CDM) sobre os pés fixos (BDA). Ficar em pé sobre uma placa oscilante (superfície móvel) ou rolo de espuma com o pé se movendo para baixo e para cima são atividades eficazes em aumentar o desafio nas estratégias de recrutamento de tornozelo. O paciente também é direcionado a praticar tarefas que normalmente recrutam *estratégias de quadril*. Os quadris são recrutados com deslocamentos maiores no CDM, que se aproxima do LDE e/ou movimentos mais rápidos de oscilação do corpo que são caracterizados pela ativação precoce dos músculos do quadril e tronco proximal. As respostas de flexão e extensão do quadril são produzidas durante os deslocamentos anteroposteriores. Os movimentos laterais de quadril são produzidos durante os deslocamentos laterais. Os pacientes podem ser instruídos a mover seu corpo para a frente e para trás enquanto em pé sobre um rolo de espuma, progredindo para manter uma posição fixa. Atividades mais desafiadoras incluem ficar em pé com os pés unidos, com os pés em tandem e em apoio unipodal. Manter a posição ortostática com os pés em tandem sobre um rolo de espuma é uma maneira de recrutar estratégias laterais de quadril.[97]

Devem-se praticar ainda ajustes posturais antecipatórios, porque o controle preditivo deve estar operacional para o equilíbrio funcional. Fornecem-se ao paciente informações antecipadas sobre as exigências iminentes da tarefa. Por exemplo, "Eu quero que você pegue essa bola que pesa 2,3 kg mantendo a sua posição sentada (ou em pé)". O conhecimento prévio serve como uma importante fonte de informações para iniciar o padrão postural correto. Para promover a generalização, a prática deve ocorrer em uma variedade de ambientes. Por exemplo, o treinamento pode progredir de um ambiente fechado ou fixo (p. ex., sala silenciosa) para um ambiente mais variável (p. ex., clínica de fisioterapia cheia). O treinamento deve por fim ser realizado de acordo com as configurações específicas da vida real em casa ou na comunidade para garantir a transferência da função (p. ex., ficar em pé na pia do banheiro ou balcão da cozinha).

Intervenções para melhorar o controle postural dinâmico

Os pacientes que demonstram deficiências no controle postural dinâmico antecipatório são incapazes de controlar a estabilidade postural e a orientação enquanto movem segmentos do corpo. Diversas deficiências podem ser fatores que contribuem, incluindo os desequilíbrios no tônus (espasticidade, rigidez, hipotonia), restrições na ADM, prejuízo no controle voluntário e hipermobilidade (ataxia, atetose), prejuízo nas ações recíprocas dos antagonistas (disfunção cerebelar) ou prejuízo na estabilização proximal. Clinicamente, o paciente demonstra dificuldade em deslocar o peso de um lado para o outro, da frente para trás, ou na diagonal. As dificuldades também são aparentes ao mover um ou mais membros enquanto mantém uma postura (às vezes chamado de controle estático-dinâmico). Por exemplo, um dos membros se move (alcance de MS ou passos de MI) enquanto o paciente mantém a postura ortostática ou sentada. Na posição de quatro apoios, o paciente levanta um braço ou uma perna ou um braço e perna alternados. A adição desses movimentos aumenta a demanda por controle de estabilização, porque a BDA global é reduzida e o CDM deve mudar sobre os segmentos de apoio remanescentes antes que o movimento dinâmico do membro possa ser bem-sucedido (p. ex., dar passos).

O fisioterapeuta pode selecionar alguma de uma série de posturas envolvendo descarga de peso (antigravitacionais) para desenvolver o controle postural dinâmico (ver Tab. 10.7). As posturas normalmente escolhidas incluem a sentada e em pé. A prática começa com movimentos que enfatizam mudanças leves na direção, que acionam ações antagonistas (p. ex., deslocamentos de peso). Devem-se explorar os limites de estabilidade. Por exemplo, em pé ou sentado, o paciente é instruído a oscilar lentamente em todas as direções (para a frente e para trás, de um lado para o outro), tanto quanto possível, mantendo a posição. O ponto externo em que o CDM ainda é mantido dentro da BDA é denominado LDE. A perda de equilíbrio ocorre quando o LDE foi ultrapassado, como por exemplo quando o CDM se estende além da BDA. A prática de oscilação volitiva do corpo é importante para auxiliar o paciente a desenvolver uma consciência perceptiva exata dos limites de estabilidade, um componente importante de um modelo interno geral do SNC de controle postural. Como o LDE muda com as diferentes tarefas, uma variedade de atividades funcionais deve ser praticada em diferentes contextos ambientais. Conforme o controle melhora, os movimentos são gradualmente expandidos por uma amplitude crescente (*incrementos de amplitude*). Para o paciente que tem dificuldade em iniciar ou controlar os movimentos, os movimentos podem ser facilitados usando o estiramento rápido, o *tapping*, a resistência de acompanhamento leve, o contato manual e comandos verbais dinâmicos. Embora o movimento ativo seja o objetivo, pode ser necessária assistência guiada para alguns pacientes durante as tentativas iniciais de movimento.

O treinamento específico orientado à tarefa incorpora atividades de alcançar e dar passos. Devem-se escolher atividades funcionalmente importantes e motivadoras. Por exemplo, o paciente pratica alcançar um copo (que exige estabilização do ombro com extensão do cotovelo e estabilização do punho) enquanto mantém uma posição sentada estável. Ou pode-se utilizar uma tarefa bilateral de MS (p. ex., dobrar e empilhar toalhas), mantendo uma posição em pé estável.

Os padrões de membros da FNP podem ser usados para introduzir um desafio dinâmico à estabilidade postural e promover o movimento em padrões sinérgicos. Por exemplo, na posição sentada, o paciente é convidado a mover os MMSS utilizando um padrão de *chop* (diagonal de cima para baixo)/*chop* reverso (diagonal de baixo para cima) na posição sentada. Além do movimento do membro, o padrão incorpora um movimento diagonal e rotacional do tronco, juntamente com um deslocamento do peso. Toda a atenção do paciente é focada em realizar o padrão, e não nos componentes de estabilização postural. Esta capacidade de redirecionar a atenção cognitiva é uma medida importante do desenvolvimento do controle postural, porque o controle postural intacto atua em grande parte em um nível automático e inconsciente. Os movimentos podem ser ativos ou resistidos (p. ex., técnicas de FNP de reversões dinâmicas [reversões lentas]).[97]

As atividades em bola terapêutica são eficazes no desenvolvimento do controle de estabilidade dinâmica na posição sentada. Por exemplo, o paciente senta-se em uma bola e delicadamente move a bola de um lado para o outro, para a frente e para trás, ou em uma combinação (movimentos em sentido horário da pelve). Ou o paciente senta-se sobre a bola durante a execução de movimentos voluntários dos braços ou pernas (p. ex., elevação alternada da perna ou braço). A progressão é de unilateral para bilateral e, finalmente, para movimentos recíprocos dos membros (p. ex., dança do chapéu mexicano). Os movimentos voluntários de tronco podem ser praticados com o paciente sentado sobre a bola (p. ex., rotação de cabeça e tronco com os braços estendidos na lateral do corpo). Pode-se introduzir resistência usando faixas elásticas de resistência, uma bola com peso, ou tornozeleiras presas nos tornozelos ou punhos. Pode-se aumentar a dificuldade adicionando uma segunda tarefa (*treinamento de dupla tarefa*), como pegar e jogar uma bola, bater em um balão de modo a mantê-lo no ar, ou chutar uma bola. Pode-se introduzir ainda uma tarefa cognitiva secundária (p. ex., soletrar de frente para trás ou vice-versa, recordar uma lista de palavras, contar de trás para frente de três em três).[2]

Para melhorar o controle na posição ortostática, o paciente é direcionado a praticar *estratégias neuromusculares de passo*.[142] As estratégias de passo podem ser evocadas com perturbações que fornecem o deslocamento do CDM. Os movimentos de passo são acompanhados pela ativação precoce de abdutores de quadril e pela cocontração do tornozelo para a estabilidade medial-lateral durante o apoio unipodal estático.[144] Maki e McIlroy[145] investigaram o papel dos movimentos dos membros na manutenção da postura ereta, especificamente os movimentos compensatórios de passo e apoio de mão dos membros superiores, que eles denominaram *estratégias de mudança no apoio* (em oposição às estratégias de apoio fixo de tornozelo e de quadril). Esses pesquisadores descobriram que os movimentos de passo e do braço foram reações comuns à perda de equilíbrio. Além disso, foram iniciados bem antes de o CDM alcançar o LDE, contrariando a visão tradicional de que eles são estratégias de último recurso. Descobriram também que a estratégia de passo pode ser preferível a usar uma estratégia de quadril. Verificou-se que a direção e a magnitude das estratégias de mudança no apoio variam de acordo com a magnitude e a direção da perturbação. Por exemplo, o passo pode ocorrer para a frente ou para trás em resposta aos deslocamentos anteriores ou posteriores. Os deslocamentos laterais geralmente resultaram em um padrão de passo cruzado, visto em 87% das respostas de passo laterais, em oposição ao passo lateral não cruzado. A desestabilização lateral, com sua demanda aumentada por transferência de peso lateral, é particularmente problemática para uma grande parte dos idosos que sofrem quedas. Verificou-se ainda que as reações de braço em resposta à instabilidade em todo o corpo são prevalentes, com a ativação de músculos do ombro ocorrendo em 85% dos ensaios desestabilizadores.

O treinamento na posição ortostática deve incluir a prática de diversos movimentos voluntários de passo (p. ex., marcha no mesmo lugar; passo anterior, posterior, lateral ou lateral cruzado). O passo pode começar pequeno e aumentar gradualmente para miniavanços ou avanços completos. O passo também pode progredir de passo em tandem (p. ex., de passos em tandem para a frente para tandem para trás) para passo cruzado (p. ex., de passo cruzado para a frente para cruzado para trás). A rotação do tronco superior e o balanço de braço podem ser combinados a esses movimentos de passo cruzado. Faixas elásticas de resistência posicionadas em torno da pelve podem ser usadas para melhorar a força das respostas de passo.[97] Evidências de pesquisa mostram a eficácia do treinamento na melhora do controle de equilíbrio.[146-152]

Intervenções para melhorar o controle reativo do equilíbrio

Os pacientes com déficits na função motora e equilíbrio também são normalmente incapazes de responder de forma eficaz a perturbações externas. O fisioterapeuta pode aplicar leves movimentos manuais de puxar ou empurrar nos ombros ou quadris, ou plataformas móveis, para fornecer perturbações. Podem-se utilizar pequenas perturbações para ativar as estratégias concebidas para manter a posição (p. ex., estratégias de tornozelo ou quadril), enquanto perturbações maiores podem ser usadas para ativar estratégias de passo. O fisioterapeuta deve variar os estímulos, de modo a não ser previsível em termos da resposta ativada (isto é, direção, tipo e velocidade da resposta). Pode-se ainda utilizar uma faixa elástica em torno dos quadris para promover as estratégias de passo. O fisioterapeuta mantém a resistência da faixa contra os quadris e, de repente, libera a resistência, exigindo que o paciente dê um passo. Deve-se assegurar a segurança do paciente e protegê-lo contra quedas durante todo o treinamento de perturbação. Evidências de pesquisa mostram a eficácia do treinamento em melhorar o controle do equilíbrio reativo.[149,152] O treinamento de Tai Chi também mostrou melhorar o controle do equilíbrio e as estratégias de passo.[153-155]

Intervenções para melhorar a seleção e utilização sensorial para o equilíbrio

Um foco importante do treinamento de equilíbrio é a utilização e integração de sistemas sensoriais adequadas. Normalmente, utilizam-se três fontes de *input* para manter o equilíbrio: *inputs* somatossensoriais (*inputs* proprioceptivos e táteis dos pés e tornozelos), *inputs* visuais e *inputs* vestibulares. Um exame cuidadoso pode identificar o uso de *inputs* pelo paciente para manter o equilíbrio (p. ex., Clinical Test for Sensory Interaction and Balance [CTSIB]; ver Cap. 5 para uma discussão sobre esse teste). O treinamento é dirigido ao uso de diferentes condições sensoriais para desafiar o paciente. Por exemplo, pacientes que demonstram um alto grau de dependência da visão podem praticar tarefas de equilíbrio com ausência de pistas visuais (p. ex., olhos fechados ou vendados), com redução nas pistas visuais (p. ex., com pouca luz) ou com visão imprecisa (p. ex., lentes revestidas de preto sobre um par de óculos). Alterar os *inputs* visuais possibilita que o paciente mude o foco e a dependência de outros *inputs* sensoriais, nesse caso os *inputs* somatossensoriais e vestibulares. Os pacientes podem praticar a variação nos *inputs* somatossensoriais ficando em pé e caminhando sobre diferentes superfícies, de superfícies planas (assoalho) a superfícies flexíveis (carpete com pelos alto e baixo), a espuma densa. Um paciente que está com os pés descalços ou usando sapatos de sola fina é mais capaz de prestar atenção à sensação dos pés do que se estiver usando sapatos de sola grossa. Podem-se introduzir desafios ao sistema vestibular, reduzindo os *inputs* visual e somatossensorial por meio de situações de conflito sensorial. Por exemplo, o paciente pratica ficar em pé sobre uma espuma densa com os olhos fechados. O paciente também pode ser dirigido a andar sobre a espuma com os olhos fechados, uma condição que requer o uso máximo de *inputs* vestibulares. Os pacientes devem praticar também influências ambientais variadas, como andar em ambientes externos, progredindo de um terreno relativamente plano (calçadas) para terrenos irregulares em superfícies em movimento (escada rolante, elevador). A prática também pode incluir ficar em pé ou andar em uma iluminação clara ou máxima a uma iluminação reduzida. Evidências de pesquisa mostram a eficácia de alterar os contextos sensoriais na melhora da seleção e organização sensorial para o equilíbrio.[156-160]

Pacientes com perda sensorial significativa vão precisar de assistência na mudança em direção aos sistemas intactos para monitorar e ajustar o equilíbrio usando *estratégias de treinamento compensatórias*. Por exemplo, o paciente com perdas proprioceptivas no MI (p. ex., neuropatia diabética) precisará aprender a mudar o foco para o sistema visual para obter mobilidade funcional e equilíbrio. O paciente com amputações bilaterais aprende a depender fortemente dos *inputs* visuais para o controle em pé e deambulando. Se existirem déficits em mais de um dos principais sistemas sensoriais, as mudanças compensatórias geralmente são insuficientes e os déficits no equilíbrio serão pronunciados. Assim, o paciente com neuropatia diabética e retinopatia estará em alto risco de perda de equilíbrio e quedas. Indica-se o treinamento de compensação com um dispositivo de apoio. Outros pacientes devem ser encorajados a ignorar informações distorcidas (p. ex., propriocepção comprometida associada a um acidente vascular cerebral) em favor da informação sensorial mais precisa (p. ex., visão). Os pacientes com baixa visão devem praticar atividades de equilíbrio usando seus óculos. A exceção a isso é quando os pacientes usam óculos bifocais, que não devem ser usados durante o treinamento de equilíbrio. A lente inferior (projetada para a leitura) pode distorcer a visão quando se olha para baixo e interferir na percepção de profundidade (p. ex., subir escadas).

Intervenções que utilizam feedback *aumentado*

O *feedback* aumentado pode ser usado durante o treinamento de equilíbrio (p. ex., bastão de *biofeedback* com sinais auditivos, monitor de carga de membro, posturografia). Aparelhos de plataforma de força são usados para mensurar forças e fornecer um *biofeedback por centro de pressão (CDP)* (*feedback* por posturografia). O deslocamento do CDP está associado ao movimento do CDP ou oscilação postural. Embora a excursão do CDP sempre exceda a inclinação do CDM, essa relação é próxima durante os movimentos do tornozelo (estratégias de tornozelo) quando o corpo se move como um pêndulo sobre os pés. No entanto, quando a estratégia de quadril é usada (movimento da parte superior do corpo focado nos quadris), a relação CDP:CDM se torna distorcida e não reflete com precisão o equilíbrio.[161] Um computador analisa os dados e fornece *biofeedback* relevante em relação ao trajeto da oscilação e posição do CDP em um monitor visual. Algumas unidades também fornecem *feedback* auditivo.

O treinamento de posturografia pode ser usado para moldar os movimentos de oscilação de modo a melhorar a simetria e a firmeza. O paciente pode ser instruído a aumentar ou diminuir os movimentos de oscilação ou mover o cursor do CDP na tela do computador de modo a alcançar uma amplitude designada ou corresponder a um alvo designado. É um modo de treinamento eficaz para os pacientes que demonstram problemas na produção de força. Por exemplo, o paciente com diminuição na produção de força (hipometria), como normalmente demonstrado por pessoas com DP, é direcionado a realizar movimentos de oscilação maiores e mais rápidos durante o treinamento de posturografia. O paciente com muita força (hipermetria), como normalmente demonstrado pelo indivíduo com ataxia cerebelar, é direcionado a diminuir os movimentos de oscilação progredindo para a manutenção de uma postura estável e centrada.[162] Evidências de pesquisa mostram a eficácia do treinamento em plataforma na melhora da distribuição simétrica do peso.[163-166]

É importante lembrar que embora o retreinamento do equilíbrio utilizando o *biofeedback* por posturografia melhore a posição ortostática simétrica, isso não se transfere automaticamente às habilidades de equilíbrio durante habilidades funcionais, como a marcha. Winstein et al.[163] descobriram que uma redução na assimetria do equilíbrio em pé não resultou em uma redução concomitante nos padrões de movimento assimétricos do membro associados à locomoção hemiparética. Dado o princípio de especificidade do treinamento, não é um achado surpreendente que o treinamento em plataforma não seja transferido para uma melhora na locomoção. Por fim, um conjunto de balanças de banheiro ou monitores de carga dos membros pode fornecer uma forma de *biofeedback* de baixa tecnologia e baixo custo para ajudar os pacientes a alcançar uma descarga de peso simétrica.

Estratégias para melhorar a segurança e reduzir o risco de quedas

A prevenção de quedas em idosos e no paciente com déficit de equilíbrio é um objetivo importante do tratamento. As orientações ao paciente e aconselhamento de estilo de vida podem ajudar o paciente a reconhecer situações potencialmente perigosas e reduzir a probabilidade de quedas. Por exemplo, atividades de alto risco suscetíveis de resultar em quedas incluem as mudanças de decúbito, as transferências de sentado para em pé, o alcance e curvar-se e subir escadas. Os pacientes também devem ser desencorajados de atividades claramente perigosas, como subir em banquinhos, escadas e cadeiras, ou andar em superfícies escorregadias ou geladas. O plano de orientações deve enfatizar os efeitos nocivos de um estilo de vida sedentário. Os pacientes devem ser encorajados a manter um estilo de vida ativo, incluindo um programa de exercício físico regular e caminhadas. Devem-se revisar os medicamentos e abordar aqueles associados a um aumento no risco de quedas (p. ex., medicamentos que resultam em hipotensão postural). Pode-se indicar uma consulta com o médico do paciente para revisão dos medicamentos.

Podem-se utilizar estratégias de treinamento compensatórias para evitar quedas na ausência de estratégias normais. O paciente deve ser instruído sobre como manter uma BDA adequada em todos os momentos. Por exemplo, o paciente deve aumentar a BDA ao mudar de decúbito ou sentar-se. Se uma força for esperada, o paciente deverá ser instruído a aumentar a BDA na direção da força esperada (p. ex., apoiar-se contra o vento). Se for necessária uma estabilidade maior, devem-se fornecer instruções sobre como abaixar o CDP (p. ex., agachar-se para reduzir o risco de queda). Pode-se conseguir também uma maior estabilidade se for aumentado o atrito entre o corpo e a superfície de apoio. O paciente deve então ser instruído a usar sapatos com solas de borracha planas para melhorar a aderência (p. ex., calçados esportivos). Devem-se usar dispositivos auxiliares para melhorar o equilíbrio, quando necessário. Deve-se sempre atentar para o uso do dispositivo menos restritivo e, ao mesmo tempo, garantir a segurança. O leve apoio no chão usando uma bengala vertical ou inclinada (usadas por pessoas cegas) mostrou melhorar o equilíbrio.[167] Um programa de prevenção de quedas também deve abordar os fatores ambientais que contribuem para as quedas. As recomendações para reduzir as quedas no ambiente doméstico são apresentadas no Quadro 10.6.

Intervenções para melhorar a coordenação e a agilidade

A **coordenação** é a capacidade de executar movimentos suaves, precisos e controlados. A **agilidade** é a capacidade de realizar movimentos coordenados combinados com o equilíbrio em pé. A **ataxia** é definida como movimentos não coordenados que se manifestam quando os movimentos voluntários são tentados, influenciando a atitude, a postura e os padrões de movimento. As principais causas de ataxia cerebelar são as doenças ou as lesões (p. ex., atrofia cerebelar, tumor, EM, TCE, acidente vascular cerebral, ataxia de Friedreich, alcoolismo crônico). Os pacientes com ataxia normalmente apresentam ações sinérgicas prejudicadas com decomposição do movimento (dissinergia), diminuição na capacidade de julgar distâncias ou amplitudes de movimento (dismetria) e diminuição na capacidade de realizar movimentos alternados rápidos (disdiadococinesia), juntamente com tremor de intenção e distúrbios de postura e marcha. As alterações posturais em pé típicas incluem uma hiperlordose lombar, uma inclinação pélvica anterior, flexão dos quadris, hiperextensão dos joelhos, e distribuição do peso maior sobre os calcanhares. Os pacientes com ataxia normalmente

Quadro 10.6 Estratégias para prevenção de quedas: modificação do ambiente domiciliar

- A iluminação adequada é essencial. Tanto a pouca luz quanto a luz clara demais podem ser perigosas, especialmente para os idosos. A claridade pode ser reduzida com penumbra ou cortinas translúcidas.
- Os interruptores de luz devem ser posicionados na entrada da sala e estar totalmente acessíveis. Temporizadores podem garantir que as luzes se acendam rotineiramente ao anoitecer. Pode-se usar um aparelho acionado por palmas para possibilitar que o paciente acenda as luzes da sala toda. Luzes noturnas normalmente utilizadas em banheiros ou corredores não fornecem luz suficiente para assegurar um equilíbrio adequado.
- Tapetes com bordas soltas devem ser pregados no chão. Tapetes esparramados ou enrugados devem ser removidos.
- Móveis que obstruem locais de passagem devem ser removidos ou reposicionados.
- As cadeiras devem ter altura e firmeza adequada para auxiliar nas transferências de sentado para em pé. Podem ser necessárias cadeiras com apoios de braço e assentos de altura elevada. Cadeiras motorizadas que elevam o paciente à posição ortostática podem ser perigosas para (1) alguns pacientes que são incapazes de iniciar respostas de equilíbrio ativo em tempo hábil durante a posição ortostática inicial e (2) aqueles com força de MI prejudicada, incapazes de manter contato firme do pé com o assoalho conforme a cadeira sobe.
- As escadas são o local de muitas quedas. Garanta iluminação adequada. Fitas de contraste com cores quentes e brilhantes (vermelho, laranja ou amarelo) podem ser usadas para destacar os degraus. Os corrimãos são importantes para a segurança nas escadas e, se não estiverem presentes, podem precisar ser instalados.
- Barras de apoio reduzem a incidência de quedas no banheiro. Tapetes ou tiras antiderrapantes na banheira, juntamente com um assento para banheira ou chuveiro, também podem melhorar a segurança. Os assentos sanitários podem ser elevados para facilitar o uso independente.

também apresentam uma leve diminuição na força (astenia) e tônus (hipotonia) e hipermobilidade. A instabilidade postural no paciente com ataxia está associada à oscilação postural excessiva, BDA alargada, posição da mão elevada em reação de defesa, apoio de mão e perda de equilíbrio frequente (quedas). A aprendizagem motora normalmente também é atrasada, dada a impossibilidade do cerebelo de utilizar o *feedback* de maneira oportuna e correta para modular o movimento. O leitor é remetido ao Capítulo 6 para obter informações adicionais.

As atividades de treinamento podem ser usadas para:

- Melhorar a estabilidade e o equilíbrio postural.
- Melhorar a precisão dos movimentos dos membros.
- Melhorar a função.
- Melhorar a conscientização quanto à segurança e estratégias compensatórias para o controle eficaz do movimento e prevenção de quedas.

As intervenções para melhorar a estabilidade e o equilíbrio postural foram discutidas previamente. Os pacientes com ataxia geralmente se beneficiam do uso da resistência leve para reduzir a velocidade dos movimentos de membros e tronco, reduzindo temporariamente a dismetria e o tremor. Isso pode incluir o uso de tornozeleiras (no tornozelo, no punho), faixas elásticas, coletes de tronco com peso, andadores e muletas com peso, e materiais resistentes à água (para atividades em piscina). Os padrões de FNP são um foco adequado de tratamento, por causa das ações sinérgicas necessárias dos músculos. As técnicas resistidas de FNP de estabilização rítmica, reversões dinâmicas ou reversão dinâmica-manutenção, e progressão resistida são as técnicas de escolha. A questão-chave para o fisioterapeuta é fornecer resistência suficiente para melhorar a carga proprioceptiva e movimento sem produzir fadiga debilitante. Durante o treinamento, os movimentos devem ser mantidos lentos e controlados; os movimentos rápidos são consideravelmente mais problemáticos em termos de aprendizagem e desempenho. *Habilidades motoras grossas* complexas que acionam e movem grandes segmentos do corpo (p. ex., de sentado para em pé, transferências, locomoção) são particularmente difíceis para os pacientes com ataxia. As *habilidades motoras finas* envolvendo os pequenos músculos da mão (p. ex., alimentação, escrita, AVD) também são difíceis e podem levar à dependência funcional (p. ex., incapacidade de se alimentar ou de se vestir). O *feedback* aumentado na forma de *biofeedback*, estimulação auditiva rítmica (metrônomo, música), pode ser usado para ajudar a modular a velocidade e manter a atenção. Aparelhos que promovem movimentos recíprocos e sincronização (p. ex., bicicleta ergométrica, esteira motorizada com cintos sobre a cabeça) também podem ser eficazes. Para melhorar a aprendizagem motora, o paciente deve praticar em um ambiente pobre em estímulos. A prática variável só deve ser tentada conforme o desenvolvimento de habilidades se tornar aparente e em uma taxa muito mais gradual de progressão. É importante utilizar uma rotina de treino distribuída, porque os pacientes com ataxia podem demonstrar baixa resistência e fadiga aumentada. Para o paciente com ataxia e instabilidade postural significativa, pode ser necessário apoio prático e orientação. Auxiliares à mobilidade (dispositivos auxiliares) podem ser necessários para garantir a segurança e evitar quedas. Há evidências de pesquisa limitadas demonstrando a eficácia da fisioterapia na melhora da ataxia.[168-171]

Intervenções para melhorar a marcha e a locomoção

A maior parte dos pacientes com função motora prejudicada apresenta déficits na marcha e na locomoção, que é uma habilidade motora complexa, de nível superior. Esforços de reabilitação substanciais são direcionados a melhorar a marcha e a locomoção, a fim de restaurar ou melhorar a mobilidade funcional e a independência do paciente. Deambular frequentemente é o principal objetivo do paciente que "quer andar" acima de qualquer outra coisa. A capacidade de deambular ou usar uma cadeira de rodas de maneira independente muitas vezes é um fator significativo na determinação dos planos de alta (p. ex., voltar para casa ou ir para uma instituição de cuidados prolongados). Para estabelecer um PDC realista, o fisioterapeuta deve analisar com precisão a capacidade de marcha e locomoção do paciente. A análise global da marcha é discutida no Capítulo 7. As exigências funcionais da casa, da comunidade ou do ambiente de trabalho do paciente devem ser consideradas no planejamento de intervenções bem-sucedidas e em prever o *status* futuro do paciente. O Capítulo 11 fornece uma discussão abrangente do treinamento. O treinamento para cadeira de rodas é discutido no Capítulo 20.

Treinamento de relaxamento

Os pacientes com função motora prejudicada normalmente experimentam uma grande dose de estresse resultante da perda do controle motor, dor, incapacidade de realizar tarefas funcionais anteriormente realizadas com facilidade, e perda do controle sobre as decisões da vida. As respostas do sistema nervoso simpático (luta ou fuga) normalmente são elevadas. (Ver Cap. 5 para uma discussão das respostas simpática e parassimpática.) Um objetivo do tratamento é promover a redução do estresse e o relaxamento. A *resposta de relaxamento* está associada ao acionamento das respostas parassimpáticas, juntamente com um aumento nas ondas cerebrais alfa. Os efeitos benéficos do treinamento de relaxamento incluem:

- Relaxamento muscular.
- Redução na pressão arterial.
- Redução na dor isquêmica.
- Aumento na conscientização em relação ao estado emocional e memória.
- Aumento no nível de energia.
- Aumento na sensação de controle.

Dois elementos são componentes importantes na produção da resposta de relaxamento, como descrito por Benson:[172] respiração profunda calma e atenção dirigida a um único foco (pensamento, palavra ou objeto). O paciente inicialmente pratica deitado e depois pode passar a praticar confortavelmente sentado ou em pé. O paciente é dirigido a respirar profundamente com o diafragma se movendo para baixo conforme o ar é inspirado para dentro dos pulmões. O paciente inspira lentamente, prende a respiração durante alguns segundos e, em seguida, expira lentamente. O paciente também é dirigido a concentrar-se em um foco específico, enquanto se dissocia de todos os outros pensamentos e distrações. O treinamento de relaxamento pode ser usado durante todo o dia, conforme necessário (p. ex., sessões de 4-5 minutos) e pode ser realizado individualmente ou em pequenos grupos (p. ex., antes de uma aula de ginástica em grupo). O uso da imaginação é outra técnica que pode redirecionar o foco do paciente dos aspectos frustrantes do desempenho ou da dor. Com os olhos fechados, o paciente é solicitado a imaginar um lugar ou experiência que seja profundamente relaxante (p. ex., um pôr do sol na praia) e a manter o foco nessa experiência especial. O ambiente deve ser relaxante e tranquilo, com luzes fracas.[173] Jacobson[174] originalmente descreveu os exercícios de relaxamento progressivo para promover o relaxamento. Enquanto confortavelmente em repouso, o paciente é direcionado a contrair e relaxar alternadamente vários grupos musculares diferentes, fazendo isso progressivamente nas diferentes partes do corpo. Essa técnica pode não ser a técnica de escolha para os pacientes que sofrem de altos níveis de tensão muscular ou fraqueza muscular.

Intervenções reforçadas

As intervenções reforçadas são apropriadas aos pacientes que demonstram recuperação insuficiente e não têm controle voluntário do movimento (p. ex., incapacidade de iniciar ou manter o movimento). Pode-se usar uma abordagem de prática intensiva (p. ex., tratamento neurodesenvolvimental) e a estimulação neuromuscular/sensorial para "alavancar" a recuperação e promover o movimento precoce. O *biofeedback* e a estimulação elétrica também são complementos importantes. As intervenções reforçadas são contraindicadas em pacientes com controle suficiente do movimento ativo. O foco da reabilitação desses pacientes deve ser o exercício ativo e o treinamento orientado à tarefa (ver Tabs. 10.8 e 10.9).

As decisões fundamentais sobre o uso de intervenções reforçadas incluem o seguinte:

- Quais movimentos podem se beneficiar da intervenção reforçada?

- Que tipo de estimulação ou modalidade devem ser usados e em que quantidade?
- Quando a estimulação/modalidade deve ser interrompida?
- Como ela pode ser usada para melhorar a prática ativa, orientada à tarefa?

O uso continuado de intervenções reforçadas por muito tempo depois que elas forem necessárias pode fazer com que o paciente se torne dependente. Por exemplo, um fisioterapeuta que continuamente auxilia manualmente os movimentos de um paciente ouve o paciente relatar a um auxiliar que ele não o está ajudando corretamente. Tem que ser feito da maneira como o "meu fisioterapeuta" faz (ou seja, "síndrome do meu fisioterapeuta"). Esse paciente está demonstrando uma dependência excessiva da assistência ao movimento dada pelo fisioterapeuta. As intervenções reforçadas podem ajudar o paciente a ultrapassar uma lacuna entre os movimentos ausentes ou severamente desordenados e os movimentos ativos. Uma vez que o paciente desenvolve o controle voluntário independente do movimento, essas abordagens de tratamento são contraproducentes.

Tratamento neurodesenvolvimental

O tratamento neurodesenvolvimental (TND) é uma abordagem desenvolvida no final dos anos 1940 a 1960 por Dr. Karel Bobath, um médico inglês, e Berta Bobath, uma fisioterapeuta.[175,176] O trabalho deles focou em pacientes com disfunção neurológica (paralisia encefálica e acidente vascular cerebral). Os problemas essenciais desses grupos de pacientes foram identificados como uma liberação do tônus anormal (espasticidade) e reflexos posturais anormais (reflexos primitivos medulares e do tronco encefálico) do centro de controle superior do SNC, com consequente perda do mecanismo reflexo postural normal (reações de endireitamento, equilíbrio, extensão protetora) e movimentos normais. O foco principal do fisioterapeuta no tratamento estava no manuseio especializado, de modo que padrões espásticos e reflexos eram inibidos e os movimentos normais promovidos. A justificativa para esta abordagem (teoria hierárquica com o controle de cima para baixo) tem sido amplamente refutada por estudos mais recentes sobre o sistema nervoso.[177,178] O TND atual se realinhou às teorias mais recentes sobre o controle motor (teoria de sistemas e modelo distribuído de controle do SNC). Muitos fatores diferentes são reconhecidos como fatores que contribuem para a perda da função motora em pacientes com disfunção neurológica, incluindo o espectro de déficits sensitivos e motores (fraqueza, ADM limitada, tônus e coordenação prejudicados). A ênfase está no uso de mecanismos de *feedback* e *feedforward* para apoiar o controle postural. O controle postural é visto como a base de toda a aprendizagem de habilidades. Reforça-se o desenvolvimento normal em crianças e os padrões de movimentos normais em todos os pacientes. O paciente aprende a controlar a postura e os movimentos por meio de uma sequência de posturas e atividades progressivamente mais desafiadoras. A TND usa *técnicas de manipulação* física e *pontos-chave de controle* (p. ex., ombros, pelve, mãos e pés) voltados a apoiar segmentos do corpo e ajudar o paciente a alcançar o controle ativo. A estimulação sensorial (facilitação e inibição principalmente via *inputs* proprioceptivos e táteis) é usada conforme necessário durante o tratamento. O alinhamento e a estabilidade postural são facilitados, enquanto o tônus excessivo e os movimentos anormais são inibidos. Por exemplo, no paciente com acidente vascular cerebral, os movimentos sinérgicos obrigatórios anormais são limitados, enquanto movimentos fora de sinergia são facilitados. Selecionam-se atividades que são funcionalmente relevantes e variadas em termos de dificuldade e contexto ambiental. As estratégias de treinamento compensatório (uso dos segmentos menos envolvidos) são evitadas. Promove-se a transição por meio de uma forte ênfase nas orientações ao paciente, familiares e cuidadores. O TND é ensinado na atualidade em cursos de treinamento reconhecidos.[179] A literatura recente sobre a eficácia da abordagem Bobath na reabilitação pós-acidente vascular cerebral não revelou qualquer superioridade desta abordagem em relação a outras abordagens. No entanto, existem deficiências metodológicas graves nos estudos revisados, enfatizando a necessidade de mais ensaios clínicos de alta qualidade.[180-182]

Facilitação neuromuscular

O termo *facilitação neuromuscular* se refere à facilitação, ativação ou inibição da contração muscular e respostas motoras. O termo *facilitação* se refere à capacidade melhorada de iniciar uma resposta de movimento por meio do aumento na atividade neuronal e alteração no potencial sináptico. Um estímulo aplicado pode reduzir o limiar sináptico do neurônio motor alfa, mas pode não ser suficiente para produzir uma resposta de movimento observável. A *ativação*, por outro lado, se refere à produção efetiva de uma resposta de movimento e implica alcançar um nível limiar crítico para o disparo neuronal. A *inibição* se refere à capacidade diminuída de iniciar uma resposta de movimento por meio do potencial sináptico alterado. O limiar sináptico está elevado, tornando mais difícil para o neurônio disparar e produzir o movimento. A combinação de *inputs* espinais e supraespinais que agem sobre o neurônio motor alfa (via final comum) irá determinar se uma resposta muscular é facilitada, ativada ou inibida. A Tabela 10.8 lista técnicas de facilitação neuromuscular comumente utilizadas.

Tabela 10.8 Técnicas de facilitação neuromuscular

Estímulo	Resposta	Comentários
Resistência: aplicada manualmente, usando a posição do corpo/gravidade, ou mecanicamente	Facilita tanto a contração muscular intrafusal como extrafusal; hipertrofia as fibras musculares extrafusais; melhora a percepção cinestésica (fuso muscular)	Em músculos muito fracos, usar resistência leve; contrações isométricas e excêntricas antes de contrações concêntricas. A resistência máxima pode produzir sobreposição dos músculos fortes sobre os fracos dentro do mesmo padrão sinérgico ou membros contralaterais.
Estiramento rápido do agonista	Facilita tanto a contração muscular agonista intrafusal como extrafusal (*reflexo de estiramento*)	Otimamente aplicada na amplitude alongada. Resposta de baixo limiar, de duração relativamente curta; pode acionar resistência para manter a contração.
Tapping/**estiramento rápido** repetido sobre o tendão ou ventre muscular	Facilita tanto a contração muscular agonista intrafusal como extrafusal (*reflexo de estiramento*)	Realizar *tapping* sobre um ventre muscular produz uma resposta mais fraca do que o praticado sobre um tendão. O *tapping* sobre um músculo é usado para melhorar a manutenção em uma posição envolvendo descarga de peso.
Estiramento prolongado: alongamento lento e mantido, aplicado na máxima amplitude disponível	Inibe ou amortece a contração muscular e o tônus em decorrência dos efeitos reflexos periféricos (*reflexo de proteção contra o estiramento*)	Posicionamento; imobilização, aparelho gessado inibitório; pesos de baixa carga mecânica usando a tração
Aproximação articular: compressão das superfícies articulares usando pressão manual ou a posição/gravidade; colete ou cinto com peso	Facilita as respostas posturais extensoras e estabilizadoras (cocontração); aumenta a consciência articular (receptores articulares)	A aproximação aplicada sobre o topo do ombro ou pelve na posição vertical com descarga de peso facilita os extensores posturais e a estabilidade (p. ex., sentado, ajoelhado ou em pé). Usado em padrões extensores de membros de FNP, ações de empurrar.
Tração articular: distração manual das articulações; tornozeleira em punho e tornozelo	Facilita a mobilidade articular; aumenta a consciência articular (receptores articulares)	A mobilização articular usa tração lenta e sustentada para melhorar a mobilidade, aliviar os espasmos musculares e reduzir a dor. Usado em padrões flexores de membros de FNP, ações de puxar.

É importante considerar várias diretrizes gerais. Primeiro, as técnicas facilitadoras podem ser *aditivas*. Por exemplo, vários *inputs* aplicados simultaneamente, como estiramento rápido, resistência e pistas verbais, são comumente combinados durante a prática de um padrão de FNP. Esses estímulos coletivamente são capazes de produzir a resposta motora desejada, enquanto a utilização de um único estímulo não o é. Isso demonstra a propriedade de *somação espacial* dentro do SNC. A *estimulação repetida* (p. ex., *tapping*) também pode produzir a resposta motora desejada em decorrência da *somação temporal* dentro do SNC, ao passo que um único estímulo não. Assim, o estiramento repetido é usado para assegurar que o paciente com um músculo fraco seja capaz de se mover de amplitudes alongadas a amplitudes encurtadas. Os receptores sensitivos variam em sua adaptação ao longo do tempo. Em geral, eles podem ser divididos em duas categorias: receptores de adaptação lenta e rápida. No tratamento, os receptores fásicos de adaptação rápida, como os receptores táteis e as terminações fásicas Ia do fuso muscular, geralmente são eficazes em iniciar e moldar movimentos dinâmicos; enquanto isso, os receptores tônicos de adaptação lenta, como os receptores articulares, OTG e terminações fuso muscular II estáticos, são eficazes em monitorar e regular as respostas posturais. A resposta à estimulação ou inibição é única para cada paciente e depende de diversos fatores diferentes, incluindo o nível de preservação do SNC, o estado de alerta e o nível específico de atividade dos neurônios motores em questão. Por exemplo, um paciente que está deprimido e hipoativo pode necessitar de uma maior quantidade de estimulação para alcançar a resposta desejada. A estimulação geralmente é contraindicada para o paciente com hiperatividade e estado de alerta hiperativo. Para esse paciente, as técnicas de inibição/relaxamento são indicadas. A intensidade, duração e frequência da estimulação precisam ser ajustadas de modo a atender às necessidades individuais do paciente. A aplicação inadequada das técnicas pode resultar em respostas imprevisíveis. Por exemplo, o estiramento aplicado a um músculo espástico pode aumentar a espasticidade e afetar negativamente o movimento voluntário. As técnicas de facilitação não são apropriadas aos pacientes que demonstram controle voluntário adequado. Elas devem ser vistas principalmente como uma ponte temporária para o controle voluntário do movimento.

Técnicas de estimulação sensorial

O termo *estimulação sensorial* se refere à apresentação estruturada de estímulos para (1) melhorar os níveis de atenção e estado de alerta e (2) aumentar a seleção e discriminação sensorial. Os efeitos são imediatos e específicos ao estado atual do sistema nervoso. É necessária a prática da atividade usando *inputs* sensoriais inerentes ou que ocorrem naturalmente para que haja mudança funcional significativa e duradoura. Os pacientes com déficits na função sensitiva apresentam deficiências sensoriais e perceptivas variáveis. Por exemplo, a diminuição na sensibilidade pode ser evidente em alguns idosos e em alguns pacientes com doenças neurológicas, como acidente vascular cerebral ou TCE. A Tabela 10.9 lista técnicas de estimulação sensorial comumente utilizadas.

Várias diretrizes gerais são importantes para o uso da estimulação sensorial. A utilização de intensidades apropriadas é importante para garantir que sejam obtidas as respostas desejadas. A estimulação excessiva pode produzir respostas não desejadas, incluindo um estado de alerta generalizado e reações simpáticas de luta ou fuga. Os receptores sensoriais se adaptam ao longo do tempo. Determinados segmentos do corpo, como a face, as palmas das mãos e as plantas dos pés, apresentam tanto altas concentrações de receptores táteis quanto maior representação no córtex sensorial. Essas áreas são altamente responsivas à estimulação e estão intimamente ligadas a funções protetoras e exploratórias.

Alterações nos sistemas tátil, proprioceptivo, visual ou vestibular podem afetar a capacidade do paciente de se mover e aprender novas atividades. A desaferenciação em animais e em seres humanos está associada ao não uso de um membro, embora movimentos brutos sejam possíveis em situações forçadas. A aprendizagem motora de novos movimentos é prejudicada. O fisioterapeuta deve manter o foco no treinamento forçado dos membros com deficiência sensorial, mesmo que o paciente tenha pouco interesse em mover o membro. Não se deve esperar que os movimentos obtidos sejam normais, porque foram observados déficits significativos no controle motor fino dos membros com desaferenciação.

A estimulação sensorial e o retreinamento têm sido usados para melhorar a função sensitiva em pacientes com deficiências relacionadas com um acidente vascular cerebral.[183-186] As intervenções incluem a reeducação sensorial, a orientação cinestésica tátil, a prática sensorial repetitiva e a dessensibilização. O paciente é repetidamente exposto a experiências sensoriais e pratica tarefas de identificação sensorial (p. ex., números, letras desenhadas na mão ou braço), tarefas de discriminação (p. ex., detecção de tamanho, peso e textura dos objetos colocados na mão) ou o desenho de modo passivo-assistido usando um lápis. Utiliza-se também a compressão pneumática intermitente com um padrão intermitente automático e a estimulação elétrica. As tarefas foram alternadas entre as mãos mais afetadas e as menos afetadas. As medidas de desfecho incluíram testes das modalidades sensoriais (p. ex., tátil, térmica, discriminação de dois pontos, pressão sustentada, estereognosia, cinestesia e assim por diante) e testes funcionais de membro superior (p. ex., *Motor Assessment Scale, Motor Activity Log, Frenchay Activities Index*). Em uma revisão sistemática da literatura, Doyle et al.[185] encontraram evidências suficientes para chegar a conclusões sobre a eficácia de qualquer intervenção para a deficiência sensorial no MS. Encontraram-se evidências preliminares limitadas apoiando o uso da terapia em espelho para melhorar a detecção tátil, de pressão e térmica álgica; a estimulação térmica para melhorar a taxa de recuperação da sensibilidade; e a compressão pneumática intermitente para melhorar sensações táteis e cinestésicas.[185] Schabrun e Hillier[186] também descobriram algumas evidências que sugerem que a estimulação elétrica pode melhorar a função sensorial e destreza da mão. Embora algumas técnicas tenham se mostrado promissoras, são necessárias mais pesquisas de qualidade. É necessária prática continuada com tarefas funcionalmente relevantes para manter os efeitos positivos de qualquer programa de retreinamento sensorial.

Biofeedback

Para pacientes com fraqueza motora grave, o *biofeedback* eletromiográfico (EMG-BFB) pode ser usado para ajudar o paciente a recuperar o controle neuromuscular. Com a colocação cuidadosa dos eletrodos, fornece uma indicação precisa da atividade elétrica associada ao esforço muscular. Contudo, não se trata de fornecer uma indicação precisa da força de contração. Comumente usam-se

Tabela 10.9 Técnicas de estimulação sensorial

Estímulo	Resposta	Comentários
Pressão mantida: pressão manual firme à linha mediana das costas, abdome; pressão mecânica por meio de cones, almofadas	Efeito calmante, inibição generalizada, diminuição das respostas de luta ou fuga; dessensibiliza a pele	Útil com pacientes com agitação e estado de alerta hiperativo (p. ex., paciente com TCE). Pode ser combinada a outras técnicas de relaxamento (respiração profunda, imaginação guiada, ambiente silencioso). Também é útil para pacientes com hipersensibilidade (p. ex., paciente com hipersensibilidade tátil).
Estimulação lenta e repetitiva: aplicada à linha mediana das costas	Efeito calmante, inibição generalizada, diminuição das respostas de luta ou fuga	Realizada com o paciente em decúbito ventral ou sentado com apoio (cabeça e braços apoiados sobre uma mesa). Pode ser usada massagem lubrificante; massagem em ambos os lados da coluna vertebral; aplicada durante 3-5 min. Pode ser contraindicada em superfícies com muitos pelos.
Toque leve: estimulação ativa e rápida	Facilita os músculos; pode eliciar respostas de retirada protetora/flexora	Baixo limiar de resposta, acomoda-se rapidamente. Pode ser usado para mobilizar pela primeira vez os pacientes com baixos níveis de resposta (p. ex., o paciente com TCE com responsividade mínima).
Aquecimento neutro: retenção de calor corporal por meio de envoltórios corporais (faixas elásticas compressivas, envoltórios de toalha, luvas confortáveis, meias, meia-calça); talas de ar; banho tépido	Efeito calmante, inibição generalizada, diminuição das respostas de luta ou fuga	Útil para pacientes com estado de alerta hiperativo ou atividade simpática aumentada. Deve-se evitar o superaquecimento, pois pode produzir efeitos rebote.
Refrigeração prolongada: imersão em água fria; envoltórios de gelo, massagem com gelo; roupa de refrigeração	Diminui o disparo neuronal e do fuso muscular. Fornece inibição dos músculos e espasmos musculares dolorosos. Diminui a taxa metabólica dos tecidos	Monitorar cuidadosamente os efeitos: pode produzir excitação simpática, respostas de retirada ou luta ou fuga. *Contraindicado* em pacientes com déficits sensoriais, excitação generalizada, instabilidade autônoma, e problemas vasculares.
Estimulação vestibular lenta: balanço constante, repetitivo; manualmente assistida em decúbito dorsal ou sentado; mecânica (cadeira de balanço); bola terapêutica; maca	Efeito calmante, inibição generalizada, diminuição das respostas de luta ou fuga	Útil para pacientes que estão hipertônicos, hiperativos ou que demonstram estado de alerta hiperativo ou hipersensibilidade tátil (p. ex., paciente com TCE que está agitado).
Estimulação vestibular rápida: movimentos rápidos, girar rápido em uma cadeira giratória, rede flexível	Aprimora as respostas posturais, movimentos	Útil para pacientes com hipotonia (p. ex., um indivíduo com síndrome de Down); pacientes com disfunção sensitiva integrativa (p. ex., criança com hiperatividade); pacientes com bradicinesia (p. ex., paciente com DP). Pode ativar respostas de estimulação simpática.

eletrodos da eletromiografia de superfície (EMG) para o registro. O sinal é amplificado e convertido a um formato auditivo e/ou visual, fornecendo informações úteis sobre o desempenho muscular ao paciente. Os pacientes que apresentam graus musculares fracos (traço, ruim ou regular) ou sistemas de *feedback* sensorial deficientes serão os maiores beneficiados. O *biofeedback* tem sido usado para melhorar a contração de um músculo, treinar a inibição do espasmo muscular voluntário e diminuir a reação de defesa muscular.[187]

Em uma revisão da base de dados Cochrane sobre os efeitos da EMG-BFB na recuperação da função motora após um AVC, Woodford et al. encontraram evidências de uma pequena quantidade de estudos específicos que sugeriram que a EMG-BFB associada à fisioterapia convencional produz melhora na potência motora, recuperação funcional e qualidade da marcha quando comparada à fisioterapia convencional isolada.[188] Os pesquisadores concluíram que os resultados são limitados, porque os estudos eram pequenos, geralmente mal projetados, e utilizaram medidas de desfecho variadas. Revisando o trabalho de Amagan et al.,[189] Basmjian,[190] Gantz et al.,[191] Hiraoka,[192] Moreland et al.[193] e Schleenbaker e Mainous,[194] encontram-se outras pesquisas e metanálises. A EMG-BFB também mostrou melhorar a função motora após a lesão medular incompleta.[195] O fisioterapeuta deve estruturar cuidadosamente o uso do *biofeedback* com a prática dos padrões de movimentos funcionais desejados. O *feedback* externo deve ser gradualmente reduzido, a fim de promover a utilização de mecanismos de *feedback* intrínsecos e movimentos ativos conforme a recuperação progride.

Estimulação elétrica neuromuscular

A *estimulação elétrica neuromuscular (EENM)* é uma modalidade eficaz para estimular a contração em músculos muito fracos e melhorar a função motora. Colocam-se eletrodos diretamente sobre o músculo a ser estimulado. A contração é elicitada pela despolarização de neurônios motores, com unidades motoras maiores e uma maior quantidade de fibras do tipo II disparando primeiro. As unidades motoras continuarão disparando até que o estímulo cesse. A EENM pode ser utilizada para reeducar músculos, aumentar a ADM, diminuir o edema, e tratar a atrofia por desuso. É eficaz na redução da espasticidade com a estimulação do antagonista fraco. As aplicações ao músculo tibial anterior ou ao nervo fibular comum mostraram reduzir a espasticidade nos músculos plantares e melhorar a função dorsiflexora.[196] A estimulação elétrica em pacientes com acidente vascular cerebral mostrou reduzir o tônus flexor e a postura da mão e melhorar a preensão funcional,[197-200] e reduzir a subluxação de ombro.[201]

A *estimulação elétrica funcional (FES)* utiliza um microprocessador para recrutar músculos em uma sequência sinérgica programada com o propósito de melhorar os movimentos funcionais.[187] Após um acidente vascular cerebral, a FES do nervo fibular demonstrou ser eficaz em auxiliar a dorsiflexão (pé caído) e melhorar a marcha.[202-205] Ela foi combinada ao TSP e à esteira.[206,207] Os pacientes com LM incompleta foram estimulados a se exercitar em bicicleta ergométrica (ergometria FES) e a caminhar.[208,209]

Intervenções compensatórias

As estratégias de treinamento compensatórias possibilitam que o paciente realize uma tarefa usando membros alternativos e/ou padrões de movimento alternativos. Assim, o paciente é capaz de realizar uma tarefa antiga de uma maneira nova. Por exemplo, o paciente com hemiplegia se veste usando o MS menos afetado e utilizando uma maior movimentação do tronco; o paciente com paraplegia recupera o rolamento funcional, as transferências e a locomoção em cadeira de rodas usando os MMSS. A *compensação adaptativa* é decorrente de padrões alternativos ou de novos movimentos. A *compensação substitutiva* é decorrente do uso de diferentes partes do corpo, efetores, para realizar a tarefa.[210] Durante o treinamento, o paciente está ciente das deficiências no movimento (a consciência cognitiva é desenvolvida). Fazem-se então alterações na abordagem global do paciente às tarefas funcionais. Maneiras alternativas de realizar a tarefa são sugeridas, simplificadas e adotadas. O paciente pratica e reaprende a tarefa usando o novo padrão. O paciente então pratica o novo padrão no ambiente em que se espera que ocorra a função. Incorporam-se técnicas de conservação de energia à prática para garantir que o paciente possa completar com sucesso todas as tarefas diárias. Utiliza-se também a adaptação do ambiente para facilitar a reaprendizagem de habilidades, a facilidade do movimento e o desempenho ideal. Por exemplo, auxilia-se o paciente com negligência unilateral a calçar-se pela codificação das cores dos sapatos (fita vermelha no sapato esquerdo, fita amarela no sapato direito). A alavanca do freio da cadeira de rodas é estendida e codificada por cores para possibilitar a fácil identificação pelo paciente.

Uma das principais críticas dessa abordagem é que o foco nos segmentos menos envolvidos pode suprimir a recuperação para determinados pacientes e contribuir para o *desuso aprendido* de segmentos prejudicados. Por exemplo, o paciente com acidente vascular cerebral não consegue aprender a usar os membros mais envolvidos. O treinamento compensatório não deve se tornar o foco do tratamento em pacientes com potencial de recuperação. É importante lembrar que, caso recebam treinamento adequado, as melhorias motoras podem continuar ocorrendo nas fases crônicas (p. ex., pacientes com acidente vascular cerebral). O treinamento compensatório também pode levar ao desenvolvimento de *habilidades dissidentes*, que são habilidades adquiridas de maneira incompatível com as habilidades que o indivíduo já possui. As habilidades dissidentes não podem ser facilmente generalizadas para outras variações de tarefas ou a outros ambientes.

A abordagem de treinamento compensatório pode ser a única abordagem realista possível quando a recuperação é limitada ou o paciente apresenta deficiências significativas e limitações funcionais, com pouca ou nenhuma expectativa de recuperação adicional. Exemplos incluem o paciente com LM completa ou o indivíduo que se recupera de um acidente vascular cerebral com déficits sensório-motores graves e comorbidades extensas (p. ex., comprometimento grave das funções cardíaca e respiratória ou déficits de memória associados à doença de Alzheimer). O paciente neste último exemplo é gravemente limitado em sua capacidade de participar ativamente na reabilitação e reaprender habilidades motoras.

Orientações ao paciente

As orientações ao paciente são um componente importante de qualquer plano de cuidados de reabilitação. Os componentes incluem instruções e treinamento de pacientes em relação ao seguinte:

- Condição atual (patologia/fisiopatologia, deficiências, limitações nas atividades e restrições na participação).
- Acomodações de déficits de comunicação ou prejuízos cognitivos, comportamentais, emocionais.
- Objetivos previstos e desfechos esperados.
- Estratégias e intervenções preferenciais para melhorar o desempenho e a função.
- Fatores de risco para a patologia/fisiopatologia e prevenção de deficiências adicionais, limitações funcionais e restrições na participação.
- Estratégias e intervenções preferenciais para melhorar a saúde, bem-estar e condicionamento físico.

Os pacientes com déficits na função motora precisam reconhecer a importância da prática repetitiva tanto na fisioterapia quanto fora dela para alcançar uma recuperação significativa. As ferramentas relevantes para garantir elevados níveis de prática incluem um contrato comportamental, um contrato com o cuidador, uma programação diária, um registro de atividades ou diário de atividades domiciliares, e a designação de tarefas para casa. Essas ferramentas servem para focar o paciente no PDC e garantir a participação plena e ativa em alcançar desfechos bem-sucedidos. Promovem-se habilidades de autoavaliação, resolução de problemas e tomada de decisão do paciente para estimular a independência. Essa capacitação serve para melhorar a qualidade de vida e preparar o paciente para os ajustes necessários ao longo da vida quando se vive com uma deficiência. Se a independência do paciente não for possível por causa da complexidade dos déficits e limitações na recuperação, as orientações aos familiares, amigos e cuidadores assumem importância primordial.

Resumo

Este capítulo traçou um quadro conceitual para a reabilitação do paciente com déficits na função motora com base em uma compreensão dos processos normais de controle motor, aprendizagem motora e recuperação. A tomada de decisão clínica se baseia em uma análise profunda dos déficits do paciente em termos de deficiências, limitações nas atividades e restrições na participação. Os problemas exclusivos de cada paciente exigem que o fisioterapeuta reconheça também uma série de fatores inter-relacionados, incluindo as necessidades individuais e *status* cambiante, motivação, objetivos, preocupações e potencial para a função independente. A diversidade dos problemas experimentados pelos pacientes com transtornos na função motora nega a ideia de que uma intervenção ou grupo de intervenções único poderia ser bem-sucedido a todos os pacientes. Apresentaram-se categorias amplas de intervenção, com uma grande ênfase no treinamento de habilidades funcionais e promoção da aprendizagem motora. As intervenções também precisam promover a adaptabilidade das habilidades para a atuação em ambientes do mundo real. Ao escolher as intervenções, o fisioterapeuta deve considerar aquelas que têm a maior chance de sucesso. A escolha das intervenções também deve levar em consideração outros fatores, incluindo a capacidade de prestar cuidados, o custo-benefício em termos de duração da internação e quantidade de consultas de fisioterapia utilizadas, a idade, comorbidades, apoio social e potencial de alta do paciente. Orientações cuidadosamente planejadas e estruturadas capacitam o paciente e garantem habilidades para a aprendizagem e ajustes ao longo da vida.

Questões para revisão

1. Diferencie entre os termos *controle motor* e *aprendizagem motora*. Como as deficiências no controle motor podem ser distinguidas das deficiências na aprendizagem motora?
2. Diferencie entre os três estágios da aprendizagem motora. Como as estratégias de treinamento diferem durante cada estágio?
3. Defina *neuroplasticidade*. Quais são alguns dos mecanismos da neuroplasticidade (alterações na função encefálica) vistos durante a recuperação da função?
4. Discuta as estratégias de *feedback* destinadas a melhorar a retenção e a generalização. Como elas diferem das estratégias que otimizam o aprendizado e o desempenho inicial?
5. Defina *recuperação induzida pela função*. Dê um exemplo de uma intervenção que poderá ser usada para promover a recuperação induzida pela função para o paciente com paraplegia incompleta.
6. Identifique três intervenções reforçadas que podem ser usadas para acalmar o paciente com traumatismo cranioencefálico que está demonstrando estado de alerta hiperativo e comportamento agitado.
7. Defina *treinamento compensatório*. Identifique duas estratégias de treinamento compensatório para o paciente com hemiplegia esquerda e negligência unilateral grave.

Estudo de caso

Histórico

O paciente é um homem de 36 anos que sofreu um traumatismo cranioencefálico por acidente automobilístico. Ao ser admitido em um hospital local, verificou-se que o paciente tinha uma laceração frontal esquerda com uma fratura de crânio linear subjacente. A tomografia computadorizada revelou edema, contusão dos núcleos da base à direita e contusão frontal à esquerda. O paciente estava em coma na admissão. Seu curso no hospital foi complicado pelo aumento na pressão intracraniana e espasticidade grave. Foi inserido um tubo gástrico.

O estado neurológico do paciente não melhorou substancialmente no hospital. Ele foi transferido para uma instituição de reabilitação 4 semanas após a lesão para reabilitação intensiva. Ele teve uma breve reinternação na sexta semana após a lesão para a estabilização de uma hipotermia aguda e hipotireoidismo. Ele então voltou à clínica de reabilitação para continuar a reabilitação intensiva. Seus medicamentos consistiam em Tegretol (200 mg VO 4 vezes ao dia), polivitamínicos e Colace.

Parte I: Achados do exame fisioterapêutico (Admissão inicial à reabilitação, 4 semanas após a lesão)

Comportamento/cognição: sua função foi classificada como Nível V Confuso-impróprio na *Rancho Levels of Cognitive Functioning* (RLOCF). O paciente é capaz de responder a comandos simples de modo bastante consistente. Com o aumento na complexidade dos comandos ou a ausência de uma estrutura externa, as respostas são sem sentido, aleatórias ou fragmentadas. O paciente se distrai facilmente e não tem capacidade de se concentrar em uma tarefa específica. A memória está severamente prejudicada; muitas vezes mostra uso inadequado dos objetos. Pode realizar tarefas aprendidas anteriormente com estrutura, mas é incapaz de aprender novas informações. Frustra-se facilmente e responde com comportamentos desinibidos (xingamentos e palavrões).

Linguagem-comunicação: não é possível examinar.

Social: casado, sem filhos. A esposa é enfermeira e dá muito apoio ao marido.

Sinais vitais: frequência cardíaca de 60 batimentos por minuto; pressão arterial de 122/70 mmHg; frequência respiratória de 14 respirações por minuto; nível de saturação de O_2 de 92.

Sensibilidade: localiza pressão pontual e responde com retirada.

Amplitude de movimento passiva:

- O membro superior direito (MSD) apresenta limitação na ADM de cotovelo (0°-70°); a ADM de cotovelo de membro superior esquerdo (MSE) é de 10°-100°.
- Ambos os membros inferiores (MMII) estão dentro dos limites normais, exceto para flexão dorsal do tornozelo (0°-5° à D e 0°-10° à E).

Função motora

Tônus (Modified Ashworth Scale grades [M-AS]): tônus flexor grave e espasmos do tronco que fazem com que o paciente se mova no leito de decúbito dorsal para decúbito lateral esquerdo, posição fetal (encurvada), M-AS = 4.

- Tônus extensor de MSD, M-AS = 3
- Tônus extensor de membro inferior direito (MID), M-AS = 3
- Tônus flexor de MSE, M-AS = 3
- Tônus extensor de membro inferior esquerdo (MIE), M-AS = 2

Reflexos:
- Reflexo tônico cervical assimétrico frequente com a cabeça rodada para a direita
- Reflexos de retirada flexora bilateralmente em resposta à dor (atrasada na esquerda com diminuição na intensidade da resposta)
- Reação positiva de suporte à esquerda
- Reflexos profundos hiperativos generalizados
- Às vezes, membros inferiores em tesoura (estendidos e aduzidos), especialmente quando o tônus flexor da parte superior do corpo aumenta

Movimentos voluntários:
- O paciente está agitado e com movimentos inquietos; frequentemente está diaforético.
- Limitação no controle de cabeça ou tronco, dependente para sentar.
- O movimento de MSD é espontâneo, às vezes proposital, e fora de sinergia.
- O movimento de MID é espontâneo, sem sentido e fora de sinergia.
- MSE: nenhum movimento ativo.
- Movimento de MIE: demonstra padrão extensor anormal com sinergia obrigatória.

Coordenação: não é possível avaliar.

Equilíbrio – posição sentada:
Estático: ruim; requer apoio de mão e assistência moderada; senta-se sobre o sacro com inclinação posterior da pelve
Dinâmico: ruim; incapaz de aceitar desafios ou mover-se sem perder o equilíbrio

Equilíbrio – posição ortostática:
Estático: ruim; requer auxílio máximo de duas pessoas para ficar nas barras paralelas com tala em MIE
Dinâmico: incapaz de realizar descarga de peso ou dar passos
- **Marcha e locomoção** (cadeira de rodas): incapaz

Pele: múltiplas lacerações cicatrizadas nos joelhos e panturrilhas e úlceras de pressão bilaterais sobre o maléolo lateral e calcâneos causadas pelas talas de posicionamento bivalvar.

Bexiga e intestino: incontinência intestinal e vesical, uso de cateter externo.

Atividades funcionais: Assistência máxima em todas as AVD, MIF nível 2.

Parte I (Questões 1-3)

1. Identifique e priorize os problemas na função motora apresentados neste caso em termos de deficiências e limitações nas atividades com base nos dados de admissão iniciais (4 semanas após a lesão).
2. Identifique os objetivos da intervenção fisioterapêutica para este paciente neste momento da sua recuperação (admissão inicial).
3. Identifique as estratégias de aprendizagem motora e duas intervenções de tratamento apropriadas para este paciente neste momento da sua recuperação (admissão inicial).

Parte II: Reexame 12 semanas após a lesão

Comportamento/cognição: sua função foi classificada como Nível VII Automática-apropriada na Rancho Levels of Cognitive Functioning (RLOCF). Ele parece adaptado e orientado em relação ao ambiente hospitalar; cumpre sua rotina diária automaticamente, mas frequentemente como um robô. Mostra confusão mental mínima ou ausente e se recorda superficialmente das atividades. Mostra transição para novos aprendizados, mas a uma velocidade reduzida. Com estruturação, é capaz de iniciar atividades sociais e recreativas. O raciocínio permanece prejudicado.

Linguagem-comunicação: o paciente é disártrico; o discurso é de modo geral inteligível mas difícil de entender e de aparecimento tardio. A compreensão auditiva é boa.

Sinais vitais: dentro dos limites normais (DLN).

Pele: as lacerações estão cicatrizadas.

Sensibilidade:
- **Visão e audição** DLN.
- MSE: ausência de sensibilidade.
- MIE: sensibilidade prejudicada, diminuição da propriocepção.
- MSD e MID: intactos

Amplitude de movimento:
- **MSD:** ADM de cotovelo 0°-90°; MSE: ADM de cotovelo 5°-110°
- **MMII:** DLN exceto para dorsiflexão do tornozelo bilateralmente, 0°-15°

Função motora

Tônus (graus na Escala de Ashworth modificada, M-AS):
Tronco: tônus no tronco DLN, exceto por espasmos flexores ocasionais
- MSD e MID: tônus extensor, M-AS = 1
- MSE: tônus flexor, M-AS = 2
- MIE: tônus extensor, M-AS = 1

Reflexos:
- Exibe fortes reações associadas no MSE e piora na postura flexora às atividades estressantes.

Movimentos voluntários:
- **MSD e MID:** demonstra movimentos propositais, completos e isolados ao longo da ADM disponível contra a força da gravidade. De modo geral, a força é F+ no MSD e MID.
- **MSE:** movimento voluntário limitado; predominância de sinergia extensora.
- **MIE:** o movimento é proposital; a força é, de modo geral, F.
- **Cabeça e tronco:** o movimento é funcional e a força é, de modo geral, F.

Coordenação:

Apresenta ataxia moderada no tronco.

Demonstra incapacidade moderada no teste índex-nariz e percussão dos pés em MSD; MSE não testado.

Equilíbrio – sentado:

Estático: bom, capaz de manter o equilíbrio sem apoio da mão, oscilação postural limitada

Dinâmico: bom, capaz de aceitar desafios moderados e mover-se sem perda no equilíbrio

Equilíbrio – posição ortostática:

Estático: regular, requer apoio das mãos para ficar nas barras paralelas, mínimo de ajuda ocasional

Dinâmico: regular, aceita desafios mínimos; capaz de se equilibrar ao girar a cabeça/tronco

Atividades funcionais:

- **Mobilidade no leito:** rola para a direita e esquerda com supervisão (S)
- **Supino para sentado e sentado para em pé:** assistência moderada × 1, nível MIF 3
- **Transferências:** assistência moderada × 1 em transferências fazendo movimento de pivô em pé, nível MIF 3
- **Locomoção na cadeira de rodas:** manobra cadeira de rodas manual com S atenta em relação à segurança, nível MIF 5
- **Marcha:** deambula nas barras paralelas por 3 m com assistência moderada × 1, nível MIF 3
- **Vestir-se e higiene:** assistência mínima × 1, nível MIF 4

Parte II (Questões 4 a 6)

4. Identifique e priorize os problemas na função motora deste paciente em termos de deficiências e limitações nas atividades (12 semanas após a lesão).
5. Identifique os objetivos e os desfechos da intervenção fisioterapêutica para este paciente neste momento da sua recuperação.
6. Identifique as estratégias de aprendizagem motora e duas intervenções de tratamento apropriadas para este paciente neste momento da sua recuperação.

REFERÊNCIAS BIBLIOGRÁFICAS

1. Schmidt, R, and Lee, T: Motor Control and Learning: A Behavioral Emphasis, ed 5. Human Kinetics, Champaign, IL, 2011.
2. Shumway-Cook, A, and Woollacott, M: Motor Control Theory and Practical Applications, ed 4. Lippincott Williams & Wilkins, Baltimore, 2012.
3. Bernstein, N: The Coordination and Regulation of Movements. Pergamon Press, Oxford, 1967.
4. Kelso, J: Dynamic Patterns: The Self-Organization of Brain and Behavior. MIT Press, Cambridge, MA, 1995.
5. Calancie, B, et al: Involuntary stepping after chronic spinal cord injury: Evidence for a central rhythm generator for locomotion in man. Brain 117:1143, 1994.
6. Griller S: Neurobiological bases of rhythmic motor acts in vertebrates. Science 228:143, 1989.
7. Adams, J: A closed-loop theory of motor learning. J Motor Behav 3:111, 1971.
8. Schmidt, R: A schema theory of discrete motor skill learning. Psychol Rev 82:225, 1975.
9. Nashner, L: Adapting reflexes controlling human posture. Exp Brain Res 26:59, 1976.
10. Nashner, L: Fixed patterns of rapid postural responses among leg muscles during stance. Exp Brain Res 30:13, 1977.
11. Nashner, L, and Woollacott, M: The organization of rapid postural adjustments of standing humans: An experimental-conceptual model. In Tablott, RE, and Humphrey, DR (eds): Posture and Movement. Raven, New York, 1979, pp 243–257.
12. Fitts, P, and Posner, M: Human Performance. Brooks/Cole, Belmont, CA, 1967.
13. Bayley, N: The development of motor abilities during the first three years. Monogr Soc Res Child Dev 1(1, serial no 1), 1935.
14. Gesell, A: The First Five Years of Life. Harper & Brothers, New York, 1940.
15. McGraw, M: The Neuromuscular Maturation of the Human Infant. Hafner, New York, 1945.
16. VanSant, A: Life span development in functional tasks. Phys Ther 70:788, 1990.
17. Woollacott, M, and Shumway-Cook, A: Changes in posture control across the life span: A systems approach. Phys Ther 70:799, 1990.
18. Woollacott, M, and Shumway-Cook, A (eds): Development of Posture and Gait Across the Life Span. University of South Carolina Press, Columbia, 1989.
19. Spirduso, W, Francis, K, and MacRai, P: Physical Dimensions of Aging. Human Kinetics, Champaign, IL, 2005.
20. Light, K: Information processing for motor performance in aging adults. Phys Ther 70:821, 1990.
21. Salthouse, T, and Somberg, B: Isolating the age deficit in speeded performance. J Gerontol 37:59, 1982.
22. Benjuva, N, Melzer, I, and Kaplanski, J: Aging-induced shifts from a reliance on sensory input to muscle cocontraction during balanced standing. J Gerontol A Biol Sci Med Sci 59A:166, 2004.
23. Light, K, and Spirduso, W: Effects of adult aging on the movement complexity factor of response programming. J Gerontol 45:107, 1990.
24. Levin, M, Kleim, J, and Wolf, S: What do motor "recovery" and "compensation" mean in patients following stroke? Neurorehabil Neural Repair 23:313, 2009.
25. Stein, D, Failowsky, B, and Will, B: Brain Repair. Oxford University Press, New York, 1995.
26. Pascual-Leone, A, et al: The plastic human brain cortex. Annu Rev Neurosci 28:377, 2005.
27. Chen, R, Cohen, LG, and Hallett, M: Nervous system reorganization following injury. Neuroscience 111(4):761, 2002.
28. Kleim, J, et al: Cortical synaptogenesis and motor map reorganization occur during late, but not early, phase of motor skill learning. J Neurosci 24:628, 2004.
29. Luscher, C, et al: Synaptic plasticity and dynamic modulation of the post synaptic membrane. Nat Neurosci 3(6):545, 2000.
30. Nudo, R: Functional and structural plasticity in motor cortex: Implications for stroke recovery. Phys Med Rehabil Clin North Am 14(1, Suppl):s5, 2003.
31. Nudo, R: Adaptive plasticity in motor cortex: Implications for rehabilitation after brain injury. J Rehabil Med 41(Suppl):7, 2003.

32. Fraser, C, et al: Driving plasticity in human adult motor cortex is associated with improved motor function after brain injury. Neuron 34:831, 2002.
33. Kleim, J, Jones, T, and Schallert, T: Motor enrichment and the induction of plasticity before and after brain injury. Neurochem Res 28:1757, 2003.
34. Shepherd, R: Exercise and training to optimize functional motor performance in stroke: Driving neural reorganization. Neural Plast 8:121, 2001.
35. Ploughman, M: A review of brain neuroplasticity and implications for the physiotherapeutic management of stroke. Physiother Can 164(Summer), 2002.
36. Wolf, S, et al: Effect of constraint-induced movement therapy on upper extremity function 3 to 9 months after stroke: The EXCITE randomized trial. JAMA 296:2095, 2006.
37. Wolf, S, et al: The EXCITE trial: Retention of improved upper extremity function among stroke survivors receiving CI movement therapy. Lancet Neurol 7:33, 2008.
38. Sirtori, V, et al: Constraint-induced movement therapy for upper extremities in stroke patients. Cochrane Database of Systematic Reviews. 2009, Issue 4. Art. No.: CD004433. DOI: 10.1002/14651858.CD004433.pub2.
39. Hakkennes, S, and Keating, J: Constraint-induced movement therapy following stroke: A systematic review of randomized controlled trials. Aus J Physiother 51:221, 2005.
40. Dahl, A, et al: Short-and long-term outcome of constraint-induced movement therapy after stroke: A randomized controlled feasibility trial. Clinical Rehab 22:436, 2008.
41. Page, S, et al: Efficacy of modified constraint-induced movement therapy in chronic stroke: A single-blinded randomized controlled trial. Arch Phys Med Rehabil 85:14, 2004.
42. Taub, E, et al: A placebo-controlled trial of constraint-induced movement therapy for upper extremity after stroke. Stroke 37:1045, 2006.
43. Taub, E, et al: Technique to improve chronic motor deficit after stroke. Arch Phys Med Rehabil 74:347, 1993.
44. Sawaki, L, et al: Constraint-induced movement therapy results in increased motor map area in subjects 3 to 9 months after stroke. Neurorehabil Neural Repair 33:505, 2008.
45. Liepert, J: Motor cortex excitability in stroke before and after constraint-induced movement therapy. Cog Behav Neurol 19:41, 2006.
46. Duncan, P, et al: Body-weight-supported treadmill rehabilitation after stroke. N Engl J Med 364:2026, 2011.
47. Moseley, A, et al: Treadmill training and body weight support for walking after stroke. Cochrane Database of Systematic Reviews 2005, Issue 4. Art. No.: CD002840. DOI: 10.1002/14651858.CD002840.pub2.
48. Ada, L: Randomized trial of treadmill walking with body weight support to establish walking in subacute stroke—the MOBILISE Trial. Stroke 41:1247, 2010.
49. Sullivan, K, et al: Effects of task-specific locomotor and strength training in adults who were ambulatory after stroke: Results of the STEPS randomized clinical trial. Phys Ther 87:1580, 2007.
50. Franceschini, M, et al: Walking after stroke: What does treadmill training with body weight support add to overground gait training in patients early after stroke? A single-blind, randomized controlled trial. Stroke 40:3079, 2009.
51. Kolb, B, and Gibb, R: Environmental enrichment and cortical injury: Behavioral and anatomical consequences of frontal cortex lesions. Cerebral Cortex 1:189, 1991.
52. Held, J, Gordon, J, and Gentile, A: Environmental influences on locomotor recovery following cortical lesions in rats. Behav Neurosci 99:678, 1985.
53. Held, J: Environmental enrichment enhances sparing and recovery of function following brain damage. NeuroReport 22:74, 1998.
54. Ohlsson, A, and Johansson, B: Environment influences functional outcome of cerebral infarction in rats. Stroke 26:644, 1995.
55. Johansson, B, and Ohlsson, A: Environment, social interaction and physical activity as determinants of functional outcome after cerebral infarction in the rat. Exp Neurol 139:322, 1996.
56. Carr, J, and Shepherd, R: Stroke Rehabilitation. Butterworth-Heinemann, London, 2003.
57. Mackey, F, et al: Stroke rehabilitation: Are highly structured units more conducive to physical activity than less structured units? Arch Phys Med Rehabil 77:1066, 1996.
58. Carr, J, and Shepherd, R: Neurological Rehabilitation: Optimizing Motor Performance, ed 2. Churchill Livingstone/Elsevier, St Louis, 2010.
59. Tinson, D: How stroke patients spend their days: An observational study of the treatment regime offered to patients in hospital with movement disorders following stroke. Int Disabil Stud 11(1):45, 1989.
60. Esmonde, T, et al: Stroke rehabilitation: Patient activity during non-therapy time. Aust J Physiother 43:43, 1997.
61. Lee, T, and Swanson, L: What is repeated in a repetition? Effects of practice conditions on motor skill acquisition. Phys Ther 71:150, 1991.
62. Winstein, C, Pohl, P, and Lewthwaire, R: Effects of physical guidance and knowledge of results on motor learning: Support for the guidance hypothesis. Res Quart Exer Sport 65:316–323, 1994.
63. Singer, R, and Pease, D: A comparison of discovery learning and guided instructional strategies on motor skill learning, retention, and transfer. Res Q 47:788, 1976.
64. Wulf, G, Shea, C, and Whitacre, C: Physical-guidance benefits in learning a complex motor skill. J Mot Behav 30:367–380, 1998.
65. Salmoni, A, et al: Knowledge of results and motor learning: A review and critical appraisal. Psychol Bull 95:355, 1984.
66. Lee, T, et al: On the role of knowledge of results in motor learning: Exploring the guidance hypothesis. J Mot Behav 22:191, 1990.
67. Bilodeau, E, et al: Some effects of introducing and withdrawing knowledge of results early and late in practice. J Exp Psychol 58:142, 1959.
68. Magill, R: Augmented feedback in motor skill acquisition. In Singer, RN, Hausenblas, HA, and Janell, CM (eds): Handbook of Sport Psychology, ed 2. Wiley, New York, 2001, p 85.
69. Winstein, C, et al: Learning a partial-weight-bearing skill: Effectiveness of two forms of feedback. Phys Ther 76:985, 1996.
70. Bilodeau, E, and Bilodeau, I: Variable frequency knowledge of results and the learning of a simple skill. J Exp Psychol 55:379, 1958.
71. Ho, L, and Shea, J: Effects of relative frequency of knowledge of results on retention of a motor skill Percept Mot Skills 46:859, 1978.
72. Sherwood, D: Effect of bandwidth knowledge of results on movement consistency. Percept Mot Skills 66:535, 1988.
73. Winstein, C, and Schmidt, R: Reduced frequency of knowledge of results enhances motor skill learning. J Exp Psychol Learn Mem Cogn 16:677, 1990.
74. Lavery, J: Retention of simple motor skills as a function of type of knowledge of results. Can J Psych 15:300, 1962.
75. Boyd, L, and Winstein, C: Explicit information interferes with implicit motor learning of both continuous and discrete movement tasks after stroke. J Neur Phys Ther 30:46–57, 2006.
76. Swinnen, S, et al: Information feedback for skill acquisition: Instantaneous knowledge of results degrades learning. J Exp Psychol Learn Mem Cogn 16:706, 1990.
77. Winstein, C: Knowledge of results and motor learning: Implications for physical therapy. Phys Ther 71:140, 1991.
78. Shea, J, and Morgan, R: Contextual interference effects on the acquisition, retention, and transfer of a motor skill. J Exp Psychol: Hum Learn 5:179, 1979.
79. Wulf, G, and Schmidt, R: Variability in practice facilitation in retention and transfer through schema formation or context effects? J Mot Behav 20:133, 1988.

80. Wulf, G, and Schmidt, R: Variability of practice and implicit motor learning. J Exp Psychol: Learn, Mem, Cogn 23:987, 1997.
81. Lee, T, Wulf, G, and Schmidt, R: Contextual interference in motor learning: Dissociated effects due to the nature of task variations. Q J Exp Psychol 44A:627, 1992.
82. Lee, T, and Magill, R: The locus of contextual interference in motor skill acquisition. J Exp Psychol Learn Mem Cogn 9:730, 1983.
83. Jeannerod, M: Neural simulation of action: A unifying mechanism for motor cognition. Neuroimage 14:103, 2001.
84. Jeannerod, M, and Frak, V: Mental imaging of motor activity in humans. Curr Opin Neurobiol 9:735, 1999.
85. Feltz, D, and Landers, D: The effects of mental practice on motor skill learning and performance: A meta-analysis. J Sports Psychol 5:25, 1983.
86. Braun, S, et al: Using mental practice in stroke rehabilitation: A framework. Clin Rehabil 22:579–591, 2008.
87. Richardson, A: Mental practice: A review and discussion (part 1). Res Q 38:95, 1967.
88. Warner, L, and McNeill, M: Mental imagery and its potential for physical therapy. Phys Ther 68:516, 1988.
89. Maring, J: Effects of mental practice on rate of skill acquisition. Phys Ther 70:165, 1990.
90. Lee, T: Transfer-appropriate processing: A framework for conceptualizing practice effects in motor learning. In Meijer, O, and Roth, K (eds): Complex Movement Behavior: The Motor-Action Controversy. North Holland, Amsterdam, 1988, p 201.
91. Gentile, A: Skill acquisition: Action, movement, and neuromotor processes. In Carr, J, and Shephard, R (eds): Movement Science. Foundations for Physical Therapy in Rehabilitation, ed 2. Aspen, Rockville, MD, 2000, p 147.
92. O'Sullivan, S, and Schmitz, T: Improving Functional Outcomes in Physical Rehabilitation. FA Davis, Philadelphia, 2010.
93. Humm, J, et al: Use-dependent exaggeration of brain damage occurs during an early post-lesion vulnerable period. Brain Res 783:286, 1988.
94. Humm, J, et al: Use-dependent exaggeration of brain injury: Is glutamate involved? Exp Neurol 157:349, 1999.
95. Dromerick, A, et al: Very early constraint-induced movement during stroke rehabilitation. Neurology 73:195, 2009.
96. Griesbach, G, Gomez-Pinilla, F, and Hovda, D: The upregulation of plasticity-related proteins following TBI is disrupted with acute voluntary exercise. Brain Res 1016:154, 2004.
97. Biernaskie, J, Chernenko, G, and Corbett, D: Efficacy of rehabilitative experience declines with time after focal ischemic brain injury. J Neurosci 24:1245, 2004.
98. Kleim, J, and Jones, T: Principles of experience-dependent neural plasticity: Implications for rehabilitation after brain damage. J Speech Lang Hear Res 51:S225, 2008.
99. Morris, D, and Taub, E: Constraint-induced movement therapy. In O'Sullivan, S, and Schmitz, T (eds): Improving Functional Outcomes in Physical Rehabilitation. FA Davis, Philadelphia, 2010, p 232.
100. American Physical Therapy Association: Guide to Physical Therapist Practice. Phys Ther 81:1, 2001.
101. Hermsdorfer, J, et al: Effects of unilateral brain damage on grip selection, coordination, and kinematics of ipsilesional prehension. Exp Brain Res 128:41, 1999.
102. Kisner, C, and Colby, L: Therapeutic Exercise Foundations and Techniques, ed 5. FA Davis, Philadelphia, 2007.
103. American College of Sports Medicine: ACSM's Guidelines for Exercise Testing and Prescription, ed 8. Lippincott Williams & Wilkins, Philadelphia, 2009.
104. American College of Sports Medicine: ACSM's Exercise Management for Persons with Chronic Diseases and Disabilities, ed 3. Lippincott Williams & Wilkins, Philadelphia, 2009.
105. Davies, P: Steps to follow. Springer, New York, 2000.
106. Smith, G, et al: Task-oriented exercise improves hamstring strength and spastic reflexes in chronic stroke patients. Stroke 30:2112, 1999.
107. Riolo, L, and Fisher, K: Is there evidence that strength training could help improve muscle function and other outcomes without reinforcing abnormal movement patterns or increasing reflex activity in a man who has had a stroke? Phys Ther 83:844, 2003.
108. Sharp, S, and Brouwer, B: Isokinetic strength training of the hemiparetic knee: Effects on function and spasticity. Arch Phys Med Rehabil 70:1231, 1997.
109. Teixeira-Salmela, L, et al: Muscle strengthening and physical conditioning to reduce impairment and disability in chronic stroke survivors. Arch Phys Med Rehabil 80:1211, 1999.
110. Miller, G, and Light, K: Strength training in spastic hemiparesis: Should it be avoided? NeuroRehabil 9:17, 1997.
111. Yang, Y, et al: Task-oriented progressive resistance strength training improves muscle strength and functional performance in individuals with stroke. Clin Rehabil 20:860, 2006.
112. Eng, J: Strength training in individuals with stroke. Physiother Can 56:189, 2004.
113. Voss, D, et al: Proprioceptive Neuromuscular Facilitation, ed 3. Harper & Row, Philadelphia, 1985.
114. Adler, S, Beckers, D, and Buck, M: PNF in Practice, ed 3. Springer-Verlag, New York, 2008.
115. Gordon, N, et al: Physical activity and exercise recommendations for stroke survivors: An American Heart Association scientific statement from the Council on Clinical Cardiology, Subcommittee on Exercise, Cardiac Rehabilitation, and Prevention; the Council on Cardiovascular Nursing; the Council on Nutrition, Physical Activity, and Metabolism; and the Stroke Council. Circulation 109:2031–2041, 2004. Retrieved January 20, 2012, from http://circ.ahajournals.org/content/109/16/2031.
116. Teasell, R, et al: Evidence-Based Review of Stroke Rehabilitation Executive Summary, ed 14. Retrieved January 20, 2012, from www.ebrsr.com.
117. Post-Polio Health International: A statement about exercise for survivors of polio. Excerpt from the Handbook on the Late Effects of Poliomyelitis for Physicians and Survivors, 1999. Retrieved January 20, 2012, from www.post-polio.org/ipn/pnn19-2A.html.
118. March of Dimes: Post-polio syndrome: Identifying best practices in diagnosis and care, 2001. Retrieved January 20, 2012, from www.marchofdimes.com/files/PPSreport.pdf.
119. Anderson, P, et al: European Federation of Neurological Societies Task Force on diagnosis and management of amyotrophic lateral sclerosis: Guidelines for diagnosing and clinical care of patients and relatives. Eur J Neurol 12:921, 2005. Retrieved January 20, 2012, from www.ncbi.nlm.nih.gov/pubmed/16324086.
120. Pahwa, R, et al: Practice parameter: Treatment of Parkinson disease with motor fluctuations and dyskinesia (an evidence-based review). Report of the Quality Standards Subcommittee of the American Academy of Neurology. Neurology 66:983, 2006. Retrieved January 20, 2012, from www.neurology.org/content/66/7/983.long.
121. Borg, G: Borg's Perceived Exertion and Pain Scales. Human Kinetics, Champaign, IL, 1998.
122. Taylor, D, et al: Viscoelastic properties of muscle-tendon units. The biomechanical effects of stretching. Am J Sports Med 18:300, 1990.
123. DeDeyne P: Application of passive stretch and its implications for muscle fibers. Phys Ther 81:819, 2001.
124. Anderson, B, and Burke, E: Scientific, medical, and practical aspects of stretching. Clin Sports Med 10:63, 1991.
125. Sady, S, et al: Flexibility training: Ballistic, static or proprioceptive neuromuscular facilitation. Arch Phys Med Rehabil 63:261, 1982.
126. Gracies, J: Pathophysiology of impairment in patients with spasticity and the use of stretch as a treatment for spastic hypertonia. Med Rehabil Clin North Am 12:747, 2001.
127. Bohannon, R. and Larkin, P: Passive ankle Dorsiflexion increases in patients after a regimen of tilt table: Wedge board standing. Phys Ther 65:1676, 1985.

128. Fasen, J, et al: A randomized controlled trial of hamstring stretching: Comparison of four techniques. J Strength Conditioning Research 23(2):660, 2009.
129. Etnyre, B, and Lee, E: Chronic and acute flexibility of men and women using three different stretching techniques. Res Q 59:222, 1988.
130. Osternig, L, et al: Differential response to proprioceptive neuromuscular facilitation (PNF) stretch technique. Med Sci Sports Exerc 22:106, 1990.
131. Hale, L, Fritz, V, and Goodman, M: Prolonged static muscle stretch reduces spasticity—but for how long should it be held? J Physio 51:3, 1995.
132. Booth, B, Doyle, M, and Montgomery, J: Serial casting for the management of spasticity in the head-injured adult. Phys Ther 63:1960, 1983.
133. Moseley, A: The effect of casting combined with stretching on passive ankle dorsiflexion in adults with traumatic head injuries. Phys Ther 77:240, 1997.
134. Singer, B, et al: Evaluation of serial casting to correct equinovarus deformity of the ankle after acquired brain injury in adults. Arch Phys Med Rehabil 84:483, 2003.
135. Jones, C: Case in point. Effect of lower extremity serial casts on hemiparetic gait patterns in adults. Phys Ther Case Rep 2:221, 1999.
136. Singer, B, Singer, K, and Allison, G: Serial plastering to correct equinovarus deformity of the ankle following acquired brain injury in adults: Review and clinical applications. Disabil Rehabil 23:829, 2001.
137. Rothstein, J, et al: The effect of casting combined with stretching on passive ankle dorsiflexion in adults with traumatic head injuries. Phys Ther 77:248, 1997.
138. Cincinnati Children's Hospital Medical Center: Evidence-Based Care Guideline: Serial Casting of the Lower Extremity, January 2009. Retrieved January 22, 2012, from www.guideline.gov/content.aspx.
139. Young, T, and Nicklin, C: Lower Limb Casting in Neurology: Practical Guidelines. Royal Hospital for Neurodisability, London, 2000.
140. Nashner, L: Adapting reflexes controlling the human posture. Exp Brain Res 26:59, 1976.
141. Nashner, L, and Woollacott, M: The organization of rapid postural adjustments of standing humans: An experimental-conceptual model. In Talbott, RE, and Humphrey, DR (eds): Posture and Movement. Raven, New York, 1979, pp 243–257.
142. Nashner, L, Woollacott, M, and Tuma, G: Organization of rapid responses to postural and locomotor-like perturbations of standing man. Exp Brain Res 36:463, 1979.
143. Horak, F, and Nashner, L: Central programming of postural movements: Adaptation to altered support surface configurations. J Neurophysiol 55:1369, 1986.
144. McIlroy, W, and Maki, B: Adaptive changes to compensatory stepping responses. Gait Posture 3:43, 1995.
145. Maki, B, and McIlroy, W: The role of limb movements in maintaining upright stance: The "change-in-support" strategy. Phys Ther 77:488, 1997.
146. Gillespie, L, et al: Interventions for preventing falls in elderly people. Cochrane Database of Systematic Reviews, 2009, Issue 2. Art. No.: CD000340. DOI: 10.1002/14651858.CD000340.pub2.
147. Means, K, Rodell, D, and O'Sullivan, P: Balance, mobility, and falls among community-dwelling elderly persons: Effects of a rehabilitation exercise program. Am J Phys Med Rehabil 84:238–250, 2005.
148. Marigold, D, et al: Exercise leads to faster postural reflexes, improved balance and mobility, and fewer falls in older persons with chronic stroke. J Am Geriatr Soc 53:416–423, 2005.
149. Shumway-Cook, A, et al: The effect of multidimensional exercises on balance, mobility, and fall risk in community dwelling older adults. Phys Ther 77:46, 1997.
150. Nitz, J, and Choy, N: The efficacy of a specific balance-strategy training programme for preventing falls among older people: A pilot randomized controlled trial. Age Ageing 33:52–58, 2004.
151. Shumway-Cook, A, et al: Effect of balance training on recovery of stability in children with cerebral palsy. Dev Med Child Neurol 45:591, 2003.
152. Lubetzky-Vilnai, L, and Kartin, D: Effect of balance training on balance performance in individuals post stroke: A systematic review. J Neurol Phys Ther 34:127, 2010.
153. Taggart, H: Effects of Tai Chi exercise on balance, functional mobility, and fear of falling among older women. Appl Nurs Res 15:235, 2002.
154. Li, F, et al: Tai Chi and fall reductions in older adults: A randomized controlled trial. J Gerontol A Biol Sci Med Sci 60:187–194, 2005.
155. Gatts, S, and Woollacott, M: Neural mechanisms underlying balance improvement with short term Tai Chi training. Aging Clin Exp Res 18:7–19, 2006.
156. Hu, M, and Woollacott, M: Multisensory training of standing balance in older adults. 1. Postural stability and one-leg stance balance. J Gerontol 49:M52–M61, 1994.
157. Hu, M, and Woollacott, M: Multisensory training of standing balance in older adults. 2. Kinetic and electromyographic postural responses. J Gerontol 49:M62–M71, 1994.
158. Cass, S, Borello-France, D, and Furman, J: Functional outcome of vestibular rehabilitation in patients with abnormal sensory organization testing. Am J Otol 17:581–594, 1996.
159. Bayouk, J, Boucher, J, and Leroux, A: Balance training following stroke: Effects of task-oriented training with and without altered sensory input. Int J Rehabil Res 29:51–59, 2006.
160. Smania, N, et al: Rehabilitation of sensorimotor integration deficits in balance impairment of patients with stroke hemiparesis: A before/after pilot study. Neurol Sci 29:313–319, 2008.
161. Benda, B, et al: Biomechanical relationship between center of gravity and center of pressure during standing. IEEE Trans Rehab Eng 2:3, 1994.
162. Nichols, D: Balance retraining after stroke using force platform biofeedback. Phys Ther 77:553, 1997.
163. Winstein, C, et al: Standing balance training: Effect on balance and locomotion in hemiparetic adults. Arch Phys Med Rehabil 70:755, 1989.
164. Shumway-Cook, A, Anson, D, and Haller, S: Postural sway biofeedback: Its effect on reestablishing stance stability in hemiplegic patients. Arch Phys Med Rehabil 69:395, 1988.
165. Barclay-Goddard, R, et al: Force platform feedback for standing balance training after stroke. Cochrane Database Syst Rev 4:D004129, 2004.
166. van Peppen, R, et al: Effects of visual feedback therapy on postural control in bilateral standing after stroke: A systematic review. J Rehabil Med 38:3–9, 2006.
167. Jeka, J: Light touch contact as a balance aid. Phys Ther 77:476, 1997.
168. Brandt, T, Buchele, W, and Krafczyk, S: Training effects on experimental postural instability: A model for clinical ataxia therapy. In Bles, W, and Brandt, T (eds): Disorders of Posture and Gait. Elsevier, Amsterdam, 1986, pp 353–365.
169. Armutlu, K, Karabudk, R, and Nurlu, G: Physiotherapy approaches in the treatment of ataxic multiple sclerosis; a pilot study. Neurorehab Neural Repair 15:203, 2001.
170. Topka, H, et al: Motor skill learning in patients with cerebellar degeneration. J Neurol Sci 158:164, 1998.
171. Gill-Body, K, et al: Rehabilitation of balance in two patients with cerebellar dysfunction. Phys Ther 77:534, 1977.
172. Benson, H: The Relaxation Response. Avon Books, New York, 1975.
173. Kabot-Zinn, J: Full Catastrophe Living: Using the Wisdom of Your Body to Face Stress, Pain, and Illness. Random House, New York, 1990.

174. Jacobson, E: Progressive Relaxation. University of Chicago Press, Oxford, England, 1929.
175. Bobath, B: The treatment of neuromuscular disorders by improving patterns of coordination. Physiotherapy 55:1, 1969.
176. Bobath, B: Adult Hemiplegia: Evaluation and Treatment, ed 3. Heinemann, London, 1990.
177. Bernstein, N: The Coordination and Regulation of Movement. Pergamon, London, 1967.
178. Kamm, K, Thelen, E, and Jensen, J: A dynamical systems approach to motor development. In Rothstein, J (ed): Movement Science. American Physical Therapy Association, Alexandria, VA, 1991, pp 11–23.
179. Howle, J, et al: Neuro-Developmental Treatment Approach. Neuro-Developmental Treatment Association, Laguna Beach, CA, 2002.
180. Luke, C, Dodd, K, and Brock, K: Outcomes of the Bobath concept on upper limb recovery following stroke. Clin Rehabil 18:888, 2004.
181. Pollock, A, et al: Physiotherapy treatment approaches for stroke. Cochrane Corner. Stroke 39:519, 2008.
182. Kollen, G, et al: The effectiveness of the Bobath concept in stroke rehabilitation. What is the evidence? Stroke 40(4):e89, 2009.
183. Celnik, P, et al: Somatosensory stimulation enhances the effects of training functional hand tasks in patients with chronic stroke. Arch Phys Med Rehabil 88:1369, 2007.
184. Lynch, E, et al: Sensory retraining of the lower limb after acute stroke: A randomized controlled pilot trial. Arch Phys Med Rehabil 88:1101, 2007.
185. Doyle, S, et al: Interventions for sensory impairment in the upper limb after stroke. Cochrane Database of Systematic Reviews, 2010, Issue 6. Art. No.: CD006331. DOI: 10.1002/14651858.CD006331.pub2.
186. Schabrun, SM, and Hillier, S: Evidence for the retraining of sensation after stroke: A systematic review. Clin Rehabil 23:27–39, 2009.
187. Prentice, W: Therapeutic Modalities in Rehabilitation, ed 4. McGraw Hill Medical, New York, 2005.
188. Woodford, Henry J, Price, Christopher IM. EMG biofeedback for the recovery of motor function after stroke. Cochrane Database of Systematic Reviews 2007, Issue 2. Art. No.: CD004585. DOI: 10.1002/14651858.CD004585.pub2.
189. Armagan, O, Tascioglu, F, and Oner, C: Electromyographic biofeedback in the treatment of the hemipletic hand: A placebo-controlled study. Am J Phys Med Rehabil 82:856, 2003.
190. Basmajian, JV, et al: Stroke treatment: comparison of integrated behavioural-physical therapy vs traditional physical therapy programs. Arch Phys Med Rehab 68:267-72, 1987.
191. Gantz, M, et al: Biofeedback therapy in poststroke rehabilitation: A meta-analysis of the randomized controlled trials. Arch Phys Med Rehabil 76:588, 1995.
192. Hiraoka, K: Rehabilitation efforts to improve upper extremity function in post-stroke patients: A meta-analysis. J Phys Ther Sci 13:5, 2001.
193. Moreland, J, Thompson, M, and Fuoco, A: Electromyographic biofeedback to improve lower extremity function after stroke: A meta-analysis. Arch Phys Med Rehabil 79:134, 1998.
194. Schleenbaker, R, and Mainous, A: Electromyographic biofeedback for neuromuscular reeducation in the hemiplegic stroke patient: A meta-analysis. Arch Phys Med Rehabil 74:1301, 1993.
195. Klose, K, Needham, B, and Schmidt, D: An assessment of the contribution of electromyographic biofeedback as a therapy in the physical training of spinal cord injured persons. Arch Phys Med Rehabil 74:453, 1993.
196. Kesar, T, et al: Novel patterns of functional electrical stimulation have an immediate effect on dorsiflexor muscle function during gait for people poststroke. Phys Ther 90:55, 2010.
197. Cauraugh, J, et al: Chronic motor dysfunction after stroke: Recovering wrist and finger extension by electromyography-triggered neuromuscular stimulation. Stroke 31:1360, 2000.
198. Powell, J, et al: Electrical stimulation of wrist extensors in poststroke hemiplegia. Stroke 30:1384, 1999.
199. Kowalczewski, J, et al: Upper-extremity functional electric stimulation-assisted exercises on a workstation in the sub-acute phase of stroke recovery. Arch Phys Med Rehabil 88:833, 2007.
200. Meilink, A, Hemmen, B, and Ham, S: Impact of EMG-triggered neuromuscular stimulation of the wrist and finger extensors of the paretic hand after stroke: A systematic review of the literature. Clinical Rehabil 22:291, 2008.
201. Wang, R, Chan, R, and Tsai, M: Functional electrical stimulation on chronic and acute hemiplegic shoulder subluxation. Am J Phys Med Rehabil 79:385, 2000.
202. Bogataj, U, Gros, H, and Kljajic, M: The rehabilitation of gait in patients with hemiplegia: A comparison between conventional therapy and multichannel functional electrical stimulation therapy. Phys Ther 75:490, 1995.
203. Yan, T, Hui-Chan, C, and Li, L: Functional electrical stimulation improves motor recovery of the lower extremity and walking ability of subjects with first acute stroke: A randomized placebo-controlled trial. Stroke 36:80, 2005.
204. Embrey, D, et al: Functional electrical stimulation to dorsiflexors and plantar flexors during gait to improve walking in adults with chronic hemiplegia. Arch Phys Med Rehabil 91:687, 2010.
205. Roche, A, Laighin, G, and Coote, S: Surface-applied functional electrical stimulation for orthotic and therapeutic treatment of drop-foot after stroke—a systematic review. Phys Ther Rev 14:63, 2009.
206. Ana, R, et al: Gait training combining partial body-weight support, a treadmill, and functional electrical stimulation on poststroke gait. Phys Ther 87:1144, 2007.
207. Daly, J, and Ruff, R: Feasibility of combining multi-channel functional neuromuscular stimulation with weight-supported treadmill training. J Neurol Sci 255:105, 2004.
208. Triolo, R, and Bogie, K: Lower extremity applications of functional neuromuscular stimulation after spinal cord injury. Top Spinal Cord Inj Rehabil 5:44, 1999.
209. Ferrante, F, et al: Cycling induced by FES improves the muscular strength and motor control of individuals with post-acute stroke. Eur J Phys Rehabil Med 44:159, 2008.
210. Levin, M, Kleim, J, and Wolf, S: What do motor "recovery" and "compensation" mean in patients following stroke? Neurorehabil Neural Repair 23:313, 2009.

LEITURA COMPLEMENTAR

Schmidt, R, and Lee, T: Motor Control and Learning: A Behavioral Emphasis, ed 5. Human Kinetics, Champaign, IL, 2011.
Shumway-Cook, A, and Woollacott, M: Motor Control Theory and Practical Applications, ed 4. Lippincott Williams & Wilkins, Philadelphia, 2012.

CAPÍTULO

11

Treinamento locomotor

George D. Fulk, PT, PhD
Thomas J. Schmitz, PT, PhD

SUMÁRIO

Intervenções complementares para o treinamento locomotor 494
Força muscular 496
Transferências da posição sentada para em pé 496
Equilíbrio em pé 497
Ambientes para o treinamento locomotor 497
Barras paralelas 498
Treinamento em solo em ambientes internos 500

Descarga de peso corporal/esteira 502
Treinamento em solo na comunidade 505
Descarga de peso corporal/em solo 506
Estratégias de intervenção emergentes 507
Tomada de decisão clínica 508
Resumo 508

OBJETIVOS DE APRENDIZAGEM

1. Discutir os principais elementos da intervenção fisioterapêutica para pacientes com limitações locomotoras.
2. Descrever os princípios do treinamento locomotor que orientam a escolha das intervenções.
3. Diferenciar entre as vantagens e limitações do uso das barras paralelas para o treinamento locomotor.
4. Explicar a justificativa de cada componente do treinamento locomotor no solo em ambientes internos.
5. Identificar estratégias para variar as demandas das tarefas locomotoras.
6. Discutir os propósitos do treinamento locomotor usando a descarga de peso corporal e uma esteira.
7. Comparar e contrastar o treinamento locomotor usando a descarga de peso corporal e uma esteira com outras estratégias de treinamento locomotor.
8. Descrever as estratégias para diferentes tarefas e exigências ambientais durante o treinamento locomotor.
9. Descrever as atividades de treinamento utilizadas para a locomoção no solo na comunidade.
10. Usando o estudo de caso de exemplo, aplicar as habilidades de tomada de decisão clínica no contexto do treinamento locomotor.

A recuperação ou melhora na capacidade de deambular é o principal objetivo de pessoas com condições de saúde diferentes que procuram os serviços de um fisioterapeuta.[1-3] Inicialmente, cerca de dois terços das pessoas que sofrem um acidente vascular encefálico não são capazes de deambular ou precisam de ajuda para fazê-lo.[4] Três meses mais tarde, um terço das pessoas com um acidente vascular encefálico ainda precisa de algum nível de assistência para deambular.[4] Aproximadamente 70% das pessoas com uma lesão medular (LM) não será capaz de deambular 1 ano após sofrer a lesão.[5] As pessoas com doença de Parkinson (DP) muitas vezes têm prejuízo no controle postural e limitação na capacidade de deambular.[6] Os indivíduos com dor lombar, amputações de membros inferiores (MI), esclerose múltipla (EM) e uma série de outras condições de saúde podem manifestar prejuízos na locomoção. O *Guide to Physical Therapist Practice* incluiu elementos da marcha e do treinamento locomotor

(TL) como uma categoria de intervenção em todos os quatro padrões de prática preferenciais.[7]

A recuperação da capacidade de deambular é um objetivo muito importante, pois as pessoas que podem deambular de maneira independente têm maior propensão a serem capazes de desempenhar os papéis sociais esperados e as atividades recreativas desejadas, têm uma maior qualidade de vida, e têm um melhor *status* de saúde.[2,3,6,8,9] Os principais requisitos para a deambulação bem-sucedida incluem os seguintes:

- Suporte da massa corporal pelos MMII.
- Produção de ritmo locomotor.
- Controle postural dinâmico do corpo em movimento.
- Propulsão do corpo na direção pretendida.
- Adaptabilidade da resposta locomotora às cambiantes exigências do ambiente e da tarefa.

Esses requisitos deverão ser realizados de um modo eficiente em termos de energia, de modo a minimizar o estresse sobre o indivíduo.

Os avanços recentes na pesquisa científica básica utilizando modelos animais de diferentes condições neurológicas fornecem uma base sólida para intervenções fisioterapêuticas destinadas a melhorar a capacidade locomotora em diferentes populações de pacientes. Pesquisas usando um modelo de gato com LM descobriram que os gatos submetidos à espinalização treinados por suspensão em um arnês sobre uma esteira e que receberam assistência manual para o passo podem aprender a deambular/dar passos na esteira sem *inputs* supraespinais.[10-12] Estudos incorporando um modelo animal com acidente vascular encefálico indicam que o treinamento especializado, repetitivo e orientado à tarefa pode levar a mudanças plásticas neurais benéficas que estão associadas a uma melhora na mobilidade e no alcance.[13-17] O exercício em modelos animais com DP também tem demonstrado efeitos benéficos.[18-20]

Considerar esses achados em conjunto com a pesquisa científica básica fornece importantes informações e orientações ao fisioterapeuta. Pesquisadores clínicos têm usado esses achados para desenvolver intervenções fisioterapêuticas destinadas a melhorar a capacidade locomotora em diversas populações de pacientes. O treinamento locomotor utilizando a descarga de peso corporal (DPC) e um sistema de esteira,[21-24] o treinamento em circuito orientado à tarefa,[24,28-33] o treinamento em esteira e exercícios de fortalecimento orientados à tarefa[24,30,31] são algumas das intervenções desenvolvidas com base nos achados da pesquisa científica básica traduzidos à prática clínica. Embora as estratégias de intervenção específicas variem, elas compartilham princípios comuns.[75] Esses princípios de TL guiam a escolha de intervenções que sejam:

- Orientadas à tarefa, especificamente à tarefa de deambular.
- Voltadas ao objetivo e relevantes ao paciente.
- Moldadas e progredidas de modo a desafiar ao máximo as capacidades do paciente.
- Realizadas várias vezes (elevada quantidade de repetições).

A aplicação desses princípios às intervenções específicas de TL variará dependendo de diversos fatores, incluindo a condição de saúde do paciente, prognóstico, objetivos do paciente, deficiências na estrutura/função corporal e *status* de descarga de peso. A avaliação dos dados da análise de marcha (ver Cap. 7) pode ajudar o fisioterapeuta no desenvolvimento de um plano de cuidado (PDC) adequado, orientado à tarefa e dirigido aos objetivos para abordar as limitações na capacidade de deambulação. As intervenções e os princípios do TL podem ser implementados e progredidos entre diferentes ambientes: barras paralelas, sistema de DPC e esteira, no solo com e sem um sistema de DPC, e na comunidade. As intervenções que visam melhorar a força, a transferência de sentado para em pé e vice-versa, e o equilíbrio em pé são atividades complementares, muitas vezes realizadas em conjunto com o TL, porque essas atividades estão funcionalmente relacionadas com a tarefa de deambular.

O Quadro 11.1 fornece uma visão geral das intervenções complementares para o TL e as estratégias específicas para o TL. Deve-se notar que as intervenções em sua totalidade provavelmente não são indicadas a todos os pacientes. Dependendo da necessidade específica do paciente, várias intervenções podem ser realizadas simultaneamente, pode ser utilizada uma progressão mais rápida, ou porções do tratamento podem ser completamente omitidas. Durante a realização de um TL nos diferentes ambientes (p. ex., barras paralelas, interior, comunidade), deve-se incorporar princípios de aprendizagem motora (ver Cap. 10), treinamento de força e condicionamento aeróbio para facilitar a aprendizagem e maximizar a capacidade de deambulação.

Intervenções complementares para o treinamento locomotor

A seleção de intervenções complementares para o TL é baseada nos achados do exame (p. ex., deficiências e limitações nas atividades identificadas) e normalmente inclui estratégias para melhorar o seguinte:

- Força muscular.
- Transferências de sentado para em pé e vice-versa.
- Equilíbrio em pé.

Quadro 11.1 Visão geral das intervenções complementares e estratégias de treinamento locomotor específicas

I. Intervenções complementares para o treinamento locomotor
As atividades complementares focam na melhora do(a):
- Força.
- Transferências de sentado para em pé e vice-versa.
- Equilíbrio em pé.

II. Treinamento locomotor

A. Barras paralelas
Instrução e treinamento em:
- Passar de sentado para em pé e vice-versa com e/ou sem dispositivo de assistência.
- Equilíbrio em pé estático e dinâmico com e/ou sem dispositivo de assistência.
- Uso do padrão de marcha adequado com e/ou sem dispositivo de assistência, andando para a frente e virando (por causa do espaço limitado, pode não ser possível usar um dispositivo de assistência nas barras paralelas convencionais).
- Passo para a frente, para trás, para os lados, e virar.

B. No solo em ambientes internos
Instrução e treinamento em:
- Padrão de marcha adequado e utilização de um dispositivo de assistência.
- Passo para a frente, para trás e lateralmente.
- Passos cruzados e trançados.
- Caminhar sobre e em torno de objetos (i. e., percurso de obstáculo).
- Cruzar soleiras e entrar/sair através de portas.
- Variações nas demandas da tarefa de locomoção (p. ex., alterar a velocidade, verificar nos arredores se há presença de objetos, atividades envolvendo dupla tarefa).
- Escadas.
- Queda e transição do chão para em pé.
- Corrida.

C. Na comunidade no solo
Instrução e treinamento em:
- Subir meio-fio, lidar com rampas, escadas e superfícies inclinadas.
- Caminhar sobre terrenos regulares e irregulares.
- Deambular dentro de exigências de imposição de tempo (p. ex., atravessar a rua em um semáforo, entrar/sair de elevadores, escadas rolantes).
- Deambular por longas distâncias.
- Deambular em diferentes velocidades, deambular usando um dispositivo de tempo rítmico (p. ex., um metrônomo).
- Deambular analisando os objetos presentes no ambiente.
- Treinamento de dupla tarefa durante a deambulação (tarefas duplas cognitivas e/ou motoras).
- Deambular em ambiente aberto com distratores.
- Entrar/sair de veículos de transporte.
- Corrida.

D. Descarga de peso corporal/esteira
Instrução e treinamento em:
- Pisar na esteira usando a descarga de peso corporal (DPC) com a máxima descarga de peso tolerada sobre o membro inferior, progredindo para sem DPC.
- Padrão de passo recíproco com assistência manual em membros inferiores e/ou tronco com cinemática de membro inferior e tronco/pelve normal ou quase normal progredindo para nenhuma assistência manual.
- Produção de padrão de passo rítmico com balanço do braço e mínima a nenhuma descarga de peso sobre os membros superiores.
- Progredir a velocidade de passo de acordo com valores normativos baseados na idade.
- Deambulação para a frente, para os lados e para trás.
- Estratégias para minimizar os padrões de movimentos anormais/compensatórios.
- Estratégias para melhorar a capacidade aeróbia.

E. Descarga de peso corporal/em solo
Instrução e treinamento em:
- Deambular no solo com a máxima descarga de peso tolerada sobre o membro inferior, progredindo para sem DPC.
- Uso do dispositivo de assistência (se indicado) para deambular em superfícies regulares.

(continua)

Quadro 11.1 Visão geral das intervenções complementares e estratégias de treinamento locomotor específicas *(continuação)*

- Padrão de passo recíproco com assistência manual na pelve com cinemática de membro inferior e tronco/pelve normal ou quase normal progredindo para nenhuma assistência manual.
- Produção de padrão de passo rítmico e coordenado com balanço do braço e mínima descarga de peso sobre os membros superiores.
- Estratégias para minimizar os padrões de movimento anormais/compensatórios.
- Estratégias para manter/recuperar o equilíbrio quando perturbado.

F. Dispositivos de assistência (ver Apêndice 11.A)
Instrução e treinamento em:
- Função e propósito do dispositivo de assistência.
- Passar de sentado para em pé e vice-versa com o dispositivo de assistência.
- Equilíbrio em pé estático e dinâmico, com o dispositivo de assistência.
- Padrão de marcha.
- O uso do dispositivo de assistência e do padrão de marcha adequado no solo em ambientes internos e no solo na comunidade.

Força muscular

Uma estratégia-chave para melhorar a força muscular é combinar o treinamento de força à prática de tarefas específicas. Isso requer a prática repetitiva de tarefas que são *específicas ao desfecho* (isto é, a locomoção) e *significativas para o paciente* em termos de função. Embora o fortalecimento de músculos específicos (p. ex., equipamento isocinético com resistência progressiva) também possa ser indicado e complementar ao TL, a utilização da prática de tarefas específicas oferece uma ótima transferência dos ganhos de força às habilidades funcionais.

Inerente ao treinamento de força específico da tarefa é a resistência oferecida pelo peso corporal ou peso do segmento do membro; este peso pode ser aumentado pela adição de resistência externa (p. ex., faixas elásticas resistivas, atividades na piscina, tornozeleira com peso). A seleção da tarefa é baseada nos elementos da tarefa como um todo, incluindo os segmentos corporais envolvidos; o tipo, velocidade e magnitude exigida das contrações; e os graus de liberdade necessários para o desfecho desejado. O objetivo é a progressão para o treinamento da tarefa integral. As atividades normalmente começam em articulações ou segmentos corporais específicos, com progressão para movimentos do corpo inteiro.

Por exemplo, o fortalecimento dos músculos extensores de MI muitas vezes é uma atividade complementar ao TL para alguns grupos de pacientes (p. ex., acidente vascular encefálico, doença de Parkinson). As atividades funcionais específicas à tarefa que focam no controle extensor podem incluir o agachamento parcial na parede, dar passo para cima e para baixo, transferências de sentado para em pé, e ficar na ponta do pé, primeiro bilateralmente e depois unilateralmente, para fortalecer os flexores plantares do tornozelo. Outro exemplo é o fortalecimento de abdutores e adutores utilizando passos para o lado, passos cruzados e passos trançados (pode-se usar o contato manual ou faixas elásticas resistivas para fornecer resistência). O fortalecimento específico à tarefa é importante porque requer a interação dos tipos de contração semelhantes aos exigidos para a deambulação.

Transferências da posição sentada para em pé

A prática para melhorar as transferências foca inicialmente na posição sentada com descarga de peso simétrica, uma postura ereta na porção anterior da cadeira com inclinação da pelve neutra ou ligeiramente anterior e os pés atrás de joelhos (possibilita que os dorsiflexores ajudem na rotação para a frente das pernas sobre os pés); também enfatizam-se as respostas musculares coordenadas e no momento adequado. O leitor é remetido ao trabalho de Fulk[25] para uma discussão aprofundada das intervenções para melhorar as transferências.

Para realizar uma transferência de sentado para em pé, o paciente deve primeiro flexionar ativamente o tronco e os quadris e pode usar a força para deslocar a massa corporal para a frente. Os braços do paciente podem ser cruzados sobre o tórax, mantidos para a frente com as mãos cruzadas, ou as mãos podem ser colocadas sobre os braços da cadeira. (*Observação*: colocar as mãos em uma superfície de apoio não deve substituir um deslocamento eficaz do peso corporal para a frente.) Uma superfície de assento firme e alta (p. ex., maca de tratamento alta-baixa) pode ser usada inicialmente para pacientes com fraqueza, e a altura pode ser gradualmente reduzida. Pedir ao paciente que se concentre em um alvo visual pode promover a extensão do tronco superior durante a transferência do peso para a frente e melhorar o alinhamento postural e a orientação vertical. Conforme o paciente se move em direção à fase de extensão da transferência, são impostas maiores exigências sobre os extensores de quadril e joelho para chegar à posição vertical. Pode-se usar sinais táteis e proprioceptivos para promover a contração dos músculos extensores.

Para voltar à posição sentada a partir da posição ortostática, os movimentos são semelhantes aos utilizados para a transição da posição sentada para em pé, mas executados na ordem inversa. No entanto, o momento de realização e os tipos de contração são diferentes. O foco da prática está no controle excêntrico, conforme a massa corporal se move para baixo e para trás. Contrações excêntricas dos músculos extensores de MI controlam o abaixamento conforme os quadris, joelhos e tornozelos se flexionam.

Inicialmente, as transferências podem ser realizadas lentamente. Com a prática repetitiva, deve-se focar em aumentar cada vez mais a velocidade do movimento e praticar o sentado para em pé e vice-versa sem pausa. A prática também deve incluir uma variedade de superfícies de assento e alturas, a realização em ambientes abertos, e uma redução gradual nas pistas verbais.

Equilíbrio em pé

O equilíbrio e controle em pé adequados são componentes essenciais da locomoção. Como são necessários ajustes posturais contínuos durante a locomoção, deve-se selecionar estratégias de intervenção para melhorar o equilíbrio que imponham exigências semelhantes. A locomoção requer controle postural estático (estabilidade) para manter a posição ortostática e o controle postural dinâmico (mobilidade controlada) a fim de controlar os movimentos em pé (p. ex., deslocamento de peso, passo de MI). Exemplos de intervenções para melhorar o equilíbrio são descritas a seguir; as intervenções de equilíbrio também são discutidas no Capítulo 10 e no trabalho de O'Sullivan.[26]

As atividades que se iniciam em pé podem precisar de algum apoio das mãos e podem ser realizadas nas barras paralelas, entre duas macas de tratamento, ou ao lado de uma parede ou canto da sala (em pé no canto). O paciente é primeiramente direcionado a ficar em pé e manter-se firme na postura. Podem ser utilizadas técnicas como o estiramento ou aproximação rápida para melhorar a contração dos músculos responsáveis pela estabilização postural. Pode-se conseguir uma melhora na consciência postural com o treinamento dos limites de estabilidade (LDE) durante o deslocamento de peso e em resposta a perturbações antecipadas e reativas. Os exercícios ativos para melhorar a posição ortostática podem incluir a elevação na ponta dos pés, retirar os dedos do chão, chutes para trás e para o lado, flexão de quadril e joelho, flexão de quadril com extensão de joelho, agachamento parcial na parede, e marchar no mesmo lugar. Esses exercícios também podem ser realizados em uma piscina. Adicionar tornozeleiras, alterar a base de apoio (BDA) (pés separados, pés juntos, pés em tandem), a posição dos membros superiores (MMSS) (p. ex., braços acima da cabeça, posição de alcançar) e a superfície de apoio (p. ex., disco de equilíbrio inflável, pranchas de equilíbrio) podem impor um desafio maior.

O engajamento em estratégias de tornozelo e quadril pode ser promovido utilizando mudanças incrementais no alinhamento do centro de massa (CDM) e movimentos de oscilação postural. Os desafios podem ser aprimorados com uma almofada de espuma (olhos abertos a fechados), rolos de espuma partidos (lado plano para baixo para lado plano para cima), e pranchas de equilíbrio. Grandes mudanças no CDM em todas as direções além do LDE promoverão estratégias de passo. O controle de equilíbrio pode ser melhorado usando perturbações manuais, faixas elásticas resistivas em torno da pelve durante o passo (para a frente, para trás, para os lados), e usando superfícies móveis e complacentes com alterações na BDA (pés juntos, pés em tandem e apoio unipodal).

Ambientes para o treinamento locomotor

A discussão das estratégias de treinamento da locomoção está dividida nos seguintes ambientes em que o TL pode ser realizado: (1) barras paralelas, (2) em solo em ambientes internos, (3) em solo na comunidade, (4) DPC e esteira, (5) DPC no solo e (6) outras.

A seção a seguir aborda a progressão nas barras paralelas. As barras paralelas têm uma tradição de longa data no TL convencional. Elas fornecem um ambiente razoavelmente seguro e estável para se aclimatar à posição vertical; além disso, possibilitam a prática da deambulação precoce em uma superfície relativamente normal em ambiente interno por distâncias curtas. Também possibilitam que os MMSS ajudem a manter uma postura ereta e no controle do equilíbrio estático/dinâmico, e sustentem parcialmente ou totalmente a carga de um MI. Como é fornecido um alto nível de estabilidade pelo apoio do MS, há imposição de menos demanda sobre o controle de equilíbrio e os movimentos altamente coordenados necessários para o ritmo locomotor normal. No entanto, o treinamento em barras paralelas prolongado promove a prática compensatória e a aprendizagem de habilidades que muitas vezes se transferem mal à deambulação independente no solo e ao uso de um dispositivo de assistência. Em decorrência do aumento no peso suportado pelos MMSS, é imposta e praticada uma postura com a cabeça anteriorizada e o tronco flexionado (limitando a amplitude de movimento [ADM] de extensão de quadril e carga). A velocidade de locomoção, simetria e ritmo (tempo) normalmente são diminuídas e mecanismos de equilíbrio dinâmico adequados não podem ser efetivamente promovidos. Além disso, a quantidade de alívio do peso corporal pode não ser facilmente controlada.

Nos últimos anos, a disponibilidade de dispositivos de treinamento de DPC parcial tem diminuído a utilização rotineira das barras paralelas em muitas instituições. O treinamento utilizando um sistema de DPC pode ser usado em conjunto com uma esteira ou usado no solo; envolve colocar no paciente um arnês ligado a uma estrutura acima da cabeça que o apoia em uma posição vertical. O treino em esteira usando a DPC é abordado mais adiante neste capítulo.

Barras paralelas

Antes de ficar em pé, duas importantes atividades preliminares são o ajuste do paciente a um cinto de proteção e o ajuste das barras paralelas. O ajuste inicial das barras paralelas é feito de acordo com uma estimativa baseada na altura do paciente. De maneira ideal, as barras devem ser ajustadas de modo a possibilitar 20° a 30° de flexão do cotovelo e estar na altura do trocanter maior. Considerando-se as variações individuais nas proporções corporais e comprimento do braço, a mensuração do cotovelo geralmente é mais precisa. Uma vez que o paciente está em pé, a altura das barras pode ser verificada. Se forem necessários ajustes, o paciente deve retornar à posição sentada.

Antes de iniciar o TL nas barras paralelas, o posicionamento da cadeira de rodas e o uso de um cinto de proteção são considerações importantes. A cadeira de rodas do paciente deve ser posicionada na extremidade das barras paralelas. Os freios devem estar travados, os apoios de pés elevados, e os pés do paciente no chão sob a superfície do assento (CDM sobre a BDA). O cinto de proteção deve estar firmemente fixado ao redor da cintura do paciente. Esses cintos têm várias funções essenciais. Eles aumentam a eficácia do fisioterapeuta em controlar ou prevenir uma potencial perda de equilíbrio; melhoram a segurança do paciente; facilitam o uso da mecânica corporal adequada pelo fisioterapeuta em circunstâncias desfavoráveis; e são uma consideração importante em relação a questões de responsabilidade. As consequências do uso correto do cinto de proteção devem ser cuidadosamente explicadas ao paciente.

O treinamento locomotor nas barras paralelas é iniciado com a instrução e demonstração ao paciente. Em primeiro lugar, deve-se apresentar toda a progressão antes de dividi-la em partes componentes sequenciais. Isso incluirá instruções e demonstrações em como assumir uma posição em pé nas barras paralelas, técnicas de proteção a serem utilizadas pelo fisioterapeuta, os componentes das atividades de equilíbrio em pé iniciais, o padrão de marcha a ser utilizado, como se virar nas barras paralelas e como voltar à posição sentada. Demonstrar essas atividades assumindo o papel do paciente durante as explicações verbais facilitará a aprendizagem. Cada componente da progressão nas barras paralelas deve, então, ser revisto antes que o paciente efetivamente realize a atividade. Uma sequência de atividades para uso nas barras paralelas é descrita a seguir.

Ficar em pé

Para se preparar para ficar em pé, o paciente deve ser instruído a mover-se adiante na cadeira. O fisioterapeuta fica posicionado na frente do paciente. Deve-se escolher um método de proteção que não interfira na utilização dos MMSS pelo paciente enquanto ele se levanta. Depois de ter se movido adiante na cadeira com o pé de apoio ou pés no chão sob a superfície de assento, o paciente deve ser instruído a ficar em pé, inclinando-se, ou balançar para a frente e fazendo força para baixo sobre os braços da cadeira de rodas com dicas verbais do fisioterapeuta ("*balance os ombros para a frente, continue balançando e na contagem de três faça força para baixo com os braços e fique em pé. Um, dois, três*"). Não se deve deixar que o paciente fique em pé puxando-se para cima utilizando as barras paralelas, porque essa abordagem tem pouca relevância funcional. À medida que o paciente se aproxima de uma postura ereta, as mãos devem ser liberadas dos apoios de braço, uma de cada vez, e colocadas sobre as barras paralelas. O CDM do paciente deve ser guiado sobre a BDA para promover uma postura ereta estável.

Atividades em pé

Durante as atividades iniciais nas barras paralelas, o fisioterapeuta normalmente fica no interior das barras de frente para o paciente ou no exterior das barras no lado mais fraco do paciente. Ao proteger o paciente de dentro das barras, uma mão deve segurar o cinto de proteção anteriormente, e a outra mão deve estar na frente, mas não tocando, o ombro do paciente. (*Observação*: utiliza-se sempre uma pegada de baixo para cima ao segurar o cinto de proteção.) Do lado de fora das barras, deve-se segurar o cinto posteriormente com a mão oposta na frente, mas não tocando, o ombro do paciente. Esse método de proteção fornece colocação efetiva da mão para uma resposta imediata no caso de o paciente perder o equilíbrio. Também elimina a sensação do paciente de estar "preso" ou "sendo empurrado para a frente", que pode ocorrer com o contato manual no ombro do paciente. As atividades iniciais nas barras paralelas descritas a seguir podem ser modificadas de acordo com o *status* de descarga de peso e requisitos específicos do paciente (p. ex., utilização de uma prótese ou órtese). O fisioterapeuta continua utilizando as técnicas de proteção durante essas atividades.

1. Em pé, segurando-se na barra, aclimatação à posição vertical; pés em posição simétrica, peso igualmente

distribuído sobre ambos os MMII; mãos apoiadas sobre as barras paralelas.
2. Treinamento de limites de estabilidade (deslocamentos de peso com os pés em posição ortostática; alteração na colocação das mãos nas barras paralelas).
   a. Deslocamento lateral de peso de um lado para o outro, sem alterar a BDA; a colocação das mãos nas barras paralelas não é alterada.
   b. Deslocamento de peso anteroposterior para a frente e para trás sem alterar a BDA; a colocação das mãos nas barras paralelas não é alterada.
   c. Colocação das mãos e deslocamento de peso anteroposterior; paciente eleva e move as mãos para a frente nas barras e desloca o peso anteriormente; alternado com colocação posterior das mãos e deslocamento do peso para trás.
   d. Apoio de apenas uma mão; paciente se equilibra apoiando apenas uma mão nas barras paralelas; as mãos são alternadas. A progressão dessa atividade envolve mudanças graduais na posição da mão liberada e MS. Por exemplo, mover a mão livre alguns centímetros acima da barra e gradualmente progredir para posições alternativas, como flexão de ombro, abdução de ombro, cruzando a linha mediana, e assim por diante. Pode-se fazer uma progressão de modo a equilibrar com ambas as mãos fora das barras.
3. Passo para a frente e para atrás. Paciente dá passos para a frente com um MI, desloca o peso anteriormente e, em seguida, retorna o pé à posição inicial (BDA normal); alternar com passo para trás com um MI, deslocamento de peso posterior, com retorno do pé à posição inicial.
4. Passo para o lado e passo cruzado. Paciente gira 90° a partir de uma posição voltada para a frente e coloca ambas as mãos em uma barra paralela; o peso é então deslocado sobre o membro de apoio e o membro em movimento abduz e dá um passo para o lado. Faz-se progressão para passo cruzado; peso deslocado sobre o membro de apoio e o membro em movimento se move para cima e sobre o membro de apoio.
5. Progressão para a frente. Deambulação nas barras paralelas usando o padrão de marcha selecionado e descarga de peso adequada (p. ex., parcial, total).

Observação clínica: O paciente deve ser instruído a empurrar para baixo, em vez de puxar as barras paralelas, enquanto deambula, na medida em que este é o movimento que, por fim, será necessário com um dispositivo de assistência. Isso será mais fácil se o paciente for instruído a usar uma pegada frouxa ou aberta nas barras, em vez de uma pegada apertada; a pegada frouxa ou aberta facilita o uso correto das barras paralelas e, por fim, do dispositivo de assistência.

6. Virar. Uma vez alcançada a distância desejada nas barras paralelas, o paciente deve ser instruído a virar para o lado mais forte. Por exemplo, em caso de um MI esquerdo que não recebe descarga de peso, deve-se virar para a direita. O paciente deve ser instruído a virar dando passos em um pequeno círculo, e não a virar fazendo um movimento de pivô sobre um único membro inferior. Esta técnica será transferida para a deambulação fora das barras, e o pivô será sempre desencorajado por causa da potencial perda de equilíbrio pelo movimento sobre uma pequena BDA. A proteção pode ser conseguida de duas maneiras. O fisioterapeuta pode permanecer na frente do paciente, manter as mesmas posições de mãos, e rodar com o paciente. Isso manterá o fisioterapeuta posicionado na frente do paciente. Um segundo método é não virar com o paciente, mas sim protegê-lo por trás na jornada de retorno. Nesse método, a colocação das mãos vai mudar durante a virada. A colocação da mão é gradualmente alterada primeiro colocando as duas mãos no cinto de proteção conforme o paciente inicia a virada. Uma mão então permanece na face posterior do cinto e a mão liberada é colocada anteriormente, mas não tocando, o ombro do lado mais fraco do paciente para o retorno da virada de volta à cadeira. Embora ambas as técnicas sejam aceitáveis, a última é provavelmente mais prática, tendo em vista o espaço limitado disponível nas barras paralelas.
7. Retorno à posição sentada. Ao alcançar a cadeira, o paciente deve se virar novamente conforme descrito acima. Uma vez virado completamente, o paciente normalmente é instruído a continuar retrocedendo até que sinta o assento da cadeira na parte de trás de suas pernas (isso vai exigir a substituição por pistas visuais ou auditivas em pacientes com prejuízo na sensibilidade). Nesse momento, o paciente solta a mão mais forte da barra paralela e a leva de volta ao apoio de braço da cadeira de rodas. Com essa mão firmemente segurando no apoio de braço, o paciente deve ser instruído a inclinar-se um pouco para a frente, soltar a mão oposta da barra paralela, e colocá-la no outro apoio de braço. Mantendo a cabeça e o tronco à frente, o paciente retorna suavemente a uma posição sentada.

Observação clínica: Em razão do espaço limitado, pode não ser possível usar as barras paralelas com um dispositivo de assistência. No entanto, quando há disponibilidade de barras ajustáveis em largura, elas fornecem maior segurança para o uso preliminar do dispositivo de assistência. Uma abordagem alternativa seria começar a utilização do dispositivo do lado de fora e junto às barras paralelas convencionais ou barras em formato oval.

Treinamento em solo em ambientes internos

As atividades para a progressão em solo em ambientes internos normalmente incluem deambular para a frente e para trás, progressão resistida, passo para o lado e passo cruzado, e subir escadas. Pode-se utilizar o contato manual para guiar e apoiar o controle do movimento pélvico, se necessário. Pode-se utilizar dicas verbais para promover o sincronismo e o ritmo locomotor normal. Inicialmente pode ser necessário usar o apoio de membro superior (p. ex., as mãos apoiando de leve sobre os ombros do fisioterapeuta; ou o fisioterapeuta pode se posicionar na frente do paciente com os cotovelos flexionados e antebraços supinados, e o paciente usa as mãos do fisioterapeuta para obter um pouco de apoio, conforme necessário). Os contatos manuais, as dicas verbais e o apoio de MS são progressivamente diminuídos e, em seguida, eliminados.

1. Deambular para a frente e para trás. Essa atividade pode começar com o ortostatismo; dar passos no mesmo lugar com ênfase nos deslocamentos de peso diagonais para a frente e para trás sobre o membro de apoio; e rotação pélvica em combinação a avanço do membro em oscilação.
2. Aplica-se resistência à deambulação para a frente e para trás usando uma faixa elástica resistiva em torno da pelve segurada por trás quando o paciente se move para a frente, ou segurada pela frente diante do paciente quando ele se move para trás. Em pé, cavilhas de madeira mantidas na posição horizontal tanto pelo paciente quanto pelo fisioterapeuta podem ser usadas para promover movimentos recíprocos de MS e rotação do tronco se deslocando para a frente e para trás.
3. Passo para o lado e passo cruzado. O passo para o lado envolve a abdução do membro dinâmico da frente, com a colocação do pé seguida pelo movimento do membro de trás a uma posição paralela ao primeiro membro (apoio simétrico). Deve-se enfatizar a manutenção do nivelamento da pelve. O passo cruzado envolve o passo para o lado e depois cruzar o membro de trás por cima e sobre o outro membro.
4. Trança. Esta atividade envolve um passo cruzado e a progressão com um passo para o lado com um membro avançando de modo alternado anteriormente e posteriormente cruzando o outro, enquanto o segundo membro dá um passo para o lado. Isso incorpora a rotação de tronco inferior, bem como o cruzamento da linha mediana. Essa é uma atividade desafiadora e pode exigir o apoio do fisioterapeuta em pé na frente do paciente (antebraços supinados, com as mãos do paciente tocando levemente as mãos do fisioterapeuta) ou o uso de uma posição bipodal modificada com os MMSS levemente apoiados sobre a maca de tratamento.
5. Passo acima. Para praticar o passo acima, pode-se colocar um degrau portátil diretamente na frente do paciente. O paciente desloca seu peso lateralmente em direção ao membro de apoio e coloca o membro em movimento sobre o degrau. O membro é então retornado à sua posição de apoio original. Fornecem-se dicas verbais e orientação manual, conforme necessário. A altura do degrau pode ser variada de modo a aumentar ou diminuir a dificuldade da atividade. Por exemplo, pode-se inicialmente usar um degrau de 10 cm, com uma progressão gradual para um degrau convencional de 17,5 cm. A progressão é feita em um padrão passo-sobre-passo em escadas. As atividades iniciais podem requerer o apoio de um corrimão. Deve-se manter uma postura ereta do tronco e deve-se evitar "puxar" o corrimão.

As atividades práticas no solo em ambientes internos também devem incluir estratégias para variar as demandas da tarefa de locomoção, como as seguintes:

- Deambular virando a cabeça seguindo comandos verbais, como *olhe para a direita*, *olhe para a esquerda*, *olhe para cima* ou *olhe para baixo*.
- Aumentar a velocidade e ritmo da marcha, utilizando sinais de estimulação para variar a velocidade como *caminhe devagar* e *caminhe rápido*.
- O uso de um metrônomo ou dispositivo de escuta pessoal (p. ex., música de marcha) para aumentar a velocidade e melhorar o ritmo.
- Progredir para distâncias mais longas com diminuição na quantidade de intervalos de descanso para melhorar a resistência da marcha.
- Prática de dupla tarefa (p. ex., deambular e falar, deambular e pegar/jogar uma bola, manter um balão de festa no ar; quicar uma bola, carregar uma bandeja com um copo de água, deambular e realizar uma tarefa cognitiva).
- Prática de deambular em superfícies internas variadas, como azulejos, pisos de madeira e piso carpetado.
- Prática de deambular através de portas, incluindo abrir e fechar portas.
- Progredir de um ambiente fechado a um aberto.

O Quadro 11.2 apresenta uma visão geral das estratégias para variar as demandas da tarefa locomotora. Ele fornece sugestões de atividades práticas para melhorar componentes específicos (faltantes) da marcha que podem ser incorporados à progressão em solo em ambientes internos.[27]

Treinamento em circuito

Estas (ver Quadro 11.2) e outras atividades podem ser incorporadas a um programa de treinamento em circuito orientado à tarefa. O circuito de treinamento

Quadro 11.2 Estratégias para variar as demandas das tarefas locomotoras

Alinhamento postural na posição ortostática
- Pratique a deambulação ereta; auxilie o paciente a alcançar uma postura vertical de tronco, utilizando dicas manuais e verbais ("*Olhe para cima e fique ereto*").
- Pode-se usar bastões de *trekking* ou um arnês de descarga de peso corporal para promover o alinhamento vertical e reduzir o apoio de membro superior, a anteriorização de cabeça e a flexão de tronco (comum com o uso de dispositivos de assistência, como um andador).
- Progrida o apoio de membro superior fornecido pelo dispositivo de assistência para um leve apoio de mão, em seguida para o uso de um bastão de *trekking* ou parede para apoio, conforme necessário e, finalmente, nenhum apoio.

Colocação do pé/liberação do dedo
- Pratique o contato inicial calcanhar-artelho; pode-se fornecer dicas táteis ao dorso do pé estimulando os músculos pré-tibiais.
- Pratique a marcha com passos altos no mesmo lugar, e então deambulando com passos altos acompanhados por uma música.
- Pratique deambular com passos simétricos usando marcas de pegada fixas no chão.
- Pratique aumentar o comprimento e/ou largura do passo usando grades no chão.
- Pratique a deambulação com base de apoio alterada; progredir de base alargada (20-30 cm entre os pés) para base estreita (5 cm entre os pés) para *tandem* (calcanhar-dedos).
- Pratique a deambulação sem ultrapassagem (ou seja, dar um passo longo com um só membro; em seguida, trazer o membro oposto nivelando-o com o primeiro membro no próximo passo).
- Pratique a deambulação sobre uma linha de 8 cm colada ao chão; meio rolo de espuma; trave de equilíbrio baixa.

Apoio unipodal e bipodal
- Pratique deslocamentos de peso laterais e diagonais controlados.
- Combinação de deslocamentos de peso diagonais com movimentos de rotação pélvica e um passo à frente e atrás.

Progressão adiante e impulsão
- Pratique elevações (ficar na ponta dos pés) em pé; progrida para a marcha na ponta dos dedos.
- Pratique ficar sobre os calcanhares em pé; progrida para a marcha sobre os calcanhares.
- Pratique a impulsão forçada quando solicitado durante a deambulação.
- Pratique alternadamente a marcha na ponta dos dedos e sobre os calcanhares (ou seja, deambular uma determinada quantidade de passos sobre os calcanhares, então a mesma quantidade na ponta dos dedos).

Caminhar contra a resistência
- Pratique deambular contra a resistência manual usando progressão resistida.
- Deambular contra a resistência de uma faixa elástica resistiva em torno da pelve.
- Deambular na piscina (ambiente apoiador inicial ideal para pacientes com ataxia).

Contrarrotação de tronco e balanço de braço
- Pratique deambular com balanço de braço exagerado.
- Pratique deambular com cavilhas de madeira; o fisioterapeuta fica por trás e detém uma das extremidades da cavilha; o paciente fica em frente e segura a outra extremidade da cavilha.

Andar de lado
- Pratique deambular usando passos laterais; progressão resistida (resistência manual e faixas elásticas resistivas).
- Pratique deambular usando passos cruzados.
- Pratique deambular usando passos em trança.

Andar para trás
- Deambular para trás (andar de ré).
- Pratique a flexão de joelho apropriada em combinação à extensão de quadril.

Subir/descer degraus
- Pratique subir e descer degraus; varie a altura dos degraus progredindo de degraus baixos (4 cm) para altos (20 cm).
- Pratique passos laterais.
- Pratique passos para a frente.
- Pratique dar passos entrando e saindo de superfícies variadas (p. ex., almofada de espuma, meio rolo de espuma, disco de equilíbrio inflável, treinador de equilíbrio BOSU®).

Parar, iniciar e virar seguindo comandos
- Pratique parar e iniciar abruptos seguindo comandos verbais.
- Pratique virar seguindo comandos verbais, progredindo de um quarto de volta para meia volta para volta completa; progrida de voltas de base ampla para base estreita.
- Pratique voltas em forma de 8.

(continua)

Quadro 11.2 Estratégias para variar as demandas das tarefas locomotoras *(continuação)*

Inputs visuais
- Pratique deambular alternando entre olhos abertos e olhos fechados; três passos com os olhos abertos e depois três passos com os olhos fechados.

Movimentos de cabeça
- Pratique deambular alternando movimentos de cabeça; alterne entre dar três passos com a cabeça para a direita e depois três passos com a cabeça para a esquerda.
- Pratique deambular com movimentos de cabeça seguindo comandos verbais (*"olhe para a direita, olhe para a esquerda, olhe para baixo, olhe para cima"*).

Pratique a deambulação cronometrada, aumentando a velocidade e o ritmo de locomoção
- Comece deambulando em uma velocidade confortável, aumentando-a gradualmente.
- Use dicas de estímulos para variar a velocidade (p. ex., *"ande devagar, ande rápido"*).
- Use um metrônomo ou música de marcha rápida para aumentar a velocidade, melhorar o ritmo locomotor.
- Pratique a imposição de "tiros" curtos de marcha rápida (seguindo comandos verbais) com uma marcha a uma velocidade confortável.

Melhore a duração da marcha
- Progrida para distâncias mais longas com redução na quantidade de intervalos de descanso.

Pratique a deambulação com dupla tarefa
- Deambular e falar.
- Deambular e contar de três em três.
- Deambular e saltar ou atirar uma bola, carregar uma bandeja.

Melhorar respostas compensatórias a perturbações inesperadas
- Altere a velocidade da esteira ou pare e reinicie a esteira enquanto o paciente está andando sobre ela.
- Pratique a progressão para a frente resistida usando uma faixa elástica resistiva com liberação inesperada da resistência.
- Pratique a deambulação enquanto se recupera de pequenas perturbações externas dadas manualmente.

Adaptado de Schmitz,[27, pp. 206-207] com permissão.

geralmente consiste em diversas estações em que os pacientes participam de diferentes atividades orientadas à tarefa específicas destinadas a melhorar a capacidade de deambulação.[24,28-33] Por exemplo, podem existir seis a oito estações de treinamento onde os pacientes realizam a atividade durante 5 a 10 minutos. Essas estações específicas podem conter atividades como ficar em pé e alcançar, ficar em pé sobre diferentes superfícies, caminhar por uma pista de obstáculos, passar de decúbito dorsal para sentado para em pé, deambular e carregar objetos, deambular e pegar objetos do chão, subir e descer degraus, deambular em diferentes velocidades e sobre superfícies variadas, e ficar em pé e chutar uma bola. Conforme o desempenho dos pacientes melhora, as tarefas específicas são progredidas, aumentando a sua complexidade e dificuldade. Por exemplo, para que o paciente progrida em uma pista de obstáculos, o paciente pode ser obrigado a fazê-lo mais rapidamente, transportar um objeto enquanto deambula, ou dar passos sobre objetos maiores. Pode-se também adicionar uma segunda tarefa cognitiva à atividade para aumentar a sua dificuldade. Pode-se incorporar ainda o treinamento de força de resistência progressiva visando os principais músculos.[31] O Quadro 11.3 apresenta pesquisas que examinam a eficácia do treinamento em circuito em melhorar a capacidade locomotora.[24,28-32]

Descarga de peso corporal/esteira

O treinamento locomotor utilizando um sistema de DPC e esteira envolve a suspensão de um paciente sobre uma esteira e o uso de um sistema de DPC para liberar parcialmente o peso do paciente. A capacidade de liberar parcialmente o peso do paciente possibilita que os pacientes com fraqueza de MI ou tronco fiquem em pé e deem passos de uma maneira mais simétrica, natural, sem a necessidade de descarga de peso excessivo em MS ou padrões de movimentos compensatórios. Usar esse sistema também possibilita que os fisioterapeutas e outros profissionais da reabilitação auxiliem manualmente o paciente a pisar na esteira (ver Fig. 20.37 no Cap. 20).

O treinamento locomotor utilizando um sistema de DPC e esteira foi usado pela primeira vez em pacientes com LM. A justificativa para a sua utilização é apoiada por estudos com animais utilizando gatos com lesão na medula espinal torácica que recuperaram os padrões de passo com a pata traseira quando apoiados por um arnês sobre uma esteira em movimento.[10-12] Esses achados sugerem que a medula espinal é capaz de realizar padrões locomotores recíprocos produzidos por geradores de padrão central (GPC) ao nível da medula espinal na ausência de *inputs* supraespinais. Os geradores de padrão central também são influenciados pelo *input* sensorial,

Quadro 11.3 Resumo de evidências
Estudos selecionados de sessões de treinamento em circuito para pacientes com AVE

Referência	Pacientes	Métodos/procedimento	Resultados	Comentários
Fritz et al.[24] (2011)	Série de casos com quatro participantes com diagnósticos neurológicos crônicos.	Cada participante realizou 10 sessões de Intense Mobility Training (IMT): 3 horas/dia com 1 hora cada de treinamento locomotor com suporte do peso corporal, treino de equilíbrio e treino de coordenação/força. A ênfase estava no treinamento específico à tarefa, que foi aplicado de forma concentrada.	Apesar da grande variedade de diagnósticos, todos toleraram bem o IMT e todos mostraram melhora em pelo menos uma medida para cada área alvo da marcha, equilíbrio e mobilidade.	O estudo nos informa somente sobre a viabilidade geral; é necessária a realização de um ensaio clínico randomizado do IMT, com uma população mais homogênea.
van de Porto et al.[28] (2012)	250 indivíduos com acidente vascular encefálico recrutados de múltiplos centros ambulatoriais; alocados aleatoriamente para treinamento em circuito ou fisioterapia usual.	12 semanas de treinamento em circuito orientado à tarefa gradual (2 vezes/semana durante 90 min), destinada a melhorar a habilidade na marcha (n = 126) versus 12 semanas de fisioterapia ambulatorial usual (n = 124).	Escores pequenos, mas significativamente mais elevados na velocidade de marcha confortável, distância e teste de escadas modificado para o grupo de treinamento em circuito em 12 semanas; não foram encontradas diferenças nas medidas de desfecho primárias (índice de mobilidade da *Stroke impact Scale* [SIS]) ou secundárias (exceto a velocidade de marcha) em 24 semanas de acompanhamento.	O treinamento em circuito parece tão seguro e eficaz quanto a terapia habitual; as diferenças na velocidade da marcha e distância não foram clinicamente significativas; detalhes insuficientes sobre a "terapia usual" para comparar de maneira eficaz os grupos em relação ao conteúdo e dose de intervenção.
Rose et al.[29] (2011)	180 pacientes com acidente vascular encefálico (média de 10 dias pós-evento) que participam de um programa de reabilitação tradicional em cuidados agudos.	Estudo comparou a fisioterapia convencional (FTC) individualizada realizada por 1,5 hora/dia, 5 dias/semana para a mobilidade, marcha, equilíbrio e função de MS à fisioterapia com treinamento em circuito (FTTC) 1,5 hora/dia, 5 dias/semana; 60 min/sessão dedicadas ao treinamento em circuito de quatro estações de tarefas específicas. A FTTC consistiu em quatro níveis de treinamento em circuito de acordo com a gravidade do acidente vascular encefálico do paciente.	O grupo FTTC apresentou uma intensidade significativamente maior de repetição de tarefas que o grupo FTC. Foram encontradas alterações significativamente maiores na velocidade da marcha para o FTTC versus FTC. Não houve outras diferenças significativas nas medidas de função de MI, equilíbrio ou mobilidade total. Não foram observadas diferenças entre os grupos no acompanhamento (90 dias pós-acidente vascular encefálico).	Ensaio clínico controlado, não randomizado e não cego. O principal achado deste estudo de viabilidade é que os indivíduos apenas 10 dias pós-acidente vascular encefálico toleram um modo de intervenção que fornece prática intensa de tarefas envolvendo o corpo todo, focadas na repetição e na progressão.
Combs et al.[30] (2010)	Série de casos de 12 participantes com acidente vascular encefálico crônico.	Sessões diárias de 4 horas durante 2 semanas incluíram treinamento de resistência progressiva, treinamento locomotor (DPC em esteira e	A maior parte dos pacientes mostrou melhora da avaliação inicial ao acompanhamento, e retenção nas medidas de desfecho baseadas na atividade (equilíbrio, capacidade de deambular, função	Este protocolo é uma boa representação de como um programa de corpo inteiro e centrado no paciente, específico

(continua)

Quadro 11.3 Resumo de evidências *(continuação)*
Estudos selecionados de sessões de treinamento em circuito para pacientes com AVE

Referência	Pacientes	Métodos/procedimento	Resultados	Comentários
		no solo), treinamento de habilidades específicas da tarefa, orientações e um programa de exercícios domiciliares.	de MS), mas todos os tamanhos de efeito foram pequenos. A melhora autopercebida nas medidas baseadas na participação (SIS e Canadian Occupational Performance Measure) foram significativas, tiveram grandes tamanhos de efeito no acompanhamento e foram mantidas.	à tarefa, e para pessoas com acidente vascular encefálico pode ser padronizado e viável, bem como eficaz.
Wing et al.[31] (2008)	Revisão retrospectiva de 35 adultos com acidente vascular encefálico crônico recebendo fisioterapia ambulatorial abrangente.	Pacientes receberam reabilitação intensiva de corpo inteiro 3 a 6 horas/dia, 4 dias/semana, durante um mínimo de 2 semanas. As sessões incluíam DPC com esteira, treino de marcha no solo, treinamento com resistência progressiva, treinamento de equilíbrio e transferências, e treinamento específico à tarefa de MS.	Os pacientes demonstraram melhora na velocidade da marcha e função de MS; foi observada também uma pequena melhora no equilíbrio.	Outro bom exemplo de como um programa de reabilitação para o corpo todo pode ser aplicado nesta população. Não foram encontradas correlações entre a cronicidade da lesão ou a quantidade de tratamento e os desfechos medidos.
English e Hillier[32] (2010)	Revisão sistemática da literatura até 2009; foram revisados ensaios clínicos randomizados ou quase randomizados de adultos com acidente vascular encefálico.	Para a análise final, foram selecionados seis ensaios clínicos, incluindo 292 participantes.	Os achados positivos dos quatro estudos favoreceram o treinamento em circuito em detrimento da intervenção controle na capacidade e velocidade da marcha. Dois estudos mostraram superioridade do treinamento em circuito sobre medidas de equilíbrio e tempo de internação hospitalar.	Os autores concluem que as sessões de treinamento em circuito são eficazes em melhorar a mobilidade e reduzir a duração da internação para reabilitação em pessoas com AVE moderado.

Quadro preparado por Coby D. Nirider, PT, DPT, Director of Therapy Services, Touchstone Neurorecovery Center, Conroe, TX 77308. DPC = descarga de peso corporal; MI = membro inferior; SIS = Escala de impacto do AVE; MS = membro superior.

possibilitando a modificação do estímulo motor com base nas exigências ambientais.

Behrman et al.[21] e Behrman e Harkema[34] propuseram os seguintes princípios orientadores para o TL:

- Impor a máxima descarga de peso aos MMII, minimizando a descarga de peso sobre os MMSS (p. ex., o sistema de DPC sustenta uma quantidade suficiente de peso corporal de modo que o paciente pode ficar em pé e dar passos com mínimo ou nenhum apoio de MS).
- Fornecer pistas sensoriais que sejam consistentes com a marcha normal (p. ex., facilitação manual aos extensores e flexores durante as fases de apoio e balanço, respectivamente).
- Promover a cinemática do tronco, membro e pelve associada à deambulação normal.
- Promover o equilíbrio e controle vertical consistentes com a marcha normal.
- Maximizar a recuperação e a utilização de padrões de movimento normais e minimizar os padrões de movimento compensatórios.

O princípio geral é *treinar como você anda*. Um elemento-chave do TL usando a DPC e uma esteira é a facilitação dos movimentos automáticos da marcha, dentro do contexto do treinamento intensivo específico à tarefa (prática da tarefa como um todo). Com o peso corporal sustentado, a velocidade da esteira fornece um estímulo rítmico. Utilizam-se movimentos guiados manualmente para aumentar a ritmicidade do padrão de marcha. A esteira e sistema de DPC fornecem um ambiente em que essas estratégias de TL podem ser realizadas.

Estímulos sensoriais, como os movimentos de membro assistidos manualmente adequadamente sincronizados, podem promover a recuperação induzida pela função.[28,31] Dentro de um ambiente específico à tarefa e seguro ao paciente, o TL usando a DPC e uma esteira possibilitam que o fisioterapeuta tenha acesso ao tronco, pelve e MMII para auxiliar manualmente, guiar ou ajustar o ritmo locomotor, a colocação dos membros, os deslocamentos de peso, e a simetria do passo. Os movimentos são coordenados de modo a simular uma marcha normal; a postura ereta e o equilíbrio são mantidos, e a velocidade de deambulação é controlada. Kosak e Reding[35] enfatizam o papel do *input* sensorial durante o TL usando a DPC e uma esteira afirmando "A passada e a cadência variam com a velocidade da esteira, indicando *feedback* sensorial local a um padrão gerador de marcha lombossacral. Acredita-se que a intensidade e o momento do *feedback* sensorial dos receptores de pressão na planta do pé e proprioceptores articulares do tornozelo, joelho e quadril forneçam efeitos facilitadores e inibitórios sobre os conjuntos de neurônio motor flexor-extensor na medula espinal no momento apropriado durante o ciclo da marcha".[35, p.14]

Algumas das vantagens do TL usando a DPC e uma esteira incluem:[34]

- A sincronização intermembro e intramembro pode ser praticada antes que os membros sejam capazes de suportar totalmente o peso corporal.
- O treinamento da marcha pode ser iniciado mais precocemente em um episódio de cuidados.
- Os elementos específicos do ciclo de marcha (p. ex., carga sobre o membro na fase de médio apoio; fase de balanço sem descarga de peso e passo) podem ser promovidos dentro de uma estratégia dinâmica específica à tarefa.
- A carga sobre o membro pode variar de acordo com a capacidade de suportar peso.
- Em decorrência dos movimentos de passo forçados, pode-se evitar o "desuso aprendido", concentrando a atenção tanto em membros envolvidos quanto não envolvidos.
- A oportunidade para praticar a deambulação é fornecida sem o indevido medo de queda.
- O equilíbrio dinâmico pode ser melhorado por meio da diminuição na DPC e aumento na velocidade da esteira.
- As estratégias compensatórias (p. ex., suporte de MS) para compensar a deficiência de MI são reduzidas.
- A velocidade constante da esteira fornece estímulos rítmicos que podem reforçar um padrão de marcha recíproca coordenada.
- A extensão de quadril é facilitada.

O treinamento locomotor utilizando um sistema de DPC e esteira pode ser progredido aumentando a velocidade da esteira, reduzindo a quantidade de DPC e orientação manual e aumentando o tempo de passo na esteira. Por exemplo, o treinamento pode ser iniciado a velocidades muito baixas (p. ex., 0,3 m/s) com descarga de peso limitada em MI (30-40% da DPC), orientação manual constante em MMII e tronco/pelve, e uma sessão de passos de apenas 1-3 minutos. Com o treinamento continuado e melhora do paciente, este pode ser progredido para velocidades de locomoção normais apropriadas à idade de 1,2-1,4 m/s, descarga de peso total sobre os MMII, nenhuma orientação manual para o passo, e uma sessão de passos de 30 minutos sem descanso.

O treinamento locomotor utilizando um sistema de DPC e esteira foi ainda combinado com sucesso a intervenções robóticas; um dispositivo robótico em vez de um fisioterapeuta moveu os MMII.[36-39] Embora a eficácia do TL usando um sistema de DPC e esteira tenha sido examinada em uma variedade de populações de pacientes, incluindo aqueles com lesão medular[39-43] (ver Quadro 20.8 Resumo de evidências), acidente vascular encefálico[35,44,45] (ver Quadro 15.9 Resumo de evidências), doença de Parkinson[46-48] e esclerose múltipla,[49,50] não está claro que ele seja mais eficaz do que outras abordagens de intervenção e que seja mais adequado a pacientes específicos.

Treinamento em solo na comunidade

O treinamento locomotor em solo na comunidade é essencial para devolver o paciente ao antigo ambiente e estilo de vida. O treinamento de atividades em solo na comunidade deve ser analisado especificamente para determinar a sua adequação ao paciente específico.

1. Meios-fios. A útil atividade de inclinar-se para subir meios-fios é fornecida pelo treinamento utilizando uma série de elevações intertravadas portáteis dispostas em alturas crescentes. Para obter segurança adicional, essas elevações podem ser colocadas ao lado de uma maca de tratamento, parede ou outra superfície de apoio. Pode-se progredir de alturas de 8 a 10 cm para um meio-fio de até 18 cm de altura.
2. Rampas e declives. Pode-se lidar com rampas e outras superfícies inclinadas de diversas maneiras. Se a inclinação for muito gradual, pode ser suficiente simplesmente instruir o paciente a utilizar pequenos passos. Para inclinações mais íngremes, o paciente deve ser instruído a dar pequenos passos e cruzar a rampa (usar um padrão diagonal, em zigue-zague) tanto para subir quanto para descer. A prática deve incluir rampas de altura variável. Deambular em uma superfície inclina-

da está associado à diminuição da velocidade, cadência e comprimento do passo.
3. Variações de terreno. A deambulação na comunidade apresenta uma variedade de terrenos que exigem adaptação das habilidades de locomoção. A prática deve incluir superfícies irregulares, como calçadas, gramas, estacionamentos e assim por diante.
4. Requisitos de tempo. Vários ambientes comunitários impõem restrições de tempo precisos (temporização coincidente) ao movimento. A deambulação deve ser praticada dentro dessas limitações de tempo e pode incluir a travessia em um semáforo, entrar e sair de uma esteira ou escada rolante, entrar em um elevador, e passar por uma porta giratória.
5. Ambiente aberto. A deambulação deve ser praticada em um ambiente variável aberto da comunidade, como em um *shopping center*, centro comunitário, supermercado ou outro local específico do paciente. Como a aprendizagem é específica à tarefa e ao ambiente, a deambulação deve ser praticada em todos os ambientes normalmente utilizados pelo paciente.

As atividades de práticas em solo na comunidade adicionais incluem:

- Entrar e sair por portas e soleiras exteriores (tanto de estruturas residenciais quanto comerciais).
- Subir escadas de ambientes externos (p. ex., escadas de cimento).
- Entrar e sair de transporte público ou privado.
- Variações nas condições visuais (p. ex., iluminação plena a reduzida).
- Analisar o ambiente.

Caminhada nórdica

A caminhada nórdica (utilizando bastões de *trekking*) ganhou considerável presença em programas de TL no solo com populações variadas de pacientes.[51-58] Ela também é usada em programas de promoção da saúde e condicionamento físico.[55,59] A Internacional Nordic Walking Federation (INWA) define a caminhada nórdica como "um modo de atividade física em que caminhadas naturais regulares foram adicionadas ao uso ativo de um par de bastões de caminhada nórdica especialmente concebidos para tal. No entanto, as características das caminhadas naturais e biomecanicamente corretas e a postura adequada são mantidas em todos os aspectos".[60]

A caminhada nórdica aciona músculos dos MMSS e tronco e é eficaz em melhorar a marcha e o condicionamento aeróbio.[60] Amplas evidências apoiam o uso da caminhada nórdica no TL no solo. A modalidade mostrou ser um método de treinamento seguro e eficaz para pacientes com doença pulmonar obstrutiva crônica (DPOC)[51] e doença arterial coronariana.[57] Encontraram-se melhorias na estabilidade postural, comprimento do passo, padrão de marcha e variabilidade da marcha em pacientes com doença de Parkinson.[52] A caminhada nórdica também mostrou ser uma intervenção eficaz para a dor lombar,[53] fibromialgia,[55,56] claudicação intermitente[58] e indivíduos com sobrepeso e com diabetes tipo 2.[54]

Os objetivos gerais da caminhada nórdica incluem os seguintes:[60,61]

- Aumentar a resistência cardiorrespiratória.
- Promover o alinhamento vertical e a postura correta.
- Melhorar o equilíbrio, a agilidade e a coordenação.
- Melhorar as características da marcha e a velocidade de deambulação.
- Promover o acionamento ativo de vários grupos musculares.
- Aumentar a ADM e a força muscular.

A caminhada nórdica pode progredir de ambientes internos para ambientes externos na comunidade (ver seção anterior). Outras organizações que promovem a caminhada nórdica incluem a American Nordic Walking Association (http://anwa.us/html/index.php) e a International Nordic Fitness Sports Organization (www.nordicfitness.net/).

Descarga de peso corporal/em solo

A abordagem orientada à tarefa para o TL usando um sistema de DPC também pode ser realizada no solo. Alguns sistemas são equipados com rodízios (Fig. 11.1). Retirar o sistema de DPC da esteira cria um ambiente móvel, seguro e eficiente para prosseguir com a redução controlada na DPC em solo. Embora um sistema de DPC possa ser usado no solo, poucos estudos examinaram a sua eficácia em melhorar a capacidade de marcha.[62]

Durante o treinamento inicial em solo, fornecem-se dicas verbais e orientação manual conforme necessário. As velocidades de marcha podem ser mais lentas em solo em comparação à esteira, com eliminação dos *inputs* rítmicos estacionários fornecidos pela esteira. Os dispositivos de assistência à deambulação, como uma bengala ou um andador, podem ser incorporados ao treinamento em solo (ver Apêndice 11.A, Dispositivos de assistência à deambulação: tipos, padrões de marcha e treinamento locomotor). O dispositivo de DPC é movido manualmente para manter o ritmo com a progressão para a frente do paciente. Para utilização sem um dispositivo de assistência, o paciente pode mover-se e orientar a unidade com os MMSS (Fig. 11.2) antes de avançar para um

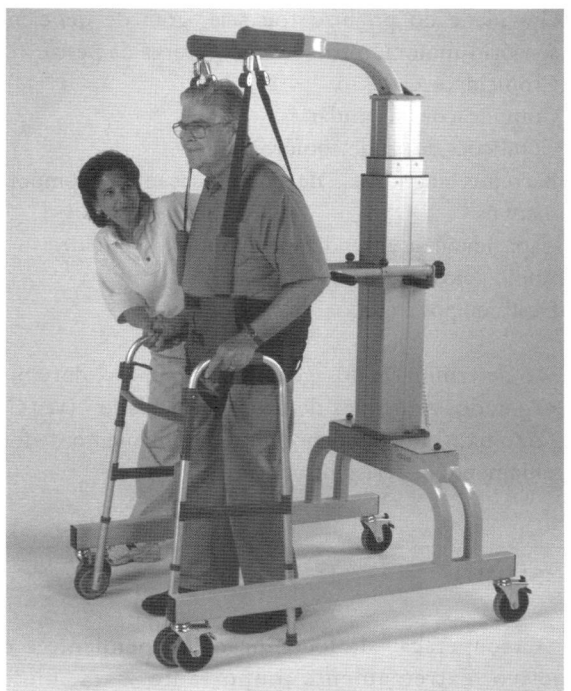

Figura 11.1 Treinamento locomotor em solo com suporte do peso corporal usando um andador. (Cortesia de Mobility Research, Tempe, AZ 85281.)

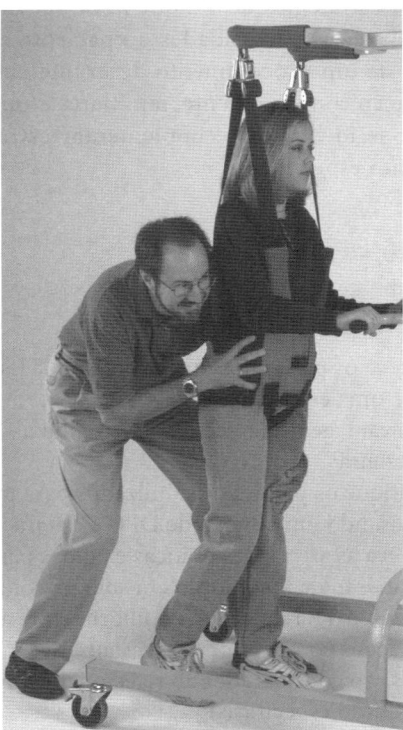

Figura 11.2 Treinamento locomotor em solo com suporte do peso corporal sem um dispositivo de assistência. O posicionamento da mão possibilita que o paciente se mova e guie o aparelho durante a progressão para a frente. (Cortesia de Mobility Research, Tempe, AZ 85281.)

dispositivo de assistência ou movimento recíproco de braços sem o uso das mãos.

Estratégias de intervenção emergentes

Outras estratégias de intervenção que podem ser usadas para melhorar a capacidade locomotora incluem as intervenções baseadas na realidade virtual[63-66] e a prática mental com técnicas de imaginação motora.[67-69] As intervenções locomotoras baseadas na realidade virtual normalmente são associadas a uma esteira ou dispositivo robótico para mover os MMII (Fig. 11.3). Um ambiente virtual gerado por computador fornece um ambiente estimulante, orientado à tarefa, que envolve o paciente. O *feedback* visual, proprioceptivo e auditivo por meio da interação no ambiente virtual pode ser usado para melhorar a aprendizagem motora.

A imaginação da tarefa motora consiste em imaginar uma tarefa motora sem efetivamente executá-la; a prática mental consiste na imaginação repetitiva da tarefa motora com o objetivo de melhorar o desempenho físico.[69] Áreas similares do encéfalo são ativadas quando as pessoas imaginam deambular e quando efetivamente deambulam. O córtex sensório-motor medial primário e a área motora suplementar (AMS) são ativados durante a deambulação real e imaginada.[69] De modo ideal, a prática mental do movimento relacionado com a marcha deve ser pareado à prática física.

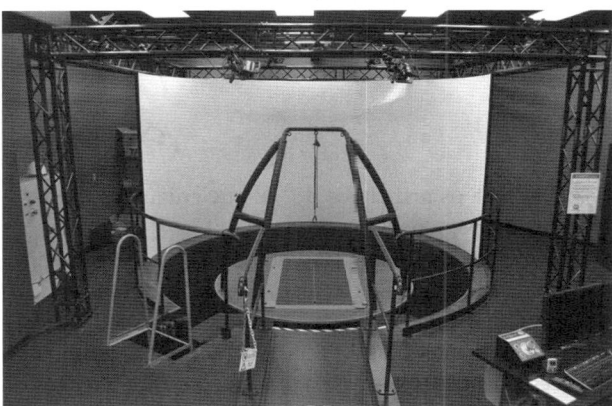

Figura 11.3 O CAREN (*Computer Assisted Rehabilitation Environment*) Extended System é composto por uma esteira montada sobre uma base móvel (plataforma basculante), um sistema de captura de movimento em tempo real com 12 câmeras, um sistema de projeção de tela cilíndrica de 120°-180° e um sistema de som ambiente. Em pé sobre a esteira e salvaguardada por um arnês, a tela curva engaja o paciente em uma atividade em ambiente virtual. O sistema é usado para o equilíbrio, bem como para todas as aplicações da marcha. (Cortesia de Motek Medical, Keienbergweg 77 1101 GE Amsterdam, The Netherlands.)

Tomada de decisão clínica

Como discutido acima, uma variedade de diferentes estratégias de intervenção pode ser usada para melhorar a capacidade locomotora. Embora essas diferentes intervenções de reabilitação tenham mostrado eficácia, as pesquisas não mostraram que uma estratégia específica é superior à outra, qual dose é mais eficaz ou em que momento do processo de recuperação uma estratégia de intervenção específica deve ser realizada.[32,70-73] Isso desafia a seleção da intervenção ao desenvolver um PDC específico.

Diversos fatores devem ser considerados ao decidir sobre qual intervenção selecionar. As teorias atuais de controle motor e aprendizagem motora defendem uma abordagem às intervenções que seja repetitiva e orientada à tarefa.[74] Duas estratégias básicas de tratamento são as abordagens *compensatória* e *restaurativa* (recuperação). A abordagem compensatória visa a melhorar as habilidades funcionais pela compensação da capacidade perdida. Um exemplo simples disso é o uso de um dispositivo de assistência, como uma bengala, para dar apoio à postura durante a deambulação. A abordagem restaurativa procura restaurar o movimento "normal" durante a deambulação. O treinamento locomotor utilizando um sistema de DPC e esteira pode ser visto como uma abordagem restaurativa, já que os princípios orientadores enfatizam estratégias de movimento normal e minimização de padrões de movimento compensatórios. Em muitos casos, as intervenções exigirão um equilíbrio entre as abordagens compensatórias e restaurativas. Abaixo estão alguns fatores a se considerar ao selecionar estratégias de intervenção específicas:

- Gravidade do prejuízo (ou seja, grau de deficiência sensório-motora, restrições na descarga de peso).
- Cronicidade da lesão.
- Complicações secundárias.
- Condições de saúde comórbidas.
- Barreiras cognitivas, de comunicação ou comportamentais.
- Capacidade de aprendizagem motora.
- Apoio psicossocial e financeiro.
- Destino após a alta.

Ao determinar a dosagem da intervenção, devem ser incorporados princípios de neuroplasticidade[75] (ver Cap. 19, Traumatismo cranioencefálico), treinamento de força e treinamento de resistência.[76]

Resumo

A recuperação da locomoção independente é um objetivo extremamente importante para muitos pacientes atendidos em contextos de reabilitação. É uma habilidade funcional que afeta diretamente o desempenho dos papéis esperados dentro do ambiente social, cultural e físico do paciente. Apresentou-se um quadro de estratégias de TL que pode ser modificado para satisfazer às necessidades do paciente específico. Por meio de um procedimento de exame cuidadoso e comunicação com o paciente, familiares e/ou cuidadores, pode-se identificar e implementar estratégias de treinamento específicas.

QUESTÕES PARA REVISÃO

1. Descreva os princípios do TL que guiam a escolha das intervenções.
2. Como atividade complementar ao TL, qual é o benefício da abordagem de treinamento de força utilizando a prática específica à tarefa (em comparação ao fortalecimento de músculos específicos)? Como é determinada a escolha de tarefas para a prática específica à tarefa?
3. Descreva a abordagem para instruir e orientar o paciente a assumir uma posição ortostática nas barras paralelas.
4. Que atividades normalmente são incluídas no TL em solo em ambientes internos?
5. Descreva as estratégias para diferentes demandas da tarefa para o TL no solo em ambientes internos.
6. Descreva os princípios que orientam o TL usando a DPC e uma esteira.
7. Quais vantagens oferecem o TL usando a DPC e uma esteira?
8. Identifique os parâmetros utilizados para progredir o TL usando um sistema de DPC e esteira.
9. Descreva as atividades práticas exigidas para o treinamento da locomoção em solo na comunidade.
10. Às vezes, o TL requer um equilíbrio entre as abordagens compensatória e restaurativa. Que fatores são considerados ao selecionar estratégias de intervenção específicas?

Estudo de caso

Histórico

O paciente é um homem de 74 anos, destro, admitido no hospital com fraqueza progressiva do lado direito ao longo de várias horas antes da admissão.

A tomografia computadorizada (TC) realizada na admissão estava normal; o Doppler das carótidas estava normal, sem estenose nem placas importantes. O eletrocardiograma (ECG) estava dentro dos limites normais. A radiografia de tórax não mostrou doença ativa. O hemograma completo (HC) estava dentro dos limites normais.

Exame físico

- Pressão arterial (PA): 130/76
- Frequência cardíaca (FC): 80
- Frequência respiratória (regular): 20
- Temperatura: 36,6°C
- Exame da cabeça, orelhas, olhos, nariz e garganta (COONG) sem alterações
- Tórax limpo à percussão e à ausculta
- Pescoço flexível, sem sopros carotídeos
- Exame do abdome: obeso, sem dor à palpação nem organomegalia
- Pulsos periféricos intactos
- Membros sem deformidades

Exame neurológico inicial

Paciente está alerta e cooperativo, com disartria leve. A fala é totalmente inteligível. Ele é capaz de seguir comandos complexos. Não há negligência nem apraxia. Os campos visuais à confrontação estão normais. Os movimentos extraoculares estão normais, sem nistagmo. As pupilas estão simétricas e reativas. Há uma leve queda central da face à direita. A sensibilidade do rosto está intacta. O palato e a língua estão na linha mediana. O exame motor revelou uma hemiparesia espástica à direita, com deltoide 3+/5, tríceps traço, bíceps 2+/5 e flexores dos dedos 2+/5 em MS direito (MSD); e 2/5 iliopsoas, 3/5 quadríceps, 4/5 gastrocnêmio em MI direito (MID). Não há dorsiflexão voluntária do pé. Os reflexos profundos estão um pouco hiperativos à direita, com um Babinski+ à direita. O lado esquerdo é forte em todos os grupos musculares. Todas as modalidades de sensibilidade estão intactas.

Diagnóstico

Acidente vascular encefálico esquerdo lacunar (AVEe)

Histórico médico

- Histórico de 7 anos de diabetes não insulino-dependente
- O paciente é obeso: mede 1,70 m e pesa 102 kg
- Sem histórico de hipertensão, doença cardíaca ou acidente vascular encefálico prévio
- Pós-operatório de prostatectomia radical

Medicamentos

- Aspirina diariamente
- Tolinase 250 mg por dia
- Insulina em escala flutuante de acordo com o resultado do teste de glicemia portátil feito 2 vezes ao dia

Antecedentes sociais

O paciente é casado e mora com sua esposa em uma casa de dois andares. O quarto do paciente fica no primeiro andar. Há dois lances de escada na casa. Ele é um aposentado da Marinha Mercante.

Cognição

- Alerta, segue comandos simples, a atenção está dentro dos limites funcionais (DLF)
- Orientado em relação a lugar, tempo, pessoa, situação
- Memória: demonstra dificuldade ocasional com a memória imediata/de curto prazo; memória de longo prazo DLN
- Segurança: demonstra o uso de precauções de segurança durante situações funcionais
- Resolução de problemas: demonstra comprometimento mínimo
- Função executiva: dificuldade ocasional com o planejamento, tomada de decisão
- Visão: expressa a consciência das limitações atuais com pistas mínimas

Comunicação

- Compreensão auditiva: DLN
- Compreensão de leitura: DLN
- Expressão escrita: Mão direita (D) é a dominante, legível com a esquerda (E)
- Expressão verbal: DLN
- Discurso motor: disartria leve

Sensibilidade

- Auditiva: DLN
- Visual: DLN
- Somatossensorial: tronco e todos os membros: DLN

Amplitude de movimento

- Membro superior esquerdo (MSE) e membro inferior esquerdo (MIE): amplitude de movimento passiva (ADMp): DLF
- Membro superior direito (MSD): ADMp: DLF; ausência de contraturas no punho e nos dedos

- Membro inferior direito (MID): ADMp: DLF
- Subluxação de ombro direito: 1 dedo de largura (2,5 cm)

Tônus
- MSE e MIE: DLF
- MSD: diminuição no ombro; aumento mínimo: flexores do cotovelo, pronadores, flexores de punho e dedos, Escala de Ashworth Modificada (MAS) = 1
- MID: diminuição no quadril e joelho, aumento mínimo: flexores plantares (FP) do tornozelo (MAS = 2)

Força/ADM ativa
- MSE e MIE: DLF
- MSD: apresenta controle ativo mínimo da flexão, abdução, rotação lateral do ombro com flexão do cotovelo contra a gravidade (padrão sinérgico flexor)
- MID: apresenta padrões sinérgicos flexores e extensores, pode mover o membro contra a gravidade

Equilíbrio
Sentado:
- Estático bom (B): capaz de manter a posição sem o apoio da mão, oscilação mínima
- Dinâmico regular (R): capaz de aceitar apenas desafios mínimos

Em pé:
- Estático ruim mais (R +): requer apoio da mão e assistência moderada
- Dinâmico ruim (R): incapaz de aceitar desafios ou mover-se sem perda de equilíbrio

Alterações posturais
- Hipercifose torácica
- Posição anteriorizada da cabeça

Marcha
- Capaz de deambular 3 m nas barras paralelas com assistência moderada
- Desvios da marcha: instável, exige pistas verbais para sequenciamento; diminuição na remoção do pé à direita, desliza o MID para a frente ou eleva o quadril à direita para avançar o MID; se beneficiará de uma órtese tornozelo-pé (OTP)

Perceptual
- Percepção espacial: DLN

Pele
- Seca
- Intacta

Função psicológica
- Afeto: adequado, sem sintomas de depressão nem angústia emocional
- Ajuste à condição de saúde: boa
- Motivação para a reabilitação: boa

Funcional: escores de admissão na medida de independência funcional (MIF)
- Alimentação = 6
- Arrumar-se = 4
- Banho = 4
- Vestir-se: parte superior do corpo = 4; parte inferior do corpo = 4
- Uso do vaso sanitário = 5
- Manejo vesical = 5
- Manejo intestinal = 5
- Transferências: leito, cadeira, cadeira de rodas = 3
- Transferências: vaso sanitário = 2
- Transferências: banheira/chuveiro = 2
- Locomoção: deambulação = 1; cadeira de rodas = 5
- Locomoção: escadas = 1
- Compreensão = 7
- Expressão = 5
- Interação social = 7
- Resolução de problemas = 7
- Memória = 5

Mobilidade no leito
- Paciente requer assistência mínima para rolar para o lado saudável e passar para a posição sentada

Objetivo do paciente
- "Eu quero andar como antes"

QUESTÕES PARA ORIENTAÇÃO
1. Identifique/categorize os problemas deste paciente que afetam a locomoção em termos de prejuízos diretos, prejuízos indiretos e limitações nas atividades.
2. Identifique um objetivo antecipado (dentro de 2 semanas) e o desfecho esperado para o TL.
3. Identifique três intervenções complementares ao TL.
4. Identifique três ambientes de TL que poderiam ser usados para melhorar a deambulação e indique uma progressão de treinamento.

REFERÊNCIAS BIBLIOGRÁFICAS

1. Bohannon, RA, Andrews, AW, and Smith, MB: Rehabilitation goals of patients with hemiplegia. Int J Rehabil Res 11(2):181, 1988.
2. Lord, SE, et al: Community ambulation after stroke: How important and obtainable is it and what measures appear predictive? Arch Phys Med Rehabil 85(2):234, 2004.
3. Bain, NB, et al: Factors associated with health-related quality of life in chronic spinal cord injury. Am J Phys Med Rehabil 86(5):387, 2007.
4. Jorgensen, HS, et al: Recovery of walking function in stroke patients: The Copenhagen Stroke Study. Arch Phys Med Rehabil 76(1):27, 1995.
5. National Spinal Cord Injury Statistical Center (NSCIS): The 2010 Annual Report for the Spinal Cord Injury Model Systems. NSCIS, Birmingham, AL. Retrieved July 30, 2012, from https://www.nscisc.uab.edu/PublicDocuments/reports/pdf/2010%20NSCISC%20Annual%20Statistical%20Report%20-%20Complete%20Public%20Version.pdf.
6. Duncan, RP, and Earhart, GM: Measuring participation in individuals with Parkinson disease: Relationships with disease severity, quality of life, and mobility. Disabil Rehabil 33(15-16): 1440–1446, 2011.
7. American Physical Therapy Association (APTA): Guide to Physical Therapist Practice, ed 2. APTA, Alexandria, VA, 2003.
8. Schmid, A, et al: Improvements in speed-based gait classifications are meaningful. Stroke 38(7):2096, 2007.
9. Kierkegaard, M, et al: The relationship between walking, manual dexterity, cognition and activity/participation in persons with multiple sclerosis. Mult Scler 18(5):639–646, 2012.
10. Barbeau, H, and Rossignol, S: Recovery of locomotion after chronic spinalization in the adult cat. Brain Res 412(1):84, 1987.
11. Lovely, RG, et al: Effects of training on the recovery of fullweight-bearing stepping in the adult spinal cat. Exp Neurol 92(2):421–435, 1986.
12. Edgerton, VR, et al: Use-dependent plasticity in spinal stepping and standing. Adv Neurol 72:233, 1997.
13. Adkins, DL, et al: Motor training induces experience-specific patterns of plasticity across motor cortex and spinal cord. J Appl Physiol 101(6):1776, 2006.
14. Nudo, RJ: Functional and structural plasticity in motor cortex: Implications for stroke recovery. Phys Med Rehabil Clin North Am 14(1 Suppl):S57, 2003.
15. Nudo, RJ: Plasticity. NeuroRx 3(4):420, 2006.
16. Nudo, RJ: Neural bases of recovery after brain injury. J Commun Disord 44(5):515, 2011.
17. Rossini, PM, et al: Neuroimaging experimental studies on brain plasticity in recovery from stroke. Eura Medicophys 43(2): 241–254, 2007.
18. Al-Jarrah, M, et al: Endurance exercise training promotes angiogenesis in the brain of chronic/progressive mouse model of Parkinson's disease. Neurorehabilitation 26(4):369, 2010.
19. Petzinger, GM, et al: Enhancing neuroplasticity in the basal ganglia: The role of exercise in Parkinson's disease. Mov Disord 25(Suppl 1):S141, 2010.
20. Vergara-Aragon, P, Gonzalez, CL, and Whishaw, IQ: A novel skilled-reaching impairment in paw supination on the "good" side of the hemi-Parkinson rat improved with rehabilitation. J Neurosci 23(2):579, 2003.
21. Behrman, AL, et al: Locomotor training progression and outcomes after incomplete spinal cord injury. Phys Ther 85(12):1356, 2005.
22. Dobkin, B, et al: Weight-supported treadmill vs over-ground training for walking after acute incomplete SCI. Neurology 66(4):484, 2006.
23. Duncan, PW, et al: Body-weight-supported treadmill rehabilitation after stroke. N Engl J Med 364(21):2026, 2011.
24. Fritz, S, et al: Feasibility of intensive mobility training to improve gait, balance, and mobility in persons with chronic neurological conditions: A case series. J Neurol Phys Ther 35(3):141, 2011.
25. Fulk, GD: Interventions to improve transfers and wheelchair skills. In O'Sullivan, SB, and Schmitz, TJ: Improving Functional Outcomes in Physical Rehabilitation. FA Davis, Philadelphia, 2010, p 138.
26. O'Sullivan, SB: Interventions to improve standing control and standing balance skills. In O'Sullivan, SB, and Schmitz, TJ: Improving Functional Outcomes in Physical Rehabilitation. FA Davis, Philadelphia, 2010, p 163.
27. Schmitz, TJ: Interventions to improve locomotor skills. In O'Sullivan, SB, and Schmitz, TJ: Improving Functional Outcomes in Physical Rehabilitation. FA Davis, Philadelphia, 2010, p 194.
28. van de Port, IG, et al: Effects of circuit training as alternative to usual physiotherapy after stroke: Randomised controlled trial. BMJ 344:e2672, 2012.
29. Rose, D, et al: Feasibility and effectiveness of circuit training in acute stroke rehabilitation. Neurorehabil Neural Repair 25(2):140, 2011.
30. Combs, SA, et al: Effects of an intensive, task-specific rehabilitation program for individuals with chronic stroke: A case series. Disabil Rehabil 32(8):669, 2010.
31. Wing, K, Lynskey, JV, and Bosch, PR: Whole-body intensive rehabilitation is feasible and effective in chronic stroke survivors: A retrospective data analysis. Topics Stroke Rehabil 15(3):247, 2008.
32. English, C, and Hillier, SL: Circuit class therapy for improving mobility after stroke. Cochrane Database Syst Rev (7):CD007513, 2010.
33. Wevers, L, et al: Effects of task-oriented circuit class training on walking competency after stroke: A systematic review. Stroke 40(7):2450, 2009.
34. Behrman, AL, and Harkema, SJ: Locomotor training after human spinal cord injury: A series of case studies. Phys Ther 80(7):688, 2000.
35. Kosak, MC, and Reding, MJ: Comparison of partial body weight–supported treadmill gait training versus aggressive bracing assisted walking post stroke. Neurorehabil Neural Repair 14(1):13, 2000.
36. Hidler, J, et al: Multicenter randomized clinical trial evaluating the effectiveness of the Lokomat in subacute stroke. Neurorehabil Neural Repair 23(1):5, 2009.
37. Wu, M, et al: A cable-driven locomotor training system for restoration of gait in human SCI. Gait Posture 33(2):256, 2011.
38. Wu, M, et al: A novel cable-driven robotic training improves locomotor function in individuals post-stroke. Conf Proc IEEE Eng Med Biol Soc (8539–8542), 2011.
39. Field-Fote, EC, and Roach, KE: Influence of a locomotor training approach on walking speed and distance in people with chronic spinal cord injury: A randomized clinical trial. Phys Ther 91(1):48, 2011.
40. Dobkin, B, et al: Weight-supported treadmill vs over-ground training for walking after acute incomplete SCI. Neurology 66(4):484, 2006.
41. Jayaraman, A, et al: Locomotor training and muscle function after incomplete spinal cord injury: Case series. J Spinal Cord Med 31(2):185, 2008.
42. Harkema, SJ, et al: Balance and ambulation improvements in individuals with chronic incomplete spinal cord injury using locomotor training–based rehabilitation. Arch Phys Med Rehabil, July 20, 2011 [Epub ahead of print].
43. Behrman, AL, et al: Locomotor training restores walking in a nonambulatory child with chronic, severe, incomplete cervical spinal cord injury. Phys Ther 88(5):580–590, 2008.

44. Plummer, P, et al: Effects of stroke severity and training duration on locomotor recovery after stroke: A pilot study. Neurorehabil Neural Repair 21(2):137, 2007.
45. Duncan, PW, et al: Body-weight-supported treadmill rehabilitation after stroke. N Engl J Med 364(21):2026, 2011.
46. Fisher, BE, et al: The effect of exercise training in improving motor performance and corticomotor excitability in people with early Parkinson's disease. Arch Phys Med Rehabil 89(7):1221, 2008.
47. Toole, T, et al: The effects of loading and unloading treadmill walking on balance, gait, fall risk, and daily function in parkinsonism. Neurorehabilitation 20(4):307, 2005.
48. Miyai, I, et al: Treadmill training with body weight support: Its effect on Parkinson's disease. Arch Phys Med Rehabil 81(7): 849, 2000.
49. Giesser, B, et al: Locomotor training using body weight support on a treadmill improves mobility in persons with multiple sclerosis: A pilot study. Mult Scler 13(2):224, 2007.
50. Fulk, GD: Locomotor training and virtual reality-based balance training for an individual with multiple sclerosis: A case report. J Neurol Phys Ther 29(1):34, 2005.
51. Breyer, M, et al: Nordic walking improves daily physical activities in COPD: A randomised controlled trial. Respir Res 2010 (doi:10.1186/1465-9921-11-112). Retrieved June 16, 2012, from www.ncbi.nlm.nih.gov/pmc/articles/PMC2933683/pdf/1465-9921-11-112.pdf.
52. Reuter, S, et al: Effects of a flexibility and relaxation programme, walking, and Nordic walking on Parkinson's disease. J Aging Res 2011 (doi: 10.4061/2011/232473). Retrieved June 16, 2012, from www.ncbi.nlm.nih.gov/pmc/articles/PMC3095265/pdf/JAR2011-232473.pdf.
53. Hartvigsen, J, et al: Supervised and non-supervised Nordic walking in the treatment of chronic low back pain: A single blind randomized clinical trial. BMC Musculoskelet Disord 2010 (doi: 10.1186/1471-2474-11-30). Retrieved June 16, 2012, from www.ncbi.nlm. nih.gov/pmc/articles/PMC2831827/pdf/1471-2474-11-30.pdf.
54. Fritz, T, et al: Effects of Nordic walking on health-related quality of life in overweight individuals with type 2 diabetes mellitus, impaired or normal glucose tolerance. Diabet Med 28(11): 1362, 2011 (doi:10.1111/j.1464-5491.2011.03348.x). Retrieved June 16, 2012, from www.ncbi.nlm.nih.gov/pmc/articles/PMC3229676/pdf/dme0028-1362.pdf.
55. Kim, DJ: Nordic walking in fibromyalgia: A means of promoting fitness that is easy for busy clinicians to recommend. Arthritis Res Ther 13(1):103, 2011 (doi:10.1186/ar3225). Retrieved June 16, 2012, from www.ncbi.nlm.nih.gov/pmc/articles/PMC3157638/?tool=pmcentrez.
56. Mannerkorpi, K, et al: Does moderate-to-high intensity Nordic walking improve functional capacity and pain in fibromyalgia? A prospective randomized controlled trial. Arthritis Res Ther 12(5):R189, 2010 (doi: 10.1186/ar3159). Retrieved June 16, 2012, from www.ncbi.nlm.nih.gov/pmc/articles/PMC2991024/pdf/ar3159.pdf.
57. Walter, PR, et al: Acute responses to using walking poles in patients with coronary artery disease. J Cardiopulm Rehabil 16(4):245, 1996.
58. Oakley, C, et al: Nordic poles immediately improve walking distance in patients with intermittent claudication. Eur J Endovasc Surg 36(6):689, 2008.
59. Rutlin, T: Activating older adults with "Nordic" pole walking and exercise programs. Journal on Active Aging 10(5):66, 2011.
60. International Nordic Walking Federation (INWA): Definition of Nordic Walking, 2010. Retrieved June 18, 2012, from http://inwa-nordicwalking.com/.
61. Nottingham, S, and Jurasin, A: Nordic Walking for Total Fitness. Human Kinetics, Champaign, IL, 2010.
62. Fulk, G: Locomotor training with body weight support after stroke: The effects of different training parameters. J Neurol Phys Ther 28:20, 2004.
63. Laver, K, et al: Cochrane review: Virtual reality for stroke rehabilitation. Eur J Phys Rehabil Med 48:1, 2012.
64. Mirelman, A, Bonato, P, and Deutsch, JE: Effects of training with a robot–virtual reality system compared with a robot alone on the gait of individuals after stroke. Stroke 40(1):169, 2009.
65. Mirelman, A, et al: Virtual reality for gait training: Can it induce motor learning to enhance complex walking and reduce fall risk in patients with Parkinson's disease? J Gerontol A Biol Sci Med Sci 66(2):234, 2011.
66. Mirelman, A, et al: Effects of virtual reality training on gait biomechanics of individuals post-stroke. Gait Posture 31(4):433–437, 2010.
67. Deutsch, JE, Maidan, I, and Dickstein, R: Patient-centered integrated motor imagery delivered in the home with telerehabilitation to improve walking after stroke. Phys Ther 92(8):1065, 2012.
68. Verma, R, et al: Task-oriented circuit class training program with motor imagery for gait rehabilitation in poststroke patients: A randomized controlled trial. Topics Stroke Rehabil 18 (Suppl 1):620, 2011.
69. Malouin, F, and Richards, CL: Mental practice for relearning locomotor skills. Phys Ther 90(2):240, 2010.
70. Mehrholz, J, et al: Treadmill training for patients with Parkinson's disease. Cochrane Database of Syst Rev (1):CD007830, 2010.
71. Laver, K, et al: Cochrane review: Virtual reality for stroke rehabilitation. Eur J Phys Rehabil Med 48(3): 523, 2012.
72. Mehrholz, J, Kugler, J, and Pohl, M: Locomotor training for walking after spinal cord injury. Cochrane Database Syst Rev (2):CD006676, 2008.
73. States, RA, Salem, Y, and Pappas, E: Overground gait training for individuals with chronic stroke: A Cochrane systematic review. J Neurol Phys Ther 33(4):179–186, 2009.
74. Shumway-Cook, A, and Woollacott, MH: Motor Control: Translating Research Into Clinical Practice, ed 4. Lippincott Williams & Wilkins, Philadelphia, 2012.
75. Kleim, JA, and Jones, TA: Principles of experience-dependent neural plasticity: Implications for rehabilitation after brain damage. J Speech Lang Hear Res 51(1):S225, 2008.
76. Durstine, JL, et al (eds): ACSM's Exercise Management for Persons With Chronic Diseases and Disabilities, ed 3. American College of Sports Medicine, Champaign, IL, 2009.

LEITURAS COMPLEMENTARES

Darter, BJ, and Wilken, JM: Gait training with virtual reality–based real-time feedback: Improving gait performance following transfemoral amputation. Phys Ther 91(9):1385, 2011.

Espay, AJ, et al: At-home training with closed-loop augmented-reality cueing device for improving gait in patients with Parkinson disease. J Rehabil Res Dev 47(6):573, 2010.

Galvez, JA, et al: Trainer variability during step training after spinal cord injury: Implications for robotic gait-training device design. J Rehabil Res Dev 48(2):147, 2011.

Geroin, C, et al: Combined transcranial direct current stimulation and robot-assisted gait training in patients with chronic stroke: A preliminary comparison. Clin Rehabil 25(6):537, 2011.

Hidler, J, et al: ZeroG: Overground gait and balance training system. J Rehabil Res Dev 48(4):287, 2011.

Kang, HK, et al: Effects of treadmill training with optic flow on balance and gait in individuals following stroke: Randomized controlled trials. Clin Rehabil 26(3):246, 2012.

Liu, HH, et al: Assessment of canes used by older adults in senior living communities. Arch Gerontol Geriatr 52(3):299, 2011.

Moe, RH, Fernandes, L, and Osterås, N: Daily use of a cane for two months reduced pain and improved function in patients with knee osteoarthritis. J Physiother 58(2):128, 2012.

Mulroy, SJ, et al: Gait parameters associated with responsiveness to treadmill training with body-weight support after stroke: An exploratory study. Phys Ther 90(2):209, 2010.

Perez, C, and Feung, J: An instrumented cane devised for gait rehabilitation and research. J Phys Ther Educ 25 (1):36, 2011.

Tefertiller, C, et al: Efficacy of rehabilitation robotics for walking training in neurological disorders: A review. J Rehabil Res Dev 48(4):387, 2011.

Wirz, M, et al: Effectiveness of automated locomotor training in patients with acute incomplete spinal cord injury: A randomized controlled multicenter trial. BMC Neurol 11:50, 2011.

Apêndice 11.A
Dispositivos de assistência à deambulação: tipos, padrões de marcha e treinamento locomotor

Tipos e padrões de marcha

Existem três grandes categorias de dispositivos de assistência à deambulação: *bengalas*, *muletas* e *andadores*. Cada um tem diversas modificações em seu projeto básico, muitas das quais foram desenvolvidas para atender às necessidades do problema de um paciente ou grupo diagnóstico específico. Os dispositivos de assistência são prescritos para uma variedade de razões, incluindo problemas de equilíbrio, dor, fadiga, fraqueza, instabilidade articular, carga esquelética excessiva e estética. Outra função principal dos dispositivos de assistência é eliminar total ou parcialmente a descarga de peso sobre um membro inferior (MI). Essa retirada da carga ocorre pela transmissão da força dos membros superiores (MMSS) para o chão pela pressão descendente sobre o dispositivo de assistência. A prescrição de um dispositivo de assistência adequada requer conhecimento do *status* de descarga de peso do paciente. Descritores clínicos comuns utilizados para identificar o *status* de descarga de peso são apresentados no Quadro 11A.1. Considerações específicas para a população bariátrica são apresentadas no Quadro 11A.2.

Bengalas

A maior parte das bengalas usadas na prática clínica é feita de alumínio leve. Evidências apontam para a eficácia das bengalas em melhorar o equilíbrio[1,2,3] e a estabilidade postural.[1,4,5,6] Embora as bengalas reduzam a carga biomecânica sobre as articulações de MMII,[2,7] elas não são destinadas ao uso com um *status* de descarga de peso restrito (como sem descarga de peso [SDP] ou descarga de peso parcial [DPP]). Os pacientes normalmente são instruídos a segurar a bengala na mão *oposta ao membro afetado*. Esse posicionamento da bengala mais se aproxima de um padrão de marcha recíproca normal com o braço e perna opostos se movendo juntos. Ele também amplia a BDA com menor deslocamento lateral do centro de massa (CDM) do que quando a bengala é segurada no lado ipsilateral.

Várias pesquisas confirmaram que o posicionamento contralateral da bengala reduz a atividade em abdutores de quadril no lado oposto à bengala.[4,8,9,10] Durante a marcha normal, os abdutores de quadril do membro de apoio se contraem para neutralizar o momento gravitacional na pelve no lado contralateral durante o balanço.

Quadro 11A.1 Descritores clínicos do status de descarga de peso

- *Descarga de peso total* (DPT): não há restrições à descarga de peso; 100% do peso do corpo podem ser descarregados sobre o MI.
- *Sem descarga de peso* (SDP): nenhum peso é apoiado sobre o membro envolvido; o pé/dedos não fazem contato com a superfície/solo.
- *Descarga de peso parcial* (DPP): apenas uma parte do peso pode ser descarregada sobre o membro; às vezes expressa como uma porcentagem do peso corporal (p. ex., 20 ou 50%).
- *Descarga de peso com toque dos dedos* (DPTD) ou descarga de peso com apoio dos dedos (DPAD): Somente os dedos do membro afetado entram em contato com o solo para melhorar o equilíbrio (e não para suportar o peso do corpo).
- *Descarga de peso conforme tolerado* (DPCT): a descarga de peso é limitada à tolerância do paciente do peso suportado no membro.

Isso impede a inclinação da pelve no lado contralateral, mas resulta em forças de compressão que atuam sobre o quadril do membro de apoio. O uso de uma bengala no MS oposto ao quadril afetado irá reduzir essas forças. A força de reação ao solo produzida pela pressão para baixo do peso do corpo sobre a bengala contrabalança o movimento gravitacional no quadril afetado.[3] Assim, a necessidade de tensão nos músculos abdutores é reduzida, com uma subsequente diminuição nas forças de compressão articulares.

Diversos componentes das forças de reação do solo que criam compressão articular no quadril podem ser reduzidos pelo uso de uma bengala. Em um estudo inicial realizado por Ely e Smidt,[11] encontrou-se que a utilização contralateral de uma bengala diminui os componentes verticais e posteriores da força de reação ao solo produzida pelo pé afetado. Eles observaram que a redução nos picos de força de reação vertical do solo foi, provavelmente, decorrente de um deslocamento do peso corporal em direção à bengala, que foi um fator que contribuiu para a redução na força de contato no quadril afetado. Em um estudo com pacientes submetidos à artroplastia total de quadril (ATQ), Neumann[8] descobriu que o uso contralateral de uma bengala reduziu a atividade eletromiográfica (EMG) média dos abdutores de quadril para 31% inferior às forças produzidas quan-

Quadro 11A.2 Dispositivos de assistência à deambulação para pacientes bariátricos

Tal como acontece com todos os pacientes, a segurança e a função são preocupações primordiais ao selecionar dispositivos de assistência (bengalas, muletas e andadores) para pacientes com obesidade mórbida. As considerações importantes incluem o seguinte:

- Selecionar dispositivos com uma *capacidade de peso* adequada. Os fabricantes de equipamentos bariátricos geralmente incluem a designação de peso máximo em cada produto. Os dispositivos convencionais têm uma capacidade de carga de 113,4-158,8 kg; os equipamentos bariátricos têm capacidades de peso na faixa de 181,4-453,6 kg.
- Identificar as dimensões necessárias (altura e largura) do equipamento; isso exige conhecimento das características antropométricas (medidas e proporções) do corpo do paciente.
- Pacientes grandes muitas vezes deambulam com uma marcha de base alargada, em decorrência da menor circunferência do membro inferior, e precisam aumentar a base de apoio para transportar o peso corporal e manter o equilíbrio. Se uma quantidade desproporcional de peso estiver depositada anteriormente (p. ex., na região abdominal), a postura ereta será adicionalmente desafiada pela necessidade de neutralizar os efeitos anteriores da gravidade.[a]

A seguir estão as características gerais e funcionalidades dos andadores, muletas e bengalas comercialmente disponíveis projetados para a população bariátrica. O livro apresenta diversas opções disponíveis e não é representante de nenhum dispositivo de assistência específico. Como novos produtos são continuamente introduzidos no mercado, a consulta a um fornecedor de equipamentos médicos duráveis (EMD) ajudará a garantir a prescrição do dispositivo ideal a um paciente específico.

Observação: para rotular ou identificar os equipamentos bariátricos em ambientes de cuidados de saúde, recomenda-se o uso do termo capacidade expandida (CE) em detrimento de outros termos menos desejáveis, como dimensões aumentadas, extragrande ou gigante.[b]

Andadores
- Os andadores bariátricos normalmente incluem estruturas mais profundas e largas.
- Podem acomodar usuários de alturas que vão de 1,60-2,08 m.
- Os ajustes gerais de altura do andador variam de 78,7-104,8 cm.
- Larguras disponíveis: 59,7-76,2 cm.
- Pode incluir um reforço em dupla cruz anterior para aumentar a estabilidade.
- Intervalo de capacidade de peso: 226,8-317,5 kg (sem assento); 181,4-226,8 (com assento).
- Peso do andador: 3,2-5,4 kg (sem assento); 8,6-11,8 kg (com assento).
- Dimensões do assento: altura, 55,9 cm; largura, 44,5-45,7 cm; profundidade, 33-35,6 cm.
- Alguns modelos são construídos utilizando uma estrutura de aço reforçado; para andadores com rodas, normalmente são utilizados rodízios grandes.

Muletas axilares
- As muletas axilares bariátricas geralmente são construídas em aço de alta resistência.
- Podem acomodar usuários de alturas que vão de 1,57-2,23 m (disponíveis tamanhos para jovens).
- Os ajustes gerais de altura da muleta variam de 111,8-152,4 cm.
- Intervalo de capacidade de peso: 226,8-453,6 kg.
- Pontas da muleta: diâmetro de 5,1 cm.
- Peso da muleta: 1,9-2,3 kg cada.

Muletas canadenses
- As muletas canadenses bariátricas geralmente são construídas em aço de alta resistência.
- Podem acomodar usuários de alturas que vão de 1,52-2 m (tamanhos disponíveis para jovens).
- Os ajustes de altura da muleta (pegador ao chão) variam de 71,1-106,7 cm e os ajustes do apoio de antebraço (pegador ao centro do manguito) variam de 20,3-24,1 cm; como nas muletas canadenses convencionais, as seções de perna e antebraço se ajustam de maneira independente.
- Intervalo de capacidade de peso: 226,8-317,5 kg.
- Pontas da muleta: diâmetro de 5,1 cm.
- Peso da muleta: 1,1 kg-2,5 kg.

Bengalas
- As bengalas bariátricas geralmente são construídas em aço inoxidável ou tubos de aço de alta resistência; a maior parte delas incorpora uma alça flexível e reforçador de pegada apertado por uma luva rotativa.
- Pode acomodar usuários de alturas que vão de 1,47-1,93 m.
- Os ajustes gerais de altura variam de aproximadamente 63,5-116,8 cm.
- Intervalo de capacidade de peso: 226,8-317,5 kg.
- Peso da bengala: 0,82-0,91 kg.

(continua)

Quadro 11A.2 Dispositivos de assistência à deambulação para pacientes bariátricos *(continuação)*

Bengalas de quatro pontos
- As bengalas de quatro pontos bariátricas geralmente são construídas em aço e muitas vezes incorporam uma base de lâmina dupla; a maior parte delas incorpora uma alça flexível e um reforçador de pegada apertado por uma luva rotativa.
- Pode acomodar usuários de alturas que vão de 1,49-1,96.
- Os ajustes gerais de altura variam de cerca de 73,7-99,1 cm.
- Intervalo de capacidade de peso: 226,8-317,5 kg.
- Peso: 1,8-2,3 kg.
- Tamanho da impressão no chão: base pequena, 15 × 20 cm; base ampla, 20 × 30 cm.

[a] Trimble, T: Outsize patients—a big nursing challenge. ENW, 2008. Retrieved July 13, 2012, from http://enw.org/Obese.htm.
[b] Patient Safety Center of Inquiry (Tampa, FL): Patient Care Ergonomics Resource Guide, Safe Patient Handling and Movement. Veterans Health Administration and Department of Defense, Washington, DC, 2005. Retrieved July 13, 2012, from www.visn8.va.gov/visn8/patientsafetycenter/resguide/ErgoGuidePtTwo.pdf.

do não em uso de uma bengala. O uso da bengala contralateral à ATQ, com a adição de transportar uma carga ipsilateral, diminuiu a atividade de abdutores de quadril em 40% em relação a deambular sem transportar uma carga nem usar uma bengala.[10]

Pesquisas apoiam o uso de uma bengala como um método eficaz para reduzir as forças que atuam sobre o quadril.[4,8,9,10] Essa redução é particularmente importante para atividades como subir escadas, quando as forças produzidas no quadril são significativamente aumentadas. Encontrou-se ainda que o uso de uma muleta contralateral também reduz a dor no joelho em pacientes com osteoartrite (OA).[7,12] Claramente, o uso de uma bengala tem implicações importantes para condições que comprometem o quadril e o joelho, como uma substituição articular ou doença articular degenerativa. O Quadro 11A.3 apresenta estudos sobre o impacto e a função das bengalas.[1,4,7,12,13,14]

Maguire et al.[4] descobriram que o uso de uma bengala contralateral reduz a atividade do glúteo médio em 21,86% e a atividade do tensor da fáscia lata em 19,14% em pacientes com acidente vascular encefálico subagudo. Esse achado tem implicações importantes para pacientes com AVE, que muitas vezes usam bengalas porque as estratégias para melhorar o controle postural e as reações de equilíbrio podem ter sido negativamente afetadas pela atividade reduzida em abdutores de quadril.

Além de alterar as forças no membro afetado, as bengalas são escolhidas por sua capacidade de melhorar a marcha, proporcionando maior estabilidade dinâmica e melhorando o equilíbrio. Isso é conseguido pelo aumento na base de apoio (BDA) fornecida pelo(s) ponto(s) adicional(is) de contato com o solo. O nível de estabilidade fornecido pela bengala está em um ponto de um *continuum*. As bengalas de base alargada (quatro pontos) fornecem a maior estabilidade, e as bengalas convencionais (ponto único) fornecem estabilidade mínima. A seção a seguir apresenta vários dos tipos mais comuns de bengalas em uso clínico e identifica suas vantagens e desvantagens.

Tipos de bengalas

Bengala convencional

Esse dispositivo de assistência também é chamado de bengala reta ou de um ponto (Fig. 11A.1A). É feito de madeira ou acrílico e tem um pegador em semicírculo ("curvo") ou em forma de T.

- *Vantagens*. Essa bengala é barata e se ajusta facilmente a escadas ou outras superfícies em que o espaço é limitado.
- *Desvantagens*. A bengala convencional não é ajustável e precisa ser cortada para se ajustar ao paciente. Com o pegador de meio círculo, o ponto de apoio (eixo da bengala) fica anterior à mão, não diretamente abaixo dela. O pegador em forma de T desloca o ponto de apoio para apenas um pouco mais perto da mão.

Bengala convencional ajustável de alumínio

Esse dispositivo de assistência (Fig. 11A.1B) tem o mesmo projeto básico da bengala convencional. Ele é feito de alumínio e tem um pegador em semicírculo com uma cobertura de plástico moldado ao formato da mão. O *design* telescópico dessa bengala possibilita que a altura seja ajustada usando um mecanismo de botão de pressão. As variações de altura disponíveis mudam ligeiramente entre os fabricantes. No entanto, elas geralmente são ajustáveis dentro de um intervalo de aproximadamente 68-98 cm. (*Observação*: a maior parte dos dispositivos de assistência de alumínio ajustáveis [p. ex., bengalas, muletas, andadores] utiliza um mecanismo de botão de pressão para alterar a altura; muitos incluem um reforçador de pegada apertado por uma luva rotativa.)

- *Vantagens*. Essa bengala é rapidamente ajustável, facilitando a determinação da altura apropriada. É leve e se ajusta facilmente em escadas.

Quadro 11A.3 Resumo de evidências
Bengalas

Referência	Pacientes	Metodologia	Duração	Resultados	Comentários
Jones et al.[7] (2012)	64 pacientes com OA de joelho; 89% do sexo feminino (F) e 11% do sexo masculino (M) distribuídos aleatoriamente nos grupos experimental (GE) ou controle (GC); grupos homogêneos em relação às características demográficas e clínicas.	ECR duplo-cego com grupos paralelos; o GE usou uma bengala de um ponto; o GC não utilizou bengala; medidas de desfecho (MD): dor (EVA), função (questionário de joelho Lequesne e WOMAC); estado geral de saúde (SF-36); e gasto energético (TC6/ATS).	Dois meses; MD medidas na avaliação inicial, novamente em 30 e 60 dias.	Em comparação ao GC, o GE mostrou melhora significativa na dor (TE 0,18), função (TE 0,13), dois itens do SF-36 (capacidade funcional [TE 0,07] e dor [TE 0,08]) e gasto energético (TE 0,21).	Para pacientes com OA, a bengala pode ser eficaz na diminuição da dor, melhora da função e melhora da qualidade de vida. Os pacientes devem ser avisados de que é necessário um período de adaptação inicial à bengala antes que sejam alcançados ganhos na função, redução na dor e diminuição no gasto energético.
Maguire et al.[4] (2010)	13 pacientes com hemiplegia após um primeiro evento de acidente vascular encefálico unilateral; 5 F e 8 M; idade média de 64 anos (DP = 14); tempo médio desde o acidente vascular encefálico: 9,2 semanas (variação de 5-16 semanas; DP = 3,8).	Metodologia experimental com randomização intrapaciente; pacientes deambularam em ritmo próprio em três condições: (1) com bengala; (2) com TheraTogs* (órteses elásticas que fornecem apoio vertical para aumentar a estabilidade); e (3) com taping para GM e TFL; MD: EMG de pico na avaliação inicial e características espaciais/temporais da marcha.	Dados iniciais e teste das três condições ocorreram em sessão experimental única.	Uso da bengala reduziu a atividade do GM em 21,86%; o TheraTogs aumentou-a em 16,47%; o taping aumentou-a em 5,8% A utilização de bengala reduziu a atividade do TFL em 19,14%; o TheraTogs reduziu-a em 1,10%; o taping reduziu-a em 3% Velocidade da marcha (m/seg) inicial = 0,44; bengala = 0,45; taping = 0,48; TheraTogs = 0,49.	Após um acidente vascular encefálico, o uso da bengala reduziu a atividade do abdutor de quadril do lado hemiplégico; o taping e o uso do TheraTogs nos abdutores de quadril aumentou a atividade do abdutor de quadril hemiplégico e a velocidade da marcha; o uso da bengala pode não ser ideal durante a reabilitação precoce pós-acidente vascular encefálico; o TheraTogs e o taping podem ser mais benéficos na promoção da atividade muscular e reações de equilíbrio; é necessária avaliação dos efeitos em longo prazo.

(continua)

Quadro 11A.3 Resumo de evidências *(continuação)*
Bengalas

Referência	Pacientes	Metodologia	Duração	Resultados	Comentários
Bohannon[1] (2011)	11 pacientes consecutivos obtidos da revisão de prontuários do autor que não eram usuários habituais de bengala; 7 F e 4 M; idade média de 79,1 (DP = 12,0).	Estudo descritivo para determinar se o uso de uma bengala de um ponto aumenta o tempo de equilíbrio unipodal (um só membro) durante a posição estática MD: Tempo em equilíbrio em apoio unipodal (corte de 30 segundos).	O equilíbrio em apoio unipodal bilateral foi mensurado usando um cronômetro sob duas condições: (1) com bengala; e (2) sem bengala.	Os tempos de equilíbrio em apoio unipodal tanto à esquerda (t = (4,99; p < 0,001) quanto à direita (t = (7,82; p < 0,001) foram significativamente mais elevados com do que sem a bengala.	Confirma que o uso de bengala aumenta o tempo de equilíbrio em apoio unipodal; para pacientes relutantes em usar uma bengala, o estudo apresenta um método simples de usar equipamentos prontamente disponíveis (cronômetro) para reforçar o aumento da estabilidade proporcionado por uma bengala.
Beauchamp et al.[13] (2009)	14 pacientes do sexo masculino internados com acidente vascular encefálico; com base no cálculo da simetria da marcha, os pacientes foram divididos em 2 grupos: simétrico (n = 5) e assimétrico (n = 9).	Desenho experimental intrapaciente; pacientes caminharam sobre uma passarela sensível à pressão sob três condições: (1) ausência de bengala; (2) bengala de um ponto; e (3) bengala de quatro pontos MD: medida espacial e temporal da marcha utilizando o sistema GAITRite.†	O teste das três condições ocorreu em uma sessão experimental única.	A bengala convencional melhorou significativamente a simetria em indivíduos assimétricos (p = 0,028); o uso de uma bengala de quatro pontos não melhorou a simetria (p = 0,36); em indivíduos simétricos, não houve efeito sobre a simetria tanto com o uso da bengala convencional (p = 0,88) quanto da de quatro pontos (p = 0,32).	A bengala convencional é eficaz em melhorar a simetria temporal da marcha em pacientes assimétricos; são necessárias mais pesquisas para analisar o impacto das bengalas na reabilitação inicial pós-acidente vascular encefálico e os efeitos em longo prazo de dispositivos de assistência à deambulação sobre a simetria da marcha.
Nolen et al.[14] (2010)	19 estudantes de fisioterapia voluntários (12 M e 7 F) que receberam recentemente instrução na utilização de todos os tipos de bengalas; faixa etária de 22-30 anos.	Pacientes deambularam sobre uma passarela sensível à pressão sob quatro condições: (1) ausência de bengala; (2) bengala convencional de um ponto (B1P);	O teste das quatro condições ocorreu em uma sessão experimental única realizada 3 dias após uma reunião inicial para informação com os indivíduos.	Em ordem sequencial de sem bengala, B1P, B3P e B4P, houve uma diferença estatisticamente significativa na diminuição da velocidade, cadência e aumento do tempo de apoio e de balanço (p < 0,001); não houve diferença estatisticamente significativa nos comprimentos do passo e da passada (p > 0,050);	A B4P parece mais estável, mas menos eficiente; a B1P é mais eficiente, mas menos estável; a B3P é mais apropriada quando se considera tanto a eficiência da marcha quanto a estabilidade da bengala;

(continua)

Quadro 11A.3 Resumo de evidências *(continuação)*
Bengalas

Referência	Pacientes	Metodologia	Duração	Resultados	Comentários
		(3) bengala de três pontos (B3P); e (4) bengala de quatro pontos (B4P) MD: parâmetros espaciais e da marcha utilizando o sistema GAITRite.†		em comparação à B1P e B3P, a B4P causou desaceleração da velocidade e diminuição da cadência, com aumento no tempo de apoio (todos p < 0,008).	o pequeno tamanho da amostra não é representativo dos indivíduos que normalmente necessitam de assistência à deambulação.
Jones et al.[12] (2012)	64 pacientes sintomáticos com diagnóstico de OA de joelho e pontuação de dor de 3-7 na EVA; 89% F e 11% M; idade média de 61,7 anos; pacientes não tinham usado bengala nos últimos 3 meses.	Estudo observacional, transversal; MD: gasto energético usando o sistema portátil de análise de gases por telemetria Cosmed K4b2‡ durante o TC6/ATS sob duas condições: (1) com uma bengala convencional e (2) sem bengala.	Testes realizados em dois dias separados dentro de um período de 7 dias; cada condição foi testada duas vezes: Dia 1: dois testes sob uma condição Dia 2: dois testes sob a outra condição.	Os indivíduos deambularam uma distância maior nos testes sem bengala (p < 0,001); em comparação a deambular com bengala, o uso da bengala aumentou o gasto de oxigênio (VO_2) em cerca de (aproximadamente) 50% e o custo de O_2 em aproximadamente 80% (p < 0,001); a dor diminuiu em aproximadamente 20% com bengala em relação a sem (p < 0,001).	O gasto energético deve ser visto com cautela, porque normalmente é mais elevado durante o período de aclimatação a uma bengala (a concentração no uso da bengala pode alterar a automaticidade normal da marcha) São necessários estudos de acompanhamento prolongado para determinar o impacto do uso diário da bengala sobre o gasto energético e se ocorre adaptação.

EMG = eletromiografia; TE = tamanho do efeito; GM = glúteo médio; OA = osteoartrite; MD = medida de desfecho; ECR = ensaio clínico randomizado; TC6/ATS = teste de caminhada de 6 minutos em conformidade com as diretrizes da American Thoracic Society; DP = desvio padrão; TFL = tensor da fáscia lata; EVA = escala visual analógica (dor); WOMAC = Western Ontario and McMaster Universities (WOMAC) Questionnaire.
* TheraTogs, Inc., Telluride, CO 81435.
† CIR Systems Inc., Clifton, NJ 07012.
‡ Cosmed EUA Inc., Concord, CA 94520.

- *Desvantagens*. O ponto de apoio é anterior à mão, não diretamente abaixo dela. Essa bengala é mais cara do que uma bengala de madeira convencional.

Bengala curva ajustável de alumínio

O componente proximal da haste dessa bengala curva é deslocado anteriormente, criando um pegador reto deslocado. Ela é feita de alumínio com pegador moldado ao formato da mão de plástico ou borracha (Fig. 11A.1C). Usando um mecanismo de botão de pressão, o *design* telescópico possibilita que a altura seja ajustada de aproximadamente 68-98 cm.

- *Vantagens*. A concepção dessa bengala possibilita que a pressão seja apoiada sobre o centro da bengala para uma maior estabilidade. Essa bengala também é ajustada rapidamente, é leve e cabe facilmente em escadas.
- *Desvantagens*. Essa bengala é mais cara do que as bengalas de alumínio convencionais ou ajustáveis.

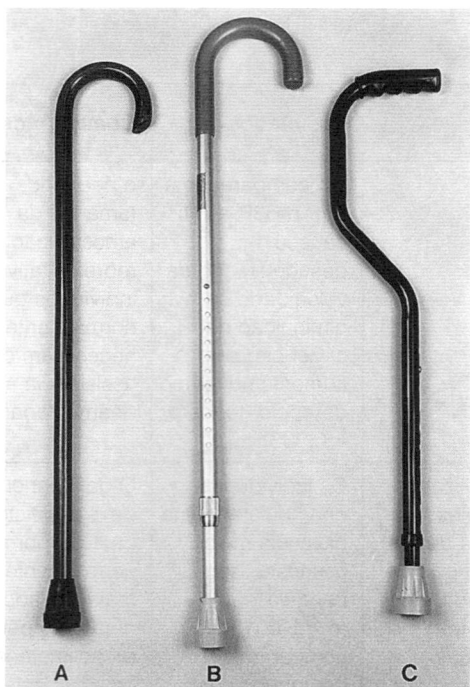

Figura 11A.1 (A) Bengala de madeira convencional, (B) bengala de alumínio ajustável convencional e (C) bengala curva ajustável.

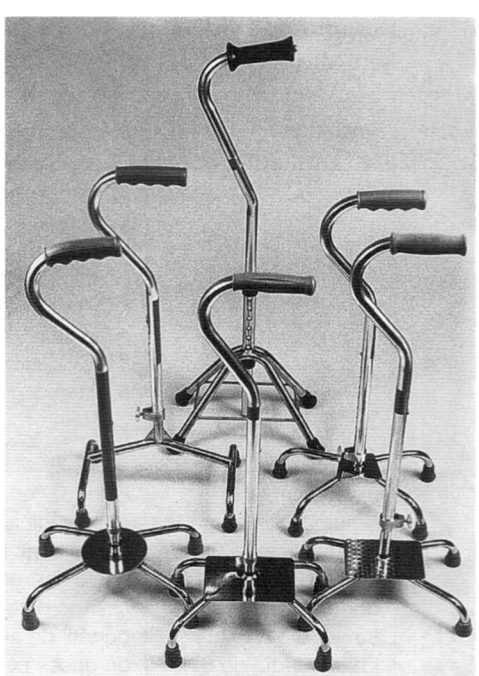

Figura 11A.2 Diversas bengalas de quatro pontos de base alargada.

Observação: para bengalas convencionais e curvas, o diâmetro das pontas distais de borracha e do eixo da bengala geralmente é de pelo menos 2,54 cm.

Bengala de quatro pontos

Esse dispositivo de assistência é concebido em alumínio e está disponível em uma variedade de modelos, dependendo do fabricante. Tanto as bengalas de quatro pontos de base alargada (BQPBA) quanto de base estreita (BQPBE) estão comercialmente disponíveis (Fig. 11A.2 e 11A.3). A principal característica dessas bengalas é que elas fornecem uma base ampla com quatro pontos de contato com o solo. Cada ponto (perna) é coberto por uma ponta de borracha. As pernas mais próximas do corpo do paciente geralmente são mais curtas e podem ser anguladas para fornecer um espaço para o pé. Em muitos modelos, a porção proximal da bengala é curvada anteriormente. A parte para a mão geralmente tem um de diversos tipos de pegadores de plástico moldado ao formato da mão. Um *design* telescópico possibilita ajustes de altura. As bengalas de quatro pontos geralmente são ajustáveis de aproximadamente 71-91 cm.

- *Vantagens*. Essa bengala fornece uma ampla base de apoio. Estão disponíveis bases de diversos tamanhos diferentes. Essa bengala também é facilmente ajustável.

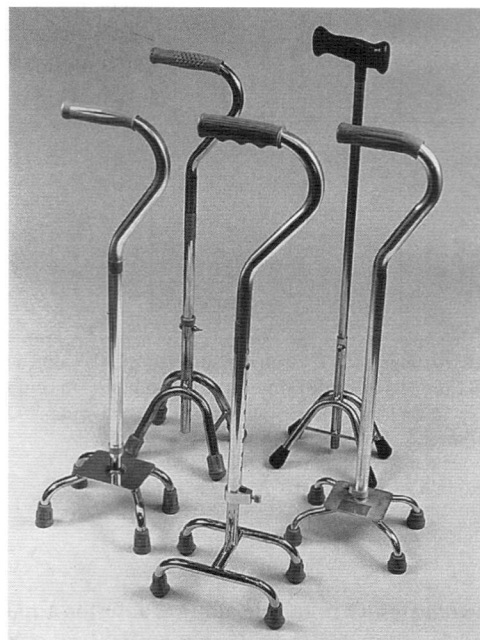

Figura 11A.3 Diversas bengalas de quatro pontos de base estreita.

- *Desvantagens*. Dependendo da concepção específica da bengala, a pressão exercida pela mão do paciente pode não estar centrada sobre a bengala e pode levar o paciente a se queixar de instabilidade. Como resultado da ampla BDA, algumas bengalas de quatro pontos podem não ser práticas para a utilização em escadas. Outra desvantagem das bengalas de base ampla é que elas exigem o uso de um padrão de marcha mais lento. Se for usada uma progressão para a frente mais rápida, a bengala muitas vezes "oscila" das pernas traseiras para as pernas dianteiras, o que diminui a eficácia da bengala. Os pacientes devem ser instruídos a colocar todas as quatro pontas da bengala no chão ao mesmo tempo para obter a máxima estabilidade.

Hemicane

A *hemicane* também é construída em alumínio (Fig. 11A.4). Ele fornece uma base bastante alargada com quatro pontos de contato com o solo. Cada ponto (perna) é coberto por uma ponta de borracha. As pernas mais longe do corpo do paciente são anguladas de modo a manter o contato com o chão e melhorar a estabilidade. O pegador é moldado em plástico em torno do segmento superior do tubo de alumínio. As *hemicane*s se dobram e ficam planas, e são ajustáveis em alturas de aproximadamente 73-94 cm.

- *Vantagens*. As *hemicane*s fornecem uma base de apoio muito alargada e são mais estáveis do que as bengalas de quatro pontos. Essas bengalas também se dobram e ficam planas para viagens ou armazenamento.
- *Desvantagens*. Tal como acontece com as bengalas de quatro pontos, o modelo específico de uma *hemicane* ou a colocação do pegador pode não possibilitar que a pressão seja centrada sobre a bengala. As *hemicane*s não podem ser usadas na maior parte das escadas. Elas exigem o uso de uma progressão lenta para a frente e geralmente são mais caras do que as bengalas de quatro pontos.

Bengala com rodas

Construída em alumínio e tubos de alumínio (Fig. 11A.5), essa bengala fornece uma base ampla, com rodas que possibilitam a progressão ininterrupta para a frente. Ela inclui um pegador moldado ao formato da mão, ajuste de altura de 71-94 cm, e um freio sensível à pressão acoplado no pegador, acionado usando a pressão da base da mão.

- *Vantagens*. A base com rodas possibilita que o peso seja aplicado continuamente, já que a necessidade de levantar a bengala e colocá-la para a frente é eliminada. Isso também prevê uma progressão mais rápida para a frente. Um segundo e um terceiro pegadores colocados em alturas intermediárias podem ajudar a passar de sentado para em pé (com o freio acionado).
- *Desvantagens*. Essa bengala é mais cara do que as bengalas de quatro pontos convencionais e requer suficiente força de preensão e de MS para acionar o mecanismo de freio. Essa bengala não é adequada para pacientes que exibem um padrão de marcha propulsiva (p. ex., doença de Parkinson).

Bengala a laser

Essa bengala incorpora uma linha de *laser* vermelho luminoso projetada no chão concebida para ajudar a superar episódios de congelamento durante a deambulação (Fig 11A.6). Também há disponibilidade de andadores com *laser* (Fig 11A.7). Donovan et al.[15] examinaram 26 pacientes com doença de Parkinson usando uma bengala ou andador com *laser* (seleção baseada no tipo de

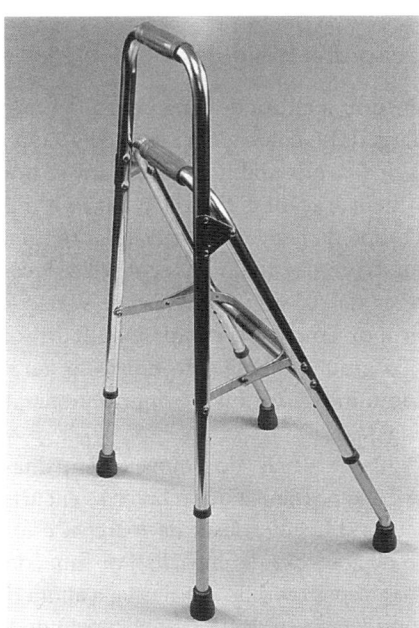

Figura 11A.4 *Hemicane*.

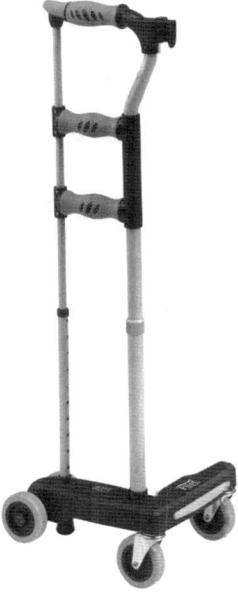

Figura 11A.5 Bengala com rodas. (Cortesia de Full Life Products, LLC, Moorestown, NJ 08057.)

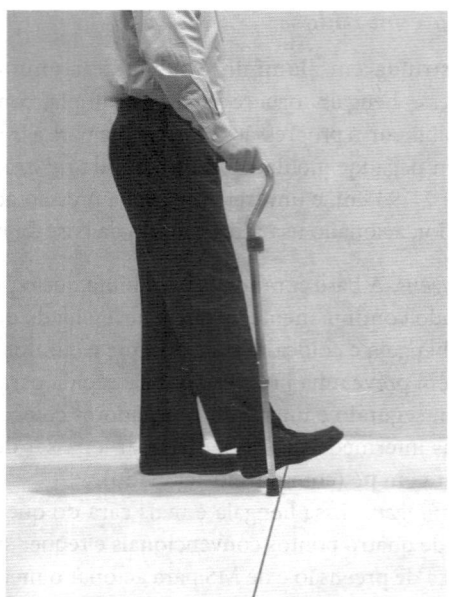

Figura 11A.6 A bengala com *laser* projeta um feixe de *laser* vermelho brilhante no chão na frente do paciente. Durante o episódio de congelamento da marcha, o raio proporciona uma indicação visual para o paciente passar por cima. (Cortesia de In-Step Mobility Products Corp, Skokie, IL 60076.)

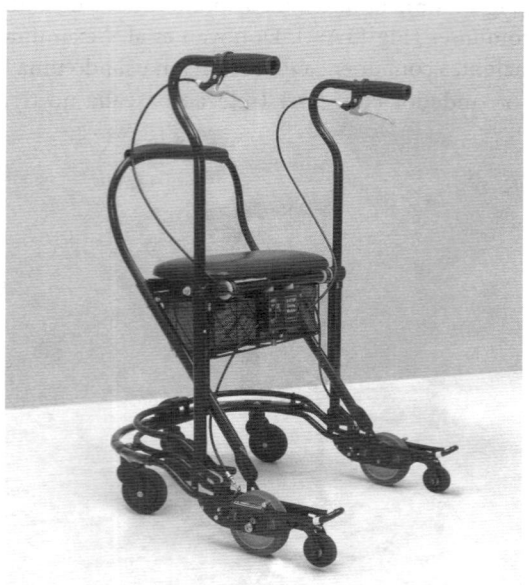

Figura 11A.7 O estabilizador de marcha U-Step II inclui tanto pistas visuais (*laser*) como auditivas (padrão de batida para a velocidade da marcha). A base em forma de U circunda o indivíduo para uma maior estabilidade. Ele também inclui um banco, uma pequena projeção sobre os rodízios posteriores para facilitar a passagem por meios-fios e um controle para definir a resistência ao rolamento. (Cortesia da In-Passo Mobility Products Corp, Skokie, IL 60076.)

dispositivo usado habitualmente). Utilizou-se o Freezing of Gait Questionnaire (FOG-Q)[16,17] como medida de desfecho (pontuações mais baixas sugerem função melhorada). Os indivíduos foram instruídos a não olhar para o sinal visual (raio *laser*) a menos que experimentassem um episódio de congelamento da marcha (FOG), momento em que foram instruídos a "passar por cima" da luz. Os achados indicaram uma pequena, mas significativa, redução na média da pontuação do FOG-Q de 1,25 ($\pm$ 0,48; p = 0,0152). A redução média da frequência de quedas foi de 39,5% ($\pm$ 9,3%; p = 0,002). Não foram observadas alterações significativas na velocidade da marcha. Embora sejam necessárias mais pesquisas, esses achados iniciais sugerem que os dispositivos de assistência que incorporam um feixe de *laser* têm potencial em tratar episódios de FOG comuns em pacientes com doença de Parkinson.

Pegadores

Uma consideração geral relevante a todas as bengalas é a natureza do pegador. Uma variedade de estilos e tamanhos estão disponíveis. O tipo de pegador deve ser julgado e selecionado principalmente com base no conforto do paciente e na capacidade de preensão, de modo a fornecer uma área de superfície adequada para possibilitar a transferência eficaz do peso do MS ao chão. Os tipos mais comuns de pegadores são (1) o pegador curvo, (2) o pegador angulado reto e (3) o pegador em forma de T, que se adequa à mão do paciente. É útil ter vários estilos de pegador disponíveis para análise e experimentação com pacientes específicos.

Mensuração das bengalas

Ao mensurar a altura de uma bengala, ela (ou centro de base alargada) é colocada a cerca de 15 cm da borda lateral dos dedos. Normalmente utilizam-se dois marcos durante a mensuração: o *trocanter maior* e o *ângulo do cotovelo*. O topo da bengala deve estar aproximadamente na altura do trocanter maior, e o cotovelo deve estar fletido em cerca de 20°-30°. Por causa de variações individuais na proporção entre o comprimento do corpo e dos membros, o grau de flexão do cotovelo geralmente é considerado o indicador mais importante da altura correta da bengala.

Os 20°-30° de flexão do cotovelo têm duas funções importantes. Isso possibilita que o braço se encurte ou alongue durante as diferentes fases da marcha, e fornece um mecanismo de absorção de impacto. Por fim, como ocorre com todos os dispositivos de assistência, a altura da bengala deve ser considerada em relação ao conforto do paciente e eficácia da bengala no cumprimento de sua finalidade.

Padrão de marcha para o uso de bengalas

Como discutido, a bengala deve ser mantida no MS oposto ao membro afetado. Para a deambulação no solo em superfícies regulares, a bengala e o membro envolvido (ou mais envolvido) são avançados simultaneamente (Fig. 11A.8). A bengala deve permanecer relativamente perto do corpo e não deve ser colocada à frente dos dedos do membro envolvido. Essas considerações são importantes, porque colocar a bengala muito adiante ou muito para o lado causará flexão lateral e/ou anterior, com uma diminuição resultante na estabilidade dinâmica.

Quando há comprometimento bilateral, deve-se tomar uma decisão a respeito do lado do corpo em que a bengala será colocada. Essa questão é mais eficazmente resolvida usando uma estratégia de resolução de problemas com informações dadas pelo paciente e pelo fisioterapeuta. As perguntas a serem consideradas incluem as seguintes:

- Em que lado a bengala fica mais confortável?
- Em algum dos lados o equilíbrio e/ou resistência à deambulação são melhores?
- Se existirem desvios de marcha, há uma posição mais eficaz em melhorar o padrão geral de marcha?
- A segurança é influenciada pela colocação da bengala (p. ex., durante as transferências, subir escadas ou andar na comunidade)?
- Há diferença na força de preensão entre as mãos?
- São necessárias duas bengalas para a estabilidade?

Considerar essas questões geralmente irá fornecer informações suficientes para determinar a colocação e uso mais eficaz da bengala quando houver comprometimento bilateral.

Para alguns pacientes, a função ideal é conseguida usando bengalas bilateralmente (Fig. 11A.9). Nessas situações, utiliza-se um padrão de marcha de dois ou quatro pontos. Por exemplo, em um padrão de quatro pontos, a bengala contralateral é movida para a frente e, em seguida, o MI ipsilateral dá o passo adiante. Usando um padrão de dois pontos, a bengala contralateral e o MI ipsilateral são movidos para a frente ao mesmo tempo. Esses padrões de marcha estão descritos na seção a seguir destinada às muletas.

Muletas

As muletas são mais frequentemente usadas para melhorar o equilíbrio e aliviar a descarga de peso total ou parcialmente em um MI. Elas normalmente são usadas

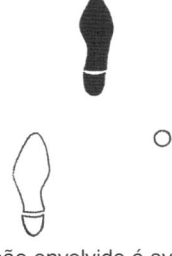

(4) O ciclo é repetido.

(3) O membro não envolvido é avançado.

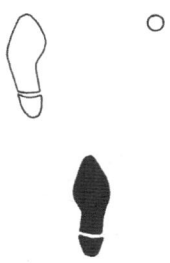

(2) A bengala e o membro envolvido são movidos adiante ao mesmo tempo.

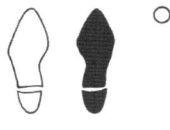

(1) Posição inicial. Neste exemplo, o membro inferior esquerdo é o membro envolvido.

Figura 11A.8 Padrão de marcha para o uso da bengala.

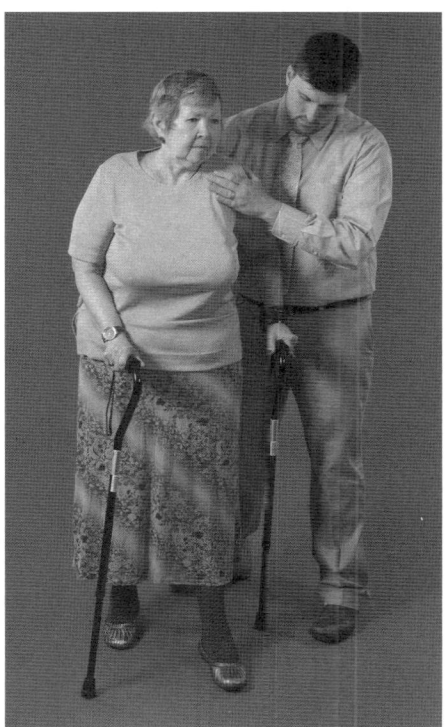

Figura 11A.9 A paciente está deambulando usando bengalas curvas bilateralmente, com uma marcha de quatro pontos. Uma bengala é posicionada à frente e, em seguida, o MI oposto é movimentado para a frente. Por exemplo, a bengala da direita é movida adiante, e em seguida o MI esquerdo, seguido pela bengala esquerda e depois o MI direito.

bilateralmente e atuam aumentando a BDA, melhorando a estabilidade lateral, e possibilitando que os MMSS transfiram o peso do corpo ao chão. Essa transferência de peso através dos MMSS possibilita a deambulação funcional, mantendo um *status* de descarga de peso restrita. Há dois modelos básicos de muletas usadas com frequência na prática clínica: muletas axilares e canadenses.

Tipos de muletas e acessórios

Muletas axilares

Esses dispositivos de assistência também são chamados de muletas convencionais (Fig. 11A.10, à esquerda). Elas são feitas de madeira leve ou alumínio. Sua concepção inclui uma barra axilar, um pegador e duas colunas duplas unidas distalmente por uma única perna coberta por uma ponta de borracha (que deve ter um diâmetro de 4 a 7,5 cm). A perna única possibilita variações de altura. Os ajustes de altura nas muletas de madeira são conseguidos alterando a colocação de parafusos e porcas borboletas em furos já existentes. O *design* da maior parte das muletas de alumínio incorpora um mecanismo de botão de pressão para ajustes de altura, semelhante aos encontrados em bengalas de alumínio. Algumas muletas de alumínio também têm marcações indicando a altura do paciente adjacentes aos furos para ajudar no ajuste. A altura dos pegadores nas muletas de madeira e em algumas muletas de alumínio é ajustada pela colocação de parafusos e porcas borboletas em furos previamente perfurados. A altura do pegador em algumas muletas de alumínio é ajustada por meio de um mecanismo de botão de pressão com uma trava em clipe de reforço (Fig. 11A.11). Tanto a altura total da muleta quanto a altura do pegador normalmente se ajustam em incrementos de 2,5 cm. As muletas axilares geralmente são ajustáveis nos tamanhos adultos de aproximadamente 122 a 153 cm, com disponibilidade de tamanhos para crianças e tamanhos extralongos.

- *Vantagens*. As muletas axilares melhoram o equilíbrio e a estabilidade lateral e possibilitam a deambulação funcional em caso de restrição na descarga de peso. Elas são facilmente ajustadas, de baixo custo quando feitas em madeira, e podem ser utilizadas para subir escadas.
- *Desvantagens*. Por causa da posição de tripé necessária para usar muletas e a resultante grande BDA, as muletas são desajeitadas em áreas pequenas. Pela mesma razão, a segurança do utilizador pode ser comprometida ao deambular em áreas congestionadas. Outra desvantagem é a tendência de alguns pacientes a se inclinar sobre a barra axilar. Isso leva à pressão sobre o sulco radial (sulco espiral) do úmero, criando uma potencial situação de danos ao nervo radial, assim como a estruturas vasculares adjacentes na axila.

Plataforma acessória

Esses acessórios (Fig. 11A.12) também são chamados de *apoio de antebraço* ou *calhas*. Embora eles sejam descritos aqui, também são usados nos andadores. Sua fun-

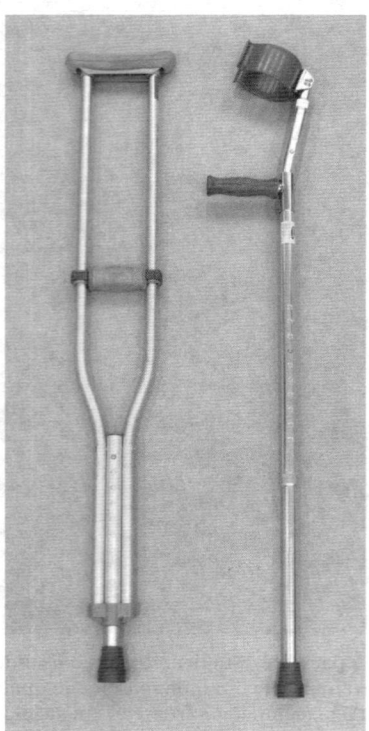

Figura 11A.10 Muleta axilar (*esquerda*) e muleta canadense (*direita*).

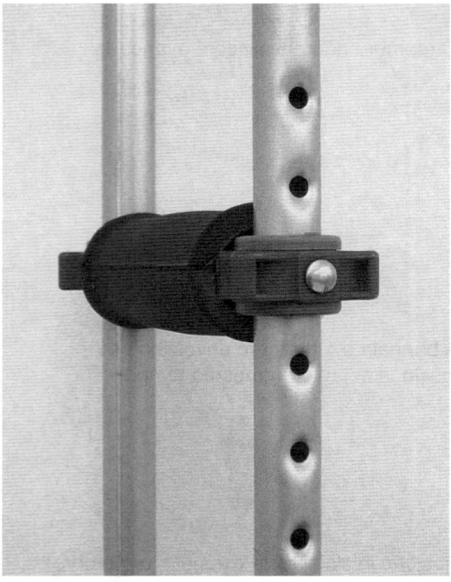

Figura 11A.11 Ajuste do pegador por botão de pressão com trava em clipe de reforço.

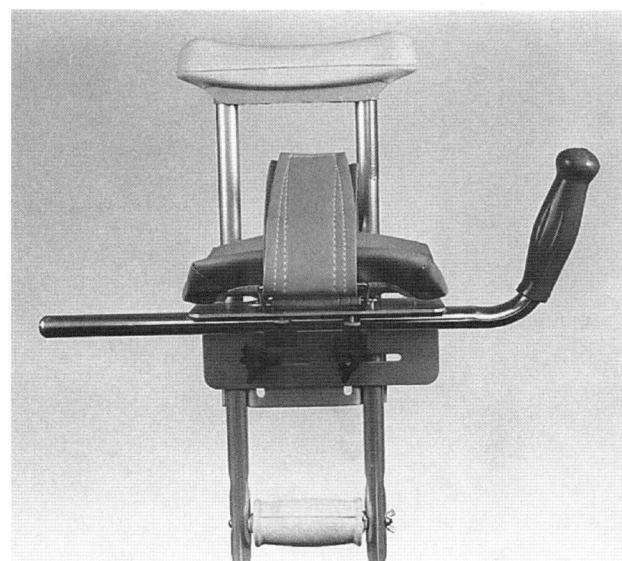

Figura 11A.12 Plataforma acessória para muleta axilar. Esses acessórios também podem ser usados em andadores.

ção é possibilitar a transferência do peso do corpo por meio do antebraço ao dispositivo de assistência. A plataforma acessória é usada quando a descarga de peso sobre o punho e a mão é contraindicada (p. ex., artrite, fratura de Colles). A parte para o antebraço geralmente é acolchoada, tem uma cavilha ou pegador, e tem tiras com Velcro para manter a posição do antebraço.

Muletas canadenses

Esses dispositivos de assistência também são conhecidos como muletas de *Lofstrand* ou *de antebraço* (Fig. 11A.10, *à direita*). Elas são construídas em alumínio. Seu projeto inclui um pé único, um manguito para o antebraço, e um pegador. Essa muleta se ajusta tanto proximalmente para alterar a posição do manguito de antebraço quanto distalmente para alterar a altura da muleta. Os ajustes são feitos usando um mecanismo de botão de pressão. As alturas disponíveis das muletas canadenses são indicadas do punho ao chão; nos tamanhos adultos, elas são ajustáveis de 74 a 89 cm, com tamanhos disponíveis para crianças e tamanhos extralongos. A extremidade distal da muleta é coberta por uma ponta de borracha. Estão disponíveis manguitos de antebraço com uma abertura medial ou anterior. Os manguitos são feitos de metal e podem conter um revestimento de plástico.

- *Vantagens*. O manguito de antebraço possibilita o uso das mãos sem soltar as muletas. Elas são facilmente ajustadas e possibilitam subir escadas. Muitos pacientes sentem que elas são esteticamente mais aceitáveis e que se encaixam mais facilmente em um automóvel em decorrência de sua menor altura geral. Também são o tipo mais funcional de muleta para subir escadas para indivíduos usando órteses de joelho, tornozelo e pé bilaterais (OJTP).
- *Desvantagens*. As muletas canadenses fornecem menos apoio lateral em decorrência da ausência de uma barra axilar. Pode ser difícil remover os manguitos.

Medindo o tamanho das muletas

Muletas axilares

Vários métodos estão disponíveis para a mensuração de muletas axilares. O mais comumente usado é realizado em pé ou em decúbito dorsal. A mensuração em pé é mais precisa e é a abordagem preferida.

- *Em pé*. A partir de uma posição em pé com apoio, as muletas devem ser medidas de um ponto a cerca de 5 cm abaixo da axila. Muitas vezes utiliza-se a largura de dois dedos para estimar essa distância. Durante a mensuração, a extremidade distal da muleta deve estar apoiada em um ponto 5 cm lateral e 15 cm anterior ao pé. A estimativa geral da altura da muleta pode ser obtida antes de ficar em pé subtraindo 41 cm da altura do paciente. Com os ombros relaxados, o pegador deve ser ajustado de modo a fornecer 20°-30° de flexão do cotovelo.
- *Decúbito dorsal*. A partir dessa posição, a mensuração é feita a partir da dobra axilar anterior a um ponto da superfície (tablado ou maca de tratamento) 5-8 cm da borda lateral do calcanhar.

Muletas canadenses

A posição ortostática é a posição de escolha para medir as muletas canadenses. A partir de uma posição em pé com apoio, a extremidade distal da muleta deve estar posicionada em um ponto 5 cm lateral e 15 cm anterior ao pé. Com os ombros relaxados, a altura deve então ser ajustada de modo a fornecer 20°-30° de flexão do cotovelo. O manguito do antebraço é ajustado separadamente. A colocação do manguito deve ser feita no terço proximal do antebraço, aproximadamente 3-4 cm abaixo do cotovelo.

Padrões de marcha com muletas

Os padrões de marcha são selecionados com base no equilíbrio, coordenação, função muscular (força, potência, resistência) e *status* de descarga de peso do paciente. Os padrões de marcha diferem significativamente em seus requisitos de energia, BDA e velocidade com que podem ser executadas.

Antes de iniciar a instrução sobre os padrões de marcha, vários pontos importantes devem ser enfatizados ao paciente:

- Durante o uso da muleta axilar, o peso corporal deve estar sempre sobre as mãos e não sobre a barra axilar. Isso evitará a compressão de estruturas vasculares e nervosas localizadas na região axilar.
- O equilíbrio será ideal ao manter sempre uma BDA alargada (tripé). Mesmo quando em uma posição de repouso, o paciente deverá ser instruído a manter as muletas pelo menos 10 cm à frente e ao lado de cada pé. Não deve-se permitir que o pé fique em alinhamento paralelo às muletas. Isso comprometeria a estabilidade anteroposterior, diminuindo a BDA.
- Ao usar muletas convencionais, as barras axilares devem ser mantidas próximas à parede torácica para proporcionar melhor estabilidade lateral.
- O paciente também deve ser advertido sobre a importância de manter a cabeça elevada e manter um bom alinhamento postural durante a deambulação.
- Ao virar, deve-se dar passos em um pequeno círculo, em vez de realizar um movimento de pivô.

Três pontos

Nesse tipo de marcha, três pontos de apoio contatam o chão (dois pontos da muleta e um único MI). É usado quando é necessário um *status* sem descarga de peso em um MI. O peso corporal é descarregado sobre as mãos através das muletas, em vez de no MI afetado. A sequência desse padrão de marcha é ilustrada na Figura 11A.13.

Descarga de peso parcial

Essa marcha é uma modificação do padrão de três pontos. Durante a progressão para a frente do membro envolvido, o peso é suportado parcialmente em ambas as muletas e no membro afetado (Fig. 11A.14). Durante a instrução na marcha com descarga de peso parcial, deve-se enfatizar o uso de uma progressão calcanhar-dedos normal no membro afetado. Os pacientes podem interpretar a "descarga de peso parcial" como significando que apenas os dedos ou o antepé possam entrar em contato com o solo. A utilização desse posicionamento ao longo de um período de dias ou semanas irá levar a encurtamento da parte posterior do pé. Os monitores de carga no membro muitas vezes são um complemento útil ao treino de marcha com descarga de peso parcial e estão descritos na seção Dispositivos acessórios de treinamento. Esses dispositivos fornecem *feedback* auditivo para o paciente em relação à quantidade de peso descarregado em um membro.

Quatro pontos

Esse padrão fornece uma marcha lenta e estável conforme são mantidos três pontos de contato com o solo. O peso é descarregado sobre ambos os MMII. Esse padrão

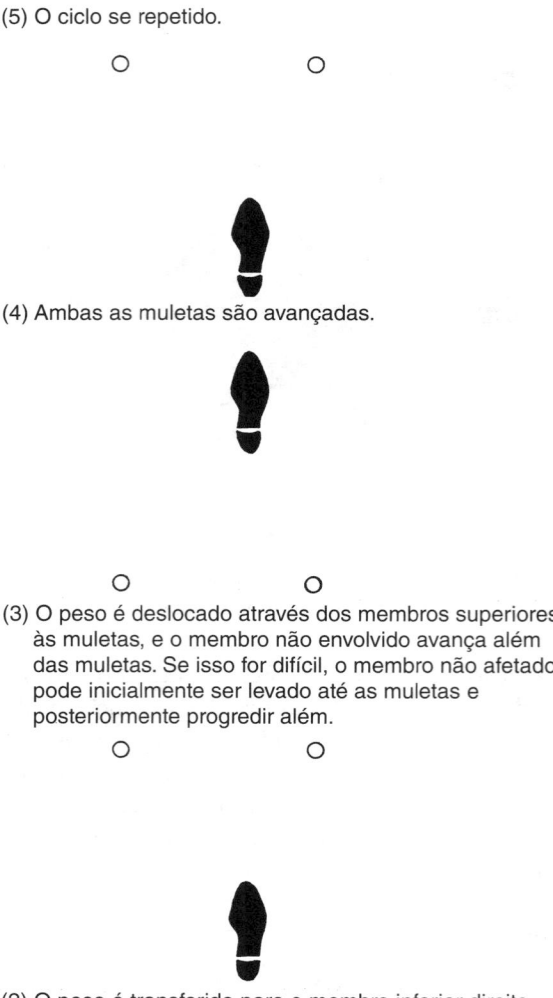

(5) O ciclo se repetido.

(4) Ambas as muletas são avançadas.

(3) O peso é deslocado através dos membros superiores às muletas, e o membro não envolvido avança além das muletas. Se isso for difícil, o membro não afetado pode inicialmente ser levado até as muletas e posteriormente progredir além.

(2) O peso é transferido para o membro inferior direito não envolvido, e as muletas são avançadas.

(1) Posição inicial. Neste exemplo, o membro inferior esquerdo não está recebendo descarga de peso.

Figura 11A.13 Padrão de marcha de três pontos.

normalmente é usado em caso de comprometimento bilateral em decorrência de déficit de equilíbrio, falta de coordenação ou fraqueza muscular. Nesse padrão de marcha, uma muleta é avançada e, em seguida, o MI oposto é avançado. Por exemplo, a muleta esquerda é movida adiante, em seguida, o MI direito, seguido da muleta direita e depois o MI esquerdo (Fig. 11A.15).

Dois pontos

Esse padrão de marcha é semelhante ao da marcha de quatro pontos. No entanto, é menos estável porque são

(4) O ciclo é repetido.

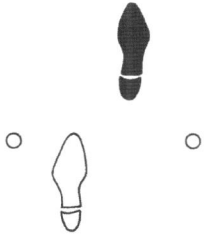

(3) O peso é descarregado sobre as muletas e parcialmente sobre o membro afetado, e o membro não afetado avança.

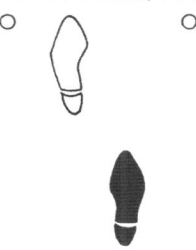

(2) O peso é transferido ao membro não envolvido. As muletas e o membro afetado são avançados simultaneamente, como mostrado, ou o movimento pode ser dividido em dois componentes:(a) avanço das muletas, (b) avanço do membro afetado.

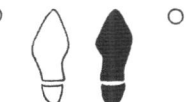

(1) Posição inicial. Neste exemplo, o membro inferior esquerdo está recebendo descarga de peso parcial.

Figura 11A.14 Marcha com descarga de peso parcial; modificação do padrão de marcha de três pontos.

(6) O ciclo é repetido.

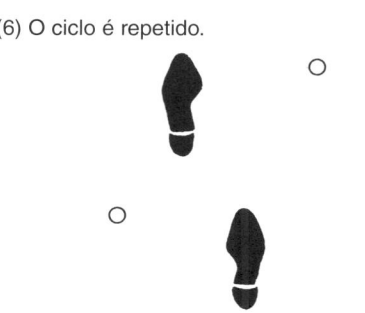

(5) O membro inferior esquerdo é avançado.

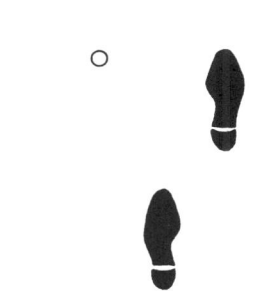

(4) A muleta direita é avançada.

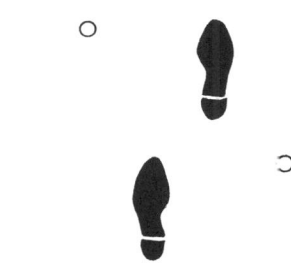

(3) O membro inferior direito é avançado.

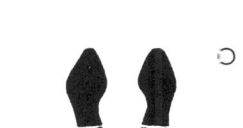

(2) A muleta esquerda é avançada.

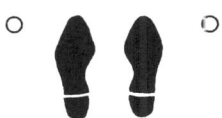

(1) Posição inicial. O peso está sobre ambos os membros inferiores e ambas as muletas.

Figura 11A.15 Padrão de marcha de quatro pontos.

mantidos apenas dois pontos de contato com o solo. Assim, o uso desse padrão de marcha requer um equilíbrio melhor. O padrão de dois pontos simula mais intimamente a marcha normal, na medida em que o MI e MS oposto se movem em conjunto (Fig. 11A.16).

Duas marchas com muleta adicionais menos comumente utilizadas são os padrões de balanço sem ultrapassagem e balanço com ultrapassagem. Essas marchas são frequentemente usadas quando há comprometimento bilateral de MMII, como na lesão medular (LM). A marcha com balanço sem ultrapassagem envolve o movimento adiante de ambas as muletas simultaneamente, o peso é transferido para as mãos, e os MMII "se lançam" até as muletas. Na marcha com ultrapassagem, as muletas são movidas juntas para a frente, o peso é transferido para as mãos e os MMII são lançados além das muletas.

Andadores

Os andadores são usados para melhorar o equilíbrio e aliviar a descarga de peso total ou parcialmente em um MI. Das três categorias de dispositivos de assistência à

(4) O ciclo é repetido.

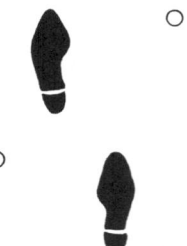

(3) A muleta direita e o membro inferior esquerdo são avançados juntos.

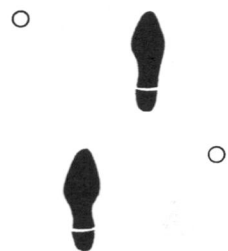

(2) A muleta esquerda e o membro inferior direito são avançados juntos.

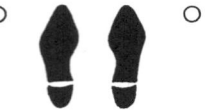

(1) Posição inicial. O peso está sobre ambos os membros inferiores e ambas as muletas.

Figura 11A.16 Padrão de marcha de dois pontos.

deambulação, os andadores detêm a maior estabilidade. Eles fornecem uma ampla BDA, melhoram a estabilidade anterior e lateral, e possibilitam que os MMSS transfiram o peso corporal para o solo.

Os andadores normalmente são feitos de alumínio com pegadores de vinil adaptados ao formato da mão e pontas de borracha. Nos tamanhos adultos, eles são ajustáveis de aproximadamente 81 a 92 cm, com disponibilidade de tamanhos para crianças e tamanhos extralongos. Diversas variações de modelo e modificações no modelo convencional estão disponíveis e são descritas abaixo.

Tipos de andadores e recursos

Ponteiras deslizantes

As ponteiras deslizantes são pequenos acessórios de plástico colocados sobre as pernas posteriores dos andadores normalmente em combinação a rodas nas pernas da frente (Fig. 11A.17A). Elas promovem uma progressão suave para a frente, sem ter que levantar e recolocar o andador a cada passo. Elas normalmente são feitas de plástico de alta densidade em forma de

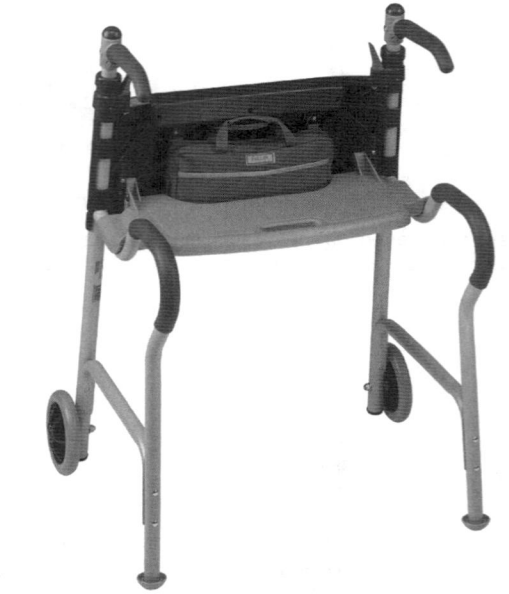

A

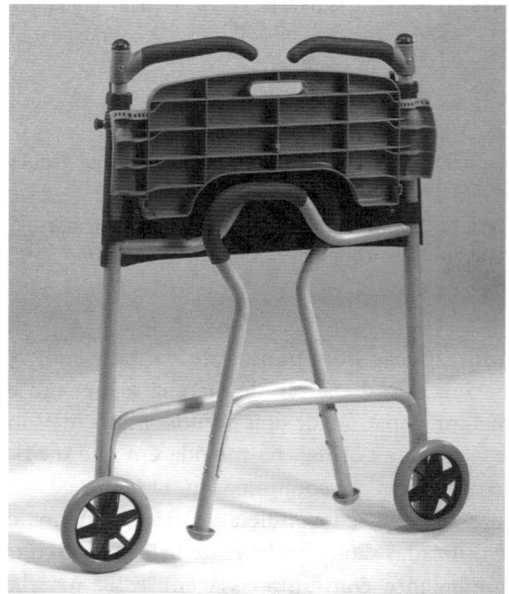

B

Figura 11A.17 Andador na posição (**A**) aberta e (**B**) dobrada. As características deste andador incluem ponteiras deslizantes posteriores de plástico, um assento acoplado com uma barra posterior moldada para apoiar o usuário durante intervalos de descanso (o assento vira-se para cima ao dobrar), rodas dianteiras grandes (15,2 cm) para melhorar a facilidade de uso em múltiplos terrenos, um segundo conjunto de pegadores fixados aproximadamente ao nível do assento para apoiar as transições de sentado para em pé na ausência de cadeiras com apoio de braço ou para o movimento de entrada e saída de um vaso sanitário, e uma bolsa para andador removível para armazenar itens pessoais. A altura do pegador se ajusta usando um mecanismo de colar e pino que elimina a necessidade de virar o andador de ponta cabeça para alterar sua altura. (Cortesia de Full Life Products, LLC, Moorestown, NJ 08057.)

cogumelo invertido. Outros projetos comuns de ponteira deslizante incluem um "disco" de 2,5 cm de diâmetro com uma haste central que desliza para dentro da perna tubular e é apertada com uma chave de fenda, e uma tampa ajustada que é colocada diretamente sobre a perna do andador (do mesmo modo que a ponta de borracha é inserida). Outro estilo de ponteira deslizante incorpora uma bola de tênis dentro de um invólucro fixo (Fig. 11A.18).

Mecanismo de dobramento

Os andadores dobráveis são particularmente úteis para os pacientes que viajam. Esses andadores podem ser facilmente fechados de modo a caber em um automóvel ou outro espaço de armazenamento (ver Fig. 11A.17B).

Pegadores

Pegadores alargados e moldados no formato da mão estão disponíveis, e podem ser úteis para alguns pacientes com artrite. Alguns andadores oferecem um segundo conjunto de pegadores para ajudar nas transições de sentado para em pé (ver Fig 11A.17A).

Plataforma acessória

Essa adaptação é usada quando a descarga de peso através do punho e da mão é contraindicada (descrita na seção muleta; ver Figura 11A.12).

Rodas acessórias

Essa adaptação aos andadores (muitas vezes chamados de andadores com rodas) inclui a adição de rodas (apenas as duas rodas dianteiras ou as quatro rodas). A adição de rodas frequentemente possibilita a deambulação funcional para pacientes que são incapazes de levantar e mover um andador convencional (p. ex., idosos frágeis). As rodas giratórias giram livremente em um círculo completo (Fig. 11A.19). As rodas fixas giram em torno de um eixo central (Fig. 11A.20A). As rodas geralmente estão disponíveis em diâmetros de 8, 13 e 15 cm. Também estão disponíveis rodas de 20 cm de diâmetro, que podem ser utilizadas para adicionar altura em caso de usuários altos.

Mecanismo de travagem

Um sistema de travagem é uma característica essencial dos andadores que vêm com rodas. Os andadores de quatro rodas frequentemente incluem freios de mão que travam as rodas traseiras (ver Fig. 11A.19). *Travas de mola* podem ser colocadas sobre as rodas traseiras do andador (Fig. 11A.20A). Essas travas são acionadas quando o peso é colocado sobre as pernas posteriores do andador através dos pegadores. Os freios de pressão posterior são eficazes quando as rodas estão apenas nas pernas da frente do andador.

Andadores com três rodas

Os andadores com três rodas incorporam um *design* de tripé (Fig 11A.21); alguns fabricantes os chamam de

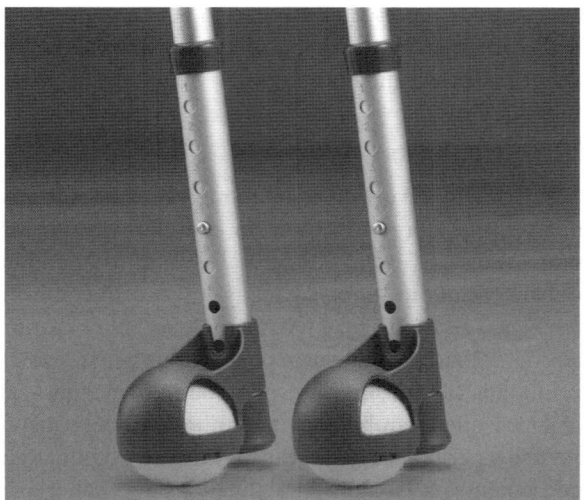

Figura 11A.18 O modelo das ponteiras deslizantes deste andador incorpora uma bola de tênis dentro de um invólucro fixo, um freio acionado por mola para a parada intermitente durante a deambulação, e clipes de bloqueio de freio utilizados para desativar o recurso de travagem para o movimento adiante ininterrupto. A bola de tênis pode ser girada manualmente para áreas não usadas ou completamente removida para o "encaixe" de uma substituta. (Cortesia de Invacare Corp, Elyria, OH 44036.)

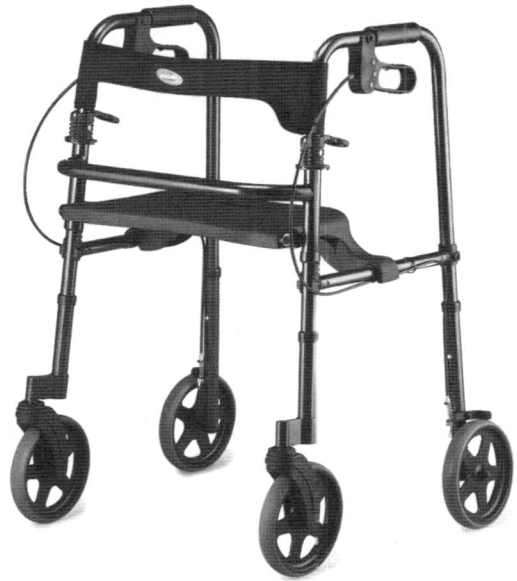

Figura 11A.19 As rodas dianteiras deste andador giram livremente em todas as direções. As rodas traseiras giram em torno de um único eixo. Freios de mão possibilitam a travagem das rodas traseiras. A superfície de assento acomoda intervalos de descanso. (Cortesia de Invacare Corp, Elyria, OH 44036.)

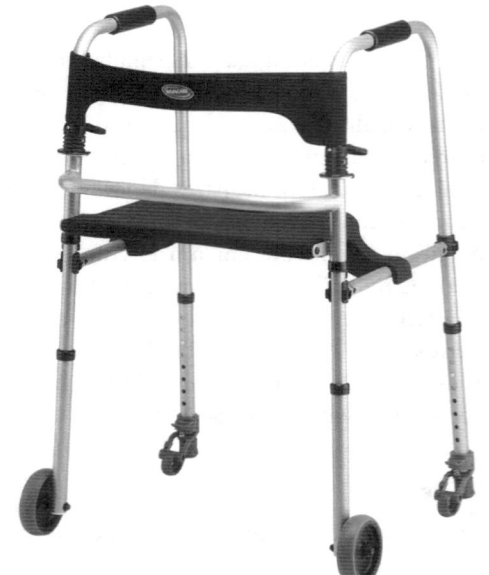

A

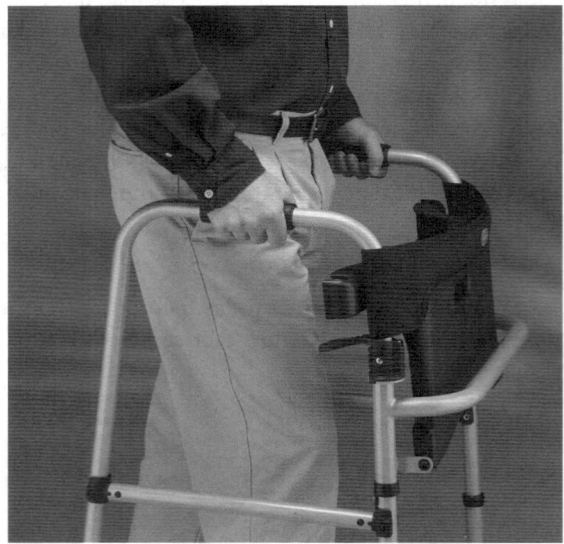

B

Figura 11A.20 Assento para andador (**A**) posicionado para uso e (**B**) elevado para a deambulação. A rodas dianteiras fixas de 12,7 cm deste andador giram em torno de um eixo único. As características deste andador incluem freios traseiros com mola, um encosto flexível para sentar, um mecanismo dobrável de dupla aba e altura ajustável do assento ao chão. (Cortesia de Invacare Corp, Elyria, OH 44036.)

rollators. Uma grande vantagem desse dispositivo é a facilidade para manobrar e virar. Os ajustes de altura são feitos nos pegadores; o aparelho é dobrável para armazenamento e viagens.

Acessórios de armazenamento

A capacidade de transportar itens é uma consideração importante para muitos pacientes e muitas vezes é essencial para aqueles que necessitam de acesso frequente a

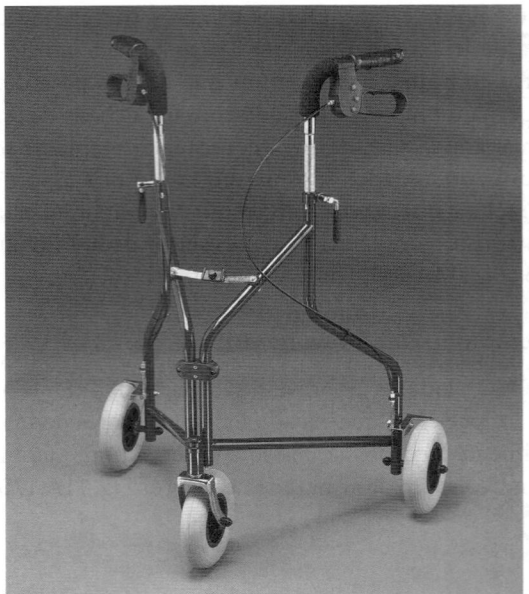

Figura 11A.21 Andador de três rodas com freio manual e pneus de poliuretano para melhorar o desempenho em vários terrenos. (Cortesia de Invacare Corp, Elyria, OH 44036.)

medicamentos, telefone sem fio ou celular, ou dispositivo de controle remoto. Uma variedade de tamanhos e estilos de cestas e bolsas acopláveis estão disponíveis (Fig. 11A.22). Esses acessórios de armazenamento devem ser usados criteriosamente e apenas para itens essenciais. O uso excessivo de acessórios cria uma carga anterior excessiva que pode representar um perigo para a segurança e/ou alterar a marcha ou a capacidade do paciente de utilizar eficazmente o andador.

Superfície para sentar

Estão disponíveis diversos modelos de assento para andador, que dobram saindo do caminho quando não estão em uso. O projeto estrutural de muitos andadores também inclui um suporte para as costas com contornos (ver Figs. 11A.19 e Fig. 11A.20A). Os assentos são uma consideração importante para os indivíduos com resistência limitada (p. ex., síndrome pós-pólio), bem como para pacientes que deambulam na comunidade e requerem intervalos periódicos de descanso. Deve-se examinar cuidadosamente os assentos para andador para avaliar a sua estabilidade e segurança no que diz respeito às necessidades individuais do paciente. Deve-se praticar com o paciente a utilização do assento para andador.

Andadores recíprocos

Esses andadores são projetados para possibilitar a progressão para a frente unilateral de um lado do andador

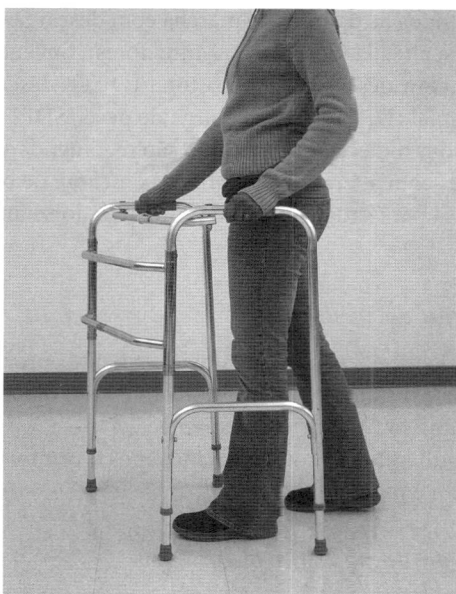

Figura 11A.23 Os andadores recíprocos possibilitam o movimento unilateral de um lado do andador enquanto o lado oposto permanece estacionário.

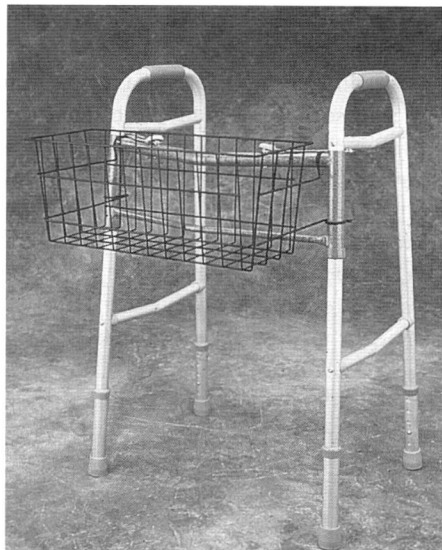

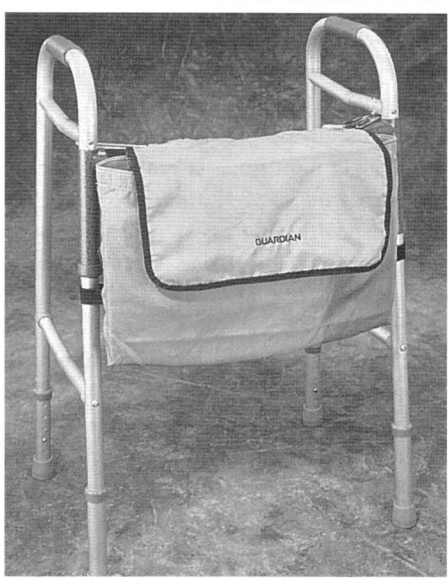

Figura 11A.22 Andador com cesta (*superior*) e andador com bolsa (*inferior*). (Cortesia de Sunrise Medical, Longmont, CO 80503.)

(Fig. 11A.23). Uma desvantagem dessa concepção é que é perdida um pouco da estabilidade inerente do andador. No entanto, eles são úteis para pacientes incapazes de levantar o andador com as duas mãos e movê-lo para a frente (em situações em que um andador com rodas pode ser contraindicado).

- *Vantagens*. Os andadores convencionais fornecem quatro pontos de contato com o solo com uma ampla BDA. Eles fornecem um elevado nível de estabilidade. Eles também fornecem uma sensação de segurança para os pacientes com medo de deambular. Eles são relativamente leves e facilmente ajustados.

- *Desvantagens*. Os andadores tendem a ser complicados, são desajeitados em áreas confinadas, e são difíceis de manobrar através de portas e em carros. Eliminam o balanço normal do braço e, em geral, não podem ser utilizados com segurança em escadas

Medindo o tamanho de andadores

A altura de um andador é medida da mesma maneira que a de uma bengala. O pegador do andador deve estar aproximadamente na altura do trocanter maior e possibilitar uma flexão de cotovelo de 20°-30°.

Padrões de marcha: andadores convencionais

Antes de iniciar a instrução nos padrões de marcha usando um andador convencional (quatro pontos de contato sem rodas acessórias), deve-se enfatizar ao paciente vários pontos relacionados com o uso do andador:

- O andador deve ser retirado e colocado no chão com todas as quatro pernas ao mesmo tempo para alcançar a máxima estabilidade. Deve-se evitar o balanço das pernas de trás para as da frente, pois isso diminui a eficácia e a segurança do uso do dispositivo de assistência.
- O paciente deve ser encorajado a manter a cabeça elevada e um bom alinhamento postural; deve-se evitar a flexão anterior do tronco, pescoço e cabeça.
- O paciente deve ser advertido a não pisar muito perto da barra da frente. Isso irá diminuir a BDA geral e pode resultar em uma queda.

Três tipos de padrões de marcha com descarga de peso podem ser realizados com os andadores convencionais: marcha com descarga de peso total (DPT), descarga de peso parcial (DPP) e sem descarga de peso (SDP) (dispositivos com rodas geralmente não são recomendados para pacientes com alteração no *status* de descarga de peso). A sequência para cada padrão com um andador é fornecida a seguir.

Descarga de peso total

- O andador é levantado e movido adiante aproximadamente à distância do comprimento de um braço.
- O primeiro MI é movido adiante.
- O segundo MI é movido adiante após o primeiro.
- O ciclo é repetido.

Descarga de peso parcial

- O andador é levantado e movido adiante aproximadamente à distância do comprimento de um braço.
- O membro envolvido com DPP é movido adiante, e o peso do corpo é transferido parcialmente sobre este membro e parcialmente através dos MMSS ao andador.
- O MI não envolvido é movido adiante após o membro envolvido.
- O ciclo é repetido.

Sem descarga de peso

- O andador é levantado e movido adiante aproximadamente à distância do comprimento de um braço.
- O peso é então transferido através dos MMSS ao andador. O membro envolvido SDP é mantido anterior ao corpo do paciente, mas sem contato com o chão.
- O membro não envolvido é movido adiante.
- O ciclo é repetido.

Observação: andadores com rodas geralmente possibilitam o uso de um padrão de marcha recíproca porque o andador pode ser rolado adiante durante a deambulação. Como a necessidade de levantar o andador adiante depois de cada passo é eliminada, pode-se conseguir uma progressão para a frente mais suave.

Treinamento locomotor usando dispositivos de assistência

Treino no solo em ambientes internos

Várias atividades preparatórias importantes devem preceder o treinamento locomotor (TL) sobre superfícies niveladas com o dispositivo de assistência. Essas atividades podem ser realizadas nas barras paralelas para aumentar a segurança. No entanto, se a largura das barras não for ajustável, a BDA do dispositivo de assistência pode tornar difíceis e inseguros os movimentos no interior das barras. Uma alternativa é o paciente se mover fora, próximo às barras paralelas (ou barra oval) ou perto de uma maca de tratamento ou parede. Essas atividades preparatórias incluem o seguinte:

1. Instruções sobre como assumir as posições ortostática e sentada com o uso do dispositivo de assistência. Essas técnicas são apresentadas no Quadro 11A.4 para cada categoria de dispositivo de assistência.
2. Atividades de equilíbrio em pé com o dispositivo de assistência (similares àquelas utilizando as barras paralelas, descritas anteriormente).
3. Instruções sobre como usar o dispositivo de assistência (com o padrão de marcha selecionado) para a progressão adiante e para virar.

Como mencionado, demonstrar essas atividades assumindo o papel do paciente durante as explicações verbais é uma abordagem de ensino eficaz. Após a demonstração, contatos manuais, dicas verbais e explicações podem ser novamente usadas para guiar a realização da atividade. Depois dessas instruções preliminares, o treino de marcha utilizando o dispositivo de assistência pode ser iniciado no solo em superfícies niveladas. Deve-se usar a técnica de proteção a seguir (Fig. 11A.24):

1. O fisioterapeuta fica posterior e lateralmente ao lado mais fraco do paciente.
2. Deve-se manter uma ampla BDA com o MI da frente do fisioterapeuta seguindo o dispositivo auxiliar. O MI oposto do fisioterapeuta deve estar rodado externamente e seguir o MI mais fraco do paciente.
3. Uma das mãos do fisioterapeuta segura o cinto de proteção posteriormente e a outra fica anterior, mas *não tocando*, o ombro do paciente no lado mais fraco.

Caso o paciente perca o equilíbrio durante o treinamento, a mão de proteção que está próxima ao ombro deve estabelecer contato. Frequentemente, o apoio prestado pelas mãos do fisioterapeuta no ombro e no cinto de proteção são o suficiente para possibilitar que o paciente recupere o equilíbrio. Se a perda de equilíbrio for grave, o fisioterapeuta deve mover-se na direção do paciente, de modo que o corpo e as mãos de proteção do fisioterapeuta possam ser usadas para fornecer estabilização. Deve-se autorizar o paciente a recuperar o equilíbrio "inclinando-se" contra o fisioterapeuta. Se o equilíbrio não for recuperado e for evidente que o paciente precisa ser transferido para o solo, não se deve fazer tentativas extras para segurar o paciente em pé, porque isso provavelmente resultará em lesão ao paciente e/ou ao fisioterapeuta. Nessa situação, o fisioterapeuta deve continuar imobili-

Quadro 11A.4 Ficando em pé e sentado com dispositivos de assistência

I. Bengala

A. Levantar-se
- Paciente avança na cadeira.
- A bengala está posicionada no lado não envolvido (bengala de base ampla) ou encostada contra o apoio de braço da cadeira (bengala convencional).
- Paciente se inclina para a frente e faz força para baixo com ambas as mãos sobre os apoios de braço, fica em pé, e depois segura a bengala. Em caso de uso de uma bengala convencional, ela pode estar frouxamente presa entre os dedos antes de levantar e a base da mão pode ser usada para fazer força para baixo sobre os apoios de braço do assento.

B. Voltar à posição sentada
- Conforme o paciente se aproxima da cadeira, ele se vira em um pequeno círculo para o lado não envolvido.
- O paciente retrocede até que a cadeira possa ser sentida contra as pernas do paciente.
- O paciente, então, leva a mão livre ao apoio de braço, solta a bengala (de base alargada) e segura no apoio de braço oposto. A bengala convencional é encostada contra a cadeira enquanto o paciente segura o apoio de braço.

II. Muletas

A. Levantar-se
- O paciente se move para a frente na cadeira.
- As muletas são colocadas juntas na posição vertical no lado afetado.
- Uma mão é colocada sobre os pegadores das muletas; a outra no apoio de braço da cadeira.
- O paciente se inclina para a frente e empurra-se para uma posição ereta.
- Uma vez adquirido o equilíbrio, uma muleta é cuidadosamente colocada sob a axila no lado não afetado.
- A segunda muleta é então cuidadosamente colocada sob a axila no lado afetado.
- Assume-se uma postura em tripé.

B. Voltar à posição sentada
- Conforme o paciente se aproxima da cadeira, ele se vira em um pequeno círculo para o lado não envolvido.
- O paciente retrocede até que a cadeira possa ser sentida contra as pernas do paciente.
- Ambas as muletas são colocadas em uma posição vertical (fora sob axila) no lado *afetado*.
- Uma mão é colocada sobre os pegadores das muletas; a outra no apoio de braço da cadeira.
- O paciente abaixa até a cadeira de modo controlado.

III. Andador

A. Levantar-se
- O paciente se move para a frente na cadeira.
- O andador está posicionado na frente da cadeira.
- O paciente se inclina para a frente e faz força para baixo sobre os apoios de braço para ficar em pé.
- Uma vez na posição ortostática, o paciente leva as mãos ao andador, uma de cada vez.

B. Voltar à posição sentada
- Conforme o paciente se aproxima da cadeira, ele se vira em um pequeno círculo para o lado não envolvido.
- O paciente retrocede até que a cadeira possa ser sentida contra as pernas do paciente.
- O paciente então alcança um apoio de braço de cada vez.
- O paciente abaixa até a cadeira de modo controlado.

---

zando o paciente contra seu corpo para interromper a queda e proteger a cabeça e mover-se com o paciente para uma posição sentada no chão. Também é importante conversar com o paciente ("*Ajude-me a abaixá-lo até o chão*") para que ele não continue lutando para recuperar o equilíbrio.

As atividades internas em solo em superfícies niveladas devem incluir a instrução e prática na passagem através de portas, elevadores e soleiras. Ao usar muletas, as portas são mais facilmente acessadas a partir da diagonal. Uma mão deve estar liberada para abrir a porta e uma muleta deve ser posicionada de modo a mantê-la aberta. O paciente então prossegue gradualmente através da porta, utilizando a muleta para abrir mais a porta, se necessário.

Como muitos pacientes que usam um andador ou bengala podem ter problemas de equilíbrio, um exame cuidadoso irá determinar os métodos mais seguros para a passagem pelas portas. Um paciente usando um andador convencional com equilíbrio suficiente pode ser capaz de utilizar uma técnica semelhante à descrita acima.

Subir escadas

Várias orientações gerais devem ser retransmitidas ao paciente durante as instruções para subir escadas. Primeiro, se houver um corrimão disponível, ele deve sempre ser utilizado. Isso é verdade mesmo se for necessária a colocação de um dispositivo de assistência em uma

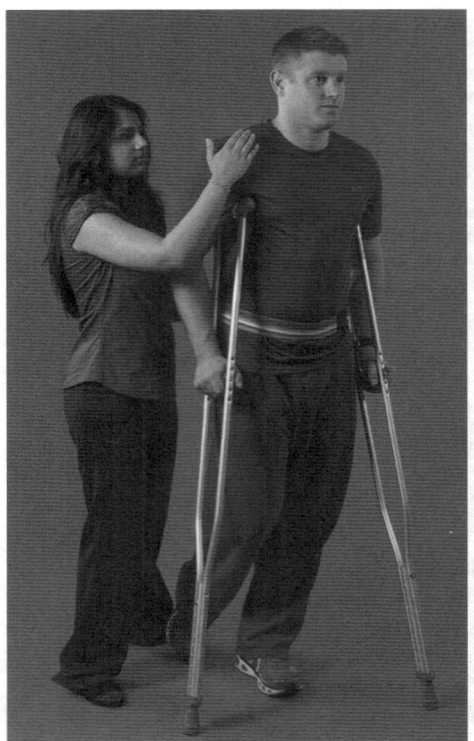 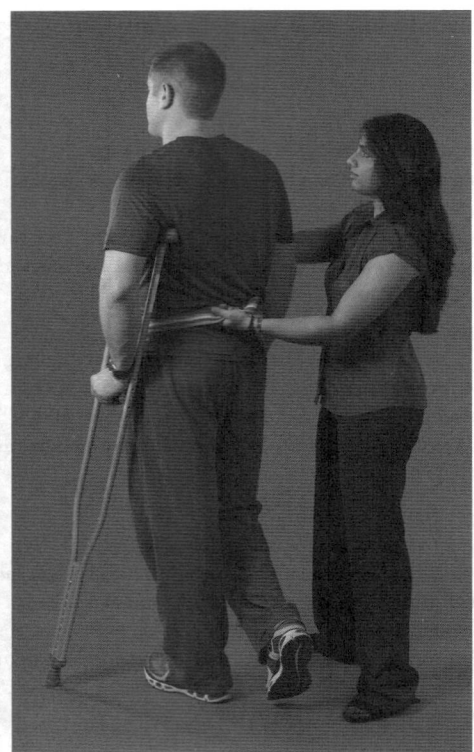

Figura 11A.24 Vista anterior (*esquerda*) e posterior (*direita*) da técnica de proteção para superfícies planas, demonstrada com o uso de muletas. O mesmo posicionamento é usado com bengalas e andadores.

mão em que ele não é normalmente utilizado. Para subir escadas com muletas axilares usando um corrimão, ambas as muletas são colocadas juntas sob um braço. Em segundo lugar, o paciente deve ser advertido de que o MI mais forte sempre vai na frente ao subir as escadas, e o membro mais fraco ou comprometido sempre é o primeiro a descer ("*para baixo todo santo ajuda*").

As técnicas para subir escadas são apresentadas no Quadro 11A.5. O fisioterapeuta deve usar a técnica de proteção a seguir ao subir escadas.

Subir escadas (Fig. 11A.25)

1. O fisioterapeuta posiciona-se posterior e lateralmente ao lado afetado, atrás do paciente.
2. Deve-se manter uma ampla BDA, com cada pé em um degrau diferente.
3. O passo deve ser dado apenas quando o paciente não estiver se movendo.
4. Coloca-se uma mão posteriormente no cinto de proteção e a outra fica anterior, mas sem tocar, o ombro no lado mais fraco.

Descer escadas (Fig. 11A.26)

1. O fisioterapeuta posiciona-se anterior e lateralmente ao lado afetado, de frente para o paciente.
2. Deve-se manter uma ampla BDA, com cada pé em um degrau diferente.
3. O passo deve ser dado apenas quando o paciente não estiver se movendo.
4. Coloca-se uma mão anteriormente no cinto de proteção e a outra fica anterior, mas sem tocar, o ombro no lado mais fraco.

Caso o paciente perca o equilíbrio ao subir escadas, deve-se utilizar o procedimento a seguir. Primeiro, a mão de proteção do ombro deve entrar em contato com o paciente. Em seguida, o fisioterapeuta deve mover-se em direção ao paciente para ajudar a imobilizá-lo (o paciente nunca deve ser puxado em direção ao fisioterapeuta em escadas) ou inclina-lo contra a parede da escada (se disponível). Por fim, se necessário, o fisioterapeuta pode mover-se com o paciente até sentá-lo no degrau. Lembre-se de informar ao paciente suas intenções ("*Eu vou sentar com você*").

O treinamento locomotor utilizando dispositivos de assistência deve incluir também o treinamento ao ar livre e a prática de subir meios-fios, lidar com rampas e superfícies inclinadas; terrenos regulares e não regulares; deambular dentro de exigências de imposição de tempo (p. ex., atravessar a rua em um semáforo); deambular por longas distâncias, treinamento de tarefa dupla durante a deam-

Quadro 11A.5 Técnicas para subir escadas*

I. Bengala

A. Subir

1. O membro inferior não afetado sobe primeiro.
2. A bengala e o membro afetado vão em seguida.

B. Descer

1. O membro inferior afetado e a bengala descem primeiro.
2. O membro inferior não afetado vai em seguida.

II. Muletas: marcha de três pontos (marcha sem descarga de peso)

A. Subir

1. O paciente é posicionado próximo ao pé da escada. O membro inferior envolvido é mantido atrás para impedir que fique "preso" na borda do degrau.
2. O paciente faz força para baixo pressionando firmemente sobre ambos os pegadores das muletas e sobem-nas com o membro inferior não afetado.
3. As muletas são elevadas até o degrau em que o membro inferior não afetado está agora.

B. Descer

1. O paciente fica perto da borda do degrau de modo que os dedos do membro inferior não afetado se projetem ligeiramente sobre ele. O membro inferior envolvido é mantido à frente sobre o degrau inferior.
2. Ambas as muletas são descidas *juntas* até a metade *dianteira* do degrau seguinte.
3. O paciente empurra para baixo firmemente sobre ambos os pegadores e abaixa o membro inferior não afetado ao degrau em que estão as muletas agora.

III. Muletas: marcha com descarga de peso parcial

A. Subir

1. O paciente é posicionado perto do pé da escada.
2. O paciente faz força para baixo sobre ambos os pegadores das muletas e distribui o peso parcialmente sobre as muletas e parcialmente sobre o membro inferior afetado, enquanto o membro inferior não afetado vai na frente.
3. O membro inferior envolvido e as muletas são então elevados juntos.

B. Descer

1. O paciente fica perto da borda do degrau de modo que os dedos do membro inferior não afetado se projetem ligeiramente sobre ele.
2. Ambas as muletas são descidas *juntas* até a metade *dianteira* do degrau seguinte. O membro inferior afetado é então abaixado (dependendo da habilidade do paciente, estes movimentos podem ser combinados). *Observação:* quando as muletas não estão em contato com o solo, o maior peso deve ser deslocado ao membro inferior não envolvido para manter o *status* de descarga de peso parcial.
3. O membro inferior não envolvido é abaixado ao degrau em que as muletas estão agora.

IV. Muletas: marcha de dois e quatro pontos

A. Subir

1. O paciente é posicionado perto do pé da escada.
2. O membro inferior direito sobe, seguido pelo membro inferior esquerdo.
3. A muleta direita é subida e, seguida pela muleta esquerda (pacientes com equilíbrio adequado podem achar mais fácil mover as duas muletas juntas).

B. Descer

1. O paciente fica perto da borda da escada.
2. Ambas as muletas são descidas juntas. Alternativamente, a muleta da direita é descida primeiro e depois a esquerda. Esse padrão deve ser usado com precaução, já que a colocação das muletas em dois degraus diferentes pode levar à rotação excessiva e indesejada do tronco.
3. O membro inferior direito é descido e depois o esquerdo.

* As sequências apresentadas aqui descrevem técnicas para subir escadas sem o uso de um corrimão. Quando um corrimão seguro estiver disponível, o paciente deve ser instruído a usá-lo sempre.

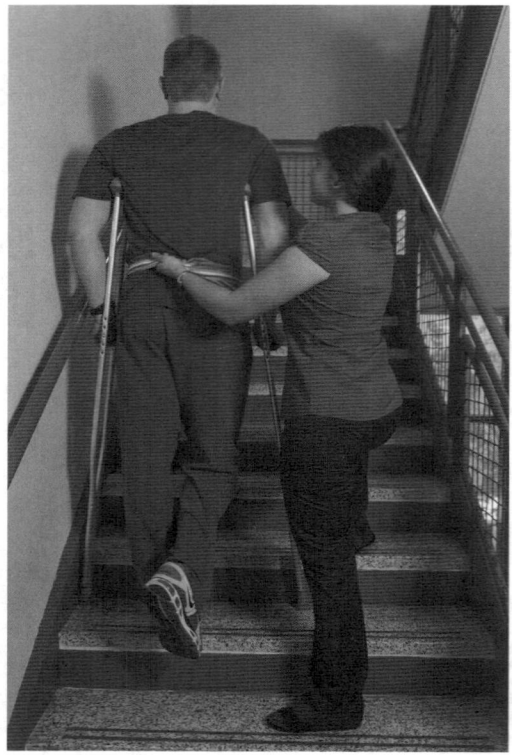

Figura 11A.25 Técnica de proteção para subir escadas.

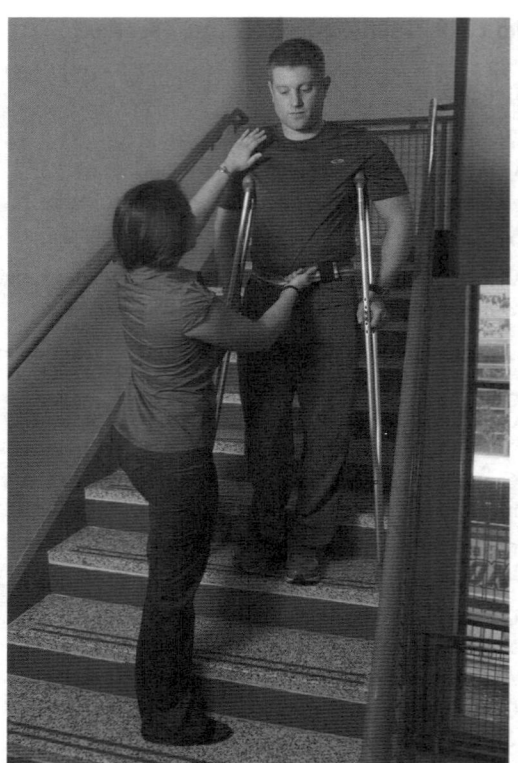

Figura 11A.26 Técnica de proteção para descer escadas.

bulação, andar em várias velocidades, e lidar com ambientes comunitários abertos com distratores, bem como com portas e soleiras externas; e veículos de transporte.

Dispositivos acessórios de treinamento

Monitores de carga no membro

Um monitor de carga no membro é um modo de *biofeedback* usado clinicamente como adjunto durante o treino de marcha. O monitor de carga no membro incorpora um medidor de tensão ligado à sola ou salto do sapato. Quando é aplicada uma força ou pressão, o medidor de tensão é deformado e um sinal auditivo fornece *feedback* ao usuário. Conforme a pressão aumenta, o sinal fica mais alto ou mais rápido. Esse *feedback* fornece informações sobre a quantidade de descarga de peso em um membro. Os monitores de carga no membro também podem ser utilizados para reforçar a precisão ou sincronização de um movimento. Por exemplo, um ruído ou alarme soando quando o calcanhar faz contato com o chão pode fornecer *feedback* imediato sobre a colocação do pé. Dispositivos semelhantes também podem ser ligados a uma bengala (muitas vezes chamada de bengala com *biofeedback*). O princípio de funcionamento é o mesmo e incorpora um medidor de tensão. Sinais auditivos fornecem ao paciente informações sobre o posicionamento, bem como sobre a pressão aplicada à bengala.

REFERÊNCIAS BIBLIOGRÁFICAS

1. Bohannon, RW: Use of a standard cane increases unipedal stance time during static testing. Percept Mot Skills 112(3): 726, 2011.
2. Hsue, B, and Su, F: The effect of cane use method on center of mass displacement during stair ascent. Gait Posture 32(4): 530, 2010.
3. Milczarek, JJ, et al: Standard and four-footed canes: Their effect on the standing balance of patients with hemiparesis. Arch Phys Med Rehabil 74(3):281, 1993.
4. Maguire, C, et al: Hip abductor control in walking following stroke—the immediate effect of canes, taping and TheraTogs on gait. Clin Rehabil 24(1):37, 2010.
5. Laufer, Y: Effects of one-point and four-point canes on balance and weight distribution in patients with hemiparesis. Clin Rehabil 16(2):141, 2002.
6. Laufer, Y: The effect of walking aids on balance and weight bearing patterns of patients with hemiparesis in various stance positions. Phys Ther 83(2):112, 2003.

7. Jones, A, et al: Impact of cane use on pain, function, general health and energy expenditure during gait in patients with knee osteoarthritis: A randomised controlled trial. Ann Rheum Dis 71(2):172, 2012.
8. Neumann, DA: Hip abductor muscle activity as subjects with hip prostheses walk with different methods of using a cane. Phys Ther 78(5):490, 1998.
9. Buurke, JH, et al: The effect of walking aids on muscle activation patterns during walking in stroke patients. Gait Posture 22:164, 2005.
10. Neumann, DA: An electromyographic study of the hip abductor muscles as subjects with a hip prosthesis walked with different methods of using a cane and carrying a load. Phys Ther 79(12):1163, 1999.
11. Ely, DD, and Smidt, GL: Effect of cane on variables of gait for patients with hip disorders. Phys Ther 57(5):507, 1977.
12. Jones, A, et al: Evaluation of immediate impact of cane use on energy expenditure during gait in patients with knee osteoarthritis. Gait Posture 35(3):435, 2012.
13. Beauchamp, MK, et al: Immediate effects of cane use on gait symmetry in individuals with subacute stroke. Physiother Can 61(3):154, 2009.
14. Nolen, J, et al: Comparison of gait characteristics with a single-tip cane, tripod cane, and quad cane. Phys Occup Ther Geriatr 28(4):387, 2010.
15. Donovan, S, et al: Laserlight cues for gait freezing in Parkinson's disease: An open-label study. Parkinsonism Relat Disord 17(4):240, 2011.
16. Giladi, N, et al: Validation of the freezing of gait questionnaire in patients with Parkinson's disease. Mov Disord 24(5):655, 2009.
17. Giladi, N, et al: Construction of freezing of gait questionnaire for patients with parkinsonism. Parkinsonism Relat Disord 6(3):165, 2000.

CAPÍTULO

12

Disfunção pulmonar crônica

Julie Ann Starr, PT, DPT, CCS

SUMÁRIO

Fisiologia respiratória 539

Doenças pulmonares crônicas 542
Doença pulmonar obstrutiva crônica 542
Asma 546
Fibrose cística 547
Doença pulmonar restritiva 549

Tratamento médico 549
A cessação do tabagismo 550
Tratamento farmacológico 550
Tratamento cirúrgico 554

Tratamento de fisioterapia 554
Metas e resultados 554
Exame 554
Prescrição de exercícios 559
Reabilitação pulmonar 564
Programas de exercícios domiciliares 570
Equipe multidisciplinar 570
Educação do paciente 570
Técnicas de remoção de secreção 571

Resumo 575

OBJETIVOS DE APRENDIZAGEM

1. Definir os processos da doença (incluindo definição, etiologia, fisiopatologia, apresentação clínica e curso clínico) da doença pulmonar obstrutiva crônica, asma, fibrose cística e doença pulmonar restritiva.
2. Descrever os procedimentos de exame (incluindo entrevista com o paciente, sinais vitais, observação, inspeção, palpação, ausculta e exames laboratoriais) para o paciente com doença pulmonar.
3. Identificar as metas previstas e os resultados esperados da reabilitação pulmonar.
4. Descrever o tratamento de reabilitação do paciente com disfunção pulmonar crônica.
5. Valorizar o papel do fisioterapeuta no manejo do paciente com disfunção pulmonar crônica.
6. Analisar e interpretar os dados do paciente, formular metas e resultados realistas e desenvolver um plano de cuidados quando apresentado um estudo de caso clínico.

A reabilitação pulmonar é um programa abrangente de cuidados multidisciplinares para pacientes com doença respiratória crônica que é projetado para reduzir sintomas, aperfeiçoar o funcionamento físico e a participação social, além de reduzir os custos de cuidados de saúde.[1] A diversidade dos profissionais de saúde é essencial para adequar as necessidades médicas, físicas, sociais e psicológicas do paciente com doença pulmonar. A equipe pode incluir enfermeiro, médico, fisioterapeuta, terapeuta ocupacional, nutricionista, farmacêutico, terapeuta respiratório, fisiologista do exercício, psicólogo e, mais importante, o paciente, a família e os cuidadores do paciente.

Anos atrás, os pacientes com doença pulmonar crônica recebiam uma receita-padrão para descansar e evitar exercícios.[2] O estresse imposto pelo exercício era considerado prejudicial para as pessoas com doenças pulmonares.

Um estudo essencial de Pierce et al.[3] forneceu o impulso para a mudança de direção no tratamento de disfunções pulmonares. Os efeitos do treinamento físico de diminuição da frequência cardíaca, da frequência respiratória, da ventilação minuto, do consumo de oxigênio e da produção de dióxido de carbono em níveis de exercício submáximos foram documentados em indivíduos com doença pulmonar obstrutiva crônica (DPOC). O aumento da capacidade aeróbia máxima foi também documentado.[3] Verificou-se que é possível o recondicionamento de pacientes com doença pulmonar.

DPOC, asma e fibrose cística são as disfunções pulmonares obstrutivas crônicas mais comuns em que a reabilitação pulmonar é realizada. Os pacientes com doença pulmonar restritiva, assim como com fibrose pulmonar idiopática, também demonstraram melhoria nas habilidades funcionais após a reabilitação pulmonar.[4] Está claro que a reabilitação pulmonar é de valor para todos os pacientes nos quais os sintomas respiratórios resultaram na diminuição da capacidade funcional ou da qualidade de vida.[1]

Neste capítulo, as doenças pulmonares crônicas que estão mais comumente presentes nos programas de reabilitação pulmonar serão discutidas, assim como o exame e o tratamento de fisioterapia de pacientes com doenças pulmonares crônicas. Uma breve revisão da ventilação e da respiração se justifica para uma melhor compreensão da fisiopatologia da doença e para se entender a lógica dos procedimentos de fisioterapia.

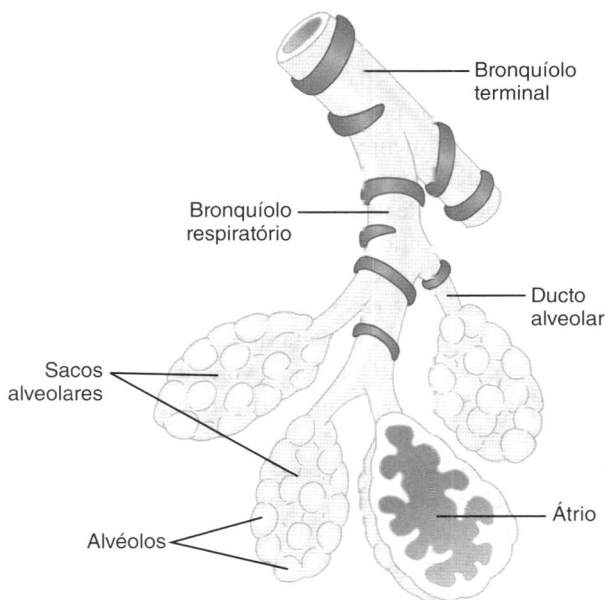

Figura 12.1 Anatomia das vias aéreas distais de condução, do bronquíolo terminal e da unidade respiratória, do bronquíolo respiratório, dos ductos alveolares, sacos alveolares e alvéolos.

Fisiologia respiratória

O ar é inspirado pelo nariz ou pela boca, através de todas as vias aéreas de condução, até atingir a unidade respiratória distal, que contém os bronquíolos respiratórios, os ductos alveolares, os sacos alveolares e os alvéolos (Fig. 12.1). A circulação de ar através das vias aéreas condutoras é denominada **ventilação**. Em inspiração completa, os pulmões contêm sua quantidade máxima de ar. Esse volume de ar é chamado **capacidade pulmonar total (CPT)**, que pode ser dividida em quatro volumes distintos de ar: (1) volume corrente, (2) volume de reserva inspiratório, (3) volume de reserva expiratório e (4) o volume residual. Combinações de dois ou mais desses volumes pulmonares são denominadas *capacidades*. A Figura 12.2 ilustra a relação dos volumes e capacidades pulmonares.

A quantidade de ar inspirado ou expirado durante a ventilação normal em repouso é denominada **volume corrente (VC ou V_c)**. Conforme esse volume corrente de ar entra no sistema respiratório, ele viaja através das vias aéreas de condução para atingir as unidades respiratórias. O volume corrente é de cerca de 500 mL/respiração para

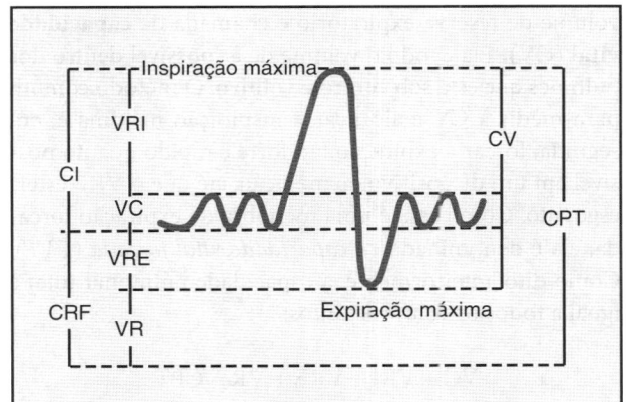

Figura 12.2 Volumes e capacidades pulmonares. VRE = volume de reserva expiratório; CRF = capacidade residual funcional; CI = capacidade inspiratória; VRI = volume de reserva inspiratório; VR = volume residual; CPT = capacidade pulmonar total; VC = volume corrente; CV = capacidade vital.

um homem jovem, saudável, branco. A quantidade de ar inspirado que realmente atinge a unidade respiratória distal e participa da troca gasosa é de cerca de 350 mL dos 500 mL do total da respiração corrente. Os restantes 150 mL da respiração corrente inalada permanecem nas vias aéreas de condução e não participam da troca gasosa. Quando apenas a respiração do volume corrente ocupa os pulmões, há "espaço" para ar adicional que pode ainda ser inalado. Esse volume inspiratório em excesso ao que foi utilizado na respiração corrente é o **volume de reserva inspiratório (VRI)**. Chamado de forma apropriada, ele é o volume de ar que pode ser inspirado quando necessário, mas que normalmente é mantido em reserva. Há uma quantidade de ar que pode, potencialmente, ser exalada para além do fim de uma respiração corrente. Embora em geral ele seja mantido em reserva, o volume de ar que pode ser exalado em excesso à respiração corrente é chamado de **volume de reserva expiratório (VRE)**. Os pulmões nunca estão completamente esvaziados de ar, mesmo após exalar ao máximo o volume de reserva expiratório. O volume de ar que permanece dentro dos pulmões quando o VRE foi exalado é chamado de **volume residual (VR)**.

A soma de dois ou mais volumes é referida como uma *capacidade*. O volume corrente mais o volume de reserva inspiratório é conhecido como **capacidade inspiratória (CI)**. Refere-se ao volume de ar que pode ser inspirado começando a partir de uma expiração corrente. A combinação do volume residual e do volume de reserva expiratório é a **capacidade residual funcional (CRF)**. A capacidade residual funcional é o volume de ar que permanece nos pulmões ao fim de uma expiração corrente. A soma do volume de reserva inspiratório, volume corrente e volume de reserva expiratório é chamada de **capacidade vital (CV)**. Ela é todo o volume de ar possível dentro dos pulmões que está sob controle volitivo. O método comum para medir a CV é alcançar a inspiração máxima e, em seguida, forçar a expiração tão forte e rápido quanto possível em um dispositivo de medição, até que o VRE esteja esgotado. Como essa é uma manobra de expiração forçada, ela é denominada de *capacidade vital forçada (CVF)*. Como dito anteriormente, a capacidade pulmonar total é igual a todos os volumes juntos:

$$VC + VRI + VRE + VR = CPT.$$

As taxas de fluxo medem o volume de ar movimentado em um período de tempo. As taxas de fluxo expiratório, portanto, são as mensurações do volume gasoso exalado, divididas pela quantidade de tempo necessária para que o volume seja exalado. As taxas de fluxo refletem a facilidade com que os pulmões podem ser ventilados, o estado das vias aéreas e a elasticidade do parênquima pulmonar (tecido). Uma mensuração importante do fluxo de ar é o volume de ar que pode ser forçadamente exalado durante o primeiro segundo em uma manobra de capacidade vital forçada. Isso é chamado de *volume expiratório forçado no primeiro segundo* (VEF_1). Essa taxa de fluxo é pensada de modo a refletir o estado das vias aéreas dos pulmões. Em indivíduos saudáveis, o VEF_1 é de 70% ou mais do total da CVF

($VEF_1/CVF > 70\%$).[5] A taxa de *pico de fluxo expiratório (PFE)* é o maior fluxo gerado durante uma manobra de expiração forçada máxima. Indivíduos com doença pulmonar costumam medir o PFE diariamente com um medidor de pico de fluxo portátil, para acompanhar o seu estado pulmonar. Taxas de picos de fluxo diárias são comparadas ao teste de "melhor" valor do próprio paciente.[6] Uma queda na taxa de pico de fluxo do paciente indica um estreitamento das vias aéreas e pode representar a necessidade de uma visita ao médico e/ou uma mudança no regime de medicação.

A mecânica inspiratória pode ser útil na compreensão da doença pulmonar do paciente. A *pressão inspiratória máxima* ($PI_{máx}$) reflete o maior esforço inspiratório estático que pode ser gerado a partir do volume residual. É medida como pressão em milímetros de mercúrio ou centímetros cúbicos de água e reflete a força dos músculos da inspiração. A *pressão inspiratória máxima sustentada* ($PI_{máx}S$) é um teste da resistência muscular inspiratória. O paciente é inicialmente desafiado com pressão de resistência de -6 cm H_2O. Aos poucos, a resistência é aumentada para -2 cm H_2O a cada 2 minutos até que o paciente não possa mais atingir os níveis de fluxo ventilatório adequados.[7] A pressão máxima é definida como o nível mais alto que o paciente pode tolerar durante o procedimento de teste.

Os volumes pulmonares, as capacidades, as taxas de fluxo e a mecânica dependem do tamanho e da configuração do tórax. Portanto, altura, gênero e raça influenciam estática e dinamicamente as mensurações pulmonares. Qualquer alteração nas propriedades dos pulmões ou da parede do tórax em virtude do processo de envelhecimento ou um processo de doença também irá alterar os volumes pulmonares, as capacidades, as taxas de fluxo e/ou a mecânica.

A *respiração* é um termo usado para descrever a troca de gases dentro do corpo. Isso não deve ser confundido com *ventilação*, que descreve apenas a circulação de ar. A respiração externa é a troca gasosa que ocorre na membrana capilar alveolar, entre o ar atmosférico e os capilares pulmonares. A respiração interna tem lugar no nível do tecido capilar, entre os tecidos e os capilares circundantes. A discussão a seguir traça o curso da troca gasosa, especificamente entre o oxigênio e o dióxido de carbono, tanto durante a respiração externa como a interna (Fig. 12.3).

Para a respiração externa ocorrer, deve haver primeiro uma inalação de ar do ambiente, através das vias aéreas de condução, para os bronquíolos respiratórios e alvéolos. O oxigênio se difunde através das paredes do aparelho respiratório, através do espaço intersticial e através da parede do capilar pulmonar. A maior parte do oxigênio (98,5%) em seguida viaja através do plasma sanguíneo para dentro das células vermelhas do sangue, onde ocupa um dos

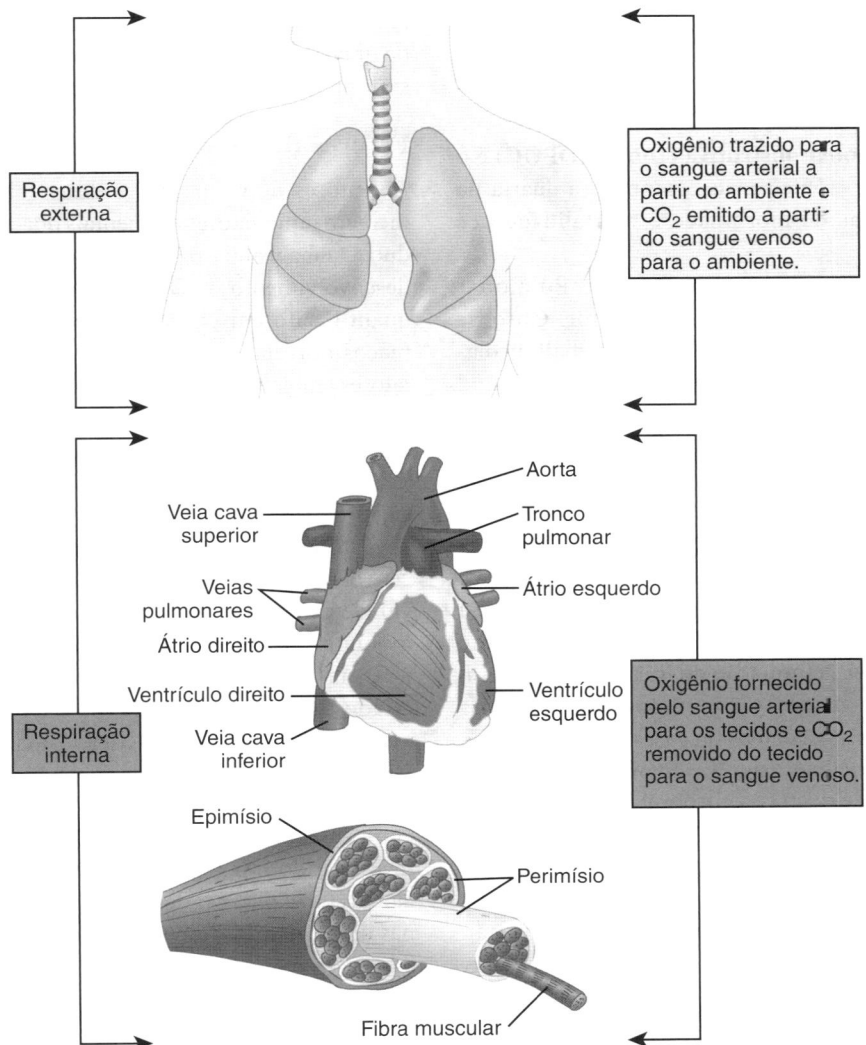

Figura 12.3 O processo de respiração externa e interna.

sítios de transporte gasoso da hemoglobina. Uma pequena porção de oxigênio dissolvido (1,5%) é transportada no plasma.

O sangue agora oxigenado nos capilares pulmonares viaja para o lado esquerdo do coração através das veias pulmonares. A partir daí, é bombeado para dentro da aorta, e em seguida através de uma rede de conexão de artérias, arteríolas e capilares, até que o seu destino, o tecido, seja alcançado. A respiração interna começa quando o sangue arterial alcança o nível do tecido. O oxigênio difunde-se a partir dos sítios de transporte gasoso de hemoglobina, fora das células vermelhas, fora do capilar, através das membranas celulares e dentro das mitocôndrias das células de trabalho.

O dióxido de carbono (CO_2), que é produzido no nível do tecido como um subproduto do metabolismo, difunde-se para fora das células de trabalho em direção aos capilares. O dióxido de carbono é transportado no sangue através do sistema venoso para o lado direito do coração. Uma vez que o dióxido de carbono carregado pelo sangue faz o seu caminho através do átrio direito, ventrículo direito, artéria pulmonar e capilares pulmonares, ele difunde-se para fora através da membrana capilar, através do espaço intersticial e para dentro dos alvéolos, onde é finalmente expirado para a atmosfera.

Quando os ciclos de respiração externa e interna ocorrem, o oxigênio é extraído do ambiente e fornecido aos tecidos do corpo. Enquanto isso, o dióxido de carbono é removido dos tecidos do corpo e liberado para o ambiente externo. Claro, esse sistema é dependente de um sistema cardiovascular intacto para bombear o sangue através dos pulmões e através do coração, entregá-lo para as células de trabalho e depois trazê-lo de volta para os pulmões, tudo em tempo hábil.

Doenças pulmonares crônicas

Doença pulmonar obstrutiva crônica

A **doença pulmonar obstrutiva crônica (DPOC)** é o distúrbio pulmonar crônico mais comum. É a quarta na liderança das causas de morbidade e mortalidade nos Estados Unidos.[5]

A Iniciativa Global para a Doença Pulmonar Obstrutiva Crônica (Global Initiative for Chronic Obstructive Lung Disease – GOLD) é um trabalho colaborativo em curso do National Heart, Lung, and Blood Institute (NHLBI) e da Organização Mundial da Saúde (OMS). Iniciado em 2001, foi previsto que a GOLD aumentaria em todo o mundo o conhecimento sobre a DPOC, para defender a sua prevenção, bem como para diminuir a morbidade e mortalidade da doença. De acordo com a GOLD, a DPOC é definida como uma doença evitável e tratável. O componente pulmonar da DPOC é caracterizado por limitação do fluxo aéreo que não é totalmente reversível. A limitação do fluxo aéreo em geral é progressiva e associada a uma resposta inflamatória anormal do pulmão a partículas ou gases nocivos. Efeitos extrapulmonares adicionais significativos, tais como uma diminuição no índice de massa corporal (IMC) e na tolerância ao exercício, contribuem para a gravidade da DPOC em pacientes individuais.[5] A classificação da gravidade da doença é baseada tanto nos sintomas clínicos quanto nas limitações das mensurações de fluxo de ar.

A Tabela 12.1 mostra a classificação GOLD para DPOC da gravidade da doença com base no VEF_1 alterado e nos sintomas apresentados em um paciente.

Fatores de risco

Fatores de risco para o desenvolvimento da DPOC incluem tanto fatores ambientais quanto fatores do indivíduo. O tabagismo é o principal agente causal ambiental no desenvolvimento de DPOC.[5] O histórico de tabagismo é quantificado em unidades de *maço/anos*, o número de maços por dia vezes o número de anos fumado. Outros fatores ambientais que contribuem para o desenvolvimento de DPOC incluem exposições ocupacionais (p. ex., poeiras orgânicas e inorgânicas), poluentes interiores (p. ex., fumo passivo) e poluentes exteriores (p. ex., a poluição urbana).[5]

Fatores individuais que tornam uma pessoa mais suscetível ao desenvolvimento de DPOC incluem hiper-reatividade das vias aéreas, crescimento global do pulmão (o montante de tecido pulmonar desenvolvido durante a infância, que depende do estado nutricional da pessoa, do estado de saúde, da altura, da exposição a poluentes e assim por diante) e genética. Uma causa genética da DPOC é uma deficiência de alfa-1 antitripsina.[8] É desconcertante que nem todos os fumantes desenvolvam DPOC clinicamente significativa. O Estudo COPDGene® está investigando o potencial de uma influência genética que ajudaria a explicar o desenvolvimento de DPOC em apenas uma parte dos fumantes, enquanto outros, que podem

Tabela 12.1 Sistema de classificação da gravidade da doença pulmonar obstrutiva crônica da Iniciativa Global para a Doença Pulmonar Obstrutiva Crônica (GOLD – Global Initiative for Chronic Obstructive Lung Disease)

Estágio	Características
I: DPOC leve	• $VEF_1/CVF < 70\%$ • $VEF_1 \geq 80\%$ do previsto • Com ou sem sintomas de tosse e produção de expectoração
II: DPOC moderada	• $VEF_1/CVF < 70\%$ • $50\% \leq VEF_1 < 80\%$ do previsto • Falta de ar durante o esforço • Com ou sem sintomas de tosse e produção de expectoração
III: DPOC grave	• $VEF_1/CVF < 70\%$ • $30\% \leq VEF_1 < 50\%$ do previsto • Maior falta de ar com o exercício, diminuição da capacidade de exercício, fadiga e repetidas exacerbações da doença
IV: DPOC muito grave	• $VEF_1/CVF < 70\%$ • $VEF_1 < 30\%$ do previsto ou $VEF_1 < 50\%$ do previsto, mais insuficiência respiratória crônica

Classificação baseada no VEF_1 pós-broncodilatador.
VEF_1 = volume expiratório forçado em 1 segundo; CVF = capacidade vital forçada; insuficiência respiratória = pressão parcial arterial de oxigênio $(P_aO_2) < 8,0$ kPa (60 mmHg) com ou sem pressão arterial parcial de CO_2 $(P_aCO_2) > 6,7$ kPa (50 mmHg) ao respirar o ar no nível do mar.
Adaptado, com permissão, do sumário do *workshop* da NHLBI/OMS Iniciativa Global para a Doença Pulmonar Obstrutiva Crônica (GOLD – Global Initiative for Chronic Obstructive Lung Disease). Atualização 2009, página 1.[5]

apresentar inflamação das vias aéreas semelhantes em função da fumaça do cigarro, não desenvolvem a doença.[9] Neste momento, parece que o desenvolvimento de DPOC resulta de uma combinação tanto de fatores ambientais como do indivíduo.

Fisiopatologia

A DPOC é uma combinação de inflamação crônica das vias aéreas e remodelação (reorganização do tecido durante a cura), que acarreta o estreitamento das vias aéreas, destruição do parênquima e espessamento vascular pulmonar. A inflamação crônica, caracterizada por um aumento do número de neutrófilos, macrófagos e linfócitos T, danifica o endotélio de revestimento das vias aéreas. A inflamação das vias aéreas é agravada por um desequilíbrio entre proteases/antiproteases e oxidantes/antioxidantes em pacientes com DPOC.[5] O dano nas vias aéreas ocasiona reparação dessas vias, o que leva à sua remodelação. Essas alterações das vias aéreas parecem ser mais pronunciadas nas vias aéreas periféricas menores (bronquíolos).[5] As glândulas e células caliciformes dentro das paredes brônquicas hipertrofiadas produzem secreções excessivas, que parcial ou completamente obstruem as vias aéreas. A diminuição da função ciliar e as alterações nas características físico-químicas das secreções brônquicas prejudicam a desobstrução das vias aéreas e contribuem para a sua obstrução. A mucosa danificada e inflamada mostra um aumento da sensibilidade dos receptores do irritante dentro das paredes brônquicas, que por sua vez causa hiper-reatividade brônquica.

Durante a inspiração normal, os pulmões e as vias aéreas são puxados para abrir, aumentando o diâmetro do lúmen da via aérea. Durante a expiração normal, conforme o tórax retorna à sua posição de repouso, as vias aéreas diminuem de tamanho. Na DPOC, durante a inspiração, as vias aéreas são puxadas para abrir na largura por expansão torácica, permitindo a entrada de ar. Durante a expiração, as vias aéreas, já estreitadas pela inflamação, remodelação e secreções excessivas, são prematuramente fechadas, prendendo o ar nas vias aéreas e espaços aéreos distais. Esse aprisionamento de ar causa a **hiperinflação**, que é definida como um aumento anormal da quantidade de ar dentro do tecido do pulmão, no fim de uma expiração corrente (aumento da CRF).

As alterações parenquimatosas mais comuns encontradas na DPOC são a dilatação e a destruição dos espaços aéreos, que imagina-se serem devidas a um desequilíbrio entre as proteases e antiproteases no pulmão.[5] Essa alteração resulta em perda das propriedades normais de recuo elástico do tecido pulmonar. A vasculatura pulmonar também é alterada no início do desenvolvimento da DPOC. Alterações endoteliais ocasionam o espessamento das paredes dos vasos. Em estágios avançados da doença, há destruição do leito capilar pulmonar.[5]

A ventilação nos alvéolos e a **perfusão** na membrana capilar já não correspondem. Isso resulta em **hipoxemia**, uma condição na qual há uma diminuição da quantidade de oxigênio que é transportado pelo sangue arterial para os tecidos. Conforme a doença progride e mais áreas dos pulmões ficam envolvidas, a hipoxemia se torna pior e a **hipercapnia**, uma condição na qual existe um aumento da quantidade de dióxido de carbono no sangue arterial, irá se desenvolver. Haverá aumento da resistência vascular pulmonar secundária a danos na parede capilar e vasoconstrição reflexa na presença de hipoxemia, resultando em hipertrofia do ventrículo direito, o que é denominado de **cor pulmonale**. A **policitemia**, um aumento na quantidade de glóbulos vermelhos em circulação, é outra complicação da DPOC avançada.

Apresentação clínica

Os pacientes com DPOC costumam apresentar-se com um histórico de tabagismo e sintomas de tosse crônica, expectoração e dispneia. A intensidade de cada sintoma varia de paciente para paciente. A tosse e a expectoração aparecem lenta e insidiosamente. A dispneia é primeiro evidenciada durante o esforço. À medida que a doença progride, os sintomas pioram. A dispneia ocorre de forma progressiva em menores níveis de atividade. Pacientes gravemente envolvidos podem sentir-se dispneicos mesmo em repouso. Ao exame físico, o tórax aparece ampliado em decorrência da perda de recolhimento elástico pulmonar e hiperinflação. O aumento do diâmetro anteroposterior do tórax resulta em cifose dorsal. Essas alterações anatômicas podem dar ao paciente uma aparência de peito de barril (Fig. 12.4).

Como a posição de repouso do tórax é agora mantida em um modo mais inspiratório, a gama disponível de movimento torácico é limitada, isto é, há diminuição da **excursão** torácica. Há alterações morfológicas para os músculos ventilatórios em virtude de uma demanda maior, tanto em frequência quanto em energia necessárias para esse tórax alterado. Como resultado, os músculos de ventilação hipertrofiam. A Figura 12.5 mostra muitos dos músculos acessórios da ventilação que podem ser recrutados para a respiração. Na doença grave, esses músculos são recrutados mesmo em repouso para ajudar no trabalho de respiração. A relação comprimento–tensão dos músculos da ventilação é alterada conforme o tórax aumenta em tamanho com hiperinflação crônica. Há mudanças no alinhamento das fibras, em especial as fibras do diafragma, com a hiperinflação. O diafragma torna-se mais plano ou menos abobadado. Na doença grave, o alinhamento das fibras do diafragma pode torná-lo mais

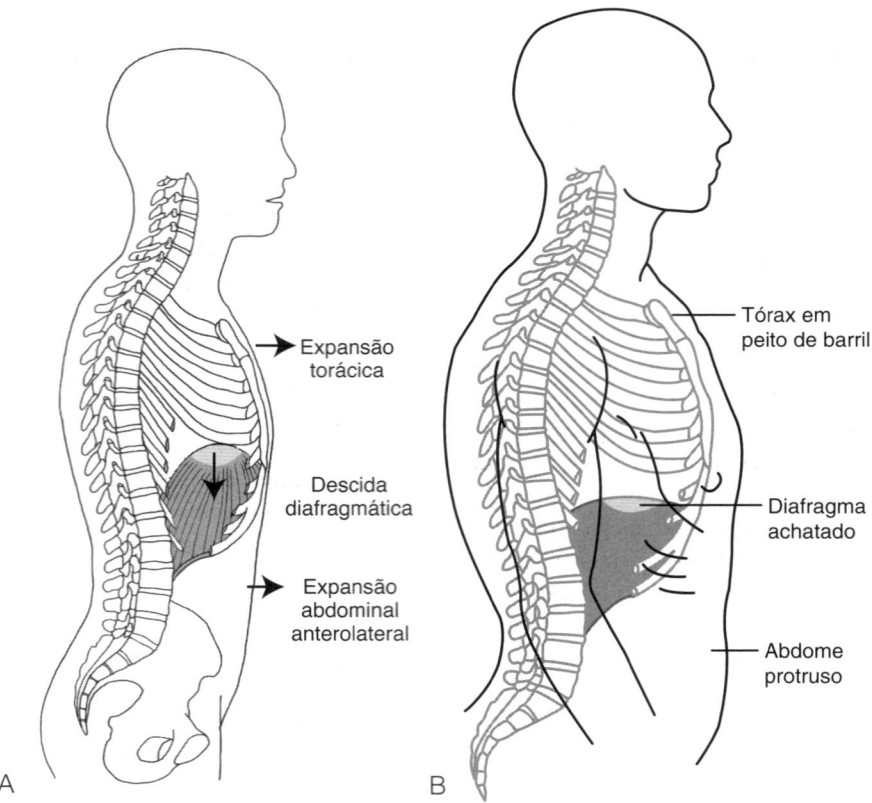

Figura 12.4 (A) Configuração torácica normal. (B) Alterações na configuração do tórax com doença pulmonar obstrutiva crônica. (A, De Levangie, P, e Norkin, C. *Joint Structure and Function,* ed 5, 2011, p.202, com permissão. B, Adaptado de Levangie, P, e Norkin, C. *Joint Structure and Function,* ed 5, 2011, p.209, com permissão.)

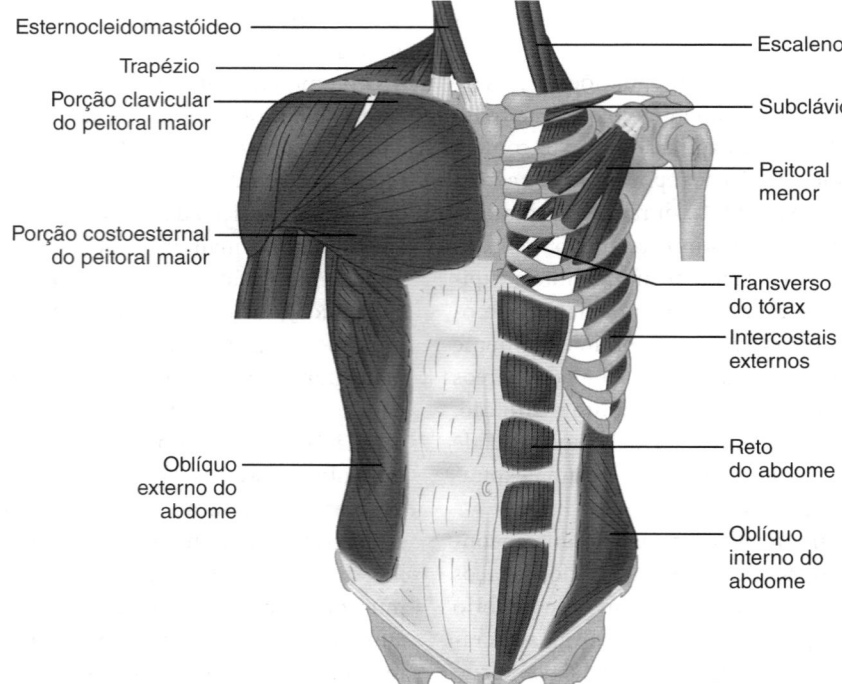

Figura 12.5 Músculos acessórios da ventilação são aqueles usados durante os momentos de aumento da demanda ventilatória. O lado direito da figura mostra alguns dos músculos superficiais anteriores do tórax que podem ser músculos acessórios da ventilação, e o lado esquerdo mostra os músculos acessórios mais profundos da ventilação.

horizontal que vertical, o que resulta em um movimento para dentro das costelas inferiores durante uma contração de inalação do músculo diafragma (Fig. 12.6).

Os sons da respiração e os sons do coração podem estar distantes e difíceis de serem ouvidos. Brônquios e bronquíolos parcialmente obstruídos podem resultar em um **sibilo** expiratório, um som musical, de assobio. **Crepitações**, um som de borbulhar ou de estalo intermitente, podem também estar presentes vindos de secreções nas vias aéreas. A hipertrofia dos músculos acessórios da ventilação, a respiração com os lábios franzidos, a **cianose** e o **baqueteamento digital** podem todos estar presentes nos estágios avançados de DPOC. (Ver Exame, na seção intitulada Tratamento de fisioterapia, para esclarecimento de termos.)

A limitação significativa e progressiva das vias aéreas se reflete nos testes alterados de função pulmonar. Os volumes e capacidades pulmonares, sobretudo VR e CRF, estão aumentados em relação aos valores normais por causa do aprisionamento de ar. A Figura 12.7 mostra as mudanças nos volumes e capacidades pulmonares que ocorrem em doença pulmonar obstrutiva.

As taxas de fluxo expiratório, especialmente VEF_1, estão diminuídas. A proporção de VEF_1 para CVF também está reduzida (menos de 70%).[5] Essas mudanças na função pulmonar não mostram uma grande reversibilidade em resposta a agentes farmacológicos.

A análise de gases sanguíneos arteriais pode refletir hipoxemia (diminuição de oxigênio no sangue arterial) nas fases de início da DPOC. A hipercapnia (aumento de dióxido de carbono no sangue arterial) aparece conforme a doença progride. Com a progressão da doença, radio-

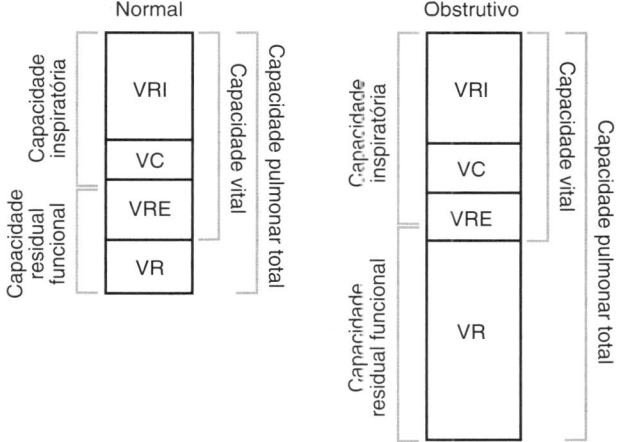

VRE: volume de reserva expiratório
VRI: volume de reserva inspiratório
VR: volume residual
VC: volume corrente

Figura 12.7 Volumes pulmonares de um sistema pulmonar saudável em comparação com os volumes pulmonares encontrados em doença obstrutiva *(Adaptado de Rothstein, J, Roy, S, e Wolf, S: The Rehabilitation Specialist's Handbook,* ed 3. FA Davis, Philadelphia, 2005, p.428, com permissão.)

grafias de tórax mostram vários achados característicos. Eles incluem hemidiafragmas deprimidos e achatados; alteração nas marcas vasculares pulmonares; hiperinflação do tórax, evidenciada por um aumento do diâmetro anteroposterior do tórax; um aumento no tamanho do espaço aéreo retrosternal, hiperlucência que reflete uma diminuição da densidade do tecido, alargamento do coração e hipertrofia ventricular direita.

A reação inflamatória nas vias aéreas de pacientes com DPOC também pode afetar outros órgãos e sistemas.[10] A DPOC é, por conseguinte, não só um distúrbio pulmonar, já que também apresenta efeitos extrapulmonares (i. e., sistêmicos), incluindo alterações na massa e na função do músculo esquelético, doença cardiovascular, osteoporose e depressão.[11]

Curso e prognóstico

O curso clínico da DPOC tem um início insidioso, com progressão da doença que pode evoluir ao longo de muitos anos. A identificação precoce dos indivíduos em risco para o desenvolvimento de DPOC tem sido difícil. Apesar de o tabagismo ser o fator de risco mais prevalente para o desenvolvimento da doença, nem todos os fumantes desenvolvem doença pulmonar clinicamente significativa. Portanto, um histórico de tabagismo em si mesmo não é preditivo para o desenvolvimento de DPOC. Indicadores prognósticos para a mortalidade incluem idade avançada, necessidade de oxigênio suplementar,

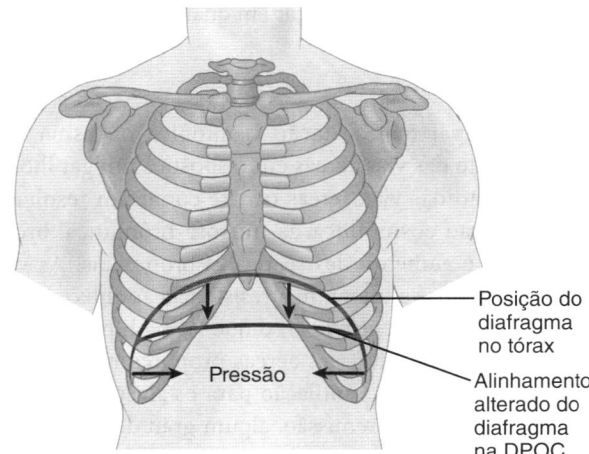

Figura 12.6 Alteração no alinhamento das fibras do diafragma em virtude da hiperinflação. Observe que a configuração das fibras é mais horizontal do que vertical e a forma normal da cúpula é minimizada. (Adaptado de Levangie, P, e Norkin, C. *Joint Structure and Function,* ed 5, 2011, p.202, com permissão.)

capacidade para o exercício e distribuição da doença dentro do tórax.[12] O índice BODE foi desenvolvido como um indicador prognóstico para o risco de mortalidade em pacientes com DPOC. O índice usa quatro domínios para calcular o risco de mortalidade: índice de massa corporal (B), obstrução pulmonar (O), dispneia (D) e capacidade de exercício (E).[13,14] Esse índice pode ser encontrado na Tabela 12.2. Quanto maior a pontuação no BODE, maior o risco de mortalidade. As principais causas de morte nos pacientes com DPOC são insuficiência respiratória, câncer de pulmão e doença cardiovascular.[15]

Asma

A **asma** é uma doença pulmonar crônica comum que afeta 300 milhões de pessoas pelo mundo.[16] A doença é caracterizada por inflamação crônica das vias aéreas associada a hiper-responsividade das vias aéreas (hiper-reatividade), que resulta em **broncoespasmo**. Sibilos, falta de ar e tosse com produção de expectoração, que seja de natureza pelo menos parcialmente reversível, são os sintomas característicos da asma. Exacerbações da asma podem melhorar espontaneamente ou com intervenção médica e são intercaladas com intervalos livres de sintomas.

Diagnóstico

O diagnóstico de asma é clinicamente baseado no histórico de sibilância episódica, respiração curta, aperto no peito e/ou tosse, que podem ser piores durante a noite na ausência de qualquer outra causa óbvia. O VEF_1 durante as exacerbações será menos do que 80% do valor previsto. Com a utilização de um medicamento de emergência (uti-

Tabela 12.2 O prognóstico da DPOC com uso do índice de BODE[13]

Variáveis	Pontos do índice de BODE			
	0	1	2	3
VEF_1 (% do previsto)	≥ 65	50-64	36-49	≤ 35
Teste de caminhada de 6 minutos (metros)	≥ 350	250-349	150-249	≤ 149
Escala de dispneia MMRC	0-1	2	3	4
Índice de massa corporal	> 21	≤ 21		

BODE = (B) índice de massa corporal; (O) gravidade da obstrução do fluxo de ar; (D) dispneia; e (E) capacidade de exercício. VEF_1 = volume expiratório forçado em 1 segundo; escala de dispneia MMRC = escala de dispneia Modified Medical Research Council.
Reproduzido com permissão de Celli, B, et al.: N Engl J Med 350(10): 1007, 2004.[13]

lizado para aliviar rapidamente sintomas agudos, p. ex., inalação de beta-2-agonistas de curta duração), uma melhoria de pelo menos 12% (ou 200 mL) no VEF_1 indica a reversibilidade da limitação das vias aéreas, consistente com um diagnóstico de asma.[16,17] Uma melhoria do PFE de 60 L/min (ou maior do que 20%) após o uso de um agonista beta-2 também sugere o diagnóstico de asma.[16]

Etiologia

A etiologia da asma não está compreendida por completo. Tradicionalmente, foram descritos dois tipos de asma. A asma alérgica (ou extrínseca) tem uma resposta imunológica (imunoglobulina E [IgE]–mediada) a certos gatilhos ambientais (ácaros, pólen, mofo, caspa animal). A resposta inflamatória eosinofílica resultante (um aumento do número de eosinófilos encontrados na mucosa das vias aéreas) produz os sintomas comuns e os achados fisiopatológicos da asma. A **atopia**, ou sensibilidade alérgica, é o fator mais importante para o desenvolvimento de asma alérgica. A asma não alérgica (ou intrínseca) é uma forma menos comum de asma. Não existem achados clínicos de atopia na asma não alérgica; no entanto, uma resposta inflamatória é resultante da exposição a uma substância irritante, tal como fumaça, fumo, infecções ou ar frio. A literatura sobre a asma começou a considerar que os dois tipos de asma não são muito diferentes: um tem uma resposta alérgica (extrínseca) conhecida e muito difundida, enquanto o outro tem uma resposta inflamatória mais local (intrínseca).[18] A Iniciativa Global para Asma (Global Initiative for Asthma – GINA) não diferencia a asma alérgica da asma não alérgica em seu guia para o tratamento e prevenção da doença.[16] Foi sugerido que as infecções virais desempenham um papel tanto no desenvolvimento quanto na exacerbação da asma.[19] Os sintomas de asma podem começar em qualquer idade.

Fisiopatologia

A principal manifestação fisiológica da asma é o estreitamento das vias aéreas em resposta a um gatilho. O estreitamento das vias aéreas ocorre como um resultado de inflamação eosinofílica da mucosa brônquica, broncoespasmo e aumento das secreções bronquiais. As vias aéreas estreitadas aumentam a resistência ao fluxo de ar e causam aprisionamento de ar, o que leva à hiperinflação. Esse estreitamento das vias aéreas proporciona uma distribuição anormal de ventilação para os alvéolos. Mesmo durante períodos de remissão, algum grau de inflamação das vias aéreas está presente (Fig. 12.8).

Apresentação clínica

Os sintomas clínicos de asma durante uma exacerbação podem incluir tosse, dispneia aos esforços ou em

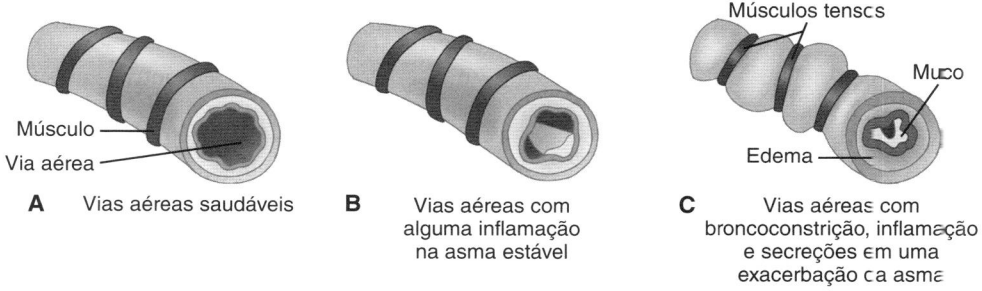

Figura 12.8 (A) Vias aéreas de um sistema pulmonar saudável; (B) vias aéreas mostrando a inflamação crônica da asma; e (C) vias aéreas durante uma exacerbação da asma.

repouso e chiado no peito. O peito está normalmente mantido em uma posição expandida, o que indica que a hiperinflação dos pulmões ocorreu. Pode ser que os músculos acessórios da ventilação sejam usados para respirar, mesmo em repouso. **Retrações** (visível movimento para dentro do tecido mole) intercostais, supraclaviculares e subesternais podem estar presentes na inspiração. A sibilância expiratória é característica da asma, enquanto as crepitações podem também estar presentes. Com obstrução grave das vias aéreas, os sons respiratórios podem estar marcadamente diminuídos em virtude da circulação precária de ar, e o chiado pode estar presente não apenas durante a expiração, mas também na inspiração.

As radiografias de tórax tomadas durante uma exacerbação asmática geralmente demonstram hiperinflação, como evidenciado por um aumento no diâmetro anteroposterior do peito e hiperlucência dos campos pulmonares. Menos comumente, as radiografias de tórax podem revelar áreas de infiltrado ou **atelectasia** por causa da obstrução brônquica. As radiografias de tórax podem ser lidas como normais entre os períodos de exacerbação asmática.

A mudança mais consistente durante uma exacerbação de asma é a diminuição das taxas de fluxo expiratório, tanto PFE quanto VEF_1. VR e CRF estão aumentados por causa do aprisionamento de ar à custa do VC e do VRI, que estão reduzidos. A reversibilidade dessas alterações dos testes de função pulmonar é característica da asma. Durante a remissão, o paciente com asma pode ter testes de função pulmonar normais ou quase normais.

O achado mais comum da gasometria arterial durante uma exacerbação asmática é hipoxemia leve a moderada. Geralmente algum grau de **hipocapnia** está presente, secundária a um aumento da ventilação minuto. Nos ataques graves, a hipoxemia será mais pronunciada e a hipercapnia pode ocorrer, o que indica que o paciente é suscetível a experimentar fadiga e insuficiência respiratória em seguida.

Curso clínico

No momento em que é atingida a idade adulta, muitas crianças com asma não têm mais sintomas da doença.[19-21] Quando o aparecimento de sintomas de asma começa mais tarde na vida, o curso clínico geralmente é mais progressivo, mostrando alterações nos testes de função pulmonar, mesmo durante períodos de remissão. A remodelação das vias aéreas em resposta à inflamação crônica das vias aéreas é considerada responsável pela natureza progressiva da doença.

Fibrose cística

A **fibrose cística (FC)** é uma doença crônica que afeta as glândulas de excreção do corpo. As secreções produzidas por essas glândulas são mais espessas, mais viscosas do que o habitual e podem afetar diversos sistemas orgânicos: pulmonar, pancreático, hepático, seios da face e reprodutivo. A disfunção do sistema pulmonar é a causa mais comum de morbidade e mortalidade em pacientes com FC. Secreções pulmonares espessas estreitam ou obstruem as vias aéreas, o que ocasiona hiperinflação, infecção e destruição do tecido. Outras apresentações podem ocorrer em virtude do efeito da doença presente em outros sistemas orgânicos, tais como déficit de crescimento, diabetes, sinusite, distúrbios das vias biliares e infertilidade.

Etiologia

A FC é uma doença genética transmitida por um traço recessivo autossômico (Fig. 12.9). A incidência da doença em crianças é de aproximadamente 1 em cada 3.700 nascidos vivos nos Estados Unidos.[22] Os caucasianos compõem a maioria de todos os casos de FC nos Estados Unidos. A FC é menos comum na população hispânica (brancos e negros) e é rara nas populações nativas americanas e afro-americanas.[22] O gene da FC (regulador da condutância transmembrana da fibrose cística [CFTR]) foi identificado sobre o braço longo do cromossomo 7. O CFTR tem a função de transportar eletrólitos e água para dentro e para fora das células epiteliais de diversos órgãos do corpo, incluindo pulmões, pâncreas e tratos digestivo e reprodutivo. O transporte defeituoso de sódio, potássio e

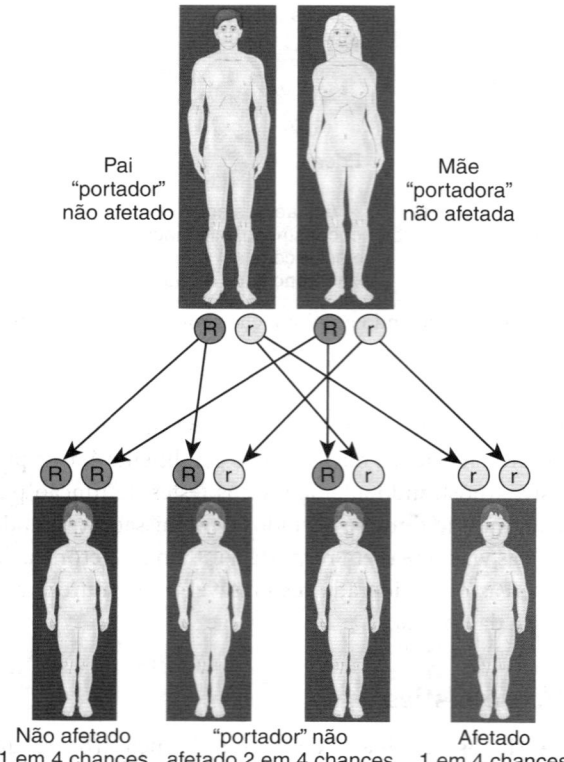

Figura 12.9 O traço autossômico recessivo (mendeliano) exige que ambos os pais sejam portadores da doença ou tenham a doença para que o seu filho também a tenha.

água deixa o muco produzido pelas glândulas de excreção espesso e difícil de ser removido, podendo muitas vezes obstruir o lúmen da glândula excretora. Mais de 1.400 mutações desse gene foram descritas até agora.[23]

Fisiopatologia

O componente pulmonar crônico da FC está relacionado com o muco anormalmente viscoso secretado na árvore traqueobrônquica. As secreções alteradas, que resultam em vias aéreas obstruídas e hiperinfladas, prejudicam a função do sistema de transporte mucociliar. A inflamação neutrofílica das vias aéreas exagerada e prolongada em resposta à infecção é também uma característica da doença.[24] A obstrução parcial ou completa das vias aéreas reduz a ventilação para as unidades alveolares. A ventilação e a perfusão no interior dos pulmões não são correspondidas. As alterações fibróticas são, em última instância, encontradas no parênquima pulmonar.

Diagnóstico

O diagnóstico de FC pode ser suspeitado em pacientes que se apresentem com um histórico familiar positivo para a doença, em pacientes com infecções respiratórias recorrentes de *Staphylococcus aureus* e/ou *Pseudomonas aeruginosa*, ou com um diagnóstico de desnutrição e/ou falha de crescimento. A concentração de cloreto igual ou maior do que 60 mEq/L encontrada no suor das crianças é um teste positivo para o diagnóstico de FC. A genotipagem para as mutações CFTR mais comuns também pode ser feita, mas é geralmente reservada para pacientes com resultados de teste incertos de cloreto no suor.

Apresentação clínica

A apresentação clínica da FC pode estar relacionada com inúmeros sistemas envolvidos. Falha no crescimento decorrente de disfunção gastrintestinal, diabetes por disfunção pancreática ou frequentes infecções respiratórias e tosse crônica por disfunção pulmonar são todas apresentações possíveis da doença. A gravidade da doença, embora bastante variável, tem sido associada à classificação da mutação CFTR.[25]

Com o comprometimento pulmonar, o paciente se apresenta com secreções brônquicas espessas que podem ser de difícil remoção. Com o avanço da doença, a parede torácica se tornará cilíndrica (em forma de barril) com um aumento do diâmetro anteroposterior (AP) e da cifose dorsal, em decorrência da perda de recuo elástico dos pulmões subjacentes e hiperinflação. Há uma resultante diminuição na excursão torácica. Os sons respiratórios podem estar diminuídos com ruídos adventícios de crepitações e sibilos. Podem estar presentes hipertrofia dos músculos acessórios da ventilação, respiração com os lábios franzidos, cianose e baqueteamento digital.

Estudos de função pulmonar obstrutiva mostram deficiências obstrutivas que incluem diminuição do VEF_1, diminuição do PFE, diminuiução da CVF, aumento do VR e aumento da CRF. A relação ventilação-perfusão anormal dentro dos pulmões resulta em hipoxemia e hipercapnia, como mostrado por meio da análise da gasometria arterial. À medida que a doença progride, a destruição da rede capilar alveolar pulmonar provoca hipertensão e *cor pulmonale*. Na doença avançada, radiografias de tórax mostram hiperinflação difusa, aumento da marcação do pulmão e atelectasia.

Curso e prognóstico

Setenta por cento dos novos casos de FC são diagnosticados quando a criança tem menos de 1 ano de idade, provavelmente em virtude dos testes infantis obrigatórios para FC dentro dos Estados Unidos. A expectativa de vida continua a aumentar graças aos avanços no diagnóstico precoce e à melhora do tratamento de saúde. Embora alguns pacientes, infelizmente, morram na primeira infância, 45% de todos os pacientes com diagnóstico de FC hoje têm mais de 18 anos de idade.[23] A média de idade prevista para a sobrevida dos pacientes com FC foi de 37,4 anos em 2008, uma melhoria notável a partir de uma idade média de sobrevivência de 16 anos em 1970.[22] A insuficiência respiratória é a causa mais frequente de morte em pacientes com FC. Assim, o tratamento da disfunção pulmonar, incluindo a remoção das secreções anormalmente espessas e o pronto tratamento de infecções pulmonares, é a chave para o manejo da FC. A disfunção gastrintestinal da FC pode ser auxiliada por uma dieta adequada, suplementos vitamínicos e reposição de enzimas pancreáticas. O exercício habitual tem sido associado a uma maior capacidade aeróbia, aumento da qualidade de vida e melhora da sobrevivência.[26] O estado nutricional também é um poderoso preditor de prognóstico.[27]

Doença pulmonar restritiva

As **doenças pulmonares restritivas** são um grupo de doenças com diferentes etiologias, que resultam em dificuldade de expandir os pulmões e redução nos volumes pulmonares. Essa restrição pode surgir a partir de (1) doenças do parênquima alveolar e/ou da pleura; (2) alterações na parede torácica; ou (3) alteração no aparelho neuromuscular do tórax. Para o propósito desta discussão, essas doenças com maior probabilidade de serem encontradas em ambientes de reabilitação – doenças restritivas do parênquima pulmonar e pleura – serão apresentadas.

Etiologia

Este grupo de distúrbios tem uma variedade de causas. Numerosos agentes – tais como terapia de radiação, poeira inorgânica, inalação de gases nocivos, toxicidade do oxigênio e exposição ao amianto – podem causar danos ao parênquima pulmonar e à pleura e resultar em doença pulmonar restritiva. A doença pulmonar restritiva mais comum é a fibrose pulmonar idiopática (FPI). A etiologia da FPI não é conhecida, no entanto, há uma reação imunológica em alguns casos.

Fisiopatologia

As mudanças específicas que ocorrem dentro do parênquima pulmonar e da pleura dependem dos fatores etiológicos da doença restritiva. Alterações do parênquima muitas vezes começam com inflamação crônica e espessamento dos alvéolos e interstício. À medida que a doença progride, espaços aéreos distais se tornam fibrosados, fazendo com que fiquem mais resistentes à expansão (i. e., menos distensíveis). Em consequência, os volumes pulmonares são reduzidos. A redução do leito vascular pulmonar eventualmente leva à hipoxemia e ao *cor pulmonale*. A asbestose (fibrose pulmonar induzida por asbestos) é um tipo de doença pulmonar restritiva que mostra tanto fibrose do parênquima quanto pleural.

Apresentação clínica

A dispneia com a atividade e a tosse não produtiva são os sintomas clássicos de doenças restritivas do parênquima pulmonar. Sinais de doença pulmonar restritiva incluem respiração superficial e rápida; expansão torácica limitada; crepitações inspiratórias, especialmente nos campos pulmonares inferiores; baqueteamento digital; e cianose.[28]

A radiografia simples de tórax revela marcações intersticiais finas em um padrão **reticular** ou como uma rede. A redução do volume pulmonar total e a evidência radiográfica do comprometimento pleural, quando presentes, podem também ser vistas nas radiografias simples de tórax, embora o seu diagnóstico e capacidades prognósticas sejam limitados. A tomografia computadorizada de alta resolução (TCAR) é um teste radiológico para o diagnóstico de FPI que mostra tipicamente mudanças subpleurais basilares em um padrão reticular, juntamente com bronquiectasia por tração (vias aéreas disformes em virtude de serem puxadas pelo tecido fibrótico na parede das vias aéreas) e **faveolamento**.[28,29]

Testes de função pulmonar revelam redução em CV, CRF, VR e CPT. As taxas de fluxo expiratório podem estar aparentemente normais. A relação entre CVF e VEF$_1$ pode estar normal ou até aumentada. A Figura 12.10 mostra as alterações de volumes e capacidades pulmonares que ocorrem na doença restritiva do parênquima pulmonar.

Estudos de gasometria arterial mostram diferentes graus de hipoxemia e hipocapnia. O exercício pode reduzir significativamente a oxigenação, mesmo para pacientes com oxigenação normal em repouso.

Curso e prognóstico

A doença pulmonar restritiva pode ter um início lento, mas é crônica e implacavelmente progressiva. A sobrevivência depende do tipo de doença restritiva, do fator etiológico e do tratamento. Para os pacientes com FPI, o tempo médio entre o início dos sintomas até a morte é de aproximadamente 80 meses. Desde o início do diagnóstico até a morte é de cerca de 35 meses.[30] Os preditores de mortalidade incluem idade, gênero, histórico de tabagismo, quantidade de dispneia, testes de função pulmonar, nível de oxigenação e distância percorrida no teste de caminhada de 6 minutos.[29,30]

Tratamento médico

O tratamento médico para a doença pulmonar crônica inclui a cessação do tabagismo, uso de agentes farmacológicos e uso de oxigênio suplementar. A discussão a seguir fornece uma visão geral dessas intervenções médicas.

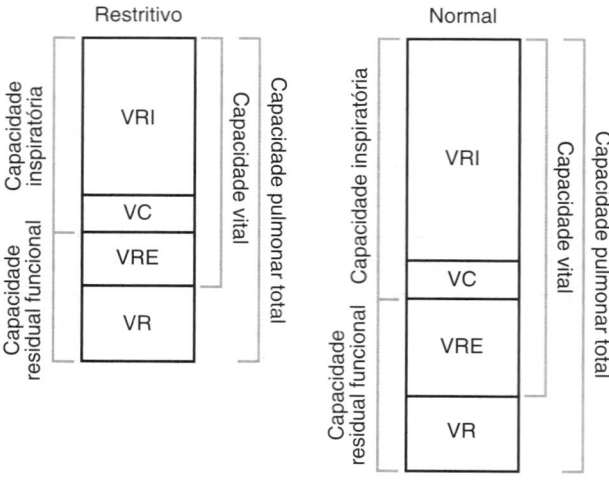

Figura 12.10 Volumes pulmonares de um sistema pulmonar saudável em comparação com os volumes pulmonares encontrados em doença restritiva. (Adaptado de Rothstein, J, Roy, S, e Wolf, S: *The Rehabilitation Specialist's Handbook*. FA Davis, Philadelphia, 2005, p.428, com permissão.)

VRE: volume de reserva expiratório
VRI: volume de reserva inspiratório
VR: volume residual
VC: volume corrente

A cessação do tabagismo

O tabagismo é o agente causal principal no desenvolvimento de DPOC, assim como uma causa que contribui para muitos outros processos de doenças. A cessação do tabagismo é a intervenção mais importante para a melhora dos resultados dos pacientes com DPOC.[31] As propriedades de dependência do cigarro e os sintomas de abstinência do tabagismo tornam difícil para os fumantes pararem de fumar. A maioria dos fumantes que tenta parar o faz por conta própria. Infelizmente, 94% desses indivíduos não são bem-sucedidos em sua primeira tentativa.[32] Fumantes relatam uma média de seis a nove tentativas de cessação do tabagismo antes de terem sucesso.[32] Usar um programa estruturado de cessação do tabagismo pode aumentar o sucesso de uma pessoa que está tentando parar de fumar.

Existem dois tipos gerais de programas de cessação do tabagismo: terapia comportamental e terapia farmacológica. A *terapia comportamental* inclui educação sobre os benefícios de ser um não fumante, aconselhamento e apoio por meio de um árduo processo de retirada do tabagismo. A acupuntura e a hipnose são consideradas parte de uma abordagem de terapia comportamental, porque o objetivo é mudar o comportamento de fumar. A *terapêutica farmacológica* inclui o uso de terapia de reposição de nicotina e medicamentos de substituição sem nicotina, tais como a bupropiona (Zyban®) e a vareniclina (Chantix®), para auxiliar na cessação do hábito de fumar. A terapia de reposição de nicotina, que usa goma de nicotina, pastilhas, adesivos, *sprays* ou inaladores, diminui os sintomas de abstinência de nicotina, tais como desejo por produtos do tabaco, raiva, irritabilidade, ansiedade, depressão e problemas de concentração.[33] A bupropiona e a vareniclina contêm os sintomas da retirada do tabagismo e aumentam a probabilidade de parar sem o uso de nicotina sistêmica.

A cessação do tabagismo sem qualquer apoio tem uma taxa de sucesso de aproximadamente 6%. Uma metanálise de 2008 sobre a cessação do tabagismo descobriu que o uso de terapia comportamental teve uma taxa de sucesso de 14,6%; a terapia farmacológica sozinha teve uma taxa de sucesso de 21,7%; e uma combinação de ambas, a terapia comportamental e a farmacológica, teve uma taxa de sucesso de 27,6%.[34] As recomendações para parar de fumar precisam ser adaptadas para cada paciente, porque a obtenção do acesso ao aconselhamento pode ser difícil e reações adversas a alguns medicamentos podem ser encontradas. Os escritórios regionais da American Lung Association e da American Cancer Society são bons recursos para programas locais de cessação do tabagismo nos EUA.

Tratamento farmacológico

Os agentes farmacológicos proporcionam alívio dos sintomas de doença pulmonar crônica e melhoram a saúde e o estado funcional dos indivíduos com doença pulmonar. Tanto o diagnóstico pulmonar quanto a gravidade que a doença alcançará exigem um plano de cuidados sob medida. Não é incomum que os pacientes tenham uma combinação de fármacos para o controle da doença pulmonar. Essas medicações podem afetar o desempenho do exercício, a frequência cardíaca e a pressão arterial (PA), tanto em repouso como no exercício. Esta discussão fornecerá informação tanto sobre os medicamentos de manutenção quanto sobre os medicamentos de emergência utilizados no tratamento de pacientes com doença pulmonar. A Tabela 12.3 fornece informações fundamentais sobre o manejo farmacológico da doença pulmonar. A Tabela 12.4 apresenta os tratamentos recomendados de acordo com a gravidade da DPOC, como descritos pelos padrões GOLD.[5] A Tabela 12.5 inclui recomendações da GINA para controle farmacológico dos sintomas da asma.[16]

Medicamentos de manutenção

Os medicamentos de manutenção são utilizados para reduzir ou minimizar sintomas pulmonares ao longo do dia. Esses medicamentos são tomados em um horário regular para manter os sintomas respiratórios sob controle. Esteroides, anticolinérgicos, beta-2 agonistas de longa

(O texto continua na p. 553.)

Tabela 12.3 Medicamentos comumente usados no tratamento médico de pacientes com doença pulmonar crônica

Categoria	Medicamento	Nome comercial	Ação	Reações adversas
Manutenção (usado de forma regular)	Anticolinérgico	Atrovent	Broncodilatador	Irritação da garganta Secreções traqueais ressecadas Taquicardia Palpitações
	Beta-2 agonista de longa duração	Serevent	Broncodilatador	Taquicardia Palpitações Problemas GI Nervosismo Tremor Dor de cabeça Tontura
	Esteroides	Flovent Prednisona	Reduz a resposta inflamatória	Aumento da PA Retenção de sódio (edema) Perda de massa muscular Osteoporose Irritação GI Aterosclerose Hipercolesterolemia Aumento da suscetibilidade à infecção
	Cromoglicato de sódio	Intal	Previne a resposta inflamatória	Irritação da garganta Tosse Broncoespasmo
	Antagonista do receptor de leucotrieno	Singulair	Bloqueia a reação alérgica (bloqueia leucotrienos)	Problemas GI Dor de garganta Infecção do trato respiratório superior Tontura Dor de cabeça Congestão nasal
	Metilxantina	Aminofilina Teofilina	Broncodilatador	Convulsões Arritmias cardíacas Problemas GI Tremor Dor de cabeça
Resgate (usado para aliviar sintomas agudos)	Beta-2 agonista de curta duração	Albuterol Ventolin	Broncodilatador	Taquicardia Palpitação Problemas GI Nervosismo Tremor Dor de cabeça Tontura

PA= pressão arterial; GI= gastrintestinal.

Tabela 12.4 Sugestão de gestão farmacológica com base na Classificação para gravidade pulmonar[5] da GOLD (Iniciativa Global para a Doença Pulmonar Obstrutiva Crônica)

	I: Leve	II: Moderada	III: Grave	IV: Muito grave
Características	• $VEF_1/CVF < 70\%$ • $VEF_1 \geq 80\%$	• $VEF_1/CVF < 70\%$ • $50\% \leq VEF_1 < 80\%$	• $VEF_1/CVF < 70\%$ • $30\% \leq VEF_1 < 50\%$	• $VEF_1/CVF < 70\%$ • $VEF_1 < 30\%$ ou $VEF_1 < 50\%$
	Redução dos fatores de risco com a vacinação contra a gripe. *Adicionar* broncodilatador de curta duração quando necessário.			
		Adicionar tratamento regular com um ou mais broncodilatadores de ação prolongada. *Adicionar* reabilitação.		
			Adicionar glicocorticosteroides inalados se houver repetidas exacerbações.	
				Adicionar oxigênio de longo prazo se houver insuficiência respiratória crônica. *Considerar* tratamentos cirúrgicos.

VEF = volume expiratório forçado; CVF = capacidade vital forçada.

Tabela 12.5 Sugestão de administração farmacológica em pacientes com asma de acordo com a GINA (Global Initiative for Asthma – Iniciativa Global para Asma)

Passo 1	Passo 2	Passo 3	Passo 4	Passo 5
Educação sobre a asma *Controles ambientais* *Beta-2 agonistas de ação rápida, conforme necessário*				
	Selecionar um	Selecionar um	Adicionar um ou mais	Adicionar um ou ambos
	Baixa dose de esteroide inalado	*Baixa dose de esteroide inalado mais beta-2 agonista de longa duração*	*Dose média a alta de esteroide mais beta-2 agonista de longa duração*	Esteroides orais (dose mais baixa)
	Ou modificador de leucotrieno	Dose média a alta de esteroide inalado	Modificador de leucotrieno	Tratamento anti-IgE
		Baixa dose de esteroide inalado mais modificador de leucotrieno	Teofilina de liberação prolongada	
		Baixa dose de esteroide inalado mais teofilina de liberação prolongada		

O passo 1 é destinado a todos com um diagnóstico de asma para promover ganho e manutenção do controle dos sintomas.
Se o passo 1 for insuficiente no controle dos sintomas, o paciente segue para a etapa(s) seguinte(s). *Células em itálico* são as opções farmacológicas preferidas. Adaptado de Global Strategy for Asthma Management and Prevention, Atualização 2008, p.14 (referência 16), com permissão.

duração, cromoglicato de sódio e antagonistas de leucotrieno são medicamentos de manutenção comumente prescritos para pacientes com doença pulmonar crônica. A teofilina, embora seja uma droga eficaz para o tratamento de doenças pulmonares crônicas, é prescrita com menos frequência, porque medicamentos mais seguros estão disponíveis. As vias de administração de medicamentos de manutenção são normalmente inalação ou ingestão. Quando a inalação é eficaz, é aconselhável o uso dessa via de administração, porque ela limita os efeitos colaterais sistêmicos da droga.

Os anti-inflamatórios inalatórios ou sistêmicos, como os esteroides, são o pilar do tratamento médico da inflamação crônica da asma.[35] Anticolinérgicos por inalação são comumente prescritos para pacientes com DPOC. A ação de um anticolinérgico é bloquear a constrição do músculo liso provocada pelo sistema nervoso parassimpático, estimulando, assim, a broncodilatação. Beta-2 agonistas de ação prolongada inalados são utilizados para imitar o sistema nervoso simpático, estimulando a broncodilatação em pacientes com broncoconstrição, como um sintoma crônico de sua doença pulmonar. O cromoglicato de sódio inalado é usado para evitar a resposta inflamatória dentro do sistema respiratório por estabilização do mastócito dentro das unidades alveolares. Usado antes de uma exposição a um gatilho conhecido para a broncoconstrição, o cromoglicato de sódio pode prevenir o estreitamento das vias aéreas antes que ele comece. Por conseguinte, é útil em pacientes com broncoconstrição previsível, tais como aqueles com broncoespasmo induzido por exercício. Os antagonistas de leucotrieno são drogas de natureza sistêmica que reduzem a inflamação das vias aéreas e relaxam o músculo liso das vias aéreas. Mais uma vez, todos esses medicamentos de manutenção são utilizados para o tratamento de longo prazo da doença pulmonar crônica. Entre os fatores determinantes para o uso e a dosagem de manutenção dessas drogas estão a gravidade da doença, os sintomas do paciente e a resposta à medicação.

Medicamentos de emergência

Os medicamentos de emergência são utilizados para o alívio imediato do *irrompimento* de sintomas de broncoconstrição (sintomas que "irrompem" e tornam-se aparentes apesar do manejo cuidadoso). Beta-2 agonistas de curta duração por inalação são usados para essa finalidade. Os pacientes são aconselhados a usar o seu beta-2 agonista de curta duração inalado prescrito conforme a necessidade, em vez de utilizá-lo em uma programação regular. Se o paciente relata um aumento da frequência da utilização de um medicamento de emergência, isso é indicativo de uma falha no regime de manutenção da droga ou uma mudança no estado pulmonar do paciente. Beta-2 agonistas de curta duração podem ser utilizados antes do início de um atividade para diminuir os sintomas pulmonares nos casos em que o exercício é o gatilho para o broncoespasmo.[36]

Embora o mecanismo de ação de cada broncodilatador seja diferente, pode haver um aumento na frequência cardíaca e na pressão arterial de repouso com a sua utilização. O emprego do **método de reserva da frequência cardíaca** (a fórmula de Karvonen) ao prescrever a intensidade do exercício certifica a elevada frequência cardíaca de repouso e pode ser calculada uma meta apropriada de frequência cardíaca. (Ver a seção Tratamento de fisioterapia, Prescrição de exercícios, para mais informações.) Outros efeitos colaterais comuns de broncodilatadores incluem nervosismo, tremor, ansiedade e náuseas. Os efeitos colaterais dos esteroides sistêmicos incluem osteoporose, miopatias, perda muscular e podem exigir modificações em um programa de exercício.

Antibióticos

As infecções pulmonares são frequentes em pacientes com doenças pulmonares crônicas. Elas podem ser devastadoras para o paciente e causar grandes reveses nos esforços para a reabilitação pulmonar. Os primeiros sinais de uma infecção são frequentemente observados por mudanças no estado inicial do paciente (i. e., uma alteração na capacidade de exercício, taxa de pico de fluxo, dispneia, cor ou quantidade de expectoração ou aumento na utilização de inaladores de emergência). Os antibióticos são usados para interferir no crescimento e/ou proliferação de bactérias. A ação dessas drogas é bacteriostática ou bactericida. Existem muitas categorias de antibióticos (p. ex., penicilinas, cefalosporinas, tetraciclinas) que são eficazes em diferentes organismos infectantes. É importante identificar o organismo infectante, a fim de prescrever o antibiótico apropriado. O uso profiláctico de antibióticos não demonstrou prevenir infecções, e a Aliança para o uso prudente de antibióticos (APUA – Alliance for the Prudent Use of Antibiotics) incentiva o uso de antibióticos somente para infecções bacterianas diagnosticadas, a fim de reduzir estirpes de bactérias resistentes aos antibióticos.[37]

Oxigênio suplementar

A utilização de oxigênio suplementar demonstrou prolongar a sobrevida dos pacientes com DPOC cuja pressão parcial arterial de oxigênio (P_aO_2) em repouso seja menor que 60 mmHg.[38,39] Uma indicação absoluta para a utilização de oxigenoterapia de longo prazo é uma P_aO_2 de 55 mmHg ou menos, que se correlaciona com uma S_aO_2 de 88% ou menos.[40] Se um paciente é limitado na capacidade de exercício por causa da dispneia, o oxigênio suplementar pode ser justificado.[38,41] A quantidade de oxigênio usada deve ser titulada individualmente para manter a S_aO_2 de pelo menos

90%, se possível.[42] Vários métodos de entrega de oxigênio suplementar estão disponíveis; o fluxo contínuo, o fluxo pulsado e o reservatório estão entre os mais comuns.

Tratamento cirúrgico

Há poucas opções cirúrgicas para o paciente com doença pulmonar. A cirurgia redutora de volume pulmonar (CRVP) é uma técnica cirúrgica que remove tecido pulmonar não funcional, distendido, de modo a restaurar uma biomecânica torácica mais normal. A CRVP pode ser indicada em pacientes com áreas heterogêneas de enfisema relativamente não funcionais, ao lado do tecido pulmonar funcional. O procedimento cirúrgico remove aproximadamente 20 a 35% do tecido pulmonar mais doente, aliviando o tecido pulmonar mais normal da sua carga. Esse procedimento cirúrgico reduz o VR e a CRF (i. e., diminui a hiperinflação), permitindo uma posição de repouso mais normal do diafragma, aumento da mobilidade diafragmática e um movimento mais normal da parede torácica.[5] A pesquisa mostrou resultados pós-operatórios de aumento da capacidade de exercício, da função pulmonar, da qualidade de vida e das trocas gasosas em pacientes com doença pulmonar moderada no *lobo superior*.[5,43] Os pacientes com doença pulmonar grave distribuída em outras áreas do pulmão não parecem se beneficiar igualmente por essa intervenção. Em vez disso, eles mostram apenas uma ligeira melhoria nas habilidades funcionais e escores de qualidade de vida, com uma alta taxa de mortalidade.[5,43-46] Muitos centros que realizam CRVP defendem um programa de reabilitação pulmonar pré-operatório. Os participantes nesses programas pré-operatórios demonstraram estadias hospitalares mais curtas e menos dias de ventilação mecânica.[47]

O transplante de pulmão para a doença pulmonar em fase terminal tem uma taxa de sobrevida global de 83% em 1 ano e aproximadamente 54% em 5 anos.[48] Os objetivos do transplante de pulmão são restaurar a função pulmonar normal, restaurar a capacidade de exercício normal e prolongar a vida.[49] Pessoas que aguardam um transplante de pulmão incluem pacientes com DPOC, FC, fibrose pulmonar idiopática e hipertensão pulmonar. O número de pacientes que aguardam transplante de pulmão continua a crescer, ultrapassando o número de órgãos disponíveis para o transplante, o que faz com que o transplante seja uma realidade para apenas um pequeno número de indivíduos.[48]

Tratamento de fisioterapia

A doença pulmonar crônica e suas disfunções associadas têm um curso lento e ainda progressivo. A pessoa com disfunção pulmonar muitas vezes evita atividades que resultem na sensação desconfortável de dispneia. A diminuição lenta, mas constante, nas atividades funcionais desses pacientes se segue, resultando em falta de condicionamento aeróbio progressivo. Não é incomum para alguém com doença pulmonar ter perdido muitas capacidades funcionais, antes mesmo de procurar ajuda médica. O resultado pretendido da reabilitação pulmonar é interromper essa espiral descendente de capacidade física, melhorar o desempenho do exercício, diminuir o sintoma de dispneia e melhorar a qualidade de vida.[50-52]

Metas e resultados

O *Guia para a prática do fisioterapeuta* (*Guide for Physical Therapist Practice*) fornece um quadro geral de intervenção de fisioterapia para pacientes com ventilação, respiração e capacidade e resistência aeróbias diminuídas associadas com disfunção da bomba ventilatória (Padrão de prática 6F).[53] O desenvolvimento de metas previstas e resultados esperados especificamente para o paciente individual com disfunção pulmonar pode basear-se nos objetivos gerais apresentados no Quadro 12.1.

Exame

O exame do estado pulmonar do paciente tem vários propósitos: (1) avaliar a adequação da participação do paciente em um programa de reabilitação pulmonar; (2) determinar as intervenções terapêuticas mais apropriadas para o plano de cuidados (PDC) do participante; (3) moni-

Quadro 12.1 Exemplos de objetivos gerais e resultados para pacientes com disfunção pulmonar crônica

- Melhorar os resultados por meio da compreensão do paciente/cliente, família e cuidador sobre o processo da doença, expectativas e objetivos.
- Melhorar a resistência cardiovascular.
- Melhorar a força, potência e resistência dos músculos periféricos.
- Melhorar o desempenho das tarefas físicas, tanto atividades da vida diária básicas quanto atividades instrumentais da vida diária.
- Melhorar a força, a potência e a resistência dos músculos ventilatórios.
- Melhorar a independência na desobstrução das vias aéreas.
- Diminuir o trabalho geral da respiração.
- Melhorar a habilidade de tomar decisões do paciente/cliente sobre o uso de recursos de cuidados de saúde.
- Reforçar o automanejo do paciente/cliente dos sintomas e da doença pulmonar.

torar a resposta fisiológica do participante ao exercício; e (4) fazer progredir de forma adequada o PDC do participante ao longo do tempo.

Histórico do paciente

A entrevista com o paciente deve começar com a queixa principal e percepção do paciente do motivo pelo qual a reabilitação pulmonar está sendo procurada. Comumente, a queixa principal costuma ser falta de ar e/ou perda de função. O histórico médico contém sintomas pulmonares pertinentes específicos para esse paciente: tosse, produção de expectoração, chiado e falta de ar. Os históricos ocupacionais, sociais, medicamentosos e familiares devem também ser obtidos e documentados.

Testes e medidas

Sinais vitais

Frequência cardíaca, pressão arterial, saturação de oxigênio (S_aO_2), frequência respiratória, temperatura e presença de dor (geralmente associada a falta de ar) devem ser examinadas e documentadas (ver Cap. 2). A altura do indivíduo deve ser medida, porque há uma relação direta entre altura e volumes pulmonares. O peso deve ser medido em uma balança-padrão e cada mensuração subsequente deve ser realizada na mesma balança.

Observação, inspeção e palpação

Ao observar o pescoço e os ombros de um paciente com doença pulmonar, deve-se notar o uso de músculos acessórios da ventilação (ver Fig. 12.5). Uma configuração normal do tórax revela uma razão de diâmetro de AP para lateral de 2:1. A destruição do parênquima pulmonar resulta em um aumento no diâmetro AP e uma redução dessa razão (até 1:1) (ver Fig. 12.4). Durante a inalação e a exalação, ambos os lados do tórax devem mover-se simetricamente; assimetrias devem ser notadas e documentadas.

Cianose é uma coloração azulada da pele que pode ser observada perioralmente, periorbitalmente e nos leitos ungueais e que indica hipóxia tecidual aguda. Um indicador de hipóxia tecidual mais crônica é o baqueteamento digital dos dedos das mãos e dos pés. No baqueteamento digital, existe um aumento no ângulo criado pela falange distal e o ponto onde a unha sai do dedo. A ponta da falange distal torna-se bulbosa (Fig. 12.11).

Ausculta dos pulmões

A **ausculta** envolve ouvir sobre a parede torácica como o ar entra e sai dos pulmões. Para realizar a ausculta dos pulmões, um estetoscópio é colocado firmemente no tórax anterior, lateral e posterior do paciente (Fig. 12.12).

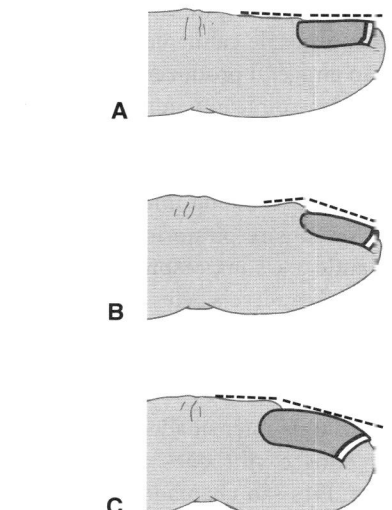

Figura 12.11 O baqueteamento digital é um sinal de hipóxia tecidual crônica. **(A)** Normal. **(B)** Baqueteamento precoce com aumento do ângulo presente entre as unhas e a pele proximal. **(C)** Baqueteamento avançado; ponta da falange distal torna-se bulbosa.

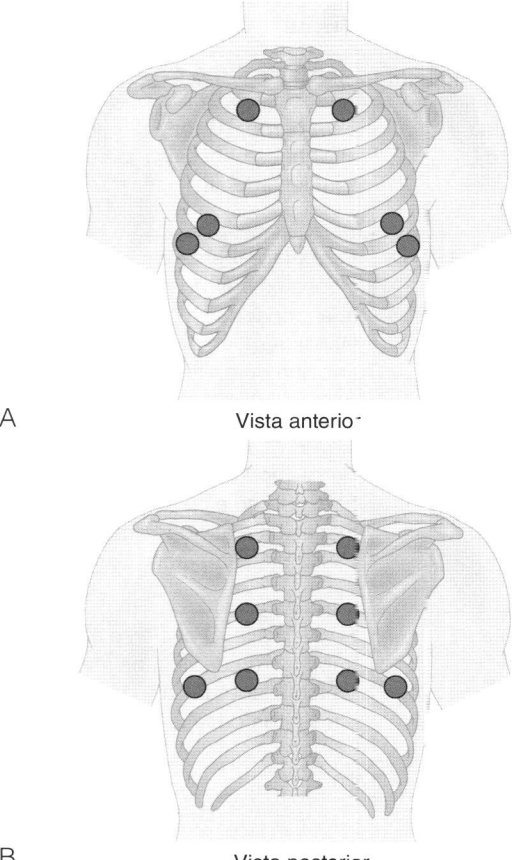

A — Vista anterior

B — Vista posterior

Figura 12.12 Ausculta dos pulmões. A avaliação global dos sons pulmonares requer que o fisioterapeuta escute através de um estetoscópio, que é posicionado anteriormente, posteriormente e lateralmente nas partes superior, média e inferior do tórax.

Solicita-se ao paciente que inspire em sua totalidade com a boca aberta e depois exale calmamente. A inalação e o início da expiração em geral produzem um som de farfalhar suave. O final da expiração é normalmente silencioso. Essa característica de um som normal respiratório é denominada **vesicular**. Quando um som mais alto, mais profundo e com mais eco ocupa uma porção maior do ciclo respiratório, os sons respiratórios são chamados de **brônquicos**. Quando os sons respiratórios são muito tranquilos e quase inaudíveis, eles são denominados **diminuídos**. Estes três termos – *vesicular, brônquico* e *diminuído* – permitem que o ouvinte descreva a intensidade do som respiratório.[54]

Além da descrição da intensidade do som da respiração, pode haver sons e vibrações adicionais ouvidos durante a ausculta. Eles são chamados ruídos respiratórios **adventícios**. Esses sons são sobrepostos na intensidade já descrita ao som da respiração. De acordo com o American College of Chest Physicians e a American Thoracic Society, existem dois tipos de ruídos adventícios: crepitações e sibilos.[55] As crepitações, historicamente denominadas *estertores* e *roncos*, soam como o farfalhar de papel celofane e têm uma infinidade de causas potenciais (fibrose do tecido, secreções nas vias aéreas e assim por diante), enquanto os sibilos têm sido descritos como sons de alta frequência, grosseiros, como assobios. Uma diminuição no tamanho do lúmen da via aérea irá criar um som de sibilo, assim como ocorre ao esticar e estreitar o pescoço de um balão inflado, pois estreita a passagem através da qual o ar deve escapar e produz o som de sibilo.

Mensuração da dispneia e qualidade de vida

A quantificação da dispneia no início e no final de um programa de reabilitação e durante períodos de exacerbação pode ser realizada com a utilização do *Índice de dispneia basal* (IDB) (Tab. 12.6).[56,57] As medidas específicas em qualidade de vida (QV) para disfunção pulmonar crônica do *Questionário respiratório crônico* (*Chronic Respiratory Questionnaire*) ou o *Questionário respiratório de St. George* (*St. George's Respiratory Questionnaire*) podem ser úteis para determinar a quali-

Tabela 12.6 Índice de dispneia basal

Comprometimento funcional		Magnitude do esforço	
_____Grau 4	*Sem perdas.* Capaz de realizar as atividades habituais e de ocupação sem falta de ar.	_____Grau 4	*Extraordinário.* A falta de ar surge apenas com o maior esforço imaginável. Nenhuma falta de ar com esforço normal.
_____Grau 3	*Perda leve.* Perda distinta em pelo menos uma atividade, mas sem abandonar completamente as atividades. A redução da atividade de trabalho ou de atividades usuais parece ligeira ou não claramente causada pela falta de ar.	_____Grau 3	*Principal.* Fica com falta de ar com esforço distintamente submáximo. As tarefas são realizadas sem pausa, a menos que exijam um esforço extraordinário que deva ser realizado com pausas.
_____Grau 2	*Perda moderada.* O paciente mudou de emprego e/ou abandonou pelo menos uma atividade habitual, por causa da falta de ar.	_____Grau 2	*Moderado.* A falta de ar surge com esforço moderado. As tarefas são executadas com pausas ocasionais e requerem mais tempo para concluir do que a média das pessoas.
_____Grau 1	*Perda grave.* O paciente é incapaz de trabalhar ou desistiu da maior parte ou da totalidade das atividades habituais em virtude da falta de ar.	_____Grau 1	*Leve.* A falta de ar surge com pouco esforço. As tarefas são executadas com pouco esforço ou tarefas mais difíceis com pausas frequentes, e exigem 50-100% mais tempo para concluir do que o necessário para a média das pessoas.
_____Grau 0	*Perda muito grave.* Incapaz de trabalhar e desiste da maioria ou de todas as atividades costumeiras por causa da falta de ar.	_____Grau 0	*Nenhum esforço.* Tem falta de ar em repouso, sentado ou deitado.

(continua)

Tabela 12.6 Índice de dispneia basal *(continuação)*

Comprometimento funcional		Magnitude do esforço	
_____ W	*Quantia incerta.* O paciente está prejudicado por causa da falta de ar, mas o quanto não pode ser especificado. Os detalhes não são suficientes para permitir que a insuficiência seja categorizada.	_____ W	*Quantia incerta.* O paciente tem capacidade limitada de esforço em virtude da falta de ar, mas a quantidade não pode ser especificada. Os detalhes não são suficientes para permitir que o cano seja categorizado.
_____ X	*Desconhecido.* Não existe informação em relação às perdas.	_____ X	*Desconhecido.* Não existe informação sobre a limitação de esforço.
_____ Y	*Perdas por outras razões que não a falta de ar.* Por exemplo, problema musculoesquelético ou dor no peito.	_____ Y	*Perdas por outras razões que não a falta de ar.* Por exemplo, problema musculoesquelético ou dor no peito.
Magnitude da tarefa			
_____ Grau 4	*Extraordinária.* Sente falta de ar apenas com atividades extraordinárias, como transportar cargas muito pesadas no plano, transportar cargas mais leves para cima ou correr. Não sente falta de ar com tarefas comuns.		
_____ Grau 3	*Principal.* Sente falta de ar unicamente em grandes atividades, tais como caminhadas em uma ladeira íngreme, subir mais de três lances de escadas ou carregar uma carga moderada no plano.		
_____ Grau 2	*Moderada.* Sente falta de ar com tarefas moderadas ou comuns, tais como subir uma ladeira gradual, subir menos de três lances de escadas ou transportar uma carga leve no plano.		
_____ Grau 1	*Leve.* Sente falta de ar com atividades leves, como caminhar no plano, tomar banho, ficar em pé ou fazer compras.		
_____ Grau 0	*Nenhuma tarefa.* Sente falta de ar no repouso, sentado ou deitado.		
_____ W	*Quantia incerta.* Paciente tem capacidade de esforço limitada em função da falta de ar, mas a quantidade não pode ser especificada. Os detalhes não são suficientes para permitir que a perda seja categorizada.		
_____ X	*Desconhecida.* Não existe informação sobre a limitação da magnitude da tarefa.		
_____ Y	*Perdas por outras razões que não a falta de ar.* Por exemplo, problemas musculoesqueléticos ou dor no peito.		

De Mahler et al.,[56] p.399. Reproduzido com permissão do American College of Chest Physicians.

dade de vida relacionada com a saúde de base do paciente. O Questionário respiratório crônico tem um subescore para classificar a dispneia e o Questionário respiratório de St. George tem um subescore para os sintomas. Essas duas medidas de QV, bem como o IDB, podem ser úteis para demonstrar a melhoria obtida com a intervenção da fisioterapia.[58,59]

Mensuração da função

O exame das habilidades funcionais do paciente no início do estudo com uso do teste de caminhada de 6 minutos (TC-6M) ou o teste vai e vem de 10 metros (10-MSWT) deve ser usado como um resultado para documentar melhorias físicas após a intervenção fisioterapêutica.

Mensuração da força

Os pacientes com doença pulmonar podem apresentar fraqueza muscular ventilatória e periférica em virtude de falta de condicionamento, desnutrição, uso de esteroides e efeitos sistêmicos da doença.[10,11,60] A fraqueza muscular pode contribuir para as limitações de exercício e para uma incapacidade para realizar atividades da vida diária (AVD). Portanto, a mensuração da força do músculo (p. ex., com testes musculares manuais) e as pressões inspiratórias (p. ex., $PI_{máx}$) devem ser realizadas para determinar a necessidade de treinamento de força durante a reabilitação.

Testes laboratoriais

Vários estudos de laboratório podem ser realizados para examinar pacientes com doença pulmonar, entre eles radiologia, testes de função pulmonar (TFP), incluindo taxas de fluxo, **testes de tolerância ao exercício** (TTE), medidas de desempenho funcional, análise da gasometria arterial (AGA), mensurações de S_aO_2 e eletrocardiogramas (ECG).

Teste de exercício em pacientes com doença pulmonar

A determinação da capacidade funcional é parte do exame de um paciente com doença pulmonar. O TTE pode fornecer uma informação objetiva para (1) documentar a sintomatologia e a limitação física do paciente; (2) prescrever exercícios seguros; (3) documentar alterações na oxigenação durante o exercício e determinar a necessidade de oxigênio suplementar; e (4) identificar quaisquer alterações na função pulmonar durante a execução do exercício. Se o TTE for repetido após a intervenção fisioterapêutica, ele pode fornecer dados importantes sobre os resultados.

Inúmeros métodos de testes estão disponíveis para determinar o consumo máximo de oxigênio e as habilidades funcionais de pacientes com doença pulmonar. Um protocolo de TTE geralmente utiliza uma esteira ou bicicleta ergométrica, aumentando-se de forma gradual a intensidade do exercício para sobrecarregar o paciente com disfunção pulmonar, até o ponto de limitação. Os sinais vitais são monitorados ao longo do ensaio. O ECG, exibido continuamente durante o exercício, registra a frequência cardíaca de exercício e a atividade elétrica do sistema de condução cardíaco. As mensurações de pressão arterial gravadas em intervalos de 1 a 3 minutos durante o exercício e durante a recuperação a partir do teste, fornecem informações sobre o estado hemodinâmico do paciente. As medidas das AGA durante o exercício proporcionam o melhor método para determinar a oxigenação arterial e a adequação da ventilação alveolar, embora a natureza invasiva desse teste limite a sua utilização. O monitoramento da S_aO_2 arterial fornece menos informações, mas a natureza não invasiva do teste torna seu uso mais generalizado. O consumo de oxigênio, $\dot{V}O_2$, é uma medida útil que pode ser coletada durante o TTE, mas requer equipamentos que nem sempre são encontrados em um laboratório para testes de exercícios. Alguns protocolos de TTE são descritos na Tabela 12.7.[61-66] (Consultar a seção sobre o teste de esforço no Cap. 13, Doença cardíaca, para mais informações sobre protocolos de exercícios). O TTE limitado por sintomas requer que o paciente continue o protocolo de exercício até que os sintomas ditem a cessação do exercício. Os critérios para parar um teste de exercício pulmonar estão apresentados no Quadro 12.2.

O 10-MSWT é uma medida de desempenho funcional que utiliza um sinal de áudio gravado para ditar de forma incremental, aumentando a velocidade das passadas em um curso de 10 metros. Dois pontos de destino são colocados a 10 metros de distância. Solicita-se que a pessoa chegue a cada ponto de destino no tempo em que o sinal de áudio soa, o que fica cada vez mais frequente. Os resultados da 10-MSWT têm uma correlação positiva com o $\dot{V}O_{2máx}$ (consumo máximo de oxigênio).[67,68]

O TC-6M é também uma medida de desempenho funcional que solicita que o paciente ande na medida do possível, em 6 minutos. É permitido que o paciente pare e descanse durante a administração do teste, e a distância total percorrida é o resultado registrado do teste. O TC-6M mostrou ser um bom preditor de habilidades funcionais.[69,70] Ambos os testes, 10-MSWT e TC-6M, são fáceis de administrar, e a pronta disponibilidade do equipamento necessário torna-os úteis nas mensurações de resultados para demonstrar mudanças nas habilidades do paciente após intervenção fisioterapêutica.

Os dados do teste de exercício fornecem informações que podem ser usadas para determinar a deficiência, prever a mortalidade, avaliar a capacidade de executar AVD, quantificar a qualidade de vida relacionada com a saúde, determinar

Tabela 12.7 Protocolos de testes de exercício usados para pacientes com doença pulmonar

Teste	Autor(es)	Protocolo
Testes com bicicleta	Jones[62]	Começar a 100 kpm, aumentar 100 kpm a cada minuto
	Berman e Sutton[63]	Começar a 100 kpm, aumentar 100 kpm a cada minuto ou 50 kpm se VEF_1 for < 1 L/seg
Testes de esteira	Bruce et al.[64]	Começar a 1,7 mph, grau da esteira de 10%; aumentar tanto a velocidade quanto o grau a cada 3 minutos
	Naughton et al.[65]	Começar a 1,2 mph, grau da esteira de 0% aumentar a velocidade e 3% do grau a cada 2 minutos
	Balke e Ware[66]	Começar em velocidade constante de 3,3 mph, aumentar 3,5% do grau a cada minuto
Teste vai e vem de 10 metros	Revill et al.[67]	Andar entre dois marcadores, afastados entre si por 10 m, e aumentar a velocidade da caminhada, o que estará sincronizado com um sinal auditivo ou metrônomo
Teste de caminhada (6 ou 12 minutos)	American Thoracic Society[69]	Andar (a pé) tanto quanto possível no tempo previsto

Quadro 12.2 Teste de esforço progressivo
Critérios de conclusão

1. Falta de ar máxima
2. Queda na P_aO_2 superior a 20 mmHg ou P_aO_2 menor do que 55 mmHg
3. Aumento na P_aCO_2 superior a 10 mmHg ou P_aO_2 maior do que 65 mmHg
4. Isquemia cardíaca ou arritmias
5. Sintomas de fadiga
6. Aumento das leituras de pressão arterial diastólica de 20 mmHg, hipertensão sistólica superior a 250 mmHg, diminuição da pressão arterial com crescente carga de trabalho
7. Dor na perna
8. Fadiga total
9. Sinais de débito cardíaco insuficiente
10. Alcance do máximo da ventilação

De Brannon, F, et al.: Cardiopulmonary & Rehabilitation: Basic Theory and Application. FA Davis, Philadelphia, 1998, p.300, com permissão.

a necessidade de uma terapia de oxigênio, demonstrar a eficácia das alterações de medicação e prescrever exercícios.[13,68-72] Os TFP realizados antes e depois do teste de exercício documentam os efeitos do exercício na função pulmonar. Uma redução maior ou igual a 10% no VEF_1 é uma indicação de que o exercício provocou hiper-responsividade das vias aéreas.[73] Finalmente, uma prescrição para o exercício que vai promover com segurança uma melhor condição cardiopulmonar pode ser desenvolvida a partir do TTE.

Prescrição de exercícios

A prescrição de exercício incorpora quatro variáveis que em conjunto permitem que o terapeuta desenvolva uma fórmula de exercício para um paciente específico, concebida para produzir um aumento na capacidade funcional. Essas variáveis são o *modo*, a *intensidade*, a *duração* e a *frequência*.

Modo

Qualquer tipo de **exercício aeróbio** contínuo pode ser usado para reabilitação pulmonar. Atividades para membro inferior (MI), que incluem caminhada, corrida e ciclismo, são muitas vezes utilizadas para melhorar a tolerância ao exercício, porque esses modos de exercício mais facilmente se traduzem em habilidades funcionais. O exercício aeróbio para membro superior (MS) (p. ex., ergometria do braço, pesos livres) pode também ser incluído. A combinação de treino MS e MI em um programa de reabilitação resulta em estado funcional melhor em comparação com qualquer exercício sozinho.[74] Muitos programas utilizam uma abordagem de circuito (que combina uma variedade de exercícios resistivos e aeróbios) para treinar diferentes grupos musculares e manter o interesse do participante.

Intensidade

Três parâmetros podem ser usados para prescrever a intensidade do exercício: o consumo de oxigênio, a frequência cardíaca e a percepção subjetiva de esforço (PSE) ou escala de percepção da dispneia (EPD). Segue-se uma discussão sobre o que cada um significa na prescrição da intensidade do exercício.

A intensidade do exercício como porcentagem do $\dot{V}O_{2máx}$

Um TTE pode relatar a capacidade funcional em termos de $\dot{V}O_2$ máximo. A intensidade do exercício pode ser prescrita com o uso de intensidade moderada, de 40 a 60% do $\dot{V}O_2$ máximo alcançado em um TTE, ou intensidade moderada a vigorosa, maior do que 60% do $\dot{V}O_2$ máximo alcançado em um TTE.[75] Pacientes com doença pulmonar leve a moderada podem ser capazes de se exercitar por um período de tempo nessas intensidades, a fim de produzir um efeito de treino. No entanto, pacientes com doença pulmonar grave podem não tolerar longos períodos de atividade em altas intensidades (maior do que 60% do seu máximo). Baixar a intensidade do exercício pode não ser a resposta em pacientes com doença pulmonar grave, pois usar uma intensidade de exercício menor resultou em menor ou nenhum efeito de treino.[76,77] Em vez disso, o exercício será tolerado e um efeito de treinamento alcançado com explosões curtas de atividade, utilizando uma elevada porcentagem do pico de carga de trabalho do participante, intercaladas com exercícios de baixa intensidade ou períodos de descanso.[75-84] A pesquisa atual sobre o intervalo de treinamento *versus* o treinamento com exercício contínuo está apresentada no Quadro 12.3, Resumo de evidências. Existe uma relação entre a intensidade do exercício e os resultados do treino, ou seja, quanto maior a intensidade do exercício, melhor o treino.[50]

A intensidade do exercício como porcentagem da reserva de frequência cardíaca

Utilizar uma porcentagem de $\dot{V}O_2$ pode ser o método mais preciso de prescrever o exercício a partir de um teste de exercício graduado, mas não dá ao profissional de reabilitação um meio de monitorar a intensidade do exercício durante o desempenho real do exercício. Existe uma relação entre o aumento das cargas de trabalho, aumento do $\dot{V}O_2$ e aumento da frequência cardíaca, tornando a frequência cardíaca durante o exercício uma opção prática para medição e monitoramento da intensidade do exercício.[85] A **zona alvo de frequência cardíaca (ZAFC)** define uma ampla, segura e eficaz gama de intensidade de exercício que pode ser realizada durante a sessão de tratamento. A **frequência cardíaca alvo (FCA)** para um paciente específico define uma frequência cardíaca mais estreita (dentro da ZAFC prescrita) que será mais adequada para garantir o treinamento aeróbio e a adesão do paciente.

Um método comum para determinar a ZAFC de um paciente e a FCA é usar o método da frequência cardíaca de reserva (FCR) ou fórmula de Karvonen.[75] A FCR é a diferença entre a frequência cardíaca de repouso (FC_{rep}) na posição sentada e a frequência cardíaca máxima ($FC_{máx}$) alcançada em um TTE. Para calcular a ZAFC, porcentagens (40 e 85%) da FCR são adicionadas à frequência cardíaca de repouso. A fórmula de Karvonen para a determinação dos limites superior e inferior da ZAFC é:

$$\text{Limite inferior de ZAFC} = [(FC_{máx} - FC_{rep}) \times 0,40] + FC_{rep}$$

$$\text{Limite superior de ZAFC} = [(FC_{máx} - FC_{rep}) \times 0,85] + FC_{rep}$$

Por exemplo, uma pessoa consegue um máximo de frequência cardíaca de 165 batimentos por minuto (batimentos/min) em um TTE. A frequência cardíaca de uma pessoa em repouso foi de 85 batimentos/min. A FCR é calculada para ser 165 (85 = 80 batimentos/min; 40% de 80 batimentos/min (32) + frequência cardíaca de repouso (85) = 117 batimentos/min; 85% de 80 batimentos/min (68) + frequência cardíaca de repouso (85) = 153 batimentos/min). Assim,

Quadro 12.3 Resumo de evidências

Intensidade do treino de exercícios: exercício com intervalo *versus* exercício contínuo

Referência	Amostra	Método/intervenção	Duração	Resultados	Comentários
Beauchamp et al.[80] (2010)	8 ensaios clínicos randomizados com 388 pacientes	Revisão sistemática		Nenhuma diferença foi encontrada entre o treino de intervalo e o treinamento contínuo em seus efeitos sobre a capacidade de exercício ou relacionada a medidas de saúde e QV em pacientes com DPOC.	

(continua)

Quadro 12.3 Resumo de evidências *(continuação)*
Intensidade do treino de exercícios: exercício com intervalo *versus* exercício contínuo

Referência	Amostra	Método/intervenção	Duração	Resultados	Comentários
Nasis et al.[81] (2009)	42 pacientes com DPOC (VEF_1 42% do previsto)	Ensaio clínico controlado randomizado (ECR) de 2 grupos de tratamento: 1. Grupo de treinamento intervalado com uso de 126% do pico de carga de trabalho no teste de bicicleta ergométrica 2. Grupo de treinamento contínuo com uso de 76% do pico de carga de trabalho no teste de bicicleta ergométrica	Ambos os grupos: 3 sessões por semana, durante 10 semanas. O grupo de treinamento com intervalo usou 30 seg de treinamento com 30 seg de repouso para 45 min na bicicleta ergométrica. A sessão do grupo contínuo foi de 30 min na bicicleta ergométrica.	A pontuação do índice BODE (reduzindo os escores de dispneia e aumentando a distância no TC-6M) melhorou significativamente em ambos os grupos. Não houve diferença significativa entre os grupos nessas medidas.	Se o treino de intervalo é tão bom quanto o exercício contínuo na redução do índice BODE, que é um indicador prognóstico, então ambas as estratégias de treinamento são benéficas em pacientes com DPOC.
Arnardottir et al.[82] (2007)	60 pacientes com DPOC (VEF_1 do 32-35% do previsto)	ECR de 2 grupos de tratamento: 1. Grupo de treino intervalado com uso alternado de 80 e 30-40% do pico de carga de trabalho, no teste de bicicleta ergométrica 2. Grupo de treinamento contínuo com uso de 65% do pico de carga de trabalho, no teste de bicicleta ergométrica	Ambos os grupos: 2 sessões de 39 min de exercício, duas vezes por semana, durante 16 semanas. O grupo de treino intervalado alternou entre 3 min de treino de alta intensidade com 3 min de treino de baixa intensidade por 39 minutos. O grupo de treinamento contínuo realizou 39 min de exercício contínuo na bicicleta ergométrica.	O pico de trabalho e o pico de $\dot{V}O_2$ foram significativamente aumentados em cada grupo. A capacidade funcional, os níveis de dispneia e as medidas relacionadas à QV e à saúde foram significativamente melhorados em cada grupo. Não houve diferença na melhora entre os grupos.	Se o treinamento de intervalo é tão eficaz quanto o exercício contínuo, então o treino de intervalo é benéfico para aqueles pacientes que não podem sustentar longos períodos de atividade.
Varga et al.[83] (2007)	71 pacientes com DPOC (VEF_1 de 55% do previsto)	Pré-teste e pós-teste de ensaio clínico de 3 grupos de tratamento. 1. Grupo de treino intervalado com uso alternado de 90 e 50% do pico de carga de trabalho, utilizando a bicicleta ergométrica.	Todos os grupos: 45 min por sessão, 3 vezes por semana, durante 8 semanas. Grupo de treinamento intervalado: 2 min de treino de alta intensidade, alternando com 1 min de treinamento de baixa intensidade, por 30 min com 7,5 min de aquecimento e 7,5 min de desaquecimento.	Todas as três intervenções foram igualmente eficazes na melhoria da pontuação do questionário de atividades.	Os participantes foram colocados no grupo individualizado se eles viviam muito longe do Centro de Pesquisa.

(continua)

Quadro 12.3 Resumo de evidências *(continuação)*
Intensidade do treino de exercícios: exercício com intervalo *versus* exercício contínuo

Referência	Amostra	Método/intervenção	Duração	Resultados	Comentários
		2. Grupo de treinamento contínuo com uso de 80% do pico da carga de trabalho, utilizando a bicicleta ergométrica. 3. Grupo individualizado utilizou a carga máxima tolerada, com uso de bicicleta ergométrica, caminhando no plano ou subindo escadas.	Grupo de treinamento contínuo: 45 min na bicicleta ergométrica. Grupo individualizado: o exercício começou com 30 min e aumentou para 45 min de duração, no final do estudo.	Os grupos supervisionados (de intervalo e contínuo) tiveram significativamente maior taxa de pico de trabalho, em comparação com o grupo individualizado. Os limiares de pico de $\dot{V}O_2$ e acidose láctica melhoraram em todos os grupos, sem significado estatístico entre eles.	Os demais pacientes foram então randomizados no grupo de treinamento intervalado ou no grupo de treinamento contínuo. Portanto, este não é um verdadeiro ensaio clínico randomizado.
Puhan et al.[84] (2006)	87 pacientes com DPOC, VEF_1 34% do previsto	ECR de 2 grupos de tratamento: 1. Grupo de treinamento intervalado com uso alternado de 50 e 10% do pico de carga de trabalho, com uso de bicicleta ergométrica com rampa íngreme. 2. Grupo de treinamento contínuo com uso de 70% do pico da carga de trabalho, com uso de bicicleta ergométrica incremental.	Ambos os grupos participaram de 12 a 15 sessões de exercícios que duraram 20 min cada, por 3 semanas, em um programa de reabilitação pulmonar com o paciente internado. Treinamento intervalado: alternando entre 20 seg de treinamento de alta intensidade e 40 seg de treino de baixa intensidade por 20 minutos. Treinamento contínuo: 20 min de bicicleta ergométrica contínua.	Ambos os grupos mostraram uma importante mudança, maior do que mínima, nos valores do QRC. Ambos os grupos mostraram aumentos estatisticamente significativos no TC-6M (42 m de melhora no grupo de exercício intervalado, após o treino, e 37 m de melhora no grupo de exercício contínuo, depois do treino).	As alterações no TC-6M, embora estatisticamente significativas, não alcançam a diferença com significado clínico de 54 m. Os pacientes designados para o grupo de treinamento intervalado tiveram melhor adesão do que aqueles do grupo de treinamento contínuo. Portanto, pode valer a pena considerar o uso do treinamento intervalado para melhorar a adesão ao programa de exercício.

BODE = ferramenta de prognóstico que incorpora (B) (body) índice de massa corporal; (O) (obstruction) gravidade da obstrução do fluxo de ar; (D) dispneia; e (E) (exercise) capacidade para o exercício. DPOC = doença pulmonar obstrutiva crônica; QRC (Chronic Respiratory Questionnaire) = questionário respiratório crônico; VEF_1 = volume expiratório forçado em 1 segundo; TC-6M = teste de caminhada de 6 minutos; QV = qualidade de vida; $\dot{V}O_2$ = volume de oxigênio consumido.

para essa pessoa, uma ZAFC de 117 a 153 batimentos/min foi calculada a partir dos dados dos testes de exercício.

A determinação da FCA apropriada baseia-se no histórico completo do paciente, bem como em dados de todos os testes e mensurações. Os pacientes com doença pulmonar leve a moderada podem não ter uma limitação pulmonar na sua capacidade de realizar exercícios; portanto, um teste de exercício cardiovascular máximo pode ser realizado. Se o paciente não tiver outras doenças concomitantes, não tiver restrições musculoesqueléticas ou neurológicas e estiver comprometido com o exercício, a extremidade superior da ZAFC poderá ser usada. Por exemplo, se a ZAFC foi determinada para ser de 117 a 153, a FCA para essa pessoa poderia estar na extremidade alta ou de 141 a 153. Se, por outro lado, o paciente tiver outras comorbidades, tais como problemas musculoesqueléticos, neurológicos ou renais, e não tiver nenhuma experiência com exercícios, então o meio (129 a 141) ou mesmo o limite inferior (117 a 129) da ZAFC podem ser usados.

Os pacientes com grave comprometimento pulmonar provavelmente alcançarão o seu máximo ventilatório antes que seu máximo cardiovascular seja atingido; isto é, o seu pico de frequência cardíaca no exercício pode ser inferior ao seu máximo de frequência cardíaca cardiovascular, em virtude das restrições pulmonares. Para esses pacientes, intensidades de exercício que conduzem a sintomas de ventilação máxima podem ser usadas. Isso pode se traduzir dentro do limite superior ou até mais alto do que a ZAFC, como calculada pela fórmula de Karvonen.[61,79] De acordo com as *Diretrizes para Reabilitação Pulmonar* do American College of Chest Physicians (ACC) e com a American Association of Cardiovascular and Pulmonary Rehabilitation (AACVPR), uma intensidade de exercício que usa uma alta porcentagem do pico de capacidade de exercício do paciente é bem tolerada e os efeitos de treinamento fisiológicos foram documentados.[79] No entanto, eles alertam que a menor intensidade de exercício pode estar associada a uma melhor adesão.[79] Deve-se enfatizar que a intensidade do exercício, quando prescrita pela frequência cardíaca, deve ter um limite superior e inferior de frequência cardíaca e não um único número.

A intensidade do exercício por meio da percepção subjetiva de esforço (PSE) ou escala de percepção da dispneia (EPD)

Na doença pulmonar grave, a dispneia é frequentemente relatada como um fator de limitação na capacidade do paciente para executar o exercício. Usar a frequência cardíaca para prescrever o exercício, como descrito na seção anterior, nem sempre tratará diretamente a causa da limitação física em pacientes com baixa reserva ventilatória. A escala de PSE de Borg é utilizada com frequência como um meio de prescrever a intensidade de exercício para pacientes com doenças cardiovasculares e pulmonares.[75,86] Usar a escala de PSE permite que o paciente autorregule a intensidade do exercício com base em sua percepção de esforço (Tab. 12.8). A escala de PSE tem sido correlacionada com o $\dot{V}O_2$, tornando-a um meio útil de prescrição e monitoramento da intensidade do exercício. Classificações de esforço percebido de 3, 4 e 5 foram correlacionadas com 60, 72 e 78% do $\dot{V}O_{2máx}$, respectivamente.[80] Uma variação da escala de PSE utiliza a *escala de percepção da dispneia* (EPD) como um indicador para a intensidade do exercício[87,88] (Tab. 12.9). Classificações de dispneia percebidas entre 3 (falta de ar moderada) e 6 (falta de ar entre grave e muito grave) definem os limites dentro dos quais os pacientes com disfunção pulmonar em geral se exercitam. A classificação de até 3 corresponde aproximadamente a 50% do $\dot{V}O_{2máx}$. Uma classificação de cerca de 6 (entre 4 e 8) corresponde a aproximadamente 80% do $\dot{V}O_{2máx}$[89] (ver também o Cap. 13 para obter informações adicionais).

Os profissionais de reabilitação muitas vezes preferem prescrever exercício, utilizando uma combinação de parâmetros (p. ex., FCA e PSE e EPD).

Tabela 12.8 Escala de percepção de esforço: a escala de Borg CR10

Escala de Borg CR10®		
0	Nenhum	Sem percepção
0,3		
0,5	Extremamente fraco	Apenas perceptível
1	Muito fraco	
1,5		
2	Fraco	Leve
2,5		
3	Moderado	
4		
5	Forte	Pesado
6		
7	Muito forte	
8		
9		
10	Extremamente forte	Máxima percepção
11		
12	Máximo absoluto	O mais alto possível

Nota: para o uso correto da escala, o *design* exato e as instruções dadas pelos arquivos de Borg devem ser seguidos. A escala com as instruções corretas pode ser obtida a partir da Percepção de Borg (ver site Borg Perception em www.borgperception.se). Ver também Borg, G. Borg's Perceived Exertion and Pain Scales. Human Kinetics, Champaign, IL, 1998. Reproduzido com permissão.

Tabela 12.9 Escala de percepção da dispneia

Escala	Dispneia percebida
0	Nenhuma
0,5	Muito, muito leve (apenas perceptível)
1	Muito leve
2	Leve
3	Moderada
4	Um pouco intensa
5	Intensa
6	
7	Muito intensa
8	
9	Muito, muito intensa (quase máxima)
10	Máxima

Duração

Exercitar-se dentro da intensidade do exercício prescrita, pelo menos de 20 a 30 minutos, é o recomendado.[75] A duração da sessão de treino varia de acordo com a tolerância do paciente, alguns participantes não são capazes de manter o exercício contínuo durante 20 a 30 minutos. Períodos de descanso frequentes podem ser intercalados com exercícios para realizar um total de 20 a 30 minutos de exercício descontínuo.

Frequência

A frequência de exercício refere-se ao número de sessões realizadas semanalmente durante o período de treinamento do exercício. A frequência de exercício é muitas vezes dependente da intensidade que pode ser atingida e da duração que pode ser mantida. Se 20 a 30 minutos de exercício aeróbio contínuo puderem ser realizados dentro da FCA, então, de três a cinco períodos de exercícios uniformemente espaçados por semana são recomendados. Sessões mais frequentes de exercícios são recomendadas para pacientes com capacidades funcionais mais baixas. Uma a duas sessões diárias são aconselháveis para pacientes com capacidades funcionais de trabalho muito baixas.

Reabilitação pulmonar

Treinamento aeróbio

A parte de treinamento físico aeróbio de uma sessão de reabilitação pulmonar inclui os seguintes componentes: o *check-in*, o aquecimento, o exercício aeróbio e o desaquecimento. O período de *check-in* é um tempo para obter dados básicos, incluindo frequência cardíaca de repouso, frequência respiratória, PA, saturação de oxigênio, ausculta dos pulmões e peso. É também o momento para discutir horários de medicação, quaisquer problemas que o paciente possa ter encontrado desde a última visita e todas as mudanças que precisem ser abordadas por um membro da equipe de reabilitação pulmonar, tais como uma alteração nas taxas de fluxo, tosse ou produção de expectoração. Se o paciente teve uma diminuição significativa do VEF_1 no TTE, um medicamento de manutenção seria tipicamente prescrito para reduzir ou minimizar sintomas pulmonares. Um TFP pode ser realizado com um dispositivo portátil pré e pós-exercício para avaliar o impacto do medicamento de manutenção. A necessidade potencial para o uso de um inalador de beta-2 adrenérgico antes do exercício deve ser determinada. Se o paciente mostrou uma diminuição significativa na oxigenação com o exercício, a suplementação de oxigênio deve ser preparada antes do início da atividade física.

O componente de aquecimento é um tempo para aumentar lentamente a frequência cardíaca e a pressão arterial para preparar o sistema cardiovascular para o exercício aeróbio. Para aqueles pacientes com doença pulmonar leve a moderada que tiveram o fim do teste de esforço por razão cardiovascular, o aquecimento é realizado geralmente do mesmo modo que o exercício que será usado na porção aeróbia do programa, mas a uma intensidade inferior, com ênfase na respiração controlada. Por exemplo, andar de bicicleta sem resistência pode ser utilizado como uma atividade de aquecimento para um programa de ciclismo. O aquecimento para pacientes que executam o exercício contínuo dura entre 5 e 10 minutos. Para pacientes com doença pulmonar grave, para os quais são prescritos exercícios de explosões curtas de alta intensidade, há pouca oportunidade para um aquecimento. Nessas situações, o programa deve ser projetado de modo que cada sessão de exercícios do circuito seja gradualmente construída sobre o exercício anterior, até que o exercício completo se forme.

A porção aeróbia da sessão de exercício consiste em um modo ou modos de atividade aeróbia na intensidade apropriada para manter a FCA da prescrição do exercício para a duração recomendada. Essa parte do programa dura pelo menos 20 minutos, em atividade de modo contínuo ou descontínuo. O monitoramento do participante pode ser realizado com utilização das escalas PSE e EPD e medidas de frequência cardíaca, frequência respiratória e S_aO_2 (oximetria).

O período de treinamento aeróbio deve ser seguido imediatamente por um período de desaquecimento, que consiste em uma lenta diminuição na intensidade do exercício, conforme o paciente se aproxima da conclusão do circuito. Ele pode ser constituído por 5 a 10 minutos de atividades aeróbias de baixo nível que fazem o sistema cardiovascular retornar lentamente para níveis próximos ao pré-exercício ou desaceleram a intensidade com turnos curtos de exercício. Novamente, há uma ênfase na respiração controlada.

Finalmente, exercícios de alongamento são realizados para manter a integridade articular e muscular e para ajudar a prevenir lesões. Exercícios de alongamento devem ser realizados durante a expiração para evitar uma manobra de **Valsalva**, que faria piorar as capacidades pulmonares do participante. Pacientes muitas vezes usam músculos acessórios da ventilação durante o programa de exercícios; por conseguinte, os músculos do pescoço e dos MMSS devem ser incorporados ao programa de alongamento.

Treinamento de força geral

Treinamento dos membros

Enquanto o treinamento de resistência cardiorrespiratória por meio de exercício aeróbio é o esteio da reabilitação pulmonar, o treinamento de força generalizada combate os efeitos sistêmicos da DPOC que resultam em fraqueza muscular periférica e ventilatória. A força tanto dos MMSS quanto dos MMII mostrou aumento com o treinamento adequado. O treinamento de força pode usar modos similares de exercício assim como o treinamento de resistência, com uma mudança para maior resistência e menos repetições (i. e., aumentar a angulação da esteira, aumentar a resistência na bicicleta ergométrica ou no ergômetro de braço), ou pode ser prescrito o treino de peso de grupos musculares determinados. Os participantes devem ser encorajados a não utilizar a manobra de Valsalva durante o treinamento porque isso pode prejudicar a troca ventilatória e afetar o desempenho do exercício.

Treinamento muscular ventilatório

Os pacientes com DPOC podem ter musculatura inspiratória fraca, o que se traduz em falta de ar e limitações para o exercício.[79] Os dispositivos de treinamento muscular ventilatório fornecem resistência à fase inspiratória, à fase expiratória ou ambas as fases de ventilação, de modo a aumentar a força e a resistência dos músculos de ventilação. A Figura 12.13 mostra um tipo de dispositivo de treinamento muscular ventilatório (Philips Healthcare, Andover, MA). Muitos estudos têm demonstrado que o uso desses dispositivos tem a capacidade de aumentar a força muscular ventilatória e a resistência, especialmente na presença de fraqueza muscular respiratória conhecida.[90-94] Os treinadores musculares ventilatórios também têm sido estudados por sua capacidade de alterar a percepção de dispneia. Vários pesquisadores demonstraram uma diminuição na intensidade da dispneia com o treinamento muscular ventilatório durante a execução de AVD e durante o exercício.[92,95,97,98] A pesquisa atual sobre os benefícios do treinamento muscular ventilatório pode ser encontrada no Quadro 12.4, Resumo de evidências.

Ainda não está claro se treinar os músculos de ventilação sozinhos se traduz de forma direta em uma melhora funcional clinicamente significativa. Alterações significativas do ponto de vista estatístico nos dados do TC-6M e do 10-MSWT foram demonstradas com o treinamento muscular ventilatório.[92,93,95,98] No entanto, essas mudanças nem sempre se traduzem em uma melhoria clinicamente significativa. Por exemplo, deve ser realizada uma mudança de mais de 54 metros no TC-6M para ser clinicamente significativa.[69] Embora Hill et al.[98] tenham encontrado um aumento estatisticamente significativo na distância do TC-6M nos pacientes do grupo de tratamento muscular ventilatório, o aumento foi menor do que 54 metros, o que significa que o aumento pode não ser de valor clínico. Seguindo uma metanálise, Lotters et al.[90] indicam que a capacidade de afetar a melhora da função por meio do uso de treinamento muscular ventilatório está ainda a ser determinada. Em pacientes com doença pulmonar grave e fraqueza muscular ventilatória documentada, o treinamento melhora a força e a resistência muscular ventilatória e diminui a dispneia.[79,94] No entanto, em pacientes com doença pulmonar leve a moderada, o treinamento não melhorou significativamente a função muscular ventilatória. O uso de um dispositivo de treinamento muscular ventilatório específico deve ser feito individualmente, com base no tipo de doença, na gravidade da doença, na presença de fraqueza muscular inspiratória e na motivação do participante.[79]

Progressão do exercício

A idade do paciente, a capacidade funcional, os sintomas e a gravidade da doença devem ser considerados antes de qualquer alteração na prescrição de exercício. A progressão do exercício é adequada quando o indivíduo percebe a sessão de exercício como fácil (menor PSE ou alvo de dispneia) ou quando a mesma carga de trabalho de exercício é realizada com uma frequência cardíaca inferior, isto é, quando o indivíduo se adapta fisiologicamente ao exercício.

A progressão de exercícios deve primeiro ser dirigida para o aumento do número de minutos contínuos de exercício e diminuição da quantidade de tempo gasto em exercício de baixa intensidade ou períodos de descanso. Quando puderem ser realizados 20 minutos de atividade contínua, um aumento na duração ou intensidade do exercício pode ser proposto. A frequência deve ser ajustada conforme necessário, com base na duração e na intensidade.

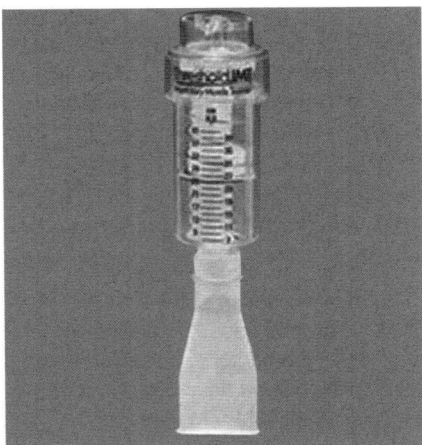

Figura 12.13 Um tipo de dispositivo de treinamento muscular ventilatório. Este é um treinador muscular inspiratório Threshold® para uso na melhoria da força e resistência dos músculos da inspiração. (Foto cortesia de Phillips Respironics, Murrysville, PA.)

Quadro 12.4 Resumo de evidências
Treinamento muscular ventilatório

Referência	Amostra	Método/ intervenção	Duração	Resultados	Comentários
Scherer et al.[91] (2000)	30 pacientes com DPOC, VEF_1 de 50-52% do previsto, <15% de melhoria do VEF_1 com broncodilatação	ECR com dois grupos: 1. Tratamento: treinamento de resistência muscular respiratória, com uso de um dispositivo de treinamento muscular ventilatório. 2. Controle: uso de espirometria de incentivo.	Ambos os grupos treinaram duas vezes por dia, 15 min por sessão, 5 dias por semana, durante 8 semanas. Grupo de tratamento: os aparelhos de treino foram ajustados em uma frequência de 60% da VVM e o volume corrente de 50-60% da CV.	Aumento significantivo na resistência muscular respiratória pós-treino. Aumentos significativos na $PE_{máx}$, no TC-6M, no pico de $\dot{V}O_2$ e nos componentes físicos de SF12, depois do treino. Não há diferença entre em grupos na $PI_{máx}$ ou no componente mental do SF12 após o treinamento. Não há diferença entre os grupos no índice de dispneia ou na resistência na esteira depois do treinamento.	Os aparelhos de treino não foram um Threshold® ou treinador de resistência, mas um dispositivo que utilizou um volume corrente (VC) e frequência fixos, em vez da resistência, para proporcionar o treinamento de resistência.
Riera et al.[92] (2001)	20 pacientes com DPOC grave e $VEF_1 < 50\%$	Ensaios clínicos controlados randomizados com 2 grupos: 1. Tratamento: TMI a 60% de $PI_{máx}S$. 2. Controle: zero resistência aplicada por meio de medidor de fluxo.	Grupos de tratamento e de controle: 15 min de treinamento no dispositivo, 2×/dia, 6 dias/semana por 6 meses. Ambos os grupos usaram medidor de fluxo, com diferentes resistências (ver método).	Aumento significativo na $PI_{máx}S$ e $PI_{máx}$ depois do treino. Aumento significativo na distância 10-MSWT, depois do treino. Significativo decréscimo na dispneia depois do treino. Melhoria significativa nos valores do QRC (QV). Nenhuma mudança significativa no $\dot{V}O_{2máx}$, $VM_{máx}$ ou $W_{máx}$ foi encontrada em ambos os grupos após treinamento. Nenhuma alteração significante da taxa de esforço percebido foi encontrada em ambos os grupos após o treinamento.	O programa de treinamento domiciliar teve 60% de pressão inspiratória sustentada, isto é, aproximadamente 30% da $PI_{máx}$. O dispositivo controlava o tempo de inalação e exalação mediante *feedback* visual.

(continua)

Quadro 12.4 Resumo de evidências *(continuação)*
Treinamento muscular ventilatório

Referência	Amostra	Método/intervenção	Duração	Resultados	Comentários
Weiner et al.[93] (2003)	32 pacientes com DPOC, $VEF_1 < 50\%$ do previsto	Ensaio clínico controlado randomizado com 3 grupos de tratamento + 1 grupo de controle: 1. Grupo TMIE: alta carga TMI e baixa carga TME 2. Grupo TMEE: alta carga TME e baixa carga TMI. 3. Grupos TMEE e TMIE: alta carga TMI e TME. 4. Grupo de controle: baixa carga TMI e TME.	1h/dia (30 min de TMI e 30 min de TME), 6 dias/semana, durante 3 meses. A alta carga foi aumentada para 60% da máxima no final do primeiro mês. A baixa carga foi de 7 cm H_2O de pressão.	Os grupos que treinaram a musculatura inspiratória mostraram um aumento significativo da $PI_{máx}$. Os grupos que treinaram a musculatura expiratória mostraram aumento significativo da $PE_{máx}$. Houve significativo aumento do TC-6M nos grupos de tratamento. Houve significativa mudança nos escores de dispneia apenas nos grupos TMIE e TMEE+TMIE. Houve mudança significativa na percepção de dispneia somente no grupo TMIE e no TMEE+TMIE.	Amostra de pequeno tamanho com apenas 8 participantes por grupo. Os aumentos no TC-6M foram estatisticamente significativos, mas o TMEE e o TMEE+TMIE não alcançaram significância clínica na melhora desse teste (> 54m).
Beckerman et al.[95] (2005)	42 pacientes com DPOC, $VEF_1 < 50\%$ do previsto.	Ensaio clínico controlado randomizado com 2 grupos: 1. Tratamento: começou TMI com 15% da $PI_{máx}$ de carga, aumentando até 60% em 4 semanas e aumentando a $PI_{máx}$ para manter 60% a cada nova semana.	Ambos os grupos foram treinados durante 15 min, 2 vezes/dia, 6 dias por semana, durante 12 meses. O treino do primeiro mês foi no local do centro de reabilitação, os próximos 11 meses foram nas casas com telefonemas diários e visitas semanais. As avaliações ocorreram em 3, 6, 9 e 12 meses.	A significativa melhora no TC-6M no grupo de tratamento começou aos 3 meses com pequenos ganhos, que seguiram durante os próximos 9 meses. Nenhuma mudança no grupo de controle. Força muscular inspiratória: aumento estatisticamente significativo na $PI_{máx}$ do grupo de tratamento (não no grupo de controle) começando aos 3 meses e continuando durante o curso do estudo.	O contato diário por 1 ano com um profissional de saúde não é razoável; portanto a capacidade de se replicar este estudo é questionável. Onze dos 42 participantes não completaram o programa (6 morreram).

(continua)

Quadro 12.4 Resumo de evidências *(continuação)*
Treinamento muscular ventilatório

Referência	Amostra	Método/ intervenção	Duração	Resultados	Comentários
		2. Controle: treinamento com F-TMI, com uma carga baixa conhecida por não melhorar a força muscular inspiratória.		Dispneia: o grupo de tratamento mostrou uma diminuição significativa na dispneia, começando aos 6 meses em comparação com o grupo de controle. A QVRS como medida pelo QRSG melhorou significativamente no grupo de controle, começando aos 6 meses.	Houve uma diminuição na duração das internações hospitalares no grupo de tratamento; o número de exacerbações que requerem hospitalização foi semelhante entre os grupos.
Weiner e Weiner[96] (2006)	28 pacientes com DPOC (VEF_1 de 36-39% do previsto) e fraqueza muscular inspiratória documentada	Ensaio clínico controlado randomizado com 2 grupos: 1. Tratamento: começou TMI com 15% de carga da $PI_{máx}$, aumentando para 60% em 4 semanas e aumentando para manter 60% da nova $PI_{máx}$ semanal. 2. Controle: TMI em carga constante de 7 cm H_2O.	O treinamento ocorreu 6 dias por semana, 1h/dia, por 8 semanas para cada grupo.	Aumento estatisticamente significativo na $PI_{máx}$ no grupo de treinamento (46,1 para 58,7 cm H_2O). Sem mudanças no grupo de controle.	O aumento da $PI_{máx}$ foi também correlacionado com um aumento das taxas de pico de fluxo inspiratório. Essas altas taxas de fluxo irão melhorar a deposição do medicamento nos pulmões quando do uso de um inalador de pó seco.
Magadle et al.[97] (2007)	34 pacientes com DPOC (VEF_1 de 45-46% do previsto) atualmente matriculados em um programa de reabilitação pulmonar de 12 semanas de EGR	Ensaio clínico controlado randomizado com 2 grupos de TMI ou F-TMI, além de continuar o EGR por outros 6 meses: 1. O grupo de tratamento começou o treinamento TMI com carga de 15% da $PI_{máx}$, aumentando para 60% em 4 semanas e aumentando para manter 60% da nova $PI_{máx}$ semanal.	O programa de reabilitação pulmonar foi de 1,5h/dia, 3 vezes por semana, durante as primeiras 12 semanas. Os próximos 6 meses incluíram 1h/dia, 3 dias/semana de EGR para ambos os grupos.	Após as primeiras 12 semanas de EGR, houve significativo aumento no TC-6M em todos os participantes. Não houve melhora significativa na percepção de dispneia ou nos escores do QRSG.	A adição de TMI causa mudanças nas medidas de QV e nos escores de dispneia, que não foram encontradas em programas de reabilitação pulmonar somente com EGR.

(continua)

Quadro 12.4 Resumo de evidências *(continuação)*
Treinamento muscular ventilatório

Referência	Amostra	Método/intervenção	Duração	Resultados	Comentários
		2. O grupo de controle usou F-TMI, o mesmo dispositivo que o grupo de tratamento, mas definiu uma carga fixa, suficientemente baixa, de forma a não proporcionar efeito de treinamento.	O TMI foi realizado diariamente, 6×/semana, pelas 8 semanas seguintes. É difícil distinguir como os grupos foram tratados entre si.	Após adicionar o TMI e o F-TMI ao EGR, não houve melhora adicional ao TC-6M em qualquer grupo. O grupo de tratamento mostrou um significativo aumento na $PI_{máx}$ e significativa melhora na dispneia percebida e no QRSG, quando comparado ao grupo de controle.	Como a queixa principal do paciente é frequentemente dispneia ou perda de função, este artigo é convincente na sua recomendação para adicionar TMI a um programa de reabilitação pulmonar já existente.
Hill et al.[98] (2006)	35 indivíduos com DPOC (VEF_1 de 37,4% do previsto)	Ensaio clínico controlado randomizado com 2 grupos: 1. Tratamento (H-TMI) com uso do máximo de carga tolerável por 2 min, seguido por 1 min de repouso, repetido 7 vezes. 2. Controle: F-TMI com uso de uma carga constante de 10% da $PI_{máx}$ de base, ao longo do treinamento.	As sessões foram de 21 min, 3×/semana, por 8 semanas, para ambos os grupos.	A força muscular inspiratória aumentou significativamente em 29% no H-TMI, enquanto no grupo F-TMI aumentou 8%. A resistência muscular inspiratória aumentou 56% no grupo H-TMI, enquanto no grupo F-TMI permaneceu inalterada. O TC-6M aumentou 27 m no grupo H-TMI, com nenhuma alteração no grupo F-TMI. As medidas de qualidade de vida na dispneia e seus domínios principais aumentaram em ambos os grupos. O grupo H-TMI também mostrou melhora no domínio da fadiga e no funcionamento emocional.	Apesar de os resultados mostrarem um aumento de 27 m no TC-6M, um aumento de 54 m é necessário para ser clinicamente significativo. Portanto, apesar de existir uma mudança significativa no TC-6M, ela não se refere necessariamente a uma melhora clínica.

TC-6M = teste de caminhada de 6 minutos; QRC = questionário respiratório crônico; TME = treinamento muscular expiratório; EGR = exercícios gerais de recondicionamento; TEP = teste de esforço progressivo; H-TMI = treinamento muscular inspiratório de alta intensidade; QVRS = qualidade de vida relacionada à saúde; TMI = treinamento muscular inspiratório; PIM = pressão inspiratória máxima; VVM = ventilação voluntária máxima; $PE_{máx}$ = pressão expiratória máxima; $PI_{máx}$ = pressão inspiratória máxima; QV = qualidade de vida; TMEE = treinamento muscular expiratório específico; SF12 = Curto formulário de pesquisa 12; QRSG = Questionário respiratório de St. George; F-TMI = falso treinamento muscular inspiratório; TMIE = treinamento muscular inspiratório específico; $PI_{máx}S$ = pressão inspiratória máxima sustentada; 10-MSWT: teste vai e vém de 10 metros; $VM_{máx}$ = ventilação máxima minuto; $\dot{V}O_{2máx}$ = consumo máximo de oxigênio; $W_{máx}$ = carga máxima de trabalho.

Duração do programa

A melhora da tolerância ao exercício pode ocorrer em diversas configurações: um programa de reabilitação hospitalar em regime de internamento, um programa de reabilitação pulmonar ambulatorial ou um programa domiciliar.[1] Em função do tempo limitado de permanência em internações hospitalares para muitos pacientes, a maioria dos aumentos da capacidade funcional ocorre em um programa de reabilitação pulmonar ambulatorial ou domiciliar. Geralmente, exercícios de condicionamento são realizados até três vezes por semana ao longo de 6 a 12 semanas.[79] No final do programa de reabilitação, mensurações de qualidade de vida e de dispneia devem ser novamente fornecidas para avaliar os benefícios da reabilitação pulmonar para cada participante. Um acompanhamento de TC-6M ou de 10-MSWT deve ser repetido no final do programa para avaliar a mudança de condicionamento aeróbio de cada participante. As habilidades de exercício adquiridas em um programa de reabilitação pulmonar mostraram diminuição gradual ao longo de 12 a 18 meses, após a conclusão do programa. Programas de reabilitação pulmonar que duram mais de 12 semanas têm mostrado maiores benefícios prolongados do que programas mais curtos.[79]

Uma triste realidade é que os pacientes com disfunção pulmonar muitas vezes têm menor capacidade de exercício após uma exacerbação de sua doença. Não está claro, atualmente, se os repetidos turnos de reabilitação pulmonar são benéficos para pacientes com doença pulmonar.[99] O apoio contínuo na forma de grupos de autoajuda e grupos de exercício em comunidade é essencial para a manutenção do novo nível de atividade física obtido com a reabilitação pulmonar.[1]

Programas de exercícios domiciliares

Um programa de exercícios domiciliares (PED) começa quando o participante está matriculado em um programa de reabilitação pulmonar. Sempre que apropriado (com base na resposta ao exercício e dados de laboratório), o participante pode ser inserido nas atividades de exercícios domiciliares. O paciente usa um registro de exercícios para gravar parâmetros, tais como frequência cardíaca no exercício, PSE, cargas de exercício e quaisquer dúvidas que possam surgir sobre o PED (Fig. 12.14). Em intervalos regulares, o fisioterapeuta analisa os dados e ajusta o PED conforme necessário. A progressão a um PED independente é um objetivo importante da reabilitação para promoção de um compromisso ao longo da vida com o exercício.

Equipe multidisciplinar

Apesar de o treinamento físico aeróbio ser parte integrante da reabilitação pulmonar, os pacientes necessitam de serviços e informações adicionais para otimizar a sua capacidade de exercício e melhorar a qualidade de vida. As seções a seguir abordam outros elementos de um programa de reabilitação pulmonar: educação do paciente, técnicas de remoção de secreção e **atividade regulada**. A cessação do tabagismo também deve ser considerada como um componente de reabilitação pulmonar. (Ver a seção a respeito da cessação do tabagismo na seção de Tratamento médico deste capítulo.)

Educação do paciente

O conceito de automanejo é promovido em sessões educacionais individuais e em grupo no programa de reabilitação pulmonar.[79] Aos participantes é dedicado tempo individual, um a um, para identificar as suas próprias necessidades e abordar questões que sejam particulares para eles mesmos. Os benefícios das discussões em grupo incluem o apoio dos colegas sobre sentimentos ou necessidades do paciente, a aprendizagem com as experiências e perguntas de outras pessoas e a socialização que apenas um grupo pode fornecer. Os principais componentes de um programa de educação para o paciente estão apresentados no Quadro 12.5.

A educação faz com que seja possível para o paciente assumir a responsabilidade pelo seu próprio bem-estar. O paciente realizará as atividades necessárias para produzir o resultado desejado somente se ele souber o que fazer, souber como fazê-lo e também desejar fazê-lo. Essa teoria da autoeficácia para o paciente com doença pulmonar começa com uma rotina diária que inclui autoavaliação, adesão a um calendário de medicação, desempenho de técnicas de desobstrução das vias aéreas, AVD reguladas e PED apropriado.

A autoavaliação é utilizada para reconhecer o primeiro sinal de exacerbação da doença: aumento da dispneia, diminuição da tolerância ao exercício, alteração nas taxas de fluxo pulmonar, alteração na cor ou consistência da expectoração, edema podal ou qualquer outra alteração significativa a partir da linha de base inicial. Um protocolo de exacerbação é concebido individualmente e inclui um conjunto de instruções padronizadas consistente com a doença do participante e suas habilidades. Essas instruções podem incluir o uso de técnicas de desobstrução de vias aéreas, técnicas com ritmo regulado ou uma mudança na prescrição do exercício, bem como um contato com o médico de cuidados primários para uma avaliação dos sintomas e do tratamento farmacológico.

O manejo da doença pulmonar pode ser ensinado por meio de programas de educação que abordam as necessidades dos indivíduos com doenças pulmonares. Em comparação com o ensino geral sozinho, a educação como parte de um programa de reabilitação pulmonar abrangente e individualizado produziu significativa melhora

Registro de atividade

Semana de: _____

Exercício aeróbio

	Segunda-feira	Terça-feira	Quarta-feira	Quinta-feira	Sexta-feira	Sábado	Domingo
Método							
Frequência cardíaca média							
PSE média							
Dispneia média							
Horário do início							
Horário do fim							
Comentários:							

Exercício de alongamento:

	Segunda-feira	Terça-feira	Quarta-feira	Quinta-feira	Sexta-feira	Sábado	Domingo
Tipo							
Peso							
# de repetições							
Comentários:							

Figura 12.14 Um registro de exercício que pode ser utilizado para acompanhar a capacidade do paciente para se exercitar tanto durante o programa de reabilitação pulmonar, como independente dele.

Quadro 12.5 Tópicos de Educação

- Anatomia e fisiologia da doença respiratória
- Técnicas de desobstrução de vias áereas
- Diretrizes nutricionais
- Técnicas de economia de energia
- Manejo do estresse e relaxamento
- Benefícios de não ser tabagista
- Impacto de fatores ambientais sobre a DPOC
- Farmacologia/uso de ID
- Sistemas de fornecimento de oxigênio
- Aspectos psicossociais da DPOC
- Técnicas de diagnóstico
- Manejo da DPOC
- Recursos comunitários
- Exercício: efeitos, contraindicações, adesão

DPOC = doença pulmonar obstrutiva crônica; ID = inaladores dosimetrados

das capacidades de exercício, diminuiu a dispneia e melhorou a autoeficácia.[100] Uma vez que o paciente tenha progredido graças à reabilitação pulmonar, o acesso a novas informações e o apoio contínuo são possíveis por meio de grupos de apoio comunitários (p. ex., o *Better Breathing Club* [Clube Respirando Melhor], patrocinado pela American Lung Association).

Técnicas de remoção de secreção

A retenção de secreção pode interferir na ventilação e na difusão de oxigênio e dióxido de carbono em alguns pacientes com doença pulmonar. Os pacientes com retenção de secreção podem melhorar o seu desempenho no exercício se técnicas adequadas de remoção de secreção forem executadas antes da atividade física. O padrão de prática preferido do

Guide to Physical Therapist Practice para esses indivíduos seria o 6C-1: ventilação, respiração e capacidade aeróbia prejudicadas associadas a disfunção da desobstrução das vias aéreas.[53] Um programa individualizado de técnicas de remoção de secreção voltado para as áreas de comprometimento pode otimizar a ventilação e, portanto, a capacidade de troca gasosa. As técnicas de remoção de secreção incluem programas que dependem de um cuidador (drenagem postural, percussão e vibração) ou programas independentes, tais como a técnica do ciclo ativo da respiração (TCAR); pressão expiratória positiva (PEP), como o Sistema de Terapia de PEP TheraPEP® (Smiths Medical, Dublin, OH); dispositivos de oscilação de vias aéreas, como o Flutter® (Cardinal Health, Dublin, OH) ou o Acapella® (Smiths Medical, Dublin, OH); ou dispositivos de compressão torácica de alta frequência (CTAF) como o Sistema Vest® (Hill-Rom, St. Paul, MN).

Técnicas de remoção manual de secreção

Drenagem postural

O posicionamento do paciente, de modo que o brônquio do segmento do pulmão envolvido esteja perpendicular ao chão, é a base para a **drenagem postural**. Com o uso da gravidade, essas posições auxiliam o sistema de transporte mucociliar na remoção de secreções excessivas da árvore traqueobrônquica. As posições-padrão de drenagem postural estão apresentadas na Fig. 12.15. Apesar de essas posições de drenagem postural serem ótimas para a drenagem por gravidade de segmentos específicos do pulmão, tal posicionamento pode não ser realista para alguns pacientes. A modificação dessas posições-padrão pode evitar efeitos indesejáveis e ainda melhorar a remoção de secreção. O Quadro 12.6 lista precauções que devem ser consideradas antes de instituir a drenagem postural para os pacientes com sinais e sintomas de aumento diário de secreções pulmonares. Essas não são contraindicações absolutas, mas precauções relativas. A lista não pretende ser inclusiva; no entanto, ela fornece uma série de considerações que devem ser abordadas antes de se instituir a drenagem postural.

Percussão

A **percussão** é uma força ritmicamente aplicada com as mãos do fisioterapeuta em concha sobre a parede torácica do paciente. A técnica de percussão é aplicada a uma área específica no tórax que corresponde a um segmento pulmonar envolvido subjacente. A técnica é geralmente administrada durante 3 a 5 minutos em cada segmento pulmonar envolvido. Considera-se que a percussão libera as secreções pulmonares da parede das vias aéreas e dentro do lúmen da via aérea. Com o acoplamento da percussão mais a posição de drenagem postural adequada para um segmento específico do pulmão, a probabilidade de remoção de secreção é reforçada. Em virtude de a percussão ser uma força dirigida ao tórax, existem condições que exigem cautela com essa técnica, tais como uma costela fraturada, tórax instável, osteoporose, estudos elevados de coagulação ou uma contagem de plaquetas reduzida. Esses exemplos não são abrangentes, mas eles proporcionam algumas apresentações de pacientes que podem exigir a modificação (uma força suave aplicada ao tórax) ou a eliminação da técnica de percussão.

Vibração

Na sequência de uma inalação profunda, uma manobra vigorosa é aplicada com as mãos do terapeuta abertas na caixa torácica durante toda a fase expiratória da respiração. Essa **vibração** é aplicada a uma área específica no tórax que corresponde ao segmento pulmonar envolvido subjacente. Cinco a sete respirações profundas com vibração na exalação são adequadas para acelerar a remoção de secreções através do sistema de transporte mucociliar. A vibração é comumente utilizada após a percussão na posição de drenagem postural adequada. Como essa técnica consiste em uma força aplicada ao tórax, as mesmas considerações musculoesqueléticas e circulatórias são necessárias, assim como ocorre na aplicação de percussão.

Desobstrução das vias aéreas

Uma vez que as secreções foram mobilizadas com drenagem postural, percussão e vibração, a tarefa de remover as secreções das vias aéreas é realizada com utilização de uma técnica de desobstrução das vias aéreas. A tosse é o meio mais comum e mais fácil de limpar as vias aéreas. Contudo, deve-se notar que as altas pressões intratorácicas, tais como as que são geradas durante a tosse, podem forçar o fechamento das pequenas vias aéreas em alguns pacientes com doenças pulmonares obstrutivas. Por causa do aprisionamento de ar na via aérea fechada, a expulsão forçada de ar durante a tosse torna-se ineficaz na remoção de secreções. O *huffing* é um método alternativo de limpeza das vias aéreas que é útil para os pacientes com doença pulmonar obstrutiva. O *huffing* usa muitos dos mesmos passos da tosse, sem criar as altas pressões intratorácicas. Pede-se ao paciente que faça uma respiração profunda e, em seguida, contraia rapidamente os músculos abdominais, enquanto força dizendo "RA RA RA". Isso permite uma expiração forçada através de uma via aérea aberta estabilizada e faz com que a remoção de secreção seja mais eficaz.[101]

Técnicas do ciclo ativo da respiração

TCAR é um programa de exercícios de respiração independente que o paciente pode realizar para limpar as secreções das vias aéreas, que inclui: (1) uma fase de controle da respiração; (2) exercícios de expansão torácica; e (3) uma téc-

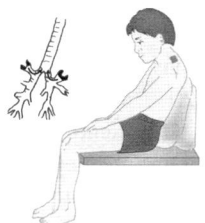

LOBOS SUPERIORES Segmentos apicais

Cama ou mesa de drenagem plana.
O paciente senta-se de costas para um travesseiro em um ângulo de 30°, contra o fisioterapeuta.
O fisioterapeuta bate com a mão marcadamente em concha sobre a área entre a clavícula e o topo da escápula em cada lado.

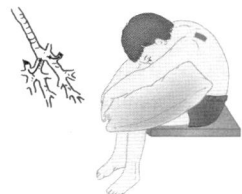

LOBOS SUPERIORES Segmentos posteriores

Cama ou mesa de drenagem plana.
O paciente se inclina sobre um travesseiro dobrado a um ângulo de 30°.
O fisioterapeuta se posiciona atrás do paciente e bate sobre a parte superior das costas em ambos os lados.

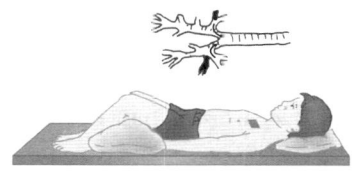

LOBOS SUPERIORES Segmentos anteriores

Cama ou mesa de drenagem plana.
O paciente deita-se de costas, com o travesseiro sob os joelhos.
O fisioterapeuta bate entre a clavícula e o mamilo de cada lado.

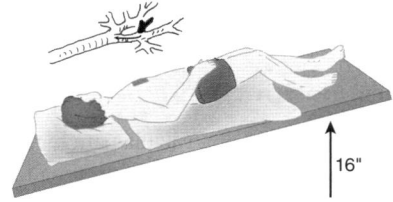

LOBO MÉDIO DIREITO

Mesa ou cama elevada nos pés em cerca de 40 cm.
O paciente deita-se com a cabeça para baixo no lado esquerdo e roda ¼ para trás. Um travesseiro pode ser posicionado atrás do ombro até o quadril.
Os joelhos devem estar flexionados.
O fisioterapeuta bate sobre a área do mamilo direito. Em mulheres com mama desenvolvida ou com sensibilidade local, usam-se mãos em concha com a região hipotenar sob a axila e os dedos estendidos na direção abaixo da mama.

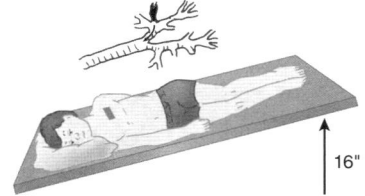

LOBO SUPERIOR ESQUERDO Segmentos singulares

Mesa ou cama elevada nos pés em cerca de 40 cm.
O paciente deita-se com a cabeça para baixo no lado direito e roda ¼ para trás. O travesseiro pode ser posicionado atrás do ombro até o quadril. Os joelhos devem estar flexionados.
O fisioterapeuta bate com a mão moderadamente em concha sobre a área do mamilo esquerdo. Em mulheres com mama desenvolvida ou sensibilidade usa-se a mão em concha com a região hipotenar abaixo da axila e os dedos estendidos na direção abaixo da mama.

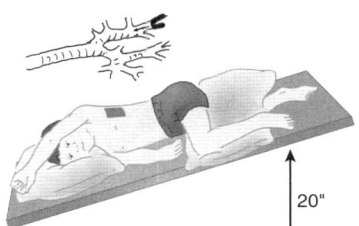

LOBOS INFERIORES Segmentos basais anteriores

Mesa ou cama elevada nos pés em cerca de 50 cm.
O paciente deita-se de lado, cabeça para baixo, travesseiro sob os joelhos.
O fisioterapeuta bate com a mão levemente em concha sobre as costelas inferiores. (A posição mostrada é para a drenagem do segmento basal anterior esquerdo. Para drenar o segmento basal anterior direito, o paciente deve estar no lado esquerdo na mesma postura.)

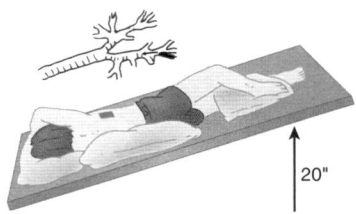

LOBOS INFERIORES Segmentos basais laterais

Mesa ou cama elevada nos pés em cerca de 50 cm.
O paciente deita-se em decúbito ventral, cabeça para baixo, e roda ¼ para cima. A coxa está flexionada sobre o travesseiro para suporte.
O fisioterapeuta bate sobre a porção superior das costelas inferiores. (A posição mostrada é para drenagem do segmento basal lateral direito. Para drenar o segmento basal lateral esquerdo, o paciente deve deitar-se no lado direito, na mesma postura).

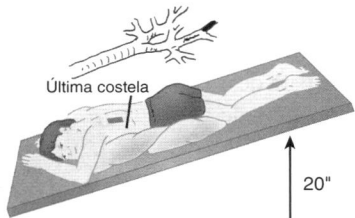

LOBOS INFERIORES Segmentos basais posteriores

Mesa ou cama elevada nos pés em cerca de 50 cm.
O paciente deita-se em decúbito ventral, com a cabeça para baixo, com um travesseiro sob os quadris.
O fisioterapeuta bate sobre as costelas inferiores perto da coluna de cada lado.

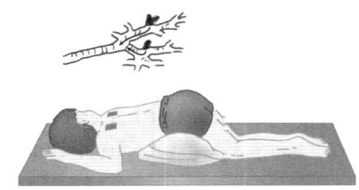

LOBOS INFERIORES Segmentos superiores

Mesa ou cama plana.
O paciente deita-se em decúbito ventral com dois travesseiros sob os quadris.
O fisioterapeuta bate sobre o meio das costas na espinha da escápula em ambos os lados da coluna vertebral.

Figura 12.15 Posições utilizadas para drenagem postural. (De Rothstein, J, Roy, S, e Wolf, S: *The Rehabilitation Specialist's Handbook*, ed 3. FA Davis, Philadelphia, 2005, p.444, com permissão.)

nica de expiração forçada. A TCAR começa com alguns minutos de fase de controle da respiração, definida como respiração de volume corrente, diafragmática, relaxada. Em seguida, são realizados três a quatro exercícios de expansão torácica, definidos como inalações profundas com 3 segundos de retenção seguidas por uma expiração passiva. Segue-se um retorno à fase de controle da respiração. Dependendo das necessidades do paciente, essa fase de controle da respiração pode durar de segundos a minutos. Se o paciente sentir que existem secreções prontas para serem movidas para cima, em seguida, a técnica expiratória forçada completará o ciclo. Se as secreções não estiverem prontas para serem movidas, o paciente retorna para os exercícios de expansão torácica, seguidos por outro período de controle da respiração para o descanso e para o paciente avaliar o estado de secreções em suas vias aéreas. A técnica expiratória forçada, definida como

Quadro 12.6 Precauções para a drenagem postural

Precauções para a utilização da posição com cabeça mais baixa que os pés (Trendelenburg), em decúbito dorsal:

- Circulatória: insuficiência cardíaca congestiva, hipertensão
- Pulmonar: edema pulmonar, falta de ar agravada com a posição da cabeça abaixada
- Abdominal: obesidade, distensão abdominal, hérnia hiatal, náuseas, consumo de alimentos recente ou qualquer precaução específica para cada paciente

Precauções para o uso da posição deitada de lado:

- Vascular: enxerto de *bypass* axilofemoral
- Musculoesquelética: artrite, fratura de costela recente, bursite de ombro, tendinite ou quaisquer precauções específicas do paciente

um ou dois *huffings* a partir do volume corrente que desce para volumes pulmonares baixos, é usada para mover secreções mais altas nas vias aéreas maiores. A técnica de expiração forçada é seguida por um período de descanso com controle da respiração. Ao usar a TCAR, as secreções são "sugadas" das vias aéreas menores para as maiores. Uma vez que as secreções estejam nas grandes vias aéreas, *huffings* a partir de volumes pulmonares médios ou altos irão remover as secreções das vias aéreas. Essa técnica independente demonstrou ser tão eficaz quanto a drenagem postural, a percussão e a vibração.[102] A Figura 12.16 enfatiza que o paciente começa no controle de respiração e sempre retorna a esse controle para descanso e para a própria avaliação sobre o seu estado antes de mudar para a expansão torácica com retenção da respiração ou para a técnica de expiração forçada.

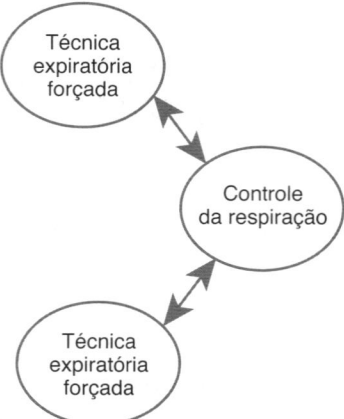

Figura 12.16 O ciclo ativo da respiração começa com o controle da respiração. Todas as escolhas são feitas a partir da fase de controle da respiração. Depois de cada escolha, expansão torácica ou técnica expiratória forçada, o paciente retorna ao controle da respiração para descansar e fazer a próxima escolha.

Dispositivos orais de oscilação de vias aéreas

Os dispositivos de oscilação das vias aéreas, tais como o Flutter® ou o Acapella® (Fig. 12.17), alteram o fluxo de ar exalado ao longo das vias aéreas. O paciente inala em uma respiração de tamanho normal. Durante a expiração ativa através do dispositivo, o ar exalado faz uma pressão de ar intermitente para trás, que agita as vias aéreas. O procedimento usual é exalar aproximadamente 10 respirações através do dispositivo, seguido por dois grandes volumes exalados através do dispositivo e, finalmente, um *huffing* ou tosse para limpar as secreções mobilizadas. Essa rotina é repetida até que as secreções sejam limpas dos pulmões. O dispositivo de oscilação das vias aéreas tem demonstrado ajudar na remoção de secreções de vias aéreas.[103,104]

Pressão expiratória positiva

Os dispositivos de PEP incluem uma válvula para regular a resistência expiratória (Fig. 12.18). A inalação em uma respiração de tamanho normal, através da máscara ou bocal, é feita sem resistência. A exalação ativa se dá contra uma pressão expiratória positiva, que mede 10 a 20 cm H_2O. Uma sessão de tratamento dura aproximadamente 10 a 20 minutos com pausas frequentes para remover a máscara de forma que o paciente possa realizar o *huffing* para eliminar secreções.

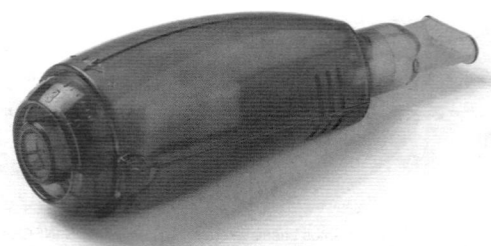

Figura 12.17 O dispositivo Acapella® usado para um programa independente de remoção de secreções. (Cortesia de Smith Medical, Dublin OH, 43017.)

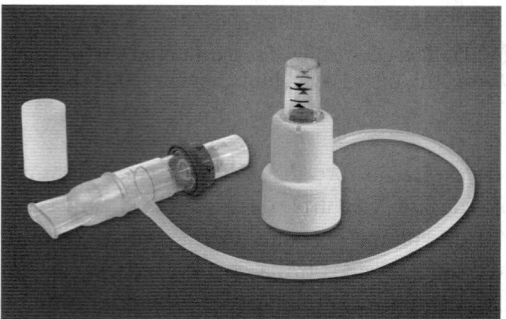

Figura 12.18 O sistema de PEP para um programa independente de remoção de secreção. (Cortesia de Smith Medical, Dublin OH, 43017.)

A sessão estará concluída quando todas as secreções forem eliminadas das vias aéreas. A PEP demonstrou ser tão eficaz quanto a drenagem postural, a percussão e a vibração.[105,106]

Dispositivos de compressão torácica de alta frequência

Os dispositivos de CTAF usam um colete inflável com canais de ar, que é usado sobre o tórax do paciente (Fig. 12.19). O colete é ligado a um compressor de ar que proporciona rapidamente pequenos volumes de ar dentro e fora do colete. A inflação do colete provoca a compressão da parede torácica e a deflação permite que a parede do tórax recue de volta à sua posição de descanso. O paciente assume uma posição sentada confortável para os tratamentos, que duram entre 20 e 30 minutos. Pode-se usar o *huffing* para limpar as secreções a qualquer momento durante o tratamento. A compressão da parede torácica de alta frequência demonstrou ser tão eficaz quanto outras técnicas de remoção de secreção.[107]

Exercícios respiratórios

A respiração com os lábios franzidos envolve uma inspiração sem resistência seguida por uma expiração oral ativa através da boca aberta e estreitada (ou franzida). Quando a respiração com os lábios franzidos é utilizada por pacientes com DPOC, ela pode atrasar ou impedir o colapso das vias aéreas, permitindo uma melhor troca gasosa.[108,109] A maioria dos pacientes demonstra essa estratégia durante os períodos de dispneia e raramente precisa que a técnica seja ensinada.

Embora a respiração diafragmática tenha sido ensinada para pacientes com disfunção pulmonar crônica por anos, há pouca evidência para apoiar a sua utilização para melhorar a mecânica pulmonar.[109] Alguns pacientes necessitam do uso de músculos acessórios com o exercício, com exacerbação da sua doença ou com períodos de dispneia. O fortalecimento dos músculos acessórios da ventilação pode ser um programa de tratamento mais eficaz do que incentivar o uso de um diafragma ineficaz, com pouca capacidade para gerar força muscular e/ou com excursão muscular limitada. Em pacientes com diafragmas muito planos, o foco na respiração diafragmática pode até ser prejudicial.

Atividade regulada

Atividade regulada refere-se ao desempenho de qualquer atividade dentro dos limites ou fronteiras da capacidade de respiração do paciente. Por exemplo, uma atividade que geralmente provoca dispneia precisa ser dividida em partes componentes, de tal modo que cada componente possa ser realizado em um ritmo que não exceda as habilidades de respiração. Ao quebrar as atividades em suas partes componentes e intercalá-las com períodos de repouso entre cada componente, a atividade total pode ser concluída sem dispneia ou sem apresentar fadiga. Por exemplo, os pacientes muitas vezes acham que subir escadas causa uma grande quantidade de dispneia e desconforto. Em vez de subir todo o lance de escadas (o que geralmente é feito muito rápido e com retenção da respiração), o paciente pode ser instruído do seguinte modo: *"Respire fundo. Agora, na exalação, suba um (ou dois ou três) degrau(s). Agora recupere-se. Faça outra boa respiração e suba até o próximo (ou dois ou três) degrau(s) e recupere-se. Repita essa técnica até que o lance de escadas esteja concluído."* O paciente é capaz de atingir o topo da escada sem se tornar dispneico e sem fadiga indevida. A regulação pode e deve ser parte de cada atividade que poderia causar dispneia. A atividade regulada deve ser usada ao executar AVD, deambular, subir escadas e outras tarefas diárias. A regulação não é uma técnica para ser utilizada durante a parte aeróbia de um programa de reabilitação pulmonar. Durante o exercício, alguma falta de ar está prevista para ocorrer.

Resumo

Os programas de reabilitação pulmonar constituem um tratamento bem estabelecido para pacientes com doença pulmonar crônica. Os componentes desses programas geralmente incluem treinamento físico, treinamento de força, educação, instrução de remoção de secreção e apoio psicossocial. Os resultados da reabilitação pulmonar podem incluir aumento da capacidade aeróbia; aumento da força musculoesquelética; redução da dispneia, tanto durante o exercício quanto nas AVD e um aumento da percepção de saúde relacionada com qualidade de vida. Ganhos obtidos em programas de reabilitação pulmonar podem fazer a diferença entre um estilo de vida de dependência e um de independência. Os fisioterapeutas têm o importante papel da avaliação de pacientes, determinando seu potencial, e, por meio da prescrição de exercício e dos programas de exercícios, garantir que as metas e os resultados da reabilitação sejam alcançados.

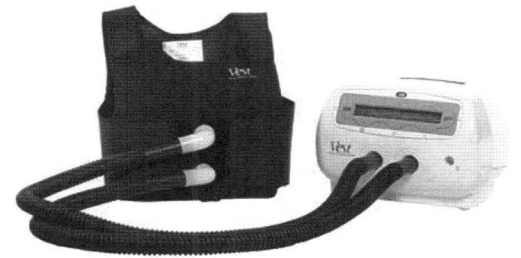

Figura 12.19 O dispositivo de compressão da parede torácica de alta frequência (o colete) pode ser utilizado para um programa independente de remoção de secreção. (Cortesia da Hill-Rom, St. Paul, MN 55126.)

Questões para revisão

1. Como a apresentação clínica da doença pulmonar obstrutiva difere da apresentação clínica da doença pulmonar restritiva?
2. Explique como uma estrutura alterada das vias aéreas leva à limitação do fluxo de ar.
3. (a) Quais seriam os sons respiratórios esperados de um paciente com DPOC (descreva a intensidade e os ruídos adventícios)? (b) Quais seriam os sons respiratórios esperados de um paciente com asma durante uma exacerbação (descrever intensidade e ruídos adventícios)?
4. Identificar os testes e as medidas necessárias para determinar a extensão da doença pulmonar.
5. Quais são os pontos pulmonares que apontam para o fim de um teste de exercício com esforço progressivo limitado por sintoma?
6. Como a prescrição de exercícios difere de um paciente com doença pulmonar leve em comparação com um paciente com doença pulmonar grave?
7. (a) Como você sabe quando o programa de exercício de um paciente progride? (b) Qual é a natureza dessa progressão? (c) Você precisa de um novo TTE para fazer progredir a carga de trabalho do exercício de um paciente?
8. Como você responderia ao comentário de um paciente que levasse mais tempo para subir escadas com a técnica de atividade regulada do que sem?
9. Elabore um plano de tratamento de remoção de secreção para um paciente com fibrose cística que possa ser realizado de forma independente antes de vir para a reabilitação pulmonar.
10. Que evidência é apresentada na literatura atual a respeito dos benefícios da reabilitação pulmonar?

Estudo de caso: paciente com DPOC

Uma mulher branca de 67 anos de idade foi admitida no hospital com um diagnóstico de pneumonia bacteriana aguda. Ela foi tratada com ventilação mecânica durante 5 dias, esteroides, antibióticos e broncodilatadores. Depois da permanência hospitalar de cuidados agudos de 7 dias, a paciente foi transferida para uma clínica de reabilitação em regime de internamento durante 7 dias. Ela agora está classificada como paciente de reabilitação pulmonar ambulatorial.

Histórico médico

DPOC, pneumonia quatro vezes ao longo dos últimos 2 anos, s/p lumpectomia da mama direita há 8 anos, histórico de tabagismo de 45 maços/ano; parou no dia da admissão no hospital por pneumonia bacteriana aguda.

Medicamentos

2 L/min de oxigênio pulsado, Atrovent (manutenção, anticolinérgico) 4 sopros quatro vezes ao dia, albuterol (resgate, beta-2 adrenérgico) 2 sopros conforme a necessidade, prednisona (manutenção, anti-inflamatório), 5 mg/dia.

Ocupação

Secretária, trabalha 32 horas/semana. Atualmente em licença médica.

Social e ambiental

Mora com o marido em casa própria. Três degraus para entrar na casa, 12 degraus dentro de casa.

Achados objetivos

Entrevista

Estado mental: desperta, alerta, fala em frases de três a quatro palavras. Histórico adequado. Queixa principal: falta de ar que limita a função. Paciente é capaz de andar aproximadamente 45 metros antes de precisar descansar para obter ar. Não há queixas de aumento das secreções. Índice de dispneia de base: comprometimento funcional, grau 1; magnitude da tarefa, grau 1; magnitude do esforço, grau 1 (ver Tab. 12.6). A paciente relata uma PSE de 6 (escala de Borg 0-10) com um lance de escadas. A paciente é dependente para fazer compras, limpar a casa e lavar roupas. O Questionário respiratório de St. George foi aplicado com uma pontuação de 54. O resultado funcional desejado para a paciente é ficar livre de oxigênio e ser capaz de cuidar dos netos, sem falta de ar.

Sinais vitais

Frequência cardíaca 72, pressão arterial 96/74, S_aO_2 em repouso 86% em ar ambiente, 98% em 2 L/min O_2 pulsado em 1 pulso/respiração, frequência respiratória de 32, temperatura de 37,0°C.

Observação, inspeção, palpação

Magra, sexo feminino, de aparência frágil com cânula nasal, cifose observada. A paciente usa a postura sentada para a frente com os braços apoiados nos braços da cadeira para melhorar a utilização do músculo acessório ventilatório. Aumento do diâmetro AP do tórax, uso da musculatura acessória em repouso; padrão de respiração simétrica com respiração com lábios semicerrados, respiração difícil. Sem distensão venosa, sem edema, sem cianose, mínimo baqueteamento evidente.

Ausculta

Diminuição dos sons respiratórios ao longo de ambos os campos pulmonares, especialmente nas bases. Sibilos no fim da expiração, na base lateral esquerda.

Força

Teste muscular manual de MI bilateral: flexão de quadril 3+/5, extensão do joelho 3+/5, flexão plantar 3+/5, dorsiflexão 4/5. Elevação bilateral do ombro, abdução, flexão do cotovelo, flexão e extensão do punho, 3+/5. A paciente é incapaz de se deitar em pronação ou supinação para testes adicionais por causa da ortopneia. Posições alternativas foram utilizadas para avaliar a força de outros músculos: todos os outros grupos musculares foram capazes de mover-se contra a gravidade e capazes de aceitar resistência moderada. Esforço inspiratório máximo ($PI_{máx}$) 52 mmHg; $PI_{máx}S$ 26 mmHg.

Dados do teste de exercício

A paciente realizou um teste de exercício na esteira de 7 minutos, organizado (3 min/estágio) com o uso de um protocolo modificado. A velocidade da esteira foi mantida constante a 2 mph, grau aumentado de 0% (fase 1), para 2% (fase 2), para 3% (fase 3). O ECG estava dentro dos limites normais. A FC_{rep} foi de 84 batimentos/min, FC_{pico} 121 batimentos/min. Em 2 L de O_2 pulsado, S_aO_2 em repouso 98%, 93% no máximo do exercício, 90% durante o primeiro minuto de desaquecimento, voltou à linha de base dentro de 4 minutos de recuperação. A taxa de esforço percebido no pico do exercício foi de 7 (escala 1-10). A taxa de dispneia percebida no pico do exercício foi de 9. O exercício terminou em virtude da queixa da paciente de falta de ar. A mensuração do VC de uma única respiração logo antes de terminar o teste foi 0,99 litros, com uma frequência respiratória de 36 respirações/min. Não houve alteração nos testes de função pulmonar após o exercício. Teste de caminhada de 6 minutos: 200 m com 2 litros de O_2 pulsado.

Dados de testes laboratoriais (após broncodilatador)

Teste de função pulmonar	Resultados
VEF_1	1,107 L/seg (45% do previsto)
CVF	1,78 L (64% do previsto)
VEF_1/ CVF	62%
PIM	36 mmHg (60% do previsto)

QUESTÕES PARA ORIENTAÇÃO

1. Em que fase do GOLD essa paciente está?
2. Foi o sistema pulmonar ou o sistema cardiovascular que a impediu no teste de esforço?
3. Identifique os comprometimentos dessa paciente, as limitações funcionais e as restrições de deficiências. Identifique metas de tratamento geral antecipadas e resultados esperados para um programa de reabilitação pulmonar de 3 meses (12 semanas). Identifique mensurações de resultados que serão utilizadas para avaliar a eficácia do programa de reabilitação pulmonar.
4. Formule um plano de cuidados de fisioterapia para uma semana. A paciente será vista 3 vezes/semana nessa primeira semana de terapia. Descreva brevemente a progressão de exercícios para o primeiro mês do programa.

REFERÊNCIAS BIBLIOGRÁFICAS

1. Nici, L, et al: Pulmonary rehabilitation. American Thoracic Society/European Respiratory Society Statement on Pulmonary Rehabilitation. Am J Respir Crit Care Med 173:1390, 2006.
2. Hughes, R, and Davison, R: Limitation of exercise reconditioning in COLD. Chest 83:241,1983.
3. Pierce, A, et al: Responses to exercise training in patients with emphysema. Arch Intern Med 114:28, 1964.
4. Foster, S, and Thomas, H: Pulmonary rehabilitation in lung disease other than chronic obstructive pulmonary disease. Am Rev Respir Dis 141:601, 1990.
5. Global Strategy for the Diagnosis, Management and Prevention of COPD, Global Initiative for Chronic Obstructive Lung Disease (GOLD), 2010. Retrieved August 26, 2011, from www.goldcopd.org.
6. Nunn, AJ, and Gregg, I: New regression equations for predicting peak expiratory flow in adults. Br Med J 298:1068, 1989.
7. Martyn, JB, et al: Measurement of inspiratory muscle performance with incremental threshold loading. Am Rev Respir Dis 135:919, 1987.
8. Laurell, CB, and Eriksson, S: The electrophoretic alpha-1 globulin pattern of serum in alpha-1 antitrypsin deficiency. Scand J Clin Lab Invest 15:132, 1963.
9. Study protocol, June 19, 2009: Genetic epidemiology of chronic obstructive pulmonary disease (COPDGene). Retrieved January, 10, 2011, from www.copdgene.org.
10. Gan, W, et al: Association between chronic obstructive pulmonary disease and systemic inflammation: A systematic review and a meta-analysis. Thorax 59:574, 2004.
11. Angusti, A: Systemic effects of chronic obstructive pulmonary disease. What we know and what we don't know (but should). Proc Am Thorac Soc 4:522, 2007.
12. Martinez, F, et al: Predictors of mortality in patients with emphysema and severe airflow obstruction. Am J Respir Crit Care Med 173:1326, 2006.

13. Celli, B, et al: The body-mass index, airflow obstruction, dyspnea, and exercise capacity index in chronic obstructive pulmonary disease. N Engl J Med 350:1005, 2004.
14. Doherty, D, et al: Chronic obstructive pulmonary disease: Consensus recommendations for early diagnosis and treatment. J Fam Pract Suppl S1, Nov 2006. Retrieved August 26, 2011, from www.jfponline.com/Non_cme.asp.
15. Fletcher, C, and Peto, R: The natural history of chronic airflow obstruction. Br Med J 1:1645, 1977.
16. Global Strategy for Asthma Management and Prevention, Global Initiative for Asthma (GINA) 2010. Retrieved August 26, 2011, from www.ginasthma.org.
17. National Heart, Lung, and Blood Institute: National asthma education and prevention program. Expert Panel Report 3: Guidelines for the diagnosis and management of asthma. US Department of Health and Human Services, National Institutes of Health, NIH publication 08-5846, 2007. Retrieved August 26, 2011, from www.nhlbi.nih.gov/guidelines/asthma/asthgdln.pdf.
18. Humbert, M, et al: The immunopathology of extrinsic (atopic) and intrinsic (non-atopic) asthma: More similarities than differences. Immunol Today 20:528, 1999.
19. Sigurs, N, et al: Severe respiratory syncytial virus bronchiolitis in infancy and asthma and allergy at age 13. Am J Respir Crit Care Med 171: 137, 2005.
20. Weinberger, M: Clinical patterns and natural history of asthma. J Pediatr 142:515, 2003.
21. Panhuysen, CI, et al: Adult patients may outgrow their asthma. Am J Respir Crit Care Med 155:1267, 1997.
22. American Lung Association: Cystic fibrosis. In Lung Disease Data: 2008. American Lung Association, New York, 2008, p 55. Retrieved August 26, 2011, from www.lungusa.org/assets/documents/publications/lung-disease-data/LDD_2008.pdf.
23. Cystic Fibrosis Foundation Patient Registry 2002. Annual Report, Bethesda, MD, 2002. Retrieved January 10, 2011, from www.cff.org/aboutCF/FAQs.
24. Ratjen, F, and Doring, G: Cystic fibrosis. Lancet 361:681, 2003.
25. McKone, EF, et al: Effect of genotype on phenotype and mortality in cystic fibrosis: A retrospective cohort study. Lancet 361:1671, 2003.
26. William, C, et al: Exercise training in children and adolescents with cystic fibrosis: Theory into practice. Int J Pediatr 2010. Retrieved April 14, 2011, from www.hindawi.com/journals/ijped/2010/670640/cta.
27. Elbom, J, and Bell, S: Nutrition and survival in cystic fibrosis. Thorax 51:971, 1996.
28. Collard, H, and King, T: Demystifying idiopathic interstitial pneumonia. Arch Intern Med 163:17, 2003.
29. Caminati, A, and Harari, S: IPF: New insight in diagnosis and prognosis. Respir Med 104:S2, 2010.
30. King, T: Idiopathic interstitial pneumonias: Progress in classification, diagnosis, pathogenesis and management. Trans Am Clin Climatolo Assoc 115:43–78, 2004.
31. Pauwels, R, and Rabe, K: Burden and clinical features of chronic obstructive pulmonary disease (COPD). Lancet 364:791, 2004.
32. Johnson, TS: A brief review of pharmacotherapeutic treatment options in smoking cessation: Bupropion versus varenicline. J Am Acad Nurse Pract 10:557, 2010.
33. Stead, L, et al: Nicotine replacement therapy for smoking cessation. Cochrane Database Syst Rev CD000146, 2008. Retrieved December 26, 2011, from www.thecochranelibrary.com.
34. AHCPR Supported Guide and Guidelines: Treating tobacco use and dependence. Agency for Health Care Policy and Research, Rockville, MD, 2008. Retrieved April 26, 2011, from www.ncbi.hlm.nih.gov/books/NBK12193.
35. DeKorte, C: Current and emerging therapies for the management of chronic inflammation in asthma. Am J Health-Syst Ph 60:1949, 2003.
36. Belman, M, et al: Inhaled bronchodilators reduce dynamic hyperinflation during exercise in patients with chronic obstructive pulmonary disease. Am J Respir Crit Care Med 153:967, 1996.
37. Alliance for the Prudent Use of Antibiotics. Retrieved April 28, 2011, from www.tufts.edu/med/apua/Patients/patient.html.
38. Tarpy, S, and Celli, B: Long-term oxygen therapy. N Engl J Med 333:710, 1995.
39. Nocturnal Oxygen Therapy Trial Group: Continuous or nocturnal oxygen therapy in hypoxemic chronic obstructive lung disease: A clinical trial. Ann Intern Med 93(3):391, 1980.
40. Man, SF, et al: Contemporary management of chronic obstructive pulmonary disease: Clinical applications. JAMA 290:2313, 2003.
41. Garrod, R, et al: Supplemental oxygen during pulmonary rehabilitation in patients with COPD with exercise hypoxaemia. Thorax 55:539, 2000.
42. British Thoracic Society Standards of Care Subcommittee on Pulmonary Rehabilitation: Pulmonary rehabilitation. Thorax 56: 8278, 2001.
43. Naunheim, K: Long-term follow-up of patients receiving lung-volume-reduction surgery versus medical therapy for severe emphysema by the National Emphysema Treatment Trial research group. Ann Thorac Surg 82:431, 2006.
44. Washko, G, et al: The effect of lung volume reduction surgery on chronic obstructive pulmonary disease exacerbations. Am J Respir Crit Care Med 177:164, 2008.
45. Fishman, A, et al: National Emphysema Treatment Trial research group: Patients at high risk of death after lung volume reduction surgery. N Engl J Med 345:1075, 2001.
46. National Emphysema Treatment Trial Research Group: A randomized trial comparing lung-volume-reduction surgery with medical therapy for severe emphysema. N Engl J Med 348:2059, 2003.
47. Szekely, L, et al: Preoperative predictors of operative morbidity and mortality in COPD patients undergoing bilateral lung volume reduction surgery. Chest 111(3):550, 1997.
48. Patient Survival by Year of Transplant at 3 Months, 1 Year, 3 Years, 5 Years and 10 Years. United States Department of Health and Human Services. Retrieved April 26, 2011, from www.ustransplant.org.
49. Kesten, S: Pulmonary rehabilitation and surgery for end stage lung disease. Clin Chest Med 18:173, 1997.
50. Cassaburi, R, et al: Reductions in exercise lactic acidosis and ventilation as a result of exercise training in patients with obstructive lung disease. Am Rev Respir Dis 143:9, 1991.
51. Lacasse, Y, et al: Pulmonary rehabilitation for chronic obstructive pulmonary disease. Cochrane Database of Systemic Reviews 2006, Issue 4. Art. No: CD003793. Retrieved December 26, 2011, from www.thecochranelibrary.com.
52. Morgan, M, et al: Pulmonary rehabilitation. British Thoracic Society Standards of Care Subcommittee on Pulmonary Rehabilitation. Thorax 56:827, 2001.
53. American Physical Therapy Association: Guide to Physical Therapist Practice, ed 2. Phys Ther 81:1, 2001.
54. Murphy, R: Auscultation of the lung: Past lessons, future possibilities. Thorax 36:99, 1981.
55. American College of Chest Physicians and American Thoracic Society: ACCP-ATS joint committee on pulmonary nomenclature: Pulmonary terms and symbols: A report of the ACCP-ATS Joint Committee on Pulmonary Nomenclature. Chest 67:583, 1975.
56. Mahler, D, et al: The impact of dyspnea and physiologic function in general health status in patients with chronic obstructive pulmonary disease. Chest 102:395, 1992.
57. Mahler, D: Dyspnea: Diagnosis and management. Clin Chest Med 8:215, 1987.
58. Guyatt, G, et al: A measure of quality of life for clinical trials in chronic lung disease. Thorax 42:73, 1987.
59. Brazier, J, et al: Validating the SF-36 health survey questionnaire: New outcome measure for primary care. BMJ 305:160, 1992.
60. Casaburi R: Skeletal muscle function in COPD. Chest 117:267S, 2000.
61. American Thoracic Society/American College of Chest Physicians: ATS/ACCP statement on cardiopulmonary exercise testing. Am J Respir Crit Care Med 167:211, 2003.
62. Jones, N: Exercise testing in pulmonary evaluation: Rationale, methods and the normal respiratory response to exercise. N Engl J Med 293:541, 1975.

63. Berman, L, and Sutton, J: Exercise for the pulmonary patient. J Cardiopulmonary Rehabil 6:55, 1986.
64. Bruce, R, et al: Maximal oxygen intake and nomographic assessment of functional aerobic impairment in cardiovascular disease. Am Heart J 85:546, 1973.
65. Naughton, J, et al: Modified work capacity studies in individuals with and without coronary artery disease. J Sports Med 4:208, 1964.
66. Balke, B, and Ware, R: An experimental study of physical fitness of Air Force personnel. US Armed Forces Med J 10:675, 1959.
67. Revill, S, et al: The endurance shuttle walk: A new field test for the assessment of endurance capacity in chronic obstructive pulmonary disease. Thorax 54:213, 1999.
68. Singh, S, et al: Comparison of oxygen uptake during a conventional treadmill test and the shuttle walk test in chronic airflow limitation. Eur Respir J 7:2016, 1994.
69. American Thoracic Society: Guidelines for the 6-Minute Walk Test. Am J Respir Crit Care Med 166:111, 2002.
70. Solway, S, et al: A qualitative systematic overview of the measurement properties of functional walk tests used in the cardiorespiratory domain. Chest 119:256, 2001.
71. Revill, S, et al: The endurance shuttle walk test: An alternative to the six minute walk test for the assessment of ambulatory oxygen. Chronic Respir Dis 7:239, 2010.
72. Bradley, J, and O'Neill, B: Short-term ambulatory oxygen for chronic obstructive pulmonary disease. Cochrane Database of Systematic Reviews 2005, Issue 4. Art. No.: CD004356. Retrieved December 26, 2011, from www.thecochranelibrary.com.
73. Rundell, K, and Slee, J: Exercise and other indirect challenges to demonstrate asthma and exercise-induced bronchoconstriction in athletes. J Allergy Clin Immunol 122:238, 2008.
74. Lake, F, et al: Upper limb and lower limb exercise training in patients with chronic airflow obstruction. Chest 97:1077, 1990.
75. American College of Sports Medicine: Guidelines for Exercise Testing and Prescription, ed 8. Lea & Febiger, Philadelphia, 2009.
76. Dattal, D, and ZuWallack, R: High versus low intensity exercise training in pulmonary rehabilitation: Is more better? Chronic Respir Dis 1:143, 2004.
77. Normandin, E, et al: An evaluation of two approaches to exercise conditioning in pulmonary rehabilitation. Chest 121:1085, 2002.
78. Punzal, P, et al: Maximum intensity exercise training in patients with chronic obstructive pulmonary disease. Chest 100:618, 1991.
79. Ries, A, et al: Pulmonary rehabilitation joint ACCP/AACVPR evidence-based clinical practice guidelines. Chest 131:4S, 2007.
80. Beauchamp, M, et al: Interval versus continuous training in individuals with chronic obstructive pulmonary disease—a systematic review. Thorax 65:157, 2010.
81. Nasis, I, et al: Effects of interval-load versus constant-load training on the BODE index in COPD patients. Respir Med 103:1392, 2009.
82. Arnardottir, R, et al: Interval training compared with continuous training in patients with COPD. Respir Med 101:1196, 2007.
83. Varga, J, et al: Supervised high intensity continuous and interval training vs. self-paced training in COPD. Respir Med 101:2297, 2007.
84. Puhan, M, et al: Interval versus continuous high-intensity exercise in chronic obstructive pulmonary disease. Ann Intern Med 145:816, 2006.
85. da Cunha, FA, et al: Methodological and practical application issues in exercise prescription using heart rate reserve and oxygen uptake reserve methods. J Sci Med Sport 14:46, 2011.
86. Borg, G: Psychophysical basis of perceived exertion. Med Sci Sports Exerc 14:377, 1982.
87. Mahler, D: Hit the dyspnea target. J Cardiopulm Rehabil 23:226, 2003.
88. Mejia, R, et al: Target dyspnea ratings predict expected oxygen consumption as well as target heart rate values. Am J Respir Crit Care Med 159:1485, 1999.
89. Horowitz, MB, et al: Dyspnea ratings for prescribing exercise intensity in patients with COPD. Chest 109:1169, 1996.
90. Lotters, F, et al: Effects of controlled inspiratory muscle training in patients with COPD: A meta-analysis. Eur Respir J 20:570, 2002.
91. Scherer, TA, et al: Respiratory muscle endurance training in chronic obstructive pulmonary disease: Impact on exercise capacity, dyspnea, and quality of life. Am J Respir Crit Care Med 162:1709, 2000.
92. Riera, HS, et al: Inspiratory muscle training in patients with COPD: Effect on dyspnea, exercise performance and quality of life. Chest 120:748, 2001.
93. Weiner, P, et al: Comparison of specific expiratory, inspiratory, and combined muscle training programs in COPD. Chest 124:1357, 2003.
94. Wild, M, et al: The outcome of inspiratory muscle training in COPD patients depends on stage of the disease. Chest 120S:181S, 2001.
95. Beckerman, M, et al: The effects of 1 year of specific inspiratory muscle training in patients with COPD. Chest 128:3177, 2005.
96. Weiner, P, and Weiner, M: Inspiratory muscle training may increase peak inspiratory flow in chronic obstructive pulmonary disease. Respiration 73:151, 2006.
97. Magadle, R, et al: Inspiratory muscle training in pulmonary rehabilitation program in COPD patients. Respir Med 101:1500, 2007.
98. Hill, K, et al: High-intensity inspiratory muscle training in COPD. Eur Respir J 27:1119, 2006.
99. Figlio, K, et al: Is it really useful to repeat outpatient pulmonary rehabilitation programs in patients with chronic airway obstruction? A 2 year controlled study. Chest 119:1696–1704, 2001.
100. Ries, A, et al: Effects of pulmonary rehabilitation of physiologic and psychosocial outcomes in patients with chronic obstructive pulmonary disease. Ann Intern Med 122:823, 1995.
101. Hietpas, B, et al: Huff coughing and airway patency. Resp Care 24:710, 1979.
102. Wilson, G, et al: A comparison of traditional chest physiotherapy with the active cycle of breathing in patients with chronic suppurative lung disease. Eur Respir J 8(supp. 19): 171S, 1995.
103. Konstan, M, et al: Efficacy of the flutter device for airway mucus clearance in patients with cystic fibrosis. J Pediatr 124:689, 1994.
104. Gondor, M, et al: Comparison of flutter device and chest physical therapy in the treatment of cystic fibrosis during pulmonary exacerbation. Pediatr Pulmonol 28:255, 1999.
105. Van Asperen, P, et al: Comparison of a positive expiratory pressure (PEP) mask with postural drainage in patients with cystic fibrosis. Aust Paediatr J 23:283 1987.
106. Steen, H, et al: Evaluation of the PEP mask in cystic fibrosis. Acta Paediatr Scand 80(1):51, 1991.
107. Braggion, C, et al: Short term effects of three chest physiotherapy regimens in patients hospitalized for pulmonary exacerbations of CF: A cross-over randomized study. Pediatr Pulmonol 19:16, 1995.
108. Morgan, M, and Britton, J: Chronic obstructive pulmonary disease: Non-pharmacological management of COPD. Thorax 58:453, 2003.
109. Dechman, G, and Wilson, C: Evidence underlying breathing retraining in people with stable chronic obstructive pulmonary disease. Phys Ther 84:1189, 2004.

LEITURAS COMPLEMENTARES

American College of Sports Medicine: Guidelines for Exercise Testing and Prescription, ed 8. Lea & Febiger, Philadelphia, 2009.
Global strategy for asthma management and prevention. Update 2008. Retrieved December 26, 2011, from www.ginasthma.com.
Global strategy for the diagnosis, management, and prevention of chronic obstructive pulmonary disease. NHLBI/WHO global initiative for chronic obstructive lung disease (GCLD) workshop summary. 2009. Retrieved December 26, 2011, from www.goldcopd.org.
Goodman, C, Boissonnault, W, and Fuller, K: Pathology: Implications for the Physical Therapist, ed 3. WB Saunders, Philadelphia, 2009.
Pulmonary rehabilitation joint ACCP/AACVPR evidence-based clinical practice guidelines. Chest 131:4S-42S, 2007.

Apêndice 12.A
Recursos da internet para profissionais da saúde, familiares e pacientes com disfunção pulmonar crônica

American Heart Association
www.americanheart.org

American Lung Association
www.lung.org
www.lung.org/stop-smoking

Asthma Resources
www.ncbi.nlm.nih.gov/pubmedhealth/PMH0001196/
www.ginasthma.org/

Chronic Respiratory Questionnaire
www.flintbox.com/public/project/3192

COPD Resources
www.ncbi.nlm.nih.gov/pubmedhealth/PMH0001153/
www.goldcopd.org

Cystic Fibrosis Resources
www.ncbi.nlm.nih.gov/pubmedhealth/PMH0001167/
www.cff.org

Interstitial Pulmonary Fibrosis Resources
www.pulmonaryfibrosis.org/definingpf

National Heart, Lung and Blood Institute
www.nhlbi.nih.gov

CAPÍTULO

13

Doença cardíaca

Konrad J. Dias, PT, DPT, CCS

SUMÁRIO

Introdução e epidemiologia de doença cardíaca 582

Anatomia e fisiologia cardíacas 582
Anatomia da superfície 582
Tecido cardíaco 583
Artérias coronárias 584
Valvas cardíacas 585
Ciclo cardíaco 585
Fluxo sanguíneo e valores hemodinâmicos 585
Influências neuro-hormonais sobre o sistema cardiovascular 586
Débito cardíaco 587
Condução cardíaca elétrica 588
Aporte e demanda de oxigênio para o miocárdio 588
Valores laboratoriais 589

Respostas cardiovasculares ao exercício aeróbio 590
Respostas normais 590
Respostas anormais 592

Doenças cardíacas e implicações fisioterapêuticas 592
Hipertensão 592
Síndrome coronariana aguda 594
Insuficiência cardíaca 601
Doença das valvas cardíacas 608
Anormalidades de condução elétrica 609
Transplante de coração 614

Exame cardiovascular 614

Avaliação do prontuário médico 615
Entrevista do paciente 615
Exame físico 615
Observação e inspeção 617
Auscultação cardíaca 617
Auscultação pulmonar 618
Distensão venosa jugular 618
Edema depressível 619
Testes de tolerância ao exercício 620
Avaliação da capacidade e resistência aeróbias 623

Intervenção fisioterapêutica aos pacientes com doença cardíaca 623
Intervenção aos pacientes com doença arterial coronariana 623
Reabilitação cardíaca: infarto do miocárdio 627
Intervenção aos pacientes com insuficiência cardíaca congestiva 633

Orientação aos pacientes com doença cardíaca 636

Questões psicológicas e sociais 637

Prevenção primária de doença arterial coronariana 638

Resumo 639

OBJETIVOS DE APRENDIZAGEM

1. Descrever a etiologia, a fisiopatologia, a sintomatologia e as sequelas de doença cardíaca coronariana.
2. Traçar a etiologia, a fisiopatologia, a sintomatologia e as sequelas de insuficiência cardíaca congestiva.
3. Identificar e descrever os procedimentos de exame utilizados para avaliar os pacientes com doença cardíaca, bem como estabelecer um diagnóstico e plano de cuidado.
4. Relatar o papel do fisioterapeuta no auxílio do paciente em recuperação de doença cardíaca, em termos de intervenções, instruções relacionadas ao paciente, coordenação, comunicação e documentação.
5. Reconhecer e explicar as estratégias de intervenção durante as várias fases de reabilitação cardíaca.
6. Analisar e interpretar os dados do paciente, formular objetivos realistas e resultados esperados, além de desenvolver um plano de cuidado diante de um estudo de caso clínico.

Introdução e epidemiologia de doença cardíaca

A **doença cardiovascular** (DCV) é um termo que se refere ao processo patológico de aterosclerose, com envolvimento de toda a circulação arterial. A **doença arterial coronariana** (DAC), também chamada de **doença cardíaca coronariana** (DCC), corresponde ao processo patológico de aterosclerose, que afeta especificamente as artérias coronárias. A DAC inclui os diagnósticos de angina do peito, **infarto do miocárdio** (IM), isquemia miocárdica silenciosa e morte cardíaca súbita.

As condições fisiopatológicas subjacentes à DCV são aterosclerose, alterações da mecânica do miocárdio, disfunção valvar, **arritmias** e **hipertensão**. A **aterosclerose** é uma doença em que se formam placas carregadas de lipídios (lesões) dentro da camada íntima da parede do vaso sanguíneo das artérias de calibre moderado e grande; com o passar do tempo, as placas podem se estender para o lúmen, provocando uma diminuição no diâmetro luminal. A aterosclerose também é um fator primário que contribui para a doença cerebrovascular (acidente vascular cerebral [AVC]) e doença vascular periférica (DVP).

A alteração na mecânica do miocárdio envolvendo as propriedades sistólicas e/ou diastólicas desse tecido muscular resulta em um comprometimento da função do ventrículo esquerdo (VE). A **insuficiência cardíaca** é um diagnóstico clínico causado pela deterioração da capacidade funcional desse ventrículo, recebendo o nome de **insuficiência cardíaca congestiva** (ICC) quando acompanhada por sinais e sintomas de edema (ou seja, congestão). Existem inúmeras causas de insuficiência cardíaca, incluindo formação de tecido cicatricial e remodelagem do miocárdio como resultado de IM, miocardiopatia (envolvendo o aumento, espessamento e/ou enrijecimento do músculo cardíaco) por várias causas, ou função valvar comprometida, especialmente dentro da valva atrioventricular esquerda e da valva da aorta.

As **arritmias** são causadas por um distúrbio na atividade elétrica do coração, resultando em um comprometimento na formação ou condução do impulso elétrico. As arritmias podem se apresentar como algo benigno ou maligno (ou seja, potencialmente letal). Os exemplos de arritmias malignas são taquicardia ventricular (TV) sustentada e fibrilação ventricular (FV). Um exemplo de arritmia benigna comum no idoso é a fibrilação atrial com resposta ventricular controlada, envolvendo uma frequência ventricular entre 60 e 100 batimentos por minuto (bpm).

A hipertensão é a DCV mais prevalente nos Estados Unidos, sendo um dos fatores que mais contribuem para a morbidade e a mortalidade cardiovascular. Ocorre hipertensão quando a pressão arterial sistólica é consistentemente maior que 140 mmHg ou a pressão arterial diastólica é igual ou superior a 90 mmHg.

A DCV continua sendo a principal causa de morte e incapacidade nos Estados Unidos. De acordo com a atualização de 2011 das Estatísticas de Doença Cardíaca e Acidente Vascular Cerebral da American Heart Association, um número estimado de 82 milhões e 600 mil adultos norte-americanos (mais do que 1 em 3) apresentam um ou mais tipos de DCV.[1] Atualmente, a hipertensão ocorre em 76 milhões e 400 mil indivíduos, a DCC afeta 16 milhões e 300 mil e a insuficiência cardíaca é vista em 5 milhões e 700 mil pacientes.[1] As taxas anuais médias dos primeiros eventos cardiovasculares sobem de 3 a cada mil homens entre 35 e 44 anos de idade para 74 a cada mil homens entre 85 e 94 anos de idade. Para as mulheres, ocorrem taxas comparáveis 10 anos mais tarde, apresentando um intervalo de estreitamento com o avanço da idade.[1] Em média, 2.200 norte-americanos morrem de DCV por dia, com 1 morte a cada 39 segundos.[2] Em todos os anos desde 1900 (exceto em 1918), a DCV foi responsável por mais óbitos do que qualquer outra causa importante nos Estados Unidos.[3]

Também é importante notar que os Estados Unidos estão em plena fase de mudança demográfica, com um aumento notável na diversidade da população americana. Em 2050, haverá uma diminuição na população branca não hispânica de 75,7 em 1990 para 52,5%.[4] A população hispânica aumentará para 22,5%; além disso, haverá uma mudança de afro-americanos para 15,7%, enquanto os asiáticos e habitantes das ilhas do Pacífico responderão por 10,3% da população.[4] Essas estatísticas exercerão um impacto significativo sobre a epidemiologia, a fisiopatologia e o tratamento de DCV nos próximos anos. Dessa forma, nos Estados Unidos e no mundo todo, nós nos deparamos com grandes desafios, uma vez que as doenças cardiovasculares predominam entre as principais causas de morte e doença. O presente capítulo fornece uma revisão da anatomia e da fisiologia do sistema cardiovascular, bem como sua importância na fisioterapia, acompanhada por uma discussão sobre várias doenças e as implicações fisioterapêuticas pertinentes.

Anatomia e fisiologia cardíacas

Anatomia da superfície

O coração situa-se na cavidade torácica esquerda. A base do coração está localizada na porção superior, aproximadamente entre a segunda e terceira costela; já o ápice está situado na porção inferior, mais ou menos ao nível da quinta costela (Fig. 13.1). Nessa posição, o coração está rotacionado no plano sagital, de modo que o ventrículo

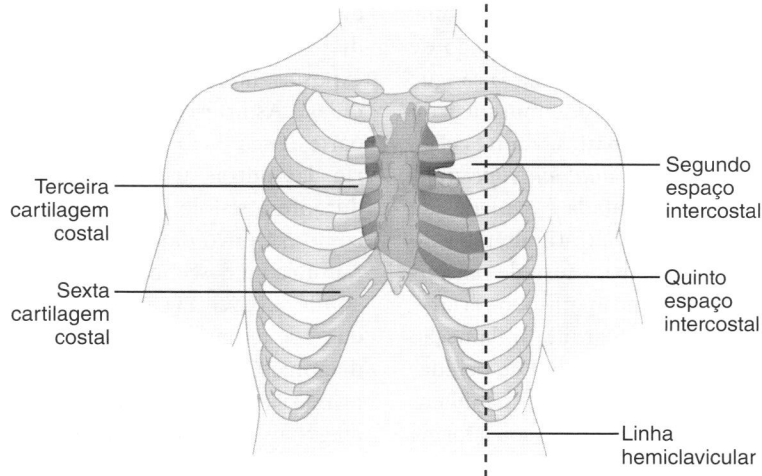

Figura 13.1 Anatomia da superfície do coração.

direito (VD) fica posicionado na face anterior ao ventrículo esquerdo (VE) e inclinado anteriormente, trazendo o ápice para mais perto da parede torácica. Na projeção posteroanterior de uma radiografia torácica, o VD ocupa uma porção significativa do plano frontal. O átrio direito (AD) geralmente está localizado na área do segundo espaço intercostal e do *ângulo do esterno*. À palpação do esterno, esse ângulo corresponde à "protuberância" ou "saliência" que marca o manúbrio, destacando-o do corpo do esterno. O segundo espaço intercostal está em posição lateral e levemente abaixo do ângulo do esterno. Esse espaço intercostal constitui um importante ponto de referência para auscultação; o espaço intercostal direito é conhecido como *área aórtica*, enquanto o esquerdo é conhecido como *área pulmonar*. O ápice do coração normal encontra-se no quinto espaço intercostal na linha hemiclavicular. Em um coração saudável, essa área, conhecida como o *ponto de impulso máximo (PIM)*, é o local onde a contração do VE é mais pronunciada.

Tecido cardíaco

A parede cardíaca é formada por três camadas de tecido (Fig. 13.2). A camada mais externa do coração é um saco de parede dupla denominado *pericárdio*. As duas camadas do pericárdio incluem uma camada externa fibrosa e resistente de tecido conjuntivo irregular denso, designado como *pericárdio fibroso*, e uma camada interna fina, que recebe o nome de *pericárdio seroso*.[5] Entre essas duas camadas, existe um espaço fechado cheio de líquido pericárdico, que serve para lubrificar e permitir o deslizamento de uma superfície na outra. Do ponto de vista clínico, os pacientes podem desenvolver uma infecção com consequente inflamação do pericárdio, chamada de *pericardite*. Os sinais clínicos que acompanham essa doença e

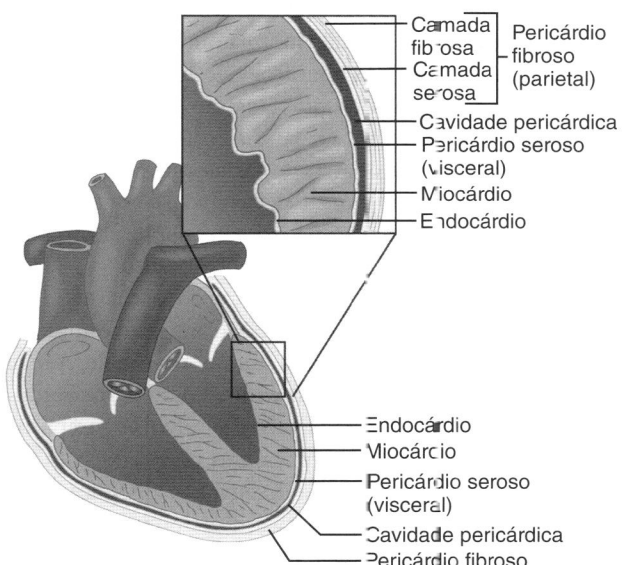

Figura 13.2 Camadas do coração.

são utilizados para fazer o diagnóstico diferencial de pericardite incluem o *frêmito pericárdico* (um som áspero e audível gerado por atrito do pericárdio que sugere irritação dessa membrana) que pode ser auscultado a cada batimento cardíaco e acompanhado por dor torácica constante.[6] Em alguns pacientes, o acúmulo excessivo de líquido dentro do espaço pericárdico fechado pode levar a uma condição secundária conhecida como *tamponamento cardíaco*. O tamponamento envolve a compressão do coração causada pelo acúmulo de líquido no espaço entre o miocárdio e pericárdio. Nesse estado, os pacientes demonstrarão comprometimento da função e da contratilidade cardíacas em virtude do excesso de líquido dentro do espaço fechado, pressionando o coração.[7,8]

A camada média muscular do coração recebe o nome de *miocárdio*. Trata-se da camada que facilita a ação de bombeamento do coração de modo a conduzir o sangue para todo o corpo. As alterações na parede muscular do coração são denominadas **miocardiopatias**. Há três classificações comuns de miocardiopatia: *dilatada*, *hipertrófica* e *restritiva*.[9] A miocardiopatia dilatada é evidenciada por dilatação ventricular e função contrátil alterada do músculo cardíaco. A DAC é a principal causa de *miocardiopatia dilatada*, causando disfunção mitocondrial e consequente dano miocárdico. A miocardite (inflamação do músculo cardíaco) e o consumo excessivo de bebidas alcoólicas são causas adicionais de miocardiopatia dilatada. A *miocardiopatia hipertrófica* apresenta-se sob a forma de disfunção diastólica, com aumento da massa ventricular. Hipertensão crônica e estenose aórtica são exemplos de miocardiopatia hipertrófica. A *miocardiopatia restritiva* também se manifesta como uma disfunção diastólica, em função da presença de paredes ventriculares excessivamente rígidas, que resulta em uma diminuição na complacência ventricular. As alterações no tecido conjuntivo do coração associadas ao diabetes são um exemplo de miocardiopatia restritiva. O dano às células miocárdicas gerado por miocardiopatias e várias outras etiologias levam à disfunção do músculo cardíaco e consequente insuficiência cardíaca — quadros que serão abordados com mais detalhes mais adiante neste capítulo.

A camada mais interna do coração é chamada de *endocárdio*. O tecido do endocárdio forma o revestimento interno das câmaras cardíacas, em continuidade com o tecido das valvas e válvulas e o endotélio do vaso sanguíneo. Como o endocárdio, as valvas e válvulas compartilham do mesmo tecido, os pacientes com infecções do endocárdio estão sob risco de desenvolver disfunção valvar ou valvular. Infecções endocárdicas podem se disseminar para o tecido valvar ou valvular, desenvolvendo vegetações (uma mistura de bactérias e coágulos sanguíneos) sobre as valvas ou válvulas.[9] Em pacientes com vegetações recém-desenvolvidas, os procedimentos de higiene broncopulmonar, incluindo percussões e vibrações, são contraindicados, uma vez que eles podem desalojar as vegetações, deslocá-las sob a forma de êmbolos e causar acidente vascular embólico.[9]

Artérias coronárias

As artérias coronárias originam-se do seio de Valsalva localizado na parede da aorta, próximo à valva da aorta.[5] A coronária direita surge da área próxima ao folheto aórtico direito, enquanto a coronária esquerda surge da área perto do folheto aórtico esquerdo. Quando a valva da aorta se abre durante a sístole, as origens das artérias coronárias ficam localizadas atrás dos folhetos aórticos dentro da parede; quando a valva da aorta se fecha durante a diástole, as aberturas das coronárias ficam claramente expostas, fazendo com que elas sejam facilmente perfundidas.[5] As artérias coronárias, portanto, recebem grande parte de seu fluxo sanguíneo durante a diástole, ao contrário das outras artérias do corpo, que são perfundidas durante a sístole. A artéria coronária esquerda começa como o tronco da coronária esquerda (TCE) e depois se ramifica na descendente anterior (DA) esquerda e na circunflexa (CX) (Fig. 13.3). A descendente anterior esquerda pode ter ainda mais divisões, conhecidas como ramos diagonais, que saem da descendente anterior esquerda primária. A descendente anterior esquerda e seus ramos diagonais irrigam principalmente as superfícies anterior e apical do VE, bem como porções do septo interventricular. A circunflexa também pode ter ramos, conhecidos como ramos marginais. A circunflexa e seus ramos marginais irrigam a lateral e parte das superfícies inferiores do VE, assim como porções do átrio esquerdo (AE). A artéria coronária direita irriga o AD, grande parte do VD, parte da parede inferior do VE, porções do septo interventricular e o sistema de condução. A artéria descendente posterior (DP) é mais comumente um ramo da artéria coronária direita e perfunde a face posterior do coração. Se a artéria coronária direita não perfundir essa parte posterior do coração, a circunflexa irrigará essa área. Quando a artéria descendente posterior surge da artéria coronária direita, a anatomia é referida como de dominância coronária direita; se a artéria descendente posterior provém da

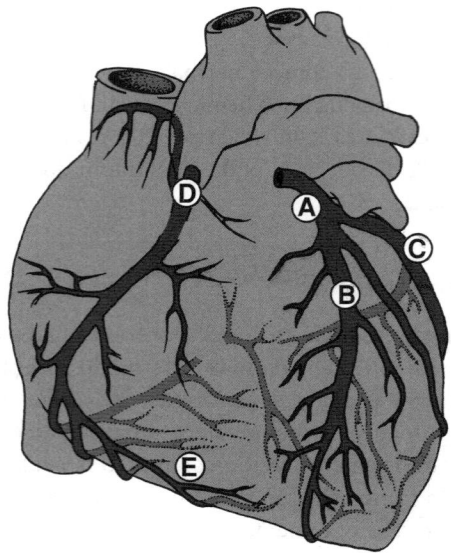

Figura 13.3 Circulação coronariana. (**A**) Tronco da coronária esquerda; (**B**) descendente anterior esquerda; (**C**) circunflexa esquerda; (**D**) coronária direita; (**E**) descendente posterior. Os ramos da descendente anterior esquerda são conhecidos como diagonais; já os ramos da circunflexa esquerda são conhecidos como marginais.

circunflexa, a anatomia é mencionada como de dominância coronária esquerda. Para os fisioterapeutas, não há nenhuma importância clínica para o fato de a anatomia do miocárdio ser de dominância esquerda ou direita.

O diâmetro interno (ou seja, a abertura) das artérias por meio do qual o sangue flui recebe o nome de *lúmen*. O tamanho do lúmen é crítico para um fluxo sanguíneo adequado. Um estreitamento significativo do lúmen, tal como o que acontece com uma lesão aterosclerótica fixa de DAC, diminuirá o aporte sanguíneo disponível ao miocárdio. O tamanho do lúmen também pode ser alterado pelo músculo liso presente dentro das paredes das artérias, porque esse tipo de musculatura regula o tônus vasomotor das artérias coronárias. A vasodilatação aumentará o diâmetro luminal em consequência do relaxamento do músculo liso, enquanto a vasoconstrição reduzirá esse diâmetro como resultado da contração do músculo mencionado. A responsividade do músculo liso arterial também é influenciada pela integridade do endotélio, o revestimento da artéria coronária que está em contato direto com o lúmen. O endotélio tem uma série de funções normais e "desempenha um papel fundamental no controle da biologia da parede do vaso".[10, p.1265] Algumas dessas funções importantes são ações anti-inflamatórias, atividade antitrombótica e sua influência sobre a vasodilatação. As células endoteliais liberam o *fator de relaxamento derivado do endotélio* (*EDRF*), o que facilita o relaxamento do músculo liso vascular. O óxido nítrico (NO) é o EDRF mais prevalente. Uma lesão ao endotélio pode resultar em um comprometimento na liberação de NO e consequente declínio na vasodilatação.[11] A liberação de NO é influenciada por muitos fatores, incluindo acetilcolina, norepinefrina, serotonina, adenosina difosfato, bradicinina e histamina.[11]

A etiologia da condição clínica conhecida como espasmo coronário, em que a contração do músculo liso nas paredes da artéria resulta em estreitamento da artéria coronária, não é claramente compreendida. O espasmo coronário ocorre nas artérias que apresentam lesão endotelial (p. ex., aterosclerose), bem como naquelas artérias que aparentemente são normais, mas exibem hiper-reatividade a uma série de estímulos vasoconstritores, como serotonina e ergonovina, e perda do EDRF.[12]

Valvas cardíacas

Quatro valvas cardíacas garantem o fluxo sanguíneo unidirecional pelo coração. Duas valvas atrioventriculares estão localizadas entre os átrios e ventrículos. A valva atrioventricular, posicionada entre o AD e o VD, chama-se *valva tricúspide*, enquanto a valva atrioventricular esquerda recebe o nome de *valva mitral* (também conhecida como valva bicúspide), situada entre o átrio e ventrículo esquerdos. As *válvulas semilunares* ficam entre os ventrículos e as artérias, sendo nomeadas de acordo com seus vasos correspondentes (ou seja, *valva do tronco pulmonar*, à direita, em associação com a artéria pulmonar, e *valva da aorta* à esquerda, relacionada com a aorta).

Flaps (retalhos) de tecido chamados de *folhetos* ou *cúspides* protegem as aberturas das valvas e válvulas cardíacas. A valva atrioventricular direita possui três cúspides e, por isso, é denominada *tricúspide*, enquanto a valva atrioventricular esquerda tem apenas duas cúspides e, por essa razão, recebe o nome de *bicúspide*. Esses folhetos estão ligados aos músculos papilares do miocárdio por cordas tendíneas. A principal função das valvas atrioventriculares é impedir o refluxo de sangue para os átrios durante a contração ventricular ou sístole, ao passo que as válvulas semilunares impedem o refluxo de sangue da aorta e da artéria pulmonar para os ventrículos durante a diástole. A abertura e o fechamento de cada valva ou válvula dependem das alterações do gradiente de pressão geradas durante cada ciclo cardíaco dentro do coração.

Ciclo cardíaco

O ciclo cardíaco consiste em duas fases inter-relacionadas: *sístole*, a fase de contração, e *diástole*, a fase de enchimento. Durante a diástole, os ventrículos se enchem do sangue vindo dos átrios pela abertura das valvas atrioventriculares. Essas valvas atrioventriculares situam-se entre os átrios e os ventrículos, incluindo a valva atrioventricular direita e a valva atrioventricular esquerda. Os primeiros dois terços do enchimento ventricular são passivos; durante o último terço, os átrios se contraem e impulsionam o sangue para os ventrículos. Essa contração é conhecida como *pontapé atrial*. Após esse pontapé atrial, a diástole se encerra e as valvas atrioventriculares se fecham. A sístole começa com as valvas atrioventriculares e válvulas semilunares fechadas. Uma *contração isovolumétrica* inicial, semelhante a uma contração isométrica de músculo estriado, aumenta a pressão dentro dos ventrículos e a válvula semilunar se abre. O VE então sofre uma contração concêntrica, fazendo com que um volume seja ejetado, o chamado *volume sistólico*. Depois da ejeção desse volume sistólico, a valva da aorta se fecha e a sístole é concluída. O ciclo cardíaco é definido pela presença de bulhas ou sons cardíacos normais, S_1 e S_2. Os sons cardíacos são associados aos fechamentos valvares ou valvulares; a bulha S_1 está associada ao fechamento das valvas atrioventriculares, enquanto a S_2 está vinculada ao fechamento das válvulas semilunares. A sístole ocorre entre S_1 e S_2, enquanto a diástole se dá entre S_2 e S_1 (Fig. 13.4).

Fluxo sanguíneo e valores hemodinâmicos

O sangue entra no coração pelas veias cavas superior e inferior para o AD. Em seguida, ele avança do AD para o

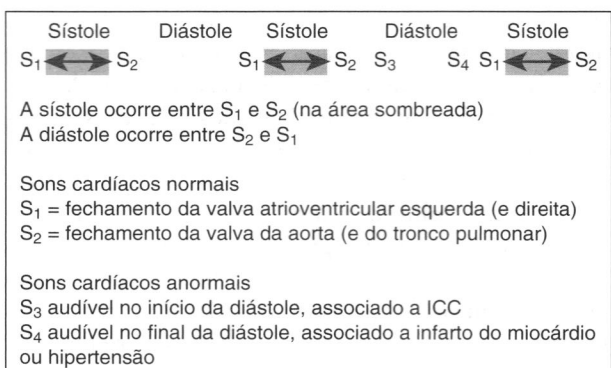

Figura 13.4 Sons cardíacos do ciclo cardíaco.

Tabela 13.1 Variáveis hemodinâmicas

Cateterismo cardíaco direito	Faixas normais
Pressão venosa central (PVC)	0-8 mmHg
Pressão atrial direita (média)	0-8 mmHg
Pressão arterial pulmonar	Sistólica 20-25 mmHg Diastólica 6-12 mmHg Média 9-19 mmHg
Pressão em cunha capilar pulmonar	6-12 mmHg
Cateterismo cardíaco esquerdo	**Faixas normais**
Pressão diastólica final ventricular esquerda	5-12 mmHg
Pressão sistólica ventricular esquerda máxima	90-140 mmHg
Pressão arterial sistêmica	Sistólica 110-120 mmHg Diastólica 70-80 mmHg Média 82-102 mmHg
Débito cardíaco (DC)	4-5 L/min
Índice cardíaco (DC ÷ área de superfície corporal)	2,5-3,5 L/min
Volume sistólico	55-100 mL/batimento
Resistência vascular sistêmica	800-1200 dinas/s/cm^{-5}

Adaptado de Braunwald, E, Zipes, D, and Libby, R (eds): Heart Disease: A Textbook of Cardiovascular Medicine, ed 6. Saunders, Philadelphia 1997, p 188; and Parrillo, JE: Current Therapy in Critical Care Medicine. BC Decker Inc., 1987, p 36.

VD por meio da valva atrioventricular direita e, depois, para a artéria pulmonar e para os capilares pulmonares pela valva do tronco pulmonar. Os capilares perfundem os alvéolos, e a membrana alveolocapilar é o local de troca gasosa. O sangue recém-oxigenado dentro das veias pulmonares segue até o átrio esquerdo (AE) e passa para o VE por meio da valva atrioventricular esquerda. O sangue no interior do VE prossegue até o ápice, onde é comprimido em um movimento de torção durante a sístole e deslocado do ápice para a via de saída do VE e, por fim, para a aorta pela valva da aorta.

O volume sanguíneo em qualquer câmara ou vaso gera uma pressão. Os registros de pressão normal para o sistema cardiovascular estão apresentados na Tabela 13.1. Em virtude da relação entre os volumes sanguíneos e as pressões, uma mensuração direta dos volumes de sangue dentro do coração é feita por meio do monitoramento invasivo das pressões dentro dos vasos (intravasculares) ou das câmaras cardíacas. Em um *cateterismo cardíaco direito*, um cateter invasivo conhecido como cateter de Swan-Ganz ou cateter da artéria pulmonar, com capacidade de registro sensível à pressão, é inserido na veia jugular interna ou subclávia e avançado no sentido anterógrado pelo lado direito do coração. As mensurações comuns obtidas com um cateterismo cardíaco direito são: pressão atrial direita, pressão arterial pulmonar e *pressão capilar pulmonar*. A pressão capilar pulmonar é uma medida indireta da *pressão diastólica final do ventrículo esquerdo*, uma das medidas mais sensíveis de função desse ventrículo. Uma vantagem do cateterismo cardíaco direito está na capacidade de monitorar as pressões de enchimento, não só do lado direito, mas também as pressões cardíacas do lado esquerdo, por meio de estimativa, sem a necessidade de cateterismo mais difícil e arriscado do VE. O monitoramento invasivo por meio do cateterismo cardíaco esquerdo é feito com a colocação de um cateter na artéria femoral ou radial e seu posterior avanço em direção retrógrada ao fluxo de sangue até a aorta pela valva da aorta e, em seguida, até o VE, onde a pressão diastólica final do ventrículo esquerdo pode ser monitorada por via direta. O cateter do VE fica dentro de um sistema de alta pressão (o lado esquerdo do coração e a aorta) e, portanto, pode permanecer no local por apenas um curto período de tempo (p. ex., 1 hora) em função das dificuldades associadas à canulação (inserção do cateter) de um sistema de alta pressão. Em contraste, o cateter usado no cateterismo cardíaco direito, que se encontra dentro de um sistema de pressão relativamente baixa (o lado direito do coração), proporciona um monitoramento contínuo das pressões e pode ser mantido no lugar por vários dias.

Influências neuro-hormonais sobre o sistema cardiovascular

O sistema nervoso autônomo (SNA) exerce influência sobre o coração e os vasos sanguíneos por meio de mecanismos neurais diretos e neuro-hormonais indiretos. O coração recebe inervação direta dupla vinda dos sistemas nervosos simpático e parassimpático.[13] Os receptores simpáticos do coração são basicamente receptores beta-adrenérgicos,[14] localizados no nó sinusal e dentro do miocárdio. A estimulação dos receptores pelo neurotransmissor norepinefrina (noradrenalina) aumenta a atividade global do coração, com o aumento da frequência cardíaca (*cronotropia*) e da força de contração (*inotropia*), além de resultar em dilatação das artérias coronárias.[13] A estimulação simpática dos receptores alfa-adrenérgicos sobre os vasos sanguíneos periféricos provoca vasoconstrição e aumento da *resistência vascular periférica* (RVP).

O sistema nervoso simpático também pode estimular o córtex da glândula suprarrenal a secretar a adrenalina (uma catecolamina). Esse hormônio hematógeno (ou seja, de origem sanguínea) tem efeitos simpáticos que, às vezes, podem ser até mais duradouros e potentes do que a ativação simpática direta. A epinefrina é liberada como parte da resposta normal ao exercício, especialmente quando esse exercício se estende além de alguns minutos. O aumento da frequência cardíaca e da contratilidade observado com o exercício se deve em parte a essa influência hormonal. Muitos medicamentos cardiovasculares aumentam ou suprimem a função simpática. Aqueles que mimetizam a ação do sistema nervoso simpático são conhecidos como *simpatomiméticos*, enquanto os que suprimem a função simpática são chamados *simpatolíticos*. Os simpatomiméticos utilizados com frequência são os seguintes: dopamina, epinefrina e atropina, comumente usados em unidades de terapia intensiva. A dopamina e a epinefrina aumentam o débito cardíaco, enquanto a atropina aumenta a frequência cardíaca na presença de *bradicardia* crítica. Os simpatolíticos frequentemente empregados constituem a categoria de medicamentos conhecidos como betabloqueadores (antagonistas beta-adrenérgicos), que suprimem a atividade beta-adrenérgica. Eles costumam ser usados como parte de um regime farmacológico anti-isquêmico e no controle clínico da hipertensão.

A influência parassimpática normal via nervo vago exerce um impacto importante sobre o coração em repouso, influenciando a frequência cardíaca em repouso substancialmente mais do que o sistema nervoso simpático. A estimulação parassimpática resulta em uma diminuição da frequência cardíaca, com declínio da força de contração atrial e diminuição da velocidade de condução por meio do nó atrioventricular (AV). A inervação pelas fibras derivadas do nervo vago até o miocárdio ventricular é relativamente pequena; portanto, o efeito sobre a função do VE é mínimo.[14] Durante o exercício, os efeitos do sistema nervoso simpático e a liberação de catecolaminas superam de forma expressiva qualquer efeito do sistema parassimpático. O impacto da influência parassimpática direta sobre os vasos sanguíneos periféricos é limitado a um efeito vasodilatador sobre o intestino, a bexiga e os órgãos genitais.[14]

O papel das catecolaminas na função do miocárdio durante o exercício é particularmente crucial para o paciente que perdeu a ativação simpática direta ao coração. Para um paciente que passou por um transplante de coração, esse órgão é basicamente denervado; nesse caso, as fibras simpáticas e parassimpáticas para o coração são submetidas à excisão. A influência simpática sobre o coração denervado é, portanto, exclusivamente dependente da estimulação dos receptores miocárdicos beta-adrenérgicos pelas catecolaminas para aumentar a frequência cardíaca e a contratilidade. Do ponto de vista clínico, o paciente com um coração denervado após transplante se apresentará com frequências cardíacas elevadas em repouso para atingir o débito cardíaco normal, aumento tardio nas frequências cardíacas com o exercício em função das catecolaminas circulantes, diminuição nas respostas da frequência cardíaca máxima e declínios mais lentos nos valores da frequência cardíaca durante a fase de recuperação do exercício.[15]

Débito cardíaco

O objetivo do coração é fornecer um débito cardíaco adequado para gerar energia aeróbia, a fim de suprir as demandas metabólicas do corpo. Como as demandas energéticas do corpo mudam constantemente, o débito cardíaco também deve ser capaz de se adaptar às demandas energéticas sistêmicas em mudança, bem como às suas próprias necessidades de oxigênio pelo miocárdio. O débito cardíaco é definido como a quantidade de sangue que deixa os ventrículos por minuto, expresso em L/minuto. O débito cardíaco normal em repouso é de aproximadamente 4 a 6 L/minuto. É influenciado pela frequência cardíaca (expressa em batimentos por minuto [bpm]) e pelo volume sistólico (expresso em mililitros por minuto [mL/minuto]).

O **volume sistólico** corresponde ao volume de sangue ejetado a cada contração do miocárdio, sendo influenciado por três fatores: (1) *pré-carga*, a quantidade de sangue no ventrículo ao término da diástole (também conhecida como o *volume diastólico final ventricular esquerdo [VDFVE]*); (2) *contratilidade*, a capacidade do ventrículo de se contrair; e (3) *pós-carga*, a força que o VE deve gerar durante a sístole para superar a pressão aórtica e abrir a valva da aorta.[8] A pós-carga também pode ser descrita como a "carga contra a qual o VE se contrai durante a ejeção do ventrículo esquerdo".[16]

Durante todo o ciclo cardíaco, os eventos de diástole e sístole impõem diferentes demandas sobre os ventrículos. Durante a diástole, os ventrículos devem ser complacentes, ou seja, capazes de se estirar para acomodar o sangue que ingressa em suas câmaras (pré-carga). Durante a sístole, os ventrículos devem ser capazes de se contrair de forma adequada para ejetar o volume sistólico. O princípio da relação comprimento-tensão de Starling é aplicável ao miocárdio e à relação entre as propriedades da diástole e da sístole. Durante a diástole, à medida que o comprimento do músculo aumenta (p. ex., o tamanho da câmara ventricular aumenta), a capacidade do miocárdio de desenvolver força é aumentada, até certo ponto. Além de determinado comprimento, no entanto, o desenvolvimento da força é prejudicado, em virtude do alinhamento inadequado dos filamentos de actina e miosina (Fig. 13.5).

Em geral, o volume sistólico aumentará com um aumento na pré-carga ou na contratilidade, mas diminuirá com um aumento na pós-carga. Normalmente, cerca de 55 a 75% da pré-carga são ejetados sob a forma de volume sistólico. A *fração de ejeção* (FE) demonstra essa relação entre o volume sistólico (VS) e o volume diastólico final ventricular esquerdo (VDFVE), de tal modo que FE = VS ÷ VDFVE. Esse valor representa a relação entre o volume de sangue ejetado pelo VE por contração e o volume de sangue recebido por esse ventrículo após a diástole. A FE normal é de aproximadamente 55 a 75% (67 ± 8%), sendo muito utilizada na prática clínica como índice de contratilidade.[17]

Do ponto de vista clínico, especialmente em unidades de terapia intensiva, o conceito de **índice cardíaco** (IC) é muitas vezes preferido ao débito cardíaco. O índice cardíaco (IC) expressa o débito cardíaco (DC) em relação à área de superfície corporal (ASC) expressa em metros, de tal forma que IC = DC/ASC. A faixa normal do débito cardíaco em repouso é de 4 a 5 L/minuto; já a faixa normal do índice cardíaco é de 2,5 a 3,5 L/min/m². O índice cardíaco fornece uma determinação mais completa da suficiência (adequação) do débito cardíaco de um indivíduo do que o débito isolado. Por exemplo, ao comparar um indivíduo de ~1,82 m de altura com outro de ~1,52 m, cada um com débito cardíaco de 3 L/minuto, o segundo indivíduo terá um índice cardíaco mais alto e, portanto, melhor perfusão tecidual, porque há menos área de superfície corporal necessitando dos 3 L de débito cardíaco. A determinação da área de superfície corporal e do índice cardíaco é frequentemente feita através de nomogramas (diagramas bidimensionais), com base nas tabelas científicas de Geigy.[18]

Condução cardíaca elétrica

É importante notar que a contração mecânica dos ventrículos só ocorre com uma condução elétrica adequada pelo coração. A contração efetiva depende de um sistema de condução elétrica intacto que resulte em despolarização do miocárdio e repolarização em tempo oportuno. Em caso de *ritmo sinusal*, o impulso começa no nó sinusal e segue pelos átrios, pelo nó AV, pelo feixe de His (fascículo atrioventricular), pelas fibras de Purkinje (ramos subendocárdicos do complexo estimulante do coração), pelo septo e pelos ventrículos.

A condução elétrica pode ser observada por meio dos complexos eletrocardiográficos (ECG) (Fig. 13.6). Cada componente do complexo reflete determinada fase da via de condução.[19]

- A onda P retrata o nó sinusal e a despolarização atrial.
- O segmento PR demonstra a condução pelo nó AV.
- O complexo QRS indica o fluxo elétrico pelos ventrículos, causando despolarização ventricular.
- O segmento ST descreve o início da repolarização ventricular.
- A onda T ilustra o término da repolarização ventricular.

Cada complexo eletrocardiográfico representa 1 ciclo cardíaco ou 1 batimento cardíaco. Em uma sequência de complexos eletrocardiográficos representando o ritmo sinusal, cada complexo QRS deve ser precedido por uma onda P e os complexos QRS devem ser igualmente espaçados, indicando um ritmo regular. A interpretação do ECG permite que o profissional de saúde faça o diagnóstico diferencial da causa de redução do débito cardíaco; tal declínio pode ocorrer por um problema mecânico real ou por um distúrbio elétrico que interrompe a atividade elétrica do coração.

Aporte e demanda de oxigênio para o miocárdio

O aporte e a demanda de oxigênio para o miocárdio devem estar em equilíbrio. Esse *suprimento de oxigênio para o miocárdio* depende da distribuição de sangue oxi-

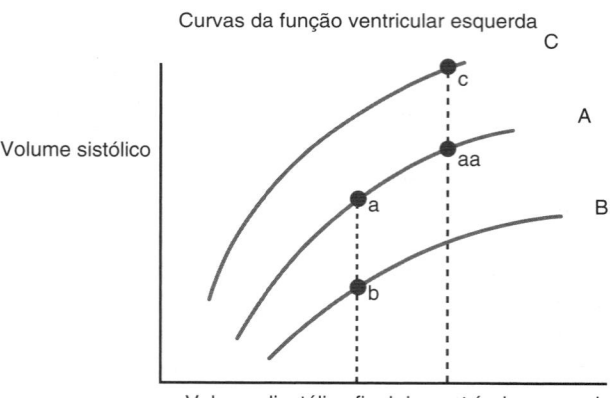

Figura 13.5 Curvas da função ventricular esquerda. (**A**) Com a função normal do ventrículo esquerdo, à medida que o volume dessa câmara cardíaca aumentar, o volume sistólico também aumentará. (**B**) Com o comprometimento funcional do ventrículo esquerdo, a curva se desviará para a direita e, em qualquer dado comprimento, o volume sistólico sofrerá diminuição em comparação ao normal (o ponto *b* apresenta um volume sistólico diminuído em comparação ao ponto *a*). (**C**) Quando a função ventricular esquerda normal sofre um aumento na atividade simpática, a curva se desviará para a esquerda e o volume sistólico aumentará (observe que o ponto *c* é maior que o ponto *aa*).

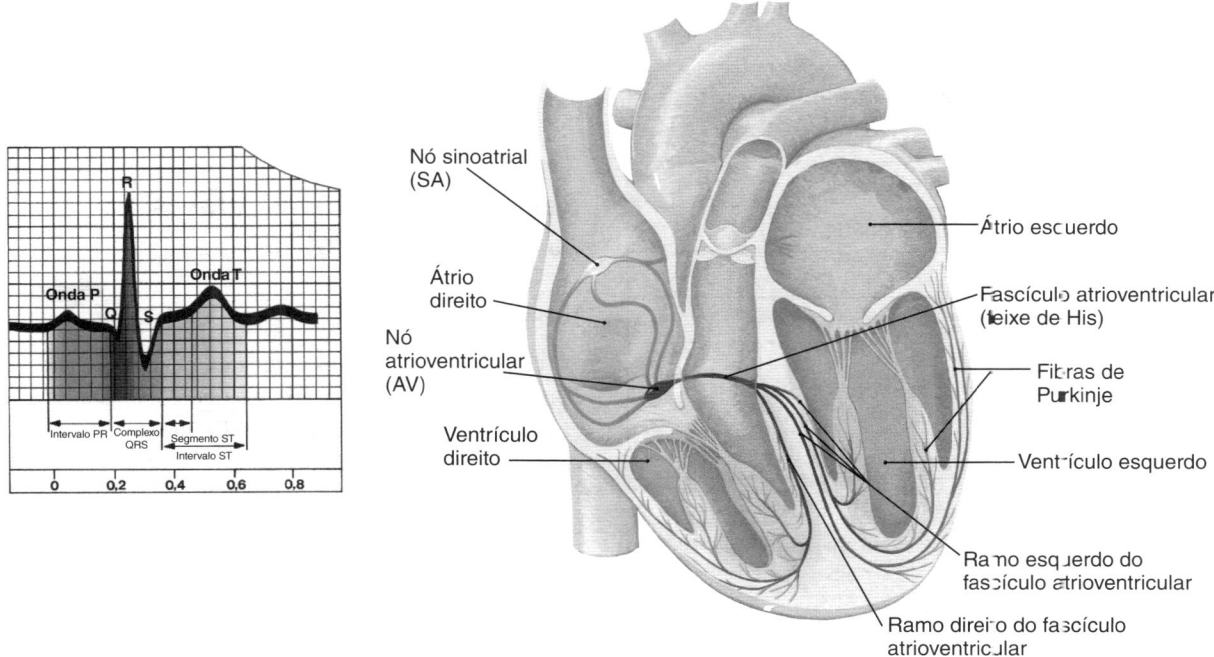

Figura 13.6 Representação esquemática do coração e da atividade elétrica cardíaca normal. O ECG é a manifestação na superfície do corpo das ondas de despolarização e repolarização do coração. A onda P é gerada por despolarização atrial, o complexo QRS por despolarização do músculo ventricular e a onda T por repolarização ventricular. O intervalo PR é uma medida do tempo de condução do átrio para o ventrículo, enquanto a duração do complexo QRS indica o tempo necessário para que todas as células ventriculares sejam ativadas. O intervalo QT reflete a duração do potencial de ação ventricular. (Adaptado de Taber's Cyclopedic Medical Dictionary, ed 21. FA Davis, Philadelphia, PA, 2005, p 1.022, com permissão.)

genado pelas artérias coronárias, da capacidade de transporte de oxigênio pelo sangue arterial e da capacidade das células miocárdicas de extrair esse gás do sangue arterial. A *demanda de oxigênio para o miocárdio*, o gasto energético para esse músculo cardíaco, depende de muitos fatores. Do ponto de vista clínico, a demanda de oxigênio para o miocárdio é calculada como o produto da frequência cardíaca e da pressão arterial sistólica, conhecido como o *produto de frequência e pressão* ou produto duplo.[9] Qualquer atividade que eleve a frequência cardíaca e/ou a pressão arterial aumentará a demanda de oxigênio para o miocárdio. Portanto, qualquer aumento na demanda sistêmica de oxigênio (p. ex., exercício) aumentará o gasto energético do coração e a demanda desse gás para o miocárdio.

O miocárdio costuma ser muito eficiente na extração de oxigênio de seu aporte sanguíneo. Por essa razão, nos momentos de demanda energética elevada, pode ocorrer um aumento muito pequeno nessa extração. O principal mecanismo de aumento no aporte de oxigênio para o miocárdio nos momentos de maior demanda se dá pelo aumento do *fluxo sanguíneo coronariano*.[11] Em geral, há uma relação linear entre o fluxo sanguíneo coronário e a demanda de oxigênio para o miocárdio. Durante o exercício, o fluxo sanguíneo coronariano pode aumentar cinco vezes acima do nível de repouso em resposta ao aumento da demanda. Ao contrário do músculo esquelético, capaz de efetuar o metabolismo tanto aeróbio como anaeróbio, o músculo cardíaco (miocárdio) é basicamente dependente do metabolismo aeróbio e tem uma capacidade anaeróbia muito limitada.

Valores laboratoriais

Ao tratar pacientes com doença cardíaca, determinados valores laboratoriais são particularmente importantes. A Tabela 13.2 fornece os valores de referência para vários testes laboratoriais. Os níveis de hemoglobina e do hematócrito retratam a capacidade carreadora (transportadora) de oxigênio dentro do sistema. Cada grama de hemoglobina transporta cerca de 1,34 mL de oxigênio no sangue arterial. Um nível normal de hemoglobina gira em torno de 12 a 14 g/100 mL e 14 a 16 g/100 mL de sangue em homens e mulheres adultos, respectivamente. Por exemplo, para um nível de hemoglobina de 15 g/100 mL de sangue, a capacidade de transporte de oxigênio chega a cerca de 20 mL de O_2/100 mL de sangue (15 × 1,34 = 20). Agora, se considerarmos um paciente com nível de hemoglobina diminuído para 7,5 g/100 mL de sangue, a capacidade de transporte de oxigênio é reduzida pela metade e

Tabela 13.2 Exames de laboratório e valores de referência

Teste laboratorial	Valor de referência
Sódio	135-145 mEq/L
Potássio	3,5-5,0 mEq/L
Cloreto	95-105 mEq/L
Cálcio	9-11 mg/dL
Ureia	10-20
Creatinina	0,5-1,2 mg/dL
Glicose	70-110 mg/dL
Dióxido de carbono	20-29 mEq/L
Magnésio	1,5-2,5 mEq/L
Hemoglobina (g/dL)	Adulto do sexo feminino: 12-16 Adulto do sexo masculino: 13-18
Hematócrito (%)	Adulto do sexo feminino: 36-46 Adulto do sexo masculino: 37-49

fica por volta de 10 mL de O_2/100 mL de sangue. Com a diminuição na capacidade de transportar oxigênio, o coração precisa trabalhar ainda mais para compensar os baixos níveis de oxigênio, de modo a fornecer um nível suficiente desse gás ao tecido periférico. Nos casos de insuficiência cardíaca, a carga de trabalho elevada imposta sobre um coração em processo de falência exacerbará a insuficiência. A regra geral é empregar cautela e reduzir a intensidade ao exercitar os pacientes com níveis de hemoglobina abaixo de 8 g/100 mL de sangue.

Também é importante considerar os níveis de eletrólitos antes de tratar os pacientes com doença cardíaca. Níveis adequados de potássio, cálcio e magnésio possibilitam a condução elétrica normal pelo coração. *Hipocalemia*, baixo nível de potássio (geralmente menos de 3,5 mEq/L), produz arritmias com ondas T achatadas e segmentos ST reduzidos, bem como cãibra bilateral dos músculos de membros inferiores. *Hipocalcemia* (baixos níveis séricos de cálcio) e *hipomagnesemia* (baixo nível de magnésio no sangue) têm o potencial de aumentar a ectopia ventricular dentro do coração. Além disso, o cálcio aumenta a função contrátil das células musculares. Os pacientes com hipocalcemia apresentam contratilidade cardíaca reduzida, enquanto aqueles com hipocalemia se apresentam com batimentos cardíacos erráticos (irregulares).

As provas de função renal são realizadas não só para determinar o funcionamento dos rins, mas também para avaliar os níveis de *nitrogênio ureico sanguíneo* (ureia) e *creatinina*. É particularmente importante proceder à análise desses níveis em pacientes com insuficiência cardíaca e naqueles submetidos a diuréticos. Por fim, um grande número de pacientes com doença cardíaca também sofre de diabetes; portanto, é de extrema importância analisar os níveis de glicemia antes do exercício.

Respostas cardiovasculares ao exercício aeróbio

Respostas normais

Com uma elevação na carga de trabalho externa, ocorre um aumento na captação de oxigênio. Existe uma relação direta quase linear entre a frequência cardíaca e a carga de trabalho externa (Fig. 13.7). Portanto, se a intervenção fisioterapêutica exigir um aumento no consumo de oxigênio sistêmico expresso como um aumento nos níveis metabólicos, kcal, L/O_2 ou mL de O_2 por kg de peso corporal por minuto, então a frequência cardíaca também deverá aumentar. Embora alguns medicamentos cardíacos, particularmente os betabloqueadores, que suprimem o efeito do sistema nervoso simpático sobre o coração, limitem a magnitude real de aumento, ainda assim a frequência cardíaca deverá aumentar. A falha da frequência cardíaca em aumentar com o aumento das cargas de trabalho (incompetência cronotrópica) deve ser imediatamente avaliada. Outros parâmetros fisiológicos devem ser rapidamente examinados, como pressão arterial, frequência respiratória, cor da pele e temperatura, bem como o nível cognitivo e a percepção subjetiva do esforço do paciente. Uma resposta adversa em qualquer um desses parâmetros é uma indicação da incapacidade do paciente de responder de forma hemodinâmica à quantidade de trabalho em questão.

A **pressão arterial** (PA) deve ser obtida antes e imediatamente depois do exercício, com o paciente na mesma posição (ou seja, decúbito dorsal, sentada, em pé) e do mesmo braço a cada vez. O ideal é obter a pressão arterial durante o exercício para determinar a resposta hemodinâmica real ao aumento na carga de trabalho. No entanto, dependendo do tipo de modalidade de exercício, isso pode ser difícil do ponto de vista técnico. Nesses casos, a frequência cardíaca e a pressão arterial devem ser tomadas logo após o exercício. Tal como acontece com a frequência cardíaca, espera-se um aumento linear na pressão sistólica com níveis crescentes de trabalho (ver Fig. 13.7). Hellerstein et al.[20] relataram que, para cada incremento de 10% da frequência cardíaca máxima, a pressão arterial sistólica aumentava de 12 a 15 mmHg. Naughton e Haider[21] interpretaram um aumento na pressão arterial sistólica superior a 12 mmHg/nível metabólico como uma resposta hipertensiva ao exercício e um aumento abaixo de 5 mmHg como uma resposta hipotensora ao exercício. A

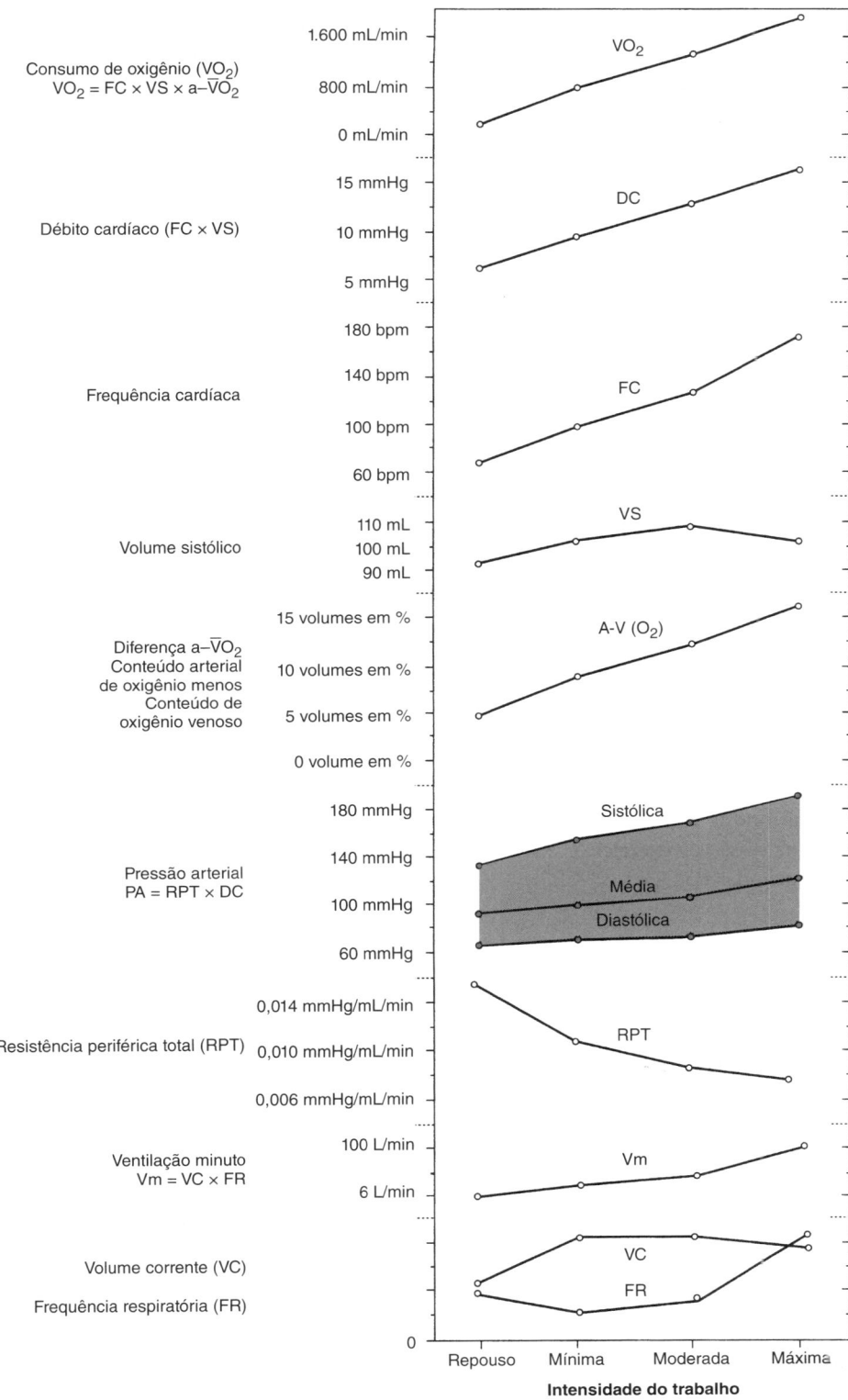

Figura 13.7 Resposta cardiopulmonar a exercício aeróbio agudo. (Adaptado de Berne, RM, and Levy, MN: Cardiovascular Physiology, ed 5. CV Mosby, St. Louis, 1986, p 237; Zadai, CC: Clinics in Physical Therapy, Pulmonary Management in Physical Therapy. Churchill Livingstone, New York, 1992, p 27; e McArdle, WD, et al.: Essentials of Exercise Physiology. Lea & Febiger, Philadelphia, 1994, p 230.)

pressão diastólica exibe alterações limitadas com o exercício; ela pode não mudar ou, então, aumentar ou diminuir em 10 mmHg.

Além disso, à medida que as necessidades sistêmicas de oxigênio aumentam, a profundidade e a frequência respiratórias normalmente aumentarão a partir do repouso. Portanto, o volume corrente que retrata a profundidade da respiração e a frequência respiratória que indica o número de movimentos respiratórios por minuto sofrerão mudanças para atender às necessidades metabólicas do tecido.

Respostas anormais

Os sinais e sintomas de intolerância ao exercício estão apresentados no Quadro 13.1. Se um paciente sofrer qualquer um desses sintomas, a atividade deverá ser interrompida e o paciente estabilizado. Também é importante informar aos pacientes que algumas respostas podem ser atrasadas por várias horas após o exercício (p. ex., fadiga prolongada, insônia, ganho de peso súbito por retenção de líquido). A observação do paciente durante toda a intervenção fisioterapêutica proporciona um mecanismo para o exame em curso. O terapeuta deve ficar atento a mudanças sutis em aspectos como expressão facial, cor da pele, tom de voz ou raciocínio do paciente, pois esses sinais podem indicar intolerância à atividade, além de exigir exame imediato do paciente e modificação da intervenção. Além da queixa subjetiva de fadiga ou desconforto pelo paciente, há outras respostas que justificam o encerramento de uma sessão de exercício.[15] Essas respostas anormais estão incluídas no Quadro 13.1.

Doenças cardíacas e implicações fisioterapêuticas

As condições fisiopatológicas subjacentes a doenças cardíacas são hipertensão, aterosclerose em artérias coronárias, alterações mecânicas do miocárdio, disfunção valvar ou valvular e arritmias. As apresentações clínicas das DCV são diversas e dependem da origem do comprometimento: perfusão das artérias coronárias, contratilidade miocárdica do VE ou alteração da atividade elétrica. Os sinais e sintomas comuns associados a doenças cardíacas são pressão torácica (também conhecida como dor no peito), dispneia, fadiga, síncope e palpitações. Contudo, embora essas manifestações clínicas estejam fortemente associadas a doenças cardíacas, elas não são exclusivas desse tipo de doenças. Por essa razão, é crucial obter o histórico completo do paciente e realizar avaliação/exame adequados para estabelecer o diagnóstico fisioterapêutico, os objetivos previstos, os resultados esperados e o plano de cuidados.

Quadro 13.1 Indicações de intolerância ao exercício que justificam a modificação ou o término de uma sessão de exercícios

Sinais e sintomas
- Angina moderadamente grave ou crescente
- Dispneia acentuada
- Tontura, sensação de desmaio iminente ou ataxia
- Cianose ou palidez
- Fadiga excessiva
- Cãibras nas pernas ou claudicação

Outras respostas anormais
- Falha de elevação da pressão sistólica, conforme o exercício prossegue
- Resposta hipertensiva, incluindo pressão sistólica superior a 200 mmHg e/ou pressão diastólica acima de 110 mmHg
- Queda progressiva na pressão sistólica de 10-15 mmHg
- Alteração significativa no ritmo cardíaco, detectada por palpação ou monitoramento eletrocardiográfico (p. ex., arritmias, alterações do segmento ST e da onda T)

Adaptado de ACSM's Guidelines for Exercise Testing and Prescription, ed 8. Lippincott Williams & Wilkins, Philadelphia, 2010.

É importante considerar que não existe nenhuma medida objetiva direta de limitações de atividade, formulada exclusivamente com base no diagnóstico e na doença cardíaca. Indivíduos com doenças cardíacas aparentemente semelhantes podem experimentar diferentes limitações de atividade. As limitações sofridas pelo paciente com DAC ou insuficiência cardíaca podem variar amplamente, sendo influenciadas por muitos outros fatores além da quantidade de miocárdio intacto perfundido ou da função do VE. Em resposta aos comprometimentos cardíacos, ativam-se mecanismos compensatórios neuro-hormonais e cardiovasculares, permitindo que o funcionamento do coração continue por um período de tempo antes de o paciente se tornar sintomático ou de haver uma alteração significativa na função. Portanto, as limitações de atividade são influenciadas pela magnitude da compensação, bem como pelo tipo de tratamento farmacológico. A seção a seguir descreverá as principais doenças que afetam a função cardíaca, o tratamento clínico dessas condições e as implicações pertinentes à prática fisioterapêutica.

Hipertensão

A hipertensão é a "doença cardiovascular mais prevalente nos Estados Unidos e um dos fatores que mais contribuem para a morbidade e a mortalidade cardiovascular".[22] Estima-se que 76 milhões de norte-americanos sofram de hipertensão.[1] Além disso, a prevalência da hipertensão em negros nos Estados Unidos é a mais alta do mundo, com aumento de 35,8 para 41,4% de 1994 a 2002.[23]

A hipertensão é definida como uma elevação persistente da pressão arterial sistólica acima de 140 mmHg ou diastólica superior a 90 mmHg. Em alguns pacientes, a pressão arterial não é consistentemente elevada, mas oscila entre valores normais e hipertensos. Isso recebe o nome de *hipertensão lábil*, diagnosticada após a avaliação de valores elevados da pressão arterial durante um período de tempo prolongado.

O Joint National Committee (JNC VII), que avalia e faz as recomendações para o controle da hipertensão, define os seguintes estágios desse aumento na pressão: pré-hipertensão, estágio 1, estágio 2 e estágio 3 (Tab. 13.3).[24] Indivíduos hipertensos podem exibir elevações nos valores tanto sistólicos como diastólicos; em idosos, entretanto, uma hipertensão sistólica isolada costuma ser observada com elevações na pressão arterial sistólica acima de 140 mmHg, com pressões diastólicas na faixa normal.[24]

Em termos gerais, a hipertensão pode ser dividida em duas categorias principais: *hipertensão primária* (ou *essencial*) e *hipertensão secundária* (ou *não essencial*). A *hipertensão primária* ou *essencial* é diagnosticada quando não há nenhuma causa conhecida para a elevação nos valores da pressão arterial, existindo em cerca de 90 a 95% de todos os pacientes com hipertensão. Fatores genéticos, influências ambientais (incluindo a ingestão de sódio na dieta), estresse, obesidade, consumo de bebidas alcoólicas e outros fatores de risco (incluindo idade, falta de atividade física e intolerância à glicose) têm implicações sobre a ocorrência de hipertensão essencial. Independentemente da causa subjacente, a hipertensão é secundária à falha dos mecanismos de controle responsáveis pela redução da pressão arterial. Já a *hipertensão secundária* ou *não essencial* ocorre em aproximadamente 5 a 10% da população hipertensa, sendo causada por algum problema clínico passível de identificação, como complicações renais, endócrinas, vasculares ou neurológicas.

Níveis elevados de pressão arterial não controlados produzem uma série de complicações adicionais, como insuficiência cardíaca, insuficiência renal, aneurismas dissecantes, doença vascular periférica, retinopatia e acidente vascular cerebral. Essas consequências negativas estão diretamente relacionadas com o nível de pressão arterial. Pesquisas prévias indicam que uma pressão arterial sistólica mais elevada com qualquer nível de pressão arterial diastólica aumenta a morbidade em ambos os sexos.[25]

Tratamento clínico de hipertensão

A intervenção farmacológica é a modalidade mais comum de tratamento clínico da hipertensão. Atualmente, existem seis classes de medicamentos: bloqueadores beta-adrenérgicos, bloqueadores alfa-adrenérgicos, inibidores da enzima conversora de angiotensina (ECA), diuréticos, vasodilatadores e bloqueadores dos canais de cálcio.[9] Além da terapia farmacológica, é importante que os profissionais de saúde façam recomendações de mudanças no estilo de vida aos pacientes diagnosticados com hipertensão, como redução do peso, restrição de sódio, moderação no consumo de bebidas alcoólicas e exercícios aeróbios regulares. Os benefícios dessas modificações no estilo de vida incluem a redução na dose dos medicamentos e a diminuição na ocorrência de efeitos colaterais adversos.

Implicações para o fisioterapeuta

A hipertensão costuma permanecer assintomática até o desenvolvimento de complicações em vários órgãos em todo o corpo. Por essa razão, esse aumento na pressão arterial é chamado de "assassino silencioso". Quando a hipertensão afeta a função cardíaca, o indivíduo desenvolve cardiopatia hipertensiva e apresenta dispneia por esforço, fadiga, intolerância ao exercício, taquicardia, desconforto torácico e possíveis sinais de insuficiência cardíaca. O *Guide to Physical Therapist Practice* (Guia para a prática do fisioterapeuta) indica que o monitoramento da pressão arterial é crucial para todos os adultos com mais de 35 anos de idade e nos pacientes mais jovens que se encontram obesos ou apresentam um histórico de intolerância à glicose, diabetes ou disfunção renal.[26] Além disso, o monitoramento clínico dos valores da pressão arterial deve ser feito tanto em repouso como durante a prática de exercícios. De acordo com o American College of Sports Medicine, se a pressão arterial em repouso estiver elevada (sistólica acima de 200 mmHg ou diastólica superior a 100 mmHg), deverá ser obtida uma autorização médica antes

Tabela 13.3 Estágios de hipertensão, conforme definição feita por JNC VII[24]

A hipertensão é definida por uma elevação sistólica ou diastólica. Uma pressão arterial de 110/90 corresponde à hipertensão diastólica de estágio 1, enquanto uma pressão arterial de 160/60 equivale à hipertensão sistólica de estágio 3.

Estágios de hipertensão	Pressão arterial sistólica (mmHg)	Pressão arterial diastólica (mmHg)
Pré-hipertensão	120-130	80-89
Estágio 1	130-140	90-100
Estágio 2	140-160	100-110
Estágio 3	>160	>110

Normal: 119/79 ou abaixo disso.
JNC VII, Joint National Committee on Prevention, Detection, Evaluation, and Treatment of High Blood Pressure.

de submeter o paciente a exercício.[15] Ademais, se a pressão arterial sistólica subir para mais de 250 mmHg ou se a pressão arterial diastólica exceder 115 mmHg, o exercício deverá ser interrompido.[15]

Síndrome coronariana aguda

A **síndrome coronariana aguda** é a nova terminologia para doença cardíaca isquêmica ou DAC. Trata-se de um espectro de entidades que vão desde a mínima condição de acometimento no espectro (angina instável) até a condição mais grave (morte cardíaca súbita). As entidades adicionais no espectro incluem infarto do miocárdio sem onda Q ou infarto do miocárdio sem elevação do segmento ST e infarto do miocárdio com onda Q, também conhecido como infarto do miocárdio com elevação do segmento ST. O sinal característico para todo paciente que se apresenta com qualquer condição do espectro consiste em dor torácica isquêmica por causa de uma dissincronia entre o aporte e a demanda de oxigênio para o miocárdio.

O principal comprometimento na síndrome coronariana aguda é um desequilíbrio do aporte de oxigênio ao miocárdio para suprir a demanda desse gás pelo músculo mencionado. A diminuição no aporte origina-se de um estreitamento do lúmen da artéria coronária, geralmente em virtude de alguma lesão aterosclerótica fixa. A aterosclerose é uma doença em que se formam placas carregadas de lipídios (lesões) no interior da camada íntima da parede do vaso sanguíneo das artérias de calibre moderado e grande; com o passar do tempo, essas placas podem se estender para o lúmen, provocando uma diminuição no diâmetro luminal. A lesão resulta de um dano endotelial inicial que gera alterações dentro da camada íntima dos vasos sanguíneos e evolui para estreitamento luminal. Embora a causa da lesão inicial não seja bem compreendida, foram identificados fatores de risco associados a um aumento no risco para a formação de lesão aterosclerótica. Os primeiros fatores de risco identificados por estudos epidemiológicos como o clássico *Framingham Heart Study* (Estudo do Coração de Framingham) incluíram tabagismo, colesterol elevado, hipertensão, diabetes, estresse emocional e histórico familiar.[27-29] Obesidade e estilo de vida sedentário, bem como níveis sanguíneos elevados de homocisteína e fibrinogênio, também foram identificados como possíveis fatores que contribuem para a síndrome coronariana aguda.[30]

Manifestações clínicas

Nas artérias coronárias, podem ocorrer oclusões que não geram sintomas. Em geral, os sintomas de DAC não se manifestam até que o lúmen esteja, pelo menos, 70% ocluído. Existem, portanto, muitos pacientes que não têm consciência de suas oclusões subagudas. É imperativo que os fatores de risco de um indivíduo sejam conhecidos e as intervenções e monitoramentos sejam ajustados em conformidade com eles.

As condições clínicas resultantes de aterosclerose das artérias coronárias se devem ao aporte inadequado de oxigênio ao miocárdio para atender à demanda desse gás pelo músculo citado. As três apresentações clínicas comuns da síndrome coronariana aguda são angina, lesão e infarto.

Angina

Angina, ou dor torácica relacionada ao coração, deve-se à isquemia. O processo de isquemia é caracterizado pela redução do fluxo sanguíneo ao miocárdio, ou seja, trata-se de uma condição temporária atribuída ao desequilíbrio entre o aporte e a demanda de oxigênio desse músculo. No restabelecimento do equilíbrio entre o aporte e a demanda de oxigênio, será possível reverter a isquemia e, com isso, a angina desaparecerá.

Existem três tipos principais de angina: instável, estável e variante. A *angina instável*, conhecida algumas vezes como angina pré-infarto ou angina em crescendo, tipicamente ocorre em repouso, sem qualquer fator precipitante evidente ou com mínimo esforço. Além de ser refratária ao tratamento, trata-se de uma dor torácica que aumenta em termos de gravidade, frequência e duração. A angina instável geralmente justifica uma intervenção clínica imediata, uma vez que o paciente apresenta um risco iminente de outras complicações, como infarto do miocárdio ou arritmia letal (taquicardia ou fibrilação ventricular).

O termo *angina estável* é utilizado quando a angina ocorre durante o exercício ou atividade física. A dor torácica se manifesta a uma determinada intensidade do exercício quando a demanda de oxigênio ao miocárdio excede o aporte sanguíneo para esse músculo cardíaco, sendo aliviada pela diminuição na demanda desse gás por esse músculo. Conforme mencionado anteriormente, a demanda de oxigênio pelo miocárdio é calculada como o produto da frequência cardíaca (FC) e da pressão arterial sistólica (PAS), conhecido como o produto de frequência e pressão (PFP). Quando os pacientes sofrem episódios de angina estável, o exercício deve ser interrompido, sendo necessária a obtenção da frequência cardíaca e da pressão arterial para determinar o produto de frequência e pressão (PFP = FC × PAS). Além de interromper o exercício e repousar, a demanda de oxigênio pelo miocárdio também pode ser reduzida com o uso de nitroglicerina. Na angina estável, o paciente frequentemente descreve a sensação como uma intensidade abaixo de 5/10, o que melhora para 0/10 quando o aporte de oxigênio é capaz de equilibrar a demanda. É importante lembrar que qualquer relato sobre angina requer intervenção; o profissional de saúde não pode ignorar os sintomas, mesmo quando o paciente descreve a sensação como leve (1 a 2/10).

O terceiro tipo de angina é a *variante* ou *angina de Prinzmetal*, causada por um vasoespasmo das artérias coronárias na ausência de doença oclusiva. Os pacientes acometidos por esse tipo de angina respondem à nitroglicerina para o tratamento de suas dores torácicas em curto prazo. Contudo, a escolha farmacológica preferida em longo prazo é um bloqueador dos canais de cálcio para reduzir o influxo desse íon para as células musculares lisas das artérias coronárias e diminuir o vasoespasmo.

Lesão e infarto

Lesão representa a presença de um novo infarto agudo do miocárdio.[31] Emprega-se o termo *lesão*, porque o tecido do miocárdio está sendo agudamente lesionado durante um ataque cardíaco súbito. A lesão aguda ao tecido miocárdico, então, evolui para um tecido infartado morto irreversível. O tecido, uma vez morto, torna-se irreversível e morto para sempre. Assim, o termo *lesão* ilustra a presença de um novo infarto do miocárdio, enquanto o termo *infarto* retrata um ataque cardíaco antigo com tecido morto que não pode ser revertido.

As células miocárdicas individuais podem diferir em sua tolerância à isquemia; no entanto, alterações irreversíveis começam a aparecer 20 minutos a 2 horas a partir do início da isquemia do miocárdio.[32] O processo real de lesão e infarto evolui em questão de horas. A angina costuma preceder um infarto do miocárdio, mas a intensidade dos sintomas é drasticamente aumentada. Muitas vezes, os pacientes descrevem seu desconforto no nível máximo de uma escala de dor até 10 (ou seja, 10/10) durante um infarto agudo do miocárdio. O infarto é irreversível. Embora a isquemia seja atribuída a uma obstrução parcial da artéria coronária, um infarto resulta de uma oclusão completa do vaso. Essa oclusão costuma resultar de uma ruptura de alguma placa vulnerável, com a consequente formação de trombo. O tipo de placa, mais do que seu tamanho, influenciará o risco de ruptura. Placas moles e ricas em lipídios são mais vulneráveis à ruptura do que aquelas duras e ricas em colágeno. As lesões tipo placas grandes ao exame angiográfico não são necessariamente mais suscetíveis à ruptura do que lesões menores. Como a aterosclerose começa dentro das paredes da artéria, muitas placas vulneráveis são invisíveis pelo angiograma ou parecem menores do que seu tamanho real. Embora não seja tão comum quanto a ruptura da placa, a oclusão coronariana pode ocorrer como resultado de espasmo coronariano, êmbolos coronarianos, anomalias congênitas e uma ampla variedade de doenças inflamatórias.[33] A verdadeira causa de ruptura da placa não é claramente compreendida; entretanto, em consequência da ruptura, forma-se o trombo. Pode haver vários mecanismos para a formação de trombose, como obstrução mecânica do lúmen, liberação de tromboplastina tecidual e início da cascata de coagulação, além da formação de tampão plaquetário a partir do contato de plaquetas com o colágeno exposto.[34] Apenas as lesões que ocluem o lúmen em 70% ou mais podem causar isquemia, porém lesões menores podem e causam infartos do miocárdio. É importante lembrar que o tamanho das lesões iniciais não determina a ocorrência ou não de um infarto do miocárdio; uma lesão do tipo placa pequena de 30%, bem como uma lesão maior de 80%, pode sofrer ruptura e subsequentemente formar um trombo que oclui o restante do lúmen. A maioria dos infartos do miocárdio ocorre como resultado de lesões iniciais tipo placas que ocluem menos de 60% do lúmen e não são significativas em termos hemodinâmicos, a ponto de causar isquemia.[35] Os efeitos sobre o ventrículo gerados pelo infarto frequentemente se estendem além do período agudo do infarto; esses efeitos em longo prazo ocorrem principalmente nos ventrículos que sofreram um infarto do miocárdio moderado a amplo. À medida que o ventrículo cicatriza, ocorre um processo de *remodelagem* como resultado da presença do tecido infartado e da subsequente dilatação. Ao longo do tempo, esse processo de remodelação produz uma alteração no tamanho, no formato e na função dos ventrículos. Dessa forma, o ventrículo resultante frequentemente opera com um gasto energético elevado do miocárdio, em função de sua mecânica muscular ineficiente. Representada muitas vezes como três círculos concêntricos (embora não totalmente correto ao exame histológico), a área de infarto estaria no centro do círculo, rodeada primeiro por uma área de lesão e, depois, por uma área externa de isquemia (Fig. 13.8).

Embora a maioria dos infartos do miocárdio cicatrize inicialmente sem incidentes, podem ocorrer complicações.

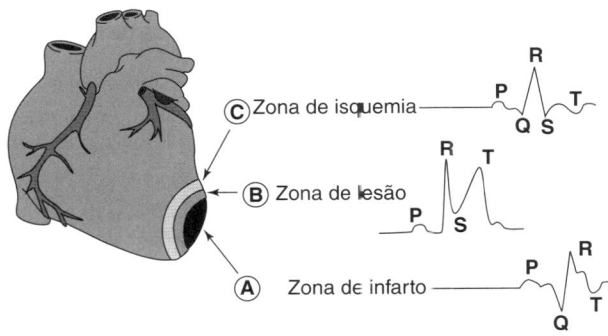

Figura 13.8 ECG após infarto do miocárdio. (**A**) *Zona de infarto*: quando ocorre infarto envolvendo a espessura completa do miocárdio (transmural), geralmente aparece uma onda Q anormal. (**B**) *Zona de lesão*: ocorre uma elevação do segmento ST na área da lesão. (**C**) *Zona de isquemia*: ocorre depressão do segmento ST e/ou inversão da onda T em uma área de perfusão diminuída (isquemia).

As principais complicações após um infarto do miocárdio são recorrência de isquemia, insuficiência ventricular esquerda e arritmias ventriculares. Portanto, quando um paciente é citado como alguém portador de *infarto do miocárdio complicado*, isso indica o desenvolvimento de isquemia, insuficiência ventricular esquerda ou arritmias ventriculares significativas no período pós-infarto agudo do miocárdio. A ocorrência de isquemia após infarto do miocárdio é particularmente importante, porque indica a possível existência de um miocárdio vulnerável com aporte reduzido de oxigênio; essa isquemia pode evoluir para infarto e, potencialmente, expandir esse infarto do miocárdio. A complicação final seria o evento de um **choque cardiogênico** com níveis inadequados de débito cardíaco e insuficientes de pressão arterial para perfundir os principais órgãos como resultado de insuficiência ventricular esquerda grave. Isso pode exigir intervenções médicas excepcionais, como o *balão intra-aórtico*. Essa intervenção facilita a distribuição do débito cardíaco, diminui a demanda de oxigênio do miocárdio e aumenta a perfusão das artérias coronárias. O balão intra-aórtico é um cateter-balão (colocado dentro da aorta), que infla durante a diástole, aumentando a perfusão das artérias coronárias, e desinfla durante a sístole, diminuindo a pós-carga. Esse balão intra-aórtico pode ser usado em outras condições, além de instabilidade cardiogênica pós-infarto do miocárdio, como em pacientes com descompensação hemodinâmica à espera de transplante de coração, outros com angina instável e arritmias malignas (como taquicardia ou fibrilação ventricular) ou pacientes cirúrgicos pós-cardíacos com instabilidade hemodinâmica grave.[16]

Avaliação da síndrome coronariana aguda (a tríade de avaliação)

Além da obtenção do histórico e da revisão dos sistemas, a avaliação dos pacientes com SCA destaca três componentes principais: avaliar as queixas do paciente, as alterações do ECG e os níveis de enzimas cardíacas (Fig. 13.9). Abaixo, segue uma revisão de cada componente.

Queixas do paciente

A dor torácica de origem isquêmica é difusa e retroesternal. O paciente costuma relatar uma pressão intensa como se um "elefante estivesse sentado no peito". Essa dor pode se propagar para qualquer lugar nos membros superiores e no tórax, mais especificamente para o braço e a mandíbula do lado esquerdo. A Figura 13.10 esboça as áreas comuns para os padrões previstos e referidos de dor torácica. A abordagem característica para o diagnóstico diferencial entre dor torácica isquêmica e não isquêmica consiste em observar o paciente em busca de sinais e sintomas concomitantes de comprometimento do débito cardíaco. Esses sinais incluem tontura, sensação de desfalecimento, fraqueza, diaforese (sudorese) e fadiga. Assim, a dor torácica cardíaca durante a isquemia ou infarto será acompanhada por sinais de débito cardíaco comprometido, mas a dor torácica causada por outras etiologias, incluindo dor torácica pulmonar, dor pleural ou dor musculosquelética, não.

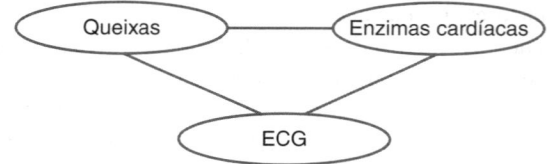

Figura 13.9 Tríade de avaliação para os pacientes com síndrome coronariana aguda.

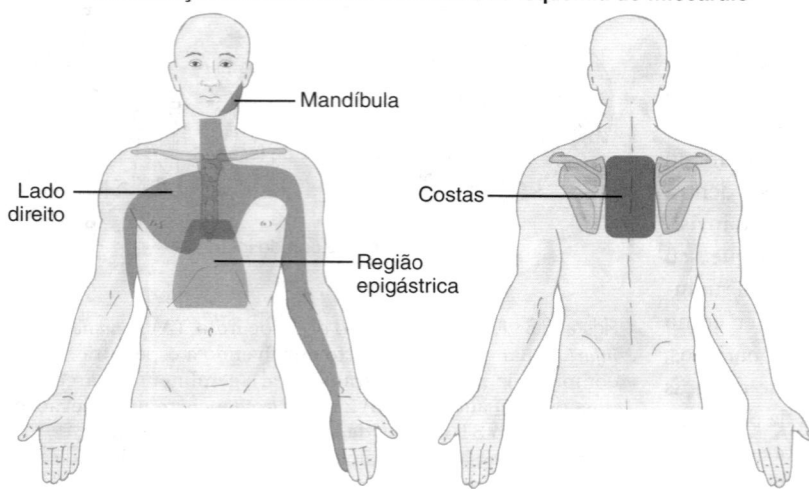

Figura 13.10 Padrão de referência para dor torácica.

Alterações do ECG

Os infartos do miocárdio são identificados por achados eletrocardiográficos no traçado de 12 derivações. O ECG é utilizado para examinar a frequência e o ritmo cardíaco, bem como os atrasos na condução cardíaca e a perfusão coronariana. Dois dos tipos mais comuns de ECG são o de derivação única e o de 12 derivações (Fig. 13.11). No ECG de derivação única, apenas uma área do coração (p. ex., anterior, lateral ou inferior) pode ser visualizada por vez. Essa área, no entanto, pode ser trocada, mudando o local dos eletrodos. No ECG de 12 derivações, podem-se visualizar 12 áreas.

O ECG de derivação única é sensível às alterações de frequência e ritmo, sendo comumente utilizado para monitorar os pacientes durante a deambulação e a atividade física. O monitoramento contínuo é feito por telemetria (radiotransmissão), permitindo a mobilidade do paciente enquanto ele usa esse dispositivo portátil, ou por meio de fio elétrico, em que o paciente fica ligado ao monitor por um cabo de aproximadamente 4,5 m de comprimento, limitando com isso a mobilidade. Uma variação do ECG de derivação única consiste no ECG de 3 derivações que, além de ser conectado por fios elétricos, é utilizado para o monitoramento em ambiente hospitalar. Ele pode ser usado de forma contínua durante toda a sessão terapêutica ou em todo o período de hospitalização. Ao contrário do sistema de derivação única ou de 3 derivações, o ECG de 12 derivações não proporciona monitoramento contínuo, exceto durante um **teste de tolerância ao exercício**. Dois usos comuns para o ECG de 12 derivações são o ECG de repouso obtido com o paciente em decúbito dorsal e o teste de tolerância ao exercício. Os ECG de 12 derivações são de valor inestimável na identificação de déficits de perfusão nas artérias coronárias e como ferramenta de auxílio na detecção de arritmias. Durante o teste de tolerância ao exercício, o ECG é monitorado continuamente para determinar a presença de isquemia ou arritmias a cada aumento na carga de trabalho. O ECG de 12 derivações é sensível a mudanças na perfusão, bem como na frequência, no ritmo e na condução cardíaca. Cada artéria coronária é representada por um conjunto de derivações que, apesar de não estar completamente correlacionado com a anatomia de cada indivíduo, fornece um esquema geral quanto à perfusão do miocárdio.

Durante o exame de ECG de 12 derivações, o segmento ST é clinicamente útil na identificação da presença de comprometimento da perfusão coronária, seja por isquemia ou lesão. O *ponto J*, ponto onde a onda S se transforma no segmento ST, é o ponto de referência para a interpretação desse segmento. Se a isquemia estiver presente, o segmento ST estará diminuído (um ou dois quadradinhos do traçado eletrocardiográfico) a dois quadradinhos além do ponto J, embora a onda T também possa estar

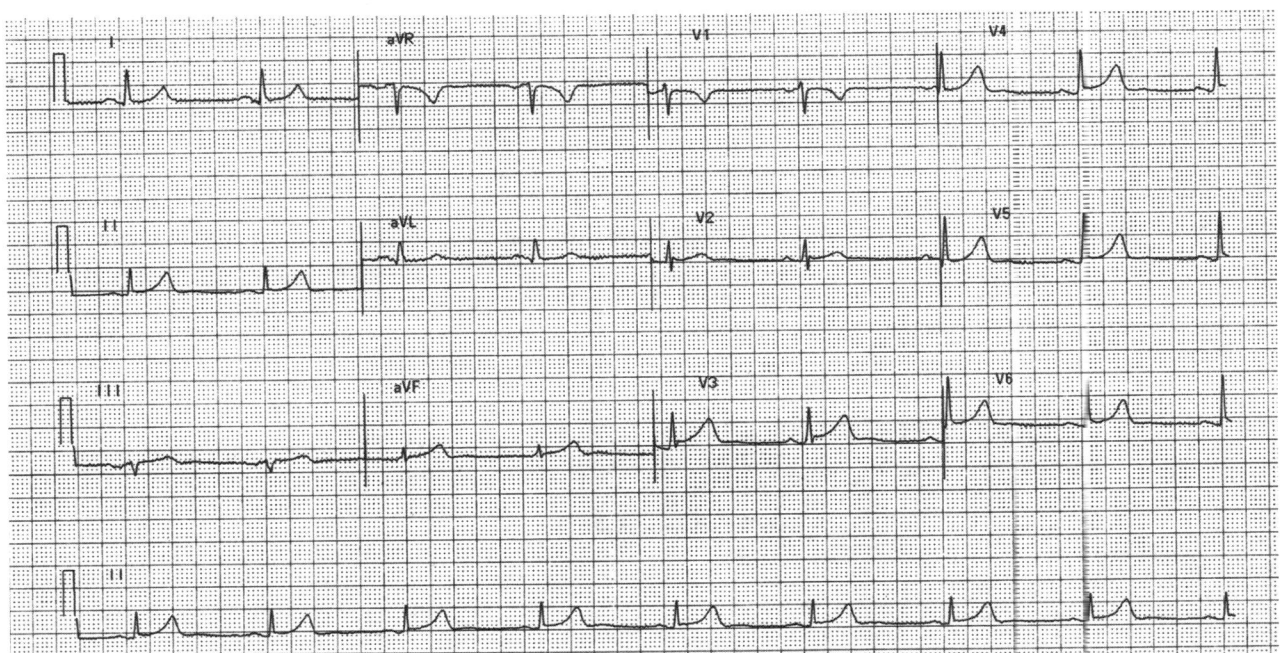

Figura 13.11 Aspecto normal de um ECG de 12 derivações, obtido de uma mulher de 50 anos de idade; uma leve elevação do segmento ST é insignificante. São apresentadas as 12 derivações; o último traçado eletrocardiográfico da presente figura corresponde a uma faixa de ritmo na derivação II. A frequência cardíaca obtida a partir da faixa de ritmo é de aproximadamente 52 bpm (existem 5,8 quadrados entre o complexo 3 e 4; portanto 300/5,8 = 52).

invertida (revertida). As alterações isquêmicas estarão presentes apenas enquanto houver isquemia; quando a isquemia estiver solucionada, o ECG voltará ao normal. Por outro lado, um amplo infarto agudo do miocárdio, com subsequente lesão ao tecido miocárdico, produzirá elevações (ou supradesnivelamento) do segmento ST no ECG de 12 derivações. Um amplo infarto do miocárdio com elevação do segmento ST formará ondas Q patológicas, horas a dias após o processo agudo. Portanto, um infarto do miocárdio com ondas Q representa um amplo infarto desse músculo (outrora conhecido como *infarto do miocárdio transmural*, pois ele supostamente envolve toda a espessura da parede ventricular). Em contrapartida, um infarto agudo do miocárdio pode ser relativamente menor e não causar lesão aguda ao tecido miocárdico. Nesse caso, além de não serem observados os segmentos ST no ECG, o infarto do miocárdio é denominado infarto do miocárdio sem elevação (ou supradesnivelamento) do segmento ST ou infarto do miocárdio sem onda Q. Um infarto do miocárdio sem onda Q era conhecido antes como *infarto do miocárdio não transmural* ou *subendocárdico*, porque em geral envolvia o endocárdio. Um infarto do miocárdio que inicialmente se apresenta como um infarto do miocárdio com elevação do segmento ST pode ser uma indicação de terapia trombolítica ou revascularização emergencial.[16]

As classificações anatômicas para os infartos do miocárdio são feitas com base nas superfícies do VE e não no coração anatômico. Como os próprios nomes dizem, um infarto do miocárdio anterior envolve a superfície anterior do VE, enquanto um infarto do miocárdio inferior acomete a superfície inferior desse ventrículo (a região diafragmática). Um infarto do miocárdio lateral envolve a superfície lateral do VE (também pode ser atribuída à parede livre do VE, ou seja, a parede lateral não adjacente à outra estrutura), ao passo que um infarto do miocárdio septal afeta o septo e um infarto do miocárdio posterior, a parede posterior do VE. Os infartos do miocárdio em diferentes faces do ventrículo resultam de diferentes níveis de comprometimento do fluxo sanguíneo dentro de vasos específicos. A artéria coronária direita irriga as faces inferior e posterior do VE e, portanto, é responsável pela produção de um infarto do miocárdio da parede inferior ou posterior. As faces anterior e septal do VE são perfundidas pela descendente anterior esquerda; portanto, é provável que as oclusões dessa artéria produzam infartos do miocárdio anterior ou septal. A artéria circunflexa irriga a parede lateral do VE e, desse modo, produz um infarto lateral quando ocluída. O envolvimento de vasos específicos pode ser determinado por um ECG de 12 derivações. O envolvimento da artéria coronária direita é mais provavelmente retratado nas derivações II, III e aVF (derivação unipolar aumentada dos membros). O comprometimento da descendente anterior esquerda será ilustrado nas derivações torácicas V1, V2, V3 e V4, enquanto o acometimento da circunflexa será mais provavelmente demonstrado nas derivações I, aVL, V5 e V6 (Fig. 13.12).

Níveis das enzimas

O exame de sangue também ajuda a determinar a presença de infarto do miocárdio. A subunidade MB da creatina quinase (CK-MB), uma isoenzima, é liberada no sangue e se eleva com dano intracelular ao miocárdio. A creatina quinase é encontrada em muitos tecidos além do miocárdio, especialmente músculo estriado, cérebro e fígado. A lesão a essas áreas aumentará a CK total. Para diferenciar o tipo de tecido lesionado, o uso de CK-MB isolará a origem até o miocárdio. Os níveis de troponina não devem estar elevados no quadro de traumatismo da musculatura estriada. Outros marcadores que podem ser usados para o diagnóstico de infarto agudo do miocárdio são as proteínas troponina I, troponina T e mioglobina. CK-MB total, troponina I e troponina T possuem uma alta sensibilidade para o diagnóstico de infarto do miocárdio.[10,11] A CK-MB e a mioglobina podem ser os biomarcadores mais sensíveis para os pacientes que se apresentam para uma intervenção médica emergencial em até 6 a 10 horas após o início de um infarto do miocárdio.[10] Para os pacientes que se apresentam após 10 horas, é pre-

I Lateral Circunflexa	aVR	V1 Septal Descendente anterior esquerda	V4 Anterior Descendente anterior esquerda
II Inferior Artéria coronária direita	aVL Lateral Circunflexa	V2 Septal Descendente anterior esquerda	V5 Lateral Circunflexa
III Inferior Artéria coronária direita	aVF Inferior Artéria coronária direita	V3 Anterior Descendente anterior esquerda	V6 Lateral Circunflexa

Figura 13.12 Anatomopatologia e interpretação eletrocardiográfica. As derivações I, aVL, V5 e V6 retratam problemas na face lateral do ventrículo esquerdo, ocasionados pela oclusão do fluxo sanguíneo dentro da artéria circunflexa. As derivações II, III e aVF representam problemas na face inferior do ventrículo esquerdo, produzidos pela oclusão do fluxo sanguíneo dentro da artéria coronária direita. As derivações de V1 a V4 descrevem problemas na face anterior do ventrículo esquerdo, gerados pela oclusão do fluxo sanguíneo dentro da artéria descendente anterior esquerda.

ferível o uso dos biomarcadores de troponina à CK-MB, por causa de sua sensibilidade aumentada.[11] A Tabela 13.4 fornece um resumo dos níveis de enzimas que se encontram elevados em casos de infarto do miocárdio.

Tratamento médico de síndrome coronariana aguda

Uma vez obtido o diagnóstico de infarto do miocárdio (ou seja, o paciente é "incluído" nessa categoria de infarto), o objetivo do tratamento médico é manter o paciente estável do ponto de vista hemodinâmico e otimizar a cicatrização do miocárdio. Os procedimentos de revascularização e o uso de intervenções farmacológicas são abordados nas seções a seguir.

Procedimentos de revascularização

Angioplastia coronariana transluminal percutânea

A angioplastia coronariana transluminal percutânea utiliza balão e *stents* colapsados (tubo de aço inoxidável tipo gaiola com múltiplas fendas) na ponta de um cateter inserido na artéria radial ou femoral e avançado no sentido retrógrado ao longo da aorta até as aberturas das artérias coronárias. O cateter é inserido na artéria coronária até chegar ao local da lesão. Em seguida, o balão é inflado e o *stent* se expande, comprimindo a placa contra as paredes internas das artérias, o que aumenta a área luminal. O balão, então, é desinflado e removido e o *stent* mantém o lúmen aberto. O *stent* costuma ser revestido de algum medicamento (p. ex., paclitaxel [Abraxane®]). Os *stents* revestidos de medicamentos (coletivamente denominados *stents farmacológicos*) são utilizados para evitar a proliferação de células endoteliais, o que pode ocorrer em resposta a trauma endotelial e à presença de objeto estranho colocado dentro da artéria coronária e resultar em recorrência da estenose.

Implicações clínicas para o fisioterapeuta

Os relatos de procedimentos cirúrgicos e cateterismo identificam quais vasos foram revascularizados e quais vasos apresentam menos de 70% de lesões e, portanto, não foram revascularizados. O fato de um vaso não ser um candidato atual à revascularização não garante que ele não trará problemas no futuro, seja por sofrer ruptura ou continuar demonstrando aterosclerose progressiva. Seria uma visão bastante limitada supor que um paciente submetido a um procedimento de revascularização não pode se tornar isquêmico.

Atualmente, não há diretrizes rigorosas sobre o momento em que um paciente pode retomar o treinamento aeróbio após uma angioplastia. O senso comum, no entanto, apoia a espera de aproximadamente 2 semanas para permitir que o processo inflamatório resultante da intervenção tenha tempo suficiente para desaparecer. A nova prescrição de exercícios deve ser formulada com base nos resultados do teste de tolerância ao exercício pós-angioplastia, e não nos resultados desse teste antes do procedimento mencionado, que seria provavelmente positivo. Os pacientes podem continuar sua deambulação em uma intensidade baixa e um ritmo confortável durante as primeiras 1 a 2 semanas após a angioplastia coronariana transluminal percutânea, mas devem evitar as intensidades moderadas às mais altas associadas ao treino aeróbio.

Enxerto de bypass (desvio) da artéria coronária

O enxerto de *bypass* da artéria coronária utiliza um vaso de doador para contornar (desviar) a lesão (lúmen estreitado) e estabelecer um melhor aporte sanguíneo alternativo. O vaso de doador pode ser a artéria radial do membro superior não dominante, a veia safena ou a artéria torácica interna. A veia safena ou a artéria radial retirada do paciente deve ser totalmente separada de suas inserções proximais e distais; o enxerto é suturado na porção proximal à aorta e distal à artéria envolvida além da oclusão. Quando se utiliza a artéria torácica interna, ela mantém sua fixação proximal nativa enquanto o segmento distal é religado abaixo da área de oclusão (ou seja, como um *bypass*). As técnicas cirúrgicas de *bypass* estão em constante evolução. Tradicionalmente, todo o esterno era seccionado e retraído; no entanto, surgiram técnicas minimamente invasivas mais recentes (*bypass coronariano direto minimamen-*

Tabela 13.4 Enzimas cardíacas relacionadas com lesão e infarto do miocárdio

Enzima	Nível normal	Disfunção cardíaca menor	Disfunção cardíaca maior	Níveis de pico
Banda miocárdica da creatina quinase (CK-MB)	0-3%	5%	10%	14-36 horas
Desidrogenase láctica (LDH)	100-225 mU/mL ou 127 UI	300-750 mU/mL	≥1000 mU/mL	
Troponina	0-0,2 μg/mL	5 μg/mL	≥10 μg/mL	24-36 horas
Mioglobina	<100 ng/mL	200 ng/mL	≥500 ng/mL	

te invasivo), que envolvem uma secção (corte) menor do esterno. Algumas técnicas nem mesmo cortam o esterno, mas acessam o coração pelo espaço intercostal.

A maioria dos procedimentos de enxerto de *bypass* da artéria coronária envolve a colocação do paciente em uma máquina coração-pulmão artificial (bomba de *bypass*) para manter a oxigenação e a circulação do sangue enquanto o coração é interrompido durante o procedimento cirúrgico. Como resultado da bomba de *bypass*, os pacientes podem ter um ganho de peso líquido adicional após a cirurgia e se sentir fatigados; além disso, alguns pacientes podem exibir fibrilação atrial transitória e alterações cognitivas. Técnicas mais recentes têm facilitado o uso de *procedimentos sem bomba* para limitar o tempo na bomba de *bypass*. Dessa forma, o cirurgião opera em um coração que continua batendo durante todo o procedimento ou parte dele, a fim de restringir o tempo na máquina coração-pulmão e diminuir as sequelas negativas resultantes do tempo excessivo sob a bomba.

Implicações clínicas para o fisioterapeuta

Para os pacientes submetidos à cirurgia de *bypass* (p. ex., enxerto de *bypass* da artéria coronária), a recuperação é um pouco mais lenta do que a da angioplastia coronariana transluminal percutânea, em função da complexidade do procedimento cirúrgico e da cicatrização incisional. O tempo prolongado na posição de crucifixo durante a cirurgia pode predispor os indivíduos ao desenvolvimento de paralisia do nervo ulnar após a intervenção cirúrgica. O teste muscular manual e o teste de sensação são indicados para descartar o potencial de lesões do plexo braquial.

A quantidade e o local das incisões dependem da técnica do cirurgião (ou seja, secção total do esterno, secção parcial do esterno ou abordagem intercostal). O local de enxerto do doador pode necessitar de incisões adicionais: uma incisão na perna caso se use a veia safena; uma incisão no braço não dominante caso se faça uso da artéria radial ou nenhuma incisão extra se o enxerto for feito com a artéria torácica interna. A intervenção fisioterapêutica abordará quaisquer comprometimentos dos tecidos moles associados à incisão para manter a extensibilidade adequada dos tecidos e a amplitude de movimento, tendo a consciência de que os pacientes muitas vezes indicam dor e/ou desconforto em torno do local de doação. Se houver uma ferida no esterno, medidas como postura adequada, retração da escápula e movimentos funcionais do ombro deverão ser incentivadas. Os padrões diagonais de membros superiores da facilitação neuromuscular proprioceptiva frequentemente funcionam bem, assim como os exercícios de amplitude de movimento dos planos cardinais tradicionais. É preciso lembrar aos pacientes que apenas algumas repetições por vez ao longo do dia são mais bem toleradas do que repetições mais intensivas 1 a 2 vezes por dia; esse último esquema frequentemente resulta em dor incisional. Alguns cirurgiões optam por limitar os exercícios de amplitude de movimento nos membros superiores por 4 a 6 semanas após a cirurgia enquanto o esterno está cicatrizando; contudo, não está claro o motivo para essa limitação.

É comum a tomada de **precauções em relação ao esterno** para reduzir a deiscência da incisão. Os fatores de risco citados para deiscência incluem diabetes, mamas pendulares, obesidade e doença pulmonar obstrutiva crônica.[36] Curiosamente, não há provas diretas que relacionem o uso dos movimentos ou a atividade do braço a um aumento no risco de complicações do esterno após a cirurgia.[36] As pesquisas prévias indicaram que os pacientes com instabilidade crônica do esterno demonstram maior separação desse osso ao se levantarem de uma cadeira, com a mudança da posição sentada para a posição em pé, e menor separação ao suspenderem ambos os braços acima da cabeça.[37] Além disso, em indivíduos saudáveis normais, foi observada a quantidade máxima de movimento da pele do esterno com a mudança da posição sentada para a posição em pé e do decúbito dorsal para a posição sentada com as pernas estiradas, enquanto o movimento mínimo foi visto na elevação de um membro superior com um peso unilateral (menos de ~3,5 kg) acima da altura do ombro.[38] Os pacientes com instabilidade crônica do esterno tendem a sofrer uma dor maior quando elevam um membro superior carregado unilateralmente em comparação com a elevação de ambos os membros superiores carregados.[39]

As precauções relativas ao esterno variam muito de acordo com o médico, a instituição e o tipo de cirurgia realizada. As instruções podem incluir o ato de restringir a elevação de objetos entre 2,7 e 4,5 kg por até 8 semanas após a cirurgia. É importante desenvolver uma relação profissional com a equipe cirúrgica para discutir as técnicas cirúrgicas e as preocupações de mobilidade, a fim de garantir os melhores resultados para o paciente.

Para evitar desconforto do esterno, todos os pacientes se beneficiarão da imobilização da incisão com uma das mãos ou travesseiro ao rir, tossir e espirrar. Os pacientes também apreciarão informações a respeito dos períodos de repouso e conservação de energia. Embora a função cardíaca talvez fique melhor do que antes, os efeitos de cirurgias de grande porte sobre o nível de energia e a mobilidade devem ser enfatizados. O impacto da fadiga sobre a sensação de bem-estar dos pacientes pode ser profundo; por isso, é importante que eles compreendam a necessidade de repouso e deambulação. A deambulação e mobilidade desde o primeiro dia após a cirurgia ajudarão na recuperação física e emocional do paciente.

Durante as primeiras semanas após a cirurgia cardíaca, as limitações hospitalares precoces subsequentes a essa cirurgia talvez tenham mais a ver com o procedimento cirúrgico e a mobilidade alterada e menos a ver com o coração em si, que teoricamente fica mais saudável do que antes da intervenção cirúrgica. A fadiga pós-operatória pode ser atribuída a uma combinação de fatores, como: anestesia, perda sanguínea, ganho de peso inicial em função da máquina de *bypass* cardiopulmonar (circulação extracorpórea) e arritmias comuns como fibrilação atrial, além do gasto energético da cicatrização. Assim como acontece com o período de recuperação pós-infarto do miocárdio, quando o paciente volta para casa após a cirurgia, é uma boa ideia fracionar o dia em várias partes, incluindo repouso, atividade de lazer e, talvez, contato com os amigos por telefone ou pessoalmente. A elaboração de um cronograma flexível ajuda o paciente a exercer certo controle sobre o dia e o nível de energia.

O paciente é incentivado a aumentar a caminhada de forma gradativa, com uma meta de 30 minutos de deambulação 1 a 2 vezes por dia em 4 a 6 semanas após a cirurgia. Se o paciente estiver andando na vizinhança, sugere-se que as primeiras caminhadas sejam para a frente e para trás na frente de casa, e não em volta do quarteirão. Dessa forma, se o paciente superestimar o seu nível de energia, a proximidade de casa proporcionará um repouso bem-vindo e oportuno e, assim, evitará esforço excessivo. Muitos pacientes anseiam começar sua caminhada só até ficarem subitamente cansados e irem mais longe de casa do que gostariam. Exercícios contínuos para postura, mobilidade dos membros superiores e do tronco, além de proteção do esterno, também são importantes componentes do programa de exercícios domiciliares (PED).

Uma vez cicatrizadas as incisões do paciente (aproximadamente 6 semanas), e assim que suas contagens sanguíneas, incluindo hematócrito e hemoglobina, estiverem nas faixas aceitáveis, pode-se dar início à reabilitação cardíaca. O paciente pode exibir um resultado máximo no teste de tolerância ao exercício e, então, iniciar o treinamento aeróbio e de força.

Tratamento farmacológico

Os agentes farmacológicos cardiovasculares são fundamentais no tratamento médico de pacientes com DAC. Há uma variedade de medicações destinadas ao restabelecimento do equilíbrio entre o aporte e a demanda de oxigênio para o miocárdio, com o advento constante de novos agentes. As principais categorias anti-isquêmicas são betabloqueadores, bloqueadores dos canais de cálcio e nitratos. Os *betabloqueadores* diminuem a atividade betassimpática sobre o coração, resultando em uma diminuição na frequência e na contratilidade cardíacas e, portanto, na demanda de energia. Os *bloqueadores dos canais de cálcio* reduzem a pressão arterial e, por essa razão, diminuem o trabalho do coração. Esses bloqueadores dos canais de cálcio também são, de certa forma, únicos e exclusivos na prevenção de espasmo do músculo liso coronariana e, com isso, podem aumentar o aporte sanguíneo para o miocárdio. Os *nitratos*, uma das categorias mais antigas de medicamentos, são vasodilatadores potentes que diminuem a pré e a pós-carga e, consequentemente, reduzem o trabalho do miocárdio, além de dilatar as artérias coronárias. Os *redutores da pós-carga*, particularmente aqueles que afetam o sistema renina-angiotensina-aldosterona, como *inibidores da enzima conversora de angiotensina* (ECA) e *bloqueadores dos receptores da angiotensina*, são utilizados com frequência para normalizar a pressão arterial e diminuir a carga de trabalho sobre o coração. Os efeitos de alguns dos medicamentos cardíacos mais amplamente usados sobre a frequência cardíaca, a pressão arterial e os achados eletrocardiográficos estão ilustrados na Tabela 13.5.

Insuficiência cardíaca

A insuficiência cardíaca é uma síndrome caracterizada por comprometimento da função da bomba cardíaca, resultando em uma perfusão sistêmica inadequada e incapacidade de atender às demandas metabólicas do corpo. Por ser uma síndrome, os pacientes em insuficiência cardíaca se apresentam com um conjunto de sinais e sintomas. Essa seção apresenta a epidemiologia, as causas e os tipos de insuficiência cardíaca, a apresentação fisiopatológica e clínica da insuficiência cardíaca, bem como o tratamento clínico e a avaliação para esses pacientes. Uma discussão sobre as intervenções fisioterapêuticas para o tratamento de pacientes com insuficiência cardíaca será descrita mais adiante neste capítulo.

Epidemiologia da insuficiência cardíaca

Com o avanço acentuado nas medicações anti-isquêmicas, o aumento no conhecimento e controle dos fatores de risco de DAC, a disponibilidade de monitoramento sofisticado e o uso das técnicas de revascularização, um maior número de pacientes está vivendo por mais tempo com doença coronariana do que há 20 ou 30 anos. Tecnologias recentes e medicamentos novos têm trazido melhorias contínuas sobre a compreensão e o tratamento de DAC; no entanto, um efeito indesejável da DAC em longo prazo pode ser o aumento na prevalência de insuficiência cardíaca, também conhecida como **insuficiência cardíaca congestiva** (ICC). A tecnologia e outros avanços da medicina estão diminuindo a mortalidade, com um aumento concomitante na morbidade. Portanto, os

Tabela 13.5 Efeitos de medicamentos sobre frequência cardíaca, pressão arterial, ECG e capacidade física

Medicamentos	Frequência cardíaca	Pressão arterial	ECG	Capacidade física
I. Betabloqueadores (incluindo carvedilol e labetalol)	↓* (R e E)	↓ (R e E)	↓ FC* (R) ↓ Isquemia† (E)	↑ em pacientes com angina; ↓ ou ↔ em pacientes sem angina
II. Nitratos	↑ (R) ↑ ou ↔ (E)	↓ (R) ↓ ou ↔ (E)	↑ FC (R) ↑ ou ↔ FC (E) ↓ Isquemia† (E)	↑ em pacientes com angina; ↔ em pacientes sem angina; ou ↔ em pacientes com insuficiência cardíaca congestiva (ICC)
III. Bloqueadores dos canais de cálcio Anlodipino Isradipino Nicardipino Nifedipino Nimodipino Diltiazem Verapamil	↓ ou ↔ (R e E) ↓ (R e E)	↓ (R e E)	↑ ou ↔ FC (R e E) ↓ Isquemia (E) ↓ FC (R e E) ↓ Isquemia† (E)	↑ em pacientes com angina; ↔ em pacientes sem angina
IV. Digitálicos	↓ em pacientes com fibrilação atrial e, possivelmente, ICC Não sofre alteração significativa em pacientes com ritmo sinusal	↔ (R e E)	Podem produzir alterações inespecíficas do segmento ST e da onda T (R) Podem produzir depressão do segmento ST (E)	Melhora apenas em pacientes com fibrilação atrial ou naqueles com ICC
V. Diuréticos	↔ (R e E)	↔ ou ↓ (R e E)	↔ ou CVP (R) Podem gerar CVP e resultados "falso-positivos" em testes na ocorrência de hipocalemia Podem produzir CVP na ocorrência de hipomagnesemia (E)	↔ exceto possivelmente em pacientes com ICC
VI. Vasodilatadores, inibidores da ECA e bloqueadores dos receptores da angiotensina II	↑ ou ↔ (R e E) ↔ (R e E)	↓ (R e E) ↓ (R e E)	↑ ou ↔ FC (R e E) ↔ (R e E)	↔ exceto ↑ou ↔ em pacientes com ICC ↔ exceto ↑ ou ↔ em pacientes com ICC
Bloqueadores alfa-adrenérgicos Agentes antiadrenérgicos sem bloqueio seletivo	↔ (R e E) ↓ ou ↔ (R e E)	↓ (R e E) ↓ (R e E)	↔ (R e E) ↑ ou ↔ FC (R e E)	↔ ↔
VII. Nicotina	↑ ou ↔ (R e E)	↑ (R e E)	↑ou ↔ FC Pode provocar isquemia, arritmias (R e E)	↔ exceto ↓ ou ↔ em pacientes com angina

Adaptado do American College of Sports Medicine: Guidelines for Exercise Testing and Prescription, ed 8. Lippincott, Williams & Wilkins, Baltimore, 2010, pp 286, 287 e 289, com permissão.
Legenda: ↑ = aumento; ↔ = sem efeito; ↓ = diminuição; E = exercício; R = repouso.
*Betabloqueadores com ação simpatomimética intrínseca provocam apenas uma leve redução da frequência cardíaca em repouso.
†Podem prevenir ou retardar isquemia do miocárdio.

pacientes com insuficiência cardíaca têm menor probabilidade de vir a óbito e maior probabilidade de viver por mais tempo, com a prevalência e incidência mundial desse tipo de insuficiência chegando a proporções epidêmicas. Nos Estados Unidos, a insuficiência cardíaca afeta 5,7 milhões de indivíduos, com cerca de 670 mil casos de incidência dessa insuficiência diagnosticados por ano.[40] Estimativas da prevalência de insuficiência cardíaca na população europeia em geral são semelhantes às dos Estados Unidos e variam de 0,4 a 2%.[41] Na América do Norte e na Europa, o risco de desenvolvimento de insuficiência cardíaca ao longo da vida em ambos os sexos aos 40 anos de idade é de aproximadamente 1 em 5. Além disso, 6 a 10% das pessoas com mais de 65 anos apresentam insuficiência cardíaca, indicando um aumento exponencial na prevalência dessa insuficiência com o avanço da idade.[42] Ao considerar as diferenças de sexo, embora a incidência relativa de insuficiência cardíaca seja mais baixa em mulheres em comparação aos homens, os indivíduos do sexo feminino constituem metade de todos os casos acometidos por insuficiência cardíaca por causa de sua maior expectativa de vida.[43] A insuficiência cardíaca tem superado o infarto do miocárdio como a principal causa de mortes do coração nos Estados Unidos, sendo o diagnóstico cardíaco mais frequente nas internações e reinternações hospitalares.

Causas de insuficiência cardíaca

A causa mais comum de insuficiência cardíaca consiste na *disfunção do músculo cardíaco* – um termo geral utilizado para descrever a atividade sistólica e/ou diastólica alterada do miocárdio que geralmente se desenvolve como resultado de alguma anormalidade subjacente dentro da estrutura ou da função cardíaca.[9] Existem várias razões para o desenvolvimento de disfunção do músculo cardíaco. O Quadro 13.2 apresenta os precursores e fatores de risco potenciais para o desenvolvimento desse tipo de disfunção.

Tipos de insuficiência cardíaca

A insuficiência cardíaca pode ser categorizada sob a perspectiva estrutural e funcional. Do ponto de vista estrutural, a insuficiência cardíaca é descrita como *insuficiência cardíaca do lado esquerdo ou do lado direito*.[44] A **insuficiência cardíaca esquerda** ocorre com o insulto ao VE. O comprometimento patológico do VE diminui o débito cardíaco, levando a um refluxo de líquido para o átrio esquerdo (AE) e os pulmões. O aumento de líquido nos pulmões produz os dois sinais pulmonares característicos de insuficiência cardíaca esquerda: falta de ar e tosse. A **insuficiência cardíaca direita** primária ocorre a partir de um insulto direto ao VD causado por condições que aumentam a pressão arterial pulmonar. O aumento na pressão dentro da artéria pulmonar subsequentemente aumenta a pós-carga, impondo com isso uma maior demanda sobre o VD e fazendo com que ele entre em insuficiência. Com a insuficiência do VD, o sangue não é efetivamente ejetado a partir desse ventrículo e reflui para o AD e a vasculatura venosa, produzindo dois sinais periféricos característicos: distensão venosa jugular e edema periférico. Muitas vezes, a insuficiência cardíaca esquerda pode ser grave, conforme observada em pacientes que sofrem uma exacerbação da insuficiência cardíaca. Com o grave comprometimento do VE, o líquido desse ventrículo reflui para os pulmões, aumentando a pressão arterial pulmonar e fazendo com que o líquido

Quadro 13.2 Causas de disfunção do músculo cardíaco

Precursores	Descrição
Hipertensão	O aumento na pressão arterial periférica contribui para a elevação da pós-carga e a hipertrofia patológica do ventrículo esquerdo.
Doença arterial coronariana	A lesão aguda ao tecido do miocárdio provoca dano à contratilidade ventricular, causando disfunção sistólica. A formação cicatricial observada em tecido infartado altera o relaxamento e pode levar à disfunção diastólica.
Arritmias cardíacas	A condução elétrica normal por meio do coração permite a contração mecânica normal dos ventrículos. Já a condução elétrica alterada modifica a atividade mecânica dos ventrículos, exacerbando a insuficiência cardíaca.
Anormalidades valvares/valvulares	O comprometimento das valvas/válvulas cardíacas (estenose ou regurgitação) causa alterações estruturais à câmara cardíaca atrás da valva/válvula, resultando em disfunção e insuficiência do músculo cardíaco.
Pericardiopatia	A ocorrência de pericardite (presença de líquido no espaço pericárdico) com consequente tamponamento cardíaco comprime os ventrículos, levando à disfunção miocárdica e insuficiência cardíaca.
Miocardiopatias	O dano às células miocárdicas gerado por vários processos patológicos altera a função sistólica e/ou diastólica dos ventrículos.

reflua para o lado direito do coração e a vasculatura venosa sistêmica. A isso se dá o nome de **insuficiência biventricular**. Portanto, os pacientes com insuficiência biventricular se apresentarão com sinais pulmonares e sistêmicos de insuficiência cardíaca. A Tabela 13.6 fornece as pressões hemodinâmicas observadas em casos de insuficiência esquerda, direita e biventricular.

Do ponto de vista funcional, a insuficiência cardíaca é descrita como uma disfunção sistólica ou diastólica.[44,45] A *disfunção sistólica* é caracterizada por um comprometimento da função contrátil dos ventrículos, provocando reduções no volume sistólico, no débito cardíaco e na fração de ejeção. Os pacientes com disfunção sistólica geralmente se apresentarão com frações de ejeção comprometidas, abaixo de 40%. A *disfunção diastólica* é caracterizada por um comprometimento da função diastólica dos ventrículos. Com essa condição, os ventrículos não conseguem relaxar e se encher de forma adequada durante a fase de relaxamento (diastólica) do ciclo cardíaco. A capacidade diminuída de enchimento dos ventrículos diminui o volume de sangue ejetado a cada contração (o volume sistólico) e o volume total de sangue ejetado por minuto (o débito cardíaco). A fração de ejeção permanece inalterada e continua normal entre 55 e 75%. Não se observa nenhuma redução na relação, pois não há nenhuma alteração na capacidade contrátil dos ventrículos. Contudo, há um baixo volume sanguíneo ejetado a cada contração, uma vez que uma menor quantidade de sangue ingressou no ventrículo antes da fase de contração.

Fisiopatologia da insuficiência cardíaca

A insuficiência cardíaca implica uma série complexa de eventos que envolvem fatores fisiopatológicos e compensatórios em resposta à disfunção do músculo cardíaco.[46-51] Quando o miocárdio se encontra afuncional, são ativados mecanismos compensatórios, com o objetivo de manter o débito cardíaco adequado. Mecanismos neuro-hormonais, incluindo a ativação do sistema nervoso simpático, são deflagrados para aumentar a frequência cardíaca e manter o débito cardíaco em repouso. Dessa forma, é muito provável que os pacientes que sofrem um ataque agudo de insuficiência cardíaca se apresentem taquicárdicos em repouso.

Quando os pacientes se encontram em insuficiência cardíaca e o ventrículo está ejetando pequenos volumes sanguíneos, o sangue começa a se acumular dentro dos ventrículos, causando congestão. Essa congestão aumenta o volume diastólico final do ventrículo esquerdo e contribui para uma elevação na pressão desse ventrículo. O aumento na pressão é transmitido de forma retrógrada para o AE e as veias pulmonares. Esse aumento na pressão hidrostática nas veias pulmonares faz com que o líquido se mova das veias para o espaço intersticial do pulmão, resultando na formação de **edema pulmonar**.[45]

Também é importante considerar a função renal em pacientes com insuficiência cardíaca. O baixo volume sanguíneo bombeado para fora do coração faz com que uma menor quantidade de sangue chegue aos rins para perfundi-los, colocando esses órgãos em provável insuficiência. Os pacientes que sofrem uma exacerbação aguda de insuficiência cardíaca frequentemente entram em insuficiência renal. Portanto, é fundamental que os terapeutas monitorem os níveis de nitrogênio ureico sanguíneo (ureia) e de creatinina plasmática. Alterações como aumento na produção de ureia, níveis elevados de ureia e creatinina, bem como diminuição no débito urinário, indicam disfunção renal.[45]

Do ponto de vista musculosquelético, os pacientes com insuficiência cardíaca frequentemente se apresentam com emaciação da musculatura esquelética, miopatias e osteoporose. Essas sequelas negativas estão associadas à inatividade e ao repouso prolongado. Diversos estudos investigaram os efeitos da ICC sobre as anormalidades do músculo esquelético e constataram reduções no tamanho e no número das fibras musculares tipo I e tipo II.[52-54] Portanto, é imperativo que o plano de cuidados fisioterapêuticos enfatize o emprego de intervenções para aumentar a resistência geral e a mobilidade funcional nessa população de pacientes.

Manifestações clínicas de insuficiência cardíaca

A apresentação clínica do paciente com ICC depende não só do nível de insuficiência do VE, mas também do

Tabela 13.6 Exemplo de pressões hemodinâmicas associadas à insuficiência cardíaca

Um aumento na PAP e/ou PCPC é associado à insuficiência do VE; uma elevação na PVC é vinculada à insuficiência do VD; e um incremento na PVC, PAP e PCPC é relacionado com insuficiência biventricular.			
Pressão (Padrão)	Insuficiência do VE	Insuficiência do VD	Insuficiência biventricular
PVC (0-8 mmHg)	6 mmHg	12 mmHg	12 mmHg
PAP (9-19 mmHg)	22 mmHg	16 mmHg	22 mmHg
PCPC (6-12 mmHg)	18 mmHg	10 mmHg	18 mmHg

PVC = pressão venosa central; VE = ventrículo esquerdo; PAP = pressão arterial pulmonar; PCPC = pressão em cunha capilar pulmonar; VD = ventrículo direito.

estado dos mecanismos compensatórios e do impacto da terapia farmacológica. Com o passar do tempo, o gasto energético dos mecanismos compensatórios se mostra excessivo para o miocárdio comprometido. O paciente, então, começa a apresentar sinais e sintomas de ICC e, agora, passa de assintomático para sintomático. Embora a terminologia possa ser um tanto confusa, é importante notar que, quando o paciente é mencionado como alguém em *insuficiência cardíaca compensada*, os sintomas congestivos desse paciente podem ser aliviados por meio de intervenção médica. Um paciente *não compensado* está exibindo sinais e sintomas de congestão, necessitando de reajuste médico e farmacológico.

Os sinais e sintomas comuns de ICC incluem fadiga, dispneia, edema (pulmonar e periférico), ganho de peso líquido, presença de bulha cardíaca S_3 e disfunção renal. O edema pulmonar pode ser evidenciado por meio de radiografia do tórax e auscultação de ruídos adventícios. Já o edema periférico pode ser notado nos membros inferiores dependentes da gravidade, pela presença de indentações na pele mediante a aplicação de pressão, conhecido como **edema depressível**. O edema depressível associado à ICC costuma ser bilateral e pode se estender dos pés para a região pré-tibial.[55,56] A documentação deve incluir uma classificação numérica, com base na duração da indentação após compressão com as pontas dos dedos. Ver o Capítulo 14 sobre Distúrbios vasculares, linfáticos e tegumentares em busca da escala de classificação do edema depressível. O ganho de peso e a formação de edema periférico estão entre os sinais de sobrecarga por volume sistêmico.

À auscultação do coração e dos pulmões, são ouvidos sons e ruídos característicos em casos de ICC. O som cardíaco anormal habitual associado à ICC é a presença de uma bulha cardíaca S_3. Trata-se de um som cardíaco de baixa frequência que, além de ser auscultado no início da diástole, ocorre em função da baixa complacência ventricular e subsequente turbulência de sangue dentro do ventrículo.[7] Os sopros cardíacos (sons cardíacos extras), especialmente aqueles de regurgitação mitral, também podem estar presentes em virtude do efeito exercido pelo aumento do VE sobre a valva atrioventricular esquerda. A auscultação pulmonar em pacientes com insuficiência cardíaca revela a presença de crepitações ou estertores. São ruídos crepitantes/borbulhantes que sugerem a presença de líquido no pulmão. Os ruídos costumam ser ouvidos durante a inspiração e representam o movimento do líquido nos alvéolos e a subsequente abertura dessas estruturas que previamente estavam fechadas por causa do excesso de líquido.[44]

A dispneia é um dos sintomas mais comuns em casos de ICC esquerda. A falta de ar é associada ao edema pulmonar. Quando o líquido se acumula nos pulmões, a troca gasosa sofre alteração na interface alveolocapilar. A troca gasosa (respiração) ocorrerá na interface alveolocapilar somente quando a ventilação dentro dos alvéolos se igualar com a perfusão dentro do capilar pulmonar (compatibilidade V/Q). As quantidades excessivas de líquido no interior do parênquima pulmonar provocam desequilíbrio entre a ventilação e a perfusão, reduzindo com isso a quantidade de oxigênio distribuído ao sangue e causando dispneia.

Dois outros sintomas relatados pelos pacientes em ICC são dispneia paroxística noturna e ortopneia. A **dispneia paroxística noturna** é caracterizada por episódios súbitos de falta de ar que, como o próprio nome diz, ocorrem durante a noite. A **ortopneia** consiste em uma falta de ar acentuada na posição de decúbito. Com frequência, a gravidade da ortopneia é grosseiramente documentada, observando o número de travesseiros ou almofadas que um paciente necessita para manter a parte superior do tronco em uma postura ereta ou uma posição de semidecúbito. Portanto, um paciente que utiliza três ou quatro travesseiros ou almofadas para aliviar a ortopneia sugere uma gravidade maior de insuficiência cardíaca quando comparado a outro que faz uso de um único travesseiro ou almofada. Em termos fisiológicos, conforme o paciente assume uma posição de decúbito a partir de uma postura ereta, com suas pernas suspensas até o mesmo nível horizontal de seu tronco, o líquido se desloca de volta para o coração, provocando um aumento na pré-carga. Um coração em processo de insuficiência não consegue acompanhar a pré-carga adicional e o excesso de líquido que retorna a ele; consequentemente, isso ocasiona refluxo para os pulmões, produzindo um aumento nos sintomas de falta de ar.

O aumento na resistência arterial também é observado em pacientes com ICC, resultando em uma elevação na pós-carga e, portanto, na demanda de oxigênio ao miocárdio. A resistência aumentada pode se originar de uma combinação de fatores, incluindo: (1) estimulação adrenérgica simpática elevada; (2) vasodilatação diminuída do músculo liso vascular, em consequência de uma redução na disponibilidade do fator relaxante derivado do endotélio, o óxido nítrico; (3) aumento no vasoconstritor da musculatura lisa derivado do endotélio, a endotelina-1; (4) aumento na rigidez vascular, como resultado da retenção de sal e água; e (5) presença dos vasoconstritores periféricos potentes, angiotensina II e vasopressina.[57]

Uma das queixas comuns de pacientes com ICC é o início precoce de fadiga muscular. A causa da fadiga muscular pode ser multifatorial, incluindo diminuição no fluxo sanguíneo periférico, alterações dentro dos leitos vasculares periféricos, vasoconstrição periférica, atrofia das fibras musculares e aumento na utilização do metabolismo anaeróbio para a produção de energia.[58,59] A contribuição de mecanismos intracelulares para a fadiga muscular foi estudada. Os exemplos desses mecanismos intracelulares incluem alteração no controle da liberação e recaptação de cálcio,[60] bem como apoptose dos miócitos.[61] Além da função muscular periférica em pacientes com insuficiência cardíaca, estudos sobre exercícios também investigaram diversos outros fatores, como cinética de captação do oxigênio, parâmetros neuro-hormonais e função endotelial, que podem influenciar a resposta ao exercício.[62-64] Embora existam muitas razões potenciais para a fadiga associada à ICC (especialmente de classe III e IV), a apneia obstrutiva do sono é um fator recém-identificado que contribui para o quadro. A apneia do sono pode ser tratada nessa população de pacientes com o uso de pressão positiva contínua das vias aéreas durante o sono.[65,66]

Os pacientes com insuficiência cardíaca se apresentarão com tolerância diminuída ao exercício, em função da culminância (auge) dos eventos fisiopatológicos e compensatórios associados à insuficiência cardíaca. A prática de exercícios não é uma tarefa fácil para os pacientes que ganharam peso, sofrem de falta de ar e exibem taquicardia. Há uma série de métodos para medir a tolerância ao exercício em pacientes com insuficiência cardíaca. Os médicos utilizam a Escala de Classificação Funcional da New York Heart Association (Tab. 13.7). Essa classificação é feita com base no desenvolvimento dos sintomas e na quantidade de energia necessária para provocá-los. Os pacientes enquadrados na classe I apresentam insuficiência cardíaca branda e uma tolerância ao exercício relativamente melhor do que aqueles inseridos na classe IV com ICC grave e intolerância ao exercício.

Exame médico do paciente e avaliação da insuficiência cardíaca

As intervenções médicas incluem uma variedade de exames para identificar a etiologia e avaliar a gravidade da insuficiência cardíaca. Após um exame dos sinais e sintomas de insuficiência cardíaca em um determinado paciente, vários exames essenciais são tipicamente realizados. Esses exames englobam radiografia torácica, testes laboratoriais, ecocardiografia e estudos de imagem nuclear.

Achados radiográficos em ICC

Três características marcantes da radiografia torácica ajudam a confirmar o diagnóstico de ICC[9] (Fig. 13.13):

1. Aumento da silhueta cardíaca: o aumento de volume do coração em pacientes com ICC ocorre secundariamente à congestão de líquido nos pulmões e possível hipertrofia patológica dos ventrículos.
2. Opacidades (áreas brancas) no campo pulmonar, com edema intersticial e parenquimatoso. Isso ocorre quan-

Tabela 13.7 Classificações funcionais de pacientes com doenças do coração

Classes funcionais	Cargas de trabalho permissíveis contínuas-intermitentes	Máximo
Classe I	4,0-6,0 cal/min Pacientes com doença cardíaca, mas sem resultar em limitações da atividade física. A atividade física comum não provoca fadiga indevida, palpitação, dispneia ou dor de angina.	6,5 equivalentes metabólicos
Classe II	3,0-4,0 cal/min Pacientes com doença cardíaca, que culmina em leve limitação da atividade física. Eles ficam confortáveis em repouso. A atividade física habitual incorre em fadiga, palpitação, dispneia e dor de angina.	4,5 equivalentes metabólicos
Classe III	2,0-3,0 cal/min Pacientes com doença cardíaca, com consequente limitação acentuada da atividade física. Eles permanecem confortáveis em repouso. Uma atividade física abaixo do usual já causa fadiga, palpitação, dispneia ou dor de angina.	3,0 equivalentes metabólicos
Classe IV	1,0-2,0 cal/min Pacientes com doença cardíaca, em que há uma incapacidade de realizar qualquer atividade física sem desconforto. Sintomas de insuficiência cardíaca ou da síndrome de angina podem estar presentes até mesmo em repouso. Caso se faça qualquer atividade física, haverá um aumento no desconforto.	1,5 equivalente metabólico

Sistema de classificação de quatro níveis, formulado com base nas limitações funcionais.
Reproduzido com a autorização da American Heart Association, New York.

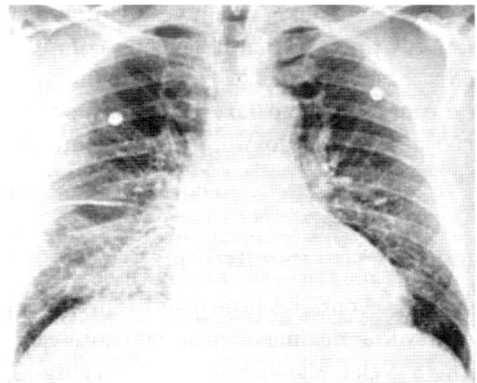

Figura 13.13 Exame radiográfico para confirmação de ICC.

do quantidades excessivas de líquido se acumulam no pulmão nos casos em que as pressões diastólicas finais do VE ultrapassam 25 mmHg.[44]

3. Obliteração do ângulo costofrênico. As costelas inferiores que se encontram no diafragma criam uma imagem nítida observada na radiografia torácica. Em pacientes com ICC, o líquido se assenta na região pulmonar inferior dependente, produzindo um aspecto opaco, e oblitera o ângulo costofrênico.

Achados laboratoriais em ICC

Os peptídeos natriuréticos, incluindo peptídeo natriurético atrial (ANP) e peptídeo natriurético cerebral ou tipo B (BNP) são liberados de miócitos atriais e ventriculares em resposta à sobrecarga volêmica dentro das respectivas câmaras cardíacas.[67] O ANP e BNP são neuro-hormônios cardíacos que têm como alvo os rins quando liberados para aumentar a diurese e diminuir o volume total de líquido dentro dos vasos e das câmaras cardíacas.[44] Os níveis circulantes de BNP encontram-se elevados no plasma em pacientes com insuficiência cardíaca. Não existe nenhum nível de BNP capaz de distinguir com perfeição os pacientes com e sem insuficiência cardíaca. Os níveis normais de BNP são menores do que 100 pg/mL. Em geral, considera-se que valores acima de 500 sejam positivos para insuficiência cardíaca. O nível de BNP fornece uma indicação do grau de insuficiência cardíaca; nesse caso, níveis mais altos de BNP sem insuficiência renal indicam agravamento da insuficiência dos ventrículos. Portanto, um paciente com BNP igual a 1.000 pg/mL apresenta uma insuficiência cardíaca mais significativa do que outro com BNP de 500 pg/mL. Foi constatado que o BNP é um indicador de prognóstico de insuficiência cardíaca, significativo do ponto de vista estatístico ($p < 0,05$);[68-69] além disso, estudos descobriram correlações moderadas a fortes (a partir de $r = -0,38$ a $-0,64$) entre o BNP e a captação máxima de oxigênio ($\dot{V}O_{2máx}$).[68,69]

Ecocardiogramas e imagens nucleares

Com a tecnologia do ultrassom, o ecocardiograma é utilizado para examinar a integridade do movimento da parede cardíaca, o estado das valvas e válvulas, a espessura da parede, o tamanho das câmaras e a função do VE. A fração de ejeção também pode ser calculada com o uso de dados obtidos do ecocardiograma. O ecocardiograma pode acompanhar um teste de estresse; daí o nome de *ecocardiograma de estresse*. A finalidade desse exame é comparar a função do VE e o movimento da parede entre repouso e exercício quando um aumento no volume de oxigênio resulta em maior demanda desse gás para o miocárdio. Um resultado positivo no ecocardiograma de estresse indica o agravamento da função do VE à medida que a atividade aumenta; já um resultado negativo nesse exame mostra que o VE se adaptou adequadamente ao aumento na demanda de energia. As imagens nucleares (p. ex., sestamibi/tálio) comparam a perfusão coronariana entre repouso e exercício. Se não houver nenhum decréscimo na perfusão com cargas crescentes de trabalho, o teste será negativo; se houver uma diminuição, o teste será considerado positivo.

Tratamento farmacológico de ICC

Com o advento de novos agentes terapêuticos, como alfa e betabloqueadores combinados, inibidores da ECA e vasodilatadores, os sintomas de sobrecarga volêmica são controlados de forma mais eficiente.[70,71] Os princípios da terapia farmacológica em casos de ICC são: (1) aumentar a contratilidade ou a capacidade de bombeamento do coração para aliviar a congestão e (2) diminuir a carga de trabalho sobre o coração, reduzindo o volume total de líquido no sistema (a pré-carga) ou a resistência vascular (a pós-carga). Os medicamentos que aumentam a contratilidade são conhecidos como *inotrópicos positivos*; a digoxina constitui o agente oral comum dessa categoria. Os diuréticos diminuem a pré-carga, reduzindo com isso o volume diastólico final do VE. Os pacientes são frequentemente submetidos a uma dosagem de diuréticos em uma escala variável, dependendo da quantidade de ganho de peso líquido; eles são orientados a se pesar diariamente e a ajustar os diuréticos em conformidade com esse peso. Os redutores da pós-carga, particularmente aqueles que bloqueiam os efeitos do sistema renina-angiotensina (p. ex., inibidores da ECA ou bloqueadores dos receptores de angiotensina), são muitas vezes um componente crítico do tratamento farmacológico nessa população. Ao bloquear a retenção de sal e água com a supressão de aldosterona, a pré-carga é reduzida; ao bloquear a vasoconstrição por meio da supressão de angiotensina II, a pós-carga sofre diminuição.

O aumento na atividade simpática que acompanha a insuficiência cardíaca provoca elevação na demanda de oxigênio do miocárdio (por estimulação dos receptores beta), vasoconstrição periférica e consequente redução no fluxo sanguíneo periférico (por estimulação dos receptores alfa). Os medicamentos que combinam o bloqueio dos receptores alfa e beta minimizam esses efeitos. O betabloqueio resultará em um declínio na demanda de oxigênio do miocárdio, enquanto o alfabloqueio culminará em uma redução na pós-carga por supressão da vasoconstrição periférica.

Suporte mecânico e cirúrgico

Para o paciente sintomático enquadrado na classe III/IV de acordo com o NYHA, existem várias opções cirúrgicas radicais que podem melhorar a função cardíaca, como transplante do coração, dispositivos de assistência ventricular esquerda, mioplastia e marca-passo biventricular. A discussão sobre a complexidade de cada um desses procedimentos com detalhes está além do escopo deste capítulo. O transplante de coração envolve a substituição desse órgão do paciente com um doador. O coração do doador será denervado; por essa razão, ele não terá nenhuma conexão simpática ou parassimpática direta e dependerá do marca-passo intrínseco do nó SA e de estimulação hormonal para aumentar a frequência cardíaca. O paciente submetido a transplante de coração requer tratamento farmacológico rigoroso. Medicamentos imunossupressores são utilizados para evitar a rejeição do órgão pelo corpo, bem como para promover o controle meticuloso de infecção.

O dispositivo de assistência ventricular esquerda é uma bomba temporária inserida no paciente para realizar o trabalho do VE ou aumentar a função do coração em processo de insuficiência. O paciente é conectado a uma fonte de energia externa, embora também exista a opção de usar um conjunto de baterias ou pilhas que permita a liberdade de movimento por horas, em que o paciente pode fazer compras, ir ao cinema e assim por diante. É importante que o terapeuta considere os efeitos de uma massa de ~2,7 kg (gerados pela fonte de energia externa) que fica sob o diafragma, pois é provável que ela altere o desempenho do ventilador. Por fim, deve-se empregar uma progressão suave de intensidade do exercício. Os terapeutas devem ficar atentos para verificar se há limitações de fluxo (10 a 12 L/min) ou alterações na função cardiovascular que podem ocorrer secundariamente ao uso de uma bomba acionada por meio mecânico.

A *mioplastia* é um procedimento cirúrgico em que o VE aumentado de volume sofre uma redução de tamanho, por conta da retirada do miocárdio dilatado e cicatrizado que não é capaz de contribuir para a contratilidade.

Uma nova classe de marca-passo, o marca-passo biventricular, envolve um atraso na condução intraventricular (p. ex., bloqueio do ramo esquerdo do fascículo atrioventricular no ECG) aos pacientes com ICC grave. Esse marca-passo coordena a contração dos ventrículos direito e esquerdo e, ao fazer isso, proporciona uma contração mais eficaz do VE e um aumento do débito cardíaco.[73]

Doença das valvas cardíacas

Em termos gerais, três principais distúrbios abrangem a disfunção valvar de uma ou mais das valvas cardíacas (4 no total).[74] São eles: estenose, prolapso e regurgitação.

1. *Estenose* envolve o estreitamento de valva/válvula cardíaca, limitando o fluxo de sangue por essas estruturas do coração. À medida que o processo patológico evolui, a câmara cardíaca atrás da valva/válvula sofre uma hipertrofia patológica para bombear contra a obstrução.
2. *Prolapso* implica a flacidez e o abaulamento (para trás, no caso) das cúspides valvares/valvulares aumentadas. Quando as cúspides e os mecanismos de sustentação da valva/válvula são destruídos, essa estrutura cardíaca se inclina para baixo. Conforme a doença progride, o prolapso pode evoluir para regurgitação.[75]
3. *Regurgitação* refere-se ao movimento de sangue para frente e para trás, resultante de fechamento valvar/valvular incompleto. Durante determinadas fases do ciclo cardíaco, as valvas/válvulas devem se fechar de forma adequada para impedir o refluxo de sangue. Em uma valva/válvula regurgitante, ela não se fecha corretamente, levando à regurgitação de sangue para a câmara atrás dessa estrutura cardíaca acometida.

Os procedimentos de substituição de valvas/válvulas cardíacas são frequentemente utilizados para tratar o comprometimento dessas estruturas. Os pacientes com estenose ou regurgitação da valva da aorta ou da valva atrioventricular esquerda são os principais candidatos para as cirurgias de substituição. Uma esternotomia mediana é a via de acesso ao coração. São utilizados dois tipos principais de valvas/válvulas para os procedimentos de substituição: (1) mecânicas e (2) biológicas, obtidas de cadáveres ou de tecidos suínos/bovinos.[74,76] As mecânicas são preferidas em pacientes com menos de 65 anos de idade, por causa de sua durabilidade e vida longa. Contudo, a principal desvantagem é que elas tendem a ser trombogênicas. Os pacientes que recebem alguma valva/válvula mecânica devem ser submetidos à terapia anticoagulante pelo resto da vida. Por essa razão, pacientes que apresentam histórico de sangramento prévio, desejam engravidar ou exibem baixa adesão ao tratamento podem não ser candidatos à colocação de valva/válvula mecânica.

Para esses pacientes, as valvas/válvulas biológicas podem ser mais apropriadas. O cuidado pós-operatório de pacientes com substituição valvar/valvular é semelhante ao daqueles submetidos a um enxerto de *bypass* da artéria coronária. Além disso, o monitoramento neurológico deve ser contínuo no pós-operatório, em virtude do potencial de acidente vascular cerebral embólico que pode ocorrer durante ou após o procedimento.

Anormalidades de condução elétrica

As arritmias são qualquer alteração na condução elétrica do coração a partir do batimento normal. Elas são causadas por um distúrbio na atividade elétrica do coração, resultando em comprometimento da formação ou da condução do impulso elétrico.[76] As arritmias podem se apresentar sob forma benigna ou maligna (ou seja, com risco de vida). Os exemplos de arritmias malignas são taquicardia ventricular (TV) sustentada e fibrilação ventricular (FV). Um exemplo de uma arritmia benigna comum na população idosa seria fibrilação atrial, com resposta ventricular controlada. Essa seção irá rever algumas anormalidades de condução e as implicações relevantes para o fisioterapeuta.

Batimentos ectópicos

Um batimento que se origina de outro local diferente do nó sinusal é conhecido como *batimento ectópico*. Os batimentos ectópicos comuns são atriais (contrações atriais prematuras) e ventriculares (contrações ventriculares prematuras). As contrações ventriculares prematuras podem ocorrer isoladamente ou em grupos de duas ou três contrações ou, então, elas se alternam com batimentos sinusais, como bigeminismo (a cada batimento normal, uma contração ventricular prematura) ou trigeminismo (a cada dois batimentos normais, uma contração ventricular prematura).[77,78]

Uma contração atrial prematura é um batimento ectópico que se origina nos átrios e pode se apresentar como um ritmo irregular (Fig 13.14B). Pode não ser uma tarefa fácil diferenciar uma contração atrial prematura de uma contração juncional prematura, um batimento ectópico que surge dentro da área em torno do nó AV. Em geral, as contrações atriais prematuras ou as contrações juncionais prematuras não irão comprometer o débito cardíaco, mas a intervenção fisioterapêutica pode ser pertinente se acompanhada por respostas hemodinâmicas adequadas.

A presença de batimentos ectópicos resulta em um ritmo irregular. Os batimentos ectópicos costumam ser transitórios, mas a gravidade depende do seu impacto sobre o débito cardíaco. Seguramente, é comum ter algumas contrações ventriculares prematuras, até mesmo em um coração normal. Muitas pessoas podem ter batimentos ectópicos durante períodos de estresse ou com o uso de estimulantes, como nicotina e cafeína. Embora isso possa ser uma resposta comum em um coração normal, é importante orientar os pacientes com comprometimentos miocárdicos que podem ter batimentos ectópicos ou ritmos irregulares a evitarem esses fatores agravantes. Um aumento na ectopia não é algo desejável. Não é aconselhável que qualquer paciente com doença cardíaca se exercite após tabagismo recente. Embora não seja claramente conhecido o período de tempo específico em que um paciente pode estar sob risco de aumento da ectopia, uma boa regra de ouro pode ser a abstinência do tabagismo por, no mínimo, 2 horas antes ou depois do exercício. A orientação do paciente sobre estratégias de bem-estar e interrupção do tabagismo sempre é útil para qualquer indivíduo identificado como fumante.

Ectopia supraventricular

A *ectopia supraventricular* envolve o rápido disparo de um foco ectópico que se origina em qualquer local acima dos ventrículos (área atrial ou juncional). Os exemplos de ectopia supraventricular incluem: (1) taquicardia atrial paroxística e (2) taquicardia supraventricular. Uma série súbita de contrações atriais prematuras que ocorrem em uma frequência rápida (100 a 200 bpm) é conhecida como *taquicardia atrial paroxística*. Uma série (sequência) de contrações atriais prematuras ou contrações juncionais prematuras a uma frequência de 150 a 250 bpm é conhecida como taquicardia supraventricular (Fig. 13.14C). Os pacientes com taquicardia supraventricular geralmente respondem a uma massagem carotídea, em que a estimulação dos barorreceptores dentro dos corpos carotídeos da artéria carótida produz uma resposta parassimpática. Outras intervenções terapêuticas para reduzir a frequência cardíaca em pacientes com taquicardia supraventricular incluem técnicas de tosse e de prender a respiração, realizadas por meio da manobra de Valsalva.

Ectopia ventricular

As contrações ventriculares prematuras são batimentos ectópicos que têm origem no ventrículo e podem se apresentar como ritmos irregulares. Duas características marcantes identificam as contrações ventriculares prematuras no ECG: (1) onda P ausente, conforme o impulso se origina no ventrículo e (2) complexo QRS amplo e bizarro, que indica uma condução elétrica anormal pelo ventrículo (Fig. 13.14D). Contrações ventriculares prematuras isoladas não irão comprometer o débito cardíaco se houver menos de 7 contrações por minuto. Portanto, a atividade física pode ser oportuna ou pertinente se acompanhada de uma resposta hemodinâmica adequada. Se as

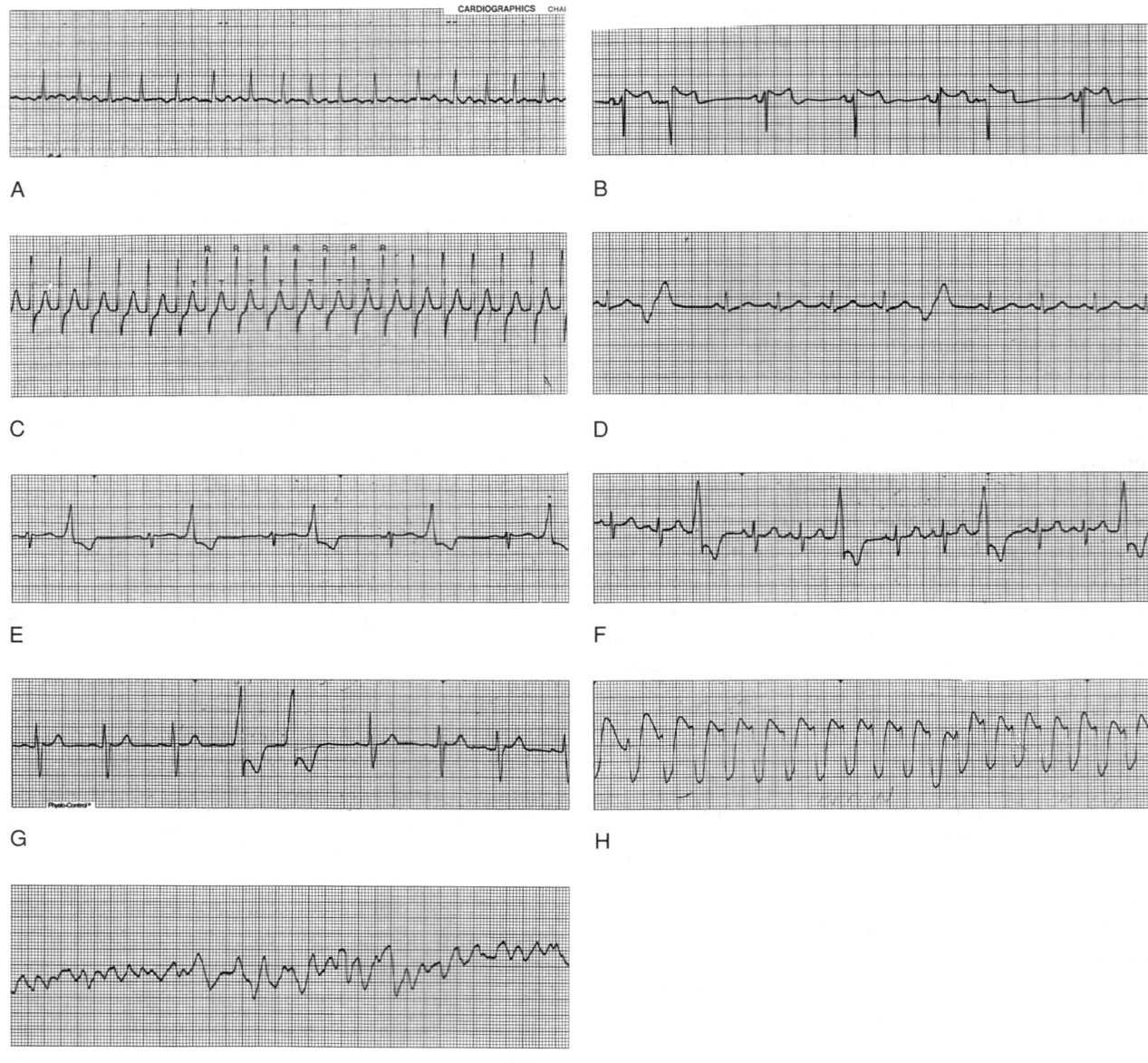

Figura 13.14 Exemplos de ectopia e arritmias. **(A)** Fibrilação atrial. **(B)** Batimento atrial prematuro, também conhecido como contração atrial prematura (CAP) (observar o terceiro complexo). **(C)** Taquicardia supraventricular. **(D)** Contração ventricular prematura (CVP) (visualizar o terceiro complexo). **(E)** Bigeminismo (notar que o segundo, quarto e sexto complexos são CVP). **(F)** Trigeminismo (ver que o segundo, quinto e oitavo complexos são CVP). **(G)** Couplets (verificar que o quarto e quinto complexos são CVP). **(H)** Taquicardia ventricular. **(I)** Fibrilação ventricular (a taquicardia ventricular evolui para fibrilação ventricular). (De Brown, K, and Jacobson, S: Mastering Dysrhythmias: A Problem-Solving Guide. FA Davis, Philadelphia, 1988, p 30, com permissão.)

contrações ventriculares prematuras aumentarem com a atividade, essa prática deverá ser interrompida e o paciente examinado em busca de possíveis sinais de comprometimento do débito cardíaco. As contrações ventriculares prematuras podem surgir do mesmo sítio (local) irritável e, nesse caso, recebem o nome de *contrações ventriculares prematuras unifocais*. Se essas contrações surgirem de diferentes sítios ectópicos dentro do ventrículo, elas serão conhecidas como *contrações ventriculares prematuras multifocais* (Fig. 13.15A). As contrações ventriculares prematuras multifocais sugerem um ventrículo mais irritável e, por isso, são mais graves do que as unifocais. É conveniente que o terapeuta realize uma avaliação clínica do paciente, antes de iniciar ou prosseguir com uma atividade física. Por fim, um tipo raro de contração ventricular prematura conhecido como *contração ventricular prema-*

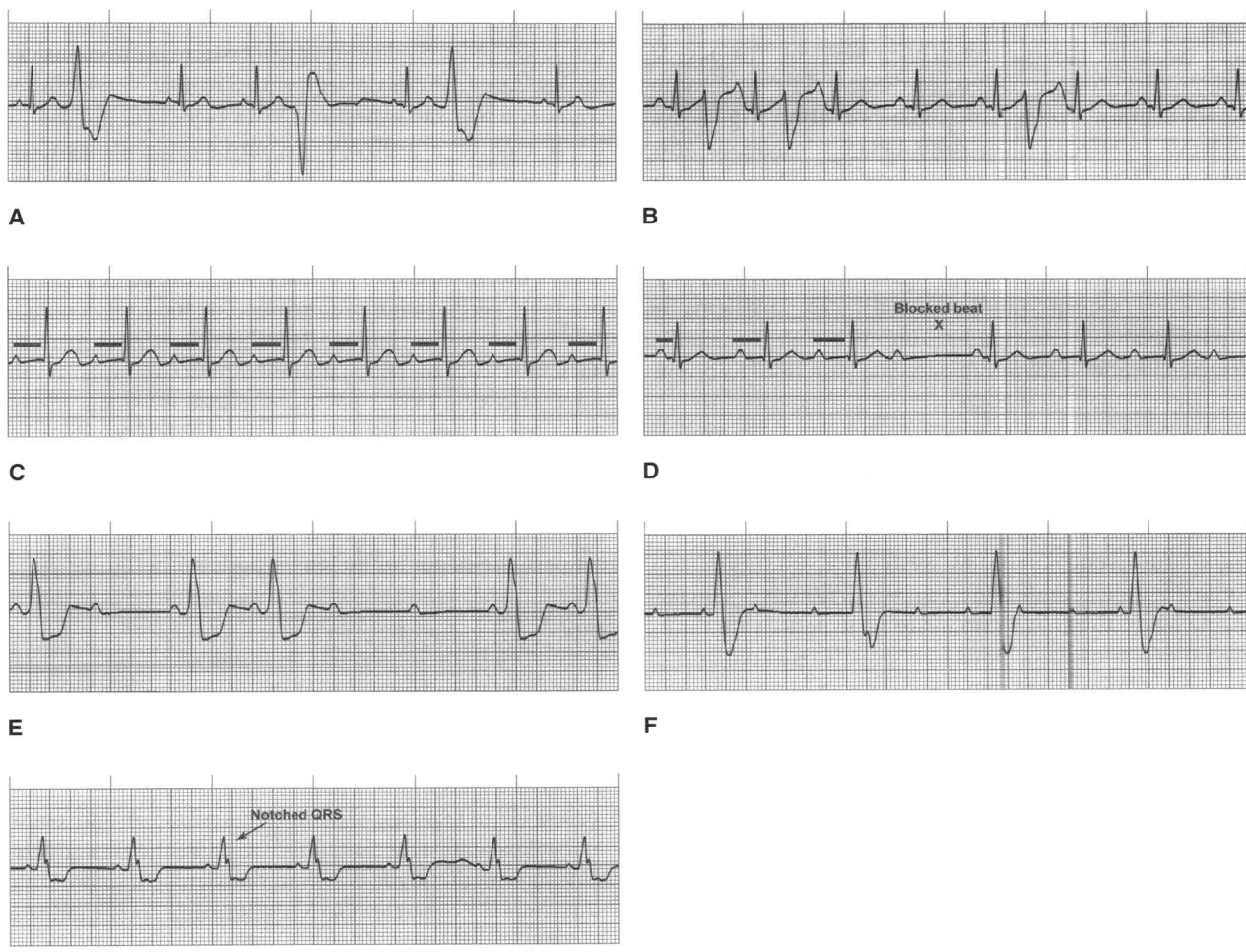

Figura 13.15 (**A**) CVP multifocais ou multiformes; (**B**) CVP com o fenômeno R sobre T; (**C**) bloqueio AV de primeiro grau; (**D**) ritmo de Wenckebach; (**E**) de segundo grau tipo II; (**F**) bloqueio AV de terceiro grau; (**G**) bloqueio de ramo do feixe de His (fascículo atrioventricular). (De Jones, S: ECG Success: Exercises in ECG Interpretation. FA Davis, Philadelphia, 2008.)

tura com fenômeno *R sobre T* ocorre quando essa contração dispara *muito prematuramente*, sobre a onda T do ciclo cardíaco anterior (Fig. 13.15B). Esses pacientes devem ser monitorados de perto, pois estão sob alto risco de desenvolvimento de uma arritmia potencialmente letal, como a taquicardia ventricular.[77]

No bigeminismo ventricular (Fig. 13.14E), a cada batimento normal, há uma contração ventricular prematura; no trigeminismo, a cada dois batimentos, há uma contração ventricular prematura (Fg. 13.14F).[77] Esses ritmos ocorrem de forma transitória ou episódica, embora muitos pacientes tenham explosões (disparos) frequentes desses ritmos. Se a ectopia aumentar com a atividade, esse exercício deverá ser imediatamente interrompido. Quando duas contrações ventriculares prematuras ocorrem em conjunto, isso é conhecido como *couplet* (Fig. 13.14G); já a ocorrência simultânea de três contrações ventriculares prematuras recebe o nome de *triplet*. Os couplets e triplets são importantes, pois sugerem um alto nível de irritabilidade ventricular. A função alterada do VE e a ocorrência de isquemia são duas das causas mais comuns de ectopia ventricular; por essa razão, o tratamento clínico é direcionado ao restabelecimento da função e perfusão do ventrículo mencionado, sempre que possível, bem como ao controle da arritmia. A intervenção fisioterapêutica é, na melhor das hipóteses, conservadora e depende da estabilidade hemodinâmica do paciente.

Taquicardia ventricular

Uma série de quatro ou mais contrações ventriculares prematuras de forma consecutiva ou sucessiva é conhecida como taquicardia ventricular (Fig. 13.14H), que pode ser sustentada ou não sustentada. Por definição, a *taquicardia ventricular sustentada* ocorre em uma frequência cardíaca de, pelo menos, 100 bpm e dura, no mínimo, 30 segundos.[79] O paciente pode ou não ter um pulso palpável e, se presente, o pulso será débil (fraco). Em virtude da diminuição grave no débito cardíaco e da deterioração hemodinâmica rápida associada a esse ritmo, a presença de taquicardia ventricular sustentada é considerada uma situação de emergência. A intervenção médica deve ser iniciada o mais rápido possível. Nenhuma intervenção fisioterapêutica é apropriada, exceto medidas de auxílio para estabilização do paciente, início da ressuscitação cardiopulmonar, quando indicada, e ativação do sistema de suporte avançado de vida em cardiologia. A taquicardia ventricular pode evoluir rapidamente para fibrilação ventricular.

A taquicardia ventricular não sustentada ocorre em grupos de três a cinco contrações ventriculares prematuras conhecidas como *salvas* ou uma série de seis ou mais dessas contrações com duração de até 30 segundos.[79] A taquicardia ventricular não sustentada é considerada como um indicador de alto risco para arritmias potencialmente letais. Como o ritmo é não sustentado, a diminuição no débito cardíaco pode não ser suficiente para gerar sintomas. Contudo, até a etiologia da arritmia ser identificada e o ritmo controlado, a intervenção fisioterapêutica é geralmente inapropriada.

Fibrilação ventricular

A fibrilação ventricular é caracterizada por tremor dos ventrículos, resultante de uma estimulação elétrica inadequada. O ECG demonstra uma série sustentada de contrações ventriculares prematuras de diferentes aspectos, originárias de focos ectópicos distintos (Fig. 13.14I). Quando os ventrículos não se contraem, apenas tremem, há um débito cardíaco ineficaz. O paciente sofrerá uma parada cardíaca e sucumbirá se esse ritmo não for alterado imediatamente. O tratamento de escolha consiste na ativação do suporte de vida avançado em cardiologia, incluindo desfibrilação elétrica e medicamentos. Os pacientes que sobrevivem a uma fibrilação pelo procedimento de desfibrilação se tornam candidatos à colocação de um desfibrilador permanente conhecido como *desfibrilador cardíaco implantável automático*.

Desfibrilador cardíaco implantável automático

Esse desfibrilador é implantado em pacientes que sofrem de arritmias ventriculares potencialmente letais (taquicardia e fibrilação ventriculares). Esse dispositivo é programado para aplicar um choque elétrico caso detecte uma frequência cardíaca mais alta do que seu limite de frequência cardíaca programada. Portanto, é importante que o fisioterapeuta conheça esse limite e evite uma intensidade de exercício que possa ativar inadvertidamente o dispositivo.[80] Além de conhecer as configurações de frequência cardíaca para o paciente com um desfibrilador cardíaco implantável automático, existem outras considerações. As alterações do segmento ST no ECG podem ser comuns e não são específicas para isquemia; por isso, é imprescindível a realização de outros estudos diagnósticos. Ademais, os exercícios aeróbios ou de fortalecimento dos membros superiores devem ser evitados inicialmente após a colocação do marca-passo, a fim de impedir o deslocamento inadvertido do dispositivo ou dos cabos.[80] É prudente verificar junto ao médico quando esses exercícios podem ser incluídos. Pode haver um risco para os pacientes com desfibriladores cardíacos implantáveis automáticos ou marca-passos, causado por sinais eletromagnéticos, como dispositivos antifurto, fazendo com que o desfibrilador descarregue ou com que os marca-passos acelerem ou desacelerem. Não há problema de os pacientes passarem por esses dispositivos, mas permanecer perto deles por muito tempo pode ser perigoso.[81]

Fibrilação atrial

A fibrilação atrial é caracterizada por tremor dos átrios em virtude de uma estimulação elétrica inadequada. Para cada complexo QRS, existe um número variado de ondas P não sinusais (conhecidas como ondas fibrilatórias) (Fig. 13.14A). O ritmo ventricular é dito como "irregularmente irregular", pois não há nenhuma regularidade na irregularidade do ritmo ventricular. É importante notar que a contração efetiva dos átrios corresponde a aproximadamente 15 a 20% do débito cardíaco — o *pontapé atrial*.[9,74] Em pacientes com condução elétrica anormal geradora de tremor dos átrios (fibrilação atrial), a capacidade contrátil mecânica dessas câmaras cardíacas é diminuída, resultando em um baixo pontapé atrial e comprometimento do débito cardíaco.[9,74]

Os pacientes podem apresentar fibrilação atrial de forma contínua como seu ritmo basal ou entrar e sair desse ritmo em repouso ou com a atividade. A intervenção fisioterapêutica pode ser adequada nos pacientes com fibrilação atrial que apresentam uma boa frequência ventricular, exibindo aumento adequado da resposta hemodinâmica e da frequência cardíaca com o exercício. Em pacientes com fibrilação atrial e frequências ventriculares rápidas (superiores a 100 bpm) em repouso, a intensidade do exercício deve ser reduzida e as respostas hemodinâmicas cuidadosamente monitoradas. Isso acontece porque uma frequência ventricular rápida, além de ocasionar a perda do pontapé atrial, compromete ainda mais o débito cardíaco e resulta em respostas hemodinâmicas alteradas. Uma boa recomendação é evitar atividade física e procurar consulta médica se a frequência cardíaca do paciente em repouso for maior que 115 bpm, se ele estiver aparentemente desconfortável ou se houver uma resposta hemodinâmica inadequada. Como esse ritmo é irregular, é importante monitorar a frequência cardíaca por um minuto completo e não por 15 a 30 segundos para obter uma frequência de pulso precisa (exata).

Atrasos e bloqueios de condução cardíaca

As alterações na duração do intervalo PR, na largura do complexo QRS e na duração do intervalo QT são algumas das medidas eletrocardiográficas indicativas de anormalidades de condução cardíaca.

Os atrasos de condução pelo nó AV são classificados como bloqueios cardíacos de primeiro, segundo ou terceiro grau. O *bloqueio cardíaco de primeiro grau* ocorre quando o tempo de condução pelo nó AV é prolongado; portanto, o ECG terá uma duração aumentada do intervalo PR (Fig. 13.15C). Existem duas categorias de *bloqueio cardíaco de segundo grau*: Mobitz tipo I e Mobitz tipo II; cada um é marcado pela presença de batimentos interrompidos ou perdidos. O Mobitz tipo I, também conhecido como *Wenckeback*, apresenta-se com um aumento gradual na duração do intervalo PR nos batimentos anteriores e, em seguida, um batimento interrompido ocasional (Fig. 13.15D); já o Mobitz tipo II possui intervalos PR normais em todos os batimentos que antecedem o batimento interrompido (Fig. 13.15E). No *bloqueio cardíaco de terceiro grau*, existe uma incompatibilidade da condução atrial e ventricular; por isso, não há consistência entre a contração atrial e a contração ventricular (ou seja, nenhuma relação entre as ondas P e o complexo QRS no ECG) (Fig.13.15F). Os pacientes com bloqueio de primeiro grau não têm limitações à prática de exercícios. A permissão ou não de exercícios nos casos de bloqueio de segundo e terceiro grau depende da etiologia e das subsequentes respostas hemodinâmicas. A avaliação médica é justificável antes de iniciar qualquer exercício.

Os atrasos de condução pelo feixe de His são conhecidos como bloqueio de ramo direito ou de ramo esquerdo desse feixe. Os bloqueios de ramos do feixe de His não são arritmias verdadeiras, porque não há nenhuma mudança no ritmo real, apenas na sincronização da condução pelo feixe de His. O coração ainda é despolarizado pelo mesmo marca-passo; somente a via de ativação é alterada. Os bloqueios de ramos do feixe de His se apresentam no ECG como uma distorção do complexo QRS, com um aumento na duração (ou seja, alargamento) (Fig. 13.15G). A presença do bloqueio de ramo esquerdo do feixe de His no ECG costuma ser permanente e indica uma condição patológica. Já o bloqueio de ramo direito do feixe de His pode ocorrer por uma série de razões; pode ser uma alteração permanente causada por alguma doença subjacente ou, então, ser algo benigno. O bloqueio de ramo direito do feixe de His também pode ocorrer de forma transitória. O bloqueio de ramo esquerdo do feixe de His geralmente indica a presença de uma doença mais significativa do que o bloqueio de ramo direito.

A presença de um novo bloqueio de ramos do feixe de His deve ser submetida à avaliação clínica antes de se iniciar ou dar andamento a um programa de exercício. Após liberação ou autorização médica, geralmente não há nenhuma contraindicação ao exercício na população acometida por bloqueio de ramo esquerdo ou de ramo direito do feixe de His. Em virtude da alteração do complexo QRS e, como resultado, do segmento ST, a sensibilidade do ECG na detecção de isquemia pela depressão desse segmento é perdida no paciente com bloqueio de ramo esquerdo do feixe de His.

Marca-passos

O emprego de marca-passos tem aumentado consideravelmente. As indicações mais comuns para a colocação de um marca-passo permanente são as seguintes: (1) frequência cardíaca muito lenta (bradicardia sintomática); (2) frequência cardíaca que não aumenta de forma adequada com o exercício (incompetência cronotrópica); ou (3) via elétrica bloqueada, resultando em atrasos atrioventriculares ou bloqueios de ramos do feixe de His.[82]

O marca-passo, um dispositivo implantado por via intradérmica próximo ao coração, consiste em um gerador de pulsos implantável e cabos que conectam o dispositivo ao miocárdio. O gerador de pulsos contém uma bateria de longa duração e circuitos para as funções de sincronismo, detecção e saída. A duração da bateria costuma ditar a vida útil do marca-passo, mas varia dependendo do tipo de bateria e do grau de utilização do marca-passo. Em alguns casos, o paciente depende do marca-passo para toda contração cardíaca; nesses casos, é provável que ele utilize a vida da bateria em um período de tempo mais curto.[83] O tempo de vida médio da bateria do marca-passo gira em torno de 5 a 10 anos. A substituição das baterias do marca-passo é feita após avaliações seriadas terem confirmado uma redução na vida útil da bateria. A bateria pode ser consumida com maior rapidez quando o paciente é mais dependente do marca-passo para manter uma frequência cardíaca apropriada.

O nível de dependência dos marca-passos pelos pacientes é variado. Alguns pacientes apresentam uma condução elétrica normal na maioria das vezes e não dependem do marca-passo o tempo todo. Outros pacientes exibem uma condução elétrica alterada no coração e podem ser muito dependentes do marca-passo para mantê-los vivos. Portanto, é importante que os terapeutas determinem o grau de dependência do marca-passo pelo paciente. Quando os marca-passos desencadeiam um ritmo em virtude de uma condução elétrica alterada no coração, o ECG revela um pico (espícula) do marca-passo. Assim, se o paciente tiver um marca-passo e se não houver nenhum pico evidente no ECG, o terapeuta pode deduzir que o coração está realizando uma condução elétrica normal e o marca-passo está no local apenas para uma situação de emergência. Por outro lado, se o ECG demonstrar um pico em cada ciclo cardíaco, o terapeuta deverá entender que esse paciente é 100% dependente do marca-passo e, assim, garantir que a frequência desse dispositivo seja adequadamente responsiva durante atividade.

As funções básicas dos cabos do marca-passo são fornecer a esse dispositivo informações sobre a atividade intrínseca do miocárdio e o ritmo desse músculo quando a atividade mencionada falhar. Existem quatro funções primárias dos marca-passos: (1) capacidade de detectar a função cardíaca intrínseca, (2) capacidade de estimular a despolarização cardíaca em resposta à falha da atividade intrínseca, (3) capacidade de responder à demanda metabólica elevada, gerando um ritmo responsivo à frequência e (4) capacidade de fornecer informações diagnósticas armazenadas dentro do marca-passo.[84]

Os marca-passos são sensíveis à frequência e ao ritmo, além de ter a capacidade de superar determinadas arritmias. Esses aparelhos também podem ser combinados com dispositivos cardíacos implantáveis automáticos. Além disso, os marca-passos são codificados por um sistema de três ou cinco categorias, de acordo com qual câmara é detectada e acelerada (átrio ou ventrículo) e se o estímulo elétrico deflagrará uma resposta ou será inibido[85] (Tab. 13.8). Como os marca-passos podem não funcionar da forma devida, o monitoramento do ECG é útil para determinar se esse dispositivo está funcionando corretamente.

Conforme já foi dito, os pacientes com ICC de classe III e bloqueio de ramo esquerdo do feixe de His podem ser candidatos a um marca-passo especializado conhecido como marca-passo biventricular, cujo propósito é sincronizar a contratilidade do VE de modo a gerar um débito cardíaco mais efetivo. O marca-passo biventricular não influencia a frequência nem o ritmo cardíaco.[86]

Transplante de coração

Os pacientes submetidos a um transplante de coração podem se apresentar com os seguintes quadros: (1) cãibras na panturrilha (que ocorrem em cerca de 15% dos pacientes) atribuídas à ciclosporina, medicamento imunossupressor; (2) diminuição na força dos membros inferiores; (3) obesidade pelo uso prolongado de corticosteroide; (4) aumento no risco de fraturas por osteoporose associada ao uso de corticosteroides em longo prazo e em altas doses; e (5) maior probabilidade do desenvolvimento de aterosclerose nas artérias coronárias do coração do doador após o primeiro ano da cirurgia.[87] Como o coração é denervado, a frequência cardíaca isolada permite uma mensuração limitada da intensidade do exercício. Por essa razão, o valor da pressão arterial e a percepção subjetiva do esforço devem ser incluídos na coleta de dados de rotina.

Exame cardiovascular

Em função da incidência e prevalência crescentes de doenças cardíacas em nossa sociedade, muitos pacientes encaminhados para fisioterapia terão disfunção cardiovascular ou podem estar sob risco do desenvolvimento de DCV. A obtenção do histórico e a avaliação dos sistemas, bem como os dados obtidos de medidas e testes específicos, irão orientar e informar a evolução do diagnóstico fisioterapêutico, as metas previstas e os resultados esperados, além do prognóstico e do plano de cuidados. Essa seção aborda as medidas e os testes específicos para o sistema cardiovascular.

Tabela 13.8 Sistema de classificação de marca-passo

Câmara estimulada	Câmara detectada	Resposta	Estimulação responsiva (sensível) à frequência
O = nenhuma	O = nenhuma	O = nenhuma	R = responsiva à frequência
A = átrios	A = átrios	I = inibição	
V = ventrículos	V = ventrículos	T = deflagração	
D = duas câmaras cardíacas	D = duas câmaras cardíacas	D = capacidade de inibir e deflagrar	

Letras das iniciais em inglês.
Os marca-passos costumam ser identificados por um código de três letras, conforme exibido nas três primeiras colunas. Esses dispositivos também podem ter a capacidade de responder a estímulos fisiológicos para aumentar a frequência (coluna 4) e superar a taquicardia atrial. Uma quinta coluna, para a função antitaquicardia, raramente é utilizada, em virtude do aumento na sofisticação dos desfibriladores/marca-passos implantáveis mais recentes, o que torna essa função desnecessária. Exemplo: o marca-passo VVI produzirá um impulso elétrico ao ventrículo se esse dispositivo detectar a ausência de atividade ventricular dentro de um prazo pertinente. Se houver atividade elétrica ventricular intrínseca, o marca-passo será inibido.

Avaliação do prontuário médico

O prontuário médico de um paciente com histórico de comprometimentos cardiovasculares pode, por vezes, ser impressionante e avassalador. A entrevista do paciente é tipicamente proveitosa se houver a necessidade de esclarecimento desse prontuário. Dependendo do tipo de ambiente (hospitalar, ambulatorial, reabilitação aguda, atendimento domiciliar), o conteúdo específico do prontuário médico pode variar. Itens importantes a serem observados dentro do prontuário médico incluem o seguinte:

1. Problemas clínicos, histórico médico pregresso, exame médico.
2. Medicamentos, incluindo tipo, dosagem e horários.
3. Testes laboratoriais
- Exames de sangue em busca de enzimas cardíacas específicas que podem indicar a ocorrência de infarto do miocárdio, como o nível da CK-MB ou troponina.
- Eletrólitos, incluindo potássio, magnésio e cálcio na presença de arritmias ventriculares.
- Hemograma completo, o que pode indicar a existência de anemia pelos valores de hemoglobina e hematócrito.
- Estado da função dos rins (ureia e creatinina) e do fígado (provas de função hepática).
- Presença de fatores de risco de DAC, como valores elevados de lipídios (p. ex., colesterol total, lipoproteínas de baixa densidade [LDL], triglicéride) e níveis aumentados de açúcares no sangue (glicose).
- Gasometria arterial.
4. Resultados de quaisquer intervenções ou estudos diagnósticos: radiografia torácica, ECG, teste de tolerância ao exercício, cateterismo cardíaco, relatos cirúrgicos, monitores hemodinâmicos (p. ex., leituras de pressão por meio de cateter central e/ou arterial).
5. Observações de enfermeiro(a)s e outros profissionais de saúde.

O prontuário médico contém informações a respeito do que aconteceu com o paciente, bem como sobre o estado dele nas últimas 24 horas ou desde a última intervenção do profissional de saúde. Fluxogramas, que registram os sinais vitais, a temperatura, as necessidades de oxigenação e o estado volêmico com o passar do tempo, fornecem dados atualizados sobre os pacientes, especialmente quando se lida com aqueles mais desafiadores em termos clínicos.

Entrevista do paciente

A entrevista formal do paciente deve seguir a avaliação dos prontuários médicos. Deve ser feita uma determinação do estado cognitivo global (p. ex., orientação, memória, necessidades de aprendizagem, compreensão). Informações sobre o estilo de vida do paciente, o nível anterior de funcionamento, os interesses recreativos, as exigências de trabalho e os objetivos são relevantes para estabelecer o tipo de intervenção. Também devem ser obtidos dados sobre a resposta do paciente na saúde e na doença, bem como o estado de enfrentamento, os sistemas de apoio e o conhecimento de doença cardíaca. É importante notar que nem todas as informações obtidas a partir da entrevista têm de ser adquiridas na primeira sessão. Durante as sessões subsequentes, o paciente pode começar a se sentir melhor e menos ansioso e, portanto, ser capaz de se comunicar com mais facilidade. A orientação do paciente pode ser frequentemente tecida no processo de entrevista, seja de forma sutil ou aberta. O paciente deve descrever, com suas próprias palavras, a qualidade e a localização do sintoma para o qual está buscando atendimento médico. É comum que os fisioterapeutas questionem o paciente sobre a presença de dor; nos pacientes com doença cardíaca, deve-se ter cautela ao se assumir a dor como o sintoma apresentado por eles. Muitos pacientes não usarão a dor como seu qualificador, mas descreverão seus sintomas como pressão, peso, falta de ar (dispneia), sensação dolorosa contínua e localizada, queimação (azia) ou mal-estar geral, para identificar alguns. O conhecimento da apresentação dos sintomas para cada indivíduo tornará a orientação do paciente e a evolução da atividade mais fáceis. Também é importante identificar quaisquer fatores precipitantes e aliviadores compatíveis, bem como a duração e a frequência dos sintomas.

A entrevista também ajuda a estabelecer relacionamento e confiança entre o terapeuta e o paciente, criando um ambiente para a definição de objetivos mútuos. Isso, por sua vez, facilita a adesão do paciente ao programa de reabilitação. Os pacientes que estão se recuperando de infarto do miocárdio ou de cirurgia precisam ter entendimento dos períodos de tempo ou prazos para os processos de cura e convalescença. A orientação de membros da família e de outras pessoas importantes também é crucial para a adesão e compreensão do paciente.

Exame físico

O fisioterapeuta monitora cuidadosamente os sinais vitais (ver Cap. 2) em repouso e sob atividade, ausculta o coração e aos pulmões e ainda efetua uma observação geral da aparência do paciente. A seguir, é apresentado um panorama dos elementos pertinentes a serem avaliados.

Frequência e ritmo cardíaco

Na obtenção de uma frequência cardíaca inicial, seja por palpação ou auscultação, é importante contar por um minuto completo. Quando se examina a resposta do paciente a alguma atividade na ausência de arritmia, uma frequência cardíaca imediata pós-exercício pode ser obtida por 10 a 15 segundos. Sempre observe se o ritmo é regular ou irregular e o descreva como tal. A menos que haja monitoramento por ECG, é impossível identificar um ritmo específico por palpação ou auscultação isolada. Note que há uma variação respiratória normal na frequência cardíaca; a inspiração resulta em um aumento da frequência cardíaca, enquanto a expiração resulta em uma diminuição dessa frequência.

A frequência cardíaca também pode ser determinada a partir do traçado eletrocardiográfico. O papel do traçado gráfico consiste em uma série de quadradinhos (representados por linhas claras) e quadrados maiores (representados por linhas escuras). Cada quadrado é composto de cinco quadradinhos. O eixo horizontal representa o tempo; quando o papel do ECG está se movendo na velocidade habitual de 25 mm/segundo, cinco quadrados perfazem 1 segundo. Sabendo-se que o tempo está no eixo x, existem muitas formas de se calcular a frequência cardíaca a partir do traçado eletrocardiográfico. Um jeito fácil de calcular uma frequência por minuto é contar o número de complexos em 6 segundos (ou seja, 30 quadrados) e multiplicar por 10. Geralmente, o papel do ECG terá intervalos de 3 segundos pré-marcados. Uma abordagem alternativa é identificar uma onda R de 1 complexo ECG que esteja perto de uma linha escura ou sobre essa linha (ou seja, quadrado) e, então, atribuir a cada uma das linhas escuras a seguir (quadrados) um número na seguinte ordem: 300, 150, 100, 75, 60, 50, 40. A linha escura mais perto da próxima onda R fornecerá uma frequência cardíaca aproximada (Fig. 13.16). Por fim, a frequência cardíaca também pode ser obtida ao se dividir 300 pelo número de quadrados entre duas ondas R. Se a frequência for regular, qualquer uma das estratégias anteriores funcionará. Se a frequência for irregular, no entanto, os complexos terão de ser contados em um período de tempo mais longo, devendo-se usar uma tira de no mínimo 6 segundos.

Frequência e ritmo respiratório (dispneia)

Assim como acontece com o coração, tanto a frequência como o ritmo de movimentos respiratórios devem ser observados, bem como a avaliação do padrão respiratório e o uso de músculos acessórios. Os pacientes com problemas cardíacos frequentemente se queixam de dispneia. Além disso, os pacientes com disfunção ventricular esquerda por DAC, ICC, miocardiopatias, disfunção valvar/valvular, cardiopatia hipertensiva, pericardite com tamponamento e arritmias podem, sem exceção, apresentar-se com dispneia. Às vezes, a dispneia começa com atividade física (daí o nome *dispneia de esforço*) e sua ocorrência evolui para o repouso. É importante documentar e compreender a quantidade e o tipo de atividade que provocam a dispneia de esforço. A dispneia associada a alguma etiologia cardiovascular costuma vir acompanhada por sinais e sintomas de comprometimento do débito cardíaco, incluindo sensação de desfalecimento/desmaio iminente, tontura, fadiga/fraqueza e hipotensão; os sintomas podem se agravar em decúbito dorsal (ortopneia).[88] Alguns pacientes podem exibir dispneia como seu equivalente de angina; ou seja, eles não têm o típico desconforto torácico frequentemente associado à isquemia, mas em vez disso sofrem de falta de ar. Para esses pacientes, o tratamento deve ser imediato, seguindo as diretrizes para isquemia. Uma ferramenta comumente utilizada para a identificação objetiva das sensações subjetivas de dispneia é a Escala de dispneia (Quadro 13.3).

Quadro 13.3 Escala de dispneia

0 = ausência de dispneia
1 = leve, perceptível
2 = leve, alguma dificuldade
3 = dificuldade moderada, mas pode prosseguir com os exercícios
4 = dificuldade grave, não consegue dar continuidade aos exercícios

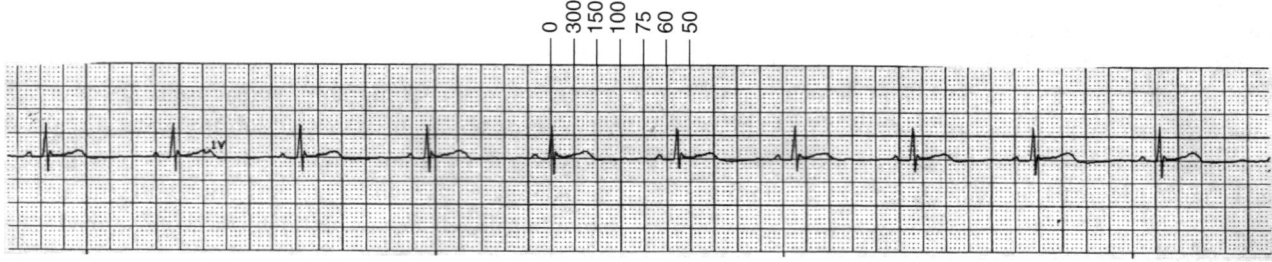

Figura 13.16 Cálculo da frequência cardíaca a partir de uma faixa de ritmo. Comece com o quinto complexo (que cai em uma grande linha de cor preta) e conte cada linha preta grande à direita desse complexo na seguinte ordem de 300, 150, 100, 75, 60, 50. O sexto complexo situa-se entre duas grandes linhas (ou seja, 50 e 60). Existem cinco pequenas linhas entre cada linha grande. Entre 50 e 60, há 10 batimentos; portanto, cada linha pequena, nesse caso, corresponderia a dois batimentos. A frequência cardíaca equivaleria a 60 - 4 = 56. Um método alternativo seria contar o número de complexos em uma faixa de 6 segundos e multiplicar por 10.

Angina

A apresentação clássica de angina consiste em uma pressão torácica subesternal acompanhada pelo *sinal de Levine* (o paciente cerra o punho sobre o esterno para descrever o desconforto). O sinal de Levine tem uma alta acurácia (precisão) diagnóstica para isquemia.[89] Para alguns pacientes, a angina não se apresenta na forma clássica, mas pode se manifestar como uma dor ou sensação de peso em regiões de ombro, mandíbula, braço, cotovelo ou parte superior das costas entre as escápulas. A angina pode se propagar do peito para o braço ou até a garganta ou, então, se apresentar como uma má digestão ou até mesmo falta de ar. Com frequência, o paciente é convidado a classificar seu desconforto na Escala de angina (Quadro 13.4).

Pressão arterial

A pressão arterial (PA) é um produto do débito cardíaco (DC) e da resistência periférica total (RPT), onde PA = DC × RPT. Um aumento em qualquer um desses fatores aumentará a pressão arterial, enquanto uma diminuição em qualquer um deles pode reduzir essa pressão. Do ponto de vista clínico, portanto, o exercício aeróbio de intensidade crescente aumenta o débito cardíaco e concomitantemente a pressão arterial. Por outro lado, uma queda na pressão arterial durante o exercício aeróbio indica um declínio no débito cardíaco ou significa a incapacidade do coração de atender às necessidades metabólicas do tecido periférico.[90] Essa queda na pressão arterial costuma ser acompanhada por sinais de comprometimento do débito cardíaco, incluindo fadiga, fraqueza, cansaço, tontura e assim por diante, que ocorrem durante a atividade. Por essa razão, os valores da pressão arterial de paciente que sofre de doença cardíaca e demonstra sinais de comprometimento do débito cardíaco durante a deambulação devem ser monitorados de perto para determinar se esse débito está sendo mantido. Quando comparados com os valores em repouso, valores mais baixos da pressão arterial durante o exercício denotam que o débito cardíaco não está sendo suprido durante essa atividade.

A mensuração precisa da pressão arterial é um processo vital no protocolo de exame. O uso de manguitos de tamanho inadequado ao se mensurar a pressão arterial é o erro mais frequente nessa mensuração.[91] Manguitos adequados devem ter um comprimento da bolsa de borracha de 80% e uma largura de 40% da circunferência do braço. Além disso, a manutenção do braço na altura do coração promove uma mensuração exata da pressão arterial, anulando os efeitos da pressão hidrostática. Para cada 2,5 cm acima ou abaixo do nível do coração, as leituras da pressão arterial podem mudar de 1 a 2 mmHg. O braço mantido acima do nível do coração diminui as leituras da pressão arterial e, se posicionado em um nível abaixo do coração, haverá um falso aumento das mensurações dessa pressão.[91] Para mais informações sobre a medição de pressão arterial, ver Capítulo 2, Exame dos sinais vitais.

Observação e inspeção

A coloração da pele do paciente deve ser inspecionada. **Cianose**, uma cor azulada da pele, dos leitos ungueais e, possivelmente, dos lábios e da língua, pode estar presente quando a saturação arterial de oxigênio estiver igual ou abaixo de 85%.[74] **Palidez**, a ausência de coloração *pink* ou rósea, pode indicar diminuição no débito cardíaco. **Diaforese** (sudorese excessiva, além de pele pegajosa e fria) também deve ser observada, pois pode indicar esforço demasiado ou resposta cardiovascular inadequada. Pontas dos dedos frias podem ser atribuídas à vasoconstrição compensatória em resposta a um declínio do débito cardíaco ou pela resposta betassimpática suprimida de alguns betabloqueadores.

As extremidades são inspecionadas quanto à presença de edema; os pacientes com insuficiência ventricular esquerda podem ter um aumento no edema periférico em virtude da elevação na pressão hidrostática intravascular, associada ao incremento na pressão desde o VE até o sistema venoso, o que é transmitido de forma retrógrada pelo coração. O edema periférico bilateral pode ser resultado de ICC. O edema de uma das pernas, entretanto, é geralmente associado a fatores locais na mesma perna, como veias varicosas (varizes), linfedema ou tromboflebite.[90] O paciente com ICC crônica somada ao ganho de peso por retenção de sódio e água pode notar edema dos tornozelos e parte inferior das pernas durante o dia (por aumento na pressão hidrostática) que diminui à noite.

Auscultação cardíaca

Informações valiosas sobre o estado do coração são obtidas a partir da **auscultação** cardiopulmonar. Sons cardíacos normais são identificados como S_1 (descrito como "lub"), que ocorre na hora do fechamento da valva atrioventricular esquerda (e direita) e marca o início da sístole e S_2 (descrito como "dub"), que se dá por ocasião do fechamento da valva da aorta (e do tronco pulmonar) e assinala o término da sístole. A Figura 13.17 retrata os locais no

Quadro 13.4 Escala de angina

0 = ausência de angina
1 = leve, quase imperceptível
2 = moderada, incômoda
3 = grave, muito desconfortável: dor pré-infarto
4 = a maior dor já sofrida: dor de infarto

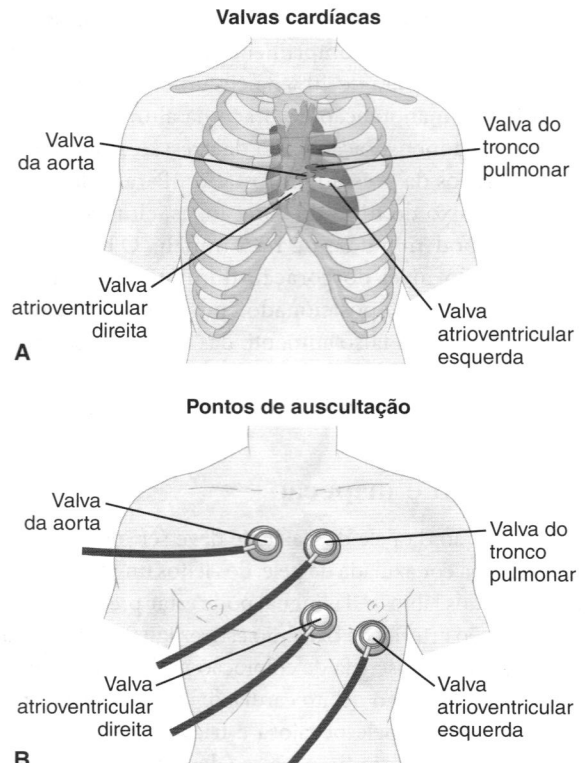

Figura 13.17 Vista anterior da parede torácica de um homem, exibindo as estruturas esqueléticas, o coração, a localização das valvas cardíacas e os pontos de auscultação.

tórax para a auscultação adequada de cada valva. A valva da aorta é mais bem auscultada no segundo espaço intercostal, margem direita do esterno. Já a valva do tronco pulmonar é ouvida no segundo espaço intercostal, margem esquerda do esterno. A valva atrioventricular é auscultada no quarto espaço intercostal, margem esquerda do esterno, ao passo que a valva atrioventricular esquerda é mais bem auscultada no quinto espaço intercostal, ao longo da linha hemiclavicular.

Os **sopros** são sons cardíacos anormais que costumam ser o resultado de distúrbios valvares por alterações no fluxo sanguíneo em torno e através da valva alterada. Um *sopro sistólico* se apresentará como uma turbulência audível entre S_1 e S_2, enquanto um *sopro diastólico* como uma turbulência entre S_2 e S_1. Uma valva *estenótica* apresenta uma abertura diminuída, ao passo que uma valva *regurgitante* tem um fechamento prejudicado. Uma valva pode ficar tanto estenótica como regurgitante.

Outros sons anormais são S_3 e S_4. A bulha S_3, também conhecida como *galope ventricular*, ocorre após a S_2, sendo clinicamente associada à insuficiência ventricular esquerda. Já a bulha S_4, também conhecida como *galope atrial*, ocorre antes da S_1, estando vinculada do ponto de vista clínico a infarto do miocárdio ou hipertensão crônica.

Outro tipo de achado auscultatório é o *atrito por fricção pericárdica*, também conhecido como frêmito pericárdico. Esses sons de fricção são de alta frequência, com ruído semelhante a couro de sapato novo ou arranhadura, embora possam variar em termos de intensidade de hora em hora ou dia a dia ou, até mesmo, desaparecer transitoriamente.[92] O atrito pericárdico é descrito como um som semelhante a um rangido de couro friccionado.[93] Esse atrito resulta de uma inflamação do saco pericárdico, com ou sem a presença de líquido em excesso. A pericardiopatia pode se originar de inúmeras causas, como traumatismo, infecções, tumores, doenças do colágeno, anticoagulantes e infarto do miocárdio. A pericardite pós-infarto do miocárdio é conhecida como *síndrome de Dressler*.[94] Um exemplo de documentação para os sons cardíacos seria *Coração*: BRNF 2T s/ s,g,a – bulhas rítmicas normofonéticas em dois tempos sem sopros, galopes ou atrito.

A auscultação das bordas do coração também é feita para avaliar o tamanho desse órgão. A localização do ápice e do ponto de impulso máximo é observada. Esse ponto de impulso máximo costuma estar presente no quinto espaço intercostal ao longo da linha hemiclavicular. Se o VE aumentar de tamanho, conforme ocorre em pacientes com insuficiência dessa câmara cardíaca, o ponto de impulso máximo sofrerá deslocamento lateral em direção à axila.

Auscultação pulmonar

A ausculta pulmonar é um componente importante do exame físico cardíaco. O tecido pulmonar normal produz ruídos (ou murmúrios) vesiculares (suaves, de baixa frequência) na face periférica dos pulmões e murmúrios respiratórios brônquicos (sonoros, de alta frequência) na região central ao longo do manúbrio do esterno.[7] Os murmúrios vesiculares são mais longos e mais sonoros com a inspiração, enquanto os respiratórios brônquicos são mais prolongados e mais altos com a expiração. A Figura 13.18 demonstra os locais adequados para a auscultação dos campos pulmonares.

Os pacientes com insuficiência do VE frequentemente apresentam os ruídos adventícios de *crepitações*. As crepitações também podem aparecer como resultado de atelectasia; nesse caso, a respiração profunda com pausa inspiratória e tosse pode corrigir esse comprometimento. Um paciente com ruídos respiratórios diminuídos ou consolidações pode exibir uma redução no conteúdo de oxigênio de seu sangue; uma queda na oxigenação pode resultar em um aumento no trabalho do miocárdio e agravar um comprometimento cardíaco preexistente.

Distensão venosa jugular

Os pacientes acometidos por ICC com refluxo de líquido para a circulação venosa devem ser examinados

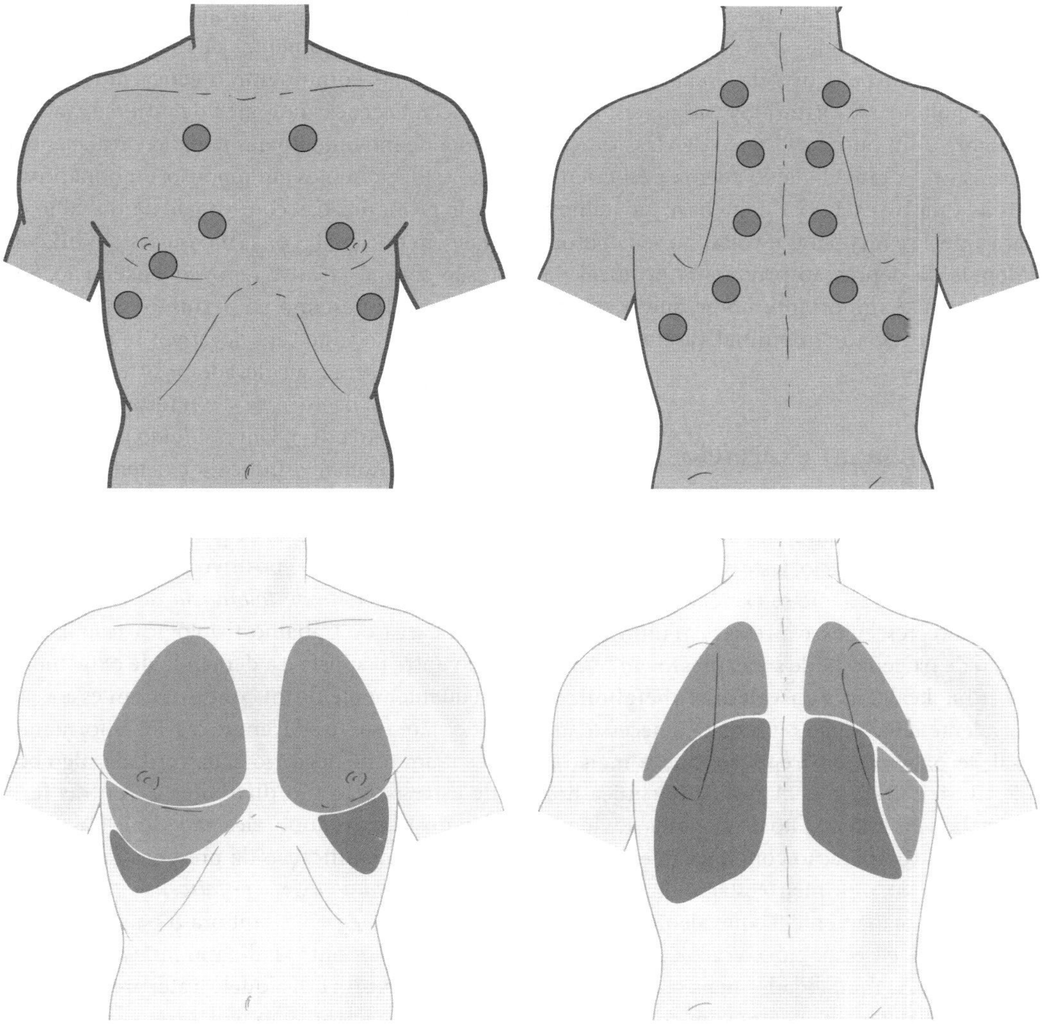

Figura 13.18 Auscultação dos pulmões.

quanto à presença de distensão venosa jugular. Para avaliar o paciente em busca desse sinal, ele deverá ser colocado em uma posição de semidecúbito a 45°.[74] A cabeça do paciente é rotacionada do outro lado a ser avaliado e o clínico observa a distensão ou as pulsações da veia jugular 3 a 5 cm acima do esterno.[44] O ponto máximo de pulsação visível é determinado e a distância vertical entre esse nível e o nível do ângulo do esterno é registrada (Fig. 13.19).

Edema depressível

Em pacientes com insuficiência cardíaca congestiva, o baixo volume sistólico provoca uma redução no volume sanguíneo perfundido até a periferia. Isso estimula os receptores de pressão à medida que eles detectam uma diminuição no volume. Esses pressorreceptores subsequentemente retransmitem uma mensagem aos rins para

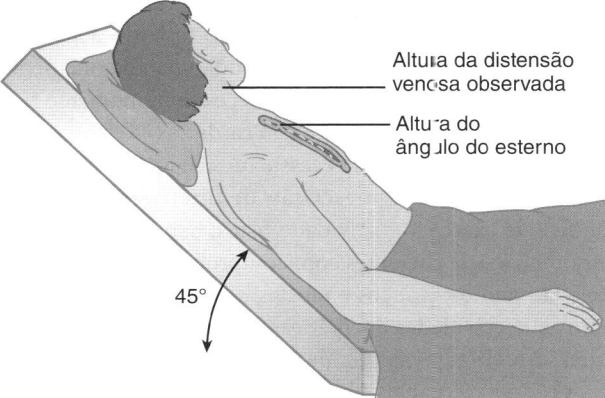

Figura 13.19 Exame da distensão venosa jugular.

promoverem retenção de líquido. Essa retenção aumenta a pressão hidrostática no interior da vasculatura periférica, o que atrai líquido para o espaço intersticial e, consequentemente, resulta na formação de edema periférico e no ganho de peso. O edema pode ser avaliado por meio de medições da cintura ou pelo uso da escala de edema depressível. Ver Capítulo 14, Distúrbios vasculares, linfáticos e tegumentares, em busca da escala de classificação do edema depressível. A gravidade do edema periférico é categorizada em quatro estágios, com base no tempo necessário para a pele se recuperar e voltar ao seu contorno original depois da depressão produzida no local da compressão. Também é importante notar que o edema pode se acumular na região abdominal (ascite) ou nas regiões sacrais do corpo.

Testes de tolerância ao exercício

Para avaliar a capacidade do sistema cardiovascular de se acomodar à crescente demanda metabólica, realiza-se um teste de tolerância ao exercício, teste de estresse ou teste de exercício graduado. O paciente se exercita com estágios de cargas de trabalho crescentes, expressas em unidades de oxigênio. O gasto de oxigênio pode ser expresso em L/min, mL de O_2/kg/min, kcal, ou **equivalentes metabólicos (MET)**; o equivalente metabólico representa a necessidade sistêmica basal de oxigênio em repouso, que é mais ou menos de 3,5 mL de O_2/kg/min. A utilidade clínica dos equivalentes metabólicos está no fato de que uma atividade pode ser expressa em comparação com o gasto energético em repouso. Por exemplo, o primeiro estágio do protocolo de Bruce requer aproximadamente 5 equivalentes metabólicos de energia (ou seja, ele exige cinco vezes a energia despendida em repouso). As modalidades mais comuns utilizadas no teste ergométrico de pacientes com comprometimentos cardíacos são a esteira, a bicicleta e o ergômetro de braço (Fig. 13.20). Nos primeiros anos do teste ergométrico para o exame de DAC, o teste do degrau ou *step* era rotineiramente utilizado; na maioria das vezes, no entanto, ele é substituído por outras modalidades. O teste do degrau ou *step* é útil para fazer a triagem de aptidão/condicionamento na população relativamente saudável e em treinamento físico nas populações cardíacas e não cardíacas.

O conhecimento das necessidades energéticas sistêmicas é importante na prescrição de diretrizes relativas à prática de exercício e atividade física, bem como no teste ergométrico de pacientes com comprometimentos cardíacos. Há muitos gráficos e tabelas disponíveis que expressam as necessidades energéticas sistêmicas, com o uso de uma série de equivalentes de oxigênio (Tab. 13.9).

Os dois principais objetivos do teste ergométrico são detectar a presença de isquemia e determinar a capacidade aeróbia funcional do indivíduo. O paciente é monitorado por meio da realização de ECG de 12 derivações durante todo o período de teste e recuperação; informações sobre perfusão, ritmo ou alterações de condução ficam, portanto, imediatamente disponíveis. Além do ECG, outras ferramentas de diagnóstico podem ser utilizadas, mais comumente o ecocardiograma e a imagem nuclear. O ecocardiograma de estresse avalia as anormalidades de movimento das paredes cardíacas que podem ou não estar presentes em repouso, embora possam se tornar mais pronunciadas com cargas de trabalho crescentes. A imagem nuclear (p. ex., tálio ou sestamibi) compara a perfusão coronária entre repouso e exercício. Se não houver nenhum decréscimo na perfusão com cargas de trabalho crescentes, o teste será negativo; se houver essa diminuição, o teste será considerado positivo.

Os testes de estresse são interpretados como positivos (+) ou negativos (-). Um *resultado positivo no teste de tolerância ao exercício* indica a existência de um ponto em que o aporte de oxigênio ao miocárdio é insuficiente para atender à demanda desse gás pelo músculo mencionado e, nesse caso, o teste é positivo para isquemia. Um *resultado negativo no teste de tolerância ao exercício* indica que, a cada carga de trabalho fisiológica testada, há um equilíbrio entre o aporte e a demanda de oxigênio. Os pacientes frequentemente ficam confusos com esse sistema de classificação. É preciso tranquilizá-los informando que, nesse caso, um teste negativo é, na verdade, algo bom. Os testes de estresse não são diferentes de outras ferramentas de diagnóstico; contudo, eles não são 100% específicos e sensíveis na identificação da presença de isquemia. Um *teste de tolerância ao exercício falso-negativo* é aquele interpretado como negativo, embora o paciente, de fato, sofra de isquemia. Por outro lado, um *teste de tolerância ao exercício falso-positivo* é aquele interpretado como positivo, embora o paciente não tenha isquemia.

Quando um paciente é incapaz de realizar um teste ergométrico por conta da existência de limitações, como déficits musculoesqueléticos ou neurológicos, muitas vezes se recomenda a execução de um teste de estresse farmacológico, como o teste de tálio e Persantin. Quando administrado por via intravenosa, o Persantin diminui a resistência vascular coronariana, fazendo com que as arteríolas sofram vasodilatação e, com isso, esse agente farmacológico aumenta o fluxo sanguíneo dos leitos capilares. Se alguma artéria estiver com aterosclerose, sua arteríola pode ter se dilatado gradualmente com o passar do tempo, na tentativa de aumentar o fluxo sanguíneo capilar por meio de autorregulação da pressão. Por essa razão, ao se administrar o Persantin, as artérias acometidas talvez tenham uma limitação na quantidade de dilatação arteriolar adicional que pode ocorrer. Em comparação com as artérias não afetadas, haverá uma diminuição relativa no fluxo sanguíneo dos leitos capilares das artérias acometidas. Assim, os estudos de imagem detectam uma redução

(*O texto continua na p. 623.*)

CAPÍTULO 13 Doença cardíaca 621

CLASSE FUNCIONAL	ESTADO CLÍNICO	GASTO DE O2 EM mL/kg/min	EQUIVALENTES METABÓLICOS	TESTE DE STEP Nagle Balke Naughton	BICICLETA ERGOMÉTRICA 1 watt= 6kpds	PROTOCOLOS DE ESTEIRA					
						Bruce estágios de 3 min	Cornell estágios de 2 min	Balke-Ware % grau a 3,3 mph	ACIP estágios de 2 min Primeiros 2 estágios de 1 min	mACIP	Naughton estágios de 2 min	Ware estágios de 2 min
				estágios de 2 min 30 steps por min A altura do step aumentava Para um peso corporal 4 cm a cada 2 min	De 70 kg peso corporal			estágios de 1 min				
						MPH %GR	MPH %GR		MPH %GR	MPH %GR	%GR 3 MPH	%GR 3,4 MPH	MPH %GR
Normal e I	Saudável dependente da idade, atividade	56,0	16	Altura (cm)	KPDS			26					
		52,5	15			5,5 20		25					
		49,0	14					24					
		45,5	13				4,6 17	23					
		42,0	12	40	1500			22					
						5,0 18		21	3,4 24	3,4 24	32,5 26		
		38,5	11	36	1350		4,2 16	20			30 24		
						4,2 16		19	3,1 24	3,1 24	27,5 22		
		35,0	10	32	1200		3,8 15	18			25 20		
								17	3 21	2,7 24	22,5 18		
	Saudável sedentário	31,5	9	28	1050	3,4 14		16			20 16		
								15	3 17,5	2,3 24	17,5 14		
		28,0	8	24	900		3,0 13	14			15 12		14,0
								13	3 14	2 24		%GR 2 MPH	15,0
II		24,5	7	20	750	2,5 12	2,5 12	12			12,5 10	17,5	3,0 12,5
								11				14	3,0 10,0
		21,0	6	16	600		2,1 11	10	3 10.5	2 18.9	10 8	10,5	3,0 7,5
								9				7	3,0 10,5
III	Limitado	17,5	5	12	450	1,7 10	1,7 10	8	3.0 7.0	2 13.5	7,5 6		2,0 7,0
								7				3,5	
		14,0	4	8	300	1,7 5		6			5 4		2,0 3,5
								5	3.0 3.0	2 7		0	
		10,5	3	4	150		1,7 5	4			2,5 2		
	Sintomático							3	2.5 2.0	2 3.5			1,5 0
IV		7,0	2			1,7 0		2			0		1,0 0
							1,7 0	1	2.0 0	2 0			
		3,5	1										

Figura 13.20 Necessidades estimadas de oxigênio para step (caminhada leve), bicicleta e esteira. O protocolo-padrão de Bruce começa a 1,7 mph (milhas por hora) e 10% de inclinação (aproximadamente 5 equivalentes metabólicos). As necessidades de oxigênio aumentam com incrementos progressivos na carga de trabalho para todas as modalidades. (Adaptado de Fletcher et al.,[112] p. 156.)

Tabela 13.9 Tabela de equivalentes metabólicos (MET)

Intensidade (pessoa de 70 kg)	Promoção de resistência	Ocupacional	Recreativo
1 ½ - 2 equivalentes metabólicos 4-7 mL/kg/min 2- 2 ½ kcal/min	Muito baixa em termos de nível de energia	Trabalho de secretária, condução de veículos, operação em máquina de calcular elétrica, trabalhos domésticos leves como faxina, polimento de móveis, lavagem de roupas	Atividades de levantar, passear (1 mph = 1,6 Km), voar, praticar motociclismo, jogar baralho, costurar, fazer tricô
2-3 equivalentes metabólicos 7-11 mL/kg/min 2 ½ - 4 kcal/min	Muito baixa em termos de energia, a menos que a capacidade seja muito baixa	Conserto de carros, conserto de rádios e televisões, serviços de limpeza/zeladoria, *barman*, cortador de grama, trabalho em madeira leve	Caminhada em superfície plana (2 mph), ciclismo em superfície plana (5 mph), bilhar, boliche, tiro ao alvo, jogo ou mesa de tacos e discos, lancha, golfe com carrinho próprio, canoagem, passeio a cavalo em uma caminhada
3-4 equivalentes metabólicos 11-14 mL/kg/min 4-5 kcal/min	Sim, se contínua e se a frequência cardíaca-alvo for atingida	Colocação de tijolos, rebocamentos, carrinho de mão (carga de ~45 kg), montagem de máquinas, soldagem (carga moderada), limpeza de janelas, lavagem de chão, aspiração de pó, tração de máquina de cortar grama	Caminhada (3 mph), ciclismo (6 mph), arremesso de ferradura, voleibol (6 pessoas, não competitivo), golfe com tração de carrinho para carregar os tacos, arco e flecha, vela (manobras de pequenas embarcações), pesca com mosca (redes de limícolas), passeio a cavalo (trote), jogo de *badminton* (em duplas)
4-5 equivalentes metabólicos 14-18 mL/kg/min	Atividades recreativas promovem resistência; atividades ocupacionais devem ser contínuas, durando mais de 2 min	Pintura, alvenaria, colocação de papel de parede, carpintaria leve, atividade de esfregar o chão, varrer, capinação	Caminhada (3 ½ mph), ciclismo (8 mph), tênis de mesa, golfe (carregando bolsas), dança (foxtrote), jogo de *badminton* (individual), tênis (em duplas), calistenia, balé
5-6 equivalentes metabólicos 18-21 mL/kg/min	Sim	Escavação de jardim, escavação da terra com pá	Caminhada (4 mph), ciclismo (10 mph), canoagem (4 mph), passeio a cavalo (de cavalgada a trote), pesca em córrego (caminhada em correntes leves em limícolas), patinação no gelo ou patins de rodas (9 mph)
6-7 equivalentes metabólicos 21-25 mL/kg/min 7-8 kcal/min	Sim	Escavação com pá 10 vezes/min (4 ½ kg), corte de madeira, escavação de neve com pá, corte manual de grama	Caminhada (5 mph), ciclismo (11 mph), *badminton* competitivo, tênis (individual), dança folclórica e quadrilha, esqui alpino de intensidade leve, esqui de passeio (2 ½ mph), esqui aquático, natação (18,2 metros/min)
7-8 equivalentes metabólicos 25-28 mL/kg/min 8-10 kcal/min	Sim	Escavação de valas, carregamento de 36 kg, serragem de madeira nobre	*Jogging* (5 mph), ciclismo (12 mph), passeio a cavalo (galope), esqui alpino de intensidade vigorosa, basquete, montanhismo, hóquei no gelo, canoagem (5 mph), futebol americano, frescobol

(continua)

Tabela 13.9 Tabela de equivalentes metabólicos (MET) *(continuação)*

Intensidade (pessoa de 70 kg)	Promoção de resistência	Ocupacional	Recreativo
8-9 equivalentes metabólicos 28-32 mL/kg/min 10-11 kcal/min	Sim	Escavação com pá (10 vezes/min) (5 ½ kg)	Corrida (5 ½ mph), ciclismo (13 mph), esqui de passeio (4 mph), *squash* (social), handebol (social), esgrima, basquete (vigoroso), natação (27,4 metros/min), atividade de pular corda
10+ equivalentes metabólicos 32+ mL/kg/min 11+ kcal/min	Sim	Escavação com pá 10 vezes/min (7 ½ kg)	Corrida (6 mph = 10 equivalentes metabólicos; 7 mph = 11 ½ equivalentes metabolicos; 8 mph = 13 ½ equivalentes metabólicos; 9 mph = 15 equivalentes metabólicos; 10 mph = 17 equivalentes metabólicos) esqui de passeio (5+ mph), handebol (competitivo), *squash* (competitivo), natação (superior a 36,5 metros/min)

De Fox, SM, et al.: Physical activity and cardiovascular health: 3. The exercise prescription: Frequency and type of activity. Mod Con Cardiovasc Dis 41:26, 1972, com permissão.

relativa no fluxo sanguíneo para a área do miocárdio perfundida pela artéria acometida, em comparação com aquela perfundida por uma artéria intacta. A adenosina, que é um vasodilatador coronário e periférico (bem como um antiarrítmico), tem efeitos semelhantes aos do persantin, podendo ser utilizada em seu lugar.[95]

Avaliação da capacidade e resistência aeróbias

O melhor indicador da capacidade aeróbia de um indivíduo é obtido por meio do exame da captação máxima de oxigênio ou VO_2 máximo e do limiar anaeróbio. Contudo, para obter esses valores, são necessários equipamentos caros e sofisticados, como um sistema de avaliação metabólica móvel, também conhecido como carro metabólico. A maioria dos fisioterapeutas não tem acesso a esses equipamentos para determinar esses valores. Portanto, o fisioterapeuta pode monitorar continuamente as respostas do paciente durante o exercício para entender melhor a tolerância e o nível de resistência desse indivíduo. Frequência cardíaca, pressão arterial e oximetria de pulso, bem como frequência e ritmo respiratórios, em determinado nível de intensidade, fornecerão aos profissionais de saúde um quadro satisfatório da capacidade e resistência aeróbia do paciente.

Outro teste útil para determinar o nível de estado funcional, a tolerância ao exercício e o consumo de oxigênio de um indivíduo consiste no *teste de caminhada de 6 minutos*. Os pacientes são convidados a caminhar o máximo que conseguirem em 6 minutos, fazendo tantos repousos ou pausas quanto necessário durante esse período.[96-98]

O teste de caminhada de 6 minutos, embora considerado submáximo, aproxima-se mais do nível máximo de exercícios de pessoas com ICC e pode ser correlacionado com o pico de consumo de oxigênio.[98,99] Além da predição da captação máxima de oxigênio, uma distância de 300 m é um indicador importante de sobrevida em curto e longo prazo em pacientes com ICC. Coats[100] descobriu que os pacientes incapazes de deambular por mais de 300 m durante o teste de caminhada de 6 minutos tinham uma sobrevida mais baixa em curto prazo, enquanto Bittner et al.[101] relataram que outros com incapacidade de deambular em distâncias superiores a 300 m exibiam uma sobrevida mais baixa em longo prazo.

Intervenção fisioterapêutica aos pacientes com doença cardíaca

Intervenção aos pacientes com doença arterial coronariana

De acordo com o *Guia para a Prática do Fisioterapeuta* do APTA, o padrão preferencial para o tratamento de pacientes com DCV é o chamado padrão 6-D. A elaboração das metas previstas específicas e dos resultados esperados para os indivíduos com DAC é formulada com base nos objetivos gerais da intervenção fisioterapêutica apresentados no Quadro 13.5.

Os fisioterapeutas tratam não só os pacientes acometidos por um diagnóstico primário de cardiopatia, mas também, e talvez mais comumente, aqueles com múltiplos diag-

Quadro 13.5 Doença arterial coronariana – objetivos previstos e resultados esperados

- Aumento na capacidade aeróbia.
- Incremento na habilidade de realização de tarefas físicas relacionadas com cuidados pessoais, gestão da casa, integração ou reintegração na comunidade e no trabalho, bem como atividades de lazer.
- Melhora na resposta fisiológica ao aumento na demanda de oxigênio.
- Aumento na força, energia (vigor) e resistência.
- Diminuição nos sintomas associados à demanda elevada de oxigênio.
- Capacidade aumentada de identificação de recorrência e busca de intervenção em tempo hábil.
- Redução no risco de recorrência.
- Aquisição de comportamentos que promovam hábitos saudáveis, bem-estar e prevenção.
- Intensificação na tomada de decisões em relação à saúde do paciente e ao uso de recursos médicos pelos pacientes/clientes, familiares, outras pessoas importantes e cuidadores.

nósticos clínicos, dos quais apenas um é de origem cardíaca. A intervenção fisioterapêutica durante a fase de reabilitação cardíaca aguda tradicional envolve o acompanhamento do paciente enquanto ele(a) está se recuperando de seu evento cardíaco, como infarto do miocárdio, fornecendo monitorização hemodinâmica da atividade progressiva, diretrizes de alta hospitalar, orientação e informações a respeito do encaminhamento ambulatorial. Isso também pode englobar um tratamento no ambulatório, idealmente em uma abordagem multidisciplinar, incluindo enfermagem e nutrição. Os pacientes com histórico de cardiopatia costumam ter necessidade de fisioterapia em outros momentos ao longo de suas vidas. Por exemplo, o paciente com infarto do miocárdio prévio pode necessitar de treinamento deambulatório como resultado de fratura de quadril, programa de reabilitação ambulatorial do joelho após lesão causada por esqui, intervenção para "cotovelo de tenista", treinamento de deambulação com prótese ou intervenção após AVE. Se o fisioterapeuta entender a fisiopatologia da condição cardíaca e as demandas energéticas impostas sobre o paciente, ele será capaz de ajustar os planos de cuidado em conformidade.

É importante lembrar que um paciente com DAC conhecida pode não ter isquemia sintomática, seja porque as lesões não são de tamanho significativo para interferir no fluxo sanguíneo ou porque os medicamentos anti-isquêmicos são capazes de manter a resposta fisiológica do paciente à atividade abaixo de seu limiar de isquemia. Após um infarto do miocárdio não complicado, não deve ocorrer isquemia na área perfundida pela artéria envolvida, uma vez que o tecido infartado pode não se tornar isquêmico. No entanto, se houver algum problema em outras artérias, pode ocorrer isquemia em qualquer tecido não infartado que tenha um comprometimento do aporte sanguíneo. Um fisioterapeuta que lida com pacientes acometidos por DAC significativa deve estar ciente de que o comprometimento cardíaco de base desses pacientes consiste em um desequilíbrio entre o aporte e a demanda de oxigênio ao miocárdio, mas qualquer aumento no consumo sistêmico de oxigênio aumentará o consumo desse gás pelo músculo mencionado. Um histórico médico pregresso de DAC não significa que a doença ocorreu no passado e não está mais presente; uma vez diagnosticada com DAC, a pessoa corre risco potencial de evolução para aterosclerose a qualquer momento. Embora os fatores precipitantes para a ruptura de placa aterosclerótica não sejam claramente compreendidos, acredita-se que a placa com aumento nos níveis de LDL oxidados seja instável, com maior potencial de ruptura.[102] É importante notar que a ruptura da placa pode ocorrer em lesões de qualquer tamanho, não só naquelas maiores que 70%.[102] Por essa razão, é prudente que o fisioterapeuta conheça o estado de todas as artérias coronárias, não apenas daquelas que foram revascularizadas ou tenham uma lesão superior a 70%.

O grau de risco de aumento nas taxas de morbidade e mortalidade de um paciente baseia-se em uma série de fatores. O American Association of Cardiovascular and Pulmonary Rehabilitation (AACVPR) e o American College of Physicians fornecem um quadro para estratificar os pacientes com comprometimentos cardíacos (Tab. 13.10).

Prescrição de exercícios

As diretrizes da prática clínica para reabilitação cardíaca foram estabelecidas após uma ampla revisão crítica da literatura científica publicada.[103] Essas diretrizes apoiam o efeito benéfico do treinamento físico sobre a tolerância de pacientes cardiopatas ao exercício. O benefício mais consistente parecia ocorrer com treino de, pelo menos, três vezes por semana durante 12 semanas ou mais. A duração das sessões de treino aeróbio variava de 20 a 40 minutos a uma intensidade que se aproximava de 70 a 85% da frequência cardíaca basal do teste de exercício máximo. As prescrições de exercícios baseiam-se na equação FITT, de *frequency, intensity, time* and *type*, ou seja, frequência, intensidade, tempo (duração) e tipo (modo) de atividade. A atividade deve ser progressiva de uma forma gradual e lógica em relação aos gastos energéticos crescentes (ou seja, equivalentes metabólicos, quilocalorias), com monitoramento adequado da frequência cardíaca e pressão arterial.

Embora o exercício seja altamente recomendado para os pacientes com doença cardíaca, existem condições em que a atividade física não é aconselhada. O AACVPR esta-

Tabela 13.10 Critérios de estratificação de risco em pacientes cardíacos, estabelecidos pelo American College of Physicians (ACP) e pela American Association of Cardiovascular and Pulmonary Rehabilitation (AACVPR)

ACP	AACVPR
Baixo risco	
Infarto do miocárdio não complicado ou enxerto de *bypass* (desvio) da artéria coronária	Infarto do miocárdio não complicado, enxerto de *bypass* (desvio) da artéria coronária, angioplastia ou aterectomia
Capacidade funcional ≥ 8 equivalentes metabólicos 3 semanas após evento clínico	Capacidade funcional ≥ 6 equivalentes metabólicos 3 ou mais semanas após evento clínico
Ausência de isquemia, disfunção ventricular esquerda, ou arritmias complexas	Ausência de isquemia miocárdica em repouso ou induzida por exercícios, que se manifeste sob a forma de angina e/ou deslocamento do segmento ST Ausência de arritmias complexas em repouso ou induzidas por exercícios
Assintomático em repouso com capacidade física adequada para a maioria das atividades vocacionais e recreativas	Ausência de disfunção ventricular esquerda significativa (fração de ejeção ≥ 50%)
Risco intermediário (moderado)	
Capacidade funcional < 8 equivalentes metabólicos 3 semanas após evento clínico	Capacidade funcional < 5-6 equivalentes metabólicos 3 ou mais semanas após evento clínico
Choque ou ICC durante infarto do miocárdio recente (< 6 meses) (fração de ejeção de 31-49%) Incapacidade de automonitorar a frequência cardíaca	Função ventricular esquerda leve a moderadamente deprimida
Desobediência à prescrição de exercícios	Desobediência à prescrição de exercícios
Depressão do segmento ST < 2 mm induzida por exercícios	Depressão do segmento ST de 1-2 mm induzida por exercícios ou defeitos isquêmicos reversíveis (ecocardiografia ou radiografia nuclear)
Alto risco	
Função ventricular esquerda gravemente deprimida (fração de ejeção < 30%)	Função ventricular esquerda gravemente deprimida (fração de ejeção ≤ 30%)
Arritmias ventriculares complexas em repouso (IV ou V de baixo grau)	Arritmias ventriculares complexas em repouso ou aparecimento/aumento com o exercício
CVP que aparecem ou aumentam com o exercício	
Hipotensão induzida pelo esforço (diminuição ≥ 15 mmHg na pressão arterial sistólica durante o exercício)	Diminuição na pressão arterial sistólica de > 15 mmHg durante o exercício ou não elevação compatível com cargas de trabalho (também durante o exercício)
Infarto do miocárdio recente (< 6 meses) complicado por arritmias ventriculares graves	Infarto do miocárdio complicado por ICC, choque cardiogênico e/ou arritmias ventriculares complexas
Depressão do segmento ST > 2 mm induzida por exercícios	Pacientes com DAC grave e depressão acentuada do segmento ST (> 2 mm) induzida por exercícios
Sobrevivente de parada cardíaca	Sobrevivente de parada cardíaca

De American College Sports Medicine: Guidelines for Exercise Testing, ed 5. Williams & Wilkins, Baltimore, 1995, pp 20, 21, com permissão.
ICC = insuficiência cardíaca congestiva; CVP = contração ventricular prematura; DAC = doença arterial coronariana

beleceu diretrizes para avaliar a adequação de um paciente à participação nos exercícios. As contraindicações para o treino físico incluem angina instável, insuficiência cardíaca sintomática e descompensada, arritmias não controladas, estenose aórtica moderada a grave, diabetes descontrolado, valores da pressão arterial em repouso superiores a 200/110 e taquicardia não controlada em repouso.[104]

O paciente deve ser avaliado assim que essas condições forem corrigidas e, quando for o caso, iniciar (ou retomar) o programa de exercícios. Para tanto, é um quesito crítico reconhecer a doença cardíaca como um processo dinâmico e a possibilidade de desestabilização do paciente na semana do programa, mesmo se ele se apresentar estável e apto a participar de fisioterapia em uma semana anterior. A importância da realização de avaliações e exames específicos no paciente antes de cada sessão permitirá que o fisioterapeuta elabore um planejamento crítico da intervenção adequada.

Intensidade do exercício

A intensidade pode ser prescrita de acordo com a frequência cardíaca ou pelo relato subjetivo do paciente, ou seja, a *percepção subjetiva do esforço*. Classificações subjetivas de intensidade do esforço são utilizadas para quantificar o esforço durante o exercício. A *escala original de percepção subjetiva de esforço* (*escala de Borg*), desenvolvida pelo autor de mesmo nome, foi amplamente utilizada (Tab. 13.11). Essa escala é composta de números que variam de 6 a 20, dos quais os pacientes fazem uso para classificar suas percepções de quão árduo estão trabalhando. Palavras descritivas acompanham os números, como árduo ou muito árduo. Os pacientes costumam ser convidados a limitar o seu esforço para algo entre razoavelmente leve e um tanto árduo. Borg também desenvolveu uma escala de categoria-razão de 0 a 10. Tanto sintomas locais, como mialgias, cãibras, dor ou fadiga, como sintomas centrais, como sensações de fadiga ou falta de ar, contribuem para a sensação geral de desempenho do trabalho. Foi encontrada uma alta correlação das classificações de percepção subjetiva do esforço com a frequência cardíaca e a potência aeróbia em indivíduos normais e nos pacientes com doença cardíaca.

Uma prescrição comum de exercício aeróbio com base na frequência cardíaca (FC) é de 70 a 85% da $FC_{máx}$. Contudo, os pacientes mais descondicionados podem ser submetidos a treino aeróbio em um nível de até 50 a 60% da $FC_{máx}$. Qualquer paciente que tenha DAC documentada deve passar por um teste de tolerância ao exercício sob supervisão médica antes de iniciar um programa de exercícios aeróbios. Sem um teste de tolerância ao exercício, é impossível presumir qual seria a frequência cardíaca máxima para um paciente cardiopata. A monitorização por ECG durante o teste de tolerância ao exercício é útil na detecção de isquemia induzida por exercício. Se não houver dados disponíveis a respeito do teste de tolerância ao exercício, não será prudente nem sábio prescrever um exercício com base nas frequências cardíacas. É justificável uma progressão cuidadosa e meticulosa da atividade física, juntamente com o uso da percepção subjetiva do esforço e o conhecimento dos sinais/sintomas adversos de intolerância ao exercício. Um modo fácil de automonitoramento é verificar se o paciente é capaz de falar sem ficar ofegante durante o exercício. A isso se dá o nome de *talk test* (teste de conversação ou da fala) e fornece uma indicação razoável de que o paciente está se exercitando de forma adequada abaixo de seu limiar anaeróbio, o que costuma ocorrer em cerca de 55 a 70% da captação máxima de oxigênio.

Frequência do exercício

O exercício é comumente prescrito 3 a 5 vezes por semana. O paciente não deve exibir um aumento da fadiga como resultado do exercício. Na ocorrência de fadiga, a frequência e/ou a intensidade do exercício deverá ser diminuída. Os pacientes que optam por se exercitar dia-

Tabela 13.11 Classificação da escala de percepção subjetiva do esforço de Borg*

6	Nenhum esforço
7	
8	Extremamente leve
9	Muito leve
10	
11	Leve
12	
13	Um pouco difícil
14	
15	Difícil (árduo)
16	
17	Muito difícil
18	
19	Extremamente difícil
20	Esforço máximo

*Copyright Gunnar Borg. Reproduzido com permissão.
Para o uso correto da(s) escala(s), devem ser adotados o modelo exato de estudo e as instruções fornecidas nos folders de Borg. Ver Borg, G: Borg's Perceived Exertion and Pain Scales. Human Kinetics, Champaign, IL, 1998, ou www.borgproducts.com.

riamente devem ficar atentos para os sinais e sintomas de fadiga e esforço excessivo, reconhecendo que a fadiga pode não só ocorrer durante a atividade, mas ser protelada até no final do dia ou para o dia seguinte.

Duração do exercício (tempo)

É conveniente uma meta de 30 a 40 minutos de exercícios aeróbios, com mais 5 a 10 minutos de aquecimento e resfriamento adequado. Se esse nível de atividade for desconfortável para o paciente, será pertinente a prática de qualquer nível que ele ou ela consiga fazer de forma confortável sem sintomas adversos. Os pacientes descondicionados talvez necessitem de repousos (pausas) breves a cada 5 minutos durante o início de seu treino. O aquecimento adequado é crucial para todos os pacientes, mas especialmente para aqueles com DAC. Ao aumentar a demanda de oxigênio para o miocárdio de forma gradativa e conferir tempo para a vasodilatação das artérias coronárias, talvez seja possível um equilíbrio entre o aporte e a demanda desse gás ao músculo mencionado com as atividades subsequentes.

Modo do exercício (tipo)

A variedade de equipamentos de exercício tem se expandido nos últimos 20 anos. A boa notícia é que o paciente tem a oportunidade de experimentar diversos equipamentos, incluindo esteiras, simuladores de escaladas, bicicletas, simuladores de remadas, simuladores de esqui nórdico, bicicletas reclináveis, simuladores de caminhada, ergômetros de braço e outros. Com frequência, os pacientes perguntam qual é o melhor equipamento; aquele que eles usufruem e o que realmente usarão é de longe a melhor opção para eles.

Se um paciente se tornar sintomático com angina durante alguma intervenção fisioterapêutica, o objetivo imediato será diminuir a demanda de oxigênio para o miocárdio; nesse caso, a atividade deverá ser imediatamente interrompida. O paciente deve se sentar ou, se possível, deitar em uma cama ou maca. O fisioterapeuta deve obter os valores da frequência cardíaca e pressão arterial do paciente e calcular o produto de frequência e pressão (pressão arterial sistólica) o mais rápido possível, para determinar o nível da demanda de oxigênio do miocárdio no qual o paciente se tornou isquêmico, o que recebe o nome de *limiar isquêmico*. Se o paciente estiver internado, pode-se buscar uma assistência imediata, para garantir que as diretrizes da unidade de terapia sejam rapidamente instituídas. Essas diretrizes podem incluir suplementação de oxigênio, ECG de 12 derivações, administração de nitroglicerina e outros medicamentos anti-isquêmicos. Se o paciente estiver em um ambiente ambulatorial e tiver sua própria nitroglicerina (a qual ele deve carregar o tempo todo consigo), ele deverá tomá-la e seguir as diretrizes prescritas. A nitroglicerina costuma produzir uma sensação de formigamento ou queimação quando ela se mostra eficaz. A falha da nitroglicerina em gerar essas sensações pode indicar um prazo de validade vencido. De modo geral, os pacientes são instruídos a tomar 1 comprimido de nitroglicerina por via sublingual (embaixo da língua), embora alguns deles façam uso desse medicamento na forma de *spray*. Eles, então, podem aguardar 5 minutos e repetir a administração se os sintomas não tiverem desaparecido por completo. Uma terceira dose de nitroglicerina também pode ser tomada depois de se esperar por mais 5 minutos. Caso os sintomas não desapareçam completamente após as 3 doses de nitroglicerina, os pacientes são orientados a procurar pelo setor de emergência hospitalar para tratamento adicional. Se o paciente estiver em um ambiente ambulatorial sem sua própria nitroglicerina e exibir sintomas que não desapareçam após alguns minutos de repouso, deverão ser rapidamente instituídas as diretrizes da unidade de terapia para acionar os cuidados avançados ao paciente em questão. Se os sintomas do paciente se intensificarem, mesmo depois da primeira dose de nitroglicerina, os cuidados emergenciais terão de ser iniciados imediatamente. Se o paciente estiver subindo escadas, ele deverá parar, respirar fundo e, então, descer quando os sintomas tiverem diminuído; em seguida, ele deverá caminhar lentamente até o primeiro apoio disponível. No entanto, se os sintomas do paciente estiverem aumentando com rapidez apesar da interrupção da atividade e das respirações profundas, o paciente deverá ser colocado em uma posição de conforto com auxílio e receber atendimento médico imediato. É importante que os terapeutas mantenham uma postura calma, tranquilizando o paciente de que a situação pode ser enfrentada de forma eficiente e fácil.

Reabilitação cardíaca: infarto do miocárdio

Embora seja comum hoje em dia considerar a reabilitação cardíaca como algo garantido, não faz muito tempo que o tratamento para os pacientes com infarto do miocárdio incluía semanas de repouso prolongado. No principal estudo de 1952, conduzido por Levine e Lown,[105] foi descoberto que o uso de cadeiras de repouso e o baixo nível de atividade eram mais benéficos do que as tradicionais 8 semanas de repouso absoluto. Atualmente, o paciente com infarto do miocárdio sem complicações pode ser hospitalizado por até 3 a 5 dias.

A reabilitação cardíaca é multidisciplinar, podendo envolver a atuação de médicos, enfermeiros, fisioterapeutas, terapeutas ocupacionais, fisiologistas do exercício e nutricionistas, bem como assistentes e trabalhadores sociais. Essa reabilitação cardíaca começa no hospital e se estende por tempo indefinido para a fase de manutenção. O componente relativo à internação é denominado *fase I*. As fases ambulatoriais incluem *fase II*, o período de treinamento físico, e *fase III*, o período de manutenção. A fase II costuma ser descrita como aquela que ocorre imediatamente após a alta hospitalar, necessitando de acompanhamento e supervisão intensivos, como monitorização por ECG e intervenções intensivas para os fatores de risco.[106] Treinos de exercícios aeróbios e de força podem começar com base nos resultados do teste de tolerância ao exercício, o que normalmente é feito em cerca de 4 semanas. Na fase III, o paciente já se estabilizou e irá necessitar do monitoramento por ECG apenas se os sinais e sintomas exigirem isso; o treinamento de resistência e a modificação dos fatores de risco continuam. O ideal é que a fase II seja iniciada em até 2 semanas após a alta hospitalar. É importante notar que essas fases não são absolutas e, ainda, que os cronogramas e atividades dessas fases podem variar, de acordo com os modelos de gestão de cuidados, contratos com planos de reembolso e tipos de protocolos terapêuticos. Em função da cobertura do seguro de saúde, alguns pacientes não ingressam em um programa formal de reabilitação cardíaca até a realização do teste de tolerância máxima ao exercício limitado por seus sintomas em 4 a 6 semanas pós-infarto do miocárdio.

Paciente internado/fase I

O tempo de internação de um paciente com infarto do miocárdio tem mudado drasticamente na última década e costuma ser de 3 a 5 dias para os *casos sem complicações* (ou seja, sem angina, arritmias malignas ou insuficiência cardíaca pós-infarto), em comparação com uma duração de, no mínimo, 3 a 4 vezes aquela exigida no início dos anos 1980.

A reabilitação cardíaca em pacientes internados utiliza uma abordagem em equipe, direcionada com base na progressão da atividade e orientação do paciente, além de monitorização hemodinâmica e por ECG, juntamente com tratamento clínico e farmacológico. O papel do fisioterapeuta é monitorar a tolerância à atividade, preparar o paciente para a alta hospitalar, orientá-lo a reconhecer os sintomas adversos na atividade física, dar suporte às técnicas de modificação dos fatores de risco, fornecer apoio emocional e colaborar com outros membros da equipe.

A monitorização dos sinais vitais ocorre antes e depois e, se possível, durante a atividade. A intensidade da atividade é considerada de baixo nível, mas a percepção do esforço pelo paciente deve ser comparável à "faixa razoavelmente leve" da escala de percepção subjetiva do esforço de Borg (ver Tab. 13.11). Para um aumento de 1 a 2 equivalentes metabólicos, será apropriado um aumento da frequência cardíaca de 10 a 20 bpm se os betabloqueadores ou outros medicamentos supressores dessa frequência não forem utilizados; todavia, a ausência de betabloqueio na fase I é incomum. Caso se faça uso de algum betabloqueador, não haverá padronização quanto ao grau de supressão da frequência cardíaca; por isso, as classificações subjetivas da percepção do esforço e a observação objetiva do esforço do paciente se tornam cada vez mais importantes. Um paciente sob betabloqueadores com um aumento da frequência cardíaca de 20 bpm durante atividade hospitalar de baixo nível (ou seja, no período de internação) seria considerado inadequadamente medicado, a menos que o nível de atividade fosse consideravelmente mais alto do que o apropriado. Uma diminuição na frequência cardíaca ou pressão arterial durante a atividade para qualquer paciente, independentemente das medicações, deve ser avaliada quanto à presença de alguma arritmia. Após a intervenção fisioterapêutica, a tolerância à atividade e a estabilidade hemodinâmica do paciente deverão ser registradas.

Existe uma série de programas de reabilitação cardíaca para pacientes internados, muitas vezes progressivos com base nos níveis de crescentes gastos energéticos (p. ex., níveis de equivalentes metabólicos). Cada unidade de terapia estabelecerá seus próprios níveis e critérios de progressão da atividade e orientação do paciente; um exemplo de um programa realizado durante o período de internação está ilustrado na Tabela 13.12. Abaixo, seguem alguns comentários e recomendações gerais sobre os vários níveis. É importante notar que a progressão da atividade ocorre em uma sequência contínua e não é feita de forma rígida. Embora um paciente deva demonstrar a capacidade de se sentar na cabeceira da cama ou à beira do leito com uma resposta hemodinâmica adequada antes de deambular pelo corredor, a resposta individual e o histórico clínico do paciente irão ditar a rapidez com que ele ou ela consegue evoluir. Um paciente pode progredir em mais de um nível dentro de qualquer sessão terapêutica.

Nível 1. O paciente está na unidade de terapia intensiva (UTI), embora se encontre estável; em geral, a intervenção fisioterapêutica só começa depois das primeiras 24 horas de internação ou até que o paciente fique estável por 24 horas. Essa intervenção fisioterapêutica deve começar depois da constatação de término do infarto do miocárdio pelo exame de sangue. Os níveis de CK e troponina (tanto I como T) são monitorados. Para os níveis de ambas as enzimas (CK e troponina), uma sensibilidade diagnóstica confiável (superior a 90%) é atingida dentro de 12 a 16 horas após o início dos sintomas.[106] Os níveis de pico da CK ocorrem entre 14 e 36 horas, com retorno ao normal após 48 a 72 horas; já os picos de troponina se dão em 24 a 36 horas, com retorno ao normal dentro de 10 a 12 dias.[107] Geralmente, são coletadas três séries dos níveis de CK com intervalo de 8 horas. Como a CK é liberada muito rapidamente na corrente sanguínea em casos de dano celular, é normal que o primeiro e o segundo nível dessa enzima revelem um aumento progressivo e a terceira série seja menor do que a segunda (ou seja, embora o pico de CK tenha ocorrido, os valores agora tendem a baixar). Como a CK pode ser liberada com o dano celular em outras áreas além do miocárdio, isoenzimas miocárdicas específicas conhecidas como CK-MB são monitoradas. A atividade adequada para o paciente internado na UTI durante as primeiras 24 horas consiste em se mover de forma confortável no leito ou na cama, praticar bombas de tornozelo, efetuar exercícios de respiração profunda, utilizar o vaso sanitário (se o paciente se apresentar estável do ponto de vista hemodinâmico) e realizar cuidados pessoais limitados (restritos).

Nível 2. Assim que o paciente estiver hemodinamicamente estável por 24 horas, ele(a) poderá deixar o leito. O terapeuta também deve estar alerta para os sinais de hipotensão ortostática quando o paciente mudar a posição de deitada (decúbito dorsal) para sentada na beira da cama. Os pés do paciente devem ser apoiados em um banquinho para auxiliar o retorno venoso se não forem capazes de tocar o chão. O paciente, então, caminha até uma cadeira posicionada ao lado da cabeceira da cama. Ele(a) se senta em uma cadeira ereta por até 30 minutos algumas vezes por dia. Há uma tentação por parte de muitos profissionais da saúde de induzir o paciente a "fazer" alguma coisa enquanto ele(a) está sentado(a), como se lavar, comer ou conversar com familiares. Entretanto, é provavelmente mais sensato e prudente deixar o paciente apenas se sentar pela primeira vez, sem sobrecarregá-lo(a) com outras tarefas. Dessa forma, o fisioterapeuta consegue avaliar melhor a resposta do paciente quando este é colocado em posição ereta. Se o paciente tiver sofrido um grande infarto do miocárdio ou necessitar de uma lenta evolução para ficar na postura vertical, o uso de uma cadeira reclinável é um meio de assumir essa posição de forma gradativa. O paciente realiza exercícios dos membros inferiores, como flexão e extensão de tornozelo, extensões do joelho ou marcha sem sair do lugar. Os sinais vitais são monitorados quanto à estabilidade hemodinâmica e resposta adequada à atividade. Garantir um tempo suficiente de cicatrização do miocárdio, medir as atividades e criar um ambiente saudável são componentes de um programa abrangente de orientação do paciente.

Nível 3. Os pacientes são instruídos a aumentar gradativamente a sua deambulação. Uma abordagem é orientar os pacientes a avaliarem sua própria deambulação em termos de tempo e não em relação à distância. O tempo é uma medida mais reprodutível, enquanto a distância pode ser uma medida difícil de avaliar (p. ex., "caminhar por 2 minutos" é diferente de "caminhar por aproximadamente 61 m"). Isso também permite uma transição mais fácil e simples para o programa de exercícios em casa, o que costuma ser feito com base no tempo. Para fins de documentação, é mais eficaz registrar a distância percorrida no período de tempo, sempre que possível (p. ex., "o paciente deambulou cerca de 152 metros em 6 minutos com uma percepção subjetiva do esforço de 10/20"). Informações a respeito dos fatores de risco de DAC permitem que os pacientes comecem a assumir a responsabilidade por suas escolhas sobre a atividade e o estilo de vida. Para alguns pacientes, no entanto, isso pode ser muito cedo em sua recuperação e, nesse caso, eles são incapazes de se concentrar no que está sendo dito. Entregar aos pacientes informações por escrito é uma forma satisfatória de fornecer orientação e ainda de lhes dar o poder de escolha durante a leitura. O uso da escala de percepção subjetiva do esforço de Borg ajuda o paciente a monitorar a intensidade da atividade.

Níveis de 4 a 6. Os pacientes aumentam gradativamente a frequência e o tempo de suas caminhadas em um ritmo confortável e sem pressa. O objetivo é avançar as caminhadas de 2 minutos para 5 e, depois, para 10 minutos, com uma resposta hemodinâmica adequada. Pode-se subir por escadas pé ante pé (ou seja, um pé atrás do outro), com um descanso planejado na metade do caminho ou mais, ou um pé de cada vez, dependendo do estado do paciente. Com frequência, os pacientes se mostram hesitantes em se mover, sobretudo em estender seus braços acima da cabeça; portanto, a realização de uma série de exercícios do tronco, dos braços e das pernas paradas por algumas repetições cada frequentemente dissipa os medos e ajuda o paciente a se sentir mais confortável com o movimento.

Os pacientes precisam estar cientes da fadiga que, muitas vezes, acompanha atividades aparentemente inofensivas (como o banho, p. ex.) e planejar seus repousos em conformidade com isso. Os visitantes costumam representar um gasto de energia mascarado; geralmente, os pacientes ficam bastante emocionados e animados em ter visitantes, mas a fadiga que se segue é por vezes muito preocupante. Ajudar o paciente a compreender o conceito de gasto de energia, não só em atividades físicas, mas também nas emocionais e mentais, é algo valioso e inestimável. O ato de comparar os gastos de energia com uma quantia de dinheiro pode ajudar o paciente a medir a atividade. Os pacientes são informados de que eles têm um montante de energia em reais e tudo o que fazem irá lhes custar uma parte desse dinheiro; entretanto, eles nunca podem gastar mais que 50 ou 60 reais de uma vez. Todas as vezes que eles descansam, é como ir ao caixa eletrônico para fazer uma recarga rápida. Dessa forma, os pacientes ficam bem instruídos sobre o gasto de energia e ainda recebem a responsabilidade de gastar (e poupar), como preferirem.

Documentação

Existem muitas formas de documentar a intervenção e o exame fisioterapêuticos. Nessa população de pacientes, a documentação apropriada incluiria o seguinte:

1. Os dados objetivos da atividade, incluindo o período de tempo e a distância percorrida, o tipo de exercícios (sentado e em pé), bem como a subida de escadas (número de degraus); a isso se somam o número e a duração de repousos.
2. A resposta dos sinais vitais do paciente a cada atividade, incluindo uma declaração que aborde o desempenho desse indivíduo em relação a esses sinais vitais (p. ex., "o paciente deambulou por um período de 6 minutos, o que abrangeu uma distância de aproximadamente 152 metros, e subiu 10 degraus pé ante pé, utilizando um corrimão, com uma resposta adaptativa dos sinais vitais, sem sinais ou sintomas de comprometimento hemodinâmico").
3. A orientação fornecida e a resposta do paciente (bem como dos familiares e cuidadores).

Programa de exercícios domiciliares

Dois dos conceitos mais importantes para um paciente compreender no momento da alta hospitalar são a identificação dos sintomas e as diretrizes adequadas no que diz respeito à atividade. É fundamental que o paciente reconheça os sintomas cardíacos e conheça as medidas a serem tomadas se eles ocorrerem.

Os fisioterapeutas estabelecem as diretrizes relativas à atividade durante as primeiras 4 a 6 semanas após o infarto do miocárdio, enquanto esse músculo está cicatrizando. Durante essa fase de cicatrização, a atividade física envolve um aumento gradual no tempo de deambulação, com uma meta de 20 a 30 minutos de caminhada 1 a 2 vezes por dia em 4 a 6 semanas depois do infarto do miocárdio. Os pacientes são incentivados a caminhar de forma confortável, vestir-se de maneira adequada e tentar se exercitar à temperatura ambiente em locais fechados se o clima não estiver apropriado (ou seja, abaixo de ~4°C, incluindo a sensação térmica, acima de ~26°C, ou umidade excessiva e baixa qualidade do ar). Alguns pacientes são muito sensíveis a fatores ambientais e devem se exercitar apenas em condições ambientes ou lugares fechados. Para alguns pacientes, os equipamentos para exercícios em casa são acessíveis (baratos) e podem ser uma alternativa razoável aos exercícios ao ar livre. Por razões de segurança, o paciente deve ser monitorado em equipamentos semelhantes, antes de iniciar os exercícios em casa de forma independente. Este não é o momento para que o paciente tente um novo tipo de modalidade de exercício, mas sim para permanecer com o que lhe é familiar. A caminhada parece ser o exercício de escolha em função de sua facilidade e familiaridade.

Os dias do paciente serão uma combinação de repouso e baixo nível de atividade, incluindo deambulação e mobilidade em ambos os membros (inferiores e superiores). O paciente deve ser incentivado a tentar mudar de posição ou trocar de atividade a cada 1 a 2 horas. Por exemplo, geralmente não é uma boa ideia que o paciente passe a manhã toda ativo e depois descanse a tarde inteira. É válido fazer com que os pacientes descrevam verbalmente o que seus dias incluirão assim que eles receberem a alta hospitalar. Isso dá uma oportunidade de entender melhor os interesses do paciente e fazer sugestões específicas, além de proporcionar uma chance de determinar a compreensão do paciente, no que diz respeito às diretrizes sobre atividade e em relação às técnicas de conservação de energia.

Paciente ambulatorial/fase II

Os pacientes comumente são submetidos a um teste de estresse máximo (teste de tolerância ao exercício) limitado pelos sintomas em 4 a 6 semanas após o infarto do miocárdio. Com base nos resultados dos testes, positivo (+) ou negativo (-) para isquemia, é feita uma prescrição de exercícios. Para um resultado negativo no teste de tolerância ao exercício, uma prescrição comum de atividade física seria de 70 a 85% do pico atingido no teste (ou seja, $FC_{máx}$); contudo, uma alternativa igualmente eficaz seria de 65 a 80% da $FC_{máx}$. Ao compreender que um teste negativo não significa que o paciente está livre de doença e que ainda podem existir placas vulneráveis, uma prescrição conservadora pode ser uma escolha mais recomendada.

Se um paciente tiver apresentado um *resultado positivo no teste de tolerância ao exercício*, a prescrição de atividade física torna-se relativamente simples: durante o treino aeróbio, é importante manter a demanda de oxigênio para o miocárdio abaixo do limiar isquêmico do paciente. Lembre-se de que uma mensuração clínica da demanda de oxigênio para o miocárdio consiste no produto de frequência cardíaca e pressão arterial sistólica, conhecido como o produto de frequência e pressão (PFP = FC × PAS). A importância de considerar o limiar isquêmico está no reconhecimento de que a pressão arterial irá variar durante o uso de diferentes peças dos equipamentos de exercício, em parte por causa das diferenças de recrutamento muscular. Se houver diferença na pressão arterial

Tabela 13.12 Programa de reabilitação cardíaca em paciente internado

Unidade de Terapia Coronariana – Basicamente em repouso	Deambulação progressiva pelo corredor

Nível 1
1-1,5 equivalente metabólico
• Avaliação e orientação do paciente
• Braços apoiados para as refeições e atividades da vida diária
• Exercícios no leito e balanço com os pés apoiados (se os níveis de CK tiverem atingido o pico e o paciente não tiver nenhuma complicação)
Orientação
• Fazer uma introdução à reabilitação cardíaca hospitalar e compreender o papel da fisioterapia
  • Realizar a orientação do paciente
  • Monitorar a progressão da atividade
  • Orientar sobre exercícios em casa/diretrizes de atividade/reabilitação cardíaca ambulatorial
	Nível 4
	2,5-3 equivalentes metabólicos
	• Deambulação pelo corredor por 5-7 min conforme a tolerância, 3-4 vezes/dia
	• Exercícios do tronco em pé (opcionais*)
	• Deambulação independente ou assistida pelo corredor, conforme orientação dada pelo fisioterapeuta
	Orientação
	• Ensinar a tomada de pulso e dos devidos parâmetros com a atividade física
	• Reforçar os benefícios da reabilitação cardíaca ambulatorial

Sentado – Deambulação limitada pelo quarto	**Deambulação progressiva pelo corredor**
Nível 2 1,5-2 equivalentes metabólicos • Sentado por 15-30 min, 2-4 vezes/dia • Exercícios de perna • Privilégios do vaso sanitário • Cadeira vertical reclinável • Atividades da vida diária limitadas • Barbeador elétrico • Deambulação limitada e supervisionada pelo quarto em casos de pequeno infarto do miocárdio não complicado Orientação • Proceder à identificação dos fatores de risco de DAC • Entender o conceito do "intervalo de recuperação" e a necessidade de estimulação das atividades	Nível 5 3-4 equivalentes metabólicos • Deambulação pelo corredor por 8-10 min, conforme a tolerância • Exercícios de braços (opcionais*) • Tomar banho em pé • Deambulação independente pelo corredor, conforme orientação dada pelo fisioterapeuta Orientação • Instruir sobre exercícios em casa por escrito/diretrizes de atividade revisadas • Fazer com que o paciente receba informações sobre a reabilitação cardíaca ambulatorial por escrito
Quarto – Deambulação limitada pelo corredor	**Subir escadas**
Nível 3 2-2,5 equivalentes metabólicos • Deambulação pelo quarto ou corredor de até 5 min, conforme a tolerância, 3-4 vezes/dia • Exercícios de perna em pé (opcionais*) • Sentar-se na beira da cama ou no banheiro para se lavar (a critério de enfermeiro/fisioterapeuta) • Barbeador manual • Privilégios do banheiro • Deambulação independente ou assistida pelo quarto ou corredor, conforme orientação dada pelo fisioterapeuta Orientação • Avaliar o tamanho do infarto e como ele se relaciona com a necessidade de retomada gradual das atividades • Medir o impacto do exercício na redução dos fatores de risco do paciente • Ensinar sobre o uso da escala de percepção subjetiva do esforço de Borg e dos devidos parâmetros com a atividade física	Nível 6 4-5 equivalentes metabólicos • Deambulação progressiva pelo corredor, conforme a tolerância • Um lance completo de escadas (ou conforme exigido em casa) para cima e para baixo, um passo de cada vez[†] Orientação • Responder às perguntas do paciente • Verificar a compreensão das diretrizes sobre as atividades físicas

(continua)

Tabela 13.12 Programa de reabilitação cardíaca em paciente internado *(continuação)*

Monitorização hemodinâmica	Desfecho em relação ao paciente – sem evidência de comprometimento hemodinâmico com a progressão da atividade (todos os níveis)
Nível 1 • FC e PA antes e depois de exercícios em decúbito dorsal na cama • Sinais ortostáticos em decúbito dorsal e suspenso na cabeceira da cama. **Nível 2** • Sinais ortostáticos (nas posições de decúbito dorsal, sentada e em pé) antes dos exercícios e à transferência • FC e PA após exercícios de perna/transferência para a cadeira • FC e PA depois de retornar ao leito **Níveis 3-6** • FC e PA nas posições sentada e em pé antes da atividade • FC e PA imediatamente após a atividade • FC e PA 5 min após a atividade	Ausência de queda da pressão sistólica em PA > 10 mmHg ou aumento > 30 mmHg Nenhum aumento da FC > 12 se submetido a betabloqueadores ou nenhum aumento da FC > 20 se não submetido a betabloqueadores Sem queixas de tontura, sensação de desmaio iminente ou angina Percepção do esforço < 13/20

De Rehabilitation Services Department, Newton Wellesley Hospital, Newton, MA, com permissão.
*Os exercícios opcionais são dados a critério do fisioterapeuta e podem ser usados para definir a resposta cardiovascular do paciente no quarto, antes de passar para uma deambulação mais desafiadora pelo corredor; ou naqueles pacientes que necessitam de exercícios de fortalecimento gerais.
†As atividades de subir escadas devem ocorrer após o teste de tolerância ao exercício se a programação desse teste permitir. Caso contrário, os pacientes podem, a critério e supervisão do fisioterapeuta, subir escadas no dia anterior ao teste de tolerância ao exercício.

para uma determinada frequência cardíaca, então haverá uma diferença na demanda de oxigênio do miocárdio para o paciente. Por exemplo, se um paciente tiver uma frequência cardíaca de 100 bpm e pressão arterial de 140/80 mmHg enquanto se exercita na esteira, mas uma frequência cardíaca de 100 bpm e pressão arterial de 160/80 mmHg durante o exercício em bicicleta ergométrica, a bicicleta está exigindo mais energia do miocárdio do que a esteira, ainda que a frequência cardíaca seja a mesma. Dependendo do limiar isquêmico do paciente, é possível que ocorra angina sobre a bicicleta, mas não sobre a esteira. Uma boa dica de segurança consiste em não ultrapassar 90% do PFP isquêmico. O restante da prescrição do exercício pode seguir as diretrizes comuns para treino aeróbio em relação à frequência, intensidade e duração para os pacientes com envolvimento cardíaco.

Treino de força

A inclusão do treino de força é um acréscimo relativamente recente ao programa tradicional de reabilitação cardíaca. A preocupação inicial era a de que o trabalho de resistência aumentaria a demanda de oxigênio do miocárdio e a ocorrência de arritmias ventriculares de forma excessiva e, portanto, seria prejudicial.[108] Uma publicação feita por Beniamini et al.[109] dá uma excelente visão sobre essa área. A revisão completa da literatura especializada do AACVPR a respeito desse assunto concluiu que "o exercício de resistência tem se mostrado um método seguro e eficaz para melhorar a força e a resistência cardiovascular, modificando os fatores de risco e aumentando a autoeficácia em pacientes cardíacos de baixo risco."[106] O treinamento de resistência pode começar com o uso de faixas elásticas e pesos leves de mão (de 0,45 a 1,4 kg), mas evoluir para uma carga que permita entre 12 e 15 repetições de forma confortável.[110] As *diretrizes do AACVPR* ainda afirmam que o treino de resistência não deve começar até que o paciente esteja em um programa de reabilitação cardíaca há, no mínimo, 3 semanas, além de estar, pelo menos, 5 semanas pós-infarto do miocárdio ou 8 semanas pós-enxerto de *bypass* (desvio) da artéria coronária.[110] Algumas diretrizes para o treinamento de resistência incluem o seguinte: (1) exercitar os grandes grupos musculares antes dos pequenos; (2) enfatizar a exalação com o esforço; (3) evitar uma contenção apertada e contínua; (4) focar na percepção subjetiva do esforço na escala de 11 a 13; (5) usar movimentos lentos e controlados; e (6) interromper o exercício a qualquer sinal ou sintoma preocupante ou desconfortável de alerta.[110] A American Heart Association (AHA), o American College of Sports Medicine (ACSM) e o AACVPR, sem exceção, defendem a importância do condicionamento muscular para o paciente com comprometimento cardíaco e apoiam a inclusão do treino de resistência ao programa de exercícios do paciente.[106,110-112]

Intervenção aos pacientes com insuficiência cardíaca congestiva

O *Guia para a Prática do Fisioterapeuta* do APTA inclui o tratamento de pacientes com ICC sob a categoria de Diminuição da Capacidade Aeróbia e Resistência Associada à Disfunção ou Insuficiência da Bomba Cardiovascular, Padrão 6-D.[26] A elaboração das metas previstas específicas e dos resultados esperados para o paciente com ICC baseia-se nos objetivos gerais da intervenção fisioterapêutica apresentados no Quadro 13.6.

Prescrição de exercício

Os programas de exercícios para os pacientes com ICC são relativamente recentes. Os pacientes cujo estado cardíaco era supostamente muito frágil para participar de um programa de exercícios estruturados não só estão participando desse tipo de programa atualmente, mas também a prática de exercícios passou a ser recomendada como um componente integral de seu tratamento clínico.[113-116] Estudos demonstraram que os pacientes com insuficiência cardíaca podem se exercitar com segurança; nesse caso, a prática regular de exercícios pode melhorar o estado funcional, a qualidade de vida e a capacidade física, além de diminuir os sintomas.[117-123]

A segurança e a importância do treino de força e das adaptações periféricas também foram estudadas.[124,125] Utilizando uma abordagem multidisciplinar que inclua exame físico completo antes de cada sessão de exercício com avaliação dos sintomas e medicamentos, pode-se dar início ao exercício de baixa intensidade se o paciente se encontrar estável do ponto de vista hemodinâmico. A ICC é uma doença multissistêmica que afeta não só o coração, mas também os músculos periféricos e as artérias. Estudos demonstraram atrofia das fibras musculares da musculatura esquelética e respiratória, bem como alteração na capacidade vasodilatadora arterial. Foi demonstrado que o exercício físico limita algumas dessas alterações adversas; portanto, um programa de exercícios deve considerar não só o condicionamento sistêmico, mas também o treinamento de resistência periférica, o treino de resistência de baixa intensidade e o treinamento dos músculos respiratórios.[126-128] O treinamento físico pode ser iniciado quando o paciente estiver com ICC compensada. O Quadro 13.7 fornece os critérios relativos para o início dos exercícios em pacientes com insuficiência cardíaca, bem como para a modificação e o término desses exercícios.

Exercício aeróbio

Há uma abundância de pesquisas, indicando que o exercício aeróbio é benéfico para os pacientes com ICC. A prescrição de exercícios deve manter um nível de intensidade baixa e aumentar gradativamente a duração, conforme a tolerância do paciente. Em geral, o treinamento físico aeróbio pode incluir exercícios de baixo impacto, com progressão gradual de intensidade, frequência e duração. A intensidade deve ser monitorada com o uso das escalas de dispneia ou de percepção do esforço, devendo ser mantida em uma classificação de exercícios razoavelmente

Quadro 13.6 Insuficiência cardíaca congestiva – objetivos previstos e resultados esperados

- Melhora na resposta fisiológica ao aumento na demanda de oxigênio.
- Maior autocontrole dos sintomas.
- Aumento na capacidade de execução de tarefas físicas.
- Aquisição de comportamentos que promovam hábitos saudáveis, bem-estar e prevenção.
- Diminuição na incapacidade associada à doença aguda ou crônica.
- Redução no risco de comprometimentos secundários.
- Melhoria na conscientização e no uso de recursos comunitários.
- Aumento no desempenho e na independência das atividades da vida diária.

Quadro 13.7 Critérios para modificação ou suspensão dos exercícios em pacientes com insuficiência cardíaca

- Dispneia ou fadiga acentuada
- Frequência respiratória > 40 movimentos respiratórios/min
- Aparecimento da bulha cardíaca S_3
- Aumento nas crepitações pulmonares
- Diminuição na frequência cardíaca ou pressão arterial > 10 bpm ou mmHg, respectivamente, utilizando exercício constante ou progressivo
- Aumento na PVC até 10 mmHg
- Diaforese, palidez ou confusão mental

Critérios para início dos exercícios

- ICC compensada
- Capacidade de falar confortavelmente sem sinais de dispneia, com frequência respiratória < 30 movimentos respiratórios/min
- Fadiga em um grau menor que moderado
- Índice cardíaco > 2,0 L/min
- PVC < 10 mmHg
- Crepitações em menos da metade dos pulmões
- Frequência cardíaca em repouso < 120 bpm

leves. Não se pode contar com a frequência cardíaca para avaliar a intensidade, em função dos efeitos de vários medicamentos, incluindo betabloqueadores. Também é importante notar que, no coração normal, um aumento na frequência cardíaca é acompanhado por uma elevação na inotropia. No coração em processo de insuficiência, um aumento na frequência cardíaca pode, na verdade, resultar em uma diminuição na força; isso é conhecido como *efeito inotrópico negativo*.[129]

O monitoramento da resposta de pressão arterial é crucial para determinar se o débito cardíaco está sendo mantido durante o exercício aeróbio. Uma queda na pressão arterial durante a atividade aeróbia significa a incapacidade do coração de manter o débito cardíaco no decorrer do exercício. Para esses pacientes, os fisioterapeutas podem optar por reduzir o componente aeróbio e se concentrar mais no treinamento de força para obter as adaptações periféricas, ao contrário das adaptações centrais. Por meio do treinamento de força dos músculos periféricos, os fisioterapeutas podem aumentar o número de mitocôndrias, bem como a utilização de sangue e oxigênio ao nível do músculo, permitindo assim que o músculo produza mais energia para manter a atividade, sem impor um estresse excessivo sobre o coração.

Dois estudos importantes retratam os benefícios do treinamento físico em pacientes com insuficiência cardíaca. Uma metanálise conduzida por van Tol et al.[130] em 2006 investigou 35 ensaios randomizados cruzados originais de pacientes com insuficiência cardíaca sistólica.[130] A atividade física desses estudos incluiu, em média, exercícios aeróbios 3 vezes/semana durante 60 minutos/sessão por 12 semanas. Os pesquisadores descobriram um aumento na distância da caminhada de 6 minutos, com uma magnitude de efeito de 46,2 m em 15 estudos, incluindo 599 pacientes. Em 31 estudos com aproximadamente 1.240 pacientes, foi constatado que a captação máxima de oxigênio aumenta após o exercício, com uma magnitude de efeito de 2,06 mL/kg/min. Os pesquisadores também encontraram melhorias nos valores de pressão arterial diastólica, débito cardíaco e frequência cardíaca, todos em repouso, após o exercício. Por fim, os pacientes foram capazes de demonstrar um aumento na fração de ejeção do ventrículo esquerdo e tolerar uma maior intensidade após as 12 semanas de exercício. Uma revisão sistemática publicada por Smart e Marwick[131] investigou 81 estudos, envolvendo 2.387 indivíduos submetidos a exercícios com 1.197 pacientes inscritos em estudos controlados, e incluiu 60 mil pacientes-horas de treinamento físico. O número médio de indivíduos foi de 30 ± 25; a idade média de 59 ± 7 anos e a fração de ejeção média de 27 ± 7%. Os pesquisadores relataram que os estudos conduzidos com o uso de treinamento físico aeróbio ($n = 40$) demonstraram um aumento no $\dot{V}O_{2máx}$ de 16,5%. Além disso, os estudos feitos com a utilização do treinamento de força isolado ($n = 3$) revelaram um aumento no $\dot{V}O_{2máx}$ de 9,3%, mas aqueles que combinaram programas de exercícios aeróbios e de força ($n = 30$) exibiram um aumento no $\dot{V}O_{2máx}$ de 15%. Do ponto de vista clínico, isso pode significar que um indivíduo com $\dot{V}O_{2máx}$ de 15 mL/kg/min pode aumentar para 17,4 mL/kg/min, o que corresponde a um aumento do equivalente metabólico de cerca de 0,68 e pode permitir uma caminhada contínua em uma superfície plana. O Quadro 13.8, cujo título é Resumo de evidências, apresenta as pesquisas relacionadas que investigaram os efeitos dos exercícios em pacientes com insuficiência cardíaca.[132-141]

Treinamento de força

O treino de força é um componente crucial do plano de exercícios para os pacientes com insuficiência cardíaca, a fim de ajudar a melhorar a força e resistência muscular periférica. Foi demonstrado que a inclusão de um trabalho de resistência muscular leve é segura nessa população.[142] As modalidades do treinamento de resistência podem envolver faixas elásticas para o trabalho de resistência muscular branda dos membros superiores e inferiores ou pesos leves. Uma revisão feita por Braith e Beck[143] fornece aos clínicos não só os benefícios do treinamento de resistência para ajudar a melhorar a morfologia muscular esquelética, mas também as diretrizes clínicas para prescrever os exercícios de resistência. O Quadro 13.9 descreve as recomendações para os exercícios de resistência em pacientes com insuficiência cardíaca.

Treinamento dos músculos ventilatórios

Foi demonstrado que os exercícios de respiração[144,145] e o treinamento dos músculos inspiratórios são benéficos em pacientes com insuficiência cardíaca. A respiração diafragmática pode ajudar a reduzir o uso excessivo dos músculos acessórios, além de diminuir o trabalho respiratório. Também foi demonstrado que a respiração com lábios franzidos (semicerrados) favorece a pressão expiratória final positiva, não só em pacientes com DPOC, mas também naqueles com ICC.[144] A respiração com lábios franzidos também é benéfica para ajudar a lentificar a frequência respiratória em pacientes com insuficiência cardíaca.[145]

Os pacientes com insuficiência cardíaca são conhecidos por terem pouca força muscular ventilatória.[148] A força dos músculos ventilatórios pode ser aumentada pelo uso de um dispositivo conhecido como treinador muscular inspiratório Threshold IMT®. São obtidas melhorias na pressão inspiratória máxima, fazendo com que o paciente respire com esse dispositivo (que, por sua vez, resiste à inspiração), fortalecendo por meio disso a musculatura inspiratória. Um protocolo geral consiste no uso desse treinador muscular inspiratório a 20% da pressão inspiratória máxima, para ser usado 3 vezes por dia durante 5 a 15 minutos em cada sessão.[9]

Quadro 13.8 Resumo de evidências

Estudos conduzidos para investigação dos efeitos dos exercícios em pacientes com insuficiência cardíaca congestiva

Primeiro autor (referência)	Modelo do estudo	Controles (n)	Exercício	Tempo, frequência, duração do treinamento	Intensidade e tipo de treinamento	Alteração no consumo de oxigênio
Adamopoulos[132]	Cruzado	20	24	30 min, 5 sessões/semana, 12 semanas	Frequência cardíaca máxima de 60-80%; aeróbio	15%
Barlow[133]	Longitudinal		23	60 min, 3 sessões/semana, 16 semanas	50% de 1 repetição máxima; 90% do limiar anaeróbio; aeróbio + força	3%
Delagardelle[134]	Longitudinal		20	40 min, 3 sessões/semana, 12 semanas	Consumo máximo de oxigênio de 50-75%; 60% de 1 repetição máxima	0% em treino de força 8% em treino aeróbio
Harris[135]	Longitudinal		24	30 min, 5 sessões/semana, 6 semanas	Frequência cardíaca máxima de 70%; aeróbio	4%
Kemppainen[136]	Controlado não randomizado	7	9	45 min, 3 sessões/semana, 20 semanas	Consumo máximo de oxigênio de 70%; aeróbio + força	27%
Stolen[137]	Controlado não randomizado	11	9	45 min, 3 sessões/semana, 20 semanas	Consumo máximo de oxigênio de 50-70%; aeróbio + força	27%
Malfatto[138]	Controlado não randomizado	15	30	60 min, 5 sessões/semana, 12 semanas	Consumo máximo de oxigênio de 40-50%; aeróbio	18%
Radzewitz[139]	Longitudinal	88		25 min, 3 sessões/semana, 4 semanas	Consumo máximo de oxigênio de 60-80%; aeróbio + força	11%
Santoro[140]	Longitudinal	6		90 min, 3 sessões/semana, 16 semanas	Consumo máximo de oxigênio de 50-60%; 50% de 1 repetição máxima; aeróbio + força	18%
Vibarel[141]	Longitudinal		10	46 min, 3 sessões/semana 8 semanas	Consumo máximo de oxigênio de 70-80%; aeróbio	22%

Quadro 13.9 Recomendações do treinamento de resistência em pacientes com ICC

	Classe I de acordo com NYHA	Classe II-III de acordo com NYHA
Frequência	2-3 dias/semana	1-2 dias/semana
Duração	15-30 min	12-15 min
Intensidade	50-60%, 1 repetição máxima	40-50%, 1 repetição máxima
Séries	2-3	1-2
Repetições	6-15	4-10

NYHA, New York Heart Association.

Técnicas de gradação de atividades e de conservação de energia

Os pacientes com insuficiência cardíaca necessitam de técnicas de gradação de atividades e de conservação de energia para diminuir a carga de trabalho sobre o coração. Algumas técnicas que podem ser benéficas para os pacientes incluem o seguinte:

- Recomendar intervalos frequentes de repouso, antes de eles ficarem cansados ou esgotados.
- Participar de atividades que exigem maior gasto energético nas horas do dia em que eles dispõem do nível máximo de energia.
- Planejar com antecedência, para decidir as atividades que possivelmente podem ser evitadas e delegadas a outros.
- Alternar tarefas fáceis e difíceis com intervalos de descanso.
- Ajustar o ambiente para tornar as tarefas mais fáceis e, quando possível, sentar-se ao praticar atividades extenuantes.

Orientação aos pacientes com doença cardíaca

Para os pacientes cardiopatas, a orientação deles e dos familiares acontece de uma forma contínua, dependendo do estado basal do paciente e da prontidão para atender às informações. O fisioterapeuta, juntamente com outros membros da equipe de profissionais de saúde, deve determinar a capacidade do paciente e da família de compreender e cumprir as informações. Os assuntos a serem abordados sobre alta hospitalar adequada ou tratamento ambulatorial contínuo incluem o seguinte.

1. *Diretrizes de atividade física*. Os pacientes (e familiares) precisam ser capazes de entender as orientações específicas relativas às atividades, o que inclui sessões de exercícios planejados, além do tempo de lazer e descanso.

2. *Automonitoramento*. Os pacientes podem monitorar a intensidade de sua atividade de uma série de formas; duas das formas mais comuns consistem na palpação do pulso e na percepção subjetiva do esforço. Como muitos pacientes mais idosos têm uma sensibilidade diminuída em suas habilidades de palpação, o uso da percepção subjetiva do esforço pode ser um método mais fácil e mais confiável. Aqueles pacientes que são capazes de tomar o pulso ou optam por investir em um monitor de frequência cardíaca podem preferir usar esses métodos. O automonitoramento envolve não só a frequência cardíaca ou a percepção subjetiva do esforço, mas também a consciência de outros sinais ou sintomas que possam sugerir intolerância ao exercício, como sensação de desmaio iminente, confusão mental, dispneia e incapacidade de manter um breve diálogo ao realizar uma atividade. Os pacientes com ICC costumam usar as escalas de dispneia e da percepção subjetiva de esforço de Borg.

3. *Identificação dos sintomas e resposta a eles*. Ser capaz de reconhecer seus sintomas cardíacos específicos e saber como reagir a eles é um componente-chave na orientação dos pacientes. Os pacientes devem ter informações por escrito a respeito das medidas a serem tomadas diante da ocorrência dos sintomas, ou seja, quando chamar seu médico ou ir ao hospital. A angina é o sintoma mais comum associado à doença cardíaca coronariana, enquanto o ganho de peso (aproximadamente 1 kg em 1 a 2 dias), dispneia, edema dos membros inferiores e necessidade de mais travesseiros para dormir são sinais e sintomas comuns de ICC.

4. *Nutrição*. Os pacientes comumente se reúnem com um nutricionista para falar sobre seus hábitos alimentares e receber recomendações, quando necessário, para uma dieta mais saudável ao coração. É muito comum que os pacientes com doença cardíaca sejam orientados a reduzir a ingestão de gordura; além disso, aqueles com ICC são instruídos a monitorar o consumo de sal e água.

5. *Medicamentos*. Os pacientes recebem informações por escrito sobre a ação desejada de suas medicações, além dos efeitos colaterais potenciais e da posologia (doses e horários). Eles também devem conhecer os medicamentos vendidos sem receita médica a serem evitados, como aqueles contra gripe, sinusite, alergia ou anti-inflamatórios, por causa das possíveis interações medicamentosas com agentes prescritos. Esses pacientes também devem ser incentivados a informar todos os produtos fitoterápicos e suplementos que eles possam estar tomando.

6. *Questões relacionadas com o estilo de vida*. Inúmeros fatores influenciam se um paciente voltará ao trabalho

após algum evento cardíaco. Muitos pacientes com DAC retornam ao trabalho se eles estavam empregados antes do evento; já os pacientes com ICC são, em geral, uma população mais idosa quando comparados àqueles acometidos por DAC e, portanto, talvez já tenham se aposentado.

A retomada da atividade sexual pode ser uma conversa constrangedora e desconfortável para alguns pacientes. Talvez existam muitos motivos preocupantes ao paciente (p. ex., medo, ansiedade, problemas de desempenho, falta de libido). Os pacientes e seus parceiros são incentivados a verbalizar suas preocupações um para o outro e a buscar por informações pertinentes junto à sua equipe de cuidados de saúde. Como alguns medicamentos (p. ex., betabloqueadores) podem diminuir a resposta sexual, é importante que os pacientes comuniquem isso a seu médico. Com frequência, alguma outra medicação ou categoria medicamentosa pode ser mais bem tolerada. Quando os pacientes se sentem preparados para o relacionamento sexual, seu nível de energia ao longo do dia se mostra como algo gratificante, positivo e satisfatório para eles; nesse caso, eles conseguem caminhar ao ar livre e subir escadas de forma confortável e, provavelmente, estão prontos para a atividade sexual. É preciso que os pacientes tenham em mente que a atividade sexual não é diferente de outra atividade física em relação ao gasto de energia e, portanto, o planejamento, a estimulação e o aquecimento são fatores que potencialmente contribuem para um desfecho mais agradável. Em alguns casos, o médico pode recomendar o uso profilático de nitroglicerina antes da atividade sexual.

7. Ver o Quadro 13.10 *Tópicos sugeridos para orientação e aconselhamento de pacientes, familiares e cuidadores* sobre as Diretrizes da Prática Clínica do U.S. Department of Health & Human Services para os pacientes com ICC.[149]

Questões psicológicas e sociais

A doença cardíaca pode não só gerar novos problemas emocionais, mas também intensificar alguns que talvez tenham existido antes do evento cardíaco. É preciso tranquilizar os pacientes que muitos desses problemas são sequelas normais do evento. Além disso, é importante incentivá-los a buscar orientação e aconselhamento em qualquer esfera de atuação que lhes pareça pertinente (p. ex., cuidados com a saúde, aconselhamento, religião).

Muitos estudos têm abordado a relação de depressão emocional após a aplicação de enxerto de *bypass* (desvio) da artéria coronária.[150-152] Embora haja relatos da

Quadro 13.10 Tópicos sugeridos para orientação e aconselhamento de pacientes, familiares e cuidadores

Aconselhamento geral
- Explicação sobre a insuficiência cardíaca e os motivos dos sintomas
- Causa ou provável causa da insuficiência cardíaca
- Sintomas esperados
- Sintomas de agravamento da insuficiência cardíaca
- O que fazer se os sintomas piorarem
- Automonitoramento com pesos diários
- Explicação do tratamento/plano de cuidados
- Esclarecimento das responsabilidades do paciente
- Importância da interrupção do tabagismo
- Papel dos membros da família ou outros cuidadores no tratamento/plano de cuidados
- Disponibilidade e valor do grupo de apoio local qualificado
- Importância da obtenção de vacinações contra *influenza* e doença pneumocócica

Prognóstico
- Expectativa de vida
- Diretivas antecipadas
- Aconselhamento para membros da família em caso de morte súbita

Recomendações relativas à atividade
- Recreação, lazer e atividade profissional
- Exercício
- Sexo, dificuldades sexuais e estratégias de enfrentamento

Recomendações relativas à dieta
- Restrição de sódio
- Prevenção do consumo excessivo de líquidos
- Restrição hídrica (se necessária), incluindo bebidas alcoólicas

Medicamentos
- Efeitos das medicações sobre a qualidade de vida e a sobrevivência
- Dosagem
- Prováveis efeitos colaterais e o que fazer mediante sua ocorrência
- Mecanismos de enfrentamento para esquemas terapêuticos complicados
- Disponibilidade de medicamentos de menor custo ou ajuda financeira

Importância da obediência ao plano de cuidados terapêuticos

De Clinical Practice Guidelines, Number 11, Heart Failure: Evaluation and Care of Patients with Left-Ventricular Systolic Dysfunction, AHCPR Publication No. 94-0612, p 42, com permissão.

existência de depressão, há uma dificuldade em medir de forma objetiva o impacto direto desse enxerto sobre depressões subsequentes. Parte dessa dificuldade provém do uso das escalas de depressão (Beck ou CES-D), critérios de classificação, estado emocional pré-cirúrgico e sexo. Burg et al.[150,151] relataram dois estudos em 2003, em que 89 homens foram acompanhados no pré-operatório e por até 2 anos após a cirurgia. Eles descobriram que a depressão pré-cirúrgica era um indicador independente de dor cirúrgica prolongada pós-operatória e falha de retorno às atividades prévias. Em um estudo conduzido por Blumenthal et al.,[152] 817 pacientes foram estudados no pré-operatório, até 5,2 anos em média no pós-operatório. Eles relataram que os pacientes com depressão moderada a grave a partir de uma base de referência (pré-operatório) que persistia no pós-operatório tinham um aumento na taxa de óbito em comparação àqueles sem depressão.[152] Ai et al.[153] relataram que a presença de comorbidades pré-operatórias exerciam uma forte influência na existência de depressão. McKhann et al.,[154] em seu estudo de 124 pacientes, concluíram que a maioria dos pacientes deprimidos após a cirurgia, na verdade, estava deprimida antes da intervenção cirúrgica. Pirraglia et al.[155] apresentaram um relatório sobre 237 pacientes e observaram que 43% foram classificados como deprimidos no pré-operatório e apenas 23% no pós-operatório. Os fatores que influenciaram os escores pós-cirúrgicos eram o tempo de permanência na UTI e o nível de apoio social relatado.[155] O declínio na depressão pós-operatória em comparação com o pré-operatório foi apoiado por Lindquist et al.[156] em 2003; eles estudaram mais de 650 indivíduos (entre homens e mulheres) e constataram menos ansiedade e depressão após a cirurgia do que antes dessa intervenção. Curiosamente, eles também notaram que o relato de qualidade de vida das mulheres era mais baixo do que o de homens até 1 ano após a cirurgia. Westin et al.[157] também relataram uma diferença de sexo nos desfechos do enxerto de *bypass* (desvio) da artéria coronária, no que diz respeito às medidas de depressão e qualidade de vida. No estudo conduzido por esses pesquisadores em mais de 300 pacientes, as mulheres exibiram um escore menor na qualidade de vida e maior na escala de depressão em 1 mês e 1 ano após a aplicação do enxerto, em comparação com os homens.[157] Phillips et al.[158] relataram que as mulheres estão sob maior risco de dificuldades cognitivas e ansiedade do que os homens em 1 ano após o enxerto de *bypass* (desvio) da artéria coronária. O fisioterapeuta, portanto, precisa estar ciente de que pode haver depressão após a cirurgia e, como membro da equipe de profissionais de saúde, ajudar no direcionamento das medidas de suporte e dos planos de cuidados adequados para o paciente.

Prevenção primária de doença arterial coronariana

Os pacientes que não têm DAC documentada, mas exibem fatores de risco identificáveis, devem ser incentivados a adotar comportamentos de mudança no estilo de vida capazes de modificar esses fatores de risco. Os programas de educação em saúde e as medidas de prevenção primária, implantados por meio de diretrizes individualizadas de orientações e exercícios, tentam modificar os fatores de risco de um indivíduo e, assim, previnem a DAC.

Os pacientes são orientados sobre diretrizes alimentares adequadas, incluindo baixos teores de gordura, níveis apropriados de fibra, ingestão de vitaminas e minerais, além de diminuição do sal, particularmente na presença de pressão alta. Além da redução na gordura total da dieta, os pacientes são instruídos a diminuir seu percentual de gorduras saturadas e a evitar os ácidos graxos *trans*. Os níveis elevados do aminoácido homocisteína parecem aumentar o risco de doença do endotélio arterial. O ácido fólico, uma vitamina do complexo B, diminui os níveis de homocisteína. Se houver a necessidade de perda de peso, os pacientes serão motivados a procurar um nutricionista para elaborar um plano de alimentação sensato. Os pacientes são incentivados a aumentar gradativamente sua atividade de resistência, como caminhadas com uma meta de 30 a 40 minutos (sem incluir o aquecimento e resfriamento) quatro vezes por semana. O American College of Sports Medicine e o American Heart Association recomendam que qualquer pessoa acima de 40 anos de idade com dois ou mais fatores de risco deve ser submetida a um teste de tolerância ao exercício antes de iniciar um programa de exercícios aeróbios ou de força. A finalidade do teste de tolerância ao exercício é identificar a presença de qualquer isquemia latente.

Na ausência de isquemia, uma prescrição típica de exercícios aeróbios pode ser a seguinte:

- Intensidade: 70 a 85% da $FC_{máx}$ como a zona de treinamento aeróbio.
- Duração: 30 a 40 minutos na zona de treinamento aeróbio; aquecimento adequado de 5 a 10 minutos e resfriamento.
- Frequência: três a quatro vezes por semana.

A frequência cardíaca máxima pode ser estimada subtraindo-se a idade da pessoa de 220; isso, no entanto, não é uma ciência exata para qualquer indivíduo e pode não ser algo exato se a pessoa estiver sendo submetida a qualquer medicamento para o coração, como betabloqueadores, que podem diminuir a $FC_{máx.}$ A complementação do trabalho de resistência também é incentivada em intensidades moderadas, com monitoramento inicial da frequência cardíaca e pressão arterial.

A modificação dos outros fatores de risco de DAC também é o segredo do sucesso de qualquer intervenção de prevenção primária. Os pacientes são estimulados a identificar os fatores de risco e a buscar por recursos (meios) para ajudar a modificá-los. Existem muitos programas comunitários de interrupção do tabagismo ou programas sob supervisão médica, os quais o paciente pode explorar. Os programas de controle do estresse também são variados e podem ser adaptados às necessidades do indivíduo. O uso adequado e consistente de quaisquer medicamentos que possam ser utilizados no controle dos fatores de risco, como anti-hipertensivos, anti-hipercolesterolemias, agentes redutores da glicemia (hipoglicemiantes) e ansiolíticos ou antidepressivos, é crucial para o êxito de qualquer programa.

A hipertensão, como a DCV mais prevalente nos Estados Unidos, é um dos fatores que mais contribuem para as taxas de morbidade e mortalidade cardiovascular. O Joint National Committee on Prevention, Detection, Evaluation & Treatment of High Blood Pressure recomenda uma abordagem multifatorial e sugere que modificações no estilo de vida, incluindo redução do peso, prática de atividade física e moderação do sódio na dieta, são recomendadas como terapia definitiva ou adjuvante para hipertensão.[24]

Resumo

Apesar de ser importante para todos os indivíduos, a atividade física é particularmente benéfica para aqueles já diagnosticados com DAC e ICC. Os indivíduos com doença cardíaca devem compreender que um programa de exercícios constantes faz parte do tratamento de sua doença, sendo tão necessário quanto suas medicações. Ser portador de uma doença cardíaca significa que a pessoa terá de entender os parâmetros sob os quais ele ou ela pode participar de alguma atividade com segurança, seja ela recreativa ou na forma de exercícios prescritos. O papel do fisioterapeuta é fornecer uma prescrição de exercícios seguros para todos os pacientes.

Durante o período de doença, os efeitos de redução da atividade física podem ser devastadores. No entanto, aqui há um paradoxo, pois quanto menos atividade for realizada, menos atividade poderá ser feita como resultado de uma diminuição na capacidade física. Portanto, embora o gasto energético relativo de todas as atividades aumente, o coração, na verdade, trabalha mais arduamente para uma dada tarefa. Não incentivar o paciente a retomar a atividade quando ele ou ela se encontra estável do ponto de vista clínico é algo nocivo. Como fisioterapeutas, nosso papel é claro: entender a fisiopatologia do processo mórbido, examinar o paciente com precisão e estabelecer um plano de cuidados seguro. O objetivo final é melhorar a resposta fisiológica do paciente à atividade e, com isso, diminuir o trabalho do sistema cardiovascular.

QUESTÕES PARA REVISÃO

1. Discuta as principais diferenças entre infarto do miocárdio sem elevação do segmento ST e infarto do miocárdio com elevação do segmento ST.
2. Aborde os três diferentes tipos de angina. Como você instruiria seu paciente na identificação dos sintomas? É importante descrever a técnica de fisioterapia se um paciente tiver angina durante uma sessão terapêutica?
3. Fale sobre as precauções relativas ao esterno a serem tomadas pelo paciente após um procedimento de esternotomia mediana.
4. Analise as diferenças entre ICC compensada e descompensada.
5. Avalie as implicações fisioterapêuticas ao se lidar com pacientes portadores de marca-passo.
6. Debata as metas, orientações e intervenções terapêuticas adequadas dos pacientes com síndrome coronariana aguda na fase I da reabilitação cardíaca.
7. Trate a respeito das metas e diretrizes adequadas para os pacientes com ICC.
8. Descreva a adaptação que pode ser observada após um programa de treinamento aeróbio em pacientes com insuficiência cardíaca.

ESTUDO DE CASO

Um homem de 58 anos de idade se apresentou ao departamento de emergência local, com a queixa principal de falta de ar e dificuldade para dormir na noite anterior; o paciente tinha de se sentar durante toda a noite para tornar os sintomas um pouco melhores. Ele se dirigiu ao departamento de emergência, pois não conseguia se arrumar para o trabalho pela crescente falta de ar. Esse paciente também relatou que sentia uma falta de ar intermitente há alguns meses, geralmente associada à atividade física; os sintomas, no entanto, desapareciam com o repouso. O episódio de hoje foi o primeiro relacionado com o sono.

Histórico médico pregresso
- Doença arterial coronariana: infarto do miocárdio anterior há 4 meses.
- Hipercolesterolemia.
- Doença vascular periférica.

Medicamentos
- Digoxina, captopril, furosemida (Lasix®), diltiazem, sinvastatina (Zocor®).

Família/social
- O paciente trabalha em tempo integral como engenheiro; além disso, ele viaja de 3 a 4 dias por mês.
- Casado, vive com sua esposa em um sobrado em uma área de aproximadamente 8.000 m² e possui três filhos em idade universitária.
- O paciente é um ávido jogador de golfe, mas também gosta de jardinagem e paisagismo.

Exame físico
- Sons cardíacos: S_1, S_2 normais; S_3 presente, sem S_4; sopro sistólico de grau 2/6.
- Ruídos pulmonares: crepitações no terço médio do pulmão.
- Ritmo/frequência: irregular, 140 bpm.
- Pressão arterial: 100/60 mmHg.
- Frequência respiratória: 26 movimentos respiratórios/minuto.
- Saturação de oxigênio (SaO_2): 90%.
- Distensão venosa jugular: 5 cm.
- Ecocardiograma: ápice acinético, septo distal e parede anterior acinéticos; ventrículo esquerdo e átrio dilatados.
- Radiografia torácica: não disponível.

Dados laboratoriais
- Resultados pendentes de enzimas; hemograma completo dentro dos limites de normalidade, exceto por uma leve elevação dos níveis de ureia e creatinina.
- Peptídeo natriurético cerebral: 900 pg/mL.
- O paciente permaneceu no hospital por 2 dias enquanto os medicamentos eram ajustados. Durante esse período, ele foi submetido a testes adicionais, inclusive um teste de tolerância ao exercício.

Resultados do teste de tolerância ao exercício
- Protocolo de Bruce: 4 minutos; $\dot{V}O_{2máx}$ estimado; 20 mL de O_2/kg/min (cerca de 6 equivalentes metabólicos); sinais vitais máximos: frequência cardíaca de 130 bpm; pressão arterial de 120/60 mmHg.
- ECG: (–) negativo para isquemia, dor torácica.
- Motivo da interrupção: exaustão absoluta.
- Exame imediatamente após o teste de tolerância ao exercício: (+) S_3.
- Fisioterapia e terapia ocupacional foram solicitadas para ajudar nas orientações dos exercícios e no planejamento da alta hospitalar.

Objetivos do paciente
- Voltar ao trabalho.
- Retomar as caminhadas.
- Começar a preparar seu jardim para o plantio de primavera nas próximas 5 semanas.

Intervenção fisioterapêutica
- Tolerância ao exercício por meio de exercícios de baixa intensidade (sentado e em pé), além de uma caminhada de 5 minutos.

Sinais vitais
- Sentado (repouso): frequência cardíaca de 90 bpm; pressão arterial de 110/60 mmHg.
- Exercícios (sentado): frequência cardíaca de 108 bpm; pressão arterial de 110/60 mmHg.
- Em pé (repouso): frequência cardíaca de 110 bpm; pressão arterial de 108/60 mmHg.
- Exercícios (em pé): frequência cardíaca de 116 bpm; pressão arterial de 110/60 mmHg.
- Caminhada de 5 minutos: 300 metros; frequência cardíaca de 120 bpm; pressão arterial de 116/60 mmHg.

Instruções para casa
- Reuniões ou encontros planejados com o paciente e seus familiares para discutir as diretrizes de alta hospitalar nas próximas 4 a 8 semanas.

Acompanhamento
- O paciente retornou ao clínico geral 3 meses após a alta. O ecocardiograma permaneceu inalterado com fração de ejeção de 30%. O paciente afirmou que estava seguindo as orientações da alta hospitalar.

Sinais vitais
- Frequência cardíaca de 100 bpm; pressão arterial de 116/70 mmHg (repouso).
- O paciente afirmou que se sentia muito bem e só queria prosseguir com sua vida.

QUESTÕES PARA ORIENTAÇÃO
1. Qual é o provável diagnóstico apresentado? Identifique cada uma das informações utilizadas para formular esse diagnóstico (e como você as interpretou).
2. Explique a fisiopatologia dos sintomas apresentados pelo paciente. Aborde a importância

da frequência e do ritmo cardíaco em relação aos sintomas desse paciente.
3. Em caso de agravamento dos sinais e sintomas e ainda se o paciente deu entrada em uma unidade de terapia coronariana,
    a. Qual seria o provável aspecto da leitura de Swan-Ganz?
    b. Quais seriam os sinais e sintomas esperados que conduziriam o paciente à unidade de terapia coronariana?
    c. O que poderia ser uma causa razoável de piora dos sinais e sintomas?
    d. Que outros medicamentos, intervenções poderiam ser dados na unidade de terapia coronariana?
4. Em que ritmo você acha que o paciente se encontra e por quê? Qual a provável razão para ele estar nesse ritmo?
5. Qual seria o aspecto da radiografia torácica e por quê?
6. Qual a sua interpretação no que diz respeito à resposta dos sinais vitais do paciente à intervenção fisioterapêutica? Qual o seu plano para a próxima sessão?
7. Que prescrição de exercícios você recomendaria para o paciente realizar em casa (modalidade, intensidade, duração, frequência)?

REFERÊNCIAS BIBLIOGRÁFICAS

1. Roger, VL, et al: Executive summary: Heart disease and stroke statistics—2011 update: A report from the American Heart Association. Circulation 123:e18–e209, 2011.
2. Xu, J, et al: Deaths: Final data for 2007. Natl Vital Stat Rep 58: 1–135, 2010.
3. National Center for Health Statistics. Health Data Interactive. Retrieved August 20, 2011, from www.cdc.gov/nchs/hdi.htm.
4. Barnett, E, et al: Men and Heart Disease: An Atlas of Racial and Ethnic Disparities in Mortality, ed 1. Office of Social Environment and Health Research, Morgantown, WV, 2001.
5. Gray, H, Williams, PL, and Bannister, LH: Gray's Anatomy: The Anatomical Basis of Medicine and Surgery, ed 38. Churchill Livingstone, New York, 1995.
6. Frownfelter, D, and Dean, E: Cardiovascular and Pulmonary Physical Therapy: Evidence and Practice, ed 4. Mosby–Elsevier, St. Louis, 2006.
7. DeTurk, W, and Cahalin, L: Cardiovascular and Pulmonary Physical Therapy: An Evidence-Based Approach, ed 2. McGraw-Hill, New York, 2010.
8. Guyton, AC, and Hall, JE: Textbook of Medical Physiology, ed 11. Elsevier, Philadelphia, 2006.
9. Hillegass, E: Essentials of Cardiopulmonary Physical Therapy, ed 3. Elsevier, St. Louis, 2011.
10. Fuster, V, Walsh, R, and Harrington, R: Hurst's the Heart, ed 13. McGraw-Hill, New York, 2011.
11. Bonow, R, et al: Braunwald's Heart Disease: A Textbook of Cardiovascular Medicine, ed 9. Elsevier, Philadelphia, 2012.
12. Hungerford, J, and Little, C: Developmental biology of the vascular smooth muscle cell: Building a multilayered vessel wall. J Vasc Res 36:1, 1999.
13. Berne, RM, and Levy, MN: Cardiovascular Physiology, ed 9. Elsevier, St. Louis, 2007.
14. Fox, S: Human Physiology, ed 11. McGraw-Hill, Boston, 2009.
15. ACSM's Guidelines for Exercise Testing and Prescription, ed 8. Lippincott Williams & Wilkins, Philadelphia, 2010.
16. Braunwald, E, et al: Heart Disease: A Textbook of Cardiovascular Medicine, ed 8. Elsevier, Philadelphia, 2008.
17. Ganong, WF: Review of Medical Physiology, ed 21. McGraw-Hill, New York, 2003.
18. Lentner, C (ed): Geigy Scientific Tables, ed 8. Ciba Geigy, Basel, Switzerland, 1981.
19. Phillips, RE, and Feeney, MK: The Cardiac Rhythms, ed 3. WB Saunders, Philadelphia, 1990, p 44.
20. Hellerstein, HK, et al: Principles of exercise prescription. In Naughton, JP (ed): Exercise Testing and Exercise Training in Coronary Heart Disease. Academic, New York, 1973, p 147.
21. Naughton, J, and Haider, R: Methods of exercise testing. In Naughton, JP, and Hellerstein, HK (eds): Exercise Testing and Exercise Training in Coronary Heart Disease Academic, New York, 1973, p 80.
22. Fryar, CD, et al: Hypertension, high serum total cholesterol, and diabetes: Racial and ethnic prevalence differences in U.S. adults, 1999–2006. NCHS Data Brief, pp 1–8, 2010.
23. Hertz, RP, et al: Racial disparities in hypertension prevalence, awareness and management. Arch Intern Med 165:2098–2104, 2005.
24. Chobanian, AV, et al: US Department of Health and Human Services: The Seventh Report of the Joint National Committee on Prevention, Detection, Evaluation, and Treatment of High Blood Pressure. NIH Publication No. 03-5233. National Institutes of Health, National Heart, Lung, and Blood Institute, 2003.
25. Kannel, WB, et al: Epidemiological assessment of the role of blood pressure in stroke. JAMA 276:1269, 1996.
26. American Physical Therapy Association: Guide to Physical Therapist Practice, ed 2. Phys Ther 81(1):471, 2001.
27. Kannel, WB, et al: Factors of risk in the development of coronary heart disease—six-year follow-up experience. The Framingham Study. Ann Intern Med 55:33, 1961.
28. Kannel, WB, Castelli, WP, and Gordon, T: Cholesterol in the prediction of atherosclerotic disease. New perspectives based on the Framingham study. Ann Intern Med 90(1):85, 1979.
29. Wilson, PW: Established risk factors and coronary artery disease, the Framingham Study. Am J Hypertens 7(7 pt 2):7S, 1994.
30. Grundy, SM, et al: Assessment of cardiovascular risk by use of multiple-risk-factor assessment equations: A statement for health care professionals from the American Heart Association and the American College of Cardiology. Circulation 100(13):1481, 1999.
31. Berry, C, Tardif, JC, and Bourassa, MG: Coronary heart disease in patients with diabetes. I. Recent advances in prevention and noninvasive management. J Am Coll Cardiol 49:631–642, 2007.
32. Moore, K, and Dalley, A: Clinically Oriented Anatomy, ed 5. Lippincott Williams & Wilkins, Baltimore, 2006.
33. Huether, S, and McCance, K: Understanding Pathophysiology, ed 3. Elseçvier, St. Louis, 2004.
34. Pandey, S: A review on pathology of myocardial ischemia and various types of novel biomarkers. Int J Pharm Sci Rev Res 2:1, 2010.

35. Ross, R: Atherosclerosis—an inflammatory disease. N Engl J Med 340:115–126, 1999.
36. Cahalin, LP, LaPier, TK, and Shaw, DK: Sternal precautions: Is it time for change? Precautions versus restrictions—a review of the literature and recommendations for revision. Cardiopulm Phys Ther J 22(1):5–13, 2011.
37. El-Ansary, D, Waddington, G, and Adams, R: Measurement of non-physiological movement in sternal instability by ultrasound. Ann Thorac Surg 83:1513–1517, 2007.
38. Irion, G, et al: Effects of upper extremity movement on sternal skin stress. Acute Care Perspectives 15:3–6, 2006.
39. El-Ansary, D, Waddington, G, and Adams, R: Relationship between pain and upper limb movement in patients with chronic sternal instability following cardiac surgery. Physiother Theory Pract 23(5):273–280, 2007.
40. Bahrami, H, et al: Differences in the incidence of congestive heart failure by ethnicity: The multi-ethnic study of atherosclerosis. Arch Intern Med 168:2138–2145, 2008.
41. Swedberg, K, et al: Guidelines for the diagnosis and treatment of chronic heart failure: Executive summary (update 2005): The Task Force for the Diagnosis and Treatment of Chronic Heart Failure of the European Society of Cardiology. Eur Heart J 26:1115, 2005.
42. Lev, D, et al: Long term trends in the incidence of and survival with heart failure. N Engl J Med 347:1397, 2002.
43. Loehr, LR, et al: Heart failure incidence and survival (from the Atherosclerosis Risk in Communities study). Am J Cardiol 101:1016–1022, 2008.
44. Chatterjee, K, and Massie, B: Systolic and diastolic heart failure: Differences and similarities. J Cardiac Fail 13:569–576, 2007.
45. Parish, TR, Kosma, M, and Welsh, M: Exercise training for the patient with heart failure: Is your patient ready? J Cardiopulm Phys Ther 18(3):12, 2007.
46. Watchie, J: Cardiovascular and Pulmonary Physical Therapy—A Clinical Manual, ed 2. Saunders Elsevier, St. Louis, 2010.
47. Goodman, CC, Boissenault, WG, and Fuller, KS: Pathology: Implications for the Physical Therapist, ed 3. Elsevier, St. Louis, 2009.
48. Cahalin, LP: Heart failure. Phys Ther 76:516–533, 1996.
49. Cahalin, LP: Physiotherapy for the disablement of heart failure—part II. Physiother Singapore 3:31–38, 2000.
50. Mitchell, SH, et al: Oxygen cost of exercise is increased in heart failure after accounting for recovery costs. Chest 124:572–579, 2003.
51. Piña, et al: Exercise and heart failure: A statement from the American Heart Association Committee on Exercise, Rehabilitation, and Prevention. Circulation 107:1210–1225, 2003.
52. Warburton, DER, and Mathur, S. Skeletal muscle training in people with chronic heart failure or chronic obstructive pulmonary disease. Physiother Can 56(3):143–157, 2004.
53. Lipkin, DP, et al: Abnormalities of skeletal muscle in patients with chronic heart failure. Int J Cardiol 18(2):187, 1988.
54. Poole-Wilson, PA, Buller, NP, and Lipkin, DP: Regional blood flow, muscle strength and skeletal muscle histology in severe congestive heart failure. Am J Cardiol 62(8):49E–52E, 1988.
55. Bickley, L: Peripheral vascular system. In Bickley, L (ed): Bates' Guide to Physical Examination and History Taking, ed 8. Lippincott, Philadelphia, 2003.
56. Jarvis, C: Physical Examination and Health Assessment, ed 3. WB Saunders, Philadelphia, 2004.
57. Schlant, RC, and Sonnenblick, EH: Pathophysiology of heart failure. In Alexander, RW, Schlant, RC, and Fuster, V (eds): Hurst's the Heart, ed 9. McGraw-Hill, New York, 1998.
58. Atsumi, H, et al: Cardiac sympathetic nervous disintegrity is related to exercise intolerance in patients with chronic heart failure. Nucl Med Commun 19:451, 1998.
59. Linjiing, X, et al: Effect of heart failure on muscle capillary geometry: Implications for O2 exchange. Med Sci Sports Exerc 30:1230, 1998.
60. Lunde, PK, et al: Skeletal muscle fatigue in normal subjects and heart failure patients: Is there a common mechanism? Acta Physiol Scand 162:215, 1998.
61. Vescovo, G, et al: Apoptosis in the skeletal muscle of patients with heart failure: Investigation of clinical and biochemical changes. Heart 84(4):431, 2000.
62. Rocca, HPBL, et al: Oxygen uptake kinetics during low level exercise in patients with heart failure: Relation to neurohormones, peak oxygen consumption, and clinical findings. Heart 81:121, 1999.
63. Bank, AJ: Effects of short-term forearm exercise training on resistance vessel endothelial function in normal subjects and patients with heart failure. J Card Fail 4:193, 1998.
64. Genth-Zotz, S, et al: Changes of neurohumoral parameters and endothelin-1 in response to exercise in patients with mild to moderate congestive heart failure. Int J Cardiol 30:137, 1998.
65. Yan, AT, Bradley, TD, and Liu, PP: The role of continuous positive airway pressure in the treatment of congestive heart failure. Chest 120(5):167, 2001.
66. Mansfield, DR, et al: Controlled trial of continuous positive airway pressure in obstructive sleep apnea and heart failure. Am J Respir Crit Care Med 169(3):361, 2004.
67. Januzzi, JL, Jr: Natriuretic peptide testing: A window into the diagnosis and prognosis of heart failure. Cleve Clin J Med 73(2):149–152, 155–157, 2006.
68. Norman, JF, et al: Relationship of resting B-type natriuretic peptide level to total cardiac work and total physical work capacity in heart failure patients. J Cardiopulm Rehabil Prev 29:310–313, 2009.
69. Felker, MG, et al: N-terminal pro-brain natriuretic peptide and exercise capacity in chronic heart failure: Data from the Heart Failure and a Controlled Trial Investigating Outcomes of Exercise Training (HF-ACTION) study. Am Heart J 158(4):S37–S44, 2009.
70. Avezum, A, et al: Beta-blocker therapy for congestive heart failure: A systemic overview and critical appraisal of the published trials. Can J Cardiol 14:1045, 1998.
71. Cleland, JG, et al: Beta-blockers for chronic heart failure: From prejudice to enlightenment. J Cardiovasc Pharmacol 32:S36, 1998.
72. Ciccone, CD: Current trends in cardiovascular pharmacology. (Special series: Cardiopulmonary Physical Therapy.) APTA 1:1–22, 1996.
73. Salukhe, TV, Dimopoulos, K, and Francis, D: Cardiac resynchronization may reduce all-cause mortality: Meta analysis of preliminary COMPANION data with CONTAK-CD, InSync ICD, MIRACLE and MUSTIC. Int J Cardiol 93(2-3):101, 2004.
74. Paz, JC, and West, MP: Acute Care Handbook for Physical Therapists, ed 3. Butterworth & Heinemann, Boston, 2009.
75. Plowman, SA, and Smith, DL: Exercise Physiology for Health, Fitness and Performance, ed 3. Lippincott Williams & Wilkins, 2011.
76. Watchie, J: Cardiovascular and Pulmonary Physical Therapy, ed 2. Saunders Elsevier, St. Louis, 2010.
77. Dubin, D: Rapid Interpretation of EKG's, ed 6. Cover Publishing, Tampa, FL, 1996.
78. Jones, SA: ECG Success: Exercises in ECG interpretation. FA Davis, Philadelphia, 2008.
79. Brugada, P, et al: A new approach to the differential diagnosis of a regular tachycardia with a wide QRS complex. Circulation 83(5):1649, 1991.
80. ACC/AHA/NASPE 2002 guideline update for implantation of cardiac pacemakers and antiarrhythmia devices: Summary article. Circulation 106:2145–2161, 2002.
81. Mallela, VS, et al: Trends in cardiac pacemaker batteries. Ind Pacing Electrophysiol J 4(4):201–212, 2004.
82. Martinez, C, et al: Pacemakers and defibrillators: Recent and ongoing studies that impact the elderly. Am J Geriatr Cardiol 15(2):82–87, 2006.
83. West, M, Johnson, T, and Roberts, SO: Pacemakers and implantable cardioverter defibrillators. In American College of Sports Medicine: ACSM's Exercise Management for Persons with Chronic Diseases and Disabilities. Human Kinetics, Champaign, IL, 1997, p 37.
84. Harvard Heart Letter: Hazards for patients with cardiac pacemakers and defibrillators. Harvard Heart Lett 19:6, 1999.
85. Mitrani, RD, et al: Cardiac pacemakers. In Fuster, V, Alexander, RW, and O'Rourke, RA (eds): Hurst's The Heart, ed 10. McGraw-Hill, New York, 2001.

86. Dias, KJ, Collins, SM, and Cahalin, LP: Physical therapy implications in managing patients with pacemakers and defibrillators. Cardiopulm Phys Ther J 17(2), 2006.
87. Keteyian, SJ, and Brawner, C: Cardiac transplantation. In American College of Sports Medicine: ACSM's Exercise Management for Persons with Chronic Diseases and Disabilities. Human Kinetics, Champaign, IL, 1997, p 54.
88. Cahalin, LP: Physiotherapy for the disablement of heart failure—part II. Physiother Singapore 3:31–38, 2000.
89. Edmondstone, WM: Cardiac chest pain: Does body language help the diagnosis? BMJ 311(7021):1660, 1995.
90. Goodman, CC, Boissenault, WG, and Fuller, KS: Pathology: Implications for the Physical Therapist, ed 3. WB Saunders, 2009.
91. Frese, E, Fick, A, and Sadowski, S: Blood pressure measurement guidelines for physical therapists. Cardiopulm Phys Ther J 22(2): 5–12, 2011.
92. Tingle, LE, Molina, D, and Calvert, CW: Acute pericarditis. Am Fam Physician 76(10):1509, 2007.
93. Collin, V: Contribution to diseases of the heart and pericardium: I. Historical Introduction. Bull N Y Med Coll 18:1, 1955.
94. Bendjelid, K, and Pugin, J: Is Dressler syndrome dead? Chest 126(5):1680, 2004.
95. McGuinness, ME, and Talbert, RL: Cardiovascular testing. In Dipiro, J (ed): Pharmacotherapy: A Pathophysiologic Approach. McGraw-Hill, New York, 2002.
96. Pollentier, B, et al: Examination of the Six Minute Walk Test to determine functional capacity in people with chronic heart failure: A systematic review. Cardiopulm Phys Ther J 21(1):13–20, 2010.
97. Schaufelberger, SM, and Swedberg, K: Is Six-Minute Walk Test of value in congestive heart failure? Am Heart J 136:371, 1998.
98. Cahalin, L: The Six-Minute Walk Test predicts peak oxygen uptake and survival in patients with advanced heart failure. Chest 110:325, 1996.
99. Faggiano, P, et al: Assessment of oxygen uptake during Six Minute Walk Test in patients with heart failure. Chest 111(4):1146, 1997.
100. Coats, AJ: Heart failure: What causes symptoms of heart failure? Heart 86(5):578, 2001.
101. Bittner, V, et al: Prediction of mortality and morbidity with a 60-minute walk test in patients with left ventricular dysfunction. JAMA 270(14):1702, 1993.
102. Maehara, A, et al: Morphologic and angiographic features of coronary plaque rupture detected by intravascular ultrasound. J Am Coll Cardiol 40(5):904, 2002.
103. US Department of Health and Human Services: Effects of Cardiac Rehabilitation Exercise Training. Clinical Practice Guidelines, Cardiac Rehabilitation, AHCPR No. 17, publication No. 96-0672, October 1995.
104. Cardiopulmonary exercise testing in the clinical evaluation of patients with heart and lung disease. Circulation 123:668–680, 2011.
105. Levine, SA, and Lown, B: Armchair treatment of acute coronary thrombosis. JAMA 1948:1356, 1952.
106. ACCF/AHA/AMA-PCPI 2011 performance measures for adults with coronary artery disease and hypertension: A report of the American College of Cardiology Foundation/American Heart Association Task Force on Performance Measures and the American Medical Association–Physician Consortium for Performance Improvement. J Am Coll Cardiol 58:316–336, 2011.
107. American Association of Cardiovascular and Pulmonary Rehabilitation: Patient education, psychological issues and outcomes. In Guidelines for Cardiac Rehabilitation Programs, AACVPR ed 2. Human Kinetics, Champaign, IL, 1995.
108. McCartney, N: Role of resistance training in heart disease. Med Sci Sports Exerc S396, 1998.
109. Beniamini, Y, et al: Effects of high intensity strength training on quality of life parameters in cardiac rehabilitation patients. Am J Cardiol 841, 1997.
110. American Association of Cardiovascular and Pulmonary Rehabilitation: Graded exercise testing, exercise prescription, and resistance training. In Guidelines for Cardiac Rehabilitation Programs, AACVPR, ed 4. Human Kinetics, Champaign, IL, 2004.
111. American College of Sports Medicine: General principles of exercise prescription. In ACSM's Guidelines for Exercise Testing and Prescription, ed 6. Lippincott Williams & Wilkins, Philadelphia, 2000.
112. Fletcher, GF, et al: Exercise standards for testing and training: A statement for healthcare professionals from the American Heart Association. Circulation 104(14):1694, 2001.
113. Rossi, P: Physical training in patients with congestive heart failure. Chest 101(5 Suppl):350S, 1992.
114. Afzal, A, et al: Exercise training in heart failure. Prog Cardiovasc Dis 41:175, 1998.
115. Piepoli, MF, et al: Exercise training meta-analysis of trials in patients with chronic heart failure (exTraMATCH). Br Med J 328(7433):189, 2004.
116. Kokkinos, PF, et al: Chronic heart failure and exercise. Am Heart J 140(1):21, 2000.
117. Wielenga, RP: Safety and effects of physical training in chronic heart failure: Results of the chronic heart failure and graded exercise study (CHANGE). Eur Heart J 20:872, 1999.
118. Dubach, D, et al: Hemodynamic response to training in CHF. JACC 29(7):1591, 1997.
119. Piepoli, M: Experience from controlled trials of physical training in chronic heart failure. Eur Heart J 19:466, 1998.
120. Coats, A, et al: Controlled trial of physical training in chronic heart failure: Exercise performance, hemodynamics, ventilation and autonomic function. Circulation 85:2119, 1992.
121. Giannuzzi, P, et al: Attenuation of unfavorable remodeling by exercise training in postinfarction patients with left ventricular dysfunction: Results of the Exercise in Left Ventricular Dysfunction (ELVD) trial. Circulation 96:790, 1997.
122. Willenheimer, R, et al: Exercise training in heart failure improves quality of life and exercise capacity. Eur Heart J 774, 1998.
123. Kelvie, RS, et al: Effects of exercise training in patients with heart failure: The Exercise Rehabilitation Trial (EXERT). Am Heart J 144:23, 2002.
124. Hambrecht, R, et al: Effects of exercise training on left ventricular function and peripheral resistance in patients with chronic heart failure: A randomized trial. JAMA 283(23):3095, 2000.
125. Tyni-Lenne, R, et al: Improved quality of life in chronic heart failure patients following local endurance training with leg muscles. J Card Fail 2:111, 1996.
126. Johnson, PH, et al: A randomized controlled trial of inspiratory muscle training in stable chronic heart failure. Eur Heart J 19:1249, 1998.
127. Balady, GJ: Exercise training in the treatment of heart failure: What is achieved and how? Ann Med 30(Suppl 1):61, 1998.
128. Cahalin, LP: Heart failure. Phys Ther 76:516, 1996.
129. Schlant, RC, and Sonnenblick, EH: Pathophysiology of heart failure. In Alexander, RW, Schlant, RC, and Fuster, V (eds): Hurst's The Heart, ed 9. McGraw-Hill, New York, 1998.
130. van Tol, BAF, et al: Effects of exercise training on cardiac performance, exercise capacity and quality of life in patients with heart failure: A meta-analysis. Eur J Heart Failure 8(8):841–850, 2006.
131. Smart, N, and Marwick, TH: Exercise training for patients with heart failure: A systematic review of factors that improve mortality and morbidity. Am J Med 116(10):693–706, 2004.
132. Adamopoulos, S, et al: Physical training modulates proinflammatory cytokines and the soluble Fas/soluble Fas ligand system in patients with chronic heart failure. J Am Coll Cardiol 39:653–663, 2002.
133. Barlow, CW, et al: Effect of physical training on exercise-induced hyperkalemia in chronic heart failure. Relation with ventilation and catecholamines. Circulation 89:1144–1152, 1994.

134. Delagardelle, C, et al: Strength/endurance training versus endurance training in congestive heart failure. Med Sci Sports Exerc 34:1868–1872, 2002.
135. Harris, S, et al: A randomized study of home-based electrical stimulation of the legs and conventional bicycle exercise training for patients with chronic heart failure. Eur Heart J 24:871–878, 2003.
136. Kemppainen, J, et al: Insulin signalling and resistance in patients with chronic heart failure. J Physiol 550:305–315, 2003.
137. Stolen, KQ, et al: Exercise training improves biventricular oxidative metabolism and left ventricular efficiency in patients with dilated cardiomyopathy. J Am Coll Cardiol 41:460–467, 2003.
138. Malfatto, G, et al: Recovery of cardiac autonomic responsiveness with low-intensity physical training in patients with chronic heart failure. Eur J Heart Fail 4:159–166, 2002.
139. Radzewitz, A, et al: Exercise and muscle strength training and their effect on quality of life in patients with chronic heart failure. Eur J Heart Fail 4:627–634, 2002.
140. Santoro, C, et al: Exercise training alters skeletal muscle mitochondrial morphometry in heart failure patients. J Cardiovasc Risk 9:377–381, 2002.
141. Vibarel, N, et al: Effect of aerobic exercise training on inspiratory muscle performance and dyspnoea in patients with chronic heart failure. Eur J Heart Fail 4:745–751, 2002.
142. McKelvie, RS, et al: Comparison of hemodynamic responses to cycling and resistance exercises in congestive heart failure secondary to ischemic cardiomyopathy. Am J Cardiol 76:977, 1995.
143. Braith, R, and Beck, D: Resistance exercise: Training adaptations and developing a safe exercise prescription. Heart Failure Rev 13(1):69–79, 2008.
144. Mancini, DM, et al: The sensation of dyspnea during exercise is not determined by the work of breathing in patients with heart failure. J Am Coll Cardiol 28(2):391, 1996.
145. Bernardi, L, et al: Effect of breathing rate on oxygen saturation and exercise performance in chronic heart failure. Lancet 351(9112):1308, 1998.
146. Winkelmann, ER, et al: Addition of inspiratory muscle training to aerobic exercise training improves cardiorespiratory responses in patients with heart failure and inspiratory muscle weakness. Am Heart J 158(5):768e1; 2009.
147. Manacini, DM, et al: Benefits of selective respiratory muscle training on exercise capacity in patients with chronic heart failure. Circulation 91(2):320, 1995.
148. McParland, C, et al: Inspiratory muscle weakness and dyspnea in congestive heart failure. Am Rev Respir Dis 146(2):467, 1992.
149. US Department of Health and Human Services: Clinical Practice Guideline, Number 11, Heart Failure: Management of Patients with Left Ventricular Systolic Dysfunction. AHCPR Publication No. 94-0613, 1994.
150. Burg, MM, et al: Presurgical depression predicts medical morbidity 6 months after coronary artery bypass graft surgery. Psychosom Med 65(1):111, 2003.
151. Burg, MM, et al: Depressive symptoms and mortality two years after coronary artery bypass graft surgery (CABG) in men. Psychosom Med 65(4):508, 2003.
152. Blumenthal, JA, et al: Depression as a risk factor for mortality after coronary artery bypass surgery. Lancet 362(9384):604, 2003.
153. Ai, AL, et al: Psychological recovery from coronary artery bypass graft surgery: The use of complementary therapies. J Altern Complement Med 3(4):343, 1997.
154. McKhann, GM, et al: Depression and cognitive decline after coronary artery bypass grafting. Lancet 349(9061):1282, 1997.
155. Pirraglia, PA, et al: Depressive symptomatology in coronary artery bypass graft surgery patients. Int J Geriatr Psychiatry 14(8):668, 1999.
156. Lindquist, R, et al: Comparison of health-related quality-of-life outcomes of men and women after coronary artery bypass surgery through 1 year: Findings from the POST CABG Biobehavioral Study. Am Heart J 146(6):935, 2003.
157. Westin, L, et al: Differences in quality of life in men and women with ischemic heart disease: A prospective controlled study. Scand Cardiovasc J 33(3):160, 1999.
158. Phillips, BB, et al: Female gender is associated with impaired quality of life 1 year after coronary artery bypass surgery. Psychosom Med 65(6):944, 2003.

Apêndice 13.A
Recursos da internet para profissionais da saúde, familiares e pacientes com doenças cardíacas

American Association of Cardiovascular and Pulmonary Rehabilitation
www.aacvpr.org

American Association of Physical Medicine and Rehabilitation
www.aapmr.org

American Heart Association
www.americanheart.org

Cardiac Rehabilitation
www.nhlbi.nih.gov/health/health-topics/topics/rehab/

Centers for Disease Control and Prevention
www.cdc.gov/heartdisease/

Heart Disease
www.nlm.nih.gov/medlineplus/heartdiseases.html

National Heart, Lung and Blood Institute
www.nhlbi.nih.gov/

World Health Organization
www.who.int/topics/cardiovascular_diseases/

CAPÍTULO 14

Distúrbios vasculares, linfáticos e tegumentares

Deborah Graffis Kelly, PT, DPT, MSEd

SUMÁRIO

Resumo do capítulo 647

Anatomia e fisiologia dos sistemas vascular, linfático e tegumentar 647
Sistema vascular 647
Sistema linfático 648
Sistema tegumentar 648

Fisiologia das feridas 649
Cicatrização normal de feridas 649
Cicatrização anormal de feridas e a ferida crônica 654

Distúrbios vasculares, linfáticos e tegumentares 656
Insuficiência arterial e ulceração 656
Insuficiência venosa e ulceração 658
Linfedema 659
Úlceras de pressão 661
Neuropatia 663

Exame e avaliação 665
Exame 665
Avaliação 674

Intervenção 675
Coordenação, comunicação e documentação 675
Orientação do paciente 675
Intervenções procedimentais 676
Curativos 689
Drenagem linfática manual 693
Terapia de compressão 694
Posicionamento 699
Dispositivos de redistribuição de pressão 699
Exercício 700
Ortótica 700
Tratamento de cicatrizes 701

Resumo 702

OBJETIVOS DE APRENDIZAGEM

1. Conhecer os conceitos básicos sobre a anatomia, a fisiologia e a fisiopatologia dos sistemas vascular, linfático e tegumentar.
2. Descrever a fisiologia das feridas e sua relação com o processo de cicatrização normal e anormal.
3. Reconhecer as características e os fatores de risco dos distúrbios comuns dos sistemas vascular, linfático e tegumentar.
4. Identificar os componentes de um exame abrangente do paciente com um distúrbio relacionado aos sistemas vascular, linfático e/ou tegumentar.
5. Analisar e integrar os dados do exame da ferida para realizar a avaliação fisioterapêutica.
6. Interpretar o fundamento lógico do tratamento de feridas e cuidados com a pele, com especial atenção à cicatrização de feridas úmidas, hidratação de úlceras arteriais, compressão de úlceras venosas, tratamento de linfedema e cuidados com os pés para o paciente diabético.
7. Elaborar um plano de cuidado adequado para uma pessoa com distúrbio vascular, linfático e/ou tegumentar.
8. Utilizar o exemplo de um estudo de caso e aplicar as habilidades de tomada de decisões clínicas para elaborar um plano de cuidado avançado de feridas.

Pacientes e clientes com distúrbios dos sistemas vascular, linfático e tegumentar apresentam promas de saúde complexos e geralmente inter-relacionados que precisam ser reconhecidos antes que ocorra a cicatrização. Nos últimos anos, as opções de intervenção se ampliaram significativamente, oferecendo ao fisioterapeuta tratamentos clínicos desafiadores e recompensadores para os clientes. Este capítulo oferece material de base para decisões clínicas sensatas. Embora inter-relacionados, os sistemas abordados possuem características e funções únicas. Este capítulo facilita o entendimento dos sistemas individualmente e ilustra como esses sistemas estão complexa e essencialmente relacionados. Os elementos do exame e as estratégias de intervenção para todos os distúrbios são combinados de modo a garantir que condições sobrepostas como sinais, sintomas, deficiências e limitações às atividades sejam contempladas e abordadas no plano de cuidado (PDC). Neste texto, as informações sobre lesões térmicas são complementares e suplementares às informações contidas neste capítulo (ver Cap. 24).

Anatomia e fisiologia dos sistemas vascular, linfático e tegumentar

No mundo microscópico da circulação, os vasos sanguíneos e linfáticos permeiam a maioria dos tecidos, transportando oxigênio e nutrientes enquanto removem dióxido de carbono e resíduos. Nem todo os vasos envolvidos são os "grandes tubos" geralmente associados ao sistema circulatório. Os vasos capilares se entrelaçam na maioria dos tecidos do corpo, em torno das fibras musculares, pelos tecidos conjuntivos e abaixo da membrana basal do epitélio.[1] Como as artérias e veias são demasiadamente grandes e espessas para permitir a difusão entre a corrente sanguínea e os tecidos circundantes, uma delicada rede de capilares sanguíneos e linfáticos controla toda a troca química e gasosa entre o sangue, o líquido intersticial e a linfa.[1] No sistema normal, os mecanismos homeostáticos ajustam o fluxo sanguíneo pelas paredes capilares de modo a atender às necessidades dos tecidos periféricos. Todo ano, revelam-se novas informações capazes de elucidar melhor as complexidades do sistema circulatório e a sua forma de interação com os demais sistemas do corpo. É importante que se tenha um claro entendimento sobre os delicados vasos que transportam sangue para os tecidos periféricos e os processos normais lá ocorridos para entender os distúrbios abordados mais adiante neste capítulo.

Sistema vascular

Arterial

As artérias carregam o sangue rico e oxigenado a partir do coração, ramificando-se em seções com diâmetros menores chamadas arteríolas, até chegar aos capilares. As artérias possuem paredes formadas por três camadas que lhes conferem força e elasticidade. Em geral, as paredes das artérias são mais espessas do que as paredes das veias em razão da necessidade de suportar as fortes pressões do fluxo sanguíneo geradas pelo coração. As artérias são fortes e duráveis, capazes de manter a sua forma cilíndrica quando esticadas. O movimento do sangue pelas artérias depende da função cardíaca. As artérias têm a capacidade de mudar de diâmetro quando o volume de sangue que as atravessa muda. Elas podem mudar de diâmetro também quando a divisão simpática do sistema nervoso autonômico (SNA) é desencadeada, por contração (*vasoconstrição*) ou relaxamento (*vasodilatação*). Dadas as suas capacidades contráteis, as artérias não necessitam de válvulas para efetuar o fluxo sanguíneo. Esses termos e conceitos serão importantes quando o capítulo abordar tópicos como doença vascular periférica, fluxo sanguíneo e cicatrização de feridas.

Venoso

As veias devolvem ao coração o sangue desoxigenado proveniente dos tecidos e órgãos. No início do sistema venoso, os capilares sanguíneos superficiais depositam nas **vênulas** o sangue que será transportado para as veias médias (aproximadamente do tamanho das artérias musculares). As veias superficiais correm acima da fáscia dos músculos. As veias profundas correm abaixo da fáscia. As veias perfurantes correm entre as veias superficiais e profundas, penetrando na fáscia para conectar os vasos superficiais e profundos. As veias também possuem paredes de três camadas, mas não precisam ser tão musculares ou elásticas quanto as artérias porque a pressão do sangue nas veias é mais baixa do que nas artérias. As paredes venosas são tão finas que não conseguem manter a sua forma em condições de estresse, colapsando ou rompendo-se quando esticadas. À medida que o sangue se desloca pelas regiões mais periféricas do corpo (o sistema vascular periférico), das artérias para as veias, a pressão sanguínea diminui. A pressão do sangue nas veias médias é tão baixa que não consegue opor resistência à força da gravidade sem assistência estrutural.[1] Nos membros, as veias médias contêm *válvulas* que se projetam a partir das paredes internas das veias, apontando na direção do fluxo sanguíneo. Em condições normais, as válvulas permitem que o sangue flua em uma única direção, evitando o refluxo sanguíneo. Quando as válvulas estão funcionando normalmente, qualquer movimento que comprima ou tracione uma veia ajuda a empurrar o sangue em direção ao coração. A contração dos músculos esqueléticos comprime o sangue venoso em direção ao coração. O ato de caminhar ajuda a esvaziar as veias e movimentar o sangue dos membros inferiores (MMII). Quando as paredes das veias se enfraquecem, ou se dilatam, as válvulas não conseguem funcionar corretamente e o sangue se acumula nas veias. As veias acabam por se distender, resultando na formação de veias varicosas. Uma falha no fechamento de uma ou mais válvulas produz uma condição conhecida como **refluxo venoso**. Esses termos e conceitos serão importantes quando o capítulo abordar tópicos como doença venosa crônica e inchaço dos membros inferiores.

Sistema linfático

Embora paralelo e funcionando de forma conjugada com o sistema venoso, o sistema linfático é distinto e único. Em razão de suas muitas funções e localidades difusas por todo o corpo, os anatomistas abordam o tema do sistema linfático juntamente com os sistemas imunológico, circulatório e tegumentar. O sistema linfático tem por funções básicas proteger o corpo contra infecções e doenças por meio da resposta imune e facilitar a movimentação dos fluidos entre a corrente sanguínea e o interstício, removendo o excesso de líquidos, resíduos do sangue e moléculas de proteína durante esse processo de troca de fluidos. Os *vasos linfáticos* localizam-se em todas as partes do corpo, exceto no sistema nervoso central (SNC) e na córnea.[2] O sistema linfático contém vasos linfáticos (superficiais, intermediários e profundos); linfa; e tecidos e órgãos linfáticos (linfonodos, tonsilas, baço, timo e ducto torácico).

A linfa é inicialmente absorvida no nível capilar, depois canalizada por meio de pequenos vasos chamados *pré-coletores* e, por fim, capturada pelos vasos valvulados maiores, chamados *coletores*. Os coletores possuem propriedades contráteis, músculos lisos e válvulas. Os vasos linfáticos são ainda mais finos e têm mais probabilidade de colapsar sob pressão do que as veias.[2-4] A linfa desloca-se pelo corpo por meio de diversos mecanismos. Superficialmente, o processo de difusão e filtração movimenta a linfa. Abaixo da derme, contrações intrínsecas determinam a propulsão da linfa no interior dos coletores mais profundos. A força geradora da contração dos vasos linfáticos não provém do coração, mas sim dos *linfangions,* pequenos segmentos com função pulsátil no interior dos vasos linfáticos maiores. A literatura especializada clássica contém informações sobre o fluxo linfático.[4-8] A literatura mais nova indica que os cientistas continuam a explorar o complexo mundo dos vasos linfáticos.[9,10] O corpo humano é maravilhosamente equipado para gerar uma série de estímulos que produzem impacto na contração dos linfangions:

- *Estimulação dos nervos* parassimpáticos, simpáticos e sensoriais.
- *Contrações dos músculos* adjacentes a um vaso.
- *Pulsação das artérias* adjacentes a um vaso linfático (até mesmo as arteríolas pré-capilares têm pulsação).
- Mudanças de pressão que ocorrem nas cavidades abdominal e torácica durante a *respiração*.
- *Mudanças de volume* no interior de cada linfangion (os receptores internos respondem à tensão e desencadeiam uma contração).
- A *estimulação mecânica leve* do tecido dérmico aumenta a frequência das contrações dos linfangions.

O excesso de linfa é transportado pelo ducto torácico e esvaziado nos ângulos venosos dos troncos esquerdo e direito da veia jugular. Em condições normais, o fluxo linfático não sofre os efeitos adversos da gravidade. Em condições anormais, o sistema linfático pode apresentar um acúmulo excessivo de linfa associado à gravidade, especialmente nos membros inferiores.

Sistema tegumentar

Também conhecido como órgão, o sistema tegumentar é o sistema do corpo observado e tocado com mais frequência por um fisioterapeuta. O sistema tegumentar tem uma relação funcional com muitos outros sistemas do corpo. A saúde desse sistema depende das funções normais dos capilares arteriais, venosos e linfáticos (circulação dérmica). Uma análise completa das funções da pele ilustra a importância até mesmo de uma pequena área de lesão desse órgão. O debate sobre a anatomia cutânea apresentado neste livro, com o auxílio de diagramas, complementa a visão geral aqui contida (ver Cap. 24). A *epiderme* é avascular e resistente à água. Ela oferece proteção contra infecções, abrasão e substâncias químicas, e auxilia na regulação, retenção e dissipação de calor. Os melanócitos, presentes nessa camada, determinam a cor da pele e oferecem proteção contra a radiação ultravioleta. A epiderme regenera-se rapidamente, permitindo que as pessoas se curem depressa sob condições normais. A *derme* é 20 a 30 vezes mais espessa do que a epiderme e contém vasos sanguíneos e linfáticos, nervos e terminações nervosas e neurônios sensoriais que, juntos, suprem a epiderme. A derme contém também folículos, glândulas sudoríparas e sebáceas e unhas. Todos esses elementos projetam-se por meio da epiderme para a superfície da pele. Esses apêndices constituem uma fonte profunda de células epiteliais, necessárias para a recomposição de uma ferida durante a cicatrização. Esse conteúdo da derme é circundado e sustentado pelo colágeno, pela elastina e pela substância intercelular, que oferecem estrutura, força, flexibilidade e elasticidade. A *hipoderme* (também conhecida como camada *subcutânea*) não faz parte do tegumento, mas é importante para a estabilização da pele que recobre os músculos esqueléticos e os órgãos; consiste em tecido conjuntivo e células adiposas e oferece isolamento e proteção às estruturas subjacentes. A hipoderme desempenha um papel importante na prevenção das **úlceras de pressão**, especialmente sobre os túberes isquiáticos e os grandes trocanteres.

Quando o tegumento é lesionado, alguns ou todos os componentes do tegumento são comprometidos, resultando em muitas sequelas possíveis, como lubrificação reduzida, perda de elasticidade, maior formação de cicatrizes, perda da **força tênsil**, menor capacidade de resistência a infecções e aumento ou diminuição da sensibilidade.

Fisiologia das feridas

Cicatrização normal de feridas

No corpo humano, processa-se uma sofisticada sequência de eventos destinados a garantir a cicatrização das feridas quando ocorre uma lesão. Nos **líquidos endógenos** do corpo, toda célula e todo mediador químico é programado e está pronto para agir quando necessário. Em condições normais, o corpo é capaz de autocicatrizar-se.

Fase da cicatrização

O clássico modelo das fases sobrepostas da cicatrização de feridas descreve um processo contínuo constituído de fases não totalmente distintas. Neste capítulo, o modelo é utilizado para chamar atenção para o processo normal e servir de orientação para o que se pode esperar em condições normais de cicatrização. O número de dias para a conclusão de cada fase varia de acordo com fatores como idade, tamanho da ferida, comorbidades, trauma contínuo, nutrição, fluxo sanguíneo, medicamentos, estresse e infecção. O processo de correção é o mesmo para todas as feridas, mas a sequência é muito mais rápida em feridas mais rasas com menos perda tecidual. Em todas as fases de cicatrização, os tecidos feridos lutam para alcançar a homeostasia. As palavras em itálico que se seguem enfatizam conceitos importantes.

Inflamação (fase I)

- Reação *normal* do sistema imunológico às lesões.
- *Atividade central* na cicatrização de feridas.
- Correção temporária iniciada pela coagulação (fatores de coagulação, plaquetas) e fluxo sanguíneo *reduzido em curto prazo*.
- Ocorrência de necrose depois que as células são lesionadas ou destruídas.
- Redução do ritmo de disseminação de patógenos: os *debris* e as bactérias são atacados por um grande número de células. Se a ferida for aguda, é de se esperar a presença de edema no entorno da ferida, **eritema** e drenagem.[11] O eventual líquido acumulado no local da lesão é denominado **pus**.
- O oxigênio é fornecido pelo aumento do fluxo sanguíneo para manter as células fagocíticas vivas e em funcionamento.
- Uma ferida limpa facilita a correção permanente, *preparando o terreno* para a fase seguinte da cicatrização; são emitidos sinais de que a reepitelização pode começar.
- Prazo: do dia da lesão ao 10° dia.
- A *taxa* de desenvolvimento do processo inflamatório é afetada pelo tamanho da ferida, pelo suprimento sanguíneo, pela disponibilidade de nutrientes e pelo ambiente extrínseco.
- A interrupção ou o retardo dessa fase *pode resultar em uma inflamação crônica* com duração de meses a anos (ver seção intitulada Cicatrização Anormal de Feridas e Feridas Crônicas).

Proliferação (fase II)

- O *tecido novo* preenche a ferida à medida que os **fibroblastos** secretam colágeno.
- A reepitalização e/ou contração restaura a integridade da pele (ver discussão a seguir).
- Ocorrência de **angiogênese**: crescimento de novos vasos sanguíneos a partir das células endoteliais, os frágeis brotos capilares invadem o leito da ferida; a formação de tecido novo avermelhado de superfície ligeiramente irregular se chama tecido de granulação.
- As células epiteliais diferenciam-se em colágeno do tipo I. Ocorre *síntese do colágeno*, mas o novo tecido cicatricial resultante desse processo é frágil e deve ser protegido; a ocorrência de trauma durante essa fase pode fazer com que a ferida retorne ao processo inflamatório.
- Prazo: do 3° ao 20° dia após a lesão, aproximadamente.
- A *taxa* de proliferação é afetada pelo tamanho da ferida, pelo suprimento sanguíneo, pela disponibilidade de nutrientes e pelo ambiente extrínseco.
- A interrupção ou o retardo dessa fase pode resultar em uma ferida crônica.

Maturação/remodelação (fase III)

- A maturação ou remodelação do novo tecido começa durante a formação do tecido de granulação na fase anterior (proliferativa).
- As células epiteliais continuam a diferenciar-se em colágeno do tipo I.
- A nova pele possui uma *força tênsil* equivalente a 15% do normal. O tecido cicatricial está se reconstruindo, mas na melhor das hipóteses, alcança 80% da força tênsil original.
- O tecido de granulação é substituído por um tecido *menos vascular*.

- Nas feridas profundas, os apêndices dérmicos raramente são corrigidos (folículos pilosos, glândulas sebáceas e sudoríparas, nervos); em vez disso, são substituídos por *tecido fibroso*.
- Com o tempo, o tecido cicatricial alcança a maturação, passando de vermelho a cor de rosa e, por fim, branco, e de uma estrutura elevada e rígida a uma estrutura plana e flexível.
- Prazo: aproximadamente do 9º dia até 2 anos após a lesão.
- A *taxa* de *maturação/remodelação* é afetada pelo tamanho da ferida, pelo suprimento sanguíneo, pela disponibilidade de nutrientes e pelo ambiente extrínseco.

O papel do oxigênio na cicatrização de feridas

O oxigênio alcança o leito da ferida pelo fluxo sanguíneo para a área. A necessidade de oxigênio para sustentar a vida é evidente, não apenas no nível sistêmico, mas também no nível celular da fisiologia humana. A maioria das células presentes no ambiente da ferida possui uma enzima que converte oxigênio em uma forma que permite que a célula sustente a cicatrização da ferida.[12] A contração da ferida, a deposição de colágeno, a angiogênese e a granulação são exemplos de etapas de cicatrização de feridas sustentadas pelo oxigênio. A oxigenação do tecido da ferida é um sensível indicador do risco de infecção pós-operatória.[13] A redução da disponibilidade de oxigênio em uma ferida resulta em uma maior probabilidade de infecção. A perfusão da ferida pode ser limitada por diversas razões. Com a presença de edema e tecido necrótico, é mais difícil o oxigênio alcançar a ferida. Como a compressão pode reduzir o edema e o debridamento pode reduzir a presença de tecido necrótico, essas intervenções procedimentais são componentes importantes da maioria dos tratamentos de feridas. Salvo em caso de contraindicação em face de doença arterial, a compressão e o debridamento reduzem a obstrução à oxigenação da ferida. A vasoconstrição periférica também pode limitar a perfusão da ferida. Os problemas de vasoconstrição nem sempre apresentam melhora imediata. As intervenções que aumentam a perfusão das feridas e são adequadas para todos os pacientes incluem práticas como manter a área da ferida aquecida, evitar o tabagismo, manter o paciente hidratado e controlar a dor e a ansiedade. Estudos clínicos já demonstraram que a prática de manter o paciente aquecido com fornecimento de oxigênio suplementar reduz a taxa de incidência de infecção e o tempo de internação hospitalar.[14] A manutenção de melhores níveis de oxigênio no tecido da ferida por si só pode desencadear a cicatrização. Os níveis adequados de oxigênio melhoram também a eficácia dos fatores de crescimento e de uma série de outras células que necessitam de oxigenação para manter sua função. O fornecimento de oxigênio exógeno será objeto de discussão mais adiante neste capítulo, na seção sobre Intervenção. O estado nutricional do paciente, como veremos a seguir, também afeta a oxigenação, dada a necessidade de hemoglobina, ferro, vitamina B_{12} e ácido fólico para permitir que os glóbulos vermelhos transportem oxigênio para os tecidos que se encontram em fase de cicatrização.

O papel da umidade na cicatrização de feridas

Antigamente, o tratamento de feridas tinha por objetivo criar e manter uma ferida seca, utilizando lâmpadas de infravermelho e curativos secos, deixando-a exposta ao ar. O tratamento moderno de feridas é baseado no conceito da criação e manutenção de um *ambiente úmido no leito da ferida* de modo a propiciar a sua cicatrização. Há mais de 50 anos, as pesquisas confirmaram que uma ferida seca cria um ambiente hostil para a cicatrização. A ferida seca permite a formação de crosta e **escara**, o que inibe a migração das células epiteliais, fornece alimento para os patógenos e afeta o fluxo sanguíneo para o leito da ferida. A ferida seca permite também o resfriamento de sua superfície; sem uma barreira de proteção, a temperatura da superfície da ferida diminui e a cicatrização é mais lenta. A aderência da gaze ou de outras compressas secas ao leito da ferida pode traumatizar a região e causa dor ao paciente ao ser retirada. As bactérias entram com mais facilidade na ferida seca em razão da falta de uma barreira protetora. À medida que a ferida seca, são perdidos os ricos líquidos endógenos que contêm os elementos necessários para a cicatrização oportuna da ferida.

Profissionais especializados apontam que a hidratação adequada é um dos fatores externos mais importantes para a obtenção da melhor cicatrização possível.[15-18] As feridas normalmente são cobertas com um curativo oclusivo ou semioclusivo. Esse tipo de curativo é denominado também curativo retentor de umidade, porque retém os líquidos no leito da ferida. Existem muitos tipos e estilos de curativos que propiciam um ambiente úmido (ver abordagem mais detalhada na seção Curativos). A manutenção da umidade com um curativo oclusivo deve concentrar uma quantidade adequada de líquidos endógenos na região, preservando as células necessárias à cicatrização e mantendo-as em contato com o leito da ferida. Parte do líquido da ferida crônica pode conter substâncias capazes de retardar a cicatrização, razão pela qual é recomendável manter um equilíbrio entre a umidade e a remoção do exsudato.[19] A umidade amolece a crosta da ferida e a escara; nas condições corretas, as enzimas do próprio corpo dissolvem a escara em um processo chamado **debridamento autolítico**. Os curativos oclusivos mantêm a temperatura adequada na superfície da ferida de modo a evitar atrasos na cicatrização e proteger a superfície da ferida contra traumas, ação de bactérias e outros contaminantes. A limpeza da ferida é facilitada durante o debridamento autolítico, evitando a formação de mais úlceras de pressão na pele da área em torno da ferida.

Os princípios básicos da cicatrização da ferida úmida incluem a prática de cobrir a ferida com uma barreira (curativo oclusivo) que preserve a hidratação adequada; limitar a perda de líquido da superfície da ferida enquanto o curativo está colocado; permitir a troca gasosa; manter a integridade da área em torno da ferida; controlar a **exsudação** pesada; e remover o curativo quando o exsudato começa a vazar pelas bordas.

Por muito tempo, acreditou-se que curativos oclusivos não deveriam ser aplicados sobre feridas infectadas, pois bactérias cativas poderiam se multiplicar. Estudos atuais vêm encontrando evidências de que o oposto pode ser verdadeiro.[20-22] Uma vez que nas feridas agudas, e em algumas feridas crônicas, os líquidos endógenos contêm elementos químicos antibacterianos, evidências de colônias de bactérias na ferida não excluem automaticamente o uso de curativos oclusivos. Curativos especialmente selecionados, como hidrocoloides, são uma boa escolha nessa situação.

Com o uso de um antibiótico sistêmico e o rigoroso monitoramento dos sinais de mudança dos sintomas do paciente, os profissionais da saúde podem utilizar curativos oclusivos ou retentores de umidade sobre alguns tipos de ferida infectada. O uso dessa técnica de curativo pode se ampliar se as evidências continuarem a crescer. Enquanto isso, seguem as pesquisas sobre o conteúdo do exsudato das feridas crônicas e o seu poder de eliminar os fatores de crescimento e prolongar a fase inflamatória de cicatrização das feridas. As informações nesse nível orientarão o uso dos curativos oclusivos no contexto da cicatrização de feridas crônicas.[23]

Apesar de haver meio século de pesquisas destinadas a respaldar os conceitos de cicatrização de feridas úmidas, ainda existem profissionais que ignoram as evidências e utilizam métodos obsoletos de tratamento de feridas. Os profissionais da saúde devem procurar orientar os pacientes, as famílias e todos os membros de sua equipe sobre os conceitos adequados de tratamento de feridas.

O papel da nutrição na cicatrização de feridas

É fato que o estado nutricional pode ter um impacto significativo na cicatrização das feridas. A ingestão proteica adequada é necessária para a síntese do colágeno, bem como para a formação de novos vasos sanguíneos e tecido muscular. A literatura especializada está repleta de informações sobre questões nutricionais importantes, como a função de nutrientes específicos na cicatrização das feridas, a maneira como um estado nutricional insatisfatório pode retardar a cicatrização das feridas, o uso de intervenções farmacológicas especiais e as vias de suporte nutricional adequadas (enteral e parenteral).[24-32]

O estado nutricional das populações especiais, como crianças com necessidades especiais de assistência médica, deve ser abordado pela interação interdisciplinar. Os pacientes pediátricos que se encontram sob cuidados médicos prolongados, que estão se recuperando de uma cirurgia, ou que apresentam feridas, queimaduras ou traumatismo correm o risco de contrair úlceras de pressão.[33] Assim como nos adultos, a ingestão proteica adequada é essencial para que a cicatrização ocorra no tempo normal. Outra população de pacientes que suscita preocupação são os idosos, cujos tecidos são frágeis e cujo sistema imunológico é facilmente comprometido. A nutrição desempenha um papel importante na prevenção e no tratamento das úlceras de pressão também nessa população.[34]

A presença de nutrientes como ferro, vitamina B_{12} e ácido fólico (essencial para que os glóbulos vermelhos possam fornecer oxigênio aos tecidos), vitamina C e zinco (essenciais para o reparo tecidual), vitamina A (essencial para estimular o cruzamento do colágeno) e arginina (melhora a cicatrização e a função imunológica), é fundamental para a cicatrização das feridas.[35,36] A alta ingestão proteica fornece os aminoácidos necessários para a formação de novos tecidos. As necessidades proteicas e calóricas variam de acordo com o tamanho da ferida e a condição médica do paciente. O que ainda falta ser definido são as diretrizes sobre os níveis de energia, ou os nutrientes necessários para a cicatrização de uma ferida. Em resposta às informações disponíveis e à necessidade de pesquisas mais aprofundadas, o suporte nutricional e metabólico de pacientes com doença aguda ou crônica está se revelando um importante ramo da medicina.

Como parte da equipe de tratamento de feridas, o fisioterapeuta contribui para os planos de suporte nutricional do paciente. Os médicos coletam dados pela análise de gráficos, da observação, do registro do histórico clínico do paciente e do uso de métodos de exame de ingestão alimentar.[37] Como a prática de exercícios, a hidratação e a melhora do apetite geralmente são fatores inter-relacionados, o fisioterapeuta deve prestar muita atenção ao nível de atividade, à força, ao condicionamento e a quaisquer problemas de mobilidade do paciente, incentivando, ao mesmo tempo, a ingestão de líquidos e nutrientes.

Características das feridas

Quanto às suas características, as feridas se definem como secas, úmidas ou granuladas, podendo ser definidas também de acordo com a sua etiologia, como diabéticas, vasculares ou traumáticas. As características da ferida descrevem a sua aparência física, mas geralmente fornecem pistas quanto à etiologia, fase de cicatrização e probabilidade de fechamento. As características das feridas podem fornecer informações valiosas necessárias para a tomada de decisões clínicas sensatas em relação ao tratamento. Por exemplo, o local da ferida pode alertar o profissional da saúde para a escolha de um determinado curativo, a mudança de posição do paciente ou a prescrição de um calçado ortótico. Quando descritas em documentos, as características da ferida podem indicar o progresso (ou a falta de progresso) em relação ao fechamento e à cicatrização da ferida. As características da ferida devem ser identificadas durante o exame inicial e depois monitoradas pelo menos semanalmente durante a fase de cicatrização. Dependendo da etiologia e da cronicidade da ferida, algumas características podem não se mostrar evidentes no exame inicial, podendo aparecer posteriormente como complicações do processo de cicatrização da ferida. Veja a seguir as características que devem ser monitoradas e documentadas durante as fases de cicatrização da ferida:

- *Localização:* local do corpo.
- *Tamanho:* profundidade, largura e comprimento.
- *Forma:* irregular ou distinta.
- *Bordas:* condição e forma das bordas da ferida, evidência de cicatrização prematura.
- *Tunelização, solapamento, tratos sinusais:* presença e profundidade.
- *Base:* características da base da ferida comparadas aos lados e às bordas:
  - Necrose, escara, crosta: quantidade, cor, textura, aderência ao leito da ferida.
  - Exsudato: quantidade, cor, odor.
  - Tecido de granulação: presença ou ausência, quantidade, localização.
  - Epitelização: presença ou ausência, prematura ou no tempo previsto.
  - Estruturas expostas: cor e condição do osso, tendão, ligamento.
- *Área em torno da ferida*: edema, endurecimento, **maceração**.
- Dor: embora não seja uma característica visível, é mensurável e significativa para a intervenção.
- Quantidade de bactérias: quantidade presente em uma ferida. É a chamada biocarga.

A biópsia quantitativa é o padrão-ouro para a obtenção do exame de cultura de uma ferida, mas não é utilizada universalmente em razão do custo, da falta de instalações laboratoriais e da dor para o paciente.[12] Em geral, utiliza-se o esfregaço de cultura como alternativa, porém esse é um procedimento limitado que detecta a presença de contaminação da superfície, mas não infecção tecidual. Parte da literatura apoia o esfregaço de cultura, quando utilizado de forma adequada, como um elemento adjunto no tratamento de feridas crônicas.[38] A intuição clínica também é importante para determinar a probabilidade de infecção.

O exame inclui dados sobre as características reunidas por métodos como observação, palpação, medição, fotografia e rastreamento. O profissional de saúde iniciante na equipe de tratamento de feridas deve ter em mente que essas habilidades exigem prática.

Fechamento de feridas

Primeira intenção

A cicatrização por primeira intenção ocorre quando o cirurgião fecha uma ferida unindo as suas bordas. A aproximação das bordas pode ocorrer com o uso de suturas, grampos, cola, enxertos cutâneos ou retalhos cutâneos. O Capítulo 24 contém mais informações sobre enxertos cutâneos. As feridas fechadas por primeira intenção ainda passam pelas fases de cicatrização da ferida, mas em menor escala. O principal mecanismo de cicatrização de feridas por primeira intenção é a deposição de tecido conjuntivo. Uma ferida fechada por primeira intenção e que mais tarde volta a se abrir em decorrência de maceração ou infecção abre-se pelo processo de *deiscência* (Fig. 14.1). Após a deiscência, quase sempre se deixa que o fechamento da ferida ocorra por segunda intenção.

Segunda intenção

A cicatrização por segunda intenção ocorre quando se deixa a ferida cicatrizar por si só. Os mecanismos de cicatrização por segunda intenção são a contração, a reepitelização ou uma combinação de ambas. As feridas mais profundas cicatrizam com a substituição do tecido lesionado pelo tecido cicatricial à medida que o colágeno preenche o leito da ferida.

Durante o processo de contração, o tecido existente migra, puxando as bordas da ferida para o seu centro. Esse processo não forma tecido novo. Simultaneamente, é possível que haja formação de tecido novo na ferida, mas não por contração. A contração ocorre quando os fatores de crescimento acionam os miofibroblastos para puxar as bordas da ferida para dentro. Os fatores de crescimento e os miofibroblastos podem ser influenciados positiva ou negativamente por fatores fisiológicos, como a quantidade de oxigênio e nutrientes disponível, e por fatores mecânicos, como a compressão externa e a forma da ferida. Embora a contração seja uma ocorrência normal em determinados tipos de cicatrização de feridas, se for demasiadamente rápida, pode produzir cicatrizes desfigurantes e prejudicar a função tecidual. Como existe um movimento centrípeto de toda a espessura da pele circundante, o alongamento do tecido pode não acompanhar o ritmo da contração, causan-

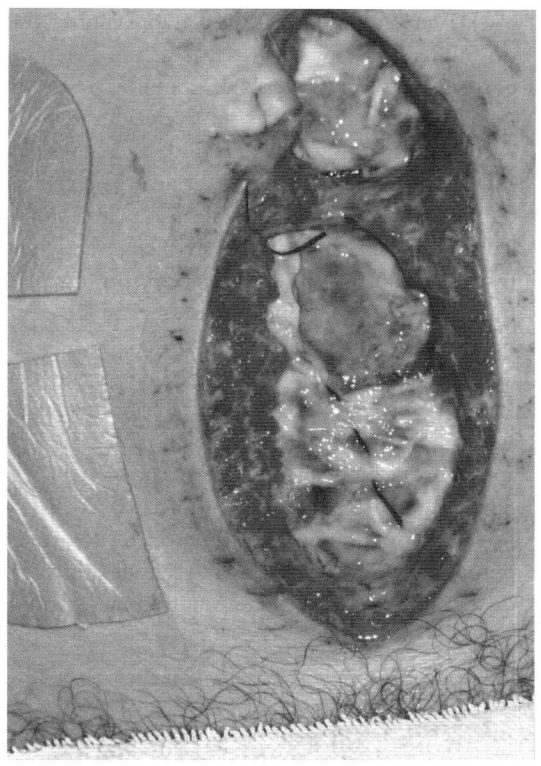

Figura 14.1 Deiscência da ferida após uma apendicectomia.

do deformidades funcionais e cosméticas significativas. Os médicos devem intervir aplicando tipos especiais de pressão aos tecidos, a fim de reduzir as forças de contração deformadoras (falaremos sobre o tratamento de cicatrizes mais adiante neste capítulo).

A epitelização é outra resposta utilizada pelo corpo para fechar uma ferida. Como vimos nas fases de cicatrização normal de feridas, os mediadores químicos emitem sinais para que a reepitelização tenha início na fase I (a fase inflamatória). A correção propriamente dita começa na fase II, quando o tecido novo se forma para recobrir a ferida. Os fatores de crescimento estimulam as células epiteliais especializadas, os *queratinócitos*, para que elas comecem a migrar das bordas da ferida em direção ao centro. Nas feridas de espessura parcial em que os apêndices dérmicos não tenham sido destruídos, as células migram também a partir dos folículos pilosos, das glândulas sebáceas e das glândulas sudoríparas. Na feridas menores e mais rasas, esse processo pode se desencadear apenas 12 horas após a formação da ferida. Nas feridas maiores, as células podem levar 10 ou mais dias para começar a migrar. Em uma ferida crônica, existem muitas razões para que esse processo não seja desencadeado ou sofra interrupção. (Ver discussão sobre cicatrização anormal de feridas e a ferida crônica.) Quando a pele nova recobre a ferida, a reepitelização cessa por inibição do contato.

Quando as células epiteliais se encontram no centro da ferida, a migração termina e as células param de se dividir. É o que se chama de *inibição de contato*. No momento da inibição de contato e/ou reepitelização, ocorre o *fechamento* da ferida. A *cicatrização* da ferida, no entanto, pode continuar por vários anos. Um grau significativo de intervenção se faz necessário ainda para sustentar satisfatoriamente a ferida durante a transição do estado "fechado" para o estado "cicatrizado". Eis alguns dos fatores que afetam a taxa de incidência e o tipo de fechamento por segunda intenção:

- *Forma da ferida:* a feridas lineares (cirúrgicas) contra-em-se mais rapidamente; as feridas circulares (úlceras de pressão) contraem-se de forma mais lenta.[39]
- *Profundidade da ferida:* em igualdade de circunstâncias, quanto mais rasa a ferida, mais rápido o fechamento.[40-63]
  - *Superficial* (perda da epiderme): o fechamento ocorre por reepitelização.
  - *Espessura parcial* (perda da epiderme e da derme): o fechamento ocorre basicamente por reepitelização, com o mínimo de contração.
  - *Espessura total* (perda de todas as camadas da epiderme, da derme e das estruturas mais profundas): o fechamento ocorre por contração e formação de cicatriz; entretanto, as células epiteliais migram das bordas da ferida para auxiliar no fechamento da ferida no caso de ambiente homeostático.
- *Localização da ferida:* as áreas sujeitas a menos pressão com mais perfusão (face) fecham-se de forma mais rápida do que aquelas sujeitas a mais pressão com menos perfusão (sacro, calcanhar).
- *Etiologia da ferida:* as feridas menos traumáticas (cirúrgicas) fecham-se mais rapidamente do que a maioria das feridas traumáticas (úlcera de pressão, queimadura).

À medida que as feridas mais profundas cicatrizam, o tecido preenche a ferida, mas o processo de reparo não substitui os músculos, o tecido adiposo ou a derme perdida por esses mesmos tipos de tecido. O tecido cicatricial formado basicamente de colágeno preenche a ferida. Como o tecido original não é substituído pelo mesmo tipo de tecido, uma ferida que se fecha e cicatriza não retorna ao seu estado anterior à formação da ferida. Esse conceito é especialmente importante para que se entenda a posição em relação ao estágio inverso das úlceras de pressão descrito na seção sobre Testes e Medições. É importante que se entenda esse conceito também ao planejar a proteção, o posicionamento, a orientação do paciente, o tipo de calçado e os programas de exercício para pessoas com todo tipo de ferida – feridas agudas, fechadas, cicatrizadas ou crônicas.

Terceira intenção

Também denominada *primária retardada*, esse tipo de fechamento ocorre quando se deixa que a ferida cicatrize por segunda intenção e depois se feche por primeira intenção como tratamento final. O retardo do fechamento primário normalmente se deve à presença de infecção.

Cicatrização anormal de feridas e a ferida crônica

Quando a sequência de eventos que ensejam a cicatrização normal não ocorre, produz-se uma ferida crônica. As características e causas das feridas crônicas variam em razão da natureza diversa das pessoas com feridas, os seus históricos médicos e a etiologia das feridas. Mesmo que a ferida crônica passe pelas fases clássicas de cicatrização das feridas, ela o faz de maneira anormal. As ações e reações vitais necessárias para a cicatrização da ferida são interrompidas, atrofiadas ou inexistentes na ferida crônica.

Embora as características da cicatrização anormal das feridas possam variar, os conceitos podem ser utilizados para ilustrar o insucesso de uma ferida em passar pelas fases de cicatrização no tempo normal. A apresentação que se segue concentra-se nos resultados da interrupção das fases clássicas de cicatrização das feridas:

- Inflamação (fase I): em caso de fluxo sanguíneo e fornecimento de oxigênio inadequados para sustentar a vida e a atividade celulares, as células podem não iniciar a sequência de reparo. Ocorre o acúmulo de *debris* e bactérias e os patógenos se espalham mais rapidamente. A biocarga é medida com base no parâmetro de 10^5 organismos/g de tecido, a definição clássica de infecção.
  - Sinais clínicos: pode haver elevação do nível de drenagem, mudança de cor ou odor, inchaço prolongado, escara/necrose decorrente de condições isquêmicas, maceração da área em torno da ferida, inflamação crônica, **tunelização**, **solapamento** e infecção se o sistema imunológico do hospedeiro não for capaz de resistir ao impacto da carga bacteriana.
- Proliferação (fase II): em caso de retardo da síntese de colágeno nessa fase, a integridade da pele ficará comprometida. Se houver retardo da angiogênese, não haverá miofibroblastos suficientes para iniciar a contração da ferida. A necessidade de oxigênio e nutrientes será muito alta e, sem esses elementos, as células disponíveis não conseguirão se reproduzir com rapidez, resultando no atraso da epitelização.
  - Sinais clínicos: os queratinócitos não migram porque o leito da ferida não está úmido, saudável, limpo e granulado. As células epiteliais podem tentar migrar das bordas da ferida, mas sem que o leito da ferida esteja preparado, elas se acumularão na borda, podendo migrar por cima dela e formar um beiço que se enrola para baixo. O tecido de granulação é inexistente, pálido ou se forma atrasado; o tecido novo é fraco e colapsa ou sangra com facilidade; a presença de tunelização, escara e maceração da área em torno da ferida pode ser evidente. A necrose, caso não tenha sido removida, atrasará a angiogênese. Eventuais mudanças no padrão de drenagem, cor, quantidade, odor ou inchaço residual podem ser indício de retorno ao estágio inflamatório.
- Maturação/remodelação (fase III): se a síntese e a lise do colágeno estiverem desequilibradas, o tecido enfraquecido entrará facilmente em colapso ou estará sujeito à rápida formação de cicatriz hipertrófica.
  - Sinais clínicos: a pele recém-formada colapsa com pouca provocação, e o tecido cicatricial se acumula dentro do contorno da ferida original (hipertrófica) ou além das margens da ferida original (queloide).

Infecção na cicatrização de feridas

A infecção de feridas é um problema significativo para qualquer pessoa. A biocarga produz mais impacto na cicatrização das feridas do que a maioria das condições médicas subjacentes.[11,44] A infecção pode tornar-se letal no caso de paciente idoso ou criticamente enfermo. Independentemente da condição da pessoa, a infecção da ferida é prejudicial para o seu fechamento e tempo de cicatrização. Identifica-se a verdadeira infecção se a presença de bactérias ou micro-organismos for superior a 10^5 por grama de tecido determinado por cultura quantitativa. Essa determinação somente é possível por meio de biópsia. Os esfregaços de superfície submetidos a cultura podem ou não ser conclusivos da presença real de infecção, considerando-se os muitos tipos de bactéria constantemente existentes na pele.

- Efeitos da infecção
  - Atividade celular ineficiente, metabolismo reduzido do colágeno, mediadores químicos ausentes ou diluídos, células ausentes ou confundidas pela falta de instruções dos mediadores químicos e presença de outras células; quando a biocarga é superior a 10^5 organismos/g de tecido, é possível que não ocorra epitelização[38]
  - Redução do oxigênio no leito da ferida; oxigênio insuficiente para sustentar a regeneração dos tecidos e auxiliar na prevenção de infecções
  - Maior taxa de incidência de necrose celular
  - O declínio geral dos sistemas do corpo contribui para o estresse das células especializadas
  - Risco de sepse da ferida, **osteomielite** e **gangrena**

- Sinais de possível infecção
  - Alteração da drenagem da ferida (quantidade, cor, odor)
  - Inchaço
  - Vermelhidão e calor na área em torno da ferida (menos óbvio em peles mais escuras)
  - Aumento da dor ou sensibilidade
  - Alteração da qualidade do tecido de granulação ou impossibilidade de produzir um tecido de boa qualidade (pode ser pálido, mole, entrar facilmente em colapso)
  - Ausência de qualquer contração mensurável da ferida no espaço de 2 a 4 semanas
  - Resultados da cultura tecidual/biópsia por punção superiores a 10^5 organismos/g de tecido
  - Febre, náusea, fadiga, perda de apetite

Os profissionais da saúde devem utilizar uma abordagem estruturada para identificar a presença de infecção clínica. A criteriosa detecção da presença de infecção pode ajudar a evitar o risco de uso excessivo de antibióticos.[45] A biópsia por punção é o padrão-ouro para a confirmação de infecção, mas o fisioterapeuta deve estar atento aos primeiros sinais de infecção: *calor, vermelhidão, inchaço, febre, mal-estar* e *perda de apetite*.

Fatores que contribuem para a cicatrização anormal de feridas

Os fatores ou gatilhos que podem contribuir para a cicatrização anormal das feridas são vários, mas podem ser classificados em categorias amplas para melhor compreensão. A maioria dos casos de cicatrização anormal de feridas é influenciada por fatores de todas as categorias. A intervenção de tratamento que aborda os fatores de uma determinada categoria e não das outras é incompleta.

Fatores intrínsecos

Fatores intrínsecos ou internos são condições presentes no corpo que podem contribuir para uma cicatrização anormal. Esses fatores estão relacionados basicamente à ferida e às áreas em torno da ferida, e incluem condições como hipoxemia decorrente de fluxo sanguíneo, fornecimento de oxigênio e envelhecimento cutâneo inadequados. À medida que o tegumento envelhece, o teor de umidade diminui, resultando no aumento da fragilidade e no retardo do tempo de regeneração que afetam o estrato córneo. As **cristas epiteliais alongadas** (*rete pegs*), ondulações entre as camadas de contato da epiderme e da derme, tornam-se menos funcionais com o aumento do risco de cisalhamento.

As alterações na derme incluem a diminuição da elasticidade, do colágeno e da produção de mastócitos, juntamente com uma redução da vascularidade e do número de receptores da dor. A gordura disponível na camada subcutânea começa a ser reabsorvida depois dos 70 anos de idade, levando a uma redução da proteção contra a pressão e o cisalhamento. Por fim, a doença subjacente acabará por afetar a cicatrização de feridas agudas ou crônicas. As condições mais comuns conhecidas por afetar a cicatrização são diabetes, câncer, insuficiências circulatórias, infecção pelo vírus da imunodeficiência humana e as doenças do tecido conjuntivo.

Fatores extrínsecos

Os fatores extrínsecos ou ambientais são as influências provenientes de fora do corpo. Os profissionais de saúde que cuidam de uma pessoa que apresenta uma ferida podem ser capazes de atenuar o impacto dos fatores extrínsecos no ambiente da ferida. Esses fatores incluem os efeitos da radioterapia ou da quimioterapia; incontinência urinária; medicação, tabagismo, drogas recreacionais e álcool (todos retardam ou eliminam as reações celulares necessárias à cicatrização); desidratação e desnutrição (ambas retardam o fornecimento de oxigênio aos tecidos da ferida); biocarga/infecção (a cicatrização é retardada pela presença de patógenos, tecido necrótico e granulomas); e estresse (os efeitos negativos do estresse podem comprometer a cicatrização).[42,46-51]

Fatores iatrogênicos

O termo **iatrogênico** denota qualquer lesão ou doença decorrente de cuidados médicos. Teoricamente, esses fatores estão sob o controle dos profissionais de saúde que cuidam do paciente e, consequentemente, são evitáveis. Alguns desses fatores são: tratamento insatisfatório de feridas, frequente ruptura da ferida por procedimentos inadequados de limpeza, uso de curativos e técnicas de curativo inadequadas, agentes tópicos citotóxicos que resultam em uma atividade celular ineficiente e falta de umidade que resulta na migração atrasada ou inexistente de queratinócitos. As frequentes trocas de curativo retardam a cicatrização por reduzir a temperatura da ferida. Uma ferida pode levar mais de 30 minutos para retornar à temperatura normal após uma troca de curativo. A infecção pode ser um fator iatrogênico quando causada por contaminação cruzada, pelo uso impróprio de luvas e outros dispositivos de proteção, pelo uso inadequado de técnica estéril e limpa, pela falta de lavagem adequada das mãos, pela falta de adesão aos procedimentos padrão de precaução e por técnica limpa ou estéril inadequada. Outros fatores iatrogênicos que contribuem para a cicatrização anormal de feridas são as lesões por cisalhamento (rupturas da pele) que ocorrem durante os procedimentos de transferência e reposicionamento do paciente, e em consequência de **isquemia** resultante da falta de alívio da pressão decorrente de cronogramas inadequados de mudança de decúbito ou da ausência ou inadequabilidade dos *dispositivos de redistribuição de pressão (PRD)*.

Complicações da cronicidade

Uma ferida crônica cria um problema de saúde sério e complexo para o paciente (Fig. 14.2). As feridas crônicas podem levar a complicações que incluem condições como comprometimento das funções e estruturas do corpo, restrições ao desempenho de atividades e à participação, necessidade de assistência domiciliar ou de auxílio para a realização de tarefas da vida diária, redução do nível de percepção em relação à qualidade de vida, depressão, infecção, desnutrição e perda de peso, esgotamento proteico, **fibrose** tecidual, perda de membros e morte. Todos os anos, mais de 5 milhões de americanos recebem tratamento para feridas crônicas a um custo de bilhões de dólares, o que torna esse tipo de ferida um dos desafios mais onerosos para o sistema de saúde.[52] Quando uma ferida crônica não cicatriza em decorrência de uma patologia subjacente, a cicatrização só ocorre depois que a causa é corrigida ou melhora. O profissional da reabilitação deve determinar os fatores que contribuem para a cicatrização anormal da ferida e depois desenvolver um PDC adequado para vencer ou lidar com os obstáculos.

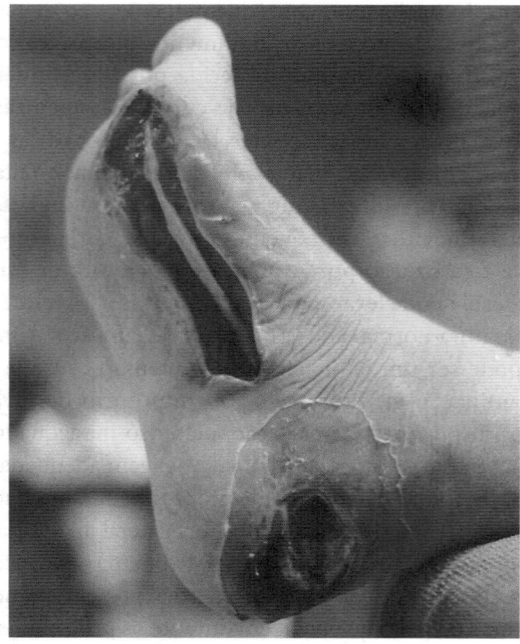

Figura 14.2 Ferida crônica decorrente de neuropatia diabética.

Distúrbios vasculares, linfáticos e tegumentares

Insuficiência arterial e ulceração

O termo *insuficiência arterial* designa a falta de fluxo sanguíneo adequado para uma ou mais regiões do corpo. A insuficiência arterial pode gerar diversos distúrbios que podem ser classificados por uma série de descritores. Para os fins deste capítulo, as referências se fazem à insuficiência arterial em razão da alteração orgânica do fluxo sanguíneo para os membros ou à presença de **doença vascular periférica (DVP)**. DVP é um termo genérico utilizado para designar qualquer distúrbio que interfira no fluxo sanguíneo arterial ou venoso dos membros. A DVP causada por insuficiência arterial pode estar relacionada a tabagismo, doença cardíaca, diabetes, hipertensão, doença renal e colesterol e triglicérides elevados. A obesidade e o estilo de vida sedentário contribuem para o ciclo da doença e a obstrução dos vasos. Quando vários desses fatores se combinam, como geralmente acontece, a possibilidade de problemas de saúde é de quase 100%. Os danos causados por esses fatores se refletem nas alterações estruturais ocorridas nas paredes das artérias, resultando em um fluxo sanguíneo anormal. Eis uma breve visão geral dos possíveis distúrbios associados a um fluxo de sangue arterial anormal:

- **Arteriosclerose:** espessamento, endurecimento e perda de elasticidade das paredes arteriais.
- **Aterosclerose:** a forma mais comum de arteriosclerose, associada a lesões ao revestimento endotelial dos vasos e à formação de depósitos de lipídios, que acaba levando à formação de placas.
- **Arteriosclerose obliterante:** manifestação periférica de aterosclerose caracterizada por **claudicação intermitente**, dor em repouso e alterações tróficas. Essa é a doença arterial com maior probabilidade de resultar em **ulceração**.[53] Os fatores de risco conhecidos para o desenvolvimento da doença são tabagismo, o diabetes melito, hipertensão, hiperlipidemia e hiper-homocisteinemia.
- **Tromboangeíte obliterante** (doença de Buerger): a inflamação resulta em oclusão arterial e isquemia tecidual, especialmente em jovens fumantes do sexo masculino.
- **Doença de Raynaud:** doença vasomotora das pequenas artérias e arteríolas geralmente caracterizada por palidez e cianose dos dedos. Em alguns casos, pode afetar tanto as mãos quanto os pés. A causa da doença de Raynaud é desconhecida, mas as crises normalmente são desencadeadas pelo frio ou por transtorno emocional.
- **Ulceração:** sinal periférico de um processo patológico antigo; por definição, as úlceras arteriais estão associadas à insuficiência arterial.

Entre 10 e 25% das úlceras dos membros inferiores são causadas por doença arterial.[54] A incidência de doença arterial e ulceração dos membros inferiores é significativamente mais baixa do que aquela de doença e úlcera venosas; entretanto, as ulcerações arteriais costumam levar à perda de membros e à morte. Esses fatos relevantes indicam a importância de se fazer um histórico completo, uma análise dos sistemas e uma inspeção cutânea adequada na ocasião da primeira consulta de qualquer pessoa possivelmente com doença arterial.

Manifestação clínica

- As feridas geralmente se encontram localizadas nos membros inferiores: maléolos laterais, dorso dos pés e dedos dos pés.
- Quando há presença de feridas em um membro isquêmico, quase sempre há presença de oclusão aterosclerótica da vasculatura periférica.
- A maioria dos pacientes com insuficiência arterial tem também diabetes.
- As alterações tróficas se fazem presentes e incluem o crescimento anormal das unhas, redução dos pelos nas pernas e nos pés e pele seca.
- A pele é fria à palpação.
- As feridas são dolorosas e o paciente pode relatar também dor nas pernas e/ou nos pés (ver discussão a seguir sobre claudicação intermitente).
- A base da ferida normalmente se apresenta necrótica e pálida, com ausência de tecido de granulação.
- A pele em torno da ferida pode apresentar-se enegrecida e mumificada (gangrena seca).
- Outros sinais evidentes de insuficiência arterial são pulsação reduzida, **palidez** ao elevar as pernas e **rubor** quando em condição de dependência.

Histórico

A ocorrência de cãibras dolorosas ou de dor nos membros inferiores ao caminhar é a queixa mais comum de pacientes com oclusão arterial crônica dos membros inferiores. A dor é causada pela **claudicação intermitente,** que ocorre quando os músculos exercitados não estão recebendo a perfusão sanguínea necessária para desempenhar a sua função normal. Em caso de ocorrência de claudicação intermitente, os pacientes devem ser examinados para a verificação de outros sinais de insuficiência arterial. A dor em repouso, que se desenvolve à noite, desperta o paciente ou requer a administração de analgésicos para a obtenção de alívio, é considerada mais grave do que a claudicação. A pessoa com disfunção vascular pode também ser diabética. O diabetes contribui para uma cicatrização mais lenta e para a dificuldade de combater a infecção. É provável que uma ferida localizada em uma área isquêmica distal não cicatrize, a menos que o suprimento vascular melhore ou se restaure. As pessoas com doença arterial e diabetes têm mais probabilidade de desenvolver hipertensão, podendo apresentar histórico de episódios anteriores de colocação de enxertos de derivação ou amputação dos dedos dos pés, dor durante a deambulação ou em repouso, dor ao elevar os membros, mãos e pés frios e alterações de cor nos dedos das mãos e dos pés. Em razão do longo período de latência entre a lesão à circulação arterial e a aparência clínica dos distúrbios, os profissionais de saúde, as famílias, os cuidadores e os próprios pacientes devem unir forças com as ações de orientação, prevenção e vigilância.

Testes e medições

Um dos testes mais importantes para pessoas com doença arterial é o **índice tornozelo-braço** (**ITB**). O ITB é um teste criado para examinar o sistema vascular. Os resultados fornecem informações úteis sobre a possível perda de perfusão nos membros inferiores. Ver Perfusão arterial na seção sobre testes e medições, sob o título exame e avaliação.

Intervenção

Se houver presença de ulceração, a intervenção deve melhorar a homeostasia química e gasosa no leito da ferida, facilitar o fluxo sanguíneo superficial para os tecidos-alvo e servir para instruir os pacientes sobre a importância da facilitação do fluxo sanguíneo para os membros. O tratamento consiste nos cuidados apropriados com a ferida, bem como em procedimentos importantes de auxílio a esses cuidados. Os resultados do ITB servem de orientação para o fisioterapeuta e o profissional da saúde prescritor quanto ao uso da compressão. Em um diagnóstico de doença mista arterial e venosa, a condição mais grave deve ser tratada em primeiro lugar. Se a condição arterial for pior, a compressão pode ser um procedimento inadequado mesmo na eventual presença de edema. Uma ferida que não cicatriza localizada em um membro isquêmico pode resultar em gangrena, amputação, nova amputação e/ou óbito (Fig. 14.3). Nos casos mais graves, as condições são hostis ao fechamento da ferida. Nesse caso, não se deve debridar o tecido necrótico, uma vez que não haverá substituição do tecido morto por tecido novo. As condições para o fechamento e cicatrização da ferida são desfavoráveis. Os enxertos de pele não aderem ao leito da ferida praticamente sem vida. Os antibióticos não conseguem alcançar a ferida em nível sistêmico e os agentes tópicos são demasiadamente superficiais para deter a infecção. Nesse ponto, a cirurgia vascular pode ser uma opção para algumas pessoas. Utiliza-se um enxerto de derivação para restaurar a circulação arterial para o tecido isquêmico.

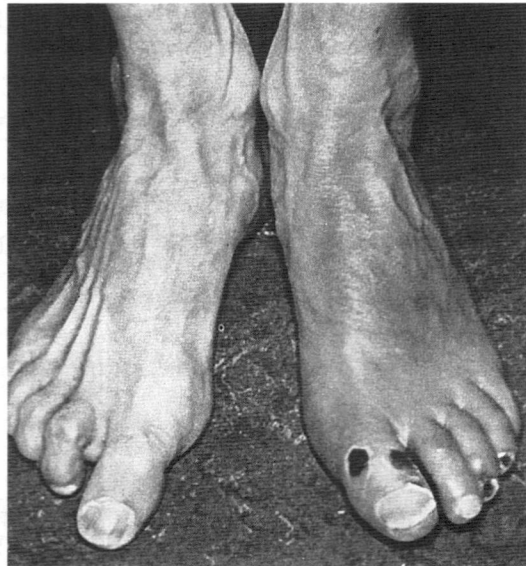

Figura 14.3 Manifestação clínica da insuficiência arterial.

Em outros casos, conviver com uma ferida crônica que não cicatriza ou enfrentar uma amputação são as únicas opções. A maioria dos especialistas concorda que a intervenção mais importante em caso de DVP é a prevenção do fumo. A segunda intervenção mais importante é a prática de exercícios para controle do peso. O exercício melhora também a circulação colateral, os perfis lipídicos e o controle da hipertensão. O fisioterapeuta desempenha um papel crucial no tratamento de úlceras arteriais e deve considerar a orientação do paciente e a prática de exercícios no plano de intervenção.

Insuficiência venosa e ulceração

O termo *insuficiência venosa* refere-se à drenagem inadequada do sangue venoso de uma parte do corpo, o que normalmente resulta em edema e/ou anomalias e ulcerações cutâneas. A **insuficiência venosa crônica (IVC)** é a insuficiência venosa que persiste por longo tempo. A maioria das pessoas com DVP é diagnosticada com IVC, a causa mais comum de úlceras nas pernas.[55] Na literatura atual, insuficiência venosa é sinônimo de hipertensão e define o início de uma cadeia de eventos fisiopatológicos que geralmente terminam em ulceração. Alguns autores ainda usam o termo *úlcera de estase venosa*, embora há muito se tenha demonstrado que a estase sanguínea (*pool* sanguíneo) não é a causa dessas feridas.[56] Embora esteja claro que as ulcerações são resultantes de circulação venosa inadequada, não se conhece ao certo o mecanismo pelo qual isso acontece. As pesquisas atualmente estão focadas na maneira como o colapso da pele é afetado pela presença de condições como disfunção dos glóbulos brancos circulantes, disfunção das células endoteliais, deposição de **fibrina**, edema e congestão linfática.[57,58]

A incidência de ulceração venosa é muito mais alta do que a incidência de ulceração arterial (Fig. 14.4). Na realidade, 80% das úlceras de perna são causadas por doença venosa.[54] Não se sabe ao certo a razão da maior incidência, embora anos de pesquisas clínicas e laboratoriais tenham sido dedicados ao entendimento das doenças venosas. O caminho da IVC para a ulceração pode ser bastante sinuoso. A idade, a falta de exercício, a obesidade, a gestação, a permanência em pé ou sentado durante longas horas e a hereditariedade predispõem a pessoa à hipertensão e à subsequente IVC. Entre os preditores da ulceração estão, além dos fatores citados, um histórico de trombose venosa profunda (TVP), o número de gestações, no caso das mulheres, um histórico familiar de ulceração, e um histórico de atividade rigorosa na presença de outros fatores de risco.[59]

Manifestação clínica

- Alívio do inchaço dos membros inferiores unilaterais ou bilaterais nos estágios iniciais mediante a elevação das pernas.
- Queixas de coceira, fadiga, dor, sensação de peso no(s) membro(s) envolvido(s).
- Alterações cutâneas, como **manchas de hemossiderina** e **lipodermatosclerose.**
- *Fibrose* da derme.
- Elevação da temperatura da pele da parte inferior das pernas.
- Feridas:
  - Frequentemente localizadas nos membros inferiores: posição proximal ao maléolo medial, embora possa ocorrer em qualquer lugar (podem ocorrer feridas arteriais nesse local também).
  - Ausência de dor significativa; normalmente, as queixas de dor leve com sensação de pernas pesadas diminuem mediante a elevação dos membros inferiores.

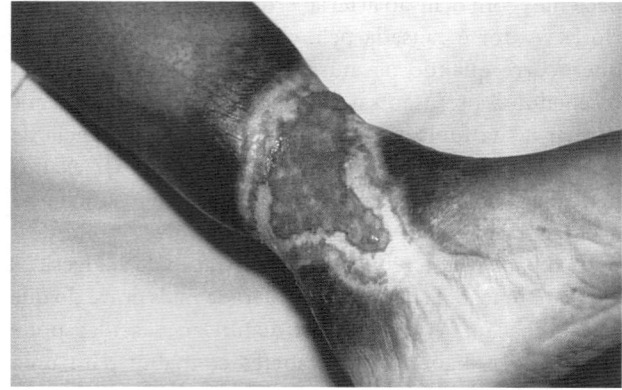

Figura 14.4 Insuficiência venosa com úlcera de perna.

- Em geral, há presença de tecido de granulação no leito da ferida.
- O tecido é *úmido* em decorrência do volume geralmente grande de *exsudato* drenado.
- Pode haver presença de sinais e sintomas de **linfedema** (é comum considerar o impacto da inflamação crônica e da sobrecarga de líquidos como gatilhos para a manifestação de linfedema).

Histórico

Como a incidência de IVC aumenta com a idade, os médicos devem suspeitar da doença em pacientes mais velhos. O lento desenvolvimento da doença venosa e da ulceração normalmente implica um histórico de inchaço prolongado, cicatrização lenta, reincidência de infecções e recidiva frequente de colapso da pele. A partir do momento em que há ulceração, as feridas venosas podem existir por anos. Essa progressão dos sintomas normalmente resulta em uma sobrecarga mecânica do sistema linfático e no subsequente desenvolvimento de linfedema. Em pacientes com mais de 50 anos, é provável que haja comorbidades como diabetes, hipertensão, insuficiência cardíaca congestiva (ICC) ou histórico de trombose venosa profunda. Em razão do longo período de latência entre a lesão à circulação venosa e as manifestações clínicas, os profissionais de saúde, os pacientes, as famílias e os cuidadores devem unir forças, utilizando as ferramentas de orientação, prevenção e vigilância.

Testes e medições

Uma das primeiras tarefas durante o processo de exame é considerar a possibilidade da presença de um componente arterial na patologia venosa. Se houver insuficiência arterial, a cicatrização será prejudicada e a compressão pode ser contraindicada.[54,60] Os resultados do ITB fornecerão informações básicas, podendo ser indicados exames de laboratório mais sofisticados para confirmar ou descartar a presença de doença arterial em pessoas com insuficiência venosa. À exceção da doença arterial combinada à doença venosa, os resultados do exame vascular para verificação de insuficiência venosa mostram fortes pulsos distais e um ITB normal. Na palpação, a temperatura da pele da parte inferior da perna pode mostrar-se elevada. Esse sinal pode subentender o agravamento ou uma complicação iminente da insuficiência venosa crônica.[61] O uso de instrumentos para medir a temperatura da pele pode ser de grande valia durante o exame. O edema existente pode diminuir com a elevação das pernas, a menos que ocorra nos estágios avançados da doença em combinação com a presença de linfedema. A doença venosa pode provocar a ocorrência de edema depressível na área em torno da ferida, nos pés e tornozelos ou em qualquer parte do corpo. Em geral, o edema e o linfedema em estágio avançado não são afetados pela elevação das pernas e precisam ser comprimidos como parte do tratamento.

Intervenção

A medida terapêutica mais importante para a prevenção e o tratamento de úlceras venosas nas pernas é a **terapia de compressão**. O termo "compressão" refere-se basicamente a bandagem e vestes especializadas, podendo incluir também a compressão pneumática intermitente. Todas essas intervenções de tratamento serão abordadas mais adiante neste capítulo. Embora o edema seja uma característica natural da primeira fase de cicatrização das feridas, o edema excessivo pode retardar a cicatrização na medida em que reduz ritmo de perfusão dos tecidos e facilita o desenvolvimento de bactérias.[15] Juntamente com a compressão e os cuidados adequados de feridas, o tratamento inclui exercícios destinados a aumentar a mobilidade, bem como o posicionamento adequado para manter e melhorar o fluxo de sangue venoso.[55] A terapia de compressão é essencial para a cicatrização oportuna, caso a presença de doença arterial já tenha sido descartada. Como vimos anteriormente, em um diagnóstico de doença arterial e doença venosa combinadas, trata-se primeiro a patologia mais grave. Uma doença arterial significativa provavelmente impossibilitará o uso da compressão. Para a pessoa com diagnóstico de doença venosa ou uma combinação (leve) de doença arterial/venosa, um conjunto de medidas terapêuticas poderá acelerar os resultados.[62] Essas medidas envolvem o uso de bandagem e vestes compressivas, treinamento da marcha, *drenagem linfática manual (DLM)* e exercícios, inclusive amplitude de movimento (ADM). Um plano de cuidado de feridas não deve conter hidromassagem em razão dos riscos de posicionamento dependente, contaminação cruzada, aditivos citotóxicos e custos desnecessários.

Linfedema

Linfedema é um distúrbio crônico caracterizado por um acúmulo anormal de linfa nos tecidos de uma ou mais regiões do corpo.[2,63] O acúmulo de líquido pode ser causado por uma série de eventos, mas geralmente decorre de uma insuficiência mecânica do sistema linfático. Isso significa que alguns componentes do sistema linfático não estão funcionando com a eficiência necessária para administrar a linfa presente em determinada região do corpo. O linfedema pode ser classificado como primário ou secundário. O **linfedema primário** (Fig. 14.5) é causado por uma condição congênita ou hereditária, em cujo caso há uma formação anormal de linfonodos ou vasos linfáticos. A anomalia mais comum é a *hipoplasia*, uma condição em que os vasos linfáticos são menores e em menor número do que o normal. A **doença de Milroy** envolve a

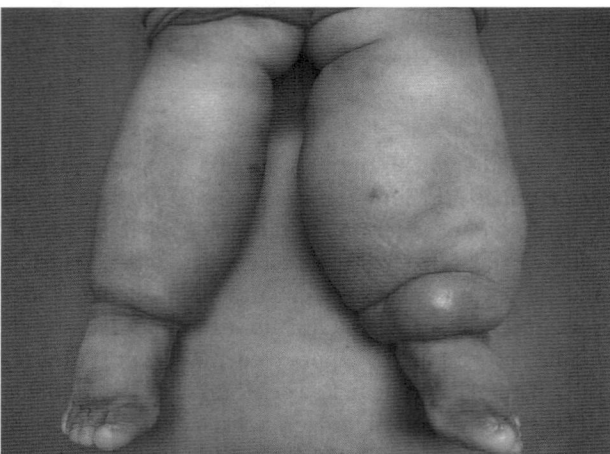

Figura 14.5 Linfedema primário dos membros inferiores de ambos os lados, com maior envolvimento de um lado do que do outro.

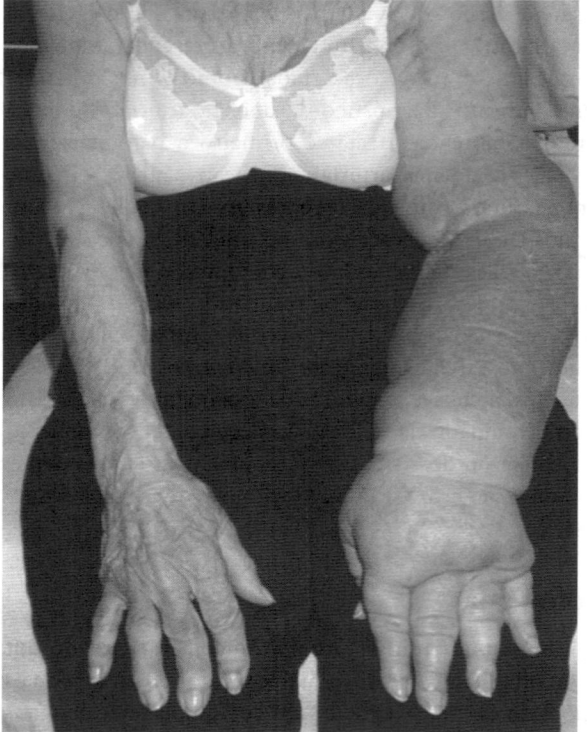

Figura 14.6 Linfedema secundário unilateral dos membros superiores.

manifestação de uma ou mais formas de linfedema primário. O **linfedema secundário** (Fig. 14.6) é causado por lesão a um ou mais componentes do sistema linfático: alguma porção do sistema linfático foi bloqueada, dissecada, fibrosada ou mesmo danificada ou alterada.

O linfedema secundário é mais prevalente do que o primário. Nos países desenvolvidos, a causa mais comum de linfedema secundário é a cirurgia e/ou radioterapia como parte do tratamento de câncer de mama. O aumento da incidência de outros tipos de câncer e os subsequentes tratamentos para essas condições resultaram em um crescente número de relatos da presença de linfedema após o tratamento de câncer de próstata, bexiga, útero, ovário e pele. O câncer não é o único fator causador de linfedema. É comum uma pessoa com insuficiência venosa crônica desenvolver linfedema, desencadeado por uma persistente sobrecarga de líquidos nos membros inferiores. O linfedema secundário pode ser desencadeado também pelas complicações da paralisia, pelo desuso na presença de síndrome de dor crônica localizada ou pelo trauma causado aos linfonodos regionais após uma lipoaspiração, uma fratura pélvica, o reparo de uma hérnia e outras intervenções cirúrgicas em locais onde os linfonodos ou vasos linfáticos estejam presentes.[65-67] O linfedema é uma doença comum e os profissionais de saúde pode esperar um aumento no número de pacientes com essa condição no decorrer da próxima década.[68] A coleta de dados sobre a incidência de linfedema secundário não relacionado à presença de câncer é limitada pela falta de orientação específica em relação ao linfedema entre os profissionais de saúde e pela falta de suspeita clínica durante o exame de pessoas com histórico de inchaço. Nas regiões tropicais e subtropicais do mundo, o linfedema secundário geralmente é causado por *filariose*. Na filariose, a larva do nemátodo cumpre um ciclo de vida completo nos vasos linfáticos, causando inflamação e bloqueio dos vasos linfáticos.

Manifestação clínica

- Inchaço distal ou adjacente à área em que a função do sistema linfático se apresenta comprometida.
- O inchaço normalmente não cede com a elevação dos membros.
- Presença de edema depressivel nos estágios iniciais da doença e de edema não depressível nos estágios mais avançados, à medida que ocorrem alterações fibróticas.
- Sensação de fadiga, peso, pressão ou rigidez na região afetada.
- Amortecimento e formigamento.
- Desconforto variável de grau leve a intenso.
- Alterações fibróticas da derme.
- Anomalias dérmicas, como **cistos**, **fístulas**, **linforreia**, **papilomas** e **hiperceratose**.
- Maior suscetibilidade a infecções, inicialmente localizada na região afetada, mas quase sempre assumindo proporções sistêmicas.
- Perda de mobilidade e ADM.
- Comprometimento da cicatrização de feridas.

Histórico

Um histórico compatível com lesão do sistema linfático ou deformidade é fundamental no diagnóstico de linfedema. O histórico do paciente pode incluir câncer, tratamento de câncer, radioterapia, ruptura dos linfonodos, insuficiência venosa crônica, trauma, cirurgia ou (no caso de linfedema primário) manifestação de inchaço congênito ou na puberdade. Pode haver um longo período de latência entre a lesão dos vasos linfáticos e as manifestações clínicas, razão pela qual profissionais de saúde e pacientes devem aderir às diretrizes de prevenção e suspeitar de quaisquer sinais e sintomas que possam sugerir a presença de linfedema. A condição pode se desenvolver no espaço de algumas semanas após a lesão inicial ao sistema ou 30 anos mais tarde.

Testes e medições

Na maior dos casos, é possível emitir o diagnóstico de linfedema sem o auxílio de testes especiais. Um histórico compatível com lesão do sistema linfático ou deformidade, uma revisão dos sistemas, o diagnóstico diferencial, a inspeção e a palpação do tegumento e as medições circunferenciais são adequados para um diagnóstico preciso na maioria dos casos. O **sinal de Stemmer**, as alterações da textura da pele, as dobras da pele, a fibrose, o aumento circunferencial, as **pápulas**, o vazamento de linfa e a **elefantíase** são alguns dos achados peculiares. A *gravidade* é determinada por meio de uma coleta de dados que incluem a presença de alterações do tecido fibrótico (musculoso ou duro [endurecido], e/ou lobular (projeção arredondada); o número de episódios de celulite; a condição do tegumento superficial do membro linfedematoso (pápulas, vazamento, fungo, úlceras venosas); as diferenças de circunferência e volume entre os membros envolvidos e não envolvidos; e as questões relacionadas à qualidade de vida (sono, mobilidade, atividades da vida diária (AVD), relacionamentos). Um teste não invasivo chamado **linfocintigrafia** é um teste especial que utiliza um rastreador radioativo e uma câmera gama para produzir imagens do sistema linfático. Trata-se de um teste útil para obter um diagnóstico diferencial e para a caracterização do grau de severidade do linfedema.[68-70]

Intervenção

O fisioterapeuta deve ser cauteloso ao aplicar pressão a uma parte edematosa ou linfedematosa do corpo. Embora a compressão seja uma intervenção essencial, a pressão excessiva pode ocluir os capilares linfáticos superficiais e impedir a etapa inicial de absorção de líquidos, necessária para o controle de edemas e linfedemas.[4]

A intervenção atual para o paciente com linfedema exige atenção aos detalhes e um nível de conhecimento geralmente não encontrado em programas de ensino profissionalizante de nível básico. Para os profissionais da saúde, é uma opção mais interessante aderir à educação complementar, que os prepara melhor para tratar esses pacientes. O curso de assistência atualmente recomendado é o programa de **terapia descongestiva completa** (TDC) dividido em duas fases.[71-74] A fase I (intensiva) inclui procedimentos como cuidados com a pele, drenagem linfática manual, bandagem de linfedema, exercício e vestes compressivas ao *final* da fase. A fase II (autogerenciamento) inclui cuidados com a pele, vestes compressivas durante o dia, exercício, bandagem de linfedema durante a noite e drenagem linfática manual, se necessário. Uma boa fonte de informações sobre programas de treinamento ou outras informações sobre terapia descongestiva completa, fisioterapeutas profissionais e orientação do paciente em relação ao linfedema é a National Lymphedema Network (NLN), a qual pode ser acessada pelo site www.lymphnet.org.

Como com muitos distúrbios crônicos progressivos, a eficácia do tratamento é significativamente maior com a intervenção precoce. O diagnóstico precoce e preciso ocorre quando os profissionais de saúde demonstram sensibilidade aos sinais e sintomas da condição e avaliam cuidadosamente os dados dos exames. No plano de cuidado, o número e a frequência dos tratamentos não deve ser determinado pelo estadiamento do linfedema ou pelas diferenças circunferenciais entre os membros (esses dados isolados não determinam a gravidade da condição). Algumas pessoas com linfedema podem apresentar mais sinais e sintomas envolvidos do que as medições subentendem.

Úlceras de pressão

Uma *úlcera de pressão* é uma ferida causada por intensa pressão sobre a derme e as estruturas vasculares subjacentes, normalmente entre as superfícies ósseas e de apoio. Quando a pressão não é aliviada em tempo, os danos são de tal magnitude que os tecidos não têm como se corrigir e recuperar por si sós. Com a oclusão dos vasos mais profundos, o fluxo sanguíneo reduzido provoca a morte das células, a necrose dos tecidos e, por fim, uma formação de uma ferida visível. A camada superficial da derme é capaz de tolerar uma *isquemia* por 2 a 8 horas antes que ocorra o colapso da pele. Os tecidos conjuntivo, adiposo e dos músculos mais profundos toleram pressão por 2 horas ou menos. Consequentemente, os tecidos subjacentes podem sofrer danos significativos, enquanto a epiderme e a derme permanecem intactas. As implicações clínicas desse fenômeno são abordadas a seguir e na seção sobre Testes e Medições. Os leitores podem adquirir um melhor entendimento sobre a profundidade dos danos causados ao tegumento consultando o Capítulo 24 a fim de visualizar os cortes transversais da pele que ilustram os componentes perdidos da pele em níveis decrescentes de danos.

As úlceras de pressão ocorrem com mais frequência entre pacientes que permanecem imobilizados por longos períodos. Embora possam ocorrer em qualquer idade durante períodos prolongados de imobilidade, as úlceras de pressão têm mais probabilidade de afetar pessoas que se encontrem hospitalizadas, idosas, incontinentes e/ou que estejam abaixo do peso e entre pessoas de todas as idades que sofram algum tipo de lesão na medula espinal (LME).[45,75-77] Até 25% das úlceras de pressão adquiridas durante o período de hospitalização podem originar-se durante a cirurgia.[78] De acordo com Reed et al.,[79] presença de baixos níveis de albumina, confusão mental e uma ordem de *Não Ressuscitar* também constituem fatores de risco de úlceras de pressão.[79] As úlceras de pressão aumentam o risco de morte para idosos, seja em casa, no hospital ou em uma unidade de cuidados prolongados.[80] Nos países desenvolvidos, a incidência de feridas crônicas, inclusive de úlceras de pressão, é cada vez maior à medida que a população envelhece.

Manifestação clínica

É possível estimar o nível de gravidade da ulceração por pressão mediante a observação dos sinais clínicos. Apresentamos a seguir uma escala de progressão dos danos teciduais menos graves aos mais severos.[81] Veremos mais adiante neste capítulo mais detalhes sobre os desafios da identificação da profundidade das úlceras de pressão.

- O primeiro sinal clínico da ulceração por pressão é a presença de um *eritema* **branqueável** combinado a uma temperatura mais elevada da pele. Aliviando-se a pressão, os tecidos podem se recuperar em 24 horas. Se não houver alívio da pressão, forma-se um eritema não branqueável.
- A progressão para uma abrasão superficial, a formação de bolha ou uma cratera rasa indica o envolvimento da derme.
- Quando a perda de espessura da pele é aparente, a úlcera se apresenta como uma cratera mais profunda. O sangramento é mínimo e os tecidos se tornam **endurecidos** e quentes. A formação de escaras marca a perda de espessura da pele. Em geral, há presença de tunelização ou solapamento (a classificação oficial de estadiamento das úlceras de pressão serão abordada mais adiante neste capítulo).
- A maioria das úlceras de pressão se desenvolve por seis áreas ósseas básicas (Fig. 14.7): sacro (Fig. 14.8), cóccix, trocanter maior, túber isquiático, calcâneo (calcanhar) e maléolo lateral.

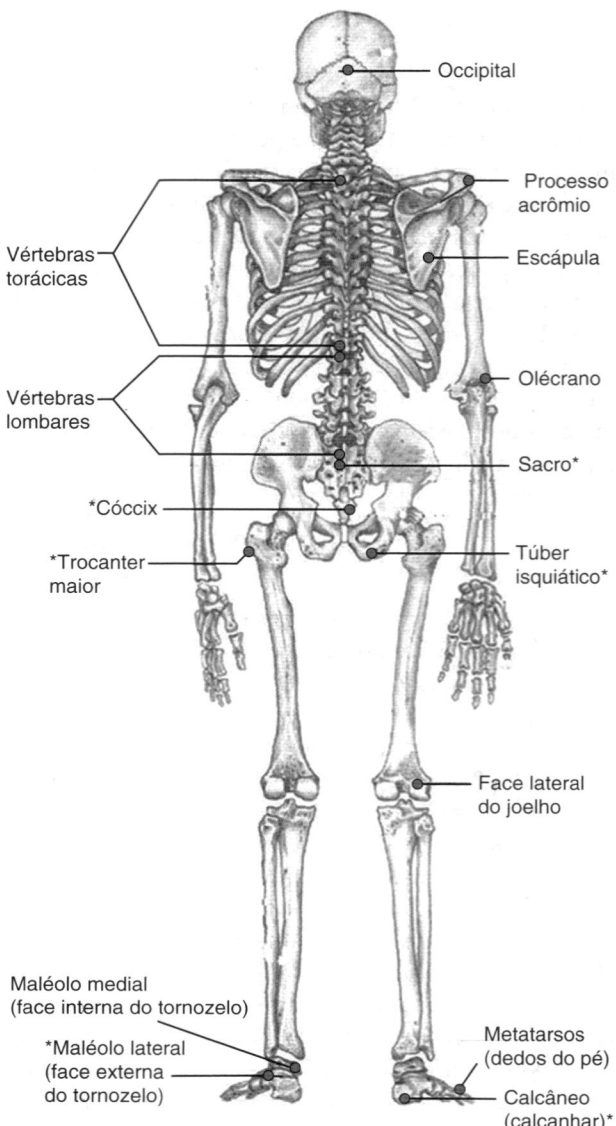

*Locais mais comuns de úlceras de pressão

Figura 14.7 Pontos de pressão das protuberâncias ósseas.

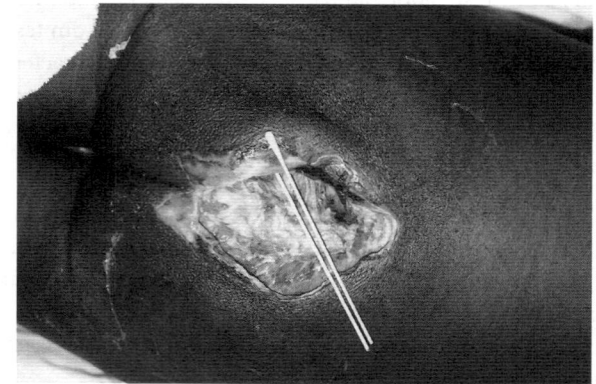

Figura 14.8 Úlcera de pressão da região sacral. (Extraído de Kloth, LC, e McCulloch, JM, Lâmina 31, com permissão.)

Histórico

Se a pessoa tiver um histórico de um período de imobilidade seguido da descoberta de um ponto quente e avermelhado na pele sobre uma protuberância óssea, normalmente é possível que se confirme a presença de uma úlcera de pressão. Se o local se apresentar inusitadamente mole ao toque, a evidência é suficiente para se suspeitar de que a lesão é mais profunda do que a epiderme.

Testes e medições

Durante o exame, juntamente com as características gerais da ferida, as úlceras de pressão são classificadas por sistemas de graduação ou estadiamento que descrevem o grau de dano tecidual observado. Talvez seja importante também utilizar uma ferramenta para medir o risco de o paciente desenvolver uma úlcera de pressão antes que a ulceração, de fato, ocorra. A seção deste capítulo sobre Integridade Tegumentar contém mais informações sobre a avaliação do risco de desenvolvimento de úlceras de pressão.

Intervenção

O fisioterapeuta trata os distúrbios tegumentares que envolvem a epiderme, a derme, a hipoderme ou regiões mais profundas que adentram os ossos, tendões, músculos e órgãos expostos. Para que a cicatrização ocorra, a intervenção para identificar distúrbios tegumentares deve facilitar a homeostasia local e regional dos sistemas vascular e linfático. Além dos cuidados adequados com a ferida, é imperativo que se trate a causa subjacente da pressão. As feridas não se fecham e não cicatrizam, a menos que a redução da pressão e a prevenção de futuros colapsos da pele sejam prioridades máximas previstas no plano de intervenção. O gerenciamento da pressão se faz com o uso de dispositivos de redistribuição de pressão (DRP), *mapeamento da pressão* para determinar as cargas pressóricas, *cronogramas de posicionamento/mudança de decúbito* e *orientação* do paciente, da família e dos cuidadores. Outros fatores que contribuem para a ulceração ou para o risco de ulceração devem ser considerados e/ou abordados. Cisalhamento, atrito, mobilidade, sensibilidade, umidade, nutrição, idade e condições médicas subjacentes são alguns desses fatores. Com cuidados adequados, controle da pressão e atenção aos fatores de risco, a ferida deve progredir pelas fases de cicatrização, demonstrando sinais de melhora em uma questão de semanas.[41,82,83]

Neuropatia

Pode-se definir **neuropatia** como qualquer doença dos nervos, incluindo os nervos periféricos, os nervos cranianos e/ou os nervos autônomicos. A neuropatia existe em muitos processos patológicos; entretanto, o processo patológico mais comum observado na neuropatia é o diabetes. Para a maioria das doenças crônicas, inclusive o diabetes, os efeitos da neuropatia são periféricos. A maioria dos fisioterapeutas trata pacientes com neuropatias periféricas causadas por diabetes com mais frequência do que aqueles com neuropatias causadas por qualquer outra condição. A etiologia da neuropatia causada por diabetes não é de todo conhecida, mas está supostamente relacionada à presença prolongada de altos níveis de glicose no sangue. *Neuropatia diabética* é um termo genérico designativo de qualquer distúrbio dos sistemas nervosos periférico e autônomico ou dos nervos cranianos relacionado ao diabetes melito. A maioria dos sintomas da neuropatia diabética localiza-se nos membros inferiores – a insensibilidade e subsequente ulceração dos pés são os mais comuns (Fig. 14.9).

Estima-se que 15% das pessoas com diabetes acabem por desenvolver úlceras nos pés em algum momento da vida, o que as torna 40 vezes mais propensas a sofrer uma amputação causada por uma ferida que não cicatriza do que a população não diabética.[54,84] Para complicar a situação, muitas pessoas com diabetes sofrem de doença arterial coexistente, uma vez que essas duas condições não são mutuamente excludentes. Embora com menor incidência do que no caso das úlceras venosas e arteriais em geral, a condição diabética subjacente cria um ambiente difícil para o fechamento de uma ferida. É provável que a incidência de úlceras neuropáticas dos membros inferiores cresça à medida que a população envelhece e a incidência de diabetes continua a aumentar. De acordo com o Department of Health and Human Services (HHS) dos Estados Unidos, a cada 25 segundos uma pessoa é diagnosticada com diabetes no país.[85] Quase a metade dos adultos hoje apresenta risco da doença.[86] Baseado nas informações dos Centers for Disease Control and Prevention (CDC), o diabetes afeta mais de 25,8 milhões de pessoas de todas as idades nos Estados Unidos. Esse número representa 8,3% da popula-

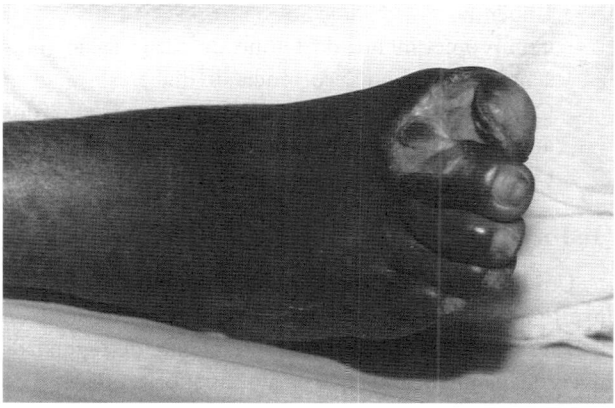

Figura 14.9 Ferida crônica resultante de neuropatia diabética.

ção. Cerca de 60 a 70% das pessoas com diabetes apresentam formas leves a graves de neuropatia e mais de 60% das amputações não traumáticas de membros inferiores realizadas nos Estados Unidos ocorrem entre pessoas com diabetes.[87] Uma úlcera de pé, que em muitos casos poderia ser evitada com o gerenciamento adequado em equipe, precede pelo menos a metade das amputações. Se a tendência atual prevalecer, o impacto da neuropatia diabética nas necessidades futuras de cuidados com a incidência de ulcerações continuará a aumentar.

Manifestação clínica

- A ulceração normalmente se localiza nas superfícies do pé sobre as quais incide o apoio do peso.
- Em geral, anestésica e arredondada, localiza-se sobre as protuberâncias ósseas, podendo localizar-se também em qualquer lugar.
- Neuropatia sensorial, se presente:
  - O paciente é incapaz de sentir dor e pressão.
  - Risco de colapso da pele sem que o paciente tenha consciência do fato.
  - Os estresses mecânicos e repetitivos são os fatores mais comuns causadores da formação de feridas.
- Neuropatia motora, se presente:
  - Perda de músculos intrínsecos.
  - As deformidades dos dedos dos pés em martelo e garra contribuem para o risco de colapso da pele em razão da má distribuição do peso e o atrito dos sapatos.
  - Pé caído.
- Neuropatia autonômica, se presente:
  - A redução ou ausência da produção de suor e oleosidade resulta em uma pele seca e inelástica.
  - Maior suscetibilidade a colapso e lesões da pele.
  - Propensão à intensa formação de calos.
- Sintomas de desvascularização, se presentes:
  - Normalmente, são distúrbios arteriais, podendo agravar-se em decorrência da função cardíaca reduzida por causas autonômicas.
  - Isquemia.
  - Comprometimento do tempo de cicatrização (presente também em decorrência do diabetes).
  - Comprometimento do transporte do oxigênio, dos antibióticos e dos nutrientes necessários à cicatrização.

Histórico

Um histórico de diabetes é suficiente para justificar a investigação de neuropatia diabética. Se a pessoa sofre de diabetes há vários anos ou tem dificuldade de regular os níveis de insulina, ainda que há alguns anos, a presença de neuropatia diabética é muito provável. Quando a ulceração é visível, o histórico contém detalhes específicos sobre a ferida, além de informações sobre outros sintomas.

Testes e medições

Durante o exame de um paciente com diabetes, deve-se verificar – com o auxílio de monofilamentos – a presença de **sensibilidade protetora** nos membros inferiores. Esse procedimento deve fazer parte de uma revisão sistêmica para pacientes com diabetes, mesmo que o diabetes não seja o diagnóstico primário. Os dados sobre a temperatura da pele dos membros inferiores também devem ser registrados durante o exame. As informações sobre os níveis de glicose no sangue devem ser coletadas como parte do exame e levadas em consideração para a elaboração segura de um plano de cuidado.

Intervenção

Os fisioterapeutas estão em uma posição ideal para prestar orientação e uma abrangente intervenção de cuidados dos pés à população diabética. De acordo com a National Diabetes Fact Sheet, os programas abrangentes de cuidados dos pés podem reduzir a incidência de amputações em 45 a 85%.[87] Além dos cuidados adequados das feridas e a manutenção dos níveis aceitáveis de glicose no sangue, a intervenção deve envolver algum método de redução dos estresses causados pelo apoio do peso. As opções para aliviar a sobrecarga de peso incluem uso de muletas ou andador, mudanças nos padrões da marcha, botas gessadas ou talas e calçados especializados. Não seria incomum utilizar todas as opções de alívio de peso no decorrer do tratamento de úlceras dos pés. A intervenção deve consistir em um abrangente programa que contenha elementos de cuidados das feridas, cuidados dos pés, orientação, dispositivos de redistribuição de pressão, ortótica, exercícios e modalidades. Profissionais da saúde e pacientes devem empenhar todos os esforços no sentido de melhorar ou preservar a integridade da pele do pé. O Apêndice 14.A contém informações para a orientação do paciente sobre os cuidados dos pés. Além de outras complicações médicas do diabetes, a circulação alterada dos pés pode complicar os sintomas decorrentes de neuropatia diabética. A intervenção deve abordar primeiramente o problema mais grave, mas com expectativas mais baixas em relação à cicatrização em caso de coexistência de distúrbios vasculares com neuropatia.

Os cinco distúrbios mais comuns dos sistemas vascular, linfático e tegumentar já foram alvo de debate. Os distúrbios causados por cirurgia, trauma, malignidade, doença hematológica, doença do tecido conjuntivo e lesão térmica afetam os sistemas discutidos neste capítulo. Em decorrência das restrições de espaço, no entanto, essas condições não serão abordadas neste momento. Os leitores interessados devem buscar um dos textos citados na lista de referências, a fim de complementar as informações aqui apresentadas.[1,2,42,56,63] O exame e o tratamento de outros distúrbios utilizariam os mesmos testes e medições e intervenções de tratamento abordados neste capítulo com base nas características únicas do paciente.

Exame e avaliação

Exame

Histórico

Um histórico completo envolve a busca de informações sobre os sistemas que extrapolam os limites da área local afetada. Conforme observado no Capítulo 1, os exames fisioterapêuticos para todos os distúrbios têm início com a coleta de dados junto à família do paciente e outras pessoas envolvidas. No caso dos distúrbios abordados neste capítulo, as informações necessárias provenientes do histórico serão semelhantes. Muitos desses distúrbios manifestam-se de forma lenta ou insidiosa, tornando a tomada do histórico do paciente uma tarefa desafiadora, porém importante. O Capítulo 1 contém uma revisão dos tipos de dados que podem ser gerados a partir da tomada de um histórico completo.

Revisão dos sistemas

No intuito de poupar tempo, pode ser tentador saltar a revisão dos sistemas antes de utilizar outros testes e medições no processo de exame. Essa etapa, no entanto, é de suma importância, uma vez que os fisioterapeutas buscam maior autonomia. Os resultados podem alertar o fisioterapeuta para problemas que podem exigir encaminhamento para outro profissional. Nesse caso, uma revisão dos sistemas é especialmente importante na medida em que os distúrbios abordados neste capítulo são resultantes de disfunções em outros sistemas do corpo. Por exemplo, o diabetes pode provocar feridas nos pés, a cirurgia de câncer de mama pode causar linfedema, as doenças cardíacas podem levar à formação de úlceras arteriais nas pernas e a paralisia pode resultar na formação de úlceras de pressão. Uma abordagem abrangente de observação e exame do paciente irá preparar o terreno para a subsequente investigação e coleta de dados.

Testes e medições

Em razão da estreita relação entre os distúrbios dos sistemas vascular, linfático e tegumentar, da importância do diagnóstico diferencial, e da probabilidade de um paciente apresentar mais de um distúrbio, o fisioterapeuta utilizará uma ampla variedade de testes e as medições disponíveis durante o exame. Os testes e as medições discutidos neste capítulo estão descritos na ordem em que são apresentados no *Guide to Physical Therapist Practice* (*Guia para a prática do fisioterapeuta*).[88] Uma revisão das próprias categorias de testes e medições deve servir como um lembrete da responsabilidade do fisioterapeuta examinador por documentar minuciosamente o processo. Por uma questão de espaço, somente as categorias mais essenciais foram abordadas, incluindo uma versão comentada dos testes e medições selecionados, a fim de ajudar o leitor a entender melhor os testes realizados e as condições examinadas.

Capacidade/resistência aeróbia

É importante medir a capacidade aeróbia durante o desempenho de atividades funcionais, uma vez que a atividade será incentivada como parte do gerenciamento em longo prazo dos distúrbios descritos neste capítulo. Além das informações obtidas por ocasião da revisão dos sistemas, a coleta de dados adicionais dependerá de cada paciente, podendo incluir o uso de escalas de angina, claudicação e dispneia, testes de função pulmonar e eletrocardiograma (ECG). É possível que seja necessário também determinar os sons do ritmo cardíaco e o sons da respiração e da voz.

Características antropométricas

Altura e peso. Os dados sobre altura e peso são necessários para manipulação e controle dos valores normais de peso, especialmente em caso de paciente com distúrbio que resulte na retenção anormal de líquido, como diabetes, edema, linfedema, doença venosa ou doença cardiopulmonar subjacente.

Medição volumétrica. A volumetria é realizada com o uso de recipientes especiais que contêm água e de um cilindro graduado para a coleta de água (Fig. 14.10). Trata-se de um método preciso para medir as alterações das dimensões do corpo; as medidas das mãos, de todo o braço, dos pés ou de toda a parte inferior das pernas são as mais comuns; entretanto, o método consome tempo, é inconveniente para administrar e pode ser inadequado na presença de feridas abertas, por causa dos riscos de contaminação cruzada.

Medição circunferencial. Utiliza-se uma fita métrica para medir as circunferências e, desse modo, determinar as dimensões circunferenciais do corpo (Fig. 14.11). O ideal é que se use uma fita métrica própria para medir circunferências. Embora os referenciais ósseos, às vezes, sejam utilizados como pontos de referência para as medições circunfe-

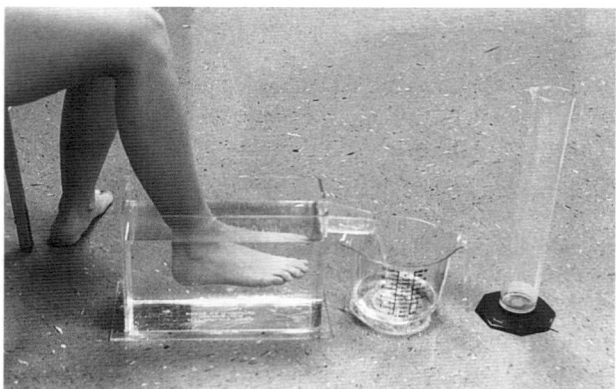

Figura 14.10 Exame volumétrico para verificação de edema.

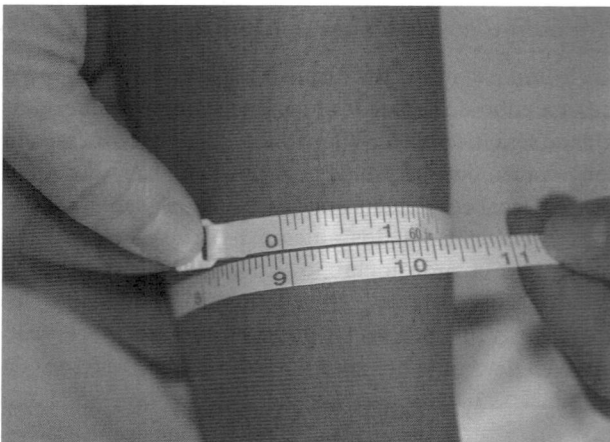

Figura 14.11 Exame com fita métrica para medição circunferencial.

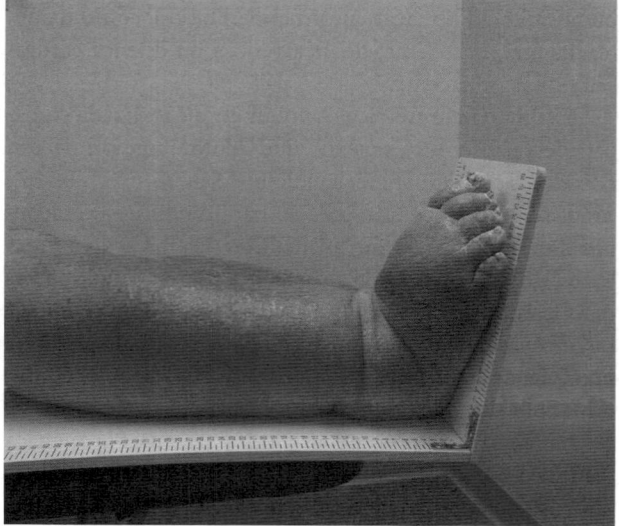

Figura 14.12 Uso de tábua de medição com régua para definir intervalos regulares de medição das circunferências dos membros inferiores.

renciais, o padrão entre os especialistas que tratam edema é utilizar intervalos centimétricos. Por exemplo, ao medir o membro inferior, as medidas circunferenciais são tomadas centímetro a centímetro, do chão ou da superfície de apoio do peso até a virilha. Os médicos escolhem intervalos de 4, 6 ou 10 cm. Quanto menor o intervalo, melhor a representação das dimensões do corpo. É possível utilizar tábuas especiais de medição (Fig. 14.12) para medir o membro inferior, podendo-se utilizar também uma prancheta bem posicionada para determinar o início da medição. Um fisioterapeuta deve se lembrar de que as medições circunferenciais não devem ser utilizadas isoladamente para determinar o grau de severidade, a frequência de ocorrências ou a duração do episódio tratado. Podem ocorrer alterações fibróticas avançadas na derme e no tecido conjuntivo subjacente sem aumento significativo da circunferência de um membro.[2,26]

Ferramentas adicionais

Os dados sobre as medições antropométricas podem ser coletados com o auxílio da *tonometria* ou da *impedância bioelétrica*. Embora não seja um procedimento padrão, a tonometria dos tecidos moles utiliza um dispositivo que mede a tensão tecidual na superfície da pele. A pele menos maleável produz uma leitura de tensão mais elevada, sugerindo a presença de líquido e/ou de fibrose tecidual. Os dados da tonometria podem ser úteis para a evidência subclínica de edema, linfedema e alterações fibróticas antes que essas condições se tornem visíveis ou palpáveis. A análise da impedância bioelétrica produz medições precisas que ajudam a prever a manifestação de linfedema, geralmente muitos meses antes que seja possível emitir um diagnóstico clínico. A técnica consiste em passar uma quantidade muito pequena de corrente alternada (AC) pelo membro a ser testado e medir a impedância ao seu fluxo em diversas frequências. Essa técnica é mais sensível do que as medições volumétricas dos membros utilizadas para detectar alterações no volume de líquido extracelular. Nos estudos realizados até o momento, a taxa de falsos negativos foi zero.[89-92]

Estadiamento ou graduação do linfedema

Na tentativa de classificar os níveis de gravidade, alguns profissionais utilizam sistemas de estadiamento ou graduação para edemas e linfedemas, além de uma ou mais das técnicas de medição citadas anteriormente.[2] A graduação ou o estadiamento de edemas e linfedemas não é utilizada universalmente pelos profissionais de saúde e deve vir acompanhada por informações objetivas nos resultados dos exames. Um dos sistemas utilizados com mais frequência é o *International Society of Lymphology Staging System*, conforme descrito em Foldi et al.[63] e pela American Cancer Society:[93]

- Pré-clínico: O paciente começa a sentir os membros "pesados", com a ocorrência de alterações fibróticas e acúmulo de líquido antes que o inchaço ou a depressão na pele se tornem visíveis; mesmo com um edema mínimo, muitos pacientes relatam uma sensação de estufamento do membro.
- Estágio I, linfedema reversível: acúmulo de líquido rico em proteína; a elevação das pernas reduz o inchaço; presença de depressões quando se pressiona a pele.
- Estágio II, linfedema espontaneamente irreversível: as proteínas estimulam a formação de fibroblastos, com proliferação dos tecidos conjuntivo e cicatricial; presença de depressão mínima na pele, mesmo com inchaço moderado.
- Estágio III, elefantíase linfosfática: endurecimento dos tecidos dérmicos, papilomas da pele, aparência da pele semelhante à da pele de elefante.

Escala de palpação/depressão da pele

A palpação dos tecidos moles deve fazer parte dos exames vasculares, linfáticos e tegumentares regularmente. Não existe uma escala universal de depressão da pele atualmente utilizada pelos profissionais de saúde. Algumas escalas são baseadas no grau de profundidade da indentação deixada na pele após a pressão aplicada com as pontas dos dedos. Outras escalas são baseadas no nível de gravidade da depressão que o examinador acredita existir. A escala que se segue, frequentemente utilizada por fisioterapeutas e demais profissionais da saúde, fornece uma graduação numérica da depressão da pele com base no tempo que a indentação permanece visível após a aplicação de pressão com as pontas dos dedos:

1+: A indentação mal é detectada.

2+: Ligeira indentação visível quando se deprime a pele; retorna ao normal em 15 segundos.

3+: Ocorrência de indentação mais profunda quando se pressiona a pele; retorna ao normal em 30 segundos.

4+: A indentação dura mais de 30 segundos.

Ao utilizar uma escala de depressão da pele durante um exame, convém documentar uma explicação do sistema de graduação ou classificação utilizado. O edema dos pés e das pernas pode ser atribuído à presença de feridas crônicas, inflamação, infecção, celulite, diabetes, doença hepática, doença renal, insuficiência venosa crônica, linfedema, flebolinfedema, insuficiência cardíaca congestiva ou trauma.

Estimulação, atenção e cognição

Depois de avaliar os resultados dos exames durante a revisão do histórico e dos sistemas do paciente, o fisioterapeuta decide se há indicação clínica para a realização de testes e medições nessa categoria. É importante que o fisioterapeuta conheça o nível de motivação, orientação, atenção e capacidade de processamento de instruções do pacientes. Muitos dos distúrbios descritos neste capítulo, como a neuropatia diabética, a insuficiência venosa crônica e o linfedema, exigem adesão permanente ao autocuidado, a fim de manter os benefícios obtidos durante a intervenção. É possível obter a maioria dessas informações por meio de entrevistas e observações. As ferramentas adicionais consistiriam em escalas cognitivas e de comportamento, *checklists* de segurança e perfis de aprendizagem.

Dispositivos auxiliares e adaptativos

É muito provável que pacientes com distúrbios vasculares, linfáticos ou tegumentares necessitem de dispositivos auxiliares durante as fases de intervenção e autocuidado do tratamento. A observação, a análise do padrão de marcha e os testes musculares manuais geralmente são recursos utilizados para orientar essa determinação.

Circulação

A coleta de dados sobre o movimento do sangue e da linfa pelos sistemas arterial, venoso e linfático está inter-relacionada com os testes e medições da integridade tegumentar. A seção sobre Integridade Tegumentar apresenta testes e medições utilizados para a verificação de alterações que podem ocorrer na pele, comprometendo a circulação. Em muitos casos, é possível detectar a presença ou o risco de patologia dos sistemas circulatórios por meio da observação e palpação especializadas (p. ex., temperatura e pulsação).

Temperatura

Para examinar melhor a circulação, a temperatura da pele precisa ser avaliada através de palpação. Dados objetivos também devem ser coletados e quantificados com o auxílio de **radiômetro** ou de um **termistor**, uma vez que as alterações superficiais de temperatura da pele geralmente são indicativas da presença de patologia (Fig. 14.13). Uma redução na temperatura da pele pode indicar baixa perfusão arterial; um aumento pode ser indício de infecção ou de processos patológicos ativos, como celulite ou **articulação de Charcot**. O aumento da temperatura pode indicar também agravamento ou iminente complicação da insuficiência venosa crônica.[61]

Perfusão arterial

O fisioterapeuta coleta dados para determinar se o fluxo sanguíneo está alcançando os tecidos distais. Se o fluxo sanguíneo for adequado, o suprimento de oxigênio será adequado. Alguns testes e medições não invasivos são próprios

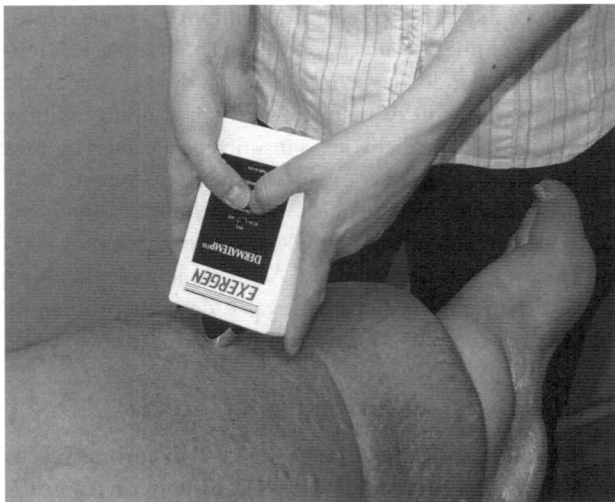

Figura 14.13 Exame da temperatura da pele como auxílio de um termômetro.

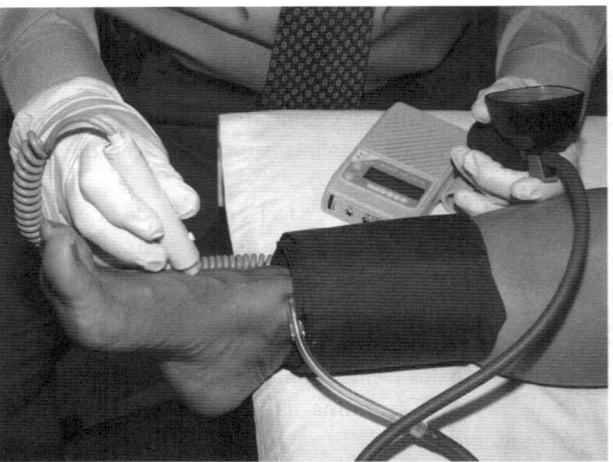

Figura 14.14 Teste de ITB realizado com o auxílio de sonda de ultrassom com Doppler. (Extraído de McCulloch e Kloth: Wound Healing: Evidence-Based Management, ed 4. FA Davis, Filadélfia, Figura 7-3, com permissão.)

para determinar o *fluxo sanguíneo* e a *perfusão cutânea*, enquanto outros servem para verificar os *níveis de oxigênio* nos tecidos. Deve-se inicialmente palpar a pulsação para obter informações sobre o possível envolvimento do sistema vascular. O exame deve consistir na palpação das seguintes artérias: braquial e radial, femoral, poplítea, dorsal do pé e tibial posterior. A seguinte escala, normalmente utilizada por fisioterapeutas e demais profissionais da reabilitação, fornece uma graduação numérica da qualidade da pulsação:

0 = *Ausência de pulso*
1+ = Pulso *fraco*, difícil de palpar
2+ = Palpável, mas não normal; *reduzido*
3+ = *Normal*, fácil de palpar
4+ = *Latejante*, muito forte, podendo subentender a possibilidade de um aneurisma ou outra condição patológica

A auscultação dos pontos principais de pulsação com estetoscópio pode identificar um **ruído**. Caso se ouça um fluxo sanguíneo turbulento, é sinal de que o paciente pode estar com bloqueio parcial da artéria. O tecido cicatricial, os edemas, a fibrose e o endurecimento dos tecidos são obstáculos a uma tomada de pulso eficaz.

A *ultrassonografia com Doppler* é considerada um componente essencial do exame vascular.[53,56,94,95] O examinador utiliza uma sonda portátil para direcionar uma onda de som para o interior do vaso a ser testado. A onda de som é refletida pela movimentação das hemácias no interior do vaso. O sinal da onda sonora é transformado em som audível transmitido a partir de uma pequena unidade portátil. O ITB é o teste realizado com mais frequência com o uso de ultrassom com Doppler. Insufla-se um manguito de pressão arterial para ocluir temporariamente o fluxo sanguíneo, desinsuflando-o em seguida para que o

Tabela 14.1 Índices de pressão tornozelo-braço com respectivas indicações

Faixas de ITB	Possível indicação
> 1,2	Nível falsamente elevado, doença arterial, diabetes
1,19-0,95	Normal
0,94-0,75	Doença arterial leve, + claudicação intermitente
0,74-0,50	Doença arterial moderada, + dor em repouso
< 0,50	Doença arterial severa

examinador possa ouvir o retorno do fluxo. Observa-se o fluxo sanguíneo do membro superior (MS) na artéria braquial, e do membro inferior, nas artérias tibial posterior e dorsal do pé (Fig. 14.14). O ITB é uma relação da pressão do membro inferior dividida pela pressão do membro superior. A Tabela 14.1 apresenta as faixas de valores do ITB e as possíveis indicações vasculares. A obtenção de um ITB fornece informações úteis sobre o sistema arterial, uma vez que o ITB é um indicador de perda de perfusão no membro inferior. Os resultados servem para orientar o fisioterapeuta nas decisões em relação ao uso dos procedimentos de compressão e debridamento e ajudam a prever a probabilidade de fechamento de feridas. Quando o examinador não consegue ocluir o fluxo sanguíneo com o manguito de pressão arterial, os cálculos podem mostrar um ITB falsamente elevado. A arteriosclerose ou os vasos calcificados (em decorrência do diabetes) podem dificultar a compressão suficiente do manguito para produzir um ITB preciso. As artérias-alvo seriam documentadas como *vasos não compressíveis*. Em se tratando de vasos não compressíveis, as opções de teste incluem procedimentos como medição da pressão dos dedos dos pés com um manguito especial, realização de testes de oxigênio transcutâneo (ver a seguir) ou recomendação de encaminhamento para um exame vascular em laboratório.

Alterações tróficas

Podem ocorrer *alterações tróficas* na pele dos membros inferiores quando a circulação é prejudicada por um baixo fluxo de sangue arterial. A observação é a forma mais precisa de perceber as alterações. As alterações tróficas incluem pele seca e brilhante (pálida nas pessoas de pele branca), quantidade reduzida ou inexistente de pelos nas pernas e unhas dos pés espessas. Deve-se notar que esses sinais são também um aspecto previsível do envelhecimento, mas não na proporção observada na presença de alterações tróficas. A ocorrência de alterações indica a necessidade de outros testes de circulação.

Dor

Quando relacionado à circulação, um histórico completo da presença de dor pode ser suficiente para sugerir a possibilidade de doença arterial. Os relatos de dor indicam a necessidade de testes e medições mais minuciosos do sistema vascular. A dor resultante de claudicação intermitente (CI) encontra-se descrita no início deste capítulo. A dor em repouso, que se desenvolve durante a noite, desperta o paciente ou requer a administração de analgésicos é considerada mais severa do que claudicação intermitente. Pode-se medir a severidade da dor em uma Escala visual analógica (EVA). Em geral, mede-se o grau de comprometimento causado pela claudicação intermitente em termos da distância que a pessoa consegue andar antes de sentir dor aguda ou fadiga nas pernas. É possível classificar objetivamente a claudicação intermitente com o auxílio de uma escala de classificação, a fim de indicar severidade da condição com base na distância percorrida antes da manifestação de dor. O *Questionário de comprometimento da marcha* (WIQ) é um questionário específico da doença em questão, utilizado para examinar a claudicação. Esse questionário, no entanto, não mede o impacto da claudicação na qualidade de vida (QDV).[96] O questionário de QDV específico mais extensamente pesquisado para claudicação intermitente é a *Escala de claudicação (CLAU-S)*.[96-98]

Testes especiais

Existem muitos outros testes invasivos e não invasivos utilizados para detectar, examinar, diagnosticar ou confirmar a presença de doença ou disfunção arterial. O Apêndice 14.B apresenta uma breve descrição de alguns testes especiais para as funções arterial e venosa, como *rubor dependente, pletismografia aérea (PGA),* medição do *oxigênio transcutâneo (TcPO$_2$)* e medição da *pressão de perfusão da pele (PPP)*. Embora alguns dos testes sejam úteis para prever a cicatrização de úlceras e feridas de amputação, eles podem não ser reembolsados de imediato quando realizados por um fisioterapeuta. A PGA, a TcPO$_2$ e a PPP são testes utilizados basicamente para fins de pesquisa, pois exigem tempo para ser realizados.

Patência venosa

É possível detectar a presença de doença e disfunção venosa com uma ampla variedade de testes e medições. O tempo disponível para o exame, bem como as questões de reembolso, podem influenciar as decisões em relação aos testes a serem utilizados. O Apêndice 14.B contém uma breve descrição do *Tempo de enchimento venoso,* do *Teste de percussão* e do *Teste de Trendelenburg*. Em razão das inconsistências de interpretação e administração, não se deve confiar no *Teste de Homans*, ou sinal de Homans (dor na panturrilha quando o pé é dorsiflexionado passivamente) para detectar uma trombose venosa profunda. Deve-se consultar um médico e fazer um teste de Doppler caso a pessoa apresente dois dos seguintes sinais: alteração da temperatura da pele, alteração da cor da pele (coloração mais escura), dor na panturrilha (relatada por cerca da metade dos pacientes) ou inchaço.

Integridade dos vasos linfáticos

Em geral, o histórico do paciente e os achados clínicos são utilizados para a emissão de um diagnóstico de linfedema. A maioria dos testes invasivos perdeu popularidade em virtude do risco de desencadear a manifestação do linfedema ou uma exacerbação do linfedema existente pela irritação causada por corante e/ou picada da agulha. Quando são indicados testes invasivos, o procedimento de teste mais comum é a *linfocintigrafia*. Esse teste, que utiliza corante, uma câmera especial e um computador, é capaz de visualizar muitas funções do sistema linfático.[2,99]

Marcha, locomoção e equilíbrio

A importância do movimento para melhorar os fluxos sanguíneo e linfático, bem como para facilitar o retorno geral às atividades para a maioria das pessoas, valida o uso de testes e medições para documentar as capacidades do paciente nesse âmbito. Durante o exame inicial, a coleta de dados pela observação, a análise do padrão de marcha e os testes de controle postural normalmente são adequados. Os resultados dos exames podem indicar a necessidade de testes complementares, como os inventários, ou de baterias de testes para documentar as necessidades de segurança (risco de quedas) ou equipamentos. As pessoas com obesidade mórbida enfrentam desafios peculiares em relação à marcha, que devem ser abordados durante o exame.

Integridade tegumentar

A coleta de dados sobre a pele e os tecidos subcutâneos está inter-relacionada com testes e medições utilizados para a verificação da circulação e da sensibilidade cutânea.

Observação e palpação

As características da pele são observadas quase totalmente por observação e palpação. Faz-se uma comparação entre o tegumento envolvido e o tegumento normal, com especial atenção a cor, umidade, firmeza, temperatura, elasticidade, simetria e forma. Na presença de ferida, o tecido da ferida, a área em torno da ferida e o exsudato da ferida devem ser observados, registrando-se os dados referentes às observações. É possível documentar o local de uma ferida, a presença de edema e a presença de linfedema com o auxílio de um *diagrama corporal*.

Alterações tróficas

Por serem uma parte importante de muitos distúrbios que envolvem o tegumento, as alterações tróficas são citadas repetidas vezes nesta seção. Lembramos às pessoas que consultam este capítulo especificamente por interesse na seção sobre integridade tegumentar que vejam todas as seções relacionadas a alterações tróficas. Assim como na seção sobre circulação, a observação é uma abordagem importante para se perceber as alterações.

Fibrose

A melhor maneira de detectar as alterações fibróticas da pele é pela palpação do tecido afetado. A pele superficial e o tecido subjacente se apresentarão espessados, firmes e inflexíveis ou imóveis. Os testes para a verificação da presença ou da ausência do *sinal de Stemmer* são uma medida objetiva que pode ser acrescentada ao exame de linfedema. Quando as dobras de pele dorsal dos dedos dos pés ou das mãos oferecem resistência ao ser erguidas, ou não têm como ser erguidas, diz-se que o sinal de Stemmer está "presente". No entanto, o médico deve ser cauteloso, uma vez que um teste de dobra da pele negativo ou "ausente" não descarta a presença de linfedema.

Coloração

A cor da pele varia de acordo com a doença subjacente. A observação é a melhor maneira de perceber as comparações entre os tecidos normais e aqueles que estão sendo examinados. As alterações de cor mais anormais incluem as cores vermelho, roxo e marrom. As mudanças de cor podem indicar uma condição crônica, como manchas de hemossiderina, ou uma situação aguda, como vermelhidão associada a trombose venosa profunda. Se forem intermitentes, as alterações de cor podem indicar a presença de patologia, como **doença de Raynaud**, por exemplo.

Temperatura

Em geral, examina-se a temperatura da pele por palpação, podendo-se coletar e quantificar dados de forma objetiva com o auxílio um radiômetro ou de um termistor (Fig. 14.13). A manutenção da temperatura normal da pele é essencial à boa cicatrização das feridas. A temperatura anormal da pele pode ser sinal de problemas relacionados à derme ou outras estruturas. A redução da temperatura superficial da pele pode indicar baixa perfusão arterial, enquanto o seu aumento pode ser indício de infecção ou de processos patológicos ativos.

Feridas

Tamanho e profundidade

Existe uma série de ferramentas e escalas para a coleta de dados sobre feridas, edema, linfedema e outros aspectos da integridade tegumentar. As feridas não classificadas por estadiamento ou graduação podem ser descritas com base na profundidade do dano tecidual. As descrições utilizadas para a profundidade das lesões por queimadura, as *espessuras superficial, parcial e total*, podem ser utilizadas também para descrever a profundidade de outros tipos de ferida. As medidas objetivas contidas na documentação são vitais para a comunicação sobre o paciente. Uma grade calibrada, fotografias, tracejados e formas específicas criadas são recursos frequentemente utilizados para documentar o tamanho e a profundidade das feridas.

Drenagem

Mede-se a drenagem mediante a observação, geralmente descrevendo-a em termos de cor e densidade. O exame da drenagem da ferida pode ser muito importante, uma vez que pode indicar uma resposta normal a um trauma (alguns dias) ou uma resposta prolongada à presença de tecido necrótico, substância estranha na ferida ou infecção. A Tabela 14.2 apresenta a linguagem mais comum utilizada para descrever a drenagem de feridas.

Estadiamento

As úlceras de pressão normalmente são classificadas por um sistema de *estadiamento* ou *graduação* que fornece informações sobre a severidade da ferida com base na

Tabela 14.2 Descrições de drenagem por cor e densidade

Tipo de drenagem	Cor	Densidade
Transudato	Transparente	Ralo, aguado
Serossanguíneo	Transparente ou tingido de vermelho/marrom	Ralo, aguado
Exsudato	Cremoso, amarelado	Moderado a muito denso, ocorrência prevista no caso de debridamento autolítico
Pus	Amarelo, marrom	Moderado a muito espesso
Pus infectado	Tons de amarelo, azul e verde	Espesso, normalmente indica infecção (mas pode ser normal à medida que os glóbulos brancos consomem as células necróticas e as transformam em crosta); a drenagem pode ser pútrida e, no entanto, a ferida não estar infectada

profundidade da destruição tecidual. Tanto o National Pressure Ulcer Advisory Panel (NPUAP) como a Agency for Health Care Research and Quality (AHRQ) apoiam o uso do sistema universal de classificação descrito na Tabela 14.3.[100,101]

Apesar de haver um certo grau de padronização e aceitação por parte de alguns órgãos públicos, o estadiamento das úlceras de pressão é motivo de controvérsia entre os especialistas em tratamento de feridas por ser quase sempre mal utilizado. O mau uso geralmente ocorre porque o sistema de estadiamento descreve apenas a profundidade da destruição tecidual, e não outras características da ferida que precisam ser levadas em consideração. Os planos de tratamento não devem ser baseados exclusivamente no sistema de estadiamento. O estadiamento pode ser desafiador, uma vez que o dano tecidual pode ser mais profundo do que aparenta, as feridas não podem ser estadiadas quando há presença de tecido necrótico, e a pele mais escura nem sempre demonstra alterações avermelhadas indicativas de Estágio I. O NPUAP redefiniu a úlcera de pressão e os estágios das úlceras de pressão para abordar os desafios do estadiamento. As descrições do estadiamento devem ser usadas para as úlceras de pressão e não descrevem a severidade de outros tipos de ferida.

Ferramentas de cicatrização de feridas

Diversas ferramentas podem ser utilizadas para documentar o estado de uma ferida e o seu grau de cicatrização. Como as feridas não possuem uma característica específica que possa ser utilizada isoladamente para monitorar sua cicatrização e prever resultados, recomenda-se usar como medida de cicatrização de feridas uma ferramenta que contenha várias características. As três ferramentas que oferecem o maior grau de confiabilidade e validade são a *Ferramenta de Sussman para cicatri-*

Tabela 14.3 Critérios de estadiamento de úlceras de pressão revisados pelo NPUAP

Estágio da úlcera de pressão	Definição
Suspeita de lesão do tecido profundo Descrição complementar	Área localizada roxa ou castanho-avermelhada de pele intacta descolorada ou bolha cheia de sangue resultante de lesão do tecido mole adjacente causada por pressão e/ou cisalhamento. A área pode ser precedida por tecido dolorido, firme, pastoso, esponjoso, mais quente ou mais frio do que o tecido adjacente.
	É difícil detectar as lesões do tecido profundo em pessoas com tons de pele escuros. A lesão pode evoluir para uma bolha fina sobre o leito escuro de uma ferida. A ferida pode evoluir e ser coberta por uma escara fina. A evolução pode ser rápida, expondo outras camadas do tecido, mesmo com um tratamento adequado.
Estágio I Descrição complementar	Pele intacta com vermelhidão não branqueável de uma área localizada normalmente sobre uma protuberância óssea. A pele de pigmentação escura pode não apresentar branqueamento visível; a sua cor pode diferir da área circundante.
	A área pode apresentar-se dolorida, firme, mole, menos ou mais fria do que o tecido adjacente. Pode ser difícil detectar o Estágio I em pessoas com tons de pele escuros. Pode indicar pessoas "em estado de risco" (um sinal prenunciador de risco).

(continua)

Tabela 14.3 Critérios de estadiamento de úlceras de pressão revisados pelo NPUAP *(continuação)*

Estágio da úlcera de pressão	Definição
Estágio II Descrição complementar	Perda de espessura parcial da pele da derme com aspecto de úlcera aberta rasa com leito rosado e sem crosta. Pode apresentar-se também como uma bolha intacta ou aberta/rompida cheia de soro. Apresenta-se como uma úlcera brilhante ou seca sem crosta ou hematoma. (A presença de hematoma indica suspeita de lesão do tecido profundo.) Esse estágio não deve ser utilizado para descrever rupturas cutâneas, queimaduras causadas por fita adesiva, dermatite perineal, maceração ou escoriação.
Estágio III Descrição complementar	Perda de espessura total do tecido. Gordura subcutânea possivelmente visível, mas sem exposição de ossos, tendões e músculos. Possível presença de crosta, mas sem obscurecer a profundidade da perda tecidual. Pode apresentar solapamento e tunelização. A profundidade de uma úlcera de pressão de Estágio III varia de acordo com a localização anatômica. A ponte do nariz, a orelha, o occipital e os maléolos não possuem tecido subcutâneo e as úlceras de Estágio III podem ser rasas. Por outro lado, as áreas com adiposidade significativa podem desenvolver úlceras de pressão de Estágio III extremamente profundas. Os ossos/tendões não são visíveis ou diretamente palpáveis.
Estágio IV Descrição complementar	Perda de espessura total do tecido com exposição de ossos, tendões ou músculos. Possível presença de crosta ou escara em algumas partes do leito da ferida. Em geral, apresenta solapamento e tunelização. A profundidade de uma úlcera de pressão de Estágio IV varia de acordo com a localização anatômica. A ponte do nariz, a orelha, o occipital e os maléolos não possuem tecido subcutâneo e as úlceras de Estágio IV podem ser rasas. As úlceras de Estágio IV podem estender-se para as estruturas musculares e/ou de sustentação (p. ex., fáscia, tenda ou cápsula articular), possibilitando o desenvolvimento de osteomielite. Os ossos/tendões apresentam-se visíveis ou diretamente palpáveis.
Não estadiável Descrição complementar	Perda de espessura total do tecido em que a base da úlcera apresenta-se coberta por uma crosta (amarela, bronze, cinza, verde ou marrom) e/ou escara (bronze, marrom ou negra) no interior da ferida. Até que se remova uma quantidade suficiente de crosta e/ou escara para expor a base da ferida, não é possível determinar a verdadeira profundidade, e, consequentemente, o estágio da úlcera. A escara estável (seca, aderente, intacta sem eritema ou flutuação) presente nos calcanhares funciona como "a cobertura natural (biológica) do corpo" e não deve ser removida.

O estadiamento não deve ser utilizado na ordem inversa (também denominado estadiamento reverso ou decrescente). O sistema de estadiamento não é uma medida do grau de cicatrização. Uma úlcera de Estágio IV é sempre uma úlcera de Estágio IV que, após a cicatrização, passa a ser chamada de úlcera de Estágio IV cicatrizada, não úlcera de Estágio 0.
Utilizado com permissão do National Pressure Ulcer Advisory Panel 2/2011. A permissão concedida por esse processo não se transfere a terceiros nem pode ser utilizada para outros fins que não aqueles acima expressos e aprovados pelo NPUAP. ©NPUAP. Para mais informações, contatar www.npuap.org.

zação de feridas (SWHT),[43] a *Escala de cicatrização para úlceras de pressão (PUSH)*,[43,102] e a *Ferramenta do estado da dor por pressão (PSST)*.[43] O sistema de *Classificação do grau de úlceras de Wagner* é uma ferramenta própria para o exame do pé diabético quando há presença de neuropatia e isquemia.[103]

Avaliação dos fatores de risco

Embora as pessoas possam estar sujeitas às mesmas intensidades de pressão por períodos de tempo semelhantes, nem todas desenvolverão úlceras de pressão. Consequentemente, é preciso determinar os fatores relacionados ao risco individual, à suscetibilidade ou à capacidade de tolerância. Um fisioterapeuta achará que os dados coletados a partir de uma avaliação de risco podem ser úteis para o planejamento de estratégias de intervenção que ofereçam um bom custo-benefício. Como vimos anteriormente neste capítulo, os fatores de risco para que uma pessoa desenvolva úlceras de pressão são muitos, como má circulação periférica, diabetes, estado nutricional, mobilidade e problemas de continência urinária, entre outros. Para tornar a avaliação de risco objetiva e padronizá-la, diversas ferramentas confiáveis foram validadas por pesquisa:

- *Escala de avaliação de riscos de Norton*: instrumento original de avaliação de risco, classifica as pessoas quanto à condição física, condição mental, atividade, mobilidade e incontinência.[104]
- *Escala de avaliação de riscos de úlceras de pressão de Gosnell*: um aprimoramento da escala de Norton, incorpora modificações às seguintes categorias de classificação: nutrição, condição mental, atividade, mobilidade, continência, aparência da pele, medicação, dieta e equilíbrio hídrico.[105]
- *Escala preditiva do risco de úlceras de pressão de Braden*: as seis categorias de classificação deste instrumento são as seguintes: percepção sensorial, umidade, atividade, mobilidade, nutrição e atrito/cisalhamento.[106]

Desempenho muscular

O teste de rastreamento de força muscular realizado durante a revisão dos sistemas e o teste muscular manual específico administrado durante o exame devem fazer parte da avaliação do paciente com distúrbio do sistema vascular, linfático ou tegumentar. A força muscular funcional identificada durante um exame de habilidades de mobilidade funcional e AVD também é importante. A falta de força e a falta de mobilidade caminham de mãos dadas e geralmente resultam em problemas como úlceras de pressão, insuficiência venosa crônica, maior incidência de edema e linfedema dos membros inferiores, varicosidades e baixo controle de sequelas causadas por diabetes.

Dispositivos ortóticos, de proteção e de suporte

Existem muitas situações em que a pessoa com os distúrbios descritos neste capítulo precisaria ser avaliada para a verificação da necessidade de uso de um dispositivo ortótico, de proteção ou de suporte. Aquelas pessoas que já utilizam esse tipo de dispositivo talvez necessitem de uma alteração de prescrição. Para a pessoa com sensibilidade prejudicada nos pés, o uso de sapatos de *profundidade extra* pode ser indicado. O ajuste e o desgaste dos sapatos existentes deve ser verificado periodicamente. É possível que o paciente precise ser encaminhado a outro profissional na eventual necessidade de uso de calçado de proteção. Os dispositivos de suporte podem permitir que a pessoa aumente o seu nível de atividade, compensando os riscos de um estilo de vida sedentário. O ajuste e a função das vestes e ataduras compressivas, consideradas *dispositivos de suporte*, devem ser verificados periodicamente a fim de manter a sua eficácia. As vestes e ataduras são opções essenciais para a maioria das pessoas com edema e linfedema. Nos estágios terminais, a necessidade de dispositivos do paciente pode ser uma maneira de quantificar a correção das deficiências ou as limitações de atividade impostas pelos sintomas do distúrbio.

Dor

A presença ou ausência de dor, a sua localização e intensidade, e os seus efeitos sobre o sono, bem como outros fatores de qualidade de vida, devem ser medidos (ver Cap. 25). As escalas, desenhos esquemáticos e mapas de avaliação da dor são eficazes para fins de documentação. Em razão da alta incidência de comorbidade em pacientes com distúrbios dos sistemas vascular, linfático e tegumentar, a medição da dor pode auxiliar também na emissão de um diagnóstico diferencial.

Postura

Entre as indicações para um exame de postura, incluem-se condições como dor, sensação de membros pesados ou grandes, tecido cicatricial, imagem negativa do corpo (p. ex., após um tratamento de câncer), obesidade e sensibilidade reduzida. A coleta de dados pode ser feita mediante o uso combinado de uma grade postural, uma fita métrica, observação e palpação. O fisioterapeuta dará início a uma avaliação postural observando primeiramente o momento em que paciente entra na sala, prosseguindo com a avaliação e observação da postura formal e informalmente durante o exame e a intervenção.

Amplitude de movimento

A necessidade de uma ADM adequada e o impacto de uma ADM reduzida não podem ser subestimados. Após o teste de rastreamento de ADM durante a revisão dos sistemas, geralmente é indicado que se façam medições específicas da ADM, especialmente com pessoas para as quais o movimento é uma parte essencial do tratamento dos sintomas. Os exemplos são numerosos, mas incluem a ADM do tornozelo para a pessoa com insuficiência venosa crônica, ADM do ombro após uma cirurgia de câncer de mama ou ADM do joelho para o paciente com linfedema do membro inferior. Um goniômetro universal e uma fita métrica são instrumentos necessários para a aquisição de dados objetivos de ADM.

Autocuidado e tratamento domiciliar

As limitações de atividade e a incapacidade são comuns na presença de distúrbios dos sistemas vascular, linfático e tegumentar. O exame, a orientação e o treinamento que permitem ao paciente desempenhar com segurança atividades de autocuidado e tratamento domiciliar são de grande importância no planejamento e na implementação da fase de autotratamento. São necessárias descrições e quantificações para fins de documentação e estabelecimento de metas. As ferramentas de exame devem incluir medidas funcionais das atividades básicas da vida diária (ABVD) e das atividades instrumentais da vida diária (AIVD), bem como escalas do risco de quedas (ver Cap. 8).

Sensibilidade

As informações do histórico e da revisão dos sistemas podem indicar a necessidade de um exame detalhado da função sensorial. Entretanto, os fisioterapeutas não devem confiar apenas no histórico como indicação para o teste sensorial, uma vez que muitas pessoas não têm consciência de suas deficiências até que sejam testadas. Os testes sensoriais são especialmente importantes quando se trata de sintomas antigos, ou que ensejam queixas de sensação de amortecimento, formigamento ou queimação. Os pacientes que devem ser rotineiramente testados são aqueles que podem receber tratamentos de compressão do membro inferior e todos aqueles com diagnóstico de neuropatia periférica, diabetes e/ou doença arterial. Além de observação e palpação, os exames iniciais devem incluir teste de sensibilidade protetora com o auxílio de filamentos, como os *monofilamentos de Semmes-Weinstein*. Os filamentos são fornecidos em diversos tamanhos e cada um vem montado em um cabo. Aplica-se o filamento à pele até que ele se curve. Solicita-se ao paciente que relate, com os olhos fechados, se o filamento está tocando a parte do corpo em questão. Cada monofilamento fornece uma quantidade específica de força quando posicionado sobre a área de teste e é delicadamente curvado. Os monofilamentos encontram-se disponíveis em um conjunto grande, mas a maioria dos testes pode ser realizada com o uso de apenas alguns filamentos. Uma pessoa apresenta *sensibilidade normal* quando é capaz de sentir o monofilamento 4,17 (1 g de força). Uma pessoa apresenta sensibilidade intacta quando é capaz de sentir o filamento 5,07 (10 g de força) (Fig. 14.15). Com a perda da sensibilidade protetora, a pessoa não consegue sentir um trauma no pé, o que geralmente resulta em ulceração dos pés. Para a pessoa que perdeu a sensibilidade protetora, é indicado o uso de calçados de proteção especiais. A falta de sensibilidade, especialmente de sensibilidade protetora, pode ser uma característica do diabetes há muito existente. A sensibilidade reduzida pode ser sinal de um distúrbio como **escleroderma**. Para testar a sensibilidade a objetos pontiagudos/rombos, a sensibilidade vibratória, a pressão e outras sensações, as ferramentas para a coleta de dados inclui uma escala de pressão, um diapasão e/ou um estesiômetro (para informações adicionais contidas neste livro, ver Cap. 3).

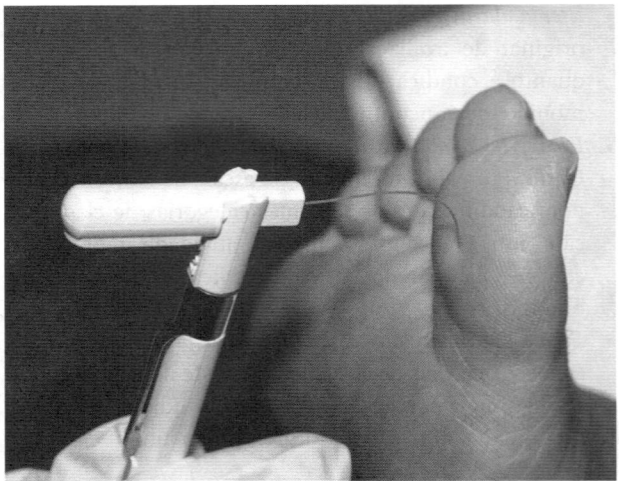

Figura 14.15 Monofilamento de Semmes-Weinstein utilizado para avaliar a presença de sensibilidade protetora. O encurvamento do filamento indica que a pressão adequada foi aplicada. (Extraído de McCulloch e Kloth: Wound Healing: Evidence-Based Management, ed 4. FA Davis, Philadelphia, Figura 7-6, com permissão.)

Ventilação e respiração

Os testes e medidas devem ser utilizados para determinar se o paciente apresenta a capacidade adequada de ventilação e respiração para atender à demanda normal de oxigênio. A presença de patologia pode ser indicada por uma fonte previsível, como os sons da respiração ou a cor dos leitos ungueais. Um sinal menos previsível, como inchaço em torno dos tornozelos, também pode indicar a presença de patologia. É possível coletar os dados iniciais com o exame dos gases do sangue arterial, observando o trabalho da respiração ou utilizando um espirômetro. Outros testes apropriados são o teste de desobstrução das vias aéreas e o uso de um oxímetro de pulso (ver Cap. 12).

Avaliação

Diagnóstico, prognóstico e plano de cuidado

Concluído o exame, o fisioterapeuta avalia os dados e determina o diagnóstico e o prognóstico. O fisioterapeuta precisa considerar uma série de fatores, como achados clínicos, função física geral e estado de saúde, apoio social, envolvimento multissistêmico e condições comórbidas, e cronicidade, severidade e estabilidade da condição. Essas informações encontram-se contidas no *Guia para a prática do fisioterapeuta*[88] e são apresentadas neste livro (ver Cap. 1). O próximo passo é a elaboração e implementação do plano de cuidado, incluindo as intervenções procedimentais.

Intervenção

A intervenção do fisioterapeuta para distúrbios dos sistemas vascular, linfático e/ou tegumentar devem consistir em várias técnicas destinadas a resolver os problemas identificados durante o exame. É comum os pacientes com distúrbios desses sistemas apresentarem múltiplos fatores que contribuem para o diagnóstico primário. O plano de intervenção deve refletir uma visão holística do paciente. Por exemplo, uma pessoa com sinais e sintomas de doença venosa pode apresentar também baixa ADM do tornozelo, úlcera no membro inferior e linfedema. Deve-se limpar e fazer curativo na ferida, mas o membro também deve receber compressão para uma cicatrização ideal. A ADM do tornozelo deve melhorar, uma vez que a deambulação irá melhorar a função de bombeamento da panturrilha. Outro exemplo da necessidade de se ter uma visão holística do paciente, seria uma pessoa com sinais e sintomas de doença arterial que apresente também força reduzida nos membros inferiores, diabetes e neuropatia periférica. O exercício é importante para essa pessoa, mas deve ser cuidadosamente coordenado para beneficiar a saúde arterial, o gerenciamento do diabetes e a proteção da pele.

Um componente natural da visão holística em relação ao paciente é a capacidade de identificar a necessidade de assistência interdisciplinar. Esse conceito pode ser mais importante para pessoas com distúrbios dos sistemas vascular, linfático ou tegumentar pelas muitas razões relacionadas no parágrafo anterior: essas populações apresentam problemas multissistêmicos complicados geralmente resolvidos com uma abordagem de equipe. A assistência integrada facilita a troca de informações entre todos os profissionais de saúde envolvidos no tratamento do paciente. Esse modelo de assistência pode ser administrado por uma equipe de pessoas que trabalham juntas diariamente ou pode ser coordenado por um fisioterapeuta que reúne alguns profissionais específicos para atender às necessidades de um determinado paciente.

Coordenação, comunicação e documentação

De acordo com as normas de atuação, o fisioterapeuta coordena os esforços de intervenção para que o paciente receba um atendimento da mais alta qualidade. Fundamental para esse objetivo, é a comunicação aberta entre a equipe de assistência médica, o paciente, a família e os cuidadores. A equipe provavelmente consistirá em um médico, uma enfermeira, um fisioterapeuta, um terapeuta ocupacional, um nutricionista e um assistente social. Podem ser feitos também encaminhamentos a outros profissionais de saúde (p. ex., podólogo) que possam prestar suporte ao paciente. A meticulosa documentação terá um impacto significativo em questões como a continuidade do tratamento, o recebimento do número adequado de visitas para a realização de procedimentos e um relacionamento profissional mais sólido com os médicos prescritores. As fotografias, os formulários especiais para coleta de dados e os gráficos corporais são ferramentas muito eficazes para melhorar a comunicação e a documentação. O Apêndice 14.C contém um exemplo de formulário de exame que pode ser utilizado para documentar os dados coletados para um paciente com distúrbio do sistema vascular, linfático ou tegumentar.

Orientação do paciente

Os distúrbios dos sistemas vascular, linfático e tegumentar representam eventos de saúde importantes para os pacientes e suas famílias e exigem estratégias de tratamento permanentes. Os pacientes e suas famílias quase sempre reagem com revolta, desespero ou, pelo menos, atordoamento ao tomar conhecimento de que a condição pode ser permanente. Não se pode subestimar o valor da orientação do paciente e da família. A orientação do paciente será a chave da capacitação das pessoas para que elas possam gerenciar seus sintomas, evitar a recorrência e manter-se vigilantes em relação à sua condição. As informações fornecidas devem ser adequadas ao nível de instrução do paciente/família/cuidador, com disposições relativas a acompanhamento e repetição. As estratégias motivacionais são importantes para garantir a adesão ao autogerenciamento. No caso de muitos distúrbios crônicos, uma orientação de alta qualidade do paciente demonstrou resultar em mudanças positivas em termos de comportamentos saudáveis, percepções relacionadas à qualidade de vida e adesão a programas domiciliares. A orientação do paciente deve conter recursos, material educativo e um programa domiciliar.

- Recursos:
  - Serviços comunitários e grupos de apoio relacionados ao diagnóstico do paciente.
  - Serviços de aconselhamento, conforme necessário, especialmente para fins de assistência em questões relacionadas à qualidade de vida.
  - Sites da Internet (O Apêndice 14.D contém uma relação de recursos disponibilizados na Internet para médicos, familiares e pacientes com distúrbios vasculares, linfáticos e tegumentares).
  - Participação de familiares no tratamento.
- Material educativo:
  - Material de instrução, ferramentas multimídia.
  - Estratégias de autogerenciamento.

- Os recursos disponíveis incluem fontes como *Wound Care*, de Sussman,[107] e *Living Well with Lymphedema*, de Ehrlich, Vinje-Harrewijn e McMahon.[108]
- Programa domiciliar:
  - Cuidados com a pele/feridas; práticas de prevenção; tratamento de cicatrizes.
  - Uso de vestes ou ataduras compressivas.
  - Exercício.
  - Controle de edema.
  - Dispositivos de redistribuição de pressão.
  - Cuidados com os pés para pacientes com diabetes (para um guia de cuidados com os pés, ver Apêndice 14.A).

Alguns pacientes necessitam de fisioterapia ambulatorial ou domiciliar. As visitas de acompanhamento em intervalos regularmente programados podem ser a melhor maneira de facilitar a adesão ao programa domiciliar e evitar a recorrência ou a exacerbação dos sintomas.

Intervenções procedimentais

Esta seção foi organizada na ordem em que um fisioterapeuta prestaria assistência ao paciente. Dentro de cada seção, as informações foram organizadas partindo do procedimento mais invasivo/menos seletivo (não específico) para o menos invasivo/mais seletivo (altamente específico). Ao elaborar um plano de cuidado, o fisioterapeuta deve selecionar as intervenções menos invasivas/mais seletivas, sempre procurando criar um ambiente propício à cicatrização. O principal objetivo deve consistir em otimizar a oportunidade de cicatrização do corpo. Apesar dos enormes avanços no tratamento dos distúrbios vasculares, linfáticos e tegumentares, ainda existe um número alarmante de profissionais da saúde utilizando métodos obsoletos e geralmente prejudiciais para tratar esses distúrbios. Os agentes utilizados com excessiva frequência, como iodopovidona, os curativos úmidos a secos, a hidromassagem e as bombas de compressão foram substituídos há pelo menos uma década por métodos de tratamento mais avançados, biocompatíveis e que oferecem uma boa relação custo-benefício. O uso de agentes inadequados pode retardar a cicatrização e ser prejudicial. A literatura de apoio é farta para o profissional que busca uma prática baseada em evidências. Os elementos cutâneos e o tratamento das feridas quase sempre negligenciados ou subestimados são os dispositivos de redistribuição de pressão, o posicionamento, o exercício, a orientação do paciente, a compressão e os acessórios ortóticos.

O fisioterapeuta que trata um paciente que apresenta uma ferida deve se esforçar para criar um ambiente ideal para a ferida. As escolhas em relação à intervenção devem ser norteadas pelo objetivo de alcançar esse ambiente ideal, descrito como úmido, isento de tecido necrótico e exsudato, quente e protegido de traumas e infecções. Os fisioterapeutas podem administrar o tratamento de feridas em uma função de atenção primária, ou consultando um médico e/ou outros profissionais de saúde. As intervenções que envolvem a administração de fármacos sempre exigem consulta médica para a obtenção de receita. "Embora a prática possa mudar com base em novas evidências, a busca pela cicatrização da maneira mais humana e no menor tempo possível persiste como o objetivo a ser alcançado."[109, p.S1]

Limpeza

A limpeza de feridas é diferenciada do debridamento de feridas, abordado na próxima seção. Deve-se selecionar o método de limpeza de feridas com base na sua capacidade de manter ou recuperar a homeostasia no leito da ferida. Os traumas químico e mecânico devem ser minimizados, mesmo na presença de infecção. A decisão de limpar deve ser tomada com cautela, uma vez que muitas feridas não precisam ser limpas a cada troca de curativo. Em geral, os efeitos negativos da limpeza para a ferida superam os positivos. Não apenas há uma possível perda de líquidos endógenos da superfície da ferida, mas também uma redução significativa da atividade celular por até 3 horas após o procedimento de limpeza.[110]

Hidromassagem

Como a hidromassagem pode ser classificada como um meio de limpeza e debridamento mecânico, o método é discutido em ambas as categorias de intervenção. Apesar de haver pelo menos uma década de pesquisas com poucas evidências que respaldem o seu uso, a hidromassagem ainda é utilizada tanto para o debridamento mecânico não seletivo como para a limpeza de feridas. Entretanto, muitos profissionais envolvidos no tratamento de feridas reduziram significativamente o uso da hidromassagem em resposta à evolução dos métodos de tratamento de feridas e da subsequente publicação das diretrizes da Agency for Health Care Research and Quality (AHRQ). As normas mudaram com o maior conhecimento adquirido em relação ao microambiente do leito da ferida e um maior entendimento dos mediadores químicos necessários para a obtenção da homeostasia.

O fundamento lógico clássico para o uso da hidromassagem era baseado no seu uso em procedimentos de desodorização, limpeza da pele e de feridas, debridamento mecânico não seletivo, descontaminação de feridas e controle de infecções e amolecimento de tecido necrótico aderente como procedimento de preparação para o debridamento. Existem poucas evidências que respaldam a hidromassagem como o método *ideal* para a realização desses objetivos. Caso a hidromassagem seja utilizada para a limpeza de uma ferida infectada, a AHRQ recomenda que o método seja abandonado quando a úlcera estiver limpa. Emitidas inicialmente em 1994, as diretrizes, ainda consideradas atuais,[101] contêm mais de 300 referências, fontes bibliográficas e atualizações que podem ser facilmente obtidas.[111]

O fundamento lógico amparado em evidências para a redução do uso da hidromassagem é baseado em uma série de fatores. Existe risco de contaminação por patógenos transmitidos pela água e por contaminação cruzada entre pacientes. A posição de dependência pode gerar ou aumentar a congestão venosa e a formação de edema dos membros. Com a hidromassagem, há perda de líquidos endógenos do leito da ferida e perda de calor que afeta a temperatura central do corpo e a área local da ferida. Mesmo as alterações leves na temperatura central do corpo (hipotermia) têm efeitos negativos sobre as células importantes para a cicatrização das feridas. Além disso, ocorre a ruptura mecânica do tecido de granulação, das células epiteliais e dos enxertos de pele nova, basicamente em decorrência do uso do método de agitação da água. A imersão em uma banheira de hidromassagem satura o tecido da ferida e a pele circundante, criando o potencial para a maceração, o colapso da pele e a inativação temporária das defesas normais da pele. Portanto, existe potencial de prolongar o processo inflamatório e retardar a cicatrização da ferida. A hidromassagem pode também aumentar as frequências cardíaca e respiratória. Por fim, o uso da hidromassagem é trabalhoso e oneroso na medida em que envolve o uso de água, instalações, roupas de cama e de banho e funcionários.

Tendo por base as normas atuais de tratamento e as orientações contidas na literatura especializada, o uso da hidromassagem pode ser justificado em algumas situações. As feridas que requerem procedimentos intensivos de limpeza, que não podem ser realizados por outros métodos, contam com o benefício da hidromassagem. Recomenda-se a agitação mínima para o tratamento apenas de pequenas áreas do corpo por curtos intervalos (5 a 10 minutos), a fim de limitar os efeitos negativos das mudanças de temperatura e pressão. A menos que se confirme a presença de infecção por meio de cultura, os agentes citotóxicos presentes na água devem ser evitados (p. ex., iodopovidona, cloro). As feridas que requerem amolecimento do tecido frouxamente aderente antes do debridamento cirúrgico, enzimático ou autolítico podem se beneficiar da hidromassagem quando outros métodos de amolecimento de tecido não forem considerados apropriados. As feridas que se beneficiariam da estimulação da circulação periférica poderão se beneficiar da hidromassagem. Recomenda-se calor neutro ou normotermia (a temperatura normal do corpo é de 37°C).

Lavagem pulsátil com aspiração

A *lavagem pulsátil com aspiração* (*LPA*, e também denominada irrigação forçada) é um método de irrigação de feridas combinado à aspiração (Fig. 14.16).[117] A irrigação pulsada e a aspiração simultânea removem o líquido de irrigação, o exsudato da ferida e os *debris* soltos. Em uso há mais de 20 anos, esse método de limpeza e debridamento de feridas oferece várias vantagens em relação à limpeza com hidromassagem. A LPA utiliza menos água, menos suporte de funcionários e requer menos tempo de tratamento e limpeza. A LPA pode ser realizada no leito e em casa. (**Nota:** não é permitida a presença da família ou de visitas no quarto durante o procedimento, em razão da aerossolização de micro-organismos.)[118] Esse tipo de limpeza coleta eficientemente o exsudato e o *debris* da ferida e libera antibióticos, antissépticos e soluções antibacterianas com igual eficiência. A LPA acelera a cicatrização mediante a remoção dos contaminantes e trata as feridas que apresentam tunelização e solapamento com o uso de cânulas especiais. O risco de maceração da área em torno da ferida e de contaminação cruzada é eliminado com o uso de equipamento descartável.

Embora as vantagens sejam evidentes, existem desvantagens no uso da LPA, entre as quais o risco de uso excessivo, especialmente em feridas limpas e granuladas, e o risco de traumatismo causado pelas portas plásticas, pelo irrigante pulsado e/ou pela aspiração aos tecidos recém-formados. O tratamento pode ser doloroso para o paciente. O uso da LPA deve ser limitado a fisioterapeutas experientes versados em anatomia, especialmente quando se trata da irrigação de tratos, áreas de solapamento ou ossos, tendões, vasos sanguíneos, revestimentos cavitários, enxertos ou retalhos expostos. Toda a equipe envolvida no tratamento deve usar equipamento de proteção individual (EPI)

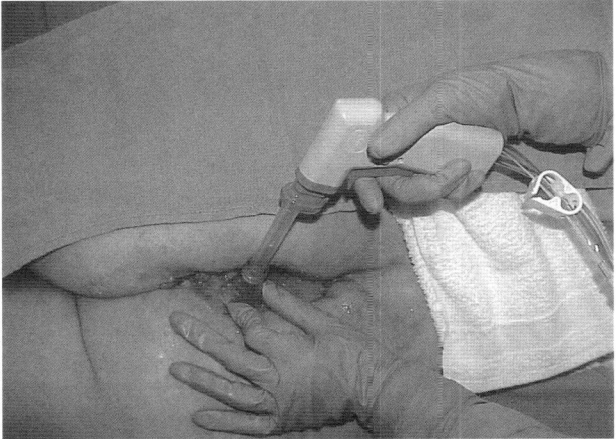

Figura 14.16 O fisioterapeuta molda com os dedos o protetor para LPA na superfície de uma ferida na região sacral. (Extraído de Kloth, LC, e McCulloch, JM, p. 221, com permissão.)

descartável. Comparados a outras opções de irrigação, os equipamentos descartáveis contribuem para sobrecarregar os aterros sanitários. O custo é considerável quando se calculam itens como mão de obra, EPI e equipamentos.

Irrigação não forçada

Tão logo for possível, a limpeza da ferida deve ser realizada com pressão ou força mínima exercida sobre o leito da ferida por irrigação não forçada. Pode-se realizar esse procedimento despejando uma solução sobre a ferida ou utilizando uma seringa ou outro dispositivo apropriado para aplicar irrigante à ferida (Fig. 14.17). Existem vários produtos que contêm solução salina específica para a limpeza de feridas: Blairex® Wound Wash Saline, fabricado por Blairex Laboratories, Inc., Columbus, IN 47202; e Saljet®, solução salina estéril em dose única fabricada por Winchester Laboratories, LLC, St. Charles, IL 60174. Vários fabricantes produzem um recipiente de aerossol que libera solução salina ou surfactante com pressões muito leves (Fig. 14.18). A irrigação não forçada é eficaz também para a limpeza de feridas infectadas. Feridas com tecido necrótico ou *debris*, no entanto, podem responder melhor a algumas sessões de um tipo mais forçado de limpeza. No caso de feridas limpas, com crescimento de tecido novo, deve-se fazer a limpeza apenas para remover o excesso de líquidos endógenos ou os resíduos deixados pelos curativos.

Produtos comerciais para limpeza da pele e de feridas

Existem muitos produtos de limpeza de pele e feridas em forma de soluções tópicas comercializadas para uso no tratamento de feridas agudas e crônicas. Há muitos anos, as soluções são usadas indiscriminadamente sem levar em consideração ou mensurar os possíveis efeitos colaterais sobre as novas células que tentam proliferar-se no leito da ferida. Esses agentes de limpeza tópicos podem produzir alguns efeitos antimicrobianos, mas a maioria tem também efeitos antimitóticos (inibidores de mitose).[119] Isso significa que esses produtos podem afetar adversamente células importantes, como os fibroblastos e os queratinócitos epidérmicos, durante a reparação tecidual. As células mais afetadas são aquelas de maior importância no processo de preencher e recobrir uma ferida. Foram produzidas informações sobre a toxicidade dos agentes de limpeza mais comuns destinadas a ajudar os profissionais de saúde a selecionar esses produtos ou rejeitar o seu uso.[119] Não é de surpreender que o ácido acético seja extremamente citotóxico para as células presentes em uma ferida, porém, mais preocupante ainda é o fato de que os sabonetes de banho comuns, e até mesmo os hidratantes corporais líquidos, são muito citotóxicos. Um fisioterapeuta que utiliza produtos de limpeza comerciais ou sabonete comum deve considerar a lógica que existe por trás do uso de cada agente tópico aplicado à ferida e o ônus para a ferida: alguns contribuem para a cicatrização da ferida, enquanto outros contribuem para outros aspectos.

Debridamento

Define-se o debridamento como a remoção de matéria estranha e tecido morto ou danificado. A remoção de tecidos desvitalizados ou infectados é uma intervenção importante para prevenção ou controle da proliferação

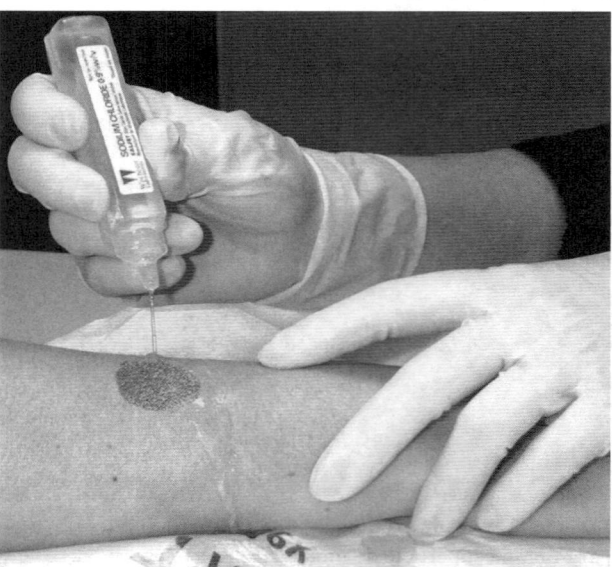

Figura 14.17 Limpeza de ferida com irrigação não forçada.

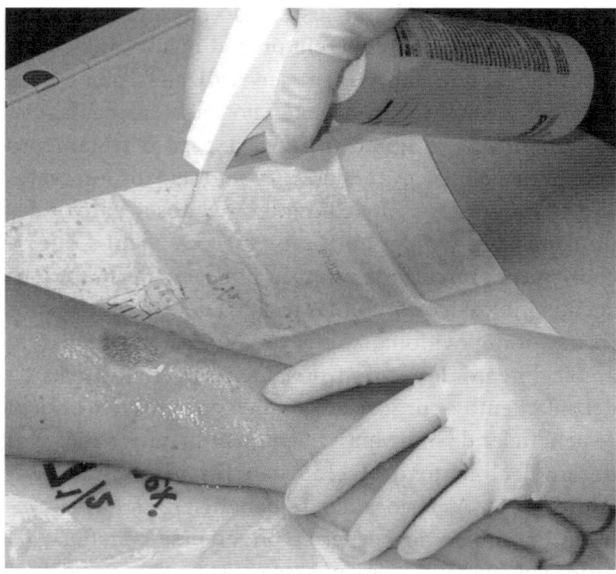

Figura 14.18 Limpeza de ferida com produto em aerossol.

bacteriana, incentivo à atividade celular normal no leito da ferida e aumento da taxa de reparo tecidual. O *debridamento não seletivo* remove todo o tecido, tanto necrótico como vivo. Os métodos incluídos nessa categoria podem ser rápidos, mas geralmente são dolorosos e quase sempre danificam o tecido saudável próximo. O *debridamento seletivo*, por sua vez, remove o tecido necrótico de forma controlada. Os métodos seletivos são mais confortáveis e menos agressivos para o leito da ferida, mas a remoção tecidual pode ser mais lenta.

A importância da proficiência do fisioterapeuta na prática do debridamento cirúrgico é refletida no Physical Therapist Licensure Examination Content Outline (o resumo do conteúdo encontra-se disponível em www.fsbpt.org/download/CandidateHandbook20110114.pdf), nos critérios de avaliação da Commission on Accreditation in Physical Therapy Education (CAPTE) (o Manual de Credenciamento encontra-se disponível em www.capteonline.org/AccreditationHandbook) e no *Guia para a prática do fisioterapeuta*.[88] Em resposta, a maioria dos programas de nível profissional inclui no currículo instrução em debridamento cirúrgico. Na maior parte dos estados norte-americanos, o debridamento faz parte do escopo da prática fisioterapêutica. Antes de executar esse tipo de intervenção, os fisioterapeutas devem consultar a lei que regulamenta o exercício da profissão em seu estado para verificar se o debridamento está dentro do escopo de atuação da profissão nesse estado.

Ao escolher um método de debridamento, os profissionais da saúde devem levar em consideração não apenas o estado da ferida, mas também a condição fisiológica, emocional e financeira do paciente. Os especialistas modernos em tratamento de feridas evitam as técnicas de debridamento que provocam o sangramento da ferida, em razão dos efeitos altamente nocivos para os tecidos da ferida.

Debridamento não seletivo

Curativos úmidos a secos. O curativo úmido a seco (CUS) consiste em uma gaze úmida aplicada sobre o leito da ferida, permitindo que ela seque sobre a ferida. A remoção da compressa seca debrida a ferida, retirando qualquer matéria celular que tenha aderido à gaze. Esse método de debridamento remove o tecido necrótico, bem como líquidos necróticos ricos, fibrina e outras células fundamentais para a cicatrização da ferida. Trata-se também de um método geralmente desconfortável para o paciente e que quase sempre causa sangramento e traumatiza o leito da ferida. Existem fontes na literatura especializada que descrevem o uso dos curativos CUS para debridamento, mas a eficácia do procedimento não foi demonstrada.[120,121] Os especialistas no tratamento de feridas concordaram durante duas décadas com um painel multidisciplinar: "Umas das formas de debridamento mecânico não seletivo mais utilizadas de forma rotineira e inadequada é o curativo úmido a seco."[22, p. 28] Já tendo sido considerados menos onerosos do que outras opções de curativo, os curativos CUS provaram ser mais onerosos do que os curativos modernos. As evidências dos muitos aspectos negativos dos curativos CUS encontram-se resumidas no Quadro 14.1, Resumo de evidências.

Quadro 14.1 Resumo de evidências
Estudos de resultados sobre curativos úmidos a secos (CUS) como parte do tratamento de feridas

Referência	Sujeitos	Formato/ intervenção	Duração	Resultados	Comentários
Ovington[123] (2001)	N/A	Estudo prospectivo de coorte	N/A	Os curativos CUS foram o procedimento padrão para o tratamento de feridas, embora as pesquisas indiquem que os curativos com gaze não são ideais para o paciente, para o médico, nem para o sistema de saúde.	Os curativos com gaze não proporcionam uma cicatrização ideal e são mais trabalhosos do que os curativos modernos. Este artigo fornece aos profissionais da saúde o fundamento lógico e as evidências que justificam uma atuação colaborativa junto aos médicos no momento de escolher produtos que ofereçam uma boa relação custo--benefício para que se alcancem resultados positivos para o paciente.

(continua)

Quadro 14.1 Resumo de evidências *(continuação)*
Estudos de resultados sobre curativos úmidos a secos (CUS) como parte do tratamento de feridas

Referência	Sujeitos	Formato/ intervenção	Duração	Resultados	Comentários
Shinohara et al.[124] (2008)	134 pacientes com incisões cirúrgicas	RCT	7 dias após a cirurgia	Foi mais barato usar curativos oclusivos de hidrocoloide do que curativos com gaze. A taxa de incidência de infecção da ferida durante o período pós-operatório não diferiu entre os dois tipos.	Os curativos pós-operatórios normalmente ainda utilizam gaze. As evidências continuam a demonstrar que os curativos com gaze não oferecem uma boa relação custo-benefício. As preocupações com a presença de infecção por baixo dos curativos oclusivos parecem infundadas.
Singh et al.[125] (2004)	N/A	Meta-análise	N/A	O número de feridas crônicas completamente cicatrizadas foi 72% maior com o curativo oclusivo do que com o curativo convencional com gaze.	Os resultados são significativos tanto do ponto de vista clínico quanto estatístico.
Vermeulen et al.[126] (2004)	N/A	Revisão sistemática: Todos os RCT avaliaram a eficácia dos curativos e agentes tópicos para feridas cirúrgicas cicatrizadas por segunda intenção	N/A	O uso de curativos com gaze é associado a fatores como aumento da dor, número de trocas de curativo e custo, além de baixa satisfação do paciente.	Os autores concluíram que o uso de gaze para o tratamento local de feridas cirúrgicas cicatrizadas por segunda intenção deve ser considerado com cautela. Nessa categoria de curativos para feridas cirúrgicas cicatrizadas por segunda intenção, a maioria dos estudos se mostraram inconsistentes e com poucas replicações. Novas pesquisas fazem-se necessárias para validar os relatos empíricos e fortuitos dos achados de campo.
Cowan e Stechmiller[121] (2009)	202 sujeitos com feridas abertas cicatrizadas por segunda intenção	Estudo descritivo. Foi conduzida uma análise retrospectiva de prontuários	N/A	Os curativos CUS representaram 42% das ordens de tratamento de feridas. 69% das feridas tratadas com CUS eram de natureza cirúrgica. O debridamento mecânico não se mostrou clinicamente indicado em mais de 78% das feridas tratadas com curativos CUS.	Os curativos CUS foram inadequadamente solicitados em 78% dos casos nesse estudo. Esses achados sugerem que os curativos CUS são inadequadamente prescritos em situações em que existem poucas evidências que respaldem o seu uso.
Bergstrom et al.[127] (2005)	882 internos em unidades de tratamento em longo prazo com idade acima de 18 anos e pelo menos uma UPr	Estudo de coorte retrospectivo com amostragem de conveniência	12 semanas	Foram realizados múltiplos modelos de regressão, um para cada grupo de estágios da UPr. A área das UPrs apresentou uma redução maior com curativos úmidos do que com curativos secos para todos os estágios.	O fator de tratamento associado de forma mais significativa à cicatrização nesse estudo foi o uso de curativos úmidos – um fator mais forte na cicatrização do que os curativos secos ou a ausência de curativo.

(continua)

Quadro 14.1 Resumo de evidências *(continuação)*
Estudos de resultados sobre curativos úmidos a secos (CUS) como parte do tratamento de feridas

Referência	Sujeitos	Formato/intervenção	Duração	Resultados	Comentários
Jones e Fennie[128] (2007)	114 adultos em 3 regiões do país, em hospitais, clínicas, casas de repouso e sob cuidados domiciliares, com idade acima de 50 anos e pelo menos uma UPr de estágio II a IV	Análise retrospectiva multissítio de prontuários com o uso de formulário e protocolo de abstração de dados estruturados	N/A	A análise bivariada demonstrou que havia diversas variáveis significativamente associadas à cicatrização. Os modelos de regressão logística identificaram os preditores de cicatrização mais significativos. Entre os itens, estava o uso de curativos para gerenciamento da umidade. Os curativos com gaze foram associados à falta de cicatrização depois de 6 meses de tratamento.	Existem evidências que respaldam o uso de curativos que mantêm um ambiente úmido na interface ferida/curativo.
Lawrence[129] (1994) e Lawrence et al.[130] (1992)	Feridas infectadas simuladas no primeiro estudo e 7 sujeitos com feridas por queimadura no segundo estudo; 14 trocas de curativo CI: feridas de queimadura colonizadas	Formato de coorte	Duas trocas de curativo por ferida	A remoção de gaze seca ou úmida de uma ferida liberou um número significativo de organismos no ar. Um número significativamente menor de organismos foi liberado por ocasião da remoção de um curativo oclusivo. Uma quantidade significativa de bactérias ainda permaneceu no ar por 30 minutos após a remoção dos curativos com gaze.	Embora mais antigos, esses estudos são clássicos e não se repetem na literatura. Os curativos das feridas geralmente são removidos em áreas abertas, às vezes com outros pacientes por perto. Alguns profissionais de saúde não usam máscaras ao remover o curativo de uma ferida. Existe um risco considerável de contaminação cruzada decorrente da remoção de curativos de gaze seca ou úmida sem proteção para todos aqueles que se encontram no ambiente.
Kohr[131] (2001)	1 sujeito CI: ferida que não cicatrizou	Estudo de caso: ambiente de ferida úmido aplicado a ferida que não cicatrizou com curativo CUS em um espaço de 21 dias	10 dias	Substituição de um curativo CUS por um curativo para cicatrização de ferida úmida (CFU): 10 dias para uma cicatrização significativa da ferida.	A temperatura no interior da ferida foi otimizada, com promoção do debridamento autolítico. O artigo ilustra bem as questões de comparação de custo entre os curativos CUS e CFU.
Paybe et al.[132] (2009)	36 pacientes com úlceras de pressão de Estágio II em 5 centros nos Estados Unidos	RCT prospectivo; os participantes foram selecionados aleatoriamente para tratamento com curativo de espuma ou curativo de gaze embebida em solução salina	4 semanas	O custo total durante o período do estudo foi de até US$466 menos por paciente no grupo do curativo de espuma. O custo diário com curativos, o custo por úlcera cicatrizada e o custo por dia sem a presença de úlceras foram mais baixos no grupo do curativo de espuma do que no grupo do curativo de gaze embebida em solução salina.	Entre os pacientes do grupo do curativo de espuma, as trocas de curativo foram menos frequentes. Tomando-se por base das evidências desse estudo, os curativos de espuma demonstraram ser um tratamento com um melhor custo-benefício do que a gaze embebida em solução salina nesse grupo de pacientes com úlceras de pressão de Estágio II.

(continua)

Quadro 14.1 Resumo de evidências *(continuação)*
Estudos de resultados sobre curativos úmidos a secos (CUS) como parte do tratamento de feridas

Referência	Sujeitos	Formato/intervenção	Duração	Resultados	Comentários
Capasso e Munro[133] (2003)	50 pacientes adultos com feridas. CI: 25 curativos CUS, 25 curativos de hidrogel amorfo	Análise retrospectiva não experimental de prontuários	4 pontos de coleta de dados quinzenal	O custo geral do tratamento de feridas foi significativamente mais alto para os pacientes do grupo da solução salina normal, com um número e um custo mais elevados de visitas domiciliares realizadas por enfermeiros.	A demonstração do valor e da relação custo-benefício dos curativos de hidrogel deve melhorar a tomada de decisões terapêuticas e nortear as decisões relacionadas ao tratamento.

CI = critérios de inclusão; CFU = cicatrização de ferida úmida; N/A = não se aplica; UPr = úlcera de pressão; RCT = ensaio clínico randomizado.

Como os curativos CUS podem ser classificados como uma ferramenta para debridamento mecânico e/ou um curativo básico para feridas, o procedimento foi abordado aqui e na seção sobre curativos.

Debridamento cirúrgico. O debridamento cirúrgico produz resultados rápidos no tratamento de necrose letal, grandes feridas, feridas tunelizadas e osso necrótico ou infectado. Normalmente, faz-se uma ampla excisão com anestesia na sala de cirurgia, removendo tecido viável e não viável. O debridamento a laser, outra forma de debridamento cirúrgico, pode ser apropriado quando a pessoa não é candidata a procedimentos realizados na sala de cirurgia. O debridamento cirúrgico não está dentro do escopo da prática de um fisioterapeuta.

Lavagem pulsátil com aspiração. A LPA permite o debridamento não seletivo e a limpeza de uma ferida. A seção anterior sobre Limpeza descreve detalhadamente a LPA.

Hidromassagem. Pode-se utilizar a hidromassagem para o debridamento mecânico com sua função de agitação da água. Pode-se utilizá-la também para amolecer tecidos necróticos como procedimento de preparação para o debridamento cirúrgico, enzimático ou autolítico. Entretanto, geralmente existem métodos de preparação do tecido para o debridamento melhores do que a hidromassagem. Ver a seção anterior sobre Limpeza.

Debridamento seletivo

Cirúrgico. Define-se o *debridamento cirúrgico* como a remoção de tecido morto ou necrótico ou de matéria estranha do interior ou da área em torno da ferida com o auxílio de instrumentos estéreis, como bisturi, tesouras e/ou pinças (Fig. 14.19). Considerado o *padrão-ouro* dos métodos de remoção de tecido necrótico, o debridamento cirúrgico é um procedimento simples com preservação tecidual realizado no leito em uma sala de pro-

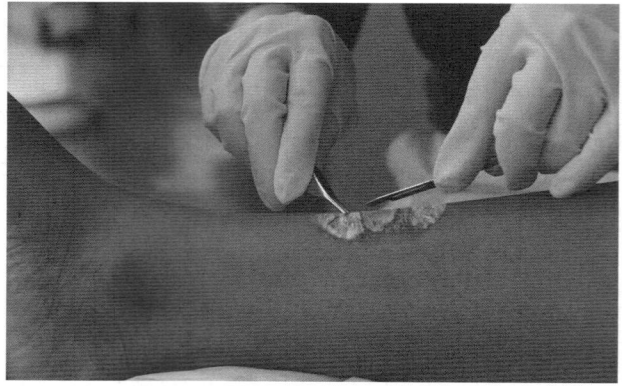

Figura 14.19 Uso de bisturi e pinça para o debridamento cirúrgico.

cedimentos. Na grande maioria dos estados norte-americanos, a execução do debridamento cirúrgico está dentro do escopo de atuação de um fisioterapeuta. Cabe ao fisioterapeuta conhecer a legislação regulamentadora de seu estado. A declaração de posição da American Physical Therapy Association (APTA) indica que o debridamento cirúrgico deve ser realizado exclusivamente por fisioterapeutas, e não por outros profissionais. Para uma cópia completa dessa declaração, acesse www.apta.org/uploadedFiles/APTAorg/About_Us/Policies/HOD/Practice/ProceduralInterventions.pdf. Informações adicionais podem ser encontradas no *Guia para a prática do fisioterapeuta*.[88] Para manter os padrões atuais, o fisioterapeuta somente deve executar o debridamento na presença de tecido necrótico.

Embora o debridamento cirúrgico seja eficaz para todos os tipos de tecido necrótico, existem situações em que essa forma de debridamento não é apropriada. O procedimento é contraindicado para feridas vasculares com fluxo sanguíneo limitado em que a escara possa estar tampando ou cobrindo uma ferida aberta crônica. Sem a perfusão adequada nesse caso, existe pouca esperança de fechamento da ferida. O debridamento cirúrgico não é apropriado para feridas com tunelização (quando não é possível enxergar o leito da ferida) ou áreas afetadas por gangrena seca. Pacientes com baixa contagem de plaquetas, que estejam fazendo uso de anticoagulantes ou que apresentem outras condições que inibam a coagulação, não são candidatos adequados. O debridamento cirúrgico é contraindicado também para úlceras de pressão nos calcanhares cobertos por escara seca. (*Nota:* Alguns especialistas afirmam que, nesse caso, desde que não haja presença de infecção, a escara serve de proteção; outros, no entanto, afirmam que a escara deve ser removida porque inibe o crescimento das células epiteliais.)

Químico ou enzimático. O debridamento enzimático é um tipo de debridamento seletivo que consiste na aplicação de um agente tópico à base de enzimas cuja ação dissolve o tecido necrótico. Existem vários tipos e marcas de agentes enzimáticos, cada um próprio para afetar um determinado tipo de tecido necrótico. As vantagens desse tipo de tratamento são: o debridamento é seletivo, o desconforto do paciente é mínimo e os procedimentos de aplicação são simples. As desvantagens, por outro lado, são o possível desenvolvimento de dermatite da pele intacta em torno da ferida, a ruptura do leito da ferida resultante das frequentes trocas de curativo e a necessidade de hachurar a escara com um bisturi para que a enzima possa penetrar na ferida. Os agentes do debridamento enzimático não afetam os níveis de patógeno no leito da ferida e não devem ser considerados antimicrobianos. Alguns preparos de debridamento enzimático contêm a proteína papaína. Os produtos medicamentosos tópicos à base de papaína foram retirados do mercado nos Estados Unidos em novembro de 2008 por não terem sido aprovados pela Food and Drug Administration (FDA); para mais informações sobre essa questão, acesse www.fda.gov/papain. Ao utilizar outros tipos de agentes enzimáticos ainda existentes no mercado, o encaminhamento para tratamento e a prescrição de um agente enzimático são atualmente procedimentos obrigatórios na maioria das regiões da América do Norte.

Biocirurgia. A biocirurgia como forma de debridamento cirúrgico é conhecida também como *terapia de debridamento com larvas (TDL)*, ou larvoterapia ou terapia larval (Fig. 14.20). Embora o método esteja em uso no mundo ocidental já há mais de 150 anos, sua popularidade caiu com o advento dos antibióticos. A biocirurgia atualmente vem despertando novo interesse em razão do surgimento de bactérias resistentes a múltiplos medicamentos, como o *Staphylococcus aureus*, resistente à meticilina (SARM). Colocam-se larvas estéreis recém-chocadas sobre as feridas crônicas, mantendo-as no lugar com curativos ou uma *biobag* por 2 a 5 dias antes da remoção. A biocirurgia demonstrou remover tecido desvitalizado, reduzir o risco de infecção e melhorar a cicatrização da ferida sem efeitos colaterais em uma ampla variedade de tipos de ferida. A biocirurgia é recomendada para osteomielite e infecções profundas de feridas que não respondem à terapia antibiótica ou à terapia cirúrgica mais convencional. Embora a cicatrização de feridas úmidas seja compatível com a biocirurgia, um ambiente de ferida muito úmido produz um efeito adverso sobre a sobrevivência larval. Determinados tipos de curativos retentores de umidade são mais compatíveis com a sobrevivência larval do que outros.[134-141]

Mel de grau médico

O uso de mel de grau médico como curativo de ferida demonstrou melhorar o debridamento e a cicatrização. Os curativos com mel, disponíveis nas categorias dos hidrocoloides, alginatos e líquidos, demonstraram facilitar o debridamento autolítico, reduzir ou eliminar o odor das feridas, prevenir a formação de biofilme (fina camada de bactérias) e amolecer o tecido necrótico.[142-145]

Autolítico

O *debridamento autolítico* usa as enzimas endógenas presentes no leito da ferida para digerir o tecido desvitalizado e promover a formação de tecido de granulação. Na prática, os líquidos naturais do corpo são mantidos por 3 a 7 dias em contato com a base da ferida com um curativo retentor de umidade. O aumento do teor de umidade da crosta e do tecido necrótico com líquidos corporais ricos em enzimas facilita a atividade autolítica. Embora esse método seja menos invasivo/mais seletivo, além de ser barato, indolor e biocompatível, cada paciente é examinado para que se determine se esse tipo de debridamento é o melhor para a ferida existente.

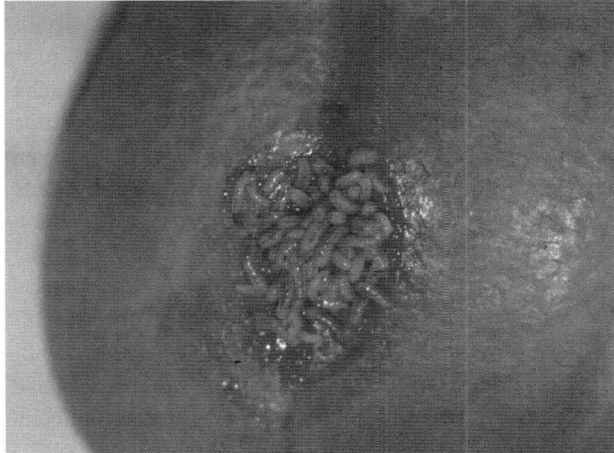

Figura 14.20 Larvoterapia (ou terapia larval) para ferida cavitária. (Cortesia da Biosurgical Research Unit, Surgical Materials Testing Laboratory, Bridgend, Reino Unido.)

O tipo de curativo retentor de umidade escolhido para promover o debridamento autolítico será baseado na saúde dos tecidos em torno da ferida e no nível das cargas fúngica ou bacteriana. A presença de infecção não descarta o uso de curativos oclusivos, como vimos anteriormente ao discutir a cicatrização de feridas úmidas.

Agentes tópicos

As normas atuais para tratamento de feridas crônicas reduziram o uso de agentes tópicos mesmo na presença de infecção. Na literatura especializada, esses agentes podem ser denominados *antissépticos, desinfectantes* e/ou *antimicrobianos*. Outras categorias de agentes tópicos são os *antibióticos* e os *analgésicos*. As diretrizes revelam que quase todos os produtos gerados pelo ser humano são citotóxicos para os glóbulos brancos circulantes, mesmo quando diluídos.[101] Muitos agentes que já foram considerados seguros, atualmente são tidos como inadequados para o tecido em fase de cicatrização por causar reações adversas em qualquer concentração. Muitos agentes que já foram considerados eficazes, como antibactericidas e descontaminantes, hoje são considerados ineficazes. Quando se está lutando pela presença de homeostasia no leito da ferida, é quase sempre mais desejável preservar a vida celular contida nos líquidos endógenos do que destruí-la com aditivos. Muitos profissionais da saúde e especialistas no tratamento de feridas utilizam o seguinte adágio como orientação para o processo decisório: "O ideal é nunca colocar nada na ferida que não possa ser confortavelmente tolerado no saco conjuntival."[15, p.179] Em outras palavras, "Se não se pode colocar nos olhos, não coloque na ferida". Mesmo sob a lei do Acesso Direto, na maioria dos estados norte-americanos, não é permitido aos fisioterapeutas prescrever medicamentos, nem mesmo produtos vendidos sem receita, para o tratamento de feridas. Se, durante o exame ou a intervenção, o fisioterapeuta decidir que um determinado agente tópico pode ser indicado, ele deve contatar o médico do paciente para discutir os achados. As considerações sobre os agentes tópicos sempre devem incluir os riscos e benefícios do agente tópico em relação à possível citotoxicidade, biocompatibilidade, segurança e eficácia.

Antissépticos

Iodopovidona. O iodopovidona (IPV) é uma combinação de iodo com um polímero que produz efeitos bactericidas. Um produto de nome normalmente conhecido é o Betadine (Purdue Products LP, Stamford, CT 06901). Utilizado indiscriminadamente durante muitos anos em feridas águas e crônicas, o produto é hoje recomendado principalmente para feridas infectadas por *Staphylococcus aureus*. As diretrizes da AHRQ publicadas em 1994 declaram: "Não limpar feridas ulceradas com agentes de limpeza ou antissépticos (p. ex., iodopovidona, iodofor, solução de hipoclorito de sódio [solução de Dakin], peróxido de hidrogênio, ácido acético)."[101, p. 15] Embora as diretrizes refiram-se às úlceras de pressão, as evidências em relação à cicatrização de feridas aplicam-se a todos os tipos de tratamento de feridas. Essas evidências subentendem que o uso do IPV, bem como de outros antissépticos, é incompatível com as normas da prática profissional. Nos raros casos em que esses agentes são recomendados por um profissional da saúde e, de fato, são apropriados, é preciso que haja uma justificativa razoável para o uso desses produtos, visto que o profissional será responsabilizado nos termos dessas diretrizes publicadas e respeitadas. Um exemplo desse tipo de situação seria quando outros tratamentos menos citotóxicos não conseguem reduzir a carga bacteriana presente em uma ferida infectada. A literatura especializada não apresenta quaisquer razões clínicas ou legais para o uso do IPV no tratamento de feridas.[146] Além disso, a FDA não aprovou o uso da solução de IPV ou da solução de esfregaço cirúrgico de IPV para feridas. O IPV demonstrou reduzir a contagem bacteriana em feridas infectadas e, atualmente, não existe nenhum tipo de resistência antimicrobiana ao IPV.[147] O seu uso é contraindicado para feridas não infectadas.[101]

Soluções de hipoclorito de sódio: solução de Dakin (alvejante e ácido bórico), hipoclorito de sódio (alvejante doméstico). O hipoclorito de sódio é citotóxico mesmo em concentrações altamente diluídas; ele danifica os fibroblastos e as células endoteliais e causa danos celulares ao tecido de granulação; irrita a pele e pode desencadear severas reações em algumas pessoas. É um agente utilizado no tratamento de feridas com exsudato purulento e o tratamento deve ser interrompido quando a ferida está limpa. O seu uso é contraindicado para feridas não infectadas.[101]

Solução de ácido acético. O ácido acético é tradicionalmente utilizado para inibir infecções bacterianas; entretanto, a solução foi considerada mais nociva para os fibroblastos do que para as bactérias. Uma forma comum de ácido acético é encontrada no vinagre. O produto é corrosivo e citotóxico em qualquer concentração, tendo mais recentemente sido utilizado para o tratamento de contaminação por **Pseudomonas aeruginosa**. O seu uso é contraindicado para feridas não infectadas.[101]

Agentes oxidantes: solução de peróxido de hidrogênio. Quando essa solução entra em contato com o tecido, ocorre uma liberação de oxigênio e uma atividade antimicrobiana temporária. A sua ação borbulhante é usada para o debridamento não seletivo destinado a soltar pequenos *debris*. É citotóxico, a menos que seja diluído para uso em concentrações muito fracas. O seu uso é contraindicado em feridas não infectadas, tunelizadas ou granuladas.[101]

Agentes antibacterianos

Esta seção contém uma amostra de agentes antimicrobianos tópicos, antibióticos e agentes antibacterianos normalmente utilizados. Cada um desses agentes tópicos é eficaz contra diversas bactérias e é selecionado pelo médico com base nas espécies submetidas a cultura para um determinado paciente. Todos compartilham efeitos colaterais semelhantes, como queimadura, coceira, dermatite de contato e/ou sensibilidade alérgica. Existem poucas evidências na literatura para demonstrar níveis de citotoxicidade desses agentes tópicos. Eis alguns exemplos:

- Bacitracina/Baciguent: associado a reações alérgicas.
- Neosporin/sulfato de neomicina: causa maior incidência de reações alérgicas.
- Silvadene/sulfadiazina de prata: basicamente para lesões térmicas, a prata é seletivamente tóxica para bactérias, mas pode desativar as enzimas proteolíticas tópicas.[148]
- Furacin/nitrofurazona: demonstrou efeitos citotóxicos em estudos com animais.[149]
- Sulfamylon/acetato de mafenida: dissemina-se facilmente pelas escaras; utilizado basicamente para lesões térmicas.
- Bactroban/pomada de mupirocina: atualmente eficaz contra todas as espécies de estafilococos.
- Gentamicina/Geramicina: atualmente eficaz contra todas as espécies de estafilococos e estreptococos.

Em razão da escassez de informações sobre citotoxicidade, o risco de efeitos colaterais e a crescente incidência de bactérias resistentes a antibióticos, o uso desses produtos para o tratamento de feridas crônicas deve ser cuidadosamente ponderado e normalmente é contraindicado para feridas não infectadas.

Cremes e pomadas (disponibilizados sem receita médica). Alguns cremes e pomadas antibacterianos, como a Bacitracina e o Neosporin, podem ser adquiridos sem receita médica. Esses produtos são minimamente bacteriostáticos em decorrência do seu grau de diluição. A partir do momento em que perdem a sua resistência antibacteriana, as pomadas podem aprisionar as bactérias e estimular o crescimento bacteriano a partir da contaminação superficial. Caso sejam utilizados cremes ou pomadas, deve-se limpar a ferida regularmente para remover possíveis agentes de contaminação; entretanto, a limpeza frequente pode prejudicar o processo de cicatrização. Esses preparos podem ser utilizados para hidratar uma ferida seca, mas, por outro lado, podem deixar o leito da ferida gorduroso, dificultando a migração inicial de células epiteliais. Uma pomada mais biocompatível capaz de hidratar melhor uma ferida que está cicatrizando é a Aquaphor® (Beiersdorf Inc., Wilton, CT 06897).

Analgésicos

O uso de anestésicos tópicos para controle da dor provocada pela presença de feridas é controverso na literatura. Os relatos conflitantes e a falta de pesquisas substanciais têm gerado preocupações em relação ao impacto dos anestésicos no leito da ferida. Essa questão torna-se mais complicada ainda diante do amplo perfil dos pacientes com feridas, de suas etiologias e de suas comorbidades. Os agentes de uso tópico mais comuns são o creme de lidocaína e EMLA (mistura eutética de anestésicos locais), que é uma mistura de lidocaína e prilocaína (AstraZeneca, Wilmington, DE, 19850). A amitriptilina, um antidepressivo tricíclico, tem propriedades anestésicas e mostrou-se promissora como uma opção para o tratamento da dor provocada por feridas.[150] Embora os anestésicos tópicos possam ser investigados por seus efeitos – a vasoconstrição, especificamente –, é preciso investigar melhor, visto que a dor é um problema sério para a maioria dos pacientes com feridas.

Fatores de crescimento

Os fatores de crescimento endógenos normalmente são abundantes nos líquidos de uma ferida. Na maioria das feridas crônicas, o tempo normal de cicatrização é prolongado ou interrompido. Os fatores de crescimento reduzidos ou ausentes podem ser acrescentados ao leito da ferida por via tópica. A crescente consistência das evidências respalda a prática da adição de fatores de crescimento a uma ferida para facilitar a cicatrização. A aplicação de fatores de crescimento exógenos combinada a um bom tratamento das feridas melhora os resultados da cicatrização, podendo converter uma ferida crônica em uma ferida cicatrizada.[19,151-156] Os fatores de crescimento podem ser isolados a partir do próprio tecido de uma pessoa, acrescentados a uma fórmula líquida em laboratório e depois aplicados à ferida. Um exemplo de produto de um fator de crescimento autólogo de nome familiar para muitos médicos é o AutoloGel™ System (Cytomedix Inc., Gaithersburg, MD 20877).[157] A tecnologia do DNA recombinante resultou em outros produtos, como o gel de becaplermina – nome de marca Regranex® Gel (Ortho-McNeil-Janssen Pharmaceuticals, Inc. Titusville, NJ 08560). O reembolso pela aplicação de fatores de crescimento varia e deve ser verificado antes do uso. Por exemplo, o gel de becaplermina é aprovado pela FDA para o tratamento de úlceras neuropáticas dos membros inferiores causadas por diabetes que se estendem para o tecido subcutâneo ou além, mas atualmente não é aprovada para o tratamento de úlceras de pressão, úlceras venosas ou outros tipos de feridas não relacionadas ao diabetes.

Agentes tópicos e feridas agudas

O uso de antissépticos e antibióticos para reduzir os níveis bacterianos em feridas traumáticas agudas segue um raciocínio diferente daquele das feridas crônicas. Para feridas resultantes de trauma ou lesão térmica, o risco de contaminação é alto. O uso de produtos citotóxicos, como o iodopovidona ou o Silvadene® (sulfadiazina de prata) no *início* do tratamento de feridas traumáticas agudas é uma prática aceita. O objetivo é suspender o uso de agentes citotóxicos tão logo as feridas estejam limpas e capazes de produzir e manter os líquidos endógenos.

Modalidades mecânicas

Os procedimentos para o uso de modalidades variam de acordo com as características próprias do paciente e a resposta de cada paciente. Um ponto de partida útil são os protocolos recomendados nos abrangentes textos sobre o tratamento de feridas, como *Wound Healing: Evidence-Based Management*, de McCulloch e Kloth,[158] e *Wound Care: A Collaborative Practice Manual for Health Professionals*, de Sussman e Bates-Jensen.[159] A decisão de usar modalidades mecânicas está nas mãos do fisioterapeuta, a menos que seja necessária uma autorização médica para o recebimento do reembolso. As normas de reembolso podem variar de uma localidade para outra e, às vezes, entre pagadores em uma mesma localidade. Em alguns casos, cada médico pode desenvolver seus próprios protocolos, os quais exigem que os fisioterapeutas os contate antes de alterar um plano de cuidado.

Ultrassom

A aplicação terapêutica do ultrassom (US) para o tratamento de feridas difere de seu uso como uma modalidade de tratamento da dor. O ultrassom estimula a atividade celular, acelerando processos como a inflamação. Inicialmente, pensava-se que o método fosse eficaz somente para feridas lentas no estágio inflamatório, mas as evidências hoje demonstram que os seus efeitos podem ser observados durante todas as fases de cicatrização das feridas. As evidências científicas básicas e as pesquisas clínicas determinaram que a reparação cutânea e a contração da ferida podem ser aceleradas, a secreção de colágeno pode ser estimulada e as propriedades da elastina podem ser afetadas, de modo a fortalecer o tecido cicatricial. O procedimento padrão para o tratamento consiste em cobrir a ferida com uma folha de hidrogel ou com uma aplicação de hidrogel amorfo. A aplicação do ultrassom se faz com um aplicador portátil (Fig. 14.21). Outra opção de tratamento consiste em aplicar gel de transmissão de ultrassom à área ao redor da ferida e proceder ao tratamento a partir dessa região, além, ou em vez do leito da ferida.[160-164] Outra opção de aplicação do ultrassom é o uso de um sistema que produza ultrassom de baixa frequência sem contato e não térmico (Fig. 14.22). Um vapor de solução salina estéril é impulsionado em direção à ferida, enquanto o ultrassom se transfere

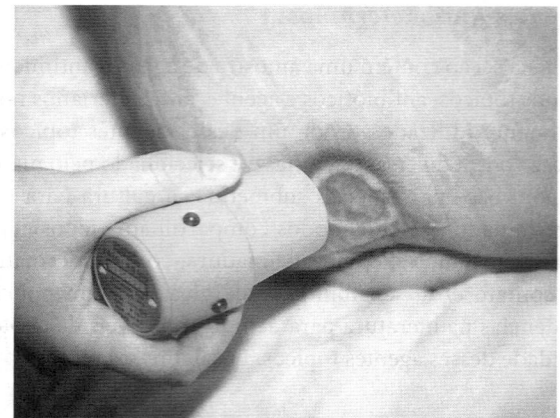

Figura 14.21 Aplicação de ultrassom à ferida e aos tecidos periféricos com folha de hidrogel. (Extraído de Kloth, LC, e McCulloch, JM, Lâmina 15, com permissão.)

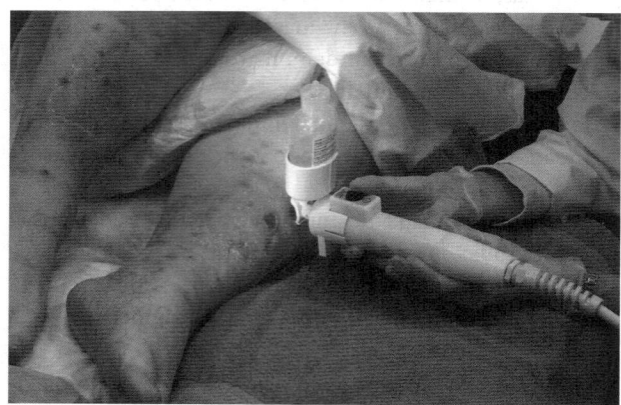

Figura 14.22 Aplicação de tratamento com ultrassom de baixa frequência sem contato e não térmico a feridas presentes nas pernas. (Cortesia de Celleration®, Eden Prairie, MN 55344.)

do dispositivo para o paciente sem contato ou dor. Estudos realizados produziram evidências de que esse tipo de tratamento com ultrassom reduz a quantidade de bactérias em uma ferida e promove a cicatrização, especialmente em feridas de cicatrização lenta.[84,165-169]

Estimulação elétrica

O uso da estimulação elétrica (EE) para o tratamento de feridas crônicas e, mais recentemente, de feridas agudas, é recomendado para eliminar a carga bacteriana, promover a granulação, reduzir a inflamação, reduzir a presença de edema, reduzir a dor causada pela ferida e aumentar o fluxo sanguíneo. A pele humana, as feridas e as células que facilitam a cicatrização de feridas possuem correntes elétricas mensuráveis. A estimulação elétrica afeta diversos tipos de células e suas atividades, mantendo, alterando ou emitindo correntes elétricas para acelerar a cicatrização de feridas. Um bom conhecimento de eletricidade médica auxilia o médico na aplicação do tratamento adequado com estimulação elétrica. A literatura disponível é variada e instrutiva.[170-177] Existem várias opções de configuração de tratamento, dependendo dos objetivos do tratamento, do tipo de ferida e da condição do paciente. O equipamento padrão para o método direto de aplicação inclui uma unidade de estimulação elétrica, eletrodos de tratamento e não tratamento, e uma substância como gaze embebida em solução salina ou uma compressa de hidrogel aplicada ao leito ou à cavidade da ferida para aumentar a condutividade elétrica sob o eletrodo de tratamento (Fig. 14.23). Para o método indireto, os eletrodos gelificados se estendem sobre a ferida e interagem com a pele em torno da ferida. As decisões clínicas em relação à voltagem, à colocação dos eletrodos, à dosagem e a outras variáveis devem ser tomadas caso a caso. As informações sobre os protocolos de tratamento, a consistência das evidências e as diretrizes de tratamento encontram-se em alguns textos detalhados sobre o tratamento de feridas.[178,179]

Diatermia térmica e não térmica

A diatermia pulsada de ondas curtas (DPOC), a diatermia contínua de ondas curtas (DCOC) e a estimulação por radiofrequência pulsada não térmica (ERFP) foram utilizadas com sucesso no tratamento de feridas crônicas abertas, facilitando o progresso de uma fase da cicatrização de feridas para outra. Esses tratamentos com diatermia utilizam ondas de rádio para produzir efeitos térmicos e não térmicos, respectivamente. Todos os modelos transmitem radiação do cabeçote de aplicação para os tecidos-alvo. A DPOC aquece os tecidos superficiais e profundos, a DCOC aquece os tecidos dos músculos profundos e as articulações, a ERFP é de natureza não térmica e pode influenciar o tecido no nível celular. Pessoas com insuficiência arterial não são boas candidatas à DPOC ou à DCOC porque os seus tecidos não são capazes de dissipar suficientemente o calor para evitar queimaduras. Os locais das feridas tratados com diatermia demonstraram níveis mais elevados de proliferação de fibroblastos, formação de colágeno, perfusão tecidual e taxa metabólica. Embora o número de estudos clínicos seja menor do que aqueles de outras modalidades, crescem as evidências do papel que a diatermia desempenha na cicatrização de feridas. Os fisioterapeutas estão usando a diatermia com mais frequência desde a publicação de uma série de estudos sobre o efeitos não térmicos da diatermia pulsada e a produção de unidades de diatermia menores, mais portáteis e práticas.[180-182] O equipamento necessário para o tratamento consiste em uma unidade de diatermia/console eletrônico e um ou dois cabeçotes de aplicação. O tratamento normalmente é administrado sem contato com a pele. As feridas devem ser cuidadosamente preparadas antes do tratamento, de acordo com as instruções fornecidas pelo distribuidor. Com as unidades mais novas, como o Provant® Therapy System (Regenesis® Biomedical Inc., Scottsdale, AZ 85257), pode-se colocar a almofada sobre os curativos das feridas, vestes compressivas e gessos. Como os efeitos do calor podem persistir após o tratamento, os pacientes devem ser mantidos sob cuidadosa observação com rigoroso cumprimento das diretrizes protocolares (Fig. 14.24).

Radiação ultravioleta

A energia da radiação ultravioleta (UV) é uma forma de radiação situada entre o raio X e a luz visível no espectro eletromagnético.[183] As três bandas mais úteis para os

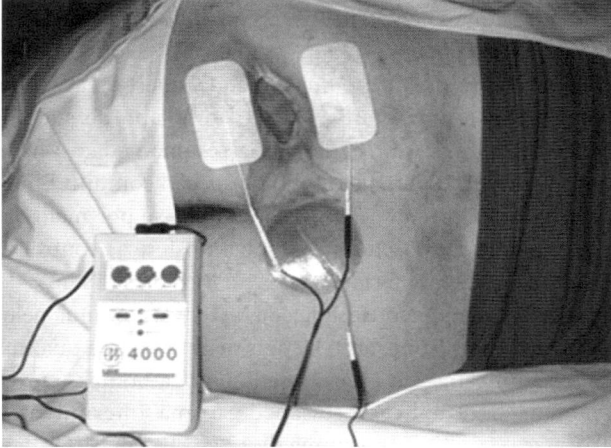

Figura 14.23 Eletrodos de tratamento bipolares condutivamente acoplados e de polaridade oposta posicionados em ambos os lados de uma ferida. (Extraído de McCulloch e Kloth: Wound Healing: Evidence-Based Management, ed 4. FA Davis, Philadelphia, Figuras 26-28, com permissão.)

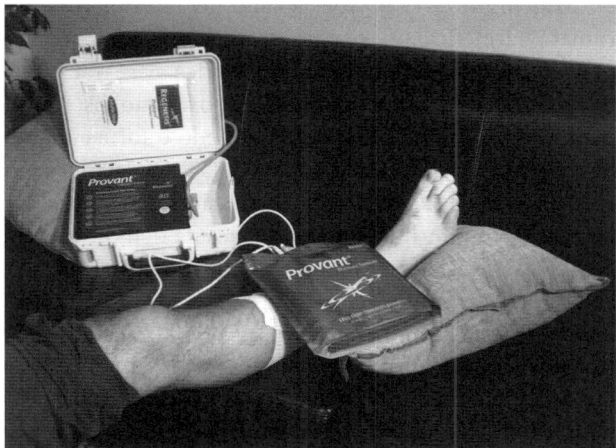

Figura 14.24 Ferida de perna coberta com almofada de tratamento Provant®. (Cortesia de Regenesis® Biomedical Inc., Scottsdale, AZ, 85257.)

seus efeitos na pele humana são UVA, UVB e UVC. A banda UV tem efeitos cutâneos e bactericidas que incluem aumento do fluxo sanguíneo, maior formação de tecido de granulação, destruição de bactérias, estimulação da produção de vitamina D e espessamento do estrato córneo. Os variados efeitos fisiológicos tornam esse tratamento adequado para diversas doenças de pele, bem como para feridas agudas e crônicas.[160] Os efeitos da radiação UV sobre as bactérias resistentes a antibióticos a tornam uma ferramenta potencialmente eficaz no tratamento de feridas; entretanto, existem poucos estudos clínicos bem controlados atualmente em andamento.[184,185] A literatura inicial de apoio hoje se encontra bastante defasada, abrindo espaço para que novos estudos clínicos produzam evidências da eficácia da intervenção. A banda UVC especificamente mostrou-se eficaz no tratamento do *Staphylococcus aureus resistente à meticilina* (SARM), do *Enterococcus resistente à vancomicina* (ERV) e, mais recentemente, de algumas cepas de *Pseudomonas aeruginosa*.[186,187] O tratamento normalmente é aplicado com a ferida limpa e sem curativos com o auxílio de uma lâmpada de UVB ou UVC. A distância, a dosagem, a frequência e os subsequentes resultados clínicos do tratamento variam de acordo com os objetivos do tratamento e o estado da ferida. Em razão dos desafios de produção na América do Norte, não se encontram atualmente disponíveis no mercado unidades portáteis de UV para o tratamento de feridas. Os fisioterapeutas que pretendem utilizar a radiação UV para esse fim podem formar parceria com uma equipe especializada no tratamento de feridas ou com um fornecedor engenhoso e valer-se das últimas evidências para elaborar um plano de cuidado.

Oxigenoterapia hiperbárica

A oxigenoterapia hiperbárica (OTHB) fornece 100% de oxigênio a uma pessoa isolada no interior de uma câmara hermética. O oxigênio é fornecido a uma pressão mais elevada do que a pressão atmosférica. Esse tratamento *sistêmico* aumenta a quantidade de oxigênio disponível para o metabolismo celular, melhorando o fornecimento de oxigênio para o tecido hipóxico. A OTHB sistêmica, no entanto, está associada aos riscos relacionados à toxicidade do oxigênio. A literatura especializada demonstra respostas positivas a esse tratamento quando ele é utilizado como um elemento auxiliar para outras formas de tratamento de feridas, mas poucos ensaios randomizados controlados foram realizados nesse campo.[160,188-191] As câmaras de fornecimento de oxigênio *tópico* existem há pelo menos uma década. Essas câmaras menores abrigam um membro ou um segmento corporal, sem a necessidade de envolver todo o corpo.

Após o encaminhamento médico, o fisioterapeuta pode assistir ou coordenar um tratamento sistêmico ou tópico. Em geral, um técnico treinado manuseia os controles dos equipamentos e a câmara. O tratamento de feridas pode ocorrer antes ou depois da OTHB ou da OTHB tópica, dependendo das preferências do médico e do protocolo do estabelecimento. Enquanto isso, prossegue a discussão entre os pesquisadores que comparam os efeitos do oxigênio sistêmico com aqueles do oxigênio tópico. Em alguns estudos, o oxigênio tópico também é denominado *oxigênio tópico hiperbárico (THBO)* e *terapia* O_2.[13,192,193] Em vez da câmara que envolve todo o corpo utilizada para a OTHD, o THBO é portátil e é fornecido em uma câmara que envolve um determinado membro.[13,192] O THBO foi combinado a uma estimulação elétrica e a um *laser* frio para o tratamento de úlceras de pressão e feridas neuropáticas dos pés.[193,194] Nas pesquisas realizadas nos últimos anos, a oxigenoterapia tópica demonstrou melhorar os efeitos dos fatores de crescimento.[12] O interesse renovado dos pesquisadores levou à criação de protocolos mais aprimorados e melhorou a consistência das evidências do campo. Se as pesquisas continuaram a produzir resultados positivos, o uso do O_2 tópico no tratamento de feridas poderá resultar em tratamentos mais eficientes e com uma melhor relação custo-benefício, menos riscos e uma aplicabilidade mais ampla à população se comparado ao O_2 sistêmico.

Terapia de feridas por pressão negativa

A terapia de feridas por pressão negativa (TFPN) é utilizada como um recurso de auxílio à cicatrização de feridas, a fim de facilitar o fechamento de feridas cirúrgicas agudas e de feridas mais desafiadoras que demoram a cicatrizar. O procedimento é designado por diversos termos, mas o mais conhecido é *fechamento a vácuo* ou *VAC®* (Kinetic Concepts, Inc., San Antonio, TX 78265). Insere-se uma compressa de espuma de células abertas na ferida, conectando a uma bomba portátil um tubo de sucção ligado à espuma. Em seguida, cria-se uma vedação hermética sobre a espuma e o tubo de sucção com um filme oclusivo transparente (Fig. 14.25). Aplica-se por meio da espuma uma pressão negativa (subatmosférica) controlada a todo o leito da ferida. Nos primeiros dias (48 horas), a pressão normalmente é aplicada de forma contínua pelo sistema de bomba portátil. Depois de retirar uma quantidade significativa do excesso de líquido, a bomba é programada para aplicar pressão de forma intermitente. Troca-se o curativo de espuma de 12 em 12 horas (feridas infectadas) ou a cada 48 horas ou mais (feridas limpas). À medida que as pesquisas básicas exploram os efeitos desse tratamento, cresce a consistência das evidências. A TFPN

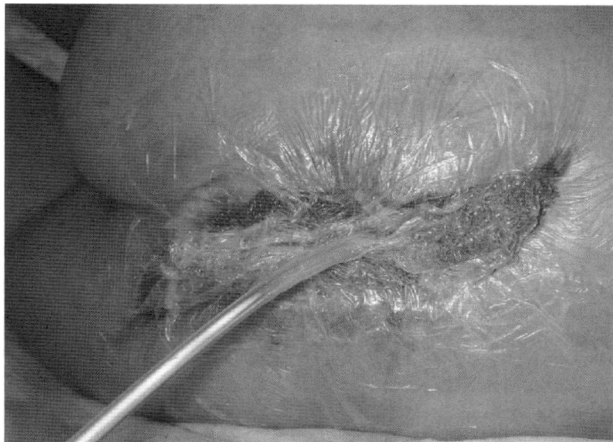

Figura 14.25 Úlcera de pressão de estágio IV na região sacral, com curativo de espuma reticulada, intubação e folha de poliuretano cobrindo toda a ferida para manter o vácuo durante o tratamento com fechamento a vácuo. (Extraído de Kloth, LC, e McCulloch, JM, Lâmina 14, com permissão.)

demonstrou aumentar a formação de tecido de granulação, promover a aproximação das bordas das feridas, remover edemas das feridas e melhorar os níveis de oxigênio na ferida.[195-201] Os estudos demonstraram também que, com o uso da TFPN, o tempo de cicatrização de determinadas feridas diminuiu em comparação com o tratamento padrão.[202,203] Uma questão que ainda está sendo investigada é a capacidade do VAC de remover bactérias do leito da ferida. Embora esse tipo de terapia deva ser solicitado por um médico, muitos desconhecem essa intervenção e atenderiam a uma recomendação adequada de um fisioterapeuta. Em diferentes ambientes, fisioterapeutas, enfermeiras ou outros membros da equipe clínica podem administrar a técnica.

Terapia com *laser* frio

O *laser* frio é designado também na literatura especializada como *laser* frio de baixa intensidade, *laser* infravermelho de baixa intensidade ou fotoenergia infravermelha monocromática (FIVM). O tratamento com *laser* frio de baixa intensidade utiliza luz no espectro infravermelho. Essa terapia tem sido promovida para intensificar a cicatrização de feridas e reverter os sintomas da neuropatia periférica em pacientes com diabetes.[205,206] Acredita-se que os efeitos do *laser* melhoram a circulação e reduzem a dor, aumentando a liberação de óxido nítrico na microcirculação. Embora a literatura de apoio revisada por colegas seja modesta no momento, cresce o número de estudos publicados que fazem referência ao sucesso desse tratamento, enquanto os debates continuam.[207-210] Apesar do termo *laser frio*, a luz no espectro infravermelho pode ser utilizada também para fornecer calor como modalidade de tratamento. Devido à falta de evidências adequadas,

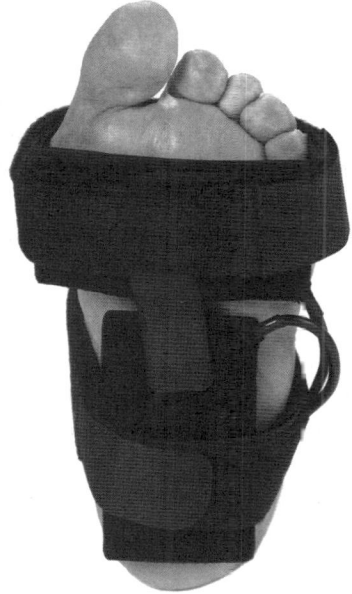

Figura 14.26 Aplicação de fotoenergia infravermelha ao pé com o auxílio de um suporte terapêutico da Anodyne® Therapy. (Cortesia de Anodyne Therapy, LLC, Tampa, FL 33626.)

alguns planos de saúde não cobrem o tratamento a *laser* frio, exceto quando utilizado como uma modalidade de calor. Isso logo pode mudar, à medida que crescem as evidências em relação ao uso da técnica para o tratamento de neuropatia periférica. O produto mais conhecido existente no mercado se chama Anodyne® Therapy System (Anodyne® Therapy, LLC, Tampa, FL 33626). A Figura 14.26 ilustra o uso de um suporte especial para os pés para o fornecimento de fotoenergia infravermelha.

Curativos

O tipo de curativo escolhido para uma ferida pode ter um efeito profundo no tempo de cicatrização. Existem centenas de opções para o médico perspicaz. As informações necessárias sobre indicações, contraindicações e resultados previstos podem ser obtidas junto aos fornecedores individuais relacionados no Apêndice 14.E, bem como a partir de textos dedicados inteiramente ao tratamento de feridas.[158,159] Os fisioterapeutas que estão monitorando regularmente uma ferida e conhecem as alternativas de curativos geralmente são os clínicos mais adequados para decidir sobre a escolha do curativo. Este capítulo contém as informações introdutórias necessárias para a tomada de decisões clínicas em relação aos curativos: as características das categorias de curativo e os efeitos dos curativos sobre o leito da ferida. O Apêndice 14.F contém uma lista de curativos categorizados de acordo com o objetivo (finalidade) do tratamento ou o tipo de ferida (indicação).

A escolha ou a recomendação dos curativos adequados deve ser determinada pelas características da ferida e dos tecidos circundantes, não pelo que há disponível no almoxarifado. Normalmente, o ideal é um produto que preserve a hidratação da ferida e limite a perda de líquidos. Além de seguir os princípios da cicatrização de feridas úmidas na maioria das situações que envolvem a escolha de curativos, a lista que se segue identifica as características da ferida e a respectiva ação que um curativo deve exercer:

- Infecção: ausente ou presente; prevenir ou tratar.
- Necrose: remover ou não; autolítica ou mecânica.
- Drenagem: seca (ausência de drenagem), adequada (úmida) ou excessiva (demasiadamente úmida); recuperar, reter ou remover.
- Tecido de granulação: presente ou ausente; proteger, facilitar a formação.
- Epitelização: presente ou ausente; facilitar a formação.
- Área em torno da ferida: intacta, em risco ou macerada; proteger ou absorver.
- Incontinência: presente ou ausente; proteger ou absorver.
- Cavidades e tunelização: presentes ou ausentes; preencher e proteger.
- Atrito: presente, algum risco, risco significativo; amortecer, proteger ou prevenir.
- Odor: mínimo ou requer redução; ignorar ou acrescentar curativos redutores de odores.

O curativo aplicado diretamente à ferida é conhecido como curativo *primário*. O curativo aplicado sobre o curativo primário se chama curativo *secundário*. Alguns curativos modernos servem como curativos primários e secundários, combinando qualidades aderentes e absorventes no mesmo curativo.

Gaze/fibra

Para muitos especialistas em tratamento de feridas, os curativos de gaze (Fig. 14.27) não são compatíveis com a descrição de curativos modernos para feridas.[120] Utilizados e mal utilizados há décadas, existem mais razões contrárias ao uso da gaze do que indicações favoráveis ao seu uso. Como curativo primário, a gaze deixa fibras contaminantes na ferida, contribui para a dessecação, é permeável a bactérias, pode aderir à ferida, libera quantidades excessivas de bactérias por ocasião da remoção, provoca uma perda da normotermia e causa dor ao ser removida se aderir à superfície da ferida. Antigamente considerada uma boa relação custo-benefício, mais de um estudo demonstrou ser um método mais oneroso do que outras opções de curativo (ver Quatro 14.1, Resumo de evidências). A faixa de gaze pode ser utilizada para manter uma abertura para fins de drenagem de uma ferida tunelizada, bem como para sustentar delicadamente uma ferida cavitária, mas não deve ser utilizada de modo a tamponar agressivamente qualquer forma de ferida. Antes se acreditava que as feridas cavitárias deveriam ser bem tamponadas, mas depois se chegou à conclusão de que o tecido de granulação e as células epiteliais não florescem com o tamponamento agressivo com gaze. A pressão adicional produzida por uma ferida altamente tamponada impede o fluxo de oxigênio e nutrientes para o leito granulado da ferida. A gaze pode ser um curativo secundário eficaz, especialmente se os curativos forem trocados com frequência ou se o exsudato for intenso. Em geral, utiliza-se compressas de gaze 4 x 4 ou um rolo de gaze para criar um curativo CUS. Descrevemos os curativos CUS anteriormente na seção sobre o debridamento em razão de sua remoção não seletiva durante as trocas de curativo. Por serem classificados como uma ferramenta para o debridamento mecânico ou um curativo primário para feridas, os curativos CUS aparecem em ambas as categorias. Para mais detalhes, consulte essa seção do capítulo.

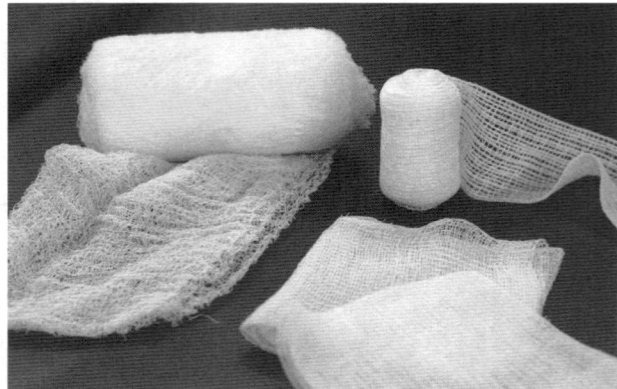

Figura 14.27 Amostras de curativos de gaze.

Gaze impregnada

Projetada para ser menos aderente, essa categoria inclui produtos de fibra sintética com a malha bem fechada ou produtos de tecelagem, como o acetato de celulose. Os materiais de fibra são impregnados com uma emulsão de petróleo, como a Vaselina®, cuja finalidade é evitar que a gaze cole na superfície da ferida. Utilizada como um curativo primário, essa opção é minimamente absorvente, oferece mínima proteção, não melhora um ambiente úmido e pode deixar o leito da ferida gorduroso. Uma de suas formas de uso mais apropriadas é como curativo primário sobre suturas novas, a fim de evitar que elas agarrem ou colem em um curativo de gaze secundário.

Filmes transparentes

Os filmes são feitos de uma membrana transparente com uma camada adesiva de acrílico (Fig. 14.28). Os filmes transparentes não permitem a entrada de bactérias ou umidade na ferida e propiciam o ambiente úmido da ferida, retendo os líquidos endógenos no leito da ferida para auxiliar o debridamento autolítico, a homeostasia do leito da ferida e a *angiogênese*. Os filmes ajudam a proteger a pele contra os efeitos do cisalhamento, o atrito e os efeitos contaminantes da incontinência. A remoção de um curativo de filme deve ser feita com muito cuidado para não causar rupturas na pele, especialmente no caso de pele frágil ou envelhecida. Atualmente, poucos filmes possuem qualidades absorventes e não podem ser usados em feridas altamente exsudativas.

Espuma

As espumas são compressas, folhas ou cordas de poliuretano altamente absorventes disponíveis em muitos tamanhos e com muitas funções (Fig. 14.29). E encontram-se disponíveis com ou sem superfície posterior adesiva, de modo que podem ser usadas como um curativo primário e/ou um curativo secundário. Os curativos de espuma são altamente absorventes, mas também ajudam a criar um ambiente oclusivo para a cicatrização de feridas úmidas. Esse tipo de curativo não deve ser usado diretamente sobre uma ferida seca, mas podem exercer a função de curativo secundário se o curativo primário for um produto gelificado.

Hidrogéis

Os hidrogéis são classificados como *amorfos*, quando se apresentam em forma de gel líquido, ou como *folhas*, quando oferecidos sob a forma de uma folha fina e flexível de um polímero que contém, pelo menos, 90% de água (Fig. 14.30). Ambos os tipos são utilizados para aumentar a umidade no leito de uma ferida seca, amolecer tecido necrótico e suportar o debridamento autolítico. Ambos possuem algumas qualidades absorventes e se estufam ligeiramente até que estejam saturados. O gel amorfo (Fig. 14.31) deve ser contido no interior da ferida com um curativo secundário. As folhas flexíveis normalmente requerem um curativo secundário, mas alguns fornecedo-

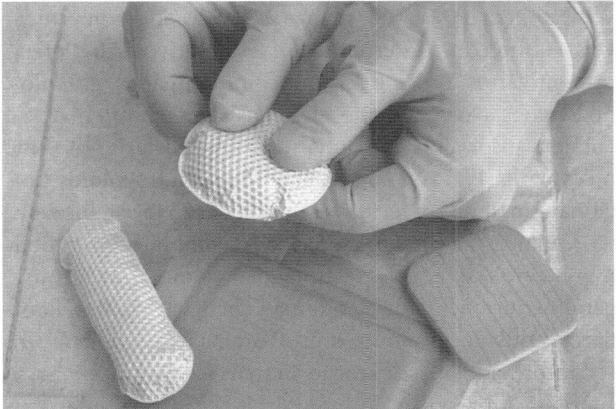

Figura 14.29 Amostras de curativos de espuma.

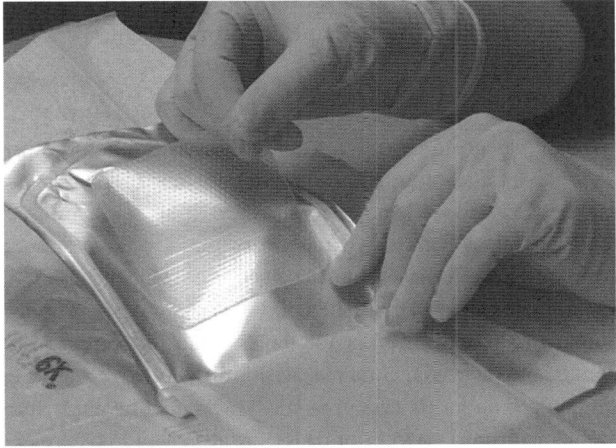

Figura 14.30 Amostra de curativo de folha de hidrogel.

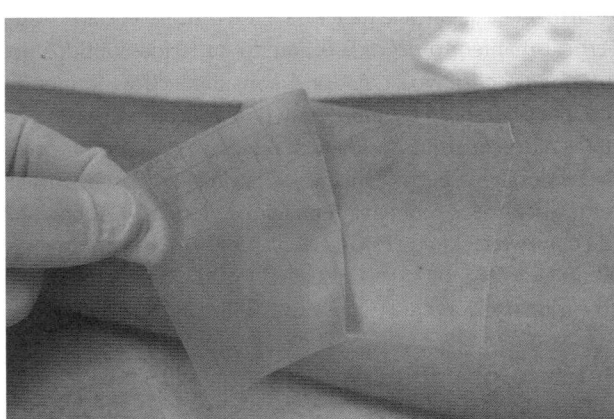

Figura 14.28 Aplicação de um curativo de filme.

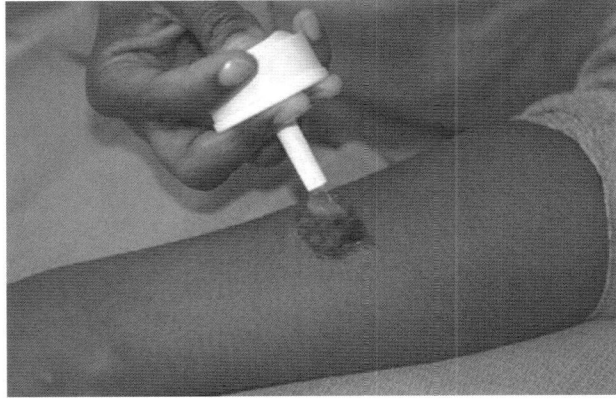

Figura 14.31 Aplicação de um curativo de gel amorfo.

res as oferecem com uma fita nas bordas. A resposta do paciente normalmente é muito positiva à sensação calmante proporcionada pela aplicação do hidrogel.

Hidrocoloides

Considerados os mais oclusivos dos curativos retentores de umidade, os hidrocoloides encontram-se disponíveis também em versões menos oclusivas ou semipermeáveis. Assim como as espumas, esses curativos são oferecidos em vários estilos e formas, como pomadas, grânulos, pó e folhas. Normalmente, eles consistem em um material coloidal absorvente com uma superfície posterior de filme ou espuma (Fig. 14.32). Os curativos de hidrocoloide funcionam melhor em feridas com exsudação leve a moderada. Quando o exsudato da ferida se combina com o polímero coloidal, forma-se uma massa mole, gelatinosa, geralmente amarelada e com mau cheiro. Pacientes, familiares, cuidadores e outros profissionais de saúde devem ser informados dessa reação inofensiva para que não se suponha a presença de infecção. Os hidrocoloides têm sido utilizados com sucesso como curativos oclusivos sobre feridas infectadas sem fulminação das bactérias existentes e são os curativos preferidos para cobrir e proteger as larvas durante a terapia de debridamento larval.

Alginatos

Essa categoria de curativo é conhecida também como *alginato de cálcio* porque os curativos são fabricados com os sais de cálcio do ácido algínico derivado de algas marinhas e feofíceas (algas pardas). A matéria-prima é tecida e depois convertida em folhas planas, cordas ou faixas (Fig. 14.33). Os alginatos absorvem de 20 a 30 vezes o seu peso, proporcionam aplicação e remoção suaves e são biocompatíveis com o leito da ferida. Uma reação química entre o curativo e o exsudato da ferida cria uma substância gel que ajuda um ambiente úmido no interior da ferida, absorvendo o excesso de exsudato. Por serem permeáveis, os alginatos não oferecem barreira contra bactérias. Essa característica os torna uma opção eficaz quando uma ferida infectada não pode ser coberta com um curativo oclusivo. A maioria dos alginatos atualmente requer um curativo secundário para mantê-lo no lugar. Vários fabricantes estão combinando alginatos com outros produtos, como hidrocoloides, para maximizar sua eficácia. Existe um crescente interesse no uso da prata nos curativos modernos, como uma forma de combinar a ação antimicrobiana da prata às qualidades absorventes dos alginatos. Os efeitos em longo prazo ainda são desconhecidos. Fazem-se necessários mais ensaios com tempos de acompanhamento mais longos para examinar os efeitos em longo prazo sobre a cicatrização.[221] Um exemplo desse tipo de curativo é o SILVER*CEL*® (Johnson & Johnson Wound Management, ETHICON, Inc., Somerville, NJ 08876).

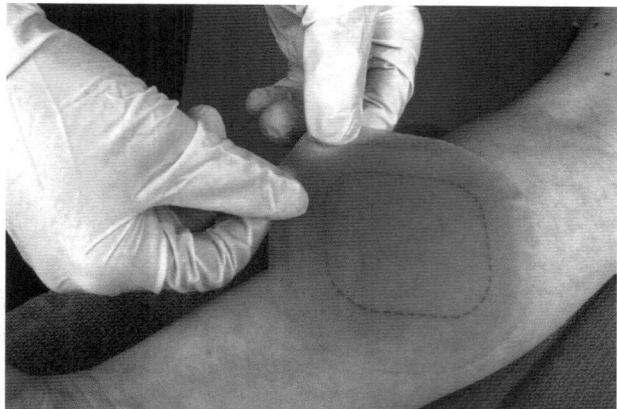

Figura 14.32 Amostra de curativo de hidrocoloide.

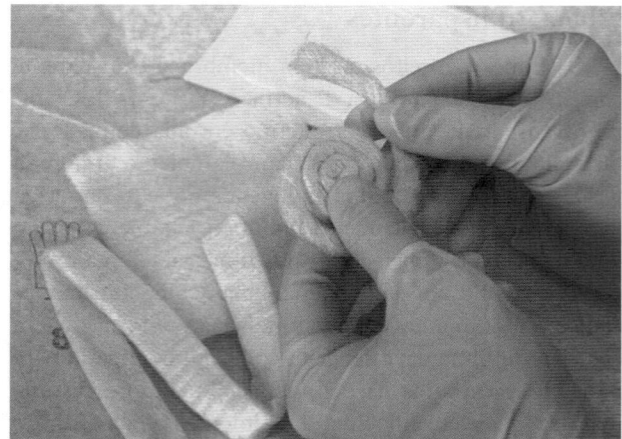

Figura 14.33 Amostras de curativos de alginato.

Hidrofibras

Os curativos de hidrofibra ou hidroativos são projetados para ter uma capacidade seletiva de absorção. Eles possuem as características positivas combinadas dos curativos de alginato, espuma e gel. Quando em contato com a ferida, as fibras sintéticas absorvem o exsudato e alinham-se perpendicularmente à superfície da ferida. Esse processo de absorção vertical mantém o *debris* e o líquido da ferida contidos no interior do curativo.[212] A dor é consideravelmente menor durante a remoção de um curativo de hidrofibra porque as fibras não grudam na ferida nem ressecam.[212,213] As propriedades curativas permitem que os fatores de crescimento e outros peptídeos sobrevivam no leito da ferida. O Aquacel® é um curativo tecido de Hydrofiber® que absorve prontamente a umidade (Fig. 14.34). O Aquacel® Ag adiciona prata iônica ao curativo absorvente (ConvaTec, Skillman, NJ, 08558).

Substitutos cutâneos

Considerados produtos de aplicação tópica por alguns e curativos por outros, os equivalentes de pele humana e

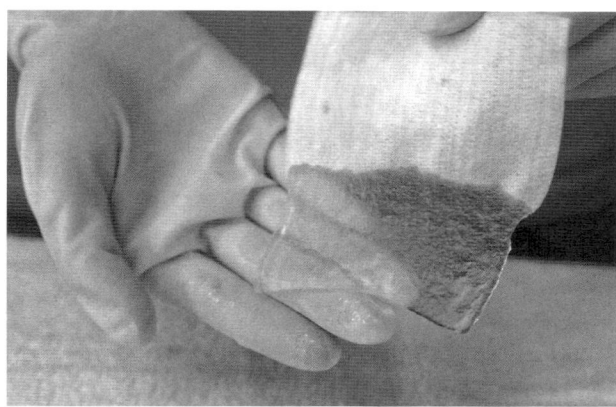

Figura 14.34 Amostra de Aquacel®, um curativo de Hydrofiber® que simula a mudança de consistência de seco para gel à medida que absorve a drenagem da ferida.

os tecidos produzidos pela bioengenharia estão conquistando o seu espaço no campo do tratamento de feridas. Os substitutos cutâneos são criados com o uso de diversas técnicas e substâncias. As células são derivadas de fontes como o prepúcio masculino neonatal e o colágeno dérmico suíno. Os produtos são produzidos em laboratório, embarcados congelados ou resfriados e depois aplicados à ferida do paciente por um membro da equipe de especialistas em tratamento de feridas. Embora um médico possa prescrever o uso de um substituto cutâneo, outros profissionais de saúde podem aplicar o produto à ferida com base no protocolo individual do estabelecimento em questão. Os substitutos cutâneos consistem em aplicações de pele viva que lembram a estrutura e a função da pele e podem abranger as camadas epidérmicas e dérmicas. Eles são úteis como cobertura temporária, oferecendo proteção cutânea ao leito da ferida. Alguns demonstraram estimular a atividade das células endógenas. A maioria é comercializada para uso em feridas que não responderam à terapia convencional, como úlceras crônicas dos pés causadas por diabetes, úlceras venosas das pernas e feridas de queimaduras profundas.[214] Alguns exemplos de opções de substitutos cutâneos a serem procuradas são Apligraf (Novartis, East Hanover, NH 07936), Dermagraft e Transcyte (Advanced Biohealing, LaJolla, CA, 92037) e Biobrane (UDL Laboratories, Rockford, IL 61103).

Curativos inovadores

Novos produtos entram todos os anos no mercado à medida que as pesquisas e o desenvolvimento continuam a crescer e se expandir no campo do tratamento de feridas. Extremamente numerosas para citar todas, as categorias incluem opções como curativos de polissacarídeos, enchimentos absorventes, fibra hidrofílica, curativos compostos, colágeno e produtos biológicos. O Hyaloffil-F (ConvaTec, Skillman NJ 08558) é um curativo derivado do ácido hialurônico aplicado diretamente à ferida. O ácido hialurônico é importante pelo seu papel na proliferação celular; é útil na medida em que ajuda uma ferida crônica vencer as fases de cicatrização. Utilizado inicialmente em úlceras neuropáticas dos pés, o produto já foi utilizado com sucesso em ensaios clínicos para úlceras venosas das pernas.[215,216]

Drenagem linfática manual

A drenagem linfática manual (DLM) é uma técnica especializada de terapia manual que afeta basicamente a circulação linfática superficial. É considerada um dos cinco elementos de uma intervenção de tratamento eficaz para linfedema e muitos tipos de edema. Essa terapia manual proporciona um suave estiramento da pele que melhora a atividade dos capilares linfáticos. A DLM aumenta a frequência das contrações dos linfagions; melhora a capacidade de transporte da linfa; redireciona o fluxo linfático para os vasos colaterais, anastomoses e regiões linfáticas não envolvidas; e mobilizar o excesso de líquido linfático que envolve um segmento ou região do corpo.[74,217,218] As técnicas de DLM são suaves e específicas e requerem instrução especializada para serem executadas com precisão (Fig. 14.35). Para informações sobre as instituições de treinamento que oferecem instrução especializada em DLM como parte terapia descongestiva completa, ver informações de contato na seção especial do Apêndice 14.D. Os benefícios desse tratamento não se limitam à população com linfedema. A DLM é utilizada com sucesso no tratamento de edema decorrente de insuficiência venosa crônica, lesões esportivas, lesões neurológicas e inchaço pós-operatório; porém, fazem-se necessários mais ensaios randomizados controlados e bem elaborados para produzir evidências de alto nível.[219,220] O uso da DLM é contraindicado para o tratamento de edema relacionado a condição cardíaca, pulmonar ou renal, uma vez que a quantidade de

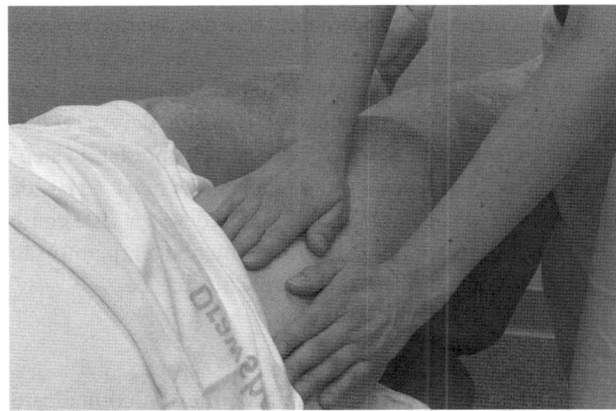

Figura 14.35 Drenagem linfática manual nos membros inferiores.

líquido mobilizada pode envolver um ou todos esses sistemas enquanto a doença se encontra presente.[221]

Terapia de compressão

O controle de edemas ou linfedemas é fundamental em todas as fases de cicatrização. O edema não só inibe a cicatrização da ferida, afetando a perfusão tecidual, como também desativa a capacidade da pele de lidar com as bactérias.[222] A menos que haja sinais de alerta, a compressão deve fazer parte de todo tratamento para pessoas com linfedema, edema e insuficiência venosa crônica. A terapia compressiva deve ser introduzida tão logo os sinais clínicos de inchaço ou fibrose apareçam. Um fisioterapeuta pode encontrar indicações para a terapia compressiva durante o exame ou posteriormente, durante a intervenção. Na maioria das situações, o fisioterapeuta decide o tipo e/ou estilo de compressão a ser aplicado. É possível, no entanto, que a autorização do médico seja necessária para fins de reembolso. Na presença de úlceras nas pernas, a compressão é essencial para a cicatrização das feridas dentro do tempo normal. Para a pessoa com doença mista arterial e venosa, é indicado um teste de ITB para o fornecimento de informações sobre a segurança da aplicação da compressão aos membros inferiores. Um maior entendimento sobre o funcionamento do sistema linfático gerou uma mudança de paradigma na forma de planejamento e execução da intervenção para todos os tipos de inchaço. Técnicas de compressão agressivas antigamente eram utilizadas para "ordenhar" o líquido contido em um membro. Hoje se entende que a pressão profunda e as técnicas de "ordenha" mecânica são contraproducentes e prejudiciais para a rede capilar superficial que filtra os líquidos linfáticos e intersticiais.[4]

Elevação

A elevação dos membros é utilizada como uma forma de controlar alguns tipos de inchaço e geralmente funciona como um precursor da terapia compressiva. É possível aliviar temporariamente o inchaço agudo leve dos membros com a elevação. Os exercícios ativos de ADM (p. ex., flexão do tornozelo) podem ser conjugados com a elevação para facilitar o fluxo sanguíneo nos membros. Os pacientes devem ser instruídos sobre as formas seguras de elevação, prestando atenção ao posicionamento a fim de facilitar os níveis ideais de circulação venosa e linfática. A elevação deve ser vista como uma medida temporária ou complementar enquanto são empregados outros meios de controle do inchaço.

Bota de Unna

A compressão para o membro inferior com úlcera venosa pode ser aplicada com o auxílio de uma gaze impregnada de pomada de zinco ou uma bota de Unna

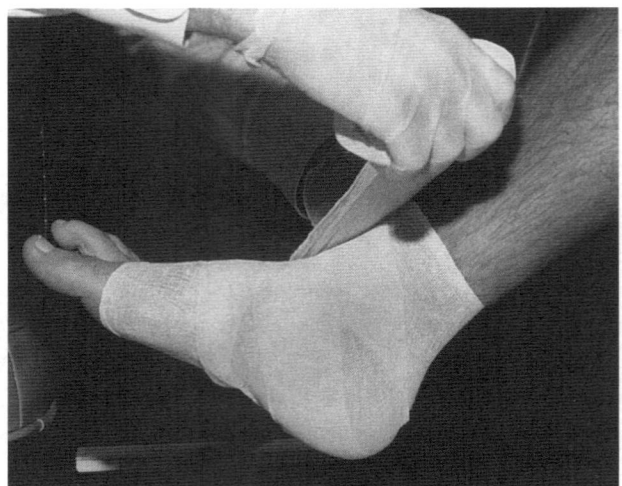

Figura 14.36 Aplicação da bota de Unna.

(Fig. 14.36). Alguns exemplos de produtos convenientemente embalados são Mediopaste (Graham-Field Inc., Bay Shore, NY 11706), Unna-FLEX (ConvaTec, Skillman, NH 08558) e Gelo-Cast (BSN-JOBST, Charlotte, NC, 28209). A literatura especializada contém poucas informações de respaldo à aplicação tópica do zinco para a cicatrização de feridas. O sucesso da aplicação desse tratamento provavelmente se deve à compressão. Trata-se de um meio barato de cobrir uma ferida, fornecendo compressão e apoio à bomba da panturrilha para drenar o sangue venoso dos membros inferiores. A bota de Unna não é apropriada para úlceras arteriais ou mistas arteriais/venosas. Embora o tratamento seja utilizado com frequência, existem outros métodos para combinar a compressão ao tratamento de feridas para tratar úlceras venosas.[223]

Sistema de bandagem de quatro camadas

Os sistemas de bandagem de quatro camadas já foram associados ao fechamento de úlceras das pernas. O sistema inclui uma cobertura para feridas com modestas qualidades de absorção e várias camadas de compressão. O sistema de bandagem demonstrou ser confortável e capaz de oferecer uma boa relação custo-benefício.[224] Um exemplo de um sistema bastante conhecido é o Profore™ (Fig. 14.37) (Smith & Nephew, Inc., Largo, FL 33773). Para o paciente adequado, um sistema de bandagem de quatro camadas pode permanecer aplicado por até uma semana.

Bandagens de grande e pequena elasticidade

Tanto as bandagens de grande como as de pequena elasticidade são utilizadas para controlar o edema e produzir níveis terapêuticos de compressão para sustentar os sistemas venoso e linfático. As bandagens de grande elasticidade, como as bandagens Ace (3M, St. Paul, MN 55144) pro-

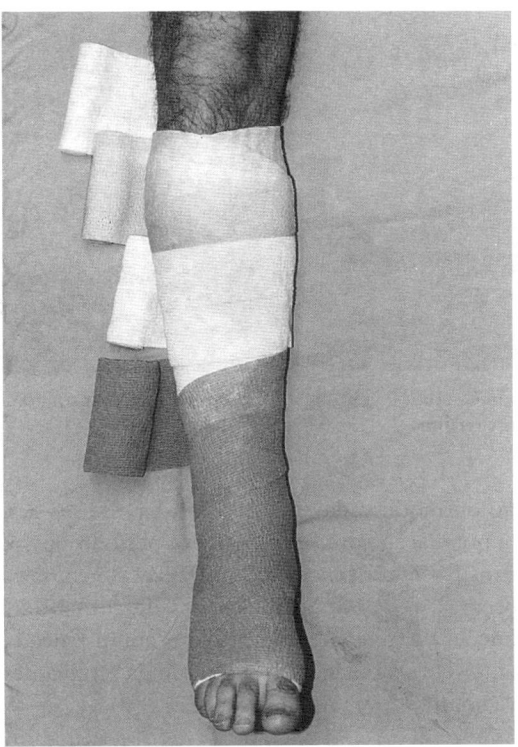

Figura 14.37 O Profore™ é um sistema de bandagem de quatro camadas formado por uma camada de algodão, uma camada de crepe e duas camadas de compressão (de cima para baixo).

duzem uma *alta pressão de repouso*, o que significa que elas continuam a se contrair quando o usuário está em repouso. Em razão de sua extensibilidade ou capacidade de estiramento, elas não produzem uma *pressão de trabalho* – capacidade de resistir à contração muscular durante a atividade – significativa. As bandagens de grande elasticidade encontram-se facilmente disponíveis no mercado e requerem um nível de treinamento mínimo para serem aplicadas. As bandagens de pequena elasticidade, por outro lado, como Comprilan (Smith & Nephew, Auckland, 1140, NZ) e Rosidal (Lohmann & Rauscher, Topeka, KS 66619) produzem *baixa pressão de repouso* e *alta pressão de trabalho* (Fig. 14.38). Elas são menos extensíveis ou elásticas e oferecem um revestimento mais rígido quando aplicadas a um membro. Essa característica torna as bandagens de pequena elasticidade mais apropriadas para o tratamento de edemas e linfedemas. Uma pressão de trabalho mais elevada aumenta a eficiência da bomba muscular durante a atividade, enquanto uma pressão de repouso mais baixa torna o uso da bandagem mais tolerável. As bandagens de pequena elasticidade requerem treinamento especial para serem aplicadas. Os níveis de pressão de trabalho e repouso fornecidos a um membro enfaixado dependerão de vários fatores importantes: o número de camadas de bandagem, a idade e a condição das bandagens, a tensão gerada sobre a

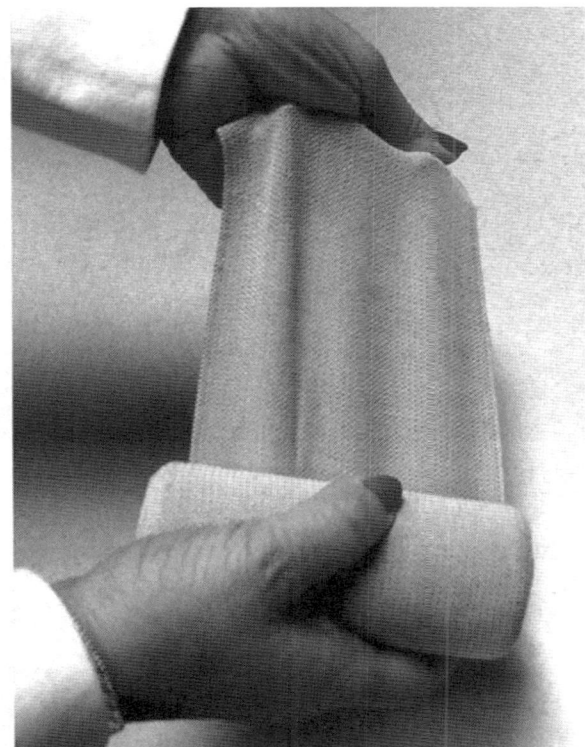

Figura 14.38 Amostra de bandagem de pequena elasticidade.

bandagem no momento de sua aplicação e a habilidade do profissional de saúde.[225]

Bandagem de linfedema

Essa forma altamente especializada de bandagem utiliza múltiplas camadas de materiais acolchoados exclusivos e bandagens de pequena elasticidade para criar uma estrutura de sustentação para segmentos edematosos e linfedematosos do corpo. A bandagem para linfedema oferece sustentação aos tecidos que perderam a elasticidade; facilita um leve aumento da pressão sobre os tecidos, auxiliando no esvaziamento dos vasos linfáticos; evita o reenchimento do interstício entre os tratamentos de DLM; melhora a eficiência da bomba muscular durante a atividade; e produz pressão localizada, quando indicado, para amolecer o tecido fibrótico.

Os protocolos de bandagem incluem técnicas para aplicação de compressão à cabeça e ao pescoço, aos dedos e às mãos (Figs. 14.39 e 14.40), aos membros superiores (Fig. 14.41) e aos membros inferiores (Fig. 14.42). O tórax, o abdome, a região genital e as costas também podem receber sustentação especializada com auxílio de produtos de compressão.[225]

Como no caso da DLM, os benefícios desse tratamento não se limitam à população com linfedema. Quando a compressão é um procedimento indicado, a bandagem

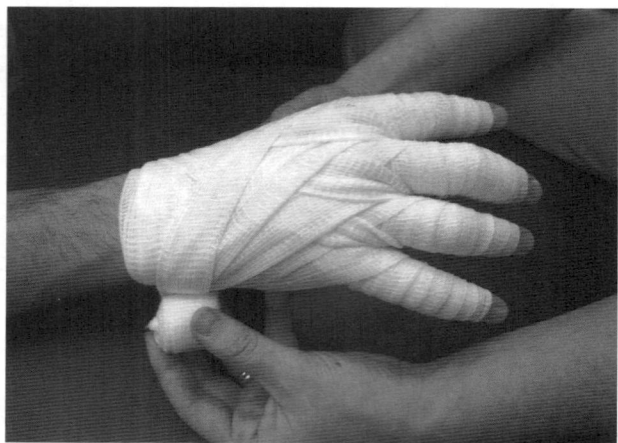

Figura 14.39 Aplicação de bandagem aos dedos e à mão pela presença de linfedema.

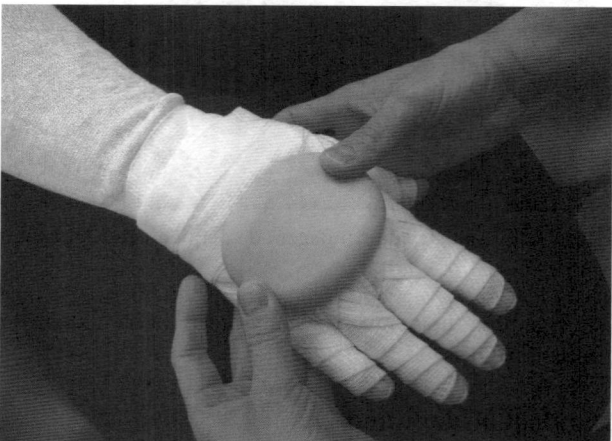

Figura 14.40 Uso de almofada de espuma para potencializar os efeitos da bandagem sobre o linfedema.

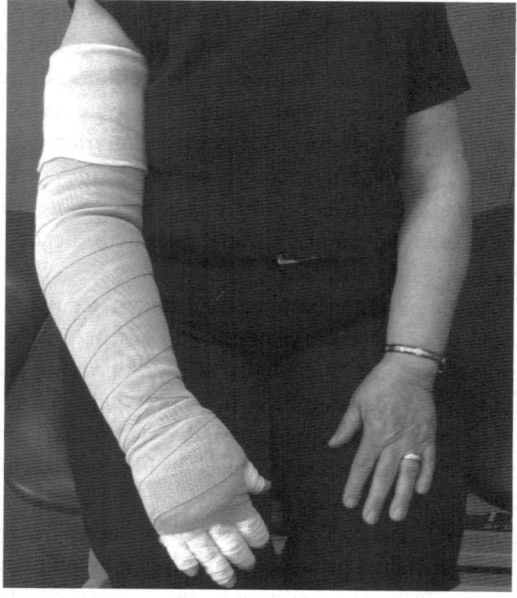

Figura 14.41 Bandagem para linfedema dos membros superiores.

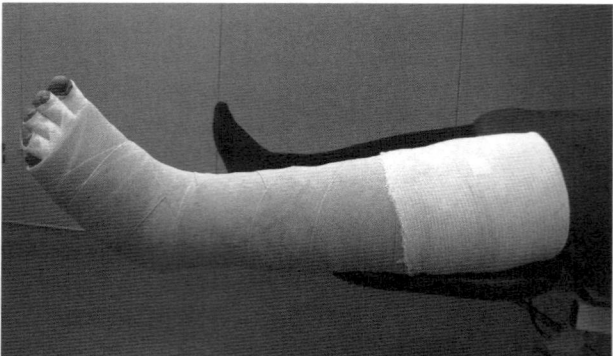

Figura 14.42 Bandagem para linfedema do pé, do tornozelo e da panturrilha.

padrão ou modificada para linfedema pode ser benéfica para a população com edema (p. ex., período pós-operatório, insuficiência venosa crônica, úlceras venosas, lesão ortopédica).[226-231] Para informações de contato com as instituições de treinamento que oferecem instrução especializada sobre bandagem como parte da terapia descongestiva completa, ver Apêndice 14.D.

Vestes compressivas

Muitos pacientes/populações de clientes usam vestes compressivas (Fig. 14.43). Originalmente criadas para auxiliar o fluxo sanguíneo nos membros inferiores, elas hoje são criadas especificamente para tratar de cicatrizes cirúrgicas e de queimaduras, sustentar a circulação venosa e evitar o reacúmulo de líquido no membro linfedematoso. Existem diversos estilos e tecidos de vestes, customizadas e padronizadas, para atender às necessidades individuais das diferentes populações. Níveis variados de pressão são incorporados ao tecido durante a fabricação. Esses níveis de pressão se transmitem como milímetros de mercúrio (mmHg). A baixa pressão começaria de 12 a 25 mmHg, enquanto as

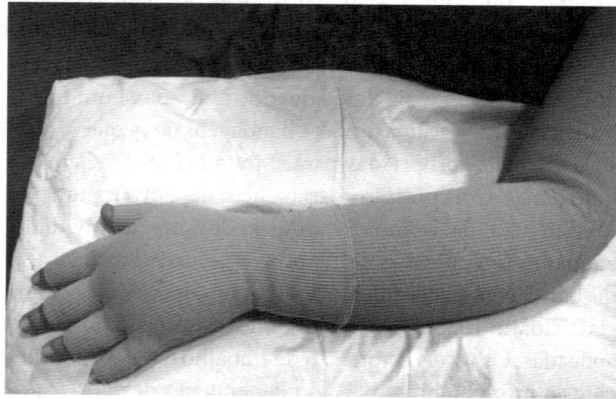

Figura 14.43 Paciente com manga customizada para compressão dos membros superiores, e luva separada com aberturas nas pontas dos dedos.

pressões mais elevadas chegam entre 30 e 40 mmHg. Quando adequadamente selecionadas e ajustadas por um profissional treinado e usadas corretamente por um paciente preparado, as vestes cumprem uma função essencial no trabalho de condições crônicas permanentes, como insuficiência venosa crônica e linfedema.[225,231]

As vestes não devem ser usadas como tratamento para a remoção de excesso de líquidos de um membro. Se aplicadas a um membro que não tenha sido corretamente evacuado, as vestes se mostrarão desconfortáveis, podendo agravar os sintomas do paciente.[232-234] Atualmente, os fabricantes estão participando de pesquisas clínicas que respaldam o uso da prata nas vestes compressivas. A Juzo Silver (Juzo, Cuyahoga, Falls, OH 44223) acrescenta liga permanente de prata à fibra têxtil das vestes para os membros inferiores a fim de inibir a proliferação bacteriana e reduzir os odores.

Sistemas de contenção de membros

Outra opção para algumas pessoas é o dispositivo de compressão acolchoado ou sistema de contenção de membros. Essas opções exclusivas de compressão podem ser mais fáceis para vestir e tirar, já que podem ser usadas por baixo de bandagens de pequena elasticidade ou sozinhas e feitas sob medida para qualquer parte do corpo (Figs. 14.44 e 14.45). Essa opção pode ser útil para uma pessoa que não consiga vestir sozinha uma veste de sustentação mais justa ou cuja pele esteja comprometida ou frágil. Os pacientes consideram essas opções úteis como parte de seu programa domiciliar para manter as reduções alcançadas com fisioterapia. É possível fazer essas vestes especializadas para sustentar a circulação venosa ou a drenagem linfática, modificando o estilo e as fileiras de pontos para complementar o diagnóstico. Para consultar os principais fabricantes e saber como integrar o uso desse tipo de compressão ao plano de cuidado ou de acompanhamento posterior, o fisioterapeuta pode contatar www.jovipak.com e/ou www.solarismed.com.

Diretrizes para o tratamento com terapia de compressão

O tratamento com terapia de compressão deve ser customizado de acordo com as características de cada pessoa. As contraindicações relativas para o tratamento com terapia compressiva devem ser avaliadas, inclusive o histórico de trombose venosa profunda, infecção local aguda, insuficiência cardíaca congestiva, *cor pulmonale* e dermatite aguda. Para auxiliar na tomada de decisões clínicas, segue-se um resumo das diretrizes gerais sobre o uso de bandagens e vestes compressivas para edema e linfedema:

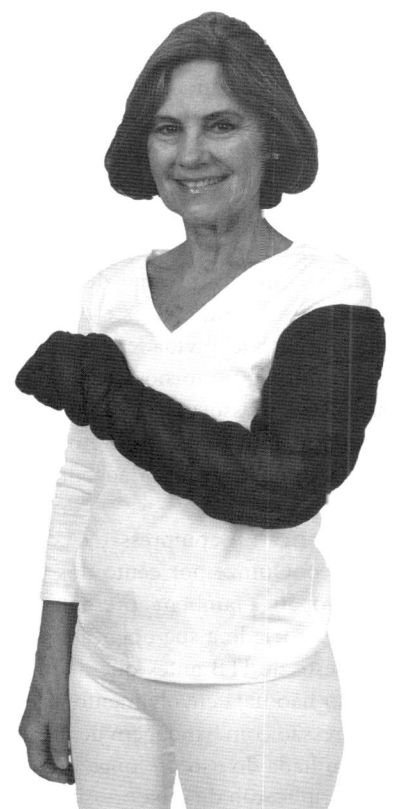

Figura 14.44 Veste customizada de compressão para o braço para o gerenciamento noturno do linfedema. (confecção Tribute™, cortesia de Solaris Inc., West Allis, WI 53214.)

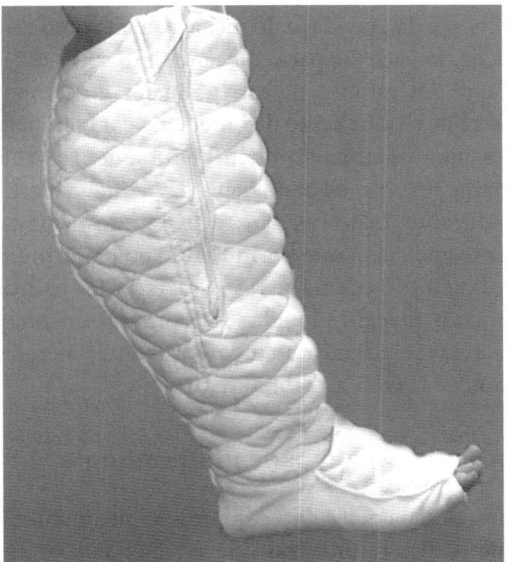

Figura 14.45 Veste de compressão com gomos acolchoados para insuficiência venosa. (confecção JoviPak®, cortesia de JoviPak®, Kent, WA 98032.)

- Úlceras arteriais: Nenhuma compressão ou compressão muito leve com estreita participação do médico prescritor. Permitido o uso de bandagem de grande elasticidade ou vestes padronizadas de baixa compressão (12 a 25 mm Hg). O edema não será grande e evacuará rapidamente.
- Úlceras venosas: A compressão é um componente essencial do tratamento para a cicatrização de feridas e sustentação do sistema venoso. As bandagens de pequena elasticidade com alta pressão de trabalho e baixa pressão de repouso facilitarão os efeitos da bomba da panturrilha durante a atividade. Sugere-se uma alta pressão de 40 mmHg no tornozelo.[229] O uso de vestes compressivas com pressões de 20 a 30 mmHg e de até 30 a 40 mmHg depende do local e da severidade do inchaço, bem como da capacidade do paciente para vestir e tirar as vestes.
- Feridas neuropáticas: A compressão é contingencial ao fluxo sanguíneo. Quinze por cento dos pacientes com condição neuropática também apresentam um componente arterial associado à sua doença e devem submeter-se a um teste de ITB antes que a compressão seja aplicada. Caso não haja envolvimento arterial, deve-se aplicar compressão com bandagem de pequena elasticidade, acompanhada do uso prolongado de vestes compressivas com aplicação de uma pressão reduzida de 12 a 25 mmHg e de até 20 a 30 mmHg.
- Linfedema: Recomenda-se o uso de bandagem de compressão de pequena elasticidade até que se alcance o objetivo de redução do membro, passando então ao uso de vestes de compressão moderada a alta, com pressão de 20 a 30 mmHg ou até de 30 a 40 mmHg, dependendo do local e da gravidade do inchaço, bem como da capacidade do paciente para colocar e tirar as vestes.[225]
- Edema: Os estudos de caso e relatos de campo afirmam que o tratamento de linfedema com terapia compressiva funciona também para edema.[230] Recomenda-se o uso de bandagens de pequena elasticidade durante 23 horas/dia, restringindo-o gradativamente apenas para o período diurno e diminuindo à medida que o edema se resolve. As vestes padronizadas com níveis reduzidos de compressão oferecem sustentação cutânea e ajudam a manter as reduções alcançadas com a fisioterapia.

Compressão pneumática intermitente

Até a década de 1990, a compressão pneumática intermitente (CPI) era uma das poucas intervenções clínicas utilizadas para o tratamento de inchaço (Fig. 14.46). Desde então, as novas informações sobre a fisiologia do edema e do linfedema, bem como da função do sistema linfático, limitaram o seu valor para o tratamento de alguns tipos de edema e da maioria dos casos de linfedema.

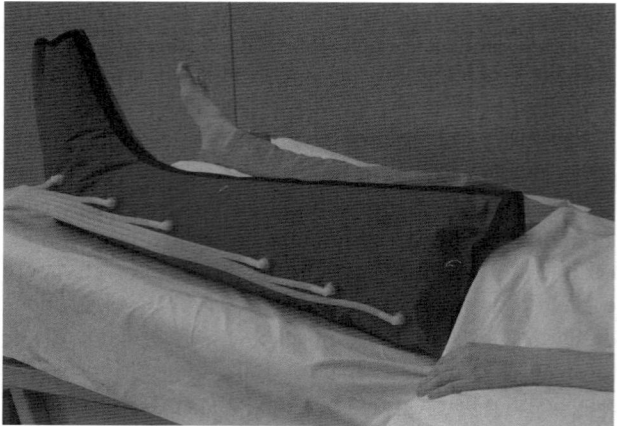

Figura 14.46 Bomba de compressão pneumática intermitente.

As bombas de compressão intermitente podem facilitar o retorno venoso e ser um elemento adjunto importante para outras formas de compressão recomendáveis para pessoas com distúrbios venosos.[3,235] Uma análise das evidências existentes revelou modesto respaldo ao uso da CPI para o tratamento de úlceras venosas das pernas.[236-238] Muitas pessoas com insuficiência venosa há muito instalada também têm linfedema. Existem menos evidências ainda e mais controvérsias em relação ao uso da CPI para o tratamento de linfedema.[239-242] Se for indicado um ensaio com CPI, deve-se administrar a DLM antes e depois de cada tratamento para compensar os efeitos negativos do acúmulo de líquido que ocorre na área adjacente à borda das mangas dos membros. Em caso de indicação para tratamento, as configurações de pressão da CPI devem ser mantidas em níveis muito baixos para evitar o colapso dos capilares linfáticos superficiais. Cada paciente deve ser cuidadosamente examinado por um profissional de saúde antes que a CPI seja aplicada. As leituras da pressão arterial devem ser tomadas antes de cada tratamento para confirmar se é seguro utilizar a CPI. A elevação da resistência periférica total com a compressão pneumática aumentará o trabalho cardíaco, elevando a pressão arterial. O tratamento com compressão pneumática é contraindicado para pessoas com hipertensão ou leitura da pressão arterial acima de 140/90. Constituem contraindicações para o tratamento com compressão intermitente também condições como inflamação aguda ou trauma, infecção local, presença de trombo, disfunção cardíaca ou renal, obstrução dos canais linfáticos e comprometimento da função cognitiva.

Compressão pneumática sequencial com componente truncal

Os avanços dos sistemas de compressão incluem uma maior variedade de câmeras pneumáticas que se insuflam e desinsuflam de acordo com um padrão sequencial e com níveis de pressão muito baixos. Os modelos mais novos de uso doméstico incluem as funções de descongestão e depuração troncal como procedimentos de preparação para o recebimento da linfa proveniente das áreas afetadas. Esse tipo de aparelho simula os benefícios da DLM no contexto clínico (Fig. 14.47). Os tratamentos manuais depuram o tronco proximalmente antes de tratar segmentos mais distais do corpo. Um tecido elástico é incorporado ao projeto do aparelho para simular melhor o leve estiramento da pele produzido pela DLM.[74,243-245]

Posicionamento

As técnicas de posicionamento têm por finalidade evitar ou proteger as úlceras de pressão, bem como outros tipos de feridas, edema, linfedema e distúrbios vasculares. Esse importante aspecto da intervenção, assim como os DRP, não devem ser negligenciados ou subestimados durante o planejamento do tratamento. Os dispositivos e as técnicas selecionados para o posicionamento devem ser compatíveis com o estado de saúde do paciente. É fundamental que se elabore um cronograma personalizado de posicionamento e reposicionamento, o qual deve ser exibido de forma proeminente para qualquer paciente que não consiga se posicionar ou reposicionar sem assistência. Os intervalos de tempo padronizados usados para os horários de mudança de decúbito (p. ex., a cada 2 horas) geralmente são demasiadamente longos para pacientes frágeis, de pele frágil ou que apresentem feridas. Um cronograma de mudança de decúbito poderia prever mudanças de posição a cada 30 minutos, em alguns casos, enquanto para outras pessoas, a cada 4 horas pode ser suficiente. Eis algumas sugestões de programa de posicionamento do paciente:

- Os calcanhares do paciente devem ser mantidos protegidos e elevados da superfície da cama
- A elevação da cabeceira da cama não deve ultrapassar 30°, exceto por necessidade médica.
- Recomenda-se a elaboração de um cronograma individualizado de mudança de decúbito.
- Os DRP devem ser utilizados juntamente com um cronograma de mudança de decúbito
- Deve-se evitar o posicionamento com apoio do peso sobre o trocanter maior.
- Deve-se evitar o posicionamento com apoio total do peso sobre uma ferida existente.
- Deve-se evitar o uso de dispositivos em forma de donut como soluções de assento.
- Recomenda-se o uso de travesseiros e calços para separar as protuberâncias ósseas do contato com a cama e com outras partes do corpo.

Dispositivos de redistribuição de pressão

A pressão tem influência direta sobre a perfusão ou vascularidade do sítio de uma ferida. Os DRP devem ser utilizados para prevenir o colapso da pele, durante a fase de cicatrização da ferida e durante a fase de autocuidado, para fins de proteção e prevenção permanentes (Fig. 14.48). Juntamente com o posicionamento, os pacientes e seus cuidadores devem ser instruídos sobre a redistribuição da pressão e a prevenção de trauma causado por pressão.[249] Os avanços incorporados às superfícies de apoio que auxiliam na redistribuição do peso vieram torná-las mais sofisticadas e eficazes (Fig. 14.49). Os especialistas em sistemas de posicionamento estão à disposição para orientar e instruir os profissionais de saúde que trabalham com populações especiais.[250] Grupos como o Consortium for Spinal Cord Medicine, o NPUAP e o HHS emitiram recomendações e desenvolveram algoritmos para o posicionamento do

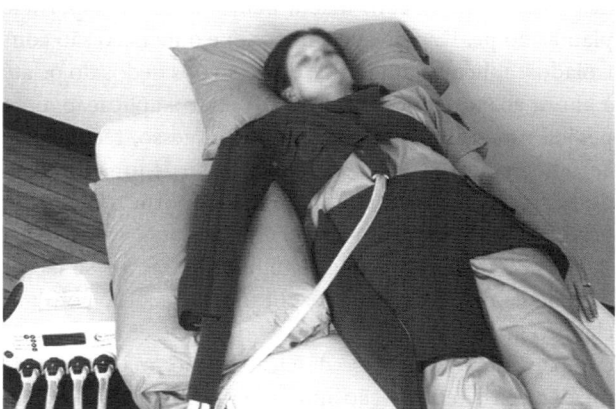

Figura 14.47 Sistema Flexitouch®: compressão pneumática sequencial com componente truncal projetado para manter no ambiente doméstico os benefícios da fisioterapia para linfedema administrada na clínica. (Cortesia de Tactile Systems Technology, Minneapolis, MN 55413.)

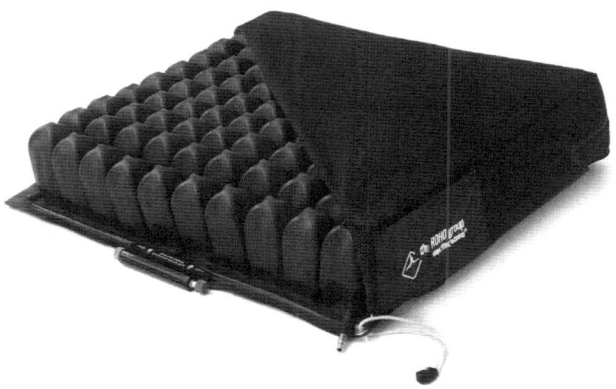

Figura 14.48 ROHO® QUADTRO SELECT® HIGH PROFILE, Almofada para redistribuição de pressão e proteção da pele. (Cortesia de ROHO, Inc., Belleville, IL 62221.)

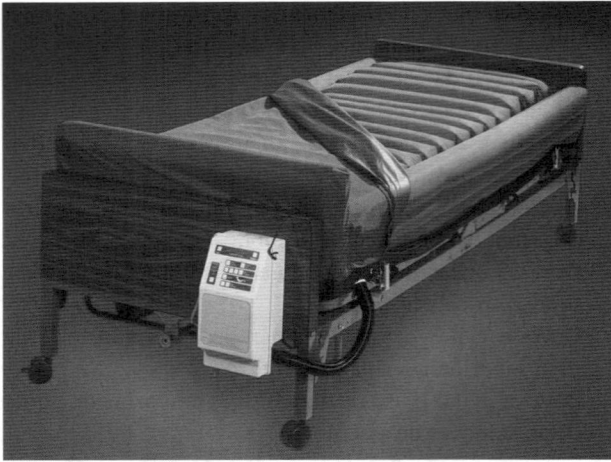

Figura 14.49 SelectAir® MAX, um sistema de apoio de baixa perda de ar para alívio da pressão. (Cortesia de The ROHO Group, Belleville, IL 62221.)

paciente e o uso dos dispositivos de redistribuição de pressão que podem ser utilizados para o planejamento da intervenção.[76,101,251,252]

Exercício

O fisioterapeuta deve orientar os pacientes e promover, no âmbito do plano de cuidado, tarefas destinadas a elevar os níveis de atividade, conforme necessário. O exercício quase sempre é negligenciado no plano de intervenção para pessoas com distúrbios vasculares, linfáticos e tegumentares, especialmente aqueles com feridas ou edema. O exercício é indicado por diversas razões, entre as quais, aumentar a força e a ADM das articulações, melhorar a qualidade do movimento, intensificar as atividades da vida diária, aprimorar as percepções em relação à qualidade de vida, aumentar o fluxo sanguíneo para os membros, melhorar a atividade da bomba da panturrilha, prevenir as úlceras de pressão e melhorar os efeitos da bandagem para o tratamento de linfedema. O exercício pode ser contraindicado ou planejado com cautela quando surgem questões de ordem médica, como a necessidade de não apoiar o peso sobre uma ferida existente no pé, condições cardiopulmonares instáveis ou problemas ortopédicos correlatos que possam limitar o nível de atividade.

A prescrição de exercício deve ser individualizada de acordo com as necessidades e o quadro clínico do paciente. Um programa de caminhada pode beneficiar a maioria das pessoas que conseguem percorrer até mesmo distâncias curtas. Os programas de exercícios aquáticos podem facilitar a transição do leito ou da cadeira para o exercício de solo. Pessoas com feridas podem participar dos exercícios aquáticos se for possível cobrir as feridas com curativos oclusivos. A pressão hidrostática da água contribui para a sustentação dos segmentos edematosos e linfedematosos do corpo e cria um ambiente ideal para o exercício para a maioria das pessoas com inchaço.

Os pacientes devem ser instruídos quanto ao conceito de que o movimento, a atividade e o exercício formal são importantes para o tratamento em longo prazo das condições citadas neste capítulo. Os fisioterapeutas apresentam esses conceitos, fornecem instrução especializada e desenvolvem programas de exercícios domiciliares adequados. Os pacientes são orientados a aceitar a responsabilidade de seguir as prescrições de exercício em casa e torná-los parte da vida diária.

Ortótica

Uso de talas

Os pacientes que se encontram imobilizados podem se beneficiar das talas estáticas para manter ou das talas dinâmicas para recuperar a ADM funcional. O uso de talas pode também evitar o colapso da pele, mantendo o posicionamento normal das articulações durante os períodos de imobilidade. Devem-se tomar cuidados extras (p. ex., uso de suportes acolchoados) no sentido de proteger a pele envelhecida ou frágil e evitar o colapso cutâneo decorrente do uso de materiais termoplásticos semirrígidos em talas. O uso de talas no tratamento de cicatrizes de queimaduras é uma parte essencial do plano de tratamento para uma pessoa com lesão térmica (ver Cap. 24). As dicas de posicionamento e colocação de talas contidas aqui aplicam-se também a pacientes com outros tipos de feridas.

Gesso de contato total

Um dos métodos para a redução dos estresses decorrentes do apoio do peso que afetam os pés é a aplicação de um *gesso de contato total (GCT)*. Esse método pode ser útil para a pessoa com úlcera neuropática na superfície plantar do pé. Depois que a infecção e o inchaço são controlados, aplica-se um molde de gesso dos dedos do pé até a altura abaixo do joelho. Para executar a aplicação, uma pessoa especialmente treinada utiliza gesso, técnicas de acolchoamento e o recurso da colocação de uma inserção de borracha na parte do gesso que suporta o apoio do peso. Normalmente, usa-se um GCT em intervalos de 7 a 10 dias de cada vez, o qual é retirado para que se faça a higiene da pele e depois é reaplicado. De acordo com um clássico artigo de Salsich et al.,[253] o GCT é eficaz, no início, para úlceras em fase de cicatrização, mas a taxa de incidência de reulceração após a remoção do gesso é alta.

Bota neuropática

É possível adquirir uma órtese removível de tornozelo/pé (OTP) fabricada sob medida ou encomendada pré-

-fabricada para auxiliar na distribuição do peso e produzir efeito de amortecimento para a pessoa com insensibilidade nos pés, úlcera crônica dos pés ou articulação de Charcot (Fig. 14.50). Trata-se de uma opção versátil em termos de adaptação e que permite que se façam verificações da pele, trocas de curativo e alterações de pressão, conforme necessário.

Calçados ortóticos

Os calçados ortóticos ou calçados pós-operatórios podem ser utilizados como uma alternativa provisória e barata para aliviar o peso sobre uma ferida. Entretanto, esses calçados não oferecem nenhuma forma de controle dos movimentos dos pés e proporcionam baixo grau de amortecimento no caso de ferida crônica. Essa opção deve ser considerada temporária. Os pacientes que usam calçados ortóticos para distribuição de pressão devem ser rigorosamente monitorados para a verificação de eventuais sinais de complicações.

Sapatos com profundidade extra

Os sapatos com profundidade extra possuem um espaçoso compartimento para a acomodação dos dedos e solado profundo com propriedades de absorção de impacto e amortecimento. O sapato deve desviar a pressão do pé das protuberâncias ósseas e feridas (Fig. 14.51).[254] Disponível em vários estilos, esse tipo de sapato pode ser adquirido junto a um fabricante de órteses em sapatarias especializadas. Pessoas com insensibilidade nos pés, com ou sem a presença de feridas, devem considerar seriamente o uso desse tipo de sapato para manter a proteção da pele e evitar a formação de úlceras.

Tratamento de cicatrizes

Como vimos anteriormente neste capítulo, a formação de cicatrizes é um componente da cicatrização de feridas.[255] Depois que o colágeno preenche a ferida, o tecido deve se remodelar e assumir a forma de produto final primorosamente estruturado. A contração do tecido cicatricial pode provocar desfiguramento e perda de função, especialmente se estiver localizado sobre uma superfície articular. Os problemas de desfiguramento e disfunção são maiores após uma lesão térmica (ver Cap. 24). Mesmo atualmente, os mecanismos de controle de cicatrizes ainda não são totalmente compreendidos. Embora algumas intervenções, de fato, pareçam ajudar, ainda há espaço para pesquisar como obter o controle ideal da formação de cicatrizes. A maior parte do tecido cicatricial é tratada por um fisioterapeuta com o uso de vestes compressivas, exercícios de alongamento, dispositivos ortóticos, posicionamento, tipos específicos de massagem e o uso de produtos auxiliares de uso tópico, como folhas de gel de

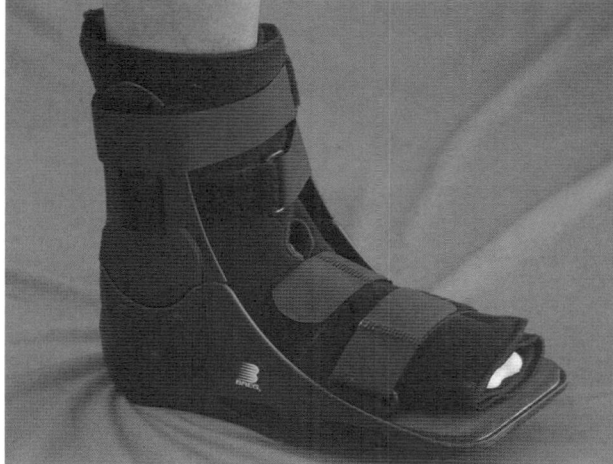

Figura 14.50 Órtese de tornozelo/pé especificamente projetada para permitir a distribuição do apoio do peso para pessoas com neuropatia.

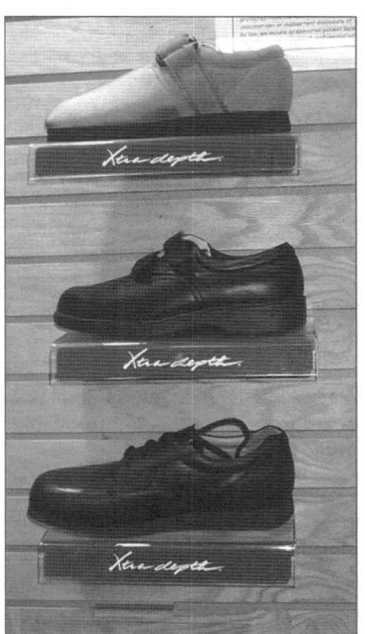

Figura 14.51 Sapato com profundidade extra.

silicone (Fig. 14,52) e massa de elastômero (Fig. 14.53). Os cremes, óleos e pomadas de uso tópico têm alguns efeitos positivos sobre a cicatriz, mas não se sabe se as ações massageadoras utilizadas para aplicar os agentes ou se os próprios agentes produzem efeitos terapêuticos. A intervenção precoce e adequada pode evitar a maioria das complicações relacionadas à formação de cicatrizes. Como o processo de formação de cicatrizes normalmente estence-se por 6 a 24 meses, os cuidados de acompanhamento devem fazer parte do plano de intervenção. As pessoas com presença de tecido cicatricial devem aprender a massagear com segurança a pele

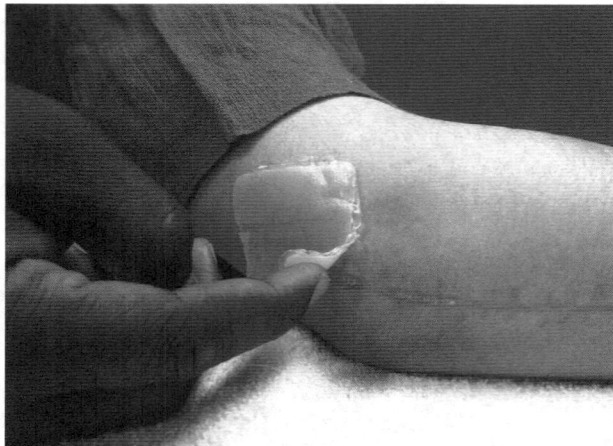

Figura 14.52 Aplicação de uma folha de gel de silicone ao tecido cicatricial durante a fase de maturação da cicatrização de uma ferida.

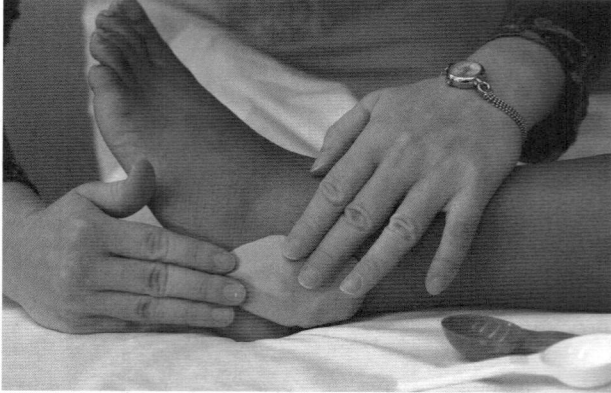

Figura 14.53 Aplicação de massa de elastômero ao tecido cicatricial durante a fase de maturação da cicatrização de uma ferida.

em casa, uma vez que a aplicação frequente de pressão influencia mais a orientação do novo tecido conjuntivo. Quando as medidas tradicionais de tratamento de cicatrizes não conseguem controlar a formação de cicatrizes, a intervenção cirúrgica pode ser a opção indicada. Após a cirurgia, a pessoa terá uma nova ferida e, posteriormente, uma nova cicatriz para tratar.

Resumo

A época é de entusiasmo para os médicos interessados em tratar pacientes com distúrbios vasculares, linfáticos e tegumentares. As práticas de tratamento da pele e de feridas continuam a evoluir com a contribuição dos ensaios clínicos, dos estudos randomizados controlados e dos dados empíricos para o *pool* de conhecimentos. As novas informações sobre a microcirculação do sangue e do líquido linfático mudam as estratégias de intervenção. A função da pele como órgão conquistou um novo respeito. Não é de surpreender a explosão de pesquisas, literatura e produtos destinados a atender às necessidades das pessoas com distúrbios que afetam esses sistemas. As gerações atual e futura estão enfrentando desafios de tratamento de saúde de uma magnitude nunca antes vista em nossa sociedade, inclusive com um número crescente de pessoas com condições relacionadas aos distúrbios descritos neste capítulo. A incidência de diabetes, obesidade, doença vascular e linfática, feridas crônicas e patógenos resistentes a antibióticos está crescendo. Somam-se aos desafios questões como uma crescente população de pessoas mais velhas, problemas relacionados ao reembolso de despesas médicas e vários dilemas éticos no exercício diário da profissão.

Este capítulo oferece respaldo aos profissionais da saúde em seus esforços no sentido de prestar uma excelente assistência ao paciente. Entre os tópicos de particular importância, estão as atuais estratégias de tratamento de feridas, a importância da orientação adequada do paciente, a prevenção e os cuidados em relação às úlceras de pressão, o tratamento avançado dos pés para pessoas com neuropatia diabética, o nível de compressão ideal para o tratamento de linfedema, o papel essencial da umidade na cicatrização das feridas e a importância do exercício como parte do plano de cuidado.

É de extrema necessidade que se desenvolvam constantes pesquisas para determinar o nível de consistência das evidências para diversos tópicos que possam ou não ter importância para o mundo dos distúrbios vasculares, linfáticos e tegumentares. Alguns dos conceitos que merecem uma atenção mais detida são o impacto da biocarga no *continuum* da infecção de feridas, a preparação do leito da ferida, o uso de aplicações exógenas de oxigênio, o uso do ultrassom sem contato, a estimulação não térmica por radiofrequência, o *laser* frio, a biocirurgia, a produção de tecido pela bioengenharia, o fatores de crescimento exógenos, o mel com propriedades medicinais e os preparos tópicos à base de prata. Além de ampliar as evidências, é necessário aperfeiçoar a padronização da instrução sobre o tratamento de feridas. A natureza interdisciplinar do tratamento de feridas exige uma comunicação mais eficiente entre os profissionais de saúde. Os médicos sábios devem manter-se a par das novas informações e das normas de tratamento vigentes, abordando os novos lançamentos no campo com um forte sentido de intuição clínica e um sólido entendimento das evidências científicas.

Questões para revisão

1. Comente as diferenças, semelhanças e relações entre os sistemas arterial, venoso e linfático. Compare anatomia, método de movimentação de líquidos e função.
2. Descreva algumas das características individuais que podem ser clinicamente identificadas para os distúrbios dos sistemas vascular, linfático e tegumentar.
3. Faça uma lista dos fatores que contribuem para a cicatrização anormal das feridas. Divida a lista em fatores intrínsecos, extrínsecos e iatrogênicos.
4. Reveja os testes e as medidas comentados neste capítulo e que devem ser utilizados durante um exame fisioterapêutico. Identifique os testes e as medições rotineiramente realizados para pacientes com distúrbios vasculares, linfáticos e tegumentares.
5. Prepare um *checklist* das categorias de exames aplicados a um paciente com distúrbio dos sistemas vascular, linfático e/ou tegumentar.
6. Elabore uma lista geral dos componentes básicos de um plano de cuidado para um paciente que apresente uma ferida.
7. Explique como um fisioterapeuta deve responder ao conhecimento de que muitos distúrbios vasculares, linfáticos e tegumentares têm um longo período de latência e exigem um elevado nível de vigilância e proatividade para que os sintomas sejam identificados e o tratamento tenha início o mais rápido possível.
8. Explique o fundamento lógico de cada um dos seguintes tratamentos de pele e feridas: cicatrização de ferida úmida, hidratação de úlcera arterial, compressão de úlcera venosa, tratamento de linfedema e tratamento dos pés para o paciente com diabetes.

Estudo de caso

Encaminhamento

Uma mulher de 78 anos com diagnóstico primário de mal de Alzheimer que reside há 10 meses em uma casa de repouso. O médico da instituição a encaminhou para fisioterapia. O encaminhamento tem como objetivo o tratamento avançado de feridas.

Histórico clínico passado

Comum até a manifestação dos sintomas do mal de Alzheimer há 3 anos.

Histórico médico atual

As condições de saúde incluem hipertensão leve controlada com medicamentos e uma úlcera de pressão de Estágio III sobre o túber isquiático direito.

Intervenção médica anterior ao encaminhamento atual

Úlcera de pressão tratada durante 4 semanas (30 dias) com jatos de peróxido de hidrogênio seguidos pela aplicação de compressas secas de gaze 4 x 4 e fita adesiva. O leito da ferida permaneceu inalterado por 4 semanas. Nenhuma outra intervenção foi realizada.

Condição psicossocial

O marido também reside no mesmo local e mora no mesmo quarto que a paciente. O seu estado é frágil, mas ele mantém os movimentos e coopera com os cuidados de assistência à esposa. O casal não tem filhos. A paciente gosta de música e faz uso de cadeira de rodas para se deslocar até o centro de atividades existente no local.

Condição cognitiva

A paciente não tem noção de espaço e tempo. Agita-se durante o tratamento da ferida. Ela não consegue acompanhar sozinha os cronogramas de mudança de apoio do peso e mudança de decúbito e tem dificuldade para seguir instruções.

Dados do exame fisioterapêutico

Estrutura/função corporal

Ferida: Úlcera de pressão de Estágio III sobre o túber isquiático direito. Medidas: 6 x 4 cm com profundidade de 4 cm. O leito da ferida é formado por 50% de tecido necrótico amarelo e 50% de tecido de granulação vermelho. O tecido em torno da ferida apresenta-se intacto. A drenagem é moderada, de coloração marrom amarelada e densidade rala com mínimo de odor. A ferida atualmente se apresenta contaminada, mas não infectada (p. ex., presença de colônia de bactérias, mas não em nível de infecção clínica).

Força e ADM: A paciente não consegue seguir os comandos de modo consistente para o exame da força, mas parece ter força funcional e ADM nos membros superiores de ambos os lados (MMSS). A força bruta nos membros inferiores de ambos os lados (MMII) apresenta-se comprometida, talvez pelo declínio dos níveis de atividade. A ADM ativa parece funcional nos membros superiores de ambos os lados. As contraturas bilaterais de 30° de flexão dos quadris podem ser reduzidas para 15° com a ADM passiva.

Limitações de atividade – mobilidade

A paciente passa as 24 horas do dia na cadeira de rodas ou na cama e não consegue executar o movimento de rolamento sem auxílio, mas geralmente consegue ajudar com os membros superiores de ambos os lados quando instruída a fazê-lo. Requer assistência máxima de duas pessoas para transferências em pivô. No momento, a paciente encontra-se incapacitada para deambular.

Restrições de participação

Requer supervisão atenta durante a participação em atividades sociais em virtude da propensão a tornar-se agitada.

QUESTÕES PARA ORIENTAÇÃO

1. Quais os fatores que provavelmente mais contribuíram para levar à cronicidade dessa ferida?
2. Que outros fatores podem contribuir para retardar o tempo de cicatrização dessa ferida?
3. Que combinação de intervenções de limpeza e debridamento permitiriam a remoção do tecido necrótico, protegendo, ao mesmo tempo, o tecido de granulação?
4. Do ponto de vista clínico, que eletromodalidades são biocompatíveis para o tratamento dessa ferida (independentemente de pagamento) e de que maneira elas contribuirão para a cicatrização da ferida?
5. Além do tratamento da ferida, que intervenção será essencial para o fechamento da ferida?
6. Considerando-se o progresso da cicatrização, se a ferida se apresentasse ressecada, que tipos de curativos poderiam ser utilizados para criar um ambiente úmido no leito da ferida?
7. Utilizando-se curativo oclusivo, por que essa paciente deve ser rigorosamente monitorada?
8. Partindo-se do princípio de que a ferida da paciente se fechará, quais as expectativas em relação à condição de sua pele no local da ferida?

REFERÊNCIAS BIBLIOGRÁFICAS

1. Martini, FH: Fundamentals of Anatomy and Physiology, ed 4. Prentice-Hall, Upper Saddle River, NJ, 2008.
2. Kelly, DG: A Primer on Lymphedema. Prentice-Hall, Upper Saddle River, NJ, 2002.
3. McCulloch, JM: Therapeutic modalities stimulate wound management. Biomechanics 67, April 2004.
4. Eliska, O, and Eliskova, M: Are peripheral lymphatics damaged by high pressure manual massage? Lymphology 28:21, 1995.
5. Casley-Smith, JR: Varying total tissue pressures and the concentration of initial lymphatic lymph. Microvasc Res 25:369, 1983.
6. Mortimer, PS, et al: The measurement of skin lymph flow by isotope clearance—reliability, reproducibility, injection dynamics and the effect of massage. J Invest Dermatol 95(6):677, 1990.
7. Olszewski, WL, and Engeset, A: Intrinsic contractility of prenodal lymph vessels and lymph flow in human leg. Am J Physiol 239(6):H775, 1980.
8. Smith, A: Lymphatic drainage in patients after replantation of extremities. Plast Reconstr Surg 79:163, 1987.
9. Bertram, CD, Macaskill, C, and Moore, JE, Jr: Simulation of a chain of collapsible contracting lymphangions with progressive valve closure. J Biomech Eng 133(1):011008, 2011.
10. Gashev, AA: Lymphatic vessels: Pressure-and flow-dependent regulatory reactions. Ann NY Acad Sci 1131:100, 2008.
11. Campton-Johnson, S, and Wilson, J: Infected wound management: Advanced technologies, moisture-retentive dressings, and die-hard methods. Crit Care Nurs Q 24(2):64, 2001.
12. Sen, CK: The general case of redox control of wound repair. Wound Repair Regen 11(6):431, 2003.
13. Gordillo, GM, and Sen, CK: Revisiting the essential role of oxygen in wound healing. Am J Surg 186:259, 2003.
14. Grief, R, et al: Supplemental perioperative oxygen to reduce the incidence of surgical wound infection. N Eng J Med 342:161, 2000.
15. Atiyeh, BS, et al: Management of acute and chronic open wounds: The importance of moist environment to optimal wound healing. Curr Pharm Biotechnol 3:179, 2002.
16. Svensjo, T, et al: Accelerated healing of full-thickness skin wounds in a wet environment. Plast Reconstr Surg 106(3):602, 2000.
17. Bolton, L: Operational definition of moist wound healing. J Wound Ostomy Continence Nurs 34(1):23, 2007.
18. Okan, D, et al: The role of moisture balance in wound healing. Adv Skin Wound Care 20:39, 2007.
19. Schultz, GS, et al: Wound bed preparation: A systematic approach to wound management. Wound Rep Reg 11:1, 2003.
20. Lee, JE, et al: An infection-preventing bilayered collagen membrane containing antibiotic-loaded hyaluronan microparticles: Physical and biological properties. Artif Organs 26(7): 636, 2002.
21. Thomas, DW, et al: Randomized clinical trial of the effect of semi-occlusive dressings on the microflora and clinical outcome of acute facial wounds. Wound Repair Regen 8(4):258, 2000.
22. Koupil, J, et al: The influence of moisture wound healing on the incidence of bacterial infection and histological changes in healthy human skin after treatment of interactive dressings. Acta Chir Plast 45(3):89, 2003.
23. Ratliff, CR: Wound exudate: An influential factor in healing. Adv Nurs Pract 16(7):32, 2008.
24. Mechanick, JI: Practical aspects of nutritional support for wound-healing patients. Am J Surg 188(1, Suppl 1):52, 2004.
25. Shepherd, AA: Nutrition for optimum wound healing. Nurs Stand 18(6):55, 2003.
26. Gray, M: Does oral supplementation with vitamins A or E promote healing of chronic wounds? J Wound Ostom Continen Nurs 30(6):290, 2003.
27. Gray, M: Does vitamin C supplementation promote pressure ulcer healing? J Wound Osteom Continen Nurs 30(5):245, 2003.
28. Collins, N: The right mix: Using nutritional interventions and an anabolic agent to manage a Stage IV ulcer. Adv Skin Wound Care 17(1):36, 2004.
29. Collins, N: Diabetes, nutrition and wound healing. Adv Skin Wound Care 16(6):292, 2003.
30. Williams, JZ, and Barbul, A: Nutrition and wound healing. Surg Clin North Am 83:571, 2003.
31. Zulkowski, K, and Albrecht, D: How nutrition and aging affect wound healing. Nursing 33(8):70, 2003.
32. Barnes, P, Sauter, T, and Azheri, S: Subnormal prealbumin levels and wound healing. Tex Med 103(8):65, 2007.

33. Rodriguez-Key, M, and Alonzi, A: Nutrition, skin integrity, and pressure ulcer healing in chronically ill children: An overview. Ostomy Wound Manage 53(6):56, 2007.
34. Stechmiller, JK: Understanding the role of nutrition and wound healing. Nutr Clin Pract 25(1):61, 2010.
35. Zhang, XJ, et al: Enternal arginine supplementation stimulates DNA synthesis in skin donor wound. Clin Nutr, Jan 29, 2011. [Epub ahead of print.]
36. McMahon, L, et al: A randomized phase II trial of arginine butyrate with standard local therapy in refractory sickle cell leg ulcers. Br J Haematol 151(5):516, 2010.
37. Cartwright, A: Nutritional assessment as part of wound management. Nurs Times 98(44):62, 2002.
38. Bill, TJ, et al: Quantitative swab culture versus tissue biopsy: A comparison in chronic wounds. Ostomy Wound Manage 47(1):34, 2001.
39. Hardy, M: The physiology of scar formation. Phys Ther 69(22):1014, 1989.
40. Goldberg, SR, and Diegelmann, RF: Wound healing primer. Surg Clin North Am 90:1133, 2010.
41. Dunn, SL: The wound healing process. In Kloth, LC, and McCulloch, JM (eds): Wound Healing: Evidence-Based Management, ed 4. FA Davis, Philadelphia, 2010, p 9.
42. Sussman, C, and Bates-Jensen, BM: Wound healing physiology and chronic wound healing. In Sussman, C, and Bates, BM (eds): Wound Care: A Collaborative Practice Manual for Physical Therapists and Nurses, ed 3. Lippincott Williams & Wilkins, Baltimore, MD, 2007, p 21.
43. Bates-Jensen, BM, and Sussman, C: Tools to measure wound healing. In Sussman, C, and Bates, BM (eds): Wound Care: A Collaborative Practice Manual for Physical Therapists and Nurses, ed 3. Lippincott Williams & Wilkins, Baltimore, MD, 2007, p 144.
44. Weed, T, Ratliff C, and Drake DB: Quantifying bacterial bioburden during negative pressure wound therapy. Ann Plast Surg 52(3):276, 2004.
45. Lindholm, C: Pressure ulcers and infection—understanding clinical features. Ostomy Wound Manage 49(5A):4, 2003.
46. Beitz, JM, and Goldberg, E: The lived experience of having a chronic wound: A phenomenologic study. Medsurg Nurs 14(1):51, 2005.
47. Glasper, ER, and Devries, AC: Social structure influences effects of pair-housing on wound healing. Brain Behav Immun 19(1):61, 2005.
48. Detillion, CE, et al: Social facilitation of wound healing. Psychoneuroendocrinology 29(8):1004, 2005.
49. Ebrecht, M, et al: Perceived stress and cortisol levels predict speed of wound healing in healthy male adults. Psychoneuroendocrinology 29(6):798, 2004.
50. Norman, D: The effects of stress on wound healing and leg ulceration. Br J Nurs 10;12(21):1256, 2003.
51. Jones, J: Stress responses, pressure ulcer development and adaptation. Br J Nurs 12(11 Suppl):S17, 2003.
52. Worldwide Wound Management 2002–2012: Products, Technologies and Market Opportunities, Report S200, February 2003, MedMarket Diligence, LLC.
53. Hiatt, WR: Medical treatment of peripheral arterial disease and claudication. N Engl J Med 344(21):1608, 2001.
54. Valencia, IC, et al: Chronic venous insufficiency and venous leg ulceration. J Am Acad Dermatol 44(3): 401, 2001.
55. Kunimoto, B, et al: Best practices for the prevention and treatment of venous leg ulcers. Ostomy Wound Manage 47(2):34, 2001.
56. Seiggreen, MY, and Kline, RA: Vascular ulcers. In Baranoski, S, and Ayello, EA (eds): Wound Care Essentials: Practice Principles. Lippincott Williams & Wilkins, Springhouse, PA, 2004, p 271.
57. Word, R: Medical and surgical therapy for advanced chronic venous insufficiency. Surg Clin North Am 90(6):1195, 2010.
58. Kolbach, DN, et al: Severity of venous insufficiency is related to the density of microvascular deposition of PAI-1, uPA and von Willebrand factor. J Vasc Dis 33(1):19 2004.
59. Berard, A, et al: Risk factors for the first-time development of venous ulcers of the lower limbs: The influence of heredity and physical activity. Angiology 53(6):647, 2002.
60. Gloviczki, P, et al: The care of patients with varicose veins and associated chronic venous diseases: Clinical practice guidelines of the Society for Vascular Surgery and the American Venous Forum. J Vasc Surg 53(5 Suppl):2S, 2011.
61. Kelechi, TJ, et al: Skin temperature and chronic venous insufficiency. J Wound Ostomy Continence Nurs 30(1):17, 2003.
62. Strossenreuther, RHK, et al: Guidelines for the application of MLD/CDT for primary and secondary lymphedema and other selected pathologies. In Foldi, M, Foldi, E, and Kubik, S (eds): Textbook of Lymphology for Physicians and Lymphedema Therapists, ed 5. Elsevier, Munich, Germany, 2003, p 590.
63. Foldi, E, et al: Lymphostatic diseases. In Foldi, M, Foldi, E, and Kubik, S (eds): Textbook of Lymphology for Physicians and Lymphedema Therapists, ed 5. Elsevier, Munich, Germany, 2003, p 232.
64. Bunke, N, Brown, K, and Bergan, J: Phlebolymphedema, usually unrecognized, often poorly treated. Perspect Vasc Surg Endovasc Ther 21(2):65, 2009.
65. Gaber, Y: Secondary lymphoedema of the lower leg as an unusual side-effect of a liquid silicone injection in the hips and buttocks. Dermatology 208:342, 2004.
66. Halaska, MJ, et al: A prospective study of postoperative lymphedema after surgery for cervical cancer. Int J Gynecol Cancer 20(5):900, 2010.
67. Kasper, DA, and Meller, MM: Lymphedema of the hand and forearm following fracture of the distal radius. Orthopedics 31(2):172, 2008.
68. Szuba, A, et al: The third circulation: Radionuclide lymphoscintigraphy in the evaluation of lymphedema. J Nucl Med 44:43, 2003.
69. Tartaglione, G, et al: Intradermal lymphoscintigraphy at rest and after exercise: A new technique for the functional assessment of the lymphatic system in patients with lymphoedema. Nucl Med Commun 31(6):547, 2010.
70. Yuan, Z, et al: The role of radionuclide lymphoscintigraphy in extremity lymphedema. Ann Nucl Med 20(5):341, 2006.
71. Hamner, JB, and Fleming, MD: Lymphedema therapy reduces the volume of edema and pain in patients with breast cancer. Ann Surg Onc 14(6):1904, 2007.
72. Mondry, TF, Riffengurgh, RH, and Johnstone, PA: Prospective trial of complete decongestive therapy for upper extremity lymphedema after breast cancer therapy. Cancer J 10:42, 2004.
73. Koul, R, et al: Efficacy of complete decongestive therapy and manual lymphatic drainage on treatment-related lymphedema in breast cancer. Int J Radiat Oncol Biol Phys 67(3):841, 2007.
74. Mayrovitz, HN: The standard of care for lymphedema: Current concepts and physiological considerations Lymphat Res Biol 7(2):101, 2009.
75. Baumgarten, M, et al: Pressure ulcers and the transition to long-term care. Adv Skin Wound Care 16(6):299, 2003.
76. Consortium for Spinal Cord Medicine: Pressure Ulcer Prevention and Treatment Following Spinal Cord Injury: A Clinical Practice Guideline for Health-Care Professionals. Paralyzed Veterans of American, Washington, DC, 2000. Retrieved July 4, 2011, from www.pva.org.
77. Langemo, DK, Anderson, J, and Volden, C: Uncovering pressure ulcer incidence. Nurs Manage 34(10):64, 2003.
78. Scott, EM, et al: Effects of warming therapy on pressure ulcers—a randomized trial. J Periop Nurs, May 2001.
79. Reed, RL, et al: Low serum albumin levels, confusion, and fecal incontinence: Are these risk factors for pressure ulcers in mobility-impaired hospitalized adults? Gerontology 49(4):255, 2003.

80. de Souza, DM, and de Gouveia Santos, VL: Incidence of pressure ulcers in the institutionalized elderly. J Wound Ostomy 37(3):272, 2010.
81. Institute for Clinical Systems Improvement (ICSI): Pressure Ulcer Prevention and Treatment. Health Care Protocol. ICSI, Bloomington, MN, 2010.
82. Lyder, C, et al: Quality of care for hospitalized Medicare patients at risk for pressure ulcers. Arch Intern Med 161:1549, 2001.
83. Van Rijswijk, L: The question of outcomes. Ostomy Wound Manage 49(2):6, 2003.
84. Ennis, WJ, et al: Ultrasound therapy for recalcitrant diabetic foot ulcers: Results of a randomized, double-blind, controlled, multicenter study. Ostomy Wound Manage 51(8):24, 2005.
85. Centers for Disease Control and Prevention: National Diabetes Fact Sheet: National Estimates and General Information on Diabetes and Prediabetes in the United States, 2011. US Department of Health and Human Services, Centers for Disease Control and Prevention, Atlanta, 2011.
86. Cowie, CC, et al: Prevalence of diabetes and impaired fasting glucose in adults—United States, 1999–2000. MMWR Morb Mortal Wkly Rep 52(35):833, 2003.
87. Centers for Disease Control and Prevention: National Diabetes Fact Sheet: General Information and National Estimates on Diabetes in the Unites States, 2011. US Department of Health and Human Services, Centers for Disease Control and Prevention, Atlanta, 2011.
88. American Physical Therapy Association: Guide to Physical Therapist Practice, ed 2. Phys Ther 81(1):S49, 2001.
89. Ridner, SH: Comparison of upper limb volume measurement techniques and arm symptoms between healthy volunteers and individuals with known lymphedema. Lymphology 40(1):35, 2007.
90. Warren, AG, et al: The use of bioimpedance analysis to evaluate lymphedema. Ann Plast Surg 58(5):541, 2007.
91. Cornish, BH, et al: Early diagnosis of lymphedema using multiple frequency bioimpedance. Lymphology 34(1):2, 2001.
92. Czerniec, SA, et al: Assessment of breast cancer–related arm lymphedema—comparison of physical measurement methods and self-report. Cancer Invest 28(1):54, 2010.
93. Brittain, A (ed): Lymphedema: Understanding and Managing Lymphedema after Cancer Treatment. American Cancer Society, Atlanta, 2006, p 59.
94. McCulloch, JM: Assessing the circulatory and neurological systems. In Kloth, LC, and McCulloch, JM (eds): Wound Healing: Evidence-Based Management, ed 4. FA Davis, Philadelphia, 2010, p 94.
95. Patterson, GK: Vascular evaluation. In Sussman, C, and Bates, BM: Wound Care: A Collaborative Practice Manual for Physical Therapists and Nurses, ed 3. Lippincott Williams & Wilkins, Baltimore, 2007, p 180.
96. Mehta, T, et al: Disease-specific quality of life assessment in intermittent claudication: Review. Eur J Endovasc Surg 25:202, 2003.
97. Lehert, P: Quality-of-life assessment in comparative therapeutic trials and causal structure considerations in peripheral occlusive arterial disease. Pharmacoeconomics 19(2):121, 2001.
98. Marquis, P, Comte, S, and Lehert, P: International validation of the CLAUS-S Quality-of-Life Questionnaire for Use in Patients with Intermittent Claudication. Pharmacoeconomics 19(6):667, 2001.
99. Tiedjen, KU, et al: Radiological diagnostic procedures in edema of the extremities. In Foldi, M, Foldi, E, and Kubik, S (eds): Textbook of Lymphology for Physicians and Lymphedema Therapists, ed 5. Elsevier, Munich, Germany, 2003, p 434.
100. Black, J: National Pressure Ulcer Advisory Panel's updated pressure ulcer staging system. Adv Skin Wound Care 20(5):269, 2007.
101. Bergstrom, N, et al: Pressure Ulcer Treatment, Clinical Practice Guideline, Quick Reference Guide for Clinicians, No. 15. AHRQ Pub. No. 95-0653. U.S. Department of Health and Human Services, Public Health Service Agency, Agency for Health Care Research and Quality, Rockville, MD, December 1994.
102. Hon, J, et al: A prospective, multicenter study to validate use of the PUSH in patients with diabetic, venous, and pressure ulcers. Ostomy Wound Manage 56(2):26, 2010.
103. Gul, A: Role of wound classification in predicting the outcome of diabetic foot ulcer. J Pak Med Assoc 56(10):444, 2006.
104. Schoonhoven, L, et al: Prospective cohort study of routine use of risk assessment scales for prediction of pressure ulcers. BMJ 12:325, 2002.
105. Mortenson, WB, et al: A review of scales for assessing the risk of developing a pressure ulcer in individuals with SCI. Spinal Cord 46(3):168, 2008.
106. Beeson, T, et al: Thinking about the Braden Scale. Clin Nurse Spec 24(2):49, 2010.
107. Sussman, C: Wound Care: Patient Education Resource Manual. Aspen, Gaithersburg, MD, 2000.
108. Ehrlich, A, Vinje-Harrewijn, A, and McMahon, E: Living Well with Lymphedema. Lymph Notes, San Francisco, 2005.
109. Ayello, EA: New evidence for an enduring wound-healing concept: Moisture control. J Wound Ostomy Continence Nurs 33(65):S1, 2006.
110. Sarsam, SE, Elliott, JP, and Lam, GK: Management of wound complications from cesarean delivery. Obstet Gynecol Surv 60(7):462, 2005.
111. Folkedahl, BA, and Frantz, R: Treatment of Pressure Ulcers. University of Iowa Gerontological Nursing Interventions Research Center, Research Dissemination Core, Iowa City, IA, August 2002.
112. McCulloch, JM, and Boyd, V: The effects of whirlpool and the dependent position on LE volume. J Orthop Sports Phys Ther 16:169, 1992.
113. Sussman, C: Whirlpool. In Sussman, C, and Bates, BM (eds): Wound Care: A Collaborative Practice Manual for Physical Therapists and Nurses, ed 3. Lippincott Williams & Wilkins, Baltimore, 2007, p 644.
114. Burke, DT, et al: Effects of hydrotherapy on pressure ulcer healing. Am J Phys Med Rehabil 77(5):394, 1998.
115. Hess, CL, Howard, MA, and Attinger, CE: A review of mechanical adjuncts in wound healing: Hydrotherapy, ultrasound, negative pressure therapy, hyperbaric oxygen, and electrostimulation. Ann Plast Surg 51(2):210, 2003.
116. Ho, CH, and Bogie, K: The prevention and treatment of pressure ulcers. Phys Med Rehabil Clin North Am 18:235, 2007.
117. Luedtke-Hoffmann, KA, and Schafer, DS: Pulsed lavage in wound cleansing. Phys Ther 80:292, 2000.
118. Loehne, HB, et al: Aerosolization of microorganisms during pulsatile lavage with suction. Presented at Combined Sections Meeting/American Physical Therapy Association, February 2000, New Orleans, LA.
119. Wilson, JR, et al: A toxicity index of skin and wound cleansers used on in vitro fibroblasts and keratinocytes. Adv Skin Wound Care 18(7):373, 2005.
120. Spear, M: Wet-to-dry dressings—evaluating the evidence. Plast Surg Nurs 28(2):92, 2008.
121. Cowan, LJ, and Stechmiller, J: Prevalence of wet-to-dry dressings in wound care. Adv Skin Wound Care 22(12):567, 2009.
122. Rodeheaver, G, et al: Wound healing and wound management: Focus on debridement. Adv Wound Care 7(1):22, 1994.
123. Ovington, LG: Hanging wet-to-dry dressings out to dry. Home Health Nurse 19(8):477, 2001.
124. Shinohara, T, et al: Prospective evaluation of occlusive hydrocolloid dressing versus conventional gauze dressing regarding the healing effect after abdominal operations: Randomized controlled trial. Asian J Surg 31(1):1, 2008.
125. Singh, A, et al: Meta-analysis of randomized controlled trials on hydrocolloid occlusive dressing versus conventional gauze dressing in the healing of chronic wounds. Asian J Surg 27(4):326, 2004.
126. Vermeulen, H, et al: Dressings and topical agents for surgical wounds healing by secondary intention (review). Cochrane Database Syst Rev 1; CD003554, 2004.

127. Bergstrom, N, et al: The national pressure ulcer long-term care study: Outcomes of pressure ulcer treatments in long-term care. J Am Geriatr Soc 53:1721, 2005.
128. Jones, KR, and Fennie, K: Factors influencing pressure ulcer healing in adults over 50: An exploratory study. J Am Med Dir Assoc 8:378, 2007.
129. Lawrence, JC: Dressings and wound infection. Am J Surg 167(1A):21S, 1994.
130. Lawrence, JC, Lilly, HA, and Kidson, A: Wound dressings and airborne dispersal of bacteria. Lancet 339:807, 1992.
131. Kohr, R: Moist healing versus wet to dry. Can Nurse 97(1):17, 2001.
132. Payne, WG, et al: A prospective, randomized clinical trial to assess the cost-effectiveness of a modern foam dressing versus a traditional saline gauze dressing in the treatment of Stage II pressure ulcers. Ostomy Wound Manage 55(2):50, 2009.
133. Capasso, VA, and Munro, BH: The cost and efficacy of two wound treatments. J Perioper Nurs 77(5):984, 2003.
134. Hall, S: A review of maggot debridement therapy to treat chronic wounds. Br J Nurs 19(15):S26, 2010.
135. Sherman, RA: Maggot therapy takes us back to the future of wound care: New and improved maggot therapy for the 21st century. J Diabetes Sci Technol 3(2):336, 2009.
136. Mumcuoglu, KY: Clinical applications for maggots in wound care. Am J Clin Dermatol 2(4):219, 2001.
137. Jones, M: An overview of maggot therapy used on chronic wounds in the community. Br J Community Nurs 14(3):S16, 2009.
138. Wollina, U, et al: Biosurgery in wound healing—the renaissance of maggot therapy. Eur Acad Dermatol Venereol 14:285, 2000.
139. Allen, CS: Merit in maggots. Physical Therapy Products, p 44, May/June 2003.
140. Paul, AG, et al: Maggot debridement therapy with Lucilia cuprina: A comparison with conventional debridement in diabetic foot ulcers. Int Wound J 6(1):39, 2009.
141. Hunter, S, et al: Maggot therapy for wound management. Adv Skin Wound Care 22(1):25, 2009.
142. Gethin, G, and Cowman, S: Manuka honey vs hydrogel—a prospective, open label, mulitcentre, randomized controlled trial to compare desloughing efficacy and healing outcomes in venous ulcers. J Clin Nurs 18:466, 2009.
143. Robson, V: Leptospermum honey used as a debriding agent. Nurse 2(11):66, 2002.
144. Cutting, KF: Honey and contemporary wound care: An overview. Ostomy Wound Manage 53(11):49, 2008.
145. Molan, PC: Re-introducing honey in the management of wounds and ulcers—theory and practice. 48(11):28, 2002.
146. Kramer, SA: Effect of povidone-iodine on wound healing: A review. J Vasc Nurs 17(1):17, 1999.
147. Landis, SJ: Chronic wound infection and antimicrobial use. Adv Skin Wound Care 21:531, 2008.
148. Bates-Jensen, BM, and Ovington, LG: Management of exudate and infection. In Sussman, C, and Bates, BM (eds): Wound Care: A Collaborative Practice Manual for Physical Therapists and Nurses, ed 3. Lippincott Williams & Wilkins, Baltimore, 2007, p 215.
149. Takahashi, M, et al: Possible mechanisms underlying mammary carcinogenesis in female Wistar rats by nitrofurazone. Cancer Lett 156(2):177, 2000.
150. Popescu, A, and Salcido, R: Wound pain: A challenge for the patient and the wound care specialist. Adv Skin Wound Care 17(1):14, 2004.
151. Nagai, MK, and Embil, JM: Becaplermin: Recombinant platelet derived growth factor, a new treatment for healing diabetic foot ulcers. Expert Opin Biol Ther 2(2):211, 2002.
152. Mandracchia, VJ, Sanders, SM, and Frerichs, JA: The use of becaplermin (rhPDGF-BB) gel for chronic nonhealing ulcers. A retrospective analysis. Clin Podiatr Med Surg 18(10):189, 2001.
153. Kantor, J, and Margolis, DJ: Treatment options for diabetic neuropathic foot ulcers: A cost-effectiveness analysis. Dermatol Surg 27(4):347, 2001.
154. Edmonds, M, et al: New treatments in ulcer healing and wound infection. Diabetes/Metab Res Rev Suppl 1:S51, September-October 2000.
155. Ladin, D: Becaplermin gel (PDGF-BF) as topical wound therapy. Plastic Surgery Educational Foundation DATA Committee. Plast Reconstr Surg 105(3):1230, 2000.
156. Goldman, R: Growth factors and chronic wound healing: Past, present, and future. Adv Skin Wound Care 17(1):24, 2004.
157. Rappl, LM: Effect of platelet rich plasma gel in a physiologically relevant platelet concentration on wounds in persons with spinal cord injury. Int Wound J 8:187, 2011.
158. McCulloch, JM, and Kloth, LC: Wound Healing: Evidence-Based Management, ed 4. FA Davis, Philadelphia, 2010.
159. Sussman, C, and Bates, BM: Wound Care: A Collaborative Practice Manual for Health Professionals, ed 3. Lippincott Williams & Wilkins, Philadelphia, 2007.
160. Kloth, LC, and Niezgoda, JA: Ultrasound for wound debridement and healing. In Kloth, LC, and McCulloch, JM (eds): Wound Healing: Evidence-Based Management, ed 4. FA Davis, Philadelphia, 2010, p 545.
161. Sussman, C, and Dyson, M: Therapeutic and diagnostic ultrasound. In Sussman, C, and Bates, BM (eds): Wound Care: A Collaborative Practice Manual for Physical Therapists and Nurses, ed 3. Lippincott Williams & Wilkins, Baltimore, 2007, p 612.
162. McCulloch, J, and Kloth, L: Physical agents in wound repair: What is the evidence? Course handout. Annual Conference and Exposition of the American Physical Therapy Association, Washington, DC, 2003.
163. McCulloch, J: The integumentary system—repair and management: An overview. Physical Therapy Magazine, p 52, February 2004.
164. Baba-Akbari, SA, et al: Therapeutic ultrasound for pressure ulcers. Cochrane Database Syst Rev CD001275, 2006.
165. Serena, T, et al: The impact of noncontact, nonthermal, low-frequency ultrasound on bacterial counts in experimental and chronic wounds. Ostomy Wound Manage 55(1):22, 2009.
166. Lai, J, and Pittelkow, MR: Physiological effects of ultrasound MIST on fibroblasts. Int J Dermatol 46(6):587, 2007.
167. Cole, PS, Quisberg, J, and Melin, MM: Adjuvant use of acoustic pressure wound therapy for treatment of chronic wounds: A retrospective analysis. J WOCN 36(2):171, 2009.
168. Haan, J, and Lucich, S: A retrospective analysis of acoustic pressure wound therapy: Effects on healing progression of chronic wounds. Journal of the American College of Certified Wound Specialists 1(1):28, 2009.
169. Bell, AL, and Cavorsi, J: Noncontact ultrasound therapy for adjunctive treatment of nonhealing wounds: Retrospective analysis. Phys Ther 88(12):1517, 2008.
170. Kloth, LC: Electrical stimulation for wound healing: A review of evidence from in vitro studies, animal experiments, and clinical trials. Int J Low Extrem Wounds 4(1):23, 2005.
171. Demir, H, Balay, H, and Kirnap, M: A comparative study of the effects of electrical stimulation and laser treatment on experimental wound healing in rats. J Rehabil Res Dev 41(2):147, 2004.
172. Ojingwa, JC, and Isseroff, RR: Electrical stimulation of wound healing. J Invest Dermatol 121(1):1, 2003.
173. Houghton, PE, et al: Effect of electrical stimulation on chronic leg ulcer size and appearance. Phys Ther 83(1):17, 2003.
174. Edsberg, LE, et al: Topical hyperbaric oxygen and electrical stimulation: Exploring potential synergy. Ostomy Wound Manage 48(1):42, 2003.
175. Kloth, LC: Five questions—and answers—about electrical stimulation. Adv Skin Wound Care 14(3):156, 158, 2001.
176. Thawer, HA, and Houghton, PE: Effects of electrical stimulation on the histological properties of wounds in diabetic mice. Wound Repair Regen 9(2):107, 2001.

177. Evans, RD, Foltz, D, and Foltz, K: Electrical stimulation with bone and wound healing. Clin Podiatr Med Surg 18(1):79, 2001.
178. Kloth, LC, and Pilla, AA: Electromagnetic stimulation for wound repair. In Kloth, LC, and McCulloch, JM (eds): Wound Healing: Evidence-Based Management, ed 4. FA Davis, Philadelphia, 2010, p 514.
179. Sussman, C: Electrical stimulation for wound healing. In Sussman, C, and Bates, BM (eds): Wound Care: A Collaborative Practice Manual for Physical Therapists and Nurses, ed 3. Lippincott Williams & Wilkins, Baltimore, 2007, p 505.
180. Johnson, W, and Draper, DO: Increased range of motion and function in an individual with breast cancer and necrotizing fasciitis—manual therapy and pulsed short-wave diathermy treatment. Case Report Med 2010. [Epub July 14, 2010.]
181. Hill, J, et al: Pulsed short-wave diathermy effects on human fibroblast proliferation. Arch Phys Med Rehabil 83(6):832, 2002.
182. Al-Mandeel, MM, and Watson, T: The thermal and nonthermal effects of high and low doses of pulsed short wave therapy (PSWT). Physiother Res Int 15(4):199, 2010.
183. Conner-Kerr, T et al: Phototherapy in wound management. In Sussman, C, and Bates, BM (eds): Wound Care: A Collaborative Practice Manual for Physical Therapists and Nurses, ed 3. Lippincott Williams & Wilkins, Baltimore, 2007, p 591.
184. Rennekampff, HO: Is UV radiation beneficial in postburn wound healing? Med Hypotheses 75(5):436, 2010.
185. Ennis, WJ, Lee, C, and Meneses, P: A biochemical approach to wound healing through the use of modalities. Clin Dermatol 25(1):63, 2007.
186. Thai, T, et al: Ultraviolet light C in the treatment of chronic wounds with MRSA: A case study. Ostomy Wound Manage 48(11):52, 2002.
187. Murugan, S, et al: Prevalence and antimicrobial susceptibility patter of metallo β lactamase producing *Pseudomonas aeruginosa* in diabetic foot infection. Int J Microbiol Res 1(3):123, 2010.
188. Boykin, JV: The nitric oxide connection: Hyperbaric oxygen therapy, becaplermin and diabetic ulcer management. Adv Skin Wound Care 13:169, 2000.
189. Londahl, M, et al: Hyperbaric oxygen therapy facilitates healing of chronic foot ulcers in patients with diabetes. Diabetes Care 33(5):998, 2010.
190. Duzgun, AP, et al: Effect of hyperbaric oxygen therapy on healing of diabetic foot ulcers. J Foot Ankle Surg 47(6):515, 2008.
191. Boykin, JV, and Baylis, C: Hyperbaric oxygen therapy mediates increased nitric oxide production associated with wound healing: A preliminary study. Adv Skin Wound Care 20(7):382, 2007.
192. Kalliainen, L, et al: Topical oxygen as an adjunct to wound healing: A clinical case series. Pathophysiology 9:81, 2003.
193. Edsberg, LE, et al: Topical hyperbaric oxygen and electrical stimulation: Exploring potential synergy. Ostomy Wound Manage 48(11):42, 2002.
194. Landau, Z, and Schattner, A: Topical hyperbaric oxygen and low energy laser therapy for chronic diabetic foot ulcers resistant to conventional treatment. Yale J Biol Med 74:95, 2001.
195. Joseph, E, et al: A prospective randomized trial of vacuum-assisted closure versus standard therapy of chronic nonhealing wounds. Wounds 12(3):60, 2000.
196. Gupta, S, Gabriel, A, and Shores, J: The perioperative use of negative pressure wound therapy in skin grafting. Ostomy Wound Manage 50(4A Suppl):32, 2004.
197. Armstrong, DG, et al: Plantar pressure changes using a novel negative pressure wound therapy technique. J Am Podiatr Med Assoc 94(5):456, 2004.
198. Mendez-Eastman, S: Determining the appropriateness of negative pressure wound therapy for pressure ulcers. Ostomy Wound Manage 50(4A Suppl):13, 2004.
199. Wanner, MB, et al: Vacuum-assisted wound closure for cheaper and more comfortable healing of pressure sores: A prospective study. Scand J Plast Reconstr Surg 37(1):28, 2003.
200. Zannis, J, et al: Comparison of fasciotomy wound closures using traditional dressing changes and the vacuum-assisted closure device. Ann Plast Surg 62(4):407, 2009.
201. Borgquist, O, Ingemansson, R, and Malmsjo, M: Individualizing the use of negative pressure wound therapy for optimal wound healing: A focused review of the literature. Ostomy Wound Manage 57(4):44, 2011.
202. Vuerstaek, JD, et al: State-of-the-art treatment of chronic leg ulcers: A randomized controlled trial comparing vacuum-assisted closure (VAC) with modern wound dressings. J Vasc Surg 44(5):1029, 2006.
203. Eginton, MT, et al: A prospective randomized evaluation of negative-pressure wound dressings for diabetic foot wounds. Ann Vasc Surg 17(6):645, 2003.
204. Hunter, S, et al: The use of monochromatic infrared energy in wound management. Adv Skin Wound Care 20(5):265, 2007.
205. Kochman, AB, Carnegie, DH, and Burke, TJ: Symptomatic reversal of peripheral neuropathy in patients with diabetes. J Am Podiatr Med Assoc 92(3):125, 2002.
206. Leonard, DR, Farooqi, MH, and Myers, S: Restoration of sensation, reduced pain, and improved balance in subjects with diabetic peripheral neuropathy: A double-blind, randomized, placebo-controlled study with monochromatic near-infrared treatment. Diabetes Care 27(1):168, 2004.
207. Powell, MW, Carnegie, DE, and Burke, TJ: Reversal of diabetic peripheral neuropathy and new wound incidence: The role of MIRE. Adv Skin Wound Care 17(6):295, 2004.
208. Harkless, LB, et al: Improved foot sensitivity and pain reduction in patients with peripheral neuropathy after treatment with monochromatic infrared photo energy—MIRE. J Diabetes Complications 20(2):81, 2006.
209. Burke, TJ: Five questions—and answers—about MIRE treatment. Adv Skin Wound Care 16(7):369, 2003.
210. Prendergast, JJ, Miranda, G, and Sanchez, M: Improvement of sensory impairment in patients with peripheral neuropathy. Endocr Pract 10(1):24, 2004.
211. Carter, MJ, Tingley-Kelley, K, and Warriner, RA: Silver treatments and silver-impregnated dressings for the healing of leg wounds and ulcers: A systematic review and meta-analysis. J Am Acad Dermatol 63(4):668, 2010.
212. Cohn, S, et al: Open surgical wounds: How does Aquacel compare with wet-to-dry gauze? J Wound Care 13(1):10, 2004.
213. Bethell, E: Why gauze dressings should not be the first choice to manage most acute surgical cavity wounds. J Wound Care 12(6):237, 2003.
214. Allie, DE, et al: Novel treatment strategy for leg and sternal wound complications after coronary artery bypass graft surgery: Bioengineered Apligraf. Ann Thorac Surg 78(2):673, 2004.
215. Colletta, V, et al: A trial to assess the efficacy and tolerability of Hyalofill-F in non-healing venous leg ulcers. J Wound Care 12(9):357, 2003.
216. Taddeucci, P, et al: An evaluation of Hyalofill-F plus compression bandaging in the treatment of chronic venous ulcers. J Wound Care 13(5):202, 2004.
217. Williams, AF, et al: A randomized controlled crossover study of manual lymphatic drainage therapy in women with breast cancer-related lymphoedema. Eur J Cancer Care 11:254, 2002.
218. Williams, A: Manual lymphatic drainage: Exploring the history and the evidence base. Br J Community Nurs 15(4):S18, 2010.
219. Molski, P, et al: Patients with venous disease benefit from manual lymphatic drainage. Int Angiol 28(2):151, 2008.
220. Vairo, GI, et al: Systematic review of efficacy for manual lymphatic drainage techniques in sports medicine and rehabilitation: An evidence-based practice approach. J Man Manip Ther 17(3):80, 2009.
221. Strossenreuther, RHK, et al: Practical instructions for therapists—manual lymph drainage according to Dr. E. Vodder. In Foldi, M, Foldi, E, and Kubik, S (eds): Textbook of Lymphology for Physicians and Lymphedema Therapists, ed 2. Elsevier, Munich, Germany, 2006, p 526.
222. Robson, MC: Treating bacterial infections in chronic wounds. Contemp Surg Suppl 9, September 2000.

223. Koksal, C, and Bozkurt, AK: Combination of hydrocolloid dressing and medical compression stockings versus Unna's boot for the treatment of venous leg ulcers. Swiss Med Wkly 133(25-26):364, 2003.
224. Moffat, CJ, et al: Randomized trial comparing two four-layer bandage systems in the management of chronic leg ulceration. Phlebology 14:139, 1999.
225. Weissleder, H, and Schuchhardt, C: Lymphedema: Diagnosis and therapy. In Weissleder, H, and Schuchhardt, C (eds): Therapy Concepts, ed 4. Viavital Verlag, Essen, Germany, 2008, p 403.
226. Leduc, O, Peeters, A, and Borgeois, P: Bandages: Scintigraphic demonstration of its efficacy on colloidal protein reabsorption during muscle activity. Progress in Lymphology—XII. Elsevier, Philadelphia, 1990.
227. Johansson, K, et al: Effects of compression bandaging with or without manual lymph drainage treatment in patients with postoperative arm lymphedema. Lymphology 32:103, 1999.
228. Schmid-Schonbein, GW: Microlymphatics and lymph flow. Physiol Rev 70(4):987, 1990.
229. Simon, DA, Dix, FP, and McCollum, CN: Management of venous leg ulcers. Br Med J 328:1358, 2004.
230. Weiss, J: Treatment of leg edema and wounds in a patient with severe musculoskeletal injuries. Phys Ther 78(10):1104, 1998.
231. Asmussen, PD, and Strossenreuther, RHK: Compression therapy. In Foldi, M, Foldi, E, and Kubik, S (eds): Textbook of Lymphology for Physicians and Lymphedema Therapists, ed 5. Elsevier, Munich, Germany, 2003, p 528.
232. Yasuhara, H, Shigematsu, H, and Muto, T: A study of the advantages of elastic stocking for leg lymphedema. Int Angiology 15(3):272, 1996.
233. Harris, SR, et al: Clinical practice guidelines for the care and treatment of breast cancer: 11. Lymphedema. Can Med Assoc J 164(2):191, 2001.
234. Badger, CM, Peacock, JL, and Mortimer, PS: A randomized, controlled, parallel-group clinical trial comparing multiplayer bandaging followed by hosiery versus hosiery alone in the treatment of patients with lymphedema of the limb. Cancer 88(12):2832, 2000.
235. Apaqut, U, and Dayioglu, E: Importance and advantages of intermittent external pneumatic compression therapy in venous stasis ulceration. Angiology 56(1):19, 2005.
236. Berline, E, Ozbilgin, B, and Zarin, DA: A systematic review of pneumatic compression for treatment of chronic venous insufficiency and venous ulcers. J Vascul Surg 37(3):539, 2003.
237. Comerota, AJ: Intermittent pneumatic compression: Physiologic and clinical basis to improve management of venous leg ulcers. J Vasc Surg 53(4):1121, 2011.
238. Nelson, EA: Intermittent pneumatic compression for treating venous leg ulcers. Cochrane Database Syst Rev 16; 2:CD001899, 2011.
239. Haghighat, S, et al: Comparing two treatment methods for post mastectomy lymphedema: Complex decongestive therapy alone and in combination with intermittent pneumatic compression. Lymphology 43(1):25, 2010.
240. Partsch, H, et al: Clinical trials needed to evaluate compression therapy in breast cancer related lymphedema (BCRL). Proposals from an expert group. Int Angiol 25(5):442, 2010.
241. Devoogdt, N, et al: Different physical treatment modalities for lymphoedema developing after axillary lymph node dissection for breast cancer: A review. Eur J Obstet Gynecol Reprod Biol 149(1):3, 2010.
242. Rockson, SG: Current concepts and future directions in the diagnosis and management of lymphatic vascular disease. Vasc Med 15(3):223, 2010.
243. Adams, KE, et al: Direct evidence of lymphatic function improvement after advanced pneumatic compression device treatment of lymphedema. Biomed Opt Express 1(1):114, 2010.
244. Ridner, SH, et al: Home-based lymphedema treatment in patients with cancer-related lymphedema or noncancer-related lymphedema. Oncol Nurs Forum 35(4):671, 2008.
245. Wilburn, O, Wilburn, P, and Rockson, SG. A pilot, prospective evaluation of a novel alternative for maintenance therapy of breast cancer–associated lymphedema. BMC Cancer 6:84, 2006.
246. Van Rijswijk, L: Pressure ulcer prevention updates. Am J Nurs 109(8):S6, 2009.
247. Brienza, DM, Geyer MJ, and Sprigle, S: Seating, positioning, and support surfaces. In Baranoski, S, and Ayello, EA (eds): Wound Care Essentials: Practice Principles. Lippincott Williams & Wilkins, Philadelphia, 2004.
248. National Pressure Ulcer Advisory Panel, European Pressure Ulcer Advisory Panel: Pressure ulcer treatment recommendations. In Prevention and Treatment of Pressure Ulcers: Clinical Practice Guideline. National Pressure Ulcer Advisory Panel, Washington, DC, 2009.
249. Brienza, D, et al: A randomized clinical trial on preventing pressure ulcers with wheelchair seat cushions. J Am Geriatr Soc 58(12):2308, 2010.
250. Stockton, L, Gebhardt, KS, and Clark M: Seating and pressure ulcers: Clinical practice guidelines. J Tissue V ability 18(4):98, 2009.
251. McInnes, E: The use of pressure-relieving devices (beds, mattresses and overlays) for the prevention of pressure ulcers in primary and secondary care. J Tissue Viability 14(1):4, 2004.
252. Stier, L, et al: Reinforcing organization-wide pressure ulcer reduction on high-risk geriatric inpatient units. Outcomes Manage 8(1):28, 2004.
253. Salsich, GB, et al: Effect of Achilles tendon lengthening on ankle muscle performance in people with diabetes mellitus and a neuropathic plantar ulcer. Phys Ther 85(1):34, 2004.
254. Cavanagh, PR, and Bus, SA: Off-loading the diabetic foot for ulcer prevention and healing. Plast Reconstr Surg 127:248S, 2011.
255. Shaw, TJ, Kishi, K, and Mori, R: Wound associated skin fibrosis: Mechanisms and treatments based on modulating the inflammatory response. Endocr Metab Immune Disord Drug Targets 10(4):320, 2010.

Apêndice 14.A
Orientação do paciente: instruções sobre cuidados com a pele e calçados

Examine a sua pele

1. Olhe os seus pés todos os dias. Use um espelho, uma lente de aumento ou peça a assistência de um familiar para que você possa vê-los por inteiro, inclusive a sola dos pés e entre os dedos.
2. Procure os seguintes sinais nos seus pés: bolhas, feridas, córneas, calos, pontos vermelhos, inchaço, dor, drenagem proveniente de ferida, unhas quebradiças, pele rachada, odor. Caso você observe quaisquer desses sinais ou sofra qualquer tipo de lesão nos pés, comunique o seu médico.

Cuide da sua pele

1. Lave delicadamente os pés todos os dias com água morna e sabão neutro. Verifique a temperatura da água com a mão antes de lavar os pés. Caso a sua mão não demonstre sensibilidade à temperatura, use um termômetro. A temperatura deve ser de aproximadamente 29,44°C.
2. Seque bem os pés, especialmente entre os dedos.
3. Você deve usar uma loção à base de lanolina ou vaselina para amolecer a pele seca. Não aplique a loção entre os dedos. Você pode usar talco ou amido de milho entre os dedos.
4. Nunca tente tratar córneas, calos ou as unhas dos pés com instrumentos perfurocortantes, remédios caseiros ou produtos para tratamento dos pés vendidos em lojas. Todos esses produtos podem prejudicar a sua pele.
5. Corte as unhas dos pés em linha reta de ponta a ponta; não corte os cantos. Use uma lixa nas bordas afiadas. Você pode usar uma pedra-pome para tratar pequenas córneas e calos. Alerte o seu médico sobre as suas práticas de cuidados com os pés.
6. Para fins de acolchoamento e circulação de ar, use pequenos pedaços de lã de carneiro entre os dedos. Troque a lã todos os dias, bem como depois de lavar os pés. Não use algodão porque as fibras podem irritar a sua pele.
7. Calce um par de meias limpas após a sua rotina de cuidados com a pele.
8. Não ande descalço.
9. Caso os seus pés estejam frios na hora de dormir, use meias de algodão; não use garrafa ou bolsa de água quente para aquecer os pés.

Examine os seus sapatos

1. Examine os seus sapatos todos os dias antes de calçá-los. Olhe dentro para se certificar de que não há nada que possa machucar os seus pés. Alterne os sapatos a cada dia para permitir que eles respirem e sequem completamente.
2. Use sapatos de tamanho e largura corretos.
3. Não use sapatos ou meias velhas e gastas.
4. Compre sapatos no período da tarde, quando os seus pés estão maiores.
5. Amacie gradativamente os seus sapatos novos.

Consulte o seu médico

1. Busque ajuda para controlar o seu diabetes.
2. Marque consultas regulares com o seu médico.
3. Ligue imediatamente para o seu médico se você observar qualquer tipo de ferida nos pés.

Apêndice 14.B
Testes especiais para verificação das funções arterial e venosa

Testes especiais	Descrição
Rubor dependente	Teste não invasivo para examinar os membros inferiores (MI) e verificar se há presença de isquemia. Depois de elevar o membro, ao abaixá-lo, a cor da pele do membro deve retornar a uma coloração rosada. Se a cor for vermelho-escuro e levar mais de 30 segundos para aparecer, o teste é positivo para a presença de insuficiência arterial.
Pletismografia aérea (PTA)	Teste não invasivo tanto da circulação arterial cuanto da circulação venosa. As alterações volumétricas dos membros inferiores são medidas com o auxílio de um manguito de pressão que quantifica as alterações de volume nas posições de repouso e em pé e durante uma caminhada leve. É possível observar a obstrução venosa e o influxo arterial com esse teste.
Oxigênio transcutâneo (TcPO2)	Ferramenta de exame não invasiva para verificação da circulação arterial. Uma sonda especial e uma unidade de aquecimento medem a profusão. A medição do oxigênio no nível da pele fornece informações sobre o que está acontecendo no nível celular. Encontrado na literatura também sob a designação de pressão parcial transcutânea de oxigênio e medição da tensão transcutânea de oxigênio. Os resultados são preditivos da cicatrização de úlceras e feridas de amputação.
Medição da pressão de perfusão da pele (PPP)	Teste não invasivo que mede o fluxo sanguíneo na pele. Para efetuar as medições, conecta-se uma sonda de laser Doppler modificada à bexiga de um manguito de pressão arterial especializado. Os resultados são preditivos de cicatrização de úlceras e feridas de amputação.
Tempo de enchimento venoso	Eleva-se o membro, abaixando-o em seguida para uma posição dependente. Registra-se o tempo que as veias do dorso do pé levam para se encher. O tempo normal de enchimento é de 15 segundos; mais de 15 segundos é indício de doença arterial, enquanto menos de 15 segundos é sinal de doença venosa.
Teste de percussão	Com o membro inferior em uma posição dependente, palpa-se com uma das mãos a veia safena magna em sentido distal ao joelho, dando-lhe com a outra mão uma pancadinha 15,2 cm proximal ao joelho. Se for detectada uma onda de líquido sob o local da palpação distal, isso indica a possível presença de incompetência valvular.
Teste de Trendelenburg	O teste mede o tempo necessário para o enchimento das veias do dorso do pé. Eleva-se o membro inferior para permitir o esvaziamento do sangue venoso. Um torniquete amarrado à coxa impede o refluxo. Depois de 1 minuto, o paciente se coloca de pé. Se as veias se distenderem totalmente 5 segundos antes da liberação do torniquete, há suspeita de incompetência valvular das veias profundas. Se a distensão ocorrer no espaço de 5 segundos após a liberação do torniquete, a suspeita é de incompetência das veias superficiais.

Apêndice 14.C
Formulário de amostra para exame de feridas

Nome:				
P/S ____ Resp ____ FC ____ Temp ____ Peso ____				
Data: ___/___/____ Orientação para tempo/local/pessoa? ( ) Sim ( ) Não				
Chegada: ( ) Ambulatório ( ) Bengala ( ) Muletas ( ) Andador ( ) Cadeira de rodas ( ) Maca ( ) N/A				
( ) Exame inicial revisado: alterações de medicação, alergias ou histórico de saúde desde a última visita? ( ) Sim ( ) Não Caso afirmativo, indique as alterações no diagrama de fluxo.				
Número da ferida				
Localização da ferida				

Tipo de ferida	Úlcera: ☐ de pressão
	☐ venosa ☐ arterial
	☐ diabética ☐ SLTF
	☐ queimadura
	☐ área doadora
	☐ outros: _____
	☐ infectada
	☐ contaminada
	☐ desconhecida
	☐ biopsia:
	  ☐ sim, data: _____
	  ☐ não
	☐ outro: _____
		Úlcera: ☐ de pressão
		☐ venosa ☐ arterial
		☐ diabética ☐ SLTF
		☐ queimadura
		☐ área doadora
		☐ outros: _____
		☐ infectada
		☐ contaminada
		☐ desconhecida
		☐ biopsia:
		  ☐ sim, data: _____
		  ☐ não
		☐ outro: _____
			Úlcera: ☐ de pressão
			☐ venosa ☐ arterial
			☐ diabética ☐ SLTF
			☐ queimadura
			☐ área doadora
			☐ outros: _____
			☐ infectada
			☐ contaminada
			☐ desconhecida
			☐ biopsia:
			  ☐ sim, data: _____
			  ☐ não
			☐ outro: _____
				Úlcera: ☐ de pressão
				☐ venosa ☐ arterial
				☐ diabética ☐ SLTF
				☐ queimadura
				☐ área doadora
				☐ outros: _____
				☐ infectada
				☐ contaminada
				☐ desconhecida
				☐ biopsia:
				  ☐ sim, data: _____
				  ☐ não
				☐ outro: _____

Estágio da ferida	( ) I ( ) II ( ) III ( ) IV	( ) I ( ) II ( ) III ( ) IV	( ) I ( ) II ( ) III ( ) IV	( ) I ( ) II ( ) III ( ) IV
Comprimento				
Largura				
Profundidade				
Canais/escavação	( ) Sim ( ) Não	( ) Sim ( ) Não	( ) Sim ( ) Não	( ) Sim ( ) Não
Granulação				
Degradação				
Escara	( ) Sim ( ) Não	( ) Sim ( ) Não	( ) Sim ( ) Não	( ) Sim ( ) Não
Odor	( ) Sim ( ) Não	( ) Sim ( ) Não	( ) Sim ( ) Não	( ) Sim ( ) Não
Quantidade de drenagem	( ) Nenhuma ( ) Mínima ( ) Moderada ( ) Intensa	( ) Nenhuma ( ) Mínima ( ) Moderada ( ) Intensa	( ) Nenhuma ( ) Mínima ( ) Moderada ( ) Intensa	( ) Nenhuma ( ) Mínima ( ) Moderada ( ) Intensa
Cor da drenagem	( ) Serosa ( ) Serossanguinolenta ( ) Sanguinolenta ( ) Purulenta ( ) Amarela/verde ( ) N/A	( ) Serosa ( ) Serossanguinolenta ( ) Sanguinolenta ( ) Purulenta ( ) Amarela/verde ( ) N/A	( ) Serosa ( ) Serossanguinolenta ( ) Sanguinolenta ( ) Purulenta ( ) Amarela/verde ( ) N/A	( ) Serosa ( ) Serossanguinolenta ( ) Sanguinolenta ( ) Purulenta ( ) Amarela/verde ( ) N/A

Borda da ferida ( ) Sim ( ) Não	( ) Bem definida ( ) Mau definida	( ) Bem definida ( ) Mau definida	( ) Bem definida ( ) Mau definida	( ) Bem definida ( ) Mau definida
Osso exposto	( ) Sim ( ) Não	( ) Sim ( ) Não	( ) Sim ( ) Não	( ) Sim ( ) Não
Músculo/tendão/ligamento exposto	( ) Sim ( ) Não	( ) Sim ( ) Não	( ) Sim ( ) Não	( ) Sim ( ) Não
Aparência ao redor da ferida	( ) Maceração ( ) Intacta	( ) Maceração ( ) Intacta	( ) Maceração ( ) Intacta	( ) Maceração ( ) Intacta
Aparência	( ) Calo ( ) Necrótica ( ) Eritema	( ) Calo ( ) Necrótica ( ) Eritema	( ) Calo ( ) Necrótica ( ) Eritema	( ) Calo ( ) Necrótica ( ) Eritema

Supervisão da dor

Escala da dor: Ausente 0 1 2 3 4 5 6 7 8 9 10 Severa	
Localização(ões):	
Descrita como: ( ) Aguda ( ) Intermitente ( ) Pulsante ( ) HS ( ) Dormente ( ) Radiante ( ) AM ( ) Ardente ( ) Constante ( ) PM ( ) Apenas durante a troca de curativo	Aliviada por: ( ) Elevação das pernas/remoção de peso/repouso ( ) Medicação ( ) Ficar em pé ( ) Outros Comentários: _____
Medidas de supervisão da dor: ( ) LAT ( ) Lidocaína ( ) NA ( ) Recusado ( ) Outro:	
Força/ADM/AVD/andar/transferências/mobilidade: ( ) Comprometido ( ) Não comprometido Comentários:	
Resultados de outros testes: ITB: Monofilamentos:	

Plano de assistência

Limpeza:
Curativo:
Modalidades:
Debridamento:
Exercício:
Educação:
Alívio da pressão:
Compressão:
Outro:

Chave: Estágio I: pele intacta, pele leve: área avermelhada não empalidece; pele escura; edema aquecido, endurecido, rígido
Estágio II: perda parcial da espessura da pele
Estágio III: perda completa da espessura da pele
Estágio IV: envolvimento de músculo/osso/articulação(ões)

Assinatura: _____

Data/hora: _____

Apêndice 14.D
Recursos da internet para profissionais de saúde, familiares e pacientes com distúrbios vasculares, linfáticos e tegumentares

Para profissionais de saúde

American Academy of Wound Management (AAWM)	www.aawm.org
American College of Certified Wound Specialists (ACCWS)	www.accws.org
World Wide Wounds	www.worldwidewounds.com
The Wound Care Institute, Inc.	www.woundcare.org
Wound Care Net	www.woundcarenet.com
National Lymphedema Network	www.lymphnet.org
JoViPak Corporation	www.jovipak.com
Solaris Med	www.solarismed.com
Wound Expert	www.woundexpert.com
Consortium for Spinal Cord Medicine	www.scicpg.org
Boston University Wound Biotech	www.bu.edu/woundbiotech/woundcare
Wound Care Information Network (WCIN)	www.medicaledu.com
Wound Care Consultants	www.wound.com
Journal of Wound Care	www.journalofwoundcare.com
Association for the Advancement of Wound Care (AAWC)	www.aawcone.com
American Podiatric Medical Association (APMA)	www.apma.org
Medline	www.medline.com
Wound Care Associates	www.woundcareresources.com
Merck	www.merck.com
Wound, Ostomy and Continence Nurses Society (WOCN)	www.wocn.org
Medscape Reference	www.emedicine.medscape.com
US Department of Health and Human Services (HHS)	www.hhs.gov
Centers for Disease Control and Prevention (CDC)	www.cdc.gov/diabetes/pubs/factsheet.htm

Lista selecionada de programas de formação especializada em TDC e DLM

National Lymphedema Network	www.lymphnet.org
Academy of Lymphatic Studies	www.acols.com
Dr. Vodder School International	www.vodderschool.com
Klose Training & Consulting	www.klosetraining.com
Norton School of Lymphatic Therapy	www.nortonschool.com
Complex Lymphatic Therapy	www.casley-smith-lymphedema-courses.org

Para pacientes e familares

National Lymphedema Network	www.lymphnet.org
Veins Online	www.veinsonline.com
American Cancer Society	www.cancer.org
Lymph Notes	www.lymphnotes.org
Wound Care Caregiver Support	www.walgreens.com/pharmacy/caregivers/woundcare
The Caregiver Partnership	www.blog.caregiverpartnership.com
Strength for Caring	www.strengthforcaring.com
Kestrel Health Media	www.kestrelhealthinfo.com/catalog/caregiver education-skin-and-wound-care

Apêndice 14.E
Sites selecionados de fabricantes de curativos para feridas

Augustine Medical	www.augustinemedical.com
Coloplast	www.coloplast.com
ConvaTec	www.convatec.com
DeRoyal	www.deroyal.com
Healthpoint	www.healthpoint.com
Jobst	www.jobst-usa.com
Johnson & Johnson	www.jnj.com
Kendall	www.kendall.com
Smith & Nephew	www.smith-nephew.com
Spenco	www.spenco.com
3M	www.shop3M.com

Apêndice 14.F
Curativos por objetivo de tratamento (finalidade) e tipo de ferida (indicação)

I. Curativo por objetivo de tratamento	
Finalidade	**Curativo**
Preenchimento de espaços (cavidades, solapamento, túneis ou seios nasais)	Gaze Espumas (algumas) Hidrogéis (amorfo/folhas) Alginatos Gaze impregnada Curativos absorventes (grânulos, pós e pomadas) Curativos compostos (alguns)
Debridamento mecânico	Gaze
Absorção de exsudato	Gaze Espumas Curativos absorventes (grânulos, pós e pomadas) Alginatos Hidrocoloides Colágeno
Hidratação	Hidrogéis (amorfos/folhas) Gaze embebida em solução salina
Debridamento autolítico	Filmes transparentes Hidrocoloides Hidrogéis (amorfos/folhas) Espumas Alginatos Gaze impregnada Curativos absorventes (grânulos, pós e pomadas) Compostos
Proteção contra contaminação	Filmes transparentes Hidrocoloides Folhas de hidrogel (algumas) Compostos (alguns) Espumas (algumas)
Hemostase	Alginatos Colágeno
Cobertura do local	Filmes transparentes Hidrocoloides Folhas de hidrogel (algumas) Espumas Compostos Gaze
Redução do atrito	Filmes transparentes Hidrocoloides Folhas de hidrogel (algumas)

(continua)

Isolamento	Filmes transparentes Hidrocoloides Hidrogéis (amorfos/folhas) Espumas Compostos (alguns) Gaze
Redução da dor	Filmes transparentes Hidrocoloides Hidrogéis (amorfos/folhas) Espumas Alginatos Compostos
Redução de odores	Hidrocoloides Hidrogéis (amorfos/folhas) (alguns) Alginatos (alguns) Espumas (carvão) Curativos absorventes (grânulos, pós e pomadas) (alguns)
Amortecimento	Hidrocoloides Folhas de hidrogel (algumas) Espumas Curativos compostos (alguns) Gaze
Agentes antibacterianos	Curativos à base de prata Curativos à base de iodo Sulfadiazina de prata

II. Curativos por tipo de ferida

Indicação	Curativo
Feridas infectadas	Gaze Alginatos Hidrogéis Folhas de hidrogel Gaze impregnada Espumas
Queimaduras	Alginatos Hidrocoloides Hidrogéis Filmes transparentes Gaze impregnada Espumas Curativos biológicos Colágeno
Úlceras de pressão de estágio I	Filmes transparentes Espumas
Úlceras de pressão de estágio II	Alginatos Hidrocoloides Hidrogéis Filmes transparentes Gaze impregnada Espumas Colágeno

(continua)

Úlceras de pressão de estágio III	Alginatos Hidrocoloides Hidrogéis Gaze impregnada Espumas Colágeno
Úlceras de pressão de estágio IV	Alginatos Hidrocoloides Hidrogéis Gaze impregnada Espumas Colágeno
Úlceras venosas	Alginatos Hidrocoloides Hidrogéis Espumas
Úlceras arteriais	Alginatos Hidrogéis Espumas
Úlceras diabéticas	Alginatos Hidrocoloides Filmes transparentes Espumas
Sítios doadores	Alginatos Hidrocoloides Hidrogéis Folhas de hidrogel Filmes transparentes Gaze impregnada Colágeno

CAPÍTULO 15

Acidente vascular cerebral

Susan B. O'Sullivan, PT, EdD

SUMÁRIO

Epidemiologia e etiologia 721
Fatores de risco e prevenção de AVC 723
Fisiopatologia 724
Categorias de gerenciamento 725
Síndromes vasculares 725
Complicações neurológicas e condições correlatas 732
Consciência alterada 732
Distúrbios da fala e da linguagem 732
Disfagia 733
Disfunção cognitiva 733
Estado emocional alterado 735
Diferenças comportamentais entre os hemisférios 735
Disfunção perceptiva 737
Convulsões 737
Disfunção da bexiga e do intestino 737
Disfunção cardiovascular e pulmonar 738
Trombose venosa profunda e embolia pulmonar 738
Osteoporose e risco de fraturas 739
Diagnóstico clínico de AVC 739
Histórico e exame 739
Testes e medidas 739
Imageamento vascular cerebral 739
Gerenciamento clínico, farmacológico e neurocirúrgico do AVC 741
Gerenciamento clínico 741
Gerenciamento farmacológico 741
Gerenciamento neurocirúrgico 741
Estrutura de reabilitação 742
Fase aguda 743
Fase subaguda 744
Fase crônica 744

Exame 745
Integridade dos nervos cranianos 747
Sensação 747
Flexibilidade e integridade das articulações 748
Função motora 748
Força muscular 751
Controle postural e equilíbrio 752
Marcha e locomoção 754
Integridade tegumentar 756
Capacidade aeróbia e resistência 757
Estado funcional 757
Instrumentos específicos para AVC 757
Objetivos e resultados 758
Intervenções fisioterapêuticas 758
Estratégias para melhorar a aprendizagem motora 760
Intervenções para melhorar a função sensorial 762
Intervenções para melhorar a flexibilidade e a integridade das articulações 763
Intervenções para melhorar a força 765
Intervenções para melhorar o controle dos movimentos 767
Intervenções para melhorar o estado funcional 773
Intervenções para melhorar o controle postural e o equilíbrio 777
Intervenções para melhorar a marcha e a locomoção 779
Intervenções para melhorar a capacidade e a resistência aeróbias 787
Instrução do paciente 788
Planejamento da alta hospitalar 789
Recuperação e resultados 789
Resumo 790

OBJETIVOS DE APRENDIZAGEM

1. Descrever a epidemiologia, a etiologia, a fisiopatologia, a sintomatologia e as sequelas do acidente vascular cerebral (AVC).
2. Identificar e descrever os procedimentos de exame utilizados para a avaliação de paciente com AVC para emissão de diagnóstico e prognóstico e elaboração de um plano de assistência.
3. Descrever o papel do fisioterapeuta no que diz respeito a intervenções, instruções relacionadas ao paciente, coordenação, comunicação e documentação na assistência ao paciente em recuperação de AVC.
4. Identificar e descrever estratégias de intervenção durante a reabilitação ambulatorial.
5. Interpretar e analisar os dados do paciente, formular objetivos e resultados realistas e desenvolver um plano de assistência quando diante de um estudo de caso clínico.

O acidente vascular cerebral (AVC) é a perda repentina da função neurológica causada por uma interrupção do fluxo sanguíneo para o cérebro. O **AVC isquêmico** é o tipo mais comum, que afeta cerca de 80% das pessoas com AVC, e ocorre quando um coágulo bloqueia ou impede o fluxo sanguíneo, privando o cérebro do oxigênio e dos nutrientes essenciais. O **AVC hemorrágico** ocorre quando os vasos sanguíneos se rompem, causando vazamento de sangue no interior ou em torno do cérebro. Do ponto de vista clínico, são possíveis diversos déficits focais, como alterações no nível de consciência e comprometimento das funções sensoriais, motoras, cognitivas, perceptivas e de linguagem. Para serem classificados como AVC, os déficits neurológicos devem persistir por, pelo menos, 24 horas. Os déficits motores caracterizam-se por paralisia (**hemiplegia**) ou fraqueza (**hemiparesia**), geralmente do lado do corpo oposto ao lado da lesão. O termo *hemiplegia* geralmente é usado de forma genérica para se referir à ampla variedade de problemas motores resultantes de um AVC. O local e a extensão da lesão cerebral, a quantidade de fluxo sanguíneo colateral e o gerenciamento do tratamento agudo precoce determinam a severidade dos déficits neurológicos apresentados por um determinado paciente. As deficiências podem se resolver espontaneamente à medida que o inchaço cerebral cede (déficit neurológico isquêmico reversível), geralmente no espaço de 3 semanas. As deficiências neurológicas residuais são aquelas que persistem por mais de 3 semanas e podem resultar em incapacidade a longo prazo. Os AVC são classificados por categorias etiológicas (trombose, embolia ou hemorragia), território vascular específico (síndrome da artéria cerebral anterior, síndrome da artéria cerebral média e assim por diante) e categorias de gerenciamento (ataque isquêmico transitório, pequeno derrame, grande derrame, derrame deteriorante e derrame jovem).

Epidemiologia e etiologia

O AVC é a quarta principal causa de morte e a principal causa de incapacidade duradoura entre adultos nos Estados Unidos. Estima-se que 7 milhões de americanos acima de 20 anos tenham tido um AVC. A cada ano, cerca de 795 mil pessoas sofrem um AVC; aproximadamente 610 mil representam o primeiro ataque e 185 mil são de AVC reincidentes. As mulheres apresentam menor incidência de AVC ajustado à idade do que os homens. Entretanto, esse quadro se inverte em idades mais avançadas; mulheres acima de 85 anos apresentam um risco elevado em comparação com os homens. Comparados a pessoas brancas, os afro-descendentes correm um risco duas vezes maior de sofrer um AVC; a incidência é mais elevada também entre os méxico-americanos, os povos indígenas norte-americanos e os povos nativos do Alasca. A incidência de AVC aumenta radicalmente com a idade, duplicando na década após os 65 anos. Vinte e oito por cento dos AVC ocorrem em pessoas com menos de 65 anos. Entre 5 e 14% das pessoas que sobrevivem a um AVC inicial sofrem outro no espaço de 1 ano; em 5 anos, a reincidência é de 24% nas mulheres e 42% nos homens. Os dados atuais revelam que a incidência de AVC tem caído nos últimos anos em uma coorte adulta formada, em grande parte, por pessoas brancas.

A incidência de mortes causadas por AVC é de mais de 143 mil anualmente, e os AVC são responsáveis por 1 a cada 18 mortes nos Estados Unidos. O tipo de AVC é significativo como fator determinante da sobrevivência. Entre os pacientes afetados, o AVC hemorrágico é responsável pelo maior número de mortes, com taxas de mortalidade de 37 a 38% em 1 mês, enquanto os AVC isquêmicos apresentam uma taxa de mortalidade de apenas 8 a 12% em 1 mês. As taxas de sobrevivência diminuem drasticamente com a idade e a presença de condições como hipertensão, doença cardíaca e diabetes. A perda de consciência no AVC, a extensão da lesão, a hemiplegia severa persistente, os múltiplos déficits neurológicos e o histórico de AVC anterior também são importantes preditores da mortalidade.[1,2]

O AVC é a principal causa de incapacidade em longo prazo nos Estados Unidos. Dos sobreviventes de AVC isquêmicos acima de 65 anos, a incidência dos tipos de incapacidade observados em 6 meses inclui hemiparesia (50%), impossibilidade de caminhar sem assistência

(30%), dependência para a realização de atividades de vida diária (AVD) (26%), afasia (19%) e depressão (35%). Os sobreviventes de AVC representam o maior grupo de internações em clínicas de reabilitação e aproximadamente 1/3 dos pacientes recebe serviços de reabilitação ambulatorial. Outro indicador da incapacidade é o fato de que aproximadamente 26% dos pacientes acometidos de AVC são institucionalizados em uma unidade de assistência de longo prazo. Os custos diretos e indiretos do AVC são de bilhões.[1]

A **aterosclerose** é o principal fator nas doenças vasculares cerebrais e caracteriza-se pela formação de placas com um acúmulo de lipídeos, fibrina, carboidratos complexos e depósitos de cálcio nas paredes das artérias que leva ao estreitamente progressivo dos vasos sanguíneos. A interrupção do fluxo sanguíneo pelas placas ateroscleróticas ocorre em determinados locais de predileção, os quais geralmente incluem bifurcações, constrições, dilatações ou angulações das artérias. Os locais mais comuns para a ocorrência de lesões encontram-se na origem da artéria carótida comum ou em seu ponto de transição para a artéria cerebral média, na bifurcação principal da artéria cerebral média e na junção das artérias vertebrais com a artéria basilar (Fig. 15.1).

Os **AVC isquêmicos** são decorrentes de uma trombose, uma embolia ou de condições que produzem baixas pressões de perfusão sistêmica. A consequente falta de fluxo sanguíneo cerebral (FSC) priva o cérebro do oxigênio e da glicose necessários, transtorna o metabolismo celular e provoca lesões e morte dos tecidos. A formação de um trombo é resultante da aderência e agregação das plaquetas às placas. **Trombose cerebral** é a formação ou o desenvolvimento de um coágulo de sangue no interior das artérias cerebrais ou de seus ramos. Deve-se notar que as lesões dos vasos extracranianos (artérias carótidas e cerebrais) também podem produzir sintomas de AVC. Os trombos resultam em isquemia ou oclusão e uma artéria em decorrência de **infarto cerebral** ou da morte dos tecidos (*infarto cerebral aterosclerótico [ICA]*). Os trombos pode também desalojar-se e migrar para um local mais distal em forma de êmbolo intra-arterial. A **embolia cerebral (EC)** é composta por pequenos pedaços de matéria (coágulo de sangue, placa) que se formam em outro local e são liberados na corrente sanguínea, deslocando-se para as artérias cerebrais, onde se alojam em um vaso, produzindo obstrução e infarto. A fonte mais comum de embolia cerebral são as doenças do sistema cardiovascular. Eventualmente, os distúrbios sistêmicos podem produzir sepse, gordura ou embolia pulmonar capaz de afetar a circulação cerebral. Os AVC isquêmicos podem resultar também de uma baixa perfusão sistêmica, proveniente de insuficiência cardíaca ou perda significativa de sangue com consequente hipotensão sistêmica. Os déficits neuro-

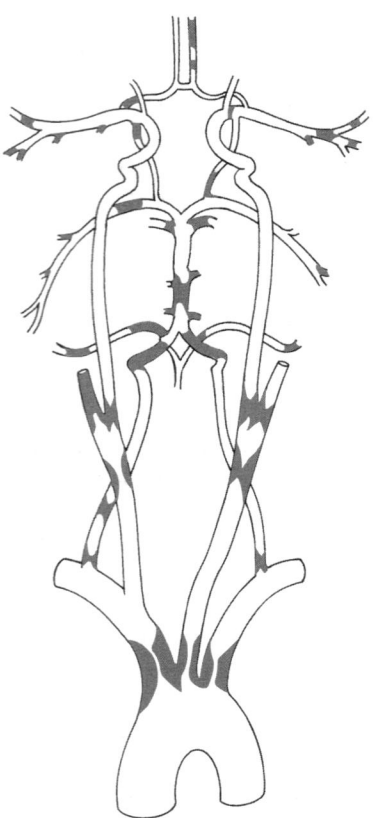

Figura 15.1 Locais preferidos para a formação de placa aterosclerótica. (Extraído de American Heart Association: Diagnosis and Management of Stroke, 1979, p. 4, com permissão.)

lógicos produzidos pela insuficiência sistêmica são de natureza global com os déficits neurológicos bilaterais.

Os AVC hemorrágicos, com sangramento anormal para as áreas extravasculares do cérebro, são decorrentes da ruptura de um vaso cerebral ou de traumatismo. A hemorragia resulta no aumento da pressão intracraniana, com lesão dos tecidos cerebrais e restrição do fluxo sanguíneo distal. A **hemorragia intracerebral (HI)** é causada pela ruptura de um vaso cerebral com subsequente sangramento para o cérebro. A **hemorragia cerebral** primária (hemorragia espontânea não traumática) normalmente ocorre nos pequenos vasos sanguíneos enfraquecidos pela aterosclerose, que causa **aneurisma**. A **hemorragia subaracnóidea (HSA)** resulta de um sangramento para o espaço subaracnóideo geralmente causado por um aneurisma sacular ou aneurisma em amora, que afeta basicamente os grandes vasos sanguíneos. Os defeitos congênitos que enfraquecem a parede do vaso sanguíneo são os principais fatores que contribuem para a formação de um aneurisma. A hemorragia está intimamente ligada à hipertensão crônica. A **malformação arteriovenosa (MAV)** é outro defeito congênito que pode resultar em AVC. A MAV caracteriza-se por um tortuoso emaranhado de artérias e veias com agenesia de um sistema capilar interposto. Com a idade, os vasos anormais sofrem uma dilatação progressiva e acabam sangrando em 50% dos casos. O sangramento cerebral repentino e severo pode resultar em morte em questão de horas, uma vez que a pressão intracraniana sobe rapidamente e os tecidos corticais comprimem-se ou deslocam-se como na herniação do tronco encefálico.

Fatores de risco e prevenção de AVC

As doenças cardiovasculares que afetam o cérebro e o coração compartilham uma série de fatores de risco comuns importantes para o desenvolvimento da aterosclerose. Os principais fatores de risco para AVC são a hipertensão, as doenças cardíacas, os distúrbios do ritmo cardíaco e o diabetes mellitus (DM). Em pacientes com infarto cerebral aterotrombótico, aproximadamente 70% têm hipertensão, 30%, doença cardíaca, 15%, insuficiência cardíaca congestiva (ICC), 30%, doença arterial periférica (DAP) e 15%, diabetes mellitus.[2] Essa coexistência de múltiplas patologias aumenta significativamente com a idade. Pessoas com hipertensão (pressão arterial [PA] de 140/90 mmHg ou mais) apresentam um risco duas vezes maior de sofrer um AVC ao longo da vida. O risco aumenta com o colesterol total no sangue elevado (*hipercolesterolemia*), definido como 240 mg/dL ou mais. Os perfis lipídicos também são importantes. O risco é maior com o colesterol da lipoproteína de baixa densidade (LDL ["mau colesterol"]) elevado. Os níveis do colesterol LDL são definidos como níveis altos limítrofes de 130 a 159 mg/dL, altos níveis de 160 a 189 mg/dL e níveis muito altos de 190 mg/dL ou mais. Os baixos níveis do colesterol da lipoproteína de alta densidade (HDL ["bom colesterol"]), definidos como abaixo de 40 mg/dL nos homens e abaixo de 50 mg/dL nas mulheres, também aumenta o risco de AVC. O nível de triglicérides em jejum acima de 150 mg/dL em adultos é considerado elevado e um fator de risco para doença cardíaca e AVC. Pacientes com elevações acentuadas de hematócritos também correm mais risco de AVC oclusivo devido a uma redução generalizada do fluxo sanguíneo cerebral. Os distúrbios cardíacos, como as lesões valvulares reumáticas do coração, a endocardite ou as cirurgias cardíacas (p. ex., enxerto de derivação da artéria coronária) aumentam o risco de AVC embólico. A fibrilação atrial é um importante fator de risco para AVC, com um risco cinco vezes maior. As doenças renais em estágio terminal e as doenças crônicas dos rins também aumentam o risco de AVC. A apneia do sono é um fator de risco independente capaz de duplicar o risco de AVC ou morte. O controle dessas doenças e condições crônicas é essencial para reduzir o risco de AVC.[1,2]

Uma série de fatores de risco de AVC afeta especificamente as mulheres. Mulheres com menopausa precoce (antes dos 42 anos) apresentam um risco duas vezes maior de AVC isquêmico do que mulheres que entram na menopausa mais tarde. O uso de estrogênio isoladamente ou de estrogênio com progestina aumenta o risco de AVC isquêmico (de até 44% para 55% ou mais). A gravidez, o parto e as primeiras 6 semanas do pós-parto também podem aumentar o risco de AVC, especialmente em mulheres mais velhas e afrodescendentes. A pré-eclâmpsia é um fator de risco independente para AVC.[1]

Fatores de risco modificáveis são o tabagismo, a inatividade física, a obesidade e a alimentação. Os fumantes apresentam um risco de AVC de 2 a 4 vezes maior do que os não fumantes ou aqueles que deixaram de fumar há mais de 10 anos. A atividade física (exercício moderado a vigoroso) está associada a uma redução global de 35% do risco de AVC, enquanto o exercício leve (caminhada) não parecer ter o mesmo benefício. Assim como o perfil de risco cardíaco, quanto maiores os fatores de risco presentes ou maior o grau de anomalia de qualquer fator, maior o risco de AVC. Os fatores de risco de AVC considerados não modificáveis são o histórico familiar, a idade, o sexo e a raça (afrodescendentes).

As mudanças de estilo de vida podem reduzir muito o risco de AVC. Algumas das recomendações são o controle da pressão arterial, a dieta (colesterol e lipídeos), a perda de peso, o abandono do fumo e o aumento da atividade físico, bem como o gerenciamento eficaz das doenças.[1,2]

A prevenção eficaz do AVC depende de uma melhor conscientização pública em relação aos *primeiros sinais de alerta de AVC*. Somente cerca de 60% dos americanos são capazes de reconhecer sequer um único sinal e apenas 55% conseguem identificar um sintoma de AVC.[1] O Quadro 15.1 apresenta os sinais iniciais identificados pela American Heart Association e pela National Stroke Association.[3] A importância em reconhecer os primeiros sinais de alerta está no pronto atendimento de emergência baseado na regra de que "*tempo é cérebro*". Pacientes e familiares são incentivados a ligar imediatamente para o serviço de atendimento de emergência, mesmo que os sintomas desapareçam rapidamente ou não sejam dolorosos. Utiliza-se o exame inicial de tomografia computadorizada (TV) para diferenciar AVC aterotrombótico de AVC hemorrágico. Se o AVC for aterotrombótico, é possível utilizar enzimas diluidoras de coágulo (p. ex., ativador do plasminogênio tecidual [tPA]) para trombólise. Para ser eficaz, a terapia trombolítica, como o tPA, deve ser administrada até 3 horas após o início dos sintomas e não pode ser utilizada em caso de AVC hemorrágico, uma vez que o medicamento pode piorar o sangramento. Dentro dessa janela de oportunidade, o paciente deve reconhecer a situação como uma emergência médica, ser transportado para um hospital adequado, ser avaliado pela equipe do setor de emergência (inclusive submetido a um exame de TC do cérebro) e tratado.[4,5] Embora esse tratamento esteja disponível desde meados da

Quadro 15.1 Primeiros sinais de alerta de AVC

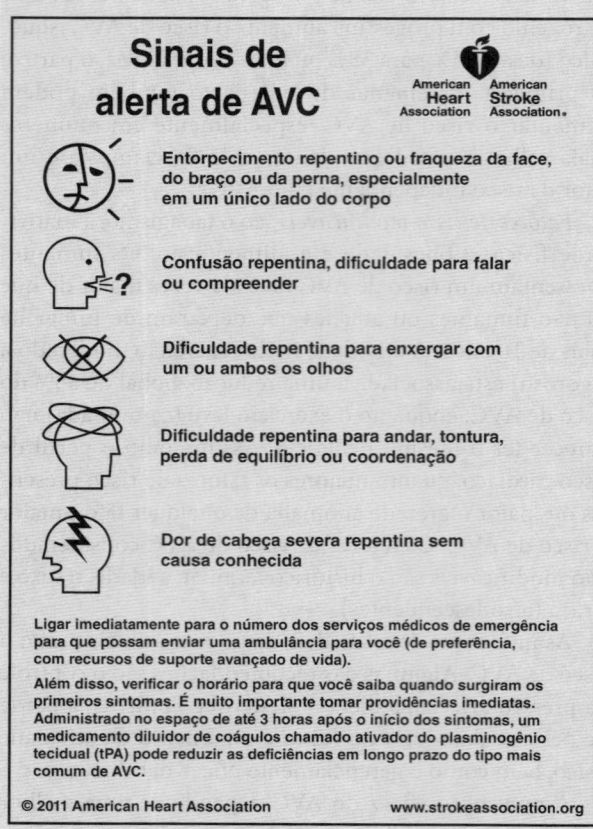

Reproduzido com permissão. www.strokeassociation.org © 2011, American Heart Association, Inc.

década de 1990 e tenha demonstrado ser seguro e capaz de reduzir drasticamente a incidência de morte e incapacidade, menos da metade das pessoas que sofrem um AVC chegam ao setor de emergência no espaço de 2 horas após o início dos sintomas.[6] As mulheres têm menos probabilidade do que os homens de chegar em tempo. Daqueles que chegam ao setor de emergência até 2 horas após a manifestação dos sintomas, somente 65% são submetidos a exame de imagem até 1 hora após a chegada ao hospital.[7]

Nos Estados Unidos, está se desenvolvendo uma Stroke Center Network dedicada a prestar um atendimento da mais alta qualidade a vítimas de AVC agudo. O acesso direto a um Comprehensive Stroke Center (CSC) está associado a um menor espaço de tempo entre o início dos sintomas e o tratamento e a melhores resultados no caso de AVC isquêmico tratado com trombólise.[8] Mesmo com as mudanças na política que permite que os primeiros socorristas de emergência transfiram as pessoas diretamente para um CSC, somente cerca da metade dos paciente têm acesso em tempo hábil.[9] Um preditor significativo do acesso bem-sucedido ao atendimento de emergência é o cônjuge "executivo" ou outra pessoa próxima capaz de tomar a decisão de buscar tratamento imediato. Os pacientes que recebem tPA em até 3 horas têm, pelo menos, 33% mais de chance de se recuperar de seu AVC, apresentando pouca ou nenhuma deficiência depois de 3 meses, do que aqueles que não recebem o tratamento.[10] As associações de doenças do coração e acidentes vasculares cerebrais (derrames) atualmente promovem o uso do termo *ataque cerebral*, comparável a ataque cardíaco, para ajudar as pessoas a reconhecerem a importância da busca de atendimento de emergência imediato.

Fisiopatologia

A interrupção repentina do fluxo sanguíneo cerebral e a privação de oxigênio e glicose desencadeiam uma série de eventos patológicos. Em minutos, os neurônios morrem no interior do tecido isquêmico central, enquanto a maioria dos neurônios da zona de penumbra circundante sobrevive por um tempo ligeiramente maior. A sobrevivência celular depende, em grande parte, da severidade e da duração do episódio isquêmico. Para que as células sobrevivam, são necessários de 20 a 25% do fluxo sanguíneo regular. Sem a reperfusão em tempo hábil, as células da zona de penumbra morrem, a atividade neuronal cessa e o infarto se expande. A isquemia desencadeia uma série de eventos celulares nocivos, chamados **cascata isquêmica**. A liberação de uma quantidade excessiva de neurotransmissores (p.ex., glutamato e aspartato) produz um distúrbio progressivo de metabolismo energético e despolarização anóxica. Isso resulta na incapacidade das células cerebrais de produzir energia, particularmente trifosfato de adenosina (ATP), seguido por um influxo excessivo de íons de cálcio e pela insuficiência da bomba da membrana neuronal. O excesso de cálcio reage com os fosfolipídeos intracelulares para formar os radicais livres. Além disso, o influxo de cálcio estimula a liberação de óxido nítrico e citocinas. Ambos os mecanismos danificam ainda mais as células cerebrais. Os esforços de pesquisa são contínuos no sentido de desenvolver medicamentos que possam promover a angiogênese, restaurar o suprimento sanguíneo, estimular os genes neuroprotetores e reverter as alterações metabólicas da zona de penumbra isquêmica.[11]

Os AVC isquêmicos produzem **edema cerebral**, um acúmulo de líquidos no cérebro que começa minutos após o insulto e alcança um nível máximo em 3 a 4 dias. Isso ocorre em consequência da necrose tecidual e da ruptura generalizada das membranas celulares com o movimento do líquido do sangue para os tecidos cerebrais. O inchaço cede gradativamente e quase sempre desaparece em 2 a 3 semanas. Um edema significativo pode elevar a pressão intracraniana, levando à hipertensão intracraniana e à deterioração neurológica associada a alterações contralaterais e caudais das estruturas cerebrais (**herniação do tronco encefálico**). Os sinais clínicos da *elevação da pressão intracraniana (PIC)* incluem a redução do nível de consciência (estupor e coma), pressão do pulso ampliada, aumento da frequência cardíaca, respiração irregular (*respiração de Cheyne-Stokes*), vômitos, pupilas não reativas (sinais do nervo craniano [NC] III) e papiledema. O edema cerebral, a causa mais frequente de morte em caso de AVC agudo, é característico de grandes infartos que envolvem a artéria cerebral média e a artéria carótida interna.

Categorias de gerenciamento

Ataque isquêmico transitório (AIT) é a interrupção temporária do suprimento de sangue para o cérebro. Os sintomas do déficit neurológico focal podem durar apenas alguns minutos ou várias horas, mas, por definição, não duram mais de 24 horas. Depois que o ataque passa, não há nenhuma evidência de lesão cerebral residual ou disfunção neurológica permanente. Os ataques isquêmicos transitórios podem resultar de uma série de diferentes fatores etiológicos, como episódios oclusivos, êmbolos, perfusão cerebral reduzida (arritmias, débito cardíaco reduzido, hipotensão, excesso de medicação com fármacos anti-hipertensivos, síndrome do roubo da subclávia) ou espasmo vascular cerebral. O fato de ser um precursor da suscetibilidade a infarto cerebral e infarto do miocárdio é o principal significado clínico do ataque isquêmico transitório. Cerca de 15% dos AVC são precedidos por um AIT, com o maior risco de ocorrência no espaço de 90 dias.[1]

Os pacientes são classificados como acometidos por um *grande derrame* na presença de deficiências estáveis e normalmente severas. O termo *derrame deteriorante* é utilizado para designar o paciente cujo estado neurológico se deteriora após a internação hospitalar. Essa mudança de estado pode ser decorrente de causas cerebrais ou sistêmicas (p. ex., edema cerebral, trombose progressiva). A categoria do *derrame jovem* é utilizado para descrever o AVC que afeta pessoas abaixo de 45 anos. As causas do derrame em crianças são AVC isquêmico arterial perinatal, doença das células falciformes, doença cardíaca congênita, tromboflebite e trauma.[1]

Síndromes vasculares

O *fluxo sanguíneo cerebral (FSC)* varia de acordo com a patência dos vasos. O estreitamento progressivo decorrente de aterosclerose reduz o fluxo sanguíneo. Assim como na doença cardíaca coronária, as alterações sintomáticas geralmente resultam de uma restrição do fluxo de mais de 80%. A severidade dos sintomas do AVC depende de uma série de fatores, dentre os quais (1) a localização do processo isquêmico, (2) o tamanho da área isquêmica, (3) a natureza e as funções das estruturas envolvidas e (4) a disponibilidade de fluxo sanguíneo colateral. Os sintomas apresentados podem depender também da rapidez da oclusão de um vaso sanguíneo, uma vez que as oclusões lentas podem permitir que os vasos colaterais assumam a função, enquanto os eventos repentinos, não.

O fluxo sanguíneo cerebral é controlado por uma série de *mecanismos regulatórios* (cerebrais) que modulam uma frequência constante de fluxo em circulação no cérebro. Esses mecanismos proporcionam equilíbrio homeostático, neutralizando as oscilações da pressão arterial sistólica enquanto mantêm um fluxo normal de 50 a 60 mL por 100 g de tecido cerebral por minuto. O cérebro tem uma grande demanda de energia e muito poucas reservas metabólicas. Consequentemente, é necessária uma rica e contínua perfusão de sangue para fornecer oxigênio e glicose aos tecidos. O fluxo cerebral representa aproximadamente 17% do débito cardíaco disponível. A regulação química do FSC ocorre em resposta às alterações nas concentrações de dióxido de carbono ou oxigênio no sangue. A vasodilatação e o maior FSC são produzidos em resposta a um aumento da $PaCO_2$ ou uma redução da PaO_2, enquanto a vasoconstrição e o FSC reduzido são produzidos pelos estímulos opostos. O fluxo de sangue é alterado também pelas mudanças ocorridas no pH do sangue. Uma queda do pH (maior acidez) produz vasodilatação, enquanto a sua elevação (maior alcalinidade) produz uma redução do fluxo sanguíneo. A regulação neurogênica altera o fluxo sanguíneo através da vasodilatação em proporção direta à função local do tecido cerebral. É provável que os metabólitos liberados ajam diretamente sobre os músculos lisos das paredes dos vasos locais. As alterações na viscosidade do sangue ou na pressão intracraniana também podem influenciar o fluxo sanguíneo cerebral. As oscilações na pressão arterial produzem pequenas alterações no FSC. À medida que a pressão sobe, a artéria se estira, resultando na contração do músculo liso da parede do vaso. Consequentemente, a patência do vaso diminui, provocando uma redução do FSC. À medida que a pressão cai, a contração diminui e o FSC aumenta. Após um AVC, os mecanismos autorreguladores podem ficar comprometidos.[12]

O conhecimento da anatomia vascular cerebral é essencial para entender os sintomas, o diagnóstico e o gerenciamento do AVC. O suprimento sanguíneo extracraniano para o cérebro é realizado pelas artérias carótidas internas direita e esquerda e pelas artérias vertebrais direita e esquerda. A *artéria carótida interna* começa na bifurcação da artéria carótida comum e ascende para o canal carotídeo nas porções profundas do pescoço, girando rostromedialmente e ascendendo para a cavidade craniana; em seguida, perfura a dura máter e dá origem às artérias coroideias anterior e oftálmica antes de bifurcar-se em artérias cerebrais média e anterior. A artéria comunicante anterior comunica-se com as artérias cerebrais anteriores de cada lado, dando origem à porção rostral do **polígono de Willis** (Fig. 15.2). A *artéria vertebral*, que surge como um ramo da artéria subclávia, entra no forame verte-

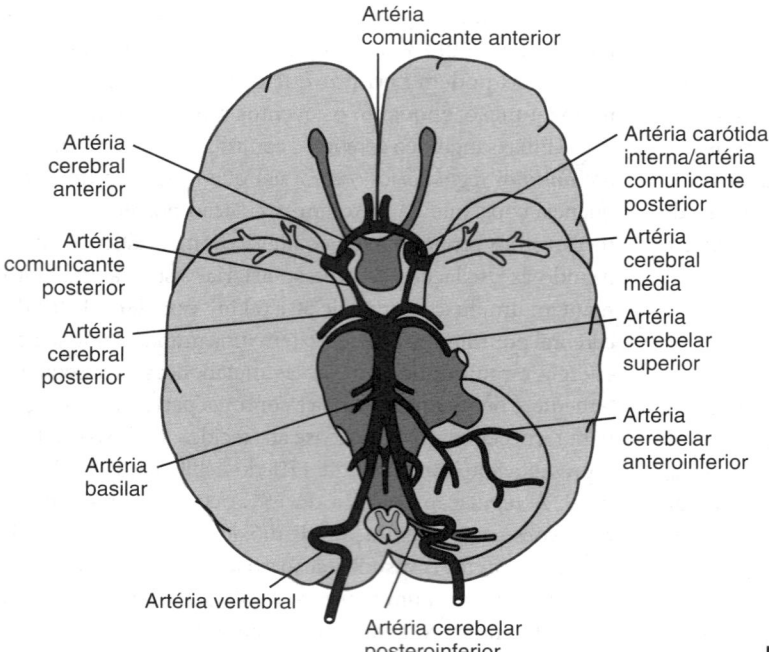

Figura 15.2 Circulação cerebral: polígono de Willis.

bral da sexta vértebra cervical e atravessa os forames dos processos transversos da sexta vértebra cervical superior até o forame magno, adentrando o cérebro. Lá, ela percorre a fossa craniana posterior no sentido ventromedial, unindo-se à artéria vertebral do outro lado para formar a artéria basilar na borda superior da medula. Na borda superior da ponte, a artéria basilar bifurca-se para formar as artérias cerebrais posteriores e a porção posterior do polígono de Willis. As artérias comunicantes posteriores conectam as artérias cerebrais posteriores às artérias carótidas internas e completam o polígono de Willis.

Síndrome da artéria cerebral anterior

A *artéria cerebral anterior (ACA)* é a primeira e a menor dos dois ramos terminais da artéria carótida interna. Ela alimenta a face medial do hemisfério cerebral (lobos frontal e parietal) e as estruturas subcorticais, inclusive os núcleos da base (cápsula interna anterior, núcleo caudado inferior), o fórnix anterior e os quatro quintos anteriores do corpo caloso (Fig. 15.3). Como a artéria comunicante anterior permite a perfusão da ACA proximal de cada lado, a oclusão proximal a esse ponto resulta em um déficit mínimo.

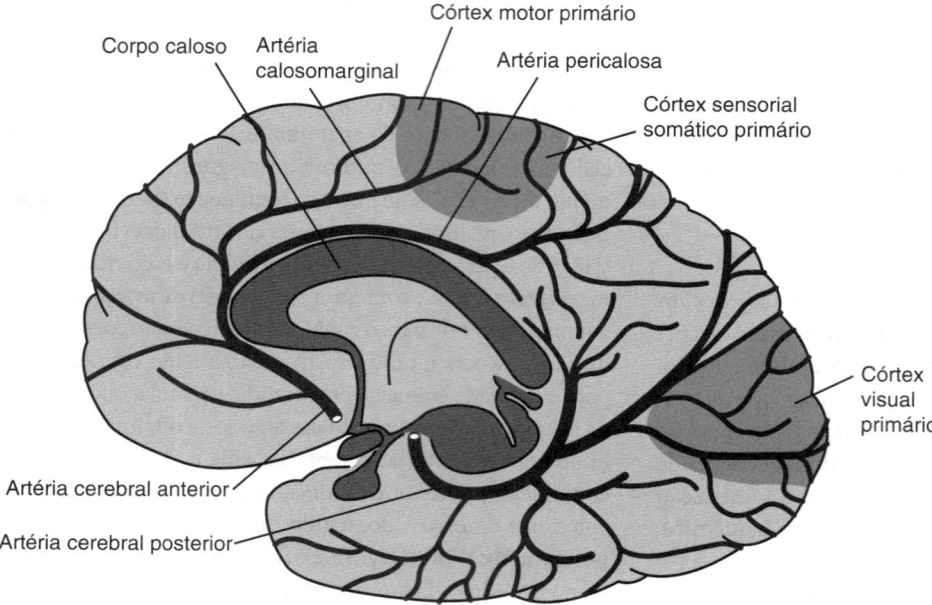

Figura 15.3 Circulação cerebral: o diagrama de uma vista mediossagital do cérebro ilustra a distribuição das artérias cerebrais anterior e posterior.

As lesões mais distais produzem déficits mais significativos. A Tabela 15.1 apresenta as manifestações clínicas da *síndrome da artéria cerebral anterior (ACA)*. As características mais comuns da síndrome da ACA são a hemiparesia contralateral e a perda sensorial com maior envolvimento do membro inferior (MI) do que do membro superior (MS), uma vez que a organização somatotópica da face medial do córtex inclui a área funcional do membro inferior.

Síndrome da artéria cerebral média

A *artéria cerebral média (ACM)* é o segundo dos dois ramos principais da artéria carótida interna e alimenta toda a face lateral do hemisfério cerebral (lobos frontal, temporal e parietal) e as estruturas subcorticais, incluindo a cápsula interna (porção posterior), a coroa radiada, o globo pálido (parte externa), a maior parte do núcleo caudado e o putâmen (Fig. 15.4). A oclusão da ACM proximal produz extenso dano neurológico com um edema cerebral significativo. O aumento da pressão intracranian normalmente resulta em perda de consciência, herniação cerebral e possivelmente em morte. A Tabela 15.2 apresenta as manifestações clínicas da *síndrome da artéria cerebral média (ACM)*. As características mais comuns da síndrome da ACM são a hemiparesia espástica contralateral e a perda sensorial da face, do membro superior e do membro inferior, com maior envolvimento da face e do membro superior do que do membro inferior. As lesões do córtex parieto-occipital do hemisfério dominante (normalmente o hemisfério esquerdo) geralmente produzem afasia. As lesões do lobo parietal direito do hemisfério não dominante (normalmente o hemisfério direito) geralmente produzem déficits perceptivos (p. ex., **negligência unilateral, anosognosia, apraxia** e **desorganização espacial**). A **hemianopsia homônima** (um defeito do campo visual) também é um achado comum. A artéria cerebral média é o local mais comum de oclusão no AVC.

Síndrome da artéria carótida interna

A oclusão da *artéria carótida interna (ACI)* normalmente produz um infarto maciço na região do cérebro alimentada pela artéria cerebral média. A ACI alimenta tanto a artéria cerebral média quanto a artéria cerebral anterior. Na ausência de circulação colateral do polígono de Willis para a ACA, pode ocorrer um extenso infarto cerebral nas áreas da ACA e da ACM. A ocorrência de um edema significativo é comum, com possível herniação uncal, coma e morte (efeito de massa).

Síndrome da artéria cerebral posterior

As duas artérias cerebrais posteriores (ACP) surgem como ramos terminais da artéria basilar e cada uma alimenta o respectivo lobo occipital e os lobos temporais medial e inferior (ver Fig. 15.3), bem como a porção superior do tronco encefálico, o mesencéfalo e a porção posterior do diencéfalo, inclusive a maior parte do tálamo. A Tabela 15.3 apresenta as manifestações clínicas da *síndrome da artéria cerebral posterior (ACP)*. A oclusão proximal à artéria comunicante posterior normalmente resulta em déficits mínimos devido ao suprimento sanguíneo colateral proveniente da artéria comunicante posterior (semelhante à síndrome da ACA). A oclusão dos ramos talâmicos pode produzir hemianestesia (perda sensorial contralateral) ou **dor central pós-AVC (dor talâmica)**. O infarto occipital produz hemianopsia homônima, **agnosia visual, prosopagnosia** ou, se bilateral, cegueira cortical. A isquemia do lobo temporal resulta em amnésia (perda de memória). O envolvimento dos ramos subtalâmicos pode envolver o núcleo subtalâmico ou suas conexões palidais, produzindo uma ampla variedade de déficits. A hemiplegia contralateral ocorre com envolvimento do pedúnculo cerebral.

Tabela 15.1 Manifestações clínicas da síndrome da artéria cerebral anterior

Sinais e sintomas	Estruturas envolvidas
Hemiparesia contralateral envolvendo principalmente o membro inferior (o membro superior é mais preservado)	Área motora primária, face medial do córtex, cápsula interna
Perda hemissensorial contralateral envolvendo principalmente o membro inferior (o membro superior é mais preservado)	Área sensorial primária, face medial do córtex, cápsula interna
Incontinência urinária	Face posteromedial do giro frontal superior
Problemas com tarefas bimanuais e que envolvam imitação, apraxia	Corpo caloso
Abulia (mutismo acinético), lentidão, retardo, falta de espontaneidade, inação motora	Localização incerta
Reflexo de preensão palmar, reflexo de sucção Pode ser assintomático se o polígono de Willis for competente	Localização incerta

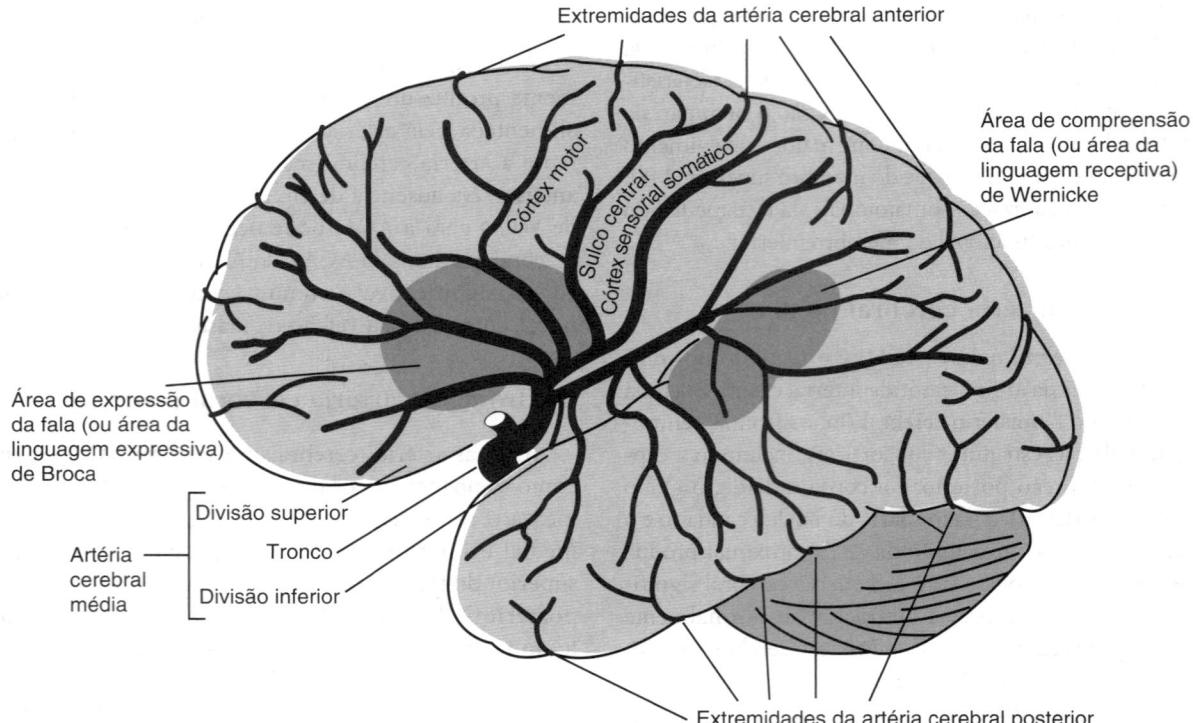

Figura 15.4 Circulação cerebral: diagrama de uma vista lateral do cérebro ilustrando a distribuição da artéria cerebral média.

Tabela 15.2 Manifestações clínicas da síndrome da artéria cerebral média

Sinais e sintomas	Estruturas envolvidas
Hemiparesia contralateral envolvendo principalmente o membro superior e a face (o membro inferior é mais preservado)	Córtex motor primário e cápsula interna
Perda hemissensorial contralateral envolvendo principalmente o membro superior e a face (o membro inferior é mais preservado)	Córtex sensorial primário e cápsula interna
Comprometimento da linguagem motora: afasia de Broca ou afasia não fluente com vocabulário limitado e lento; fala hesitante	Área cortical de Broca (terceira convolução frontal) no hemisfério dominante, normalmente o hemisfério esquerdo
Comprometimento da linguagem receptiva: afasia de Wernicke ou afasia fluente com compreensão auditiva prejudicada e fala fluente com ritmo e melodia normais	Área cortical de Wernicke (porção posterior do giro temporal) no hemisfério dominante, normalmente o hemisfério esquerdo
Afasia global: fala não fluente com má compreensão	Terceira convolução frontal e porção posterior do giro temporal superior
Déficits perceptivos: negligência unilateral, percepção de profundidade, relações espaciais, agnosia	Córtex sensorial parietal de associação no hemisfério não dominante, normalmente o hemisfério direito
Apraxia membro-cinética	Córtex pré-motor ou parietal
Hemianopsia homônima contralateral	Radiação ótica na cápsula interna
Perda do olhar conjugado para o lado oposto	Campos oculares frontais ou seus tratos descendentes
Ataxia do(s) membro(s) contralateral(ais) (ataxia sensorial)	Lobo parietal
Hemiplegia motor pura (AVC lacunar)	Porção superior do membro posterior da cápsula interna

Tabela 15.3 Manifestações clínicas da síndrome da artéria cerebral posterior

Sinais e sintomas	Estruturas envolvidas
Território periférico	
Hemianopsia homônima contralateral	Córtex visual primário ou radiação ótica
Hemianopsia homônima contralateral com algum grau de preservação macular	Córtex calcarino (preservação macular devido ao suprimento sanguíneo colateral recebido da ACM pelo polo occipital)
Agnosia visual	Lobo occipital esquerdo
Prosopagnosia (dificuldade de reconhecer visualmente as feições das pessoas)	Córtex visual de associação
Dislexia (dificuldade de ler) sem agrafia (dificuldade de escrever), reconhecer as cores (anomia) e problema para distinguir as cores	Lesão calcarina dominante e parte posterior do corpo caloso
Defeito de memória	Lesão das porções inferomediais do lobo temporal de ambos os lados ou somente do lado dominante
Desorientação topográfica	Área visual primária não dominante, normalmente bilateralmente
Território central	
Dor central pós-AVC (talâmica) Dor espontânea e disestesias; comprometimento sensorial (todas as modalidades)	Núcleo ventral posterolateral do tálamo
Movimentos involuntários; coreoatetose, tremor intencional, hemibalismo	Núcleo subtalâmico ou suas conexões palidais
Hemiplegia contralateral	Pedúnculo cerebral do mesencéfalo
Síndrome de Weber Paralisia do nervo oculomotor e hemiplegia contralateral	Terceiro nervo e pedúnculo cerebral mesencefálico
Paresia dos movimentos oculares verticais, leve miose e ptose, e resposta preguiçosa das pupilas à luz	Fibras supranucleares do terceiro nervo craniano

AVC lacunares

Os *AVC lacunares* são causados por doenças dos pequenos vasos nas camadas profundas da substância branca cerebral (doença arterial penetrante) e estão fortemente associados a hemorragia hipertensiva e doença microvascular diabética. As síndromes lacunares são consistentes com locais anatômicos específicos. O *AVC lacunar motor puro* tem relação com o envolvimento do membro posterior da cápsula interna, a ponte e as pirâmides. O *AVC lacunar sensorial puro* é associado ao envolvimento do tálamo ventrolateral ou das projeções talamocorticais. Outras síndromes lacunares são a *síndrome de disartria-mão torpe* (envolvendo a base da ponte, o joelho do membro anterior ou a cápsula interna), *hemiparesia atáxica* (envolvendo a ponte, o joelho da cápsula interna, a coroa radiada ou o cerebelo), o *AVC sensorial/motor* (envolvendo a junção da cápsula interna com o tálamo) ou a *distonia/movimentos involuntários* (coreoatetose com infarto lacunar do putâmen ou do globo pálido; hemibalismo com envolvimento do núcleo talâmico). Não se observam déficits de consciência, linguagem ou campos visuais nos AVC lacunares porque as áreas corticais superiores são preservadas. Uma hemorragia hipertensiva que afete o tálamo também pode produzir dor central pós-AVC.[12]

Síndrome da artéria vertebrobasilar

As *artérias vertebrais* originam-se das artérias subclávias e dirigem-se para o cérebro ao longo da medula, onde se fundem na borda inferior da ponte para formar a artéria basilar. As artérias vertebrais alimentam o cerebelo (através das artérias cerebelares inferiores) e a medula (através das artérias medulares). A artéria basilar alimenta a ponte (através das artérias pontinas), o ouvido interno (através das artérias labirintinas) e o cerebelo (através das artérias cerebelares anteroinferior e anterossuperior). A artéria basilar termina na borda superior da ponte, dando origem às duas artérias posteriores (ver Fig. 15.2). As oclusões do sistema vertebrobasilar podem produzir uma ampla variedade de sintomas com sinais ipsilaterais e contralaterais, uma vez que alguns dos tratos do tronco encefálico se cruzam, e outros, não. Há presença também de várias anomalias cerebelares e dos nervos cranianos. A Tabela 15.4 apresenta as manifestações clínicas das *síndromes da artéria vertebrobasilar*.

A **síndrome do encarceramento (LIS)** ocorre com a trombose da artéria basilar e o infarto bilateral da ponte ventral. A LIS é um evento catastrófico com manifestação repentina. Os pacientes desenvolvem uma hemiparesia aguda que progride rapidamente para a tetraplegia e a paralisia bulbar inferior (com envolvimento dos nervos

Tabela 15.4 Manifestações clínicas da síndrome da artéria vertebrobasilar

Sinais e sintomas	Estruturas envolvidas
Síndrome medular medial	Oclusão da artéria vertebral, ramo medular
Ipsilateral à lesão Paralisia com atrofia da metade da língua com desvio para o lado paralisado quando a língua está protruída	Nervo craniano XII, hipoglosso ou núcleo
Contralateral à lesão Paralisia dos membros superior e inferior	Trato corticoespinal
Sentidos tátil e proprioceptivo comprometidos	Lemnisco medial
Síndrome medular lateral (síndrome de Wallenburg)	Oclusão da artéria cerebelar posteroinferior ou da artéria vertebral
Ipsilateral à lesão Dor reduzida e sensibilidade térmica na face	Trato descendente e núcleo do nervo craniano V, trigêmeo
Cerebelo ou pedúnculo cerebelar inferior	Ataxia cerebelar: ataxia da marcha e dos membros
Vertigem, náusea, vômitos	Núcleos e conexões vestibulares
Síndrome de Horner: miose, ptose, sudorese reduzida	Trato simpático descendente
Disfagia e disfonia: paralisia dos músculos palatais e faríngeos, reflexo faríngeo reduzido	Nervo craniano IX, glossofaríngeo, e nervo craniano X, vago, ou núcleos
Comprometimento sensorial do membro superior, tronco ou membro inferior ipsilateral	Núcleos cuneiforme e grácil
Contralateral à lesão Sensibilidade térmica e à dor prejudicada em 50% do corpo e, às vezes, na face	Lemnisco espinal – trato espinotalâmico
Síndrome completa da artéria basilar (síndrome do encarceramento)	Artéria basilar, ponte ventral
Tetraplegia (quadriplegia)	Tratos corticoespinais bilateralmente
Paralisia bilateral do nervo craniano: o olhar para cima é preservado	Tratos longos aos núcleos dos nervos cranianos bilateralmente
Coma	Sistema ativador reticular
A cognição é preservada	
Síndrome pontina inferior medial	Oclusão do ramo paramediano da artéria basilar
Ipsilateral à lesão Paralisia do olhar conjugado para o lado da lesão (preservação da convergência)	Formação reticular pontina paramediana (FRPP) do centro pontino do olhar lateral
Nistagmo	Núcleos e conexões vestibulares
Ataxia dos membros e da marcha	Pedúnculo cerebelar médio

(continua)

Tabela 15.4 Manifestações clínicas da síndrome da artéria vertebrobasilar *(continuação)*

Sinais e sintomas	Estruturas envolvidas
Diplopia no olhar lateral	Nervo craniano VI, abducente ou núcleo
Contralateral à lesão Paresia da face e dos membros superior e inferior	Tratos corticobulbar e corticoespinal na ponte inferior
Sentidos tátil e proprioceptivo prejudicados em 50% do corpo	Lemnisco medial
Síndrome pontina lateroinferior	Oclusão da artéria cerebelar anteroinferior, um ramo da artéria basilar
Ipsilateral à lesão Nistagmo horizontal e vertical, vertigem, náusea, vômitos	Nervo craniano VIII, vestibular ou núcleo
Paralisia facial	Nervo craniano VII, facial ou núcleo
Paralisia do olhar conjugado para o lado da lesão	Centro pontino para o olhar lateral (FRPP)
Surdez, tinido (ou zumbido)	Nervo craniano VIII, coclear ou núcleo
Ataxia	Pedúnculo cerebelar médio e hemisfério cerebelar
Sensibilidade prejudicada na face	Núcleo sensorial principal e trato descendente do quinto nervo
Contralateral à lesão Sensibilidade térmica e à dor prejudicada na metade do corpo (podendo incluir a face)	Trato espinotalâmico
Síndrome médio-pontina medial	Oclusão do ramo paramediano da artéria basilar média
Ipsilateral à lesão Ataxia dos membros e da marcha (mais proeminente no envolvimento bilateral)	Pedúnculo cerebelar médio
Contralateral à lesão Paralisia da face e dos membros superior e inferior	Tratos corticobulbar e corticoespinal
Desvio dos olhos	Núcleo do nervo abducente, fascículo longitudinal medial
Síndrome médio-pontina lateral	Oclusão da artéria circunferencial curta
Ipsilateral à lesão Ataxia dos membros	Pedúnculo cerebelar médio
Paralisia dos músculos da mastigação	Fibras motoras ou núcleo do nervo craniano V, trigêmeo
Sensibilidade prejudicada na lateral da face	Fibras sensoriais ou núcleo do nervo craniano V, trigêmeo
Síndrome pontina superior medial	Oclusão dos ramos paramedianos da artéria basilar superior
Ataxia cerebelar	Pedúnculo cerebelar superior ou médio
Oftalmoplegia internuclear	Fascículo longitudinal medial
Contralateral à lesão Paralisia da face e dos membros superior e inferior	Tratos corticobulbar e corticoespinal
Síndrome pontina superior lateral (oclusão da artéria cerebelar superior, um ramo da artéria basilar)	
Ipsilateral à lesão Ataxia cerebelar dos membros e da marcha, queda para o lado da lesão	Pedúnculos cerebelares médio e superior, superfície superior do cerebelo, núcleo dentado
Tontura, náusea, vômitos	Núcleos vestibulares

(continua)

Tabela 15.4 Manifestações clínicas da síndrome da artéria vertebrobasilar *(continuação)*

Sinais e sintomas	Estruturas envolvidas
Nistagmo horizontal	Núcleos vestibulares
Paresia do olhar conjugado (ipsilateral)	Incerto
Perda do nistagmo optocinético	Incerto
Síndrome de Horner: miose, ptose, sudorese reduzida do lado oposto da face	Fibras simpáticas descendentes
Contralateral à lesão Sensibilidade térmica e à dor prejudicada na face, nos membros e no tronco	Trato espinotalâmico
Sensação de tato, vibração e posição prejudicada, mais no membro inferior do que no membro superior (tendência a incongruência entre os déficits da dor e do tato)	Lemnisco medial (porção lateral)

cranianos V a XII). Inicialmente, o paciente apresenta disastria e disfonia, mas rapidamente progride para o mutismo (anartria). A consciência e a sensibilidade são preservadas. Consequentemente, o paciente não consegue se movimentar ou falar, mas permanece alerta e orientado. Os movimentos oculares horizontais são prejudicados, mas os movimentos verticais e de piscar permanecem intactos. A comunicação pode se estabelecer através desses movimentos dos olhos. As taxas de mortalidade são elevadas (59%) e aqueles pacientes que sobrevivem ficam com severas deficiências associadas a lesões do tronco encefálico.[12]

As lesões extracranianas das artérias vertebrais em seu percurso através da parte cervical da coluna vertebral também podem produzir sinais e sintomas vertebrobasilares. Os movimentos vigorosos do pescoço (p. ex., entorses ou manipulações agressivas do pescoço) estão entre os tipos mais comuns de lesão.

Complicações neurológicas e condições correlatas

Consciência alterada

A alteração do nível de consciência (coma, níveis reduzidos de estimulação) pode ocorrer com extenso dano cerebral (p. ex., grande oclusão proximal da ACM). A Escala de Coma de Glasglow desenvolvida por Teasdale e Jennett[13] é o padrão-ouro utilizado para documentar o nível de coma (ver Cap. 19). São examinadas três áreas funcionais: abertura dos olhos, melhor resposta motora e respostas verbais. O fisioterapeuta deve documentar os níveis de consciência utilizando termos descritivos padronizados: *normal, letargia, obtundação, estupor* e *coma* (ver Cap. 5). Como é de se esperar que o paciente apresente uma ampla oscilação de comportamento, são necessárias repetidas observações.

Distúrbios da fala e da linguagem

Pacientes com lesões que envolvam o córtex do hemisfério dominante (normalmente o hemisfério esquerdo) demonstram deficiências de fala e linguagem. **Afasia** é o termo genérico utilizado para descrever um distúrbio de comunicação causado por lesão cerebral e caracterizado por uma deficiência de compreensão, formulação e uso da linguagem. Estima-se que a afasia atinja de 30 a 36% dos pacientes acometidos de AVC.[2] Existem muitos tipos diferentes de afasia; as principais categorias de classificação são fluente, não fluente e global. Na **afasia fluente** (**afasia de Wernicke/sensorial/receptiva**), a fala flui suavemente com diversas construções gramaticais e melodia preservada. A compreensão auditiva, no entanto, é prejudicada. Consequentemente, o paciente demonstra dificuldade em compreender a linguagem falada e seguir comandos. A lesão localiza-se no córtex de associação auditiva no lobo temporal lateral esquerdo. Na **afasia não fluente** (**afasia de Broca/expressiva**), o fluxo da fala é lento e hesitante, o vocabulário é limitado e a sintaxe é prejudicada. A produção da fala é penosa ou se perde completamente, enquanto a compreensão é boa. A lesão localiza-se na região pré-motora do lobo frontal esquerdo. A **afasia global** é uma afasia severa caracterizada por acentuadas deficiências de produção e compreensão da linguagem. Em geral, é um indicador de extensa lesão cerebral. Os problemas graves de comunicação podem limitar a capacidade de aprendizagem do paciente e quase sempre prejudicam os resultados positivos da reabilitação. O Capítulo 28 aborda em detalhes essas deficiências e seu gerenciamento.

Pacientes com AVC normalmente apresentam **disartria**, com uma incidência relatada de 48 a 57%.[2] Esse termo designa uma categoria de distúrbios motores da fala causados por lesões em partes do sistema nervoso central e do sistema nervoso periférico que medeiam a produção da fala. A respiração, a articulação, a fonação, a ressonância e/ou o *feedback* sensorial podem ser afetados. A lesão pode estar localizada no córtex motor primário do lobo frontal, no córtex sensorial primário do lobo parietal ou no cerebelo. As ações volicionais e automáticas, como mastigar e engolir, bem como os movimentos da mandíbula e da língua, são prejudicados, o que resulta em uma fala arrastada. Em pacientes com AVC, a disartria pode acompanhar afasia, complicando o curso da reabilitação (ver Cap. 28).

As capacidades de comunicação do paciente devem ser plenamente confirmadas antes de se prosseguir com outros procedimentos de exame. Não é incomum a família e a equipe de assistência superestimar a capacidade do paciente de compreender a linguagem, especialmente se o paciente for cooperativo. A estreita colaboração com o patologista da fala e da linguagem é importante para se determinar precisamente as deficiências de comunicação do paciente. As funções da linguagem receptiva (compreensão auditiva e de leitura) e as funções da linguagem expressiva (procura de palavras, fluência, escrita) devem ser cuidadosamente examinadas. Os distúrbios neuromotores (disartria) precisam ser claramente diferenciados da afasia. Se a comunicação for severamente limitada e forem necessárias formas alternadas (gestos, demonstração, quadros de comunicação), os fisioterapeutas devem ter pleno conhecimento desses métodos antes de proceder ao exame fisioterapêutico.

Disfagia

A **disfagia**, uma incapacidade ou dificuldade de deglutir, ocorre em aproximadamente 51% dos pacientes com AVC, podendo ser observada no AVC hemisférico, no AVC de tronco encefálico ou na paralisia pseudobulbar ou suprabulbar. No AVC do tronco encefálico, a incidência relatada chega a 81%. O envolvimento dos nervos cranianos resulta em disfunção de deglutição do estágio oral (nervo craniano V [trigêmeo], nervo craniano VII [facial]), do estágio faríngeo (nervo craniano IX [glossofaríngeo], nervo craniano X [vago] e nervo craniano XI [acessório]) ou dos estágios oral e faríngeo (nervo craniano XII [hipoglosso]). A disfagia é comum também em pacientes com múltiplos AVC. Os problemas mais comuns observados em pacientes com disfagia são o retardo no desencadeamento do reflexo da deglutição, o peristaltismo faríngeo reduzido e o controle lingual reduzido. O estado mental alterado, a sensibilidade alterada, o mau fechamento da mandíbula e dos lábios, o controle prejudicado da cabeça e a postura incorreta ao sentar também contribuem para as dificuldades de engolir do paciente. A maioria dos pacientes demonstra vários problemas, como salivação excessiva, dificuldade em ingerir alimentos, estado nutricional comprometido e desidratação. A **aspiração**, a penetração de alimento, líquido, saliva ou refluxo gástrico nas vias aéreas, afeta cerca de um terço dos pacientes com disfagia. A aspiração é uma complicação importante na medida em que pode resultar em desconforto respiratório agudo em questão de horas, pneumonia aspirativa e, se não for tratada, em morte.

A disfagia pode também causar desidratação e comprometimento da nutrição.[14,15] Nesse caso, é indicado o encaminhamento a um especialista em disfagia ou a uma equipe multidisciplinar especializada em disfagia. A equipe normalmente é formada por um médico, uma enfermeira, um terapeuta ocupacional, um especialista em patologias da fala e da linguagem e um nutricionista. A avaliação clínica da disfagia inclui um exame da função motora oral, da função faríngea e do estado funcional (p. ex., posição sentada ereta, uso de equipamento adaptativo para a alimentação), um exame dos reflexos anormais e um teste alimentar. O teste instrumental pode incluir uma *deglutição de bário modificada* (DBM), uma *avaliação videofluoroscópica da deglutição* e uma *avaliação endoscópica da deglutição por fibra ótica*.[16] Se a disfagia for suficientemente severa, os pacientes podem ser submetidos a cuidados que excluem a ingestão de alimentos por via oral. É necessário o uso de sonda de alimentação, seja sonda nasogástrica (NG) por curtos períodos ou de sonda invasiva de gastrotomia (G) para cuidados por tempo prolongado. A nutrição pode ser administrada também por via intravenosa (nutrição parenteral total [NPT]).

Disfunção cognitiva

A disfunção cognitiva pode se apresentar com lesões que envolvem o córtex e compromete capacidades como o estado de alerta, a atenção, o senso de orientação, a memória ou as funções executivas. As alterações pré-mórbidas associadas ao envelhecimento patológico também podem ser responsáveis por parte da disfunção observada e devem ser cuidadosamente determinadas a partir de entrevistas com a família, as pessoas próximas ou os cuidadores. O paciente com AVC agudo pode estar, em grande parte, alheio ao que está acontecendo no ambiente externo, um problema de comprometimento do estado de alerta resultante de lesões no córtex pré-frontal e na formação reticular. O paciente pode também ficar desorientado e incapacitado de fornecer informações sobre si mesmo, a hora do dia, a sua localização física ou geográfica ou a sua incapacidade em decorrência das lesões que afetam o córtex pré-frontal, o sistema límbico e o córtex límbico. A *atenção* é a capacidade de selecionar e responder a um estímulo específico, suprimindo, ao mesmo tempo, estímulos estranhos. Os distúrbios de atenção incluem deficiências de atenção sustentada, atenção dividida ou atenção alterada. A atenção alterada resulta de lesões no córtex pré-frontal e na formação reticular. A *memória* é definida como a capacidade de armazenar experiências e percepções para resgate futuro. As deficiências da memória imediata ou de curto prazo são comuns e ocorrem em cerca de 36% dos pacientes com AVC, enquanto a memória de longo prazo normalmente permanece intacta.[2] Consequentemente, o paciente não consegue se lembrar das instruções para a nova tarefa fornecidas há alguns minutos ou horas, mas é capaz de se recordar facilmente de eventos ocorridos há 30 anos. A perda da memória de curto prazo está associada a lesões do sistema límbico, do córtex límbico de associação (áreas orbitofrontais) ou dos lobos temporais. A perda da memória de longo prazo, por outro lado, está associada a lesões do hipocampo do sistema límbico. As lacunas de memória podem ser preenchidas com palavras inapropriadas ou histórias fabricadas, uma deficiência denominada *confabulação*, também resultante de lesões do córtex pré-frontal. O paciente pode se mostrar confuso, demonstrando desorientação e incapacidade de compreender o contexto específico de uma conversa. A *confusão* é decorrente de rupturas no córtex pré-frontal. A *preservação* é a repetição contínua de palavras, pensamentos ou atos não relacionados ao contexto em questão. Consequentemente, o paciente "trava" e não consegue parar de repetir determinadas palavras ou atos. A preservação é resultante de lesões no córtex pré-motor e/ou no córtex pré-frontal.

As **funções executivas**, definidas como aquelas capacidades que permitem que as pessoas adotem voluntariamente determinados comportamentos, incluem a volição, o planejamento, a ação voluntária e o desempenho eficaz. Os pacientes com lesões do córtex pré-frontal normalmente demonstram deficiências na função executiva, inclusive algumas ou todas as seguintes: impulsividade, pensamento inflexível, falta de pensamento abstrato, comprometimento da capacidade de organização e sequenciamento, capacidade de discernimento reduzida, capacidade de planejamento prejudicada e comprometimento da capacidade de julgamento. Os pacientes não conseguem avaliar realisticamente o seu ambiente e as pessoas e os eventos nele envolvidos. Além disso, eles demonstram dificuldade em monitorar e corrigir seus próprios comportamentos, gerando riscos de segurança.[17,18] (O Cap. 27 contém uma discussão completa sobre essas deficiências e seu gerenciamento.)

A **demência multi-infarto** (demência vascular), resultante de vários pequenos infartos do cérebro, é observada em 6 a 32% dos pacientes. É mais comum em pessoas com mais de 60 anos e está associada a episódios de isquemia cerebral (doença microvascular ou dos pequenos vasos) e hipertensão. Outros fatores que contribuem para a condição são as arritmias, o infarto do miocárdio, os ataques isquêmicos transitórios, o diabetes, a obesidade e o tabagismo. Há envolvimento de áreas dispersas do cérebro, evidenciado por déficits neurológicos focais. A manifestação geralmente é abrupta. O paciente apresenta deficiências de memória e cognição, podendo oscilar entre períodos de função comprometida e períodos de função melhorada. Essa deterioração escalonada e paroxística da função intelectual contrasta com o declínio generalizado gradual e mais estável da demência de Alzheimer.[17]

O **delírio**, também conhecido como *estado agudo de confusão mental*, é uma condição observada com mais frequência no quadro clínico agudo e resulta de uma série de fatores após um AVC agudo. A privação de oxigênio para o cérebro, o desequilíbrio metabólico ou as reações adversas aos medicamentos podem induzir à confusão mental. Outros fatores que podem contribuir para o quadro são as perdas sensorial e perceptiva combinadas a um ambiente hospitalar desconhecido e à inatividade. O delírio caracteriza-se por um ofuscamento da consciência ou um embotamento dos processos cognitivos e pelo comprometimento do estado de alerta. Consequentemente, o paciente torna-se desatento, incoerente e desorganizado com níveis de consciência oscilantes. Os episódios de alucinações e agitação também são comuns. O período da noite pode ser particularmente problemático. Os pacientes com perda sensorial significativa após um AVC podem vivenciar problemas de privação sensorial evidenciados por sintomas como irritabilidade, confusão mental, psicose, ilusões e, até mesmo, alucinações. Esses problemas são observados com mais frequência na fase aguda, especialmente em pacientes confinados ao leito ou cuja cama se encontra posicionada de modo a limitar a interação social (p. ex., com o lado mais envolvido voltado para a porta). Da mesma forma, alguns pacientes são incapazes de lidar com uma sobrecarga sensorial, produzida por excesso de estímulos. Os níveis de estimulação alterados são implicados.

É importante examinar as capacidades cognitivas logo no início, uma vez que elas podem afetar a validade de outros testes e medidas. É possível fazer um exame da capacidade de orientação (em relação às pessoas, ao lugar, ao tempo e às circunstâncias [p. ex., consciência do evento causador da necessidade de assistência médica], atenção (seletiva, sustentada, alternada, dividida), memória (imediata, de curto prazo e de longo prazo) e da capacidade de seguir instruções (comandos de um, dois e três níveis) a partir da observação das interações e respostas do paciente a questões específicas. As funções corticais superiores podem ser examinadas através de testes de aritmética simples e raciocínio abstrato (assimilação de informações, pensamento abstrato e solução de problemas, capacidade de cálculo, capacidade construcional). O Miniexame do Estado Mental – MMSE permite um rastreamento rápido válido e confiável da função cognitiva.[19] A determinação das deficiências de aprendizagem (retenção e generalização) normalmente exige repetidas sessões com o paciente antes que se possa constatar um quadro completo. As dificuldades para se determinar precisamente o nível de cognição surgem quando o paciente apresenta deficiências de comunicação ou percepção. A estreita colaboração com o terapeuta ocupacional, o especialista em patologias da fala e da linguagem e o restante da equipe é essencial.

Estado emocional alterado

As lesões do cérebro que afetam o lobo frontal, o hipotálamo e o sistema límbico podem produzir uma série de alterações emocionais. O paciente com AVC pode demonstrar **afeto pseudobulbar** (APB), também conhecido como *dependência emocional* ou *síndrome da desregulação emocional*. O APB ocorre em cerca de 18% dos casos e caracteriza-se por acessos emocionais de riso ou choro descontrolado ou exagerado aparentemente inconsistentes com o humor. O paciente passa rapidamente do riso ao choro ao menor sinal de provocação. Normalmente, ele não consegue controlar esses episódios ou inibir a expressão de emoções espontâneas. O choro frequente também pode acompanhar a depressão. A *apatia* ocorre em 22% dos casos e caracteriza-se por um afeto superficial e respostas emocionais embotadas. Nesses pacientes, a apatia geralmente é má interpretada como depressão ou baixa motivação. Os pacientes podem também demonstrar *euforia* (sentimentos exagerados de bem-estar), níveis elevados de irritabilidade ou frustração e impropriedade social. As alterações na capacidade de sentir, movimentar-se, comunicar-se, pensar ou agir como antes são extremamente frustrantes por si sós e geram altos níveis de estresse para o paciente com AVC. Os níveis mais elevados de ansiedade, irritabilidade e frustração são o resultado natural dos altos níveis de estresse. Associados a uma má percepção em relação à própria pessoa e ao ambiente, esses comportamentos podem levar a um maior isolamento e retraimento social.[18]

A *depressão* é comum e ocorre em aproximadamente 35% dos casos de AVC;[18] caracteriza-se por persistentes sentimentos de tristeza acompanhados por sentimentos de desesperança, inutilidade e/ou desamparo. Os pacientes deprimidos podem apresentar também perda de energia ou fadiga persistente, incapacidade de concentração e menos interesse pela vida diária, juntamente com alterações nos padrões de peso e sono, ansiedade generalizada e pensamentos recorrentes de morte ou suicídio. A depressão ocorre na presença de lesões do lobo frontal esquerdo (estágio agudo) e lesões dos lobos parietais do lado direito (estágio subagudo).[20] A maioria dos pacientes permanece significativamente deprimida por muitos meses – de 7 a 8 meses em média. O espaço de 6 meses a 2 anos é o tempo provável para a ocorrência de depressão.[21] A depressão ocorre tanto em pacientes levemente quanto severamente envolvidos e, portanto, não tem uma relação significativa com o grau de comprometimento motor. Pacientes com lesões do hemisfério esquerdo podem apresentar depressão mais frequente e mais severa do que aqueles com AVC do hemisfério direito ou do tronco encefálico. Esses achados sugerem que a depressão pós-AVC não é apenas uma decorrência da reação psicológica à incapacidade, mas um comprometimento direto resultante do AVC.[22] A ansiedade pode coexistir com a depressão durante qualquer fase da recuperação.[20] A depressão pós-AVC prolongada pode interferir no sucesso da reabilitação e resultar em resultados funcionais insatisfatórios em longo prazo. Para uma abordagem mais detalhada sobre as deficiências psicossociais e seu gerenciamento, o leitor deve consultar o Capítulo 26.

Diferenças comportamentais entre os hemisférios

As pessoas com AVC diferem amplamente em sua abordagem ao processamento de informações e em suas formas de comportamento. Aquelas com *lesões do hemisfério esquerdo* (hemiplegia do lado direito) demonstram dificuldades para se comunicar e processar informações de maneira sequencial e linear, e geralmente são descritas como cautelosas, ansiosas e desorganizadas. Isso as torna mais hesitantes ao tentar realizar novas tarefas e aumenta a necessidade de *feedback* e apoio. Essas pessoas, no entanto, tendem a ser realistas em sua avaliação de seus problemas existentes. As pessoas com *lesões do hemisfério direito* (hemiplegia do lado esquerdo), por outro lado, demonstram dificuldade em tarefas que envolvem a noção de espaço e percepção, bem como para entender a ideia geral de uma tarefa ou atividade. Em geral, essas pessoas são descritas como imprevisíveis e impulsivas; elas tendem a superestimar suas capacidades e agir sem atentar para as suas deficiências. Essa falta de discernimento e concretude prejudica a capacidade do paciente de participar do processo de reabilitação. A segurança é um problema muito maior para pacientes com hemiplegia do lado esquerdo, em cujo caso a baixa capacidade de julgamento é comum. Além disso, esses pacientes requerem muito *feedback* ao aprender uma nova tarefa. O *feedback* deve ter por objetivo desacelerar o ritmo da atividade, verificar as etapas sequenciais e correlaciná-las à tarefa como um todo. Os pacientes necessitam também de ajuda para reconhecer as consequências e os riscos de suas ações. Em geral, o paciente com hemiplegia do lado esquerdo não responde às pistas visuoespaciais de forma eficaz, especialmente em um ambiente atravancado ou lotado. A Tabela 15.5 resume as diferenças de comportamento atribuídas a lesões dos hemisférios esquerdo e direito.

A melhor maneira de examinar os estados emocionais e os estilos comportamentais é observando o paciente em diversas situações durante uma série de sessões. É importante correlacionar os achados com aqueles relatados por outros membros da equipe e pela família em relação aos comportamentos pré-mórbidos e as características emocionais do paciente. As famílias que relatam uma "mudança de personalidade" após um AVC provavelmente estão se referindo às deficiências emocionais e à desinibição presentes. Episódios de euforia e choro devem ser cuidadosamente documentados e as relações com as circunstâncias situacionais ou ambientais, exploradas. A duração e a frequência desses episódios também devem ser documentadas, juntamente com as respectivas estratégias capazes de pôr fim ao episódio

Tabela 15.5 Diferenças hemisféricas comuns após um AVC

Lesão do hemisfério direito	Lesão do hemisfério esquerdo
Hemiplegia/paresia do lado esquerdo	Hemiplegia/paresia do lado direito
Perda sensorial do lado esquerdo	Perda sensorial do lado direito
Deficiências visuais-perceptivas: Negligência unilateral do lado esquerdo Agnosias Distúrbios visuoespaciais Distúrbios da imagem e do esquema corporais Dificuldade em processar pistas visuais	**Deficiências da fala e da linguagem:** Hemisfério dominante: • Afasia não fluente (afasia de Broca) • Afasia fluente (afasia de Wernicke) • Afasia global Dificuldade de processamento de pistas verbais e comandos verbais
Déficits comportamentais: Estilo de comportamento imprevisível e impulsivo Baixa capacidade de julgamento, não realista Incapacidade de autocorreção Baixa capacidade de discernimento e de consciência das deficiências, negação da incapacidade Maior risco de segurança	**Déficits comportamentais:** Estilo de comportamento lento e cauteloso Desorganizado Em geral, plenamente consciente das deficiências e da extensão da incapacidade
Déficits intelectuais: Dificuldade com o raciocínio abstrato e a solução de problemas Dificuldade para sintetizar informações e entender a ideia geral da tarefa Rigidez de pensamento Deficiências de memória, normalmente relacionadas a informações que envolvam os conceitos de espaço e percepção	**Déficits intelectuais:** Solução de problemas desorganizada Dificuldade em iniciar tarefas e retardo de processamento Altamente distraível Deficiências de memória, normalmente relacionadas à linguagem Perseverança
Déficits emocionais: Dificuldade em expressar emoções negativas	**Déficits emocionais:** Dificuldade em expressar emoções positivas
Execução de tarefas: Oscilações de desempenho	**Execução de tarefas:** Apraxia comum: dificuldade em planejar e sequenciar os movimentos • Ideacional • Ideomotora
Déficits de qualquer dos dois hemisférios, dependendo do local da lesão: Defeitos de campo visual: hemianopsia homônima Anomalias emocionais: labilidade, apatia, irritabilidade, baixos níveis de frustração, ansiedade, depressão Déficits cognitivos: confusão, baixo limiar de atenção, perda de memória, funções executivas	

(estratégias de redirecionamento). A resposta do paciente a situações novas ou estressantes também deve ser cuidadosamente observada para que se verifique se há evidência de ansiedade (p. ex., preocupação excessiva, inquietação, irritabilidade). O fisioterapeuta deve examinar se há evidência de depressão. Os pacientes deprimidos podem também demonstrar irritabilidade, revolta ou hostilidade e desejo de ficarem sozinhos.[18] O Inventário de depressão de Beck,[23] um útil instrumento para o rastreamento da depressão, consiste em 21 afirmativas pontuadas em uma escala de 0 a 3 (a versão resumida contém 13 questões e leva 5 minutos para ser realizada).

Disfunção perceptiva

O AVC pode produzir déficits de visão e percepção, com uma incidência relatada que varia de 32 a 41%,[2] e geralmente resultam de lesões no córtex parietal direito e ocorrem com mais frequência com hemiplegia do lado esquerdo do que do lado direito. Esses déficits podem incluir distúrbios de **esquema/imagem corporal**, **relações espaciais** e **agnosias**. O esquema corporal se refere a um modelo postural do corpo que inclui a relação das partes do corpo entre si e a relação do corpo com o ambiente. A imagem corporal é a imagem visual e mental do corpo da pessoa que inclui sentimentos em relação ao próprio corpo. Ambos podem ser distorcidos após um AVC. **Incluem-se negligência unilateral, anosognosia, somatoagnosia, distinção entre direito e esquerdo, agnosia digital e anosognosia**. A síndrome das relações espaciais inclui uma constelação de deficiências que têm em comum uma dificuldade em perceber a relação entre si próprio e dois ou mais objetos existentes no ambiente. Isso inclui deficiências específicas, como **distinção figura-plano de fundo, distinção de forma, relações espaciais, posição no espaço** e **desorientação topográfica**. A agnosia é a incapacidade de reconhecer as informações recebidas, apesar das capacidades sensoriais intactas. As agnosias podem incluir agnosia visual para objetos, agnosia auditiva ou agnosia tátil (astereognose). É possível obter informações significativas sobre os déficits sensoriais ou perceptivos através da estreita colaboração com o terapeuta ocupacional. Para uma discussão mais completa sobre esses déficits e seu gerenciamento, o leitor deve consultar o Capítulo 27.

Como o paciente com hemiplegia do lado esquerdo pode se comportar de maneiras que tendem a minimizar as suas deficiências, é fácil a equipe de assistência superestimar as capacidades de percepção do paciente. Para o paciente com déficits visuoespaciais, o uso de gestos ou de pistas visuais pode reduzir a capacidade de execução de tarefas desse paciente, enquanto as pistas verbais podem aumentar as chances de sucesso. Estratégias igualmente importantes são a cuidadosa estruturação do ambiente de modo a minimizar o atravancamento do espaço e o nível de atividade, oferecer uma iluminação adequada e estabelecer claros limites e pontos de referência.

Os problemas de **negligência unilateral** (falta de consciência em relação à parte do corpo ou ao ambiente externo) limitam os movimentos e o uso dos membros mais envolvidos (normalmente o lado esquerdo não dominante). O paciente normalmente não reage aos estímulos sensoriais (visuais, auditivos ou somatossensoriais) apresentados ao lado mais envolvido. A cuidadosa observação do uso espontâneo dos membros afetados, bem como das respostas específicas as solicitações de movimento do lado ou em direção ao lado hemiplégico, pode fornecer informações importantes sobre a negligência. A negligência persistente pode resultar em hematomas ou traumatismo nos membros hemiplégicos durante a atividade e afetar negativamente os resultados da reabilitação.

Convulsões

As *convulsões* ocorrem em um pequeno percentual de pacientes com AVC e são ligeiramente mais comuns na presença de doença oclusiva da carótida (17%) do que de doença da artéria cerebral média (11%). As convulsões são comuns logo após um AVC durante a fase aguda (p. ex., em cerca de 15% dos casos com hemorragia cerebral); podem ocorrer também convulsões tardias vários meses após o AVC, as quais tendem a ser do tipo parcial motor. Se não controladas, as convulsões são potencialmente letais. Podem ser indicados medicamentos anticonvulsivos (p.ex., fenitoína [Hidantal], carbamazepina [Tegretol], fenobarbital [Gardenal]).[2]

Disfunção da bexiga e do intestino

Os distúrbios da função da bexiga são comuns durante a fase aguda e ocorrem em aproximadamente 29% dos casos.[2] A incontinência urinária pode ser uma decorrência de hiper-reflexia ou hiporreflexia da bexiga, distúrbios de controle do esfíncter e/ou perda sensorial. Em geral, institui-se uma programação de eliminação provocada, a fim de reduzir a incidência da incontinência e acomodar os fatores causadores da incontinência funcional, como desatenção, alterações do estado mental ou imobilidade. Em geral, esse problema melhora rapidamente. A incontinência persistente geralmente é atribuída a uma condição clínica tratável (p. ex., infecção do trato urinário). Caso a incontinência se mostre refratária, o uso de absorventes íntimos e roupas íntimas especiais ou de dispositivos externos de coleta é uma alternativa. A retenção urinária pode ser controlada por meio farmacológico e de cateterização intermitente ou interna. O tratamento precoce é desejável para evitar maiores complicações, como infecção crônica do trato urinário e rupturas da pele. Os pacientes incontinentes geralmente sofrem constrangimentos, isolamento e depressão. A incontinência persistente é associada a um prognóstico desfavorável de recuperação funcional em longo prazo.

Os distúrbios da função intestinal podem incluir incontinência e diarreia ou constipação e impactação. Os pacientes constipados podem necessitar de emolientes fecais e modificações alimentares e na ingestão de líquidos, bem como de medicação adequada para resolver o problema. A atividade física também ajuda.

Disfunção cardiovascular e pulmonar

A maioria dos AVC é causada por doença vascular. Os pacientes que sofrem um AVC em decorrência de doença da artéria coronária (DAC) podem demonstrar comprometimento do débito cardíaco, descompensação cardíaca e sérios distúrbios do ritmo cardíaco. Se persistentes, esses problemas podem alterar diretamente a perfusão cerebral e produzir sinais localizados adicionais (p. ex., confusão mental). Os pacientes com AVC normalmente apresentam baixos níveis de VO_2 de pico durante o exercício (cerca da metade dos casos são observados em pessoas saudáveis de idades equivalentes).[24] Os casos variam de acordo com a idade, o nível de deficiência, o número e a severidade das comorbidades, as complicações secundárias e os medicamentos. As limitações cardíacas na tolerância ao exercício podem restringir o potencial de reabilitação e exigir um diligente monitoramento e uma criteriosa prescrição de exercícios por parte do fisioterapeuta.

Muitos pacientes com AVC apresentam-se significativamente descondicionados e exigem baixa capacidade de trabalho em decorrência de doença aguda, confinamento ao leito e níveis de atividade limitados. Em alguns casos, é possível que a pessoa já estivesse inativa antes do AVC. As alterações do sistema cardiovascular associadas ao descondicionamento incluem condições como débito cardíaco reduzido, frequência cardíaca máxima reduzida, níveis elevados de pressão arterial em repouso e durante o exercício, diminuição da absorção máxima de oxigênio e capacidade vital reduzida. As alterações do sistema musculoesquelético (p. ex., massa muscular e força reduzidas, massa óssea reduzida, flexibilidade reduzida) e a menor tolerância à glicose também afetam a tolerância ao exercício e os níveis de resistência. Os níveis reduzidos de atividade podem também estar relacionados à depressão, um achado comum em caso de AVC.

A função pulmonar geralmente é prejudicada em pessoas com AVC. O volume pulmonar reduzido, a redução da perfusão e da capacidade vital e a alteração da excursão da parede torácica são achados comuns. O débito respiratório reduzido é acompanhado pela maior demanda de oxigênio necessária durante a atividade em que os padrões de movimento são alterados e não familiares. Por exemplo, caminhar com uma órtese e um dispositivo de auxílio à deambulação aumenta drasticamente a demanda de energia da atividade. O resultado para o paciente com AVC é o aumento dos níveis de fadiga e a redução dos níveis de resistência.

Trombose venosa profunda e embolia pulmonar

A trombose venosa profunda (TVP) e a tromboembolia pulmonar (TEP) são complicações potenciais para todo paciente imobilizado. A incidência de TVP em pacientes com AVC chega a 47%, com uma estimativa de 10% de mortes atribuídas à TEP.[2] Os perigos são particularmente grandes durante a fase aguda, quando a estase venosa decorrente da imobilidade e do confinamento prolongado no leito, da paralisia dos membros, da heminegligência e do estado cognitivo reduzido elevam significativamente o risco. Cerca de 50% dos casos não apresentam sintomas clínicos detectáveis e só podem ser identificados por ultrassonografia duplex com Doppler (o padrão-ouro para rastreamento rápido), venografia com radiocontraste ou pletismografia de impedância. Os pacientes com sintomas podem relatar dor e sensibilidade na panturrilha, ou sensação de aperto na panturrilha. O inchaço pode variar de mínimo a alto e normalmente afeta o pé e o tornozelo. O pronto diagnóstico e o tratamento da TVP aguda são necessários para reduzir o risco de TEP fatal. Cerca da metade dos pacientes por ocasião do diagnóstico de TVP já tiveram uma TEP. Os sinais e sintomas de TEP incluem dor no peito, taquipneia, taquicardia, ansiedade, inquietação e apreensão, juntamente com tosse persistente. Cerca de 10 a 15% dos pacientes com TEP chegam a óbito. O tratamento sintomático de TVP consiste em infusão contínua ou injeções subcutâneas de heparina de baixo peso molecular (HBPM) seguidas pela administração de anticoagulantes orais por tempo prolongado (varfarina [Marevan]). Institui-se o confinamento no leito (até 24 horas) até que a medicação anticoagulante produza efeito. O paciente é então mobilizado para sair da cama e passa a usar meias de compressão. Em determinados casos, executa-se a remoção cirúrgica do trombo ou a colocação de filtros de veia cava. O tratamento de embolia pulmonar envolve a administração de oxigênio suplementar ou intubação nos casos graves, bem como o uso de anticoagulantes e medicamentos trombolíticos e, em alguns casos, intervenção cirúrgica. A prevenção primária de trombose venosa profunda e embolia pulmonar envolve a administração profilática de anticoagulantes, a exercitação das pernas para melhorar a circulação do sangue, a mobilização precoce e o uso de meias elásticas de suporte.[25]

Osteoporose e risco de fraturas

A osteoporose, uma doença óssea caracterizada pela perda de massa óssea por unidade de volume, é comum em idosos e resulta da redução de atividade física, de alterações na nutrição proteica, da deficiência hormonal e da deficiência de cálcio. Pacientes imobilizados ou com restrição de apoio de peso em decorrência de um AVC demonstram maior risco de osteoporose e atrofia muscular por desuso. O risco de quedas também aumenta, com taxas de incidência que variam entre 23 e 50% para pessoas com AVC crônico.[26] O risco de quedas em pacientes com AVC é multifatorial e resulta de déficits sensoriomotores, comprometimento do equilíbrio, confusão mental, déficits de atenção, déficits de percepção, deficiências visuais, impulsividade comportamental, depressão e problemas de comunicação.[27-29] O aumento do risco de fraturas, especialmente de fraturas vertebrais e de quadril, é o resultado natural da osteoporose e das quedas. Em pacientes com AVC, a probabilidade de ocorrência de osteoporose e fraturas de quadril é maior do lado mais envolvido.[30]

Diagnóstico clínico de AVC

Histórico e exame

Um histórico preciso que descreva a cronologia dos eventos neurológicos é obtido junto ao paciente ou aos membros da família, caso o paciente esteja inconsciente ou incapaz de se comunicar. O momento exato e o padrão de manifestação dos sintomas são de particular importância. Uma manifestação abrupta com agravamento dos sintomas e nível reduzido de consciência sugere a presença de hemorragia cerebral. Uma dor de cabeça severa descrita como "a pior dor de cabeça de minha vida" é sugestiva de hemorragia subaracnóidea. Uma embolia também ocorre rapidamente, sem nenhum sinal, e geralmente tem relação com doença cardíaca e/ou complicações cardíacas. Uma manifestação mais variável e irregular é característica de trombose. O histórico passado do paciente, incluindo ataques isquêmicos transitórios ou de traumatismo da cabeça e presença de grandes ou pequenos fatores de risco, bem como medicações, histórico familiar pertinente e quaisquer alterações recentes das funções do paciente (transitórias ou permanentes), deve ser minuciosamente investigado.[31] O AVC pode simular uma série de outras condições que devem ser descartadas, entre as quais, convulsões, lesões que ocupam espaço (p. ex., hematoma subdural, abscesso/infecção cerebral, tumor), síncope, somatização e delírio decorrente de sepse.[32]

O exame físico do paciente inclui uma investigação dos sinais vitais (frequência cardíaca, frequência respiratória, pressão arterial), sinais de descompensação cardíaca e função dos hemisférios cerebrais, do cerebelo, dos nervos cranianos, dos olhos e do sistema sensoriomotor. Os sintomas presentes ajudam a determinar o local da lesão, e a comparação de ambos os lados do corpo revela o lado da lesão. Os sinais bilaterais são sugestivos de lesões do tronco encefálico ou de envolvimento cerebral maciço.[31]

Testes e medidas

A *National Institutes of Health Stroke Scale (NIHSS)* é uma valiosa ferramenta de rastreamento que foca o exame inicial e sequencial das deficiências após um AVC. A escala contém 11 itens e utiliza uma escala ordinal variável. Alguns itens são classificados de 0 a 2 ou de 0 a 3 (nível de consciência, melhor olhar, campos visuais, paralisia facial, ataxia dos membros, sistema sensorial, melhor linguagem, disartria, extinção e desatenção); outro itens são classificados de 0 a 4 (braço motor e perna motora). Descritores específicos são vinculados a cada classificação. A avaliação foi preparada para ser realizada em 5 a 8 minutos. (A NIHSS encontra-se disponível no site www.ninds.nih.gov/doctors/NIH_Stroke_Scale.pdf.)[33] A National Stroke Association mantem um serviço de classificação baseada em exame para a NIHSS. A NIHSS tem sido utilizada para distinguir os subtipos de AVC.[34-36]

Uma série de biomarcadores pode ser utilizada para auxiliar na identificação de uma isquemia cerebral aguda. Esses biomarcadores incluem mediadores inflamatórios como a IL-6, a metaloproteinase da matriz [MMP-9], os marcadores de ativação glial e assim por diante. Os ensaios com biomarcadores podem desempenhar um papel cada vez mais importante no diagnóstico do AVC agudo à medida que aumenta o número de pesquisas disponíveis.[32]

Realiza-se um conjunto padronizado de análises de sangue, incluindo estudos hematológicos, concentração sérica de eletrólitos e exames renais e hepáticos. Esses testes são utilizados para descartar a presença de anomalias metabólicas, bem como condições sanguíneas, renais ou hepáticas.

Imageamento vascular cerebral

O imageamento vascular cerebral é a principal ferramenta para a emissão do diagnóstico de suspeita de AVC isquêmico e para descartar a hipótese de AVC hemorrágico e outros tipos de lesões do sistema nervoso central (SNC) (p. ex., tumor ou abscesso). O neuroimageamento avançado permite identificar rapidamente a artéria obstruída e estimar o tamanho do núcleo e da penumbra. O exame é utilizado também para orientar a fisioterapia do AVC isquêmico. A falta de uso do imageamento é grande no AVC agudo basicamente porque muitos pacientes chegam à unidade de atendimento depois da exígua janela de 3 horas.[37]

Tomografia computadorizada

O exame de tomografia computadorizada (TC) é a técnica de neuroimageamento mais comum e prontamente disponível. A resolução da TC permite a identificação das grandes artérias e veias e dos seios venosos, demonstrando baixa sensibilidade para a detecção de pequenos infartos e infartos da fossa posterior. Muitas vezes, os exames de TC durante a fase aguda são negativos, sem qualquer clara evidência de anomalias. Entretanto, o sangramento agudo ou a transformação hemorrágica são visíveis no exame de TC (Fig. 15.5). Na fase subaguda, os exames de TC são capazes de delinear o desenvolvimento de edema cerebral (no espaço de 3 dias), o qual desaparece nas 2 a 3 semanas seguintes. O infarto cerebral (no espaço de 3 a 5 dias) é visível com a adição de material de contraste, que mostra áreas de densidade reduzida. Alterações parenquimatosas duradouras consistentes com a formação de cicatrizes também são visíveis na TC. É importante lembrar que a extensão da lesão demonstrada na TC não tem necessariamente correlação com sinais clínicos ou alterações funcionais.

Imagem por ressonância magnética

A imagem por ressonância nuclear magnética (RNM) evoluiu de modo a se tornar o exame de imagem de primeira linha em alguns centros especializados no atendimento de AVC, enquanto em outras instalações a técnica é utilizada quando a TC não fornece evidência clara do local da lesão. A RNM mede as partículas nucleares em sua interação com um poderoso campo magnético. A RNM, especialmente a RNM com difusão/perfusão, mostra uma resolução maior do cérebro e de seus detalhes estruturais do que um exame de TC (Fig. 15.6). A RNM é mais sensível no diagnóstico de AVC agudos, permitindo a detecção de uma isquemia cerebral 30 minutos após a oclusão vascular e de um infarto no espaço de 2 a 6 horas. O exame é capaz também de detalhar a extensão do infarto ou da hemorragia, podendo detectar lesões menores do que um exame de TC. O uso de realce com contraste permite documentar as alterações decorrentes de um infarto nas primeiras 2 a 3 semanas. Os exames de RNM não podem ser realizados em pessoas com determinados dispositivos implantáveis (p. ex., marca-passos) ou em pacientes claustrofóbicos.[37]

Angiografia por ressonância magnética

A angiografia por ressonância magnética (ARM) é um tipo de imagem por ressonância magnética que utiliza um *software* especial para criar uma imagem das artérias do

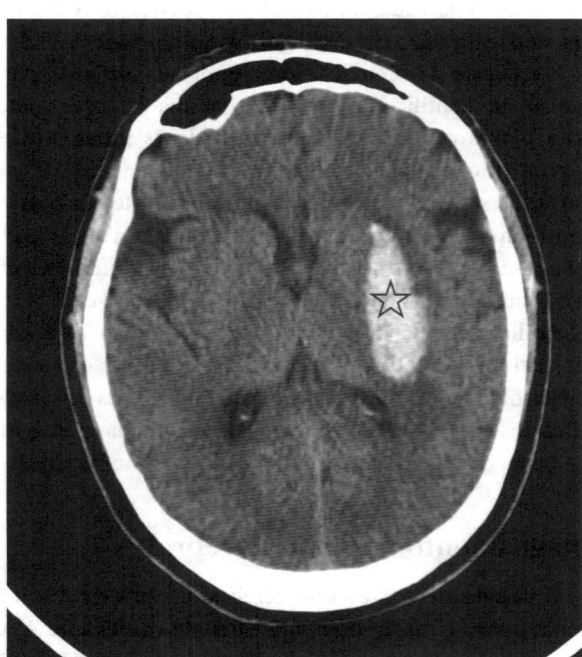

Figura 15.5 TC demonstrando uma hemorragia intracerebral aguda (estrela). (Extraído de Weber, E, Vilesnky, J, and Fog, A: Practical Radiology: A Sympton-Based Approach. FA Davis, Philadelphia, 2013, com permissão.)

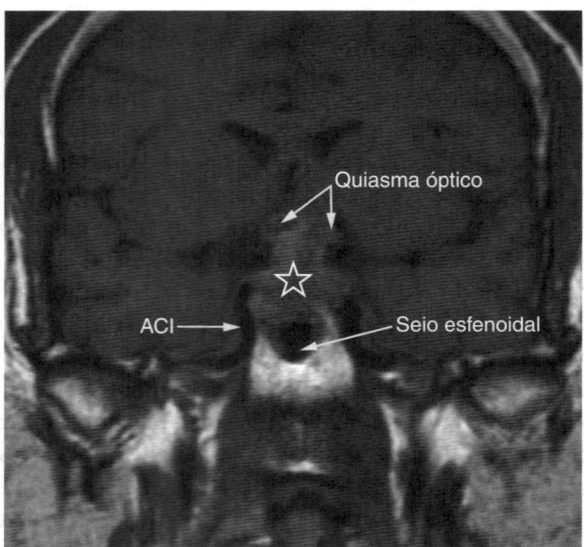

Figura 15.6 RNM coronal sem contraste realizada em uma paciente gestante que apresentava dor de cabeça e defeito no campo visual. A hiperintensidade T1 da glândula pituitária extremamente aumentada (estrela) indica hemorragia subaguda. ACI = artéria carótida interna. (Extraído de Weber, E, Vilesnky, J, and Fog, A: Practical Radiology: A Sympton-Based Approach. FA Davis, Philadelphia, 2013, com permissão.)

cérebro. O exame é utilizado para identificar anomalias vasculares (p. ex., estenose) e alterações no fluxo sanguíneo decorrentes de embolia ou trombose. A ARM fornece informações semelhantes à angiografia tradicional (raio x dos vasos sanguíneos após a injeção de corante) com maior sensibilidade de detecção e menos risco.[37]

Ultrassom com Doppler

A imagem de ultrassom com Doppler é uma técnica não invasiva que envia ondas de som para o corpo. Os ecos se refletem no sangue em movimento e na artéria e formam-se em imagem. Do ponto de vista diagnóstico, o Doppler transcraniano é utilizado pra examinar a circulação posterior do cérebro (o sistema vertebrobasilar). O Doppler de carótida é utilizado para examinar as artérias carótidas e normalmente precede a endarterectomia de carótida. O método é utilizado também para examinar as artérias periféricas no diagnóstico de DAP.

Arteriografia e angiografia por subtração digital

A arteriografia é um raio x da artéria carótida com a injeção de um corante especial em uma artéria da perna ou do braço. A angiografia por subtração digital (DSA) também é um raio x da artéria carótida em que é utilizado menos corante. Esses procedimentos são considerados invasivos e apresentam um pequeno risco de causar AVC.

Gerenciamento clínico, farmacológico e neurocirúrgico do AVC

Gerenciamento clínico

O gerenciamento clínico do AVC consumado inclui estratégias para os seguintes fins:

- Melhorar a perfusão cerebral mediante o restabelecimento da circulação e da oxigenação e ajudar a deter a progressão da lesão a fim de limitar os déficits. O oxigênio é fornecido por meio de máscara ou cânula nasal. Os pacientes em coma podem necessitar de intubação ou ventilação assistida e sucção.
- Manter a pressão arterial adequada. A hipotensão ou a hipertensão extrema é tratada; os agentes anti-hipertensivos apresentam o risco adicional de induzir a hipotensão e reduzir a perfusão cerebral.
- Manter um débito cardíaco suficiente. Se as causas do AVC forem de origem cardíaca, o gerenciamento clínico concentra-se no controle das arritmias e da descompensação cardíaca.
- Restaurar/manter o equilíbrio hidroeletrolítico.
- Manter os níveis de glicose no sangue dentro da faixa normal.
- Controlar convulsões e infecções.
- Controlar o edema, a pressão intracraniana e a herniação com o uso de agentes antiedema. A ventriculostomia pode ser indicada para monitorar e drenar o líquido cefalorraquidiano.
- Manter as funções do intestino e da bexiga, o que pode incluir a inserção de cateter urinário. A cateterização normalmente é um recurso de curto prazo, mas pode ter uso prolongado se o paciente estiver em coma.
- Manter a integridade da pele e das articulações, instituindo um posicionamento de proteção, um cronograma de mudança de decúbito a cada 2 horas e a administração precoce de fisioterapia e terapia ocupacional.
- Reduzir o risco de complicações, como trombose venosa profunda, aspiração, úlceras de decúbito, etc.

Gerenciamento farmacológico

O Quadro 15.2 resume as intervenções farmacológicas para o AVC consumado e suas comorbidades.[38,39]

Gerenciamento neurocirúrgico

As intervenções neurocirúrgicas podem consistir no seguinte:[40]

- No AVC hemorrágico, a cirurgia pode ser indicada para corrigir um aneurisma superficial rompido ou malformação arteriovenosa (MAV), evitar a recorrência do sangramento e evacuar um coágulo (hematoma). Em geral, as lesões vasculares intracranianas ou do tronco encefálico maiores e mais profundas não são passíveis de cirurgia. A cirurgia pode ser indicada também para a ressecção de uma MAV superficial não rompida quando existe alto risco de ruptura e AVC.
- Pacientes não elegíveis para tPA ou que não respondem ao tPA podem ser candidatos a intervenção cirúrgica com o auxílio do Merci® Retriever System. Esse dispositivo é inserido por meio de um cateter em uma grande artéria localizada pouco adiante do local da oclusão. O sistema utiliza um dispositivo minúsculo em forma de saca-rolha que envolve e aprisiona o coágulo. O coágulo é então recuperado e lentamente removido da artéria. O fluxo sanguíneo é recuperado com sucesso. Esse sistema não é eficaz para artérias menores e locais mais distantes.
- O Penumbra System® utiliza um cateter e um separador que é inserido até o local do coágulo; o coágulo é puxado por sucção e retido, e o local, aspirado. Esse sistema pode ser utilizado com eficácia dentro de uma janela de 8 horas a partir do início dos sintomas.

Quadro 15.2 Medicamentos normalmente utilizados no tratamento de pacientes com AVC[38,39]

- **Trombolíticos** (Alteplase [Activase ou tPA]): Convertem plasminogênio em plasmina, degradam a fibrina presente nos coágulos, dissolvem os coágulos e restabelecem o fluxo sanguíneo (p. ex., lise dos trombos causadores de AVC isquêmico; além disso, dissolve coágulos nas artérias coronárias, embolia pulmonar e trombose venosa profunda). Possíveis efeitos adversos: As complicações mais comuns são sangramento e hemorragia cerebrais.
- **Anticoagulantes** (p. ex., varfarina [Marevan], heparina, etexilato de dabigatrana [Pradaxa]): Utilizados para reduzir o risco de coágulos no sangue e evitar o aumento de coágulos existentes, afinando o sangue; indicados em caso de profilaxia da trombose venosa, prevenção de AVC e presença de doença vascular periférica. Com o Marevan, os tempos de coagulação são rigorosamente monitorados. A heparina é administrada por via intravenosa e tem ação mais rápida.
  Possíveis efeitos adversos: Maior risco de sangramento, hemorragia e hematomas.
- **Terapia antiplaquetas** (p. ex., ácido acetilsalicílico [aspirina]; bissulfato de clopidogrel [Plavix]; etexilato de dabigatrana [Pradaxa]; cloridrato de ticlopidina [Ticlid]): Evita que as plaquetas (glóbulos vermelhos) se colem umas às outras; a baixa dosagem de uso prolongado é utilizada para reduzir o risco de trombose e AVC recorrente; pode ser utilizada em doses mais elevadas no lugar dos anticoagulantes e ser recomendada para pacientes com fibrilação atrial.
  Possíveis efeitos adversos: Maior risco de úlceras gástricas e sangramento.
- **Agentes anti-hipertensivos** (p. ex., inibidores da ECA, alfabloqueadores [Minipress], betabloqueadores, bloqueadores dos canais de cálcio, vasodilatadores diretos, diurético, inibidores de neurônios pós-ganglionares): Utilizados para controle da hipertensão.
  Possíveis efeitos adversos: Tontura e hipotensão, entre outros sintomas.
- **Antagonistas dos receptores da angiotensina II** (telmisartana [Micardis], losartana potássica [Cozaar]): Bloqueiam a angiotensina II, uma substância química que desencadeia a contração muscular em torno dos vasos sanguíneos, estreitando-os; dilata os vasos sanguíneos e reduz a pressão arterial.
  Possíveis efeitos adversos: Tontura e hipotensão, entre outros sintomas.
- **Agentes anticolesterol/estatinas** (atorvastatina cálcica [Lipitor], rosuvastatina cálcica [Crestor], Zocor, Mevacor, Lescol): Reduzem o colesterol, inibindo a enzima existente no sangue que produz colesterol no fígado; para gerenciamento da hipercolesterolemia e dislipidemias mistas.
  Possíveis efeitos adversos: Tontura, dor de cabeça, insônia, fraqueza.
- **Antiespasmódicos/espamolíticos** (p. ex., carisoprodol [Soma], clorzoxazona [Parafon Forte], ciclobenzaprina [Flexeril], diazepam [Valium], metocarbamol [Robaxin], orfenadrina [Norflex/Norgesic]): Utilizados para relaxar o músculo esquelético e reduzir o espasmo muscular.
  Possíveis efeitos adversos: Pode causar sonolência, tontura e boca seca, entre outros sintomas.
- **Antiespásticos** (p. ex., baclofeno [Lioresal], dantroleno sódico [Dantrium], diazepam [Valium], tizanidina [Zanaflex]): Utilizados para relaxar o músculo esquelético e reduzir o espasmo muscular.
  Possíveis efeitos adversos: Podem causar sonolência, tontura, confusão mental e fraqueza, entre outros sintomas.
- **Anticonvulsivos** (p. ex., carbamazepina [Tegretol], clonazepam [Klonopin], diazepam [Valium], fenobarbital [Luminal], fenitoína [Hidantal]): Utilizados para o controle de convulsões; agem como depressores gerais do SNC.
  Possíveis efeitos adversos: Podem causar sonolência, ataxia e sedação, entre outros sintomas.
- **Antidepressivos** (p. ex., fluoxetina [Prozac], inibidores da monoamina oxidase, sertralina [Zoloft], tricíclicos [Amitriptilina]): Utilizados para o controle da depressão.
  Possíveis efeitos adversos: Podem causar ansiedade, tremor, insônia e náusea.

- A endarterectomia de carótida é um procedimento cirúrgico utilizado para remover depósitos de gordura da artéria carótida. É útil para evitar AVC recorrentes ou o desenvolvimento de AVC em pessoas com ataques isquêmicos transitórios. A estenose de 60 a 99% é o parâmetro de orientação normal utilizado quando se cogita de cirurgia, podendo reduzir o risco de AVC em até 55%. O procedimento não pode ser realizado com AVC agudo porque as pressões alteradas podem sujeitar as áreas isquêmicas a danos ainda maiores.

Estrutura de reabilitação

A reabilitação desempenha um papel importante como forma de reduzir a incapacidade e promover a independência. Além disso, é possível reduzir ou evitar as complicações conhecidas do AVC, promovendo, ao mesmo tempo, qualidade de vida. O gerenciamento ideal envolve uma equipe interdisciplinar coordenada para supervisionar um *abrangente plano de assistência* (PDA). A equipe de especialistas em reabilitação é formada por um médico, um enfermeiro um fisioterapeuta, um terapeuta ocupacional, um especialista em patologias da linguagem e da fala e um assistente social, podendo incluir ainda profissionais de outras áreas, como um neuropsicólogo, um nutricionista e um terapeuta recreacional ou um orientador vocacional. O paciente, a família e os cuidadores também são importantes membros da equipe e devem participar de todo o processo decisório relacionado ao plano de assistência. A comunicação interdisciplinar é fundamental para o funcionamento eficaz da equipe e ocorre através de conferências de caso, interações informais, *rounds* de assistência ao paciente e reuniões com os familiares do paciente. O gerenciamento de caso eficaz envolve também um plano educativo coordenado e uma documentação precisa e eficaz. É fundamental que a equipe ofereça um ambiente solidário de assistência ao paciente e a seus familiares durante a fase de adaptação a esse evento modificador de vida.

A National Stroke Association instituiu um processo de certificação de especialistas em reabilitação pós-AVC. A designação *especialistas clínicos em reabilitação pós-AVC* (CSRS) garante que os fisioterapeutas sejam clínicos especialistas em AVC através de um rigoroso conjunto de cursos em quatro níveis que culmina com um exame escrito e a concessão da credencial nacionalmente reconhecida, a certificação de CSRS. Mais informações encontram-se disponíveis no site www.stroke.org.

O plano de assistência em reabilitação leva em consideração o histórico, o curso e os sintomas do paciente, juntamente com as deficiências, limitações de atividade e restrições de participação. Igualmente importantes são as capacidades (vantagens), as prioridades e os recursos do paciente, inclusive a família, o lar e os recursos comunitários. As intervenções são *restauradoras* (têm por finalidade melhorar as deficiências, as limitações de atividade e as restrições de participação), *preventivas* (visam à minimização de possíveis complicações e deficiências indiretas) e *compensatórias* (têm por objetivo modificar a tarefa, a atividade ou o ambiente a fim de melhorar a função). Ver discussão no Capítulo 1. O foco geral para pacientes acometidos de AVC de grau moderado a severo é o planejamento abrangente, levando em consideração os episódios previstos do atendimento, como assistência hospitalar (atendimento na fase aguda, reabilitação ambulatorial), reabilitação hospitalar e assistência domiciliar/comunitária.

O padrão de prática preferido para pacientes com AVC apresentado pelo *Guide to Physical Therapist Practice* é o 5 D, *Impaired Motor Function and Sensory Integrity Associated with Nonprogressive Disorders of the Central Nervous System – Acquired in Adolescence or Adulthood*.[41,p.365] Nesse documento, o leitor encontrará informações relevantes sobre a classificação diagnóstica do paciente; os códigos ICD-9-CM, componentes do exame; considerações para fins de avaliação, diagnóstico e prognóstico; e intervenções sugeridas. Portanto, o *Guide to Physical Therapist Practice* serve de recurso básico para os fisioterapeutas criarem um plano de assistência abrangente e documentarem os serviços prestados e os resultados obtidos.

Um *continuum* de assistência fisioterapêutica é toda a gama de atendimento, serviços e/ou programas oferecida a um paciente. Para pacientes com AVC, a série de cuidados é baseada em dois importantes fatores: (1) estágio de recuperação; e (2) grau da deficiência resultante do AVC.

Fase aguda

A reabilitação de baixa intensidade tem início na unidade de atendimento na fase aguda tão logo o estado clínico do paciente está estabilizado, normalmente no espaço de 72 horas. O paciente pode ser atendido primeiramente em uma unidade de terapia intensiva (UTI) neurológica ou em uma unidade de atendimento especializado a pacientes com AVC em um estabelecimento que também ofereça serviços de reabilitação em geral. As evidências respaldam os benefícios das unidades especializadas em AVC para a obtenção de melhores resultados funcionais do que aqueles obtidos por pacientes que não recebem atendimento especializado. As pessoas que recebem esse tipo de assistência têm mais probabilidade de sobreviver, ser independentes e estar em casa 1 ano após o AVC.[42,43] O fisioterapeuta precisa estar ciente do estado presente do paciente, revendo o prontuário médico e comunicando-se com a equipe médica. Durante a assistência na fase aguda, o fisioterapeuta auxilia no monitoramente contínuo da recuperação do paciente, sempre atento a quaisquer alterações significativas no estado do paciente (p. ex., alterações dos sinais vitais [frequência cardíaca (FC), pressão arterial (PA) ou frequência respiratória (FR)], queda dos níveis de saturação de O_2, alterações na pele, alterações do estado mental e de consciência etc.). A mobilização precoce evita ou minimiza os efeitos nocivos do confinamento ao leito e o descondicionamento, podendo também aumentar o nível de consciência do paciente e estimular o retorno à independência. A reorganização funcional é ensejada através da estimulação precoce e pelo uso do lado hemiparético do corpo. O *desuso aprendido* dos membros hemiparéticos e os padrões de falta de adaptação dos movimentos são minimizados. A deterioração mental, a depressão e a apatia podem ser reduzidas através do incentivo à adoção de uma perspectiva positiva em relação ao processo de reabilitação. As intervenções incluem aspectos como posicionamento, treinamento de mobilidade funcional (p. ex., mobilidade na cama, ato de sentar-se, transferências, locomoção), treinamento para o desempenho de atividades de rotina, amplitude de movimento (ADM) e *órteses/talas*.

A instrução, a orientação e o treinamento dos pacientes e de seus familiares/cuidadores em relação à condição presente (fisiopatologia, deficiências, limitações de atividade) e aos fatores de risco de incapacidade são iniciados precocemente e incluem uma visão geral do processo de recuperação, do plano de assistência para a reabilitação e das transições esperadas entre os contextos de atendimento. É importante lembrar que esse é um momento altamente estressante para os pacientes e seus familiares e que as informações precisam ser dosadas em quantidades adequadas e repetidas e reforçadas no decorrer do tratamento. O fisioterapeuta precisa estabelecer uma comunicação eficaz, o que inclui falar com o paciente em tom e volume normais, falar lentamente e dar ao paciente tempo suficiente para responder, usar perguntas simples que exijam respostas do tipo "sim/não", e utilizar gestos e pistas táteis quando for adequado. O controle do ambiente e a redução das distrações também ajudam a manter a atenção do paciente e promover uma boa comunicação. O fisioterapeuta precisa estar ciente também da presença do defeito do campo visual (hemianopsia homônima) e das alterações perceptivas (negligência unilateral) que influenciarão a escolha da posição durante a interação com o paciente. Ele precisa ser sensível à natureza devastadora dessas alterações tanto para o paciente como para a família e trabalhar no sentido de ajudar a empoderar o paciente e seus familiares para iniciar o processo de recuperação. Eles precisam entender também que o fisioterapeuta irá trabalhar junto com eles como uma equipe.

A tendência atual é de uma permanência hospitalar mais curta durante o assistência na fase aguda (permanência média de 5 dias).[1] Entretanto, a alta precoce tem resultado no aumento do número de complicações médicas graves observadas durante a reabilitação na fase subaguda ou domiciliar. Essas complicações podem resultar em atrasos durante a reabilitação ativa e, em alguns casos, na suspensão temporária da fisioterapia ou na transferência de volta à unidade de atendimento na fase aguda até que as complicações médicas se resolvam. Os fisioterapeutas precisam estar atentos ao monitoramento do paciente em relação ao risco potencial de complicações e emergências médicas (p. ex., arritmias cardíacas, trombose venosa profunda, pressão arterial descontrolada, AVC recorrente etc.).

Fase subaguda

Pacientes com deficiências residuais moderadas ou severas ou com limitações de atividade podem beneficiar-se da reabilitação ambulatorial intensiva oferecida em uma unidade de reabilitação independente ou vinculada ao hospital de atendimento de pacientes na fase aguda. Os programas de reabilitação certificados pela Commission on Accreditation of Rehabilitation Facilities (CARF) e pela Joint Commission on Accreditation of Healthcare Organizations (JCAHO) seguem padrões uniformes e oferecem atendimento de alta qualidade.[2] As evidências respaldam o valor da fisioterapia como meio de obter melhores resultados funcionais para pacientes com AVC.[43-52] Os pacientes são encaminhados para reabilitação ambulatorial se forem capazes de tolerar uma intensidade de serviços que consiste em duas ou mais disciplinas de reabilitação administradas durante 6 dias por semana por um mínimo de 3 horas de reabilitação ativa por dia. Se o paciente necessitar de serviços menos intensivos, institui-se a transferência para uma unidade de cuidados transicionais em um posto de enfermagem especializada, onde os serviços de reabilitação são menos intensos e variam de 60 a 90 minutos de fisioterapia durante 5 dias por semana.[2]

O tempo para o início dos serviços de reabilitação é um fator importante na previsão dos resultados. Em geral, um intervalo mais curto entre a manifestação dos sintomas e a internação, nos primeiros 20 dias, já demonstrou produzir resultados significativamente melhores do que intervalos mais longos.[53] Outros fatores que influenciam o momento dos esforços de reabilitação são a estabilidade do quadro clínico, a severidade dos déficits de cognição e percepção, a motivação, a resistência do paciente e a recuperação. Em uma época em que existe prazo para o pagamento da prestação de serviços de reabilitação abrangentes, a escolha do momento ideal para esse tipo de serviço pode evitar que o paciente caia desnecessariamente em falta e melhorar os resultados funcionais em longo prazo.

Fase crônica

Os serviços de reabilitação durante a fase crônica, geralmente definida como mais de 6 meses após o AVC, normalmente são prestados em uma unidade de reabilitação ambulatorial, em um ambiente comunitário ou em casa. Os serviços ambulatoriais são prescritos para o paciente que tenha recebido alta da reabilitação hospitalar, necessita continuar a reabilitação e é capaz de entrar e sair de casa com facilidade. Muitas das intervenções iniciadas durante a reabilitação hospitalar têm continuidade e progridem a fim de manter os benefícios obtidos e melhorar o desempenho funcional.[44,46,48-52] Outras intervenções, como terapia de movimento induzido por contenção (TMIC),[45] treinamento bilateral,[47] treinamento de realidade virtual,[53] e caminhada assistida por meio eletromecânico,[54] podem ser implementadas. Alguns pacientes com envolvimento leve que não necessitem de uma reabilitação hospitalar intensa também podem se beneficiar dos serviços de reabilitação ambulatorial. Um registro completo dos serviços médicos e de reabilitação passados deve ser disponibilizado para esses órgãos. A intensidade dos serviços prestados variam, mas geralmente é menor do que aquela da reabilitação hospitalar (p. ex., 60 a 90 minutos por visita, de 2 a 3 vezes por semana). Os programas de intervenção ambulatorial que visam a melhorar progressivamente a flexibilidade, a força, o equilíbrio, a locomoção, a resistência e a função dos membros superiores já demonstraram ser eficazes para produzir resultados significativos.[55] O paciente e a família recebem instruções sobre um programa de exercícios domiciliares (HEP) e são orientados sobre a importância da manutenção dos níveis de exercício, da promoção da saúde, da prevenção de quedas e da segurança.

O paciente pode receber serviços de assistência domiciliar em reabilitação, normalmente recomendáveis para o paciente que não consegue sair de casa de forma independente. Os desafios de estar em casa podem impor outros tipos de estresse diário ao paciente e à família. As dificuldades devem ser prontamente resolvidas quando surgem. O fisioterapeuta precisa ter empatia pelo desenvolvimento de habilidades de solução de problemas para garantir a adaptação bem-sucedida à variabilidade de ambientes em casa e na comunidade. Os fatores de risco de quedas devem ser eliminados ou minimizados conforme seja apropriado ou possível. O exame do ambiente e as recomendações de modificação do ambiente são partes importantes da preparação para o retorno para casa (ver Cap. 9).

Por fim, o paciente deve ser auxiliado a retomar a participação na comunidade a nas atividades de lazer. Com os crescentes níveis de atividade, é importante monitorar cuidadosamente os níveis de resistência do paciente e fornecer instruções sobre o ritmo de atividade e as técnicas de conservação de energia, conforme necessário. Os programas comunitários de condicionamento físico[51] e as atividades aquáticas[56] já demonstraram melhorar as funções após um AVC. Um pequeno número de sobreviventes de AVC pode ser avaliado e assistido para retornar ao trabalho. À medida que o paciente obtém sucesso nos ambientes doméstico e comunitário, os serviços devem ser gradativamente eliminados. As visitas de acompanhamento em intervalos periódicos são recomendáveis para a identificação de eventuais problemas que venham surgir e a manutenção da função em longo prazo.

Nota: Apesar do grande número de pesquisas sobre a eficácia da reabilitação de pacientes de AVC e de mais de 10 revisões sistemáticas publicadas pela Cochrane,[43-56] os pesquisadores do Centro Cochrane chegaram à conclusão de que é necessário desenvolver um maior número de pesquisas de alta qualidade (p. ex., ensaios randomizados controlados) para determinar as intervenções mais eficazes. Mais pesquisas se fazem necessárias também para investigar o efeito das intervenções de reabilitação na qualidade de vida, na participação e na relação custo-benefício em geral, bem como os diferentes efeitos da severidade, da latência e da idade do AVC.

Exame

O três componentes básicos de um exame fisioterapêutico abrangente são o histórico do paciente, a revisão dos sistemas e os testes e medidas utilizados. A seleção dos procedimentos de exame variam de acordo com uma série de fatores, entre os quais, a idade do paciente, o local e a severidade do AVC, o estágio de recuperação, os dados dos exames de rastreamento iniciais, a fase de reabilitação e a situação doméstica/comunitária/de trabalho, bem como outros fatores.

O exame tem por finalidade:

- Estabelecer o diagnóstico e a classificação dentro de um padrão de prática específico.
- Monitorar a recuperação após o AVC.
- Identificar os pacientes que têm mais probabilidade de se beneficiarem dos serviços de reabilitação e a opção mais adequada de um ambiente de assistência.
- Desenvolver um plano de assistência específico, incluindo os objetivos previstos, os resultados esperados, o prognóstico e as intervenções.
- Monitorar o progresso em relação aos objetivos e resultados projetados através de reavaliações periódicas.
- Determinar se é indicado o encaminhamento do paciente para outro profissional.
- Planejar a alta hospitalar.

O exame abrangente é a principal fonte de informações para a tomada de decisões clínicas. Os achados do exame devem ser coordenados com aqueles da equipe de reabilitação para que se chegue a um plano de assistência integrado. O Quadro 15.3 apresenta os Elementos do Exame do Paciente com AVC[41] e as possíveis deficiências. Os capítulos anteriores (ver Caps. 1 a 9) abordam muitos desses procedimentos de exame, testes e medidas. Esta seção aborda os aspectos relevantes do exame, como os testes e as medidas e os instrumentos específicos de diagnóstico desenvolvidos para o paciente com AVC. O fisioterapeuta deve estabelecer a diferença entre aquelas deficiências diretamente decorrentes do AVC e as deficiências indiretas ou secundárias, resultantes de sequelas ou complicações originárias de outros sistemas. É igualmente importante verificar os aspectos relacionados ao desempenho funcional, inclusive as limitações de atividade e as restrições de participação.

Os dados obtidos através de entrevista com o paciente/família e a análise do prontuário médico devem incluir informações sobre a demografia geral, o histórico clínico/cirúrgico, o histórico social e de emprego, o histórico familiar, o ambiente de vida, o estado geral de saúde, os fatores de risco e os hábitos sociais e de saúde do paciente. Os problemas de saúde coexistentes e os medicamentos usados também devem ser identificados. O paciente mais velho com AVC normalmente apresenta um histórico de uma série de comorbidades cardiovasculares e outras. Os dados obtidos a partir do histórico ajudarão a direcionar melhor a revisão dos sistemas e o exame profundo.

Quadro 15.3 Elementos do exame do paciente com AVC[41]

Histórico do paciente
- Idade, sexo, raça/etnia, linguagem básica, escolaridade
- Histórico social: crenças culturais e comportamentos, recursos da família e dos cuidadores, sistemas de apoio social
- Profissão/emprego/trabalho
- Ambiente de vida: obstáculos em casa/no trabalho
- Mão dominante
- Estado geral de saúde: físico, psicológico, social, funcional, hábitos de saúde
- Histórico familiar
- Histórico clínico/cirúrgico
- Condições presentes/principais queixas
- Medicamentos
- Resultados de exames clínicos/laboratoriais
- Nível de atividade funcional: pré-mórbido

Revisão dos sistemas
- Neuromuscular
- Musculoesquelético
- Cardiovascular/pulmonar
- Tegumentar

Testes e medições/deficiências
Os testes e medições são selecionados com base na capacidade do paciente de quantificar ou descrever cada um dos seguintes aspectos:
- Nível de consciência, estímulo, atenção e cognição: estado mental, discernimento e motivação
  Deficiências primárias: comprometimento do estado de alerta e atenção, perseveração, confabulação, confusão mental, desorientação, distratibilidade, déficits de memória, comprometimento da capacidade de julgamento
- Estado emocional
  Deficiências primárias: depressão, afeto pseudobulbar, apatia, euforia
- Estilo de comportamento
  Deficiências primárias: estilos de comportamento impulsivo ou cauteloso; frustração, irritabilidade
- Comunicação e linguagem: esforços coordenados com o especialista em patologias da fala e da linguagem
  Deficiências primárias: afasia fluente, não fluente ou global, disartria
- Circulação; sinais e sintomas cardiovasculares
  Comorbidades comuns: hipertensão, doença arterial coronária (DAC), insuficiência cardíaca congestiva (ICC), diabetes, trombose venosa profunda (TVP)
- Ventilação e respiração/troca gasosa: sinais e sintomas pulmonares
  Comorbidades comuns: doença pulmonar crônica
  Deficiências secundárias: ombro hemiplégico e/ou dor na mão
- Características antropométricas: índice de massa corporal, circunferência, comprimento
  Deficiências secundárias: edema, comum nas mãos e nos pés
- Integridade tegumentar: condição da pele, áreas sensíveis à pressão; eficácia dos dispositivos protetores de alívio da pressão
  Deficiências secundárias: alteração da integridade da pele, úlceras de decúbito
- Dor: intensidade e local
  Deficiências primárias: dor central pós-AVC
- Integridade dos nervos cranianos e periféricos
  Deficiências primárias: disfagia
- Integridade e integração sensoriais
  Deficiências primárias: hemianopsia homônima, perdas táteis/proprioceptivas/cinestésicas, astereognose
- Função perceptiva: esforços coordenados com o terapeuta ocupacional
  Deficiências primárias: síndrome das relações espaciais, distúrbios de esquema/imagem corporal, negligência unilateral, agnosia, desorientação topográfica
- Integridade, alinhamento e mobilidade das articulações: ADM (ativa e passiva); comprimento dos músculos e extensibilidade dos tecidos moles
  Deficiências secundárias: alteração do alinhamento biomecânico; perda de ADM das articulações, comprimento dos músculos e tecidos moles
- Postura: alinhamento e posição, simetria (estática e dinâmica, sentada e em pé); ergonomia e mecânica corporal
  Deficiências secundárias: alteração do alinhamento biomecânico
- Função motora: controle motor e aprendizado motor
  Deficiências primárias:
  Alteração da integridade dos reflexos: hiper-reflexia, reflexos tônicos, reações correlatas
  Tonicidade anormal: flacidez inicialmente; espasticidade: postura espástica
  Sinergias (obrigatórias) anormais: padrões de sinergia de flexão e extensão
  Alterações dos padrões de movimentos voluntários: iniciação, sequenciamento e tempo das contrações musculares alterados; produção de força alterada
  Coordenação, destreza, agilidade: déficits de coordenação
  Planejamento motor: apraxia ideomotora ou ideacional
- Desempenho muscular: força, potência e resistência
  Deficiências primárias: paralisia ou fraqueza; fadiga
  Deficiências secundárias: atrofia por desuso
- Controle da postura e do equilíbrio: integração sensoriomotora, estratégias de equilíbrio (estático e dinâmico); segurança
  Deficiências primárias: equilíbrio alterado, maior risco de quedas
- Marcha e locomoção: padrão de marcha e velocidade, uso de dispositivos de auxílio/dispositivos ortéticos, segurança
  Deficiências primárias: sequenciamento, tempo, equilíbrio e resistência alterados
- Manuseio da cadeira de rodas e mobilidade: segurança e resistência
- Capacidade aeróbia e resistência: teste de atividade funcional, teste de esforço graduado
  Deficiências secundárias: resistência reduzida
- Dispositivos ortéticos, de proteção e de apoio: adaptação, alinhamento, função, uso, segurança
- Estado funcional e nível de atividade: exame das habilidades funcionais baseado no desempenho (nível FIM), atividades de rotina básicas e instrumentais; habilidades de mobilidade funcional; habilidades de gestão doméstica; dispositivos auxiliares ou adaptativos: adaptação, alinhamento, função, uso; segurança
  Deficiências primárias: perda da função independente
- Trabalho, comunidade e atividades de lazer: capacidade de de assumir/retomar atividades, segurança

Integridade dos nervos cranianos

O fisioterapeuta deve examinar a sensação facial (nervo craniano V), os movimentos faciais (nervos cranianos V e VII) e a função labiríntica/auditiva (nervo craniano VIII). A presença de dificuldades de deglutição e salivação excessiva requer um exame dos núcleos motores dos nervos cranianos da porção inferior do tronco encefálico (nervos cranianos IX, X e XII) que afetam os músculos da face, da língua, da laringe e da faringe. O procedimento consiste também em determinar a função motora dos lábios, da boca, da língua, do palato, da faringe e da laringe. Deve-se examinar o reflexo faríngeo, uma vez que a hipoatividade pode resultar em aspiração para o interior das vias aéreas. A adequabilidade dos mecanismos de tosse também deve ser cuidadosamente examinada. O fisioterapeuta deve ser capaz de reconhecer a presença de dificuldades de deglutição e providenciar o encaminhamento imediato do paciente para o atendimento necessário.

Deve-se investigar cuidadosamente o sistema visual, com testes para a verificação de defeitos de campo visual (nervo craniano II, radiação ótica, córtex visual), acuidade (nervo craniano II), reflexos pupilares (nervos cranianos II e III) e movimentos extraoculares (nervos cranianos III, IV e VI). No caso de AVC no tronco encefálico, pode haver presença de distúrbios de motilidade ocular, como diplopia, oscilopsia, distorções visuais ou paralisia do olhar conjugado. Os defeitos do campo visual (hemianopsia homônima) precisam ser diferenciados da negligência visual, um déficit perceptivo caracterizado por uma desatenção ou negligência aos estímulos visuais apresentados no lado envolvido. O paciente com hemianopsia pura normalmente tem consciência do déficit, podendo compensá-lo espontaneamente com o movimento dos olhos ou da cabeça para o lado do déficit; o paciente com negligência visual não tem consciência (desatento) do déficit (ver Cap. 29). O uso de lentes de correção por prescrição médica deve ser determinado antes de qualquer teste; o fisioterapeuta deve se certificar de que os óculos estão sendo usados e estão limpos.

Sensação

Os déficits de sensações somáticas (toque, temperatura, dor e proprocepção) são comuns após um AVC. O tipo e a extensão da deficiência estão relacionados à localização e ao tamanho da lesão vascular. A presença de áreas localizadas específicas de disfunção é comum no caso de lesões corticais, enquanto o envolvimento difuso de um lado do corpo sugere a presença de lesões mais profundas que envolvem o tálamo e as estruturas adjacentes. Existem relatos de comprometimento da sensação de toque (64 a 94%), proprocepção (17 a 52%), vibração (44%) e perda de sensibilidade à espetada de um alfinete (35 a 71%).[57-59] Há relatos de perda sensorial nos membros ipsilaterais menos afetados, embora em menor proporção (12 a 25%). Os sintomas de anestesia cruzada (deficiências faciais ipsilaterais com envolvimento contralateral do tronco e dos membros) tipificam as lesões do tronco encefálico. Foram constatados também distúrbios das modalidades sensoriais corticais (distinção entre dois pontos, estereognosia, cinestesia, grafestesia).[60,61] As deficiências sensoriais profundas afetam negativamente o desempenho motor, o aprendizado motor e aos resultados da reabilitação e contribuem para a negligência unilateral e o *desuso aprendido* dos membros. A deficiência sensorial é associada também a úlceras de pressão, escoriações e dor e subluxação de ombro.

A *dor central pós-AVC (DCPAVC)* é definida como a dor que se manifesta em consequência direta de uma lesão ou doença que afeta o sistema somatossensorial central e ocorre em cerca de 10% dos AVC[62] podendo resultar de lesões em qualquer nível das vias somatossensoriais, inclusive a medula, o tálamo e o córtex. Acredita-se que o tálamo desempenhe um papel importante na fisiopatologia subjacente da dor central. A DCPAVC pode ser severa e persistente (descrita como "queimação", "dor"), espontânea e intermitente (descrita como uma dor "lacerante" ou "aguda") ou evocada por estímulos mecânicos (acariciamento da pele, pressão) ou térmicos (calor ou frio). Os sintomas podem ser localizados e afetar mão/braço ou pé/perna ou, em casos severos, afetar metade do corpo. A dor normalmente se desenvolve nos primeiros meses após o AVC, embora possa se manifestar muitos meses depois. A recuperação espontânea é rara e o sofrimento crônico é comum. A natureza debilitante da DCPAVC geralmente limita a participação nos programas de reabilitação e os resultados.[63]

Um exame sensorial deve incluir testes das sensações superficiais (p. ex., toque, pressão, distinção entre pontiagudo ou rombo, temperatura) e sensações profundas (proprocepção, cinestesia, vibração). As sensações (corticais) combinadas, como estereognosia, localização tátil, distinção entre dois pontos e reconhecimento de textura também devem ser examinadas após a determinação da integridade das sensações superficiais de toque e pressão. O Capítulo 3 contém uma descrição detalhada dos procedimentos de teste sensorial. A qualidade das deficiências sensoriais vivenciadas pode variar de uma leve alteração da percepção a alterações acentuadas dos limiares sensoriais, percepções retardadas, incerteza de respostas, tempo de adaptação sensorial alterado e persistência sensorial.[57] As deficiências podem ser evidentes em uma modalidade sensorial e não em outras. É de se esperar que haja diferenças também entre os membros hemiplégicos superiores e inferiores, dependendo do local da lesão. As comparações com o lado intacto devem ser vistas com cautela, uma vez que podem existir deficiências nos membros supostamente "normais" devido à idade e à presença de comorbidades. O teste sensorial pode ser difícil ou precisar ser adiado devido aos déficits cognitivos e de comunicação.

Flexibilidade e integridade das articulações

Um exame da flexibilidade das articulações deve incluir a ADM passiva com o uso de um goniômetro, a hipermobilidade/hipomobilidade das articulações e as alterações ocorridas nos tecidos moles (inchaço, inflamação ou restrição). O ombro e o pulso devem ser cuidadosamente examinados, tendo em vista que os problemas de mau alinhamento articular são comuns. O edema do pulso geralmente produz ossos carpais mal alinhados, com consequente conflito ósseo durante a extensão do pulso. Os problemas de espasticidade pode resultar em achados inconsistentes em relação à ADM, uma vez que podem ocorrer oscilações de tonicidade de uma sessão de testes para outra. Portanto, as anomalias de tonicidade devem ser observadas por ocasião do exame. A ADM ativa (ADMA) pode ser limitada ou impossível para o paciente no início ou no meio da recuperação na presença de paresia, espasticidade ou sinergias obrigatórias que possam impedir a produção de movimentos voluntários isolados. As limitações da ADM e o desenvolvimento de contraturas devem ser cuidadosamente documentados.

As contraturas podem se desenvolver em qualquer local, mas são particularmente aparentes nos membros paréticos. À medida que as contraturas progridem, pode haver desenvolvimento de edema e dor e restringir ainda mais a mobilidade. Nos membros superiores, as limitações dos movimentos de flexão, abdução e rotação lateral do ombro são comuns. As contraturas são episódios prováveis nos flexores do cotovelo, nos flexores do pulso e dos dedos e nos pronadores do antebraço. Nos membros inferiores, as contraturas de flexão plantar são comuns.

Função motora

Estágios da recuperação motora

Inicialmente, há presença de paralisia flácida (*estágio 1*), a qual é substituída pelo desenvolvimento de espasticidade, hiper-reflexia e padrões de movimento de massa, chamados **sinergias obrigatórias**, todos eles são característicos da síndrome do neurônio motor superior. Os músculos envolvidos nos padrões de sinergia obrigatória estão fortemente ligados em um padrão anormal altamente estereotipado; não há possibilidade de movimentos articulares isolados fora do padrão obrigatório. No *estágio 2* (sinergia inicial), os estímulos facilitadores provocam sinergias com movimentos voluntários mínimos. À medida que a recuperação progride, a espasticidade é marcada por fortes sinergias obrigatórias (*estágio 3*). A influência sinergística começa a diminuir no *estágio 4* com o surgimento de alguns movimentos articulares isolados sem sinergismos. Durante o *estágio 5*, a independência relativa da sinergia, a espasticidade continua a diminuir e movimentos articulares isolados tornam-se mais aparentes; durante o *estágio 6*, os padrões de movimentos são quase normais. Esse padrão geral de recuperação foi descrito inicialmente por Twitchell[64] e Brunnstrom[65,66] e confirmado por outros pesquisadores[67,68] (Quadro 15.4). Vários

Quadro 15.4 Estágios sequenciais da recuperação motora após um AVC

Estágio 1:	A recuperação da hemiplegia ocorre em uma sequência estereotipada de eventos que começa com um período de *flacidez* imediatamente após o episódio agudo. Não há desencadeamento de *nenhum movimento dos membros*.
Estágio 2:	Quando a recuperação se inicia, as sinergias básicas dos membros ou de alguns de seus componentes podem apresentar-se como reações correlatas, ou com a presença de respostas de *movimentos voluntários mínimos*. Ao mesmo tempo, a espasticidade começa a se desenvolver.
Estágio 3:	O paciente, então, adquire o *controle voluntário das sinergias de movimento*, embora sem que a gama completa de todos os componentes sinergéticos se desenvolva necessariamente. A espasticidade aumenta mais ainda, podendo tornar-se severa.
Estágio 4:	Estabelece-se o domínio de algumas *combinações de movimento que não seguem os caminhos de qualquer dos padrões de sinergia*, primeiro com dificuldade, depois com mais facilidade, e a *espasticidade começa a diminuir*.
Estágio 5:	Se continuar havendo progresso, *combinações de movimentos mais difíceis são aprendidas*, à medida que as sinergias básicas dos membros perdem sua dominância sobre os atos motores.
Estágio 6:	Com o *desaparecimento da espasticidade, os movimentos articulares individuais tornam-se possíveis e a coordenação* aproxima-se do normal. A partir daí, como última etapa da recuperação, a função motora normal se recupera, mas nem todos alcançam este último estágio, visto que o processo de recuperação pode estagnar-se em qualquer estágio.

Extraído de Brunnstrom, S: Movement Therapy in Hemiplegia. Harper & Row, Nova York, 1970, com permissão.

pontos importantes merecem consideração. Existe um padrão geral de recuperação motora, embora a recuperação seja altamente variável. Alguns pacientes apresentam envolvimento leve com uma recuperação plena e rápida, enquanto outros demonstram envolvimento severo com recuperação incompleta. O grau de recuperação depende de uma série de fatores, inclusive do local da lesão e da capacidade de adaptação através do treinamento. Por fim, vale ressaltar que a recuperação difere entre os pacientes. Por exemplo, o membro superior pode ser mais envolvido e demonstrar uma recuperação menos completa do que o membro inferior, como se observa na síndrome da artéria cerebral média (ACM). Para o exame dos estágios de recuperação, ver Protocolo de desempenho físico de Fugl-Meyer, no final desta seção e no Apêndice 15.A.

Tônus

A **flacidez** (hipotonicidade) apresenta-se imediatamente após o AVC e se deve basicamente aos efeitos do choque cerebral. Em geral, tem vida curta e dura apenas alguns dias ou semanas. A flacidez pode persistir em um pequeno número de pacientes, com as lesões restringindo-se ao córtex motor primário ou ao cerebelo. A **espasticidade** (hipertonicidade) surge em cerca de 90% dos casos e ocorre do lado do corpo oposto à lesão. A espasticidade na síndrome do neurônio motor ocorre predominantemente nos músculos antigravidade (ver Cap. 5, Tab. 5.3). No paciente com AVC, a espasticidade do membro superior geralmente é forte nos retratores da escápula; os adutores, os depressores e os rotadores mediais do ombro; os flexores do cotovelo e os pronadores do antebraço; e os flexores do punho e dos dedos. No pescoço e no tronco, a espasticidade pode causar maior flexão lateral para o lado hemiplégico. No membro inferior, a espasticidade geralmente é forte nos retratores da pelve, os adutores e rotadores mediais do quadril, os extensores do quadril e do joelho, os flexores plantares e os supinadores, e os flexores dos dedos dos pés. A espasticidade resulta em músculos enrijecidos que restringem o movimento volicional. A postura dos membros (p. ex., a mão firmemente cerrada com o cotovelo flexionado e apertado contra o peito ou o joelho rigidamente estendido com o pé em flexão plantar) é comum na presença de espasticidade moderada a severa. A postura espástica pode levar ao desenvolvimento de espasmos dolorosos (semelhantes a cãibra muscular), mudanças degenerativas e contraturas fixas. O ajuste automático dos músculos posturais que normalmente ocorre durante a preparação para uma tarefa de movimento e sua execução também é prejudicado. Consequentemente, pacientes com AVC podem não ter a capacidade de adaptar e estabilizar adequadamente os membros proximais e o tronco durante o movimento, com consequentes anomalias posturais, comprometimento do equilíbrio e maior risco de quedas.

O exame da tonicidade é essencial. O teste de movimento passivo pode ser utilizado para determinar a presença de hipotonicidade ou espasticidade. A severidade da espasticidade pode ser graduada com base na resistência ao alongamento passivo utilizando a MSA (Escala Modificada de Ashworth) (ver Cap. 5, Tab. 5.4). A posição dos membros afetados em repouso (posturas de repouso) e durante os movimentos voluntários deve ser observada quanto às influências da tonicidade.

Reflexos

Os reflexos são alterados e também variam de acordo com o estágio de recuperação. Inicialmente, o AVC resulta em hiporreflexia com flacidez. Com o aparecimento da espasticidade e das sinergias, observa-se a hiper-reflexia. Os reflexos tendinosos profundos são hiperativos e os pacientes podem apresentar clônus, resposta em canivete e um sinal de Babinski positivo, todos achados compatíveis com a síndrome do neurônio motor superior (ver Cap. 5, Tab. 5.5).

Os *reflexos tônicos* podem aparecer de forma prontamente identificável semelhante àquela observada em outros tipos de insulto neurológico (p. ex., lesão cerebral traumática [LCT], paralisia cerebral (PC)). Consequentemente, o movimento da cabeça ou a posição do corpo podem provocar uma alteração obrigatória na tonicidade de repouso ou no movimento dos membros. O tipo mais comum observado é o reflexo tônico cervical assimétrico (RTCA), no qual a rotação da cabeça provoca a extensão do cotovelo no lado do membro superior para o qual a mandíbula está voltada e a flexão do cotovelo do lado oposto do membro, correspondente à região occipital (ver Cap. 5, Tab. 5.7).

Em geral, há presença também de *reações correlatas* em pacientes com AVC que apresentam forte espasticidade e sinergias obrigatórias. Essas reações consistem em movimentos involuntários do membro hemiparético causadas pela ação voluntária de outro membro ou por outros estímulos, como bocejar, espirrar ou tossir. Por exemplo, o paciente contrai vigorosamente os flexores do cotovelo do lado mais forte do membro superior; o cotovelo hemiparético também se flexiona. Ou o paciente flexiona o quadril para erguer o membro inferior hemiparético ao se sentar; o membro superior hemiparético também se flexiona. As reações correlatas podem limitar o desempenho funcional, especialmente do membro superior. Deve-se fazer um exame dos reflexos de alongamento e dos reflexos patológicos (p. ex., sinal de Babinski, atividade de reflexo tônico, reações correlatas) (ver Cap. 5, Tab. 5.7).

Movimentos voluntários

Sinergias obrigatórias anormais e altamente estereotipadas surgem com a espasticidade presente após o AVC. Consequentemente, o paciente não consegue executar um movimento isolado de um único segmento de um membro sem produzir movimentos no restante do membro. Por exemplo, os esforços para flexionar o cotovelo resultam também na flexão, abdução e rotação lateral do ombro. O paciente fica severamente limitado em sua capacidade de adaptar os movimentos às demandas variáveis da tarefa ou do ambiente. As sinergias obrigatórias podem apresentar-se como reflexos no início da recuperação ou como movimentos voluntários. À medida que a recuperação progride, elas se tornam mais fortes, relacionadas à presença e severidade da espasticidade. Foram descritos dois padrões distintos de sinergia anormal para cada membro: uma sinergia de flexão e uma sinergia de extensão (Tab. 15.6). Uma inspeção dos componentes da sinergia revela que determinados músculos normalmente não são envolvidos na sinergia de flexão ou de extensão. Esses músculos são (1) latíssimo do dorso, (2) redondo maior, (3) serrátil anterior, (4) extensores dos dedos da mão e (5) eversores do tornozelo. Portanto, geralmente é difícil ativar esses músculos enquanto o paciente apresenta esses padrões. Em geral, as sinergias obrigatórias são incompatíveis com as atividades de rotina normais e as habilidades de mobilidade funcional. Por exemplo, o paciente com uma forte sinergia extensora do membro inferior tem dificuldade de andar devido à flexão plantar e inversão do pé com extensão e adução do quadril e do joelho (padrão de marcha em tesoura). À medida que a recuperação progride, a espasticidade e as sinergias obrigatórias começam a desaparecer, possibilitando a manifestação de sinergias mais normais com controle articular isolado.

Os padrões de movimento voluntário devem ser examinados quanto à influência das sinergias. O fisioterapeuta baseia o exame da dominância sinergística no conhecimento dos componentes característicos das sinergias. É possível um membro variar significativamente em relação a outro (p. ex., o membro superior pode demonstrar mais dominância sinergística do que o membro inferior). A dominância sinergística e o controle articular isolado também podem variar em determinado membro (p. ex., o ombro pode demonstrar mais controle isolado do que o pulso e a mão). Durante o estágio final de recuperação, os movimentos voluntários demonstram controle articular isolado e parecem mais normais na ausência da espasticidade e das restrições sinergísticas. Ver Protocolo de desempenho físico de Fugl-Meyer, mais adiante nesta seção.

Coordenação

As perdas proprioceptivas podem resultar em ataxia sensorial. Os AVC que afetam o cerebelo normalmente produzem ataxia cerebelar (p. ex., síndrome medular lateral, síndrome da artéria basilar, síndromes pontinas) e fraqueza motora. Os consequentes problemas de tempo e sequenciamento dos músculos podem comprometer significativamente a função e limitar a adaptabilidade às demandas variáveis da tarefa e do ambiente. O envolvimento dos núcleos da base (síndrome da artéria cerebral posterior) pode resultar em movimentos mais lentos (bradicinesia) ou em movimentos voluntários (coreoatetose, hemibalismo).

Os testes de coordenação podem ser utilizados para examinar o controle. O fisioterapeuta concentra-se nos elementos do controle de velocidade/ritmo, constância, orientação das respostas e tempos de reação e movimento. O controle motor fino e a destreza devem ser examinados utilizando-se tarefas como escrever, vestir-se e alimentar-se (ver Cap. 6). Embora o lado hemiparético possa apresentar deficiências mais significativas, é importante lembrar que podem ocorrer déficits sutis do lado menos envolvido. Portanto, é importante examinar tanto os movimentos unilaterais quanto bilaterais, incluindo os movimentos simétri-

Tabela 15.6 Padrões de sinergia obrigatória após um AVC

	Componentes da sinergia flexora	Componentes da sinergia extensora
Membro superior	Retração/elevação ou hiperextensão da escápula Abdução, rotação externa do ombro Flexão do ombro* Supinação do antebraço Flexão do pulso e dos dedos da mão	Protração da escápula Adução,* rotação medial do ombro Extensão do cotovelo Pronação do antebraço* Flexão do pulso e dos dedos da mão
Membro inferior	Flexão,* abdução, rotação lateral do quadril Flexão do joelho Dorsiflexão, inversão do tornozelo Dorsiflexão dos dedos do pé	Extensão, adução,* rotação medial do quadril Extensão do quadril* Flexão plantar,* inversão do tornozelo Flexão plantar dos dedos do pé

*Em geral, os componentes mais fortes.

cos, assimétricos e independentes. O desempenho pode variar à medida que o paciente passa da posição supina para as posições sentada e em pé, com o consequente aumento das demandas posturais e dos graus de liberdade.

Programação motora

A *práxis motora* é capacidade de planejar e executar movimentos coordenados. As lesões do córtex frontal pré-motor de qualquer dos dois hemisférios, do lobo parietal inferior esquerdo e do corpo caloso podem produzir **apraxia**. A apraxia é mais evidente no caso de danos aos hemisfério esquerdo do que ao hemisfério direito e é frequentemente observada na presença de afasia. O paciente demonstra dificuldade para planejar e executar movimentos voluntários que não se explica por qualquer outra razão (p. ex., comprometimento da força, coordenação, sensação, tonicidade, função cognitiva, comunicação ou falta de cooperação). Existem dois tipos principais de apraxia. A **apraxia ideacional** é uma incapacidade do paciente de produzir movimento mediante comando ou automaticamente e representa uma falha total na conceitualização da tarefa. O paciente não tem a menor ideia de como fazer o movimento e, consequentemente, não consegue formular os programas motores necessários. No caso da **apraxia ideomotora**, por outro lado, o paciente não consegue produzir movimento mediante comando, mas é capaz de produzir movimentos automáticos. Portanto, o paciente consegue desempenhar tarefas habituais quando não comandado para o fazer e geralmente persevera, repetindo a atividades várias vezes. Informações significativas sobre a apraxia podem ser obtidas através da estreita colaboração com o terapeuta ocupacional. Para informações mais detalhadas sobre esses déficits e seu gerenciamento, o leitor deve consultar o Capítulo 27.

Força muscular

A paresia, uma condição presente em 80 a 90% dos pacientes após um AVC, é um fator importante no comprometimento da função motora, na limitação das atividades e na incapacidade. Os pacientes não conseguem gerar a força necessária para iniciar e controlar o movimento. O grau de fraqueza primária está relacionado ao local e ao tamanho da lesão cerebral e varia da total incapacidade para executar qualquer contração (**hemiplegia**) à **hemiparesia** com deficiências mensuráveis na produção de força.[69] Os déficits no lado contralateral normalmente incluem hemiparesia (membro superior ou inferior do lado oposto). Devido à alta incidência de AVC da artéria cerebral média, o membro superior geralmente é mais afetado do que o membro inferior. Cerca de 20% das pessoas acometidas de AVC da artéria cerebral média não recuperam o uso funcional do membro superior afetado.

Em geral, os músculos distais apresentam maiores déficits de força do que os músculos proximais. Isso pode se explicar pela maior facilitação dos músculos distais do que dos músculos proximais proporcionada pelo sistema corticoespinal. Uma fraqueza leve ocorre também no lado ipsilateral, "supostamente normal",[70,71] o que pode se explicar pelo fato de apenas 75 a 90% das fibras corticoespinais atravessarem a medula para o lado contralateral; o restante se transmite à medula espinal ipsilateralmente no trato corticoespinal anterior ou ventral. Uma vez na medula espinal, algumas dessas fibras atravessam, enquanto as demais, não, o que explica a fraqueza bilateral.[72] O grau de fraqueza vivenciado pelo paciente pode variar também de acordo com o grau e o nível de inatividade (atrofia por desuso) e as tarefas funcionais específicas tentadas. Consequentemente, o paciente pode parecer mais forte em algumas tarefas do que em outras.[73]

A fraqueza pós-AVC está associada a uma série de alterações tanto nos músculos quanto na unidade motora. Ocorrem alterações na composição dos músculos, inclusive atrofia das fibras musculares. Há uma perda seletiva das fibras de contração rápida do tipo II com subsequente aumento do percentual de fibras do tipo I (um achado também relatado em idosos). Essa perda seletiva de fibras do tipo II resulta em uma produção mais lenta de força, dificuldade em iniciar e produzir movimentos rápidos de grande força e rápida manifestação de fadiga.[60,73-75] O número de unidades motoras em funcionamento e as taxas de descarga também diminuem. Isso se explica pela presença da degeneração trans-sináptica dos neurônios motores alfa que ocorre com a perda de inervação corticoespinal. Ocorre o recrutamento anormal de unidades motoras com tempos alterados.[76-78] Consequentemente, os pacientes apresentam padrões ineficientes de ativação muscular e níveis mais elevados de cocontração. Essa ativação muscular opositora pode contribuir para a fraqueza e a falta de coordenação muscular. Essas deficiências na produção de força e coordenação foram relatadas tanto nos membros superiores paréticos quanto nos menos afetados após o AVC.[79-80] Os pacientes demonstram mais esforço e fatigabilidade com queixas frequentes de sensação de fraqueza. Os potenciais de desnervação na eletromiografia (EMG) são comuns, também resultantes das alterações causadas pela desnervação ocorrida nos tratos corticoespinais. Os tempos gerais de reação aumentam, um achado também relatado nos membros menos afetados e em idosos em geral. Os tempos dos movimentos são prolongados, uma anomalia de tempo que contribui para o comprometimento das sequências motoras coordenadas.

Embora seja necessário um exame da força, o teste muscular manual tradicional (TMM) apresenta problemas de validade na presença de espasticidade forte, reflexo e dominância singergística. O paciente que não consegue isolar movimentos específicos não deve ser examinado com o TMM. Nesse caso, pode-se fazer uma estimativa da força observando os movimentos ativos durante a realização de atividades funcionais (teste de força funcional). O autorrelato do paciente também pode fornecer indicadores importantes da presença de fraqueza e fadiga. No estágio final de recuperação, o paciente que apresenta um melhor controle e movimento isolados pode ser examinado com o TMM tradicional ou com dinamometria portátil. O uso de um dinamômetro isocinético computadorizado pode revelar dados objetivos importantes sobre as forças geradas, o torque máximo, o tempo para alcançar o torque máximo e o trabalho total normalizado para o peso do corpo. Ver Capítulo 4.

Controle postural e equilíbrio

O controle postural e o equilíbrio são alterados após um AVC, com comprometimento do alinhamento, da estabilidade, da simetria e do equilíbrio dinâmico comuns. A Tabela 15.7 apresenta os desvios comuns de alinhamento postural após um AVC.

Podem existir deficiências de equilíbrio ao reagir a uma força externa desestabilizadora (*controle postural reativo*) e/ou durante a execução de movimentos autoiniciados (*controle postural proativo ou antecipatório*). Consequentemente, o paciente pode não conseguir manter um equilíbrio estável ao se sentar ou colocar-se de pé ou movimentar-se com a postura correta sem perder o equilíbrio. As alterações do processamento sensoriomotor central contribuem para a incapacidade de recrutar estratégias posturais eficazes e adaptar os movimentos posturais às demandas variáveis das tarefas e do ambiente. Os pacientes com AVC normalmente demonstram uma distribuição de peso irregular e maior oscilação postural na posição em pé (um achado característico dos idosos em geral). Os retardos na manifestação da atividade motora, o tempo e o sequenciamento anormais da atividade muscular e a cocontração anormal resultam na desorganização das sinergias posturais normais. Por exemplo, os músculos proximais normalmente são ativados antes dos músculos ditais ou, em alguns pacientes, muito tardiamente (um achado também comum em muitos idosos). As respostas compensatórias normalmente incluem movimentos excessivos do quadril e do joelho. As respostas corretivas às perturbações ou às forças desestabilizadoras são inadequadas e resultam em perda de equilíbrio e quedas frequentes. Pacientes com hemiplegia geralmente caem na direção de incidência da fraqueza.[80-85]

O controle do equilíbrio estático e do equilíbrio dinâmico deve ser examinado nas posições sentada e em pé, quando se determina a capacidade do paciente de manter uma posição estável (estabilidade) e a posição (simetria) dentro da base de apoio (BDA). Pode-se examinar o controle da estabilidade dinâmica observando o paciente

Tabela 15.7 Desvios comuns de alinhamento postural associados ao AVC

Segmento do corpo	Desvios de alinhamento postural
Pelve	• Apoio simétrico do peso com a maior parte do peso depositada sobre o lado mais forte • Relutância (receio) em transferir o apoio do peso para o lado mais afetado • Na posição sentada, inclinação pélvica posterior (posição sacral [sentada]) • Na posição em pé, retração e elevação unilaterais do lado mais afetado
Tronco	• Na posição sacral (sentada), curva lombar aplanada com curva torácica exagerada e a cabeça projetada para a frente • Fluxo lateral com encurtamento do tronco em mais um lado afetado
Ombros	• Altura desigual com depressão do ombro mais afetado • Subluxação do úmero com rotação descendente da escápula e flexão lateral do tronco • Possível presença de instabilidade da escápula (alamento)
Cabeça/pescoço	• Protração com flexão lateral do tronco • Flexão lateral da cabeça com rotação na direção oposta ao lado mais afetado
Membros superiores	• O membro superior afetado normalmente é mantido flexionado e aduzido, com rotação medial e flexão do cotovelo, pronação do antebraço e flexão do pulso e dos dedos da mão; o membro não sustenta o peso do corpo • O membro superior mais forte é utilizado para apoiar a postura
Membros inferiores	• Na posição sentada: o membro inferior mais afetado normalmente é mantido com o quadril abduzido e rotacionado lateralmente, com o quadril e o joelho flexionados (padrão de sinergia flexora) • Na posição em pé: o membro inferior mais afetado normalmente é mantido com o quadril e o joelho estendidos com adução e rotação medial (padrão tesoura); flexão plantar do tornozelo • Apoio do peso desigual sobre os pés, semelhante ao que ocorre com a pelve na posição sentada

movimentar-se com uma determinada postura (mudança de peso) ou alcance dentro dos seus limites de estabilidade (LDE). Deve-se incentivar o paciente a mudar o peso em todas as direções, especialmente para o lado mais envolvido, o qual provavelmente se apresenta mais comprometido. Para o exame do controle postural dinâmico, é possível utilizar também tarefas funcionais que utilizam mudanças de postura (p. ex., da posição supina para a posição sentada ou da posição sentada para a posição em pé).[86]

Os testes baseados no desempenho também podem ser utilizados para examinar o controle postural e o equilíbrio após um AVC. Os seguintes testes foram examinados quanto à sua confiabilidade e/ou validade e encontram-se revistos no Capítulo 6:

- A Escala de equilíbrio de Berg (BBS).
- A Avaliação de mobilidade orientada pelo desempenho (POMA, Tinetti).
- O Teste de alcance funcional (RT) e o Teste de alcance multidirecional (MDRT).
- O Teste de levantar e ir cronometrado (TUG).
- O Teste clínico de interação sensorial do equilíbrio (CTSIB).

Os testes de controle postural e de equilíbrio específicos para AVC são os seguintes:

- A Escala de avaliação postural para pacientes com AVC (PASS) foi desenvolvida para examinar a capacidade postural de pacientes com AVC agudo. A escala inclui 12 itens que examinam as ações de sentar-se e levantar-se sem apoio, colocar-se de pé com o peso apoiado do lado do membro inferior parético e mudança de postura (da posição supina para o lado afetado, da posição supina para o lado não afetado, da posição supina para a posição sentada, da posição sentada para a posição em pé, e levantar-se para pegar um lápis do chão). A pontuação se faz com o auxílio de uma escala ordinal com descritores que variam da impossibilidade de execução à possibilidade de execução com pouco pegar ou sem auxílio, a qual demonstra boa validade de construto (validade teórica) e alta confiabilidade de concordância interavaliadores e intra-avaliadores (0,88 e 0,72, respectivamente).[87]
- A Escala de comprometimento do tronco foi desenvolvida para avaliar o comprometimento motor do tronco após um AVC e contém 3 itens de controle estático, 10 itens de controle do equilíbrio dinâmico e 4 itens de coordenação. Os itens são testados na posição sentada (beira da cama ou da mesa de tratamento) sem apoio para as costas ou para os braços. Cada item é executado três vezes e a pontuação mais alta é aceita. As pontuações variam de um mínimo de 0 (incapaz) a um máximo de 23.[88]
- O Teste de sentar (FIST) foi desenvolvido por consenso entre especialistas para examinar os déficits de equilíbrio na posição sentada em adultos após um AVC agudo. O teste contém 14 itens que examinam a função de equilíbrio estático e dinâmico. A posição sentada estática (estado estável) é examinada com o paciente sentado com os olhos abertos e fechados. Os desafios reativos são apresentados através de cutucadas no esterno (porções anterior, posterior e lateral). Os desafios dinâmicos antecipatórios (proativos) são introduzidos através de movimentos de determinados segmentos do corpo (virar a cabeça, levantar o pé do lado menos envolvido, virar-se e apanhar um objeto posicionado atrás do paciente, fazer menção para a frente ou para a lateral como que para alcançar algo, juntar um objeto do chão), e movimentos de deslocamento rápido (em sentido posterior, anterior e lateral). Onze itens examinam o controle anterior/posterior e três examinam o controle lateral/rotacional. A pontuação é baseada em uma escala ordinal de 5 pontos que inclui o seguinte: Nenhum equilíbrio (0/4), Fraco (1/4), Razoável (2/4), Bom (3/4) a Normal (4/4). Critérios descritivos específicos são atribuídos a cada nota para os controles estático e dinâmico. A pontuação máxima é de 56 pontos (semelhante à BBS). A confiabilidade e a validade iniciais do FIST foram demonstradas; entretanto, é recomendável a realização de testes adicionais.[89]

Sintoma de empurrar-se para o lado ipsilateral

A **tendência a empurrar-se para o lado ipsilateral** (também conhecida como *síndrome de pusher ou empurrada contraversiva*) é um comportamento motor incomum caracterizado pelo sintoma de se empurrar ativamente com os membros mais fortes em direção ao lado hemiparético com desequilíbrio postural lateral.[90] O resultado é uma tendência a cair para o lado hemiparético. O sintoma da "empurrada" ipsilateral ocorre em cerca de 10% dos pacientes com AVC agudo e resulta do fato de o AVC afetar o tálamo posterolateral.[91,92] O resultado é uma percepção alterada da orientação do corpo em relação à gravidade. Karnath et al.[90] constataram que os pacientes apresentaram uma má percepção da posição vertical postural subjetiva, percebendo o seu corpo como vertical, quando, na realidade, ele inclinava cerca de 20° para o lado hemiparético. Eles constataram também que o *input* visual e vestibular para a percepção da orientação em relação à posição vertical continuava intacta à medida que os pacientes conseguiam alinhar o corpo com a ajuda de pistas visuais e estratégias conscientes. Não se constatou nenhuma relação significativa entre a empurrada ipsilateral e a presença de heminegligência, anosognosia, afasia ou apraxia.[91]

As habilidades funcionais são significativamente prejudicadas em pacientes com tendência a empurrar-se para o lado ipsilateral. Na posição sentada, a empurrada resulta em uma forte inclinação lateral para o lado mais fraco; quando o paciente está sentado em uma cadeira de rodas, esse impulso geralmente o empurra por cima do braço da cadeira. Em pé, a forte empurrada cria uma situação de instabilidade com alto risco de quedas, uma vez que o membro inferior hemiparético normalmente não consegue sustentar o peso do corpo. O paciente não demonstra medo, mesmo quando a empurrada ativa gera instabilidade, e resiste fortemente a quaisquer tentativas de corrigir passivamente a postura, com o apoio simétrico do peso sobre a linha mediana. Esse padrão é totalmente oposto à deficiência postural que se observa na maioria dos pacientes após um AVC, ou seja, o apoio do peso se faz principalmente do lado mais forte para compensar os déficits do lado hemiparético. Além disso, o paciente normalmente demonstra sérios problemas de transferência e marcha. Durante as transferências para o lado menos envolvido, o paciente demonstra um maior afastamento desse lado.

Durante a caminhada, o paciente normalmente demonstra uma extensão inadequada do membro inferior hemiparético e incapacidade de transferir o peso para o lado do membro inferior menos envolvido. Durante a oscilação, costuma evidenciar-se um forte movimento de tesoura (adução) do membro inferior mais envolvido. O uso de uma bengala durante a ambulação é problemático porque os pacientes usam a bengala para aumentar o impulso para o lado hemiplégico. Pedersen et al.[91] demonstraram que os pacientes com tendência a empurrar-se para o lado ipsilateral apresentam uma recuperação menos satisfatória, com maior tempo de internação hospitalar e de recuperação. Esses pacientes apresentaram também pontuações significativamente mais baixas nas avaliações funcionais realizadas por ocasião da internação e da alta hospitalar, com níveis mais elevados de dependência demonstrados por ocasião da alta. Entretanto, com o treinamento, o cérebro pode compensar bem essa situação. A síndrome raramente é evidente depois de 6 meses.[93]

O exame do paciente com tendência a empurrar-se para o lado ipsilateral deve focar vários critérios de comportamento, entre os quais: (1) postura corporal espontânea com inclinação para o lado mais parético, (2) aumento da força de impulsão dos membros menos envolvidos evidenciado por movimentos mais vigorosos de abdução e extensão e (3) resistência à correção passiva da postura. Broetz e Karnath[94] desenvolveram a Escala de avaliação clínica para empurrada contraversiva (SCP), que avalia cada um desses três critérios tanto na posição sentada como na posição em pé com o uso de uma escala de avaliação subjetiva. As pontuações para cada critério variam de 0 a 1. Como os critérios são examinados tanto na posição sentada quanto na posição em pé, o máximo para cada um são 2 pontos, com uma pontuação geral máxima possível de 6. Os pacientes são diagnosticados com comportamentos em que se evidencia a empurrada se os três critérios se fizerem presentes com uma pontuação de 1 ou mais pontos cada um. O exame funcional revelará dificuldades regulares com as transferências para o lado menos afetado, bem como dificuldades para sentar-se, levantar-se e caminhar de modo independente.[95]

Marcha e locomoção

A marcha se altera após um AVC em virtude de uma série de fatores. O Quadro 15.5 resume alguns dos problemas mais comuns na marcha hemiplégica e as suas possíveis causas. Um exame da marcha normalmente inclui uma *análise observacional da marcha* (AOM). O fisioterapeuta examina os movimentos do tornozelo, do pé, do joelho, do quadril, da pelve e do tronco durante a deambulação (análise cinemática da marcha). Observa-se a marcha a partir de diferentes planos de movimento, identificando-se os desvios. A gravação de um vídeo digital da marcha do paciente para uma subsequente AOM pode melhorar a identificação dos desvios da marcha, produzir um registro visual do desempenho e oferecer uma útil ferramenta de ensino (*feedback* para o paciente), auxiliando na correção dos problemas da marcha. As medidas quantitativas de distância e tempo, cadência, velocidade e tempo das passadas também devem ser obtidas com o auxílio de pistas de caminhada com marcação de distância e um cronômetro (p. ex., o *Teste da Caminhada de 10 Metros*). A análise cinética da marcha examina as forças envolvidas na produção de movimento durante a caminhada e requer uma instrumentação sofisticada (placas de força). Ver Capítulo 7.

É possível utilizar perfis e escalas de deambulação para determinar a função locomotora após um AVC. Os seguintes testes foram examinados quanto à sua confiabilidade e/ou validade e encontram-se revistos no Capítulo 7.

- O Perfil de deambulação funcional (FAP) e modificações.
- O Nível Iowa de pontuação de assistência.
- A Escala de mobilidade e equilíbrio da comunidade.
- A Escala de análise da marcha anormal (GARS) e a Escala GARS modificada.
- O Índice de marcha dinâmica (DGI).
- A Avaliação funcional da marcha (FGA).
- A Ferramenta de avaliação de mobilidade de nível superior (HiMAT).

Quadro 15.5 Desvios de marcha comumente observados após um acidente vascular cerebral (AVC)

Fase de apoio

Tronco/pelve
Ausência de percepção do lado afetado: baixa propriocepção
Tronco projetado para a frente:

- Extensão fraca do quadril
- Contratura em flexão

Quadril
Posição incorreta do quadril (normalmente adução ou flexão): baixa propriocepção
Marca de Trendelenburg: abdutores fracos
Cruzamento das pernas à frente durante a marcha, lembrando uma tesoura: adutores espásticos

Joelho
Flexão durante a progressão à frente:

- Contratura em flexão
- Quadril fraco e extensores de joelho
- Baixa propriocepção
- Amplitude de dorsiflexão do tornozelo além da posição neutra
- Fraqueza no padrão de extensão ou no movimento seletivo dos extensores e flexores plantares do quadril e do joelho

Hiperextensão durante a progressão à frente:

- Contratura em flexão plantar superior a 90°
- Propriocepção prejudicada: o joelho oscila ou retorna abruptamente à posição recurvada para trás
- Severa espasticidade do quadríceps
- Extensores do joelho fracos: travamento compensatório do joelho em hiperextensão

Tornozelo/pé
Marcha equina (o calcanhar não toca o solo): espasticidade ou contraturas da junção gastrocnêmio-sóleo
Pé varo (o paciente apoia o peso sobre a superfície lateral do pé): tibial anterior, pós-tibial, flexores dos dedos dos pés e sóleo hiperativos ou espásticos
Extensão desigual das passadas: os dedos em martelo causados pelos flexores espásticos dos dedos impedem que o paciente pise à frente no mesmo nível do pé oposto em razão de dor/apoio do peso sobre os dedos flexionados
Falta de amplitude de dorsiflexão no lado afetado (são necessários aproximadamente 10°)

Fase de balanço

Tronco/pelve
Rotação pélvica para a frente insuficiente (retração pélvica): músculos abdominais fracos
Inclinação para o lado saudável para levantar o pé do chão: fraqueza dos músculos flexores

Quadril
Flexão inadequada:

- Flexores do quadril fracos
- Baixa propriocepção
- Quadríceps espástico
- Fraqueza abdominal (apoio unipodal)
- Fraqueza dos abdutores do lado oposto

As substituições anormais incluem circundução, rotação lateral/adução, inclinação do tronco para trás/arrasto dos dedos dos pés; *momentum*/balanço descontrolado
Flexão exagerada do quadril: forte sinergia flexora

Joelho
Flexão inadequada do joelho:

- Flexão inadequada do quadril e levantamento insuficiente do pé
- Quadríceps espástico

Flexão exagerada, mas retardada, do joelho forte sinergia flexora
Extensão inadequada do joelho ao aceitar o peso

- Músculos posteriores da coxa espásticos
- Padrão sustentado de flexão total

Extensores dos joelhos fracos ou baixa propriocepção

Tornozelo/pé
Equino e/ou equinovaro persistente

- Contratura em flexão plantar ou espasticidade
- Dorsiflexores fracos
- Contração retardada dos dorsiflexores
- Dedos se arrastam durante o balanço intermediário

Varo: tibial anterior espástico, fibulares e extensores dos dedos fracos
Equinovaro: espasticidade do pós-tibial e/ou da junção gastrocnêmio-sóleo
Dorsiflexão exagerada: padrão de forte sinergia flexora

Adaptado a partir de materiais de instrução utilizados no Rancho Los Amigos Medical Center, Downey, CA, e no Spaulding Rehabilitation Hospital, Boston, MA.

- A Avaliação rápida da mobilidade, equilíbrio e medo.
- O Teste de caminhada em figura de oito.
- Dupla função: teste de falar enquanto caminha.

Perry et al.[96] elaboraram um questionário de avaliação da capacidade de caminhar e avaliaram um grupo de 147 pacientes com AVC crônico quanto aos efeitos de sua capacidade limitada de caminhar, desenvolvendo, então, a Classificação da incapacidade de caminhar após AVC (Quadro 15.6). O uso de categorias funcionais (caminhada fisiológica, caminhada doméstica e caminhada comunitária) oferece um método útil de identificação do nível habitual de caminhada em casa e na comunidade. É possível identificar também a *incapacidade de caminhar*, definida como o desfavorecimento social decorrente de limitações da capacidade de caminhar. Os fatores de diferenciação entre a deambulação doméstica e a deambulação comunitária foram a força, a propriocepção, o controle isolado dos joelhos (flexão e extensão) e a velocidade. Esse sistema de classificação pode ser utilizado para melhorar a comunicação entre os médicos, o planejamento do tratamento e a documentação, além de formar a base para a Escala de classificação de deambulação funcional.[97]

Quadro 15.6 Categorias de caminhada funcional

Caminhada fisiológica
- Caminhada apenas para fins de exercício em casa ou em barras paralelas durante a fisioterapia.

Caminhada doméstica

Caminhada doméstica limitada:
- Depende da caminhada, até certo ponto, para a realização de atividades domésticas.
- Requer assistência para realizar algumas atividades que envolvam caminhada, faz uso de cadeira de rodas ou é incapaz de realizar outras atividades.

Caminhada doméstica ilimitada:
- Capaz de utilizar a caminhada para realizar todas as atividades domésticas sem depender de uma cadeira de rodas.
- Tem dificuldade para subir/descer escadas e caminhar sobre terreno irregular.
- Pode não ser capaz de entrar ou sair de casa sem ajuda.

Caminhada comunitária

Caminhada comunitária mais limitada:
- Capaz de entrar e sair de casa sem ajuda.
- Capaz de subir e descer uma calçada sem ajuda.
- Capaz de subir/descer escadas até certo ponto.
- Independente em, pelo menos, uma atividade comunitária moderada (p. ex., comparecer a um compromisso, ir a um restaurante) e necessita de assistência ou não consegue realizar outra atividade de baixo grau de desafio (p. ex., ir à igreja, caminhar pelo bairro, visitar um amigo).

Caminhada comunitária menos limitada:
- Demonstra independência para subir/descer escadas.
- Independência para realizar todas as atividades comunitárias moderadas em assistência ou uso de cadeira de rodas.
- Independência para ir a lojas locais ou *shoppings* sem aglomerações.
- Independência para realizar, pelo menos, duas outras atividades comunitárias moderadas.

Caminhada comunitária:
- Independência para realizar todas as atividades domésticas e comunitárias.
- Capaz de frequentar locais aglomerados e caminhar em terreno irregular.
- Demonstra total independência em *shoppings*.

Nota: Os pacientes de cada categoria mais elevada são capazes de desempenhar todas as atividades do grupo anterior, bem como o nível adicional de desafio previsto.

Extraído de Perry et al.,[96,p.985] com permissão.

Integridade tegumentar

As lesões isquêmicas e a subsequente necrose da pele resultam na ruptura da pele e na formação de úlceras de pressão (úlceras de decúbito). Em geral, a pele se rompe sobre as proeminências ósseas em decorrência de pressão, atrito, cisalhamento e/ou maceração. A pressão intensa durante um curto período de tempo ou a baixa pressão durante um longo tempo resulta em úlceras de pressão. O atrito ocorre quando a pele roça ou é arrastada contra a superfície de apoio, por exemplo, quando o paciente desliza para baixo na cama ou é puxado para cima. A espasticidade e as contraturas também contribuem para aumentar o atrito. O cisalhamento ocorre em decorrência do deslizamento de estruturas adjacentes em direções opostas (a pele e o osso subjacente), por exemplo, durante as transferências da cama para a cadeira de rodas. A maceração é causada pelo excesso de umidade, por exemplo, na presença de incontinência urinária. Os níveis reduzidos de atividade (paciente muito tempo deitado ou sentado), imobilidade, sensação reduzida, padrões anormais de movimento, má nutrição e nível reduzido de consciência são outros fatores de risco. A incidência de úlceras de pressão é maior na presença de condições clínicas comórbidas, como infecções, doença vascular periférica, edema e diabetes.

A inspeção sistemática diária da pele é indicada para pacientes de alto risco, particularmente das áreas propensas a rupturas. Deve-se manter a pele limpa, seca e protegida de lesões. A adoção de técnicas adequadas de posicionamento, mudança de decúbito e transferência é essencial. O fisioterapeuta precisa verificar o cronograma de posicionamento e a hora de cada posição. Deve-se promover a assunção de posturas eretas (postura sentada ou de pé) tão logo possível. Os dispositivos de alívio da pressão (DAP) são utilizados para minimizar as altas concentrações de pressão. Esses dispositivos consistem em acolchoados de espuma, colchão pneumático com pressão alternada, colchão de água, cama fluidizada, pele de carneiro, protetores de calcanhar e cotovelo, botas *MultiPodus* e almofadas para cadeira de rodas. O uso adequado de DAP e o posicionamento (assento) na cadeira de rodas devem ser cuidadosamente examinados.

Capacidade aeróbia e resistência

Um teste de esforço supervisionado com monitoramento por eletrocardiograma (ECG) pode ser indicado para sobreviventes de AVC com doença cardiovascular na fase subaguda. As medidas de desempenho são as alterações significativas indicadas pelo ECG, a frequência cardíaca, a pressão arterial, a *Taxa de Esforço Percebido (TEP)* e outros sinais de intolerância isquêmica. O modo de teste irá depender de cada paciente, podendo incluir cicloergômetro de perna, cicloergômetro semi-inclinado, uma combinação de ergômetro de braço e perna, caminhada na esteira ou um *stepper* sentado. Se o equilíbrio for prejudicado, deve-se utilizar o equipamento inclinado ou um colete de segurança suspenso sobre uma esteira. Os protocolos de teste são individualizados e geralmente são submáximos com uma progressão gradual de intensidade. Alguns pacientes podem necessitar de um protocolo intermitente com períodos de descanso. Os objetivos clínicos do teste são semelhantes àqueles estabelecidos para outros pacientes com doença cardiovascular (arritmias graves, depressão ou elevação do segmento ST superior a 2 mm, pressão arterial sistólica [PAS] superior a 250 mmHg ou pressão arterial diastólica [PAD] superior a 115 mmHg, fadiga volicional).[24]

Para pacientes deambulantes, a resistência de caminhada pode ser medida através de um *teste de caminhada de 6 ou 12 minutos* (ver Cap. 7). São registrados o tempo, a distância total, o número de paradas para descanso e os sintomas durante as paradas de descanso. Para pacientes com AVC agudo, foram utilizadas distâncias mais curtas (p. ex., teste de caminhada de 2 minutos).[98]

Estado funcional

As medidas funcionais são utilizadas para determinar o impacto das deficiências e das limitações de atividade, informar o plano de assistência, monitorar o progresso, verificar a eficácia dos esforços de reabilitação do paciente com AVC e fazer recomendações de cuidados ou internação em unidade de assistência de longo prazo. Os instrumentos podem incluir itens para exame das *habilidades de mobilidade funcional* (mobilidade na cama, transições de movimento, transferências, locomoção, subir e descer escadas), *habilidades para a realização de atividades básicas da vida diária (ABVD)* (alimentar-se, cuidar da higiene, vestir-se) e *habilidades para a realização de atividades instrumentais da vida diária (AIVD)* (comunicação, tarefas domésticas). As informações sobre a incapacidade funcional após um AVC normalmente são obtidas através de medidas de desempenho. O Índice de Barthel[99] e a *Functional Independence Measure (FIM)*[100] foram extensamente testados e demonstraram excelente nível de confiabilidade, validade e sensibilidade. O FIM é hoje amplamente utilizado em unidades de reabilitação em todos os Estados Unidos. As pontuações mais elevadas obtidas no FIM são correlacionadas a resultados bem-sucedidos, alta hospitalar e retorno à comunidade para pacientes com AVC.[101] Para uma abordagem mais detalhada sobre esses instrumentos, ver Capítulo 8.

Instrumentos específicos para AVC

Protocolo de desempenho físico de Fugl-Meyer (FMA)

O trabalho pioneiro de Twitchell[64] e Brunnstrom[65,66] sobre recuperação motora e comportamento após um AVC levou ao desenvolvimento da FMA.[102] Trata-se de um teste baseado nas deficiências apresentadas com itens organizados por estágios sequenciais de recuperação. Utiliza-se uma escala ordinal de três pontos para medir as deficiências de movimento volicional com graus de 0 (o item não tem como ser executado) a 2 (o item pode ser plenamente executado). Descrições específicas de desempenho acompanham os itens individuais de teste. Existem subtestes para a função do membro superior, a função do membro inferior, o equilíbrio, a sensibilidade, a ADM e a dor. A pontuação cumulativa do teste para todos os componentes é de 226 pontos, com disponibilidade das pontuações dos subtestes específicos (p. ex., a pontuação máxima para o membro superior é de 66 pontos e para o membro inferior, de 34 pontos; a pontuação para o equilíbrio é de 14 pontos). Esse instrumento oferece uma boa validade de construto (validade teórica) e alta confiabilidade (r = 0,99) para a determinação da função motora após um AVC (um instrumento padrão-ouro).[103,104] São utilizados dados de resultado quantificáveis, métodos de medição padronizados e treinamento fisioterapêutico para garantir uma alta taxa de confiabilidade interavaliadores para documentar a recuperação por estágios sequenciais e os resultados em um grande ensaio clínico multicêntrico (ensaios LEAPS).[105] O instrumento requer uma estimativa de 30 a 40 minutos para ser administrado (ver Apêndice 15.A). Uma versão resumida consiste na combinação de seções dos membros superior e inferior para formar a *Escala Motora de Fugl-Meyer*. Essa versão demonstrou também ser uma medida útil da recuperação por estágios e dos resultados com um tempo de administração reduzido.[106]

Avaliação da reabilitação de pacientes com AVC (STREAM)

A *STREAM* é uma medida clínica dos movimentos voluntários e da mobilidade básica após um AVC que consiste em 30 itens (movimentos de teste) igualmente distribuídos entre três subescalas: movimentos dos membros superiores, movimentos dos membros inferiores e itens relativos à mobilidade básica. Os itens relativos aos movimentos voluntários exploram o controle sem sinergismos e são pontuados através de uma escala ordinal de 3 pontos (incapacidade de execução, execução parcial e execução completa da atividade). A seção referente à mobilidade básica contém vários itens (rolamento, ponte, mudança da posição sentada para a posição de pé, levantar-se, pisar, caminhar e subir/descer escadas) e é pontuada através de uma escala ordinal de 4 pontos (incapacidade de execução, execução parcial, execução completa/com auxílio, execução completa/sem auxílio). A pontuação STREAM máxima é de 70 pontos com uma subpontuação de 20 pontos para cada membro e de 30 pontos para a mobilidade funcional.[107] O instrumento, que oferece boa validade de construto (validade teórica) e alta confiabilidade,[108] tem sido utilizado para documentar a recuperação motora ao longo do tempo e prever o destino após a alta hospitalar depois de um AVC.[109,110]

Avaliação de AVC de Chedoke-McMaster

A Avaliação de AVC de Chedoke-McMaster examina o comprometimento e a deficiência física após um AVC e consiste em dois componentes: O Inventário do Comprometimento Físico e o Inventário de Capacidades.

Existem 14 itens pontuados com uma escala de sete pontos e uma pontuação de 2 pontos para a distância de caminhada. O Inventário do Comprometimento Físico exame a presença e a severidade das deficiências em seis áreas (dor no ombro, controle postura e controle do braço, da mão, do pé e da perna). O Inventário de Capacidades subdivide-se no Índice da Função Motora Grossa (com itens que incluem a movimentação no leito e as transferências para uma cadeira) e no Índice de Caminhada (com itens que incluem caminhada em terreno acidentado e subir escadas).[109]

Escala de Impacto do AVC (SIS)

A Escala de Impacto do AVC (SIS) é uma medida de autorrelato desenvolvida para avaliar a função e a qualidade de vida após um AVC e contém 59 itens organizados em 8 subgrupos: força, memória e raciocínio, emoções, comunicação, atividades da vida diária, mobilidade, função da mão e participação. O último item pede que a pessoa avalie a recuperação percebida em uma escala de 0 a 100, em que 100 representa uma recuperação total e 0 representa a ausência de recuperação. A avaliação é feita em 30 minutos. A SIS é uma medida válida, confiável e sensível das alterações nessa população.[111,112] As respostas podem ser precisamente fornecidas também por procuração.[113] O formulário e o contrato do usuário encontram-se disponíveis no seguinte site: www2.kumc.edu/coa/SIS/Stroke-Impact-Scale.htm.

Objetivos e resultados

O Quadro 15.7 apresenta exemplos dos objetivos gerais e resultados para pacientes com AVC (Padrão de Prática Preferido 5D) adaptados a partir do *Guide to Physical Therapist Practice*.[41] Esses objetivos gerais servirão de base para o desenvolvimento de objetivos específicos previstos e para os resultados esperados para um determinado paciente.

Intervenções fisioterapêuticas

Os fisioterapeutas selecionam as intervenções com base em exame preciso das deficiências existentes, das limitações de atividade e dos objetivos. O treinamento funcional específico para cada tarefa é o sustentáculo da fisioterapia e tem por finalidade ajudar os pacientes a recuperar o controle dos padrões de movimento funcional. A melhora do controle motor e da força do tronco e dos membros, com ênfase no lado mais envolvido, é alcançada através de estratégias específicas de reeducação. A prática intensa tanto durante as sessões de fisioterapia quanto fora da fisioterapia é necessária para a efetivação de mudanças significativas. O fisioterapeuta precisa incorporar os princípios de aprendizagem motora e as técnicas de moldagem do comportamento como forma de suporte eficaz ao aprendizado. É importante também que se crie um ambiente que sirva de respaldo ao aprendizado e ofereça os desafios típicos da vida diária. Em casos de déficits severos, recuperação limitada e/ou comorbidades múltiplas, é possível que sejam necessárias estratégias de treinamento compensatório para promover a recuperação da função mediante o uso dos membros menos envolvidos e de padrões de movimento alternativos. O Capítulo 10 contém uma discussão completa sobre as estratégias destinadas a melhorar a função motora.

A *prática baseada em evidências* (PBE) promove o uso das melhores evidências de pesquisa atuais combinado à qualificação clínica individual para alcançar decisões informadas em relação à assistência prestada ao paciente. A PBE permite que os fisioterapeutas identifiquem as melhores (mais eficazes) técnicas e assumam a responsabilidade pela constante avaliação de sua prática. Estudos destinados a delinear as diferenças entre as abordagens de exercícios para pacientes com AVC (p. ex., abordagens de reeducação e facilitação neuromuscular [tratamento neurodesenvolvi-

Quadro 15.7 Exemplos de objetivos gerais e resultados para pacientes com AVC

O impacto da patologia/fisiopatologia é reduzido.

- O conhecimento e a consciência do paciente, da família e dos cuidadores em relação à doença, ao prognóstico e ao plano de assistência aumentam.
- O gerenciamento dos sintomas melhora.
- As alterações relacionadas à recuperação são monitoradas.
- O risco de deficiências secundárias e recorrência da condição é reduzido.
- A intensidade dos cuidados diminui.

O impacto das deficiências é reduzido.

- A função cognitiva melhora.
- A comunicação melhora.
- A consciência sensorial e a integridade da pele melhoram.
- A função perceptiva melhora.
- A consciência e o uso do lado hemiplégico melhoram.
- A dor diminui.
- A integridade das articulações e a mobilidade melhoram.
- A função motora (controle motor e aprendizado motor) melhora.
- O desempenho muscular (força, potência e resistência) melhora.
- O controle postural e o equilíbrio melhoram.
- A marcha e a locomoção melhoram.
- A capacidade aeróbia aumenta.

A capacidade de realizar ações, tarefas ou atividades físicas melhora.

- A independência para a realização de atividades da vida diária aumenta.
- A tolerância a posturas eretas e às atividades aumenta.

- As habilidades de solução de problemas e tomada de decisões melhoram.
- A segurança do paciente, da família e dos cuidadores melhora.

A incapacidade associada à doença crônica é reduzida.

- A capacidade de assumir/retomar as atividades de gestão pessoal e doméstica melhora.
- A capacidade de assumir funções de trabalho (emprego/escola/lazer), comunitárias e recreativas melhora.
- A consciência e o uso dos recursos comunitários melhoram.

O estado de saúde e a qualidade de vida melhoram.

- A sensação de bem-estar melhora.
- Os estressores são reduzidos.
- O discernimento, a autoconfiança e as habilidades de gestão melhoram.
- A saúde, o bem-estar e o condicionamento físico melhoram.

O nível de satisfação do paciente aumenta.

- O acesso e a disponibilidade de serviços são aceitáveis para o paciente e a família.
- A qualidade dos serviços de reabilitação é aceitável para o paciente e a família.
- A assistência é coordenada com o paciente, a família, os cuidadores e outros profissionais.
- As necessidades de concessão de alta hospitalar são determinadas.

Adaptado a partir do *Guide to Physical Therapist Practice*.[41]

---

mental (TND)], facilitação neuromuscular proprioceptiva [FNP], programa de reaprendizagem motora, treinamento funcional) geralmente não demonstram clara superioridade de uma abordagem em relação a outra.[44,46,114-117] As conclusões dos revisores do Centro Cochrane afirmam, "Não existem evidências suficientes para que se conclua que uma determinada abordagem fisioterapêutica seja mais eficaz para promover a recuperação da função dos membros inferiores ou do controle postural após um AVC do que qualquer outra abordagem. Recomendamos que as pesquisas futuras se concentrem na investigação da eficácia de técnicas individuais claramente descritas e de tratamentos específicos, independentemente de sua origem histórica ou filosófica."[44,p.4] Muitos estudos estão sujeitos a falhas metodológicas, como, por exemplo, estudos que utilizam amostras pequenas, não incluem um grupo-controle ou controlam o viés do pesquisador e as cointervenções e/ou utilizam tratamentos mal definidos e/ou medidas de resultados inadequadas. Existe um número limitado de grandes ensaios randomizados controlados (RCT) multicêntricos que oferecem aos médicos um nível mais elevado de confiança. Alguns serão discutidos mais adiante nesta seção (p. ex., ensaio STES, ensaio LEAPS, ensaio EXCITE). O Quadro 10.1 do Capítulo 10 e o Quadro 15.9 (mais adiante neste capítulo) apresentam as evidências em relação à eficácia do treinamento orientado por tarefas. As conclusões importantes serem extraídas desses estudos são as seguintes: (1) coletivamente, eles oferecem evidências consistentes sobre os efeitos benéficos da fisioterapia quando comparados à ausência de tratamento ou ao controle com placebo; e (2) os estudos sobre o treinamento orientado por tarefas têm produzido resultados positivos em termos da capacidade de melhorar a função locomotora (estudos sobre treinamento locomotor pós-AVC) e a função do membro superior (estudos sobre treinamento com TMIC). A especificidade e a maior intensidade do treinamento são fatores importantes nesses resultados positivos.

É importante ressaltar que não existe uma intervenção ideal para todo paciente com AVC. Como os pacientes com AVC constituem um grupo diversificado com níveis variáveis de função, as intervenções devem ser cuidadosamente selecionadas com base nas capacidades e individuais de cada paciente. Os fisioterapeutas precisam selecionar intervenções que ofereçam a maior chance de sucesso na correção das deficiências existentes e na promoção da recuperação funcional. A escolha das intervenções deve também levar em consideração uma série de outros fatores, como a fase de recuperação pós-AVC (aguda, pós-aguda, crônica), a idade do paciente, o número de comorbidades, os recursos sociais e financeiros e a possível concessão de alta. A ênfase inicial nos esforços para melhorar o grau de independência funcional do paciente serve como uma importante fonte de motivação tanto para o paciente quanto para a família.

Estratégias para melhorar a aprendizagem motora

A aprendizagem de habilidades motoras é baseada na capacidade de recuperação do cérebro através de mecanismos de reorganização e adaptação. Um plano de reabilitação eficaz aproveita esse potencial e incentiva a participação ativa – *o paciente deve participar totalmente*. Selecionam-se atividades que tenham significado e importância para o paciente. Pode-se promover o aprendizado motor ideal observando uma série de fatores, principalmente, o desenvolvimento de estratégias, o *feedback* e a prática. Carr e Shepherd[118] descrevem muitas dessas estratégias em seu livro *A Motor Relearning Programme for Stroke*.

Desenvolvimento de estratégias

Primeiro, o fisioterapeuta assiste o paciente no aprendizado da tarefa desejada (estágio cognitivo), utilizando instruções verbais explícitas para direcionar a atenção do paciente para a tarefa; mais especificamente, identificando os elementos fundamentais da tarefa e os resultados bem-sucedidos. A tarefa desejada é demonstrada no ritmo de desempenho ideal. E o paciente, então, começa a praticar. Se a tarefa envolver uma série de etapas inter-relacionadas, a prática das partes integrantes pode preceder a prática da tarefa como um todo. É importante, no entanto, não retardar a prática da tarefa integrada, sob pena de que isso possa interferir na transferência eficaz de aprendizado. O fisioterapeuta deve fornecer instruções verbais claras e simples e não sobrecarregar o paciente com instruções excessivas ou prolixas. Há evidências que sugerem que o fornecimento de informações sobre a tarefa pode ser prejudicial para o aprendizado, especialmente para pacientes com AVC da artéria cerebral média com envolvimento do córtex sensoriomotor. Essa interferência pode bloquear a formação do plano motor implícito.[119,120]

Deve-se reforçar a execução correta das tarefas, intervindo quando os erros de movimento se tornarem um padrão regular. A participação ativa é essencial para o aprendizado; *não existe aprendizado com movimentos passivos*. A prática dos movimentos primeiro do lado menos afetado pode produzir importantes efeitos de transferência.

A *prática mental* ou o ensaio mental é a aplicação sistemática das técnicas de construção de imagem para melhorar o desempenho e o aprendizado. O paciente é instruído a visualizar o movimento e imaginar-se utilizando funcionalmente o membro afetado. A prática mental pode ser facilitada com o uso de fitas de áudio e tem sido combinada com sucesso à prática física para melhorar a recuperação dos membros superior[121] e inferior e a capacidade de caminhar (velocidade da marcha) em pacientes com AVC.[122] Quando utilizada em um ensaio randomizado controlado com pacientes recém-vitimados por um AVC, a recuperação dos movimentos da mão com o uso de imagens motoras não foi superior àquela obtida com uma fisioterapia convencional igualmente intensa.[123]

À medida que a prática progride, pede-se ao paciente que autoexamine o seu desempenho e identifique problemas, especificamente, as dificuldades existentes, o que pode ser feito para corrigi-las e que movimentos podem ser eliminados ou aprimorados. Caso seja praticada uma tarefa complexa, pede-se ao paciente que identifique se os componentes corretos foram executados, como os componentes individuais se encaixam uns com os outros e se eles foram devidamente sequenciados. Caso o paciente não consiga fazer uma avaliação precisa dos problemas, o fisioterapeuta pode fornecer-lhe pistas que o auxiliem na tomada de decisão utilizando perguntas orientadoras e lançar mão das técnicas de demonstração para ajudá-lo a identificar os problemas. Por exemplo, se o paciente cair regularmente para o lado direito enquanto está de pé, as perguntas podem ser dirigidas para esse problema (p. ex., "Em que direção você caiu?" "O que você precisa fazer para evitar quedas?"). O paciente é, então, ativamente envolvido no desenvolvimento de uma análise de tarefas e de habilidades de solução de problemas que o ajudem a melhorar a sua capacidade de autocorrigir seus movimentos. Essas habilidades são essenciais para garantir a independência em casa e na comunidade.

Feedback

O *feedback* pode ser intrínseco (ocorre naturalmente como parte da resposta do movimento) ou extrínseco (fornecido pelo fisioterapeuta). Na fase inicial do aprendizado motor, o fisioterapeuta fornece *feedback* extrínseco (p. ex., pistas verbais, pistas manuais) e orientação manual para moldar o desempenho. É importante monitorar cuidadosamente o desempenho e fornecer um *feed-*

back preciso. Deve-se direcionar a atenção do paciente para o *feedback* intrínseco que ocorre naturalmente. Durante a intervenção inicial, as informações visuais recebidas são fundamentais para o aprendizado motor, o que pode ser facilitado quando o paciente observa o movimento (um conceito central da facilitação neuromuscular proprioceptiva).[124,125] Durante a fase final do aprendizado (fase associativa), a propriocepção passa a ser importante para o aprimoramento dos movimentos, um aspecto que pode ser incentivado reforçando-se cuidadosamente desde o início que o apoio do peso (aproximação) se faça no lado mais afetado durante as atividades realizadas de pé. Podem ser utilizadas informações proprioceptivas adicionais (contatos manuais, movimentos de tamborilamento, resistência à tração leve e posturas antigravidade) para melhorar o *feedback* e estimular o aprendizado. Deve-se incentivar o paciente a "sentir os movimentos" enquanto aprende a distinguir as respostas corretas e incorretas dos movimentos. Pode-se utilizar o *biofeedback* por eletromiografia (EMG) de superfície para fornecer um *feedback* ampliado. Os *inputs* exteroceptivos (esfregar de leve, passar a mão) podem ser utilizados como fontes adicionais de *inputs* sensoriais, particularmente onde existirem distorções de propriocepção. À medida que o tratamento progride, a ênfase se transfere novamente do *feedback* extrínseco para o *feedback* intrínseco e para o automonitoramento e a autocorreção das respostas dos movimentos. Deve-se ter muito cuidado para evitar a dependência do fisioterapeuta (p. ex., o paciente só consegue se movimentar com a assistência manual ou verbal do fisioterapeuta) oferecendo cada vez menos orientação física e *feedback* ampliado. Deve-se considerar cuidadosamente essa questão durante cada sessão de tratamento. Os fisioterapeutas devem permitir ao paciente tempo suficiente para a introspecção sobre os movimentos e o *feedback* disponível.

O uso de um espelho pode ser um recurso adjunto eficaz para alguns pacientes melhorarem a função motora através do *feedback* visual. A *terapia do espelho (TE)* é uma intervenção fisioterapêutica que se concentra no movimento do membro menos afetado enquanto se observa o seu reflexo no espelho. Coloca-se um espelho no plano sagital mediano do paciente, apresentando-lhe a imagem de seu membro menos afetado refletida no espelho como se fosse o membro hemiparético. Essa técnica foi introduzida por Ramachandran et al.[126] inicialmente para pacientes com amputação de braço. Para pacientes com AVC, a terapia do espelho demonstrou melhorar a recuperação do membro inferior e a dorsiflexão do tornozelo.[127] A terapia do espelho demonstrou melhorar também a recuperação do membro superior, bem como a função motora distal e a recuperação da heminegligência.[128,129] Nesses estudos, tanto os grupos do espelho quanto os grupos-controle participaram também de um programa convencional de reabilitação de AVC. É importante notar que o uso de espelhos é contraindicado para pacientes com comprometimento acentuado da percepção visuoespacial.

Prática

A prática é essencial para o aprendizado de habilidades motoras e a recuperação. O fisioterapeuta precisa organizar a sessão de fisioterapia do paciente de modo a garantir a prática ideal. A *prática bloqueada* (repetição constante de uma única tarefa) é utilizada para melhorar o desempenho e a motivação *iniciais*, especialmente para pacientes com movimentos desorganizados. A maioria dos pacientes hospitalizados também necessita, no início, de um *cronograma de prática distribuída* com períodos adequados de descanso devido à resistência limitada, uma vez que tanto a fadiga física quanto a fadiga cognitiva podem resultar em queda de desempenho. Deve-se incentivar o paciente a automonitorar as sessões de prática e reconhecer quando a fadiga pode estar se instalando e é preciso descansar. O fisioterapeuta precisa auxiliar o paciente na progressão para uma *prática variável* (prática de mais de uma tarefa em uma sessão) utilizando uma ordem sequencial ou aleatória assim que possível. A prática variável melhora o desempenho e resulta em uma melhor retenção das habilidades aprendidas e melhor capacidade de adaptação às demandas variáveis das tarefas. Os esforços do paciente, da equipe de assistência e da família devem ser coordenados de modo a garantir continuidade e a consistência da prática nos momentos fora da fisioterapia.

A cuidadosa atenção ao ambiente de aprendizagem também gera importantes benefícios terapêuticos. As distrações devem ser reduzidas, oferecendo-se um ambiente compatível e confortável em que o paciente possa aprender. Para muitos pacientes com AVC e déficits cognitivos/perceptivos, pode ser inicialmente um *ambiente fechado* com distrações limitadas. Mais tarde, o ambiente pode ser variado, com um nível adequado de *interferência contextual*. Desse modo, o paciente progride e passa a executar a mesma habilidade em um *ambiente mais aberto*, com desafios variáveis e reais. A introdução de *ambientes externos (de rua) tranquilos* a muitos centros de reabilitação é uma importante ferramenta de simulação dos ambientes comunitários.

A motivação é a chave para um aprendizado bem-sucedido. O paciente deve ser totalmente envolvido e colaborar no processo de estabelecimento de metas desde o início, devendo ser continuamente lembrado da meta estabelecida, da tarefa em questão, do progresso feito e dos resultados esperados. As sessões de tratamento devem incluir experiências positivas, de modo a garantir o sucesso do paciente na fisioterapia e incutir a autoconfiança. Começar e terminar uma sessão de fisioterapia com um tom positivo (uma atividade bem-sucedida) é uma estratégia útil. Pode-se monitorar o progresso do tratamento utilizando avaliações de autoeficácia e comentários resumidos (p. ex., "Que êxitos você alcançou na fisioterapia hoje?"). As estratégias solidárias devem ser discutidas com a família e os cuidadores. Por fim, o fisioterapeuta precisa constantemente transmitir apoio e incentivo. A recuperação de um AVC é uma experiência extremamente estressante que desafia a capacidade do paciente e da família de lidar com a situação.

Intervenções para melhorar a função sensorial

Pacientes com deficiências sensoriais significativas podem demonstrar comprometimento ou ausência de movimento espontâneo. Quanto mais o paciente puder ser incentivado a usar o lado afetado, maior a chance de elevar o nível de conscientização e melhorar a função. Por outro lado, os pacientes que se recusam a usar o lado hemiplégico contribuem para os problemas provocados pela falta de experiência sensoriomotora. Neligenciado durante o tratamento, esse fenômeno do *desuso aprendido* pode contribuir para uma maior deterioração.[130]

As múltiplas intervenções ensejadas pelo comprometimento sensorial do membro superior após um AVC já foram descritas. Elas podem ser categorizadas em abordagens de retreinamento sensorial ou estimulação sensorial. Os *programas de retreinamento sensorial* utilizam a terapia do espelho (discutida anteriormente), atividades repetitivas de discriminação sensorial e a prática de tarefas repetitivas (p. ex., *tratamento integrativo sensoriomotor* voltado para normalização da tonicidade, a prática da atividade funcional e o uso de pistas sensoriais ampliadas). A *intervenção por estimulação sensorial* inclui técnicas de compressão (apoio do peso, compressão manual, acessórios infláveis de imobilização por pressão, compressão pneumática intermitente), mobilizações, estimulação elétrica, estimulação térmica ou estimulação magnética. Em uma revisão de 13 estudos, os revisores do Centro Cochrane[48] constataram uma diversidade clínica e metodológica significativa, ensaios RCTs limitados, amostras geralmente pequenas com dados inadequados, variabilidade nas mediadas de resultados e uso limitado de medidas de resultados de desempenho funcional e participação. Eles concluíram não haver evidências suficientes que respaldem ou refutem a eficácia de muitas dessas intervenções no sentido de melhorar a função sensorial. Foram encontradas evidências limitadas que comprovam o seguinte:

- O uso da terapia do espelho para melhorar a capacidade de detecção de toque leve, pressão e dor provocada pela temperatura.
- O uso da intervenção por estimulação térmica para melhorar a taxa de recuperação da sensibilidade.
- O uso da compressão pneumática intermitente para melhorar a sensação tátil e cinestésica.

Os resultados de uma revisão sistemática do retreinamento sensorial realizada por Schabrun e Hillier[131] foram semelhantes, com um respaldo adicional às intervenções por estimulação elétrica.

Durante o treinamento funcional, o fisioterapeuta precisa maximizar a capacidade de apoio do peso e a compressão dos membros com déficit sensorial. Pode-se aplicar a aproximação ao apoio do peso sobre o membro superior sensorialmente deficiente na posição sentada ou de pé/posição plantígrada modificada e à pelve durante a realização de atividades na posição em pé. Sentado em uma bola, o paciente pode praticar o rebote. A compressão e a aproximação que ocorrem na coluna vertebral melhoram a atividade dos extensores posturais. Durante a aplicação da estimulação sensorial aos membros mais envolvidos, o fisioterapeuta direciona a atenção do paciente e ajuda a moldar as respostas do paciente.[132,133]

Deve-se instituir um programa de instruções de segurança logo no início para pacientes, familiares e cuidadores, a fim de aumentar a conscientização em relação às deficiências sensoriais e garantir a proteção dos membros insensíveis. Essa iniciativa é particularmente importante para a prevenção de traumatismo dos membros superiores durante as atividades de transferência e de uso da cadeira de rodas.

Intervenções para melhorar a hemianopsia e a negligência unilateral

Os pacientes com hemianopsia ou negligência unilateral demonstram falta de consciência em relação ao lado contralesional. As deficiências são mais dominantes em pacientes com negligência, podendo, na sua forma mais severa (anosognosia), evoluir para uma total falta de consciência em relação à deficiência ou à extensão dos problemas. Esses pacientes beneficiam-se de estratégias de treinamento que incentivam a conscientização e o uso do ambiente do lado hemiparético e o uso dos membros hemiparéticos. É importante ensinar movimentos ativos de escaneamento visual que exijam que o paciente vire a cabeça ou gire o tronco para o lado mais envolvido. O fornecimento de pistas (p. ex., pistas visuais, verbais ou motoras) é utilizado para direcionar a atenção do paciente. Por exemplo, pode-se colar uma linha vermelha no chão e direcionar o paciente a seguir visualmente a linha de um lado a outro. Pode-se também amarrar uma fita vermelha no pulso hemiparético do paciente e orientá-lo a não perder a fita de vista. Os movimentos de escaneamento podem ser estimulados também através de tarefas de rastreamento visual com o auxílio de computador. Os pacientes recebem *feedback* sobre o sucesso de seus esforços e reforço por cada execução bem-sucedida (moldagem). A construção de imagens também já demonstrou ser útil (p. ex., "Imagine que você é o feixe de luz de um farol; use o seu feixe de luz para fazer uma varredura e escanear o chão de um lado a outro"). Durante a fisioterapia, o fisioterapeuta estimula e incentiva os movimentos voluntários ativos dos membros negligenciados, incentivando o paciente, ao mesmo tempo, a observar os seus membros se movimentando. Os exercícios do membro superior que envolvem o cruzamento da linha mediana em direção ao lado hemiparético (p. ex., atividades de leitura ou os padrões diagonal de cima para baixo (*chop*) ou diagonal de baixo para cima (*lift*) de facilitação neuromuscular proprioceptiva) são importantes. As atividades funcionais que incentivam a interação bilateral também são valiosas (p. ex., servir uma bebida em um copo e beber; pegar um objeto com a mão mais envolvida e colocá-lo na outra; "tirar a poeira do tampo de uma mesa" segurando o pano com as duas mãos). O fisioterapeuta precisa maximizar a atenção do paciente otimizando os estímulos visuais, táteis ou proprioceptivos do lado mais afetado. Esses estímulos podem incluir o ato de passar a mão de leve, roçar, tamborilar ou produzir vibração nos membros hemiparéticos. O fisioterapeuta precisa também reorientar regularmente o paciente à medida que observa sinais de desatenção. Os pacientes com níveis muito baixos tendem a ser menos responsivos aos esforços fisioterapêuticos.[134-136]

Intervenções para melhorar a flexibilidade e a integridade das articulações

A mobilização dos tecidos moles/articulações e os exercícios de ADM são iniciados cedo para manter a integridade e a mobilidade das articulações e evitar contraturas. A ADM passiva (ADMP) e a ADM ativa (ADMA), quando possível, com alongamento terminal devem ser executadas diariamente em todos os movimentos. No caso de desenvolvimento de contratura, é necessário aumentar a frequência dos exercícios de ADM (duas ou mais vezes por dia).

As estratégias de posicionamento também são importantes para manter o comprimento dos tecidos moles (Quadro 15.8). O posicionamento eficaz dos membros hemiparéticos incentiva o alinhamento articular adequa-

Quadro 15.8 Estratégias de posicionamento para reduzir os desalinhamentos comuns

Posição supina
- Cabeça/pescoço: Neutra e simétrica; apoiada em um travesseiro.
- Tronco: Alinhado na linha mediana.
- Membro superior mais afetado: Escápula protraída, ombro projetado para a frente e ligeiramente abduzido; braço apoiado em um travesseiro; cotovelo estendido com a mão apoiada em um travesseiro; pulso em posição neutra, dedos estendidos e polegar abduzido.
- Membro inferior mais afetado: Quadril projetado para a frente (pelve protraída); joelho sobre um travesseiro ou rolo de toalha para evitar hiperextensão; nada contra as solas dos pés. Para uma flexão plantar persistente, pode-se utilizar uma tala para manter o pé e o tornozelo em uma posição neutra.

Decúbito lateral para o lado menos afetado
- Cabeça/pescoço: Neutra e simétrica.
- Tronco: Alinhado na linha mediana; pode-se colocar um travesseiro pequeno ou uma toalha sob a caixa torácica para alongar o lado hemiplégico.
- Membro superior mais afetado: Escápula protraída, ombro projetado para a frente; braço sobre um travesseiro de apoio com o cotovelo estendido, o pulso em posição neutra, o dedos estendidos e o polegar abduzido.
- Membro inferior mais afetado: Quadril projetado para a frente e flexionado, joelho flexionado e apoiado em um travesseiro.

Decúbito lateral para o lado mais afetado
- Cabeça/pescoço: Neutra e simétrica.
- Tronco: Alinhado na linha mediana.
- Membro superior mais afetado: Escápula protraída; ombro projetado para a frente; braço em ligeira abdução e rotação lateral; cotovelo estendido, antebraço supinado, pulso em posição neutra, dedos estendidos e polegar abduzido.
- Membro inferior mais afetado: Quadril estendido e joelho flexionado e apoiado por travesseiros. Uma posição alternativa é o quadril e o joelho ligeiramente flexionados com protração pélvica.

Posição sentada em uma poltrona ou cadeira de rodas
- Cabeça/pescoço: Neutra e simétrica; cabeça diretamente acima da pelve.
- Tronco: Extensão da coluna vertebral.
- Pelve: Alinhada em posição neutra com o peso apoiado sobre os glúteos.
- Membro superior mais afetado: Ombro protraído e projetado para a frente; cotovelo apoiado em uma braçadeira ou prancheta de apoio; antebraço e pulso em posição neutra, dedos estendidos e polegar abduzido (tala de descanso usada conforme necessário).
- Ambos os membros inferiores: Quadris flexionados a 90° e mantidos em posição neutra em relação ao movimento de rotação.

do, ao mesmo tempo em que posiciona os membros corretamente, corrigindo as posturas anormais geralmente assumidas. O uso de dispositivos de proteção, como talas de repouso, pode ser necessário. A coordenação dos esforços com a equipe de assistência, a família e os cuidadores é essencial para o gerenciamento de longo prazo.

No membro superior, as técnicas corretas de ADMP requerem cuidadosa atenção à rotação lateral e distração do úmero, especialmente quando a amplitude se aproxima do 90° de flexão ou mais. A escápula deve ser mobilizada na parede torácica com ênfase na rotação ascendente e na protração de modo a evitar que o tecido mole invada o espaço subacromial durante os movimentos do braço acima da cabeça (Fig. 15.7) e servir de preparação para os padrões de movimento de projeção para a frente. O uso de polias suspensas para os exercícios de autoamplitude de movimento é contraindicado por não atender aos requisitos citados para o movimento escapuloumeral. A extensão total do cotovelo é importante porque a maioria dos pacientes com AVC apresenta rigidez dos flexores do cotovelo em consequência do excesso de espasticidade desses músculos. O comprimento normal do pulso e dos extensores dos dedos também devem ser mantidos, visto que a rigidez é típica da flexão. Isso pode ser feito de modo funcional com o paciente sentado e o peso do corpo apoiado sobre o membro superior parético, com o pulso estendido e os dedos abertos e estendidos (Fig. 15.8). A presença de edema e alterações de tonicidade podem produzir conflito ósseo na extensão do pulso. Nesse caso, os ossos carpais devem ser mobilizados antes do alongamento do pulso.

As estratégias destinadas a ensinar ao paciente atividades de autoamplitude de movimento devem ser instituídas logo no início. Eis algumas das atividades sugeridas:

- *Movimento de ninar nos braços*: O membro superior mais forte envolve e ergue o membro superior afetado a

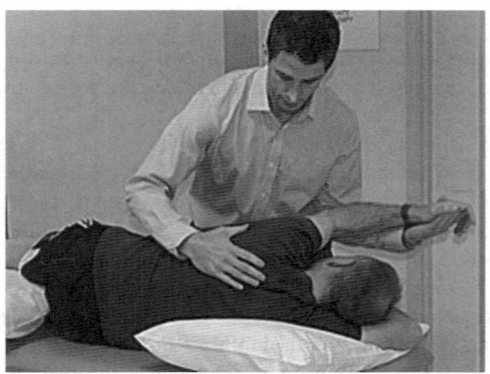

Figura 15.7 Exercícios de amplitude de movimento para o membro superior hemiparético. O fisioterapeuta mobiliza cuidadosamente a escápula durante a elevação do braço.

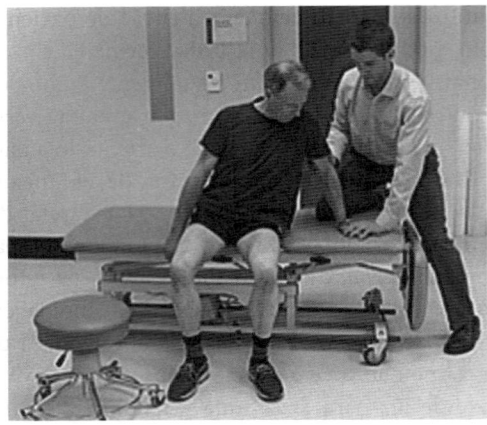

Figura 15.8 Sentado com apoio para o braço estendido. O fisioterapeuta auxilia na estabilização do cotovelo e dos dedos estendidos.

90° de flexão umeral; movimenta-se o braço nas posições de abdução horizontal e adução. A rotação ativa do tronco é combinada aos movimentos do braço.

- *Movimento de polir o tampo da mesa*: Posiciona-se o membro superior mais afetado em flexão umeral com protração da escápula e extensão do cotovelo, posicionando ambas as mãos sobre uma toalha. A mão menos afetada movimenta a mão parética puxando a toalha (para a frente e de um lado para o outro). Os movimentos do tronco e a ADM são otimizados afastando-se ligeiramente a cadeira da mesa.
- Sentado, o paciente inclina-se para a frente e estende ambas as mãos em direção ao chão. Essa posição incentiva a flexão do úmero para a frente com protração da escápula e a extensão do cotovelo, do pulso e dos dedos.
- Em decúbito dorsal, o paciente une as mãos e as coloca atrás da cabeça, com os cotovelos rentes ao colchonete. Essa atividade deve ser considerada somente na presença de mobilidade ascendente da escápula. Os movimentos autoexecutados com as mãos unidas acima da cabeça são contraindicados na ausência de ritmo escapuloumeral.

Quando o paciente está sentado em uma cadeira de rodas, o membro superior parético pode ser posicionado sobre uma braçadeira de apoio (apoio raso do cotovelo/antebraço) presa ao braço da cadeira. O ombro é posicionado em 5° de abdução e flexão e rotação neutra; o cotovelo, em 90° de flexão e ligeiramente à frente; o antebraço, pronado; e a mão, em uma posição funcional de repouso. A imobilização da mão também é comum. Uma *tala de estabilização volar (goteira)* mantém o antebraço, o pulso e os dedos em uma posição funcional (20° a 30° de extensão do pulso, 40° a 45° de flexão metacarpofalangeana [MF], 10° a 20° de flexão interfalangeana [IF] e oposição do polegar). Uma tala de descanso é adequada para uso noturno, permitindo que o paciente use a mão durante o dia. Na presença de espasticidade, os dispositivos de redução da tonicidade são uma opção (p. ex., tala para abdução dos dedos, cone firme, tala para redução da espasticidade ou tala de pressão inflável).

Como a maioria dos pacientes reestabelece parte do uso de seus membros inferiores logo no início da recuperação, as técnicas de ADM concentram-se nas necessidades individuais do paciente, com atenção a várias áreas comuns de conflito ósseo. Para muitos pacientes, os movimentos voluntários do pé e do tornozelo são limitados devido à espasticidade do flexor plantar e/ou fraqueza do flexor dorsal. As atividades de transferência de apoio do peso no posicionamento plantígrado modificado (a transferência para a frente estira os flexores plantares) ou estático prolongado com o uso de equipamento adaptativo (p. ex., mesa com inclinação e calços para os dedos dos pés) podem ser utilizadas para a aquisição de amplitude. Pode-se também combinar a facilitação da contração ativa dos flexores dorsais com o alongamento para produzir a inibição recíproca dos flexores plantares. Se a influência sinergística for forte, o paciente pode ser efetivamente posicionado em decúbito dorsal sobre um colchonete com o membro inferior parético abduzido para o lado, com o joelho flexionado e o pé rente ao chão ou a um banco. Essa posição de abdução e extensão do quadril com o joelho flexionado serve para quebrar a dominância sinergística e posicionar o membro, corrigindo a sua postura tipicamente espástica em tesoura. Se o paciente passar um tempo considerável sentado em uma cadeira de rodas, deve-se ter o cuidado de estirar os flexores do quadril. Se permitir o seu desenvolvimento, as contraturas dos flexores do quadril podem dificultar ainda mais a ação de colocar-se de pé, as transferências e a deambulação.

Intervenções para melhorar a força

A fraqueza muscular é uma deficiência importante após um AVC e contribui para limitações de atividade significativas (p. ex., caminhar, transferências da posição sentada para a posição de pé, subir escadas, atividades realizadas com os membros superiores). O treinamento progressivo da força resistiva demonstrou melhorar a força muscular em pessoas com AVC,[137-149] sem qualquer evidência de aumento prejudicial da espasticidade ou redução da ADM.[137,138] A maioria dos estudos indicou melhoras funcionais,[138,142,143,145,149] embora alguns não tenham demonstrado a transmissão do efeito de melhora da função.[137] A especificidade do treinamento e os níveis variáveis de intensidade do treinamento podem explicar essa inconsistência.

As modalidades de exercício de fortalecimento incluem o uso de pesos livres, faixas e tubos elásticos e aparelhos (exercício de resistência progressiva [ERP], exercícios isocinéticos). Para pacientes que se encontram muito fracos (menos de 3/5 de força), os exercícios com minimização da gravidade que utilizam pranchas, correias de suspensão ou atividades aquáticas são indicados. Os movimentos ativos com resistência da gravidade são indicados para pacientes que demonstram 3/5 de força (p. ex., levantamentos de braço, levantamentos de perna). Os pacientes que demonstram força adequada nos movimentos independentes com resistência da gravidade (p. ex., 8 a 12 repetições) podem progredir para exercícios com resistência adicional (p. ex., pesos livres, faixas elásticas ou aparelhos). O ideal é que o treinamento de resistência seja administrado de 2 a 3 vezes por semana, com três séries de 8 a 12 repetições por exercício.[24]

A combinação do treinamento de resistência com atividades funcionais orientadas por tarefas melhora a transferência dos efeitos de melhora funcional (p. ex., transferência da posição sentada para a posição de pé, agachamentos parciais com apoio na parede [Fig. 15.9], *step-ups*, subir escadas com pesos nos pulsos). As estações de treinamento em circuito podem ser usadas para maximizar o treinamento muscular.[145] O levantamento de pesos livres ou o uso de faixas elásticas aumenta a demanda de estabilidade postural nas posições sentada e de pé e é um importante elemento do treinamento para melhorar o controle postural.

Precauções com os exercícios

Muitos pacientes com AVC demonstram deficiência da função manual e ausência de uma pegada eficaz. É possível que sejam necessárias luvas especiais que garantam o contato tátil com os equipamentos de exercício (p. ex., luvas sem dedos com Velcro®, munhequeiras). Pacientes com comprometimento da sensibilidade apresentam mais risco de lesões e devem ser rigorosamente monitorados. Pacientes com déficits posturais devem assumir uma

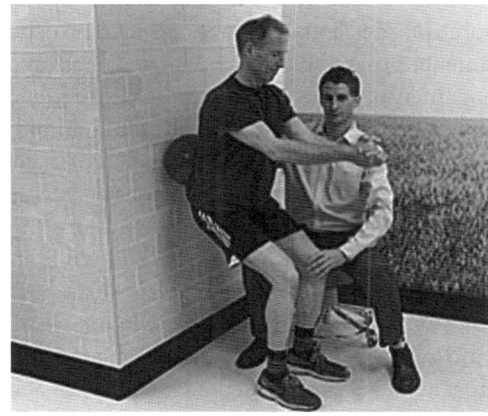

Figura 15.9 Agachamentos parciais com apoio na parede e auxílio de uma bola pequena; o fisioterapeuta auxilia no controle do joelho.

posição segura para evitar quedas (p. ex., assento estável, ficar em pé em um canto enquanto executam exercícios com o levantamento de pesos livres).

Ao definir uma prescrição de exercícios segura, é importante ter em mente a alta incidência de hipertensão e doenças cardíacas em pacientes com AVC. Em geral, os exercícios de fortalecimento de alta intensidade (esforço máximo sustentado) são contraindicados para pacientes com AVC recente e pressão arterial instável. O exercício isométrico acompanhado da manobra de Valsalva e elevações perigosas da pressão arterial também é contraindicado. Os exercícios dinâmicos realizados na posição ereta (sentada) produzem menos elevações da pressão arterial do que os exercícios realizados na posição inclinada/supina. Para pacientes de risco, os protocolos submáximos que utilizam exercícios de baixa intensidade (p. ex., 30 a 50% de contração voluntária máxima) são adequados para o exercício inicial. A variação dos exercícios também é uma estratégia eficaz para reduzir o risco cardiovascular. O fisioterapeuta precisa garantir práticas de aquecimento e resfriamento adequadas e a progressão geral gradual do exercício.

Intervenções de gerenciamento da espasticidade

Os pacientes que demonstram espasticidade podem se beneficiar das intervenções que têm por finalidade gerenciar os efeitos da espasticidade (p. ex., imobilidade, contratura dos tecidos moles e deformidade). Essas intervenções incluem a mobilização precoce e o alongamento diário para manter o comprimento dos músculos espásticos e dos tecidos moles e promover o posicionamento ideal.[150] É importante observar que a qualidade metodológica dos estudos de pesquisa nessa área é diversa e carece de um bom controle, e que as evidências existentes sobre a eficácia do alongamento são inconclusivas.[151,152] A técnica da *rotação rítmica*, uma técnica manual que incorpora rotações lentas e suaves do membro enquanto o movimenta progressivamente dentro da sua amplitude de alongamento, pode ser eficaz para a aquisição da amplitude inicial.[153] Uma vez alcançada a amplitude, o membro é mantido na posição alongada. Por exemplo, o ombro é estendido, abduzido e rotacionado lateralmente com o cotovelo, o pulso e os dedos estendidos. A mão é posicionada lateralmente ao corpo de modo a apoiar o peso (ver Fig. 15.8) e mantida nessa posição por vários minutos. Os benefícios do *alongamento sustentado* incluem o relaxamento através de mecanismos de inibição autogênica. Na posição sentada, é possível acrescentar movimentos lentos de balanço para aumentar os efeitos do relaxamento resultantes das influências da lenta estimulação vestibular. A espasticidade no quadríceps pode ser igualmente inibida através do posicionamento prolongado e do apoio do peso nas posições ajoelhada ou em quatro apoios. As técnicas de rotação rítmica e iniciação rítmica combinadas à rotação axial do tronco (p. ex., em decúbito lateral, na posição sentada ou na posição deitada com os quadris e joelhos em ângulo de 90° (*hook-lying*), rotação segmentar do tronco) podem promover a redução da rigidez truncal.[153] Os padrões de facilitação neuromuscular proprioceptiva (diagonal de cima para baixo ou diagonal de baixo para cima) da parte superior do tronco que enfatizam os movimentos rotacionais do tronco também podem ser eficazes para manter a amplitude e reduzir a rigidez do tronco.[125] A posição sentada de lado do lado hemiparético permite o alongamento sustentado dos flexores laterais espásticos. Devem-se ensinar técnicas seguras de ADM e alongamento ao paciente, aos membros da família e aos cuidadores.

O exercício ativo deve concentrar-se na ativação dos músculos antagonistas fracos utilizando movimentos lentos e controlados. É possível acrescentar técnicas locais de facilitação (p. ex., alongamento, tamborilamento, resistência leve) para melhorar a ação dos músculos antagonistas muito fracos. A contração ajuda a reduzir a tonicidade dos músculos agonistas através dos efeitos da inibição recíproca. Consequentemente, no membro superior, os esforços são direcionados para as contrações ativas dos extensores do cotovelo na presença de espasticidade dos flexores, enquanto no membro inferior, os esforços visam às contrações ativas dos flexores do joelho com espasticidade dos extensores. É importante lembrar que as relações recíprocas podem não estar dentro das amplitudes normais, especialmente na presença de forte cocontração espástica. Deve-se evitar o esforço excessivo, que pode ter um efeito negativo na espasticidade. Os comandos verbais tranquilizadores e as técnicas de relaxamento cognitivo (imagens mentais) podem ser utilizados para gerar uma influência global calmante e geralmente relaxar a tonicidade, enquanto a dor produz efeito contrário.

As modalidades de tratamento podem ser utilizadas para tratar a espasticidade e incluem a aplicação de estimulação fria, por massagem e elétrica. O frio desacelera a condução nervosa e reduz a atividade do fuso muscular. Esses fatores podem levar a uma redução temporária da tonicidade. Pode-se aplicar o frio com bolsas de gelo ou massagem com gelo (duração e 10 a 20 minutos) ou *sprays* resfriadores. Os efeitos do frio são curtos, geralmente com duração aproximada de 20 a 30 minutos. A estimulação elétrica funcional (FES) pode ser utilizada nos músculos antagonistas fracos (p. ex., estimuladores do nervo peroneal) e funciona no sentido de reduzir a tonicidade através dos efeitos da inibição recíproca. A FES foi usada com algum sucesso para reduzir a tonicidade durante o tempo de tratamento.[152]

Os dispositivos ortéticos podem ser utilizados para manter o músculo espástico em sua posição alongada e ajudar a reduzir a hipertonia e aumentar ou manter a ADMP. Entre esses dispositivos estão as talas de pressão infláveis,[154] as talas estáticas ou de descanso e o gesso seriado.[155,156] As talas de ar também podem ser úteis para controlar movimentos sinergísticos indesejáveis e estabilizar os membros durante as atividades iniciais de apoio do peso (p. ex., posição sentada e posição plantígrada modificada). Pacientes com um membro hipotônico e flácido também podem beneficiar-se do uso das talas de pressão para fornecer *input* sensorial e proporcionar estabilização inicial. As talas de pressão longas ou para o membro inteiro também ajudam a controlar o edema, um problema comum dos membros paralisados. O posicionamento do membro imobilizado pode ajudar a reduzir o edema.

Intervenções para melhorar o controle dos movimentos

As atividades que promovem o controle dos movimentos voluntários, o controle postural e o uso funcional dos membros são o foco básico do treinamento inicial do movimento. Os pacientes com AVC normalmente apresentam perda de movimentos dissociados ou fracionados com padrões de sinergia obrigatória. Por exemplo, a pegada e a manipulação coordenadas se perdem quando os dedos respondem com forte flexão quando o ato de erguer o braço resulta na flexão do cotovelo com a flexão, abdução e rotação lateral do ombro. O controle intermembros e intramembros também é anormal com movimentos de um membro ligados aos movimentos do outro através de reações dissociadas. Durante o treinamento inicial, o fisioterapeuta precisa se concentrar na *dissociação* dos diferentes segmentos do corpo (capacidade de isolar e movimentar separadamente as diferentes partes do corpo ou membro) e nos padrões de movimento *seletivos* (sem sinergismos). Por exemplo, o membro superior mais afetado é estabilizado em uma posição estendida de apoio do peso enquanto o paciente pratica movimentos de passadas na posição plantígrada modificada.

A ligação dos componentes adequados do movimento e o aprimoramento do controle isolado exigem muita concentração e controle volicional. Os movimentos executados com rapidez ou força excessiva são ineficazes para produzir o controle necessário. Portanto, o fisioterapeuta precisa instruir o paciente a evitar o esforço excessivo durante o movimento. O fisioterapeuta deve visar à maior normalidade possível no movimento e selecionar posturas que auxiliem os movimentos desejados através da estabilização biomecânica ideal e/ou do uso do ponto ideal da faixa de amplitude. À medida que o controle se desenvolve, é possível assumir posturas mais difíceis que desafiem o controle que está se desenvolvendo. Por exemplo, é possível tentar a extensão inicial do cotovelo primeiramente em decúbito lateral com o ombro flexionado a 90° (p. ex., o paciente empurra o braço para a frente, estendendo o cotovelo). Em seguida, pode mudar a postura para a posição sentada e, por fim, para a posição de pé.

É possível que o fisioterapeuta precise auxiliar nas tentativas iniciais de movimento ou usar técnicas de facilitação (p. ex., alongamento, resistência, estimulação elétrica). Os movimentos devem passar o controle ativo tão logo seja possível. Em geral, a resistência à gravidade que atua sobre o corpo ou uma ligeira resistência manual é suficiente para iniciar ou facilitar as respostas de movimento corretas através da carga proprioceptiva.

O treinamento repetitivo específico da tarefa é o foco principal do programa de reabilitação. As tarefas selecionadas devem ser relevantes e importantes para o paciente (p. ex., alcançar e manipular, caminhar, subir escadas). A função normal implica variabilidade de movimentos. Os músculos precisam ser ativados em diversas atividades utilizando diversos tipos de contração. É importante incluir os três tipos – excêntrico, isométrico e concêntrico – em um programa de exercícios. Para o paciente com AVC que demonstra movimentos muito fracos, as contrações isométricas e excêntricas devem ser praticadas antes das contrações concêntricas por utilizarem os elementos elásticos e o apoio do fuso muscular com mais eficiência. Para a mesma quantidade de tensão, são necessárias menos unidades motoras. Deve-se implementar também a prática de tarefas funcionais que utilizem variações de contrações. Por exemplo, o paciente que pratica agachamentos modificados com apoio na parede na posição de pé está utilizando uma sequência de contrações excêntricas (abaixamento), isométricas (sustentação) e concêntricas (extensão) dos extensores do quadril e do joelho (Fig. 15.9). Os músculos fracos (normalmente antagonistas dos músculos fortes espásticos) devem ser ativados primeiramente nos movimentos unidirecionais. À medida que o controle se desenvolve, os exercícios podem mudar e passar a incluir contrações recíprocas ativas lentas dentro de amplitudes limitadas, e depois em amplitude total. Essa ênfase na interação equilibrada tanto dos agonistas quanto dos antagonistas é fundamental para a coordenação e função normais. Os padrões da facilitação neuromuscular proprioceptiva podem ser eficazes para o paciente com controle voluntário limitado, com ênfase nos padrões sinergísticos normais (p. ex., padrões D1), as reversões dos antagonistas e a carga proprioceptiva através da resistência leve.[124,125] Os trabalho de Carr e Shepherd,[127] Davies,[158,159] e Howle[160] oferecem excelentes recursos para o exercício e o treinamento a pacientes com AVC.

Estratégias para melhorar a função do membro superior

Pacientes com síndrome da artéria cerebral média podem apresentar deficiências sensoriais, motoras e funcionais severas do membro superior, com recuperação limitada. Esses pacientes beneficiam-se da mobilização precoce, da ADM e das estratégias de posicionamento discutidas anteriormente neste capítulo. As estratégias de treinamento compensatórias e as adaptações ambientais devem ser consideradas para maximizar a função. Para pacientes que obtêm alguma recuperação dos movimentos voluntários, as estratégias de treinamento concentram-se na prática repetitiva de tarefas específicas. As atividades de treinamento do membro superior devem ser estreitamente coordenadas com o terapeuta ocupacional.

O apoio de peso do membro superior como apoio postural

A mudança de postura para o lado mais afetado com apoio do peso no braço estendido e a mão estabilizada sobre uma superfície de apoio é uma atividade inicial importante para promover a estabilização proximal e neutralizar os efeitos do hipertônus excessivo dos músculos flexores e uma sinergia flexora dominante. Pode-se usar a aproximação para aumentar a atividade dos estabilizadores do ombro/escápula e o tamborilamento pode facilitar a função dos extensores do cotovelo. As atividades de apoio do peso são realizadas com o paciente nas posições sentada (ver Fig. 15.8), plantígrada modificada (Fig. 15.10) e de pé. O controle deve progredir das atividades de sustentação para atividades dinâmicas de estabilização. Por exemplo, o paciente se estabiliza com o membro superior mais afetado enquanto executa tarefas funcionais e de transferência de peso com o membro superior mais forte (p. ex., menção de alcançar). Como vimos anteriormente, o membro superior mais afetado também deve ser recrutado para fins de assistência postural durante as atividades de treinamento funcional (p. ex., erguer-se da posição de decúbito lateral e sentar-se).[161]

Movimento de menção de alcançar e manipulação orientados por tarefas

Os pacientes com AVC têm dificuldade para recuperar o controle dos movimentos de rotação ascendente e protração da escápula, extensão do cotovelo e extensão do pulso e dos dedos da mão, necessários para os movimentos de menção de alcançar com projeção para a frente e manipulação. A menção de alcançar e a manipulação requerem também o processamento preciso e o uso das informações visuais e perceptivas. Os pacientes com controle limitado dos movimentos podem praticar o movimento inicial de menção de alcançar em uma posição apoiada (p. ex., decú-

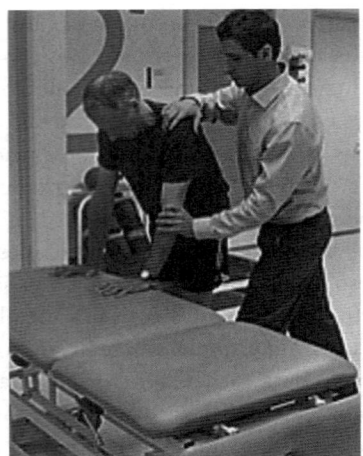

Figura 15.10 De pé na posição plantígrada modificada com ambos os membros superiores estendidos apoiando o peso; o fisioterapeuta auxilia a extensão do cotovelo do membro superior hemiparético, produzindo, ao mesmo tempo, aproximação através do ombro.

bito lateral com o braço apoiado pelo fisioterapeuta ou sobre uma prancha, posição sentada com o membro superior apoiado sobre o tampo de uma mesa). O paciente é incentivado a deslizar a mão para a frente sobre o tampo da mesa, recrutando os flexores do ombro, os protratores da escápula e os extensores do cotovelo. Pode-se utilizar uma toalha de mesa para reduzir os efeitos do atrito enquanto o paciente pratica os movimentos de limpar ou polir uma mesa. O paciente pode também praticar o movimento de menção de alcançar com projeção para a frente e para baixo tocando o chão. Atividades de projeção mais avançadas incluem o levantamento de objetos sem assistência e a menção de alcançar com projeção para a frente (p. ex., colocação do membro superior dentro da manga de uma camisa), para cima ou para o lado. Um padrão de impulsão D1 de facilitação neuromuscular proprioceptiva pode ser praticado (o impulso inverso é contraindicado, uma vez que o membro está se movimentando em um padrão de sinergia flexora). Deve-se incorporar também uma combinação da menção de alcançar com maiores desafios de equilíbrio na posição plantígrada modificada ou de pé. Por exemplo, de pé na posição plantígrada modificada, o paciente pode praticar o movimento de empurrar uma bola de um lado para o outro ou para a frente e para trás (Fig. 15.11). Ou, na posição de pé, ele pode praticar o movimento de menção para pegar um objeto em uma prateleira, um banco baixo ou do chão. A variação da altura e da distância alcançada, o aumento do peso dos objetos segurados ou a maior velocidade e precisão necessárias podem aumentar a dificuldade. Não devem ser permitidos movimentos substitutivos (p. ex., movimentos laterais do tronco ou da cabeça). A elevação excessiva do ombro também não deve ser incentivada.[161]

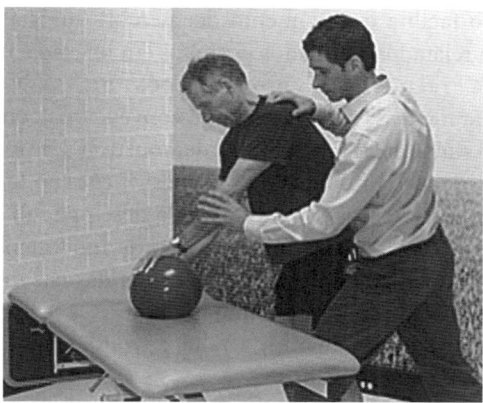

Figura 15.11 De pé na posição plantígrada modificada com a mão hemiparética posicionada sobre uma bola pequena; o paciente pratica o rolamento da bola de um lado para o outro; o fisioterapeuta estabiliza o cotovelo e o ombro.

A prática consistente orientada por tarefas que envolva movimentos de pegada e manipulação é importante para estimular a recuperação. Entre os movimentos iniciais da mão, normalmente incluem-se a pegada grossa e a liberação, enquanto os padrões avançados de movimento da mão (controle motor fino) não devem ser utilizados, exceto no caso de um nível de recuperação mais avançado. Em geral, é muito mais difícil executar o movimento de liberação voluntária do que os movimentos de pegada voluntária e alongamento/posicionamento, e talvez as técnicas inibitórias se façam necessárias para facilitar os movimentos de extensão. As tarefas iniciais que envolvam a mão podem incluir o uso da mão mais afetada para estabilizar (p. ex., a mão mais fraca estabiliza o papel enquanto a mais forte escreve, a mão mais fraca estabiliza a comida enquanto a mais forte corta) ou segurar um livro com as duas mãos para ler. Deve-se incentivar o paciente a usar a mão mais fraca para auxiliar no desempenho de atividades da vida diária (p. ex., lavar a parte superior do corpo com uma esponja, levar comida à boca). É possível que garfos, escovas de dentes e canetas precisem ter cabo embutido. O treinamento das tarefas deve combinar padrões de menção de alcançar com atividade da mão (p. ex., juntar uma meia do chão, alcançar um objeto em uma prateleira). As atividades avançadas com a mão incluem a prática de extensão do pulso e dos dedos, a oposição e a manipulação de objetos (p. ex., uso de utensílio para comer, beber em um copo, escrever, juntar e reorganizar moedas, grampos de papel ou outros objetos). A pronação geralmente predomina, enquanto a supinação ativa sem flexão do cotovelo e do ombro é difícil de alcançar. O fisioterapeuta deve observar atentamente os movimentos e ajudar a eliminar aqueles aspectos dos padrões de movimento que interfiram no controle eficiente e eficaz. A assistência física graduada e o uso de técnicas de prática mental/construção de imagem podem ser úteis para melhorar o aprendizado e o desempenho.[157,161,162]

Terapia de movimento induzido por contenção

A *terapia de movimento induzido por contenção* (TMIC) é uma intervenção multifacetada criada para promover maior uso do membro superior mais afetado. O paciente é engajado na prática intensa de tarefas executadas com o membro superior mais afetado por 10 a 15 dias consecutivos por semana, durante até 6 horas por dia (Fig. 15.12). O membro superior menos afetado tem uso restrito pelo fato de o paciente usar uma luva de segurança durante 90% do tempo em que está acordado.[163] O fisioterapeuta utiliza técnicas de moldagem para modificar e fazer progredir a atuação (p. ex., um objeto é levantado e colocado em distâncias cada vez maiores do paciente). Durante a prática, são oferecidos *feedback*, orientação, modelos e incentivo. Os métodos comportamentais criados para garantir a adesão ao exercício e a adoção de comportamentos orientados por tarefas incluem o envolvimento do paciente em tarefas como:

- Automonitoramento de comportamentos-alvo (p. ex., modo de atividade, duração, frequência, esforço percebido e resposta geral à atividade).
- Solução de problemas para identificar obstáculos e gerar possíveis soluções.
- Acordo de comportamento para engajar o paciente na adoção dos respectivos comportamentos no decorrer do dia.
- Estratégias de apoio social para o treinamento e engajamento de cuidadores na prestação de serviços de apoio preventivo de qualidade.

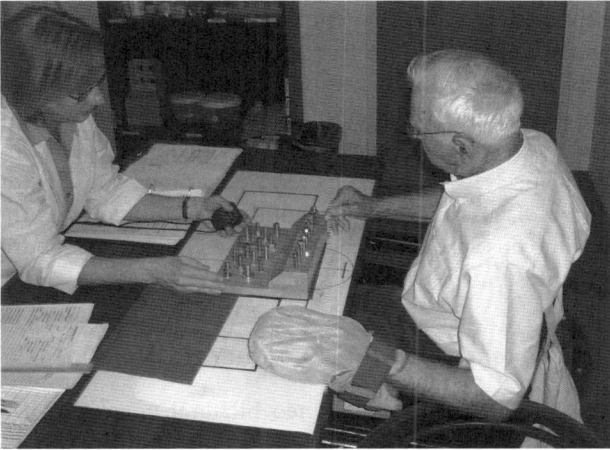

Figura 15.12 Terapia de movimento induzido por contenção (TMIC). O paciente pratica uma tarefa de *pegboard* (tabuleiro de pinos) com o uso da mão hemiparética, enquanto a mão menos afetada permanece enluvada. O fisioterapeuta cronometra a atividade, incentivando o paciente.

Para uma descrição mais completa dessas técnicas, o leitor deve consultar o trabalho de Morris e Taub.[164,165] A *TMIC Modificada* também foi utilizada para pacientes com AVC. Por exemplo, Page et al.[166,167] utilizaram 30 minutos de prática de tarefas funcionais e técnicas de moldagem 3 vezes por semana, com restrição do membro superior menos afetado por até 5 horas por dia. O treinamento foi ministrado durante um período dilatado de 10 semanas. Esse protocolo de paciente ambulatorial aumentou o uso e a função do braço mais afetado.[166,167]

Ganhos significativos de função motora e uma redução moderada da incapacidade após a TMIC foram demonstrados em pacientes com AVC.[45,168,169] O *ensaio EXCITE* foi um grande estudo prospectivo randomizado simples cego multicêntrico que contou com a participação de 222 pacientes após um AVC. A TMIC foi comparada ao atendimento convencional e demonstrou melhorar significativamente os resultados medidos pelo teste Wolf Motor Function e pelo Motor Activity Log.[170] As alterações correlatas ocorridas na organização do cérebro com a TMIC também foram demonstradas nas imagens por ressonância magnética funcional (RNMf), inclusive uma aparente mudança na ativação da área motora do córtex para outras áreas ipsilaterais e o hemisfério contralesional.[171] Benefícios significativos foram relatados também nos pacientes que receberam a TMIC modificada.[165,166,172] É importante notar que os pacientes participavam dos estudos se apresentassem potencial de recuperação e alguns movimentos residuais da parte superior do braço e da mão (extensão ativa do pulso e dos dedos da mão), mas sem tendência a usar o braço. A dor ou a espasticidade limitada e a ausência de comprometimento cognitivo também foram critérios de inclusão. Muitos estudos iniciais envolveram pacientes com AVC crônico (mais de 1 ano). Existem evidências também de resultados positivos com pacientes de AVC em fase subaguda (menos de 1 ano)[170] e pacientes em fase aguda (menos de 2 semanas após o AVC).[173] Em sua revisão da literatura, os pesquisadores do Centro Cochrane concluíram que faltam evidências que respaldem a sustentação das melhoras proporcionadas pela TMIC por 6 meses.[45] Sugerimos que o leitor veja a discussão adicional contida no Capítulo 10 e um resumo dos achados de pesquisa apresentados no Quadro 10.1, Resumo de evidências da TMIC.

Treinamento simultâneo bilateral

O treinamento simultâneo bilateral envolve o uso simultâneo de ambas as mãos isoladamente ou em combinação com o *feedback* sensorial ampliado. O treinamento bilateral dos braços com fornecimento de pistas auditivas rítmicas (BATRAC) é um exemplo dessa intervenção.[174] Teoricamente, um movimento similar no membro menos afetado facilita o movimento do membro mais afetado. Foram relatados resultados positivos em relação à melhoria da recuperação motora após um AVC.[174-176] Comparado à assistência usual ou convencional, o treinamento simultâneo bilateral não demonstrou ser significativamente melhor do que outras intervenções no membro superior em termos de melhorias no desempenho de atividades da vida diária, na execução de movimentos do braço ou da mão ou das pontuações obtidas nas medidas de avaliação do comprometimento motor. Os revisores do Centro Cochrane citaram a falta de evidências de alta qualidade nesses achados.[47]

Biofeedback *eletromiográfico*

O biofeedback *eletromiográfico* (EMG-BFB) tem sido utilizado para melhorar a função motora dos pacientes após um AVC. A técnica permite que os pacientes alterem a atividade da unidade motora com base nas informações audiovisuais fornecidas pelo *feedback* ampliado. O treinamento pode se concentrar na inibição voluntária dos músculos espásticos (p. ex., redução da frequência de disparo dos flexores espásticos dos dedos da mão), ou no aumento da conscientização cinestésica e do recrutamento de unidades motoras dos músculos hipoativos e fracos (p. ex., músculos extensores do pulso/antebraço). Pacientes na fase final de recuperação para os quais a recuperação espontânea seja mais ou menos completa (mais de 6 meses após o AVC) demonstraram resultados positivos atribuídos à fisioterapia de *biofeedback*.[177,178] Os benefícios relatados incluem melhores resultados de ADM, controle voluntário e função. Os pesquisadores indicam que a eficácia da reeducação neuromuscular pelo *biofeedback* é maior quando o método é utilizado como técnica de auxílio ao treinamento de tarefas específicas.

Estimulação elétrica

A *estimulação elétrica neuromuscular (EENM)* tem sido utilizada em pacientes que estão se recuperando de um AVC para reduzir a espasticidade, melhorar a conscientização sensorial, prevenir ou evitar subluxações de ombro e estimular os movimentos volicionais.[179-182] A EENM demonstrou aumentar a capacidade do músculo de exercer força mediante a ativação preferencial das unidades motoras de contração rápida. Foram relatados resultados que demonstram a eficácia do tratamento no sentido de melhorar a função dos extensores do pulso e dos músculos deltoide e supraespinal. No segundo exemplo, o alinhamento glenoumeral melhorou e a subluxação diminuiu. A exemplo da pesquisa sobre o *biofeedback*, os resultados obtidos demonstraram um nível ótimo de satisfatoriedade quando combinados ao treinamento de tarefas específicas.[182]

Fisioterapia assistida por robô

Dispositivos robóticos foram desenvolvidos para assistir o paciente com deficiências motoras de nível moderado a grave e melhorar a função e a recuperação do membro superior. Esses dispositivos são utilizados em conjunto com o treinamento de tarefas específicas e os princípios de aprendizagem motora. Os robôs atuam no sentido de restaurar a função motora perdida, podendo incluir atuadores pneumáticos (que agem como músculos) para alimentar o dispositivo ou sistemas robóticos passivos que utilizam faixas elásticas ou molas. Normalmente, o objetivo são os movimentos de segurar/largar e de menção de alcançar. Esses dispositivos são utilizados para ampliar as intervenções fisioterapeuta-paciente e permitir altos níveis de prática intensiva.[183] Existem evidências limitadas de eficácia do tratamento que podem ser generalizadas para o braço e a perna durante a realização de atividades da vida diária. O alto custo dos equipamentos limita o uso generalizado da técnica no ambiente clínico.[184]

Gerenciamento da dor no ombro

Identificaram-se várias causas de dor no ombro hemiplégico que podem ser divididas de forma ampla em manifestações de flacidez e espasticidade. No estágio flácido, o comprometimento proprioceptivo, a falta de tonicidade e a paralisia muscular reduzem o apoio e a ação normal de assentamento dos músculos do manguito rotador, especialmente o supraespinal. Desse modo, os ligamentos e a cápsula passam a ser o único apoio. A orientação normal da cavidade glenoidal é para cima, para fora e para a frente, de modo a manter a cápsula superior tensionada e estabilizar mecanicamente o úmero. Na ausência de musculatura de apoio, qualquer movimento de abdução ou flexão do úmero para a frente, ou de depressão e rotação descendente da escápula, reduz essa estabilização e provoca subluxações no úmero. Inicialmente, a subluxação não é dolorosa, mas os estresses mecânicos resultantes das forças gravitacionais e de tração produzem desalinhamento e dor persistentes. Ocorrem também estresses glenoumerais de atrito e compressão entre a cabeça do úmero e os tecidos moles superiores durante os movimentos de flexão ou abdução na ausência de ritmo escapuloumeral normal (*síndrome do impacto do ombro*). Durante a fase espástica, a tonicidade anormal dos músculos pode contribuir para a posição incorreta da escápula (depressão, retração e rotação descendente), bem como para a subluxação e o movimento restrito. Condições secundárias, como o enrijecimento dos ligamentos, tendões e cápsula articular, podem se desenvolver rapidamente, podendo ocorrer também *capsulite adesiva* (inflamação intracapsular e "congelamento do ombro"). O manuseio e o posicionamento incorretos do membro superior mais afetado já foram implicados na produção de microtraumatismo e dor nas articulações. Entre as atividades que traumatizam o ombro incluem-se a ADMP sem a mobilização adequada da escápula (promovendo o ritmo escapuloumeral normal), a tração sobre o membro superior durante a transferência ou o uso de polias recíprocas.[185-187] O alinhamento incorreto de uma articulação pode prejudicar significativamente a capacidade de movimentação do paciente. Intervenções adicionais destinadas a reduzir a subluxação podem incluir fisioterapia por estimulação elétrica neuromuscular, *biofeedback* eletromiográfico, bandagem e uso de tipoias.

A *síndrome complexa da dor regional do tipo 1 (SCDR-1)*, também conhecida como síndrome do ombro e da mão (SOM) ou distrofia simpática reflexa, é causada por traumatismo proximal do ombro ou do pescoço, podendo ocorrer também na presença de AVC, possivelmente em decorrência de alterações no sistema nervoso autônomo (SNA). Os fatores clínicos associados ao seu desenvolvimento incluem déficits motores, espasticidade, déficits sensoriais e coma inicial.[188] No início, a dor é intermitente e limitada ao ombro; nos estágios subsequentes, é intensa e envolve todo o membro. A SCDR-1 tem relação com vários outros sintomas. Há ocorrência de rigidez e limitações de ADM. O pulso tende a assumir uma posição flexionada com dor intensa provavelmente durante os movimentos de extensão do pulso. O cotovelo normalmente não é envolvido. As alterações vasomotoras inicias no *estágio 1* incluem descoloração (rosa pálido) e alterações de temperatura (frio). A pele pode tornar-se hipersensível ao toque, à pressão ou às variações de temperatura. O paciente geralmente evita as tentativas de movimento. O *estágio 2* caracteriza-se pela diminuição da dor e por alterações distróficas iniciais: atrofia muscular e cutânea, vasoespasmo, hiperidrose (aumento da transpiração) e pelos e unhas ásperos. Existem evidências radiográficas de osteoporose precoce. No *estágio 3*, a fase atrófica, a dor e as alterações vasomotoras são raras. Observa-se uma atrofia progressiva da pele, dos músculos e dos ossos (a osteoporose severa é evidente). A fibrose pericapsular e as alterações articulares tornam-se pronunciadas. A mão normalmente começa a se contrair, assumindo uma posição de garra com a extensão metacarpofalangeana e a flexão interfalangeana (semelhante à mão intrínseco-minus). Há uma atrofia acentuada dos músculos tenares e hipotenares, com aplainamento da mão. As chances de reversão dos sinais e sintomas são altas no estágio 1 e variáveis no estágio 2, enquanto as alterações ocorridas no estágio 3 são amplamente irreversíveis.[188]

O diagnóstico precoce e a identificação dos fatores causadores da SCDR são essenciais. As intervenções são selecionadas com base nos achados dos exames. Devido ao contato diário próximo com o paciente, o fisioterapeuta geralmente é um dos primeiros a reconhecer e relatar os sinais e sintomas iniciais. Deve-se implementar um protocolo de intervenção.[189] No estágio flácido, o braço deve manter-se apoiado durante todo o tempo. O posicionamento e o manuseio adequados são essenciais. No leito, deve-se posicionar o paciente de modo que ele não possa rolar sobre o membro superior mais afetado, comprimindo-o. Em decúbito dorsal e sentado na cadeira de rodas, a escápula/ombro devem manter-se apoiados com o braço para a frente em ligeira abdução e rotação neutra. Durante as transferências e de pé, os dispositivos de apoio são uma opção para a prevenção de lesões por tração (ver seção a seguir). As intervenções que visam à redução da dor e da rigidez incluem movimentos adequados de ADMP e técnicas de mobilização (mobilizações suaves de graus 1 a 2). O movimento de ADMP do membro superior sem mobilização da escápula *não é permitido*. A ADMP do ombro deve ser limitada a 90° durante a flexão e a abdução ou ao ponto de dor, não além da posição de dor. O fisioterapeuta precisa instruir todos os envolvidos na assistência ao paciente (p. ex., membros da família, cuidadores, enfermeiras, auxiliares) quanto ao manuseio/mobilização adequados do membro superior e reconhecer a importância de se evitar traumatismos e lesões por tração durante a ADMP, as transferências e as atividades realizadas na cadeira de rodas. Os movimentos ativos do membro superior são incentivados a fim de promover a ADM do ombro (p. ex., na posição de pé, empurrar uma bola de fisioterapia sobre uma mesa). As intervenções de gerenciamento do edema também devem ser consideradas. Entre as considerações adicionais, está a contraindicação de infusões nas veias da mão hemiplégica. A dor persistente pode ser gerenciada com analgésicos orais ou técnicas de injeção local (corticosteroides). As injeções repetitivas de esteroides não são recomendáveis devido ao provável enfraquecimento do manguito rotador. Com a dor intratável, o bloqueio cirúrgico de nervos pode ser uma opção a ser considerada.[187]

Dispositivos de apoio

Um paciente com hipotonia corre mais risco de sofrer *lesões por tração* no ombro. É possível usar tipoias para prevenir o estiramento dos tecidos moles (p. ex., supraespinal, estiramento capsular) e aliviar a pressão no feixe neurovascular (p. ex., plexo braquial/artéria braquial). Elas sustentam o peso do braço e protegem o paciente, além de liberar o fisioterapeuta para cuidar do controle da postura/do tronco durante as atividades funcionais. Entretanto, as tipoias têm uma série de aspectos negativos. Elas pouco contribuem para reduzir a subluxação ou melhorar a função do ombro, especialmente se o desalinhamento da escápula e do tronco não for devidamente corrigido. A maioria das tipoias tem a desvantagem também do posicionamento do braço próximo ao corpo na adução, na rotação medial e na flexão do cotovelo. Com o uso prolongado, podem se desenvolver contraturas e uma maior tonicidade dos flexores. Além disso, as tipoias contribuem para os distúrbios de esquema corporal e negligência corporal. O uso prolongado de tipoias bloqueia o uso espontâneo do membro superior e contribui para o desuso aprendido; elas bloqueiam também as reações de equilíbrio que envolvem o membro superior.

Existem consideráveis diferenças de eficácia entre os diversos tipos de tipoia. Uma tipoia do tipo *pouch sling* (em formato de rede) ou uma tipoia de tira única (*hemisling*) com dois punhos para sustentar o cotovelo e o pulso oferece um apoio mecânico mínimo do úmero. Uma abordagem alternativa à tipoia tradicional é uma tipoia com punho para o úmero. Esse dispositivo possui um punho para sustentação da porção distal do úmero, apoiada por um suporte em "8", o que permite o apoio do úmero com ligeira rotação lateral, permitindo a extensão do cotovelo e possivelmente alguma redução da subluxação. Esse estilo de tipoia pode ser usado por períodos mais longos porque não restringe o cotovelo posição flexionada ou limita a função distal.[190-192]

A estreita colaboração com o terapeuta ocupacional é importante para a escolha e o uso adequado das tipoias. Gillen[161] sugere as seguintes diretrizes:

- Os fisioterapeutas devem minimizar o uso da tipoia durante a reabilitação.
- As tipoias podem ser úteis para o treinamento inicial das transferências e da marcha.
- As tipoias que posicionam o membro superior em flexão são menos recomendáveis e devem ser usadas apenas para determinadas atividades realizadas na posição ereta e somente por curtos períodos.
- Não existe uma tipoia adequada para todos os pacientes; a escolha e o uso devem ser cuidadosamente avaliados, e a eficácia da tipoia, cuidadosamente reavaliada.
- Devem-se considerar alternativas eficazes ao uso de uma tipoia: bandagem umeral (enfaixamento) para facilitar ou inibir a musculatura em torno da escápula; EENM. A mão pode ser posicionada também dentro de um bolso da roupa.

Deve-se orientar o paciente, os membros da família e os cuidadores e permitir que eles pratiquem o uso adequado do dispositivo de apoio. À medida que a recuperação progride e a espasticidade e os movimentos voluntários se manifestam, é possível que ocorra a redução espontânea da subluxação do ombro. As tipoias não têm nenhum valor nesse ponto da recuperação.

Para pacientes que usam cadeira de rodas, uma prancha ou prancheta de colo pode servir de apoio para o braço flácido. É possível que seja necessário usar uma proteção lateral e/ou o auxílio de tiras se o braço do paciente escapar pelo lado. Pacientes com sensibilidade reduzida correm o risco de lesionar a mão se esta ficar presa nos raios da roda da cadeira de rodas, podendo ocorrer traumatismo de cotovelo se o cotovelo escapar pelo lado (p. ex., o cotovelo bate quando paciente passa por uma porta).

Estratégias para melhorar a função do membro inferior

As atividades de treinamento do membro inferior preparam essencialmente o paciente para a marcha. Isso requer a eliminação dos padrões de sinergia obrigatória. Por exemplo, durante o apoio médio, os extensores do quadril e do joelho precisam ser ativados com os abdutores e dorsiflexores do quadril. As atividades sugeridas incluem o padrão D1 de facilitação neuromuscular proprioceptiva para extensão do membro inferior; sustentação contra a resistência da faixa elástica em torno da parte superior das coxas nas posições supina e de pé; e, na posição em pé, a execução de passos laterais. A adução do quadril deve ser enfatizada durante os movimentos de flexão do quadril e do joelho. As atividades sugeridas incluem o padrão D1 de facilitação neuromuscular proprioceptiva para flexão do membro inferior em decúbito dorsal; na posição sentada, a execução dos movimentos de cruzar e descruzar o membro inferior mais afetado por cima do menos afetado; e *step-ups* na posição em pé. A extensão do quadril com o joelho flexionado é necessária para permitir a retirada da ponta do pé do chão na fase final do apoio. A ponte (Fig. 15.13), a extensão do quadril em decúbito dorsal com o joelho flexionado sobre a borda do colchonete empurrando o calcanhar para baixo ou, na posição de pé, as elevações unilaterais do calcanhar são atividades que podem ser usadas para promover a flexão do joelho com extensão do quadril. O controle da pelve é importante e pode ser promovido através de atividades de rotação da parte inferior do tronco (RIT) que enfatizam a rotação da pelve para a frente (protração); após um AVC, o paciente normalmente apresenta uma pelve retraída e elevada. A rotação da parte inferior do tronco pode ser praticada em decúbito lateral; em decúbito dorsal, com os quadris e joelhos em ângulo de 90° (*hook-lying*); na posição ajoelhada; ou na posição de pé. A mudança de posição da pelve com o paciente sentado em uma bola de fisioterapia é outra atividade útil para promover o controle da pelve. O controle dos movimentos do joelho geralmente é problemático; após um AVC, o paciente com fraqueza nos joelhos normalmente apresenta hiperextensão na posição de pé. A ação recíproca (inversões suaves de movimentos

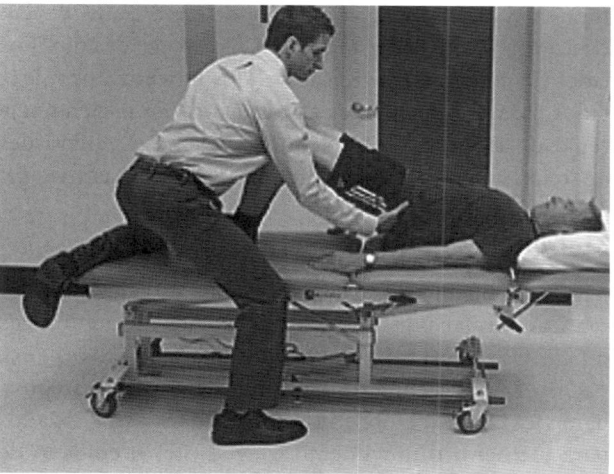

Figura 15.13 O paciente pratica a ponte, combinando a extensão do quadril com a flexão do joelho; o fisioterapeuta auxilia utilizando pistas táteis e proprioceptivas para estimular os extensores do quadril do lado do membro inferior hemiparético.

de flexão e extensão) deve ser enfatizada desde o início, começando na posição supina (p. ex., movimentos de deslizamento do pé em *hook-lying*); movimento parcial de sentar-se ou agachamentos parciais com apoio na parede na posição de pé.

Uma progressão eficaz aumenta gradativamente o desafio para o paciente, modificando a postura e reduzindo a influência sinergística (p. ex., a abdução do quadril pode ser executada primeiro em *hook-lying*, depois em decúbito dorsal, em decúbito lateral, na posição plantígrada modificada e, por fim, de pé). Os dorsiflexores podem ser ativados na posição sentada, com o paciente primeiro sustentando e deixando o pé da frente descer lentamente, e depois puxando-o para cima. Esse movimento simula as expectativas funcionais do ciclo normal da marcha à medida que o pé vai da fase de balanço à fase de apoio. A sequência pode então ser repetida na posição de pé, uma posição muito mais difícil para controlar os dorsiflexores. O controle voluntário da eversão geralmente é o movimento mais difícil de executar, uma vez que os músculos não funcionam em qualquer das duas sinergias. A aplicação do alongamento e da resistência a esses músculos durante uma atividade que recrute os dorsiflexores e os eversores pode ser eficaz para gerar uma resposta (p. ex., nos movimentos de ponte e balanço do joelho de um lado para o outro).

Intervenções para melhorar o estado funcional

A perda das funções sensorial e motora em um lado impõe um enorme desafio ao paciente que está se esforçando para reaprender o controle postural e a mobilidade funcional. As estratégias iniciais de tratamento devem concentrar-se na simetria do tronco e no uso de ambos os lados do corpo. A progressão vai dos movimentos orientados para os movimentos ativos tão logo o paciente seja capaz de assumir o controle independente. As atividades de treinamento funcional sugeridas são descritas a seguir.

Mobilidade no leito

O movimento de rolar para ambos os lados deve ser praticado; rolar por cima do lado menos afetado é mais difícil. Os padrões de movimento dos membros (p. ex., padrão D1 de facilitação neuromuscular proprioceptiva para flexão do membro inferior) podem ser utilizados para melhorar o movimento. Deve-se ter o cuidado de garantir que o paciente não deixe o membro superior mais afetado para trás, mas o traga para a frente. Isso pode ser feito com o paciente primeiro unindo as mãos. O membro inferior mais afetado pode ser usado para auxiliar o rolamento, empurrando a partir de uma posição de *hook-lying* flexionada e aduzida (Fig. 15.14). O rolamento por cima do lado mais afetado e para a posição deitada em decúbito lateral sobre o cotovelo é importante para promover o apoio do peso desde o início. Essa posição tem a vantagem também de alongar os flexores laterais do tronco, que podem estar espásticos.

O paciente deve praticar a mudança da posição supina para a posição sentada a partir de ambos os lados, com ênfase no ato de levantar-se com o lado mais envolvido norteando o movimento (mais próximo à beira da cama ou do colchonete). O fisioterapeuta pode auxiliar a partir da posição de decúbito lateral sobre o lado mais afetado puxando os membros inferiores por cima da beira da cama ou do colchonete enquanto, usando ambos os membros superiores como apoio, o paciente se empurra para cima para se sentar. O movimento controlado para deitar-se também deve ser praticado.

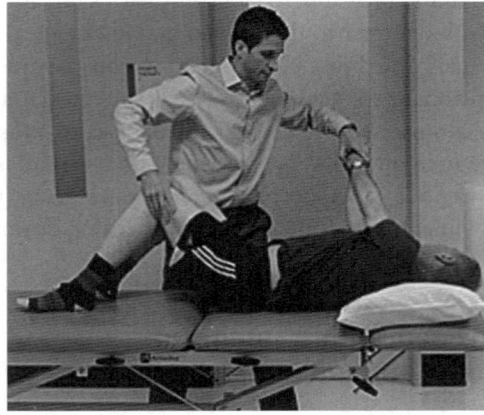

Figura 15.14 Atividades iniciais de prática da mobilidade: rolamento para o lado não afetado. O fisioterapeuta auxilia o movimento através de contatos nos joelhos e nas mãos unidas.

As atividades de ponte ajudam a desenvolver o controle dos extensores do tronco e do quadril, uma habilidade importante para o uso de uma comadre, o alívio da pressão sobre os glúteos, a mobilidade inicial no leito (ajeitar-se na cama) e transferências da posição sentada para a posição de pé, além de ajudar a desenvolver o controle avançado do membro inferior sem sinergismos (extensão do quadril com flexão do joelho) e estimula desde o início o apoio do peso através do pé (ver Fig. 15.13). As atividades de ponte incluem a assunção independente da postura, a sustentação da postura e as mudanças de postura (transferências laterais do peso, ponte e posicionamento dos quadris para o lado). Se o membro inferior mais afetado não conseguir se manter na posição *hook-lying*, o fisioterapeuta precisará ajudar, auxiliando na estabilização do pé. O movimento de levantar o pé menos afetado (e colocá-lo sobre uma bola pequena) mantendo, ao mesmo tempo, o nível da pelve aumenta significativamente a dificuldade e pode ser usado para aumentar as demandas sobre o lado mais afetado. Pode-se aumentar a dificuldade também variando a posição dos membros superiores, de estendidos e abduzidos para os lados para a posição de braços cruzados sobre o peito ou mãos unidas acima da cabeça em posição de oração.

Posição sentada

O treinamento inicial da posição sentada deve ter por objetivo a adoção de uma postura simétrica com o alinhamento correto da coluna e da pelve. A pelve deve permanecer em uma posição neutra, a coluna, reta. Os pés devem estar plantados sobre a superfície de apoio. Em geral, o paciente com AVC se senta de forma assimétrica, com o peso apoiado mais do lado menos afetado, a pelve em uma inclinação posterior e a parte superior do tronco flexionada (cifótica). A flexão lateral para o lado afetado também é comum. O fisioterapeuta pode orientar manualmente o paciente a corrigir a posição sentada e fornecer pistas verbais e táteis. No início, pode-se ajudar o paciente a se sentar fazendo uso dos membros superiores para se apoiar bilateralmente dos lados ou à frente, sobre o tampo de uma mesa, uma bola grande ou nos ombros do fisioterapeuta, com este sentado em frente ao paciente. O exercício de sentar-se em uma bola de fisioterapia pode ser utilizado também para promover o alinhamento e a mobilidade da pelve (rotações pélvicas) e o alinhamento vertical do tronco (rebote suave). O controle da posição sentada deve progredir da sustentação inicial da postura estável (estabilidade) para as mudanças de postura (estabilidade dinâmica) e, por fim, para os desafios dinâmicos (menção de alcançar). Um problema comum com a hemiplegia é a incapacidade de a parte superior do tronco se movimentar de modo independente da parte inferior (dissociação). A mobilidade da parte superior do tronco com movimentos de flexão/extensão recíproca, flexão lateral e rotação deve, portanto, ser praticada. Os padrões *lift*/reverso de facilitação neuromuscular proprioceptiva norteados pelo braço menos envolvido podem ser usados para promover a rotação da parte superior do tronco e a atividade bilateral do membro superior, com o braço mais envolvido movimentando-se sem sinergismo e cruzando a linha mediana (importante para a negligência unilateral) (Fig. 15.15). As transferências laterais de peso para o lado mais afetado normalmente são as mais difíceis. Os contatos manuais na direção do movimento combinados a uma suave resistência podem fornecer importantes pistas de aprendizado no início. O paciente deve praticar também os movimentos de se ajeitar na posição sentada ("andar com as nádegas") para garantir a mobilidade para se vestir (vestir as calças) e praticar o posicionamento inicial para transições da posição sentada para a posição de pé (puxando-se para a beira do assento para colocar os pés para trás e embaixo do corpo).

Transferências da posição sentada para a posição de pé e para sentar-se

As transferências da posição sentada para a posição de pé devem ser praticadas visando a um apoio de peso simétrico, respostas musculares coordenadas e tempos de execução adequados. Inicialmente, o paciente deve flexionar ativamente o tronco e usar o *momentum* para transferir a massa corporal para a frente (*fase do momentum de flexão*). Os pés devem ser colocados bem para trás, a fim de permitir que os dorsiflexores do tornozelo auxiliar a rotação para a frente. O paciente com AVC normalmente demonstra movimento para a frente e *momentum* reduzidos. O fisioterapeuta deve focar os olhos do paciente em um alvo visual diretamente diante do nível dos olhos e usar pistas verbais para facilitar os movimentos desejados ("movimente os ombros para a frente e levante-se"). O paciente pode ser auxiliado nessa fase mantendo ambos os membros superiores projetados para a frente com as mãos unidas. Empurrar-se com as duas mãos sobre a superfície de apoio para se erguer não é uma opção eficaz para produzir a transferência de peso para a frente e deve ser desestimulada. Os movimentos do paciente devem então ser direcionados para a *fase de extensão*, que exige que os extensores do quadril e do joelho produzam movimento vertical para assumir a posição ereta. O fisioterapeuta pode fornecer pistas táteis e proprioceptivas para auxiliar a extensão do joelho (Fig. 15.16). A altura do assento pode ser elevada inicialmente para reduzir a força extensora necessária. A progressão, então, leva a alturas menores do assunto. Pode-se aumentar o apoio do peso sobre o membro inferior mais forte variando a posição inicial do pé, colocando o pé mais forte um pouco atrás do pé mais fraco. À medida que o paciente melhora, a posição dos pés pode ser invertida de modo a focar a atenção no crescente uso do lado mais fraco. O paciente com AVC normalmente se levanta muito devagar. Com a prática repetitiva, ele deve ser incentivado a se empenhar para aumentar a velocidade do movimento e a não fazer pausas entre as duas fases. O uso da posição de oração (mãos unidas à frente do corpo com os cotovelos estendidos) reduz o *push-off* do membro superior. O paciente com AVC demonstra também controle reduzido ao sentar-se, devido à falta de controle excêntrico, sentando-se abruptamente depois de se movimentar com uma amplitude de movimento parcial.

Os movimentos excêntricos (movimentos de pequena amplitude) podem ser praticados com o paciente posicio-

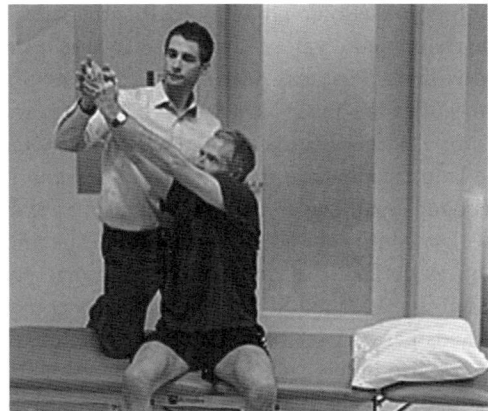

Figura 15.15 Sentado, o paciente pratica o padrão *lift* de facilitação neuromuscular proprioceptiva (conduzido pelo membro superior menos afetado). O padrão promove a rotação da parte superior do tronco, a atividade bilateral do membro superior com o membro superior hemiparético movimentando-se sem sinergismo e o cruzamento da linha mediana.

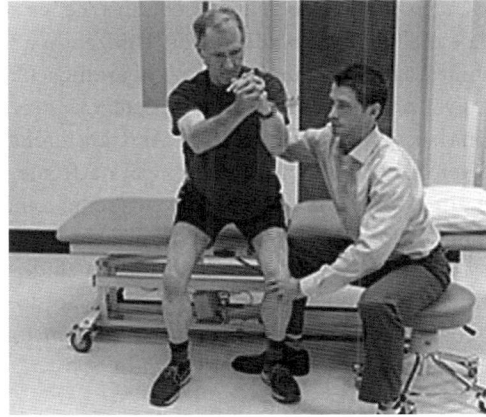

Figura 15.16 Transições entre as posições sentada e de pé. O fisioterapeuta ajuda o paciente a esticar o joelho hemiparético, projetando, ao mesmo tempo, o centro de massa para a frente. As mãos são mantidas unidas.

nado com as costas apoiadas contra uma parede fazendo agachamentos parciais. A rotação da parte inferior do tronco pode ser promovida com o paciente praticando a transferência da posição sentada para a posição de pé com o auxílio de uma plataforma de fisioterapia. Da posição de pé, o paciente desloca a pelve lateralmente para o lado mais afetado e se senta. Utilizando essa atividade, o paciente pode se movimentar por toda a plataforma, alternando entre as posições de pé e sentada alternada e concentrando-se no movimento para o lado mais fraco.

Em pé

A posição plantígrada modificada é uma postura inicial ideal de pé para desenvolver o controle postural e do membro. O membro superior mais afetado é estendido e sustenta o peso (uma postura sem signergismo), enquanto o membro inferior mais afetado é mantido em extensão (também um padrão sem sinergia de flexão do quadril com extensão do joelho). A posição do tronco projetado para a frente cria um momento de extensão no joelho, auxiliando, desse modo, os extensores fracos do joelho. Além disso, a postura tem uma ampla base de apoio (BDA) (quatro membros) e é muito estável (Fig. 15.10). A progressão deve ocorrer novamente da sustentação da postura para a mudança de postura (transferências de peso) para chegar às tarefas.

A posição inicial ereta de pé pode melhorar utilizando-se o apoio proporcionado por um leve toque com a ponta do dedo em uma mesa alta ou uma parede. Tão logo possível, o paciente deve ser incentivado a praticar a posição de pé com apoio unilateral do membro superior (lado mais afetado) e depois a posição de pé independente (sem apoio do membro superior). Como em outras posturas, a progressão adequada deve incluir o movimento inicial de sustentação na postura, passando à mudança de postura (transferências de peso) e, por fim, aos desafios ao equilíbrio dinâmico (p. ex., menção para alcançar em todas as direções, *stepping*). O paciente recebe instruções sobre a simetria e o alinhamento adequados. Utilizando a técnica de estabilização rítmica de facilitação neuromuscular proprioceptiva, pode-se aplicar uma resistência suave para ajudar na sustentação da postura. As transferências de peso devem incorporar movimentos para a frente e para trás, de um lado para o outro e diagonais (com a incorporação da rotação da parte superior do tronco). As transferências laterais de peso para o lado mais afetado são as mais difíceis. Os contatos manuais na direção do movimento combinados à resistência suave podem fornecer importantes pistas iniciais de aprendizado.

Transferências

Durante as transferências iniciais, é possível que o paciente necessite de assistência máxima. O ajuste da cama do hospital para a altura da poltrona ou da cadeira de rodas ajuda a reduzir a dificuldade da transferência. A equipe de assistência geralmente enfatiza o lado saudável, colocando a cadeira daquele lado e fazendo com que o paciente se coloque de pé e gire um quarto sobre o membro inferior mais forte antes de se sentar. Embora promova precocemente as transferências, essa estratégia compensatória negligencia o lado mais fraco, podendo dificultar o treinamento subsequente. Deve-se ensinar o paciente a fazer transferências para ambos os lados, enfatizando o movimento em direção ao lado mais afetado. A prática para ambos os lados tem importância funcional, uma vez que a maioria dos banheiros não tem tamanho suficiente para permitir o posicionamento da cadeira de rodas em ambos os lados de uma banheira ou de um vaso sanitário. Além disso, é provável que o paciente não consiga reposicionar a cadeira de rodas depois de se transferir para a cama de modo a permitir uma transferência para o mesmo lado ao sair da cama. Durante as transferências, o braço afetado do paciente pode ser estabilizado em extensão e rotação lateral contra o corpo do fisioterapeuta. Alternativamente, os membros superiores do paciente (mãos em posição de oração) podem ser colocados para a frente ou para o lado sobre os ombros do fisioterapeuta. O fisioterapeuta pode então auxiliar utilizando contatos manuais, na parte superior do tronco ou na pelve. O membro inferior mais afetado pode ser estabilizado por uma contraforça exercida pelo joelho do fisioterapeuta sobre o joelho do paciente, conforme necessário. O treinamento de transferência deve incluir a prática da transferência para diversas superfícies e alturas diferentes (p. ex., cadeira de rodas, vaso sanitário, assento da banheira, carro).

O treinamento funcional se inicia cedo e prossegue durante todo o curso da reabilitação. As atividades e posturas de treinamento variam de acordo com as necessidades individuais. Posturas adicionais, como as posições prona modificada com apoio sobre os cotovelos (apoio do peso sobre o tampo de uma mesa), em quatro apoios, sentada de lado, ajoelhada e parcialmente ajoelhada podem ser adequadas e utilizadas para aumentar o nível de dificuldade, concentrando-se em segmentos específicos do corpo e nas deficiências de controle. Algumas posturas podem não ser adequadas (p. ex., prona com apoio sobre os cotovelos para o paciente com comprometimento cardiorrespiratório ou no caso de membro superior flácido e subluxado, ou ajoelhada para o paciente com osteoartrose). O treinamento funcional avançado deve incluir a prática de abaixar-se até o chão e levantar-se do chão em caso de queda. Para descrições mais completas e atividades de treinamento complementares, ver *Improving Functional Outcomes in Physical Rehabilitation*.[153]

Intervenções para melhorar o controle postural e o equilíbrio

O AVC resulta em alterações significativas de controle postural e equilíbrio. Os pacientes normalmente apresentam respostas de equilíbrio retardadas, variadas ou ausentes, com deficiências de latência, amplitude e tempo da atividade muscular. Podem ocorrer quedas e fraturas que levam à perda de confiança no equilíbrio e nas habilidades locomotoras.[193] É importante, portanto, prosseguir lentamente com o treinamento e selecionar desafios adequados ao nível de controle do paciente. O treinamento tem como objetivos elevar progressivamente o nível de dificuldade (p. ex., amplitude e velocidade dos movimentos autoiniciados), incentivando, ao mesmo tempo, a consistência, a simetria e o máximo uso do lado mais afetado. Dispositivos de apoio, como uma tala para a parte posterior da perna, um cinto de marcha ou um colete de apoio do peso do corpo, podem ser usados para ajudar inicialmente o paciente a se pôr de pé, incutindo confiança e evitando quedas.

Alcançados o alinhamento postural e a estabilidade estática nas posturas eretas, o paciente está pronto para o treinamento do controle do centro de massa (CCM). O paciente é instruído a explorar o seu limite de estabilidade (LDE), sentado e em pé, através da transferência de peso de baixa frequência.

O paciente aprende até que ponto ele pode se deslocar com segurança em determinada direção e a alinhar o centro de massa dentro da base de apoio para manter a estabilidade na posição ereta. O fisioterapeuta precisa enfatizar o apoio simétrico do peso, bem como atividades que promovam as mudanças de posição para o lado mais afetado. O apoio do peso sobre o quadril (na posição sentada) e o pé (na posição de pé) mais afetados é incentivado, enquanto a atividade desnecessária dos membros menos afetados (segurar-se para manter o apoio) é desestimulada. O fisioterapeuta eleva o nível de dificuldade da atividade manipulando as seguintes variáveis:

- *Base de apoio:* Posição sentada, de membros inferiores descruzados a cruzados; de pé, de ampla a estreita para a posição em *tandem*; de pé apoiado sobre um dos membros inferiores (começando com o menos afetado e progredindo para o mais afetado).
- *Superfície de apoio:* Mudança da posição sentada em um colchonete para a posição sentada em uma bola de fisioterapia; da posição em pé no chão para a posição em pé sobre uma espuma densa.
- Inputs *sensoriais:* Olhos abertos (OA) e olhos fechados (OF); pés apoiados sobre superfície firme ou espuma.
- *Posição/apoio do membro superior:* Apoio com leve toque com as pontas dos dedos; membros superiores estendidos para o lado a membros superiores cruzados sobre o peito.
- *Movimentos do membro superior:* Elevações unilaterais e elevações bilaterais do membro superior (simétricas, assimétricas); movimentos de menção de alcançar com ênfase no lado mais afetado; apanhar objetos de cima de uma mesa, um banco, do chão.
- *Movimentos do membro inferior:* Apoio unilateral do membro inferior, passos (para a frente, para trás, lateral; *step-ups*); marcha sem sair do lugar; pé apoiado sobre uma bola, movimentando uma bola.
- *Movimentos do tronco:* Rotações da cabeça e do tronco; olhar para o teto ou para o chão.
- *Atividades de desestabilização junciorial:* Posição sentada para posição de pé, sentar-se, girar, levantar-se do chão e pôr-se de pé, afundos.
- *Atividades de caminhada:* Para a frente, para trás, para o lado, passo cruzado.
- *Treinamento de dupla tarefa:* De pé, agarrando ou chutando uma bola; de pé, conversando; de pé, carregando uma bandeja com um copo de água.
- *Condições ambientais mutáveis:* De ambientes fechados para ambientes abertos.

O treinamento de estratégias posturais é um componente importante da intervenção. As estratégias do tornozelo podem ser promovidas através de pequenas mudanças de amplitude anteroposterior ou mediante a aplicação de uma pequena perturbação nos quadris (para frente-para trás). A posição de pé sobre um meio rolo de espuma ou uma prancha de equilíbrio também promove as estratégias do tornozelo, mas podem ser demasiadamente avançadas para alguns pacientes na fase inicial de reabilitação. As estratégias do quadril podem ser promovidas através de mudanças anteroposteriores maiores ou de perturbações mais fortes. As estratégias lateromediais do quadril são promovidas por apoio *tandem* (no chão ou sobre um rolo de espuma). As estratégias de passadas são promovidas com maiores deslocamentos do centro de massa (p. ex., inclinações para a frente, para trás ou para o lado que tiram o centro de massa de dentro da base de apoio). O fisioterapeuta pode aplicar uma faixa elástica em torno dos quadris, opondo resistência à inclinação para a frente. A resistência que é liberada rapidamente depois que o paciente alcança o grau de inclinação desejado necessita da execução de um passo para controlar o equilíbrio. Os *step-ups* (passo pequeno a grande; superfície de espuma) também devem ser praticados.

São necessárias toda a atenção e concentração do paciente, as quais devem ser direcionadas para a realização da tarefa em questão. O fisioterapeuta fornece *feedback* oportuno para ajudar o paciente a corrigir o alinhamento e ajustar o controle postural, minimizando o apoio físico (somente conforme necessário). Durante o treinamento de equilíbrio, deve-se incentivar o paciente a solucionar ativamente os problemas. O paciente é confrontado com os desafios, identifica os possíveis problemas e recruta estratégias seguras para manter o equilíbrio. Promove-se a adaptabilidade das habilidades necessárias para o retorno bem-sucedido à comunidade. As instruções de segurança referentes à prevenção de quedas é um fator fundamental para garantir a manutenção da independência funcional do paciente, conquistada a duras penas.[194]

As pesquisas respaldam a eficácia dos programas de treinamento de equilíbrio como meio de melhorar a capacidade de equilíbrio de pacientes com AVC. Os programas que exigiam alta frequência e duração apresentaram uma taxa de desistência elevada de pacientes com AVC, em grande parte por razões médicas ou fadiga. Uma prescrição de exercícios razoável para esse grupo poderia incluir uma frequência de 5 sessões por semana com 45 a 60 minutos de duração cada uma. Para pacientes com AVC subagudo e crônico, são possíveis programas individualizados mais intensos. Foi utilizada com bastante frequência uma combinação de intervenções que visavam ao equilíbrio estático e dinâmico. Tanto o treinamento individualizado quanto os programas em grupo produziram resultados positivos. Por exemplo, vale notar que existem poucas evidências de que o desempenho do equilíbrio possa se deteriorar após a suspensão da intervenção.[195,196]

Biofeedback com plataforma de força

O *biofeedback* com plataforma de força (*biofeedback* do centro de pressão) fornecido com o paciente em pé em um sistema de placa de força computadorizado pode ser utilizado para melhorar o equilíbrio. O paciente pratica mudanças de movimentos voluntários em resposta ao *feedback* visual gerado pelo computador. O paciente pode praticar também respondendo a inclinações inesperadas da plataforma (instabilizações), a fim de melhorar o controle reativo do equilíbrio. É possível que seja necessário um colete de segurança nas fases iniciais do treinamento; não é recomendável segurar-se com uma ou com ambas as mãos.

Com o treinamento com *biofeedback*/placa de força, constatou-se melhor estabilidade (equilíbrio reduzido),[197,198] simetria postural e estabilidade dinâmica. As evidências são mais fortes e mais consistentes para os dois últimos parâmetros do que para as alterações de estabilidade.[201] Existem evidências limitadas da transmissão da melhoria de equilíbrio durante a execução de habilidades funcionais, especificamente habilidades de transferência e resistência,[200] alcance funcional[202] e medidas de execução de atividades da vida diária e mobilidade.[198] A transmissão para o desempenho locomotor melhorado não foi demonstrada.[197,200] É muito provável que a ausência de correlações significativas com a marcha esteja associada à especificidade do treinamento, especificamente a uma dessemelhança entre o modo de treinamento e a medida de resultados. Estudos comparando o treinamento de equilíbrio convencional e o treinamento com *biofeedback*/placa de força com base nas melhorias das medidas de equilíbrio funcional (*Berg Balance Scale, Timed Up and Go*) não demonstraram quaisquer diferenças significativas entre os modos de treinamento; ambas as intervenções foram eficazes no sentido de melhorar o equilíbrio.[203,204]

O paciente com tendência a empurrar-se para o lado ipsilateral (síndrome de *pusher*)

O paciente com o sintoma de empurrar-se para o lado ipsilateral apresenta um conjunto inteiramente diferente de problemas de controle postural e equilíbrio. O paciente se senta ou fica em pé assimetricamente, mas com a maior parte do peso deslocado para o lado mais fraco. Os pacientes usam o membro superior ou o membro inferior mais forte para se empurrar para o lado mais fraco, geralmente resultando em instabilidade ou quedas. Os esforços do fisioterapeuta no sentido de corrigir passivamente a postura inclinada do paciente quase sempre levam o paciente a se empurrar com mais força. O treinamento precisa enfatizar as posições eretas com mudanças de movimento *ativo* em direção ao lado mais forte. O uso de estímulos visuais é eficaz na medida em que os pacientes retêm a capacidade de corrigir a postura com esses estímulos, mas é possível que não o consigam fazer espontaneamente. Deve-se pedir ao paciente que observe a sua postura e veja se está ereta. As pistas ambientais podem ser usadas para auxiliar a orientação. Nesse caso, pode-se utilizar um espelho se não houver presença de déficits visuoespaciais ou estruturas verticais no ambiente. Por exemplo, o fisioterapeuta pode se sentar do lado menos envolvido do paciente e instruí-lo, dizendo, "incline-se para o meu lado". Ou o paciente pode ser posicionado com o lado mais forte próximo a uma parede e instruído a "inclinar-se em direção à parede".[95] Os fisioterapeutas podem fornecer pistas verbais ou táteis para fins de orientação postural. Para melhorar a postura sentada, as atividades de treinamento podem incluir o exercício de sentar-se em uma bola de fisioterapia para promover a simetria e o movimento de sentar-se. Na posição de pé, no início, o membro inferior mais fraco geralmente é flexionado e tem dificuldade para sustentar o corpo desse lado. Pode-se auxiliar a extensão utilizando uma tala pneumática ou uma tala para a parte posterior da perna ou, ainda, tamborilando diretamente sobre o músculo quadríceps. A posição plantígrada modificada é eficaz para manter a posição de pé apoiada inicialmente; entretanto, o fisioterapeuta deve se concentrar no apoio unilateral utilizando o membro superior mais fraco. Nesse caso também, pode-se utilizar uma tala pneumática para auxiliar a extensão do braço mais fraco. Se for utilizada uma bengala, pode-se encurtá-la para incentivar a transferência do peso para o lado mais forte. É possível utilizar um limite físico do ambiente para alcançar uma posição de pé simétrica (p. ex., de pé em uma porta ou um canto). É importante limitar a tendência a empurrar com os membros saudáveis. Por exemplo, na posição sentada ou em pé, os fisioterapeutas devem bloquear a tendência do membro mais forte a entrar lateralmente em abdução e extensão e empurrar.[205,206] Sentado na cadeira de rodas, o paciente deve ser auxiliado para manter a postura ereta e a orientação em relação à linha mediana. As estratégias de aprendizagem motora são muito eficazes para reduzir os efeitos desse distúrbio e melhorar a recuperação. Especificamente, o fisioterapeuta deve demonstrar a orientação correta para a posição vertical, fornecer *feedback* consistente em relação à orientação do corpo e praticar a orientação e as transferências de peso corretas. O paciente deve ser totalmente envolvido no processo de solução de problemas. Por exemplo, o fisioterapeuta deve fazer perguntas como, "para que direção você está inclinado?" e "em que direção você deve se movimentar para alcançar uma postura vertical?". Karnath et al.[93] indicam que o prognóstico para a recuperação é bom com um treinamento eficaz.

Intervenções para melhorar a marcha e a locomoção

Treinamento locomotor *overground* de tarefas específicas

Uma análise precisa do padrão de caminhada do paciente é fundamental para o planejamento de intervenções eficazes (ver Quadro 15.5). Essas anomalias surgem em consequência de deficiências de flexibilidade, força, controle de movimentos, coordenação e equilíbrio. As áreas fundamentais do controle da fase de apoio que precisam ser abordadas são a aceitação inicial do peso, o controle do apoio médio e o avanço do peso para a frente durante o apoio sobre o membro mais envolvido. Durante o balanço, o controle do joelho e do pé para a elevação do pé e o seu assentamento no chão são requisitos-chave (Fig. 15.17). Por fim, a postura persistente do membro superior em flexão e adução durante a marcha deve ser corrigida. Esse segundo problema pode ser efetivamente controlado através do posicionamento do membro superior hemiplégico em extensão e abdução com a mão aberta.

O *treinamento locomotor* overground *de tarefas específicas* concentra-se na prática de diversas atividades e em melhorar a qualidade da caminhada e a resistência durante a caminhada. O alongamento adequado, particularmente dos músculos da panturrilha, e os exercícios de

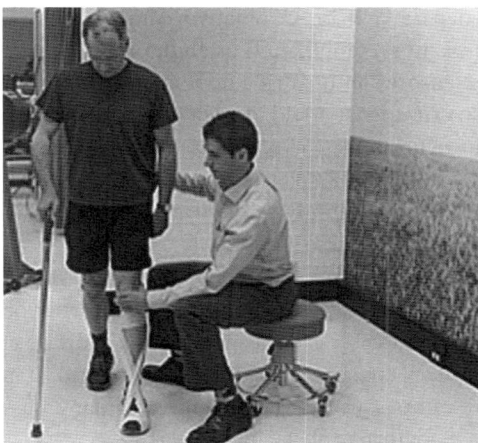

Figura 15.17 Treinamento *overground* da marcha assistido. O fisioterapeuta oferece assistência para a estabilização do joelho hemiparético e a transferência do peso para o lado mais afetado.

alongamento dos músculos do membro inferior são intervenções preparatórias importantes. As barras paralelas e os dispositivos de auxílio à deambulação (p. ex., andadores, hemiandadores, bengalas com base quádrupla) podem auxiliar na estabilidade e segurança da marcha inicialmente. Entretanto, o uso prolongado desses dispositivos pode ser problemático para o paciente que tem potencial para andar o dispositivo. Há um aumento de carga sobre o membro superior e o membro inferior mais forte. Com o uso prolongado, o paciente deixa também de desenvolver mecanismos de equilíbrio adequados, promovendo a assimetria. Com o uso de um hemiandador ou de uma bengala com base quádrupla, ocorre uma transferência excessiva de peso para o lado menos afetado. O uso prolongado de um andador incentiva a posição do tronco inclinada para a frente com carga máxima sobre os membros superiores. A marcha normalmente é mais lenta com o uso de dispositivos de auxílio, e o ritmo locomotor em geral é prejudicado. É importante levar os pacientes a progredir o mais rápido possível para o dispositivo menos restritivo e ao abandono do dispositivo sempre que possível. A prática da marcha com um colete suspenso e apoio parcial do peso do corpo oferece menos interferência nas atividades iniciais de equilíbrio e deambulação.

O paciente deve praticar habilidades funcionais de execução de tarefas específicas, entre as quais:

- Andar para a frente: O objetivo é movimentar-se sem sinergismos, combinando os movimentos de extensão do quadril e do joelho e abdução do quadril (a postura de tesoura é comum).
- Andar para trás: O objetivo é movimentar-se sem sinergismos, combinando os extensores do quadril com os flexores do joelho.

- Passo para o lado: O objetivo é movimentar-se sem sinergismos, combinando os abdutores do quadril com os extensores do quadril e do joelho.
- Passo cruzado: A atividade de entrelaçamento de facilitação neuromuscular proprioceptiva combina o passo para o lado e o passo cruzado.
- Atividades de *step-up/step-down*; *step-ups* laterais.
- Subir escadas, passo a passo.
- Caminhar em um ambiente doméstico simulado: Transpor portas, passar por cima e contornar obstáculos, subir e descer escadas para entrar e sair de casa.
- Caminhar em um ambiente comunitário: caminhar sobre rampas, calçadas e terreno irregular e passar por cima e contornar obstáculos
- Atividades que envolvam tempos coincidentes: atravessar um sinal de trânsito; entrar e sair de elevadores ou escadas rolantes; transpor portas automáticas.
- Atividades que envolvam situações de dupla tarefa: Caminhar carregando uma bola, rebater uma bola, carregar uma bandeja, desenvolver uma conversação.
- Atividades de equilíbrio: Caminhar em *tandem* sobre uma linha, subir e descer de uma superfície de espuma.

Inicialmente, a caminhada será lenta e intencional. À medida que o controle se desenvolve, o paciente é incentivado a melhorar o ritmo e a velocidade de deambulação. O uso de pistas auditivas em tempo real (p. ex., pistas verbais, batida de palmas, metrônomo) e de marcadores de passos colocados no chão pode facilitar a regularidade dos passos. A tendência é de progressão para passos mais longos e maiores distâncias com mais velocidade. O paciente deve praticar também a caminhada em diversos ambientes complexos, o que incentiva o desenvolvimento de suas habilidades de adaptar a caminhada conforme necessário (p. ex., variar a velocidade e a direção, caminhar sobre superfície que exija mudança de apoio). O tempo e a reciprocidade dos movimentos do membro inferior podem melhorar com o auxílio de uma esteira motorizada, de uma bicicleta ergométrica e do treinamento isocinético Kinetron®. A prática funcional em ambientes da vida real ajudam o paciente a adquirir a confiança necessária para atender às demandas do retorno à comunidade.

Uma Revisão Sistemática do Centro Cochrane envolvendo as pesquisas sobre treinamento locomotor *overground* para pessoas com AVC crônico inclui nove estudos com 499 pacientes. Os resultados foram mistos. Alguns estudos demonstraram melhorias em termos de velocidade de marcha e desempenho funcional (Teste de levantar e ir cronometrado, Teste da Caminha de 6 Minutos). De um modo geral, os pesquisadores consideraram as evidências insuficientes para determinar os benefícios das medidas amplas da função locomotora (deambulação). Nesse caso também, foi citada a falta de pesquisas (RCT) de alta qualidade.[207] Existem dados limitados relativos a pacientes com AVC subagudo.

Treinamento locomotor com suporte de peso e treinamento em esteira motorizada

Embora o controle locomotor se distribua por regiões distintas do sistema nervoso central, a deambulação é basicamente uma função do tronco encefálico e da medula espinal. Por exemplo, foi identificada a existência de geradores de padrões centrais de locomoção (PCL) na superfície ventral da medula espinal, enquanto na formação reticular medial da medula foram identificados centros de comando integrado. Consequentemente, os pacientes com AVC cortical são capazes de recuperar a capacidade de andar. O sistema nervoso central responde a alterações plásticas da função e recuperação motoras induzidas pelo treinamento. Portanto, pacientes com capacidade de recuperação limitada e sem controle voluntário isolado podem ser treinados a andar. Embora a sensibilidade normalmente seja utilizada para a deambulação, os pacientes com sensibilidade limitada também podem aprender a andar.

O *treinamento com suporte de peso (TSP) e em esteira motorizada* permite que o médico melhore a recuperação da capacidade de deambulação pós-AVC utilizando um treinamento intensivo orientado por tarefas. São promovidas a cinemática normal e as relações das fases do ciclo completo da marcha, incluindo a carga dos membros no apoio médio e a suspensão do peso e a passada durante o balanço. Inicialmente, os treinadores podem prestar assistência manual para normalizar a marcha na presença de fraqueza muscular e comprometimento do equilíbrio. Por exemplo, um fisioterapeuta presta assistência manual para assentamento do pé durante os movimentos de passadas do membro inferior mais fraco, enquanto um segundo terapeuta fica de pé por trás do paciente e auxilia manualmente os movimentos de rotação da pelve (Fig. 15.18). Utiliza-se um colete suspenso para sustentar uma parte do peso do paciente (p. ex., 30% com progressão decrescente para 20 e 10%). O colete controla a posição ereta do paciente na ausência de uma boa estabilidade postural e reduz o medo de quedas. Além disso, o uso do colete elimina a necessidade de suporte adaptativo do membro superior para compensar a fraqueza do membro inferior (p. ex., conforme observado com o uso de um andador). À medida que a deambulação melhora, retira-se o colete, permitindo o apoio total do peso. A essa altura, o paciente está praticando a deambulação supervisionada em esteira. Inicialmente, a velocidade da esteira é baixa (p. ex., 0,23 m/s), aumentando gradativamente à medida que a capacidade de deambulação do paciente melhora (p. ex., 0,42 m/s).[101] A tendência de progressão é para a prática de tare-

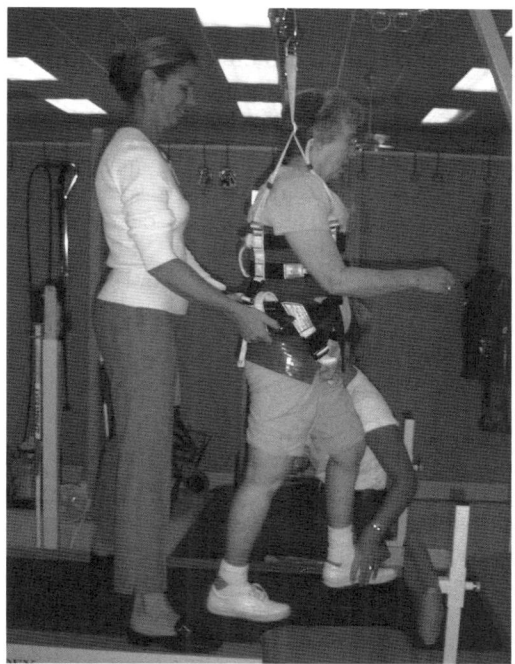

Figura 15.18 Treinamento locomotor usando suporte de peso e uma esteira motorizada. Uma fisioterapeuta auxilia manualmente os movimentos pélvicos, enquanto uma segunda fisioterapeuta auxilia os passos do membro inferior esquerdo hemiparético.

fas específicas e a deambulação *overground*. Ver mais detalhes no Capítulo 11.

O treinamento em esteira e com suporte de peso é uma atividade de treinamento locomotor orientada por tarefas relativamente segura extensamente estudada em pacientes que estão se recuperando de um AVC.[208-223] Em uma Revisão Sistemática do Centro Cochrane,[49] os pesquisadores identificaram 15 ensaios de alta qualidade com 622 participantes pós-AVC. Eles concluíram não haver diferenças estatísticas significativas entre o treinamento em esteira, com ou sem suporte de peso, e outras intervenções fisioterapêuticas nos resultados da dependência, velocidade e resistência de deambulação. Para pessoas que caminhavam de modo independente no início do tratamento, as velocidades de caminhada mais elevadas eram evidentes, embora não de forma tão significativa. Os pacientes com AVC que dependiam de assistência para andar no início do tratamento podiam beneficiar-se do treinamento em esteira com suporte de peso, embora os dados fossem limitados para respaldar essa conclusão. Os eventos adversos sérios demonstraram-se incomuns. Estudos individuais relataram melhorias em termos de velocidade,[211-215,222] distância,[211,215,216], resistência,[211,218,219] e função[211] de deambulação. O treinamento em esteira é uma intervenção segura para pacientes com AVC agudo e subagudo,[208,209,216-218,221] bem com para AVC crônico[210-212,219] (ver Quadro 15.9, Resumo de evidências).

O ensaio *Locomotor Experience Applied Post-Stroke (LEAPS)* é um ensaio randomizado controlado multicêntrico de grande porte[223,224] para o qual foram recrutados 408 participantes internados em seis centros de reabilitação e estratificados de acordo com o comprometimento da capacidade de deambulação. Os pacientes com comprometimento moderado foram capazes de caminhar de 0,4 a menos de 0,8 m por segundo, enquanto aqueles com comprometimento severo conseguiram caminhar menos de 0,4 m por segundo. Os participantes foram designados aleatoriamente para um dos seguintes grupos de tratamento: (1) treinamento locomotor precoce com TSP e esteira motorizada 2 meses após o AVC, (2) treinamento locomotor tardio com TSP e esteira motorizada 6 meses após o AVC e (3) programa de exercícios em casa utilizando o treinamento com exercícios dirigidos por um fisioterapeuta 2 meses após o AVC. Ao terceiro grupo foram administrados exercícios destinados a melhorar a flexibilidade, a força, a coordenação e o equilíbrio, juntamente com o incentivo de realizar caminhadas diárias. Cada intervenção teve intensidade e duração similares (36 sessões de 90 minutos cada durante 12 a 16 semanas). Os pesquisadores constataram que todos os participantes melhoraram a sua capacidade de deambulação funcional. Não se constataram diferenças significativas entre os grupos em termos de melhorias em relação à velocidade de deambulação, à recuperação motora, ao equilíbrio, ao estado funcional e à qualidade de vida. Os resultados dos participantes dos treinamentos locomotores (TL) precoce e tardio também não revelaram diferenças significativas depois de 1 ano. Os pesquisadores concluíram que a intervenção precoce pode acelerar os benefícios em termos de capacidade de deambulação após um AVC. As pesquisas revisadas respaldam os benefícios da fisioterapia para melhorar os resultados da deambulação. Não existem evidências claras da superioridade de um determinado tipo de intervenção sobre outro.

Treinamento locomotor assistido por robótica

O treinamento locomotor eletromecânico assistido por robótica é utilizado na reabilitação para melhorar a deambulação após um AVC. Em uma revisão Sistemática da Base de Dados do Centro Cochrane, Mehrholz et al.[54] revisaram 17 estudos que envolveram 837 participantes. Quando combinados à fisioterapia convencional, esses dispositivos demonstraram aumentar as chances de os pacientes caminharem sem assistência. Não foi constatado qualquer aumento na velocidade da marcha ou na capacidade de ambulação. As diferenças observadas entre os estudos envolveram variações quanto (1) ao nível inicial de independência do paciente para caminhar (2) à duração e fre-

Quadro 15.9 Resumo de evidências
Treinamento locomotor pós-AVC com suporte de peso e treinamento em esteira motorizada

Referência	Sujeitos	Formato/Intervenção	Duração	Resultados	Comentários
Richards et al.[209] (1993)	27 sujeitos	RCT; comparou a fisioterapia inicial baseada em tarefas (posição de pé, transferência de peso e exercícios Kinetron; treinamento em esteira), 1,74 h/dia com grupos submetidos a intervenção com fisioterapia convencional (1,79 h/dia e 0,73 h/dia) Medidas de resultados: FMA, BI, BBS, velocidade da marcha no acompanhamento de 6 meses	Diariamente	Melhorias significativas na velocidade da marcha no grupo da fisioterapia baseada em tarefas	Amostra pequena Um dos estudos pioneiros iniciais
Visintin et al.[211] (1998)	100 sujeitos na fase pós-aguda	RCT; treinamento em esteira: comparou o TSP (TSP com treinamento em esteira) com o não TSP (não TSP com treinamento em esteira) Medidas de resultados: equilíbrio (BBS); recuperação motora (STREAM); velocidade e resistência de deambulação OG	4 sessões por semana durante 6 semanas	O grupo TSP com treinamento em esteira demonstrou uma melhora significativa em termos de equilíbrio, recuperação motora e velocidade e resistência de deambulação OG em relação ao grupo não TSP em esteira	79% do grupo TSP em esteira progrediram para a deambulação total OG com apoio de peso; as melhorias se mantiveram; amostra de bom tamanho; um dos estudos pioneiros iniciais
Nilsson et al.[213] (2001)	60 sujeitos, estágio pós-agudo	RCT; comparou a deambulação utilizando o TSP em esteira com o treinamento de caminhada OG (abordagem de reaprendizagem motora) Medidas de resultados: FIM, FMA, FAC, teste da caminhada de 10 m e BBS	30 min/dia, 5 sessões por semana durante 2 meses	Ambos os grupos melhoraram em termos de função (FIM, FAC), equilíbrio (BBS) e velocidade de deambulação	Acompanhamento de 10 meses Amostra de bom tamanho
Sullivan et al.[215] (2002)	24 sujeitos com AVC crônico	Formato de coorte não randomizada Programa de intervenção: TSP em esteira, 3 grupos com velocidades variáveis (baixas velocidades de 0,22 m/s; velocidades variáveis de 0,22 m/s a 0,89 m/s; velocidades elevadas acima de 0,89 m/s) Medidas de resultados: FMA, caminhada de 10 m; velocidade de deambulação OG autosselecionada	12 sessões, 20 min de duração durante 4-5 semanas	O treinamento em velocidades elevadas foi mais eficaz para melhorar as velocidades da deambulação OG do que o treinamento em velocidades baixas ou variáveis	Nenhum grupo de controle Os benefícios se mantiveram depois de 3 meses Amostra pequena

(continua)

Quadro 15.9 Resumo de evidências *(continuação)*
Treinamento locomotor pós-AVC com suporte de peso e treinamento em esteira motorizada

Referência	Sujeitos	Formato/Intervenção	Duração	Resultados	Comentários
Dean et al.[128] (2010) (ensaio MOBILIZE)	12 sujeitos, 4 semanas após um AVC, submetidos à reabilitação com internação hospitalar, incapazes de andar	RCT; 2 grupos: (1) TSP em esteira, (2) deambulação OG	30 min/dia	Depois de 6 meses, nenhuma diferença observada entre os participantes de ambos os grupos que caminhavam sem assistência em termos de velocidade ou passada/os participantes do grupo TSP em esteira que caminhavam sem assistência caminharam 57 m mais (Teste da Caminhada de 6 Minutos) e obtiveram em sua caminhada 1 ponto (em uma escala de 10 pontos) a mais do que o grupo OG	O TSP em esteira é seguro e viável para o paciente com AVC agudo; sustenta melhor a capacidade de deambulação e a percepção da deambulação do que a deambulação OG
Sullivan et al.[222] (2007) (ensaio STEPS)	80 sujeitos, reabilitação ambulatorial; 4 meses a 5 anos pós-AVC	RCT; 4 grupos de intervenções combinadas: (1) TSP em esteira com ergometria para o membro superior (TSP em esteira/UE-EX), (2) cicloergômetro de perna com UE-EX (CYCLE/UE-EX), (3) TSP em esteira com cicloergômetro de perna (TSP em esteira/CYCLE) e (4) TSP em esteira com exercício de resistência progressiva para o membro inferior (TSP em esteira/LE-EX)	Foram 4 sessões de exercício por semana durante 6 semanas (total de 24 sessões) Medidas de resultados: velocidades de deambulação autosselecionadas e elevadas, Teste da Caminhada de 6 Minutos	O grupo TSP em esteira/UE-EX apresentou um aumento da velocidade de deambulação significativamente maior do que o grupo CYCLE/UE-EX; ambos os grupos melhoraram a distância de deambulação; todos os grupos TSP em esteira aumentaram a velocidade e a distância de deambulação	O TSP em esteira de tarefas específicas foi mais eficaz no sentido de melhorar a velocidade de deambulação e manter os benefícios depois de 6 meses do que o cicloergômetro de perna (CYCLE/EU-EX) O treinamento de força para membro inferior alternado diariamente com o TSP em esteira (TSP em esteira/LE-EX) não produziu nenhum benefício adicional

(continua)

Quadro 15.9 Resumo de evidências *(continuação)*
Treinamento locomotor pós-AVC com suporte de peso e treinamento em esteira motorizada

Referência	Sujeitos	Formato/Intervenção	Duração	Resultados	Comentários
Moseley et al.[49] (2009) (Revisão Sistemática da Base de Dados do Centro Cochrane)	15 estudos de alta qualidade, 622 sujeitos	Metanálise de estudos sobre treinamento locomotor Resultados: dependência para deambular e velocidade e resistência de deambulação	Variável por estudo	Nenhuma diferença estatística significativa entre o treinamento em esteira, com ou sem TSP, e outras intervenções fisioterapêuticas quanto aos resultados; os participantes capazes de caminhar sem assistência no início do tratamento demonstraram tendência a desenvolver velocidades de deambulação mais elevadas; aqueles que caminhavam com assistência no início do tratamento podem beneficiar-se do TSP; poucos eventos adversos foram relatados	A fisioterapia, tanto o TSP em esteira quanto o treinamento locomotor convencional, foi eficaz para melhorar a função de deambulação em pacientes pós-AVC
Franceschini et al.[221] (2009)	97 sujeitos, 6 semanas após a manifestação de um AVC	RCT; 2 grupos de intervenção; (1) reabilitação convencional com TSP em esteira, (2) reabilitação convencional com treinamento de marcha OG Medidas de resultados: Índice de Motricidade, Teste de Controle do Tronco, Índice de Barthel, Categorias de Deambulação Funcional, Teste da Caminhada de 10 Metros, Testes da Caminhada de 6 Minutos, Escala de Deficiência de Deambulação	Sessões de 60 minutos diariamente durante 4 semanas	Após o tratamento, todos os pacientes eram capazes de andar Ambos os grupos melhoraram em todas as medidas de resultados	Em pacientes em estágio subagudo, o TSP em esteira é tão viável e eficaz quanto o treinamento de marcha convencional
Lewek et al.[227] (2009)	19 sujeitos com AVC crônico (> 6 meses)	RCT; comparação entre o treinamento locomotor assistido por um fisioterapeuta e o treinamento locomotor assistido por robótica Medidas de resultados: análise da marcha (coordenação cinemática), velocidade autosselecionada durante a deambulação OG	4 semanas de treinamento locomotor, 3 sessões por semana durante 4 semanas	O treinamento locomotor com a assistência de um fisioterapeuta resultou em melhorias significativas em relação à consistência dos movimentos intramembros do membro comprometido	A assistência cinemática regular (fixa) durante o treinamento locomotor assistido por robótica não melhorou a consistência intramembros Amostra pequena

(continua)

Quadro 15.9 Resumo de evidências *(continuação)*
Treinamento locomotor pós-AVC com suporte de peso e treinamento em esteira motorizada

Referência	Sujeitos	Formato/Intervenção	Duração	Resultados	Comentários
Duncan et al.[224] (2011) (ensaio LEAPS)	408 sujeitos com AVC (2 meses; estratificados em 2 grupos): (1) comprometimento moderado (capaz de caminhar de 0,4 a 0,8 m/s); e (2) comprometimento severo (capaz de caminhar 0,4 m/s)	RCT; 3 grupos de intervenção: 91) TSP em esteira 2 meses após o AVC (treinamento locomotor precoce), (2) TSP em esteira 6 meses após o AVC (treinamento locomotor tardio) e (3) programa de exercícios em casa. Medida de resultados: proporção de participantes que apresentou melhor capacidade de deambulação depois de 1 ano (velocidade de deambulação, recuperação motora, equilíbrio, estado funcional e qualidade de vida)	36 sessões de 90 minutos cada durante 12-16 semanas	52% dos participantes apresentaram melhor capacidade de deambulação: não foram observadas diferenças significativas entre os grupos em termos de função de deambulação; a incidência de múltiplas quedas foi mais comum no grupo com comprometimento severo que recebeu treinamento locomotor precoce	O treinamento locomotor com TSP em esteira não demonstrou superioridade em relação ao exercício progressivo realizado em casa sob a supervisão de um fisioterapeuta

BBS = Escala de Equilíbrio de Berg; BI = Índice de Barthel; TSP = treinamento com suporte de peso (com colete suspenso); FAC = Categoria de Deambulação Funcional; FIM = Medida de Independência Funcional; FMA = Protocolo de Desempenho Físico de Fugl-Meyer; OG = *overground*; RCT = ensaio randomizado controlado; STREAM = Avaliação da Reabilitação de Pacientes com AVC.

quência do tratamento e (3) ao uso da estimulação elétrica utilizada em alguns dispositivos. Em uma revisão sistemática de 16 estudos que envolveram um total de 558 participantes, Tefertiller et al. constataram que nenhum dos estudos demonstrou quaisquer melhorias significativas da capacidade funcional de deambulação com o treinamento locomotor convencional ou o treinamento em esteira com suporte de peso e assistência manual em relação ao treinamento em esteira com suporte de peso e assistência robótica.[225] Lewek et al.[226] constataram que, comparado ao treinamento locomotor assistido por robótica, o treinamento locomotor assistido por um fisioterapeuta resultou em melhorias significativas em termos de coordenação da cinemática intramembros, conferindo valor à prática variável em relação à prática constante. Em uma revisão sistemática de estudos que recrutaram pacientes não ambulantes logo após um AVC (6 estudos envolvendo 549 participantes), Ada et al.[227] constataram que o treinamento locomotor mecanicamente assistido com TSP resultava em um maior número de pessoas capazes de deambular sem assistência depois de 4 semanas e de 6 meses.

Estimulação elétrica funcional

A *estimulação elétrica funcional (FES)* pode ser utilizada para estimular a função dorsiflexora e melhorar o padrão de marcha de pacientes com pé caído. É preciso força suficiente no músculo quadríceps para evitar que o joelho se dobre. Essa exigência limita o número de pacientes capazes de utilizar o dispositivo com sucesso. Coloca-se um punho pequeno e leve logo abaixo do joelho do paciente, posicionando os eletrodos de modo a estimular os músculos tibial anterior e fibular longo (longo do perônio). Um sensor de marcha que transmite um sinal sem fio para o estimulador é conectado ao sapato do paciente. O nível de estimulação pode ser ajustado por um controle remoto portátil, que também permite ao paciente a opção de ligar e desligar o dispositivo. O dispositivo pode ser usado como uma ponte para a recuperação da função motora normal ou, na ausência de recuperação, pode ser usado indefinidamente. O treinamento com estimulação elétrica funcional deve ser conjugado com um abrangente plano de assistência de fisioterapia. Em uma revisão sistemática da literatura (30 estudos), Roche et al.[228] relataram que a estimulação elétrica funcional apresentou um efeito positivo significativo na marcha, com melhorias em termos de velocidade da marcha e índice de custo fisiológico (ICF) em pacientes com AVC crônico. Teoricamente, a estimulação elétrica funcional tem um efeito positivo na plasticidade cerebral, uma vez que fornece *input* sensório-motor de alto nível para o sistema nervoso central.[229] Isso pode explicar os achados de pesquisas que demonstraram melhor função da marcha com a estimulação elétrica funcional do que a intervenção ortética.[230]

Dispositivos ortéticos e assistivos

É possível que seja necessária uma órtese quando a presença de problemas persistentes impede uma deambulação segura (p. ex., dorsiflexão inadequada do tornozelo durante o balanço, instabilidade mediolateral do tornozelo e elevação insuficiente do pé durante o apoio final). A prescrição dependerá dos problemas específicos apresentados por cada paciente. O padrão de instabilidade e fraqueza do tornozelo e do joelho, bem como a extensão e a severidade da espasticidade e dos déficits sensoriais do membro são considerações importantes quando se prescreve uma órtese. Os dispositivos temporários (p. ex., dispositivos assistivos da dorsiflexão) podem ser usados nas fases iniciais, enquanto a recuperação caminha para permitir que o paciente pratique a posição de pé e a deambulação. O uso de uma órtese temporária serve também para dar uma ideia dos tipos de componentes mais eficazes para atender às necessidades do paciente. Os dispositivos permanentes são prescritos depois que o estado do paciente se estabiliza. Deve-se consultar um ortético certificado e uma equipe médica se for necessária uma órtese permanente.

- *Controles pé-tornozelo*. Uma *órtese tornozelo-pé* (OTP) normalmente é prescrita para controlar a função comprometida do tornozelo/pé, podendo ser uma OTP de polipropileno moldada especificamente para o paciente (*mola de folha posterior, OTP modificada ou OTP de tornozelo sólida*). A OTP menos restritiva é a mola de folha posterior (MFP) usada para o controle de pé caído. Uma OTP de plástico de alta densidade que cobre uma superfície maior pode oferecer o controle adicional da inversão e eversão do calcâneo e do antepé. Uma OTP de tornozelo sólida moldada oferece estabilização máxima através de suas linhas de acabamento laterais que se projetam anteriormente. O movimento em todos os planos (dorsiflexão, flexão plantar, inversão e eversão) é limitado. A OTP vertical dupla de metal convencional pode ser indicada para pacientes que não toleram as OTPs de plástico devido a deficiências sensoriais, oscilações de circunferência ou neuropatia diabética, ou que necessitam de controles adicionais. É possível acrescentar uma trava posterior para limitar a flexão plantar enquanto um dispositivo assistivo de mola pode ser acrescentado para auxiliar a dorsiflexão (articulação Klenzak). Entre as vantagens de uma OTP convencional está a melhor estabilização do tornozelo, permitindo um melhor assentamento/elevação do calcanhar no solo.[231] As desvantagens são o maior peso, a aparência menos estética e a maior dificuldade para colocar e tirar.

- *Controles do joelho*. A instabilidade do joelho após um AVC pode ser controlada com uma OTP de ajuste da posição do tornozelo. Um tornozelo fixado em 5° de dorsiflexão limita a hiperextensão do joelho, enquanto um tornozelo fixado em 5° de flexão plantar reduz o momento do flexor e estabiliza o joelho durante a fase de apoio médio. O paciente com hiperextensão do joelho sem instabilidade do pé e/ou do tornozelo pode se beneficiar da aplicação de uma *Swedish Knee Cage*, ou bandagem de proteção do joelho. O suporte extensivo com uma órtese joelho-tornozelo-pé (OJTP) raramente é indicado ou bem-sucedido. O peso adicional e as restrições ao movimento normal da articulação do joelho aumentam significativamente os custos de energia e limitam a função independente.

A necessidade de uma órtese ou de um determinado tipo de órtese pode mudar no decorrer da recuperação. É possível que seja necessário o fisioterapeuta recomendar uma alteração da prescrição ou a suspensão do uso de um determinado dispositivo. Com os reembolsos limitados, pedir uma nova órtese pode ser problemático e atesta a necessidade de prever alterações ao fazer o pedido do dispositivo inicial. Por exemplo, uma boa opção para o paciente que necessita de uma OTP sólida customizada é pedir uma OTP articulada com trava de flexão plantar. À medida que o paciente readquire controle suficiente do joelho e do dorsiflexor, o dispositivo pode ser ajustado de modo que a trava seja removida, permitindo que as dobradiças funcionem. O treinamento ortético inclui procedimentos como colocar e tirar a órtese, inspeções da pele e instruções sobre o uso seguro do dispositivo durante a marcha. Para uma descrição mais completa dos dispositivos, do exame e do treinamento ortéticos, ver Capítulo 30.

Cadeiras de rodas

Para fins de mobilidade, a maioria dos pacientes necessita usar uma cadeira de rodas em algum momento durante a recuperação. Pacientes com AVC apresentam assimetrias posturais características que precisam ser cuidadosamente avaliadas, entre as quais:

- Flexão lateral do tronco para o lado mais fraco; pode haver também flexão da cabeça para o lado mais fraco.
- Inclinação posterior da pelve com alguma obliquidade (mais baixa do lado não afetado).
- Abdução e rotação lateral do membro inferior; na presença de espasticidade, pode ocorrer maior extensão,

adução e rotação medial do quadril com extensão do joelho e, normalmente, com flexão plantar e inversão do pé.
- Flexão e adução do membro superior em direção ao tronco com maior flexão do cotovelo, do pulso e dos dedos. A flacidez provoca a subluxação, com a mão pendendo em uma posição dependente.

O posicionamento em uma cadeira de rodas precisa corrigir essas assimetrias posturais e garantir a postura sentada correta. Para uma descrição mais completa dos princípios gerais da prescrição e das adaptações de uma cadeira de rodas, ver Capítulo 32.

O paciente com AVC pode aprender a impulsionar a cadeira de rodas utilizando os membros superior e inferior mais fortes. A altura do assento em relação ao solo é fundamental para o uso bem-sucedido do pé para dirigir e impulsionar a cadeira. É possível que seja necessária uma *cadeira de rodas hemi-altura* com uma menor altura entre o assento e o solo (44, 45 cm). Uma cadeira de rodas padrão tem uma altura de 49,53 cm entre o assento e o solo. As cadeiras de rodas que permitem o manuseio com um único braço foram projetadas para pessoas que apresentam apenas um membro superior em funcionamento. O paciente com AVC raramente obtém êxito com esse tipo de cadeira de rodas, uma vez que é preciso muita força e coordenação para impulsionar a cadeira para a frente. Esse tipo é contraindicado para pacientes com deficiências significativas de percepção e cognição. A cadeira de rodas elétrica pode ser necessária para pacientes que não conseguem usar uma cadeira de rodas manual e dependem da cadeira como meio básico de locomoção. O fisioterapeuta precisa levar em consideração as necessidades individuais do paciente e as políticas de reembolso ao pedir uma cadeira de rodas. É importante contrabalançar as necessidades presentes e futuras, uma vez que os fornecedores restringem os pedidos frequentes de uma nova cadeira de rodas. É fundamental lembrar que o uso prolongado de uma cadeira de rodas contribui para o desuso aprendido, podendo limitar a recuperação, especialmente se a deambulação for um objetivo primário da fisioterapia. As atividades de treinamento para o uso de cadeira de rodas incluem o fornecimento de instruções de uso, manutenção e segurança de todas as partes da cadeira (p. ex., freios, apoio para as pernas, apoios de braço removíveis) ao paciente e ao cuidador. O paciente precisa ser instruído quanto aos métodos de propulsão e ter a oportunidade de praticar em superfícies niveladas e variadas (p. ex., rampas, terreno ao ar livre). As transferências (de e para a cama, o vaso sanitário, a banheira, o carro) também devem ser praticadas a partir do momento em que o paciente recebe a cadeira de rodas prescrita.

Intervenções para melhorar a capacidade e a resistência aeróbias

Os pacientes com AVC apresentam níveis reduzidos de condicionamento físico após períodos de imobilidade prolongada e atividade reduzida. Os custos de energia para a execução de muitas tarefas funcionais são mais altos do que o normal devido às maneiras anormais com que as atividades são realizadas. Além disso, muitos pacientes apresentam doença cardiovascular concomitante, com possível quadro de hipertensão, arritmias sérias e fadiga volicional. Os pacientes com AVC requerem cuidadosa determinação das respostas cardiopulmonares durante o exercício e monitoramento adequado.

As pessoas que estão se recuperando de um AVC podem beneficiar-se do treinamento de resistência (aeróbia) para melhorar a função cardiovascular. Durante as fases agudas iniciais, é adequado o treinamento de atividades funcionais (p. ex., deambulação *overground*). Durante a fase pós-aguda, é possível que o paciente seja capaz de se engajar em modos de treinamento de exercícios tradicionais, como caminhada na esteira, cicloergometria (ergômetro para as partes superior e inferior do corpo) ou *stepper* sentado. Pacientes com deficiências de equilíbrio podem beneficiar-se do treinamento em esteira ou da deambulação *overground* com um colete de segurança, ou de um cicloergômetro inclinado. Para garantir a segurança, o paciente deve submeter-se a um exame completo e um teste ergométrico antes de iniciar um programa de exercícios (p. ex., teste ergométrico limitado pelos sintomas). A prescrição inclui elementos como modo (tipo de exercício), frequência, intensidade e duração (ver Cap. 13, Doenças cardíacas). A escolha do modo de treinamento depende das capacidades e interesses da pessoa. A intensidade normalmente varia de 40 a 70% da absorção máxima de oxigênio. A frequência sugerida é de 3 a 5 dias por semana durante 20 a 60 minutos por sessão. A frequência pode ser aumentada para sessões diárias se forem usadas intensidades mais baixas. Devido ao nível de descondicionamento físico, o paciente com AVC deve começar com protocolos de treinamento intermitentes, podendo progredir para 30 minutos de exercício contínuo. O uso de um registro de treinamento ou de uma agenda de exercícios é uma excelente maneira de ajudar o paciente a manter o controle dos elementos prescritos, das medições objetivas (frequência cardíaca, pressão arterial) e das reações subjetivas (taxa de esforço percebido, prazer percebido). A supervisão adequada, o monitoramento e as instruções de segurança sobre os sinais de alerta de AVC e ataque cardíaco iminentes são componentes fundamentais.[24,232]

Precauções em relação ao exercício

O monitoramento cuidadoso do exercício é essencial. Para pacientes em risco, a pressão arterial, a frequência cardíaca e a taxa de esforço percebido devem ser verificadas antes, durante e depois de cada exercício. À medida que o exercício progride, pode-se implementar um sistema de monitoramento menos frequente. O fisioterapeuta precisa monitorar também a frequência e o padrão respiratórios, de modo a prevenir a ocorrência de apneia e da manobra de Valsalva. Deve-se instruir o paciente sobre como medir as suas próprias taxas de frequência cardíaca e esforço percebido, devendo-se ensinar-lhes também os sinais indicativos de alerta que indicam quando se deve parar o exercício. Esses sinais são os seguintes:

- Sensação de desfalecimento ou tontura.
- Sensação de peso, dor ou aperto no peito; angina.
- Palpitações ou batimento cardíaco irregular.
- Falta de ar repentina não atribuída ao aumento de atividade.
- Fadiga volicional e exaustão.

Pacientes que estejam tomando medicamentos limitadores do débito cardíaco (p. ex., betabloqueadores) demonstram respostas de frequência cardíaca reduzidas e frequência cardíaca de pico mais baixa. Pacientes que estejam tomando diuréticos para reduzir o volume de líquido podem apresentar balanço eletrolítico alterado com consequentes arritmias. Pacientes que estejam tomando vasodilatadores podem necessitar de um período de resfriamento mais longo após o exercício, a fim de evitar hipotensão pós-exercício.

Pacientes que estejam cumprindo um programa de condicionamento aeróbio demonstram melhorias em termos de condicionamento físico, estado funcional, perspectiva psicológica e autoestima. O exercício regular pode oferecer também o benefício adicional de reduzir o risco de recorrência de AVC ou ataque cardíaco. Pacientes participantes de um programa regular de condicionamento físico podem ser mais bem-sucedidos na adoção de hábitos de exercício continuados e duradouros e na superação da incapacidade associada ao AVC. Em uma Revisão Sistemática da Base de Dados do Centro Cochrane, Brazzelli et al.[51] revisaram 32 estudos com 1.414 participantes e constataram que o treinamento de condicionamento cardiorrespiratório após um AVC pode melhorar o desempenho da caminhada, incluindo a velocidade máxima de deambulação, a velocidade de marcha preferida e a capacidade de deambulação com a redução da dependência durante a caminhada. Os efeitos do treinamento foram mantidos durante o acompanhamento. Os efeitos adversos, inclusive os casos de óbito, foram infrequentes.

O *treinamento de aula de circuito* (TAC) para melhorar a mobilidade após um AVC foi submetido a uma Revisão Sistemática da Base de Dados do Centro Cochrane.[52] English e Hillier[52] revisaram 6 ensaios com 292 participantes (internados ou residentes na comunidade) e constataram que o TAC era seguro e eficaz para melhorar a mobilidade das pessoas após um AVC moderado, podendo também reduzir o tempo de internação do paciente. Rose et al.[233] relataram a eficácia de um programa de fisioterapia com treinamento em circuito (FTTC) na fase aguda de reabilitação. Os pacientes participaram de uma sessão de treinamento de 60 minutos, durante 5 dias da semana, utilizando quatro estações de tarefas específicas. As atividades foram estratificadas e moldadas aos níveis específicos de modalidade do paciente (grupos não deambulante, severo, moderado e leve). Além disso, uma sessão diária de 30 minutos foi dedicada às questões críticas da reabilitação do paciente internado (orientação da família e do programa domiciliar, prescrição de órtese e cadeira de rodas). Quando comparados à fisioterapia padrão (FTP) de mesma intensidade, os grupos FTTC demonstraram melhorias significativamente maiores em relação à velocidade da marcha, basicamente em pacientes deambulantes.

Instrução do paciente

O AVC representa uma importante crise de saúde para o paciente e seus familiares. A ignorância em relação à causa da doença ou ao processo de recuperação e as ideias errôneas a respeito do programa de reabilitação e dos possíveis resultados podem influenciar negativamente as respostas de enfrentamento e o progresso da reabilitação. Em geral, os problemas parecem intratáveis e devastadores para a família, especialmente quando diante de alterações comportamentais, cognitivas e emocionais do paciente. O paciente pode se sentir deprimido, isolado, irritável ou exigente. A família geralmente demonstra reações de alívio inicial e esperança pela recuperação completa, seguidas por sensações de aprisionamento, depressão, revolta ou culpa na ausência de uma recuperação completa. Essas alterações e sensações podem desgastar até mesmo os melhores relacionamentos. O fisioterapeuta geralmente pode ter drástica influência nessa situação devido à alta frequência de contato e ao relacionamento geralmente próximo que se desenvolve com o paciente e sua família. Existe uma série de diretrizes importantes a serem seguidas durante o planejamento de intervenções educativas:

- Fornecer informações factuais e precisas; orientar os membros da família sobre as capacidades e limitações

do paciente; *evitar* predições que definam categoricamente a função esperada ou a recuperação futura.
- Estruturar cuidadosamente as intervenções, fornecendo apenas a quantidade de informações de que o paciente ou a família necessite ou seja capaz de assimilar; oferecer reforço e repetição.
- Adaptar as intervenções de modo a garantir a sua adequabilidade ao perfil educacional e cultural do paciente e da família.
- Oferecer diversas intervenções educativas: sessões didáticas, livros, panfletos e fitas de vídeo e participação da família na fisioterapia (ver Apêndice 15.B).
- Oferecer um fórum para uma discussão e uma comunicação abertas.
- Ser solidário e sensível, mantendo uma atitude de positividade e esperança.
- Ajudar o paciente e a família a enfrentar alternativas e desenvolver habilidades de solução de problemas.
- Motivar e oferecer reforço positivo durante a fisioterapia; elevar o nível de satisfação e autoestima do paciente.
- Encaminhar o paciente e a família para grupos de apoio e autoajuda, como American Stroke Association – uma Divisão da American Heart Association; National Stroke Association.

A psicoterapia e o aconselhamento (p. ex., sexual, de lazer, vocacional) podem ajudar a melhorar a qualidade vida em geral e devem ser recomendados conforme necessário.

Planejamento da alta hospitalar

O planejamento da alta hospitalar começa no início da reabilitação e envolve o paciente e a família. A possível acomodação (local de residência seguro), o nível de apoio da família e da comunidade e a necessidade de continuidade dos serviços médicos e de reabilitação são questões a serem averiguadas. Os membros da família devem participar regularmente das sessões de fisioterapia para aprender os exercícios e as atividades destinadas a apoiar a independência do paciente. Deve-se cogitar da alta quando os objetivos/resultados razoáveis do tratamento forem alcançados. A indicação de que um teto funcional foi alcançado pode ser levada em consideração na ausência de evidência de progresso em duas avaliações sucessivas. Devem ser feitas visitas domiciliares antes da alta para verificação da estrutura física e da acessibilidade da casa. Possíveis problemas podem ser identificados e as devidas medidas corretivas, adotadas. Ver discussão adicional no Capítulo 9. As adaptações domésticas, os dispositivos assistivos e os serviços de apoio devem ser implementados antes que o paciente receba alta. A política de permitir vários períodos experimentais de permanência em casa pode ser útil para suavizar a transição do centro de reabilitação para casa. É recomendável instituir um programa domiciliar de exercícios combinado ao treinamento do paciente e do cuidador. Pacientes com deficiências residuais ou limitações de atividade submetidos à fisioterapia ambulatorial ou domiciliar devem receber todas as informações necessárias sobre esses serviços. Os serviços comunitários devem ser identificados e as respectivas informações, fornecidas ao paciente e à família. Deve-se iniciar um acompanhamento de longo prazo realizado em intervalos regularmente programados, de modo a manter o paciente em seu nível funcional o mais alto possível.

Recuperação e resultados

A recuperação do AVC geralmente é mais rápida nas primeiras semanas e meses após a manifestação. O paciente pode continuar a receber benefícios funcionais mensuráveis geralmente em proporções reduzidas durante meses ou anos após a lesão. A recuperação tardia da função já foi consistentemente demonstrada no caso de pacientes com AVC crônico (definida como mais de 1 ano após o AVC) submetidos a um extenso treinamento funcional de tarefas específicas que enfatize o uso dos membros mais envolvidos. A recuperação prolongada com melhoras apresentadas ao longo de um período de alguns anos é especialmente aparente nas áreas de linguagem e função visuoespacial. As taxas de ocorrência de recuperação motora variam entre as diferentes categorias de gerenciamento: pacientes que sofrem um AVC leve recuperam-se rapidamente com poucos ou nenhum déficit, enquanto aqueles severamente comprometidos apresentam uma recuperação mais limitada e prolongada. O grau inicial de paresia, medico no momento da internação hospitalar inicial, e um preditor importante da recuperação motora. No caso de paralisia total constatada no momento da internação, a recuperação motora total ocorre em menos de 15% dos pacientes. Em uma extensa revisão da literatura, Hendricks et al.[234] não constataram quaisquer diferenças significativas no potencial de recuperação motora entre o tipo (hemorragia *versus* infarto) e o local (infarto no tronco encefálico *versus* infarto hemisférico) do AVC.

As habilidades de mobilidade funcional são prejudicadas após um AVC e variam consideravelmente de uma pessoa para outra. Durante a fase aguda do AVC, de 70 a 80% dos pacientes apresentam problemas de mobilidade na deambulação, enquanto no espaço de 6 meses a 1 ano depois, os números se revertem, com apenas 20% dos pacientes necessitando de ajuda para caminhar de modo independente. As habilidades básicas de desempenho de atividades da vida diária, como alimentar-se, tomar banho, vestir-se e ir ao banheiro, também são comprometidas durante o AVC agudo, com 67 a 88% dos pacientes demonstrando dependência total ou parcial. A independência nas atividades da vida diária também melhoram com o tempo, com apenas 31% dos sobreviventes necessitando de assistência total ou parcial um ano depois.[2] A capacidade de recuperar as tarefas funcionais é influenciada por uma série de fatores. As deficiências motoras e perceptivas são as que produzem o maior impacto no desempenho funcional, mas existem outros fatores, como perda sensorial, desorientação, distúrbios de comunicação e resistência cardiorrespiratória reduzida. Entre os fatores de capacitação incluem-se um alto nível de motivação, o apoio estável da família, os recursos financeiros disponíveis e o treinamento intensivo com prática repetitiva.[235,240]

Pacientes que recebem cuidados de reabilitação ambulatorial para AVC (terapia ocupacional, terapia da fala e fisioterapia especializadas) demonstram melhores níveis de recuperação motora, estado funcional e qualidade de vida por ocasião da alta.[234,244] Em uma revisão sistemática da literatura (151 estudos), Van Peppen et al.[243] encontraram fortes evidências que respaldam o exercício e o treinamento intensivo orientados por tarefas. O tempo médio de internação para reabilitação hospitalar é de pouco mais de 2 semanas. Aproximadamente 80% dos pacientes recebem alta e vão para casa.[236] Em geral, é indicado o tratamento ambulatorial ou a assistência domiciliar após a alta para sobreviventes de AVC, uma vez que o estado funcional normalmente não está estabilizado por ocasião da alta de uma clínica de reabilitação e os efeitos diminuem com o tempo sem nenhum tratamento. Os pacientes que demonstram resultados menos satisfatórios na reabilitação tendem a enquadrar-se no seguinte perfil: (1) idade avançada; (2) comprometimento motor severo (paralisia prolongada, apraxia); (3) problemas médicos persistentes (incontinência); (4) função cognitiva prejudicada (estado de alerta reduzido, baixo limiar de atenção, capacidade de julgamento, memória, dificuldade de aprendizagem); (5) distúrbios severos de linguagem; (6) heminegligência visuoespacial severa e (7) outros problemas sociais e econômicos menos definidos.[241-244] Os pesquisadores que estudaram o acompanhamento prolongado com 2 anos após o AVC (148 pacientes) constataram que apenas 12% demonstraram um declínio da mobilidade. A depressão foi citada como o principal fator de risco para o declínio da mobilidade.[245]

Resumo

O AVC resulta de uma série de eventos vasculares diferentes que interrompem a circulação cerebral e prejudicam a função cerebral, como trombose cerebral, embolia ou hemorragia. O local e a extensão do processo isquêmico, a natureza e as funções das estruturas envolvidas, a disponibilidade de fluxo sanguíneo colateral e a eficácia do gerenciamento médico de emergência precoce influenciam a sintomatologia que se desenvolve. Para muitos pacientes, o AVC representa uma causa importante de incapacidade, com problemas difusos que afetam amplas áreas funcionais. Do ponto de vista prático, os pacientes com AVC representam um enorme desafio para os médicos. A reabilitação eficaz deve aproveitar a capacidade de reparo e recuperação do cérebro. As intervenções de reabilitação procuram promover a recuperação e a independência através de estratégias de neurofacilitação, funcionais e de treinamento compensatório. As intervenções visam também à prevenção de deficiências secundárias. A utilização de estratégias de aprendizagem motora eficazes, com treinamento orientado por tarefas para ambientes da vida real, é fundamental para a consecução bem-sucedida dos resultados funcionais.

Questões para revisão

1. Estabeleça a diferença entre a síndrome da artéria cerebral anterior e a síndrome da artéria cerebral média em termos dos déficits esperados.
2. Estabeleça a diferença entre as lesões dos hemisférios direito e esquerdo em termos dos déficits de comportamento esperados.
3. Descreva o papel do exame de tomografia computadorizada no diagnóstico de AVC agudo e na implementação de medidas de emergência médica.
4. Quais os principais tipos de afasia que podem resultar do AVC? Onde as lesões estão localizadas?
5. Estabeleça a diferença entre os seguintes instrumentos específicos para a avaliação do AVC: o Protocolo de desempenho físico de Fugl-Meyer (FMA) e a Avaliação da reabilitação de pacientes com AVC (STREAM).
6. Descreva os comportamentos do paciente com AVC que demonstra tendência a empurrar-se para o lado ipsilateral. Qual o foco primário da intervenção de reabilitação?
7. Descreva o papel do *biofeedback* com plataforma de força (*biofeedback* do centro de pressão) na promoção de um melhor controle da postura e do equilíbrio em pacientes pós-AVC.
8. Quais os elementos essenciais da terapia do movimento induzido por restrição para melhorar a função do membro superior após um AVC?
9. Quais os elementos do treinamento *overground* da marcha orientado por tarefas específicas para promover a função pós-AVC?
10. Quais os elementos necessários do treinamento locomotor com suporte de peso para melhorar a função pós-AVC?
11. Que diretrizes importantes devem ser seguidas durante o planejamento de um programa educativo para o paciente com AVC e sua família?

Estudo de caso

Histórico

O paciente é um homem de 41 anos com diagnóstico de AVC e hemiparesia do lado direito (artéria cerebral média esquerda), internado em uma clínica especializada em cuidados de condições na fase aguda. O paciente foi internado em uma unidade de reabilitação 7 dias depois.

Histórico clínico passado

- Distúrbio convulsivo desde a infância. O uso da fenitoína foi suspenso há 5 anos.
- Histórico de hipertensão leve bem controlada com medicamentos.
- Fuma 1 maço de cigarros por dia há 20 anos.

Medicamentos

- Persantin (dipiridamol) 50 mg VO 3x/dia.
- Atenolol 25 mg VO 1x/dia.
- Aspirina VO 650 mg 2x/dia.

Testes

- Angiografia das carótidas.
- Ultrassom cardíaco: prolapso intermitente da válvula mitral.
- ECG: alterações não específicas na onda ST.
- Exame de TC: escaneamento inicial comum; exame de TC repetido consistente com um grande infarto isquêmico da artéria cerebral média esquerda.

Histórico social

O paciente mora com a esposa e três filhos adolescentes e era independente e ativo antes do AVC. Ele tem escolaridade de nível superior e trabalha há 20 anos como programador de computadores. Há uma escada de dois degraus de acesso à casa alugada da família.

Cognição

- Desorientação leve em relação a tempo e espaço.
- Limiar de atenção limitado a até 3 minutos por tarefa.
- Dificuldade para realizar um exame mais profundo devido ao comprometimento da linguagem; provável presença de déficits cognitivos).
- O paciente tem dificuldade para seguir instruções para produzir respostas motoras; comandos de duas ou três etapas.

Linguagem/comunicação

- Compreensão auditiva: redução moderada a severa da capacidade de compreender palavras e frases simples; repostas "sim/não" não confiáveis.
- Expressão verbal: severamente reduzida a não funcional; limitada a apenas palavras automáticas ocasionais.
- Compreensão de leitura; severamente reduzida a não funcional em nível de palavra. Incapaz de ligar a palavra ao objeto.
- Expressão escrita: a ser determinada.
- Gestos: uso espontâneo de gestos não evidente.

Exame fisioterapêutico

Amplitude de movimento passiva
- Membros superiores bilaterais dentro dos limites normais; dor no ombro direito nas amplitudes finais.
- Membros inferiores bilaterais dentro dos limites normais, exceto dorsiflexão direita de 0° a 5°.

Sensibilidade
- Membro superior direito: provavelmente prejudicada, impossibilidade de realizar um teste completo devido aos déficits de comunicação; nenhuma sensibilidade aparente a estímulos com objetos pontiagudos/rombos.
- Membro inferior direito: prejudicada, impossibilidade de realizar um teste completo devido aos déficits de comunicação; poucas respostas consistentes a estímulos proximais com objetos pontiagudos/rombos.
- Paciente relata dor no membro superior direito nas amplitudes finais dos movimentos do ombro.

Tonicidade
- Tonicidade do membro superior direito aumentada (grau moderado a severo) nos flexores do cotovelo e nos adutores e rotadores mediais do ombro.
- Tonicidade do membro inferior direito aumentada (grau moderado) nos extensores do quadril e do joelho e nos flexores plantares.

Controle motor
- Membro superior direito: movimento parcial (1/2 amplitude) no padrão de sinergia extensora (extensão do ombro e do cotovelo); ausência de movimento voluntário da mão; padrão limitado de sinergia flexora.
- Membro inferior direito: movimento total nos padrões de sinergia extensora e flexora com predominância do padrão extensor; sinergia flexora do membro inferior alcançada com reação associada ao membro superior direito (flexão aumentada).

Força
- Membro superior esquerdo e membro inferior esquerdo: movimento isolado total com força G+ a N.
- Movimentos limitados dos membros superior direito e inferior direito; impossibilidade de realizar teste muscular manual.

Coordenação
- Membro superior esquerdo e membro inferior esquerdo intactos.
- Membro superior direito e membro inferior direito: movimentos limitados; impossibilidade de testar.

Planejamento motor
- Suspeita de apraxia motora leve; impossibilidade de testar.

Controle de postura/equilíbrio
- Controle da cabeça: bom.
- Controle estático na posição sentada: bom, capaz de manter o equilíbrio sem apoio; mantém o alinhamento centralizado (centro de massa) por 5 minutos.
- Controle dinâmico na posição sentada: razoável, capaz de manter o equilíbrio; transferência do peso com limites reduzidos de estabilidade; as transferências para o lado direito apresentam redução de 50%; as transferências para o lado esquerdo apresentam-se normais.
- Controle estático na posição de pé: razoável, capaz de manter-se de pé nas barras paralelas sem assistência por até 1 minuto com apoio de mão do membro superior esquerdo.
- Controle dinâmico na posição de pé: insatisfatório; incapaz de transferir o peso para o lado direito sem perda de equilíbrio; as transferências de peso para o lado esquerdo apresentam redução de 50%.

Estado funcional
- Rolamentos para o lado direito: independentes com proteção lateral na cama.
- Rolamentos para o lado esquerdo: minimamente assistidos.
- Movimentos para ajeitar-se na cama: supervisionados.
- Mudança da posição supina para a posição sentada: minimamente assistida.
- Mudança da posição sentada para a posição supina: minimamente assistida.
- Transferências da cama para a cadeira: transferência com base-pivô moderadamente assistida (FIM 3).
- Alimentar-se: tarefa supervisionada (FIM 5).
- Tomar banho: membro superior direito e membro inferior direito moderadamente assistidos (FIM 3).
- Vestir-se: membro superior direito e membro inferior direito moderadamente assistidos (FIM 3).

Marcha e locomoção
- Mobilidade para usar o vaso sanitário: impulsiona 45 m com supervisão (FIM 5); usa o membro superior esquerdo e o pé esquerdo para propulsão.
- Locomoção: deambula 3 m nas barras paralelas com assistência máxima de uma pessoa (FIM 1).
- Requer assistência na iniciação do movimento do membro inferior esquerdo.
- Requer assistência para controlar a extensão do joelho direito.
- O pé direito é posicionado em flexão plantar e supinado durante o apoio; pé caído durante o balanço.
- Usa assistência dorsiflexora temporária (bandagem elástica); efetuou pedido de OTP (OTP de tornozelo sólida).
- Escadas: impossibilidade de testar.

Resistência
- Tolera sessão de tratamento de 45 minutos com pausas frequentes para descanso.

Psicossocial

O paciente se mostra motivado e cooperador. Parece ansioso em relação ao seu futuro e apresentou um breve episódio de choro durante a sessão inicial de fisioterapia. O seu principal objetivo é voltar a andar. A família é solidária e está ansiosa por vê-lo de volta em casa.

QUESTÕES PARA ORIENTAÇÃO
1. Identifique/categorize os problemas desse paciente em termos de:
   a. Deficiências diretas.
   b. Deficiência indiretas.
   c. Limitações de atividade.
   d. Restrições de participação.
2. Identifique três objetivos previstos (correção das deficiências) e três resultados esperados (correção das limitações de atividade) para esse paciente.
3. Formule três intervenções de tratamento que poderiam ser utilizadas durante as 2 primeiras semanas de fisioterapia. Apresente uma breve justificativa para a sua escolha.
4. Identifique estratégias de aprendizagem motora pertinentes e adequadas para as sessões iniciais de fisioterapia com esse paciente.

REFERÊNCIAS BIBLIOGRÁFICAS

1. Roger, V, et al: Heart and stroke statistical—2012 update: A report from the American Heart Association. 2012. Circulation, published online December 15, 2011. Retrieved February 25, 2012, from http://circ.ahajournals.org/content/early/2011/12/15/CIR.0b013e31823ac046.citation.
2. Post-Stroke Rehabilitation Guideline Panel: Post-Stroke Rehabilitation Clinical Practice Guideline. Aspen, Gaithersburg, MD, 1996 (formerly published as AHCPR Publication No. 95-0662, May 1995).
3. American Heart Association/American Stroke Association: Stroke Warning Signs. American Heart Association, Dallas Texas, 2011. Retrieved February 6, 2012, from www.strokeassociation.org/STROKEORG/WarningSigns/Stroke-Warning-Signs_UCM_308528_SubHomePage.jsp.
4. NINDS Group: Tissue plasminogen activator for acute ischemic stroke. N Engl J Med 333:1581–1587, 1995.
5. NINDS t-PA Stroke Study Group: Generalized efficacy of t-PA for acute stroke: Subgroup analysis of the NINDS t-PA stroke trial. Stroke 28(11):2119, 1997.
6. Hertzberg V, et al: Methods and processes for the reanalysis of the NINDS tissue plasminogen activator for acute ischemic stroke. Clin Trials 5:308–315, 2008.
7. Kwan, J, et al: A systematic review of barriers to delivery of thrombolysis for acute stroke. Age Ageing 33:116, 2004.
8. De la Ossa, N, et al: Influence of direct admission to comprehensive stroke centers on the outcome of acute stroke patients treated with intravenous thrombolysis. J Neurol 256:1270, 2009.
9. Barclay, L: Acute cerebrovascular care in emergency stroke systems. Arch Neurol 67:1210, 2010.
10. Kwiatkowski, T, et al: Effects of tissue plasminogen activator or acute ischemic stroke at one year. N Engl J Med 340:1781, 1999.
11. Mitsios, N, et al: Pathophysiology of acute ischaemic stroke: An analysis of common signaling mechanisms and identification of new molecular targets. Pathobiology 73:159, 2006.
12. Kaplan, P, Cailliet, R, and Kaplan, C: Rehabilitation of Stroke. Butterworth-Heinemann, Woburn, MA, 2003.
13. Teasdale, G, and Jennett, B: Assessment of coma and impaired consciousness: A practical scale. Lancet 13:2, 1974.
14. Smithard, DG, et al: The natural history of dysphagia following stroke. Dysphagia 12(4):188, 1997.
15. Meng, N, Wang, T, and Lien, I: Dysphagia in patients with brainstem stroke: Incidence and outcome. Am J Phys Med Rehabil 79(2):170, 2000.
16. Avery, W: Dysphagia management. In Gillen, G: Stroke Rehabilitation: A Function-Based Approach. Elsevier/Mosby, St. Louis, 2011, pp 629–647.
17. Sachdev, P, et al: Clinical determinants of dementia and mild cognitive impairment following ischaemic stroke: The Sydney Stroke Study. Dement Geriatr Cogn Disord 21:275, 2006.
18. Chemerinski, E, and Robinson, R: The neuropsychiatry of stroke. Psychosomatics 41(1):5, 2000.
19. Folstein, MF, et al: Mini Mental State: A practical method for grading the cognitive state of patients for the clinician. J Psychiatr Res 12:189, 1975.
20. Barker-Collo, S: Depression and anxiety 3 months post stroke: Prevalence and correlates. Arch Clin Neuropsychol 22:519, 2007.
21. Berg, A, et al: Post stroke depression: An 18-month follow-up. Stroke 34(1):138, 2003.
22. Robinson, RG: Vascular depression and post-stroke depression: Where do we go from here? Am J Geriatr Psychiatry 13(2):85, 2005.
23. Beck, A, and Beck, R: Screening depressed patients in family practice: A rapid technique. Postgrad Med 52:81, 1972.
24. Palmer-McLean, K, and Harbst, K: Stroke and brain injury. In American College of Sports Medicine: ACSM's Exercise Management for Persons with Chronic Diseases and Disabilities, ed 3. Human Kinetics, Champaign, IL, 2009, p 287.
25. Porth, C: Pathophysiology, ed 7. Lippincott Williams & Wilkins, Philadelphia, 2005.
26. Harris, J, et al: Relationship of balance and mobility to fall incidence in people with chronic stroke. Phys Ther 85:150, 2005.
27. Teasall, R, et al: The incidence and consequences of falls in stroke patients during inpatient rehabilitation: Factors associated with high risk. Arch Phys Med Rehabil 83:329, 2002.
28. Tutuarima, J, et al: Risk factors for falls of hospitalized stroke patients. Stroke 28:297, 1997.
29. Forster, A, and Young, J: Incidence and consequences of falls due to stroke: A systematic inquiry. Br Med J 311:83, 1995.
30. Ramnemark, A, et al: Fractures after stroke. Osteoporos Int 8:92, 1998.
31. Yew, K, and Cheng, E: Acute stroke diagnosis. Am Fam Physician 80(1):33, 2009.
32. Nor, A, and Ford, G: Misdiagnosis of stroke. Expert Rev Neurotherapeutics 7(8):989, 2007.
33. National Institute of Neurological Disorders and Stroke. NIH Stroke Scale. 2003. Retrieved March 7, 2012, from www.ninds.nih.gov/doctors/NIH_Stroke_Scale.pdf.

34. Leira, E, et al: Baseline NIH Stroke Scale responses estimate the probability of each particular stroke subtype. Cerebrovasc Dis 26:573, 2008.
35. Wityk, RJ, Pessin, MS, and Kaplan, RF: Serial assessment of acute stroke using the NIH Stroke Scale. Stroke 25(2):362, 1994.
36. Goldstein, LB, and Samsa, GP: Reliability of the National Institutes of Health Stroke Scale. Stroke 28:307, 1997.
37. Hakimelahi, R, and Gonzalez, R: Neuroimaging of ischemic stroke with CT and MRI: Advancing towards physiological based diagnosis and therapy. Expert Rev Cardiovasc Ther 7(1):29, 2009.
38. National Stroke Association: Explaining Stroke-Related Medications. Retrieved March 8, 2012, from www.stroke.org/site/PageServer?pagename=med_adherence#explain.
39. Deglin, J, and Vallerand, A: Davis's Drug Guide for Nurses, ed 11. FA Davis, Philadelphia, 2007.
40. National Stroke Association: Stroke Treatment. Retrieved March 8, 2012, from http://nsa.convio.net/site/PageServer?pagename=treatment.
41. American Physical Therapy Association (APTA): Guide to Physical Therapist Practice, ed 2. APTA, Alexandria, VA, 2003.
42. Langhorne, P, et al: Do stroke units save lives? Lancet 342:395, 1993.
43. Stroke Unit Trialists Collaboration: Organised inpatient (stroke unit) care after stroke (review). Cochrane Database Syst Rev 2007, Issue 4. Art. No.: CD000197. DOI: 10.1002/14651858.CD000197.pub2.
44. Pollock, A, et al: Physiotherapy treatment approaches for recovery of postural control and lower limb function following stroke (review). Cochrane Database Syst Rev 2007, Issue 1. Art. No.: CD001920. DOI:10.1002/14651858.CD001920.pub2.
45. Sirtori, V, et al: Constraint-induced movement therapy for upper extremities in stroke patients (review). Cochrane Database Syst Rev 2009, Issue 4 Art. No.: CD004433. DOI: 10.1002/14651858.CD004433.pub2.
46. Winter, J, et al: Hands-on therapy interventions for upper limb motor dysfunction following stroke (review). Cochrane Database Syst Rev 2011, Issue 6. Art. No.: CD006609. DOI: 10.1002/14651858.CD006609.pub2.
47. Coupar, F, et al: Simultaneous bilateral training for improving arm function after stroke (review). Cochrane Database Syst Rev 2010, Issue 4. Art. No.: CD006432. DOI: 10.1002/14651858.CD006432.pub2.
48. Doyle, S, et al: Interventions for sensory impairment in the upper limb after stroke (review). Cochrane Database Syst Rev 2010, Issue 6. Art. No.: CD006331. DOI: 10.1002/14651858.CD006331.pub2.
49. Moseley, AM, et al: Treadmill training and body weight support for walking after stroke (review). Cochrane Database Syst Rev 2009, Issue 4. Art. No.: CD002840. DOI: 10.1002/14651858.CD002840.pub2.
50. French B, et al: Repetitive task training for improving functional ability after stroke (review). Cochrane Database Syst Rev 2007, Issue 4. Art. No.: CD006073. DOI: 10.1002/14651858.CD006073.pub2.
51. Brazzelli, M et al: Physical fitness training for stroke patients (review). Cochrane Database Syst Rev 2011, Issue 11. Art. No.: CD003316. DOI: 10.1002/14651858.CD003316.pub4.
52. English, C, and Hillier, SL: Circuit class therapy for improving mobility after stroke (review). Cochrane Database Syst Rev 2010, Issue 7. Art. No.: CD007513. DOI: 10.1002/14651858.CD007513.pub2.
53. Laver, KE, et al: Virtual reality for stroke rehabilitation (review). Cochrane Database Syst Rev 2011, Issue 9. Art. No.: CD008349. DOI: 10.1002/14651858.CD008349.pub2.
54. Mehrholz, J, et al: Electromechanical-assisted training for walking after stroke (review). Cochrane Database Syst Rev 2007, Issue 4. Art. No.: CD006185. DOI: 10.1002/14651858.CD006185.pub2.
55. Outpatient Service Trialists: Therapy-based rehabilitation services for stroke patients at home (review). Cochrane Database Syst Rev 2009, Issue 1. Art. No.: CD002925. DOI: 10.1002/14651858.CD002925.
56. Mehrholz, J, Kugler, J, and Pohl, M: Water-based exercises for improving activities of daily living after stroke (review). Cochrane Database Syst Rev 2011, Issue 1. Art. No.: CD008186. DOI: 10.1002/14651858.CD008186.pub2.
57. Hunter, SM, and Crome, P: Hand function and stroke. Rev Clin Gerontol 12(1):66–81, 2002
58. Tyson, SF, et al: Sensory loss of in-hospital admitted people with stroke: Characteristics, associated factors, and relationship with function. Neurorehabil Neural Repair 22:166-172, 2008.
59. Carey, L: Somatosensory loss after stroke. Crit Rev Phys Med Rehabil 7(1):51–91, 1995.
60. Rand, D, Gottlieb, D, and Weiss, P: Recovery of patients with a combined motor and proprioception deficit during the first six weeks of post stroke rehabilitation. Phys Occup Ther Geriatr 18(3):69–87, 2001.
61. Connell, LA, Lincoln, NB, and Radford, KA: Somatosensory impairment after stroke: Frequency of different deficits and their recovery. Clin Rehabil 22:758–767, 2008.
62. Canavero, S, and Bonicalzi, V: Central pain syndrome: Elucidation of genesis and treatment. Expert Rev Neurotherapeutics 7(11):1485, 2007.
63. Klit, H, Finnerup, N, and Jensen, T: Central post-stroke pain: Clinical characteristics, pathophysiology, and management. Lancet Neurol 8:857–868, 2009.
64. Twitchell, T: The restoration of motor function following hemiplegia in man. Brain 47:443, 1951.
65. Brunnstrom, S: Motor testing procedures in hemiplegia based on recovery stages. J Am Phys Ther Assoc 46:357, 1966.
66. Brunnstrom, S: Movement Therapy in Hemiplegia. Harper & Row, New York, 1970.
67. Gray, C, et al: Motor recovery following acute stroke. Age Ageing 19:179, 1990.
68. Wade, D, et al: Recovery after stroke: The first 3 months. J Neurol Neurosurg Psychiatry 48:7, 1985.
69. Patten, C, Lexell, J, and Brown, H : Weakness and strength training in persons with post-stroke hemiplegia: Rationale, method and efficacy. J Rehabil Res Dev 41:293–312, 2004.
70. Carin-Levy, G, et al: Longitudinal changes in muscle strength and mass after acute stroke. Cerebrovasc Dis 21:201, 2006.
71. Adams, R, Gandevia, S, and Skuse, N: The distribution of muscle weakness in upper motoneuron lesions affecting the lower limb. Brain 113:1459, 1990.
72. Davidoff, R: The pyramidal tract. Neurology 40:332, 1990.
73. Andrews A, and Bohannon, R: Distribution of muscle strength impairments following stroke. Clin Rehabil 14:79, 2000.
74. Canning, C, Ada, L, and O'Dwyer, N: Slowness to develop force contributes to weakness after stroke. Arch Phys Med Rehabil 80:66, 1999.
75. Eng, J: Strength training in individuals with stroke. Physiother Can 56:189, 2004.
76. Dattola, R, et al: Muscle rearrangement in patients with hemiparesis after stroke: An electrophysiological and morphological study. Eur Neurol 33:109, 1993.
77. Stoeckmann, T, Sullivan, K, and Scheidt, R: Elastic, viscous, and mass load effects on poststroke muscle recruitment and co-contraction during reaching: A pilot study. Phys Ther 89(7):665, 2008.
78. Chae, J, et al: Delay in initiation and termination of muscle contraction, motor impairment, and physical disability in upper limb hemiparesis. Muscle Nerve 2(25):568–575, 2002.
79. McCrea, PH, Eng JJ, and Hodgson, A: Time and magnitude of torque generation is impaired in both arms following stroke. Muscle Nerve 28:46–53, 2003.
80. Desrosiers, J, et al: Performance of the "unaffected" upper extremity of elderly stroke patients. Stroke 27:1564–1570, 1996.
81. Sackley, CM: The relationships between weight-bearing asymmetry after stroke and function and activities of daily living. Physiother Theory Pract 6:179–185, 1990.
82. Badke, MB, and Duncan, P: Patterns of rapid motor responses during postural adjustments when standing in healthy subjects and hemiplegic patients. Phys Ther 63:13–20, 1983.

83. Dickstein, R, and Ablaffio, N: Postural sway of the affected and nonaffected pelvis and leg in stance of hemiparetic patients. Arch Phys Med Rehabil 81:364–367, 2000.
84. DiFabio, R, and Badke, M: Relationship of sensory organization to balance function in patients with hemiplegia. Phys Ther 70:543, 1990.
85. Shumway-Cook, A, Anson, D, and Haller, S: Postural sway biofeedback: Its effect on reestablishing stance stability in hemiplegic patients. Arch Phys Med Rehabil 69:395, 1988.
86. Gustavsen, M, Aamodt, G, and Mengshoel, A: Measuring balance in subacute stroke rehabilitation. Adv Physiother 8(1):15–22, 2006.
87. Benaim, C, et al: Validation of a standardized assessment of postural control in stroke patients: The Postural Assessment Scale for Stroke Patients (PASS). Stroke 30(9):1862, 1999.
88. Verheyden, G, et al: The Trunk Impairment Scale: A new tool to measure motor impairment of the trunk after stroke. Clin Rehabil 18(3):326, 2004.
89. Gorman, S, et al: Development and validation of the Function in Sitting Test in adults with acute stroke. J Neurol Phys Ther 34:150, 2010.
90. Karnath, H, Ferber, S, and Dichgans, J: The origin of contraversive pushing: Evidence for a second graviceptive system in humans. Neurology 55:1298, 2000.
91. Pedersen, P, et al: Ipsilateral pushing in stroke: Incidence, relation to neuropsychological symptoms, and impact on rehabilitation. The Copenhagen stroke study. Arch Phys Med 77:25, 1996.
92. Karnath, H, Ferber, S, and Dichgans, J: The neural representation of postural control in humans. PNAS 97:13931, 2000.
93. Karnath, H, et al: Prognosis of contraversive pushing. J Neurol 249:1250, 2002.
94. Broetz, D, and Karnath, H: New aspects for the physiotherapy of pushing behavior. Neurorehabil 20:133, 2005.
95. Karnath, H, and Broetz, D: Understanding and treating "pusher syndrome." Phys Ther 83:1119, 2003.
96. Perry, J, et al: Classification of walking handicap in the stroke population. Stroke 26:982, 1995.
97. Viosca, E, et al: Proposal and validation of a new functional ambulation classification scale for clinical use. Arch Phys Med Rehabil 86:1234, 2005.
98. Miller, P, Moreland, J, and Stevenson, T: Measurement properties of a standardized version of the Two-Minute Walk Test for individuals with neurological dysfunction. Physiother Can 54(4):241, 2002.
99. Mahoney, F, and Barthel, D: Functional evaluation: Barthel Index. Md State Med J 14:61, 1965.
100. Keith, RA, et al: The Functional Independence Measure. Adv Clin Rehabil 1:6, 1987.
101. Uniform Data Service, Data Management Service: UDS Update. State University of New York at Buffalo, 1993.
102. Fugl-Meyer, A, et al: The post stroke hemiplegic patient, 1. A method for evaluation of physical performance. Scand J Rehabil Med 7:13, 1976.
103. Duncan, P, et al: Reliability of the Fugl-Meyer Assessment of Sensorimotor Recovery following cerebrovascular accident. Phys Ther 63:1606, 1983.
104. Gladstone, DJ, Danells, CJ, and Black, SE: The Fugl-Meyer assessment of motor recovery after stroke: A critical review of its measurement properties. Neurorehabil NeuralRepair 16:232–240, 2002.
105. Sullivan, KJ, et al: Fugl-Meyer Assessment of Sensorimotor Function after stroke: Standardized training procedure for clinical practice and clinical trials. Stroke 42(2):427, 2011.
106. Crowe, J, and Harmeling-vander Wel, B: Hierarchical properties of the motor function sections of the Fugl-Meyer Assessment Scale for people after stroke: A retrospective study. PhysTher 88(12):1555, 2008.
107. Daley, K, et al: The Stroke Rehabilitation Assessment of Movement (STREAM): Refining and validating the content. Physiother Can 49:269, 1997.
108. Daley, K, Mayo, N, and Wood-Dauphinee, S: Reliability of scores on the Stroke Rehabilitation Assessment of Movement (STREAM) measure. Phys Ther 79:8, 1999.
109. Ahmed, S, et al: The Stroke Rehabilitation Assessment of Movement (STREAM): A comparison with other measures used to evaluate effects of stroke and rehabilitation. Phys Ther 83: 617, 2003.
110. Gowland C, et al: Measuring physical impairment and disability with the Chedoke-McMaster Stroke Assessment. Stroke 24(1):58–63, 1993.
111. Duncan, PW, et al: The Stroke Impact Scale version 2.0: Evaluation of reliability, validity, and sensitivity to change Stroke 30(10):2131–2140, 1999.
112. Lin, K, et al: Psychometric comparisons of the Stroke Impact Scale 3.0 and the Stroke-Specific Quality of Life Scale. Qual Life Res 19:435, 2010.
113. Duncan, PW, et al: Evaluation of proxy responses to the Stroke Impact Scale. Stroke 33(11):2593, 2002.
114. Sunderland, KJ, et al: Enhanced physical therapy improves recovery of arm function after stroke: A randomized controlled trial. J Neurol Neurosurg 55(7):530, 1992.
115. Feys, HM, et al: Effect of a therapeutic intervention for the hemiplegic upper limb in the acute phase after stroke. Stroke 29(4):785, 1998.
116. Langhammer, B, and Stanghelle, J: Bobath or motor relearning programme? A comparison of two different approaches of physiotherapy in stroke rehabilitation: A randomized controlled study. Clin Rehabil 14(4):361, 2000.
117. Mudie, M, et al: Training symmetry of weight distribution after stroke: A randomized controlled pilot study comparing task-related reach, Bobath, and feedback training approaches. Clin Rehabil 16(4):361, 2002.
118. Carr, J, and Shepherd, R: A Motor Relearning Programme for Stroke, ed 2. Aspen, Gaithersville, MD, 1987.
119. Boyd, L, and Winstein, C: Impact of explicit information on implicit motor-sequence learning following middle cerebral artery stroke. Phys Ther 83:976, 2003.
120. Orrell, A, Eves, F, and Masters, R: Motor learning of a dynamic balancing task after stroke: Implicit implications for stroke rehabilitation. Phys Ther 86:369, 2006.
121. Page, S, et al: Mental practice combined with physical practice for upper-limb motor deficit in subacute stroke. Phys Ther 81:1455, 2001.
122. Dicksten, R, Dunsky, A, and Marcovitz, E: Motor imagery for gait rehabilitation in post-stroke hemiparesis. Phys Ther 84:1167, 2004.
123. Ietswaart, M, et al: Mental practice with motor imagery in stroke recovery: Randomized controlled trial of efficacy. Brain 134:1373, 2011.
124. Voss, D, et al: Proprioceptive Neuromuscular Facilitation, ed 3. Harper & Row, Philadelphia, 1985
125. Adler, S, et al: PNF in Practice, ed 3. Springer-Verlag, Berlin, 2008.
126. Ramachandran, VS, and Roger-Remachandran, D: Synaesthesia in phantom limbs induced with mirrors. Proc R Soc Lond B Biol Sci 263:431, 1996.
127. Subeyaz, S, et al: Mirror therapy enhances lower-extremity motor recovery and motor functioning after stroke: A randomized controlled trial. Arch Phys Med Rehabil 88:555, 2007.
128. Dohle, C, et al: Mirror therapy promotes recovery from severe hemiparesis: A randomized controlled trial. Neurorehabil Neural Repair 20:1–9, 2008.
129. Yavuzer, G, et al: Mirror therapy improves hand function in subacute stroke: A randomized controlled trial. Arch Phys Med Rehabil 89:393, 2008.
130. Taub, E: Somatosensory deafferentation research with monkeys. In Ince, L (ed): Behavioral Psychology in Rehabilitation Medicine: Clinical Applications. Williams & Wilkins, Baltimore, 1980, p 371.
131. Schabrun, SM, and Hillier, S: Evidence for the retraining of sensation after stroke: A systematic review. Clin Rehabil 23:27, 2009.
132. Dannenbaum, R, and Dykes, R: Sensory loss in the hand after sensory stroke: Therapeutic rationale. Arch Phys Med Rehabil 69:833, 1988.

133. Weinberg, J, et al: Training sensory awareness and spatial organization in people with right brain damage. Arch Phys Med Rehabil 60:491, 1979.
134. Bailey, M, Riddoch, M, and Crome, P: Treatment of visual neglect in elderly patients with stroke: A single-subject series using either a scanning and cueing strategy or a left-limb activation strategy. Phys Ther 82(8):782, 2002.
135. Bailey, M, and Riddoch, M: Hemineglect in stroke patients. Part 2. Rehabilitation techniques and strategies: A summary of recent studies. Phys Ther Rev 4:77, 1999.
136. Wiart, L, et al: Unilateral neglect syndrome rehabilitation by trunk rotation and scanning training. Arch Phys Med Rehabil 78:424, 1997.
137. Morris, S, Dodd, K, and Morris, M: Outcomes of progressive resistance strength training following stroke: A systematic review. Clin Rehabil 18:27–39, 2004.
138. Ada, L, Dorsch, S, and Canning, C: Strengthening interventions increase stroke and improve activity after stroke: A systematic review. Aust J Physiother 52:241, 2006.
139. Flansbjer, U, et al: Progressive resistance training after stroke: Effects on muscle strength, muscle tone, gait performance, and perceived participation. J Rehabil Med 40:42–48, 2008.
140. Carr, M, and Jones, J: Physiologic effects of exercise on stroke survivors. Top Stroke Rehabil 9:57, 2003.
141. Moreland, JD, et al: Progressive resistance strengthening exercises after stroke: A single-blind randomized controlled trial. Arch Phys Med Rehabil 84:1433, 2003.
142. Ouellette, M, et al: High-intensity resistance training improves muscle strength, self-reported function, and disability in long-term stroke survivors. Stroke 35:1404, 2004.
143. Weiss, A, et al: High intensity strength training improves strength and functional performance after stroke. Am J Phys Med Rehabil 79:369, 2000.
144. Badics, E, et al: Systematic muscle building exercises in the rehabilitation of stroke patients. Neuro Rehab 17:211, 2002.
145. Yang, YR, et al: Task-oriented progressive resistance strength training improves muscle strength and functional performance after stroke. Clin Rehabil 20:860, 2006.
146. Patten, C, et al: Combined functional task practice and dynamic high intensity resistance training promotes recovery of upper-extremity motor function in post-stroke hemiparesis: A case study. J Neurol Phys Ther 30:99–115, 2006.
147. Kim, CM, et al: Effects of isokinetic strength training on walking in persons with stroke: A double-blind controlled pilot study. J Stroke Cerebrovasc Dis 10:265, 2001.
148. Sharp, SA, and Brouwer, BJ: Isokinetic strength training of the hemiparetic knee: Effects on function and spasticity. Arch Phys Med Rehabil 78:1231, 1997.
149. Butefisch, C, et al: Repetitive training of isolated movements improves the outcome of motor rehabilitation of the centrally paretic hand. J Neurol Sci 130:59, 1995.
150. Gracies, JM, et al: Pathophysiology of impairment in patients with spasticity and use of stretch as a treatment of spastic hypertonia. Phys Med Rehabil Clin North Am 12(4):747, 2001.
151. Bovend'Eerdt, TJ, et al: The effects of stretching in spasticity: A systematic review. Arch Phys Med Rehabil 89(7):1395, 2008.
152. Watanabe, T: The role of therapy in spasticity management. Am J Phys Med Rehabil 83:S45, 2004.
153. O'Sullivan, S, and Schmitz, T: Improving Functional Outcomes in Physical Rehabilitation. FA Davis, Philadelphia, 2010.
154. Johnstone, M: Restoration of Normal Movement After Stroke. Churchill Livingstone, New York, 1995.
155. Singer, BJ, Singer, KP, and Allison, G: Evaluation of extensibility, passive torque and stretch reflex responses in triceps surae muscles following serial casting to correct spastic equinovarus deformity. Brain Injury 17(4):309, 2003.
156. Mortensen, P, and Eng, J: The use of casts in the management of joint mobility and hypertonia following brain injury in adults: A systematic review. Phys Ther 83:648, 2003.
157. Carr, J, and Shepherd, R: Stroke Rehabilitation—Guidelines for Exercise and Training to Optimize Motor Skill. Butterworth Heinemann, Elsevier, Philadelphia, 2003.
158. Davies, P: Steps to Follow, ed 2. Springer-Verlag, New York, 2004.
159. Davies, P: Right in the Middle. Springer-Verlag, New York, 1990.
160. Howle, J: Neuro-Developmental Treatment Approach—Theoretical Foundations and Principles of Clinical Practice. NDTA, Laguna Beach, CA, 2002.
161. Gillen, G: Upper extremity function and management. In Gillen, G, and Burkhardt, A (eds): Stroke Rehabilitation: A Function-Based Approach, ed 3. Mosby, St. Louis, 2011, p 218.
162. Woldag, H, and Hummelsheim, H: Evidence-based physiotherapeutic concepts for improving arm and hand function in stroke patients: A review. J Neurol 249(5):518, 2003.
163. Mark, V, and Taub, E: Constraint-induced movement therapy for chronic stroke hemiparesis and other disabilities. Restorative Neurol Neurosci 22:317, 2002.
164. Morris, D, and Taub, E: Constraint-induced movement therapy. In O'Sullivan, S, and Schmitz, T: Improving Functional Outcomes in Physical Rehabilitation. FA Davis, Philadelphia, 210, p 232.
165. Morris, D, Taub, E, and Mark, V: Constraint-induced movement therapy: Characterizing the intervention protocol. Eura Medicophy 42:257, 2006.
166. Page, S, et al: Efficacy of modified constraint-induced movement therapy in chronic stroke: A single-blinded randomized controlled trial. Arch Phys Med Rehabil 85:14, 2004.
167. Page, S, and Levine, P: Modified constraint-induced therapy in patients with chronic stroke exhibiting minimal movement ability in the affected arm. Phys Ther 87:872–878, 2007.
168. Bjorklund, A, and Fecht, A: The effectiveness of constraint-induced therapy as a stroke intervention: A meta-analysis. Occupational Therapy in Health Care 20:31–49, 2006.
169. Hakkennes, S, and Keating, JL: Constraint-induced movement therapy following stroke: A systematic review of randomized controlled trials. Aus J Physiother 51:221, 2005.
170. Wolf, SL, et al: Effect of constraint-induced movement therapy on upper extremity function 3 to 6 months after stroke: The EXCITE randomized clinical trial. JAMA 296(17):2095–2104, 2006.
171. Schaechter, JD, et al: Motor recovery and cortical reorganization after constraint-induced movement therapy in stroke patients: A preliminary study. Neurorehabil Neural Repair 16(4):326, 2002.
172. Richards, L, et al: Limited dose response to constraint-induced movement therapy in patients with chronic stroke. Clin Rehabil 20:1066, 2006.
173. Dromerick, A, Edwards, DF, and Hahn, M: Does the applications of constraint-induced movement therapy during acute rehabilitation reduce arm impairment after ischemic stroke? Stroke 31(12):2984, 2000.
174. Whitall, J, et al: Repetitive bilateral arm training with rhythmic auditory cueing improves motor function in chronic hemiparetic stroke. Stroke 31:2390, 2000.
175. Richards, LG, et al: Bilateral arm training with rhythmic auditory cueing in chronic stroke: Not always efficacious. Neurorehabil Neural Repair 22(2):180–184, 2008.
176. Stewart, KC, Cauraugh, J, and Summers, J: Bilateral movement training and stroke rehabilitation: A systematic review and meta-analysis. J Neurol Sci 244:89–95, 2006.
177. Armagan, O, Tascioglu, F, and Oner, C: Electromyographic biofeedback in the treatment of the hemiplegic hand: A placebo-controlled study. Am J Phys Med Rehabil 82(11):856, 2003.
178. Glantz, M, et al: Biofeedback therapy in post-stroke rehabilitation: A meta-analysis of the randomized controlled trials. Arch Phys Med Rehabil 76:508, 1995.
179. Chae, J, et al: Neuromuscular stimulation for upper extremity motor and functional recovery in acute hemiplegia. Stroke 29(5):975, 1998.
180. Hardy, J, et al: Meta-analysis examining the effectiveness of electrical stimulation in improving the functional use of the upper limb in stroke patients. Phys Occup Ther Geriatr 21(4):67–78, 2003.

181. Ada, L, and Foongchomcheay, A: Efficacy of electrical stimulation in preventing and treating subluxation of the shoulder after stroke: A meta-analysis. Aust J Physiother 48(4):257, 2002.
182. Price, C, and Pandyan, A: Electrical stimulation for preventing and treating post-stroke shoulder pain. Cochrane Database Syst Rev 2000, Issue 4. Art. No.: CD001698. DOI: 10.1002/14651858.CD00169.
183. Fasoli, S: Rehabilitation technologies to promote upper limb recovery after stroke. In Gillen, G, and Burkhardt, A (eds): Stroke Rehabilitation: A Function-Based Approach, ed 3. Mosby, St. Louis, 2011, p 280.
184. Brewer, B, McDowell, S, and Worthen-Chaudhari, L: Poststroke upper extremity rehabilitation: A review of robotic systems and clinical results. Top Stroke Rehabil 14(6):1562, 2003.
185. Jespersen, HF, et al: Shoulder pain after a stroke. Int J Rehabil Res 18A:273, 1995.
186. Turner-Stokes, L, and Jackson, D: Shoulder pain after stroke: A review of the evidence base to inform the development of an integrated care pathway. Clin Rehabil 16:276, 2002.
187. Snels, I, et al: Treating patients with hemiplegic shoulder pain. Am J Phys Med Rehabil 81(2):150, 2002.
188. Daviet, JC, et al: Clinical factors in the prognosis of complex regional pain syndrome type 1 after stroke. Am J Phys Med Rehabil 81(1):34–39, 2002.
189. Davis, J: The role of the occupational therapist in the treatment of shoulder-hand syndrome. Occup Ther Pract 1(3):30, 1990.
190. Zorowitz, R, et al: Shoulder subluxation after stroke: A comparison of four supports. Arch Phys Med Rehabil 76:763, 1995.
191. Brooke, M, et al: Shoulder subluxation in hemiplegia: Effects of three different supports. Arch Phys Med Rehabil 72:582, 1991.
192. Bernath, V: Shoulder supports in patients with hypotonicity following stroke. Centre for Clinical Effectiveness, Clayton, Australia, January 2001. Retrieved August 20, 2005, from www.med.monash.edu.au/healthservices/cce/evidence/pdf/c/470.pdf.
193. Eng, J, Pang, M, and Ashe, M: Balance, falls, and bone health: Role of exercise in reducing fracture risk after stroke. J Rehabil Res Dev 45(2):297–313, 2008.
194. Rose, D: Fall Proof: A Comprehensive Balance and Mobility Training Program, ed 2. Human Kinetics, Champaign, IL, 2010.
195. Lubetzky-Vilnai, A, and Kartin, D: The effect of balance training on balance performance in individuals poststroke: A systematic review. J Neurol Phys Ther 34:127–137, 2010.
196. Hammer, A, Nilsagarad, Y, and Wallquist, M: Balance training in stroke patients—a systematic review of randomized, controlled trials. Adv Physiother 10(4):163, 2008.
197. Winstein, C, et al: Standing balance training: Effect on balance and locomotion in hemiparetic adults. Arch Phys Med Rehabil 70:755, 1989.
198. Sackley, C, and Lincoln, N: Single blind randomized controlled trial of visual feedback after stroke: Effects on stance symmetry and function. Disabil Rehabil 19:536, 1997.
199. Hamman, R, et al: Training effects during repeated therapy sessions of balance training using visual feedback. Arch Phys Med Rehabil 73:738, 1992.
200. McRae, J, et al: Rehabilitation of hemiplegia: Functional outcomes and treatment of postural control. Phys Ther 74(Suppl):S119, 1994.
201. Nichols, D: Balance retraining after stroke using force platform biofeedback. Phys Ther 77:553, 1997.
202. Fishman, M, et al: Comparison of functional upper extremity tasks and dynamic standing. Phys Ther 76(Suppl):79, 1996.
203. Walker, C, Brouwer, B, and Culham, E: Use of visual feedback in retraining balance following acute stroke. Phys Ther 80:886, 2000.
204. Geiger, R, et al: Balance and mobility following stroke: Effects of physical therapy interventions with and without biofeedback/forceplate training. Phys Ther 81:995, 2001.
205. Davies, P: Steps to Follow: The Comprehensive Treatment of Patients with Hemiplegia, ed 2. Springer-Verlag, New York, 2000.
206. Paci, M, and Nannetti, L: Physiotherapy for pusher behavior in a patient with post-stroke hemiplegia. J Rehabil Med 36:183, 2004.
207. States, R, Salem, Y, and Pappas, E: Overground gait training for individuals with chronic stroke: A Cochrane systematic review. J Neurol Phys Ther 33(4):179, 2009.
208. Malouin, F, et al: Use of an intensive task-oriented gait training program in a series of patients with acute cerebrovascular accidents. Phys Ther 72:781, 1992.
209. Richards, C, et al: Task-specific physical therapy for optimization of gait recovery in acute stroke patients. Arch Phys Med Rehabil 74(6):612, 1993.
210. Hesse, S, et al: Restoration of gait in nonambulatory hemiparetic patients by treadmill training with partial body-weight support. Arch Phys Med Rehabil 75:1087, 1994.
211. Visintin, M, et al: A new approach to retrain gait in stroke patients through body weight support and treadmill stimulation. Stroke 29:1122, 1998.
212. Barbeau, H, and Visintin, M: Optimal outcomes obtained with body-weight support combined with treadmill training in stroke subjects. Arch Phys Med Rehabil 84:1458, 2003.
213. Nilsson, L, et al: Walking training of patients with hemiparesis at an early stage after stroke: A comparison of walking training on a treadmill with body weight support and walking training on the ground. Clin Rehabil 15(5):515, 2001.
214. Pohl, M, et al: Speed-dependent treadmill training in ambulatory hemiparetic stroke patients: A randomized controlled trial. Stroke 33:553, 2002.
215. Sullivan, K, Knowlton, B, and Dobkin, BH: Step training with body weight support: effect of treadmill speed and practice paradigms on poststroke locomotor recovery. Arch Phys Med Rehabil 83:683, 2002.
216. Ada, L, et al: Randomized trial of treadmill walking with body weight support to establish walking in subacute stroke: The MOBILIZE trial. Stroke 41:1247, 2010.
217. Eich, HJ, et al: Aerobic treadmill plus Bobath walking training improves walking in subacute stroke: A randomized controlled trial. Clin Rehabil 18:640, 2004.
218. Dean, C, et al: Treadmill walking with body weight support in subacute non-ambulatory stroke improves walking capacity more than overground walking: A randomized trial. J Physiother 56(2):97, 2010.
219. Macko, RG, Ivey, FM, and Forrester, LW: Treadmill exercise rehabilitation improves ambulatory function and cardiovascular fitness in patients with chronic stroke: A randomized controlled trial. Stroke 36:2206, 2005.
220. Hesse, S: Treadmill training with partial body weight support after stroke: A review. NeuroRehabil 23:55, 2008.
221. Franceschini, M, et al: Walking after stroke: What does treadmill training with body weight support add to overground training in patients with very early stroke? A single-blind randomized controlled trial. Stroke 40:3079, 2009.
222. Sullivan, K, et al: Effects of task-specific locomotor and strength training in adults who were ambulatory after stroke: Results of the STEPS randomized clinical trial. Phys Ther 87(12):1580, 2007.
223. Duncan, PW, Sullivan, KJ, and Behrman, AL: Protocol for the Locomotor Experience Applied Post-Stroke (LEAPS) trial: A randomized controlled trial. BMC Neurol 7:39, 2007.
224. Duncan, PW, et al: Body-weight-supported treadmill rehabilitation after stroke. N Engl J Med 364:2026, 2011.
225. Tefertiller, C, et al: Efficacy of rehabilitation robotics for walking training in neurological disorders: A review. J Rehabilit Res Dev 48(4): 387, 2011.
226. Lewek, M, et al: Allowing intralimb kinematic variability during locomotor training poststroke improves kinematic consistency: A subgroup analysis from a randomized clinical trial. Phys Ther 89(8):829, 2009.
227. Ada, L, et al: Mechanically assisted walking with body weight support results in more independent walking than assisted overground walking in non-ambulatory patients early after stroke: A systematic review. J Physiother 56(3):153, 2010.

228. Roche, A, Laighin, G, and Coote, S: Surface-applied functional electrical stimulation for orthotic and therapeutic treatment of drop-foot after stroke—a systematic review. Phys Ther Rev 14(2):63, 2009.
229. Weingarden, H, and Ring, H: Functional electrical stimulation–induced neural changes and recovery after stroke. Eur J Phys Rehabil Med 42(2):87, 2006.
230. Swigchem, R, et al: Effect of peroneal electrical stimulation versus an ankle-foot orthosis on obstacle avoidance ability in people with stroke-related drop foot. Phys Ther 92:398, 2012.
231. Gok, H, et al: Effects of ankle-foot orthoses on hemiparetic gait. Clin Rehabil 17:137, 2003.
232. Roth, EJ, et al: Physical activity and exercise recommendations for stroke survivors: An American Heart Association scientific statement from the Council on Clinical Cardiology, Subcommittee on Exercise, Cardiac Rehabilitation and Prevention; the Council on Cardiovascular Nursing; the Council on Nutrition, Physical Activity, and Metabolism; and the Stroke Council. Circulation 109:2031, 2004.
233. Rose, D, et al: Feasibility and effectiveness of circuit training in acute stroke rehabilitation. Neurorehabil Neural Repair 20:1, 2010.
234. Hendricks, H, et al: Motor recovery after stroke: A systematic review of the literature. Arch Phys Med Rehabil 83:1629, 2002.
235. Meijer, R, et al: Prognostic factors for ambulation and activities of daily living in the subacute phase after stroke. A systematic review of the literature. Clin Rehabil 17(2):119, 2003.
236. Paolucci, S, et al: One-year follow-up in stroke patients discharged from rehabilitation hospital. Cerebrovasc Dis 10(1):25, 2000.
237. Jorgenson, H, et al: Outcome and time course of recovery. Part II: Time course of recovery. The Copenhagen Stroke Study. Arch Phys Med Rehabil 76:406, 1995.
238. Jorgensen, H, et al: Recovery of walking function in stroke patients: The Copenhagen Stroke Study. Arch Phys Med Rehabil 76:27, 1995.
239. Studenski, S, et al: Daily functioning and quality of life in a randomized controlled trial of therapeutic exercise for subacute stroke survivors. Stroke 36:1764, 2005.
240. Chen, M: Effects of exercise on quality of life in stroke survivors. Stroke 42:832–837, 2011.
241. Ottenbacher KJ, et al: Trends in length of stay, living setting, functional outcome, and mortality following medical rehabilitation. JAMA 292:1687, 2004.
242. Karges, J, and Smallfield, S: A description of outcomes, frequency, duration and intensity of occupational, physical, and speech therapy in inpatient stroke rehabilitation. J Allied Health 38:e1, 2009.
243. Van Peppen, RPS, et al: The impact of physical therapy on functional outcomes after stroke: What's the evidence? Clin Rehabil 18:833, 2004.
244. Dobkin, V: Rehabilitation after stroke. N Engl J Med 352:1677, 2005.
245. vanWijk, I, et al: Change in mobility activity in the second year after stroke in a rehabilitation population: Who is at risk for decline? Arch Phys Med Rehabil 87(1):45, 2006.

Apêndice 15.A
Protocolo de desempenho físico de Fugl-Meyer

Resumo de pontuações Motoras			
Parte superior do braço _____		Pontuação máxima	36
Pulso e mão _____		Pontuação máxima	30
Pontuação total do membro superior _____		Pontuação máxima	66
Pontuação total do membro inferior _____		Pontuação máxima	34
Pontuação motora total _____	Pontuação total máxima	100	Percentual de recuperação
Equilíbrio Pontuação total _____	Pontuação máxima	14	
Sensibilidade Pontuação total _____	Pontuação máxima	24	
Amplitude de movimento das articulações Pontuação total _____	Pontuação máxima	44	
Dor Pontuação total _____	Pontuação máxima	44	
Pontuação Total de Fugl-Meyer _____	Pontuação total máxima	226	Percentual de recuperação

Área	Teste	Critérios de pontuação	Pontuação máxima possível	Pontuação alcançada

Membro superior (posição sentada)	Motor
	I. Reflexos
	  a. bíceps _____
	  b. tríceps _____
		0 – Nenhuma atividade de reflexo provocada
		2 – Atividade de reflexo provocada
			4	

	II. Sinergia flexora
	  elevação _____
	  retração do ombro _____
	  abdução (pelo menos 90°) _____
	  rotação lateral _____
	  flexão do cotovelo _____
	  supinação do antebraço _____
		0 – Não executado
		1 – Parcialmente executado
		2 – Executado de forma imperfeita
			12	

	III. Sinergia extensora
	  adução /rotação medial do ombro _____
	  extensão do cotovelo _____
	  pronação do antebraço _____
		0 – Não executado
		1 – Parcialmente executado
		2 – Executado de forma imperfeita
			6	

(continua)

(continuação)

Área	Teste	Critérios de pontuação	Pontuação máxima possível	Pontuação alcançada

	IV. Movimento com combinação de sinergias
	a. Mão levada até a parte lombar da coluna vertebral _____
	b. Flexão do ombro a 90°, cotovelo a 0° _____
	
	c. Pronação/supinação do antebraço com o cotovelo a 90° e o ombro a 0° _____
		a. 0 – Nenhuma ação específica executada.
		  1 – A mão deve passar na posição anterossuperior à espinha ilíaca.
		  2 – Ação executada de forma imperfeita.
		b. 0 – O braço é imediatamente abduzido ou o cotovelo se flexiona no início do movimento.
		  1 – A abdução ou a flexão do cotovelo ocorre na fase final do movimento.
		  2 – Movimento perfeito.
		c. 0 – Posição correta do ombro e do cotovelo não alcançada e/ou a pronação ou a supinação não foi executada.
		  1 – A pronação ou a supinação pode ser executada mesmo dentro de uma amplitude de movimento limitada e, ao mesmo tempo, o ombro e o cotovelo estão nas posições corretas.
		  2 – Pronação e supinação totais com as posições corretas do cotovelo e do ombro.
			6	

	V. Movimento sem sinergismo
	a. Abdução do ombro a 90°, cotovelo a 0° e antebraço pronado _____
	
	b. Flexão do ombro, 90°-180°, cotovelo a 0° e antebraço na posição mediana _____
	
	c. Pronação/supinação do antebraço, cotovelo a 0o e ombro com 30°-90° de flexão _____
		a. 0 – Ocorrência da flexão inicial do cotovelo ou de qualquer desvio da posição pronada do antebraço.
		  1 – O movimento pode ser parcialmente executado ou, se durante o movimento, o cotovelo é flexionado ou o antebraço não pode ser mantido em pronação.
		  2 – Movimento perfeito.
		b. 0 – Ocorrência da flexão inicial do cotovelo ou da abdução do ombro.
		  1 – Ocorrência da flexão do cotovelo ou da abdução do ombro durante a flexão do ombro.
		  2 – Movimento perfeito.
		c. 0 – Supinação e pronação não executadas ou posição do cotovelo e do ombro não alcançadas.
		  1 – Cotovelo e ombro adequadamente posicionados e pronação e supinação executadas dentro de uma amplitude limitada.
		  2 – Movimento perfeito.
			6	

Membro superior	VI. Atividade de reflexo normal – bíceps e/ou flexores dos dedos da mão e tríceps _____	(Esta fase, que pode gerar 2 pontos, é incluída somente se o paciente obtiver 6 pontos na fase V.)
		  0 – Pelo menos 2 dos 3 reflexos flácidos são acentuadamente hiperativos.
		  1 – Um reflexo acentuadamente hiperativo ou pelo menos 2 reflexos ativos.
		  2 – No máximo, apenas um reflexo ativo e nenhum reflexo hiperativo.
			2	

(continua)

(continuação)

Área	Teste	Critérios de pontuação	Pontuação máxima possível	Pontuação alcançada
Pulso	VII. a. Estabilidade, cotovelo a 90°, ombro a 0° ____	a. 1 – Dorsiflexão executada, mas sem oposição de resistência. 2 – A posição pode ser mantida com alguma (leve) resistência.		
	b. Flexão/extensão, cotovelo a 90°, ombro a 0° ____	b. 0 – O movimento volicional não ocorre. 1 – O paciente não consegue movimentar ativamente a articulação do pulso com a ADM total. 2 – Movimento suave e perfeito.		
	c. Estabilidade, cotovelo a 0°, ombro a 30° ____	c. A pontuação é a mesma que a do item a.		
	d. Flexão/extensão, cotovelo a 0°, ombro a 30° e. Circundução ____	d. A pontuação é a mesma que a do item b. e. 0 – Não executado. 1 – Movimento errático ou circundução incompleta. 2 – Movimento completo executado com suavidade.	10	
Mão	VIII. a. Flexão em massa dos dedos ____	a. 0 – A flexão não ocorre. 1 – Alguma flexão, mas não o movimento total. 2 – Flexão ativa total (comparada à mão não afetada)		
	b. Extensão em massa dos dedos ____	b. 0 – A extensão não ocorre. 1 – O paciente pode liberar uma pegada com flexão ativa em massa. 2 – Extensão ativa total.		
	c. Pegada nº 1 – Articulações MF estendidas e flexão das IFP e IFD. O teste de segurar é feito contra a resistência.	c. 0 – A posição necessária não é assumida. 1 – A pegada é fraca. 2 – A pegada pode ser mantida contra uma resistência relativamente forte.		
	d. Pegada nº 1 – O paciente é instruído a aduzir o polegar, com a 1ª articulação carpometacarpofalangeana e a articulação interfalangeana a 0° ____	d. 0 – Função não executada. 1 – Possível manter no lugar um pedaço de papel interposto entre o polegar e o dedo indicador, mas não contra a resistência de um leve puxão. 2 – O papel é segurado firme contra a resistência de um puxão.		
	e. Pegada nº 3 – O paciente opõe a polpa do polegar à polpa do dedo indicador com a interposição de um lápis ____	e. Os procedimentos de pontuação são os mesmos adotados para a Pegada nº 2.		
	f. Pegada nº 4 – O paciente deve segurar um objeto cilíndrico (lata pequena) com a superfície volar do dedo indicador contra a do dedo médio ____	f. Os procedimentos de pontuação são os mesmos adotados para as Pegadas nºs 2 e 3.		
	g. Pegada nº 5 – Uma pegada esférica ____	g. Os procedimentos de pontuação são os mesmos adotados para as Pegadas nºs 2, 3 e 4.	14	

(continua)

(continuação)

Área	Teste	Critérios de pontuação	Pontuação máxima possível	Pontuação alcançada
Mão	IX. Coordenação/velocidade – Dedo levado até o nariz (cinco repetições em rápida sucessão). a. Tremor _____ b. Dismetria _____ c. Velocidade _____	a. 0 – Tremor acentuado. 1 – Tremor leve. 2 – Ausência de tremor. b. 0 – Dismetria pronunciada ou assistemática 1 – Dismetria leve ou sistemática. 2 – Ausência de dismetria. c. 0 – A atividade é mais de 6 segundos mais longa do que com a mão não afetada. 1 – 2 a 5 segundos mais longa do que com a mão não afetada. 2 – Menos de 2 segundos de diferença.	6	
		Pontuação total máxima do membro superior	66	
Membro inferior (posição supina)	I Atividade de reflexo – testada na posição supina. Tendão do calcâneo _____ Tendão patelar _____	0 – Ausência de atividade de reflexo. 2 – Atividade de reflexo.	4	
Posição supina	II. a. Sinergia flexora Flexão do quadril _____ Flexão do joelho _____ Dorsiflexão do tornozelo _____ b. Sinergia extensora – (movimento resistido) Extensão do quadril _____ Adução _____ Extensão do joelho _____ Flexão plantar do tornozelo _____	a. 0 – Movimento não executado. 1 – Movimento parcial. 2 – Movimento completo. b. 0 – Ausência de movimento. 1 – Movimento fraco. 2 – Movimento com força quase total, comparado ao normal.	6 8	
Posição sentada (joelhos sem contato com a cadeira)	III. Movimento com combinação de sinergias a. Flexão do joelho superior a 90° _____ b. Dorsiflexão do tornozelo _____	a. 0 – Ausência de movimento ativo. 1 – A partir da posição ligeiramente estendida, o joelho pode ser flexionado, mas não além de 90°. b. 0 – Ausência de flexão ativa. 1 – Flexão ativa incompleta. 2 – Dorsiflexão normal.	4	
Posição de pé	IV. Movimento sem sinergismo – Quadril a 0° a. Flexão do joelho _____ b. Dorsiflexão do tornozelo _____	a. 0 – O joelho não pode ser flexionado sem a flexão do quadril. 1 – O joelho inicia a flexão sem a flexão do quadril, mas não chega a 90°, ou o quadril se flexiona durante o movimento. 2 – Movimento completo conforme descrito. b. 0 – Ausência de movimento ativo. 1 – Movimento parcial. 2 – Movimento completo.	4	
Posição sentada	V. Reflexos normais Flexores do joelho _____ Tendão patelar _____ Tendão do calcâneo _____	0 – 2 dos 3 movimentos são acentuadamente hiperativos. 1 – Um reflexo hiperativo ou 2 reflexos ativos. 2 – No máximo, 1 reflexo ativo.	2	

(continua)

(continuação)

Área	Teste	Critérios de pontuação	Pontuação máxima possível	Pontuação alcançada

(Posição supina)	VI. Coordenação/velocidade – Calcanhar em oposição ao joelho (5 repetições em rápida sucessão).
	a. Tremor _____
	b. Dismetria _____
	
	c. Velocidade _____
		a. 0 – Tremor acentuado.
		    1 – Tremor leve.
		    2 – Ausência de tremor.
		
		b. 0 – Pronunciada ou assistemática.
		    1 – Leve ou sistemática.
		    2 – Ausência de dismetria.
		c. 0 – Movimento 6 segundos mais lento do que com a mão afetada.
		    1 – De 2 a 5 segundos mais lento.
		    2 – Menos de 2 segundos de diferença.
			6	

		Pontuação total máxima do membro inferior	34	

Equilíbrio	a. Posição sentada sem apoio _____	a. 0 – Não consegue manter a posição sentada sem apoio.
		    1 – Consegue manter-se sentado sem apoio durante menos de 5 minutos.
		    2 – Consegue manter-se sentado por mais de 5 minutos.		

	b. Reação paraquedas, lado não afetado _____	b. 0 – Não abduz o ombro ou estende o cotovelo.
		    1 – Reação comprometida.
		    2 – Reação normal.		

	c. Reação paraquedas, lado afetado _____	c. A pontuação é a mesma que para o nº 2.		

	d. Posição de pé com apoio _____	d. 0 – Não consegue ficar de pé.
		    1 – Fica de pé com apoio máximo de outra pessoa.
		    2 – Fica de pé com apoio mínimo de outra pessoa durante 1 minuto.		

	e. Posição de pé sem apoio _____	e. 0 – Não consegue ficar de pé.
		    1 – Mantém-se de pé menos de 1 minuto ou balança.
		    2 – Mantém-se de pé com bom equilíbrio por mais de 1 minuto.		

	f. Posição de pé do lado não afetado _____	f. 0 – Não consegue manter-se de pé por mais de 1-2 segundos.
		    1 – Mantém-se de pé equilibrado por 4-9 segundos.
		    2 – Mantém-se de pé equilibrado por mais de 10 segundos.		

	g. Posição de pé do lado afetado	g. 0 – A pontuação é a mesma que para o nº 6.		
		Pontuação máximo do equilíbrio	14	

Membros superior e inferior	*Sensibilidade*
	I. Toque leve
	  a. Parte superior do braço _____
	  b. Palma da mão _____
	  c. Coxa _____
	  d. Sola do pé _____
		Pontuação do toque leve
		  0 – Insensibilidade.
		  1 – Hiperestesia/diestesia.
		  2 – Normal.		

(continua)

(continuação)

Área	Teste	Critérios de pontuação	Pontuação máxima possível	Pontuação alcançada
	II. Propriocepção a. Ombro _____ b. Cotovelo _____ c. Pulso _____ d. Polegar _____ e. Quadril _____ f. Joelho _____ g. Tornozelo _____ h. Dedo do pé _____	Pontuação da propriocepção 0 – Ausência de sensibilidade. 1 – Três quartos das respostas estão corretas, mas com considerável diferença de sensibilidade em comparação com o lado não afetado. 2 – Todas as respostas estão corretas, com pouca ou nenhuma diferença.	8 16	
Ombro **Cotovelo** **Pulso** **Dedos** **Antebraço** **Quadril** **Joelho** **Tornozelo** **Pé**	Movimento/dor Movimento Dor Flexão _____ _____ Abdução a 90° _____ _____ Rotação lateral _____ _____ Rotação medial _____ _____ Flexão _____ _____ Extensão _____ _____ Flexão _____ _____ Extensão _____ _____ Flexão _____ _____ Extensão _____ _____ Pronação _____ _____ Supinação _____ _____ Flexão _____ _____ Abdução _____ _____ Rotação lateral _____ _____ Rotação medial _____ _____ Flexão _____ _____ Extensão _____ _____ Dorsiflexão _____ _____ Flexão plantar _____ _____ Pronação _____ _____ Supinação _____ _____	Pontuação do movimento 0 – Apenas alguns graus de movimento. 1 – Amplitude de movimento passiva reduzida. 2 – Amplitude de movimento normal. Pontuação da dor 0 – Dor acentuada ao final da amplitude de movimento ou dor no decorrer da amplitude. 1 – Alguma dor. 2 – Ausência de dor.	Movimento 44 44	

Apêndice 15.B
Recursos da internet para pacientes com AVC, familiares e profissionais da saúde

American Heart Association	http://www.americanheart.org/
American Stroke Association – uma divisão da American Heart Association	http://www.strokeassociation.org/
National Stroke Association	http://www.stroke.org/
American Stroke Foundation	http://www.americanstroke.org/
International Stroke Society	http://www.internationalstroke.org/
Stroke Association – Reino Unido	http://www.stroke.org.uk/
Heart and Stroke Foundation of Canada	http://hearandstroke.ca/
Veterans Affairs – stroke	http://www.va.gov/
Americans with Disabilities Act: ADA home page	http://usdoj.gov/crt/ada
Medicare information	http://www.cms.hhs.gov
Social Security Online	http://www.ssa.gov
National Institute of Neurological Disorders and Stroke	http://www.ninds.nih.gov
National Library of Medicine	http://www.nlm.nih.gov
American Association of Physical Medicine and Rehabilitation	http://www.aapmr.org/condtreat/rehab/stroke.htm
American Academy of Neurology (ANA)	http://www.aan.com/profissionals http://www.aan.com/public (educação ao público) http://www.neurology.org (Journal of Neurology)
National Rehabilitation Information Center (NARIC)	http://www.naric.com
Stroke rehab forum at Med Help	http://www.medhelp.org/forums/stroke Rehab/
Rehabilitation Research & Training Center on Stroke Rehabilitation	http://www.rrtc-stroke.org
Internet Handbook of Neurology	http://www.neuropat.dote.hu/stroke1.htm
Stroke and depression	http://www.nimh.nih.gov/publicat/depstroke.cfm
National Aphasia Association	http:www.aphasia.org
National Easter Seal Society	http://www.easter-seals.org
Disease prevention	http://www.everydaychoices.org
The Neurology Channel – stroke	http://neurologychannel.com/stroke.
Agency for Healthcare Research & Quality	http://www.ahrq.gov/consumder/strokecon.htm
Brain attack-stroke prevention & treatment – USFDA	http://www.fda.gov/fdac/features/2005/205_stroke.html
Stroke Information Directory	http://www.stroke-info.com
Clinical trials – National Institutes of Health (NIH) – stroke	http://clinicaltrials.gov/search/term=stroke
Stroke survivors	http://www.stroke-survivors.com
Resource center for clinicians and families	http:www.strokehelp.com/
The Stroke Network, Inc	http://www.strokenetwork.org

(continua)

(continuação)

National Family Caregivers Association (NFCA)	http://www.nfcacares.org
Well Spouse Foundation	http://www.wellspouse.org
Ability Hub – assistive technology solutions	http://www.abilityhub.com
ABLEDATA – assistive technology information	http://www.abledata.com
Disabled Online	http://www.disabledonline.com

CAPÍTULO

16

Esclerose múltipla

Susan B. O'Sullivan, PT, EdD
Robert J. Schreyer, PT, DPT, NCS, MSCS, CSCS

SUMÁRIO

Etiologia 808

Fisiopatologia 808

Curso da doença 809
Fatores de exacerbação 809

Sintomas 810
Sensibilidade 810
Dor 811
Visuais 811
Motores 811
Fadiga 812
Coordenação e equilíbrio 812
Marcha e mobilidade 813
Fala e deglutição 813
Cognitivos 813
Depressão 813
Emocionais 814
Bexiga 814
Intestino 814
Sexuais 814

Diagnóstico 814

Tratamento clínico 815
Tratamento das recaídas agudas 815

Agentes terapêuticos modificadores da doença 815
Tratamento sintomático 817

Estrutura para a reabilitação 813

Exame fisioterapêutico 820
Histórico do paciente 820
Revisão dos sistemas 821
Testes e medidas 821
Objetivos e desfechos 826

Intervenções fisioterapêuticas 826
Manejo dos déficits sensoriais e cuidados com a pele 826
Manejo da dor 828
Treinamento por exercícios 829
Manejo da fadiga 836
Manejo da espasticidade 837
Manejo de déficits de coordenação e equilíbrio 838
Treinamento locomotor 842
Treinamento funcional 845
Manejo da fala e deglutição 846
Treinamento cognitivo 846

Questões psicossociais 847

Orientações ao paciente e familiares/cuidadores 848

Resumo 848

OBJETIVOS DE APRENDIZAGEM

1. Descrever a etiologia, epidemiologia, fisiopatologia, sinais e sintomas, diagnóstico e curso da esclerose múltipla (EM).
2. Descrever os elementos do tratamento clínico de pacientes com EM.
3. Identificar e descrever os procedimentos de exame utilizados para informar a avaliação de pacientes com EM para determinar o diagnóstico, prognóstico e plano de cuidados fisioterapêuticos.
4. Descrever o papel do fisioterapeuta no manejo do paciente com EM em termos de intervenções diretas e instruções relacionadas com o paciente para maximizar a função e a qualidade de vida.
5. Descrever os elementos adequados da prescrição de exercícios para pacientes com EM.
6. Revisar os achados de pesquisa atuais relativos à reabilitação de pacientes com EM.
7. Identificar o impacto psicossocial da EM e descrever intervenções apropriadas.
8. Analisar e interpretar os dados do paciente, formular metas e desfechos realistas, e desenvolver um plano de cuidados quando apresentado a um estudo de caso clínico.

A esclerose múltipla (EM) é uma doença autoimune caracterizada por inflamação, desmielinização seletiva e gliose. Isso causa sintomas agudos e crônicos e pode resultar em incapacidade significativa e qualidade de vida prejudicada. A EM afeta cerca de 400 mil pessoas nos Estados Unidos; em todo o mundo, a EM afeta aproximadamente 2,1 milhões de pessoas.[1] Foi inicialmente definida pelo Dr. Jean Charcot em 1868, considerando suas características clínicas e patológicas: paralisia e sintomas principais de tremor de intenção, fala escandida e nistagmo, mais tarde denominada *tríade de Charcot*. Com o uso de estudos de autópsia, ele identificou áreas de placas endurecidas e denominou a doença de *esclerose em placas*.[2]

O início da EM geralmente ocorre entre os 20 e 40 anos de idade. A EM é rara em crianças, assim como o aparecimento de sintomas em adultos com mais de 50 anos. A doença é mais comum em mulheres do que em homens, em uma proporção de 2:1 a 3:1. Embora a incidência e a prevalência geral de EM tenham aumentado nas últimas cinco décadas, esse aumento parece estar mais relacionado com a elevação na prevalência de mulheres.[3] Há também diferenças étnicas. A EM afeta predominantemente populações brancas; os afro-americanos demonstram aproximadamente metade desse risco de contrair a doença. Asiáticos e americanos nativos também apresentam taxas baixas.[1]

Estudos epidemiológicos estabeleceram um padrão geográfico da prevalência de EM, descrevendo áreas de alta, média e baixa frequência. As áreas de alta frequência incluem as zonas temperadas do norte dos Estados Unidos, os países escandinavos, a Europa do Norte, o Sul do Canadá, a Nova Zelândia e o sul da Austrália. As áreas de média frequência, mais próximas da linha do equador, incluem o sul dos Estados Unidos e da Europa e o restante da Austrália. As áreas tropicais de baixa frequência incluem a Ásia, a África e a América do Sul. Estudos de migração indicam que o risco geográfico associado ao local de nascimento de um indivíduo é mantido se a emigração ocorrer após os 15 anos de idade. Pessoas que partem antes dessa idade assumem o risco de sua nova localização.[4,5]

Etiologia

O risco de EM é maior em pessoas com um membro da família afetado. O risco é de 3% para um irmão, 5% para um irmão gêmeo bivitelino e sobe para 25% em caso de gêmeo univitelino. Estudos genéticos revelaram que muitos alelos que interagem entre si podem contribuir para a suscetibilidade à EM, com correlação mais forte a mutações no gene do complexo principal de histocompatibilidade (MHC) antígeno leucocitário humano. Parece que embora os indivíduos não herdem a doença, eles podem herdar uma suscetibilidade genética à disfunção do sistema imunológico.[1]

Quando as pessoas com suscetibilidade genética são expostas a um agente viral, o sistema imune responde com linfócitos reativos à mielina ativados, um conceito conhecido como *mimetismo molecular*. Vírus implicados nesse processo que estão sob pesquisa incluem o vírus Epstein-Barr, o sarampo, a cinomose canina, o herpes-vírus 6 humano e a *Chlamydia pneumoniae*, embora não se tenha comprovado definitivamente que algum deles desencadeie a EM. Os vírus podem ficar retidos no corpo, resultando em um processo autoimune de autoperpetuação. O risco de EM também pode ser aumentado em caso de deficiência de vitamina D e tabagismo.[1]

Fisiopatologia

Em pacientes com EM, a resposta imune desencadeia a ativação de células imunes (p. ex., linfócitos T, linfócitos T CD4 + auxiliares, linfócitos B) que atravessam a barreira hematencefálica. Por sua vez, essas células ativam autoantígenos, produzindo efeitos autoimunes citotóxicos dentro do sistema nervoso central (SNC) (esse processo pode ser visto como um modo de "fogo amigo"). A atividade fagocítica dos macrófagos também pode contribuir para a desmielinização.[1] A **mielina** atua como um isolante, acelerando a condução ao longo das fibras nervosas de um nó neurofibroso (nodo de Ranvier) para outro (denominada *condução saltatória*). Também serve para conservar a energia para o nervo, porque a despolarização ocorre apenas nos nós. A interrupção da bainha de mielina e a **desmielinização** ativa retarda a transmissão neural e faz com que os nervos se fatiguem rapidamente. Na ruptura grave, há bloqueio de condução com consequente interrupção da função.

Emerge então um evento inflamatório agudo. O edema e infiltrados (p. ex., monócitos, macrófagos e micróglias) circundam a lesão aguda e podem causar um *efeito de massa* (pressões anormalmente elevadas), interferindo ainda na condutividade da fibra nervosa. É concebível que essa inflamação (que diminui gradualmente) possa, em parte, explicar o padrão de flutuações na função que caracterizam essa doença. Com crises de repetição, os processos anti-inflamatórios tornam-se menos eficazes e não são capazes de se manter. Durante as fases iniciais da EM, os *oligodendrócitos* (células produtoras de mielina) sobrevivem ao ataque inicial e podem produzir a remielinização. Esse processo muitas vezes é incompleto; conforme a doença se torna mais crônica, ele cessa por completo. Por fim, os oligodendrócitos são comprometidos e a reparação da mielina não ocorre mais. Um tipo de EM, a EM primária progressiva, parece estar associado exclusivamente à doença dos oligodendrócitos.[6] Áreas desmielinizadas por fim ficam cheias de astrócitos fibrosos e passam por um processo chamado de gliose. A **gliose** se refere à proliferação de tecido neuroglial dentro do SNC e resulta em cicatrizes gliais (*placas*). Nessa fase, o próprio axônio é interrompido e passa por neurodegeneração. Acredita-se que essa seja a principal causa da incapacidade neurológica permanente. Em casos avançados, há tanto lesões agudas como degenerativas de vários tamanhos espalhadas por todo o SNC (encéfalo, tronco encefálico, cerebelo e medula espinal). No início as lesões afetam principalmente a substância branca, com lesões na substância cinzenta evidentes na doença mais avançada (lesões tipo 1). As lesões também podem incluir pequenas áreas de desmielinização perivasculares (lesões tipo 2) e lesões superficiais piais (tipo 3). A atrofia cerebral e a perda de axônios e mielina por todo o encéfalo são evidentes mesmo nas fases iniciais da doença e são progressivas.[1] Existem algumas áreas de predileção, como os nervos ópticos, substância branca periventricular, medula espinal (tratos corticospinais, colunas brancas posteriores) e pedúnculos cerebelares.[6]

Curso da doença

A EM é altamente variável e imprevisível de uma pessoa para outra e em um mesmo indivíduo ao longo do tempo. Em um extremo do *continuum*, há a *EM benigna*, definida como uma doença em que o paciente permanece totalmente funcional em todos os sistemas neurológicos 15 anos após o início da condição. A EM benigna é responsável por menos de 20% dos casos. No outro extremo do *continuum*, há a *EM maligna (doença de Marburg)*, um curso de doença relativamente raro, caracterizado por início rápido e progressão quase contínua que leva à incapacidade significativa ou morte dentro de um período relativamente curto após seu início.

Existem quatro cursos principais de doença (subtipos clínicos) na EM. A *EM reincidente-remitente (EMRR)* é o curso mais comum; afeta aproximadamente 85% dos pacientes com EM. É caracterizada por crises discretas ou *recaídas*, definidas como períodos de agravamento agudo na função neurológica. As recaídas são seguidas por *remissões*, definidas como períodos sem progressão da doença e redução parcial ou completa dos sinais e sintomas. Antes do advento dos fármacos modificadores da doença, a maior parte dos pacientes com EMRR passava a desenvolver *EM secundária progressiva (EMSP)*. A EMSP começa com um curso remitente-recorrente seguido de progressão para um declínio constante e irreversível, com ou sem crises agudas ocasionais. A *EM primária progressiva (EMPP)* é um tipo raro, que ocorre em cerca de 10% dos casos. É caracterizada por um agravamento quase contínuo da doença, desde o início, sem crises distintas. Os pacientes podem experimentar flutuações modestas. A *EM progressiva-recorrente (EMPR)* começa com um curso de doença progressiva desde o início e deterioração constante (semelhante à EMPP), mas com crises agudas ocasionais. Afeta aproximadamente 5% dos pacientes com EM. Como o curso da doença pode se alterar (EMRR para EMSP), os médicos precisam estar atentos a mudanças nos sinais ou sintomas relacionados à gravidade, frequência e ao impacto na função.[1,7] O Quadro 16.1 resume os subtipos clínicos de esclerose múltipla.

Fatores de exacerbação

As recaídas na EM (exacerbações) são definidas pela presença de sintomas novos e recorrentes de EM, com duração superior a 24 horas, mas geralmente de duração

Quadro 16.1 Quatro subtipos clínicos principais de EM[1]

EM reincidente-remitente (EMRR)
- Caracterizada por crises discretas de déficits neurológicos (recidiva) com recuperação completa ou parcial (remissão) nas semanas a meses subsequentes.
- Os períodos entre as recaídas são caracterizados por ausência de progressão da doença.
- O paciente estável pode ter uma atividade inflamatória local que é clinicamente silenciosa.
- Afeta aproximadamente 85% dos pacientes com EM no momento do diagnóstico.

EM secundária progressiva (EMSP)
- Caracterizada por um curso inicial recorrente-remitente, seguido por uma mudança no curso clínico com progressão para declínio constante e irreversível, com ou sem crises agudas contínuas.
- Pode ser decorrente da perda axonal progressiva, em vez de novas lesões.
- Antes dos tratamentos mais recentes, a maior parte dos pacientes com EMRR progredia para EMSP.

EM primária progressiva (EMPP)
- Caracterizada por progressão da doença e declínio funcional constante desde o início; os pacientes podem experimentar flutuações modestas na incapacidade neurológica, mas não ocorrem crises discretas.
- A EMPP está associada a um início mais tardio (idade média de 40 anos) e distribuição mais equitativa entre os gêneros.
- Afeta aproximadamente 10% dos pacientes com EM.

EM progressiva-recorrente (EMPR)
- Caracterizada por uma deterioração constante na doença desde o seu início (semelhante à EMPP), mas com crises agudas ocasionais.
- Os intervalos entre as crises são caracterizados por progressão continuada da doença.
- Afeta aproximadamente 5% dos pacientes com EM.

maior, que não estão relacionadas com outra etiologia. Foram identificados vários fatores de exacerbação. É importante evitar esses fatores para assegurar a função ótima do paciente. Um indivíduo cuja saúde em geral se deteriora tem maior propensão a ter uma recaída do que aquele que permanece saudável. As infecções virais ou bacterianas (p. ex., resfriado, gripe, infecção urinária, infecção dos seios paranasais) e doenças dos grandes sistemas de órgãos (p. ex., hepatite, pancreatite, asma brônquica) estão associadas a recaídas da doença. Há também uma ligação modesta entre o estresse e as crises agudas. Os grandes eventos de estresse da vida (divórcio, morte, perda de um emprego, trauma) e as tensões menores (exaustão, desidratação, desnutrição e privação de sono) podem afetar o sistema imunológico e um sistema nervoso já comprometido.

A *pseudoexacerbação* se refere ao agravamento temporário dos sintomas de EM. O episódio normalmente vem e vai com rapidez, em geral dentro de 24 horas. A esmagadora maioria dos indivíduos com EM demonstra uma reação adversa ao calor, conhecida como *sintoma de Uthoff*. Qualquer coisa que aumente a temperatura corporal pode trazer uma pseudocrise. Estressores de calor externos incluem a exposição ao sol, o ambiente quente e úmido ou um banho quente. As elevações na temperatura interna podem ser produzidas pela febre ou exercício prolongado. Os efeitos geralmente são imediatos e drásticos no que se refere à redução da função e ao aumento da fadiga. A maior parte das pseudocrises se resolve dentro de 24 horas após resfriar-se e/ou no fim de uma febre.

Sintomas

Os sintomas da EM variam de forma considerável, dependendo da localização específica das lesões. Os primeiros sintomas normalmente incluem pequenas alterações visuais (p. ex., episódios de visão dupla) e parestesias, que progridem para dormência, fraqueza e fadiga. Nos estágios mais avançados, os pacientes demonstram sintomas múltiplos, com diferentes comprometimentos. Os sintomas comuns da EM são apresentados no Quadro 16.2.[8,9] O início dos sintomas pode se desenvolver rapidamente ao longo de um curso de minutos ou horas; com menos frequência, o início é insidioso, ocorrendo ao longo de um período de semanas ou meses. Uma remissão do quadro clínico inicial pode levar o indivíduo a adiar a primeira avaliação neurológica por meses ou mais tempo.

Sensibilidade

A perda completa (anestesia) de algum tipo específico de sensibilidade é rara. Déficits focais podem produzir

---

Quadro 16.2 Sintomas comuns na esclerose múltipla

Sintomas sensoriais
- Hipoestesia, dormência
- Parestesias

Sintomas afetivos
- Depressão
- Ansiedade
- Afeto pseudobulbar
- Ansiedade

Dor
- Dor paroxística nos membros, disestesias
- Cefaleia
- Neurite do nervo óptico ou trigêmeo
- Sinal de Lhermitte
- Hiperpatia
- Dor neuropática crônica

Sintomas motores
- Paresia ou paralisia
- Fadiga
- Espasticidade, espasmos
- Ataxia: descoordenação motora, tremor de intenção
- Tremor postural
- Desequilíbrio e marcha prejudicada

Sintomas visuais
- Visão turva ou dupla (diplopia)
- Acuidade diminuída/perda de visão
- Escotoma
- Nistagmo
- Paralisia do olhar lateral

Fala e deglutição
- Disartria
- Diminuição na fluência verbal
- Disfonia
- Disfagia

Sintomas cognitivos
- Déficits na memória de curto prazo

Sintomas vesicais
- Bexiga espástica
- Bexiga flácida
- Dissinergia vesical
- Constipação
- Diarreia e incontinência

Sintomas intestinais
- Atenção, concentração diminuída
- Funções executivas diminuídas
- Processamento de informações diminuído
- Diminuição nas habilidades visuoespaciais

Sintomas sexuais
- Impotência
- Diminuição da libido
- Prejuízo na capacidade de alcançar o orgasmo

Padrão dos sintomas
- Varia muito de uma pessoa para outra
- Varia ao longo do tempo em um determinado indivíduo afetado
- Os primeiros sintomas em geral são transitórios; normalmente sensitivos e visuais
- O diagnóstico envolve evidências de danos que ocorreram em pelo menos duas áreas isoladas do SNC e em dois pontos distintos no tempo, com pelo menos um mês de intervalo (*disseminação das lesões no espaço e no tempo*)

SNC = Sistema nervoso central

áreas limitadas de hipossensibilidade. Alterações na sensibilidade são muito mais comuns e podem incluir *parestesias* (sensação de alfinetadas e agulhadas) ou dormência da face, corpo ou membros. Distúrbios na sensação de posição também são comuns, bem como déficits na sensibilidade vibratória de membro inferior (MI).[9]

Dor

Aproximadamente 80% dos pacientes com EM experimenta dor, que é clinicamente significativa em cerca de 55% dos casos. Quase metade dos indivíduos experimenta dor crônica.[10] Os pacientes muitas vezes experimentam dor aguda e paroxística, caracterizada por um início súbito e espontâneo. A dor é descrita como intensa, bem definida, penetrante, do tipo choque elétrico e em queimação. Os tipos mais comuns são a neuralgia do trigêmeo, a dor paroxística de membro e a cefaleia. A *neuralgia do trigêmeo* (tique doloroso) resulta da desmielinização da divisão sensitiva do nervo trigêmeo que inerva a face, a bochecha e a mandíbula. Comer, barbear-se ou simplesmente tocar o rosto pode desencadear episódios dolorosos. Um sinal comum de dano à coluna posterior da medula espinal é o **sinal de Lhermitte**, em que a flexão do pescoço produz uma sensação de choque elétrico que percorre a coluna vertebral e os MMII. A dor paroxística de membro se manifesta como uma dor em queimação incômoda anormal (disestesias) que pode afetar qualquer parte do corpo, mas é mais comum em MMII. É o tipo mais comum de dor na EM e é pior à noite e após o exercício. Pode ser agravada pela elevação da temperatura. Pode ocorrer *hiperpatia*, uma hipersensibilidade a estímulos sensitivos menores. Por exemplo, um estímulo de toque leve ou pressão leve provoca uma reação dolorosa intensa. A cefaleia é mais frequente na EM do que na população em geral e pode ser do tipo enxaqueca ou tensional. A *dor neuropática* crônica pode resultar de lesões desmielinizantes no trato espinotalâmico ou nas raízes sensitivas. É mais comum em pacientes com incapacidade mínima e é descrita como uma dor em queimação semelhante à dor descrita por indivíduos com hérnia de disco. A dor musculoesquelética associada à distensão muscular e ligamentar pode se desenvolver por uma sobrecarga mecânica, posturas anormais e imobilidade, muitas vezes decorrente de músculos fracos, espasticidade forte e espasmos tônicos. A ansiedade e o medo podem piorar os sintomas dolorosos.[10]

Visuais

Os sintomas visuais são comuns na EM e são encontrados em cerca de 80% dos pacientes. O comprometimento do nervo óptico produz alteração na acuidade visual; a cegueira é rara. A *neurite óptica*, inflamação do nervo óptico, é um problema comum, e produz uma dor em punhalada por trás do olho com embaçamento ou acinzentamento da visão ou cegueira em um olho. Um *escotoma* ou mancha escura pode ocorrer no centro do campo visual. A neurite raramente afeta ambos os olhos e em geral é autolimitada. A visão geral melhora dentro de 4 a 12 semanas. Os danos ao nervo óptico também afetam os reflexos à luz. Muitas vezes desenvolve-se a *pupila de Marcus Gunn* em indivíduos com EM que tiveram um episódio de neurite óptica. Apontar uma luz forte ao olho saudável produzirá contração reflexa em ambos os olhos (reflexo consensual à luz). Se a luz for então direcionada somente ao olho afetado, ocorre uma dilatação paradoxal de ambas as pupilas.

Os movimentos oculares podem sofrer distúrbios de várias maneiras. O *nistagmo* é comum em pacientes com esclerose múltipla e resulta de lesões que afetam o cerebelo ou as vias vestibulares centrais. Isso envolve movimentos cíclicos involuntários do globo ocular (horizontal ou vertical) que se desenvolvem quando o paciente olha para os lados ou verticalmente (nistagmo induzido pelo olhar) ou quando o paciente move a cabeça. A *oftalmoplegia internuclear* (OIN) produz adução incompleta do olho (paralisia do olhar lateral) no lado afetado e nistagmo do olho oposto em abdução com o olhar para um lado. É causada pela desmielinização do fascículo longitudinal medial (FLM) na ponte. Prejuízos adicionais no olhar conjugado e controle dos movimentos oculares também podem estar presentes nas lesões do tronco encefálico que afetam os nervos cranianos III, IV e VI ou o FLM. A *diplopia* (visão dupla) ocorre quando os músculos que controlam os olhos não são bem coordenados. Os distúrbios visuais com frequência apresentam remissão e raramente são a principal causa da incapacidade. Os efeitos da deficiência visual no equilíbrio e no movimento devem ser cuidadosamente examinados.[11]

Motores

Os pacientes com lesões corticospinais apresentam sinais e sintomas de síndrome do neurônio motor superior (NMS). Paresia, espasticidade, reflexos bruscos dos tendões, espasmos flexores e extensores involuntários, clônus, sinal de Babinski, reflexos cutâneos exagerados e perda do controle autônomo preciso caracterizam o comprometimento do NMS. (Ver discussão no Cap. 5.)

Fraqueza

Os pacientes com síndrome do NMS demonstram movimentos lentos, rígidos e fracos, decorrentes da perda de recrutamento ordenado e redução na modulação da taxa de disparo dos neurônios motores. Evidencia-se redução na força, potência e resistência musculares, juntamente com prejuízo nas relações sinérgicas. Os pacientes com lesões cerebelares demonstram astenia ou fraqueza muscular generalizada, juntamente com ataxia. Os pacientes também podem sentir fraqueza muscular secundária à inatividade. A fraqueza muscular pode variar de uma paralisia leve e muitas vezes transitória, em um primeiro momento, à paralisia total dos membros envolvidos.[9]

Espasticidade

A espasticidade é um problema extremamente comum em pacientes com EM e ocorre em 75% de todos os casos. A espasticidade pode variar de leve a grave, dependendo da duração da doença, quantidade de recaídas e piora dos sintomas nos últimos meses. Ela ocorre nos músculos de membros superiores (MMSS) e especialmente MMII. As indicações clínicas da espasticidade incluem prejuízo no controle voluntário do movimento (cocontração anormal); hiper-reflexia dos reflexos tendinosos profundos (RTP); clônus; e diminuição na amplitude de movimento (ADM). A espasticidade também resulta em aumento da fadiga, mobilidade funcional prejudicada e comprometimento das atividades da vida diária (AVD). A espasticidade pode causar dor, contraturas incapacitantes, posturas anormais, problemas na manutenção da integridade da pele e quedas. Para alguns pacientes, a espasticidade pode ser benéfica para as habilidades de sentar e levantar.[11] A espasticidade flutua de um dia para outro e pode ser agravada por determinados fatores, como fadiga, estresse, superaquecimento (febre, ambiente), infecções ou estímulos nocivos (p. ex., dor, lesões/danos vesicais, renais, intestinais, cutâneos).[12] Determinados agentes antidepressivos (inibidores da recaptação da serotonina, como a fluoxetina, sertralina e paroxetina) podem exacerbar a espasticidade.[13] A espasticidade não costuma diminuir durante a remissão espontânea. Em pacientes com doença avançada, a espasticidade pode ser muito incapacitante e difícil de controlar.[12]

Fadiga

A *fadiga* foi definida pelo *Panel on Fatigue of the MS Council for Clinical Practice Guidelines* como "uma falta subjetiva de energia física e/ou mental que interfere nas atividades habituais e desejadas de acordo com a percepção do indivíduo ou cuidador".[13,p.1] A fadiga começa abruptamente, sem aviso, e em geral piora ao longo do dia. As queixas do paciente podem incluir sentimentos de cansaço, exaustão e fraqueza esmagadores, juntamente com dificuldade de concentração e embotamento mental.[8] A fadiga é um evento diário, experimentado por 75 a 95% dos indivíduos com a doença. Aproximadamente 50 a 60% dos pacientes relatam que a fadiga é um dos sintomas mais preocupantes. Os pacientes frequentemente relatam que a fadiga interfere no aspecto físico (79% dos pacientes), desempenho geral dos papéis de vida (67% dos pacientes), participação social e estado de saúde percebido. A gravidade da doença não parece estar relacionada com a gravidade da fadiga; isto é, indivíduos levemente afetados pela doença (pacientes que deambulam) relatam fadiga incapacitante com tanta frequência quanto pacientes incapacitados de forma mais grave.[14] A fadiga é decorrente de uma falha na ativação central (*fadiga central*). Os fatores agravantes que contribuem para a fadiga incluem o esforço físico, a exposição ao calor e umidade (relatado por 92% dos pacientes), distúrbios do sono ou sono reduzido, depressão, baixa autoestima e distúrbios de humor, bem como condições médicas (p. ex., infecção respiratória). Os efeitos colaterais de medicamentos também afetam a fadiga, incluindo analgésicos, anticonvulsivantes, antidepressivos, anti-histamínicos, agentes anti-hipertensivos e agentes anti-inflamatórios.[12] A sensação de domínio (controle) é um forte preditor psicossocial da fadiga. Os indivíduos com uma baixa sensação de domínio relataram significativamente mais fadiga e sofrimento decorrente da fadiga.[15]

Coordenação e equilíbrio

As lesões desmielinizantes no cerebelo e tratos cerebelares são comuns na EM, produzindo sintomas cerebelares. As manifestações clínicas incluem ataxia, tremores posturais e de intenção, hipotonia e fraqueza do tronco. **Ataxia** é um termo geral usado para descrever movimentos descoordenados caracterizados por **dismetria**, **dissinergia** e **disdiadococinesia**. Muitas vezes, pode-se observar ataxia progressiva de tronco e MMII. Durante a posição sentada ou em pé, quando um membro ou o corpo precisam ser mantidos contra a gravidade, o paciente geralmente apresenta *tremor postural* (balanços, movimentos oscilatórios em vaivém). Os *tremores de intenção (ação)* são movimentos de agitação rítmica involuntária que ocorrem quando o movimento proposital é tentado; resultam da incapacidade do cerebelo de amortecer os movimentos motores (ver Cap. 6, Exame da coordenação e equilíbrio). Os tremores variam em gravidade de tremor leve e quase imperceptível (tremor fino) a grandes oscilações (tremor grosso). Os tremores graves impõem limitações significativas no desempenho das atividades funcionais, particularmente em áreas como comer, falar com clareza, escrever, higiene pessoal e marcha. O tremor pode ser exacerbado por estresse, excitação e ansiedade, todas condições que liberam adrenalina, produzindo uma condição temporária de estimulação.[9] A dormência grave dos pés pode contribuir para a dificuldade de equilíbrio em pé ou deambulação (ataxia sensitiva).

As lesões que afetam o cerebelo (arquicerebelo) ou as vias vestibulares centrais podem produzir disfunção vestibular. Os pacientes podem experimentar sintomas de tontura, desequilíbrio, vertigem, náuseas e assim por diante. Os sintomas são precipitados ou agravados por movimentos da cabeça ou dos olhos (ver Cap. 21, Transtornos vestibulares).

Marcha e mobilidade

Os indivíduos com EM experimentam dificuldade para deambular como resultado de fraqueza muscular, fadiga, espasticidade, diminuição do equilíbrio, sensibilidade prejudicada, problemas visuais e ataxia. Cerca de metade dos pacientes com EMRR vai precisar de algum modo de assistência à deambulação dentro de 15 anos de seu diagnóstico. Cambaleios, passos irregulares, má colocação dos pés, movimentos descoordenados dos membros e perda frequente de equilíbrio caracterizam a marcha atáxica. Esta é muitas vezes confundida com embriaguez, um achado que frequentemente leva o paciente a revelar a doença pela primeira vez (*outing*). A espasticidade extensora grave de MI pode produzir um padrão de marcha em tesoura. Os déficits na marcha e no equilíbrio aumentam o risco de quedas e as lesões ocasionadas por elas. Cerca de metade dos pacientes com EM relata quedas recentes. O medo de cair está associado a restrições autoimpostas na mobilidade e contribui para a incapacidade e o isolamento social.[8]

Fala e deglutição

Os problemas na fala são decorrentes da fraqueza muscular, espasticidade, tremor ou ataxia e afetam até 40% dos indivíduos com EM. A **disartria** é caracterizada por fala arrastada ou mal articulada com volume baixo, ênfase não natural e ritmo lento. A **disfonia** é caracterizada por alterações na qualidade vocal, incluindo aspereza, rouquidão, soprosidade ou sons hipernasalados. A falta de coordenação entre os músculos da língua e da boca também pode resultar em **disfagia**, uma dificuldade em deglutir. Os sinais de disfunção na deglutição incluem a dificuldade de mastigar e manter uma vedação dos lábios, a incapacidade de deglutir (ingerir alimentos), e cuspir ou tossir durante ou após as refeições. A pneumonia por aspiração é uma complicação grave que pode se desenvolver se os alimentos ou líquidos forem inalados pela traqueia. Os sinais disso incluem uma voz de qualidade molhada com borbulhas ou sons de congestionamento e febre. O paciente também está em risco de ingestão nutricional deficiente e desidratação e pode experimentar perda de peso. A má coordenação do controle da respiração e postura contribui para as dificuldades na fala e na alimentação.[16]

Cognitivos

Os sintomas cognitivos na EM são comuns, com aproximadamente 50% dos pacientes demonstrando deficiências mensuráveis. Apenas 10% dos pacientes apresentam problemas graves o suficiente para interferir nas atividades diárias. As deficiências cognitivas estão relacionadas com a posição específica das lesões, em vez de com a gravidade global da doença, seu curso, ou estado de incapacidade do paciente. As funções cognitivas suscetíveis de serem afetadas na EM incluem a memória de curto prazo, a atenção e concentração, o processamento de informações, funções executivas (formação de conceitos, raciocínio abstrato, resolução de problemas e planejamento e sequenciamento), funções visuoespaciais e fluência verbal. A memória de longo prazo, as habilidades de conversação e compreensão de leitura normalmente permanecem intactas. As lesões focais do lobo frontal podem produzir inflexibilidade cognitiva e déficit no controle de impulsos. A deterioração mental significativa (demência global) é relativamente rara e pode ser vista na doença com rapidez progressiva (EM maligna) ou em pacientes com lesões cerebrais significativas. Os fatores secundários que podem influenciar na cognição incluem depressão, fadiga, medicamentos e condições de comorbidade (p. ex., doença cardiovascular ou cerebrovascular). O nível de disfunção cognitiva é um fator importante na determinação da qualidade de vida, funcionamento social, *status* ocupacional e função.[8,17]

Depressão

A depressão clínica é comum em pacientes com EM; pelo menos 50% dos indivíduos experimentam um episódio depressivo maior. Os sintomas depressivos podem incluir sentimentos de desesperança ou desespero, diminuição no interesse ou prazer nas atividades, alterações do apetite e perda ou ganho de peso significativo, insônia ou hipersonia (sonolência diurna), sentimentos de letargia ou inutilidade, fadiga ou perda de energia, diminuição na concentração, e pensamentos recorrentes de morte e suicídio.[18] Podem ocorrer como resultado direto de lesões da EM, como um efeito colateral de alguns medicamentos (p. ex., corticosteroides, possivelmente interferon), ou como uma reação psicológica ao estresse de ter uma doença abrangente e imprevisível.[19] Também podem ocorrer ansiedade, negação, raiva, agressividade ou dependência. Os pacientes com EM enfrentam enormes problemas relacionados com a ambiguidade do seu estado de saúde, curso imprevisível da atividade da doença, *status* futuro imprevisível e perda na eficácia funcional durante o auge de suas vidas. Sentimentos de desamparo aprendido e baixa autoeficácia são comuns e têm sido associados à depressão.[20] Além disso, muitos dos sintomas da EM (tremor, fala escandida, incontinência) são socialmente constrangedores, causando sofrimento emocional adicional.

Emocionais

Distúrbios afetivos ocorrem em aproximadamente 10% dos casos e podem incluir alterações no humor, sentimentos, expressão emocional e controle. O **afeto pseudobulbar (APB)**, também conhecido como *transtorno da expressão emocional involuntária* ou *incontinência emocional*, é caracterizado por episódios súbitos e imprevisíveis de choro, riso ou outras manifestações emocionais. Pode ocorrer quando a doença danifica a área do encéfalo que controla a expressão normal das emoções. A **euforia** consiste em um sentimento exagerado de bem-estar, um sentimento de otimismo incongruente com a deficiência incapacitante do paciente. Também podem ocorrer transtornos afetivos bipolares (períodos alternados de depressão e mania). Os sintomas afetivos foram associados doença mais avançada e maior comprometimento intelectual.[21,22]

Bexiga

A disfunção da bexiga urinária ocorre em cerca de 80% dos pacientes. Lesões desmielinizantes que afetam o trato espinal lateral e posterior expõem o arco reflexo sacral, produzindo perda no controle volitivo e sinérgico do reflexo miccional. Os tipos de disfunção miccional na EM podem incluir uma bexiga pequena e espástica (problema de falha no armazenamento), uma bexiga flácida ou grande (problema de falha no esvaziamento) ou uma bexiga dissinérgica. A bexiga dissinérgica ou em conflito representa um problema na coordenação entre a contração da bexiga e o relaxamento do esfíncter. Os sintomas mais comuns incluem urgência urinária, aumento na frequência urinária, hesitação em iniciar a micção, noctúria (aumento da frequência à noite), gotejamento e incontinência. A gravidade dos sintomas vesicais está associada à gravidade de outros sintomas neurológicos, particularmente o comprometimento do trato piramidal. A perda progressiva da mobilidade funcional (p. ex., habilidades manuais, equilíbrio sentado e habilidades de transferência e deambulação) contribui para problemas de higiene pessoal, sofrimento emocional e incontinência funcional (incapacidade de usar o vaso sanitário ou lidar com a disfunção). A disfunção no esvaziamento com grande volume de urina residual aumenta o risco de infecções do trato urinário (ITU) recorrentes e danos aos rins pelas ITU frequentes.[23]

Intestino

A constipação é a queixa intestinal mais comum na EM e resulta de lesões que afetam o controle do reflexo gastrocólico. Está associada à presença de espasticidade dos músculos do assoalho pélvico e frequentemente também é uma consequência da inatividade, falta de ingestão de líquidos, maus hábitos de dieta e intestinais, depressão, e efeitos colaterais de medicamentos. A impactação intestinal é uma complicação grave que requer atenção imediata. A diarreia e a incontinência são menos problemáticas, mas também podem ocorrer como resultado da perda do controle retal, anormalidades do esfíncter ou outros problemas secundários (p. ex., gastrenterite, doença inflamatória intestinal).[24]

Sexuais

A disfunção sexual é comum e afeta até 91% dos homens e 72% das mulheres. Nas mulheres, os sintomas podem incluir alterações na sensibilidade, ressecamento vaginal, dificuldade em alcançar o orgasmo e perda da libido. Nos homens, os sintomas podem incluir impotência, diminuição da sensibilidade, dificuldade ou incapacidade de ejacular e perda da libido. A atividade sexual também é afetada pelo aparecimento de outros sintomas, como espasticidade, espasmos incontroláveis, dor, fraqueza e fadiga, incontinência vesical ou intestinal, perdas na mobilidade funcional e alterações na autoimagem. Os fatores psicológicos têm um grande impacto sobre a função. A disfunção sexual tem enormes implicações funcionais e psicossociais sobre o(a) paciente e sua(seu) parceira(o).[25]

Diagnóstico

O diagnóstico de EM é feito pelo neurologista, baseado em histórico médico cuidadoso, exame neurológico completo e exames laboratoriais de apoio. Deve haver evidências de danos em pelo menos duas áreas isoladas do SNC (disseminação das lesões no espaço) e os danos devem ter ocorrido em dois momentos separados por um período de no mínimo 1 mês (disseminação das lesões no tempo). Além disso, deve-se descartar outros diagnósticos possíveis. Os Critérios de McDonald revisados de 2010 do *International Panel on Diagnosis of MS* resultaram em diagnóstico precoce da EM, com maior especificidade e sensibilidade (o documento informativo está disponível em www.nationalmssociety.org/).[26,27]

Os exames laboratoriais usados para ajudar a confirmar o diagnóstico incluem a ressonância magnética (RM), potenciais evocados (PE) e a punção lombar (PL) com análise do líquido cerebrospinal (LCS).

A RM é altamente sensível à detecção de placas de EM na substância branca do encéfalo e da medula espinal (Fig. 16.1). Lesões novas com inflamação ativa que ocorreram

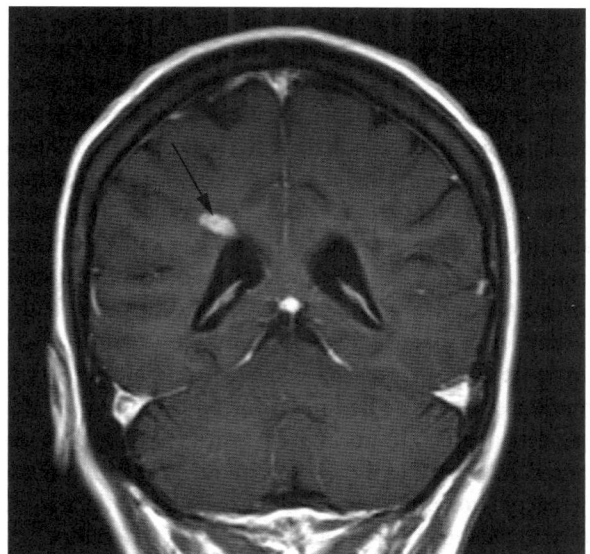

Figura 16.1 Ressonância magnética coronal com ponderação em T1 com contraste. O realce pelo contraste de uma lesão da substância branca periventricular (seta) indica que esta é uma placa de EM ativa. Outras placas (mais antigas) que neste caso eram hiperintensas na imagem com ponderação em T2 não apresentaram realce. (De Weber et al.,[29] com permissão.)

durante as últimas 6 semanas ou perto disso são vistas como áreas de maior intensidade de sinal, "pontos brilhantes". As imagens com ponderação em T1 com contraste (gadolínio) são usadas para detectar a atividade da doença mais de longo prazo (ou seja, perda de mielina e axônios, gliose). Essas lesões são vistas como "buracos negros" na RM; quanto mais escura a lesão, maior a extensão do dano tecidual. Aproximadamente 95% dos pacientes com EM clinicamente definida têm alterações bem definidas na RM. A atividade excessiva na RM inclui três ou mais realces em exames repetidos separados por intervalos de pelo menos 3 meses. Lesões reveladas na RM nem sempre se correlacionam com a incapacidade clínica. "Crises silenciosas", documentadas por alterações na RM, superam as crises que causam sintomas ativos, como paralisia ou perda da visão, em 10:1. Podem ocorrer diagnósticos incorretos, pois 5% dos indivíduos com EM confirmada não apresentam alterações na RM. Além disso, outras doenças podem causar lesões semelhantes na RM (p. ex., encefalomielite disseminada) e alguns indivíduos saudáveis podem exibir pontos brilhantes na RM. As diretrizes neurológicas ditam que a RM seja realizada em intervalos predefinidos para documentar a progressão da doença e a resposta a fármacos modificadores da doença.[28,29]

Até 90% dos indivíduos com EM apresentam PE anormais. A presença de lesões desmielinizantes nas vias visual, auditiva e somatossensorial produz lentidão na condução. Das três, encontrou-se que os potenciais evocados visuais (PEV) são mais úteis no processo diagnóstico.[26]

Os pacientes com EM mostram imunoglobulina total (IgG) elevada no LCS e a presença de bandas oligoclonais de IgG (observadas em 90 a 95% dos pacientes) em resposta a lesões desmielinizantes inflamatórias. Os pacientes com EMPP têm níveis mais elevados de imunoglobulinas no líquido cerebrospinal do que pacientes com EMRR.[26]

Tratamento clínico

Diversos medicamentos são usados para ajudar a tratar e prevenir as recaídas e retardar a progressão da incapacidade neurológica. Administram-se também medicamentos para fornecer alívio dos sintomas.

Tratamento das recaídas agudas

Utilizam-se corticosteroides (metilprednisolona) para tratar recaídas agudas da doença (exacerbações), encurtando a duração do episódio. Esses fármacos exercem efeitos anti-inflamatórios e imunossupressores potentes, incluindo redução no inchaço dentro do SNC, diminuição na ativação de linfócitos T, limitação da penetração de células imunes do SNC e melhora na apoptose de células imunes ativadas. Os fármacos não modificam o curso da doença nem o grau de recuperação. Normalmente, os corticosteroides são administrados em doses elevadas (500 a 1.000 mg/dia) por via intravenosa em um curso breve (p. ex., 3 a 5 dias), seguido por dosagem de medicação oral reduzida gradualmente ao longo de um período de 1 a 3 semanas. Há uma série de potenciais efeitos colaterais adversos, incluindo alterações de humor, aumento na pressão arterial, retenção de líquidos, hiperglicemia, acne e insônia. A utilização crônica está associada a hipertensão, diabetes, necrose femoral asséptica, osteopenia e úlcera péptica.[30]

A plasmaférese (troca de plasma) pode ser usada para melhorar a recuperação de uma recaída aguda em pacientes que não respondem aos esteroides. É usada para uma exacerbação da EMRR e não é recomendada para a EMPP nem para a EMSP.

Agentes terapêuticos modificadores da doença

Desde 1993, o Food and Drug Administration (FDA) norte-americano aprovou fármacos para reduzir a atividade da doença em pessoas com EM. Os fármacos com interferon sintético (interferon beta-1b [Betaseron, Extavia], interferon beta 1-a [Avonex e Rebif]) são os agentes injetáveis de primeira linha que têm propriedades imunomoduladoras substanciais. Eles são cópias próximas de uma substância química que ocorre naturalmente no ser humano, o interferon beta. Os interferons retardam a resposta do sistema imune, reduzindo a inflamação, o inchaço e a rápida proliferação de linfócitos T e B. Eles também bloqueiam os linfócitos T ativados, impedindo que atravessem a barreira hematencefálica e prejudiquem a mielina. Outros fármacos modificadores da doença incluem o acetato de glatirâmero (Copaxone), o fingolimod (Gilenya), o natalizumab (Tysabri) e a mitoxantrona (Novantrone). Comprimidos diários também foram aprovados pelo FDA para tratar a EM (p. ex., Aubagio, Tecficlera). Os pacientes podem apresentar redução nas recaídas, diminuição na quantidade de novas lesões na RM e redução na gravidade da crise conforme evidenciado por déficits neurológicos adquiridos. Para pacientes com EM recente ou suspeita de EM (síndrome clínica isolada [SCI]), os medicamentos podem adiar a ocorrência de um segundo episódio clínico e a confirmação de um diagnóstico de EM. Recaídas frequentes, continuadas, ou atividade excessiva à RM podem indicar a necessidade de mudar o tratamento medicamentoso, passando a doses mais elevadas ou terapias combinadas. Contudo, esses agentes não são capazes de reverter os déficits existentes. Todos esses medicamentos são contraindicados para gestantes ou mulheres que estão tentando engravidar, ou que estão amamentando.[20,31] A Tabela 16.1 apresenta uma visão geral dos fármacos modificadores da doença.

Os efeitos adversos comuns dos fármacos injetáveis de interferon incluem reações no local da injeção (sensibilidade, vermelhidão, dor, hematomas ou inchaço) e sintomas gripais após a injeção, que melhoram ao longo do tempo (febre, calafrios, suores, dores musculares e fadiga). Os locais de injeção são alternados para reduzir os efeitos adversos. Reações adversas raras e mais graves incluem depressão, reações alérgicas e reações hepáticas. O Copaxone pode produzir reações no local da injeção semelhantes e uma reação precoce de rubor imediatamente após a injeção (ansiedade, dor torácica, palpitações, falta de ar). Ele tem a vantagem de não causar sintomas gripais nem depressão. Os pacientes recebem Novantrone por infusão intravenosa (IV) em um centro de saúde e devem ser cuidadosamente monitorados quanto à ocorrência de danos cardíacos e hepáticos graves. O Tysabri impõe riscos graves de uma infecção cerebral rara (leucoencefalopatia multifocal progressiva [LMP]). Uma desvantagem adicional é o custo anual significativo desses fármacos (de milhares de dólares) que pode não ser coberto plenamente por planos de seguros privados.[30,31]

Os problemas com a adesão ao uso de agentes imunomoduladores estão bem documentados, especialmente os medicamentos injetáveis. Os profissionais de saúde podem ter um impacto significativo na promoção da aceitação e manutenção da terapia imunomoduladora. Nas discussões com o paciente, o fisioterapeuta precisa determinar a compreensão do paciente sobre os riscos e benefícios do tratamento, percepção de sua doença, humor e nível de autoestima geral, estilo de vida e situação de vida diária, bem como o nível de apoio familiar e comunitário. Os profissionais precisam apoiar a esperança do paciente por um desfecho positivo do tratamento farmacológico e

Tabela 16.1 Agentes terapêuticos modificadores da doença para a EM

Agente	Indicações aprovadas pela FDA	Sistema de administração e frequência
Interferon beta-1b	EMRR, SCI	
Betaseron®		Injeções SC, em dias alternados
Extavia®		Injeções SC, em dias alternados
Interferon beta-1a	EMRR	
Avonex®		Injeção IM, 1 vez/semana
Rebif®		Injeção SC, 3 vezes/semana
Acetato de glatirâmero (Copaxone®)	EMRR, SCI	Injeção SC, diariamente
Gilenya® (fingolimod)	EMRR	Cápsula, uma vez ao dia
Tysabri® (natalizumab)	EMRR Não usado como tratamento inicial	Infusão IV em um centro de saúde, mensalmente
Novantrone® (mitoxantrona)	EMSP, EMPR, agravamento da EMRR Não aprovado para EMPP Não utilizar como tratamento inicial ou em indivíduos com insuficiência cardíaca	Infusão IV em um centro de saúde, uma vez a cada 3 meses Máximo de 8 a 12 doses ao longo de 2 a 3 anos
Tecfidera®	EMRR	Oral: cápsulas 2 vezes/dia
Aubagio® (teriflunomide)	EMRR	Oral: comprimido 1 vez/dia

SCI = síndrome clínica isolada; FDA = Food and Drug Administration; IM = intramuscular; IV = intravenosa; EMPP = EM primária progressiva; EMPR = EM progressiva-recorrente; EMRR = EM reincidente-remitente; SC = subcutânea; EMSP = EM secundária progressiva.

enfatizar os benefícios do tratamento precoce e a importância da consistência no tratamento.[32]

Tratamento sintomático

Utilizam-se agentes farmacológicos para alívio sintomático de uma vasta gama de sintomas na EM. O profissional de saúde deve ter uma compreensão completa dos medicamentos que o paciente está tomando, do benefício esperado e das potenciais reações adversas.

Espasticidade

O manejo da espasticidade e dos espasmos inclui a utilização de relaxantes musculares. O baclofeno oral (Lioresal) é comumente utilizado e tem alta eficácia na redução do tônus muscular e diminuição da frequência de espasmos e clônus. A dosagem é aumentada gradualmente até a obtenção de efeitos ótimos. Outros exemplos de agentes orais incluem a tizanidina (Zanaflex), o dantroleno de sódio (Dantrolen) e o diazepam (Valium). A redução da espasticidade deve ser equilibrada com a possibilidade de efeitos adversos de superdosagem, que podem incluir sedação (sonolência), fraqueza e fadiga. O fisioterapeuta deve estar atento a essas mudanças e se comunicar com o profissional de saúde para alcançar a dose ideal para a reabilitação. O fisioterapeuta também deve reconhecer que, às vezes, a espasticidade pode ser usada para melhorar a função, substituindo a falta de força. Por exemplo, a espasticidade extensora pode ser utilizada para ajudar a levantar-se realizando um movimento de pivô. A redução significativa na espasticidade com medicamentos pode levar à perda de função. A carbamazepina (Tegretol) pode ser eficaz na redução dos espasmos paroxísticos (de início súbito, bem definido). Os pacientes que não respondem adequadamente ao tratamento com os fármacos convencionais (p. ex., aqueles com espasticidade ou espasmos intratáveis) podem se beneficiar da administração intratecal de baclofeno diretamente no LCS da porção lombar da coluna vertebral por meio de um cateter. Uma bomba implantada programável controla a dosagem. Relatou-se uma redução significativa na espasticidade e nos espasmos de MMII e tronco, com melhora menos significativa em MMSS. Os efeitos adversos podem incluir sedação, tonturas, problemas de visão e fala prejudicada. Também podem ocorrer falha da bomba, infecção e deslocamento do eletrodo.[8,33]

As injeções de *toxina botulínica (TB)* são utilizadas para fornecer alívio localizado do tônus e espasmos musculares. A eficácia é de curto prazo e em geral dura até 3 meses. O uso excessivo de TB pode enfraquecer em excesso os músculos, por isso ela é normalmente reservada a pacientes com problemas importantes. A fisioterapia para alongamento do membro por pelo menos 4 semanas após a injeção é um adjuvante importante. Também foram utilizadas injeções de fenol, mas são mais imprevisíveis no grau e na duração da resposta e estão associadas a efeitos colaterais relacionados com a sensibilidade.[8]

Pode-se considerar a realização de intervenção cirúrgica para pacientes com espasticidade intratável. O típico candidato à cirurgia manifesta paralisia espástica há muitos anos, resultando em um membro não funcional e complicações graves (p. ex., contraturas e ruptura da pele). As intervenções incluem a secção de tendões (*tendonotomia*), nervos (*neurectomia*) ou raízes nervosas (*rizotomia*).[8]

Dor

Diversos fármacos estão disponíveis para controlar a dor, e a decisão clínica é baseada no tipo de dor. Os antidepressivos tricíclicos são utilizados para tratar a dor em queimação neuropática central, de forma semelhante à utilização na dor neuropática periférica. A dor paroxística responde à carbamazepina (Tegretol), à amitriptilina (Tryptanol), à fenitoína (Hidantal), ao diazepam (Valium) ou à gabapentina (Neurontin). As disestesias são administradas com doses baixas de amitriptilina (Tryptanol), imipramina (Tofranil) ou desipramina (Norpramin). Fármacos antiepilépticos (carbamazepina) são usados na neuralgia do trigêmeo. O desconforto e a dor associados à espasticidade e espasmos podem ser controlados com medicamentos anti-inflamatórios de venda livre ou sob prescrição. Às vezes, a dor pode ser controlada com analgésicos leves (acetaminofeno ou ibuprofeno). Opioides fortes (de oxicodona, metadona, morfina) têm eficácia limitada e normalmente não são prescritos.[10,30]

Fadiga

A amantadina (Symmetrel) e o modafinil (Provigil) demonstraram benefício moderado no tratamento da fadiga relacionada com a EM em alguns pacientes. Em pacientes que recebem agentes modificadores da doença, o acetato de glatirâmero está associado a menos fadiga do que o interferon beta-1b.[8]

Tremor

Agentes para diminuir os tremores têm sido usados com graus variados de sucesso. Alguns pacientes respondem bem a um único fármaco, alguns a combinações de fármacos, e alguns não experimentam qualquer benefício. Os medicamentos usados para diminuir os tremores incluem a hidroxizina (Atarax, Vistaril), o clonazepam (Klonopin), o propranolol (Inderal), a buspirona (Buspar), o ondansetron (Zofran) e a primidona (Mysoline). A tontura e a vertigem podem ser controladas com medicamentos antieméticos (meclizine [Antivert]) ou com adesivos de escopolamina. O tremor severo também pode ser tratado com estimulação cerebral profunda, que envolve a implantação de eletrodos no tálamo.[28]

Deficiências cognitivas e emocionais

O treinamento de reabilitação cognitiva tem sido usado para melhorar a função em pacientes com EM. Estratégias de treinamento compensatório (p. ex., auxiliares de memória, ferramentas organizacionais) podem melhorar a função nas atividades diárias em conjunto com a modificação do ambiente doméstico para limitar as distrações. Medicamentos aprovados para o tratamento da doença de Alzheimer (donepezilo [Aricept]) mostraram fornecer benefícios apenas modestos nos déficits de memória e aprendizagem verbal em alguns pacientes.[8]

A depressão pode ser tratada de maneira eficaz com fármacos antidepressivos (p. ex., fluoxetina [Prozac], Paxil, sertralina [Zoloft]). Alguns antidepressivos também podem diminuir a fadiga. Pacientes com afeto pseudobulbar podem ser eficazmente tratados com a medicação antidepressiva amitriptilina (Tryptanol). O aconselhamento profissional e a participação em grupos de apoio muitas vezes ajudam o paciente a lidar com as tensões dessa doença imprevisível. O exercício e um estilo de vida ativo são componentes importantes para reduzir a depressão e a ansiedade.

Prejuízos vesicais e intestinais

Os problemas urinários requerem um exame urodinâmico completo para identificar a causa específica do problema e chegar ao curso adequado de tratamento. O tratamento para a bexiga hiperativa e espástica (disfunção no armazenamento) normalmente envolve o tratamento farmacológico com fármacos anticolinérgicos (propantelina [Pro-Banthine], oxibutinina [Ditropan], imipramina [Tofranil]) para regular o esvaziamento da bexiga. Os efeitos adversos podem incluir boca seca, taquicardia, visão turva e distúrbios de acomodação. As recomendações dietéticas incluem beber oito copos de líquido por dia (água), limitando a ingestão de cafeína ou álcool. A bexiga flácida (disfunção no esvaziamento) é tratada com técnicas alternativas para o esvaziamento, incluindo ensinar a *manobra de Crede* (aplicação de uma pressão manual descendente sobre o abdome inferior) ou o autocateterismo intermitente (ACI), realizado de quatro a cinco vezes ao dia. Os agentes farmacológicos podem incluir a estimulação colinérgica com Urecholine. As recomendações dietéticas incluem limitar a ingestão de sucos cítricos, incentivando a ingestão de suco de oxicoco diariamente ou o uso de comprimidos de oxicoco. A bexiga dissinérgica (disfunção combinada) é manejada com agentes bloqueadores alfa-adrenérgicos (p. ex., terazosina [Hytrin], prazosina [Minipress], tansulosina [Flomax]) e agentes antiespásticos (p. ex., baclofeno [Lioresal], cloridrato de tizanidina [Zanaflex]). Nas raras ocasiões em que os sintomas vesicais não podem ser controlados com medicação e/ou ACI, pode ser necessário o cateterismo contínuo (cateter de demora ou Foley; preservativo ou cateter Texas) ou o desvio urinário cirúrgico (cateter suprapúbico). Por exemplo, o paciente com doença avançada e ataxia significativa dos MMSS pode ser incapaz de realizar manualmente a autocateterização. As infecções do trato urinário resultam da retenção de urina na bexiga e dos procedimentos de cateterismo. A antibioticoterapia é a base do tratamento.[8]

A constipação é um problema comum e pode estar associada aos medicamentos que podem exacerbar a constipação (p. ex., anti-hipertensivos, analgésicos/narcóticos, antidepressivos tricíclicos, anticolinérgicos, diuréticos, sedativos/tranquilizantes, antiácidos). Normalmente, é controlada com mudanças na dieta, incluindo aumento na ingestão de líquidos (6 a 8 copos diários) e fibras na dieta. Também podem ser usados suplementos formadores de massa (Metamucil, FiberCon, Citrucel, Benefibra) ou emolientes fecais (Colace [docusato], Surfak [docusate], MiraLAX [polietilenoglicol]). O uso regular ou contínuo de laxantes estimulantes e enemas não é recomendado. O treinamento do intestino também pode incluir a desimpactação manual. O manejo da incontinência inclui mudanças na dieta, como evitar substâncias irritantes (cafeína, álcool); ajustar os medicamentos usados para reduzir a espasticidade, que pode contribuir para o problema; ou adicionar medicamentos para controlar os espasmos intestinais (tolterodina [Detrol], propantelina [Pro-Banthine]).[34]

Estrutura para a reabilitação

A cronicidade da doença, juntamente com seu curso variável e imprevisível, pode levar alguns a verem os indivíduos com EM como candidatos ruins à reabilitação. Embora a doença ou seus prejuízos diretos não possam ser alterados, há fortes evidências que apoiam que a reabilitação leva a ganhos significativos no aumento dos níveis de atividade e participação.[35-50] Na base de dados de revisões sistemáticas Cochrane sobre a reabilitação multidisciplinar para adultos com EM, os pesquisadores identificaram 10 estudos (nove ensaios clínicos randomizados [ECR] e um ensaio clínico controlado [ECC] com 954 participantes e 73 cuidadores) que atenderam aos critérios de inclusão. O apoio era forte para a produção de ganhos de curto e longo prazo (até 12 meses) após a reabilitação na atividade e participação para programas realizados em regime de internação e ambulatorial. Os programas de baixa intensidade realizados durante períodos mais longos produziram evidências mais fortes de melhora na qualidade de vida. As evidências de benefícios para os cuidadores foram limitadas. Os pesquisadores concluíram que as sugestões para a "melhor dose" de terapia ou a terapia ideal não são possíveis dado o nível atual de ensaios clínicos.[51]

De acordo com o National MS Society's Medical Advisory Board, o encaminhamento para a reabilitação deve ser realizado sempre que houver uma "piora abrupta ou gradual na função ou um aumento na deficiência que tenha um impacto significativo sobre a mobilidade, segurança, independência e/ou qualidade da vida do indivíduo".[52,p.1]

Os indivíduos com doenças neurodegenerativas como a EM se beneficiam de *intervenções restauradoras*, voltadas a recuperar ou melhorar deficiências, limitações nas atividades e restrições na participação.[53] As deficiências diretas do SNC não são sensíveis à intervenção, enquanto os prejuízos indiretos causados pela evolução da disfunção de múltiplos sistemas pela inatividade e desuso podem ser modificados (Fig. 16.2). Por exemplo, o treinamento de força pode resultar em melhora significativa no equilíbrio e na marcha. Os objetivos e desfechos declarados que refletem as intervenções restaurativas focam em remediar deficiências e recuperar a independência funcional, promovendo habilidades de autocuidado. Conforme a doença progride, os objetivos e desfechos importantes também incluem ajudar o paciente com habilidades de enfrentamento eficazes, promovendo a aceitação e adaptação às limitações e deficiências e melhorando a qualidade de vida. A melhora na qualidade de vida pode ser de fato o desfecho mais significativo para os pacientes em face da doença neurodegenerativa crônica.

As *intervenções preventivas* visam a minimizar potenciais complicações, deficiências, limitações nas atividades ou incapacidades conforme a doença progride. As intervenções preventivas para o paciente com EM são voltadas a diminuir a duração e gravidade dos sintomas ou retardar o aparecimento de sequelas da doença por meio da detecção e intervenção precoce, denominada *prevenção secundária*. A prevenção também visa a minimizar o grau de deficiência, denominada *prevenção terciária*. Os objetivos e desfechos declarados que refletem as intervenções preventivas focam na promoção da saúde, do bem-estar e do condicionamento físico, bem como na preservação da função ideal.[53]

As *intervenções compensatórias* visam a modificar a tarefa, atividade ou ambiente de modo a manter a função ótima no âmbito das deficiências e limitações existentes. Os objetivos e desfechos declarados que refletem as intervenções compensatórias focam em recuperar/manter a função.[53]

A *terapia de manutenção* é definida como uma série de serviços clínicos, educacionais e administrativos ocasionais concebidos para manter o nível atual de função do paciente. Os indivíduos com EM que se beneficiam da

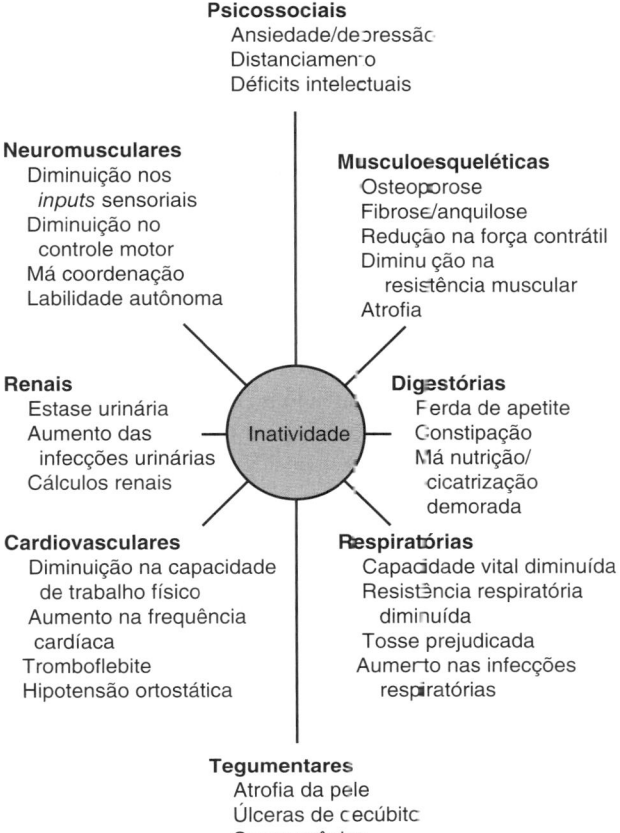

Figura 16.2 Manifestações clínicas da inatividade.

terapia de manutenção normalmente estão nos estágios finais da doença (estágios 7,0 a 9,5 na *Expanded Disability Status Scale* [EDSS]; a EDSS é discutida mais adiante na seção intitulada Testes e medidas). Os programas de manutenção não são bem cobertos pelos seguros de saúde e exigem documentação meticulosa. O Medicare®, que abrange os serviços para idosos e deficientes, abarca a terapia de manutenção se forem necessárias *habilidades profissionais de um terapeuta* (conhecimento e julgamento especializados) para manter a condição de uma pessoa por causa de perigos identificados.[54] Por exemplo, o risco de comprometimento secundário e perda na capacidade funcional é reduzido ou a segurança dos cuidadores é melhorada. Diversas intervenções são usadas para alcançar os objetivos e desfechos, incluindo intervenções limitadas diretas, instruções relacionadas com o paciente e aconselhamento de apoio. O profissional de reabilitação reduz gradualmente a frequência das consultas conforme o paciente ou a família/cuidadores são capazes de assumir o autocuidado independente do plano de cuidados.

É necessária uma equipe interdisciplinar coordenada para supervisionar o exame e o manejo global necessários para lidar com os complexos e multifacetados problemas do paciente. A equipe normalmente inclui médico, enfermeiro, fisioterapeuta, terapeuta ocupacional, fonoaudiólogo, nutricionista e assistente social. Como acontece com qualquer equipe, o paciente é a figura central, com a família e os cuidadores sendo membros-chave. O programa de reabilitação ideal considera o histórico da doença, o curso e os sintomas do paciente, incluindo as deficiências, as limitações nas atividades e as incapacidades. De igual importância são as habilidades (recursos), prioridades e recursos do paciente (p. ex., família, casa, comunidade). O foco está no planejamento de longo prazo com episódios esperados de cuidados, incluindo cuidados hospitalares, ambulatoriais e domiciliares/comunitários. Dal Bello-Haas[55] discute um *continuum* de cuidados baseado no estágio da doença (inicial, intermediário e terminal) para indivíduos com doenças neurodegenerativas. As considerações para o paciente com EM são apresentadas na Tabela 16.2.

Exame fisioterapêutico

Como muitas áreas diferentes do SNC podem ser afetadas, é imperativo que seja realizado um exame cuidadoso para determinar a extensão do comprometimento neurológico e funcional. Reexames subsequentes em intervalos específicos são usados para distinguir alterações no estado, bem como os efeitos do tratamento. Pode ser que nem sempre seja possível diferenciar mudanças no estado associadas à remissão dos sintomas por desfechos do tratamento. Considerando a variabilidade dos sintomas de um determinado paciente, muitas vezes é benéfico observar o desempenho ao longo de um período de alguns dias para se obter uma amostra representativa da função inicial. Deve-se considerar a fadiga e fatores de exacerbação ao programar o exame.

Os dados do exame fisioterapêutico podem ser obtidos por meio do histórico e da revisão dos sistemas do paciente, bem como dos testes e medidas pertinentes. A seleção dos procedimentos de exame e nível de averiguação são determinados pelo estado específico do paciente. Deve-se considerar a gravidade dos problemas, o estágio da doença (inicial/leve, intermediário/moderado e tardio/avançado), a idade, o ambiente de reabilitação e outros fatores ao estruturar o exame.

Histórico do paciente

Os dados obtidos pela anamnese com o paciente/família e revisão do prontuário médico irão fornecer informações sobre dados demográficos gerais, histórico médico/cirúrgico, antecedentes sociais e ocupacionais, antecedentes familiares, ambiente de vida, estado geral de saúde e hábitos sociais e de saúde. Devem-se verificar as queixas atuais/principais e o *status* funcional, assim como o nível de

Tabela 16.2 Estágios da EM: deficiências comuns, limitações nas atividades e estratégias de intervenção

Estágio da EM	Deficiências e limitações nas atividades comuns	Estratégias de intervenção
Inicial/leve	• Poucas/mínimas deficiências e limitações nas atividades com independência mantida • Presença de sintomas motores, mas estes não interferem nas atividades diárias • Sintomas da EMRR são mais variáveis e não progridem na mesma velocidade que na EMPP ou EMPR • A EMSP inicialmente apresenta um curso remitente-recorrente (EMRR), seguido por um curso mais progressivo	**Preventivas e restaurativas** • Exercício regular para melhorar/manter o desempenho motor, a força muscular, a mobilidade, a flexibilidade, a amplitude de movimento (ADM), o equilíbrio, a locomoção, a resistência e a qualidade de vida percebida • Palestras comunitárias para melhorar/manter a socialização, a camaradagem, uma perspectiva positiva e o propósito de vida **Compensatórias** • Orientações ao paciente/familiares/cuidador sobre o processo de doença, reabilitação, conservação de energia • Determinação da necessidade de dispositivos de adaptação ou de assistência • Determinação da necessidade de modificação do ambiente domiciliar/ocupacional • Fornecimento de apoio psicológico com encaminhamento precoce para grupos de apoio para o paciente e familiares/cuidador • Encaminhamento para outros profissionais de saúde, conforme necessário

(continua)

Tabela 16.2 Estágios da EM: deficiências comuns, limitações nas atividades e estratégias de intervenção *(continuação)*

Estágio da EM	Deficiências e limitações nas atividades comuns	Estratégias de intervenção
Intermediário/ moderado	• Curso progressivo com um aumento na quantidade e gravidade das deficiências • Limitações nas atividades mínimas a moderadas, restrições na participação • Atividades da vida diária (AVD) com dependência modificada (assistência) • Dificuldades com o equilíbrio e a marcha, instabilidade postural	**Preventivas e restaurativas** • Exercício regular para melhorar/manter o desempenho motor, a força muscular, a mobilidade, a flexibilidade, a amplitude de movimento (ADM), o equilíbrio, a locomoção, a resistência e a qualidade de vida percebida • Palestras comunitárias para melhorar/manter a socialização, a camaradagem, uma perspectiva positiva e o propósito de vida **Compensatórias** • Dispositivos de assistência para manter a função • Cadeira de rodas motorizada ou scooter para a mobilidade na comunidade • Modificações ambientais na casa • Orientações e treinamento ao paciente/familiares/cuidador • Apoio psicológico para o paciente e familiares/cuidador • Encaminhamento para outros profissionais de saúde, conforme necessário

Tardio/ avançado	• Curso progressivo com inúmeras deficiências com aumento progressivo da gravidade
	• Limitações nas atividades graves, com dependência na maior parte delas
	• Grande dificuldade para deambular; normalmente na cadeira de rodas ou no leito a maior parte do dia
	• Precisa de assistência em todas as AVD
	• Restrições graves na participação:
	  • Não é capaz de morar sozinho
	  • Normalmente requer assistência em tempo integral ou ser internado em uma instituição de cuidados crônicos
	• Interações sociais restritas
	• Os problemas cognitivos podem ser proeminentes, incluindo demência, alucinações e delírios
		Preventivas
		• Maximização da postura ereta, tempo fora do leito
		• Maximização da participação nas AVD
		• Prevenção de contraturas, úlceras de pressão, pneumonia e assim por diante
		Compensatórias
		• Orientações e treinamento aos familiares/cuidador: orientações quanto à segurança, transferências, posicionamento, mudança de decúbito, cuidados com a pele
		• Dispositivos de alívio de pressão
		• Leito de hospital, cadeira de rodas, elevador mecânico
		• Apoio psicológico para o paciente e família/cuidador
		• Encaminhamento para outros profissionais de saúde, conforme necessário

Adaptado de Dal Bello-Haas.[55]
EMPP = esclerose múltipla primária progressiva; EMPR = esclerose múltipla progressiva recorrente; EMRR = esclerose múltipla reincidente-remitente; EMSP = esclerose múltipla secundária progressiva.

atividade atual do paciente. Devem-se identificar ainda problemas de saúde coexistentes e medicamentos.

Revisão dos sistemas

A análise dos dados obtidos do histórico e prontuário médicos informará a revisão dos sistemas e ajudará a focar a seleção de testes e medidas apropriados (Quadro 16.3). Inclui-se a avaliação dos sistemas a seguir: (1) cardiovascular, (2) tegumentar, (3) musculoesquelético, (4) neuromuscular e (5) cognitivo, emocional e comunicação.

Testes e medidas

A seguir estão áreas específicas e testes e medidas relevantes que podem ser usados para examinar a função em pacientes com EM (para descrições mais detalhadas, ver os capítulos anteriores deste livro que focam no exame).

Cognição

Deve-se examinar a função da memória, a atenção, a concentração, o raciocínio conceitual, a resolução de pro-

Quadro 16.3 Elementos do exame do paciente com esclerose múltipla[53]

Histórico do paciente
- Idade, sexo, raça/etnia, idioma principal, escolaridade
- Antecedentes sociais: crenças e comportamentos culturais, recursos da família e do cuidador, sistemas de apoio social
- Ocupação/emprego/trabalho
- Ambiente de vida: barreiras em casa/no trabalho
- Mão dominante
- Estado geral de saúde: função física, psicológica, social, papéis de vida e hábitos de saúde
- Antecedentes familiares
- Histórico médico/cirúrgico
- Condições atuais/queixas principais
- Medicamentos
- Resultados do exame clínico /laboratorial
- Status funcional e nível de atividade: pré-mórbido e atual

Revisão dos sistemas
- Neuromuscular
- Musculoesquelético
- Cardiovascular/pulmonar
- Tegumentar

Testes e medidas/deficiências
- Cognição: estado mental, memória
- Comunicação
- Características antropométricas: índice de massa corporal, circunferência, altura
- Circulação: resposta à mudança de posição/grau de hipotensão ortostática
- Capacidade e resistência aeróbias: durante as atividades funcionais e protocolos de exercícios padronizados; sinais e sintomas cardiovasculares em resposta ao exercício e à atividade; sinais e sintomas pulmonares em resposta ao exercício e à atividade
- Ventilação e trocas gasosas
- Integridade tegumentar: condição da pele, áreas sensíveis à pressão; atividades, posicionamento e posturas para aliviar a pressão
- Integridade e integração sensorial
- Dor: intensidade e localização
- Função perceptiva: habilidades visuoespaciais
- Integridade, alinhamento e mobilidade articular: amplitude de movimento (ativa e passiva); comprimento do músculo e extensibilidade dos tecidos moles
- Postura: alinhamento e posição, simetria (estática e dinâmica, sentada e em pé); ergonomia e mecânica corporal
- Desempenho muscular: força, potência e resistência
- Função motora: controle motor e aprendizagem motora
- Controle postural e equilíbrio: grau de instabilidade postural, estratégias de equilíbrio; segurança
- Marcha e locomoção: padrão de marcha e velocidade, segurança
- Estado funcional e nível de atividade: exame baseado no desempenho das habilidades funcionais (nível MIF), AVD básicas e instrumentais; técnicas de mobilidade funcional; habilidades de gerenciamento da casa
- Função psicossocial: motivação
- Dispositivos de assistência ou adaptação: ajuste, alinhamento, função, uso; segurança
- Barreiras ambientais, domiciliares e ocupacionais
- Atividades ocupacionais, na comunidade e de lazer: capacidade de participar das atividades, segurança

blemas e a velocidade de processamento de informações, bem como os efeitos da fadiga sobre o desempenho cognitivo. Um painel de especialistas convocado pelo Consortium of MS Centers em 2001 desenvolveu a Avaliação mínima das funções cognitivas em EM (MACFIMS). Essa bateria de 90 minutos de sete testes neuropsicológicos examina a velocidade de processamento/memória de trabalho, aprendizagem e memória, função executiva, processamento visuoespacial e a recuperação de palavras.[56] Pode-se conseguir um breve rastreamento da função cognitiva utilizando o Pequeno exame de condição mental (MMSE).[57]

Função afetiva e psicossocial

Deve-se examinar a estabilidade emocional. Deve-se documentar a presença de labilidade emocional, euforia, desregulação emocional ou depressão (sintomas, gravidade, duração, efeito sobre o desempenho funcional); o nível de estresse e ansiedade; as estratégias de enfrentamento; e a presença de distúrbios do sono. Um instrumento útil é o Inventário de depressão de Beck.[58] Como mencionado anteriormente, é imperativo que o fisioterapeuta esteja familiarizado com os medicamentos do paciente, pois diversos medicamentos terão efeitos sobre o domínio afetivo e psicossocial.

Sensibilidade

Dada a extensão na variabilidade nos déficits sensitivos em pessoas com EM, deve-se realizar um exame detalhado da sensibilidade superficial e profunda (ver Cap. 3, Exame da função sensitiva). Além disso, os déficits sensitivos e seus efeitos sobre a qualidade de vida (QV) de indivíduos com EM podem ser quantificados com o uso da Avaliação sensorial de Nottingham[59] ou a Escala de incapacidade neurológica de Guy.[60] A última é uma escala multidimensional geral, concebida para avaliar a ampla variedade de incapacidade em pacientes com EM. É um questionário guiado pela entrevista do paciente e pode ser administrado por qualquer membro da equipe de saúde.[61]

Dor

Deve-se documentar a presença de dor aguda e paroxística (sinal de Lhermitte, disestesias) e dor crônica, incluindo comportamentos de dor e reações durante movimentos e estímulos provocadores específicos. Pode-se utilizar o Questionário de dor de McGill[62] ou a Escala de dor neuropática,[63] desenvolvidos para avaliar qualidades distintas da dor associadas à dor neuropática. (Ver discussão no Cap. 25.)

Acuidade visual

Deve-se examinar a acuidade, rastreamento e acomodação; deve-se documentar a presença de déficits visuais (visão turva, defeitos no campo visual [escotoma], diplopia).

Integridade de nervos cranianos

Deve-se examinar a função de nervos cranianos sensitivos e motores; deve-se documentar a presença de déficits (dor óptica [neurite óptica], descontrole oculomotor, disfagia, reflexo faríngeo prejudicado, neuralgia do trigêmeo).

Amplitude de movimento

Deve-se examinar a amplitude de movimento passiva (ADMP) e a amplitude de movimento ativa (ADMA); deve-se documentar a presença de comprometimentos específicos na amplitude de movimento (ADM).

Desempenho muscular

Deve-se examinar a força funcional com o uso do teste manual de força muscular (TMM) e dinamômetros (isocinético, preensão palmar e pinça); a forte espasticidade pode ser uma contraindicação às posições de TMM convencionais.

Fadiga

Deve-se examinar a frequência, duração e gravidade da fadiga; deve-se documentar fatores precipitantes, níveis de atividade e eficácia das tentativas de descanso.[64] A Escala modificada de impacto de fadiga (MFIS), desenvolvida por Fisk et al.[65,66] é um questionário estruturado, de autorrelato, com 21 itens que abordam os efeitos da fadiga sobre a função cognitiva, física e psicossocial; utiliza uma escala ordinal de 5 pontos, com 0 igual a nunca e 4 igual a quase sempre. Cada área (subescala) pode ser avaliada separadamente; o intervalo de pontuação total da MFIS é de 0 a 84 (ver Apêndice 16.A). O MFIS pode ser baixado em formato PDF (www.nationalmssociety.org/ MUCS_fatigue.asp). Uma versão abreviada do MFIS tem cinco itens (o *MFIS-5*). Além disso, a Escala de fadiga para funções motoras e cognitivas (FSMC) é uma escala de 20 itens desenvolvida para medir a fadiga cognitiva e motora de pessoas com EM.[67] Para medir a fadiga durante o procedimento de exame e tratamento, pode-se usar a Escala Visual Analógica – Fadiga como um item único de autorrelato da fadiga.[68]

Sensibilidade térmica

Deve-se examinar o grau de sensibilidade térmica e o seu efeito sobre a fadiga e a fraqueza. Pode-se usar um termômetro timpânico (termômetro de ouvido) antes, durante e após o exercício de intensidade moderada. Pode-se determinar a correlação entre as mudanças na temperatura e o agravamento dos sintomas neurológicos. Esse aumento transitório nos sintomas após um aumento na temperatura central tem sido mais precisamente denominado *pseudoexacerbação*; ele ocorre em razão do aumento transitório no bloqueio da condução nervosa nas fibras desmielinizadas.[69,70]

Função motora

O fisioterapeuta deve examinar a presença de sinais corticospinais (paresia, espasticidade, RTP hiperativos, presença de sinal de Babinski e espasmos involuntários [flexores ou extensores]). A Avaliação retificada da associação motora (AMCA) foi desenvolvida para examinar a natureza e o grau das deficiências motoras e funcionais em pacientes com EM.[71]

Pode-se examinar a espasticidade usando uma escala de avaliação subjetiva. A Escala de espasticidade de Ashworth[72] levou à mais amplamente utilizada Escala de Ashworth modificada.[73] Trata-se de escalas ordinais projetadas para medir a intensidade do tônus; a Ashworth modificada tem uma graduação adicional na extremidade inferior, o que possibilita uma classificação mais específica. Deve-se determinar as diferenças entre membros inferiores *versus* membros superiores; lado direito *versus* esquerdo; e fatores que influenciam o tônus.

O fisioterapeuta deve examinar a presença de sinais cerebelares (ataxia, tremor de intenção, nistagmo, disartria). Os efeitos da mudança de posição (p. ex., sentado para em pé) podem produzir um aumento nos movimentos atáxicos com a crescente demanda por estabilidade postural; isso deve ser documentado.

O fisioterapeuta deve examinar a presença de disfunção vestibular (tontura, vertigem, nistagmo, visão turva aos movimentos de cabeça e corpo, e desequilíbrio postural; ver Cap. 21).

Postura

Deve-se examinar o controle postural estático e dinâmico em várias posições diferentes (p. ex., sentado, em pé). Deve-se documentar a presença de alterações posturais e tremor postural. Os instrumentos podem incluir simetrógrafos, fios de prumo e ainda fotografia com diodos emissores de luz.

Equilíbrio, marcha e locomoção

O fisioterapeuta deve examinar o equilíbrio estático e dinâmico, o controle reativo e antecipatório, a interação sensorial e as estratégias sinérgicas. Instrumentos úteis incluem o Teste clínico para interação sensorial em equilíbrio,[74] a posturografia dinâmica,[75,76] a Escala de Equilíbrio de Berg,[77,78] a Avaliação do desempenho de mobilidade orientada de Tinetti (POMA)[79] e o Teste dos sistemas de avaliação do equilíbrio (BESTest).[80]

Deve-se examinar os parâmetros e as características da marcha, incluindo a velocidade, cinemática, estabilidade, segurança e resistência da marcha. O exame dos pacientes com ataxia significativa pode ser facilitado com a utilização do registro em vídeo. Testes úteis incluem os testes de deambulação cronometrada (Teste de caminhada de 10 m ou Teste de caminhada de 6 minutos); o Índice de caminhada dinâmica;[81] e o Índice de deambulação (AI).[82] A Avaliação de Rivermead de caminhada observada (RVGA) foi desenvolvida para examinar a marcha em pacientes com EM.[83]

Deve-se examinar o alinhamento e o ajuste, a segurança, a praticidade e a facilidade de uso das órteses e dispositivos de assistência, juntamente com a conservação de energia e o gasto energético. Deve-se analisar as habilidades em cadeiras de rodas, incluindo a mobilidade funcional, o manejo, a segurança, as transferências e a conservação de energia e gasto energético.

Capacidade e resistência aeróbia

Deve-se examinar os sinais vitais (frequência cardíaca, pressão arterial, frequência respiratória) e padrões respiratórios em repouso e durante o exercício. Deve-se documentar sintomas de esforço (dispneia, aumento da pressão arterial, frequência cardíaca, frequência respiratória) e esforço percebido durante e após a atividade. Escalas úteis incluem a Escala de avaliação de percepção de esforço[84] e a Escala de dispneia.[85]

Integridade e condição da pele

Deve-se examinar a integridade e a condição da pele. Deve-se avaliar e registrar áreas de insensibilidade, nódoas negras, acúmulo de umidade e ruptura da pele, juntamente com o nível de continência urinária; posicionamento no leito e na cadeira de rodas; eficácia de estratégias compensatórias de alívio da pressão e dispositivos de alívio de pressão (DAP); bem como estado cognitivo e sensibilização quanto à segurança.

Estado funcional

Indica-se a realização de um exame das habilidades funcionais de mobilidade (HFM), atividades básicas da vida diária (ABVD) e atividades instrumentais da vida diária (AIVD), juntamente com o funcionamento social e habilidades adaptativas na comunidade e no trabalho. Um instrumento comumente utilizado para pacientes submetidos à reabilitação ativa é a *Medida de Independência Funcional (MIF)*[86,87] (ver Cap. 8).

Ambiente (casa, comunidade e trabalho)

Deve-se examinar o espaço físico à procura de barreiras, avaliando a acessibilidade e a segurança; pode-se incluir uma análise específica à tarefa (exame baseado no desempenho do paciente) em ambientes relevantes (casa, trabalho) (ver Cap. 9).

Medidas gerais de saúde

Utilizam-se medidas gerais de saúde para analisar os desfechos ao longo de um amplo espectro de resultados de saúde globais ou de longo prazo. Os instrumentos envolvem o autorrelato da percepção das limitações e qualidade de vida do paciente (p. ex., aspectos físico e social, estado geral de saúde e vitalidade, bem-estar emocional, dor e assim por diante). O Questionário do estado de saúde (SF-36)[88] é amplamente reconhecido como o padrão-ouro entre as medidas genéricas do estado de saúde. As propriedades desse instrumento foram investigadas em pacientes com EM. Freeman et al.[89] encontraram limitações na avaliação de mudanças em pacientes com deficiência moderada a grave que realizam reabilitação em regime de internamento, com efeitos significativos de piso e teto em quatro das oito dimensões do SF-36. O Perfil de impacto da doença[90] e a Avaliação das habilidades motoras e de processos[91] também são medidas gerais de saúde.

Medidas específicas da doença

As medidas específicas da doença são projetadas para examinar atributos comuns em uma entidade de doença específica. Incluem-se itens que fornecem informações sobre o processo de doença e desfechos e, de modo ideal, documentam mudanças clinicamente significativas ao longo do tempo. Assim, os instrumentos têm uma maior capacidade de resposta ou sensibilidade à mudança do que as medidas gerais de saúde.

Escala expandida do estado de incapacidade (EDSS) para pacientes com esclerose múltipla

Em 1955, Kurtzke desenvolveu uma escala de 10 pontos para a classificação geral da deficiência na EM (a Escala do estado de incapacidade ou DSS).[92] Essa escala foi expandida em 1983 para aumentar a sua sensibilidade clínica, incluindo incrementos de meio ponto, tornando-se a EDSS (Apêndice 16.B).[93] Essa escala tem sido amplamente adotada pelos profissionais de saúde e tem sido usada como um padrão em pesquisas na EM. Baseada em um exame neurológico normal, os pacientes são inicialmente classificados pelos sintomas apresentados em sete sistemas funcionais específicos (piramidal, cerebelo, tronco encefálico, sensitivo, intestinal e vesical, visual, mental), além de outras funções. As pontuações do sistema funcional (PSF) são obtidas com utilização de uma escala de classificação clínica ordinal que varia de 0 a 5 ou 6. A EDSS é baseada nas classificações obtidas da PSF e utiliza uma escala ordinal de 0 a 10, graduada em incrementos de meio ponto, com 0 igual a função neurológica normal e 10 igual a morte por EM. Por exemplo, pacientes classificados na EDSS como grau 2 apresentam incapacidade mínima em duas PSF (duas PSF grau 2, outras 0 ou 1). A EDSS centra-se na deambulação como principal indicador de incapacidade (ver pontuações 3 a 6,5 para níveis de deambulação; pacientes com pontuações de 7 ou maiores são incapazes de deambular). As críticas à EDSS incluem a sua falta de sensibilidade às mudanças que não inclui a mobilidade funcional (locomoção) e problemas na confiabilidade entre pacientes cujo desempenho é menos prejudicado (pontuações nos intervalos mais baixos, deambulação menos prejudicada).[94] Cópias da EDSS podem ser obtidas com a National Multiple Sclerosis Society em www.nationalmssociety.org/MUCS_FSS.asp.

Registro mínimo de incapacidade (MRD)

O MRD foi desenvolvido pela International Federation of Multiple Sclerosis Societies em 1985.[95] Esse instrumento tem três subescalas: a EDSS com PSF, a Escala do estado de incapacidade (ISS) e a Escala do estado ambiental (ESS). É amplamente utilizado e inclui a classificação da disfunção de acordo com a terminologia da Organização Mundial da Saúde (OMS). Assim, o instrumento aborda deficiências (SF e EDSS), incapacidades (ISS) e desvantagens (ESS). O ISS inclui 16 itens que abordam a incapacidade funcional nas AVD. O ESS mede o desempenho social, incluindo o *status* ocupacional, *status* financeiro e *status* econômico, e local de residência, assistência pessoal, transporte, assistência da comunidade e atividade social. Solari et al.[96] examinaram a validade da versão autoadministrada do MRD e descobriram que a determinação da capacidade de deambulação, habilidades de AVD e atividades sociais tinham boa acurácia e bom custo-benefício.

Combinação funcional na EM (MSFC)

O MSFC é um teste de 21 itens que inclui três subtestes funcionais diferentes: a Caminhada de 25 passos cronometrada (T25FW), o Teste de 9 pinos nos buracos (9HPT) e o Teste auditivo compassado de audição seriada (PASAT). O Manual de administração e contabilização do resultado do MSFC pode ser obtido com a National Multiple Sclerosis Society em www.nationalmssociety.org/search-results/index.aspx?q=MSFC&x=28&y=14&start=0&num=20.

Qualidade de vida na esclerose múltipla (MSQOL-54)

O MSQOL-54 é uma medida multidimensional da qualidade de vida relacionada com saúde que combina itens genéricos e específicos da EM em um único instrumento.[97] Os itens genéricos são do SF-36, aos quais foram adicionados 18 itens para fornecer mais informações sobre questões específicas da EM.[98] Não é usada nenhuma pontuação global: o MSQOL-54 é composto por 12 subescalas, duas pontuações resumo combinadas e duas medidas de item único. As subescalas são: função física, limitações no desempenho físico, limitações no papel emocional, dor, bem-estar emocional, vitalidade, percepção da saúde, função social, função cognitiva, preocupação com a saúde, qualidade de vida geral e função sexual. As pontuações resumo incluem os componentes saúde física e saúde mental. As medidas de item único são a satisfação com a função sexual e mudança no estado de saúde.

Inventário de qualidade de vida na EM (MSQLI)

O Consortium of Multiple Sclerosis Centers, Health Science Research Subcommittee, desenvolveu o MSQLI como um pacote abrangente de desfechos do exame.[99] Ele inclui uma bateria de 10 escalas de autorrelato (138 itens) que fornecem informações sobre a qualidade de vida relacionada com a saúde na EM, incluindo o Questionário de estado de saúde (SF-36), a Escala modificada de impacto de fadiga (MFIS), a Escala dos efeitos da dor MOS (PES), a Escala de satisfação sexual (SSS), a Escala de controle da bexiga (BLCS), a Escala de controle do intestino (BWCS), a Escala de impacto dos danos visuais (IVIS), o Questionário dos déficits percebidos (PQD), o Inventário de saúde mental (MHI) e a Pesquisa de suporte social modificado MOS (MSSS). A bateria pode ser administrada em aproximadamente 45 minutos, na maior parte dos casos. Versões abreviadas de algumas das escalas podem reduzir o conjunto de 81 itens que requer cerca de 30 minutos para ser administrado. Pode-se obter um *Manual do usuário* em www.nationalmssociety.org/for-professionals/researchers/clinical-study-measures/msqli/index.aspx.

Avaliação funcional de esclerose múltipla (FAMS)

A FAMS é um índice de 59 itens de medidas de qualidade de vida relacionada com a saúde desenvolvidos por Cella et al.[100] Há seis domínios (mobilidade, sintomas, bem-estar emocional [depressão], contentamento geral, raciocínio/fadiga e bem-estar familiar/social). A subescala mobilidade se correlaciona fortemente com o EDSS.

Escala de impacto da esclerose múltipla (MSIS-29)

A MSIS-29 mede o impacto físico e psicológico da EM.[101] A escala foi desenvolvida principalmente para populações que vivem na comunidade, embora testes em populações de pacientes hospitalizados (pacientes admitidos para reabilitação em regime de internamento, tratamento IV com corticosteroides por recaídas de EM, e pacientes internados com EMPP) tenham revelado consistência das propriedades psicométricas.[102]

A Neurology Section Multiple Sclerosis Outcome Measures Taskforce da American Physical Therapy Association (APTA) compilou uma lista de medidas para cada categoria relevante da Classificação Internacional de Funcionalidade, Incapacidade e Saúde (CIF), juntamente com a análise do instrumento, recomendações para uso e referências relevantes. O documento pode ser encontrado em www.neuropt.org/files/FINAL_EDGE_DOCUMENT.pdf.

Objetivos e desfechos

Os objetivos gerais e desfechos para pacientes com doenças progressivas do SNC, adaptado do *Guide to Physical Therapist Practice*,[53] são apresentados no Quadro 16.4. Esses objetivos gerais fornecerão a base para o desenvolvimento de objetivos previstos e desfechos esperados específicos para um dado paciente.

O padrão de prática preferido para pacientes com EM segundo o *Guide to Physical Therapist Practice* é 5E, *Impaired Motor Function and Sensory Integrity Associated with Progressive Disorders of the Central Nervous System* (função motora e integridade sensorial comprometidas associadas com distúrbios progressivos do sistema nervoso central).[53] Nesse documento o leitor encontrará informações relevantes sobre a classificação diagnóstica do paciente; códigos ICD-9-CM; componentes do exame; considerações para a avaliação, diagnóstico e prognóstico; e intervenções sugeridas. Assim, o *Guide to Physical Therapist Practice* serve como um recurso primário para ajudar o fisioterapeuta a elaborar um plano de cuidados (PDC) adequado e documentar os serviços prestados e desfechos alcançados.

Intervenções fisioterapêuticas

Manejo dos déficits sensoriais e cuidados com a pele

Em pacientes com EM, a inflamação provoca uma perturbação na sinalização neuronal, o que causa uma variedade de sintomas sensitivos.[103] Deve-se instituir estratégias para aumentar a conscientização em relação aos déficits sensitivos, compensar a perda sensorial e promover a segurança.[104] É importante lembrar que os déficits sensoriais podem estar em remissão; por isso, é necessário repetir o exame com frequência. O sucesso das estratégias de treinamento compensatório depende da disponibilidade de outros sistemas sensitivos intactos. Por exemplo, pode-se instituir técnicas de compensação visual quando déficits na propriocepção produzirem desequilíbrio e colocarem o paciente em risco de quedas. Se vários sistemas sensitivos estiverem comprometidos (p. ex., a visão também estiver prejudicada), estratégias sensitivas compensatórias provavelmente não terão sucesso.

Os pacientes com perda proprioceptiva demonstram déficits no controle motor e aprendizagem motora. Eles exigem um maior uso de outros sistemas sensitivos, especialmente a visão. O *tapping*, as dicas verbais e/ou o *biofeedback* podem ser formas eficazes de *feedback* aumentado. A carga proprioceptiva por meio do exercício, a leve resistência ao deslocamento, faixas elásticas resistivas ou pesos, e o

Quadro 16.4 Exemplos de objetivos e desfechos gerais para pacientes com distúrbios progressivos do sistema nervoso central[53]

Redução do impacto da patologia/fisiopatologia.
- Reforço dos conhecimentos do paciente, familiares e cuidadores e da conscientização da doença, prognóstico e plano de cuidados.
- Reforço do manejo dos sintomas.
- Redução do risco de deficiência secundária.
- Redução da intensidade do cuidado.

Redução do impacto das deficiências.
- Melhora da função cognitiva.
- Melhora da integridade e mobilidade articulares.
- Melhora da consciência sensorial e integridade da pele.
- Redução da dor.
- Melhora da função motora.
- Melhora do desempenho muscular (força, potência e resistência).
- Melhora do controle e equilíbrio posturais.
- Melhora da marcha e da locomoção.
- Reforço do manejo da fadiga.
- Aumento da capacidade aeróbia.

Melhora da capacidade de realizar ações físicas, tarefas ou atividades.
- Aumento da independência nas atividades da vida diária.
- Aumento da tolerância a posições e atividades.
- Reforço da dosagem das atividades e da conservação de energia.
- Reforço das habilidades de resolução de problemas e tomada de decisão.
- Melhora da segurança do paciente, familiares e cuidadores.

Redução da incapacidade associada à doença crônica.
- Melhora da capacidade de assumir/retomar o autocuidado e o manejo do lar.
- Melhora da capacidade de assumir os papéis no trabalho (emprego/escola/brincadeiras), comunidade e lazer.
- Reforço do conhecimento e consciência do paciente e familiares dos fatores pessoais e ambientais associados à piora na condição.
- Melhora da conscientização e uso dos recursos da comunidade.

Melhora do estado de saúde e da qualidade de vida.
- Reforço da sensação de bem-estar.
- Redução dos fatores de estresse.
- Melhora do entendimento, autoconfiança e habilidades de autocuidado.
- Melhora da saúde, bem-estar e condicionamento físico.

Reforço da satisfação do paciente.
- O acesso e a disponibilidade de serviços são aceitáveis para o paciente e familiares.
- A qualidade dos serviços de reabilitação é aceitável para o paciente e familiares.
- O cuidado é coordenado com o paciente, familiares, cuidadores e outros profissionais.

Adaptado de Guide to Physical Therapist Practice.[53]

uso de uma piscina podem avivar a função proprioceptiva residual e melhorar a consciência do movimento.

A perda visual interfere no movimento e controle postural. A visão turva, especialmente à noite ou em situações de pouca luz, pode ocorrer após episódios de neurite óptica. Quando os indivíduos com EM precisam ficar na posição vertical no escuro, a probabilidade de quedas aumenta.[105] Portanto, é importante instruir o paciente a manter uma iluminação adequada em todos os momentos (p. ex., o uso de uma luz forte à noite) e reduzir a desordem para melhorar a segurança. Adicionar contraste de cores entre os itens no ambiente (p. ex., marcações nos degraus) também pode melhorar a segurança. A visão dupla é frequentemente resultado da coordenação prejudicada e fraqueza dos músculos dos olhos. Ela pode ser controlada com a colocação de um tampão sobre um olho e é uma importante estratégia para melhorar a leitura, dirigir ou ver televisão. No entanto, o tampão de olho não deve ser usado o tempo todo, porque evitará uma possível adaptação do SNC. O tampão de olho também interfere na percepção de profundidade. Os sintomas de visão turva e visão dupla também flutuam e podem piorar com a fadiga, aumento da temperatura, estresse e infecções. O manejo desses sintomas é importante para melhorar a visão.[104] Se a baixa visão persistir, o paciente deve ser encaminhado a um especialista em baixa visão ou a uma das organizações norte-americanas que fornecem ajuda a indivíduos com deficiências visuais (National Association for Visually Handicapped, National Federation of the Blind, American Foundation for the Blind).

Um dos sintomas sensoriais iniciais mais comuns da EM é a diminuição na sensibilidade tátil.[103] Os pacientes com EM enfrentam um maior risco de desenvolver úlceras de pressão em razão dos sintomas da EM, incluindo perda de sensibilidade, imobilidade, perda de controle intestinal e vesical, e um estado nutricional catabólico.[104] Alterações no turgor da pele, postura estática e pressão prolongada sobre proeminências ósseas aumentam a probabilidade de ruptura da pele. Aproximadamente 20% dos pacientes com EM desenvolverão uma úlcera de pressão durante o curso da doença.[8] Os pacientes podem não sentir o desconforto de uma posição prolongada ou podem ser incapazes de mudar de posição por causa da fraqueza ou espasticidade. Além disso, a espasticidade e/ou espasmos podem causar efeitos de atrito entre a pele e as superfícies de apoio. Deve-se orientar em relação à conscientização, proteção e cuidado das partes dessensibilizadas no início do processo de reabilitação; isso deve ser constantemente reforçado por todos os membros da equipe. Demonstrou-se que os programas de orientações ao paciente resultam em uma redução de 50% na incidência de escaras.[106] O paciente/familiares/cuidador devem ser orientados em relação aos seguintes princípios de cuidados com a pele:

- A pele deve ser mantida limpa e seca. A pele suja deve ser limpa e seca rapidamente.
- Deve-se verificar a pele com regularidade (pelo menos uma vez ao dia) e cuidadosamente, com especial atenção a áreas de vermelhidão persistente e sobre proeminências ósseas.
- A roupa deve ser respirável e confortável (macia, não muito solta ou enrugada, nem muito apertada). Costuras, botões e bolsos não devem pressionar a pele, especialmente em áreas que suportam peso.
- O alívio regular da pressão é essencial. Os pacientes devem ser instruídos a mudar ou serem mudados de posição com frequência, normalmente a cada 2 horas no leito e a cada 15 a 30 minutos quando sentado em uma cadeira de rodas.[107]

Podem ser necessários *dispositivos de alívio de pressão* (DAP) para proteger áreas insensíveis, e eles devem ser aplicados conforme adequado. Eles podem incluir colchões (de água, gel, ar ou pressão alternada) para distribuir o peso corporal e reduzir o cisalhamento e atrito no leito. Almofadas e/ou botas de pele de carneiro, ar ou espuma podem ser necessárias para proteger áreas do corpo propensas à ruptura (escápulas, cotovelos, túberes isquiáticos, sacro, trocanteres, joelhos, maléolos ou calcanhares). As almofadas (de espuma; ou para alívio da pressão feitas de líquido ou ar) são necessárias para pacientes que passam períodos prolongados de tempo sentados em suas cadeiras de rodas. Ao avaliar um DAP, é essencial que seja usado um sistema de mapeamento de pressão para determinar a sua eficácia e garantir que as áreas de alta pressão sejam devidamente protegidas.[107-109]

A prevenção é a melhor estratégia. Medidas importantes para a manutenção da integridade e função da pele incluem manter uma boa alimentação e beber muito líquido. Estudos sugerem que para pacientes com EM, com úlceras de pressão, há aumento nos requisitos de nutrientes específicos; deve-se considerar particularmente a suplementação de zinco e ferro.[110] O paciente deve ser advertido em relação a atividades que podem causar traumatismos à pele. Arrastar, bater ou raspar partes do corpo durante uma transferência ou atividades de mobilidade no leito podem ferir a pele. A lesão térmica pode resultar do contato com água quente ou objetos quentes. Caso se desenvolva uma vermelhidão da pele que não branqueia (com duração superior a 30 minutos), os pacientes devem ser instruídos a não encostar na área até que a vermelhidão desapareça. Se vermelhidão não desaparecer dentro de 24 horas, o indivíduo deve procurar atendimento médico. Bolhas, áreas azuladas ou feridas abertas indicam lesão mais grave e requerem atenção imediata. Isso pode incluir tratamento sistêmico com antibióticos para a infecção e técnicas de manejo de feridas (limpeza e desbridamento, antibióticos tópicos e curativos de proteção).[8]

Manejo da dor

A dor pode ser classificada em quatro categorias: dor diretamente da EM, dor secundária a outros sintomas da EM, dor resultante do tratamento farmacológico para a EM, e dor independente da EM. O manejo da dor depende da determinação exata das suas causas. Distensões musculoesqueléticas ou mau alinhamento articular por músculos cronicamente enfraquecidos são considerações importantes e são sensíveis à intervenção fisioterapêutica. Os pacientes podem experimentar alívio da dor com o alongamento ou exercício regular, massagem e ultrassom terapêutico. O retreinamento postural e a correção de padrões de movimento defeituosos, juntamente com órteses e/ou dispositivos de adaptação à posição sentada, podem reduzir o mau alinhamento e a dor. A dor em pontadas do sinal de Lhermitte pode ser aliviada com um colar cervical macio para limitar a flexão de pescoço. A hidroterapia ou exercício em piscina *aquecida* pode ter um efeito benéfico sobre disestesias dolorosas. As meias ou luvas de pressão também podem ser utilizadas para aliviar a dor, convertendo a sensação de dor em uma sensação de pressão. A temperatura neutra pode ser um fator adicional no alívio da dor experimentada com as meias ou luvas. Os pacientes com dor crônica podem se beneficiar do encaminhamento a uma abordagem de manejo completo da dor crônica, como, por exemplo, uma *clínica de dor multidisciplinar* (ver Cap. 25, Dor crônica). As técnicas de manejo do estresse, o treinamento por relaxamento, o *biofeedback* e a meditação frequentemente são úteis na redução da ansiedade e da dor. O uso da estimulação elétrica nervosa transcutânea (TENS) para modular a dor em pacientes com EM teve resultados conflitantes, com alguns pacientes que apresentam melhora e outros agravamento dos sintomas.[9,10]

Treinamento por exercícios

A fraqueza muscular e a diminuição na resistência são achados comuns em pacientes com EM. Além disso, os pacientes com EM muitas vezes adotam um estilo de vida sedentário e limitam a prática de atividade física. Os benefícios do exercício foram firmemente estabelecidos em termos de produzir mudanças fisiológicas e psicológicas significativas, melhorando a função ao mesmo tempo que diminuem a deficiência e melhoram a qualidade de vida.[111-128] Na base de dados de revisões sistemáticas Cochrane sobre a terapia por exercícios para a EM, os pesquisadores identificaram nove ensaios clínicos de alta qualidade (260 participantes).[128] Seis estudos compararam exercícios *versus* nenhum exercício, enquanto três estudos compararam dois tipos de terapia por exercícios. Os pesquisadores descobriram uma forte evidência em favor da terapia por exercícios para melhorar a força muscular, a tolerância ao exercício e as atividades relacionadas com a mobilidade. Foi encontrada evidência moderada de melhora no humor emocional. Não foram encontrados efeitos adversos sobre a fadiga e percepção da desvantagem. Os pesquisadores não encontraram evidências de que um programa de exercícios específico seja mais bem-sucedido em melhorar o nível de atividade e participação do que outro. Indivíduos com deficiência mínima a moderada (ou seja, EDSS entre 1 e 6) demonstraram melhor tolerância ao exercício. Isso revela a necessidade de instituir exercícios no início do curso da doença. As respostas ao exercício do paciente com EM são influenciadas por uma série de fatores que requerem atenção especial durante o exercício, incluindo fadiga, espasticidade, descoordenação motora, diminuição no equilíbrio, perda sensitiva (dormência), tremor e intolerância ao calor. A depressão pode afetar a adesão ao programa de exercícios. Portanto, o fisioterapeuta precisa proporcionar um reforço constante e um ambiente positivo.

Os indivíduos com EM variam muito em suas respostas ao exercício. O foco e o ritmo do tratamento devem ser reajustados de acordo com as capacidades e necessidades específicas do paciente naquele momento. Os pacientes com EMRR que estão experimentando uma exacerbação não devem realizar exercícios até que a remissão seja evidente. Os exercícios podem ser reiniciados quando a deterioração tiver se estabilizado e nenhum novo sintoma tiver surgido. Pacientes com EMPP podem se exercitar dentro dos limites de suas capacidades, já que o exercício pode retardar deteriorações adicionais e otimizar a função remanescente.[129-130] O Quadro 16.5 apresenta um resumo das pesquisas específicas sobre o exercício e EM.

Quadro 16.5 Resumo de evidências
Exercícios e esclerose múltipla

Referência	Amostra	Metodologia/intervenção	Duração	Resultados	Comentários
Andreasen et al.[122] (2011)	Identificados 21 estudos	Revisão sistemática de estudos que avaliaram os efeitos do exercício sobre a fadiga na EM; estudos incluíram o treinamento de resistência, o treinamento de tolerância, o treinamento combinado ou outras modalidades de treinamento		Resultados heterogêneos; poucos estudos avaliaram a fadiga na EM como o desfecho primário; muitos estudos foram realizados em populações sem fadiga; os estudos que incluíram pacientes com EM com fadiga mostraram resultados positivos	O exercício tem o potencial de ter um efeito positivo sobre a fadiga na EM; ainda não está claro se alguma modalidade de exercício é superior a outra; são necessários estudos de alta qualidade sobre as diferentes intervenções de exercício, usando a fadiga como um objetivo primário

(continua)

Quadro 16.5 Resumo de evidências *(continuação)*
Exercícios e esclerose múltipla

Referência	Amostra	Metodologia/intervenção	Duração	Resultados	Comentários
Cakit et al.[124] (2010)	45 indivíduos em 2 grupos de exercício, 1 grupo de controle; EM reincidente-remitente ou EM secundária progressiva, EM leve a moderada, sem exacerbação, capaz de ficar em pé independentemente	ECR Grupo de exerc. 1: TRP na bicicleta ergométrica e exercícios de equilíbrio Grupo de exerc. 2: fortalecimento de MMII e exercícios de equilíbrio domiciliares Grupo de controle: fortalecimento de MMII e exercícios de equilíbrio domiciliares1 Medidas de desfecho: duração do exercício; CMT; TUG; DGI, AF, FES; 10-MWT, FSS, Beck Depression Inventory, SF-36	8 semanas, 2 x/semana, 15 repetições de alta resistência (40% CMT) por 2 min seguido por 2 min de baixa resistência ou descanso	Grupo de exerc. 1: melhora significativa em todas as medidas de desfecho Grupo de exerc. 2: melhora significativa no FES, CMT e duração do exercício Grupo de controle: sem melhora	A TRP resulta em melhora no equilíbrio, diminuição no medo de queda e diminuição na depressão; não houve lesões nem aumento dos sintomas da EM
Dalgas et al.[123] (2010)	45 indivíduos com EMRR, EDSS, 3,0 a 5,5, capaz de deambular mais de 100 m, idade acima de 18 anos	ECR, metodologia cruzada; 5 min de aquecimento seguido de TRP (cargas e volumes aumentados a cada 2 semanas); grupo de controle participou da mesma intervenção após 12 semanas Medidas de desfecho: FSS, MDI, SF-36, força muscular (MVC), capacidade funcional	12 semanas, 2 x/semana; seguimento pós-estudo de 12 semanas	Melhora significativa na força, fadiga e pontuação de capacidade funcional; mudanças significativas em componentes mentais, mas não físicos, do SF-36	O treinamento de resistência foi bem tolerado; houve melhora nos escores de força, fadiga, humor, QV e deambulação; no seguimento, não foi encontrada deterioração significativa nos escores
Rampello et al.[125] (2007)	19 indivíduos com EM leve a moderada, pontuação de 6 ou menos na EDSS, nenhuma recaída recente	RTC, metodologia cruzada Grupo TA: ergômetro de perna (5 min aquecimento, 30 min a 60% da taxa máxima de trabalho; 5 min de resfriamento) Grupo de controle: programa de reabilitação neurológica (RN) Medidas de desfecho: MFIS, MSQOL-54; TC6; velocidade da marcha	3 sessões de treinamento por semana, durante 8 semanas	No TA, mas não no RN, distância percorrida e velocidade de caminhada, ritmo de trabalho máximo, consumo máximo de O_2 melhoraram significativamente; não foram encontradas diferenças na fadiga	A TA melhora a capacidade máxima de exercício e a capacidade de deambular; indivíduos com maior deficiência tenderam a se beneficiar mais da TA; houve uma alta taxa de perda de indivíduos (4/19 no grupo TA)

(continua)

Quadro 16.5 Resumo de evidências *(continuação)*
Exercícios e esclerose múltipla

Referência	Amostra	Metodologia/intervenção	Duração	Resultados	Comentários
Rietberg et al.[128] (2004)	Identificados 9 estudos (ECR); 262 indivíduos com EM	Metanálise de 9 ECR de alta qualidade. Critérios de inclusão: terapia com exercícios para adultos com EM (que não estivessem experimentando uma exacerbação). Medidas de desfecho: limitações nas atividades e QV, ou ambas	6 ensaios clínicos: exercícios *versus* nenhum tratamento por exercício; 3 ensaios clínicos: compararam 2 intervenções de exercício diferentes	Melhor evidência: fortes evidências em favor do exercício em comparação a nenhum exercício, melhora na potência muscular, tolerância ao exercício, atividades relacionadas com a mobilidade; evidência moderada: melhora no humor; nenhuma evidência: efeito sobre a fadiga e percepção da desvantagem; nenhuma evidência: alguma terapia por exercícios específica é melhor do que outras	Os exercícios descritos não apresentaram efeitos deletérios. Os exercícios são benéficos para pacientes com EM que não estão experimentando uma exacerbação. É necessário consenso quanto ao conjunto básico de medidas de desfecho. É necessário controlar melhor o tipo, intensidade de treinamento e tipo de EM.
Surakka et al.[112] (2004)	95 indivíduos com EM, deficiência leve a moderada; EDSS entre 1 e 5,5; grupo exercício = 46; grupo não exercício = 48	ECR, 5 sessões TRP e 5 TA; exercícios aeróbios em piscina (temperatura de 28°C), 65-70% da $FC_{máx}$ preconizada para a idade; treinamento resistido (TR) = treinamento em circuito de MS e MI Ms2, 50-60% de 1-RM; programa de exercícios domiciliares (PED): TR usou faixas elásticas resistivas; treinamento aeróbio, caminhada; indivíduos preencherem livro de registro diariamente. Medidas de desfecho: torque Ms3 (dinamômetro); Fadiga (FI, FSS, AFI)		Diminuição significativa na fadiga motora em mulheres (n = 30), mas não em homens (n = 17), após 6 meses de exercício aeróbio e de fortalecimento; as mulheres exercitam-se 25% a mais do que os homens	O longo período de treinamento (6 meses) pode ter mascarado a progressão da doença, especialmente nos homens. Os homens são mais propensos a ter EMPP e então EMRR.

(continua)

Quadro 16.5 Resumo de evidências *(continuação)*
Exercícios e esclerose múltipla

Referência	Amostra	Metodologia/intervenção	Duração	Resultados	Comentários
Mostert e Kesselring[113] (2002)	26 indivíduos com EM, deficiência leve a moderada, reabilitação em regime de internamento; EDSS entre 2,5 e 6,5; EM-grupo exercício = 13; EM-grupo nenhuma intervenção = 13; grupo de controle saudável = 26	Ensaio clínico randomizado Treinamento com exercícios aeróbios: bicicleta ergométrica de pernas Medidas de desfecho: GXT máx; testes de função pulmonar (CVF); espasticidade MMII (mAS); EDSS Baecke Activity Questionnaire; SF-36 Health Survey; FSS	4 semanas, 5 x/semana, sessões de 30 min	Grupo de EM sob treinamento aumentou o limiar aeróbio, apresentou melhora na percepção de saúde (a vitalidade aumentou 46%, a interação social aumentou 36%); aumento no nível de atividade (17%); tendência a apresentar menos fadiga; função pulmonar não se alterou	O treinamento aeróbio é seguro e melhora a capacidade aeróbia; a exacerbação dos sintomas foi menor do que o esperado (6%); a adesão do grupo de treinamento com EM foi baixa (65%); isso salienta a necessidade de cenários motivacionais; os pacientes com EM são menos condicionados do que os controles saudáveis; os pacientes com EM com maior prejuízo melhoraram mais do que os pacientes menos prejudicados; pequeno tamanho da amostra.
Sutherland et al.[121] (2001)	22 indivíduos com EM, deficiência leve a moderada; EDSS de 5,0 ou menos; grupo nenhuma atividade especial = 11; grupo exercício = 11	ECR, intervenção de exercício: musculação em solo; exercícios aeróbios e trote na água Medidas de desfecho: GXT submáx; HRQOL	10 semanas, 3 x/semana, sessões de 45 min	Grupo exercício apresentou melhora não significativa no condicionamento físico; relatou aumento na energia e vigor, humor, melhora na função social e sexual; menos dor no corpo e fadiga	Exercício melhora a saúde psicológica e a qualidade de vida; o uso de exercícios aeróbios aquáticos pode ser eficaz em pacientes com EM que têm espasticidade e déficits na coordenação; pequeno tamanho da amostra.

(continua)

Quadro 16.5 Resumo de evidências *(continuação)*
Exercícios e esclerose múltipla

Referência	Amostra	Metodologia/intervenção	Duração	Resultados	Comentários
Snook e Motl[127] (2009)	Metanálise de 22 estudos de 600 pacientes com EM	Pesquisa incluiu estudos de treinamento por exercícios publicados de 1960 a 2007; estudos mediram a mobilidade na marcha usando instrumentos identificados como construtos para a mobilidade da marcha aceitáveis e medidas de desfecho para indivíduos com distúrbios neurológicos, antes e depois de uma intervenção que incluiu o treinamento por exercícios.	22 estudos ao longo de 47 anos	Tamanhos de efeito computados expressos como d de Cohen. Sessenta e seis tamanhos de efeito foram recuperados e renderam um tamanho de efeito médio ponderado de g = 0,19 (intervalo de confiança de 95%, 0,09-0,28). Houve efeitos maiores associados ao treinamento por exercícios supervisionados (g = 0,32), programas de exercício que tinham duração de menos de 3 meses (g = 0,28) e amostras mistas de EMRR e EM progressiva (g = 0,52).	As evidências cumulativas apoiam que o treinamento por exercícios está associado a uma pequena melhora na mobilidade na marcha entre indivíduos com EM.
Dodd et al.[126] (2006)	Sete mulheres e dois homens (idade média de 45,6 anos, DP = 10,7) com EM	Estudo de coorte de um programa de fortalecimento com exercícios de resistência progressiva realizados em academia: 3 exercícios para as pernas (*leg press*, extensão do joelho, flexão plantar sentado) e 3 exercícios para os braços (puxada pela frente na polia alta, peitoral sentado e rosca sentado)	10 semanas, 2 ×/semana	Efeitos benéficos físicos, psicológicos e sociais e diminuição na fadiga. Fatores extrínsecos cruciais para a conclusão do programa foram o incentivo e conhecimento dos exercícios dos líderes e o aspecto em grupo do programa	O treinamento de força de resistência progressiva é uma opção de condicionamento viável para algumas pessoas com EM. Escolher líderes encorajadores, ter conhecimento do exercício e praticar exercícios em grupo podem contribuir para o sucesso do programa.

AFI = Índice de fadiga ambulatorial (teste de caminhada de 500 m); TA = treinamento aeróbio; IMC = índice de massa corporal; DGI = Índice de caminhada dinâmica; EDSS = Escala de estado de incapacidade expandida de Kurtzke; exerc. = exercício; FES = Escala de eficácia de quedas; FI = Índice de fadiga; FSS = Escala da severidade da fadiga; AF = alcance funcional; GXT = Teste de exercício graduado; QV = qualidade de vida; MMII = membros inferiores; mAS = Escala modificada de Ashworth; MDI = Inventário de depressão maior; MFIS = Escala modificada de impacto de fadiga; TC6 = Teste de caminhada de 6 minutos; MSQOL-54 = Questionário de qualidade na esclerose múltipla; EM = esclerose múltipla; EMPP = esclerose múltipla primária progressiva; TRP = treinamento de resistência progressiva; ECR = ensaio clínico randomizado; EMRR = esclerose múltipla reincidente-remitente; 1-RM = contração em uma repetição máxima; CMT = carga máxima tolerada; TUG = Teste de levantar e ir cronometrado; MS = membro superior; $\dot{V}O_{2máx}$ = consumo máximo de oxigênio.

Força e condicionamento muscular

A força muscular máxima durante o exercício isométrico ou isocinético prolongado é menor em pessoas com EM em decorrência da redução na capacidade de ativar os músculos (redução na força/unidade de massa muscular), redução nas respostas metabólicas musculares, e fraqueza muscular secundária à atrofia das fibras musculares, espasticidade e desuso.[129] Determinar uma prescrição de exercício apropriada para melhorar a força e a resistência é um desafio e precisa ser cuidadosamente individualizada a cada paciente. A prescrição é baseada em quatro elementos inter-relacionados: frequência do exercício, intensidade do exercício, tipo de exercício e tempo ou duração (a equação *FITT*). Pode-se usar as diretrizes a seguir:[130]

- As sessões de exercício devem ser programadas em dias alternados (exercícios de não resistência) e nos momentos ideais, como na parte da manhã, quando a temperatura corporal central tende a estar mais baixa e antes que a fadiga comece. Os pacientes com maior comprometimento neurológico podem exigir exercícios mais frequentes (p. ex., exercícios diários).
- Os modos de treinamento de resistência podem incluir aparelhos de musculação, pesos livres ou polias, faixas elásticas resistivas de látex ou aparelhos isocinéticos.
- O treinamento em circuito, em que é desenvolvida melhora na capacidade de trabalho com utilização de várias estações diferentes que alternam o trabalho de MMSS e MMII, distribui a carga entre os músculos e pode ser benéfico para reduzir a probabilidade de fadiga.
- As sessões devem envolver o trabalho descontínuo, equilibrando cuidadosamente o exercício com períodos de repouso adequados.
- A progressão em geral é mais lenta do que com indivíduos saudáveis.
- Deve-se tomar precauções para evitar os efeitos deletérios do excesso de trabalho. O exercício ao ponto de fadiga é contraindicado e pode resultar em agravamento dos sintomas, principalmente aumento da fraqueza. Isso pode ter efeitos adversos adicionais sobre a manutenção da motivação do paciente.
- Deve-se ter a precaução de monitorar os efeitos da fadiga. O *tempo até a fadiga* varia muito entre os indivíduos com EM e *não* está relacionado com o nível de deficiência ou incapacidade física.
- Deve-se ter a precaução de gerenciar a temperatura corporal central e evitar o superaquecimento.[131-132] A temperatura ambiente deve ser cuidadosamente controlada. O ar-condicionado é uma necessidade de saúde em muitos climas. Pode-se obter resfriamento adicional com o uso de ventiladores, envoltórios molhados no pescoço, garrafas de *spray* que nebulizam água fria à pele, e imersão em água fria com exercícios aquáticos. As roupas de resfriamento de superfície surgiram como ferramentas eficazes no manejo da temperatura corporal, controle da fadiga e melhora da função. Elas incluem as vestes ou coletes de refrigeração.[133-135]
- Deve-se ter precaução com determinadas deficiências. Perdas táteis e proprioceptivas ou descoordenação e tremores podem tornar inseguro o uso de alguns equipamentos (p. ex., pesos livres). O *feedback* visual, quando intacto, deve ser usado para monitorar a realização de exercícios. Uma sugestão alternativa seria a utilização de ergômetros de braço/perna sincronizados para controlar os movimentos de membros.
- Deve-se ter precaução com deficiências cognitivas e de memória. Os indivíduos podem precisar de instruções/diagramas de exercício, por escrito ou impressos, incluindo lembretes da quantidade de repetições, maneira adequada de realização e utilização correta de equipamentos.
- As atividades de treinamento funcional (p. ex., exercícios em cadeia cinética fechada) podem ser usadas para promover a força e resistência funcional. Os indivíduos com problemas de ataxia e de equilíbrio podem exigir o uso de posturas mais estáveis (p. ex., plantígrada modificada, quatro apoios ou sentada com apoio).
- As sessões de exercícios em grupo podem fornecer valiosa motivação e apoio social. O principal papel do fisioterapeuta é o de educador e líder do grupo. O manejo bem-sucedido das sessões em grupo requer exame cuidadoso e individualizado dos membros do grupo para determinar metas e exercícios específicos.
- As medidas adotadas podem incluir a dinamometria isocinética, o TMM (pode não ser confiável se houver presença de espasticidade), testes funcionais (p. ex., passar de sentado para em pé), fadiga (MFIS) e medidas de qualidade de vida relacionada com a saúde (QVRS).

Condicionamento aeróbio

Os indivíduos com EM demonstram respostas fisiológicas esperadas ao exercício aeróbio submáximo; isto é, a frequência cardíaca (FC), a pressão arterial (PA) e o consumo de oxigênio ($\dot{V}O_2$) aumentam de maneira linear em resposta à carga de trabalho crescente. As respostas respiratórias (frequência respiratória [FR] e ventilação-minuto) também aumentam.[129] No entanto, as respostas na FC e PA podem ser atenuadas se houver presença de disautonomia cardiovascular. Existe uma relação direta entre a duração e extensão da doença e a probabilidade de disfunção cardiovascular autônoma. Os pacientes com EM também podem demonstrar disfunção muscular respiratória (fraqueza, ataxia), contribuindo para a tolerância ao exercício reduzida.

A tolerância ao exercício e a potência aeróbia máxima ($\dot{V}O_{2máx}$) são reduzidas em indivíduos com diminuição na capacidade cardiorrespiratória secundária à inatividade física. A diminuição na capacidade de trabalho físico, a diminuição na capacidade vital, o aumento da FC em repouso e em resposta ao exercício, a diminuição na força muscular, o aumento da fadiga, o aumento da ansiedade e a depressão são achados comuns.

A determinação de uma prescrição de exercícios apropriada para melhorar as necessidades de condicionamento cardiovascular precisa ser cuidadosamente individualizada a cada paciente. Embora estimar a capacidade de exercício e o condicionamento cardiorrespiratório para indivíduos com EM seja um desafio, estudos recentes têm mostrado que o $\dot{V}O_2$ de pico e a capacidade de exercício podem ser previstos por meio de testes submáximos.[136,137] Pode-se usar as diretrizes a seguir para o *teste clínico do exercício*.[130]

- O modo preferido é uma bicicleta ergométrica de membros inferiores vertical ou reclinada. Indica-se o uso de um aparelho reclinado se o equilíbrio sentado estiver prejudicado. Pode ser necessária a combinação de ergometria de membros inferiores e superiores ou a ergometria de MS isolada na presença de um comprometimento significativo de MI. Recomenda-se o uso de firma-pés e tiras de calcanhar para controlar o posicionamento dos pés, especialmente em pacientes com espasticidade, tremor ou fraqueza.
- As medidas de desempenho incluem a FC, a percepção subjetiva de esforço (PSE), a PA, e a análise dos gases expirados ($\dot{V}O_2$). Com o uso da PSE, o esforço periférico (músculos, articulações) é frequentemente classificado como mais estressante (maior) do que o esforço central (cardiopulmonar).
- Pode-se usar um protocolo contínuo ou descontínuo (estágios de 3 a 5 minutos); o protocolo descontínuo é indicado na doença sintomática, especialmente em caso de fadiga.
- Deve-se usar um teste submáximo. A maior parte dos indivíduos com EM pode alcançar 70 a 85% de sua frequência cardíaca máxima ($FC_{máx}$) prevista de acordo com a idade.
- As recomendações para o aumento na carga de trabalho para cada fase são de 12 a 25 watts para o trabalho de MI e 8 a 12 watts para o trabalho combinado de MS e MI.
- Os critérios para interrupção incluem alcançar a FC de pico, o $\dot{V}O_2$ de pico, fadiga voluntária, mudanças significativas na PA (pressão arterial sistólica [PAS] superior a 250 mmHg ou pressão arterial diastólica [PAD] maior que 115 mmHg ou uma resposta hipotensiva), ou uma diminuição na captação de oxigênio com o aumento do ritmo de trabalho.
- Deve-se ter a precaução de monitorar as respostas atenuadas de FC ou PA durante o exercício. Pode-se usar uma escala de classificação de categorias como a PSE para estimar o esforço central e periférico.[84]
- Deve-se ter a precaução de controlar a temperatura corporal central e evitar o superaquecimento (p. ex., o uso de um ventilador para arrefecimento).
- Deve-se ter a precaução de monitorar os efeitos da fadiga.
- Deve-se ter a precaução de evitar os efeitos deletérios do excesso de trabalho.
- Deve-se ter precaução com determinados medicamentos que possam afetar os resultados: o cloridrato de amantadina (HCl) pode reduzir temporariamente a fadiga; o baclofeno e a amitriptilina HCl podem causar fraqueza muscular; a prednisona também pode provocar fraqueza muscular, juntamente com redução na transpiração e hipertensão.
- A manhã é o momento ideal para o teste.

A prescrição é novamente baseada nos quatro elementos inter-relacionados da equação FITT. As recomendações para a programação de exercícios para melhorar o condicionamento aeróbio incluem o seguinte:[130]

- A frequência de treinamento recomendado é de 3 a 5 dias/semana, em dias alternados. O exercício diário em níveis mais baixos de intensidade é recomendado para pessoas com capacidades de exercício mais limitadas (p. ex., 3 a 5 equivalentes metabólicos [MET]).
- A intensidade do treinamento deve ser limitada a 60 a 85% da $FC_{máx}$ ou 50 a 70% do VO_2 de pico.
- A duração recomendada é de 30 minutos por sessão ou, para indivíduos mais acometidos, três sessões de 10 minutos por dia.
- O tipo de exercício pode incluir ciclismo, caminhadas, natação ou exercícios aquáticos.
- O treinamento em circuito pode ser melhor para otimizar o treinamento.
- Os indivíduos com problemas de equilíbrio ou perda sensorial exigirão atividades sem apoio de peso.
- Precauções para o exercício: discutidas na seção anterior.
- As medidas de desfecho adotadas incluem resultados do teste de exercício gradual (GXT), FC (que pode ser difícil de monitorar em caso de disautonomia; perda sensitiva nos dedos das mãos pode dificultar o automonitoramento), testes de função pulmonar (capacidade vital forçada [CVF]), composição corporal, PSE, fadiga (FI, MFIS), estado funcional e medidas de qualidade de vida relacionada com a saúde (QVRS).

As orientações ao paciente são particularmente importantes porque o sucesso global de um programa de condicionamento físico é influenciado pelo nível de compreensão do indivíduo dos princípios básicos do treinamento, independência no automonitoramento e habilidade na tomada de decisão em relação ao nível de incapacidade e modificações do exercício necessárias, bem como considerações de estilo de vida, saúde geral e segurança.

Exercícios de flexibilidade

Exercícios de alongamento e ADM são necessários para garantir uma mobilidade articular adequada e para neutralizar os efeitos da espasticidade (Fig. 16.3). Pessoas sedentárias ou inativas que são dependentes de cadeiras de rodas muitas vezes desenvolvem encurtamento nos flexores e adutores de quadril, posteriores da coxa e flexores plantares. Observa-se limitação na ADM acima da cabeça com encurtamento do peitoral maior/menor e latíssimo do dorso; isso está associado a uma postura curvada, anteriorizada. Os pacientes restritos ao leito normalmente apresentam encurtamento dos extensores de quadril/joelho, adutores de quadril e flexores plantares. Os exercícios de alongamento e ADM devem ser realizados diariamente. Para o alongamento adequado, deve-se manter na amplitude máxima por no mínimo 30 a 60 segundos, com pelo menos duas repetições. O uso de órteses ou talas dinâmicas é uma opção adequada para a prevenção e, em alguns casos, para a reversão de contraturas.[138-139] Considerando os desvios de marcha e a dificuldade com transferências/mobilidade no leito que surgem pela ADM limitada e espasticidade, é importante incluir também exercícios agressivos de ADM de tronco para possibilitar a função completa da musculatura do *core*, mais notavelmente o quadrado do lombo (Fig. 16.4). Pacientes mais ativos podem se beneficiar do Tai Chi, que fornece impor-

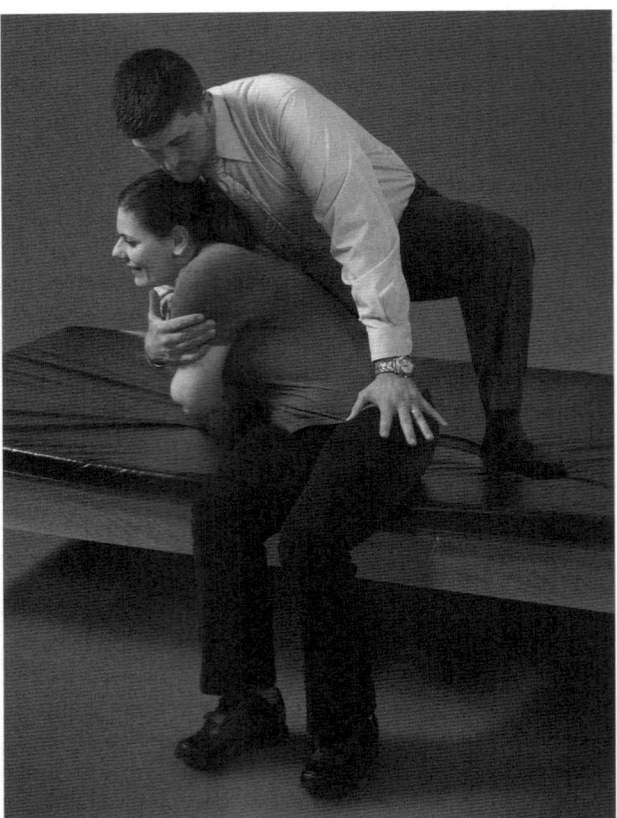

Figura 16.4 Alongamento de tronco na posição sentada. A posição retratada possibilita ao fisioterapeuta controlar a pelve para garantir o alongamento de tronco, mantendo o controle de tronco do indivíduo para aplicar a ênfase correta nos grupos musculares desejados.

tantes benefícios adicionais de relaxamento e treinamento de equilíbrio. A mensuração da ADM com a utilização de goniometria é uma medida de desfecho apropriada.

Manejo da fadiga

Com aproximadamente 75% dos indivíduos com EM que descrevem sintomas persistentes ou esporádicos, a fadiga é um dos mais debilitantes. A fadiga é caracterizada por sonolência esmagadora, cansaço excessivo e sensação de fraqueza que vem de repente e intensamente. A aversão à atividade por medo de que ela ocasione fadiga também é comum. O nível de atividade reduzido resultante tem implicações importantes sobre a redução no estado de saúde e descondicionamento. Os fisioterapeutas são confrontados com a necessidade de equilibrar de um lado a prescrição de exercício e do outro evitar o excesso de trabalho e o desenvolvimento de fadiga. O treinamento aeróbio (discutido anteriormente) e as *estratégias de eficácia energética (EEE)* são fundamentais para qualquer plano de intervenção para diminuir a fadiga.[13] Durante o exercício prescrito e as sessões de fisioterapia, é imperativo que

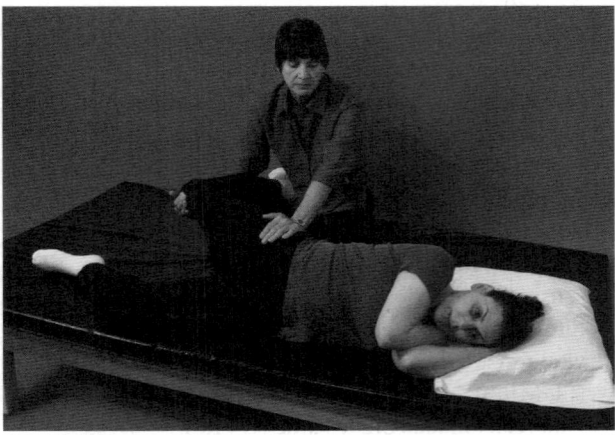

Figura 16.3 Alongamento de flexores de quadril/reto femoral em decúbito lateral. Esta posição possibilita que o fisioterapeuta controle o quadril e ao mesmo tempo garante que a lordose lombar excessiva seja evitada, modulando a quantidade de alongamento entre o iliopsoas e o reto femoral.

um fisioterapeuta qualificado reconheça a diferença entre a fadiga relacionada com a EM e o cansaço esperado relacionado com o exercício. A fadiga relacionada com a EM durante o exercício frequentemente está associada ao estresse térmico; isso pode ser compensado com descanso adequado e com o uso de tratamentos de refrigeração e pré-refrigeração durante o exercício.[132-134]

Os pacientes são instruídos a manter um *diário de atividades* em que registram como dormiram na noite anterior, as atividades diárias por hora, e quão custosas foram essas atividades. Para cada atividade, eles podem ser convidados a avaliar o seu nível de fadiga (F), o valor ou a importância da atividade (V), e o grau de satisfação com o desempenho da atividade (S), atribuindo um número entre 1 e 10, com 1 sendo muito baixa e 10 sendo muito alta. Por exemplo, a atividade pode ser preparar o almoço. Os escores relatados para essa atividade podem ser F = 7, V = 3, e S = 2. Também são registrados fatores agravantes associados à fadiga crescente (p. ex., estresse térmico) e sintomas de EM que aparecem ou pioram durante o dia. Um *diário de atividades para a EM* é apresentado no Apêndice 16.C.[140]

Com base nessas informações, o fisioterapeuta pode iniciar as sessões de treinamento, ensinando estratégias de eficácia energética. A **conservação de energia** se refere à adoção de estratégias que reduzam as necessidades energéticas globais da tarefa e o nível geral de fadiga. Estas podem incluir a modificação de tarefas ou modificar o ambiente de modo a garantir a conclusão bem-sucedida das atividades diárias. Por exemplo, pode-se considerar o uso de uma *scooter* ou cadeira de rodas motorizada para a mobilidade na comunidade ou em casa a fim de ajudar a conservar energia e manter a independência. Pode-se considerar ainda outros equipamentos de mobilidade, como andadores, muletas ou órteses. As atividades que são difíceis ou têm altos requisitos de energia podem ser divididas em partes componentes e requerem uma análise precisa da atividade. A **graduação da atividade** se refere a equilibrar a atividade com períodos de descanso intercalados ao longo do dia. Para o paciente com fadiga crônica, desenvolvem-se *relações repouso-atividade*, com períodos de descanso periódico planejados com antecedência. Deve-se instituir pausas com repouso completo se uma atividade se tornar exaustiva. Os níveis globais de energia podem ser melhorados se os pacientes aprenderem a definir prioridades e limitar suas atividades, poupando sua energia para as atividades que são realmente importantes para eles (p. ex., atividades que são agradáveis e significativas com relação ao estilo de vida do indivíduo). O terapeuta ocupacional aborda as EEE e pode fornecer sugestões valiosas relativas a planejamento, simplificação do trabalho e desenvolvimento de ações de eficiência energética para o autocuidado e manejo do lar. O conselheiro de reabilitação ocupacional pode fornecer estratégias úteis para a modificação comportamental e reabilitação ocupacional. Os esforços da equipe com o fisioterapeuta e outros são importantes para a consistência e o reforço. A revisão semanal das atividades e as modificações recomendadas são usadas para avaliar o progresso. O MFIS deve ser administrado regularmente para monitorar o estado de fadiga em curso (ver Apêndice 16.A). Por fim, técnicas de manejo do estresse são componentes importantes do manejo dos sintomas.

O terapeuta ocupacional e o fisioterapeuta devem realizar um exame ambiental direto da casa e/ou local de trabalho (ver Cap. 9, Exame do ambiente). Pode-se considerar uma série de adaptações para melhorar a eficiência e a segurança, incluindo o uso de ar-condicionado, modificações na casa ou no trabalho, ou equipamentos ergonômicos. O paciente/familiares/cuidador devem ser orientados quanto à importância dessas recomendações para a melhora na função. Também é recomendada a revisão periódica dos equipamentos e modificações ambientais.

A comunicação adequada entre o terapeuta ocupacional, o fisioterapeuta e o médico do paciente pode garantir que estão sendo usadas as doses corretas dos tratamentos farmacológicos, já que o fisioterapeuta tem a oportunidade única de observar o paciente em várias circunstâncias e níveis de atividade.

Manejo da espasticidade

Embora a espasticidade varie muito de uma pessoa para outra, os músculos que normalmente demonstram tônus forte incluem os músculos antigravitacionais. Por exemplo, nos MMII, os quadríceps, adutores de quadril e flexores plantares muitas vezes são espásticos; enquanto nos MMSS os flexores de cotovelo, punho e dedos, bem como os adutores de ombro são espásticos. Os indivíduos com EM normalmente demonstram espasticidade mais forte nos MMII do que nos MMSS. A espasticidade é funcionalmente limitante e contribui para o desenvolvimento de diversas deficiências secundárias, como contraturas, deformidade postural e úlceras de decúbito.

Diversas intervenções fisioterapêuticas podem ser utilizadas, incluindo crioterapia, hidroterapia, exercícios terapêuticos, alongamento, posicionamento ou qualquer combinação destas. As respostas a essas intervenções devem ser monitoradas atentamente e devem ser equilibradas de forma cuidadosa com intervenções farmacológicas. O fisioterapeuta deve acompanhar de perto os efeitos dos medicamentos antiespasticidade prescritos e otimizar as intervenções fisioterapêuticas com o ciclo de dosagem. Por exemplo, os pacientes em uso de baclofeno responderão melhor às técnicas de alongamento se estas forem aplicadas no meio do ciclo de dosagem, em vez de no início ou no fim. O fisioterapeuta deve reconhecer também os fatores que afetam o tônus e responder apropriadamente. Por exemplo, a infecção ou a febre que aumenta o tônus pode exigir um encaminhamento ao médico. É importante reduzir ou eliminar todos os fatores que possam agravar a espasticidade (p. ex., calor, umidade, pressão).

A aplicação tópica de frio (compressas ou envoltórios de gelo) ou hidroterapia (banho frio) pode reduzir temporariamente a espasticidade, diminuindo a excitabilidade reflexa dos tendões e o clônus, e retardando a condução dos impulsos nos nervos e músculos. Os efeitos da crioterapia são de duração relativamente curta, embora alguns pacientes possam apresentar maior capacidade de se mover que perdura por minutos ou horas. É importante lembrar que alguns pacientes, especialmente aqueles com sensibilidade intacta, podem reagir com sensibilidade desagradável ao frio, com reações de *luta ou fuga* (sistema nervoso autônomo), como aumento da frequência cardíaca, aumento da FR ou náuseas. A crioterapia é contraindicada nesses pacientes.

Exercícios de alongamento e ADM são iniciados precocemente no curso da doença e continuá-los no dia a dia pode ajudar os pacientes a manterem a integridade das articulações e a mobilidade na presença de espasticidade. Combinar o alongamento com movimentos usando rotação rítmica (rotação suave do membro) ou técnicas de alongamento da facilitação neuromuscular proprioceptiva (FNP) (contração ativa manter-relaxar [CAMR], contração ativa contrair-relaxar [CACR]) é eficaz na obtenção de ADM.[141] Consulte o Capítulo 10, Estratégias para melhorar a função motora, para uma discussão sobre essas técnicas. O alongamento mantido, em que se sustenta em uma mesma posição durante 30 minutos a 3 horas, também pode ser utilizado para diminuir a atividade reflexa do alongamento. O alongamento mantido pode ser alcançado com o posicionamento prolongado (p. ex., mesa ortostática com cunhas para artelhos), pesos de baixa carga aplicados com o uso de tração de pele, ou aparelhos gessados em série. As talas de ar também fornecem um mecanismo eficaz para manter os membros em posições de alongamento, fora das posições de espasticidade. Deve-se ensinar exercícios de alongamento aos pacientes/ familiares como parte de um programa de exercícios domiciliares (PED). Movimentos de alongamento rápidos e balísticos são contraindicados, pois a espasticidade é sensível à velocidade. Os movimentos de alongamento devem ser realizados lentamente para alcançar de forma gradual a amplitude desejada.

Os exercícios ativos em velocidades lentas ou autosselecionadas devem se concentrar na expansão da ADM disponível. A ênfase na contração dos músculos antagonistas pode ajudar por meio de mecanismos de inibição recíproca. Pode-se utilizar também a estimulação elétrica dos músculos antagonistas aos músculos espásticos para diminuir a espasticidade. Movimentos que incentivam posturas anormais devem ser desencorajados. Os pacientes com cocontração anormal podem se beneficiar de exercícios voltados à melhora no controle motor (exercícios cronometrados) ou *biofeedback*. Tai Chi, ioga e exercícios aquáticos combinados com água em baixa temperatura (inferior a 29,44°C) também podem ser úteis em produzir o relaxamento desejado.[12]

Atividades funcionais destinadas a reduzir o tônus devem se concentrar no tronco e segmentos proximais, porque muitos padrões de hipertonia parecem ser fixos pela ação de músculos proximais mais fortes. O tônus extensor parece predominar, de modo que as atividades que enfatizam a flexão de MI com rotação de tronco geralmente são as mais eficazes. Por exemplo, a rotação da parte inferior do tronco (RIT) deitado em posição de gancho pode ser eficaz na redução do tônus extensor proximal. Uma estratégia muito eficaz é posicionar o paciente em posição fetal com uma bola terapêutica sob as pernas flexionadas e agitar levemente a bola para trás e para a frente. Passar da posição em quatro apoios para a posição sentada de lado também pode ser eficaz na redução do tônus extensor em alguns pacientes, já que a atividade combina a RIT com a pressão inibitória prolongada no quadríceps.[142]

Para o paciente com mobilidade funcional limitada (níveis de EDSS de 7,0 ou acima), o posicionamento fora de posturas espásticas anormais é um componente importante do programa de manejo. Em geral, o posicionamento prolongado ou estático em qualquer postura fixa pode ser prejudicial para o paciente com forte espasticidade e deve ser evitado. Por exemplo, o paciente que permanece no leito o dia todo com os MMII posicionados em extensão, adução e flexão plantar pode ser incapaz de flexionar os quadris e os joelhos o suficiente para se sentar em uma cadeira de rodas. Do mesmo modo, os pés permanecerão fixos em flexão plantar e não poderão ser posicionados sobre os apoios para pés. Uma programação de posicionamento que utiliza posições variadas (no leito, na cadeira ou na cadeira de rodas) ajudará a evitar que o paciente fique preso em alguma postura. Dispositivos de posicionamento mecânico (p. ex., talas de repouso, espalhador de artelhos, espalhador de dedos, tala de tornozelo) são úteis para manter a posição e preservar as estruturas articulares.

Manejo de déficits de coordenação e equilíbrio

Déficits cerebelares (ataxia, instabilidade postural) são comuns na EM. Comprometimentos nos sistemas somatossensorial, visual e vestibular também são comuns e resultam em distúrbios na propriocepção. Espasmos e fraqueza muscular podem afetar o equilíbrio ao alterar a força e a sequência de contração muscular.[143] Esses efeitos combinados resultam em dificuldade em sustentar posturas eretas, deambulação e outras atividades funcionais, levando a um aumento no risco de quedas.

Intervenções voltadas à promoção do controle postural devem primeiro se concentrar no controle estático (manutenção) em posturas antigravitacionais com apoio de peso (p. ex., sentada, quatro apoios, ajoelhada, plantígrada modificada e posição ortostática). A progressão ao longo de uma série de posições é utilizada para aumentar gradualmente as exigências posturais por meio da variação na base de apoio (BDA), elevando o centro de massa (CDM) e aumentando a quantidade de segmentos corporais (graus de liberdade) que precisam ser controlados. As técnicas de exercício específicas que podem ser usadas para promover a estabilidade incluem a aproximação articular aplicada a articulações proximais (ombros ou quadris) ou coluna vertebral e a estabilização rítmica (FNP). Os pacientes com ataxia significativa não serão capazes de se manter estáveis e podem se beneficiar da aplicação da técnica de reversões dinâmicas da FNP (reversões lentas), progredindo em decrementos de amplitude.[141] O controle postural dinâmico pode ser desafiado pela incorporação de atividades como o deslocamento de peso e o alcance de MS (Fig. 16.5) ou passo de MI. Na posição sentada, um padrão de *chop* resistido de FNP que combina movimentos de MS com movimentos do tronco (flexão com rotação e extensão com rotação) é uma atividade excelente. Isso pode ser progredido para atividades dinâmicas mais avançadas com o paciente sentado em uma bola terapêutica (suíça) em oposição a sentado sobre uma superfície plana e rígida (Fig. 16.6). A musculatura do *core* está envolvida, enquanto as demandas sobre a musculatura de tornozelo e joelho são minimizadas. Isso possibilita um

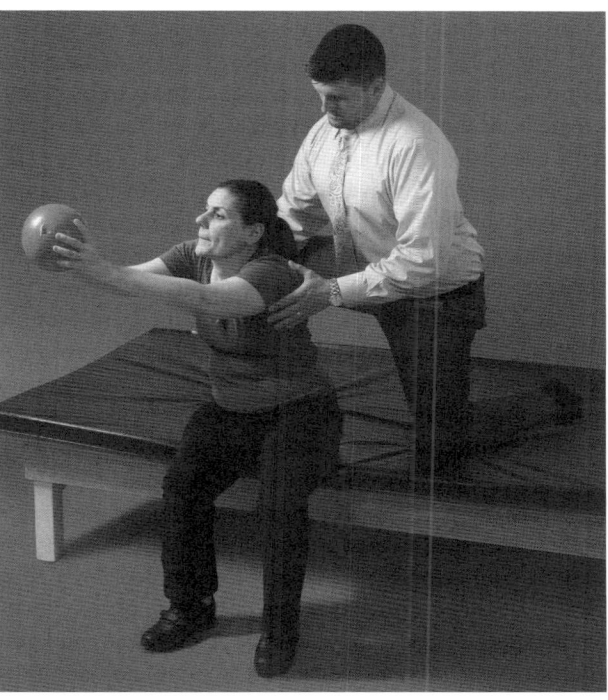

Figura 16.5 O controle postural dinâmico é promovido por meio do deslocamento de peso e rotação da parte superior do tronco para a direita.

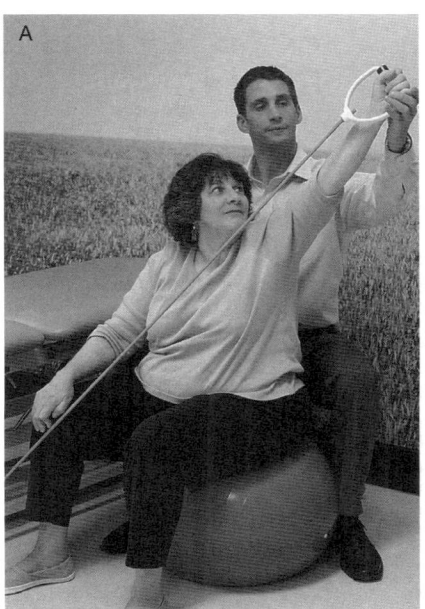 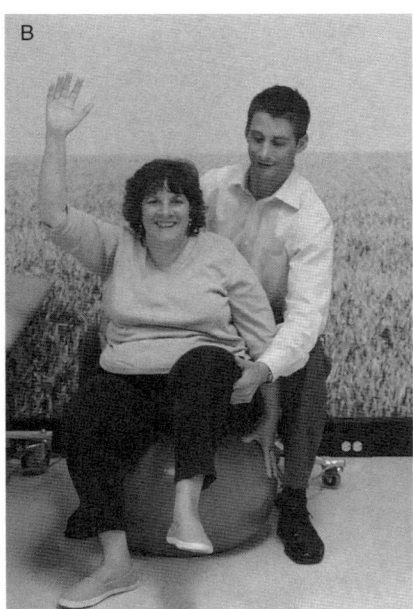 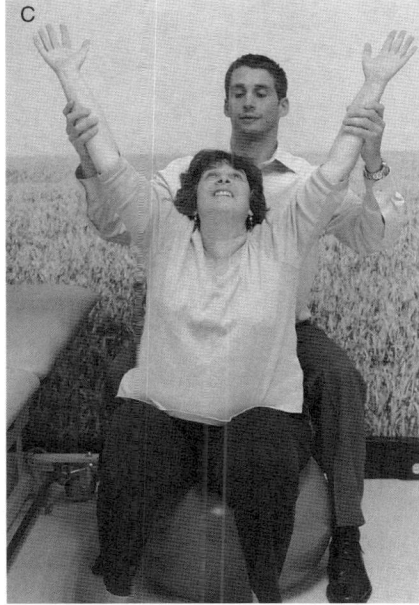

Figura 16.6 Sentada sobre a bola, a paciente pratica atividades de controle postural dinâmico: (A) alcance resistido unilateral acima da cabeça, (B) movimento recíproco de dar passo e oscilar o braço acima da cabeça e (C) padrões D2 bilaterais resistidos simétricos de flexão com extensão da FNP.

programa de equilíbrio do *core* mais focado, que pode ser progredido para a posição ortostática.[144,145]

Uma meta importante da terapia é promover o equilíbrio seguro e funcional. O treinamento eficaz deve envolver uma variedade de tarefas funcionais diárias que desafiam o equilíbrio. A Figura 16.7 mostra uma atividade de controle postural dinâmico que combina dar um passo e alcançar. A Figura 16.8 mostra movimentos de transição da posição sentada para em pé. Conforme o treinamento progride, as tarefas são modificadas (p. ex., base alargada para base estreita para posição *tandem*, superfície estável para superfície móvel) de modo a promover a adaptação das habilidades. Os contextos sensoriais também são variados a fim de promover o controle adaptativo em vários contextos perceptuais diferentes (p. ex., olhos abertos para olhos fechados, superfície firme para espuma espessa).[142] Os pacientes com EM e disfunção vestibular central podem se beneficiar da reabilitação vestibular para melhorar o equilíbrio prejudicado e a incapacidade decorrente de tonturas ou desequilíbrios (Fig. 16.9). Consulte o Capítulo 21 para obter informações adicionais.[146]

A piscina é um meio terapêutico importante para a prática de controle postural estático e dinâmico, tanto sentado como em pé, bem como na deambulação. A água oferece resistência graduada que desacelera os movimentos atáxicos do paciente, enquanto a flutuação ajuda no equilíbrio na posição vertical. Os exercícios aeróbios aquáticos demonstraram ser eficazes na melhora da força

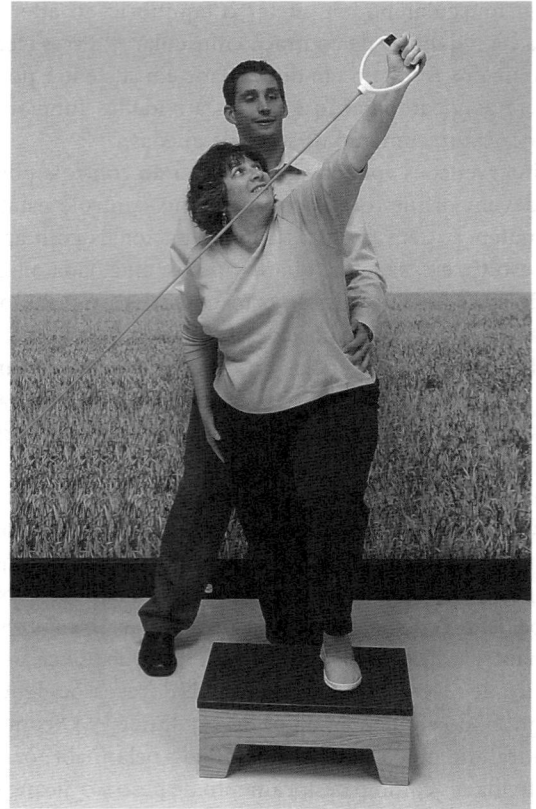

Figura 16.7 Atividades de controle postural dinâmico. Esta posição demonstra uma atividade avançada de dar passo e alcançar com o desafio adicional de um elástico resistivo.

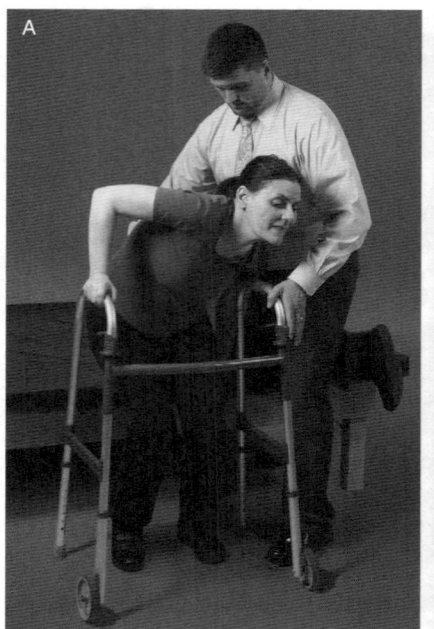 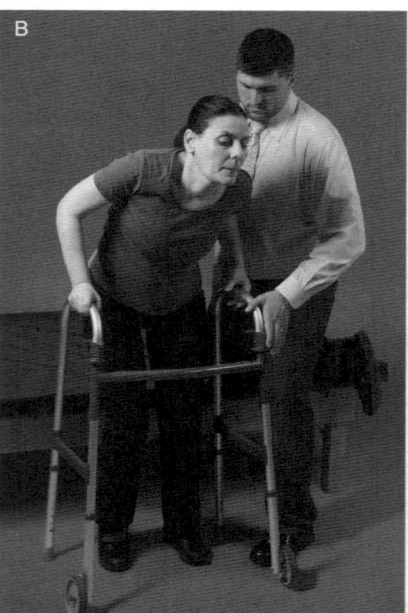 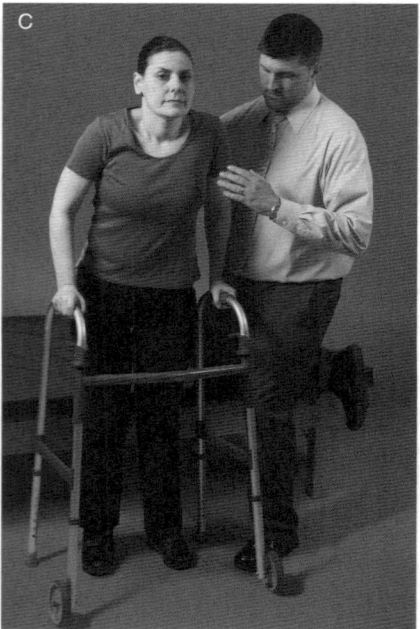

Figura 16.8 Movimento de transição de sentado para em pé. A transição de sentado para em pé é um componente importante do treino pré-marcha/de marcha, treino de transferências e treino de equilíbrio.

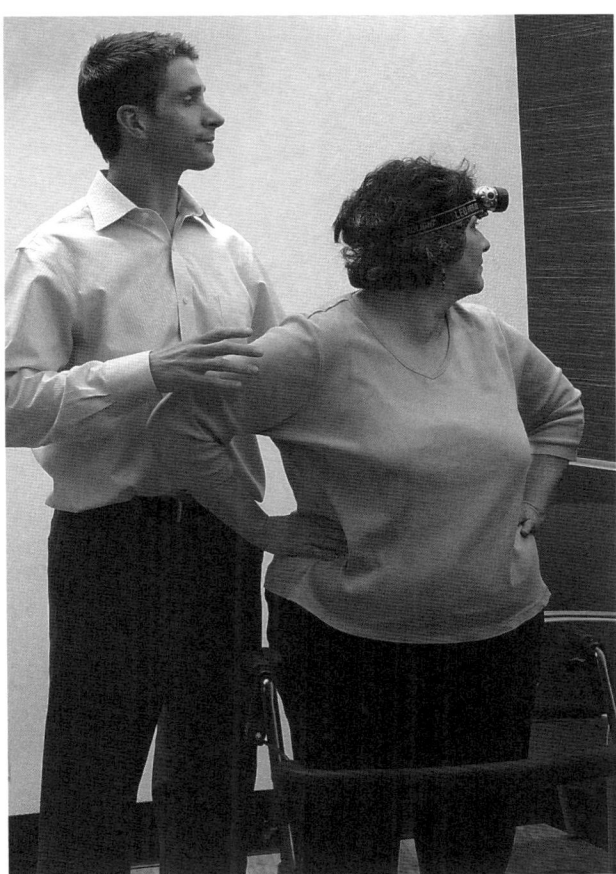

Figura 16.9 Giros de cabeça para o treinamento vestibular.

muscular, diminuição da fadiga muscular, aumento da resistência e melhora da qualidade de vida em pacientes com EM.[120,147] Ao recomendar programas de exercícios aquáticos, é essencial avaliar a tolerância do indivíduo ao calor. Em geral, recomenda-se que as pessoas com EM exercitem-se em uma piscina cuja temperatura esteja entre 26,66°C e 29,44°C.

O treinamento por *biofeedback* com uso de *feedback* aumentado pode ser utilizado para melhorar a função do equilíbrio. O *feedback* visual aumentado[148] e o *feedback* proprioceptivo aumentado (p. ex., treinamento em plataforma vibratória de corpo inteiro)[149] têm sido utilizados para melhorar a função em pacientes com EM. O treinamento sobre uma plataforma de força móvel (p. ex., SMART Balance Master® [NeuroCom International, Inc., Clackamas, OR 97015]) também pode melhorar o equilíbrio. O *biofeedback* aumentado pelo *feedback* de monitores visuais e/ou auditivos em aparelhos de treinamento em plataforma de força é especialmente útil para pacientes com déficits somatossensoriais. O paciente com ataxia precisa aprender a reduzir o excesso de oscilação postural (frequência e amplitude) e a controlar o centro da posição de alinhamento. Deve-se esperar latências prolongadas (início das respostas). Além disso, com os avanços na tecnologia, a vibração de corpo inteiro[150] e as plataformas de *videogame* domésticas (i. e., Nintendo Wii) tornaram-se ferramentas úteis para o treinamento de equilíbrio em indivíduos com condições neurológicas.[151,152]

O controle dos movimentos atáxicos de membros (tremores e dismetria) pode ser alcançado por meio da carga proprioceptiva e resistência leve. Por exemplo, o fisioterapeuta pode usar padrões de membros de FNP, utilizando a técnica de reversões dinâmicas com resistência leve ao deslocamento para modular a produção de força e as ações recíprocas dos músculos. Os movimentos atáxicos foram ocasionalmente melhorados com a aplicação de faixas elásticas resistivas de látex ou pesos leves para estabilizar os movimentos. Tornozeleiras com Velcro® (nos punhos ou tornozelos), botas com peso ou uma jaqueta ou cinto com peso podem reduzir os tremores de membros ou tronco. O peso extra também aumentará o gasto energético e deve, portanto, ser cuidadosamente equilibrado com o aumento da fadiga que pode causar. As bengalas ou andadores com peso podem ser utilizados para reduzir os movimentos atáxicos de MS que interferem na utilização de um dispositivo de assistência durante a deambulação. Colheres ou garfos com peso podem ser usados para melhorar a alimentação. Para pacientes com tremor significativo, esses dispositivos podem significar a diferença entre a função dependente e independente. Dispositivos externos (cintas ou talas) podem ser usados para estabilizar membros atáxicos, mas também têm o efeito indesejável de adicionar peso ao movimento dos membros. As talas de ar também podem estabilizar os movimentos dos membros e devem ser consideradas, porque são mais leves e despendem menos energia. Um colar cervical macio pode ser utilizado para estabilizar tremores da cabeça e do pescoço. Todas essas estratégias, no entanto, devem ser vistas como temporárias e compensatórias. Uma vez removidos os dispositivos, os movimentos atáxicos voltarão ou, em alguns casos, podem até piorar temporariamente.

Os movimentos indesejados são piores sob condições de estresse, ansiedade e excitação. O estado de excitação aumentado, decorrente da adrenalina que percorre o sistema, aumenta os tremores existentes enquanto diminui a função. As técnicas de manejo do estresse são, portanto, um componente importante do PDC. Em geral, os pacientes têm um desempenho melhor em um ambiente de baixo estímulo, que possibilita a concentração máxima no controle dos movimentos. Eles se beneficiam de um *feedback* aumentado (pistas verbais de conhecimento dos resultados e conhecimento do desempenho; *biofeedback*) e repetição para melhorar a aprendizagem motora. O paciente com EM frequentemente tem sua prática limitada por fadiga neuromuscular e déficits neurológicos que prejudicam o *feedback* sensorial, a atenção, a memória e a concentração. O fisioterapeuta bem-sucedido precisará identificar cuidadosamente os recursos e capacidades do paciente e capacitá-lo a maximizar sua aprendizagem motora.

Treinamento locomotor

A capacidade de deambular frequentemente é prejudicada. No entanto, pelo menos 65% dos pacientes com EM ainda deambulam após 20 anos com a doença.[9] Os problemas de marcha iniciais muitas vezes incluem a falta de equilíbrio e a sensação de peso em um ou mais membros. Os pacientes frequentemente relatam dificuldade para levantar as pernas (fraqueza em flexores de quadril). Dorsiflexores fracos também são comuns, o que resulta em pé caído. Problemas para retirar o pé do chão podem acarretar um padrão de marcha em circundução, entre outros desvios da marcha. Problemas tardios evoluem em decorrência do clônus, espasticidade, perda sensitiva e/ou ataxia. A fraqueza geralmente se estende de modo a incluir os quadríceps e abdutores de quadril. A fraqueza do quadríceps normalmente ocasiona hiperextensão do joelho e flexão anterior do tronco, com aumento da lordose lombar. A fraqueza em abdutores de quadril resulta em um padrão de marcha de Trendelenburg, com uma forte inclinação lateral para o lado fraco.

Um programa de exercícios bem projetado para o manejo do tônus, alongamento e exercícios de fortalecimento pode melhorar a marcha. Atividades em ortostatismo e deambulação devem enfatizar a segurança e manter uma BDA estável; o apoio de peso máximo através dos MMII; e a transferência de peso adequada e progressão para a frente com a cinemática de tronco, membro e pelve consistente com uma deambulação segura. As pistas verbais e manuais podem ajudar o paciente a utilizar uma mecânica correta da marcha. Diversas atividades funcionais devem ser praticadas. Elas incluem deambular para a frente e para trás, dar passos para o lado e dar passos cruzados (Fig. 16.10). O movimento em trança (atividade de FNP que combina o passo para o lado e o passo cruzado) é uma atividade de deambulação complexa, de nível superior. Para a segurança da mobilidade na comunidade, deve-se praticar ainda subir escadas, lidar com meios-fios e rampas, contornar obstáculos e deambular em superfícies variadas. Consulte o Capítulo 11, Treinamento locomotor, para uma discussão mais aprofundada. Como mencionado anteriormente, a piscina é um meio importante que pode ser utilizado para auxiliar o treinamento do paciente com ataxia mais acometido, reduzindo a fadiga e o tônus.

O treinamento locomotor (TL) com uso de uma esteira antigravitacional ou o treino em esteira (TE) com apoio

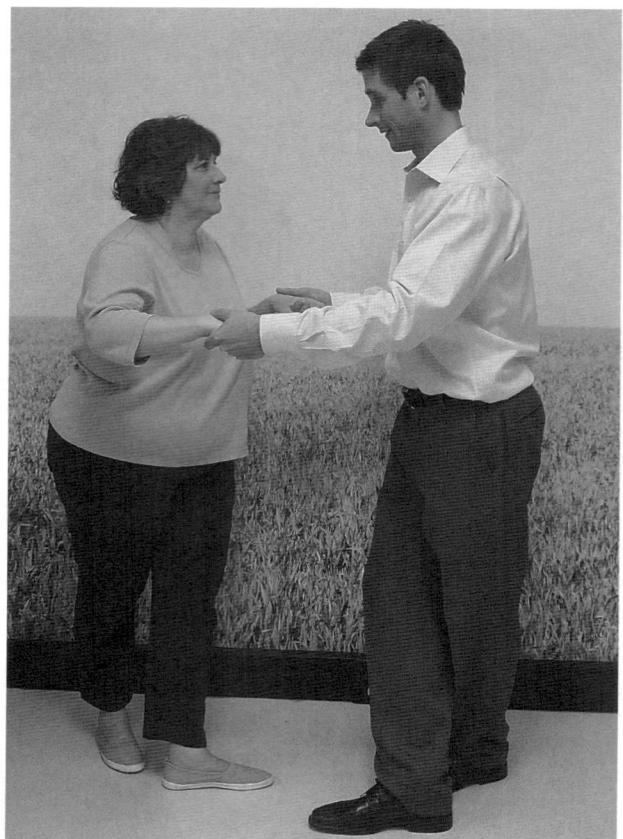

Figura 16.10 Paciente pratica o passo cruzado. Atividades dinâmicas em posição ortostática são um componente integral do programa de exercícios voltado à melhora da marcha/locomoção.

de peso corporal (APC) têm sido o foco de atenção crescente na literatura e é amplamente utilizado para melhorar a marcha em pacientes com lesão medular e acidente vascular cerebral (ver discussão no Cap. 10 e Quadros Resumo de evidências no Cap. 15, Acidente vascular cerebral, e Cap. 20, Trauma raquimedular). Em estudos que envolvem pacientes com Lesão medular traumática que usam TL e APC, foi relatada melhora na força muscular, espasticidade, resistência, equilíbrio, velocidade da marcha e qualidade de vida. O nível de esforço foi reduzido, enquanto os efeitos prejudiciais sobre a fadiga não são evidentes.[153-155] Também tem sido usado o treino em esteira assistido por robô (TEAR) com APC; quando comparado ao TE com APC convencional, os pacientes de ambos os grupos apresentaram melhora semelhante nas medidas de desfecho.[156-157] Quando o TEAR foi comparado ao treino de marcha convencional, não houve diferença nos desfechos entre os grupos.[158] Em resumo, o TL com APC é uma intervenção dependente da atividade que é viável e segura e tem o potencial de ocasionar melhora significativa na função de pacientes com EM.

Órteses e dispositivos de assistência

Os pacientes com EM normalmente requerem órteses conforme as habilidades de locomoção declinam. A estabilidade do tornozelo-pé pode ser conseguida por meio da adição de uma órtese tornozelo-pé (OTP). A melhora na eficiência e segurança energética também são desfechos importantes. As OTP são prescritas para pé caído, mau controle do joelho (especialmente hiperextensão), espasticidade mínima a moderada e déficit na somatossensibilidade. O tipo mais comumente usado é a OTP de polipropileno convencional, que é leve e tem a vantagem adicional da estética (Fig. 16.11). Uma OTP articulada pode ser prescrita para proporcionar um controle mais rígido do tornozelo, com a adição de um batente na flexão plantar. Dispositivos de estimulação elétrica funcional (EEF) tornaram-se predominantes no tratamento e compensação para o pé caído, com melhora no desempenho da marcha e satisfação relatada. Os pacientes também tiveram menos quedas e redução da fadiga.[159-161] Para utilizar eficazmente qualquer órtese ou aparelho de EEF para o pé caído, o indivíduo deve ter força de flexão de quadril adequada. As contraindicações relativas à prescrição desses dispositivos incluem a espasticidade grave, o edema do pé e a fraqueza (graus não funcionais de músculos de MI, especialmente flexores de quadril). Embora as órteses de joelho, tornozelo e pé (OJTP) possam fornecer controle adicional da estabilização do joelho, elas raramente são usadas por causa do aumento no gasto energético.

As bengalas, muletas canadenses ou um andador podem ser necessários para compensar os déficits na fadiga, força muscular, perda sensitiva (dormência) ou equilíbrio (Fig. 16.12). Para muitos pacientes, a aceitação de um dispositivo de assistência envolve o reconhecimento pleno de sua deficiência. Eles precisam ser convencidos de que o uso desses dispositivos é muito mais seguro do que "deambular segurando na parede" ou "segurando nos móveis". Os dispositivos também oferecem o reconhecimento para a comunidade em geral de que os pacientes não estão cambaleando ou perdendo o equilíbrio porque estão "bêbados", uma ocorrência frequente com muitos pacientes. Os dispositivos podem ser a diferença entre a participação na comunidade ou permanecer em casa por causa do medo de cair. Os pacientes devem ser encoraja-

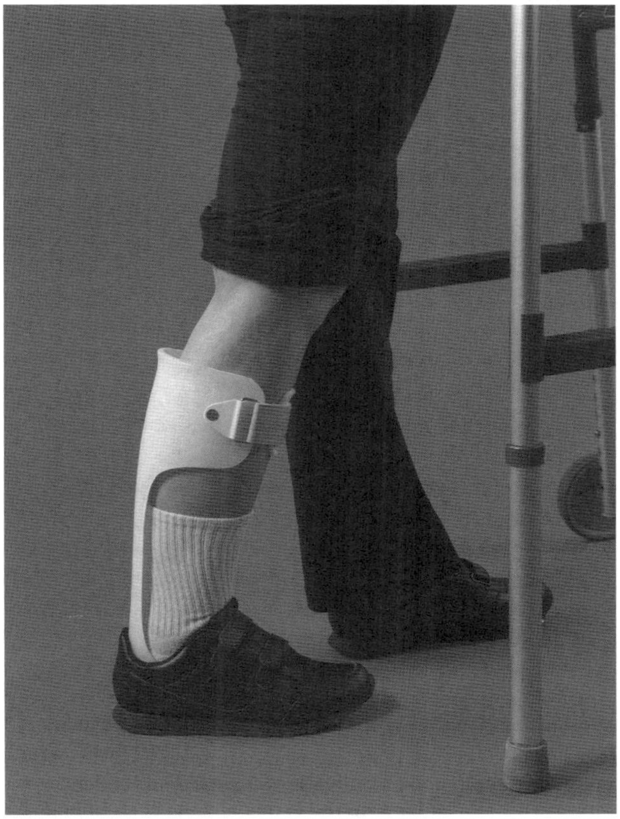

Figura 16.11 O paciente está usando uma órtese tornozelo-pé (OTP) para estabilizar o tornozelo e evitar o pé caído.

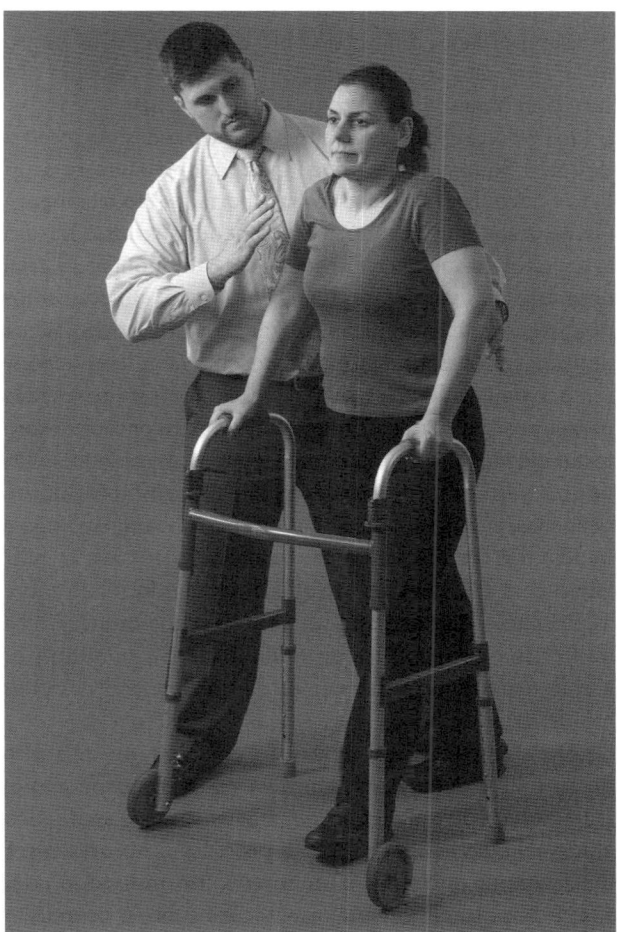

Figura 16.12 Treinamento locomotor com o uso de um andador com rodas dianteiras.

dos a experimentar diferentes dispositivos para determinar o que funciona melhor para eles. Por exemplo, o paciente com níveis de fadiga significativos pode se beneficiar de um andador com rodas grandes, freios de mão e um assento que possibilita repousos frequentes. Avanços tecnológicos recentes trouxeram uma nova geração de dispositivos mecânicos para deambular ereto que integram *chips* de computador, sensores e motores para ajudar o indivíduo a deambular. A estética é um fator importante na promoção da aceitação. Há muitas inovações na tecnologia de dispositivos de assistência que facilitam as escolhas. Por exemplo, as bengalas agora vêm em muitas cores e estilos diferentes, incluindo modelos transparentes. O ABLEDATA (www.abledata.com) é um projeto financiado pelo governo norte-americano que oferece informações sobre produtos, recursos e contato de fabricantes.[162]

Conforme a doença progride, muitos pacientes se beneficiam de um dispositivo de mobilidade sobre rodas (*scooter* ou cadeira de rodas motorizada). O curso e a progressão da doença, assim como os sintomas apresentados devem ser levados em consideração ao se decidir sobre um dispositivo. Para pacientes com estabilidade de tronco e função de MS adequadas e habilidades visuais, perceptuais e cognitivas apropriadas, uma *scooter* oferece a mobilidade necessária, enquanto conserva energia. As *scooters* também não carregam o mesmo estigma negativo das cadeiras de rodas. Estão disponíveis *scooters* de três e quatro rodas. As *scooters* de quatro rodas têm desempenho superior em terreno ao ar livre e irregular, mas não são transportadas tão facilmente. Os recursos que devem ser recomendados incluem um assento rotatório para fácil montagem e desmontagem, fácil desmontagem para carregamento no carro, e mecanismos de direção que minimizam o trabalho dos MMSS. Uma desvantagem das *scooters* é que o assento nem sempre pode ser personalizado. Eles muitas vezes não são projetados para a posição sentada prolongada ou para pacientes com instabilidade postural moderada a grave. Algumas *scooters* de três rodas são projetadas para virar em áreas muito pequenas, enquanto outras têm um raio de viragem largo e podem não ser adequadas para uso dentro de casa. O indivíduo com EM deve ser adequadamente informado sobre as precauções de segurança de uma *scooter*, porque a força do tronco e os requisitos de estabilidade são significativamente mais elevados do que os de uma cadeira de rodas motorizada.

Deve-se considerar o uso de uma cadeira de rodas quando as exigências posturais exigirem maior apoio. Uma cadeira de rodas convencional exige gasto energético adicional e coordenação para a propulsão. Ao prescrever uma cadeira de rodas manual para um indivíduo com EM, é importante incluir orientações sobre a propulsão adequada da cadeira de rodas para a preservação da força do ombro e conservação de energia. Deve-se considerar o uso de uma cadeira de rodas motorizada quando as deficiências impedirem ou limitarem a propulsão manual ou quando a fadiga for um fator importante a limitar a mobilidade (Fig. 16.13). No entanto, elas são mais caras e exigem transporte especializado por uma *van* ou ônibus com acessibilidade a usuários de cadeira de rodas. A maior parte dos pacientes irá navegar usando um *joystick*. Para os pacientes com prejuízo na força e sensibilidade da mão, o *joystick* pode ser ajustado de modo a aumentar sua sensibilidade. O assento da cadeira de rodas deve garantir o alinhamento correto da pelve, tronco, cabeça e membros, melhorando simultaneamente a função. Desalinhamentos comuns incluem a inclinação posterior da pelve (sentar-se sobre o sacro) com hipercifose torácica, normalmente decorrente da espasticidade dos músculos posteriores da coxa. Isso pode ser melhorado com a adição de uma almofada de assento. O alinhamento postural também pode ser assistido pela adição de assentos com contornos (customizados). Um suporte para as costas sólido e apoios laterais de troncos ajustáveis podem ser necessários para melhorar o alinhamento postural e a posição sentada ereta. Apoios para os pés devem ser posicionados de modo a garantir que as coxas fiquem paralelas ao chão. Se os

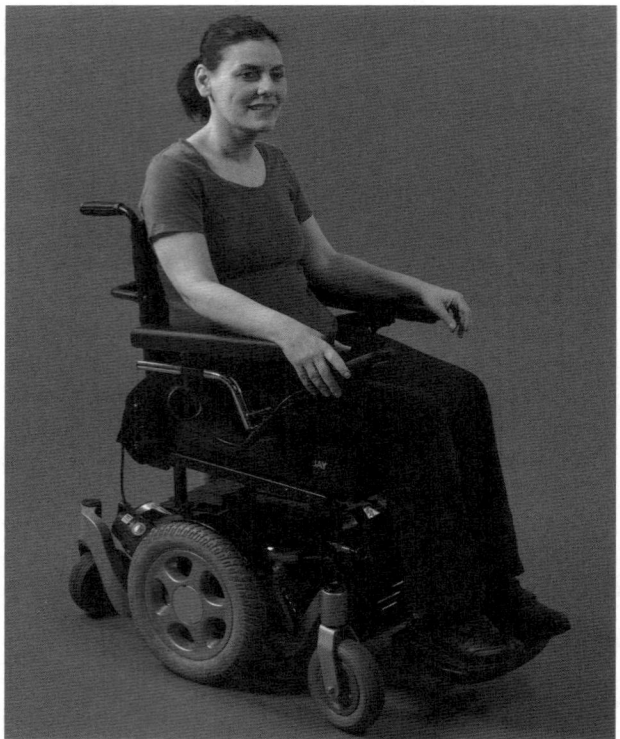

Figura 16.13 Paciente com EM usando uma cadeira de rodas motorizada com controle de *joystick* para a mobilidade. A prescrição da cadeira de rodas motorizada correta pode incentivar o alinhamento adequado da pelve, tronco, cabeça e membros.

espasmos extensores forem fortes, eles podem impulsionar o paciente para fora da cadeira. É necessário um cinto de segurança forte preso firmemente em torno da pelve para a segurança. Para pacientes com forte espasticidade adutora, pode ser necessário um bloqueio medial de joelho (pomo abdutor). Podem ser necessárias faixas e correias de calcanhar para manter a posição dos pés nos apoios de pés. Os pacientes que não demonstram estabilidade adequada de tronco e cabeça requerem um *design* de assento alternativo. Uma cadeira de rodas com inclinação livre e apoio de cabeça/pescoço é uma opção melhor do que uma cadeira de rodas reclinável com encosto alto e apoios para perna elevatórios. A primeira mantém um ângulo normal de quadril na posição sentada; a última produz extensão dos quadris e pode alimentar a forte espasticidade extensora. Apoios para perna elevatórios tendem a alongar os músculos posteriores da coxa e podem causar inclinação pélvica posterior na presença de espasticidade. A cadeira de rodas reclinável com apoios para perna elevatórios também cria maiores problemas de acesso ao ambiente. O controle motorizado do encosto de banco disponível nas cadeiras de rodas de inclinação livre possibilitará que o paciente ajuste com facilidade sua posição, evitando assim a ruptura da pele. Consulte o Capítulo 32 para obter informações adicionais.

Os pacientes devem ser instruídos em técnicas de transferência e mobilidade/manejo da cadeira de rodas. Pode ser necessária uma placa de transferência ou elevador hidráulico conforme a função de MS se deteriora. A atenção a uma boa postura sentada e técnicas de alívio da pressão são essenciais para manter o alinhamento e evitar a ruptura da pele. Os pacientes devem ser encorajados a equilibrar o tempo na cadeira de rodas com outras atividades, como deambular ou fazer exercícios, e devem ser mais diligentes no alongamento dos músculos que tendem a se encurtar como resultado da permanência prolongada na posição sentada (p. ex., flexores de quadril e joelho).

Uma das restrições com a qual o fisioterapeuta precisará lidar é com o reembolso financeiro para as cambiantes necessidades de mobilidade do paciente com EM crônica. As instituições de seguro de saúde privadas ou públicas exigem uma declaração de necessidade médica para o pagamento. Como os sintomas na EM não são estáticos, mas normalmente exibem períodos de exacerbação ou remissão, o fisioterapeuta precisa fornecer uma documentação clara e convincente da necessidade, destacando a melhora na função e na segurança. Muitos pagadores terceiros não reembolsarão novas cadeiras de rodas prescritas dentro de intervalos de tempo específicos, ou podem hesitar em financiar cadeiras de rodas especiais caras, como cadeiras com inclinação livre ou uma segunda cadeira de rodas leve para viagens. O fisioterapeuta precisará fornecer documentação cuidadosa dos potenciais desfechos adversos para justificar o custo da nova cadeira. Por exemplo, um desfecho deletério provável para um paciente que tem seu reembolso de uma cadeira com inclinação livre negado pode ser a ruptura da pele. Os custos com cuidados de enfermagem e cirúrgicos para úlceras de decúbito podem então ser comparados ao custo da nova cadeira de rodas, que pode ser justificada como uma medida preventiva. É igualmente importante antecipar as necessidades futuras que dizem respeito à taxa de progressão da doença ao prescrever um equipamento.

Treinamento funcional

O treinamento funcional deve focar na resolução de problemas e no desenvolvimento de habilidades adequadas de tomada de decisão para enfrentar os desafios de ser deficiente. As habilidades devem ser adaptadas e praticadas de modo a assegurar um desempenho seguro nos ambientes doméstico e comunitário. O treinamento em técnicas de mobilidade funcional (p. ex., mobilidade no leito, transferências, locomoção) normalmente é dirigido pelo fisioterapeuta, enquanto o treinamento de AVD (p. ex., vestir-se, higiene pessoal, banho, uso do vaso sanitário, arrumação pessoal e alimentação) e AIVD (p. ex., cozinhar, lavar roupa e arrumar a cama) é dirigido pelo terapeuta ocupacional, e o treinamento em habilidades de comunicação é dirigido pelo fonoaudiólogo. É necessária comunicação e coordenação estreitas entre os membros da equipe para garantir que os métodos de treinamento sejam aplicados de maneira consistente e bem-sucedida. A plena participação do paciente em todas as fases do planejamento e treinamento aumentará o envolvimento pessoal enquanto diminui a dependência e a passividade.

A maior parte dos pacientes com EM utilizará múltiplos dispositivos de adaptação. Isso requer muita atenção para a prescrição adequada dos dispositivos e modificações ambientais para ajudar o paciente a conservar energia e manter a função. Os equipamentos de adaptação podem incluir barras de apoio no leito ou no banheiro, trapézio acima da cabeça, assentos levantados, placas de transferência ou elevador hidráulico. As talas posicionais e funcionais adequadas para facilitar a escrita ou digitação e pratos e copos com abas para minimizar os derramamentos frequentemente são úteis para ajudar na função da mão. Calçadeiras de cabo longo, alcançadores, ganchos para botão, auxiliares para calçar meias ou fechos de Velcro® podem ajudar na hora de se vestir. Uma comunicação eficaz pode exigir utensílios de escrita adaptados ou cabos universais para a comunicação escrita ou dispositivos computadorizados mais sofisticados. Pacientes com problemas de fala graves podem requerer dispositivos de amplificação da voz, aparelhos eletrônicos ou sistemas de comunicação alternativos assistidos por computador. A equipe deve reconhecer quando um dispositivo é indicado e auxiliar o paciente na aceitação e no aprendizado de como usar o dispositivo *antes* que ocorra deterioração significativa na função.

Manejo da fala e deglutição

Foram identificados prejuízos na comunicação e na deglutição em indivíduos com EM.[163] A literatura científica relata que 44% dos pacientes com EM experimentam prejuízos na fala e na voz precocemente no início da doença; além disso, até 35 a 43% dos pacientes com EM podem adquirir distúrbios na voz, na mastigação e na deglutição.[164] O descondicionamento respiratório, caracterizado pelo menor apoio do diafragma e encurtamento dos músculos intercostais, contribui para distúrbios da fala e aumenta a probabilidade de infecções respiratórias. Assim, colaborar com o fonoaudiólogo para desenvolver um programa de *treinamento de respiração resistiva (TRR)* pareado a atividades para melhorar a estabilidade do tronco, controle da cabeça e equilíbrio sentado é um componente importante do PDC para pacientes com EM. A melhora na respiração pode ser facilitada pela implementação de exercícios prolongados de fonação, exercícios de respiração resistivos e espirometria de incentivo. O fisioterapeuta deve se concentrar na expansão diafragmática e torácica segmentada, treinamento expiratório e tosse voluntária e forçada.[165]

Quando há presença de disfagia ou dificuldade de deglutição, o fisioterapeuta deve trabalhar em estreita colaboração com o fonoaudiológico para preservar a segurança da deglutição. Muitas vezes é necessário um exame detalhado para investigar o mecanismo de deglutição ilusoriamente complexo. Os métodos diagnósticos incluem o *estudo videofluoroscópico da deglutição (VFSS)* e a *avaliação endoscópica da deglutição (FEES)*.[166] O papel do fisioterapeuta é importante para ajudar a melhorar a posição sentada, a postura corporal e o controle da cabeça. Uma postura corporal ereta com o queixo posicionado um pouco adiante e apontando para baixo pode ser útil para alcançar uma deglutição segura e prevenir a aspiração.[167] A aplicação de estimulação elétrica neuromuscular (EENM) transcutânea aos músculos submentuais (triângulo supra-hioideo) para facilitar a reeducação muscular foi autorizada pelo FDA no final de 2002, após a apresentação de dados de mais de 800 pacientes (adultos e crianças). A EENM dos músculos submentuais associada a exercícios orais–motores específicos e manobras de deglutição (p. ex., manobra de Mendelsohn, deglutição forçada, deglutição supersupraglótica) pode melhorar a força, a ADM e a coordenação dos músculos da deglutição.[165]

A *estimulação termotátil* (ETT) é uma técnica sensorial em que é fornecida estimulação aos pilares fauciais anteriores para melhorar os reflexos de deglutição e a fase faríngea da deglutição. Curiosamente, o uso de bebidas frias e geladas como vitaminas, frutas pastosas e pedaços de gelo proporcionam um elevado estímulo sensorial, o que pode melhorar a iniciação da deglutição para muitos pacientes. Alguns pacientes também se beneficiam ao alternar pequenos goles (tamanho de uma colher de chá) de líquidos com sua comida durante as refeições. A maior parte dos pacientes deve ser desencorajada de realizar deglutições sucessivas porque isso aumenta a demanda sobre o sistema respiratório e diminui a proteção das vias aéreas. A sucção com resistência por meio da utilização de um canudo também pode ser útil. Líquidos espessos, como líquidos com textura de mel grosso e néctar espesso, podem oferecer alguma resistência para facilitar o fortalecimento muscular.[168] Alimentos úmidos (com molhos, caldos, água ou leite) são mais fáceis de controlar do que os secos. Alimentos semissólidos e em purê são mais fáceis de deglutir do que os sólidos comuns. Deve-se evitar alimentos que irritam a garganta (p. ex., vinagre) e alimentos friáveis ou fibrosos (p. ex., bolos, biscoitos, batatas fritas, aipo, queijos). Os pacientes também se beneficiam quando instruídos a focar seus esforços em comer e nunca tentar falar enquanto estiverem comendo (mastigando). A manutenção de um ambiente calmo e tranquilo durante as refeições é útil para melhorar a atenção e o foco. A fadiga também pode afetar a ingestão de alimentos. Muitos pacientes com EM se beneficiam da redução no tamanho de suas refeições e em fazer uma maior quantidade de pequenas refeições nutritivas ao longo do dia. A alimentação por gastrostomia endoscópica percutânea (GEP) e/ou sonda nasogástrica pode se tornar clinicamente necessária para os indivíduos com disfagia grave.[169] Para a segurança global, é importante que os familiares, cuidadores e profissionais da saúde sejam igualmente educados no uso da manobra de Heimlich em caso de emergência.[170]

Treinamento cognitivo

O comprometimento cognitivo pode impor grandes dificuldades ao paciente e à equipe de reabilitação em geral. Pode ser indicado o encaminhamento a um neuropsicólogo para determinar os pontos fortes e fracos do paciente e para auxiliar no processo de adaptação. Estratégias de compensação dos déficits de memória podem ser úteis. Elas incluem o uso de auxiliares de memória, aparelhos temporizadores e estratégias ambientais. A memória pode ser assistida com o uso de um caderno de memórias para registrar eventos diários e lembretes. Com a crescente disponibilidade de tecnologias móveis, os aparelhos celulares têm se mostrado úteis para indivíduos com comprometimento cognitivo relacionado com a EM. Os pacientes que têm aparelhos celulares incorporados em suas rotinas diárias observam uma melhora na organização e autoeficácia que afeta de forma positiva suas vidas diárias.[171] Um dispensador de comprimidos pode ajudar o paciente a tomar corretamente seus medicamentos. Aparelhos que atuam como lembrete, como um despertador, sino temporizador ou alarme de relógio, podem ajudar os pacientes a se lembrar de quando fazer determinadas tarefas (p. ex., tomar medicamentos, realizar alívio de pressão). Estruturar e rotular o ambiente também é uma estratégia eficaz para ajudar a memória (p. ex., rotular gavetas e armários). Instruções para tarefas funcionais (p. ex., técnicas de transferência, autoalongamento) devem ser cuidadosamente escritas para pacientes e cuidadores. Tarefas complexas podem ser divididas em etapas, com fornecimento de instruções escritas claras sobre cada etapa. Pode-se colocar bilhetes em diferentes áreas da casa (p. ex., passos a seguir para a transferência para o vaso sanitário ou banheira colocados no banheiro). Estratégias cognitivas adicionais que podem ser úteis incluem o ensaio mental, a solicitação de ajuda, a maximização do estado de alerta, a prevenção de situações difíceis e os exercícios mentais. Deve-se esperar uma má finalização das ações entre os pacientes com déficits cognitivos graves, porque muitas vezes há pouquíssimo discernimento. Nessa situação, deve-se maximizar totalmente os esforços de familiares e cuidadores.[17]

A *terapia cognitivo-comportamental* (TCC) para pacientes com EM pode produzir uma melhora significativa na capacidade de lidar com a angústia, sintomas debilitantes, deficiências, além da exacerbação e progressão da doença.[172] Tal como acontece com indivíduos saudáveis, a atividade física regular pode ter um efeito positivo sobre a função cognitiva, autoeficácia e qualidade de vida.[173-174] Um programa de treinamento domiciliar baseado em computador usado em conjunto com outros tratamentos mostrou melhora da função em pacientes com EM.[175]

Questões psicossociais

Os indivíduos com EM e suas famílias experimentam uma variedade de prejuízos, como perda na função social, relações interpessoais, situação de emprego, independência e habilidades funcionais. A deficiência emerge conforme a doença progride ao longo do tempo. Diversas adaptações psicossociais diferentes podem ser vistas, incluindo raiva, negação, depressão e assim por diante. A característica única de um curso de doença remitente-recorrente é que ele requer reajuste contínuo cada vez que um novo conjunto de sintomas aparece. Os pacientes que parecem bem ajustados em um estágio podem regredir conforme a doença se agrava. A incerteza da EM produz estresse emocional e cognitivo significativo. Os pacientes muitas vezes se sentem fora de controle e inseguros de si mesmos. Viver com EM requer não apenas a aceitação inicial, mas também uma enorme flexibilidade para lidar com essa indefinição da situação. Os pacientes também experimentam os efeitos cumulativos das tensões diárias menores, que estão associadas a sintomas flutuantes, incapacidade de realizar as AVD, dependência dos outros, barreiras arquitetônicas e assim por diante. Muitos fatores atuam na determinação de como um indivíduo reage à EM. Estes incluem o efeito global da doença sobre a capacidade funcional diária, as habilidades de enfrentamento anteriores, a autoeficácia percebida, a extensão do apoio social e o bem-estar espiritual. Eles podem experimentar atitudes de "esperar para ver" ou "nada pode ser feito". Isso pode explicar por que muitas pessoas com EM não tomam os medicamentos para ajudar a controlar sua EM, apesar das diretrizes médicas que recomendam fármacos modificadores da doença. Quanto mais tempo eles são influenciados por essas atitudes, menor a probabilidade de que procurem ajuda. O desamparo aprendido, a baixa autoeficácia e a falta de domínio do ambiente foram identificados como os principais fatores que contribuem para a depressão e a fadiga.[20]

Como mencionado, a depressão não está correlacionada necessariamente com a gravidade da doença. Por exemplo, uma pessoa com doença leve pode estar intensamente deprimida, enquanto uma pessoa com deficiência grave não está. O fisioterapeuta deve estar alerta aos sinais de depressão e intervir conforme o caso. O Capítulo 26, Transtornos psicossociais, apresenta uma discussão completa desse tópico.

Apesar dos efeitos psicossociais negativos da doença, estudos indicam que, embora o diagnóstico inicial seja recebido com reações negativas, ao longo do tempo muitas vezes ocorrem mudanças positivas no tocante a valores e perspectivas. As intervenções que visam a reexaminar o papel e identidade do indivíduo resultam em um aumento na apreciação pela vida e podem ajudar os indivíduos com EM a gerenciar melhor a doença e desfrutar suas vidas.[176] A *autoeficácia* é a crença de que um indivíduo será capaz de lidar com situações específicas que podem conter elementos novos, imprevisíveis e estressantes. Estratégias que melhoram a autoeficácia e o automanejo (elementos da TCC) capacitam o paciente com EM.[177] As intervenções adicionais incluem orientações, envolvimento na determinação de metas e do plano de tratamento, fóruns de bem-estar e grupos de apoio ou de psicoterapia. O uso de técnicas de redução do estresse (p.

ex., técnicas de relaxamento, meditação e exercícios) também pode ser útil na promoção do enfrentamento eficaz. O apoio à família e multidisciplinar são elementos-chave do manejo psicossocial eficaz.[178-179]

Orientações ao paciente e familiares/cuidadores

Os principais papéis do profissional de saúde podem ser categorizados como profissional afetuoso, mestre especialista e cuidador competente. Uma atitude positiva e afirmativa pode efetivamente influenciar as atitudes dos pacientes e ajudá-los a ver a reabilitação a partir de uma perspectiva mais positiva. O desenvolvimento de uma forte relação de colaboração com o paciente e familiares/cuidadores em que há respeito, compaixão e comunicação eficaz é a chave para desfechos de reabilitação bem-sucedidos.[177] O foco geral deve estar na manutenção da *esperança* e *encorajamento* temperada com *realismo*.

Como educador, o fisioterapeuta tem um papel importante na assistência ao paciente e familiares/cuidadores ao prestar informações sobre o seguinte:

- Processo da doença, manifestações clínicas e sua importância com relação ao tratamento.
- Prevenção de complicações secundárias, comprometimentos indiretos e limitações nas atividades.
- Processo de reabilitação, PDC e suas intervenções específicas.
- PED, incluindo intervenções que podem ser realizadas independentemente.
- Monitoração dos efeitos e possíveis reações adversas dos medicamentos.
- Uso de dispositivos de assistência e equipamentos de adaptação.
- Técnicas de manejo da saúde geral e do estresse.
- Recursos da comunidade.

O encaminhamento imediato a recursos da comunidade, incluindo um grupo de apoio, pode fornecer uma base de estabilização necessária para os pacientes e seus familiares/cuidadores. Dentro desse ambiente, os indivíduos podem obter informações precisas e úteis sobre a doença, discutir os problemas e métodos de enfrentamento comuns, bem como compartilhar as ansiedades e recursos. Assim, isso fornece um fórum valioso para auxiliar no processo de ajustamento contínuo. A National Multiple Sclerosis Society (www.nationalmssociety.org) oferece orientações, apoio emocional e uma variedade de programas e serviços para pessoas com EM e suas famílias por meio de suas sedes locais.[180] Recursos encontrados na Internet são fornecidos no Apêndice 16.D.

Uma quantidade significativa de pacientes com EM (um em cada dois pacientes) precisará da ajuda de outra pessoa em algum momento no curso de sua doença. Isso coloca um peso extra sobre os familiares e recursos financeiros do paciente se for necessário utilizar cuidadores externos. A maior parte dos cuidadores experimenta níveis moderados de estresse associado aos seus deveres de cuidado. À medida que aumenta o nível e a duração dos cuidados físicos, os cuidadores podem experimentar uma variedade de sinais e sintomas, incluindo mudanças físicas (p. ex., fadiga, cefaleia, distúrbios do sono, alterações do apetite), psicológicas (p. ex., ansiedade, depressão, frustração), sociais (p. ex., conflitos familiares, diminuição nas experiências sociais ou "falta de vida") e espirituais (p. ex., vida e trabalho sem esperança e sem sentido).[181] Isso também impõe pressão sobre os relacionamentos, já que o cuidador muitas vezes é um cônjuge e a dependência e o grau de apoio necessários para realizar determinadas tarefas podem ser uma fonte de tensão.[182] O fisioterapeuta precisará ser sensível a essas mudanças e conflitos, problemas e tensões conforme eles se desenvolvem. Dedica-se tempo e energia consideráveis a aconselhar e orientar os profissionais de saúde e coordenar o gerenciamento do lar. Deve-se também prestar atenção aos filhos de pacientes com EM porque estudos indicaram que a EM dos pais tem um impacto negativo sobre o bem-estar psicológico das crianças. Isso é decorrente, em parte, da falta de compreensão sobre a doença, e orientações podem ajudar a melhorar alguns dos efeitos negativos.[183]

Resumo

O encaminhamento no momento ideal a serviços de reabilitação neurológica é a chave para um manejo bem-sucedido das limitações nas atividades, incapacidade e questões de qualidade de vida em pacientes com EM. Frequentemente os serviços não são iniciados até que o indivíduo já tenha se tornado gravemente incapacitado. Um PDC abrangente que atenda às necessidades do paciente como um todo e enfatize atividades funcionais significativas, orientações ao paciente e automanejo é ideal para uma doença neurodegenerativa tão complexa. Atividades que comprovadamente são realizáveis e seguras garantem o sucesso do paciente e edificam sua autoeficácia. Muitos pacientes com EM relatam que não têm os conhecimentos e habilidades necessários para se exercitar com segurança. É possível promover a autoeficácia, o automanejo e o domínio por meio de programas supervisionados que focam no exercício regular, dosagem da atividade, conservação de energia e comportamentos saudáveis em geral. São necessários esforços abrangentes da equipe interdisciplinar para prestar os cuidados coordenados e continuados necessários para os episódios de cuidados em regime de internação, ambulatoriais e no domicílio/comunidade previstos.

Agradecimentos

Os autores agradecem a Marissa A. Barrera, MS, MPhil, MSCS, CCC-SLP por suas contribuições para este capítulo.

QUESTÕES PARA REVISÃO

1. Quais são os processos fisiopatológicos envolvidos na EM? Quais são as principais áreas de comprometimento do SNC?
2. Diferencie entre os vários cursos de doença (subtipos clínicos) na EM.
3. Como é feito o diagnóstico de EM? Quais testes e medidas são utilizados para confirmar o diagnóstico?
4. Qual é o papel dos fármacos modificadores da doença utilizados no tratamento farmacológico da EM? Quais são suas indicações e potenciais efeitos adversos?
5. Discuta a Expanded Disability Status Scale (EDSS) para pacientes com EM e suas indicações para uso.
6. Discuta as diretrizes para uma prescrição de exercício eficaz para o paciente com EM para melhorar a força e o condicionamento.
7. Discuta as diretrizes para uma prescrição de exercício eficaz para o paciente com EM para melhorar o desempenho aeróbio.
8. Discuta o problema da fadiga na EM e como ela influencia o esquema de um programa de exercícios.
9. Que estratégias podem ser usadas para ajudar na adaptação psicossocial do paciente com EM reincidente-remitente?

ESTUDO DE CASO

Histórico

A paciente é uma estudante de 27 anos que foi internada em uma unidade de cuidados agudos com a queixa principal de visão dupla há 2 semanas. Ela relatou que seus membros inferiores (MMII) parecem mais fracos ultimamente. Há 4 meses, ela havia notado um formigamento persistente nos dedos da mão esquerda e um pouco de dormência no lado esquerdo do rosto.

O exame neurológico mostrou um escotoma no campo superior do olho esquerdo, fraqueza do músculo reto medial esquerdo, nistagmo horizontal no olhar lateral à esquerda e uma leve fraqueza dos músculos faciais centrais à esquerda. Todos os outros músculos tinham força normal. Os reflexos tendinosos profundos eram normais à direita e hiperativos à esquerda, e havia uma resposta em extensão plantar à esquerda. A sensibilidade estava normal. Levantou-se uma suspeita de diagnóstico de EM. A paciente recebeu alta alguns dias depois, com aparente melhora após tratamento com corticosteroides.

A paciente foi readmitida no serviço de neurologia 10 meses mais tarde porque notou um aumento na dificuldade em deambular e sua voz tornou-se mais grossa.

Relatório da neurologia

Paciente apresenta marcha atáxica de base alargada, fala levemente escandida, tremor bilateral no teste índex-nariz e disdiadococinesia. A tomografia computadorizada está dentro dos limites normais. A ressonância magnética revela inúmeras áreas brancas indicativas de lesões. A punção lombar mostra 56 mg de proteína com aumento do nível de gamaglobulina. Todos os outros achados do LCS são normais. O tratamento com doses elevadas de corticosteroides por via intravenosa pareceu melhorar os sintomas neurológicos. A paciente recebeu alta para casa com um encaminhamento para reabilitação ambulatorial.

Dois meses depois, os sintomas da paciente pioraram e ela foi então admitida para reabilitação intensiva.

Medicamentos

Prednisona 20 mg VO quatro vezes ao dia.
Maalox 30 mL VO quatro vezes ao dia.
Valium 10 mg quatro vezes ao dia.

Histórico social

Paciente morou sozinha por vários anos até sua doença recente. Ela tirou uma licença médica da escola de pós-graduação e voltou para casa para morar com seus pais. Ambos são apoiadores e gostariam de receber alguns conselhos sobre como modificar sua casa de dois andares. Há cinco degraus na entrada, com um corrimão em ambos os lados. Há um banheiro no primeiro andar, e eles pretendem converter o escritório do primeiro andar em um quarto. Seus pais têm por volta de 60 anos, têm boa saúde e estão muito preocupados com a rápida deterioração da condição da sua filha.

Achados do exame fisioterapêutico

Estado mental

Alerta, orientada.

Memória: comprometimento mínimo.

Às vezes carece de perspicácia, parece ignorar a gravidade do seu estado.

Às vezes eufórica; outras vezes está deprimida, chora com facilidade.

Comunicação

A fala é disártrica, às vezes difícil de entender.

Visão

Visão dupla transitória.

Nistagmo evocado pelo olhar tanto para a esquerda quanto para a direita.

Dismetria ocular.

Defeito no campo superior do olho esquerdo.

Resistência/Fadiga

Comprometimento moderado.

A tolerância à atividade é de aproximadamente 10 minutos antes que seja necessário descanso.

Pele

DLN exceto por uma pequena contusão no maléolo lateral direito.

ADM

DLN exceto para 0° de dorsiflexão à direita; 0° a 5° de dorsiflexão à esquerda.

Tônus

Espasticidade extensora moderada (2 na escala de Ashworth modificada) em ambos os membros inferiores (MMII), à esquerda maior do que à direita.

Espasmos extensores ocasionais, que são um risco maior à segurança quando ocorrem durante transferências.

Sensibilidade

Parestesias em ambos os MMII com perda proprioceptiva moderada, pior nas articulações do tornozelo do que nas articulações proximais.

Ambos os membros superiores (MMSS): leve diminuição na sensibilidade tátil, esquerda pior que direita.

Força muscular

Fraqueza moderada em MMII; geralmente graus musculares funcionais (capaz de se mover contra a gravidade), com maior fraqueza observada nos quadris.

Posições de TMM padrão não utilizadas em razão da espasticidade.

Força nos MMII 3+/5 (regular +) a 4/5 (bom).

Coordenação

MMII: Tremores de intenção com leve ataxia do membro; hipermetria nos movimentos voluntários.

ADM moderadamente prejudicada.

MMII: movimentos restritos pela espasticidade e espasmos; incapaz de testar.

Equilíbrio

Equilíbrio sentado:
- *Estático*: com os olhos abertos (OA), capaz de manter a posição de maneira independente por até 5 minutos com tremor postural mínimo; com os olhos fechados (OF), a ataxia de tronco é pronunciada.
- *Dinâmico*: com os OA, capaz de deslocar o peso para a esquerda e para a direita até cerca de 40% dos limites de estabilidade (LDE); com os OF, experimenta perda de equilíbrio (PDE) ao mínimo deslocamento de peso.

Equilíbrio em pé:
- *Estático*: capaz de manter a posição em pé nas barras paralelas com assistência mínima × 1 por até 3 minutos; durante a posição ortostática, a paciente é incapaz de manter o alinhamento centrado; demonstra tremor postural moderado; com os OF, a oscilação é aumentada de forma drástica e a paciente perde rapidamente o equilíbrio.
- Tende a manter seus quadris e joelhos rígidos em extensão/hiperextensão.
- *Dinâmico*: não é possível deslocar o peso nem dar passos sem apoio das mãos bilateralmente.

Funcional

Medida de Independência Funcional (MIF):
- Alimentação: MIF 6; requer equipamentos de adaptação.
- Arrumar-se: MIF 6; requer equipamentos de adaptação.
- Banho: MIF 5; requer configuração do banheiro e equipamentos de adaptação.
- Vestir-se – partes superior e inferior: MIF 4; assistência mínima.
- Uso do vaso sanitário: MIF 4; assistência mínima para o equilíbrio.
- Controle de esfíncteres: vesical MIF 6; intestinal MIF 6.
- Transferências – leito, cadeira, cadeira de rodas: MIF 4, contato mínimo para assistência para transferências em pé realizando movimentos de pivô.
- Transferências – vaso sanitário e banheira: MIF 4; contato mínimo para assistência.
- Locomoção – deambulação: MIF 4; contato mínimo para assistência, usa andador.
- Locomoção – escadas: MIF 2; menos de 4 a 6 degraus, assistência máxima.

- Locomoção – cadeira de rodas: MIF 5; supervisão, usa cadeira de rodas manual para distâncias de até 45 m; postura na cadeira de rodas: senta-se sobre o sacro.
- Requer um cinto subabdominal em razão de espasmos extensores, que podem arremessá-la para fora da cadeira.
- Comunicação – expressão: MIF 6; requer tempo extra, disartria leve.
- Comunicação – compreensão: MIF 6; compreensão completa, requer tempo extra para o processamento.
- Interação social: MIF 7.
- Resolução de problemas: MIF 6; requer tempo extra, leve dificuldade em iniciar decisões.
- Memória: MIF 6; leve dificuldade para recordar rotinas diárias e executar o que foi solicitado sem necessidade de repetição.

Pontuação na Expanded Disability Status Scale (EDSS): 6,5

Objetivos da paciente

Ela gostaria de recuperar habilidades de locomoção e um *status* de vida independente. Ela reconhece a necessidade de morar com os pais por um momento, mas vê isso como apenas temporário.

QUESTÕES PARA ORIENTAÇÃO

1. Desenvolva uma lista de problemas: identifique/categorize os problemas dessa paciente no que se refere a comprometimentos diretos, comprometimentos indiretos, limitações funcionais e incapacidades.
2. Identifique dois desfechos (a remediação das limitações funcionais e a invalidez) e dois objetivos (correção de deficiências) para esta paciente.
3. Formule quatro intervenções de tratamento que poderiam ser utilizadas no início do tratamento para alcançar os desfechos e objetivos declarados. Forneça uma breve justificativa para cada uma.
4. Que estratégias podem ser usadas para desenvolver habilidades de autocuidado e promover a autoeficácia e qualidade de vida?

REFERÊNCIAS BIBLIOGRÁFICAS

1. Cohen, B, Zamvil, S, and Cerruto, L (eds): Neurology: Multiple Sclerosis 2011 Edition. Living Medical eTextbook. Retrieved May 23, 2012, from http://lmt.projectsinknowledge.com/Activity/index.cfm?jn=2023&sj=2023.01&i=8.
2. Rolak, LA: History of Multiple Sclerosis. National Multiple Sclerosis Society, New York, 2003.
3. Celine, J, Coyle, P, and Duquette, P: Gender issues in multiple sclerosis: An update. Women's Health 6(6):797, 2010.
4. Alter, M, et al: Migration and risk of multiple sclerosis. Neurology 28:1089, 1978.
5. Weinshenker, B: Epidemiology of multiple sclerosis. Neurol Clin 14:291, 1996.
6. Herndon, R: The pathology of multiple sclerosis and its variants. In Herdon, R (ed): Multiple Sclerosis: Immunology, Pathology and Pathophysiology. Demos Medical Publishers, New York, 2003, p 184.
7. Lublin, F, and Reingold, S: Defining the clinical course of multiple sclerosis: Results of an international survey. Neurology 46:907, 1996.
8. Cohen, B (ed): Managing symptoms in multiple sclerosis. In Neurology: Multiple Sclerosis 2011 Edition. Living Medical eTextbook. Retrieved May 23, 2012, from http://lmt.projectsinknowledge.com/Activity/index.cfm?jn=2023&sj=2023.01&i=8.
9. Shapiro, R: Managing the Symptoms of Multiple Sclerosis, ed 5. Demos Medical Publishers, New York, 2007.
10. Maloni, H: Pain in multiple sclerosis. Clinical Bulletin for Health Professionals, 2011. National Multiple Sclerosis Society, New York, 2001. Retrieved May 10, 2012, from www.nationalmssociety.org/.
11. Frohman, E: Diagnosis and management of vision problems in MS. Clinical Bulletin for Health Professionals, 2011, National Multiple Sclerosis Society, New York, 2011. Retrieved May 10, 2012, from www.nationalmssociety.org/.
12. Kushner, S, and Brandfass, K: Spasticity. Clinical Bulletin for Health Professionals. National Multiple Sclerosis Society, New York, 2011. Retrieved May 10, 2012, from www.nationalmssociety.org/.
13. National Clinical Advisory Board of the National Multiple Sclerosis Society: Management of MS-related fatigue. National Multiple Sclerosis Society, New York, 2006. Retrieved May 10, 2012, from www.nationalmssociety.org/.
14. Fisk, J, et al: The impact of fatigue on patients with multiple sclerosis. J Can Sci Neurol 21:9, 1994.
15. Schwartz, C, et al: Psychosocial correlates of fatigue in multiple sclerosis. Arch Phys Med Rehabil 77:165, 1996.
16. Logemann, J: Swallowing disorders and their management in patients with multiple sclerosis. Clinical Bulletin for Health Professionals. National Multiple Sclerosis Society, New York, NY, 2011. Retrieved May 12, 2012, from www.nationalmssociety.org/.
17. Benedict, R: Cognitive dysfunction in multiple sclerosis. Clinical Bulletin for Health Professionals. National Multiple Sclerosis Society, New York, 2011. Retrieved May 12, 2012, from www.nationalmssociety.org/.
18. Samuel, L, and Cavallo, P: Emotional issues of the person with MS. Clinical Bulletin for Health Professionals. National Multiple Sclerosis Society, New York, 2011. Retrieved May 23 2012, from www.nationalmssociety.org/.
19. Brassington, J, and Marsh, N: Neuropsychological aspects of multiple sclerosis. Neuropsychol Rev 8:43, 1998.
20. Shnek, Z, et al: Helplessness, self-efficacy, cognitive distortions and depression in multiple sclerosis and spinal cord injury. Ann Behav Med 19:287, 1997.
21. Minden, S: Pseudobulbar affect. Clinical Bulletin for Health Professionals. National Multiple Sclerosis Society, New York, 2011. Retrieved May 12 2012, from www.nationalmssociety.org/.
22. Feinstein, A, et al: Prevalence and neurobehavioral correlates of pathological laughing and crying in multiple sclerosis. Arch Neurol 54:1116, 1997.
23. Holland, N, and Reitman, N: Bladder dysfunction in multiple sclerosis. Clinical Bulletin for Health Professionals. National Multiple Sclerosis Society, New York, 2011. Retrieved May 13 2012, from www.nationalmssociety.org/.
24. Holland, N and Kennedy, P: Bowel management in multiple sclerosis. Clinical Bulletin for Health Professionals. National Multiple Sclerosis Society, New York, 2011. Retrieved May 23, 2012, from www.nationalmssociety.org/.
25. Foley, F: Assessment and treatment of sexual dysfunction in multiple sclerosis. Clinical Bulletin for Health Professionals. National Multiple Sclerosis Society, New York, 2011. Retrieved May 13, 2012, from www.nationalmssociety.org/.
26. Polman, C, et al: Diagnostic criteria for multiple sclerosis: 2010 revisions to the McDonald criteria. Ann Neurol 69(2):292, 2011.
27. McDonald, W, et al: Recommended diagnostic criteria for multiple sclerosis: Guidelines from the International Panel on the Diagnosis of Multiple Sclerosis. Ann Neurol 50(1):121, 2001.
28. Cohen, B, and Pelletier, D (eds): MRI and new imaging technologies in multiple sclerosis. In Neurology: Multiple Sclerosis 2011 Edition. Living Medical eTextbook. Retrieved May 10, 2012, from http://lmt.projectsinknowledge.com/Activity/index.cfm?jn=2023&sj=2023.01&i=8.
29. Weber, E, Vilensky, J, and Fog, A: Practical Radiology: A Symptom-Based Approach. FA Davis, Philadelphia, 2013.
30. Cohen, B (ed): Currently available treatments for multiple sclerosis. In Neurology: Multiple Sclerosis 2011 Edition. Living Medical eTextbook. Retrieved May 13, 2012, from http://lmt.projectsinknowledge.com/Activity/index.cfm?jn=2023&sj=2023.01&i=8
31. Kalb, R, and Reitman, N: Overview of multiple sclerosis. National Multiple Sclerosis Society, New York, 2011. Retrieved May 13 2012, from www.nationalmssociety.org/.
32. Holland, N: Improving adherence to therapy with immunomodulating agents. National Multiple Sclerosis Society, New York, 2011. Retrieved May 5, 2012, from www.nationalmssociety.org/.
33. Orsnes, G, et al: The effect of baclofen on the transmission in spinal pathways in spastic multiple sclerosis patients. Clin Neurophysiol 111:1372, 2000.
34. Holland, N, and Kennedy, P: Bowel management in multiple sclerosis. In Neurology: Multiple Sclerosis 2011 Edition. Living Medical eTextbook. Retrieved May 13, 2012, from http://lmt.projectsinknowledge.com/Activity/index.cfm?jn=2023&sj=2023.01&i=8.
35. Thompson, A: The effectiveness of neurological rehabilitation in multiple sclerosis. J Rehabil Res Dev 37(4):455, 2000.
36. Baker, N, and Tickle-Degnen, L: The effectiveness of physical, psychological, and functional interventions in treating clients with multiple sclerosis: A meta-analysis. Am J Occup Ther 55(3):324, 2001.
37. Craig, J, et al: A randomized controlled trial comparing rehabilitation against standard therapy in multiple sclerosis patients receiving steroid treatment. J Neurol Neurosurg Psychiatry 74:1225, 2003.
38. Di Fabio, R, et al: Health-related quality of life for persons with progressive multiple sclerosis: Influence of rehabilitation. Phys Ther 77(12):1704, 1997.
39. DiFabio, R, et al: Extended outpatient rehabilitation: Its influence on symptom frequency, fatigue, and functional status for persons with progressive multiple sclerosis. Arch Phys Med Rehabil 79:141, 1998.
40. Freeman, J, et al: The impact of inpatient rehabilitation on progressive multiple sclerosis. Ann Neurol 42(2):236, 1997.
41. Liu, C, Playford, E, and Thompson, A: Does neurorehabilitation have a role in relapsing remitting multiple sclerosis? J Neurol 250(10):1214, 2003.

42. Patti, F, et al: Effects of a short outpatient rehabilitation treatment on disability of multiple sclerosis patients—a randomized controlled trial. J Neurol 250(7):861, 2003.
43. Slade, A, Tennant, A, and Chamberlain, M: A randomized controlled trial to determine the effect of intensity of therapy upon length of stay in a neurological rehabilitation setting. J Rehabil Med 34(6):260, 2002.
44. Guagenti-Tax, EM, et al: Impact of a comprehensive long-term care program on caregivers and persons with multiple sclerosis. Int J M S Care 2(1):5, 2000.
45. Khan, F, et al: Effectiveness of rehabilitation intervention in person with multiple sclerosis. J Neurol Neurosurg Psychiatry 79:1230, 2008.
46. Patti, F, et al: Effects of a short outpatient rehabilitation treatment on disability of multiple sclerosis patients: A randomised controlled trial. J Neurol 250(7):861, 2003.
47. Pozzilli, C, et al: Home based management in multiple sclerosis: Results of a randomised controlled trial. J Neurol Neurosurg Psychiatry 73:250, 2002.
48. Storr, LK, Sorensen, PS, and Ravnborg, M: The efficacy of multidisciplinary rehabilitation in stable multiple sclerosis patients. Mult Scler 12:235, 2006.
49. Stuifbergen, AK, et al: A randomized clinical trial of a wellness intervention for women with multiple sclerosis. Arch Phys Med Rehabil 84(4):467, 2003.
50. Wiles, C, et al: Controlled randomized crossover trial of the effects of physiotherapy on mobility in chronic multiple sclerosis. J Neurol Neurosurg Psychiatry 70:174, 2001.
51. Khan, F, et al: Multidisciplinary rehabilitation for adults with multiple sclerosis (review). Cochrane Database of Systematic Reviews 2007, Issue 2. Art. No.: CD006036. DOI: 10.1002/14651858.CD006036.pub2.
52. Kraft, G, and Schapiro, R (Co-Chairs) National MS Society's Medical Advisory Board: Rehabilitation: Recommendations for Persons with Multiple Sclerosis. National Multiple Sclerosis Society, New York, 2004 Retrieved June 10, 2012, from www.nationalmssociety.org.
53. American Physical Therapy Association (APTA): Guide to Physical Therapist Practice, ed 2. APTA, Alexandria, VA, 2003.
54. Medicare Benefit Policy Manual, Chapter 15, Covered Medical and Other Health Services, Rev. 151, 11-18-11. Retrieved June 10, 2012, from www.cms/gov/Regulations-and-Guidance.
55. Dal Bello-Haas, V: A framework for rehabilitation of neurodegenerative diseases: Planning care and maximizing quality of life. Neurology Report (now JNPT) 26(2):115, 2002.
56. Benedict, R, et al: Minimal neuropsychological examination of MS patients: A consensus approach. Clin Neuropsychol 16(3):381, 2002.
57. Folstein, M: Mini-Mental State: A practical method for grading the cognitive state of patients for the clinician. J Psychiatr Res 12:189, 1975.
58. Beck, A, and Beck, R: Screening depressed patients in family practice: A rapid technique. Postgrad Med 52:81, 1972.
59. Lincoln, NB, Jackson, JM, and Adams, SA: Reliability and revision of the Nottingham Sensory Assessment for stroke patients. Physiother 84(8):358, 1998.
60. Sharrack, B, and Hughes, R: The Guy's Neurological Disability Scale (GNDS): A new disability measure for multiple sclerosis. Mult Scler 5(4):223, 1999.
61. Hoogervorst, E, et al: Comparisons of patient self-report, neurologic examination, and functional impairment in MS. Neurology 56(7):934–937, 2001.
62. Melzack, R: The McGill Pain Questionnaire: Major properties and scoring methods. Pain 1:227, 1975.
63. Rog, DJ, et al: Validation and reliability of the Neuropathic Pain Scale (NPS) in multiple sclerosis. Clin J Pain 23(6):473, 2007.
64. Flachenecker, P, et al: Fatigue in multiple sclerosis: A comparison of different rating scales and correlation to clinical parameters. Mult Scler 8(6):523, 2002.
65. Fisk, JD, et al: The impact of fatigue on patients with multiple sclerosis. Can J Neurol Sci 21(1):9, 1994.
66. Fisk, JD, et al: Measuring the functional impact of fatigue: Initial validation of the fatigue impact scale. Clin Infect Dis Suppl 1:S79, 1994.
67. Penner, IK, et al: The Fatigue Scale for Motor and Cognitive Functions (FSMC): Validation of a new instrument to assess multiple sclerosis related fatigue. Mult Scler 15(12):1509, 2009.
68. APTA Multiple Sclerosis Outcome Measures Taskforce: Multiple Sclerosis Outcome Measures. Retrieved from www.neuropt.org/files/FINAL_EDGE_DOCUMENT.pdf.
69. Karpatkin, HI: Multiple sclerosis and exercise: A review of the evidence. Int J MS Care 7(2):36, 2005.
70. Vukusic, S, and Confavreux, C: The natural history of multiple sclerosis. In Cook, SD (ed): Handbook of Multiple Sclerosis. Marcel Dekker, New York, 2001, p 443.
71. De Souza, L, and Ashburn, A: Examination of motor function in people with multiple sclerosis. Physiother Res Int 1:98, 1996.
72. Lee, K, et al: The Ashworth Scale: A reliable and reproducible method of measuring spasticity. J Neuro Rehab 3:205, 1989.
73. Bohannon, R, and Smith, M: Interrater reliability of a modified Ashworth scale of muscle spasticity. Phys Ther 67:206, 1987.
74. Shumway-Cook, A, and Horak, F: Assessing the influence of sensory interaction on balance. Phys Ther 66:1548, 1986.
75. Nelson, S, et al: Vestibular and sensory interaction deficits assessed by dynamic platform posturography in patients with multiple sclerosis. Ann Otol Rhinol Laryngol 104:62, 1995.
76. Jackson, R, et al: Abnormalities in posturography and estimations of visual vertical and horizontal in multiple sclerosis. Am J Otol 16:88, 1995.
77. Berg, K, et al: Measuring balance in the elderly: Preliminary development of an instrument. Physiother Can 41:304, 1989.
78. Berg, K, et al: Measuring balance in the elderly: Validation of an instrument. Can J Public Health Suppl 2(Jul-Aug):S7–11, 1992.
79. Tinetti, M: Performance-oriented examination of mobility problems in elderly patients. J Am Geriatr Soc 34:119, 1986.
80. Horak, FB, Wrisley, DM, and Frank, J: The Balance Evaluation Systems Test (BESTest) to differentiate balance deficits. Phys Ther 89(5):484, 2009.
81. Shumway-Cook, A, et al: Predicting the probability of falls in community dwelling older adults. Phys Ther 77:812, 1997.
82. Schwid, S, et al: The measurement of ambulatory impairment in multiple sclerosis. Neurology 49:1419, 1997.
83. Lord, SE, et al: Visual gait analysis: The development of a clinical examination and scale. Clin Rehabil 12:107, 1998.
84. Borg, G: Psychophysical bases of perceived exertion. Med Sci Sports Exerc 14:377, 1982.
85. American College of Sports Medicine: ACSM's Guidelines for Exercise Testing and Prescription, ed 8. Lippincott Williams & Wilkins, Philadelphia, 2010.
86. Guide for the Uniform Data Set for Medical Rehabilitation including the FIM instrument, Version 5.0. State University of New York at Buffalo, Buffalo, 1996.
87. Granger, C, et al: Functional examination scales: A study of persons with multiple sclerosis. Arch Phys Med Rehabil 71:870, 1990.
88. Stewart, A, Hays, R, and Ware, J: The MOS short-form general health survey. Reliability and validity in a patient population. Med Care 26(7):724, 1988.
89. Freeman, JA, et al: Clinical appropriateness: A key factor in outcome measure selection: The 36 item short form health survey in multiple sclerosis. J Neurol 68(2):150, 2000.
90. Gilson, B, et al: The Sickness Impact Profile: Development of an outcome measure of health care. Am J Public Health 65:1304, 1975.
91. Doble, S, et al: Functional competence of community-dwelling persons with multiple sclerosis using the Examination of Motor and Process Skills. Arch Phys Med Rehabil 75:843, 1994.
92. Kurtzke, J: On the evaluation of disability in multiple sclerosis. Neurology 11:686, 1961.

93. Kurtzke, J: Rating neurological impairment in multiple sclerosis: An expanded disability status scale (EDSS). Neurology 33:1444, 1983.
94. Noseworthy, J, et al, and Canadian Cooperative MS Study Group: Interrater variability with the Expanded Disability Status Scale (EDSS) and Functional Systems (FS) in a multiple sclerosis clinical trial. Neurology 40:971, 1990.
95. Haber, A, and LaRocca, N (eds): MRD Minimal Record of Disability for Multiple Sclerosis. National Multiple Sclerosis Society, New York, 1985.
96. Solari, A, et al: Accuracy of self-examination of the minimal record of disability in patients with multiple sclerosis. Acta Neurol Scand 87:43, 1993.
97. Vickrey, BG, et al: A health-related quality of life measure for multiple sclerosis. Qual Life Res 4:187, 1995.
98. Vickrey, BG, et al: Comparison of a generic to disease-targeted health-related quality of life measure for multiple sclerosis. J Clin Epidemiol 50:557, 1997.
99. Consortium of Multiple Sclerosis Centers, Health Science Research Subcommittee: Multiple Sclerosis Quality of Life Inventory: A User's Manual. National Multiple Sclerosis Society, New York, 1997.
100. Cella, DF, et al: Validation of the Functional Examination of Multiple Sclerosis quality of life instrument. Neurology 47(1):129, 1996.
101. Hobart, JC, et al: The Multiple Sclerosis Impact Scale (MSIS-29): A new patient-based outcome measure. Brain 124:962, 2001.
102. Riazi, A, et al: Multiple Sclerosis Impact Scale (MSIS-29): Reliability and validity in hospital based samples. J Neurol Neurosurg Psychiatry 73(6):701, 2002.
103. Sloane, E, et al: Anti-inflammatory cytokine gene therapy decreases sensory and motor dysfunction in experimental MS: MOG-EAE behavioral and anatomical symptom treatment with cytokine gene therapy. Brain Behav Immun 23:92, 2009.
104. Bitton, L, and Fred, D: Palliative care in patients with MS. Neurol Clin 19:801, 2001.
105. Cattaneo, D, and Jonsdottir, J: Sensory impairments in quiet standing in subjects with MS. Mult Scler 15(1):59, 2009.
106. Cramp, A, et al: The incidence of pressure ulcers in people with MS and persons responsible for their management. Int J M S Care 6(2):52, 2004.
107. Shelley, A, et al: Impact of sitting time on seat-interface pressure and on pressure mapping with MS patients. Arch Phys Med Rehabil 86:1221, 2005.
108. Taylor, V: Pressure mapping clinical protocol. Proceedings of Canadian Seating and Mobility Conference, Toronto, ON, September 22–24, 1999.
109. Yang, Y, et al: Remote monitoring of sitting behaviors for community-dwelling manual wheelchair users with spinal cord injury. Spinal Cord 47(1):67, 2009.
110. Williams, C, et al: Iron and zinc status in MS patients with pressure sores. Eur J Clin Nutr 42(4):321, 1988.
111. White, LJ, et al: Resistance training improves strength and functional capacity in persons with multiple sclerosis. Mult Scler 10:668, 2004.
112. Surakka, J, et al: Effects of aerobic and strength exercise on motor fatigue in men and women with multiple sclerosis: A randomized control trial. Clin Rehabil 18:737, 2004.
113. Mostert, S, and Kesselring, J: Effects of a short-term exercise training program on aerobic fitness, fatigue, health perception, and activity level of subjects with multiple sclerosis. Mult Scler 8:161, 2002.
114. Petajan, J, et al: Impact of aerobic training on fitness and quality of life in multiple sclerosis. Ann Neurol 39:432, 1996.
115. DeBolt, LS, and McCubbin, JA: The effects of home-based resistance exercise on balance, power, and mobility in adults with multiple sclerosis. Arch Phys Med Rehabil 85(2):290, 2004.
116. Jones, R, Davies-Smith, A, and Harvey, L: The effect of weighted leg raises and quadriceps strength, EMG and functional activities in people with multiple sclerosis. Physiother 85(3):154, 1999.
117. Lord, SE, Wade, DT, and Halligan, PW: A comparison of two physiotherapy treatment approaches to improve walking in multiple sclerosis: A pilot randomized controlled study. Clin Rehabil 2(6):477, 1998.
118. Solari, A, et al: Physical rehabilitation has a positive effect on disability in multiple sclerosis patients. Neurology 52(1):57, 1999.
119. Wiles, CM, et al: Controlled randomised crossover trial of the effects of physiotherapy on mobility in chronic multiple sclerosis. J Neurol Neurosurg Psychiatry 70(2):174, 2001.
120. Patti, F, et al: Effects of a short outpatient rehabilitation treatment on disability of multiple sclerosis patients. J Neurol 250:861, 2003.
121. Sutherland, G, Andersen, M, and Stoove, M: Can aerobic exercise training affect health-related quality of life for people with multiple sclerosis? J Sport Exerc Psychol 23:122, 2001.
122. Andreasen, AK, Stenager, E, and Dalgas, U: The effect of exercise therapy on fatigue in multiple sclerosis. Mult Scler 17(9):1041, 2011.
123. Dalgas, U, et al: Fatigue, mood and quality of life improve in MS patients after progressive resistance training. Mult Scler 16(4):480, 2010.
124. Cakit, BD, et al: Cycling progressive resistance training for people with multiple sclerosis—a randomized controlled study. Am J Phys Med Rehabil 89:446, 2010.
125. Rampello, A, et al: Effect of aerobic training on walking capacity and maximal exercise tolerance in patients with multiple sclerosis: A randomized crossover controlled study. Phys Ther 87(5) 545, 2007.
126. Dodd, K, et al: A qualitative analysis of a progressive resistance exercise programme for people with multiple sclerosis. Disabil Rehabil 28(18):1127, 2006.
127. Snook, NM, and Motl, RW: Effect of exercise training on walking mobility in multiple sclerosis: A meta-analysis. Neurorehabil Neural Repair 23(2):108, 2009.
128. Rietberg, MB, et al: Exercise therapy for multiple sclerosis (review). Cochrane Database of Systematic Reviews 2004, Issue 3. Art. No.: CD003980. DOI: 10.1002/14651858.CD003980.pub2.
129. Mulcare, J, and Petajan, J: Multiple sclerosis. In American College of Sports Medicine: ACSM's Resources for Clinical Exercise Physiology: Musculoskeletal, Neuromuscular, Neoplastic, Immunologic, and Hematologic Conditions. Lippincott Williams & Wilkins, Philadelphia, 2002, p 29.
130. Jackson, K, and Mulcare, J: Multiple sclerosis. In American College of Sports Medicine: ACSM's Exercise Management for Persons with Chronic Diseases and Disabilities, ed 3. Human Kinetics, Champaign, IL, 2009, p 321.
131. Ku, YE, et al: Physiologic and functional responses of MS patients to body cooling. Am J Phys Med Rehabil 79:427, 2000.
132. Davis, SL, et al: Thermoregulation in multiple sclerosis. J Appl Physiol 109(5):1531, 2010.
133. Meyer-Heim, A, et al: Advanced lightweight cooling-garment technology: Functional improvements in thermosensitive patients with multiple sclerosis. Mult Scler 13(2):232, 2007.
134. White, AT, et al: Effect of precooling on physical performance in multiple sclerosis. Mult Scler 6:176, 2000.
135. Flensner, G, and Lindencrona, C: The cooling-suit: Case studies on its influence on fatigue among eight individuals with multiple sclerosis. J Adv Nurs 37(6):541, 2002.
136. Motl, RW, et al: Accurate prediction of cardiorespiratory fitness using cycle ergometry in minimally disabled persons with relapsing-remitting multiple sclerosis. Arch Phys Med Rehabil 93(3):490, 2012.
137. Kuspinar, A, et al: Predicting exercise capacity through submaximal fitness tests in persons with multiple sclerosis. Arch Phys Med Rehabil 91(9):1410, 2010.
138. Curran, SA, and Willis, FB: Chronic ankle contracture reduced: A case series. Foot Ankle Online J 4(7):2, July 2011.
139. Harvey, L, Herbert, R, and Crosbie, J: Does stretching induce lasting increases in joint ROM? A systematic review. Physiother Res Int 7(1):1, 2002.
140. Multiple Sclerosis Council for Clinical Practice Guidelines: Fatigue and Multiple Sclerosis: Evidence-Based Management

Strategies for Fatigue in Multiple Sclerosis. Paralyzed Veterans of America, New York, 1998.
141. Adler, S, Beckers, D, and Buck, M: PNF in Practice, ed 3. Springer, New York, 2008.
142. O'Sullivan, S, and Schmitz, T: Improving Functional Outcomes in Physical Rehabilitation. FA Davis, Philadelphia, 2010.
143. Kelleher, K, et al: Ambulatory rehabilitation in multiple sclerosis. Disabil Rehabil 31(20):1625, 2009.
144. Vera-Garcia, FJ, Grenier, SG, and McGill, SM: Abdominal muscle response during curl-ups on both stable and labile surfaces. Phys Ther 80:564, 2000.
145. Freeman, JA, et al: The effect of core stability training on balance and mobility in ambulant individuals with multiple sclerosis: A multi-center series of single case studies. Mult Scler 16(11):1377, 2010.
146. Hebert, J, et al: Effects of vestibular rehabilitation on multiple sclerosis–related fatigue, upright postural control: A randomized controlled trial. Phys Ther 91(8):1166, 2011.
147. Roehrs, T, and Karst, G: Effects of an aquatics exercise program on quality of life measures for individuals with progressive multiple sclerosis. JNPT 28(2):63, 2004.
148. Cattaneo, D, et al: Effects of balance exercises on people with multiple sclerosis: A pilot study. Clin Rehabil 21:771, 2007.
149. Prosperini, L, et al: Visuo-proprioceptive training reduces risk of falls in patients with multiple sclerosis. Mult Scler 16(4):491, 2010.
150. Claerbout, M, et al: Effects of 3 weeks' whole body vibration training on muscle strength and functional mobility in hospitalized persons with multiple sclerosis. Mult Scler J 18(4):498, 2012.
151. Taylor, D: Can Wii improve balance? N Z J Physiother 39(3): 131, 2011.
152. Taylor, M, et al: Activity-promoting gaming systems in exercise and rehabilitation. J Rehab Research Dev 48(10):1171, 2011.
153. Giesser, B, et al: Locomotor training using body weight support on a treadmill improves mobility in persons with multiple sclerosis: A pilot study. Mult Scler 13:224, 2007.
154. Newman, MA: Can aerobic treadmill training reduce the effort of walking and fatigue in people with multiple sclerosis? A pilot study. Mult Scler 13:113, 2007.
155. Fulk, G: Locomotor training and virtual reality-based balance training for an individual with multiple sclerosis: A case report. JNPT 29(1):34, 2005.
156. Wier, LM, et al: Effect of robot-assisted versus conventional body-weight-supported treadmill training on quality of life for people with multiple sclerosis. J Rehabil Res Dev 48(4):483, 2011.
157. Lo, AC, and Triche, EW: Improving gait in multiple sclerosis using robot-assisted, body weight supported treadmill training. Neurorehabil Neural Repair 22(6):661, 2008.
158. Schwartz, I, et al: Robot-assisted gait training in multiple sclerosis: A randomized trial. Mult Scler 18(6):881, 2012.
159. Esnouf, JE, et al: Impact on activities of daily living using a functional electrical stimulation device to improve dropped foot in people with multiple sclerosis, measured by the Canadian Occupational Performance Measure. Mult Scler 16(9):1141, 2010.
160. Paul, L, et al: The effect of functional electrical stimulation on the physiological cost of gait in people with multiple sclerosis. Mult Scler 14:954, 2008.
161. Chag, Y, et al: Decreased central fatigue in multiple sclerosis patients after 8 weeks of surface functional electrical stimulation. J Rehabil Res Dev 48(5):555, 2011.
162. Provance, P: Physical therapy in multiple sclerosis rehabilitation. Clinical Bulletin for Health Professionals. National Multiple Sclerosis Society, New York. Retrieved May 15, 2012, from www.nationalmssociety.org/.
163. Achiron, A, et al: Aphasia in multiple sclerosis: clinical and radiologic correlations. Neurology 42 2195, 1992.
164. Beukelman, DR, Kraft, GH, and Freal, J: Expressive communication disorders in persons with multiple sclerosis. Arch Phys Med Rehabil 66:675, 1985.
165. Blumenfeld, L, et al: Transcutaneous electrical stimulation versus traditional dysphagia therapy: A nonconcurrent cohort study. Otolaryngol Head Neck Surg 135:754, 2006.
166. Mari, F, et al: Predictive value of clinical indices in detecting aspiration in patients with neurological disorders. J Neurol Neurosurg Psychiatry 63(4):456, 1997.
167. Calcagno, P, et al: Dysphagia in multiple sclerosis—prevalence and prognostic factors. Acta Neurol Scand 105(1):40, 2002.
168. Regan, J, Walshe, M, and Tobin, WO Immediate effects of thermal-tactile stimulation on timing of swallow in idiopathic Parkinson's disease. Dysphagia 25(3) 207, 2010.
169. Thomas, FJ, et al: Dysphagia and nutritional status in multiple sclerosis. J Neurol 246(8):677, 1999.
170. Duffy, JR: Motor Speech Disorders: Substrates, Differential Diagnosis, and Management, ed 2. Mosby, St Louis, 2005.
171. Gentry, T: Handheld Computers as Assistive Technology for Individuals with Cognitive Impairment Related to Multiple Sclerosis [e-book]. UMI Dissertation Services, ProQuest Information and Learning, Ann Arbor, MI, 2006. Retrieved May 22, 2012, from www.proquest.com/products_umi/dissertations/.
172. Dennison, L, and Moss-Morris, R: Cognitive-behavioral therapy: What benefits can it offer people with multiple sclerosis? Expert Rev Neurother 10(9):1383, 2010.
173. Motl, R: Physical activity and cognitive function in multiple sclerosis. J Sport Exerc Psychol 33(5):734, 2011.
174. Motl, R, and Snook, E: Physical activity, self-efficacy, and quality of life. Ann Behav Med 35:111, 2008.
175. Shatil, E, et al: Home-based personalized cognitive training in MS patients: A study of adherence and cognitive performance. Neurorehabil 26(2):143, 2010.
176. Irvine, H: Psychosocial adjustment to multiple sclerosis: Exploration of identity redefinition. Disabil Rehabil 31(8):599, 2009.
177. Leino-Kilpi, H, et al: Elements of empowerment and MS patients. J Neurosci Nurs 30:116, 1998.
178. Malcomson, KS, Dunwoody, L, and Lowe-Strong, AS: Psychosocial interventions in people with multiple sclerosis—a review. J Neurol 254:1, 2007.
179. Plow, M, Mathiowetz, V, and Resnik, L: Multiple sclerosis: Impact of physical activity on psychosocial constructs. Am J Health Behav 32(6):614, 2008.
180. Hertz, D, and Holland, N: Community Resources for Your Patients with MS (Resource Bulletin, Information for Health Professionals). National Multiple Sclerosis Society, New York, 2004.
181. Bello-Hass, V, Bene, M, and Mitsumoto, H: End of life: Challenges and strategies for the rehabilitation professional. Neurology Report (now JNPT) 26(4):174, 2002.
182. Irvine, H, et al: Psychosocial adjustment to multiple sclerosis: exploration of identity redefinition Disabil Rehabil 31(8):599, 2009.
183. Bogosian, A, Moss-Morris, R, and Hadwin, J: Psychosocial adjustment in children and adolescents with a parent with multiple sclerosis: A systematic review. Clin Rehabil 24(9): 789, 2010.

LEITURAS COMPLEMENTARES

Blackstone, M: First Year—Multiple Sclerosis: An Essential Guide for the Newly Diagnosed, ed 2. Marlow & Co., New York, 2007.

Compston, A, et al: McAlpine's Multiple Sclerosis, ed 4. Churchill Livingstone/Elsevier, St Louis, 2005.

Coyle, PK, and Halper, J: Living with Progressive Multiple Sclerosis: Overcoming Challenges, ed 2. Demos Medical Publishers, New York, 2008.

Holland, NJ, Murray, TJ, and Reingold, SC: Multiple Sclerosis: A Guide for the Newly Diagnosed, ed 3. Demos Medical Publishing, New York, 2007.

Kalb, R (ed): Multiple Sclerosis: A Guide for Families, ed 3. Demos Medical Publishing, New York, 2006.

Kesselring, J, Comi, G, and Thompson, A (eds): Multiple Sclerosis: Recovery of Function and Neurorehabilitation. Cambridge University Press, Cambridge, 2010.

Raine, C, McFarland, H, and Hohlfeld, R: Multiple Sclerosis: A Comprehensive Text. Saunders/Elsevier, St Louis, 2008.

Shapiro, R: Managing the Symptoms of Multiple Sclerosis, ed 4. Demos Medical Publishing, New York, 2007.

Weiner, L, and Stankiewicz, J: Multiple Sclerosis: Diagnosis and Therapy. Wiley-Blackwell, West Sussex, UK, 2012.

Apêndice 16.A
Escala Modificada de Impacto de Fadiga (MFIS)

A fadiga é uma sensação de cansaço físico e perda de energia que muitas pessoas sentem de tempos em tempos. Mas as pessoas que têm condições médicas como a EM experimentam sentimentos mais fortes de fadiga, mais vezes e com maior impacto do que os outros.

A seguir está uma lista de declarações que descrevem os efeitos da fadiga. Por favor, leia cada afirmação cuidadosamente e *desenhe um círculo em volta do número* que melhor indique como a fadiga tem afetado você durante as *4 últimas semanas*. (Se necessitar de ajuda para marcar as respostas, *peça ao entrevistador*, indicando o número que melhor corresponda à sua resposta.) *Por favor, responda a todas as questões*. Se não tiver certeza sobre qual resposta selecionar, escolha aquela que estiver mais próxima daquilo que descreve você. O entrevistador poderá explicar quaisquer palavras ou frases que você não compreenda.

Nome: _____ Data: _____/_____/_____

Número de identificação: _____ Teste: 1   2   3   4

Por causa da minha fadiga durante as últimas 4 semanas...

	Nunca	Raramente	Algumas vezes	Muitas vezes	Quase sempre
1. Eu tenho estado menos alerta.	0	1	2	3	4
2. Eu tenho tido dificuldades em manter a atenção por períodos longos.	0	1	2	3	4
3. Eu tenho sido incapaz de pensar claramente.	0	1	2	3	4
4. Eu tenho andado desastrado e descoordenado.	0	1	2	3	4
5. Eu tenho andado esquecido.	0	1	2	3	4
6. Eu tenho tido necessidade de moderar as minhas atividades físicas.	0	1	2	3	4
7. Eu tenho estado menos motivado para fazer qualquer coisa que exija esforço físico.	0	1	2	3	4
8. Eu tenho estado menos motivado para participar em actividades sociais.	0	1	2	3	4
9. Eu tenho estado limitado na minha capacidade para fazer coisas fora de casa.	0	1	2	3	4
10. Eu tenho tido dificuldades em manter o esforço físico por períodos longos.	0	1	2	3	4
11. Eu tenho tido dificuldades em tomar decisões.	0	1	2	3	4
12. Eu tenho estado menos motivado para fazer qualquer coisa que exija esforço mental.	0	1	2	3	4
13. Os meus músculos têm estado fracos.	0	1	2	3	4
14. Eu tenho estado fisicamente desconfortável.	0	1	2	3	4
15. Eu tenho tido dificuldades para terminar tarefas que exigem esforço mental.	0	1	2	3	4
16. Eu tenho tido dificuldades em organizar os meus pensamentos quando faço coisas em casa ou no trabalho.	0	1	2	3	4

17. Eu tenho estado menos capaz de completar tarefas que exijam esforço físico.	0	1	2	3	4
18. O meu pensamento tem estado mais lento.	0	1	2	3	4
19. Eu tenho tido dificuldade de concentração.	0	1	2	3	4
20. Eu tenho limitado as minhas atividades físicas.	0	1	2	3	4
21. Eu tenho tido necessidade de descansar mais frequentemente ou por períodos mais longos.	0	1	2	3	4

Instruções para pontuar o MFIS

Os itens no MFIS podem ser agregados em três subescalas (física, cognitiva e psicossocial), bem como em uma pontuação total do MFIS. Todos os itens são dimensionados de modo que pontuações mais altas indicam um maior impacto da fadiga nas atividades de uma pessoa.

Subescala física

Esta escala pode variar de 0 a 36. É calculada pela adição dos escores brutos dos seguintes itens: 4 + 6 + 7 + 10 + 13 + 14 + 17 + 20 + 21.

Subescala cognitiva

Esta escala pode variar de 0 a 40. É calculada pela adição dos escores brutos dos seguintes itens: 1 + 2 + 3 + 5 + 11 + 12 + 15 + 16 + 18 + 19.

Subescala psicossocial

Esta escala pode variar de 0 a 8. É calculada pela adição dos escores brutos dos seguintes itens: 8 + 9.

Pontuação total do MFIS

A pontuação total do MFIS pode variar de 0 a 84. É calculada pela adição das pontuações nas subescalas física, cognitiva e psicossocial.

De Multiple Sclerosis Council for Clinical Practice Guidelines,[140] com permissão

Apêndice 16.B
Escala do Estado de Incapacidade Expandida (EDSS) para pacientes com esclerose múltipla

Sistemas funcionais

Funções piramidais

0. Normal.
1. Sinais anormais sem incapacidade.
2. Incapacidade mínima.
3. Paraparesia ou hemiparesia discreta ou moderada; monoparesia grave.
4. Paraparesia ou hemiparesia acentuada; quadriparesia moderada; ou monoplegia.
5. Paraplegia, hemiplegia ou quadriparesia acentuada.
6. Quadriplegia.
V. Desconhecido.

Funções cerebelares

0. Normal.
1. Sinais anormais sem incapacidade.
2. Ataxia discreta.
3. Ataxia moderada do tronco ou de membros.
4. Ataxia grave, todos os membros.
5. Incapaz de realizar movimentos coordenados em decorrência da ataxia.
V. Desconhecido.
X. É usado após qualquer número quando a fraqueza (grau 3 ou mais nas funções piramidais) interferir no teste.

Funções do tronco encefálico

0. Normal.
1. Somente sinais.
2. Nistagmo moderado ou outra incapacidade leve.
3. Nistagmo grave, acentuada fraqueza extraocular ou incapacidade moderada de outros nervos cranianos.
4. Disartria acentuada ou outra incapacidade acentuada.
5. Incapacidade de deglutir ou falar.
V. Desconhecido.

Funções sensitivas (revisado 1982)

0. Normal.
1. Diminuição apenas na sensibilidade vibratória ou estereognosia em um ou dois membros.
2. Diminuição discreta de tato ou dor, ou da sensibilidade posicional, e/ou diminuição moderada da vibratória em um ou dois membros; ou diminuição somente da vibratória em três ou quatro membros.
3. Diminuição moderada de tato ou dor, ou posicional, e/ou perda da vibratória em um ou dois membros; ou diminuição discreta de tato ou dor, e/ou diminuição moderada em todos os testes de propriocepção em três ou quatro membros.
4. Diminuição acentuada de tato ou dor, ou perda da propriocepção, sozinha ou combinada, em um ou dois membros, ou diminuição moderada de tato ou dor e/ou diminuição acentuada da propriocepção em mais de dois membros.
5. (Essencialmente) perda da sensibilidade de um ou dois membros; ou diminuição moderada de tato ou dor e/ou perda da propriocepção na maior parte do corpo abaixo da cabeça.
6. Sensação perdida essencialmente abaixo da cabeça.
V. Desconhecido.

Funções intestinais e vesicais (revisado 1982)

0. Normal.
1. Leve hesitação, urgência ou retenção urinária.
2. Hesitação, urgência ou retenção intestinal ou vesical moderada ou incontinência urinária rara.
3. Incontinência urinária frequente.
4. Precisa de cateterismo quase constante.
5. Perda da função vesical.
6. Perda da função intestinal e vesical.
V. Desconhecido.

Funções visuais (ou ópticas)

0. Normal.
1. Escotoma com acuidade visual (corrigida) melhor do que 20/30.
2. Pior olho com escotoma com acuidade visual máxima (corrigida) de 20/30 a 20/59.
3. Pior olho com grande escotoma, ou diminuição moderada nos campos, mas com acuidade visual máxima (corrigida) de 20/60 a 20/59.
4. Pior olho com diminuição acentuada dos campos e acuidade visual máxima (corrigida) de 20/100 a 20/200; ou grau 3 com acuidade máxima do melhor olho de 20/60 ou menos.
5. Pior olho com acuidade visual máxima (corrigida) inferior a 20/200; grau 4, mais acuidade máxima do melhor olho de 20/60 ou menos.
6. Grau 5 mais acuidade visual máxima do melhor olho de 20/60 ou menos.
V. Desconhecido.
X. É adicionado aos graus 0 a 6 em caso de presença de palidez temporal.

Funções cerebrais (ou mentais)

0. Normal.
1. Alterações apenas do humor (não afeta a pontuação da DSS).
2. Diminuição leve da mentação.
3. Diminuição moderada da mentação.
4. Diminuição acentuada da mentação; síndrome cerebral crônica: moderada.
5. Demência ou síndrome cerebral crônica: grave ou incompetente.
V. Desconhecido.

Outras funções

0. Nenhum.
1. Quaisquer outros achados neurológicos atribuídos à EM (especifique).
V. Desconhecido.

Escala da Condição de Incapacidade Expandida (EDSS)

0 = Exame neurológico normal (todos os sistemas funcionais [SF] grau 0; cerebral grau 1 aceitável).
1,0 = Sem incapacidade, sinais mínimos em um SF (i. e., grau 1 excluindo cerebral grau 1).
1,5 = Sem incapacidade, sinais mínimos em mais de um SF (mais de um grau 1 excluindo cerebral grau 1).
2,0 = Incapacidade mínima em um SF (um SF grau 2, outros 0 ou 1).
2,5 = Incapacidade mínima em dois SF (dois SF grau 2, outros 0 ou 1).
3,0 = Incapacidade moderada em um SF (um SF grau 3, outros 0 ou 1) ou incapacidade leve em três ou quatro SF (três/quatro SF grau 2, outros 0 ou 1), embora deambulando plenamente.
3,5 = Deambulação plena, mas com incapacidade moderada em um SF (um grau 3) e um ou dois SF grau 2; ou dois SF grau 3; ou cinco SF grau 2 (outros 0 ou 1).
4,0 = Deambulação plena sem ajuda, autossuficiente, por aproximadamente 12 horas por dia, apesar de deficiência relativamente grave que consiste em um SF grau 4 (outros 0 ou 1), ou combinações de graus menores que excedam os limites dos graus anteriores. Capaz de deambular cerca de 500 m sem ajuda nem descanso.
4,5 = Deambulação plena sem ajuda na maior parte do dia, capaz de trabalhar um dia inteiro, pode por outro lado ter algumas limitações para realizar atividades completas ou exigir assistência mínima; caracterizada por deficiência relativamente grave, que em geral consiste em um SF grau 4 (outros 0 ou 1) ou combinações de graus menores que excedam os limites dos graus anteriores. Capaz de deambular sem ajuda nem descanso por cerca de 300 metros.
5,0 = Deambulação sem ajuda nem descanso por aproximadamente 200 m; deficiência grave o suficiente para prejudicar a realização de atividades diárias completas (p. ex., trabalhar o dia inteiro sem provisões especiais). (Os SF equivalentes usuais são apenas um grau 5, outros 0 ou 1; ou combinações de graus menores que normalmente excedem as especificações para o grau 4,0.)
5,5 = Deambulação sem ajuda nem descanso por aproximadamente 100 metros; deficiência grave o suficiente para impedir a realização de atividades diárias completas. (Os SF equivalentes usuais são apenas um grau 5, outros 0 ou 1; ou combinações de graus menores que normalmente excedem as especificações para o grau 4,0.)
6,0 = Assistência unilateral intermitente ou constante (bengala, muleta ou suporte) necessária para deambular cerca de 100 metros com ou sem descanso. (Os SF equivalentes usuais são combinações com mais de dois SF grau 3+.)
6,5 = Assistência bilateral constante (bengalas, muletas ou suporte) necessária para deambular cerca de 20 metros sem descanso. (Os SF equivalentes usuais são combinações com mais de dois SF grau 3+.)
7,0 = Impossível deambular além de aproximadamente 5 m, mesmo com ajuda, essencialmente restrito à cadeira de rodas; desloca-se sozinho na cadeira de rodas convencional e faz transferências sem auxílio; fica na cadeira de rodas cerca de 12 horas por dia. (Os SF equivalentes usuais são combinações com mais de um SF grau 4+; muito raramente, piramidal grau 5 isolado.)
7,5 = Consegue apenas dar poucos passos; restrito à cadeira de rodas; pode precisar de ajuda nas transferências, conduz a própria cadeira, mas não é capaz de impulsionar a cadeira de rodas convencional um dia inteiro; pode necessitar de uma cadeira de rodas motorizada. (Os SF equivalentes usuais são combinações com mais de um SF grau 4+.)
8,0 = Essencialmente restrito ao leito ou cadeira ou deambula em cadeira de rodas, mas pode ficar fora do leito em grande parte do dia; continua realizando muitas funções de autocuidado; geralmente faz uso eficaz dos braços. (Os SF equivalentes usuais são combinações, geralmente grau 4+ em diversos sistemas.)
8,5 = Essencialmente restrito ao leito na maior parte do dia; mantém uma utilização eficaz do braço(s); continua realizando algumas funções de autocuidado. (Os SF equivalentes usuais são combinações, geralmente 4+ em diversos sistemas.)
9,0 = Paciente incapacitado no leito; pode se comunicar e comer. (Os SF equivalentes usuais são combinações, majoritariamente grau 4+.)
9,5 = Paciente totalmente incapacitado no leito; incapaz de se comunicar de maneira eficaz ou comer/deglutir. (Os SF equivalentes usuais são combinações, quase todos grau 4+.)
10,0 = Morte por EM.

De Kurtzke,[93] com permissão.

Apêndice 16.C
Diário de atividades na esclerose múltipla

Instruções

1. **No topo da página designada ao dia, descreva como você dormiu na noite anterior.**
2. **Atribua um valor numérico de 1 a 10 (sendo 1 muito baixo e 10 muito alto) para:**
   - O seu nível de fadiga (**F**)
   - O valor ou importância da atividade que você está realizando (**V**)
   - A satisfação que você sente com o seu desempenho da atividade (**S**)

Você pode calcular o "valor" de uma atividade comparando-a a outras atividades que você gostaria de realizar ao longo do dia. Por exemplo:

13 horas: F = 7 V = 3 S = 2 Atividade: preparar o almoço em pé por 15 minutos (quente);

Comentário: visão turva

3. Sempre descreva o trabalho físico realizado na seção Atividade (p. ex., ficou em pé para tomar banho por 10 minutos, subiu 20 degraus, caminhou 60 m).
4. Anote a temperatura externa do ambiente na seção Atividade.
5. Liste em Comentários todos os sintomas da EM, se eles apareceram ou pioraram durante o dia, incluindo problemas cognitivos, problemas visuais, fraqueza, tonturas, pé arrastando, dor, dormência, queimação e assim por diante.
6. Faça anotações a cada hora.

Nome: _____ Data: _____

Descreva o sono na noite anterior: _____

Hora	F	V	S	Atividade	Comentários
6:00					
7:00					
8:00					
9:00					
10:00					
11:00					
12:00					
13:00					
14:00					
15:00					
16:00					
17:00					
18:00					
19:00					
20:00					
21:00					
22:00					
23:00					

Apêndice 16.D
Recursos da internet para profissionais da saúde e pacientes/familiares com esclerose múltipla

National Multiple Sclerosis Society	www.nationalmssociety.org
Americans with Disabilities Act: ADA home page	www.usdoj.gov/crt/ada
Medicare information	http://cms.hhs.gov
Social Security Online	www.ssa.gov
National Institute of Neurological Disorders and Stroke	www.ninds.nih.gov
National Library of Medicine	www.nim.nih.gov
Archives of Neurology	http://archneur.ama-assn.org
Neurology	www.neurology.org
CenterWatch Clinical Trials Listing Service	www.centerwatch.com
Veterans Affairs MS Centers of Excellence	www.va.gov/ms
CLAMS: Computer Literate Advocates for Multiple Sclerosis	www.clams.org
Consortium of Multiple Sclerosis Centers	www.mscare.org
The Heuga Center—MS Can Do program	www.heuga.org
Multiple Sclerosis International Federation	www.msif.org
Amgen—fabricante do Novantrone	www.amgen.com
	www.novantrone.com
Biogen—fabricante do Avonex	www.msactivesource.com
	www.biogen.com
	www.avonex.com
Berlex—fabricante do Betaseron	www.berlex.com
	www.betaseron.com
Teva Neurosciences—fabricante do Copaxone	www.tevaneuroscience.com
	www.mswatch.com
Serono Group—fabricante do Rebif	www.serono.com
	www.rebif.com
MSWorld	www.msworld.org/communications.htm
The Myelin Project—MS research	www.myelin.org
Rocky Mountain MS Center	www.mscenter.org
National Family Caregivers Association (NFCA)	www.nfcacares.org
Well Spouse Foundation	www.wellspouse.org
American Academy of Neurology (ANA)	www.aan.com (ANA members, professionals)
	www.aan.com/public (public education)
National Rehabilitation Information Center (NARIC)	www.naric.com
Paralyzed Veterans of America (PVA)	www.pva.org
Ability Hub—assistive technology	www.abilityhub.com
ABLEDATA—assistive technology	www.abledata.com
Disabled Online	www.disabledonline.com
Apple Computer Accessibility	www.apple.com/accessibility
IBM Accessibility	www.306.ibm.com/able
Microsoft Accessibility Technology for Everyone	www.microsoft.com/enable

CAPÍTULO 17

Esclerose lateral amiotrófica

Vanina Dal Bello-Haas, PT, PhD

SUMÁRIO

Epidemiologia 864

Etiologia 864

Fisiopatologia 866

Manifestações clínicas 867
Prejuízos relacionados com a doença do NMI 867
Prejuízos relacionados com a doença do NMS 869
Prejuízos relacionados com a doença bulbar 869
Prejuízos respiratórios 869
Prejuízos cognitivos 869
Prejuízos raros 870

Diagnóstico 870

Curso da doença 870

Prognóstico 871

Manejo 871
Agentes modificadores da doença 872
Tratamento sintomático 872

Panorama para a reabilitação 876

Exame fisioterapêutico 878
Cognição 878
Função psicossocial 878
Dor 878
Integridade articular, amplitude de movimento e comprimento muscular 878
Desempenho muscular 879
Função motora 879
Tônus e reflexos 879
Integridade de nervos cranianos 879

Sensibilidade 879
Alinhamento postural, controle e equilíbrio 879
Marcha 879
Função respiratória 879
Tegumento 880
Estado funcional 880
Barreiras ambientais 880
Fadiga 880

Medidas específicas da doença e de qualidade de vida 880
Medidas específicas da doença 880
Medidas de qualidade de vida 880

Intervenções fisioterapêuticas 881
Fraqueza dos músculos extensores cervicais 883
Disartria e disfagia 883
Fraqueza muscular em membros superiores 883
Dor no ombro 884
Fraqueza dos músculos respiratórios 884
Fraqueza muscular de MMII e prejuízos na marcha 885
Atividades da vida diária 885
Mobilidade diminuída 886
Cãibras musculares e espasticidade 888
Questões psicossociais 888

Exercícios e esclerose lateral amiotrófica 888
Atrofia por desuso 889
Fadiga por uso excessivo 889

Orientações ao paciente 889

Resumo 892

OBJETIVOS DE APRENDIZAGEM

1. Descrever a epidemiologia, fatores de risco, etiologia, patogênese, diagnóstico e prognóstico geral da esclerose lateral amiotrófica (ELA).
2. Comparar e contrastar os critérios diagnósticos El Escorial para ELA.
3. Diferenciar entre prejuízos relacionados com a doença do neurônio motor inferior, doença do neurônio motor superior e prejuízos bulbares.

4. Discutir o tratamento clínico e cuidados de saúde de indivíduos com ELA.
5. Delinear um panorama da reabilitação de indivíduos com ELA.
6. Descrever os componentes do exame fisioterapêutico para indivíduos com ELA.
7. Descrever o papel do fisioterapeuta no manejo do indivíduo com ELA e os fatores que influenciam as opções de intervenção.
8. Comparar e contrastar os danos pelo excesso de trabalho e a atrofia por desuso no que se refere à ELA.
9. Fazer um resumo da literatura relacionada com o exercício na ELA.
10. Descrever o que deve ser levado em consideração ao elaborar um programa de exercícios para o indivíduo com ELA.
11. Discutir problemas comumente vistos em indivíduos com esclerose lateral amiotrófica e as intervenções fisioterapêuticas para esses problemas comuns.
12. Determinar os objetivos previstos e os desfechos esperados para um indivíduo com ELA com base nos achados do exame fisioterapêutico.
13. Projetar um programa de intervenção para um indivíduo com ELA com base nos achados do exame fisioterapêutico.

As doenças do neurônio motor (DNM) incluem um heterogêneo espectro de distúrbios clínicos herdados e esporádicos (sem histórico familiar) dos neurônios motores superiores (NMS), neurônios motores inferiores (NMI) ou uma combinação de ambos[1] (Tab. 17.1). A esclerose lateral amiotrófica (ELA),* vulgarmente conhecida como doença de Lou Gehrig, é a mais comum e devastadoramente fatal DNM entre os adultos. A ELA é caracterizada pela degeneração e perda de neurônios motores na medula espinal, tronco encefálico e encéfalo, resultando em uma variedade de sinais e sintomas clínicos de NMS e NMI.[2]

Epidemiologia

Estima-se que nos Estados Unidos 30 mil indivíduos tenham ELA em um dado momento, e 15 casos são diagnosticados todos os dias. Exceto em algumas poucas áreas de alta incidência, como Guam e Kii da Península do Japão (focos geográficos, forma do oeste do Pacífico de ELA), relata-se que a incidência global de ELA está na faixa de 0,4-2,4 casos por 100 mil. A incidência aumenta a cada década de vida pelo menos até a sétima década. Relata-se que a prevalência de ELA é de 4-10 casos por 100 mil.[3-7]

Embora a ELA possa ocorrer em qualquer idade, a idade média de início é de 55-60 anos.[4,5,7,8] A maior parte dos estudos descobriu que a doença afeta ligeiramente mais homens do que mulheres, com uma proporção aproximada de 1,7:1;[3,5,6] no entanto, depois dos 65 anos, essa incidência relacionada com o gênero é menos pronunciada.[3] Em cerca de 5%-10% dos indivíduos a doença é herdada de maneira autossômica dominante (*ELA familiar* [*ELAF*]),[3,9,10] embora raros casos de ELA de início juvenil sejam herdados em um padrão autossômico recessivo.[11] Dos casos de ELA adulta hereditária, cerca de 20% são decorrentes de uma das mais de 100 mutações no superóxido dismutase 1 (SOD1),[12,13] um gene que codifica a enzima superóxido-dismutase cobre-zinco. A grande maioria dos indivíduos adultos com esclerose lateral amiotrófica não tem antecedentes familiares da doença (*ELA esporádica*), embora uma porcentagem muito pequena de indivíduos com ELA esporádica tenha uma mutação no *SOD1*.[14,15]

Aproximadamente 70%-80% dos indivíduos desenvolvem *ELA de início no membro*, com comprometimento inicial dos membros; 20%-30% desenvolvem *ELA de início bulbar*, com comprometimento inicial nos músculos bulbares.[6,16,17] A ELA de início bulbar é mais comum em mulheres de meia-idade, e os sintomas iniciais podem incluir dificuldade para falar, mastigar ou deglutir.[2,6]

Tabela 17.1 Transtornos dos neurônios motores

Subtipo	Doença do sistema nervoso
Esclerose lateral amiotrófica	Degeneração dos tratos corticospinais, neurônios do córtex motor e tronco encefálico e células do corno anterior da medula espinal
Esclerose lateral primária	Degeneração dos neurônios motores superiores
Paralisia bulbar progressiva	Degeneração dos neurônios motores dos nervos cranianos IX a XII
Atrofia muscular progressiva	Perda ou cromatólise dos neurônios motores da medula espinal e do tronco encefálico

Adaptado em partes de Rowland.[1]

Etiologia

Evidências epidemiológicas identificaram vários fatores de risco conhecidos e possíveis para ELA (Fig. 17.1). No entanto, com exceção da pequena porcentagem de

---

* O termo DNM é utilizado para descrever a doença no Reino Unido, ao passo que o termo ELA é usado na América do Norte e na Europa. Na Europa, a ELA é também chamada de doença de Charcot.

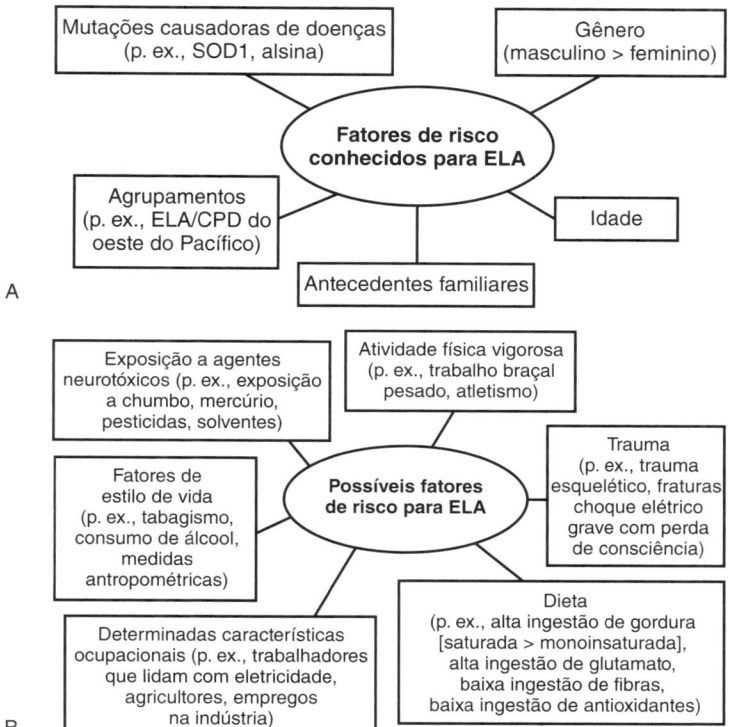

Figura 17.1 (**A**) Fatores de risco conhecidos para ELA. (**B**) Fatores de risco possíveis para ELA. ELA/CPD = esclerose lateral amiotrófica e complexo parkinsonismo-demência.

casos hereditários (ELAF), a etiologia da maior parte dos casos é desconhecida. Acredita-se que não um mecanismo único, mas sim mecanismos múltiplos ou cumulativos, incluindo o estresse oxidativo, a neurotoxicidade exógena, a excitotoxicidade, o transporte axonal prejudicado, a agregação de proteínas, a **apoptose** (morte celular programada) e fatores de estilo de vida, possam ser responsáveis pela degeneração dos neurônios na ELA:[13]

1. *Superóxido dismutase* é um grupo de enzimas que eliminam radicais livres de oxigênio que, embora sejam produtos do metabolismo celular normal, têm sido implicados na neurodegeneração. Existem três isoformas de SOD em seres humanos: *superóxido-dismutase citosólica cobre-zinco (CuZnSOD)*, *superóxido-dismutase mitocondrial manganês (MnSOD)* e *superóxido-dismutase extracelular (ECSOD)*. O SOD1, um gene do cromossomo 21, codifica a CuZnSOD. Estudos genéticos de indivíduos com ELAF de início na idade adulta determinaram que cerca de 20% desses indivíduos têm mutações no SOD1; no entanto, o defeito no gene primário é desconhecido. Quando a atividade da enzima SOD é diminuída, como tem sido observado em indivíduos com ELAF com mutações no SOD1, os radicais livres podem acumular-se causando danos.[13,18,19] A maior parte das mutações identificadas na ELAF mostra perda modesta na atividade da enzima,[20] sugerindo que a proteína mutante SOD-1 pode ter propriedades tóxicas que causam a morte dos neurônios motores. No entanto, o mecanismo ainda não foi determinado.[15]

2. O *glutamato*, um neurotransmissor excitatório, também tem sido implicado na neurodegeneração. O excesso de glutamato desencadeia uma cascata de eventos que levam à morte celular.[13] Relatou-se aumento nos níveis de glutamato no líquido cerebrospinal (LCS), plasma e tecido *post-mortem* de indivíduos com ELA.[21,22] Relatou-se uma deficiência no transportador de aminoácidos excitatórios 2 (EAAT2), uma proteína específica do transporte de glutamato, no córtex motor e na medula espinal *post-mortem* de indivíduos com ELA; isso apoia a teoria da excitotoxicidade como causa da neurodegeneração.[23,24]

3. A aglomeração de neurofilamentos em esferoides no corpo celular axonal e proximal é uma das características histopatológicas da ELA.[13,25,26] Ainda é preciso determinar se o acúmulo anormal é ou não secundário à doença ou se contribui para a degeneração do neurônio motor.[13]

4. Vários estudos têm implicado uma reação autoimune como a etiologia da esclerose lateral amiotrófica.[7,27-29] Por exemplo, relatam-se fatores séricos tóxicos aos

neurônios motores do corno anterior em indivíduos com esclerose lateral amiotrófica,[27] e identificaram-se anticorpos contra os canais de cálcio nos indivíduos com essa doença.[29]

5. Conjecturou-se que uma falta de fatores neurotróficos poderia contribuir para o desenvolvimento de ELA e de outras doenças neurodegenerativas.[30] Experimentos *in vivo* e experimentos com neurônios motores isolados em culturas de células têm demonstrado que os fatores neurotróficos são importantes para a sobrevivência do neurônio motor.[31,32] No entanto, os déficits de fatores na ELA não foram conclusivos. Por exemplo, um estudo *post-mortem* encontrou quantidades diminuídas de fator neurotrófico ciliar (CNTF) no corno ventral da medula espinal, mas não no córtex motor; fatores de crescimento de nervos estavam reduzidos no córtex motor, mas aumentados na coluna lateral da medula espinal.[33]

6. Elaboraram-se outras potenciais teorias para a contribuição da neurodegeneração na ELA. Essas teorias têm evidências casuais, limitadas ou indiretas, incluindo fatores exógenos ou ambientais,[34] apoptose[35] e infecções virais.[36]

Fisiopatologia

A esclerose lateral amiotrófica é caracterizada por uma degeneração progressiva e perda de neurônios motores na medula, tronco encefálico e córtex motor espinal (Fig. 17.2). Os NMS no córtex são afetados, bem como os tratos corticospinais. Os núcleos dos nervos cranianos V (trigêmeo), VII (facial), IX (glossofaríngeo), X (vago) e XII (hipoglosso) no tronco encefálico e as células do corno anterior da medula espinal também são envolvidas.[2] Os núcleos dos nervos cranianos que controlam os músculos oculares externos no tronco encefálico (III: oculomotor, IV: troclear e VI: abducente) geralmente são poupados; se a degeneração ocorrer, se dará no estágio tardio do curso da doença.[37] Os neurônios motores do *núcleo de Onufrowicz (núcleo de Onuf)*, localizado na margem ventral do corno anterior no nível da segunda raiz sacral da coluna vertebral, geralmente também são poupados; se forem afetados, será de um modo muito limitado.[38,39] Esses neurônios controlam os músculos estriados do assoalho pélvico, incluindo os esfíncteres externos do ânus e da uretra.[40]

O sistema sensitivo e os tratos espinocerebelares geralmente também são poupados na ELA. Alguns estudos sugerem que os neurônios sensitivos podem estar envolvidos na ELA, mas em um grau muito menor do que os neurônios motores. Estudos morfológicos descobriram que os nervos sensoriais periféricos exibem atrofia axonal,

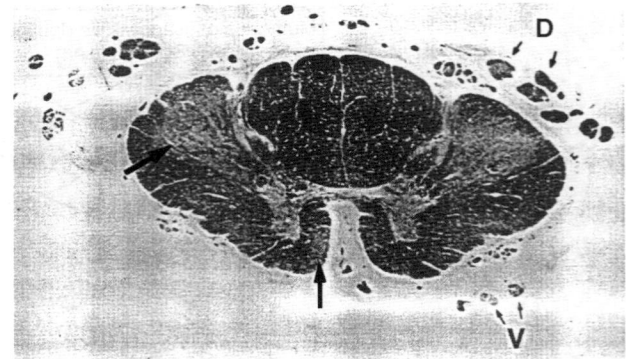

Figura 17.2 Secção transversal da medula espinal em coloração Luxol fast B no nível cervical alto de um paciente com ELA clássica. Pode-se observar palidez acentuada, secundária à degeneração dos tratos corticospinais lateral e anterior (flechas grandes). As raízes ventrais (V, flechas pequenas) são atrofiadas, especialmente em comparação às raízes dorsais (D, flechas pequenas). (De King, PH, and Mitsumoto, H: Neuropathology of amyotrophic lateral sclerosis. In Belsh, JM, and Schiffman, PL [eds]: Amyotrophic Lateral Sclerosis: Diagnosis and Management for the Clinician. Blackwell Publishing, Oxford, UK, 1996, p 205, com permissão.)

desmielinização e degeneração,[41,42] e células de gânglios da raiz dorsal na autópsia revelaram perda de células ganglionares grandes.[43] Também tem sido relatada degeneração dos neurônios do núcleo torácico posterior e dos tratos espinocerebelares.[44-46] A degeneração das vias espinocerebelares é uma característica patológica bem reconhecida da ELAF, e tem sido descrita na ELA esporádica, embora seja rara.[44] A degeneração da coluna posterior é mais comum na ELAF, mas é rara na ELA esporádica.[47]

Conforme os neurônios motores se degeneram, eles não são mais capazes de controlar as fibras musculares que inervam. Axônios vizinhos saudáveis e intactos podem passar por brotamento e reinervar o músculo parcialmente denervado,[48] (Fig. 17.3) em essência assumindo o papel do neurônio motor degenerado e preservando a força e função no início da doença; no entanto, as unidades motoras sobreviventes passam por alargamento.[49,50] A reinervação pode compensar a degeneração progressiva até que a perda da unidade motora seja de cerca de 50%;[49,50] estudos de eletromiografia (EMG) descobriram evidências de reinervação da unidade motora em indivíduos com ELA.[51,52] À medida que a doença progride, a reinervação não é capaz de compensar a velocidade de degeneração,[51] e diversos prejuízos se desenvolvem (Tab. 17.2).

Acredita-se que a progressão da ELA se dissemine de maneira *contígua*, por exemplo, dentro de segmentos da medula espinal (de um segmento cervical para outro), antes de desenvolver sintomas rostrais ou caudais.[17,53] Assim, os sinais e sintomas se disseminam localmente dentro de uma região (p. ex., bulbar, cervical, torácica,

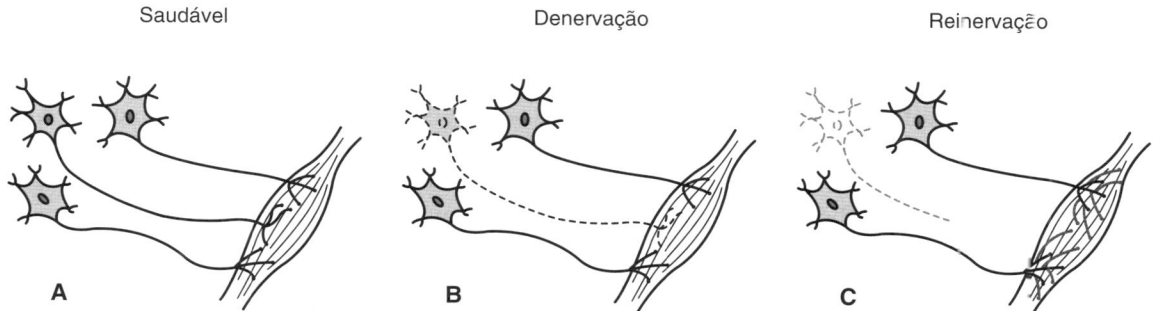

Figura 17.3 Brotamento: (A) neurônios motores normais; (B) denervação; (C) reinervação.

Tabela 17.2 Prejuízos comuns associados à esclerose lateral amiotrófica

Doença/sistema afetado	Manifestações clínicas/prejuízos
Doença do NMI	Fraqueza muscular, hiporreflexia, hipotonia, atrofia, cãibras musculares, fasciculações
Doença do NMS	Espasticidade, reflexos patológicos, hiper-reflexia, fraqueza muscular
Bulbar	Fraqueza muscular bulbar, disfagia, disartria, sialorreia, afeto pseudobulbar
Respiratório	Fraqueza dos músculos respiratórios (inspiratórios e expiratórios), dispneia, dispneia aos esforços, dificuldade respiratória noturna, ortopneia, hipoventilação, retenção de secreção, tosse ineficaz
ELA-DFT, ALScom, ALScog	Prejuízos relacionados com a demência frontotemporal (p. ex., perda de *insight*, embotamento emocional), alterações cognitivas (p. ex., déficits de atenção, déficits na flexibilidade cognitiva), prejuízos comportamentais (p. ex., irritabilidade, desinibição social)
Outros	*Prejuízos raros*: prejuízos sensoriais, disfunção intestinal e vesical, paralisia ocular *Prejuízos indiretos e compostos*: fadiga, perda de peso, caquexia, diminuição na amplitude de movimento, encurtamento de tendão, contratura articular, subluxação articular, capsulite adesiva, dor, equilíbrio e prejuízos no controle postural, distúrbios da marcha, desgondicionamento, depressão, ansiedade

Adaptado em parte de Swash.[2]
ELA = esclerose lateral amiotrófica; ALScom = ELA com comprometimento comportamental; ALScog = ELA com comprometimento cognitivo; ELA-DFT = ELA com demência frontotemporal; NMI = neurônio motor inferior; NMS = neurônio motor superior.

lombossacral) antes de migrar para outras regiões. A disseminação de caudal para rostral no interior da medula espinal e a disseminação da região cervical para bulbar parecem ocorrer mais rapidamente do que a disseminação rostral-caudal no interior da medula espinal.[17,53]

Manifestações clínicas

As manifestações clínicas da ELA variam dependendo da localização e da extensão da perda de neurônios motores, do grau e combinação da perda de NMI e NMS, do padrão de aparecimento e progressão, da região(ões) afetada do corpo e estágio da doença. No início, os sinais ou sintomas geralmente são assimétricos e focais.[2] A progressão da doença leva a prejuízos em número cada vez maior e mais graves.

Prejuízos relacionados com a doença do NMI

O comprometimento mais frequentemente apresentado, que ocorre na maior parte dos pacientes, é a fraqueza muscular focal e assimétrica que começa no membro inferior (MI) ou membro superior (MS), ou a fraqueza dos músculos bulbares.[3,7] A fraqueza muscular é considerada o sinal fundamental da ELA e pode ser causada por perda do NMI ou NMS. A fraqueza associada à perda do NMI causa disfunção mais significativa do que a fraqueza por perda do NMS.[54] A fraqueza muscular inicial geralmente ocorre em músculos isolados, na maior parte das vezes distalmente, e é seguida por fraqueza e limitação progressiva nas atividades.[2,54] Por exemplo, no início um indivíduo pode notar dificuldade com movimentos motores finos, como abotoar, beliscar ou escrever, ou pode perceber queda abrupta do pé ou aumento na frequência de tropeços durante a deambulação. Os indivíduos com início bulbar podem notar mudanças em sua voz, dificuldade de movimentação da língua, ou diminuição na capacidade de mover os lábios ou abrir ou fechar a boca.

Em pessoas com ELA, a fraqueza nos extensores cervicais é típica.[2,54] Os indivíduos podem inicialmente notar rigidez do pescoço, sensação de "cabeça pesada" depois de ler ou escrever, ou podem ter dificuldades para estabilizar a cabeça em movimentos imprevistos, como em um carro acelerando. Conforme a fraqueza progride, a cabeça pode começar a cair para a frente; em estágios mais avançados, o pescoço torna-se completamente flexionado com a cabeça caída para a frente, causando dor cervical e deficiências na locomoção e alimentação (Fig. 17.4).

A fraqueza muscular leva a prejuízos secundários, incluindo uma diminuição na amplitude de movimento (ADM), predispondo o paciente à subluxação articular (p. ex., ombro), encurtamento de tendão (p. ex., calcâneo), contraturas articulares (comumente a deformidade de mão em garra) e capsulite adesiva. A fraqueza também resulta em dificuldades de locomoção, descondicionamento e prejuízo no controle postural e no equilíbrio. A queda do pé, secundária à fraqueza distal, e a instabilidade, secundária à fraqueza proximal, são comuns. O padrão e progressão da fraqueza de MMII são caracterizados por maiores perdas na força muscular nos músculos distais em relação à musculatura proximal.[55,56] Um estudo retrospectivo descobriu que mudanças relativamente pequenas na força muscular precipitaram uma redução na capacidade da marcha, passando de marcha independente para marcha na comunidade com assistência, para marcha somente em casa, para incapacidade de deambular.[56] As quedas também são comuns; há relato de ocorrência em 46% dos indivíduos com ELA.[57]

Vários fatores afetam os níveis de fadiga em pacientes com ELA. Conforme os neurônios motores morrem, os neurônios remanescentes ou neurônios brotados ficam sobrecarregados. Músculos fracos devem trabalhar em um maior percentual de sua força máxima para realizar a mesma atividade. Isso acelera a fadiga muscular.[58] A fadiga também pode estar relacionada com distúrbios do sono, prejuízos respiratórios, hipóxia e depressão. Sanjak et al.[59] demonstraram que indivíduos com ELA têm respostas fisiológicas e metabólicas anormais a uma sessão única de exercício. Sharma e et al.[60] descobriram que, em indivíduos com ELA, a força voluntária tetânica e máxima durante a contração sustentada eram diminuídas em relação aos controles. Não foi encontrado comprometimento na membrana muscular ou transmissão neuromuscular, o que sugere que a fadiga muscular na ELA seja, em parte, decorrente do prejuízo na ativação da contração.[60]

Conforme as fibras musculares progressivamente se denervam, seu volume diminui, resultando em atrofia. As *fasciculações*, espasmos espontâneos aleatórios das fibras musculares muitas vezes vistos através da pele, são comuns em indivíduos com esclerose lateral amiotrófica, embora raramente sejam um sintoma inicial. A etiologia da fasciculação permanece pouco clara, e acredita-se que esteja relacionada com a hiperexcitabilidade dos axônios motores.[54]

Outros sinais de NMI incluem a hiporreflexia (diminuição ou ausência de reflexos), a diminuição no tônus muscular ou flacidez, e as cãibras musculares.[2,54] A etiologia das cãibras musculares não é bem compreendida e acredita-se que também esteja relacionada com a hiperexcitabilidade dos axônios motores. Em indivíduos com ELA, as cãibras musculares podem ocorrer em locais incomuns, como a língua, maxilar, pescoço ou abdome, bem como nos MMSS, mãos, e panturrilha ou coxa.[2]

As vias sensitivas são em sua maioria poupadas em pessoas com esclerose lateral amiotrófica; no entanto, alguns pacientes podem se queixar de parestesia mal definida ou dor nos membros. A dor pode ocorrer especialmente quando a fraqueza muscular e a espasticidade levarem à imobilidade, capsulite adesiva ou contraturas. As cãibras e espasmos são outras fontes de dor, bem como a pressão aumentada sobre a pele, ossos e articulações em decorrência da imobilidade.[2,54]

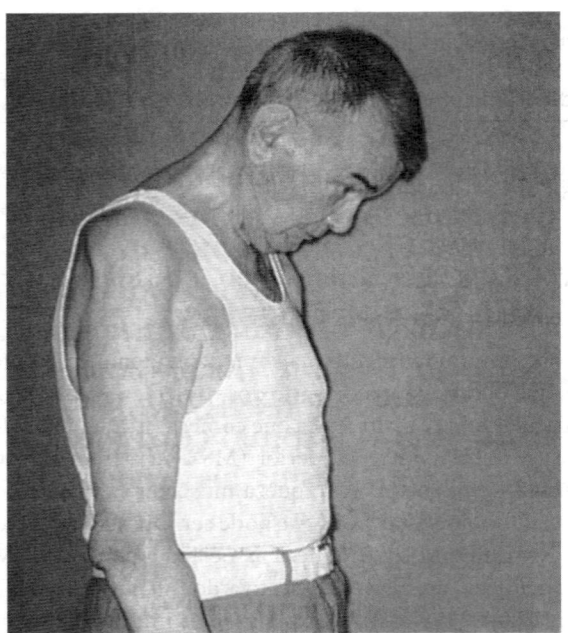

Figura 17.4 Queda pronunciada da cabeça para a frente em um homem de 65 anos com ELA, que desenvolveu primeiro fraqueza progressiva em ambos os membros superiores. (De Mitsumoto, H, Chad, DA, and Pioro, EK: Clinical features: Signs and symptoms. In Mitsumoto, H, Chad, DA, and Pioro, EK (eds): Amyotrophic Lateral Sclerosis. F.A. Davis, Philadelphia, 1998, p 47, com permissão.)

Prejuízos relacionados com a doença do NMS

A perda de NMS é caracterizada por espasticidade, hiper-reflexia, clônus e reflexos patológicos (como sinal de Babinski ou Hoffmann), e também pode causar fraqueza muscular. À medida que a doença progride, os sinais de NMS podem diminuir.[2,54]

A espasticidade pode por fim levar a contraturas e deformidades, bem como causar padrões de movimentos dissinérgicos, sincronização anormal, perda de destreza e fadiga, todos os quais afetam o controle motor e a função.[61,62] Por exemplo, indivíduos com ELA muitas vezes apresentam dificuldades com a fase de balanço da marcha secundária à espasticidade distal e diminuição do equilíbrio em decorrência da espasticidade generalizada.

Prejuízos relacionados com a doença bulbar

Conforme o NMS e NMI bulbar se degeneram, desenvolve-se uma *paralisia bulbar espástica* ou *paralisia bulbar flácida* (respectivamente). Em indivíduos com ELA, a paralisia mista, que inclui tanto componentes flácidos quanto espásticos, é comum.[54]

A *disartria*, fala prejudicada, pode ocorrer tanto na paralisia espástica quanto flácida em decorrência da fraqueza da língua e dos músculos dos lábios, maxila, laringe e faringe. Os sintomas iniciais incluem a incapacidade de projetar a voz (p. ex., gritar, cantar) e problemas com a enunciação. Na disartria espástica, a voz soa forçada, à medida que mais esforço é necessário para mover o ar através das vias aéreas superiores; enquanto isso, na disartria flácida, a voz soa rouca ou ofegante. Na fraqueza da faringe, o ar da boca vaza para o nariz durante a enunciação, resultando em um tom anasalado. À medida que a doença progride, a fala se torna mais difícil e ininteligível e, por fim, o indivíduo se torna **anártrico**.[2,54]

A *disfagia*, a mastigação ou deglutição deficiente, também pode ocorrer na paralisia espástica ou flácida. Manipular alimentos dentro da boca ou mover os alimentos para o esôfago é difícil, e a deglutição é prejudicada. Na paralisia bulbar flácida, os líquidos podem regurgitar para o nariz por causa da fraqueza da faringe; o reflexo de tosse pode estar fraco ou ausente, aumentando o risco de aspiração. Os indivíduos com paralisia bulbar espástica terão fechamento descoordenado da epiglote, o que pode permitir que líquidos ou sólidos passem à laringe.[2,54] A asfixia e um padrão de lentidão para comer estão associados à disfagia, colocando o paciente em risco de ingestão de calorias ou líquidos inferiores ao ideal; isso resulta em perda de peso e, potencialmente, caquexia.[54]

Os indivíduos com ELA frequentemente experimentam sialorreia, excesso de saliva e perda de saliva pela boca, por causa da ausência de uma deglutição automática e espontânea para remover o excesso de saliva ou porque os músculos faciais inferiores são fracos demais para fechar os lábios com força de modo a evitar vazamentos.[54] Os indivíduos com início bulbar experimentarão esse sintoma relativamente cedo. Inicialmente, o indivíduo pode começar a notar que está babando durante a noite (p. ex., o travesseiro amanhece molhado); isso por fim leva à necessidade de usar um lenço de papel repetidamente para limpar a saliva.

Afeto pseudobulbar é um termo usado para descrever o controle emocional precario ou patológico.[63] O choro ou riso espontâneo ocorre na ausência de gatilhos emocionais ou as respostas emocionais são exageradas e não relacionadas com o contexto.[63] Esse sintoma é comumente visto em indivíduos com paralisia bulbar espástica,[2,54] e pode ocorrer em até 50% dos indivíduos.[64]

Prejuízos respiratórios

O prejuízo respiratório em indivíduos com ELA está relacionado com a perda na força muscular respiratória e diminuição na capacidade vital (CV). Uma CV reduzida a 50% do previsto muitas vezes está associada a sintomas respiratórios.[65] Os sinais e sintomas iniciais de fraqueza muscular respiratória podem incluir fadiga, dispneia aos esforços, dificuldade para dormir em decúbito dorsal, despertar frequente durante a noite, suspiros recorrentes, sonolência diurna excessiva e cefaleias matinais decorrentes da hipóxia.[66,67] Os pacientes que experimentam um aumento gradual na fraqueza dos músculos respiratórios não reclamarão dos sintomas respiratórios, porque eles tendem a diminuir seu nível geral de atividade física em decorrência da fraqueza muscular nos membros.[68] Embora o declínio na força muscular respiratória difira entre os indivíduos, em sua maior parte ele tende a progredir em um ritmo linear.[69] Conforme a fraqueza progride, normalmente observa-se discurso truncado, ortopneia, dispneia em repouso, respiração paradoxal, uso da musculatura acessória da respiração e uma tosse fraca. Uma CV inferior a 25%-30% do previsto indica um risco significativo de insuficiência respiratória iminente ou morte.[65] Se o indivíduo não receber suporte ventilatório, a eventual retenção de CO_2 levará à acidose, coma e insuficiência respiratória.[68]

Prejuízos cognitivos

Embora uma vez considerados raros fora da região do Pacífico ocidental, prejuízos cognitivos que vão de déficits leves[70] a *demência frontotemporal (DFT)* grave[71] são agora considerados parte do espectro da ELA.[72] Um grande estudo prospectivo constatou que 35,6% dos pacientes com ELA apresentam comprometimento cognitivo clinicamente significativo.[73] A DFT associada à ELA tem sido caracterizada por declínio cognitivo; prejuízo no funcionamento executivo; dificuldades com o planejamento, organização e abstração de conceitos; e mudanças de personalidade e de comportamento.[71,74-76] Relatou-se que os indivíduos com ELA sem DFT têm diversos prejuízos cognitivos, incluindo dificuldades com a fluência verbal, compreensão da linguagem, memória, raciocínio abstrato e prejuízos generalizados na função intelectual.[73,76-78] Estudos descobriram que os pacientes com ELA de início bulbar são mais propensos a ter problemas cognitivos do que os pacientes com doença de início em membros.[76,77]

Prejuízos raros

Em sua maior parte, as vias sensitivas são poupadas em pessoas com ELA. Alguns indivíduos podem queixar-se de sintomas sensitivos vagos e mal definidos de parestesia ou dor focal nos membros.[54] Os músculos oculares externos geralmente são poupados em pessoas com ELA; se a degeneração ocorrer, se dará em um estágio tardio do curso da doença.[37] Os pacientes mantidos em ventilação mecânica por períodos prolongados de tempo podem desenvolver incapacidade de fechar os olhos voluntariamente ou *oftalmoplegia*, a paralisia ocular completa.[37]

Os neurônios motores que controlam os músculos dos esfíncteres do ânus e da bexiga e os músculos do assoalho pélvico geralmente são poupados. Relata-se a ocorrência de sintomas urinários, como urgência, micção obstrutiva ou ambos, sugerindo que o controle supranuclear sobre os neurônios simpáticos, parassimpáticos e somáticos pode ser anormal na ELA.[54]

Diagnóstico

Com a exceção de um exame genético, não há nenhum teste diagnóstico definitivo ou marcador biológico diagnóstico para a ELA. Para indivíduos com uma manifestação clínica de ELA, utilizam-se exames laboratoriais, EMG, estudos da velocidade de condução nervosa (VCN), biópsias de nervos e músculos, e exames de neuroimagem para apoiar o diagnóstico de ELA e excluir outros diagnósticos.

O diagnóstico de ELA exige a *presença* de (1) sinais de NMI ao exame clínico, eletrofisiológico ou neuropatológico; (2) sinais de NMS ao exame clínico; e (3) progressão da doença dentro de uma região ou para outras regiões ao exame clínico ou via histórico de saúde. Também é avaliada a *ausência* de (1) evidências eletrofisiológicas e patológicas de outras doenças que podem explicar os sinais de NMS e NMI; e (2) evidências de neuroimagem de outros processos patológicos que podem explicar os sinais clínicos e eletrofisiológicos observados.[79]

Em decorrência da variabilidade no quadro clínico nos estágios iniciais da ELA e da falta de marcadores diagnósticos biológicos absolutos, a *World Federation of Neurology Research Group on Motor Neuron Diseases* estabeleceu os critérios *El Escorial* em 1994, e eles foram revisados em 1998.[79] Esses critérios amplamente aceitos são considerados o padrão para o diagnóstico de ELA para a prática clínica, testes terapêuticos e outros fins de pesquisas. Na ausência de evidências patológicas, o diagnóstico de ELA é classificado nas categorias *clinicamente definida*, *clinicamente provável*, *clinicamente provável apoiada por laboratório* e *clinicamente possível* (Fig. 17.5).[79] Um diagnóstico de ELA *clinicamente definida* é feito tanto por achados de NMS quanto NMI em pelo menos três das quatro regiões (bulbar, cervical, torácica ou lombossacral) ou sinais de NMS e NMI na região bulbar e, pelo menos, duas regiões da coluna vertebral. A *ELA clinicamente provável* é definida como sinais de NMS e NMI em duas regiões, com pelo menos um achado de NMS rostral aos achados de NMI. A *ELA clinicamente provável apoiada por laboratório* é definida como sinais clínicos de NMS e NMI em apenas uma região, ou sinais de NMS isolados presentes em uma região e sinais de NMI definidos por critérios de EMG presentes em pelo menos duas regiões. Os critérios de EMG incluem sinais de denervação ativa, como potenciais de fibrilação e ondas agudas positivas; e sinais de denervação crônica, como grandes potenciais de unidade motora (duração aumentada, aumento na proporção de potenciais polifásicos, aumento da amplitude) e potenciais de unidade motora instáveis. A *ELA clinicamente possível* é definida como sinais de NMS e NMI encontrados juntos em apenas uma região, ou sinais de NMS encontrados sozinhos em duas ou mais regiões, ou sinais de NMI encontrados rostralmente a sinais de NMS e incapacidade de estabelecer um diagnóstico de ELA clinicamente provável apoiada por laboratório.[79]

Curso da doença

A ELA tem uma trajetória de doença progressiva e deteriorante; é inevitável a progressão da doença para comprometimentos, limitações na atividade e restrições na participação. Embora o curso da doença varie entre os indivíduos, com um período de tempo desde o início da doença até a morte de vários meses a 20 anos, estudos descobriram que a duração média da ELA está entre 27-43 meses, e a média da duração seja de 23-52 meses.[3,5,7,80,81] As taxas de sobrevivência em 5-10 anos variam entre 9-40% e 8-16%, respectivamente.[7,80,82,83] A probabilidade de sobrevivência de 50% após o primeiro sintoma de ELA aparecer é ligeiramente maior do

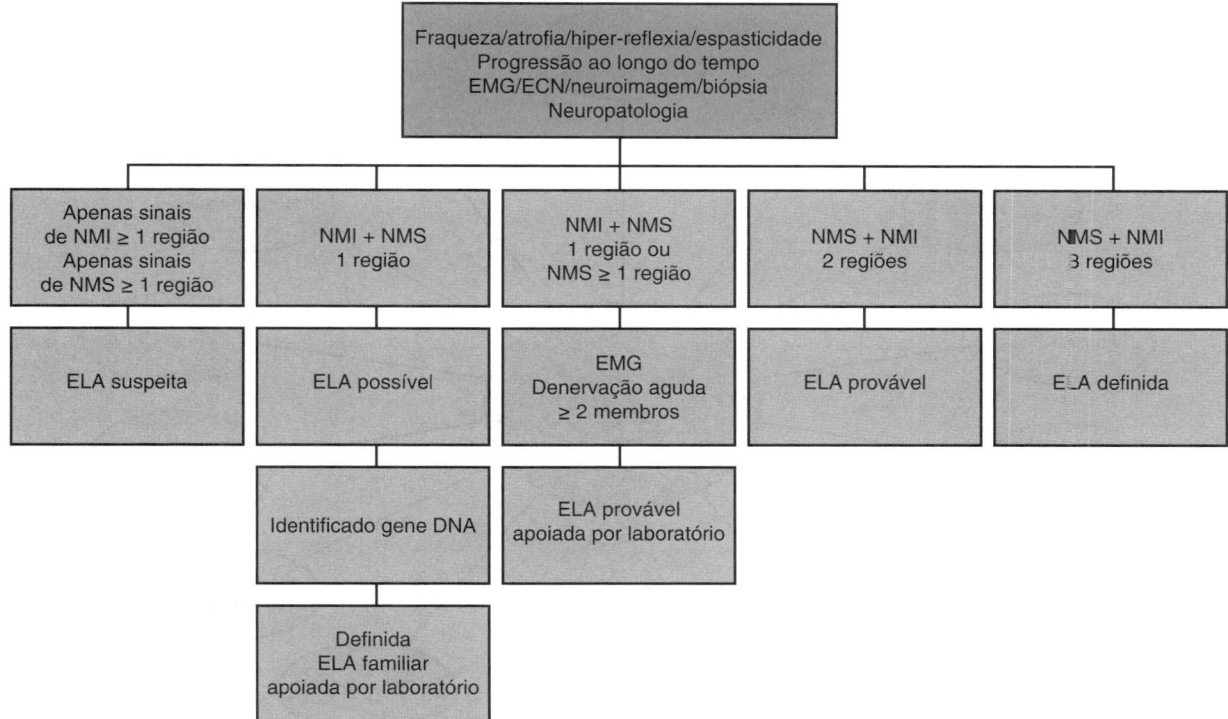

Figura 17.5 Critérios El Escorial para o diagnóstico de ELA. (Observação: a categoria "ELA suspeita" foi removida quando os critérios El Escorial foram revisados.)

que 3 anos, a menos que a ventilação mecânica seja utilizada para sustentar a respiração.[6] Na maior parte dos pacientes, a morte ocorre dentro de 3-5 anos após o diagnóstico e geralmente resulta da insuficiência respiratória.[5]

Prognóstico

A idade no momento de início tem a relação mais forte com o prognóstico. Estudos descobriram que pacientes com menos de 35-40 anos de idade no início da doença tinham melhores taxas de sobrevida em 5 anos do que os indivíduos mais velhos.[5,6,81,84,85] Os indivíduos com ELA de início nos membros têm um prognóstico melhor do que aqueles com a ELA de início bulbar; relataram-se taxas de sobrevivência em 5 anos de 37-44%, em comparação a taxas de sobrevivência de 9-16% para os pacientes com ELA de início bulbar.[84,85] O comprometimento menos grave no momento do diagnóstico, um intervalo mais longo entre o início e o diagnóstico, e a ausência de sintomas de dispneia no início da doença são outros fatores associados a um melhor prognóstico.[5,6,86]

Um estudo com 144 pacientes com ELA descobriu que os indivíduos com bem-estar psicológico tinham tempos de sobrevivência significativamente maiores em comparação àqueles em sofrimento psíquico. Encontraram-se taxas de mortalidade 6,8 vezes maior entre aqueles que experimentavam sofrimento psíquico, e a relação foi independente da idade, gravidade da doença, e tempo de duração do diagnóstico.[87] Esses achados foram confirmados em um estudo realizado mais tarde que encontrou que o grau de incapacidade física, progressão da doença e sobrevida poderia ser predito pelo estado psicológico do paciente.[88]

Manejo

Os pacientes com ELA podem receber atendimento em uma variedade de instituições de saúde. Cuidados em centros ou clínicas especializadas que fornecem uma abordagem global e multidisciplinar são considerados os mais vantajosos, em decorrência da natureza progressiva da doença e do *status* continuamente cambiante do paciente (Fig. 17.6). Um estudo comparou um grupo de pacientes com ELA que frequentou uma clínica multidisciplinar *versus* aqueles atendidos em uma clínica de neurologia geral; o estudo encontrou uma mediana de sobrevida no primeiro grupo 7,5 meses maior do que a de pacientes do segundo grupo. Os achados indicaram que o atendimento na clínica de ELA era uma covariável independente da sobrevida, o que sugere que o manejo ativo e agressivo aumenta a sobrevivência.[89]

A Amyotrophic Lateral Sclerosis Association (ALSA) e a Muscular Dystrophy Association (MDA), instituições norte-americanas de saúde voluntárias sem fins lucrativos, desen-

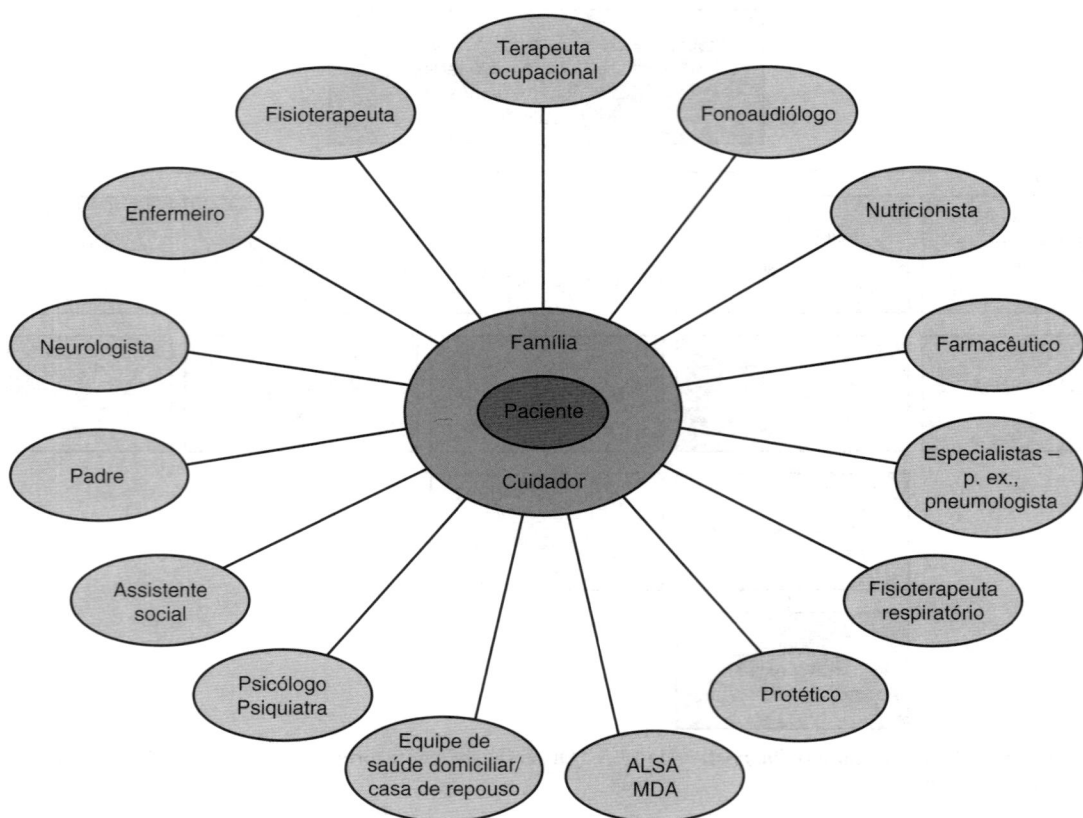

Figura 17.6 Abordagem multidisciplinar para o cuidado do indivíduo com ELA. ALSA = Amyotrophic Lateral Sclerosis Foundation; MDA = Muscular Dystrophy Association.

volveram padrões para clínicas e centros de ELA. As clínicas e centros que atendem aos padrões da ALSA passam por uma rigorosa diligência e visita ao local e são certificadas como Centros ALSA. Os centros MDA que realizam pesquisas em ELA e dispõem de pessoal com experiência para lidar com a ELA ganham designações especiais como MDA ALS Research e Clinical Centers.

Agentes modificadores da doença

Atualmente não há cura para a ELA, embora diversos ensaios clínicos com fármacos estejam em andamento. Em 1995, a Food and Drug Administration aprovou o uso do riluzol (Rilutek), um inibidor do glutamato, para o tratamento da ELA. A dose padrão de riluzol é de um comprimido de 50 mg duas vezes ao dia. Os efeitos colaterais incluem toxicidade hepática (que requer a suspensão da medicação), astenia, náuseas, vômitos e tonturas. As evidências sugerem que os efeitos do riluzol são modestos, prolongando a sobrevivência em 2-3 meses.[90,91]

Tratamento sintomático

Os agentes modificadores da doença atualmente disponíveis não são curativos e podem prolongar a sobrevivência por um período muito curto. Como o processo patológico não pode ser revertido e é de natureza progressiva, o contexto do tratamento clínico para os indivíduos com ELA pode ser considerado paliativo. Conforme definido pela Organização Mundial da Saúde, os cuidados paliativos são "uma abordagem que melhora a qualidade de vida dos pacientes e suas famílias que enfrentam um problema associado à doença com risco de vida, por meio da prevenção e alívio do sofrimento pela identificação precoce, e avaliação e tratamento impecáveis da dor e de outros problemas físicos, psicossociais e espirituais".[92, p.1]

Embora não haja cura para a ELA, ela ainda é considerada uma "doença tratável" e a reabilitação desempenha um papel essencial no atendimento global e abrangente do paciente. O tratamento clínico é sintomático e individualizado e envolve cuidados de suporte para lidar com as deficiências que possam surgir. O tratamento clínico pode incluir a prescrição de agentes anticãibras e antiespasticidade, agentes secantes para a sialorreia e antidepressivos; recomendações e encaminhamentos para o uso de tubos *de gastrostomia endoscópica percutânea* e suporte ventilatório (ventilação não invasiva, traqueostomia); e discussão de diretrizes de cuidados avançados.[2,54,93]

Em 1999, foi criada uma força-tarefa multidisciplinar para desenvolver recomendações consensuais para o tratamento de pessoas com ELA; essas recomendações foram recentemente atualizadas.[94,95] Examinaram-se evidências clínicas e de pesquisa relacionadas com o cuidado de indivíduos com ELA em várias áreas importantes: (1) informação do paciente e familiares sobre o diagnóstico e prognóstico; (2) manejo de problemas de comunicação, insônia, ansiedade, depressão, espasticidade, fadiga, cãibras, *sialorreia* e *afeto pseudobulbar*; (3) manejo das decisões relacionadas com a nutrição e gastrostomia endoscópica percutânea (GEP); (4) manejo das decisões relacionadas com a insuficiência respiratória e ventilação mecânica; (5) diagnóstico e tratamento dos prejuízos cognitivos e comportamentais; (6) tratamentos farmacológicos; e (7) manejo multidisciplinar e cuidados paliativos. Os algoritmos de tomada de decisão clínica (parâmetros de prática) para o manejo dos sinais e sintomas nutricionais e respiratórios são apresentados nas Figuras 17.7 e 17.8. As diretrizes completas para outras recomendações e

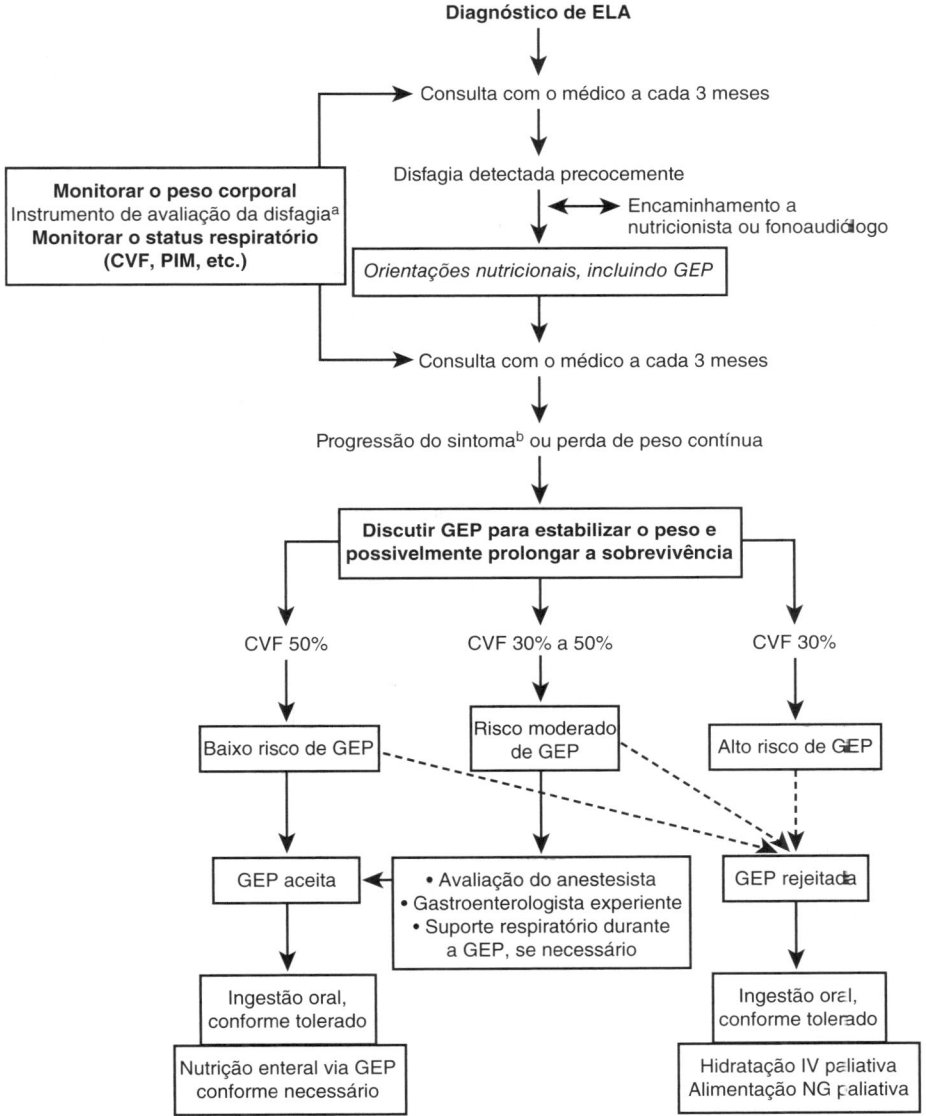

Figura 17.7 Algoritmo para o manejo da nutrição. Observe que o **texto em negrito representa informações baseadas em evidências**; *o texto em itálico denota informações baseadas em consenso*.[a]
Por exemplo, as perguntas #1 a 3 (perguntas bulbares) da Amyotrophic Lateral Sclerosis Functional Rating Scale—Revised (ALSFRS-R), ou outro instrumento.[b] Por exemplo, tempo de refeição prolongado, encerrar uma refeição prematuramente em razão da fadiga, perda acelerada de peso em decorrência da ingestão calórica pobre, preocupação da família com as dificuldades de alimentação.
CVF = capacidade vital forçada (decúbito dorsal ou ereto); IV = intravenosa; PIM = pressão inspiratória máxima; NG = nasogástrica; GEP = gastrostomia endoscópica percutânea. De Miller, RG, et al. (ALS Practice Parameters Task Force): The care of the patient with amyotrophic lateral sclerosis (an evidence-based review). Report of the quality Standards Subcommittee of the American Academy of Neurology. Neurology 52(7):1311, 1999, p 1316, com permissão.

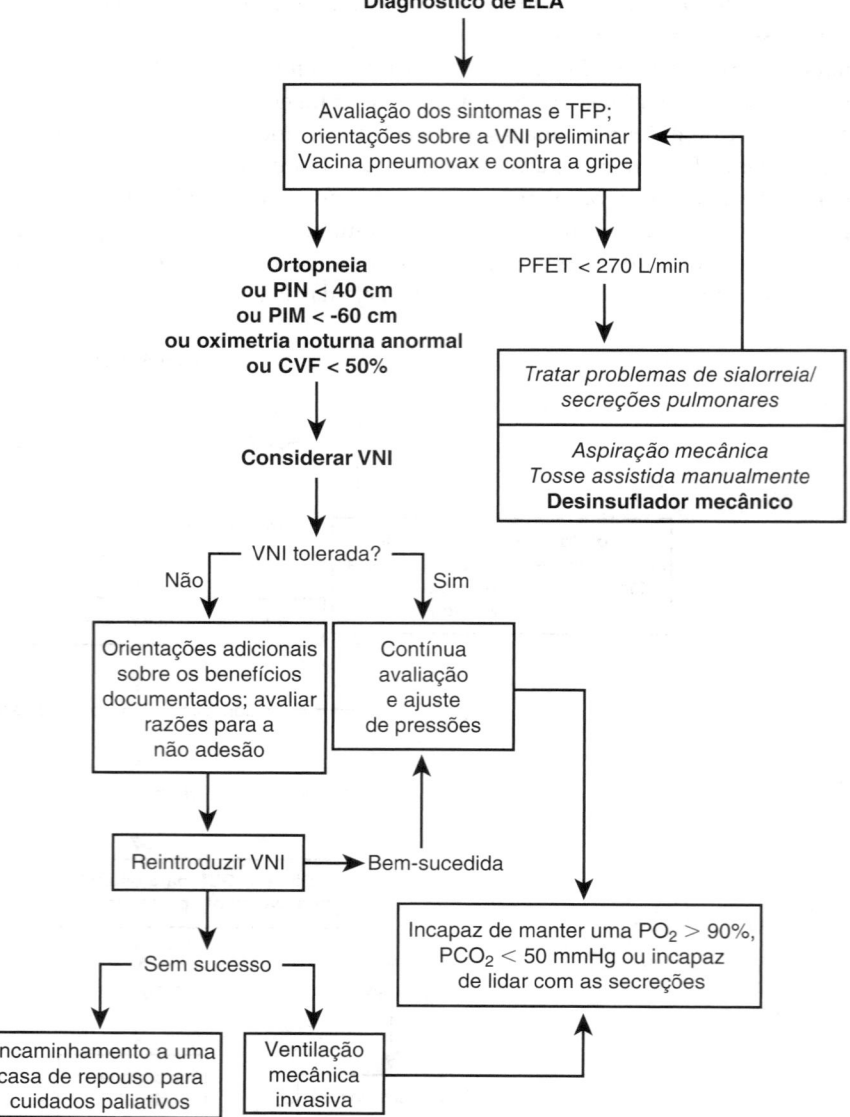

Figura 17.8 Algoritmo para manejo respiratório. Observe que **o texto em negrito representa informações baseadas em evidências;** *o texto em itálico denota informações baseadas em consenso.* CVF = capacidade vital forçada (decúbito dorsal ou ereto); PIM = pressão inspiratória máxima; VNI = ventilação não invasiva; PFET = pico de fluxo expiratório da tosse; TFP = testes de função pulmonar; PIN = pressão inspiratória nasal. De Miller, RG, et al. (ALS Practice Parameters Task Force): The care of the patient with amyotrophic lateral sclerosis (an evidence-based review). Report of the quality Standards Subcommittee of the American Academy of Neurology. Neurology 52(7):1311, 1999, p 1317, com permissão.

informações sobre a definição de níveis de recomendação e classificação das evidências podem ser encontradas no site da *American Academy of Neurology* (www.aan.com).

Manejo da sialorreia e afeto pseudobulbar

O manejo da *sialorreia* em pessoas com esclerose lateral amiotrófica e outras doenças muitas vezes é voltado à prescrição de medicamentos anticolinérgicos que diminuem a produção de saliva. Exemplos incluem o glicopirrolato (Robinul), a benztropina (Cogentin), a hioscina (escopolamina) transdérmica, a atropina e o cloridrato de triexifenidil (Artane).[93] Para os pacientes com produção associada de muco espesso, muitas vezes prescrevem-se betabloqueadores como o propranolol (Inderal) ou o metoprolol (Toprol). Verificou-se que as injeções de toxina botulínica nas glândulas parótida e submandibular e a radiação em baixas doses são eficazes em indivíduos com ELA com sialorreia refratária.[96] O uso de aspiração mecânica para remover as secreções da orofaringe e tratamentos não farmacológicos que são usados para remover secreções respiratórias (ver seção a seguir intitulada Manejo dos prejuízos respiratórios) também podem ser úteis.

Para os pacientes com afeto pseudobulbar, muitas vezes são prescritos antidepressivos tricíclicos como a amitriptilina (Elavil), ou inibidores seletivos da recaptação da serotonina (ISRS) como a fluvoxamina (Luvox).[93] Pesquisas descobriram que uma combinação de dextrometorfano/quinidina em dose fixa reduziu a gravidade e a frequência de comportamentos de choro e riso. No entanto, os efeitos colaterais, incluindo a sonolência, as tonturas e as náuseas, eram comuns.[96]

Manejo da disfagia

A disfagia leve e precoce é abordada por um nutricionista ou técnico em dietética, juntamente com um fonoaudiólogo. O fonoaudiólogo realiza exames da deglutição como a videofluoroscopia para determinar o grau e a natureza do prejuízo da deglutição e para auxiliar na elaboração de um plano de cuidados (PDC). Os nutricionistas fornecem aconselhamento e manejo da dieta ao longo do curso da doença.

O estado nutricional foi identificado como um fator prognóstico para a sobrevivência e complicações da doença.[96] Um estudo com 1.600 pacientes hospitalizados com ELA constatou que o diagnóstico concomitante mais comum era a desidratação e a desnutrição, presente em 36% dos pacientes.[97] Independentemente de o *status* nutricional pobre resultar da disfagia, do hipermetabolismo ou da incapacidade de comer em razão da fraqueza muscular de MS, as evidências de pesquisa enfatizam a necessidade de uma atenção especial ao estado nutricional e hidratação, em particular dos indivíduos com ingestão oral deficiente ou fraqueza no braço ou mão que limita a autoalimentação.

O tratamento inicial da disfagia é direcionado a promover (1) modificações dietéticas, como a adaptação na consistência de alimentos e líquidos para tornar a deglutição mais fácil e segura; (2) orientações ao paciente em relação às estratégias alimentares para maximizar as calorias e nutrientes e manter a hidratação adequada; e (3) adaptações para promover a deglutição, como colocar o queixo para baixo durante a deglutição ou realizar uma tosse para limpeza após cada deglutição.[98]

Conforme a disfagia progride, o tempo exigido para fazer uma refeição aumenta gradualmente em razão da fadiga, maior dificuldade para mastigar e engasgos frequentes. Não é incomum que essas dificuldades alimentares causem uma perda de peso acelerada. Nessas circunstâncias, pode-se recomendar uma GEP. A GEP é um tipo de tubo de gastrotomia inserido por meio de uma cirurgia endoscópica que cria uma abertura permanente no estômago para a introdução de alimentos. A GEP é útil para a estabilização do peso/massa corporal.[94] Embora não haja nenhuma evidência forte, para que haja segurança e eficácia o procedimento de GEP deve ser oferecido ao paciente e realizado antes que a CV do indivíduo caia abaixo de 50% do previsto no momento do procedimento.[99] Estudos descobriram que a inserção da GEP pode prolongar a sobrevivência. Constatou-se que os pacientes com GEP vivem de 1-4 meses a mais do que aqueles indivíduos que recusaram a GEP ou que foram considerados inelegíveis para o procedimento. A sobrevivência era mais alta para pacientes com uma CV maior do que 50% do previsto no momento do procedimento.[100,101] É importante que o fisioterapeuta esteja ciente de que uma GEP não evita o risco de aspiração.[102,103]

Manejo dos prejuízos respiratórios

Os prejuízos respiratórios colocam o paciente em risco de infecções do sistema respiratório. Considerações de manejo importantes incluem: (1) Vacinação anual contra pneumococos e gripe;[68] (2) prevenção da aspiração; e (3) manejo eficaz das secreções orais e pulmonares. A suplementação de oxigênio deve ser usada com cautela, pois pode suprimir o impulso respiratório, exacerbar a hipoventilação e, por fim, levar à hipercapnia e parada respiratória. Normalmente, o oxigênio suplementar é recomendado apenas para indivíduos com doença pulmonar concomitante ou como uma medida de conforto para pacientes que recusam suporte ventilatório.[68]

Quando a CV diminui para 50% do previsto, a ventilação não invasiva (VNI) com pressão positiva é recomendada.[68,99] A ventilação não invasiva tem demonstrado diminuir os sintomas da hipoventilação e aumentar o tempo de sobrevivência em vários meses.[104-107] Além disso, foi observada melhora na cognição após a introdução de VNI.[89] Quando a VNI já não puder ser tolerada ou já não for eficaz, deve ser tomada uma decisão entre a ventilação mecânica invasiva (VMI) com traqueostomia por meio de intervenção cirúrgica ou cuidados paliativos para tratar os sintomas respiratórios do estágio terminal. Em decorrência da carga emocional, social e financeira da VMI, pacientes e familiares devem ser cuidadosamente informados dos vários custos e benefícios da intervenção. Não há estudos controlados publicados sobre as estratégias específicas para a retirada da ventilação, embora estudos de caso forneçam conselhos práticos.[94] As condições para a retirada da ventilação são discutidas antes, ou no momento da, instituição da VMI, porque o paciente pode tornar-se incapaz de comunicar seus desejos conforme a doença progride.[68,99]

As técnicas de tosse manualmente assistida e o aparelho de insuflação-desinsuflação mecânica (I-DM) são usados para facilitar a remoção de secreções respiratórias e orais[94] (Fig. 17.9). O aparelho de I-DM é projetado para insuflar o pulmão com pressão positiva e ajudar na tosse com pressão negativa ao girar um botão. Fornece-se respiração com pressão positiva de 30-50 cmH$_2$O ao longo de um período de 1-3 segundos via máscara oral-nasal ou via aérea traqueal. A pressão da via aérea é então abruptamente invertida para -30 a -50 cmH$_2$O e mantida durante 2-3 segundos. Alcança-se um pico de fluxo expiratório de "tosse" dentro do intervalo normal, contribuindo assim para a eliminação das secreções.[108]

Manejo da disartria

Os prejuízos na fala são manejados principalmente por um fonoaudiólogo. As alterações iniciais da fala geralmente são administradas com estratégias de inteligibilidade, como fazer que o indivíduo exagere na articulação ou

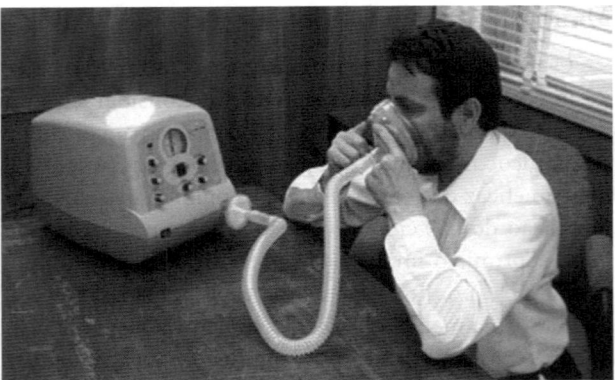

Figura 17.9 Aparelho de insuflação-desinsuflação mecânica (I-DM). (Cortesia de JH Emerson Co., Cambridge, MA 02140.)

diminua a velocidade da fala; e modificações ambientais, como a redução dos ruídos de fundo. Conforme a gravidade da disartria progride, o manejo vai se concentrar em diminuir a dependência do paciente da fala como o principal método de comunicação. As intervenções inicialmente incluem dispositivos "de baixa tecnologia", como o uso de um quadro para escrita ou bloco e caneta para pacientes com função adequada das mãos ou uso de placas com as letras do alfabeto. Faz-se então a progressão para dispositivos de "tecnologia mais alta", como computadores com sintetizadores de voz ou interruptor único, e sistemas de comunicação computadorizados.[109,110]

Pode-se prescrever uma *prótese de elevação do palato* para indivíduos com boa articulação, mas que têm uma qualidade de voz sussurrada ou de intensidade diminuída por causa da perda excessiva de ar pelo nariz. O dispositivo, um aparelho dental projetado para ser anexado aos dentes existentes e elevar o palato mole, é feito sob medida por um protético. Ele possibilita que o palato mole se feche em torno das estruturas vizinhas, como a faringe, tornando a comunicação verbal mais compreensível, reduzindo ou eliminando o discurso hipernasalado. O dispositivo também abaixa o palato duro, o que reduz o movimento da língua, possibilitando que a fala seja menos fatigante.[110] Os achados de um estudo retrospectivo com 25 pacientes com ELA tratados com um elevador palatal indicaram que 21 pacientes apresentaram melhora em sua disartria, especificamente uma redução na hipernasalidade, com 19 pacientes se beneficiando pelo menos moderadamente durante 6 meses.[111]

Manejo das cãibras musculares, espasticidade, fasciculações e dor

Pode-se prescrever fármacos anticonvulsivantes, como a fenitoína (Dilantin) e a carbamazepina (Atretol, Tegretol) para as cãibras musculares, se estas não forem aliviadas com um programa de alongamento muscular e hidratação e nutrição adequadas. Ambos os medicamentos podem causar desconforto gastrintestinal e erupções cutâneas, e a carbamazepina pode causar sedação. Benzodiazepínicos, como o diazepam (Valium), o clonazepam (Klonopin) ou o lorazepam (Ativan), também podem ser prescritos para as cãibras musculares, e os efeitos colaterais podem incluir sedação, vertigens, depressão respiratória e aumento da fraqueza. Os benzodiazepínicos, especialmente o diazepam, podem ser prescritos para a espasticidade, embora o baclofeno (Lioresal) e o tizanidina (Zanaflex) sejam mais comumente usados. Os efeitos colaterais incluem fraqueza, fadiga, sedação e hipotensão.[54,111]

Os pacientes com fasciculações fortes e generalizadas geralmente são instruídos a evitar ou minimizar a ingestão de cafeína e nicotina. O lorazepam (Ativan) pode ser prescrito para diminuir a intensidade das fasciculações.[54] Dependendo da etiologia da dor, pode-se utilizar uma variedade de estratégias de manejo. A dor leve ou a dor associada a desconforto articular normalmente é abordada com analgésicos, como paracetamol ou fármacos anti-inflamatórios não esteroides (AINE). Para a dor refratária mais grave, pode-se prescrever narcóticos como a codeína, a hidrocodona ou a metadona. Nos estágios terminais da ELA, pode-se administrar morfina para fornecer analgesia, sedação e alívio do desconforto respiratório.[54,111]

Manejo da ansiedade e depressão

A ansiedade e a depressão podem afetar enormemente a qualidade de vida do paciente e sua família, bem como a capacidade de enfrentar e se adaptar às mudanças e perdas progressivas da doença. Assim, a farmacoterapia e o aconselhamento psicológico são estratégias de manejo importantes para tratar a ansiedade e a depressão que podem se desenvolver. Aos indivíduos com depressão pode-se prescrever um ISRS, como a fluoxetina (Prozac) ou a sertralina (Zoloft). É importante notar que os efeitos antidepressivos podem não ocorrer por várias semanas após o início da medicação, e os efeitos colaterais podem incluir agitação e insônia. Se o paciente manifesta depressão e insônia ou agitação, preferem-se os antidepressivos tricíclicos, como a amitriptilina (Elavil) ou a imipramina (Tofranil).[54,93] Benzodiazepínicos, como o clordiazepóxido (Librium), o clorazepato, o diazepam e o flurazepam (Dalmane), podem ser prescritos para a ansiedade ou para pacientes com depressão e insônia. Para os pacientes cujo estado respiratório é afetado, prefere-se um ansiolítico não benzodiazepínico, como a buspirona (Buspar).[54,93,111]

Panorama para a reabilitação

Conforme já descrito, o curso da ELA não pode ser alterado e, por fim, o indivíduo se torna essencialmente dependente em todos os aspectos da mobilidade e autocuidado. No entanto, deve-se projetar e implementar programas de reabilitação apropriados para possibilitar que o indivíduo mantenha a sua independência e função por tanto tempo quanto possível, dentro do contexto de suas metas e recursos, ao longo da doença e entre as diferentes instituições de saúde. Em decorrência da natureza progressiva da ELA, é essencial que o fisioterapeuta aborde não só os problemas atuais do indivíduo, mas também planeje com antecedência a abordagem a problemas futuros.[112,113]

Nos dias de hoje, há disponibilidade de um grande corpo de evidências para ajudar a guiar a tomada de decisão em fisioterapia. Conforme identificado anteriormente, a ELA tem uma trajetória de doença progressiva e deteriorante, com uma inevitável progressão para deficiência. No entanto, há grande variabilidade entre os indivíduos ao longo da trajetória da doença. O estadiamento da ELA em estágios *inicial*, *intermediário* (inicial-intermediário e intermediário-tardio) e *tardio* com base nas deficiências, limitações nas atividades e restrições na participação pode ajudar o fisioterapeuta a conceber intervenções apropriadas e realistas ao longo de todo o processo de doença, bem como antecipar as progressivas necessidades do indivíduo[113] (Fig. 17.10).

No estágio *inicial* da doença, a ELA vai se manifestar como uma variedade de sinais e sintomas reconhecidos pelo paciente como anormais. Os prejuízos resultantes podem ou não causar limitações leves nas atividades e não há presença de restrições na participação. No estágio *intermediário* da ELA, o paciente experimenta um aumento nos sinais e sintomas, e desenvolve um aumento na quantidade e gravidade das deficiências. Observam-se limitações na atividade mínima a moderada, e desenvolvem-se restrições na participação. No estágio *tardio* da ELA, a progressão da doença leva a diversas deficiências, que são cada vez mais severas. O paciente se torna cada vez mais funcionalmente limitado em decorrência da falta de controle motor voluntário e surgem diversas restrições na participação. O paciente se torna dependente em praticamente todos os aspectos da mobilidade e autocuidado, e pode necessitar de ventilação mecânica para lidar com seu comprometimento respiratório, se já não estiver em ventilação mecânica.[113]

Dentro desse panorama, as deficiências, limitações nas atividades e restrições na participação são gerenciadas por meio de intervenções fisioterapêuticas restaurativas, compensatórias ou preventivas. Essas intervenções devem ser adaptadas ao estágio da doença, tendo em mente a variabilidade individual ao longo do curso da doença (p. ex., presença de deficiências cognitivas ou sinais e sintomas respiratórios) e progressão da doença (p. ex., progressão lenta *versus* progressão rápida); as intervenções devem

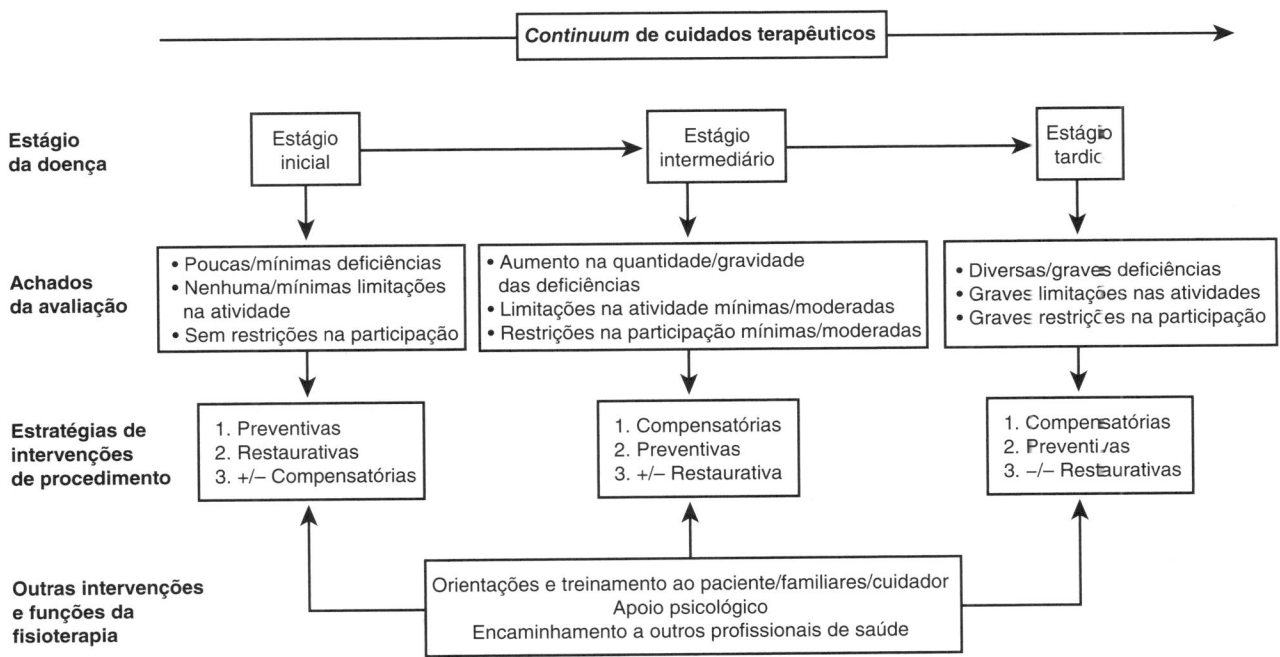

Figura 17.10 Panorama para a reabilitação de indivíduos com ELA. (De Dal Bello-Haas, V: A framework for rehabilitation in degenerative diseases: Planning care and maximizing quality of life. Neurology Report (now JNPT) 26(3):115, 2002, p 116, com permissão.)

ser baseadas em evidências de pesquisa, sempre que possível. Os objetivos do paciente são fundamentais; deve-se considerar os fatores psicossociais que possam influenciar na tomada de decisão do paciente, como a aceitação do diagnóstico e os recursos sociais e financeiros.[113]

Exame fisioterapêutico

Em um dado momento, uma variedade de regiões do corpo pode ser afetada pela ELA e em várias combinações. Os prejuízos podem ocorrer como um resultado direto da doença (*prejuízos diretos*), como sequelas da doença (*prejuízos indiretos*) ou podem ser decorrentes de várias origens subjacentes (*prejuízos compostos*). Portanto, é necessário um exame cuidadoso e abrangente para determinar a extensão e o impacto do comprometimento nas limitações nas atividades e restrições na participação. Precisa ser realizado um reexame em intervalos regulares para determinar a extensão e a velocidade de progressão da doença. No entanto, às vezes, pode ser difícil diferenciar entre o curso progressivo da doença e a falta de impacto das intervenções. Ao considerar os testes e medidas a serem incluídos em um reexame, o fisioterapeuta precisa pesar os benefícios e o impacto psicológico da repetição de testes e medidas quando o paciente está se deteriorando progressivamente. Isso é especialmente verdade no estágio intermediário-tardio e tardio da doença. É importante que o fisioterapeuta reexamine, monitore e avalie as mudanças, porque parte da tomada de decisão médica pode ser baseada nos achados do fisioterapeuta, como por exemplo a porcentagem da CV predita e o momento da colocação da GEP.

Na estruturação do exame inicial, é preciso levar em consideração os objetivos do paciente e fatores psicossociais individuais, a velocidade de progressão da doença, a extensão e área de comprometimento, o estágio da doença e o comprometimento respiratório e bulbar que podem afetar a capacidade de participação do paciente. Os tipos de dados produzidos a partir do histórico do paciente e anamnese são apresentados no Capítulo 1, Tomada de decisão clínica. Ao coletar esses dados, é essencial determinar o que é importante, relevante e valorizado pelo paciente específico. Ao entender o que é mais significativo para um paciente, o fisioterapeuta pode reduzir o fosso entre as expectativas e esperanças de um paciente e as experiências reais por meio de intervenções realistas e adequadas. Por exemplo, uma jovem mãe com ELA pode informar ao fisioterapeuta que sua prioridade é cuidar de seus filhos, em vez de manter o emprego. Assim, o exame inicial seria estruturado em torno das habilidades e atividades relacionadas com a casa, em vez de com o trabalho.

Muitos dos testes e medidas descritos neste livro geralmente são componentes apropriados de um exame abrangente para um indivíduo com ELA. No entanto, a seleção é sempre baseada na necessidade do paciente específico. Os testes e medidas frequentemente aplicáveis a pacientes com ELA incluem o exame da função sensitiva, desempenho muscular, função motora, coordenação e equilíbrio, marcha, estado funcional, ambiente, função respiratória e função cognitiva (ver Caps. 3, 5, 6, 7, 8, 9, 12 e 27). A seção a seguir apresenta as áreas que normalmente merecem ênfase durante o exame.

Cognição

Não há um teste ou medida cognitiva específica para a ELA. Em caso de suspeita de demência ou prejuízos cognitivos, deve-se examinar a função executiva, a compreensão da linguagem, a memória e o raciocínio abstrato. O *Miniexame do estado mental*[114] tem sido utilizado em estudos clínicos, embora possa não ser sensível à deficiência da função frontotemporal. Pode-se indicar também um encaminhamento para avaliação neuropsicológica a fim de identificar prejuízos cognitivos específicos.

Função psicossocial

Como a depressão e a ansiedade são comuns em indivíduos com esclerose lateral amiotrófica, o rastreamento é importante e pode ser indicado o encaminhamento a um psicólogo ou psiquiatra para avaliação adicional. Ensaios clínicos têm utilizado o *Beck's Depression Inventory*,[115] o *Center of Epidemiologic Study Depression Scale*,[116] o *Hospital Anxiety and Depression Scale* (HADS)[117] e o *State-Trait Anxiety Inventory*.[118]

Dor

A dor é comum em indivíduos com esclerose lateral amiotrófica e deve ser examinada subjetiva e objetivamente, usando uma *Escala Visual Analógica* (EVA), por exemplo. A dor não é necessariamente um prejuízo direto da ELA, mas sim um prejuízo indireto (diminuição da ADM, capsulite adesiva) ou composto (desalinhamento articular secundário à espasticidade e postura defeituosa). Muitas vezes é necessária uma análise mais aprofundada das causas subjacentes da dor.

Integridade articular, amplitude de movimento e comprimento muscular

Deve-se examinar a ADM funcional, a ADM ativa, ativo-assistida e passiva, o comprimento muscular e a flexibilidade e extensibilidade dos tecidos moles usando métodos convencionais.

Desempenho muscular

Deve-se determinar déficits musculares específicos na força, potência e resistência, bem como desempenho muscular durante atividades funcionais. Déficits específicos podem ser medidos com o teste muscular manual (TMM), testes de força muscular isocinética ou dinamometria manual. Em ensaios clínicos, a força muscular foi examinada como a *contração isométrica voluntária máxima* (CIVM), utilizando um sistema de extensômetro e tensiômetro.[119] Esse método elimina o comprimento do músculo e velocidade como fatores em teste e produz intervalo de dados confiáveis e válidos.[119-122] A CIVM é considerada a técnica mais direta para investigar a perda de unidades motoras, e tem sido amplamente utilizada para a análise da força muscular em indivíduos com esclerose lateral amiotrófica nos últimos 10 anos. Sua variação e sensibilidade foram validadas por diversos estudos da história natural.[5,17,123] No entanto, os testes de CIVM exigem equipamentos especializados e treinamento em seu uso.

Examinou-se a confiabilidade dos escores de TMM e CIVM entre fisioterapeutas uniformemente treinados em várias instituições. Verificou-se que a reprodutibilidade entre o TMM e a CIVM é equivalente. A sensibilidade para detectar alterações progressivas na força muscular em indivíduos com ELA favoreceu o TMM. No entanto, seis músculos foram testados com a CIVM e 34 músculos foram testados com o TMM; assim, a diferença na detecção de mudança foi em grande parte explicada pela quantidade de músculos amostrados na TMM *versus* CIVM.[124]

Função motora

Pode-se evidenciar prejuízos na destreza, na coordenação de grandes padrões de movimento, bem como no controle motor grosso e fino em decorrência da espasticidade e da fraqueza muscular. Deve-se examinar a função da mão e iniciação, modificação e controle dos padrões de movimento.

Tônus e reflexos

O tônus muscular pode ser examinado utilizando a *Modified Ashworth Scale*.[125] Deve-se testar os reflexos tendinosos profundos e os reflexos patológicos para distinguir entre o comprometimento do NMS e do NMI.

Integridade de nervos cranianos

Os nervos cranianos comumente afetados pela ELA incluem o V, VII, IX, X e XII. Deve-se testar os nervos cranianos para determinar a extensão do comprometimento bulbar. Pode-se realizar o rastreamento da função motora oral, fonação e produção de fala por meio da anamnese e observação. Recomenda-se o encaminhamento a um fonoaudiólogo.

Sensibilidade

Se o paciente se queixa de sintomas sensitivos ou em caso de suspeita de comprometimento sensorial, deve-se realizar testes de sensibilidade.

Alinhamento postural, controle e equilíbrio

Deve-se examinar o alinhamento postural estático e dinâmico e a mecânica corporal durante o autocuidado, as habilidades de mobilidade funcional, as atividades funcionais e as condições e atividades ocupacionais. Deve-se examinar também a estabilidade postural, o controle reativo, o controle antecipado e o controle postural adaptativo. Não há um teste ou medida de equilíbrio específico para a ELA. Pode-se utilizar uma variedade de medidas do *status* de equilíbrio, originalmente concebidas para uso com outras populações de pacientes, incluindo o *Tinetti Performance Oriented Mobility Assessment* (POMA),[126] a Escala de Equilíbrio de Berg,[127] o *Timed Up and Go Test* (TUG)[128] e o *Functional Reach Test*.[129] Constatou-se que uma pontuação total baixa no *Tinetti Balance Test*, indicativa de diminuição no equilíbrio, está moderada a fortemente relacionada com fraqueza muscular de MMII e incapacidade em indivíduos com ELA.[130,131] Kloos et al.[130] sugerem que a POMA é uma medida confiável para os indivíduos nos estágios inicial ou inicial-intermediário de ELA. Um estudo com 31 indivíduos com ELA que foram submetidos mensalmente ao TUG, *Amyotrophic Lateral Sclerosis Functional Rating Scale – Revised* (ALSFRS-R), capacidade vital forçada (CVF), TMM e avaliações de qualidade de vida por 6 meses descobriu que o TUG esteve significativamente associado à chance de queda.[132]

Marcha

Não há um teste ou medida de marcha específico para a ELA. A documentação da marcha dentro de um determinado período de tempo (p. ex., dentro de 15 segundos) ou ao longo de uma determinada distância (p. ex., 3 metros) foi medida em ensaios clínicos. Em intervalos regulares, deve-se examinar a estabilidade, segurança e resistência da marcha. Deve-se examinar ainda o gasto energético, o alinhamento, os ajustes, a praticidade, a segurança e a facilidade de uso de órteses e dispositivos de assistência.

Função respiratória

A determinação do *status* e função respiratória inclui a análise de sintomas respiratórios e função muscular, padrão respiratório, expansibilidade torácica, sons respiratórios, efetividade da tosse, e CV ou capacidade vital forçada (CVF) usando um espirômetro portátil. A CVF em decúbito dorsal pode ser um melhor indicador da fraqueza do diafragma do que a CVF em posição ortostática. A pressão inspiratória máxima (PIM) também pode ser útil no monitoramento da função respiratória, porque pode detectar precocemente a insuficiência respiratória.[94] A pressão inspiratória nasal (PINN) pode ser eficaz na detecção de hipercapnia; o pico de fluxo expiratório da tosse (PFET) é a medida mais amplamente utilizada para medir a efetividade da tosse.[94] A capacidade aeróbia e a resistência cardiovascular-pulmonar podem ser testadas nos estágios iniciais da ELA usando protocolos padronizados e modificados para avaliar e monitorar as respostas ao condicionamento aeróbio.

Tegumento

Em geral, mesmo no estágio tardio da ELA, a integridade da pele raramente é um problema. Deve-se usar a inspeção da pele para examinar pontos de contato entre o corpo e dispositivos de assistência, adaptativos, de proteção e de apoio, órteses, dispositivos de mobilidade, e a superfície em que o indivíduo dorme. Essa inspeção é especialmente importante conforme a mobilidade do paciente torna-se cada vez mais dependente. Se estiver presente, o inchaço também deve ser examinado e acompanhado. O inchaço do membro distal pode se desenvolver em decorrência da falta de ação do bombeamento muscular em um membro enfraquecido.

Estado funcional

As habilidades de mobilidade funcional, a segurança e o gasto energético são considerações importantes. Deve-se examinar as atividades básicas e instrumentais da vida diária e a necessidade de equipamentos de adaptação. A *Medida de Independência Funcional* (MIF)[133] tem sido usada para documentar o estado funcional em ensaios clínicos.

A *Schwab and England Activities of Daily Living Scale*[134] é uma medida global de 11 pontos do estado funcional que pede que o avaliador classifique a função em atividades da vida diária (AVD) de 100% (normal) a 0% (apenas funções vegetativas); essa escala foi utilizada para examinar a função em indivíduos com esclerose lateral amiotrófica (Apêndice 17.A). O ALS Ciliary Neurotrophic Factor (CNTF) Treatment Study Group constatou que essa escala tem uma excelente confiabilidade teste-reteste, se correlaciona bem com mudanças qualitativas e quantitativas na função, e é sensível às mudanças ao longo do tempo.[135]

Barreiras ambientais

Deve-se examinar o ambiente domiciliar e ocupacional à procura de barreiras atuais e potenciais, avaliando também o acesso e a segurança.

Fadiga

A fadiga é muito comum em indivíduos com ELA. Não existem medidas específicas para a ELA; a *Fatigue Severity Scale*[136] tem sido utilizada em ensaios clínicos.

Medidas específicas da doença e de qualidade de vida

Medidas específicas da doença

A *ALS Functional Rating Scale* (ALSFRS)[135] e sua versão revisada, a ALSFRS-R,[137] (Apêndice 17.B) examinam o estado funcional dos pacientes com ELA. O paciente é convidado a avaliar a sua função utilizando uma escala de 4 (função normal) a 0 (incapaz de tentar a tarefa). A escala original, a ALSFRS, se correlacionou positivamente com medidas objetivas de força de MMSS e MMII; verificou-se que é válida e confiável para medir o declínio da função que resulta da perda de força muscular.[135]

A ALSFRS-R foi expandida de modo a incluir itens respiratórios adicionais, e constatou-se que tem consistência interna e validade do construto, e que reteve as propriedades da escala original.[137] A administração por telefone da ALSFRS-R também demonstrou ser confiável.[138] Outras escalas específicas da doença incluem a *Appel ALS Scale* (AALS),[139] a *ALS Severity Scale* (ALSSS)[140] e a *Norris Scale*.[141]

Medidas de qualidade de vida

A qualidade de vida em indivíduos com ELA foi examinada com medidas genéricas, como o SF-36.[142] A *Schedule for Evaluation of Individual Quality of Life—Direct Weighting* (SEIQoL-DW),[143] e o *Sickness Impact Profile* (SIP).[144]

O *Amyotrophic Lateral Sclerosis Assessment Questionnaire* (ALSAQ-40),[145] uma medida de qualidade de vida específica para a ELA, contém 40 itens que representam cinco áreas distintas de saúde: mobilidade (10 itens), AVD (10 itens), comer e beber (3 itens), comunicação (7 itens) e funcionamento emocional (10 itens). As perguntas se referem à condição do paciente durante as últimas 2 semanas e as respostas são dadas em uma escala de Likert de cinco pontos. O ALSAQ-40 mede o estado de saúde em cada domínio usando uma pontuação somatória que vai de 0 (melhor estado de saúde) a 100 (pior estado de saúde). A validade e a confiabilidade desse instrumento foram examinadas e relatadas.[145,146] O *ALSAQ-40* foi reduzido para 11 itens e também parece ser válido e confiável.[147]

Intervenções fisioterapêuticas

O papel do fisioterapeuta no tratamento de indivíduos com ELA e a extensão das intervenções fornecidas variam dependendo se o fisioterapeuta está trabalhando ou não como membro de uma equipe especializada em cuidados com a ELA ou como um fisioterapeuta independente ou em uma clínica. Variáveis adicionais incluem a disponibilidade de outros profissionais de saúde no ambiente de prática e o motivo pelo qual o indivíduo está buscando fisioterapia (p. ex., problema específico relacionado com a ELA *versus* um problema de comorbidade, como a artrite).

As **intervenções restaurativas** são voltadas a remediar ou melhorar as deficiências e limitações nas atividades. Nos estágios inicial e intermediário da ELA, as intervenções restaurativas são, na melhor das hipóteses, temporárias, porque é esperada progressão da doença e a perda permanente da função e deficiência são prováveis. As intervenções restaurativas no estágio tardio da ELA são em sua maioria voltadas apenas à remediação de prejuízos que resultam de doenças em outros sistemas (p. ex., úlceras de pressão, edema, pneumonia, atelectasia, capsulite adesiva).

As **intervenções compensatórias** são voltadas a modificar atividades, tarefas ou o ambiente de modo a minimizar as limitações nas atividades e restrições na participação. Nos estágios inicial e intermediário da ELA, as tarefas ou atividades podem ser adaptadas de modo a alcançar a função. À medida que a doença progride, serão necessárias adaptações ambientais cada vez maiores para manter e promover a função.[113]

Nos estágios inicial e inicial-intermediário da ELA, as **intervenções preventivas** são voltadas a minimizar potenciais prejuízos, como a perda de ADM, de capacidade aeróbia ou de força, a prevenção de pneumonias ou atelectasias e limitações nas atividades. Iniciar um programa de prevenção precoce pode alterar deficiências e manter a função física temporária, e também pode melhorar o bem-estar e diminuir a fadiga, bem como os efeitos secundários da imobilidade. Nos estágios intermediário-tardio e tardio, a doença está mais avançada e a mobilidade torna-se progressivamente restringida. Nesses estágios, pode ser extremamente difícil ou impossível evitar deficiências e limitações nas atividades que estão diretamente relacionadas com a patologia do sistema nervoso. Assim, o papel da prevenção é *terciário*, a fim de atenuar os efeitos da doença que levam a prejuízos em outros sistemas (p. ex., orientar os cuidadores em relação a um programa de exercícios de ADM passiva para prevenir a capsulite adesiva do ombro).[113] Em geral, o papel do fisioterapeuta inclui o seguinte:

- Promover a independência e maximizar a função em todos os estágios da doença, por meio de intervenções restaurativas e compensatórias que abordem deficiências, limitações nas atividades e restrições na participação.
- Promover a saúde e o bem-estar nos estágio inicial e inicial-intermediário da doença por meio de intervenções restaurativas e preventivas.
- Proporcionar meios alternativos de realizar atividades funcionais, com equipamentos de adaptação e métodos alternativos para a realização de tarefas e atividades por meio de intervenções compensatórias conforme a doença progride.
- Minimizar ou prevenir complicações por meio de intervenções preventivas ao longo do curso da doença.
- Fornecer orientações, apoio psicológico e recomendações para equipamentos e recursos da comunidade para ajudar na adaptação à progressão da doença.[113]

Em decorrência da variabilidade individual do início, curso e progressão da doença, os pacientes com ELA apresentarão conjuntos únicos e distintos de problemas; assim, as intervenções irão variar. Conforme descrito anteriormente, as intervenções são voltadas principalmente a tratar limitações nas atividades e restrições na participação, porque muitas vezes os prejuízos que causam as limitações e restrições não podem ser alterados. No entanto, nos estágios inicial e inicial-intermediário da ELA, pode ser possível direcionar o tratamento às deficiências subjacentes do SNC, e talvez adiar o início das limitações na atividade específicas. Por exemplo, um estudo com pacientes no estágio inicial de ELA (CVF ≥ 90% do previsto e ALSFRS ≥ 30) que se envolveram em exercícios de carga e resistência moderadas observou que os indivíduos tinham maiores pontuações na ALSFRS e domínio Capacidade Funcional do SF-36 em comparação a um grupo de controle pareado que realizou exercícios de alongamento.[148] Os pacientes e fisioterapeutas devem entender que quaisquer efeitos benéficos de um programa de prevenção precoce serão de curto prazo e não terão impacto sobre o curso geral da doença. São necessárias muito mais pesquisas sobre a eficácia das intervenções para os indivíduos com ELA.

Ao desenvolver um plano de cuidados, além dos objetivos do paciente, o fisioterapeuta deve considerar também a velocidade de progressão da doença, a extensão e área de comprometimento, o estágio da doença, os fatores respiratório e bulbar que podem afetar a participação, o momento da intervenção, a aceitação e motivação do paciente, as opções de suporte de vida, a disponibilidade de apoio psicossocial e os recursos.

Alguns pacientes podem enxergar a necessidade de utilizar equipamentos de adaptação, como um dispositivo de assistência à deambulação ou cadeira de rodas, como um marcador definitivo para a progressão da doença e morte iminente. Isso pode fazer com que o paciente hesite em aceitar o auxílio ou dispositivo recomendado como um meio de manter algum aspecto de controle sobre a doença. O fisioterapeuta precisará manter um equilíbrio entre ser realista sobre o que pode ser alcançado e proporcionar uma sensação de esperança, não de desespero, ao discutir as opções de intervenção. Uma visão geral dos estágios da ELA e estratégias de intervenção geral são apresentadas na Tabela 17.3. As deficiências e limitações nas atividades comuns associadas à ELA e suas respectivas intervenções são descritas a seguir.

Tabela 17.3 Estágios da esclerose lateral amiotrófica e estratégias de intervenção comuns: panorama para a reabilitação de indivíduos com ELA

Estágio	Deficiências e limitações na atividade comuns	Intervenções
Inicial	Fraqueza leve a moderada em grupos musculares específicos Dificuldade com as AVD e mobilidade próximo do final deste estágio	**Restaurativas/preventivas** • Exercícios de fortalecimento*[147,178,179] • Exercícios de condicionamento[180] • Exercícios de ADM ativa,[181] ADM ativo-assistida, alongamento **Compensatórias** • Determinação da potencial necessidade de dispositivos de adaptação ou assistência • Determinação da potencial necessidade de modificações ergonômicas em casa/trabalho • Conservação de energia • Orientão do paciente em relação ao processo de doença, conservação de energia e grupos de apoio
Intermediário	Diminuição progressiva na mobilidade ao longo deste estágio Necessidade de cadeira de rodas para percorrer longas distâncias; aumento do uso da cadeira de rodas próximo do final deste estágio Fraqueza muscular severa em alguns grupos musculares; fraqueza leve a moderada nos outros grupos Diminuição progressiva nas habilidades de AVD ao longo deste estágio Dor	**Compensatórias** • Apoio a músculos fracos (dispositivos de assistência e de apoio, equipamentos de adaptação, tipoias, órteses) • Modificações no local de trabalho/casa (p. ex., instalar rampas, passar o quarto para o primeiro andar da casa) • Prescrição de cadeira de rodas • Orientações aos cuidadores em relação ao treinamento funcional **Preventivas** • Exercícios de ADM ativa,[181] ativo-assistida e passiva, exercícios de alongamento • Exercícios de fortalecimento[147,178,179] (inicial-intermediária) • Exercícios de condicionamento[180] (inicial-intermediária) • Determinação da necessidade de dispositivos de alívio de pressão (p. ex., colchões que distribuem a pressão)
Tardio	Dependente da cadeira de rodas ou restrito ao leito Dependência completa nas AVD Fraqueza severa de músculos de MMSS, MMII, pescoço e tronco Disartria, disfagia Comprometimento respiratório Dor	**Preventivas** • ADM passiva • Cuidados pulmonares* • Leito de hospital e dispositivos de alívio de pressão • Cuidados com a pele, higiene* **Compensatórias** • Orientações ao cuidador em relação a transferências, posicionamento, mudança de decúbito, cuidados com a pele • Elevador mecânico

Adaptada de Dal Bello-Haas,[113 p.123] com permissão.
* Pode ser restaurativa.
AVD = atividades da vida diária; MMII = membros inferiores; ADM = amplitude de movimento; MMSS = membros superiores.

Fraqueza dos músculos extensores cervicais

A fraqueza progressiva dos músculos extensores cervicais fará com que a cabeça caia para a frente, o que resulta em estiramento excessivo da musculatura posterior e tecidos moles. Isso pode causar crises de dor aguda ou evoluir para rigidez muscular anterior ou uma síndrome cervical crônica. Alguns pacientes compensarão a posição anteriorizada da cabeça aumentando a lordose lombar enquanto tentam manter a postura durante a deambulação.

Para a fraqueza cervical leve a moderada, pode-se usar um colar de espuma macia durante atividades específicas. Colares macios são confortáveis e geralmente são bem tolerados. No entanto, a compressão induzida pelo desgaste exige que eles sejam substituídos com frequência. Para a fraqueza moderada a grave, prescreve-se um colar semirrígido ou rígido. Eles normalmente são feitos de plástico rígido acolchoado ou couro e fornecem apoio muito firme. Os pacientes podem achar os colares muito quentes; podem sentir desconforto nos pontos de contato com o corpo, como o queixo, mandíbula, esterno ou sobre as clavículas; podem sentir pressão sobre a traqueia; e podem se sentir presos. Vários tipos de colares são apresentados nas Figuras 17.11 e 17.12, e os prós e contras dos tipos de colares específicos estão resumidos na Tabela 17.4.

Alguns pacientes com fraqueza cervical e torácica superior combinada podem se beneficiar de uma órtese cervical-torácica, ou um imobilizador esterno-occipito-mandibular (SOMI). Esses dispositivos fornecem maior apoio, mas são mais caros e pesados e podem ser difíceis de colocar e retirar. Para a fraqueza no pescoço grave ou intratável, pode ser necessário o encaminhamento a um ortopedista para a prescrição de um dispositivo feito sob medida.

Além de usar um colar, o indivíduo com fraqueza cervical também pode se beneficiar de realizar períodos de descanso frequentes; do uso de assentos com bom apoio, como cadeiras com encosto alto ou poltronas reclináveis; de cadeiras de rodas de inclinação livre ou reclináveis; de plataformas que elevam o livro para facilitar a leitura; e de orientações sobre o bom apoio dos braços para a posição sentada prolongada, uso adequado de apoios de cabeça ao andar de carro, e mudanças ergonômicas de estações de trabalho. É importante notar que quando a fraqueza de tronco acompanha a fraqueza de pescoço, o posicionamento de modo a obter um bom apoio de cabeça torna-se mais desafiador.

Disartria e disfagia

Em colaboração com o fonoaudiólogo e nutricionista, o fisioterapeuta pode atuar no manejo da disartria e da disfagia abordando o controle de cabeça e de tronco do paciente e o posicionamento na posição sentada. Além disso, o fisioterapeuta pode reforçar o uso das estratégias para comer e engolir (p. ex., colocar o queixo para dentro), a utilização de dispositivos de comunicação prescritos e a necessidade de modificações na consistência dos alimentos. Como os pacientes estão em risco de aspiração, as orientações ao paciente, familiares e cuidador são essenciais (ver seção a seguir intitulada Fraqueza dos músculos respiratórios).

Fraqueza muscular em membros superiores

A fraqueza dos MMSS afeta grandemente a capacidade do paciente de realizar as AVD. Há uma grande variedade de equipamentos de adaptação disponíveis que

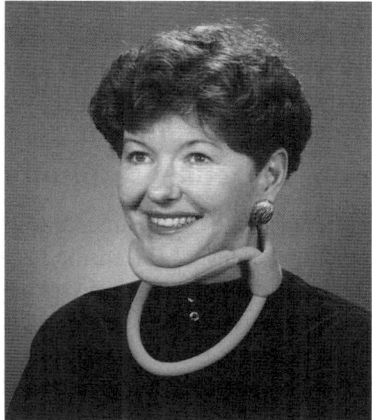

Figura 17.11 Colar Headmaster. (Cortesia de Symmetric Designs, Salt Spring Island, BC, Canada, V8K 1C9.)

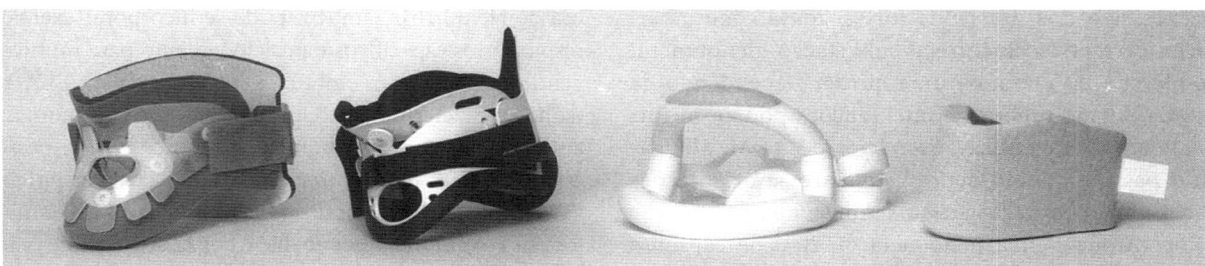

Figura 17.12 Tipos de colares cervicais. Da esquerda para a direita: colar Aspen, colar Miami-J, colar executivo e colar espuma.

Tabela 17.4 Tipos de colares cervicais semirrígidos e rígidos

Tipo	Exemplos	Vantagens	Desvantagens
Colares sem acesso à região anterior do pescoço	Colar Philadelphia®[a]	Oferece bom apoio	Paciente pode se sentir preso Pode causar pressão sobre a traqueia Paciente pode sentir dificuldade em respirar ou deglutir Pode ser desconfortavelmente quente
Colares com acesso à região anterior do pescoço (para traqueostomia)	Colar Miami-J®[b] Colar Aspen[c] Colar Malibu[d] Colar Canadian[e] Colar Headmaster[e]	Acolchoamento absorve e afasta a umidade da pele Adequados para indivíduos com fraqueza cervical nos três planos *Design* aberto possibilita a circulação de ar Leve Não exerce pressão sobre a traqueia Alguns pacientes consideram o colar mais esteticamente atraente	Paciente pode se sentir preso Pode ser desconfortavelmente quente Mais caro Pode exercer pressão sobre o queixo e o esterno Alguns modelos são mais caros Alguns modelos requerem corte personalizado Não é adequado se houver presença associada de fraqueza à rotação e flexão lateral

[a] Colar cervical Philadelphia® Co, Thorofare, NJ 08086.
[b] Jerome Medical, Moorestown, NJ 08057-3.239.
[c] Aspen Medical Products Inc., CA, 92618-5202.
[d] Seattle Systems, Poulsbo, WA 98370.
[e] Symmetric Designs Ltd., Salt Spring Island, BC, Canadá V8K 1C9.

podem ajudar o paciente a prolongar a função por tanto tempo quanto possível (ver seção adiante intitulada Atividades da vida diária). Os pacientes com ombro doloroso em decorrência de uma subluxação podem se beneficiar de uma tipoia, semelhante às utilizadas por pacientes após um acidente vascular cerebral com tônus diminuído, embora a subluxação não possa ser corrigida completamente. As talas de punho ou mão podem ser indicadas para prevenir contraturas ou para melhorar a função do paciente, como a capacidade de preensão manual.

Dor no ombro

Os indivíduos com ELA podem desenvolver dor no ombro e apresentar padrões capsulares de restrição. A dor pode ser causada por vários fatores: ritmo escapuloumeral anormal secundário à espasticidade ou fraqueza causando um desequilíbrio que pode levar a impacto; uso excessivo dos músculos fortes; tensão muscular; posição de repouso incorreta; subluxação glenoumeral secundária à fraqueza; ou uma queda. Dependendo da causa da dor no ombro, as intervenções podem incluir modalidades terapêuticas, exercícios de ADM, alongamento passivo, mobilizações articulares e orientações sobre o apoio e proteção articular adequados.

Encontrou-se uma incidência de 20% de capsulite adesiva em indivíduos com esclerose lateral amiotrófica. As recomendações para o manejo da dor e diminuição na ADM incluíam um protocolo de injeção intra-articular de um coquetel analgésico e anti-inflamatório, seguido de um curso de exercícios agressivos de ADM. Alguns pacientes relataram uma resolução da dor aguda, enquanto outros relataram melhora ao longo de 2-3 semanas.[149]

Fraqueza dos músculos respiratórios

Fornecer orientações é extremamente importante. Os pacientes e cuidadores devem ser ensinados a equilibrar períodos de atividade e repouso e devem ser orientados em relação a técnicas de conservação de energia. Os pacientes e cuidadores também devem ser informados sobre os sinais e sintomas de aspiração; posicionamento para evitar a aspiração, como flexão da parte superior da coluna cervical durante a alimentação; causas e sinais de infecção respiratória; e estratégias para o manejo das secreções orais (uso de aparelho de aspiração oral) ou episódios de asfixia (manobra de Heimlich). Também pode-se incorporar exercícios respiratórios específicos e posicionamento para otimizar a ventilação/perfusão, embora a sua eficácia na ELA não tenha sido determinada. Um estudo duplo-cego com uma amostra pequena distribuiu aleatoriamente nove pessoas com ELA para receber treinamento muscular inspiratório (TMI). Os indivíduos realizaram sessões de TMI (10 minutos por sessão) três vezes ao dia. Após 12 semanas de treinamento, os indivíduos do grupo TMI demonstraram uma tendência à melhora na CVF, CV, PIM e PIN em comparação a um grupo de controle que realizou treinamento placebo (n = 10); os ganhos na força muscular inspiratória foram parcialmente revertidos após um período de 8 semanas de cessação do treinamento.[150]

Técnicas de desobstrução das vias aéreas podem ser necessárias quando surgirem condições que causem retenção de secreção, como pneumonias ou atelectasias. Para compensar uma tosse enfraquecida, o paciente e o cuidador podem ser instruídos no uso de técnicas de tosse assistida manualmente ou I-DM. Mais uma vez, a eficácia dessas técnicas ou dispositivo não foi demonstrada na ELA, mas relatos de casos têm descrito as vantagens da utilização regular de um dispositivo de insuflação mecânica.[151,152] Estudos dos fluxos e pressões de tosse durante a tosse forçada descobriram que a assistência manual aumenta em 11% o fluxo naqueles com ELA bulbar e 13% naqueles com ELA não bulbar. O I-DM aumenta o fluxo em 26% naqueles com ELA bulbar e 28% naqueles com ELA não bulbar. Os pacientes que mais melhoraram foram aqueles com as tosses mais fracas.[153]

A *oscilação da parede torácica de alta frequência* (HF-CWO) tem atraído algum interesse em termos de sua aplicabilidade à população com ELA. A HF-CWO é uma modalidade externa não invasiva que transmite as pressões oscilatórias de alta frequência através da parede torácica, mobilizando assim secreções das vias aéreas periféricas de pequeno calibre e melhorando a remoção de secreções e as trocas gasosas. A HF-CWO foi efetivamente utilizada em populações de pacientes em que havia retenção de secreção e hipersecreção (p. ex., fibrose cística).[154,155] Um estudo que comparou 19 pessoas com ELA que usaram HF-CWO com 16 que não foram tratados descobriu que, após 6 meses, aqueles que utilizaram o dispositivo tiveram significativamente menos falta de ar. Além disso, os usuários com uma CVF entre 40-70% do previsto tiveram uma diminuição significativamente menor na CVF e menos falta de ar e fadiga.[156]

Fraqueza muscular de MMII e prejuízos na marcha

As órteses podem ser recomendadas para melhorar a função ao oferecer apoio a músculos enfraquecidos e articulações circundadas por esses músculos, diminuir a sobrecarga sobre os músculos que permanecem funcionais ou músculos compensatórios, economizar energia ou minimizar a fadiga muscular local ou geral. As deficiências no controle de joelho muitas vezes podem ser abordadas com uma órtese tornozelo-pé (OTP); assim, deve-se abordar o tornozelo em primeiro lugar. Também é importante considerar o peso da órtese, já que os indivíduos com ELA terão problemas de gasto energético; pode ser mais cansativo para o paciente deambular com uma órtese pesada do que deambular sem a correção na deficiência. Por essa razão, a utilização de órteses joelho-tornozelo-pé (OJTP) não é recomendada.

A decisão entre uma órtese fabricada comercialmente *versus* uma órtese feita sob medida é, certamente, dependente dos recursos do paciente, mas deve-se considerar também a taxa de progressão da doença. Para um indivíduo com ELA de progressão rápida e que é suscetível de utilizar a órtese por um tempo limitado, uma órtese fabricada comercialmente pode ser suficiente. As OTP sólidas são uma boa opção para os pacientes que têm instabilidade medial/lateral do tornozelo com fraqueza do quadríceps. A posição fixa do tornozelo, combinada à fraqueza do quadríceps, pode dificultar as transferências de sentado para em pé, subir escadas e lidar com rampas. As OTP articuladas possibilitam a dorsiflexão e podem ser apropriadas para o paciente com força extensora do joelho adequada, com perda moderada na força do tornozelo.

O tipo de dispositivo de assistência à deambulação prescrito é dependente do grau de força muscular proximal ou instabilidade; função dos MMSS; padrão, extensão e velocidade de progressão da doença; aceitação por parte do paciente; e restrições financeiras. Mais uma vez, o peso do dispositivo é um fator importante a se considerar na tomada de decisões, considerando também qual dispositivo irá garantir o funcionamento e segurança ideais. Andadores com rodas, os quais não requerem que o paciente levante o aparelho, geralmente são recomendados. Em geral, os indivíduos com ELA raramente recebem prescrição de muletas. Se elas forem necessárias, as muletas canadenses (de antebraço) são as preferidas.

Atividades da vida diária

Uma grande variedade de equipamentos de adaptação está disponível para ajudar indivíduos com fraqueza muscular a desempenhar as tarefas diárias. No entanto, os benefícios e a eficácia dos equipamentos de adaptação para pessoas com ELA não foram sistematicamente avaliados. Não há um tipo de dispositivo específico adequado a todos os pacientes ou a todos os estágios da doença. O reembolso para equipamentos é variável; embora diversos equipamentos de adaptação possam ajudar o paciente a manter a independência, a limitação nos recursos financeiros pode impedir a recomendação ou compra do item. Por exemplo, nos estágios iniciais de ELA, um pegador universal com uma bolsa para utensílios de alimentação ou escrita pode ser benéfico. Conforme a doença progride e a fraqueza dos músculos proximais de ombro aumenta, pode-se incorporar apoios para braço móveis de modo a possibilitar que o paciente mantenha a independência na alimentação. No estágio tardio da ELA, quando o paciente é dependente do cuidador para se alimentar, um canudo comprido e um suporte para canudo podem ser recomendados para ajudar o cuidador com a atividade. Exemplos de equipamentos de adaptação que podem ser benéficos para a realização de AVD são apresentados na Tabela 17.5.

Mobilidade diminuída

Os pacientes com fraqueza de MMII podem ter dificuldades para passar de sentado para em pé ou nas transferências para o carro. Intervenções simples incluem a colocação de uma almofada firme de 5-7,6 cm de espessura sob as nádegas na cadeira ou elevar a cadeira colocando as pernas em blocos pré-fabricados (Fig. 17.13). As almofadas de elevação com autopropulsão são relativamente baratas e portáteis, mas o indivíduo precisa de controle e equilíbrio de tronco adequados a fim de usar o dispositivo com segurança (Fig. 17.14). Cadeiras estofadas reclináveis com elevadores de assento motorizados também podem ser recomendadas, mas são mais caras. Todas essas intervenções aumentam a vantagem biomecânica e facilitam a passagem da posição sentada para em pé.

Os cuidadores precisam ser orientados em relação a como ajudar o paciente durante os movimentos de transição. Quando o indivíduo for incapaz de ficar em pé, pode-se usar placas de transferência para as transferências, quer independentemente, se o paciente tiver força de braço adequada e bom equilíbrio sentado, ou instruindo o cuidador em como ajudar o paciente. Outros dispositivos úteis para auxiliar na mobilidade do paciente são os cintos de transferência e as almofadas ou assentos giratórios. Os cintos de transferência aliviam o fardo da transferência para o cuidador e evitam que o paciente seja puxado pelos braços. As almofadas giratórias são assentos leves e almofadados que rodam em ambos os sentidos e facilitam a entrada e saída de um carro (Fig. 17.15).

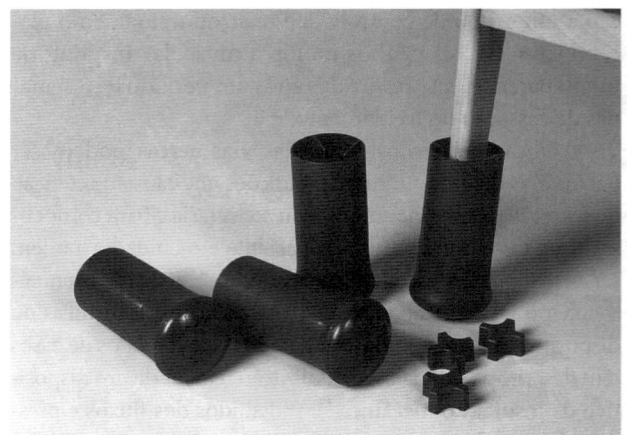

Figura 17.13 Bloqueios pré-fabricados. (Cortesia de Homecraft AbilityOne, Kirkby-in-Ashfield, Nottinghamshire, England NG17 7ET.)

Quando um indivíduo não é capaz de realizar transferências, mesmo com o auxílio de um cuidador, é necessário um elevador hidráulico ou mecânico. Dispositivos elevadores comumente recomendados incluem o Easy Pivot™ (Rand-Scot Inc., Fort Collins, CO 80524) e o Hoyer Lift® (Sunrise Medical, Longmont, CO 80503). O uso de um leito hospitalar elétrico pode facilitar a mobilidade e as transferências no leito tanto para o paciente quanto para o cuidador; dependendo dos recursos, também podem ser consideradas modificações na casa e adaptações em automóveis.

Cadeiras elevatórias ou elevadores de escada podem ser sugeridos para aqueles indivíduos que moram em casas de mais de um piso, mas que não podem ou não devem subir escadas (ver Cap. 9). Esses elevadores são medidos e customizados para cada escada e são muito caros. Nos EUA, as companhias de seguro de saúde geralmente não

Tabela 17.5 Tipos comuns de equipamentos de adaptação

Alimentação	Tubos acolchoados para aumentar o tamanho das alças de utensílios; utensílios e copos com alças ou pegadores modificados; abridor de lata de alavanca longa; prato com guarda lateral; faca serrilhada ou basculante; tala de punho/pegador adaptado (para segurar ferramentas e instrumentos); apoios para braço móveis; Dycem®
Autocuidado e banho	Bancos para o banho; assentos para banheira; cadeira sanitária para banho; ducha de mão; barras de apoio; assento de vaso sanitário elevado; esponja de cabo longo; escova de dentes ou barbeador elétrico; escovas de cabelo com pegador em forma de cinta
Vestir-se	Zíperes ou ganchos; ganchos de botão; calçadeira de cabo longo; roupas com Velcro®; cadarços elásticos
Escrita e leitura	Tubos acolchoados para aumentar o calibre de canetas ou lápis; pegador de lápis triangular; porta-canetas; apoios para livros; virador de página automático; mesa de ângulo ajustável
Outros	Porta-chaves; adaptadores de maçaneta; extensão de interruptor de lâmpada; sistema de alarme pessoal; controles ambientais operados por interruptores; telefone com viva-voz e discagem automática; suporte para telefone; uso de dispositivos de telecomunicação para surdos (TDD)

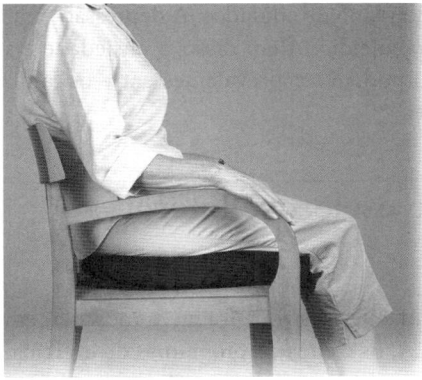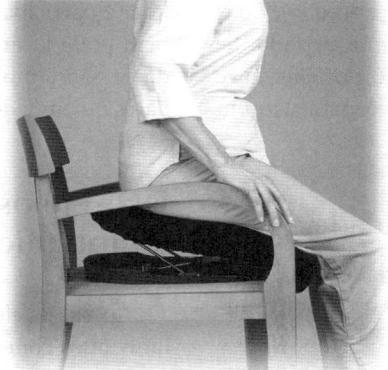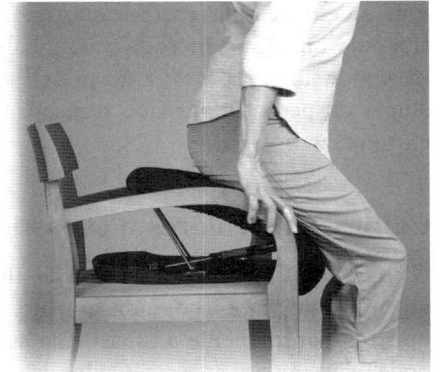

Figura 17.14 Assento com autopropulsão (UpLift). (Cortesia de Uplift Technologies Inc., Dartmouth, NS, Canada, B3B 1M2.)

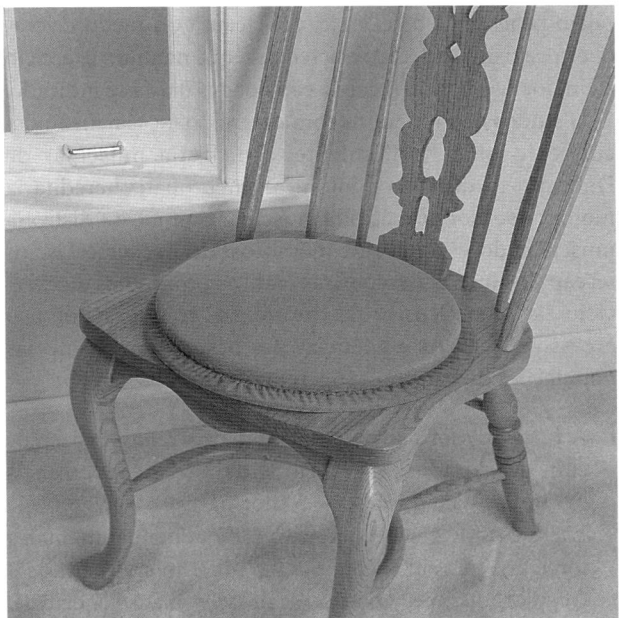

Figura 17.15 Almofada de assento giratória. (Cortesia de Sammons Preston Rolyan Canada, Mississauga, Ontario, Canada, L4Y 4C5.)

reembolsam elevadores de escada, mas algumas empresas de suprimentos médicos oferecem opções pagas pelo próprio usuário. Além disso, as sedes locais da ALSA ou MDA podem ter elevadores que foram reciclados.

Em algum momento no tempo, conforme a doença progride, a extensão da fraqueza muscular ou os requisitos de energia para a deambulação exigirão o uso de uma cadeira de rodas para a mobilidade. No estágio inicial ou inicial-intermediário da ELA pode-se utilizar uma cadeira de rodas manual, de preferência leve, para percorrer longas distâncias como uma técnica de conservação de energia. Essa cadeira de rodas deve ser alugada para uso por curto prazo ou emprestada de uma sede local da ALSA ou MDA ou de outra fonte, porque a maior parte das companhias de seguros reembolsará a compra de apenas uma cadeira de rodas. Conforme a doença progride, será necessária uma cadeira de rodas motorizada adaptada às necessidades atuais e possíveis necessidades futuras do paciente. Há disponibilidade de diversos recursos e opções para cadeiras de rodas personalizadas que podem ajudar o indivíduo a manter um nível máximo de independência e conforto. Um encaminhamento para uma clínica especializada em cadeira de rodas e assentos pode ser a melhor opção em decorrência das diversas, especializadas e cambiantes necessidades do indivíduo com ELA.

Trail et al.[157] pesquisaram 42 pacientes com ELA e deficiência moderada, conforme documentado na AALS, sobre os recursos de cadeira de rodas que foram mais benéficos. Sessenta e um por cento dos pacientes relataram que suas cadeiras de rodas lhes possibilitaram manter seus níveis de atividade anteriores. Em ordem de prioridade, os usuários de cadeiras de rodas manuais citaram como mais desejáveis um quadro leve, um pequeno raio de giro, um encosto alto e reclinável e apoios para a cabeça, tronco e membros; as características indesejáveis incluíram encostos baixos, dobráveis e que não reclinam; cadeiras não motorizadas; descansos de perna estáticos não reajustáveis; peso ou tamanho grande; e apoios de braço não removíveis. As características desejáveis para os pacientes que usaram cadeiras de rodas motorizadas incluíam a mobilidade independente, a maneabilidade, o conforto geral e recursos que possibilitam reclinar/inclinação livre; as características indesejáveis incluíam encostos baixos e não reclináveis, peso ou tamanho grande, assento desconfortável, descansos de perna não ajustáveis, e desconforto geral.[157]

Embora as *scooters* motorizadas possam ser adequadas para um paciente com força adequada em MMSS e tronco nos estágios iniciais de ELA, esse veículo torna-se limitante conforme a doença progride e não deve ser prescrito. Se o paciente já foi reembolsado por uma *scooter*, a maior parte das companhias de seguro não pagará por

Cãibras musculares e espasticidade

As cãibras musculares podem ser aliviadas com massagens e um programa de alongamento. O frio pode diminuir temporariamente a espasticidade. O fisioterapeuta pode realizar e orientar o cuidador em alongamentos lentos e prolongados e exercícios de ADM passiva para tratar a espasticidade. Além disso, pode-se incorporar técnicas posturais e de posicionamento para diminuir a espasticidade; pode ser necessário utilizar talas para prevenir contraturas. Uma revisão Cochrane publicada identificou um estudo randomizado e controlado que constatou que os pacientes com ELA que realizaram exercícios de intensidade moderada durante 15 minutos, duas vezes ao dia, tinham redução na espasticidade, medida pela *Modified Ashworth Scale*, em comparação a um grupo de controle que realizou atividades diárias habituais.[158]

Questões psicossociais

O diagnóstico de ELA é devastador para o paciente e unidade família-cuidador. Em decorrência da natureza progressiva da doença, as deficiências prontamente levam a limitações nas atividades e restrições na participação, o que pode afetar a qualidade de vida. As respostas emocionais da pessoa que experimenta a doença, familiares e pessoas que cuidam do paciente são multifacetadas e podem flutuar ao longo dos estágios da doença. Muito se perde quando se vive com uma doença progressiva terminal: saúde e habilidades físicas, imagem corporal, papéis ocupacionais e familiares, identidade, redes sociais e familiares, estilo de vida, independência, controle, esperança, significado e futuro antecipado.[159,160] O fisioterapeuta deve ser capaz de reconhecer a capacidade do paciente de lidar e se adaptar, e suas reações psicológicas, nível de aceitação e vontade e capacidade de integrar as recomendações terapêuticas. É também imperativo que o fisioterapeuta seja capaz de diferenciar entre o luto normal reacionário a perdas ou uma mudança na função física e a presença de ansiedade clínica e depressão, e encaminhar o paciente para o membro da equipe de cuidados de saúde apropriado, quando necessário.[161]

Quando generalizada, a ansiedade e os sintomas depressivos precisam ser tratados de maneira agressiva com medicamentos psicofarmacológicos, porque se não tratadas essas deficiências psicossociais podem afetar negativamente a capacidade do indivíduo de se adaptar, lidar e participar do plano de cuidados. A depressão também pode levar ao suicídio. Além disso, a ansiedade e a depressão também podem ser prevalentes entre os familiares ou cuidadores.[161]

Exercícios e esclerose lateral amiotrófica

Apesar da elevada incidência de fraqueza muscular em indivíduos com ELA, os efeitos de programas de exercício não foram extensivamente estudados e, assim, não são bem compreendidos. Muitas vezes, os programas de fisioterapia envolvem apenas exercícios de ADM e alongamento. Apesar da falta de evidências de pesquisa, alguns desencorajam programas de exercício por causa do medo da fraqueza pelo uso excessivo e acreditam que nenhum exercício além dos relacionados com as atividades diárias é indicado.

Estudos de indivíduos com outras doenças neuromusculares como a poliomielite, a distrofia muscular de Duchenne, a distrofia miotônica, a neuropatia hereditária motora e sensorial, a atrofia muscular espinal, e a distrofia muscular do cíngulo dos membros, de Becker e fáscio-escápulo-umeral descobriram que os programas de exercício são benéficos e não produzem fraqueza por uso excessivo.[162-169] As evidências das pesquisas[162-169] nessas populações de pacientes sugerem o seguinte:

- A fraqueza por uso excessivo não ocorre nos músculos com uma graduação no TMM de 3 (regular) ou mais em uma escala que vai até 5 (normal).
- Exercícios de resistência moderada podem aumentar a força nos músculos com uma graduação no TMM de 3 (regular) ou mais em uma escala que vai até 5 (normal).
- O ganho de força é proporcional à força muscular inicial.
- O exercício excêntrico pesado deve ser evitado.
- O exercício pode produzir benefícios funcionais.
- Ainda é necessário determinar se há benefícios psicológicos.

Quando prescrito de maneira adequada, o exercício pode ser benéfico, especialmente nos estágios iniciais da doença. O exercício pode não melhorar a força em músculos já enfraquecidos pela ELA, certamente não naqueles com graduação abaixo do grau 3. No entanto, pode-se prescrever exercícios de ADM ativa geral e alongamento das articulações afetadas, exercícios de fortalecimento resistivo dos músculos não afetados com carga leve a moderada, e atividades aeróbias, como a natação, caminhadas e ciclismo, em níveis submáximos.

Ao projetar um programa de exercícios de fortalecimento para um paciente com ELA, o fisioterapeuta deve levar em consideração a dosagem entre a fadiga por uso excessivo e a atrofia por desuso. Evidências de pacientes com outras doenças neuromusculares sugerem que o exercício de condicionamento altamente repetitivo ou pesado pode causar perda prolongada na força muscular em músculos denervados enfraquecidos.[170,171] Alguns estudos em animais descobriram que a atividade neuromuscular tem efeitos inibitórios sobre o brotamento no músculo parcialmente denervado,[172-174] enquanto outros estudos relataram ausência de efeitos[175,176] ou que a atividade pode promover o brotamento ou reinervação.[177,178]

Por outro lado, uma redução acentuada no nível de atividade secundário à ELA pode levar à falta de condicionamento cardiovascular e fraqueza por desuso, além do causado pela própria doença. Portanto, o tipo e a intensidade do programa de exercícios devem ser cuidadosamente monitorados e ajustados pelo fisioterapeuta a fim de evitar a fadiga excessiva, enquanto, ao mesmo tempo, promove a utilização ideal dos grupos musculares intactos. Os pacientes devem ser aconselhados a não realizar quaisquer atividades ao ponto de fadiga extrema, e devem manter o controle de *sintomas de uso excessivo*, como a incapacidade de realizar atividades diárias após o exercício em decorrência da exaustão ou dor, aumento nas fasciculações, ou aumento nas cãibras musculares. Eles também podem ser aconselhados a se exercitar em várias sessões curtas ao longo de todo o dia, com descanso suficiente entre as sessões.

Atrofia por desuso

A redução na atividade física, especialmente se prolongada, diminui a função do sistema neuromuscular, além da função esquelética e da de outros sistemas de órgãos. Com a atividade insuficiente, desenvolve-se atrofia por desuso quando as contrações musculares são inferiores a 20% da tensão total que um músculo é capaz de produzir. Conforme as proteínas contráteis são perdidas, a fraqueza muscular avança a uma taxa de 3% ao dia.[179] A perda de força pela inatividade e desuso pode debilitar significativamente os indivíduos com ELA, tornando-os altamente suscetíveis ao descondicionamento e rigidez muscular e articular, levando a contraturas e dor.

Fadiga por uso excessivo

O potencial de o excesso de trabalho induzir danos em indivíduos com ELA por meio do exercício excessivo é uma preocupação comum. Sanjak et al.[59] descobriram que os indivíduos com ELA demonstram respostas fisiológicas e metabólicas anormais a sessões individuais de exercício. O consumo de oxigênio durante o exercício submáximo estava aumentado em indivíduos com ELA em relação aos controles, e o $\dot{V}O_{2máx}$ e a capacidade de trabalho estavam reduzidos. Além disso, verificou-se que vários substratos metabólicos dos compartimentos plasmático e muscular não aumentaram no mesmo nível que em indivíduos controle não treinados, indicando que a disponibilidade de substrato para a produção de energia foi afetada.[59]

Em indivíduos com ELA, a faixa de segurança para o exercício terapêutico se estreita. O grau em que a faixa se estreita é dependente da extensão do comprometimento da doença e da taxa de progressão da doença. Um músculo fraco ou denervado é mais suscetível aos danos pelo excesso de trabalho, porque já está funcionando perto de seus limites máximos. As atividades da vida diária isoladamente podem fazer com que os músculos deficientes ajam como se estivessem sendo submetidos a treinamento e exercício; estes melhorariam músculos normais, mas em músculos prejudicados podem na verdade causar danos pelo excesso de trabalho. As unidades motoras restantes responderão ao treinamento; essas unidades motoras devem trabalhar mais para lidar com uma determinada quantidade de estresse por exercício.[179] Assim, deve-se dar atenção especial ao desenvolvimento de um programa de exercícios para pacientes com ELA, e os fisioterapeutas devem prescrever o treinamento por exercícios de intensidade moderada a baixa.

A literatura relacionada com o exercício em indivíduos com ELA é limitada. Dois estudos de caso antigos demonstraram efeitos positivos de exercícios de fortalecimento e resistência específicos.[180,181] Mais recentemente, os efeitos do exercício em indivíduos com ELA foram avaliados em amostras maiores. Ambos os estudos encontraram significativamente menos declínio nos escores de função e outras medidas de desfecho[182,83] no grupo que realizou exercícios. Dois estudos com animais descobriram que o treinamento de resistência em intensidades moderadas retardou a progressão da doença;[184,185] um terceiro estudo constatou que o treinamento físico de alta resistência teve efeitos prejudiciais apenas sobre camundongos machos.[186] As evidências relacionadas com o exercício e a ELA são apresentadas no Quadro 17.1 Resumo de evidências (estudos em humanos) e Quadro 17.2 Resumo de evidências (estudos em animais).[187-188]

Orientações ao paciente

Um diagnóstico de ELA é devastador para os indivíduos e suas famílias. Eles são confrontados com múltiplas e contínuas mudanças e perdas, e eventual morte. Auxiliar o indivíduo e seus familiares e cuidadores a aceitar o impacto da doença é um papel importante do fisioterapeuta; é essencial fornecer apoio psicológico e oportunidades para a expressão de sentimentos, frustrações e

(O texto continua na p. 892.)

Quadro 17.1 Resumo de evidências
Exercício e ELA: evidências de estudos em humanos

Referência	Amostra	Métodos	Duração	Resultados
Sanjak et al.[181] (1987)	Homem de 46 anos	Estudo de caso Bicicleta ergométrica Air-Dyne Prospectivo, cego, controlado	6 semanas	Força isocinética e respostas cardiopulmonares ao exercício melhoraram nos MMSS, mas não nos MMII
Pinto et al.[182] (1999)	20 I, E = 8 Média de idade E: 62 ± 14 anos C: 64 ± 16 anos	E: Protocolo de esteira Bruce ou Naughton, enquanto em uso de BiPAP; exercício até o limiar anaeróbio até alcançar os parâmetros de interrupção C: Nenhum protocolo de resistência	12 meses	E: Escores MIF significativamente maiores (p < 0,03); declínio mais lento no Spinal Norris Score* (p < 0,02); diferença estatisticamente significativa no declive da queda na CVF (p < 0,008)
Drory et al.[183] (2001)	25 I, E = 14 Média de idade E: 58,0 ± 13,2 anos C: 60,7 ± 16,4 anos	Aleatoriamente divididos em dois grupos: E: Exercícios para os membros e tronco utilizando cargas modestas C: Nenhum protocolo de resistência	2 vezes por dia, durante 15 minutos; 12 meses	Aos 3 meses, E: declínio significativamente menor nos escores do ALSFRS (p < 0,001) e Ashworth Spasticity Scale (p = 0,005); nenhuma diferença estatisticamente significativa no TMM, FSS, dor, SF-36; aos 6 meses, não houve diferenças significativas entre os grupos
Dal Bello-Haas et al.[148] (2007)	27 I, E = 13 Média de idade E: 56,0 ± 7,3 anos C: 51,8 ± 12,7 anos	Aleatoriamente divididos em dois grupos: E: Exercícios de resistência de carga e intensidade moderadas C: Exercícios de alongamento	E: 3 vezes por semana durante 6 meses	Aos 6 meses, E: escores significativamente maiores no ALSFRS (p = 0,02) e SF-36 Capacidade funcional (p < 0,02), menor declínio no mega-escore CIVM MI (p = 0,03); nenhuma diferença estatisticamente significativa no FSS, outras subescalas do SF-36

ALSFRS = Amyotrophic Lateral Sclerosis Functional Rating Scale; BiPAP = Pressão positiva nas vias aéreas em dois níveis pressóricos; C = controle; E = experimental; MIF = Medida de independência funcional; FSS = Fatigue Severity Scale; CVF = capacidade vital forçada; MMII = membros inferiores; CIVM = contração isométrica voluntária máxima; I = indivíduos; MMSS = membros superiores.
* A Norris Scale, uma escala de 100 pontos, examina a força muscular, reflexos, fasciculações e atrofia muscular. As subescalas incluem a função bulbar, respiratória, de tronco e membro. Pontuações mais altas denotam "uma melhor função".

Quadro 17.2 Resumo de evidências
Exercício e ELA: evidências de estudos em animais

Referência	Amostra	Métodos	Duração	Resultados
Kirkinezos et al.[184] (2003)	Camundongos transgênicos G93A-SOD1 de 7 semanas de idade	E: Correr em uma esteira (30 min a 13 m/min inicialmente; velocidade e duração diminuída passo a passo) C: Sedentário	5 dias/semana, até ser incapaz de manter uma velocidade de 7 m/min	E: Em geral, aumento significativo no tempo de vida dos camundongos G93A-SOD1 (p = 0,007); aumento significativo no tempo de vida de camundongos machos (p = 0,02); tendência a aumento no tempo de vida de camundongos fêmeas (diferença não significativa, p = 0,1)

(continua)

Quadro 17.2 Resumo de evidências *(continuação)*
Exercício e ELA: evidências de estudos em animais

Referência	Amostra	Métodos	Duração	Resultados
Veldink et al.[185] (2003)	Camundongos transgênicos hSOD1 de baixo número de cópias de 8 semanas de idade e tipo selvagem da mesma ninhada	E: Correr em uma esteira (45 min a 16 m/min) C: Sedentário	Até que esteja muito enfermo para correr	E: Exercício atrasou o início da doença nos camundongos hSOD1 fêmeas mas não nos machos; o exercício aumentou a sobrevida em camundongos fêmeas
Mahoney et al.[186] (2004)	Camundongos G93A de 40 dias de idade e controle do tipo selvagem da mesma ninhada	E: Correr em uma esteira (20 min/dia a 9 m/min na semana 1; 25 min/dia na semana 2; 30 min/dia na semana 3; aumento progressivo na intensidade nas semanas 2 e 3; 45 min/dia a 22 m/min) C: Sedentário	3 dias/semana nas primeiras 3 semanas; 5 dias/semana no restante	E: O início da doença não foi afetado em camundongos fêmeas e machos; o exercício apressou a morte nos machos, mas não nas fêmeas ($p < 0,0001$)
Liebetanz et al.[187] (2004)	Camundongos transgênicos G93A-SOD1 de 3 semanas de idade; dois grupos experimentais e um controle	E: AF vigorosa na roda de corrida motorizada (3,4 m/min após um período de adaptação de 2 semanas) E-AF: roda de corrida motorizada (0,1 m/min após um período de adaptação de 2 semanas) C: Não tratados	400 min/dia até o animal não poder exceder mais a velocidade do motor	Não houve diferenças no início da doença E-AF vigorosa: melhora não significativa de 6 dias na sobrevida em comparação a E-AF e melhora de 4 dias na sobrevivência em comparação a C
Deforges et al.[188] 2009	Camundongos transgênicos SOD1 de 70 dias de idade	E-corrida: Correr em uma esteira (máx 13 m/min) E-natação: Treinamento em uma piscina de fluxo ajustável (máx 5 L/min) C-corrida: esteira, sem velocidade C-natação: flutuação na superfície da água na piscina sem fluxo	30 min/dia 5 dias/semana	E-natação Atraso significativo de 16 dias no aparecimento dos sintomas ($p < 0,001$); aumento significativo na sobrevivência ($p < 0,01$)
Carreras et al.[189] (2010)	Camundongos transgênicos SOD1 de 30 dias de idade	E-EX de nível moderado: esteira motorizada 30 minutos/dia a 10 m/min depois de protocolo de treinamento de 2 semanas (20 min de corrida, 3 dias/semana a 5 m/min na semana 1 e 10 m/min na semana 2) E-EX de nível intenso: 60 min/dia a 20 m/min após um período de treinamento de duas semanas, como acima C: Caminhar na gaiola e subir no comedor	3 dias/semana	E-EX nível moderado: atraso significativo no aparecimento de déficits motores em comparação a outros grupos ($p < 0,05$); densidade de neurônios motores significativamente mais elevada em relação a C ($p < 0,05$) E-EX nível intenso: aumento ligeiro, mas significativo, no tempo até o início dos déficits motores ($p < 0,05$)

C = controle; E = experimental; min = minutos; AF = atividade física; EX = exercício.

preocupações. Colaborar com pacientes, familiares e cuidadores e orientá-los em um ambiente aberto e encorajador pode capacitar os pacientes em seus esforços para lidar com sua doença, fomentar um sentimento de propósito e autoeficácia, e melhorar a eficácia global da intervenção aumentando a adesão às recomendações.[113]

As orientações ao paciente e familiares/cuidador são essenciais em todos os estágios da doença. O âmbito das orientações pode incluir, mas não está limitado a:

- Fornecer informações precisas e factuais sobre o processo de doença e as manifestações clínicas e sua importância em termos de manejo. Dar apenas a quantidade de informações que o paciente, familiares e cuidadores precisam; as informações devem ser fornecidas de uma maneira adequada à sua compreensão.
- Orientar os pacientes, familiares e cuidadores sobre as intervenções que podem ser realizadas de maneira independente, como o acompanhamento dos efeitos e efeitos colaterais dos medicamentos, o uso de dispositivos de assistência e equipamentos de adaptação, e a prevenção de complicações secundárias.
- Aconselhar o paciente em relação a métodos para promover a saúde geral. Instruções sobre técnicas de conservação de energia, equilíbrio entre descanso e atividade, e relaxamento podem ser benéficas em ajudar o paciente a lidar com as restrições diárias da doença.
- Aconselhar sobre cuidados e decisões de vida, se o paciente fizer perguntas sobre essas questões.
- Encaminhar o paciente para grupos de apoio ou aconselhamento psicológico.
- Fornecer informações sobre a saúde e os serviços sociais e de apoio disponíveis.[113]

A ALSA e a MDA são duas organizações voluntárias dos EUA que fornecem muitas funções e programas para pessoas com ELA e seus familiares e cuidadores, incluindo o fornecimento de materiais escritos e vídeo educacionais, programas de educação locais, grupos de apoio para pacientes e cuidadores, programas de empréstimo de equipamentos, programas de descanso para cuidadores, programas de transporte, programas de defesa e programas de conscientização sobre a ELA (ALS Awareness Programs).

Os pacientes e familiares podem contatar a ALSA e a MDA para obter informações e podem explorar os recursos disponíveis nos sites:

Amyotrophic Lateral Sclerosis Association
www.alsa.org

The Muscular Dystrophy Association
www.mdausa.org

Além disso, existem diversas organizações internacionais cujos sites oferecem uma variedade de recursos, incluindo informações sobre a ELA, informações sobre ensaios clínicos, revisões baseadas em evidências, orientações práticas baseadas em evidências, e publicações sobre viver com ELA (ver Apêndice 17.C que contém recursos da Internet).

Resumo

A esclerose lateral amiotrófica, a doença de neurônio motor mais comum e devastadoramente fatal entre adultos, provoca um aumento progressivo na quantidade e gravidade das deficiências, limitações nas atividades e restrições na participação. Com exceção de uma pequena porcentagem de casos, a etiologia da maior parte é desconhecida, e conjectura-se que múltiplos mecanismos possam ser responsáveis pela doença. Embora não haja cura para a ELA e seu curso não possa ser alterado, ela deve ser considerada uma "doença tratável". O tratamento clínico é principalmente sintomático, e uma abordagem de equipe ao cuidado é considerada a ideal. A reabilitação é voltada a maximizar a função e promover a independência no mais alto nível possível, bem como garantir a qualidade de vida ideal durante todo o curso da doença e entre os ambientes de cuidados de saúde.

O fisioterapeuta desempenha um papel fundamental na concepção e implementação de intervenções terapêuticas para indivíduos com ELA que lhes possibilitam manter a independência e função pelo maior tempo possível. A seleção das intervenções, sempre que possível fundamentadas em pesquisas apoiadas em evidências, baseia-se no estágio e progressão da doença e pode ser restaurativa, compensatória ou preventiva. Essas intervenções devem levar em consideração os objetivos do indivíduo e fatores psicossociais que podem afetar a tomada de decisão, como a aceitação do diagnóstico pelo indivíduo e seus recursos sociais e financeiros. Em decorrência da natureza progressiva da ELA, o fisioterapeuta deve não só resolver os problemas atuais do paciente, mas também fazer planos em relação às suas necessidades futuras.

Agradecimentos

Um agradecimento especial a Ashley Chapman, Tasha Kravchenko e Gabi Watson por sua assistência com o editorial e aspectos administrativos do manuscrito, e sinceros agradecimentos a Peggy Ingels-Allred por sua cuidadosa e crítica revisão das edições anteriores deste capítulo.

QUESTÕES PARA REVISÃO

1. Descreva as manifestações clínicas da ELA. Diferencie entre as deficiências associadas à doença do neurônio motor superior e neurônio motor inferior, doença bulbar e doença do sistema respiratório. Quais prejuízos cognitivos, raros, indiretos e compostos você pode ver em um indivíduo com ELA?
2. Quais procedimentos de exame são usados para ajudar a apoiar o diagnóstico de ELA?
3. Identifique e defina as principais classificações da ELA incluídas nos critérios El Escorial desenvolvidos pela World Federation of Neurology Research Group on Motor Neuron Diseases.
4. Descreva o curso da doença na ELA. Quais fatores têm demonstrado uma relação com o prognóstico?
5. Considerando a variedade de deficiências associadas à ELA, quais fatores o fisioterapeuta precisa considerar ao decidir sobre quais testes e medidas devem ser incluídos em um exame abrangente?
6. Diferencie entre intervenções *restaurativas*, *compensatórias* e *preventivas*.
7. Ao projetar um programa de exercícios para um paciente com ELA, que fatores precisam ser levados em consideração?
8. Que informações devem ser consideradas e incluídas no desenvolvimento de um plano de orientações ao paciente e seus familiares após o diagnóstico de ELA?

ESTUDO DE CASO

O paciente é um homem de 36 anos destro que foi recentemente diagnosticado com esclerose lateral amiotrófica (ELA). Há 7 meses, o paciente apresentou dores na panturrilha esquerda e alguns meses mais tarde observou que seu pé esquerdo batia no chão durante a marcha e que ele "prendia os artelhos no chão" e tropeçava enquanto jogava basquete ou andava no campo de golfe. Ele também notou espasmos indolores nos músculos de sua mão, antebraço e braço direito, e relatou dificuldade em fechar os botões de pressão do pijama do seu filho mais novo.

Histórico médico

Sem histórico médico importante.

Antecedentes sociais

O paciente é casado há 10 anos. Ele tem um filho de 3 anos e outro de 9 meses, e sua esposa está grávida de seu terceiro filho. Ele mora em uma casa de dois andares com quatro degraus até a porta da frente (sem corrimão), 12 degraus entre os andares (corrimão bilateral) e 10 degraus até o porão com um corrimão do lado direito.

Ele parou de jogar basquete e beisebol porque se sente envergonhado por tropeçar com frequência, mas continua jogando golfe no fim de semana. Ele usa um carrinho de golfe, porque não é capaz de acompanhar seus amigos pelo campo. Ele gostaria de ser mais ativo.

Ocupação

Ele é gerente de uma empresa de computação gráfica e relata que sua voz fica rouca depois de longas apresentações. Também relata fadiga significativa se trabalhar no computador por períodos prolongados de tempo ou se tiver que ficar em pé por longos períodos para apresentações. Ele atribui isso ao "envelhecimento".

Exames diagnósticos

Estudos eletromiográficos mostraram (1) potencial de ação motora composto baixo em todos os membros; (2) condução do nervo sensitivo normal; (3) fibrilações e fasciculação em todos os membros; e (4) alterações neurogênicas generalizadas nos potenciais de ação de unidades motoras, padrão de recrutamento anormal na musculatura da perna distal e alterações leve a moderada nos membros superiores.

Achados do exame físico

- Observação: emaciação importante das regiões interósseas bilateralmente.
- Fala: não são observadas anormalidades.
- ADM: dentro dos limites normais (DLN) para todas as articulações, exceto os polegares e o tornozelo E. Paciente só foi capaz de opor os polegares até o terceiro dígito. Faltam 5° de dorsiflexão à E.
- Força: força bilateral em MMII classificada como 5/5, exceto para o grupo flexor de quadril (D = 4/5; E = 4+/5) e dorsiflexores de tornozelo E (3–/5). A força muscular de ombro é classificada como 4+/5 (D) e 4/5 (E); a força muscular de cotovelo é classificada como 4/4 (D) e 4+/5 (E).
- Força da mão: D = 12 lb; E = 24 lb (dinamômetro manual).
- Força de pinça: pinça em três pontos à D = 2 lb; lateral = 3 lb; pinça em três pontos à E = 5 lb; lateral = 3 lb (consultar abaixo os dados normativos sobre a

força de preensão manual e pinça). *Observação*: a pinça em três pontos é um componente da destreza manual que envolve a oposição do polegar e dos dois primeiros dedos como um tripé. As medidas de força de pinça são obtidas usando um medidor de pressão.
- Coordenação manual: Purdue Pegboard Testing, D – 6 furos em 30 segundos; E – 3 furos em 30 segundos.
- Tônus: 1 para ambos os MMSS e 1+ para ambos os MMII (escores de espasticidade da Modified Ashworth Scale).
- Reflexos: evidencia-se clônus de mandíbula; hiper-reflexia em ambos os MMSS; hiporreflexia em ambos os MMII; sinal de Babinski bilateralmente.
- Marcha: independente de dispositivos de assistência; positivo para a queda do pé E e elevação compensatória de quadril; teste de caminhada de 4,6 m = 3,6 segundos.
- Equilíbrio (em pé): apoio unipodal/olhos abertos, D = 25 segundos; E = 6 segundos.
- Função respiratória: capacidade vital forçada (CVF) e pressão inspiratória máxima (PIM) dentro dos limites normais.
- Capacidade funcional: o paciente autoclassifica-se em 90% na Schwab and England Rating Scale (ver Apêndice 17.A). Pontuações ALSFRS-R (ver Apêndice 17.B):

Pontuações ALSFRS-R	
Item	Pontuação
Fala	4
Salivação	3
Deglutição	3
Caligrafia (mão dominante pré-ELA)	3
Cortar comida e manipular utensílios (pacientes sem gastrostomia)	3
Ato de vestir e higiene	3
Mudança de decúbito na cama e ajustar o lençol	4
Caminhar	3
Subir escadas	3
Dispneia	3
Ortopneia	4
Insuficiência respiratória	4

Valores de força de preensão e pinça (libras) para homens de 35 a 39 anos (n = 25)						
	Mão	Média	DP	EP	Baixo	Alto
Preensão	D	119,7	24,0	4,8	76	176
	E	112,9	21,7	4,4	73	157
Ponta	D	18,0	3,6	0,73	12	27
	E	17,7	3,8	0,76	10	24
Palmar	D	26,1	3,2	0,65	21	32
	E	25,6	3,9	0,77	18	32
Lateral (chave)	D	26,2	4,1	0,83	19	36
	E	25,9	5,4	1,17	14	40

De Mathiowetz, V, et al.: Grip and pinch strength: Normative data for adults. Arch Phys Med Rehabil 66:69, 1984.

QUESTÕES PARA ORIENTAÇÃO

1. Quais critérios diagnósticos El Escorial você anteciparia documentar no prontuário médico do paciente?
2. Identifique os problemas do paciente em termos de prejuízos diretos, indiretos e compostos.
3. Qual o impacto das deficiências sobre a capacidade de atuação do paciente (ou seja, limitações nas atividades)?
4. Que testes e medidas adicionais devem ser realizados? Quais consultas devem ser recomendadas?
5. No momento, quais são as principais áreas de orientações ao paciente que devem ser abordadas inicialmente?
6. Identifique os elementos gerais de um plano de cuidado fisioterapêutico para o paciente.

REFERÊNCIAS BIBLIOGRÁFICAS

1. Rowland, LP: Diverse forms of motor neuron diseases. Adv Neurol 36:1, 1982.
2. Swash, M: Clinical features and diagnosis of amyotrophic lateral sclerosis. In Brown, R, Jr, Meininger, V, and Swash, M (eds): Amyotrophic Lateral Sclerosis. Martin Dunitz Ltd, London, 2000, p 3.
3. Norris, F, et al: Onset, natural history and outcome in idiopathic adult motor neuron disease. J Neurol Sci 118(1):48, 1993.
4. Pradas, J, et al: The natural history of amyotrophic lateral sclerosis and the use of natural history controls in therapeutic trials. Neurology 43(4):751, 1993.
5. Ringel, SP, et al: The natural history of amyotrophic lateral sclerosis. Neurology 43(7):1316, 1993.
6. Haverkamp, LJ, Appel, V, and Appel, SH: Natural history of amyotrophic lateral sclerosis in a database population: Validation of a scoring system and a model for survival prediction. Brain 118:707, 1995.
7. Gubbay, SS, et al: Amyotrophic lateral sclerosis. A study of its presentation and prognosis. J Neurol 232(5):295, 1985.
8. Appel, SH, et al: Amyotrophic lateral sclerosis. Associated clinical disorders and immunological evaluations. Arch Neurol 43(3):234, 1986.
9. Mulder, DW, et al: Familial adult motor neuron disease: Amyotrophic lateral sclerosis. Neurology 36(4):511, 1986.
10. Strong, MJ, Hudson, AJ, and Alvord, WG: Familial amyotrophic lateral sclerosis, 1850–1989: A statistical analysis of the world literature. Can J Neurol Sci 18:45, 1991.
11. Hamida, MB, and Hentati, F: Juvenile amyotrophic lateral sclerosis. In Brown, R, Jr, Meininger, V, and Swash, M (eds): Amyotrophic Lateral Sclerosis. Martin Dunitz Ltd, London, 2000, p 59.
12. Rosen, DR: Mutations in Cu/Zn superoxide dismutase gene are associated with familial amyotrophic lateral sclerosis. Nature 362:59, 1993.
13. Jackson, M, and Rothstein, JD: Amyotrophic lateral sclerosis. In Marcoux, FW, and Choi, DW (eds): Central Nervous System Neuroprotection. Springer, New York, 2002, p 423.
14. Jackson, M, et al: Analysis of chromosome 5q13 genes in amyotrophic lateral sclerosis: Homozygous NAIP deletion in a sporadic case. Ann Neurol 39(6):796, 1996.
15. Robberecht, W, et al: D90A heterozygosity in the SOD1 gene is associated with familial and apparently sporadic amyotrophic lateral sclerosis. Neurology 47(5):1336, 1996.
16. Caroscio, JT, Calhoun, WF, and Yahr, MD: Prognostic factors in motor neuron disease: A prospective study of longevity. In Rose, FC (ed): Research Progress in Motor Neuron Disease. Pitman, London, 1984, p 34.
17. Brooks, BR: The natural history of amyotrophic lateral sclerosis. In Williams, AC (ed): Motor Neurone Disease. Chapman & Hall, London, 1994, p 121.
18. Hosler, BA, and Brown, RH, Jr: Copper/zinc superoxide dismutase mutations and free radical damage in amyotrophic lateral sclerosis. Adv Neurol 68:41, 1995.
19. Rothstein, JD, et al: Chronic inhibition of superoxide dismutase produces apoptotic death of spinal neurons. Proc Natl Acad Sci USA 91(10):4155, 1994.
20. Borchelt, DR, et al: Superoxide dismutase 1 with mutations linked to familial amyotrophic lateral sclerosis possesses significant activity. Proc Natl Acad Sci USA 91(17):8292, 1994.
21. Plaitakis, A, and Caroscio, JT: Abnormal glutamate metabolism in amyotrophic lateral sclerosis. Ann Neurol 22(5):575, 1987.
22. Rothstein, JD, et al: Abnormal excitatory amino acid metabolism in amyotrophic lateral sclerosis. Ann Neurol 28(1):18, 1990.
23. Rothstein, JD, Martin, LJ, and Kuncl, RW: Decreased glutamate transport by the brain and spinal cord in amyotrophic lateral sclerosis. N Engl J Med 326(22):1464, 1992.
24. Rothstein, JD, et al: Selective loss of glial glutamate transporter GLT-1 in amyotrophic lateral sclerosis. Ann Neurol 38(1):73, 1995.
25. Carpenter, S: Proximal axonal enlargement in motor neuron disease. Neurology 18:841, 1968.
26. Hirano, A, et al: Fine structural study of neurofibrillary changes in a family with amyotrophic lateral sclerosis J Neuropathol Exp Neurol 43(5):471, 1984.
27. Wolfgang, F, and Myers, L: Amyotrophic lateral sclerosis: Effect of serum on anterior horn cells in tissue culture. Science 179:579, 1973.
28. Troost, D, Van den Oord, JJ, and Vianney de Jong, JM: Immunohistochemical characterization of the inflammatory infiltrate in amyotrophic lateral sclerosis. Neuropathol Appl Neurobiol 16(5):401, 1990.
29. Smith, RG, et al: Serum antibodies to L-type calcium channels in patients with amyotrophic lateral sclerosis. N Engl J Med 24(327):1721, 1992.
30. Appel, SH: A unifying hypothesis for the cause of amyotrophic lateral sclerosis, parkinsonism, and Alzheimer disease. Ann Neurol 10(6):499, 1981.
31. Lindsay, RM: Brain-derived neurotrophic factor: an NGF-related neurotrophin. In Loughlin, SE, and Fallon, JH (eds): Neurotrophic Factors. Academic Press, San Diego, 1993, p 257.
32. Thoenen, H, Hughes, RA, and Sendtner, M: Trophic support of motoneurons: Physiological, pathophysiological, and therapeutic implications. Exp Neurol 124(1):47, 1993.
33. Anand, P, et al: Regional changes of ciliary neurotrophic factor and nerve growth factor levels in post mortem spinal cord and cerebral cortex from patients with motor disease. Nat Med 1(2):168, 1995.
34. Strong, MJ: Exogenous neurotoxins. In Brown, R, Jr, Meininger, V, and Swash, M (eds): Amyotrophic Lateral Sclerosis. Martin Dunitz Ltd, London, 2000, p 279.
35. Brown, R, Jr: Apoptosis in amyotrophic lateral sclerosis: A review. In Brown, R, Jr, Meininger, V, and Swash, M (eds): Amyotrophic Lateral Sclerosis. Martin Dunitz Ltd, London, 2000, p 363.
36. Mitsumoto, H, Chad, DA, and Pioro, EK: Hypotheses for viral and other transmissable agents in amyotrophic lateral sclerosis. In

36. Mitsumoto, H, Chad, DA, and Pioro, EK (eds): Amyotrophic Lateral Sclerosis. FA Davis, Philadelphia, 1998, p 239.
37. Mizutani, T, et al: Amyotrophic lateral sclerosis with ophthalmoplegia and multisystem degeneration in patients on long-term use of respirators. Acta Neuropathol 84(4):372, 1992.
38. Iwata, M, and Hirano, A: Sparing of the Onufrowicz nucleus in sacral anterior horn lesions. Ann Neurol 4(3):245, 1978.
39. Mannen, T, and et al: Preservation of certain motorneurone group of the sacral cord in amyotrophic lateral sclerosis: Its clinical significance. J Neuropathol Exp Neurol 47:642, 1988.
40. Barr, ML, and Kiernan, JA: The Human Nervous System: An Anatomical Viewpoint, ed 6. JB Lippincott, Philadelphia, 1993.
41. Bradley, WG, et al: Morphometric and biochemical studies of peripheral nerves in amyotrophic lateral sclerosis. Ann Neurol 14(3):267, 1983.
42. Heads, T, et al: Sensory nerve pathology in amyotrophic lateral sclerosis. Acta Neuropathol 82(4):316, 1991.
43. Kawamura, Y, et al: Morphometric comparison in the vulnerability of peripheral motor and sensory neurons in amyotrophic lateral sclerosis. J Neuropathol Exp Neurol 40(6):667, 1988.
44. Swash, M, et al: Selective and asymmetric vulnerability of corticospinal and spinocerebellar tracts in motor neuron disease. J Neurol Neurosurg Psychiatry 51(6):785, 1988.
45. Averback, P, and Crocker, P: Regular involvement of Clarke's nucleus in sporadic amyotrophic lateral sclerosis. Arch Neurol 39(3):155, 1982.
46. Takahaski, H, et al: Clarke's column in sporadic amyotrophic lateral sclerosis. Acta Neuropathol 84(5):465, 1992.
47. Hudson, AJ: Amyotrophic lateral sclerosis and its association with dementia, parkinsonism and other neurological disorders: A review. Brain 104(2):217, 1981.
48. Wohlfart, G: Collateral regeneration in partially denervated muscles. Neurology 8(3):175, 1958.
49. Hansen, S, and Ballantyne, JP: A quantitative electrophysiological study of motor neurone disease. J Neurol Neurosurg Psychiatry 41(9):773, 1978.
50. McComas, AJ, et al: Functional compensation in partially denervated muscles. J Neurol Neurosurg Psychiatry 34(4):453, 1971.
51. Swash, M, and Schwartz, MS: A longitudinal study of changes in motor units in motor neuron disease. J Neurol Sci 56(2-3):185, 1982.
52. Swash, M, and Schwartz, MS: Staging motor neurone disease: Single fibre EMG studies of asymmetry, progression and compensatory reinnervation. In Rose, FC (ed): Research Progress in Motor Neuron Disease. Pitman, London, 1984, p 123.
53. Brooks, BR, et al: Natural history of amyotrophic lateral sclerosis: Quantification of symptoms, signs, strength and function. In Serratrice, G, and Munsat, TL (eds): Advances in Neurology: Pathogenesis and Therapy of Amyotrophic Lateral Sclerosis. Lippincott-Raven, Philadelphia, 1995, p 163.
54. Mitsumoto, H, Chad, DA, and Pioro, EK: Clinical features: Signs and symptoms. In Mitsumoto, H, Chad, DA, and Pioro, EK (eds): Amyotrophic Lateral Sclerosis. FA Davis, Philadelphia, 1998, p 47.
55. Brooks, BR: Natural history of ALS: Symptoms, strength, pulmonary function, and disability. Neurology 47(Suppl):S71, 1996.
56. Jette, DU, et al: The relationship of lower-limb muscle force to walking ability in patients with amyotrophic lateral sclerosis. Phys Ther 79(7):672, 1999.
57. Dal Bello-Haas, V, et al: Development, analysis, refinement, and utility of an interdisciplinary amyotrophic lateral sclerosis database. Amyotroph Lateral Scler Other Motor Neuron Disord 2(1):39, 2001.
58. Kilmer, DD: The role of exercise in neuromuscular disease. Phys Med Rehabil Clin North Am 9(1):115, 1998.
59. Sanjak, M, et al: Physiologic and metabolic response to progressive and prolonged exercise in amyotrophic lateral sclerosis. Neurology 37(7):1217, 1987.
60. Sharma, KR, et al: Physiology of fatigue in amyotrophic lateral sclerosis. Neurology 45(4):733, 1995.
61. Sahrmann, SA, and Norton, BJ: The relationship of voluntary movement to spasticity in the upper motor neuron syndrome. Ann Neurol 2(6):460, 1977.
62. Mayer, NH: Clinicophysiologic concepts of spasticity and motor dysfunction in adults with an upper motoneuron lesion. Muscle Nerve Suppl 6:S1, 1997.
63. Schiffer, RB, Cash, J, and Herndon, RM: Treatment of emotional lability with low-dosage tricyclic antidepressants. Psychosomatics 24(12):1094, 1983.
64. Gallagher, JP: Pathologic laughter and crying in ALS: A search for their origin. Acta Neurol Scand 80(2):114, 1989.
65. Fallat, RJ, et al: Spirometry in amyotrophic lateral sclerosis. Arch Neurol 36(2):74, 1979.
66. Rochester, DF, and Esau, SA: Assessment of ventilatory function in patients with neuromuscular disease. Clin Chest Med 15(4):751, 1994.
67. Vitacca, M, et al: Breathing pattern and respiratory mechanics in patients with amyotrophic lateral sclerosis. Eur Respir J 10(7):1614, 1997.
68. Krivickas, L: Pulmonary function and respiratory failure. In Mitsumoto, H, Chad, DA, and Pioro, EK (eds): Amyotrophic Lateral Sclerosis. FA Davis, Philadelphia, 1998, p 382.
69. Schiffman, PL, and Belsh, JM: Pulmonary function at diagnosis of amyotrophic lateral sclerosis. Rate of deterioration. Chest 103(2):508, 1993.
70. Abe, K, et al: Cognitive function in amyotrophic lateral sclerosis. J Neurol Sci 148(1):95, 1997.
71. Kew, JJM, et al: The relationship between abnormalities of cognitive function and cerebral activation in amyotrophic lateral sclerosis. A neuropsychological and positron emission tomography study. Brain 116:1399, 1993.
72. Wilson, CM, et al: Cognitive impairment in sporadic ALS: A pathologic continuum underlying a multisystem disorder. Neurology 57(4):651, 2001.
73. Massman, PJ, et al: Prevalence and correlates of neuropsychological deficits in amyotrophic lateral sclerosis. J Neurol Neurosurg Psychiatry 61(5):450, 1996.
74. Lomen-Hoerth, C, et al: Are amyotrophic lateral sclerosis patients cognitively normal? Neurology 60(7):1094, 2003.
75. Neary, D, et al: Frontal lobe dementia and motor neuron disease. J Neurol Neurosurg Psychiatry 53(1):23, 1990.
76. Strong, MJ, et al: A prospective study of cognitive impairment in ALS. Neurology 53(8):1665, 1999.
77. Abrahams, S, et al: Verbal fluency and executive dysfunction in amyotrophic lateral sclerosis (ALS). Neuropsychologia 38(6):734, 2000.
78. Abrahams, S, et al: Relation between cognitive dysfunction and pseudobulbar palsy in amyotrophic lateral sclerosis. J Neurol Neurosurg Psychiatry 62(5):464, 1997.
79. Brooks, BR, et al: El Escorial revisited: Revised criteria for the diagnosis of amyotrophic lateral sclerosis. Amyotroph Lateral Scler Other Motor Neuron Disord 1(5):293, 2000.
80. Juergens, SM, et al: ALS in Rochester, Minnesota. Neurology 30(5):463, 1980.
81. Caroscio, JT, et al: Amyotrophic lateral sclerosis: Its natural history. Neurol Clin 5(1):1, 1987.
82. Kristensen, O, and Melgaard, B: Motor neuron disease: Prognosis and epidemiology. Acta Neurol Scand 56(4):299, 1977.
83. Granieri, E, et al: Motor neuron disease in the province of Ferrara, Italy, in 1964-1982. Neurology 38(10):1604, 1988.
84. Tysnes, OB, Vollset, SE, and Aarli, JA: Epidemiology of amyotrophic lateral sclerosis in Hordaland county, western Norway. Acta Neurol Scand 83(5):280, 1991.
85. Rosen, AD: Amyotrophic lateral sclerosis. Clinical features and prognosis. Arch Neurol 35(10):638, 1978.
86. Tysnes, OB, et al: Prognostic factors and survival in amyotrophic lateral sclerosis. Neuroepidemiology 13(5):226, 1994.
87. McDonald, ER, et al: Survival in amyotrophic lateral sclerosis: The role of psychological factors. Arch Neurol 51(1):17, 1994.

88. Johnston, M, et al: Mood as a predictor of disability and survival in patients diagnosed with ALS/MND. Br J Health Psych 4(2):1999, 1999.
89. Traynor, BJ, et al: Effect of a multidisciplinary amyotrophic lateral sclerosis (ALS) clinic on ALS survival: A population based study, 1996–2000. J Neurol Neurosurg Psychiatry 74(9):1258, 2003.
90. Bensimon, G, Lacomblez, L, and Meininger, V: A controlled trial of riluzole in amyotrophic lateral sclerosis. ALS/Riluzole Study Group. N Engl J Med 330(9):585, 1994.
91. Lacomblez, L, et al: Dose-ranging study of riluzole in amyotrophic lateral sclerosis. Amyotrophic Lateral Sclerosis/Riluzole Study Group II. Lancet 347(9013):1425, 1996.
92. World Health Organization (WHO): Cancer—Definition of Palliative Care. 2012. WHO, Geneva, Switzerland. Retrieved August 22, 2012, from www.who.int/cancer/palliative/definition/en/.
93. Gordon, PH: Amyotrophic lateral sclerosis: Pathophysiology, diagnosis and management. CNS Drugs 25(1):1, 2011.
94. Miller, RG, et al: Practice parameter update: The care of the patient with amyotrophic lateral sclerosis: Drug, nutritional, and respiratory therapies (an evidence-based review): Report of the Quality Standards Subcommittee of the American Academy of Neurology. Neurology 73(15):1218, 2009.
95. Miller, RG, et al: Practice parameter update: The care of the patient with amyotrophic lateral sclerosis: Multidisciplinary care, symptom management, and cognitive/behavioral impairment (an evidence-based review): Report of the Quality Standards Subcommittee of the American Academy of Neurology. Neurology 73(15):1227, 2009.
96. Desport, JC, et al: Nutritional status is a prognostic factor for survival in ALS patients. Neurology 53(5):1059, 1999.
97. Lechtzin, N, et al: Hospitalization in amyotrophic lateral sclerosis: Causes, costs, and outcomes. Neurology 56(6):753, 2001.
98. Hillel, AD, and Miller, R: Bulbar amyotrophic lateral sclerosis: Patterns of progression and clinical management. Head Neck 11(1):51, 1989.
99. Miller, RG, et al (ALS Practice Parameters Task Force): The care of the patient with amyotrophic lateral sclerosis (an evidence-based review): Report of the Quality Standards Subcommittee of the American Academy of Neurology. Neurology 52(7):1311, 1999.
100. Mathus-Vliegen, LMH, et al: Percutaneous endoscopic gastrostomy in patients with amyotrophic lateral sclerosis and impaired pulmonary function. Gastrointest Endosc 40(4):463, 1994.
101. Mazzini, L, et al: Percutaneous endoscopic gastrostomy and enteral nutrition in amyotrophic lateral sclerosis. Neurology 242(10):695, 1995.
102. Jarnagin, WR, et al: The efficacy and limitations of percutaneous endoscopic gastrostomy. Arch Surg 127(3):261, 1992.
103. Kadakia, SC, Sullivan, HO, and Starnes, E: Percutaneous endoscopic gastrostomy or jejunostomy and the incidence of aspiration in 79 patients. Am J Surg 164(2):114, 1992.
104. Piper, AJ, and Sullivan, CE: Effects of long-term nocturnal nasal ventilation on spontaneous breathing during sleep in neuromuscular and chest wall disorders. Eur Respir J 9(7):1515, 1996.
105. Cazzolli, PA, and Oppenheimer, EA: Home mechanical ventilation for amyotrophic lateral sclerosis: Nasal compared to tracheostomy-intermittent positive pressure ventilation. J Neurol Sci 139(Suppl):123, 1996.
106. Pinto, AC, et al: Respiratory assistance with a non-invasive ventilator (BiPAP) in MND/ALS patients: Survival rates in a controlled trial. J Neurol Sci 129(Suppl):19, 1995.
107. Aboussouan, LS, et al: Effect of noninvasive positive-pressure ventilation on survival in amyotrophic lateral sclerosis. Ann Intern Med 127(6):450, 1997.
108. Bach, JR: Respiratory muscle aids for the prevention of pulmonary morbidity and mortality. Semin Neurol 15(1):72, 1995.
109. Yorkston, KM, et al: Speech deterioration in amyotrophic lateral sclerosis: Implications for the timing of intervention. J Med Speech-Language Pathol 1:35, 1993.
110. Adams, L, and Kazandijan, M: Managing communication and swallowing difficulties. In Mitsumoto, M, and Munsat, T (eds): Amyotrophic Lateral Sclerosis: A Guide for Patients and Families. Demos Medical Publishing, New York, 2001, p 133.
111. Esposito, SJ, Mitsumoto, H, and Shanks, M: Use of palatal lift and palatal augmentation prostheses to improve dysarthria in patients with amyotrophic lateral sclerosis: A case series. J Prosthet Dent 83(1):90, 2000.
112. Gelinas, DF, and Miller, RG: A treatable disease: A guide to management of amyotrophic lateral sclerosis. In Brown, R, Jr, Meininger, V, and Swash, M (eds): Amyotrophic Lateral Sclerosis. Martin Dunitz Ltd, London, 2000, p 405.
113. Dal Bello-Haas, V: A framework for rehabilitation in degenerative diseases: Planning care and maximizing quality of life. Neurology Report (now JNPT) 26(3):115, 2002.
114. Folstein, M, Folstein, SE, and McHugh, PR: Mini Mental State: A practical guide for grading the cognitive state of patients for the clinician. J Psychiatr Res 12(3):189, 1975.
115. Beck, AT, et al: An inventory for measuring depression. Arch Gen Psychiatry 4:561, 1961.
116. Radloff, LS: CES-D scale: A self-report depression scale for research in the general population. Appl Psychol Meas 1(3):385, 1977.
117. Zigmond, AS, and Snaith, RP: The hospital anxiety and depression scale. Acta Psychiatr Scand 67(6):361, 1983.
118. Spielberger, CS, Gorsuch, RL, and Lushene, RE: Manual for the State Trait Anxiety Inventory. Consulting Psychologists Press, Palo Alto, CA, 1970.
119. Andres, PL, et al: Quantitative motor assessment in amyotrophic lateral sclerosis. Neurology 36(7):937, 1986.
120. deBoer, A, Boukes, RJ, and Sterk, JC: Reliability of dynamometry in patients with neuromuscular disorders. N Engl J Med 11(11):169, 1982.
121. Scott, OM, et al: Quantification of muscle function in children: A prospective study in Duchenne muscular dystrophy. Muscle Nerve 5(4):291, 1982.
122. Munsat, TL, Andres, P, and Skerry, L: Therapeutic trials in amyotrophic lateral sclerosis: Measurement of clinical deficit. In Rose, C (ed): Amyotrophic Lateral Sclerosis. Demos, New York, 1990, p 65.
123. Brooks, BR, et al: Design of clinical therapeutic trials in amyotrophic lateral sclerosis. Adv Neurol 56:521, 1991.
124. Great Lakes ALS Study Group: A comparison of muscle strength testing techniques in amyotrophic lateral sclerosis. Neurology 61(11):1503, 2003.
125. Bohannon, RW, and Smith, MB: Interrater reliability of a modified Ashworth scale of muscle spasticity. Phys Ther 67(2):206, 1987.
126. Tinetti, ME: Performance-oriented assessment of mobility problems in elderly patients. J Am Geriatr Soc 34(2):119, 1986.
127. Berg, KO, et al: Measuring balance in the elderly: Validation of an instrument. Can J Public Health 83(2 Suppl):S7, 1992.
128. Podsiadlo, D, and Richardson, S: The timed "Up and Go": A test of basic functional mobility for frail elderly persons. J Am Geriatr Soc 39(2):142, 1991.
129. Duncan, PW, et al: Functional reach: A new clinical measure of balance. J Gerontol 45(6):M192, 1990.
130. Kloos, A, et al: Interrater and intrarater reliability of the Tinetti Balance Test for individuals with amyotrophic lateral sclerosis. JNPT 28(1):12, 2004.
131. Kloos, A, et al: Validity of the Tinetti Balance Assessment in individuals with amyotrophic lateral sclerosis. Proceedings of the 9th International Symposium on ALS/MND, Munich, Germany.
132. Montes, J, et al: The Timed Up and Go test: Predicting falls in ALS. Amyotroph Lateral Scler 8(5):292, 2007.
133. Guide for the Uniform Data Set for Medical Rehabilitation (including the FIM instrument), Version 5.0. State University of New York, Buffalo, 1996.
134. Schwab, R, and England, A: Projection technique for evaluating surgery in Parkinson's disease. In Gillingham, J, and Donaldson, I (eds): Third Symposium on Parkinson's Disease. Livingstone, Edinburgh, Scotland, 1969.

135. The ALS CNTF Treatment Study (ACTS) Phase I–II Study Group: The amyotrophic sclerosis functional rating scale: Assessment of daily living in patients with amyotrophic lateral sclerosis. Arch Neurol 53:141, 1996.
136. Krupp, LB, et al: The fatigue severity scale. Application to patients with multiple sclerosis and systemic lupus erythematosus. Arch Neurol 46(10):1121, 1989.
137. Cedarbaum, JM, et al: The ALSFRS-R: A revised ALS functional rating scale that incorporates assessments of respiratory function. J Neurol Sci 169:13, 1999.
138. Kaufmann, P, et al: Excellent inter-rater, intra-rater, and telephone-administered reliability of the ALSFRS-R in a multicenter clinical trial. Amyotroph Lateral Scler 8(1):42, 2007.
139. Appel, V, et al: A rating scale for amyotrophic lateral sclerosis: Description and preliminary experience. Ann Neurol 22(3):328, 1987.
140. Hillel, AD, et al: Amyotrophic Lateral Sclerosis Severity Scale. Neuroepidemiology 8(3):142, 1989.
141. Norris, F, et al: The administration of guanidine in amyotrophic lateral sclerosis. Neurology 24(8):721, 1974.
142. Ware, JE, et al: SF-36 Health Survey: Manual and Interpretation Guide. Health Institute, New England Medical Center, Boston, 1993.
143. Hickey, AM, et al: A new short form individual quality of life measure (SEIQoL-DW): Application in a cohort of individuals with HIV/AIDS. Br Med J 313(7048):29, 1996.
144. Bergner, M, et al: The Sickness Impact Profile: Development and final revision of a health status measure. Med Care 19(8):787, 1981.
145. Jenkinson, C, et al: Development and validation of a short measure of health status for individuals with amyotrophic lateral sclerosis/motor neuron disease: The ALSAQ-40. J Neurol 246:16, 1999.
146. Jenkinson, C, et al: Evidence for the validity and reliability of the ALS assessment questionnaire: the ALSAQ-40. Amyotroph Lateral Scler Other Motor Neuron Disord 1(1):33, 1999.
147. Jenkinson, C, and Fitzpatrick, R: Reduced item set for the amyotrophic lateral sclerosis assessment questionnaire: Development and validation of the ALSAQ-5. J Neurol Neurosurg Psychiatry 70(1):70, 2001.
148. Dal Bello-Haas, V, et al: A randomized controlled trial of resistance exercise in individuals with ALS. Neurology 68(23):2003, 2007.
149. Ingels, PL, et al: Adhesive capsulitis: A common occurrence in patients with ALS. Amyotroph Lateral Scler Other Motor Neuron Disord 2(S2):60, 2001.
150. Cheah, BC, et al: INSPIRATIonAL—INSPIRAtory muscle training in amyotrophic lateral sclerosis. Amyotroph Lateral Scler 10(5-6):384, 2009.
151. Lahrmann, H, et al: Expiratory muscle weakness and assisted cough in ALS. Amyotroph Lateral Scler Other Motor Neuron Disord 4(1):49, 2003.
152. Hanayama, K, Ishikawa, Y, and Bach, JR: Amyotrophic lateral sclerosis: Successful treatment of mucous plugging by mechanical insufflation-exsufflation. Am J Phys Med Rehabil 76(4):338, 1997.
153. Mustfa, N, et al: Cough augmentation in amyotrophic lateral sclerosis. Neurology 61(9):1285, 2003.
154. Scherer, TA, et al: Effect of high-frequency oral airway and chest wall oscillation and conventional chest physical therapy on expectoration in patients with stable cystic fibrosis. Chest 113(4):1019, 1998.
155. Arens, R, et al: Comparison of high frequency chest compression and conventional chest physiotherapy in hospitalized patients with cystic fibrosis. Am J Respir Crit Care Med 150(4):1154, 1994.
156. Lange, DJ, et al: High-frequency chest wall oscillation in ALS: An exploratory randomized, controlled trial. Neurology 67(6):991, 2006.
157. Trail, M, et al: Wheelchair use by patients with amyotrophic lateral sclerosis: A survey of user characteristics and selection preferences. Arch Phys Med Rehabil 82(1):98, 2001.
158. Ashworth, NL, Satkunam, LE, and Deforge, D: Treatment for spasticity in amyotrophic lateral sclerosis/motor neuron disease (Cochrane review). The Cochrane Library, Issue 4. Jon Wiley & Sons, Chichester, UK, 2004.
159. Kemp, C: Psychosocial needs, problems, and interventions: The individual. In Terminal Illness: A Guide to Nursing Care. Lippincott, Philadelphia, 1999, p 17.
160. Doka, KJ: Mourning psychosocial loss: Anticipatory mourning in Alzheimer's, ALS, and irreversible coma. In Rando, TA (ed): Clinical Dimensions of Anticipatory Mourning: Theory and Practice in Working with the Dying, Their Loved Ones, and Their Caregivers. Research Press, Champaign, IL, 2000, p 477.
161. Dal Bello-Haas, V, Delbene, M, and Mitsumoto, H: End of life: Challenges and strategies for the rehabilitation professional. Neurological Report (now JNPT) 26(4):174, 2002.
162. Kilmer, DD, et al: The effect of a high resistance exercise program in slowly progressive neuromuscular disease. Arch Phys Med Rehabil 75(5):560, 1994.
163. Lindeman, E, et al: Strength training in patients with myotonic dystrophy and hereditary motor and sensory neuropathy: A randomized clinical trial. Arch Phys Med Rehabil 76(7):612, 1995.
164. Aitkens, SG, et al: Moderate resistance exercise program: Its effect in slowly progressive neuromuscular disease. Arch Phys Med Rehabil 74(7):711, 1993.
165. Milner-Brown, HS, and Miller, RG: Muscle strengthening through high-resistance weight training in patients with neuromuscular disorders. Arch Phys Med Rehabil 69(1):14, 1988.
166. Florence, JM, and Hagberg, JM: Effect of training on the exercise responses of neuromuscular disease patients. Med Sci Sports Exerc 16(5):460, 1984.
167. Vignos, PJJ: Physical models of rehabilitation in neuromuscular disease. Muscle Nerve 6(5):323, 1983.
168. Einarsson, G: Muscle conditioning in late poliomyelitis. Arch Phys Med Rehabil 72(1):11, 1991.
169. McCartney, N, et al: The effects of strength training in patients with selected neuromuscular disorders. Med Sci Sports Exerc 20(4):362, 1988.
170. Bennett, RL, and Knowlton, GC: Overwork weakness in partially denervated skeletal muscle. Clin Orthop 12:22, 1958.
171. Johnson, EW, and Braddom, R: Over-work weakness in facioscapulohumeral muscular dystrophy. Arch Phys Med Rehabil 52(7):333, 1971.
172. Tam, SL, et al: Increased neuromuscular activity reduces sprouting in partially denervated muscles. J Neurosci 21(2):654, 2001.
173. Gardiner, PF, Michel, R, and Iadeluca, G: Previous exercise training influences functional sprouting of rat hind limb motoneurons in response to partial denervation. Neurosci Lett 45(2):123, 1984.
174. Rafuse, VF, Gordon, T, and Orozco, R: Proportional enlargement of motor units after partial denervation of cat triceps surae muscles. J Neurophysiol 68(4):1261, 1992.
175. Michel, RN, and Gardiner, PF: Influence of overload on recovery of rat plantaris from partial denervation. J Appl Physiol 66(2):732, 1989.
176. Seburn, KL, and Gardiner, PF: Properties of sprouted rat motor units: Effects of period of enlargement and activity level. Muscle Nerve 19(9):1100, 1996.
177. Ribchester, RR: Activity-dependent and independent synaptic interactions during reinnervation of partially denervated rat muscle. J Physiol (Lond) 401:53, 1988.
178. Einsiedel, LJ, and Luff, AR: Activity and motor unit size in partially denervated rat medial gastrocnemius. J Appl Physiol 76(6):2663, 1994.
179. Coble, NO, and Maloney, FP: Effects of exercise in neuromuscular disease. In Maloney, FP, Burks, JS, and Ringel, SP (eds): Interdisciplinary Rehabilitation of Multiple Sclerosis and Neuromuscular Disorders. Lippincott, New York, 1985, p 228.
180. Bohanon, RW: Results of resistance exercise on a patient with amyotrophic lateral sclerosis. Phys Ther 63(6):965, 1983.
181. Sanjak, M, Reddan, W, and Brooks, BR: Role of muscular exercise in amyotrophic lateral sclerosis. Neurol Clin 5(2):251, 1987.
182. Pinto, AC, et al: Can amyotrophic lateral sclerosis patients with respiratory insufficiency exercise? J Neurol Sci 169:69, 1999.

183. Drory, VE, et al: The value of muscle exercise in patients with amyotrophic lateral sclerosis. J Neurol Sci 191(1-2):133, 2001.
184. Kirkinezos, IG, et al: Regular exercise is beneficial to a mouse model of amyotrophic lateral sclerosis. Ann Neurol 53(6):804, 2003.
185. Veldink, JH, et al: Sexual differences in onset of disease and response to exercise in a transgenic model of ALS. Neuromusc Disord 13(9):737, 2003.
186. Mahoney, DJ, et al: Effects of high-intensity endurance exercise training in the G93A mouse model of amyotrophic lateral sclerosis. Muscle Nerve 29(5):656, 2004.
187. Liebetanz, D, et al: Extensive exercise is not harmful in amyotrophic lateral sclerosis. Eur J Neurosci 20(11):3115, 2004.
188. Deforges, S, et al: Motoneuron survival is promoted by specific exercise in a mouse model of amyotrophic lateral sclerosis. J Physiol (Lond) 587(14):3561, 2009.
189. Carreras, I, et al: Moderate exercise delays the motor performance decline in a transgenic model of ALS. Brain Res 1313:192, 2010.

LEITURAS COMPLEMENTARES

Albom, M: Tuesdays with Morrie—an Old Man, a Young Man, and Life's Greatest Lesson. Bantam Doubleday Dell, New York, 1997.

Andersen, PM, et al: EFNS guidelines on the clinical management of amyotrophic lateral sclerosis (MALS)—revised report of an EFNS task force. Eur J Neurol 19(3):360, 2012.

Atassi, N, et al: Depression in amyotrophic lateral sclerosis. Amyotroph Lateral Scler 12(2):109, 2011.

Blackhall, LJ: Amyotrophic lateral sclerosis and palliative care: Where we are, and the road ahead. Muscle Nerve 45(3):311, 2012.

Dal Bello-Haas, V, Kloos, A, and Mitsumoto, H: Physical therapy for the stages of amyotrophic lateral sclerosis: A case report. Phys Ther 78(12):1312, 1998.

Dal Bello-Haas, V, and Krivickas, L: Amyotrophic lateral sclerosis. In Durstine, JL, Moore, GE, and Painter, PL (eds): ACSM's Exercise Management for Persons with Chronic Diseases and Disabilities, ed 3. Human Kinetics, Champaign, IL, 2008, pp 336–341.

Feigenbaum, D (ed): Journeys with ALS: Personal Tales of Courage and Coping with Lou Gehrig's Disease. DLRC Press, Virginia Beach, 1998.

Gardner, DD: Amyotrophic lateral sclerosis in the older adult. AARC Times 35(11):22, 2011.

Genton, L, et al: Nutritional state, energy intakes and energy expenditure of amyotrophic lateral sclerosis (ALS) patients. Clin Nutr 30(5):553, 2011.

Kiernan, MC, et al: Amyotrophic lateral sclerosis. Lancet 377(9769):942, 2011.

Lancioni, GE, et al: Technology-aided programs for assisting communication and leisure engagement of persons with amyotrophic lateral sclerosis: Two single-case studies. Res Dev Disabil 33(5):1605, 2012.

Mitsumoto, H (ed): Amyotrophic Lateral Sclerosis: A Guide for Patients and Families, ed 3. Demos Medical Publishing, New York, 2009.

Mitsumoto, H, Przedborski, S, and Gordon, PH (eds): Amyotrophic Lateral Sclerosis. Marcel Dekker, New York, 2006.

Pagnini, F, et al: Respiratory function of people with amyotrophic lateral sclerosis and caregiver distress level: A correlational study. Biopsychosoc Med 6(1):14, 2012.

Rodrigues, MC, et al: Neurovascular aspects of amyotrophic lateral sclerosis. Int Rev Neurobiol 102:91, 2012.

Thonhoff, JR, Ojeda, L, and Wu, P: Stem cell–derived motor neurons: Applications and challenges in amyotrophic lateral sclerosis. Curr Stem Cell Res Ther 4(3):178, 2009.

van Groenestijn, AC, et al: Effects of aerobic exercise therapy and cognitive behavioural therapy on functioning and quality of life in amyotrophic lateral sclerosis: Protocol of the FACTS-2-ALS trial. BMC Neurol 11:70, 2011.

Yorkston, KM, et al: Management of Speech and Swallowing in Degenerative Diseases, ed 2. Pro Ed, Austin, 2004.

Apêndice 17.A
Escala de atividades da vida diária de Schwab e England

100%	Completamente independente. Capaz de realizar todas as atividades diárias sem lentidão, dificuldade ou comprometimento. Essencialmente normal. Inconsciente de qualquer dificuldade
90%	Completamente independente. Capaz de realizar todas atividades diárias, com algum grau de lentidão, dificuldade e comprometimento. Pode demorar o dobro. Começando a ficar consciente da dificuldade.
80%	Completamente independente na maioria das atividades. Demora o dobro. Consciente da dificuldade e lentidão.
70%	Não completamente independente. Maior dificuldade em algumas atividades. Três a quatro vezes mais demorado em algumas. Pode gastar uma grande parte do dia com elas.
60%	Alguma dependência. Pode realizar a maioria das atividades, mas é excessivamente lento e faz muito esforço. Algumas impossíveis.
50%	Mais dependente. Metade das atividades com auxílio, mais lento. Dificuldade com tudo.
40%	Muito dependente. Participa de todas as atividades, mas poucas sozinho.
30%	Com esforço consegue realizar poucas atividades, ou iniciá-las sozinho. Necessita de muito auxílio.
20%	Nada realiza só. Pode ser auxiliado em algumas atividades. Invalidez severa.
10%	Totalmente dependente, desamparado. Completamente inválido.
0%	Ausência de controle de funções vegetativas como deglutição, micção e evacuação. Restrito ao leito.

De Schwab and England,[134] com permissão.

Apêndice 17.B
Escala de classificação de esclerose lateral amiotrófica – revisada*

1. Fala
- 4 Processo de fala normal.
- 3 Alguns distúrbios detectáveis.
- 2 Compreensível com repetição.
- 1 Fala combinada com comunicação não verbal.
- 0 Perda ou fala ineficaz.

2. Salivação
- 4 Normal.
- 3 Leve excesso de salivação na boca; talvez apresente escorrimento da saliva durante o sono.
- 2 Moderado excesso de saliva na boca; mínimo escorrimento diurno.
- 1 Marcante excesso de saliva na boca; algum escorrimento diurno.
- 0 Marcante escorrimento de saliva diurno; requer uso de lenço constante.

3. Deglutição
- 4 Hábitos alimentares normais.
- 3 Problemas alimentares recentes; ocasionais engasgos.
- 2 Alterações na consistência dos alimentos.
- 1 Necessita de suplementação alimentar por sonda.
- 0 Alimentação exclusivamente parenteral ou enteral.

4. Caligrafia
- 4 Normal.
- 3 Devagar ou malfeita; todas as palavras são legíveis.
- 2 Nem todas as palavras são legíveis.
- 1 Capaz de segurar a caneta, mas incapaz de escrever.
- 0 Incapaz de segurar a caneta.

5a. Cortar comida e manipular utensílios (pacientes sem gastrostomia)
- 4 Normal.
- 3 Um pouco devagar e desajeitado, mas não necessita de auxílio.
- 2 Pode cortar a maioria dos alimentos, embora devagar e desajeitado; necessita de pouca ajuda.
- 1 A comida deve ser cortada por outra pessoa, mas consegue se alimentar sozinho vagarosamente.
- 0 Necessita ser alimentado.

OU

5b. Cortar comida e manipular utensílios (pacientes com gastrostomia)
- 4 Normal.
- 3 Desajeitado, mas capaz de realizar todas as manipulações de forma independente.
- 2 Necessita de auxílio com fechos e prendedores.
- 1 Fornece mínima ajuda ao cuidador.
- 0 Incapaz de realizar qualquer aspecto da tarefa.

6. Ato de vestir e higiene
- 4 Normal.
- 3 Independente no autocuidado com esforço ou redução da eficiência.
- 2 Assistência ocasional ou métodos adaptados.
- 1 Necessita de ajuda para o autocuidado.
- 0 Total dependência.

7. Mudança de decúbito na cama e ajustar o lençol
- 4 Normal.
- 3 Lento e desajeitado, mas não necessita de auxílio.
- 2 Consegue mudar de posição ou ajustar o lençol com muita dificuldade.
- 1 Capaz de iniciar o movimento, mas não consegue se virar ou ajustar o lençol.
- 0 Necessita de auxílio.

8. Caminhar
- 4 Normal.
- 3 Dificuldades para deambular recente.
- 2 Caminha com ajuda.
- 1 Deambulação não funcional, apenas realiza os movimentos.
- 0 Sem movimentação voluntária das pernas.

9. Subir escadas
- 4 Normal.
- 3 Devagar.
- 2 Moderada falta de firmeza ou fadiga.
- 1 Necessita de auxílio.
- 0 Não consegue realizar.

10. Dispneia
- 4 Nenhuma.
- 3 Ocorre quando caminha.
- 2 Ocorre em uma ou mais situações: enquanto come, toma banho ou se veste (AVD).
- 1 Ocorre ao repouso, mesmo quando a pessoa está sentada ou deitada.
- 0 Significante dificuldade, considerando o uso de suporte mecânico.

11. Ortopneia
- 4 Nenhuma.
- 3 Alguma dificuldade em dormir, respiração curta, não usa rotineiramente mais do que dois travesseiros.
- 2 Necessita de travesseiros extras para dormir (mais do que dois).

1 Apenas consegue dormir na postura sentada.
0 Incapaz de dormir.

12. Insuficiência respiratória
4 Nenhuma.
3 Uso intermitente de BiPAP.
2 Uso contínuo do BiPAP durante a noite.
1 Uso contínuo do BiPAP durante o dia e a noite.
0 Ventilação mecânica invasiva por intubação ou traqueostomia.

*ALSFRS original consiste nos itens de 1 a 9 e o item 10 original abaixo:

13. Respiração
4 Normal.
3 Falta de ar aos mínimos esforços (p. ex., deambular, falar).
2 Falta de ar em repouso.
1 Assistência ventilatória intermitente (p. ex., noturna).
0 Dependente de ventilador.

BiPAP = Pressão positiva nas vias aéreas em dois níveis pressórios.

Apêndice 17.C
Recursos da internet para médicos, familiares e pacientes com esclerose lateral amiotrófica

Organização/fonte	Site
American Academy of Neurology	www.aan.org*
Amyotrophic Lateral Sclerosis Association • Vivendo com ELA, manuais e vídeos	www.alsa.org www.alsa.org/als-care/resources
Amyotrophic Lateral Sclerosis Society of Canada • Um manual para pessoas que vivem com ELA	www.als.ca www.als.ca/als_manuals.aspx
European Federation of Neurological Societies	www.efns.org
International Alliance of ALS/MND Associations' Resources Site • Lista completa de documentos	www.mndallianceresources.org www.mndallianceresources.org/contents,full_list_of_documents_held.asp
Muscular Dystrophy Association	www.mdausa.org*
National Health Services Evidence	www.evidence.nhs.uk†
National Institute of Neurological Disorders and Stroke	www.ninds.nih.gov*
National Institute of Clinical Excellence	www.nice.org.uk†
World Federation of Neurology Amyotrophic Lateral Sclerosis (WFN-ALS)	www.wfnals.org

* Termo de pesquisa: Amyotrophic lateral sclerosis (ALS) (esclerose lateral amiotrófica, ELA)
† Termo de pesquisa: Motor neuron disease (doença do neurônio motor)
ELA = esclerose lateral amiotrófica; ELA/DNM = esclerose lateral amiotrófica e doença do neurônio motor.

CAPÍTULO 18

Doença de Parkinson

Susan B. O'Sullivan, PT, EdD
Edward W. Bezkor, PT, DPT, OCS, MTC

SUMÁRIO

Incidência 905

Etiologia 905
Doença de Parkinson 905
Parkinsonismo secundário 906
Síndromes de Parkinson-Plus 906

Fisiopatologia 906

Estágios da doença de Parkinson 907

Manifestação clínica 908
Sintomas motores primários 908
Sintomas motores secundários 910
Sintomas não motores 911

Diagnóstico médico 914

Curso clínico 915
Escala de Estágios de Incapacidade de Hoehn-Yahr 915
Escala Unificada de Avaliação da Doença de Parkinson (UPDRS) 915

Tratamento médico 916
Tratamento farmacológico 916
Tratamento nutricional 918
Estimulação cerebral profunda 918

Parâmetros de reabilitação 919
Continuum de assistência terapêutica 919

Exame e avaliação fisioterapêuticos 920

Função cognitiva 922
Função psicossocial 922
Função sensorial 922
Função musculoesquelética 923
Função motora 924
Função autônoma 927
Integridade tegumentar 928
Estado funcional 928
Medidas globais de saúde 929

Intervenção fisioterapêutica 929
Estratégias de aprendizagem motora 930
Treinamento com exercícios 935
Treinamento funcional 939
Treinamento de equilíbrio 941
Treinamento locomotor 943
Ortótica espinal 945
Reabilitação pulmonar 945
Terapia da fala 946
Exercício aeróbio 946
Exercícios grupais e domiciliares 946

Dispositivos adaptativos e de apoio 947

Questões psicossociais 948

Orientações ao paciente, à família e aos cuidadores 948

Resumo 949

OBJETIVOS DE APRENDIZAGEM

1. Descrever a etiologia, a fisiopatologia, as manifestações clínicas e as sequelas da doença de Parkinson (ou mal de Parkinson).
2. Identificar e descrever os procedimentos de exame utilizados na avaliação de pacientes com doença de Parkinson a fim de estabelecer o diagnóstico, o prognóstico e o plano de assistência.
3. Descrever o papel do fisioterapeuta na assistência ao paciente com doença de Parkinson no que diz respeito às intervenções diretas e orientações ao paciente e à família/cuidadores destinadas a maximizar as funções.
4. Descrever os elementos adequados da prescrição de exercícios para pacientes com doença de Parkinson.
5. Identificar os efeitos neuropsicológicos e o impacto social da doença de Parkinson, bem como descrever as intervenções adequadas para maximizar a qualidade de vida.
6. Analisar e interpretar os dados do paciente, formular objetivos e resultados realistas e desenvolver um plano de assistência quando diante de um estudo de caso clínico.

A doença de Parkinson (DP) é um distúrbio progressivo do sistema nervoso central (SNC), com sintomas motores e não motores. Os sintomas motores envolvem as *características principais* da **rigidez**, da **bradicinesia**, do **tremor** e, nos estágios mais avançados, da instabilidade postural. Os sintomas não motores podem preceder em alguns anos a manifestação dos sintomas motores. Os sintomas iniciais podem envolver perda do olfato, constipação, distúrbio do comportamento do sono REM (movimentos rápidos dos olhos), transtornos de humor e hipotensão ortostática. Outros sintomas não motores são a alteração da função vesical, a salivação excessiva, as alterações tegumentares, a dificuldade para falar e deglutir, e problemas cognitivos (raciocínio lento, confusão mental e, em alguns casos, demência). A manifestação é insidiosa, com baixa taxa de progressão. Os transtornos das funções, papéis e atividades diários, bem como a depressão, são comuns em pessoas com DP.

Incidência

A DP é uma doença comum que afeta um número estimado em 1 milhão de norte-americanos e de 7 a 10 milhões de pessoas em todo o mundo. Mais de 2% das pessoas acima de 65 anos sofrem de DP, um número inferior apenas ao mal de Alzheimer entre os distúrbios neurodegenerativos. A expectativa é de que a prevalência da doença aumente substancialmente nos próximos anos em virtude do envelhecimento da população. A média de idade para a manifestação é de 50 a 60 anos. Apenas 4 a 10% dos pacientes são diagnosticados com doença de Parkinson precoce (menos de 40 anos). Considera-se a DP precoce quando a condição se manifesta na faixa entre 21 e 40 anos – a DP juvenil afeta pessoas com menos de 21 anos. Os homens são afetados de 1,2 a 1,5 vez mais do que as mulheres.[1,2]

Etiologia

O termo **parkinsonismo** é uma designação genérica usada para descrever um grupo de distúrbios com transtornos primários dos sistemas dopaminérgicos dos núcleos da base (NB). Identificaram-se tanto influências genéticas quanto ambientais. A DP, ou parkinsonismo idiopático, é a forma mais comum, que afeta aproximadamente 78% dos pacientes. O *parkinsonismo secundário* resulta de uma série de causas identificáveis diferentes, como vírus, toxinas, medicamentos, tumores, etc. (Quadro 18.1). O termo *síndromes de parkinsonismo-plus* refere-se àquelas condições que simulam DP em alguns aspectos, mas cujos sintomas são causados por outros distúrbios neurodegenerativos.[3]

Quadro 18.1 Classificação do parkinsonismo

Doença de Parkinson idiopática

Início tardio (> 40 anos; geralmente esporádica)
Início precoce (< 40 anos, quase sempre de origem familiar)
- Início na juventude (> 21 anos)
- Juvenil (< 21 anos)

Parkinsonismo decorrente de causas identificáveis

Vírus (p. ex., encefalite letárgica)
Toxinas (p. ex., monóxido de carbono, manganês, metilfeniltetra-hidropiridina [MPTP])
Medicamentos (p. ex., fenotiazinas, reserpina, butirofenonas, metoclopramida)
Doença vascular (multi-infarto)
Tumores dos núcleos da base
Hidrocefalia com pressão normal
Hemiparkinsonismo, hemiatrofia
Metabólicas
- Doença de Wilson
- Degeneração hepatocerebral
- Doença de Hallervorden-Spatz
- Hipoparatireoidismo

Parkinsonismo em outros distúrbios neurodegenerativos

Paralisia supranuclear progressiva
Degeneração ganglionar corticobasal
Distúrbios com manifestação cerebelar/autônoma/piramidal:
- Atrofia multissistêmica
- Degeneração estriatonigral
- Síndrome de Shy-Drager
- Atrofia olivopontocerebelar
- Doença de Machado-Joseph

Distúrbios com demência proeminente e, geralmente, precoce:
- Doença cortical difusa dos corpos de Lewy
- Mal de Alzheimer com parkinsonismo

Complexo parkinsonismo–demência–esclerose lateral amiotrófica (ELA) de Guam
- Degeneração/desinibição pálico–ponto–nigral–demência–parkinsonismo–complexo de amiotrofia

De Pal, P, et al.: Cardinal features of early Parkinson's disease. In: Factor, S, and Weiner, W, (eds): Parkinson's Disease – Diagnosis and Clinical Management. Demos Medical Publishing, Nova York, 2002, p. 42, com permissão.

Doença de Parkinson

A doença de Parkinson, descrita inicialmente em 1817 por James Parkinson[4] como "a paralisia do tremor", refere-se àqueles casos em que a etiologia é de natureza idiopática (desconhecida) ou determinada por fatores genéticos. Foram identificados dois subgrupos clínicos distintos. Um grupo inclui indivíduos cujos sintomas dominantes consistem em instabilidade postural e distúrbios da marcha (PIGD). Outro grupo inclui indivíduos com tremor como característica principal (*tremor predominante*).

Pacientes com tremor predominante normalmente demonstram poucos problemas com bradicinesia ou instabilidade postural.[3]

As formas genéticas de DP representam menos de 10% dos casos em geral. Em um pequeno número de famílias, várias mutações genéticas foram identificadas (p.ex., PARK1, PINK1, LRRK2, DJ-1 e glicocerebrosidase, entre outras).[1] Os genes foram agrupados em duas categorias: (1) genes causais, que produzem efetivamente a doença; e (2) genes associados, que não causam a DP, mas aumentam o risco de desenvolvê-la.

Parkinsonismo secundário

Parkinsonismo pós-encefalítico

A epidemia de encefalite letárgica que ocorreu de 1917 a 1926 afetou um grande número de pessoas. O início dos sintomas parkinsonianos normalmente ocorria depois de muitos anos, dando origem à teoria de que um vírus lento infectava o cérebro. Na ausência de surto recente, não se vê mais esse tipo de parkinsonismo. O livro *Awakenings*, de Oliver Sacks,[5] relata histórias de casos comoventes.

Parkinsonismo tóxico

Os sintomas parkinsonianos ocorrem em pessoas expostas a determinadas toxinas ambientais, como pesticidas (p. ex., permetrina, beta-HCH, paraquat, maneb, agente laranja) e substâncias químicas industriais (p. ex., manganês, dissulfeto de carbono, monóxido de carbono, cianeto, metanol). A mais comum dessas toxinas é o manganês, que representa um sério perigo ocupacional para muitos mineiros em decorrência da exposição prolongada.[6,7] O parkinsonismo grave e permanente já se produziu inadvertidamente em pessoas que injetaram uma heroína sintética que continha o elemento químico MPTP (1-metil-4-fenil--1,2,3,6-tetra-hidropiridina).[8] É importante notar que a simples exposição nunca é suficiente para causar a doença.

Parkinsonismo induzido por medicamentos (PIM)

Diversos medicamentos são capazes de produzir disfunção extrapiramidal que simula os sinais da DP. Acredita-se que esses medicamentos interferem pré-sinapticamente ou pós-sinapticamente nos mecanismos dopaminérgicos. Entre eles estão os (1) *medicamentos neurolépticos*, como a clorpromazina (Amplictil®), haloperidol (Haldol®), tioridazina (Melleril®) e tiotixeno (Navane®); (2) *medicamentos antidepressivos*, como o amitriptilina (Tryptanol®), amoxapina (Asendin) e trazodona (Donaren®); e (3) *medicamentos anti-hipertensivos*, como a metildopa (Aldomet®) e a reserpina. A administração desses medicamentos em altas doses é particularmente problemática em idosos. A suspensão desses agentes normalmente reverte os sintomas em algumas semanas, embora, em alguns casos, os efeitos possam persistir e estar relacionados à presença de DP subclínica.[9]

Em raros casos, o parkinsonismo pode ser causado por condições metabólicas, como os distúrbios de metabolismo do cálcio que resultam na calcificação dos NB, entre os quais hipotireoidismo, hiperparatireoidismo, hipoparatireoidismo e doença de Wilson.[9]

Síndromes de Parkinson-Plus

Um grupo de doenças neurodegenerativas pode afetar a substância negra e produzir sintomas parkinsonianos juntamente com outros sinais neurológicos. Essas doenças são a degeneração estriatonigral (DEN), a síndrome de Shy-Drager, a paralisia supranuclear progressiva (PSP), a atrofia olivopontocerebelar (AOPC) e a degeneração ganglionar corticobasal (DGCB). Além disso, os sintomas de parkinsonismo podem se manifestar em pacientes com demência vascular multi-infarto, mal de Alzheimer, doença difusa dos corpos de Lewy (DDCL), a hidrocefalia com pressão normal (HPN), a doença de Creutzfeldt-Jakob (DCJ), a doença de Wilson (DW) e a doença de Huntington juvenil. Muitas dessas condições são raras e afetam um número relativamente pequeno de pessoas. No início de seu curso, essas doenças podem apresentar sintomas como rigidez e bradicinesia, indistinguíveis de DP. Entretanto, outros sintomas diagnósticos acabam aparecendo (p. ex., o comprometimento cognitivo no mal de Alzheimer). Outra característica diagnóstica é que as síndromes de Parkinson-plus normalmente não demonstram qualquer melhora mensurável resultante da administração de medicamentos antiparkinsonianos, como a terapia com levodopa (L-dopa) (conhecida como *teste de apomorfina*).[9]

Fisiopatologia

Os NB são uma rede de núcleos subcorticais formada pelo *núcleo caudado*, pelo *putame*, pelo *globo pálido* e pelo *núcleo subtalâmico* juntamente com a *substância negra*. O núcleo caudado e o putame juntos são denominados *estriato* (Fig. 18.1). Os NB estão envolvidos em uma série de circuitos redundantes (*loops*) ou paralelos, dos quais apenas alguns são de natureza motora. O *circuito motor direto* que atravessa os NB consiste em sinais transmitidos do córtex para o putame, o globo pálido, o núcleo ventrolateral (VL) do tálamo e a parte posterior do córtex (área motora suplementar (AMS) (Fig. 18.2). Essa conexão VL-AMS é excitatória e facilita a descarga das células na AMS. Os NB, então, servem para ativar o córtex por meio de um circuito de *feedback* positivo e auxiliam na iniciação

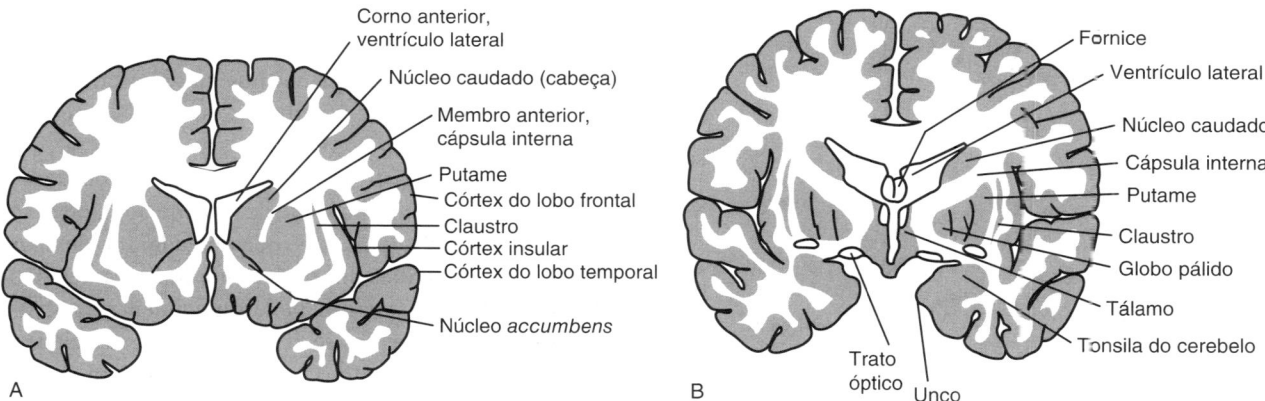

Figura 18.1 As principais estruturas dos núcleos da base. **(A)** Secção coronal da parte rostral do lobo frontal, demonstrando a relação do núcleo caudado, do putame e do núcleo *acumbens* com as estruturas telencefálicas circundantes. **(B)** Secção coronal da parte caudal do lobo frontal, demonstrando o local do núcleo lentiforme posteriormente, e o corpo do núcleo caudado dorsalmente, ao diencéfalo.

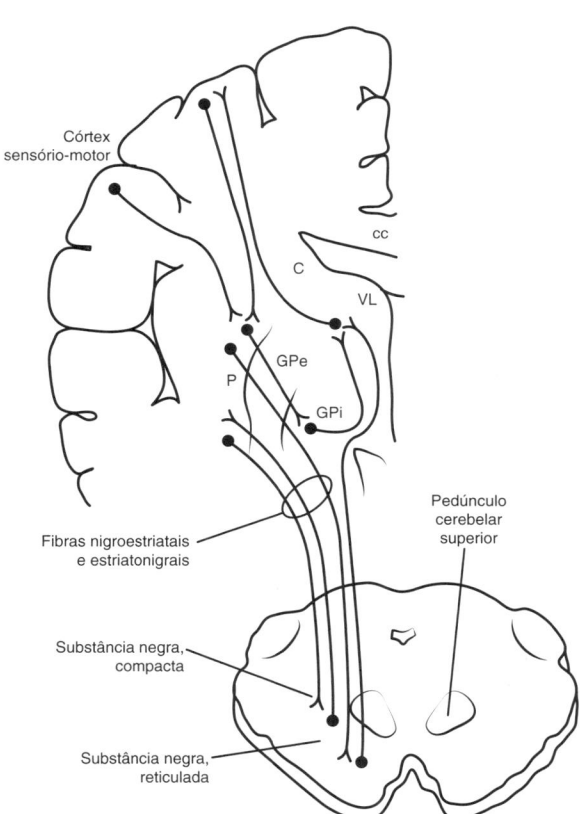

Figura 18.2 O circuito direto que atravessa o putame e as conexões do estriado com a parte compacta da substância negra. As fibras estriatonigrais representadas nesse diagrama originam-se no putame. Entretanto, a maioria das fibras estriatonigrais tem origem no núcleo caudado. C = núcleo caudado; cc = corpo caloso; GPe = parte externa do globo pálido; GPi = parte interna do globo pálido; P = putame; VL = núcleo ventrolateral do tálamo. (De Gilman, S e Newman, S, 2003,[10, p.151], com permissão.)

do movimento voluntário. Acredita-se que a inibição do tálamo pelos NB seja uma condição subjacente à hipocinesia observada na DP. Um *circuito indireto* que atravessa os NB envolve o núcleo subtalâmico, o globo pálido interno e a parte reticulada da substância negra que se projeta para o colículo superior e o tegmento do mesencéfalo (Fig. 18.3). Esse circuito indireto serve para reduzir a ativação talamocortical. A projeção dos NB para o colículo superior auxilia a regulação dos movimentos sacádicos dos olhos. A projeção dos NB para a formação reticulada auxilia a regulação da musculatura do tronco e dos membros (pelas vias extrapiramidais), do sono e da vigília, bem como do despertar. Outros circuitos existentes nos NB envolvem a memória e as funções cognitivas.[10]

A doença de Parkinson é definida pela (1) degeneração dos neurônios dopaminérgicos dos NB da parte compacta da substância negra que produzem *dopamina* e (2) à medida que a doença progride e os neurônios se degeneram, a presença de corpos de inclusão citoplasmática, chamados de *corpos de Lewy*. Na DP ocorre uma neurodegeneração substancial antes da manifestação dos sintomas motores, com o aparecimento de sinais clínicos com 30 a 60% de degeneração neuronal. A perda dos neurônios que contêm melanina produz alterações típicas na despigmentação da substância negra, com uma palidez característica.[11]

Estágios da doença de Parkinson

Estudos *post-mortem* conduzidos por Braak et al. produziram evidências que comprovam a visão de que a DP é uma doença neurodegenerativa amplamente disseminada que demonstra uma progressão ao longo de diferentes estágios. No início (*estágio 1*), as lesões aparecem no bulbo (núcleo dorsal IX/X ou zona reticular intermediária). No *estágio 2*, a patologia se expande de modo a envol-

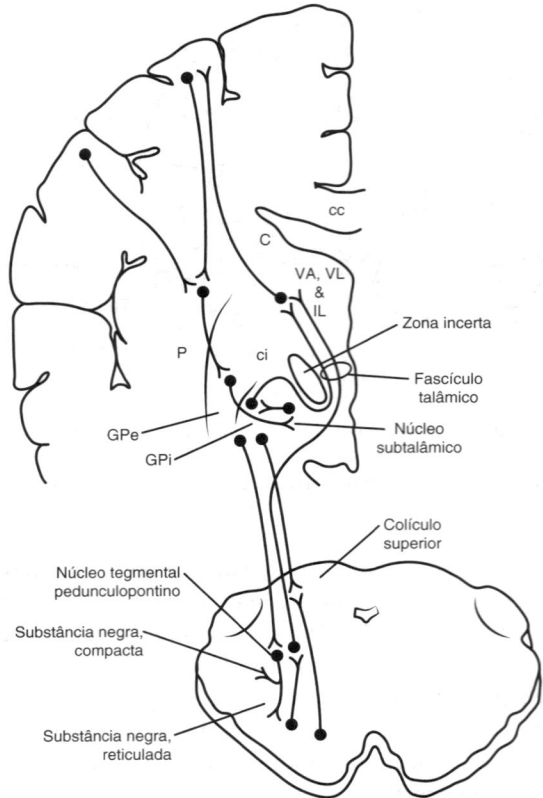

Figura 18.3 O circuito indireto que atravessa o núcleo subtalâmico; aparecem também as vias eferentes provenientes do globo pálido interno e a parte reticulada da substância negra que se projeta para o colículo superior e o tegmento do mesencéfalo. C = núcleo caudado; GPe = globo pálido externo; GPi = globo pálido interno; cc = corpo colapso; ci = cápsula interna; IL = núcleos intralaminares do tálamo; P = putame; VA = núcleo ventroanterior do tálamo; VL = núcleo ventrolateral do tálamo. (De Gilman e Newman, 2003,[10,p.152], com permissão.)

ver lesões dos núcleos caudais da rafe, o núcleo reticular gigantocelular e o complexo cerúleo/subcerúleo. No *estágio 3*, o envolvimento do sistema nigroestriatal é aparente (parte compacta da substância negra). No *estágio 4*, as lesões encontram-se presentes também no córtex (mesocórtex temporal e alocórtex). No *estágio 5*, a patologia se estende e envolve as áreas de associação sensorial do neocórtex e neocórtex pré-frontal. No *estágio 6*, a patologia se estende e passa a envolver as áreas de associação sensoriais do neocórtex e das áreas pré-motoras.[12-14]

Manifestação clínica

Sintomas motores primários

Rigidez

A **rigidez**, uma das características clínicas da DP, é definida como uma maior resistência ao movimento passivo. Em geral, os pacientes se queixam do "peso" e da "rigidez" de seus membros, sentidos uniformemente tanto nos músculos agonistas quanto nos músculos antagonistas e nos movimentos em ambas as direções. Os reflexos espinais de alongamento (ou reflexos miotáticos) são normais. A rigidez é relativamente constante, não obstante a tarefa, amplitude ou velocidade do movimento, podendo-se identificar dois tipos: "em roda dentada" ou "em cano de chumbo". A **rigidez em roda dentada** é uma resistência espasmódica e intermitente ao movimento passivo à medida que os músculos se contraem e relaxam alternadamente. Ocorre quando o tremor coexiste com rigidez. A **rigidez em cano de chumbo**, por sua vez, é uma resistência sustentada ao movimento passivo, sem oscilações. A rigidez é quase sempre assimétrica, sobretudo nos estágios iniciais da DP; em geral, afeta primeiro os músculos proximais, em especial os ombros e o pescoço, então progride a ponto de envolver os músculos da face e os membros, podendo afetar inicialmente o lado esquerdo ou direito antes de se espalhar e envolver todo o corpo. À medida que a doença progride, a rigidez torna-se mais grave, diminuindo a capacidade de a pessoa se movimentar com facilidade. Por exemplo, a perda de mobilidade no leito ou a falta de movimento recíproco de balanço dos braços durante a marcha geralmente está relacionada ao grau de rigidez do tronco. O movimento ativo, a concentração mental ou o estresse emocional podem aumentar a rigidez. A rigidez prolongada ocasiona uma menor amplitude de movimento (ADM) e graves complicações secundárias de contratura e deformidade postural. A rigidez produz também um impacto direto no aumento do dispêndio de energia em repouso e dos níveis de fadiga.[9,10]

Bradicinesia

Bradicinesia é a lentidão de movimento e uma das características principais da DP. A fraqueza, o tremor e a rigidez podem contribuir para a bradicinesia, mas não explicam totalmente a condição. A principal deficiência é decorrente do recrutamento insuficiente de força muscular durante a iniciação do movimento. Os pacientes minimizam os comandos de movimento nos movimentos gerados internamente. A introdução de pistas externas (p. ex., visão, som) pode melhorar parcialmente essa situação e é utilizada no tratamento para orientar o movimento. Trata-se de um dos sintomas mais incapacitantes da DP, com tempos prolongados de movimento e reação que resultam em um maior tempo para a execução das tarefas e um maior grau de dependência para o desempenho das atividades diárias. A lentidão de raciocínio, a **bradifrenia**, pode contribuir para a bradicinesia.[15]

A **acinesia** refere-se à carência de movimentos espontâneos. Por exemplo, o paciente com DP demonstra **hipo-**

mimia ou expressão facial mascarada, com significativas consequências sociais. A ausência de movimentos correlatos (p. ex., movimento de balanço dos braços durante a marcha) ou o **congelamento** (p. ex., interrupção brusca do movimento, como no *congelamento da marcha [FOG, na sigla em inglês para freezing of gait]*), são outros exemplos. O confronto de estímulos concorrentes pode desencadear os episódios de congelamento. Por exemplo, o paciente reduz a marcha e para de andar (FOG) ao se deparar com um espaço mais estreito ou um obstáculo. Os episódios de congelamento costumam ser curtos e normalmente podem ser superados com o emprego de estratégias de atenção ou "truques comportamentais" mediante pistas externas (p. ex., a queda de um lenço enseja um passo como resposta). O estresse pode exacerbar os episódios de congelamento. Na DP em estágio avançado, os episódios de congelamento podem limitar severamente as funções e aumentar o risco de quedas. A acinesia pode ser influenciada por fatores como o grau de rigidez, o estágio da doença, as oscilações na ação dos medicamentos e os transtornos do déficit de atenção e a depressão.[9]

A **hipocinesia** refere-se a lentidão e redução dos movimentos, podendo também ser observada na DP. Por exemplo, os pacientes com DP moderada ou grave em geral começam a escrever com uma caligrafia normal, mas o tamanho das letras vai diminuindo gradativamente à medida que eles continuam a escrever (**micrografia**). Durante a caminhada, é possível que os movimentos rotacionais do tronco com os movimentos de balanço dos brancos também comecem fortes e diminuam com o tempo.

Tremor

O **tremor**, uma terceira característica principal da DP, envolve tremores involuntários ou movimentos oscilantes de uma parte ou de partes do corpo causados pelas contrações dos músculos opositores. Nos estágios iniciais da doença, cerca de 70% dos pacientes apresentam um ligeiro tremor das mãos ou dos pés em um lado do corpo, ou, com menos frequência, da mandíbula ou da língua. A manifestação tende a ser leve e ocorre por curtos períodos. O tremor é conhecido como *tremor de repouso*, uma vez que se apresenta quando os músculos estão em repouso, é suprimido brevemente por movimentos voluntários e desaparece durante o sono. O tremor dos membros inferiores é mais aparente enquanto o paciente está em decúbito dorsal. É possível observar o tremor da cabeça e do tronco, conhecido como **tremor postural**, quando os músculos são utilizados para manter uma postura ereta contra a resistência da gravidade. O *tremor de ação*, que persiste durante o movimento, pode ocorrer em pacientes com doença em estágio avançado. O tremor tende a ser menos grave quando o paciente está relaxado e desocupado, agravando-se com o estresse emocional ou a exaltação. Nos estágios mais avançados, o tremor pode tornar-se grave, disseminar-se para o outro lado e interferir nas atividades da vida diária (AVD). As variações de frequência e intensidade são comuns.[9]

Instabilidade postural

As pessoas com DP apresentam anomalias de postura e equilíbrio que resultam em instabilidade postural. Essas alterações são raras nos anos iniciais (i. e., nos primeiros 5 anos após o diagnóstico). À medida que a doença progride, uma série de problemas torna-se evidente em um amplo espectro do controle de movimentos. Os pacientes apresentam respostas posturais anormais e inflexíveis que controlam o seu centro de massa (CDM) dentro da sua base de apoio (BDA). O estreitamento da BDA (postura em tandem ou de apoio em um único membro) ou as demandas de atenção concorrentes (situações de atenção dividida) aumentam a instabilidade postural. Além disso, os pacientes podem demonstrar mais dificuldade em atividades de desestabilização dinâmica, como os movimentos autoiniciados (p. ex., alcance funcional, caminhada, giro do corpo) e apresentar um baixo desempenho em condições que alterem a posição de equilíbrio.[16] A resposta à instabilidade é um padrão anormal da coativação, o que resulta no enrijecimento do corpo e na incapacidade de utilizar as sinergias posturais normais para recuperar o equilíbrio.[17,18] Os pacientes apresentam dificuldade também para regular os ajustes antecipatórios do sistema de controle motor de pré-resposta (*feed-forward*) dos músculos posturais durante os movimentos voluntários. A integração sensório-motora é prejudicada conforme evidenciado pela dificuldade de adaptação das estratégias de movimento às condições sensoriais mutáveis.[17] O comprometimento visuoespacial tem sido uma condição identificada em pacientes com DP em estágio avançado e tem correlação com os níveis reduzidos de mobilidade.[19] Alguns pacientes não conseguem perceber a posição ereta ou vertical, o que pode ser um indício de anomalia na capacidade de processamento das informações vestibulares, visuais e proprioceptivas que contribuem para a condição de equilíbrio. Entre os fatores que contribuem para a instabilidade postural estão a rigidez, a produção reduzida de torque muscular e a fraqueza, a perda da ADM disponível – especialmente dos movimentos do tronco – e a rigidez axial. Os efeitos colaterais dos medicamentos (p. ex., hipotensão postural e discinesias) também contribuem.

A deformidade postural desenvolve-se progressivamente. A fraqueza dos músculos antigravidade contribui para a adoção de uma postura flexionada/curvada com uma flexão mais acentuada do pescoço, do tronco, dos quadris e dos joelhos,[20] o que resulta em uma alteração significativa da posição do centro de alinhamento, posicionando o indivíduo nos limites frontais de estabilidade. Nos membros inferiores (MMII) desenvolvem-se *contraturas* nos flexores dos quadris e joelhos, nos rotadores e adutores dos quadris e nos flexores plantares. Na coluna vertebral, os flexores da espinha dorsal e do pescoço são envolvidos; enquanto nos membros superiores (MMSS) há envolvimento dos adutores e rotadores internos do ombro e dos flexores do cotovelo. A função torna-se progressivamente mais limitada por essas restrições musculoesqueléticas. As pessoas mais velhas com níveis de atividade reduzidos e uma alimentação precária têm mais probabilidade de desenvolver *osteoporose*.

As quedas frequentes e as lesões decorrentes de quedas são uma consequência da progressão da doença. As quedas não são uma ocorrência presente no início da doença, mas depois se tornam cada vez mais prevalentes durante o período intermediário de progressão da doença, desaparecendo durante o seu estágio mais avançado em virtude do progressivo grau de imobilidade do paciente. Cerca de 70% dos pacientes com DP relatam ter sofrido quedas no decorrer do ano passado e 50% afirmam ter sofrido quedas recorrentes. A taxa de incidência de lesões por quedas é de aproximadamente 40%. Embora a maioria das lesões não seja grave, algumas resultam em hospitalização. Ao longo de 10 anos de diagnósticos, cerca de 25% dos pacientes sofrerão uma fratura de quadril. O grau de gravidade da doença, a instabilidade postural e o comprometimento da marcha, inclusive com episódios de congelamento, estão claramente ligados ao maior risco de quedas.[21] Demência, depressão, hipotensão postural e movimentos involuntários associados ao uso prolongado de medicamentos antiparkinsonianos (discinesias) também são fatores de risco.[22] As quedas podem levar ao "medo de cair", com níveis mais elevados de imobilidade e dependência com consequente deterioração da qualidade de vida.[23]

Sintomas motores secundários

Desempenho muscular

A redução da força é evidente em pacientes com DP. A produção de torque diminui em todas as velocidades, resultando na limitação das atividades e em fraqueza muscular.[24-26] As alterações na força podem estar relacionadas à ação da dopamina, uma vez que os pacientes submetidos à reposição de dopamina (estado "ativo") demonstram aumento de força quando comparados aos testes realizados com os mesmos músculos durante o estado "inativo".[27] Estudos eletromiográficos (EMG) revelam que o recrutamento da unidade motora sofre retardo com o recrutamento muscular insuficiente. Uma vez iniciada, a contração caracteriza-se por múltiplos pulsos e *assincronização*, ou seja, pausas e incapacidade de aumentar suavemente a taxa de disparo à medida que a contração continua.[28,29] Essas dificuldades se agravam durante a produção de movimentos complexos. À medida que a doença progride, desenvolve-se a fraqueza por desuso decorrente da inatividade, aumentando as dificuldades de movimento.

Em pacientes com DP, a *fadiga* está entre os sintomas mais comuns relatados. O paciente tem dificuldade para manter a atividade e apresenta crescentes níveis de fraqueza e letargia no decorrer do dia. Os atos motores repetitivos podem começar vigorosamente, mas a força e a amplitude diminuem à medida que a atividade evolui. O desempenho diminui drasticamente com o aumento do esforço físico ou do estresse. O repouso ou o sono podem restaurar a mobilidade. Iniciada a terapia com L-dopa, o paciente pode notar uma melhora radical no início e sentir-se significativamente menos fatigado. No caso de doença e terapia medicamentosa prolongadas, a fadiga normalmente reaparece. Uma percepção comum entre os pacientes é a maior sensação de esforço associada ao movimento, manifestada pela dificuldade de ativação e sustentação das respostas.

Função motora

O neoestriado dos núcleos da base (núcleo caudado, putame e núcleo *accumbens*) recebe *input* de todas as áreas corticais, projetando-se através do tálamo para as áreas dos lobos frontais (áreas pré-frontal, pré-motora e motora suplementar) envolvidas no planejamento motor. Na DP, as deficiências de planejamento motor são evidentes e envolvem um controle regulador da perda de respostas a movimentos automáticos e voluntários direcionados através do sistema piramidal.[30] A escassez de movimento ocorre com movimentos menos precisos em geral. Essa falta de precisão torna-se mais pronunciada à medida que o paciente tenta aumentar a velocidade do movimento (**compensação entre velocidade e precisão**). Observa-se esse problema com frequência em pacientes idosos em geral. Os pacientes têm dificuldade para executar movimentos complexos, sequenciais ou simultâneos (*controle de dupla tarefa*). Pode-se observar a dificuldade de combinar tarefas ou passar de um cenário de atenção a outro também na execução de tarefas cognitivas ou quando se combinam tarefas cognitivas e motoras. A preparação para o movimento (i. e., quando, onde e como iniciar o movimento) é significativamente prolongada (uma situação observada também com o avanço da idade). Essa *hesitação para começar* é especialmente evidente à medida que a doença progride.[31] Por exemplo, o paciente mostra-se lento e hesitante para iniciar o movimento durante uma sequência de transferência.

Os déficits de aprendizado motor podem ser observados em pacientes com DP, mas não são universais. O aprendizado de novas habilidades motoras e o aprimoramento de habilidades permanecem intactos no estágio inicial da DP para pacientes medicados que não apresentam demência. Os testes de retenção podem fornecer níveis de desempenho mais baixos, o que provavelmente se deve mais a problemas de iniciação motora do que de retenção propriamente dita. Constataram-se déficits de aprendizado de habilidades motoras em estágios avançados da doença para tarefas complexas e sequenciais envolvidas. Portanto, os requisitos de processamento da tarefa procedimental são fundamentais para que se possa determinar o grau de aprendizado esperado. O aprendizado é prejudicado na presença de condições de estímulo aleatórias (ordem de prática aleatória), enquanto a ordem de prática em blocos reduz a dificuldade de aprendizagem. Consequentemente, a interferência do contexto degrada o aprendizado em pacientes com DP. É de se esperar que os déficits de aprendizado sejam graves se houver necessidade de múltiplos programas motores simultâneos ou sequenciais (i. e., a troca entre tarefas). Por exemplo, o paciente congela quando lhe pedem para realizar outra tarefa motora enquanto ele caminha (*dupla tarefa*). As variáveis agravantes que degradam o aprendizado são a gravidade da doença, a demência e os déficits de visão e percepção. É de se esperar também diferenças de aprendizado de acordo com os níveis de medicação administrados, considerando-se que o aprendizado motor se degrada quando os pacientes se encontram no estado "inativo" de medicação.[31-35]

Marcha

Aproximadamente de 13 a 33% dos pacientes apresentam instabilidade postural e distúrbios da marcha como sintomas motores iniciais e fazem parte de um grupo de PIGD. Os distúrbios da marcha são uma característica comum também da DP manifestada tardiamente ou que se encontra em estágio avançado.[36] O paciente com DP apresenta uma série de alterações significativas na marcha em consequência da deterioração dos movimentos. Há uma redução do movimento de balanço dos braços com assimetria. A postura curvada anormal contribui para o desenvolvimento de um padrão de **marcha festinante**, caracterizado pelo aumento progressivo da velocidade e encurtamento da passada. Consequentemente, o paciente dá vários passos curtos para alcançar o seu centro de massa e evitar quedas, podendo inclusive correr ou trotar. A marcha pode ser *anteropulsiva* (marcha festinante para a frente) ou, menos comum, *retropulsiva* (marcha festinante para trás). Alguns pacientes só conseguem parar quando entram em contato com um objeto ou uma parede. Aqueles que caminham nas pontas dos pés em virtude de contraturas de flexão plantar apresentam uma instabilidade postural adicional decorrente do estreitamento da sua BDA. Virar-se ou mudar de direção é particularmente difícil e é comum o paciente fazê-lo dando vários passos. Os problemas de controle da postura e do equilíbrio limitam a independência, a deambulação pela comunidade e a segurança.[37-41] No início da doença, o FOG costuma ser curto e raramente resulta em quedas. Com a progressão da doença, o FOG torna-se mais comum e incapacitante, geralmente provocando quedas. Os pacientes que se encontram no estado "inativo" estão sujeitos a episódios mais frequentes de FOG e deterioração do desempenho da marcha, enquanto os padrões de marcha melhoram quando prevalece o nível máximo de medicação.[42] A maioria dos pacientes com distúrbios de marcha leves podem compensar a deficiência, pelo menos parcialmente, ao utilizar pistas externas e estratégias de atenção.

Sintomas não motores

Sintomas sensoriais

Os pacientes com DP não sofrem de perda sensorial primária. Entretanto, 50% apresentam parestesias e dor, incluindo sensação de dormência, formigamento, frio, dor persistente e queimação. A dor pode ter como causa o efeito da doença sobre a nocicepção central. Em geral, os sintomas são intermitentes, com intensidade e localização variáveis. Alguns pacientes relatam que a dor que sentem está relacionada às oscilações motoras ocorridas durante a terapia com L-dopa (p. ex., a dor é mais intensa em um estado "inativo"), podendo também ser maior em pacientes depressivos.[43] É importante lembrar também que algum grau de desconforto e dor pode ser resultante da **síndrome do estresse postural** decorrente de fatores como postura incorreta, distensão ligamentar, falta de movimento e rigidez muscular. Por exemplo, a dor nas costas pode acompanhar uma postura curvada e cifótica prolongada.

A regulação proprioceptiva do movimento voluntário também pode ser prejudicada. Os pacientes com DP apresentam um desempenho significativamente pior do que os sujeitos de controle nos testes de cinestesia e sensação proprioceptiva de posição. Sem a orientação visual, os pacientes apresentam mais dificuldade para perceber com precisão a extensão do movimento, minimizando regularmente os seus movimentos. Podem ocorrer também déficits de habilidades visuoespaciais. Os pacientes cometem mais erros do que o normal na execução de tarefas de percepção visual que envolvam a organização espacial.[44,45]

A disfunção olfativa é comum, e alguns estudos mostram que até 100% dos pacientes são afetados. A maioria dos pacientes com DP relata o declínio ou a perda da sensação olfativa (**anosmia**), geralmente anos antes do desenvolvimento dos sintomas motores. A perda do olfato, portanto, tem implicações importantes para o diagnóstico da doença em estágio inicial, além de aumentar a dificuldade que as pessoas têm de manter uma dieta saudável e a nutrição adequada.[46]

Os medicamentos convencionais (p. ex., medicamentos anticolinérgicos) utilizados na DP podem causar distúrbios visuais (p. ex., visão embaçada e sensibilidade à luz [fotofobia]). Esses medicamentos podem piorar também as alterações visuais normais associadas à idade (presbiopia). O olhar conjugado e os movimentos sacádicos dos olhos também podem ser prejudicados. Os movimentos oculares de perseguição podem ter uma qualidade espasmódica, do tipo "roda dentada". A redução da frequência das piscadas pode produzir vermelhidão e irritação nos olhos, causando ardência e coceira.

Disfagia

A **disfagia**, o comprometimento da deglutição, está presente em 95% dos pacientes e resulta de fatores como rigidez, mobilidade reduzida e amplitude de movimento restrita.[47] Trata-se, com frequência, de um sintoma inicial presente em todos os estágios da doença. As pessoas com DP enfrentam problemas nas quatro fases da deglutição: preparação oral, oral, faríngea e esofágica. Consequentemente, o paciente demonstra controle anormal da língua e problemas com a mastigação, formação do bolo alimentar, resposta tardia da deglutição e peristalse. A disfagia pode provocar sufocação ou pneumonia por aspiração, bem como comprometimento nutricional com significativa perda de peso. A inadequação nutricional pode contribuir para a fadiga e exaustão normalmente vivenciadas por pacientes com DP.[48] Os pacientes costumam apresentar também salivação excessiva (**sialorreia**) em decorrência da maior produção de saliva e da redução da deglutição espontânea. A salivação é particularmente problemática durante o sono ou para o paciente iniciar a fala, e, nos casos avançados, aumenta o risco de aspiração. A salivação excessiva tem importantes implicações sociais negativas.

Distúrbios da fala

A fala é prejudicada em 75 a 89% dos pacientes em decorrência dos sintomas primários da DP (p. ex., rigidez, bradicinesia, hipocinesia e tremor).[47] Os pacientes com DP apresentam **disartria hipocinética**, caracterizada pela redução do volume da voz, fala monótona/de tom invariável, articulação imprecisa ou distorcida e intensidade descontrolada. A qualidade vocal se degrada com a fala descrita como rouca, aspirada e áspera. Além disso, os pacientes têm dificuldade com o tempo das notas vocais iniciais e finais. A mobilidade reduzida, a amplitude de movimento restrita e a intensidade descontrolada dos movimentos dos músculos controladores da respiração, fonação, ressonância e articulação são condições presentes. A capacidade vital reduzida acarreta uma quantidade diminuída de ar despendido durante a fonação. Nos casos avançados, o paciente pode falar cochichando ou simplesmente não falar, apresentando **mutismo**. Os problemas sensoriais também podem contribuir para as dificuldades da fala. Os pacientes instruídos a elevar os sons de sua fala para produzir um volume mais alto descrevem regularmente o tom de sua fala como "alto demais". As dificuldades da fala contribuem para o isolamento social e o comprometimento da participação nas atividades.[47,48]

Disfunção cognitiva

As deficiências da função cognitiva podem ser leves (p. ex., capacidade de memória levemente comprometida) ou graves (p. ex., psicose). A demência causada pela DP ocorre em aproximadamente 20 a 40% dos pacientes. Os pacientes mais velhos parecem apresentar maior risco de demência – existem relatos de taxas 4,4 vezes mais altas para pessoas acima de 80 anos.[49] A demência está associada a taxas de mortalidade mais elevadas. A coexistência de mal de Alzheimer e demência multi-infarto decorrente de doença aterosclerótica também é comum em idosos, podendo contribuir no caso de alguns pacientes. A demência associada à DP caracteriza-se pela perda das funções executivas (planejamento, raciocínio, pensamento abstrato, julgamento e assim por diante) e por alterações nas habilidades visuoespaciais, na memória e na fluência verbal. A **bradifrenia** – raciocínio lento – é uma condição observada em pacientes com DP e pode ser uma das primeiras características inespecíficas da doença. O desempenho cognitivo se degrada no estado "inativo". Alucinações, delusões e psicose são complicações comuns atribuídas à toxicidade da L-dopa.

Depressão e ansiedade

A *depressão* é comum em pacientes com DP. Existem relatos da ocorrência de forte depressão com aproximadamente 40% dos pacientes.[50] Um número significativo de pacientes desenvolve depressão antes ou logo após o início dos sintomas motores, o que sugere uma causa endógena que pode estar relacionada a deficiências subjacentes de substâncias como dopamina, serotonina e norepinefrina. Os pacientes apresentam vários sintomas, incluindo sentimentos de culpa, desesperança e inutilidade; perda de energia; baixa capacidade de concentração; déficits da memória de curto prazo; perda de ambição ou entusiasmo; e distúrbios do apetite e do sono. A presença de pensamentos suicidas também é possível. A **hipomimia** – redução da expressividade fisionômica – pode dar aparência de depressão. Os pacientes podem demonstrar também **distúrbio distímico** caracterizado por depressão crônica e humor disfórico, o que resulta em perda ou excesso de apetite, insônia ou hipersonia, baixa energia, baixa autoestima e baixa capacidade de concentração.

A *ansiedade* é um sintoma comum na DP e afeta até 38% dos pacientes. Do ponto de vista clínico, pode apresentar sintomas de ataque de pânico (p. ex., palpitações, sudorese, tremores, falta de ar, e assim por diante), bem como fobia social (esquiva social), agorafobia, transtorno obsessivo compulsivo ou transtorno de pânico. Os sintomas de ansiedade podem não estar relacionados apenas às dificuldades psicológicas ou sociais vivenciadas pelos pacientes, mas atribuídos a processos neurobiológicos associados à doença. Os pacientes que se encontram no estado "inativo" de medicação demonstram uma piora significativa do quadro de depressão e ansiedade.[51]

Disfunção autônoma

A disfunção autônoma ocorre com a DP e é uma manifestação direta da doença, conforme evidenciado pela presença de corpos de Lewy encontrados no sistema nervoso autônomo.[52] A disfunção termorreguladora inclui transpiração excessiva e sensações anormais ou desconfortáveis de calor e frio. Pacientes que se encontram no estado "inativo" de medicação sofrem comprometimento da vasodilatação periférica com dificuldade para dissipar o calor do corpo. A *seborreia* (aumento da secreção de óleo pelas glândulas sebáceas da pele) e a *dermatite seborreica* (pele oleosa, irritada e avermelhada) também são comuns. Pacientes com DP apresentam respostas pupilares anormalmente lentas à luz e à dor, bem como uma resposta reduzida às alterações de luminosidade em geral.[53]

Os *distúrbios gastrintestinais* envolvem baixa motilidade, alterações do apetite, hidratação inadequada, sialorreia e perda de peso. A *constipação* é um problema comum para a maioria dos pacientes e normalmente ocorre no início da DP. A *incontinência urinária* ocorre associada a sintomas de frequência urinária, urgência urinária e noctúria. Muitos desses problemas ocorrem na população idosa em geral e em homens com hipertrofia prostática benigna. Os homens geralmente apresentam *disfunção erétil*, inclusive impotência e taxas reduzidas de atividade sexual.[53]

A denervação simpática precoce e progressiva do coração ocorre na maioria dos pacientes com DP, o que resulta na redução da função cardíaca e pode contribuir para a fadiga vivenciada pela maioria dos pacientes.[53] Pacientes com DP em estágio avançado apresentam frequência cardíaca (FC) e pressão arterial (PA) alteradas durante a prática de exercícios com eficiência reduzida da atividade.[54] Pacientes com DP leve a moderada não parecem demonstrar uma capacidade de exercício muito diferente (FC máxima, consumo máximo de oxigênio) quando comparados aos sujeitos de controle correlacionados por idade. Entretanto, esses pacientes demonstraram força máxima reduzida e FC submáxima e consumo de oxigênio mais elevados do que os grupos-controle.[55-57]

A **hipotensão ortostática** (HO), uma condição comum na DP nos estágios intermediário e avançado, é causada por uma acentuada queda da PA que ocorre com as alterações de posição (p. ex., de decúbito dorsal para a posição sentada ou de sentada para em pé). Os sintomas característicos são vertigem ou tontura. Os pacientes podem também apresentar palidez, diaforese, fraqueza, tremores, náusea, dificuldade para raciocinar ou síncope. A condição expõe a pessoa ao risco de perda de equilíbrio, quedas ou lesões causadas por quedas. Os medicamentos (p. ex., levodopa/carbidopa, bromocriptina) podem contribuir para a hipotensão ortostática.[53]

Pacientes com DP demonstram deficiências respiratórias, uma condição relatada em 84% dos pacientes. A *obstrução das vias aéreas* (p. ex., represamento de ar, insuflação pulmonar) é o problema pulmonar relatado com mais frequência e já foi associado a episódios de insuficiência pulmonar. A etiologia é desconhecida, mas pode estar relacionada à desorganização bradicinética dos movimentos respiratórios. A *disfunção pulmonar restritiva* é comum e está relacionada à redução da expansão torácica causada pela rigidez dos músculos do tronco, pela perda da flexibilidade musculoesquelética e pela postura cifótica. Pacientes com DP demonstram capacidade vital forçada (CVF) reduzida, menor volume expiratório forçado em 1 segundo (VEF_1), e volume residual (VR) e níveis de resistência residual das vias aéreas (RVA) mais elevados quando comparados aos sujeitos de controle correlacionados por idade. A participação nas funções e as atividades diárias são reduzidas em pacientes com disfunção pulmonar.[58-59] Um estilo de vida sedentário com níveis de atividade reduzidos contribui para o descondicionamento cardiopulmonar.

Na doença prolongada, os membros inferiores podem apresentar alterações circulatórias em virtude do *pool* venoso, em decorrência da mobilidade reduzida e do tempo prolongado na posição sentada. Consequentemente, os pacientes podem apresentar edema de graus leve a moderado nos pés e tornozelos, o que em geral diminui durante o sono.

Distúrbio do sono

As pessoas com DP podem sentir *sonolência diurna excessiva*. Durante a noite, pode ocorrer *insônia* (perturbação do padrão de sono), o que envolve problemas para adormecer, permanecer dormindo e manter a boa qualidade do sono. O transtorno comportamental do sono REM (TCR) ocorre no início da DP e afeta de 50 a 60% dos pacientes. Em uma pessoa com TCR, a paralisia que normalmente ocorre durante o sono REM é incompleta ou inexistente, o que permite que a pessoa "expresse inconscientemente" os seus sonhos rítidos, intensos e violentos. Os comportamentos de expressão dos sonhos incluem agitação e atividade física durante o sono (p. ex., falar, gritar, dar socos, chutar, agitar os braços e agarrar).[60,61] O Quadro 18.2 apresenta um resumo das características principais e manifestações clínicas da DP.

Diagnóstico médico

É difícil emitir um diagnóstico no início da DP e o diagnóstico preciso só é possível com a observação contínua dos sinais e sintomas clínicos que se desenvolvem. Não existe um teste ou grupo de testes específico definitivo para diagnosticar a doença. O diagnóstico se faz com base no histórico e no exame clínico do paciente. Amostras da caligrafia, análise da fala, perguntas de entrevista voltadas para o desenvolvimento dos sintomas e o exame físico são alguns dos elementos utilizados. No estágio pré-clínico, os sintomas não motores predominam. A atenção é cada vez mais voltada para o uso de questionários e testes (p. ex., testes olfativos, imagens da inervação simpática cardíaca) focados no desenvolvimento dos

Quadro 18.2 Características principais e manifestações clínicas da doença de Parkinson

Características principais
Rigidez
Bradicinesia
Tremor
Instabilidade postural

Manifestações clínicas

Desempenho motor
Produção de torque reduzida
Fadiga
Contraturas e deformidades comuns
Rosto mascarado
Micrografia

Planejamento motor
Início da hesitação
Episódios de congelamento
Escassez de movimentos

Aprendizado motor
Taxas de aprendizado mais baixas, eficiência reduzida
Maior especificidade contextual do aprendizado
Déficits de aprendizado procedimental para tarefas complexas e sequenciais

Marcha
Comprimento reduzido das passadas; maior variabilidade passo a passo
Velocidade reduzida da caminhada
Cadência (passos por minuto) normalmente intacta; pode ser reduzida no estágio avançado da DP
Tempo prolongado: apoio em dois membros
Flexão insuficiente dos quadris, joelhos e tornozelos: troca de passos arrastando os pés
Toque insuficiente dos calcanhares no solo, com aumento da carga sobre o antepé
Rotação reduzida do tronco: movimento de balanço dos braços reduzido ou inexistente
Marcha festinante: a anteropulsão é comum
Congelamento da marcha (FOG)
Dificuldade para girar o corpo: maior número de passos por giro
Dificuldade para a execução de duplas tarefas: tarefas motoras e/ou cognitivas simultâneas
Dificuldade com demandas atencionais de ambientes complexos

Postura
Cifose com a cabeça projetada para a frente
Apoio para um lado com assimetrias de tônus
Aumento do risco de quedas

Sensibilidade
Parestesias
Dor
Acatisia

Distúrbios da fala, voz e deglutição
Disartria hipocinética
Disfagia

Função e comportamento cognitivos
Demência
Bradifrenia
Déficits visuoespaciais
Depressão
Humor disfórico

Sistema nervoso autônomo
Transpiração excessiva
Sensações anormais de calor e frio
Seborreia
Sialorreia
Constipação
Disfunção da bexiga urinária

Função cardiopulmonar
Pressão arterial (PA) de repouso baixa
Comprometimento da resposta cardiovascular ao exercício
Comprometimento da função respiratória

sintomas não motores emergentes.[62-64] Em geral, os sintomas de perda do olfato, distúrbios do sono, sonhos nítidos com alterações do REM, distonia nos pés e cãibra nos pés semelhante à síndrome das pernas inquietas, hipotensão ortostática e constipação manifestam-se muitos anos antes da emissão de um diagnóstico oficial de DP. Um diagnóstico de DP normalmente se faz na presença de pelo menos duas das quatro características motoras principais. É preciso excluir as síndromes de Parkinson-plus. A presença de sinais extrapiramidais bilateralmente simétricos que não respondem à ação da L-dopa e dos agonistas dopaminérgicos (teste da apomorfina) é sugestiva dessas síndromes, não de DP. Os exames de imagem podem ser utilizados para descartar outras patologias. As imagens funcionais *in vivo* (imagens de ressonância nuclear magnética [RNM]) com o uso de marcadores químicos para a identificação de déficits dopaminérgicos na presença de DP e distúrbios correlatos identificam a deficiência de dopamina, mas não fazem a distinção entre DP e outras causas de parkinsonismo.[65]

Tabela 18.1 Escala de estágios de incapacidade de Hoehn e Yahr

Estágio	Natureza da incapacidade
I	Mínima ou inexistente; unilateral, se houver.
II	Envolvimento mínimo bilateral ou da linha mediana sem comprometimento do equilíbrio.
III	Comprometimento dos reflexos de correção de postura. Instabilidade ao girar o corpo ou levantar-se de uma cadeira. Algumas atividades são restritas, mas o paciente é capaz de viver de forma independente e continuar exercendo algumas formas de emprego.
IV	Todos os sintomas presentes e graves. Levantar-se e caminhar só é possível com assistência.
V	Confinamento a leito ou cadeira de rodas.

De Hoehn e Yahr,[66,p.433] com permissão.

Curso clínico

A doença é progressiva, com um longo período subclínico (sem manifestações clínicas aparentes) de duração estimada em, pelo menos, 5 anos. A duração média da DP é de aproximadamente 13 anos. A taxa de progressão é variável. Os pacientes jovens no início da doença ou cujos tremores sejam predominantes normalmente demonstram uma progressão mais benigna. Os pacientes com DP que apresentam instabilidade postural e distúrbios da marcha (o grupo PIGD) tendem a sofrer uma deterioração mais pronunciada com rápida progressão da doença. Os distúrbios neurocomportamentais e a demência também são mais comuns nesse grupo. Com a terapia com L-dopa, a progressão costuma ser é mais lenta, com uma melhora geral nas taxas de mortalidade. As causas mais comuns de morte são as doenças cardiovasculares e a pneumonia.[65]

Escala de Estágios de Incapacidade de Hoehn-Yahr

Pode-se fazer uma estimativa do estágio e do grau de gravidade da doença por meio de uma escala de classificação de estágios. A mais utilizada na prática clínica e nos ensaios de pesquisa é a *Escala de Estágios de Incapacidade de Hoehn-Yahr* (Tab. 18.1)[66], que fornece uma medida ampla que permite fazer uma projeção da progressão da doença com a utilização de sinais motores e elementos do estado funcional do paciente. O estágio I é utilizado para indicar o envolvimento mínimo da doença, enquanto o estágio V indica um grau de deterioração grave no qual o paciente é confinado ao leito ou a uma cadeira de rodas.[67]

Escala Unificada de Avaliação da Doença de Parkinson (UPDRS)

A *Escala Unificada de Avaliação da Doença de Parkinson (UPDRS)* é o "padrão-ouro" para a medição da progressão da DP desde 1987.[67] A UPDRS original consistia em quatro partes: Parte I, Atividade mental, Comportamento e humor; Parte II, Atividades da vida diária; Parte III, Exame motor; e Parte IV, Complicações da terapia. Goetz et al. relataram uma modificação dessa escala denominada revisão da Escala de Avaliação da Doença de Parkinson patrocinada pela Movement Disorder Society (MDS-UPDRS).[69-71] A revisão teve por objetivos melhorar a capacidade de detecção de alterações menores e mais lentas em pacientes levemente incapacitados e aumentar o foco nos sintomas não motores. Essa escala conserva a estrutura formada por quatro partes com as questões substancialmente retrabalhadas e seis itens adicionais (a maioria relacionada aos aspectos não motores da DP), totalizando 48. É utilizada uma escala de quatro pontos para todos os itens (ao contrário de alguns itens graduados como 0 = não, ou 1 = sim, escala original). Uma pontuação de 0 significa normal ou problemas inexistentes; 1, problemas mínimos; 2, problemas leves; 3, problemas moderados; e 4, problemas graves. A cada questão acrescentam-se elementos descritivos. As partes I e II foram renomeadas: A Parte I agora intitula-se *Aspectos não motores das experiências da vida diária*; e a Parte II,

Experiências motores da vida diária. A Parte III agora se chama *Exame motor* (mesmo título); e a Parte IV, *Complicações motoras*.[70] O tempo total estimado de administração do teste é de 30 minutos, com as partes I e II autoadministradas pelo paciente. Ver Apêndice 18.A.

Tratamento médico

O tratamento médico visa à redução da progressão da doença por meio de estratégias de neuroproteção, bem como o tratamento sintomático dos sintomas motores e não motores. Com o tempo, o tratamento torna-se cada vez mais desafiador para pacientes com doença nos estágios moderado e avançado (i. e., Estágio III ou superior na Escala de Estágios de Incapacidade de Hoehn-Yahr).[72-76]

Tratamento farmacológico

Existe uma série de agentes utilizados como terapia neuroprotetora e sintomática de primeira linha. A seleção é individualizada de acordo com as características do paciente com os benefícios e riscos dos efeitos colaterais adversos cuidadosamente ponderados. O início precoce da medicação mostrou-se benéfico para reduzir a progressão da doença. A administração dos medicamentos deve ser a mais constante possível, a fim de evitar altos e baixos acentuados. Deve-se enfatizar para os pacientes, familiares e cuidadores a importância de tomar a medicação de acordo com uma programação fixa. Quando os pacientes com DP estão hospitalizados, é importante que eles continuem a receber suas medicações nos horários certos.[77] Atualmente, três em cada quatro pacientes com DP não recebem suas medicações nos horários certos quando estão internados. Sessenta e um por cento daqueles que não receberam suas medicações no horário apresentaram graves complicações.[78] O *kit Aware in Care* da National Parkinson Foundation pode ser útil para evitar essas complicações (www.awareincare.org).

Levodopa/carbidopa

A levodopa/carbidopa (Sinemet) é o padrão-ouro em termos de terapia medicamentosa para DP. A levodopa (L-dopa) foi introduzida inicialmente em 1961 como um medicamento experimental, tornando-se de amplo uso clínico no final da década de 1960. Trata-se de um precursor da dopamina metabolizado e transformado em dopamina no cérebro. Portanto, a administração do medicamento representa uma tentativa de corrigir o desequilíbrio neuroquímico essencial. A maior parte da L-dopa (quase 99%) é metabolizada antes de alcançar o cérebro, exigindo a administração de altas doses que podem produzir vários efeitos colaterais. Hoje, a L-dopa é frequentemente administrada com a carbidopa, um inibidor da decarboxilase que permite a entrada de um percentual maior de L-dopa no cérebro. Portanto, é possível utilizar doses mais baixas de L-dopa com menos efeitos colaterais adversos. O Sinemet encontra-se disponível em fórmulas de liberação imediata (LI) e liberação controlada (LC). A forma LI tem uma meia-vida curta que requer a administração de múltiplas doses no decorrer do dia. A forma LC é um preparado de liberação prolongada e efeito de longa atuação. Ambas são igualmente eficazes.[79-80]

Entre os benefícios básicos da reposição de dopamina está o controle dos sintomas da bradicinesia e da rigidez associados à DP. A maior velocidade dos movimentos, a explosão inicial da atividade motora e o aumento da força são todos resultados positivos.[80] Os efeitos sobre a redução do tremor são mais variados. Algumas pessoas demonstram pouca ou nenhuma resposta, enquanto outras demonstram uma redução positiva da amplitude do tremor. Não parece haver um impacto direto na instabilidade postural. A decisão sobre quando iniciar a levodopa/carbidopa cabe ao neurologista e é diferente para cada pessoa. A dose inicial geralmente melhora os baixos níveis de levodopa, o que resulta em uma melhora radical do estado funcional do paciente. É o que, às vezes, se chama de *período de lua de mel*, no qual se observa a nítida eficácia do medicamento.

A terapia de reposição de dopamina produz vários *efeitos adversos*. Para muitos pacientes, a janela terapêutica normal é de 4 a 6 anos antes que o melhor benefício perca o efeito (estado de *final de dose*). Nesse ponto, um número significativo de pacientes apresenta discinesias incapacitantes, distonia e oscilações motoras. As **discinesias** são movimentos dinâmicos descontrolados ou involuntários que normalmente ocorrem com a dose máxima de L-dopa ou quando o paciente está em período de transição entre os estados "ativo" e "inativo". Os movimentos são coreoatetóticos em qualidade, podendo inicialmente dar a impressão de tiques faciais com contração dos lábios e protrusão da língua. Com o tempo, os movimentos involuntários tornam-se mais prevalentes, vigorosos e extensos, passando a envolver os membros, o tronco e o pescoço. Estima-se que as discinesias se desenvolvem e aumentam à razão de 10% por ano após o início da terapia com dopamina. Pode ocorrer também **distonia,** uma contração involuntária prolongada que causa torção ou contorção dos segmentos do corpo. O paciente normalmente se queixa dos dedos (dos pés ou das mãos) em garra, ou de cãibra na panturrilha, no pescoço, no rosto ou nos músculos paraespinais. A distonia está associada à dor e geralmente ocorre durante os períodos de estado "inativo". As oscilações motoras incluem tanto o fenômeno "ativo/inativo" como o "final de dose". O termo **fenômeno** "**ativo/inativo**" refere-se às oscilações abruptas e aleatórias do desempenho e das respostas motoras. A produção de erros de movimento é comum. O termo *final de dose*, por sua vez, designa a **deterioração de final de dose**, um agravamento dos sintomas ao final do tempo previsto de eficácia da medicação.[79] Os pacientes podem apresentar **acatisia**, uma inquietação motora. Em geral, eles sentem intolerância à inatividade (permanecer sentado quieto) e apresentam transtornos significativos durante o sono e nos momentos de relaxamento. Essa condição afeta 25% dos pacientes e é aliviada com o movimento (p. ex., caminhar). A acatisia está associada à DP em estágio avançado e é observada com mais frequência no estado "inativo".

Pode-se administrar selegilina (Jumexil) com levodopa/carbidopa para controlar fenômenos leves de final de dose. A redução não supervisionada ou a suspensão brusca da levodopa/carbidopa é contraindicada, podendo produzir efeitos adversos perigosos e letais. Podem ocorrer interações adversas com vários medicamentos, entre os quais antiácidos, medicamentos anticonvulsivos (ou anticonvulsivantes), anti-hipertensivos e antidepressivos.[80]

Os pacientes podem apresentar também outras alterações relacionadas à dose dos medicamentos e indicar a necessidade de modificação da medicação, como (1) toxicidade psiquiátrica incapacitante (alucinações visuais, delusões e paranoia); (2) depressão; (3) alterações gastrintestinais (náusea, boca seca); (4) alterações cardiovasculares (hipotensão, tontura, arritmias); (5) alterações geniturinárias (disúria); (6) distúrbios do sono (insônia, fragmentação do sono).[79,80]

Agonistas da dopamina

Os agonistas da dopamina (AD) constituem uma classe de medicamentos criada para estimular diretamente os receptores pós-sinápticos de dopamina. Eles são administrados de forma isolada como uma monoterapia de primeira linha ou juntamente com a levodopa/carbidopa, permitindo a administração de doses mais baixas com eficácia prolongada (i. e., terapia de preservação da L-dopa). Os pacientes com doença de Parkinson em estágio moderado que demonstram declínio das respostas à terapia com levodopa/carbidopa podem ser beneficiados. Os medicamentos AD prescritos com mais frequência são o ropinirol (Requip) e o pramipexol (Sifrol); a bromocriptina (Parlodel) é usada com menos frequência. O maior benefício desses medicamentos é a redução da rigidez, da bradicinesia e das oscilações motoras. Os efeitos adversos são semelhantes aos da L-dopa, com náusea, sedação, tontura, constipação e alucinações entre os mais comuns. Esses medicamentos já foram também associados a um maior risco de distúrbios do controle de impulsos (p. ex., jogo patológico, compras compulsivas, hipersexualidade, compulsão alimentar).[80]

Anticolinérgicos

Os agentes anticolinérgicos podem ser utilizados no início da DP ou como elementos adjuntos para pacientes tratados com carbidopa/levodopa. Esses agentes bloqueiam a função colinérgica e são benéficos principalmente como moderadores do tremor e da distonia que podem acompanhar o estado de final de dose; eles exercem pouco ou nenhum efeito sobre os sintomas da DP. Os medicamentos normalmente prescritos nesse grupo incluem o triexifenidil (Artane) e o mesilato de benzatropina (Cogentin). Os efeitos adversos dos anticolinérgicos são visão turva, boca seca, tontura e retenção urinária. A toxicidade central é indicada por efeitos como comprometimento da memória, confusão mental, alucinações e delusões.[80]

Inibidores da monoamina oxidase B

A monoamina oxidase B (MAO-B) é a principal enzima que age no sentido de degradar a dopamina no cérebro. Os inibidores da MAO-B são a selegilina, também conhecida como deprenil (Jumexil) e a rasagilina (Azilect). Pacientes nos estágios iniciais da DP podem receber inibidores da MAO-B para elevar os níveis de dopamina. Do ponto de vista clínico, o tratamento monoterapêutico precoce com selegilina demonstrou ter um efeito modesto na redução, mas não na interrupção, da progressão da doença. Depois de iniciada a terapia com L-dopa, a combinação com a selegilina melhora o controle dos sintomas e permite o uso de uma dose mais baixa. Os inibidores da MAO-B apresentam baixo risco de discinesias. Existem alguns efeitos adversos, como náusea leve, boca seca, tontura, hipotensão ortostática, confusão mental, alucinações e insônia.[80]

Implicações para o fisioterapeuta

O fisioterapeuta precisa estar plenamente ciente de cada um dos medicamentos que o paciente esteja tomando e dos possíveis efeitos adversos. É importante lembrar que os pacientes tratados com reposição de dopamina desenvolverão complicações motoras em algum momento. Espera-se que o desempenho ideal seja alcançado durante a administração da dosagem máxima, enquanto a queda de desempenho está associada ao ciclo de final de dose e à depleção da medicação.[81] O momento do exame fisioterapêutico e da intervenção devem ser compatíveis e ocorrer, sempre que possível, durante o ciclo de dosagem ideal. Os fisioterapeutas participam do monitoramento da eficácia dos medicamentos sobre o desempenho motor, a função e a participação nas atividades. Com a progressão da doença, os pacientes podem desenvolver intolerância a determinado medicamento e precisar mudar a medicação prescrita. Em geral, o fisioterapeuta é o primeiro a observar qualquer alteração no estado funcional durante a adaptação do sistema do paciente à quantidade ou ao tipo de medicamento prescrito. A observação precisa, o exame e o relato dessas alterações ajudam muito o médico na hora de modificar a prescrição de um medicamento. Os fisioterapeutas podem participar também dos ensaios clínicos dos medicamentos à medida que se desenvolvem novos medicamentos e combinações. A Tabela 18.2 apresenta uma visão geral da farmacologia da DP.

Tratamento nutricional

Uma dieta com alto teor proteico pode bloquear a eficácia da L-dopa. Os aminoácidos alimentares contidos nas proteínas competem com a absorção de L-dopa. Isso é particularmente problemático em pacientes com doença crônica que apresentam oscilações no desempenho motor. Consequentemente, os pacientes em geral são aconselhados a seguir uma dieta rica em calorias e com baixo teor de proteínas. Em geral, no máximo, 15% das calorias devem ser de origem proteica. As recomendações alimentares podem incluir também a transferência da ingestão diária de proteínas para a refeição da noite, quando os pacientes se encontram menos ativos. Essas modificações minimizam as oscilações motoras e maximizam a resposta à terapia com L-dopa. Incentiva-se o paciente a consumir alimentos variados, podendo aconselhá-lo a tomar suplementos dietéticos destinados a garantir a ingestão adequada de vitaminas e sais minerais. Os pacientes podem ser orientados também a aumentar a sua ingestão diária de água e fibras alimentares como forma de ajudar a controlar os problemas de constipação.[76]

A rigidez e a bradicinesia podem limitar a postura ereta e os movimentos do membro superior durante a alimentação. Os planos motores aprendidos, como usar uma xícara ou utensílios de alimentação, por exemplo, também podem ser difíceis. A intervenção da terapia ocupacional destinada a melhorar a alimentação e recomendar dispositivos de alimentação adaptativos é de considerável importância para ajudar a manter o estado nutricional e de saúde em geral. O especialista em patologias da fala também desempenha um papel importante na avaliação da disfagia e na recomendação de estratégias de assistência à disfunção da deglutição. A orientação do paciente, da família e dos cuidadores deve focar a importância de se manter uma boa ingestão nutricional. A gastrostomia endoscópica percutânea (GEP) é reservada à doença em estágio avançado quando todas as demais estratégias para disfagia falham.

Estimulação cerebral profunda

A **estimulação cerebral profunda (ECP)** envolve a implantação de eletrodos em locais do cérebro em que eles possam bloquear os sinais nervosos causadores dos sintomas. Os eletrodos cerebrais são colocados no núcleo

Tabela 18.2 Farmacologia da doença de Parkinson[80]

Classe do medicamento	Exemplo	Dose média	Possíveis efeitos adversos
Anticolinérgicos	Triexifenidil	2 mg 3x/dia	Boca seca, tontura, visão turva
	Benzatropina	1 mg 2x/dia	Taquicardia, boca seca, náusea, vômitos, confusão mental
Reposição de dopamina	Levodopa/carbidopa	10 mg/100 mg tid/qid	Distonia
	(genérico)	25 mg/100 mg tid/qid	Movimentos anormais e involuntários
	Sinemet	25 mg/250 mg tid	Náusea e vômitos
	Sinemet CR (liberação controlada)	25 mg/100 mg tid	Confusão metal
		25 mg/200 mg bid	Sonhos, alucinações
Agonistas da dopamina	Pergolida	1 mg tid	Nervosismo, discinesias, insônia, alucinações, náusea, confusão mental, eritromelalgia
	Bromocriptina	5 mg bid	Náusea, cefaleia, tontura, fadiga, cãibras/constipação, confusão mental, fibrose pulmonar/peritoneal
Amantadina	Symadine	100 mg bid	Vertigem, livedo reticular, edema

Bid = duas vezes ao dia; mg = miligrama; tid = três vezes ao dia; qid = quatro vezes ao dia.

subtalâmico (NST) ou, com menos frequência, no globo pálido (GPi). Implanta-se um gerador de impulsos (GI) semelhante a um marca-passo, na área subclavicular, passando um fio fino por baixo da pele para se conectar aos eletrodos cerebrais. Produz-se uma estimulação de alta frequência. O paciente pode controlar a função "liga/desliga" do marca-passo com um controlador enquanto o médico determina o nível de estimulação fornecido, adequando-o às necessidades do paciente.[82]

A DBS é eficaz para o tratamento da DP em estágio avançado. Observa-se a melhora do tremor refratário à terapia farmacológica em aproximadamente 90% dos pacientes, e de um terço à metade deles vivenciam a supressão total do NST com a DBS. A DBS demonstrou controlar com sucesso os sintomas de superatividade motora da DP (discinesias), aumentar substancialmente o período do estado "ativado" e melhorar as pontuações no desempenho das AVD. A DBS demonstrou também reduzir a necessidade de medicamentos e é o tratamento preferido para pacientes com oscilações motoras e discinesia resistentes a medicamentos. Outros sintomas motores da acinesia, a rigidez, a fraqueza e a velocidade reduzida da caminhada podem melhorar com a DBS, embora as respostas sejam variáveis. Os possíveis efeitos adversos incluem confusão mental, cefaleia, problemas da fala, distúrbios da marcha e quedas. A maioria das complicações é temporária e se resolve em seis meses. A presença de riscos cirúrgicos (hemorragia intracerebral, infecção) e a ocorrência de problemas mecânicos com o dispositivo (quebra de eletrodo, mau funcionamento do gerador) também são possíveis. A estimulação cerebral profunda tem sido amplamente substituída por procedimentos estereotáxicos de cirurgia cerebral (talamotomia e palidotomia).[82-86]

Parâmetros de reabilitação

A reabilitação desempenha um papel importante à medida que reduz as limitações das atividades, promovendo, ao mesmo tempo, a participação nas atividades e a independência. Além disso, é possível reduzir ou evitar as complicações conhecidas da DP, uma vez que a qualidade de vida é promovida. O tratamento ideal envolve a participação de uma equipe interdisciplinar coordenada responsável por supervisionar um plano de assistência abrangente para resolver os problemas clínicos, as preocupações e as necessidades de cada paciente. Normalmente, fazem parte da equipe o médico, a enfermeira, o fisioterapeuta, o terapeuta ocupacional, o especialista em patologias da fala e o assistente social. O encaminhamento para outros especialistas – como psicólogo, nutricionista, gastrenterologista, urologista, pneumologista, etc. – também pode ser necessário. Como ocorre com qualquer equipe, o paciente é a figura central, enquanto a família e os cuidadores são membros-chave.

O programa de reabilitação ideal leva em consideração o histórico, o custo e os sintomas da doença do paciente, juntamente com as deficiências, limitações das atividades e restrições à participação. De igual importância são as capacidades (atributos), as prioridades e os recursos do paciente, inclusive a família, o lar e os recursos comunitários. É de se esperar a deterioração da condição e as oscilações de desempenho induzidas pela medicação. A depressão e a ansiedade são comuns e devem ser cuidadosamente monitoradas. O foco geral é o planejamento, com a previsão de episódios de assistência hospitalar, ambulatorial e domiciliar/comunitária.

Continuum de assistência terapêutica

Um *continuum* de assistência terapêutica baseado no estágio da doença (início, meio, fim) é uma forma eficaz de organizar o programa de assistência. As intervenções são restauradoras (destinadas a melhorar as deficiências, as limitações das atividades e as restrições à participação), preventivas (destinadas a minimizar as possíveis complicações e deficiências indiretas) e compensatórias (destinadas a modificar a tarefa, a atividade ou o ambiente a fim de melhorar as funções) (ver Cap. 1). É fundamental que toda a equipe proporcione um ambiente solidário de assistência aos pacientes e seus familiares na difícil adaptação à vida com uma doença crônica e progressiva.

No estágio *inicial* da doença os pacientes se mostram funcionais e independentes com deficiências mínimas. O encaminhamento para a fisioterapia em geral é adiado nesse estágio, embora obviamente pudesse haver benefícios em termos de melhores níveis de condicionamento físico e postergação ou prevenção das deficiências indiretas. Os pacientes geralmente são observados em regime ambulatorial.

Durante o estágio *intermediário* da doença, os sintomas são mais aparentes e surgem as limitações das atividades. O paciente ainda pode ter uma atuação independente na marcha e nas AVD, embora o desempenho seja mais lento e menos eficiente. Pode-se observar o paciente durante o atendimento ambulatorial, a assistência domiciliar ou um breve período de internação hospitalar. Os serviços de reabilitação oferecem vários benefícios. Os programas de treinamento de exercícios já demonstraram ser eficazes para pacientes com DP de grau leve a moderado como forma de melhorar o desempenho motor.[87-93] A qualidade de vida percebida e o bem-estar subjetivo também melhoraram.[94] A orientação da família e dos cuidadores intensifica-se para auxiliar o paciente a tornar-se o mais independente possível em termos funcionais.

No estágio *terminal*, a progressão da doença resulta em deficiências e complicações maiores e mais graves. Os pacientes tornam-se dependentes em muitas ou na maioria de suas habilidades cotidianas de mobilidade funcional e AVD, e geralmente ficam limitados a uma cadeira de rodas ou acamados. A família e os recursos comunitários são vitais para manter o paciente em casa. Alguns pacientes podem precisar ser removidos para uma unidade de assistência à condição crônica. Essas alterações podem ser uma fonte de grande ansiedade e frustração para o paciente e a família. Os objetivos precisam ser reestruturados. O fisioterapeuta precisa concentrar-se na assistência preventiva para evitar complicações secundárias possivelmente letais (p. ex., pneumonia, úlceras por pressão, etc.). O treinamento compensatório tem por finalidade manter ao máximo as funções, como colocar-se na postura ereta e sair da cama. A segurança, tanto para o cuidador quanto para o paciente, passa a ser uma preocupação básica, uma vez que as transferências dependentes de assistência máxima passam a ser a norma. Em geral, as adaptações ambientais podem significar a diferença entre a dependência total e a dependência modificada. A equipe de reabilitação deve apoiar os esforços do paciente, por menores que sejam. Os pacientes no estágio terminal da DP demonstram habilidades extremamente limitadas para interagir com o seu ambiente, com o crescente isolamento social e o alheamento. As famílias também sofrem com as crescentes demandas impostas pela necessidade de assistência, pela exaustão e pelo isolamento social. Os fisioterapeutas precisam maximizar o apoio psicossocial e estar prontamente disponíveis para as consultas. A Tabela 18.3 apresenta uma visão geral dos estágios da doença de Parkinson e das estratégias de intervenção.

O padrão de prática preferido para pacientes com DP do *Guide to Physical Therapist Practice* é o 5E, *Impaired Motor Function and Sensory Integrity Associated with Progressive Disorders of the Central Nervous System – Acquired in Adolescence or Adulthood*.[97,p.375] Nesse documento, o leitor encontrará informações relevantes sobre a avaliação diagnóstica do paciente/cliente; códigos CID-9-CM; os componentes do exame; as considerações para avaliação, diagnóstico e prognóstico; e as intervenções sugeridas. Portanto, o *Guide to Physical Therapist Practice* serve como um recurso básico para a elaboração de um plano de cuidados (PDC) adequado e documentação dos serviços prestados e resultados alcançados.

Exame e avaliação fisioterapêuticos

É necessário um exame abrangente para determinar o nível das deficiências e do grau das funções. Utiliza-se o

Tabela 18.3 Estágios, deficiências comuns e limitações das atividades da doença de Parkinson e estratégias de intervenção

Estágio	Deficiências comuns e limitações das atividades	Estratégias de intervenção
DP em estágio inicial/leve	• Poucas/mínimas deficiências e limitações das atividades com manutenção da independência • Sintomas de movimento presentes, mas não interferem nas atividades diárias • Ocorrência de sintomas de movimento, geralmente tremor, em um lado do corpo • Alterações observadas na postura, capacidade de andar ou expressão facial • Os medicamentos para doença de Parkinson suprimem os sintomas de movimento	*Preventivas e restauradoras* • Exercícios regulares para melhorar/manter o desempenho motor, a força, a mobilidade, a flexibilidade e a amplitude de movimento (ADM), o equilíbrio, a locomoção, a resistência e a qualidade de vida percebida • Aulas comunitárias destinadas a melhorar/manter a socialização, o companheirismo, uma perspectiva positiva e o propósito de vida *Compensatórias* • Orientação do paciente/família/cuidador sobre o processo da doença, a reabilitação e a conservação de energia • Determinação da necessidade de dispositivos adaptados ou auxiliares • Determinação da necessidade de modificação do ambiente doméstico/de trabalho • Prestar suporte psicológico com encaminhamento precoce a grupos de apoio para o paciente e a família/cuidador • Encaminhamento a outros profissionais de saúde, conforme necessário

(continua)

Tabela 18.3 Estágios, deficiências comuns e limitações das atividades da doença de Parkinson e estratégias de intervenção *(continuação)*

Estágio	Deficiências comuns e limitações das atividades	Estratégias de intervenção
DP em estágio intermediário/ moderado	• Crescente número e grau de gravidade das deficiências • Limitações mínimas a moderadas das atividades, restrições à participação • Ocorrência de sintomas de movimento em ambos os lados do corpo • O corpo movimenta-se mais lentamente em decorrência da rigidez crescente • Modificação do nível de dependência (assistência) para a realização das AVD • Dificuldade com o equilíbrio, a instabilidade postural; postura curvada; crescente número de quedas • Deficiências evidentes na marcha, podendo ocorrer episódios de congelamento • Locomoção com nível de dependência (assistência) modificado • Os medicamentos para doença de Parkinson podem "perder o efeito" entre as doses • Os medicamentos para doença de Parkinson podem causar efeitos colaterais, inclusive discinesias	*Preventivas e restauradoras* • Exercícios regulares para melhorar/manter o desempenho motor, a força, a mobilidade, a flexibilidade e a amplitude de movimento (ADM), o equilíbrio, a locomoção, a resistência e a qualidade de vida percebida • Aulas comunitárias destinadas a melhorar/ manter a socialização, o companheirismo, uma perspectiva positiva e o propósito de vida *Compensatórias* • Dispositivos de auxílio para manter as funções • Cadeira de rodas para mobilidade dentro da comunidade • Modificações no ambiente doméstico • Orientação e treinamento do paciente/família/ cuidador • Suporte psicológico ao paciente e à família/ cuidador • Encaminhamento a outros profissionais de saúde, conforme necessário; a terapia ocupacional pode fornecer estratégias para a manutenção da independência
DP em estágio terminal/avançado	• Várias deficiências com crescente grau de gravidade • Limitações graves das atividades, com dependência na maioria dos casos: • Grande dificuldade para caminhar; normalmente limitado à cadeira de rodas ou ao leito durante a maior parte do dia • Necessidade de assistência para realizar todas as AVD • Sérias restrições à participação: – Incapaz de morar só – Normalmente necessita de assistência em tempo integral ou precisa ser removido para uma unidade de assistência à condição crônica • Interações sociais restritas • Os problemas cognitivos podem ser proeminentes, como demência, alucinações e delusões • Crescente grau de intolerância à medicação e presença de discinesias • Contrabalançar os benefícios dos medicamentos com os seus efeitos colaterais passa a ser um desafio cada vez maior	*Preventivas* • Maximização da postura ereta, tempo fora da cama • Maximização da participação nas atividades da vida diária • Prevenção de contraturas, úlceras por pressão, pneumonia e assim por diante *Compensatórias* • Orientação e treinamento da família/cuidador: orientação sobre medidas de segurança, transferências, posicionamento, giro do corpo, cuidados com a pele • Dispositivos de alívio da pressão • Leito hospitalar, cadeira de rodas, levantamento mecânico • Suporte psicológico ao paciente e à família/ cuidador • Encaminhamento a outros profissionais de saúde, conforme necessário

Adaptada de Dal Bello-Haas[95] e Cutson et al.[96]

reexame subsequente realizado em intervalos específicos para distinguir as alterações no estado do paciente e os efeitos do tratamento. Os dados são extraídos do histórico, da avaliação dos sistemas e dos testes e medidas pertinentes (Quadro 18.3).[97] A seleção dos procedimentos e instrumentos do exame é determinada pelo estado específico do paciente. A gravidade dos problemas, o estágio da doença, a idade, a fase e o ambiente de reabilitação, bem como outros fatores, precisam ser levados em consideração para a estruturação do exame e dos dados de

Quadro 18.3 Elementos do exame de um paciente com doença de Parkinson[97]

Histórico do paciente/cliente
- Idade, sexo, raça/etnia, linguagem básica, escolaridade
- Histórico social: crenças culturais e comportamentos, recursos da família e dos cuidadores, sistemas de suporte social
- Ocupação/emprego/trabalho
- Ambiente de vida: obstáculos em casa/no trabalho
- Dominância da mão
- Estado geral de saúde: físico, psicológico, social e funcional, hábitos de saúde
- Histórico familiar
- Histórico médico/cirúrgico
- Condições atuais/principais queixas
- Medicamentos
- Resultados de exames médicos/laboratoriais
- Estado funcional e nível de atividade: pré-mórbido e atual

Avaliação dos sistemas
- Neuromuscular
- Musculoesquelético
- Cardiovascular/pulmonar
- Tegumentar

Testes e medidas/deficiências
- Cognição: estado mental, memória: hesitação, lentidão dos processos de raciocínio
- Função oromotora: comunicação (oscilações, volume reduzido), deglutição
- Função psicossocial: motivação, ansiedade, depressão
- Características antropométricas: índice de massa corporal, circunferência, comprimento; edema
- Circulação: resposta às mudanças de posição, hipotensão ortostática
- Capacidade aeróbia e resistência: durante as atividades funcionais e os protocolos de exercício padronizados, incluindo sinais e sintomas cardiovasculares e pulmonares
- Ventilação e troca de gases
- Integridade tegumentar: condição da pele, áreas sensíveis à pressão; atividades, posicionamento e posturas para aliviar a pressão
- Integridade do sistema nervoso autônomo: respostas térmicas, transpiração
- Integridade e integração sensoriais
- Dor: intensidade e localização
- Função perceptiva: habilidades visuoespaciais
- Integridade das articulações, alinhamento e mobilidade: amplitude de movimento (ativa e passiva); comprimento dos músculos e extensibilidade dos tecidos moles
- Postura: alinhamento e posição, simetria (estática e dinâmica); ergonomia e mecânica corporal
- Desempenho muscular: força, potência e resistência
- Função motora: controle motor e aprendizado motor: tonicidade, padrões de movimento voluntário; movimentos involuntários; hesitação, lentidão, interrupção dos movimentos; escassez de movimentos
- Aprendizado procedimental para a execução de tarefas complexas e sequenciais
- Controle postural e equilíbrio: grau de instabilidade postural, estratégias de equilíbrio; segurança
- Marcha e locomoção: padrão de marcha e velocidade, segurança
- Estado funcional e nível de atividade: exame das habilidades funcionais com base no desempenho (nível da MIF), AVD básicas e instrumentais; habilidades de mobilidade funcional; habilidades de manejo doméstico
- Dispositivos auxiliares ou adaptativos: ajuste, alinhamento, função, uso; segurança
- Obstáculos ambientais, domésticos e profissionais
- Atividade profissionais, comunitárias e de lazer: capacidade de participar das atividades, segurança

avaliação. Durante os estágios inicial e intermediário da DP, as medidas das deficiências e o desempenho físico são relativamente estáveis. Nos estágios terminais da doença e em condições de sintomas oscilantes com instabilidade farmacológica, é de se esperar medidas menos estáveis.[98]

Esta seção apresenta as estratégias de exame e os testes e medidas pertinentes. As descrições completas de muitos dos testes e medidas identificados encontram-se nos capítulos anteriores que tratam dos exames.

Função cognitiva

A memória, a orientação, o raciocínio conceitual, as habilidades de solução de problemas e a capacidade de julgamento devem ser examinados. A velocidade do processamento de informações, a atenção e a concentração são especialmente importantes para determinar se há suspeita de bradifrenia. Pode-se obter um breve rastreamento da função cognitiva a partir da utilização do *Miniexame do Estado Mental (MEEM)*.[99]

Função psicossocial

O fisioterapeuta deve determinar os níveis gerais de depressão, estresse e ansiedade, bem como as estratégias existentes para lidar com tais condições. É importante perguntar ao paciente sobre a presença de sintomas de depressão, como tristeza, apatia, passividade, insônia, anorexia, perda de peso, inatividade e dependência, inabilidade para se concentrar e memória fraca, ou pensamentos suicidas. A *Escala de Depressão Geriátrica*[100] e o *Inventário de Depressão de Beck (ou Escala de Depressão de Beck)*[101] são instrumentos úteis. A ansiedade é prevalente e incapacitante nessa população de pacientes. A *Escala Hospitalar de Ansiedade e Depressão* é confiável para a detecção e gradação da gravidade da depressão e da ansiedade no ambiente hospitalar.[102,103]

Função sensorial

Um exame de rastreamento das sensações é indicado (sensações superficiais e profundas, sensações corticais combinadas). As alterações sensoriais são esperadas com o envelhecimento (embotamento das sensações táteis e da propriocepção com maiores perdas nos membros inferiores do que nos membros superiores, e distais mais do que proximais). As áreas específicas de perda sensorial podem indicar a presença de patologia comórbida, como acidente vascular cerebral, neuropatia diabética, etc. Deve-se perguntar ao paciente com DP sobre a presença de parestesias (sensação de dormência ou formigamento) e dor. A presença de dor leve e sensações semelhantes a cãibra é comum e geralmente de localização imprecisa. É importante examinar os desconfortos e dores musculoesqueléticos relacionados à falta de movimentos, aos movimentos ou posturas defeituosos e à distensão ligamentar.

Um exame da visão deve determinar a acuidade visual, a visão periférica, o rastreamento ocular, a acomodação, a adaptação à luz e à escuridão, e a percepção de profundidade. É de se esperar a ocorrência de alterações visuais com o envelhecimento, como perda de acuidade visual, inabilidade para focar a palavra impressa (presbiopia), adaptação reduzida à luz, sensibilidade à luz e à claridade, além de perda da capacidade de diferenciação das cores. Os pacientes com DP podem sofrer de embaçamento da visão e ter dificuldade para ler e não apresentar melhora com o uso de lentes corretivas, bem como problemas de perseguição ocular ("roda dentada"). Os déficits específicos podem ser indicativos de patologias comórbidas comuns nos idosos, como catarata (turvamento da visão central em um primeiro momento, e, depois, da visão periférica), glaucoma (perda precoce da visão periférica), degeneração macular senil ou retinopatia diabética (perda precoce da visão central) e acidente vascular cerebral (hemianopsia homônima). Os medicamentos também podem produzir deficiência ou turvamento visual, como os antidepressivos e os anticolinérgicos, por exemplo.

Função musculoesquelética

Flexibilidade das articulações e postura

O exame da ADM musculoesquelética e da flexibilidade é importante. O fisioterapeuta pode documentar deficiências específicas de amplitude de movimento ativa (ADMA) e amplitude de movimento passiva (ADMP) utilizando a medição goniométrica. Os pacientes com DP provavelmente apresentam perda dos movimentos de extensão dos quadris e joelhos, dorsiflexão, flexão dos ombros, extensão dos cotovelos, extensão da espinha dorsal e do pescoço, e rotação axial. Em menor proporção, essas deficiências podem se generalizar também para a população geriátrica.

É especialmente importante examinar a ADM da coluna vertebral (capacidade de girar, flexionar e estender a coluna), uma vez que os pacientes com DP já demonstraram apresentar deficiências nessa região.[104] Todos os segmentos da coluna devem ser examinados, incluindo os segmentos cervical, torácico e lombar. Os inclinômetros para a coluna vertebral, como os instrumentos Back Range of Motion II™ (BROM II) e o Cervical Range of Motion™ (CROM) demonstraram ser válidos e confiáveis para medir a ADM da coluna e a postura da cabeça projetada para a frente (www.spineproducts.com).[105] O uso de um apontador a *laser* posicionado na cabeça do paciente e parâmetros de medição exibidos na parede é uma nova maneira de avaliar a ADM da coluna no plano transverso. De pé com os pés imóveis, o paciente gira o máximo possível para um dos lados. Ao medir a distância percorrida pelo *laser* ao longo da parede, obtém-se uma medida objetiva da rotação do corpo (tronco). Essa medição multissegmentar pode ser um melhor preditor da mobilidade funcional do tronco do que as medições isoladas das ADM cervical e lombar. É possível examinar a mobilidade da coluna também com a utilização de uma série de movimentos funcionais, como a rotação axial (olhar para trás) ao sentar-se, levantar-se e andar. Pode-se determinar o comprimento dos músculos posteriores da coxa com o uso do teste da perna esticada.

Nesse caso, é indicado um exame da postura de repouso e das alterações de postura que ocorrem com o movimento. Os fisioterapeutas podem utilizar grades de postura, prumos e os recursos da fotografia estática ou do *videotape* para documentar as alterações. Para registrar a postura no plano sagital estático, pode-se utilizar uma régua flexível moldada no formato do contorno da coluna vertebral do paciente na posição em pé e traçada em papel quadriculado. Essa técnica não é cara, oferece bom nível de confiabilidade intratestador e intertestador e demonstrou ter uma alta correlação com as medições radiográficas das regiões lombar e torácica da coluna vertebral.[106-108] Em pé, os pacientes com DP normalmente assumem uma postura flexionada e curvada (cifose com a cabeça projetada para a frente) com o centro de massa deslocado para a frente, dentro dos limites de estabilidade (LDE) (Fig. 18.4). Em decúbito dorsal, a postura flexionada com a cabeça projetada para a frente continua evidente (postura da silhueta do travesseiro) (Fig. 18.5).

Desempenho muscular

É indicado um exame de força e resistência. O fisioterapeuta pode medir a força utilizando um teste manual de força muscular (TMM). Pode-se utilizar a dinamometria portátil e isocinética para quantificar a força máxima (produção de torque). Os pacientes com DP já demonstraram apresentar deficiências na taxa de desenvolvimento de força e na capacidade máxima de produção de torque. A dinamometria isocinética pode ser utilizada tam-

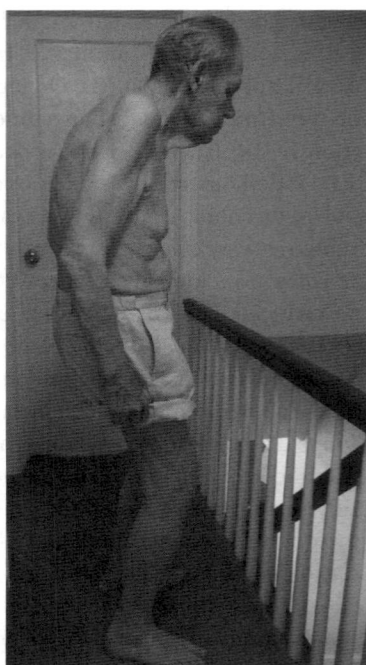

Figura 18.4 Em pé, paciente com DP demonstra a típica postura flexionada e curvada com cifose, a cabeça projetada para a frente e os quadris e os joelhos flexionados.

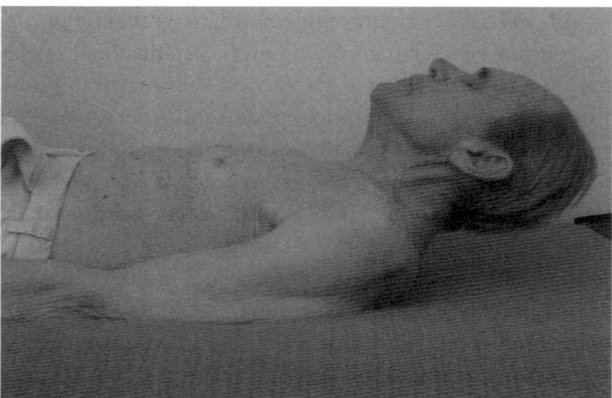

Figura 18.5 Na posição de decúbito dorsal, paciente com DP demonstra a postura flexionada característica (postura da silhueta do travesseiro).

bém para documentar a resistência muscular e já foi sugerida para documentar o tremor, utilizando baixas velocidades de movimento (25 mm/s) e baixos torques.[26]

Função motora

Rigidez

A rigidez normalmente é igual tanto nos grupos de músculos agonistas quanto antagonistas. Como dissemos anteriormente, pode ser sustentada (cano de chumbo) ou intermitente (roda dentada). A distribuição da rigidez em geral é assimétrica, sobretudo nos estágios iniciais da doença, e pode variar no decorrer do dia, em determinado momento do ciclo de medicação, e com o estresse. É importante, portanto, determinar os segmentos do corpo afetados e a gravidade do envolvimento. O paciente deve estar sentado ou em decúbito dorsal em uma posição relaxada. O fisioterapeuta movimenta cada membro em sua ADMP total. Para a ADMP da cabeça e do pescoço e da coluna vertebral, o paciente pode sentar-se sobre um colchonete ou na ponta de uma cadeira, sem apoio nas costas, a fim de permitir a excursão dos movimentos da coluna (flexão, extensão, rotação). É possível determinar o grau de gravidade da rigidez com base no nível de resistência ao movimento passivo e à disponibilidade de ADM. Por exemplo, determina-se a rigidez grave se a ADMP total só puder ser alcançada com dificuldade. As alterações de tônus no pescoço e nos ombros são sugestivas de doença em estágio inicial, enquanto as alterações de tônus no tronco e nos membros normalmente se apresentam em caso de doença moderada e extensa. Deve-se suspeitar de déficits de mobilidade funcional e reações posturais na presença de rigidez significativa do tronco. Deve-se examinar também a mobilidade facial do paciente (p. ex., hipomimia ou rosto mascarado), inclusive a capacidade de produzir expressões espontâneas e entreabrir os lábios; a capacidade de sorrir ou usar os músculos da expressão facial também devem ser examinados. Deve-se fazer uma inspeção dos movimentos voluntários repetitivos para determinar as limitações ativas impostas pela rigidez.

Bradicinesia

No início os movimentos tornam-se mais lentos, depois diminuem em amplitude (hipocinesia); nos estágios posteriores, os movimentos tornam-se arrítmicos com frequentes hesitações impulsivas e interrupção dos movimentos (acinesia). Pode-se utilizar um cronômetro para quantificar a redução detectável da velocidade do movimento (*tempo de movimento*) e a hesitação impulsiva ou *tempo de reação* (tempo decorrido entre o desejo de se movimentar e a resposta efetiva de movimento). O fisioterapeuta deve examinar a amplitude geral de movimento e as oscilações de amplitude. Por exemplo, a coordenação prejudicada e a assimetria do movimento de balanço dos braços durante a caminhada é um achado comum no estágio inicial da DP. À medida que a doença progride, os movimentos caracterizam-se por acentuada lentidão, escassez e amplitude reduzida. Os testes cronometrados de movimentos alternados rápidos (RAM) podem ser utilizados para determinar os efeitos da bradicinesia. Exemplos de RAM incluem a repetida oposição do dedo indicador e do polegar, alternando entre a pronação e a supinação, a abertura e o fechamento das mãos, e o tamborilar dos dedos ou dos pés. A expectativa é de que a destreza em tarefas motoras complexas (p. ex., escrever, vestir-se, manipulação hábil de objetos) esteja comprometida e deva ser examinada. Isso vale também para as tarefas motoras que envolvem o uso simultâneo de ambos os lados (p. ex., RAM bilateral entre pronação e supinação). Ver outros exemplos de testes no Capítulo 6, Exame da coordenação e do equilíbrio.

Métodos mais sofisticados já foram utilizados para estudar o movimento em pacientes com DP, em grande parte, no ambiente de pesquisa. O monitoramento eletromiográfico (EMG) foi utilizado para quantificar os efeitos da rigidez e da bradicinesia sobre o desempenho motor. Observaram-se respostas de longa latência do EMG (50 a 120 mseg) quando os músculos eram submetidos a alongamentos bruscos, tendo sido observados também padrões anormais de recrutamento da unidade motora.[109]

Tremor

A localização, a persistência e a gravidade (amplitude) do tremor devem ser registradas. O fisioterapeuta deve determinar se há presença de tremor durante o repouso (padrão inicial característico) ou durante a ação, e se o tremor interfere na função. Esse segundo padrão pode ocorrer em caso de doença grave e prolongada. É possível utilizar as habilidades do membro superior – beber algo em uma xícara, alimentar-se, vestir-se e escrever – para testar os efeitos do tremor durante os movimentos. Com o tremor grave, o paciente não consegue realizar a tarefa funcional. O estresse pode aumentar o tremor. Pode-se utilizar tarefas cognitivas simultâneas, como subtrações sequenciais de 7 (i. e., contar de trás para a frente de 100 a 7) para testar o impacto do desempenho na realização de duplas tarefas.[110]

Controle postural e equilíbrio

É indicado um exame completo do controle postural e do equilíbrio. O fisioterapeuta deve primeiro observar a postura de repouso do paciente nas posições sentada e em pé. A percepção de verticalidade do paciente pode apresentar-se comprometida, uma vez que alguns pacientes com doença avançada se percebem como na posição totalmente ereta quando, na verdade, estão inclinados para a frente.

As medidas clínicas do desempenho do equilíbrio demonstraram ser confiáveis e sensíveis no exame do desempenho funcional e do equilíbrio de pacientes com DP.[111-120] Entre essas medidas estão a *Escala de Equilíbrio de Berg* (EEB),[121] o *Teste de Alcance Funcional* (FRT),[122] o *Teste do Levantar e Caminhar Cronometrados* (*Timed up and go*, TUG),[123] o *Teste Cognitivo do Levantar e Caminhar Cronometrados* (CTUG)[124] e o *Índice de Marcha Dinâmica* (DGI).[125] O Capítulo 6 trata desses testes. A EEB correlaciona-se bem com a UPDRS e já foi considerada uma boa medida geral da função nessa população.[111,112] Dibble e Lange[113] demonstraram que cada um desses testes tem a capacidade de distinguir as pessoas com DP com um histórico de quedas daquelas sem histórico de quedas e sugeriram pontuações de corte para maximizar a sensibilidade e minimizar os falsos-negativos. É possível reduzir os falsos-negativos também quando a interpretação é baseada na interpretação coletiva de múltiplos testes de equilíbrio. Já foi proposto um algoritmo de tomada de decisão que envolve o uso sequencial de testes clínicos de equilíbrio.[114] Leddy et al.[115] examinaram a EEB, a Avaliação Funcional da Marcha (FGA),[126] e o *Teste dos Sistemas de Avaliação do Equilíbrio BESTest)*[127] e constataram que todos os três demonstravam altos níveis de confiabilidade e que o BESTest era mais sensível para identificar pacientes sujeitos a quedas. Steffen e Seney[118] também constataram altos níveis de confiabilidade para a EEB, o Teste de Caminhada de 6 Minutos (6-MWT) e a velocidade da marcha. Identificou-se valores de alteração mínima detectável (MDC) para a EEB = 5/56, 6-MWT = 82 m, velocidade confortável da marcha = 0,18/seg e velocidade acelerada da marcha = 0,24 m/seg. Por outro lado, a *Avaliação da Marcha de Tinetti (TGA)* não demonstrou sensibilidade para a detecção de alterações nas deficiências da marcha em pessoas com DP moderadamente incapacitante.[128] A forte estabilidade das medições nos testes de equilíbrio ocorre durante a fase de estado "ativo" do ciclo de medicação, enquanto a estabilidade das medições não se mantém durante o período "inativo".[129]

O controle postural reduzido é evidente durante a posição imóvel em pé (controle estático), com maiores oscilações tanto no plano lateromedial quanto anteroposterior.[130] Durante os testes posturográficos dinâmicos, as estratégias para restabelecer a estabilidade postural geralmente são inadequadas para manter o equilíbrio. As estratégias e reações posturais existentes devem ser cuidadosamente documentadas (p. ex., estratégias de uso dos tornozelos, quadris e troca de passos). Em geral, as pessoas saudáveis respondem inicialmente com a utilização de uma estratégia de uso dos tornozelos com pequenas alterações em seu CDM, seguida por estratégias de uso dos quadris e da troca de passos com alterações maiores no CDM. As pessoas com DP e a população mais velha em geral normalmente respondem às forças desestabilizadoras com estratégias posturais que envolvem mais as articulações dos quadris do que as articulações dos tornozelos. A hesitação impulsiva, padrões de coativação anormal (corpo rígido) incapazes de recuperar uma postura estável, é comum. Observa-se a ausência de estratégias posturais (i. e., o paciente cairia se não fosse pelo colete suspenso de suporte do corpo) também na doença avançada.

Durante situações posturais complexas que envolvem conflitos sensoriais (p. ex., o Teste da organização sensorial), as pessoas com DP em estágio avançado normalmente demonstram um desempenho postural reduzido, que sugere uma organização sensorial inadequada.[131] Pode-se esperar que o controle do equilíbrio sofra degradação sob condições de monitoramento cognitivo reduzido. Os pacientes com DP, especialmente nos estágios iniciais da doença, podem não demonstrar deficiências de equilíbrio em resposta à postura em pé estável com movimentos normais da BDA ou autoiniciados, desde que sua atenção esteja totalmente direcionada para a tarefa em questão. Entretanto, se forem instituídas demandas de atenção concorrentes (i. e., *interferência da dupla tarefa*, como falar e manter o equilíbrio ao mesmo tempo), observa-se a instabilidade.[132] Nas pessoas com DP, a confiança no equilíbrio está relacionada também à mobilidade funcional e às quedas.[133]

Marcha

Os parâmetros e características da marcha que devem ser examinados durante a caminhada desimpedida em superfícies niveladas incluem o momento da partida ou a iniciação da marcha, a velocidade da caminhada, o comprimento da passada, a cadência, a estabilidade, a variabilidade e a segurança. Pode-se utilizar o *Teste de Caminhada de 10 Metros* para determinar a velocidade, a passada média e a cadência ou obter uma análise cinética mais sofisticada a partir de plataformas de força, marcadores corporais e equipamentos computadorizados (sistemas de análise de movimento normalmente presentes no ambiente laboratorial) embutidos. As pessoas com DP geralmente demonstram um menor comprimento do passo e da rotação do tronco, dificuldade para iniciar a marcha e dificuldade para alcançar uma maior velocidade de caminhada. Quando a instrução é caminhar o mais rápido possível, os movimentos produzidos são menores e mais variáveis em comparação àqueles de idosos mais saudáveis.[134,135]

Deve-se examinar as alterações cinemáticas ou qualitativas da marcha, inclusive as reduções dos movimentos dos quadris, joelhos e tornozelos que resultam em um padrão de marcha (festinante) de passos curtos e arrasto dos pés, com redução da rotação do tronco e do movimento de balanço dos braços. As anomalias posturais que contribuem para o desenvolvimento de um padrão de marcha festinante devem ser documentadas (i. e., postura flexionada e curvada). Deve-se examinar a marcha em todas as direções de movimento: para a frente, para trás e para os lados. Pode-se utilizar um padrão de marcha complexo, como o cruzamento ou entrelaçamento dos passos, para examinar os déficits do planejamento motor.

Pacientes com DP em estágio avançado normalmente apresentam dificuldade com a adaptabilidade e não conseguem variar com facilidade o padrão de caminhada ou caminhar em áreas limitadas complexas, como passagens estreitas ou ambientes abertos. Deve-se examinar a deambulação em ambientes variados (p. ex., ambiente comunitário) ou vencer um trajeto com obstáculos. A maior dificuldade de caminhar é vivenciada também em resposta às demandas de atenção variáveis e à interferência da dupla tarefa. É possível observar alterações na velocidade da marcha, no comprimento do passo e na cadência durante a realização simultânea de uma tarefa cognitiva secundária (p. ex., *Teste Walkie-Talkie*) ou quando se caminha realizando simultaneamente uma tarefa motora secundária (p. ex., ao carregar objetos em uma bandeja). O grau de alteração não foi significativamente diferente com relação ao tipo de interferência da dupla tarefa.[132] Entre as medidas clínicas do desempenho locomotor que demonstraram ser confiáveis e sensíveis para pessoas com DP estão o DGI, a FGA e o TUG (todos discutidos anteriormente). Huang et al.[136] identificaram os valores das alterações mínimas detectáveis tanto para o TUG quanto para o DGI.

Congelamento da marcha

O **congelamento da marcha** (FOG), uma incapacidade episódica para produzir passadas eficazes na ausência de qualquer causa conhecida, tem um efeito radical na qualidade de vida e apresenta risco de quedas para pacientes com DP.[137,138] A avaliação geralmente é difícil em virtude da natureza imprevisível dos episódios. O fisioterapeuta precisa documentar gatilhos ou fatores de provocação. Os gatilhos comuns do FOG incluem ações como iniciar a marcha, caminhar através de passagens estreitas (p. ex., portas) ou girar o corpo em espaços apertados, modificar o ambiente ou as demandas de atenção e caminhar sob a pressão do tempo, ansiedade ou estresse. Nos estágios iniciais da doença, os episódios são sensíveis à levodopa e mais comuns no período de estado "inativo". Nos estágios avançados, o FOG pode ocorrer durante o período de estado "ativo".[139] O *Novo Questionário do Congelamento da Marcha (NFOG-Q)* é um questionário confiável constituído por três partes e um vídeo curto para detectar e avaliar o grau de gravidade e o impacto do FOG.[140]

Risco de quedas

A determinação do histórico de quedas e lesões causadas por quedas é um componente importante do exame das funções do equilíbrio e da marcha. Existe uma forte associação entre a duração e a gravidade da DP com maior risco de quedas. De particular importância são as deficiências de equilíbrio e caminhada, entre os quais o FOG, o deslocamento anterior do CDM, a redução das reações da correção postural e a presença de discinesias. Outros fatores correlatos incluem a hipotensão postural, a demência, a depressão e o histórico anterior de quedas.[112-115] Pode-se utilizar um *diário de risco de quedas* para auxiliar o paciente e a família/cuidadores a registrarem precisamente uma ocorrência de queda e o contexto da vida diária em que ela ocorreu. Por exemplo, a atividade no momento da queda, a relação com o horário da medicação e da ingestão de alimentos, o tipo de calçado, o grau de fadiga e lesão, bem como outros fatores de risco devem ser documentados. A necessidade de marcha assistida e a frequência da abstenção de contato da parte dos membros da família ou cuidadores durante a caminhada também devem ser documentadas.

Fadiga

A fadiga é um impedimento comum associado à DP. À medida que o processo patológico progride, a prevalência da fadiga e seu impacto na qualidade de vida também avançam.[141,142] A Movement Disorders Society (www.movementdisorders.org) criou uma força-tarefa para avaliar e fazer recomendações sobre as escalas de avaliação da fadiga existentes.[143] Após a análise sistemática, a força-tarefa recomendou o *Inventário Multidimensional da Fadiga (MFI)* e a *Escala de Severidade da Fadiga (FSS)* para a avaliação da fadiga em pacientes com DP. O MFI é uma escala de autorrelato composta por 20 itens que mede o grau de fadiga geral, fadiga física, fadiga mental, motivação reduzida e atividade reduzida.[144] O FSS é uma escala de avaliação autoadministrada de 9 itens que enfatiza o impacto funcional da fadiga.[145]

Discinesias

As discinesias induzidas pelos medicamentos têm um efeito profundo no funcionamento físico e social. Entre os fatores de risco existe a alta dosagem total de medicamentos dopaminérgicos, a pouca idade no início da DP e a duração prolongada do processo da doença.[146,147] A *Escala de Avaliação da Discinesia* avalia a incapacidade funcional por meio da gradação do sujeito nas tarefas de caminhar, beber algo em uma xícara e vestir e abotoar um casaco. A escala é recomendada pela força-tarefa da Movement Disorders Society (MDS) para a avaliação da discinesia na DP, tem sido extensamente utilizada em ensaios clínicos e na assistência ao paciente e já foi submetida a extensos testes clinimétricos.[148]

O fisioterapeuta pode explorar o impacto das oscilações motoras com a utilização de perguntas que abordam as mudanças de desempenho durante o dia. Eis algumas amostras de perguntas:

- Você tem mais dificuldade com as atividades funcionais em determinadas horas do dia?
- Em que hora do dia você mais sente dificuldade?
- Quanto tempo depois de tomar os seus medicamentos você começa a se movimentar melhor?
- Você sente mais dificuldade quando o efeito dos medicamentos passa?

Deglutição e fala

O exame da função de deglutição, da alimentação e da fala é importante. O encaminhamento para um especialista em patologias da fala/linguagem pode ser indicado se o paciente demonstrar limitações significativas em qualquer uma dessas áreas.

Função autônoma

O fisioterapeuta deve examinar o paciente para a verificação de problemas de disfunção autônoma. Deve-se observar a eventual presença de salivação ou a transpiração excessiva, pele oleosa e anomalias de termorregulação. A transpiração excessiva e o rubor durante o estado "ativo" estão relacionados à presença de discinesias.

Função cardiorrespiratória

A resistência pode ser reduzida em consequência da função cardiorrespiratória comprometida e da longa inatividade, ambos problemas comuns na DP. O exame da função respiratória deve incluir a inspeção da conformidade da caixa torácica, da mobilidade da parede torácica e da expansão torácica. Deve-se realizar a inspeção visual dos padrões respiratórios e um exame da influência da postura e da atividade na respiração. As medidas objetivas são a taxa respiratória (TR) e as medidas da circunferência do tórax, podendo-se determinar os parâmetros específicos de ventilação em pacientes com comprometimento respiratório significativo. Essas medidas são a CVF, o VEF_1, o fluxo expiratório máximo (FEM), o fluxo inspiratório máximo (FIM), a capacidade pulmonar total (CPT), o volume residual (VR) e a RVA.

As pessoas com DP leve (Estágios I e II pela Classificação de Hoehn-Yahr) são capazes de demonstrar capacidades de exercício aeróbico semelhantes às de adultos saudáveis. As pessoas com doença em estágio mais avançado (Estágios III e IV pela Classificação de Hoehn-Yahr) demonstram maior variabilidade e menos capacidade aeróbica em comparação com adultos saudáveis. É importante lembrar que muitos adultos mais velhos apresentam um risco mais elevado de doença cardiovascular latente. É possível utilizar testes de exercício para determinar o nível de condicionamento do paciente antes de iniciar um programa de exercícios. Os pacientes que apresentam déficits de equilíbrio ou episódios de congelamento não devem ser submetidos ao teste de esteira sem o uso de um colete de segurança. A bicicleta ergométrica (braço ou perna) pode ser uma alternativa aceitável. Pode-se utilizar um *Teste de Caminhada de 6 ou 12 Minutos* para determinar a capacidade de resistência e a velocidade de caminhada. Os fisioterapeutas devem documentar os sinais vitais (frequência cardíaca [FC], frequência respiratória [FR], pressão arterial [PA]), os sintomas de esforço (dispneia, tontura ou confusão mental, fadiga excessiva, palidez e assim por diante), o tempo, a distância e o número de paradas para descanso.[54] Para pacientes com DP em estágio avançado (Estágios III e IV na Classificação de Hoehn-Yahr), Light et al.[149] utilizaram um *Teste de Caminhada de 2 Minutos* para avaliar a resistência da caminhada e constataram tratar-se de um teste sensível e viável. O esforço percebido pode ser documentado com a Escala de Avaliação do Esforço Percebido (Escala RPE) de Borg.[150]

Hipotensão ortostática

Deve-se examinar a hipotensão ortostática (HO) com mudança postural. Os sinais e sintomas subjetivos da HO ao sentar-se ou levantar-se são documentados (p. ex., tontura, vertigem leve, palidez, diaforese ou síncope). Uma queda de 20 mmHg da pressão arterial sistólica (PAS), ou uma queda de 10 mmHg da pressão arterial diastólica (PAD) *e* um aumento de 10 a 20% da frequência cardíaca (FC) são diagnósticos da condição. O exame começa com o paciente em repouso durante 2 a 3 minutos em decúbito dorsal e a medição da PA e da FC de repouso. Pede-se a ele, então, que se sente. Após pelo menos 1 minuto, a PA e a FC são medidas. Se o paciente estiver estável após, pelo menos, 3 minutos (sem sintomas), os testes podem ser realizados na posição em pé. Pede-se a ele que se mova da posição sentada para a posição em pé e faz-se uma nova medição da PA e da FC após, pelo menos, 1 minuto, repetindo-a entre 3 e 5 minutos. A PA que continua a cair depois de, pelo menos, 1 minuto com o paciente em pé é problemática e evidente na DP em estágio avançado.[151]

Integridade tegumentar

As respostas simpáticas da pele podem ser anormais. Por exemplo, a pele pode tornar-se oleosa (p. ex., no rosto). A seborreia ou a dermatite seborreica ocorre com frequência em pacientes com DP. O fisioterapeuta deve examinar minuciosamente o paciente para a verificação de contusões e colapso cutâneo. Os pacientes gravemente incapacitados (Estágio V pela Classificação de Hoehn-Yahr) permanecem restritos ao leito, à cadeira de rodas ou ambos. Pode ocorrer incontinência urinária durante a doença em estágio terminal. O efeito desses problemas sobre a integridade da pele deve ser cuidadosamente documentado. O uso e a eficácia de estratégias de alívio da pressão também devem ser documentados.

Estado funcional

O exame do estado funcional é indicado, inclusive o desempenho das habilidades de mobilidade funcional, as atividades básicas da vida diária (ABVD) e as atividades instrumentais da vida diária (AIVD). Para pacientes submetidos à reabilitação hospitalar, normalmente administra-se a *Medida de Independência Funcional (MIF)*[152] (ver Cap. 8). A necessidade e o uso adequado de dispositivos de proteção e suporte constituem um importante componente do exame do estado funcional. A estreita colaboração com o terapeuta ocupacional é essencial.

Durante os testes de desempenho funcional, deve-se analisar cada habilidade para determinar o impacto das deficiências diretas e indiretas no desempenho. Por exemplo, as transferências da posição sentada para a posição em pé normalmente representam um desafio significativo para pacientes com DP em estágio moderado a grave, conforme evidenciado pelo aumento do tempo e das quedas. Essas mudanças foram atribuídas à hipocinesia, às taxas reduzidas de produção de força e às alterações no tempo dos músculos distais.[153,154] O *Teste de Sentar-se e Levantar-se Cinco Vezes (FTSTS)* é um teste cronometrado usado para determinar o desempenho de pacientes com DP em diferentes estágios da doença e para distinguir aqueles suscetíveis a quedas dos não suscetíveis. Em um determinado estudo, o tempo médio para a realização do FTSTS para habitantes da comunidade com DP foi de 20 segundos, com um tempo de corte de 16 segundos para distinguir os pacientes suscetíveis a quedas daqueles não suscetíveis.[155] Pode-se utilizar o desempenho cronometrado para outras tarefas funcionais, como rolar no leito ou mudar da posição de decúbito dorsal para a posição sentada, que provavelmente se revelarão difíceis. Essas atividades possuem um grande componente rotacional do tronco, normalmente ausente em muitos pacientes com DP.

Os testes funcionais devem ser equilibrados com o repouso adequado para garantir que a fadiga não degrade o desempenho com consequentes oscilações. A repetição dos testes deve ocorrer na mesma hora do dia e, um requisito importante, no mesmo horário do ciclo de medicação. A filmagem das atividades de realização de tarefas pode produzir um registro objetivo do desempenho funcional, algo particularmente útil para documentar oscilações motoras e discinesias. O exame do desempenho funcional no ambiente doméstico (ou de trabalho) também é indicado. Examinam-se os obstáculos, o acesso e segurança existentes no ambiente físico do paciente.

Perfil da experiência do nível de função e incapacidade na doença de Parkinson

O *Perfil da experiência do nível de função e incapacidade na doença de Parkinson (Perfil da DP)*, desenvolvido para auxiliar o fisioterapeuta no exame e avaliação de pessoas com DP nos estágios inicial e intermediário, utiliza uma escala de 0 a 4 em que 0 = ausência de problema e 4 = dificuldade grave ou acentuada com âncoras descritivas para cada pontuação. Cerca de 50% do teste são relacionados aos déficits dos sistemas corporais e fatores cognitivos/emocionais, como questões sobre o tremor (com atividade e em repouso), rigidez, postura, estabilidade postural, discinesia, distonia, oscilações clínicas, quedas, FOG, bradicinesia, fala, depressão, memória e envolvimento (atividades rotineiras diárias/de lazer/sociais). Os restantes 50% dos itens concentram-se nas atividades funcionais geralmente difíceis para pessoas com DP (p. ex., vestir-se, higiene, refeições, transferências, mobilidade no leito, levantar-se de uma cadeira, marcha, desempenho motor fino e grosso). Os testes iniciais revelaram tratar-se de uma escala confiável e válida com uma taxa de confiabilidade interavaliadores de 0,97 e validade de constructo com a UPDRS de 0,86. O tempo estimado de administração é de 15 minutos.[156]

Medidas globais de saúde

É possível utilizar medidas globais de saúde para determinar os resultados individuais em um amplo espectro de populações. Os instrumentos normalmente consistem em itens que examinam a capacidade de desempenhar atividades rotineiras diárias e a qualidade de vida (p. ex., função física e social, saúde geral e vitalidade, bem-estar emocional, dor no corpo e assim por diante). As medidas gerais de saúde têm sido utilizadas para estudar grandes populações e são úteis principalmente para determinar resultados de saúde em longo prazo. Essas medidas carecem da sensibilidade necessária para documentar os resultados do tratamento em curto prazo. Entre as medidas do estado geral de saúde usadas com frequência estão o *Questionário de Pesquisa de Saúde de 36 Itens SF-36 da Rand*[157] e o *Perfil de Impacto da Doença*.[158]

Medidas específicas da doença

As medidas específicas da doença têm por finalidade determinar os atributos exclusivos de uma entidade patológica específica. Essas medidas consistem em itens que fornecem informações sobre o processo e os resultados da doença, e, de preferência, documentam clinicamente as alterações significativas ocorridas ao longo do tempo. Consequentemente, esses instrumentos têm maior capacidade de resposta ou sensibilidade às mudanças do que as medidas de saúde gerais. O *Questionário da Doença de Parkinson (PDQ-39)* é um questionário de 39 itens desenvolvido a partir de entrevistas aprofundadas com pacientes acometidos por DP.[159] O questionário concentra-se no relato subjetivo do impacto da DP na vida diária e aborda oito dimensões da qualidade de vida relacionada à saúde (mobilidade, AVD, bem-estar emocional, estigma, apoio social, cognição, comunicação e desconforto físico). O PDQ-39 produz um perfil de classificação das oito dimensões individuais. Pode-se determinar também uma escala resumida utilizando o *Índice Resumido da Doença de Parkinson* (PDSI), com pontuações que variam de 0 (saúde perfeita) a 100 (pior estado de saúde). O índice fornece uma indicação útil do impacto global da DP no estado de saúde. Constatou-se uma confiabilidade interna e teste-reteste de moderada a alta com faixas relatadas de 0,68 a 0,96. A validade do constructo foi examinada mediante a comparação do PDSI com outras medidas de saúde, tendo-se encontrado grandes e significativas correlações entre o PDQ-39 e o SF-36 e a escala de estágios de Hoehn e Yahr.[160]

A determinação dos objetivos e resultados é baseada no exame e na avaliação criteriosos das capacidades individuais, das deficiências, das limitações das atividades e da incapacidade do paciente. O Quadro 18.4, adaptado a partir do *Guide to Physical Therapist Practice*,[97] apresenta exemplos de objetivos e resultados gerais para pacientes com distúrbios progressivos do SNC.

Intervenção fisioterapêutica

Uma abordagem combinada de intervenção fisioterapêutica e farmacológica desempenha um papel fundamental no tratamento do paciente com DP. Em que pesem os melhores esforços, a incapacidade progressiva se desenvolve e afeta a qualidade de vida do paciente. Utiliza-se uma série de intervenções para maximizar a capacidade funcional e minimizar as complicações secundárias, a fim de alcançar os objetivos e resultados, entre as quais as intervenções diretas, a supervisão do pessoal de assistência, as orientações ao paciente/família/cuidador, a modificação do ambiente e o aconselhamento de suporte. A intervenção precoce é fundamental na prevenção de deficiências musculoesqueléticas devastadoras que esses pacientes são tão propensos a desenvolver. As intervenções têm por finalidade também melhorar a função motora, a capacidade de exercício, o desempenho funcional e a participação nas atividades. A orientação e o suporte aos pacientes, aos membros da família e aos cuidadores a cada

Quadro 18.4 Exemplos de objetivos e resultados gerais para pacientes com distúrbios progressivos do sistema nervoso central,* adaptado do *Guide to Physical Therapist Practice*[97]

O impacto da patologia/fisiopatologia é reduzido.
- O conhecimento e a conscientização do paciente/cliente, da família e dos cuidadores em relação à doença, ao prognóstico e ao plano de assistência aumentam.
- O manejo dos sintomas é intensificado.
- O risco de deficiência secundária é reduzido.
- A intensidade dos cuidados diminui.

O impacto das deficiências é reduzido.
- A função cognitiva melhora.
- A integridade das articulações e a mobilidade melhoram.
- A conscientização sensorial e a integridade cutânea melhoram.
- A dor diminui.
- A função motora melhora.
- O desempenho muscular (força, potência e resistência) melhora.
- O controle postural e o equilíbrio melhoram.
- A marcha e a locomoção melhoram.
- O manejo da fadiga é intensificado.
- A capacidade aeróbia aumenta.

A capacidade de realizar ações, tarefas ou atividades físicas melhora.
- A independência nas atividades da vida diária aumenta.
- A tolerância às posições e atividades aumenta.
- O ritmo das atividades e as habilidades de conservação de energia melhoram.
- As habilidades de solução de problemas e tomada de decisões melhoram.

- A segurança do paciente/cliente, da família e dos cuidadores melhora.

A incapacidade associada a doenças crônicas é reduzida.
- A capacidade de assumir/retomar a autoassistência e o tratamento domiciliar melhora.
- A capacidade de assumir funções no trabalho (profissionais/escolares/recreativas), na comunidade e de lazer melhora.
- O conhecimento e a conscientização do paciente/cliente e da família em relação aos fatores pessoais e ambientais associados ao agravamento da condição aumentam.
- A conscientização e o uso de recursos da comunidade melhoram.

O estado de saúde e a qualidade de vida melhoram.
- A sensação de bem-estar aumenta.
- Os estressores são reduzidos.
- As habilidades de discernimento, autoconfiança e automanejo melhoram.
- A saúde, o bem-estar e o condicionamento melhoram.

O nível de satisfação do paciente/cliente aumenta.
- O acesso e a disponibilidade dos serviços são aceitáveis para o paciente/cliente e a família.
- A qualidade dos serviços de reabilitação é aceitável para o paciente/cliente e a família.
- A assistência é coordenada com o paciente/cliente, a família, os cuidadores e outros profissionais.

*Os objetivos previstos e resultados esperados são específicos para cada paciente.

---

estágio da doença é fundamental para a obtenção dos resultados ideais. A equipe de pesquisas do Banco de Dados Cochrane de Revisões Sistemáticas constatou haver evidências insuficientes que respaldem ou refutem a eficácia de qualquer forma de fisioterapia em relação a qualquer outra na DP. Os pesquisadores enfatizaram a necessidade de melhores pesquisas nessa área, inclusive com ensaios clínicos controlados randomizados (RCT) com placebo, bem elaborados, para demonstrar a eficácia e a efetividade da fisioterapia entendida como "melhor prática" na DP.[161,162]

Estratégias de aprendizagem motora

Pacientes com DP normalmente demonstram déficits de aprendizagem motora, inclusive taxas de aprendizagem reduzidas, eficiência reduzida e maior especificidade contextual da aprendizagem. O aprendizado de sequências complexas de movimentos e de movimentos dependentes de pistas geradas internamente é mais difícil do que o de movimentos dependentes de pistas externas. Nos estágios inicial e intermediário da doença, os pacientes podem melhorar o seu desempenho por meio da prática e do uso de informações sensoriais adicionais. O nível e a persistência de aprendizagem são variáveis, podendo-se esperar níveis mais baixos do que em pessoas saudáveis da mesma idade. Nos estágios mais avançados e na presença de déficits cognitivos pronunciados, o treinamento provavelmente não será tão bem-sucedido.[163-165] O fisioterapeuta precisa estruturar as sessões de tratamento para otimizar a aprendizagem motora.

Os elementos fundamentais da prática incluem um grande número de repetições que visam ao desenvolvimento de habilidades procedimentais. O fisioterapeuta deve instruir o paciente a concentrar deliberadamente sua atenção total no movimento desejado. O ambiente também deve ser modificado para reduzir o atravancamento do espaço e as demandas de atenção concorrentes que possam desencadear episódios de congelamento. Deve-se modificar a tarefa para minimizar as demandas cognitivas concorrentes (p. ex., dupla tarefa). As sequências de movimentos longas e complexas devem ser evitadas ou desmembradas em partes. Inicialmente, deve-se evitar a *ordem de prática aleatória* (i. e., prática em que o paciente alterna entre as tarefas) em favor de uma *ordem de prática em blocos*, reduzindo, assim, os efeitos da interferência contextual. O uso de *conjuntos de instrução estruturados* demonstrou melhorar a velocidade e a consistência dos movimentos.[166] Por exemplo, é possível melhorar os padrões de caminhada com instruções dirigidas de "balançar os braços", "andar rápido" ou "dar passos largos". Para o paciente com doença avançada e déficits cognitivos, deve-se utilizar a prática em formato de exercício combinada a uma atenção mais específica ao treinamento dos cuidadores, a fim de garantir a segurança.

As pistas externas demonstraram ser eficazes para desencadear movimentos sequenciais e melhorar as características dos movimentos em indivíduos com DP de grau leve a moderado.[167] O Quadro 18.5, Resumo de evidências, apresenta uma análise de determinadas pesquisas realizadas nessa área. Entre as *pistas visuais* estão as marcações estacionárias no piso (p. ex., linhas de cores vivas traçadas no chão em sentido perpendicular ao trajeto da marcha e espaçadas cerca de um passo umas das outras) e as pistas dinâmicas transportáveis (p. ex., sinais de *laser*). Pode-se montar em um dispositivo auxiliar (bengala ou andador) ou no colete torácico do paciente um *laser* que projete uma linha no chão na frente do paciente.[168] As pistas visuais demonstraram melhorar o comprimento e a velocidade das passadas, enquanto a cadência permaneceu relativamente inalterada. Observou-se também uma redução nos episódios de congelamento.[169] A *estimulação auditiva rítmica*

Quadro 18.5 Resumo de evidências
Efeito das pistas visuais e auditivas sobre a marcha de pessoas com doença de Parkinson

Referência	Indivíduos	Formato da intervenção	Resultados	Comentários
Frazzitta et al.,[182] (2009)	40 indivíduos com DP designados aleatoriamente para dois grupos	Estudo de coorte que examinou a diferença entre o treinamento locomotor convencional e na esteira com utilização de pistas. Grupo 1: treinamento na esteira com EAR e pistas visuais. Grupo 2: protocolo de reabilitação com EAR e pistas visuais sem o uso da esteira. *Medidas de resultado:* UPDRS III, FOGQ, 6-MWT, velocidade da marcha e ciclo de passadas.	Ambos os grupos apresentaram melhoras significativas em todas as variáveis; o grupo da esteira apresentou mais melhora na maioria dos indicadores funcionais (FOGQ, 6-MWT, velocidade da marcha, ciclo das passadas); a maioria das alterações mais evidentes ocorreu no 6-MWT.	O treinamento na esteira com o uso de pistas auditivas e visuais pode produzir melhores resultados do que os tratamentos mais convencionais; o treinamento na esteira pode agir como uma pista externa suplementar.
Nieuwboer et al.[181] (2009)	133 indivíduos com DP (parte do ensaio RESCUE), capazes de caminhar de forma independente; foram identificados episódios de congelamento com o uso do FOGQ	Estudo de coorte que examinou o efeito de três modalidades de pistas diferentes em uma tarefa que envolvia o movimento de giro do corpo. *Procedimento:* os indivíduos caminharam na velocidade de sua preferência, realizando uma tarefa funcional e sincronizando cada passo com as pistas externas (auditivas, visuais, somatossensoriais); a ordem das pistas foi variada. *Duração:* o teste foi repetido 8 vezes: 1 basal, 6 ensaios com pistas e 1 pós-ensaio.	As pistas de todos os tipos aumentaram a velocidade do giro em todos os indivíduos; nenhuma diferença observada na execução do giro entre aqueles sujeitos a episódios de congelamento e aqueles não sujeitos a tais episódios, em condições com pistas e sem pistas; as pistas auditivas tornaram o giro significativamente mais rápido do que as pistas visuais. Evidenciou-se uma breve transferência de resultados para o ensaio sem pistas.	Os pesquisadores utilizaram três tipos de pistas. As pistas rítmicas resultaram na execução mais rápida de um giro funcional tanto naqueles sujeitos a episódios de congelamento quanto naqueles não sujeitos a tais episódios. Tal situação pode ser explicada pelos mecanismos de elevação do nível de atenção.

(continua)

Quadro 18.5 Resumo de evidências *(continuação)*
Efeito das pistas visuais e auditivas sobre a marcha de pessoas com doença de Parkinson

Referência	Indivíduos	Formato da intervenção	Resultados	Comentários
		Medidas de resultados: teste funcional que consistia em caminhar 6 m, pegar uma bandeja, girar o corpo 180°, retornar à posição inicial carregando a bandeja e parar; uso de uma atividade; FOGQ.		
Arias e Cudeiro[178] (2008)	25 indivíduos com DP agrupados de acordo com graus de doença leve (n = 16) e grave (n = 9) e 10 indivíduos de controle combinados por idade	Estudo de coorte com repetição de medidas; examinou os parâmetros cinemáticos da marcha (cadência, comprimento do passo, velocidade, coeficiente de variabilidade [CV]) em repouso e em resposta à EAR e à estimulação visual.	Pacientes com DP leve demonstraram comprimento do passo, velocidade e CV alterados. Aqueles com DP grave (Hoehn-Yahr estágios III-IV) demonstraram maiores alterações; a EAR na velocidade de caminhada preferida resultou na redução do CV e no aumento do comprimento do passo. A estimulação visual não modificou quaisquer parâmetros cinemáticos para qualquer um dos dois grupos.	A EAR é eficaz para facilitar a marcha em pacientes com DP. A redução do CV pode diminuir o risco de quedas.
Jiang et al.[175] (2006)	14 indivíduos com DP	Estudo de coorte com repetição de medidas. Análise dos dois primeiros passos de iniciação da marcha com EAR e pistas visuais (linhas transversais). *Duração:* visita única. *Medidas de resultado:* marcha sobre esteira rolante/plataforma de força computadorizada (velocidade, comprimento do passo, impulso).	A condição de pista visual resultou no aumento da força de partida e da velocidade, em comparação com o nível basal; não se observou nenhum efeito significativo da EAR sobre essas medidas.	A EAR não parece influenciar os dois primeiros passos de iniciação da marcha, enquanto as pistas visuais sim.
Lim et al.[167] (2005)	24 estudos identificados (número total de pacientes = 626) entre 159 estudos rastreados	Revisão sistemática da literatura especializada.	A síntese das melhores evidências demonstrou forte evidência de melhoria da velocidade da caminhada com o auxílio da EAR. As evidências da eficácia das pistas visuais e somatossensoriais foram insuficientes.	São necessárias mais pesquisas de alta qualidade. Não está claro se efeitos positivos verificados no laboratório podem ser generalizados para a melhor realização das AVD e a redução da frequência das quedas. A sustentabilidade de um programa de treinamento com pistas permanece incerta.

(continua)

Quadro 18.5 Resumo de evidências *(continuação)*
Efeito das pistas visuais e auditivas sobre a marcha de pessoas com doença de Parkinson

Referência	Indivíduos	Formato da intervenção	Resultados	Comentários
Rochester et al.[179] (2005)	20 indivíduos com DP e 10 indivíduos-controle combinados por idade	Estudo de coorte com repetição de medidas examinou o efeito das pistas na deambulação dentro de casa. *Procedimento:* caminhar enquanto executa uma tarefa simples (dupla tarefa motora); realizado com e sem EAR e pistas visuais. *Medidas de resultado:* velocidade de caminhada, comprimento da passada e frequência do passo.	O uso de pistas auditivas foi útil para reduzir a interferência e manter o desempenho da marcha durante a execução da dupla tarefa, com um aumento significativo do comprimento do passo.	A EAR pode ser útil para contrabalançar os efeitos da interferência durante atividades funcionais complicadas.
Del Olmo e Cudeiro[172] (2005)	15 indivíduos com DP e 15 indivíduos de controle combinados por idade	Estudo de coorte com repetição de medidas. *Procedimento:* programa de EAR e caminhada com e sem tarefas secundárias de membro superior. *Duração:* 1 h/dia (5 dias/sem. durante 4 sem.). *Medidas de resultado:* esteira rolante computadorizada (velocidade da marcha, comprimento do passo, cadência, CV).	O grupo com DP melhorou a estabilidade temporal da deambulação; não se observou nenhuma diferença significativa em relação aos indivíduos-controle.	A EAR é um método valioso para melhorar a marcha de pacientes com DP.
Lehman et al.[173] (2005)	Parte 1: 5 indivíduos, sem indivíduos-controle. Parte 2: 11 indivíduos com DP em estágio inicial estável (Estágio 2-2,5 de Hoehn-Yahr; após 1-2 horas sob efeito de medicamentos para DP Grupo de treinamento = 6 Grupo-controle = 5	Estudo de coorte com repetição de medidas. *Procedimento:* Grupo com DP: caminhou 9 m utilizando pistas verbais ("dê passos longos") 10 vezes/sessão; grupo-controle: caminhada sem o auxílio de pistas verbais. *Duração:* 3 séries de treinamento/dia durante 10 dias. *Medidas de resultado:* comprimento do passo, velocidade e cadência; velocidade de caminhada preferida (esteira rolante eletrônica GaitRite®).	Aumento significativo da velocidade da marcha e do comprimento da passada; cadência reduzida.	Efeitos significativos observados em ambos os grupos, mas mais pronunciados no grupo com DP.
Mak e Hue-Chan[177] (2004)	30 indivíduos: 15 indivíduos com DP (Estágio 2,5 de Hoehn-Yahr)	Estudo de coorte com repetição de medidas. *Procedimento:* duas condições SPP: (1) autoiniciada; (2) com pistas auditivas (verbais) e pistas visuais (luz circular no nível dos olhos).	Grupo com DP: SPP autoiniciada; redução significativa da flexão dos quadris e dos torques de DF dos tornozelos; velocidades reduzidas; TM prolongado para execução do movimento de SPP	As pistas verbais e visuais melhoraram significativamente o desempenho no movimento de SPP.

(continua)

Quadro 18.5 Resumo de evidências *(continuação)*
Efeito das pistas visuais e auditivas sobre a marcha de pessoas com doença de Parkinson

Referência	Indivíduos	Formato da intervenção	Resultados	Comentários
	Pacientes estáveis, após 1 hora sob efeito de medicação para DP: 15 indivíduos-controle combinados por idade, sexo, peso e altura (sem DP)	*Duração:* dois ensaios de teste: autoiniciado e SPP iniciada com o auxílio de pistas. *Medidas de resultado:* força nos pés (plataforma de força); análise cinemática dos movimentos (marcadores reflexivos, câmera de vídeo de alta velocidade).	SPP com o auxílio de pistas: aumento significativo de todos os valores de torque; redução de 23-27% do tempo para alcançar o torque máximo; nenhuma melhora na velocidade máxima; redução significativa do TM. Grupo-controle – SPP com o auxílio de pistas: aumento pequeno, mas significativo, do torque de extensão dos joelhos.	
Suteera-wattananon et al.[176] (2004)	24 indivíduos com DP	Estudo de coorte que examinou os efeitos das pistas sobre a marcha. *Procedimento:* dois ensaios para cada uma entre quatro condições (ordem aleatória) que consistiam em caminhar: sem pistas; com uma pista visual; com uma pista auditiva (velocidade 25% mais rápida); e com ambas as pistas. *Medidas de resultado:* velocidade da marcha, cadência, comprimento da passada.	A velocidade, a cadência e o comprimento da passada melhoraram significativamente com o uso das pistas; as pistas auditivas melhoraram mais a cadência e a velocidade; as pistas visuais melhoraram mais o comprimento da passada.	A condição combinada não demonstrou nenhuma melhoria significativa em relação ao uso isolado de cada pista; as pistas podem ser utilizadas para reduzir as dificuldades da marcha.
Freedland et al.[174] (2002)	16 indivíduos com DP, capazes de caminhar de forma independente sem dispositivo de auxílio	Estudo de coorte examinou o efeito da estimulação auditiva pulsada (EAP) sobre a marcha. *Procedimento:* pré-teste/pós-teste; caminhada com o uso de uma série de EAP 10% acima da cadência basal. *Medidas de resultado:* perfil de ambulação funcional (FAP, na sigla em inglês); esteira rolante eletrônica (sistema GaitRite): dados sobre passos, velocidade; frequência cardíaca.	Com EAP: Aumento da pontuação FAP; redução do tempo de ciclo e duplo suporte; aumento do comprimento da passada e da relação passo/membro.	Os resultados confirmam os achados anteriores de que a EAP influencia positivamente a marcha de pessoas com DP.

6-MWT = Teste de Caminhada de 6 Minutos; CV = capacidade vital; DF = dorsiflexão; DP = doença de Parkinson; EAR = estimulação auditiva rítmica; FOGQ = Questionário sobre o Congelamento da Marcha; SPP = posição sentada para em pé; TM = tempo de movimento; UPDRS = Escala Unificada de Avaliação da Doença de Parkinson.

(EAR) consiste no uso das batidas de um metrônomo ou nas batidas regulares de um dispositivo auditivo musical. A EAR demonstrou melhorar a velocidade da marcha, a cadência e o comprimento das passadas.[170-172] A batida normalmente é fixada em um ritmo 25% mais rápido do que o ritmo preferido do paciente. As pistas auditivas, como o "Grande passo", também demonstraram melhorar a marcha. Os exemplos incluem "1, 2, 3 levantar, preparar, primeiro grande passo". As pistas devem ser consistentes, apresentadas sem pressa e manter uma qualidade rítmica.

As pistas auditivas parecem ter maior influência nos componentes temporais do movimento (p. ex., cadência da marcha, sincronização das passadas) do que nos componentes espaciais. As *pistas multissensoriais* (uso tanto de pistas visuais quanto auditivas) têm sido utilizadas para pacientes com DP. Quando se comparou a terapia com estimulação sensorial e o uso de pistas multissensoriais à terapia convencional, constatou-se melhorias significativas no grupo do treinamento sensorial.[173-182]

As pistas externas parecem facilitar o movimento pela utilização de diferentes áreas do cérebro. Por exemplo, o córtex pré-motor é ativo na geração do movimento em resposta aos estímulos visuais ou auditivos. Normalmente, a área motora suplementar (AMS) com *inputs* dos NB é envolvida na iniciação de movimentos autogerados e na realização de sequências de movimentos repetitivas e bem aprendidas. As pistas externas elevam o nível de atenção do paciente por meio de um modo de ação comum, isto é, evitando as pistas internas reduzidas dos NB. Consequentemente, a atenção se transfere para movimentos menos automáticos que utilizam vias de controle motor alternativas e mais conscientes. Essa situação encontra respaldo na constatação de que, quando se solicitava aos pacientes que realizassem uma tarefa secundária enquanto caminhavam (dupla tarefa), os efeitos benéficos das pistas visuais e de atenção eram reduzidos.[183]

A escolha do tipo de pista e o uso bem-sucedido irão depender de cada paciente com o benefício de longo prazo previsto de um determinado tipo de pista associado ao seu sucesso inicial. As pistas externas evidentemente não são eficazes para todo paciente com DP. Para pacientes com doença em estágio avançado e reduções acentuadas do comprimento da passada, as pistas não são eficazes. Quando as pistas são retiradas, é de se esperar que o desempenho se deteriore. A atenção concentrada com o auxílio de pistas requer constante vigilância e é uma tarefa exigente do ponto de vista cognitivo. Portanto, as pistas não são adequadas para pacientes com demência.

As pistas podem não ser eficazes também na presença de instabilidade da medicação e oscilações da doença. Entretanto, para muitos pacientes, o uso de pistas externas é uma estratégia de tratamento válida na qual se pode prever a melhoria do desempenho.

Treinamento com exercícios

A intervenção comportamental baseada na amplitude é um conceito que pode ser aplicado em diferentes contextos no tratamento da DP.[184] O programa "*Training Big*", também conhecido como Método Lee Silverman de Tratamento Vocal (LSTV), baseia-se no conceito de que os movimentos repetitivos de grande amplitude produzem melhorias mais significativas no desempenho motor e, possivelmente, têm efeito neuroprotetor.[185] Os pacientes são orientados por um fisioterapeuta a exercitar-se em alta intensidade (8/10 na Escala RPE de Borg) durante 1 hora, 4 vezes por semana, durante 4 semanas, com grande amplitude, múltiplas repetições e movimentos que envolvam todo o corpo com crescente grau de complexidade (Fig. 18.6). Eis alguns exemplos dos exercícios e das orientações ao paciente:

- "Esticar o braço esquerdo transversalmente ao corpo para o lado oposto, com a mão aberta e a palma voltada para cima, a perna direita totalmente estendida e os dedos dos pés pressionando contra o chão. Repetir o exercício com a outra perna e alternar."
- "Dar um passo à frente e plantar firmemente o pé no chão com as pernas bem afastadas, pressionando o pé esquerdo contra o solo e estendendo os braços bilateralmente com as mãos abertas e as palmas voltadas para cima (Fig. 18.7). Retornar o pé à posição inicial, concluindo o movimento. Repetir o exercício com a outra perna."[186]

Esses movimentos amplos e vigorosos do tronco e dos membros neutralizam a escassez de movimento normalmente associada à DP. Após um programa de 4 semanas de "*Training Big*" LSTV, os pacientes apresentaram melhorias significativas nas avaliações motoras da UPDRS, no TUG e na caminhada cronometrada de 10 m.[187]

Exercícios de relaxamento

O balanço suave pode ser utilizado para produzir o relaxamento generalizado da tensão muscular excessiva por causa da rigidez. O professor Charcot, que observou

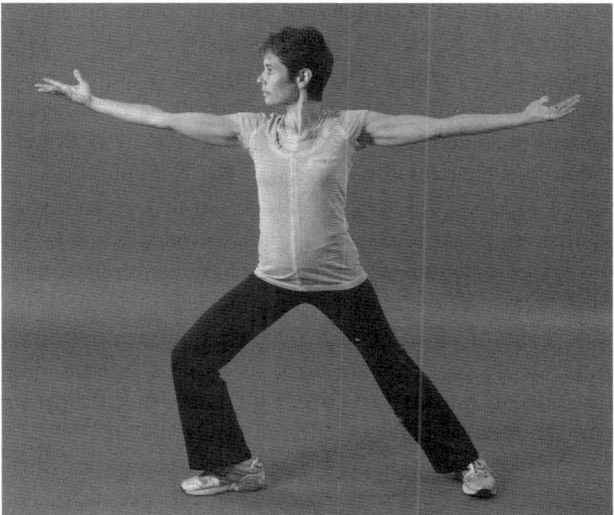

Figura 18.6 A paciente com DP recém-manifestada abre o passo para o lado com os braços totalmente estendidos e as mãos abertas com as palmas voltadas para cima.

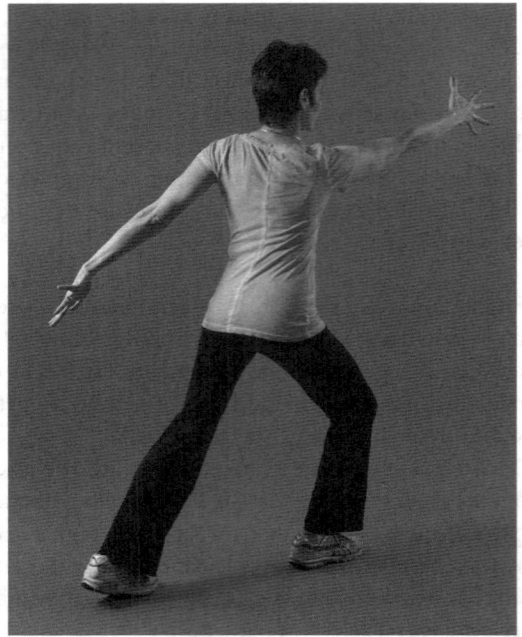

Figura 18.7 A paciente com DP recém-manifestada dá um passo largo para a frente e planta o pé firmemente no solo, empurrando o pé esquerdo de encontro ao chão com os braços estendidos bilateralmente e as mãos abertas.

drástica melhora em pacientes com DP que cumpriam percursos sobre terrenos acidentados em carruagens de tração animal, descreveu esse efeito pela primeira vez há quase 100 anos em Paris. Após essa observação, ele construiu uma cadeira vibratória para usar com seus pacientes.[188] Embora não se tenha identificado o mecanismo exato subjacente à rigidez, foi possível demonstrar os efeitos benéficos do balanço suave sobre a tonicidade excessiva.[189] De acordo com a iniciativa de Charcot, pode-se usar a cadeira de balanço para relaxar temporariamente o paciente e melhorar as transferências da posição sentada para a posição em pé. Durante a terapia, os movimentos rotacionais lentos e rítmicos dos membros e do tronco podem preceder intervenções como a ADM e o alongamento e o treinamento funcional. Por exemplo, pode-se usar a rotação *hook-lying* (deitado com os joelhos flexionados e os pés apoiados na beirada da maca/prancha) ou o rolamento deitado de lado para promover o relaxamento. A técnica de facilitação neuromuscular proprioceptiva (FNP) de *iniciação rítmica (IR)*, na qual o movimento progride de passivo para ativo-assistido e ligeiramente resistido ou movimento ativo, foi criada especificamente para ajudar a superar os efeitos da rigidez na DP.[190,191]

Outra estratégia de promoção do relaxamento é a ênfase à respiração diafragmática durante o exercício. Por exemplo, os padrões de flexão simétrica bilateral FNP D2 são padrões importantes que podem ser utilizados para expandir o tórax restrito e promover a ADM dos ombros (Fig. 18.8). A atenção do paciente pode se voltar para a inspiração profunda durante o movimento D2F ("inspiração profunda") e para a expiração durante o movimento D2E ("expiração profunda").[191] Os pacientes podem se beneficiar também das técnicas de imageamento ou meditação (p. ex., a resposta de relaxamento de Benson[192]). Pode-se utilizar fitas de áudio de relaxamento em casa como parte do programa de exercícios domiciliares (PED). As técnicas de manejo do estresse são um elemento adjunto importante para o treinamento de relaxamento. É preciso elaborar uma programação diária que atenda às restrições impostas pela doença e às necessidades funcionais do paciente. As estratégias de modificação do estilo de vida e gestão do tempo reduzem a ansiedade associada às dificuldades de movimento e ao tempo prolongado necessário para a realização de tarefas funcionais básicas.

Exercício de flexibilidade

O exercício de flexibilidade (alongamento) tem por finalidade melhorar a ADM e a função física. Utiliza-se uma combinação de exercícios estáticos (ADMP), dinâmicos (ADMA) e de FNP para alcançar a ADM máxima. Os exercícios de flexibilidade devem ser realizados, no mínimo, 2 ou 3 – de preferência, de 5 a 7 – dias por semana. Recomenda-se um mínimo de 4 repetições por alongamento

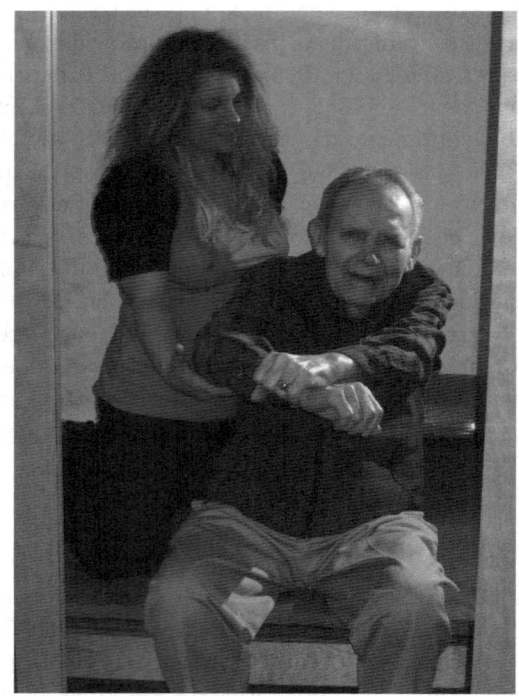

Figura 18.8 O paciente com DP executa padrões de flexão simétrica bilateral FNP D2 na posição sentada (observa-se a dificuldade para alcançar a flexão total do ombro com o membro superior esquerdo).

sustentado por 15 a 60 segundos,[54] com especial atenção ao alongamento de áreas de limitação comuns (Tab. 18.4). Pode-se combinar o alongamento com técnicas de mobilização articular para reduzir a rigidez da cápsula articular ou dos ligamentos em torno de uma articulação (Fig. 18.9). Com a utilização de graus específicos de movimento acessório, é possível obter uma melhor ADM e a redução da dor. O alongamento será mais eficaz se os músculos tiverem sido aquecidos com exercícios ativos ou uma modalidade de aquecimento externo. Os exercícios de alongamento são um componente importante do PED. O paciente e o cuidador devem ser orientados em relação aos exercícios de alongamento adequados.

Pode-se utilizar uma sequência de yoga com eficácia para concentrar a atenção nas posturas de desenvolvimento, na estabilidade do *core* e no alongamento das estruturas tradicionalmente restritas na presença da DP, bem como para promover o relaxamento (Apêndice 18.B).

Pacientes com DP possuem um mínimo de energia para despender e diversos problemas clínicos. Eles podem se beneficiar dos exercícios de ADM em padrões fisiológicos de movimento. Por exemplo, os padrões de FNP combinam vários movimentos de forma simultânea, enfatizando, ao mesmo tempo, a rotação, um componente de movimento geralmente perdido no início da DP. Nos membros superiores, os padrões de flexão simétrica bila-

Tabela 18.4 Áreas comuns de limitação e exercícios de alongamento sugeridos

Áreas de limitação	Exercícios de alongamento sugeridos
Retração cervical	• Sentado com as costas contra a parede (ou em decúbito dorsal), executar movimentos de retração da cabeça (queixo encaixado)
Rotação cervical	• Sentado (ou em decúbito dorsal) com a cabeça retraída, girar a cabeça de lado a lado
Flexão dos ombros com extensão do tronco	• Sentado com as mãos entrelaçadas, erguer os braços acima da cabeça com extensão do tórax • Na posição de decúbito dorsal com um travesseiro sob a porção torácica da coluna vertebral e as mãos entrelaçadas, erguer os braços acima da cabeça com extensão do tórax
Extensão dos cotovelos	• Sentado (ou em pé, posição plantígrada modificada), apoiar o peso sobre ambos os membros superiores com os cotovelos estendidos
Extensão do tronco	• Sentado, executar extensão torácica por cima do encosto de uma cadeira, com os cotovelos dobrados e os ombros retraídos • Em decúbito ventral, executar flexões de braço • Extensão do tronco na posição em pé com as mãos posicionadas sobre os quadris
Rotação do tronco	• Na posição de decúbito dorsal, girar a parte superior do tronco com as mãos entrelaçadas (ou segurando uma bola pequena); os braços se movimentam com a rotação do tronco de lado a lado • Rotação da parte inferior do tronco na posição *hook-lying* (deitado com os joelhos flexionados e os pés apoiados na beirada da maca/prancha); os joelhos se movimentam com a rotação do tronco de lado a lado • Sentado ou em pé, com ambos os braços estendidos para um dos lados (com as mãos entrelaçadas ou segurando uma bola pequena); os braços se movimentam com a rotação do tronco de lado a lado
Extensão dos quadris	• Na posição de decúbito dorsal com um dos membros inferiores sobre a borda do colchonete (quadril estendido e joelho flexionado) e o outro joelho flexionado contra o tórax • Na posição de decúbito dorsal com os quadris e joelhos estendidos • Ponte *hook-lying* (posição deitada com os joelhos flexionados e os pés apoiados na beirada da maca/prancha) • Em pé, extensão ativa dos quadris ou afundo (ou avanço) • Posição parcialmente ajoelhada com os quadris estendidos
Abdução dos quadris	• Em decúbito dorsal, um dos membros inferiores estendido ou abduzido e o outro na posição hook-lying
Extensão dos joelhos	• Em pé, inclinar-se para a frente e executar flexões de braço apoiado contra a parede
Dorsiflexão dos tornozelos	• Em pé, com o antepé de ambos os pés sobre a borda de um degrau ou bloco e os calcanhares para fora do degrau, abaixar os calcanhares com um leve toque de apoio de ambas as mãos • Em pé, inclinar-se para a frente e executar flexões de braço apoiado contra a parede

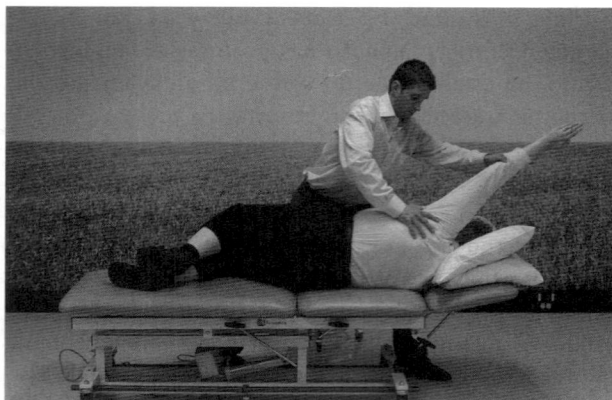

Figura 18.9 ADM do ombro com mobilização escapular realizada na posição de decúbito lateral.

teral D2 são ideais para promover a extensão da parte superior do tronco e neutralizar a cifose. A ponte unilateral com a rotação do tronco, a ponte bilateral, a posição parcialmente ajoelhada e a translação anterior da pelve podem ser utilizadas para alongar os flexores enrijecidos dos quadris e fortalecer os extensores da coluna e dos quadris. Nos membros inferiores, deve-se enfatizar a extensão dos quadris e dos joelhos, de preferência em um padrão de extensão D1 (extensão, abdução e rotação medial dos quadris) para neutralizar a posição caracteristica flexionada e aduzida dos membros inferiores. As contraturas musculares normalmente respondem bem às técnicas de alongamento de FNP, como as técnicas de *sustentar-relaxar (SR) ou contrair-relaxar (CR)*.[191,192] Das duas, a CR é a técnica preferida porque combina a inibição autogênica produzida pela contração isométrica do músculo agonista enrijecido e as rotações ativas do membro. Para essas técnicas de FNP, recomenda-se uma contração de 6 segundos seguida por um alongamento assistido de 10 a 30 segundos.[54]

Os pacientes com DP beneficiam-se da atenção adicional e das estratégias de uso de pistas durante os exercícios ativos de alongamento. Os pacientes são instruídos a "Pensar GRANDE e executar movimentos com amplitude total", mantendo todo o foco e a atenção durante cada repetição. As pistas táteis ou visuais podem auxiliar na maximização da amplitude durante os movimentos ativos. Por exemplo, durante a rotação ativa do tronco e os movimentos de alcance ao sentar-se, o paciente pode receber uma pista que o instrua a tocar um objeto ou alvo. Os alongamentos balísticos (alongamentos de alta intensidade com movimentos de rebote) devem ser evitados por estarem associados a um maior risco de lesões. As rupturas musculares dos tecidos enfraquecidos são especialmente prevalentes em pessoas idosas e sedentárias. O alongamento vigoroso pode estimular os receptores da dor e causar contração muscular de rebote. Pacientes com DP idosos e que sofrem de doença antiga devem ser considerados em risco de apresentar osteoporose e, portanto, devem ser alongados adequadamente. O fisioterapeuta deve também ser cauteloso ao alongar o tecido edematoso, um problema comum dos membros inferiores associado à imobilidade prolongada, uma vez que o risco de lesões também aumenta nessa situação.

O posicionamento também pode ser utilizado para alongar os músculos enrijecidos e os tecidos moles. Os pacientes com DP em estágio terminal provavelmente demonstram graves contraturas de flexão do tronco e dos membros. No início, o paciente tem o benefício de poder se posicionar diariamente em decúbito ventral. À medida que a doença progride com o desenvolvimento de uma deformidade postural e deficiências cardiorrespiratórias significativas, no entanto, é possível que o paciente não tolere essa posição. O paciente em que se desenvolve uma curvatura lateral pode ser posicionado deitado de lado com um travesseiro pequeno sob a parte lateral do tronco. O alongamento posicional é prolongado, normalmente com duração variável de 20 a 30 minutos. Pode-se fazer um alongamento mecânico complementar utilizando uma mesa inclinada, por exemplo, na qual o paciente é posicionado com as pernas fixadas com faixas para reduzir as contraturas de flexão dos quadris e joelhos e apoios para os dedos dos pés para reduzir as contraturas de flexão plantar.

Treinamento de resistência

O treinamento de resistência é indicado para pacientes com DP que demonstram fraqueza muscular primária com comprometimento do recrutamento da unidade motora e taxa de desenvolvimento de força e fraqueza por desuso associadas à inatividade prolongada. O objetivo são as áreas específicas de fraqueza, como os músculos extensores antigravidade. A fraqueza desses músculos é associada a má postura (p. ex., uma postura flexionada e curvada) e déficits funcionais (p. ex., incapacidade para sair de uma cadeira, limitações na função de marcha).[193-195] A fraqueza contribui também para a instabilidade postural, quedas e lesões causadas por quedas, bem como para o aumento da sensação de esforço.[196] Os benefícios do treinamento de força nos frágeis idosos foram bem documentados pelos ensaios *Frailty and Injuries: Cooperative Studies of Intervention Techniques (FICSIT)*.[197] Coletivamente, esses estudos demonstraram que os idosos frágeis melhoram nas medidas de força, mobilidade funcional, equilíbrio, marcha, risco de quedas e qualidade de vida após as intervenções que incluem o treinamento de força.[198,199] O treinamento de força demonstrou melhorar também a força muscular, a bradicinesia e a qualidade de vida de pacientes com DP.[200] Hirsch et al.[201] compararam dois programas de treinamento de exercícios diferentes para pacientes com DP e constataram melhorias significativamente maiores de equilíbrio e força com o uso de um programa combinado de treinamento de equilíbrio e treinamento de resistência de alta intensidade para os extensores e flexores dos joelhos e os flexores plantares dos tornozelos, em comparação com o treinamento de equilíbrio isolado.

O treinamento de resistência baseia-se no *princípio da sobrecarga progressiva*. O nível de resistência aumenta durante o treinamento. Pode-se aplicar carga com aparelhos de resistência, pesos livres, elásticos de resistência ou manualmente. Com adultos mais velhos, a recomendação é começar com uma intensidade mais baixa (p. ex., utilizando uma Escala RPE de intensidade um tanto alta, 5 a 6 em uma escala de 10 pontos), garantindo a execução de uma série de 10 a 12 repetições.[202] A progressão é igualmente tolerada. Cada repetição deve ser sustentada por 10 segundos. O treinamento de força pode ser realizado 2 dias por semanas, em dias não consecutivos. Os aparelhos de exercício podem ser mais seguros do que os pesos livres para pacientes com doença mais avançada porque os movimentos são mais controlados, especialmente para o paciente que apresenta discinesias de pico de dose ou alterações cognitivas.[54] Como os pacientes com DP já demonstram rigidez e coativação excessivas, o treinamento isométrico em geral é contraindicado. As atividades de treinamento funcional (ver próxima seção) também podem ser intervenções eficazes para melhorar a força.

Corcos et al.[24] constataram uma interação significativa entre medicação e força. A suspensão da L-dopa durante um período de estado "inativo" provocou uma redução da taxa de desenvolvimento de força. O ideal, portanto, é que o treinamento de exercícios seja programado para os períodos "ativos" quando o paciente está em sua melhor condição (i. e., 45 minutos a 1 hora após a administração da medicação). A prática de exercícios durante um período "inativo" pode não ser possível ou impor grande dificuldade para o paciente. O paciente deve exercitar-se regularmente no mesmo horário durante um ciclo de medicação.

Treinamento funcional

Um programa de exercícios deve ser baseado na prática de habilidades funcionais. A ênfase geral recai sobre a melhoria da mobilidade funcional e, especificamente, na melhoria da mobilidade das estruturas axiais, da cabeça, do tronco, dos quadris e dos ombros. A progressão para atividades motoras mais difíceis deve ser gradual. O paciente envolvido de forma mais grave pode se beneficiar inicialmente dos movimentos assistidos, progredindo para movimentos ativos (p. ex., a técnica de FNP de IR) para melhorar o desempenho motor inicial.[203]

As **habilidades de mobilidade no leito** (i. e., rolamento, ponte, transições da posição de decúbito dorsal para a posição sentada) são habilidades essenciais e geralmente muito difíceis, em virtude da rigidez do tronco e da bradicinesia. É recomendável a prática de atividades de rolamento em decúbito lateral que enfatizam padrões de rotação segmentar (i. e., rotações isoladas das partes superior e inferior do tronco), e não de um padrão de rolamento tipo tronco de madeira. Os pacientes com o tronco muito rígido podem se beneficiar de estratégias de rolamento compensatório com utilização do membro superior ou inferior para alcançar e iniciar o movimento (p. ex., padrões D1F do membro superior ou inferior). Deve-se praticar o rolamento em diferentes tipos de superfície, progredindo de superfícies firmes para moles e, por fim, aquelas que simulem a superfície da cama do paciente em casa. A ponte é uma atividade importante que melhora os movimentos de deslizamento na cama e as transferências da posição sentada para a posição em pé (Fig. 18.10).

O ato de **sentar-se** pode melhorar por meio de exercícios criados para melhorar a mobilidade pélvica, uma vez que o paciente com DP normalmente senta-se com a pelve rígida e inclinada posteriormente (i. e., posição sentada sobre o sacro) e a parte superior do tronco flexionada. Os exercícios de inclinação anterior e posterior, inclinação de um lado para o outro e relógio pélvico podem ser praticados na posição sentada sobre uma bola fisioterápica que facilite o movimento (Fig. 18.11). Essas atividades podem progredir para a posição sentada sobre uma superfície estacionária, como uma maca, por exemplo, utilizando um disco inflável e, por fim, sem o auxílio de qualquer aparelho. As atividades realizadas na posição sentada são a transferência de peso com ênfase nas rotações da parte superior do tronco e os movimentos de alcançar. Os padrões de FNP para os membros na posição sentada podem ser utilizados para aumentar a mobilidade do tronco. Por exemplo, os padrões simétricos bilaterais D2F e D2E para o membro superior são ideais

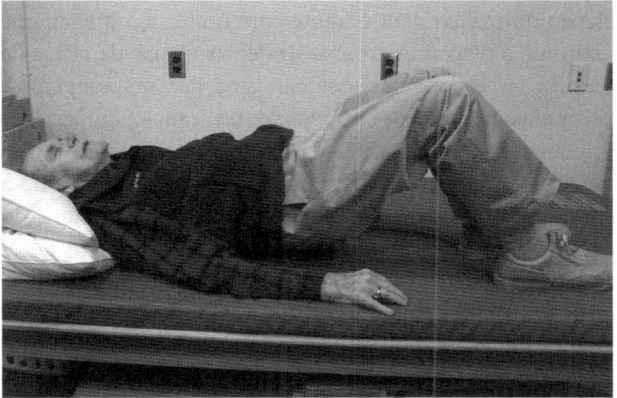

Figura 18.10 O paciente com DP pratica o exercício de ponte (observa-se a dificuldade para alcançar a extensão total do quadril).

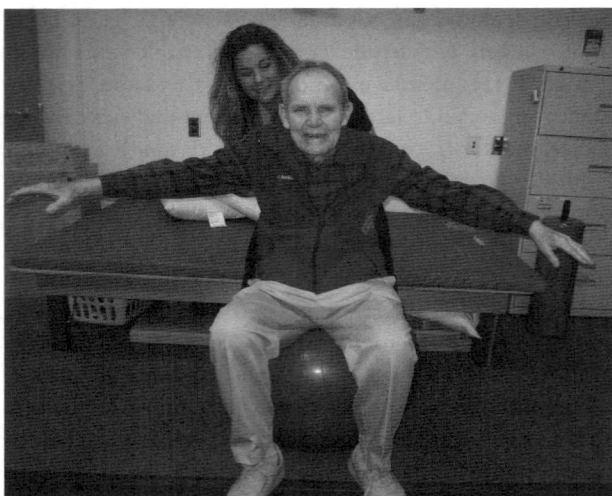

Figura 18.11 O paciente com DP pratica o exercício de sentar-se sobre a bola com os membros superiores abduzidos para os lados e as mãos abertas.

para promover a extensão da parte superior do tronco. Pode-se utilizar também um padrão de elevação/elevação reversa para promover a extensão da parte superior do tronco com rotação.

A atividade de mudança *da posição sentada para a posição em pé* (SPP) é uma atividade difícil para muitos pacientes com DP, sobretudo com doença em estágio moderado ou avançado ou quando no estado "inativo". Os problemas de baixa estabilidade dinâmica e apoio inadequado dos membros contribuem para as quedas. Os pacientes demonstram deficiência de sincronismo para controlar a velocidade do movimento de seu CDM para a frente, que tende a ser mais lento. O *momentum* ascendente insuficiente (torques de extensão do membro inferior) no movimento de levantar-se também é problemático.[194] Outros fatores são o nível de coativação e rigidez agonista-antagonista. O treinamento SPP começa com o paciente deslizando para a beira do colchonete e colocando os pés sob os joelhos afastados. É possível aumentar a flexão do tronco para a frente com o balanço inicial, que estimula o relaxamento. As estratégias de uso de pistas de auxílio (p. ex., contar, colocar uma das mãos entre as escápulas do paciente) podem ser utilizadas para auxiliar a inclinação para a frente. Sentar-se sobre um disco inflável também pode auxiliar na transferência do peso para a frente e no ato de levantar-se. A força dos músculos do membro inferior melhora o ato de colocar-se em pé. É possível fortalecer os extensores dos quadris e dos joelhos com o agachamento modificado apoiado na parede. A prática de levantar-se de um assento firme *elevado* diminui a excursão total e o trabalho dos músculos extensores, facilitando o ato de erguer-se. Alcançado o controle, progride-se para assentos mais baixos, de altura-padrão. Deve-se evitar ficar em pé diretamente na frente do paciente, o que pode bloquear as tentativas iniciais de colocar-se em pé. Em vez disso, o fisioterapeuta ou o cuidador deve ficar em pé ao lado do paciente. Se as questões de segurança forem aparentes, deve-se utilizar um cinto de marcha. O paciente mais envolvido pode praticar o exercício de SPP a partir de uma cadeira com ambas as mãos apoiadas nos braços da cadeira.[193]

As atividades realizadas na *posição em pé* podem seguir a progressão utilizada para a posição sentada. O paciente precisa primeiro assumir a posição totalmente ereta com o peso apoiado simetricamente sobre a BDA. Pode-se utilizar pistas táteis ou uma leve resistência na parte anterior da pelve para incentivar o movimento dos quadris para a frente no movimento de extensão total. Na posição em pé, ocorre a transferência de peso, devendo-se praticar os movimentos rotacionais do tronco (p. ex., movimentos recíprocos de balanço dos braços ou movimentos de alcançar). Deve-se praticar o exercício de *step* utilizando um degrau de baixa altura (frontal, lateral). Pode-se utilizar o movimento de passada para trás para fortalecer os extensores da coluna e dos quadris e promover a postura ereta. Para aumentar o desafio durante o exercício de *step*, pode-se utilizar elásticos de resistência (Fig. 18.12). O paciente pode também praticar o ato de colocar-se em pé com os membros superiores estendidos e as mãos encostadas à parede para apoiar o peso e promover a extensão da parte superior do tronco.

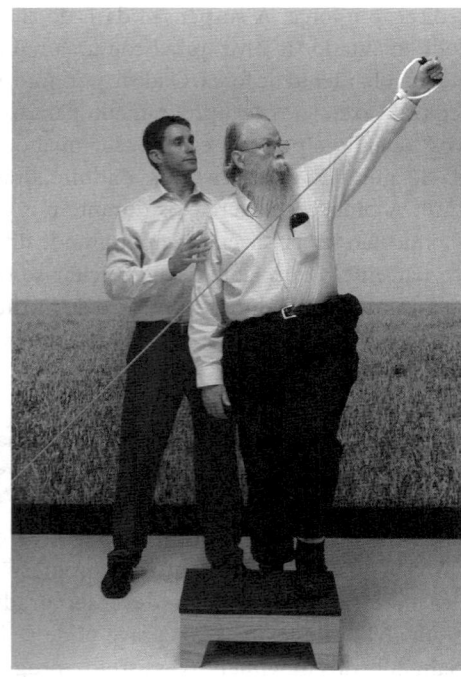

Figura 18.12 O paciente com DP pratica o exercício de manter a posição de subida no *step* enquanto executa o movimento de abdução e flexão resistidas do ombro com a resistência produzida pelo elástico. O paciente é incentivado a virar-se e olhar para a mão.

Pacientes com DP normalmente sofrem muitas quedas e devem ser ensinados a levantar-se após uma queda. Com essa finalidade, as habilidades de engatinhar devem ser praticadas para que, em casa, o paciente seja capaz de se deslocar até uma cadeira ou um sofá estável próximo. O paciente deve praticar também as transições da posição em quatro apoios para a posição ajoelhada, depois para a posição parcialmente ajoelhada e, por fim, para a posição em pé utilizando o apoio do membro superior.

A mobilização dos músculos faciais é outro componente importante do programa de exercícios porque o paciente terá uma interação social limitada e habilidades precárias para se alimentar na presença de rigidez facial e bradicinesia acentuadas. Esses fatores podem influenciar muito o estado psicológico geral, a motivação e a participação social do paciente. A massagem, o alongamento, os contatos manuais e as pistas verbais podem ser utilizados para melhorar os movimentos faciais. O paciente pode ser instruído a praticar a posição de freno labial, movimentos da língua, deglutição e movimentos faciais como sorrir, franzir a testa e assim por diante. Pode-se utilizar um espelho para obter *feedback* visual. Nos casos em que a habilidade de comer estiver prejudicada pela imobilidade, os movimentos de abrir e fechar a boca e mastigar devem ser combinados à estabilização do pescoço em uma posição neutra. As habilidades verbais devem ser praticadas em combinação com o controle da respiração.

Treinamento de equilíbrio

É importante recordar que a aprendizagem é específica da tarefa e do contexto. Consequentemente, um programa de treinamento de equilíbrio deve conter diversas atividades que alterem as demandas da tarefa e exponham o paciente a condições ambientais variadas. Sempre que possível, o fisioterapeuta deve procurar reproduzir as condições que o paciente encontraria na vida cotidiana. O nível de desafio é importante. O fisioterapeuta deve conhecer as limitações do paciente e as exigências específicas da tarefa e do ambiente, a fim de selecionar e progredir as tarefas de acordo com a situação e garantir a segurança do paciente. Para uma discussão mais completa sobre o treinamento de equilíbrio, ver Capítulo 10, Estratégias para melhorar a função motora.

Um ponto de foco importante do treinamento de equilíbrio para o paciente com DP é o treinamento de controle do CDM e do LDE. Os pacientes devem ser instruídos quanto à maneira como o CDM influencia o equilíbrio e como melhorar a postura ao sentar-se, levantar-se e durante a realização de tarefas de movimento dinâmico. Os pacientes devem explorar também o seu LDE e trabalhar no sentido de expandi-lo tanto na posição sentada quanto em pé. Na posição em pé, os pacientes com DP normalmente demonstram um LDE restrito com deslocamento do centro da pressão do pé para a frente. É recomendável orientar os pacientes quanto à maneira como melhorar o alinhamento postural e como evitar distúrbios de postura e quedas. O fisioterapeuta pode auxiliar no que diz respeito à conscientização em relação à postura e à segurança pela utilização de pistas verbais, táteis ou proprioceptivas adequadas para facilitar as respostas desejadas. Por exemplo, o paciente é instruído a "sentar-se com a postura ereta" ou "ficar em pé com a postura ereta", utilizando-se um espelho para fornecer *feedback* relativo à postura ereta. Um dispositivo de treinamento do tipo plataforma de avaliação postural (i. e., sistema de posturografia) pode ser valioso para informar a posição do CDM e fornecer *biofeedback* sobre o LDE. O paciente é orientado sobre a transferência de peso que expande o LDE. A prancha de equilíbrio Wii da Nintendo é um sistema de plataforma de força e *biofeedback* amplamente comercializado e econômico. Comparada a uma plataforma de força de laboratório, a prancha de equilíbrio Wii da Nintendo mostrou-se válida para quantificar o centro de pressão, um importante componente do equilíbrio na posição em pé.[204] Os sujeitos de pesquisa com baixa consciência postural que treinaram na prancha de equilíbrio Wii com *biofeedback* visual em tempo real demonstraram melhorias significativas em termos de simetria do apoio de peso.[205] Os sujeitos idosos que treinaram com esse dispositivo durante um período de 4 semanas melhoraram, em média, 9,14 pontos na escala EEB.[206]

O treinamento de equilíbrio deve enfatizar a prática de tarefas de estabilidade dinâmica (p. ex., levantamento de pesos, apoio de peso unilateral alternado, movimento de alcançar, rotação axial da cabeça e do tronco, rotação axial combinada a movimento de alcançar e assim por diante). As atividades realizadas na posição sentada podem incluir exercícios como sentar-se sobre uma superfície maleável (disco inflável) ou uma bola fisioterápica. Os desafios ao equilíbrio podem ser apresentados também por meio de exercícios que envolvam as posições em quatro apoios (Fig. 18.13), ajoelhada (Fig. 18.14), parcialmente ajoelhada (Fig. 18.15) e em pé sobre um disco (Figs. 18.16 e 18.17). A alteração das posições dos braços (p. ex., braços estendidos para o lado, braços cruzados sobre o tórax, movimento de alcançar); a alteração das posições dos pés/pernas (p. ex., pés afastados, pés juntos); ou o acréscimo de movimentos voluntários (p. ex., bater palmas com os braços erguidos acima da cabeça, rotações da cabeça e do tronco, elevação de uma perna, *step* ou marcha estacionária) podem ser utilizados para aumentar o nível de dificuldade da atividade. O treinamento deve ter por objetivo menores tempos de iniciação e execução de movimentos com o suporte do uso de estratégias adequadas de pistas de auxílio.[166] As perturbações externas em forma de suaves deslo-

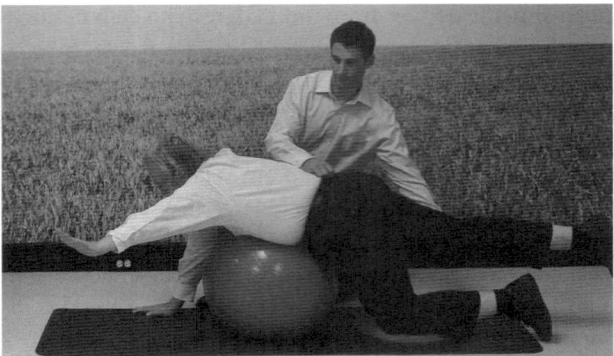

Figura 18.13 O paciente com DP pratica elevações contralaterais dos membros superiores/inferiores na posição de quatro apoios apoiado sobre uma bola.

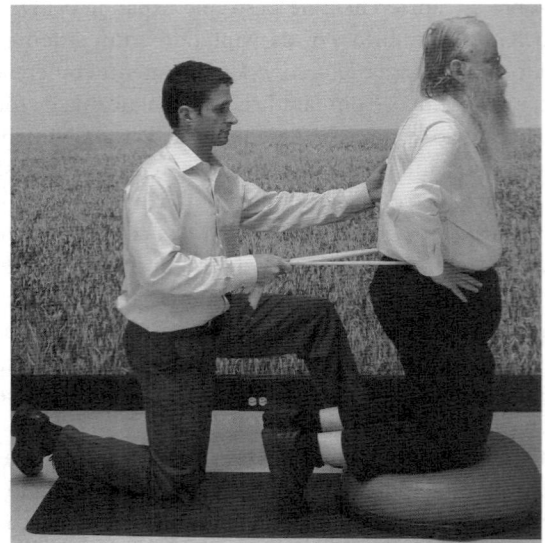

Figura 18.14 O paciente com DP ajoelhado sobre um disco BOSU™. O fisioterapeuta opõe resistência utilizando um elástico para promover a extensão total dos quadris.

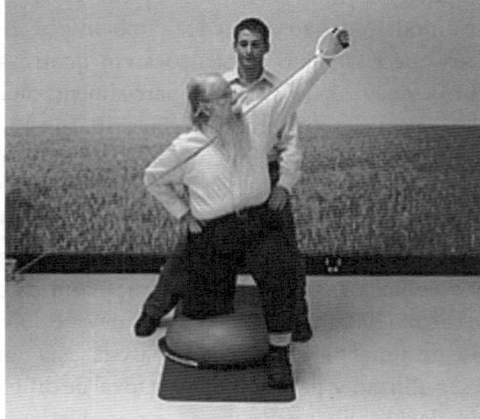

Figura 18.15 O paciente com DP pratica sobre um disco BOSU™ o exercício de ajoelhar-se parcialmente enquanto executa a abdução e a flexão resistidas do ombro utilizando a resistência oferecida por um elástico.

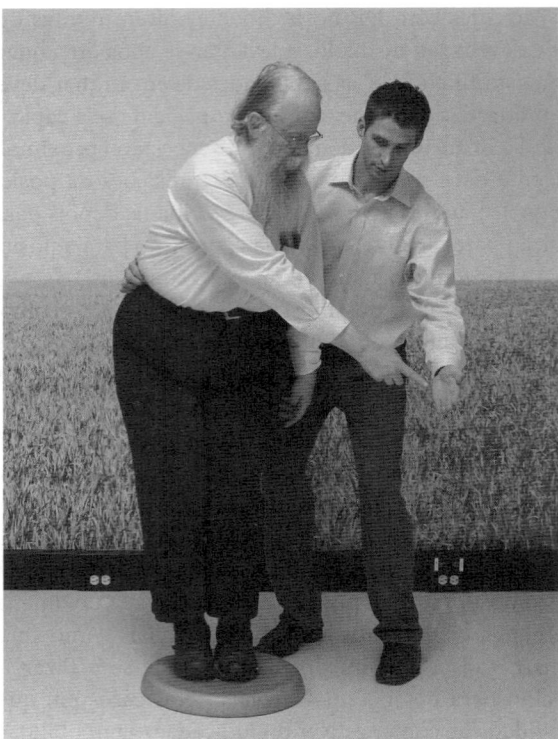

Figura 18.16 O paciente com DP pratica o exercício de colocar-se em pé sobre um disco inflável e executar um movimento cruzado de alcançar, promovendo a rotação da parte superior do tronco.

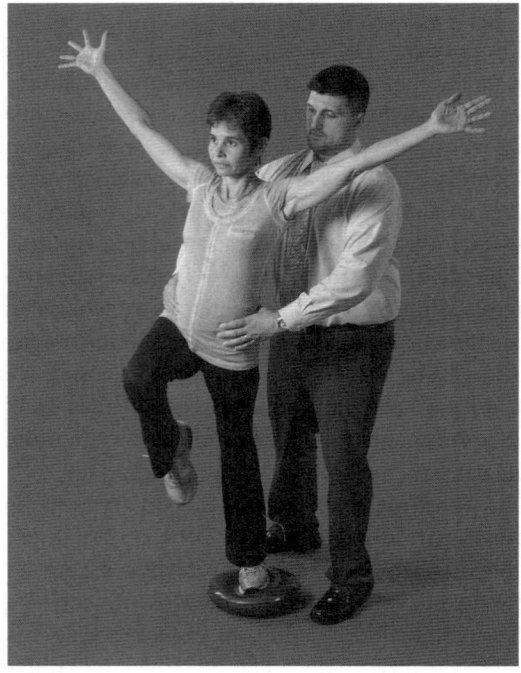

Figura 18.17 A paciente com DP recém-manifestada pratica o exercício de apoiar-se em um único pé sobre um disco inflável com os braços estendidos bilateralmente e as mãos abertas com as palmas voltadas para cima.

camentos manuais do CDM do paciente geralmente são contraindicadas para muitos pacientes com DP porque podem aumentar a rigidez e a fixação posturais. As estratégias de variação das demandas ambientais incluem a alteração da superfície de apoio (p. ex., ficar em pé sobre uma superfície de espuma), *inputs* visuais (p. ex., iluminação reduzida, olhos fechados) ou desafios ao paciente com um ambiente aberto variável (p. ex., ambiente clínico agitado).

A força e a ADM adequadas são componentes importantes necessários para suportar os desafios do equilíbrio. Pode-se instruir o paciente a melhorar o equilíbrio por meio de exercícios realizados em pé, como elevação dos calcanhares e dos dedos dos pés, agachamentos parciais apoiados na parede e levantar-se de uma cadeira, execução de chutes para os lados e para trás com apoio sobre um único membro e marcha estacionária. Coletivamente, esses exercícios às vezes denominados *"exercícios da pia da cozinha"*, são componentes importantes do PED para pacientes com deficiências de equilíbrio. O paciente pode necessitar de um leve toque das mãos como apoio para iniciar e estabilizar-se; a tendência é progredir o mais rápido possível para o abandono do apoio.

A *vibração de todo o corpo (VTC)* está ganhando popularidade como um tratamento para pacientes com doenças neurológicas. Especula-se que o deslocamento em "gangorra" da plataforma vibratória simula a marcha humana[207] e que as respostas posturais são induzidas pela vibração da sola dos pés.[208,209] Acredita-se também que a VTC aumenta a eficiência dos pares agonistas/antagonistas.[210,211] As revisões sistemáticas da literatura especializada revelam estudos de alta qualidade insuficientes e apenas pequenas evidências da literatura atual de que a VTC melhora a força, a propriocepção, a marcha e a cadência.[212,213] Para pessoas com DP, a VTC na posição sentada em uma cadeira fisioacústica resultou na melhoria da marcha, das pontuações na escala UPDRS e do controle do membro superior, bem como na redução significativa do tremor e da rigidez.[214] Outro estudo examinou o efeito do tratamento em que o paciente fica em pé sobre uma plataforma vibratória multidirecional aleatória. Após a VTC, os indivíduos apresentaram pontuações significativamente melhores na escala UPDRS com redução do tremor e da rigidez.[215] São necessárias pesquisas complementares sobre a qualidade que examinem a eficácia da VTC no tratamento de pessoas com DP.

Treinamento locomotor

O treinamento locomotor tem por objetivo reduzir as deficiências primárias da marcha, que normalmente incluem velocidade reduzida, comprimento reduzido da passada, falta de sequência dos movimentos dos calcanhares e dedos dos pés com progressão para a frente caracterizada por um padrão de marcha com arrasto dos pés (festinante), redução do movimento contralateral do tronco e do balanço dos braços, bem como a atitude geral de flexão do corpo durante a caminhada. Os objetivos consistem também em aumentar a capacidade do paciente de realizar atividades de mobilidade funcional com segurança e evitar quedas.[216] Entre as estratégias eficazes destinadas a melhorar o alinhamento vertical e a segurança inclui-se a prática de fazer com que o paciente caminhe com o auxílio de bastões verticais (caminhada com o auxílio de bastões) (Fig. 18.18). As estratégias que têm por finalidade melhorar a postura, o comprimento do passo, a velocidade e o movimento de balanço dos braços incluem o uso de *conjuntos de instruções verbais* (p. ex., "Caminhar com a postura ereta", "Caminhar rápido", "Dar passos largos", "Balançar ambos os braços"). Behrman et al.[217] constataram que os comandos para a execução de passos largos e do movimento de balanço dos braços se revelaram estratégias de instrução mais eficazes do que o comando de caminhada rápida. Como vimos anteriormente, as pistas visuais e auditivas também são eficazes para melhorar a velocidade da marca e o comprimento do passo. As pistas visuais e espaciais transversais (que cruzam o caminho da marcha) revelaram-se mais benéficas do que as pistas visuais paralelas (longitudinais ao caminho da marcha) como meio para melhorar a velocidade da marcha, o comprimento da passada e o tempo de apoio da perna.[218] As estratégias destinadas a melhorar a colocação dos pés podem envolver o uso de marcadores de

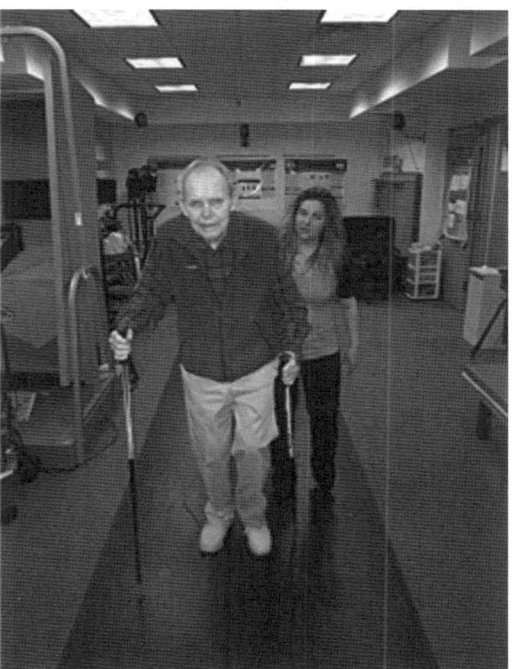

Figura 18.18 O paciente com DP pratica caminhada com o auxílio de dois bastões verticais.

piso ou pegadas impressas no chão. As estratégias para melhorar a altura do passo incluem a prática da marcha estacionária com progressão para a caminhada com um padrão exagerado de passos altos. Pode-se utilizar música com tempo de marcha rápida para aumentar o ritmo. Pode-se também praticar a caminhada com passos laterais ou cruzados (Fig. 18.19). A atividade de FNP de formato entrelaçado, que combina passos laterais com passos cruzados alternados, é uma atividade de treinamento ideal para o paciente com DP na medida em que enfatiza a rotação da parte inferior do tronco com movimentos de *step* e execução de passos laterais. A atividade pode ser praticada com o paciente segurando-se levemente em um pequeno cilindro sustentado conjuntamente pelo fisioterapeuta ou como um padrão de caminhada livre. O paciente pode alcançar um nível avançado de execução de passos e equilíbrio com a prática de um exercício de malabarismo com cachecóis (Fig. 18.20). O movimento de balanço recíproco dos braços durante a marcha pode melhorar com o paciente e o fisioterapeuta segurando de forma compartilhada um par de cilindros (um em cada mão). O fisioterapeuta caminha atrás do paciente e usa o movimento de balanço do próprio braço para auxiliar os movimentos do paciente.

Os pacientes com DP que realizaram o treinamento locomotor sobre uma esteira motorizada com o auxílio de um colete suspenso de suporte do corpo demonstraram melhorias em termos de instabilidade postural, marcha (p. ex., velocidade de caminhada, execução de passos e comprimento da passada), função motora e qualidade de

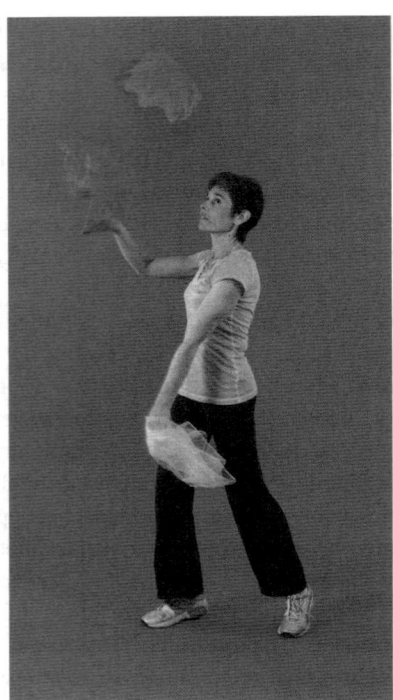

Figura 18.20 A paciente com DP recém-manifestada pratica a execução de passos enquanto faz malabarismos com um conjunto de cachecóis.

vida.[219-227] Foram utilizados tanto o recurso de suporte de peso do corpo (p. ex., até 20%)[220] quanto de ausência de suporte corporal.[219] Em um estudo de longo prazo, Miyai et al.[221] constataram que os benefícios em termos de velocidade da marcha e número de passos após esse tipo de treinamento mantiveram-se por 4 meses. Os pesquisadores declararam que não foram utilizadas estratégias de atenção e especulam que o desempenho da marcha melhorou possivelmente em função da ativação de geradores de padrão central, como se acredita ser o caso nos estudos sobre acidentes vasculares cerebrais e lesões da medula espinal (LME). É possível que a esteira aja como uma pista externa para melhorar a ritmicidade da marcha e reduzir a sua variabilidade.[224] Os benefícios do treinamento na esteira, assim como do treinamento de exercícios em geral, são dependentes da dose. Observa-se melhorias mais pronunciadas com a prática de alta intensidade e aumentos graduais da velocidade na esteira.[225,226] O treinamento de alta intensidade na esteira demonstrou normalizar a excitabilidade corticomotora na DP em estágio inicial.[226] A esteira motorizada foi utilizada também para o treinamento de passos em pessoas com DP. Com o suporte de um colete de segurança, os pacientes praticaram a execução de passos nas quatro direções em resposta ao ato de ligar e desligar bruscamente a esteira.[228]

O treinamento locomotor deve consistir também no treinamento de tarefas específicas criado para promover a plena participação nas funções sociais relacionadas à vida

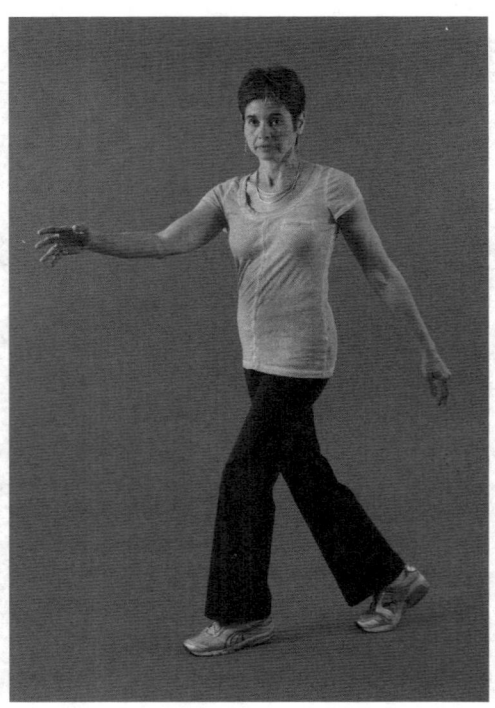

Figura 18.19 A paciente com DP recém-manifestada pratica caminhada com passos cruzados.

familiar, ao lazer e à participação na comunidade. Isso implica variar a tarefa de caminhada (p. ex., caminhar sobre um piso cerâmico, sobre um piso carpetado, em calçadas ao ar livre e na grama). Outros desafios incluem caminhar dentro da comunidade (p. ex., ambientes abertos variáveis), subir escadas, subir e descer calçadas e caminhar sobre rampas. Os pacientes com DP geralmente demonstram dificuldades para transpor obstáculos em virtude da elevação minimizada dos pés em relação ao solo. A altura de elevação dos pés em relação ao solo pode melhorar com a prática de transpor marcadores horizontais colocados no piso ou sinais de *laser*.

Pacientes que se encontram no estágio avançado da doença se mostrarão limitados em termos de deambulação e de variações que podem ser utilizadas. O objetivo geral nesse estágio é promover a deambulação regular com segurança e evitar quedas. As estratégias de treinamento compensatório são indicadas. É imperativo instruir os cuidadores em relação à caminhada assistida e à segurança. Os episódios de congelamento são comuns e, na maioria das vezes, resistentes à terapia medicamentosa. O fisioterapeuta e o paciente devem identificar e praticar estratégias de descongelamento da marcha.[229] Por exemplo, os movimentos estimulados com o auxílio de pistas ou "truques", como o ato de deixar cair um lenço para que o paciente o transponha, podem ser bem-sucedidos como forma de reduzir o congelamento. Alguns pacientes, especialmente aqueles pertencentes ao grupo da instabilidade postural com distúrbios da marcha, podem se beneficiar da alternativa de caminhar com o auxílio de um cão de assistência fisioterapêutica. O animal auxilia no equilíbrio e impulso, e funciona como uma fonte de pistas externas para os movimentos de troca de passos (Fig. 18.21).

Ortótica espinal

O suporte espinal pode ser um elemento adjunto adequado à terapia para pacientes com deformidades posturais comuns à DP (p. ex., maior cifose torácica, expansão costal reduzida e postura da cabeça projetada para a frente). A órtese toracolombar Spinomed é singular na medida em que não apenas corrige a postura defeituosa como também demonstrou aumentar a estabilidade do tronco, aumentar a capacidade respiratória vital e melhorar a sensação de bem-estar relatada pelo paciente.[230,231] Depois de usar o suporte durante 6 meses, os pacientes demonstraram um aumento de 73% na força dos músculos extensores das costas e de 58% na dos flexores do abdome. Esses ganhos de força são atribuídos ao aumento da atividade muscular em resposta ao *biofeedback* proprioceptivo do suporte.[232] Um estudo de investigação da estabilidade da marcha e do funcionamento físico de mulheres com osteoporose pós-menopausa demonstrou uma redução do tempo de apoio com os dois pés no chão associada a um impacto benéfico na estabilidade da marcha.[233] São necessárias pesquisas mais aprofundadas para determinar se esse tipo de intervenção ortótica oferece potencial para pacientes com DP.

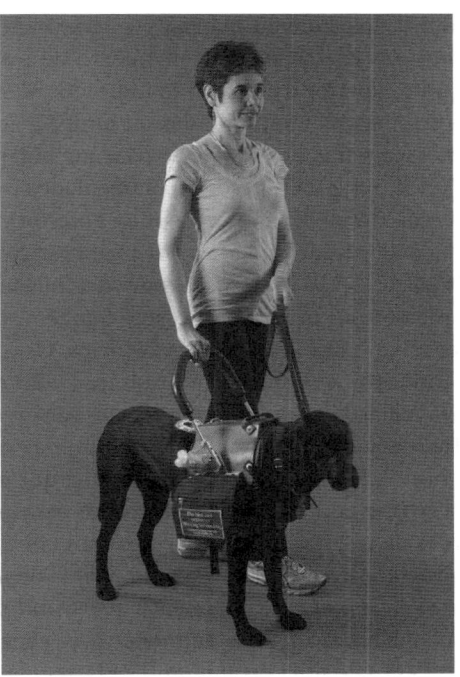

Figura 18.21 A paciente com DP recém-manifestada e deficiências primárias de estabilidade postural e de marcha caminha auxiliada por um parceiro canino.

Reabilitação pulmonar

As quatro classificações principais dos distúrbios respiratórios em pacientes com DP são as complicações provocadas pela medicação, as obstruções das vias aéreas superiores, os distúrbios restritivos e a pneumonia por aspiração.[234] Como a disfunção respiratória na população com distúrbios de movimento neurológicos está relacionada a uma alta taxa de incapacidade e mortalidade, é fundamental que a prevenção e o tratamento dessas disfunções sejam tratados como medidas prioritárias. Os componentes incluem exercícios de respiração diafragmática, técnicas de troca de ar e exercícios de recrutamento dos músculos do pescoço, dos ombros e do tronco. As técnicas manuais, como a vibração e a agitação, podem ser utilizadas para garantir a exalação completa, a abertura dos alvéolos distais e a assistência à eliminação de secreção. Deve-se instruir o paciente em relação aos exercícios de respiração profunda destinados a melhorar a mobilidade da parede torácica e a capacidade vital. As trocas de ar são promovidas para as áreas menos ventiladas do pulmão. Por exemplo, pode-se promover a expansão basal utilizando o posicionamento em decúbito lateral reclinado, o alongamento manual e a resistência a esses segmentos. Os exercícios de treinamento de resistência para a parte superior do corpo são indicados. Esses exercícios consistem em levantar e abaixar um pequeno cilindro com o acréscimo de pesos leves para aumentar a resistência (p. ex. 500 g). Os pesos são aumentados à medida que a função melhora. Como vimos anteriormente, a mobilidade da parede torácica pode melhorar com o uso de padrões de flexão e extensão simétrica bilateral FNP D2 dos membros superiores. É possível também acrescentar pesos leves (pulseiras) a esses exercícios. Os pacientes são incentivados a coordenar a respiração com o movimento do membro superior. Os exercícios são executados na posição sentada sem apoio para promover a estabilização do tronco. É especialmente importante que se tenha por objetivo melhorar a extensão do tronco para melhorar os padrões de respiração em pacientes com cifose postural. Os programas de reabilitação pulmonar já demonstraram ser seguros e eficazes para pacientes com DP como meio para melhorar a função pulmonar (i. e., consumo de oxigênio [$\dot{V}O_2$], ventilação minuto [VE], frequência respiratória, força dos músculos inspiratórios)[235,236] e a percepção de dispneia.[237]

Terapia da fala

A qualidade da fala em pacientes com DP geralmente é uma voz suave de tom monótono e aspirada, percebida pelo paciente como de tom normal. A hipofonia é causada por um mecanismo de foles bradicinéticos (parede torácica e diafragma) e pela percepção imprecisa que os pacientes têm de seu próprio esforço para falar. Os déficits da fala, uma condição observada em 80% dos pacientes com DP, têm um efeito dramático sobre a função e, em 30% dos casos, são relatados como a parte mais incapacitante da doença.[239] Como vimos anteriormente, o Método Lee Silverman de Tratamento Vocal (LSTV) foi criado especificamente para pacientes com DP.[239] O método visa ao exercício intensivo de alto esforço com um único alvo funcionalmente relevante (o volume vocal) e uma recalibragem da autopercepção do volume vocal. Essa técnica aumenta efetivamente o volume vocal e melhora a expressão facial de pacientes com DP.[240-242]

Exercício aeróbio

Elabora-se uma prescrição individualizada baseada nas diretrizes da ACSM (American College of Sports Medicine) sobre aspectos como frequência, intensidade, duração e progressão.[54] As intensidades são menores do que as intensidades de treinamento normais ou submáximas (i. e., 60 a 80% da FC máxima), com base no nível de doença, condicionamento e estilo de vida do paciente. Quando utilizadas intensidades mais baixas, são necessárias sessões de exercícios mais longas ou mais frequentes para melhorar o condicionamento físico. É indicado que se faça um monitoramento cuidadoso, uma vez que a disfunção autônoma é comum. O uso prolongado da L-dopa pode produzir arritmias e HO, juntamente com discinesias. O fisioterapeuta deve monitorar os sinais vitais (FC, FR, PA), a RPE, os níveis de fadiga e os sintomas de intolerância ao exercício (p. ex., dispneia significativa, resposta hipotensiva e assim por diante).

Os modos de treinamento podem incluir exercícios ergométricos de pernas e braços e caminhada. A seleção irá depender das capacidades específicas do paciente; por exemplo, a instabilidade postural e um maior risco de quedas podem descartar o uso da esteira sem colete de suporte suspenso. Os exercícios ergométricos do membro inferior realizados nas posições reclinada ou sentada se constituem em uma alternativa adequada. Para a maioria dos pacientes, é recomendável um programa de caminhada regular. A duração, a velocidade e o terreno em questão podem ser modificados com base na capacidade individual. Para alguns, a acessibilidade a um programa de caminhada supervisionada conduzido em uma pista de caminhada coberta é importante para garantir a segurança. Um *shopping center* pode proporcionar um ambiente aceitável para uma caminhada dentro da comunidade em caso de condições meteorológicas adversas ou extremas. Um programa de exercícios aeróbios supervisionados na piscina também pode ser um modo de exercício aceitável para alguns pacientes. O calor da água pode ser relaxante e a flutuação pode melhorar os movimentos de execução dos passos. A frequência mínima recomendada de exercícios aeróbios é de 3 sessões por semana. Caminhar diariamente em séries curtas (20 a 30 minutos) espaçadas ao longo do dia é recomendável para pessoas com níveis mais baixos de capacidade funcional. O exercício intermitente com intervalos de descanso adequados é indicado para pessoas idosas e sem condicionamento físico, e que apresentam disfunção pulmonar restritiva. Os programas de treinamento aeróbio já demonstraram ser seguros e eficazes para melhorar a capacidade aeróbia de pacientes com DP.[243,244]

Exercícios grupais e domiciliares

As aulas comunitárias de exercício em grupo podem ser valiosas para pacientes com DP. Os pacientes beneficiam-se do apoio positivo, do companheirismo e da comunicação que a situação da convivência em grupo oferece.[245,246] A criteriosa avaliação de cada paciente antes da admissão em um grupo é essencial. Os pacientes devem ser capazes de cumprir o núcleo terapêutico da aula. Em geral, é aconselhável selecionar pacientes com níveis similares de incapacidade, uma vez que o sentido de competição geralmente pode ser um fator-chave de motivação de grupos. A proporção entre funcionários e pacientes deve ser pequena (o ideal é 1:8 ou 1:10), devendo-se aumentar o número de funcionários se os pacientes não conseguirem trabalhar sozinhos. Pode-se utilizar uma série de atividades para estimular e motivar os pacientes. Os pacientes podem começar na posição sentada e progredir para a posição em pé, utilizando o apoio do leve contato com o encosto da cadeira. É possível utilizar exercícios de alongamento ou calistênicos que envolvem grandes grupos de músculos e movimentos complexos de múltiplas articulações como uma atividade inicial de aquecimento, progredindo para os movimentos combinados (membros superiores e inferiores com rotação axial do tronco). Os exercícios aeróbios bem estruturados de baixo impacto são um foco apropriado para uma aula em grupo. Por exemplo, os pacientes podem praticar marcha estacionária, primeiro sentados, depois em pé. O grupo pode praticar caminhada, com ênfase na necessidade de executar passos largos, levantando os pés do chão. Utiliza-se a música para proporcionar a estimulação necessária para o movimento e o seu ritmo. As estações de exercícios (p. ex., bicicleta ergométrica, colchonetes, polias, etc.) também podem ser utilizadas. Os exercícios realizados conjuntamente por todo o grupo devem focar os objetivos importantes do exercício (p. ex., melhorar a ADM, a mobilidade e assim por diante). As atividades recreacionais podem suceder a parte aeróbia, como *line dancing*, atividades com bola, arremesso de *beanbag*, etc. As atividades selecionadas devem ser interessantes e variadas. Deve-se incorporar um segmento de relaxamento a cada aula. As aulas em grupo de Yoga e Tai Chi trabalham efetivamente vários componentes da DP melhorando a postura, a flexibilidade, a estabilidade do *core*, a mobilidade funcional, o equilíbrio, o relaxamento e a socialização.[247-251] King e Horak[252] recomendam a incorporação do Tai Chi a outros exercícios de agilidade (p.ex., caiaque, boxe, afundos, treinamento de agilidade e exercícios de Pilates) para retardar a perda da mobilidade nas pessoas com DP.[252]

Os exercícios domiciliares consistem em exercícios destinados a melhorar o relaxamento, a flexibilidade, a força e a função cardiopulmonar (todos anteriormente discutidos). Um elemento crucial é enfatizar a importância da prática regular de exercícios diários e da prevenção de períodos prolongados de inatividade. O PED deve ser realista e de duração e intensidade moderadas. O paciente deve ser alertado para que não abuse da atividade, o que poderia resultar em fadiga excessiva. Em geral, os exercícios calistênicos de aquecimento praticados de manhã cedo são úteis para reduzir a crescente rigidez que os pacientes podem apresentar ao se levantar. Os exercícios de alongamento e fortalecimento são realizados nas posições de decúbito dorsal, sentada e em pé. Os exercícios domiciliares de ADM geralmente podem ser auxiliados com o uso de equipamentos adaptativos. Por exemplo, para reduzir os efeitos da postura cifótica com a cabeça projetada para a frente, pode-se instruir o paciente a se pendurar com as mãos em uma barra suspensa. Os alongamentos realizados na posição em pé com apoio contra a parede também podem ser utilizados para um alongamento sustentado dos músculos flexores da parte superior do tronco. O uso de um bastão ou de uma bengala pode ser eficaz para promover a execução de movimentos acima da cabeça. Em pé, pode-se utilizar uma bancada ou o encosto de uma cadeira forte como auxílio para a estabilização durante os exercícios calistênicos e de equilíbrio realizados na posição em pé. Os programas de exercícios domiciliares são considerados eficazes para melhorar o controle postural e a mobilidade em pessoas com DP.[253,254]

Dispositivos adaptativos e de apoio

Deve-se prestar atenção às necessidades de dispositivos adaptativos e de apoio que possam melhorar a função. Para promover a mobilidade no leito, pode-se ajudar o paciente a assumir uma posição sentada ao elevar a cabeceira de uma cama hospitalar eletrônica ou com o auxílio de blocos de aproximadamente 10 cm de altura (as pernas dos móveis encaixam-se em um recuo existente no bloco) disponibilizados comercialmente. Como uma solução mais simples, pode-se amarrar uma corda ou uma "escada" de lona à extremidade da cama para que o paciente possa se puxar. A cama deve ser estável, e o colchão, firme, para facilitar a mobilidade. Lençóis e pijamas de cetim são úteis, às vezes, para melhorar a mobilidade no leito. Os pacientes devem ser instruídos a escolher cadeiras firmes e com braços, e a evitar assentos baixos e moles, como um sofá baixo, por exemplo. A cadeira pode ser elevada (i. e., 10 cm e fixada com blocos, ou inclinada para a frente com uma elevação de cerca de 5 cm apenas das pernas de trás). Alguns pacientes podem se beneficiar do uso de uma cadeira de balanço para facilitar as transferências independentes da posição sentada para a posição em pé. As cadeiras com assentos de molas que empurram o paciente para a posição em pé são altamente comercializadas para a população geriátrica, mas devem ser usadas com cautela. O paciente é impulsionado para se levantar, mas pode ter dificuldade para parar o movimento e/ou equilibrar-se no tempo adequado logo que alcançar a posição em pé.

Um vaso sanitário com o assento elevado e barras de apoio no banheiro também são dispositivos essenciais para facilitar as transições da posição sentada para a posição em pé no banheiro.

Roupas soltas e tênis com fechos de velcro podem ser usados para facilitar a tarefa de vestir-se. Se o paciente demonstrar uma marcha com arrasto dos pés, os sapatos devem ter sola de couro ou de composição dura, porque os sapatos com sola de crepe ou borracha não deslizam com facilidade, podendo resultar em quedas. Às vezes, uma marcha festinante pode ser aliviada com a adição de saltos modificados ou plataformas nos sapatos. Um sapato de salto raso ou com plataforma na frente pode desacelerar uma marcha propulsiva. O uso de dispositivos de auxílio pode ser problemático em virtude das dificuldades de movimento. Uma bengala pode ser útil para pacientes com doença de grau leve a moderado como instrumento de auxílio ao equilíbrio ou fornecimento de pistas para a troca de passos (bengala invertida). É importante que a altura do dispositivo não promova uma maior flexão do tronco. Os bastões verticais (mencionados anteriormente) também podem ser úteis para melhorar a postura ereta, a rotação do tronco e o movimento de balanço dos braços durante a caminhada. Pacientes com dificuldades de movimento mais pronunciadas e pouco equilíbrio provavelmente não se beneficiarão dos dispositivos de auxílio. Os andadores com rodas são particularmente perigosos e podem agravar uma marcha festinante; os freios de mão são um requisito essencial.

A maioria dos pacientes utiliza dispositivos adaptativos como auxílio nas AVD. Os alcançadores podem ser utilizados como auxílio na hora de vestir-se e para outras atividades. Comer é uma tarefa que pode ser facilitada de diversas maneiras. O paciente deve sentar-se adequadamente, próximo à mesa, com uma boa postura. Os utensílios especialmente adaptados, pratos com borda de proteção e cabos maiores podem auxiliar os esforços do paciente. Como o tempo de refeição será prolongado, as chapas ou almofadas de aquecimento podem ajudar a manter a comida quente e palatável. É prudente prever eventuais episódios de escorrimento de saliva e/ou derramamento de comida e proteger as roupas. Deve-se estipular uma margem extra de tempo e não apressar o paciente.

Questões psicossociais

A natureza progressiva da DP requer frequentes ajustes pessoais e sociais e afeta todos os aspectos de vida do paciente e da família. As funções, os papéis e as atividades cotidianas sofrem transtornos. Algumas das alterações associadas à DP constituem fatores de isolamento social (rosto mascarado, imobilidade progressiva e fala ininteligível), enquanto outras (aumento da salivação, transpiração, redução da função sexual) são angustiantes, podendo ser socialmente constrangedoras. O paciente pode se sentir cada vez mais isolado e os relacionamentos familiares podem ser afetados. Os membros da equipe devem ter por principal objetivo ajudar o paciente e a família a compreender a doença e desenvolver entendimentos e ajustes que resultem em um automanejo mais eficaz. Algumas pessoas são capazes de lidar com as alterações associadas à doença; outras, não. As habilidades de superação podem ser facilitadas. Acima de tudo, a educação é a chave para ajudar pacientes e familiares a assumirem responsabilidade. Os sentimentos de desesperança e dependência diminuem à medida que o paciente desenvolve um senso de controle sobre a sua própria vida. As habilidades de automanejo a serem promovidas são o planejamento das atividades, as estratégias eficazes de gestão do tempo e as técnicas de gerenciamento do estresse. É igualmente importante não permitir que os pacientes se isolem e garantir a disponibilidade dos serviços adequados. Os membros da equipe devem manter-se vigilantes em relação aos seus pressupostos e expectativas. Uma atitude condescendente ou pessimista e limitadora pode transformar-se em uma profecia autorrealizável. Os pacientes e seus familiares precisam ser tranquilizados e incentivados. Uma ênfase geral naquilo que os pacientes *podem fazer*, e não no que eles não podem fazer, pode ajudar a fortalecê-los. Os fisioterapeutas precisam transmitir uma mensagem de *esperança temperada com realismo*.

Orientações ao paciente, à família e aos cuidadores

A equipe interdisciplinar fornece informações sobre diversos tópicos relacionados à convivência com a DP. Essas informações encontram-se no Quadro 18.6. As intervenções podem assumir a forma de instrução direta individualizada, sessões em grupo, materiais impressos e apresentações em vídeo ou computador. A abordagem geral do fisioterapeuta precisa ser positiva e solidária.

Nos EUA, existem grupos de apoio comunitário para os pacientes e suas famílias. Esses grupos divulgam informações e oferecem a oportunidade de discussão de questões, problemas e dicas de manejo comuns, além de exercer uma influência estabilizadora, auxiliando os pacientes e seus familiares a concentrar-se nos comportamentos saudáveis, nas habilidades de superação e no automanejo eficaz. Para alguns pacientes nos estágios iniciais da doença,

Quadro 18.6 Elementos de um programa de orientação de pacientes, familiares e cuidadores

- Doença de Parkinson: manifestação clínica, estratégias de manejo dos sintomas
- Medicamentos: finalidade, dosagem, possíveis efeitos colaterais adversos, sinais de medicação excessiva ou insuficiente
- Medidas preventivas para minimizar complicações e deficiências secundárias
- Impacto da DP nos movimentos e estratégias eficazes de manejo dos problemas de movimento
- Barreiras à prática de exercícios e soluções eficazes para a participação regular em um programa de exercícios
- Impacto da DP nas funções e estratégias eficazes para manter a independência das funções nos ambientes doméstico, comunitário ou profissional
- Estratégias de conservação de energia e determinação do ritmo de atividade
- Estratégias para garantir a participação em atividades importantes de lazer e familiares
- Recursos comunitários para os pacientes: grupos de apoio, intervenções domiciliares, programas comunitários de treinamento, programas diurnos
- Recursos comunitários para cuidadores: orientação, grupos de apoio, programas de exercícios, serviços de cuidados temporários

a participação em um grupo de apoio pode elevar os níveis de ansiedade à medida que eles observam pacientes mais incapacitados. Os grupos voltados especificamente para pacientes com doença em estágio inicial e faixas etárias similares são mais úteis.

Resumo

A DP é um distúrbio crônico e progressivo dos NB evidenciado pelas características principais de rigidez, bradicinesia, tremor e instabilidade postural. Outras deficiências são o desenvolvimento de posturas fixas anormais, escassez de movimentos, fadiga, rosto mascarado, contraturas, padrão de marcha festinante, dificuldades de deglutição e comunicação, distúrbios visuais e sensório-motores, disfunções cognitiva e comportamental, disfunção autônoma e alterações cardiopulmonares. As intervenções farmacológicas passaram a ser o sustentáculo da conduta terapêutica e oferecem tratamento sintomático e de proteção. A reabilitação efetiva tem por foco o estágio da doença e os sintomas do paciente, as limitações das atividades e as capacidades e atributos residuais. As intervenções são de natureza restauradora, isto é, a reabilitação tem por finalidade melhorar a força, a ADM, as habilidades funcionais, a resistência e assim por diante. As pessoas com DP beneficiam-se também de programas de manutenção funcional que visam ao manejo dos efeitos da doença progressiva. Desenvolve-se estratégias de prevenção e redução das deficiências indiretas e promoção da prática regular de exercícios, da boa saúde e das habilidades de automanejo. Uma abordagem de equipe abrangente, que consiste no envolvimento ativo do paciente e da família, oferece ótimos benefícios. Os membros da equipe precisam desempenhar um papel ativo durante todos os estágios da doença, por meio da assistência ao paciente e à família na manutenção das funções, além da prestação de suporte psicossocial, conforme necessário.

QUESTÕES PARA REVISÃO

1. Quais as principais estruturas do SNC envolvidas na doença de Parkinson e quais as alterações fisiopatológicas associadas à doença?
2. Estabeleça a diferença entre rigidez "em roda dentada" e rigidez "em cano de chumbo".
3. Quais as deficiências de estabilidade postural geralmente observadas em pacientes com DP?
4. Quais as deficiências não motoras de cognição associadas à DP?
5. Quais os principais efeitos adversos associados ao uso prolongado da levodopa/carbidopa?
6. De que maneira os objetivos/resultados e intervenções variam de acordo com o estágio da doença?
7. A hipotensão ortostática é um problema comum em pacientes com DP. De que maneira a condição deve ser examinada?
8. Identifique as estratégias de aprendizagem motora adequadas para o paciente com DP em termos de prática e *feedback*.
9. Descreva as deficiências de marcha comuns em pacientes com DP. Que intervenções podem ser utilizadas para melhorar a função locomotora?
10. Quais as diretrizes de treinamento aeróbio adequadas para o paciente com DP em estágio inicial a intermediário?

Estudo de caso

A paciente é uma mulher de 60 anos com um histórico de 7 anos de DP. Ultimamente, ela tem sentido o crescente agravamento dos sintomas e foi encaminhada para tratamento fisioterapêutico ambulatorial e um programa de exercícios domiciliares (PED).

Histórico

Inicialmente, a paciente apresentou tremor da mão esquerda que progrediu a ponto de provocar rigidez e incômodo em seus membros superior e inferior. O seu clínico geral a encaminhou para um neurologista que constatou tremor e rigidez de grau moderado no lado esquerdo. Ele prescreveu Artane, que surtiu efeito por um tempo. Entretanto, o tremor acabou se agravando, especialmente em condições de estresse, impossibilitando a paciente de usar o membro superior do lado esquerdo. Ela iniciou então a medicação com Sinemet e foi encaminhada para uma sessão inicial de fisioterapia em regime ambulatorial. Tão logo o Sinemet começou a agir e os seus sintomas diminuíram drasticamente, ela interrompeu a fisioterapia e o PED. Com o aumento dos sintomas nos anos seguintes, a dose de Sinemet foi aumentada.

Estado atual

Atualmente, a paciente está tomando Sinemet e bromocriptina. Ela relata a ocorrência de crises de discinesia que se manifestam cerca de 45 minutos depois de tomar o Sinemet e envolvem movimentos involuntários de contorção do membro superior esquerdo. As suas principais queixas são:
- Dificuldade para andar, especialmente quando ela tem que passar por uma porta estreita ou deambular em lugares lotados.
- Episódios de bloqueio da marcha (congelamento da marcha); se tiver que fazer algo enquanto caminha, como tirar um lenço de papel do bolso, ela tem que parar abruptamente onde está. Quanto mais ela tenta se mover, pior fica. Os episódios de congelamento têm duração de até 20 minutos.
- Instabilidade postural: nos últimos anos, ela tem sofrido crises cada vez maiores de descontrole ou instabilidade do equilíbrio. Trata-se de uma condição particularmente perturbadora para a paciente porque, se ocorre enquanto ela está andando, ela pode cair. Ela caiu sete vezes no mês passado, sem nenhuma lesão residual provocada pelas quedas. Por causa do seu medo de cair, ela deixou de sair sozinha.
- A paciente sente cada vez mais dificuldade para rolar no leito, sair da cama e levantar-se de uma cadeira sem auxílio. O seu marido agora tem que lhe prestar assistência durante 90% do tempo para a realização dessas atividades.
- A paciente relata dificuldade para dormir à noite e abandonou o consumo de café, mas sem sucesso. Ela desperta quatro ou cinco vezes durante a noite e precisa da ajuda do marido para ir ao banheiro. Ela também sofre alucinações durante a noite, afirmando ver insetos na parede. Durante esses episódios, ela se mostra extremamente assustada.
- A paciente se queixa de que sua medicação parece estar ajudando cada vez menos. Se pretende sair, ela toma um Sinemet extra. Ela fez uma nova consulta ao neurologista na esperança de que ele aumentasse a dosagem do medicamento. Mas, em vez disso, ele lhe disse que os seus sintomas provavelmente eram decorrentes do excesso de medicação e, com a recomendação de que ela não tomasse o Sinemet extra, ajustou a dosagem a ser administrada.

Achados dos exames

Cognição

Alerta, orientada x 3; a paciente demonstra leves deficiências de memória de curto prazo.

Psicossocial

A paciente demonstra sinais de depressão; ela tem apresentado menos interesse em sair e socializar-se, alegando que "é esforço demais".

Fala

Leve disartria, hipofonia.

Sensibilidade

Propriocepção ligeiramente reduzida bilateralmente em ambos os tornozelos; demais aspectos intactos.

Tonicidade muscular

Rigidez (do tipo "roda dentada") moderada em todos os membros. E > D.
Rigidez acentuada do pescoço e do tronco.
Rosto mascarado

Amplitude de movimento

Reduzida em função da rigidez moderada; com limitações na:
- Extensão bilateral dos cotovelos (10° a 140°).
- Extensão bilateral dos quadris (0° a 10°).
- Extensão bilateral dos joelhos (10° a 120°).
- Dorsiflexão bilateral dos tornozelos (0° a 15° membro inferior direito; 0° a 10° membro inferior esquerdo;).

Força

Geralmente razoável (3/5) a boa – (4–/5).
Baixa pontuação (2/5) dos músculos dorsiflexores de ambos os tornozelos.

Função motora
Tremores moderados a graves em repouso, mão esquerda > mão direita.
Bradicinesia: acentuada lentidão, escassez de movimentos.
Hesitação para iniciar o movimento; frequentes paradas dos movimentos contínuos.
Discinesias: membro superior esquerdo

Postura
Posição da cabeça projetada para a frente; flexionada; coluna vertebral cifótica.
Flexão dos cotovelos, quadris e joelhos na posição em pé.

Equilíbrio
Limites de estabilidade reduzidos.
A posição de alinhamento frontal da paciente aumenta a sua tendência a cair para a frente.
Controle estático na posição sentada: bom (capaz de manter o equilíbrio sem se segurar).
Controle dinâmico na posição sentada: razoável (aceita desafios mínimos; consegue erguer ambos os braços).
Controle estático na posição em pé: bom (capaz de manter o equilíbrio sem se segurar).
Controle dinâmico na posição em pé: insatisfatório (incapaz de aceitar desafios mínimos sem se segurar).
A paciente tem reações lentas à perda de equilíbrio, com movimentos reduzidos de rotação da cabeça/tronco e uso ineficaz das estratégias de troca de passos.
Pontuação de 36 segundos no teste *Levantar e Caminhar Cronometrados*.
A paciente teme as quedas.

Mobilidade funcional
Reduzida em geral.
Requer assistência moderada: rolamento no leito, transferências da posição de decúbito dorsal para a posição sentada e da posição sentada para a posição em pé.
Incapaz de executar o exercício de ponte em virtude das contraturas de flexão dos quadris.
A paciente demonstra bastante consciência em relação à segurança.

Locomoção
A paciente deambula de modo independente com um padrão de marcha com arrasto dos pés e comprimento do passo e movimentos dos braços, do tronco, dos quadris e dos joelhos reduzidos; tendência à marcha propulsiva.
Teme sair sozinha por medo de cair.
Frequente congelamento da marcha.

Autoassistência
Necessita de assistência mínima/supervisão para alimentar-se.
Necessita de assistência mínima a moderada para vestir-se/tomar banho.

Função/resistência cardiopulmonares
Padrão de respiração rasa (trato respiratório superior).
Capacidade funcional geral reduzida (a capacidade de trabalho funcional estimada [é de 6 equivalentes metabólicos [MET]).
A paciente se cansa facilmente e necessita de frequentes períodos de descanso.
Edema leve em ambos os tornozelos.

Pele
Intacta, sem áreas de colapso.
Sofre crises de aumento da transpiração.

QUESTÕES PARA ORIENTAÇÃO
1. Identifique/classifique os problemas dessa paciente em termos de:
   a. Deficiências diretas.
   b. Deficiência indiretas.
   c. Limitações às atividades.
   d. Restrições de participação/incapacidade.
2. Identifique dois resultados (a correção das limitações às atividades e da incapacidade) e dois objetivos (a correção das deficiências) para essa paciente.
3. Determine quatro intervenções que poderiam ser utilizadas no início da fisioterapia para alcançar os resultados e objetivos citados na questão 2. Apresente um breve fundamento lógico para cada caso.
4. Que estratégias de aprendizagem motora ajudarão a melhorar a função motora da paciente?

REFERÊNCIAS BIBLIOGRÁFICAS

1. Parkinson's Disease Foundation: Statistics on Parkinson's. Retrieved April 22, 2012, from www.pdf.org/en/Parkinson_statistics.
2. Van Den Eeden, SK, et al: Incidence of Parkinson's disease: Variation by age, gender, and race/ethnicity. Am J Epidemiol 157:1015, 2003.
3. Rajput, M, and Rajput, A: Epidemiology of Parkinsonism. In Factor, S, and Weiner, W (eds): Parkinson's Disease—Diagnosis and Clinical Management. Demos Medical Publishing, New York, 2002, p 31.
4. Parkinson, J: An Essay on the Shaking Palsy. Originally published by Sherwood, Neely, and Jones, London, 1817. [Available from Classic Pieces Series (Parkinson's Disease): J Neuropsychiatry Clin Neurosci 14(2):223, 2002. Retrieved April 23, 2012, from http://neuro.psychiatryonline.org/article.aspx?volume=14&page=223.]
5. Sacks, O: Awakenings. Harper Collins, New York, 1990.
6. Wright, JM, and Keller-Byrne, J: Environmental determinants of Parkinson's disease. Arch Environ Occup Health 60:32–38, 2005.
7. Koller, W, et al: Environmental risk factors in Parkinson's disease. Neurology 40:1218–1221, 1990.
8. Langston, JW, and Ballard, P: Chronic parkinsonism in humans due to a product of meperidine-analog synthesis. Science 219:976, 1983.
9. Pal, P, Samii, A, and Calne, D: Cardinal features of early Parkinson's disease. In Factor, S, and Weiner, W (eds): Parkinson's Disease—Diagnosis and Clinical Management. Demos Medical Publishing, New York, 2002, p 41.
10. Gilman, S and Newman S: Manter and Gatz's Essentials of Clinical Neuroanatomy and Neurophysiology 10th ed. F A Davis, Philadelphia, 2003. Davie, CA: A review of Parkinson's disease. Br Med Bull 86:109–127, 2008.
11. Barron, K: Pathology. In Factor, S, and Weiner, W (eds): Parkinson's Disease—Diagnosis and Clinical Management. Demos Medical Publishing, New York, 2002, p 183.
12. Braak, H, et al: Staging of brain pathology related to sporadic Parkinson's disease. Neurobiol Aging 24:197–211, 2003.
13. Braak, H, Ghebremedhin, E, and Rub, U: Stages in the development of Parkinson's disease-related pathology. Cell Tissue Res 318:121–134, 2004.
14. Dickson, DW, et al: Evidence in favor of Braak staging of Parkinson's disease. Mov Disord 25(Suppl 1):S78–S82, 2010.
15. Berardelli, A, et al: Pathophysiology of bradykinesia in Parkinson's disease. Brain 124(11):2131–2146, 2001.
16. Smithson, F, et al: Performance on clinical tests of balance in Parkinson's disease. Phys Ther 78:577, 1998.
17. Horak, F, Dimitrova, D, and Nutt, J: Direction-specific postural instability in subjects with Parkinson's disease. Exp Neurol 193:504, 2005.
18. Bloem, B, et al: Postural reflexes in Parkinson's disease during "resist" and "yield" tasks. J Neurol Sci 129:109, 1995.
19. Maeshima, S, et al: Visuospatial impairment and activities of daily living in patients with Parkinson's disease. Am J Phys Med Rehabil 76:383, 1997.
20. Bridgewater, K, and Sharpe, M: Trunk muscle performance in early Parkinson's disease. Phys Ther 78:566, 1998.
21. Bloem B, et al: Falls and freezing of gait in Parkinson's disease: A review of two interconnected, episodic phenomena. Mov Disord 19:871, 2004.
22. Gray, P, and Hildebrand, K: Fall risk factors in Parkinson's disease. J Neurosci Nurs 32:222, 2000.
23. Bloem, BR, van Vugt, JP, and Beckley, DJ: Postural instability and falls in Parkinson's disease. Adv Neurol 87:209, 2001.
24. Corcos, D, et al: Strength in Parkinson's disease: Relationship to rate of force generation and clinical status. Ann Neurol 39:79, 1996.
25. Pedersen, S, and Oberg, B: Dynamic strength in Parkinson's disease: Quantitative measurements following withdrawal of medication. Eur Neurol 33:97, 1993.
26. Stelmach, G, et al: Force production characteristics in Parkinson's disease. Exp Brain Res 76:165, 1989.
27. Yanagawa, S, et al: Muscular weakness in Parkinson's disease. Adv Neurol 53:259, 1990.
28. Berardelli A, et al: Scaling of the size of the first agonist EMG burst during rapid wrist movements in patients with Parkinson's disease. J Neurol Neurosurg Psychiatry 49:1273, 1986.
29. Dengler R, et al: Behavior of motor units in parkinsonism. Adv Neurol 53:167, 1990.
30. Herrero, MT, Barcia, C, and Navarro, JM: Functional anatomy of the thalamus and basal ganglia. Childs Nerv Syst 18(8):386, 2002.
31. Pendt, L, Reuter, I, and Muller, H: Motor skill learning, retention, and control deficits in Parkinson's disease. PLoS ONE 6(7):e21669, 2011. DOI:10.1371/journal.pone.0021669. Retrieved April 23, 2012, from www.plosone.org/article/info%3Adoi%2F10.1371%2Fjournal.pone.0021669.
32. Marsden, C: What do the basal ganglia tell premotor cortical areas? Ciba Found Symp 132:282, 1997.
33. Agostino, R, Sanes, J, and Hallett, M: Motor skill learning in Parkinson's disease. J Neurol Sci 139:218, 1996.
34. Fattaposta, F, et al: Preprogramming and control activity of bimanual self-paced motor task in Parkinson's disease. Clin Neurophys 111:873, 2000.
35. Haaland, K, et al: Cognitive-motor learning in Parkinson's disease. Neuropsychology 11:180, 1997.
36. Giladi, N: Gait disturbances. In Factor, S, and Weiner, W (eds): Parkinson's Disease—Diagnosis and Clinical Management. Demos Medical Publishing, New York, 2002, p 57.
37. Pederson, S, et al: Gait analysis, isokinetic muscle strength measurement in patients with Parkinson's disease. Scand J Rehabil Med 29:67, 1997.
38. Morris, M, et al: The biomechanics and motor control of gait in Parkinson disease. Clin Biomech 16:459, 2001.
39. Melnick, M, Radtka, S, and Piper, M: Gait analysis and Parkinson's disease. Rehab Manage p 48, Aug/Sept 2002.
40. Morris, M, et al: Temporal stability of gait in Parkinson's disease. Phys Ther 76:763, 1996.
41. Boonstra, TA, et al: Gait disorders and balance disturbances in Parkinson's disease: Clinical update and pathophysiology. Curr Opin Neurol 21:461, 2008.
42. Bloem, B, et al: Falls and freezing of gait in Parkinson's disease: A review of two interconnected, episodic phenomena. Mov Disord 19:871, 2004.
43. Zewig, R: Sensory symptoms. In Factor, S, and Weiner, W (eds): Parkinson's Disease—Diagnosis and Clinical Management. Demos Medical Publishing, New York, 2002, p 67.
44. Jobst, E, et al: Sensory perception in Parkinson disease. Arch Neurol 54:450, 1997.
45. Demirci, M, et al: A mismatch between kinesthetic and visual perception in Parkinson's disease. Ann Neurol 41:781, 1997.
46. Langston, JW: PD: More than a movement disorder. Parkinson's Disease Foundation. Retrieved April 23, 2012, from www.pdf.org/en/fall06_PD_More_than_a_Movement_Disorder.
47. Ramig, L, et al: Speech, voice, and swallowing disorders. In Factor, S, and Weiner, W (eds): Parkinson's Disease—Diagnosis and Clinical Management. Demos Medical Publishing, New York, 2002, p 75.
48. Robbins, J, et al: Swallowing and speech production in Parkinson's disease. Ann Neurol 19:282, 1986.
49. Marder, K, and Jacobs, D: Dementia. In Factor, S, and Weiner, W (eds): Parkinson's Disease—Diagnosis and Clinical Management. Demos Medical Publishing, New York, 2002, p 125.
50. Chow, T, Masterman, D, and Cummings, J: Depression. In Factor, S, and Weiner, W (eds): Parkinson's Disease—Diagnosis and Clinical Management. Demos Medical Publishing, New York, 2002, p 145.

51. Richard, I, and Kurlan, R: Anxiety and panic. In Factor, S, and Weiner, W (eds): Parkinson's Disease—Diagnosis and Clinical Management. Demos Medical Publishing, New York, 2002, p 161.
52. Marras, C, and Lang, A: Changing concepts in Parkinson disease. Neurology 70:1996, 2008.
53. Hubble, J, and Weeks, C: Autonomic nervous system dysfunction. In Factor, S, and Weiner, W (eds): Parkinson's Disease—Diagnosis and Clinical Management. Demos Medical Publishing, New York, 2002, p 95.
54. Protas, E, Stanley, R, and Jankovic, J: Parkinson's disease. In Durstine, JL, et al (eds): ACSM's Exercise Management for Persons with Chronic Diseases and Disabilities, ed 3. Human Kinetics, Champaign, IL, 2009.
55. Canning, C, et al: Parkinson's disease: An investigation of exercise capacity, respiratory function, and gait. Arch Phys Med Rehabil 78:199, 1997.
56. Protas, E, et al: Cardiovascular and metabolic responses to upper- and lower-extremity exercise in men with idiopathic Parkinson's disease. Phys Ther 76:34, 1996.
57. Stanley, R, Protas, E, and Jankovic, J: Exercise performance in those having Parkinson's disease and healthy normals. Med Sci Sports Exerc 31(6):761, 1999.
58. Hovestadt, A, et al: Pulmonary function in Parkinson's disease. J Neurol Neurosurg Psychiatry 52:329, 1989.
59. Sabate, M, et al: Obstructive and restrictive pulmonary dysfunction increases disability in Parkinson disease. Arch Phys Med Rehabil 77:29, 1996.
60. Comella, C: Sleep disorders. In Factor, S, and Weiner, W (eds): Parkinson's Disease—Diagnosis and Clinical Management. Demos Medical Publishing, New York, 2002, p 101.
61. Hauser, R (ed): Parkinson's disease: Early diagnosis. In Living Medical eTextbook. Neurology—Parkinson's Disease Edition: Early Diagnosis and Comprehensive Management. Retrieved April 23, 2012, from http://lmt.projectsinknowledge.com/neurology/2027.
62. Chaudhuri, KR, et al: International multicenter pilot study of the first comprehensive self-completed nonmotor symptoms questionnaire for Parkinson's disease: The NMSQuest study. Mov Disord 21:916, 2006.
63. Martinez-Martin, P, et al (NMSS Validation Group): The impact of non-motor symptoms on health-related quality of life of patients with Parkinson's disease. Mov Disord 26:399, 2011.
64. Suchowersky, O, et al: Practice parameter: Diagnosis and prognosis of new onset Parkinson disease (an evidence-based review). Report of the Quality Standards Subcommittee of the American Academy of Neurology. Neurology 66:968, 2006.
65. Feigin, A, and Eidelberg, D: Natural history. In Factor, S, and Weiner, W (eds): Parkinson's Disease—Diagnosis and Clinical Management. Demos Medical Publishing, New York, 2002, p 109.
66. Hoehn, M, and Yahr, M: Parkinsonism: Onset, progression and mortality. Neurology 17:427, 1967.
67. Gancher, S: Quantitative Measures and Rating Scales. In Factor, S, and Weiner, W (eds): Parkinson's Disease—Diagnosis and Clinical Management. Demos Medical Publishing, New York, 2002, p 115.
68. Fahn, S, and Elton, R: Unified Parkinson's disease rating scale. In Fahn, S, et al (eds): Recent Developments in Parkinson's Disease, Vol 2. Macmillan Health Care Information, Florham Park, NJ, 1987.
69. Goetz, CG, et al: Movement Disorder Society–sponsored revision of the Unified Parkinson's Disease Rating Scale (MDS-UPDRS): Process, format, and clinimetric testing plan. Mov Disord 22(1):41, 2007.
70. Goetz, CG, et al: Movement Disorder Society–sponsored revision of the Unified Parkinson's Disease Rating Scale (MDS-UPDRS): Scale presentation and clinimetric testing results. Mov Disord 23(15):2129, 2008.
71. Goetz, C: New scale for measuring PD increases role of patients and caregivers. Parkinson's Disease Foundation, Newsletter, Spring 2007. Retrieved April 23, 2012, from www.pdf.org/en/spring07_new_scale_for_measuring_pd.
72. Pahwar, R et al: Practice parameter: Treatment of Parkinson disease with motor fluctuations and dyskinesia (an evidence-based review). Report of the Quality Standards Subcommittee of the American Academy of Neurology. Neurology 66:983, 2006.
73. Suchowersky, O, et al: Practice parameter: Neuroprotective strategies and alternative therapies for Parkinson disease (an evidence-based review). Report of the Quality Standards Subcommittee of the American Academy of Neurology. Neurology 66:976, 2006.
74. Hauser, R (ed): Management of early-stage Parkinson's disease. In Living Medical eTextbook. Neurology—Parkinson's Disease Edition: Early Diagnosis and Comprehensive Management. Retrieved April 23, 2012, from http://lmt.projectsinknowledge.com/neurology/2027.
75. Hauser, R (ed): Management of moderate to advanced-stage Parkinson's disease. In Living Medical eTextbook. Neurology—Parkinson's Disease Edition: Early Diagnosis and Comprehensive Management. Retrieved April 23, 2012, from http://lmt.projectsinknowledge.com/neurology/2027.
76. Hauser, R (ed): Management of nonmotor symptoms of Parkinson's disease. In Living Medical eTextbook. Neurology—Parkinson's Disease Edition: Early Diagnosis and Comprehensive Management. Retrieved April 23, 2012, from http://lmt.projectsinknowledge.com/neurology/2027.
77. Aminoff, MJ, et al: Management of the hospitalized patient with Parkinson's disease: Current state of the field and need for guidelines. Parkinsonism Relat Disord 17(3):139, 2011.
78. Magdalinou, K, Martin, A, and Kessel, B: Prescribing medications in Parkinson's disease (PD) patients during acute admissions to a district general hospital. Parkinsonism Relat Disord 13(8):539j, 2007.
79. Simuni, T, and Hurtig, H: Levodopa: 30 years of progress. In Factor, S, and Weiner, W (eds): Parkinson's Disease—Diagnosis and Clinical Management. Demos Medical Publishing, New York, 2002, p 339.
80. Parkinson's Disease Foundation: Medications and Treatments. Retrieved April 23, 2012, from www.pdf.org/en/meds_treatments.
81. Dibble, L: Motor effects of dopamine replacement: Taking the positive with the negative. JNPT 27:109, 2003.
82. Hammerstad, J: Pallidal and subthalamic stimulation. In Factor, S, and Weiner, W (eds): Parkinson's Disease—Diagnosis and Clinical Management. Demos Medical Publishing, New York, 2002, p 553.
83. Koller, W: Thalamic stimulation. In Factor, S, and Weiner, W (eds): Parkinson's Disease—Diagnosis and Clinical Management. Demos Medical Publishing, New York, 2002, p 553.
84. Liu, W, et al: Quantitative assessments of the effect of bilateral subthalamic stimulation on multiple aspects of sensorimotor function for patients with Parkinson's disease. Parkinsonism Relat Disord 11:503, 2005.
85. Ferrarin, M, et al: Effects of bilateral subthalamic stimulation on gait kinematics and kinetics in Parkinson's disease. Exp Brain Res 160:571, 2005.
86. Kelly, V, et al: Gait changes in response to subthalamic nucleus stimulation in people with Parkinson disease: A case series report. JNPT 30:184, 2006.
87. Hirsch, M, et al: The effects of balance training and high-intensity resistance training on persons with idiopathic Parkinson's disease. Arch Phys Med Rehabil 84:1109, 2003.
88. Reuter, I, et al: Therapeutic value of exercise training in Parkinson's disease. Med Sci Sports Exerc 31:1544, 1999.
89. de Goede, C, et al: The effects of physical therapy in Parkinson's disease: A research synthesis. Arch Phys Med Rehabil 82:509, 2001.
90. Schenkman, M, et al: Exercise to improve spinal flexibility and function for people with Parkinson's disease: A randomized, controlled trial. J Am Geriatr Soc 45:1207, 1998.
91. Melnick, ME, et al: Effects of rhythmic exercise on balance, gait, and depression in patients with Parkinson's disease. Gerontol 39:293, 2000.
92. Ellis, T, et al: Efficacy of a physical therapy program in patients with Parkinson's disease: A randomized controlled trial. Arch Phys Med Rehabil 86:626, 2005.
93. Ellis, T, et al: Effectiveness of an inpatient multidisciplinary rehabilitation program for people with Parkinson disease. Phys Ther 88(7):812, 2008.

94. Baatile, J, et al: Effect of exercise on perceived quality of life of individuals with Parkinson's disease. J Rehabil Res Dev 37:529, 2000.
95. Dal Bello-Haas V: A framework for rehabilitation in degenerative diseases: Planning care and maximizing quality of life. Neurology Report (now JNPT) 26(3):115, 2002.
96. Cutson, T, et al. Pharmacological and nonpharmacological interventions in the treatment of Parkinson's disease. Phys Ther 75:363, 1995.
97. American Physical Therapy Association (APTA): Guide to Physical Therapist Practice, ed 2. APTA, Alexandria, VA, 2003.
98. Schenkman, M, et al: Reliability of impairment and physical performance measures for persons with Parkinson's disease. Phys Ther 77:19, 1997.
99. Folstein, M, et al: Mini-Mental Status: A practical method for grading the cognitive state of patients for the clinician. J Psychiatr Res 12:189, 1975.
100. Yesavage, J, and Brink, T: Development and validation of a geriatric depression screening scale: A preliminary report. J Psychiatr Res 17:41, 1983.
101. Gallagher, D: The Beck Depression Inventory and older adults review of its development and utility. In Brink, T (ed): Clinical Gerontology: A Guide to Examination and Intervention. Haworth Press, New York, 1986, p 149.
102. Zigmund, AS, and Snaith, RP: The Hospital Anxiety and Depression Scale. Acta Psychiatr Scand 67:361, 1983.
103. Spinhoven, P, et al: A validation study of the Hospital Anxiety and Depression Scale (HADS) in different groups of Dutch subjects. Psychol Med 27(2):363, 1997.
104. Bridgewater, K, and Sharpe, M: Trunk muscle performance in early Parkinson's disease. Phys Ther 78:566, 1998.
105. Breum, J, Wiberg, J, and Bolton, JE: Reliability and concurrent validity of the BROM II for measuring lumbar mobility. J Manipul Physio Therapeutics 18(8):497, 1995.
106. Lundon, K, Li, A, and Bibershtein, S: Interrater and intrarater reliability in the measurement of kyphosis in postmenopausal women with osteoporosis. Spine 23(18), 1998.
107. Dunleavy, K, et al: Reliability and minimal detectable change of spinal length and width measurements using the Flexicurve for usual standing posture in healthy young adults. J Back Musculoskel Rehabil 23(4):209, 2010.
108. Youdas, JW, Suman, VJ, and Garrett, TR: Reliability of measurements of lumbar spine sagittal mobility obtained with the flexible curve. J Orthop Sports Phys Ther 21(1):13, 1995.
109. Dengler, R, et al: Behavior of motor units in parkinsonism. Adv Neurol 53:167, 1990.
110. Bohannon, R: Documentation of tremor in patients with central nervous system lesions. Phys Ther 66:229, 1986.
111. Brusse, K, et al: Testing functional performance in people with Parkinson disease. Phys Ther 85(2):134, 2005.
112. Landers, M, et al: Postural instability in idiopathic Parkinson's disease: Discriminating fallers from nonfallers based on standardized clinical measures. JNPT 32:56, 2008.
113. Dibble, L, and Lange, M: Predicting falls in individuals in Parkinson disease: A reconsideration of clinical balance measures. JNPT 30(2):60, 2006.
114. Dibble, L, et al: Diagnosis of fall risk in Parkinson disease: An analysis of individual and collective clinical balance test interpretation. Phys Ther 88(3):323, 2008.
115. Leddy, A, Crowner, B, and Earhart, G: Functional gait assessment and balance evaluation system test: Reliability, validity, sensitivity, and specificity for identifying individuals with Parkinson disease who fall. Phys Ther 91:102, 2011.
116. Morris, S, Morris, M, and Iansek, R: Reliability of measurements obtained with the Timed Up and Go test in people with Parkinson's disease. Phys Ther 81:810, 2001.
117. Huang SL, et al: Minimal detectable change of the Timed Up and Go test and the Dynamic Gait Index in people with Parkinson's disease. Phys Ther 91:114, 2011.
118. Steffen, T, and Seney, M: Test-retest reliability and minimal detectable change on balance and ambulation tests, the 36-item Short Form Health Survey, and the Unified Parkinson Disease Rating Scale in people with parkinsonism. Phys Ther 88:733, 2008.
119. Smithson, F, Morris, M, and Iansek, R: Performance on clinical tests of balance in Parkinson's disease. Phys Ther 78:577, 1998.
120. Matinolli M, et al: Mobility and balance in Parkinson's disease: A population-based study. Eur J Neurol 16:105, 2009.
121. Berg, K, et al: Measuring balance in the elderly: Preliminary development of an instrument. Physiother Can 41:304, 1989.
122. Duncan, P, et al: Functional reach: A new clinical measure of balance. J Gerontol 45:M192, 1990.
123. Podsiadlo, D, and Richardson, S: The Timed "Up and Go": A test of basic functional mobility for frail elderly patients. J Am Geriatr Soc 39:142, 1991.
124. Campbell, C, et al: The effect of cognitive demand on Timed Up and Go performance in older adults with and without Parkinson disease. Neurol Rep 27:2, 2003.
125. Shumway-Cook, A, et al: Predicting the probability for falls in community-dwelling older adults. Phys Ther 77(8):812, 1997.
126. Wrisley, DM, et al: Reliability, internal consistency and validity of data obtained with the Functional Gait Assessment. Phys Ther 84:906, 2004.
127. Horak, FB, Wrisley, DM, and Frank, J: The Balance Evaluation Systems Test (BESTest) to differentiate balance deficits. Phys Ther 89:484, 2009.
128. Behrman, A, Light, K, and Miller, G: Sensitivity of the Tinetti Gait Assessment in detecting change in individuals with Parkinson disease. Clin Rehabil 16:399, 2002.
129. Moore, S, et al: Locomotor responses to levodopa in fluctuating Parkinson's disease. Exp Brain Res 184:469, 2008.
130. Bloem, B: Clinimetrics of postural instability in Parkinson's disease. J Neurol 245:669, 1998.
131. Colnat-Coulbois, S, et al: Management of postural sensory conflict and dynamic balance control in late-stage Parkinson's disease. Neuroscience 193:363, 2011.
132. O'Shea, S, Morris, M, and Iansek, R: Dual task interference during gait in people with Parkinson's disease: Effects of motor versus cognitive secondary tasks. Phys Ther 82:888, 2002.
133. Mak, MK, and Pang, MY: Balance confidence and functional mobility are independently associated with falls in people with Parkinson's disease. J Neurol 256(5):742, 2009.
134. Dibble, L, et al: Maximal speed gait initiation of healthy elderly individuals and persons with Parkinson's disease. JNPT 28:2, 2004.
135. Morris, M, and Iansek, R: Gait disorders in Parkinson's disease: A framework for physical therapy practice. Neurology Report (now JNPT) 21:125, 1997.
136. Huang, S, et al: Minimal detectable change of the Timed "Up and Go" test and the Dynamic Gait Index in people with Parkinson disease. Phys Ther 91(1):113, 2011.
137. Bloem, B, et al: Falls and freezing of gait in Parkinson's disease: A review of two interconnected, episodic phenomena. Mov Disord 19(8):871, 2004.
138. Giladi, N: Freezing of gait. Clinical overview. Adv Neurol 87:191, 2001.
139. Browner, N, and Giladi, N: What can we learn from freezing of gait in Parkinson's disease? Curr Neurol Neurosci Rep 10:345, 2010.
140. Nieuwboer, A, et al: Reliability of the new freezing of gait questionnaire: Agreement between patients with Parkinson's disease and their carers. Gait Posture 30(4):459, 2009.
141. Friedman, JH, et al: Fatigue in Parkinson's disease: A review. Mov Disord 22(3):297, 2007.
142. Lou, JS, et al: Exacerbated physical fatigue and mental fatigue in Parkinson's disease. Mov Disord 16(2):190, 2001.
143. Friedman, JH, et al: Fatigue rating scales and recommendations by the Movement Disorders Task Force on rating scales for Parkinson's disease. Mov Disord 25(7):805, 2010.
144. Smets, EM, et al: The Multidimensional Fatigue Inventory (MFI), psychometric qualities of an instrument to assess fatigue. J Psychosom Res 39:315, 1995.

145. Krupp, LB, et al: The Fatigue Severity Scale. Application to patients with multiple sclerosis and systemic lupus erythematosus. Arch Neurol 46(10):1121, 1989.
146. Fabbrini, G, et al: Levodopa-induced dyskinesias. Mov Disord 22(10):1379, 2007.
147. Mones, RJ, Elizan, TS, and Siegel, GJ: Analysis of L-dopa induced dyskinesias in 51 patients with Parkinsonism. J Neurol Neurosurg Psychiatry 34(6):668–673, 1971.
148. Colosimo, C, et al: Task force report on scales to assess dyskinesia in Parkinson's disease: Critique and recommendations. Mov Disord 25(9):1131, 2010.
149. Light, K, et al: The 2-Minute Walk Test: A tool for evaluating walking endurance in clients with Parkinson's disease. Neurology Report (now JNPT) 21:136, 1997.
150. Borg, G: Psychophysical bases of perceived exertion. Med Sci Sports Exerc 14:377, 1982.
151. Parkinson's Disease Foundation: Orthostatic hypotension (low blood pressure) and Parkinson's. PDF News and Review pp 4-5, Fall 2011.
152. Guide for the Uniform Data Set for Medical Rehabilitation including the FIM Instrument, Version 5.0. State University of New York at Buffalo, Buffalo, 1996.
153. Bishop, M, et al: Changes in distal muscle timing may contribute to slowness during sit to stand in Parkinson's disease. Clin Biomech 20:112, 2005.
154. Ramsey, V, Miszko, T, and Horvat, M: Muscle activation and force production in Parkinson's patients during sit to stand transfers. Clin Biomech 19:377, 2004.
155. Duncan, R, Leddy, A, and Gammon, E: Five times sit-to-stand performance in Parkinson's disease. Arch Phys Med Rehabil 92:1431, 2011.
156. Schenkman, M, McFann, K, and Baron, A: Profile PD: Profile of function and impairment level experience with Parkinson's disease—clinimetric properties of a rating scale for physical therapist practice. JNPT 34:182, 2010.
157. McHorney, C, et al: The MOS 36-Item Short-Form Health Survey (SF-36) II. Psychometric and chemical and clinical tests of validity in measuring physical and mental health constructs. Med Care 31:247, 1993.
158. Gilson, B, et al: The Sickness Impact Profile: Development of an outcome measure of health care. Am J Publ Health 65:1304, 1975.
159. Petro, V, et al: The development and validation of a short measure of functioning and well being for individuals with Parkinson's disease. Qual Life Res 4:241, 1995.
160. Jenkinson, C, et al: Self-reported functioning and well-being in patients with Parkinson's disease: Comparison of the Short-Form Health Survey (SF-36) and the Parkinson's Disease Questionnaire (PDQ-39). Age Ageing 24:505, 1995.
161. Dean, K, et al: Physiotherapy for Parkinson's disease: A comparison of techniques. Cochrane Database of Systematic Reviews, 2001, Issue 1, Art. No.: CD002815. DOI: 10.1002/14651858.
162. Dean, K et al: Physiotherapy versus placebo or no intervention in Parkinson's disease. Cochrane Database of Systematic Reviews, 2001, Issue 3, Art. No.: CD002817. DOI: 10.1002/14651858.
163. Nieuwboer, A, et al Motor learning in Parkinson's disease: limitations and potential for rehabilitation. Parkinsonism Relat Disord 15(Suppl. 3), S53–58.
164. Abbruzzese, G, Trompetto, C, Marinell L: The rationale for motor learning in Parkinson's disease. Eur J Phys Rehabil Med 45(2):209, 2009.
165. Muslimovic, D, et al : Motor procedural learning in Parkinson's disease. Brain 130:2887, 2007.
166. Behrman, A, Cauraugh, J, and Light, K: Practice as an intervention to improve speeded motor performance and motor learning in Parkinson's disease. J Neurol Sci 174:127, 2000.
167. Lim, I, et al: Effects of external rhythmical cueing on gait in patients with Parkinson's disease: A systematic review. Clin Rehabil 19:695, 2005.
168. Donovan, S, et al: Laserlight cues for gait freezing in Parkinson's disease: An open-label study. Parkinsonism Relat Disord 17(4):240, 2011.
169. Lewis, G, Byblow, W, and Walt, S: Stride length regulation in Parkinson's disease: The use of extrinsic visual cues. Brain 123:2077, 2000.
170. Bryant, MS, et al: An evaluation of self-administration of auditory cueing to improve gait in people with Parkinson's disease. Clin Rehabil 23(12):1078, 2009.
171. Lowry, KA, et al: Use of harmonic ratios to examine the effect of cueing strategies on gait stability in persons with Parkinson's disease. Arch Phys Med Rehabil 91(4) 632, 2010.
172. Del Olmo, M, and Cudeiro, J: Temporal variability of gait in Parkinson disease: Effects of a rehabilitation programme based on rhythmic sound cues. Parkinsonism Relat Disord 11:25, 2005.
173. Lehman, D, et al: Training with verbal instructional cues results in near-term improvement of gait in people with Parkinson disease. JNPT 29:2, 2005.
174. Freedland, R, et al: The effects of pulsed auditory stimulation on various gait measurements in persons with Parkinson's disease. Neuro Rehabil 17:81, 2002.
175. Jiang, Y, et al: Effects of visual and auditory cues on gait initiation in people with Parkinson's disease. Clin Rehabil 20:36, 2006.
176. Suteerawattananon, M, et al: Effects of visual and auditory cues on gait in individuals with Parkinson's disease. J Neurol Sci 219: 63, 2004.
177. Mak, M, and Hue-Chan, C: Audiovisual cues can enhance sit-to-stand in patients with Parkinson's disease. Mov Disord 19:1012, 2004.
178. Arias, P, and Cudeiro, J: Effects of rhythmic sensory stimulation (auditory, visual) on gait in Parkinsons disease patients. Exp Brain Res 186:589, 2008.
179. Rochester, L, et al: The effect of external rhythmic cues (auditory and visual) on walking during a functional task in homes of people with Parkinson's disease. Arch Phys Med Rehabil 86:999, 2005.
180. Morris, M, et al: Stride length regulation in Parkinson's disease. Normalization strategies and underlying mechanisms. Brain 119:551, 1996.
181. Nieuwboer, A, et al: The short-term effects of different cueing modalities on turn speed in people with Parkinson's disease. Neurorehabil Neural Repair 23(8):831, 2009.
182. Frazzitta, G, et al: Rehabilitation treatment of gait in patients with Parkinson's disease with freezing: A comparison between two physical therapy protocols using visual and auditory cues with and without treadmill training. Mov Disord 24:1139, 2009.
183. Lewis, G, Byblow, W, and Walt, S: Stride length regulation in Parkinson's disease: The use of extrinsic visual cues. Brain 123:2077, 2000.
184. Farley, BG: Intensive amplitude-specific therapeutic approaches for Parkinson's disease: Toward a neuroplasticity-principled rehabilitation model. Topics Geriatr Rehabil 24(2):99, 2008.
185. Farley, BG, and Koshland, GF: Training BIG to move faster: The application of the speed-amplitude relation as a rehabilitation strategy for people with Parkinson's disease. Exp Brain Res 167(3):462, 2005.
186. Brooks, M: "Training BIG" improves motor performance in Parkinson's disease. Medscape Medical News. Retrieved April 13, 2012, from www.medscape.com/viewarticle/723456.
187. Ebersbach, G, et al: Comparing exercise in Parkinson's disease—the Berlin LSVT(R)BIG study. Mov Disord 25(12):1902, 2010.
188. Louis, E: Paralysis agitans in the nineteenth century. In Factor, S, and Weiner, W: Parkinson's Disease—Diagnosis and Clinical Management. Demos, New York, 2002, p 13.
189. Peterson, B, et al: Changes in response of medial pontomedullary reticular neurons during repetitive cutaneous, vestibular, cortical and rectal stimulation. J Neurophysiol 39:564, 1976.
190. Voss, D, et al: Proprioceptive Neuromuscular Facilitation, ed 3. Harper & Row, New York, 1985.
191. Adler, S, Beckers, D, and Buck, M: PNF in Practice, ed 3. Heidelberg, Springer, 2008.

192. Benson, H: The Relaxation Response. Avon, New York, 1975.
193. Boelen, M: Health Professionals Guide to Physical Management of Parkinson's Disease. Human Kinetics, Champaign, IL, 2009.
194. Mak, M, Yang, F, and Pai, Y: Limb collapse, rather than instability, causes failure in sit-to stand performance among patients with Parkinson disease. Phys Ther 91:381, 2011.
195. Scandalis, T, et al: Resistance training and gait function in patients with Parkinson's disease. Am J Phys Med Rehabil 80:38, 2001.
196. Glendinning, D: A rationale for strength training in patients with Parkinson's disease. Neurology Report (now JNPT) 21:132, 1997.
197. Fiatarone, M, et al: High-intensity strength training in nonagenarians. Effects on skeletal muscle. JAMA 263:3029, 1990.
198. Judge, J, et al: Effects of resistive and balance exercises on isokinetic strength in older persons. J Am Geriatr Soc 42:937, 1994.
199. Wolfson, L, et al: Balance and strength training in older adults: Intervention gains and Tai Chi maintenance. J Am Geriatr Soc 44:498, 1996.
200. Dibble, L, et al: High intensity eccentric resistance training decreases bradykinesia and improves quality of life in persons with Parkinson's disease: A preliminary study. Parkinsonism Relat Disord 15(10): 752, 2009.
201. Hirsch, M, et al: The effects of balance training and high-intensity resistance training on persons with idiopathic Parkinson's disease. Arch Phys Med Rehabil 84:1109, 2003.
202. American College of Sports Medicine: ACSM's Guidelines for Exercise Testing and Prescription, ed 8. Lippincott Williams & Wilkins, Philadelphia, 2010.
203. O'Sullivan, S, and Schmitz, T: Improving Functional Outcomes in Physical Rehabilitation. FA Davis, Philadelphia, 2010.
204. Clark, RA, et al: Validity and reliability of the Nintendo Wii Balance Board for assessment of standing balance. Gait Posture 31(3):307, 2010.
205. McGough, R, et al: Improving lower limb weight distribution asymmetry during the squat using Nintendo Wii Balance Boards and real-time feedback. J Strength Cond Res 26(1):47, 2012.
206. Williams, B, et al: The effect of Nintendo Wii on balance: A pilot study supporting the use of the Wii in occupational therapy for the well elderly. Occupat Ther Health Care 25(2/3):131, 2011.
207. Schyns, F, et al: Vibration therapy in multiple sclerosis: A pilot study exploring its effects on tone, muscle force, sensation and functional performance. Clin Rehabil 23(9):771, 2009.
208. Kavounoudias, A, Roll, R, and Roll, J: The plantar sole is a "dynamometric map" for human balance control. Neuroreport 9(14):3247, 1998.
209. Kavounoudias, A, Roll, R, and Roll, J: Specific whole-body shifts induced by frequency-modulated vibrations of human plantar soles. Neurosci Lett 266(3):181, 1999.
210. Cardinale, M, and Bosco, C: The use of vibration as an exercise intervention. Exerc Sport Sci Rev 31(1):3, 2003.
211. Kossev, A, et al: Crossed effects of muscle vibration on motor-evoked potentials. Clin Neurophysiol 112(3):453, 2001.
212. Pozo-Cruz, B, et al: Using whole-body vibration training in patients affected with common neurological diseases: A systematic literature review. J Alternat Complem Med 18(1):29–41, 2012.
213. Lau, R, et al: Effects of whole-body vibration on sensorimotor performance in people with Parkinson disease: A systematic review. Phys Ther 91(2):198, 2011.
214. King, L, Almeida, Q, and Ahonen, H: Short-term effects of vibration therapy on motor impairments in Parkinson's disease. NeuroRehabilitation 25(4):297, 2009.
215. Haas, C, et al: The effects of random whole-body-vibration on motor symptoms in Parkinson's disease. NeuroRehabilitation 21(1):29, 2006.
216. Morris, M: Locomotor training in people with Parkinson disease. Phys Ther 86(10):1426, 2006.
217. Behrman, A, Teitelbaum, P, and Cauraugh, J: Verbal instructional sets to normalize the temporal and spatial gait variables in Parkinson's disease. J Neurol Neurosurg Psychiatry 65:580, 1998.
218. Roberta, W: Analysis of parallel and transverse visual cues on the gait of individuals with idiopathic Parkinson's disease. Int J Rehabil Res 34(4):343, 2011.
219. Pohl, M, et al: Immediate effects of speed-dependent treadmill training on gait parameters in early Parkinson's disease. Arch Phys Med Rehabil 84:1760, 2000.
220. Miyai, I, et al: Treadmill training with body weight support: Its effect on Parkinson's disease. Arch Phys Med Rehabil 81:849, 2000.
221. Miyai, I, et al: Long-term effect of body weight–supported treadmill training in Parkinson's disease: A randomized controlled trial. Arch Phys Med Rehabil 83:1370, 2002.
222. Toole, T, et al: The effects of loading and unloading treadmill walking on balance, gait, fall risk, and daily function in parkinsonism. NeuroRehabilitation 20:307, 2005.
223. Herman, T, et al: Six weeks of intensive treadmill training improves gait and quality of life in patients with Parkinson's disease: A pilot study. Arch Phys Med Rehabil 88(9):1154, 2007.
224. Frenkel-Toledo, S, et al: Treadmill walking as an external pacemaker to improve gait rhythm and stability in Parkinson's disease. Mov Disord 20(9):1109, 2005.
225. Cakit, B, et al: The effects of incremental speed-dependent treadmill training on postural instability and fear of falling in Parkinson's disease. Clin Rehabil 21:698, 2007.
226. Fisher, B, et al: The effect of exercise training in improving motor performance and corticomotor excitability in people with early Parkinson's disease. Arch Phys Med Rehabil 89:1221, 2008.
227. Kurtais, Y, et al: Does treadmill training improve lower-extremity tasks in Parkinson disease? A randomized controlled trial. Clin J Sport Med 18(3):289, 2008.
228. Protas, E, et al: Gait and step training to reduce falls in Parkinson's disease. NeuroRehabilitation 20:183, 2005.
229. Ford, MP, et al: Gait training with progressive external auditory cueing in person's with Parkinson's disease. Arch Phys Med Rehabil 91(8):1255, 2010.
230. Pfeifer, M, Begerow, B, and Minne, H: Effects of a new spinal orthosis on posture, trunk strength, and quality of life in women with postmenopausal osteoporosis: A randomized trial. Am J Phys Med Rehabil 83(3):177, 2004.
231. Pfeifer, M, et al: Effects of two newly developed spinal orthoses on trunk muscle strength, posture, and quality-of-life in women with postmenopausal osteoporosis: A randomized trial. Am J Phys Med Rehabil 90(10):805, 2011.
232. Lantz, SA, and Schultz, AB: Lumbar spine orthosis wearing. II. Effect on trunk muscle myoelectric activity. Spine 11(8):838, 1986.
233. Schmidt, K, et al: Influence of spinal orthosis on gait and physical functioning in women with postmenopausal osteoporosis. Orthopade 41(3):200, 2012.
234. Mehanna, R, and Jankovic, J: Respiratory problems in neurologic movement disorders. Parkinsonism Relat Disord 16(10):628, 2010.
235. Koseoglu, F, et al: The effects of a pulmonary rehabilitation program on pulmonary function tests and exercise tolerance in patients with Parkinson's disease. Funct Neurol 12:319, 1997.
236. Inzelberg, R, et al: Inspiratory muscle training and the perception of dyspnea in Parkinson's disease. Can J Neurol Sci 32:213, 2005.
237. Bergen, J, et al: Aerobic exercise intervention improves aerobic capacity and movement initiation in Parkinson's disease patients. NeuroRehabilitation 17:161, 2002.
238. Meyer, TK: The larynx for neurologists. Neurologist 15(6):313, 2009.
239. Fox, CM, et al: The science and practice of LSVT/LOUD: Neural plasticity-principled approach to treating individuals with Parkinson disease and other neurological disorders. Semin Speech Lang 27(4): 283, 2006.
240. Baumgartner, CA, Sapir, S, and Ramig, TO: Voice quality changes following phonatory-respiratory effort treatment (LSVT) versus respiratory effort treatment for individuals with Parkinson disease. J Voice 15(1):105, 2001.

241. Liotti, M, et al: Hypophonia in Parkinson's disease: Neural correlates of voice treatment revealed by PET. Neurology 60(3):432, 2003.
242. Spielman, JL, Borod, JC, and Ramig, L: The effects of intensive voice treatment on facial expressiveness in Parkinson disease: Preliminary data. Cogn Behav Neurol 16(3):177, 2003.
243. Bergen, J, et al: Aerobic exercise intervention improves aerobic capacity and movement initiation in Parkinson's disease patients. NeuroRehabilitation 17:161, 2002.
244. Schenkman, M, et al: Endurance training to improve economy of movement of people with Parkinson disease: Three case reports. Phys Ther 88:63, 2008.
245. Pedersen, S, et al: Group training in parkinsonism: Quantitative measurements of treatment. Scand J Rehabil Med 22:207, 1990.
246. States, R, Spierer, D, and Salem, Y: Long-term group exercise for people with Parkinson's disease: A feasibility study. JNPT 35:122, 2011.
247. Taylor, M: Yoga therapeutics in neurologic physical therapy: Application to a patient with Parkinson's disease. Neurology Report (now JNPT) 25(2):55–62, 2001.
248. Taylor, M: Yoga therapeutics in neurologic physical therapy: Application to a patient with Parkinson's disease. Neurology Report (now JNPT) 25(2):55, 2001.
249. Lee, MS, Lam, P, and Ernst, E: Effectiveness of Tai Chi for Parkinson's disease: A critical review. Parkin Relat Disord 14:589, 2008.
250. Fuzhong, L, et al: Tai Chi–based exercise for older adults with Parkinson's disease: A pilot-program evaluation. J Aging Phys Act 15(2):139, 2007.
251. Hackney, ME, and Earhart, GM: Tai Chi improves balance and mobility in people with Parkinson disease. Gait Posture 28(3):456, 2008.
252. King, L, and Horak, F: Delaying mobility disability in people with Parkinson disease using a sensorimotor agility exercise program. Phys Ther 89:384, 2009.
253. Lun, V, et al: Comparison of the effects of a self-supervised home exercise program with a physiotherapist-supervised exercise program on the motor symptoms of Parkinson's disease. Mov Disord 20:971, 2005.
254. Nocera, J, Horvat, M, and Ray, CT: Effects of home-based exercise on postural control and sensory organization in individuals with Parkinson disease. Parkinsonism Relat Disord 15(10):742, 2009.

LEITURAS COMPLEMENTARES

PDF Exercise Program. Available from the Parkinson Disease Foundation, New York, www.pdf.org. For the clinician.

Toolkit.Parkinson.org. Contains information on symptoms, diagnosis, evaluation, treatment, and referral resources to find specialists in the patient's area. For clinicians, patients, and caregivers.

Motivating Moves for People with Parkinson's (video divided into three sections: "How to Do Motivating Moves" [45 min], "The Exercise Class" [36 min], and "Practical Tips for Daily Living" [4 min]). Available from the Parkinson Disease Foundation, New York, www.pdf.org.

Apêndice 18.A
Planilha de resultados da Escala Unificada de Avaliação da Doença de Parkinson (MDS-UPDRS)

Nome do paciente ou ID do sujeito	ID do local	(dd-mm-aaaa) Data da avaliação	Rubrica do pesquisador

MDS UPDRS Score Sheet

1.A	Fonte de informação	☐ Paciente ☐ Cuidador ☐ Paciente + Cuidador	3.3b	Rigidez – Membro superior direito	
			3.3c	Rigidez – Membro superior esquerdo	
Parte I			3.3d	Rigidez – Membro inferior direito	
1.1	Deficiência cognitiva		3.3e	Rigidez – Membro inferior esquerdo	
1.2	Alucinações e psicoses		3.4a	Tamborilar dos dedos – Mão direita	
1.3	Humor deprimido		3.4b	Tamborilar dos dedos – Mão esquerda	
1.4	Humor ansioso		3.5a	Movimentos das mãos – Mão direita	
1.5	Apatia		3.5b	Movimentos das mãos – Mão esquerda	
1.6	Características da DDS		3.6a	Movimentos de pronação-supinação – Mão direita	
1.6a	Quem está preenchendo o questionário	☐ Paciente ☐ Cuidador ☐ Paciente + Cuidador	3.6b	Movimentos de pronação-supinação – Mão esquerda	
			3.7a	Tamborilar dos dedos dos pés – Pé direito	
1.7	Dificuldade para dormir		3.7b	Tamborilar dos dedos dos pés – Pé esquerdo	
1.8	Sonolência diurna		3.8a	Agilidade das pernas – Perna direita	
1.9	Dor e outras sensações		3.8b	Agilidade das pernas – Perna esquerda	
1.10	Problemas urinários		3.9	Levantar-se de uma cadeira	
1.11	Problemas de constipação		3.10	Marcha	
1.12	Leve vertigem ao colocar-se em pé		3.11	Congelamento da marcha	
1.13	Fadiga		3.12	Estabilidade postural	
Parte II			3.13	Postura	
2.1	Fala		3.14	Espontaneidade geral do movimento	
2.2	Saliva e baba		3.15a	Tremor postural – Mão direita	
2.3	Mastigar e engolir		3.15b	Tremor postural – Mão esquerda	
2.4	Tarefas alimentares		3.16a	Tremor cinético – Mão direita	
2.5	Vestir-se		3.16b	Tremor cinético – Mão esquerda	
2.6	Higiene		3.17a	Amplitude do tremor em repouso – Membro superior direito	
2.7	Caligrafia		3.17b	Amplitude do tremor em repouso – Membro superior esquerdo	
2.8	Realização de hobbies e outras atividades		3.17c	Amplitude do tremor em repouso – Membro inferior direito	
2.9	Virar-se na cama		3.17d	Amplitude do tremor em repouso – Membro inferior esquerdo	
2.10	Tremor		3.17e	Amplitude do tremor em repouso – Lábio/mandíbula	
2.11	Sair da cama		3.18	Constância do repouso	
2.12	Deambulação e equilíbrio			Presença de discinesias	☐ Não ☐ Sim
2.13	Congelamento			Esses movimentos interferem nas avaliações?	☐ Não ☐ Sim
3a	O paciente está recebendo medicação?	☐ Não ☐ Sim		Estágio Hoehn-Yahr	
3b	Estado clínico do paciente	☐ Não ☐ Sim	**Parte IV**		
3c	O paciente está sendo medicado com Levodopa?	☐ Não ☐ Sim	4.1	Tempo com discinesias	
3.C1	Em caso afirmativo, minutos desde a última dose:		4.2	Impacto funcional das discinesias	
Parte III			4.3	Tempo no estado inativo	
3.1	Fala		4.4	Impacto funcional das oscilações	
3.2	Expressão facial		4.5	Complexidade das oscilações motoras	
3.3a	Rigidez – Pescoço		4.6	Distonia dolorosa no estado inativo	

01 de julho de 2008

Copyright© 2008 Movement Disorder Society. Todos os direitos reservados.
Esta tabela não pode ser copiada, distribuída ou utilizada no todo ou em parte sem o consentimento prévio por escrito da Movement Disorder Society.
Movement Disorder Society-Unified Parkinson's Disease Rating Scale (MDS-UPDRS), Score Sheet, versão 2008. Utilizada com permissão da MDS.

Apêndice 18.B
Sequência de yoga para doença de Parkinson em estágio inicial/leve

	Marjaryasana (postura do gato)	1. Comece apoiado sobre as mãos e os joelhos. Postura da mesa. 2. Ao expirar, gire a coluna em direção ao teto. Sustente a posição por 5 segundos.
	Bitilasana (postura da vaca)	1. Ao inspirar, erga os ossos ísquios e o tórax em direção ao teto. Sustente a posição por 5 segundos.
	Bhujanga (postura da cobra)	1. Deite-se de bruços com as mãos sob os ombros. 2. Ao inspirar, pressione e erga do chão os ombros e o torso e levante a cabeça. Sustente a posição por 5 segundos.
	Adho Mukha Svanasana (postura do cachorro olhando para baixo)	1. Comece na postura da mesa. 2. Ao inspirar, erga do chão os joelhos e o torso, formando um "V" invertido. 3. Empurre as escápulas contra as costas, e os calcanhares contra o chão. 4. Sustente a posição por 5 segundos.
	Anjaneyasana (postura crescente)	1. Avance o pé direito e mantenha o joelho esquerdo em contato com o chão. 2. Ao inspirar, levante os braços para cima e estenda o torso para a frente.
	Virabhadrasana II (postura do guerreiro II)	1. Levante-se da postura crescente mantendo o joelho direito dobrado e o joelho esquerdo reto. 2. O pé direito deve permanecer avançado bem à frente, e o pé esquerdo girado 90 graus para fora. 3. A borda externa do pé esquerdo permanece em contato com o chão. 4. Com o braço direito estendido para a frente e o esquerdo estendido para trás, assuma a postura olhando por cima dos dedos da sua mão direita.

(continua)

(continuação)

	Marjaryasana (postura do gato na cadeira)	1. Comece sentado com o corpo puxado para a parte da frente do assento, com o tronco elevado e as mãos posicionadas nas laterais da cabeça. 2. Ao expirar, gire a coluna vertebral em direção ao encosto da cadeira, levando os ombros e a cabeça para a frente enquanto junta os cotovelos. Sustente a posição por 5 segundos.
	Bitilasana (postura da vaca na cadeira)	1. Ao inspirar, arqueie as costas e olhe para cima. Abrace o tórax e afaste bem os cotovelos. Sustente a posição por 5 segundos.
	Parighasana (postura do portão na cadeira)	1. Comece sentado com o tronco elevado, a mão direita apoiada na cadeira e o braço esquerdo levantado para cima com a palma da mão voltada para dentro. 2. Inspire profundamente. 3. Ao expirar, curve o torso para o lado direito e olhe para cima na direção da sua mão esquerda. Sustente a posição por 5 segundos. 4. Repita com o lado oposto.
	Ardha Matsyendrasana (postura de torção da coluna na cadeira)	1. Comece sentado com o tronco elevado e as mãos posicionadas nas laterais da cabeça. 2. Inspire profundamente. 3. Ao expirar, gire para um dos lados. Sustente a posição por 5 segundos. 4. Repita com o lado oposto.
	Eka Pada Rajakapotasana (postura do pombo na cadeira)	1. Comece sentado com o tronco elevado e as pernas cruzadas com o tornozelo direito sobre o joelho esquerdo. 2. Ao expirar, incline-se para a frente a partir dos quadris, mantendo a coluna alongada. Sustente a posição por 5 segundos. 3. Repita com o lado oposto.
	Anjaneyasana (postura crescente modificada) Variação A (Avançada) Variação B (Iniciante)	Variação A: 1. Fique em pé segurando-se em uma superfície estável para manter a estabilidade. 2. Coloque o pé esquerdo sobre a cadeira posicionada atrás de você. 3. Com a coluna na posição ereta, expire e dobre o joelho direito, deslocando a pelve para a frente. Sustente a posição por 5 segundos. 4. Repita com o lado oposto.

(continua)

(continuação)

		Variação B: 1. Fique em pé segurando-se em uma superfície estável para manter a estabilidade. Mantenha o pé esquerdo avançado e o direito recuado. 2. Com a coluna ereta, expire, dobrando o joelho esquerdo enquanto mantém a perna direita reta. Sustente a posição por 5 segundos. 3. Repita com o lado oposto.
	Utthita Parsvakonasana (postura modificada em ângulo lateral estendido)	1. Segure-se com a mão direita em uma superfície estável, avance o pé esquerdo e recue o direito. 2. Com a coluna alongada, dobre o joelho esquerdo, deslocando a pelve para a frente com o joelho direito reto. 3. Ao expirar, levante o braço esquerdo para cima e gire a cabeça para o lado esquerdo, olhando para cima na direção da sua mão esquerda. Sustente a posição por 5 segundos. 4. Repita com o lado oposto.

Apêndice 18.C
Recursos da internet para profissionais de saúde e pacientes/famílias que convivem com a doença de Parkinson

National Parkinson Foundation (NPF)	www.parkinson.org www.parkinson.org/books (publicações gratuitas disponíveis para download) www.parkinson.org/library (biblioteca com recursos mais amplos para profissionais) www.parkinson.org/search (registro de profissionais de saúde ou grupos de apoio por área local) helpline@parkinson.org: canal de diálogo para fins de sensibilização e educação www.toolkit.parkinson.org (kit "Aware in Care" para os pacientes terem em seu poder durante internações hospitalares)
Parkinson's Disease Foundation (PDF)	www.pdf.org
American Parkinson Disease Association (APDA)	www.apdaparkinson.org
World Parkinson Disease Association (WPDA)	www.wpda.org
Parkinson Society Canada	www.parkinson.ca
Young Onset Parkinson's Association	www.yopa.org
Young Parkinson's Information and Referral Center	www.youngparkinsons.org
Michael J. Fox Foundation for Parkinson's Research	www.michaeljfox.org
The Parkinson Alliance	www.parkinsonalliance.net
Parkinson's Action Network	www.ParkActNet@AOLcom
The Parkinson's Institute	www.parkinsoninstitute.org
People Living with Parkinson's	www.plwp.org
Understanding Parkinson's	www.understandingparkinson's.com
Americans with Disabilities Act: home page da ADA	www.usdoj.gov/crt/ada
Informações sobre o Medicare	cms.hhs.gov
Social Security Online	www.ssa.gov
National Institute of Neurologic Disorders and Stroke (Parkinson's Disease Information Page)	www.ninds.nih.gov/disorders/parkinsons_disease/parkinsons_disease.htm
National Library of Medicine	www.nim.nih.gov
Archives of Neurology	archneur.ama-assn.org
Neurology	www.neurology.org

(continua)

(continuação)

Veterans Affairs	www.va.gov
National Family Caregivers Association (NFCA)	www.nfcacares.org
Parkinson's Disease Caregiver Information	www.myparkinsons.org
Well Spouse Foundation	www.wellspouse.org
American Academy of Neurology (AAN)	www.aan.com (membros da AAN, profissionais) www.aan.com/public (educação pública)
National Rehabilitation Information Center (NARIC)	www.naric.com
Ability Hub – tecnologia assistiva	www.abilityhub.com
ABLEDATA – tecnologia assistiva	www.abledata.com
Disabled Online	www.disabledonline.com
Canine Partners for Life	www.k94life.org

CAPÍTULO 19

Traumatismo cranioencefálico

George D. Fulk, PT, PhD
Coby D. Nirider, PT, DPT

SUMÁRIO

Prevalência e impacto 965

Mecanismo de lesão e fisiopatologia 965
Lesão primária 966
Lesão por explosão 966
Lesão secundária 966

Sequelas do traumatismo cranioencefálico 967
Prejuízos neuromusculares 967
Prejuízos cognitivos 967
Prejuízos neurocomportamentais 968
Comunicação 968
Disautonomia 968
Convulsões pós-traumáticas 968
Prejuízos secundários e complicações de saúde 968

Diagnóstico e prognóstico 968

***Continuum* de cuidados e equipe interdisciplinar** 970
Paciente e familiares 970
Médico 971
Fonoaudiólogo 971
Terapeuta ocupacional 971
Enfermeiro de reabilitação 971
Gerente de caso/coordenador da equipe 971

Assistente social 972
Neuropsicólogo 972
Outros membros da equipe 972

Tratamento clínico precoce 972

Tratamento fisioterapêutico do traumatismo cranioencefálico moderado a grave na fase aguda 973
Exame 973
Plano de cuidados 975

Tratamento fisioterapêutico do traumatismo cranioencefálico moderado a grave durante a reabilitação ativa 977
Exame 977
Plano de cuidados 980

Traumatismo cranioencefálico leve 987
Tratamento fisioterapêutico do traumatismo cranioencefálico leve 987
Voltar ao esporte/praticar a atividade 988
Exame 988
Intervenção 989

Resumo 991

OBJETIVOS DE APRENDIZAGEM

1. Descrever a fisiopatologia do traumatismo cranioencefálico.
2. Analisar o impacto dos prejuízos cognitivos, neurocomportamentais e neuromusculares sobre os desfechos de indivíduos com traumatismo cranioencefálico.
3. Identificar os diferentes membros da equipe e configurações no manejo do paciente com traumatismo cranioencefálico.
4. Comparar e contrastar o estado vegetativo persistente e o estado minimamente consciente.
5. Identificar os principais componentes do exame fisioterapêutico durante a fase aguda da recuperação em pacientes com traumatismo cranioencefálico moderado a grave.
6. Criar um plano de cuidados para um paciente com traumatismo cranioencefálico moderado a grave em fase aguda de recuperação.

7. Selecionar medidas de desfecho baseadas em evidências a serem usadas durante o exame fisioterapêutico de um paciente com traumatismo cranioencefálico moderado a grave durante a fase de reabilitação ativa de recuperação.
8. Explicar o impacto dos prejuízos cognitivos e neurocomportamentais sobre o plano de cuidados fisioterapêutico na fase de reabilitação ativa da recuperação.
9. Criar um plano de cuidados para um paciente com um traumatismo cranioencefálico grave a moderado na fase de reabilitação ativa da recuperação.
10. Selecionar medidas de desfecho baseadas em evidências a serem usadas durante o exame fisioterapêutico de um paciente com um traumatismo cranioencefálico leve.
11. Delinear um cronograma de retorno ao esporte para um paciente com um traumatismo cranioencefálico leve.
12. Criar um plano de cuidados para um paciente com um traumatismo cranioencefálico leve.

O traumatismo cranioencefálico (TCE) é definido como "uma alteração na função encefálica, ou outra evidência de doença encefálica, causada por uma força externa".[1] A população com TCE é uma das mais desafiadoras com a qual um fisioterapeuta pode se deparar. Por causa dos vários sistemas corporais afetados por uma lesão no encéfalo e pela forte probabilidade de prejuízos secundários, o fisioterapeuta deve ser proficiente em uma ampla variedade de procedimentos de exame e técnicas de intervenção. Em decorrência das dificuldades comportamentais encontradas durante a recuperação, o fisioterapeuta que trabalha com essa população também deve apresentar fortes habilidades de comunicação e interpessoais, ser capaz de reagir com rapidez e eficácia a situações de mudança súbita, e ter habilidade de observação aguçada. Esses e outros fatores podem tornar o trabalho com essa população desafiador e cansativo, tanto emocional como fisicamente. No entanto, as recompensas de ajudar um paciente com uma lesão encefálica grave a voltar para casa ou para a escola superam em muito os desafios da reabilitação.

O paciente com uma lesão encefálica é tratado ao longo de um amplo *continuum* de cuidados, que inclui a unidade de terapia intensiva, a hospitalização aguda, centros de reabilitação, programas de reinserção na comunidade, a terapia ambulatorial, escolas, a reabilitação profissional e centros de vida assistida. Em decorrência da grande variedade de prejuízos e complicações apresentados, a reabilitação para o paciente com TCE exige uma forte equipe interdisciplinar. O fisioterapeuta é um importante membro dessa equipe. É fundamental que haja uma comunicação aberta entre todos os membros da equipe para garantir um tratamento seguro, oportuno e consistente. Independentemente da instituição de cuidado, é importante lembrar que o paciente é o membro central da equipe.

Prevalência e impacto

O traumatismo cranioencefálico é a principal causa de morte e incapacidade decorrente de lesão nos Estados Unidos. Aproximadamente 1,7 milhão de pessoas nos Estados Unidos são admitidas a prontos-socorros com TCE a cada ano.[2-4] Desses, 50 mil morrem como resultado da lesão e 300 mil necessitam de hospitalização.[3] Muito provavelmente, esse número não representa na totalidade a verdadeira incidência do TCE. Ele não leva em conta os militares, as pessoas que procuram atendimento médico em outras configurações que não os prontos-socorros, e as muitas lesões do encéfalo relacionadas com a prática esportiva que muitas vezes passam despercebidas.[2]

As quedas são a principal causa de TCE (32%), seguidas pelos acidentes automobilísticos/de trânsito (19%), choques/golpes (18%) e agressões (10%).[3,4] As crianças, adolescentes mais velhos/adultos jovens (menos de 25 anos) e idosos são os indivíduos em maior risco de experimentar um TCE. As lesões cerebrais traumáticas são mais comuns em crianças (de 0-4 anos de idade). No entanto, a hospitalização e morte como resultado do TCE é mais comum em idosos (65 anos ou mais de idade).[3,4]

As consequências em longo prazo do TCE sobre o sistema de saúde, sociedade e indivíduo são elevadas. Nos Estados Unidos há aproximadamente 5,3 milhões de pessoas que são deficientes como resultado de um TCE.[5] Quatro em cada dez não estão trabalhando 1 ano após a lesão e um terço tem dificuldade com a integração social.[6] Um quarto das pessoas com TCE grave a moderado precisa de ajuda com as atividades da vida diária (AVD), e aproximadamente 40% relatam más condições de saúde física e mental.[6]

Mecanismo de lesão e fisiopatologia

O traumatismo cranioencefálico é uma lesão heterogênea, com uma ampla variedade de mecanismos fisiopatológicos.[7] Os danos encefálicos resultam de forças externas que fazem com que o tecido encefálico entre em contato direto com um objeto (osso do crânio ou objeto penetrante), forças de aceleração ou desaceleração rápidas, ou ondas de choque de uma explosão.[8] De modo geral, os danos ao tecido encefálico podem ser categorizados como uma *lesão primária* (que é decorrente do trauma direto ao parênquima) ou uma *lesão secundária* (que resulta de uma cascata de eventos bioquímicos, celulares e moleculares que evoluem ao longo do tempo em decorrência da lesão inicial e lesão relacionada com a hipóxia, edema e pressão intracraniana [PIC] elevada).[7,9]

Lesão primária

O TCE primário resulta de algum tecido do encéfalo que entra em contato com um objeto (p. ex., osso do crânio ou objeto externo, como uma bala ou instrumento afiado que produz uma lesão penetrante) ou aceleração/desaceleração rápida do encéfalo. As lesões por contato muitas vezes resultam em contusões, lacerações e hematomas intracerebrais. Esse dano geralmente é de natureza focal, ocorrendo quando o encéfalo entra em contato com protuberâncias ósseas na superfície interna do crânio ou danos causados por um objeto penetrante. As áreas comuns de lesão focal são os polos temporais anteriores, polos frontais, córtices temporais lateral e inferior, e córtex orbitofrontal.

As forças de aceleração e desaceleração causam cisalhamento, tração e compressão dentro do encéfalo, que causam lesão axonal difusa (LAD), laceração tecidual e hemorragias intracerebrais.[9] A lesão axonal difusa é o mecanismo predominante de lesão na maior parte dos indivíduos com TCE moderado a grave.[10] É comum em acidentes automobilísticos (AAM) de alta velocidade e pode ser visto em alguns TCE relacionados com a prática esportiva.[11,12] O termo *difusa* é um pouco enganoso, porque a LAD ocorre mais frequentemente em áreas distintas: a substância branca parassagital do córtex cerebral, o corpo caloso e a junção pontino-mesencefálica adjacente aos pedúnculos cerebelares superiores.[13] O mecanismo da LAD é microscópico, de modo que frequentemente existem achados iniciais mínimos na tomografia computadorizada (TC) e ressonância magnética (RM). As forças de aceleração/desaceleração causam a ruptura de neurofilamentos dentro do axônio, levando à degeneração axonal do tipo Walleriana.[13]

Lesão por explosão

A **lesão por explosão** é considerada uma lesão clássica dos conflitos militares dos EUA no Oriente Médio.[14,15] Quando um dispositivo explosivo detona, é produzida uma onda de choque transitória, que pode causar danos ao encéfalo.[15,16] A lesão por explosão primária resulta do efeito direto da pressão excessiva da explosão sobre os órgãos (neste caso, o encéfalo); a lesão secundária resulta de estilhaços e outros objetos que são lançados contra o indivíduo; e a lesão terciária ocorre quando a vítima é arremessada para trás e golpeia um objeto. Embora os mecanismos exatos não sejam completamente compreendidos, parece haver três mecanismos pelos quais a lesão encefálica primária por explosão pode ocorrer: (1) propagação transcraniana direta das ondas de explosão; (2) transferência de energia cinética da onda de choque através da vasculatura, o que provoca variações na pressão dos vasos sanguíneos que irrigam o encéfalo; e (3) elevações na pressão do líquido cerebrospinal (LCS) ou das veias causadas pela compressão do tórax e abdome e pela propagação de uma onda de choque através dos vasos sanguíneos ou LCS.[15,16] A lesão encefálica relacionada com a explosão pode resultar em edema, contusão, LAD, hematomas e hemorragia.[17,18] Um amplo espectro de gravidades de lesão, que variam de leve (concussão por explosão) a grave e fatal, podem resultar do TCE por explosão.

Lesão secundária

A morte celular secundária ocorre como resultado de uma cadeia de eventos celulares que seguem os danos teciduais, além dos efeitos secundários de hipoxemia, hipotensão, isquemia, edema e PIC elevada. Os processos secundários se desenvolvem ao longo de horas e dias, e incluem a neurotoxicidade por glutamato, o influxo de cálcio e outros íons, a liberação de radicais livres, as citocinas, e as respostas inflamatórias que podem levar à morte celular.[8,9] A liberação de glutamato e de outros neurotransmissores excitatórios agrava o vazamento pelos canais de íons e contribui para o inchaço do encéfalo e elevação na PIC.[8] A lesão hipóxico-isquêmica resulta de uma falta de fluxo sanguíneo oxigenado para o tecido encefálico. Ela pode ser causada pela hipotensão sistêmica, anóxia ou danos a territórios vasculares específicos do encéfalo. Como um crânio rígido envolve o encéfalo, o inchaço, a dinâmica anormal dos líquidos cerebrais ou o hematoma podem resultar em PIC elevada. Os hematomas geralmente são classificados de acordo com seu local (epidural, subdural ou intracerebral). A PIC normal é de 5-20 cmH_2O.[19] A PIC severamente aumentada normalmente resulta em herniação do encéfalo, o que requer tratamento de emergência imediato. Os tipos comuns de hérnias são a do úncus, a central e a tonsilar.

É importante ter em mente que os mecanismos primário e secundário de lesão não são mutuamente excludentes e muitas vezes não ocorrem isoladamente. Essa é uma das razões pela qual o impacto do TCE é tão difundido em todo o espectro da Classificação Internacional de Funcionalidade, Incapacidade e Saúde (CIF).

Sequelas do traumatismo cranioencefálico

O traumatismo cranioencefálico está associado a um amplo espectro de prejuízos neuromusculares, cognitivos e comportamentais, que podem levar a limitações na atividade, restrições na participação social e diminuição na qualidade de vida.[20] O Quadro 19.1 identifica alguns dos prejuízos prevalentes na estrutura corporal/função associados ao TCE. Embora as intervenções fisioterapêuticas abordem principalmente as limitações físicas relacionadas com a mobilidade, as alterações cognitivas e comportamentais associadas ao TCE muitas vezes são mais incapacitantes.

Prejuízos neuromusculares

Os indivíduos com TCE comumente apresentam motricidade prejudicada.[21] A paresia de membros superiores (MMSS) e membros inferiores (MMII),[21,22] a coordenação prejudicada,[21-23] o controle postural prejudicado,[21,22,24-28] o tônus anormal[22] e a marcha anormal[21,27] podem estar presentes como deficiências que persistem por toda a vida.[21] Os movimentos involuntários anormais, como o tremor e os movimentos coreicos e distônicos, são menos comuns.[21] Os pacientes também podem apresentar função somatossensorial alterada, dependendo da localização da lesão.

Quadro 19.1 Prejuízos comumente associados ao traumatismo cranioencefálico

Neuromusculares
- Paresia
- Tônus anormal
- Motricidade
- Controle postural

Cognitivos
- Nível de alerta
- Atenção
- Concentração
- Memória
- Aprendizagem
- Funções executivas

Neurocomportamentais
- Agitação/agressão
- Desinibição
- Apatia
- Labilidade emocional
- Inflexibilidade mental
- Impulsividade
- Irritabilidade

Comunicação

Deglutição

Prejuízos cognitivos

A *cognição* é o processo mental de conhecer e aplicar informações. Em decorrência da natureza complexa de muitos processos cognitivos, é difícil localizar as estruturas neuroanatômicas exatas responsáveis por muitas funções cognitivas distintas. No entanto, muitas funções cognitivas são controladas pelos lobos frontais. Isso faz com que as pessoas com TCE sejam particularmente suscetíveis a prejuízos cognitivos. A cognição inclui muitos processos neurais complexos, incluindo o estado de alerta, a atenção, a concentração, a memória, a aprendizagem e funções executivas.[29-31] As funções executivas podem ser classificadas nas seguintes áreas principais: planejamento, flexibilidade cognitiva, iniciação e autogeração, inibição da resposta, e organização em série e sequenciamento.[31] O Capítulo 27, Disfunção cognitiva e perceptiva, fornece uma discussão aprofundada.

É comum que ocorram níveis alterados de consciência. Entre 10-15% dos pacientes com TCE grave recebem alta do hospital em um *estado vegetativo*,[32] e a prevalência de *estado minimamente consciente* é maior do que a de estado vegetativo.[33] O coma, o estado vegetativo e o estado minimamente consciente são transtornos no estado de alerta observados após uma lesão encefálica grave. Pode ser difícil distinguir entre os transtornos no estado de alerta. Muitas lesões graves começam com coma. No coma, o sistema de alerta não está funcionando. Os olhos do paciente estão fechados, não há ciclos de sono/vigília, e o indivíduo é dependente do ventilador. Não há função auditiva ou visual e nenhuma função cognitiva ou comunicativa.[33,34] Pode haver presença de reflexos motores e posturais normais. O coma geralmente não é permanente. Os pacientes podem evoluir para morte encefálica, quer em estado vegetativo ou estado minimamente consciente, ou prosseguir para a recuperação completa.

No estado vegetativo há dissociação entre a vigília e a consciência.[34] Os centros superiores do sistema nervoso central (SNC) não estão integrados ao tronco encefálico. O tronco encefálico é capaz de gerenciar as funções cardíaca, respiratória e outras funções vegetativas básicas, e o paciente pode ser desmamado do respirador. Os ciclos de sono/vigília estão presentes. Os olhos podem estar abertos, embora a consciência do entorno esteja ausente, e o ciclo de vigília/sono esteja presente. Os pacientes podem se assustar com estímulos visuais ou auditivos e se orientar brevemente a estímulos sonoros ou visuais. A função cognitiva significativa e a comunicação estão ausentes. Pode haver presença de sorriso/choro reflexo.[33,34] Pode haver presença também de uma resposta de retirada a estímulos nocivos. Embora os pacientes em estado vegetativo possam parecer ter movimentos intencionais, esses movimentos são despropositados e reflexos em resposta a estímulos externos. O movimento também não será reprodutível. Os pacientes em estado vegetativo permanente podem não ter qualquer motricidade ou função cognitiva significativa, e uma completa ausência de consciência de si ou do ambiente, por um período superior a 1 ano após o TCE e superior a 3 meses após a lesão encefálica por anóxia.[35,36]

No estado minimamente consciente, há evidências mínimas de consciência de si ou do ambiente. Os comportamentos mediados cognitivamente ocorrem de maneira inconsistente e são reprodutíveis ou sustentados, de modo que podem ser diferenciados de comportamentos reflexos.[33] Semelhantemente ao estado vegetativo, há presença de ciclos de sono/vigília. No entanto, em vez de retirada ou postura anormal a estímulos nocivos, os pacientes em estado minimamente consciente localizarão estímulos nocivos e podem inconsistentemente alcançar objetos.[33,34] Os pacientes podem localizar um som e demonstrar fixação visual sustentada e perseguição visual.[33]

Os termos comumente usados para descrever outros níveis alterados de consciência são *estupor* e *obnubilação*. Estupor é um estado não responsivo a partir do qual o paciente pode ser despertado apenas brevemente com estimulação sensorial repetida e vigorosa. O paciente em um estado obnubilado dorme com frequência e quando despertado exibe diminuição do estado de alerta e do interesse no ambiente e reações tardias.

Prejuízos neurocomportamentais

Os pacientes podem apresentar profundas mudanças de comportamento à medida que progridem em direção à recuperação. Esses prejuízos podem estar intimamente ligados aos prejuízos cognitivos e muitas vezes são mais debilitantes em longo prazo do que a deficiência física. As sequelas comportamentais comuns incluem a baixa tolerância à frustração, agitação, desinibição, apatia, labilidade emocional, inflexibilidade mental, agressão, impulsividade e irritabilidade.[31]

Comunicação

Os déficits na linguagem e comunicação após uma lesão encefálica geralmente são de natureza não afásica[37] e estão relacionados com o comprometimento cognitivo. Os déficits de linguagem e de comunicação comuns incluem a comunicação oral ou escrita desorganizada e tangencial, a linguagem imprecisa, as dificuldades na recuperação de palavras, e a linguagem desinibida e socialmente inadequada. Os pacientes também podem apresentar dificuldades de comunicação em ambientes com distração, dificuldades para ler os sinais sociais e dificuldades em ajustar a comunicação de modo a atender às exigências da situação.[38]

Esses déficits de comunicação podem afetar a empregabilidade, a integração social e a qualidade de vida.[39,40] O Capítulo 28, Transtornos neurogênicos da fala e da linguagem, fornece mais detalhes sobre os déficits de comunicação e estratégias de intervenção.

Disautonomia

A atividade elevada do sistema nervoso simpático ocorre como uma resposta normal ao trauma; após o TCE, essa resposta pode tornar-se hiperativa. O aumento na atividade simpática resulta em aumento na frequência cardíaca, na frequência respiratória e na pressão arterial; sudorese; e hipertermia.[41,42] Outros sintomas de disautonomia incluem as posturas anormais em descerebração e decorticação, a hipertonia e o ranger de dentes.[42] O termo *hiperatividade simpática paroxística* descreve com precisão esse fenômeno.[41] A incidência de hiperatividade simpática paroxística vai de 8-33% em pacientes com TCE na unidade de terapia intensiva.[42]

Convulsões pós-traumáticas

Entre 12-50% das pessoas com TCE grave desenvolvem convulsões pós-traumáticas.[43-45] Para adultos com lesões graves, a fenitoína (anticonvulsivante) é eficaz na diminuição do risco de início de convulsões pós-traumáticas.[46]

Prejuízos secundários e complicações de saúde

Em decorrência do elevado potencial de imobilidade prolongada e lesões associadas, os pacientes com TCE estão em risco de desenvolver diversos prejuízos secundários e outros problemas de saúde. Até 50% dos pacientes com lesão encefálica grave desenvolvem dificuldades gastrintestinais, 45% desenvolvem problemas geniturinários, 34% desenvolvem problemas respiratórios, 32% desenvolvem problemas cardiovasculares e 21% desenvolvem complicações dermatológicas.[47] O Quadro 19.2 lista alguns dos prejuízos secundários mais comuns e lesões concomitantes associadas ao TCE,[45,48-50] incluindo a incontinência urinária e intestinal, a trombose venosa profunda (TVP), a ossificação heterotópica, a úlcera de pressão, a pneumonia e a dor crônica.

Diagnóstico e prognóstico

O traumatismo cranioencefálico geralmente é classificado como grave, moderado ou leve usando a *Escala de coma de Glasgow* (ECGl) (Fig. 19.1).[51] A ECGl, desenvol-

Quadro 19.2 Prejuízos secundários e lesões concomitantes

- Trombose venosa profunda
- Ossificação heterotópica
- Úlcera de pressão
- Pneumonia
- Dor crônica
- Contraturas
- Diminuição da resistência
- Atrofia muscular
- Fratura
- Lesão de nervo periférico

Tabela 19.1 Características do traumatismo cranioencefálico leve, moderado e grave

TCE leve	TCE moderado	TCE grave
PerCons: 0-30 min	> 30 min e < 24 h	> 24 h
ADC: breve > 24 h	> 24 h	> 24 h
APT: 0-1 dia	> 1 e < 7 dias	> 7 dias
ECGl: 13-15	9-12	< 9
Neuroimagem: normal	Normal ou anormal	Normal ou anormal

TCE = traumatismo cranioencefálico, PerCons = perda de consciência, ADC = alteração da consciência, APT = amnésia pós-traumática, ECGl = Escala de coma de Glasgow.

Escala de coma de Glasgow	
Atividade	**Escore**
Abertura ocular	
Espontânea	4
Ao comando verbal	3
Ao estímulo doloroso	2
Nenhuma resposta	1
Melhor resposta motora	
Obedece a comandos	6
Localiza a dor	5
Reage à dor, mas não a localiza	4
Flexão anormal	3
Extensão anormal	2
Nenhuma resposta	1
Resposta verbal	
Orientado	5
Desorientado e falando	4
Fala inadequada	3
Sons incompreensíveis	2
Nenhuma resposta	1

Figura 19.1 Escala de coma de Glasgow. (De Teasdale e Jennett,[51] com permissão).

vida por Teasdale e Jennett,[51] é a escala clínica mais amplamente utilizada para medir o nível de consciência e ajuda a definir e classificar a gravidade da lesão. A ECGl é composta por três escores de resposta: melhor resposta motora, melhor resposta verbal e abertura ocular. As pontuações das respostas separadas são somadas de modo a fornecer uma pontuação entre 3-15. Escores de 8 ou menos são classificados como graves, escores entre 9-12 são definidos como moderados, e escores de 13-15 são classificados como lesão encefálica leve. A Tabela 19.1 fornece uma visão geral de algumas das características que distinguem a lesão encefálica leve, moderada e grave. No entanto, essas categorizações podem ser um pouco enganadoras, já que um TCE leve pode ter um impacto profundo em todo o espectro da CIF.

Em decorrência da ampla variação de prejuízos cognitivos, motores e neurocomportamentais que acompanham a lesão encefálica, pode ser difícil estabelecer e prever os desfechos em longo prazo e estabelecer objetivos para esses pacientes, mesmo para um profissional da saúde experiente. No entanto, os pesquisadores identificaram alguns fatores que podem ser úteis para estimar os desfechos futuros. Escores iniciais baixos na ECGl, especialmente o escore motor e a reatividade da pupila, foram identificados por diversos estudos como preditores de má recuperação em pacientes com TCE moderado a grave.[52-56] Outros fatores associados a desfechos ruins são a idade, a raça e o nível de escolaridade mais baixo.[52,53,55,57] A presença de hemorragias petequiais, sangramento subaracnóideo, obliteração do terceiro ventrículo ou das cisternas basais, desvio da linha mediana, e achados de hematoma subdural na TC inicial também são preditivos de desfechos ruins.[52,55,56]

O estudo CRASH (randomização para uso de corticosteroides após ferimento significante na cabeça) do *Medical Research Council* (MRC) fornece uma calculadora na internet (www.crash2.lshtm.ac.uk/Risk%20calculator/index.html) que possibilita que os profissionais da saúde insiram informações demográficas e de prognóstico (país, idade, escore na ECGl, reatividade da pupila à luz, presença de traumatismo cranioencefálico de grande porte extra, e achados da TC se disponível); ela calcula o risco de mortalidade em 14 dias e os desfechos não favoráveis aos 6 meses, juntamente com o intervalo de confiança de 95%.[52] Um desfecho não favorável é definido como a morte, estado vegetativo ou incapacidade grave medida pela *Escala de desfecho de Glasgow*.

A duração da **amnésia pós-traumática** (APT), o período entre a lesão e o momento em que o paciente é capaz de se lembrar consistentemente dos eventos em curso, é também um fator importante para predizer a recuperação. Brown et al.[58] verificaram que a duração da APT medida pelo *Teste de amnésia e orientação de Galveston* (GOAT), o GOAT revisado ou o *Orientation Log* (O-Log) durante a reabilitação em regime de internamento é capaz de predizer a independência funcional, a empregabilidade, a boa recuperação global e a vida independente 1 ano após a lesão. Os pacientes com APT de menos de 48,5 dias são suscetíveis de ter maior pontuação na *Medida de Independência Funcional* (MIF) na alta da reabilitação em regime de internamento; os pacientes com APT de menos de 27 dias são suscetíveis de ter empregos; os pacientes com APT de menos de 34 dias são suscetíveis de ter uma boa recuperação global (conforme medido pela Escala de desfecho de Glasgow); e aqueles com APT de menos de 53 dias são suscetíveis de viver sem assistência.[58]

Continuum de cuidados e equipe interdisciplinar

A reabilitação de pacientes com TCE ocorre ao longo de um *continuum* de cuidados em uma variedade de configurações (Fig. 19.2). Os pacientes que estão em um estado vegetativo persistente podem receber tratamento continuado em uma casa de repouso ou outras instituições de cuidados em longo prazo, uma vez que estejam clinicamente estáveis. Os pacientes que estão começando a se recuperar do coma com prejuízos cognitivos, comportamentais e físicos moderados a graves muitas vezes continuam a reabilitação em uma clínica de reabilitação aguda ou subaguda em regime de internamento. Conforme o paciente progride na recuperação, ele receberá alta para outras instituições da comunidade, dependendo de suas necessidades específicas.

A base para a reabilitação bem-sucedida após um TCE é uma *equipe interdisciplinar*. Uma abordagem em equipe interdisciplinar é essencial para fornecer o cuidado mais abrangente que levará à maximização da recuperação funcional. Uma abordagem interdisciplinar à reabilitação para essa população tem se mostrado eficaz em melhorar os níveis de atividade e participação na sociedade.[59-61]

Dentro do contexto de equipe, cada membro colabora, contribuindo com sua experiência em uma área específica, aumentando assim a eficácia geral da equipe. A comunicação e a mente aberta são fundamentais para qualquer equipe. Os diferentes membros devem partilhar suas habilidades e achados com toda a equipe e estar dispostos a aprender com os outros membros da equipe para promover a recuperação ideal. O fisioterapeuta deve estar disposto a compartilhar seu conhecimento único de movimento e controle motor, mas estar aberto a aprender com outros membros da equipe, como o fonoaudiólogo, sobre déficits cognitivos. Cada membro da equipe deve desenvolver uma abordagem para tratamento que considera as informações obtidas de todas as outras áreas participantes. Isso levará a uma abordagem coerente e abrangente ao cuidado.

Alguns membros podem desempenhar papéis mais proeminentes, dependendo da configuração e do estágio de recuperação. Por exemplo, um terapeuta recreacional provavelmente não estará envolvido com um paciente hospitalizado, mas desempenhará um papel vital em uma instituição de reintrodução à comunidade. As subseções a seguir identificam alguns dos membros da equipe envolvidos no atendimento de indivíduos com lesão encefálica e seus papéis em um hospital para reabilitação aguda.

Paciente e familiares

O paciente e sua família estão no centro da equipe. As vidas do paciente e seus familiares são suscetíveis de serem drasticamente alteradas como resultado da lesão. Os papéis familiares muitas vezes mudam. O paciente que

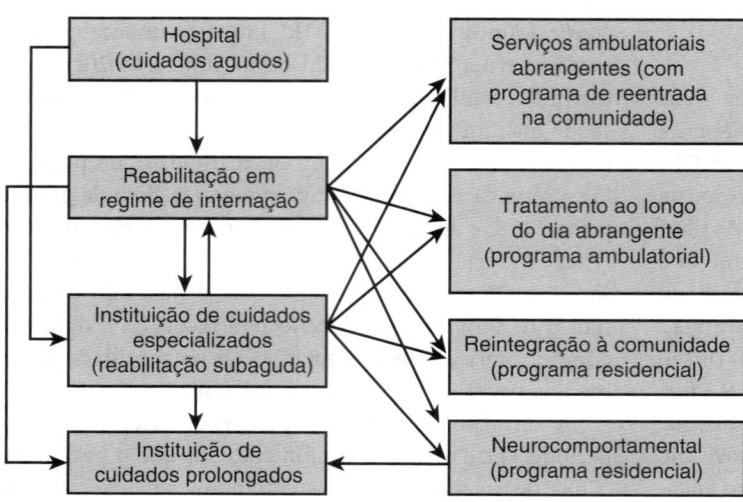

Figura 19.2 Configurações de reabilitação para indivíduos com TCE ao longo do *continuum* de cuidado.

outrora cuidava de seus filhos pode ser agora quem recebe os cuidados. A equipe deve reunir informações sobre o trabalho do paciente, escola, situação financeira e histórico social. Os familiares devem ser entrevistados para obter informações sobre o estilo de vida (trabalho/escola/lazer), atividades sociais e recreativas favoritas do paciente, e assim por diante. Deve-se esclarecer informações sobre a dinâmica familiar. Qual é o papel do paciente na família (p. ex., chefe de família, responsável pela maior parte da renda)? O paciente é responsável por cuidar de crianças? O paciente está na escola? Que ano? O paciente está trabalhando? Essas e muitas outras perguntas semelhantes devem ser respondidas para o desenvolvimento de um plano de cuidados (PDC) abrangente.

Médico

No hospital de reabilitação aguda, o médico que supervisiona o atendimento do paciente com uma lesão encefálica geralmente é um fisiatra ou neurologista. O fisiatra tem experiência e treinamento em medicina física e reabilitação. As habilidades de um neurologista se centram no domínio do encéfalo e do sistema nervoso. Um neurologista terá conhecimento específico relacionado com a maneira como o encéfalo pode se recuperar, e quais deficiências e limitações nas atividades são suscetíveis de serem encontradas em razão da localização e extensão da lesão. Tanto um fisiatra quanto um neurologista têm vasto conhecimento em neurofarmacologia, uma parte extremamente importante do tratamento dessa população de pacientes. Determinados medicamentos podem ter efeitos colaterais prejudiciais que podem não ser prontamente aparentes. Por exemplo, o médico pode prescrever um fármaco menos sedativo do que seria normalmente utilizado para tratar um determinado problema clínico em outras populações de pacientes.

Fonoaudiólogo

Em decorrência da natureza da lesão encefálica, o fonoaudiólogo desempenha um papel importante e diversificado na reabilitação. O fonoaudiólogo analisa, avalia e trata prejuízos na comunicação, deglutição e cognição. Como pode ser visto a partir dos prejuízos cognitivos e de comunicação descritos previamente, essa pode ser uma tarefa difícil. É importante que o fisioterapeuta esteja em estreita comunicação com o fonoaudiólogo para fornecer consistência no cuidado em relação aos prejuízos de cognição, deglutição e comunicação. Com a orientação do fonoaudiólogo, a equipe será capaz de conceber a maneira mais eficaz e consistente de se comunicar com o paciente. O fonoaudiólogo também será capaz de instruir a equipe em como as deficiências cognitivas do paciente podem impedir um novo aprendizado, que por sua vez afetará as interações de todos com o paciente e sua abordagem ao tratamento.

Terapeuta ocupacional

O terapeuta ocupacional (TO) analisa, avalia e trata a capacidade diminuída do paciente de realizar as AVD, prejuízos visuais/perceptuais, a perda funcional em MS, e os problemas de integração sensorial, e muitas vezes trabalhará com o fonoaudiólogo no tratamento dos prejuízos cognitivos. As atividades básicas da vida diária (ABVD) incluem vestir-se, autoalimentação, banho e higiene pessoal. As atividades instrumentais da vida diária (AIVD) incluem o gerenciamento do lar, limpeza da casa, compras de supermercado, dirigir e usar o telefone. No hospital de reabilitação, os terapeutas ocupacionais e fisioterapeutas muitas vezes trabalham em estreita colaboração. Uma abordagem de tratamento útil é o tratamento conjunto com o TO. Ter dois profissionais treinados trabalhando ao mesmo tempo com o paciente pode ser muito produtivo. Isso é especialmente verdade com os pacientes que têm graves déficits no controle motor e cognitivo. O TO também trabalhará em estreita colaboração com a equipe de enfermagem para orientá-los sobre as melhores formas de ajudar o paciente nas AVD.

Enfermeiro de reabilitação

Em um hospital de reabilitação, o enfermeiro é responsável pela dispensação de medicamentos e por acompanhar de perto os seus efeitos. O enfermeiro iniciará um programa de retreinamento do intestino e da bexiga para ajudar o paciente a aprender a se tornar continente novamente. O controle intestinal e vesical é extremamente importante para a autoestima e está relacionado com a alta. O enfermeiro realiza diariamente o monitoramento dos sinais vitais para garantir que o paciente permanece clinicamente estável. O enfermeiro irá inspecionar diariamente a pele do paciente para garantir que não haja sinais de ruptura da pele. O enfermeiro também tem a difícil tarefa de seguir consistentemente o plano de tratamento da equipe ao longo do dia. Por exemplo, cada turno da equipe de enfermagem deve seguir os cronogramas de uso de órteses estabelecidos pelo fisioterapeuta e terapeuta ocupacional. O enfermeiro muitas vezes tem mais interação regular com a família do paciente.

Gerente de caso/coordenador da equipe

O gerente de caso atua como coordenador da equipe. O gerente de caso muitas vezes é um enfermeiro, assistente social ou outro profissional de saúde. O gerente de caso vai dirigir as reuniões da equipe, agendar reuniões com a família e agir como um elo com outros pagadores terceiros. Ele deve promover uma boa comunicação entre todos os membros da equipe para garantir que os cuidados de reabilitação que estão sendo fornecidos sejam verdadeiramente orientados à equipe. O gerente de caso também estará em constante comunicação com o paciente e sua família para garantir que suas necessidades estejam sendo atendidas e que as questões e preocupações sejam tratadas de maneira adequada. O gerente de caso irá coordenar as questões de pagamento e de benefícios de planos de saúde com o gerente de caso da companhia de seguros do paciente. Além disso, o gerente de caso é responsável por estabelecer serviços de acompanhamento e de alta para o paciente e sua família.

Assistente social

O assistente social fornece muito apoio ao paciente e familiares. Durante os primeiros dias após a lesão inicial, a família muitas vezes está em um estado de crise. Eles são atirados em um mundo que, provavelmente, nunca souberam que existia. O assistente social pode apoiar a família com orientações e aconselhamento. À medida que o paciente evolui para a recuperação, o assistente social também irá fornecer aconselhamento ao paciente. Isso é particularmente importante conforme o paciente começa a desenvolver uma maior consciência e conhecimento sobre seus déficits. Se o paciente tem prejuízos comportamentais, o assistente social pode ser essencial em ajudar o paciente e a família. Ao fornecer aconselhamento ao paciente e seus familiares, o assistente social ajuda no desenvolvimento de estratégias de enfrentamento para o que pode ser uma deficiência que persistirá por toda a vida.

Neuropsicólogo

O neuropsicólogo desempenha um papel importante na equipe. Ele muitas vezes aplica testes neuropsicológicos quando apropriado para determinar o funcionamento cognitivo inicial do paciente. Ele também irá ajudar a equipe no desenvolvimento de um programa de manejo comportamental. Quando o paciente com uma lesão encefálica tem prejuízos comportamentais graves, o neuropsicólogo pode assumir o papel de líder da equipe.

Outros membros da equipe

Muitos pacientes com lesão encefálica grave podem necessitar de suporte ventilatório. O especialista em cuidados respiratórios é um participante importante na avaliação e tratamento das deficiências respiratórias. No hospital de reabilitação, o fisioterapeuta respiratório contribui para monitorar o estado pulmonar do paciente e fornecer um tratamento adequado.

Um terapeuta recreacional auxilia o retorno do paciente às atividades apreciadas antes do acidente, ou ajuda a identificar novas atividades que o paciente irá achar gratificantes. A recreação terapêutica é uma parte extremamente importante da reabilitação. Ser capaz de participar de algum tipo de atividade de lazer ou recreativa é um passo significativo no retorno a um estilo de vida gratificante.

Tratamento clínico precoce

O tratamento clínico após uma lesão encefálica começa no local do acidente. A reanimação precoce com o objetivo de estabilizar os sistemas cardiovascular e respiratório é importante para manter o fluxo sanguíneo e oxigênio suficientes para o encéfalo.[62,63] Uma vez que o paciente chega ao centro de saúde, os principais objetivos são minimizar a lesão encefálica secundária por meio da otimização do fluxo sanguíneo e oxigenação cerebral, estabilizar os sinais vitais, realizar um exame completo, identificar e tratar todos os ferimentos não neurológicos e monitorar continuamente o paciente.[62,63] A pressão arterial sistólica deve ser mantida acima de 90 mmHg e a saturação de oxigênio acima de 90%.[62] Os pacientes com lesões graves e alguns com lesões moderadas precisarão ser entubados. O pescoço do paciente deve ser estabilizado com um colar cervical e a cabeça deve ser elevada a 30 graus.[62] Isso é feito para proteger a coluna vertebral em caso de instabilidade, bem como para evitar um aumento na PIC. Utiliza-se a ECGl para determinar a gravidade da lesão encefálica. Realiza-se também um exame neurológico completo. Obtém-se informações adicionais sobre a extensão da lesão por meio de radiografias e exames de neuroimagem, como a tomografia computadorizada e a ressonância magnética. Isso é feito para determinar se uma neurocirurgia é justificada. Os grandes hematomas intracranianos ou outras lesões de massa podem precisar ser drenados cirurgicamente.

O paciente é monitorado continuamente. Para pacientes com ECGl de 8 ou menos, qualquer anormalidade aguda na TC, uma pressão sistólica inferior a 90 mmHg, ou idade superior a 40 anos, recomenda-se o monitoramento da PIC.[62] Um dreno ventricular externo fornece os dados mais precisos e confiáveis e também fornece um meio para controlar a PIC pela remoção do líquido cerebrospinal. Outras opções de monitoramento que são menos invasivas incluem o parafuso subdural e um cateter de fibra óptica. A PIC elevada pode ser tratada com o uso de medicamentos sedativos, posicionamento da cabeça moderadamente elevada (cabeça elevada a 30°), osmoterapia, hipotermia, descompressão cirúrgica e barbitúricos.[62,63] A pressão intracraniana deve ser inferior a

20 mmHg e a pressão de perfusão cerebral (PPC) superior a 60 mmHg.[62] Se a PIC não puder ser tratada com sucesso, pode ser necessário induzir um coma farmacológico ou realizar uma descompressão cirúrgica.

Tratamento fisioterapêutico do traumatismo cranioencefálico moderado a grave na fase aguda

O restante deste capítulo está dividido em três seções principais: (1) tratamento fisioterapêutico dos pacientes com TCE moderado a grave durante as fases iniciais de recuperação, (2) tratamento fisioterapêutico dos pacientes com TCE moderado a grave durante a reabilitação ativa e (3) tratamento fisioterapêutico dos pacientes com TCE leve. Os pacientes na fase inicial da recuperação após um TCE moderado a grave frequentemente apresentam baixo estado de alerta. O principal objetivo da fisioterapia é evitar complicações secundárias em decorrência do TCE e do repouso/imobilização prolongada no leito, iniciar a mobilização precoce após autorização médica, e iniciar orientações ao paciente e aos familiares. Dependendo das manifestações do paciente, alguns dos procedimentos de exame e intervenção descritos na seção relativa ao tratamento fisioterapêutico durante a reabilitação ativa podem ser utilizados também na fase inicial de recuperação.

Exame

O primeiro passo para começar um exame nesta fase inicial da recuperação é realizar uma revisão completa do prontuário médico. Como o paciente pode não estar clinicamente estável e provavelmente terá várias precauções e complicações, é importante obter todas as informações essenciais do prontuário médico antes de efetivamente ver o paciente. O paciente pode estar em um ventilador com monitoramento permanente da PIC. Ele pode ter restrições à descarga de peso e amplitude de movimento (ADM) em decorrência de lesões e/ou intervenções musculoesqueléticas e feridas abertas. Uma minuciosa revisão do prontuário fornece uma perspectiva abrangente sobre a condição do paciente, bem como um entendimento completo das precauções e contraindicações que devem ser observadas durante o exame e subsequente tratamento. Como o estado de saúde do paciente pode ser dinâmico nessas fases, é importante verificar com o enfermeiro principal do paciente antes de iniciar qualquer atividade. Os membros da equipe devem sempre observar as precauções universais e podem precisar usar aventais, luvas e/ou máscaras ou outros equipamentos de proteção individual ao tratar o paciente.

Depois de revisar o prontuário médico e se atualizar em relação ao estado do paciente com a equipe de enfermagem, o fisioterapeuta está pronto para começar o exame. As principais áreas a serem examinadas incluem:

- Estado de alerta, atenção e cognição
- Integridade da pele
- Integridade sensitiva
- Motricidade
- Amplitude de movimento
- Integridade dos reflexos
- Ventilação e respiração/trocas gasosas

Os pacientes com TCE grave que têm um baixo estado de alerta (coma, estado vegetativo ou minimamente consciente) podem apresentar tônus e postura anormais. As posturas primitivas podem incluir aquelas associadas à **rigidez em decorticação ou descerebração**. Na rigidez em decorticação, os membros superiores estão em uma postura flexionada e os membros inferiores estão estendidos. Na rigidez em descerebração, os membros superiores e inferiores estão posicionados em extensão. O tônus anormal pode assumir a forma de hipertonia espástica. Isso pode variar desde a espasticidade que afeta gravemente todo o corpo e inibe grandemente o movimento funcional normal a níveis menores de tônus que afetam grupos de músculos individuais.

Se não for clinicamente contraindicado, o exame deve incluir sentar-se na lateral do leito com assistência. O fisioterapeuta deve monitorar os sinais vitais e documentar quaisquer mudanças no tônus ou controle de cabeça e tronco. Quando apropriado, o paciente deve ser transferido para uma cadeira de rodas. O paciente pode precisar da intervenção de duas a três pessoas para a transferência nessa fase. Na maior parte dos casos, uma cadeira de rodas reclinável ou com inclinação livre é a melhor opção para o posicionamento, com uma almofada de redução na pressão especializada. Muitas vezes, podem ser necessárias várias sessões de tratamento para concluir o exame inteiro. Como o estado inicial do paciente frequentemente é dinâmico, quaisquer sinais de progresso ou regressão devem ser cuidadosamente monitorados e documentados.

Medidas de desfecho

Estado de alerta, atenção e cognição

A *Escala de recuperação de coma revisada* (CRS-R) é recomendada para avaliar pacientes com transtornos de consciência.[64] A CRS-R é uma medida válida e confiável que contém 23 itens, em seis domínios: auditivo, visual, motor, oromotor, comunicação e estado de alerta.[65,56] Os escores variam de 0-23. Os dados são úteis para distinguir entre os diferentes estados de consciência (estado vegetativo, estado minimamente consciente e emergente), determinar o prognóstico, e prover informações para o planejamento do tratamento.[65]

A *Escala de distúrbios de consciência* (DOCS) é uma escala válida e confiável, também projetada para medir o estado de alerta e a recuperação neurocomportamental em pacientes com distúrbios de consciência.[67,68] É composta por 23 itens que avaliam o conhecimento social, paladar/deglutição, função olfativa, propriocepção, sensibilidade tátil, função auditiva e função visual. A pontuação é baseada na resposta do paciente e inclui nenhuma resposta, resposta generalizada ou resposta localizada. A DOCS pode ser usada para diferenciar os estados de consciência (ou seja, estado vegetativo e estado minimamente consciente) e ajudar a determinar o prognóstico para a recuperação.[64,67-70] Um manual e treinamento em vídeo estão disponíveis para a DOCS em www.queri.research.va.gov/ptbri/ docs_training/default.cfm.

A escala de níveis de função cognitiva *Rancho Los Amigos* (LOCF) é uma escala descritiva usada para examinar a recuperação cognitiva e comportamental em indivíduos com TCE (Quadro 19.3) à medida que eles despertam do coma.[71] Essa escala não aborda déficits cognitivos específicos, mas é útil para comunicar o *status* cognitivo e/ou comportamental geral e para o planejamento do tratamento. As oito categorias

Quadro 19.3 Escala de níveis de função cognitiva Rancho Los Amigos (LOCF)[a]

I. Não responsivo
Paciente parece estar em um sono profundo e é completamente indiferente a qualquer estímulo.

II. Resposta generalizada
Paciente reage de maneira inconsistente e não propositada a estímulos de maneira inespecífica. As respostas são limitadas e muitas vezes se repetem, independentemente do estímulo apresentado. As respostas podem ser alterações fisiológicas, movimentos corporais grosseiros e/ou vocalização.

III. Resposta localizada
Paciente reage especificamente, mas inconsistentemente, ao estímulo. As respostas estão diretamente relacionadas com o tipo de estímulo apresentado. Pode seguir comandos simples, como fechar os olhos ou apertar a mão de maneira inconsistente, tardia.

IV. Resposta confusa-agitada
Paciente está em um estado elevado de atividade. O comportamento é estranho e não propositado em relação ao ambiente imediato. Não faz distinção entre pessoas ou objetos; é incapaz de cooperar diretamente com os esforços de tratamento. As verbalizações frequentemente são incoerentes e/ou inadequadas ao ambiente; pode haver presença de confabulação. A atenção grosseira ao ambiente é muito curta; a atenção seletiva muitas vezes é inexistente. O paciente carece de recuperação de memórias de curto e longo prazo.

V. Resposta confusa-inapropriada
Paciente é capaz de responder a comandos simples de maneira bastante consistente. No entanto, com o aumento na complexidade dos comandos ou a falta de alguma estrutura externa, as respostas são despropositadas, aleatórias ou fragmentadas. Demonstra atenção grosseira ao ambiente, mas é muito distraído e carece de capacidade de focar a atenção em uma tarefa específica. Com estrutura, pode ser capaz de conversar em um nível automático social por curtos períodos de tempo. A verbalização muitas vezes é inadequada e confabulatória. A memória é severamente prejudicada; muitas vezes mostra uso inadequado dos objetos; pode executar tarefas aprendidas anteriormente com estrutura, mas é incapaz de aprender novas informações.

VI. Resposta confusa-apropriada
Paciente apresenta comportamento direcionado a um alvo, mas depende de uma informação ou direcionamento externo. Segue instruções simples de maneira consistente e mostra transferência para tarefas reaprendidas, como autocuidado. As respostas podem ser incorretas em decorrência de problemas de memória, mas são adequadas à situação. As memórias do passado mostram mais profundidade e detalhes do que a memória recente.

VII. Resposta automática-apropriada
Paciente parece apropriado e orientado dentro de ambientes hospitalares e domésticos; realiza as rotinas diárias automaticamente, mas frequentemente parecendo um robô. Paciente apresenta confusão mental mínima a ausente e tem recordação superficial das atividades. Mostra transferência para um novo aprendizado, mas a uma velocidade reduzida. Com estrutura, é capaz de iniciar atividades sociais ou recreativas; o julgamento permanece prejudicado.

VIII. Resposta propositual-apropriada
Paciente é capaz de recordar e integrar eventos pregressos e recentes, está ciente e é sensível ao ambiente. Mostra transferência para um novo aprendizado e não precisa de supervisão uma vez aprendidas as atividades. Pode continuar mostrando uma diminuição na capacidade em relação às habilidades pré-mórbidas, raciocínio abstrato, tolerância ao estresse, e julgamento em situações de emergência ou circunstâncias incomuns.

[a]Formato condensado. De Professional Staff Association, Ranchos Los Amigos Hospital, com permissão.[71]

descrevem o progresso cognitivo e comportamental típico após uma lesão encefálica. Os pacientes podem se estabilizar em algum nível. A LOCF demonstrou ser uma medida confiável e válida da função cognitiva e comportamental em indivíduos com lesão encefálica.[72]

Plano de cuidados

Desfechos/objetivos

Uma lista de objetivos gerais e desfechos esperados para os pacientes nos Níveis I, II e III (LOCF) adaptados do *Guide to Physical Therapist Practice* da American Physical Therapy Association[73] são apresentados no Quadro 19.4. Eles podem ser usados para orientar o desenvolvimento de objetivos específicos previstos e desfechos esperados para um dado paciente.

Intervenções

Prevenção de prejuízos secundários

Por causa da incapacidade do paciente de se mover nesses níveis, ele é suscetível a prejuízos indiretos, como contraturas, úlceras de decúbito, pneumonia e trombose venosa profunda.[47] Se a prevenção não for abordada no início da reabilitação, esses prejuízos são suscetíveis de impedir o progresso futuro e podem ser fatais. O posicionamento apropriado tanto na cama quanto na cadeira de rodas é essencial. O posicionamento adequado ajudará a evitar problemas de pele e contraturas, melhorar a higiene pulmonar e circulação, e pode modificar o tônus muscular. Quando o paciente está no leito, a cabeça deve ser mantida na posição neutra. Os quadris e joelhos devem estar ligeiramente flexionados, mas deve-se monitorar a ADM para garantir que não há desenvolvimento de contraturas. Pode-se utilizar talas para auxiliar no posicionamento. Pode-se utilizar também botas especiais para posicionar o pé de modo a impedir a queda do pé e a ruptura da pele sob o calcanhar (Fig. 19.3). As mudanças de decúbito ajudarão a evitar lesões na pele e pneumonia. Quando no leito, os pacientes devem ser reposicionados a cada 2 horas. Colchões de ar especializados são outra maneira eficaz de ajudar a prevenir úlceras de pressão.

Pode-se utilizar *aparelhos imobilizadores seriados* para manter ou melhorar a ADM.[74-77] Os aparelhos imobilizadores são frequentemente usados para contraturas nos flexores plantares ou bíceps femoral resultantes do tônus aumentado ou do encurtamento prolongado do músculo. Na contratura em flexão plantar, o tornozelo é alongado até a máxima dorsiflexão possível e, em seguida, é colocado um aparelho imobilizador de perna curta. Em aproximadamente 2-5 dias, o aparelho imobilizador é removido. O músculo é alongado novamente e é aplicado outro aparelho imobilizador (Fig. 19.4, 19.5 e 19.6). Esse

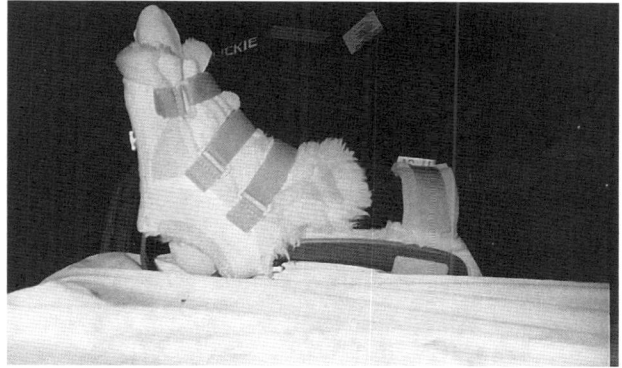

Figura 19.3 Bota Multi-podus® utilizada para o posicionamento do tornozelo e pé e para prevenir lesões na pele do calcanhar. Este tipo de dispositivo de posicionamento pode não ser benéfico para o paciente com hipertonia moderada a grave no tornozelo; não é suficientemente forte para impedir a flexão plantar de tornozelo.

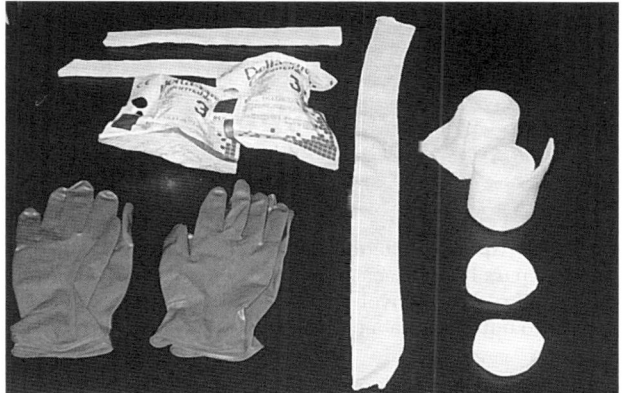

Figura 19.4 Materiais utilizados para os aparelhos imobilizadores seriados: material de fibra de vidro para imobilização, luvas de borracha, envoltória, uma camada de acolchoamento para envolver a parte inferior da perna e do pé, acolchoamento para o maléolo e extremidades proximais e distais do aparelho imobilizador.

Quadro 19.4 Objetivos gerais e desfechos esperados para pacientes com traumatismo cranioencefálico moderado a grave na fase aguda

- A função física e o nível de alerta são aumentados.
- O risco de prejuízos secundários é reduzido.
- O controle motor é melhorado.
- Os efeitos do tônus são gerenciados.
- O controle postural é melhorado.
- A tolerância às atividades e posições é aumentada.
- A integridade e mobilidade articulares são melhoradas ou permanecem funcionais.
- Os familiares e cuidadores são instruídos em relação ao diagnóstico do paciente, intervenções fisioterapêuticas, objetivos e desfechos.
- O cuidado é coordenado entre todos os membros da equipe.

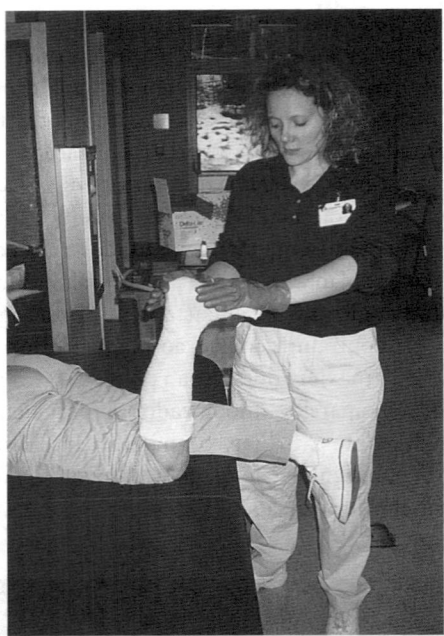

Figura 19.5 Aparelhos imobilizadores seriados: primeiro é colocada uma camada de acolchoamento em torno da parte inferior da perna e do pé.

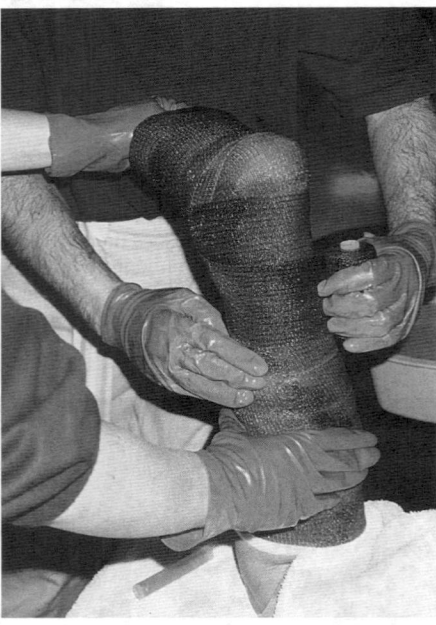

Figura 19.6 Aparelhos imobilizadores seriados: então a fibra de vidro para imobilização é enrolada em torno da perna e do pé. Um clínico envolve o membro com o material, enquanto outro segura a perna e o pé na posição correta.

procedimento é repetido até que tenham sido alcançados ganhos satisfatórios na ADM, ou nenhum progresso seja obtido. Como o indivíduo com lesão encefálica é suscetível de ter prejuízo na sensibilidade e comunicação, bem como déficits comportamentais, há um risco de ruptura da pele ou de o paciente ferir a si mesmo ou aos outros com o aparelho imobilizador. A decisão de usar aparelhos imobilizadores deve ser tomada com cuidado. Os benefícios e possíveis efeitos colaterais devem ser cuidadosamente discutidos com informações dos membros da equipe apropriados. Também é importante monitorar o paciente após a aplicação do aparelho imobilizador. Recomenda-se experiência prática sob a supervisão de um médico qualificado antes de fazer a colocação de aparelhos imobilizadores.

O posicionamento adequado na cadeira de rodas é importante.[78] Em decorrência do controle postural reduzido nesses níveis, normalmente é necessária uma cadeira de rodas reclinável ou com inclinação livre. O posicionamento pélvico adequado e o posicionamento da cabeça são elementos importantes para promover uma boa postura na cadeira de rodas. Consultar o Capítulo 32 para discussão adicional em relação a este tópico.

Os terapeutas respiratórios, fisioterapeutas e enfermeiros frequentemente usam a drenagem postural, a percussão terapêutica, a vibração e o posicionamento para prevenir complicações pulmonares e melhorar a função pulmonar.[79] Irwin e Tecklin[80] fornecem cobertura em profundidade das diferentes intervenções para melhorar a ventilação e a respiração.

Mobilidade precoce

A posição sentada ereta é extremamente importante, porque aborda elementos dos objetivos de tratamento para os níveis precoces de recuperação. Assim que clinicamente estável, o paciente deve ser transferido para uma posição sentada e passar do leito para uma cadeira de rodas. Todas as precauções devem ser observadas. A cabeça deve ser devidamente apoiada, porque o paciente provavelmente não tem controle adequado de pescoço e cabeça para manter uma postura ereta sem apoio. O tratamento associado com um terapeuta ocupacional oferece dois profissionais qualificados para ajudar o paciente, porque muitas vezes é necessária assistência máxima. O uso de uma mesa ortostática também é vantajoso, porque possibilita a descarga de peso precoce sobre os MMII. A posição vertical, tanto em uma mesa ortostática quanto em uma cadeira de rodas, pode melhorar o nível geral de alerta.

Estimulação sensorial

A estimulação sensorial é uma intervenção utilizada para aumentar o estado de alerta e induzir o movimento em indivíduos em coma ou estado vegetativo persistente. A teoria é que fornecer a estimulação de uma maneira controlada, multissensorial, com um equilíbrio entre a estimulação e o descanso, pode estimular a ativação do sistema reticular causando um aumento geral no estado de alerta. O apoio teórico a esses programas vem da pesquisa em quatro áreas: (1) efeitos da privação sensorial sobre a recuperação neurológica; (2) efeitos de ambientes "enriquecidos" sobre o comportamento e a estrutura e função do sistema nervoso; (3) plasticidade do sistema nervoso; e (4) efeitos do *input* ambiental durante os períodos sensíveis do neurodesenvolvimento.[81] Em geral, a estimulação multissensorial envolve a apresentação de estimulação sensorial de uma maneira altamente estruturada e consistente. Os sistemas sensoriais a seguir são sistematicamente estimulados: auditivo, olfatório, gustativo, visual, tátil, cinestésico e vestibular.[82,83] Durante esse tipo de intervenção, o paciente deve ser cuidadosamente monitorado à procura de quaisquer mudanças no comportamento.

O valor da estimulação sensorial para os pacientes que demoram para se recuperar ainda não foi provado. Uma revisão sistemática publicada pela Cochrane Library sugere que não há evidências confiáveis para apoiar ou descartar a eficácia dos programas de estimulação sensorial para essa população de pacientes.[84]

Nem todos os pacientes com TCE grave se recuperam completamente. Alguns podem permanecer em um estado de baixa estimulação. Nesses casos, as intervenções descritas previamente podem precisar ser continuadas pelos cuidadores.

Tratamento fisioterapêutico do traumatismo cranioencefálico moderado a grave durante a reabilitação ativa

Conforme os pacientes com TCE moderada a grave se recuperam, eles requerem reabilitação extensiva e prolongada em uma variedade de configurações ao longo de um *continuum* de cuidados. Isso pode incluir a reabilitação aguda e subaguda em regime de internamento, a reabilitação pós-aguda, o programa de tratamento ao longo do dia, e o cuidado ambulatorial ou domiciliar. As muitas deficiências cognitivas, físicas e/ou comportamentais que afetam os níveis de atividade e a participação social muitas vezes necessitam de múltiplos episódios de cuidado fisioterapêutico durante toda a vida do paciente. Os objetivos e intervenções devem focar nas habilidades e objetivos pessoais do paciente, independentemente da configuração.

Exame

Independentemente da cronicidade da lesão, alguns pacientes com TCE terão prejuízos cognitivos e comportamentais que impõem barreiras ao procedimento de exame. Essas barreiras podem incluir a desorientação, a confusão mental, a agressão física, déficits de memória e a atenção limitada. Pode ser difícil reunir dados usando testes e medidas padronizados, como a goniometria ou testes manuais de força muscular, porque o paciente pode ser incapaz de cooperar. Nesses casos, o fisioterapeuta deve utilizar as habilidades de observação conforme o paciente se move para ter uma ideia da extensão dos danos à estrutura corporal/função e restrição nas atividades. O fisioterapeuta deve determinar a capacidade cognitiva do paciente, pois esta afetará a capacidade de reaprender habilidades motoras. Isso inclui a orientação, atenção, memória, percepção, consciência de segurança e vigilância. As perguntas iniciais fundamentais que merecem consideração incluem as seguintes:

- O paciente é capaz de seguir comandos: comandos de uma etapa, duas etapas ou várias etapas?
- O paciente está orientado em relação à pessoa, lugar e/ou tempo?
- O paciente reconhece familiares?
- O paciente demonstra saber algo sobre o que aconteceu?

É benéfico consultar outros membros da equipe, especialmente o fonoaudiólogo, para obter informações adicionais sobre o estado cognitivo do paciente.

Conforme os problemas cognitivos e comportamentais do paciente causam menos obstrução ao processo, o exame fisioterapêutico deve incluir os elementos e medidas de desfecho encontrados no Quadro 19.5.[73]

Dependendo do estado específico do paciente, algumas dessas áreas podem ser rastreadas enquanto outras exigem uma análise mais aprofundada. A determinação da capacidade funcional do paciente deve ser feita em uma variedade de ambientes, pois alguns pacientes podem ter um bom desempenho no ambiente fechado de uma sala privada, mas o desempenho pode deteriorar-se em um ambiente aberto com várias distrações. A Seção Um deste livro (Caps. 1 a 9 sobre a tomada de decisão clínica e exame) fornece uma descrição detalhada dos procedimentos, testes e medidas, e medidas de desfecho específicas para examinar as áreas mencionadas anteriormente. Uma breve descrição de algumas das medidas de desfecho mais clinicamente úteis para indivíduos com TCE é dada a seguir.

Medidas de desfecho: função de corpo/estrutura

Equilíbrio

A *Escala de equilíbrio de Berg* (ver Cap. 5) é uma medida válida e clinicamente útil do equilíbrio em indivíduos com TCE.[85,86] A Escala de equilíbrio de Berg, em conjunto com o estado funcional medido utilizando a Medida de Independência Funcional (MIF), pode ajudar a predizer a duração da reabilitação em regime de internamento, as quedas durante o período de reabilitação e os ganhos fun-

Quadro 19.5 Elementos do exame e medidas de desfecho

- Capacidade/resistência aeróbia
- Estado de alerta, atenção e cognição
  » Escala de recuperação do coma revisada, Escala de distúrbios de consciência, Escala de níveis de função cognitiva Rancho Los Amigos, Escala de avaliação de atenção, Teste de atenção diária, Teste de formulação de pistas – parte B, Teste de amnésia e orientação de Galveston, *Orientation Log*
- *Status* comportamental
  » Escala de classificação da supervisão, Escala de avaliação neurocomportamental revisada, Escala de comportamento agitado
- Integridade de nervos cranianos
- Marcha, locomoção e equilíbrio
  » Escala de equilíbrio de Berg, Escala de mobilidade e equilíbrio da comunidade, Ferramenta de avaliação da mobilidade de nível superior, Sistema AOM Rancho Los Amigos, Teste de caminhada de 10 metros, Teste de caminhada de 6 minutos, Teste de memória e deambulação modificado
- Integridade tegumentar
- Integridade e mobilidade articular
- Motricidade (controle motor e aprendizagem motora)
- Desempenho muscular, incluindo a força, potência e resistência
- Desenvolvimento neuromotor e integração sensorial
- Dor
- Postura
- Amplitude de movimento
- Integridade dos reflexos
- Autocuidado e habilidades de AVD
  » Medida de independência funcional, Medida de avaliação funcional
  » Integridade sensitiva
- Ventilação e respiração/trocas gasosas
- Trabalho/lazer/reintegração à comunidade
  » Inventário de adaptabilidade Mayo-Portland, Questionário de integração da comunidade

cionais durante a reabilitação.[85,86] No entanto, conforme o paciente melhora, a Escala de equilíbrio de Berg pode apresentar um efeito de teto.[87]

A *Escala de mobilidade e equilíbrio da comunidade* (CB&M) de Howe et al.[88] é um instrumento desenvolvido especificamente para pacientes com déficits persistentes no equilíbrio após um TCE. A CB&M é uma ferramenta confiável e válida que avalia habilidades de equilíbrio de nível superior normalmente associadas à mobilidade na comunidade. Essa ferramenta compartilha semelhanças com a *Ferramenta de avaliação da mobilidade de nível superior* (HiMAT), desenvolvida por Williams et al.[89,90] Trata-se de uma medida unidimensional do desempenho motor de nível superior para indivíduos com TCE. Os itens do teste são mais difíceis do que as medidas gerais de equilíbrio e mobilidade funcional e destinam-se a quantificar habilidades exigidas em papéis profissionais e sociais fisicamente exigentes, bem como atividades esportivas. A versão revisada da HiMAT tem uma alteração mínima detectável na pontuação de 2 pontos.[91]

Atenção e cognição

A *Escala de avaliação de atenção* (MARS) é uma escala observacional de classificação que fornece uma medida confiável e válida do comportamento relacionado com a atenção após um TCE. A escala possibilita que o fisioterapeuta avalie o comportamento de um paciente em uma escala de cinco pontos ao longo de 22 itens que captam os efeitos da atenção prejudicada sobre o desempenho cognitivo e motor.[92] Outras medidas da atenção mais frequentemente empregadas por neuropsicólogos incluem o *Teste de atenção diária*[93] e o *Teste de formulação de pistas*.[94] Embora essas três medidas capturem déficits de atenção e possam servir como medidas de desfechos globais úteis, elas serão menos úteis para medir as mudanças no comportamento de atenção atribuíveis a intervenções fisioterapêuticas.

O *Teste de amnésia e orientação de Galveston (GOAT)* é uma medida da APT.[95] O GOAT é administrado por meio de uma série de perguntas padronizadas relacionadas com a orientação e a capacidade de recordar eventos antes e depois da lesão. Pontuações entre 100 e 76 são consideradas normais e pacientes com pontuação abaixo disso são considerados como tendo APT. O GOAT tem alta confiabilidade entre avaliadores e é uma medida válida de APT.[95,96] O *Orientation Log* (O-Log) mede a orientação em relação a tempo, lugar e circunstância.[97] O O-Log pode ser usado para avaliação seriada da orientação para documentar melhorias durante a reabilitação.[98] É um instrumento confiável, válido e pode ser utilizado para predizer o desfecho.[96,97,99] Medidas de desempenho em tarefa dupla (ver discussão adiante) são mais específicas à prática fisioterapêutica.

Comportamento e segurança

As equipes de reabilitação muitas vezes usam uma medida de desfecho que capta o impacto do comportamento e da segurança sobre a independência geral. A *Escala de classificação da supervisão*[100] fornece um método de uma etapa para a classificação do nível atual de supervisão de um paciente, que vai desde a supervisão independente à supervisão direta em tempo integral. A *Escala de avaliação neurocomportamental revisada* (NRS-R) é um instrumento de avaliação multidimensional com 29 itens, respondidos pelo médico, destinada a medir distúrbios neurocomportamentais.[101] Os itens abordam diversos construtos cognitivos e comportamentais, como a memória, a atenção, a comunicação, o humor e a agitação. A *Escala de comportamento agitado* (ABS) mede o tipo e o grau de agitação após o TCE.[102]

Medidas de desfecho: atividade e participação

Função global

A medida de independência funcional (MIF)[103,104] é uma medida comumente utilizada de mobilidade funcional, função nas AVD, cognição e comunicação. A MIF foi projetada para medir o nível de deficiência e encargos do cuidado em indivíduos em fase de reabilitação em regime de internamento; é útil para monitorar o progresso do paciente e avaliar desfechos. A *Medida de avaliação funcional* (FAM)[105,106] foi desenvolvida como um complemento à MIF. Ela inclui áreas funcionais não abordadas na MIF que são importantes às pessoas com TCE e acidente vascular cerebral. Os outros itens incluem o acesso à comunidade, a leitura, a escrita, a segurança, a empregabilidade e o ajuste às limitações. A MIF, em combinação à FAM, é uma medida válida e confiável de incapacidade após um TCE.[107] Além de medir a quantidade de assistência física necessária para realizar uma tarefa funcional, o fisioterapeuta deve analisar também a maneira como o paciente realiza a tarefa. Uma análise abrangente dos movimentos, conforme os itens da MIF e outras tarefas funcionais são realizados, ajudará o fisioterapeuta a identificar a função motora e outras deficiências subjacentes às limitações nas atividades específicas.

Reintegração à comunidade

A equipe de reabilitação normalmente emprega o uso de uma medida de nível de participação que quantifica o grau de reintegração na vida social, familiar e profissional. Uma dessas medidas é o *Mayo-Portland Adaptability Inventory* (MPAI-4),[108,109] que é frequentemente utilizado na reabilitação pós-aguda do TCE. Outra medida análoga é o *Questionário de integração da comunidade* (CIQ).[110] O CIQ é composto por 15 itens relevantes à integração domiciliar, integração social e atividades produtivas.

Locomoção

Os déficits espaçotemporais na marcha são comuns após o TCE; contudo, até o momento, não há nenhum sistema de classificação dos distúrbios de marcha para essa população.[111] Existem muitos métodos diferentes para examinar a marcha e a capacidade de deambular. O fisioterapeuta usa a *análise observacional da marcha* (AOM) como o método preferido na prática clínica.[112] Um instrumento utilizado clinicamente é o *Sistema AOM Rancho Los Amigos*. Consultar o Capítulo 7 para uma discussão mais aprofundada do presente instrumento. O instrumento RLA AOM reúne dados sobre os movimentos cíclicos de deambulação que ocorrem de um ciclo de passada ao próximo. O ciclo da marcha é dividido em fases de apoio e balanço. O fisioterapeuta analisa visualmente o padrão de marcha de um paciente, procurando assimetrias e desvios do normal. Com base nessas observações, o fisioterapeuta obtém informações sobre quais deficiências podem ser as causas dos desvios. Projetam-se então intervenções específicas para atender às possíveis causas dos desvios de marcha. No entanto, deve-se ter cuidado ao interpretar os achados da AOM. Algumas anormalidades na marcha identificadas pela análise quantitativa da marcha não podem ser detectadas pela AOM.[113] O Capítulo 7 revisa as passarelas instrumentadas e outros métodos mais precisos e acurados de medir a cinemática e cinética específicas associadas à marcha.

A velocidade da marcha também é uma importante medida da capacidade de deambular. O *Teste de caminhada de 10 metros* (TC10) é uma medida confiável da marcha em velocidade acelerada e individualizada em pacientes com TCE.[114,115] Deve-se ter cuidado ao interpretar a velocidade da marcha medida com o TC10, pois há evidências sugerindo que o TC10 pode não refletir completamente as muitas exigências diferentes da deambulação na comunidade (p. ex., atravessar uma rua movimentada, andar em um *shopping* lotado, andar em superfícies irregulares, e assim por diante).[114]

A fadiga e o descondicionamento são comuns após o TCE.[116,117] Como tal, medir a resistência à caminhada é clinicamente útil. O *Teste de caminhada de 6 minutos* (TC6) é um modo comum, confiável e válido para medir esse aspecto da capacidade de deambular.[118,119] Valores normativos dos adultos saudáveis estão disponíveis para esse teste.[120] Outros métodos de avaliação do condicionamento cardiorrespiratório também foram validados para pacientes com TCE, incluindo o *Teste de exercício graduado*[121] e o *Teste de ir e voltar modificado*.[122]

Vários testes do equilíbrio dinâmico (ver previamente) e da capacidade de deambular são adequados a essa população; no entanto, eles não oferecem informações sobre como a deambulação e o equilíbrio são afetados pela adição de uma carga cognitiva. As medidas de *desempenho em dupla tarefa* possibilitam que o fisioterapeuta examine a extensão em que os déficits de atenção e memória afetam a velocidade da marcha e a segurança. Essas duas habilidades cognitivas (atenção e memória) estão fortemente associadas ao desempenho em dupla tarefa e comumente também estão prejudicadas em pessoas com TCE.[123,124] Existem diversos testes clínicos de desempenho em dupla tarefa que podem ser usados para os pacientes com lesão encefálica adquirida. Uma revisão das várias medidas de desempenho em dupla tarefa está disponível.[125] Uma dessas medidas é o *Teste de memória e deambulação modifica-*

do (WART), desenvolvido por McCulloch et al.[123] O WART envolve uma condição de tarefa simples (tarefa simples de deambulação) e uma condição de tarefa dupla (tarefa de deambular e tarefa cognitiva).

Mais informações sobre essas e outras medidas de desfecho especificamente utilizadas na reabilitação pós-TCE podem ser encontradas no site do Center for Outcome Measurement in Brain Injury (COMBI) (www.tbims.org/combi/index.html).

Plano de cuidados

Objetivos/desfechos

As pessoas com TCE moderado a grave apresentam uma ampla variedade e graus de limitações físicas, cognitivas e comportamentais. À medida que o paciente evolui nessas áreas, os objetivos previstos e desfechos esperados passarão da mobilidade básica e autocuidado, para habilidades que facilitem a inclusão na comunidade e a participação social. O *Guide to Physical Therapist Practice*[73] oferece exemplos de objetivos previstos gerais e desfechos esperados pertinentes aos pacientes com TCE. Exemplos incluem:

- O risco de prejuízos secundários é reduzido.
- O desempenho de mobilidade funcional e habilidades de AVD é aumentado.
- A capacidade de assumir ou retomar funções de autocuidado e papéis de manejo do lar é melhorada.

Eles podem ser usados para guiar o desenvolvimento de objetivos previstos específicos e desfechos esperados adaptados a cada paciente individual. Consultar o Capítulo 15, Quadro 15.6, para mais exemplos de objetivos e desfechos para pacientes com prejuízos na motricidade e integridade sensitiva associados a distúrbios não progressivos do SNC – AVC e TCE (Padrão de prática 5 D).[73]

Intervenções

Estratégias de (re)aprendizagem motora

As sessões de tratamento devem ser cuidadosamente planejadas de modo a maximizar a capacidade de aprendizagem motora do paciente. A prática deve ser *distribuída*, com períodos de descanso frequentes. Em decorrência dos problemas cognitivos, os pacientes podem experimentar fadiga mental, bem como física, durante as sessões de tratamento. Os sinais de fadiga mental podem incluir irritabilidade aumentada, diminuição da atenção e concentração, deterioração no desempenho de habilidades físicas e atraso na iniciação. As sessões de tratamento devem incluir períodos de descanso suficientes para minimizar tanto a fadiga física quanto mental e maximizar o reaprendizado motor.

O impacto da manipulação de variáveis de aprendizagem motora sobre a aquisição de habilidades motoras e generalização não foi exaustivamente estudado em pacientes com TCE. Consultar o Capítulo 10, que contém uma discussão aprofundada dos princípios de aprendizagem motora. Contudo, existem alguns estudos com uma quantidade limitada de indivíduos que sugerem que o uso de *automodelagem por vídeo*[126] e o *conceito de autogeração*[127] pode ser benéfico para o reaprendizado de tarefas funcionais. Na automodelagem por vídeo, o paciente assiste a si mesmo desempenhando um comportamento hábil em fitas de vídeo editadas. O conceito de autogeração é um fenômeno pelo qual os itens que são autogerados são mais bem aprendidos e lembrados em comparação à informação que é fornecida. Conforme as barreiras cognitivas e comportamentais ao tratamento tornam-se menos intrusivas, as sessões podem ser progressivamente mais desafiadoras, tanto mental como fisicamente. A *rotina de treino aleatória* pode ser mais benéfica para a aprendizagem,[128] embora essa rotina possa ser empregada somente após o paciente ter demonstrado algum aprendizado inicial da dinâmica da tarefa.[129] O *feedback* também é muito importante. Em decorrência das deficiências cognitivas, sensoriais e de percepção, o *feedback explícito ou aumentado* pode ser mais benéfico nos primeiros estágios de aprendizagem motora em oposição ao *feedback* intrínseco. No entanto, deve-se tomar cuidado para não sobrecarregar o paciente com *feedback*.

Intervenções restaurativas versus *compensatórias*

Como discutido anteriormente, uma abordagem precoce e interdisciplinar de reabilitação após o TCE mostrou ser benéfica. Existem muitas abordagens de intervenção disponíveis para o fisioterapeuta que podem promover a recuperação funcional após uma lesão encefálica. Duas estratégias básicas de tratamento são a abordagem *compensatória* e a *restaurativa* (recuperação). A abordagem compensatória visa a melhorar as habilidades funcionais, compensando a capacidade perdida. Um exemplo simples disso seria ensinar técnicas para vestir-se usando uma única mão a um paciente com hemiparesia em MS resultante de um TCE. Uma abordagem restaurativa procura restabelecer a utilização do uso "normal" do MS afetado. Ambas as abordagens procuram reinstituir a independência funcional, e a definição exata de cada abordagem é assunto de debate continuado.

A compensação é comumente definida como a retomada da capacidade de realizar uma tarefa usando padrões e estratégias motoras alternativos. A definição de recuperação varia. Alguns acham que se refere à retomada da capacidade de realizar uma tarefa usando os mesmos padrões e estratégias motoras de antes. Outra definição, mais liberal, envolve realizar a tarefa usando estratégias semelhantes, apesar de inferiores em eficiência, velocidade e/ou precisão. Levin et al.[130] abordaram esse tema e propuseram definições explícitas para recuperação e compensação. Os autores argumentam que as definições de recuperação e de compensação serão diferentes com base no que é medido, se o desempenho ou a função. Para esclarecer esse tema, os autores utilizaram a estruturação do *Modelo CIF da Organização Mundial da Saúde*. Consultar a Tabela 19.2 para obter mais detalhes.

Na maior parte dos casos envolvendo um TCE moderado a grave, o tratamento clínico provavelmente exigirá um equilíbrio entre abordagens restaurativas e compensatórias. Como exemplo, um fisioterapeuta pode determinar que uma abordagem restaurativa ao treino de marcha é indicada, mas também pode escolher garantir que o paciente e o cuidador recebam treinamento adequado na utilização de um dispositivo de assistência para a segurança durante os estágios iniciais de recuperação em caso de necessidade. A literatura atual oferece pouca orientação ao profissional que tenta escolher entre as abordagens. A Tabela 19.3 oferece perguntas que podem orientar esse aspecto da tomada de decisão clínica. Depois de uma análise aprofundada e consideração das barreiras e facilitadores pessoais e contextuais específicos do paciente, essas perguntas podem ajudar a conduzir o profissional de saúde e o paciente a um acordo compartilhado sobre qual abordagem será utilizada.

A última década de pesquisa translacional e aplicada nas áreas de plasticidade neural, aprendizagem motora e reabilitação neurológica tem aumentado a consciência de que a (re)aprendizagem está diretamente relacionada com as experiências de reabilitação às quais os pacientes são expostos. Usando o exemplo prévio, as intervenções que buscam compensação resultarão não só em aprender como usar o MS menos afetado, mas também a aprender a "não" usar o MS mais afetado. (Ver discussão sobre "desuso aprendido" no Cap. 15.) Alternativamente, uma experiência de reabilitação restaurativa que possibilita que o paciente pratique usando o braço afetado para tarefas diárias resultará em uma maior independência funcional e utilização do MS afetado. Esse conhecimento é útil na tomada de decisão clínica ao desenvolver o plano de cuidados.

Tabela 19.2 Recuperação motora e compensação ao longo dos três níveis do CIF

Nível	Recuperação	Compensação
CIF: Condição de saúde (neuronal)	*Restaurar a função no tecido neural que foi inicialmente perdida após a lesão.* Pode-se observar reativação em áreas do encéfalo previamente inativadas pelo evento circulatório. Embora não se espere que isso ocorra na área da lesão encefálica primária, pode ocorrer nas áreas ao redor da lesão (penumbra) e na diásquise.	*O tecido neural adquire uma função que não tinha antes da lesão.* Pode ser visto como a ativação de áreas encefálicas alternativas que normalmente não são ativadas em indivíduos não deficientes.
CIF: Funções corporais/estrutura (desempenho)	*Restaurar a capacidade de realizar um movimento da mesma maneira que ele era realizado antes da lesão.* Isso pode ocorrer por meio do reaparecimento de padrões de movimento pré-mórbidos durante a realização da tarefa (amplitude de movimento articular voluntária, coordenação interarticular temporal e espacial, etc).	*Realizar um movimento antigo de uma maneira nova.* Pode ser visto como o aparecimento de padrões de movimentos alternativos (ou seja, o recrutamento de graus de liberdade adicionais ou diferentes, mudanças nos padrões de ativação muscular, como aumento na coativação agonista/antagonista, atrasos na sincronização entre os movimentos de articulações adjacentes, etc.) durante a realização de uma tarefa.
CIF: Atividade (funcional)	*Realização bem-sucedida da tarefa usando membros ou efetores terminais normalmente usados por indivíduos não deficientes.*[a]	*Realização bem-sucedida da tarefa usando membros ou efetores terminais alternativos.* Por exemplo, abrir um pacote de salgadinhos usando uma das mãos e a boca, em vez de as duas mãos.

CIF = Classificação Internacional de Funcionalidade, Incapacidade e Saúde da Organização Mundial da Saúde.
[a] Observe que o desempenho da tarefa pode ser bem-sucedido usando estratégias motoras e padrões de movimento compensatórios.
Levin, MF, Kleim, JA, and Wolf, SL: What do motor "recovery" and "compensation" mean in patients following stroke? Neurorehabilitation and Neural Repair 23(4):313–319, 2009.[130] Reproduzido com a permissão de SAGE Publications.

Tabela 19.3 Compensação *versus* restauração: Perguntas de orientação a serem consideradas

Gravidade da lesão Recursos de aprendizagem motora	• Os déficits sensório-motores são graves a ponto de as abordagens restaurativas não serem possíveis ou apropriadas? • Há presença de complicações secundárias ou comorbidades que impõem barreiras à recuperação (p. ex., contraturas, fraturas)? • Um programa de recuperação motora apropriado é viável (especificidade, intensidade, frequência, duração, dificuldade)? • Quão crônica é a lesão? • Quais os pontos fortes e os pontos fracos que o paciente tem em relação à sua capacidade de aprender tarefas motoras? • Existem barreiras cognitivas, comportamentais ou clínicas importantes? • O paciente tem alguma barreira financeira ou de apoio? • Os recursos irão acabar antes que ocorra a recuperação funcional? • Os recursos financeiros sugerem que seja usada uma abordagem mais rápida? • Qual impacto o destino após a alta terá sobre a abordagem de tratamento prescrita?

Intervenções restaurativas e plasticidade neural

Até o momento, nenhum estudo identificou que tipos de intervenções restaurativas são mais benéficos para as pessoas com TCE. As pesquisas atuais demonstram que as intervenções específicas à tarefa com grandes quantidades de prática podem induzir alterações neuroplásticas benéficas no SNC e restaurar a função.[131-133] Estudos utilizando modelos de macaco e rato de lesão encefálica demonstraram a importância do treinamento intensivo e orientado à tarefa nas mudanças neuroplásticas no córtex motor e recuperação funcional.[134,135] Essa linha de pesquisa foi estendida de modo a incluir modelos humanos com déficits neurológicos e depois a soma desses achados foi traduzida em princípios tangíveis de plasticidade neural dependente da experiência.[131,136,137] A Tabela 19.4 fornece exemplos de vários desses princípios. As evidências atuais sugerem que as intervenções de tratamento que são mais benéficas serão específicas à função/tarefa que está sendo retreinada, significativas para o paciente, e desafiadoras aos sistemas corticais envolvidos na atividade.

Tabela 19.4 Princípios da neuroplasticidade dependente da experiência

Princípio	Descrição
Use-o ou perca-o	A falha em impulsionar funções específicas do encéfalo pode levar à degradação funcional.
Use-o e melhore-o	O treinamento que impulsiona uma função específica do encéfalo pode levar a um reforço dessa função.
Especificidade	A natureza do treinamento dita a natureza da plasticidade.
A repetição é relevante	A indução de plasticidade requer repetição suficiente.
A intensidade é relevante	A indução de plasticidade requer intensidade de treinamento suficiente.
O momento é relevante	Diferentes formas de plasticidade ocorrem em momentos diferentes durante o treinamento.
A saliência é relevante	A experiência de treinamento deve ser suficientemente saliente para induzir plasticidade.
A idade é relevante	A plasticidade induzida pelo treinamento ocorre mais facilmente em encéfalos mais jovens.
Transferência	A plasticidade em resposta a uma experiência de treinamento pode melhorar a aquisição de comportamentos semelhantes.
Interferência	A plasticidade em resposta a uma experiência pode interferir na aquisição de outros comportamentos.

De Kleim, JA, and Jones, TA: Principles of experience-dependent neural plasticity: Implications for rehabilitation after brain damage. J Speech Lang Hear Res 51(1):S225–239, 2008, com permissão.[136]

Abordagem orientada à tarefa

Também alinhadas a esses princípios, as teorias atuais de controle motor e aprendizagem motora defendem uma abordagem orientada à tarefa para as intervenções destinadas a indivíduos com déficits neurológicos.[129] A maior parte das pesquisas sobre os princípios que sustentam intervenções eficazes orientadas à tarefa para pacientes com distúrbios neurológicos foi feita com pessoas com acidente vascular cerebral. Apesar disso, esses mesmos princípios serão úteis em ajudar o fisioterapeuta a selecionar e aplicar intervenções adequadas a pessoas com TCE.[138] O treinamento locomotor, utilizando a descarga de peso corporal (DPC) e uma esteira,[139-141] e a terapia do movimento induzido pela restrição (TMIR) para melhorar a função do MS[142,143] são duas intervenções que têm demonstrado potencial. Consultar discussão adicional no Capítulo 15 e Capítulo 20.

Outra abordagem orientada à tarefa para melhorar técnicas de mobilidade como a deambulação e a corrida foi desenvolvida por Williams e Schache.[144] Eles usaram uma estrutura conceitual baseada na ordenação hierárquica de tarefas de mobilidade de alto nível baseada no HiMAT (ver anteriormente) e parâmetros biomecânicos associados à caminhada e corrida normal como a base para intervenções específicas. Itens mais fáceis no HiMAT são definidos como metas e dominados antes de passar para tarefas mais difíceis. Por exemplo, quando o paciente pode andar para trás, as próximas tarefas mais difíceis (andar na ponta dos pés e andar passando por cima de obstáculos) são definidas como metas. Aspectos biomecânicos importantes da deambulação e da corrida, como a geração de potência na flexão de tornozelo e quadril durante a fase de impulsão, são almejadas por meio de intervenções específicas.

Uma consideração importante para essas e outras estratégias orientadas à tarefa é a dosagem do tratamento. Embora não haja muitos estudos em pessoas com TCE, a literatura sobre a reabilitação e treinamento locomotor de MS após um acidente vascular cerebral sugere que essas intervenções comumente são pouco dosadas[145-147] e que existe uma relação dose-resposta.[148]

Treinamento locomotor com descarga de peso corporal

O treinamento locomotor com DPC e uma esteira envolve a suspensão do paciente em um arnês acima da cabeça, semelhante a um paraquedas, que possibilita que uma porcentagem do peso corporal seja aliviada. O fisioterapeuta ajuda o paciente fornecendo estabilização do tronco/pelve, fornecendo assistência com o deslocamento de peso, e avançando os MMII. O treinamento locomotor com DPC é comumente combinado à deambulação em esteira (Fig. 19.7), mas também pode ser feito no solo. O treinamento locomotor com DPC e uma esteira possibilita o treinamento repetitivo ao longo de um ciclo de marcha completo. Diminuir progressivamente a quantidade de DPC e aumentar a velocidade da esteira possibilita ao fisioterapeuta aumentar gradualmente a dificuldade da tarefa conforme a capacidade de deambular melhora. O treinamento locomotor com DPC e esteira tem uma base teórica sólida. No

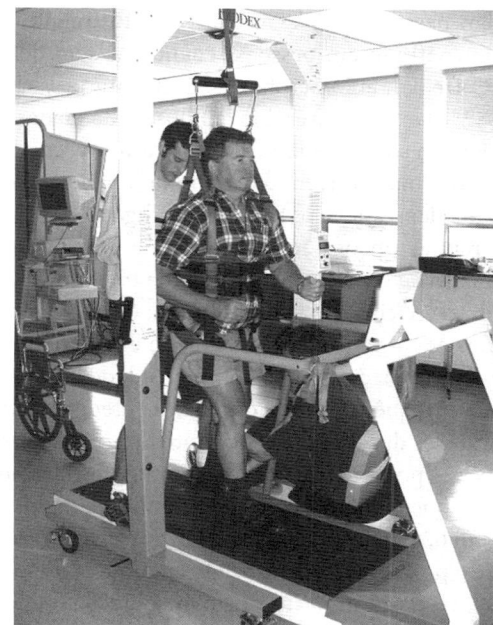

Figura 19.7 Treinamento locomotor utilizando um sistema de descarga de peso corporal e esteira. Um treinador está ajudando na estabilidade de tronco e pelve e deslocamento de peso, enquanto outro treinador está facilitando o passo no MI esquerdo.

entanto, não se sabe quais parâmetros de tratamento ideais devem ser usados em pacientes com TCE; não foi demonstrado que o treinamento locomotor com DPC e esteira é mais eficaz do que o treinamento de marcha convencional (ver Cap. 20).

Terapia de movimento induzido por restrição

A terapia de movimento induzido por restrição envolve a promoção da utilização do MS mais afetado por até 90% das horas de vigília e redução do uso do MS menos afetado. Fornece-se treinamento intensivo e orientado à tarefa ao MS afetado por até 6 horas por dia durante um período de 2-3 semanas.[149] A maior parte das pesquisas publicadas sobre a TMIR foi feita em pessoas com acidente vascular cerebral (ver Quadro 10.1, Resumo de evidências, no Cap. 10). No entanto, essa mesma intervenção também pode ser útil para pessoas com TCE.[142,143] Dada a frequência de prejuízos comportamentais e cognitivos após um TCE, os pacientes submetidos à TMIR podem exigir uma maior estrutura e apoio do cuidador no período fora do tratamento para maximizar a sua adesão ao protocolo.

Condicionamento aeróbio e resistência

A fadiga e a doença cardiopulmonar são comuns após um TCE.[116] A gravidade do descondicionamento encontrado em pessoas com TCE é significativamente maior que o encontrado em pessoas sedentárias sem deficiência.[117] O treinamento aeróbio é eficaz para pessoas com TCE.[138,150] O exercício aeróbio em doses adequadas tem o potencial não só de reduzir os riscos cardiovasculares em longo prazo, mas também de melhorar a higiene do sono e reduzir a depressão e os relatos de fadiga.[150]

Há muitas opções ao desenvolver um programa de treinamento de resistência. O modo de treinamento pode variar de exercícios tradicionais (p. ex., deambular, trotar, exercícios em esteira, aparelho elíptico e ergômetros)[150] a treinamento em circuito.[151] A intensidade deve ser de 60-90% da frequência cardíaca máxima predita de acordo com a idade, durante 20-40 minutos por sessão, três a quatro vezes por semana.[150] Hassett et al.[152] estudaram um programa que combina exercícios aeróbios e de fortalecimento em 62 participantes com TCE grave. Eles descobriram que o programa, seja realizado em uma academia seja em casa, teve um impacto positivo sobre o condicionamento cardiorrespiratório. O fisioterapeuta precisará considerar cuidadosamente as habilidades cognitivas e físicas ao desenvolver um programa de condicionamento aeróbio para um dado paciente.

Treinamento de resistência

As intervenções destinadas a melhorar a capacidade de produção de força podem ser suplementos benéficos ao plano de cuidados do fisioterapeuta.[153,154] Atualmente há uma escassez na literatura a respeito do papel do treinamento de força na reabilitação pós-TCE. Contudo, há evidências de um efeito positivo em outros transtornos neurológicos progressivos e não progressivos. Uma revisão recente de Pak e Patten[155] sugere que, para pessoas com acidente vascular cerebral, o treinamento de resistência está associado a uma melhora na produção de força, nas habilidades funcionais e na qualidade de vida. Achados semelhantes foram demonstrados em pessoas com doença de Parkinson,[156] e é plausível que pacientes com TCE também possam alcançar benefícios similares. O treinamento de força deve ser realizado de 2-3 dias por semana, com uma intensidade de três séries de 8-12 repetições a 10 repetições máximas.[157] Os prejuízos na postura e equilíbrio exigem a modificação das posições usadas.

Estimulação elétrica

A aplicação de *estimulação elétrica funcional* (EEF) para a reabilitação motora tem aumentado significativamente na última década. Vários fabricantes desenvolveram vários tipos de EEF estimuladores para pé caído. Todos contam com a estimulação do nervo fibular para aumentar a dorsiflexão ativa durante a fase de balanço da marcha. Os dispositivos vão desde aparelhos de estimulação elétrica tradicionais com gatilhos para estimulação manual a unidades do tipo manguito que empregam inclinômetros ou sensores de pressão. Pode-se usar unidades similares para aumentar a extensão ativa de punho durante tarefas de alcance de MS. Há pouca pesquisa sobre o uso dessa modalidade com pacientes com TCE,[158] e há evidências limitadas quanto à sua eficácia em longo prazo em outras populações.[158] Contudo, esses dispositivos podem ser usados para aumentar tanto a qualidade quanto a quantidade de repetições de uma tarefa desejada (p. ex., passos ou alcance) e podem ser um complemento eficaz para sessões de treinamento precoce orientado à tarefa.

Desempenho em dupla tarefa

Como mencionado previamente, muitos pacientes obtêm melhorias significativas na capacidade funcional nessa fase da reabilitação. Muitos demonstrarão independência na deambulação básica quando analisados com medidas de velocidade de marcha e equilíbrio dinâmico. A maior parte também terá déficits cognitivos persistentes. Além da recuperação locomotora de base, outra consideração importante é o modo como esses déficits cognitivos continuados afetam a mobilidade e a reintrodução à comunidade. Como discutido na seção de exame, um paradigma em dupla tarefa pode dar informações valiosas sobre a maneira como os pacientes deambularão com segurança e eficiência quando estiverem concomitantemente realizando tarefas cognitivas secundárias. As pesquisas sugerem que decréscimos na dupla tarefa, como redução na velocidade de marcha e estabilidade postural, são comuns após uma lesão encefálica.[125]

Como muitas outras intervenções, a melhora no desempenho em dupla tarefa é específica do treinamento. Isso deve ser levado em consideração ao conceber e progredir um regime de treinamento de dupla tarefa. As tarefas e ambientes usados no treinamento devem coincidir com aqueles aos quais o paciente prevê retornar. Progredir nesse tipo de treinamento pode envolver a manipulação do ambiente de treinamento, tarefa motora (tipo e dificuldade) e também as demandas cognitivas da tarefa secundária. Um programa de treinamento para melhorar o desempenho em dupla tarefa pode coincidir com a conquista da independência em deambular em diferentes terrenos. Por exemplo, uma vez que o indivíduo está independente ao caminhar por um corredor, pode-se adicionar tarefas cognitivas progressivamente mais desafiadoras, como séries de subtração ou tarefas de rastreamento visual. Exemplificando isso, pode-se solicitar ao paciente que ande por um estacionamento e rastreie veículos com determinados caracteres em suas placas ou ande pelo corredor de um supermercado cheio e encontre itens específicos. A velocidade de treinamento também pode ser variada de modo a aumentar o desafio. Deambular em uma esteira enquanto lê é um exemplo de uma intervenção com dupla tarefa.

Orientações ao paciente/familiares/cuidador

As orientações e treinamento ao paciente/familiares/cuidador são objetivos importantes ao longo de cada nível de reabilitação. Os objetivos dessas orientações e treinamento variam de acordo com as habilidades cognitivas e comportamentais do paciente.

Os pacientes em uma fase inicial de recuperação podem passar por um período em que estão significativamente confusos e agitados. É difícil fornecer orientações ao paciente nesse nível; o paciente tem muito pouca, ou nenhuma, capacidade para novos aprendizados. No entanto, é extremamente importante fornecer orientações à família do paciente. Acima de tudo, a família deve entender que o paciente não tem controle sobre seu comportamento. O paciente não está batendo ou xingando com a intenção de magoar os outros, mas por causa da agitação e confusão mental. Muitas vezes, as famílias não entendem por que um paciente está tendo esses comportamentos. Eles devem ser orientados de que esses comportamentos são um sintoma da lesão encefálica, assim como o é a incapacidade do paciente de deambular ou comer. É importante orientar a família de que entrar nesse nível de recuperação é um bom sinal, pois indica que o paciente está se movendo em direção ao próximo nível de recuperação. Comportamentos agressivos geralmente são de curta duração e normalmente perduram por apenas algumas semanas, no máximo. Os familiares também devem ser orientados a usar estratégias comportamentais específicas ao interagir com seu ente querido. A consistência é importante para todos, incluindo os familiares. Se um plano comportamental está sendo implementado, a família deve fazer parte de sua concepção e realização.

É importante enfatizar orientações ao paciente e cuidadores em relação à sensibilização quanto à segurança. O indivíduo está começando a exibir melhora nas técnicas de mobilidade nesses níveis, mas pode faltar o discernimento para reconhecer que ainda pode não ser seguro deambular ou transferir-se sozinho. Os familiares e cuidadores devem aprender como ajudar com segurança o paciente em sua mobilidade funcional. Isso normalmente inclui o treinamento da mobilidade no leito, transferências, deambulação e técnicas de mobilidade em cadeira de rodas. Eles devem ser instruídos em relação à mecânica corporal adequada ao ajudar na mobilidade funcional, de modo a evitar o risco de prejuízo ao paciente ou a si próprio. Os familiares/cuidadores devem ser instruídos sobre como ajudar o paciente a fazer exercícios de fortalecimento, ADM passiva e outros elementos do programa de exercícios. Eles também devem estar cientes de métodos para melhorar as habilidades de tomada de decisão do paciente e sensibilização quanto à segurança. Os familiares geralmente se tornam os cuidadores principais do paciente no momento da alta para casa.

Fatores comportamentais

O fisioterapeuta pode se deparar com uma variedade de barreiras comportamentais ao examinar e tratar pacientes com TCE moderado a grave. À medida que o paciente começa a despertar do coma, ele muitas vezes experimenta um período de agitação pós-traumática aguda.[31,159,160] A confusão mental, a amnésia e a desorientação durante essa fase da recuperação muitas vezes resultam em agitação, agressividade, não adesão e comportamento combativo.[31,160] O fisioterapeuta deve incorporar a criatividade e a flexibilidade na concepção e prestação de intervenções. Isso é particularmente verdadeiro com os indivíduos que se encontram na fase confusa e agitada da recuperação. Nessa fase, o fisioterapeuta deve trabalhar próximo ao nível de capacidade funcional do paciente usando atividades familiares, em vez de progredir para habilidades mais desafiadoras que exigem um novo aprendizado, porque o paciente não tem a capacidade de novos aprendizados nesse nível da recuperação. O neuropsicólogo pode ajudar a equipe fornecendo *insights* sobre diferentes maneiras de gerenciar o comportamento agitado do paciente e pode criar um programa de modificação comportamental. Técnicas de modificação comportamental, como o reforço positivo usando um sistema de pontos ou recompensa, o redirecionamento e o treinamento de adesão, são úteis no manejo desses comportamentos inadequados e melhoram a participação no tratamento.[159] Diferentes medicamentos também podem ser eficazes em ajudar o paciente a controlar o comportamento.[160] A Tabela 19.5 resume as considerações especiais para o tratamento de pacientes que apresentam prejuízos cognitivos e/ou neurocomportamentais significativos.

Os profissionais que frequentemente se deparam com comportamentos agressivos e perturbadores de pacientes com TCE podem se beneficiar de um treinamento complementar no manejo desses eventos. Dois desses programas de treinamento são o *Nonviolent Crisis Intervention® Training* e o *Brain Injury Specialist Training* da Brain Injury Association of America.

Programas de reintrodução à comunidade

Muitos pacientes farão progressos significativos na fase inicial da reabilitação. Antes da alta, é essencial começar a desmamar o paciente da estrutura externa fornecida pelo ambiente hospitalar, que foi tão importante nas fases iniciais da recuperação. Conforme o paciente se torna mais

Tabela 19.5 Considerações especiais para pacientes confusos e agitados

Estratégia	Justificativa e aplicação clínica
Consistência	• A consistência é importante. Todos os membros da equipe, incluindo familiares, devem interagir e tratar comportamentos inadequados de um modo consistente. • Lembre-se de que o paciente está confuso. Para ajudar a diminuir a confusão mental, o paciente deve ser atendido pela mesma pessoa na mesma hora e no mesmo local todos os dias. • Estabelecer uma rotina diária é muito importante. É calmante e reconfortante ter uma sensação de familiaridade. Além disso, deve-se fornecer orientação (ou seja, em relação à pessoa, lugar e tempo) com frequência e de maneira não ameaçadora. Nesse nível, muitas vezes é melhor fornecer informações de orientação do que desafiar o paciente a fazê-lo, especialmente se for previsto que o paciente não será bem-sucedido.
Não espere transferências	• Neste nível, ensinar novas habilidades não é realista. O paciente pode começar a executar uma tarefa funcional, como escovar os dentes ou deambular. No entanto, isso não indica uma capacidade de aprendizagem geral, porque escovar os dentes e especialmente deambular são habilidades automáticas com uma rede neural enraizada. • O uso de tabelas ou gráficos pode ser útil para ajudar o paciente a progredir a cada dia. Sem o uso desses auxílios, é provável que o paciente não se lembre do desempenho no dia anterior.
Forneça um modelo de comportamento calmo	• O paciente é suscetível a perceber, e pode refletir, o comportamento do cuidador. Portanto, é importante que o fisioterapeuta tenha uma atitude calma e focada. • O paciente pode não ser capaz de controlar o seu comportamento e pode não se sentir seguro. Para ajudar o paciente a se sentir seguro, é importante que o fisioterapeuta seja percebido como alguém que está no controle de suas emoções e comportamentos.
Espere o egocentrismo	• Neste nível de recuperação, não se pode esperar que o paciente veja o ponto de vista do outro. Ele tenderá a pensar apenas em si mesmo e, neste momento, não é prudente estressar o paciente com tentativas de fazer o contrário.
Flexibilidade/opções	• O paciente terá uma atenção limitada e pode não ser capaz de concentrar-se em alguma atividade por um período muito longo. É importante estar preparado com diversas atividades. Se o paciente não puder ser redirecionado a uma tarefa específica, é apropriado tentar engajá-lo em outra tarefa. Por exemplo, pode ser difícil para um paciente tolerar um protocolo completo de terapia de movimento induzido por restrição. Você pode, no entanto, ser capaz de envolver o paciente em uma variedade de tarefas de alcance de MS em diferentes ambientes, possibilitando que o nível de atenção e tolerância do paciente ditem a duração de cada intervenção. • Trate o paciente de maneira apropriada à idade dele. • Dê o controle ao paciente quando for seguro e apropriado. Pode-se dar o controle enquanto se mantém o foco em objetivos terapêuticos ao utilizar perguntas como: "Você prefere jogar bola ou ir caminhar?". Isso evita situações em que o paciente escolhe uma atividade indesejável ou irrealista se perguntado: "O que você gostaria de fazer?" ou o caso em que o paciente simplesmente responde "Não" quando perguntado "você quer fazer...?" • Dê escolhas seguras ao paciente. Isso possibilita que o paciente sinta que tem algum controle sobre a situação. Isso é importante, porque o paciente geralmente sente considerável perda de controle durante a hospitalização prolongada.
Segurança	• Em decorrência dos comportamentos muitas vezes imprevisíveis e inadequados do paciente, é importante manter a segurança do paciente e daqueles que interagem com ele. • Além de utilizar algumas das estratégias comportamentais mencionadas previamente, os pacientes neste nível de recuperação podem ser mantidos em uma unidade trancada do hospital. Os pacientes podem necessitar de uma supervisão individualizada e assistência durante o dia todo.

capaz de controlar a si mesmo, o controle externo fornecido pelo ambiente deve ser diminuído. Isso irá preparar o paciente para os desafios do próximo nível de reabilitação, o programa pós-agudo de reintrodução à comunidade.

Esse nível de tratamento muitas vezes é fornecido em um esquema de tratamento ao longo do dia abrangente, com ênfase interdisciplinar na reintrodução à comunidade, retorno ao trabalho ou à escola, e questões cognitivas, comportamentais e psicossociais.[161,162] Nesse esquema, o paciente faz tratamento durante o dia em 4-5 dias por semana e retorna para casa no final da tarde. Os indivíduos com deficiências físicas mais graves podem continuar a sua reabilitação em um programa de reintrodução à comunidade de base domiciliar, enquanto aqueles com problemas comportamentais graves continuados podem requerer um programa neurocomportamental domiciliar.

O principal objetivo do tratamento nesse nível é ajudar o paciente na integração das habilidades cognitivas, físicas e emocionais necessárias para a função na comunidade. Enfatizam-se as habilidades de julgamento, resolução de problemas, planejamento, autoconsciência, saúde, bem-estar e interação social. Para que as demandas do tratamento se aproximem das demandas do mundo real, o tratamento se concentra em atividades avançadas, como as habilidades da comunidade, habilidades sociais e habilidades de vida diária. Exemplos dessas capacidades são apresentados na Tabela 19.6. A equipe interdisciplinar enfatiza o pressuposto de autorresponsabilidade do paciente. Como o paciente agora tem algumas informações sobre seus próprios pontos fortes e fracos, é importante envolver o indivíduo na tomada de decisões.

Incentiva-se o trabalho independente, bem como o cooperativo com os outros. As sessões de tratamento em grupo muitas vezes são a base das intervenções. O *feedback* honesto do fisioterapeuta e do grupo de apoio é crucial para que o paciente aprenda a atuar na sociedade com as suas capacidades e limitações atuais. Períodos experimentais de vida independente e um trabalho com bom suporte são importantes. Muitas vezes é preciso que a família, o trabalho e a escola se adaptem de modo a acomodar as necessidades do indivíduo.

Traumatismo cranioencefálico leve

Os conflitos militares no Oriente Médio e o aumento da atenção da mídia para a concussão relacionada com a prática esportiva destacou o impacto do *TCE leve* (TCEL) ou lesão pós-concussão e a necessidade de avaliação e tratamento apropriados. Entre 1,6-3,8 milhões de TCEL relacionados com a prática esportiva ocorrem anualmente nos Estados Unidos;[2,163] aproximadamente 12% dos militares relatam sintomas consistentes de TCEL relacionados com explosões.[164] Existem diferentes definições de TCEL.[165] Como mencionado previamente, a ECGl define o TCEL como um valor entre 13-15. De modo geral, o TCEL é caracterizado por diferentes graus de perda de consciência (0-30 minutos; é importante reconhecer que pode não haver perda de consciência) e APT e estado mental alterado por até 24 horas. Os indivíduos com TCEL muitas vezes experimentam uma combinação de déficits neurocognitivos, prejuízos no controle postural e equilíbrio, bem como sintomas autorrelatados de visão turva, náuseas, sensibilidade à luz, distúrbios do sono e zumbido nas orelhas. É também importante ter em mente que o aparecimento dos sintomas pode demorar várias horas.

O TCE leve muitas vezes resulta em uma lesão funcional, em vez de estrutural, do sistema nervoso central, que se acredita que seja decorrente de uma disfunção metabólica.[166] Felizmente, a maior parte dos indivíduos com TCEL se recupera totalmente em cerca de 3 meses.[167] No entanto, até 10-20% das pessoas com TCEL experimentam síndrome pós-concussiva e têm déficits meses a anos após a lesão inicial.[168-170]

Tratamento fisioterapêutico do traumatismo cranioencefálico leve

O Proponency Office for Rehabilitation and Reintegration, o Office of the Surgeon General e o Exército dos Estados Unidos desenvolveram diretrizes fisioterapêuticas para avaliação e intervenção em militares com TCEL.[171] As principais áreas que se recomenda avaliar e intervir são as orientações ao paciente, a intole-

Tabela 19.6 Componentes dos programas de habilidades comunitárias, habilidades sociais e habilidades da vida diária

Vida diária	Habilidades sociais	Habilidades comunitárias
Preparo da comida	Apresentações	Compras
Serviço de limpeza da casa	Comunicação não verbal	Transporte público
Gerenciamento do dinheiro	Assertividade	Leitura de mapas
Planejamento das refeições	Habilidades auditivas	Planejamento das atividades de lazer
Uso do telefone	Dar/receber *feedback*	Recursos da comunidade
Gerenciamento do tempo		

rância à atividade, a disfunção vestibular, a disfunção no equilíbrio de alto nível, a cefaleia pós-traumática, o transtorno temporomandibular, a atenção e desempenho em dupla tarefa, e a participação em exercícios (Quadro 19.6).[171] Um guia completo para o TCEL desenvolvido pelo Department of Defense and Veterans Affairs está disponível on-line em www.healthquality.va.gov/mtbi/concussion_mtbi_full_1_0.pdf. Embora existam diferenças entre o TCEL relacionado com a prática esportiva e o relacionado com explosões, essas diretrizes também podem ser aplicadas àqueles com TCEL relacionado com a prática esportiva.

Voltar ao esporte/praticar a atividade

Recomenda-se o repouso cognitivo e físico até que os sintomas desapareçam, seguido por um programa de esforço progressivo.[172] É importante reconhecer que não só a atividade física, mas atividades que exigem atenção e concentração (p. ex., trabalho escolar), podem exacerbar os sintomas e prolongar a recuperação. Voltar ao esporte ou voltar à atividade depois de um TCEL deve seguir uma progressão gradual em etapas com níveis crescentes de atividade (Tab. 19.7).[172] Cada etapa deve levar até 24 horas, de modo que vai demorar cerca de 1 semana para retornar à atividade esportiva ativa plena ou de contato total. Se quaisquer sintomas pós-concussivos retornarem durante o aumento progressivo da atividade, o paciente deve voltar ao estágio anterior e tentar progredir novamente após um período de 24 horas de descanso.[172] Os resultados dos testes neurocognitivos, testes de equilíbrio e sintomas de autorrelato de base devem ser usados para as decisões de voltar ao esporte/praticar a atividade. Nenhum teste deve ser usado isoladamente. Se o médico tiver alguma dúvida sobre a prontidão do paciente que experimentou um TCEL para voltar ao esporte/praticar a atividade, o paciente deve ser retirado do jogo e voltar à atividade mais tarde, depois de alcançar a recuperação completa.

Exame

De modo ideal, deve ser realizada uma avaliação de base da cognição e do equilíbrio, a qual pode ser utilizada para efeitos de comparação conforme o paciente se recupera para auxiliar na decisão de voltar ao esporte/praticar a atividade.

Estado de alerta, atenção e cognição

Desenvolveram-se testes informatizados para avaliar a cognição após um TCEL. Um desses testes é o *Teste cogni-*

Quadro 19.6 Áreas da fisioterapia para examinar e intervir em pacientes com traumatismo cranioencefálico leve

- Orientações ao paciente
- Intolerância à atividade
- Disfunção vestibular
- Disfunção no equilíbrio de alto nível
- Cefaleia pós-traumática
- Disfunção temporomandibular
- Atenção e desempenho em dupla tarefa
- Participação em exercícios

Tabela 19.7 Protocolo de retorno gradual ao esporte

Fase de reabilitação	Exercício funcional em cada fase da reabilitação	Objetivo de cada fase
1. Sem atividade	Repouso físico e cognitivo completo.	Recuperação.
2. Exercício aeróbio leve	Caminhar, nadar ou pedalar em bicicleta ergométrica mantendo intensidade a 70% da frequência cardíaca máxima prevista. Não realizar treinamento de resistência.	Aumentar a frequência cardíaca.
3. Exercício específico do esporte	Treinos de patinação no hóquei no gelo, corrida no futebol. Nenhuma atividade que envolva impacto da cabeça.	Adicionar movimento.
4. Exercícios de treino sem contato	Progressão para exercícios de treino mais complexos (p. ex., treino de passes no futebol e hóquei no gelo). Pode iniciar exercícios de resistência progressiva.	Exercício, coordenação e carga cognitiva.
5. Prática com contato total	Depois de obter autorização médica, participar de atividades de treinamento normais.	Restaurar a confiança e avaliação das habilidades funcionais pelo treinador.
6. Voltar ao esporte	Jogo normal.	

De McCrory, P, et al.: Consensus Statement on Concussion in Sport: The 3rd International Conference on Concussion in Sport held in Zurich, November 2008. British Journal of Sports Medicine 43(Suppl 1):i76–90, 2009, com permissão.[172]

tivo e de avaliação da pós-concussão imediata (ImPACT). O ImPACT avalia a atenção, a memória de trabalho, o tempo de atenção sustentada e seletiva, a variabilidade de resposta, a resolução de problemas não verbais e o tempo de reação. O ImPACT pode ser usado para controlar a recuperação e ajudar na decisão de voltar ao esporte após um TCEL.[173-175]

A *Avaliação padronizada de concussão* (SAC) é um teste curto que pode ser realizado na lateral do campo durante um evento esportivo em poucos minutos após a lesão para avaliar o estado mental.[176-178] O instrumento é um complemento a outros métodos de avaliação do TCEL (p. ex., avaliação neuropsicológica, testes de estabilidade postural). Não deve ser usado como o único meio para a determinação da gravidade da lesão e retorno ao esporte.

Função vestibular e equilíbrio

A incidência de sintomas relacionados com a função vestibular (p. ex., tonturas, vertigens, desequilíbrio) após um TCEL por explosão vai de 24-83%; os sintomas são vistos nas fases aguda (1-3 dias), subaguda (3-30 dias) e crônica (30-360 dias) do TCEL.[179] Os déficits na função vestibular e no controle postural também são vistos no TCEL relacionado com a prática esportiva.[180] A disfunção vestibular após um TCEL por explosão inclui a vertigem posicional paroxística benigna (VPPB) dos canais posterior ou lateral e a hipofunção vestibular unilateral de origem central.[181] Deve-se realizar testes posicionais, como o teste de Dix-Hallpike e o teste de rolamento em decúbito dorsal, e testes de acuidade visual dinâmica.[171] O Capítulo 21 fornece informações detalhadas sobre esses e outros testes da função vestibular.

O *Teste de organização sensorial* (SOT) é um teste de posturografia dinâmica computadorizada que avalia a capacidade de usar e integrar informações sensoriais dos sistemas visual, somatossensorial e vestibular para manter o equilíbrio.[180,182] O *Sistema de pontuação de erros de equilíbrio* (BESS) é um análogo clínico do SOT. Essas medidas (SOT e BESS) têm sido usadas para demonstrar prejuízos no controle postural em pessoas com TCEL relacionado com a prática esportiva.[180,183] Parece também que os déficits de equilíbrio, conforme medido com o SOT ou BESS, geralmente desaparecem dentro de 3-7 dias após a lesão.[180,182,184] Outras medidas do equilíbrio de alto nível, como o HiMAT[89,90] (ver anteriormente), o *Índice da marcha dinâmica*,[185,186] a *Avaliação da marcha funcional*[187,188] e o *Teste dos sistemas de avaliação do equilíbrio*,[189] também podem ser usadas para avaliar o equilíbrio.

Autorrelato

Há muitas escalas de autorrelato de sintomas.[190] Essas escalas solicitam aos pacientes que avaliem a gravidade de sintomas pós-concussão, como cefaleias, tonturas, visão turva, dificuldade de concentração, fadiga e sensibilidade à luz. A *Escala pós-concussão* (revisada)[191] é uma lista de 21 itens que é comumente usada. A *Ferramenta de avaliação da concussão no esporte* (SCAT) é outra.[192] A escala SCAT contém 18 itens utilizados para rastrear à procura de uma concussão aguda e mais sete itens para coletar informações em uma consulta de acompanhamento. Medidas de autorrelato específicas para o impacto da diminuição no equilíbrio incluem o *Inventário das deficiências da vertigem*[193] e a *Escala de confiança no equilíbrio para atividades específicas*.[194]

Outros

A cefaleia pós-traumática e o transtorno temporomandibular podem ser avaliados com um exame musculoesquelético padrão do pescoço, ombros e mandíbula, juntamente com questionários padronizados de dor.[171] O desempenho em dupla tarefa deve ser avaliado conforme descrito previamente. O Quadro 19.7 lista algumas das medidas de desfecho e testes e medidas mais comumente usados.

Intervenção

Como mencionado previamente, o repouso físico e cognitivo é essencial para a recuperação. Os pacientes devem ser cuidadosamente monitorados durante as sessões de tratamento para determinar se a intervenção exacerba os sintomas. Se exacerbar, a intensidade, a duração e a frequência devem ser reduzidas. As evidências que apoiam a fisioterapia para pacientes com TCEL consistem principalmente em estudos de casos, séries de casos e revisões retrospectivas.[195-198] O Quadro 19.8 Resumo de evidências sintetiza alguns desses estudos.

Quadro 19.7 Testes e medidas/medidas de desfecho comumente utilizadas em pacientes com traumatismo cranioencefálico leve

- Avaliação pós-concussão e testes cognitivos imediatos
- Avaliação padronizada da concussão
- Testes vestibulares posicionais
- Teste de organização sensorial
- Sistema de pontuação de erros de equilíbrio
- Índice da marcha dinâmica
- Avaliação da marcha funcional
- Ferramenta de avaliação da mobilidade de nível superior
- Escala pós-concussão revisada
- Ferramenta de avaliação da concussão no esporte
- Inventário das deficiências da vertigem
- Escala de confiança no equilíbrio para atividades específicas

Sistema vestibular, equilíbrio e dupla tarefa

Se o paciente tem VPPB, pode-se realizar tratamento de reposicionamento para os canais semicirculares posteriores, canais semicirculares anteriores ou canais semicirculares laterais. Essas técnicas de tratamento envolvem mover a cabeça do paciente em posições diferentes em uma sequência específica a fim de mover os detritos para fora do canal semicircular envolvido de volta ao vestíbulo. Deve-se realizar exercícios de estabilização do olhar em pacientes com hipofunção vestibular unilateral. Consultar o Capítulo 21 para obter detalhes sobre essas intervenções.

Pode-se realizar treino de marcha e equilíbrio de alto nível orientado à tarefa conforme descrito previamente na seção sobre as intervenções para pessoas com TCE moderado a grave. Recomendam-se atividades que sejam desafiadoras ao sistema vestibular, como deambular virando a cabeça de um lado para outro e caminhar sobre superfícies irregulares e variadas, bem como o treinamento de habilidades específicas ao esporte.[171] Pode-se realizar o treinamento de equilíbrio incorporando o uso de diferentes modalidades sensoriais, como ficar em pé sobre uma espuma densa com os olhos abertos e olhos fechados. Também pode ser realizado treinamento de equilíbrio utilizando a posturografia dinâmica computadorizada. O treinamento em dupla tarefa, conforme descrito previamente, é outra intervenção importante. Ver discussão adicional no Capítulo 10.

Outros

Quando apropriado, pode-se usar intervenções musculoesqueléticas básicas, como o alongamento, o fortalecimento e a terapia e modalidades manuais, para pacientes com cefaleia pós-traumática ou transtorno temporomandibular.[171]

Orientações ao paciente

Deve-se fornecer ao paciente material educativo sobre os sintomas do TCEL, informando que na maior parte dos casos os sintomas se resolverão em dias ou até alguns meses, e informando sobre os perigos da síndrome do segundo impacto. Se for apropriado, dependendo dos sintomas e do estado do paciente, este pode ser orientado a realizar exercícios de ADM e fortalecimento isométrico de pescoço, postura adequada para o sono, técnicas posicionais vestibulares, exercícios de estabilização do olhar e exercícios de equilíbrio. Os pacientes também podem ser instruídos a começar um programa de exercícios aeróbios e de fortalecimento.

Quadro 19.8 Resumo de evidências
Estudos específicos da fisioterapia para pacientes com traumatismo cranioencefálico leve

Referência	Amostra	Métodos/Procedimento	Resultados	Comentários
Gurr e Moffat (2001)[196]	18 indivíduos com queixa de vertigem e déficits no equilíbrio após um TCEL	Reabilitação vestibular 1 vez/semana, durante 6 semanas. A intervenção consistiu em orientações, "exercícios para a vertigem", exposição gradual ao movimento e atividade, manejo da ansiedade e estratégias de enfrentamento.	Diminuição significativa nos sintomas de vertigem autorrelatados e ansiedade, bem como menor oscilação postural em superfície instável com os olhos abertos.	Desenho pré-teste/pós-teste, sem grupo de comparação. Os autores não fornecem detalhes suficientes sobre as características e etiologia da TCEL dos indivíduos.
Gagnon et al. (2009)[197]	16 crianças/adolescentes com idades entre 8-17 anos que sofreram uma concussão, com sintomas pós-concussivos > 4 semanas após a lesão	A reabilitação graduada consistiu em condicionamento aeróbio submáximo por até 15 minutos; exercícios de coordenação adaptados ao esporte do indivíduo por até 10 minutos; visualização relacionada com o esporte; e programa domiciliar com as mesmas atividades. Os indivíduos foram acompanhados atentamente e qualquer aumento nos sintomas levava à interrupção das atividades. A duração média da intervenção foi de 4,4 semanas.	Diminuição na Escala pós-concussão revisada, todos os indivíduos foram capazes de retomar a participação normal na atividade física.	Revisão retrospectiva do programa, não apresentação de medidas de desfecho padronizadas.

(continua)

Quadro 19.8 Resumo de evidências *(continuação)*
Estudos específicos da fisioterapia para pacientes com traumatismo cranioencefálico leve

Referência	Amostra	Métodos/Procedimento	Resultados	Comentários
Hoffer et al. (2004)[198]	58 militares da ativa ou aposentados dentro de 1-3 dias pós-TCE; indivíduos subdivididos em 3 grupos: vertigem posicional pós-traumática, VAEPT e desorientação espacial pós-traumática	6-8 semanas de reabilitação vestibular para os grupos VAEPT e desorientação espacial pós-traumática que consistia em exercícios de RVO, exercícios de RCO, exercícios somatossensoriais e atividade aeróbia.	84% do grupo VAEPT e 27% do grupo de desorientação espacial pós-traumática demonstraram melhora nos testes de RVO. O grupo VAEPT apresentou tempo significativamente menor para voltar ao trabalho e resolução dos sintomas em comparação ao grupo desorientação espacial pós-traumática.	Resultados específicos dos testes de RVO e medidas de autorrelato dos indivíduos (DHI e ABC) não apresentados.
Alsalaheen et al. (2010)[195]	114 crianças (≤ 18 anos de idade) e adultos (> 18 anos) encaminhados para reabilitação vestibular após concussão; tempo médio de 96 dias da concussão à avaliação	30 indivíduos vieram para apenas uma sessão, 84 retornaram para uma média de 4 consultas (intervalo de 2-13) ao longo de um período médio de 33 dias (intervalo de 7-181). A reabilitação vestibular consistiu em exercícios de estabilização do olhar (RVO × 1 sentado e em pé), equilíbrio em pé em uma superfície de espuma com os OA e OF, andar com desafios ao equilíbrio, e manobras de reposicionamento quando indicado.	Melhora significativa em todas as medidas de autorrelato e medidas de desempenho: ABC, DHI, DGI, FGA, velocidade da marcha, TUG, FTST e SOT. Apenas três medidas demonstraram melhora significativamente maior em crianças em comparação a adultos: DHI, FGA e FTST.	Revisão retrospectiva.

VAEPT = vertigem associada à enxaqueca pós-traumática, RVO = reflexo vestíbulo-ocular, RCO = reflexo cérvico-ocular, DHI = Inventário das deficiências da vertigem, ABC = Escala de confiança no equilíbrio para atividades específicas, OA = olhos abertos, OF = olhos fechados, DGI = Índice da marcha dinâmica, FGA = Avaliação da marcha funcional, TUG = Teste de levantar e andar cronometrado, FTST = Teste de sentar e levantar cinco vezes e SOT = Teste de organização sensorial.

Resumo

O TCE é um evento devastador e que muda a vida do indivíduo e de sua família. Os prejuízos resultantes tornam o trabalho com o paciente com lesão encefálica extremamente gratificante e desafiador. Há uma infinidade de questões a considerar. O fisioterapeuta deve adaptar os procedimentos do exame fisioterapêutico tradicional e intervenções à função motora, cognitiva e desafios comportamentais únicos apresentados pelo paciente. A equipe interdisciplinar oferece uma oportunidade única para o fisioterapeuta aprender e colaborar com profissionais experientes. Ao trabalhar em conjunto com uma equipe, o fisioterapeuta é capaz de prestar cuidados adequados que ajudarão o indivíduo com TCE a maximizar o desempenho de atividades e reforçar a participação social.

Questões para revisão

1. Liste os mecanismos primários e secundários do TCE.
2. Identifique prejuízos neuromusculares, cognitivos e neurocomportamentais comuns que resultam do TCE.
3. Compare estado vegetativo e estado minimamente consciente.
4. Identifique os fatores prognósticos importantes para indivíduos com TCE.
5. Identifique e descreva os papéis dos membros da equipe interdisciplinar que trabalham com o paciente com TCE.
6. Discuta os principais objetivos fisioterapêuticos durante a fase inicial da recuperação em pacientes com TCE moderado a grave.
7. Selecione as principais medidas de desfecho a serem utilizadas durante a fase de reabilitação ativa em pacientes com TCE moderado a grave.
8. Descreva as estratégias que devem ser levadas em consideração ao conceber um plano de cuidados para um paciente com um TCE moderado a grave com déficits cognitivos e neurocomportamentais.
9. Contraste as intervenções baseadas na recuperação *versus* na compensação.
10. Desenvolva um plano de cuidados fisioterapêutico para um paciente com um TCE moderado a grave que incorpore elementos-chave da neuroplasticidade.
11. Esboce um retorno gradual ao esporte para um paciente que sofreu um TCE leve.
12. Desenvolva um plano de cuidados fisioterapêuticos para um paciente com TCE leve.

Estudo de caso

O paciente é um homem de 22 anos que se envolveu em um acidente automobilístico (AAM). Ele foi atingido por outro carro quando saiu do seu. O paciente sofreu um traumatismo cranioencefálico contuso grave, com pontuação na ECGl de 7 no pronto-socorro, e ambas as pupilas estavam reagentes à luz. Ele foi levado para um hospital local. A tomografia computadorizada revelou uma hemorragia subaracnóidea parietal esquerda. Ele também sofreu uma fratura da escápula direita. Duas semanas após a lesão, o paciente foi transferido para um hospital de reabilitação aguda.

Medicamentos

Ritalina, Tegretol, tizanidina (Zanaflex®) e lorazepan (Ativan®), conforme necessidade.

Histórico social

O paciente é um estudante de graduação de um programa de ciência da computação de uma faculdade local. Seus pais moram a cerca de 2 horas de distância. Eles são muito apoiadores, e sua mãe tirou uma licença do trabalho para ficar com o paciente e ajudar em sua reabilitação. Ele tem plano de saúde privado pago por seus pais, que abrange a reabilitação hospitalar e ambulatorial.

Exame fisioterapêutico

I. Rastreamento: cardiopulmonar: FC 78, PA 110/76; tegumentar: intacto; musculoesquelético: ver a seguir; neuromuscular: ver a seguir.
II. Estado de alerta, atenção e cognição: Nível de funcionamento cognitivo Rancho Los Amigos: Nível V. Facilmente distraído.
   A. Escala de comportamento agitado: 26/56
   B. Teste de amnésia e orientação de Galveston: 66
   C. Escala de avaliação de atenção:
      1. Pontuação total: 84
      2. Média da pontuação de itens MARS: 3,82
      3. Pontuação Fator 1 (Agitação/Distratibilidade): 4,60
      4. Pontuação Fator 2 (Iniciação): 4,00
      5. Pontuação Fator 3 (Atenção consistente/sustentada): 3,67
III. Dispositivos de assistência e de adaptação: atualmente usa cadeira de rodas convencional no ambiente hospitalar com almofada de gel e encosto sólido.
IV. Marcha, locomoção e equilíbrio:
   A. Capaz de deambular com bengala de quatro pontos de base estreita com assistência mínima por 45 m usando um padrão de marcha de 3 pontos com/sem ultrapassagem
   B. Velocidade da marcha: 0,44 m/s
   C. Avaliação observacional da marcha: dificuldade em remover o pé direito do chão na fase de balanço, joelho direito em extensão durante a fase de balanço, faz circundução e eleva o quadril direito para remover o pé do chão, contato inicial com a porção média do pé à direita
   D. Equilíbrio sentado: capaz de se sentar na borda do leito ou tablado com supervisão
   E. Equilíbrio em pé: capaz de ficar em pé com supervisão próxima, diminuição da base de apoio no MI D, pontuação na Escala de equilíbrio de Berg: 36/56
V. Mobilidade articular: diminuição no deslizamento posterior e inferior da articulação do ombro D.

VI. Motricidade: tônus: aumento no tônus extensor do quadril, joelho e tornozelo direitos, 2 na Modified Ashworth Scale, aumento no tônus flexor no MS direito, 2 na MAS. Capaz de isolar o movimento no MS e MI esquerdo, não é capaz de isolar o movimento no MS ou MI direito. No entanto, não apresenta dorsiflexão ativa, extensão de punho e dedo à direita.

VII. Órteses, dispositivos de proteção e assistência:
   A. Tem um imobilizador bivalvar no tornozelo e cotovelo feito no hospital para posicionamento do tornozelo em dorsiflexão e o cotovelo em extensão.

VIII. Amplitude de movimento: passiva DLN, exceto:
   A. MI direito
      1. Dorsiflexão: tem 5 graus de contratura em flexão plantar
      2. Extensão de joelho: tem 5 graus de contratura em flexão
   B. MS direito
   C. Flexão do ombro: 95, abdução: 90, rotação lateral: 65, rotação medial: 80, extensão: 45
   D. Extensão de cotovelo: tem uma contratura em flexão de 10 grau
   E. Extensão de punho: 0 graus

IX. Autocuidado e manejo da casa:
   A. Pontuação MIF:

Autocuidado	Pontuação	Autocuidado	Pontuação	Autocuidado	Pontuação
Alimentação	4	Evacuação	4	Cognição	4
Higiene pessoal	4	Transferências	4	Compreensão	4
Banho	3	Uso do vaso sanitário	3	Expressão	4
Vestir-se MS	3	Banheira/chuveiro	3	Resolução de problemas	3
Vestir-se MI	2	Leito/cadeira de rodas	4	Memória	2
Uso do vaso sanitário	3	Locomoção	4	Interação social	3
Controle esfincteriano	4	Deambulação/cadeira de rodas	4	Total	75
Micção	4	Escadas	2		

X. Integridade sensitiva:
   A. Propriocepção, tato fino e discriminação pontiagudo/rombuda intactos nos membros à direita e à esquerda

QUESTÕES PARA ORIENTAÇÃO

1. Liste os fatores que apoiam um bom prognóstico para esse paciente, bem como os fatores que apoiam um mau prognóstico.
2. Quais fatores tornam uma abordagem de intervenção restaurativa adequada a esse paciente? Quais fatores tornam uma abordagem compensatória apropriada a esse paciente?
3. Liste três objetivos de longo prazo para esse paciente em relação ao equilíbrio, capacidade de deambular e capacidade de transferência que são apropriados para a alta do hospital de reabilitação aguda.
4. Descreva intervenções para melhorar a sua capacidade de deambulação.

REFERÊNCIAS BIBLIOGRÁFICAS

1. Menon, DK, et al: Position statement: Definition of traumatic brain injury. Arch Phys Med Rehabil 91(11):1637, 2010.
2. Langlois, JA, Rutland-Brown, W, and Wald, MM: The epidemiology and impact of traumatic brain injury: A brief overview. J Head Trauma Rehabil 21(5):375, 2006.
3. Faul, M, et al: Traumatic Brain Injury in the United States: Emergency Department Visits, Hospitalizations and Deaths, 2002–2006. Centers for Disease Control and Prevention, National Center for Injury Prevention and Control, 2010.
4. Rutland-Brown, W, et al: Incidence of traumatic brain injury in the United States, 2003. J Head Trauma Rehabil 21(6):544, 2006.
5. Finkelstein, EA, Corso, PS, and Miller, TR: The Incidence and Economic Burden of Injuries in the United States. Oxford University Press, New York, 2006.
6. Andelic, N, et al: Disability, physical health and mental health 1 year after traumatic brain injury. Disabil Rehabil 32(13):1122, 2010.
7. Povlishock, JT, and Katz, DI: Update of neuropathology and neurological recovery after traumatic brain injury. J Head Trauma Rehabil 20(1):76, 2005.
8. Maas, AI, Stocchetti, N, and Bullock, R: Moderate and severe traumatic brain injury in adults. Lancet Neurol 7(8):728, 2008.
9. Kochanek, PM, Clark, RSB, and Jenkins, LW: TBI: Pathobiology. In Zasler, ND, Katz, DI, and Zafonte, RD (eds): Brain Injury Medicine: Principles and Practice, Demos Medical Publishing, New York, 2007.
10. Bennett, M, et al: Clinicopathologic observations in 100 consecutive patients with fatal head injury admitted to a neurosurgical unit. Ir Med J 88(2):60, 59, 1995.
11. Powell, JW, and Barber-Foss, KD: Traumatic brain injury in high school athletes. JAMA 282(10):958, 1999.
12. Tegner, Y, and Lorentzon, R: Concussion among Swedish elite ice hockey players. Br J Sports Med 30(3):251, 1996.
13. Meythaler, JM, et al: Current concepts: Diffuse axonal injury–associated traumatic brain injury. Arch Phys Med Rehabil 82(10):1461–1471, 2001.
14. Warden, D: Military TBI during the Iraq and Afghanistan wars. J Head Trauma Rehabil 21(5):398, 2006.
15. Hicks, RR, et al: Neurological effects of blast injury. J Trauma 68(5):1257, 2010.
16. Kocsis, JD, and Tessler, A: Pathology of blast-related brain injury. J Rehabil Res Dev 46(6):667, 2009.
17. Levi, L, et al: Wartime neurosurgical experience in Lebanon, 1982–85. II: Closed craniocerebral injuries. Isr J Med Sci 26(10):555, 1990.
18. Schwartz, I, et al: Cognitive and functional outcomes of terror victims who suffered from traumatic brain injury. Brain Injury 22(3):255, 2008.
19. Pleasure, SJ, and Fishman, RA: Ventricular volume and transmural pressure gradient in normal pressure hydrocephalus. Arch Neurol 56(10):1199, 1999.
20. Lippert-Gruner, M, et al: Health-related quality of life during the first year after severe brain trauma with and without polytrauma. Brain Injury 21(5):451, 2007.
21. Walker, WC, and Pickett, TC: Motor impairment after severe traumatic brain injury: A longitudinal multicenter study. J Rehabil Res Dev 44(7):975, 2007.
22. Brown, AW, et al: Impairment at rehabilitation admission and 1 year after moderate-to-severe traumatic brain injury: A prospective multi-centre analysis. Brain Injury 21(7):673, 2007.
23. Haaland, KY, et al: Recovery of simple motor skills after head injury. J Clin Exp Neuropsychol 16(3):448, 1994.
24. Lehmann, JF, et al: Quantitative evaluation of sway as an indicator of functional balance in post-traumatic brain injury. Arch Phys Med Rehabil 71(12):955–962, 1990.
25. Newton, RA: Balance abilities in individuals with moderate and severe traumatic brain injury. Brain Injury 9(5):445, 1995.
26. Wober, C, et al: Posturographic measurement of body sway in survivors of severe closed head injury. Arch Phys Med Rehabil 74(11):1151, 1993.
27. Basford, JR, et al: An assessment of gait and balance deficits after traumatic brain injury. Arch Phys Med Rehabil 84(3):343, 2003.
28. Campbell, M, and Parry, A: Balance disorder and traumatic brain injury: Preliminary findings of a multi-factorial observational study. Brain Injury 19(13):1095, 2005.
29. Anderson, CA, and Arciniegas, DB: Cognitive sequelae of hypoxic-ischemic brain injury: A review. Neuro Rehabil 26(1):47, 2010.
30. Vogenthaler, DR: An overview of head injury: Its consequences and rehabilitation. Brain Injury 1(1):113, 1987.
31. Riggio, S, and Wong, M: Neurobehavioral sequelae of traumatic brain injury. Mt Sinai J Med 76(2):163, 2009.
32. Levin, HS, et al: Vegetative state after closed-head injury. A Traumatic Coma Data Bank Report. Arch Neurol 48(6):580, 1991.
33. Giacino, JT, et al: The minimally conscious state: Definition and diagnostic criteria. Neurology 58(3):349, 2002.
34. Fine, RL: From Quinlan to Schiavo: Medical, ethical, and legal issues in severe brain injury. Proc Bayl Univ Med Cent 18(4):303, 2005.
35. The Multi-Society Task Force on PVS: Medical aspects of the persistent vegetative state (1). N Engl J Med 330(21):1499, 1994.
36. The Multi-Society Task Force on PVS: Medical aspects of the persistent vegetative state (2). N Engl J Med 330(22):1572, 1994.
37. Ylvisaker, M: Communication outcomes following traumatic brain injury. Seminars in Speech and Language 13:239, 1992.
38. Leblanc, J, et al: Early prediction of language impairment following traumatic brain injury. Brain Injury 20(13-14):1391, 2006.
39. Galski, T, Tompkins, C, and Johnston, MV: Competence in discourse as a measure of social integration and quality of life in persons with traumatic brain injury. Brain Injury 12(9):769, 1998.
40. Wehman, P, et al: Critical factors associated with the successful supported employment placement of patients with severe traumatic brain injury. Brain Injury 7(1):31, 1993.
41. Rabinstein, AA: Paroxysmal sympathetic hyperactivity in the neurological intensive care unit. Neurol Res 29(7):680, 2007.
42. Bower, RS, et al: Paroxysmal sympathetic hyperactivity after traumatic brain injury. Neurocrit Care 13(2):233, 2010.
43. Annegers, JF, et al: A population-based study of seizures after traumatic brain injuries. N Engl J Med 338(1):20, 1998.
44. Salazar, AM, et al: Epilepsy after penetrating head injury. I. Clinical correlates: A report of the Vietnam Head Injury Study. Neurology 35(10):1406, 1985.
45. Safaz, I, et al: Medical complications, physical function and communication skills in patients with traumatic brain injury: A single centre 5-year experience. Brain Injury 22(10):733, 2008.
46. Chang, BS, and Lowenstein, DH: Practice parameter: Antiepileptic drug prophylaxis in severe traumatic brain injury: Report of the Quality Standards Subcommittee of the American Academy of Neurology. Neurology 60(1):10, 2003.
47. Kalisky, Z, et al: Medical problems encountered during rehabilitation of patients with head injury. Arch Phys Med Rehabil 66(1):25, 1985.
48. Vitaz, TW, et al: Outcome following moderate traumatic brain injury. Surg Neurol 60(4):285, discussion 291, 2003.
49. Hammond, FM, and Meighen, MJ: Venous thromboembolism in the patient with acute traumatic brain injury: Screening, diagnosis, prophylaxis, and treatment issues. J Head Trauma Rehabil 13(1):36, 1998.
50. Nampiaparampil, DE: Prevalence of chronic pain after traumatic brain injury: A systematic review. JAMA 300(6):711, 2008.
51. Teasdale, G, and Jennett, B: Assessment of coma and impaired consciousness. A practical scale. Lancet 2(7872):81, 1974.
52. Perel, P, et al: Predicting outcome after traumatic brain injury: Practical prognostic models based on large cohort of international patients. BMJ 336(7641):425, 2008.

53. Steyerberg, EW, et al: Predicting outcome after traumatic brain injury: Development and international validation of prognostic scores based on admission characteristics. PLoS Med 5(8):e165, 2008.
54. Marmarou, A, et al: Prognostic value of the Glasgow Coma Scale and pupil reactivity in traumatic brain injury assessed pre-hospital and on enrollment: An IMPACT analysis. J Neurotrauma 24(2):270, 2007.
55. Murray, GD, et al: Multivariable prognostic analysis in traumatic brain injury: Results from the IMPACT study. J Neurotrauma 24(2):329, 2007.
56. Husson, EC, et al: Prognosis of six-month functioning after moderate to severe traumatic brain injury: A systematic review of prospective cohort studies. J Rehabil Med 42(5):425, 2010.
57. Mushkudiani, NA, et al: Prognostic value of demographic characteristics in traumatic brain injury: Results from the IMPACT study. J Neurotrauma 24(2):259, 2007.
58. Brown, AW, et al: Predictive utility of weekly post-traumatic amnesia assessments after brain injury: A multicentre analysis. Brain Injury 24(3):472, 2010.
59. Semlyen, JK, Summers, SJ, and Barnes, MP: Traumatic brain injury: Efficacy of multidisciplinary rehabilitation. Arch Phys Med Rehabil 79(6):678, 1998.
60. Malec, JF: Impact of comprehensive day treatment on societal participation for persons with acquired brain injury. Arch Phys Med Rehabil 82(7):885, 2001.
61. Braverman, SE, et al: A multidisciplinary TBI inpatient rehabilitation programme for active duty service members as part of a randomized clinical trial. Brain Injury 13(6):405, 1999.
62. Ling, GS, and Marshall, SA: Management of traumatic brain injury in the intensive care unit. Neurol Clin 26(2):409, 2008.
63. Clausen, T, and Bullock, R: Medical treatment and neuroprotection in traumatic brain injury. Curr Pharm Des 7(15):1517, 2001.
64. Seel, RT, et al: Assessment scales for disorders of consciousness: Evidence-based recommendations for clinical practice and research. Arch Phys Med Rehabil 91(12):1795, 2010.
65. Giacino, JT, Kalmar, K, and Whyte, J: The JFK Coma Recovery Scale–Revised: Measurement characteristics and diagnostic utility. Arch Phys Med Rehabil 85(12):2020, 2004.
66. Schnakers, C, et al: A French validation study of the Coma Recovery Scale–Revised (CRS-R). Brain Injury 22(10):786, 2008.
67. Pape, TL, et al: A measure of neurobehavioral functioning after coma. Part I: Theory, reliability, and validity of Disorders of Consciousness Scale. J Rehabil Res Dev 42(1):1–17, 2005.
68. Pape, TL, et al: A measure of neurobehavioral functioning after coma. Part II: Clinical and scientific implementation. J Rehabil Res Dev 42(1):19, 2005.
69. Pape, TL, et al: Establishing a prognosis for functional outcome during coma recovery. Brain Injury 20(7):743, 2006.
70. Pape, TL, et al: Predictive value of the Disorders of Consciousness Scale (DOCS). PM&R 1(2):152, 2009.
71. Hagen, C, Malkmus, D, and Durham, P: Levels of Cognitive Functioning. Rancho Los Amigos Hospital, Downey, CA, 1972.
72. Gouvier, WD, et al: Reliability and validity of the Disability Rating Scale and the Levels of Cognitive Functioning Scale in monitoring recovery from severe head injury. Arch Phys Med Rehabil 68(2):94, 1987.
73. Guide to Physical Therapist Practice. Second Edition. American Physical Therapy Association. Phys Ther 81(1):9, 2001.
74. Lannin, NA, et al: Splinting the hand in the functional position after brain impairment: A randomized, controlled trial. Arch Phys Med Rehabil 84(2):297–302, 2003.
75. Moseley, AM: The effect of casting combined with stretching on passive ankle dorsiflexion in adults with traumatic head injuries. Phys Ther 77(3):240, 1997.
76. Hill, J: The effects of casting on upper extremity motor disorders after brain injury. Am J Occup Ther 48(3):219, 1994.
77. Mortenson, PA, and Eng, JJ: The use of casts in the management of joint mobility and hypertonia following brain injury in adults: A systematic review. Phys Ther 83(7):648, 2003.
78. Kanyer, B: Meeting the seating and mobility needs of the client with traumatic brain injury. J Head Trauma Rehabil 7(3):81, 1992.
79. Ciesla, ND: Chest physical therapy for patients in the intensive care unit. Phys Ther 76(6):609, 1996.
80. Irwin, S, and Tecklin, JS: Cardiopulmonary Physical Therapy, ed 4. Mosby, St. Louis, 2004.
81. Ansell, BJ: Slow-to-recover brain-injured patients: Rationale for treatment. J Speech Hear Res 34(5):1017, 1991.
82. Mitchell, S, et al: Coma arousal procedure: A therapeutic intervention in the treatment of head injury. Brain Injury 4(3):273, 1990.
83. Gruner, ML, and Terhaag, D: Multimodal early onset stimulation (MEOS) in rehabilitation after brain injury. Brain Injury 14(6):585, 2000.
84. Lombardi, F, et al: Sensory stimulation for brain injured individuals in coma or vegetative state. Cochrane Database Syst Rev (2):CD001427, 2002.
85. Feld, JA, et al: Berg balance scale and outcome measures in acquired brain injury. Neurorehabil Neural Repair 15(3):239, 2001.
86. Juneja, G, Czyrny, JJ, and Linn, RT: Admission balance and outcomes of patients admitted for acute inpatient rehabilitation. Am J Phys Med Rehabil 77(5):388, 1998.
87. Inness, EL, et al: Measuring balance and mobility after traumatic brain injury: Validation of the Community Balance and Mobility Scale (CB&M). Physiother Can 63(2):199, 2011.
88. Howe, JA, et al: The Community Balance and Mobility Scale—a balance measure for individuals with traumatic brain injury. Clin Rehabil 20(10):885, 2006.
89. Williams, G, et al: The High-Level Mobility Assessment Tool (HiMAT) for traumatic brain injury. Part 1: Item generation. Brain Injury 19(11):925–932, 2005.
90. Williams, G, et al: The High-Level Mobility Assessment Tool (HiMAT) for traumatic brain injury. Part 2: Content validity and discriminability. Brain Injury 19(10):833, 2005.
91. Williams, G, Pallant, J, and Greenwood, K: Further development of the High-Level Mobility Assessment Tool (HiMAT). Brain Injury 24(7-8):1027, 2010.
92. Whyte, J, et al: The Moss Attention Rating Scale for traumatic brain injury: Initial psychometric assessment. Arch Phys Med Rehabil 84(2):268, 2003.
93. Robertson, IH, et al: The structure of normal human attention: The Test of Everyday Attention. J Int Neuropsychol Soc 2(6):525, 1996.
94. Gaudino, EA, Geisler, MW, and Squires, NK: Construct validity in the Trail Making Test: What makes Part B harder? J Clin Exp Neuropsychol 17(4):529, 1995.
95. Levin, HS, O'Donnell, VM, and Grossman, RG: The Galveston Orientation and Amnesia Test. A practical scale to assess cognition after head injury. J Nerv Ment D s 167(11):675, 1979.
96. Bode, RK, Heinemann, AW, and Semik, P: Measurement properties of the Galveston Orientation and Amnesia Test (GOAT) and improvement patterns during inpatient rehabilitation. J Head Trauma Rehabil 15(1):637, 2000.
97. Novack, TA, et al: Validity of the Orientation Log, relative to the Galveston Orientation and Amnesia Test. J Head Trauma Rehabil 15(3):957, 2000.
98. Alderso, AL, and Novack, TA: Measuring recovery of orientation during acute rehabilitation for traumatic brain injury: Value and expectations of recovery. J Head Trauma Rehabil 17(3):210, 2002.
99. Jackson, WT, Novack, TA, and Dowler, RN: Effective serial measurement of cognitive orientation in rehabilitation: The Orientation Log. Arch Phys Med Rehabil 79(6):718, 1998.
100. Boake, C: Supervision rating scale: A measure of functional outcome from brain injury. Arch Phys Med Rehabil 77(8):765, 1996.
101. McCauley, SR, et al: The neurobehavioural rating scale–revised: Sensitivity and validity in closed head injury assessment. J Neurol Neurosurg Psychiatry 71(5):643, 2001.
102. Corrigan, JD: Development of a scale for assessment of agitation following traumatic brain injury. Clin Exp Neuropsychol 11(2):261, 1989.

103. Dodds, TA, et al: A validation of the functional independence measurement and its performance among rehabilitation inpatients. Arch Phys Med Rehabil 74(5):531, 1993.
104. Stineman, MG, et al: The Functional Independence Measure: Tests of scaling assumptions, structure, and reliability across 20 diverse impairment categories. Arch Phys Med Rehabil 77(11):1101, 1996.
105. Gurka, JA, et al: Utility of the functional assessment measure after discharge from inpatient rehabilitation. J Head Trauma Rehabil 14(3):247, 1999.
106. Hall, KM: The Functional Assessment Measure (FAM). J Rehabil Outcomes 1(3):63, 1997.
107. Hawley, CA, et al: Use of the functional assessment measure (FIM + FAM) in head injury rehabilitation: A psychometric analysis. J Neurol Neurosurg Psychiatry 67(6):749, 1999.
108. Malec, JF: The Mayo-Portland Participation Index: A brief and psychometrically sound measure of brain injury outcome. Arch Phys Med Rehabil 85(12):1989, 2004.
109. Kean, J, et al: Rasch measurement analysis of the Mayo-Portland Adaptability Inventory (MPAI-4) in a community-based rehabilitation sample. J Neurotrauma 28(5):745, 2011.
110. Willer, B, Ottenbacher, KJ, and Coad, ML: The community integration questionnaire. A comparative examination. Am J Phys Med Rehabil 73(2):103, 1994.
111. Williams, G, et al: Spatiotemporal deficits and kinematic classification of gait following a traumatic brain injury: A systematic review. J Head Trauma Rehabil 25(5):366, 2010.
112. Krebs, DE, Edelstein, JE, and Fishman, S: Reliability of observational kinematic gait analysis. Phys Ther 65(7):1027, 1985.
113. Williams, G, et al: Observational gait analysis in traumatic brain injury: Accuracy of clinical judgment. Gait and Posture 29(3):454, 2009.
114. Moseley, AM, et al: Ecological validity of walking speed assessment after traumatic brain injury: A pilot study. J Head Trauma Rehabil 19(4):341, 2004.
115. van Loo, MA, et al: Inter-rater reliability and concurrent validity of walking speed measurement after traumatic brain injury. Clin Rehabil 17(7):775, 2003.
116. Englander, J, et al: Fatigue after traumatic brain injury: Association with neuroendocrine, sleep, depression and other factors. Brain Injury 24(12):1379, 2010.
117. Mossberg, KA, et al: Aerobic capacity after traumatic brain injury: Comparison with a nondisabled cohort. Arch Phys Med Rehabil 88(3):315, 2007.
118. Mossberg, KA, and Fortini, E: Responsiveness and validity of the six-minute walk test in individuals with traumatic brain injury. Phys Ther 92(5):726, 2012.
119. van Loo, MA, et al: Test–re-test reliability of walking speed, step length and step width measurement after traumatic brain injury: A pilot study. Brain Injury 18(10):1041, 2004.
120. Gibbons, WJ, et al: Reference values for a multiple repetition 6-minute walk test in healthy adults older than 20 years. J Cardiopulm Rehabil 21(2):87, 2001.
121. Mossberg, KA, and Greene, BP: Reliability of graded exercise testing after traumatic brain injury: Submaximal and peak responses. Am J Phys Med Rehabil 84(7):492, 2005.
122. Hassett, LM, et al: Validity of the modified 20-metre shuttle test: Assessment of cardiorespiratory fitness in people who have sustained a traumatic brain injury. Brain Injury 21(10):1069, 2007.
123. McCulloch, KL, et al: Balance, attention, and dual-task performance during walking after brain injury: Associations with falls history. J Head Trauma Rehabil 25(3):155, 2010.
124. McFadyen, BJ, et al: Modality-specific, multitask locomotor deficits persist despite good recovery after a traumatic brain injury. Arch Phys Med Rehabil 90(9):1596, 2009.
125. McCulloch, K: Attention and dual-task conditions: Physical therapy implications for individuals with acquired brain injury. J Neuro Phys Ther 31(3):104, 2007.
126. McGraw-Hunter, M, Faw, GD, and Davis, PK: The use of video self-modelling and feedback to teach cooking skills to individuals with traumatic brain injury: A pilot study. Brain Injury 20(10):1061, 2006.
127. Goverover, Y, Chiaravalloti, N, and DeLuca, J: Pilot study to examine the use of self-generation to improve learning and memory in people with traumatic brain injury. Am J Occup Ther 64(4):540, 2010.
128. Giuffrida, CG, et al: Functional skill learning in men with traumatic brain injury. Am J Occup Ther 63(4):398, 2009.
129. Shumway-Cook, A, and Woollacott, MH: Motor Control: Translating Research into Clinical Practice, ed 4. Lippincott Williams & Wilkins, Philadelphia, 2012.
130. Levin, MF, Kleim, JA, and Wolf, SL: What do motor "recovery" and "compensation" mean in patients following stroke? Neurorehabil Neural Repair 23(4):313, 2009.
131. Nudo, RJ: Neural bases of recovery after brain injury. J Commun Disord 44(5):515, 2011.
132. Birkenmeier, RL, Prager, EM, and Lang, CE: Translating animal doses of task-specific training to people with chronic stroke in 1-hour therapy sessions: A proof-of-concept study. Neurorehabil Neural Repair 24(7):620, 2010.
133. Wolf, SL, et al: Effect of constraint-induced movement therapy on upper extremity function 3 to 9 months after stroke: The EXCITE randomized clinical trial. JAMA 296(17):2095, 2006.
134. Nudo, RJ: Functional and structural plasticity in motor cortex: Implications for stroke recovery. Phys Med Rehabil Clin North Am 14(1 Suppl):S57, 2003.
135. Kolb, B: Overview of cortical plasticity and recovery from brain injury. Phys Med Rehabil Clin North Am 14(1 Suppl):S7, 2003.
136. Kleim, JA, and Jones, TA: Principles of experience-dependent neural plasticity: implications for rehabilitation after brain damage. J Speech Lang Hear Res 51(1):S225, 2008.
137. Fisher, BE, and Sullivan, KJ: Activity-dependent factors affecting poststroke functional outcomes. Top Stroke Rehabil 8(3):31, 2001.
138. Hellweg, S, and Johannes, S: Physiotherapy after traumatic brain injury: A systematic review of the literature. Brain Injury 22(5):365, 2008.
139. Brown, TH, et al: Body weight–supported treadmill training versus conventional gait training for people with chronic traumatic brain injury. J Head Trauma Rehabil 20(5):402, 2005.
140. Mossberg, KA, Orlander, EE, and Norcross, JL: Cardiorespiratory capacity after weight-supported treadmill training in patients with traumatic brain injury. Phys Ther 88(1):77, 2008.
141. Wilson, DJ, and Swaboda, JL: Partial weight-bearing gait retraining for persons following traumatic brain injury: Preliminary report and proposed assessment scale. Brain Injury 16(3):259, 2002.
142. Shaw, SE, et al: Constraint-induced movement therapy for recovery of upper-limb function following traumatic brain injury. J Rehabil Res Dev 42(6):769, 2005.
143. Karman, N, et al: Constraint-induced movement therapy for hemiplegic children with acquired brain injuries. J Head Trauma Rehabil 18(3):259, 2003.
144. Williams, GP, and Schache, AG: Evaluation of a conceptual framework for retraining high-level mobility following traumatic brain injury: Two case reports. J Head Trauma Rehabil 25(3):164, 2010.
145. Lang, CE, MacDonald, JR, and Gnip, C: Counting repetitions: An observational study of outpatient therapy for people with hemiparesis post-stroke. J Neuro Phys Ther 31(1):3, 2007.
146. Kimberley, TJ, et al: Comparison of amounts and types of practice during rehabilitation for traumatic brain injury and stroke. J Rehabil Res Dev 47(9):851, 2010.
147. Lang, CE, et al: Observation of amounts of movement practice provided during stroke rehabilitation. Arch Phys Med Rehabil 90(10):1692, 2009.
148. Moore, JL, et al: Locomotor training improves daily stepping activity and gait efficiency in individuals poststroke who have reached a "plateau" in recovery. Stroke 41(1):129, 2010.
149. Morris, DM, Taub, E, and Mark, VW: Constraint-induced movement therapy: Characterizing the intervention protocol. Eura Medicophys 42(3):257, 2006.

150. Mossberg, KA, Amonette, WE, and Masel, BE: Endurance training and cardiorespiratory conditioning after traumatic brain injury. J Head Trauma Rehabil 25(3):173, 2010.
151. Bhambhani, Y, Rowland, G, and Farag, M: Effects of circuit training on body composition and peak cardiorespiratory responses in patients with moderate to severe traumatic brain injury. Arch Phys Med Rehabil 86(2):268, 2005.
152. Hassett, LM, et al: Efficacy of a fitness centre–based exercise programme compared with a home-based exercise programme in traumatic brain injury: A randomized controlled trial. J Rehabil Med 41(4):247, 2009.
153. Killington, MJ, Mackintosh, SF, and Ayres, M: An isokinetic muscle strengthening program for adults with an acquired brain injury leads to meaningful improvements in physical function. Brain Injury 24(7-8):970, 2010.
154. Killington, MJ, Mackintosh, SF, and Ayres, MB: Isokinetic strength training of lower limb muscles following acquired brain injury. Brain Injury 24(12):1399, 2010.
155. Pak, S, and Patten, C: Strengthening to promote functional recovery poststroke: An evidence-based review. Top Stroke Rehabil 15(3):177, 2008.
156. Scandalis, TA, et al: Resistance training and gait function in patients with Parkinson's disease. Am J Phys Med Rehabil 80(1):38, 2001.
157. Palmer-McLean, K, and Harbst, KB: Stroke and brain injury. In Durstine, JL, and Moore, GE (eds): ACSM's Exercise Management for Persons with Chronic Diseases and Disabilities. American College of Sports Medicine, Champaign, IL, 2003.
158. Stein, RB, et al: Long-term therapeutic and orthotic effects of a foot drop stimulator on walking performance in progressive and nonprogressive neurological disorders. Neurorehabil Neural Repair 24(2):152, 2010.
159. Slifer, KJ, et al: Antecedent management and compliance training improve adolescents' participation in early brain injury rehabilitation. Brain Injury 11(12):877, 1997.
160. Kim, E: Agitation, aggression, and disinhibition syndromes after traumatic brain injury. Neuro Rehabil 17(4):297, 2002.
161. Cicerone, KD, et al: A randomized controlled trial of holistic neuropsychologic rehabilitation after traumatic brain injury. Arch Phys Med Rehabil 89(12):2239, 2008.
162. Klonoff, PS, Lamb, DG, and Henderson, SW: Outcomes from milieu-based neurorehabilitation at up to 11 years post-discharge. Brain Injury 15(5):413, 2001.
163. Centers for Disease Control and Prevention: Sports-related recurrent brain injuries—United States. Int J Trauma Nurs 3(3):88, 1997.
164. Schneiderman, AI, Braver, ER, and Kang, HK: Understanding sequelae of injury mechanisms and mild traumatic brain injury incurred during the conflicts in Iraq and Afghanistan: Persistent postconcussive symptoms and posttraumatic stress disorder. Am J Epidemiol 167(12):1446, 2008.
165. Carroll, LJ, et al: Prognosis for mild traumatic brain injury: Results of the WHO Collaborating Centre Task Force on Mild Traumatic Brain Injury. J Rehabil Med 43(Suppl):84, 2004.
166. Inverson, GL, Zasler, N, and Lange, RT: Post concussive disorder. In Zasler, N, Katz, DI, and Zafonte, R (eds): Brain Injury Medicine: Principles and Practice. Demos Medical Publishing, New York, 2007.
167. Ruff, R: Two decades of advances in understanding of mild traumatic brain injury. J Head Trauma Rehabil 20(1):5, 2005.
168. Hartlage, LC, Durant-Wilson, D, and Patch, PC: Persistent neurobehavioral problems following mild traumatic brain injury. Arch Clin Neuropsychol 16(6):561, 2001.
169. Vanderploeg, RD, et al: Long-term morbidities following selfreported mild traumatic brain injury. J Clin Exp Neuropsychol 29(6):585, 2007.
170. Sosnoff, JJ, et al: Previous mild traumatic brain injury and postural-control dynamics. J Athl Train 46(1):85, 2011.
171. Weightman, MM, et al: Physical therapy recommendations for service members with mild traumatic brain injury. J Head Trauma Rehabil 25(3):206, 2010.
172. McCrory, P, et al: Consensus Statement on Concussion in Sport: The 3rd International Conference on Concussion in Sport held in Zurich, November 2008. Br J Sports Med 43(Suppl):76, 2009.
173. Iverson, GL, et al: Tracking neuropsychological recovery following concussion in sport. Brain Injury 20(3):245, 2006.
174. Iverson, GL, Lovell, MR, and Collins, MW: Interpreting change on ImPACT following sport concussion. Clin Neuropsychol 17(4):460, 2003.
175. Schatz, P, et al: Sensitivity and specificity of the ImPACT Test Battery for concussion in athletes. Arch Clin Neuropsychol 21(1):91, 2006.
176. McCrea, M, et al: Standardized assessment of concussion (SAC): On-site mental status evaluation of the athlete. J Head Trauma Rehabil 13(2):27, 1998.
177. McCrea, M: Standardized mental status testing on the sideline after sport-related concussion. J Athl Train 36(3):274, 2001.
178. Valovich McLeod, TC, et al: Psychometric and measurement properties of concussion assessment tools in youth sports. J Athl Train 41(4):399, 2006.
179. Hoffer, ME, et al: Blast exposure: Vestibular consequences and associated characteristics. Otol Neurotol 31(2):232, 2010.
180. Guskiewicz, KM, et al: Alternative approaches to the assessment of mild head injury in athletes. Med Sci Sports Exerc 29(7 Suppl):S213, 1997.
181. Scherer, MR, et al: Evidence of central and peripheral vestibular pathology in blast-related traumatic brain injury. Otol Neurotol 32(4):571, 2011.
182. Guskiewicz, KM: Balance assessment in the management of sport-related concussion. Clin Sports Med 30(1):89, 2011.
183. Riemann, BL, and Guskiewicz, KM: Effects of mild head injury on postural stability as measured through clinical balance testing. J Athl Train 35(1):19, 2000.
184. Broglio, SP, and Puetz, TW: The effect of sport concussion on neurocognitive function, self-report symptoms and postural control: A meta-analysis. Sports Med 38(1):53, 2008.
185. Whitney, S, Wrisley, D, and Furman, J: Concurrent validity of the Berg Balance Scale and the Dynamic Gait Index in people with vestibular dysfunction. Physiother Res Int 8(4):178, 2003.
186. Kleffelgaard, I, et al: Associations among self-reported balance problems, post-concussion symptoms and performance-based tests: A longitudinal follow-up study. Disabil Rehabil 34(9):788, 2012.
187. Wrisley, DM, et al: Reliability, internal consistency, and validity of data obtained with the functional gait assessment. Phys Ther 84(10):906, 2004.
188. Wrisley, DM, and Kumar, NA: Functional gait assessment: Concurrent, discriminative, and predictive validity in community-dwelling older adults. Phys Ther 90(5):761, 2010.
189. Horak, FB, Wrisley, DM, and Frank, J: The Balance Evaluation Systems Test (BESTest) to differentiate balance deficits. Phys Ther 89(5):484, 2009.
190. Alla, S, et al: Self-report scales/checklists for the measurement of concussion symptoms: A systematic review. Br J Sports Med 43(Suppl 1):12, 2009.
191. Lovell, MR, and Collins, MW: Neuropsychological assessment of the college football player. J Head Trauma Rehabil 13(2):9–26, 1998.
192. McCrory, P, et al: Summary and agreement statement of the 2nd International Conference on Concussion in Sport, Prague 2004. Br J Sports Med 39(4):196, 2005.
193. Whitney, SL, Marchetti, GF, and Morris, LO: Usefulness of the dizziness handicap inventory in the screening for benign paroxysmal positional vertigo. Otol Neurotol 26(5):1027, 2005.
194. Powell, LE, and Myers, AM: The Activities-specific Balance Confidence (ABC) Scale. J Gerontol A Biol Sci Med Sci 50A(1):M28, 1995.
195. Alsalaheen, BA, et al: Vestibular rehabilitation for dizziness and balance disorders after concussion. J Neurol Phys Ther 34(2):87, 2010.
196. Gurr, B, and Moffat, N: Psychological consequences of vertigo and the effectiveness of vestibular rehabilitation for brain injury patients. Brain Injury 15(5):387, 2001.
197. Gagnon, I, et al: Active rehabilitation for children who are slow to recover following sport-related concussion. Brain Injury 23(12):956, 2009.
198. Hoffer, ME, et al: Characterizing and treating dizziness after mild head trauma. Otol Neurotol 25(2):135, 2004.

Apêncice 19.A
Recursos da internet para profissionais da saúde, familiares e pacientes com lesão encefálica

The Academy of Certified Brain Injury Specialists (ACBIS)
www.acbis.pro/

Brain Injury Association of America (BIA)
www.biausa.org/

Brain Injury Special Interest Group of the APTA Neurology Section
www.neuropt.org/special-interest-groups/brain-injury

The Center for Outcome Measurement in Brain Injury
www.tbims.org/combi/

Evidence-Based Review of Moderate to Severe Acquired Brain Injury
www.abiebr.com/

International Brain Injury Association
www.internationalbrain.org/

North American Brain Injury Society
www.nabis.org/

Rehabilitation Measures Database
www.rehabmeasures.org/

Traumatic Brain Injury Model Systems: National Registry
www.tbindc.org/registry/center.php

CAPÍTULO

20

Lesão medular traumática

George D. Fulk, PT, PhD
Andrea L. Behrman, PT, PhD, FAPTA
Thomas J. Schmitz, PT, PhD

SUMÁRIO

Demografia e etiologia 1000

Classificação das lesões medulares 1001
Estrutura e organização neuroanatômicas 1001
Determinação do nível da lesão 1002
Lesões completas, lesões incompletas e zona de preservação parcial 1004
Escala de deficiências da ASIA 1004
Síndromes clínicas 1004

Complicações neurológicas e condições associadas 1005
Choque espinal 1005
Deficiências sensoriais e motoras 1006
Disreflexia autônoma 1006
Hipertonia espástica 1007
Comprometimento cardiovascular 1008
Comprometimento do controle da temperatura 1009
Comprometimento pulmonar 1009
Disfunção da bexiga e dos intestinos 1010
Disfunção sexual 1011
Complicações clínicas secundárias 1012

Prognóstico 1015

Tratamento médico inicial e reabilitação na fase aguda 1015
Estabilização da fratura 1015
Imobilização 1016

Tratamento fisioterapêutico na fase aguda da recuperação 1017
Exame fisioterapêutico 1017
Intervenções fisioterapêuticas 1020

Reabilitação ativa 1025
Exame fisioterapêutico 1026
Prognóstico e objetivos 1035
Intervenções fisioterapêuticas 1041

Cadeira de rodas prescrita e treinamento de habilidades em cadeira de rodas 1067
Habilidades em cadeira de rodas 1069

Neurotecnologias 1072

Resumo 1073

OBJETIVOS DE APRENDIZAGEM

1. Identificar os principais fatores etiológicos associados à lesão medular traumática.
2. Descrever o quadro clínico logo após dano à medula espinal.
3. Diante de um paciente com lesão medular, identificar o nível sensorial e motor da lesão e classificar a lesão de acordo com a escala da Associação Norte-Americana de Lesão Medular (American Spinal Injury Association).
4. Analisar o impacto das complicações associadas à lesão medular no tratamento fisioterapêutico e os resultados.
5. Identificar os resultados funcionais esperados para pacientes com lesão medular em diferentes níveis medulares.
6. Explicar como os cuidados habituais afetarão as intervenções fisioterapêuticas.
7. Avaliar as diferentes medidas de desfecho normalmente utilizadas em pessoas com lesão medular.
8. Quando apresentado na forma de estudo de caso clínico, analisar e interpretar os dados do paciente, formular as metas previstas e os resultados esperados e desenvolver um plano de cuidados.
9. Justificar a escolha de diferentes intervenções para as fases de reabilitação aguda e ativa da recuperação.
10. Discutir o uso de neurotecnologias para pessoas com lesão medular.

A lesão da medula espinal ou lesão medular (LM) é uma lesão com incidência relativamente baixa e custo elevado que provoca mudanças significativas na vida de uma pessoa. A paralisia dos músculos abaixo do nível da lesão pode limitar e alterar a mobilidade, os cuidados pessoais e a capacidade de participar de atividades sociais importantes. O sistema musculoesquelético e outros sistemas corporais são afetados depois de uma LM, inclusive os sistemas cardiopulmonar, tegumentar, gastrintestinal, geniturinário e sensorial. O impacto psicossocial da LM pode ser tão grande quanto o físico. As alterações da imagem corporal e da função sexual, a incontinência e a dependência de outros para executar as tarefas diárias que anteriormente eram realizadas naturalmente ou sem esforço podem influenciar profundamente a identidade de uma pessoa. A reabilitação é um elemento importante para alcançar uma vida plena e ativa depois de uma LM. O fisioterapeuta desempenha um papel essencial no processo de reabilitação.

Demografia e etiologia

Estima-se que aproximadamente 11 mil novos casos de LM ocorrem anualmente nos Estados Unidos. Atualmente, há entre 225 mil e 288 mil indivíduos com LM vivendo nos Estados Unidos[1]. Acredita-se que a LM afete principalmente adultos jovens. No entanto, a idade em que a lesão ocorre tem aumentado progressivamente. Durante a década de 1970, a idade média em que a lesão ocorria era de 28,7 anos. Entre 2005 e 2008, aumentou para 37,1 anos de idade[1]. Essa mudança pode ser resultante do envelhecimento da população estadunidense e do aumento das quedas como causa da lesão. A maioria das pessoas com LM é do sexo masculino (78,3% *versus* 21,7% do sexo feminino). A distribuição étnica indica que os indivíduos brancos representam 66,5% daqueles com LM, seguidos pelos afro-americanos (26,8%), hispânicos (8,3%) e asiáticos (2%)[2].

As lesões medulares podem ser basicamente divididas em duas categorias etiológicas amplas: lesões *traumáticas* e lesões *não traumáticas*. O traumatismo é a causa mais frequente de lesão na população adulta em reabilitação. A lesão resulta de eventos traumáticos como acidentes automobilísticos (40,4%), quedas (27,9%), violência (15%) e acidentes esportivos (8%)[2]. Na população adulta, a lesão não traumática geralmente resulta de doenças ou influência patológica. As condições patológicas que podem danificar a medula espinal são a disfunção vascular (malformação arteriovenosa [MAV], trombose, êmbolo ou hemorragia); as subluxações vertebrais resultantes de artrite reumatoide ou doença articular degenerativa; neoplasias espinais; siringomielia; abscesso da medula espinal; as infecções, como a sífilis ou a mielite transversa e as doenças neurológicas, como a esclerose múltipla e a esclerose lateral amiotrófica. As etiologias não traumáticas são responsáveis por aproximadamente 39% de todas as LM[3].

De todos os pacientes, 56% sofrem lesões cervicais que causam tetraplegia, ao passo que 43% das LM causam paraplegia como consequência de lesão torácica, lombar ou sacral. O número de pessoas com lesões neurologicamente incompletas tem aumentado desde a década de 1970 de 43,9% para 52,7% em 2008. O tipo mais comum de lesão é a tetraplegia incompleta (39,5%), seguida pela paraplegia completa (22,1%), paraplegia incompleta (21,7%) e tetraplegia completa (16,3%). Essa tendência pode ser parcialmente atribuída à melhora dos serviços emergenciais prestados no local do acidente. O tempo de internação hospitalar, tanto para os cuidados intensivos quanto para a reabilitação, também mudou consideravelmente desde a década de 1970. O tempo médio de internação para os cuidados intensivos diminuiu de 24 dias na década de 1970 para 12 dias em 2005. Essa tendência é válida também para o tempo de internação destinado à reabilitação, 98 dias na década de 1970 comparado a 37 dias em 2005[2].

A expectativa de vida aumentou com o passar dos anos, mas ainda é menor que a das pessoas sem LM. Os fatores que influenciam a expectativa de vida são a idade no momento da lesão e o nível e a extensão da lesão neurológica. Os indivíduos com LM neurológica incompleta têm uma expectativa de vida maior que aqueles com lesão completa, e os indivíduos com lesões mais caudais também têm uma expectativa de vida maior. Um indivíduo de 20 anos, saudável e sem LM tem uma expectativa de vida de 58,6 anos (expectativa de vida total de 78,6 anos). Uma pessoa que, aos 20 anos, sofre uma LM neurologicamente incompleta tem uma expectativa de vida de 52,6 anos; uma pessoa com paraplegia completa, 45,2 anos; uma pessoa com tetraplegia baixa (C5-C8), 40,0 anos; e uma pessoa com tetraplegia alta (C1-C4), 35,7 anos. A taxa de mortalidade também é significativamente mais alta durante o primeiro ano após a lesão.

O impacto financeiro da LM é extremamente alto. Esse tipo de lesão é caracterizado por hospitalização longa, complicações médicas, acompanhamento extenso e hospitalizações recorrentes. Em 2009, os custos do tratamento médico durante o primeiro ano após a lesão eram de aproximadamente US$986.000 para a tetraplegia alta (C1-C4), US$712.000 para tetraplegia baixa (C5-C8) e US$480.000 para a paraplegia. Os custos vitalícios médios relativos a um indivíduo que sofre uma lesão aos 25 anos são de US$3,5 milhões para a tetraplegia alta (C1-C4), US$2,5 milhões para a tetraplegia baixa (C5-C8) e US$1,6 milhão para a paraplegia[4]. Esses números não levam em conta as perdas com salários, benefícios extras e produtividade.

Essa breve exposição de dados demográficos fornece um panorama geral importante sobre as características da LM. Trata-se de uma deficiência física com incidência relativamente baixa e que afeta predominantemente homens jovens, embora o número de adultos mais velhos diagnosticados com LM esteja aumentando, provavelmente como resultado de quedas; e a LM está associada a tratamentos longos e custosos.

Classificação das lesões medulares

As LM normalmente são divididas em duas grandes categorias funcionais: a tetraplegia e a paraplegia. A **tetraplegia** consiste na paralisia completa dos quatro membros e do tronco, inclusive dos músculos respiratórios, e resulta de lesão na medula espinal cervical. A **paraplegia** consiste na paralisia completa de todo o tronco ou de parte dele e dos dois membros inferiores e resulta de lesão na medula espinal torácica ou lombar ou na cauda equina.

Estrutura e organização neuroanatômicas

Antes de analisar a nomenclatura das lesões da medula espinal, vale a pena rever brevemente a anatomia dessa estrutura e a relação entre as raízes nervosas e os corpos vertebrais. A medula espinal emerge pelo forame magno e estende-se até aproximadamente o nível da vértebra L1. Ela contém substância branca, que consiste em tratos ascendentes sensoriais e descendentes motores, e substância cinzenta, limitada a uma área central em forma de H. Os principais tratos ascendentes constituem a coluna posterior (que conduz a propriocepção, a sensibilidade vibratória, o tato profundo e o tato discriminativo); o sistema anterolateral que consiste nos tratos espinotalâmico, espinorreticular e espinotectal (e conduz dor, temperatura e tato grosseiro); e os tratos espinocerebelares anterior e posterior (conduzem a propriocepção inconsciente) (Fig. 20.1). Os principais tratos descendentes são o corticospinal lateral (movimento voluntário); o corticospinal anterior (movimento voluntário dos músculos axiais; importância clínica mínima por causa do tamanho pequeno); o vestibulospinal medial (posicionamento da cabeça e do pescoço); os vestibulospinais medial e lateral (posição e equilíbrio); os reticulospinais medial e lateral (postura, equilíbrio e movimentos relacionados à marcha automática); e o rubrospinal (movimento dos membros) (Fig. 20.1). Além desses tratos longos, a substância branca contém axônios de interneurônios que conduzem informações entre os segmentos da medula espinal. A substância cinzenta em forma de H está disposta de tal modo que a parte posterior de cada metade contém neurônios envolvidos na função sensorial, a parte média contém interneurônios e a parte anterior contém neurônios envolvidos na função motora (células do corno anterior) que se estendem até os músculos periféricos[5].

Existem 31 pares de nervos espinais: 8 cervicais, 12 torácicos, 5 lombares, 5 sacrais e 1 coccígeo (Fig. 20.2). Os nervos cervicais são relativamente horizontais quando saem pelos forames intervertebrais. As raízes nervosas relativas a C1-C7 saem acima das vértebras correspondentes. A raiz de C8 sai abaixo da vértebra C7. Os demais nervos saem direcionados para baixo e não emergem no nível vertebral correspondente. Durante o desenvolvimento fetal, a medula preenche todo o comprimento do canal vertebral e os nervos espinais seguem uma direção horizontal. À medida que a coluna vertebral se alonga com o crescimento, a medula espinal, que não se alonga na mesma velocidade ou na mesma extensão, é puxada para cima. Nos adultos, a medula espinal termina no cone medular, no nível da vértebra L1. As raízes nervosas assumem uma direção cada vez mais oblíqua e voltada para baixo e, na área lombar, seguem uma direção quase vertical, adquirindo o aspecto de "cauda de cavalo" (cauda equina) (Fig. 20.2). Por essa razão, nas lesões mais cau-

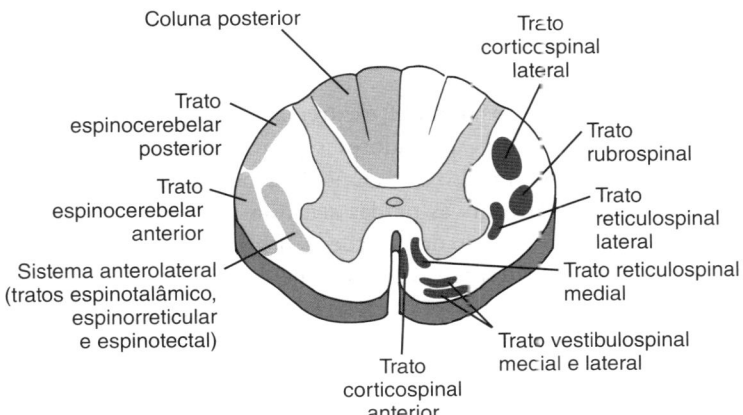

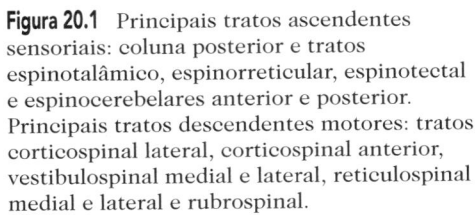

Figura 20.1 Principais tratos ascendentes sensoriais: coluna posterior e tratos espinotalâmico, espinorreticular, espinotectal e espinocerebelares anterior e posterior. Principais tratos descendentes motores: tratos corticospinal lateral, corticospinal anterior, vestibulospinal medial e lateral, reticulospinal medial e lateral e rubrospinal.

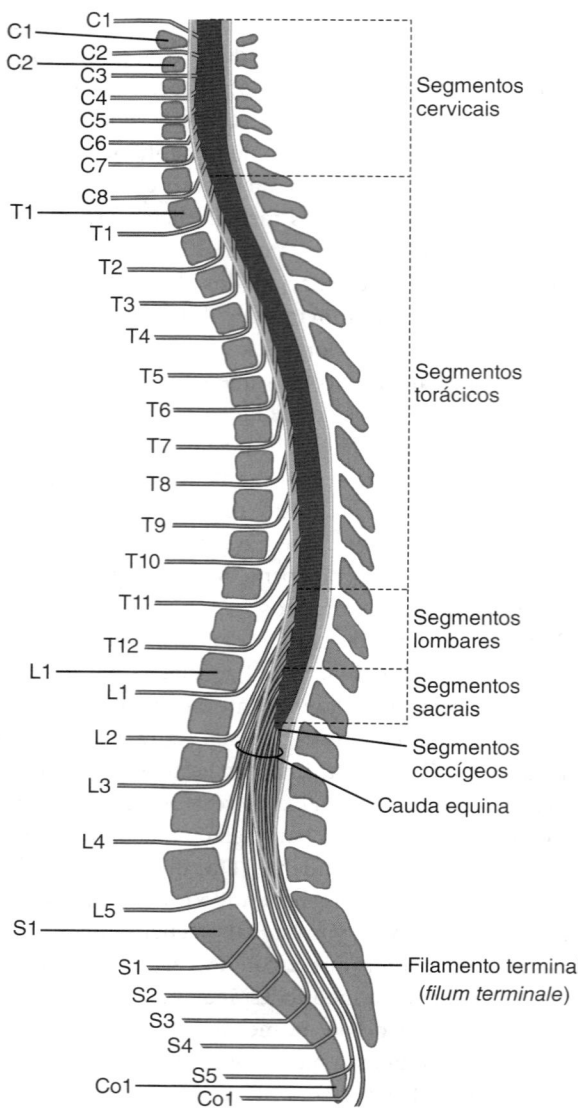

Figura 20.2 Relação entre medula espinal, raízes nervosas e corpos vertebrais.

dais, o nível vertebral da lesão não corresponde diretamente ao nível medular da lesão.

Determinação do nível da lesão

Diante de indivíduos com LM, é extremamente importante que médicos e pesquisadores sejam capazes de determinar de modo preciso a extensão do dano neurológico levando-se em conta as perdas sensorial e motora. Depois da lesão, a extensão das funções sensorial e motora tem grande impacto sobre as necessidades médicas e de reabilitação do paciente. A American Spinal Injury Association (ASIA) estipulou os Padrões Internacionais para a Classificação Neurológica da Lesão da Medula Espinal (*International Standards for Neurological Classification of Spinal Cord Injury* – ISNCSCI)[6,7] (Fig. 20.3), na tentativa de padronizar o modo pelo qual a gravidade da lesão é determinada e documentada. Tais padrões permitiram a elaboração de um método de exame padronizado para a determinação da extensão da perda sensorial e motora depois de uma LM. Eles possibilitam uma comunicação melhor entre os profissionais, constituem-se em um guia para a determinação do prognóstico e são um instrumento essencial para os estudos clínicos.

O **nível neurológico** é definido como o nível mais caudal da medula espinal com funções sensorial e motora normais em ambos os lados do corpo. O **nível motor** corresponde ao segmento mais caudal da medula espinal com função motora normal bilateralmente. O **nível sensorial** corresponde ao segmento mais caudal da medula espinal com função sensorial normal bilateralmente. Este nível é determinado testando-se a sensibilidade tátil e a sensibilidade dolorosa do paciente nos dermátomos-chave de ambos os lados do corpo (Fig. 20.3). A avaliação da sensação está baseada em uma escala de três pontos, na qual 0 = ausente, 1 = deficiente e 2 = normal. O nível motor é determinado testando-se a força de um músculo-chave tanto do lado direito quanto do esquerdo do corpo, em miótomos adjacentes ao nível com suspeita de lesão (Fig. 20.3 para músculos-chave). A força do músculo-chave é avaliada com uma escala de seis pontos normalmente utilizada no teste muscular manual.

Seria generalizar demais especificar um único músculo para representar um miótomo. A maioria dos músculos é inervada por mais de uma raiz nervosa segmentar; cada músculo geralmente é inervado por duas raízes nervosas. Por exemplo, o músculo extensor radial longo do carpo recebe inervação das raízes nervosas espinais de C6 e C7. Para determinar o nível neurológico e motor, o músculo-chave é definido como aquele com inervação intacta quando a pontuação desse músculo no teste muscular manual é de pelo menos 3/5 (regular) e o músculo-chave cranial mais próximo exibe força de 5/5 (normal) no teste muscular manual. Quando o músculo-chave cranial não apresenta força de 5/5, mas o terapeuta acredita que o teste muscular seria normal caso fossem excluídos os fatores que impedem o teste normal (p. ex., dor durante o teste ou dificuldade no posicionamento), então essa informação deve ser cuidadosamente documentada. Quanto aos miótomos que não podem ser testados clinicamente (i. e., C1-C4, T2-L1 e S2-S5), o nível motor é considerado o mesmo do nível sensorial[6,7].

Na determinação do nível neurológico, o nível sensorial poderá ser diferente do nível motor em um mesmo lado e entre os dois lados do corpo. Por exemplo, o nível sensorial de um paciente poderá estar em C5 à esquerda e em C8 à direita, e o nível motor poderá estar em C5 à esquerda e em T1 à direita. Nesses casos, não se deve indi-

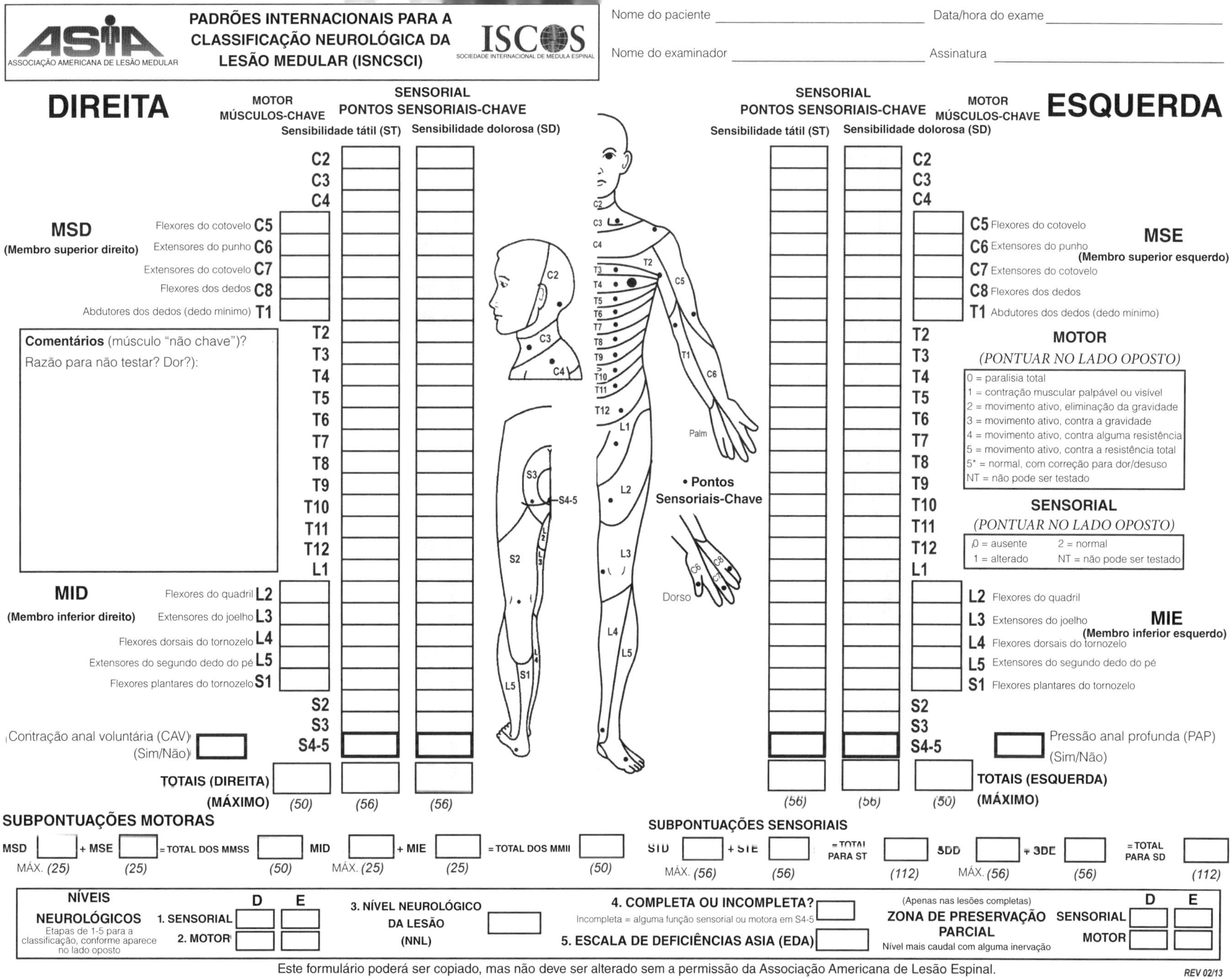

ASIA ASSOCIAÇÃO AMERICANA DE LESÃO MEDULAR

PADRÕES INTERNACIONAIS PARA A CLASSIFICAÇÃO NEUROLÓGICA DA LESÃO MEDULAR (ISNCSCI)

ISCOS SOCIEDADE INTERNACIONAL DE MEDULA ESPINAL

Nome do paciente ____________ Data/hora do exame ____________

Nome do examinador ____________ Assinatura ____________

DIREITA

MOTOR MÚSCULOS-CHAVE

SENSORIAL PONTOS SENSORIAIS-CHAVE

Sensibilidade tátil (ST) Sensibilidade dolorosa (SD)

C2 C3 C4

MSD (Membro superior direito)

Flexores do cotovelo C5
Extensores do punho C6
Extensores do cotovelo C7
Flexores dos dedos C8
Abdutores dos dedos (dedo mínimo) T1

T2 T3 T4 T5 T6 T7 T8 T9 T10 T11 T12 L1

Comentários (músculo "não chave")?
Razão para não testar? Dor?):

MID (Membro inferior direito)

Flexores do quadril L2
Extensores do joelho L3
Flexores dorsais do tornozelo L4
Extensores do segundo dedo do pé L5
Flexores plantares do tornozelo S1

S2 S3 S4-5

Contração anal voluntária (CAV) (Sim/Não)

TOTAIS (DIREITA) (MÁXIMO) (50) (56) (56)

• Pontos Sensoriais-Chave

Palm

Dorso

ESQUERDA

SENSORIAL PONTOS SENSORIAIS-CHAVE

MOTOR MÚSCULOS-CHAVE

Sensibilidade tátil (ST) Sensibilidade dolorosa (SD)

C2 C3 C4

C5 Flexores do cotovelo
C6 Extensores do punho
C7 Extensores do cotovelo
C8 Flexores dos dedos
T1 Abdutores dos dedos (dedo mínimo)

MSE (Membro superior esquerdo)

T2 T3 T4 T5 T6 T7 T8 T9 T10 T11 T12 L1

MOTOR
(PONTUAR NO LADO OPOSTO)

0 = paralisia total
1 = contração muscular palpável ou visível
2 = movimento ativo, eliminação da gravidade
3 = movimento ativo, contra a gravidade
4 = movimento ativo, contra alguma resistência
5 = movimento ativo, contra a resistência total
5* = normal, com correção para dor/desuso
NT = não pode ser testado

SENSORIAL
(PONTUAR NO LADO OPOSTO)

0 = ausente 2 = normal
1 = alterado NT = não pode ser testado

L2 Flexores do quadril
L3 Extensores do joelho
L4 Flexores dorsais do tornozelo
L5 Extensores do segundo dedo do pé
S1 Flexores plantares do tornozelo

MIE (Membro inferior esquerdo)

S2 S3 S4-5

Pressão anal profunda (PAP) (Sim/Não)

TOTAIS (ESQUERDA) (MÁXIMO) (56) (56) (50)

SUBPONTUAÇÕES MOTORAS

MSD ☐ + MSE ☐ = TOTAL DOS MMSS ☐ MID ☐ + MIE ☐ = TOTAL DOS MMII ☐
MÁX. (25) (25) (50) MÁX. (25) (25) (50)

SUBPONTUAÇÕES SENSORIAIS

STD ☐ + STE ☐ = TOTAL PARA ST ☐ SDD ☐ + SDE ☐ = TOTAL PARA SD ☐
MÁX. (56) (56) (112) MÁX. (56) (56) (112)

NÍVEIS NEUROLÓGICOS
Etapas de 1-5 para a classificação, conforme aparece no lado oposto

D E
1. SENSORIAL
2. MOTOR

3. NÍVEL NEUROLÓGICO DA LESÃO (NNL)

4. COMPLETA OU INCOMPLETA?
Incompleta = alguma função sensorial ou motora em S4-5

5. ESCALA DE DEFICIÊNCIAS ASIA (EDA)

(Apenas nas lesões completas)
ZONA DE PRESERVAÇÃO PARCIAL
Nível mais caudal com alguma inervação

D E
SENSORIAL
MOTOR

Este formulário poderá ser copiado, mas não deve ser alterado sem a permissão da Associação Americana de Lesão Espinal.

REV 02/13

Figura 20.3 Padrões Internacionais para a Classificação Neurológica da Lesão da Medula Espinal. (Com permissão de American Spinal Injury Association: International Standards for Neurological Classification of Spinal Cord Injury, revisado em 2013; Atlanta, GA. Reproduzido em 2013.)

car apenas um único nível neurológico, porque o resultado poderá ser equivocado. Cada um dos níveis sensoriais e motores de ambos os lados do corpo devem ser documentados de modo separado.[6]

Lesões completas, lesões incompletas e zona de preservação parcial

A transecção anatômica completa da medula espinal é rara. No entanto, mesmo quando a lesão não é anatomicamente completa, ela poderá se apresentar clinicamente completa. De acordo com os padrões internacionais (ISNCSCI), a **lesão completa** é aquela na qual não há função sensorial ou motora nos segmentos sacrais mais inferiores (S4 e S5). As funções sensorial e motora em S4 e S5 são determinadas pela sensação anal e pela contração voluntária do esfíncter anal externo. A **lesão incompleta** é aquela que apresenta função sensorial e/ou motora abaixo do nível neurológico que inclui a função sensorial e/ou motora em S4 e S5. Se um indivíduo tem função sensorial e/ou motora abaixo do nível neurológico, mas não apresenta função em S4 e S5, então as áreas de função sensorial e/ou motora intactas abaixo do nível neurológico são denominadas **zonas de preservação parcial**.[6]

Escala de deficiências da ASIA

Os indivíduos com lesões incompletas poderão apresentar quadros clínicos variáveis com relação às funções sensorial e/ou motora abaixo do nível neurológico. Por exemplo, um paciente poderá apresentar funções sensorial e motora próximas do normal abaixo do nível da lesão, ao passo que outro paciente com lesão no mesmo nível poderá apresentar sensação deficiente e ausência de função motora abaixo do nível neurológico. A escala de deficiências da ASIA (Tab. 20.1)[6] foi criada para que médicos e pesquisadores pudessem relatar melhor o grau de deficiência sensorial e motora dos indivíduos com LM.

Síndromes clínicas

Apesar das diferenças associadas às lesões incompletas, foi possível identificar várias síndromes com características clínicas constantes. Aproximadamente 1/5 de todas as LM resultam em um padrão de lesão que é similar às síndromes clínicas da LM.[8] As informações relacionadas às funções sensorial e motora previstas para essas síndromes são úteis para o estabelecimento das metas e resultados esperados e do programa de tratamento (PT). A Figura 20.4 mostra a área da lesão medular de cada síndrome. A organização anatômica das vias sensoriais e motoras descritas anteriormente explica as características clínicas correspondentes das diferentes síndromes.

Tabela 20.1 Escala de deficiências da ASIA

☐ **A = Completa**: Ausência das funções sensorial e motora nos segmentos sacrais S4-S5.
☐ **B = Incompleta**: A função sensorial, mas não a função motora, está preservada abaixo do nível neurológico e inclui os segmentos sacrais S4-S5.
☐ **C = Incompleta**: A função motora está preservada abaixo do nível neurológico e mais da metade dos músculos-chave abaixo do nível neurológico tem um grau muscular inferior a 3.
☐ **D = Incompleta**: A função motora está preservada abaixo do nível neurológico e pelo menos metade dos músculos-chave abaixo do nível neurológico tem um grau muscular de 3 ou superior.
☐ **E = Normal**: As funções sensorial e motora estão normais.
Síndromes clínicas ☐ S. medular central ☐ S. de Brown-Séquard ☐ S. medular anterior ☐ Cone medular ☐ Cauda equina

De American Spinal Association,[6,p28] com permissão.

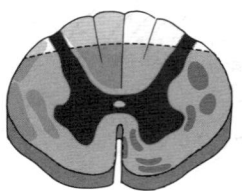
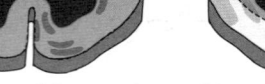
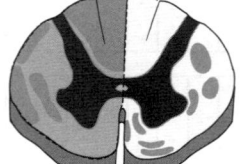

Figura 20.4 Áreas de lesão medular nas síndromes clínicas.

Síndrome de Brown-Séquard

Essa síndrome sobrevém a uma hemissecção da medula espinal (lesão de um lado) e normalmente é causada por ferimentos penetrantes, isto é, por projétil de arma de fogo ou facada. As lesões parciais (denominadas *Síndrome de Brown-Séquard Plus*) ocorrem com mais frequência; as hemissecções verdadeiras são raras. As características clínicas dessa síndrome são assimétricas. Do lado *ipsilateral* (mesmo lado) da lesão, ocorre paralisia e perda sensorial.

A perda ipsilateral da propriocepção, da sensibilidade tátil e da sensibilidade vibratória resulta de dano na coluna posterior; a paralisia resulta da lesão do trato corticospinal lateral. Do lado *contralateral* (oposto) da lesão, o dano aos tratos espinotalâmicos resulta na perda da sensação de dor e temperatura[8]. Essa perda começa vários dermátomos abaixo do nível da lesão[9]. Essa discrepância nos níveis ocorre porque os tratos espinotalâmicos laterais ascendem 2 a 4 segmentos do mesmo lado antes de se cruzarem[5,10,11]. Normalmente, os indivíduos com síndrome de Brown-Séquard obtêm bons ganhos funcionais durante a reabilitação em ambiente hospitalar[8].

Síndrome medular anterior

Essa síndrome frequentemente está relacionada a lesões por flexão da região cervical e ao consequente dano à porção anterior da medula e/ou ao seu suprimento vascular proveniente da artéria espinal anterior. Geralmente ocorre compressão da parte anterior da medula resultante de fratura, deslocamento ou protrusão de disco cervical. Essa síndrome é caracterizada por perda da função motora (dano ao trato corticospinal) e perda da sensação de dor e temperatura (dano ao trato espinotalâmico) abaixo do nível da lesão. A propriocepção, a sensibilidade tátil e a sensibilidade vibratória geralmente estão preservadas, porque são mediadas pelas colunas posteriores, que têm um suprimento vascular separado, proveniente das artérias espinais posteriores[5,8,10,11]. Os indivíduos com síndrome medular anterior quase sempre necessitam de um tempo maior de internação durante a reabilitação quando comparados às pessoas com outros tipos de síndromes clínicas da LM[8].

Síndrome medular central

É o tipo mais comum de síndrome associada à LM[8,12]. Geralmente resulta de lesão por hiperextensão da região cervical[13]. Essa síndrome medular também tem sido associada ao estreitamento congênito ou degenerativo do canal espinal. As forças compressivas resultantes provocam hemorragia e edema, o que causa lesão na parte mais central da medula. O comprometimento neurológico é normalmente mais grave nos membros superiores (os tratos cervicais têm localização mais central) que nos inferiores (os tratos lombares e sacrais têm localização mais periférica)[8]. Ocorrem graus variáveis de deficiência sensorial, mas esta tende a ser menos grave que as deficiências motoras. Quando há preservação completa dos tratos sacrais, as funções vesical, intestinal e sexual podem ser normais. Os pacientes com síndrome medular central normalmente recuperam a capacidade de andar. Contudo, permanece certa fraqueza distal nos MMSS (membros superiores) e a perda do controle motor fino, o que pode levar a limitações, de moderadas a graves, na capacidade de realizar tarefas funcionais[12].

Lesões da cauda equina

A medula espinal afunila-se distalmente formando o cone medular na borda inferior da primeira vértebra lombar. Embora existam algumas variações anatômicas, esse é o local onde a medula espinal normal termina. Abaixo desse nível, há um conjunto de raízes nervosas longas conhecidas como *cauda equina*. Transecções completas nessa área são raras. As **lesões da cauda equina** são com frequência anatomicamente incompletas por causa do grande número de raízes nervosas envolvidas e da área da superfície comparativamente grande que elas ocupam (i. e., seria improvável que uma lesão nessa região afetasse toda a área da superfície e todas as raízes nervosas).

Indivíduos com lesão da cauda equina exibem arreflexia vesical e intestinal e anestesia em sela. A paralisia e a paresia dos MMII (membros inferiores) são variáveis e dependem da extensão da lesão da cauda equina[8]. As lesões da cauda equina constituem-se em lesões de nervos periféricos (**neurônio motor inferior – NMI**). Dessa forma, elas têm o mesmo potencial para a regeneração que os nervos periféricos de outras partes do corpo. No entanto, a restauração total da inervação não é comum porque (1) há uma grande distância entre a lesão e o ponto de inervação; (2) a regeneração axônica poderá não ocorrer ao longo da distribuição original do nervo; (3) a regeneração axônica poderá ser bloqueada por cicatriz colágeno-glial; (4) o órgão-alvo poderá não ser mais funcionante quando a reinervação ocorrer e (5) a velocidade da regeneração desacelera e, por fim, para depois de aproximadamente 1 ano.

Complicações neurológicas e condições associadas

A LM leva à ruptura da comunicação entre os centros mais altos do sistema nervoso central e a periferia. Esse rompimento causa a perda das funções sensorial e motora, bem como o comprometimento da função autônoma.

Choque espinal

Imediatamente depois da LM, ocorre um período de arreflexia que é parte do **choque espinal**. Esse período de diminuição transitória dos reflexos não é bem compreendido[14]. Acredita-se que resulte da cessação abrupta das conexões entre centros mais altos e a medula espinal[5,10]. Caracteriza-se inicialmente pela ausência de toda a atividade reflexa, por regulação autônoma deficiente que causa hipotensão e pela perda do controle da sudorese e da piloereção[10]. Além da perda dos reflexos tendíneos profundos, há perda do reflexo bulbocavernoso e do reflexo cremastérico, sinal de Babinski e resposta plantar retardada.

O choque espinal evolui com o passar do tempo. O período inicial de arreflexia total dura aproximadamente 24 horas. Ocorre, então, o retorno gradual dos reflexos 1-3 dias depois da lesão, seguido por um período de hiper-reflexia crescente que dura 1-4 semanas e por hiper-reflexia final 1-6 meses depois da lesão[14].

Deficiências sensoriais e motoras

Depois da LM, poderá ocorrer perda total (paralisia) ou parcial (paresia) da função muscular abaixo do nível da lesão. A ruptura das fibras sensoriais ascendentes depois da LM leva à deficiência ou mesmo à ausência da sensação abaixo do nível da lesão.

As manifestações clínicas das deficiências sensoriais e motoras dependem das características específicas da lesão, as quais incluem o nível neurológico e a extensão da lesão.

Disreflexia autônoma

A disreflexia autônoma (DA, também chamada de hiper-reflexia autônoma) é um reflexo autônomo patológico que pode ser potencialmente fatal. A DA normalmente se manifesta em lesões acima de T6 (acima da emergência esplâncnica simpática)[15]. No entanto, ela tem sido observada em pacientes com lesões mais baixas. A incidência desse problema varia. Um estudo registrou uma ocorrência de 48% em um grupo de 213 pacientes[16]. Embora a DA seja mais comum na fase crônica da recuperação (mais de 3-6 meses depois da lesão), ela também poderá surgir nas fases iniciais depois da lesão medular[17]. A DA é mais comum nas lesões completas, mas também poderá ocorrer nas lesões medulares incompletas[18].

Essa síndrome clínica produz atividade autônoma de início agudo a partir de estímulos nocivos abaixo do nível da lesão. Os impulsos aferentes provenientes desses estímulos alcançam a parte inferior da medula espinal (áreas torácica inferior e sacral) e dão início a um reflexo em massa que resulta na elevação da pressão sanguínea. Normalmente, os impulsos estimulam os receptores do seio carótico e da aorta, os quais enviam sinais para o centro vasomotor para reajustar a resistência periférica. No entanto, depois da LM, os impulsos provenientes do centro vasomotor não conseguem passar pelo local da lesão para contrabalançar a hipertensão por meio da vasodilatação[19]. Trata-se de uma situação de emergência, crítica. Por causa da falta de inibição pelos centros mais altos, a hipertensão persistirá se não for tratada de imediato. A hipertensão desencadeada pela DA pode causar convulsões, parada cardíaca, hemorragia subaracnóidea, acidente vascular encefálico ou mesmo morte.

Estímulos desencadeantes

A causa mais comum desse reflexo patológico é a distensão/irritação vesical e intestinal[19]. Os problemas vesicais comuns que podem desencadear a DA são bexiga distendida, cateter bloqueado, infecção do sistema urinário, cálculos renais e irritação da bexiga ou uretra durante uma cateterização ou outros procedimentos. Outros estímulos precipitantes incluem úlceras por pressão, estímulos cutâneos nocivos abaixo do nível da lesão, má função renal, estimulação elétrica abaixo do nível da lesão, atividade sexual, parto e fratura óssea abaixo do nível da lesão[19]. A Tabela 20.2 resume os estímulos que podem desencadear o início da DA, bem como sinais e sintomas associados comuns.

Sintomas

Os sintomas da DA incluem hipertensão, bradicardia, dor de cabeça (com frequência intensa e latejante), sudorese profusa, espasticidade aumentada, inquietação, vasoconstrição abaixo do nível da lesão, vasodilatação (enrubescimento) acima do nível da lesão, contração das pupilas, congestão nasal, piloereção (pele de galinha) e visão borrada[19]. Com menor frequência, a DA também pode ser assintomática. A elevação da pressão arterial sistólica de 20 para 30 mmHg é diagnóstica de um episódio de DA[15] (essa elevação pode estar dentro da variação normal para uma pessoa sem LM). Pessoas com LM normalmente têm uma pressão arterial em repouso menor que a normal; a pressão sistólica poderá estar na faixa de 90-110 mmHg nos pacientes com nível neurológico acima de T6. Durante um episódio de DA, a pressão arterial sistólica poderá subir para 250-300 mmHg e a diastólica para 200-220 mmHg.

Intervenção

O início dos sintomas deve ser tratado como uma emergência médica. Se o paciente estiver deitado, deverá ser colocado na posição vertical, uma vez que nessa posição a pressão arterial diminui, as roupas deverão ser afrouxadas, assim como qualquer dispositivo restritivo. A pressão arterial e o pulso devem ser monitorados. Deve-se perguntar ao paciente quais os possíveis fatores desencadeantes, começando pelo sistema urinário. A distensão da bexiga é a principal causa de DA, por isso o sistema de drenagem deve ser examinado em primeiro lugar. Se o paciente estiver usando um cateter de demora, deve-se verificar se ele está bloqueado. Se for identificado algum tipo de bloqueio, este deverá ser removido imediatamente.

Tabela 20.2 Estímulos desencadeantes e sinais e sintomas da disreflexia autônoma

Estímulos desencadeantes	Sinais e sintomas
Distensão/irritação da bexiga*	Hipertensão (elevação da PA sistólica de 20-30 mmHg)
Distensão/irritação dos intestinos*	Bradicardia
Estímulos que normalmente seriam dolorosos abaixo do nível da lesão	Dor de cabeça intensa
Irritação gastrintestinal	Sensação de ansiedade
Atividade sexual	Pupilas contraídas
Trabalho de parto	Visão borrada
Fratura esquelética abaixo do nível da lesão	Enrubescimento e piloereção acima do nível da lesão
Estimulação elétrica abaixo do nível da lesão	Pele seca e pálida abaixo do nível da lesão (resultante de vasoconstrição)
	Congestão nasal
	Espasticidade aumentada
	Poderá ser assintomático

*Desencadeantes mais comuns da DA.

Se o paciente é cateterizado de modo intermitente, deve-se inserir um cateter para drenar a bexiga. Deve-se perguntar ao paciente quando ocorreu a última evacuação e verificar se há impactação fecal. Deve-se examinar o corpo do paciente em busca de estímulos desencadeantes como roupas apertadas, cinta fixadora de cateter apertada, cintas abdominais ou qualquer coisa que possa agir como um estímulo nocivo.[20,21]

Se a hipertensão e outros sintomas não diminuírem com a identificação e eliminação dos fatores desencadeantes específicos, deve-se buscar imediatamente a assistência de um médico e/ou enfermeiro. O uso de fármacos poderá ser necessário para baixar a pressão arterial. Os medicamentos anti-hipertensivos mais utilizados são o nifedipino, os nitratos e o captopril.[22]

A orientação sobre os fatores desencadeantes, sinais e sintomas e o tratamento da DA é fundamental. Um estudo recente constatou que 41% das pessoas com LM acima de T6 nunca tinham ouvido falar sobre DA e que 22% das pessoas que já tinham ouvido falar, não sabiam como agir diante de um episódio de DA.[23] Na maioria dos casos, a DA só se manifesta nas fases crônicas da recuperação, quando os pacientes não estão mais em um ambiente com cuidados médicos. E é nessa situação que eles podem sofrer o primeiro episódio. As pessoas com LM que correm o risco de sofrer DA devem ser orientadas sobre os estímulos desencadeantes, os sintomas e o tratamento.

Hipertonia espástica

Os indivíduos com LM ou com outros distúrbios do sistema nervoso central, como lesão encefálica traumática, esclerose múltipla e acidente vascular encefálico, apresentam com frequência hipertonia espástica. Aproximadamente 65% das pessoas com LM têm espasticidade, e essa condição é mais comum em pessoas com lesão cervical[24]. A hipertonia espástica é parte da síndrome do neurônio motor superior (NMS), que abrange uma variedade de condições, entre elas a espasticidade, os espasmos musculares, o tônus muscular anormalmente alto, os reflexos de estiramento hiperativos e o clônus[25]. Às vezes, esses termos são utilizados de modo intercambiável na literatura. A definição clássica de espasticidade consiste no aumento (dependente da velocidade) da resistência ao estiramento passivo[26]. Acredita-se que a hipertonia espástica seja resultado de um impulso alterado, no nível segmentar espinal, que provoca um desequilíbrio entre a excitação e a inibição dos neurônios motores espinais. Os sinais descendentes suprassegmentares são alterados ou eliminados depois da LM, as células do corno anterior podem se tornar hiperexcitáveis e ocorrem mudanças no impulso aferente[25].

A hipertonia espástica surge normalmente abaixo do nível da lesão depois do desenvolvimento do choque espinal. A hipertonia espástica aumenta de modo gradual durante os primeiros 6 meses e estabelece um patamar geralmente 1 ano depois da lesão. Vários estímulos, como mudanças de posição, estímulos cutâneos, temperaturas ambientais, roupas apertadas, cálculos vesicais e renais, fezes impactadas, bloqueio de cateter, infecções do sistema urinário, úlceras de decúbito e estresse emocional, poderão desencadear ou aumentar a espasticidade e os espasmos musculares.

A intensidade da espasticidade varia. Aproximadamente 50% das pessoas com LM relatam que sua espasticidade causa problemas[24,27]. Os pacientes com envolvimento mínimo a moderado poderão aprender a desencadear a espasticidade ou o espasmo muscular em momentos apropriados para auxiliar nas atividades funcionais. No entanto, a espasticidade de forte intensidade pode ser um entrave para a atividade independente. Por exemplo, espasmos intensos durante as transferências podem causar perda do equilíbrio e queda. O tratamento da espasticidade precisa contrabalançar os potenciais benefícios com os efeitos negativos.

A espasticidade geralmente é tratada por vários métodos que incluem alguns tipos de alongamento e medicamentos[28-30]. Embora o alongamento seja bastante utilizado na clínica[28], uma revisão sistemática recente constatou que o alongamento não tem um impacto clinicamente importante sobre a espasticidade nas pessoas com condições neurológicas[31]. A causa pode estar relacionada com os diferentes métodos empregados para medir a espasticidade e com a força e o tempo utilizados no alongamento dos diferentes estudos.

Os medicamentos normalmente utilizados incluem relaxantes musculares e agentes espasmolíticos como o baclofeno[30,32], a tizanidina[33], o diazepam[34] e o dantroleno sódico[34]. O baclofeno intratecal (uma bomba implantada que libera pequenas quantidades de baclofeno diretamente no nível da medula espinal para minimizar os efeitos colaterais) pode ser utilizado nos casos de espasticidade intensa quando os pacientes não respondem bem à administração oral[35]. A injeção intramuscular de neurotoxina botulínica pode ser utilizada para tratar a espasticidade focal[36]. O tratamento farmacológico geralmente não alivia totalmente a espasticidade, portanto é preciso ponderar entre os benefícios e os efeitos colaterais potencialmente adversos (p. ex., fraqueza, tontura e sonolência). Além disso, os pacientes poderão desenvolver tolerância ao uso prolongado de alguns fármacos. Apesar do uso disseminado de agentes farmacológicos no tratamento da espasticidade, poucos ensaios clínicos apoiam diretamente seu uso em pessoas com LM[37].

As abordagens cirúrgicas também são empregadas para combater a espasticidade dos casos mais graves, mas somente são consideradas depois de esgotadas todas as outras intervenções alternativas[30]. Os procedimentos cirúrgicos utilizados incluem a miotomia – secção ou liberação de um músculo; a tenotomia – secção de um tendão que permite um alongamento subsequente (p. ex., o tendão do calcâneo); e a rizotomia dorsal (secção das raízes nervosas posteriores para interromper o reflexo do estiramento)[30].

Comprometimento cardiovascular

Nas pessoas saudáveis, com medula espinal intacta, a função cardiovascular é regulada pelo tronco encefálico e pelo hipotálamo por meio dos sistemas nervosos simpático e parassimpático[5,38]. Os sinais parassimpáticos que seguem para o coração provêm do nervo vago e diminuem a frequência e a contratilidade cardíacas. O estímulo simpático provém dos segmentos espinais T1 a L2 e passa pelo tronco simpático, que corre paralelo à medula espinal. O estímulo simpático aumenta a frequência e a contratilidade cardíacas e a vasoconstrição periférica[5].

A LM cranial leva à perda da comunicação simpática entre o tronco encefálico e o coração, enquanto o estímulo parassimpático permanece intacto. Como consequência, ocorre bradicardia e dilatação vascular periférica abaixo do nível da lesão. Por causa da ruptura do equilíbrio entre os estímulos simpáticos e os parassimpáticos, da ausência ou diminuição da contração muscular ativa e do tempo prolongado no leito, o paciente sofre com frequência de hipotensão ortostática durante as mudanças posturais iniciais para uma posição mais ereta. Os sintomas da hipotensão ortostática incluem visão borrada, zumbido nos ouvidos, tontura e perda dos sentidos. A hipotensão ortostática costuma ser significativa apenas nas pessoas com LM acima de T6. Embora o mecanismo exato não seja bem compreendido, com o passar do tempo o sistema cardiovascular restaura gradualmente um tônus vasomotor suficiente para permitir a adoção da posição vertical[39].

Para minimizar esses efeitos durante a mobilização dos pacientes logo depois da LM, deve-se permitir a adaptação gradual do sistema cardiovascular por meio da progressão lenta até a posição vertical. Esse processo começa geralmente com a elevação da cabeça do leito e avança para uma cadeira de rodas reclinável com elevação dos descansos para pernas e o uso de uma mesa ortostática. Os sinais vitais devem ser monitorados com atenção, e o paciente sempre deve ser movido lentamente. O uso de meias de compressão e de cinta abdominal poderá minimizar ainda mais esses efeitos[40]. Poderá haver indicação de tratamento farmacológico (p. ex., efedrina para aumentar a pressão arterial ou doses baixas de diuréticos para atenuar o edema persistente das pernas, tornozelos ou pés). À medida que a estabilidade vasomotora retorna, a tolerância à posição vertical melhora gradualmente.

Passada a fase aguda da lesão, as pessoas com LM abaixo ou dentro da emergência simpática toracolombar exibirão tolerância reduzida aos exercícios, volume sistólico menor e débito cardíaco reduzido[41,42]. A perda do condicionamento geralmente ocorre por causa da inatividade física e do comprometimento do sistema cardiovascular. Um programa de exercícios regulares para o condicionamento cardiovascular é um componente importante da reabilitação. Os programas devem ser elaborados com base no nível da lesão e incluem o monitoramento cuidadoso do paciente[42].

Comprometimento do controle da temperatura

Depois do dano à medula espinal, o hipotálamo não consegue controlar mais o fluxo sanguíneo cutâneo ou o nível de sudorese. Essa disfunção autônoma (simpática) resulta na perda das respostas termorreguladoras internas. Ocorre também a perda da capacidade de tremer (calafrio) abaixo do nível da lesão. O grau da deficiência da termorregulação varia de acordo com o nível da lesão e com o tipo de lesão (completa ou incompleta). Os pacientes com lesão cervical completa exibem uma deficiência mais grave. Logo depois da lesão, poderá ocorrer hipotermia por causa da vasodilatação periférica e, em uma fase posterior, é mais provável que ocorra hipertermia pela falta de controle simpático das glândulas sudoríparas. Embora ocorram com o tempo algumas melhoras nas respostas termorreguladoras, os pacientes com tetraplegia normalmente apresentam um comprometimento em longo prazo da regulação da temperatura corporal, principalmente da resposta a mudanças ambientais extremas.

Comprometimento pulmonar

As funções ventilatória e respiratória variam consideravelmente de acordo com o nível da lesão. Em pessoas com lesões cervicais altas, os problemas pulmonares são a principal causa de morte tanto na fase inicial quanto na fase tardia da recuperação[43,44]. É provável que as pessoas com lesão abaixo de T10 tenham funções ventilatória e respiratória quase normais. A paralisia ou paresia dos músculos da respiração acarretam uma ventilação deficiente que poderá, por sua vez, levar à respiração insuficiente, resultando em atelectasia e pneumonia. Das pessoas com tetraplegia, 10% desenvolvem pneumonia ou atelectasia 1 ano depois da lesão[45].

Nas lesões espinais altas – em C1 e C2 –, há perda da inervação do nervo frênico e da respiração espontânea. Os únicos músculos da respiração que permanecem intactos são os músculos acessórios: o músculo esternocleidomastóideo, a parte ascendente do músculo trapézio e os músculos extensores do pescoço. Para a manutenção da vida, é necessário utilizar um ventilador artificial ou um estimulador do nervo frênico. A expiração é passiva; como resultado, as pessoas com LM nesses níveis precisam de ajuda para realizar a desobstrução das vias aéreas. Os pacientes com lesão em C3 e C4 têm inervação parcial do diafragma, bem como dos músculos escalenos, levantador da escápula e trapézio. Na fase aguda da recuperação, as pessoas com lesão nesses níveis necessitarão de ventilação mecânica. Com a recuperação e treinamento, é possível que elas consigam respirar sem ajuda[46]. No entanto, essas pessoas poderão precisar de suporte ventilatório em parte do dia, principalmente aquelas com lesão em C3.

Por não terem a inervação dos músculos intercostais e abdominais, elas também precisarão de ajuda para realizar a desobstrução das vias aéreas. A função pulmonar é melhor nos pacientes com lesão cervical média ou baixa do que naqueles com lesão cervical alta. A inervação do diafragma é completa nas lesões em C5-C8, bem como a de muitos músculos acessórios. Parte da capacidade de tossir está preservada; no entanto, ela geralmente é fraca. Embora as pessoas com paraplegia tenham uma função pulmonar melhor que aquelas com tetraplegia, elas ainda têm uma função respiratória deficiente quando comparadas às pessoas saudáveis sem LM[47]. O comprometimento pulmonar aumenta quanto mais cranial for a lesão. A capacidade para desobstruir as vias aéreas está prejudicada nas pessoas com musculatura intercostal e abdominal fraca ou ausente e, como consequência, elas correm um risco maior de desenvolver pneumonia e atelectasia.

Os principais músculos da expiração são os intercostais internos e os abdominais. Normalmente, a expiração não forçada é um processo passivo que resulta do recolhimento elástico dos pulmões e do tórax. No entanto, os músculos intercostais internos e abdominais contribuem em várias funções importantes relacionadas ao movimento do ar para fora dos pulmões. A perda desses músculos diminui de modo significativo a eficiência expiratória. O controle dos músculos abdominais tem origem em T5-T12. Quando a inervação desses músculos está preservada, eles desempenham um papel importante na manutenção da pressão intratorácica para uma respiração eficaz. Eles também sustentam as vísceras abdominais, auxiliam na manutenção da posição do diafragma e forçam o diafragma para cima durante a expiração forçada. Quando há paralisia dos músculos abdominais, essa sustentação é perdida e, como consequência, o diafragma assume uma posição anormalmente baixa no tórax. Essa posição mais baixa e a falta de pressão abdominal para mover o diafragma para cima durante a expiração forçada levam a uma diminuição do volume expiratório de reserva. Como consequência, há diminuição da eficiência da tosse e da capacidade de expelir as secreções. A Tabela 20.3 traz uma síntese dos músculos respiratórios nos diferentes níveis de lesão medular[48].

A paralisia ou paresia dos músculos escalenos e intercostais também resulta no desenvolvimento de um padrão respiratório alterado, denominado *padrão respiratório paradoxal*[49]. Esse padrão é caracterizado por achatamento da parede superior do tórax, diminuição da expansão da parede torácica e elevação epigástrica dominante durante a inspiração. Esse padrão respiratório é ineficaz, e o paciente precisa de mais energia para respirar. Como consequência, ele se cansa rapidamente.

Há outros fatores que podem prejudicar ainda mais o quadro respiratório. Traumatismo adicional no momento

Tabela 20.3 Nível neurológico da lesão medular e músculos da respiração

Nível da lesão	Músculos respiratórios*
C1-C2	Esternocleidomastóideo, parte ascendente do trapézio, extensores do pescoço
C3-C4	Parte do diafragma, escalenos, levantador da escápula
C5-C8	Diafragma, peitoral maior e menor, serrátil anterior, romboides, latíssimo do dorso
T1-T5	Alguns intercostais, eretores da espinha
T6-T10	Intercostais e abdominais
T11 e abaixo	Todos os músculos acima

*Cada nível sucessivo engloba os músculos dos níveis mais craniais.

da lesão, problemas respiratórios pré-mórbidos, idade, peso e histórico de tabagismo podem comprometer ainda mais a função respiratória[47,50].

Disfunção da bexiga e dos intestinos

Disfunção da bexiga

Os efeitos da disfunção vesical depois da LM representam uma complicação médica grave que requer tratamento constante e de longa duração. As infecções do sistema urinário (ISU) são uma causa importante de mortalidade e morbidade para as pessoas com LM. A LM altera o complexo controle reflexo e voluntário da **micção**. Como consequência, pessoas com LM necessitam frequentemente de um cateter para drenar a bexiga.

O controle espinal da micção origina-se dos segmentos sacrais de S2, S3 e S4[5]. O nível da lesão determina o tipo de disfunção vesical. Pacientes com lesões acima do cone medular e dos segmentos sacrais desenvolvem uma *bexiga espástica* ou *hiper-reflexa*[5]. Ela também é chamada de *bexiga do neurônio motor superior*. A lesão dos segmentos sacrais ou do cone medular é seguida pelo surgimento de uma *bexiga flácida* ou *arreflexa*[5] que também é chamada de *bexiga do neurônio motor inferior*.

A bexiga espástica ou hiper-reflexa (lesão do NMS) contrai e de modo reflexo esvazia-se em resposta a certo nível de pressão de enchimento. O arco reflexo está intacto nesse tipo de lesão. O músculo detrusor geralmente está hiper-reflexivo. Pode haver diminuição do tônus do esfíncter, contração do músculo detrusor com pequenos volumes de urina e falta de coordenação entre o músculo detrusor e os esfíncteres (dissinergia). A bexiga flácida ou arreflexa (lesão do NMI) é basicamente flácida porque não há ação reflexa do músculo detrusor.

Em geral, há dois tipos de disfunção vesical: incapacidade para armazenar urina e incapacidade para esvaziar a bexiga[51]. Essas disfunções podem ser resultantes de deficiência do músculo detrusor ou do esfíncter. A incapacidade para armazenar urina poderá resultar de esfíncter arreflexo ou de músculo detrusor espástico. A incapacidade para esvaziar suficientemente a bexiga poderá resultar de bexiga arreflexa ou de esfíncter incapaz de relaxar. A dissinergia entre o músculo detrusor e o esfíncter também pode levar à drenagem incompleta da bexiga[51].

Controle da bexiga

O principal objetivo do controle vesical é evitar ou minimizar as complicações do sistema urinário, que incluem ISU, *hidronefrose* (dilatação do rim causada pelo retorno da urina), cálculos renais, cálculos vesicais e *refluxo vesicoureteral* (fluxo retrógrado de urina que sobe pelo ureter)[51]. Como a incontinência urinária tem implicações psicossociais muito grandes para o paciente, é importante adotar uma abordagem combinada nesses casos. O conhecimento do programa de controle vesical e a participação do paciente nesse programa são fatores importantes que devem ser levados em consideração pelo fisioterapeuta.

Na fase inicial da recuperação, enquanto o paciente ainda está em choque espinal, a bexiga mostra-se flácida; faz-se, então, a inserção de um cateter de demora. Durante a reabilitação, quando o paciente passa para a fase estável, o método de controle vesical utilizado com mais frequência é a *cateterização intermitente*[51,52]. Em poucas palavras, o programa consiste na determinação de um padrão de ingestão líquida de aproximadamente 2.000 mL/dia. A ingestão é interrompida no final do dia para reduzir a necessidade de cateterização durante a noite. No início, o paciente é cateterizado a cada 4 horas. Deve-se fazer um registro contínuo da urina eliminada e da urina residual. Enquanto o paciente estiver no hospital, deve-se fazer cateterização intermitente estéril; depois da alta, pode-se utilizar uma técnica limpa.

Embora a cateterização intermitente seja o método mais comum de controle vesical depois da alta da reabilitação hospitalar, muitos pacientes do sexo masculino preferem usar uma sonda externa que se assemelha a um preservativo[52]. Os outros métodos de controle vesical compreendem a percussão suprapúbica e a manobra de Valsalva. A *percussão suprapúbica* consiste na percussão com a ponta dos dedos da área sobre a bexiga e provoca o esvaziamento reflexo desse órgão. Essa técnica só funciona em pessoas com "bexiga do neurônio motor superior" sem dissinergia entre o músculo detrusor e o esfíncter, porque o esfíncter precisa se abrir para que ocorra a drenagem reflexa[51,52]. Pessoas com bexiga arreflexa podem utilizar a *manobra de Valsalva*, que consiste em fazer força[51,52]. Em alguns pacientes, pode ser necessária a inserção cirúrgica de um cateter suprapúbico.

A combinação de métodos ou o método exato utilizado para o controle vesical dependerá de vários fatores: do tipo de disfunção vesical, do nível da lesão, da capacidade funcional e da preferência pessoal. Independentemente do(s) método(s) utilizado(s), o objetivo é livrar o paciente do cateter, obter um volume residual pós-esvaziamento baixo na bexiga e evitar uma pressão vesical alta durante o esvaziamento[53]. O exame urodinâmico é feito depois do desaparecimento do choque espinal, cerca de 3 meses após a lesão, e visa auxiliar no diagnóstico do tipo específico de disfunção vesical, bem como guiar na escolha das estratégias de controle.

Como consequência da função vesical deficiente, quase 50% das pessoas com LM desenvolvem ISU[54]. As outras complicações do sistema urinário vinculadas às ISU crônicas são o desenvolvimento de cálculos vesicais e renais e a disfunção renal.

Disfunção dos intestinos

Como a disfunção vesical, a disfunção intestinal é um problema importante que surge depois da LM. Mais de 98% das pessoas com LM relatam problemas com o funcionamento intestinal e 34% precisam de algum tipo de ajuda[55]. Indivíduos com LM relatam que a função intestinal tem um impacto maior sobre a vida diária que as outras deficiências, como a disfunção sexual, a disfunção vesical, a dor, a espasticidade e as lesões cutâneas[55-57]. O funcionamento intestinal também tem um grande impacto sobre as atividades sociais e a qualidade de vida do paciente[56]. Quando o choque espinal diminui, o intestino neurogênico pode se apresentar de duas formas principais. Nas lesões da medula espinal acima de S2, o intestino torna-se *espástico* ou *reflexo* (lesão do neurônio motor superior). Como as conexões parassimpáticas e do esfíncter interno provenientes de S2-S4 estão intactas, a defecação reflexa pode ocorrer quando as fezes enchem o reto. Nas lesões em S2-S4 ou da cauda equina (nervos periféricos), desenvolve-se um *intestino flácido ou arreflexo* (lesão do neurônio motor inferior). No intestino arreflexo, as conexões parassimpáticas provenientes de S2-S4 não estão intactas, por isso o intestino não se esvazia de modo reflexo. Como consequência, as fezes podem ficar impactadas e, como o esfíncter externo está flácido, pode ocorrer incontinência[5,51].

Controle dos intestinos

A segurança e uma rotina intestinal apropriada e conveniente são os objetivos comuns para o controle do intestino. A segurança compreende a continência para manter a pele intacta e saudável, evitar danos às estruturas colorretais e impedir a DA causada pela disfunção intestinal[53]. Além do tipo de intestino neurogênico (neurônio motor superior ou neurônio motor inferior), o programa de controle intestinal também dependerá de outros fatores que poderão afetar a função gastrintestinal medicamentos, hábitos alimentares, ingestão de líquidos e capacidade funcional[51]. Um programa intestinal típico consiste no estabelecimento de um padrão diário (ou de dias alternados) para o desencadeamento dos movimentos intestinais. O momento exato do dia é escolhido pelo paciente com base nas suas necessidades, e a evacuação deve ocorrer de modo regular e pontual, geralmente de manhã ou no final do dia. Pessoas com intestino reflexo precisam de supositórios e técnicas de estimulação digital para provocar uma defecação reflexa. A estimulação digital consiste no estiramento manual do esfíncter anal com um dedo de luva lubrificado ou com um aparelho estimulador digital. Esse estiramento desencadeia a peristalse do colo e a evacuação do reto (mediado por S2, S3 e S4)[51]. A manobra de Valsalva e a massagem abdominal também poderão ser realizadas. O controle do intestino não reflexo depende das técnicas manuais de evacuação e de uma manobra de Valsalva suave[51]. Outros fatores que podem desempenhar algum papel na manutenção de um programa intestinal seguro e regular incluem uma alimentação com quantidade apropriada de fibras, a ingestão de líquidos, atividade física, amolecedores de fezes, laxativos e agentes formadores de volume.

Disfunção sexual

A sexualidade abrange muito mais do que apenas a capacidade física para o intercurso sexual. Ela é parte importante da constituição de um indivíduo e do sentimento de autoestima. A LM afeta não apenas a capacidade fisiológica para o intercurso, mas também o aspecto psicossocial da sexualidade. Pessoas com paraplegia relatam que a melhora da função sexual é o principal fator de melhora da qualidade de vida. Para as pessoas com tetraplegia, a sexualidade é a segunda função mais importante depois da recuperação da função das mãos[57]. São partes importantes da reabilitação a orientação do paciente para que ele possa compreender plenamente o impacto da LM sobre a função sexual e o apoio para que ele possa se sentir seguro com sua nova sexualidade.

Resposta masculina

A resposta sexual está diretamente relacionada ao nível e à extensão da lesão. Como ocorre com as funções vesical e intestinal, as capacidades sexuais variam muito entre os pacientes com lesão do neurônio motor superior (dano medular acima de S2-S4) e aqueles com lesão do neurônio motor inferior. De modo geral, a capacidade erétil é maior nos homens com lesões do NMS do que naqueles com lesões do NMI e maior nos homens com lesões incompletas do que naqueles com lesões completas. Há dois tipos de ereção: a reflexa e a psicogênica. As *ereções reflexas* ocorrem em resposta à estimulação física externa dos genitais ou do períneo e é preciso que o arco reflexo (mediado por S2, S3 e S4) esteja intacto. As *ereções psicogênicas* ocorrem por meio da atividade cognitiva, como a fantasia erótica. Elas são mediadas por centros medulares toracolombares ou sacrais a partir do córtex cerebral[5,51]. Para melhorar a função erétil, pode-se usar também medicamentos, como o Viagra®, o Levitra® e o Cialis®; medicamentos injetáveis que relaxam o músculo liso do pênis; agentes tópicos; e dispositivos mecânicos[51,58,59].

A capacidade para ejacular é mais comum em homens com lesão do NMI do que naqueles com lesão do NMS, bem como nos homens com lesão incompleta comparados com aqueles com lesão completa[51]. Do ponto de vista histórico, um número relativamente pequeno de pacientes com LM foi capaz de ter filhos. Esse grau baixo de fertilidade foi associado ao comprometimento da espermatogênese e à incapacidade para ejacular. No entanto, a estimulação vibratória e a eletroejaculação poderão melhorar a resposta ejaculatória e produzir um sêmen de melhor qualidade para os fins reprodutivos[51,59].

O orgasmo e a ejaculação são dois eventos separados. O *orgasmo* é um evento psicogênico, cognitivo, ao passo que a *ejaculação* é uma ocorrência física. Há pouca informação disponível com relação aos efeitos da LM sobre o orgasmo. É provável que isso tenha a ver com dificuldades intrínsecas na coleta dos dados. Com base em pesquisas de autorrelatos, cerca de 45% dos homens com LM afirmam que atingem o orgasmo[60,61].

Resposta feminina

As respostas sexuais femininas também seguem um padrão de acordo com o local da lesão. Nas pacientes com lesão do NMS, o arco reflexo permanece intacto. Portanto, é provável que os componentes da excitação sexual (lubrificação vaginal, ingurgitamento dos lábios e ereção do clitóris) ocorram por meio da estimulação reflexógenica, mas a resposta psicogênica está perdida. Por outro lado, nas pacientes com lesão do NMI, é mais provável que as respostas psicogênicas estejam preservadas e as respostas reflexas, perdidas[51].

Nas mulheres com LM, a fertilidade não é afetada tão gravemente como nos homens. O ciclo menstrual normalmente é interrompido por um período de 4-5 meses depois da lesão. Depois desse tempo, as menstruações normais retornam e o potencial para a concepção permanece intacto[51]. Mulheres com LM que querem ter filhos devem ser supervisionadas de perto durante a gravidez. Elas têm uma probabilidade maior de apresentar complicações durante a gravidez e no parto. Os problemas incluem ISU, anemia e trombose venosa[62]. O trabalho de parto e o parto em si precisam ser monitorados. Dependendo do nível neurológico da lesão, é possível que a mulher não sinta o trabalho de parto. Há risco de DA durante o trabalho de parto. Existem estudos minuciosos de Baker e Cardenas[62] e de Smeltzer e Wetzel-Effinger[63] sobre a gravidez em mulheres com LM.

Como ocorre nos homens com LM, há pouca informação disponível sobre o impacto da LM no orgasmo feminino. Mulheres com LM parecem ser menos propensas a atingir o orgasmo, e as mulheres com NMI são menos propensas a atingir o orgasmo que aquelas com NMS[51].

É importante que o fisioterapeuta tenha em mente que o paciente, seja homem ou mulher, direcionará suas perguntas sobre disfunção sexual para a pessoa que o deixe mais confortável. Não é incomum que essa conversa surja durante uma sessão de fisioterapia. Esse assunto deve ser abordado de forma aberta e honesta. Além disso, o terapeuta deve prever e estar preparado para essa situação. Assim, ele deve (1) obter informações precisas sobre o estado fisiológico e o prognóstico da função sexual do paciente e (2) ter conhecimento de opções de encaminhamento e de serviços de apoio disponíveis para exame do paciente e aconselhamento apropriados.

Complicações clínicas secundárias

As pessoas com LM correm um risco maior de complicações clínicas secundárias durante toda a vida por causa da imobilização prolongada e dos efeitos da LM sobre vários sistemas do corpo. Durante a reabilitação, 82% dos pacientes desenvolvem complicações secundárias. Um ano depois da lesão, as três complicações secundárias mais comuns são **úlceras por pressão** (15%), **pneumonia** (4%) e **trombose venosa profunda** (2,5%). Passados 25 anos da lesão, 25% dos pacientes com LM desenvolvem úlceras por pressão[64] (Quadro 20.1).

Úlceras por pressão

As *úlceras por pressão* (úlceras de decúbito) são ulcerações do tecido mole (pele ou tecido subcutâneo) causadas por pressão contínua e forças de cisalhamento. Elas estão sujeitas a infecção que pode migrar para o osso. As lesões por pressão são uma complicação clínica grave e também a principal causa de atraso da reabilitação e podem até levar à morte. As úlceras por pressão estão entre as complicações clínicas mais frequentes provenientes da LM e são um fator importante para o aumento do tempo e, subsequentemente, do custo da internação hospitalar. Até 36% das pessoas com LM desenvolvem úlceras por pressão durante a reabilitação em ambiente hospitalar[65].

Quadro 20.1 Complicações comuns depois da lesão medular

Úlcera por pressão
Trombose venosa profunda
Dor
Contraturas
Ossificação heterotópica
Fratura/osteoporose
Siringomielia

A função sensorial deficiente e a incapacidade para fazer mudanças de posição adequadas e a tempo são os fatores que influenciam no desenvolvimento das úlceras por pressão. Pessoas com LM completa são mais propensas a desenvolver úlcera por pressão do que aquelas com LM incompleta (LMi). Os outros fatores importantes associados ao desenvolvimento das úlceras por pressão são: (1) tetraplegia; (2) espasticidade; (3) incontinência vesical ou intestinal; (4) mobilidade e autocuidado limitados; (5) deficiências nutricionais; (6) imobilização prolongada durante a recuperação; (7) tabagismo; e (8) falta de cuidados com a pele[65-67].

As úlceras por pressão surgem sobre qualquer proeminência óssea sujeita a pressão excessiva. Os locais mais afetados são o sacro, os calcanhares e o ísquio[65]. As outras áreas suscetíveis à úlcera de pele são o trocanter maior, a escápula, os cotovelos, as espinhas ilíacas anteriores e os joelhos.

Trombose venosa profunda

A trombose venosa profunda (TVP) resulta do desenvolvimento de um trombo dentro de uma veia. Pessoas com LM correm o risco de desenvolver TVP por causa da falta de mobilidade e de contração muscular ativa nos MMII, que levam à estase e à hipercoagulabilidade. A formação de um coágulo é uma complicação perigosa, porque ele poderá se soltar de sua fixação e se deslocar através da corrente venosa. Esses coágulos móveis são chamados de *êmbolos* e tendem principalmente a bloquear vasos pulmonares (embolia pulmonar), o que pode levar o paciente à morte. Os registros de TVP são muito distintos e variam de 0-100%[68]. A ocorrência da TVP é mais provável durante a fase aguda da recuperação[69].

A formação de um trombo causa inflamação (tromboflebite), cujas características clínicas são inchaço local, eritema e calor. Esses sinais são similares àqueles da fase inicial da formação de osso ectópico e das fraturas de ossos longos. O diagnóstico diferencial é feito com base nos exames do fluxo venoso e na venografia.

O tratamento dessa complicação secundária tem como foco a prevenção. As intervenções não farmacológicas incluem a mobilização precoce, o uso de meias e botas de compressão e o uso de mangas de compressão pneumática. Em pessoas com alto risco de desenvolver TVP (LM motora completa, fratura de MI, trombose prévia, insuficiência cardíaca e idade superior a 70 anos), pode-se utilizar um filtro na veia cava inferior a fim de evitar a embolia pulmonar[69]. O tratamento profilático com um fármaco anticoagulante (heparina) normalmente é iniciado logo depois da lesão e continua de modo rotineiro por 2-3 meses.

Dor

A dor é uma ocorrência comum depois da LM, tanto na fase aguda da recuperação quanto na fase crônica[27,70-72]. Entre 26-96% das pessoas com LM relatam dor crônica[73]. A dor pode limitar o desempenho das atividades da vida diária (AVD), afetar o sono e acarretar um nível inferior de qualidade de vida[74,75]. A dor pode ser dividida, *grosso modo*, em duas categorias amplas: *dor nociceptiva* e *dor neuropática*. A dor nociceptiva pode ter origem musculoesquelética ou visceral. A dor neuropática pode estar localizada abaixo, acima ou no mesmo nível da lesão[76].

Dor nociceptiva

Em pessoas com LM, é comum o surgimento de dor no ombro e em outras articulações dos MMSS e nos tecidos moles[77,78]. Na maioria das vezes, as lesões musculoesqueléticas são causadas pelo uso excessivo ou má postura; normalmente ocorrem nas articulações do ombro, do punho ou do cotovelo e envolvem a cápsula, tendões, ligamentos e o tecido muscular[79]. Diversos fatores podem causar dor musculoesquelética: lesão mecânica nos tecidos moles e ósseo, inflamação e espasmo muscular. Desequilíbrios musculares na cintura escapular, má postura na cadeira de rodas, flexibilidade diminuída, posição incorreta no leito, idade avançada e índice de massa corporal (IMC) elevado podem contribuir para a dor no ombro[78]. As lesões musculoesqueléticas por uso excessivo podem ser causadas pelo esforço repetitivo (1) de impulsionar a cadeira de rodas em uma posição biomecanicamente ruim, (2) de sustentar um peso corporal aumentado com os MMSS durante as transferências, (3) ao utilizar um dispositivo(s) auxiliar(es) durante a deambulação e (4) no alívio da pressão. As lesões musculoesqueléticas específicas que podem ocorrer são: tendinite do bíceps, epicondilite lateral, síndrome do impacto no ombro, ruptura do manguito rotador, síndrome do túnel do carpo e tendinite do punho[79].

Dor neuropática

Essa dor resulta de lesão no sistema nervoso central ou periférico. A dor neuropática pode ocorrer abaixo, acima ou no mesmo nível da LM. A dor neuropática abaixo do nível da lesão resulta de dano à medula espinal e poderá assumir a forma de **alodinia** ou **hiperalgesia**. O dano a raízes de nervos ou à medula espinal pode ser a causa de dor neuropática no nível da lesão. A dor neuropática no mesmo nível da lesão também pode assumir a forma de alodinia ou hiperalgesia. A dor neuropática acima do nível da lesão provavelmente é causada pela lesão de um nervo periférico associada a pinçamento ou compressão. Ela pode se manifestar como dor em queimação, dor súbita ou dor aguda. Abaixo do nível da lesão, a dor é difusa[76].

O tratamento da dor neuropática é particularmente desafiador e nenhuma intervenção única demonstrou eficácia[80,81]. As opções não farmacológicas incluem a neuroestimulação elétrica transcutânea (TENS), massagem, acupuntura e imagens mentais[82]. As intervenções farmacológicas normalmente utilizadas são: anticonvulsivantes como a gabapentina (Neurontin®), pregabalina (Lyrica®) e o ácido valproico (Depakote®); o antidepressivo amitriptilina (Truptanol®, Amytril®); e analgésicos como o tramadol (Tramal®)[80,83]. O Capítulo 25, Dor crônica, traz uma análise minuciosa dos diferentes tipos de dor bem como as intervenções para o tratamento.

Contraturas

As contraturas surgem como consequência do encurtamento prolongado de estruturas que passam através e ao redor de uma articulação e causam limitação do movimento. No início, as contraturas produzem alterações no tecido muscular, mas progridem até provocar alterações capsulares e pericapsulares. A falta de função muscular ativa elimina o estiramento recíproco normal de um grupo muscular e das estruturas circundantes enquanto o músculo antagônico se contrai. Além disso, a espasticidade, a posição do corpo na cadeira de rodas ou no leito por períodos de tempo prolongados e o tônus muscular anormal são fatores que elevam muito o risco de contraturas nas pessoas com LM. Todas as articulações podem ser afetadas por contraturas. A contratura das articulações do tornozelo, joelho, quadril, cotovelo ou ombro pode ter um impacto negativo considerável sobre a capacidade do paciente de desempenhar atividades e papéis sociais importantes. As contraturas também podem ser dolorosas, dificultar o posicionamento corporal e a higiene e provocar úlceras de pele. A conduta terapêutica mais importante relacionada ao desenvolvimento potencial das contraturas é a prevenção. Uma vez que as contraturas tenham se desenvolvido, é extremamente difícil reverter o processo[31]. Um programa constante e concomitante de exercícios para a amplitude de movimento (ADM), de posicionamento e de uso de órteses é importante para manter o movimento das articulações e evitar as contraturas.

Ossificação heterotópica (ectópica)

A **ossificação heterotópica** (OH) consiste na osteogênese em tecidos moles, geralmente perto de articulações, abaixo do nível da lesão. A etiologia desse crescimento anormal de osso é desconhecida. A incidência da OH varia de 10-53%[84]. Os fatores associados à OH incluem lesão completa, traumatismo, espasticidade intensa, ISU e úlceras por pressão[85,86]. É preciso cuidado durante os movimentos articulares passivos. Se eles forem intensos demais, haverá risco de trauma, que poderá ser um fator desencadeante de OH. Quando isso ocorre, as articulações do quadril e dos joelhos são as mais afetadas. Os sintomas iniciais da OH incluem inchaço, dor articular e muscular, diminuição da amplitude do movimento articular, eritema e calor perto da articulação[87]. A ossificação heterotópica pode levar a contraturas, a úlceras por pressão e à redução da mobilidade e da capacidade para realizar as atividades da vida diária.

O tratamento da formação ectópica de osso utiliza várias abordagens, que incluem medicamentos, fisioterapia e, quando há graves limitações das atividades, cirurgia. Os anti-inflamatórios não esteroides são eficazes em impedir a formação de OH. O uso de campo eletromagnético pulsátil de baixa intensidade também poderá ser eficaz para impedir a formação de OH. Os bifosfonatos são eficazes, mas são mais eficazes quando utilizados na fase inicial, quando as radiografias ainda estão normais[87]. Por fim, a excisão cirúrgica é utilizada quando a OH leva a limitações extremas das atividades e da participação social.

Osteoporose e fratura óssea

Pessoas com LM podem sofrer uma perda significativa de osso logo após a lesão e em longo prazo. Há uma rápida perda mineral óssea nos primeiros 4-6 meses depois da lesão. A densidade mineral óssea (DMO) continua a diminuir até 3 anos depois da lesão; no entanto, pode continuar por mais tempo[88,89]. Embora a etiologia exata não seja clara, acredita-se que a redução da densidade mineral óssea seja causada principalmente pela combinação de ausência de ação muscular (ou ação muscular limitada) e sustentação limitada do peso corporal (ou ausência de sustentação do peso corporal)[88,89]. A redução da DMO é mais comum nos MMII, apesar de que a osteoporose também poderá ocorrer nos MMSS em pessoas com LM cervical.

A redução da DMO leva indivíduos com LM a um risco significativo de fratura. A incidência de fraturas pode chegar a 46%[88]. Os fatores de risco para fratura incluem: sexo feminino, IMC baixo, lesão completa, paraplegia *versus* tetraplegia e o tempo prolongado desde a lesão[88,89]. Quedas, uma manobra forçada durante uma transferência, atividades da vida diária como vestir-se e o alongamento são eventos comuns que precipitam uma fratura. As fraturas também podem ter origem não traumática.[90] As estratégias de intervenção enfocam a prevenção na fase inicial depois da lesão ou a limitação/reversão da perda da DMO logo no início da osteoporose. Os bifosfonatos são utilizados nas fases inicial e tardia para impedir ou reduzir a perda da DMO[88]. As estratégias de reabilitação utilizadas para impedir ou reduzir a perda da DMO são a estimulação elétrica funcional (FES) e atividades nas quais o paciente suporta o peso do próprio corpo com o auxílio de uma estrutura que o mantém em pé (*mesa osteostática*) ou de órteses e dispositivos auxiliares. A eficácia dessas intervenções reabilitadoras não está totalmente determinada.[88,89] Essa eficácia poderá ser associada a desenhos de estudo nos quais os pacientes não ficam em pé por muito tempo e/ou ficam em pé, mas sem uma carga suficiente sobre os MMII.

Prognóstico

Depois da LM, uma das perguntas mais comuns de pacientes e familiares diz respeito ao grau de recuperação da função motora. O potencial de recuperação da LM está diretamente relacionado com o nível neurológico da lesão e com a extensão da lesão (completa ou incompleta). A lesão incompleta (ASIA B, C ou D) é um bom indicador de probabilidade maior de recuperação da função motora[91,92]. Mesmo nas lesões completas (ASIA A), é provável que 70% dos pacientes com lesões cervicais apresentem um nível de recuperação motora abaixo do nível neurológico original[93]. Quatro meses depois da lesão, a preservação da sensação de picada de agulha nos MMII ou na região sacral está associada a um bom prognóstico de recuperação motora 1 ano depois da lesão[94]. A recuperação da função motora geralmente atinge um platô por volta do 12º ao 18º mês depois da lesão[92,95]. Os fatores específicos relacionados ao prognóstico da capacidade de andar são discutidos abaixo.

Tratamento médico inicial e reabilitação na fase aguda

Primeiros socorros

O tratamento da LM começa no local do acidente. As técnicas empregadas na estabilização, na mobilização e no tratamento do paciente imediatamente depois do traumatismo podem influenciar de modo significativo o prognóstico. Diante do acidente, a equipe de resgate precisa estar apta a questioná-lo e examiná-lo em busca de sinais de LM antes de movimentá-lo. Depois de um evento traumático, os sinais de LM incluem parestesias, falta (ou redução) de movimento ou de sensação nos membros, dor espinal e estado cognitivo ou nível de vigilância alterados. Quando há suspeita de LM, deve-se evitar os movimentos ativos e passivos da coluna vertebral. Se a lesão vier acompanhada de fratura com deslocamento, poderá ocorrer um dano adicional à medula espinal. O movimento da coluna vertebral é minimizado quando o acidentado é colocado sobre uma prancha rígida, imobilizado com cintas, colar cervical e imobilizador de cabeça e transportado com o auxílio de várias pessoas[96]. Essas medidas ajudam a manter a coluna vertebral em posição anatômica, neutra, e podem impedir danos neurológicos adicionais.

Na chegada ao setor de emergências, a atenção inicial é direcionada para a estabilização ventilatória e circulatória do paciente. As condições cardíacas, hemodinâmicas e respiratórias são monitoradas de perto[96,97]. O diagnóstico de LM é baseado no exame físico, na avaliação neurológica e nos exames por imagens[97]. Assim que o paciente é estabilizado, realiza-se um exame neurológico completo. Os exames por imagens auxiliam na determinação da extensão do dano e do tratamento médico[96]. A atenção médica é dirigida para a prevenção da progressão do dano neurológico por meio do realinhamento vertebral e da imobilização imediata do local da fratura[97]. É comum a inserção de um cateter urinário; em seguida, são tratadas as lesões secundárias[97].

Logo depois da lesão, doses altas de metilprednisolona poderão ser administradas. O efeito anti-inflamatório desse esteroide poderá atenuar os danos secundários resultantes do processo inflamatório. Em alguns ensaios clínicos, os pacientes apresentaram melhora das funções sensorial e motora com a administração de metilprednisolona dentro de 3-8 horas depois da lesão por 24-48 horas[98-101]. Contudo, esses resultados são um tanto controversos. Não está claro se a melhora das funções sensorial e motora resulta diretamente na melhora da mobilidade e das atividades da vida diária. Além disso, poderão ocorrer complicações graves associadas à utilização de doses altas de esteroides durante tempo prolongado[102,103].

Estabilização da fratura

O objetivo do tratamento do local da fratura/lesão espinal é estabilizar a coluna vertebral para impedir mais danos à medula. A redução e a imobilização das lesões medulares podem ser realizadas por método conservador ou cirúrgico. As indicações para a estabilização cirúrgica são: local da fratura instável, mau alinhamento, compressão da medula espinal e deterioração do estado neurológico. Estudos com animais demonstraram um efeito benéfico da descompressão cirúrgica imediata[104]. Em pessoas com LM traumática aguda, recomenda-se a descompressão cirúrgica imediata (dentro de 24 horas)[96]. Aproximadamente 60% dos pacientes com LM internados em centros especializados em lesão medular foram submetidos a estabilização cirúrgica[105]. A redução fechada é indicada para pacientes com subluxação cervical ou fratura deslocada[106] e é realizada por meio de dispositivos de tração. Pacientes com lesão torácica ou lombar que recebem tratamento conservador (sem cirurgia) precisam ser imobilizados em um leito comum ou com rotação lateral (Fig. 20.5).

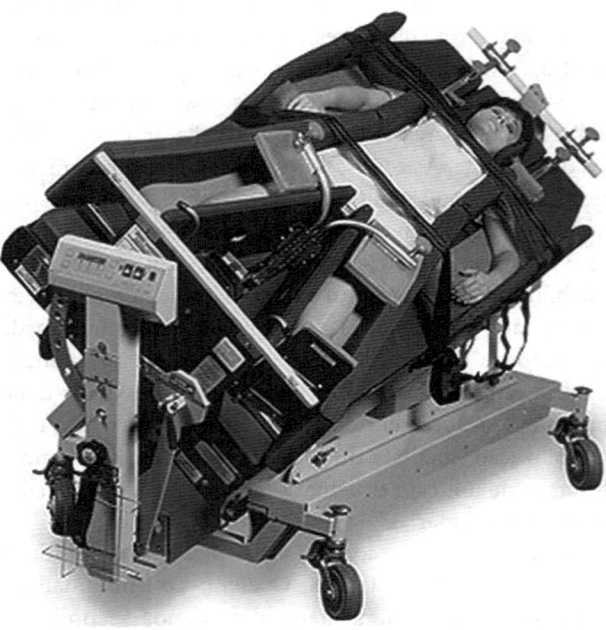

Figura 20.5 Leito com rotação lateral. *(Cortesia de Kinetic Concepts, Inc., San Antonio, TX 78265.)*

Imobilização

Depois da redução conservadora ou cirúrgica da fratura, a coluna vertebral é imobilizada por certo tempo com o uso de órtese espinhal e posicionamento reclinado.

Órteses cervicais

Os **halos cranianos** são usados normalmente para imobilizar fraturas cervicais depois da redução aberta ou fechada. Essa órtese espinhal (Fig. 20.6) consiste em um anel com quatro parafusos de aço que se fixam diretamente na parte externa do crânio. O anel é preso a um colete por meio de quatro hastes de aço verticais. O halo é extremamente eficaz para limitar o movimento cervical em todos os planos. A complicação mais comum dessa órtese cervical é o afrouxamento da fixação dos parafusos. Isso pode gerar instabilidade no local da lesão na coluna vertebral ou ser um sinal de infecção. Também poderão surgir úlceras na pele sob o colete.

Embora o halo seja um recurso eficaz para a imobilização e proteção do local da lesão, ele pode tornar a aprendizagem das habilidades de mobilidade ainda mais desafiadora. A órtese limita o movimento dos ombros e altera o centro de gravidade do paciente. Por isso, o paciente poderá sentir instabilidade. O halo também pode dificultar o posicionamento no leito ou na cadeira de rodas.

O colete **Minerva** é outro tipo de órtese cervical (OC) que também limita de modo eficaz movimentos em todos os planos (Fig. 20.7). Como ocorre com o halo, o colete Minerva proporciona uma excelente estabilidade cervical e, consequentemente, permite que o paciente tenha mobilidade e participe da reabilitação logo depois da LM. O colete **SOMI** (da sigla em inglês para imobilização esterno-occipitomandibu-

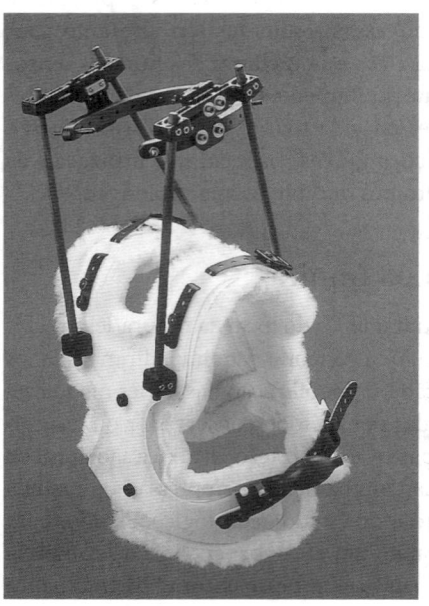

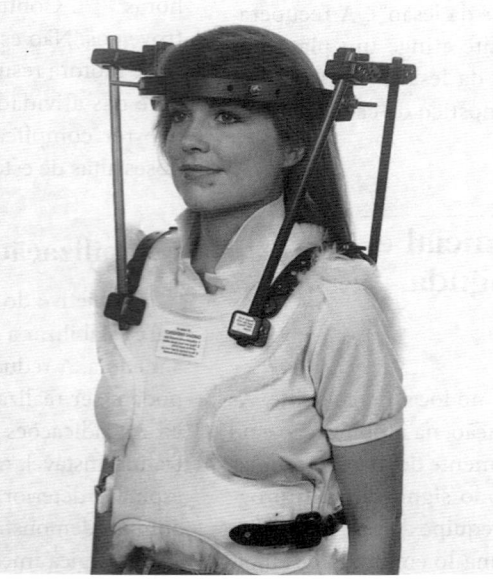

Figura 20.6 Halo craniano. *(Cortesia de PMT Corp., Chanhassen, MN 55317.)*

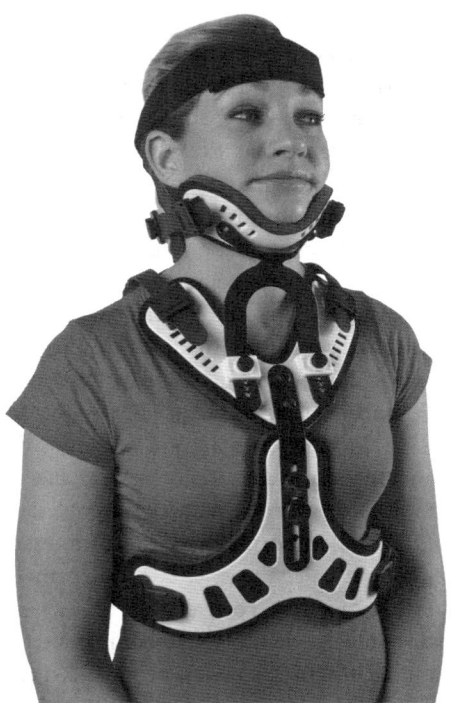

Figura 20.7 Colete Minerva. *(Cortesia de Cybertech Medical, BioCybernetics International, La Verne, CA 91750.)*

lar) é outro tipo de OC. Ele é menos eficaz em limitar a amplitude dos movimentos cervicais do que o halo craniano ou o colete Minerva. Há diversos tipos de colares cervicais que podem ser utilizados. Em geral, esses colares são produzidos com espuma de alta densidade e material plástico, e consistem em duas valvas unidas com fechos de Velcro®. Eles não são capazes de imobilizar a coluna vertebral de maneira eficaz, no entanto, poderão ser usados como suporte temporário depois da remoção de um dispositivo mais rígido (por ex., o halo). Os tipos mais comuns de colares são: o colar Philadelphia, o colar Miami, o colar Aspen e o colar de espuma macia.

Órteses toracolombossacrais

A órtese toracolombossacral (OTLS) normalmente é utilizada para imobilizar a coluna vertebral de pacientes com lesões torácicas ou lombares. A **OTLS** (Fig. 20.8) é elaborada por um ortoprotesista que faz um molde de gesso do tronco do paciente e produz um colete a partir desse molde. Os coletes normalmente são bipartidos, e as duas partes são conectadas por fechos de Velcro®, que permitem sua remoção para o banho e a inspeção da pele. Nos casos de lesão torácica alta e lesão lombar baixa, é necessário criar uma extensão para proporcionar uma imobilização eficaz da coluna vertebral nessas áreas. A órtese de **Jewett** é um dispositivo pré-fabricado que consiste em uma estrutura de metal almofadada. Essa órtese não é tão eficaz na imobilização da coluna vertebral quanto o colete.

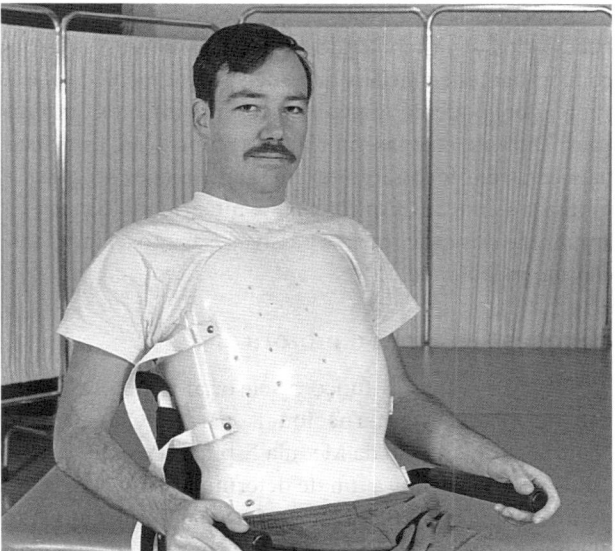

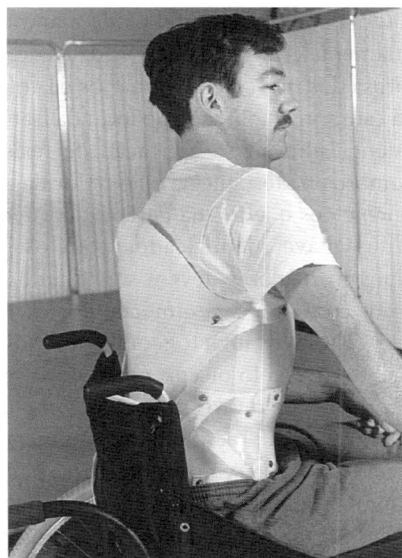

Figura 20.8 Vistas anterior e lateral de uma órtese toracolombossacral/colete de plástico.

Tratamento fisioterapêutico na fase aguda da recuperação

Durante a fase aguda da recuperação, enquanto estiver internado e imobilizado, o paciente poderá ficar algum tempo em repouso no leito. A principal meta da fisioterapia é evitar as complicações secundárias, orientar o paciente e dar início à mobilização assim que o médico autorizar.

Exame fisioterapêutico

Antes de começar o exame inicial, o paciente deverá estar suficientemente estável para se submeter ao exame, e o terapeuta deverá estar ciente de todos os cuidados necessários. A instabilidade espinhal, as órteses, as lesões concomitantes e a necessidade de suporte médico (p. ex., ventilador) poderão impedir certos movimentos ou posições. Durante essa fase inicial da recuperação, as principais áreas em foco são: o exame das funções sensorial e motora, a função respiratória, a integridade da pele, a amplitude dos movimentos passivos e as capacidades iniciais de mobilidade.

Funções sensorial e motora

Deve-se avaliar as funções sensorial e motora com o uso dos Padrões Internacionais para a Classificação Neurológica da Lesão da Medula Espinal (ISNCSCI), descritos anteriormente, a fim de determinar o nível da lesão neurológica (Fig. 20.3). Deve-se tomar muito cuidado durante a realização do teste muscular manual, especialmente quando a coluna vertebral ainda não está estabilizada ou totalmente cicatrizada depois da cirurgia. A contração vigorosa dos músculos originários da coluna vertebral poderá causar instabilidade no local da fratura. Deve-se ter prudência durante a aplicação de resistência ao redor dos ombros na tetraplegia e ao redor da parte inferior do tronco e dos quadris na paraplegia. Além do teste dos músculos-chave identificados com os ISNCSCI, outros grupos musculares devem ser testados ao longo dos miótomos com inervação intacta. Por exemplo, se o miótomo de C5 estiver intacto, conforme indicado pela força normal do músculo bíceps, então deve-se determinar também a força de outros músculos como o músculo deltoide e o músculo supraespinal que são inervados pela raiz nervosa de C5. Deve-se utilizar técnicas padronizadas no teste muscular manual (TMM)[107] e no exame da sensibilidade (Cap. 3). Qualquer alteração na posição ou no procedimento deverá ser registrada.

Função respiratória

O fisioterapeuta deve avaliar a força do músculo diafragma e dos músculos intercostais pela observação da respiração do paciente[49]. Normalmente, a região epigástrica eleva-se e a parede torácica expande-se durante a inalação do paciente em decúbito dorsal. A presença de contrações nos músculos esternocleidomastóideo e escalenos ou de padrões paradoxais de respiração indicam fraqueza ou falta de inervação do diafragma ou dos músculos intercostais. Deve-se avaliar a frequência respiratória do paciente sem que ele se dê conta. A frequência respiratória normal varia de 12-20 respirações por minuto[49]. Quando o músculo diafragma está fraco, ocorre um aumento compensatório da frequência respiratória.

Pode-se avaliar a excursão torácica máxima utilizando-se uma fita métrica com o paciente em decúbito dorsal. O fisioterapeuta deve medir o diâmetro do tórax na inspiração máxima e na expiração máxima na altura da axila e do processo xifoide. A medida da expansão do tórax corresponde à diferença entre a medida do tórax na expiração máxima e na inspiração máxima. A expansão torácica normal varia de 6,35-7,62 cm, e os valores negativos são uma indicação de movimentos torácicos paradoxais[49].

Deve-se medir a capacidade vital (CV) com frequência durante as fases iniciais da recuperação. A capacidade vital pode ser medida com um espirômetro portátil e está fortemente relacionada a outras medidas da função pulmonar[108]. A capacidade vital forçada, o volume de secreção pulmonar e as trocas gasosas são preditivos do controle das vias aéreas[109]. Normalmente, a CV é de menos de 25% do normal nos indivíduos com lesão cervical alta (acima de C3), de 25-50% do normal naqueles com lesão cervical média, de 50-75% do normal naqueles com lesão cervical baixa e lesão torácica alta e de 70-80% do normal naqueles com lesão torácica média a baixa.[49,50,110,111]

Por causa da falta de inervação completa da musculatura abdominal em muitas pessoas com LM, a capacidade respiratória do paciente na posição sentada é diferente daquela do paciente em decúbito dorsal. Na posição sentada, a falta de inervação dos músculos abdominais faz com que o conteúdo abdominal se desloque para a frente e puxe para baixo o tendão central do diafragma. Como consequência, a contração do diafragma durante a inspiração é alterada, causando um padrão respiratório ineficaz[112]. A falta da função completa dos músculos abdominais também prejudica a capacidade de tossir e de limpar as vias aéreas.

A capacidade de tossir de modo eficaz é vital para a remoção das secreções. Os músculos abdominais são os principais responsáveis pela geração de força suficiente para expelir as secreções e os corpos estranhos. A função da tosse pode ser classificada em três tipos: tosse funcional, tosse funcional fraca e tosse não funcional[49,113]. A *tosse funcional* é alta e vigorosa, e o paciente é capaz de provocar duas ou mais tosses com uma expiração. Nesse caso, o paciente é capaz de limpar totalmente as secreções respiratórias. A *tosse funcional fraca* é débil, e o paciente só é capaz de provocar uma tosse por expiração. O paciente consegue limpar pequenas quantidades de secreção e a garganta. A *tosse não funcional* não é uma tosse verdadeira; ela limpa a garganta, mas não tem força expulsiva. Nesse caso, o paciente precisa de ajuda para limpar as secreções das vias aéreas.

Tegumento

Durante a fase aguda, toda a equipe médica/de reabilitação e o paciente dividem a responsabilidade de inspecionar meticulosa e regularmente a pele. À medida que o tratamento avança na fase ativa da reabilitação, o paciente assume gradualmente uma responsabilidade maior por essa atividade. A orientação do paciente sobre os cuidados com a pele é fundamental e deve começar logo. Se não houver uma conscientização do paciente sobre a importância e o propósito das mudanças frequentes de posição e da inspeção da pele, ele poderá considerar essas ações como incômodas ou perturbadoras do sono.

O exame em busca de úlceras por pressão deve compreender a inspeção direta da pele, que consiste na observação visual e na palpação, e a avaliação de fatores de risco. Deve-se observar com regularidade todo o corpo do paciente, dando atenção especial às áreas mais suscetíveis à pressão (Tab. 20.4). A palpação é útil na identificação das mudanças de temperatura da pele que poderão ser indicativas de reação hiperêmica. Essa etapa do exame é particularmente importante nos indivíduos com pele escura, porque as respostas cutâneas iniciais poderão não ser visíveis de imediato. As reações cutâneas ao excesso de pressão incluem vermelhidão, calor local, edema local e áreas da pele com rachadura ou pequena fissura. Se o paciente estiver usando um halo, colete ou outra órtese, os pontos de contato entre o corpo e o dispositivo também precisarão ser inspecionados.

Além da inspeção cutânea, deve-se considerar também os fatores que aumentam o risco de úlcera de pele. A espasticidade, a incontinência vesical ou intestinal e as deficiências nutricionais podem aumentar o risco de úlceras cutâneas. Há várias escalas específicas que podem ser utilizadas para avaliar o risco de desenvolvimento de úlcera cutânea em pessoas com LM[114]. A Escala de Braden é usada por diversos grupos de pacientes com risco de desenvolver úlceras por pressão, incluindo os indivíduos com LM[114-116]. Essa escala é mais sensível (75%) que específica (57%), é fácil de aplicar e sua validade preditiva é adequada[114]. A escala SCIPUS e a escala SCIPUS-Aguda foram elaboradas especificamente para pessoas com LM que estejam na fase de cuidados intensivos e na reabilitação ativa.[114,117,118] A escala SCIPUS é mais específica (84%) que sensível (37%), ao passo que a escala SCIPUS-Aguda é mais sensível (88%) que específica (59%). Ambas as escalas têm validade preditiva adequada e são fáceis de aplicar.[114]

Quando o paciente desenvolve uma úlcera cutânea, há vários recursos que podem ser utilizados para examinar a ferida.[119-122] A localização, a forma, o tamanho e o estágio da ferida devem ser documentados. A fotografia da ferida utilizando-se um padrão reticulado também é uma técnica eficaz de documentá-la. O Capítulo 14, Distúrbios vasculares, linfáticos e tegumentares, traz informações mais detalhadas sobre o exame da ferida.

Amplitude dos movimentos passivos

A goniometria pode ser utilizada para avaliar a amplitude dos movimentos passivos (ADMP) das articulações. A ADMP do ombro é particularmente importante nos pacientes com tetraplegia. Dependendo do nível motor da lesão, as pessoas com tetraplegia poderão necessitar de amplitudes mais que normais para os movimentos passivos a fim de realizar certas capacidades de mobilidade,[113] e a diminuição da ADMP do ombro está associada a dor nessa região.[123] É importante avaliar também o comprimento dos músculos posteriores da coxa, a extensão do quadril e a dorsiflexão do tornozelo, por causa do potencial de contratura dessas articulações.

Habilidades de mobilidade iniciais

Durante a fase inicial da recuperação, os pacientes poderão apresentar limitações em certos movimentos e posições e também uma capacidade limitada de tolerar a postura ereta por longos períodos de tempo (sentada ou em pé). A determinação específica, detalhada e precisa das capacidades funcionais geralmente é adiada até a fase ativa da reabilitação, quando o paciente está clinicamente estável e liberado para a atividade. Pode-se fazer uma avaliação inicial da capacidade funcional durante a fase aguda inicial, mas, antes de movimentar o paciente,

Tabela 20.4 Áreas mais suscetíveis a pressão nas posições de decúbito

Dorsal	Ventral	Lateral
• Occipício	• Orelhas (cabeça girada)	• Orelhas
• Escápulas	• Ombros (face anterior)	• Ombros (face lateral)
• Vértebras	• Crista ilíaca	• Trocanter maior
• Cotovelos	• Região genital masculina	• Cabeça da fíbula
• Sacro	• Patela	• Joelhos (face medial – contato entre os joelhos)
• Cóccix	• Dorso dos pés	• Maléolo lateral
• Calcanhares		• Maléolo medial (contato entre os maléolos)

o fisioterapeuta precisa estar ciente das contraindicações e dos cuidados necessários por causa da cicatrização e das fraturas possivelmente instáveis. As habilidades básicas de mobilidade que devem ser analisadas quando apropriado são: rolar no leito, passar do decúbito dorsal para a posição sentada e vice-versa, o manejo dos MMII, o equilíbrio na posição sentada curta e sentada longa e as transferências. A seção sobre a reabilitação ativa, apresentada a seguir, traz medidas de desfecho específicas que poderão ser utilizadas para avaliar essas e outras habilidades de mobilidade.

Intervenções fisioterapêuticas

A extensão na qual as seguintes intervenções são implementadas depende da estabilidade clínica do paciente, da estabilidade da fratura em processo de consolidação, das feridas cirúrgicas em cicatrização e da condição de outras lesões que podem ter ocorrido no evento inicial que causou a LM. A atividade deverá ser limitada até que as fraturas estejam estáveis e o paciente receba autorização do cirurgião. O médico deverá ser consultado sobre as atividades de reabilitação que poderão provocar tensão na coluna vertebral enquanto essa estrutura ainda estiver instável. Embora as intervenções descritas a seguir geralmente comecem nas fases iniciais da recuperação, elas devem continuar durante todo o processo de reabilitação e ser incorporadas à vida do paciente, porque ajudam a lidar com as consequências de longo prazo da LM.

Controle respiratório

Os cuidados respiratórios irão variar de acordo com o nível da lesão e a condição respiratória individual. As principais metas do controle incluem a melhora da ventilação, o aumento da eficácia da tosse e a prevenção da opressão torácica e de padrões respiratórios substitutos ineficazes[49].

Pessoas com lesão cervical em C5 ou superior geralmente necessitam de suporte ventilatório fornecido por ventilador por pressão positiva intermitente (VPPI). Aproximadamente 40% dos pacientes com lesão cervical necessitam de ventilação mecânica, e a maioria deles precisa da ventilação nos três primeiros dias depois da lesão[43]. A ventilação mecânica invasiva geralmente é feita através de uma traqueostomia, e o ventilador pode ser convencional ou portátil. A ventilação mecânica não invasiva com pressão positiva é uma alternativa à ventilação mecânica invasiva[48,124]. A intubação pode afetar a função dos cílios das vias aéreas, o que leva à colonização bacteriana crônica e a alterações inflamatórias crônicas nessas vias. Os pacientes também poderão preferir a ventilação não invasiva.

Exercícios de respiração profunda

O paciente deve ser encorajado a usar a respiração diafragmática. Para facilitar o movimento diafragmático e aumentar a CV, o terapeuta pode aplicar pressão leve durante a inspiração e a expiração. Os contatos manuais podem ser feitos logo abaixo do esterno. Isso ajudará o paciente a se concentrar nos padrões da respiração profunda, mesmo na ausência de sensibilidade torácica e abdominal. Para facilitar a expiração, os contatos manuais são feitos colocando-se as mãos espalmadas sobre o tórax. Cria-se assim uma força compressiva que provoca uma expiração mais poderosa seguida de uma inspiração mais eficiente. Os pacientes imobilizados em dispositivos de tração ou limitados a posições inclinadas poderão utilizar um espelho para obter um *feedback* visual durante essas atividades.

Respiração glossofaríngea

A respiração glossofaríngea poderá ser apropriada para pacientes com lesão cervical alta que dependem de um ventilador mecânico e também para pacientes com lesão cervical média ou alta que não dependem de ventilação mecânica[125]. A respiração glossofaríngea utiliza os lábios, os músculos faríngeos e a língua para inalar o ar.[125,126] O paciente é instruído a captar pequenas quantidades de ar que, em seguida, são engolidas, utilizando-se, assim, os músculos faríngeos e faciais disponíveis[125]. O paciente repete essa ação 6-10 vezes. Com essa técnica, ar suficiente é inspirado gradualmente. A expiração ocorre como resultado da retração elástica dos pulmões. A técnica da respiração glossofaríngea possibilita que pessoas com lesão cervical alta que dependem de ventilação mecânica respirem de modo independente por algum tempo em situações de emergência[125] e serve como um meio para aumentar a capacidade vital de pessoas com lesão cervical que não dependem de um ventilador mecânico[127]. Ensinar um paciente a realizar a respiração glossofaríngea requer conhecimento especializado e experiência[113].

Manobra de deslocamento de ar

Trata-se de uma técnica que permite ao paciente expandir o tórax sem a ajuda de outras pessoas. Consiste em fechar a glote depois de uma inalação máxima, relaxar o diafragma e deixar que o ar se desloque da parte inferior do tórax para a parte superior[128]. Os deslocamentos de ar podem manter e aumentar a expansão da parede torácica. Essa técnica pode levar o paciente a hiperventilar. O fisioterapeuta deve monitorá-lo em busca de sinais de tontura e outros sinais de hiperventilação e permitir períodos de descanso quando necessário[128].

Fortalecimento dos músculos respiratórios

Como ocorre com outros músculos, o treinamento de força pode fortalecer e melhorar a resistência dos músculos respiratórios. Os músculos inspiratórios podem ser treinados utilizando-se dispositivos portáteis relativamente baratos, que aumentam a carga inspiratória resistiva ou limiar sobre os músculos da respiração (Fig. 20.9). Existem geralmente dois tipos de dispositivos portáteis para treinamento dos músculos inspiratórios: os treinadores resistivos ou limiares para músculos inspiratórios. A respiração através desses dispositivos aumenta a carga inspiratória resistiva ou limiar sobre os músculos. A carga pode ser aumentada de modo progressivo à medida que o paciente progride. O treinamento dos músculos inspiratórios pode melhorar a função pulmonar, reduzir a dispneia e melhorar a função da tosse[129-131].

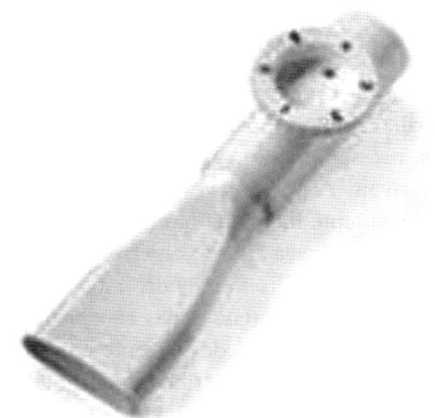

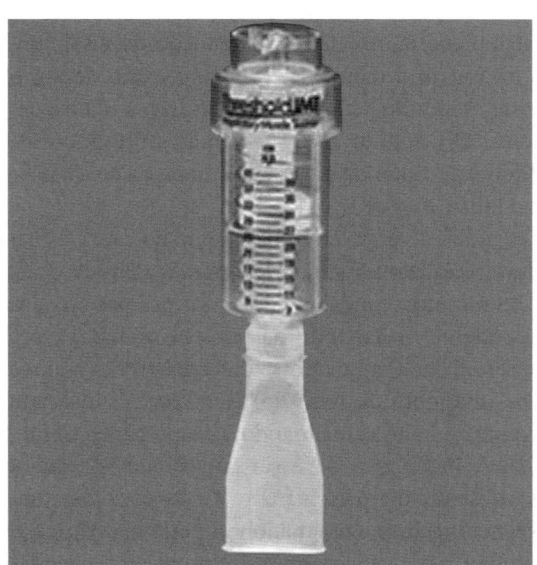

Figura 20.9 Treinadores para músculos inspiratórios. (Cortesia de Respironics, Inc., Murrysville, PA 15668-8525.)

Tosse

Os pacientes que não são capazes de produzir uma tosse funcional devem ser ensinados a realizar uma tosse autoassistida. Aqueles que não conseguem realizar uma tosse autoassistida poderão se beneficiar com uma tosse manualmente assistida para ajudar na remoção das secreções (Fig. 20.10).[132] Para auxiliar na tosse e no movimento das secreções, os contatos manuais são feitos sobre a área epigástrica. O terapeuta pressiona rapidamente para dentro e para cima enquanto o paciente tenta tossir.

Cinta abdominal

O uso de uma cinta abdominal poderá melhorar a função respiratória[40,133,134] e a capacidade de tossir[135] dos pacientes com lesão cervical e torácica alta. Essa cinta poderá melhorar a mecânica respiratória por compensar os músculos abdominais não funcionantes. A cinta comprime o conteúdo abdominal, o que aumenta a pressão intra-abdominal e eleva o diafragma até uma posição melhor para respirar. Além disso, as cintas abdominais poderão proporcionar os benefícios secundários de manter a pressão intratorácica e diminuir a hipotensão postural.

Alongamento manual

A mobilidade e a complacência da parede torácica podem ser facilitadas pelo alongamento manual dos músculos da parede torácica em decúbito dorsal.[49,128] Isso é feito colocando-se uma das mãos ao redor da face lateral da parede torácica com a ponta dos dedos sobre os processos transversos e a outra mão na face anterior do tórax com a parte tenar da mão sobre a borda do esterno. As mãos fazem um movimento de torção. A pressão deve ser distribuída por toda a superfície das mãos[128].

Wetzel[126] e Tecklin[128] apresentam uma análise minuciosa das intervenções para melhorar a função respiratória.

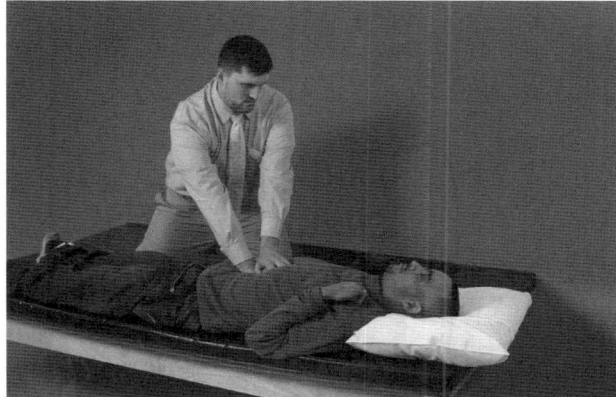

Figura 20.10 Tosse assistida que utiliza a compressão abdominal para eliminar as secreções.

Cuidados com a pele

A prevenção é a intervenção mais eficaz para manter a pele saudável e compreende o posicionamento, o alívio constante e eficaz da pressão, a inspeção da pele e a orientação do paciente. Quando o paciente estiver no leito, as áreas suscetíveis a úlceras (Tab. 20.4) deverão ser protegidas de modo adequado com o uso de travesseiros e forrações ortopédicas de espuma ou PVC (Fig. 20.11). O posicionamento também deve ser utilizado para evitar o desenvolvimento de contraturas articulares e complicações pulmonares secundárias. O posicionamento específico dos MMSS e MMII para evitar contraturas dependerá do nível da lesão medular. Certas articulações poderão ser mais suscetíveis a contraturas dependendo de quais músculos que rodeiam a articulação estão inervados. Por exemplo, um paciente com lesão em C5 tenderá a manter o ombro em adução e o cotovelo em flexão. No posicionamento desse paciente, os ombros deverão estar em abdução e os cotovelos em extensão, quando possível.

Enquanto estiverem no leito, os pacientes deverão ser reposicionados pelo menos a cada 2 horas[136]. A pressão constante e aumentada sobre proeminências ósseas, as forças de cisalhamento, o calor e a umidade devem ser minimizados. Há vários leitos especiais, colchões e forrações antiescaras que podem ajudar na prevenção e na cicatrização das úlceras de pele: leitos de espuma, ar, com baixa perda de ar, fluidizado com ar e com rotação (Fig. 20.12).

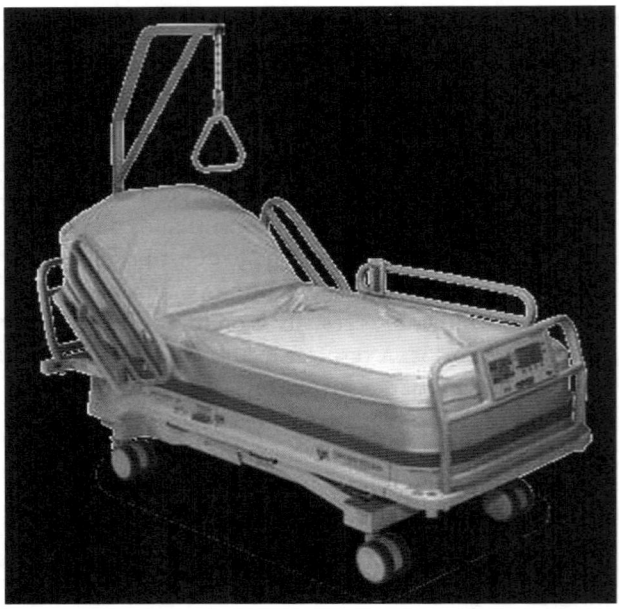

Figura 20.12 Leito fluidizado com ar. *(Cortesia de Hill-Rom, Inc., Batesville, IN 47006.)*

A cadeira de rodas e o sistema de assento também devem auxiliar no bom posicionamento do paciente para diminuir a pressão e as forças de cisalhamento sobre as áreas suscetíveis. A pelve deve permanecer em posição neutra ou levemente inclinada para a frente e estar simétrica (i. e., espinha ilíaca anterossuperior [EIAS] esquerda alinhada com a EIAS direita). Há diversos tipos de almofadas para cadeira de rodas, e elas são projetadas para auxiliar no posicionamento do paciente e na redistribuição da pressão. Os principais tipos de almofadas são de espuma, gel, ar e com matriz flexível. Essas almofadas geralmente são projetadas para auxiliar ainda mais na redistribuição da pressão e na redução do cisalhamento. Não há um tipo mais eficaz. O tipo exato de almofada deve ser escolhido de acordo com as necessidades de cada paciente. O Capítulo 32 fornece mais informações sobre os diferentes tipos de almofadas, bem como suas vantagens e indicações de uso.

Quando estiverem em uma cadeira de rodas, os pacientes devem realizar uma manobra para o alívio da pressão a cada 15 minutos, com ajuda de outras pessoas ou de modo independente[137]. Partindo da posição sentada, a pressão pode ser aliviada erguendo-se da cadeira com a ajuda dos braços (manobra de *push-up*) (Fig. 20.13), inclinando o corpo para o lado ou inclinando o corpo para a frente (Fig. 20.14). A inclinação deve ser superior a 45° quando o paciente se inclina para a frente[138]. Os pacientes que não conseguem realizar essas manobras podem, no início, receber ajuda ou sua cadeira de rodas pode ser inclinada para trás. Quando a cadeira de rodas é inclinada para trás, a inclinação deve ser de 65°, pelo menos[138]. Para que sejam

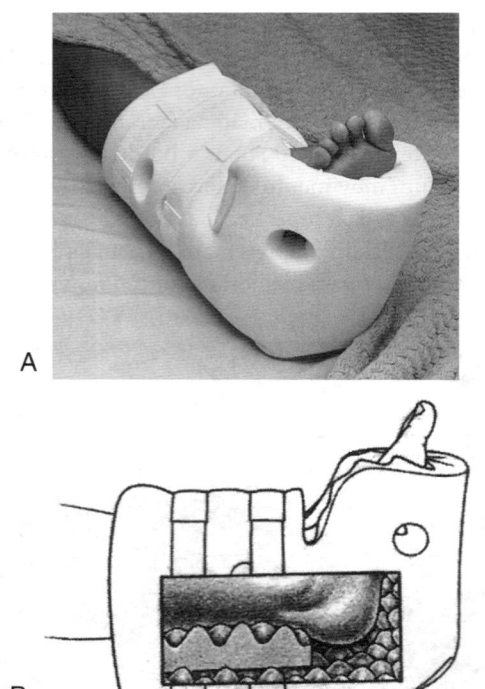

Figura 20.11 Posicionamento do tornozelo/pé para evitar contraturas e úlceras de pele. *(Cortesia de DM Systems, Inc., Evanston, IL 60201.)*

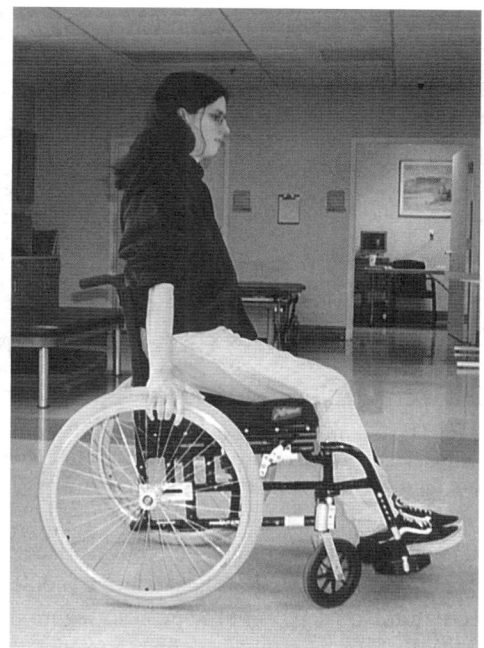

Figura 20.13 *Push-up* na cadeira de rodas para o alívio da pressão.

A pele do paciente deve ser inspecionada periodicamente para assegurar a ausência de úlceras em desenvolvimento. Uma boa orientação sobre a prevenção e o tratamento das úlceras por pressão e o acompanhamento constante podem reduzir o surgimento e as recidivas de úlceras[140]. À medida que o programa de reabilitação avança, o paciente é preparado para assumir gradualmente a responsabilidade pelos cuidados com a pele. Esse preparo compreende a orientação sobre os possíveis riscos das úlceras por pressão, a importância da higiene, o aprendizado de técnicas para a inspeção da pele (Fig. 20.15), o uso de equipamentos e procedimentos que aliviam a pressão e instruções sobre como agir no caso do surgimento de uma úlcera por pressão.

Se o paciente desenvolver uma úlcera de pele, o emprego das medidas preventivas descritas anteriormente deverá continuar. Vários tratamentos direcionados à cicatrização das feridas devem ser iniciados. A estimulação elétrica,[141,142] os curativos de hidrocoloide[143] e os curativos oclusivos de hidrogel[144] podem ser utilizados para facilitar o processo de cicatrização. O Capítulo 14, Distúrbios vasculares, linfáticos e tegumentares, fornece uma visão abrangente dessas e de outras intervenções específicas para a cicatrização de feridas. Para obter mais informações sobre os princípios do cuidado e o tratamento de feridas recomenda-se a leitura do estudo de Sussman e Bates-Jensen[145].

Amplitude de movimento e fortalecimento na fase inicial

Os exercícios para a amplitude de movimento (ADM) devem ser realizados diariamente, exceto nas áreas contraindicadas ou que necessitam de alongamento seletivo. Nessa fase inicial da recuperação, exercícios muito intensos para a

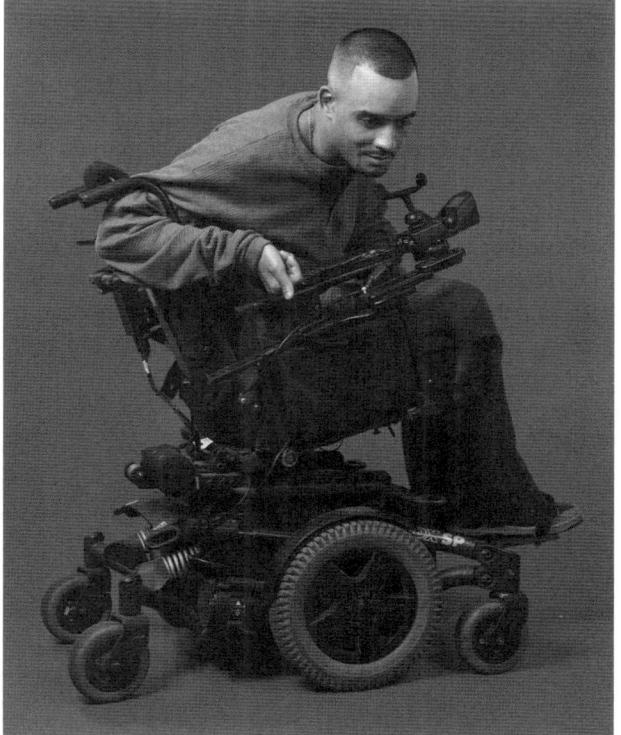

Figura 20.14 Inclinação lateral na cadeira de rodas para aliviar a pressão.

eficazes, todas as manobras para alívio da pressão devem ser mantidas por, no mínimo, 2 minutos[139]. A cadeira de rodas reclinável (*tilt-in-space*) também pode ser utilizada para redistribuir a pressão.

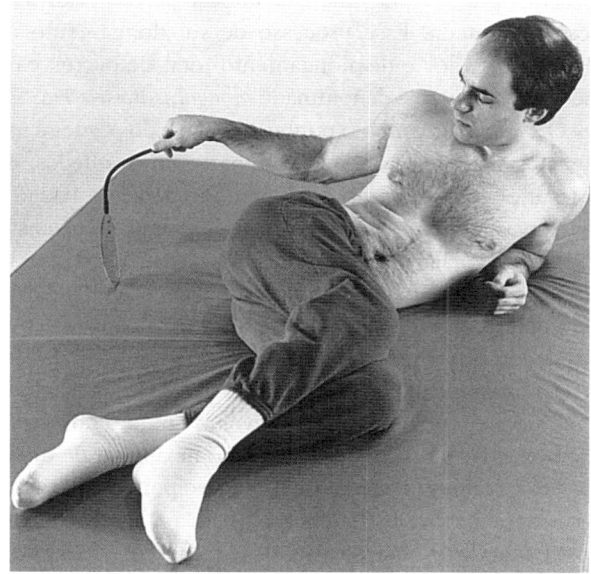

Figura 20.15 Inspeção da pele com o uso de um espelho de cabo longo.

ADM e o fortalecimento poderão colocar muita pressão e tensão sobre áreas vertebrais ainda instáveis e não cicatrizadas. Dependendo da localização da lesão medular, o movimento do tronco e alguns movimentos do quadril poderão estar contraindicados. Quando forem realizados exercícios para a ADM dos MMII, a pelve deverá permanecer na posição neutra. Quando a lesão estiver na região lombar da coluna, deve-se evitar a elevação da perna estendida acima de 60° e a flexão do quadril além de 90° (durante a flexão combinada de quadril e joelho). No paciente tetraplégico, os movimentos da cabeça e do pescoço são contraindicados enquanto não houver uma autorização do médico. Deve-se ter extremo cuidado durante o alongamento dos ombros. Em geral, a flexão e a abdução dos ombros além de 90° são contraindicadas até a autorização do médico indicar que a coluna vertebral está totalmente cicatrizada e estável.

Nos pacientes com LM, não é necessário que a amplitude dos movimentos em todas as articulações seja total. Em algumas articulações, o retesamento de certos músculos melhora a função. Por exemplo, no paciente tetraplégico, o retesamento da musculatura da parte inferior do tronco poderá melhorar a postura na posição sentada ao aumentar a estabilidade do tronco; o retesamento dos músculos flexores longos dos dedos melhora a preensão por tenodese. Por outro lado, a extensão de alguns músculos precisa ser totalmente alongada. Depois da fase aguda, os músculos posteriores da coxa precisam ser alongados para que a elevação da perna estendida alcance aproximadamente 100°. Essa amplitude é necessária em várias atividades funcionais, como sentar com os MMII estendidos (posição sentada longa) e vestir a parte inferior do corpo. Deve-se ter cuidado para não alongar em excesso os músculos posteriores da coxa, pois a existência de certo retesamento nesse grupo muscular proporciona uma estabilização pélvica passiva na posição sentada. Esse processo de subalongamento de alguns músculos e de alongamento total de outros para melhorar a função é denominado *alongamento seletivo*.

O posicionamento do punho, da mão e dos dedos é um aspecto inicial importante. O alinhamento dos dedos, do polegar e do punho precisa ser mantido para as atividades funcionais ou possível uso de órtese. Pessoas com extensão ativa e funcional do punho podem aprender a usar a preensão por tenodese para realizar as atividades da vida diária, manipular objetos e segurar objetos sem o controle ativo dos dedos. A preensão por tenodese se dá por meio da biomecânica das articulações do punho e dos dedos. Quando o punho é estendido de modo ativo, os tendões dos dedos encurtam, fazendo com que os dedos flexionem de modo passivo e realizem a preensão. Quando o punho é flexionado, a tensão sobre os tendões é aliviada e a mão se abre possibilitando a liberação (Fig. 20.16). Pode-se utilizar uma órtese (*intrinsic-plus position* ou em posição segura) para manter o punho em extensão de 20°, as articulações meta-

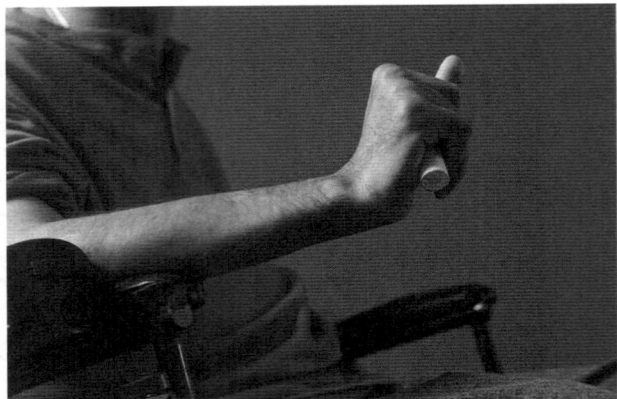

Figura 20.16 O paciente estende o punho fazendo com que os músculos flexores longos dos dedos que estão encurtados flexionem de modo passivo permitindo a preensão.

carpofalângicas em flexão de 80°-90°, as articulações interfalângicas em extensão total ou flexão leve e o polegar em oposição natural, ou seja, em uma posição segura ótima[146] (Fig. 20.17). Essa posição ajuda a reduzir o edema, a preservar a função da tenodese e a evitar contraturas. Como ocorre com outras órteses, a pele do paciente deve ser inspecionada em busca de vermelhidão, irritação ou fissuras, e deve-se usar um cronograma para aumentar gradativamente o tempo de uso a fim de evitar a irritação da pele.

Durante a reabilitação, toda a musculatura inervada é fortalecida ao máximo. No entanto, durante a fase aguda, certos músculos precisam ser fortalecidos com muito cuidado para evitar tensão no local da fratura. Nas primeiras semanas após a lesão, a aplicação de resistência poderá ser contraindicada para (1) a musculatura da escápula e dos ombros em pessoas com tetraplegia e para (2) a musculatura da pelve e do tronco em pessoas com paraplegia. As técnicas de fortalecimento e os músculos-chave são abordados a seguir.

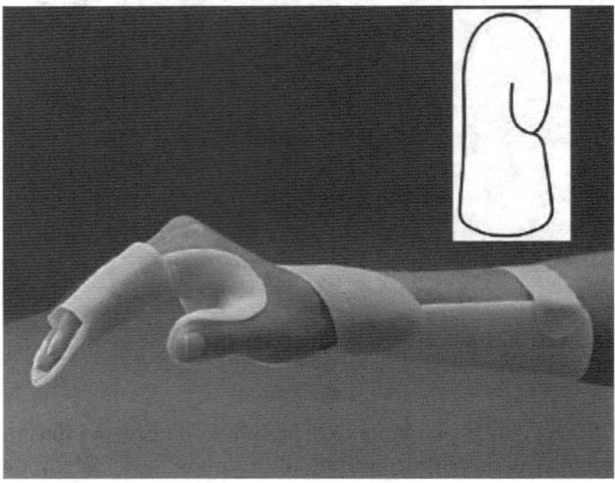

Figura 20.17 Órtese para manutenção de posição segura. (Cortesia de 3Tailer, Charlotte, NC.)

Intervenções para a mobilidade inicial

Assim que os achados radiográficos indicarem a estabilidade do local da fratura, ou os métodos para estabilização da fratura forem concluídos, o paciente será liberado para as atividades funcionais na posição ereta. É normal que o paciente apresente sintomas de hipotensão postural (tontura, náuseas, zumbido nas orelhas, perda da visão ou perda da consciência) quando se sentar ou ficar em pé pela primeira vez (quando conseguir). É necessária uma adaptação gradual até as posturas eretas. O uso de cinta abdominal e meias elásticas poderá reduzir o acúmulo venoso e evitar a hipotensão ortostática. Durante o posicionamento ereto inicial, ataduras elásticas também poderão ser utilizadas com (sobre) as meias elásticas.

A princípio, as atividades na postura ereta podem ser iniciadas pela elevação lenta da cabeceira do leito, com progressão até uma cadeira de rodas reclinável ou *tilt-in-space* com elevação dos apoios para as pernas. O uso da mesa ortostática (*tilt-table*) é outra opção para levar o paciente até a posição vertical. Os sinais vitais devem ser monitorados cuidadosamente e documentados durante esse período de adaptação. Se um paciente experimentar qualquer um dos sinais ou sintomas da hipotensão ortostática durante as atividades na posição sentada, as pernas do paciente podem ser elevadas e o tronco reclinado.

Quando o paciente é liberado para participar mais ativamente da terapia e está mais adaptado às posturas eretas, o treinamento específico sobre as habilidades básicas de mobilidade poderá começar. O paciente poderá iniciar as intervenções que ensinam as habilidades de mobilidade no leito como o rolamento, a transição do decúbito dorsal para a posição sentada longa (com os MMII estendidos) e para a posição sentada curta (com os MMII apoiados no solo), e vice-versa, e as habilidades de transferência. Essas e outras habilidades de mobilidade funcional se tornam o foco da reabilitação assim que o paciente apresentar um quadro estável. Técnicas de intervenção específicas sobre essas e outras habilidades de mobilidade funcional são analisadas a seguir.

Orientação

Viver com uma lesão medular requer adaptações e mudanças significativas na vida do paciente e de sua família. Para enfrentar os desafios associados a uma LM, os pacientes precisam compreender bem todas as consequências da lesão. Logo depois da LM, deve ter início a orientação do paciente e de sua família/seu cuidador sobre o impacto dessa lesão nos diferentes sistemas corporais, as complicações secundárias e o prognóstico. Em uma fase posterior do processo de recuperação, poderá ser particularmente útil para o paciente conhecer pessoas com LM de longa duração que já terminaram a reabilitação e são atuantes na comunidade, a fim de ter uma visão do impacto da lesão sobre a vida diária.

Reabilitação ativa

A principal meta da reabilitação física consiste em tornar o paciente o mais independente possível e dotá-lo da mobilidade funcional necessária para a vida diária, o trabalho e o lazer. A mobilidade independente pode ser alcançada por meio da (1) utilização de novas estratégias de movimento que compensem as deficiências neuromusculares; ou da (2) utilização do sistema neuromuscular para realizar a tarefa com um padrão de movimento similar àquele empregado antes da lesão[147,148]. A **compensação** consiste no uso de uma estratégia de movimento alternativa ou nova, ou de tecnologia para compensar as deficiências neuromusculares e permitir a realização de uma tarefa do cotidiano[149,150]. A **recuperação da função** consiste na restauração do sistema neuromuscular de tal modo que a tarefa motora seja realizada da mesma maneira que antes da LM[147,149,150].

Por exemplo, quando um paciente não consegue flexionar ativamente os dedos para pegar uma garrafa, seja por fraqueza ou paralisia dos músculos flexores dos dedos, é comum ensinar o uso da "tenodese" do punho como estratégia compensatória (Fig. 20.16). A extensão ativa do punho produz de modo simultâneo a flexão passiva dos dedos e pode ser utilizada para conseguir uma preensão funcional. As órteses joelho-tornozelo-pé (OJTP) poderão auxiliar um paciente a atingir o objetivo de ficar em pé, mas elas não têm efeito terapêutico sobre o retreinamento do sistema neuromuscular da tarefa de ficar em pé, tão fácil no passado. Assim que as OJTP são removidas, os MMII não conseguem realizar a tarefa de ficar em pé. Os aparelhos ortopédicos compensam a incapacidade de ativação dos músculos antigravidade dos MMII por conta da fraqueza ou paralisia. A tarefa de passar da posição sentada para a posição em pé com as OJTP envolve o uso de dispositivos auxiliares e sustentação do peso corporal pelos braços, o que altera ainda mais o padrão de movimentos pré-lesão para a execução da tarefa. As transferências da cadeira de rodas para o leito que também incluem a sustentação do peso corporal pelos braços e a estratégia de movimento *cabeça-quadris* (a cabeça move-se em uma direção para movimentar os quadris na direção oposta; ver adiante) são exemplos de comportamento compensatório que utiliza uma vantagem biomecânica para atingir um objetivo funcional de uma maneira nova. A recuperação da tarefa (antes fácil) de passar da posição sentada para a posição em pé exige um padrão de movimentos que inclui o deslocamento do peso das nádegas para a frente sobre os pés, a ativação poderosa de músculos antigravidade para erguer o corpo da cadeira, o movimento da cabeça para cima e para a frente e, em seguida, a extensão completa dos membros e do tronco até a posição em pé, sem a sustentação do peso corporal pelos braços.

Portanto, o modo *como* uma meta é alcançada (ou como se espera que ela seja alcançada) é importante para o planejamento terapêutico e o estabelecimento de metas. Historicamente, a reabilitação de pessoas depois de uma LM tem empregado estratégias de compensação que utilizam os músculos poupados acima do nível da lesão, substituição, novos padrões de movimento e dispositivos auxiliares/órteses como os principais meios para a obtenção de habilidades de mobilidade funcional independente. Avanços recentes em nossa compreensão do controle neurobiológico do andar e na plasticidade dependente de atividades forneceram a base para novas terapias alternativas que geram atividade abaixo do nível da lesão com o objetivo de recuperação[147]. Nosso pressuposto de que a medula espinal era apenas um conduto para os sinais neurais provenientes do encéfalo estava incorreto. Na verdade, a medula espinal é bastante responsiva ao conjunto de informações sensório-motoras geradas durante a execução de tarefas até a produção de um resultado motor. A atividade desencadeada por essas terapias (p. ex., o treinamento locomotor, a prática de tarefas específicas) é utilizada para retreinar o controle neuromuscular necessário para a função, em seguida utilizado em atividades diárias e, por fim, integrado no uso diário[151-153].

Embora a compensação e as abordagens baseadas na recuperação (terapias baseadas em atividades) sejam empregadas na reabilitação da LM, a compensação domina a prática clínica atual. No entanto, a literatura vasta e crescente está possibilitando novas percepções sobre a integração das terapias baseadas em atividades na prática clínica[154-156], sobre o potencial para melhorar os resultados com abordagens combinatórias[154,157,158] e sobre o impacto nos resultados funcionais que favorecem a recuperação e a qualidade de vida.

Quando a independência não é possível, seja por meio da compensação ou das estratégias baseadas na recuperação, o paciente poderá ser interdependente de outros para a execução de certas tarefas do cotidiano (p. ex., o paciente com lesão cervical alta completa). O paciente, os familiares, os amigos e os cuidadores recebem instruções e treinamento detalhados sobre as informações e as habilidades fundamentais para o atendimento das necessidades diárias do indivíduo.

Exame fisioterapêutico

Todos os exames realizados durante a fase aguda são mantidos na fase da reabilitação ativa. Na medida em que a mobilidade do paciente aumenta, é possível realizar testes mais completos da força muscular, da amplitude dos movimentos e das habilidades funcionais. No entanto, o fisioterapeuta deve verificar se o paciente ainda está sob alguma restrição de movimento (em caso afirmativo, as mesmas precauções descritas anteriormente devem ser observadas). Há várias medidas de desfecho e também outras medidas e testes padronizados disponíveis para uso do fisioterapeuta (Quadro 20.2). Alguns dos testes e medidas empregados com mais frequência são apresentados aqui.

Capacidade aeróbica/resistência

Pode-se utilizar o *teste ergométrico de 6 minutos para braços (6MAT)* para avaliar a capacidade aeróbia e a resistência cardiovascular[159]. O 6MAT requer que o paciente realize um teste submáximo de 6 minutos em um cicloergômetro de braço em uma potência de saída única no estado estacionário. É uma medida válida e confiável para pessoas com tetraplegia ou paraplegia. A potência de saída no estado estacionário para pacientes com tetraplegia deve ser regulada entre 10-30 watts, dependendo do uso de cadeira de rodas manual *versus* elétrica e do nível de atividade. Para os pacientes com paraplegia, a potência de saída deve ser ajustada entre 30-60 watts, dependendo do sexo e do nível de atividade.[159]

Estado de alerta, atenção e cognição

É particularmente importante avaliar os pacientes em busca de deficiências cognitivas, uma vez que até 60% das pessoas que sofrem uma LM traumática podem sofrer também uma lesão encefálica traumática (LET) concomitante[160]. Embora não tenham sido validados em pessoas com LM, o Miniexame do Estado Mental e a Avaliação Cognitiva de Montreal são ferramentas que podem ser empregadas no rastreamento de deficiências cognitivas[161,162]. Se o fisioterapeuta suspeitar que o paciente tem uma LET, deverá encaminhá-lo a um neuropsicólogo ou psiquiatra.

Barreiras no ambiente ou no trabalho

Muitas pessoas que sofrem uma LM necessitarão utilizar uma cadeira de rodas como principal meio de mobilidade, por isso é fundamental que o fisioterapeuta visite a casa e o local de trabalho do paciente para avaliar a acessibilidade. A equipe de reabilitação deverá avaliar a casa do paciente logo no início do processo de reabilitação, uma vez que modificações estruturais e/ou acréscimos poderão ser necessários para garantir sua segurança e acesso (Cap. 9). O Quadro 20.3 traz algumas diretrizes gerais para possibilitar o acesso com uma cadeira de rodas[113,163,164].

Quadro 20.2 Medidas de desfecho, testes e categorias de medidas normalmente utilizados

Capacidade aeróbica/resistência
- Teste de 6 minutos para braços

Estado de alerta, atenção, cognição
- Miniexame do Estado Mental e Avaliação Cognitiva de Montreal

Barreiras no ambiente ou no trabalho

Marcha, locomoção e equilíbrio
- Teste de Habilidades em Cadeira de Rodas, Wheelchair Circuit, Teste de Alcance Funcional Modificado, Escala de Equilíbrio de Berg, Índice de marcha para lesão medular, Inventário de deambulação funcional na lesão medular, Teste de caminhada de 10 metros, Teste de caminhada de 6 minutos, Escala de Recuperação Neuromuscular

Tegumento
- Escala de Braden
- Escala de úlcera de pressão em pacientes com lesão medular
- Escala aguda de úlcera de pressão em pacientes com lesão medular

Função motora
- Escala de Ashworth Modificada, Ferramenta de avaliação da espasticidade na lesão medular

Desempenho muscular
- ISNCSCI da ASIA, teste muscular manual, dinamômetro portátil

Dor
- Escala visual analógica, Conjunto internacional de dados básicos para a dor na lesão medular, Índice de dor nos ombros para usuários de cadeira de rodas

Amplitude de movimento
- Goniômetro

Cuidados pessoais e atividades domésticas
- Medida de Independência Funcional, Medida de independência na lesão medular, Índice de quadriplegia da função, Instrumento de capacidades do membro superior

Ventilação
- Circunferência torácica com fita métrica
- Capacidade vital com dinamômetro portátil
- Frequência respiratória

Integração ou reintegração ao trabalho, à comunidade e ao lazer
- Técnicas de avaliação de deficiências de Craig, Avaliação de hábitos de vida, Índice de reintegração a convivência normal

Quadro 20.3 Diretrizes gerais para a acessibilidade da cadeira de rodas em casa

- Inclinação da rampa: 12:1 (3,7 m de distância horizontal para cada 0,31 m de elevação)
- Largura da rampa: 0,91 m
- Desembarque da rampa: 9,1 m
- Ausência de desnível nas soleiras das portas
- Maçanetas das portas do tipo alavanca
- Largura das portas de pelo menos 0,81 m
- Piso plano aberto
- Pisos cerâmicos ou madeira
- Acesso da cadeira de rodas ao banheiro
- Altura do vaso sanitário igual à altura do assento da cadeira de rodas
- Vão livre adequado sob as pias
- Canos com isolamento térmico
- Área do chuveiro sem desnível

Marcha, locomoção e equilíbrio

A maioria dos indivíduos com LM depende de uma cadeira de rodas como principal meio de locomoção em casa e na comunidade. Por essa razão, é importante avaliar a capacidade do paciente de realizar habilidades em cadeira de rodas. Isso inclui a aplicação e a liberação das travas das rodas, a remoção dos apoios para braços e pés, a propulsão da cadeira de rodas em superfícies planas, a realização de *wheelies*, subir e descer o meio-fio e várias outras habilidades necessárias para a mobilidade independente na comunidade. O Teste de Habilidades em Cadeira de Rodas (Fig. 20.18) avalia 32 habilidades representativas em cadeira de rodas[165-167]. As habilidades são divididas em três níveis que refletem a dificuldade e o ambiente no qual elas serão realizadas: ambiente interno, comunidade e avançado. Pode-se utilizar esse teste como uma medida diagnóstica para determinar quais habilidades em cadeira de rodas precisam ser abordadas na terapia e para documentar a melhora durante a reabilitação. O *Wheelchair Circuit* é outra medida de desfecho elaborada para avaliar três aspectos da mobilidade em cadeira de rodas manual: o tempo, a habilidade técnica e a capacidade física[168,169].

O equilíbrio na posição sentada pode ser avaliado utilizando-se o Teste de Alcance Funcional Modificado[170]. No caso dos pacientes com LMi que têm alguma capacidade de ficar em pé e andar, o equilíbrio pode ser avaliado com o uso da Escala de Equilíbrio de Berg (EEB). Consultar o Capítulo 6 para obter uma descrição completa dessa ferramenta. Embora originalmente desenvolvida para pacientes com acidente vascular encefálico agudo, essa escala tem sido muito utilizada com adultos mais velhos[171] e tem sido validada em pessoas com LMi.[172,173]

A marcha e a capacidade de deambular também devem ser avaliadas nos pacientes com LMi que mantêm alguma capacidade de ficar em pé e andar. Para identificar os desvios da marcha pode-se utilizar uma ferramenta para análise observacional da marcha como o formulário Análise observacional da marcha *Rancho Los Amigos*[174]. Consulte o Capítulo 7 para obter uma descrição completa dessa fer-

Teste de habilidades em cadeira de rodas 4.1
Cadeira de rodas manual – usuário de cadeira de rodas

Nome: _____

Data: _____ Examinador: _____

Hora do início: _____ Hora do fim: _____

Guia para a Pontuação
(para mais detalhes, consulte o verso)
- ✓ = aprovado, seguro
- ✗ = reprovado, não seguro
- NP = nenhuma parte (apenas para as habilidades indicadas)
- TE = erro de teste

Tipo de Teste
- ❏ Objetivo – Capacidade
- ❏ Questionário – Capacidade
- ❏ Questionário – Desempenho

	Habilidades individuais	Capacidade/ desempenho	Segurança	Comentários
1.	Propulsiona para a frente 10 m			
2.	Propulsiona para a frente 10 m em 30 s			
3.	Propulsiona para trás 5 m			
4.	Vira 90° enquanto se move para a frente$^{D/E}$			
5.	Vira 90° enquanto se move para trás$^{D/E}$			
6.	Gira 180° no lugar$^{D/E}$			
7.	Manobras laterais$^{D/E}$			
8.	Passa por portas de abrir em ambas as direções			
9.	Alcança objetos a 1,5 m de altura			
10.	Recolhe objeto do solo			
11.	Alivia o peso apoiado nas nádegas			
12.	Transfere-se da CR para um banco e volta			
13.	Dobra e desdobra a cadeira de rodas			
14.	Propulsiona por 100 m			
15.	Evita obstáculos em movimento$^{D/E}$			
16.	Sobe uma inclinação de 5°			
17.	Desce uma inclinação de 5°			
18.	Sobe uma inclinação de 10°			
19.	Desce uma inclinação de 10°			
20.	Propulsiona 2 m sobre uma inclinação lateral de 5°$^{D/E}$			
21.	Propulsiona 2 m sobre uma superfície mole			
22.	Atravessa um buraco de 15 cm			
23.	Ultrapassa uma soleira de porta de 2 cm			
24.	Sobe uma desnível de 5 cm			
25.	Desce um desnível de 5 cm			
26.	Sobe meio-fio de 15 cm			
27.	Desce meio-fio de 15 cm			
28.	Executa um *wheelie* no mesmo lugar por 30 s			
29.	Gira 180° no mesmo lugar em posição de *wheelie*$^{D/E}$			
30.	Passa do solo para a cadeira de rodas			
31.	Sobe escadas			
32.	Desce escadas			
	Pontuações totais em porcentagem			

Comentários adicionais: _____

WST_M_WCU 4.1.15
15 de fevereiro, 2012

Figura 20.18 Teste de Habilidades em Cadeira de Rodas – Versão 4.1 Manual. (Kirby, RL, et al., revisto em 25 de outubro de 2012, obtido de www.wheelchairskillsprogram.ca/eng/documents/FORM_WST_M_WCU_4.1.15.pdf, com permissão.)

ramenta. A identificação de padrões anormais na marcha orientará a escolha dos testes e medições adicionais necessários para a determinação dos danos subjacentes que poderão estar causando os movimentos anormais. Isso também guiará o desenvolvimento do plano de cuidados.

O *Índice da marcha para lesão medular (WISCI)* avalia o nível de assistência física, o tipo de dispositivo auxiliar e o número de órteses necessárias para deambular 10 metros[175-178]. A pontuação varia de 0 (incapaz de ficar em pé ou andar com assistência) a 20 (deambular sem assistência, sem órteses e sem dispositivos auxiliares). O *Inventário de deambulação funcional na lesão medular (SCI-FAI)* (Fig. 20.19) é outra medida de desfecho utilizada para avaliar a capacidade de deambular de pessoas com LMi[179]. Ela compreende uma análise observacional de 2 minutos da marcha realizada com o dispositivo auxiliar habitual do paciente. A documentação inclui a frequência e as distâncias que o paciente normalmente percorre em casa e na comunidade.

Os testes de caminhada de 10 metros (TC10)[177,178,180] e o caminhada de 6 minutoss (TC6)[177,178,180] são confiáveis, válidos e responsivos a alterações em pessoas com LMi. Uma mudança de 0,13 m/s na velocidade da marcha é uma indicação de que ocorreu uma mudança real na velocidade do andar. A velocidade da marcha também é capaz de predizer o nível da capacidade funcional de andar. É provável que as pessoas com LMi que andam a 0,09 m/s sejam deambuladores supervisionados. A velocidade de deambulação de 0,15 m/s indica que a pessoa provavelmente consegue andar em ambiente interno, mas utiliza uma cadeira de rodas fora de casa. A velocidade de deambulação de 0,44 m/s indica que a pessoa provavelmente utilizará um dispositivo auxiliar ou órtese para andar dentro e fora de casa. Por fim, uma velocidade de deambulação de 0,70 m/s indica que a pessoa consegue andar dentro e fora de casa sem um dispositivo auxiliar ou órtese[181]. A mudança mínima detectável do TC6 é de 46 metros[180].

Função motora

Conforme descrito anteriormente, os Padrões Internacionais para a Classificação Neurológica da Lesão da Medula Espinal (ISNCSCI) da ASIA devem ser utilizados para determinar o nível da lesão e a função motora intacta. A presença de hipertonia espástica deve ser avaliada como parte do exame da função motora. A Escala de Ashworth Modificada (EAM) é muito utilizada para avaliar o tônus. Trata-se de uma escala ordinal de seis pontos que classifica a quantidade de resistência ao movimento passivo da articulação[182]. (Consultar o Cap. 5 para obter uma descrição completa dessa escala). A *Ferramenta de avaliação da espasticidade na lesão medular (SCI-SET)* é uma autoavaliação do impacto da espasticidade sobre as atividades da vida diária. O indivíduo avalia como a espasticidade afeta 35 áreas diferentes com uma escala ordinal de sete pontos que varia de -3 (extremamente problemática) a +3 (extremamente útil). Os itens incluem alimentação, sono, capacidade de se vestir, transferência, uso de cadeira de rodas, impacto social, capacidade de concentração e quedas[183].

Desempenho muscular

O teste muscular manual também deve ser realizado em todos os grupos musculares inervados tendo como base os Padrões Internacionais para a Classificação Neurológica da Lesão da Medula Espinal (ISNCSCI) da ASIA. Por exemplo, se o músculo bíceps estiver intacto, então deve-se testar os outros músculos inervados por C5 como o músculo deltoide e os músculos do manguito rotador. A dinamometria portátil também pode ser usada para avaliar a força muscular, inclusive a força do tronco[184,185]. Há vários fatores específicos que devem ser levados em consideração quando se realiza o teste muscular manual em pessoas com LM. Os pacientes frequentemente aprendem a mover de modo funcional as articulações ao substituir os músculos fracos ou paralisados pela contração dos músculos intactos. Por exemplo, a supinação do antebraço permite que a gravidade estenda o punho, e os músculos da parte inferior do abdome podem substituir a flexão do quadril ao causar a inclinação posterior da pelve. O fisioterapeuta deve estabilizar cuidadosamente a área proximal para reduzir a substituição e palpar para se assegurar de que o músculo em teste esteja se contraindo. O tônus muscular anormal e os espasmos podem causar contrações musculares involuntárias ou fazer com que um músculo pareça ser mais forte do que ele realmente é. As órteses e os imobilizadores da coluna vertebral poderão impedir o paciente de adotar a posição recomendada para o teste ou contrair vigorosamente certos músculos. Deve-se documentar o uso de posições alternativas (não padronizadas) durante o teste.

Dor

A dor deve ser avaliada continuamente. A intensidade da dor pode ser determinada com uma *escala visual analógica* (EVA). O paciente classifica a dor em uma escala de 0 a 10, em que 0 corresponde à ausência de dor e 10 indica dor intensa, incapacitante. Existem também medidas de autoavaliação da dor elaboradas especificamente para pessoas com LM. Os itens do Conjunto internacional de dados básicos para a dor na lesão medular foram modificados para que possam ser utilizados como autoavaliações[186]. Essas autoavaliações levantam várias questões relativas a: o impacto da dor sobre vários aspectos das atividades do cotidiano e da satisfação com a vida; e a locali-

Inventário da deambulação funcional na lesão medular (IDF-LM)

Nome: _____ Sessão: _____ Data: _____

PARÂMETRO	CRITÉRIO	E	D
A. Deslocamento do peso	Desloca o peso para o membro de apoio.	1	1
	Deslocamento do peso ausente ou apenas sobre dispositivo auxiliar.	0	0
B. Largura dos passos	O pé que oscila não obstrui o pé de apoio no avanço do membro.	1	1
	O pé de apoio obstrui o pé que oscila no avanço do membro.	0	0
	O posicionamento final do pé não obstrui o membro que oscila.	1	1
	O posicionamento final do pé obstrui o membro que oscila.	0	0
C. Ritmo dos passos (tempo relativo necessário para avançar o membro que oscila)	No choque do calcanhar do membro de apoio, o membro que oscila: começa a avançar em <1 segundo *ou*	2	2
	necessita de 1-3 segundos para começar a avançar *ou*	1	1
	necessita de > 3 segundos para começar a avançar.	0	0
D. Altura dos passos	A ponta do pé sai do solo durante toda a fase de oscilação *ou*	2	2
	A ponta do pé arrasta no solo apenas no início da fase de oscilação *ou*	1	1
	A ponta do pé arrasta durante toda a fase de oscilação.	0	0
E. Contato do pé	O calcanhar toca o solo antes do antepé *ou*	1	1
	O antepé ou o mediopé toca primeiro o solo.	0	0
F. Comprimento do passo	Calcanhar que oscila posicionado adiante da ponta do pé de apoio *ou*	2	2
	Ponta do pé que oscila posicionada adiante da ponta do pé de apoio *ou*	1	1
	Ponta do pé que oscila em posição posterior à ponta do pé de apoio.	0	0
	Total de parâmetros		Soma /20

DISPOSITIVOS AUXILIARES		E	D
Extremidade superior Dispositivos para equilíbrio/ sustentação do peso	Nenhum	4	4
	Bengala(s)	3	3
	Bengala(s) de quatro pontas, Muleta(s) (antebraço/axilar)	2	2
	Andador	2	
	Barras paralelas	0	
Dispositivos auxiliares para os membros inferiores	Nenhum	3	3
	OTP	2	2
	OJTP	1	1
	OMR	0	0
	Total de dispositivos auxiliares		Soma /14

MEDIDAS DE TEMPO/DISTÂNCIA			
Mobilidade a pé (deambulação normal em oposição ao uso da CR)	Anda...		
	regularmente na comunidade (raramente/nunca usa a CR)	5	
	regularmente em casa/às vezes na comunidade	4	
	às vezes em casa/raramente na comunidade	3	
	raramente em casa/nunca na comunidade	2	
	apenas para exercícios	1	
	não anda	0	
	Pontuação para a mobilidade a pé		Soma/5
Teste de caminhada de 2 minutos (distância percorrida em 2 minutos)	Distância percorrida em 2 minutos = ...	pés/ minuto	metros/ minuto

OTP: órtese tornozelo-pé; OJTP: órtese joelho-tornozelo-pé; OMR: órtese de marcha recíproca; CR: cadeira de rodas.

Figura 20.19 Inventário da deambulação funcional na lesão medular,[179] com permissão.

zação, intensidade e duração da dor. O *Índice de dor nos ombros para usuários de cadeira de rodas* avalia o impacto da dor no ombro nas transferências, nos cuidados pessoais, na mobilidade em cadeira de rodas e nas atividades gerais[187,188]. Os usuários de cadeira de rodas avaliam a quantidade de dor que experimentam enquanto realizam diferentes atividades utilizando uma escala de 0 a 10. A pontuação total varia de 0 a 150, e as pontuações mais altas indicam um impacto maior da dor.

Cuidados pessoais e atividades domésticas

Um dos principais objetivos da reabilitação é estimular a independência em habilidades de mobilidade funcional e cuidados pessoais. Além da propulsão da cadeira de rodas e, possivelmente, da marcha (discutida anteriormente), é importante avaliar cuidadosamente a capacidade do paciente de realizar outras habilidades de mobilidade como as transferências, a mobilidade no leito e a capacidade de aliviar a pressão. Deve-se documentar em detalhes a quantidade de assistência física, o método de realizar a tarefa, os comandos verbais necessários, o uso de dispositivos auxiliares/adaptativos, o ambiente e o grau de segurança. Para ser realmente independente na realização de uma tarefa, o paciente precisa concluí-la com segurança, em tempo hábil, sem esforços excessivos, em lugar público, em diferentes ambientes e de maneira constante. Pode ser tentador para o fisioterapeuta ajudar um pouco, como por exemplo, estabilizar a cadeira de rodas enquanto o paciente se transfere (para impedir que ele escorregue) e, em seguida, documentar que o paciente atuou de modo independente na transferência leito-cadeira de rodas. Nesse caso, o paciente não é totalmente independente diante da tarefa. O paciente deve ser capaz de completar a tarefa sem a presença do fisioterapeuta. Contudo, o fisioterapeuta precisa observar os pacientes realizando as tarefas, porque eles poderão superestimar sua própria capacidade.

O grau de assistência necessária para completar uma tarefa normalmente é documentado utilizando-se definições da Medida de Independência Funcional (MIF)[189-191]. O grau de assistência é classificado com base em uma escala ordinal de oito pontos, onde 1 = assistência total (o paciente realiza menos que 25% do esforço), 2 = assistência máxima (o paciente realiza 25-49% do esforço), 3 = assistência moderada (o paciente realiza 50%-74% do esforço), 4 = assistência mínima (o paciente realiza mais de 75% do esforço), 5 = supervisão (o paciente precisa de comandos verbais, do preparo da tarefa ou de um cuidador de prontidão), 6 = independente modificado (o paciente requer um dispositivo auxiliar ou adaptativo) e 7 = independente. O Capítulo 8, Exame da função, fornece mais informações sobre a MIF.

Há muitas outras medidas de desfecho específicas para LM que avaliam os cuidados pessoais e as atividades domésticas. A *Medida de independência na lesão medular (SCIM)* foi criada especificamente para avaliar a função de pessoas com LM (Fig. 20.20). É composta de 19 itens divididos em três subcategorias: cuidados pessoais; controle da respiração; e esfíncteres e mobilidade. A pontuação total varia de 0-100, e as pontuações mais altas indicam independência maior. A SCIM é válida, confiável e pode ser mais responsiva que a MIF[192-194].

O *Índice de quadriplegia da função (QIF)* foi desenvolvido para medir melhoras pequenas, porém significativas, da função de pessoas com tetraplegia que estão ausentes em outras medições[195]. O QIF consiste em 10 itens das AVD (transferências, cuidados com a aparência, banhar-se, alimentar-se, vestir-se, mobilidade em cadeira de rodas, atividades no leito, programa vesical, programa intestinal e autocuidados). O último item, autocuidados, consiste em uma série de questões que avalia o conhecimento de áreas que necessitam de autocuidados como a pele, o uso de medicamentos e a DA. O QIF é confiável, válido e responsivo a alterações[194-196].

O *Instrumento de capacidades do membro superior (CUE)* é um questionário que avalia a capacidade de preensão, liberação e elevação e as ações do punho e dedos, unilateral e bilateralmente[197]. Cada item é avaliado com uma escala ordinal de sete pontos, em que 1 = totalmente limitado, não consegue fazer de modo algum e 7 = não é limitado de nenhuma maneira. A pontuação total varia de 32 a 224, e as pontuações mais altas indicam melhor função dos MMSS. O CUE é confiável, válido e responsivo[197,198].

Integração ou reintegração ao trabalho, à comunidade e ao lazer

O objetivo final da reabilitação é possibilitar que o indivíduo retorne a seus papéis normais e participe totalmente da sociedade. As medidas de participação possibilitam uma visão de como o indivíduo está atuando no lar e na comunidade. Algumas medidas de desfecho normalmente utilizadas são as *Técnicas de avaliação de deficiências de Craig*,[199] a *Avaliação dos hábitos de vida*[200,201] e o *Índice de reintegração a convivência normal*[202].

Escala de recuperação neuromuscular

A Escala de Recuperação Neuromuscular (ERN) é uma medida de desfecho que avalia a capacidade de realizar uma meta funcional do mesmo modo utilizado pelo sistema neuromuscular intacto antes da lesão e sem compensação[148,153]. Em comparação, a MIF avalia se uma tare-

(O texto continua na p. 1034.)

Spinal Cord Independence Measure (SCIM)
LOEWENSTEIN HOSPITAL REHABILITATION CENTER
Afiliado à Sackler Faculty of Medicine, Universidade de Tel Aviv

Departamento IV, Diretor Clínico: Dr. Amiram Catz
Nome do Paciente:_____ **Documento de identidade:**_____ **Nome do Examinador:**_____
(Anotar a pontuação para cada função no quadrado adjacente, abaixo da data. O formulário poderá ser usado por até 6 examinadores).

MEDIDA DA INDEPENDÊNCIA NA LESÃO DA MEDULA ESPINAL (SCIM)   Versão III, 14 de setembro de 2002

Autocuidados   DATA   Exame 1 2 3 4 5 6

1. Alimentação (cortar, abrir recipientes, verter, levar o alimento à boca, segurar uma xícara com líquido)
   0. Necessita de alimentação parenteral, gastrostomia ou alimentação oral totalmente assistida
   1. Necessita de assistência parcial para comer e/ou beber, ou para usar dispositivos adaptativos
   2. Come de modo independente; necessita de dispositivos adaptativos ou de assistência apenas para cortar alimentos e/ou verter e/ou abrir frascos
   3. Come e bebe de modo independente; não necessita de assistência ou de dispositivos adaptativos

2. Tomar banho (ensaboar, enxaguar e secar o corpo e a cabeça, manusear uma torneira). A – parte superior do corpo; B – parte inferior do corpo
   A. 0. Necessita de assistência total
      1. Necessita de assistência parcial
      2. Lava-se de modo independente, com dispositivos adaptativos ou em ambiente específico (p. ex., barras, cadeira)
      3. Lava-se de modo independente; não necessita de dispositivos adaptativos ou de ambiente específico (que não o habitual para pessoas saudáveis) (daae)
   B. 0. Necessita de assistência total
      1. Necessita de assistência parcial
      2. Lava-se de modo independente com dispositivos adaptativos ou em ambiente específico (daae)
      3. Lava-se de modo independente; não necessita de dispositivos adaptativos ou de ambiente específico (daae)

3. Vestir-se (roupas, sapatos, órteses permanentes: vestir, colocar/usar, despir). A – parte superior do corpo; B – parte inferior do corpo
   A. 0. Necessita de assistência total
      1. Necessita de assistência parcial com roupas sem botões, zíperes ou cadarços (rsbzc)
      2. Independente com rsbzc; necessita de dispositivos adaptativos ou de ambiente específico (daae)
      3. Independente com rsbzc; não necessita de daae; necessita de assistência ou de daae apenas para bzc
      4. Veste-se (qualquer roupa) de modo independente; não necessita de dispositivos adaptativos ou de ambiente específico
   B. 0. Necessita de assistência total
      1. Necessita de assistência parcial com roupas sem botões, zíperes ou cadarços (rsbzc)
      2. Independente com rsbzc; necessita de dispositivos adaptativos ou de ambiente específico (daae)
      3. Independente com rsbzc; não necessita de daae; necessita de assistência ou de daae apenas para bzc
      4. Veste-se (qualquer roupa) de modo independente; não necessita de dispositivos adaptativos ou de ambiente específico

4. Cuidados com a aparência (lavar as mãos e o rosto, escovar os dentes, pentear o cabelo, barbear-se, maquiar-se)
   0. Necessita de assistência total
   1. Necessita de assistência parcial
   2. Cuida da aparência de modo independente com dispositivos adaptativos
   3. Cuida da aparência de modo independente sem dispositivos adaptativos

SUBTOTAL (0–20)

Controle da respiração e dos esfíncteres

5. Respiração
   0. Necessita de tubo traqueal (TT) e de ventilação assistida intermitente (VAI) ou permanente
   2. Respira de modo independente com TT; necessita de oxigênio, muita assistência para tossir ou para lidar com o TT
   4. Respira de modo independente com TT; necessita pouca assistência para tossir ou para lidar com o TT
   6. Respira de modo independente com TT; necessita de oxigênio, muita assistência para tossir, uma máscara (p. ex., peep) ou VAI (bipap)
   8. Respira de modo independente sem TT; necessita de pouca assistência ou estimulação para tossir
   10. Respira de modo independente sem assistência ou dispositivo

6. Controle esfincteriano – Bexiga
   0. Cateter de demora
   3. Volume de urina residual (VUR) >100 ml; sem cateterização regular ou cateterização intermitente assistida
   6. VUR <100 ml ou autocateterização intermitente; necessita de assistência para o uso de dispositivo de drenagem
   9. Autocateterização intermitente; usa dispositivo externo de drenagem; não necessita de assistência para usar esse dispositivo
   11. Autocateterização intermitente; continente entre as cateterizações; não usa dispositivo externo de drenagem
   13. VUR <100 ml; necessita apenas de drenagem externa da urina; não há necessidade de assistência para a drenagem
   15. VUR <100 ml; continente; não usa instrumento externo para drenagem

7. Controle esfincteriano – Intestino
   0. Irregularidade ou frequência muito baixa (menos de uma vez em 3 dias) de movimentos intestinais
   5. Regularidade, mas necessita de assistência (p. ex., para a aplicação de supositórios); raros incidentes (menos de duas vezes por mês)
   8. Movimentos intestinais regulares, sem assistência; raros incidentes (menos de duas vezes por mês)
   10. Movimentos intestinais regulares, sem assistência; sem incidentes

8. Uso do vaso sanitário (higiene perineal, retirada/colocação das roupas antes/depois, uso de absorvente ou fralda)
   0. Necessita de assistência total
   1. Necessita de assistência parcial; não consegue se limpar
   2. Necessita de assistência parcial; limpa-se sozinho de modo independente
   4. Usa o vaso sanitário de modo independente em todas as tarefas, mas necessita de dispositivos adaptativos ou de ambiente especial (p. ex., barras)
   5. Usa o vaso sanitário de modo independente; não necessita de dispositivos adaptativos ou de ambiente especial

SUBTOTAL (0–40)

Figura 20.20 Medida da Independência na Lesão da Medula Espinal,[192-194] com permissão. (De Topics in Spinal Cord Injury Rehabilitation 4(1):20, 1998. Thomas Land Publishers. Disponível em www.thomasland.com).

(continua)

Mobilidade (quarto e banheiro)   DATA   Exame | 2 3 4 5 6

9. **Mobilidade no leito e ações para evitar úlceras por pressão**
   0. Necessita de assistência em todas as atividades: virar a parte superior do corpo no leito, virar a parte inferior do corpo no leito, sentar no leito, realizar *push-ups* na cadeira de rodas, com ou sem dispositivos adaptativos, mas sem auxiliares elétricos
   2. Realiza uma das atividades sem assistência
   4. Realiza duas ou três das atividades sem assistência
   6. Realiza todas as atividades de mobilidade no leito e de alívio da pressão de modo independente
10. **Transferência: leito-cadeira de rodas (trava a cadeira, eleva os apoios para pés, remove e ajusta os apoios para braços, transfere-se, eleva os pés)**
    0. Necessita de assistência total
    1. Necessita de assistência parcial e/ou supervisão e/ou dispositivos adaptativos (p. ex., prancha de transferência)
    2. Independente (ou não necessita de cadeira de rodas)
11. **Transferência: cadeira de rodas-vaso sanitário-banheira (se usa a cadeira de rodas sanitária: transfere-se de e para; se usa a cadeira de rodas comum: trava a cadeira, eleva os apoios para pés, remove e ajusta os apoios para braços, transfere-se, eleva os pés)**
    0. Necessita de assistência total
    1. Necessita de assistência parcial e/ou supervisão e/ou dispositivos adaptativos (p. ex., barras de apoio)
    2. Independente (ou não necessita de cadeira de rodas)

Mobilidade (dentro de casa e ao ar livre, sobre superfície nivelada)

12. **Mobilidade dentro de casa**
    0. Necessita de assistência total
    1. Necessita de cadeira de rodas elétrica ou assistência parcial para operar uma cadeira de rodas manual
    2. Move-se de modo independente em cadeira de rodas manual
    3. Necessita de supervisão enquanto deambula (com ou sem dispositivos)
    4. Deambula com andador ou muletas (oscila)
    5. Deambula com muletas ou duas bengalas (marcha recíproca)
    6. Deambula com uma bengala
    7. Necessita apenas de órtese para as pernas
    8. Deambula sem dispositivos auxiliares para a marcha
13. **Mobilidade para distâncias moderadas (10-100 m)**
    0. Necessita de assistência total
    1. Necessita de cadeira de rodas elétrica ou de assistência parcial para operar uma cadeira de rodas manual
    2. Move-se de modo independente em cadeira de rodas manual
    3. Necessita de supervisão enquanto deambula (com ou sem dispositivos)
    4. Deambula com andador ou muletas (oscila)
    5. Deambula com muletas ou duas bengalas (marcha recíproca)
    6. Deambula com uma bengala
    7. Necessita apenas de órteses para as pernas
    8. Deambula sem dispositivos auxiliares para a marcha
14. **Mobilidade ao ar livre (mais de 100 m)**
    0. Necessita de assistência total
    1. Necessita de cadeira de rodas elétrica ou de assistência parcial para operar uma cadeira de rodas manual
    2. Move-se de modo independente em cadeira de rodas manual
    3. Necessita de supervisão enquanto deambula (com ou sem dispositivos)
    4. Deambula com andador ou muletas (oscila)
    5. Deambula com muletas ou duas bengalas (marcha recíproca)
    6. Deambula com uma bengala
    7. Necessita apenas de órtese para as pernas
    8. Deambula sem dispositivos auxiliares para a marcha
15. **Controle em escadas**
    0. Incapaz de subir ou descer escadas
    1. Sobe e desce pelo menos 3 degraus com apoio ou supervisão de outra pessoa
    2. Sobe e desce pelo menos 3 degraus com a ajuda do corrimão e/ou de muletas ou bengala
    3. Sobe e desce pelo menos 3 degraus sem apoio ou supervisão
16. **Transferência: cadeira de rodas-carro (aproxima-se do carro, trava a cadeira de rodas, remove os apoios para braços e pernas, transfere-se de e para o carro, coloca a cadeira de rodas dentro do carro e a tira de lá)**
    0. Necessita de assistência total
    1. Necessita de assistência parcial e/ou supervisão e/ou dispositivos adaptativos
    2. Transfere-se de modo independente; não necessita de dispositivos adaptativos (ou não necessita de cadeira de rodas)
17. **Transferência: solo-cadeira de rodas**
    0. Necessita de assistência
    1. Transfere-se de modo independente com ou sem dispositivos adaptativos (ou não necessita de cadeira de rodas)

SUBTOTAL (0–40)

PONTUAÇÃO TOTAL DO SCIM (0–100)

Figura 20.20 *(Continuação)* Medida da Independência na Lesão da Medula Espinal,[192-194] com permissão. (De Topics in Spinal Cord Injury Rehabilitation 4(1):20, 1998. Thomas Land Publishers. Disponível em www.thomasland.com)

fa funcional pode ser realizada e o grau de assistência necessário (i. e., a carga de cuidados). Outras medidas avaliam o tempo gasto na execução de uma tarefa (p. ex., o Teste de caminhada de 10 Metros, que determina a velocidade da deambulação). A MIF e o Teste de caminhada de 10 metros permitem a compensação como estratégia de movimento e apenas avaliam se a meta é alcançada, e não como ela é executada. A compensação poderá incluir o uso do próprio corpo de modo alternativo, de um dispositivo auxiliar ou órtese ou de assistência física para atingir uma meta. A ERN avalia apenas como o paciente tenta realizar (ou atinge) uma meta e não permite o uso de estratégias de compensação durante a execução da tarefa. Assim, o padrão-ouro para a recuperação não é se a meta foi alcançada, mas se ela foi realizada da maneira (i. e., com o padrão comportamental) utilizada antes da lesão. Essa escala é particularmente importante porque as intervenções terapêuticas para a reabilitação depois da LM visam agora à recuperação do estado pré-lesão em vez da compensação para as deficiências relacionadas à lesão.

A necessidade de avaliar a recuperação é corroborada também pela introdução de abordagens combinatórias que visam à restauração da função abaixo do nível da lesão. Essas abordagens poderão combinar uma intervenção cirúrgica, uma intervenção com células-tronco ou uma intervenção farmacológica com uma intervenção comportamental para aumentar a possibilidade de plasticidade neural. Por exemplo, em um recente estudo de caso, um estimulador epidural foi implantado cirurgicamente na medula espinal, acompanhado de treinamento locomotor para ativar o sistema neuromuscular abaixo da lesão[154]. A recuperação neuromuscular era a meta e, portanto, poderia ser avaliada de modo apropriado com a escala ERN.

A ERN (versão 2011) é composta de 14 tarefas motoras: 4 itens são testados em uma esteira rolante (ER) e 10 itens são testados no solo. Os itens que têm como base a ER incluem o retreinamento da posição em pé, a adaptabilidade à posição em pé, o retreinamento da marcha e a adaptabilidade à marcha. Esses itens são testados em esteira rolante com suporte parcial de peso corporal (SPPC) para proporcionar um ambiente no qual a capacidade do sistema neuromuscular de ficar em pé e dar passos possa ser determinada em segurança. A capacidade do sistema neuromuscular é avaliada observando-se a quantidade de SPPC, a velocidade da ER, a facilitação manual necessária para que o paciente consiga ficar em pé e dar passos ótimos (retreinamento da posição em pé e da marcha) e a independência da facilitação manual (adaptabilidade à posição em pé e à marcha).

Os itens testados no solo são: posição sentada, inclinação do tronco para trás a partir da posição sentada ereta, posição sentada ereta, alcance anterior e preensão, preensão acima da cabeça, capacidade de abrir uma porta, extensão do tronco na posição sentada, passar da posição sentada para a posição em pé, posição em pé e deambulação. Cada item é avaliado ao longo de um espectro que varia da incapacidade de realizar uma tarefa até a recuperação total, ou seja, a tarefa é realizada da mesma forma que antes da lesão. Atribuem-se pontos a cada item e identifica-se a fase da recuperação. Calcula-se a pontuação composta total da recuperação tendo como base as várias pontuações individuais na extremidade inferior do espectro. A Fase 1 é o estágio mais inicial da recuperação, o paciente necessita de cadeira de rodas e depende da assistência de outras pessoas. A Fase 2 é o estágio intermediário da recuperação, o paciente começa a ficar em pé de modo independente. A Fase 3 é o estágio mais avançado, o paciente fica em pé de modo independente e consegue andar, porém com compensação. A Fase 4 é o estágio final da recuperação no qual o paciente exibe resistência e velocidade crescentes e adaptabilidade progressiva aos desafios ambientais durante a deambulação enquanto retorna às atividades pré-lesão sem compensação. Os terapeutas poderão usar a ERN para identificar metas específicas para a reabilitação baseadas na fase atual da recuperação relativa a cada tarefa. Os itens em atraso – itens com recuperação menor (mais inferiores do espectro) – poderão servir como ponto central dos esforços para a reabilitação.

Usando o item "posição sentada" como exemplo da escala ERN, a meta consistirá em avaliar o nível de recuperação dessa tarefa funcional específica. A posição sentada implica ausência de apoio dos MMSS e boa postura da cabeça, dos ombros, do tronco e da pelve. O espectro da recuperação varia da incapacidade de conseguir uma boa postura na posição sentada sem o apoio dos MMSS até o alcance anterior e lateral superior a 25 cm no qual a postura na posição sentada e a cinemática do tronco/pelve são apropriadas. As fases intermediárias da recuperação, entre o nível mais baixo e o mais alto da recuperação, avaliam a capacidade de manter a posição sentada, sentar com postura inadequada, conseguir sentar, manter a posição sentada com cinemática apropriada, sentar de modo apropriado por no mínimo 1 minuto, sentar de modo apropriado por tempo indefinido, sentar de modo apropriado mantendo os braços em flexão de 90°, posição sentada com alcance anterior e lateral inferior a 12,7 cm, posição sentada com alcance anterior e lateral de 12,7-25 cm e posição sentada com alcance anterior e lateral superior a 25 cm. Assim, com a escala ERN, os terapeutas avaliam a recuperação da capacidade de sentar por meio de avanços incrementais na dificuldade da tarefa; a meta é a recuperação total.

Prognóstico e objetivos

Depois da LM, o desfecho funcional depende de muitos fatores; o principal fator, especialmente para os indivíduos com lesão completa, é o nível da função motora. Na lesão completa em níveis mais baixos (i. e., com mais musculatura intacta), há uma probabilidade maior de independência nas tarefas de mobilidade e AVD. As lesões incompletas (ASIA B, C ou D) têm um potencial funcional maior quando comparadas às lesões ASIA A; os pacientes com lesão ASIA D têm uma independência funcional maior que aqueles com lesão ASIA B ou C. Consultar o Quadro 20.4 para ver outros fatores que podem afetar os desfechos funcionais[12 203-206]. A Tabela 20.5 fornece um guia dos desfechos funcionais esperados para pessoas com LM completa tendo como base o nível da lesão. O fisioterapeuta, a equipe de reabilitação e o paciente podem utilizar esses desfechos esperados para determinar as metas e resultados. No entanto, conforme mencionado anteriormente, além do nível motor, há outros fatores que poderão afetar a recuperação funcional.

As metas devem refletir o que é importante e significativo para o paciente. Isso aumentará a motivação, estimulará o alcance das metas e expandirá a autonomia do paciente. Logo depois da lesão, é provável que os pacientes não compreendam totalmente as consequências de uma LM e ainda estejam no processo de adaptação à lesão. É importante orientar os pacientes sobre o impacto da LM e analisar os achados da avaliação inicial e de todas as reavaliações. As metas funcionais possíveis devem ser analisadas, e o paciente também deve ser encorajado a sugerir suas próprias metas. As metas de longo prazo devem enfocar a atividade e a participação social, e não as deficiências estruturais e funcionais do corpo. As metas devem ser específicas com relação ao que o paciente alcançará. Deve-se documentar o nível de assistência, o ambiente, as condições e o tempo gasto até o alcance da meta.

Quadro 20.4 Fatores que afetam os desfechos funcionais

- Nível motor
- Idade
- Lesão concomitante
- Condições médicas preexistentes
- Complicações secundárias
- Tipo físico
- Apoio psicossocial

Tabela 20.5 Expectativas funcionais para pacientes com lesão medular*

Nível motor e músculos-chave	Movimentos presentes	Capacidades funcionais	Equipamento e assistência necessários
C1, C2, C3, C4			
Músculos da face e pescoço, inervação por nervos cranianos, diafragma (inervação parcial em C3 e C4)	Fala Mastigação Bebericar Soprar Elevação das escápulas	Atividades da vida diária (AVD) Dependência nas AVD básicas (ABVD) Ligar computador, interruptores de luz, virador de páginas, botões de chamada, aparelhos elétricos e viva-voz Intestino e bexiga	Dependente Unidades de controle do ambiente (UCA) Interface cérebro-computador (ICC) Equipamento adaptado, como a ponteira de cabeça ou de boca Necessita de acompanhante em período integral, orienta os cuidados prestados pelos acompanhantes Dependente, orienta os cuidados prestados pelos acompanhantes
		Mobilidade em cadeira de rodas e alívio da pressão na cadeira de rodas	Independente com cadeira de rodas elétrica Os componentes típicos incluem controles adaptados como controle de cabeça, de queixo, de língua ou por sopro-sucção Sistema de assento controlado eletronicamente (inclina e/ou reclina) Almofada para cadeira de rodas e apoio para cabeça/tronco Ventilador portátil (dependendo da inervação do diafragma) Dependente para posicionamento em cadeira de rodas

(continua)

Tabela 20.5 Expectativas funcionais para pacientes com lesão medular* *(continuação)*

Nível motor e músculos-chave	Movimentos presentes	Capacidades funcionais	Equipamento e assistência necessários
		Mobilidade no leito	Dependente Leito ajustável com colchão para redução da pressão
		Transferências	Dependente, os acompanhantes utilizam elevador mecânico Orienta os cuidados prestados pelos acompanhantes
		Deambulação	Incapaz
		Dirigir	Incapaz
C5			
Bíceps Braquial Braquiorradial Deltoide Infraespinal Romboide (maior e menor) Supinador	Flexão e supinação do cotovelo Rotação lateral do ombro Abdução e flexão de ~90° do ombro	AVD Alimentar-se Cuidados com a aparência, lavar o rosto e higiene bucal Banhar-se e vestir-se (dependente) Ligar computador, interruptores de luz, virador de páginas, botões de chamada, aparelhos elétricos e viva-voz	Alguma assistência e/ou instalação necessária dependendo da atividade Apoios móveis para braços, auxiliares para deltoides Utensílios adaptados e órteses Equipamento adaptado (luva para banho, escova de dentes adaptada etc.) Dependente Teclado de computador adaptado Órtese para mão Bastões para digitação adaptados UCA Necessita de acompanhantes em meio período, orienta os cuidados prestados pelos acompanhantes
		Intestino e bexiga	Dependente, orienta os cuidados prestados pelos acompanhantes
		Mobilidade em cadeira de rodas e alívio da pressão na cadeira	De independente a algum auxílio com cadeira de rodas manual em superfícies niveladas Necessita de aros de propulsão/extensões revestidos de plástico Beneficia-se com a cadeira de rodas elétrica Independente com cadeira de rodas elétrica utilizando joystick portátil Sistema de assento controlado eletronicamente (inclina e/ou reclina) Almofada para cadeira de rodas e apoio para tronco, dependente para posicionamento na cadeira de rodas
		Mobilidade no leito	De assistência a dependente Leito ajustável com colchão para redução da pressão Grades e alças para leito Orienta os cuidados prestados pelos acompanhantes
		Transferência	Dependente, os acompanhantes utilizam elevador mecânico Orienta os cuidados prestados pelos acompanhantes Pode ser capaz de realizar com assistência e prancha de transferência
		Deambulação	Incapaz
		Dirigir	Independente em carro com controles adaptados

(continua)

Tabela 20.5 Expectativas funcionais para pacientes com lesão medular* *(continuação)*

Nível motor e músculos-chave	Movimentos presentes	Capacidades funcionais	Equipamento e assistência necessários
C6			
Extensor radial do carpo Infraespinal Latíssimo do dorso Peitoral maior (porção clavicular) Pronador redondo Serrátil anterior Redondo menor	Flexão, extensão, rotação medial e adução do ombro Abdução, protração e rotação ascendente das escápulas Pronação do antebraço Extensão do punho (preensão com tenodese)	AVD Alimentar-se Cuidados com a aparência, lavar o rosto e higiene bucal Vestir-se Banhar-se Administração do lar	De assistência a independente com instalação e/ou equipamento Adaptador universal para mãos/utensílios adaptados Equipamento adaptado/adaptador universal para mãos Parte superior do corpo: independente com equipamento adaptado Parte inferior do corpo: assistência com equipamento adaptado Assistência com equipamento adaptado Assistência, poderá ser independente em certas tarefas com equipamento adaptado (p. ex., preparo de refeições leves) Necessita de acompanhante em meio período
		Cuidados com o intestino e a bexiga	Poderá ser independente com equipamento adaptado, propenso a necessitar de assistência/dependente
		Mobilidade em cadeira de rodas e alívio da pressão em cadeira de rodas	Independente com cadeira de rodas manual em superfícies niveladas Poderá necessitar de cadeira de rodas elétrica na comunidade Necessita de aros de propulsão/extensões revestidos com plástico Beneficia-se com CR motorizada Independente para aliviar a pressão na cadeira de rodas
		Mobilidade no leito	De independente a alguma assistência com equipamento adaptado (p. ex., grades e alças para leito etc.)
		Transferência	De independente a alguma assistência com prancha de transferência Assistência com transferências desniveladas
		Deambulação	Incapaz
		Dirigir	Independente em carro com controles adaptados
C7			
Extensor longo e curto do polegar Extensores extrínsecos dos dedos Flexor radial do carpo Tríceps	Extensão do cotovelo Flexão do punho Extensão dos dedos	AVD Alimentar-se Cuidados com a aparência, lavar o rosto e higiene bucal Vestir-se Banhar-se Administração do lar	Independente Independente com a maioria das AVD com equipamento adaptado (p. ex., cadeira para banho, corrimãos, gancho para botão e zíper, utensílios adaptados) e ambiente acessível para cadeira de rodas Propenso a necessitar de assistência com tarefas domésticas pesadas

(continua)

Tabela 20.5 Expectativas funcionais para pacientes com lesão medular* *(continuação)*

Nível motor e músculos-chave	Movimentos presentes	Capacidades funcionais	Equipamento e assistência necessários
		Cuidados com o intestino e bexiga	Independente com equipamento adaptado
		Mobilidade em cadeira de rodas e alívio da pressão em cadeira de rodas	Independente com cadeira de rodas manual em casa e na comunidade, com aros de propulsão revestidos com plástico Poderá necessitar de alguma ajuda com rampas, meios-fios e superfícies irregulares Poderá se beneficiar de CR motorizada Independente para aliviar a pressão
		Mobilidade no leito	Independente, poderá necessitar de equipamento adaptado (i. e., grades para leito, alças para pernas)
		Transferência	Independente, poderá necessitar de assistência entre superfícies desniveladas
		Deambulação	Incapaz
		Dirigir	Independente em carro com controles adaptados
C8			
Flexores extrínsecos dos dedos Flexor ulnar do carpo Flexor longo e curto do polegar Flexor intrínseco dos dedos	Flexão dos dedos	AVD Alimentar-se Cuidados com a aparência, lavar o rosto e higiene bucal Vestir-se Banhar-se Administração do lar	Independente Independente em todas as AVD, poderá necessitar de equipamento adaptado (p.ex., cadeira de banho, corrimãos, alcançador, utensílios adaptados) para algumas tarefas e ambiente acessível para cadeira de rodas Mais capaz de realizar com menos necessidade de equipamento adaptado por causa da função melhor das mãos comparada com lesões cervicais mais altas
		Cuidados com o intestino e a bexiga	Independente com equipamento adaptado
		Mobilidade em cadeira de rodas e alívio da pressão em cadeira de rodas	Independente com cadeira de rodas manual em casa e na comunidade Mais capaz de impulsionar em rampas, meios-fios e superfície desnivelada por causa da função melhor das mãos comparada às lesões cervicais mais altas Poderá se beneficiar de CR motorizada Independente com alívio da pressão
		Mobilidade no leito	Independente, poderá necessitar de equipamento adaptado (i. e., grades para leito, alças para as pernas)
		Transferências	Independente, poderá necessitar de assistência entre superfícies desniveladas Poderá ser capaz de se transferir do solo para a cadeira de rodas
		Deambulação	Incapaz
		Dirigir	Independente em carro com controles adaptados

(continua)

Tabela 20.5 Expectativas funcionais para pacientes com lesão medular* *(continuação)*

Nível motor e músculos-chave	Movimentos presentes	Capacidades funcionais	Equipamento e assistência necessários
T1 a T12			
Intercostais Músculos longos das costas (sacroespinais e semiespinais) Musculatura abdominal (~T7 e inferior)	Controle melhor do tronco com LM mais caudal Reserva respiratória maior Cíngulo peitoral estabilizado para erguer objetos	AVD	Independente Independente em todas as áreas As tarefas geralmente se tornam mais fáceis e necessita de menos equipamento adaptado para realizar com controle melhor do tronco em LM mais caudal
		Cuidados com intestino e bexiga	Independente com equipamento adaptado
		Mobilidade em cadeira de rodas e alívio da pressão em cadeira de rodas	Independente com cadeira de rodas manual em casa e na comunidade Independente em rampas, meios-fios e superfícies desniveladas Independente com o alívio da pressão A mobilidade em cadeira de rodas torna-se mais fácil e mais eficiente com controle melhor do tronco em LM mais caudal
		Mobilidade no leito	As habilidades em mobilidade no leito tornam-se mais fáceis e mais eficientes com controle melhor do tronco em LM mais caudal
		Transferências	Independente Capaz de transferir-se do solo para a cadeira de rodas As transferências tornam-se mais fáceis e mais eficientes com controle melhor do tronco em LM mais caudal
		Deambulação	Independente com posição em pé e deambulação fisiológicas para realizar exercícios em curta distância em casa Dispositivos auxiliares (p. ex., muletas de antebraço) Órteses: quadril-joelho-tornozelo-pé (OQJTP), joelho-tornozelo-pé (OJTP)
		Dirigir	Independente em carro com controles adaptados
L1, L2, L3			
Grácil Iliopsoas Quadrado do lombo Reto femoral Sartório	Flexão do quadril Adução do quadril Extensão do joelho	Deambulação	Independente para distâncias curtas em casa e possivelmente na comunidade Muitas escolhas para usar cadeira de rodas na comunidade por causa da alta energia necessária para a deambulação na comunidade Dispositivos auxiliares (p. ex., muletas de antebraço) Órteses: OQJTP, OJTP, OTP (dependendo de quais músculos estão inervados)

(continua)

Tabela 20.5 Expectativas funcionais para pacientes com lesão medular* *(continuação)*

Nível motor e músculos-chave	Movimentos presentes	Capacidades funcionais	Equipamento e assistência necessários
L4, L5, S1			
Quadríceps (L4) Tibial anterior (L5) Posteriores da coxa (L5-S1) Gastrocnêmio (S1) Glúteo médio e máximo (L5-S1) Extensor dos dedos Tibial posterior, fibulares, flexor dos dedos (L5, S1)	Flexão forte do quadril Extensão forte do joelho Flexão do joelho Dorsiflexão do tornozelo Flexão plantar do tornozelo Eversão do tornozelo Extensão dos dedos do pé	Deambulação	Deambulação independente em casa e na comunidade (lesão em L4 – poderá optar pela utilização da cadeira de rodas para longas distâncias) Dispositivos auxiliares (p. ex., muletas de antebraço, bengalas) Órteses: OTP Quanto menor a sustentação fornecida pelo dispositivo auxiliar e pelas órteses mais caudal é a LM

*Esta tabela apresenta as expectativas funcionais gerais em diferentes níveis de lesão. Cada nível motor progressivamente inferior inclui os músculos dos níveis prévios. Embora os músculos-chave listados recebam com frequência inervação de vários níveis espinais, eles estão listados aqui nos níveis neurológicos-chave onde ampliam os desfechos funcionais. Embora a musculatura intacta desempenhe um papel importante na determinação da capacidade funcional, muitos outros fatores influenciam essa capacidade, inclusive as lesões concomitantes, as pré-morbidades, a idade, o tipo físico e os fatores psicossociais. Os indivíduos com lesão incompleta provavelmente terão capacidades funcionais maiores.

O Quadro 20.5 traz exemplos de metas e desfechos gerais para pacientes com LM (*Practice Pattern 5H*), conforme adaptado do *Guide to Physical Therapist Practice*[207].

Quanto aos pacientes com LM cervical alta que não conseguem realizar fisicamente certas tarefas de mobilidade funcional, as metas visam a tornar o paciente capaz de instruir, de modo independente, o cuidador a realizar a tarefa de modo apropriado.

Recuperação da capacidade de deambular

A recuperação da capacidade de deambular é uma das metas mais comuns manifestadas pelas pessoas com LM.[208] É provável que os indivíduos com lesão do NMS completa (ASIA A) não recuperem a força funcional dos MMII necessária para se tornarem deambuladores independentes[209]. Nos pacientes com LMi (ASIA B, C e D), o prognóstico relativo à recuperação da capacidade de deambular é mais complexo. Quanto aos indivíduos com ASIA B (sensorial incompleta), a preservação da sensibilidade dolorosa é um indicador prognóstico importante de recuperação da capacidade de deambular[94,210]. A maioria dos pacientes com LM do tipo ASIA C e D recuperará parte da capacidade de deambular[211,212]. A pontuação motora da ASIA para os MMII, a força dos músculos quadríceps em particular, pode ser um indicador útil da capacidade funcional para deambular das pessoas com lesão motora incompleta[213,214].

Em 2011, o estudo *European Multicenter Study on Human Spinal Cord Injury* publicou uma regra clínica para predizer a deambulação depois da LM[215]. Em uma coorte de quase 500 pacientes, os achados indicaram que a idade, a pontuação motora dos músculos quadríceps e gastrocnêmio e a pontuação sensorial da sensibilidade tátil em L3 e S1 permitiram a distinção precisa entre os deambuladores domiciliares independentes (de acordo com as pontuações obtidas com a SCIM) e aqueles que necessitam de assistência ou não conseguem deambular. A regra de predição clínica mostrou-se 96% correta[215].

Como ocorre com qualquer guia de predição clínica, é importante ter em mente que esses fatores devem ser utilizados apenas como um *guia* para auxiliar no desenvolvimento de metas e do plano de cuidados. Outros fatores como o apoio psicológico, a cobertura do seguro, a condição psicológica e a motivação do paciente podem afetar os

Quadro 20.5 Exemplos de metas e desfechos gerais para pacientes com LM

- Melhora da limpeza das vias aéreas.
- Aumento da capacidade aeróbica.
- Melhora da integridade do tegumento.
- Aumento do desempenho muscular.
- Redução do risco de comprometimentos secundários.
- Tolerância à posição sentada ereta.
- Independência nas AVD.
- Independência nas transferências.
- Independência na propulsão da cadeira de rodas.
- Independência nos cuidados autodirecionados.
- Independência no alívio da pressão.

desfechos. Além disso, novas terapias que melhorem a recuperação neurológica poderão ser desenvolvidas.

Intervenções fisioterapêuticas

A melhora das deficiências estruturais/funcionais do corpo, a capacidade de realizar atividades importantes para o indivíduo e o retorno aos papéis sociais normais almejados podem ser conseguidos por meio de intervenções baseadas em estratégias compensatórias, de estratégias restauradoras ou de uma combinação das duas. Nas pessoas com LM, a estratégia de intervenção escolhida é baseada em grande parte na quantidade de função motora preservada. Nos pacientes com LM motora completa (ASIA A e B), a independência na execução das habilidades funcionais é alcançada em grande parte por meio de mecanismos compensatórios e, como consequência, intervenções são desenvolvidas. Por exemplo, uma pessoa com uma lesão em C6 ASIA A é ensinada a se transferir do leito para a cadeira de rodas utilizando a técnica do pivô sentado (*sit pivot*). Pacientes com LM ASIA C ou D, dependendo do grau de retorno motor, poderão reaprender como realizar tarefas funcionais utilizando estratégias de movimentos mais normais. Por exemplo, uma pessoa com LM ASIA D poderá reaprender a deambular por meio do treinamento locomotor com o uso de um suporte parcial de peso corporal e esteira rolante, uma intervenção que estimula os padrões normais dos movimentos durante o treino da marcha. Essa abordagem restauradora tenta minimizar as estratégias de movimentos compensatórios e estimular os padrões normais dos movimentos para acionar mudanças neuroplásticas benéficas no sistema nervoso central[216].

Existem alguns princípios comuns e precauções que podem ser aplicados a muitas intervenções. Como a LM afeta vários sistemas corporais, certos cuidados precisam ser levados em consideração durante as intervenções (Quadro 20.6). Os princípios comuns utilizados nas estratégias de intervenção compensatória para estimular a independência funcional nas tarefas de mobilidade são o impulso, a relação cabeça/quadril e a substituição muscular. Essas estratégias permitem a realização de tarefas de mobilidade funcional por meio de mecanismos compensatórios que o paciente talvez não consiga realizar de outra forma por causa da perda de função motora e força muscular abaixo do nível da lesão. Por exemplo, um paciente com LM em T1 ASIA A usará o impulso ao oscilar várias vezes os braços de um lado ao outro do corpo para rolar do decúbito dorsal até o decúbito lateral a fim de compensar os músculos perdidos do tronco ou dos MMII que normalmente auxiliariam na realização dessa tarefa.

Os conceitos de aprendizagem motora devem ser incorporados ao plano de cuidados. Nos estágios iniciais

Quadro 20.6 Cuidados comuns para se considerar em intervenções com pessoas com lesão medular

- Ortopédicos/tensão no local da fratura
- Integridade da pele
- Pressão arterial
- Risco de queda
- Estiramento excessivo
- Uso excessivo/tensão

da aprendizagem motora, quando o paciente não é habilidoso e não consegue realizar a tarefa de modo independente, um *feedback* extrínseco sobre a realização da tarefa poderá ser útil. Por exemplo, o fisioterapeuta poderá fornecer comandos táteis e verbais sobre o posicionamento correto da mão no aro de propulsão enquanto o paciente estiver praticando e aprendendo a realizar *wheelies*. O *feedback* extrínseco diminuído estimula a aprendizagem motora. Nas fases mais adiantadas da aprendizagem motora, será mais benéfico para o paciente utilizar mais o *feedback* intrínseco e depender menos do *feedback* extrínseco. A estrutura de prática e o ambiente também podem ser preparados para estimular a aprendizagem motora. A estrutura de prática aleatória é mais benéfica para a aprendizagem que a estrutura de prática em blocos. O ambiente deve ser modificado à medida que o paciente desenvolve mais habilidade na realização da tarefa. Por exemplo, o paciente deve praticar a transferência para/de várias superfícies diferentes (p. ex., da cadeira de rodas para um colchonete, leito, cadeira, assento de carro, sofá etc., e vice-versa) assim que uma competência básica da habilidade tenha sido alcançada. Consultar o Capítulo 10, Estratégias para melhorar a função motora, que traz uma análise das estratégias de aprendizagem motora.

Para certas tarefas de mobilidade, poderá ser vantajoso dividir a tarefa em partes componentes e partes de prática junto com o todo integrado. Por exemplo, quando se aprende como passar do decúbito dorsal para a posição sentada longa, a prática pode enfocar primeiramente uma parte componente como a transição para o decúbito dorsal sobre os cotovelos. A tarefa também pode ser modificada de modo que seja mais fácil realizá-la no início. Quando se aprende primeiramente a rolar do decúbito dorsal para o ventral, pode-se colocar travesseiros ao longo das costas do paciente de modo que a posição de início já seja meio caminho em direção ao decúbito lateral. À medida que a habilidade do paciente melhora, os travesseiros podem ser removidos. Equipamentos auxiliares e adaptativos também podem ser utilizados para estimular a independência nas tarefas funcionais. Um paciente com lesão em C5 ASIA A poderá conseguir se erguer até a posição sentada longa utilizando uma alça ou sistema de trapézio preso no teto ou na cabeceira do leito.

Fortalecimento

Conforme descrito anteriormente, o fortalecimento da musculatura inervada é um componente importante do tratamento fisioterapêutico. Os músculos-chave dos MMSS que devem ser fortalecidos são o músculo serrátil anterior, o músculo latíssimo do dorso, o músculo peitoral maior, os músculos do manguito do rotador e o músculo tríceps braquial.[217-219] Esses músculos são importantes para as transferências independentes. Os exercícios de fortalecimento devem ser realizados 2-4 vezes por semana, 2-3 conjuntos de 8-12 repetições a 60-80% de uma repetição máxima.[220] No início, os exercícios de fortalecimento poderão ser feitos diariamente durante a fase inicial da reabilitação. Vários métodos podem ser utilizados para a execução dos exercícios de fortalecimento: sistemas de polias, pesos livres, faixas elásticas e munhequeiras/caneleiras de peso. Se os músculos são muito fracos (grau ≤ 2), o fortalecimento pode ser realizado em posições com gravidade reduzida no tablado baixo ou com amplitude assistida dos movimentos ativos. O fortalecimento também pode ser feito nas posturas funcionais. Por exemplo, os *push-ups* podem ser realizados em decúbito ventral sobre os cotovelos e em decúbito dorsal sobre os cotovelos.

Treinamento cardiovascular e da resistência

Tal como ocorre com as pessoas fisicamente saudáveis, o treinamento cardiovascular traz benefícios para a saúde daquelas com LM. Vários estudos de investigação mostraram que o treinamento da resistência pode melhorar o condicionamento aeróbico.[221-224] O método de treinamento aeróbico mais comum são os exercícios voltados para os membros superiores, como o ergômetro de braço, a propulsão da cadeira de rodas e a natação. Para pacientes com capacidade de deambulação suficiente, o treinamento locomotor em esteira rolante com ou sem sistema de suporte parcial de peso corporal é outro método de treinamento da resistência[225-226]. O American College of Sports Medicine (ACSM) recomenda o treinamento da resistência de 3-5 dias por semana, com duração total de 20-60 minutos por dia, a 50-80% da frequência cardíaca máxima[220]. Para aqueles que não conseguem tolerar esses níveis de treinamento no início, a duração e a intensidade do treinamento devem ser aumentadas gradualmente. A deambulação ou o ciclismo induzidos por Estimulação Elétrica Funcional de Superfície (FES) também é um meio eficaz para melhorar o condicionamento cardiovascular[227-229]. Eletrodos de superfície são fixados nos músculos posteriores da coxa, quadríceps e glúteos bilateralmente, e um computador controla a intensidade da estimulação dos músculos e a cadência com base na posição dos pedais (Fig. 20.21).[42]

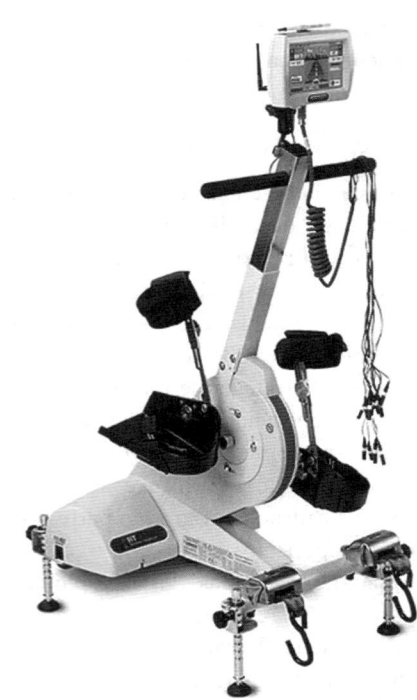

Figura 20.21 Estimulação Elétrica Funcional acionada por ergômetro de membros inferiores. *(Cortesia de Restorative Therapies, Baltimore, MD 21224.)*

Habilidade de mobilidade no leito

As habilidades de mobilidade no leito são necessárias para estimular a independência na mobilidade funcional. Essas habilidades englobam o rolamento, a transição do decúbito dorsal para a posição sentada e vice-versa na borda do leito e o manejo dos MMII. Essa independência também é necessária para o ato de se vestir, o posicionamento no leito e a inspeção da pele. O grau em que essas habilidades podem ser realizadas de modo independente varia com o nível da lesão e com outros fatores (Quadro 20.3). O método correto de realizar a tarefa varia de acordo com o indivíduo. As habilidades e as técnicas de intervenção descritas a seguir constituem-se em um guia geral; no entanto, talvez precisem ser adaptadas à condição específica do paciente. Além disso, conforme mencionado anteriormente, certas precauções precisam ser observadas quando essas técnicas são ensinadas aos pacientes. Por exemplo, a fricção excessiva dos cotovelos durante o deslocamento do peso do paciente em decúbito dorsal sobre os cotovelos poderá causar úlceras de pele. Os pacientes poderão começar o treinamento usando protetores nos cotovelos.

No início, as habilidades de mobilidade no leito são aprendidas e praticadas sobre um colchonete para exercícios, que é mais firme e maior que uma cama comum. Entretanto, à medida que as habilidades melhoram, elas devem ser praticadas sobre uma cama similar àquela utilizada na casa do paciente. Às vezes, o paciente realiza essas habilidades de modo independente sobre o colchonete, mas precisa de mais prática para realizar essa mesma tarefa sobre a cama por causa da superfície mais mole e menor.

Os indivíduos com LM completa necessitarão de estratégias de movimentos compensatórios (p. ex., impulso, substituição muscular e princípio da cabeça/quadris) para mover o corpo. Por exemplo, um paciente com lesão em T1 ASIA A utilizará o impulso gerado pela oscilação dos braços esticados de um lado para o outro do corpo para rolar o tronco e as pernas e passar do decúbito dorsal para o decúbito lateral. Um paciente com lesão em T10 ASIA A empregará a substituição muscular ao utilizar os MMSS para erguer as pernas e colocá-las sobre o colchonete ao passar da posição sentada curta para o decúbito dorsal. É possível que as pessoas com LMi consigam usar estratégias de movimentos mais normais para realizar essas tarefas. Isso dependerá da extensão da recuperação motora. Independentemente de a lesão ser incompleta ou completa, a recuperação dos padrões de movimento normais deve ser tentada e avaliada (p. ex., Escala de Recuperação Neuromuscular – ERN).

Rolamento

O rolamento costuma ser o ponto de partida dos exercícios em colchonete; é também uma habilidade fundamental para a realização de outras tarefas de mobilidade no leito e constitui-se em uma lição inicial sobre o desenvolvimento de padrões funcionais de movimento. O rolamento requer que o paciente aprenda a usar a cabeça, o pescoço e os MMSS, bem como o impulso, para mover o tronco e/ou os MMII. Em geral, é mais fácil começar as atividades de rolamento partindo do decúbito dorsal para o ventral. Se o comprometimento for assimétrico, o rolamento deve começar com um movimento na direção do lado mais fraco.

Para desenvolver a independência máxima, deve-se evitar, quando possível, o uso de dispositivos como grades, escada de cordas, "escadas" de lona e trapézios no leito. No entanto, se esses dispositivos adaptativos permitirem a realização das tarefas de modo mais eficiente ou independente ou quando a tarefa não puder ser realizada de outra forma, tais dispositivos devem ser incorporados ao plano de cuidados global. Além disso, o paciente deve trabalhar no sentido de realizar o rolamento de modo independente quando estiver coberto por lençóis e cobertores. Para começar o treinamento e facilitar o rolamento, várias estratégias podem ser utilizadas:

- A flexão da cabeça e do pescoço com rotação poderá ser utilizada para auxiliar no movimento da passagem do decúbito dorsal para o ventral.

- A extensão da cabeça e do pescoço com rotação poderá ser utilizada para auxiliar o movimento da passagem do decúbito ventral para o dorsal.

- A oscilação simétrica e bilateral dos MMSS com os braços estendidos produz um movimento pendular quando o paciente passa do decúbito dorsal para o ventral. O paciente balança ritmicamente os braços estendidos e a cabeça de um lado para o outro e, em seguida, lança-os vigorosamente para o mesmo lado do rolamento. O tronco e o quadril também acompanham (Fig. 20.22). O movimento da cabeça e dos braços deve ser sincronizado. No início, o paciente poderá usar pesos nos punhos (de 0,5 a 1,5 kg) para aumentar a consciência cinestésica e o impulso. O número de oscilações necessário dependerá da habilidade do paciente, do nível da LM e do tipo físico.

- No início, o cruzamento dos tornozelos também facilita o rolamento (Fig. 20.22). O fisioterapeuta deverá cruzar os

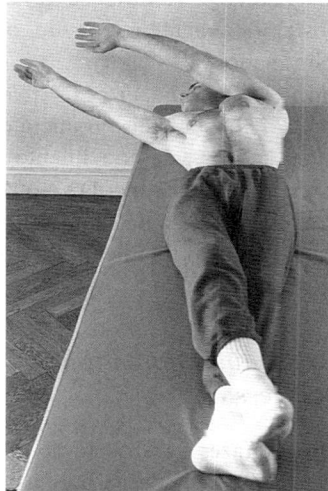

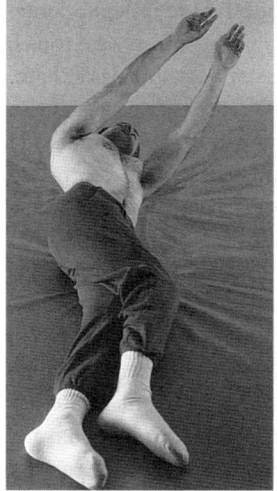
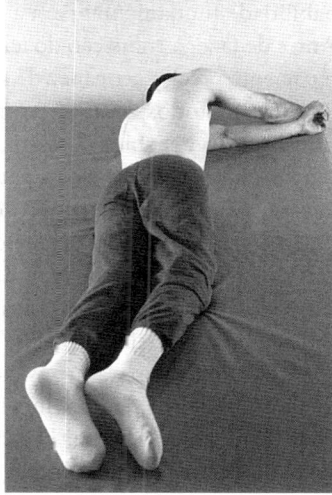

Figura 20.22 Rolamento da posição de decúbito dorsal para decúbito ventral com a utilização do impulso dos MMSS e o cruzamento dos tornozelos.

tornozelos do paciente de tal modo que a perna superior fique na direção do rolamento (p. ex., o tornozelo direito deverá ser cruzado sobre o esquerdo quando o rolamento for para a esquerda). No início do aprendizado, o rolamento poderá ser facilitado pela flexão do quadril e do joelho da perna superior que, em seguida, é colocada sobre a perna oposta (p. ex., o quadril e o joelho do lado direito são flexionados e, em seguida, a perna direita é colocada sobre a esquerda quando o rolamento for para a esquerda).

- Na passagem do decúbito dorsal para ventral, travesseiros podem ser colocados sob um lado da pelve (ou da escápula, se necessário) para produzir a rotação inicial na direção do rolamento. A atividade pode ser iniciada com dois travesseiros, passar para um e, por fim, ocorrer sem o uso de travesseiros. Se o paciente tiver dificuldade para iniciar o rolamento, a atividade poderá começar a partir do decúbito lateral. Para facilitar o movimento do decúbito ventral para dorsal, pode-se colocar travesseiros sob um lado do tórax e/ou da pelve. Novamente, o número e a altura dos travesseiros devem ser reduzidos gradualmente e, por fim, os travesseiros devem ser eliminados.
- Vários padrões de *Facilitação Neuromuscular Proprioceptiva* – FNP são úteis no início das atividades de rolamento. Padrões de movimento para MMSS como o flexor – D1, extensor – D2 e o *chop* invertido facilitam o rolamento até o decúbito ventral. O padrão *lift* para MMSS facilita o rolamento do decúbito lateral até o decúbito dorsal.

Transição do decúbito dorsal para a posição sentada e vice-versa

A capacidade de fazer a transição do decúbito dorsal no leito para a posição sentada na borda do leito é uma habilidade fundamental para a mobilidade independente. Antes de fazer a transição do leito para a cadeira de rodas, o paciente precisa ser capaz de se sentar na borda do leito. Há dois métodos básicos (com variações) para fazer a transição do decúbito dorsal para a posição sentada: (1) "andar" sobre os cotovelos a partir do decúbito ventral ou lateral e (2) partir do decúbito dorsal e passar direto para a posição sentada. Esses dois métodos possibilitam a transição do decúbito dorsal para a posição sentada com os membros inferiores estendidos (posição sentada longa). Em seguida, o paciente precisa aprender a manipular os MMII até passar para a posição sentada curta (com os joelhos fletidos) na borda do leito. Além do rolamento, as duas habilidades/posturas básicas necessárias para a transição do decúbito dorsal para a posição sentada longa são a capacidade de assumir as posições de decúbito ventral sobre os cotovelos e dorsal sobre os cotovelos e de se mover nessas posições.

Posição de decúbito ventral sobre os cotovelos

O paciente pode assumir essa posição a partir do decúbito ventral ou do decúbito lateral. No decúbito ventral, os ombros podem estar abduzidos (cotovelos para fora, afastados do corpo) ou aduzidos (cotovelos ao lado do tronco); partindo dessa posição, o paciente desloca o peso do corpo de um lado para o outro enquanto move o braço sem carga até posicionar ambos os cotovelos diretamente abaixo das articulações dos ombros (Fig. 20.23A e

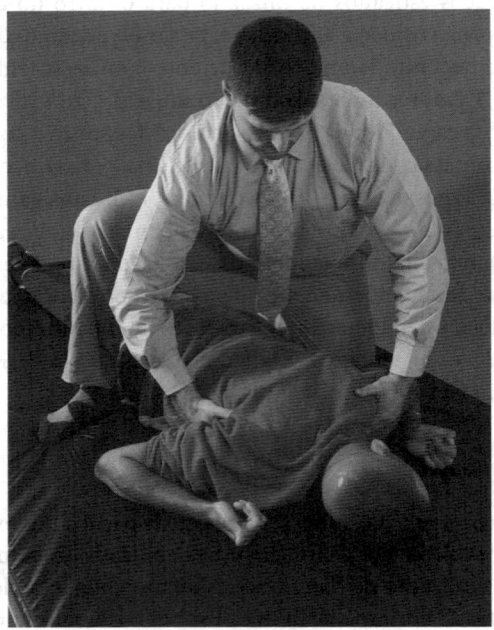

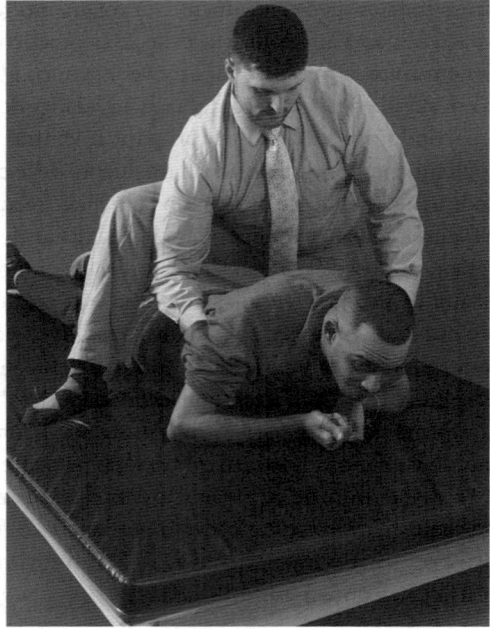

Figura 20.23 Transição da posição de decúbito ventral (**A**) para a posição de decúbito ventral sobre os cotovelos (**B**) com os ombros inicialmente abduzidos e deslocamento do peso corporal.

B). Partindo do decúbito lateral, o paciente empurra para baixo o cotovelo que está em contato com o colchonete ao estender o ombro; em seguida, balança para a frente o braço que está em posição superior enquanto rola até o decúbito ventral de modo que o cotovelo toque o colchonete no decúbito ventral sobre os cotovelos.

A transição para o decúbito ventral sobre os cotovelos é uma habilidade desafiadora, sobretudo para os indivíduos sem tríceps funcionante. No início, o paciente poderá ser auxiliado até alcançar a posição e poderá praticar intervenções de estabilidade e mobilidade controlada.

- A sustentação do peso corporal em decúbito ventral sobre os cotovelos melhora a estabilidade e a força na parte superior do tronco, no pescoço e nos ombros.
- A técnica de estabilização rítmica da FNP poderá ser utilizada para aumentar a estabilidade e a força na cabeça, no pescoço, nos ombros e nas escápulas.
- O deslocamento do peso corporal auxilia no desenvolvimento da mobilidade controlada e geralmente é mais fácil na direção lateral com progressão para movimentos anterior ou posterior.
- A sustentação unilateral do peso corporal sobre um dos cotovelos pode ser conseguida em decúbito ventral sobre os cotovelos com o levantamento de um dos braços. Esse movimento facilita também a cocontração do membro que sustenta o peso do corpo.
- O movimento em decúbito ventral sobre os cotovelos pode ser conseguido quando o paciente "anda" sobre os cotovelos para os dois lados, para a frente e para trás no colchonete.
- O fortalecimento do músculo serrátil anterior e de outros músculos escapulares pode ser conseguido com a realização de *push-ups* em decúbito ventral sobre os cotovelos. Para tal, o paciente empurra os cotovelos para baixo e encosta o queixo no peito enquanto levanta os ombros e encurva a parte superior do tórax (Fig. 20.24). Esse movimento é similar à manobra do "gato/camelo" utilizada na posição de quatro apoios. O paciente abaixa a parte superior do tórax até o colchonete outra vez ao permitir que as escápulas aduzam.

Posição de decúbito dorsal sobre os cotovelos

Há várias técnicas que possibilitam ao paciente assumir a posição de decúbito dorsal sobre os cotovelos. Se o controle dos músculos abdominais estiver preservado, o paciente poderá ter força suficiente para assumir essa posição pressionando os cotovelos contra o colchonete e levantando o corpo até a posição. Uma técnica comum consiste em "prender" as mãos sob os quadris ou enganchar os polegares nos bolsos ou nos passantes da calça. Ao contrair o músculo bíceps e/ou os músculos extensores do punho, o paciente consegue se erguer parcialmente até a posição. Em seguida, enquanto o paciente desloca o peso do corpo de um lado para o outro, os cotovelos podem ser posicionados sob os ombros (Fig. 20.25A, B e C).

Alguns pacientes poderão achar mais fácil assumir essa posição a partir do decúbito lateral. O cotovelo em posição inferior é posicionado primeiro e empurrado contra o colchonete. Em seguida, o paciente rola em direção à posição em decúbito dorsal e estende rapidamente o antebraço, pousando o cotovelo o mais próximo possível do ombro. A posição dos cotovelos pode ser ajustada deslocando-se o peso do corpo de um lado para o outro.

Grande parte do benefício inerente a essa atividade é alcançado quando o paciente aprende a assumir essa postura e, em seguida, passa para a posição sentada longa. Além de sua importância funcional direta, essa atividade também é um exercício de fortalecimento importante para os músculos extensores do ombro e os músculos adutores da escápula.

- A estabilização rítmica poderá ser utilizada para aumentar a estabilidade e a força na cabeça, no pescoço, nos ombros e nas escápulas.
- O deslocamento lateral do peso do corpo pode ser praticado nessa posição.
- Nessa postura, o movimento laterolateral intensifica a capacidade do paciente de alinhar o tronco com os MMII quando estiver no leito ou se preparando para mudar de posição.
- Deve-se ter cautela com essa postura porque ela poderá aumentar a dor no ombro por causa da pressão exercida sobre a parte anterior da cápsula da articulação do ombro.

"Andar" sobre os cotovelos para assumir a posição sentada longa

Partindo em decúbito ventral o paciente "anda" sobre os cotovelos para um dos lados até assumir a posição em

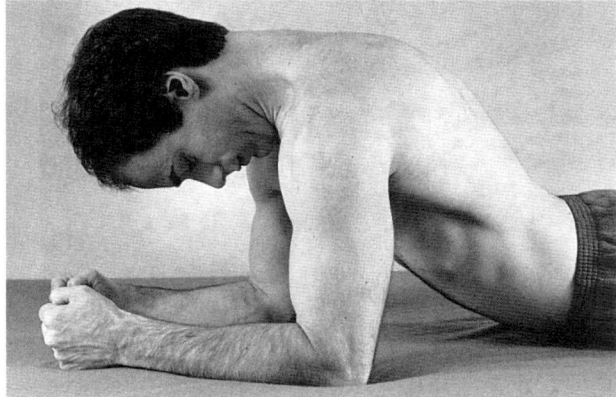

Figura 20.24 A posição de decúbito ventral sobre os cotovelos pode ser usada para fortalecer o músculo serrátil anterior e outros músculos escapulares.

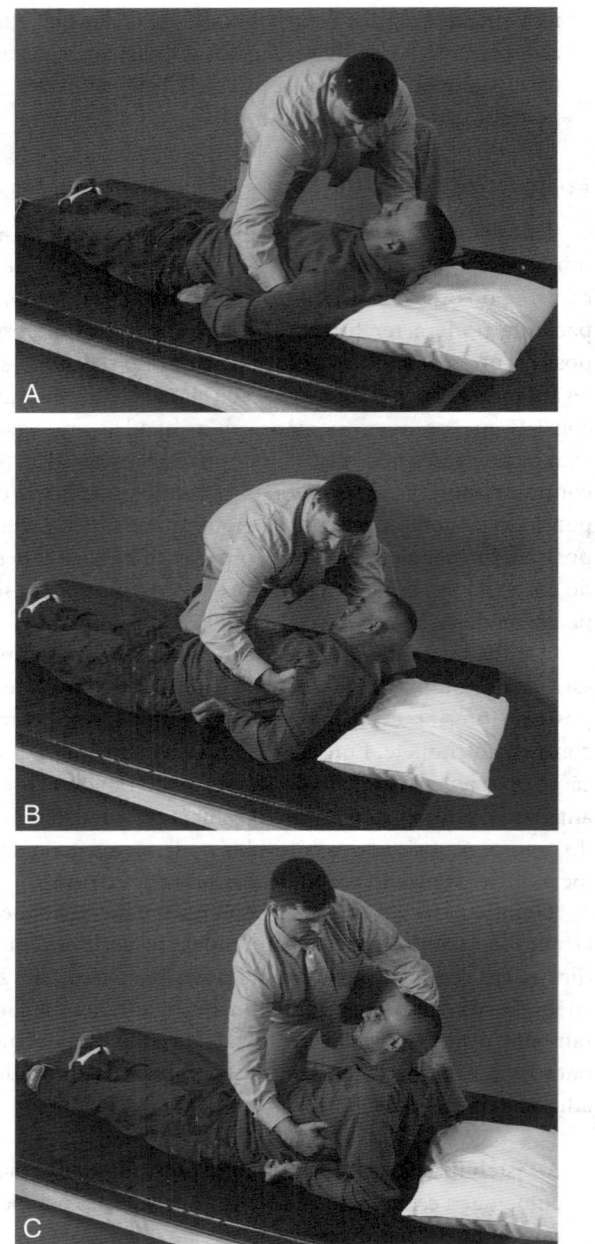

Figura 20.25 Paciente passa da posição de decúbito dorsal (A) para a posição de decúbito dorsal sobre os cotovelos (B) ao estabilizar as mãos sob a pelve, levantar o corpo pela contração do músculo bíceps e deslocar o peso do corpo de um lado para o outro para colocar os cotovelos embaixo da articulação dos ombros (C).

"C". Em seguida, o paciente retira a carga do cotovelo mais próximo das pernas, prende-o ao redor dos joelhos e puxa o tronco para junto das pernas. Em certo momento, o paciente pode então deslocar a carga do cotovelo que está suportando o peso do corpo para a palma da mão e empurrar o colchonete enquanto puxa o corpo com o outro braço até alcançar a posição sentada longa (Fig. 20.26A, B, C e D).

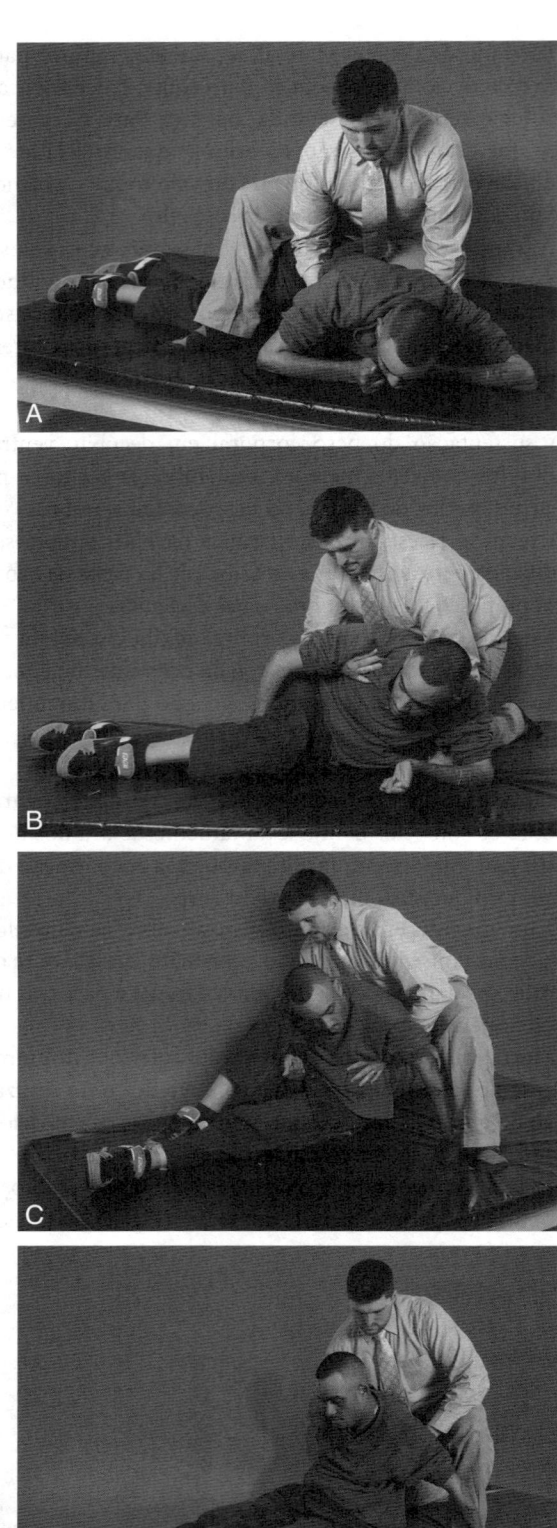

Figura 20.26 Paciente passa da posição de decúbito ventral sobre os cotovelos (A) para a posição sentada longa (B); ele "anda" até a posição em C (C) e ergue o tronco até a posição sentada longa (D).

Esse método de assumir a posição sentada longa não requer tanta amplitude nos movimentos dos ombros quanto a técnica de passar diretamente do decúbito dorsal para a posição sentada (ver adiante). Um modo de aprender essa habilidade consiste em dividir a tarefa em partes; por exemplo, "andar" sobre os cotovelos ou levantar o tronco com um dos braços quando estiver na posição em "C".

Transição direta do decúbito dorsal para a posição sentada longa

A passagem do decúbito dorsal para a posição sentada longa requer uma extensão dos ombros maior que a normal e músculos flexores do cotovelo fortes. Partindo do decúbito dorsal, as mãos são colocadas sob os quadris ou nos bolsos das calças. A flexão dos cotovelos ergue a parte superior do tronco. Em seguida, os ombros são estendidos e os cotovelos são apoiados sobre o colchonete de tal modo que o paciente assume a posição de decúbito dorsal sobre os cotovelos. A partir dessa posição, o paciente retira a carga de um dos cotovelos transferindo-a para o cotovelo oposto. No caso de paciente com LM cervical média, o membro superior sem carga é lançado para trás em hiperextensão e rotação lateral, com o cotovelo estendido de tal modo que a palma da mão repouse sobre o colchonete. Em seguida, o paciente gira a parte superior do tronco na direção do membro que foi lançado para trás a fim de retirar a carga do outro membro superior. O MS sem carga é agora lançado para trás de maneira similar para que o paciente apoie o peso do corpo sobre as duas mãos. Então, o paciente desloca o peso do corpo de um lado para o outro enquanto "anda" com as mãos até assumir a posição sentada longa (Fig. 20.27A, B e C). Novamente, a divisão da tarefa em partes auxilia na aprendizagem da habilidade inteira.

Os pacientes sem força ou amplitude de movimento suficiente, ou por causa de outros fatores, poderão utilizar um equipamento adaptativo como grades para leito, "escada de alças" (*loop ladder*), trapézio suspenso ou alças suspensas para assumir a posição sentada longa.

Uma vez na posição sentada longa, os pacientes precisam aprender a mover os MMII para fora do leito para assumir a posição sentada curta, mover os MMII de volta para o leito passando da posição sentada curta para o decúbito dorsal e posicioná-los no leito utilizando os MMSS. Os pacientes cuja musculatura das mãos e dos dedos não tem inervação completa podem deslizar o punho sob uma perna de tal modo que a palma da mão fique voltada para o colchonete, e estender o punho para ajudar a mover as pernas. Por outro lado, alças para as pernas (*leg loops*) podem ser colocadas ao redor das coxas; o paciente desliza a mão por dentro da alça e estende o punho para erguer a perna.

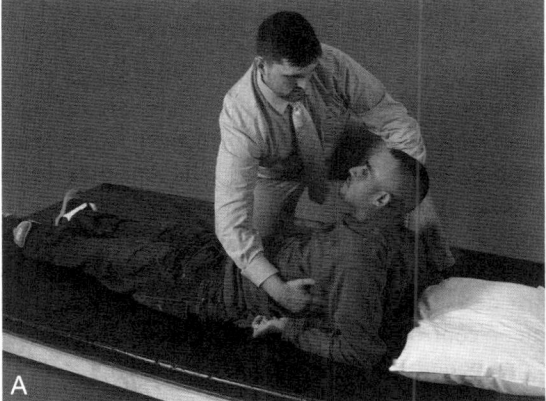
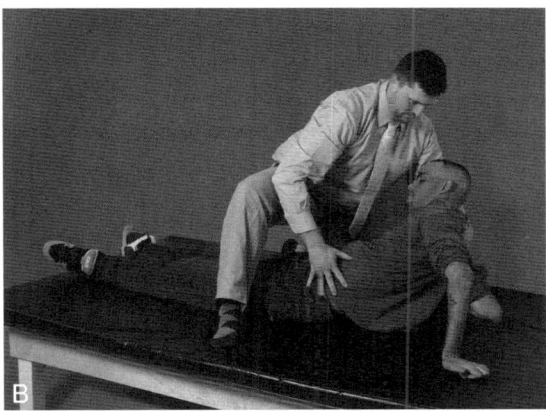
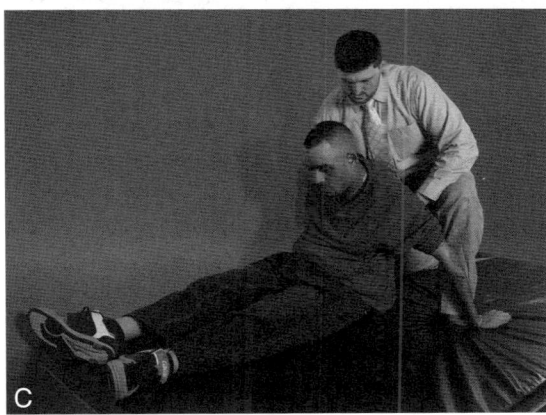

Figura 20.27 Paciente fazendo a transição para a posição sentada longa a partir da posição de decúbito dorsal sobre os cotovelos (**A**). Sustenta o peso do corpo sobre um dos cotovelos enquanto lança o braço sem carga para trás até a extensão do ombro com extensão do cotovelo para suportar o peso do corpo (**B**); em seguida, desloca o peso do corpo para o braço agora estendido e lança o outro MS para trás até a extensão do ombro com extensão do cotovelo e chega à posição sentada longa (**C**).

Equilíbrio na posição sentada

O equilíbrio independente nas posições sentada curta e sentada longa é uma habilidade importante para a realização de muitas tarefas funcionais diferentes, como as transferências, o ato de se vestir e a mobilidade com a cadeira de rodas. A postura sentada varia consideravelmente com o nível da lesão. Espera-se que os pacientes com lesão torácica baixa se sentem com o tronco relativamente ereto. Os indivíduos com lesão cervical baixa e torácica alta mantêm o equilíbrio na posição sentada movendo a cabeça para a frente e flexionando o tronco (Fig. 20.28 e 20.29).

Por causa dos graus variados de deficiência sensorial e motora, os pacientes precisam reaprender onde está o centro de equilíbrio, os limites da estabilidade e como manter o controle postural. A seguir, estão algumas sugestões que podem ser incorporadas para melhorar o equilíbrio nas posições sentada curta e sentada longa.

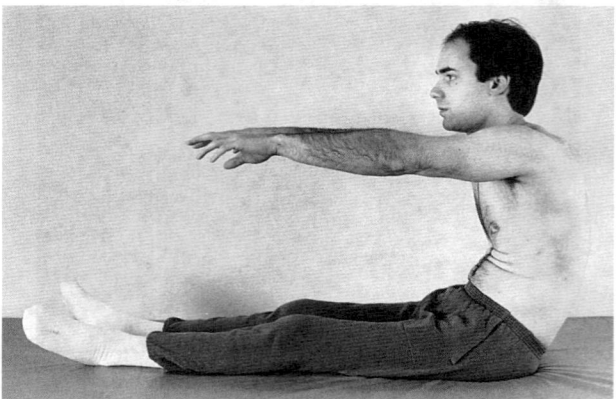

Figura 20.28 Indivíduo com lesão em T4 ASIA A na posição sentada longa.

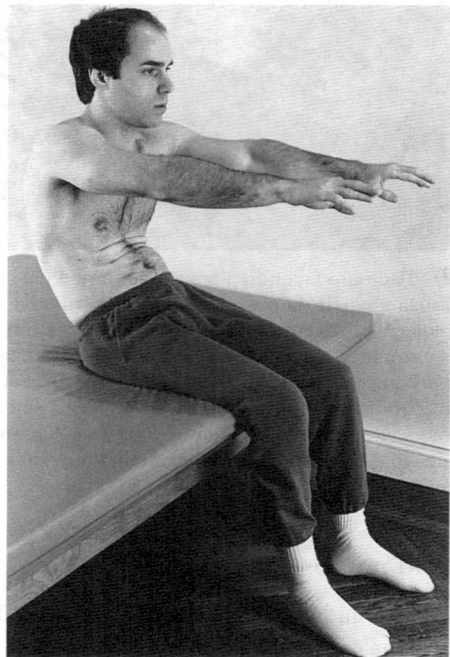

Figura 20.29 Indivíduo com lesão em T4 ASIA A na posição sentada curta.

- No início, o treino do equilíbrio na posição sentada consiste em ajudar o paciente a assumir as posições sentada curta e sentada longa mantendo o equilíbrio. Na posição sentada curta, o paciente deve ser posicionado com os pés firmemente apoiados no solo e os quadris e joelhos flexionados em 90°. Na posição sentada longa, a amplitude do movimento de elevação das pernas retas deve ser de aproximadamente 90°-100° para evitar o estiramento exagerado dos músculos da parte inferior das costas. No início, é mais fácil manter o equilíbrio na posição sentada longa por causa da base de apoio maior. Os MMII podem ser posicionados com os quadris em rotação lateral e leve abdução para permitir a flexão dos joelhos e evitar o estiramento exagerado dos músculos da parte inferior das costas.
- No início, o paciente poderá ter que usar os MMSS para sustentar o peso do corpo a fim de se manter na posição sentada. No caso de pacientes com lesão cervical que utilizam a preensão por tenodese para segurar e manipular objetos, os dedos devem ser flexionados nas articulações interfalângicas proximal e distal quando o punho está em extensão total para evitar o estiramento exagerado dos tendões dos músculos flexores dos dedos. Pacientes com tríceps sem inervação precisam aprender a manter os cotovelos estendidos por meio da substituição muscular. O paciente lança para trás o ombro até sua extensão total enquanto faz a rotação externa do ombro e a supinação do antebraço. Quando o MS estiver sustentando o peso do corpo nessa posição, o paciente poderá contrair o músculo deltoide anterior para flexionar o ombro em uma cadeia fechada, que estenderá o cotovelo.
- É possível aumentar a estabilidade na posição sentada pela aplicação de resistência manual à parte superior do tronco com o emprego da técnica de FNP de estabilização rítmica que utiliza a contração isométrica alternada.
- A prática do ato de sentar deve incluir a alternância do suporte parcial do peso corporal pelos MMSS (bilateral, unilateral, com progressão até a ausência de suporte). O alcance de objetos com um e com ambos os MMSS pode melhorar as reações antecipatórias do equilíbrio. Os pacientes também devem praticar a manutenção do controle postural enquanto manipulam objetos e realizam as AVD na posição sentada.
- Os pacientes devem aprender de forma segura seus novos limites de estabilidade. Para tal, podem deslocar o peso do corpo até alcançar o ponto no qual o equilíbrio não pode mais ser mantido; é necessária supervisão rigorosa/assistência.
- Provocar abalos inesperados de maneira segura pode ajudar na prática do controle postural reativo.
- As intervenções que visam ao equilíbrio devem ser praticadas em diferentes superfícies: colchonete firme, leito,

espuma densa, almofada de sofá etc. As intervenções que visam ao equilíbrio também devem ser praticadas enquanto o paciente estiver sentado na cadeira de rodas.

Transferências

Há três componentes da transferência na posição sentada (*sit-pivot*) (p. ex., do leito para a cadeira de rodas e vice-versa na posição sentada): a fase de preparação, a fase de levantamento e a fase de descida[230]. Durante a *fase de preparação*, o tronco flexiona para a frente, inclina para um dos lados e vira na direção do braço que permanece apoiado (Fig. 20.30A). A *fase de levantamento* começa quando as nádegas deixam a superfície onde estão apoiadas e continua quando o tronco é levantado a meio caminho entre as duas superfícies (Fig. 20.30B). A *fase de descida* corresponde ao período no qual o tronco é abaixado até a outra superfície, ou seja, do meio do caminho até as nádegas estarem sobre a outra superfície (Fig. 20.30C).

Os componentes-chave e as estratégias de intervenção para melhorar a habilidade da transferência são apresentados a seguir:

- Fornecer apoio e assistência de modo que o paciente se sinta seguro e confortável enquanto aprende a realizar as transferências.
- A confiança e a habilidade em manter o equilíbrio na posição sentada é fundamental (ver as estratégias acima).
- A relação cabeça/quadril é importante. Mover a cabeça e a parte superior do tronco em uma direção faz com que a parte inferior do tronco e as nádegas se movam na direção oposta. Por exemplo, quando o paciente quer se transferir do leito para a cadeira de rodas que está posicionada à direita do paciente, deve movimentar a cabeça e a parte superior do tronco para a frente/para baixo e para a esquerda e protrair as escápulas. Isso fará com que a parte inferior do tronco e as nádegas levantem e girem para a direita até a cadeira de rodas.
- Quanto a pacientes sem tríceps inervado, as estratégias descritas anteriormente podem ser utilizadas para colocar os cotovelos em extensão e mantê-los assim. Quanto a pacientes com dedos sem função completa, o estiramento exagerado dos músculos flexores dos dedos, como já comentado, deve ser evitado.
- A posição das mãos é importante. As mãos devem ser posicionadas à frente dos quadris para formar um tripé com as nádegas. Uma força maior é gerada no membro superior que permanece apoiado[230,231] (o membro superior mais distante da superfície para onde se está transferindo); se um dos membros superiores é mais fraco ou mais dolorido, ele deve ser o membro-líder. O membro-líder deve estar mais distante do tronco/das nádegas, e o membro superior que permanece apoiado deve estar mais próximo do tronco/das nádegas.
- Utilizando a relação cabeça/quadril descrita anteriormente (inclinação da cabeça e da parte superior do tronco para a frente e para baixo), o paciente deve praticar a protração das escápulas para levantar as nádegas da superfície em que estão apoiadas. O fisioterapeuta pode auxiliar colocando as mãos sob os quadris do paciente para ajudar no levantamento ou colocando uma das mãos sobre a parte anterior do tórax e a outra entre as escápulas para guiar e auxiliar na inclinação para a frente/para baixo e no levantamento. Os apare-

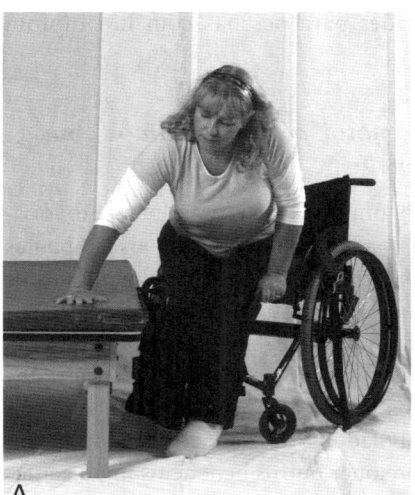 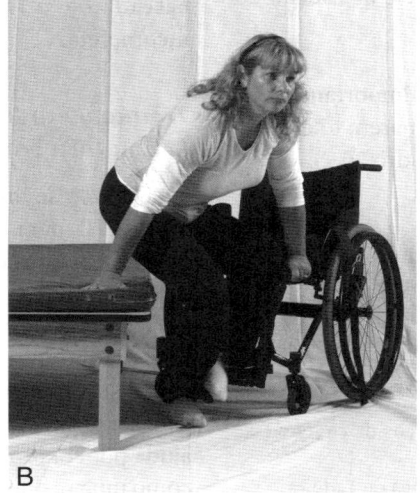 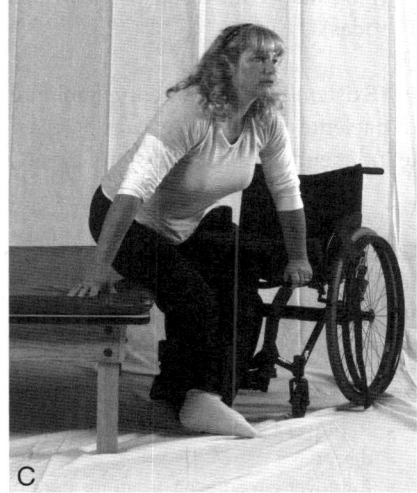

Figura 20.30 (A) Fase de preparação da transferência; o tronco é flexionado para a frente e lateralmente para longe da superfície para a qual o paciente está se transferindo. (B) Fase de levantamento: as nádegas são erguidas da superfície do assento enquanto o tronco vira. (C) Final da fase de descida, quando as nádegas estão sobre a superfície para a qual o paciente está se transferindo. (De O'Sullivan, S, e Schmitz, T: Improving Functional Outcomes in Physical Rehabilitation. FA Davis, Philadelphia, 2010, com permissão.)

lhos para exercitar *push-ups* ou os pesos para punhos podem ser usados no início a fim de conseguir um levantamento maior.
- Novamente, usando a relação cabeça/quadris, a prática deve incluir o levantamento das nádegas e o movimento lateral para a esquerda e direita. O paciente deve inclinar a cabeça/parte superior do tronco para a frente e para baixo, em seguida girar para a esquerda ou direita para levantar e mover os quadris na direção oposta. No início, o paciente poderá erguer os quadris e, em seguida, girar a parte superior do tronco para mover a parte inferior do tronco e as nádegas na direção oposta em dois movimentos. À medida que o paciente melhora, esses dois movimentos devem ser realizados como um movimento único.
- Os membros inferiores devem ser posicionados com os pés apoiados e os quadris e joelhos em aproximadamente 90° de flexão ou um pouco mais para os quadris. As pernas devem estar a meio caminho entre as duas superfícies de tal modo que elas não bloqueiem o movimento do tronco e do corpo na direção da superfície onde o paciente se sentará.
- A ênfase deve ser colocada no levantamento e no deslocamento lateral, e não no deslizamento para o lado para evitar o cisalhamento da pele. O controle do movimento deve ser estimulado durante a fase de descida para evitar lesões na pele. No início, pode-se utilizar uma prancha de transferência até o paciente ter mais habilidade com a tarefa. Alguns pacientes com LM cervical média poderão necessitar sempre da prancha de transferência.
- O treino da transferência a partir da cadeira de rodas deve incluir vários tipos de superfície (leito, sofá, vaso sanitário, assento de carro etc.) com diferentes alturas (mais altas e mais baixas que a superfície da cadeira de rodas).

Existem habilidades complementares importantes que os pacientes precisam realizar para se tornarem totalmente independentes nas transferências (Quadro 20.7).

Quadro 20.7 Habilidades complementares necessárias para realizar transferências de modo independente

- Posicionar a cadeira de rodas
- Travar as rodas
- Remover e recolocar os apoios para braços da cadeira de rodas
- Remover e recolocar os apoios para pernas da cadeira de rodas
- Manejar a prancha de transferência
- Manipular os membros inferiores
- Controlar a posição do corpo na cadeira de rodas

Transferências do solo para a cadeira de rodas

Existem três técnicas básicas para passar do solo para a cadeira de rodas: a abordagem para trás, a abordagem para a frente e a abordagem lateral (Figs. 20.31A-C, 20.32A-D e 20.33A-C). A *Improving Functional Outcomes in Physical Rehabilitation*[232] e a *Spinal Cord Injury: Functional Rehabilitation*[113] fornecem mais detalhes sobre como realizar essas transferências e outras intervenções com o objetivo de melhorar a capacidade de transferência.

Treinamento locomotor

Recuperar a capacidade de andar é uma meta comum para a maioria dos indivíduos depois da LM. Vários fatores influenciam o sucesso ou o fracasso em atingir essa meta. Os pacientes precisam ter força muscular adequada, alinhamento postural, amplitude de movimentos e resistência cardiovascular suficiente para se tornarem deambuladores funcionais. Tornar-se um deambulador funcional depois de uma LM completa é muito difícil. Andar com órteses e dispositivos auxiliares é mais lento e requer consideravelmente mais energia que andar antes da lesão. É bem provável que os indivíduos com LM completa motora que aprendem a andar com esses dispositivos não continuem a andar logo que interrompam a reabilitação. É mais provável que os pacientes com LMi motora (ASIA C e D) recuperem a deambulação funcional do que aqueles com lesão completa ou lesão incompleta sensorial[209, 211, 212].

Esta seção sobre treinamento locomotor está dividida em duas partes. A primeira trata do retreinamento da marcha com o uso de uma abordagem baseada na compensação para pessoas com LM motora completa. A segunda parte destaca a recuperação e a abordagem baseada em atividades para pessoas com LM motora incompleta.

Treinamento locomotor para indivíduos com LM motora completa

Quando se inicia um programa de treinamento locomotor (TL) para pessoas com LM completa, os terapeutas devem ser realistas e fornecer um quadro claro dos custos e possíveis benefícios. Deve-se dar essa opção aos pacientes que desejam reaprender a deambular depois de uma LM, mesmo que seu potencial para a deambulação funcional seja limitado. Embora alguns pacientes não consigam se tornar deambuladores funcionais, ficar em pé sem ajuda poderá proporcionar outros benefícios importantes como uma melhora da circulação sanguínea, da integridade cutânea, das funções vesical e intestinal, do sono, além de uma sensação de bem-estar[233].

Os indivíduos com LM completa dependem de órteses e dispositivos auxiliares, de uma amplitude de movimento

CAPÍTULO 20 Lesão medular traumática 1051

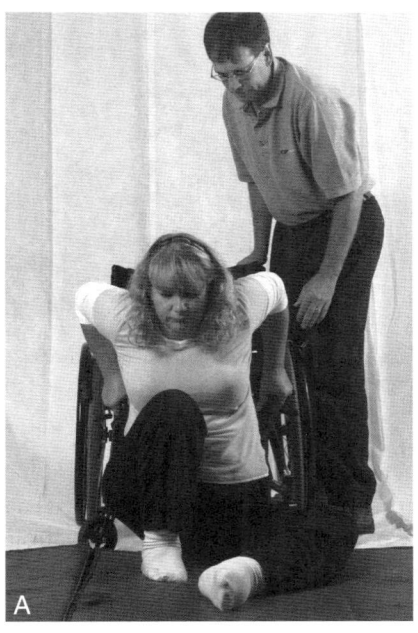 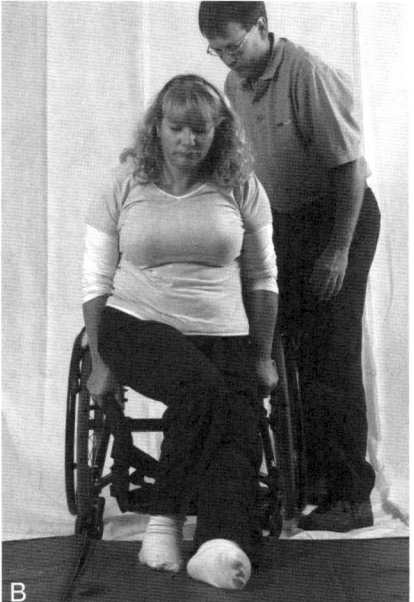 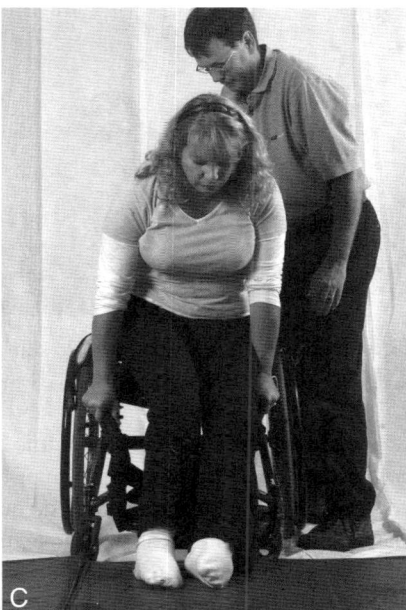

Figura 20.31 (A-C) Transferência do solo para a cadeira de rodas utilizando a abordagem para trás. *(De O'Sullivan, S, e Schmitz, T: Improving Functional Outcomes in Physical Rehabilitation. FA Davis, Philadelphia, 2010, com permissão.)*

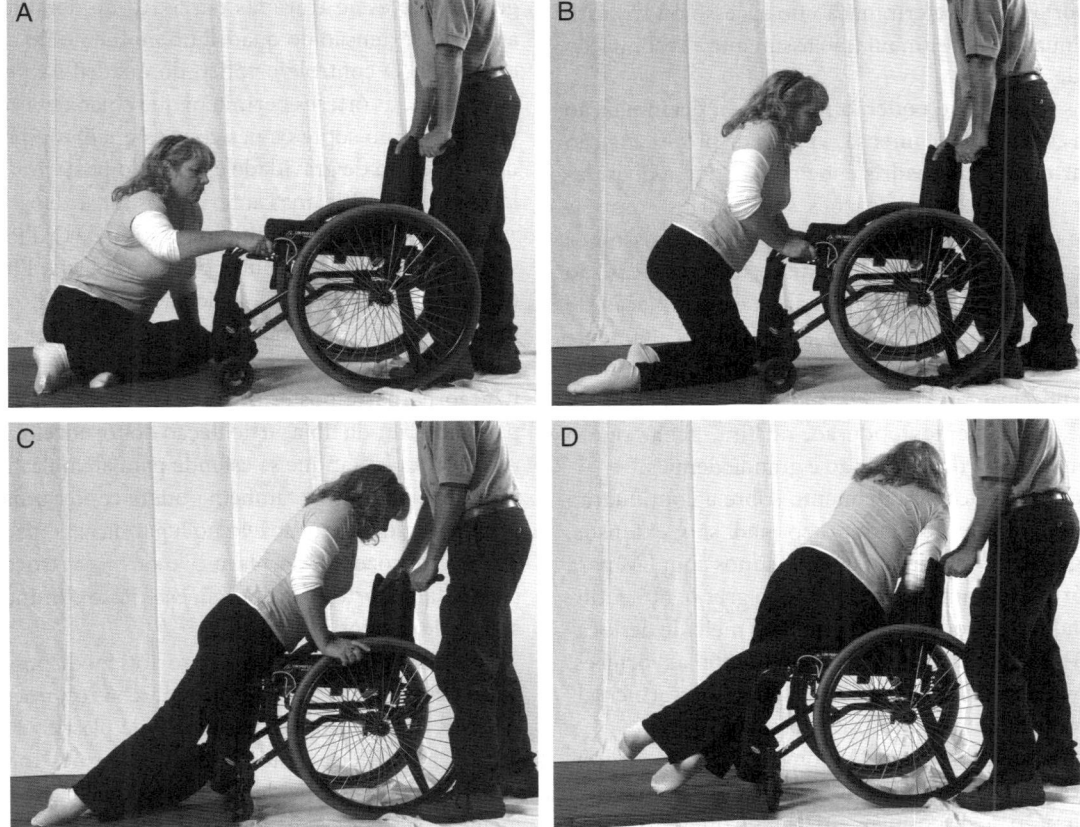

Figura 20.32 (A-D) Transferência do solo para a cadeira de rodas utilizando a abordagem para a frente. *(De O'Sullivan, S, e Schmitz, T: Improving Functional Outcomes in Physical Rehabilitation. FA Davis, Philadelphia, 2010, com permissão.)*

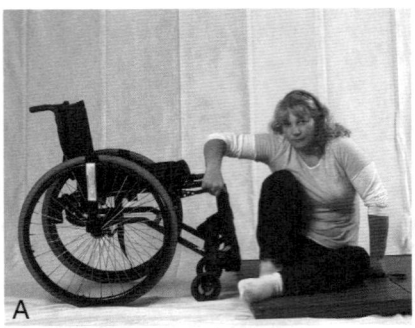 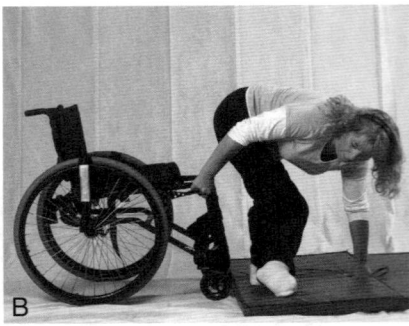 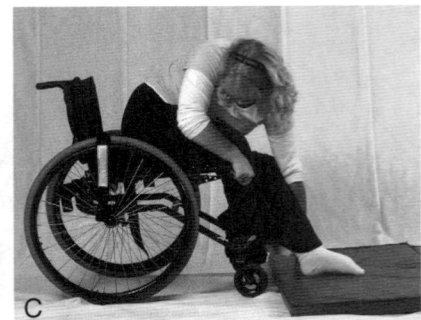

Figura 20.33 (A-C) Transferência do solo para a cadeira de rodas utilizando uma abordagem lateral. (De O'Sullivan, S, e Schmitz, T: Improving Functional Outcomes in Physical Rehabilitation. FA Davis, Philadelphia, 2010, com permissão.)

adequada e do fortalecimento máximo da musculatura neurologicamente intacta para ficar em pé e andar. A amplitude total dos movimentos na extensão do quadril é fundamental para adquirir equilíbrio na posição ereta. O paciente aprende a se apoiar nos ligamentos anteriores do quadril para estabilizar o tronco e a pelve. A ausência de contraturas na flexão dos joelhos e na flexão plantar também é importante para conseguir o equilíbrio na posição em pé ereta.

Ter uma resistência cardiovascular adequada também é importante para a deambulação funcional. Como o custo energético da deambulação para um paciente com paraplegia completa é mais alto, a resistência torna-se um fator importante na determinação do sucesso ou fracasso e na continuação da deambulação assim que a reabilitação é concluída.

Outros fatores que poderão restringir a deambulação incluem a espasticidade intensa, a perda da propriocepção (particularmente nos quadris e joelhos), a dor, a obesidade e a presença de complicações secundárias como as úlceras de decúbito, a formação heterotópica de osso nos quadris ou deformidade. Além disso, a motivação do paciente tem um papel fundamental na determinação do sucesso ou fracasso na deambulação. Pacientes altamente motivados podem aprender a andar utilizando órteses joelho-tornozelo-pé (OJTP) e dispositivos auxiliares. No entanto, esses pacientes poderão, no fim, achar que o custo energético da deambulação é grande demais.

Os estudos de acompanhamento sobre a continuação da deambulação em longo prazo não são extensos. Mikelberg e Reid[234] avaliaram 60 indivíduos com LM para os quais órteses foram prescritas. Desse grupo, 60% utilizaram a cadeira de rodas como principal meio de deslocamento; 31% descartaram completamente as órteses. Aqueles que usaram as órteses reservaram-nas principalmente para ficar em pé e realizar exercícios.

Quanto aos pacientes com LM completa, a ênfase do treinamento está no fortalecimento da musculatura aproveitável; na utilização de dispositivos auxiliares e órteses para dar suporte aos músculos fracos ou denervados; e na aprendizagem de novos métodos compensatórios de deambulação.

Prescrição de órtese

A prescrição de órtese varia de acordo com o nível da lesão. Geralmente, é necessária uma órtese com controle nos joelhos e/ou tornozelos. Os pacientes com lesão torácica completa necessitam de órteses joelho-tornozelo-pé (OJTP). As OJTP convencionais contêm hastes metálicas bilaterais, tirantes de fixação na coxa e na parte posterior da panturrilha, uma almofada na parte anterior do joelho para a flexão, travas em anel ou suíças, articulações dos tornozelos travadas e ajustáveis, estribos de alta resistência e uma calcanheira macia. As articulações do tornozelo geralmente estão travadas em 5-10° de dorsiflexão para ajudar na extensão do quadril no momento do choque do calcanhar. O controle ortótico do quadril não é necessário, porque as órteses permitem que o paciente equilibre o peso do corpo sobre os pés com os quadris hiperestendidos. O centro de gravidade é mantido posterior às articulações dos quadris, mas anterior aos tornozelos.

A órtese de Scott-Craig é outro tipo de OJTP que pode ser utilizada pelos pacientes com paraplegia. É composta de hastes-padrão duplas, articulação do joelho com eixo mecânico deslocado para trás (*offset*), que propicia um alinhamento biomecânico melhor, travas suíças, tirante de fixação na parte posterior da coxa, tirante de fixação na parte anterior da tíbia, articulação do tornozelo ajustável e uma placa plantar que se estende para além da cabeça dos metatarsais. A órtese também poderá conter uma parte de plástico rígido no tornozelo no lugar da articulação metálica do tornozelo e da placa plantar. Essa troca reduz o peso total da órtese, melhora a estética e elimina a necessidade de sapatos sob medida.

Outro tipo de dispositivo ortótico disponível para pacientes com LM é a órtese de marcha recíproca (OMR). A OMR é composta de duas OJTP de plástico unidas por uma parte pélvica moldada com extensões torácicas. A OMR tem um sistema de cabo duplo que passa posteriormente e se prende às articulações dos quadris. Esses cabos transmitem forças entre os MMII e possibilitam um movimento alternado. O movimento no quadril em uma direção facilita o movimento na direção oposta no quadril contralateral. Por exemplo, quando o peso é deslocado para o MI esquerdo, o MI direito é movido para a frente. O sistema de cabos duplos permite o controle da flexão e da extensão. Esses cabos agem "coordenando" a ação entre as duas extremidades durante a deambulação. À medida que a perna que avança tem sua carga diminuída, ela é auxiliada até a flexão enquanto a perna de apoio é simultaneamente empurrada para a extensão. Dessa forma, a órtese permite o avanço unilateral da perna e um padrão de marcha recíproco. Com essa órtese, pode-se empregar um padrão de marcha de dois ou de quatro pontos junto com muletas ou com um andador recíproco. O movimento até a posição sentada é realizado com a liberação da trava em anel na articulação do joelho.

As órteses tornozelo-pé (OTP) são mais apropriadas para pacientes com lesão em um nível mais baixo (p. ex., L3 ou inferior). Dois tipos de OTP podem ser indicados: a OTP convencional com hastes metálicas ou a OTP de plástico. O Capítulo 30 apresenta uma análise detalhada desses diferentes tipos de órteses.

Estratégias do treinamento locomotor

A marcha pendular (Fig. 20.34) e a marcha de quatro pontos são dois padrões de deambulação comuns aprendidos pelos pacientes com LM completa que utilizam uma OJTP. Deve-se praticar o equilíbrio na posição em pé e o treino da marcha inicialmente nas barras paralelas e, quando o paciente estiver pronto, utiliza-se o dispositivo auxiliar apropriado. A seguir, estão descritas algumas atividades de treinamento relevantes.

- **Colocação e remoção da órtese.** Inicialmente, ensina-se ao paciente o modo correto de colocar e remover a órtese. Todo o procedimento geralmente é feito na posição de decúbito dorsal ou sentada. Deve-se orientar o paciente a monitorar continuamente a pele em busca de áreas de pressão, sobretudo depois da remoção da órtese.
- **Dispositivo auxiliar.** Os pacientes com paraplegia geralmente preferem as muletas de antebraço. Essas muletas têm várias vantagens: são leves; possibilitam que uma das mãos fique livre sem que a muleta saia do antebraço; podem ser colocadas com mais facilidade no interior de um carro; e, o mais importante, melhoram a deambulação e a subida de escadas ao possibilitar a extensão total do quadril e o movimento livre dos ombros.
- **Atividades da posição sentada para a posição em pé.** Essas atividades devem ser praticadas inicialmente nas barras paralelas com a cadeira de rodas e, em seguida, com as muletas de antebraço. O paciente precisa aprender a escorregar até a borda da cadeira, destravar e travar a órtese. No início, ensina-se o paciente a puxar as barras paralelas até ficar em pé (posteriormente, o paciente empurra os apoios para braços da cadeira de rodas até ficar em pé). Assim que assume a posição em pé, o paciente pressiona as mãos para baixo e inclina a pelve para adiante, à frente dos ombros. Para retornar à posição sentada, inverte-se o procedimento. Para iniciar essa atividade com muletas, o paciente primeiramente coloca as muletas atrás da cadeira, apoiando-as na(s) manopla(s). Para assumir a posição em pé com as muletas, o paciente avança um pouco na cadeira, trava as articulações dos joelhos, cruza uma perna sobre a outra e, em seguida, gira o tronco e a pelve (Fig. 20.35). A posição das mãos sobre os apoios de braço é invertida, e o paciente dá um impulso até a posição em pé girando o corpo até ficar de frente para a cadeira. Para retornar à cadeira, inverte-se a técnica.

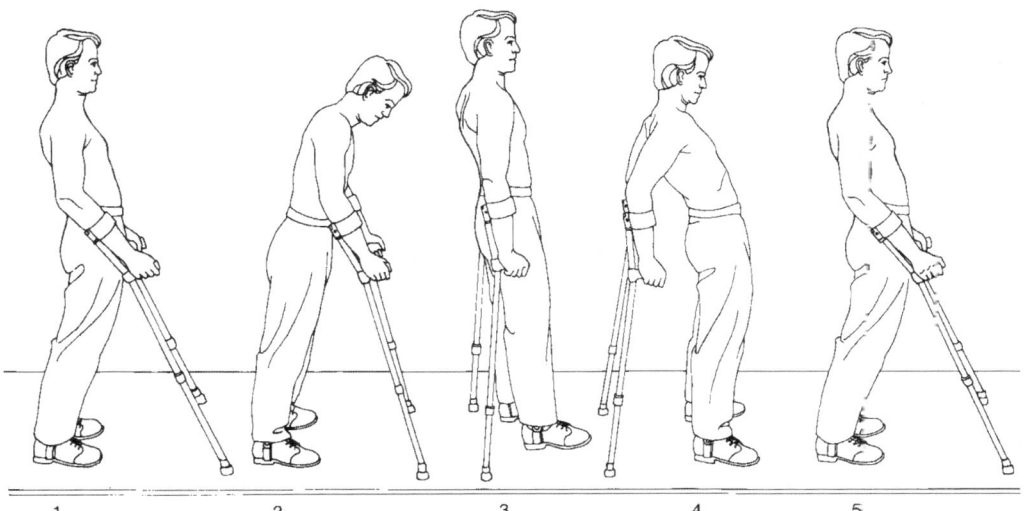

Figura 20.34 Marcha pendular.

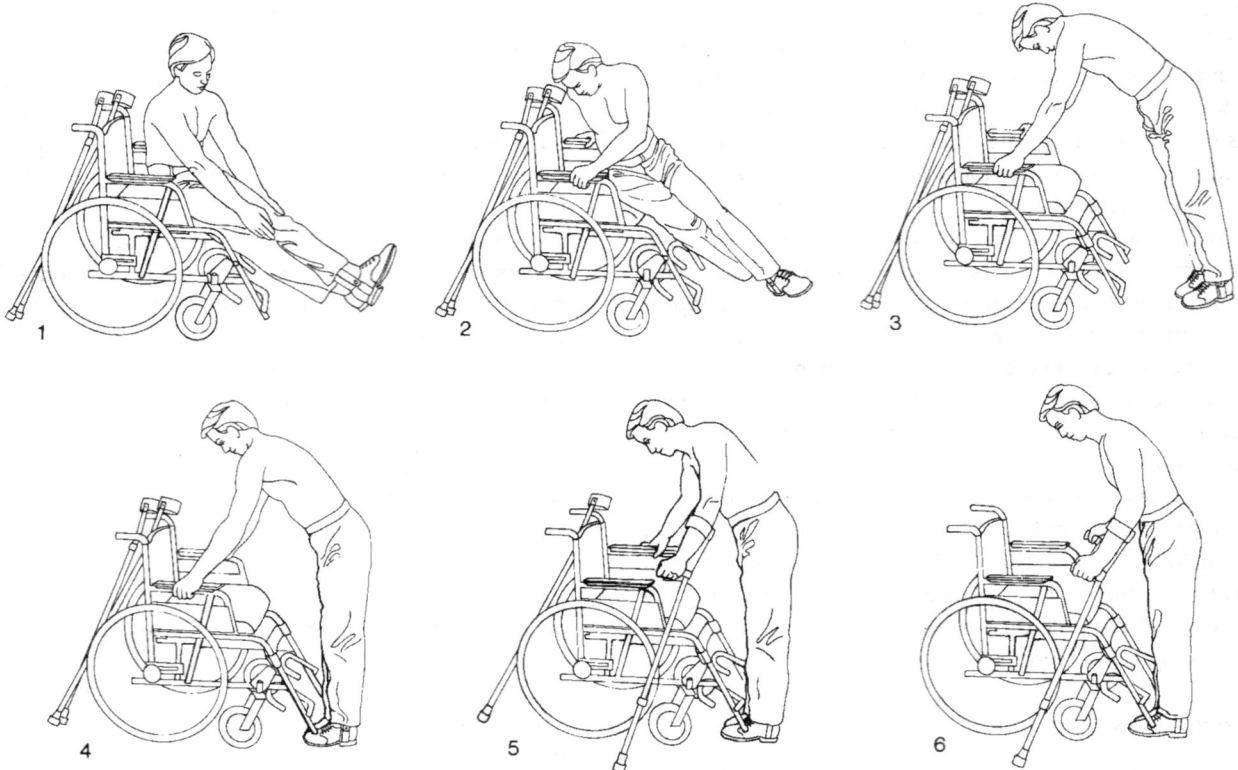

Figura 20.35 Posição em pé a partir da posição sentada em cadeira de rodas com a utilização de muletas de antebraço e OJTP. A sequência inversa é utilizada para retornar à posição sentada na cadeira de rodas.

- ***Equilíbrio estático na posição em pé***. O paciente aprende a equilibrar-se em pé com os quadris em hiperextensão e a parte superior do tronco, a cabeça, os pés e os braços atrás da pelve. A distância entre os pés é de 7,6 -12,7 cm. A princípio, o paciente deve praticar a manutenção dessa posição com as duas mãos apoiadas nas barras paralelas. Em seguida, pratica o equilíbrio com uma das mãos fora das barras e, por fim, com as duas mãos fora das barras. Quanto maior a dorsiflexão no tornozelo, mais anterior a pelve poderá ficar.
- ***Deslocamento do peso corporal na posição em pé***. Esse deslocamento requer o controle da posição da pelve com o uso de um dispositivo de suporte para os membros superiores e o posicionamento da cabeça e dos ombros para a frente, adiante da pelve. A relação cabeça/quadris aplicada nas transferências também é empregada na posição em pé. É preciso ensinar o paciente a superar e/ou impedir o dobramento em canivete que pode ocorrer durante a deambulação. O dobramento em canivete ocorre quando o centro de massa do paciente (CDM) está em um ponto anterior ao quadril e, dessa forma, faz com que o paciente se flexione subitamente para a frente.
- ***Push-ups***. Consiste no levantamento do corpo do solo pela extensão dos cotovelos, depressão e protração das escápulas e impulsão da cabeça para ganhar mais altura e no abaixamento controlado do corpo.
- ***Marcha pendular***. Partindo da posição em pé e em equilíbrio, com as mãos posteriores à pelve, o paciente move as duas muletas para a frente fazendo com que o tronco flexione; em seguida, suspende o corpo do solo ao estender os cotovelos, protrair/abaixar as escápulas e impulsionar a cabeça. A gravidade fará com que o tronco e as pernas oscilem para a frente. Quando os calcanhares se chocam com o solo, o paciente estende rapidamente a parte superior do tronco e a cabeça e impulsiona a pelve para a frente para voltar à posição inicial (Fig. 20.34).
- ***Marcha de quatro pontos***. Esse padrão de marcha é mais lento, porém mais seguro que o padrão pendular; sempre há três pontos em contato com o solo, em contraste com o padrão pendular, no qual há momentos em que apenas dois pontos estão em contato com o solo. Partindo da posição em pé com a pelve para a frente, os pés sobre o solo e as mãos posteriores à pelve, uma das mãos/muletas é levantada e posicionada à frente. O peso é deslocado para longe do membro inferior contralateral de tal modo que ele pode oscilar para a frente enquanto o quadril é erguido e a cabeça é movida para baixo e para longe da perna que oscila. A retirada da

carga da perna e a subida do quadril permitem que a gravidade auxilie na oscilação para a frente. Esse processo é repetido do lado oposto.

A *Spinal Cord Injury: Functional Rehabilitation*[113] fornece mais detalhes sobre essas e outras atividades de treino da marcha para pessoas com LM completa.

Treinamento locomotor para indivíduos com lesão medular incompleta

O treinamento locomotor (TL) para pacientes com LMi que utiliza um suporte parcial de peso corporal (SPPC), uma esteira rolante (ER) e assistência manual de instrutores é uma intervenção terapêutica importante para o retreinamento da deambulação depois de uma LMi. Os termos que descrevem esse treinamento são *treinamento em esteira rolante com suporte de peso corporal*, *treinamento em esteira rolante com suporte parcial de peso corporal* ou *treinamento em esteira rolante com suporte de peso*. Esses termos enfatizam o exercício ou o equipamento para o treinamento que atualmente é recomendado para o retreinamento da deambulação por fabricantes de equipamentos médicos e por alguns médicos e investigadores; no entanto, os termos falham em descrever os elementos críticos do treinamento[235] e a meta específica da reabilitação. O que um terapeuta realmente faz com um paciente para retreinar a deambulação utilizando esse equipamento? Esta seção fornece (1) uma perspectiva global sobre o treinamento locomotor (TL) e como ele difere do TL para pessoas com LM completa; (2) as diretrizes clínicas para a escolha e o uso de estratégias de TL; e (3) as evidências relativas ao uso do TL depois de uma LM.

O treinamento locomotor resulta de *investigação translacional* ou de *investigação em ponte*. O conhecimento obtido pelos investigadores das ciências básicas com relação ao controle neurobiológico da deambulação estabeleceu as bases para o desenvolvimento de uma intervenção terapêutica com aplicação em populações clínicas, humanas. Os cientistas das áreas básicas que tentam compreender o papel e a contribuição da medula espinal para o controle da deambulação utilizaram um modelo animal de LM completa para suas pesquisas. Eles descobriram que quando gatos espinalizados no nível torácico médio (i. e., gatos com transecção completa da medula espinal) eram colocados sobre uma ER, suspensos por um *sling*, treinados repetidamente para dar passos com as patas traseiras e auxiliados por instrutores com relação ao posicionamento das patas e à carga, eles aprendiam a dar passos com as patas traseiras (sobre a ER), independentemente de estímulo supraespinal. Com a continuação do treinamento, os gatos acabaram se tornando capazes de dar passos sobre a ER independentemente de assistência manual[236,237]. Além disso, esse treinamento intenso era específico para uma tarefa, visto que os gatos espinalizados poderiam ser treinados para ficar em pé, ou dar passos, mas o treinamento para realizar uma tarefa não era transferido para a realização de outra tarefa[238]. A investigação básica nessa área incentivou Hugues Barbeau, um neurocientista e fisioterapeuta, a tentar a mesma estratégia no treinamento da deambulação de humanos depois de uma LM traumática, ou seja, uma investigação translacional.

Barbeau et al. publicaram os primeiros estudos nos quais humanos foram parcialmente suspensos com um aparelho de suporte de peso corporal sobre uma ER a fim de examinar seu impacto sobre a marcha[239,240] e, em seguida, forneceram para pessoas com LM um treinamento similar àquele experimentado pelos gatos[241]. Embora o sistema de suspensão e a ER pareçam ser fortes denominadores comuns do treinamento, é provável que o equipamento não seja o componente crítico, dominante. O equipamento fornece um ambiente efetivo e controlado para a prática constante e intensa da deambulação que pode se aproximar muito da experiência sensorial de deambular. O sucesso dos gatos espinalizados e as melhorias na deambulação dos humanos depois de uma LMi foram atribuídos à plasticidade – dependente de atividades – do eixo neural[242]. A plasticidade dependente de atividades, ou a responsividade do circuito neural da medula espinal à prática de uma tarefa específica e sua capacidade de aprender, foi um conceito novo e revolucionário para a reabilitação de pessoas depois de uma LM[243]. A medula espinal e o eixo neural foram responsivos ao conjunto de informações sensoriais específicas para a deambulação e geraram uma resposta motora para dar passos abaixo do nível da lesão. Muitos investigadores e médicos, inclusive Barbeau, continuam a transladar o conhecimento proveniente das ciências básicas para o desenvolvimento de uma intervenção reabilitadora voltada para o retreinamento da deambulação depois de uma lesão ou doença neurológica[154,244-247]. Em paralelo, outros investigadores têm se concentrado em testar a eficácia dessa intervenção e a efetividade relativa à recuperação da deambulação depois de uma LM[155,248-252].

Historicamente, a reabilitação da marcha depois de uma LM foi construída sobre a premissa de que a medula espinal não é "plástica" (adaptável), nem consegue aprender ou se autorreparar. Depois da LM, os médicos estabelecem metas para maximizar o uso e a força da musculatura remanescente sob o controle voluntário e para substituir os músculos enfraquecidos ou paralisados com órteses e/ou dispositivos auxiliares. Com isso, os terapeutas ensinavam estratégias alternativas para deambular que incorporavam órteses e dispositivos auxiliares e padrões de marcha compensatórios. O treinamento locomotor é um meio de praticar intensamente a tarefa singular e específica de deambular (que proporciona a experiência sensorial da marcha) com o objetivo de tirar proveito das vias neurais intrínsecas responsáveis pela geração de passos. Essa estratégia poderá ser vista como uma abordagem relativa "de baixo para cima", que enfatiza a experiência sensorial da marcha para desencadear a resposta motora da deambulação. Por outro lado, o ensino de novas estratégias para deambular, como a "deambulação por órtese", consiste em uma abordagem relativa "de cima para baixo" que requer o desenvolvimento de uma nova habilidade para ficar em pé e deambular. Sem dúvida, o processamento sensorial e cognitivo é necessário para o aprendizado de ambas as estratégias; no entanto, a ênfase relativa sobre a recuperação dos padrões de movimento pré-lesão *versus* a introdução de comportamentos compensatórios alternativos para alcançar a mobilidade difere.

O treinamento locomotor ocorre em três ambientes: (1) na ER, com o uso do suporte de peso corporal e de facilitação manual; (2) no solo, onde é avaliada a capacidade do paciente de pôr em prática novas habilidades e de manter o controle (p. ex., o uso da Escala de Recuperação Neuromuscular (ERN); e (3) na comunidade, onde ocorre a integração. O retreinamento do sistema neuromuscular ocorre de maneira mais efetiva no ambiente da ER, onde há mais facilidade para o controle do suporte de peso corporal, da velocidade e da facilitação manual pelos instrutores a fim de otimizar o estímulo aferente. A transferência das habilidades aprendidas no ambiente da ER é avaliada no solo (fora da ER), e as limitações à independência são avaliadas no solo e na integração com a comunidade (atividades baseadas no lar e na comunidade).

A ênfase do TL consiste em *"treinar como você anda"*. A tarefa de deambular – sua cinemática e cinética, o padrão temporoespacial, a postura e o equilíbrio do paciente e a adaptabilidade – como realizada antes da lesão, é o objetivo e o ponto de referência para o progresso. O retreinamento do controle neuromuscular para a tarefa de deambular engloba (1) movimentos alternados dos MMII durante a marcha, (2) o equilíbrio durante a impulsão e (3) a capacidade de adaptar o padrão locomotor às metas comportamentais (p. ex., levar uma sacola de compras) e às condições ambientais (p. ex., andar sobre carpete). O treinamento locomotor é realizado em ambientes para experimentar a tarefa específica de deambular durante a prática intensa, com progressão à deambulação independente para mobilidade domiciliar e comunitária.

A Figura 20.36 contém uma série de fotos de uma pessoa deambulando; ela é auxiliada por um andador com rodas e uma órtese de tornozelo e pé (OTP) direita na velocidade de 0,13 m/s e utiliza uma abordagem tradicional para retreinar a marcha depois da LM. Esse indivíduo está praticando efetivamente a tarefa de deambular? Quais elementos estão de acordo com a tarefa de deambular e quais não estão? Por exemplo: mover-se do ponto A para o ponto B na posição ereta está de acordo com o objetivo de deambular. No entanto, o tronco flexionado para a frente e a cabeça voltada para o solo, a sustentação do peso corporal pelos braços, extensão do quadril apenas até a posição neutra, comprimentos de passo irregulares, elevação do quadril direito, elevação do pé esquerdo, a ausência de flexão do joelho direito e a velocidade lenta não estão de acordo com a tarefa de deambular e seu padrão típico conhecido. Mover-se do ponto A para o ponto B com a ajuda de um andador é com certeza uma forma de mobilidade. No entanto, o andador tornou-se um componente inerente a uma nova tarefa de mobilidade e não está alinhado com os elementos cruciais conhecidos (p. ex., a cinemática, a ativação muscular) que definem o "andar".

A frase *Treinar como você anda* corresponde às diretrizes práticas do TL apresentadas a seguir:

- A carga suportada pelos MMII é máxima, o que minimiza ou elimina a carga sobre os braços.
- Os sinais sensoriais fornecidos estão de acordo com a tarefa de deambular (p. ex., a velocidade da ER, os

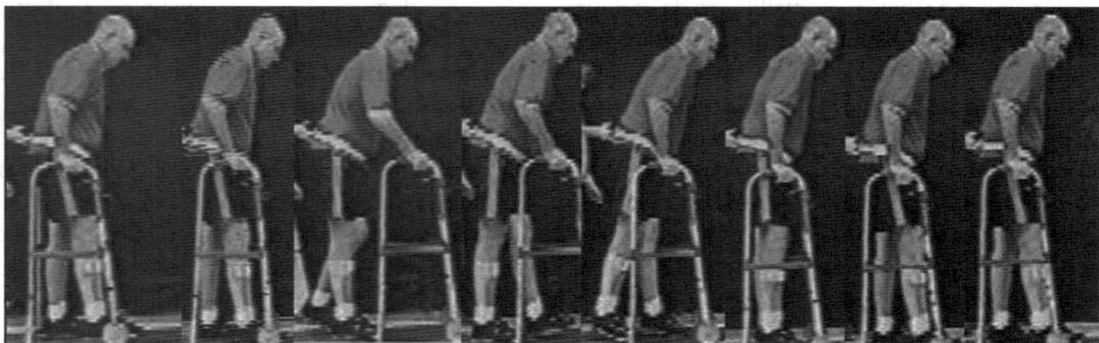

Figura 20.36 Padrão de marcha de uma pessoa com lesão medular incompleta que utiliza um andador com rodas e uma órtese tornozelo-pé (OTP) direita. (De Behrman et al.[216], com permissão.)

comandos manuais para facilitar a ativação dos músculos flexores ou extensores).
- A postura, o tronco, a pelve e a cinemática dos membros estão coordenados e são específicos para a tarefa de deambular.
- As estratégias compensatórias para a realização do movimento (i. e., andar elevando um dos lados do quadril) são minimizadas ou eliminadas com a recuperação dos padrões de movimento pré-lesão conforme a meta[153,253].

Esses princípios originam-se de evidências científicas obtidas com modelos animais de LM e de humanos com e sem LM que mostram o papel do estímulo sensorial em gerar um efeito motor[153,243]. Tal como ocorre na aprendizagem de outras habilidades, a prática e a repetição são importantes, e a transferência para além da clínica é fundamental. Pessoas com LMi poderão apresentar comprometimento do equilíbrio; fraqueza no tronco e nos MMSS e MMII; aumento ou diminuição da atividade dos músculos flexores ou extensores; disfunções simétricas ou assimétricas; e, em algumas pessoas, uma incapacidade para ficar em pé sem que haja um suporte para os membros superiores ou inferiores[254]. Para que essa população pratique a tarefa específica de deambular, o ambiente de treinamento precisa fornecer segurança, apoio, condições para a repetição da tarefa específica de deambular e meios para desafiar as habilidades e progredir.

Uma esteira rolante e um sistema de suporte de peso corporal (SPC) adequados proporcionam essa oportunidade dentro de um ambiente controlado e seguro. O paciente, vestindo um colete suspensor para tronco/pelve, é preso a um sistema de suspensão ajustável e posicionado sobre a esteira rolante. Os instrutores necessitam ter acesso ao tronco/pelve e aos membros inferiores para facilitar a postura ereta, o deslocamento do peso e os movimentos dos membros. Esse ambiente permite o controle da quantidade de carga sobre os MMII, auxilia a postura ereta e o equilíbrio e permite o controle da velocidade de deambulação (Fig. 20.37)[216]. Com um SPC de 35%, assistência manual no tronco e na pelve para estimular a postura ereta e minimizar a elevação do quadril e instrutores para os membros inferiores que estimulam a simetria dos passos, a extensão do quadril e a flexão do quadril/joelho do lado direito, o paciente é capaz de andar na velocidade de 0,8-1,0 m/s. O terapeuta precisa determinar quais elementos da prática são compatíveis com a tarefa de deambular e quais não são compatíveis com essa tarefa. Se o objetivo é o treinamento específico para essa tarefa, talvez a determinação das compatibilidades seja um bom ponto de partida para o treinamento. Dessa forma, cada um desses parâmetros se torna um meio de progressão[216] por ajustarem a carga, a velocidade da ER e o grau de assistência manual. Como em qualquer protocolo de treinamento, a intensidade é necessária; assim, recomenda-se 20-30 minutos do tempo total, com um aumento gradual do tempo de cada sessão.

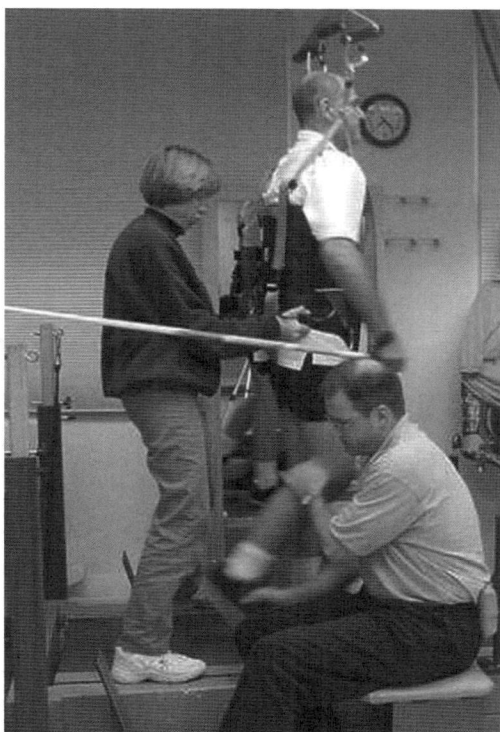
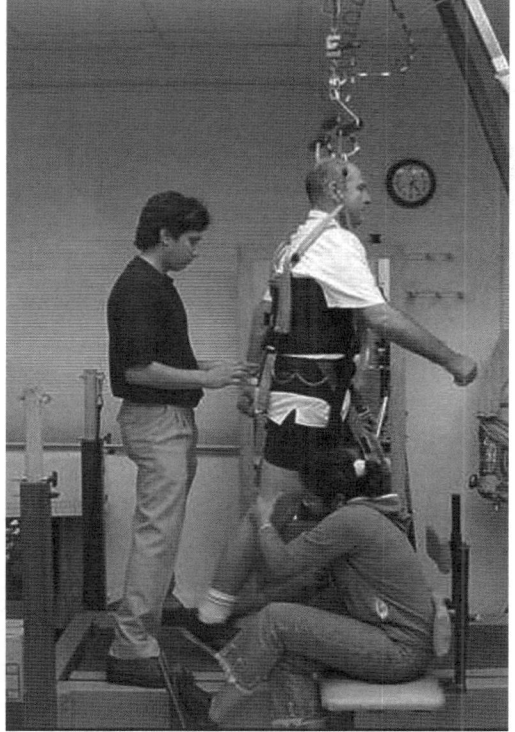

Figura 20.37 Pessoa com lesão medular incompleta realizando treinamento locomotor com o uso de suporte de peso corporal, esteira rolante e assistência manual oferecida pelos instrutores. (De Behrman et al.[216] com permissão.)

A frequência do treinamento dependerá um pouco do ambiente; os pacientes em reabilitação, mas internados, poderão treinar diariamente, ao passo que aqueles em reabilitação ambulatorial poderão treinar 3-5 dias por semana. As metas também precisam ser definidas para direcionar a adaptabilidade para superar o ambiente e para atender às demandas comportamentais do indivíduo de deambular[254].

Os mesmos princípios do treinamento devem ser aplicados fora do sistema SPC/ER, ou seja, no solo da clínica, da casa e da comunidade. É possível fazer adaptações para as habilidades avançadas relativas à deambulação fora da ER, mas tais adaptações devem ser compatíveis com os princípios do TL. No exemplo da Fig. 20.36, o andador com rodas poderá permitir uma velocidade de deambulação mais rápida; no entanto, a postura desse indivíduo e sua incapacidade para flexionar o joelho direito impedem o aumento da velocidade. A ausência da postura ereta também limita a amplitude da extensão do quadril e a carga, precursores necessários para iniciar a oscilação. Várias dicas podem ser usadas para o tratamento: praticar na posição em pé, ereta, com as costas voltadas para uma parede e utilizando um andador para sustentar o peso do corpo sobre as pernas, em vez dos braços (Fig. 20.38), praticar na posição em pé, sustentando o peso do corpo apenas sobre o MI esquerdo e mantendo a perna direita flexionada sobre um banco ou cadeira (Fig. 20.39A e B) e elevar a altura do andador para encorajar a postura ereta[216]. Um andador posterior também poderá auxiliar o

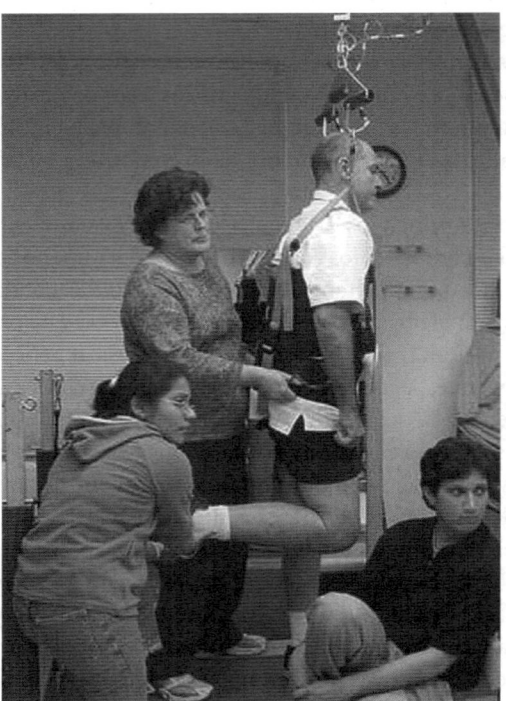

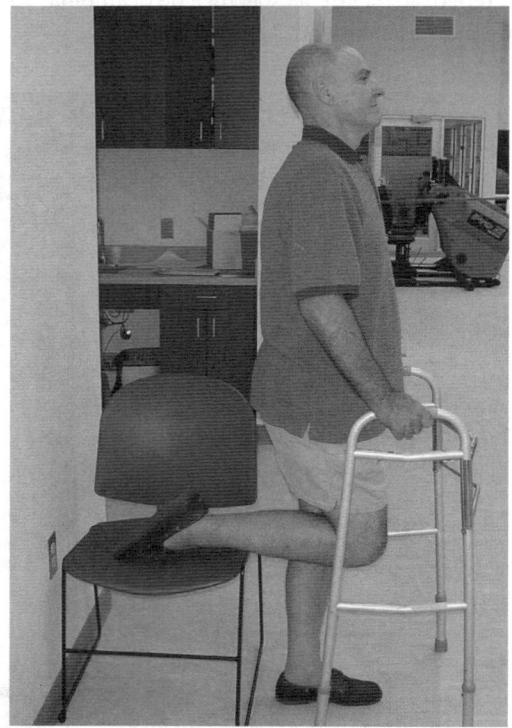

Figura 20.39 Princípios do treinamento locomotor aplicados a paciente na posição em pé, ereta, que pratica a sustentação do peso corporal sobre o MI esquerdo em extensão, com o MI direito sem carga e flexionado sobre uma esteira rolante com suporte de peso corporal (**A**) e no solo com um andador (**B**). (De Behrman et al.[216] com permissão.)

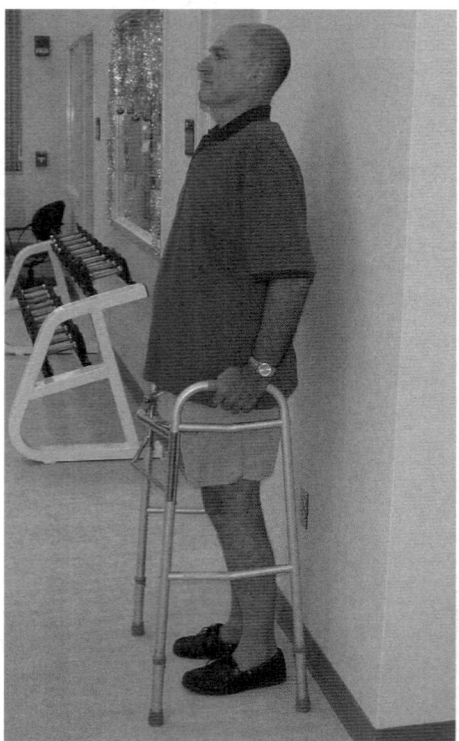

Figura 20.38 Princípios do treinamento locomotor aplicados à tarefa de ficar em pé, ereto, realizada por um indivíduo com lesão medular incompleta. (De Behrman et al[216], com permissão.)

paciente a assumir uma postura mais ereta. Sem dúvida, o uso do sistema de SPC e da ER oferece vantagens e poderá ser o ambiente ideal para a prática regular e o retreinamento do sistema neuromuscular, mas a transição para o ambiente da comunidade e a prática da deambulação nesse ambiente são fundamentais (Fig. 20.40).

Assim, os princípios do treinamento locomotor podem ser aplicados enquanto o paciente está sobre a ER com um sistema SPC e continuados no solo para posterior deambulação na comunidade (Fig. 20.40). A transferência das habilidades adquiridas em um ambiente para outro é um elemento importante para a aprendizagem e pode ser reforçada por meio de avaliações diárias das capacidades de deambular no solo e na ER com o SPC[216]. A modificação dos parâmetros do treinamento em ambos os ambientes levará ao uso de novas habilidades, reforçará novos padrões, bem como a independência, e guiará o estabelecimento de metas nos ambientes.

Envolver o paciente em cada aspecto do estabelecimento das metas e fazê-lo compreender os princípios do TL irá capacitá-lo a estender o tempo de "treinamento" na clínica para o resto do dia. As escolhas que o fisioterapeuta e o paciente fazem diariamente poderão afetar de maneira significativa a velocidade e a magnitude da recuperação do paciente e o alcance das metas. Por exemplo, a escolha de um paciente de deambular utilizando um carrinho de supermercado em vez de fazer as compras em uma cadeira de rodas reforça o princípio da maximização da sustentação do peso corporal pelo MI. Quando o indivíduo anda com uma postura ereta, a meta é ampliada ainda mais com o aumento da carga sobre o MI *versus* os braços e a extensão do quadril durante o carregamento. Essa escolha simples fará progredir a recuperação do indivíduo. O paciente poderá fazer muitas outras escolhas para facilitar a recuperação independentemente da fase da recuperação em que estiver.

As diretrizes clínicas para o TL e para o uso seguro e eficaz do equipamento terapêutico são essenciais na prática da fisioterapia baseada em evidências para a reabilitação depois de uma LM. À medida que os achados das investigações são publicados, os médicos devem procurar informações que guiem a tomada de decisões e a prática. Essas informações poderão identificar:

- Quem se beneficiará com o TL, cujo objetivo é melhorar a capacidade de deambular? As pessoas classificadas de acordo com a escala de deficiências da ASIA (A, B, C ou D) ou as pessoas classificadas de acordo com a ERN; as pessoas que já andam, mas não muito bem; as pessoas que têm um quadro clínico sensorial ou motor específico; ou as pessoas com lesão em um determinado nível neurológico (i. e., gravidade da lesão)[254]?
- Qual é o melhor momento depois da lesão para oferecer uma intervenção que vise à recuperação ótima da deambulação? Na fase aguda da reabilitação, depois da alta da reabilitação, ou em algum outro momento depois da LM (e, sendo esse o caso, qual é o momento apropriado depois da lesão)?
- Qual é a intensidade, a frequência e a duração do treinamento?
- Como treinar um paciente e fazê-lo progredir, como usar o sistema de SPC e a ER, como avaliar um equipamento de treinamento recém-lançado no mercado (p. ex., sistemas de suspensão, dispositivos robóticos etc.) e como monitorar a ergonomia do corpo dos instrutores durante o treinamento?

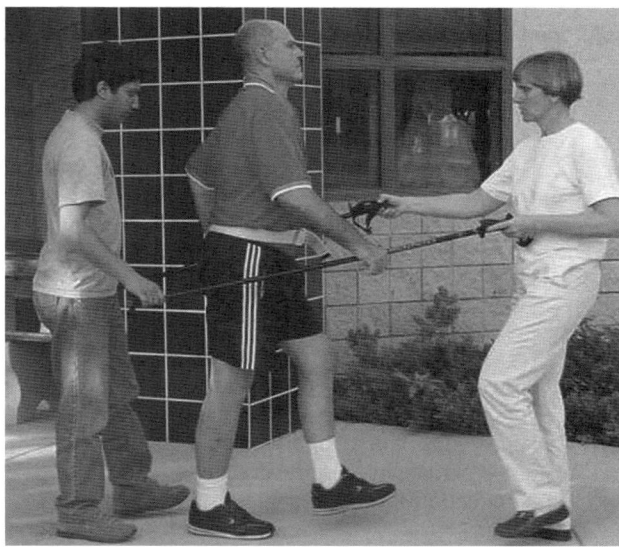
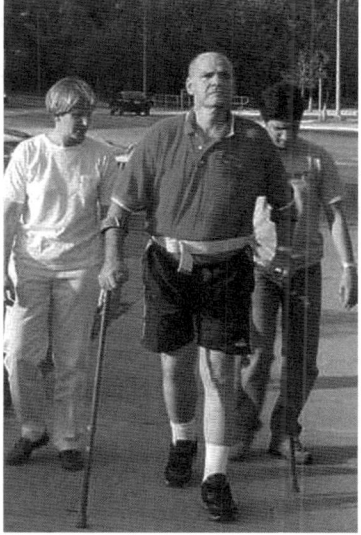

Figura 20.40 Translação das habilidades adquiridas na esteira rolante para a deambulação no solo e na comunidade. (De Behrman et al.[216] com permissão.)

- Quaisquer cuidados médicos e questões de segurança associados às pessoas com LM e seus efeitos sobre o treinamento locomotor (p. ex., disreflexia autônoma, pele, intestinos e bexiga, queda, osteoporose, espasticidade, saúde cardiovascular etc.).
- Que terapias poderão ampliar o TL ou que combinação de terapias intensifica a recuperação da deambulação (p. ex., fortalecimento, FES)[155,255,256]?
- A relação custo/benefício (i. e., o custo para fornecer essa intervenção na clínica, incluindo o equipamento e o pessoal; as políticas de reembolso; e os desfechos e o valor para o paciente e para a comunidade).

Atualmente, a literatura (estudos de caso, *casuística pequena*, estudos de eficácia, avaliação clínica e ensaios clínicos) ressalta que o TL que incorporou o uso do sistema de SPC e a ER na reabilitação subaguda e pós-aguda de pessoas com LMi (classificação C e D da Escala de Deficiências da ASIA) melhorou o equilíbrio, a velocidade da marcha, a resistência, a subida de escada e a independência[155,248,249,253,257] (Quadro 20.8 Resumo de evidências)[155,251,257-263].

A *NeuroRecovery Network* (NRN) da Christopher and Dana Reeve Foundation utiliza um protocolo padronizado do TL com desfechos padronizados em sete clínicas ambulatoriais dos Estados Unidos para pessoas com lesões ASIA C e D[264]. Atualmente, a NRN tem o maior banco de dados – mais de 350 pessoas que receberam no mínimo 20 sessões de TL – utilizado para avaliar o programa do TL e guiar a prática. A inclusão de pessoas com lesões ASIA A e B fará aumentar ainda mais a nossa compreensão do impacto clínico do TL.

A segurança e a possibilidade de fornecer TL para pessoas com LMi durante a reabilitação aguda também foram determinadas[265]. Foram necessárias adaptações clínicas para treinar com segurança pessoas com halo craniano, cateter, bolsa para drenagem ou disfunção vesical/intestinal, deficiência sensorial e suscetibilidade à hipotensão ortostática ou DA. Para saber se o fornecimento de TL traz benefícios durante a fase aguda da reabilitação, será necessário realizar investigações adicionais.

O TL também foi fornecido para pessoas com LM motora completa (ASIA A e B) em dois ambientes: o clínico e o investigativo. Embora os pacientes não tenham conseguido uma deambulação independente, há outros benefícios potenciais que poderão ser considerados valiosos e importantes para a qualidade de vida da pessoa com LM[266,267].

Outra área importante de investigação são os benefícios do TL para a saúde do paciente depois da LM completa ou incompleta. Há ainda algumas perguntas que precisam ser respondidas: o TL diminui o risco de úlceras por pressão ou de infecções vesicais? Ele reduz a perda óssea ou a atrofia muscular? Os benefícios para a saúde justificam um acesso maior ao TL? Os dispositivos robóticos podem possibilitar o fornecimento desse serviço a

(O texto continua na p. 1066.)

Quadro 20.8 Resumo de evidências
Estudos selecionados que avaliam o uso do treinamento locomotor

Criado por Jayakrishnan Nair, fisioterapeuta e estudante de Ciência da Reabilitação (PhD) na Universidade da Flórida, Gainesville, FL.

Referência	Participantes		Métodos/procedimento		Resultados e comentários
Field-Fote e Tepavac (2002)[258]	Ci	N total = 14 LMi (5 mulheres e 9 homens) e 3 controles saudáveis	Desenho	Desenho pré-teste/-pós-teste	Melhora da velocidade média no solo e na ER (84% e 158%, respectivamente). A coordenação intermembros também melhorou depois da intervenção. Nota: as velocidades de teste diferiram quanto às condições pré- e pós-treinamento.
	Nível da lesão e EDA	Nível neurológico de T10 ou superior e ASIA C	Intervenção	TERSPC com estimulação elétrica: 36 sessões (3x/sem./12 sem.); EE = série de 500-750 m/s; 50-80 pulsos/s; duração do pulso:1,0 a 1,5 m/s; 60-150 V. A velocidade da ER e o SPC foram ajustados para a capacidade dos participantes de deambular de modo ótimo.	
	Tempo de lesão	70 meses			

(continua)

Quadro 20.8 Resumo de evidências *(continuação)*
Estudos selecionados que avaliam o uso do treinamento locomotor

Referência	Participantes			Métodos/procedimento		Resultados e comentários
Dobkin et al. (2006)[251]	Ci		N total = 146 (TERSPC, n = 75 com 57 NMS e 18 NMI) junto com treinamento de passos no solo (TMS; n = 71 com 54 NMS e 17 NMI)	Desenho	Ensaio clínico randomizado multicêntrico e simples cego	Nenhuma diferença no desfecho primário (velocidade da deambulação) entre TERSPC e o grupo de controle; contudo, os dois grupos superaram as expectativas ao alcançar uma velocidade de deambulação quase normal, 1,1 m/s. O grupo C da EDA apresentou um prognóstico melhor, independentemente do tratamento recebido. Os indivíduos B da EDA, na 8ª sem. depois da LM, apresentaram baixa probabilidade de chegar à deambulação funcional com pontuação MIF-L ≥ 4 quando tratados com TERSPC ou TMS. Nota: primeiro estudo a demonstrar a viabilidade e a segurança do TL fornecido no período da recuperação aguda a pacientes internados e a pacientes com dispositivos de estabilização externa (p. ex., halo). O grupo de controle recebeu uma hora a mais de terapia por dia para ser compatível com o grupo experimental.
	Nível da lesão e EDA		C5-L3 e ASIA B, C e D	Intervenção	12 sem., 5x/sem. de (1) treinamento de passos em ER-SPC e no solo ou (2) o grupo de controle recebeu apenas treino da posição em pé/treino da marcha no solo. TERSPC = 1 h/dia de treinamento de passos e da posição em pé (20-30 min de TERSPC) e 10-20 min de translação para a deambulação no solo. Velocidade da ER > 0,72 m/s, com velocidade-alvo = 1,07 m/s. SPC ajustado para permitir uma velocidade na ER > 0,72 m/s. TMS = posição em pé obtida com órteses ou com o auxílio de uma estrutura que o mantém em pé (mesa ortostática). Deambulação praticada no solo com órteses e dispositivos auxiliares	
	Tempo de lesão		8 semanas			
Jayaraman et al. (2008)[259]	Ci		5 participantes (4 homens e 1 mulher)	Desenho	Relatos de casos prospectivos longitudinais	A área do corte transversal dos músculos flexores plantares aumentou de 6,8% para 21,8%, mas não foi observada nenhuma mudança significativa na área do corte transversal dos extensores do joelho, exceto em 1 participante. Melhora da ativação voluntária e da capacidade de gerar um torque máximo ao redor do joelho e nas articulações do tornozelo. Contudo, o TL teve um impacto limitado sobre a mudança de tamanho dos músculos; ocorreram aumentos na
	Nível da lesão e EDA		C4-T12 com ASIA C e D	Intervenção	45 sessões, 5x/sem., 30 min de treinamento de passos na ER com assistência manual na velocidade de deambulação quase normal (2,0-2,8 mph). Séries de SPC a 30-40% com progressão para 5-15%	
	Tempo de lesão		8-20 meses			

(continua)

Quadro 20.8 Resumo de evidências *(continuação)*
Estudos selecionados que avaliam o uso do treinamento locomotor

Referência	Participantes			Métodos/procedimento		Resultados e comentários
						ativação voluntária. Nota: o treino específico para a resistência muscular poderá ter um impacto maior sobre a mudança do tamanho dos músculos e na geração de torque.
Musselman et al. (2009)[260]	Ci	4		Desenho	Estudo cruzado A-B cego simples com TERSPC e treino de habilidades no solo.	O perfil modificado de deambulação funcional de Emory, o TC10, o TC6, a EEB e a escala ABC foram usados para medir a melhora clinicamente significativa no desempenho da deambulação. A velocidade da marcha, a resistência, a eliminação dos obstáculos e a habilidade de subir escadas melhoraram depois do treinamento das habilidades no solo quando comparados com o TERSPC. Três dos 4 participantes mantiveram seus ganhos no acompanhamento.
	Nível da lesão e EDA	C5-L1 e ASIA C		Intervenção	1 h/dia de treinamento, 5x/sem. por 3 meses de (1) TERSPC com assistência manual ou (2) treino das habilidades no solo, seguidos pela troca de intervenções. O grau de SPC foi o menor possível para impedir a flexão dos joelhos e quadris durante a fase de apoio a uma velocidade selecionada por pelo menos 3 min. Órteses foram utilizadas em ambas as intervenções. Foi permitido o uso de barras de apoio, mas elas foram posicionadas na altura do tórax para minimizar a sustentação do peso pelos braços. A velocidade máxima da ER foi de 1,0 m/s. O treino das habilidades no solo incluiu o equilíbrio na marcha; as tarefas qualificadas de deambulação (p. ex., evitar obstáculos, transposição de diferentes desafios ambientais, deambulação com tarefa secundária e aumentos da resistência e da velocidade). A escala de Borg foi utilizada para monitorar o esforço durante o treinamento.	
	Tempo de lesão	Tempo médio desde a lesão = 2,7 anos				
Field-Fote e Roach (2011)[155]	Ci	N total = 74; treino em ER com assistência manual (AM, n = 19), treino em ER com estimulação (TE, n = 22), treino no solo		Desenho	Ensaio clínico randomizado, controlado e simples cego	As medidas dos desfechos primários (TC10 e distância coberta em 2 min) foram coletadas antes, imediatamente depois e 6 meses após a intervenção com os indivíduos usando dispositivos auxiliares e/ou ortóticos. A medida do

(continua)

Quadro 20.8 Resumo de evidências *(continuação)*
Estudos selecionados que avaliam o uso do treinamento locomotor

Referência	Participantes		Métodos/procedimento		Resultados e comentários
		com estimulação elétrica (TES, n = 18), treino em ER com assistência robótica (AR, n = 15).			desfecho secundário foi a PM-MMII. No treino em solo, a maior melhora foi observada na distância da caminhada. O tamanho do efeito foi maior para a velocidade e a distância percorrida no solo do que o observado para qualquer treinamento realizado na ER. Contudo, o grupo do TE tinha indivíduos com lesão mais grave e o grupo do solo tinha indivíduos com a menor lesão. Especulou-se que o esforço voluntário maior necessário para caminhar durante o treino no solo aumentou o estímulo supraespinal para a locomoção no solo. O outro fator possível identificado foi a diferença na estratégia motora utilizada para a deambulação na ER e a deambulação no solo. Depois de 6 meses de acompanhamento, o grau de melhora na deambulação visto logo depois do treinamento diminuiu mas ainda era mais alto que aquele da fase de pré-treinamento. Nota: o aumento da velocidade da deambulação pós-intervenção (0,04-0,05 m/s) poderá estar dentro do erro de medição e/ou não ser clinicamente significante. A diferença entre o ambiente do teste (solo) e os ambientes de treino (ER) pode ter contribuído para as diferenças nos desfechos. A transferência das habilidades locomotoras adquiridas na ER para o solo poderá ser uma etapa necessária.
	Nível da lesão e EDA	Em T10 ou superior e ASIA C e D			
	Tempo de lesão	≥ 1 ano	Intervenção	5x/sem. por 12 sem. utilizando 4 tipos de abordagem para TL, todas com SPPC: (1) AM, (2) TE, (3) solo, (4) AR. A SPC foi ajustada para manter a postura ereta e minimizar a flexão dos joelhos e progredir para ≤ 30%. No solo, uma SPC maior foi usada para acomodar o esforço maior necessário para avançar.	
	Idade	25-58 anos			

(continua)

Quadro 20.8 Resumo de evidências *(continuação)*
Estudos selecionados que avaliam o uso do treinamento locomotor

Referência	Participantes			Métodos/procedimento		Resultados e comentários
Harkema et al. (2012)[257]	Ci		N = 196	Desenho	Estudo de coorte observacional prospectivo	As medidas de desfecho (EEB, TC6, TC10) foram avaliadas no ponto de partida, depois de cada uma das 20 sessões e depois da intervenção. A terapia baseada em atividades intensivas produziu melhoras funcionais nos indivíduos com LMi crônica. 86% dos pacientes tiveram uma pontuação menor que 45 na EEB no momento do recrutamento; desses 45, 27% melhoraram suas pontuações para além do valor que reflete um risco mínimo de queda. No ponto de partida, 69 pacientes mostraram-se incapazes de concluir o TC6 e o TC10 e 41% desses 69 foram capazes de concluir os testes por volta do fim da intervenção. A melhora da velocidade no TC6 e no TC10 foi de uma média de 63 m e 0,20 m/s. Melhora significante ocorreu no equilíbrio e nas medidas da deambulação dos pacientes ASIA C e D. A magnitude da melhora, contudo, diferiu entre os graus da escala da ASIA. A cronicidade da lesão não estava associada de modo significante às medidas do desfecho no recrutamento, mas estava inversamente relacionada ao nível da melhora. 12% (n = 24) do total de pacientes não respondeu ao TL.
	Nível da lesão e EDA		Acima de T11 e ASIA C e D			
	Tempo de lesão		De meses até > 2 décadas	Intervenção	Mediana de 47 sessões de tratamento (mínimo de 20 e máximo de 251) com 1 hora de treino de passos com SPC e facilitação manual sobre ER seguida de 30 minutos de avaliação no solo e integração na comunidade. A velocidade da ER foi ajustada em 0,5-10 mph. O SPC foi ajustado para otimizar a cinemática e progressivamente reduzido.	
	Idade		Idade ± DP = 41 ± 15 anos			
Estudos com crianças						
Prosser (2007)[261]	Ci		1	Desenho	Estudo de caso	Depois da intervenção, a criança deambulou independentemente na comunidade com um andador com rodas

(continua)

Quadro 20.8 Resumo de evidências *(continuação)*
Estudos selecionados que avaliam o uso do treinamento locomotor

Referência	Participantes		Métodos/procedimento		Resultados e comentários
	Nível da lesão e ASIA	C4 e ASIA C	Intervenção	TL com SPC e assistência manual por 20-30 min/dia, 3-4x/sem. por 6 meses em velocidade de deambulação quase normal. Órteses de tornozelo foram utilizadas durante o treino sobre a ER. O treino no solo foi iniciado na 10ª sem. quando a geração de passos independentes foi iniciada com a perna D. Foi usada uma quantidade mínima de SPC, suficiente para conseguir a extensão dos joelhos independentemente do início com 80% de SPC e gradualmente reduzida para 10% por volta do fim do treino.	anterior e órtese tornozelo-pé articulada. Ocorreram melhoras significativas na força (PM-MMII), na capacidade de deambulação (pontuações de WeeFIM II e do WISCI II) e na participação na comunidade.
	Tempo de lesão	4-5 meses			
	Idade	5 anos e 10 meses			
Behrman et al. (2008)[262]	Ci	1	Desenho	Relato de caso	A criança progrediu da não deambulação para um primeiro passo guiado com comandos sensoriais na 29ª sessão do TL. Na 33ª sessão, a criança deu 7 passos independentes e consecutivos no solo. Na sessão seguinte, a criança iniciou 24 a 35 passos sem comandos. Da 51ª sessão em diante, a criança usou um andador com rodas invertido de modo independente. Depois da 76ª sessão, a criança tornou-se um deambulador comunitário com velocidade autoescolhida de 0,29 m/s, velocidade mais rápida de 0,48 m/s e 2.488 passos médios/dia.
	Nível da lesão e ASIA	C6 à esquerda e C8 à direita e ASIA C	Intervenção	76 sessões, 5x/sem. TL com ER-SPC com assistência manual por 20-30 min de treino de passos com intervalos de 5 min de treino da posição em pé. Isso foi seguido por 10-20 min de treino no solo. A velocidade da ER foi ajustada em 0,8-1,2 m/s com ênfase na cinemática normal do tronco e membros durante a geração de passos. O SPC foi ajustado inicialmente em 30-40% e reduzido para 15-20% por volta do fim do treino.	
	Tempo de lesão	16 meses			
	Idade	4,5 anos			
Fox, E, et al. 2010[263]	Ci	1	Desenho	Esse estudo consistiu em um acompanhamento de 2 anos ao estudo de caso de Behrman et al (2008). A idade da criança era de 6,5 anos, e o tempo desde a lesão era de 3 anos e 6 meses.	Os testes de acompanhamento foram realizados no 1º mês (ponto de partida), 1 ano depois do TL e 2 anos depois do TL. Não ocorreu nenhuma mudança nas pontuações do WISCI já que a criança continuou a usar o andador com rodas invertido para deambular. A velocidade de deambulação mais rápida

(continua)

Quadro 20.8 Resumo de evidências *(continuação)*
Estudos selecionados que avaliam o uso do treinamento locomotor

Referência	Participantes	Métodos/procedimento	Resultados e comentários
			aumentou de 0,45 m/s para 0,67 m/s em 2 anos. O número de eventos de caminhada em casa e na comunidade aumentou de 31 no ponto de partida para 88/dia depois de 2 anos. A compensação do tronco e a frequência de cruzamento das pernas na linha mediana enquanto deambula diminuiu. O número de passos/dia aumentou de 1.600 para 3.000 no 1º ano e permaneceu no 2º ano. O crescimento musculoesquelético foi normal (percentil 90-95 de idade e peso corporal normal) sem relatos de complicações secundárias (p. ex., escoliose ou displasia do quadril).

Escala ABC = Activity Balance Confidence; EDA = Escala de Deficiência da ASIA; ASIA = American Spinal Injury Association; DP = desvio padrão; EEB = Escala de Equilíbrio de Berg; SPC = suporte para peso corporal; TERSPC = treino em esteira rolante com suporte de peso corporal; TMS = terapia de mobilidade no solo; EE = estimulação elétrica; MIF = Medida da Independência Funcional; TL = treinamento locomotor; PM-MMII = pontuação motora para MMII; Ci = características dos indivíduos; TC10 = teste de caminhada de 10 metros; TC6 = teste de caminhada de 6 minutos; WISCI II = Índice de Marcha para Lesão Medular II; WeeFIM II = Medida da Independência Funcional para crianças.

baixo custo? Qual é o impacto dos desfechos do TL sobre a qualidade de vida da pessoa com LM? E o impacto sobre a família ou sobre o(s) cuidador(es)?

O advento do TL representa uma nova era na reabilitação da medula espinal. Essa era, trazida pela parceria entre os cientistas das ciências básicas, os cientistas da reabilitação e os médicos, compreende o conhecimento do controle neurobiológico da deambulação e o potencial fisiológico de plasticidade dependente de atividades como as bases para o desenvolvimento de novas intervenções e do potencial de recuperação depois da LM. Enquanto o TL sozinho pode proporcionar um meio para a recuperação de capacidades pré-lesão e estimular atividades neuromusculares abaixo do nível da lesão, a próxima geração de reabilitação física poderá empregar abordagens combinatórias. Essas abordagens poderão incluir tecnologia avançada, estimulação epidural, transplantes de células-tronco e abordagens farmacológicas para reforçar a neuroplasticidade do ambiente neural. O treinamento locomotor, combinado a essas abordagens ou a outras, poderá ser um componente essencial e um catalisador para se alcançar um desfecho terapêutico eficaz[154,158,268].

Treinamento dos membros superiores baseado em atividades

Para indivíduos com LM cervical, a recuperação da função dos MMSS é uma meta importante[269]. As intervenções que visam a melhorar o uso funcional dos MMSS têm sido principalmente de natureza compensatória. Por exemplo, os pacientes com extensão ativa do punho são ensinados a manipular e pegar objetos usando a preensão por tenodese, usando a mão como um gancho e usando tipos diferentes de órteses para se alimentar. Mais recentemente, os investigadores começaram a explorar o uso da prática concentrada para promover a recuperação funcional e a reorganização corticomotora e espinal[270,271].

Com base nos princípios da prática concentrada empregada na terapia de restrição e indução do movimento[272] (Cap. 10, Quadro 10.1 – Resumo de evidências, e a discussão do Cap. 15), Field-Fote et al.[270,271,273] aplicaram técnicas de treinamento similares nas quais os pacientes tinham que praticar atividades unimanuais[270,271,273] ou bimanuais[271] para MMSS 2 horas por dia, 5 dias por semana durante 3 semanas. Os pacientes não tinham um membro superior com restrição. A estimulação elétrica sensorial da superfície volar do punho, sobre o nervo mediano, enquanto os pacientes realizavam diferentes tarefas, intensificava a prática concentrada. Os pacientes com LMi cervical praticaram quatro tipos principais de atividades unimanuais ou bimanuais para MMSS: isolamento dos dedos, preensão, preensões com rotação, pinçamento e pinçamento com rotação. As atividades com isolamento dos dedos incluíam a digitação em um teclado, a digitação de números telefônicos e o toque nas teclas de um piano. As atividades de preensão incluíam apertar um frasco pulverizador, cortar papel com tesoura e encaixar peças de Lego®. As atividades de preensão com rotação incluíam verter um líquido de um recipiente para outro e abrir recipientes. As atividades de pinçamento incluíam pegar objetos, passar um fio por uma agulha grande e escrever. As atividades de pinçamento com rotação incluíam enroscar porcas em parafusos, trancar e destrancar com uma chave e virar a maçaneta de uma porta. Os investigadores constataram melhoras significativas na função das mãos e braços depois da intervenção[270,271,273].

Saúde e bem-estar

Assim como ocorre com pessoas sem LM, exercícios regulares são uma parte importante do estilo de vida saudável. Deve-se fornecer aos pacientes um programa abrangente de exercícios domiciliares que incorpore exercícios de alongamento, de equilíbrio, de fortalecimento e aeróbicos. Estes últimos, bem como o uso do ergômetro para MMSS, devem ser feitos de 3-5 dias por semana, e a sessão deve durar de 20-60 minutos na intensidade de 50-80% da frequência cardíaca máxima. Os exercícios de fortalecimento devem ser feitos de 2-4 dias por semana em uma intensidade de 8-10 repetições em 60-80% do máximo de uma repetição[220]. Durante o desenvolvimento do programa de exercícios, deve-se dar atenção aos cuidados específicos associados às pessoas com LM, como a possibilidade de lesões por uso excessivo (particularmente nos ombros), DA, desregulação térmica e resposta exagerada da frequência cardíaca aos exercícios[42].

Orientação do paciente

Como a LM pode afetar vários sistemas corporais e alterar de forma drástica a vida de um indivíduo, é crucial que haja uma orientação contínua sobre suas consequências. A orientação deve ter início logo depois da lesão, continuar durante toda a reabilitação e abordar o enorme impacto da LM discutido anteriormente (p. ex., cuidados com a pele, DA, autocuidados, mobilidade e manutenção da cadeira de rodas, sexualidade etc.). Sem orientação, os pacientes não conseguirão tomar decisões bem fundamentadas com relação aos autocuidados ou referentes à reintegração na comunidade.

O aconselhamento com outros indivíduos que também sofreram uma LM e vivem na comunidade pode ser um método eficaz para oferecer orientação sobre o processo de reabilitação, apoio e assistência[274]. Por exemplo, uma pessoa com LM em T2 ASIA A poderá mostrar de forma realista para um lesionado medular recente e em reabilitação como se faz a transferência do leito para a cadeira de rodas. Essa pessoa também poderá analisar o impacto da LM sobre o cotidiano de um modo que o fisioterapeuta não é capaz.

Um aspecto importante da reabilitação consiste no planejamento da alta hospitalar e na reintegração à comunidade. Vários temas devem ser levados em consideração: moradia acessível, nutrição, transporte, finanças, manutenção de habilidades funcionais e do nível de condicionamento físico, trabalho ou orientação adicional e métodos para a participação em atividades sociais ou recreacionais desejadas. Cada um desses temas precisa ser abordado no início e durante toda a reabilitação depois de prévia consulta com o paciente, a família e certos membros da equipe. Orientar o paciente permitirá que ele tome decisões conscientes sobre os cuidados médicos e o estilo de vida ao longo da vida. Há uma grande quantidade de sites informativos na Internet. Os pacientes devem ser encorajados a acessar esses sites e explorá-los. O Apêndice 20.A lista alguns dos sites disponíveis para pacientes, familiares e médicos.

Cadeira de rodas prescrita e treinamento de habilidades em cadeira de rodas

A cadeira de rodas é o primeiro meio de mobilidade para muitas pessoas com LM. A cadeira de rodas atua como uma base de mobilidade e também como suporte postural. Como os pacientes com LM apresentam graus variados de paralisia da cintura escapular, do tronco e do quadril, a cadeira de rodas e o sistema de assento que a acompanha proporcionam um suporte postural para manter a pelve, a coluna vertebral e os membros em um alinhamento ótimo. O alinhamento postural influi em diversas áreas que incluem a respiração, as funções vesical e intestinal, a integridade da pele e a mobilidade. A má postura na cadeira de rodas pode afetar de modo negativo todas essas áreas. Como a maioria dos pacientes usará apenas a cadeira de rodas, ela deve ser personalizada (prescrita) para cada indivíduo. Ao prescrever uma cadeira de rodas, as metas e as características do paciente, assim como as atividades e os ambientes nos quais ela será utilizada, devem ser levados em consideração.

A primeira escolha a ser feita é entre a cadeira de rodas manual e a elétrica. Em geral, indivíduos com a função do tríceps intacta conseguem impulsionar de modo independente a cadeira de rodas manual. É possível que indivíduos com lesão em C5 ou C6 também consigam impulsionar de modo independente uma cadeira de rodas manual, mas talvez não tenham resistência ou força suficientes para utilizá-la como meio de mobilidade na comunidade. Nesses casos, a escolha do tipo de cadeira – manual ou elétrica – deve ser feita individualmente. Pessoas com lesão cervical mais alta geralmente dependem de uma cadeira de rodas elétrica para sua mobilidade (Tab. 20.5). Antes da prescrição de uma cadeira de rodas, a realização de testes com vários tipos de cadeiras com componentes distintos auxiliará na decisão de qual tipo específico escolher.

Há dois tipos de estrutura básica para cadeiras de rodas manuais: a estrutura *dobrável* e a *rígida*; e três tipos de peso: padrão, leve e ultraleve. As cadeiras dobráveis são importantes para pacientes que planejam fazer transferências da cadeira para o assento do carro, porque podem ser dobradas de modo compacto, permitindo que sejam guardadas no interior do veículo sem a remoção de muitas partes. A estrutura dobrável geralmente tem um par de barras em X sob o assento e proporciona um "andar" mais suave em superfícies irregulares. As possíveis desvantagens incluem partes mais pesadas e em maior número, que tornam a cadeira menos eficiente em termos energéticos durante a propulsão quando comparada àquelas com estrutura rígida.

Em geral, a cadeira com estrutura rígida é mais leve, mais eficiente em termos energéticos e tem um ângulo assento-encosto ajustável. É mais difícil guardar dentro de um carro uma cadeira de rodas com esse tipo de estrutura, pois as duas rodas precisam ser removidas. A estrutura rígida geralmente é mais durável que a dobrável.

É possível escolher vários componentes e opções diferentes para uma cadeira de rodas manual. As diferentes opções têm vantagens e desvantagens. Por exemplo, em algumas estruturas, a instalação das travas de roda pode ser alta ou baixa. O acesso às travas de roda com instalação alta é mais fácil, mas elas podem ser um obstáculo durante as transferências. Por outro lado, o acesso às travas de roda com instalação baixa é mais difícil, mas elas não ficam no caminho nas transferências ou durante a propulsão.

Os avanços das tecnologias em reabilitação criaram uma nova classe de cadeiras de rodas que se insere entre as manuais e as elétricas: *as cadeiras de rodas com assistência elétrica acionada pelo aro propulsor (pushrim-activated power-assist wheelchairs – PAPAW)*. Trata-se de uma cadeira de rodas manual que utiliza rodas com assistência elétrica. Quando o usuário aplica uma força nos aros propulsores, o motor é acionado, o que faz as rodas girarem. A propulsão dessa cadeira requer menos energia, uma frequência de propulsão manual menor e uma amplitude de movimento dos ombros menor que a da cadeira de rodas manual[275-277]. A cadeira PAPAW poderá ser útil para indivíduos com lesão cervical média ou baixa (C5-C6), sem força ou resistência suficientes para usar uma cadeira de rodas manual o tempo todo[278].

A cadeira de rodas elétrica é indicada para todos os pacientes com lesão em C4 ou superior. Os pacientes com lesão em C5 poderão preferir também a cadeira de rodas elétrica, especialmente para a mobilidade na comunidade. A cadeira de rodas com sistema de assento reclinável (ou *tilt-in-space*) melhora o controle postural e permite ao usuário realizar de modo independente o alívio da pressão. Há vários tipos de controles de acionamento. Eles variam de um *joystick* operado com a mão a uma interface de acionamento por sopro e sucção (*sip-and-puff control*).

A prescrição de uma cadeira de rodas variará de acordo com o nível e a extensão da lesão. Algumas considerações gerais são apresentadas a seguir:

- A profundidade do assento deve ser de 2,5-5,0 cm para trás a partir da fossa poplítea para permitir uma distribuição equilibrada do peso sobre as coxas e evitar a pressão excessiva sobre os túberes isquiáticos.
- A altura do assento a partir do solo é importante. O tipo e o tamanho do assento almofadado padrão ou personalizado precisam ser conhecidos para que a altura do assento possa ser medida com precisão. Com a medida certa, deve-se deixar uma distância adequada (de 5,0 cm) do solo até os apoios para pés e um ângulo levemente superior a 90° no quadril.
- A altura do encosto também é importante. Quando não estiver impulsionando a cadeira de rodas, o paciente poderá preferir o encosto alto em razão do conforto e da estabilidade proporcionados. Um paciente com tetraplegia que estiver impulsionando a cadeira de rodas precisará de um encosto cuja altura seja menor que o ângulo inferior da escápula, para que as axilas não se choquem com as manoplas da cadeira durante as atividades funcionais. A maioria dos pacientes com paraplegia prefere encostos baixos, principalmente se tiverem músculos abdominais intactos.
- A largura e a profundidade do assento são variáveis e devem estar de acordo com as características antropométricas do paciente. O paciente deve ser acomodado na cadeira mais estreita possível, mas deve haver espaço suficiente entre as faces laterais das coxas e os apoios para braços ou rodas para evitar a irritação da pele. O peso prévio do paciente deve ser levado em consideração, principalmente se houve perda significativa de peso desde a lesão e há a possibilidade de recuperação desse peso. As órteses e as roupas grossas utilizadas no frio também precisam ser incluídas ao se avaliar a largura da cadeira.
- Os apoios para braços removíveis e os apoios para pernas rebatíveis lateralmente e removíveis são componentes importantes das cadeiras de rodas usadas por mui-

tos pacientes com LM. Em algumas cadeiras, os apoios para pernas não são removíveis e os apoios para braços são articulados, rebatíveis para cima. A conveniência dessas características precisa ser avaliada levando-se em conta as capacidades de transferência e as técnicas usadas pelo paciente de forma individual.

- Outros acessórios poderão ser necessários para satisfazer demandas específicas do paciente. As várias características que merecem atenção incluem: mecanismos de liberação maiores nos apoios para pernas, superfície de atrito nos aros de propulsão, extensões para as travas de roda, dispositivos antitombo e *hill holder* (que diminuem o movimento da cadeira para trás durante a subida de superfícies inclinadas).

No momento de escolher a cadeira de rodas, o sistema de assento e os diferentes componentes, é importante buscar uma configuração que proporcione um suporte postural ótimo[279]. A cadeira de rodas pode proporcionar um suporte postural para manter a pelve e a coluna vertebral em alinhamento nos casos de paralisia ou paresia dos músculos do tronco e pelve. Um suporte postural ótimo permite ao paciente utilizar de modo eficaz os MMSS na execução das AVD e na propulsão da cadeira de rodas. Configurando a cadeira de rodas de modo que a inclinação do assento seja mais alta na frente do que atrás (i. e., a altura entre o solo e o assento na frente da almofada deve ser aproximadamente 5 cm maior que na parte de trás) e que o encosto fique perpendicular ao solo e seja relativamente baixo, poderá manter a pelve em alinhamento neutro e preservar as curvaturas normais da coluna vertebral (diferentemente da posição sentada com inclinação pélvica posterior e curvatura em C em toda a porção torácica e lombar da coluna vertebral).[280]

Alguns pacientes poderão precisar de uma segunda cadeira de rodas. A maioria das cadeiras leves para uso diário não é adequada para atividades esportivas e recreacionais. Dependendo dos interesses do paciente, poderá ser necessária uma segunda cadeira projetada especificamente para um determinado esporte, como o tênis ou a corrida.

O sistema de assento personalizado inclui uma almofada que ajuda a prevenir úlceras de pele e fornece suporte postural. A escolha dessa almofada deve ser individualizada. Os pacientes devem experimentar diferentes tipos de almofadas para determinar o efeito sobre o suporte postural, o conforto e a distribuição da pressão. O mapeamento da pressão pode ser feito durante o processo de avaliação com tipos diferentes de almofadas para escolher aquela que proporciona uma redistribuição ótima da pressão. Há, no mercado, uma grande variedade de almofadas. Em geral, elas são projetadas para redistribuir a pressão por toda a superfície ou para retirar a pressão de áreas ósseas de alto risco. As almofadas são feitas de diferentes tipos de materiais, que incluem gel com elastômero, espuma de células abertas, espuma de células fechadas e ar. É comum a combinação de materiais para proporcionar a redução ou redistribuição da pressão.

O Capítulo 32, Cadeira de rodas sob medida, fornece mais detalhes sobre a avaliação de cadeiras de rodas e assentos, as vantagens e desvantagens oferecidas por diferentes componentes da cadeira de rodas, os tipos de almofada e várias outras questões associadas à escolha de uma cadeira. *Seating and Wheelchair Prescription*, de Hastings e Betz, é outra fonte excelente sobre o assunto[281].

Habilidades em cadeira de rodas

A capacidade de propulsão e de manobra em terrenos diferentes e ao redor de obstáculos em casa e na comunidade é essencial para a independência funcional dos indivíduos que utilizam uma cadeira de rodas manual. Para impulsionar uma cadeira de rodas manual de modo independente em casa e na comunidade, os pacientes precisam ser capazes de realizar certas habilidades básicas de mobilidade: propulsão para a frente e para trás, giro, subida e descida de rampas, equilíbrio sobre as rodas traseiras (*wheelie*) incluindo a manutenção dessa posição, e a propulsão em terreno irregular.

Propulsão em superfícies regulares

Para impulsionar a cadeira de rodas para a frente, o paciente estende os braços para trás da linha do tronco e agarra os aros de propulsão da cadeira (Fig. 20.41); em seguida, empurra os aros para a frente, soltando-os após as mãos terem ultrapassado os quadris. Os pacientes devem praticar a extensão dos MMSS para trás sobre os aros para iniciar o movimento da cadeira empurrando os aros para a frente antes de soltá-los. O movimento de propulsão mais longo é mais eficiente. Os pacientes que não conseguem agarrar os aros podem impulsionar a cadeira de rodas pressionando as palmas das mãos contra a face lateral dos aros de propulsão e empurrando-os para a frente. É comum esses pacientes utilizarem aros de propulsão com pinos ou revestidos com plástico.

A técnica utilizada para virar a cadeira de rodas depende da rapidez que se quer dar à virada, bem como do tamanho do raio da curva. Para um giro lento ou com raio grande, o paciente empurra a cadeira com mais força usando apenas um dos braços (p. ex., se for virar para a direita, o paciente deverá empurrar com mais força usando o braço esquerdo). Para fazer um giro curto e/ou rápido, o paciente empurra a cadeira para a frente com uma das mãos enquanto puxa para trás com a outra (p. ex., se for virar para a direita rapidamente, o paciente empurra a cadeira para a frente com o braço esquerdo enquanto puxa para trás com o braço direito).

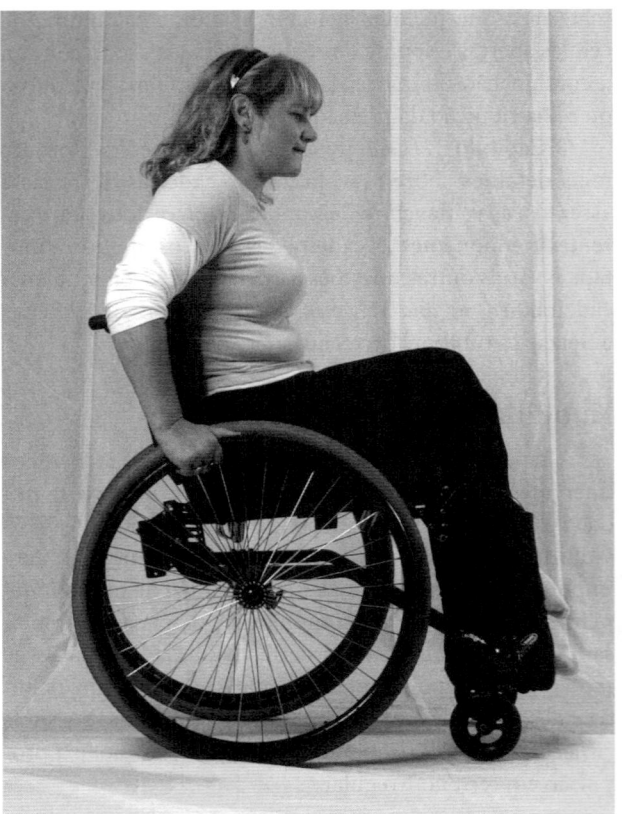

Figura 20.41 Impulsão de uma cadeira de rodas para a frente. (De O'Sullivan, S, e Schmitz, T: Improving Functional Outcomes in Physical Rehabilitation. FA Davis, Philadelphia, 2010, com permissão.)

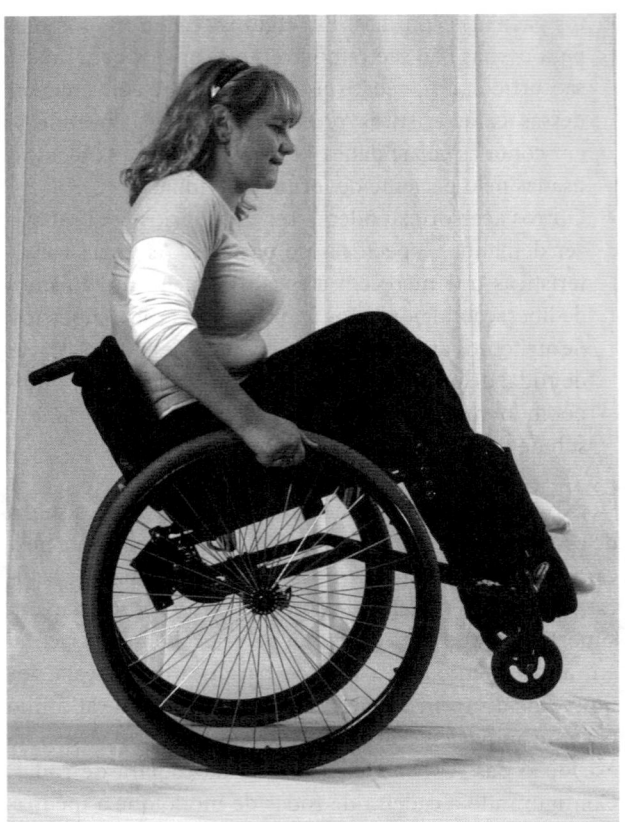

Figura 20.42 Execução de um *wheelie*. (De O'Sullivan, S, e Schmitz, T: Improving Functional Outcomes in Physical Rehabilitation. FA Davis, Philadelphia, 2010, com permissão.)

Superfícies inclinadas

Há várias superfícies inclinadas que o usuário da cadeira de rodas precisa transpor para ser independente em casa e na comunidade. Essas superfícies incluem rampas de acesso, meios-fios, ladeiras e subidas. As técnicas básicas utilizadas para subir e descer essas superfícies inclinadas são as mesmas. Para subir um terreno inclinado, o paciente realiza movimentos de impulsão mais curtos e mais rápidos e empurra os aros de propulsão com mais força. Se possível, o paciente deve inclinar a cabeça e o tronco para a frente enquanto empurra os aros para a frente a fim de evitar que a cadeira de rodas tombe para trás.

Agarrar o aro de propulsão e soltá-lo lenta e controladamente durante a descida da cadeira de rodas possibilita conter a velocidade. Os pacientes com diminuição da função das mãos controlam a descida da cadeira de rodas pressionando os aros de propulsão com a palma das mãos e reduzindo lentamente a pressão.

Wheelies

A capacidade de realizar *wheelies* (Fig. 20.42) é uma habilidade essencial para transpor meios-fios, declives pronunciados, terrenos irregulares e outras áreas da comunidade. Para realizar um *wheelie*, o paciente estende os braços para trás, agarra o aro de propulsão e empurra-o para a frente com força para erguer do solo as rodas da frente (como se tentasse inclinar a cadeira de rodas para trás). Quando se aprende pela primeira vez uma habilidade que envolve um *wheelie*, há sempre o risco de a cadeira de rodas tombar, por isso o paciente deve sempre ser supervisionado de perto e amparado. Para garantir a segurança do paciente enquanto ele pratica *wheelies*, prende-se um cinto de transferência na estrutura da cadeira de rodas. O terapeuta posiciona-se atrás da cadeira de rodas, segura a extremidade do cinto com uma das mãos e coloca a outra mão no ombro do paciente ou na manopla da cadeira (Fig. 20.43).

O tipo e a configuração da cadeira de rodas podem facilitar ou dificultar a realização de um *wheelie*. É mais difícil realizar um *wheelie* com uma cadeira de rodas mais pesada ou com a placa do eixo mais para trás. Quando o eixo está mais para a frente, de modo que o centro de massa do usuário fica atrás do eixo, a cadeira torna-se menos estável e tomba com mais facilidade. Isso facilita a execução de um *wheelie*.

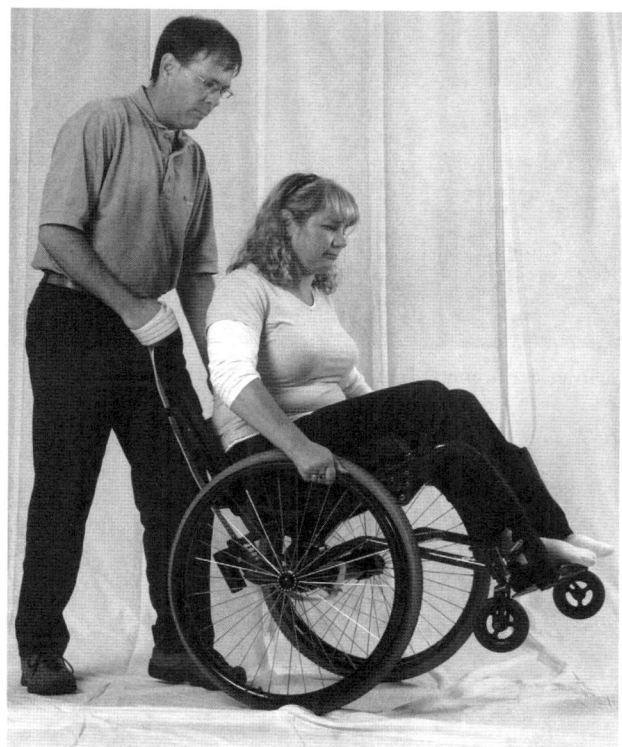

Figura 20.43 Técnica para auxiliar com segurança um paciente enquanto ele pratica *wheelies*. (De O'Sullivan, S, e Schmitz, T: Improving Functional Outcomes in Physical Rehabilitation. FA Davis, Philadelphia, 2010, com permissão.)

Quando se aprende a executar um *wheelie*, deve-se aprender também a mantê-lo. Ambas as habilidades são atividades preparatórias importantes para o aprendizado de habilidades de *wheelie* mais avançados, como a subida e a descida de meios-fios e a propulsão em terreno irregular. O fisioterapeuta deve ajudar o paciente a alcançar o *ponto de equilíbrio* no qual as rodas dianteiras ficam fora do solo com a cadeira de rodas equilibrada. As mãos do paciente devem agarrar levemente os aros de propulsão em uma posição próxima aos quadris. Empurrar para a frente os aros de propulsão fará com que a cadeira tombe para trás e puxar os aros para trás fará com que a cadeira tombe para frente sobre as rodas dianteiras, de volta a uma posição estável. O paciente deve praticar a impulsão leve dos aros para a frente e para trás até encontrar o ponto de equilíbrio; o aro de propulsão deve deslizar pelas mãos do paciente enquanto ele faz isso. O paciente não deve se manter agarrado firmemente no mesmo ponto do aro de propulsão.

Durante a propulsão da cadeira de rodas em superfícies irregulares (p. ex., cascalho, grama), as rodas dianteiras poderão se prender, fazendo com que a cadeira de rodas tombe para a frente. Ser capaz de propelir a cadeira para a frente enquanto mantém um *wheelie* poderá minimizar esse risco e permitir que o paciente utilize a cadeira de rodas de modo independente em vários tipos de terreno. Enquanto aprende a propelir a cadeira de rodas para a frente e para trás e assume a posição de *wheelie*, o paciente deve ser instruído novamente a não agarrar firmemente os aros de propulsão, mas permitir que eles deslizem pelas mãos.

Em algumas superfícies irregulares, poderá ser mais fácil executar um *wheelie* apenas por um tempo curto (ou seja, sem mantê-lo) e empurrar a cadeira para a frente. Dessa forma, o paciente atravessará a superfície realizando uma série de *wheelies* curtos enquanto empurra a cadeira para a frente.

Os *wheelies* também são utilizados para subir e descer meios-fios. Para subir um meio-fio, o paciente executa um *wheelie* enquanto se move para a frente imediatamente antes de chegar ao meio-fio. Isso eleva as rodas dianteiras de tal modo que elas ficam acima do topo do meio-fio. Quando as rodas entram em contato com o meio-fio, o paciente empurra os aros de propulsão para a frente e inclina a cabeça e o tronco para adiante (Fig. 20.44A-C). Para descer o meio-fio, o paciente empurra a cadeira de rodas para a frente e assim que as rodas dianteiras se aproximam da borda do meio-fio, o paciente realiza um *wheelie*. O *wheelie* é mantido enquanto o impulso leva as rodas traseiras para fora do meio-fio. O paciente mantém o *wheelie*, assim as rodas traseiras pousam em primeiro lugar e, em seguida, as rodas dianteiras tocam o solo (Fig. 20.45A-C).

Outras habilidades que os pacientes devem aprender incluem cair de uma cadeira de rodas, recolher objetos do solo, abrir e fechar portas e transpor obstáculos. Os pacientes também devem aprender a lidar com as partes da cadeira de rodas: travar e destravar as rodas, remover e recolocar os apoios para pernas, dobrar a cadeira de rodas, remover a almofada, mover os apoios para braços e remover e recolocar as rodas.

Além de desenvolver o Teste de Habilidades em Cadeira de Rodas descrito anteriormente, Kirby et al. também desenvolveram o *Programa de Treinamento de Habilidades em Cadeira de Rodas*. Tendo como base as habilidades do Teste de Habilidades em Cadeira de Rodas e os princípios da aprendizagem motora, o Programa de Treinamento de Habilidades em Cadeira de Rodas foi elaborado para melhorar o desempenho e a segurança do cadeirante manual. Estudos investigativos mostraram que se trata de um método de treinamento seguro e eficaz para novos cadeirantes[282], usuários que utilizam a cadeira de rodas na comunidade[283], estudantes de terapia ocupacional[284] e cuidadores[285]. Informações detalhadas sobre o Teste de Habilidades em Cadeira de Rodas e o Programa de Treinamento de Habilidades em Cadeira de Rodas podem ser obtidas na Internet em www.wheelchairskills-program.ca/. *Spinal Cord Injury: Functional Reha-bilitation*[113] e *Improving Functional Outcomes in Physical*

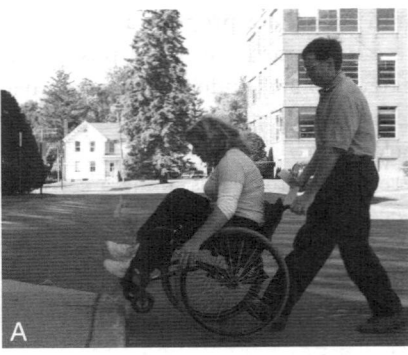 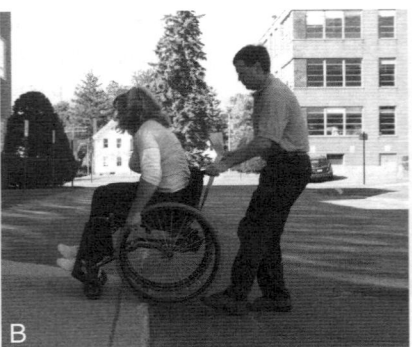 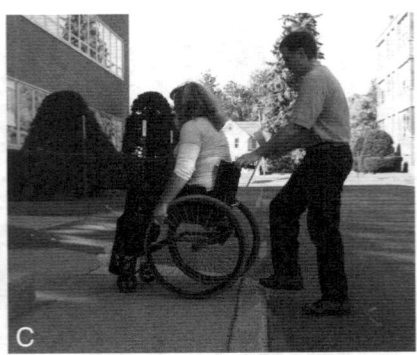

Figura 20.44 (A-C) Subir o meio-fio executando um *wheelie*. (De O'Sullivan, S, e Schmitz, T: Improving Functional Outcomes in Physical Rehabilitation. FA Davis, Philadelphia, 2010, com permissão.)

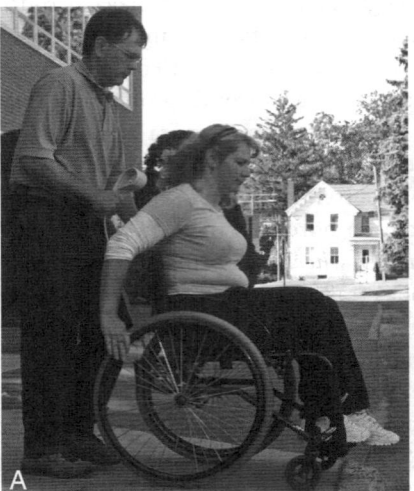 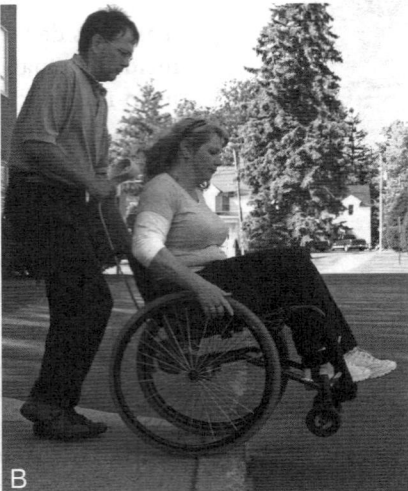 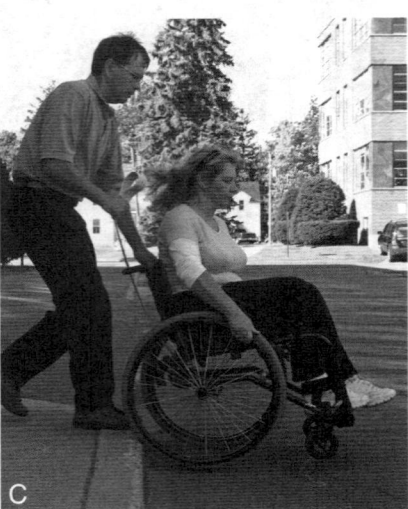

Figura 20.45 (A-C) Descer o meio-fio executando um *wheelie*. (De O'Sullivan, S, e Schmitz, T: Improving Functional Outcomes in Physical Rehabilitation. FA Davis, Philadelphia, 2010, com permissão.)

Rehabilitation[232] são outras fontes que fornecem mais detalhes sobre intervenções para melhorar as habilidades em cadeira de rodas mencionadas anteriormente, entre outras.

Neurotecnologias

As pessoas com LM também tiram proveito dos recentes avanços em neurotecnologias projetadas para melhorar a função e a qualidade de vida. As neurotecnologias podem ser classificadas em quatro áreas principais: neuromodulação (uso da estimulação elétrica para melhorar o controle de uma parte intacta do sistema nervoso), prótese neural (uso de estimulação elétrica para restituir ou melhorar a função de um membro paralisado ou enfraquecido), neurorreabilitação (uso de tecnologias para estimular a recuperação normal das funções corporais comprometidas) e neurodetecção e diagnóstico (tecnologias para monitorar o sistema nervoso ou diagnosticar uma condição).

A estimulação elétrica pode ser utilizada de várias maneiras. Uma das mais comuns é o uso da Estimulação Elétrica Funcional de Superfície (*FES*) para provocar a contração de músculos fracos ou paralisados abaixo do nível da lesão e assim realizar exercícios, deambular e fazer uso funcional dos MMSS. Como mencionado anteriormente, a FES de superfície pode ser utilizada com o ergômetro para MMSS como um método de treinamento cardiovascular[227,228]. A FES de superfície também pode ser aplicada nos MMII para possibilitar a posição em pé e a deambulação de pessoas com LM[286]. A eletromiografia (EMG) de superfície tem sido associada à FES para proporcionar aos pacientes um método de deflagração da FES que produz um padrão de deambulação mais normal que a FES sozinha[287]. Os sistemas FES implantados permitem que as pessoas com LM fiquem em pé e andem[288] e que aquelas com LM cervical alta utilizem as mãos para pegar e manipular objetos[289]. Os sistemas FES implantados também podem ser utilizados para estimular o nervo frênico e assim permitir que pacientes com

LM cervical alta respirem sem um ventilador[290] e para dotar o paciente de controle vesical[291,292].

Os dispositivos de interface encéfalo-computador (*brain-computer interface devices* [BCI]) detectam sinais encefálicos (eletroencefalograma [EEG]) e transformam esses sinais em comandos que são enviados para dispositivos de saída que realizam uma ação, como por exemplo, controlar o mouse na tela de um computador[293]. Pessoas com LM cervical alta com pouca função motora conseguem usar os BCI para comandar computadores, videogames, possivelmente dirigir uma cadeira de rodas elétrica e controlar um robô[294-297].

Dispositivos robóticos podem ser utilizados no TL para mover os MMII em um padrão de passos que estimule a recuperação da capacidade de deambular[155,298]. Estão sendo desenvolvidos exoesqueletos robotizados que permitirão às pessoas com LM completa andar com a assistência de um robô[299].

Harkema et al.[154] combinaram a estimulação elétrica espinal epidural com o TL em esteira rolante com suporte de peso corporal e o treinamento para ficar em pé em um paciente com lesão em C7 crônica ASIA B. Depois do treinamento, o paciente foi capaz de ficar em pé com sustentação total do peso corporal sobre os MMII e assistência apenas para o equilíbrio quando o estimulador estava ligado. O paciente também foi capaz de ativar de modo voluntário alguns músculos dos MMII quando o estimulador estava ligado. Os autores consideram que essa combinação de terapias (estimulação elétrica epidural com o treinamento para ficar em pé e treinamento locomotor específico para uma tarefa) poderá ser um método viável para melhorar a função depois de uma LM.

Esses exemplos mostram como a tecnologia está sendo utilizada e dão uma ideia do futuro da reabilitação que oferece oportunidades empolgantes para aumentar os níveis de atividade, melhorar a participação social e a qualidade de vida das pessoas com LM.

Resumo

A lesão da medula espinal tem um impacto profundo sobre vários sistemas corporais, o que pode afetar consideravelmente a capacidade de uma pessoa de se mover, realizar as tarefas do cotidiano e participar da sociedade. Este capítulo analisa o impacto da LM sobre diferentes sistemas corporais, as deficiências comuns que resultam da LM, a classificação dos tipos diferentes de LM e as complicações secundárias associadas à LM. Os fisioterapeutas desempenham um papel importante ao longo da sequência contínua de cuidados desde os cuidados intensivos no hospital e a reabilitação até a reintegração à comunidade. Os fisioterapeutas devem usar medidas de desfecho padronizadas como parte do processo de exame e avaliação. O plano de cuidados deve ser elaborado de acordo com o quadro clínico, os problemas e as metas de cada paciente. Dependendo do quadro clínico do paciente, as intervenções para a reabilitação poderão basear-se na compensação ou na recuperação. A orientação é um componente fundamental, e os pacientes que não conseguem mais realizar certas atividades devem ser capazes de direcionar os cuidados de que necessitam. A reabilitação é a pedra angular da recuperação. As pessoas com LM, independentemente do nível, podem ter uma vida produtiva, saudável e de alta qualidade.

QUESTÕES PARA REVISÃO

1. Identifique as características clínicas da síndrome de Brown-Séquard, síndrome medular anterior, síndrome medular central e síndrome medular posterior.
2. Defina *choque espinal*.
3. Descreva as complicações associadas à lesão da medula espinal.
4. O que é disreflexia autonômica? Descreva os estímulos desencadeantes e os sintomas dessa síndrome.
5. O que você faria se um paciente apresentasse sintomas iniciais dessa síndrome durante o tratamento fisioterapêutico?
6. Identifique dois fatores importantes que afetam o prognóstico depois de uma lesão medular.
7. O que é analisado no exame fisioterapêutico durante a fase aguda da recuperação? Seria necessário modificar alguma técnica padronizada de exame?
8. O que significa *alongamento seletivo*?
9. Descreva as metas e intervenções possíveis para melhorar a função respiratória durante a fase aguda do tratamento.
10. Identifique testes e medidas de desfecho utilizados durante a fase ativa da reabilitação.
11. Liste os fatores que afetam o prognóstico relativo à recuperação da capacidade de deambular.
12. Resuma as intervenções para melhorar as transferências de um paciente com tetraplegia por lesão em C6 e ASIA A. Descreva as atividades específicas que você incluiria. Que tipo de atividades de fortalecimento progressivo e de treinamento da resistência você sugeriria para cada paciente como complemento ao programa no colchonete?
13. Descreva que mudanças você faria nos parâmetros do treinamento locomotor com sistema de esteira rolante e suporte de peso corporal destinado a um paciente com LM incompleta.

Estudo de caso

Histórico

Paciente de 21 anos, branco, do sexo masculino, transferido para um hospital de reabilitação ontem. Sofreu uma lesão espinal cervical traumática há 8 dias. Recebeu metilprednisolona no setor de emergências. Foi submetido a uma cirurgia para estabilização da fratura, fixação interna e descompressão com o uso de um enxerto do osso ilíaco direito. Recebeu alta e foi encaminhado para o seu hospital ontem e, no momento, está usando um colar Philadelphia. Consegue estender os cotovelos, mas não consegue flexionar os dedos de ambas as mãos. É estudante universitário e cursa Ciência da Computação. Mora em um apartamento do *campus*, sem acesso para cadeira de rodas. Os pais moram em um estado próximo.

Medicamentos

Clexane®, midodrina, amitriptilina, OxyContin® e Dulcolax®.

Exame fisioterapêutico

Cardiopulmonar

FC: 75
PA: decúbito dorsal: 110/72; posição sentada: 100/66 (capaz de tolerar a posição sentada apenas por cerca de 10 minutos; em seguida, a pressão arterial cai por causa da hipotensão ortostática)
Capacidade vital forçada: 2,2 litros
Tosse funcional fraca

Comunicação/cognição

Alerta, orientado 3+, capaz de seguir comandos com várias etapas; Miniexame do Estado Mental: 30/30

Desempenho muscular

Bilateral: bíceps: 5/5, extensores do punho: 5/5, tríceps: 4/5, ausência de contração ativa abaixo de C7

Integridade sensorial

Sensibilidade dolorosa e sensibilidade tátil intactas bilateralmente de C2-T4, ausente abaixo de T4
Sensibilidade anal intacta

Mobilidade funcional

Mobilidade no leito: assistência moderada para rolar para a esquerda e direita
Decúbito dorsal ↔ posição sentada curta: assistência máxima
Decúbito dorsal ↔ posição sentada longa: assistência máxima
Transferência cadeira de rodas ↔ leito: pontuação 2 na MIF (Medida de Independência Funcional) (requer assistência máxima com a prancha de transferência)
Transferência cadeira de rodas ↔ vaso sanitário: pontuação 2 na MIF (requer assistência máxima com a prancha de transferência)

Locomoção

Incapaz de deambular.
Capaz de propelir a cadeira de rodas ~ 45,5 m em superfície plana com assistência mínima.

Habilidades em cadeira de rodas

Requer assistência para travar as rodas, remover os apoios para braços e pés e aliviar a pressão. Teste de Habilidades na Cadeira de Rodas (*Wheelchair Skills Test*): 4%.
Atualmente usa uma cadeira de rodas leve e dobrável com projeções nos aros de propulsão.
Almofada de gel.
Tolera a posição sentada na cadeira de rodas por 20-30 minutos.

Equilíbrio

Posição sentada longa: capaz de manter o equilíbrio sobre o colchonete por 1 minuto com os MMSS sustentando o peso do corpo e com supervisão.
Posição sentada curta: capaz de manter o equilíbrio na borda do colchonete por 1 minuto com os MMSS sustentando o peso do corpo e assistência mínima, 0 centímetro no alcance funcional modificado.

Função motora

Espasticidade aumentada nos músculos flexores do quadril bilateralmente, 1+ na Escala de Ashworth modificada.

Amplitude dos movimentos passivos

Dentro dos limites normais, exceto a dorsiflexão bilateral do tornozelo: 5° a partir do plano neutro.

Integridade da pele

Ferida em estágio 1 no calcanhar direito.

Cuidados pessoais

Vestir a parte superior do corpo: pontuação 2 na MIF (requer assistência máxima)
Vestir a parte inferior do corpo: pontuação 1 na MIF (dependente)
Banhar o corpo: pontuação 1 na MIF (depende do uso de cadeira de banho)
Alimentar-se: pontuação 3 na MIF (assistência moderada com utensílios adaptados)
Cuidados com a aparência: pontuação 3 na MIF (assistência moderada com utensílios adaptados)
Uso do vaso sanitário: pontuação 2 na MIF (assistência máxima)

Bexiga e intestinos

Bexiga: pontuação 1 na MIF (iniciou há pouco o programa de cateterização intermitente e necessita de auxílio total)

Intestino: pontuação 1 na MIF (iniciou há pouco o programa de treinamento intestinal com assistência; apresentou incontinência intestinal no dia anterior)

QUESTÕES PARA ORIENTAÇÃO

1. Qual é o nível neurológico, o nível motor e o nível sensorial da lesão do paciente? Qual é a classificação desse paciente na escala de deficiências da ASIA?
2. Identifique/classifique os problemas deste paciente quanto às:
   a. Deficiências estruturais/funcionais;
   b. Limitações das atividades;
   c. Restrições da participação social.
3. Identifique três metas previstas e três resultados esperados para este paciente.
4. Formule três intervenções com uma progressão que poderiam ser utilizadas nas primeiras 3 semanas de terapia a fim de melhorar as habilidades de mobilidade no leito.

REFERÊNCIAS BIBLIOGRÁFICAS

1. DeVivo, MJ, and Chen, Y: Trends in new injuries, prevalent cases, and aging with spinal cord injury. Arch Phys Med Rehabil 92(3):332, 2011.
2. National Spinal Cord Injury Statistical Center: Spinal Cord Injury: Facts and Figures at a Glance. Retrieved July 22, 2011, from www.nscisc.uab.edu.
3. McKinley, WO, Seel, RT, and Hardman, JT: Nontraumatic spinal cord injury: Incidence, epidemiology, and functional outcome. Arch Phys Med Rehabil 80(6):619, 1999.
4. Cao, Y, Chen, Y, and DeVivo, MJ: Lifetime direct costs after spinal cord injury. Topics Spinal Cord Rehabil 16(4):10, 2011.
5. Blumenfeld, H: Neuroanatomy Through Clinical Cases, ed 2. Sinauer Associates, Sunderland, MA, 2010.
6. American Spinal Injury Association: Reference Manual for the International Standards for Neurological Classification of Spinal Cord Injury. American Spinal Injury Association, Chicago, 2003.
7. Waring, WP, et al: 2009 review and revisions of the international standards for the neurological classification of spinal cord injury. J Spinal Cord Med 33(4):346, 2010.
8. McKinley, W, et al: Incidence and outcomes of spinal cord injury clinical syndromes. J Spinal Cord Med 30(3):215, 2007.
9. Tattersall, R, and Turner, B: Brown-Sequard and his syndrome. Lancet 356(9223):61, 2000.
10. Lundy-Ekman, L: Neuroscience: Fundamentals for Rehabilitation, ed 3. Saunders, Philadelphia, 2007.
11. Gilman, S, and Newman, SW: Maner and Gatz's Essentials of Clinical Neuroanatomy and Neurophysiology, ed 10. FA Davis, Philadelphia, 2003.
12. Roth, EJ, Lawler, MH, and Yarkony, GM: Traumatic central cord syndrome: Clinical features and functional outcomes. Arch Phys Med Rehabil 71(1):18, 1990.
13. Yadla, S, Klimo, P, and Harrop, JS: Traumatic central cord syndrome: Etiology, management, and outcomes. Topics Spinal Cord Rehabil 15(5):73, 2010.
14. Ditunno, JF, et al: Spinal shock revisited: A four-phase model. Spinal Cord 42(7):383, 2004.
15. Teasell, RW, et al: Cardiovascular consequences of loss of supraspinal control of the sympathetic nervous system after spinal cord injury. Arch Phys Med Rehabil 81(4):506, 2000.
16. Lindan, R, et al: Incidence and clinical features of autonomic dysreflexia in patients with spinal cord injury. Paraplegia 18(5):285, 1980.
17. Krassioukov, AV, Furlan, JC, and Fehlings, MG: Autonomic dysreflexia in acute spinal cord injury: An under-recognized clinical entity. J Neurotrauma 20(8):707, 2003.
18. Curt, A, et al: Assessment of autonomic dysreflexia in patients with spinal cord injury. J Neurol Neurosurg Psychiatry 62(5):473, 1997.
19. Karlsson, AK: Autonomic dysreflexia. Spinal Cord 37(6):383, 1999.
20. Consortium for Spinal Cord Medicine: Acute management of autonomic dysreflexia: Individuals with spinal cord injury presenting to health-care facilities. J Spinal Cord Med 25(Suppl 1):S67, 2002.
21. Consortium for Spinal Cord Medicine: Acute management of autonomic dysreflexia: Individuals with spinal cord injury presenting to health-care facilities. Retrieved May 31, 2012, from www.pva.org/site/c.ajIRK9NJLcJ2E/b.6305831/k.986B/Guidelines_and_Publications.htm.
22. Krassioukov, A, et al: A systematic review of the management of autonomic dysreflexia after spinal cord injury. Arch Phys Med Rehabil 90(4):682, 2009.
23. McGillivray, CF, et al: Evaluating knowledge of autonomic dysreflexia among individuals with spinal cord injury and their families. J Spinal Cord Med 32(1):54, 2009.
24. Skold, C, Levi, R, and Seiger, A: Spasticity after traumatic spinal cord injury: Nature, severity, and location. Arch Phys Med Rehabil 80(12):1548, 1999.
25. Meythaler, JM: Concept of spastic hypertonia. Phys Med Rehabil Clin North Am 12(4):725, 2001.
26. Young, RR, and Delwaide, PJ: Drug therapy: Spasticity (second of two parts). N Engl J Med 304(2):96, 1981.
27. Walter, JS, et al: A database of self-reported secondary medical problems among VA spinal cord injury patients: Its role in clinical care and management. J Rehabil Res Dev 39(1):53, 2002.
28. Gracies, JM: Pathophysiology of impairment in patients with spasticity and use of stretch as a treatment of spastic hypertonia. Phys Med Rehabil Clin North Am 12(4):747, vi, 2001.
29. Gracies, JM: Physical modalities other than stretch in spastic hypertonia. Phys Med Rehabil Clin North Am 12(4):769, vi, 2001.
30. Adams, MM, and Hicks, AL: Spasticity after spinal cord injury. Spinal Cord 43(10):577, 2005.

31. Katalinic, OM, Harvey, LA, and Herbert, RD: Effectiveness of stretch for the treatment and prevention of contractures in people with neurological conditions: A systematic review. Phys Ther 91(1):11, 2011.
32. Francisco, GE, Kothari, S, and Huls, C: GABA agonists and gabapentin for spastic hypertonia. Phys Med Rehabil Clin North Am 12(4):875, viii, 2001.
33. Kamen, L, Henney, HR, 3rd, and Runyan, JD: A practical overview of tizanidine use for spasticity secondary to multiple sclerosis, stroke, and spinal cord injury. Curr Med Res Opin 24(2):425, 2008.
34. Elovic, E: Principles of pharmaceutical management of spastic hypertonia. Phys Med Rehabil Clin North Am 12(4):793, vii, 2001.
35. Ivanhoe, CB, Tilton, AH, and Francisco, GE: Intrathecal baclofen therapy for spastic hypertonia. Phys Med Rehabil Clin North Am 12(4):923, 2001.
36. Yablon, SA: Botulinum neurotoxin intramuscular chemodenervation. Role in the management of spastic hypertonia and related motor disorders. Phys Med Rehabil Clin North Am 12(4):833, 2001.
37. Taricco, M, et al: Pharmacological interventions for spasticity following spinal cord injury. Cochrane Database Syst Rev 2: CD001131, 2000.
38. Martin, JH: Neuroanatomy Text and Atlas, ed 2. Appleton & Lange, Stamford, CT, 1996.
39. Naso, F: Cardiovascular problems in patients with spinal cord injury. Phys Med Rehabil Clin North Am 3(4):741, 1992.
40. Wadsworth, BM, et al: Abdominal binder use in people with spinal cord injuries: A systematic review and meta-analysis. Spinal Cord 47(4):274, 2009.
41. Gondim, FA, et al: Cardiovascular control after spinal cord injury. Curr Vasc Pharmacol 2(1):71, 2004.
42. Jacobs, PL, and Nash, MS: Exercise recommendations for individuals with spinal cord injury. Sports Med 34(11):727, 2004.
43. Claxton, AR, et al: Predictors of hospital mortality and mechanical ventilation in patients with cervical spinal cord injury. Can J Anaesth 45(2):144, 1998.
44. Jackson, AB, and Groomes, TE: Incidence of respiratory complications following spinal cord injury. Arch Phys Med Rehabil 75(3):270, 1994.
45. McKinley, WO, et al: Long-term medical complications after traumatic spinal cord injury: A regional model systems analysis. Arch Phys Med Rehabil 80(11):1402, 1999.
46. Wallbom, AS, Naran, B, and Thomas, E: Acute ventilator management and weaning in individuals with high tetraplegia. Topics Spinal Cord Rehabil 10(3):1, 2005.
47. Jain, NB, et al: Determinants of forced expiratory volume in 1 second (FEV_1), forced vital capacity (FVC), and FEV_1/FVC in chronic spinal cord injury. Arch Phys Med Rehabil 87(10):1327, 2006.
48. Berlly, M, and Shem, K: Respiratory management during the first five days after spinal cord injury. J Spinal Cord Med 30(4):309, 2007.
49. Alvarez, SE, Peterson, M, and Lunsford, BR: Respiratory treatment of the adult patient with spinal cord injury. Phys Ther 61(12):1737, 1981.
50. Stolzmann, KL, et al: Longitudinal change in FEV_1 and FVC in chronic spinal cord injury. Am J Respir Crit Care Med 177(7):781, 2008.
51. Benevento, BT, and Sipski, ML: Neurogenic bladder, neurogenic bowel, and sexual dysfunction in people with spinal cord injury. Phys Ther 82(6):601, 2002.
52. Garcia Leoni, ME, and Esclarin De Ruz, A: Management of urinary tract infection in patients with spinal cord injuries. Clin Microbiol Infect 9(8):780, 2003.
53. Warms, C, et al: Bowel and bladder function and management. In Field-Fote, EC (ed): Spinal Cord Injury Rehabilitation. FA Davis, Philadelphia, 2009.
54. Waites, KB, Canupp, KC, and DeVivo, MJ: Epidemiology and risk factors for urinary tract infection following spinal cord injury. Arch Phys Med Rehabil 74(7):691, 1993.
55. Coggrave, M, Norton, C, and Wilson-Barnett, J: Management of neurogenic bowel dysfunction in the community after spinal cord injury: A postal survey in the United Kingdom. Spinal Cord 47(4):323–330, quiz 331, 2009.
56. Liu, CW, et al: Relationship between neurogenic bowel dysfunction and health-related quality of life in persons with spinal cord injury. J Rehabil Med 41(1):35–40, 2009.
57. Anderson, KD, et al: The impact of spinal cord injury on sexual function: Concerns of the general population. Spinal Cord 45(5):328, 2007.
58. Watanabe, T, et al: Epidemiology of current treatment for sexual dysfunction in spinal cord injured men in the USA model spinal cord injury centers. J Spinal Cord Med 19(3):186, 1996.
59. Elliott, S: Sexuality after spinal cord injury. In Field-Fote, EC (ed): Spinal Cord Injury Rehabilitation. FA Davis, Philadelphia, 2009.
60. Phelps, G, et al: Sexual experience and plasma testosterone levels in male veterans after spinal cord injury. Arch Phys Med Rehabil 64(2):47, 1983.
61. Alexander, CJ, Sipski, ML, and Findley, TW: Sexual activities, desire, and satisfaction in males pre- and post-spinal cord injury. Arch Sex Behav 22(3):217, 1993.
62. Baker, ER, and Cardenas, DD: Pregnancy in spinal cord injured women. Arch Phys Med Rehabil 77(5):501, 1996.
63. Smeltzer, SC, and Wetzel-Effinger, L: Pregnancy in women with spinal cord injury. Topics Spinal Cord Rehabil 15(1):29, 2009.
64. National Spinal Cord Injury Statistical Center: The 2004 Annual Statistical Report for the Model Spinal Cord Injury Care Systems. Retrieved May 31, 2012, from http://images.main.uab.edu/spinalcord/pdffiles/2004StatReport.pdf.
65. Verschueren, JH, et al: Occurrence and predictors of pressure ulcers during primary in-patient spinal cord injury rehabilitation. Spinal Cord 49(1):106, 2011.
66. Gelis, A, et al: Pressure ulcer risk factors in persons with SCI: Part I: Acute and rehabilitation stages. Spinal Cord 47(2):99, 2009.
67. Gelis, A, et al: Pressure ulcer risk factors in persons with spinal cord injury part 2: The chronic stage. Spinal Cord 47(9):651, 2009.
68. Agarwal, NK, and Mathur, N: Deep vein thrombosis in acute spinal cord injury. Spinal Cord 47(10):769, 2009.
69. Chen, D: Treatment and prevention of thromboembolism after spinal cord injury. Topics Spinal Cord Rehabil 9(1):14, 2009.
70. Demirel, G, et al: Pain following spinal cord injury. Spinal Cord 36(1):25, 1998.
71. Finnerup, NB, et al: Pain and dysesthesia in patients with spinal cord injury: A postal survey. Spinal Cord 39(5):256, 2001.
72. Widerstrom-Noga, EG, et al: Perceived difficulty in dealing with consequences of spinal cord injury. Arch Phys Med Rehabil 80(5):580, 1999.
73. Dijkers, M, Bryce, T, and Zanca, J: Prevalence of chronic pain after traumatic spinal cord injury: A systematic review. J Rehabil Res Dev 46(1):13, 2009.
74. Widerstrom-Noga, EG, Felipe-Cuervo, E, and Yezierski, RP: Chronic pain after spinal injury: Interference with sleep and daily activities. Arch Phys Med Rehabil 82(11):1571, 2001.
75. Westgren, N, and Levi, R: Quality of life and traumatic spinal cord injury. Arch Phys Med Rehabil 79(11):1433, 1998.
76. Widerstrom-Noga, EG: Pain after spinal cord injury: Etiology and management. In Field-Fote, EC (ed): Spinal Cord Injury Rehabilitation. FA Davis, Philadelphia, 2009.
77. MacKay-Lyons, M: Shoulder pain in patients with acute quadriplegia: A retrospective study. Physiother Can 46(4):255, 1994.
78. Dyson-Hudson, TA, and Kirshblum, SC: Shoulder pain in chronic spinal cord injury. Part I: Epidemiology, etiology, and pathomechanics. J Spinal Cord Med 27(1):4, 2004.
79. Irwin, RW, Restrepo, JA, and Sherman, A: Musculoskeletal pain in persons with spinal cord injury. Topics Spinal Cord Rehabil 13(2):43, 2007.
80. Teasell, RW, et al: A systematic review of pharmacologic treatments of pain after spinal cord injury. Arch Phys Med Rehabil 91(5):816, 2010.

81. Cardenas, DD, and Jensen, MP: Treatments for chronic pain in persons with spinal cord injury: A survey study. J Spinal Cord Med 29(2):109, 2006.
82. Fattal, C, et al: What is the efficacy of physical therapeutics for treating neuropathic pain in spinal cord injury patients? Ann Phys Rehabil Med 52(2):149, 2009.
83. Attal, N, et al: Chronic neuropathic pain management in spinal cord injury patients. What is the efficacy of pharmacological treatments with a general mode of administration? (oral, transdermal, intravenous). Ann Phys Rehabil Med 52(2):124, 2009.
84. van Kuijk, AA, Geurts, AC, and van Kuppevelt, HJ: Neurogenic heterotopic ossification in spinal cord injury. Spinal Cord 40(7):313, 2002.
85. Lal, S, et al: Risk factors for heterotopic ossification in spinal cord injury. Arch Phys Med Rehabil 70(5):387, 1989.
86. Bravo-Payno, P, et al: Incidence and risk factors in the appearance of heterotopic ossification in spinal cord injury. Paraplegia 30(10):740, 1992.
87. Teasell, RW, et al: A systematic review of the therapeutic interventions for heterotopic ossification after spinal cord injury. Spinal Cord 48(7):512, 2010.
88. Ashe, MC, et al: Prevention and treatment of bone loss after a spinal cord injury: A systematic review. Topics Spinal Cord Rehabil 13(1):123, 2007.
89. Giangregorio, L, and McCartney, N: Bone loss and muscle atrophy in spinal cord injury: Epidemiology, fracture prediction, and rehabilitation strategies. J Spinal Cord Med 29(5):489, 2006.
90. Fattal, C, et al: Osteoporosis in persons with spinal cord injury: The need for a targeted therapeutic education. Arch Phys Med Rehabil 92(1):59, 2011.
91. Waters, RL, et al: Motor and sensory recovery following incomplete tetraplegia. Arch Phys Med Rehabil 75(3):306, 1994.
92. Waters, RL, et al: Motor and sensory recovery following incomplete paraplegia. Arch Phys Med Rehabil 75(1):67, 1994.
93. Steeves, JD, et al: Extent of spontaneous motor recovery after traumatic cervical sensorimotor complete spinal cord injury. Spinal Cord 49(2):257, 2011.
94. Oleson, CV, et al: Prognostic value of pinprick preservation in motor complete, sensory incomplete spinal cord injury. Arch Phys Med Rehabil 86(5):988, 2005.
95. Waters, RL, et al: Motor and sensory recovery following complete tetraplegia. Arch Phys Med Rehabil 74(3):242, 1993.
96. Fehlings, MG, Cadotte, DW, and Fehlings, LN: A series of systematic reviews on the treatment of acute spinal cord injury: A foundation for best medical practice. J Neurotrauma 28(8):1329–1333, 2011.
97. Sheerin, F: Spinal cord injury: Acute care management. Emerg Nurse 12(10):26, 2005.
98. Bracken, MB, et al: A randomized, controlled trial of methylprednisolone or naloxone in the treatment of acute spinal-cord injury. Results of the Second National Acute Spinal Cord Injury Study. N Engl J Med 322(20):1405, 1990.
99. Bracken, MB, et al: Administration of methylprednisolone for 24 or 48 hours or tirilazad mesylate for 48 hours in the treatment of acute spinal cord injury. Results of the Third National Acute Spinal Cord Injury Randomized Controlled Trial. National Acute Spinal Cord Injury Study. JAMA 277(20):1597, 1997.
100. Bracken, MB, et al: Methylprednisolone or tirilazad mesylate administration after acute spinal cord injury: 1-year follow up. Results of the third National Acute Spinal Cord Injury randomized controlled trial. J Neurosurg 89(5):699, 1998.
101. Bracken, MB: Steroids for acute spinal cord injury. Cochrane Database Syst Rev 1(CD001046), 2012.
102. Qian, T, Campagnolo, D, and Kirshblum, S: High-dose methylprednisolone may do more harm for spinal cord injury. Med Hypotheses 55(5):452, 2000.
103. Gerndt, SJ, et al: Consequences of high-dose steroid therapy for acute spinal cord injury. J Trauma 42(2):279, 1997.
104. Fehlings, MG, and Tator, CH: An evidence-based review of decompressive surgery in acute spinal cord injury: Rationale, indications, and timing based on experimental and clinical studies. J Neurosurg 91(1 Suppl):1, 1999.
105. Waters, RL, et al: Emergency, acute, and surgical management of spine trauma. Arch Phys Med Rehabil 80(1):1383, 1999.
106. Initial closed reduction of cervical spine fracture-dislocation injuries. Neurosurgery 50(3 Suppl):S44, 2002.
107. Hislop, H, and Montgomery, J: Daniels and Worthingham's Muscle Testing: Techniques of Manual Examination, ed 8. Saunders, Philadelphia, 2007.
108. Roth, EJ, et al: Pulmonary function testing in spinal cord injury: Correlation with vital capacity. Paraplegia 33(8):454, 1995.
109. Berney, SC, et al: A classification and regression tree to assist clinical decision making in airway management for patients with cervical spinal cord injury. Spinal Cord 49(2):244, 2011.
110. Anke, A, et al: Lung volumes in tetraplegic patients according to cervical spinal cord injury level. Scand J Rehabil Med 25(2):73–77, 1993.
111. Roth, EJ, et al: Ventilatory function in cervical and high thoracic spinal cord injury. Relationship to level of injury and tone. Am J Phys Med Rehabil 76(4):262–267, 1997.
112. Manning, H, et al: Oxygen cost of resistive-loaded breathing in quadriplegia. J Appl Physiol 73(3):825, 1992
113. Somers, MF: Spinal Cord Injury: Functional Rehabilitation, ed 2. Pearson Education, Upper Saddle River, NJ, 2010.
114. Mortenson, WB, and Miller, WC: A review of scales for assessing the risk of developing a pressure ulcer in individuals with SCI. Spinal Cord 46(3):168, 2008.
115. Pancorbo-Hidalgo, PL, et al: Risk assessment scales for pressure ulcer prevention: A systematic review. J Adv Nurs 54(1):94, 2006.
116. Wellard, S, and Lo, SK: Comparing Norton, Braden and Waterlow risk assessment scales for pressure ulcers in spinal cord injuries. Contemp Nurse 9(2):155, 2000.
117. Salzberg, CA, et al: A new pressure ulcer risk assessment scale for individuals with spinal cord injury. Am J Phys Med Rehabil 75(2):96, 1996.
118. Salzberg, CA, et al: Predicting pressure ulcers during initial hospitalisation for acute spinal cord injury. Wounds 11:45, 1999.
119. van Lis, MS, van Asbeck, FW, and Post, MW: Monitoring healing of pressure ulcers: A review of assessment instruments for use in the spinal cord unit. Spinal Cord 48(2):92, 2010.
120. Sussman, C, and Swanson, G: Utility of the Sussman Wound Healing Tool in predicting wound healing outcomes in physical therapy. Adv Wound Care 10(5):74–77, 1997.
121. Thomas, DR, et al: Pressure ulcer scale for healing: Derivation and validation of the PUSH tool. The PUSH Task Force. Adv Wound Care 10(5):96, 1997.
122. Ferrell, BA: The Sessing Scale for measurement of pressure ulcer healing. Adv Wound Care 10(5):78, 1997.
123. Eriks-Hoogland, IE, et al: Passive shoulder range of motion impairment in spinal cord injury during and one year after rehabilitation. J Rehabil Med 41(6):438, 2009.
124. Bach, JR: Noninvasive alternatives to tracheostomy for managing respiratory muscle dysfunction in spinal cord injury. Topics Spinal Cord Rehabil 2:49, 1997.
125. Warren, VC: Glossopharyngeal and neck accessory muscle breathing in a young adult with C2 complete tetraplegia resulting in ventilator dependency. Phys Ther 82(6) 590, 2002.
126. Wetzel, JL: Management of respiratory dysfunction. In Field-Fote, EC (ed): Spinal Cord Injury Rehabilitation. FA Davis, Philadelphia, 2009.
127. Montero, JC, Feldman, DJ, and Montero, D: Effects of glossopharyngeal breathing on respiratory function after cervical cord transection. Arch Phys Med Rehabil 48(12):650, 1967.
128. Tecklin, JS: The patient with ventilatory pump dysfunction/failure—preferred practice pattern 6E. In Irwin, S, and Tecklin, JS (eds): Cardiopulmonary Physical Therapy, ed 4. Mosby, St. Louis, 2004.
129. Sheel, AW, et al: Effects of exercise training and inspiratory muscle training in spinal cord injury: A systematic review. J Spinal Cord Med 31(5):500, 2008.

130. Liaw, MY, et al: Resistive inspiratory muscle training: Its effectiveness in patients with acute complete cervical cord injury. Arch Phys Med Rehabil 81(6):752, 2000.
131. Cruzado, D, et al: Resistive inspiratory muscle training improves inspiratory muscle strength in subjects with cervical spinal cord injury. Neurol Rep 26(1):3, 2002.
132. Reid, WD, et al: Physiotherapy secretion removal techniques in people with spinal cord injury: A systematic review. J Spinal Cord Med 33(4):353, 2010.
133. Boaventura, CD, et al: Effect of abdominal binder on the efficacy of respiratory muscles in seated and supine tetraplegic patients. Physiotherapy 89(5):290, 2003.
134. McCool, FD, et al: Changes in lung volume and rib cage configuration with abdominal binding in quadriplegia. J Appl Physiol 60(4):1198, 1986.
135. Julia, PE, Sa'ari, MY, and Hasnan, N: Benefit of triple-strap abdominal binder on voluntary cough in patients with spinal cord injury. Spinal Cord 49(11):1138, 2011.
136. Royster, RA, Barboi, C, and Peruzzi, WT: Critical care in acute cervical spinal cord injury. Topics Spinal Cord Rehabil 9(3):11, 2004.
137. Gittler, MS: Acute rehabilitation in cervical spinal cord injury. Topics Spinal Cord Rehabil 9(3):60, 2004.
138. Henderson, JL, et al: Efficacy of three measures to relieve pressure in seated persons with spinal cord injury. Arch Phys Med Rehabil 75(5):535, 1994.
139. Coggrave, MJ, and Rose, LS: A specialist seating assessment clinic: Changing pressure relief practice. Spinal Cord 41(12):692, 2003.
140. Rintala, DH, et al: Preventing recurrent pressure ulcers in veterans with spinal cord injury: Impact of a structured education and follow-up intervention. Arch Phys Med Rehabil 89(8):1429, 2008.
141. Griffin, JW, et al: Efficacy of high voltage pulsed current for healing of pressure ulcers in patients with spinal cord injury. Phys Ther 71(6):433, discussion 442, 1991.
142. Adegoke, BO, and Badmos, KA: Acceleration of pressure ulcer healing in spinal cord injured patients using interrupted direct current. Afr J Med Med Sci 30(3):195, 2001.
143. Hollisaz, MT, Khedmat, H, and Yari, F: A randomized clinical trial comparing hydrocolloid, phenytoin and simple dressings for the treatment of pressure ulcers [ISRCTN33429693]. BMC Dermatol 4(1):18, 2004.
144. Whittle, H, et al: Nursing management of pressure ulcers using a hydrogel dressing protocol: Four case studies. Rehabil Nurs 21(5):239, 1996.
145. Sussman, C, and Bates-Jensen, B: Wound Care: A Collaborative Practice Manual of Health Professionals. Lippincott Williams & Wilkins, Philadelphia, 2007.
146. Bohn, AS, and Peljovich, AE: Upper extremity orthotic and post-surgical management. In Field-Fote, EC (ed): Spinal Cord Injury Rehabilitation. FA Davis, Philadelphia, 2009.
147. Behrman, AL, and Harkema, SJ: Physical rehabilitation as an agent for recovery after spinal cord injury. Phys Med Rehabil Clin North Am 18(2):183, v, 2007.
148. Behrman, A, et al: Assessment of functional improvement without compensation reduces variability of outcome measures after human spinal cord injury. Arch Phys Med Rehabil 93(9):1518, 2012.
149. Barbeau, H, Nadeau, S, and Garneau, C: Physical determinants, emerging concepts, and training approaches in gait of individuals with spinal cord injury. J Neurotrauma 23(3-4):571, 2006.
150. Levin, MF, Kleim, JA, and Wolf, SL: What do motor "recovery" and "compensation" mean in patients following stroke? Neurorehabil Neural Repair 23(4):313, 2009.
151. Harkema, SJ: Neural plasticity after human spinal cord injury: Application of locomotor training to the rehabilitation of walking. Neuroscientist 7(5):455, 2001.
152. Dietz, V, and Harkema, SJ: Locomotor activity in spinal cord-injured persons. J Appl Physiol 96(5):1954, 2004.
153. Harkema, S, Behrman, A, and Barbeau, H: Locomotor Training: Principles and Practice. Oxford University Press, 2011.
154. Harkema, S, et al: Effect of epidural stimulation of the lumbosacral spinal cord on voluntary movement, standing, and assisted stepping after motor complete paraplegia: A case study. Lancet 377(9781):1938, 2011.
155. Field-Fote, EC, and Roach, KE: Influence of a locomotor training approach on walking speed and distance in people with chronic spinal cord injury: A randomized clinical trial. Phys Ther 91(1):48, 2011.
156. Alexeeva, N, et al: Comparison of training methods to improve walking in persons with chronic spinal cord injury: A randomized clinical trial. J Spinal Cord Med 34(4):362–379, 2011.
157. Edgerton, VR, and Harkema, S: Epidural stimulation of the spinal cord in spinal cord injury: Current status and future challenges. Expert Rev Neurother 11(10):1351, 2011.
158. Musienko, P, et al: Multi-system neurorehabilitative strategies to restore motor functions following severe spinal cord injury. Exp Neurol 235(1):100, 2012. (Epub September 7, 2011.)
159. Hol, AT, et al: Reliability and validity of the six-minute arm test for the evaluation of cardiovascular fitness in people with spinal cord injury. Arch Phys Med Rehabil 88(4):489, 2007.
160. Macciocchi, S, et al: Spinal cord injury and co-occurring traumatic brain injury: Assessment and incidence. Arch Phys Med Rehabil 89(7):1350, 2008.
161. Nasreddine, ZS, et al: The Montreal Cognitive Assessment, MoCA: A brief screening tool for mild cognitive impairment. J Am Geriatr Soc 53(4):695, 2005.
162. Folstein, MF, Folstein SE and McHugh PR: "Mini-mental state." A practical method for grading the cognitive state of patients for the clinician. J Psychiatr Res 12(3):189, 1975.
163. Americans with Disabilities Act and Architectural Barriers Act Accessibility Guidelines. United States Access Board, Washington D.C. USA, 2004.
164. Davies, TD, and Lopez, CP: Accessible Home Design: Architectural Solutions for the Wheelchair User. Paralyzed Veterans of American, Washington D.C., 2006.
165. Kirby, RL, et al: The Wheelchair Skills Test (Version 2.4): Measurement properties. Arch Phys Med Rehabil 85(5):794, 2004.
166. Kirby, RL, et al: The Wheelchair Skills Test: A pilot study of a new outcome measure. Arch Phys Med Rehabil 83(1):10, 2002.
167. Lindquist, NJ, et al: Reliability of the performance and safety scores of the Wheelchair Skills Test Version 4.1 for manual wheelchair users. Arch Phys Med Rehabil 91(11):1752, 2010.
168. Kilkens, OJ, et al: The Wheelchair Circuit: Construct validity and responsiveness of a test to assess manual wheelchair mobility in persons with spinal cord injury. Arch Phys Med Rehabil 85(3):424, 2004.
169. Kilkens, OJ, et al: The Wheelchair Circuit: Reliability of a test to assess mobility in persons with spinal cord injuries. Arch Phys Med Rehabil 83(12):1783, 2002.
170. Lynch, SM, Leahy, P, and Barker, SP: Reliability of measurements obtained with a modified functional reach test in subjects with spinal cord injury. Phys Ther 78(2):128, 1998.
171. Berg, KO, et al: Measuring balance in the elderly: Validation of an instrument. Can J Public Health 83(Suppl 2):S7, 1992.
172. Lemay, JF, and Nadeau, S: Standing balance assessment in ASIA D paraplegic and tetraplegic participants: Concurrent validity of the Berg Balance Scale. Spinal Cord 48(3):245, 2010.
173. Wirz, M, Muller, R, and Bastiaenen, C: Falls in persons with spinal cord injury: Validity and reliability of the Berg Balance Scale. Neurorehabil Neural Repair 24(1):70, 2010.
174. The Pathokinesiology Laboratory and The Physical Therapy Department, Ranchos Los Amigos: Observational Gait Analysis. Ranchos Los Amigos National Rehabilitation Center, 2001.
175. Ditunno, JF, Jr., et al: Walking index for spinal cord injury (WISCI): An international multicenter validity and reliability study. Spinal Cord 38(4):234–243, 2000.
176. Ditunno, JF, et al: Validation of the walking index for spinal cord injury in a US and European clinical population. Spinal Cord 46(3):181, 2008.

177. Jackson, AB, et al: Outcome measures for gait and ambulation in the spinal cord injury population. J Spinal Cord Med 31(5):487, 2008.
178. van Hedel, HJ, Wirz, M, and Dietz, V: Assessing walking ability in subjects with spinal cord injury: Validity and reliability of three walking tests. Arch Phys Med Rehabil 86(2):190, 2005.
179. Field-Fote, EC, et al: The Spinal Cord Injury Functional Ambulation Inventory (SCI-FAI). J Rehabil Med 33(4):177, 2001.
180. Lam, T, Noonan, VK, and Eng, JJ: A systematic review of functional ambulation outcome measures in spinal cord injury. Spinal Cord 46(4):246, 2008.
181. van Hedel, HJ: Gait speed in relation to categories of functional ambulation after spinal cord injury. Neurorehabil Neural Repair 23(4):343, 2009.
182. Haas, BM, et al: The inter rater reliability of the original and of the modified Ashworth scale for the assessment of spasticity in patients with spinal cord injury. Spinal Cord 34(9):560, 1996.
183. Adams, MM, Ginis, KA, and Hicks, AL: The Spinal Cord Injury Spasticity Evaluation Tool: Development and evaluation. Arch Phys Med Rehabil 88(9):1185, 2007.
184. Sisto, SA, and Dyson-Hudson, T: Dynamometry testing in spinal cord injury. J Rehabil Res Dev 44(1):123, 2007.
185. Larson, CA, et al: Assessment of postural muscle strength in sitting: Reliability of measures obtained with hand-held dynamometry in individuals with spinal cord injury. J Neurol Phys Ther 34(1):24, 2010.
186. Jensen, MP, et al: Reliability and validity of the International Spinal Cord Injury Basic Pain Data Set items as self-report measures. Spinal Cord 48(3):230, 2010.
187. Curtis, KA, et al: Reliability and validity of the Wheelchair User's Shoulder Pain Index (WUSPI). Paraplegia 33(10):595, 1995.
188. Curtis, KA, et al: Development of the Wheelchair User's Shoulder Pain Index (WUSPI). Paraplegia 33(5):290, 1995.
189. Dodds, TA, et al: A validation of the functional independence measurement and its performance among rehabilitation inpatients. Arch Phys Med Rehabil 74(5):531, 1993.
190. Hamilton, BB, et al: Relation of disability costs to function: Spinal cord injury. Arch Phys Med Rehabil 80(4):385, 1999.
191. Heinemann, AW, et al: Relationships between disability measures and nursing effort during medical rehabilitation for patients with traumatic brain and spinal cord injury. Arch Phys Med Rehabil 78(2):143, 1997.
192. Catz, A, et al: SCIM—Spinal Cord Independence Measure: A new disability scale for patients with spinal cord lesions. Spinal Cord 35(12):850, 1997.
193. Rudhe, C, and van Hedel, HJ: Upper extremity function in persons with tetraplegia: Relationships between strength, capacity, and the spinal cord independence measure. Neurorehabil Neural Repair 23(5):413, 2009.
194. Dawson, J, Shamley, D, and Jamous, MA: A structured review of outcome measures used for the assessment of rehabilitation interventions for spinal cord injury. Spinal Cord 46(12):768, 2008.
195. Gresham, GE, et al: The Quadriplegia Index of Function (QIF): Sensitivity and reliability demonstrated in a study of thirty quadriplegic patients. Paraplegia 24(1):38, 1986.
196. Yavuz, N, Tezyurek, M, and Akyuz, M: A comparison of two functional tests in quadriplegia: The Quadriplegia Index of Function and the Functional Independence Measure. Spinal Cord 36(12):832, 1998.
197. Marino, RJ, Shea, JA, and Stineman, MG: The Capabilities of Upper Extremity instrument: Reliability and validity of a measure of functional limitation in tetraplegia. Arch Phys Med Rehabil 79(12):1512, 1998.
198. Mulcahey, MJ, Smith, BT, and Betz, RR: Psychometric rigor of the Grasp and Release Test for measuring functional limitation of persons with tetraplegia: A preliminary analysis. J Spinal Cord Med 27(1):41, 2004.
199. Whiteneck, GG, et al: Quantifying handicap: A new measure of long-term rehabilitation outcomes. Arch Phys Med Rehabil 73(6):519, 1992.
200. Fougeyrollas, P, et al: Social consequences of long term impairments and disabilities: Conceptual approach and assessment of handicap. Int J Rehabil Res 21(2):127, 1998.
201. Noreau, L, Fougeyrollas, P, and Vincent, C: The LIFE-H: Assessment of the quality of social participation. Technol Disabil (14):113, 2002.
202. May, LA, and Warren, S: Measuring quality of life of persons with spinal cord injury: External and structural validity. Spinal Cord 40(7):341, 2002.
203. Consortium for Spinal Cord Injury Medicine Clinical Practice Guidelines: Outcomes Following Traumatic Spinal Cord Injury: Clinical Practice Guidelines for Health-Care Professionals. Paralyzed Veterans of American, Washington D.C., 1999.
204. Al-Habib, AF, et al: Clinical predictors of recovery after blunt spinal cord trauma: systematic review. J Neurotrauma 28(8): 1431, 2011.
205. Bombardier, CH, et al: Do preinjury alcohol problems predict poorer rehabilitation progress in persons with spinal cord injury? Arch Phys Med Rehabil 85(9):1488, 2004.
206. Grover, J, Gellman, H, and Waters, RL: The effect of a flexion contracture of the elbow on the ability to transfer in patients who have quadriplegia at the sixth cervical level. J Bone Joint Surg Am 78(9):1397, 1996.
207. Guide to Physical Therapist Practice, Second Edition. American Physical Therapy Association. Phys Ther 81(1):9, 2001.
208. Ditunno, PL, et al: Who wants to walk? Preferences for recovery after SCI: A longitudinal and cross-sectional study. Spinal Cord 46(7):500, 2008.
209. Waters, RL: Functional prognosis of spinal cord injuries. J Spinal Cord Med 19(2):89, 1996.
210. Crozier, KS, et al: Spinal cord injury: Prognosis for ambulation based on sensory examination in patients who are initially motor complete. Arch Phys Med Rehabil 72(2):119, 1991.
211. Burns, SP, et al: Recovery of ambulation in motor-incomplete tetraplegia. Arch Phys Med Rehabil 78(11):1169, 1997.
212. Alander, DH, Parker, J, and Stauffer, ES: Intermediate-term outcome of cervical spinal cord-injured patients older than 50 years of age. Spine 22(11):1189, 1997.
213. Crozier, KS, et al: Spinal cord injury: Prognosis for ambulation based on quadriceps recovery. Paraplegia 30(11):762, 1992.
214. Waters, RL, et al: Prediction of ambulatory performance based on motor scores derived from standards of the American Spinal Injury Association. Arch Phys Med Rehabil 75(7):756, 1994.
215. van Middendorp, JJ, et al: A clinical prediction rule for ambulation outcomes after traumatic spinal cord injury: A longitudinal cohort study. Lancet 377(9770):1004, 2011.
216. Behrman, AL, et al: Locomotor training progression and outcomes after incomplete spinal cord injury. Phys Ther 85(12):1356, 2005.
217. Nyland, J, et al: Preserving transfer independence among individuals with spinal cord injury. Spinal Cord 38(11):649, 2000.
218. Hicks, AL, et al: Long-term exercise training in persons with spinal cord injury: Effects on strength, arm ergometry performance and psychological well-being. Spinal Cord 41(1):34, 2003.
219. Mulroy, SJ, et al: Strengthening and Optimal Movements for Painful Shoulders (STOMPS) in chronic spinal cord injury: A randomized controlled trial. Phys Ther 91(3):305, 2011.
220. Figoni, SF: Spinal cord disabilities: Paraplegia and tetraplegia. In Durstine, JL, and Moore, GE (eds): ACSM's Exercise Management for Persons with Chronic Diseases and Disabilities. American College of Sports Medicine, Champaign, IL, 2003.
221. de Groot, PC, et al: Effect of training intensity on physical capacity, lipid profile and insulin sensitivity in early rehabilitation of spinal cord injured individuals. Spinal Cord 41(12):673, 2003.
222. Davis, G, Plyley, MJ, and Shephard, RJ: Gains of cardiorespiratory fitness with arm-crank training in spinally disabled men. Can J Sport Sci 16(1):64, 1991.
223. Hooker, SP, and Wells, CL: Effects of low- and moderate-intensity training in spinal cord–injured persons. Med Sci Sports Exerc 21(1):18, 1989.

224. Valent, LJ, et al: Effects of hand cycle training on physical capacity in individuals with tetraplegia: A clinical trial. Phys Ther 89(10):1051, 2009.
225. Carvalho, DC, et al: Effect of treadmill gait on bone markers and bone mineral density of quadriplegic subjects. Braz J Med Biol Res 39(10):1357, 2006.
226. Soyupek, F, et al: Effects of body weight supported treadmill training on cardiac and pulmonary functions in the patients with incomplete spinal cord injury. J Back Musculoskelet Rehabil 22(4):213, 2009.
227. Janssen, TW, and Pringle, DD: Effects of modified electrical stimulation–induced leg cycle ergometer training for individuals with spinal cord injury. J Rehabil Research Dev 45(6):819, 2008.
228. Mohr, T, et al: Long-term adaptation to electrically induced cycle training in severe spinal cord injured individuals. Spinal Cord 35(1):1, 1997.
229. Hooker, SP, et al: Physiologic effects of electrical stimulation leg cycle exercise training in spinal cord injured persons. Arch Phys Med Rehabil 73(5):470, 1992.
230. Perry, J, et al: Electromyographic analysis of the shoulder muscles during depression transfers in subjects with low-level paraplegia. Arch Phys Med Rehabil 77(4):350, 1996.
231. Forslund, EB, et al: Transfer from table to wheelchair in men and women with spinal cord injury: Coordination of body movement and arm forces. Spinal Cord 45(1):41, 2007.
232. Fulk, G: Interventions to improve transfers and wheelchair skills. In O'Sullivan, S, and Schmitz, T (eds): Improving Functional Outcomes in Physical Rehabilitation. FA Davis, Philadelphia, 2010.
233. Eng, JJ, et al: Use of prolonged standing for individuals with spinal cord injuries. Phys Ther 81(8):1392, 2001.
234. Mikelberg, R, and Reid, S: Spinal cord lesions and lower extremity bracing: An overview and follow-up study. Paraplegia 19(6):379, 1981.
235. Behrman, AL, and Plummer-D'Amato, P: "What's in a name?" revisited. Phys Ther 88(1):6, 2008.
236. Barbeau, H, and Rossignol, S: Recovery of locomotion after chronic spinalization in the adult cat. Brain Res 412(1):84, 1987.
237. Lovely, RG, et al: Effects of training on the recovery of full-weight-bearing stepping in the adult spinal cat. Exp Neurol 92(2):421, 1986.
238. Edgerton, VR, et al: Use-dependent plasticity in spinal stepping and standing. Adv Neurol (72):233, 1997.
239. Barbeau, H, Wainberg, M, and Finch, L: Description and application of a system for locomotor rehabilitation. Med Biol Eng Comput 25(3):341, 1987.
240. Finch, L, Barbeau, H, and Arsenault, B: Influence of body weight support on normal human gait: Development of a gait retraining strategy. Phys Ther 71(11):842, 1991.
241. Barbeau, H, Danakas, M, and Arsenault, B: The effects of locomotor training in spinal cord injured subjects: A preliminary study. Restor Neurol Neurosci 5(1):81, 1993.
242. Hodgson, JA, et al: Can the mammalian lumbar spinal cord learn a motor task? Med Sci Sports Exerc 26(12):1491, 1994.
243. Edgerton, VR, et al: A physiological basis for the development of rehabilitative strategies for spinally injured patients. J Am Paraplegia Soc 14(4):150, 1991.
244. Visintin, M, and Barbeau, H: The effects of body weight support on the locomotor pattern of spastic paretic patients. Can J Neurol Sci 16(3):315, 1989.
245. Harkema, SJ, et al: Human lumbosacral spinal cord interprets loading during stepping. J Neurophysiol 77(2):797, 1997.
246. Beres-Jones, JA, and Harkema, SJ: The human spinal cord interprets velocity-dependent afferent input during stepping. Brain 127(pt 10):2232, 2004.
247. Ferris, DP, et al: Muscle activation during unilateral stepping occurs in the nonstepping limb of humans with clinically complete spinal cord injury. Spinal Cord 42(1):14, 2004.
248. Wernig, A, Nanassy, A, and Muller, S: Laufband (treadmill) therapy in incomplete paraplegia and tetraplegia. J Neurotrauma 16(8):719, 1999.
249. Protas, EJ, et al: Supported treadmill ambulation training after spinal cord injury: A pilot study. Arch Phys Med Rehabil 82(6): 825, 2001.
250. Field-Fote, EC, Lindley, SD, and Sherman, AL: Locomotor training approaches for individuals with spinal cord injury: A preliminary report of walking-related outcomes. J Neurol Phys Ther 29(3):127, 2005.
251. Dobkin, B, et al: Weight-supported treadmill vs over-ground training for walking after acute incomplete SCI. Neurology 66(4):484, 2006.
252. Dobkin, B, et al: The evolution of walking-related outcomes over the first 12 weeks of rehabilitation for incomplete traumatic spinal cord injury: The multicenter randomized Spinal Cord Injury Locomotor Trial. Neurorehabil Neural Repair 21(1):25, 2007.
253. Behrman, AL, and Harkema, SJ: Locomotor training after human spinal cord injury: A series of case studies. Phys Ther 80(7):688, 2000.
254. Barbeau, H, et al: Walking after spinal cord injury: Evaluation, treatment, and functional recovery. Arch Phys Med Rehabil 80(2):225, 1999.
255. Field-Fote, EC: Combined use of body weight support, functional electric stimulation, and treadmill training to improve walking ability in individuals with chronic incomplete spinal cord injury. Arch Phys Med Rehabil 82(6):818, 2001.
256. Barbeau, H, et al: The effect of locomotor training combined with functional electrical stimulation in chronic spinal cord injured subjects: Walking and reflex studies. Brain Res Brain Res Rev 40(1-3):274, 2002.
257. Harkema, SJ, et al: Balance and ambulation improvements in individuals with chronic incomplete spinal cord injury using locomotor training-based rehabilitation. Arch Phys Med Rehabil 93(9):1508, 2012.
258. Field-Fote, EC and Tepavac: Improved intralimb coordination in people with incomplete spinal cord injury following training with body weight support and electrical stimulation. Phys Ther 82(7):707, 2002
259. Jayaraman, A, et al: Locomotor training and muscle function after incomplete spinal cord injury: Case series. J Spinal Cord Med 31(2):185, 2008.
260. Musselman, KE, et al: Training of walking skills overground and on the treadmill: Case series on individuals with incomplete spinal cord injury. Phys Ther 89(6):601, 2009.
261. Prosser, LA: Locomotor training within an inpatient rehabilitation program after pediatric incomplete spinal cord injury. Phys Ther 87(9):1224, 2007.
262. Behrman, AL, et al: Locomotor training restores walking in a nonambulatory child with chronic, severe, incomplete cervical spinal cord injury. Phys Ther 88(5):580, 2008.
263. Fox, EJ, et al: Ongoing walking recovery 2 years after locomotor training in a child with severe incomplete spinal cord injury. Phys Ther 90(5):793, 2010.
264. Harkema, SJ, et al: Establishing the NeuroRecovery Network: Multisite rehabilitation centers that provide activity-based therapies and assessments for neurologic disorders. Arch Phys Med Rehabil 93(9):1498, 2012.
265. Dobkin, BH, et al: Methods for a randomized trial of weight-supported treadmill training versus conventional training for walking during inpatient rehabilitation after incomplete traumatic spinal cord injury. Neurorehabil Neural Repair 17(3):153, 2003.
266. Forrest, GF, et al: Neuromotor and musculoskeletal responses to locomotor training for an individual with chronic motor complete AIS-B spinal cord injury. J Spinal Cord Med 31(5): 509, 2008.
267. Manella, KJ, Torres, J, and Field-Fote, EC: Restoration of walking function in an individual with chronic complete (AIS A) spinal cord injury. J Rehabil Med 42(8):795, 2010.
268. Fong, AJ, et al: Recovery of control of posture and locomotion after a spinal cord injury: Solutions staring us in the face. Prog Brain Res (175):393, 2009.

269. Snoek, GJ, et al: Survey of the needs of patients with spinal cord injury: Impact and priority for improvement in hand function in tetraplegics. Spinal Cord 42(9):526, 2004.
270. Beekhuizen, KS, and Field-Fote, EC: Massed practice versus massed practice with stimulation: Effects on upper extremity function and cortical plasticity in individuals with incomplete cervical spinal cord injury. Neurorehabil Neural Repair 19(1):33, 2005.
271. Hoffman, LR, and Field-Fote, EC: Functional and corticomotor changes in individuals with tetraplegia following unimanual or bimanual massed practice training with somatosensory stimulation: A pilot study. J Neurol Phys Ther 34(4):193, 2010.
272. Morris, DM, Taub, E, and Mark, VW: Constraint-induced movement therapy: Characterizing the intervention protocol. Eura Medicophys 42(3):257, 2006.
273. Beekhuizen, KS, and Field-Fote, EC: Sensory stimulation augments the effects of massed practice training in persons with tetraplegia. Arch Phys Med Rehabil 89(4):602, 2008.
274. Ljungberg, I, et al: Using peer mentoring for people with spinal cord injury to enhance self-efficacy beliefs and prevent medical complications. J Clin Nurs 20(3-4):351, 2011.
275. Cooper, RA, et al: Evaluation of a pushrim-activated, power-assisted wheelchair. Arch Phys Med Rehabil 82(5):702, 2001.
276. Arva, J, et al: Mechanical efficiency and user power requirement with a pushrim activated power assisted wheelchair. Med Eng Phys 23(10):699, 2001.
277. Algood, SD, et al: Impact of a pushrim-activated power-assisted wheelchair on the metabolic demands, stroke frequency, and range of motion among subjects with tetraplegia. Arch Phys Med Rehabil 85(11):1865, 2004.
278. Somers, MF, and Wlodarczyk, S: Use of a pushrim-activated, power-assisted wheelchair enhanced mobility for an individual with cervical 5/6 tetraplegia. Neurol Rep 27:22, 2001.
279. Hastings, JD: Seating assessment and planning. Phys Med Rehabil Clin North Am 11(1):183, 2000.
280. Hastings, JD, Fanucchi, ER, and Burns, SP: Wheelchair configuration and postural alignment in persons with spinal cord injury. Arch Phys Med Rehabil 84(4):528, 2003.
281. Hastings, JD, and Betz, KL: Seating and wheelchair prescription. In Field-Fote, EC (ed): Spinal Cord Injury Rehabilitation. FA Davis, Philadelphia, 2009.
282. MacPhee, AH, et al: Wheelchair skills training program: A randomized clinical trial of wheelchair users undergoing initial rehabilitation. Arch Phys Med Rehabil 85(1):41, 2004.
283. Best, KL, et al: Wheelchair skills training for community-based manual wheelchair users: A randomized controlled trial. Arch Phys Med Rehabil 86(12):2316, 2005.
284. Coolen, AL, et al: Wheelchair skills training program for clinicians: A randomized controlled trial with occupational therapy students. Arch Phys Med Rehabil 85(7) 1160, 2004.
285. Kirby, RL, et al: The manual wheelchair-handling skills of caregivers and the effect of training. Arch Phys Med Rehabil 85(12):2011–2019, 2004.
286. Mushahwar, VK, et al: New functional electrical stimulation approaches to standing and walking. J Neural Eng 4(3):S181, 2007.
287. Dutta, A, Kobetic, R, and Triolo, RJ: Gait initiation with electromyographically triggered electrical stimulation in people with partial paralysis. J Biomech Eng 131(8):812, 2009.
288. Johnston, TE, et al: Implanted functional electrical stimulation: An alternative for standing and walking in pediatric spinal cord injury. Spinal Cord 41(3):144, 2003.
289. Kilgore, KL, et al: An implanted upper-extremity neuroprosthesis using myoelectric control. J Hand Surg Am 33(4):539, 2008.
290. DiMarco, AF, Takaoka, Y, and Kowalski, KE: Combined intercostal and diaphragm pacing to provide artificial ventilation in patients with tetraplegia. Arch Phys Med Rehabil 86(6):1200, 2005.
291. Kutzenberger, J, Domurath, B, and Sauerwein, D: Spastic bladder and spinal cord injury: Seventeen years of experience with sacral deafferentation and implantation of an anterior root stimulator. Artif Organs 29(3):239, 2005.
292. Jezernik, S, et al: Electrical stimulation for the treatment of bladder dysfunction: Current status and future possibilities. Neurol Res 24(5):413, 2002.
293. Shih, JJ, Krusienski, DJ, and Wolpaw, JR: Brain-computer interfaces in medicine. Mayo Clin Proc, 2012.
294. Machado, S, et al: EEG-based brain-computer interfaces: An overview of basic concepts and clinical applications in neurorehabilitation. Rev Neurosci 21(6):451, 2010.
295. Mason, SG, et al: Real-time control of a video game with a direct brain-computer interface. J Clin Neurophysiol 21(6):404, 2004.
296. McFarland, DJ, et al: Emulation of computer mouse control with a noninvasive brain-computer interface. J Neural Eng 5(2):101, 2008.
297. Millan, JD, et al: Combining brain-computer interfaces and assistive technologies: State-of-the-art and challenges. Front Neurosci 4:2010.
298. Tefertiller, C, et al: Efficacy of rehabilitation robotics for walking training in neurological disorders: A review. J Rehabil Res Dev 48(4):387, 2011.
299. Ferris, DP: The exoskeletons are here. J Neuroeng Rehabil 6:17, 2009.

Apêndice 20.A
Recursos disponíveis na internet para pacientes, familiares e profissionais de saúde

Spinal Cord Injury Information Network
www.spinalcord.uab.edu

Christopher and Dana Reeve Paralysis Foundation
www.christopherreeve.org/index.cfm

Model Spinal Cord Injury System Dissemination Center
www.mscisdisseminationcenter.org

WheelchairNet
www.wheelchairnet.org

Wheelchair Skills Program
www.wheelchairskillsprogram.ca

Disability Resources
www.disabilityresources.org

National Council on Independent Living
www.ncil.org

Paralyzed Veterans Association
www.pva.org

American Spinal Injury Association
www.asia-spinalinjury.org

National Spinal Cord Injury Association
www.spinalcord.org

NeurotechNetwork
www.neurotechnetwork.org

Think First
www.thinkfirst.org

Sports'n Spokes
www.pvamagazines.com/sns

New Mobility
www.newmobility.com

Shake-A-Leg
www.shakealeg.org

The Cleveland Center
http://fescenter.case.edu

The Miami Project to Cure Paralysis
www.miamiproject.miami.edu

disABILITY Information and Resources
www.makoa.org

Spinal Cord Injury Rehabilitation Evidence
www.scireproject.com

Rehabilitation Measures Database
www.rehabmeasures.org

Physiotherapy Exercises for People With Spinal Cord Injury and Other Neurological Conditions
www.physiotherapyexercises.com

CAPÍTULO

21

Transtornos vestibulares

Michael C. Schubert, PT, PhD

SUMÁRIO

Anatomia 1084
Sistema vestibular periférico 1084
Sistema vestibular central 1085

Fisiologia e controle motor 1086
Velocidade de disparo tônico 1086
Reflexo vestíbulo-ocular 1086
Mecanismo empurrar-puxar 1087
Corte inibitório 1088
Sistema de armazenamento de velocidade 1088

Exame fisioterapêutico 1088
Histórico e revisão dos sistemas 1088
Testes e medidas 1089

Disfunção do sistema vestibular 1096
Doença periférica 1096
Doença do sistema nervoso central 1098
Diferenças entre a doença vestibular periférica e a doença vestibular central 1098

Intervenções 1099
Vertigem posicional paroxística benigna 1099
Hipofunção vestibular unilateral 1101
Hipofunção vestibular bilateral 1105
Função vestibular central anormal 1106
Instruções ao paciente 1111

Diagnósticos envolvendo o sistema vestibular 1111
Doença de Ménière 1111
Fístula perilinfática 1112
Schwannoma vestibular 1112
Enjoo de movimento 1113
Tonturas relacionadas com a enxaqueca 1113
Esclerose múltipla 1113
Atrofia de múltiplos sistemas 1113
Tonturas cervicogênicas 1113

Contraindicações à reabilitação vestibular 1113

Resumo 1114

OBJETIVOS DE APRENDIZAGEM

1. Diferenciar a patologia dos sintomas vestibulares de outras manifestações da vertigem, tontura e desequilíbrio.
2. Identificar os procedimentos de exame usados para avaliar pacientes com disfunção vestibular para estabelecer um diagnóstico, prognóstico e plano de cuidados.
3. Quando apresentado a um estudo de caso clínico, analisar e interpretar os dados do exame e determinar intervenções apropriadas aos problemas clínicos apresentados.
4. Determinar elementos adequados do programa de reabilitação para pacientes com disfunção vestibular

O fisioterapeuta pode se deparar com pacientes com transtornos vestibulares em diversas situações clínicas. Com uma incidência de 5,5%, a tontura afeta mais de 15 milhões de pessoas a cada ano nos Estados Unidos.[1] A prevalência de tontura como um sintoma médico em adultos residentes em comunidades varia de acordo com idade do indivíduo, gênero e definição da queixa (1-35%).[2-6] A tontura é uma das queixas mais comumente relatadas por pacientes adultos a seus médicos; a prevalência aumenta com a idade.[7,8] Um estudo transversal dos atendimentos em pronto-socorro por tontura descobriu que a doença otológica/vestibular era a principal causa

(32%).[9] Os pacientes que experimentam tontura relatam uma incapacidade significativa que reduz a sua qualidade de vida.[10-12] Por outro lado, relata-se que mais de 70% dos pacientes com queixa inicial de tontura não terá uma resolução dos sintomas em uma consulta de acompanhamento realizada em 2 semanas. Dos pacientes com tontura persistente, 63% relataram sintomas recorrentes continuados que perduram além de 3 meses.[13]

Cawthorne[14] e Cooksey[15] foram os primeiros médicos a defender a realização de exercícios por pessoas que sofrem de tonturas e vertigens. Contudo, foi apenas nas últimas duas décadas que os conhecimentos acerca da função vestibular e dos transtornos relacionados tiveram suas abordagens de reabilitação profundamente alteradas. Uma vez feito um diagnóstico preciso envolvendo as vias vestibulares, minimizam-se as limitações nas atividades e pode-se evitar a progressão para uma incapacidade. As evidências sugerem que uma abordagem individualizada à reabilitação vestibular é importante para um melhor desfecho.

O sistema vestibular periférico é o foco principal deste capítulo porque é a origem mais comum dos sinais e sintomas do paciente. Contudo, o fisioterapeuta deve reconhecer também os padrões de sinais e sintomas de uma patologia central. Com uma análise da complexidade do sistema vestibular, associada à compreensão dos testes para medir a sua função, o leitor será capaz de discernir anomalias do sistema e começar a formular estratégias de reabilitação eficazes.

Anatomia

Sistema vestibular periférico

As três principais funções do sistema vestibular periférico são (1) estabilizar as imagens visuais sobre a fóvea da retina durante o movimento da cabeça para possibilitar uma visão clara; (2) manter a estabilidade postural, especialmente durante o movimento da cabeça; e (3) fornecer as informações usadas para a orientação espacial.

Canais semicirculares

Dentro da porção petrosa de cada osso temporal (base do crânio entre os ossos esfenoide e occipital), encontra-se o labirinto vestibular membranoso. Cada labirinto contém cinco estruturas neurais que detectam a aceleração da cabeça: três *canais semicirculares* e dois *órgãos otolíticos* (Fig. 21.1). Os três canais semicirculares (CSC) (*lateral, posterior* [inferior] e *anterior* [superior]) respondem à aceleração angular e são ortogonais (perpendiculares) em relação um ao outro. O alinhamento dos CSC no osso temporal é tal que cada canal tem um par coplanar contralateral. Os canais laterais formam um par coplanar, enquanto os CSC

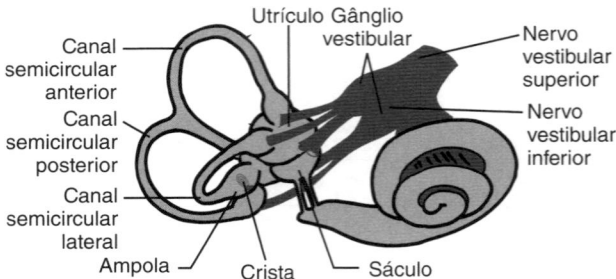

Figura 21.1 Anatomia do labirinto vestibular. As estruturas incluem o utrículo, o sáculo, o canal semicircular anterior, o canal semicircular posterior e o canal semicircular lateral. Os três canais semicirculares (CSC) são ortogonais entre si. Observe o nervo vestibular superior inervando os canais semicirculares anterior e lateral, bem como o utrículo. O nervo vestibular inferior inerva o canal semicircular posterior e o sáculo. Os corpos celulares dos nervos vestibulares estão localizados no gânglio vestibular. Observe também que os canais semicirculares se ampliam em uma extremidade formando a ampola.

posterior e anterior contralateral formam pares coplanares. O aspecto anterior do CSC lateral está inclinado 30° para cima a partir de um plano que liga o meato acústico externo com o canto lateral. Os CSC posterior e anterior estão inclinados a cerca de 92° e 90°, respectivamente, do plano do CSC lateral.[16] A rotação angular da cabeça estimula cada canal em graus variados.[17]

Os CSC são preenchidos por *endolinfa* (líquido), que tem uma densidade ligeiramente maior do que a água.[18] A endolinfa se move livremente dentro de cada canal, em resposta ao sentido de rotação angular da cabeça. Os CSC se ampliam em uma extremidade formando a *ampola*. Dentro da ampola encontra-se a *cúpula*, uma barreira gelatinosa que contém células pilosas sensitivas (Fig. 21.2). Os *quinocílios* (cílios mecanossensíveis envolvidos na sensação de movimento) e os *estereocílios* (organelas mecanossensíveis) das células ciliadas estão situados nas *cristas ampulares* (órgão sensorial da rotação angular). A deflexão dos estereocílios causada pelo movimento da endolinfa resulta em abertura (ou fechamento) dos canais de transdução das células ciliadas, o que resulta em mudanças no potencial de membrana das células ciliadas. A deflexão dos estereocílios em direção aos quinocílios em cada célula ciliada leva a uma excitação (*despolarização*) e a deflexão dos estereocílios para longe dos quinocílios leva à inibição (*hiperpolarização*).

Cada um dos CSC responde melhor ao movimento no seu próprio plano. Os pares coplanares exibem uma *dinâmica puxar-empurrar*. Por exemplo, quando a cabeça está virada para a direita, as células ciliadas do CSC lateral direito estão excitadas, enquanto as células ciliadas do CSC lateral esquerdo estão inibidas. O encéfalo detecta a direção de movimentação da cabeça comparando os *inputs* do par labiríntico coplanar.

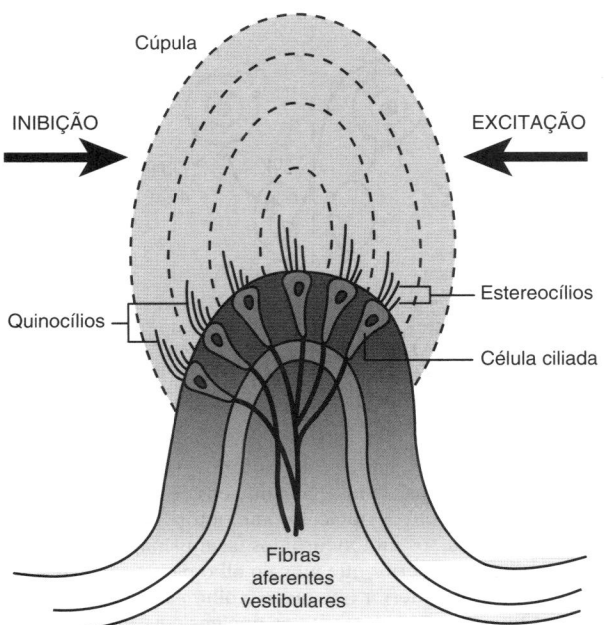

Figura 21.2 A cúpula da ampola é uma barreira gelatinosa e flexível que divide o canal. A crista ampular contém células ciliadas sensoriais chamadas quinocílios e estereocílios. As células ciliadas produzem potenciais de ação em resposta à deflexão cupular. A deflexão dos estereocílios em direção aos quinocílios causa excitação; a deflexão na direção oposta causa inibição.

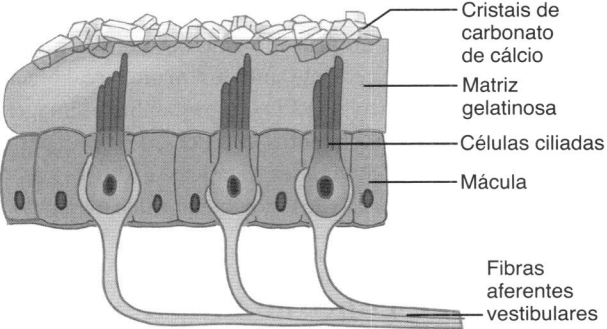

Figura 21.3 As otocônias são cristais de carbonato de cálcio que estão incorporadas em uma matriz gelatinosa que fornece uma massa inercial. A aceleração linear desloca a matriz gelatinosa e excita ou inibe as fibras aferentes vestibulares, dependendo do sentido em que os estereocílios são defletidos.

Órgãos otolíticos

O sáculo e o utrículo compõem os órgãos otolíticos do labirinto membranoso e respondem à aceleração linear e à inclinação estática da cabeça. As células pilosas sensitivas se projetam em direção a uma substância gelatinosa que contém material de carbonato de cálcio de estrutura cristalina (otocônia) incorporada nela e que fornece aos órgãos otolíticos uma massa inercial (Fig. 21.3). De modo similar aos CSC, o movimento em direção aos quinocílios provoca excitação, enquanto o movimento afastando-se deles leva à inibição. A excitação utricular ocorre durante a aceleração linear horizontal e/ou inclinação estática da cabeça e a excitação sacular ocorre durante a aceleração linear vertical.

Sistema vestibular central

Protuberâncias do tronco encefálico fornecem o controle primário de muitos reflexos vestibulares. Técnicas de traçado, utilizadas para seguir projeções axonais de sua origem ao seu ponto de término, identificaram amplas conexões entre os núcleos vestibulares e a formação reticular, tálamo e cerebelo[19-21] (Fig. 21.4). Além disso, as vias vestibulares parecem terminar em uma área cortical única. Estudos com primatas identificaram a junção dos lobos parietal e insular como a localização do córtex vestibular.[22-24] Evidências recentes em estudos com humanos usando a ressonância

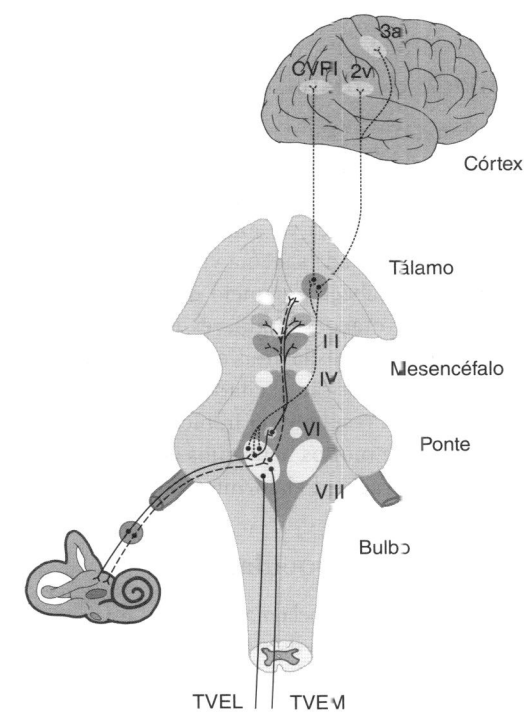

Figura 21.4 Os *inputs* do canal semicircular (angular) e otolíticos (lineares) são enviados aos núcleos vestibulares. Dos núcleos vestibulares, os *inputs* viajam para os núcleos oculomotores (III, IV, VI) para a mediação do reflexo vestíbulo-ocular. Para a excitação e consciência da cabeça e do corpo no espaço, a informação prossegue ao tálamo e córtex. Para a manutenção do controle postural, o *input* vestibular periférico é enviado distalmente via tratos vestibulospinais medial e lateral (TVEM, TVEL). CVPI = córtex vestibular parietoinsular.

magnética funcional (RMf) parecem confirmar as regiões parietal e insular como a localização cortical para o processamento das informações vestibulares.[25] Conexões com o córtex vestibular, tálamo e formação reticular possibilitam que o sistema vestibular contribua para a integração entre o nível de alerta e a consciência corporal, bem como para discriminar entre o seu próprio movimento e o do ambiente.[26,27] As conexões do cerebelo ajudam a manter a calibração do reflexo vestíbulo-ocular (RVO), que estabiliza as imagens na retina durante os movimentos da cabeça, contribui para a postura durante as atividades estáticas e dinâmicas, e influencia na coordenação dos movimentos dos membros.

Fisiologia e controle motor

O conhecimento básico da neurofisiologia vestibular é importante para compreender os sinais e sintomas da disfunção vestibular. Os princípios importantes do sistema vestibular incluem a *velocidade de disparo tônico*, o *RVO*, o *mecanismo de empurrar-puxar*, o *corte inibitório* e o *sistema de armazenamento de velocidade*.

Velocidade de disparo tônico

Nos primatas, as vias aferentes vestibulares primárias do sistema vestibular saudável têm uma velocidade de disparo em repouso que normalmente é de 70-100 picos/segundo.[28,29] A presença da alta velocidade de disparo tônico significa que cada sistema vestibular pode detectar o movimento da cabeça por meio da excitação ou inibição. Durante as rotações angulares da cabeça, as fibras aferentes vestibulares ipsilaterais e os neurônios vestibulares centrais ipsilaterais são excitados.[28] Esses movimentos da cabeça também resultam na inibição das fibras aferentes periféricas e de muitos neurônios vestibulares centrais que recebem inervação do labirinto contralateral.

Reflexo vestíbulo-ocular

O RVO é responsável pela manutenção da estabilidade de uma imagem sobre a fóvea da retina durante os movimentos rápidos da cabeça. Para fazer isso, o RVO deve produzir movimentos oculares compensatórios bruscos na direção oposta à rotação da cabeça. O RVO consegue isso com padrões relativamente simples de conectividade nas vias vestibulares centrais. Na sua forma mais básica, as vias que controlam o RVO podem ser descritas como um arco de três neurônios.

- As fibras aferentes vestibulares primárias do CSC anterior fazem sinapse nos núcleos vestibulares ipsilaterais.
- Os neurônios vestibulares ipsilaterais secundários que recebem inervação do labirinto ipsilateral são decussados e fazem sinapse no núcleo oculomotor contralateral.
- Os neurônios motores do núcleo oculomotor contralateral então fazem sinapse na junção neuromuscular dos músculos reto superior ipsilateral e oblíquo inferior contralateral, respectivamente (Fig. 21.5).

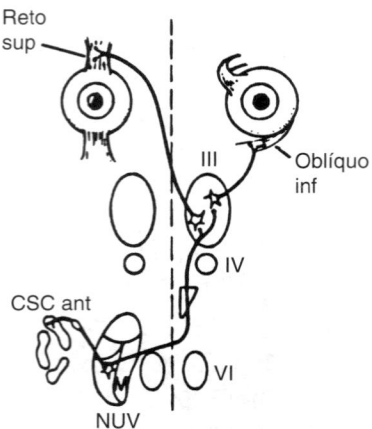

Figura 21.5 Do canal semicircular anterior (CSC ant), os *inputs* aferentes deslocam-se aos núcleos vestibulares (NUV). O sinal continua até os núcleos oculomotores contralaterais (III). A partir daí, os motoneurônios fazem sinapse com o músculo reto superior que move o olho para cima, e o músculo oblíquo inferior que move o olho para cima e em torção. Também são mostrados os núcleos oculomotores IV e VI. Adaptado de Baloh e Honrubia,[30, p. 52] com permissão.

Existem padrões similares de conectividade para cada CSC e os músculos do olho que recebem inervações deles (Tab. 21.1). Ver a Figura 21.6, que contém inserções dos músculos oculares.

Ganho e fase do RVO

Normalmente, conforme a cabeça se move em uma direção, os olhos se movem na direção oposta com igual velocidade. Essa relação de velocidade dos olhos com a velocidade da cabeça é expressa como ganho (*ganho do RVO*) do sistema vestibular (velocidade dos olhos/velocidade da cabeça = -1). Por exemplo, quando a cabeça é movida para baixo, os CSC anteriores são estimulados. A excitação das fibras aferentes do CSC anterior gira ambos os olhos na direção oposta ao movimento angular da cabeça (para cima) (ver Fig. 21.5). A *fase do RVO* é uma segunda medida útil do sistema vestibular e representa a relação da amplitude entre o olho e a cabeça. A fase do RVO deve representar uma relação de posição da cabeça e dos olhos igual, mas oposta. Portanto, se a cabeça se move 10° para a direita, os olhos devem ser posicionados 10° para a esquerda. Quando a cabeça e os olhos estão igualmente posicionados, mas dirigidos em sentidos opostos, isso é descrito como um deslocamento de fase zero. *Observação*: a fase do RVO não é equivalente ao ganho do RVO, que examina a diferença entre a velocidade da cabeça e dos olhos.

Em indivíduos com função oculomotor saudável, para velocidades da cabeça abaixo de 60°/segundo, a *estabilidade do olhar* pode ser mantida razoavelmente bem com o *movimento de perseguição suave* (a capacidade de mover os olhos com movimentos suaves e contínuos a fim de acompanhar o movimento de um alvo de interesse e man-

Tabela 21.1 Padrão de inervação dos *inputs* excitatórios dos canais semicirculares

Fibras aferentes primárias	Neurônio secundário[a]	Neurônio motor extraocular	Músculo
Lateral (esquerdo)	Núcleo vestibular medial	Núcleo oculomotor esquerdo[b] → Núcleo abducente direito →	Reto medial esquerdo Reto lateral direito
Posterior (esquerdo)	Núcleo vestibular medial	Núcleo troclear direito → Núcleo oculomotor direito →	Oblíquo superior esquerdo Reto inferior direito
Anterior/superior (esquerdo)	Núcleo vestibular lateral	Núcleo oculomotor direito → →	Reto superior esquerdo Oblíquo inferior direito

[a] Os neurônios secundários ascendentes deslocam-se via fascículo longitudinal medial.
[b] No canal semicircular lateral, os neurônios secundários também deslocam-se via trato vestibular lateral ascendente.

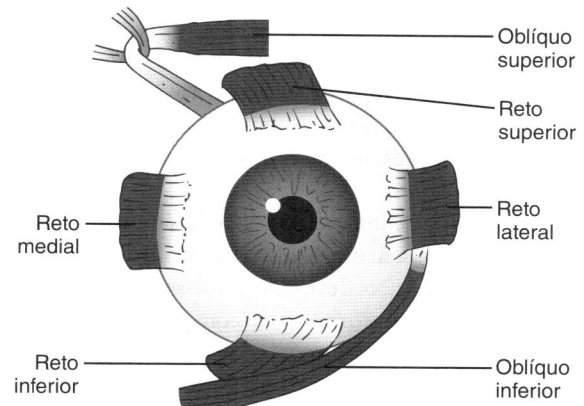

Figura 21.6 Inserções musculares do olho esquerdo. Seis músculos extraoculares se inserem na esclera e podem ser considerados como pares complementares. Os músculos retos medial e lateral giram os olhos horizontalmente, os músculos retos superior e inferior giram os olhos verticalmente, e os músculos oblíquos superior e inferior giram os olhos em torção com algum componente vertical. Por convenção, a rotação torcional é observada no que se refere aos polos superiores dos olhos. O músculo oblíquo superior gira o olho para baixo e em direção ao nariz, enquanto o músculo oblíquo inferior gira o olho para cima e para longe do nariz. O músculo oblíquo superior passa pela tróclea fibrosa, que se insere na parede superior anteromedial da órbita.

ter a imagem em movimento na fóvea).[30] Em situações em que a velocidade da cabeça é superior a 60°/segundo, o sistema vestibular é primariamente responsável por produzir o movimento do olho (no sentido oposto do movimento da cabeça) para manter o olhar no alvo.[31] O RVO opera em velocidades de cabeça tão grandes quanto 350°-400°/segundo.[32]

Mecanismo empurrar-puxar

O cérebro detecta o movimento e a direção da cabeça por meio da comparação de *inputs* entre os dois sistemas vestibulares. Cada CSC trabalha de maneira coplanar, como mencionado anteriormente; quando a cabeça está voltada para a direita, o CSC lateral direito terá uma velocidade de disparo aumentada, enquanto o CSC lateral esquerdo terá uma velocidade de disparo diminuída. Esse é o chamado *mecanismo de empurrar-puxar* (Fig. 21.7). O cérebro é responsável por reconhecer a diferença e interpretar o movimento. Uma interpretação defeituosa vai levar a dificuldades na estabilização do olhar, estabilidade postural e percepção do movimento.

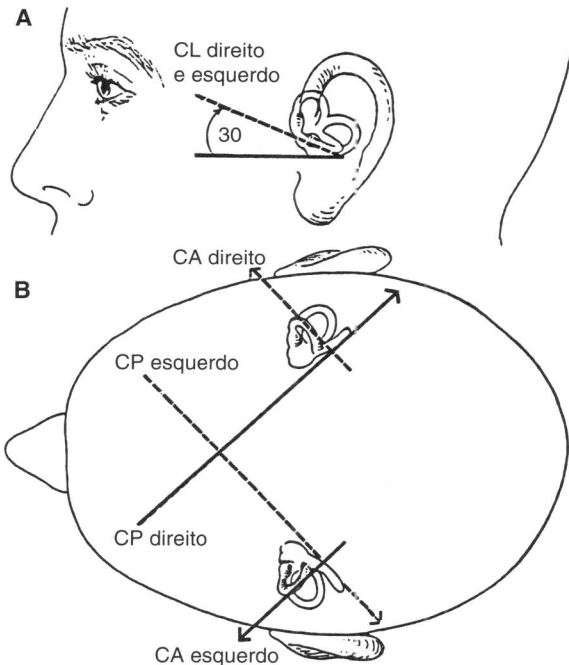

Figura 21.7 (A) Orientação dos canais semicirculares laterais (CL) *in situ*, com a cabeça em alinhamento neutro. (B) Os canais semicirculares (anterior ipsilateral e posterior contralateral, e ambos os laterais) trabalham em pares. As setas indicam a direção angular da estimulação individual do CSC. As linhas tracejadas e contínuas ilustram que cada CSC tem um CSC igualmente oposto, sensível à direção angular oposta da cabeça; por exemplo, o canal anterior esquerdo (CA esquerdo) está pareado ao canal posterior direito (CP direito), no que chamamos coletivamente de plano anterior esquerdo posterior direito (AEPD). Adaptado de Baloh e Honrubia,[30, p. 52] com permissão.

Corte inibitório

Lembre-se de que durante a rotação angular da cabeça (rotações em torno de um eixo), as fibras aferentes vestibulares ipsilaterais podem ser excitadas até 400 picos/segundo.[32] Também ocorre hiperpolarização simultânea (redução na velocidade de disparo espontâneo) do labirinto contrário. No entanto, a inibição das células ciliadas no labirinto oposto só pode reduzir a velocidade de disparo a zero, ponto em que a inibição é cortada (*corte inibitório*). Assim, para as rotações ipsilaterais rápidas da cabeça, as fibras aferentes vestibulares contralaterais não são capazes de detectar a rotação da cabeça quando a velocidade da cabeça é maior do que o corte inibitório das fibras aferentes contralaterais. A resposta aos movimentos da cabeça que hiperpolarizam as células ciliadas é, portanto, limitada a uma velocidade que varia de até 70°-100°/segundo. Por exemplo, se as velocidades de disparo tônico das fibras aferentes vestibulares são de 80 picos/segundo, com uma rotação para a direita de 120°/segundo, as fibras aferentes vestibulares aumentam a sua velocidade de disparo de 80 para 200 picos/segundo (velocidade de disparo tônico + velocidade rotacional). Em contraste, a orelha esquerda diminuirá de 80 para 0 (zero), não para 40 negativo (-40), o que limita a detecção adequada da velocidade da cabeça pelas fibras aferentes da orelha esquerda. (É geralmente aceito que há uma relação de 1:1 entre a velocidade da cabeça e a velocidade de disparo neuronal em picos por segundo.) Uma vez que a velocidade de disparo de repouso dessas fibras aferentes e neurônios vestibulares centrais é de, em média, 70-100 picos/segundo, o corte inibitório tem maior probabilidade de ocorrer do que a saturação da excitação.

Sistema de armazenamento de velocidade

O sinal produzido pelo movimento da cúpula é breve, durando apenas enquanto a cúpula está defletida.[33] Contudo, a resposta é sustentada por um circuito de neurônios no núcleo vestibular medial e dura mais de 10 segundos em pessoas com função vestibular normal. Em geral, acredita-se que a finalidade do *input* vestibular sustentado seja ajudar o encéfalo a detectar a rotação da cabeça de baixa frequência.

Exame fisioterapêutico

Histórico e revisão dos sistemas

O fisioterapeuta que examina pessoas que relatam tontura e desequilíbrio tem a difícil tarefa de selecionar entre as causas potenciais. Levantar um histórico completo e realizar uma revisão dos sistemas são componentes essenciais do processo. Os elementos-chave ao coletar o histórico são a identificação dos sintomas, bem como a sua duração e as circunstâncias em que ocorrem.

Identificação dos sintomas

Muitos pacientes e profissionais da saúde usam o impreciso termo "tontura" para descrever uma vaga sensação de tontura ou de tendência a cair. A imprecisão do termo pode complicar as decisões de manejo clínico. É essencial determinar o que o paciente está experimentando quando o termo **tontura** é usado. A maior parte das queixas de estar "tonto" pode ser categorizada como vertigem, tontura, desequilíbrio ou oscilopsia (os alvos no campo visual parecem mover-se durante o movimento da cabeça). Em geral, a tontura é vagamente definida como a sensação de redemoinho ou tendência a cair. De modo ideal, deve-se direcionar o paciente a não usar o termo tontura, procurando usar termos mais precisos que ajudarão o médico a desenvolver abordagens de tratamento mais diretas.

A **vertigem** é definida como uma ilusão de movimento. Muitos pacientes usam o termo "vertigem" de maneira incorreta; assim, o médico deve assegurar-se de informar os pacientes da definição correta, bem como de identificar a sua experiência única. Os pacientes podem descrever que sentem que seu ambiente está em movimento ou que eles veem o ambiente em movimento (girando). A vertigem tende a ser episódica e indicar doença em um ou mais locais ao longo das vias vestibulares. É mais comum durante a fase aguda da hipofunção vestibular unilateral (HVU), mas também pode manifestar-se em caso de otocônias deslocadas (vertigem paroxística benigna posicional) ou de lesão unilateral aguda do tronco encefálico que afeta a região de entrada da raiz dos neurônios vestibulares periféricos ou núcleos vestibulares.

A *tontura* é geralmente definida como uma sensação de desmaio que está prestes a ocorrer e pode ser causada por fatores não relacionados com o sistema vestibular, como a hipotensão, a hipoglicemia ou a ansiedade.[34] A tontura é vaga e menos fácil de localizar do que a vertigem.

O **desequilíbrio** é definido como a sensação de estar fora de equilíbrio. Normalmente, as lesões vestibulares agudas e crônicas produzirão desequilíbrio. Contudo, esse sintoma muitas vezes está associado a problemas não vestibulares, como a diminuição na somatossensação ou fraqueza nos membros inferiores (MMII) (Tab. 21.2).

A **oscilopsia** é a experiência subjetiva de movimento dos objetos no ambiente visual que são conhecidos por serem estacionários. A oscilopsia pode ocorrer durante o movimento da cabeça em pacientes com hipofunção vestibular desde que o sistema vestibular não esteja produzindo uma velocidade do olho compensatória adequada durante o movimento da cabeça. Esse déficit no RVO resulta no movimento das imagens na fóvea e no declínio da acuidade

Tabela 21.2 Sintomas e possíveis causas

Sintoma	Possível causa
Vertigem	VPPB, HVU, lesão central unilateral afetando os núcleos vestibulares
Tontura	Hipotensão ortostática, hipoglicemia, ansiedade, transtorno do pânico
Desequilíbrio	HVB, hipofunção vestibular unilateral crônica, perda da somatossensação em membros inferiores, lesão no tronco encefálico superior/córtex vestibular, lesões nas vias cerebelares e motoras

VPPB = vertigem posicional paroxística benigna; HVB = hipofunção vestibular bilateral; HVU = hipofunção vestibular unilateral.

visual. Contudo, a gravidade da instabilidade do olhar varia entre os indivíduos com hipofunção vestibular.[35-38]

Duração e circunstâncias dos sintomas

O fisioterapeuta deve determinar quando ocorreu a crise aguda de vertigem, tontura, desequilíbrio ou oscilopsia mais recente, e se o sintoma é constante ou episódico. Se o sintoma é episódico, o médico deve tentar determinar a duração média dos episódios em segundos, minutos ou horas. Por exemplo, a vertigem que perdura por segundos a minutos comumente sugere vertigem posicional paroxística benigna. Em contraste, a vertigem que perdura por minutos a horas sugere uma doença de Ménière, e a vertigem com duração de dias implica uma neuronite vestibular ou tontura associada à enxaqueca.

O fisioterapeuta deve também determinar em que circunstâncias o paciente apresenta os sintomas. É importante perceber se o paciente apresenta os sintomas em associação a movimentos ou posições específicas ou em repouso. Por exemplo, o paciente é sensível ao movimento como no caso de passageiros em um carro em movimento? Ou o paciente experimenta uma vertigem vigorosa quando a cabeça é movida para determinadas posições?

Testes e medidas

Escala visual analógica

O uso de uma *escala visual analógica (EVA)* é uma técnica eficaz para obter classificações subjetivas da intensidade da vertigem, tontura, desequilíbrio e oscilopsia.[39,40] Solicita-se ao paciente que responda a uma pergunta (p. ex., *Qual a intensidade dos seus sintomas?*) e marque em uma linha de 10 cm (em um *continuum* de "nenhuma" a "pior intensidade possível") como estão os seus sintomas naquele momento. O profissional da saúde então mede a linha e obtém um valor quantitativo.

Inventário da incapacidade decorrente da tontura (DHI)

O DHI é um instrumento popular usado para medir a deficiência autopercebida do paciente como resultado dos transtornos vestibulares (Tab. 21.3).[41] O DHI tem excelente confiabilidade teste-reteste (r = 0,97) e boa consistência interna (r = 0,89). Os pacientes respondem a 25 perguntas, subdivididas em componentes funcionais, emocionais e físi-

Tabela 21.3 Amostra dos tipos de perguntas incluídas no Inventário da incapacidade decorrente da tontura, com base nos três subcomponentes

Domínio físico
Olhar para cima piora a sua tontura?
Andar pelo corredor de um supermercado piora a sua tontura?
Sua tontura piora quando você realiza atividades mais difíceis como esportes, dançar, trabalhar em atividades domésticas, tais como varrer e guardar a louça?
Inclinar-se piora a sua tontura?
Domínio emocional
Você se sente frustrado(a) por causa da sua tontura?
Por causa da sua tontura, você tem medo de sair de casa sem ter alguém que o acompanhe?
Sua tontura prejudica suas relações com membros de sua família ou amigos?
Por causa da sua tontura, você tem medo de ficar em casa sozinho(a)?
Domínio funcional
Você restringe suas viagens de trabalho ou lazer por causa da tontura?
Por causa da sua tontura, você tem dificuldade ao deitar-se ou levantar-se da cama?
Sua tontura restringe significativamente sua participação em atividades sociais tais como: sair para jantar, ir ao cinema, dançar ou ir a festas?
Por causa da sua tontura, é difícil para você andar pela casa no escuro?

As instruções a serem dadas ao paciente são as seguintes: o objetivo dessas perguntas é identificar as dificuldades que você está sofrendo por causa da sua tontura. Por favor, responda "sim", "não" ou "às vezes" a cada pergunta. Responda a cada pergunta considerando apenas a sua tontura ou problema de equilíbrio.

cos. O DHI fornece uma quantificação da percepção do paciente em relação ao desequilíbrio e seu impacto nas atividades diárias. É útil para determinar se há uma melhora subjetiva. As medidas de comprometimento subjetivo e melhora fisiológica muitas vezes não estão correlacionadas;[42,43] portanto, é provável que outros fatores que não a recuperação orgânica da função vestibular sejam os responsáveis pelo comprometimento subjetivo.

Escala de incapacidade funcional

O Questionário de benefício da reabilitação vestibular (VRBQ) foi desenvolvido para determinar o benefício da fisioterapia vestibular. Inclui perguntas que abordam o comportamento de evitação, que muitas vezes estão ausentes em ferramentas semelhantes.[44] O VRBQ é um questionário de 22 itens que usa sete opções únicas (termos descritores) para responder a perguntas de uma de quatro subescalas: tontura, ansiedade, tontura provocada pelo movimento e qualidade de vida. O VRBQ tem excelente confiabilidade teste-reteste (r = 0,92) e se correlaciona moderadamente com o DHI (0,59).

Quociente de sensibilidade ao movimento

O *Quociente de sensibilidade ao movimento (QSM)* foi desenvolvido para fornecer uma pontuação subjetiva da sensibilidade ao movimento de um indivíduo.[45] O teste envolve colocar o paciente em posições que incorporem o movimento da cabeça ou do corpo todo para determinar se o movimento reproduz as tonturas (Fig. 21.8). Se o paciente relata um aumento na intensidade dos sintomas ao se mover

Nome: _____ Idade: _____ Gênero: _____ Data: _____

Sintomas iniciais	Intensidade	Duração	Escore
1. Sentado para decúbito dorsal			
2. Decúbito dorsal para decúbito lateral esquerdo			
3. Decúbito dorsal para decúbito lateral direito			
4. Decúbito dorsal para sentado			
5. Manobra de Dix-Hallpike à esquerda			
6. Retorno da manobra de Dix-Hallpike			
7. Manobra de Dix-Hallpike à direita			
8. Retorno da manobra de Dix-Hallpike			
9. Sentado: nariz em direção ao joelho esquerdo			
10. Retorno à posição sentada			
11. Sentado: nariz em direção ao joelho direito			
12. Retorno à posição sentada			
13. Sentado: rotação da cabeça 5 vezes			
14. Sentado: flexão e extensão da cabeça 5 vezes			
15. Em pé: virar à direita (180°)			
16. Em pé: virar à esquerda (180°)			

Intensidade: classificada de 0-5 (0 = nenhum sintoma; 5 = sintomas graves)
Duração: classificada de 0-3 (5-10 segundos = 1 ponto, 11-30 segundos = 2 pontos, ≥ 30 segundos = 3 pontos)

Quociente de sensibilidade ao Movimento: $\dfrac{\text{Número de posições provocadoras} \times \text{escore} \times 100}{2048}$ = _____ Total

Observação: uma pontuação QSM de zero indica nenhum sintoma e 100 indica tonturas graves em todas as posições.

Figura 21.8 Quociente de sensibilidade ao Movimento. Adaptado de Smith-Wheelock et al.,[45, p. 221] com permissão.

a uma posição de provocação, atribui-se uma pontuação à intensidade, classificada pelo paciente entre 1 (leve) e 5 (grave). Atribui-se também pontos de 0 a 3 (0-4 segundos = 0; 5-10 segundos = 1; 11-30 segundos = 2; maior que 30 segundos = 3) para a duração dos sintomas. Somam-se os valores de intensidade e duração dos sintomas formando um escore. O OSM é calculado multiplicando-se o número de posições que provocam sintomas pelo escore. Esse valor é então dividido por 2.048. Uma pontuação no OSM de 0 indica que não há sintomas, enquanto uma pontuação de 100 significa tonturas graves em todas as posições.

Exame dos movimentos oculares

Em decorrência da relação direta entre os receptores vestibulares na orelha interna e os movimentos oculares produzidos pelo RVO, o exame dos movimentos oculares é fundamental para a definição e localização da doença vestibular. Os testes principais incluem a observação de nistagmo, o Teste do impulso da cabeça (exame do RVO em alta aceleração), o Teste de nistagmo induzido pela agitação da cabeça (NAC), testes posicionais e o Teste da acuidade visual dinâmica (ACVD).

Observação à procura de nistagmo

O nistagmo é o principal indicador diagnóstico usado na identificação da maior parte das lesões vestibulares periféricas e centrais. Um movimento involuntário dos olhos, o nistagmo decorrente de uma *lesão vestibular periférica* é composto por componentes lentos e rápidos. A direção do nistagmo é nomeada de acordo com a direção do componente rápido. Para indivíduos com uma lesão vestibular unilateral, o componente lento é decorrente de uma excitação relativa de um dos lados do sistema vestibular. O componente rápido é produzido pela formação reticular parapontina no tronco encefálico e reposiciona o olho no centro da órbita. Por exemplo, no nistagmo com batimento para a esquerda, os olhos se movem lentamente para a direita (RVO), e o movimento de reposicionamento do olho é para a esquerda (componente rápido). Portanto, a direção oposta à do componente rápido do nistagmo localiza o lado com redução na velocidade de disparo vestibular (possível hipofunção).

O nistagmo decorrente de uma lesão vestibular é mais comumente visto após um dano unilateral agudo, o *nistagmo espontâneo* (em repouso). Este tipo de nistagmo ocorre na ausência de movimento em decorrência da assimetria entre sistemas vestibulares saudáveis e de funcionamento reduzido/ausente. O encéfalo percebe a assimetria como uma estimulação ativa da orelha mais neutramente ativa (ou seja, saudável). A resolução do nistagmo espontâneo no claro normalmente ocorre dentro de 3-7 dias; contudo, esse período pode variar, e pode perdurar por até 2 meses.[46,47] O nistagmo espontâneo pode estar sempre presente no escuro depois de uma perda unilateral da função vestibular. Independentemente disso, a resolução do nistagmo espontâneo no claro ou escuro ocorre quando for restabelecida a simetria entre a velocidade de disparo de repouso de ambos os sistemas vestibulares.[48]

O nistagmo vestibular pode ser suprimido no claro e quando a pessoa fixa visualmente em um alvo.[49] Como resultado, a observação do nistagmo deve ser realizada sob condições em que a pessoa não possa ver. Isso pode ser conseguido com lentes de Frenzel ou com um sistema de câmera infravermelho. As lentes de Frenzel parecem grandes óculos com lentes de aumento que possibilitam que o médico observe o nistagmo, enquanto impedem que o paciente fixe em um alvo. Uma câmera infravermelha utiliza a luz infravermelha para iluminar os olhos enquanto o paciente permanece em completa escuridão.

Teste do impulso da cabeça (exame do RVO em alta aceleração)

O teste do impulso da cabeça (TIC) é uma ferramenta clínica amplamente aceita usada para examinar a função do canal semicircular.[50-54] Deve-se determinar a amplitude de movimento (ADM) cervical antes de realizar o Teste do impulso da cabeça, e o fisioterapeuta deve explicar por que a cabeça deve ser movida rapidamente. Para o Teste do impulso da cabeça, primeiramente pede-se ao paciente que fixe o olhar em um alvo próximo (p. ex., o nariz do médico). Ao testar o CSC lateral, a cabeça é flexionada a 30°. Os pacientes são então convidados a manter seus olhos focados no alvo enquanto a cabeça é girada manualmente em uma direção imprevisível usando uma pequena amplitude (5°-15°), velocidade moderada (aproximadamente 200°/segundo) e impulsão angular de alta aceleração (3.000°-4.000°/s²) (Figs. 21.9 e 21.10). Quando o RVO está funcionando normalmente, os olhos se movem no sentido oposto ao movimento da cabeça e o olhar permanecerá sobre o alvo. Em um paciente com uma perda da função vestibular, o RVO não irá mover os olhos tão rapidamente quanto a rotação da cabeça e os olhos se afastam do alvo. O paciente, então, faz um movimento sacádico corretivo para reposicionar os olhos (fóvea) sobre o alvo. O movimento sacádico corretivo é um movimento rápido dos olhos usado para reposicionar os olhos sobre o alvo de interesse. O aparecimento de movimento sacádico corretivo indica hipofunção vestibular conforme determinado pelo TIC; ocorre porque a inibição das fibras aferentes vestibulares e neurônios vestibulares centrais no lado intacto (pessoas com hipofunção vestibular unilateral) é menos eficaz em codificar a amplitude de movimento da cabeça do que a excitação. Um paciente que tenha uma lesão periférica unilateral ou doença dos neurônios vestibulares centrais não será capaz de manter o olhar quando a cabeça girar rapidamente para o lado da lesão. Um paciente com

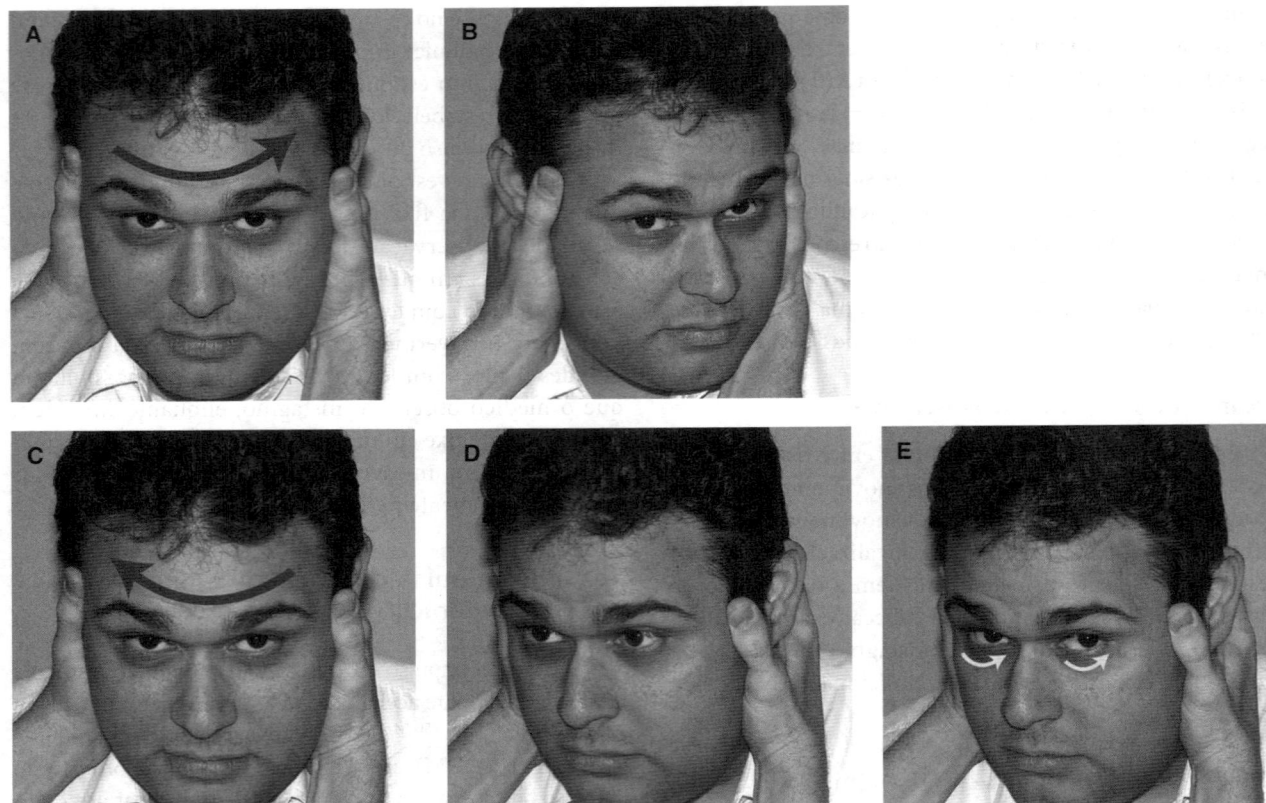

Figura 21.9 Teste do impulso da cabeça do canal lateral normal à esquerda (**A, B**), anormal à direita (**C-E**). O fisioterapeuta aplica no paciente o teste do impulso da cabeça (TIC). A flecha grande indica a direção que a cabeça vai ser girada. (**A**) Na posição inicial a cabeça do indivíduo está em flexão cervical; os olhos estão focados no alvo. (**B**) Ao parar de girar a cabeça, os olhos ainda estão no alvo e não são observados movimentos sacádicos corretivos. Nas fotografias A e B, os olhos do indivíduo permanecem fixos no nariz do fisioterapeuta durante o teste. (**C**) Na posição inicial, a cabeça do indivíduo está em flexão cervical; os olhos estão focados no alvo. (**D**) À medida que a cabeça é virada rapidamente para a direita, os olhos saem do alvo e movem-se com a cabeça. (**E**) O indivíduo precisa fazer um movimento sacádico corretivo (flechas pequenas) para trazer os olhos de volta ao alvo de interesse. Para os pacientes com doença da coluna cervical, o fisioterapeuta pode optar por realizar o TIC do canal lateral posicionando a cabeça inicialmente a 15° de rotação e, em seguida, retornando a cabeça ao centro. De Schubert et al.,[59, p. 153] com permissão da American Physical Therapy Association.

uma perda bilateral da função vestibular fará movimentos sacádicos corretivos após um impulso da cabeça para ambos os lados. O TIC fornece uma indicação sensível da hipofunção vestibular em pacientes com perda completa da função no labirinto afetado que ocorre após procedimentos cirúrgicos ablativos, como a labirintectomia.[50,53-55] O teste é menos sensível na detecção de hipofunção em pacientes com perda incompleta da função.[56-59]

Teste de nistagmo induzido pela agitação da cabeça

O teste de **nistagmo induzido pela agitação da cabeça (NAC)** é um auxílio útil no diagnóstico de um defeito vestibular periférico unilateral. Durante este teste, a visão é ocluída. Instrui-se o paciente a fechar os olhos. O fisioterapeuta flexiona em 30° a cabeça do paciente antes de oscilá-la horizontalmente por 20 ciclos a uma frequência de duas repetições por segundo (2 Hz). Ao parar a oscilação, o paciente abre os olhos e o fisioterapeuta procura por nistagmo. Em indivíduos com função vestibular normal, não haverá presença de nistagmo. Contudo, uma assimetria entre os *inputs* vestibulares periféricos para os núcleos vestibulares centrais pode resultar em NAC. Normalmente, uma pessoa com uma HVU manifestará um NAC lateral, com as fases rápidas do nistagmo direcionadas para a orelha saudável e as fases lentas voltadas à orelha lesionada.[60] Nem todos os pacientes com HVU terão NAC. Os pacientes com uma perda completa da função vestibular bilateralmente não terão NAC, porque nenhum dos sistemas está funcionando. Como resultado, não há assimetria entre as velocidades de disparo tônico. A presença de nistagmo vertical após agitação lateral ou vertical da cabeça sugere uma lesão central.

Teste posicional

O teste posicional é comumente usado para identificar se as otocônias foram deslocadas para o CSC, cau-

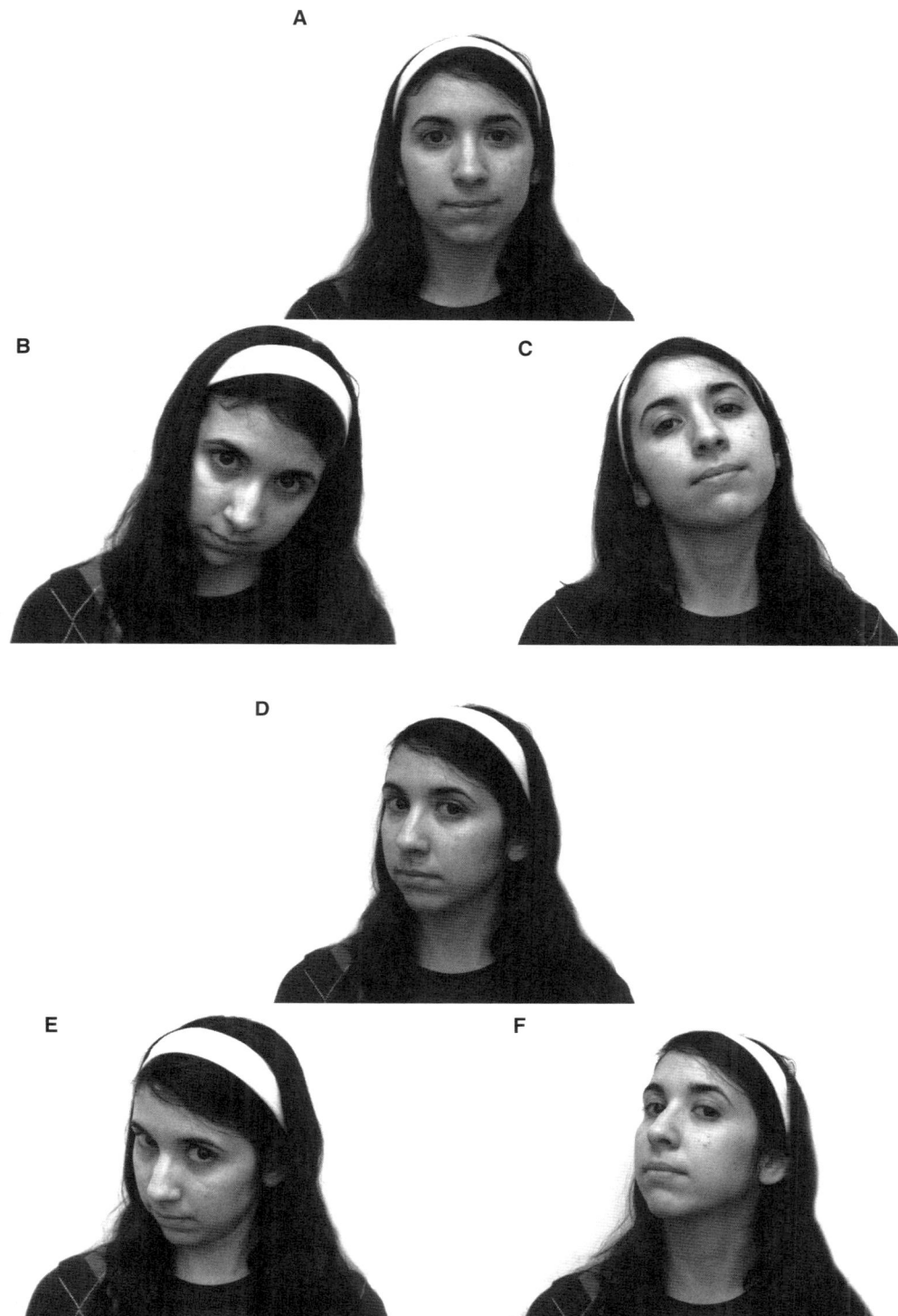

Figura 21.10 Teste do impulso da cabeça (TIC) do canal semicircular vertical, com as mãos do fisioterapeuta não mostradas aqui. Há duas maneiras de investigar o RVO de cada par coplanar; os métodos **A-C** e **D-F** ilustram os dois métodos para o RVO anterior esquerdo posterior direito (AEPD). (**A**) A cabeça é colocada em posição neutra de pescoço. Em seguida, a cabeça é rapidamente movida para baixo enquanto gira para a esquerda (**B**) como se estivesse sendo movida diagonalmente. Isso analisa o RVO do CSC anterior esquerdo. A partir daqui, o fisioterapeuta deve retornar a (**A**) antes de mover rapidamente a cabeça para cima e girá-la para a direita (**C**). Isso examina o RVO do canal posterior direito. Alternativamente, a cabeça deve girar 45° para a direita (**D**). A partir desta posição estática, a cabeça é rapidamente movida para baixo (**E**) examinando o CSC anterior esquerdo. A cabeça deve ser devolvida à posição inicial (**D**) e depois a cabeça é rapidamente movida para cima para examinar o CSC posterior direito (**F**). Nesta ilustração, o TIC é normal para o plano AEPD, uma vez que os olhos permanecem olhando para a frente.

sando uma condição conhecida como **vertigem posicional paroxística benigna (VPPB)**. A adição de otocônias à endolinfa torna os canais semicirculares sensíveis a mudanças na posição da cabeça. A **manobra de Dix-Hallpike** é o teste posicional mais comumente usado para examinar a procura de VPPB.[61] O paciente é movido de uma posição sentada com os membros inferiores estendidos e a cabeça virada a 45° para um lado, para uma posição de decúbito dorsal com a cabeça estendida 30° além da horizontal, com a cabeça ainda virada a 45° (Fig. 21.11). As manobras colocam cada um dos CSC em uma posição dependente da gravidade e o fisioterapeuta deve observar os olhos à procura de nistagmo. A direção do nistagmo é única para o CSC envolvido. A direção e duração do nistagmo resultante podem ajudar a determinar se o paciente tem VPPB ou uma lesão central. Uma forma alternativa da manobra de Dix-Hallpike pede ao paciente que se mova para o decúbito lateral (Fig. 21.12). Em ambas as versões ilustradas, a orelha em direção ao chão é o labirinto que está sendo testado. Em caso de suspeita de VPPB do CSC lateral, pode-se usar o

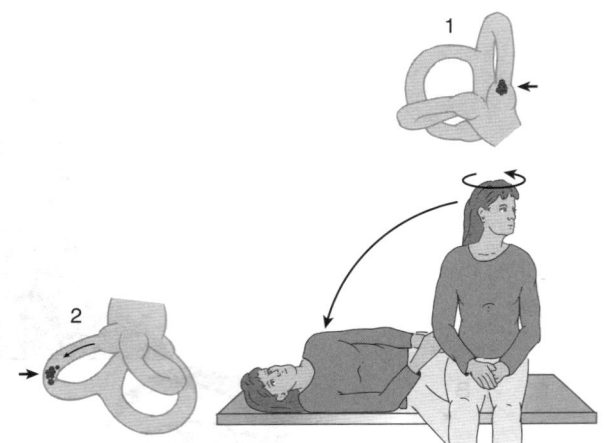

Figura 21.12 Manobra de Dix-Hallpike (em decúbito lateral). (**1**) O paciente senta-se na borda da mesa de exame. O fisioterapeuta gira sua cabeça horizontalmente a 45°. (**2**) Com o fisioterapeuta mantendo a rotação de 45°, o paciente é rapidamente trazido a uma posição de decúbito lateral oposto à rotação da cabeça (a fotografia mostra o indivíduo deitado sobre o lado direito). O fisioterapeuta verifica se há nistagmo e vertigem, e em seguida traz lentamente o paciente de volta à posição inicial. Testa-se então o outro lado.

teste de rolamento (Fig. 21.13). Nesse teste, o paciente é posicionado em decúbito dorsal com a cabeça flexionada a 20°. Fazem-se rotações rápidas para os lados separadamente e o fisioterapeuta observa se há nistagmo e vertigem. Para evitar lesões no pescoço, o paciente pode mover a sua própria cabeça em rotação.

Teste da acuidade visual dinâmica

A acuidade visual dinâmica (ACVD) é a medição da acuidade visual durante o movimento horizontal da cabeça. Uma forma para ser feita "à beira do leito" e uma forma computadorizada do teste podem ser utilizadas para identificar o significado funcional da hipofunção vestibular.[62,63] As velocidades da cabeça precisam ser superiores a 100°/segundo no momento em que a ACVD é medida para assegurar que as fibras aferentes vestibulares do lado contralateral são levadas à inibição e as letras (tabela de acuidade) não são identificadas com um movimento de **perseguição suave** do olho. Para realizar o teste, primeiramente determina-se a acuidade visual estática. Convida-se o paciente a "ler a linha mais baixa que você conseguir" em uma tabela de acuidade visual disposta na parede. Recomendam-se as tabelas de parede iluminadas utilizadas no ETDRS (*Early Treatment Diabetic Retinopathy Study*), porque elas fornecem luminosidade uniforme para cada uma das letras. O paciente então tenta ler a tabela enquanto o fisioterapeuta oscila horizontalmente a cabeça do paciente a uma frequência de 2 Hz. Um metrônomo pode ser útil para assegurar a frequência de oscila-

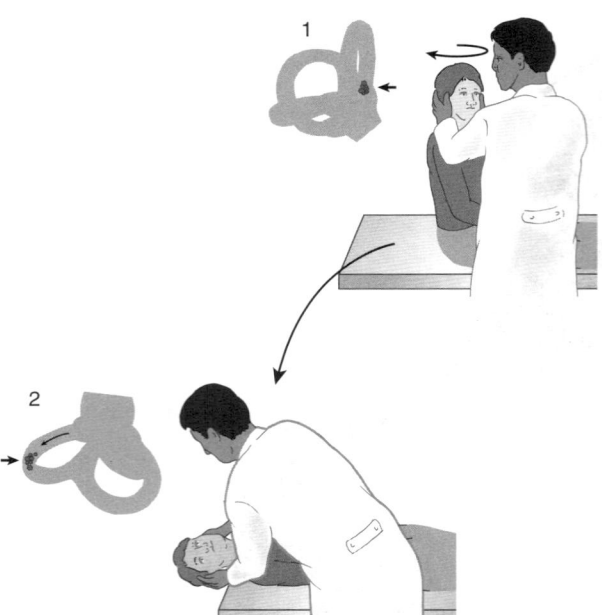

Figura 21.11 Manobra de Dix-Hallpike. (**1**) O paciente se senta na mesa de exame e o médico gira sua cabeça horizontalmente a 45°. (**2**) Com o fisioterapeuta mantendo a rotação de 45°, o paciente é rapidamente trazido a uma posição de decúbito dorsal com o pescoço estendido a 30° além da horizontal. O fisioterapeuta deve procurar por nistagmo e perguntar ao paciente se ele está sentindo vertigem. O paciente é então lentamente trazido de volta à posição de partida, e o outro lado é testado. O lado que reproduz nistagmo e vertigem é o que tem a vertigem posicional paroxística benigna (VPPB). As figuras mostram a manobra à procura de VPPB no canal semicircular posterior direito ou anterior direito.

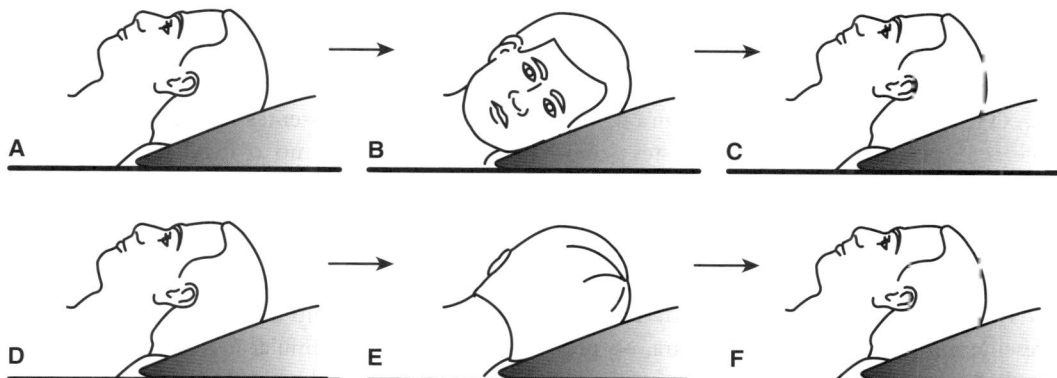

Figura 21.13 Teste de rolamento para a VPPB do canal semicircular lateral. O paciente é posicionado em decúbito dorsal. (**A**) Inicialmente, a cabeça do paciente deve ser colocada em 20° de flexão cervical. (**B**) A cabeça deve girar rapidamente 90° para o lado esquerdo. O médico então verifica se há nistagmo e vertigem. (**C**) A cabeça é depois cuidadosamente devolvida à posição inicial neutra. (**D-F**) O teste é repetido para o outro lado (a cabeça é rapidamente virada 90° para o lado direito). O fisioterapeuta novamente deve verificar se há presença de nistagmo e vertigem. A cabeça é então retornada à posição inicial neutra.

ção correta. No caso dos pacientes com perda da função vestibular, os olhos não ficarão estáveis no espaço durante os movimentos da cabeça. Isso provoca uma diminuição na ACVD em comparação à acuidade visual quando a cabeça está imóvel. Usando a tabela de acuidade visual, uma diminuição de três linhas ou mais na acuidade visual durante o movimento de cabeça é sugestiva de hipofunção vestibular.[63] No caso das pessoas com função vestibular normal, os movimentos da cabeça resultam em pouca ou nenhuma alteração na acuidade visual em comparação a quando a cabeça está imóvel (diferença de menos de uma linha). Verificou-se que o teste computadorizado da ACVD identifica corretamente o lado da lesão em pacientes com hipofunção unilateral ao movimento de cabeça autoproduzido e imprevisível[63,64] e pode ser usado para identificar lesões isoladas no CSC.[65]

Exame da marcha e do equilíbrio

O exame dos problemas na marcha e no equilíbrio é importante para determinar o *status* funcional do paciente. Os testes devem abordar o equilíbrio estático e dinâmico (p. ex., deslocamento de peso, respostas posturais automáticas e deambulação). Os testes de marcha e equilíbrio isoladamente *não são capazes* de identificar transtornos no sistema vestibular. A Tabela 21.4 inclui testes de equilíbrio comuns e os resultados esperados.

Testes da função vestibular

Testes do canal semicircular

Os testes do CSC mais comuns incluem os testes de *eletro* ou *videonistagmografia* (ENG, VNG) e o *teste da cadeira*

Tabela 21.4 Testes de equilíbrio comuns e resultados esperados em relação ao diagnóstico específico

Teste	VPPB	HVU	HVB	Lesão central
Romberg	Negativo	Aguda: positivo Crônica: negativo	Aguda: positivo Crônica: negativo	Muitas vezes negativo
Romberg em *tandem*	Negativo	Positivo, olhos fechados	Positivo	Positivo
Postura em apoio unipodal	Negativo	Pode ser positivo	Aguda: positivo Crônica: negativo	Pode ser incapaz de realizar
Marcha	Normal	Aguda: base alargada, lenta, diminuição no balanço de braço e rotação de tronco Compensada: normal	Aguda: base alargada, lenta, diminuição no balanço de braço e rotação de tronco Compensada: leve desvio da marcha	Pode ter ataxia pronunciada
Virar a cabeça enquanto caminha	Pode produzir leve instabilidade	Aguda: não é capaz de manter o equilíbrio Compensada: normal	Pode não manter o equilíbrio ou diminuir a cadência	Pode não manter o equilíbrio, ataxia aumentada

VPPB = vertigem postural paroxística benigna; HVB = hipofunção vestibular bilateral; HVU = hipofunção vestibular unilateral.

giratória. Estes normalmente são realizados em um laboratório de teste clínico da função vestibular. A ENG inclui uma bateria de testes que mede a função *oculomotora* e *da orelha interna*. O teste também examina à procura de nistagmo em diferentes posições da cabeça. Os testes oculomotores de ENG normalmente examinam os movimentos sacádicos e de perseguição suave, incluindo a velocidade, a latência e o ganho. O teste da orelha interna é conhecido como *prova calórica* e consiste em infundir separadamente ar ou água fria e quente no meato acústico externo. Esse estímulo apresenta um gradiente de temperatura. Na presença de gravidade, o gradiente de temperatura resulta no fluxo convectivo da endolinfa que deflete a cúpula e gera nistagmo a partir do CSC lateral. Esse teste é particularmente útil para a determinação do lado do déficit, porque cada labirinto é estimulado separadamente. Uma variação com água gelada é útil para determinar se há função mínima no sistema vestibular em pacientes com perda grave. No entanto, o teste calórico fornece informações limitadas, uma vez que só os CSC laterais podem ser estimulados e que a estimulação corresponde a uma frequência (0,025 Hz) que é muito mais baixa do que as frequências naturais de movimento da cabeça (1-20 Hz).[66]

O teste da cadeira giratória estimula cada CSC girando o indivíduo no escuro. Em indivíduos com função vestibular normal, a rotação deve produzir nistagmo. Na presença de um transtorno vestibular, pode-se determinar a extensão da doença comparando o ganho e a fase do RVO das rotações em direção a uma orelha com rotações em direção à orelha oposta. Além disso, o ganho e a fase do RVO de pessoas com função vestibular normal podem ser comparados com os de pessoas com suspeita de hipofunção vestibular. O teste da cadeira giratória é considerado o teste-padrão para hipofunção vestibular bilateral. Esse teste é limitado porque só os CSC laterais são rotineiramente testados para determinar a extensão da doença.

Testes otolíticos

Avanços nos exames diagnósticos vestibulares estenderam a região de doença identificável de modo a incluir os órgãos otolíticos.[67-69] O *teste do potencial evocado miogênico vestibular (PEMV)* é um teste de laboratório que ganhou uso clínico amplo e inclui dois subtipos: PEMV *cervical* e *ocular*. Ambos os tipos usam o limiar e amplitude de uma contração muscular (eletromiografia [EMG]) para classificar a doença. O teste de PEMV cervical expõe o paciente a estímulos auditivos na forma de uma série de cliques ipsilaterais altos (de 95 decibéis [dB]). Durante a aplicação do som, testa-se o músculo esternocleidomastóideo (ECM) ipsilateral à procura de potenciais miogênicos. Em pessoas com função vestibular saudável, um potencial inibitório inicial (ocorrendo a uma latência de 13 milissegundos [ms] após o clique) é seguido por um potencial excitatório (ocorrendo a uma latência de 21 ms após o clique). Em pacientes com hipofunção vestibular, os PEMV estão ausentes no lado da lesão. O sáculo tem sido apontado como o local da estimulação aferente durante o teste de PEMV cervical, porque as fibras aferentes saculares fornecem *inputs* dissinápticos inibitórios ipsilaterais ao músculo ECM,[70] são sensíveis ao ruído de clique[71-73] e estão posicionadas perto da placa plana oval do estribo (ossículo auditivo mais interno) e, portanto, estão sujeitas à estimulação mecânica.[68,71]

O PEMV ocular expõe o indivíduo a cliques altos (estímulos auditivos) ou vibração óssea aplicados à parte central da testa, na linha do cabelo. Durante o estímulo, realiza-se EMG do músculo oblíquo inferior enquanto o indivíduo olha para cima para trazer o ventre muscular mais perto da superfície do eletrodo. O PEMV ocular é uma resposta otolítica-oculomotora excitatória cruzada e, no paciente com HVU, estará ausente no oblíquo superior contralateral.[74] O PEMV ocular é considerado um teste do utrículo e do nervo vestibular superior com base na sua ausência em pacientes com prova calórica anormal, mas PEMV cervical preservado.[74]

Os *testes visual vertical subjetivo (VVS)* e *visual horizontal subjetivo (VHS)* são usados para examinar a função otolítica, embora não possam ser usados para detectar exclusivamente a doença sacular ou utricular. Durante o teste VVS, os pacientes são convidados a alinhar uma barra luminosa mal iluminada (em uma sala escura sem outras fontes de luz além da barra) com o que eles percebem como a vertical. O teste VHS pede ao paciente que alinhe a barra com o que eles percebem como a horizontal. Na ausência de problemas vestibulares, o indivíduo normalmente alinha a barra cerca de 1,5° do real ou horizontal. O paciente com HVU geralmente alinha a barra mais de 2° além da vertical ou horizontal verdadeira, com a barra inclinada para o lado lesionado.[69,75]

Disfunção do sistema vestibular

Doença periférica

Mecânica

A causa mais comum de vertigem, a VPPB, é um distúrbio biomecânico. Os sintomas da VPPB incluem o nistagmo e a vertigem com a mudança na posição da cabeça e, ocasionalmente, náuseas com ou sem vômitos, e desequilíbrio. Na forma mais comum, a latência até o aparecimento da vertigem e nistagmo ocorre dentro de 15 segundos quando a cabeça está na posição de provocação. A duração normalmente é inferior a 60 segundos. A vertigem e o nistagmo são prejuízos diretos causados pela posição incorreta das otocônias. Acredita-se que a VPPB ocorra por meio de um de dois mecanismos: *cupulolitíase* e *canalitíase*. Ambas as teorias envolvem o desalojamento dos otólitos do utrículo, caindo nos CSC. Schuknecht[76] inicialmente teorizou que fragmentos de otocônias se rompiam e aderiam à cúpula de um dos CSC (cupulolitíase). Quando a cabeça é movida para determinadas posições, a cúpula pesada é defletida pela força da gravidade. Esse sinal anormal resulta em vertigem e nistagmo, que persiste enquanto o paciente está na posição de provocação. A cupulolitíase, portanto, não explica a curta duração da vertigem comum na VPPB.[77] Foi proposta uma segunda teoria, a canalitíase, em que as otocônias estão flutuando livremente em um dos CSC.[78] Quando o paciente muda a posição da cabeça, a força da gravidade faz com que as otocônias que flutuam livremente se movam para dentro do CSC, resultando em um movimento da endolinfa e deflexão da cúpula. A Figura 21.14 ilustra a VPPB ocorrendo pela cupulolitíase ou canalitíase.

Diminuição nos *inputs* de receptores

As causas mais comuns de HVU que levam à diminuição ou eliminação dos *inputs* dos receptores são os danos virais, traumas e eventos vasculares.[79,80] Os pacientes que apresentam uma HVU experimentarão prejuízos diretos da vertigem, nistagmo espontâneo, oscilopsia durante os movimentos da cabeça, instabilidade postural e desequilíbrio. Inicialmente, o paciente experimentará prejuízos da vertigem e nistagmo decorrentes da assimetria criada quando um sistema vestibular não está mais funcionando. Isso se resolve dentro de 3-7 dias, supondo-se que o paciente seja exposto a condições de luminosidade natural comuns.[81] O nistagmo espontâneo em luz ambiente, além desse período de tempo, deve alertar o médico para uma possível lesão central ou uma lesão vestibular periférica instável. Os prejuízos diretos de visão turva, instabilidade postural e desequilíbrio respondem à intervenção fisioterapêutica. Como a vertigem decorrente da assime-

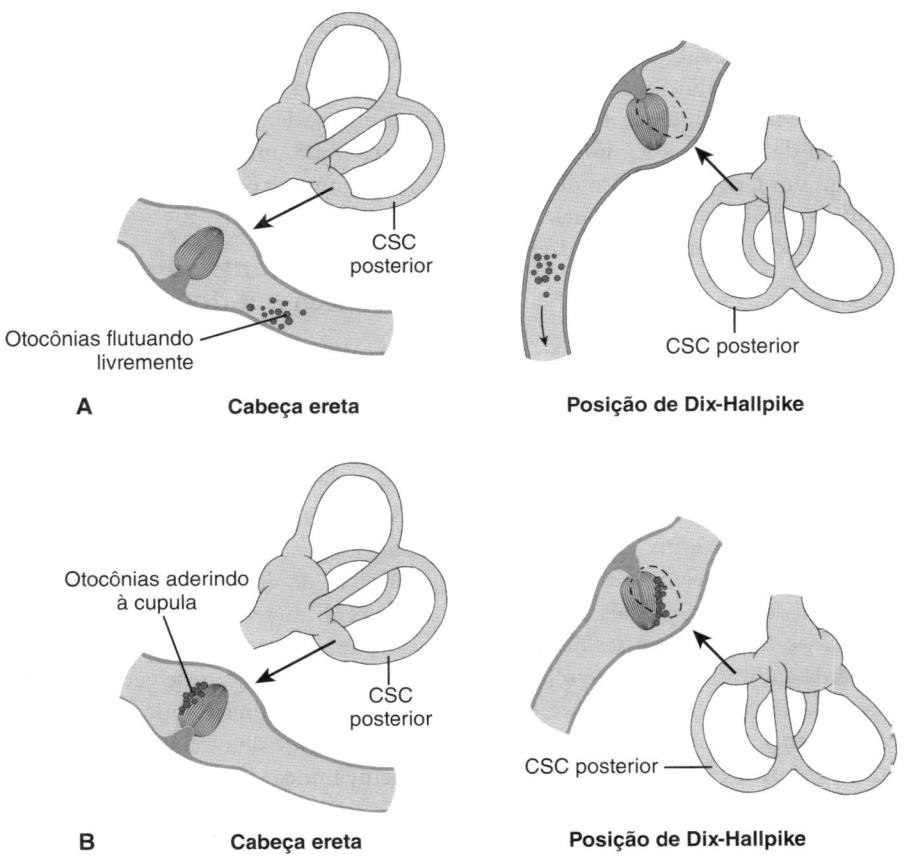

Figura 21.14 Ilustração da vertigem posicional paroxística benigna (VPPB) do CSC posterior. (**A**) A canalitíase indica otocônias flutuando livremente dentro do CSC. Quando a cabeça é movida para uma posição que coloca o CSC paralelo à força da gravidade (p. ex., posição de Dix-Hallpike), as otocônias flutuando livremente se movem para a posição dependente dentro do canal. O movimento das otocônias flutuando livremente resulta em deflexão da cúpula. (**B**) A cupulolitíase indica as otocônias aderindo à cúpula. Quando a cabeça é movida para uma posição que coloca um dos CSC paralelo à força da gravidade (p. ex., a posição de Dix-Hallpike), a cúpula é continuamente deslocada. A ilustração mostra a VPPB do CSC posterior; observe também a deflexão cupular. Observe que a cúpula é desenhada com o aspecto superior destacado da ampola.

tria geralmente se resolve dentro de 7 dias, os sintomas de vertigem que persistem além de 2 semanas devem ser considerados crônicos, também necessitando de reabilitação vestibular.

A causa mais comum de hipofunção vestibular bilateral (HVB) é a **ototoxicidade**. Determinadas classes de antibióticos, como os aminoglicosídeos (p. ex., gentamicina, estreptomicina), são facilmente absorvidas pelas células ciliadas do aparelho vestibular e continuam se acumulando neste sistema, mesmo depois de a pessoa ter parado de utilizar o antibiótico. As causas menos comuns de HVB incluem a meningite, doenças autoimunes, o traumatismo cranioencefálico, tumores no oitavo nervo craniano (incluindo o schwannoma vestibular bilateral), ataques isquêmicos transitórios de vasos sanguíneos que alimentam o sistema vestibular, e neuronite vestibular unilateral sequencial.[82-84] A queixa principal é o desequilíbrio, embora a oscilopsia e ataxia da marcha sejam sinais clínicos comuns em caso de diagnóstico de HVB, todos prejuízos diretos. A menos que a HVB seja assimétrica, o paciente não sentirá náuseas, vertigem ou nistagmo, porque não há assimetria na velocidade de disparo tônico dos neurônios vestibulares. Halmagyi et al.[85] relataram que os pacientes com ototoxicidade à gentamicina têm anormalidades posturais e na marcha, diminuição na acuidade visual com o movimento da cabeça, e ganhos de RVO reduzidos, resultando em um teste de impulso da cabeça positivo. Esses prejuízos tendem a ser permanentes, embora os pacientes com HVB possam voltar a níveis elevados de atividade.

Doença do sistema nervoso central

Diversas lesões do sistema nervoso central (SNC) podem afetar o sistema vestibular.[86] Os danos cerebrovasculares envolvendo a *artéria cerebelar inferior anterior (ACIA)*, a *artéria cerebelar inferior posterior (ACIP)* e a *artéria vertebral* podem causar vertigem, embora outros sinais associados a esses infartos estejam presentes e ajudem a esclarecer o local da doença. Os sinais e sintomas entre um infarto da ACIA e ACIP podem ser difíceis de distinguir, embora a perda auditiva geralmente seja mais comum no infarto da ACIA. As lesões da artéria vertebral podem afetar apenas o cerebelo e podem mimetizar uma hipofunção vestibular periférica em suas manifestações clínicas. Contudo, a maior parte dos pacientes com lesão de cerebelo terá sinais associados, como disdiadococinesia ou ultrapassagem do alvo.[87] Os indivíduos com ataques isquêmicos transitórios podem apresentar vertigem repentina que perdura por minutos e também queixa de perda auditiva. Para mais informações sobre como discernir os tipos de doença vestibular central, ver Brandt e Dieterich[86] e Delaney.[87]

Os sinais e sintomas associados à *insuficiência vertebrobasilar* (IVB) normalmente não envolvem os sinais e sintomas da doença vestibular clássica. A causa mais comum de IVB é o acidente automobilístico (AAM).[88] Um estudo recente identificou os sintomas mais comuns da IVB como cortes no campo visual,[89] ao passo que um estudo mais antigo relatou disfunção visual, crises de queda (quedas súbitas e espontâneas) e instabilidade/descoordenação como os três sintomas mais comuns.[90] Outra causa de IVB é a espondilose cervical. Nesses pacientes, relata-se vertigem e diminuição na velocidade do fluxo sanguíneo nas artérias vertebrais após a rotação da cabeça.[91]

Os pacientes que experimentaram um traumatismo cranioencefálico (TCE) decorrente de fraturas labirínticas ou do crânio podem queixar-se de vertigem.[92] Até 78% dos pacientes que experimentam uma lesão na cabeça leve apresentaram queixas agudas de vertigem, e 20-37% deles continuam experimentando vertigem 6 meses a 5 anos mais tarde.[93,94] O processamento central anormal, bem como a diminuição nos *inputs* do receptor podem causar a perseveração da vertigem relatada por pacientes com TCE.

Doenças desmielinizantes como a esclerose múltipla (EM) podem afetar o VIII nervo craniano no ponto em que ele entra no tronco encefálico. Neste caso, os sinais e sintomas podem ser idênticos aos de uma HVU. Precisará ser realizada uma ressonância magnética para assegurar um diagnóstico preciso de EM.

Diferenças entre a doença vestibular periférica e a doença vestibular central

A observação de nistagmo é uma ferramenta útil para auxiliar na determinação de um diagnóstico de doença do SNC. O nistagmo decorrente de uma lesão no cerebelo pode ocorrer em uma direção vertical pura.[95] O nistagmo pode não ter um componente lento e, portanto, os olhos oscilam em velocidades iguais, o chamado *nistagmo pendular*. O nistagmo pendular muitas vezes é indicativo de doenças congênitas, como na ausência de visão central (processamento pelo córtex visual). Outra pista para discernir uma doença vestibular central *versus* periférica é o tempo de recuperação. Ao contrário do nistagmo após uma lesão vestibular periférica, o nistagmo decorrente de uma lesão vestibular central frequentemente nunca se resolve.

A vertigem pode ser um sintoma de doença central, mas é rara e, se presente, muitas vezes muito menos intensa do que na lesão vestibular periférica.[96] Os pacientes com lesões dos núcleos vestibulares podem apresentar vertigem, nistagmo e desequilíbrio similares aos do paciente com uma lesão vestibular periférica. No entanto, as lesões centrais acima do nível dos núcleos vestibulares manifestarão lateropulsão, inclinação da cabeça e dificuldades de percepção visual, bem como sinais oculomotores. A *lateropulsão* se refere à tendência da pessoa de cair para um lado.

Brandt et al.[97] classificaram as síndromes vestibulares centrais a partir de um consenso clínico que estabeleceu sinais perceptuais, oculomotores e posturais. Eles relatam que os sinais mais sensíveis de infarto unilateral do tronco encefálico são a inclinação no teste VVS do paciente e torção ocular. A torção ocular se refere ao movimento conjunto dos polos superiores dos olhos em uma direção de rolamento.

A torção ocular combinada à inclinação da cabeça e desvio em inclinação abrange uma tríade de sinais denominada *reação de inclinação ocular* (RIO) completa (Fig. 21.15).[98] No desvio em inclinação dos olhos, um olho é deslocado superiormente em comparação ao outro. Kattah et al. examinaram 101 indivíduos com sintomas que poderiam ser decorrentes de uma doença central (vertigem aguda, nistagmo, náuseas/vômitos, intolerância ao movimento da cabeça, marcha instável). Cada indivíduo foi submetido a exames de neuroimagem e internação (geralmente 72 horas após o início dos sintomas). Diagnosticaram-se acidentes vasculares encefálicos (AVE) por ressonância magnética (RM) ou tomografia computadorizada (TC). A imagem inicial da RM ponderada em difusão foi falsamente negativa em 12% dos indivíduos (48 horas após o início dos sintomas). No entanto, a presença de teste de impulso horizontal da cabeça normal, o nistagmo que mudava de direção no olhar excêntrico ou o desvio em inclinação eram 100% sensíveis e 96% específicos para acidente vascular encefálico. Além disso, a presença de desvio em inclinação predisse corretamente o acidente vascular encefálico pontino lateral em 2 de 3 casos em que um teste de impulso horizontal da cabeça anormal sugeria erroneamente uma localização periférica. Em conclusão, a inclinação é um preditor do comprometimento do tronco encefálico e pode identificar o AVE quando um teste de impulso horizontal da cabeça anormal pode falsamente sugerir uma lesão periférica. O estudo recomendou um exame oculomotor de três etapas feito na beira do leito (impulso da cabeça, nistagmo, teste de inclinação) como uma medida mais sensível para o acidente vascular encefálico do que a ressonância magnética.[99]

Os sinais que devem alertar o fisioterapeuta da presença de uma etiologia vestibular central incluem a diplopia horizontal ou vertical com duração superior a 2 semanas após o início dos sinais ou sintomas que acredita-se serem decorrentes da HVU, *nistagmo posicional* vertical puro (deve-se excluir a cupulolitíase do canal anterior), nistagmo espontâneo de batimento para cima (raro), e um teste positivo para desvio na inclinação. O fisioterapeuta deve encaminhar o paciente com essas manifestações a um neurologista.

Não está no âmbito do presente capítulo expandir o diagnóstico diferencial dentro do SNC a fim de identificar o local da lesão. No entanto, o fisioterapeuta deve reconhecer a diferença entre a disfunção vestibular central e periférica porque isso orienta a estratégia de tratamento. A Tabela 21.5 pode ser usada como um guia para discernir a doença vestibular central da doença vestibular periférica.

Intervenções

Vertigem posicional paroxística benigna

O desenvolvimento de objetivos e desfechos esperados específicos para um dado paciente com VPPB se baseia nos seguintes objetivos gerais:

- As otocônias serão devolvidas ao vestíbulo.
- O paciente demonstrará redução na vertigem associada ao movimento da cabeça.
- O paciente demonstrará um melhor equilíbrio.
- O paciente demonstrará independência nas atividades da vida diária (atividades básicas da vida diária [ABVD]; atividades instrumentais da vida diária [AIVD]) envolvendo o movimento da cabeça.

Como o VPPB é a doença vestibular periférica mais comum, o fisioterapeuta deve estar familiarizado com o tratamento dessa doença. O tipo de nistagmo produzido como resultado de colocar o CSC em posições dependentes da gravidade indica qual CSC está acometido (Tab. 21.6) e guia o médico na escolha de um método de tratamento apropriado. Desenvolveram-se três abordagens de

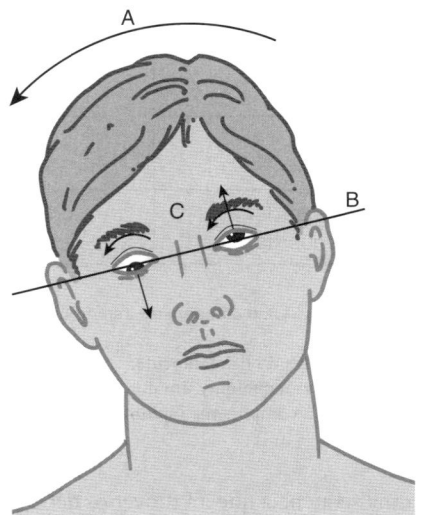

Figura 21.15 A reação de inclinação ocular (RIO) é constituída por uma tríade de sinais: (**A**) cabeça inclinada para a direita, indicada com a flecha grande. (**B**) Desvio em inclinação dos olhos (olho direito está para baixo, o olho esquerdo está para cima), indicado pela linha bissetriz e flechas retas. (**C**) Torção dos olhos para a direita, indicada pelas duas setas arredondadas menores.

Tabela 21.5 Sintomas comuns associados à doença vestibular central e periférica

Doença vestibular central	Doença vestibular periférica
Ataxia frequentemente grave.	Ataxia leve.
Teste de perseguição suave anormal e teste de movimentos oculares sacádicos anormal.	Teste de perseguição suave normal e teste de movimentos oculares sacádicos normal; teste posicional pode reproduzir nistagmo.
Os sintomas normalmente não incluem perda da audição; se ela ocorrer, muitas vezes é repentina e permanente.	Os sintomas podem incluir perda auditiva (insidiosa – pode não ser permanente), sensação de plenitude nas orelhas, zumbido.
Os sintomas podem incluir diplopia, alteração na consciência, lateropulsão.	
Os sintomas de vertigem aguda geralmente não são suprimidos pela fixação do olhar.	Os sintomas de vertigem aguda normalmente são suprimidos pela fixação do olhar.
	Sintomas de vertigem aguda geralmente intensos (mais do que na doença vestibular central).
Nistagmo pendular (olhos oscilam em velocidades iguais).	O nistagmo irá incorporar fases lentas e rápidas (nistagmo do tipo "*jerk*").
O nistagmo vertical persistente puro persiste independentemente do teste posicional (nistagmo persistente de batimento para baixo na manobra de Dix-Hallpike pode indicar VPPB do canal anterior).	O nistagmo horizontal espontâneo geralmente se resolve dentro de 7 dias no paciente com HVU.

VPPB = vertigem postural paroxística benigna; HVU = hipofunção vestibular unilateral.

Tabela 21.6 Tipo de nistagmo de acordo com a localização do CSC e mecanismo da VPPB

CSC[a]	Mecanismo	Nistagmo[b]	Incidência (%)[10]
Posterior direito	Cupulolitíase Canalitíase	NBC persistente e torção à direita[c] NBC transitório e torção à direita	62
Posterior esquerdo	Cupulolitíase Canalitíase	NBC persistente e torção à esquerda NBC transitório e torção à esquerda	
Lateral[d]	Cupulolitíase Canalitíase	Ageotrópico persistente Geotrópico transitório	35
Superior direito	Cupulolitíase Canalitíase	NBB persistente e torção à direita NBB persistente e torção à direita	3
Superior esquerdo	Cupulolitíase Canalitíase	NBB persistente e torção à esquerda NBB persistente e torção à esquerda	

[a] O teste para VPPB no CSC supõe que o paciente esteja no teste posicional apropriado.
[b] O nistagmo é rotulado pela direção do componente rápido. No nistagmo de batimento para cima (NBC), o componente rápido do nistagmo é de batimento para cima; NBB = nistagmo de batimento para baixo.
[c] A rotação torcional é observada no que se refere aos polos superiores dos olhos a partir da perspectiva do fisioterapeuta.
[d] Quando a VPPB ocorre no CSC lateral, o nistagmo estará presente quando a cabeça é posicionada para qualquer um dos lados.
Nistagmo ageotrópico = componente rápido bate em direção contrária ao solo; nistagmo geotrópico = componente rápido bate em direção ao solo.

tratamento diferentes, todas baseadas nas teorias fisiopatológicas dessa doença. As técnicas incluem a manobra de reposicionamento canalicular, a manobra liberatória (Semont) e os exercícios de Brandt-Daroff.

A *manobra de reposição canalicular (MRC)* é baseada na teoria de canalitíase dos detritos flutuando livremente no CSC.[100] A cabeça do paciente é movida para posições diferentes em uma sequência que irá mover os detritos para fora do CSC envolvido e para dentro do vestíbulo (termo geral para a localização do utrículo e do sáculo) (ver Fig. 21.1). Uma vez que os detritos estejam no vestíbulo, os sinais e sintomas devem se resolver. As posições utilizadas no tratamento da canalitíase dos CSC posterior e anterior podem ser as mesmas. A Figura 21.16 ilustra a MRC aplicada ao CSC posterior esquerdo ou anterior esquerdo. É importante instruir o paciente de que se deve realizar o movimento horizontal da cabeça para evitar a rigidez dos músculos do pescoço. Os pacientes podem querer limitar o movimento vertical da cabeça. A MRC também foi adaptada para aplicação ao CSC lateral (Fig. 21.17), embora a VPPB seja menos comum no CSC lateral ou anterior.[101] As instruções originais pós-MRC pediam aos pacientes que permanecessem na posição vertical por 1-2 noites (dormissem em uma cadeira reclinável) e depois evitassem dormir sobre o lado envolvido por cinco noites adicionais. Não há evidências que apoiem o sono em uma posição vertical após o MRC.[102] A recorrência da VPPB varia dependendo do estudo envolvido.[103,104] Não há evidências de que a MRC profilática evite a recorrência.[105]

A *manobra liberadora (Semont)* foi realizada pela primeira vez como um tratamento para a VPPB do CSC posterior baseada na teoria da cupulolitíase.[106] A manobra envolve mover rapidamente o paciente ao longo de posições destinadas a desalojar os detritos da cúpula (Fig. 21.18). Os dados sugerem que é eficaz como um tratamento alternativo à canalitíase, embora seja mais difícil para o paciente tolerá-la.[107,108]

Os *exercícios de Brandt-Daroff* foram originalmente concebidos para habituar o SNC à posição provocadora.[109] Eles também podem agir desalojando os detritos da cúpula ou fazendo com que os detritos saiam do canal. A Figura 21.19 ilustra os exercícios. O exercício deve ser realizado por 5-10 repetições, três vezes ao dia, até que o paciente não tenha vertigem durante dois dias consecutivos. Se o paciente tem vertigens graves ou queixas de náuseas, diminuir a quantidade de repetições para três, realizadas três vezes por dia, pode tornar os exercícios mais toleráveis. É importante explicar ao paciente que os movimentos devem ser realizados rapidamente e que isso provavelmente irá provocar vertigem. As instruções ao paciente também devem informá-lo de que é normal ter alguns sintomas residuais de desequilíbrio e náuseas ao concluir os exercícios. Os sintomas residuais geralmente são temporários e o paciente precisa continuar os exercícios.

O objetivo de realizar a MRC e os procedimentos de liberação é devolver as otocônias ao vestíbulo, onde os cristais de cálcio podem ser reabsorvidos ou, talvez, dissolvidos. Embora originalmente concebidos para se habituar à resposta vestibular periférica, os exercícios de Brandt-Daroff também levam a uma remissão completa dos sintomas, às vezes após a primeira sessão de exercícios.[109] Os desfechos da fisioterapia também devem incluir ensinar o paciente a usar as técnicas apropriadas em casa, no caso de reincidência. Ver a Tabela 21.7, que contém orientações sugeridas para o uso da MRC, da manobra liberatória (Semont) e dos exercícios de Brandt-Daroff.

Hipofunção vestibular unilateral

O desenvolvimento de objetivos e desfechos esperados específicos para um dado paciente com HVU se baseia nos seguintes objetivos gerais:

- O paciente demonstrará melhora na estabilidade do olhar durante os movimentos de cabeça.

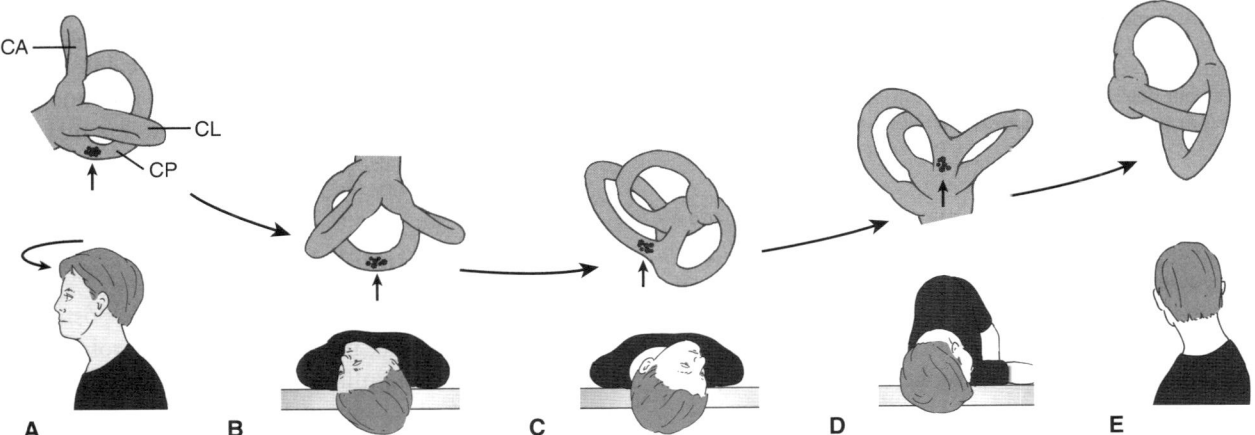

Figura 21.16 Manobra de reposicionamento canalicular (MRC) para VPPB do canal semicircular posterior ou anterior. (**A**) A cabeça do paciente é inicialmente girada a 45° na direção do lado envolvido, representado aqui como o esquerdo. (**B**) O paciente é então movido para a posição de Dix-Hallpike com a orelha esquerda afetada em direção ao solo. (**C**) Em seguida, a cabeça deve girar 90° para a direita. É importante manter a extensão de 30° do pescoço durante este passo. A cabeça deve agora ser posicionada a 45° para a direita. (**D**) O paciente é rodado sobre o ombro direito e (**E**) lentamente trazido à posição sentada, com a cabeça ainda girada 45° para a direita. Pode-se então colocar um colar cervical macio no paciente. Observe a orientação do labirinto em cada passo. A seta aponta para os detritos flutuando livremente e mostra o seu movimento ao longo do canal em direção ao pilar comum (**D**). CA = CSC anterior; CP = CSC posterior; CL = CSC lateral. Entre cada passo, o profissional de saúde deve esperar 1-2 minutos ou até que a vertigem e o nistagmo cessem para assegurar que as otocônias passaram pelo canal.

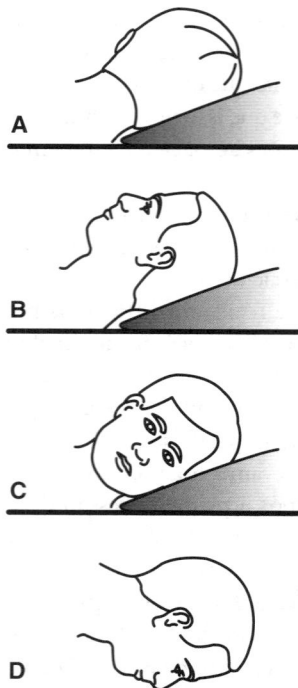

Figura 21.17 Manobra de reposicionamento canalicular (MRC) para a VPPB do canal semicircular lateral direito. Inicialmente, a cabeça do paciente deve ser colocada a 20° de flexão cervical. (**A**) Para o tratamento de uma VPPB do canal lateral direito, a cabeça do paciente é colocada inicialmente a 90° para a direita. (**B**) Em seguida, a cabeça deve girar 90° para a esquerda. O fisioterapeuta deve esperar nesta posição por 15 segundos ou até que a vertigem e o nistagmo tenham cessado. (**C**) A cabeça deve então ser girada outros 90° para a esquerda; o fisioterapeuta deve novamente esperar por 15 segundos ou até que a vertigem e o nistagmo tenham cessado. (**D**) O paciente deve, então, rolar em decúbito ventral e aguardar os sinais ou sintomas cessarem. O fisioterapeuta deve tentar manter a cabeça a 20° de flexão durante a transição de **C** para **D**. Se o MRC tiver sido bem-sucedido, o nistagmo e a vertigem devem se resolver quando o paciente estiver em decúbito ventral. O paciente pode precisar de ajuda para sentar-se a partir do decúbito ventral.

- O paciente demonstrará diminuição na sensibilidade ao movimento.
- O paciente demonstrará melhora na estabilidade postural estática e dinâmica.
- O paciente será independente no desempenho adequado de um programa de exercícios domiciliares (PED) que inclua caminhadas.

Os pacientes com HVU devem ser informados de que o tempo de recuperação após o início da reabilitação vestibular varia de 6-8 semanas, em média. Para garantir a adesão aos exercícios de reabilitação vestibular, os pacientes devem ser encorajados com frequência e os objetivos e desfechos mutuamente acordados devem ser regularmente reforçados.

Exercícios de estabilização do olhar

O objetivo desses exercícios é melhorar o RVO e outros sistemas que são utilizados para ajudar na estabilidade do olhar com movimentos de cabeça. Os exercícios de adaptação vestibular são projetados para expor o paciente ao deslizamento da retina. Esse **deslizamento da retina** ocorre quando a imagem de um objeto se move para fora da fóvea da retina, resultando em visão turva. O deslizamento da retina é necessário já que esse é o sinal utilizado para guiar a adaptação vestibular dentro do encéfalo. Como o encéfalo é capaz de tolerar pequenas quantidades de deslizamento da retina ainda vendo um alvo claramente, o paciente deve tentar manter o alvo em foco. Por outro lado, quando o movimento da cabeça é muito rápido, ele resultará em deslizamento excessivo da retina. Os dois paradigmas principais da adaptação vestibular são os exercícios × 1 (vezes 1) e × 2 (vezes 2).[110] No exercício × 1, o paciente é convidado a mover a cabeça horizontalmente (e verticalmente, se apropriado) tão rapidamente quanto possível, mantendo o foco em um alvo estável. O paciente deve aprender a desacelerar o movimento da cabeça se o alvo tornar-se turvo. Um bom alvo para uso é um cartão de visita, pedindo ao paciente para se concentrar em uma palavra ou letra de uma palavra. A distância inicial do alvo deve ser de um braço de distância. O paradigma × 2 requer que o paciente mova a cabeça e o alvo em sentidos opostos (Fig. 21.20). Ambos os paradigmas devem ser progressivamente dificultados à medida que o paciente melhora. Exemplos de dificuldade crescente incluem usar um fundo que distrai (xadrez, persianas) enquanto o paciente tenta se concentrar na letra ou na palavra, variar a distância em que o paciente realiza os exercícios, mover a cabeça mais rapidamente e realizar o exercício em pé ou andando. O teste de *ACVD computadorizado* é uma medida útil da melhora na estabilidade do olhar em indivíduos com HVU e TCE.[63,111]

Exercícios de estabilidade postural

O objetivo dos exercícios de estabilidade postural é melhorar o equilíbrio, incentivando o desenvolvimento de estratégias de equilíbrio dentro das limitações do paciente, sejam elas somatossensoriais, visuais ou vestibulares. Os exercícios devem desafiar o paciente e ser seguros o suficiente para serem realizados de maneira independente (Tab. 21.8). Os exercícios devem ser atualizados e progredir de modo a incorporar desafios adicionais (Fig. 21.21). Além disso, é importante incorporar o movimento da cabeça aos exercícios porque muitos pacientes com perda vestibular tendem a diminuir os movimentos de cabeça.

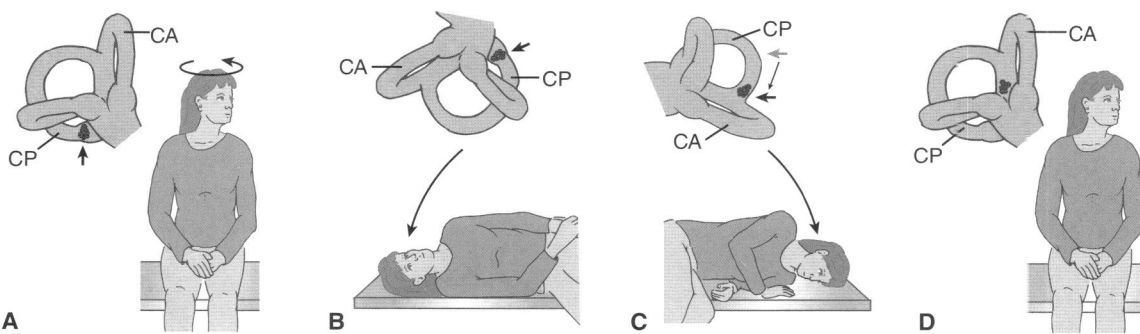

Figura 21.18 Manobra liberadora (Semont) para VPPB do CSC posterior direito. O fisioterapeuta deve ajudar o paciente neste procedimento de posicionamento. Observe as otocônias aderidas à cúpula em **A** e **B**. (**A**) A cabeça deve girar 45° para a esquerda. (**B**) Com assistência, o paciente passa de sentado para decúbito lateral direito e permanece nesta posição durante 1 minuto. (**C**) O paciente é então rapidamente movido 180°, do decúbito lateral direito para o esquerdo. A cabeça deve estar na posição original de partida, virada para a esquerda (nariz para baixo na posição final), neste exemplo. Observe que as otocônias se desalojaram da cúpula. Após 1 minuto nesta posição, (**D**) o paciente retorna à posição sentada. CA = CSC anterior; CP = CSC posterior.

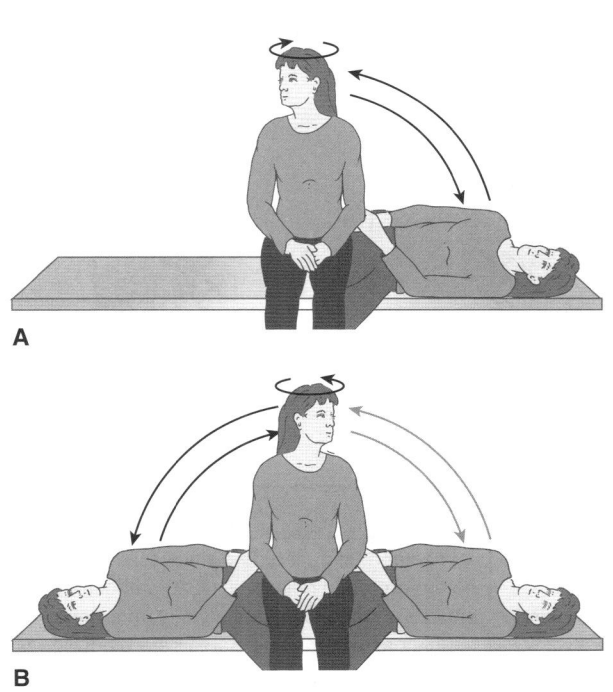

Figura 21.19 Exercícios de Brandt-Daroff para VPPB do CSC posterior. (**A**) O paciente começa na posição sentada e vira a cabeça 45° para um lado (esquerdo), então rapidamente se deita sobre o ombro oposto (direito). O paciente deve ser instruído a permanecer nesta posição por 30 segundos ou até que a vertigem cesse. O paciente então retorna lentamente à posição inicial (**A**), mantendo a rotação da cabeça (esquerda) até a posição sentada. (**B**) Em seguida, o paciente vira a cabeça para a direção oposta (à direita) e se deita sobre o outro ombro (esquerdo), observando as diretrizes de tempo semelhantes de 30 segundos. O exercício deve ser feito 10-20 vezes, três vezes por dia, até que o paciente não tenha mais vertigem durante dois dias consecutivos.

Tabela 21.7 Técnicas de tratamento da vertigem posicional paroxística benigna

Procedimento de tratamento	Diagnóstico/sintomas
MRC	VPPB decorrente da canalitíase. A canalitíase do CSC posterior é a mais comum
Manobra liberatória	VPPB decorrente da cupulolitíase. A cupulolitíase do CSC posterior é a mais comum
Exercícios de Brandt-Daroff	Vertigem persistente/residual ou leve (mesmo após MRC). Para o paciente que não é capaz de tolerar a MRC

VPPB = vertigem posicional paroxística benigna; MRC = manobra de reposicionamento canalicular; CSC = canal semicircular.

Exercícios de habituação (sensibilidade ao movimento)

Os exercícios de *habituação* são necessários quando um paciente com uma HVU tem queixas contínuas de tontura. A *habituação* é definida como a redução na resposta a um movimento executado repetidamente. Esses exercícios foram os primeiros métodos bem-sucedidos usados para tratar pessoas com transtornos vestibulares. Vários pesquisadores[45,112] desenvolveram versões de testes posicionais com base nos exercícios originais e estudos de Cawthorne,[14] Cooksey,[15] Norre e Deweerdt[113] e Dix.[114,115] Contudo, conforme aumenta o conhecimento que se tem do sistema vestibular, é possível fornecer exercícios mais específicos do que os oferecidos pela técnica de habituação. O fisioterapeuta não deve tratar todos os pacientes vestibulares com exercícios de habituação.

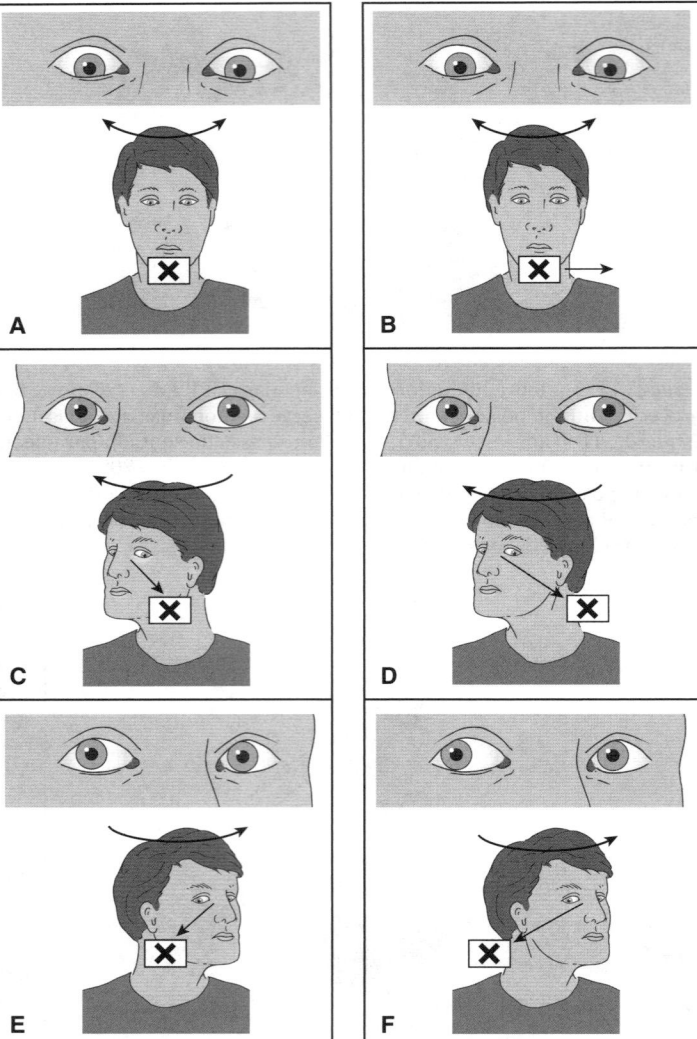

Figura 21.20 Exercícios de estabilização do olhar. (A, C, E) Paradigma × 1: o paciente é instruído a focar os olhos em um alvo próximo. Enquanto mantém o foco no alvo, o paciente gira horizontalmente a cabeça mantendo o alvo imóvel. (B, D, F) Paradigma × 2: o paciente é instruído a focar os olhos em um alvo próximo. Enquanto mantém o foco, o paciente vira horizontalmente a cabeça e o alvo em direções *opostas*. Os paradigmas × 1 e × 2 exigem vigilância do paciente para garantir uma visão nítida durante os movimentos. Ambos os exercícios normalmente são realizados durante 1-2 minutos, cinco vezes ao dia. Podem ser repetidos fazendo movimentos verticais da cabeça.

Tabela 21.8 Exercícios de equilíbrio e progressões

Início	Progressão	Propósito
1. Em posição ortostática com os pés afastados na largura dos ombros, braços cruzados sobre o tórax.	Una os pés. Olhos fechados. Fique em pé sobre uma almofada do sofá ou espuma.	Aumentar a utilização de pistas vestibulares para o equilíbrio pela diminuição na base de apoio. Os olhos fechados aumentam a dependência das pistas vestibulares para o equilíbrio.
2. Pratique oscilações sobre o tornozelo: medial-lateral e anterior-posterior.	Faça oscilações circulares. Olhos fechados.	Ensinar o paciente a utilizar uma estratégia de tornozelo correta.
3. Tente deambular com o calcanhar tocando os dedos do pé contralateral em uma superfície firme.	Faça o mesmo exercício sobre um tapete.	Aumentar a utilização de pistas vestibulares para o equilíbrio pela diminuição na base de apoio. Fazer o exercício sobre o tapete altera os *inputs* proprioceptivos, aumentando a dificuldade.
4. Dê cinco passos e vire 180° (esquerda e direita).	Faça curvas mais fechadas. Olhos fechados.	Virar impõe um desafio maior sobre o sistema vestibular.
5. Deambule movimentando a cabeça de um lado para outro, para cima e para baixo.	Conte regressivamente a partir de 100 de três em três.	Usar demandas cognitivas ou motoras de distração para desafiar o equilíbrio.

Observação: esta tabela apresenta uma quantidade limitada de exercícios que são eficazes em melhorar o equilíbrio funcional. Cada um dos exercícios de equilíbrio deve ser realizado três vezes por dia durante 1-2 minutos cada repetição.

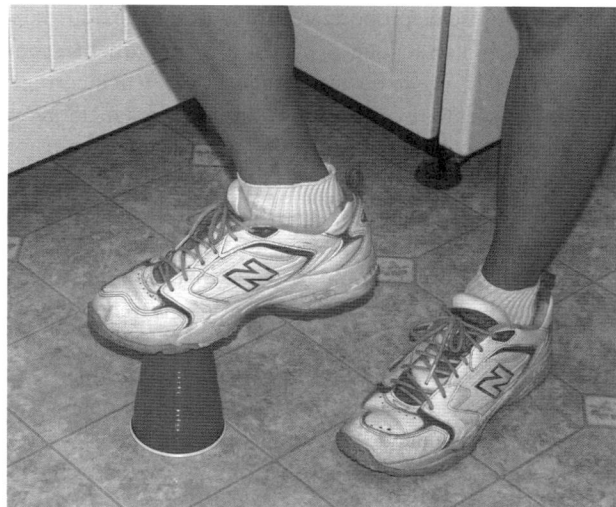

Figura 21.21 Exemplo de um exercício de equilíbrio mais difícil. Instrua o paciente a colocar delicadamente o pé sobre um copo de plástico e a manter o equilíbrio sem esmagar o copo. Inicialmente, o paciente deve ser aconselhado a apoiar uma das mãos. O exercício pode ser progredido para olhos fechados, retirada do apoio de mão, ou pisar alternando o pé que está sobre o copo.

Para determinar quais exercícios de habituação prescrever, o fisioterapeuta deve primeiro determinar as posições de provocação (ver Fig. 21.8). Quando uma posição provoca tontura leve a moderada, o paciente permanece na posição de provocação durante 30 segundos ou até o desaparecimento dos sintomas, o que ocorrer primeiro.[109] Fornece-se ao paciente um programa de exercícios domiciliares (PED) com base nos resultados do teste posicional.[45,109] Os exercícios provocadores são realizados de três a cinco vezes cada, duas a três vezes ao dia. A Figura 21.22 fornece um exemplo de um PED usando o treinamento de habituação vestibular. Um diário de atividades pode ser um método útil para monitorar a resposta ao treinamento. Os exercícios são projetados para reproduzir a tontura, e o paciente deve ser incentivado com a informação de que os sintomas normalmente diminuem dentro de 2 semanas. Se depois de 2 semanas os sintomas não melhorarem, os exercícios de habituação iniciais devem ser alterados. Se os exercícios não ajudarem, o paciente deve ser encaminhado a um fisioterapeuta especializado em reabilitação vestibular e/ou um médico para uma avaliação mais aprofundada.

Hipofunção vestibular bilateral

O desenvolvimento de objetivos e desfechos esperados específicos para um dado paciente com HVB se baseia nos seguintes objetivos gerais:

- O paciente demonstrará melhora na estabilidade do olhar durante os movimentos de cabeça.
- O paciente demonstrará redução nas queixas subjetivas de instabilidade do olhar.
- O paciente demonstrará um melhor equilíbrio estático e dinâmico.
- O paciente será independente no desempenho adequado de um PED que inclua caminhadas.

Instruções ao paciente:
Uma vez na posição de provocação, espere 10 segundos para determinar se a vertigem ocorrerá. Se você sentir sintomas de tontura, permaneça na posição por mais 20 segundos (total de 30 segundos) ou até que a tontura diminua, o que ocorrer primeiro. Se você não sentir nenhum sintoma, pode retornar à posição inicial. Agora que você retornou à posição inicial, permaneça nela por 10 segundos para monitorar sua tontura. Se estiver tonto, permaneça na posição de retorno por mais 20 segundos (total de 30 segundos) ou até que os sintomas diminuam, o que ocorrer primeiro. Repita cinco vezes.

Exemplos de exercícios:
1) Passar rapidamente da posição sentada à flexão de tronco como se quisesses tocar o nariz no joelho.
2) Passar rapidamente da posição sentada na beira do leito à posição deitada.
3) Em decúbito dorsal, rolar para a esquerda e depois para a direita.

Diretrizes para o fisioterapeuta:
Muitas vezes, o paciente pode queixar-se de um determinado movimento não descrito no exame que provoca os sintomas. Esse movimento pode ser adaptado para ser incluído no programa de exercícios domiciliares do paciente.

	Seg	Ter	Qua	Qui	Sex	Sáb	Dom
Duração (0-30 segundos)							
Intensidade (0-5)							

Figura 21.22 Exemplo de um programa de exercícios domiciliares usando a terapia de habituação. A intensidade se refere aos sintomas (ou tontura) em uma escala de cinco pontos (0 = nenhum, 5 = mais grave possível).

- O paciente demonstrará melhora nas habilidades de tomada de decisão em relação ao desempenho de atividades básicas e instrumentais da vida diária.

O tratamento de pacientes com HVB é projetado para lidar com as queixas principais de instabilidade do olhar durante o movimento da cabeça, desequilíbrio e ataxia da marcha. Os exercícios de estabilidade do olhar podem ser semelhantes ao paradigma × 1 descrito no tratamento para a HVU. O uso do paradigma × 2 geralmente não é recomendado para o paciente com HVB, porque esse exercício pode causar deslizamento excessivo da retina. (No entanto, muitos pacientes têm uma HVB assimétrica, na qual o exercício × 2 pode ser útil.) Em vez disso, exercícios que incorporem movimentos dos olhos e da cabeça sequenciados e o uso de alvos imaginários podem melhorar a estabilidade do olhar por meio de um reforço da pré-programação central do movimento dos olhos (Tab. 21.9).

Os pacientes com HVB dependem da somatossensação e/ou da visão para manter a estabilidade postural. Os exercícios de equilíbrio devem reforçar o uso dessas pistas. Deve-se tomar cuidado para que os exercícios sejam realizados com segurança, porque as pessoas com HVB estão propensas a queda.[116] É essencial iniciar o paciente em um programa de deambulação, diariamente se tolerado. Isso pode ser progredido para deambulação em superfícies diferentes (grama, cascalho, areia) e em ambientes distintos (supermercado, *shopping center*). A recuperação de uma lesão envolvendo ambos os sistemas vestibulares leva muito mais tempo do que uma lesão unilateral. Os pacientes devem ser informados de que podem ser necessários até 2 anos para garantir a recuperação o mais completa possível. Por essa razão, as orientações ao paciente enfatizando as atividades diárias são de alta prioridade. As atividades diárias devem continuar além do curso de reabilitação vestibular. Outras atividades recomendadas incluem os exercícios em piscina e o Tai Chi. A piscina proporciona um ambiente de flutuabilidade, possibilitando que o paciente se movimente com segurança, sem o risco de queda rápida. O Tai Chi incorpora movimentos lentos e controlados utilizados para melhorar o equilíbrio, a flexibilidade e aumentar a força. Na maior parte dos casos, a pessoa com uma HVB terá limitações nas atividades ou incapacidade. Determinadas atividades podem sempre apresentar limitações, como deambular no escuro, dirigir à noite ou praticar esportes que envolvem movimentos rápidos da cabeça.[117] Os pacientes idosos podem precisar de um dispositivo de assistência, como uma bengala, para a locomoção segura durante a noite ou em superfícies irregulares. Os exercícios de habituação não funcionam para o paciente com uma perda vestibular bilateral.[45]

Os exercícios de adaptação vestibular são um excelente ponto de partida para a reabilitação de pacientes com hipofunção vestibular (HVU e HVB). Pesquisas apoiam os efeitos benéficos dos exercícios de adaptação vestibular na marcha, postura e ACVD (Quadro 21.1 Resumo de evidências).[39,118-127]

Função vestibular central anormal

O desenvolvimento de objetivos e desfechos esperados específicos para um dado paciente com lesão vestibular central se baseia nos seguintes objetivos gerais:

- O paciente demonstrará melhora nas habilidades de tomada de decisão em relação às estratégias de prevenção de quedas e precauções de segurança necessárias para possibilitar a atuação segura dentro de casa e na comunidade.
- O paciente demonstrará melhora nas habilidades de tomada de decisão em relação ao uso de estratégias compensatórias para auxiliar na estabilidade do olhar.
- O paciente será independente no desempenho adequado de um PED que inclua caminhadas.

Tabela 21.9 Exercícios para lesão vestibular bilateral para melhorar a pré-programação dos movimentos do olho

Início	Progressão
1. Na posição sentada, mantenha dois alvos à distância de um braço da cabeça (ou seja, "X" e "Y"). Olhe com o primeiro olho para um dos alvos ("X") e certifique-se de que seu nariz também está apontado para o alvo "X". Agora olhe para o alvo "Y" apenas com os olhos, e então vire a cabeça horizontalmente apontando o nariz para o alvo "Y". Repita essa sequência de alternar entre os dois alvos. Tente fazer isso por 60 segundos. O paciente deve ser orientado a sempre fazer primeiro a rotação do olho, seguida pela rotação da cabeça.	Progrida aumentando a distância utilizada para ver o alvo. Use um fundo que confunda (xadrez, persianas). Progrida fazendo a atividade em pé.
2. Na posição sentada, realize o exercício anterior utilizando giros verticais da cabeça.	Mesmo que acima.
3. Na posição sentada, mantenha um alvo à distância de um braço da cabeça. Feche os olhos e vire a cabeça horizontalmente para longe do alvo, tentando manter os olhos focados no alvo. Abra os olhos só depois de ter virado a cabeça.	Progrida fazendo a atividade em pé. Progrida diminuindo a base de apoio.

Quadro 21.1 Resumo de evidências
Estudos de desfecho usando exercícios de adaptação vestibular para melhorar a marcha, o equilíbrio e a acuidade visual dinâmica em indivíduos com hipofunção vestibular

Referência	Amostra	Metodologia/ intervenção	Duração	Resultados	Comentários
Krebs et al.[118] (1993)	8 indivíduos E (n = 4); HVB Média de idade 67,3 ± 15,9 C (n = 4); HVB Média de idade 61,1 ± 12,2.	ECR; estudo de desfecho de tratamento; grupo-controle E: exercícios de adaptação vestibular e substituição C: exercícios isométricos e condicionamento geral.	Cada grupo: FIT ambulatorial, uma vez por semana e PED 1 ou 2 vezes/dia.	E: aumento na velocidade preferida de marcha, redução no tempo de duplo apoio; aumento da distância em que se tolera um CDM desviado do CDP; nenhuma alteração no teste da cadeira giratória, prova calórica, teste do RVOV ou escores do DHI nos grupos C ou E.	Primeiro estudo controlado que investigou a eficácia da reabilitação vestibular em pacientes com HVB.
Herdman et al.[119] (1995)	E: (n = 11); HVU decorrente de ressecção de NA; média de idade de 59,3 ± 10,9 anos C: (n = 8); média de idade de 47,9 ± 10,4 anos; CE: pacientes com invasão tumoral não cerebelar e/ou do tronco encefálico ou déficits musculoesqueléticos.	ECR; estudo de tratamento pré-teste/pós-teste com grupo-controle E: exercícios de adaptação vestibular, exercícios de locomoção C: exercícios de perseguição suave (placebo) e exercícios de deambulação.	Exercícios iniciados no 3º PO Cada grupo realizou exercícios (de adaptação ou perseguição suave) durante 1 minuto, 5 vezes/dia por um total de 20 minutos/dia.	Principal medida de desfecho: PODIC E: menos desequilíbrio; no 3º PO: 64% dos indivíduos do grupo E eram capazes de realizar o RomOF vs. 25% dos controles; no 3º PO: o grupo E apresentava menos oscilação anteroposterior para as condições 4 a 6 da PODIC; no 6º PO, 80% dos indivíduos do grupo E eram capazes de realizar o RomOF vs. 57% dos controles.	Primeiro estudo que defendeu a reabilitação vestibular como uma intervenção pós-operatória precoce para o NA; cada indivíduo (E e C) foi pareado por idade, em decorrência da diferença estatisticamente significativa na idade.
Strupp et al.[120] (1998)	39 pacientes com HVU estável decorrente de neurite E: (n = 19); média de idade de 51,7 ± 11,1 C: (n = 20); média de idade de 52,4 ± 9,9 CE: diminuição na acuidade visual, doenças que prejudicam a mobilização, transtornos vestibulares centrais, histórico prévio de vestibulopatia.	ECR; pré-teste/pós-teste com grupo-controle; intervenção: ambos os grupos receberam programa de deambulação geral; o grupo E realizou também movimentos sacádicos, RVO, perseguição suave, exercícios de equilíbrio e melhora do reflexo cérvico-ocular.	E: realizou exercícios específicos 3 vezes/dia durante 30 minutos por 5-7 dias; exercícios deveriam ser continuados independentemente por 3 semanas por meio de instruções em vídeo C: recebeu programa de deambulação; encorajamento.	Não houve diferença na torção ocular, teste visual vertical subjetivo ou velocidade média do olho lento em decorrência da irrigação calórica; o grupo E apresentou maior redução no percurso de oscilação total durante a posição ortostática na posturografia em plataforma.	As medidas de desfecho examinaram a função vestibular central. Estudo importante que mostra que muitas medidas de desfecho do desequilíbrio estático vestibular se recuperam espontaneamente.

(continua)

Quadro 21.1 Resumo de evidências *(continuação)*
Estudos de desfecho usando exercícios de adaptação vestibular para melhorar a marcha, o equilíbrio e a acuidade visual dinâmica em indivíduos com hipofunção vestibular

Referência	Amostra	Metodologia/ intervenção	Duração	Resultados	Comentários
Cohen e Kimball[121] (2003)	53 indivíduos com vestibulopatia crônica; randomizados para um de três grupos CE: doença de Ménière, VPPB, neurite ou labirintite vestibular aguda, limitações ortopédicas, traumatismo cranioencefálico, doença neurológica, doença otológica, uso de medicação supressora vestibular.	ECR; pré-teste/pós-teste não controlados; cada grupo realizou apenas exercícios domiciliares (PED); Grupo 1: rotação lenta da cabeça enquanto sentado sem fixação visual Grupo 2: rotação rápida da cabeça com fixação visual, sentado e em pé Grupo 3: mesmo que Grupo 2 com ligação telefônica de acompanhamento para incentivo.	Todos os 3 grupos: 5-10 minutos de exercício 5 vezes/dia em casa (PED); pós-teste depois de 4 semanas de PED.	Nenhuma diferença entre os 3 grupos em relação à redução na intensidade da vertigem, frequência de vertigem, ou sintomas produzidos durante as habilidades de AVD.	PED benéfico para pacientes com hipofunção vestibular; como todas as medidas de desfecho são subjetivas, é difícil determinar o real significado funcional; difícil discernir que os resultados não são decorrentes da recuperação natural sem um grupo-controle verdadeiro (ou seja, nenhum tratamento ou nenhuma rotação de cabeça).
Krebs et al.[122] (2003)	84 indivíduos HVU: (n = 33); média de idade de 59,42 ± 20,37 HVB: (n = 51); média de idade de 59,56 ± 18,97 CE: VPPB, doença de Ménière, vestibulopatia instável.	ECR; duplo-cego com controle; medidas de estabilidade da marcha no início do estudo e com 6 semanas, 12 semanas e 1 ano E: exercícios de adaptação vestibular e substituição; exercícios de retreinamento do equilíbrio; PED de RV C: Exercícios isométricos e condicionamento geral; RV ambulatorial.	E: FIT ambulatorial 1 vez/semana durante 6 semanas; em seguida. 6 semanas de PED de RV C: FIT ambulatorial 1 vez/semana durante 6 semanas; em seguida 6 semanas de RV (1 vez/semana).	Na avaliação em 6 semanas, apenas o grupo E apresentou aumento significativo na velocidade preferida de marcha, redução na BDA, redução no tempo de duplo apoio, redução na oscilação ML, redução na velocidade lateral, aumento da distância em que se tolera um CDM desviado do CDP; 61% do grupo E demonstrou essas melhorias; em 1 ano, observaram-se efeitos significativos do tratamento na velocidade preferida de marcha, redução na BDA, redução na oscilação ML e redução na velocidade lateral.	Primeiro estudo de longo prazo a documentar os benefícios da RV; os indivíduos com HVB se recuperaram em quantidades semelhantes aos indivíduos com HVU.

(continua)

Quadro 21.1 Resumo de evidências *(continuação)*
Estudos de desfecho usando exercícios de adaptação vestibular para melhorar a marcha, o equilíbrio e a acuidade visual dinâmica em indivíduos com hipofunção vestibular

Referência	Amostra	Metodologia/ intervenção	Duração	Resultados	Comentários
Patten et al.[123] (2003)	20 indivíduos E: (n = 10) pacientes com HVB; média de idade de 69 ± 13,2 C: (n = 10) controles saudáveis; média de idade de 68,9 ± 13,03; pareados por estatura e massa corporal CE: disfunção do SNC, prejuízo neuromusculoesquelético, AVE, déficit de nervo periférico, deficiência visual.	ECR; pré-teste/pós-teste com grupo-controle E: menciona exercícios semelhantes aos do estudo Krebs 1993 C: nenhum exercício.	Estudo menciona duração do exercício semelhante a do estudo Krebs, 1993.	Melhora significativa no nível de coordenação da cabeça; comparável a controles saudáveis.	Autores recomendam que os objetivos da RV incluam exercícios para aumentar a estabilidade da cabeça durante a marcha.
Herdman et al.[39] (2003)	21 pacientes com HVU E: n = 13; média de idade de 65,1 ± 16,5 C: n = 8; média de idade de 64,9 ± 16,2. CE: ACVD normal, HVB.	ECR; duplo-cego; medidas repetidas com controle E: exercícios de adaptação do RVO e retreinamento do equilíbrio C: exercícios de perseguição suave e equilíbrio; ACVD medida semanalmente durante 4 semanas.	Grupos E e C exercitaram-se 4-5 vezes/dia durante 20-30 minutos, além dos 20 minutos de exercícios de equilíbrio.	12 de 13 indivíduos do grupo E demonstraram retorno da ACVD aos valores normais pareados por idade; nenhuma mudança na ACVD do grupo-controle; apenas o tipo de exercício contribuiu para a mudança na ACVD.	Primeiro estudo importante a mostrar o efeito benéfico de exercícios de adaptação do RVO na melhora da estabilidade do olhar em pessoas com HVU conforme medido pela ACVD.
Herdman et al.[124] (2007)	13 pacientes com HVB E: n = 8; média de idade de 63,6 ± 9,4 C: n = 8; média de idade de 63,6 ± 10,8 CE: presença de nistagmo em luz ambiente, acuidade visual estática pior que 0,500 logMAR, menores de idade/incapazes de compreender o propósito do estudo.	ECR; duplo-cego; medidas repetidas com controle E: exercícios de adaptação do RVO e retreinamento do equilíbrio C: exercícios de perseguição suave e equilíbrio; ACVD medida semanalmente durante 6 semanas; medida EVA-O.	Grupos E e C exercitaram-se 4-5 vezes/dia durante 20-30 minutos, além dos 20 minutos de exercícios de equilíbrio.	7 de 8 indivíduos do grupo E apresentaram melhora na ACVD; os indivíduos do grupo C não apresentaram melhora. As mudanças na EVA-O não se correlacionaram com a mudança na ACVD.	Apenas o tipo de exercício se correlacionou com a mudança na ACVD, não a idade, o tempo desde o início, os valores iniciais de ACVD ou queixas de oscilopsia e desequilíbrio.

(continua)

Quadro 21.1 Resumo de evidências *(continuação)*
Estudos de desfecho usando exercícios de adaptação vestibular para melhorar a marcha, o equilíbrio e a acuidade visual dinâmica em indivíduos com hipofunção vestibular

Referência	Amostra	Metodologia/ intervenção	Duração	Resultados	Comentários
Hillier e Hollohan[125] (2007)	Revisão de 21 ensaios clínicos.	Revisão da Cochrane dos ECR sobre a RV em adultos que vivem na comunidade diagnosticados com hipofunção vestibular unilateral periférica sintomática.	Os estudos incluídos abordaram a eficácia da RV em relação a intervenções placebo/controle e intervenções de reabilitação não vestibulares, comparando os indivíduos em cada grupo que tiveram resolução dos sintomas e/ou melhora da função significativas.	Os dados individuais e agrupados mostraram um efeito estatisticamente significativo em favor da reabilitação vestibular sobre o controle ou nenhuma intervenção; não foram relatados efeitos adversos.	Evidência moderada a forte de que a reabilitação vestibular é um manejo eficaz e seguro para a HVU.
Schubert et al.[126] (2008)	E: n = 4 HVU e 1 HVB; média de idade de 54,4 ± 8,9 anos C: n = 5 controles saudáveis pareados por idade, média de idade de 54 ± 12,8 anos CE: pacientes com tontura não confirmada como hipofunção vestibular verdadeira, VPPB.	Estudo de intervenção com controles pareados por idade E: exercícios de adaptação do RVO e equilíbrio 4-5 vezes/dia por 20-30 minutos C: Nenhuma intervenção.	Média de 5,0 ± 1,4 consultas; mais de 66 ± 24 dias Medidas de desfecho: ganho no RVOa e ACVD.	Melhora na ACVD (média de 51% ± 25%, variação de 21-81%) Ganho de RVO durante a rotação da cabeça aumentou em cada paciente, variação média de 0,7 ± 0,2 a 0,9 ± 0,2 (35%) Para os pacientes do grupo-controle, o ganho no RVOa durante a ACVD foi sempre próximo de 1 Os pacientes também aumentaram o uso de movimentos sacádicos compensatórios.	Primeiro estudo a demonstrar o efeito mecanicista dos exercícios explicando a melhora na ACVD O sistema sacádico também é modificável com exercícios de estabilidade do olhar.
Giray et al.[127] (2009)	E: (n = 20); HVU crônica; idade de 52,5 ± 14,9 anos C: (n = 22); idade de 50,4 ± 18,6 anos CE: problemas para deambular, amplitude de movimento cervical reduzida; distúrbio visual ou somatossensorial, transtorno	ECR; estudo de tratamento pré-teste/pós--teste com grupo-controle E: exercícios personalizados de modo a incluir a adaptação, a habituação, a dessensibilização visual e exercícios de equilíbrio C: Nenhuma intervenção.	Total de 4 semanas; terapia ambulatorial 2 vezes/semana por 30-45 minutos; PED 2 vezes/dia durante 30-40 minutos.	Apenas o grupo E obteve melhora no DHI (média 52%), EEB (média de 4,12 pontos), TCISE (variação de 20-33%) e EVAd (média 52%).	Os pacientes com HVU crônica podem mostrar uma melhora significativa.

(continua)

Quadro 21.1 Resumo de evidências *(continuação)*
Estudos de desfecho usando exercícios de adaptação vestibular para melhorar a marcha, o equilíbrio e a acuidade visual dinâmica em indivíduos com hipofunção vestibular

Referência	Amostra	Metodologia/ intervenção	Duração	Resultados	Comentários
	cognitivo, ortopédico ou neurológico; vertigem flutuante, VPPB, sintomas com duração de mais de 2 meses, HVB.				

RVOa = reflexo vestíbulo-ocular angular; NA = neuroma acústico; BDA = base de apoio; EEB = Escala de Equilíbrio de Berg; VPPB = vertigem posicional paroxística benigna; HVB = hipofunção vestibular bilateral; C = grupo-controle; PODIC = posturografia dinâmica computadorizada; SNC = sistema nervoso central; CDM = centro de massa; CDP = centro de pressão; TCISE = teste clínico para a interação sensorial no equilíbrio; AVE = acidente vascular encefálico; DHI = Inventário da incapacidade decorrente da tontura; ACVD = acuidade visual dinâmica; E = grupo experimental; CE = Critérios de exclusão; PED = programa de exercícios domiciliares; ML = medial-lateral; PO = dia de pós-operatório; FIT = fisioterapia; RomOF = Romberg olhos fechados; HVU = hipofunção vestibular unilateral; EVAd = escala visual analógica para o desequilíbrio; EVA-O = escala visual analógica para a oscilopsia; RVOV = interação vestibular visual (reflexo vestíbulo-ocular visual); RVO = reflexo vestíbulo-ocular; RV = reabilitação vestibular.

Uma vez feito um diagnóstico preciso da doença vestibular central, o fisioterapeuta deve ser cuidadoso ao escolher as estratégias de reabilitação. Deve-se informar inicialmente o paciente em relação às expectativas para a recuperação. Em geral, o tempo de recuperação será de 6 meses ou mais, e a recuperação pode ser incompleta.[128] Muitos dos mecanismos adaptativos que se acredita que sejam responsáveis pela recuperação do sistema vestibular são processos centrais que podem ter sido danificados na lesão central inicial. O fisioterapeuta que atende pacientes com TCE deve ter cuidado para não ser muito agressivo, exacerbando demais os sintomas do paciente. Embora a reabilitação vestibular seja promissora para o tratamento de pessoas com TCE,[129] pode não ser sempre o tratamento de escolha em decorrência da sua natureza irritativa.

As intervenções fisioterapêuticas para uma lesão vestibular central ao nível do tronco encefálico (núcleos vestibulares) provavelmente serão semelhantes àquelas para uma HVU, com as mesmas expectativas de recuperação. Também é possível haver recuperação nas lesões corticais vestibulares, de um modo semelhante ao processo em que pode ocorrer recuperação em caso de acidente vascular encefálico.

Como muitos pacientes com lesões vestibulares centrais queixam-se de tontura, uma boa abordagem de tratamento é começar com exercícios de habituação. No entanto, os exercícios não devem ser demasiadamente agressivos, agravando assim a condição do paciente. Além disso, exercícios de marcha e equilíbrio projetados para incorporar contribuições somatossensoriais, visuais e vestibulares também são eficazes com essa população de pacientes.

Instruções ao paciente

O sistema vestibular requer movimento para se recuperar da maioria das lesões. Esse princípio básico deve ser exaustivamente discutido ao orientar os pacientes em relação ao retorno às atividades diárias, à realização de exercícios de maneira independente em casa e como uma diretriz geral para a sua recuperação. (O Apêndice 21.A inclui recursos da internet para médicos, famílias e pacientes.) O sistema vestibular não atingirá o nível máximo de melhora sem os movimentos de cabeça. O desafio no manejo tanto de pacientes ambulatoriais como de hospitalizados é determinar a quantidade de esforço que o paciente pode tolerar e criar uma estratégia de reabilitação vestibular eficaz sem causar efeitos deletérios.

Diagnósticos envolvendo o sistema vestibular

Doença de Ménière

A doença de Ménière é confirmada por uma perda auditiva de baixa frequência documentada e vertigem episódica. O paciente também pode queixar-se de uma sensação de plenitude no ouvido e zumbido. Os sintomas aumentam gradualmente em gravidade e podem perdurar por várias horas por episódio. Durante um episódio, os exercícios vestibulares não são recomendados. Contudo, a doença de Ménière crônica pode resultar em uma HVU, para a qual a reabilitação é adequada. A fisiopatologia da doença de Ménière provavelmente envolve, em parte, um aumento no líquido endolinfático que causa distensão dos tecidos membranosos.[130] Por conseguinte, o tratamento conservador é voltado a reduzir ou prevenir o acúmulo de líquido. Muitos pacientes podem lidar bem com os sintomas com uma dieta controlada. Os pacientes com doença de Ménière muitas vezes mantêm uma dieta com 2 g/dia ou menos de sódio. Essa é a restrição dietética mais importante a seguir. Outras substâncias que devem ser evitadas são a cafeína e o álcool. Às vezes, o tratamento conservador inclui a utilização de um diurético para controlar a quantidade de água no corpo. A cirurgia tanto para evitar o acúmulo de líquidos na orelha interna (colocação de shunt endolinfático) quanto para interromper o sinal vestibular anormal (secção do nervo vestibular ou ablação química utilizando injeção de gentamicina transtimpânica) pode ser indicada se os episódios forem frequentes o suficiente para perturbar a função diária. A fisioterapia é benéfica no tratamento dos efeitos de uma HVU decorrente da doença de Ménière crônica, embora a fisioterapia não interrompa os episódios de vertigem. Os exercícios de estabilidade postural e do olhar podem ser apropriados. A fisioterapia também é útil no tratamento do desequilíbrio que ocorre após uma neurectomia vestibular ou ablação química.

Fístula perilinfática

A fístula perilinfática (FPL) é mais comumente causada por uma ruptura das janelas do vestíbulo ou da cóclea, as membranas que separam as orelhas média e interna. Uma ruptura dessas membranas resulta em derrame de perilinfa para a orelha média. Os resultados são a vertigem e a perda auditiva. Normalmente, a perilinfa banha os CSC e atua como uma barreira protetora entre os labirintos ósseo e membranoso. A FPL geralmente é causada por um evento traumático, como mudanças excessivas de pressão como no mergulho em águas profundas, traumatismo cranioencefálico contundente sem fratura do crânio, ou ruído extremamente alto.[131] Esse diagnóstico é muito debatido e o tratamento para a FPL é igualmente ambíguo. Os pacientes muitas vezes são tratados primeiro com repouso absoluto, na esperança de possibilitar que a membrana cicatrize. Também são realizadas correções cirúrgicas da fístula. A fisioterapia é contraindicada na maior parte dos pacientes com FPL; no entanto, ela pode ser benéfica para os pacientes que têm desequilíbrio contínuo ou desenvolveram uma hipofunção vestibular no pós-operatório. O tratamento conservador provavelmente incluirá limitações estritas às atividades, o que exige uma boa comunicação entre o fisioterapeuta e o médico.

Uma forma de FPL não debatida é a deiscência do canal semicircular anterior. Nessa condição, a região do osso temporal que normalmente recobre o CSC anterior é fina ou ausente, tornando o CSC membranoso suscetível a estímulos que normalmente não o sensibilizariam (p. ex., sons, alteração na pressão craniana, vibrações).[132] O paciente notará uma síndrome perturbadora dos sinais vestibulares e auditivos que pode incluir movimentos oculares induzidos por ruídos altos ou esforços que aumentam a pressão intracraniana (p. ex., tosse), perda auditiva súbita ou progressiva, hiperacusia condutiva, perda auditiva condutiva que pode mimetizar uma otosclerose (crescimento anormal do osso perto da orelha média), autofonia (amplificação dos sons da voz da própria pessoa), desequilíbrio aos ruídos, vertigem ou sensibilidade ao movimento. Alguns pacientes ainda se queixam de ouvir ruídos como se seus bulbos oculares estivessem "arranhando uma lixa!".

Schwannoma vestibular

Os schwannomas vestibulares (SV), historicamente conhecidos como **neuromas acústicos**, são tumores benignos que surgem a partir das células de Schwann do oitavo nervo craniano, muitas vezes no meato acústico interno (MAI). O MAI também contém o nervo facial (VII nervo craniano) e a artéria auricular profunda, juntamente com o nervo vestibular. A manifestação dos sintomas geralmente está relacionada com o local em que surge o tumor. Se o tumor surge no MAI, então zumbido e perda auditiva muitas vezes são os primeiros sintomas. No entanto, se o crescimento ocorre no ângulo cerebelar-pontino, o tumor pode se tornar bastante grande antes que os sintomas de perda de audição sejam revelados. Assim, embora a perda auditiva unilateral frequentemente seja o primeiro sinal de SV, a patogênese das estruturas associadas no espaço às vezes pode resultar em sintomas vestibulares (i. e., vertigem, desequilíbrio), faciais ou até mesmo vasculares. Em geral, os tumores do SV crescem lentamente. Como resultado, a extensão do prejuízo na função do nervo vestibular ou facial muitas vezes não é apreciada até que o tumor seja removido. Isso ocorre porque o tumor comprime gradualmente os nervos cranianos e, no caso da função vestibular, possibilita que o encéfalo compense. No entanto, conforme o SV aumenta em tamanho, os sintomas de perda auditiva, zumbidos e hipofunção vestibular pioram, resultando em déficits primários. O tratamento geralmente envolve a excisão cirúrgica do tumor, embora a radiação Gamma Knife também seja uma opção. Na remoção do tumor, a maior parte da aferência vestibular unilateral é perdida, e o encéfalo agora percebe inputs vestibulares assimétricos. De modo ideal, a fisioterapia é iniciada durante o período pós-operatório imediato para ajudar o paciente a resolver os sintomas de desequilíbrio e oscilopsia.[119] O tratamento ambulatorial deve ser considerado, semelhante ao tratamento para uma HVU.

Enjoo de movimento

O enjoo de movimento é uma sensação normal que em algumas pessoas se torna debilitante. A explicação predominante para o enjoo de movimento é a *teoria do conflito sensorial*.[133] Os três *inputs* sensoriais com informações proprioceptivas, vestibulares e visuais não correspondem aos padrões neurais armazenados que o encéfalo espera reconhecer. Como resultado, as pessoas experimentam palidez, náuseas, vômitos, diaforese e sensibilidade ao movimento. A fisioterapia tem sido usada com sucesso para reduzir a sensibilidade ao movimento.[134] Outros métodos descritos para combater o enjoo de movimento incluem o uso da terapia cognitivo-comportamental, medicamentos, *biofeedback* e treinamento de habituação.[135-138]

Tonturas relacionadas com a enxaqueca

As tonturas relacionadas com a enxaqueca podem ser enganosamente semelhantes a uma lesão vestibular periférica, seja a VPPB ou a HVU. Os sintomas relacionados com a enxaqueca incluem a vertigem, a tontura, o desequilíbrio e o enjoo. Um estudo recente relatou que 100% dos pacientes com enxaqueca tinham nistagmo anormal durante uma crise de enxaqueca, se fossem posicionalmente testados como parte de um exame oculomotor.[139] A prevalência de enxaqueca é significativa. Afeta 6% dos homens e 15-18% das mulheres com idades entre 25-55 anos.[140] O exame clínico muitas vezes fornece o diagnóstico diferencial entre a doença vestibular e a enxaqueca. O histórico é essencial; perguntas importantes a serem feitas ao paciente com suspeita de enxaqueca incluem indagar se os sintomas pioram quando a pressão barométrica muda, e se a cefaleia ou a ingestão de determinados alimentos estão associadas a algum dos sintomas. Se o fisioterapeuta suspeitar de enxaqueca, o paciente deve ser encaminhado a um neurologista, de preferência um especializado em cefaleia. A enxaqueca geralmente é bem controlada com medicação e dieta. A enxaqueca não controlada pode piorar com exercícios como os da reabilitação vestibular, que estimulam o órgão vestibular periférico terminal e as vias centrais do RVO.[141] A reabilitação vestibular em pacientes com enxaqueca pode ser muito útil, mas os pacientes com hipofunção vestibular e enxaqueca não respondem bem.[142] Strupp et al.[143] forneceram uma discussão completa desse tópico.

Esclerose múltipla

A EM pode afetar o VIII nervo craniano no ponto em que ele entra no tronco encefálico e provocar sintomas idênticos aos de uma doença vestibular unilateral. Uma ressonância magnética irá garantir um diagnóstico preciso da EM.

Atrofia de múltiplos sistemas

A atrofia de múltiplos sistemas (AMS) é uma doença degenerativa progressiva do sistema nervoso que envolve quatro domínios clínicos: ataxia cerebelar, disfunção autônoma, sintomas semelhantes aos da doença de Parkinson e disfunção corticospinal. Foi descoberto que a AMS é uma causa de tontura e desequilíbrio.[144] O efeito da fisioterapia em pessoas com AMS não foi completamente investigado, embora tenha sido relatado um estudo de caso.[144]

Tonturas cervicogênicas

Tontura cervicogênica é um termo usado para sugerir que a causa de sintomas como a tontura ou desequilíbrio surgem de uma doença que afeta a coluna cervical ou os tecidos moles relacionados. Infelizmente, *vertigem cervical* é um termo ainda frequentemente usado, que sugere a vertigem verdadeira decorrente de doença cervical, não documentada em seres humanos. Acredita-se que os mecanismos envolvidos sejam de, pelo menos, duas fontes. Em primeiro lugar, a coluna cervical superior envia *inputs* proprioceptivos ao núcleo vestibular contralateral.[145] As lesões dos tecidos moles e a disfunção articular podem alterar os *inputs* aferentes contribuindo para a orientação espacial. Esses indivíduos parecem precisar de reabilitação vestibular.[146] Em segundo lugar, um paciente pode ter IVB (ver seção prévia intitulada Doença do sistema nervoso central). Em caso de suspeita de IVB, deve-se descartar primeiro o comprometimento vascular como causa dos sintomas do paciente. O teste para investigação de IVB pode ser realizado com o paciente sentado. O paciente se inclina para a frente e estende o pescoço. O pescoço então deve girar 45° para o lado suspeito. As pessoas com suspeita de terem IVB devem ser encaminhadas imediatamente a um neurologista. Episódios repetidos de vertigem sem os sintomas de IVB associados geralmente sugerem um diagnóstico vestibular periférico.

Contraindicações à reabilitação vestibular

A fisioterapia não é apropriada para transtornos vestibulares instáveis como a doença de Ménière (com a exceção mencionada previamente), enxaqueca descontrolada, FPL ou uma deiscência do canal semicircular anterior não reparada. Outras contraindicações às quais o fisioterapeuta deve estar alerta incluem a perda súbita de audição, o aumento na sensação de pressão ou plenitude ao ponto de desconforto em uma ou ambas as orelhas, e o zumbido grave em uma ou ambas as orelhas. Ao tratar pacientes que foram submetidos a um procedimento cirúrgico o profissional deve estar atento para a descarga de líquido das orelhas ou nariz, o que pode indicar vazamento de líquido cerebrospinal. Os pacientes com lesões agudas no pescoço podem não ser capazes de tolerar alguns componentes do exame físico, a MRC ou alguns dos exercícios de estabilidade do olhar.

Resumo

As altas taxas de incidência e prevalência de transtornos vestibulares exigem que o fisioterapeuta reconheça os sinais e sintomas associados aos transtornos da orelha interna. É essencial diferenciar uma doença periférica de uma central. As lesões periféricas e centrais têm manifestações distintas e podem exigir diferentes estratégias de intervenção. Além disso, os transtornos vestibulares não devem ser tratados todos de maneira semelhante. A forma mais comum de vertigem, a VPPB, é um problema biomecânico tratado prontamente, muitas vezes com uma única manobra. Isso está em contraste gritante com um paciente com uma HVB, que exige um maior esforço de reabilitação. Evidências apontam para o uso de exercícios de adaptação vestibular para pacientes com hipofunção vestibular.

As pesquisas em reabilitação vestibular estão em curso. Continua sendo essencial responder a questões importantes relacionadas com a dosagem de medicamentos, o recrutamento de estratégias compensatórias para facilitar a estabilidade do olhar, a prevenção de recorrências da VPPB e muito mais. Tratamentos futuros empolgantes podem envolver a realidade virtual, vibrotactores para alertar os pacientes da postura anormal e a inclusão de plataformas de jogos de computador. Dentro dos próximos 5 anos, espera-se a implementação bem-sucedida de uma prótese vestibular implantada cirurgicamente para a HVB. Independentemente dos avanços tecnológicos, a reabilitação ainda será importante nesses pacientes.

A lista de leituras complementares contém outros recursos excelentes para o leitor interessado em obter conhecimentos adicionais em reabilitação vestibular.

QUESTÕES PARA REVISÃO

1. Por que é importante realizar o teste de impulso da cabeça utilizando uma velocidade rápida?
2. Qual é o nome dos acelerômetros lineares dentro do labirinto vestibular?
3. Por que o paciente com uma lesão vestibular unilateral aguda experimenta nistagmo espontâneo?
4. Qual é a diferença da manifestação da cupulolitíase em relação à canalitíase do canal semicircular posterior?
5. Quais são os principais elementos ao se coletar o histórico de um paciente com suspeita de transtorno vestibular?
6. Explique o corte inibitório.
7. Diferencie o paradigma do exercício × 1 vs. o paradigma do exercício × 2.
8. Em um paciente com nistagmo vestibular, qual parte do movimento do olho (lento ou rápido) é decorrente do sistema vestibular? Por quê?
9. Descreva como a manobra de Dix-Hallpike provocaria nistagmo na VPPB do CSC posterior.
10. Diferencie entre o treinamento de adaptação e de habituação em pacientes com disfunção vestibular.

ESTUDOS DE CASO

Estudo de caso 1

Você está realizando o exame inicial de um paciente com queixas de início recente de desequilíbrio e tontura. Na posição sentada, em repouso, observa-se que o paciente tem um nistagmo puramente vertical e pendular com a cabeça inclinada para a esquerda. O nistagmo não é alterado com nenhuma mudança na posição da cabeça, e o teste do nistagmo induzido pela agitação da cabeça (NAC) é negativo.

QUESTÕES PARA ORIENTAÇÃO

1. Você suspeita de uma doença central ou periférica como causa do desequilíbrio e tontura?
2. A fisioterapia é adequada neste momento?

Estudo de caso 2

No retorno do seu paciente à posição sentada depois de ter realizado a manobra de reposicionamento canalicular (MRC) para uma canalitíase posterior esquerda, você percebe nistagmo de batimento para baixo e torcional à direita. O paciente se queixa de vertigem.

QUESTÕES PARA ORIENTAÇÃO
1. Onde as otocônias estão localizadas agora?
2. Como você tratará a vertigem posicional paroxística benigna (VPPB) pela segunda vez?
3. Após o segundo tratamento para VPPB, o paciente se queixa de tontura e dor cervical. A vertigem e o nistagmo cessaram. Você é capaz de prescrever quaisquer outras formas de exercício para a tontura remanescente? E em relação à dor cervical?

Estudo de caso 3

Um paciente com hipofunção vestibular unilateral (HVU) se queixa de se sentir pior 7 dias depois de iniciar um programa de reabilitação vestibular. O paciente não teve quedas. As queixas consistem em aumento na tontura com os movimentos de cabeça, náuseas e fadiga.

QUESTÕES PARA ORIENTAÇÃO
1. O seu programa de reabilitação está fazendo o paciente piorar?
2. Como você pode modificar o programa?
3. Quais são as informações que você dará ao seu paciente com HVU em relação ao tempo de recuperação? O que você vai dizer aos pacientes com VPPB, HVB ou doença do sistema nervoso central em relação ao período de recuperação?

REFERÊNCIAS BIBLIOGRÁFICAS

1. Kroenke, K, and Mangelsdorff, AD: Common symptoms in ambulatory care: Incidence, evaluation, therapy, and outcome. Am J Med 86(3):262, 1989.
2. Yardley, L, et al: Prevalence and presentation of dizziness in a general practice community sample of working age people. Br J Gen Pract 48(429):1131, 1998.
3. Sloane, PD: Dizziness in primary care. Results from the National Ambulatory Medical Care Survey. J Fam Pract 29(1):33, 1989.
4. Tinetti, ME, et al: Dizziness among older adults: A possible geriatric syndrome. Ann Intern Med 132(5):337, 2000.
5. Colledge, NR, et al: The prevalence and characteristics of dizziness in an elderly community. Age Ageing 23(2):117, 1994.
6. Sloane, PD, et al: Dizziness in a community elderly population. J Am Geriatr Soc 37:101, 1989.
7. Sloane, PD, et al: Dizziness: State of the science. Ann Intern Med 134:823, 2001.
8. Kroenke, K, et al: How common are various causes of dizziness? A critical review. South Med J 93:160, 2000.
9. Newman-Toker, DE, et al: Spectrum of dizziness visits to US emergency departments: Cross-sectional analysis from a nationally representative sample. Mayo Clin Proc 83(7):765, 2008.
10. Hsiao, CJ, et al: National Ambulatory Medical Care Survey: 2007 Summary Number 27, November 3, 2010. National Health Statistics Reports 2010. Retrieved August 7, 2012, from www.cdc.gov/nchs/data/nhsr/nhsr027.pdf.
11. Grimby, A, and Rosenhall, U: Health related quality of life and dizziness in old age. Gerontology 41:286, 1995.
12. Strategic Plan. National Institute on Deafness and Other Communication Disorders (NIDCD). FY 2009–2011. National Institutes of Health, Bethesda, MD. Retrieved August 7, 2012, from www.nidcd.nih.gov/staticresources/about/plans/strategic/FY2009-2011NIDCDStrategicPlan.pdf.
13. Kroenke, K, et al: Causes of persistent dizziness: A prospective study of 100 patients in ambulatory care. Ann Intern Med 117(11):898, 1992.
14. Cawthorne, T: The physiological basis for head exercises. J Charter Soc Physiother 30:106, 1944.
15. Cooksey, FS: Rehabilitation in vestibular injuries. Proc R Soc Med 39:273, 1946.
16. Della Santina, CC, et al: Orientations of human vestibular labyrinth semicircular canals. In Proceedings of the 2004 Midwinter Meeting of the Association for Research in Otolaryngology, Daytona Beach, FL February 22–26, 2004). Association for Research in Otolaryngology, Mt Royal, NJ, 2004.
17. Cremer, PD, et al: Semicircular canal plane head impulses detect absent function of individual semicircular canals. Brain 121:699, 1998.
18. Smith, CA, et al: The electrolytes of the labyrinthine fluids. Laryngoscope 64:141, 1954.
19. Troiani, D, et al: Relations of single semicircular canals to the pontine reticular formation. Arch Ital Biol 114(4):337, 1976.
20. Buttner, U, and Henn, V: Thalamic unit activity in the alert monkey during natural vestibular stimulation. Brain Res 103(1):127, 1976.
21. Brodal, A, and Brodal, P: Observations on the secondary vestibulocerebellar projections in the macaque monkey. Exp Brain Res 58:62, 1985.
22. Buttner, U, and Buettner, UW: Parietal cortex (2v) neuronal activity in the alert monkey during natural vestibular and optokinetic stimulation. Brain Res 153:392, 1978.
23. Grusser, OJ, et al: Localization and responses of neurones in the parieto-insular vestibular cortex of awake monkeys (Macaca fascicularis). J Physiol 430:537, 1990.
24. Their, P, and Erickson, RG: Vestibular input to visual-tracking neurons in area MST of awake rhesus monkeys. Ann N Y Acad Sci 656:960, 1992.
25. Brandt, T, et al: Visual-vestibular and visuovisual cortical interaction: New insights from fMRI and PET. Ann N Y Acad Sci 956:230, 2002.
26. Dieterich, M, et al: fMRI signal increases and decreases in cortical areas during small-field optokinetic stimulation and central fixation. Exp Brain Res 148:117, 2003.
27. Brandt, T, and Dieterich, M: Vestibular syndromes in the roll plane: Topographic diagnosis from brainstem to cortex. Ann Neurol 36:337, 1994.
28. Goldberg, JM, and Fernandez, C: Physiology of peripheral neurons innervating semicircular canals of the squirrel monkey. I: Resting discharge and response to constant angular accelerations. J Neurophysiol 34:635, 1971.
29. Lysakowski, AM, et al: Physiological identification of morphologically distinct afferent classes innervating the cristae ampullares of the squirrel monkey. J Neurophysiol 73:1270, 1995.
30. Baloh, RW, and Honrubia, V: Clinical neurophysiology of the vestibular system. FA Davis, Philadelphia, 1990.

31. Meyer, CH, et al: The upper limit of human smooth pursuit velocity. Vision Res 25:561, 1985.
32. Fernandez, C, and Goldberg, JM: Physiology of peripheral neurons innervating semicircular canals of the squirrel monkey. II: Response to sinusoidal stimulation and dynamics of peripheral vestibular system. J Neurophysiol 34:661, 1971.
33. Dai, M, et al: Model-based study of the human cupular time constant. J Vestib Res 9(4):293, 1999.
34. Baloh, RW: Dizziness: Neurological emergencies. Neurol Clin 16:305, 1998.
35. Gillespie, MB, and Minor, LB: Prognosis in bilateral vestibular hypofunction. Laryngoscope 109:35, 1999.
36. Telian, SA, et al: Bilateral vestibular paresis: Diagnosis and treatment. Otolaryngol Head Neck Surg 104:67, 1991.
37. Grunfeld, EA, et al: Adaptation to oscillopsia: A psychophysical and questionnaire investigation. Brain 123(pt 2):277, 2000.
38. Bhansali, SA, et al: Oscillopsia in patients with loss of vestibular function. Otolaryngol Head Neck Surg 109:120, 1993.
39. Herdman, SJ, et al: Recovery of dynamic visual acuity in unilateral vestibular hypofunction. Arch Otolaryngol Head Neck Surg 129(8):819, 2003.
40. Dixon, JS, and Bird, HA: Reproducibility along a 10 cm vertical visual analog scale. Ann Rheum Dis 40:87, 1981.
41. Jacobson, GP, and Newman, CW: The development of the Dizziness Handicap Inventory. Arch Otolaryngol Head Neck Surg 116:424, 1990.
42. Robertson, D, and Ireland, D: Dizziness Handicap Inventory correlates of computerized dynamic posturography. J Otolaryngol 24:118, 1995.
43. Jacobson, GP, and McCaslin, DL: Agreement between functional and electrophysiologic measures in patients with unilateral peripheral vestibular system impairment. J Am Acad Audiol 14(5):231, 2003.
44. Morris, A, Lutman, ME, and Luxon, L: Measuring outcome from vestibular rehabilitation, part II: Refinement and validation of a new self-report measure. Int J Audiol 48:24–37, 2008.
45. Smith-Wheelock, M, et al: Physical therapy program for vestibular rehabilitation. Am J Otol May 12(3):218, 1991.
46. Fetter, M, and Dichgans, J: Adaptive mechanisms of VOR compensation after unilateral peripheral vestibular lesions in humans. J Vestib Res 1:9, 1990.
47. Cass, SP, et al: Patterns of vestibular function following vestibular nerve section. Laryngoscope 102:388, 1992.
48. Maioli, C, et al: Short- and long-term modifications of vestibulo-ocular response dynamics following unilateral vestibular nerve lesions in the cat. Exp Brain Res 50:259, 1983.
49. Watabe, H, Hashiba, M, and Baba, S: Voluntary suppression of caloric nystagmus under fixation of imaginary or after-image target. Acta Otolaryngol Suppl 525:155, 1996.
50. Halmagyi, GM, and Curthoys, IS: A clinical sign of canal paresis. Arch Neurol 45:737, 1998.
51. Halmagyi, GM, et al: The human horizontal vestibulo-ocular reflex in response to high-acceleration stimulation before and after unilateral vestibular neurectomy. Exp Brain Res 81:479, 1990.
52. Minor, LB, et al: Symptoms and signs in superior canal dehiscence syndrome. Ann N Y Acad Sci 942:259, 2001.
53. Aw, ST, et al: Unilateral vestibular deafferentation causes permanent impairment of the human vertical vestibulo-ocular reflex in the pitch plane. Exp Brain Res 102:121, 1994.
54. Cremer, PD, et al: Semicircular canal plane head impulses detect absent function of individual semicircular canals. Brain 121:699, 1998.
55. Foster, CA, et al: Functional loss of the horizontal doll's eye reflex following unilateral vestibular lesions. Laryngoscope 104:473, 1994.
56. Harvey, SA, and Wood, DJ: The oculocephalic response in the evaluation of the dizzy patient. Laryngoscope 106:6, 1996.
57. Harvey, SA, et al: Relationship of the head impulse test and head-shake nystagmus in reference to caloric testing. Am J Otolaryngol 18:207, 1997.
58. Beynon, GJ, et al: A clinical evaluation of head impulse testing. Clin Otolaryngol 23:117, 1998.
59. Schubert, MC, et al: Optimizing the sensitivity of the head thrust test for identifying vestibular hypofunction. Phys Ther 84:151, 2004.
60. Hain, TC, et al: Head-shaking nystagmus in patients with unilateral peripheral vestibular lesions. Am J Otolaryngol 8:36, 1987.
61. Dix, R, and Hallpike, CS: The pathology, symptomatology and diagnosis of certain common disorders of the vestibular system. Ann Otol Rhinol Laryngol 6:987, 1952.
62. Longridge, NS, and Mallinson, AI: The dynamic illegible E (DIE) test: A simple technique for assessing the ability of the vestibulo-ocular reflex to overcome vestibular pathology. J Otolaryngol 16:97, 1987.
63. Herdman, SJ, et al: Computerized dynamic visual acuity test in the assessment of vestibular deficits. Am J Otolaryngol 19:790, 1998.
64. Tian, JR, et al: Dynamic visual acuity during passive and self-generated transient head rotation in normal and unilaterally vestibulopathic humans. Exp Brain Res 142(4):486, 2002.
65. Schubert, MC, Migliaccio, AA, and Della Santina, CC: Dynamic visual acuity during passive head thrusts in canal planes. J Assoc Res Otolaryngol 7(4):329, 2006.
66. Grossman, GE, et al: Frequency and velocity of rotational head perturbations during locomotion. Exp Brain Res 70:470, 1988.
67. Colebatch, JG, and Halmagyi, GM: Vestibular evoked potentials in human neck muscles before and after unilateral vestibular deafferentation. Neurology 42:1635, 1992.
68. Halmagyi, GM, et al: Tapping the head activates the vestibular system: A new use for the clinical reflex hammer. Neurology 45:1927, 1995.
69. Curthoys, IS, et al: Human ocular torsional position before and after unilateral vestibular neurectomy. Exp Brain Res 85:218, 1991.
70. Kushiro, K, et al: Saccular and utricular inputs to sternocleidomastoid motoneurons of decerebrate cats. Exp Brain Res 126:410, 1999.
71. Young, ED, et al: Responses of squirrel monkey vestibular neurons to audio-frequency sound and head vibration. Acta Otolaryngol 84:352, 1977.
72. Murofushi, T, et al: Responses of guinea pig primary vestibular neurons to clicks. Exp Brain Res 103:174, 1995.
73. Murofushi, T, et al: Response of guinea pig vestibular nucleus neurons to clicks. Exp Brain Res 111:149, 1996.
74. Iwasaki, S, et al: The role of the superior vestibular nerve in generating ocular vestibular-evoked myogenic potentials to bone conducted vibration at Fz. Clin Neurophysiol 120(3):588, 2009.
75. Tabak, S, et al: Deviation of the subjective vertical in long-standing unilateral vestibular loss. Acta Otolaryngol 117:1, 1997.
76. Schuknecht, HF: Cupulolithiasis. Arch Otolaryngol 90:765, 1969.
77. Furuya, M, et al: Experimental study of speed-dependent positional nystagmus in benign paroxysmal positional vertigo. Acta Otolaryngol 123(6):709, 2003.
78. Hall, SF, et al: The mechanics of benign paroxysmal vertigo. J Otolaryngol 8(2):151, 1979.
79. Cooper, CW: Vestibular neuronitis: A review of a common cause of vertigo in general practice. Br J Gen Pract 43:164, 1993.
80. Jayarajan, V, and Rajenderkumar, D: A survey of dizziness management in general practice. J Laryngol Otol 117(8):599, 2003.
81. Fetter, M, and Dichgans, J: Adaptive mechanisms of VOR compensation after unilateral peripheral vestibular lesions in humans. J Vestib Res 1:9, 1990.
82. Baloh, RW: Vertebrobasilar insufficiency and stroke. Otolaryngol Head Neck Surg 112:114, 1995.
83. Schuknecht, HF, and Witt, RL: Acute bilateral sequential vestibular neuritis. Am J Otolaryngol 6:255, 1985.
84. Barber, HO, and Dionne, J: Vestibular findings in vertebro-basilar ischemia. Ann Otol Rhinol Laryngol 80:805, 1971.
85. Halmagyi, GM, et al: Gentamicin vestibulotoxicity. Otolaryngol Head Neck Surg 111:571, 1994.
86. Brandt, T, and Dieterich, M: Vestibular syndromes in the roll plane: Topographic diagnosis from brainstem to cortex. Ann Neurol 36:337, 1994.

87. Delaney, KA: Bedside diagnosis of vertigo: Value of the history and neurological examination. Acad Emerg Med 10(12):1388, 2003.
88. Beaudry, M, and Spence, JD: Motor vehicle accidents: The most common cause of traumatic vertebrobasilar ischemia. Can J Neurol Sci 30(4):320, 2003.
89. Purvin, V, Kawasaki, A, and Zeldes, S: Dolichoectatic arterial compression of the anterior visual pathways: Neuro-ophthalmic features and clinical course. J Neurol Neurosurg Psychiatry 75(1):27, 2004.
90. Grad, A, and Baloh, RW: Vertigo of vascular origin. Clinical and electronystagmographic features in 84 cases. Arch Neurol 46(3):281, 1989.
91. Olszewski, J, et al: The association between positional vertebral and basilar artery flow lesion and prevalence of vertigo in patients with cervical spondylosis. J Otolaryngol Head Neck Surg 134:680, 2006.
92. Berman, J, and Frederickson, J: Vertigo after head injury: A five year follow-up. J Otolaryngol 7:237, 1978.
93. Tuohimma, P: Vestibular disturbances after acute mild head injury. Acta Otolaryngol Suppl (Stockh) 359:7, 1978.
94. Masson, F, et al: Prevalence of impairments 5 years after a head injury, and their relationship with disabilities and outcome. Brain Inj 10(7):487, 1996.
95. Leigh, RJ, and Zee, DS: Diagnosis of central disorders of ocular motility. In Leigh, RJ and Zee, DS (eds): The Neurology of Eye Movements, ed 4. Oxford University Press, New York, 2006, p 598.
96. Kluge, M, et al: Epileptic vertigo: Evidence for vestibular representation in human frontal cortex. Neurology 55(12):1906, 2000.
97. Brandt, T, et al: Vestibular cortex lesions affect the perception of verticality. Ann Neurol 35:403, 1994.
98. Brandt, T, et al: Plasticity of the vestibular system: Central compensation and sensory substitution for vestibular deficits. Brain Plast Adv Neurol 73:297, 1997.
99. Kattah, JC, et al: HINTS to diagnose stroke in the acute vestibular syndrome: Three-step bedside oculomotor examination more sensitive than early MRI diffusion-weighted imaging. Stroke 40(11):3504, 2009. [Epub September 17, 2009.]
100. Epley, JM: The canalith repositioning procedure: For treatment of benign paroxysmal positional vertigo. Otolaryngol Head Neck Surg 107:399, 1992.
101. Chung, KW, et al: Incidence of horizontal canal benign paroxysmal positional vertigo as a function of the duration of symptoms. Otol Neurotol 30(2):202, 2009.
102. Fyrmpas, G, et al: Are postural restrictions after an Epley maneuver unnecessary? First results of a controlled study and review of the literature. Auris Nasus Larynx 36(6):637, 2009.
103. Simhadri, S, Freyss, G, and Vitte, E: Efficacy of particle repositioning maneuver in BPPV: A prospective study. Am J Otolaryngol 24(6):355, 2003.
104. Sakaida, M, Freyss, G, and Vitte, E: Long-term outcome of benign paroxysmal positional vertigo. Neurology 60(9):1532, 2003.
105. Helminski, JO, Janssen, I, and Hain, TC: Daily exercise does not prevent recurrence of benign paroxysmal positional vertigo. Otol Neurotol 29(7):976, 2008.
106. Semont, A, Freyss, G, and Vitte, E: Curing the BPPV with a liberatory maneuver. Adv Otorhinolaryngol 42:290, 1988.
107. Campanini, A, and Vicini, C: Semont maneuver vs. particle repositioning maneuver: Comparative study. Acta Otorhinolaryngol Ital 21(6):331, 2001.
108. Campanini, A, et al: Efficacy of the Semont maneuver in benign paroxysmal positional vertigo. Arch Otolaryngol Head Neck Surg 129(6):629, 2003.
109. Brandt, T, and Daroff, RB: Physical therapy for benign paroxysmal positional vertigo. Arch Otolaryngol 106:484, 1980.
110. Herdman, SJ, et al: Vestibular adaptation exercises and recovery: Acute stage after acoustic neuroma resection. Otolaryngol Head Neck Surg 113:77, 1995.
111. Gottshall, K, et al: Objective vestibular tests as outcome measures in head injury patients. Laryngoscope 113(10):1746, 2003.
112. Shumway-Cook, A, and Horak, FB: Vestibular rehabilitation: An exercise approach to managing symptoms of vestibular dysfunction. Semin Hearing 10:196, 1989.
113. Norre, ME, and DeWeerdt, W: Treatment of vertigo based on habituation. J Laryngol Otol 94:971, 1980.
114. Dix, MR: The rationale and technique of head exercises in the treatment of vertigo. Acta Otorhinolaryngol Belg 33:370, 1979.
115. Dix, MR: The physiological basis and practical value of head exercises in the treatment of vertigo. Practitioner 217:919, 1976.
116. Herdman, SJ, et al: Falls in patients with vestibular deficits. Am J Otol 21:847, 2000.
117. Cohen, HS, et al: Driving disability and dizziness. J Safety Res 34(4):361, 2003.
118. Krebs, DE, et al: Double-blind, placebo-controlled trial of rehabilitation for bilateral vestibular hypofunction: Preliminary report. Otolaryngol Head Neck Surg 109(4):735, 1993.
119. Herdman, SJ, et al: Vestibular adaptation exercises and recovery: Acute stage after acoustic neuroma resection. Otolaryngol Head Neck Surg 113(1):77, 1995.
120. Strupp, M, et al: Vestibular exercises improve central vestibulospinal compensation after vestibular neuritis. Neurology 51(3):838, 1998.
121. Cohen, HS, and Kimball, KT: Increased independence and decreased vertigo after vestibular rehabilitation. Otolaryngol Head Neck Surg 128(1):60, 2003.
122. Krebs, DE, et al: Vestibular rehabilitation: Useful but not universally so. Otolaryngol Head Neck Surg 128(2):240, 2003.
123. Patten, C, et al: Head and body center of gravity control strategies: Adaptations following vestibular rehabilitation. Acta Otolaryngol 123(1):32, 2003.
124. Herdman, SJ, et al: Recovery of dynamic visual acuity in bilateral vestibular hypofunction. Arch Otolaryngol Head Neck Surg 133(4):383, 2007.
125. Hillier, SL, and Hollohan, V: Vestibular rehabilitation for unilateral peripheral vestibular dysfunction. Cochrane Database Syst Rev 17(4):CD005397, 2007.
126. Schubert, MC, et al: Mechanism of dynamic visual acuity recovery with vestibular rehabilitation. Arch Phys Med Rehabil 89(3):500, 2008.
127. Giray, M, et al: Short-term effects of vestibular rehabilitation in patients with chronic unilateral vestibular dysfunction: A randomized controlled study. Arch Phys Med Rehabil 90(8):1325, 2009.
128. Shepard, NT, et al: Vestibular and balance rehabilitation therapy. Ann Otol Rhinol Laryngol 102:198, 1993.
129. Gurr, B, and Moffat, N: Psychological consequences of vertigo and the effectiveness of vestibular rehabilitation for brain injury patients. Brain Inj 15(5):387, 2001.
130. Arenberg, IK: Ménières disease: Diagnosis and management of vertigo and endolymphatic hydrops. In Arenberg, IK (ed): Dizziness and Balance Disorders. Kugler Publications, New York, 1993, p 503.
131. Bruno, E, et al: Perilymphatic fistula following trans-tympanic trauma: A clinical case presentation and review of the literature. An Otorrinolaringol Ibero Am 29(4):359, 2002.
132. Minor, LB: Superior canal dehiscence syndrome. Am J Otol 21(1):9, 2000.
133. Dobie, TG, and May, JG: Cognitive-behavioral management of motion sickness. Aviat Space Environ Med 65(Suppl 10):C1, 1994.
134. Rine, RM, et al: Visual-vestibular habituation and balance training for motion sickness. Phys Ther 79:949, 1999
135. Reason, JT: Motion sickness adaptation: A neural mismatch model. J R Soc Med 71:819, 1978.
136. Bagshaw, M, and Stott, JR: The desensitization of chronically motion sick aircrew in the Royal Air Force. Aviat Space Environ Med 56:1144, 1985.
137. Golding, JF, and Stott, JR: Objective and subjective time courses of recovery from motion sickness assessed by repeated motion challenges. J Vestib Res 7:421, 1997.

138. Banks, RD, et al: The Canadian Forces airsickness rehabilitation program, 1981–1991. Aviat Space Environ Med 63:1098, 1992.
139. Polensek, SH, and Tusa, RJ: Nystagmus during attacks of vestibular migraine: An aid in diagnosis. Audiol Neurootol 15(4):241, 2010.
140. MacGregor, EA, et al: Migraine prevalence and treatment patterns: The global Migraine and Zolmitriptan Evaluation survey. Headache 43(1):19, 2003.
141. Murdin, L, Davies, RA, and Bronstein, AM: Vertigo as a migraine trigger. Neurology 73(8):638, 2009.
142. Wrisley, DM, Whitney, SL, and Furman, JM: Vestibular rehabilitation outcomes in patients with a history of migraine. Otol Neurotol 23(4):483, 2002.
143. Strupp, M, Versino, M, and Brandt, T: Vestibular migraine. Hand Clin Neurol 97:755, 2010.
144. Wang, SR, and Young, YI: Multiple system atrophy manifested as dizziness and imbalance: A report of two cases. Eur Arch Otorhinolayrngol 260:404, 2003.
145. Wedge, F: The impact of resistance training on balance and functional ability of a patient with multiple system atrophy. J Geriatr Phys Ther 31(2):79–83, 2008.
146. Hikosaka, O, and Maeda, M: Cervical effects on abducens motor neurons and their interaction with vestibulo-ocular reflex. Exp Brain Res 18:512, 1973.
147. Wrisley, DM, et al: Cervicogenic dizziness: A review of diagnosis and treatment. J Orthop Sports Phys Ther 30(12):755, 2000.

LEITURAS COMPLEMENTARES

Baloh, RW, and Honrubia, V: Clinical Neurophysiology of the Vestibular System. Oxford University Press, New York, 2001.

Epley, JM: The canalith repositioning procedure: For treatment of benign paroxysmal positional vertigo. Otolaryngol Head Neck Surg 107:399, 1992.

Hain, TC: Neurophysiology of vestibular rehabilitation. NeuroRehabilitation 29(2):127, 2011.

Hall, CD, et al: Efficacy of gaze stability exercises in older adults with dizziness. J Neurol Phys Ther 34(2):64, 2010.

Herdman, SJ: Vestibular Rehabilitation, ed 3. FA Davis, Philadelphia, 2007.

Herdman, SJ, et al: Recovery of dynamic visual acuity in unilateral vestibular hypofunction. Arch Otolaryngol Head Neck Surg 129:819, 2003.

Herdman, SJ, et al: Recovery of dynamic visual acuity in bilateral vestibular hypofunction. Arch Otolaryngol Head Neck Surg. 133(4):383, 2007.

Rine, RM, et al: New portable tool to screen vestibular and visual function—National Institutes of Health Toolbox initiative. J Rehabil Res Dev 49(2):209, 2012.

Schubert, MC, et al: Mechanism of dynamic visual acuity recovery with vestibular rehabilitation. Arch Phys Med Rehabil 89(3):500, 2008.

Schubert, MC, et al: Oculomotor strategies and their effect on reducing gaze position error. Otol Neurotol 31(2):228, 2010.

Strupp, M, et al: Vestibular migraine. Hand Clin Neurol 97:755, 2010.

Apêndice 21.A
Recursos da internet para médicos, familiares e pacientes com transtornos vestibulares

Organização	Site
Vestibular Disorders Association (VEDA)	www.vestibular.org
National Institute for Deafness and Other Communication Disorders (NIDCD)	www.nidcd.nih.gov
Johns Hopkins University School of Medicine	www.hopkinsmedicine.org/otolaryngology
Micromedical Technologies	www.micromedical.com
Neurokinetics	www.neuro-kinetics.com
EquiTest	http://resourcesonbalance.com/neurocom/products/EquiTest.aspx

CAPÍTULO

22

Amputação

Bella J. May, PT, EdD, FAPTA, CEEAA

SUMÁRIO

Níveis de amputação 1121

Processo cirúrgico 1122

Processo de cicatrização 1124

Curativos pós-cirúrgicos 1124
Curativos rígidos 1124
Curativos semirrígidos 1125
Curativos flexíveis 1125

Fases do tratamento: pós-cirúrgica[26] e pré-protética 1125
Fase pós-cirúrgica 1126

Fase pré-protética 1128
Próteses temporárias 1140
Instruções ao paciente 1140
Amputação bilateral 1140

Determinação do potencial protético 1141

Treinamento protético 1142
Treinamento avançado 1142
Escadas e rampas 1147

Resumo 1147

OBJETIVOS DE APRENDIZAGEM

1. Discutir o papel do fisioterapeuta no cuidado de qualquer indivíduo após uma amputação de membro inferior.
2. Descrever os principais fatores etiológicos que levam à amputação de membros inferiores.
3. Explicar os principais conceitos envolvidos na cirurgia de amputação do membro inferior.
4. Desenvolver um plano de avaliação para qualquer indivíduo após amputação de membro inferior.
   a. Priorizar o recolhimento de dados para o período pós-cirúrgico imediato e para a fase pré-protética.
5. Desenvolver um plano eficaz de cuidados para o período pós-cirúrgico imediato.
   a. Explicar as razões e ensinar ao paciente e ao cuidador o posicionamento adequado.
   b. Ensinar o equilíbrio na posição sentada e em pé para melhorar as transferências e a mobilidade.
   c. Garantir a continuidade dos cuidados após a alta de cuidados agudos.
6. Desenvolver um plano eficaz de cuidados para o período pré-protético.
   a. Ensinar o cuidado adequado do membro residual, incluindo o enfaixamento, conforme indicado.
   b. Ensinar o equilíbrio em pé para ajudar o paciente a atingir o mais alto nível de mobilidade funcional, com o auxiliar de suporte adequado.
   c. Ensinar exercícios de fortalecimento do membro residual para facilitar o eventual ajuste protético.
   d. Ensinar exercícios de ADM para evitar ou atenuar contraturas secundárias.
7. Auxiliar adequadamente o paciente e a família em relação à consciência do impacto psicológico da amputação de membros inferiores.
8. Analisar e interpretar os dados do paciente, formular metas previstas realistas e resultados esperados e desenvolver um plano de cuidados quando se apresentar um estudo de caso clínico.

A principal causa de amputação do membro inferior (MI) atualmente continua a ser a doença vascular periférica (DVP), em particular com diabetes associada. Dois terços de todas as amputações de MI nos Estados Unidos hoje acontecem em virtude de complicações do diabetes.[1] Cerca de 16 a cada 1.000 indivíduos com diabetes e mais de 75 anos vão sofrer uma amputação de MI, em comparação com 1,78 indivíduo semelhante que não tem diabetes. Grandes melhorias no diagnóstico não invasivo, na revascularização e em técnicas de cicatrização de feridas têm aumentado a idade na qual os indivíduos com diabetes podem vir a sofrer uma amputação. A mortalidade perioperatória foi por diversas vezes relatada entre 7-13% e está geralmente associada a outros problemas médicos, tais como doença cardíaca e acidentes vasculares.[2-4] Existem cerca de 20,8 milhões de crianças e adultos com diabetes e cerca de 5% da população está afetada com alguma forma de doença vascular.[5] Muitos dos pacientes que tratamos em todos os tipos de cenários têm diabetes, embora geralmente estejamos tratando-os por algum outro problema. Os fisioterapeutas podem ajudar aprendendo mais sobre diabetes e cuidados dos pés diabéticos, além de tornar as instruções ao paciente parte integrante do plano de cuidados (PDC). Vários estudos têm indicado uma relação positiva entre a orientação precoce do paciente e os cuidados adequados dos pés com uma redução nas amputações.[6,7]

A segunda principal causa de amputação é o trauma, geralmente a partir de acidentes de trânsito, guerra ou tiros. Indivíduos com amputações traumáticas são frequentemente jovens adultos, homens e que muitas vezes estavam envolvidos com um estilo de vida ativo antes da amputação. A incidência de amputação por sarcoma osteogênico foi reduzida em decorrência da melhora das técnicas de imagem, quimioterapia mais eficaz e melhores procedimentos de salvamento do membro. A amputação pode ser necessária se o tumor for grande e não puder ser ressecado sem remoção substancial de osso e de tecido. No entanto, o cirurgião pode escolher remover o tumor e incorporar um de vários procedimentos de salvamento do membro. Muitos fatores entram nessa decisão, incluindo a idade do paciente, o tamanho do tumor e, se o paciente for jovem, o potencial para crescimento futuro.[8] A excisão do tumor não afeta as taxas de sobrevivência de 5 anos, que aumentaram de cerca de 20% na década de 1970 para 60-70% nos anos mais recentes.[9-13] Independentemente da causa de amputação, os fisioterapeutas têm um papel importante na reabilitação. O início precoce do tratamento adequado influencia o resultado final da fase de cuidados. É muito importante, especialmente para o indivíduo mais velho, que o fisioterapeuta no centro de tratamento agudo garanta a continuidade dos cuidados uma vez que o paciente receba a alta do hospital. Muitas vezes, o paciente é enviado para casa e não é visto novamente durante várias semanas ou meses. Nesse período, o paciente pode tornar-se debilitado e desenvolver contraturas que interferem na utilização de próteses e sua função.

Níveis de amputação

Tradicionalmente, os níveis de amputação foram identificados por considerações anatômicas como a região abaixo do joelho e acima do joelho. Em 1974, a *Task Force on Stardization of Prosthetic-Orthotic Terminology* desenvolveu um sistema de classificação internacional para definir os níveis de amputação. A Tabela 22.1 descreve os principais termos de uso comum atualmente.

Amputações traumáticas podem ser realizadas em qualquer nível; o cirurgião tenta manter o maior comprimento de osso e salvar todas as articulações possíveis. Uma variedade de técnicas cirúrgicas pode ser necessária para criar um **membro residual** funcional. As amputações em guilhotina (pele, músculo e osso, tudo seccionado aproximadamente no mesmo nível) podem preceder o fechamento secundário com retalhos de pele; ocasionalmente, retalhos de tecidos livres, tomados de alguma outra área do corpo, podem ser utilizados para cobrir a ferida. Amputações por doenças vasculares são geralmente realizadas nos níveis do pé parcial, transtibial ou transfemoral. O fornecimento vascular limitado dificulta a cicatrização eficaz do membro residual no nível da desarticulação do tornozelo, na maioria dos casos.

É bastante provável que pacientes com amputações transtibiais unilaterais, independentemente da idade, tornem-se usuários funcionais de prótese; muitos indivíduos com amputações transtibiais bilaterais podem ser reabilitados com sucesso. Adultos mais velhos com amputações transfemorais unilaterais que apresentam bom equilíbrio e boa coordenação são também usuários potenciais de prótese, embora seja provável que aqueles que não eram deambulatórios independentes antes da amputação não se tornem independentes com uma prótese. Considerando-se os componentes computadorizados atuais, os pacientes com amputações transfemorais bilaterais podem tornar-se usuários de próteses. Novamente, bom equilíbrio e boa coordenação são pré-requisitos. As desarticulações de quadril, hemipelvectomias e hemicorporectomias são geralmente realizadas tanto para tumores como para traumas graves e representam uma pequena porcentagem da população de indivíduos com amputações. O fator mais importante na determinação do potencial protético de um indivíduo é o seu nível anterior de atividade. As comorbidades e a extensão dos ferimentos de guerra e trauma devem ser consideradas, mas o indivíduo que tinha uma vida ativa antes da amputação – mesmo um indivíduo

Tabela 22.1 Níveis de amputação

Parcial dos dedos	Excisão de qualquer parte de um ou mais dedos
Desarticulação dos dedos	Desarticulação na articulação metatarsofalângica
Ressecção parcial do pé/em raio	Ressecção do 3º, 4º, 5º metatarsais e dedos
Transmetatársica	Amputação através de secção média de todos os metatarsais
Desarticulação do tornozelo (amputação de Syme)	Desarticulação do tornozelo com ligação do calcanhar à extremidade distal da tíbia; pode incluir remoção do maléolo e alargamento tibial/fibular distal
Transtibial longa (abaixo do joelho)	Mais de 50% do comprimento tibial
Transtibial (abaixo do joelho)	Entre 20-50% do comprimento da tíbia
Transtibial curta (abaixo do joelho)	Menos de 20% do comprimento da tíbia
Desarticulação do joelho	Amputação através da articulação do joelho; fêmur intacto
Transfemoral longa (acima do joelho)	Mais de 60% do comprimento femoral
Transfemoral (acima do joelho)	Entre 35-60% do comprimento femoral
Transfemoral curta (acima do joelho)	Menos de 35% do comprimento femoral
Desarticulação do quadril	Amputação através da articulação do quadril, pelve intacta
Hemipelvectomia	Ressecção da metade inferior da pelve
Hemicorporectomia	Amputação de ambos os membros inferiores e pelve abaixo do nível de L4-L5

com diabetes e suas comorbidades relacionadas – pode se tornar um usuário funcional da prótese se demonstrar bom equilíbrio e boa coordenação.[14]

Processo cirúrgico

O tipo específico de cirurgia é determinado pelo cirurgião, cuja decisão depende do estado do membro no momento da amputação. O cirurgião deve permitir a cicatrização primária ou secundária das feridas e construir um membro residual para protetização ideal e funcional. Vários fatores afetam a seleção do nível de amputação. A conservação do comprimento do membro residual e a cicatrização sem complicações das feridas, por exemplo, são importantes. Embora a descrição de cada tipo de procedimento cirúrgico esteja além do escopo deste capítulo, a compreensão dos princípios básicos da cirurgia de amputação é importante.

Os retalhos de pele devem ser tão amplos quanto possível e a cicatriz deve ser flexível, indolor e não aderente. Para a maioria das amputações transfemorais e transtibiais sem danos vasculares, são utilizados retalhos anterior e posterior de igual comprimento, posicionando-se a cicatriz na extremidade distal do osso (Figs. 22.1 e 22.2). Retalhos posteriores longos são frequentemente utilizados em amputações transtibiais com circulação comprometida porque os tecidos posteriores têm um fornecimento de

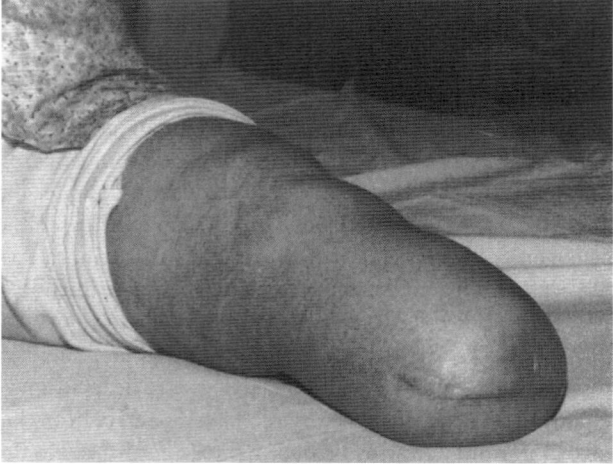

Figura 22.1 Membro residual transtibial, com incisão de retalhos de igual comprimento.

sangue melhor do que a pele anterior. Isso coloca a cicatriz anteriormente sobre a extremidade distal da tíbia; cuidados devem ser tomados para garantir que a cicatriz não se torne aderente ao osso (Fig. 22.3). Nos últimos anos, o uso rotineiro do retalho posterior longo tem sido questionado.[15] O retalho oblíquo, desenvolvido na Inglaterra, é considerado por alguns cirurgiões como a melhor abordagem para os indivíduos com circulação distal severamente comprometida. O retalho oblíquo é uma incisão angular medial-lateral que coloca a cicatriz longe das proeminên-

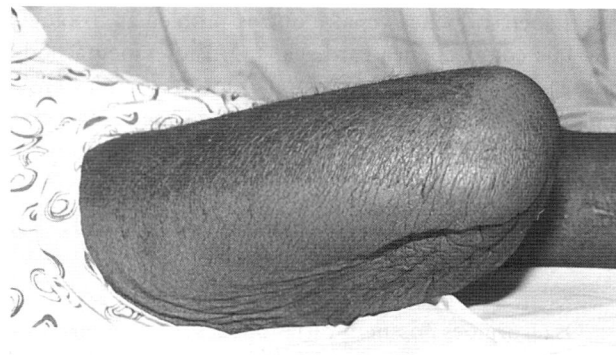

Figura 22.2 Membro residual transfemoral, com incisão de retalhos de igual comprimento.

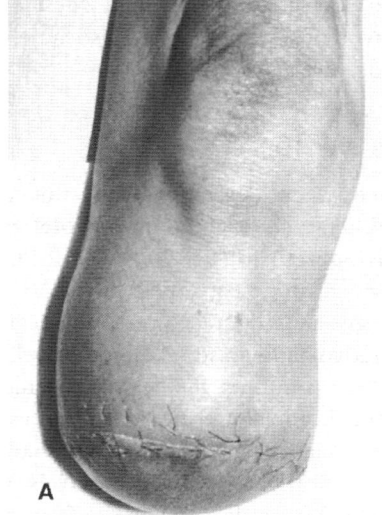

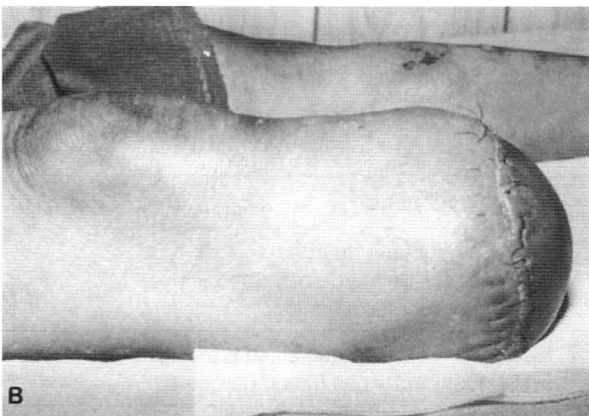

Figura 22.3 (**A**) Vista anterior e (**B**) vista lateral de um membro residual transtibial com incisão anterior a partir de um retalho posterior longo.

A estabilização dos principais músculos permite o máximo de retenção de função. A estabilização do músculo pode ser conseguida por meio de fechamento miofascial, mioplastia, miodese ou tenodese. Na maioria das amputações transtibiais e transfemorais, uma combinação de **mioplastia** (fechamento de músculo com músculo) e fechamento **miofascial** (músculo com fáscia) é usada para garantir que os músculos fiquem adequadamente estabilizados e não deslizem sobre a extremidade do osso.

Em alguns centros, a **miodese** (músculo ligado ao periósteo ou osso) é empregada, particularmente em amputações transtibiais. Mais raramente, uma **tenodese** (tendão anexado ao osso) pode ser utilizada para a estabilização do músculo. Independentemente da técnica, a estabilização muscular sob alguma tensão é desejável em todos os níveis onde os músculos devam ser transeccionados.

Nervos periféricos rompidos formam **neuromas** (uma coleção de extremidades de células nervosas) no membro residual. O neuroma deve ser também bem rodeado por um tecido mole, de modo a não causar dor ou interferir no uso da prótese. Os cirurgiões identificam os principais nervos, puxam-nos para baixo sob alguma tensão e depois os cortam de forma limpa e acentuada, permitindo que eles retraiam para dentro do tecido mole do membro residual. Neuromas que se formam perto do tecido cicatricial ou do osso geralmente causam dor e podem exigir ressecção ou revisão futuras. A **hemostase** é conseguida por meio da ligação de veias principais e artérias; a **cauterização** é usada apenas para pequenos sangramentos. Deve-se ter cuidado para não comprometer a circulação para os tecidos distais, particularmente os retalhos de pele, que são importantes para a cicatrização de feridas sem complicações.

Os ossos são seccionados a um comprimento que permita o fechamento da ferida sem tecido redundante excessivo no final do membro residual e sem colocar a incisão sob grande tensão. Extremidades ósseas afiadas são suavizadas e arredondadas; em amputações transtibiais, a porção anterior da tíbia distal é **biselada** para reduzir a pressão entre a extremidade do osso e o encaixe da prótese. Toma-se cuidado para garantir que o osso esteja fisiologicamente preparado para as pressões de uso da prótese. As camadas de tecido são aproximadas sob tensão fisiológica normal e a incisão é fechada, geralmente com suturas regulares. Um tubo de drenagem pode ser inserido conforme necessário.

Em uma amputação traumática, o cirurgião tenta salvar o máximo de comprimento de osso e pele viável possível e preservar as articulações proximais, enquanto provê adequada cicatrização de tecidos, sem complicações secundárias, tais como infecção. Em amputações potencialmente "sujas" (envolvendo substâncias estranhas), a incisão pode ser deixada aberta, com a articulação proximal imobilizada em posição funcional de 5-9 dias para

cias ósseas, um problema no retalho longo posterior. As pesquisas sobre o uso de diferentes retalhos de pele não delineiam claramente a abordagem mais vantajosa e todas indicam resultados similares em termos de reabilitação.[16]

prevenir a infecção invasiva. O fechamento secundário também permite que o cirurgião molde o membro residual apropriadamente para uso e função protética.

A amputação por doença vascular é geralmente considerada um procedimento eletivo; o cirurgião determina o nível de amputação, examinando a viabilidade do tecido por meio de uma variedade de medidas. Pressões arteriais dos membros segmentares podem ser determinadas por medição da pressão arterial sistólica por Doppler. A medição de oxigênio transcutânea e o fluxo de sangue da pele por radioisótopo ou pletismografia também são determinadas. As medidas de pressão arterial sistólica por Doppler mostraram ser muito precisas para predizer o nível viável de amputação. As melhoras em técnicas não invasivas de exame têm reduzido muito a utilização de arteriografia para determinar o nível de amputação. Vídeos de cirurgia de amputação real em níveis transtibial e transfemoral podem ser vistos no site do Amputation Surgery Education Center (www.ampsurg.org).

Processo de cicatrização

Vários fatores influenciam o curso do processo de cura em cada paciente. Uma das maiores preocupações pós-operatórias é a infecção, seja de fontes externas ou internas. Indivíduos com feridas contaminadas por lesão, úlceras do pé infectadas ou outras causas se encontram em maior risco de infecção. A pesquisa indica que o tabagismo é o impedimento principal para a cicatrização de feridas; um estudo relatou que os fumantes de cigarro tiveram uma taxa 2,5% maior de infecção e reamputação do que os não fumantes.[17] Outros fatores que afetam a cicatrização de feridas são: gravidade dos problemas vasculares, diabetes, doença renal e outros problemas fisiológicos, tais como doença cardíaca.[15] O fisioterapeuta pode influenciar positivamente a cicatrização de feridas ensinando ao paciente a mobilidade na cama adequada e evitando a pressão sobre o membro recentemente amputado.

Curativos pós-cirúrgicos

Os cirurgiões possuem várias opções relativas ao curativo pós-operatório, incluindo (1) curativo rígido, (2) curativo semirrígido ou (3) curativo flexível. É importante o uso de algum tipo de controle do edema, porque o edema excessivo no membro residual pode comprometer a cicatrização e causar dor. A Tabela 22.2 descreve os principais curativos pós-cirúrgicos em uso hoje, com suas vantagens e desvantagens.

Curativos rígidos

O curativo rígido, desenvolvido no início dos anos 1960, é geralmente conhecido como **protetização imediata no pós-operatório (PIPO)**.[18-20] A PIPO pode ser feita à mão, de gesso de Paris, pelo cirurgião ou por um protético e segue a configuração geral do encaixe da prótese. Esse curativo não é ajustável ou removível. O encaixe deve ser cortado como um molde para a remoção e um novo deve ser aplicado conforme o membro residual cicatrize, as suturas sejam removidas e o membro tome forma. Há também os **curativos rígidos removíveis (CRR)**, que podem ser feitos à mão (de gesso ou pré-fabricados a partir de materiais de plástico) e possuem tamanhos diferentes. Os CRR pré-fabricados são ajustáveis conforme as alterações nos membros e podem ser removidos confor-

Tabela 22.2 Curativos pós-cirúrgicos

Tipo de curativo	Vantagens	Desvantagens
Curativo compressivo suave	Fácil de aplicar Barato Fácil acesso à incisão	Pouco controle de edema Proteção mínima do membro residual (MR) Requer reenfaixamento frequente
Curativo elástico/meia	Fácil de aplicar Barato	Não é usado até que as suturas sejam removidas Requer mudanças à medida que o MR encolhe
Curativo semirrígido	Melhor controle de edema do que o curativo suave Proteção do MR	Requer troca frequente Não pode ser aplicado pelo paciente Sem acesso à incisão
PIPO	Excelente controle de edema Excelente proteção do MR Controle da dor do MR	Sem acesso à incisão Mais caro que outros curativos Requer treinamento apropriado para uso

De May e Lockard,[26 p. 62] com permissão.
MR = membro residual
PIPO = protetização imediata no pós-operatório.

me necessário para inspeção da ferida.[21] A adição de um pilão e do pé permite a deambulação com descarga de peso precoce, limitada.

O uso de curativos rígidos no pós-operatório imediato varia muito e é mais prevalente em algumas áreas dos EUA do que em outras. Geralmente, os cirurgiões ortopédicos usam mais essa técnica do que cirurgiões vasculares. Os curativos rígidos pós-cirúrgicos, utilizados tanto imediatamente após a cirurgia quanto no período pós-operatório imediato, mostraram ser bem-sucedidos na redução do edema pós-operatório e na dor, além de terem melhorado a cicatrização, mesmo em casos de cicatrização retardada.[15]

Curativos semirrígidos

Vários curativos semirrígidos foram relatados na literatura e podem ou não ser utilizados em um determinado centro. Todos proporcionam um melhor controle de edema do que o curativo flexível, mas cada um deles apresenta algumas desvantagens que limitam a sua utilização. O **curativo de Unna**, gaze impregnada com um composto de óxido de zinco, gelatina, glicerina e calamina, pode ser aplicado na sala de cirurgia. A sua maior desvantagem é que ele pode afrouxar facilmente e não é tão rígido como o curativo de gesso de Paris. No entanto, ele mostrou ser superior ao curativo flexível na melhora da cicatrização e redução do edema.[22]

Curativos flexíveis

O curativo flexível é o método mais antigo de tratamento pós-cirúrgico do membro residual e, provavelmente, aquele que a maioria dos fisioterapeutas em hospitais de cuidados agudos vai encontrar. Atualmente, existem duas formas de curativos flexíveis: a atadura elástica e a meia elástica.

Ataduras elásticas

A atadura elástica ou bandagem elástica, com 10 centímetros de largura ou mais, pode ser aplicada sobre o curativo pós-cirúrgico, se for tomado cuidado para garantir a compressão adequada. Um curativo é aplicado à incisão seguido por alguma forma de almofada de gaze e, em seguida, de atadura de compressão. O curativo flexível é indicado em casos de infecção local, mas não é o tratamento de escolha para a maioria dos indivíduos. O paciente ou um membro da família deve aprender a aplicar a atadura o mais rápido possível após o tratamento de feridas já não ser mais necessário. Muitos indivíduos mais velhos com amputações transfemorais não têm o equilíbrio e a coordenação necessários para colocar a atadura de forma eficaz.

Alguns cirurgiões preferem adiar o uso da atadura elástica até que a incisão tenha cicatrizado e as suturas tenham sido removidas. Deixar o membro residual sem qualquer envoltório de pressão permite o pleno desenvolvimento de edema pós-operatório, o que pode ser bastante desconfortável e interferir na circulação dos vários pequenos vasos na pele e no tecido mole e, deste modo, potencialmente, comprometer a cicatrização. O fisioterapeuta pode discutir os benefícios do enfaixamento precoce com o cirurgião se outra forma de curativo rígido não for utilizada. Há fortes evidências na literatura sobre os benefícios tanto da PIPO quanto do CRR.[15,23-25]

Um dos principais inconvenientes da atadura elástica é que ela precisa ser frequentemente recolocada. O movimento do membro residual contra as roupas de cama, o movimento de dobrar e estender as articulações proximais e os movimentos corporais gerais causarão deslizamentos e alterações na pressão. Cobrir a bandagem finalizada com malha *stockinet* ajuda a reduzir algumas das rugas. No entanto, o reenfaixamento cuidadoso e frequente é a única forma eficaz de prevenir complicações. A equipe de enfermagem, os membros da família e o paciente, bem como o fisioterapeuta ou o assistente de fisioterapeuta, precisam assumir a responsabilidade de inspecionar e reenfaixar frequentemente o membro residual. A bandagem do membro residual está descrita em detalhes mais adiante neste capítulo.

Meias elásticas

As meias elásticas são peças de vestuário feitas de algodão pesado, reforçado de borracha; elas têm forma cônica e possuem uma variedade de tamanhos (Fig. 22.4). É difícil de se usar uma meia elástica no período pós-operatório, porque o processo de colocação pode colocar tensão desnecessária na incisão não cicatrizada. As meias elásticas são mais utilizadas após a cicatrização estar completa e as suturas serem removidas.

Fases do tratamento: pós-cirúrgica[26] e pré-protética

O início precoce da reabilitação produz maior potencial de sucesso. Um longo atraso pode resultar no desenvolvimento de complicações como contraturas articulares, debilitação geral e estado psicológico de depressão. O programa de reabilitação pode ser arbitrariamente dividido em duas fases: (1) a fase pós-cirúrgica é o período entre a cirurgia e a alta hospitalar; (2) a fase pré-protética vai da alta hospitalar até a montagem da prótese ou até a decisão de que o paciente não é um candidato apropriado para a prótese. Esses, evidentemente, são períodos arbitrá-

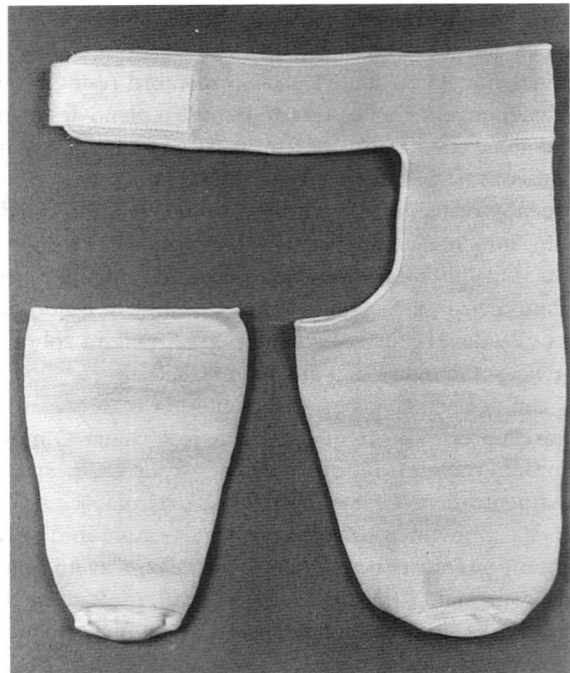

Figura 22.4 Atadura transtibial (*à esquerda*). Atadura transfemoral (*à direita*).

Quadro 22.1 Metas gerais pós-cirúrgicas

- Cicatrização do membro residual
- Proteção do membro remanescente (se foi desvascularizado)
- Independência nas transferências e mobilidade
- Demonstração de posicionamento adequado
- Início do ajuste psicológico
- Entendimento do processo de reabilitação protética

Quadro 22.2 Avaliação precoce pós-cirúrgica

- Revisão geral dos sistemas
- Estado pós-cirúrgico:
  - Cardiovascular
  - Respiratório
  - Controle do diabetes (se apropriado)
  - Se não está acamado
  - Infecção?
- Dor
  - Incisional
  - Fantasma
  - Outra
- Vascularização (se apropriada)
- Estado funcional
  - Mobilidade no leito, transferências, sentar, levantar, equilíbrio
- Amplitude total de movimento
  - Extremidade não amputada
    - Flexão e extensão de quadril e joelho
    - Dorsiflexão/flexão plantar de tornozelo
- Membro superior, para notar quaisquer limitações que possam interferir em atividades funcionais
- Membro amputado

rios, mas cada um tem diferentes objetivos e ênfases dentro do RDC. O resultado esperado desejado da fase de cuidados é ajudar o paciente a recuperar o nível pré-cirúrgico da função. Para alguns, isso significará retorno ao emprego remunerado com uma ativa vida recreativa; para outros, isso significará a independência em casa e na comunidade; e para outros ainda, pode significar viver em um ambiente protegido, como uma casa de repouso ou clínica geriátrica. Se a amputação resultou de doença crônica de longa data, a abordagem de reabilitação pode ser a de ajudar a pessoa a ter uma função de nível superior ao nível logo antes da cirurgia.

Fase pós-cirúrgica

A fase pós-cirúrgica é o período entre a cirurgia e a alta hospitalar. A não ser que o objetivo principal dessa fase dos cuidados seja a alta do paciente, não é adequado dar ao paciente um andador, ensinar ao paciente transferências e enviá-lo para casa. O Quadro 22.1 apresenta os objetivos gerais da fase pós-cirúrgica de cuidados.

O Quadro 22.2 descreve os dados críticos necessários para se desenvolver um PDC para o paciente hospitalizado após a amputação. Naturalmente, a coleta de dados deve ser priorizada de acordo com o estado fisiológico da pessoa e a causa da amputação; no entanto, a informação obtida no exame inicial e nas avaliações subsequentes irá influenciar o planejamento da alta e dos cuidados futuros. Como indicado anteriormente, é de importância crucial para o fisioterapeuta atuar como um mediador para o paciente e garantir a continuidade dos cuidados após a alta hospitalar. Para todos os pacientes, as informações sobre o estado cardiovascular atual, a resposta fisiológica à cirurgia, a presença de infecção, o nível de dor e sobre a medicação indicam até que ponto o paciente será capaz de participar do programa de fisioterapia. Os indivíduos amputados após trauma grave, ferimentos por explosão na guerra e problemas semelhantes vão exigir uma abordagem um pouco diferente daquela dos indivíduos com doença vascular. O tipo de curativo pós-cirúrgico também vai influenciar tanto a coleta de dados quanto as intervenções. A pessoa com um curativo rígido será capaz de mover-se mais facilmente na cama do que alguém com um curativo flexível. Nesse ponto, o diagnóstico fisioterapêutico provavelmente irá refletir um indivíduo com mobilidade e capacidades funcionais limitadas. Dependendo dos resultados específicos do indivíduo, pode também haver comprometimento da resistência e dor que interferem na participação no programa. O PDC específico é, naturalmente, apontado pelas metas e achados essenciais.

Intervenção

O fisioterapeuta que trata um paciente no hospital tem apenas um tempo limitado para alcançar os objetivos. A intervenção deve ser destinada à preparação para a alta do cuidado agudo e para alguma forma de cuidado de acompanhamento, seja em uma instituição de reabilitação aguda, por meio de um serviço de saúde domiciliar ou de agência ou em um ambulatório. O Quadro 22.3 apresenta os principais componentes das intervenções.

Posicionamento

A Figura 22.5 ilustra as principais posições tanto para um paciente com amputação transtibial quanto para um com amputação transfemoral. Embora a figura represente alguém com uma amputação transtibial, os princípios gerais são os mesmos. É importante em ambos os casos prevenir contraturas em flexão do quadril, e o paciente deve ser encorajado a passar algum tempo em decúbito ventral, se possível. Colocar um travesseiro sob o membro residual enquanto o paciente está em decúbito dorsal nunca é recomendado, nem ficar por tempo prolongado na posição sentada. Nos primeiros dias, o paciente vai querer evitar deitar de lado no lado amputado e o membro residual deve ser mantido em extensão tanto no quadril quanto no joelho.

Equilíbrio e transferências

O equilíbrio na posição sentada geralmente não é um problema na amputação unilateral, mas deve ser uma parte do programa de intervenção para os indivíduos com amputações bilaterais. Exercícios de equilíbrio em pé no membro preservado podem ser muito benéficos em ajudar o indivíduo a recuperar o sentido do seu corpo no espaço. Quanto melhor o paciente puder se equilibrar no membro preservado, mais provável será que ele utilize muletas e leve uma vida mais ativa durante o período que precede o tratamento protético. Uma variedade de exercícios de equilíbrio pode ser usada, incluindo o equilíbrio sobre uma superfície instável. No período pós-cirúrgico imediato, a pessoa deve ficar em pé e transferir a liderança

Quadro 22.3 Plano geral de intervenções

- Posicionamento para evitar contraturas
- Equilíbrio em pé e atividades de transferência
- Treino de mobilidade com muletas ou andador
- Cuidado e proteção do membro residual; bandagem (se apropriado)
- Cuidados com o membro inferior remanescente (se a circulação estiver comprometida)
- Orientação sobre amputação e protetização

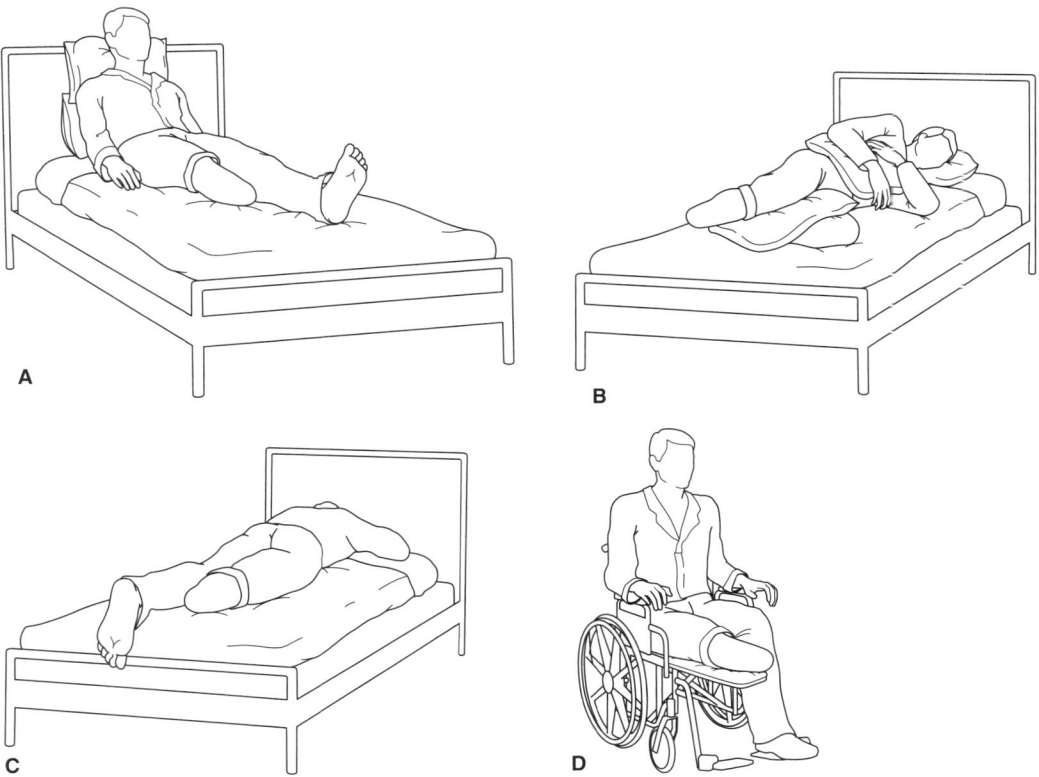

Figura 22.5 Posicionamento transtibial correto: **(A)** em decúbito dorsal; **(B)** em decúbito lateral; **(C)** em decúbito ventral; **(D)** sentado. De May e Lockard,[26 p. 67], com permissão.

para o membro não amputado para proteger o membro residual de possíveis danos na cadeira ou na cama.

Mobilidade

Muitos fisioterapeutas adaptam pacientes a um andador. Embora ele seja adequado para alguns indivíduos, tentar ensinar ao paciente mobilidade segura e independente com muletas é muito mais benéfico. Embora haja mais estabilidade em um andador, há uma maior flexibilidade na realização de atividades da vida diária (AVD) com as muletas. O equilíbrio adicional necessário para muletas também será útil ao indivíduo quando o tratamento protético for realizado.

Se o paciente foi equipado com uma PIPO ou um CRR e tem bom controle de descarga de peso, o médico pode decidir adicionar um pilão e um pé para a montagem, fazendo com que seja possível a marcha com descarga de peso parcial. Nesse caso, o paciente deve estar equipado com muletas porque o andador vai inibir a função natural dos componentes protéticos.

Ao ensinar a mobilidade para alguém com diabetes ou qualquer comprometimento vascular, é fundamental que o paciente use um sapato no pé preservado. Obviamente, o pé preservado deve estar protegido de qualquer lesão ou agressão, e chinelos fornecidos pelo hospital ou quaisquer chinelos não fornecem a proteção necessária. A família pode trazer um sapato regular e essa pode ser a hora de indicar ao paciente que use um sapato adaptado para impedir trauma em seu pé.

Cuidados no membro residual

O fisioterapeuta terá de ensinar ao paciente e aos familiares como enfaixar adequadamente o membro e, se o paciente foi equipado com uma PIPO ou um CRR, o fisioterapeuta precisa estar alerta a sangramento excessivo ou drenagem através do molde. Um foco principal nesse ponto é ensinar ao paciente como proteger o membro residual enquanto se move na cama, chega à posição sentada e realiza as transferências. Obviamente, o paciente não deve colocar pressão no membro ou arrastá-lo sobre a cama. Elevar ligeiramente o membro residual e movê-lo para o lado enquanto rola para o lado não amputado é a melhor maneira de vir a sentar-se. A monitorização cuidadosa do estado de cicatrização do membro residual é importante nesse momento. O paciente pode ser encorajado a mover o membro suavemente dentro de uma amplitude livre de dor tanto no joelho (transtibial) quanto no quadril (ambos os níveis). A extensão suave do quadril (para amputações transtibiais, com o joelho estendido) é um excelente exercício para ensinar ao paciente enquanto deita no lado não amputado. Ela pode e deve ser feita várias vezes por dia. Quaisquer exercícios resistidos para o membro residual são contraindicados nesse momento.

Cuidados com o membro inferior preservado

Uma vez que a maioria dos indivíduos submetidos a amputação passa por esse procedimento como resultado de má circulação, é importante avaliar o estado do membro remanescente e ensinar ao paciente e à família os cuidados apropriados, conforme apresentados no Capítulo 14. Como afirmado anteriormente, um sapato adequado deve ser obtido antes de ficar em pé e das atividade de mobilidade.[27]

Instruções ao paciente

Quanto mais o paciente e a família entenderem sobre a amputação e o processo de reabilitação, melhor o resultado. Durante todo o exame e a aplicação do PDC, o fisioterapeuta envolve continuamente o paciente e os cuidadores, respondendo a perguntas e fornecendo informações em nível e ritmo proporcionais às capacidades dos indivíduos. Os objetivos são que o paciente e os cuidadores assumam a responsabilidade pelo cuidado, entendam a necessidade de cuidados continuados e tornem-se participantes ativos no programa de reabilitação.[28] Um programa domiciliar precisa ser desenvolvido e o paciente deve ser encorajado a ser tão móvel quanto possível.

Por necessidade, o programa domiciliar será limitado até que a cicatrização tenha ocorrido, de modo que a importância da continuidade dos cuidados de fisioterapia seja enfatizada. Stineman et al,[29] em um estudo com 2.673 veteranos idosos, relataram que aqueles que receberam serviços de reabilitação intensivos em regime de internação tiveram resultados significativamente melhores do que aqueles que não receberam tais serviços.

Fase pré-protética

A fase pré-protética é o tempo entre a alta dos cuidados agudos do hospital e a adequação a uma prótese definitiva ou a decisão de não ajustar o paciente a um membro artificial. Infelizmente, para muitos indivíduos esse período dura muito tempo, não inclui um programa regular de fisioterapia e muitas vezes gera resultados insatisfatórios. As metas gerais para a fase pré-protética dos cuidados são apresentadas no Quadro 22.4, e o Quadro 22.5 fornece um guia geral de exame pré-protético.

Exame

Membro residual

Aproximadamente 7-12 dias após a cirurgia, dependendo da condição do membro residual, do total de cicatrização e do curativo pós-cirúrgico, dados específicos sobre o coto e articulações adjacentes podem ser coletados. A cicatrização é, naturalmente, de uma importância primária, e a coleta de

Quadro 22.4 Objetivos gerais pré-protéticos

- Independência no cuidado do membro residual
  - Aplicação de bandagem ou meia elástica
  - Cuidado com a pele
  - Posicionamento
- Independência em mobilidade, transferências e atividades funcionais
  - Marcha com descarga de peso parcial com muletas se ajustado com PIPO ou PEPO
  - Descarga total de peso, quando tolerada
  - Deambulação com uma perna com muletas/andador, se ajustado com curativo flexível
- Demonstrar cuidadosamente o programa de exercícios domiciliares
  - Exercícios de ADM com evolução para exercícios resistidos para todas as partes do membro inferior residual
  - Exercícios de fortalecimento e ADM para o membro inferior não amputado, conforme necessário
- Cuidados com o membro inferior remanescente, se a amputação for por razões vasculares

Quadro 22.5 Guia de exame pré-protético

Histórico
- Dados demográficos do paciente
- Dados familiares e sociais
- Estado de pré-amputação (trabalho, nível de atividade, independência)
- Estado financeiro
- Outros conforme apropriado

Revisão dos sistemas
- Causa da amputação (doença, tumor, trauma, congênita)
- Doenças/sintomas associados (neuropatia, distúrbios visuais, doença cardiopulmonar, insuficiência renal, anomalias congênitas)
- Estado fisiológico atual (estado cardiopulmonar pós-cirúrgico, sinais vitais, falta de ar, dor)
- Medicações

Pele
- Cicatriz (curada, aderente, invaginada, plana)
- Outras lesões (tamanho, forma, abertas, tecido da cicatriz)
- Hidratação (úmida, seca, escamosa)
- Sensação (ausente, diminuída, hiperestesia)
- Enxertos (localização, tipo, cicatrização)
- Lesões dermatológicas (psoríase, eczema, cistos)

Comprimento do membro residual
- Comprimento do osso (membros transtibiais medidos a partir do platô tibial medial; membros transfemorais medidos a partir do túber isquiático ou trocanter maior)
- Comprimento dos tecidos moles (notar tecido redundante)

Forma do membro residual
- Cilíndrico, cônico, com extremidade bulbosa e assim por diante
- Anormalidades ("orelhas de cachorro", rolo adutor)

Estado emocional
- Aceitação
- Imagem corporal

Vascularização (ambos os membros, se a amputação for por causa vascular)
- Pulsos (femoral, poplíteo, dorsal do pé, posterior da tíbia)
- Cor (vermelha, cianótica)
- Temperatura
- Edema (medida da circunferência, medida do deslocamento de água, medidas de pinça)
- Dor (tipo, localização, duração, intensidade)
- Alterações tróficas

Amplitude de movimento
- Membro residual (específico para articulações remanescentes)
- Outro membro inferior (total para as articulações principais)

(continua)

Quadro 22.5 Guia de exame pré-protético *(continuação)*

Força muscular
- Membro residual (específico para grupos musculares principais)
- Outras extremidades (total necessário para função)

Neurológico
- Dor (fantasma [diferenciar sensação de dor], neuroma, incisional, por outras causas)
- Neuropatia
- Estado cognitivo (alerta, orientado, confuso)

Estado funcional
- Transferências (da cama para a cadeira, para o banheiro, para o carro)
- Mobilidade (suporte auxiliar, supervisão)
- Situação domiciliar/familiar (cuidador, barreiras arquitetônicas, riscos)
- Atividades da vida diária (tomar banho, vestir-se)
- Atividades instrumentais da vida diária (cozinhar, limpar)

dados do membro residual deve ser adiada até que o membro residual tenha cicatrizado o suficiente para tolerar o estresse do manuseio e resistência. Mensurações de cotos são geralmente tomadas e registradas em centímetros para a uniformidade com os outros envolvidos no cuidado de indivíduos que sofreram uma amputação. As medidas circunferenciais do coto são tomadas após o edema pós-operatório inicial ter diminuído e depois regularmente durante todo o período pré-protético. As mensurações são feitas a intervalos regulares ao longo do comprimento do membro residual. As mensurações circunferenciais do membro residual transtibial são iniciadas no platô tibial medial e tomadas a cada 5-8 cm, dependendo do comprimento do membro. O comprimento do membro residual é medido a partir do platô tibial medial até o fim do osso e depois até o fim da pele. As mensurações circunferenciais do coto transfemoral começam no túber isquiático ou no trocanter maior, o que for mais palpável, e são tomadas a cada 8-10 cm. O comprimento é medido a partir do túber isquiático ou do trocanter maior até a extremidade do osso e depois até o fim da pele. Para precisão de medições repetidas, marcos exatos são cuidadosamente anotados. Se o túber isquiático for usado em mensurações transfemorais, a posição da articulação do quadril é anotada também. Outras informações recolhidas sobre o coto incluem sua forma (cônico, bulboso ou cilíndrico; presença de tecido redundante), condição da pele, sensação e propriocepção articular.

Amplitude de movimento

As estimativas de amplitude de movimento (ADM) total são geralmente adequadas para o exame do membro não envolvido, mas mensurações goniométricas específicas são necessárias para o lado amputado, para extensão bilateral do quadril e para a dorsiflexão do tornozelo do lado não amputado. Um bom equilíbrio requer um bom movimento do tornozelo, e muitos indivíduos mais velhos desenvolvem limitação na amplitude da dorsiflexão, o que leva a tropeços e enrosco dos dedos do pé. Medidas de quadril e joelho são tomadas na sequência da amputação transtibial. As medidas de flexão do quadril, extensão, abdução e adução são tomadas após a amputação transfemoral. A mensuração de rotação medial e lateral do quadril é difícil de ser obtida e é desnecessária se nenhuma anormalidade grave ou patologia estiverem evidentes. Contraturas em flexão do quadril são particularmente importantes de se notar porque o paciente não pode ficar em pé e suportar o peso adequadamente sem a extensão do quadril adequada (Fig. 22.6). Além disso, a extensão do quadril participa do controle do joelho protético em algumas próteses transfemorais.

Força muscular

O teste manual de força muscular (TMM) total dos membros superiores (MS) e do MI não envolvido é reali-

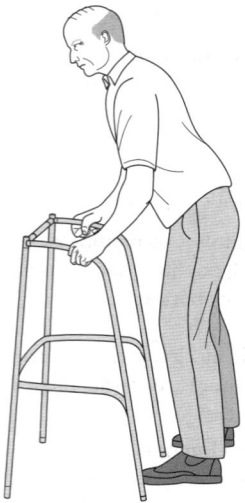

Figura 22.6 Contraturas de flexão do quadril impedem a postura em pé equilibrada. De May e Lockard,[26 p. 111], com permissão.

zado como parte do exame inicial. Deve-se esperar para realizar o TMM do MI envolvido até que tenha ocorrido a maior parte da cicatrização. Na amputação transtibial, é necessária boa força nos extensores de quadril e abdutores, assim como nos extensores e flexores do joelho, para deambulação protética satisfatória. Para o paciente com uma amputação transfemoral, boa força nos extensores de quadril e abdutores é uma exigência. A força desses músculos deve ser monitorizada ao longo da fase pré-protética. O programa de intervenção aborda essas áreas.

Estado do membro não envolvido

O estado vascular do MI não envolvido é determinado e documentado. Dados recolhidos incluem a condição da pele, a presença de pulsos, a sensação, a temperatura, o edema, dor no exercício ou em repouso e presença de feridas, ulceração ou de outras anormalidades. O Capítulo 14 apresenta mais informações sobre a análise e avaliação do estado vascular periférico.

Estado funcional

Atividades da vida diária e habilidades de mobilidade funcional, incluindo transferências e o estado deambulatório, são examinadas e documentadas. O equilíbrio tanto sentado quanto em pé sobre o membro preservado é muito importante e deve ser examinado assim que a condição da pessoa permitir. Os dados referentes ao nível de atividade pré-cirúrgica e os próprios resultados esperados pela pessoa são obtidos por meio de entrevista e são muitas vezes indicativos de potencial uso de próteses funcionais. Um indivíduo que tinha um estilo de vida ativo antes da amputação, independentemente da idade, tem maior probabilidade de ser capaz de aprender a utilizar bem uma prótese. Indivíduos com um longo histórico de estilo de vida sedentário podem encontrar mais dificuldade, em particular se a amputação for em nível transfemoral.

Membro fantasma

A maioria dos indivíduos vai se deparar com **sensações de membro fantasma** após a amputação. Na sua forma mais simples, a sensação fantasma é a sensação do membro que não existe mais. A sensação fantasma, que inicialmente pode ocorrer logo após a cirurgia ou até um ano depois da amputação, é muitas vezes descrita como formigamento, queimação, coceira ou sensação de pressão, ou às vezes uma dormência. A parte distal do membro é mais frequentemente sentida, embora, de vez em quando, a pessoa sinta todo o membro. A sensação fantasma ocorre desde quando indivíduos sobrevivem à perda de um membro; no entanto, há pouco consenso ao longo dos séculos em relação à sua causa ou ao seu tratamento. Os pesquisadores atuais estão investigando áreas de reintegração e reorganização sensorial no córtex somatossensorial.[30] A maioria dos indivíduos relata sensação de membro fantasma e alguns relatam a sensação como nociva, no entanto, geralmente ela não interfere com a reabilitação protética. É importante que o paciente compreenda que as sensações são muito comuns.[31]

A **dor do membro fantasma** é uma sensação generalizada nociva no membro ausente, que é tão forte que interfere no ajuste protético. Pode ser localizada ou difusa, contínua ou intermitente e pode ser desencadeada por alguns estímulos externos. Ela pode diminuir ao longo do tempo ou se tornar uma condição permanente e incapacitante. Ela ocorre em apenas um pequeno número de pacientes. É importante distinguir dor fantasma das sensações fantasmas mais comuns, da dor do membro residual ou da dor de neuroma. Às vezes, utilizar uma prótese alivia a dor fantasma. Ocasionalmente, na presença de pontos-gatilho, a injeção com esteroides ou anestésico local reduziu a dor de forma temporária. Embora a literatura esteja repleta de informações e estudos sobre a sensação fantasma, dor fantasma e dor do membro residual, há pouco consenso sobre a melhor abordagem para o tratamento desses fenômenos.[31] Em alguns estudos, particularmente de indivíduos que tiveram dor pré-operatória considerável, gotejamentos de anestesia intratecal ou epidural com opioides foram usados tanto no pré-operatório quanto no pós-operatório com sucesso.[32] No entanto, outros não relataram nenhum sucesso com tais tratamentos.[31] Tratamentos não invasivos como ultrassom, gelo, neuroestimulação elétrica transcutânea (TENS) e massagens têm sido utilizados com sucesso variável. Analgésicos não narcóticos leves têm sido de limitado valor; *biofeedback*, imaginação guiada, psicoterapia, bloqueios nervosos e rizotomias dorsais foram todos utilizados com resultados inconsistentes. O tratamento da dor fantasma pode ser muito frustrante tanto para a equipe clínica quanto para o paciente.[31-35]

Estado emocional

A reação inicial à perda traumática do membro é geralmente de tristeza profunda e depressão. A pessoa pode sentir insônia e inquietação e ter dificuldade de concentração. Alguns indivíduos podem, na verdade, lamentar a perda possível de um trabalho ou a capacidade de participar de um esporte favorito ou outras atividades, em vez de lamentar a perda do membro. Nos estágios iniciais, a tristeza da pessoa pode alternar com sentimentos de desespero, desânimo, amargura e raiva. Socialmente, o paciente pode sentir-se solitário, isolado e objeto de pena. Preocupações sobre o futuro, sobre a imagem corporal e a função sexual, sobre as reações da família e dos amigos e sobre o emprego afetam as reações do indivíduo.

Se a amputação foi o resultado de doença vascular ou de outro problema em longo prazo, ela pode realmente vir como um alívio. A luta para salvar o membro, por vezes longa e dolorosa, finalmente acabou. As respostas variam de acordo com os indivíduos. Alguns indivíduos mais velhos podem relacionar a perda do membro à perda da independência e podem tornar-se bastante deprimidos. Sem dar falsas esperanças ao indivíduo, cabe ao fisioterapeuta educar o paciente sobre o processo de reabilitação e os passos em direção à independência. Normalmente, ver outras pessoas com problemas similares no ambiente de tratamento, em particular se envolvidas no treinamento do uso da prótese, pode ajudar o paciente com uma nova amputação a perceber o que pode ser alcançado.

O ajuste em longo prazo depende, em grande medida, da estrutura de personalidade básica do indivíduo, da sensação de realização e do seu lugar na família, na comunidade e no mundo. Em geral, muitos indivíduos com amputações fazem um ajuste satisfatório à perda e são reintegrados a uma vida plena e ativa. Na realização da aceitação definitiva, o indivíduo pode passar por alguns estágios, incluindo negação, raiva, euforia e isolamento social. Embora seja difícil prever como será a adaptação em longo prazo inicialmente, há alguma evidência de que o aconselhamento precoce e a oportunidade de explorar os sentimentos associados com a amputação e reabilitação possam ser benéficos para os indivíduos em todos os grupos de idade.[36]

Alguns indivíduos podem tentar evitar pensamentos angustiantes sobre o membro perdido através de autocontrole consciente ou evitando situações ou pessoas que os lembrem do membro perdido. Alguns podem exibir birras ou ressentimento irracional. Alguns podem reverter para estados pueris de impotência e dependência.

Muitas pessoas não estão plenamente conscientes das consequências da amputação e podem temer outras limitações físicas como resultado da cirurgia. O medo da impotência ou esterilidade pode levar alguns homens a fazer grandiosas declarações ou apresentar comportamentos imprudentes para mascarar o medo. Explicações detalhadas sobre o processo da amputação e suas implicações, dadas pelo cirurgião ou por outros membros da equipe de reabilitação, podem aliviar muitos desses medos.

Geralmente, as pessoas que tiveram uma amputação podem sonhar consigo mesmas com um membro intacto. Essa imagem pode ser tão vívida que as pessoas caem ao se levantar à noite, por tentativa de caminhar até o banheiro sem prótese ou muletas. Os indivíduos que perderam a sua perna por causa de lesão podem sonhar com o incidente ou acidente em que foram feridos. Tais encenações podem levar à insônia, a tremores, convulsões, impedimentos da fala e à dificuldade de concentração. Em geral, os indivíduos com amputações congênitas ou amputações adquiridas antes dos 5 anos não têm alguns dos problemas mencionados, porque a sua amputação é parte de sua autoimagem desenvolvida.

Apoio psicológico

O paciente precisa receber segurança e compreensão de toda a equipe de reabilitação. Os membros da equipe devem criar um ambiente aberto e receptivo e estar dispostos a ouvir. O paciente deve saber o que esperar durante todo o processo. O cirurgião e os fisioterapeutas devem explicar cuidadosamente os passos e as expectativas da reabilitação. Meios audiovisuais, como filmes ou fotografias, podem ser úteis. A Amputee Coalition of America (ACA) é uma organização norte-americana sem fins lucrativos para a educação do amputado, que representa as pessoas que sofreram amputação ou nasceram com diferenças de membros (www.amputee-coalition.org). Os membros incluem indivíduos com amputações, profissionais de saúde, membros da família e amigos de pessoas com amputações. A ACA apoia um programa de visitação voluntária, no qual indivíduos com amputações que foram treinados para fornecer auxílio vão visitar pacientes logo após a cirurgia para ajudar com apoio emocional. Os fisioterapeutas devem estar cientes da existência de uma organização local como a ACA e fazer uso dela para prestar apoio e educação para os seus pacientes, independentemente da idade ou causa de amputação. Os serviços militares também têm programas de suporte para pessoas com amputações, e um grupo de veteranos organizou o "Projeto Guerreiro Ferido" (www.woundedwarriorproject.org), como uma organização sem fins lucrativos para ajudar veteranos com deficiências graves.

Os pacientes têm diferentes atitudes em relação à prótese. A maioria está preocupada com a função e em recuperar o maior nível de função possível; outros estão preocupados sobre sua aparência, na esperança de que ela vá esconder a sua deficiência e dar a ilusão de um corpo intacto. Se os indivíduos com amputações forem informados de que a prótese irá substituir o seu próprio membro, eles podem ter expectativas irrealistas de que o funcionamento vai ser tão bom quanto o do membro não amputado. O ajuste realista será necessário conforme a pessoa aprende a usar o substituto artificial. Bons indicadores de adaptação às próteses são o envolvimento ativo no pós-cirúrgico e no programa pré-protético, bem como a presença de tentativas consistentes para retornar a um estilo de vida ativo.

O idoso

O indivíduo mais velho com uma amputação de MI não se contenta em sentar em uma cadeira de rodas ou mancar com um andador, mas procura serviços de reabilitação eficazes e um estilo de vida significativo. Manter a independência é uma questão crítica para o adulto mais velho. Qualquer deficiência que exija o uso de um dispositivo externo, especialmente amputação, pode ser vista como o fim de um estilo de vida independente. Em certa medida, o nível anterior de dor e incapacidade e o início súbito ou gradual da deficiência afetarão a reação. Os indivíduos que sofreram dor considerável podem se sentir gratos com o término da dor. Os pacientes que se submeteram a extensos procedimentos médicos e cirúrgicos podem vivenciar uma sensação de fracasso, de que os esforços não foram bem-sucedidos. Se as atitudes pré-operatórias forem irrealisticamente esperançosas, os distúrbios pós-operatórios podem ser mais graves. O idoso não deve ser levado a esperar uma cura total. Aprender a usar um membro artificial pode ser um processo lento e uma provação desencorajadora, e o paciente pode não expressar angústia ou depressão diante do otimismo dos outros. No entanto, o fisioterapeuta deve ter em mente que a maioria das pessoas mais velhas, em particular os amputados em níveis transtibiais, se ajustam de forma excelente à função protética.[37]

Os idosos estão sujeitos a um estresse considerável de preocupações sobre limitações financeiras, perda de controle sobre as suas vidas e medo de se tornar dependentes. Um indivíduo idoso que requer uma amputação muitas vezes deve lidar com vários problemas físicos. A perda é uma parte normal do envelhecimento – perda dos recursos fisiológicos, perda de um cônjuge ou amigos, perda da autoestima relacionada à própria carreira ou ao trabalho, e, agora, perda de função. É útil dar ao paciente o máximo possível de controle sobre a tomada de decisões para proporcionar oportunidades de envolvimento na definição de objetivos e no sequenciamento das atividades. Tal como acontece com qualquer cliente, os fisioterapeutas precisam estar cientes dos fatores de estresse que afetam o cliente e ajudá-lo, sendo ouvintes e facilitadores de reflexão.

É um mito que os idosos não possam aprender uma nova habilidade, tenham dificuldade de memória e não possam atingir o mesmo nível que os indivíduos mais jovens. Alguns indivíduos idosos podem ter dificuldade em aprender uma nova habilidade, mas muitos são capazes de se adaptar com sucesso a uma deficiência como uma amputação e levar uma vida plena e normal. Apesar de alguns sofrerem de demência, outros pacientes que são rotulados como dementes por causa da confusão no ambiente de tratamento agudo podem, na verdade, estar apenas respondendo aos medicamentos, a desequilíbrios metabólicos, à toxicidade de infecção, à insegurança em um ambiente estranho ou às sequelas da anestesia. É importante lembrar que a disfunção cognitiva não impede a reabilitação satisfatória. A compreensão das capacidades cognitivas do paciente ajuda a estruturar as experiências de aprendizagem de forma adequada. Declarações orientadas para os objetivos podem ser mais claras do que as instruções passo a passo. Nós fazemos muitas atividades quase automaticamente – levantar-se de uma cadeira, virar na cama, andar. A maioria de nós tem padrões de movimentos específicos desenvolvidos ao longo dos anos. O fisioterapeuta pode recorrer a tais padrões enquanto se concentra nos objetivos do movimento.

Intervenção

Cuidados com o membro residual

O membro residual tem de estar completamente cicatrizado e ter perdido o edema pós-operatório e muito da frouxidão do tecido mole para estar pronto para o tratamento protético. O membro residual é submetido a pressões consideráveis e variadas durante a marcha com a prótese e geralmente não está totalmente cicatrizado e preparado para tais tensões em 8-12 semanas. O método mais eficaz de preparação do membro residual para protetização é o curativo rígido, mas é mais caro do que a bandagem elástica e muitas seguradoras não vão pagar por tal encaixe. Os indivíduos não equipados com um curativo rígido usam uma bandagem elástica ou meia elástica para reduzir o tamanho do membro residual. O paciente, membro da família ou membro da equipe profissional aplica o curativo, que é usado 24 horas por dia, exceto durante o banho. O uso de uma bandagem elástica ou de uma meia elástica para reduzir o edema é um processo lento. O edema no membro residual pode ser difícil de se controlar em indivíduos com diabetes, especialmente se eles apresentam comprometimento renal.

Enfaixamento do membro residual

Os pacientes tendem a enfaixar o seu próprio membro residual de uma forma circular, muitas vezes criando um torniquete, o que pode comprometer a cicatrização e fomentar o desenvolvimento de uma extremidade bulbosa. Embora o membro residual transtibial possa ser enfaixado de forma eficaz na posição sentada, é difícil envolver e ancorar adequadamente o membro transfemoral enquanto sentado. Os pacientes mais velhos muitas vezes não podem se equilibrar na posição em pé enquanto enfaixam. Uma bandagem eficaz e lisa e sem rugas, enfatiza voltas angulares, fornece a pressão no sentido distal e incentiva a extensão da articulação proximal. As extremidades das bandagens são presas com fita ou alfinetes de segurança, em vez de clipes, que podem cortar a pele e não ancorar bem. Um sistema de enfaixamento que utiliza principalmente voltas angulares ou em forma de oito foi desenvolvido especificamente para atender às necessidades do paciente mais velho.

Enfaixamento transtibial

A Figura 22.7 descreve os métodos preferidos de enfaixamento do membro residual transtibial. Duas bandagens elásticas de 10 centímetros são geralmente suficientes para envolver a maioria dos membros residuais transtibiais. Cotos muito grandes podem exigir três ataduras. As bandagens transtibiais não devem ser costuradas juntas, de modo que o tecido de cada atadura possa ser trazido em contraposição ao outro para fornecer mais apoio. Embora uma bandagem elástica não forneça tanta pressão como um curativo rígido, o desenvolvimento do edema pós-cirúrgico deve ser detido tanto quanto possível; portanto, uma pressão firme e uniforme contra todos os tecidos moles é desejável. Se a incisão for colocada anteriormente, uma tentativa deve ser feita de trazer as ataduras da posição posterior para anterior, através da extremidade distal.

O primeiro enfaixamento pode ser iniciado tanto no côndilo medial quanto no côndilo lateral da tíbia e trazido diagonalmente através da superfície anterior do membro para a extremidade distal. Uma borda da bandagem deve cobrir a linha mediana da incisão em um plano anteroposterior. A bandagem continua diagonalmente sobre a superfície posterior, então volta para o início virando como uma âncora. Neste ponto, há uma escolha: a bandagem pode ser interposta diretamente sobre o ponto de início como indicado na Figura 22.7 (passo 2a) ou pode ser colocada na frente do membro residual em forma de "X" (Fig. 22.7 [passo 2b]). A última técnica é particularmente útil em longos membros residuais e auxilia na interrupção do uso da bandagem. É feita uma ancoragem sobre a coxa distal, certificando-se de que a bandagem esteja livre da patela e não esteja apertada em torno da coxa distal.

Depois de uma única volta de ancoragem acima do joelho, a bandagem é trazida de volta ao redor do côndilo tibial oposto e para baixo para a extremidade distal do membro. Uma extremidade da atadura deve sobrepor a linha mediana da incisão e a outra dobra por pelo menos 1,25 cm, para assegurar o apoio adequado da extremidade distal. O padrão em forma de oito é continuado tal como representado na Figura 22.7 (passos 5 a 8), até a bandagem terminar. Deve-se tomar cuidado para cobrir completamente o membro residual com uma pressão firme e uniforme. Voltas semicirculares são feitas posteriormente ao posicionar o curativo para atravessar a superfície anterior em uma linha angular. Essa manobra fornece maior

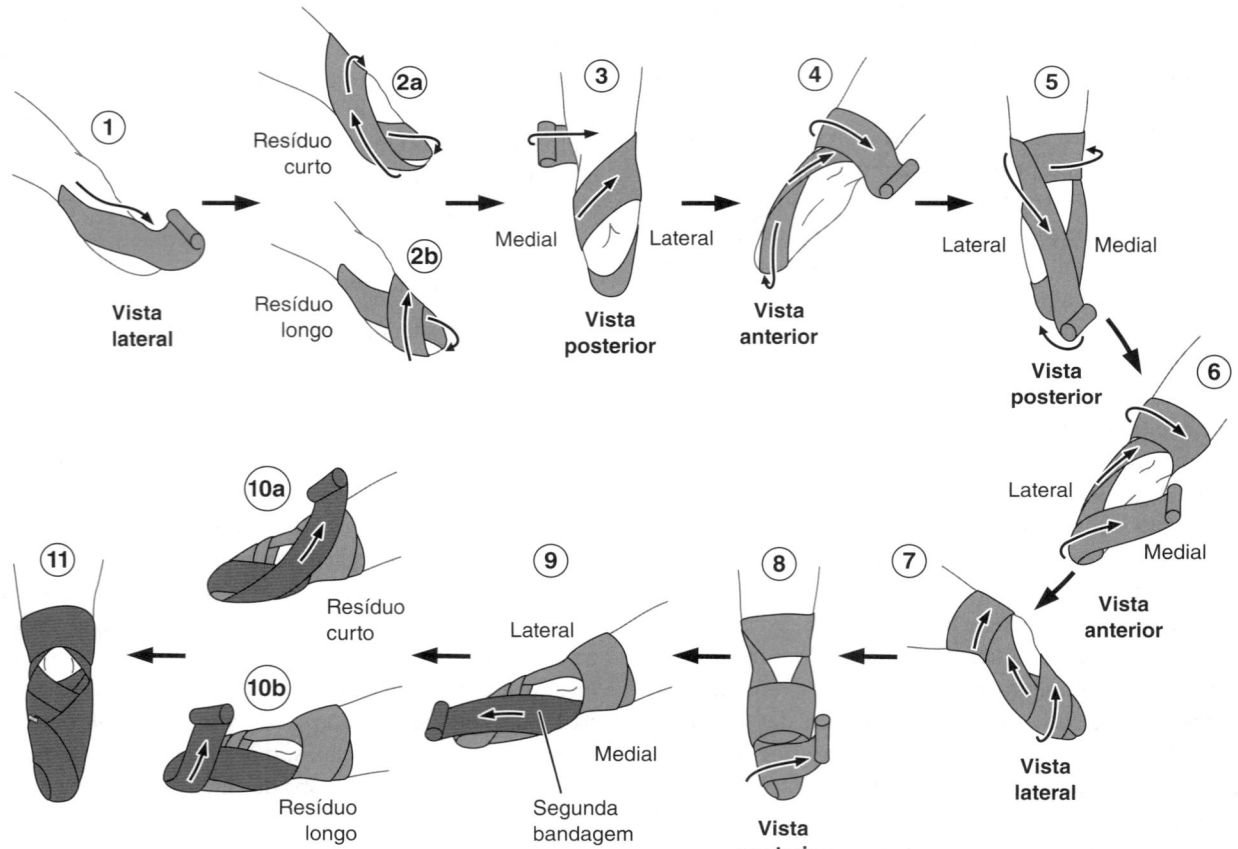

Figura 22.7 Bandagem de membro residual transtibial. De May e Lockard,[26 p.75], com permissão.

pressão sobre o tecido mole posterior enquanto distribui a pressão anteriormente onde o osso está perto da pele. Cada volta deve sobrepor-se parcialmente às outras voltas, de modo que todo o membro residual esteja bem coberto. O padrão é geralmente de proximal para distal e de trás para proximal, a partir de côndilos tibiais, cobrindo ambos os côndilos e o tendão patelar. Normalmente, a patela é deixada livre para ajudar no movimento do joelho, mas pode ser necessário cobri-la em membros residuais extremamente curtos, para melhor suspensão.

A segunda bandagem é enfaixada como a primeira, exceto que é iniciada no côndilo tibial oposto da primeira bandagem (Fig. 22.7 [passo 9]). Trazer a trama de cada atadura em contraposição exerce uma pressão mais uniforme. Com ambas as bandagens, é feito um esforço para trazer as voltas angulares cruzando uma sobre a outra, em vez de na mesma direção.

Bandagem transfemoral

A Figura 22.8 ilustra o método preferido de enfaixamento do membro residual transfemoral com a tarefa sendo feita por um membro da família ou cuidador. A posição deitada de lado é a preferida, para um melhor controle do membro residual com o quadril neutro ou ligeiramente estendido. Enfaixar o membro residual transfemoral na posição sentada é difícil e geralmente deixa uma área na coxa medial descoberta. O paciente com bom equilíbrio no membro preservado pode enfaixar o coto na posição em pé.

Para a maioria dos membros residuais, duas bandagens de aproximadamente 15 cm e uma de aproximadamente 10 cm vão cobrir adequadamente o membro. As duas bandagens de 15 cm podem ser costuradas extremidade com extremidade, tomando-se cuidado para não criar uma costura pesada; a bandagem de 10 cm é usada sozinha. As bandagens de 15 cm são usadas primeiro. Embora tenha sido observado que as bandagens transtibiais não devam ser costuradas juntas para permitir uma atadura mais firme, costurar as bandagens transfemorais de 15 cm ou usar uma atadura dupla reduz a extremidade de anexos da bandagem e resulta em um envoltório mais suave. O primeiro enfaixamento é iniciado na virilha, trazido diagonalmente através da superfície anterior até o canto distal lateral, passando em torno da extremidade do membro residual e diagonalmente até o lado posterior da crista ilíaca e então em torno dos quadris, em forma de 8. A bandagem é iniciada medialmente, de modo que o enfaixamento do quadril (quadril em forma de 8) incentivará a extensão. Após contornar os quadris, a bandagem é enrolada em torno da porção proximal do membro residual, na parte de cima da virilha e depois de volta em torno dos quadris. Embora essa seja uma curva circular proximal, ela não cria um torniquete, pois continua em

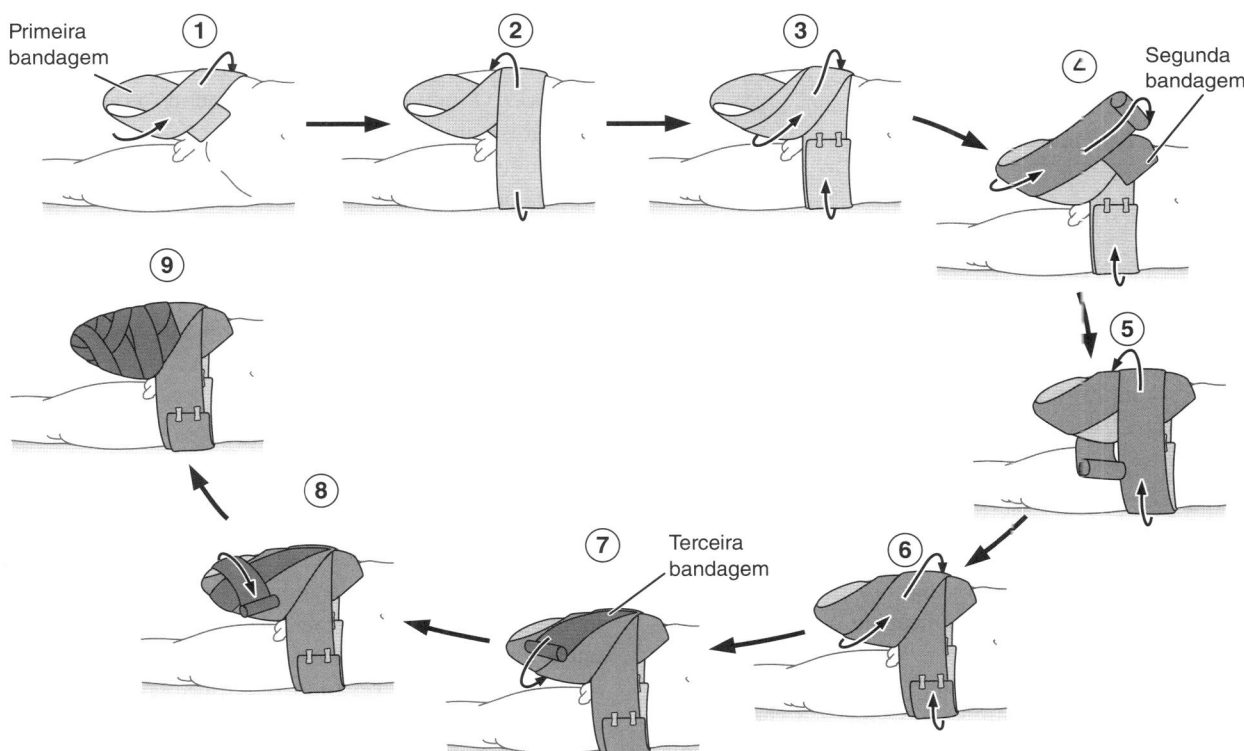

Figura 22.8 Bandagem transfemoral de membro residual. De May e Lockard,[26 p.76], com permissão.

torno dos quadris. Cobrir ao redor da porção medial do membro residual na parte de cima da virilha garante a cobertura do tecido mole na área do adutor e reduz a possibilidade de um rolo adutor, uma complicação que pode interferir seriamente no uso confortável da prótese. Na maioria dos casos, a primeira bandagem termina no segundo enfaixamento em 8 do quadril e é ancorada com fita adesiva ou alfinete.

A segunda bandagem de 15 cm é envolvida como a primeira, mas é iniciada um pouco mais lateralmente. Todas as áreas não cobertas com a primeira bandagem devem ser cobertas neste momento. Se for utilizada uma bandagem dupla, este envoltório pode ser uma continuação da primeira volta de ancoragem. A segunda bandagem é igualmente ancorada no quadril em forma de 8 após a primeira figura de oito e após a segunda volta alta na virilha. Se forem usadas mais do que as primeiras duas bandagens para cobrir o membro residual proximal, devem ser tomados cuidados para que nenhum torniquete seja criado. Trazer a bandagem diretamente a partir da área medial proximal para o quadril em forma de 8 ajuda a manter o tecido adutor coberto e impede rolamento da bandagem em algum grau.

A atadura de 10 cm é usada para exercer a maior quantidade de pressão sobre as áreas médias e distais do membro residual. Geralmente não é necessário ancorar essa bandagem em torno dos quadris, porque o atrito com as ataduras já aplicadas e boas voltas em forma de oito limitam o delizamento. A bandagem de 10 cm geralmente inicia lateralmente para trazer a trama do tecido sobre a trama das ataduras anteriores. As voltas em forma de 8 regulares em variados padrões são as mais eficazes para cobrir todo o membro residual.

Meias elásticas

A meia elástica transtibial é enrolada sobre o membro residual até o meio da coxa e é projetada para ser autossuspensa. Indivíduos com coxas pesadas podem precisar de suspensão adicional com ligas ou um cinto. As meias transfemorais disponíveis atualmente incorporam a forma em 8 do quadril, que fornece boa suspensão, exceto para indivíduos obesos (ver Fig. 22.4). Cuidados devem ser tomados para que o paciente entenda a importância da suspensão adequada; qualquer rolamento das bordas ou escorregamento da meia pode criar um torniquete em torno da parte proximal do membro residual. As meias elásticas são mais fáceis de aplicar do que as bandagens elásticas e podem ser uma alternativa melhor, particularmente para o membro residual transfemoral. O uso de meias elásticas é mais caro do que o das bandagens elásticas; o custo inicial é maior, e depois novas meias de tamanhos menores devem ser adquiridas, conforme o volume do membro diminui. Contudo, as meias elásticas são uma opção viável para os indivíduos que não são capazes de enfaixar adequadamente o membro residual. As meias elásticas não podem ser usadas até que a incisão tenha cicatrizado e as suturas tenham sido removidas. As suturas podem se prender à malha da meia e as forças de distração distais que acompanham a colocação da meia podem causar deiscência da ferida (abertura de uma fenda). Em um pequeno estudo envolvendo indivíduos aos quais foram ensinadas técnicas de enfaixamento adequadas, Louie et al[38] descobriram que o enfaixamento do membro residual foi ligeiramente mais eficaz na redução do edema entre indivíduos com amputações transtibiais.

Cuidados com a pele

Higiene e cuidados com a pele apropriados são importantes. O membro residual é tratado como qualquer outra parte do corpo; ele deve ser mantido limpo e seco. Os indivíduos com pele seca podem usar uma boa loção de pele. Cuidados devem ser tomados para evitar abrasões, cortes e outros problemas de pele. Massagem de fricção, em que as camadas da pele, do tecido subcutâneo e de músculo são movidas ao longo do respectivo tecido subjacente, pode ser utilizada para prevenir ou mobilizar o tecido da cicatriz aderente. A massagem é feita com cuidado, após a ferida estar cicatrizada e quando não há infecção presente. Os pacientes podem aprender a executar corretamente uma massagem de fricção suave para mobilizar o tecido da cicatriz e ajudar a diminuir a hipersensibilidade do membro residual para toque e pressão. O manuseio precoce do membro residual pelo paciente é uma ajuda para a aceitação e é encorajado, particularmente para os indivíduos que podem sentir repulsa pelo membro.

O paciente é ensinado a inspecionar o membro residual com um espelho a cada noite para se certificar de que não haja feridas ou problemas iminentes, especialmente em áreas que não são facilmente visíveis. Se a pessoa tem sensação diminuída, a inspecção cuidadosa é particularmente importante. Como o membro residual tende a se tornar um pouco edemaciado após o banho em reação à água morna, o banho noturno é recomendado, especialmente uma vez que a prótese foi adaptada. A bandagem elástica, a meia elástica ou o curativo removível rígido são reaplicados após o banho. Se a pessoa foi equipada com uma prótese, o membro residual é enfaixado à noite e em qualquer momento em que a prótese não estiver sendo usada, até que esteja totalmente maturado (i. e., não desenvolva edema quando não estiver vestindo uma prótese). Sabe-se que alguns pacientes aplicam uma variedade de "remédios caseiros populares" ao membro residual. Historicamente, acreditava-se que a pele tinha que ser endurecida para o uso da prótese, batendo-a com uma garrafa com uma toalha enrolada. Várias pomadas e loções já foram aplicadas; membros residuais foram imersos em substâncias tais como vinagre, água salgada e gasolina para endurecer a pele. Apesar da pele precisar se ajustar às pressões de vestir um membro artificial, não há evidências que indiquem que as técnicas de "endurecimento" sejam benéficas. Tais métodos podem realmente ser prejudiciais; pesquisas indicam que a pele flexível e macia é mais capaz de lidar com o estresse do que a pele seca e dura. As instruções ao paciente sobre cuidados adequados com a pele podem reduzir o uso de remédios caseiros.

A pele do membro residual pode ser afetada por uma variedade de problemas dermatológicos, tais como eczema, psoríase ou queimaduras por radiação. Algumas dessas condições podem mitigar a adequação à prótese ou o enfaixamento. Dudek et al.[39] encontraram 528 relatos de problemas de pele entre os 337 membros residuais em um estudo retrospectivo de 6 anos. Cada problema de pele foi tratado como uma entidade separada, tenha ele ocorrido em um ou mais de um indivíduo. O tratamento pode incluir irradiação ultravioleta, hidromassagem, aquecimento reflexo, oxigênio hiperbárico ou medicação. Cuidados devem ser tomados no uso de radiação ultravioleta ou calor na presença de doença vascular. A banheira de hidromassagem pode não ser o tratamento de escolha porque aumenta a circulação e o edema da região sob tratamento.

Amplitude de movimento

Um dos maiores impedimentos para a reabilitação protética funcional é a contratura do quadril ou do joelho. Contraturas podem desenvolver-se como resultado de um desequilíbrio muscular ou tensão fascial, a partir de um reflexo de retirada de proteção no quadril e flexão do joelho, em virtude da perda de estimulação plantar em extensão ou como um resultado de posicionamento deficiente como sentar-se por tempo prolongado ou posicionar o membro residual sobre um travesseiro. O paciente deve entender a importância do posicionamento adequado e do exercício físico regular na preparação para eventual ajuste da prótese e deambulação. Para todos os níveis de amputação, a ADM completa na extensão no quadril é fundamental para permitir que o indivíduo assuma uma postura ereta equilibrada.

Com a amputação transtibial, a ADM completa nos quadris e joelhos, especialmente em extensão, é necessária. Ao sentar-se, o paciente pode manter o joelho estendido usando uma tala posterior ou uma placa ligada à cadeira de rodas. O paciente com uma amputação transfemoral precisa de ADM completa no quadril, particularmente na extensão e adução. Sentar-se por tempo prolongado deve ser evitado. Deve ser gasto algum tempo todos os dias na posição de decúbito ventral.

Algumas pessoas se apresentarão com contraturas em flexão do quadril ou do joelho. Contraturas leves podem responder à mobilização manual e a exercícios ativos, mas é quase impossível reduzir contraturas moderadas a graves por alongamento manual, especialmente contraturas de flexão de quadril. Alguns profissionais defendem segurar o membro em uma posição esticada com pesos por uma quantidade considerável de tempo. Há pouca evidência de que essa tradicional abordagem seja bem-sucedida. Técnicas de alongamento facilitado (p. ex., facilitação neuromuscular proprioceptiva [FNP]) são mais eficazes do que o alongamento passivo; segurar-relaxar e segurar-relaxar a contração ativa que utiliza a contração resistida dos músculos antagonistas pode aumentar a ADM, particularmente do joelho. Uma das maneiras mais eficazes de reduzir uma contratura em flexão do joelho é encaixar o paciente em uma prótese com descarga de peso sobre o tendão patelar (PTB) alinhada de um modo que coloque os posteriores da coxa em estiramento em cada passo. Tal alinhamento protético proporciona um estiramento que é bastante eficaz. As contraturas em flexão do quadril são mais frequentemente encontradas em pessoas com amputações transfemorais. É difícil "abandonar" uma contratura em flexão do quadril com a prótese transfemoral. Em alguns casos, dependendo da gravidade da contratura e do comprimento do membro residual, a contratura pode ser acomodada no alinhamento da prótese. Uma contratura em flexão do joelho inferior a 15° geralmente não é um problema. A prevenção, no entanto, continua a ser o melhor tratamento para contraturas.

Exercícios

O programa de exercícios é projetado individualmente e inclui atividades de fortalecimento, equilíbrio e coordenação. O tipo de curativo pós-cirúrgico, o grau de dor pós-operatória e a cicatrização da incisão vão determinar quando os exercícios resistivos para o membro envolvido podem ser iniciados. O programa de exercício pode tomar muitas formas e deve incluir um programa de exercícios domiciliares (PED). Os extensores e abdutores de quadril e extensores e flexores do joelho são particularmente importantes para a deambulação com a prótese. Estudos mostraram uma correlação entre a força dos grupos musculares principais e a capacidade de usar uma prótese efetivamente.[40-43] As Figuras 22.9 e 22.10 descrevem uma série de exercícios particularmente bem concebidos para fortalecer os músculos principais ao redor do quadril e do joelho. Esses exercícios podem ser adaptados para um PED porque eles são simples de se executar e não requerem equipamento especial. Os exercícios precisam progredir com o aumento da resistência.

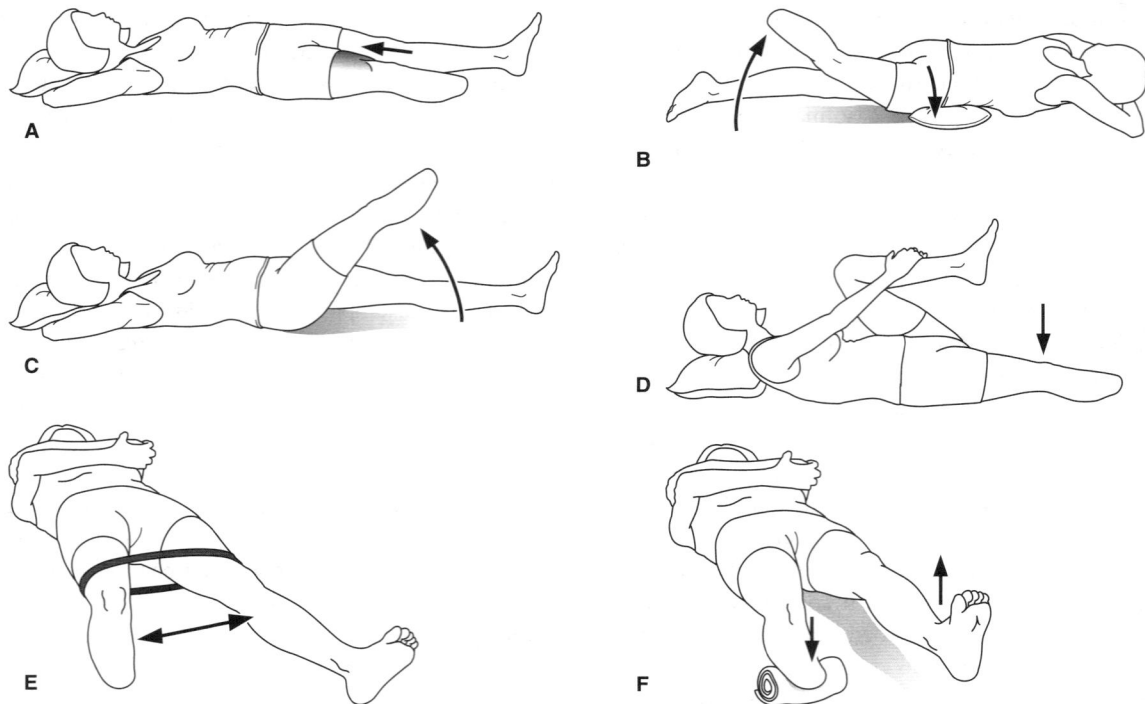

Figura 22.9 Exercícios transtibiais: **(A)** contração de quadríceps, **(B)** extensão do quadril com o joelho reto, **(C)** levantar a perna com o joelho reto, **(D)** extensão do membro residual com o joelho da outra perna contra o peito, **(E)** abdução do quadril contra resistência e **(F)** ponte. De May e Lockard,[26 p. 77] com permissão.

Um programa de fortalecimento geral que inclui o tronco e todos os membros é indicado com frequência, particularmente para a pessoa mais velha que pode ter sido bastante sedentária antes da cirurgia. Os exercícios de facilitação neuromuscular proprioceptiva (FNP) também são benéficos. O programa de exercícios precisa ser desenvolvido individualmente e enfatizar os músculos que são mais ativos na função protética. Os exercícios representados nas Figuras 22.9 e 22.10 são particularmente bem adaptados a um PED e combinam o fortalecimento e a coordenação necessários para deambulação protética. Corio et al[44] estudaram os efeitos dos exercícios de estabilização da coluna vertebral sobre a marcha de indivíduos que usavam uma prótese por pelo menos um ano. Apesar de uma pequena amostra de 34 indivíduos ser usada, os resultados sugerem que a melhoria na estabilização da coluna e no controle do tronco pode influenciar positivamente os parâmetros da marcha.[44]

Atividades de equilíbrio e mobilidade

A mobilidade precoce é importante para a recuperação fisiológica total. O paciente precisa retomar as atividades independentes o mais cedo possível. O equilíbrio é um elemento-chave para a mobilidade eficaz e é uma área muitas vezes negligenciada. O equilíbrio ruim e o medo de cair afetam negativamente a reabilitação protética bem-sucedida.[45,46] Embora os indivíduos com amputação unilateral geralmente não tenham um problema com o equilíbrio na posição sentada, é importante para o indivíduo desenvolver bom equilíbrio em pé com o membro preservado. A Figura 22.11 mostra um tipo de exercício de equilíbrio em pé em uma superfície instável. Embora cuidados devam ser tomados para proteger o pé remanescente de lesões, particularmente em pacientes com doença vascular, os exercícios de equilíbrio com e sem sapatos, bem como com olhos abertos e fechados são uma parte integral do programa. A descarga de peso através do membro residual também é benéfica ao treinamento futuro para a prótese. Isso só pode ser conseguido com segurança em pacientes com amputações transtibiais. A Figura 22.12 descreve uma pessoa ajoelhada sobre uma almofada em uma cadeira de altura apropriada, deslocando seu peso sobre o lado amputado e tirando o peso dele.

Caminhar é um excelente exercício e é necessário para a independência na vida diária. O treino de marcha pode começar cedo e a pessoa com uma amputação de MI unilateral pode tornar-se bastante independente usando um padrão de marcha de três pontos sobre muletas. Muitos indivíduos mais velhos têm dificuldade de aprender a andar de muletas. Alguns têm medo, alguns não têm equilíbrio e coordenação necessários e a outros falta resistência. Andar com muletas sem uma prótese exige um maior dispêndio de energia do que andar com uma prótese.

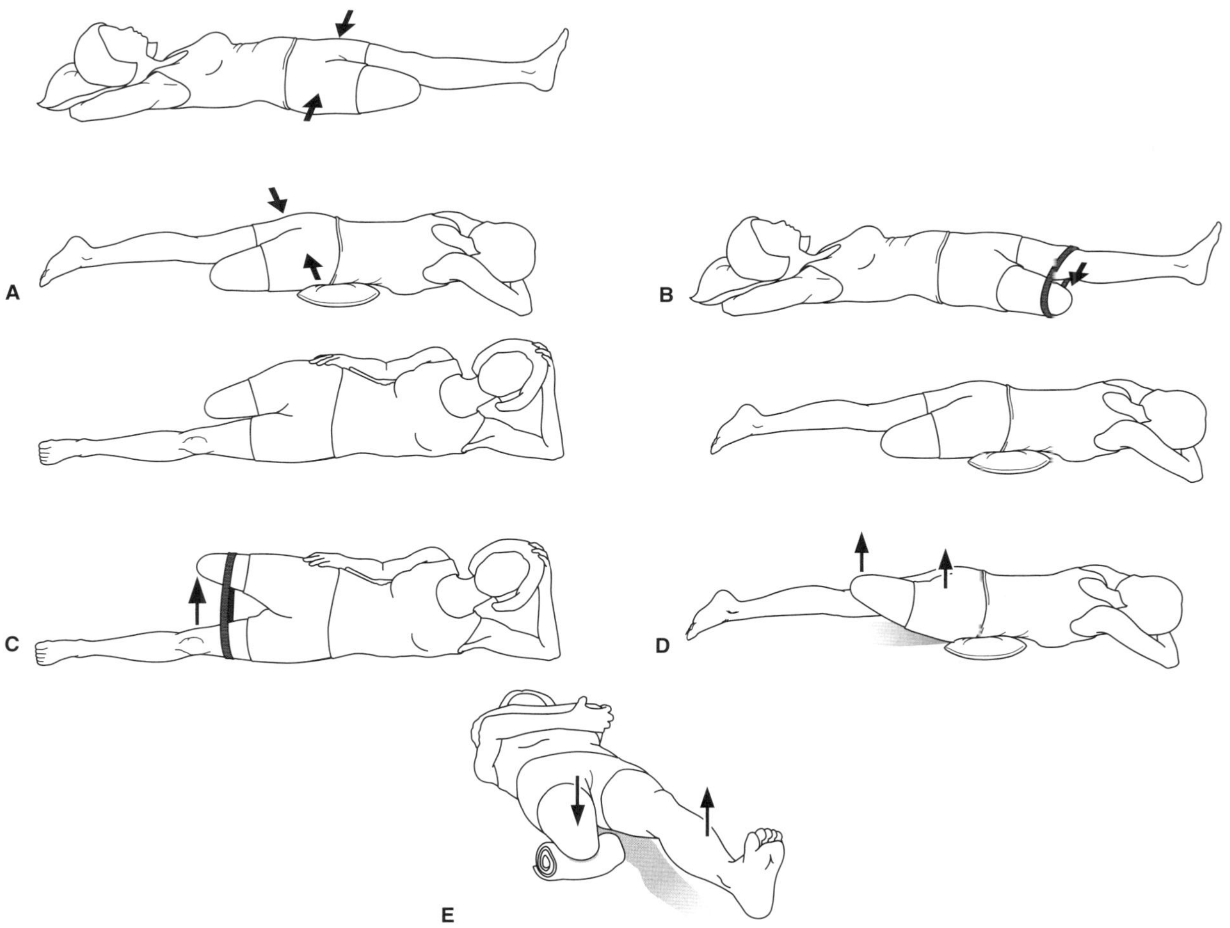

Figura 22.10 Exercícios transfemorais: **(A)** contração de glúteos, **(B)** abdução do quadril em decúbito dorsal, **(C)** abdução do quadril contra resistência, **(D)** extensão do quadril em decúbito ventral e **(E)** ponte. De May e Lockard,[26, p. 78] com permissão.

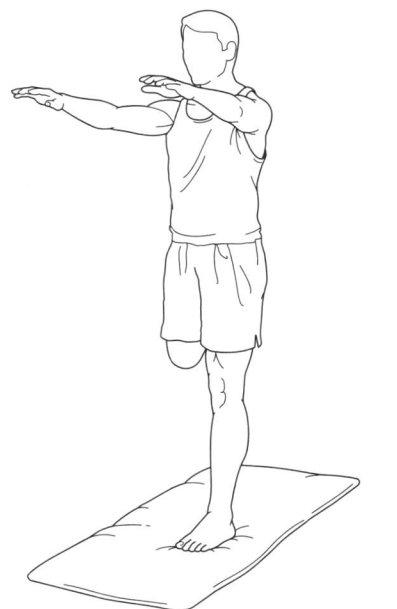

Figura 22.11 Exercício de equilíbrio em pé em superfície instável. De May e Lockard,[26, p. 73] com permissão.

A independência na caminhada com muletas é um resultado que vale o tempo de terapia. O indivíduo que pode deambular com muletas irá desenvolver um maior grau de capacidade geral do que a pessoa que passa a maior parte do tempo em uma cadeira de rodas. Andar de muletas é uma boa preparação para a deambulação protética, e a pessoa que consegue aprender a usar muletas geralmente não terá dificuldade em aprender a usar uma prótese. No entanto, o indivíduo que não consegue aprender a andar com muletas independentemente ainda pode se tornar um usuário da prótese muito funcional. A implementação precoce de um programa de mobilidade gradativo também é importante para o treino cardiovascular e o desenvolvimento de resistência. A resistência cardiovascular é necessária para a deambulação protética eficaz, particularmente no nível transfemoral.

Há vantagens e desvantagens de se usar um andador para apoio. Certamente, caminhar com um andador é fisiológica e psicologicamente mais benéfico do que sentar em uma cadeira de rodas, mas ele só deve ser usado se a pessoa não conseguir aprender a andar com muletas. Um andador

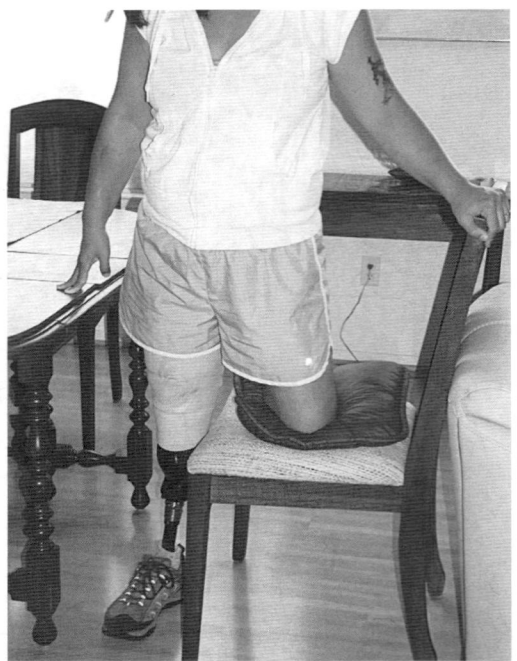

Figura 22.12 Ajoelhar sobre um travesseiro em uma cadeira fornece uma oportunidade para algumas descargas de peso. De May e Lockard,[26 p. 74], com permissão.

é mais resistente do que muletas, mas não pode ser usado em escadas e meios-fios. Às vezes é difícil para a pessoa que utilizou um andador após a amputação mudar para muletas ou para uma bengala quando adaptada a uma prótese. O padrão de marcha utilizado com um andador não é apropriado com uma prótese e não deve ser usado em qualquer parte do treinamento protético. O andador incentiva um padrão de marcha de "parar o passo" enquanto o uso de prótese eficiente requer um padrão de marcha de "passo sem interrupção". Todos os indivíduos com uma amputação precisam aprender alguma forma de mobilidade sem uma prótese para uso durante a noite ou quando a prótese não for usada por alguma razão.

Próteses temporárias

Muitas pessoas não são equipadas com qualquer tipo de aparelho de prótese até que o membro residual esteja livre de edema e a maior parte do tecido mole tenha reduzido, um processo que pode levar muitos meses de enfaixamento consciente do coto e exercícios. Durante esse período, o paciente está limitado a uma cadeira de rodas ou à deambulação com muletas ou andador. A maioria das pessoas não pode retornar ao trabalho ou participar totalmente das AVD enquanto aguarda o membro residual maturar. Uma vez equipado com uma prótese definitiva, o membro residual continua a se alterar em tamanho e uma segunda prótese é muitas vezes necessária durante os primeiros 2 anos. Uma prótese temporária hoje é o mesmo que a prótese definitiva e utiliza os mesmos componentes. Muitos planos de saúde não vão financiar uma prótese temporária, então a protetização permanente precoce é defendida, embora o soquete fique muito grande rapidamente. A deambulação precoce bipodal é um objetivo desejado para a maioria dos indivíduos na sequência da amputação. Quanto mais tempo atrasar a protetização, menor será o potencial de reabilitação eficaz. Cuidados devem ser tomados para que o paciente seja adaptado a componentes ideais para o seu nível esperado de função. Muitas vezes, indivíduos mais velhos são equipados com componentes de baixo custo e baixa função quando eles provavelmente poderiam ter conseguido um nível mais elevado de função com componentes mais funcionais. Torna-se um ciclo vicioso com as seguradoras, que descrevem estatísticas que mostram que indivíduos mais velhos não alcançam a independência, mas não consideram que os componentes que foram autorizados ou não fazem o encaixe corretamente ou não oferecem a função necessária. O não fornecimento de treinamento protético adequado por um fisioterapeuta também é um problema com as seguradoras.

Instruções ao paciente

As instruções ao paciente são parte integrante e permanente do programa de reabilitação. Informações sobre o cuidado do membro residual, o cuidado adequado da extremidade sem envolvimento, posicionamento, exercícios e dieta, se o paciente tem diabetes ou excesso de peso, são necessários para o paciente ser um participante pleno do programa de reabilitação. Discussões também devem ser realizadas sobre os objetivos do paciente, níveis de atividade projetados, financiamento e componentes protéticos. Se o paciente foi submetido a amputação por problemas vasculares, o programa de educação deve incluir informações sobre o calçado adequado.

Deve-se tomar cuidado para não sobrecarregar o paciente com demasiada informação de uma só vez; a sobrecarga de informação leva ao esquecimento. É mais eficaz dar prioridade à informação e pedir à pessoa para lembrar uma coisa nova a cada sessão, em vez de tentar ensinar um programa complexo em uma única vez. Materiais escritos são necessários para complementar o ensino e ajudar o paciente a lembrar-se do que é necessário. É também importante que o programa seja adaptado ao modo de vida do indivíduo. Envolver o paciente no estabelecimento de prioridades aprimora a adesão. O Apêndice 22.A inclui recursos da internet para profissionais de saúde, famílias e pacientes com amputação.

Amputação bilateral

A intervenção para a pessoa com amputações bilaterais de MI é semelhante ao programa desenvolvido para alguém com uma amputação unilateral, exceto, possivelmente, a deambulação. Se o indivíduo foi protetizado e anda após amputação unilateral, a prótese é útil para as atividades de transferência e deambulação limitada em casa. Alguns indivíduos podem ser capazes de utilizar a prótese com o apoio externo para chegar ao redor da casa mais facilmente, particularmente para uso do banheiro.

Todos os indivíduos com amputações bilaterais precisam de uma cadeira de rodas permanentemente. A cadeira deve ser tão estreita quanto possível, com apoios de braços removíveis e repouso de pernas removível. A elevação dos descansos de braços é útil para auxiliar nas transferências da posição sentada para a posição em pé. A cadeira de rodas para amputados sem as rodas traseiras e sem os descansos de perna não é recomendada, exceto se o fisioterapeuta tiver certeza de que a pessoa nunca será equipada com próteses, mesmo cosmeticamente. É mais fácil adicionar dispositivos anti-inclinação para a parte traseira da cadeira de rodas ou anexar pequenos pesos na frente em posição vertical (contrapeso) para o uso quando os descansos para os pés forem removidos.

O programa de exercícios inclui atividades no solo destinadas a ajudar a pessoa a recuperar o sentido da posição do corpo e equilíbrio, fortalecimento de membro residual e MS e exercícios regulares de ADM. O treinamento de mobilidade funcional deve enfatizar a mobilidade de independência na cama, transferências e uso de cadeira de rodas. Com amputações bilaterais, os indivíduos gastam muito tempo sentados e, portanto, são mais propensos a desenvolver contraturas em flexão, particularmente em torno das articulações do quadril. O paciente deve ser encorajado a dormir de bruços, se possível, ou, pelo menos, passar algum tempo em decúbito ventral todos os dias. O programa de terapia também enfatiza a ADM dos membros residuais.

Determinação do potencial protético

Nem todas as pessoas com amputações são candidatas para a prótese, independentemente do desejo pessoal. O custo da prótese e as demandas de energia de treinamento protético exigem que algum julgamento seja usado na seleção de indivíduos para a protetização.

Não existe uma regra geral que possa seguramente ser aplicada a todos os pacientes na tomada de decisão para adaptar ou não a prótese. O paciente é parte do processo da tomada de decisão, mas o fato de o indivíduo querer uma prótese não é o suficiente. Muitas pessoas não estão cientes das demandas fisiológicas da deambulação protética, particularmente em níveis transfemorais. O desenvolvimento de próteses leves, mecanismos microprocessados de joelho, assistência de controle de postura e pés com conservação de energia tornou possível ajustar com sucesso muito mais indivíduos do que no passado. No entanto, algumas considerações sobre o não ajuste são necessárias. A Medicare® desenvolveu um quadro de classificação funcional para orientar a seleção de componentes (Quadro 22.6). Existem vários outros instrumentos de resultados que podem ser usados para ajudar a prever o potencial funcional para pacientes com amputação.[47-49]

Em geral, os indivíduos que deambulavam antes da amputação e que sustentavam uma amputação transtibial unilateral serão capazes de tornar-se independentes com uma prótese adequadamente adaptada e intervenção fisioterapêutica. Embora se requeira mais equilíbrio, coordenação e energia para usar uma prótese transfemoral, muitos indivíduos independentemente da idade podem se tornar funcionais após uma amputação unilateral transfemoral. As contraturas severas em flexão do quadril, a obesidade, a fraqueza ou paralisia da musculatura do quadril e a falta de equilíbrio e coordenação podem impedir a deambulação bem-sucedida. O nível de atividade e participação da pessoa nos programas pós-cirúrgico e pré-protético ajuda na determinação do potencial para deambulação protética.

Quadro 22.6 Níveis de classificação funcional da Medicare®

- **Nível funcional 0:** o paciente não tem a capacidade ou o potencial de deambular ou fazer transferências de forma segura com ou sem assistência, e uma prótese não melhora a sua qualidade de vida ou a mobilidade.
- **Nível funcional 1:** o paciente tem a capacidade ou o potencial de usar a prótese para transferências ou deambulação em superfícies niveladas e com ritmo fixo. Típico do deambulador doméstico limitado ou ilimitado.
- **Nível funcional 2:** o paciente tem a capacidade ou o potencial para a deambulação com a capacidade de atravessar barreiras ambientais de baixo nível como meio-fio, escadas ou superfícies irregulares. Típico do deambulador limitado à comunidade.
- **Nível funcional 3:** o paciente tem a capacidade ou o potencial para a deambulação com ritmo variável. Típico do deambulador de comunidade que tem a habilidade de atravessar a maioria das barreiras ambientais e pode ter atividades vocacionais, terapêuticas ou de exercício que demandem a utilização da prótese além da simples locomoção.
- **Nível funcional 4:** o paciente tem a capacidade ou o potencial para a deambulação com a prótese que excede as habilidades básicas de deambulação, apresentando capacidade para alto impacto, estresse ou níveis energéticos. Típico da demanda protética de crianças, adultos ativos ou atletas.

O ajuste ou não da prótese em alguém com amputações bilaterais é uma decisão difícil. Os indivíduos jovens e ágeis são geralmente bons candidatos para tratamento protético, independentemente do nível de amputações. A maioria dos pacientes com amputações transtibiais bilaterais pode se tornar bastante funcional com próteses. A maioria dos indivíduos mais velhos com amputações transfemorais bilaterais têm dificuldade considerável de aprender a usar duas próteses. Pacientes com uma amputação tranfemoral e uma amputação transtibial geralmente podem aprender a usar duas próteses, se a primeira amputação foi no nível transfemoral e se a pessoa utilizou com sucesso uma prótese transfemoral antes de perder a outra perna. As decisões de ajuste da prótese para indivíduos com amputações bilaterais de MI são individuais e dependentes das capacidades particulares da pessoa. Certamente, os componentes tecnológicos modernos, incluindo os microprocessadores e componentes ativos, são uma ajuda para a reabilitação da maioria dos indivíduos com amputação hoje.

Treinamento protético

O principal objetivo da reabilitação protética é o paciente atingir uma marcha suave e eficiente de energia que permita que o indivíduo realize AVD e participe no emprego desejado e em atividades recreativas. A deambulação protética é uma atividade de habilidade psicomotora e a pessoa deve aprender a se adaptar aos padrões bem desenvolvidos de movimento em novas situações. O Quadro 22.7 descreve o que determina uma marcha protética eficaz. O treinamento eficaz da marcha deve guiar o indivíduo para integrar a prótese em todas as atividades de mobilidade. A Tabela 22.3 apresenta os elementos essenciais do treinamento protético, começando com equilíbrio básico e progredindo até a deambulação. Embora a tabela descreva o treinamento com uma prótese transfemoral, a sequência é igualmente apropriada para o treinamento protético transtibial, exceto a etapa de controle do joelho. É importante fazer o máximo de treinamento possível sem a utilização de um dispositivo de suporte externo, uma vez que muitas pessoas serão capazes de caminhar de forma mais eficiente sem apoio externo. Se for considerado

Quadro 22.7 Fatores que contribuem para a marcha eficiente com a prótese

- Admitir a descarga de peso do corpo em cada perna
- Ter equilíbrio em pé com apoio unipodal
- Avançar cada membro para a frente e se preparar para o próximo passo
- Adaptar-se às exigências ambientais

necessário, uma bengala pode ser adicionada uma vez que a pessoa tenha um bom controle ao colocar e tirar o seu peso da prótese e bom controle no deslocamento. Um andador nunca deve ser usado como parte do treinamento protético, a menos que o indivíduo esteja tão limitado que tenha usado um andador antes da amputação. É importante para o fisioterapeuta saber o tipo e a função dos componentes da prótese para planejar adequadamente as atividades do treinamento. O controle de joelho com um microprocessador é diferente daquele com outros tipos de componentes de joelho transfemoral.[50]

Muitas companhias de seguros, incluindo a Medicare®, não autorizam muito tempo para treino de marcha. Focar o treinamento inicialmente no equilíbrio e na integração da prótese é mais desejável do que simplesmente entregar a um paciente um andador ou muletas, apenas para fazer com que ele ande. Se o paciente conseguir aprender a se equilibrar suavemente com e sem a prótese e sentir uma sensação de controle e integração com a prótese, ele irá avançar com menos fisioterapia do que se começasse a andar antes que o equilíbrio necessário fosse desenvolvido. O Quadro 22.8 Resumo de evidências apresenta estudos sobre a inclusão de estratégias de treinamento de equilíbrio no treinamento de marcha, para pacientes com amputação.

Treinamento avançado

Alterar o ambiente é uma parte integrante do programa de treinamento da marcha. É pouco funcional que o paciente ande apenas no ambiente protegido e simples da clínica de fisioterapia. A deambulação funcional ocorre em ambientes complexos. Caminhar ao redor de móveis, através de portas estreitas, em tapetes e em torno de obstáculos é muito diferente de andar no espaço aberto e limpo da clínica de fisioterapia. Colocar obstáculos no chão para dar um passo em torno ou acima, andar em um corredor ocupado no centro de tratamento, pegar algo do chão e carregar um objeto durante a caminhada são todas atividades mais avançadas que exigem equilíbrio, coordenação e a capacidade de colocar e tirar o seu peso da prótese em diferentes posições corporais. Durante o treinamento avançado, o paciente é ensinado a se levantar e sentar em cadeiras de diferentes alturas e resiliências de assento, especialmente assentos de banheiros. Uma pista de obstáculos interessante pode ser criada usando cadeiras, *steps* individuais, cones e blocos para andar em torno, bem como superfícies diferentes. Hofstad et al.[51] estudaram o adiamento e a diminuição da ação de evitar obstáculos em indivíduos que usavam uma prótese de MI. O nível de amputação não foi indicado, mas uma eletromiografia (EMG) foi utilizada para examinar as respostas aos

(O texto continua na p. 1147.)

Tabela 22.3 Elementos essenciais de treinamento

Elemento	Atividade	Detalhes
Estabilidade – ambas as pernas (PT/PF)	Ficar em pé de forma segura, sem apoio das mãos; alcançar objetos.	Segure um objeto a uma distância alcançável; o paciente alcança e toca objetos com cada mão, olhando para o objeto. Objetos colocados no alto/embaixo/à esquerda/à direita encorajam a mudança de peso como objetivo orientado.
Controle do joelho (PF)	Ficar em pé de forma segura, sem apoio das mãos; flexionar e estender levemente o joelho protético em graus variados.	Incentive o paciente a desenvolver a sensação cinestésica da posição do joelho através das pressões do soquete.
Estabilidade sobre a prótese (PT/PF)	Ficar em pé de forma segura, sem apoio das mãos; posicionar um banco de 15-20 cm diretamente à frente do paciente.	De uma maneira controlada, o paciente posiciona o pé não amputado no banco e volta o pé para o chão.

(continua)

Tabela 22.3 Elementos essenciais de treinamento *(continuação)*

Elemento	Atividade	Detalhes
Estabilidade na prótese (PT/PF)	Ficar em pé de forma segura, sem apoio das mãos; posicionar uma bola de futebol em frente à perna não amputada.	De uma maneira controlada, o paciente chuta a bola com o pé não amputado.
Controle da prótese (PT/PF)	Ficar em pé de forma segura, sem apoio das mãos; posicionar uma bola de futebol em frente à prótese.	De uma maneira controlada, o paciente chuta a bola com a perna protetizada.
Propriocepção (PT/PF)	Ficar em pé com ambas as pernas estendidas de forma segura sobre um pedaço de papel com um relógio desenhado, sem apoio das mãos.	Ao comando, o paciente desloca o peso para 12, 3, 6 e 9 horas em ordem aleatória. Isso ensina a reconhecer onde o pé protético está em relação à descarga de peso.

(continua)

Tabela 22.3 Elementos essenciais de treinamento *(continuação)*

Elemento	Atividade	Detalhes
Controle da pelve (PT/PF)	Ficar em pé de forma segura, sem apoio das mãos, a perna protetizada fica atrás da perna não amputada. Forneça resistência à progressão pélvica no contato inicial do pé no plano.	Encoraje o paciente a transferir o peso suavemente com movimento pélvico para a frente e levemente lateral, fornecendo resistência conforme o paciente traz a prótese para a frente.
Dar passos com a prótese (PT/PF)	Ficar em pé de forma segura, sem apoio das mãos, dar um passo para a frente e para trás com a prótese.	O paciente deve começar com a posição de apoio nas duas pernas, deslocar o peso para a perna não amputada e dar um passo para a frente com a prótese. Peça-o para retornar a prótese para a posição atrás da perna não amputada. Enfatize o controle do joelho com PF.
Dar passos com a perna saudável (PT/PF)	Ficar em pé de forma segura, sem apoio das mãos; dar um passo para a frente e para trás com a perna não amputada.	Como acima, mas com a perna não amputada. Certifique-se de que o paciente traga o peso para a parte da frente do pé antes de pisar sobre a perna não amputada. Enfatize os dedos de fora na PF para ativar a iniciação do balanço.
Passo lateral; passo para trás (PT/PF)	Etapas consecutivas para a direita, depois para a esquerda, sem apoio das mãos. Dar vários passos para trás.	O paciente deve andar de lado, enfatizando elevar a perna e colocá-la vários centímetros para o lado e, em seguida, elevar a outra perna em direção à primeira. Os passos para trás com PF geralmente requerem um maior passo com a prótese do que com a perna não amputada para o controle do joelho.

De May e Lockard26,[pp. 136-141], com permissão.
PT = paciente com prótese transtibial; PF = paciente com prótese transfemoral.

Quadro 22.8 Resumo de evidências
Equilíbrio e marcha

Referência	Amostra	Modelo de intervenção	Duração	Resultados	Comentários
Curtze et al. (2011)[a]	18 indivíduos com amputação transtibial e 17 indivíduos correspondentes sem amputação	Caminhada rastreada sobre duas superfícies irregulares no laboratório	4 ensaios em cada superfície	Sem diferenças estatisticamente significativas entre os grupos.	Enfatiza a importância do treinamento de equilíbrio na reabilitação de pacientes com amputação.
Curtze et al. (2010)[b]	17 indivíduos com amputação transtibial e 17 indivíduos correspondentes sem amputação	Foi induzida uma queda para a frente no ambiente do laboratório, estando o indivíduo em um inclinômetro, em um ângulo estabelecido, com o momento da queda inesperado.	3 ensaios por indivíduo conduzindo com cada perna	Diferenças estatisticamente significativas no tempo de resposta e na flexão do joelho no apoio do calcanhar entre os grupos; nenhuma diferença no comprimento do passo, no tempo de balanço entre o membro conducente ou o membro guiado. Indivíduos com amputação usaram um passo mais longo e mostraram menos flexão de joelho quando conduziram com a prótese.	Autores enfatizaram a importância de incorporar atividades de equilíbrio e recuperação de quedas como parte do treino de marcha depois da amputação.
Raya et al. (2010)[c]	72 indivíduos com amputações de MI e idades entre 21-83 anos, usando próteses.	Testados para equilíbrio, força do quadril, teste de caminhada de 6 minutos, preditor de mobilidade do amputado (AMP)	10 repetições de força para cada movimento AMP e teste de caminhada de 6 minutos, uma vez cada um.	A abdução do quadril e a força de extensão foram os mais fortes preditores de desempenho no teste de caminhada de 6 minutos e da velocidade da marcha. Equilíbrio unipodal foi importante.	O teste de caminhada de 6 minutos é útil para ajudar a identificar os comprometimentos musculoesqueléticos. A força do quadril e o equilíbrio na postura em uma perna só são importantes.
Hlavackova et al. (2009)[d]	12 indivíduos idosos com amputações transfemorais, usando próteses.	Indivíduos ficaram em pé e imóveis em um sistema de dados de pressão plantar, primeiro em frente a uma parede e depois em frente a um espelho.	Três ensaios de 30 segundos por cada condição	Diminuição significativa na pressão sob o membro saudável quando de frente para o espelho em comparação com a parede. Sem aumento concomitante de pressão significativo sob a prótese.	A assimetria na transferência de peso durante a posição em pé quieta é comum. O uso do espelho para referência aumentou ligeiramente a transferência de peso e pode ser usado no treinamento.

(continua)

Quadro 22.8 Resumo de evidências *(continuação)*
Equilíbrio e marcha

Referência	Amostra	Modelo de intervenção	Duração	Resultados	Comentários
Vrieling et al. (2008)[e]	8 indivíduos com amputação (3 transfemoral, 5 transtibial) e 9 indivíduos sem amputação	Sistema de equilíbrio CAREN com balanço anteroposterior por 60 segundos (aumentando por 15 segundos, estável por 30 segundos, diminuindo por 15 segundos)	3 condições aleatórias: com olhos abertos, com olhos vendados e dupla tarefa com 60 segundos de descanso entre elas.	Todos os indivíduos mantiveram o equilíbrio ao longo de todos os testes. Indivíduos com amputação descarregaram peso significativo sobre o membro não amputado e foram mais assimétricos.	Indivíduos amputados usaram o membro não amputado para estratégia de ajuste e mostraram aumento dos movimentos do tronco. Sugere a abordagem da assimetria durante o treinamento de marcha.

Referências:
[a]Curtze, C, et al: Over rough and smooth: Amputee gait on irregular surfaces. Gait Posture 33(2):292–296, 2011.
[b]Curtze, C, et al: Balance recovery after an evoked forward fall in unilateral transtibial amputees. Gait Posture 32(3):336–341, 2010.
[c]Raya, MA, et al: Impairment variables predicting activity limitation in individuals with lower limb amputation. Prosthet Orthot Int 34(1):73–84, 2010.
[d]Hlavackova, P, et al: Effects of mirror feedback on upright stance control in elderly transfemoral amputees. Arch Phys Med Rehabil 90(11):1960–1963, 2009.
[e]Vrieling, AH, et al: Balance control on a moving platform in unilateral lower limb amputees. Gait Posture 28(2):222–228, 2008.

obstáculos. Os resultados indicam que as respostas a obstáculos foram atrasadas ou diminuídas em ambos os membros, independentemente de qual dos membros tinham a prótese. Os autores sugeriram que o treino de obstáculo poderia ser útil.[51]

Escadas e rampas

Indivíduos que usam próteses transtibiais geralmente têm pouca dificuldade em dominar passos e rampas, uma vez que eles alcançaram um bom equilíbrio e controle protético. Subir degrau a degrau requer uma boa força do quadríceps e um médio a longo membro residual. Alguma adaptação da marcha pode ser necessária para rampas íngremes ou colinas, dependendo do tipo de pé protético. Quanto maior a limitação de dorsiflexão, mais difícil será para subir uma colina íngreme passo a passo. Muitos indivíduos dão um longo passo com a prótese e um passo menor com o pé não amputado. Descer uma colina íngreme novamente requer uma boa força do quadríceps e bom controle da prótese, mas é realizado pela maioria dos indivíduos.

A técnica para subir e descer escadas e rampas irá variar para um indivíduo usando uma prótese transfemoral de acordo com o tipo de componente de joelho. Geralmente, a pessoa vai subir escadas um passo de cada vez conduzindo com a perna não amputada. Indivíduos equipados com um sistema de joelho de controle da fase de apoio terão que descer escadas um degrau de cada vez, conduzindo com a prótese. Todos os outros têm o potencial de descer degrau sobre degrau, embora, com exceção para a C-Leg e algumas unidades hidráulicas, isso exija um equilíbrio considerável. É necessário que o indivíduo coloque apenas o calcanhar da prótese no degrau para criar um momento de flexão no joelho conforme o peso for trazido para a frente, permitindo assim que o joelho flexione e que a pessoa traga a perna não amputada para baixo, para o degrau mais baixo. O processo é bastante fácil com a C-Leg porque o programa de computador é projetado para permitir uma flexão suave conforme a pessoa estiver descendo degraus ou uma rampa. A Tabela 22.4 apresenta técnicas gerais de algumas atividades avançadas em indivíduos com uma prótese transfemoral. Uma vez que o bom equilíbrio, o controle da prótese e a marcha tenham sido alcançados, a maioria dos indivíduos irá desenvolver o seu método próprio de fazer cada uma dessas atividades.

Resumo

A maioria dos indivíduos com amputações de MI pode ser auxiliada a retomar uma vida plena e útil após a perda de um membro. Um programa de cuidados pós-operatórios que inclua a consideração das necessidades físicas e emocionais possibilitará que a maioria dos pacientes se torne um utilizador funcional de prótese. Muitos problemas protéticos podem ser evitados com o preparo adequado do indivíduo para o uso da prótese. Neste capítulo, foram apresentados os conceitos relacionados ao tratamento pós-operatório e pré-protético do indivíduo com uma amputação de MI. Por meio de um processo de avaliação cuidadosa e uma comunicação aberta, um programa abrangente projetado para atender às necessidades individuais do paciente pode ser alcançado.

Tabela 22.4 Atividades avançadas (transfemoral)

Atividade	Procedimento
Sentar no chão	Coloque a prótese cerca de metade de um passo atrás do pé saudável, mantendo o peso sobre ele. Curve a cintura e flexione os joelhos e quadris, estendendo as mãos para o chão com ambos os braços estendidos e girando para o lado saudável. Em seguida, baixe gradualmente o corpo para o chão. Esta atividade é um movimento contínuo.
Levantar do chão	Coloque-se sobre as mãos e os joelhos; coloque a perna saudável para a frente, bem abaixo do tronco, com o pé todo apoiado no chão, enquanto se equilibra sobre as mãos e o joelho protético. Em seguida, estenda o joelho saudável, mantendo o peso sobre a perna saudável. Mova-se para uma posição ereta, empurrando fortemente com a perna saudável e os braços, trazendo a prótese para a frente quando estiver quase ereto.
Ajoelhar	Colocar o pé saudável à frente do pé protético, mantendo o peso sobre a perna saudável. Lentamente flexione o tronco, o quadril e joelho até que o joelho protético possa ser colocado de forma suave sobre o chão. Pacientes com membros transfemorais normalmente se ajoelham sobre a perna protética. Levantar-se de uma posição ajoelhada é como se levantar do chão.
Pegar um objeto do chão	Coloque o pé saudável à frente do pé protético, com o peso corporal preservado na perna saudável. Curve-se para a frente na cintura, flexionando os quadris e os joelhos até que o objeto possa ser alcançado. Cuidados devem ser tomados para manter o peso sobre a perna saudável se estiver usando um joelho mecânico. Algumas pessoas gostam de curvar-se para o lado em vez de para a frente, enquanto outras acham mais fácil manter o joelho da prótese reto e dobrar a perna saudável até que o objeto possa ser pego.
Evitar obstáculos	Fique de frente para o obstáculo com o pé saudável ligeiramente à frente, com o peso do corpo sobre a prótese. Passe por cima do obstáculo com a perna saudável, em seguida, transfira o peso do corpo para a perna saudável. Estenda rapidamente o quadril protético e, com força, flexione-o impulsionando a prótese para a frente sobre o obstáculo. Depois, dê um passo para a frente com um padrão de marcha normal. Um método alternativo é ficar em pé de lado para o obstáculo com a perna saudável mais próxima dele. Com o peso na prótese, passe a perna saudável sobre o obstáculo e transfira o peso do corpo para ela. Em seguida, passe a prótese para a frente, por cima e sobre o obstáculo. A perna "C" e algumas unidades hidráulicas podem permitir suficiente flexão do joelho para passar um pequeno obstáculo.

De May e Lockard,[26 p.147].

QUESTÕES PARA REVISÃO

1. Compare e contraste as vantagens e desvantagens dos seguintes curativos: (a) curativo flexível de compressão; (b) curativo semirrígido; e (c) protetização imediata no pós-operatório.
2. Quais são os objetivos gerais da fase pós-cirúrgica dos cuidados de amputação?
3. Qual informação essencial você forneceria a um membro da família sobre o posicionamento do paciente após uma amputação transtibial?
4. Um homem de 72 anos de idade, com histórico de diabetes, doença cardiovascular e DVP foi encaminhado para fisioterapia 24 horas após amputação transtibial direita por gangrena. Quais são os dados de exame necessários para planejar um programa de tratamento adequado? Quais são os dados mais importantes de se obter na primeira visita?
5. Quais são os determinantes de uma marcha com prótese eficiente?
6. Planeje três atividades de treinamento que poderiam ser usadas para melhorar a estabilidade durante o uso da prótese.

Estudo de caso

Referência

Paciente com 72 anos de idade, sexo feminino, realizou amputação transtibial posterior direita ontem, secundária a gangrena arteriosclerótica.

Histórico médico atual

Diabetes tipo 2 desde os 48 anos de idade, controlada por insulina, 20 unidades, duas vezes ao dia. Arteriosclerose; hipertensão controlada por medicação; tratada para úlcera plantar de superfície da área do primeiro metatarsal direito pelos últimos 3 meses. A úlcera não curou, levando à amputação.

Histórico médico pregresso

Histerectomia aos 42 anos, sem outras alterações dignas de nota.

Histórico social

Viúva que mora sozinha. Três filhos adultos e seis netos na área.

Exame de fisioterapia (inicial)

Revisão do prontuário

Paciente alerta e desperta, sem desconforto aparente. Membro residual direito envolto em curativo de gaze flexível, coberto com um invólucro elástico. Dreno no lugar. Incisão limpa na troca de curativo.

PA: 142/70, pulso 66, respiração normal.

O fisioterapeuta respiratório relata que a paciente utiliza espirômetro adequadamente, tosse normal, nenhuma evidência de problemas respiratórios.

Paciente se queixa de alguma dor no membro residual (medicação para dor prescrita).

Paciente tem sentado ao lado da cama duas vezes/dia.

Dados de exame

Força muscular total no membro inferior esquerdo (MI) e em ambos os membros superiores (MS) grosseiramente dentro dos limites funcionais (DLF). Força muscular de flexão do quadril direito, abdução e adução grosseiramente DLF; extensão do quadril testada de lado e classificada como 3+/5 (razoável +). Demonstra movimento ativo de flexão do joelho direito e extensão sem resistência dada neste momento.

As mensurações do membro residual foram adiadas até que a cicatrização inicial tenha ocorrido.

Amplitude de movimento de MI esquerdo e ambos MS DLF. Mensurações de extensão do quadril esquerdo adiadas até a paciente poder deitar de bruços ou no lado direito. Amplitude geral de movimento (ADM) do quadril direito DLF, exceto a extensão do quadril a 0°, medida deitada de lado. Flexão do joelho direito e extensão grosseiramente DLF. Mensuração específica adiada até o curativo poder ser removido.

MI esquerdo não tem pelos abaixo do tornozelo. A pele é quente ao toque. Pulso poplíteo palpável, mas pulso podal dorsal não. Dedos são quentes ao toque. Sensação proprioceptiva intacta. Sensação diminuída ao longo da superfície plantar do pé esquerdo e dorso do primeiro metatarsal. Não há evidência de edema no MI esquerdo. Teste de sensibilidade do membro residual direito adiado, secundário ao curativo.

Estado funcional

Mobilidade na cama

Rolar para a esquerda: independente; rolar para a direita e decúbito ventral: não testados.

Da posição de decúbito dorsal para sentada e retorno: modificado independente (requer o uso de "escada de corda" anexada ao pé da cama).

Transferências

Sentada para em pé com andador: assistência moderada.
Em pé para sentada na cadeira ou na cama: assistência moderada.

Locomoção

Deambulação com andador: assistência moderada por aproximadamente 1,5 m.

Resultados esperados com os cuidados de fisioterapia (alcançados antes da alta hospitalar):
1. A paciente será independente em todas as transferências.
2. A paciente será independente na deambulação com auxílio de muletas ou andador por aproximadamente 12 m.
3. A paciente demonstrará conhecimento sobre o posicionamento apropriado do membro residual, enfaixamento e cuidados.
4. A paciente demonstrará conhecimento de exercícios básicos para membros residuais.
5. A paciente demonstrará conhecimento sobre o cuidado adequado com o membro inferior esquerdo.

Fisioterapia domiciliar pré-protética

Após a alta do hospital, a paciente foi encaminhada para a fisioterapia domiciliar.

Dados de exame

Dados do exame obtidos após a alta hospitalar pelo fisioterapeuta de cuidados domiciliares:

Membro residual: suturas no local, incisão cicatrizando bem, sem drenagem; comprimento de 13,6 cm a partir do platô tibial medial (PTM).

Medidas circunferenciais a partir do PTM:
- 5 cm abaixo do PTM = 35 cm
- 10 cm abaixo do PTM = 38 cm
- 12 cm abaixo do PTM = 37 cm

Sensibilidade intacta.
ADM do joelho direito: DLF.
ADM do quadril direito: extensão para 0° (todos os outros movimentos DLF).

Resultados esperados

Resultados esperados para a fase de cuidados com fisioterapia durante a intervenção domiciliar pré-protética:
1. A paciente será independente no cuidado com o membro residual incluindo bandagem ou uso de meia elástica.
2. A paciente será independente na deambulação com muleta (ou andador) dentro e em torno da casa e na comunidade.
3. A paciente será independente no programa de exercícios domiciliares (PED).
4. A paciente será independente nas atividades funcionais da casa e no autocuidado.

Três meses depois, a paciente está adequada a uma prótese transtibial (com descarga de peso sobre tendão patelar [PTB], com forro de gel, suspensão de sucção e pé protético com retorno médio de energia.

QUESTÕES PARA ORIENTAÇÃO

1. O membro residual da paciente foi envolvido em um curativo flexível após a amputação. Compare as vantagens e desvantagens do curativo rígido, curativo semirrígido e curativos flexíveis. Quais problemas a paciente pode ter com um curativo flexível?
2. Analise os dados de exames iniciais apresentados para a paciente. Quais dados seriam importantes de se obter na primeira visita pós-operatória e quais podem ser adiados? Quais outros dados você obteria, e quando?
3. Como a sua avaliação mudaria se o seu contato inicial fosse após a alta hospitalar como um fisioterapeuta domiciliar?
   a. Descreva o seu plano inicial de intervenções.
   b. Descreva o seu programa de mobilidade.
4. Qual seria o foco de um programa de treinamento protético para esta paciente?
   a. Descreva o seu programa de treino de equilíbrio inicial.
   b. Como você ensinaria essa pessoa a subir e descer degraus?

REFERÊNCIAS BIBLIOGRÁFICAS

1. U.S. Department of Health and Human Services: Economics and Health Care Costs of Diabetes. Agency for Healthcare Research and Quality Outcomes, Rockville, MD, 2005. Retrieved September 24, 2011, from www.ahrq.gov/data/hcup/highlight1/high1.htm.
2. Krajewski, LP, and Olin, JW: Atherosclerosis of the aorta and lower extremities arteries. In Young, JR, et al (eds): Peripheral Vascular Diseases. Mosby–Year Book, St. Louis, 1991, p 179.
3. Wu, J, Chan, TS, and Bowring, G: Functional outcome of major lower limb amputation 1994–2006: A modern series. JPO 22(3):152–156, 2010.
4. Ebskov, LB: Relative mortality in lower limb amputees with diabetes mellitus. Prosthet Orthot Int 20:147, 1996.
5. American Diabetes Association: A column for health professionals with various data (no specific title). Resources for Health Professionals. American Diabetes Association. Retrieved from www.diabetes.org.
6. Driver, VR, Madsen J, and Goodman, RA: Reducing amputation rates in patients with diabetes at a military medical center: The limb preservation service model. Diabetes Care 28(2):248–253, 2005.
7. Dorresteijn, JA, et al: Patient education for preventing diabetic foot ulceration. Cochrane Database of Systematic Reviews 2010, Issue 5. Art. No.: CD001488. DOI: 10.1002/14651858.CD001488.pub3.
8. Nagarajan, R, et al: Limb salvage and amputation in survivors of pediatric lower-extremity bone tumors: What are the long-term implications? J Clin Oncol 20:4493, 2002.
9. Stojadinovic, A, et al: Amputation for recurrent soft tissue sarcoma of the extremity: Indications and outcome. Ann Surg Oncol 8:509, 2001.
10. Link, MP, et al: Adjuvant chemotherapy of high-grade osteosarcoma of the extremity. Clin Orthop 270:8, 1991.
11. Simon, M: Limb salvage for osteosarcoma in the 1980s. Clin Orthop 270:264, 1990.
12. Springfield, DS: Introduction to limb-salvage surgery for sarcomas. Orthop Clin North Am 22:1, 1991.
13. Yaw, KM, and Wurtz, LD: Resection and reconstruction for bone tumors in the proximal tibia. Orthop Clin North Am 22:133, 1991.
14. Stevens, P: The balancing act: Are amputees falling for it? The O&P Edge pp 5–7, May 2010. Retrieved September 24, 2011, from www.oandp.com/articles/2010-05_03.asp.
15. Smith, DG: General principles of amputation surgery. In Smith, DG, Michael, JW, and Bowker, JH: Atlas of Amputations and Limb Deficiencies: Surgical, Prosthetic, and Rehabilitation Principles, ed 3. American Academy of Orthopaedic Surgeons, Rosemont, IL, 2004, p 21.
16. Bowker, JH: Transtibial amputation: Surgical management. In Smith, DG, Michael, JW, and Bowker, JH: Atlas of Amputations and Limb Deficiencies: Surgical, Prosthetic, and Rehabilitation Principles, ed 3. American Academy of Orthopaedic Surgeons, Rosemont, IL, 2004, p 481.
17. Lind, J, et al: The influence of smoking on complications after primary amputations of the lower extremity. Clin Orthop 267:211, 1991.
18. Burgess, EM: Amputations of the lower extremities. In Nickel, VL (ed): Orthopedic Rehabilitation. Churchill Livingstone, New York, 1982, p 377.
19. Sarmiento, A, et al: Lower-extremity amputation: The impact of immediate postsurgical prosthetic fitting. Clin Orthop 68:22, 1967.
20. Harrington, IJ, et al: A plaster-pylon technique for below-knee amputation. J Bone Joint Surg (Br) 73:76, 1991.
21. Walsh, TL: Custom removable immediate postoperative prosthesis. JPO 15(4):128–161, 2003.

22. Wong, CK, and Edelstein, JE: Unna and elastic post-operative dressings: Comparisons of their effect on function of adults with amputations and vascular disease. Arch Phys Med Rehabil 81:1191, 2000.
23. Vigier, S, et al: Healing of open stump wounds after vascular below-knee amputation: Plaster cast socket with silicone sleeve versus elastic compression. Arch Phys Med Rehabil 80(10):1327, 1999.
24. Goldberg, T, Goldberg, S, and Pollak, J: Postoperative management of lower extremity amputation. Phys Med Rehabil Clin North Am 11:559, 2000.
25. Gendron, B, and Andrews, KL: The use of rigid removable dressings for juvenile amputees: A case report. JACPOC 26(1):4, 1991.
26. May, BJ, and Lockard, MA: Postsurgical management. In May, BJ, and Lockard, MA: Prosthetics and Orthotics in Clinical Practice: A Case Study Approach. FA Davis, Philadelphia, 2011, p 59.
27. Lockard, MA: Shoes and orthoses for foot impairments. In May, BJ, and Lockard, MA: Prosthetics and Orthotics in Clinical Practice: A Case Study Approach. FA Davis, Philadelphia, 2011, p 221.
28. May, BJ: Patient education past and present. J Phys Ther Educ 13(3):3–7, 1999.
29. Stineman, MG, et al: The effectiveness of inpatient rehabilitation in the acute postoperative phase of care after transtibial or transfemoral amputation. Study of an integrated health care delivery system. Arch Phys Med Rehabil 89(10):1863–1872, 2008.
30. Ramachandran, VS, and Hirstein, WL: The perception of phantom limbs: The D. O. Hebb Lecture. Brain 9(121):1603–1630, 1998.
31. Racy, J: Psychological adaptation to amputation. In Smith, DG, Michael, JW, and Bowker, JH: Atlas of Amputations and Limb Deficiencies: Surgical, Prosthetic, and Rehabilitation, ed 3. American Academy of Orthopaedic Surgeons, Rosemont, IL, 2004, p 727.
32. Borghi, B, et al: The use of prolonged peripheral neural blockade after lower extremity amputation: The effect on symptoms associated with phantom limb syndrome. Anesth Analg 111(5):1308, 2010.
33. Silva, S, et al: Temporal analysis of regional anaesthesia-induced sensorimotor dysfunction: A model for understanding phantom limb. Br J Anaesth 105(2):208–213, 2010.
34. Mulvey, MR, et al: Transcutaneous electrical nerve stimulation (TENS) for phantom pain and stump pain following amputation in adults. Cochrane Database of Systematic Reviews 2010, Issue 5. Art. No.: CD007264. DOI: 10.1002/14651858.CD007264.pub2.
35. de Roos, C, et al: Treatment of chronic phantom limb pain using a trauma-focused psychological approach. Pain Res Manage 15(2):65–71, 2010.
36. May, BJ: Psychosocial issues. In May, BJ, and Lockard, MA: Prosthetics and Orthotics in Clinical Practice: A Case Study Approach. FA Davis, Philadelphia, 2011, p 39.
37. Gauthier-Cagnon, C, Grise, MC, and Potvin, D: Enabling factors related to prosthetic use by people with transtibial and transfemoral amputation. Arch Phys Med Rehabil 80(6):706–713, 1999.
38. Louie, WS, et al: Residual limb management for person with transtibial amputation: Comparison of bandaging technique and residual limb sock. JPO 22(3):194–201, 2010.
39. Dudek, NL, Marks, MB, and Marshall, SC: Skin problems in an amputee clinic. Am J Phys Med Rehabil 85:424–429, 2006.
40. Nadollek, H, Brauer, S, and Isles, R: Outcomes after trans-tibial amputation: The relationship between quiet stance ability, strength of hip abductor muscles and gait. Physiother Res Int 7:203, 2002.
41. Moirenfeld, I, et al: Isokinetic strength and endurance of the knee extensors and flexors in trans-tibial amputees. Prosthet Orthot Int 24:221, 2000.
42. Raya, MA, et al: Impairment variables predicting activity limitation in individuals with lower limb amputation. Prosthet Orthot Int 34(1):73–84, 2010.
43. Hlavackova, P, et al: Effects of mirror feedback on upright stance control in elderly transfemoral amputees. Arch Phys Med Rehabil 90(11):1960, 2009.
44. Corio, F, Troiano, R, and Magel, JR: The effects of spinal stabilization exercises on the spatial and temporal parameters of gait in individuals with lower limb loss. JPO 22(4):230–236, 2010.
45. Miller, WC, Speechley, M, and Deathe, AB: Balance confidence among people with lower-limb amputations. Phys Ther 82:856, 2002.
46. Miller, WC, et al: The influence of falling, fear of falling, and balance confidence on prosthetic mobility and social activity among individuals with a lower extremity amputation. Arch Phys Med Rehabil 82:1238, 2001.
47. Gailey, RS, et al: The amputee mobility predictor: An instrument to assess determinants of the lower limb amputee's ability to ambulate. Arch Phys Med Rehabil 83(5):613–627, 2002.
48. Miller, WC, Deathe, AB, and Speechley, M: Lower extremity prosthetic mobility: A comparison of 3 self report scales. Arch Phys Med Rehabil 82:1432–1440, 2001.
49. Fatiuk-Haight, ED (ed): Proceedings: Outcome measures in lower limb prosthetics. American Academy of Orthotists and Prosthetists, September 7–9, 2005.
50. May, BJ: Lower extremity prosthetic management. In May, BJ, and Lockard, MA: Prosthetics and Orthotics in Clinical Practice: A Case Study Approach. FA Davis, Philadelphia, 2011, p 105.
51. Hofstad, CJ, et al: Evidence for bilaterally delayed and decreased obstacle avoidance responses while walking with a lower limb prosthesis. Clin Neurophysiol 120(5):1009, 2009.

LEITURAS COMPLEMENTARES

May, BJ, and Lockard, MA: Prosthetics and Orthotics in Clinical Practice: A Case Study Approach. FA Davis, Philadelphia, 2011.

Smith, DG, Michael, JW, and Bowker, JH (eds): Atlas of Amputations and Limb Deficiencies: Surgical, Prosthetic, and Rehabilitation Principles, ed 3. American Academy of Orthopaedic Surgeons, Rosemont, IL, 2004.

Apêndice 22.A
Recursos da internet para profissionais de saúde, famílias e pacientes com amputação

Conecta-se a vários sites relacionados com próteses ou órteses, incluindo fabricantes.	www.oandp.com
Artigos e informações gratuitos relacionados às áreas protética e ortótica.	www.oandp.com/edge
Site da Academia Americana de Prótese e Órtese e da revista *Journal of Prosthetics and Orthotics*. Livre acesso a edições mais antigas.	www.oandp.org
Amputee Coalition of America. A maior organização para amputados, familiares e profissionais de saúde.	www.amputee-coalition.org
Disabled Sports Organization. Organização esportiva para portadores de deficiência. Possui também setores regionais.	www.dsusa.org
Site do time paraolímpico norte-americano.	www.usparalympic.org
Site da organização paraolímpica internacional, International Paralympic Organization.	www.paralympic.org
Site da American Diabetes Association.	www.diabetes.org

CAPÍTULO

23

Artrite

Maura Daly Iversen, PT, DPT, SD, MPH
Marie D. Westby, PT, PhD

SUMÁRIO

Artrite reumatoide 1154
Epidemiologia 1154
Etiologia 1154
Fisiopatologia 1155
Testes laboratoriais 1156
Radiografia 1156
Critérios de classificação e diagnóstico 1157
Início e evolução da doença 1158
Apresentação clínica 1160
Prognóstico 1167
Critérios de remissão 1167

Osteoartrose 1167
Epidemiologia 1167
Etiologia 1167
Fisiopatologia 1168

Radiografia 1170
Início e evolução da doença 1171
Critérios de classificação e diagnóstico 1171
Apresentação clínica 1172
Prognóstico 1174

Tratamento clínico 1174
Terapia farmacológica em artrite reumatoide 1174
Terapia farmacológica em osteoartrose 1179

Reabilitação 1180
Exame fisioterapêutico 1180
Intervenção fisioterapêutica 1184
Orientação e autogestão 1208

Tratamento cirúrgico 1209

Resumo 1210

OBJETIVOS DE APRENDIZAGEM

1. Descrever a epidemiologia, a fisiopatologia, a evolução da doença e as manifestações clínicas de duas doenças reumáticas comuns (artrite reumatoide e osteoartrose) e ainda ser capaz de diferenciar essas duas condições.
2. Identificar os procedimentos diagnósticos (clínicos) médicos normalmente utilizados no exame de pacientes com artrite, incluindo testes laboratoriais e radiografia.
3. Detalhar o tratamento clínico de indivíduos com artrite reumatoide e osteoartrose.
4. Identificar o exame clínico e as medidas de desfecho comumente utilizados para examinar indivíduos com artrite reumatoide ou osteoartrose.
5. Discutir o processo de reabilitação de indivíduos com artrite.
6. Falar sobre questões psicossociais, ambientais e outros fatores pessoais associados à artrite – aspectos que afetam a participação, o cumprimento das metas previstas e os resultados esperados.
7. Explicar a importância de uma abordagem em equipe para as pessoas com artrite.
8. Analisar e interpretar os dados do paciente, formular objetivos e resultados realistas, além de desenvolver um plano de cuidados diante de um estudo de caso clínico.

Os termos *artrite*, *reumatismo* e *doença reumática* são referências genéricas para um conjunto de mais de 100 doenças, divididas em 10 categorias de classificação. Neste capítulo, são consideradas duas formas importantes de artrite. **A artrite reumatoide**, uma doença inflamatória sistêmica, é descrita em detalhes; também é abordada a **osteoartrose**, um processo mais localizado conhecido previamente como **doença articular degenerativa**.

A artrite reumatoide e a osteoartrose respondem pela maior parte dos casos de artrite tratados pelos fisioterapeutas.

Artrite reumatoide

Artrite reumatoide é uma subclassificação importante dentro da categoria de doenças inflamatórias difusas do tecido conjuntivo — categoria que também inclui artrite juvenil, lúpus eritematoso sistêmico (LES), esclerose sistêmica progressiva ou esclerodermia, polimiosite e dermatomiosite. A artrite reumatoide é principalmente uma doença da **sinóvia**. A primeira descrição clínica da artrite reumatoide é atribuída a A. J. Landre-Beauvais em 1800, embora a análise da arte pictórica do final da Renascença sugira a existência desse tipo de artrite nas eras mais antigas. As descrições iniciais da sintomatologia do paciente eram dificultadas pela falta de um consenso uniforme sobre as características diferenciais da doença, dado seu amplo espectro de apresentações clínicas. O termo *artrite reumatoide* foi utilizado pela primeira vez por Garrod em 1858, mas não foi aceito pela American Rheumatism Association (ARA) como a terminologia oficial até 1941.[1] Os critérios diagnósticos e a terminologia foram desenvolvidos e, em alguns casos, revisados com base nos dados atuais.[2,3]

Epidemiologia

A prevalência estimada da artrite reumatoide entre adultos nos Estados Unidos é de aproximadamente 1,3 milhão,[4] embora a prevalência aumente com a idade. As mulheres são acometidas em uma frequência 2 a 4 vezes maior que os homens. Existem diferenças na prevalência entre certas subpopulações, o que sugere um possível papel para fatores genéticos ou ambientais na etiologia da doença. Por exemplo, os afro-americanos podem apresentar uma prevalência mais baixa de artrite reumatoide do que os brancos, enquanto vários grupos de americanos nativos demonstram taxas mais altas de prevalência. Também existe uma prevalência mais baixa de artrite reumatoide em japoneses e chineses (ambos nativos) em comparação com brancos.[4,5]

Etiologia

A artrite reumatoide é uma doença autoimune de etiologia complexa e desconhecida. Atualmente, acredita-se que a artrite reumatoide tenha uma base genética, demonstrada pelo alto risco da doença e pela sua ocorrência em grupos nas famílias.[6] Em poucas palavras, um **antígeno** é uma substância, geralmente estranha ao hospedeiro, que coloca o sistema imune em ação. O sistema imunológico pode responder ao antígeno diretamente (imunidade celular) ou por meio da produção de **anticorpos** circulantes no soro (imunidade humoral). Essas respostas envolvem dois tipos gerais de linfócitos: células T, responsáveis pela imunidade celular, e células B, produtoras de anticorpos circulantes específicos ao antígeno. Os anticorpos são imunoglobulinas, um tipo de proteína sérica.[1]

Considerando que os indivíduos acometidos por artrite reumatoide produzem anticorpos contra as suas próprias imunoglobulinas, como o fator reumatoide (RF) e o anticorpo antipeptídeo citrulinado (Anti CCP), e esses anticorpos precedem a apresentação clínica desse tipo de artrite por anos,[7,8] a artrite reumatoide é considerada uma doença autoimune.[9] Não está claro, no entanto, se essa produção de anticorpos se trata de evento primário ou é o resultado de uma resposta a algum antígeno específico vindo de estímulo externo. As teorias e pesquisas atuais sobre a base celular da autoimunidade sugerem que o funcionamento aberrante da imunidade mediada por células e os linfócitos T defeituosos possam deflagrar a resposta autoimune subjacente à artrite reumatoide.[9] Embora não tenha sido identificado um agente etiológico específico para a artrite reumatoide, agentes externos específicos podem deflagrar a expressão da doença.

Os agentes externos que podem desencadear o processo de artrite fazem isso por meio de vários mecanismos distintos. Por exemplo, estudos sobre a exposição ao tabagismo sugerem uma forte associação entre a fumaça de cigarro e as manifestações dos sintomas de artrite reumatoide.[10] Microrganismos bacterianos, incluindo estreptococos, clostrídios, difteroides e micoplasmas, são sugeridos como deflagradores, mas nenhuma conexão foi definitivamente comprovada. Também há uma discussão de etiologia viral para a artrite reumatoide. Assim como acontece com outras investigações que buscam identificar uma etiologia para a artrite reumatoide, as pesquisas permanecem especulativas.[1]

Os **fatores reumatoides** são anticorpos específicos contra a imunoglobulina G (IgG), encontrados no soro de aproximadamente 70% de todos os pacientes com artrite reumatoide. As teorias atuais sugerem que os fatores reumatoides surgem como anticorpos contra IgG autóloga (ou seja, do próprio paciente) "alterada". Alguma modificação da IgG muda sua configuração e a torna um imunógeno, estimulando a produção de fator reumatoide. A IgM é a primeira classe de imunoglobulinas formadas após o contato com um antígeno e a maioria dos fatores reumatoides pertence a essa classe, embora esses fatores possam ser de qualquer classe de imunoglobulina.[1] O papel biológico exato do fator reumatoide é desconhecido. Embora o fator reumatoide tenha sido implicado na patogênese da artrite reumatoide, a doença ocorre na ausência desse fator em um número considerável de indivíduos.[10] As pesquisas indicam que a presença de fator reumatoide afeta a gravidade da doença, pois os portadores do fator, ou da doença soropositiva, têm uma frequência elevada de nódulos subcutâneos, vasculite e envolvimento poliarticular.[1]

Ollier e Worthington[6] avaliaram a literatura científica especializada que investigou uma predisposição genética para o desenvolvimento de artrite reumatoide.[6] Os antígenos leucocitários humanos (HLA) encontrados na superfície de grande parte das células humanas são capazes de gerar uma **resposta imune** quando tecidos geneticamente incompatíveis são enxertados um no outro, por exemplo, durante transplantes de órgãos. Os genes que controlam esses HLA são encontrados no sexto cromossomo. Foram descritos quatro lócus: HLA-A, HLA-B, HLA-C e HLA-D. A artrite reumatoide foi associada a um aumento nos antígenos HLA-D e HLA-DR (relacionado com D), sugerindo que certos genes determinam se um hospedeiro tem maior ou menor risco de alguma resposta imunológica indutora de artrite reumatoide.[6] Um "**epítopo** reumatoide" foi identificado por meio da tipagem de DNA do HLA-DR4 como uma sequência específica de aminoácidos comuns entre pacientes com artrite reumatoide.[11] Um estudo de caso-controle recente conduzido na Suécia se concentrou nas proteínas modificadas pela citrulina, proteínas não presentes normalmente em adultos saudáveis, mas encontradas em cerca de dois terços dos pacientes com artrite reumatoide, para determinar se o tabagismo e a presença de genes do HLA contendo o chamado epítopo compartilhado deflagravam a artrite mencionada. Os pesquisadores concluíram que a interação do tabagismo e o fato de ser portador de duas cópias do gene contendo o epítopo compartilhado aumenta o risco do desenvolvimento de artrite reumatoide em 21 vezes.[12] Outros estudos sobre a organização genômica da região HLA-D especificamente implicam uma sequência curta no gene HLA-DRB1 e sugerem que os alelos (formas alternadas de um gene) desse gene modificam a expressão e a evolução da doença.[1] Vários estudos de diferentes grupos étnicos também demonstraram que variações peculiares do alelo HLA-DRB1 são super-representadas em pessoas com artrite reumatoide.[1]

Fisiopatologia

No início da artrite reumatoide, a inflamação sinovial leva a dor, rigidez e limitação na amplitude de movimento. À medida que a doença progride, a cápsula articular torna-se inflamada e as células imunes degradam a cartilagem. Com uma artrite reumatoide de longa data, a sinóvia aparece grosseiramente edematosa, com projeções vilosas ou semelhantes a pelos finos na cavidade articular (Fig. 23.1). Alterações vasculares distintas, incluindo distensão venosa, obstrução capilar e infiltração neutrofílica das paredes arteriais, bem como áreas de trombose e hemorragia, podem ser evidentes. A proliferação sinovial do tecido de granulação vascular, conhecido como *pannus*, dissolve o colágeno conforme ele se estende sobre a cartilagem articular. Por fim, com a evolução da doença, o tecido de granulação leva a aderências, **fibrose** ou **anquilose** óssea da articulação. A inflamação crônica associada à artrite reumatoide enfraquece a cápsula articular e seus ligamentos de sustentação, alterando a estrutura e a função das articulações. A ruptura de tendão e o desgaste das bainhas tendíneas produzem um desequilíbrio na distensão muscular em articulações patologicamente alteradas, resultando nas deformidades musculoesqueléticas características observadas em casos de artrite reumatoide avançada.[13]

Após alterações no fluxo sanguíneo, podem ocorrer rápidas mudanças no conteúdo e no volume celular do líquido sinovial, em virtude da baixa pressão no espaço articular e da falta de uma membrana limitante entre o espaço articular e os vasos sanguíneos sinoviais. Substâncias de alto peso molecular, como macroglobulinas e fibrinogênios, podem atravessar os capilares sinoviais durante períodos de inflamação e não são facilmente removidas.[1] Complexos antígeno-anticorpo podem ser isolados dentro da cavidade articular e estimular a fagoci-

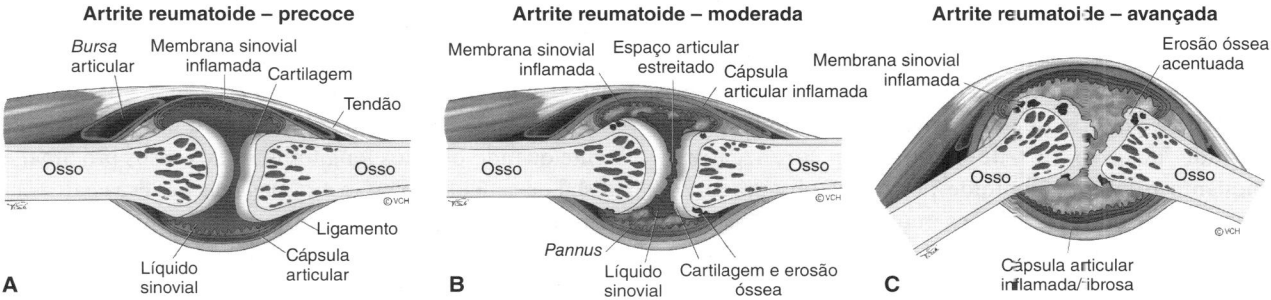

Figura 23.1 Evolução das alterações articulares causadas por inflamação da artrite reumatoide: doença precoce à avançada. De Mary Pack Arthritis Program, Vancouver Coastal Health, com permissão.

tose e o maior desenvolvimento de *pannus*. Embora o processo contínuo de **sinovite** necessite da proliferação de novos vasos sanguíneos, o mecanismo exato de crescimento capilar não é compreendido. Uma hipótese sugere que macrófagos ativados, responsivos aos complexos antígeno-anticorpo, possam estimular esse desenvolvimento. Com a sinovite estabelecida, leucócitos polimorfonucleares (PMN) são atraídos para a cavidade articular e, juntamente com a atividade das enzimas lisossomais, contribuem para a destruição dos tecidos sinoviais.[9]

Testes laboratoriais

A sensibilidade e especificidade são dois conceitos laboratoriais úteis para explicar o valor dos testes na detecção de artrite reumatoide. A ***sensibilidade*** consiste na proporção de indivíduos verdadeiramente enfermos, cujo resultado dos testes é positivo. O valor clínico de testes sensíveis é particularmente importante quando um erro no diagnóstico (informar ao paciente que ele ou ela não tem a doença quando, na verdade, o paciente sofre de artrite reumatoide) seria prejudicial e deletério para a saúde do indivíduo. Em termos de pesquisa, a sensibilidade é equivalente à capacidade do teste laboratorial em evitar resultados falsos-negativos. A ***especificidade***, por outro lado, refere-se à proporção de indivíduos que realmente não têm a doença, cujo resultado dos testes é negativo. Em outras palavras, a especificidade de testes laboratoriais é uma medida de sua capacidade em evitar falsos-positivos. Durante o processo de diagnóstico, geralmente se faz uso de uma combinação de testes sensíveis e específicos para confirmar as impressões clínicas.

Níveis elevados da ***velocidade de hemossedimentação*** (VHS) e da ***proteína C-reativa*** (PCR) são reagentes de fase aguda que indicam a presença de inflamação ativa. Embora os pacientes com artrite reumatoide tipicamente tenham inflamação ativa, até 40% podem ter valores normais para esses testes, apesar da evidência clínica de inflamação. Valores normais da velocidade de hemossedimentação e da proteína C-reativa são inespecíficos e, por si só, não podem confirmar nem refutar um diagnóstico de artrite reumatoide. O fator reumatoide é o resultado da ligação de duas imunoglobulinas. A presença ou ausência de fator reumatoide *per se* não confirma nem descarta um diagnóstico de artrite reumatoide. Quase 25% das pessoas acometidas por esse tipo de artrite não têm um fator reumatoide positivo (artrite reumatoide soronegativa), enquanto o fator reumatoide positivo é observado em uma série de outras condições imunológicas (p. ex., hanseníase, tuberculose, hepatite crônica) e, ocasionalmente, em indivíduos sem nenhuma doença. Um fator reumatoide positivo em combinação com critérios clínicos pode ajudar a confirmar uma impressão clínica.

Um ***hemograma completo*** é solicitado com certa rotina, pois diversos achados são comumente associados à artrite reumatoide. A contagem das hemácias (eritrograma) encontra-se muitas vezes diminuída, indicando a anemia de doença crônica encontrada em cerca de 20% dos indivíduos com artrite reumatoide. Em comparação, a contagem dos leucócitos (leucograma) permanece geralmente normal. *Trombocitose*, uma contagem elevada de plaquetas, não é incomum em artrite reumatoide ativa.

A análise do líquido sinovial pode melhorar consideravelmente o processo de diagnóstico diferencial. O líquido sinovial normal é transparente, amarelado, viscoso e sem coágulos. Já o líquido sinovial de articulações inflamadas é turvo, menos viscoso por uma alteração nas proteínas de hialuronato e também coagula. Inflamação significativa também aumenta o número de proteínas no líquido. O exame de cultura pode ser realizado para identificar os agentes bacterianos como potenciais causadores da inflamação articular. Se a articulação estiver inflamada, a contagem dos leucócitos subirá no líquido. A presença de cristais não é comum. Se presentes, eles poderão confirmar o diagnóstico de **gota** (cristais de urato) ou *pseudogota* (cristais de pirofosfato de cálcio). Um teste do coágulo de mucina (uma medida de viscosidade) do líquido sinovial pode ser utilizado para diferenciar entre artrite infecciosa aguda e artrite inflamatória, assim como a artrite reumatoide. Uma coagulação deficiente acompanha o processo de artrite infecciosa aguda, enquanto a artrite reumatoide produz uma coagulação razoável de mucina.[1]

Radiografia

O estudo radiográfico é essencial em uma avaliação diagnóstica para artrite reumatoide. Os fisioterapeutas que estão no exercício da reumatologia devem desenvolver uma proficiência básica na identificação de anormalidades na estrutura articular e nos tecidos moles circundantes, pois essas alterações influenciam o curso e o resultado da reabilitação. Para identificar as anormalidades radiográficas, o fisioterapeuta deve ser capaz de descrever como uma articulação normal aparece em uma radiografia. É possível se orientar em uma radiografia levando diversos parâmetros em conta, como: alinhamento, densidade e superfície ósseas, além do espaçamento cartilaginoso (Figs. 23.2 e 23.3). O alinhamento normal está presente quando os eixos longitudinais dos ossos proximal e distal da articulação estão em suas relações espaciais normais e a superfície convexa de um osso se encaixa bem na concavidade do outro. A densidade óssea, na ausência de **osteoporose**, deve ser um pouco opaca e leitosa, além de ter uma distribuição uniforme. Os córtices de cada osso devem ser distintos, bem definidos e com espessura ade-

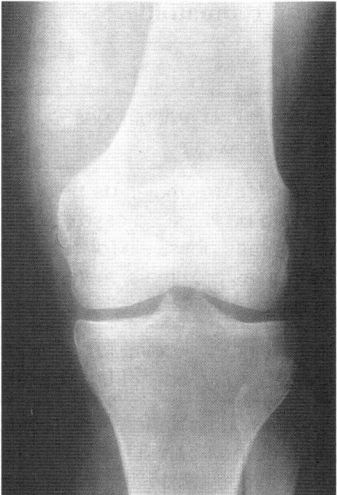

Figura 23.2 Vista frontal do joelho normal. Do American College of Rheumatology, com permissão.

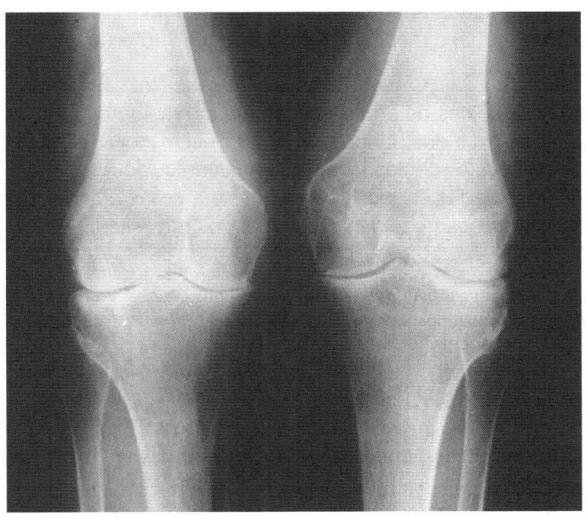

Figura 23.3 Vista frontal do joelho com características de artrite reumatoide. Do American College of Rheumatology, com permissão.

quada. Os tecidos moles das articulações devem se adaptar a um formato anatômico conhecido. A tumefação (inchaço) dos tecidos moles e a evidência de espaçamento irregular entre as superfícies articulares na radiografia podem sugerir limitações da atividade. Espaçamento desigual, reduzido ou ausente sugere perda da cartilagem articular ou erosão da superfície articular. Uma superfície articular normal deve ser lisa e se ajustar a um formato anatômico conhecido, sem osteófitos. A evolução da artrite reumatoide pode ser categorizada em quatro etapas sequenciais, utilizando exames radiográficos periódicos (Quadro 23.1). As alterações radiográficas evidentes no início da artrite reumatoide são inespecíficas e costumam

Quadro 23.1 Classificação de progressão da artrite reumatoide

Estágio I, precoce
1. Sem alterações destrutivas ao exame radiográfico.[a]
2. Pode haver evidência radiográfica de osteoporose.

Estágio II, moderada
1. Evidência radiográfica de osteoporose, com ou sem destruição leve do osso subcondral; uma leve destruição da cartilagem pode estar presente.[a]
2. Sem deformidades articulares, embora possa haver uma limitação da mobilidade articular.[a]
3. Atrofia muscular adjacente.
4. Lesões extra-articulares dos tecidos moles, como nódulos e tenossinovite, podem estar presentes.

Estágio III, grave
1. Evidência radiográfica de destruição da cartilagem e do osso, além de osteoporose.[a]
2. Deformidade articular, como subluxação, desvio ulnar, ou hiperextensão, sem anquilose fibrosa ou óssea.[a]
3. Atrofia muscular extensa.
4. Lesões extra-articulares dos tecidos moles, como nódulos e tenossinovite, podem estar presentes.

Estágio IV, terminal
1. Anquilose fibrosa ou óssea.[a]
2. Critérios do estágio III.

De Schumacher, Klippel, and Robinson (eds): Primer on Rheumatic Diseases, 9.ed. Arthritis Foundation, Atlanta, 1988, p 318, com permissão.
[a] Esses critérios devem estar obrigatoriamente presentes para permitir a classificação de um paciente em qualquer estágio ou grau específico.

ser limitadas a tumefação dos tecidos moles, efusão (derrame) articular e desmineralização periarticular. A confirmação diagnóstica é feita quando o processo patológico leva ao estreitamento bilateral do espaço articular, além de erosões nas mãos e nos pés.[1]

Critérios de classificação e diagnóstico

O diagnóstico diferencial da artrite reumatoide é feito com base no histórico, no exame clínico de sinais e sintomas, bem como na exclusão cuidadosa de outros distúrbios. Os critérios de classificação do American College of Rheumatology (ACR),[2] desenvolvidos a partir dos dados obtidos de pacientes em clínicas ambulatoriais, são comumente utilizados para verificar se a apresentação clínica de um indivíduo deve ser confirmada como um caso de artrite reumatoide. Originalmente, esses critérios tinham quatro classificações de artrite reumatoide: clássica, definitiva, provável e possível. Algumas dessas classificações foram julgadas como problemáticas. Os critérios revisados de 1987 estão apresentados na Tabela 23.1. Em 2010,

Tabela 23.1 Os critérios revisados de 1987 para a classificação de artrite reumatoide.[a]

Critério	Definição
1. Rigidez matinal	Rigidez matinal no interior e em torno das articulações, com duração de no mínimo 1 hora antes da melhora máxima.
2. Artrite de três ou mais áreas articulares	Presença de edema ou líquido nos tecidos moles de pelo menos três áreas articulares simultâneas (e não proliferação óssea isolada), observada por um médico. As 14 áreas possíveis (direita ou esquerda) incluem as articulações interfalângicas proximais, metacarpofalângicas, metatarsofalângicas, além de punho, cotovelo, joelho e tornozelo.
3. Artrite das articulações da mão	Edema de pelo menos uma área (conforme definido anteriormente) em articulação de punho, metacarpofalângica ou interfalângica proximal.
4. Artrite simétrica	Envolvimento simultâneo das mesmas áreas articulares (conforme definido no item 2) em ambos os lados do corpo (é aceitável o envolvimento bilateral das articulações interfalângicas proximais, metacarpofalângicas ou metatarsofalângicas sem simetria absoluta).
5. Nódulos reumatoides	Nódulos subcutâneos sobre proeminências ósseas, superfícies extensoras ou regiões justa-articulares, observados por um médico.
6. Fator reumatoide sérico	Demonstração de quantidades anormais de fator reumatoide sérico por qualquer método para o qual o resultado foi positivo em < 5% dos indivíduos-controle normais.
7. Alterações radiográficas	Alterações radiográficas típicas de artrite reumatoide em radiografias posteroanteriores das mãos e dos punhos, as quais devem incluir erosões ou descalcificações ósseas evidentes localizadas nas articulações envolvidas ou mais acentuadas em posição adjacente a essas articulações (alterações isoladas de osteoartrose não preenchem os requisitos).

De Arnett et al.,[2,p.319] com permissão.

[a] Para efeitos de classificação, um paciente é diagnosticado com artrite reumatoide se ele ou ela tiver preenchido pelo menos 4 desses 7 critérios. Os critérios de 1 a 4 devem estar presentes por no mínimo 6 semanas. Os pacientes com dois diagnósticos clínicos não são excluídos. A designação como artrite reumatoide clássica, definitiva ou provável não deve ser feita.

O ACR e o European League Against Rheumatism (EULAR) revisaram os critérios de classificação de 1987 para artrite reumatoide,[2] a fim de ajudar a identificar essa artrite em fase inicial. Esses critérios baseiam-se em uma combinação de sinais, sintomas e achados laboratoriais que persistam por um período de tempo específico.[3] Atualmente, um diagnóstico de artrite reumatoide definitiva é estabelecido com a presença confirmada de sinovite em pelo menos uma articulação, a ausência de um diagnóstico alternativo que explique melhor a sinovite e uma pontuação total de 6 ou mais pontos (dentre 10 pontos possíveis) a partir de quatro domínios (Tab. 23.2). Os domínios são: (1) *envolvimento articular*, que assinala o número e o local das articulações envolvidas (variação de 0-5); (2) *sorologia*, que indica anormalidades sorológicas (variação de 0-3); (3) *reagentes de fase aguda*, que descrevem o aumento na resposta de fase aguda (variação de 0-1); e (4) *duração dos sintomas* (2 níveis; variação de 0-1).[3] A inclusão de critérios para artrite reumatoide precoce pode ajudar o reumatologista a direcionar o tratamento nas fases mais iniciais da doença e a diminuir a evolução dessa artrite.

Os pacientes com artrite reumatoide também podem ser classificados com base nos critérios do estado funcional global.[14] Existem quatro classificações funcionais formuladas com base na capacidade de uma pessoa de concluir atividades funcionais e pessoais (de autocuidado, no caso), que vão desde independência à total dependência. Além de sua importância clínica, essas classificações funcionais permitem que os clínicos e pesquisadores classifiquem os indivíduos em ensaios clínicos, informando as recomendações clínicas baseadas em evidências para as terapias (Tab. 23.3).

Início e evolução da doença

A evolução da artrite reumatoide costuma ser caracterizada por exacerbações e remissões. O início da doença é acompanhado por queixas de dor e rigidez articular generalizada, usualmente em múltiplas pequenas articulações (**poliartrite**), embora possa ser locali-

Tabela 23.2 Os critérios de classificação para artrite reumatoide do American College of Rheumatology/European League Against Rheumatism de 2010

População-alvo (quem deve ser testado?): 1. Pacientes com pelo menos 1 articulação acometida por sinovite clínica definida (inchaço).* 2. Pacientes cuja sinovite não pode ser mais bem explicada por outra doença.† Critérios de classificação para artrite reumatoide (algoritmo baseado em pontuação: adicione a pontuação das categorias A a D; um escore de 6/10 é necessário para a classificação de paciente com artrite reumatoide definitiva)‡

	Escore
A. Envolvimento articular§	
1 articulação grande¶	0
2-10 articulações grandes	1
1-3 articulações pequenas (com ou sem envolvimento de articulações grandes)#	2
4-10 articulações pequenas (com ou sem envolvimento de articulações grandes)	3
> 10 articulações (pelo menos 1 articulação pequena)**	5
B. Sorologia (é necessário pelo menos 1 resultado de teste para classificação)††	
Fator reumatoide negativo e anticorpo antipeptídeo citrulinado negativo	0
Fator reumatoide positivo-baixo ou anticorpo antipeptídeo citrulinado positivo-baixo	2
Fator reumatoide positivo-alto ou anticorpo antipeptídeo citrulinado positivo-alto	3
C. Reagentes de fase aguda (é necessário pelo menos 1 resultado de teste para classificação)‡‡	
Proteína C-reativa normal e VHS normal	0
Proteína C-reativa anormal ou VHS anormal	1
D. Duração dos sintomas§§	
< 6 semanas	0
≥ 6 semanas	1

VHS: velocidade de hemossedimentação.

*Os critérios destinam-se à classificação dos pacientes recém-apresentados. Além disso, os pacientes com doença erosiva típica de artrite reumatoide e histórico compatível com preenchimento prévio dos critérios de 2010 devem ser classificados como portadores de artrite reumatoide. Os pacientes com doença de longa data, incluindo aqueles cuja doença está inativa (com ou sem tratamento) que, com base nos dados retrospectivos disponíveis, preencheram os critérios de 2010, devem ser classificados como portadores de artrite reumatoide.

†Os diagnósticos diferenciais variam entre os pacientes com apresentações diferentes, mas podem incluir condições como lúpus eritematoso sistêmico, artrite psoriática e gota. Se ainda houver dúvidas sobre os diagnósticos diferenciais relevantes a serem considerados, um especialista em reumatologia deverá ser consultado.

‡Embora os pacientes com um escore de 6/10 não sejam classificáveis como portadores de artrite reumatoide, o estado desses pacientes pode ser reavaliado e os critérios podem ser preenchidos de forma cumulativa com o passar do tempo.

§O envolvimento articular refere-se a qualquer articulação inchada ou sensível ao exame, o que pode ser confirmado pela evidência de sinovite em técnicas de diagnóstico por imagem. Articulações interfalângicas distais, primeiras articulações carpometacárpicas e primeiras articulações metatarsofalângicas são excluídas da avaliação. As categorias de distribuição articular são classificadas de acordo com a localização e o número de articulações envolvidas, com a colocação na categoria mais alta possível com base no padrão de acometimento articular.

¶As "articulações grandes" referem-se aos ombros, cotovelos, quadris, joelhos e tornozelos.

#As "articulações pequenas" referem-se às articulações metacarpofalângicas, articulações interfalângicas proximais, articulações metatarsofalângicas (da segunda à quinta), articulações interfalângicas do polegar e punhos.

**Nessa categoria, ao menos 1 das articulações envolvidas deve ser uma articulação pequena; as outras articulações podem incluir qualquer combinação de articulações grandes e articulações pequenas adicionais, bem como outras articulações não especificamente listadas em outro lugar (p. ex., temporomandibular, acromioclavicular, esternoclavicular e assim por diante).

††Resultado negativo refere-se aos valores em unidade internacional (UI) que são menores ou iguais ao limite superior de normalidade para o laboratório e ensaio; positivo-baixo refere-se aos valores em UI que são superiores ao limite superior de normalidade, mas 3 vezes esse limite para o laboratório e ensaio; positivo-alto refere-se aos valores em UI que são 3 vezes o limite superior de normalidade para o laboratório e ensaio. Nos casos em que as informações sobre o fator reumatoide estão disponíveis apenas como positivos ou negativos, um resultado positivo deverá ser pontuado como positivo-baixo para esse fator.

‡‡Normal/anormal é determinado por padrões laboratoriais locais.

§§A duração dos sintomas refere-se ao autorrelato feito pelo paciente sobre o tempo dos sinais ou sintomas de sinovite (p. ex., dor, inchaço, sensibilidade) das articulações clinicamente envolvidas no momento da avaliação, independentemente do estado terapêutico.

Aletaha, D, Neogi, T, Silman, AJ, et al: Rheumatoid arthritis classification criteria. Arthritis Rheum 62:2569–2581, 2010, com permissão.

Tabela 23.3 Critérios revisados de classificação do estado funcional em artrite reumatoide pelo American College of Rheumatology[a]

Classe I	Completamente capaz de realizar as atividades habituais da vida diária (autocuidado, vocacional e não vocacional)
Classe II	Capaz de efetuar as atividades habituais de autocuidado e vocacionais, mas limitado em atividades não vocacionais
Classe III	Capaz de executar as atividades habituais de autocuidado, mas limitado em atividades vocacionais e não vocacionais
Classe IV	Limitado na capacidade de desempenhar as atividades habituais de autocuidado, vocacionais e não vocacionais.

De Hochberg, MC, et al: The American College of Rheumatology 1991 revised criteria for the classification of global functional status in rheumatoid arthritis. Arthritis Rheum 35:498, 1992, com permissão.
[a] As atividades habituais de autocuidado incluem os hábitos de vestir-se, comer, tomar banho, arrumar-se e ir ao toalete. As atividades não vocacionais (recreativas e/ou lazer) e vocacionais (profissionais, escolares ou tarefas domésticas) são desejáveis pelo paciente, mas específicas à idade e ao sexo.

zada em uma única articulação. Os sintomas podem aparecer de forma espontânea ou ao longo de um período de tempo prolongado. A evolução da doença é altamente variável. Altos títulos de fator reumatoide indicam uma evolução mais grave da doença. Podem ocorrer remissões espontâneas. Alguns pacientes sofrem uma evolução intermitente, caracterizada por remissões parciais a completas mais longas do que os períodos de exacerbações. Um terceiro grupo de pacientes passa por todo o processo destrutivo e constante de uma artrite reumatoide progressiva.[1] As comparações de artrite reumatoide de início no idoso com aquela de início precoce revelaram que o aparecimento abrupto do quadro e o envolvimento de grandes articulações, particularmente da cintura escapular, eram mais comuns nos adultos de idade mais avançada. O grupo de início na velhice demonstrou características clínicas mais comumente associadas à *polimialgia reumática*, uma doença isolada e distinta que afeta o ombro e a musculatura pélvica, levando à inflamação muscular.[15]

Apresentação clínica

Sistêmica

As características sistêmicas da artrite reumatoide incluem perda de peso, febre e fadiga extrema. A fadiga afeta consideravelmente a função e a participação na vida diária e, muitas vezes, é subestimada no exame físico.[16] Uma característica clínica marcante da artrite reumatoide é a *rigidez matinal* dentro e em torno das articulações, com duração de pelo menos 1 hora antes de atingir o ponto de melhora máxima.[3] Em contraste, a rigidez induzida por osteoartrose origina-se de inatividade. A rigidez matinal pode ser qualificada em termos de sua gravidade e duração, ambas diretamente relacionadas com o grau de atividade da doença.

Déficits articulares e não articulares

A artrite reumatoide é caracterizada por envolvimento bilateral e simétrico de articulações sinoviais. Do ponto de vista clínico, os pacientes se apresentam com limitação da mobilidade e sinais de inflamação, incluindo dor, vermelhidão, tumefação (inchaço) e articulações quentes. As articulações mais comumente envolvidas são as mãos, os pés e a coluna cervical, com acometimento habitual das mãos no início da evolução da doença.[16] O termo **artralgia** refere-se à dor articular. O exame das articulações pode revelar **crepitação**, um ruído áspero ou crepitante, audível ou palpável evidente, conforme a articulação se move por sua amplitude de movimento. A crepitação é o resultado de uma degeneração desigual da superfície articular.

Coluna cervical e articulação temporomandibular

A coluna cervical é frequentemente envolvida em casos de artrite reumatoide e, ao exame, a amplitude de movimento pode estar limitada em todos os planos. As articulações occipitoatlantal (região occipital-C1) e atlantoaxial (C1-C2) são afetadas com frequência, em função de seu amplo tecido sinovial. A região cervical intermediária também é um local comum de inflamação, levando à diminuição na amplitude de movimento, particularmente na rotação, acompanhada de instabilidade. São descritos três padrões de envolvimento da coluna cervical: subluxação atlantoaxial (65%), impactação atlantoaxial (20 a 25%) e subluxação subaxial (10 a 15%).[17] O envolvimento das vértebras C1 e C2 pode produzir situações potencialmente letais se o ligamento transverso do atlas se romper ou se o processo odontoide sofrer fratura ou herniação pelo forame magno, comprimindo a medula cervical superior. Os pacientes que se apresentam com radiculopatia cervical e sinais neurológicos devem ser imediatamente encaminhados a um médico. A imagem por ressonância magnética (RM) é o meio mais eficaz para visualizar tanto a coluna vertebral como a medula.[17] Uma espondilite **anquilosante** (ou seja, fusão) de uma ou mais vértebras da coluna pode acompanhar a artrite reumatoide e levar à perda da amplitude de movimento e da função das articulações envolvidas.

A articulação temporomandibular costuma estar entre as últimas articulações acometidas. A inflamação dessa articulação resulta em dor, tumefação (inchaço), limitação do movimento e, por fim, anquilose. Em casos de artrite reumatoide juvenil, o envolvimento da articulação temporomandibular pode levar à destruição do côndilo e possíveis alterações no crescimento mandibular, além de deformidade facial. No início da doença, as radiografias da articulação temporomandibular geralmente produzem resultados negativos; com o passar do tempo, no entanto, a inflamação crônica pode revelar destruição óssea, o que pode afetar a capacidade da criança de abrir a boca por completo (aproximadamente 5,08 cm), com protrusão e deslizamento laterais normais. Em posição de repouso, a aproximação normal dos dentes superiores e inferiores pode ser alterada após inflamação persistente.[18]

Ombros e cotovelos

O envolvimento do ombro pode ser evidente nas articulações glenoumeral, esternoclavicular ou acromioclavicular, levando à degeneração da superfície articular, dor e perda da amplitude de movimento. A dor no ombro é frequentemente referida à região deltoide. A articulação escapulotorácica também pode apresentar secundariamente uma perda da amplitude de movimento. A inflamação crônica do ombro faz com que a cápsula e os ligamentos fiquem distendidos e adelgaçados. À medida que as superfícies articulares sofrem erosão, o ombro acaba ficando instável. Além disso, o aparecimento de **tendinite** e **bursite** pode dificultar o tratamento.[18] Os achados típicos da articulação do cotovelo incluem efusões (derrames) entre o epicôndilo lateral e a proeminência do olécrano, distensão bilateral da bolsa do olécrano (mais prevalente em casos de doença grave) e nódulos reumatoides no olécrano ou na superfície extensora da ulna proximal.[17] Inflamação, distensão capsular e ligamentosa, bem como erosão articular, podem levar à instabilidade e movimentos irregulares ou indutores de travamento. Muitas vezes, desenvolvem-se contraturas em flexão, em virtude da adaptação postural do paciente para reduzir a dor e o espasmo persistente.

Punhos

A ocorrência de sinovite precoce entre os ossos do carpo e a ulna leva a um desenvolvimento razoavelmente rápido de contratura em flexão, o que acaba diminuindo a capacidade de preensão do indivíduo. Além disso, pode ocorrer a **síndrome do túnel do carpo** por compressão do nervo mediano no túnel do carpo. A inflamação crônica em torno do processo estiloide ulnar, juntamente com frouxidão do ligamento radioulnar, produz o *sinal da tecla de piano* ao exame. Esse sinal é definido como um movimento do processo estiloide para cima e para baixo, em resposta a uma compressão pontual feita pelo examinador. Com o passar do tempo, pode ocorrer divergência ou desvio ulnar por causa da inflamação crônica, provocando o deslocamento do punho em direção à ulna (Fig. 23.4). A inflamação crônica da fileira proximal dos ossos do carpo pode levar a uma **subluxação** volar do punho e da mão no rádio, acentuando os 10 a 15° normais da inclinação volar do carpo na porção distal do rádio (Fig. 23.5). Ademais, pode ocorrer desvio radial dos ossos carpais

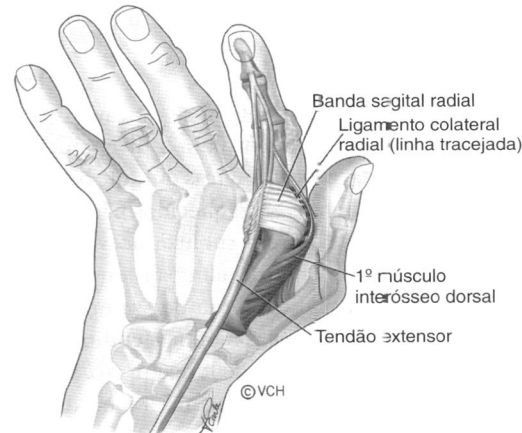

Figura 23.4 Divergência (desvio) ulnar dos dedos. Este desenho retrata o impacto do inchaço da articulação metacarpofalângica e a frouxidão dos tecidos moles por sinovite, o que leva ao desvio ulnar dos dedos em casos de artrite reumatoide.

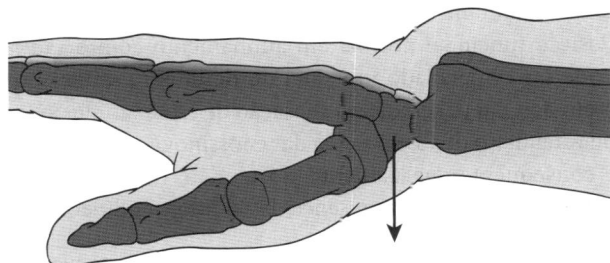

Figura 23.5 Subluxação volar do punho, observada em casos de artrite reumatoide. A inflamação crônica dos ossos carpais proximais pode acabar levando à subluxação volar do punho e da mão no rádio, acentuando de 10 a 15° no valor normal da inclinação volar do carpo na porção distal do rádio.

distais, em função da perda de sustentação dos ligamentos radiais, bem como da destruição do **músculo** extensor ulnar do carpo e da fibrocartilagem na face distal da ulna. Isso faz com que os ossos proximais do carpo deslizem a porção distal do rádio em direção à ulna, contribuindo para o desvio radial da fileira distal dos ossos carpais em relação aos dois ossos do antebraço, onde normalmente há 5 a 10° de desvio ulnar.[19] Também pode ocorrer tenossinovite estenosante do primeiro compartimento dorsal do punho (*doença de De Quervain*).

Articulações das mãos

Metacarpofalângicas. É comum a tumefação (inchaço) dos tecidos moles em torno dessas articulações, especialmente dos dedos indicador e médio. A subluxação volar e a divergência ulnar das articulações metacarpofalângicas frequentemente observadas em casos de artrite reumatoide resulta do exagero na configuração estrutural normal das articulações que inclinam as falanges proximais em uma direção ulnar. A posição e o comprimento anatômicos dos ligamentos colaterais, que são mais estirados durante a flexão metacarpofalângica, e as inserções dos músculos intrínsecos, que também se esticam a partir de uma direção ulnar, contribuem para a divergência ulnar nas articulações metacarpofalângicas durante o movimento das mãos. Os ligamentos enfraquecidos não conseguem resistir a uma tração e sofrem subluxação volar durante um forte beliscão ou preensão, quando os tendões flexores atuam como uma espécie de corda de arco nas articulações metacarpofalângicas pelas bainhas tendíneas desgastadas e lesionadas por sinovite de longo prazo. O *efeito da corda de arco* funciona como um fulcro para os tendões flexores, promovendo o seu deslocamento no sentido distal, além de aplicar uma tração ulnar e volar sobre as falanges proximais (Fig. 23.6). O desvio radial dos ossos do carpo aumenta ainda mais a divergência ulnar das articulações metacarpofalângicas, pois as falanges tentam compensar a perda do desvio ulnar normal no punho. Isso é conhecido como o *efeito de ziguezague*, em que as forças na mão tentam mover o dedo indicador de volta à sua posição funcional normal em alinhamento com o rádio. Pode ser evidenciado um sinal do **dedo em gatilho**, por meio do qual se sente uma sensação de estalo ao flexionar ou estender o dedo em razão da tenossinovite dos flexores e consequente deslizamento do tendão, fricção (atrito) com o movimento ou presença de nódulos tendíneos.[17,20]

Interfalângicas proximais. A tumefação das articulações interfalângicas proximais é comum e facilmente detectada à palpação lateral dessas articulações. Existem duas deformidades irreversíveis características (caso não tenham sido submetidas a reparo cirúrgico precoce) observadas nas articu-

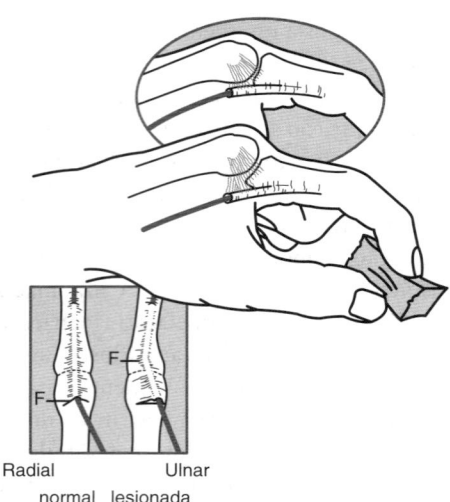

Figura 23.6 Influência dos flexores longos (F) na deformidade de desvio metacarpofalângico. Adaptada de Melvin,[19, p. 283] com permissão.

lações interfalângicas proximais em indivíduos com artrite reumatoide grave. A primeira delas é conhecida como **deformidade em pescoço de cisne**, que consiste em hiperextensão das articulações interfalângicas proximais e flexão das interfalângicas distais (Fig. 23.7). As deformidades em pescoço de cisne surgem de três formas distintas, dependendo do local de envolvimento inicial. Mais comumente, a deformidade em pescoço de cisne sucede uma sinovite inicial da articulação metacarpofalângica, onde a dor de sinovite crônica leva a espasmo muscular reflexo dos intrínsecos. A força biomecânica dos músculos intrínsecos então se combina com a hipermobilidade encontrada nas articulações interfalângicas proximais cronicamente inflamadas e estruturalmente alteradas, resultando em subluxação volar e hiperextensão interfalângica proximal. A deformidade em pescoço de cisne também pode ocorrer quando a cápsula volar das articulações interfalângicas proximais é estirada, as bandas laterais se

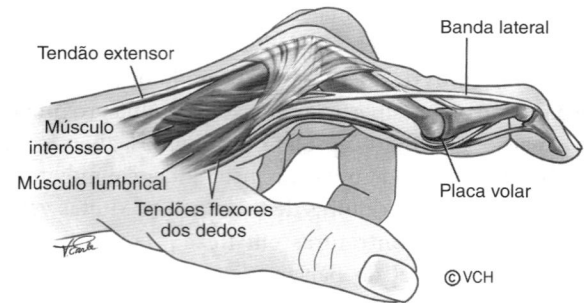

Figura 23.7 Deformidade em pescoço de cisne, caracterizada por hiperextensão das articulações interfalângicas proximais e flexão das articulações interfalângicas distais. De Mary Pack Arthritis Program, Vancouver Coastal Health, com permissão.

deslocam dorsalmente e uma tensão é colocada sobre o flexor profundo dos dedos pelas articulações interfalângicas proximais que flexionam as interfalângicas distais. Nesses casos, uma ruptura do flexor superficial dos dedos predispõe ainda mais um indivíduo à deformidade em pescoço de cisne. Um terceiro mecanismo para o desenvolvimento da deformidade em pescoço de cisne envolve uma ruptura do extensor comum dos dedos em sua inserção nas articulações interfalângicas distais, resultando em flexão dessas articulações e hiperextensão das articulações interfalângicas proximais em virtude da tração descontrolada exercida pelo flexor profundo dos dedos.[17,19]

A outra deformidade característica das articulações interfalângicas proximais é conhecida como **deformidade em *boutonnière*** (botoeira em francês), que consiste em extensão das articulações interfalângicas distais com flexão das proximais (Fig. 23.8). Como resultado de sinovite crônica, a inserção do extensor comum dos dedos na falange média (conhecido como o deslizamento central) se alonga, enquanto as bandas laterais deslizam no sentido volar para forçar as articulações interfalângicas proximais em flexão. As formações ou proliferações/excrescências ósseas em torno da extremidade de uma articulação recebem o nome de **osteófitos**. Aqueles encontrados nas articulações interfalângicas proximais são conhecidos como **nódulos de Bouchard** e podem ser vistos em casos de osteoartrose. Embora eles não estejam relacionados com artrite reumatoide, um indivíduo pode ter ambos os tipos de artrite ao mesmo tempo.[17,20]

Interfalângicas distais. Essas articulações raramente são acometidas em casos de artrite reumatoide. Os osteófitos, no entanto, são comuns em osteoartrose e recebem o nome de **nódulos de Heberden**. Ocasionalmente, uma deformidade do **dedo em martelo** resultará da ruptura do tendão do extensor comum dos dedos, tracionando as articulações interfalângicas distais em flexão, uma vez que a força do flexor profundo dos dedos não é antagônica.[20]

Polegar. Uma série de deformidades pode ocorrer no polegar em função da sinovite. A mais prevalente é uma **articulação interfalângica instável**, em que o paciente perde a capacidade de flexionar essa articulação. As fibras do mecanismo de cobertura dorsal sobre a articulação metacarpofalângica, a cápsula articular e os ligamentos colaterais, bem como sobre os tendões do extensor curto do polegar e extensor longo do polegar, são particularmente afetadas. O mecanismo exato das deformidades do polegar depende de uma combinação específica das estruturas acometidas. De forma semelhante a outras deformidades das mãos, a apresentação real e formal depende do local da sinovite inicial, da direção das forças de desequilíbrio muscular e da integridade das estruturas articulares circundantes. Uma *deformidade tipo I*, que consiste em flexão da articulação metacarpofalângica com hiperextensão da articulação interfalângica, sem o envolvimento da articulação carpometacárpica, é mais comumente observada. Uma *deformidade tipo II* é definida quando a articulação carpometacárpica é subluxada e a interfalângica, mantida em hiperextensão. A subluxação da articulação carpometacárpica e a hiperextensão da articulação metacarpofalângica são classificadas como uma *deformidade tipo III*, mais comum em casos de artrite reumatoide do que uma deformidade tipo II.[17-20]

Deformidade mutilante (mão em binóculo de teatro ou ópera). Polegares macroscopicamente instáveis e falanges gravemente deformadas são indicativos de *deformidade tipo mutilante*. Também conhecida como mão em binóculo de teatro ou ópera, as pregas (dobras) transversais da pele do polegar e dos dedos assemelham-se a um telescópio dobrado. Estudo radiográfico dos ossos da mão revela reabsorção óssea grave, erosão e encurtamento das articulações metacarpofalângicas, interfalângicas proximais, radiocárpicas e radioulnares particularmente. O impacto negativo dessa deformidade sobre a função das mãos e as atividades da vida diária é significativo.[20]

Quadris e joelhos

O comprometimento radiográfico do quadril é evidente em cerca da metade de todos os pacientes com artrite reumatoide. Os pacientes podem se apresentar com queixas de dor na região da virilha (inguinal) e região medial da coxa. A dor sobre o trocânter maior é frequentemente secundária à bursite trocantérica. Destruição inflamatória grave do acetábulo e da cabeça do fêmur pode impulsionar o acetábulo em direção à cavidade pélvica, uma condição conhecida como ***protrusão acetabular***.

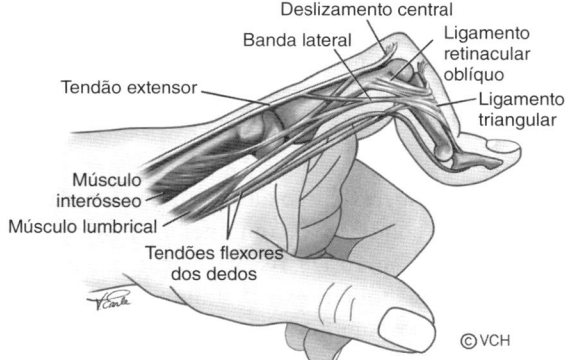

Figura 23.8 Características da deformidade em *boutonnière* (botoeira em francês), incluindo extensão das articulações interfalângicas distais e flexão das articulações interfalângicas proximais. De Mary Pack Arthritis Program, Vancouver Coastal Health, com permissão.

Com o acometimento progressivo do quadril, os pacientes podem necessitar de uma **artroplastia** total dessa estrutura óssea.[17]

A apresentação clínica da articulação do joelho muitas vezes inclui sinovite, causando o acúmulo de quantidades relativamente grandes de líquido. O teste de cisalhamento do joelho é utilizado para examinar o excesso de líquido. O examinador pressiona a patela com o dedo indicador, resultando em um movimento descendente (ou seja, para baixo) desse osso; uma sensação de algo mole ou pastoso com uma consistência de borracha indica efusão (derrame) do joelho. O acúmulo posterior de líquido no joelho produz um *cisto de Baker*. Se romper, esse cisto provoca dor, inchaço e calor na face posterior da panturrilha, semelhantemente aos sintomas de uma trombose venosa profunda. O teste de abaulamento é um método simples para avaliar a presença de sinovite anterior. Com esse procedimento, o examinador dá uma leve pancada na face medial do joelho em um movimento ascendente e, depois, pressiona a face lateral dessa articulação. Um sinal positivo consiste em um movimento *ondulatório* do líquido no sentido medial. A sinovite crônica resulta em distensão da cápsula articular e afilamento dos ligamentos colaterais e cruzados, além de destruição das superfícies articulares. Os joelhos dolorosos podem ser mantidos em posições levemente fletidas, o que resulta em rigidez da articulação ou contraturas de flexão.[17]

Tornozelos e pés

Com frequência, a inflamação precoce dos pés é evidente na parte dianteira do pé (antepé), onde os pacientes sentem dor com a compressão dessa parte dos pés no exame. A sinovite crônica acentua a tendência natural do tálus em deslizar no sentido medial e plantar, resultando em pressão sobre o calcâneo e levando à pronação da parte posterior do pé (retropé). O ligamento calcaneonavicular plantar também é estirado por essas ocorrências, achatando o arco longitudinal medial (Fig. 23.9). O calcâneo pode erodir ou desenvolver **exostoses** ósseas conhecidas como esporões. Conforme a sinovite enfraquece o arco transverso, os metatarsos se expandem, podendo ocorrer um alargamento do antepé (deformidade conhecida como *splayfoot*, pé largo e plano) (Fig. 23.10). A instabilidade da articulação talocalcânea, se grave, pode levar à necessidade de fusão cirúrgica. A sinovite das articulações metatarsofalângicas é extremamente comum, podendo desenvolver uma **metatarsalgia** (dor sobre as cabeças dos metatarsos). Um **hálux valgo** e **joanete** (uma bursite dolorosa sobre a face medial da primeira articulação metatarsofalângica) também podem estar presentes. Quando a subluxação volar da articulação metatarsofalângica se combina com a flexão da articulação interfalân-

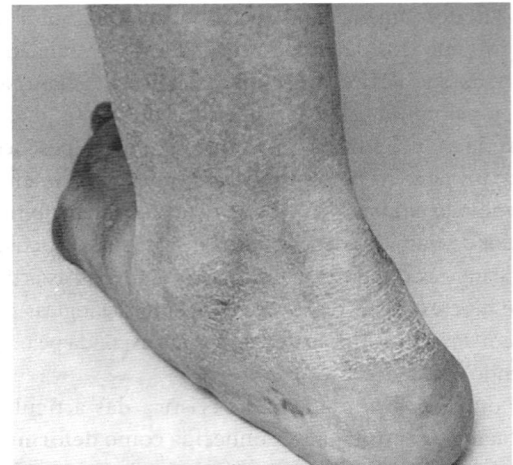

Figura 23.9 Vista posteromedial do pé e tornozelo, exibindo calcâneo valgo, pés planos e hálux valgo. Utilizada com a permissão da Arthritis Foundation.

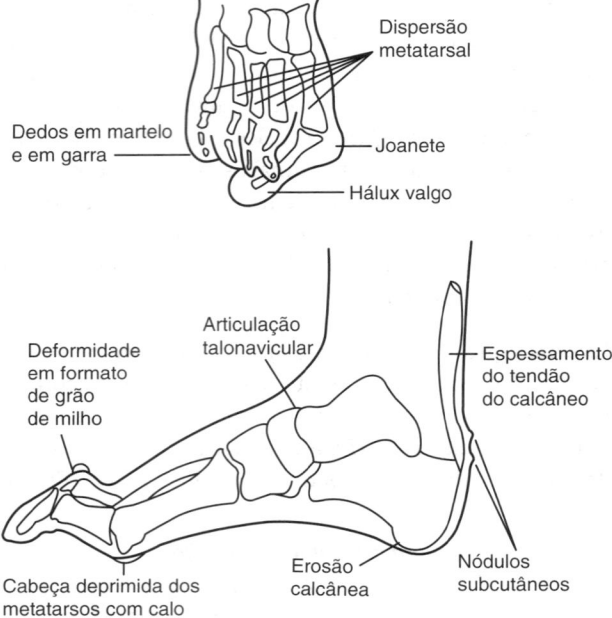

Figura 23.10 Principais deformidades do pé e do tornozelo, observadas em casos de artrite reumatoide. De Dimonte e Light,[94,p.1149] com permissão.

gica proximal e a hiperextensão da articulação interfalângica distal, essa condição é comumente denominada **dedos em martelo** (Fig. 23.11). As articulações metatarsofalângicas também podem exibir subluxação volar da cabeça do metatarso, com flexão das articulações interfalângicas proximais e distais, conhecida como **dedos em garra ou invertidos** (Fig. 23.12). À medida que a cápsula e os ligamentos intertarsais são enfraquecidos e estirados, as falanges proximais se movem no sentido dorsal sobre a cabeça do metatarso (Fig. 23.13). Semelhantemente às

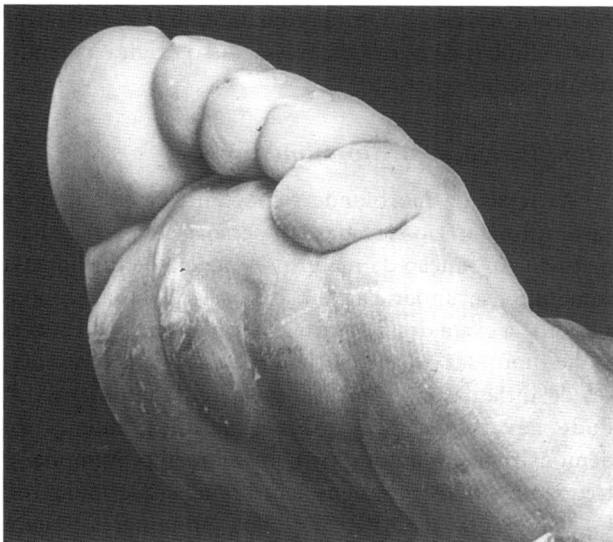

Figura 23.11 Subluxação metatarsofalângica. Utilizada com a permissão do American College of Rheumatology.

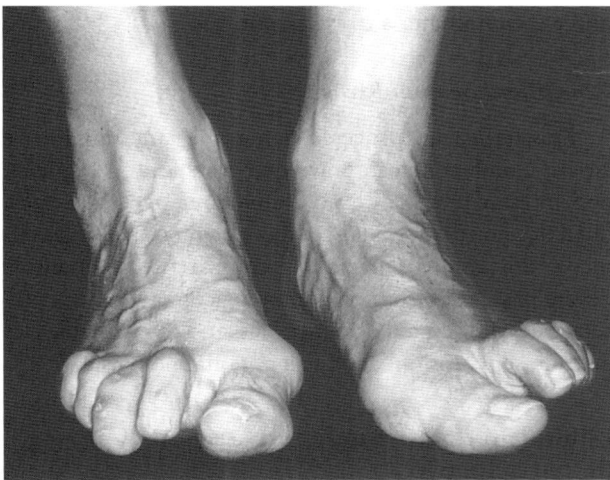

Figura 23.12 Deformidades comuns do pé reumatoide. Nesta foto, são evidentes alterações como hálux valgo, dedos em martelo e dedos invertidos, atribuídas à subluxação das articulações metatarsofalângicas. Utilizada com a permissão do American College of Rheumatology.

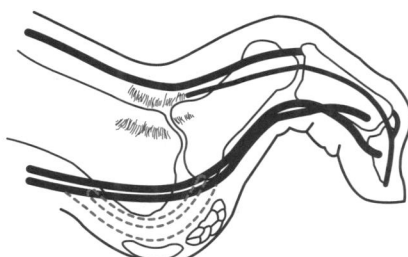

Figura 23.13 Relação de estruturas com as cabeças dos metatarsos em metatarsalgia. De Moncur, C, and Shields, M: Clinical management of metatarsalgia in the patient with arthritis. Clin Manage Phys Ther 3:7, 1983, p 10, com permissão.

condições observadas nas mãos, os extensores longos dos dedos atuam como uma espécie de *corda de arco* sobre as articulações interfalângicas proximais, enquanto os flexores são deslocados para os espaços intertarsais.[17]

Envolvimento dos músculos

A atrofia muscular em torno das articulações acometidas pode estar presente no início do quadro. Definitivamente, no entanto, não se sabe se essa atrofia resulta da falta de uso ou do atrito seletivo dos músculos em função de algum mecanismo desconhecido, especificamente relacionado ao processo patológico. A atrofia nos músculos intrínsecos das mãos e no quadríceps é particularmente evidente em doença de longa data, embora os mecanismos dessas alterações possam não ser os mesmos. Parece que os indivíduos com artrite reumatoide sofrem atrito seletivo das fibras musculares tipo II (fásicas) por meio de algum mecanismo desconhecido.[21,22] Também há algumas evidências de que as fibras musculares tipo I (tônicas) do quadríceps sofrerão atrofia seletiva após lesão ao ligamento cruzado anterior.[23] A perda de massa muscular também pode ser o resultado de neuropatia periférica, **miosite**, ou miopatia induzida por esteroides. A fraqueza muscular pode ser atribuída à inibição reflexa secundária à dor ou atrofia.[21-23]

Envolvimento dos tendões

Em casos de doença ativa, pode ocorrer tenossinovite, inflamação do revestimento da bainha que envolve um tendão. Essa tenossinovite interfere no deslizamento suave do tendão pela bainha. A inflamação pode danificar diretamente o tendão, levando por fim à ruptura tendínea. Os locais comuns de tenossinovite são flexores do punho, flexores do polegar, patela e tendões do calcâneo. Podem ocorrer dedo em gatilho e *doença de De Quervain*. Um paciente com lesão tendínea ou fraqueza muscular pode exibir o **fenômeno lag** (ou seja, de atraso), que se refere a uma diferença substancial na amplitude de movimento passiva *versus* ativa. Trata-se de um achado inespecífico que os fisioterapeutas precisam avaliar com cuidado para determinar a causa e elaborar o tratamento adequado.[20]

Descondicionamento

O descondicionamento é uma característica clínica significativa da artrite reumatoide. As pesquisas conduzidas para avaliação do condicionamento (aptidão) físico em pessoas acometidas por esse tipo de artrite demonstraram uma diminuição no estado cardiorrespiratório, na força e na resistência muscular, bem como na flexibilidade, além de uma alteração na composição corporal entre esses indivíduos, quando comparados com indivíduos saudáveis da mesma idade e sexo sem artrite. O descondicionamento origina-se de déficits diretos e indiretos.[24,25] Os comprometimentos diretos da artrite reumatoide incluem perda das fibras musculares tipo II, fadiga sistêmica, *caquexia* (perda da massa corporal magra)[25] e encurtamento dos tecidos contráteis. Já os comprometimentos indiretos da artrite reumatoide abrangem descondicionamento secundário à inatividade e gasto energético elevado em repouso (calorias exigidas pelo corpo durante um período de 24 horas sob condições de repouso). A atividade do sistema imunológico e a ocorrência de inflamação, mesmo em indivíduos com doença bem controlada, geram um aumento no metabolismo, com subsequente perda de tecido corporal magro.[25]

Nódulos reumatoides

Os nódulos reumatoides ocorrem em cerca de 20 a 25% dos pacientes e são associados a teste sorológico positivo para o fator reumatoide. Os nódulos costumam ser sensíveis e acompanham doença grave. Quando presentes em artrite reumatoide precoce, esses nódulos são sugestivos de maior probabilidade de manifestações **extra-articulares** graves. Os nódulos são encontrados nos tecidos subcutâneo ou conjuntivo mais profundo em áreas sujeitas à compressão mecânica repetida, como as bolsas do olécrano, as superfícies extensoras dos antebraços e os tendões do calcâneo. A presença de nódulos nos mecanismos tendíneos pode levar à degradação mecânica e tenossinovite.[17,20]

Complicações vasculares e neurológicas

Vasculite, ou inflamação dos vasos sanguíneos, foi encontrada em 25 a 30% dos indivíduos com artrite reumatoide em autopsias. A maioria das formas de lesões vasculares associadas à artrite reumatoide é silenciosa e difícil de diagnosticar, em virtude da variabilidade no tamanho dos vasos sanguíneos acometidos. A vasculite cutânea é a mais fácil de ser observada, podendo se apresentar sob a forma de manchas dos leitos ungueais, além de púrpuras (manchas vermelhas ou roxas) e petéquias (pontos vermelhos ou roxos). A forma fulminante de *arterite reumatoide* (inflamação arterial associada a algum distúrbio reumatoide) pode ser potencialmente letal e acompanhada por desnutrição, infecção, insuficiência cardíaca congestiva (ICC) e sangramento gastrintestinal. A vasculite dos vasos sanguíneos que irrigam os nervos pode levar a neuropatias periféricas, como a queda dos pés ou do punho.[1] As neuropatias periféricas também podem ocorrer secundariamente à compressão mecânica de nervos, como a síndrome do túnel do carpo ou do tarso. A compressão da medula espinal pode originar-se de inflamação na coluna cervical (ver seção sobre coluna cervical e articulação temporomandibular) e, se houver sinais clínicos de mielocompressão, isso exigirá o atendimento médico imediato.[1]

Complicações cardiopulmonares

As taxas de morbidade e mortalidade por doença cardiovascular são elevadas em pessoas com artrite reumatoide em função da maior prevalência de cardiopatia isquêmica, secundária à aterosclerose acelerada. Embora a etiologia exata dessa aterosclerose acelerada seja incerta, há hipóteses de que os efeitos metabólicos e vasculares de inflamação crônica possam ser o fator causal.[24] Pode haver uma pericardite subclínica, que já foi demonstrada em autopsia. O envolvimento pulmonar é frequente e mais prevalente em homens que mulheres. Os quadros de pleurite e nódulos pulmonares podem estar presentes. Os nódulos pulmonares estão relacionados com a presença de nódulos em outros lugares e são encontrados entre os pacientes soropositivos com sinovite profusa. Os nódulos podem ser de 1 a 8 cm de tamanho e comprometer a troca gasosa.[17]

Complicações oculares

Episclerite, um processo benigno e autolimitante, e *esclerite*, uma condição grave que pode levar à cegueira, podem estar presentes. Não é uma tarefa fácil detectar a diferença entre essas duas condições com os sintomas clínicos. Portanto, os pacientes com artrite reumatoide devem passar por exames oftalmológicos anuais e, na presença de sintomas de doença ocular sob suspeita, eles deverão ser encaminhados a algum oftalmologista.[20]

Limitação da atividade e restrição da participação

Os pacientes com as formas mais leves de artrite reumatoide podem sofrer de limitações da atividade e participação diminuída nas atividades da vida diária, em virtude da destruição articular. Quase 50% dos indivíduos com artrite reumatoide acabam exibindo restrições acentuadas nas atividades da vida diária.[1] A artrite reumatoide de início tardio costuma ser associada a melhores resultados funcionais e também a menos limitações de atividade e restrições de participação, embora a causa desses achados seja incerta. A Tabela 23.3 apresenta uma ampla classificação do estado funcional em casos de artrite reumatoide, o que caracteriza o impacto progressivo da doença.[14] A perda de renda é uma das principais consequências da artrite reumatoide, sendo diretamente atribuível à incapacidade no trabalho. Em um amplo estudo internacional de comparação, as taxas de incapacidade para o trabalho eram altas em pessoas com artrite reumatoide e essa incapacidade foi associada a fatores relacionados não só com a doença, mas também com aspectos sociais.[26]

Prognóstico

A artrite reumatoide provoca aumento na morbidade e diminui o tempo de vida. A questão da mortalidade associada à artrite reumatoide é controversa. Outrora, acreditava-se que a artrite reumatoide em si não era geralmente uma causa de morte, embora condições como vasculite sistêmica e subluxação atlantoaxial pudessem ser fatais. Atualmente, há um conjunto crescente de evidências de que indivíduos com artrite reumatoide apresentam uma sobrevida reduzida em comparação com seus irmãos e podem não viver tanto quanto suas contrapartes sem a doença, sobretudo se os primeiros anos dessa artrite forem marcados por doença agressiva e estado funcional deficiente. As causas de óbito que ocorrem com maior frequência em pacientes com artrite reumatoide quando comparados com a população geral são infecções e cardiopatia isquêmica, além de doença renal, respiratória e gastrintestinal.[17,20,27]

Embora tenham sido identificados inúmeros fatores prognósticos na literatura científica especializada, não há um forte consenso a respeito de fatores prognósticos específicos. As pesquisas demonstram que indivíduos com fator reumatoide positivo são mais propensos a sofrer evolução para doença grave, assim como aqueles com altos níveis da velocidade de hemossedimentação e da proteína C-reativa como valores de referência. Concentrações basais da proteína C-reativa também são associadas a alterações radiográficas em uma fase posterior da vida.[28] Do mesmo modo, os exames radiográficos de base *são fortemente* vinculados ao padrão de evolução. Pesquisas genéticas sugerem que um epítopo compartilhado na região hipervariável do HLA-DR esteja associado à gravidade da doença de uma forma dose-dependente.[29]

Critérios de remissão

Em 2011, em resposta à crescente capacidade de obter a remissão com tratamento clínico adequado, o American College of Rheumatology (ACR), o European League Against Rheumatism (EULAR) e as Medidas de Desfecho em Reumatologia do ACR desenvolveram um conjunto rigoroso de critérios de remissão. *Remissão*, descrita como pouca ou nenhuma doença ativa, pode ser operacionalmente confirmada com base em uma das duas definições a seguir: (a) quando as pontuações sobre a contagem de articulações sensíveis, contagem de articulações inchadas, proteína C-reativa (em mg/dL) e a Avaliação Global do Paciente (escala de 0-10, que classifica como o paciente se sente de modo geral) são, sem exceção, menores ou iguais a 1, ou (b) quando o escore sobre o Índice Simplificado de Atividade da Doença (soma numérica de todos os itens acima, *mais* o escore da Avaliação Global do Médico) for menor ou igual a 3,3.[30]

Osteoartrose

A osteoartrose (OA) é confinada principalmente a uma ou mais articulações sinoviais e seus tecidos moles circundantes. Uma vez definida a osteoartrose, há duas características patológicas predominantes: a destruição progressiva da cartilagem articular e a formação de osso nas margens da articulação.[1] Atualmente, a osteoartrose é reconhecida como uma doença que envolve toda a articulação, inclusive a musculatura periarticular[31] (Fig. 23.14). Assim, os comprometimentos, as limitações da atividade e as restrições de participação relacionados com a osteoartrose **vão** muito além dos perímetros da articulação sinovial. Os dados sobre o impacto pessoal e social da osteoartrose demonstram cada vez mais sua importância como um problema de saúde pública e individual.

Epidemiologia

A osteoartrose é a forma mais comum de artrite e extremamente prevalente entre indivíduos com mais de 40 anos de idade. Com base nos dados de vários estudos populacionais de grande porte, estima-se que aproximadamente 12% da população norte-americana ou 27 milhões de adultos com 25 anos de idade ou mais sofrem de osteoartrose clínica em alguma articulação.[32] A osteoartrose é difundida em adultos com mais de 65 anos e afeta mais homens do que mulheres antes dos 50 anos, mas isso se inverte após essa idade.[1] Estudos a respeito da predisposição racial à osteoartrose produziram dados conflitantes, dependendo da articulação estudada. Os dados do terceiro National Health and Nutrition Examination Survey (NHANES) revelam que a prevalência de osteoartrose radiográfica do joelho era mais alta em afro-americanos não hispânicos (52,4%), em comparação com brancos não hispânicos (36,2%) ou americanos mexicanos (37,6%).[32]

Etiologia

De maneira semelhante à artrite reumatoide, não foi identificado nenhum fator isolado que predisponha um indivíduo à osteoartrose. Embora o envelhecimento esteja de fato fortemente associado à osteoartrose, deve-se ressaltar que ele em si não provoca esse problema articular; além disso, a osteoartrose não deve ser considerada como sinônimo do processo de envelhecimento "normal".[1,33]

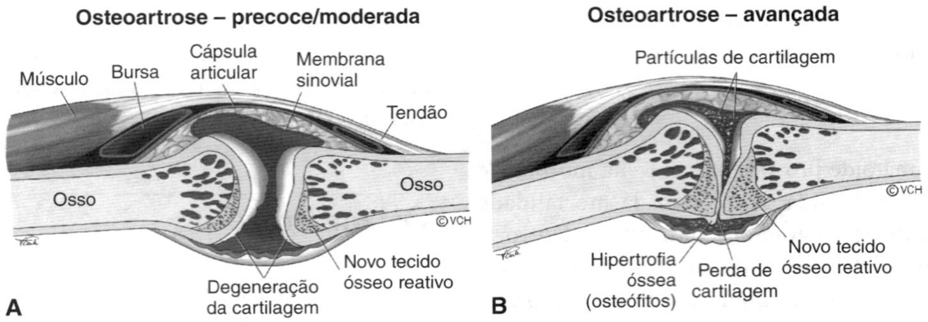

Figura 23.14 Alterações articulares precoces e avançadas em caso de osteoartrose. As alterações articulares precoces são caracterizadas por lesão superficial à cartilagem articular e inflamação leve. A evolução para alterações articulares moderadas envolve estreitamento do espaço articular, com lesão de espessura completa da cartilagem e espessamento do osso subcondral. As alterações articulares avançadas são assinaladas por hipertrofia óssea (osteófitos marginais), estreitamento significativo do espaço articular e possível angulação (deformidade). De Mary Pack Arthritis Program, Vancouver Coastal Health, com permissão.

Na verdade, muitas alterações relacionadas com a osteoartrose e observadas tanto em nível celular como tecidual são opostas àquelas vistas no envelhecimento normal.[34] Vários fatores relacionados com o envelhecimento podem, no entanto, contribuir para o seu desenvolvimento. Fatores genéticos respondem por algo entre 39 e 65% das osteoartroses radiográficas da mão, do quadril e do joelho em mulheres e até 70% dos casos de osteoartrose da coluna vertebral.[35] A ocorrência de traumatismo antes da idade adulta pode desencadear uma remodelagem óssea que altera a mecânica e a nutrição articular, de modo a se tornar algo problemático apenas em uma fase posterior da vida. O papel de *microtraumas* repetitivos na etiologia da osteoartrose também recebeu atenção.[1] Especificamente, tarefas ocupacionais que envolvem levantamento de peso são associadas ao desenvolvimento de osteoartrose do quadril,[36] enquanto aquelas que envolvem abaixamento do joelho e levantamento de peso estão relacionadas com o desenvolvimento de osteoartrose do joelho.[37,38] O mau alinhamento, incluindo as deformidades *varo* e *valgo*, e discrepância no comprimento da perna são associados à maior prevalência de osteoartrose do joelho e do quadril, respectivamente.[38,39] O indicador mais forte de evolução da doença no joelho é o mau alinhamento em varo.[40] No quadril, há um crescente reconhecimento do papel desempenhado pelo *impacto femoroacetabular* (uma incompatibilidade mecânica entre o acetábulo e a cabeça do fêmur) no desenvolvimento de osteoartrose.[41] Por fim, foi demonstrado que a obesidade é um fator de risco para o desenvolvimento de osteoartrose em uma fase posterior da vida; mais evidente na articulação do joelho e, em menor grau, no quadril e nas mãos.[1,39] A relação entre o quadro de obesidade e a incidência de osteoartrose é mais forte em mulheres do que em homens.[39] Os fatores de risco para osteoartrose podem ser classificados como sistêmicos ou locais (Quadro 23.2) e, muito provavelmente, a osteoartrose origina-se do efeito combinado de múltiplos fatores que agem sobre uma articulação vulnerável, levando à doença.[39] É imperativo que os fisioterapeutas compreendam e sejam capazes de aconselhar os pacientes sobre os fatores passíveis de modificação e intervenções terapêuticas.

Quadro 23.2 Fatores de risco de osteoartrose[1,38,39]

Fatores sistêmicos	Fatores locais
Idade	Obesidade
Sexo	Trauma articular maior
Raça	(p. ex., ruptura do ligamen-
Genética	to cruzado anterior)
Metabólicos/endócrinos	Estresse repetitivo
Alta densidade óssea	(ocupação)
Estado nutricional	Fraqueza muscular
(p. ex., deficiência de	Biomecânica articular
vitamina D)	alterada
Congênitos/evolutivos	Mau alinhamento articular
Obesidade	Déficits proprioceptivos

Fisiopatologia

Modelos animais de traumatismo do joelho forneceram grande parte da base para o que conhecemos hoje sobre as alterações mais precoces associadas à osteoartrose em seres humanos. Assim, é possível que diferenças sutis, cruciais e ainda desconhecidas em seres humanos possam mudar a nossa compreensão sobre a osteoartrose no futuro.

Cartilagem normal

A cartilagem articular saudável é composta por uma matriz extracelular e condrócitos. A água constitui entre 65 e 80% da matriz em peso, o colágeno, principalmente do tipo II, contribui com aproximadamente 10%, e os *pro-*

teoglicanos (moléculas encontradas na cartilagem articular), as proteínas não colagenosas e as glicoproteínas, com o restante.[38,42] É a matriz que protege os condrócitos de dano durante o uso regular das articulações.[42] Os *condrócitos*, as únicas células na cartilagem articular, secretam a matriz, mas perfazem apenas 1% do volume total da cartilagem articular humana no adulto.[42] Os condrócitos estão dispersos por toda a matriz extracelular, porém mais concentrados na camada profunda. A camada superficial apresenta a concentração mais alta de água e fibras de colágeno, conferindo a essa zona a máxima rigidez e força tênsil, além da capacidade de resistir às forças de cisalhamento.[42] Os proteoglicanos consistem em um núcleo proteico e um ou mais glicosaminoglicanos (GAG), incluindo ácido hialurônico e sulfato de condroitina. A concentração de proteoglicanos é mais elevada nas zonas média e profunda.[42]

A cartilagem articular não contém nervos, vasos sanguíneos ou vasos linfáticos. Ela recebe sua nutrição e elimina os resíduos por difusão por meio do líquido sinovial e por *embebição* facilitada (absorção de líquido por um corpo sólido).[38] Os inúmeros papéis da cartilagem articular incluem diminuição do atrito entre as superfícies articulares, distribuição das forças articulares estáticas e dinâmicas para o osso subjacente e absorção de choque ou impacto.[38,43] Entretanto, a função de absorção de choque exercida pela cartilagem é mínima (1 a 3% das forças de carga), comparada com a do osso subcondral (30%)[38] e dos músculos periarticulares (o que requer contração muscular adequada e coordenada). Essas estruturas articulares, juntamente com os ligamentos, meniscos, cápsula, sinóvia e líquido sinovial, servem para proteger a articulação de desgastes habituais e forças nocivas. As forças regulares que atuam sobre a cartilagem articular abrangem o peso corporal, as contrações musculares e as forças de reação do solo que variam com a taxa e a duração da carga e com a superfície disponível de suporte da carga.[38,42] Os extremos de carga articular em qualquer direção podem levar a alterações morfológicas e metabólicas prejudiciais na cartilagem, enquanto a carga cíclica moderada aumenta a síntese e a concentração de proteoglicanos.[38,42]

Doença articular

A primeira alteração osteoartrítica na cartilagem articular que foi confirmada em seres humanos, consiste em um aumento no teor (conteúdo) de água. Esse aumento sugere que os proteoglicanos ficaram intumescidos (inchados) com água, muito além do normal. Esse processo, juntamente com a desorganização de outros componentes da matriz extracelular, diminui a rigidez da matriz e leva a maior dano mecânico.[42] Em estágios mais avançados de evolução da doença, há uma perda dos proteoglicanos, o que diminui o conteúdo de água da cartilagem. Conforme ocorre essa perda dos proteoglicanos, a cartilagem articular perde sua rigidez e elasticidade compressiva, o que, por sua vez, resulta na transmissão de forças de compressão para o osso subjacente. A síntese de colágeno sofre um aumento a princípio, embora haja uma mudança das fibras de colágeno tipo II para uma maior proporção de colágeno tipo I, o tipo encontrado na pele e no tecido fibroso. Os condrócitos tentam responder a esse dano tecidual precoce, sintetizando novas moléculas da matriz e proliferando/formando aglomerados de células.[42] À medida que a cartilagem articular é destruída, o espaço articular se estreita.[31] Em suma, as fases iniciais de degeneração da cartilagem são caracterizadas por biossíntese e reparo (conforme os condrócitos tentam restaurar a matriz danificada), enquanto as fases tardias são de natureza degradativa, pois a atividade das enzimas catabólicas digere a matriz e provoca a erosão da cartilagem.

Uma das primeiras alterações notáveis na cartilagem consiste no leve desgaste ou "descamação" das fibras superficiais de colágeno. O desgaste mais profundo, ou "fibrilação", do terço superior da cartilagem ocorre em áreas de maior sustentação do peso e pode evoluir para fissuras de espessura completa (Fig. 23.15). À medida que a cartilagem se degenera, há alterações concomitantes no osso subcondral, incluindo o aumento na densidade óssea

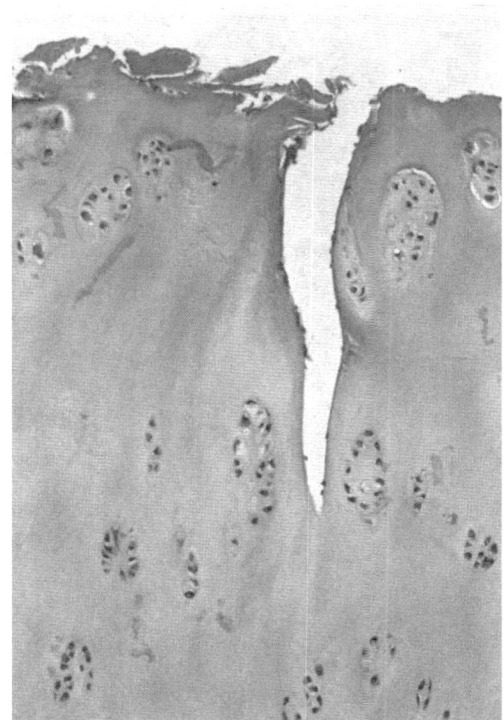

Figura 23.15 Osteoartrose: cartilagem, fendas e fibrilação (amostra histológica). Utilizada com a permissão do American College of Rheumatology.

ou esclerose subcondral, a criação de cavidades ósseas semelhantes a cistos e a formação de **osteófitos** marginais.[1] A cartilagem pode degenerar a ponto de o osso subcondral exposto ficar necrosado e *eburnado* (polido ou semelhante a marfim) (Fig. 23.16). O osso subcondral mais rígido do que o normal diminui ainda mais as propriedades de absorção de choque da articulação e resulta em maior carga de impacto.[38] A visão tradicional da osteoartrose é que o processo patológico começa com uma lesão não reparada à cartilagem articular; no entanto, também há evidências de que a complacência reduzida no osso subcondral e nas estruturas periarticulares pode iniciar os processos degenerativos.[38,42]

Os osteófitos podem ser fibrosos, cartilaginosos ou ósseos em termos de composição, mas proeminências marginais são palpáveis e frequentemente sensíveis em articulações mais superficiais.[42] O processo de formação de **osteófitos** em casos de osteoartrose não é bem compreendido. Hipóteses atuais implicaram o aumento da vascularização nas camadas mais profundas da cartilagem degenerada, a congestão venosa por cistos subcondrais e trabéculas subcondrais espessadas, e o esfacelamento (descamação) contínuo da cartilagem articular.[44] Cada uma dessas hipóteses pode explicar como esse crescimento ósseo contribui para a dor e a perda de movimento que acompanham a osteoartrose. Os cistos subcondrais que contêm tecido **mixoide**, fibroso ou cartilaginoso, juntamente com lesões da medula óssea identificadas por ressonância magnética, são associados à osteoartrose dolorosa do joelho.[31]

Apesar de tradicionalmente vista como uma doença não inflamatória, os melhores métodos de detecção sugerem que a inflamação desempenha um papel e que as vias inflamatórias estão suprarreguladas (responsividade aumentada).[1,43] Ocorrem reações inflamatórias adicionais em resposta a fragmentos de cartilagem na cavidade sinovial e consequente sinovite de baixo grau.[38]

Radiografia

Há um amplo reconhecimento de que os achados radiográficos não estão fortemente relacionados com os sintomas clínicos e com a gravidade da dor,[13] além de terem pouco valor agregado à acurácia do diagnóstico clínico. Em osteoartrose do joelho, a força e a dor muscular explicam melhor a perda funcional do que os achados radiográficos.[45] Embora o diagnóstico de osteoartrose possa ser feito por meio do histórico e da avaliação clínica, as radiografias são frequentemente utilizadas para confirmar o grau de dano articular e a evolução da doença, e também continuam sendo um componente dos critérios diagnósticos do ACR.[31] O sistema de classificação de 5 pontos formulado por Kellgren e Lawrence permanece um dos critérios mais amplamente usados para classificar as alterações radiográficas, tanto em termos clínicos como para fins de pesquisa.[46]

- Grau 0: radiografia normal.
- Grau 1: estreitamento duvidoso do espaço articular e possíveis osteófitos.
- Grau 2: osteófitos definidos e estreitamento ausente ou questionável do espaço articular.
- Grau 3: osteófitos moderados e estreitamento do espaço articular, um pouco de esclerose e possível deformidade.
- Grau 4: osteófitos grandes, estreitamento acentuado do espaço articular, esclerose grave e deformidade definida.

A Figura 23.17 retrata alterações precoces de osteoartrose no quadril direito. As técnicas mais recentes de diagnóstico por imagem, incluindo a RM de alta resolução, são capazes de detectar alterações estruturais precoces e processos patológicos em estruturas sensíveis à dor, muito antes de as alterações serem detectáveis nas radiografias.[31,47] O ultrassom em tempo real permite a visualização de estruturas tanto ósseas como de tecidos moles, sendo mais sensível do que o exame clínico na detecção de derrame, sinovite e osteófitos precoces em casos de osteoartrose.[47] A ultrassonografia é potencialmente mais utilizada na prática clínica de rotina do que a RM.

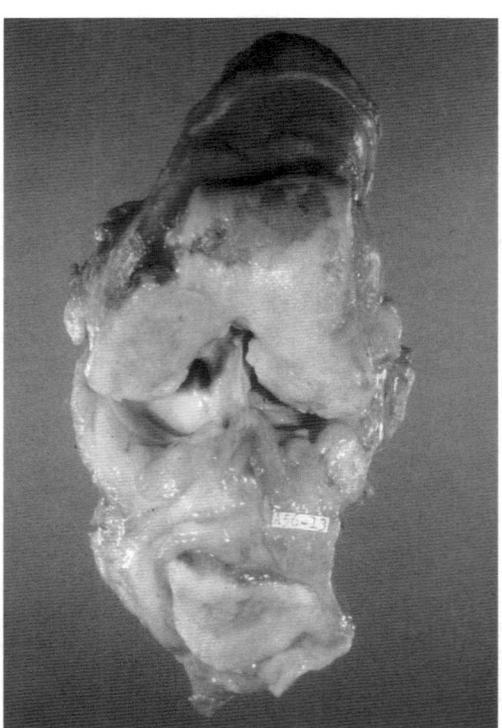

Figura 23.16 Osteoartrose: joelho, anatomopatologia macroscópica. Utilizada com a permissão do American College of Rheumatology.

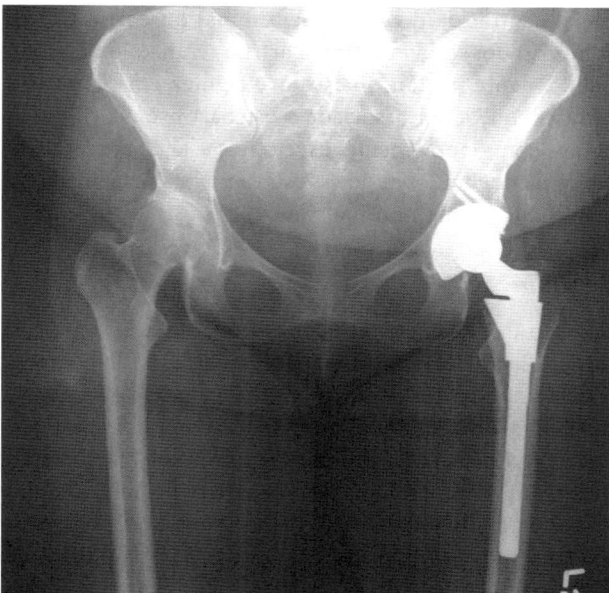

Figura 23.17 Osteoartrose: alterações degenerativas leves do quadril direito e substituição total do esquerdo. Utilizada com a permissão do American College of Rheumatology.

Início e evolução da doença

Tipicamente, a osteoartrose começa de forma insidiosa e pode passar despercebida em alguns indivíduos quando a cartilagem articular aneural for o único tecido envolvido no início. A princípio, a dor é episódica e deflagrada por atividade específica. Em doença mais avançada, a dor torna-se crônica, fraca, vaga e constante, acentuada com dor grave episódica.[31] É a dor que leva um indivíduo a buscar por ajuda médica. Ao contrário da artrite reumatoide, não há características sistêmicas, como fadiga, febre ou mal-estar, com o início da osteoartrose.

A osteoartrose costuma ser uma condição lentamente progressiva; entretanto, a maioria das pessoas com evidência radiográfica de dano articular em seus quadris ou joelhos se estabiliza e não necessita da cirurgia de substituição da articulação.[1] O processo patológico envolvido em casos de osteoartrose parece ser cíclico, com períodos ativos de renovação (*turnover*) elevada da matriz proteica intercalados com fases inativas.[48] O prognóstico é variável e não necessariamente mau. Contudo, em combinação com envelhecimento normal, comorbidades frequentemente presentes em adultos de idade mais avançada e altos níveis de inatividade nessa população, a osteoartrose pode contribuir para o aumento da incapacidade.[1]

Critérios de classificação e diagnóstico

A maioria dos pesquisadores tem utilizado a definição de grau 2 (a presença de osteófitos definidos) criada por Kellgren e Lawrence como o critério para identificar a doença, embora alguns outros exijam a evidência de estreitamento do espaço articular (ou seja, grau 3, correspondente à doença clinicamente identificada) para designar a osteoartrose.[46] Embora as evidências radiográficas de estreitamento do espaço articular e da formação de osteófitos possam ajudar a confirmar o diagnóstico e a classificar o estágio da osteoartrose, os critérios clínicos para osteoartrose do quadril,[49] do joelho,[50] e da mão[51] são descritos principalmente em termos de dor e limitação do movimento (Quadro 23.3).

A osteoartrose é normalmente diferenciada de duas formas: doença *primária* (idiopática) e *secundária*.[1] Quando a etiologia da doença é desconhecida sem nenhum evento anterior conhecido, ela recebe o nome de osteoartrose *primária* ou *idiopática*. Além disso, essa categoria pode ser ainda mais dividida em osteoartrose *localizada* (uma ou duas articulações acometidas) ou *generalizada* (com envolvimento de três ou mais articulações).[1] A osteoartrose generalizada costuma envolver as mãos de forma mais simétrica, não muito diferente das formas inflamatórias de artrite, mas possui uma associação genética mais forte.[1] A osteoartrose é classificada como *secundária* quando se consegue identificar a etiologia (p. ex., traumatismos, fatores biomecânicos, malformações congênitas ou outras doenças musculosqueléticas). Há evidências crescentes de que muitos casos classificados como idiopáticos são identificados de forma mais apropriada como doença secundária, conforme a nossa capacidade

Quadro 23.3 Critérios de classificação clínica para osteoartrose do joelho, do quadril e da mão

Osteoartrose do joelho[a5]
- Dor persistente do joelho
- Rigidez matinal limitada a ≤ 30 minutos
- Função diminuída
- Crepitação
- Aumento de volume ósseo
- Movimento restrito

Osteoartrose do quadril[b49]
Dor presente em combinação com:
- Rotação interna do quadril ≥ 15°; rigidez matinal ≤ 60 minutos; e idade ≥ 50 anos, e dor à rotação interna, ou
- Rotação interna do quadril < 15°, e flexão do quadril < 115°

Osteoartrose da mão[c51]
- Presença de nódulos de Heberden
- Idade superior a 40 anos
- Histórico familiar de nódulos
- Estreitamento do espaço articular em qualquer articulação dos dedos

[a]99% dos casos de osteoartrose do joelho são corretamente diagnosticados quando todos os 6 critérios são verificados.[5]
[b]Sensibilidade de 86%, especificidade de 75%.[49]
[c]88% dos pacientes são corretamente diagnosticados quando todos os 4 critérios são verificados.[51]

de detectar fatores bioquímicos, histológicos, morfológicos e biomecânicos sutis e precoces aumenta.

Apresentação clínica

Sinais e sintomas (comprometimentos)

Conforme já foi dito, o diagnóstico clínico é feito muitas vezes com base nos sinais e sintomas (p. ex., dor e inchaço, perda da amplitude de movimento e deformidade óssea). Nem todas as articulações são igualmente acometidas pela osteoartrose. Nos membros superiores, as articulações interfalângicas proximais e distais dos dedos, bem como a articulação carpometacárpica do polegar, costumam ser envolvidas. A coluna cervicolombar, os quadris, os joelhos e a articulação metatarsofalângica do polegar também são locais de acometimento da osteoartrose. Além dos punhos, cotovelos e ombros, as articulações metacarpofalângicas são geralmente poupadas em casos de osteoartrose primária.[1] Ao contrário da artrite reumatoide, a osteoartrose não possui uma apresentação bilateral simétrica (com exceção da osteoartrose generalizada).[1] Pode ser afetada uma única articulação ou qualquer combinação de articulações, com diferentes "origens etiológicas". A osteoartrose não é uma doença sistêmica e, portanto, não está associada a queixas sistêmicas, como fadiga, rigidez matinal generalizada, febre ou perda de apetite. Indivíduos com osteoartrose podem sofrer certa rigidez em articulações específicas ao despertar, uma rigidez semelhante àquela sentida ao se movimentar as mesmas articulações após inatividade durante o dia; no entanto, essa rigidez (fenômeno conhecido como "gelificação" articular) tipicamente não dura mais do que 30 minutos, nem é generalizada para todo o corpo.[1,31] A crepitação é um achado clínico comum em casos de osteoartrose, podendo evoluir de uma sensação indolor e áspera à palpação até um ruído de alta intensidade e extremamente doloroso como resultado da articulação de osso sobre osso.

Embora a degeneração da cartilagem seja a principal manifestação da osteoartrose, a cartilagem é aneural e, portanto, não se trata da causa da dor de uma pessoa. A dor em casos de osteoartrose pode surgir de qualquer tecido inervado e ser atribuída a articulações incongruentes (incompatíveis) de superfícies articulares, elevação periosteal secundária à proliferação óssea na margem articular (osteófitos), vasocongestão no osso subcondral, microfraturas trabeculares, distensão da cápsula articular e espasmo ou esforço muscular.[31,42] Muitos pacientes também sofrerão com sinovite e efusão (derrame) secundárias, especialmente quando o joelho estiver envolvido.[43,52]

Conforme observado anteriormente, os sintomas nem sempre coincidem com a gravidade da doença nas radiografias. Além disso, alguns pacientes com osteoartrose podem ter uma experiência amplificada de dor e sensibilização central da dor em nível espinal ou cortical.[43] Ao contrário dos indivíduos com artrite reumatoide que frequentemente relatam mais dor e rigidez em repouso, é provável que a dor associada à osteoartrose ocorra ou se agrave com o movimento, exceto nos estágios mais avançados da doença, quando esse sintoma está presente tanto em repouso como na atividade.[1,31]

Articulações

Mãos e dedos. A osteoartrose pode se apresentar de forma distinta e resultar em níveis variados de comprometimento, dependendo das articulações envolvidas. Na mão, o envolvimento das articulações interfalângicas distais e proximais pode culminar em diminuição na amplitude de movimento, força de preensão deficiente, nódulos ósseos e angulação articular, como resultado de ligamentos colaterais estirados ou erosão óssea. Os **nódulos de Bouchard** nas articulações interfalângicas proximais e os **nódulos de Heberden** nas articulações interfalângicas distais são frequentemente sensíveis nos estágios iniciais e podem levar a restrições acentuadas na amplitude de movimento dos dedos e nas habilidades motoras finas em estágios mais avançados da doença (Fig. 23.18). O dano osteoartrítico na primeira articulação carpometacárpica resulta em dor forte e profunda ou fraca e constante na base do polegar e pode induzir à diminuição na força de pinçamento e quadratura do polegar (espessamento e proeminência da articulação carpometacárpica por subluxação do primeiro metacarpo), em consequência da fraqueza e contratura dos músculos tênares.[53,54] Isso, por sua vez, afeta a amplitude de movimento do polegar, incluindo a abdução, extensão e oposição, e ainda compromete consideravelmente a força de preensão e a função da mão. Em casos de osteoartrose generalizada, as mãos sempre são acometidas em um padrão mais simétrico.[1] Inflamação dolorosa com sinovite, alterações erosivas, tumefações

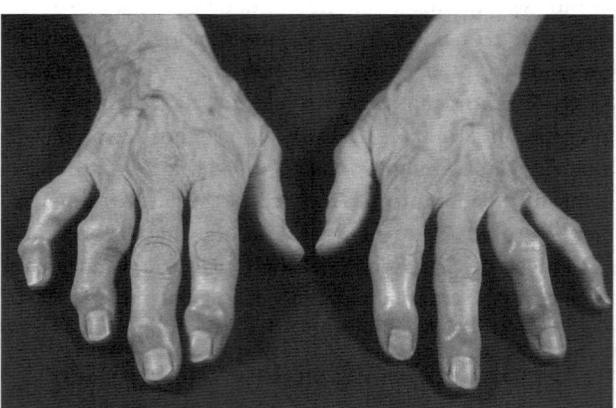

Figura 23.18 Osteoartrose: nódulos de Heberden e de Bouchard nas mãos. Utilizada com a permissão do American College of Rheumatology.

císticas e osteófitos estão presentes nessa forma menos comum de osteoartrose e podem levar à anquilose das articulações interfalângicas proximais e distais.[1,54]

Quadris. Os sintomas de osteoartrose do quadril são geralmente de início insidioso e podem incluir claudicação e diminuição na amplitude de movimento, com uma tendência de o quadril se manter em uma posição um pouco flexionada, abduzida e externamente rotacionada. A rotação interna costuma ser restrita e dolorosa.[55] A dor decorrente da articulação do quadril é comumente experimentada na região inguinal (virilha), mas também pode ser sentida nos glúteos, na região trocantérica ou nos joelhos.[55] O declínio na amplitude de movimento do quadril é associado à redução na velocidade de caminhada, diminuição no comprimento da passada e falta de equilíbrio, bem como ao aumento no gasto de energia. A osteoartrose do quadril também é associada ao risco elevado de quedas.[56]

Joelhos. A apresentação inicial de osteoartrose do joelho inclui dor com atividades de sustentação do peso, como subir escadas e agachar-se. Em estágios mais avançados, tanto a dor como a rigidez são relatadas depois que o indivíduo acometido fica em uma posição sentada por muito tempo, como ao assistir a um filme. Os sintomas de travamento e curvatura articular (ou seja, quando a articulação cede) também podem ocorrer com o dano a meniscos e ligamentos de estabilização[55] e levar ao aumento no risco de quedas.[31] A osteoartrose do joelho afeta mais comumente a porção medial da articulação, em função da maior carga de sustentação do peso imposta sobre esse compartimento. Em consequência disso, o estreitamento do espaço articular medial frequentemente resulta em **pseudofrouxidão** do ligamento colateral medial, estiramento da contraparte colateral lateral e deformidade do joelho em varo (Fig. 23.19). O joelho em valgo como resultado de maior envolvimento do compartimento lateral é menos comum. Uma **deformidade de flexão** de graus variados pode se desenvolver rapidamente no joelho doloroso e contribuir para uma discrepância funcional no comprimento da perna, diminuição no comprimento do passo e fadiga ou esforço muscular do quadríceps. A osteoartrose do compartimento femoropatelar, com sua dor característica na face anterior do joelho, pode ocorrer de forma isolada, como resultado de mau alinhamento da patela, estabilidade e sobrecarga anormais, e traumatismo direto à patela.[55]

Pés e dedos. A primeira articulação metatarsofalângica é o local mais comum de osteoartrose com envolvimento do pé e pode resultar em deformidades de hálux rígido ou hálux valgo. Alterações nas outras articulações metatarsofalângicas e nos dedos como resultado da osteoartrose e do consequente encurtamento dos extensores longos podem levar a

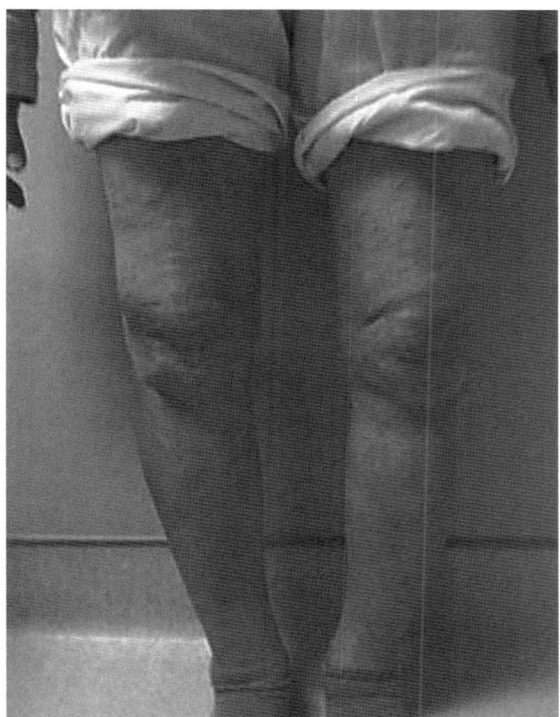

Figura 23.19 Joelho varo bilateral. Dr. Basram Masri, com permissão.

dedos em martelo. O envolvimento do antepé contribui para uma flexão plantar deficiente na fase de postura terminal da marcha e problemas de equilíbrio.[57]

Coluna vertebral. As regiões cervical inferior e lombar média a inferior da coluna vertebral são mais suscetíveis à osteoartrose. Todas as articulações espinais podem sofrer alterações degenerativas; todavia, as articulações zigapofisárias (facetas articulares) são as únicas articulações sinoviais verdadeiras na coluna vertebral.[58] Os osteófitos das facetas articulares podem contribuir para a estenose lombar centrolateral e a subsequente compressão das raízes nervosas[58] (Fig. 23.20). A dor causada por osteoartrose das facetas articulares pode se originar da própria articulação e das raízes nervosas acometidas (dor radicular) e também na área lombar, mas tipicamente aumenta com extensão espinal e movimentos rotatórios, bem como na posição sentada ou em pé.[58] O decúbito e a flexão espinal levam ao alívio da dor.

Limitações da atividade e restrições da participação

De modo geral, a osteoartrose do joelho pode impor limitações funcionais em um grau equivalente à doença cardíaca, ICC e doença pulmonar obstrutiva crônica (DPOC), e ainda responde por uma parcela substancial da carga de incapacidade entre os idosos de vida comunitária.[59]

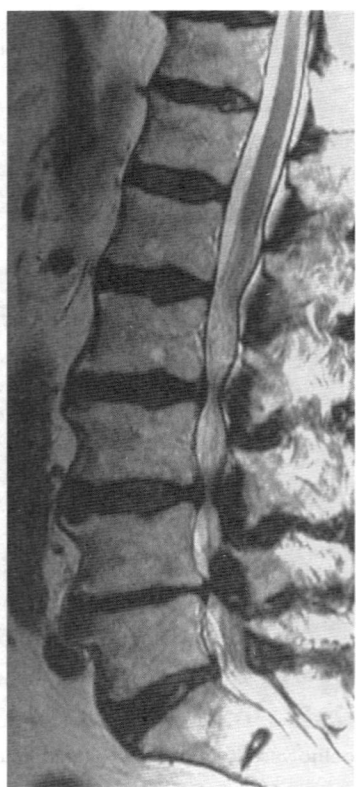

Figura 23.20 Estenose espinal: imagem de ressonância magnética da coluna lombar. Utilizada com a permissão do American College of Rheumatology.

Os pacientes com a doença mais grave podem não conseguir mover suas articulações com tanta frequência ou não conseguir realizar movimentos que exacerbem seus sintomas. Portanto, a dor, a gravidade da doença e a incapacidade funcional em indivíduos com osteoartrose são inter-relacionadas. Entre os idosos, foi demonstrado que a perda funcional associada à osteoartrose radiográfica grave sem dor é mais provável do que a perda associada à doença sintomática, porém mais leve.[60] Uma explicação para esse achado é que os indivíduos com osteoartrose limitam suas atividades funcionais para evitar movimentos dolorosos. No exame clínico, é importante determinar o estado funcional, mesmo na ausência de dor. Considerando que os indivíduos com osteoartrose podem reduzir ou eliminar seus sintomas pela abstinência de certas atividades, os profissionais devem explorar as limitações da atividade e os sintomas relacionados com a inatividade física em pacientes com osteoartrose separadamente da avaliação dos sintomas.

A maior incapacidade autorrelatada em casos avançados de osteoartrose do joelho foi associada a fatores como dor, frouxidão articular, idade e índice de massa corporal (IMC) entre adultos finlandeses de 60 a 80 anos de idade, enquanto a função baseada no desempenho foi vinculada ao autorrelato de escore funcional, dor e obesidade do **Índice de Artrite das Universidades** Western Ontario e McMasters.[61] Curiosamente, os autores não constataram nenhuma associação entre a gravidade radiográfica da osteoartrose do joelho e a função autorrelatada e baseada no desempenho.[61] Uma lista central e abrangente da **Classificação Internacional de Funcionalidade, Incapacidade e Saúde (CIF)** que engloba deficiências (incapacidades), limitações das atividades e restrições da participação foi criada por uma equipe internacional de pesquisadores, clínicos e pacientes para identificar aquelas áreas funcionais afetadas pela osteoartrose, com uma lista mais curta e breve da CIF para fins clínicos.[62,63] A osteoartrose é uma das principais causas de incapacidade e um importante fator que contribui para a incapacidade relacionada com o trabalho, o decréscimo na produtividade e o absenteísmo.[64]

Prognóstico

A osteoartrose é uma doença lentamente progressiva que pode ser autolimitante ou evoluir para dano avançado das articulações e dos tecidos moles, levando à completa falência dessas articulações. Nesse caso, a cirurgia articular, incluindo **artrodese** de algumas articulações no pé, ou artroplastia, por exemplo, do joelho é a última opção terapêutica para ajudar os pacientes a recuperarem a função. No entanto, o dano articular rapidamente progressivo é incomum e, na maioria dos casos, os pacientes se estabilizam.[1] A incapacidade crescente pode estar mais relacionada com o avanço da idade, as comorbidades e a inatividade.

Tratamento clínico

Terapia farmacológica em artrite reumatoide

A destruição articular e o dano irreversível são mais pronunciados no início do curso da doença. O tratamento clínico atual baseia-se na implementação de uma abordagem precoce e rigorosa para o controle da doença, a fim de deter ou diminuir sua evolução. As terapias clínicas também se concentram na diminuição da dor e da inflamação. A terapia farmacológica agressiva inicial é associada a redução do dano articular e manutenção da função em longo prazo. As principais classificações dos medicamentos utilizados no tratamento de artrite reumatoide incluem agentes anti-inflamatórios não esteroides (AINE) e medicamentos antirreumáticos modificadores da doença, que abrangem os modificadores da resposta biológica e corticosteroides.[65] A Tabela 23.4 lista os agentes terapêuticos mais comumente usados em casos de artrite reumatoide.[20]

Tabela 23.4 Medicações utilizadas no tratamento de osteoartrose e artrite reumatoide

Medicamento	Nomes comerciais comuns	Efeitos adversos	Precauções e contraindicações
Analgésicos			
Paracetamol	Tylenol®, Tylex®, Paco®	Potencial de toxicidade renal e hepática, possível ulceração GI e sangramento em doses > 3 g/dia	Não recomendado com alto consumo de bebidas alcoólicas ou na presença de hepatopatia
AINE, tradicionais	Advil®, Motrin®, Profenid®, Aleve®, Flanax®, Voltaren®, Flancox®, Cataflam®, Relifex®, Indocid®, Proflam®, Naprosyn®, Feldene®, Flotac®	Sangramento GI, úlceras, náusea, diarreia, indigestão, erupção, tontura, sonolência, retardo da coagulação sanguínea, zumbido, retenção de líquidos	Sensibilidade ou alergia a medicamentos similares; doença renal, hepática ou cardíaca; hipertensão; asma; úlceras; terapia anticoagulante
Inibidores da COX-2	Celecoxibe (Celebra®), meloxicam (Movatec®), nabumetona (Relifex®)	Podem resultar em eventos adversos graves, incluindo complicações cardíacas, e efeitos colaterais GI menos graves do que os AINE tradicionais; reações alérgicas; pressão arterial elevada	Idem aos de cima; alergia a medicamentos contendo sulfa (para o celecoxibe, no caso)
Corticosteroides			
Sistêmicos: orais ou intravenosos	Prednisona, prednisolona, metilprednisolona, triancinolona, cortisona, hidrocortisona, dexametasona	Com doses elevadas/por tempo prolongado: síndrome de Cushing, osteoporose, cataratas, insônia, hipertensão, imunossupressão, hiperglicemia, mudanças de humor, ganho de peso, alteração do estado mental, glaucoma, inquietação, aumento do apetite	Diabetes, infecção, hipotireodismo, hipertensão, osteoporose, úlcera gástrica
Injetáveis	Triancinolona, prednisolona, metilprednisolona, dexametasona, hidrocortisona, betametasona	Rubor pós-injeção (4-24 horas), reação sistêmica transitória, sintomas diabéticos acentuados, desorganização dos tecidos moles no local da aplicação	Presença de infecção, falha prévia de resposta
Medicamentos antirreumáticos modificadores da doença			
Metotrexato	Miantrex CS®	Efeitos adversos comuns: diminuição do apetite, desconforto abdominal, náusea, diarreia, erupção cutânea, prurido, úlceras bucais, fotossensibilidade, infecção, sangramento/escoriações não usuais Graves: mielossupressão; toxicidade hepática, pulmonar ou renal; morte fetal; anormalidades congênitas	Doença hepática ou pulmonar, alcoolismo, supressão do sistema imune ou da medula óssea, infecção, gravidez
Sais de ouro injetáveis	Myochrysine®	Cólicas/vômitos; reações alérgicas graves (erupção, urticária, dificuldade respiratória, aperto no peito [constrição/desconforto torácico] e assim por diante); sangue na urina; tosse; urina escura; paladar metálico; feridas na boca; náusea; dor ou dormência nas	Doença renal, mielossupressão, colite

(continua)

Tabela 23.4 Medicações utilizadas no tratamento de osteoartrose e artrite reumatoide *(continuação)*

Medicamento	Nomes comerciais comuns	Efeitos adversos	Precauções e contraindicações
		mãos ou nos pés; diarreia persistente; manchas púrpuras ou outras manchas na pele; crises convulsivas; falta de ar; dor orofaríngea garganta; fraqueza; problemas de visão	
Sais de ouro orais – auranofina	Ridaura®	Medicamentos individuais também podem ter outras toxicidades específicas e aumentar o risco de outras condições	Reação adversa prévia a compostos de ouro; doença renal, hepática ou inflamatória intestinal
Azatioprina	Imuran®	Náusea/vômito, diarreia, reações alérgicas, dor ou constrição torácica; urina escura; tontura; febre, calafrios ou dor orofaríngea; micção aumentada ou dolorosa; dor muscular; fezes pálidas ou gordurosas; falta de ar; sangramento ou escoriações não usuais; nódulos não habituais; fraqueza ou fadiga incomum; amarelamento dos olhos ou da pele	Doença renal ou hepática, gravidez
Ciclofosfamida	Genuxal®	Interfere na cicatrização de feridas. Graves: processos malignos secundários, dano fetal	Doença renal ou hepática, gravidez, infecção, leucopenia, trombocitopenia
Ciclosporina	Sandimmun® Sandimmun Neoral®		Doença renal ou hepática, gravidez, infecção
Hidroxicloroquina	Reuquinol®		Alergia a medicamento antimalárico, anormalidade da retina, gravidez
Penicilamina	Cuprimine®		Alergia à penicilina, doença hematógena, doença renal
Sulfassalazina	Azulfin®		Alergia à sulfa ou ao ácido acetilsalicílico, doença renal ou hepática, doença hematógena, asma brônquica
Leflunomida	Arava®		Doença hepática
Minociclina	Minomax®		Sensibilidade à tetraciclina ou ao sol
Modificadores da resposta biológica (inibidores do TNF-alfa)			
Fragmento Fab de anticorpo humanizado	Etanercepte (Enbrel®), adalimumabe (Humira®), anakinra (Kineret®), infliximabe (Remicade®), certolizumabe pegol (Cimzia®), golimumabe (Simponi®)	• Infecção grave: aumento no risco de infecções graves, levando à hospitalização ou ao óbito, incluindo tuberculose, sepse bacteriana, infecções fúngicas invasivas e infecções por outros agentes oportunistas • Processos malignos: linfoma e outras malignidades, algumas fatais, foram relatadas em crianças e adolescentes tratados com bloqueadores do TNF Infecção no local da injeção, cefaleia, erupção	Infecção grave Processos malignos Anafilaxia ou reações alérgicas graves Reativação do vírus da hepatite B Doença desmielinizante, início recente ou exacerbação de citopenias, pancitopenias Insuficiência cardíaca, agravamento ou início recente Síndrome lúpus-like Exigem injeção subcutânea ou infusão intravenosa (infliximabe); aumento no risco de linfoma

(continua)

Tabela 23.4 Medicações utilizadas no tratamento de osteoartrose e artrite reumatoide *(continuação)*

Medicamento	Nomes comerciais comuns	Efeitos adversos	Precauções e contraindicações
Outros agentes biológicos			
Proteína de fusão, modulador seletivo da coestimulação das células T	Abatacepte (Orencia®)	Cefaleia Infecção do trato respiratório superior Nasofaringite Náusea	O uso concomitante com algum antagonista do TNF pode aumentar o risco de infecções e infecções graves Hipersensibilidade, anafilaxia e reações anafilactoides Histórico de infecções recorrentes ou condições subjacentes predispõem o indivíduo a sofrer mais infecções Interromper caso ocorra o desenvolvimento de infecções graves Fazer triagem em busca de infecção latente por tuberculose antes de iniciar a terapia Os pacientes positivos devem ser tratados antes de iniciar o abatacepte Vacinas vivas não devem ser administradas concomitantemente ou em até 3 meses da descontinuação
Anticorpo monoclonal quimérico humano/murino contra o antígeno CD20	Rituximabe (Mabthera®) Tocilizumabe (Actemra®)	Infecção do trato respiratório superior Nasofaringite Infecção do trato urinário Bronquite Reações à infusão	Reações à infusão Síndrome de lise tumoral Reações mucocutâneas graves Leucoencefalopatia multifocal progressiva
Anticorpo monoclonal humanizado contra o receptor humano da interleucina-6 (IL-6)		Infecções graves Eventos cardiovasculares	Arritmias cardíacas e angina Obstrução e perfuração intestinal Não administrar vacinas de vírus vivo antes ou durante o rituximabe Monitorar o hemograma completo em intervalos regulares

Agentes anti-inflamatórios não esteroides

Os AINE produzem efeitos tanto *analgésicos* como *anti-inflamatórios*, dependendo da dose prescrita; entretanto, eles não alteram a evolução da doença. A descontinuação dos AINE leva rapidamente à exacerbação dos sintomas. Assim, os AINE costumam ser administrados em combinação com outros agentes modificadores da doença. Em doses mais baixas, o efeito dos AINE é analgésico, com a inibição periférica da síntese de prostaglandinas pró-inflamatórias. Em doses mais elevadas, o efeito é anti-inflamatório, provavelmente por meio tanto da inibição de prostaglandinas como de alterações na função de macrófagos e neutrófilos. Em virtude do mecanismo de ação desses medicamentos, os efeitos adversos incluem queixas gastrintestinais (GI) e efeitos renais. Os efeitos adversos GI leves compreendem mal-estar e náusea. Todavia, aproximadamente 2 a 4% dos pacientes sofrem efeitos adversos graves, incluindo sangramento gastrintestinal, úlceras e perfuração. Os pacientes são incentivados a tomar essas medicações juntamente com os alimentos, monitorar os sinais GI e/ou receber terapia profilática para diminuir o dano gastrintestinal. Os efeitos adversos renais e outros efeitos associados ao uso contínuo e às altas doses de AINE incluem tontura, sonolência, cefaleia, zumbido nos ouvidos, disfunção renal e elevação das enzimas hepáticas. Os exames de hemograma completo e pesquisa de sangue oculto nas fezes (teste de guáiaco) devem ser conduzidos a cada 3 a 4 meses para monitorar os possíveis efeitos adversos.[65]

Existem duas principais categorias de AINE, com base em seus efeitos inibitórios, a saber: inibidores das enzimas COX-1 e COX-2 ou inibidores apenas da enzima COX-2. Essas enzimas são responsáveis pela síntese de prostaglandinas. Os AINE tradicionais bloqueiam tanto as enzimas COX-1 como as COX-2. A principal função da enzima COX-1 é a síntese de prostaglandinas no endotélio e na mucosa gástrica, tecidos presentes no revestimento do estômago e nos rins. É preciso tomar cuidado na prescrição de AINE a grupos específicos de pacientes sob risco de complicações GI, como: idosos, fumantes, aqueles submetidos a corticosteroides e outros com artrite grave, comorbidades e histórico de sintomas GI. Os inibidores seletivos da COX-2 foram elaborados para diminuir o risco de toxicidade GI pela inibição apenas dessa enzima, responsável pela síntese de prostaglandinas envolvidas na dor e inchaço associadas à inflamação. Os primeiros estudos da exposição de curta duração apoiaram a diminuição no risco de efeitos colaterais GI e o aumento na tolerabilidade dos inibidores da COX-2.[66] Contudo, os estudos da exposição mais longa aos inibidores seletivos da COX-2 e a avaliação sistemática dos dados de inúmeros ensaios indicam que os pacientes sob esses inibidores estão sob maior risco de infarto agudo do miocárdio e outros eventos cardiovasculares.[67-69]

Os AINE são medicamentos acessíveis e relativamente baratos para o controle de inflamação; entretanto, a decisão de prescrever algum AINE deve ser feita com base em fatores de risco, toxicidades conhecidas e preferências posológicas. A resposta individual aos AINE é extremamente variável em termos de eficácia e tolerância. Por essa razão, é muitas vezes necessária a realização de ensaios com vários meses de duração, para se encontrar o melhor produto. O ato de tomar mais de um AINE aumenta o risco de toxicidade, sem aumento do benefício. Os AINE são prescritos aos pacientes com artrite reumatoide no início dos sintomas, a fim de conferir o rápido alívio da dor e controlar o processo inflamatório enquanto se aguardam os medicamentos antirreumáticos modificadores da doença de ação mais lenta fazerem efeito.

Medicamentos antirreumáticos modificadores da doença

Esses agentes constituem a principal classe farmacológica para controlar a evolução da doença em casos de artrite reumatoide. Um grupo de agentes com diferentes estruturas químicas, modos de ações, indicações clínicas e toxicidades é classificado como medicamentos antirreumáticos modificadores da doença. Os agentes antirreumáticos clássicos desse tipo utilizados para o tratamento de artrite reumatoide incluem antimaláricos, metotrexato, sulfassalazina e leflunomida. Apesar de serem eficazes em diminuir a evolução da doença, esses agentes não proporcionam um efeito analgésico e são de ação lenta, levando de 3 semanas a 3 meses para fazer efeito. Um medicamento classificado dessa forma deve demonstrar indícios de que influencia a evolução da artrite reumatoide por, no mínimo, 1 ano (melhoria da função, diminuição do processo inflamatório e retardo ou prevenção de dano estrutural). Os agentes antirreumáticos modificadores da doença podem ser administrados isoladamente ou em combinação, para obtenção da melhor eficácia. Os indivíduos que tomam esses medicamentos antirreumáticos devem ser monitorados regularmente quanto às toxicidades que acompanham o medicamento específico. Com maior frequência, os agentes antirreumáticos modificadores da doença são utilizados para tratar artrite reumatoide de início no adulto; no entanto, alguns são usados no tratamento de artrite reumatoide juvenil, espondilite anquilosante, artrite psoriática e lúpus eritematoso sistêmico. O metotrexato é o medicamento antirreumático modificador da doença mais comumente empregado para os casos de artrite reumatoide.

Modificadores da resposta biológica

Esses medicamentos são uma classe de agentes modificadores da doença em uso desde 1998, biologicamente elaborados para mimetizar as atividades de células imunes-alvo, com o objetivo de reduzir ou bloquear o processo inflamatório. Esses agentes são aprovados para o tratamento de artrite reumatoide moderada a grave, irresponsiva à terapia tradicional. O mecanismo de ação dos modificadores da resposta biológica varia, envolvendo a inibição da atividade das citocinas pelo bloqueio do fator de necrose tumoral-alfa ou da interleucina-1. As evidências demonstram tanto a inibição da evolução do dano estrutural como a melhoria da função física em casos de artrite reumatoide, representando um avanço significativo no tratamento desse tipo de artrite. Os pacientes que iniciam os modificadores da resposta biológica costumam prosseguir com seus AINE ou corticosteroides. Os efeitos adversos desses modificadores da resposta biológica podem ser muito graves e, por isso, os pacientes precisam ser monitorados quanto a sinais de infecção, incluindo gripes e resfriados, o que pode evoluir rapidamente durante a imunossupressão. Aqueles com histórico de tuberculose estão sob risco de reativação dessa doença e podem ser excluídos dessa modalidade terapêutica. O número de doenças em que esses agentes são úteis continua crescendo, assim como a quantidade e o tipo de agentes disponíveis.

Corticosteroides

Os corticosteroides são agentes anti-inflamatórios potentes que geram uma rápida e forte supressão do processo inflamatório. Em geral, esses agentes não são administrados isoladamente, mas podem ser fornecidos por via oral, intravenosa ou por meio de injeção intra-articular ou periarticular. Infelizmente, esses potentes medicamentos anti-inflamatórios também produzem efeitos adversos graves quando utilizados em longo prazo ou em altas doses. Os efeitos adversos potenciais incluem adelgaçamento da pele, osteoporose, emaciação muscular, supressão adrenal, aumento na suscetibilidade a infecções, má cicatrização de feridas, cataratas, glaucoma, hiperlipidemia e necrose óssea asséptica. Esses medicamentos costumam ser prescritos na presença de doença contínua e inflamação extra-articular grave, sendo dados em combinação com outros agentes utilizados para o tratamento de artrite reumatoide, como os medicamentos antirreumáticos modificadores da doença. Os corticosteroides são frequentemente prescritos em *doses pulsadas* (doses baixas com redução gradativa ao longo de um período de tempo específico) para diminuir o risco de efeitos colaterais. Os pacientes sob corticosteroides devem ser submetidos aos exames de contagem sanguínea, mensuração do potássio sérico e monitoramento dos níveis glicêmicos, além de serem observados em busca de efeitos colaterais potenciais.

Quando a inflamação está confinada a algum local específico, podem ser administradas injeções de esteroides em estruturas como articulações, bolsas articulares, tendões ou bainhas tendíneas. Contudo, o uso dessas injeções é comumente limitado a não mais do que duas a quatro aplicações por ano para diminuir o risco de osteonecrose e o dano a tecidos moles.

Terapia farmacológica em osteoartrose

Até o momento, a terapia farmacológica em casos de osteoartrose não tem nenhum efeito sobre a evolução da doença, sendo complementar às abordagens não farmacológicas para o controle da dor, incluindo orientação do paciente e autogestão, perda de peso, proteção articular e exercícios.[40,70-72] Os objetivos da terapia farmacológica em pacientes com osteoartrose são aliviar a dor e diminuir a inflamação quando presente. Analgésicos orais, AINE e injeções de corticosteroides são os principais agentes utilizados no tratamento de osteoartrose (ver Tab. 23.4).[1,70-72]

O paracetamol, um analgésico oral, costuma ser o medicamento de primeira escolha.[40,70-73] Os compostos contendo paracetamol (Tylenol®) são citados como agentes dotados de uma toxicidade quase nula nas doses recomendadas (até 4 g/dia) e pouco a nenhum efeito colateral GI. No entanto, não há nenhum efeito anti-inflamatório; nesse caso, o paracetamol não pode ser substituído pelos AINE. Os estudos clínicos anteriores de osteoartrose demonstraram o alívio dos sintomas com o paracetamol (3 a 4 g/dia), maior do que aquele obtido por um placebo e levemente menor do que aquele gerado pelos AINE.[74] Entretanto, evidências mais recentes sugerem que o paracetamol tenha efeitos mínimos, mas clinicamente importantes, sobre a dor e nenhum efeito significativo sobre a rigidez ou a função física em pacientes com osteoartrose sintomática do joelho.[73] Além disso, o uso do paracetamol pode levar a toxicidade hepática e, menos comumente, renal, sobretudo em indivíduos que consomem quantidades excessivas de bebidas alcoólicas. Também há evidências crescentes de um aumento na incidência de hospitalização por perfuração GI, úlcera péptica e sangramento com a utilização do paracetamol em uma dose superior a 3 g/dia, em comparação com doses mais baixas (menos de 3 g/dia).[73]

Os AINE ocupam um lugar no tratamento de pessoas com osteoartrose que não respondem ao paracetamol e às medidas não farmacológicas.[72] Os AINE podem ser utilizados em combinação com o paracetamol, mas devem ser mantidos na menor dose eficaz para minimizar a toxicidade GI. Os AINE inibidores da COX-2, descritos para o tratamento de artrite reumatoide, eram receitados a pessoas sob alto risco de problemas GI, até que ensaios conduzidos em um prazo mais longo colocassem a segurança desses agentes em causa ou dúvida.

Injeções intra-articulares de corticosteroides são frequentemente usadas para episódios agudos, com um efeito moderado no alívio da dor, independentemente do número de aplicações.[72] O joelho é o local mais comum de aplicação; todavia, injeções nos tecidos moles para bursite subacromial, anserina e trocantérica também podem ser eficazes.

Algumas vezes, emprega-se a viscossuplementação por injeção intra-articular de alguma forma de ácido hialurônico no joelho. Há uma série de formulações sintéticas disponíveis (Synvisc®, Suprahyal®, Polireumin®). O ácido hialurônico é um polissacarídeo de ocorrência natural, que contribui para a espessura e viscosidade do líquido articular na articulação saudável. Em casos de osteoartrose do joelho, os níveis de ácido hialurônico encontram-se mais baixos e o líquido articular apresenta-se mais fino e menos denso, diminuindo sua capacidade de lubrificação e atenuação de choque (impacto). A terapia de viscossuplementação consiste em uma série de injeções semanais. Os efeitos relatados do tratamento são a redução da dor e rigidez, bem como a melhoria da função, em pessoas com osteoartrose leve a moderada do joelho, o que pode durar vários meses.[72] Não está claro se as injeções de ácido hialurônico são mais eficazes do que as injeções de corticosteroides, os AINE ou as aplicações de placebo. O ácido hialurônico injetável não substitui o líquido articular normal para produzir o seu efeito, pois a maioria é absorvida e removida da articulação dentro de uma semana. O risco de efeitos adversos é baixo. O evento adverso relatado mais grave é uma reação alérgica, enquanto os efeitos menos graves são reações no local da injeção e inchaço articular. Não há evidências que apoiem uma eficácia maior de um único produto em detrimento de outro; entretanto, o hilano de alto peso molecular (Synvisc®) pode ter eficácia mais acentuada.[72]

O sulfato de glicosamina e o cloridrato de glicosamina foram avaliados em ensaios controlados por placebo e se mostraram moderadamente eficazes no alívio da dor; todavia, o tamanho ou magnitude do efeito diminui quando apenas ensaios de alta qualidade são considerados.[73] Em um único estudo de acompanhamento em longo prazo, os pacientes que haviam tomado o sulfato de glicosamina na dose de 1.500 mg/dia por no mínimo 12 meses tinham 50% de probabilidade de serem submetidos à substituição total do joelho em 5 anos.[73] Os efeitos modificadores estruturais exercidos pelos produtos de glicosamina em casos de osteoartrose do quadril e do joelho permanecem incertos.

Os agentes tópicos incluem preparações analgésicas e anti-inflamatórias. Os analgésicos tópicos podem ser compostos químicos de salicilato de metila, que produzem um efeito contrairritante e rubefaciente, ou compostos de capsaicina, que diminuem a dor pela depleção da substância P (neurotransmissor) nos nervos periféricos. Até o momento, o único analgésico tópico que demonstra uma eficácia consistente em ensaios clínicos controlados é a capsaicina. A capsaicina, um alcaloide derivado de pimentas vermelhas, está disponível em cremes analgésicos tópicos em concentrações variadas (Moment®). Foi demonstrado que a capsaicina diminui a dor (~33%), quando aplicada em articulações específicas 4 vezes por dia.[72] A sensação inicial de ardor, queimação ou formigamento desaparece após alguns dias de uso; no entanto, a necessidade de aplicações diárias frequentes pode limitar a aceitabilidade dessa terapia para alguns pacientes.[72] Os AINE tópicos (diclofenaco) são recomendados como terapia alternativa ou adjuvante em osteoartrose sintomática do joelho. As preparações tópicas em formulações de gel, líquido ou emplastro que são absorvidas pela pele com a ajuda de um intensificador de absorção são um pouco menos eficazes do que os AINE orais, com menos eventos adversos.[31,72]

Reabilitação

A natureza crônica progressiva da artrite dita um plano de cuidados que inclui a orientação do paciente e autogestão, além da apresentação inicial. Embora a artrite reumatoide seja sistêmica e a osteoartrose uma condição mais localizada, ambas as doenças podem afetar significativamente a saúde, a função, a participação e a qualidade de vida. A reabilitação de pessoas com artrite exige os esforços abrangentes e coordenados de uma equipe de profissionais de saúde, incluindo fisioterapeutas, além de garantir que o paciente seja colocado em primeiro lugar no planejamento terapêutico. A capacidade do paciente de cuidar de si mesmo é um indicador importante dos melhores resultados (desfechos) em seu estado de saúde.[75] O fisioterapeuta desempenha um papel crucial para ajudar os pacientes com incapacidade mínima a recuperarem a confiança e adquirirem experiência no uso das habilidades de autogestão e autocuidado para o enfrentamento da condição. Os objetivos e desfechos gerais para os indivíduos com artrite reumatoide e osteoartrose são semelhantes (ver Quadro 23.4).

O restante deste capítulo abordará as intervenções e exames fisioterapêuticos para pessoas com artrite reumatoide e osteoartrose do quadril e do joelho. Embora a osteoartrose também se manifeste em outras articulações, esses dois locais são os mais comuns e incapacitantes para esse tipo de afecção articular, além de serem vistos com maior frequência por um fisioterapeuta.

Exame fisioterapêutico

A realização de exame abrangente de múltiplos sistemas e a obtenção de histórico do indivíduo acometido são componentes essenciais do manejo fisioterapêutico. Independentemente de o paciente ser um cliente de acesso direto ou avaliado em um ambiente clínico sistemático, é imperativa a colaboração e a comunicação com outros profissionais de saúde que lidam com o indivíduo em questão. Assim como acontece com qualquer cuidado centrado no paciente, ele(a) é a principal parte interessada e deve ser ativamente envolvido(a) na definição dos objetivos e na elaboração do plano de cuidados.

A observação cuidadosa e meticulosa do paciente durante a primeira consulta, juntamente com a obtenção do histórico, pode ajudar a informar o processo. Por exemplo, a observação da marcha do paciente, bem como de sua capacidade de trocar de roupa e passar para uma cadeira, fornecerá ao fisioterapeuta uma rápida avaliação da capacidade funcional.

Histórico

O histórico clínico e social irá direcionar e informar o exame, além de fornecer informações para a elaboração do plano de cuidados e a necessidade de recursos potenciais. Averiguar a compreensão do paciente a respeito da doença e de suas implicações é um componente importante do processo de entrevista. Em particular, o fisioterapeuta deve ficar preocupado com a identificação dos sinais e sintomas de alerta que, por sua vez, indicam a necessidade de acompanhamento médico imediato (Tab. 23.5).[76] As perguntas de avaliação da dor devem incluir local, duração, padrão, qualidade e intensidade. Detalhes específicos referentes à inflamação articular, como calor, tumefação e eritema nas articulações, devem ser registrados e confirmados durante o exame físico. Também é essencial obter uma definição da rigidez articular (matinal *versus* pós-postura estática prolongada), além do nível de atividade prévia, padrão e grau de fadiga, presença de comorbidades e medicação atual. O uso e a eficácia de intervenções terapêuticas anteriores e abordagens complementares devem ser considerados. Embora muitas medidas e testes fisioterapêuticos sejam utilizados durante o exame, podem ser feitas adaptações específicas para ajustar o exame à pessoa acometida por artrite reumatoide ou osteoartrose. Especialmente na artrite reumatoide, a contagem de articulações sensíveis e inchadas parece ser uma medida sensível da atividade da doença sistêmica e dita a prescrição de exercícios.[16]

Amplitude de movimento

A presença de sensibilidade e os relatos subjetivos de dor na amplitude de movimento passivo são altamente indicativos de inflamação; por isso, uma compressão suave da articulação e a posição adequada das mãos são primordiais durante o exame. A mensuração goniométrica da amplitude de movimento passivo é indicada e necessária em todas as articulações acometidas após uma triagem articular grosseira, para ajudar a monitorar a eficácia do tratamento. Os procedimentos padronizados são essenciais para obter medidas confiáveis e válidas. Caso contrário, possíveis variações na confiabilidade intra e interobservador diminuirão a precisão da comparação dos dados ao longo de toda a evolução da doença.[77] Se a dor nas articulações ou a baixa tolerância à atividade impedir a mensuração da amplitude de movimento passivo, o fisioterapeuta poderá considerar a substituição do teste funcional da amplitude de movimento, pedindo para o paciente tocar em várias partes do corpo (p. ex., a parte superior da cabeça e a parte inferior das costas) a fim de determinar a amplitude de movimento disponível para a realização de atividades de autocuidado. O fisioterapeuta deve registrar qualquer sensibilidade, crepitação ou dor durante o exame da amplitude de movimento.

Independentemente de o paciente sofrer de osteoartrose e envolvimento monoarticular ou artrite reumatoide com acometimento poliarticular, o impacto de uma articulação envolvida sobre a cadeia cinemática ou sobre a face contralateral não deve ser negligenciado.[78] Na presença de osteoartrose no quadril ou joelho, o movimento ativo em posições funcionais deve ser examinado em todas as articulações de ambos os membros inferiores. É importante observar o movimento quanto à simetria e à suavidade durante a marcha, a subida de escadas e ao se levantar de uma cadeira. O ato de subir escadas requer a magnitude e a velocidade máxima de flexão do joelho e pode ser uma das melhores atividades para determinar a função dessa parte do corpo.[79] A diminuição na amplitude de movimento no quadril e no joelho aumenta o risco de lesões e quedas. Para recuperar o equilíbrio após tropeçar durante uma caminhada, há necessidade de uma flexão de aproximadamente 50° do quadril e 90° do joelho.[80]

Tabela 23.5 Sinais de alerta que sugerem a necessidade de avaliação e tratamento urgentes

Sinal de alerta	Diagnóstico diferencial
Histórico de traumatismo significativo	Lesão de tecidos moles, desarranjo interno ou fratura
Articulação quente e inchada	Infecção, doença reumática sistêmica, gota, pseudogota
Sinais constitucionais (p. ex., febre, perda de peso, mal-estar)	Infecção, sepse, doença reumática sistêmica
Fraqueza Focal Difusa	Lesão nervosa focal (síndrome compartimental, neuropatia por encarceramento, mononeurite múltipla, doença dos neurônios motores, radiculopatia[a]) Miosite, miopatia metabólica, síndrome paraneoplásica, distúrbio neuromuscular degenerativo, toxina, mielopatia,[a] mielite transversa
Dor neurogênica (queimação, dormência, parestesia) Assimétrica Simétrica	Radiculopatia,[a] distrofia simpática reflexa, neuropatia por encarceramento Mielopatia,[a] neuropatia periférica
Padrão de dor da claudicação	Doença vascular periférica, arterite de células gigantes (dor na mandíbula), estenose lombar
Histórico de traumatismo significativo	Lesão de tecidos moles, disfunção interna ou fratura

[a] Os quadros de radiculopatia e mielopatia podem ser atribuídos a processos infecciosos, neoplásicos ou mecânicos

Força

Dor e derrames articulares impedem a contração muscular, limitando o exame da força. Um paciente pode ser capaz de gerar força na amplitude livre de dor, mas se mostrar incapaz de se contrair por completo na amplitude de movimento dolorosa secundariamente à inibição reflexa. Os testes tradicionais de força (p. ex., testes musculares manuais) não são adequados na presença de articulações gravemente deformadas e/ou desarranjadas. As avaliações funcionais de força são mais apropriadas e fornecerão dados suficientes para formular os objetivos terapêuticos. Os indivíduos que demonstram um fenômeno *lag* (atraso) apresentarão amplitude ativa limitada de movimento e não serão candidatos para sistemas tradicionais de classificação, pois esses sistemas não são sensíveis a mudanças na qualidade e na quantidade de contração muscular. Ao documentar a força, é importante incluir informações sobre as modificações exigidas e feitas em posições preferidas de teste, bem como o grau de força exibido nesse arco de movimento e o método de teste de força utilizado (p. ex., teste de ruptura, pausa isométrica no final da amplitude [ou seja, ao alcançar a amplitude máxima] ou resistência durante toda a amplitude de movimento). A modificação do protocolo de teste de modo a incluir um teste de ruptura isométrica em um nível intermediário de amplitude ou em uma posição articular mais confortável costuma produzir graus mais altos do que seriam recebidos se o teste de amplitude máxima fosse feito. Quaisquer modificações aos protocolos de teste padronizados devem ser registradas de forma atenta e meticulosa. Também é importante documentar a hora do dia em que o paciente foi submetido ao teste, assim como o uso de medicamentos e o momento de sua administração, fatores que poderiam alterar o desempenho ou a tolerância ao exercício.

O limiar funcional de força dos membros inferiores ainda precisa ser determinado. Contudo, os relatos de estudos conduzidos para avaliação da força do joelho como uma porcentagem do peso corporal sugerem que a força isocinética mensurada nas velocidades entre 60° e 180° por segundo deve ser de 20 a 30% do peso corporal para a extensão do joelho e de 20 a 25% para a flexão dessa parte do corpo.[78,79] A extensão isométrica do joelho abaixo de 10 kg de força (mensurada com o quadril em uma posição neutra e o joelho a 90°) correspondeu à incapacidade acentuada em um estudo de pessoas com osteoartrose do joelho.[81] Também é importante realizar o teste de força dos grupos musculares proximais às articulações acometidas, a fim de detectar os déficits capazes de afetar a função e contribuir para a biomecânica anormal.

Estabilidade articular

A estabilidade das articulações é essencial para a biomecânica normal, bem como para a função e a independência. Aspectos inflamatórios da artrite reumatoide podem levar à instabilidade articular e consequente deformidade. Os ligamentos intra-articulares são altamente suscetíveis a alterações inflamatórias e erosivas em casos de artrite reumatoide. Dessa forma, a frouxidão ligamentar de qualquer articulação acometida deve ser exaustivamente investigada. A pseudofrouxidão, frequentemente detectada em osteoartrose de compartimento único do joelho, deve ser diferenciada de frouxidão ligamentar verdadeira.

Estado cardiovascular

A fadiga é uma das manifestações sistêmicas de artrite reumatoide e frequentemente negligenciada. Os indivíduos com osteoartrose também relatam fadiga. Para melhor avaliar o impacto exercido pela fadiga sobre a função e a independência do paciente, devem ser feitas avaliações ao longo de um único dia e durante vários dias. A incidência elevada de doença cardiovascular assintomática, o risco aumentado de cardiopatia isquêmica e o condicionamento cardiovascular reduzido de indivíduos com artrite reumatoide exigem uma atenção especial.[24] Fatores como frequência cardíaca, frequência respiratória, pressão arterial e percepção subjetiva do esforço devem, sem exceção, ser mensurados durante uma atividade funcional que seja razoavelmente estressante para o nível atual de condicionamento do paciente. Aumentos excessivos na percepção subjetiva do esforço podem indicar presença de inflamação ou comprometimento da função cardiopulmonar que exija uma avaliação mais ampla e formal. Também é importante determinar o condicionamento cardiovascular em indivíduos com osteoartrose, pois os déficits cardiovasculares e o aumento no risco de doença arterial coronariana são claramente associados à doença de longa data ou grave.[24,82]

Exame funcional

As medidas desse exame fornecem uma abordagem rica e centrada no paciente para avaliação. As medidas funcionais podem incluir atividades da vida diária, trabalho e atividades de lazer (ver Cap. 8). A seleção de uma medida funcional baseia-se nas características demográficas do paciente (p. ex., idade, sexo), no nível e profundidade das informações solicitadas, bem como na sensibilidade/responsividade da medida para aferir a eficácia do tratamento.[83-85] Assim como acontece com a mensuração goniométrica, a confiabilidade e a validade são importantes para fins individuais e comparativos. O Índice do

Estado Funcional, uma medida válida e confiável, foi destinado para uso em ambientes reumatológicos ambulatoriais para avaliar a função de um indivíduo em uma amostra de atividades típicas da vida diária. Os parâmetros desse índice do estado funcional incluem dor, nível de dificuldade e dependência (Apêndice 23.A).[86,87] O *Questionário de Avaliação de Saúde* é uma medida genérica que consiste nos cinco domínios ou subescalas a seguir: incapacidade, desconforto, dor, efeitos colaterais de medicamentos (toxicidade) e custos dos cuidados (Apêndice 23.B).[88] Esse questionário de avaliação de saúde é um componente das medidas essenciais do American College of Rheumatology para a artrite reumatoide;[89] além disso, foi demonstrado que esse questionário está altamente correlacionado com medidas de evolução da doença nesse tipo de artrite (alterações radiográficas).[17] O Questionário de Avaliação de Saúde modificado, uma versão abreviada do questionário tradicional, é um instrumento de pontuação rápido e fácil de preencher, usado para avaliar o impacto da atividade da doença sobre a função e a incapacidade. Ambas as versões estão disponíveis on-line gratuitamente. Outro instrumento específico para artrite, as *Escalas de Medição do Impacto da Artrite-2* revisadas, expande o conceito funcional, de modo a incluir o desempenho em domínios psicológicos e sociais, bem como a função física. Essas escalas também medem a satisfação do paciente com o estado funcional atual e as preferências individuais quanto aos resultados.[90] No entanto, não são muito adequadas para avaliação do programa ou fins de pesquisa, em virtude de seu algoritmo complexo de pontuação e custos associados. O Índice de *Osteoartrose das Universidades Western Ontario e McMasters* é um instrumento de autorrelato amplamente utilizado, válido e confiável, composto de 24 itens em três categorias específicas para osteoartrose do quadril e/ou do joelho (dor, rigidez e função). Esse instrumento leva aproximadamente 10 minutos para ser aplicado, sendo facilmente pontuado à mão. Está disponível em um formulário Likert (0-4) ou em uma escala visual análoga.[91] Tanto as *Escalas de Medição do Impacto da Artrite-2* como o Índice de *Osteoartrose das Universidades Western Ontario e McMasters* são sensíveis à intervenção clínica e fornecem excelentes medidas padronizadas clinicamente viáveis nos domínios referentes à função e à incapacidade para monitorar as alterações com o passar do tempo. O escore de *Resultados em Osteoartrose e Lesão do Joelho* foi desenvolvido utilizando o Índice de *Osteoartrose das Universidades Western Ontario e McMasters* como base e inclui esportes, recreação e itens de lazer. Essa medida de pontuação relativamente fácil e de pronta acessibilidade demonstra forte validade, confiabilidade e responsividade em adultos.[92] Uma versão modificada do escore de *Resultados em Osteoartrose e Lesão do Joelho* foi elaborada para pessoas com osteoartrose do quadril.[93]

Mobilidade, marcha e equilíbrio

Um exame completo e detalhado da marcha é uma das contribuições mais importantes do fisioterapeuta para a compreensão das habilidades funcionais do indivíduo por parte da equipe de reabilitação e ainda serve para identificar outras áreas de exame e intervenção.[94,95] (Ver Cap. 7 em busca de uma discussão mais completa). Foram demonstradas diferenças substanciais nos riscos de quedas,[56] na amplitude de movimento do joelho e na velocidade da marcha entre pacientes com osteoartrose ou artrite reumatoide e suas contrapartes sem artrite.[95,96]

Integridade sensorial

Em casos de artrite reumatoide, alternâncias na sensibilidade podem ser evidentes com a presença da **doença de Raynaud** ou com a compressão dos nervos por inflamação ou desarranjo articular. Qualquer indicação de neuropatia periférica ou envolvimento neural deve ser investigada, com o uso de procedimentos-padrão de exame (ver Cap. 3). As alterações sensoriais resultantes de outras comorbidades ou do processo de envelhecimento normal devem ser consideradas quando for o caso.

Estado psicológico

Indivíduos com artrite crônica experimentam anos de perda funcional e social que interferem na capacidade de enfrentamento e adaptação de qualquer pessoa.[97] Embora a dor esteja significativamente correlacionada com autorrelatos de depressão, não foi identificada nenhuma associação sólida com a função.[98] O estado psicológico global do indivíduo com artrite reumatoide é geralmente similar ao daqueles indivíduos com outras doenças crônicas que ameaçam uma mudança acentuada na imagem do corpo e ruptura da integração social (ver Cap. 26). Os indivíduos respondem a essas ameaças com várias estratégias de enfrentamento para manter o bem-estar psicológico. Definitivamente, nenhuma estratégia isolada pode ser considerada melhor do que outra, embora para alguns pacientes determinadas estratégias induzam a um melhor enfrentamento e resultados mais positivos do que outras. A exploração da postura e da atitude do paciente em relação à reabilitação e sua disposição para fazer mudanças comportamentais saudáveis, bem como a disponibilidade de apoio social, podem ajudar o fisioterapeuta na definição de objetivos compartilhados e na identificação de expectativas realistas da capacidade funcional futura. Pessoas com artrite reumatoide enfrentam outros desafios de viver com uma doença crônica caracterizada por uma evolução patológica flutuante e precisam aprender a adaptar seu estilo de vida e seu nível de atividade, bem como horários de medicação e sono, de acordo com a atividade de sua doença. Assim, é primordial que os fisioterapeutas trabalhem com o paciente para estabelecer metas realistas e alcançáveis, orientando-o sobre os sinais de alerta de exacerbações para ajudá-lo na autogestão.

Ansiedade e depressão também são comuns em pacientes com osteoartrose e podem alterar a experiência de dor, assim como a função desses indivíduos e resposta às intervenções fisioterapêuticas.[99] Dor crônica, fadiga, perda de função e níveis reduzidos de atividade podem, sem exceção, contribuir para a angústia emocional. Por isso, é importante reconhecer os sinais de ansiedade e depressão e, se indicado, encaminhar o paciente a serviços e recursos pertinentes de triagem para ajudá-lo a lidar com seus sintomas psicológicos, trabalhando em suas habilidades de enfrentamento.[100] Foi demonstrado que a participação no Programa de Autogestão da Artrite melhora o enfrentamento.

Fatores ambientais

Os fisioterapeutas devem estar cientes dos fatores ambientais existentes na casa, no trabalho e em ambientes de lazer que podem servir como facilitadores ou barreiras à função e justificar uma identificação e exame específicos, além das recomendações a serem feitas (ver Cap. 9, Exame do ambiente). Uma discussão sobre os ambientes domésticos e profissionais pode revelar condições que ameacem a independência. Essa independência pode ser tratada por meio de modificações ergonômicas e ambientais, bem como acomodações na escola ou no local de trabalho. Os custos dessas mudanças podem ser um fator limitante para a implementação das recomendações. O ambiente de trabalho afeta mais o emprego e a incapacidade do que o local físico e as tarefas exigidas. A aceitação e a compreensão da doença e das necessidades de autogestão do trabalhador com artrite por parte de supervisores e colegas de trabalho são determinantes fundamentais para a manutenção do emprego e da renda. Outros fatores ambientais comuns à lista central e abrangente da Classificação Internacional de Funcionalidade, Incapacidade e Saúde (CIF) para artrite reumatoide e osteoartrose incluem tecnologia e dispositivos de assistência para atividades da vida diária, mobilidade, transporte e emprego; projeto e acesso a edifícios; clima; e posturas de familiares, amigos e profissionais de saúde.[62,63,101,102]

Intervenção fisioterapêutica

A elaboração das metas específicas e dos resultados esperados para o indivíduo com artrite baseia-se nos objetivos gerais e desfechos esperados desenvolvidos em conjunto com o paciente (Quadro 23.4).

Os objetivos e resultados específicos identificados para cada paciente dependerão do tipo de artrite, do nível de atividade da doença, da apresentação clínica e das preferências do indivíduo em conformidade com os cuidados centrados nele mesmo. O estabelecimento de metas mútuas promove a participação do paciente no tratamento. É responsabilidade do fisioterapeuta registrar os planos de cuidado, implementar esse plano de modo seguro e eficaz e, ainda, delegar responsabilidade da devida forma, para garantir que os objetivos do paciente possam ser alcançados. O fisioterapeuta deve garantir que as metas e objetivos terapêuticos sejam mensuráveis, alcançáveis e documentados, com cronogramas específicos incluídos (p. ex., aumentar a amplitude de movimento na flexão do ombro esquerdo em 10° em 2 semanas, além de promover a deambulação independente com muletas de plataforma em superfícies planas por, no mínimo, 76 m sem fadiga dentro de 1 mês). A falha em atingir os objetivos dentro do prazo mencionado indica a necessidade de reavaliação e reformulação desses objetivos. As metas e os resultados devem ser revisados de forma a refletir as mudanças atribuídas a fatores pessoais e ambientais que podem afetar o progresso ou alterar os cronogramas propostos (ver Cap. 1).

Quadro 23.4 Exemplos de metas e resultados gerais em pacientes com artrite

Diminuição do impacto dos déficits.
- Redução da dor.
- Maximização da amplitude de movimento de todas as articulações, o suficiente para as atividades funcionais.
- Ativação da musculatura e maximização da força, o suficiente para as atividades funcionais.
- Maximização da estabilidade articular, diminuição da tensão biomecânica sobre todas as articulações acometidas e prevenção de deformidades.
- Aumento da resistência para todas as atividades funcionais e atividades desejadas de lazer.

Aumento na capacidade de realizar ações, tarefas ou atividades físicas.
- Promoção da independência nas atividades da vida diária, incluindo os hábitos de se vestir, as transferências e o autocuidado.
- Melhoria da eficiência e da segurança no padrão de marcha e equilíbrio.
- Estabelecimento dos padrões de atividades físicas ou exercícios adequados para manter ou melhorar o condicionamento musculoesquelético e cardiovascular, bem como o estado de saúde geral.

Melhoria do estado de saúde e da qualidade de vida.
- Orientação dos pacientes, familiares e cuidadores para promover a capacidade individual de autogestão, incluindo a proteção das articulações.

Adaptado do Guide to Physical Therapist Practice.

Modalidades para alívio da dor

Uma variedade de agentes físicos está disponível para o alívio da dor, preparando o paciente para a prática de alongamento passivo e dinâmico, além de outras intervenções baseadas na realização de exercícios. A modalidade mais comum é a termoterapia.

Calor

O calor superficial, aquele que penetra apenas alguns milímetros, produz analgesia localizada e aumenta a circulação nas proximidades onde é aplicado. Os tipos de calor superficial incluem compressas quentes úmidas; mantas ou almofadas térmicas secas; e lâmpadas, parafina e hidroterapia. Embora as evidências que apoiam a eficácia dessas modalidades sejam fracas, os pacientes frequentemente relatam um ganho em termos de conforto com o calor úmido. A parafina é particularmente útil na distribuição de calor superficial em articulações de formatos irregulares ou a indivíduos incapazes de tolerar o peso de compressas quentes úmidas. Apesar de cara, a hidroterapia permite que o fisioterapeuta combine o aquecimento dos tecidos com exercício e dá ao paciente a experiência de uma terapia aquática. As revisões sistemáticas sobre terapia de contraste (calor e frio) em casos de artrite sugerem efeitos pequenos a modestos.[103,104]

Modalidades de aquecimento profundo, como ultrassom, podem afetar as propriedades viscoelásticas do colágeno e aumentar o estiramento plástico dos ligamentos, conferindo melhorias modestas na dor e na função em indivíduos com osteoartrose do joelho.[105] Contudo, a eficácia dessas modalidades em casos de artrite reumatoide não é demonstrada.[106] O uso no tratamento de indivíduos com artrite reumatoide durante a fase aguda da inflamação é contraindicado, pois essas modalidades podem estimular a atividade da colagenase dentro da articulação, promovendo sua destruição.[107,108] Além disso, as modalidades que não são prontamente transferidas para uso doméstico aumentam a dependência de cuidados clínicos e não promovem a autogestão.

Frio

As aplicações locais de frio também produzem analgesia local, aumentam a circulação superficial no local da aplicação após um período inicial de vasoconstrição e diminuem a temperatura intra-articular.[109] O frio é particularmente útil em torno de articulações inflamadas e inchadas, uma condição que costuma piorar com a aplicação das modalidades de calor superficial. Os fisioterapeutas podem usar técnicas de aplicação úmida ou seca. O frio superficial é contraindicado em pacientes com o fenômeno de Raynaud ou a *crioglobulinemia*, que é associada à presença de uma proteína anormal (crioglobulinas) no sangue que promove a formação de um gel a temperaturas baixas. Ambos podem estar associados à artrite reumatoide.

Agentes elétricos

Talvez os fisioterapeutas também queiram considerar o uso de outras modalidades para o alívio da dor no tratamento do indivíduo com artrite reumatoide, incluindo a estimulação nervosa elétrica transcutânea (TENS), embora o valor dessa estimulação seja inconsistente, conforme relatado na literatura científica especializada.[110,111] Uma meta-análise de estudos conduzidos na investigação da estimulação nervosa elétrica transcutânea para dor gerada por osteoartrose do joelho concluiu que (a) o modo de aplicação dessa modalidade não influenciava os resultados, (b) o uso repetido era mais eficaz do que uma aplicação isolada e (c) o emprego por, no mínimo, 4 semanas era o mais efetivo.[111]

Órteses, talas e ataduras

Em casos de artrite reumatoide, podem ser utilizadas órteses das mãos e dos punhos, não só para imobilizar articulações específicas, mas também para ajudar a diminuir a dor e o inchaço, proporcionando repouso e suporte locais. Existem três tipos principais de talas: funcional (usada para restaurar ou melhorar a função), corretiva (utilizada para melhorar o alinhamento) e de repouso (aplicada para manter o alinhamento da articulação e diminuir a dor). As talas de repouso são usadas à noite ou periodicamente durante o dia. Há evidências de pequenos benefícios de redução da dor e aumento da função com o uso de talas funcionais. As talas de mão podem melhorar a força de preensão e pinçamento.[112] Há evidências de que o uso de talas funcionais de punho diminui a força de preensão e não afeta aspectos como dor, rigidez matinal, preensão de pinça ou qualidade de vida com o uso regular.[113] Um estudo realizado para investigar o efeito exercido pelo uso de talas funcionais de punho sobre o desempenho de tarefas relatou que a utilização de uma órtese elástica para punho (disponível no mercado) resultou em certa diminuição na velocidade de desempenho em uma série de tarefas comuns, embora a dor tenha sido significativamente reduzida para todas as tarefas.[114] Há evidências consistentes que apoiam a utilização de talas para o alívio da dor em curto e longo prazo em casos de osteoartrose da mão.[115]

Órteses de pé também podem ser usadas para o alívio da dor por meio de correção ou suporte biomecânico para indivíduos com osteoartrose do joelho. Uma palmilha com cunha lateral destinada a reduzir o estresse do compartimento medial parece diminuir a dor e o uso de AINE em alguns indivíduos com osteoartrose do joelho.[116] Outros métodos que se mostram promissores no tratamento de dor por osteoartrose do joelho são o *taping* (também conhecido como ligadura funcional) patelofemoral[117] e as ataduras de joelho com desvio de carga ou sem carga (ou seja, estresse desviado da área mais envolvida).[116] Todas as intervenções ortóticas necessitam de avaliação, seleção, orientação e monitoramento do uso por profissional.

Repouso

O repouso absoluto raramente é recomendado. É preferível um sono adequado em termos de qualidade e quantidade à noite, com breves repousos durante o dia. As recomendações gerais incluem 8 a 10 horas de sono por noite e breves períodos de repouso de 30 minutos durante o dia. A inatividade é um problema comum para as pessoas com artrite e pode levar a descondicionamento, depressão, limiares de dor mais baixos, declínio na saúde dos ossos e tecidos moles, bem como aumento no risco de outros problemas de saúde graves. Assim, um dos principais objetivos da fisioterapia é ajudar a pessoa a manter ou recuperar os níveis adequados de atividade física e evitar as consequências desnecessárias da inatividade.[16]

Exercício de amplitude de movimento e flexibilidade

Um importante fator que afeta a mobilidade articular em indivíduos com artrite reumatoide é o nível de inflamação e a posição de repouso em que articulações específicas são mantidas. Por exemplo, a pressão intra-articular é reduzida quando o joelho é levemente fletido. Apesar de útil para diminuir a dor nas articulações, essa posição flexionada pode levar a encurtamento capsular e musculotendíneo, com consequente contratura. Os pacientes devem ser orientados a se posicionar de forma adequada durante o repouso e incentivados a realizar exercícios diários de amplitude de movimento ativo, conforme a tolerância, para manter o movimento. As técnicas ativa-assistida, passiva e facilitação neuromuscular proprioceptiva também podem ser aplicadas a músculos encurtados.[118] A dor deve ser respeitada em todos os momentos, devendo ser mínima durante e após o exercício. O ato de evocar uma resposta de dor durante um alongamento pode levar à contração reflexa do músculo agonista, em vez de criar uma resposta de relaxamento. Os exercícios de alongamento para alongar músculos encurtados devem ser realizados lentamente, mantidos por 20 a 30 segundos dois a três dias por semana ou mais, se indicados. É importante orientar o paciente a não fazer exercícios de alongamento que envolvam articulações inflamadas e inchadas, em função do risco de estiramento e ruptura capsular.[119] O senso comum recomenda que a *dor induzida por exercício deva desaparecer dentro de 1 hora*. Se o paciente relatar desconforto com duração de mais de 1 hora, isso pode indicar que a técnica, intensidade ou duração do exercício foi muito acentuada e deve ser reduzida ou modificada na próxima sessão de exercícios. Os pacientes devem ser motivados a se exercitar por conta própria durante as horas do dia em que se sentem melhor. As modalidades locais de alívio da dor antes ou imediatamente depois do exercício podem ser úteis e aumentar a adesão aos exercícios.

Em casos de osteoartrose do quadril e do joelho, a terapia manual pode oferecer algum benefício adicional dentro de um programa terapêutico abrangente que inclua o exercício.[118] Geralmente, a terapia manual não é recomendada para indivíduos com artrite reumatoide que apresentam inflamação articular ou consequente frouxidão.

Exercício de fortalecimento

A diminuição da função muscular (força, resistência, vigor) em pessoas com artrite origina-se dos efeitos diretos e indiretos da doença. Esses efeitos incluem elementos intra e extra-articulares da doença inflamatória, efeitos colaterais da medicação, desuso, inibição reflexa em resposta à dor e derrame articular, propriocepção prejudicada e perda da integridade mecânica em torno da articulação. Diversos programas de condicionamento podem ser eficazes para melhorar força, resistência e função, sem exacerbar a dor ou a atividade da doença.

Inicialmente, o exercício isométrico pode ser indicado para (a) restabelecer o tônus muscular, a força, e a resistência estática; (b) recrutar ou ativar músculos específicos; e (c) preparar as articulações para atividades mais vigorosas. Apesar de evitar o estresse (tensão) articular dinâmico e a irritação mecânica, o exercício isométrico pode produzir outros efeitos indesejados. O exercício isométrico realizado a mais de 50% da contração voluntária máxima restringe o fluxo de sangue nos músculos sob atividade, levando à dor muscular pós-exercício, enquanto o aumento na resistência vascular periférica produz uma elevação da pressão arterial.[119] No joelho e no quadril, contrações isométricas de alta intensidade são associadas a aumentos significativos na pressão intra-articular e diminuem a circulação sinovial.[120-122] Os pacientes com doença cardiovascular devem realizar esses exercícios com cuidado e não se esquecer de respirar durante a contração, pois o ato de prender a respiração pode aumentar a pressão intra-abdominal (manobra de Valsalva). As instruções de exercícios isométricos para os pacientes devem incluir precauções para (1) manter a contração por não mais de 6 segundos; (2) evitar esforço máximo, por não ser necessário nem desejável; (3) exalar durante a contração e inalar durante um período de tempo semelhante de relaxamento; e (4) não contrair mais do que dois grupos musculares de cada vez.

O exercício dinâmico inclui contrações de encurtamento (concêntricas) e de alongamento (excêntricas). A força e a resistência podem ser melhoradas por meio da resistência (sobrecarga fisiológica) conferida pelo peso da parte do corpo ou resistência externa sob a forma de pesos livres, faixas elásticas ou diversos equipamentos resistivos de exercício. É recomendada uma abordagem cautelosa ao treinamento de resistência para proteger articulações instáveis ou inflamadas contra danos.[16,119] O exercício de fortalecimento deve ser efetuado dentro da amplitude livre de dor. O benefício máximo e a manutenção podem ser alcançados pela incorporação de movimentos funcionais e posições corporais na rotina recomendada de exercícios. Além de ser aconselhável o uso de movimentos suaves bem controlados até o limite máximo da amplitude, são recomendadas modificações na resistência, série (repetições) ou frequência dos exercícios, conforme a necessidade. É recomendável uma progressão gradual da resistência e das repetições. Caso ocorra um aumento no inchaço ou na dor articular (o que indica resposta inflamatória local), deve-se reduzir a intensidade, a frequência ou o movimento do exercício.

Os indivíduos com artrite reumatoide se beneficiam da manutenção ou da restauração do condicionamento muscular. Uma série de estudos bem controlados discorreu sobre os programas de fortalecimento que geram sobrecarga com resultados, indicando adaptações positivas no desempenho muscular e funcional, sem exacerbação dos sintomas da doença. O Quadro 23.5 (Resumo de evidências) apresenta os dados obtidos de estudos de exercícios selecionados para artrite reumatoide.[123-135] Cargas de uma repetição máxima de até 70% utilizadas em um programa de resistência de treino em circuito para pessoas com artrite reumatoide controlada não

Quadro 23.5 Resumo de evidências
Exercícios terapêuticos no tratamento de artrite reumatoide

Autor (ano)	Modelo de estudo e amostra	Intervenção	Adesão	Resultados
Hakkinen et al.[123] (2001)	Ensaio clínico randomizado. Setenta pacientes com artrite reumatoide de início recente. Estudo de 24 meses. Nenhum paciente havia tomado glicocorticoides ou medicamentos antirreumáticos modificadores da doença antes. Distribuição aleatória de 2 grupos. Randomização realizada pelo agrupamento dos pacientes de acordo com a idade (< 50 e > 50 anos) e o sexo para manter grupos comparáveis.	Grupo submetido a treinamento de força: todos os principais músculos sob atividade com intensidade de 50-70% de 1 repetição máxima. 8-12 repetições por 2 vezes. Aproximadamente 45' por sessão 2 vezes/semana (intensidade reavaliada a cada 6 meses). Total de minutos/semana: 90' Grupo submetido à amplitude de movimento: sem resistência, apenas exercícios de amplitude de movimento e alongamento 2 vezes/semana. Todos incentivados a participar de atividades recreativas 2-3 vezes/semana (30-45' cada). Diários de treinamento examinados em intervalos de 6 meses. Todos foram tratados com medicamentos para atingir a remissão da doença.	62 pacientes concluíram o estudo. Conformidade do grupo submetido a treino de força = 1,4-1,5 vez/semana.	Aumentos expressivos da força muscular (19-59%). Melhorias significativas nos parâmetros clínicos de atividade da doença, nos escores do questionário de avaliação de saúde e na velocidade de caminhada no grupo submetido ao treino de força. Melhorias na força muscular, nos parâmetros de atividade da doença e na função física no grupo-controle, porém < que no grupo sob o treinamento de força. *"O treinamento de força dinâmica e regular combinado com atividade física tipo treinamento de resistência melhora a força muscular e a função física, mas não a densidade mineral óssea, em pacientes com artrite reumatoide precoce, sem efeitos prejudiciais sobre a atividade da doença."*

(continua)

Quadro 23.5 Resumo de evidências *(continuação)*
Exercícios terapêuticos no tratamento de artrite reumatoide

Autor (ano)	Modelo de estudo e amostra	Intervenção	Adesão	Resultados
Baillet et al.[124] (2009)	Ensaio clínico randomizado. Dados coletados em 1, 6 e 12 meses. 50 pacientes. Todos os pacientes foram tratados com medicamentos antirreumáticos modificadores da doença antes da inscrição no estudo. ECG realizado em cada paciente – todos eles passaram por consulta com cardiologista (pacientes > 45 anos, + fatores de risco de doença cardiovascular ou ECG anormal). Critérios de exclusão: tratamento com > 10 mg de glicocorticoide/dia; regime terapêutico ausente ou instável com os medicamentos antirreumáticos modificadores da doença, escore de atividade da doença em 28 articulações com variação > 1,2 nos últimos 3 meses, idade < 18 e > 70 anos e artrite reumatoide de classe III ou IV na avaliação do estado funcional global. Os pacientes incapazes de dar prosseguimento ao programa (ou seja, de concluir os exames, acompanhamentos, programas educacionais ou até de preencher os questionários) foram excluídos. Necessário: 38 pacientes no grupo submetido ao Programa de Exercícios Dinâmicos. 76 pacientes no grupo-controle (reabilitação articular convencional). *No entanto, o tamanho da amostra foi limitado para 50 pessoas.*	Grupo submetido ao Programa de Exercícios Dinâmicos 1ª semana = encontros educativos/testes 2ª semana = terapia ocupacional – artrite reumatoide nas atividades da vida diária 3ª semana = exercícios de habilidade na terapia ocupacional e atividades da vida diária com aumento da intensidade (contrarresistência) 4ª semana = exercícios focados em tarefas de escritório. Programa de treinamento: melhorar a força muscular, a flexão, a resistência e o equilíbrio. 5 vezes/semana na ginástica (45'/dia) e piscina (60'/dia). Atividade de ciclismo = frequência cardíaca a 60-80% da frequência cardíaca máxima. Exercício de resistência/ intensidade, pensado e planejado individualmente. Sessões programadas de pausas e relaxamento de acordo com a tolerância psicossocial da dor. "Aquecimento" e "resfriamento" para cada sessão. Os pacientes fizeram um diário. Grupo-controle: programa multidisciplinar – intervenção de 3 dias (~20 horas), destinado a aumentar o conhecimento sobre a doença, o tratamento e a proteção das articulações. Hidroterapia (45' a 35°C) no 1º dia, relaxamento de 45' no 2º dia, exercícios físicos (45 min/dia) para evitar atrofia e tensão.	25 pacientes foram aleatoriamente inseridos no Programa de Exercícios Dinâmicos e os outros 25 no grupo-controle. 2 indivíduos deixaram o programa após a randomização. Nenhum paciente foi perdido no acompanhamento. 1 paciente não foi avaliado com o Perfil de Saúde de Nottingham e o breve formulário das Escalas de Medida de Impacto da Artrite-2 em 1 mês. 3 pacientes não foram avaliados em 6 meses. 4 não foram avaliados em 12 meses.	O Questionário de Avaliação de Saúde (desfecho primário) melhorou durante todo o tempo de ensaio no grupo submetido ao Programa de Exercícios Dinâmicos**, com melhoria > nesse grupo do que naquele grupo sob reabilitação articular padrão em 1 mês, mas não em 6 ou 12 meses. O Programa de Exercícios Dinâmicos melhorou o Perfil de Saúde de Nottingham e o condicionamento aeróbio em 1 mês, mas não depois disso. Além disso, o Programa de Exercícios Dinâmicos melhorou o Índice da Mão de Durüoz, a Avaliação Sequencial de Destreza Ocupacional, o Escore de Atividade da Doença de 28 articulações e o breve formulário das Escalas de Medida de Impacto da Artrite-2, mas não significativamente.

(continua)

Quadro 23.5 Resumo de evidências *(continuação)*
Exercícios terapêuticos no tratamento de artrite reumatoide

Autor (ano)	Modelo de estudo e amostra	Intervenção	Adesão	Resultados
De Jong et al.[126] (2003)	Ensaio clínico randomizado. Teste de eficácia e segurança de um programa de exercícios intensivos de 2 anos com aqueles exercícios de fisioterapia, também conhecidos como cuidados usuais. 309 pacientes com artrite reumatoide foram distribuídos ao programa de Pacientes com Artrite Reumatoide em Treinamento ou Cuidados Usuais. Os desfechos primários foram: capacidade funcional (Questionário de Incapacidade de Preferência do Paciente com Artrite da Mcmaster Toronto), questionário de incapacidade de preferência do paciente, questionário de avaliação de saúde e efeitos sobre a evolução em articulações grandes em imagens radiográficas.	Estratificados de acordo com a idade (< 50 e > 50 anos) e o sexo, colocados em um gerador de números aleatórios. Programa de Pacientes com Artrite Reumatoide em Treinamento: Programa de exercícios 2 vezes/semana, 1,25 hora/sessão. 2,5 horas/semana. 3 partes por sessão: treinamento em bicicleta (20'), circuito de exercícios (20') e esportes/jogos (20'). Cada sessão teve "aquecimento" e "resfriamento". Configurações da bicicleta estabelecidas com base em: 1) Frequência cardíaca durante o passeio e 2) Percepção Subjetiva do Esforço (0-10). Frequência cardíaca mantida a ~70-90% da frequência cardíaca máxima e percepção subjetiva do esforço na escala de 4-5. Circuito de exercícios: 8-10 exercícios para força muscular, resistência, mobilidade articular, atividades da vida diária. Exemplo: repouso → 90/60 segundos nas primeiras semanas – 90/30 segundos após 6 meses. Cada exercício repetido 8-15 vezes. Seção de esportes/jogos: atividades esportivas de distribuição do impacto. Carga de impacto também durante as partes de "aquecimento" e "circuito de exercícios". Grupo submetido aos cuidados usuais: Tratamento feito por meio de fisioterapia, apenas se considerada necessária pelo médico.	Foram requeridos 119 pacientes/grupo para uma análise estatística significativa planejada para inscrever, no mínimo, 150 pacientes/grupo. Foram utilizados 309 pacientes no total. O grupo submetido ao programa de Pacientes com Artrite Reumatoide em Treinamento era um pouco mais jovem (45 anos) *versus* 47 anos da média. > proporção de mulheres – 79% *versus* 72%. 9 pacientes foram randomizados, mas se recusaram a participar do estudo. Perderam-se 5 pacientes nos cuidados usuais e 14 no programa de Pacientes com Artrite Reumatoide em Treinamento ao longo de 2 anos. Outros 14 pacientes do programa de Pacientes com Artrite Reumatoide em Treinamento não conseguiram comparecer às aulas de exercícios, mas foram reavaliados. A % média das sessões frequentadas foi de 74%. 65% apresentaram uma alta taxa de participação ou comparecimento nos primeiros 6 meses, 49% no segundo período de 6 meses e, depois, se mantiveram estáveis.	Após 2 anos, observou-se uma melhora na capacidade funcional > no programa de Pacientes com Artrite Reumatoide em Treinamento do que sob os Cuidados Usuais. A diferença média na mudança do Questionário de Incapacidade de Preferência do Paciente com Artrite da Mcmaster Toronto foi de 2,6 no primeiro ano e 3,1 no segundo ano. A alteração média do Questionário de Avaliação de Saúde em 2 anos foi de –0,09. A média das lesões nas radiografias não aumentou em nenhum dos grupos. Ambos os grupos com lesão basal considerável revelaram progressão no dano (mais evidente no grupo submetido ao programa de Pacientes com Artrite Reumatoide em Treinamento). Esse programa foi eficaz na melhora do estado emocional. Não foi constatado nenhum efeito prejudicial sobre artrite definitiva. "O programa de exercícios de alta intensidade em longo prazo e mais eficaz do que os cuidados usuais para melhorar a capacidade funcional de pacientes com artrite reumatoide. *Os exercícios intensivos não aumentam a lesão radiográfica das articulações grandes, exceto possivelmente em pacientes com considerável lesão basal dessas articulações.*"

(continua)

Quadro 23.5 Resumo de evidências *(continuação)*
Exercícios terapêuticos no tratamento de artrite reumatoide

Autor (ano)	Modelo de estudo e amostra	Intervenção	Adesão	Resultados
		Todos os médicos dos pacientes tiveram o direito de optar pela seleção de medicamentos e outras estratégias terapêuticas (exceto exercícios de alta intensidade com sustentação do peso).		
Eversden L, et al.[127] (2007)	Ensaio clínico randomizado. Efeitos da hidroterapia *versus* exercícios feitos no solo sobre a resposta global ao tratamento, função física e qualidade de vida. 115 pacientes foram distribuídos aleatoriamente. Homens e mulheres com +18 anos de idade acometidos por artrite reumatoide pertencentes às classes funcionais de 1 a 3 nas clínicas de Birmingham, Alabama (EUA). Era necessário entender e seguir instruções simples em inglês. Dose estável dos medicamentos antirreumáticos modificadores da doença por 6 semanas e AINE por 2 semanas antes do ingresso no estudo. Nenhuma injeção de corticosteroides foi permitida em 4 semanas antes do estudo. Foram excluídos os pacientes com sintomas 3 meses antes ou candidatos programados/agendados e aqueles que haviam recebido fisioterapia ou hidroterapia em 6 meses antes do estudo. Pacientes com sensibilidade ao cloro, ferida aberta infectada, incontinência fecal, epilepsia mal controlada, hipertensão, diabetes melito e medo de água foram excluídos da hidroterapia.	Sessão de 30' 1 vez/semana por 6 semanas (em ambos os grupos, submetidos aos exercícios na água e no solo). Os pacientes tinham a permissão de não comparecer em até 3 sessões, contanto que 6 delas fossem concluídas. O programa de exercícios em casa foi oferecido a todos os pacientes – eles não eram obrigados a fazer os exercícios entre o tratamento, mas podiam fazer se desejassem. Os tamanhos dos grupos eram de 1-4 para hidroterapia e 1-6 para exercícios no solo por vez. Os exercícios foram ajustados e adaptados à capacidade de cada paciente. "Aquecimento" = mobilização e alongamento. Os principais exercícios eram focados em mobilidade articular, força muscular e atividades funcionais. O grau de dificuldade foi revisado semanalmente para garantir o progresso. Fase de "resfriamento" após cada sessão.	11 pacientes não concluíram o tratamento dos exercícios no solo. 4 pacientes não concluíram os exercícios de hidroterapia. O objetivo era recrutar 60 pacientes em cada um dos grupos. 115 pacientes foram randomizados. 57 pacientes na hidroterapia (46 foram submetidos à coleta de dados – principais resultados) 58 pacientes no solo (40 pacientes tinham dados dos principais resultados).	Resultados primários: impressão global autoavaliada de mudança = escala de 7 pontos. Resultados secundários: qualidade de vida relacionada com a saúde do Questionário EuroQol, avaliação do estado de saúde do EuroQol, Questionário de Avaliação de Saúde, tempo de caminhada de 10 minutos, escores de dor = coletados no início como base de referência, após o tratamento e 3 meses depois. Os pacientes da hidroterapia ficaram "muito melhores" ou "muitíssimo melhores" do que aqueles que fizeram exercícios no solo. O teste de caminhada de 10 minutos melhorou em ambos os grupos. Nenhuma diferença significativa entre os grupos no Questionário de Avaliação de Saúde, na Escala Visual Análoga do escore de utilidade do EuroQol-5D e na Escala Visual Análoga da dor. *"É mais provável que os pacientes com artrite reumatoide tratados com hidroterapia relatem uma sensação muito melhor ou muitíssimo melhor do que aqueles submetidos a exercícios no solo, imediatamente após o término do programa terapêutico.*

(continua)

Quadro 23.5 Resumo de evidências *(continuação)*
Exercícios terapêuticos no tratamento de artrite reumatoide

Autor (ano)	Modelo de estudo e amostra	Intervenção	Adesão	Resultados
	Também foram excluídos: mulheres grávidas, pacientes com comorbidades que impediam o uso seguro de hidroterapia, portadores conhecidos de estafilococos no trato respiratório superior e com peso > 102 kg por causa dos procedimentos de segurança na piscina.			*Esse benefício detectado não se refletiu em diferenças entre os grupos nos tempos de caminhada de 10 minutos, nos escores funcionais, nas medidas de qualidade de vida e nos escores da dor."*
Lemmey et al.[128] (2009)	Ensaio clínico randomizado. "Eficácia de treinamento resistivo progressivo de alta intensidade no restabelecimento da função e massa muscular em pacientes com artrite reumatoide" também para "investigar o papel do fator de crescimento insulinossímile (IGF) em hipertrofia muscular induzida por exercício no contexto da artrite reumatoide." 28 pacientes com artrite reumatoide controlada estável. Estudo conduzido de julho de 2004 a janeiro de 2007.	Dois grupos: treinamento resistivo progressivo 2 vezes/semana (n = 13) ou grupo-controle submetido a exercícios de amplitude de movimento em casa (n = 15). Absorciometria com Raios-X de Dupla Energia – avaliou-se a composição corporal; a função física objetiva; a atividade da doença; e IGF no músculo avaliado nas semanas 0 e 24. Ensaio estratificado de acordo com a idade, o sexo e o nível de estrogênio. Avaliações feitas no início como base de referência e imediatamente após o período de treinamento de 24 semanas. Foi solicitado que os pacientes jejuassem e se abstivessem dos exercícios por 24 horas. Grupo submetido ao treinamento resistivo progressivo: 24 semanas, 2 vezes/semana. 3×8 a uma carga de 80% de 1 repetição máxima por exercício. 1-2' de repouso entre os exercícios *leg press* (treino de perna), *chest press* (treino de peito), *leg ext* (extensor de perna), *seated row* (remada sentada), *leg curl* (rosca de perna), *triceps ext* (extensão do tríceps),	Tamanho necessário da amostra para cada grupo = 5 indivíduos. Destinado a 18 indivíduos para cobrir os abandonos (36 no total). 36 indivíduos foram randomizados em dois grupos. 28 participaram da avaliação inicial como base de referência e começaram o treinamento. Treinamento resistivo progressivo: 48 sessões programadas – foram concluídas 34,6 sessões em média (73%). Grupo submetido aos exercícios de amplitude de movimento: cumprimento satisfatório com 25,9 sessões em média (54%).	O treinamento resistivo progressivo aumentou a massa corporal magra e a massa magra apendicular; a massa de gordura do tronco foi reduzida em 2,5 kg (redução não significativa); além disso, houve melhora na força adquirida especificamente por meio do treinamento em 119%, bem como no teste de levantar da cadeira em 30%, na força de extensão do joelho em 25%, na rosca de braço em 23% e no tempo de caminhada em 17%. A composição corporal e a função física permaneceram inalteradas nos pacientes-controle. As alterações na massa corporal magra e na massa magra regional foram associadas a alterações na função objetiva. Coincidindo com a hipertrofia muscular, os níveis musculares previamente diminuídos do IGF-I e da proteína-3 de ligação do IGF aumentaram após o treinamento resistivo progressivo. *"Em um ensaio clínico randomizado, o treinamento resistivo de 24 semanas*

(continua)

Quadro 23.5 Resumo de evidências *(continuação)*
Exercícios terapêuticos no tratamento de artrite reumatoide

Autor (ano)	Modelo de estudo e amostra	Intervenção	Adesão	Resultados
		standing calf raises (elevação de panturrilhas em pé) e *biceps curl* (extensão do bíceps). O objetivo é atingir a hipertrofia. 1 série concluída na 1ª semana, 2 séries na 2ª semana, 15 repetições/série a 60% de 1 repetição máxima nas semanas 1-4. 12 repetições/série a 70% de 1 repetição máxima nas semanas 5-6. 8 repetições/série a 80% de 1 repetição máxima nas semanas 7-24. 1 repetição máxima reavaliada a cada 4 semanas. Períodos de "aquecimento" e "resfriamento" – 10' cada. Foi solicitada a realização de exercícios de amplitude de movimento de baixa intensidade 2 vezes/semana em casa. A amplitude de movimento foi a condição de controle por ser comumente prescrita a pacientes com artrite reumatoide. Todos preencheram um diário de treinamento para conferir a conformidade e os efeitos adversos. Contato telefônico dos pacientes-controle a cada 2 semanas.		*provou ser seguro e eficaz nas restauração da massa magra e da função em pacientes com artrite reumatoide. A hipertrofia muscular coincidiu com elevações significativas de níveis musculares atenuados do IGF, revelando um possível mecanismo que contribui para a caquexia reumatoide. O treinamento resistivo progressivo deve, portanto, figurar no tratamento da doença".*
Smidt et al.[129] (2005)	Resumir as evidências disponíveis sobre a eficácia da terapia com exercícios a pacientes com distúrbios dos sistemas musculares, nervosos, respiratórios e cardiovasculares. Revisões sistemáticas. **Osteoartrose**: 7 revisões para osteoartrose do quadril e do joelho. 3 revisões de qualidade razoável/boa: a terapia com exercícios, que consistem em	Foi feito um resumo de cada revisão sistemática (> 60 pacientes). Categorizados de acordo com o escore de qualidade: bom (> 80), razoável (60-79), moderado (40-59), baixo (20-39) e muito baixo (< 20). Foram utilizados os escores razoável (60-70) e bom (> 80). As conclusões foram discutidas com um grupo de especialistas e a categorização da conclusão foi feita com base em duas perguntas de pesquisas:	104 revisões sistemáticas foram selecionadas. 45 = qualidade boa. A concordância geral entre os avaliadores para a avaliação da qualidade foi de 86%. A maioria das discordâncias foi gerada pela interpretação das diferenças ao abordar não só o poder do ensaio clínico randomizado,	A terapia com exercícios é eficaz em pacientes com osteoartrose do joelho, lombalgia subaguda (6-12 semanas) e crônica (> 12 semanas). A terapia também é eficaz em pacientes com espondilite anquilosante, osteoartrose do quadril, doença de Parkinson e acidente vascular cerebral. Há evidências insuficientes para apoiar/refutar a eficácia em

(continua)

Quadro 23.5 Resumo de evidências *(continuação)*
Exercícios terapêuticos no tratamento de artrite reumatoide

Autor (ano)	Modelo de estudo e amostra	Intervenção	Adesão	Resultados
	fortalecimento, alongamento e exercícios funcionais, é eficaz para os pacientes com osteoartrose do joelho, em comparação à ausência de tratamento. Há indicações de que a terapia com exercícios seja eficaz em pacientes com osteoartrose do quadril, com base em um amplo ensaio clínico randomizado. Há evidências insuficientes para apoiar/refutar a eficácia de um tipo específico de terapia com exercícios (individual, em grupo, hidroterapia) em pacientes com osteoartrose do joelho ou do quadril. Fransen et al., 2002, Mc-Carty e Oldham, 1999, Pendleton et al., 2000, Petrella, 2000, Philadelphia Panel 2001a, Puett e Griffin, 1994, Van Baar et al., 1998ª, Van Baar et al., 1999, Van Baar et al., 2001). "A terapia com exercícios, que consistem em fortalecimento, alongamento e exercícios funcionais, é eficaz em pacientes com osteoartrose do joelho, em comparação à ausência de tratamento" – *Fransen, Philadelphia panel, Van Baar 1998a, Van Baar, 1999, e 2001.* Um amplo ensaio clínico randomizado afirmou que "a terapia com exercícios é eficaz em pacientes com osteoartrose do quadril" – *van Baar et al., 1998b.* "Há evidências insuficientes para apoiar ou refutar	A) Qual a eficácia da terapia com exercícios em comparação à ausência de tratamento, um placebo ou uma política de "esperar para ver"? B) Qual a eficácia da terapia com exercícios em comparação com outros tratamentos (injeções de esteroides)? Um tipo específico de terapia com exercícios é mais eficaz do que os outros?	mas também a heterogeneidade desse tipo de ensaio e os resultados. **Artrite reumatoide:** 2 revisões sistemáticas investigaram a eficácia da terapia com exercícios em pacientes com esse tipo de artrite. *(Augustinus et al., 2000, Van den Ende et al., 1998, Van den Ende et al., 2002). Uma única revisão sistemática → conclui-se que há evidências insuficientes para apoiar ou refutar a eficácia da terapia com exercícios em pacientes com artrite reumatoide (Van den Ende, 1998 e 2002).*	casos de cervicalgia, dor nos ombros, lesão por esforço repetitivo, artrite reumatoide, asma e bronquiectasia. NÃO é eficaz em pacientes com lombalgia aguda. Eficaz para uma ampla variedade de distúrbios crônicos.

(continua)

Quadro 23.5 Resumo de evidências *(continuação)*
Exercícios terapêuticos no tratamento de artrite reumatoide

Autor (ano)	Modelo de estudo e amostra	Intervenção	Adesão	Resultados
	a eficácia de um tipo específico de terapia com exercícios (individual, terapia em grupo, ou hidroterapia) em pacientes com osteoartrose do joelho ou do quadril."			
Ottawa Panel[130] (2004)	Criar diretrizes para o uso dos exercícios terapêuticos e da terapia manual no tratamento de pacientes adultos (18 anos de idade) com diagnóstico de artrite reumatoide. Evidências obtidas a partir da identificação de ensaios controlados comparativos e sintetizadas utilizando os métodos de Colaboração Cochrane.	Definir os critérios de inclusão/exclusão com um grupo de 9 especialistas. Foi realizada uma pesquisa da literatura científica especializada para os ensaios clínicos randomizados – expandida para caso-controle, coorte e outros ensaios que não os clínicos randomizados. Intervenções de reabilitação: identificadas como exercícios funcionais de fortalecimento específico, exercícios funcionais de fortalecimento de corpo inteiro e elementos de comparação da atividade física = placebo, ausência de tratamento ou uso de panfletos editáveis ou instruções por escrito para a autogestão.	16 estudos de 2.280 artigos em potencial. 862 artigos para terapia manual – 4 tinham potencial – nenhum foi incluído. Conclusões: a terapia com exercícios, incluindo os exercícios funcionais de fortalecimento específico e exercícios funcionais de fortalecimento de corpo inteiro, constitui uma intervenção benéfica em pacientes com artrite reumatoide – o benefício pode variar de acordo com a acuidade da doença e o período de tempo durante o qual os resultados são mensurados. *Benefícios clínicos:* alívio da dor, força nos membros superiores (preensão) e inferiores, e estado funcional. *Outros benefícios:* melhoria do estado funcional global e diminuição no número de absenteísmo ou afastamento por doença.	Foram desenvolvidas +6 recomendações de benefícios clínicos sobre os exercícios terapêuticos. A eficácia da intervenção terapêutica manual pode não ser determinada pela falta de evidências. *O grupo de especialistas recomenda o uso de exercícios terapêuticos para artrite reumatoide. No entanto, há necessidade de mais pesquisas para determinar a eficácia da terapia manual no tratamento dessa doença.* Exercícios recomendados: fortalecimento funcional do joelho, fortalecimento funcional do corpo inteiro e atividade física geral, além de exercícios de baixa intensidade e corpo inteiro, para o tratamento de artrite reumatoide. Não há evidências suficientes para os exercícios de fortalecimento de ombro/mão, exercícios de alta intensidade e corpo inteiro ou terapia manual.
Bearne[131] (2002)	Comparar o desempenho funcional sensório-motor do quadríceps, o desempenho funcional dos membros inferiores e a incapacidade em pacientes com artrite reumatoide e indivíduos	*Força do quadríceps/ ativação voluntária:* sistema de medição de esforço ligado a uma cadeira especialmente construída – sentado com flexão do quadril/joelho a 90°. Fez-se uso de	Itens mensurados: Questionário de Avaliação de Saúde, atividade clínica da doença e concentração plasmática de citocinas pró-	Os pacientes com artrite reumatoide tinham quadríceps mais fracos, ativação mais deficiente e acuidade proprioceptiva e, por isso, levavam mais tempo para realizar um teste de aptidão física do exércio.

(continua)

Quadro 23.5 Resumo de evidências *(continuação)*
Exercícios terapêuticos no tratamento de artrite reumatoide

Autor (ano)	Modelo de estudo e amostra	Intervenção	Adesão	Resultados
	saudáveis, além de investigar a eficácia e a segurança de um breve esquema de reabilitação. Força do quadríceps, ativação voluntária, acuidade proprioceptiva e tempo agregado para realizar 4 atividades comuns – são comparados entre 103 pacientes acometidos por artrite reumatoide com envolvimento dos membros inferiores e 25 indivíduos saudáveis.	estimulação percutânea sobre a contração isométrica voluntária. Foram registradas 3 contrações voluntárias máximas e analisadas. Perna mais fraca = "índice de musculosidade da perna". Força muscular e ativação voluntária também foram registradas, utilizando a contração voluntária máxima mais forte do índice de musculosidade da perna para análise. *Reabilitação*: 47 pacientes randomizados para começar imediatamente, 41 pacientes tardios. 10 sessões de exercícios (2 vezes/semana por 5 semanas) – exercícios simples, progressivos e individualmente prescritos, destinados para aumentar a força do quadríceps, tratar as incapacidades de cada paciente e melhorar o equilíbrio/coordenação, utilizando equipamentos baratos e pouco sofisticados. Cada sessão de exercícios teve uma fase de aquecimento (ou seja, 5 minutos de bicicleta ergométrica), 24 contrações voluntárias máximas isométricas (4 séries × 6 contrações – repouso de 1 min entre cada uma) com flexão do joelho a 90° para aumentar a força do quadríceps, 3 exercícios funcionais individualmente prescritos (*sit-to-stand* [mudança da posição sentada para a posição em pé], *step-ups* [movimento de sobe e desce dos pés]) e 3 exercícios de equilíbrio –	-inflamatórias foram medidos nos pacientes com artrite reumatoide.	A reabilitação aumentou a força e a ativação voluntária do quadríceps, bem como a incapacidade subjetiva, sem exacerbar a atividade da doença. Todas as melhorias foram mantidas em um acompanhamento de 6 meses. Não houve nenhuma alteração durante o período de controle.

(continua)

Quadro 23.5 Resumo de evidências *(continuação)*
Exercícios terapêuticos no tratamento de artrite reumatoide

Autor (ano)	Modelo de estudo e amostra	Intervenção	Adesão	Resultados
		1-5 min e número de repetições registradas. Os pacientes foram motivados e receberam um *feedback* sobre o desempenho. *Cada sessão de exercício = 30-40 minutos.*		
Brorsson et al.[132] (2009)	*"Para avaliar os efeitos de exercícios das mãos em pacientes com artrite reumatoide e comparar os resultados com controles saudáveis."* 40 mulheres (20 com artrite reumatoide e 20 saudáveis) realizaram um programa de exercícios das mãos. Os resultados foram avaliados após 6 e 12 semanas com mensurações da força das mãos. A função das mãos foi avaliada com o Teste de Habilidade de Preensão e com questionários relevantes ao paciente – Questionário de Incapacidade do Braço, Ombro e Mão (DASH) e Short Form-36 s. Mensurações ultrassonográficas foram realizadas no extensor comum dos dedos para análise da resposta muscular ao programa de exercícios.	Período de estudo: 18 semanas – os pacientes foram examinados em intervalos de 6 semanas. Foram concluídos dois exames iniciais como base de referência antes de começar o esquema de exercícios (semana 0). O programa de exercícios foi realizado durante 12 semanas. Elaborado de acordo com Flat (referência número 12) e efetuado da seguinte forma: 5 vezes/semana, cada tarefa por 10 vezes e posição de esforço máximo mantido por 3-5 segundos com repouso de 20 segundos entre as repetições. As sessões de exercícios foram separadas por no mínimo 1 dia. O programa de exercícios levou 10 minutos para ser concluído – para isso, foi utilizada uma pasta terapêutica (85 g). Os pacientes escolheram uma pasta macia, média ou firme. Além disso, os pacientes escreveram diários durante o período de treinamento para expor todos os exercícios.	40 indivíduos recrutados = 36 concluíram o estudo, mas 2 pacientes-controle e 2 pacientes com artrite reumatoide desistiram.	*"A força de extensão e flexão melhorou em ambos os grupos após 6 semanas. A função das mãos (Teste de Habilidade de Preensão) também melhorou em ambos os grupos. O grupo acometido por artrite reumatoide revelou uma melhora nos resultados do questionário DASH. A área de corte transversal do extensor comum dos dedos aumentou significativamente em ambos os grupos submetidos à medição por ultrassom."* Conclusão: *"Uma melhora significativa na força e na função das mãos em pacientes com artrite reumatoide foi observada após 6 semanas de treino das mãos; a melhora foi ainda mais pronunciada após 12 semanas. Dessa forma, os exercícios com as mãos representam uma intervenção eficaz para os pacientes com artrite reumatoide, levando a uma melhoria na força e função."*
Crowley[133] (2009)	*"Revisão da literatura científica especializada... Avaliar a eficácia do programa de exercícios em casa para os pacientes com artrite reumatoide."* Foram pesquisados 7 bancos de dados.		Foram incluídos 8 de 18 artigos levantados. Todos tinham alto risco de vieses. *"Os resultados revelam que o programa de exercícios em casa é eficaz para melhorar a força*	*"Os resultados dessa revisão destacam os benefícios do programa de exercícios em casa em pacientes com artrite reumatoide, quando esse programa abranja os domínios relativos aos aspectos físicos, à*

(continua)

Quadro 23.5 Resumo de evidências *(continuação)*
Exercícios terapêuticos no tratamento de artrite reumatoide

Autor (ano)	Modelo de estudo e amostra	Intervenção	Adesão	Resultados
			muscular, a mobilidade articular, a função dos ombros e a autoeficácia, além de diminuir a rigidez matinal, o número de articulações sensíveis/inchadas e a dor, sem aumentar a inflamação ou a atividade da doença."	capacidade funcional e à qualidade de vida. Há necessidade de mais pesquisas para confirmar esses achados."
Hsieh et al.[134] (2009)	"Comparar a eficácia e segurança de exercícios aeróbios tanto supervisionados como feitos em casa em pacientes chinesas com artrite reumatoide." Ensaio clínico randomizado simples-cego. 30 pacientes com artrite reumatoide foram distribuídas em dois grupos. Programa de exercícios aeróbios supervisionados pelo fisioterapeuta e programa de exercícios aeróbios feitos em casa após 1 sessão de instrução.	1 hora de exercícios: 3 vezes/semana durante 8 semanas. Capacidade aeróbia e variáveis relacionadas com a doença, incluindo intensidade da dor, capacidade funcional, estado psicológico e função articular foram mensuradas. 10 minutos de alongamento, 10 minutos de aquecimento, 30 minutos de exercícios na piscina e 10 minutos de resfriamento. O objetivo era alcançar uma frequência cardíaca-alvo de 50-80% do pico de consumo de oxigênio por no mínimo 30 minutos. Foram permitidas múltiplas sessões breves por 30 minutos no total. Foram utilizados registros diários para automonitoramento da intensidade de duração e frequência dos exercícios – tal registro dos exercícios era solicitado a cada 2 semanas e checado ao término do programa de 8 semanas.	38 pacientes foram recrutadas → 30 pacientes foram randomizadas em dois grupos. Todas concluíram o estudo. A maioria das pacientes tinha artrite reumatoide de classe II segundo critérios do ACR.	"Um programa de exercícios aeróbios supervisionados de 8 semanas induziu a uma melhora significativa na capacidade aeróbia de pacientes chinesas com artrite reumatoide e foi superior a um programa de exercícios aeróbios feitos em casa. Ambos os programas de exercícios aeróbios se mostraram seguros para as pacientes chinesas com artrite reumatoide." Obediência aos exercícios aeróbios supervisionados = 100% e aos exercícios aeróbios feitos em casa = 52%, variando de 32-75%. Não houve diferença significativa nos dados iniciais de referência entre os grupos. Dentro dos grupos: variáveis do teste de tolerância aos exercícios (volume de oxigênio, equivalente metabólico, trabalho, pulso de oxigênio, pressão arterial sistólica com resposta cardiovascular de pico e volume de oxigênio, equivalente metabólico com limiar ventilatório) = melhora significativa constatada no grupo submetido aos exercícios aeróbios supervisionados, mas não naquele sob exercícios aeróbios feitos em casa.

(continua)

Quadro 23.5 Resumo de evidências *(continuação)*
Exercícios terapêuticos no tratamento de artrite reumatoide

Autor (ano)	Modelo de estudo e amostra	Intervenção	Adesão	Resultados
				Diferença estatística significativa foi observada nas comparações entre os grupos de exercícios aeróbios supervisionados e feitos em casa, com mudança no escore entre os dados iniciais de referência e os dados pós-exercícios no volume de oxigênio, equivalente metabólico, trabalho, pulso de oxigênio e pressão arterial sistólica com resposta cardiovascular de pico. Diferença significativa na comparação entre os grupos, com mudança de escore do volume de oxigênio e equivalente metabólico com limiar ventilatório. Os exercícios aeróbios supervisionados induziram a melhorias de 20, 16, 14% em média no pico de oxigênio, na carga de trabalho de pico e no pulso de oxigênio, respectivamente. Não houve diferença significativa entre os grupos para medidas relacionadas com a doença, exceto autoavaliação global e avaliação global do médico. Dentro do grupo submetido a exercícios aeróbios supervisionados = diferença significativa para a intensidade global de dor, a escala de dor com base nas atividades da vida diária, a força de preensão, o tempo de caminhada e a autoavaliação global. Dentro do grupo submetido a exercícios aeróbios em casa = efeito significativo dos

(continua)

Quadro 23.5 Resumo de evidências *(continuação)*
Exercícios terapêuticos no tratamento de artrite reumatoide

Autor (ano)	Modelo de estudo e amostra	Intervenção	Adesão	Resultados
				exercícios sobre a intensidade global de dor, a escala de dor com base nas atividades da vida diária e o tempo de caminhada. *Nenhuma diferença significativa entre os grupos em relação à mudança de escore entre os dados iniciais de referência e os dados pós-exercícios para as medidas relacionadas com a doença.*
Kennedy[135] (2006)	Avaliar os efeitos de um programa de exercícios intensivos em pacientes com artrite reumatoide sobre a densidade mineral óssea e a atividade da doença. Foram pesquisados 6 bancos de dados. Foram incluídos artigos que investigaram o efeito de programas de exercícios aeróbios e/ou de fortalecimento em pacientes com artrite reumatoide. Foram incluídos 11 dos 30 artigos devolvidos; 4 de 11 apresentaram baixo risco de tendências estatísticas. 1999-2004.	**Van den Ende et al., 2000** – 20 pacientes do sexo feminino. Tamanho da amostra = 64. Força muscular isométrica e isocinética + bicicleta por 15 minutos, 3 vezes por semana a 60% do máximo previsto para a idade + cuidados usuais *versus* cuidados usuais apenas (exercícios de amplitude de movimento + exercícios isométricos). Medidas de desfecho: atividade da doença, força muscular, mobilidade articular, habilidade funcional. Resultados: aumento da força muscular e da função física, sem aumento da atividade da doença, no grupo submetido a exercícios intensivos. **De Jong et al., 2003** – 237 pacientes do sexo feminino, n = 309. Programa de Pacientes com Artrite Reumatoide em Treinamento: 2 vezes/semana: (1) treino com bicicleta (20 minutos a 70-90% da frequência cardíaca máxima); (ii) circuito de exercícios (20	30 artigos = ensaios clínicos randomizados de exercícios em casos de artrite reumatoide. Foram utilizados 11 artigos no total. Apenas 4 estudos tinham baixo nível de tendências estatísticas. A revisão se concentrou nos resultados desses 4 estudos.	"Além de serem seguros, os programas de exercícios em pacientes com artrite reumatoide não aumentam a atividade da doença, mas diminuem a perda da densidade mineral óssea no quadril. Os resultados dessa revisão destacam a segurança e os benefícios do programa de exercícios aeróbios e de fortalecimento dinâmico em pacientes com artrite reumatoide."

(continua)

Quadro 23.5 Resumo de evidências *(continuação)*
Exercícios terapêuticos no tratamento de artrite reumatoide

Autor (ano)	Modelo de estudo e amostra	Intervenção	Adesão	Resultados
		minutos); (iii) esportes/jogos (20 minutos) *versus* cuidados usuais. Medidas de desfecho: atividade da doença, habilidade funcional, capacidade física, estado emocional, dano radiográfico. Resultados: nenhum efeito prejudicial sobre a atividade da doença. A habilidade funcional exibiu uma melhora mais notável do que o grupo submetido a "cuidados usuais". O estado emocional melhorou no grupo submetido ao Programa de Pacientes com Artrite Reumatoide em Treinamento. Os pacientes com dano articular inicial revelaram maior progressão dessa lesão. **De Jong et al., 2004** – 237 pacientes do sexo feminino, n = 309. Intervenção igual à mencionada anteriormente. Medidas de desfecho: atividade da doença, capacidade física, habilidade funcional, dano radiológico de articulações pequenas e grandes, densidade mineral óssea do quadril e da coluna lombar. Resultados: diminuição na densidade mineral óssea apenas na cabeça do fêmur em ambos os grupos, redução menor nos grupos submetidos ao Programa de Pacientes com Artrite Reumatoide em Treinamento. **De Jong et al., 2004** – 237 pacientes do sexo feminino, n = 309. Intervenção segundo Jong 2003.		

(continua)

Quadro 23.5 Resumo de evidências *(continuação)*
Exercícios terapêuticos no tratamento de artrite reumatoide

Autor (ano)	Modelo de estudo e amostra	Intervenção	Adesão	Resultados
		Medidas de desfecho: taxa de evolução radiográfica do dano nas mãos e nos pés (escore de Larsen). Resultados: lesão radiológica menos significativa em articulações pequenas.		
Williams et al.[136] (2010)	"Para avaliar a viabilidade, bem como os resultados de estabilidade da marcha e equilíbrio, de um programa individualizado de exercícios feitos em casa durante 4 meses para mulheres com artrite." Estudo de intervenção realizado antes e depois dos exercícios.	Foi feita uma avaliação inicial; em seguida, todos os participantes receberam exercícios de equilíbrio aplicados em casa pelo fisioterapeuta, com base nos achados da avaliação e nos exercícios disponíveis a partir de kits existentes no mercado. Todas as medidas foram repetidas 4 meses depois. **Principais medidas de desfecho:** risco de quedas e medidas de equilíbrio. **Intervenção:** os pacientes foram visitados em casa pelo fisioterapeuta para iniciar o programa. Os exercícios foram concluídos em uma frequência de 5 vezes/semana durante 4 meses. Exercícios de equilíbrio, fortalecimento e caminhada foram selecionados a partir do programa domiciliar de exercícios de Otago e dos Kits de Prescrição de Exercícios da Visual Health Information – da série Equilíbrio e Reabilitação Vestibular. Os participantes receberam um folder sobre exercícios, incluindo: descrição, gráficos e dosagem de cada exercício, além de um calendário de exercícios para cada mês do programa.	N = 49, do sexo feminino. Osteoartrose ou artrite reumatoide nos membros inferiores. Apenas 39 das pacientes foram selecionadas e concluíram o estudo. Adesão de 66,7% ao programa.	"Inicialmente, 64% dos participantes relataram quedas nos 12 meses anteriores ao estudo. O escore do risco médio de quedas da Avaliação do Risco de Quedas em Idosos na Comunidade foi de 14,5, com 42% deles classificados como risco moderado. As pacientes obtiveram e melhoraram o desempenho em grande parte das medidas de equilíbrio e medidas relacionadas após o programa de exercícios, incluindo risco de quedas, níveis de atividade, medo de quedas, teste de alcance funcional, índice de subida (para mudar da posição sentada para a posição em pé), largura do passo na caminhada, e índice de massa corporal." "Um programa individualizado de exercícios em casa com treinamento de equilíbrio é possível e praticável em mulheres mais idosas com osteoartrose e artrite reumatoide, podendo melhorar a estabilidade durante a caminhada e outras atividades funcionais."

(continua)

Quadro 23.5 Resumo de evidências *(continuação)*
Exercícios terapêuticos no tratamento de artrite reumatoide

Autor (ano)	Modelo de estudo e amostra	Intervenção	Adesão	Resultados
		Se solicitados, os pesos dos exercícios eram fornecidos pelo fisioterapeuta. *Foram oferecidos de 4-8 exercícios (~20-30 minutos, incluindo repousos), bem como a recomendação de caminhar na comunidade por no mínimo 3 vezes/ semana. Os exercícios foram reavaliados em casa em duas ocasiões, ou seja, em 4 e 8 semanas. Foram feitas modificações, conforme a necessidade.*		

demonstraram nenhuma exacerbação nos sintomas articulares, mas exibiram melhorias significativas na força e função.[123,124,126,128]

A elaboração de intervenções físicas para indivíduos com artrite reumatoide requer uma análise cuidadosa da atividade e da gravidade da doença, bem como de suas características sistêmicas. Pessoas com artrite reumatoide em exacerbação ativa devem limitar sua atividade física a exercícios diários de amplitude de movimento incorporados nas atividades da vida diária para promover a adesão ao movimento articular ativo e exercícios isométricos para promover a força. A caminhada, conforme a tolerância, é uma medida incentivada, juntamente com períodos diários de repouso e uma noite inteira de sono para tratar a fadiga. Quando a atividade da doença diminui, o programa de exercícios pode ser avançado pela adição de exercícios de fortalecimento dinâmico, tendo o cuidado de evitar o estresse sobre articulações desarranjadas ou cistos, e mais repetições de exercícios isométricos, bem como maior engajamento em atividades físicas. Quando a doença estiver em remissão, os exercícios aeróbios e dinâmicos com resistência deverão ser considerados para promover a saúde cardiovascular, além de melhorar a força e o condicionamento.[16]

Em pessoas com osteoartrose do joelho, há evidências fortes e consistentes de que os exercícios nos membros inferiores, incluindo treino neuromuscular e funcional, diminuem a dor e melhoram a função. As intervenções incluíram exercícios isométricos, isotônicos e funcionais, bem como treino proprioceptivo e equilíbrio. Essas intervenções foram avaliadas em ambientes clinicamente supervisionados e autodirecionados, com resultados positivos e adesão aceitável.[97,136] As evidências que apoiam o uso de exercícios no tratamento de osteoartrose do joelho e do quadril estão apresentadas no Quadro 23.6 (Resumo de evidências).[137-142] Em sua rotina, os fisioterapeutas devem incorporar estratégias para aumentar a motivação e a adesão do paciente aos exercícios terapêuticos e aos programas de exercícios em casa, incluindo sessões de reforço de exercícios (consultas periódicas de acompanhamento), estabelecimento de metas e outras práticas de aumento da autoeficácia.[119]

Treino cardiovascular

Indivíduos com artrite reumatoide ou osteoartrose costumam perder o condicionamento físico em comparação com outras pessoas da mesma idade. Uma série de revisões sistemáticas e ensaios bem controlados relatou melhorias nos níveis de atividade física e capacidade aeróbia por meio de condicionamento cardiovascular regular, sem agravar as articulações e outros sintomas da doença.[16,24,125,130] Programas e diretrizes pertinentes para adultos saudáveis ou indivíduos de idade mais avançada podem ser instituídos seguindo as recomendações dos Centers for Disease Control and

Prevention (CDC) para a prática de atividade física, o que sugere 30 minutos de exercícios de intensidade moderada cinco vezes por semana[143], ou as diretrizes mais recentes para acumular 150 minutos a cada semana.[144] Se a sustentação do peso for uma barreira ao exercício, as atividades com pouca ou sem sustentação do peso, como bicicleta ergométrica, hidroginástica (exercícios aeróbios feitos em piscina) ou corrida aquática (em piscina funda) podem ser opções.[16,127,145] Para a maioria das pessoas, caminhadas e bicicletas ergométricas constituem métodos seguros e eficazes de exercícios aeróbios.[16,145] Além disso, os pacientes engajados nesse programa frequentemente relatam um aumento na autoestima e melhora no estado emocional.[16] A triagem médica de acordo com a idade e a condição clínica (p. ex., *Questionário Revisado de Prontidão para Atividade Física*) deve ser realizada antes de iniciar um programa de exercícios aeróbios.

Treino funcional

O treinamento funcional para indivíduos com artrite procede da mesma forma que para outros indivíduos com déficits semelhantes. Os fisioterapeutas podem optar por reduzir as exigências ou demandas funcionais de uma atividade de forma temporária, como sob condições de inflamação aguda, ou permanente, com a incorporação de uma série de equipamentos de adaptação nas atividades da vida diária que substituem a amplitude de movimento e a força perdidas. Essas modificações podem incluir utensílios de cabo longo e dispositivos com cabos adaptados para uma preensão mais fácil. Existem recursos e auxílios para se vestir e se arrumar, bem como para realizar a higiene pessoal. Ao fracionar tarefas funcionais, como levantar de uma cadeira ou subir escadas, em movimentos menores, o fisioterapeuta pode ajudar o paciente a identificar os padrões de movimento com defeito e tratar os componentes específicos do movimento que estejam provocando a dificuldade.

O envolvimento dos membros superiores em casos de artrite reumatoide, particularmente do punho e das mãos, pode dificultar a escolha de um dispositivo de assistência deambulatória por impedir qualquer sustentação do peso sobre essas articulações acometidas. Nesses casos, fixadores tipo plataformas podem ser utilizados para transformar o antebraço em uma superfície de suporte do peso. A arrumação da casa ou do local de trabalho também pode melhorar as habilidades funcionais de uma pessoa. Levantar de camas ou cadeiras pode diminuir o esforço necessário para ficar de pé. Corrimãos colocados ao redor da cama, no banheiro e ao longo de escadas também podem ajudar a aumentar a independência de um indivíduo.

Treino de marcha e equilíbrio

Desvios específicos serão evidentes durante todo o ciclo da marcha. Esses desvios podem incluir assimetrias da marcha, diminuição da velocidade, cadência e comprimento da passada, período prolongado de suporte duplo, contato inicial e flexão plantar do pé inadequados, bem como excursão articular diminuída por meio de oscilação e apoio. Os desvios da marcha no paciente com artrite reumatoide, especificamente por dor ou deformidades no pé, também podem ser evidenciados (Tab. 23.6).[146,147] Os fisioterapeutas devem tratar os comprometimentos articulares e musculares subjacentes que contribuem para esses desvios no programa de treinamento da marcha com pessoas acometidas por qualquer tipo de artrite.

O grau em que a marcha de um indivíduo com artrite deve, ou pode, aproximar-se do normal é uma das questões mais difíceis na elaboração de um programa terapêutico. Algumas "anormalidades", como claudicação antálgica, podem, na verdade, diminuir a carga sobre as articulações. A destruição articular pode exigir a introdução de dispositivos de assistência tão simples quanto uma bengala-padrão ou tão complexos quanto muletas de plataforma ou andadores com rodinhas dotados de fixadores tipo plataforma. A marcha do indivíduo com artrite reumatoide ou osteoartrose deve ser segura, funcional e esteticamente aceitável para o paciente, em vez de ser uma versão idealizada inatingível do normal. O uso de uma bengala-padrão bem ajustada e adaptada na mão contralateral é associado a uma diminuição na carga e na dor articular em indivíduos com osteoartrose tanto do quadril como do joelho.

Como a diminuição na velocidade da caminhada é comum em casos de artrite, há um consenso geral de que o aumento na velocidade seja uma medida significativa de melhora funcional. Por exemplo, a capacidade de uma pessoa de andar rápido o suficiente para atravessar a rua em sincronia com o semáforo é importante para uma locomoção segura e funcional na comunidade. Contudo, o aumento na velocidade de caminhada sem atenção à biomecânica articular pode ser indesejável. Em um ensaio clínico feito a partir do uso de agente não esteroide para pessoas com osteoartrose do joelho, todos com deformidade em varo, foram incluídas variáveis da marcha como medidas de desfecho. Os pesquisadores verificaram que a dor autorrelatada diminuía e a velocidade da caminhada aumentava no grupo de terapia ativa. Ao mesmo tempo, a análise cinética das forças articulares mostrou que o aumento na velocidade era acompanhado por um momento adutor aumentado no joelho e maior carga do compartimento medial.[148] Essa carga adicional da articulação e o aumento do estresse sobre o tecido de sustentação lateral podem não compensar os benefícios da veloci-

Quadro 23.6 Resumo de evidências
Exercícios terapêuticos no tratamento de osteoartrose do joelho e quadril

Referência	Sujeitos do estudo	Métodos	Duração/dosagem	Resultados/comentários
Bartels et al.[137] (2007)	Pacientes com osteoartrose em um ou ambos os joelhos ou quadris. 800 indivíduos no total, com idade média relatada variando de 66 a 71 anos.	Revisão sistemática de 6 ensaios clínicos randomizados ou estudos quase experimentais até maio de 2006, comparando intervenções de exercícios aquáticos com exercícios feitos no solo.	Os exercícios aquáticos variaram de 6 semanas a 3 meses e 2 a 3 sessões/semana.	Achados mistos, com melhorias pequenas a moderadas em curto prazo na função e na qualidade de vida relacionada com a saúde, além de redução mínima a grande na dor imediatamente após a intervenção. Não ocorreram alterações na rigidez ou na habilidade de caminhada. Os autores comentaram que os exercícios aquáticos podem ser um primeiro passo benéfico em um programa terapêutico com exercícios para iniciar pacientes particularmente incapacitados em um treinamento.
Pisters et al.[141] (2007)	Pacientes com osteoartrose do quadril ou joelho. 1.721 indivíduos no total. Não foram fornecidas as idades médias.	Revisão sistemática de 11 ensaios clínicos randomizados ou ensaios clínicos controlados até novembro de 2005 nos idiomas holandês, alemão ou inglês. Foram comparados os efeitos da terapia com exercícios em longo prazo (acompanhamento ≥ 6 meses) com uma intervenção-controle.	A terapia com exercícios variou de 1 a 12 meses e o período de acompanhamento de 6 a 15 meses.	Houve benefícios significativos pequenos a moderados para a dor, que não foram mantidos no acompanhamento em longo prazo. Observaram-se efeitos não significativos sobre a função autorrelatada e evidências conflitantes para a função baseada no desempenho. Houve evidências moderadas de que as sessões adicionais de reforço pós-tratamento tiveram uma influência positiva sobre a manutenção dos efeitos pós-terapêuticos em longo prazo. Os autores comentam que a maior adesão ao tratamento era associada a melhores resultados para os pacientes e, ainda, que as pesquisas futuras devem se concentrar em como o comportamento frente aos exercícios pode ser estimulado e mantido em longo prazo.
Fransen e McConnell[138] (2008)	Adultos com diagnóstico estabelecido ou autorrelato de osteoartrose do joelho. 3.719 indivíduos no total, com uma idade média variando de 61 a 74 anos.	Revisão sistemática de 32 ensaios clínicos randomizados até dezembro de 2007, comparando exercícios terapêuticos feitos no solo com um grupo-controle não submetido a exercícios.	A intervenção de exercícios variou de 4 semanas a 12 meses e < 1 a 3 vezes/semana.	Foram constatados efeitos terapêuticos benéficos pequenos a moderados em curto prazo para a dor e a função física autorrelatada. Os benefícios, no entanto, são comparáveis a estimativas relatadas para os AINE e analgésicos simples atuais tomados para a dor no joelho. Segundo os autores, também está claro que a maioria das pessoas com osteoartrose do joelho precisa de alguma forma de supervisão ou monitoramento contínuo para permitir que um programa de exercícios proporcione os máximos benefícios clínicos.

(continua)

Quadro 23.6 Resumo de evidências *(continuação)*
Exercícios terapêuticos no tratamento de osteoartrose do joelho e quadril

Referência	Sujeitos do estudo	Métodos	Duração/dosagem	Resultados/comentários
Fransen et al.[139] (2009)	Adultos com osteoartrose do quadril estabelecida. 204 indivíduos no total, com uma idade média variando de 65 a 70 anos.	Revisão sistemática de 5 ensaios clínicos randomizados até agosto de 2008, comparando alguma forma de exercícios terapêuticos feitos no solo com um grupo-controle não submetido a exercícios.	A intervenção de exercícios variou de 6 a 12 semanas e 1 a 3 vezes/semana.	Observaram-se pequenos efeitos terapêuticos benéficos em curto prazo para a dor, mas nenhum benefício para a função física autorrelatada. Como grande parte dos estudos inclui pessoas com osteoartrose do quadril ou do joelho, os autores levantaram a dúvida se um programa de exercícios não específicos para as articulações pode maximizar o benefício terapêutico.
McNair et al.[140] (2009)	Pacientes com osteoartrose do quadril confirmada ao exame clínico e/ou radiográfico. 356 indivíduos no total, com uma idade média variando de 66 a 72 anos.	Revisão sistemática de 6 ensaios clínicos randomizados e estudos quase experimentais até junho de 2008, comparando uma terapia com exercícios de no mínimo 3 semanas com uma intervenção de comparação.	As intervenções de exercícios variaram de 5 a 8 semanas e 1 a 2 sessões/semana.	Havia apenas 1 ensaio de alta qualidade e, portanto, não há "evidências suficientes" para apoiar o exercício como tratamento para reduzir a dor e melhorar a função; além disso, há evidências limitadas quanto à melhoria na qualidade de vida relacionada com a saúde. Os programas de exercícios nos estudos incluídos não atenderam às diretrizes atuais sobre atividade física (como intensidade, volume, progressão). Os autores comentaram que isso era uma descrição insuficiente de evolução dos esquemas de treinamento, um requisito básico de programas bem-sucedidos de exercícios físicos. Ademais, os autores observaram que ainda há uma escassez de artigos abordando os efeitos de exercícios sobre a osteoartrose do quadril especificamente.
Jansen et al.[142] (2011)	Adultos com osteoartrose do joelho.	Revisão sistemática de 12 ensaios clínicos randomizados, comparando: (a) treino de força isolado, (b) terapia com exercícios isolados e (c) terapia com exercícios mais terapia manual com um grupo-controle não submetido a exercícios.	Durações variáveis.	Houve efeitos benéficos pequenos a moderados de cada tipo de intervenção para a dor. Os exercícios somados à mobilização manual melhoraram a dor significativamente mais do que os exercícios isolados. Cada intervenção também melhorou a função física de forma expressiva.

Tabela 23.6 Análise de desvios da marcha, achados do exame físico e objetivos terapêuticos

Desvios da marcha	Achados do exame físico	Objetivos terapêuticos
Pronação do pé		
Progressão com arrastamento dos pés Redução no comprimento do passo Contato inicial com a borda medial do pé Diminuição do equilíbrio unipodal (ou seja, em um único membro) Fase prolongada de suporte duplo Elevação tardia do calcanhar Flexão plantar do tornozelo ipsilateral em oscilação Joelho valgo com sustentação do peso	Sensibilidade sobre a área mesotarsal subtalar Amplitude de inversão limitada Músculo tibial posterior fraco e doloroso Postura de pronação do pé com sustentação do peso Ligamento colateral medial frouxo do joelho	Aliviar a tensão sobre as articulações subtalar e mesotarsal Aumentar a inversão do tornozelo Fortalecer o músculo tibial posterior Estabilizar as articulações hipermóveis com órtese rígida Manter o alinhamento neutro em apoio pelo posicionamento do pé
Hálux valgo		
Desvio posterolateral do peso Elevação tardia do calcanhar Diminuição do equilíbrio unipodal	Desvio lateral do polegar Inchaço da primeira articulação metatarsofalângica Encurtamento do músculo flexor curto do hálux Sensibilidade do polegar Fraqueza na abdução do polegar	Acomodar o pé em sapato com biqueira ampla de conformação *toe-box* (ou seja, de formato anatômico) Aumentar a extensão do polegar Aliviar a tensão de sustentação do peso
Subluxação da articulação metatarsofalângica		
Diminuição do *roll-off* (avanço sobre o pé apoiado) Diminuição da postura unipodal Progressão apropulsiva Diminuição do equilíbrio unipodal	Cabeças das articulações metatarsofalângicas dolorosas com sustentação do peso Formação de calo sobre as cabeças das articulações metatarsofalângicas Ulcerações sobre as cabeças das articulações metatarsofalângicas Flexão limitada das articulações metatarsofalângicas Cabeças proeminentes das articulações metatarsofalângicas	Redistribuir a pressão com barra metatarsal Aliviar a pressão com palmilha recortada macia Aumentar a mobilidade de flexão das articulações metatarsofalângicas Acomodar o pé com sapato de profundidade extra
Dedos em martelo ou em garra		
Diminuição do *roll-off* Diminuição da postura unipodal Progressão apropulsiva Diminuição do equilíbrio unipodal	Postura de hiperextensão da articulação metatarsofalângica com flexão das articulações interfalângicas proximais e distais Postura de hiperextensão das articulações metatarsofalângicas e interfalângicas distais com flexão das articulações interfalângicas proximais Formação de calo nas extremidades plantares e no dorso da articulação interfalângica proximal Flexão limitada das articulações metatarsofalângicas	Melhorar o alinhamento do dedo com barra metatarsal Acomodar o pé com sapato de profundidade extra Diminuir a pressão com palmilha macia Aumentar a mobilidade do dedo

(continua)

Tabela 23.6 Análise de desvios da marcha, achados do exame físico e objetivos terapêuticos *(continuação)*

Desvios da marcha	Achados do exame físico	Objetivos terapêuticos
Calcanhar doloroso		
Padrão calcanhar-dedo Nenhum contato do calcanhar em apoio Redução no comprimento da passada Diminuição na velocidade Flexão plantar do tornozelo em oscilação Aumento da flexão do quadril em oscilação Redução no comprimento do passo de membro contralateral	Flexão plantar ativa dolorosa Dorsiflexão ativa e passiva dolorosa Inchaço e dor na inserção do tendão do calcâneo Sensibilidade sobre esporão do calcâneo Amplitude diminuída de dorsiflexão do tornozelo	Diminuir a inflamação com injeção de esteroides ou modalidades paliativas Aliviar o estresse (tensão) de sustentação do peso Diminuir a pressão sobre esporão com palmilha macia Manter a mobilidade do tornozelo

De Dimonte e Light,[94] com permissão.

dade aumentada. Dessa forma, deve ser dada uma atenção especial aos fatores biomecânicos no tratamento como um todo, mesmo quando a terapia farmacológica diminuir a dor e melhorar a velocidade da marcha.

Entrada (*input*) proprioceptiva diminuída, reflexos neuromusculares comprometidos, biomecânica articular alterada, dor e fraqueza muscular contribuem para problemas de equilíbrio estático e dinâmico no indivíduo com artrite dos membros inferiores. O treino de equilíbrio pode incluir a progressão dos exercícios a partir de posturas estáticas com mudança de apoio nos dois membros para um único membro, de superfícies estáveis para instáveis, além da adição de obstáculos em locais seguros. As atividades de equilíbrio dinâmico incluem manutenção do alinhamento postural enquanto se desloca o peso de um membro para o outro em várias direções e caminhada sobre diferentes superfícies para desafiar os sistemas vestibular e proprioceptivo (ver Cap. 10). A Tabela 23.7 fornece um resumo das medidas de desfecho para artrite reumatoide e osteoartrose, organizado de acordo com as categorias da CIF.

Proteção das articulações

A proteção articular é um elemento-chave do tratamento de artrite, em virtude do impacto exercido pela doença sobre a articulação e as estruturas de sustentação. Um ensaio controlado randomizado para pessoas com osteoartrose da mão comparou os efeitos de um programa comportamental/educativo de 3 meses de proteção articular com a orientação padrão (cada um composto por uma sessão de 20 minutos e pelo fornecimento de um pedaço de apoio antiderrapante Dycem® para uso ao se abrir jarras). Esse estudo simples-cego demonstrou que os pacientes inseridos no grupo de proteção articular e exercícios aumentaram a força de preensão em 25% e ambos os grupos relataram melhor função das mãos com as informações de proteção articular.[16,149] Os pacientes devem ser incentivados a incorporar cuidados relativos às articulações em todas as atividades da vida diária para minimizar a dor e conservar energia (ver Apêndice 23.C, Proteção articular, repouso e conservação de energia).

Além de diminuir a dor e melhorar a função, as órteses também podem proporcionar apoio e proteção às articulações vulneráveis e dolorosas. Órteses para os pés ou sapatos especialmente desenhados podem ter a dupla finalidade de aliviar os estresses biomecânicos e aumentar a função em pessoas com envolvimento dos pés em casos de artrite reumatoide.[150,151] O custo de sapatos especiais pode não ser passível de reembolso em muitos programas de seguro. Um bom sapato irá conferir apoio e eliminar o movimento articular desnecessário na articulação talocalcânea com um contraforte[†] firme e largo. Esse tipo de sapato também deve ajudar a manter o alinhamento ósseo normal e acomodar todas as deformidades existentes dos pés dentro de uma biqueira de conformação *toe-box* (ou seja, de formato anatômico) de dimensões adequadas. A pressão deve ser uniformemente distribuída ao longo da superfície plantar do pé durante a sustentação do peso. Além de não serem caras, as palmilhas de gel disponíveis no mercado podem ser úteis; no entanto, com alterações biomecânicas mais avançadas no pé, talvez seja necessária a fabricação de órteses. Um solado em mata-borrão ou *rocker* (sola de sapato curva no dedo) pode ser usado para

---

[†] N.T.: Trata-se de um reforço colocado na região do calcanhar, entre o cabedal traseiro e o forro. Em outras palavras, reforço do calcanhar na parte de dentro do calçado.

Tabela 23.7 Medidas de desfecho para artrite reumatoide e osteoartrose, organizadas pelas categorias da CIF

	Estrutura e função corporal	Atividade e participação	Qualidade de vida e fatores pessoais
Artrite reumatoide	• Escala visual análoga ou escala numérica de classificação de dor para a dor • Contagem de articulações ativas[a] ou Índice Simplificado de Atividade da Doença • Amplitude de movimento (goniometria) • Força (manual ou miometria), incluindo força de preensão • Estabilidade articular • Avaliação visual da marcha • Avaliação Multidimensional de Fadiga • Equilíbrio (p. ex., postura unipodal)	• Índice de Incapacidade do Questionário de Avaliação de Saúde ou Questionário de Avaliação de Saúde Modificado • Versão de Medida de Impacto da Artrite-2 • Escala Funcional Específica do Paciente • Teste de Função da Mão em Artrite • Equilíbrio dinâmico/funcional (p. ex., Escala de Equilíbrio de Berg, teste Timed Up & Go [teste cronometrado de levantar e caminhar]) • Teste de Caminhada de 6 Minutos	• Questionário de qualidade de vida EuroQoL-5 dimensões • Escalas de autoeficácia[a] • Questionário de Prontidão para Gestão de Artrite • Avaliação global do paciente e dos profissionais de saúde
Osteoartrose	• Escala visual análoga ou escala numérica de classificação de dor para a dor • Amplitude de movimento (goniometria) • Força (manual ou miometria), incluindo força de preensão • Estabilidade articular • Avaliação visual da marcha • Equilíbrio (p. ex., postura unipodal)	• Escore de Resultados em osteoartrose e Incapacidade do Quadril • Escore de Resultados em osteoartrose e Lesão do Joelho • Escala Funcional de Membros Inferiores • Escala Funcional Específica do Paciente • Incapacidades do Braço, Ombro e Mão • Teste de Função da Mão em Artrite • Equilíbrio dinâmico/funcional (p. ex., Escala de Equilíbrio de Berg, teste Timed Up & Go [teste cronometrado de levantar e caminhar], teste *sit-to-stand* [transferência da posição sentada para a posição em pé]) • Teste de caminhada de 6 minutos	• Questionário de qualidade de vida EuroQoL-5 dimensões • Escalas de autoeficácia[a] • Questionário de Prontidão para Gestão de Artrite

[a] Ver Apêndice 23.D, Recursos da internet.

facilitar a flexão plantar do pé, com movimento limitado do tornozelo. Foi conduzido um ensaio controlado sobre o efeito de calçado ortopédico extraprofundo pronto para uso (ou seja, adquirido diretamente de fornecedor, sem a necessidade de encomenda) para pessoas com artrite reumatoide e, no mínimo, 1 ano de dor nos pés. Os resultados incluíram medidas de dor, marcha e função física após 2 meses de uso dos sapatos extraprofundos. O grupo que usou o calçado apresentou uma melhora significativa na incapacidade autorrelatada, na dor com e sem sustentação do peso e na marcha. Além da profundidade extra na biqueira do sapato, os sapatos proporcionaram maior estabilidade do retropé, além de oferecer suporte para o arco plantar, canela rígida, e parte traseira do calcanhar almofadada acima do contraforte para melhor ajuste e posicionamento. Esse estudo relatou que a dor da caminhada era responsável por 75% da variabilidade no nível de função física dos indivíduos.[152]

Orientação e autogestão

Foi demonstrado que a orientação do paciente nas doenças reumáticas resulta em mudanças positivas em termos de conhecimento, comportamentos saudáveis, crenças e posturas que afetam o estado de saúde, a qualidade de vida e a utilização dos cuidados de saúde. Uma revisão recente da literatura científica especializada registrou os benefícios bem estabelecidos dos programas de autogestão sobre a saúde mental.[75] Assim como acontece com qualquer doença crônica, a orientação deve incluir informações requeridas para enfrentar a condição (medicamentos tomados, exercícios), habilidades de autogestão necessárias para desempenhar papéis sociais e vocacionais importantes, além de recursos exigidos para lidar com as consequências emocionais da doença crônica, como depressão, medo e frustração. Há evidências incontestáveis e irrefutáveis de que a orientação destinada ao ensino das habilidades de autogestão e aumento da autoeficácia do paciente para essas tarefas seja a medida mais eficaz.[75,153] A Arthritis Foundation (1330 West Peachtree Street, Atlanta, GA 30309, www.arthritis.org) pode fornecer ao clínico ou ao indivíduo acometido uma variedade de materiais educativos, panfletos e cursos de autoajuda que aumentarão a compreensão cognitiva do processo patológico e as habilidades de autogestão. Muitos comitês locais do Arthritis Foundation presidem grupos de apoio ao paciente e à família para aumentar a adaptação psicossocial, bem como para conduzir programas de exercícios terrestres e aquáticos em estabelecimentos públicos. A Association of Rheumatology Health Professionals, uma divisão do American College of Rheumatology (www.rheumatology.org), pode fornecer ao fisioterapeuta recursos científicos e clínicos para aperfeiçoar seu exercício profissional, assim como sua rede de colegas que trabalham na área de reumatologia. Ver o Apêndice 23.D em busca de mais recursos elaborados com base na web.

Tratamento cirúrgico

A cirurgia representa um dos maiores avanços no tratamento de artrite nos últimos 50 anos. A intervenção cirúrgica, no entanto, não é adequada para todos os indivíduos com artrite reumatoide ou osteoartrose; por essa razão, torna-se crítica não só a seleção rigorosa do paciente, mas também a escolha do momento oportuno para o procedimento. As principais indicações do tratamento cirúrgico são dor, perda de função e progressão da deformidade, embora as duas últimas nem sempre estejam correlacionadas. Os resultados cirúrgicos são consideravelmente afetados por características pessoais do paciente, como ansiedade, depressão, expectativas e motivação,[154] e fatores externos, como acesso à reabilitação pós-operatória de qualidade. Os objetivos gerais da reabilitação pós-operatória são restaurar a amplitude de movimento na articulação acometida, promover a estabilidade dentro da articulação, recuperar o controle neuromuscular do movimento articular, restabelecer a marcha e o equilíbrio, além de melhorar a qualidade de vida.

Em geral, existem três procedimentos que podem ser realizados em tecidos moles: **sinovectomia**, liberação dos tecidos moles, e transferências de tendão. Do mesmo modo, existem três procedimentos gerais para ossos e articulações: osteotomia, artroplastia prostética e, menos frequentemente, artrodese. A escolha de procedimentos específicos de fisioterapia no pós-operatório dependerá da intervenção cirúrgica em particular, do grau de envolvimento articular antes da cirurgia, das características individuais do paciente (incluindo comorbidades e nível de atividade física) e de outras manifestações da doença. É particularmente importante lembrar que um paciente com artrite reumatoide, quando comparado a uma contraparte com osteoartrose, terá envolvimento de múltiplas articulações, o que acaba afetando o resultado funcional do procedimento. Também é provável que um paciente com artrite reumatoide seja um candidato cirúrgico em uma idade bem mais jovem do que outro com osteoartrose e esteja sob maior risco de infecção após a cirurgia em função do processo de doença sistêmica e do uso mais acentuado de medicamentos imunossupressores.[1]

Mais de 800 mil cirurgias de artroplastia total do quadril ou do joelho são realizadas nos Estados Unidos anualmente, sendo a maioria delas feita em pacientes com osteoartrose.[155] Esses procedimentos altamente bem-sucedidos têm revolucionado o tratamento de artrite incapacitante nos membros inferiores, com benefícios significativos em longo prazo,[156,157] incluindo recuperação da função física.[158] Os principais objetivos após artroplastia total são restabelecer a função, diminuir a dor e recuperar o controle muscular a fim de permitir que o indivíduo retorne aos níveis anteriores de função ou apresente uma melhora desses níveis. O manejo pós-operatório imediato e a reabilitação são moldados por uma série de fatores, incluindo a ocorrência de complicações perioperatórias, bem como por fatores cirúrgicos (tipo de prótese, técnica cirúrgica e abordagem). O tratamento inicial inclui exercícios terapêuticos, transferência e treino de marcha, além de instrução para as atividades da vida diária.[159-160] Uma vez que o indivíduo tenha atingido um nível adequado de função e esteja liberado de tomar precauções cirúrgicas, as instruções para o estabelecimento de uma rotina de exercícios e atividade física a fim de manter o condicionamento musculoesquelético e cardiovascular são cruciais para os resultados e a qualidade de vida em longo prazo. Uma meta-análise conduzida para avaliar a recuperação da função física em curto e longo prazo após artroplastia total do quadril verificou que os pacientes haviam recuperado entre 46 e 81% da função autorrelatada, em comparação com controles de mesma idade, 6 a 8 meses após a cirurgia. A velocidade de caminhada, a atividade diária em casa e outras medidas da capacidade funcional recuperam-se, sem exceção, até aproximadamente 80% em comparação aos controles, 6 a 8 meses após a artroplastia total do quadril.[158,161] A recuperação da função física e da qualidade de vida após a artroplastia total do joelho é mais demorada e frequentemente abaixo do ideal em comparação com o procedimento de artroplastia total do quadril.[156] Ambas as artroplastias totais melhoram os desfechos clínicos em joelhos e quadris lesionados por artrite reumatoide e têm um efeito sistêmico secundário positivo sobre a atividade dessa doença; entretanto, há benefícios inconsistentes quanto à qualidade de vida relacionada com a saúde em longo prazo.[162]

Resumo

A artrite reumatoide e a osteoartrose são os dois tipos de artrite que têm a maior probabilidade de serem vistas pelo fisioterapeuta na prática clínica. As principais limitações de atividade e as restrições de participação no indivíduo com artrite reumatoide ou osteoartrose são resultado de fatores como atividade da doença, comprometimentos musculosqueléticos e descondicionamento cardiovascular. Irregularidades da superfície articular, perda do espaço articular e da amplitude de movimento, bem como fraqueza muscular e atrofia, contribuem diretamente para as limitações nas atividades da vida diária e na capacidade de trabalho. Com frequência, a dor secundária a alterações na estrutura e função normal das articulações também limita a função. Os comprometimentos musculosqueléticos relacionados com artrite também podem levar a déficits de outros sistemas, como diminuição da resistência cardiovascular para atividades funcionais. O fisioterapeuta é um profissional bem preparado para avaliar e tratar esses comprometimentos, corrigir as limitações da atividade e orientar o paciente sobre as habilidades de autogestão, a fim de evitar restrições desnecessárias de participação. A reabilitação do indivíduo com artrite é direcionada na maioria das vezes ao restabelecimento ou à manutenção da mobilidade e força articular, enfatizando a realização de novo treinamento funcional e a prevenção de problemas de saúde secundários.

Questões para revisão

1. Que fatores epidemiológicos estão relacionados com artrite reumatoide?
2. Quais são as principais alterações patológicas observadas em casos de artrite reumatoide?
3. Cite duas hipóteses a respeito da patogênese da artrite reumatoide.
4. Descreva quatro fatores de risco modificáveis que podem predispor um indivíduo à osteoartrose.
5. Relate duas alterações na cartilagem articular associadas à osteoartrose.
6. Mencione pelo menos dois testes laboratoriais utilizados no diagnóstico de artrite reumatoide e exponha suas finalidades.
7. Descreva os parâmetros usados na análise de radiografias das articulações com artrite.
8. Trace as alterações articulares típicas observadas em casos de artrite reumatoide para as seguintes articulações: occipitoatlantal, atlantoaxial, temporomandibular, cárpicas, joelho e talocalcânea.
9. Defina as deformidades a seguir: divergência ulnar, deformidade em pescoço de cisne, deformidade em *boutonnière* (botoeira em francês), dedos em martelo, dedos em garra ou invertidos, e hálux valgo.
10. Retrate os objetivos gerais do tratamento clínico para artrite reumatoide e osteoartrose.
11. Quais são as principais indicações para cirurgia em artrite reumatoide?
12. Descreva os pontos-chave na obtenção do histórico de indivíduo com artrite.
13. Que adaptações de testes e medidas-padrão poderiam ser solicitadas para o exame de indivíduo com artrite reumatoide?
14. Quais são os objetivos fisioterapêuticos gerais para indivíduos com artrite reumatoide ou osteoartrose?
15. Explique as metas, as modificações e a evolução de um programa típico de fortalecimento.
16. Aborde as estratégias terapêuticas para aumentar a amplitude de movimento.
17. Elabore um programa de condicionamento cardiovascular para o indivíduo com envolvimento articular dos membros inferiores em casos de artrite.
18. Descreva as estratégias para aumentar a adesão dos pacientes aos programas de exercícios terapêuticos.
19. Cite pelo menos quatro princípios de proteção articular e forneça uma aplicação prática de cada um deles.
20. Que critérios orientam a seleção de sapatos para o indivíduo com artrite reumatoide?
21. Quais as finalidades das talas?
22. Que alterações na marcha são comumente associadas à artrite reumatoide? Que comprometimentos contribuem para problemas de equilíbrio estático e dinâmico no indivíduo com artrite dos membros inferiores?

Estudo de caso

A seguir, são apresentados dois estudos de caso: o caso 1 apresenta um paciente com artrite reumatoide, enquanto o caso 2 considera outro paciente com osteoartrose.

Caso 1: artrite reumatoide

Histórico

A paciente em questão era uma mulher casada que tinha 52 anos de idade e possuía dois filhos no ensino médio. Ela era enfermeira e trabalhava cerca de 40 horas por semana. Essa mulher teve sintomas de inchaço e dor articular, além de fadiga e fraqueza progressiva por 2 anos. Durante o aparecimento inicial dos sintomas, um clínico geral a diagnosticou com síndrome do túnel do carpo, osteoartrose do joelho, fibromialgia e doença de Lyme. Contudo, os sintomas continuaram piorando, mesmo com anti-inflamatórios não esteroides (AINE). Além disso, foi prescrito o uso de antidepressivos e ela foi encaminhada para o reumatologista há 3 meses. Com base no histórico, no exame físico, nos valores laboratoriais (Escore de Atividade da Doença = 3,2; Fator Reumatoide = 12,30; VHS = 26) e nas evidências radiográficas, o reumatologista confirmou o diagnóstico de artrite reumatoide soropositiva. Ela, então, iniciou um curso terapêutico com metotrexato e foi encaminhada para a fisioterapia.

Exame fisioterapêutico

No exame inicial de fisioterapia, ela relatou que sua rigidez matinal durava atualmente menos de 30 minutos (limite superior prévio de 3 horas). A dor e o inchaço nas mãos, nos pés e nos cotovelos diminuíram acentuadamente e ela estava se sentindo mais disposta. A avaliação do sistema tegumentar não revelou nada digno de nota, exceto por um leve edema e vermelhidão das articulações distais dos dedos e do punho direito mais que o esquerdo. A pressão arterial e a frequência respiratória estavam dentro dos limites de normalidade. A frequência cardíaca em repouso era de 72 bpm, mas aumentava para 96 bpm com pequeno esforço.

A amplitude de movimento encontrava-se limitada no ombro, nos cotovelos, nos punhos e nas articulações metacarpofalângicas. Além de haver um déficit na extensão do joelho de 10°, ela não conseguia realizar dorsiflexão do tornozelo ou extensão do quadril além da posição neutra. A força bilateral era boa (–). Ela exibia postura inadequada com a cabeça para a frente, os ombros rotacionados para a frente e início de uma cifose acentuada. A dor era mais proeminente nos punhos, cotovelos e tornozelos (escala visual análoga de 4/10) e indicava fadiga geral. Ela também tinha pés chatos e inchaço moderado das cabeças dos metatarsos. No entanto, a paciente estava se sentindo aliviada por finalmente ter sido diagnosticada com uma condição para a qual há um tratamento eficaz e confiava em seu reumatologista. Os objetivos imediatos dessa paciente eram recuperar o movimento confortável, a força e o vigor, além de evitar a deformidade.

QUESTÕES PARA ORIENTAÇÃO

1. Identifique as metas previstas e os resultados esperados gerais da fisioterapia para essa paciente.
2. Que estratégias de autogestão você recomendaria e/ou orientaria a paciente a usar?
3. Descreva os tipos de recursos comunitários que você recomendaria para serem explorados pela paciente.
4. Que dispositivos de apoio poderiam ser utilizados para diminuir os sintomas e aumentar a função?
5. Como o fisioterapeuta programaria as consultas de retorno à clínica?

Caso 2: osteoartrose

Histórico

A paciente em questão era uma mulher branca de 64 anos de idade, cuja dor na região lombar e nos dois joelhos aumentou no ano anterior. Ela tinha aproximadamente 1,70 metro de altura e 88 kg. Também sofria de hipertensão e insuficiência renal crônica, mas tomava medicações prescritas para isso. Ela trabalhava meio período como professora-assistente no ensino fundamental local e morava sozinha no 3º andar de um apartamento sem elevador. Nos finais de semana, ela trabalhava como assistente administrativa de um condomínio, o que envolvia tanto a limpeza como as tarefas mínimas de manutenção. Ela tinha dificuldade de usar as escadas, levantar e sentar em uma cadeira, subir e descer do ônibus e caminhar por mais de 15 minutos de uma vez. Além de ter apresentado dor e rigidez progressivamente mais notáveis no joelho nos últimos 3 anos, ela sofreu recentemente episódios de "colapso" no joelho direito. A lombalgia piorava depois de ficar muito tempo sentada, passar aspirador de pó ou no final do dia. Ela evitava medicamentos vendidos sem receita médica em função da doença renal subjacente, mas relatava alívio moderado da dor com diclofenaco tópico aplicado em ambos os joelhos. Há pouco tempo, a paciente ingressou em uma academia de ginástica para idosos, mas admitia não frequentar as aulas com assiduidade.

Em uma consulta recente com o clínico geral, ela foi submetida a radiografias de ambos os joelhos. O exame revelou estreitamento bilateral do espaço articular, com maior acometimento do joelho direito do que do esquerdo e maior envolvimento do compartimento lateral do que do medial. Há evidências de esclerose óssea, osteófitos e mau alinhamento leve (joelho valgo), mais acentuados à direita. O médico sugeriu a continuidade do uso de AINE tópicos, a utilização de uma bengala e o encaminhamento a um fisioterapeuta para avaliação e orientação quanto à prática de exercícios. A paciente e seu médico concordaram em falar sobre as opções cirúrgicas para o joelho se ela não ficasse satisfeita com a condição em 3 a 6 meses.

Exame fisioterapêutico

Durante a avaliação inicial do histórico e dos sistemas, a paciente relatou que estava tendo dificuldades tanto em seu emprego de meio período como em suas responsabilidades de limpeza no condomínio de seu apartamento. Ela frequentemente se sentia cansada e não tinha vigor para ir às aulas de ginástica, apesar de ter gostado da última aula em que participou há cerca de 2 meses. Ela admitia não dormir bem e, ocasionalmente, tinha de pedir alguns dias afastamento de seu trabalho na escola por doença. A paciente também andava preocupada com as finanças e sentia que precisava prosseguir com o trabalho por no mínimo mais 3 anos. A dor era intermitente durante o dia, mas a despertava com frequência durante a noite. Suas funções vitais eram as seguintes: frequência cardíaca de 82 bpm, pressão arterial de 140/85 e frequência respiratória igual a 16 movimentos respiratórios/min. A pele e a circulação nos membros inferiores não apresentavam nada digno de nota; além disso, a integridade sensorial e os reflexos permaneciam intactos. Manter o trabalho e evitar a cirurgia do joelho eram suas principais preocupações.

As medidas e os testes selecionados revelaram fraqueza de perda de movimento nos quadris e joelhos bilateralmente, além de uma marcha antálgica e lenta. A amplitude de movimento da coluna encontrava-se limitada por dor em extensão e rotação. A estabilidade anteroposterior do joelho era boa, embora houvesse uma pseudofrouxidão moderada dos ligamentos colaterais laterais bilateralmente. Utilizando uma escala numérica de classificação da dor, a paciente classificou sua dor no joelho esquerdo igual a 7 enquanto caminhava e 8 ao subir escadas, em uma escala de 10 pontos; já o escore de dor no joelho direito era de 6/10 para todas as atividades. Ela estava usando sapatos sem cadarços e sem apoio, mas exibia uma pronação acentuada do tornozelo à direita e hálux valgo bilateral.

QUESTÕES PARA ORIENTAÇÃO

1. Que metas previstas devem ser abordadas entre o fisioterapeuta e a paciente para os episódios de cuidados?
2. Formule um programa de exercícios em casa para essa paciente e determine um cronograma ideal para acompanhamento pelo fisioterapeuta.
3. Que tipo de dispositivo(s) ortótico(s) promoveria a diminuição dos sintomas dessa paciente e o aumento de sua função?
4. O que deveria ser incluído nas instruções relacionadas com a paciente para maximizar sua função?
5. Que estratégias poderiam ser usadas para maximizar a adesão dessa paciente a um programa de exercícios em casa e uma atividade física regular?
6. Que outro(s) profissional(is) de saúde e/ou recursos comunitários você recomendaria para essa paciente?

REFERÊNCIAS BIBLIOGRÁFICAS

1. Klippel, JH (ed): Primer on the Rheumatic Diseases, ed 13. Arthritis Foundation and Springer Publishing, Atlanta, 2011.
2. Arnett, FC, et al: The American Rheumatism Association 1987 revised criteria for the classification of rheumatoid arthritis. Arthritis Rheum 31:315, 1988.
3. Aletaha, D, et al: Rheumatoid arthritis classification criteria. Arthritis Rheum 62:2569, 2010.
4. Hemlick, CG, et al: Estimates of the prevalence of arthritis and other rheumatic conditions in the United States. Arthritis Rheum 58:15, 2008.
5. Symmons, D: Epidemiological concepts and the classification of musculoskeletal conditions. In Hochberg, AJ, et al (eds): Rheumatology, ed 4. Mosby Elsevier, Philadelphia, 2008, p 3.
6. Ollier, WER, and Worthington, J: Investigation of the genetic basis of rheumatic diseases. In Hochberg, AJ, et al (eds): Rheumatology, ed 4. Mosby Elsevier, Philadelphia, 2008, p 123.
7. Nielsen, MM, et al: Specific autoantibodies precede the symptoms of rheumatoid arthritis: A study of serial measurements in blood donors. Arthritis Rheum 50:380, 2004.
8. Rantapaa-Dahlqvist, S, et al: Antibodies against cyclic citrullinated peptide and IgA rheumatoid factor predict the development of rheumatoid arthritis. Arthritis Rheum 48:2741, 2003.
9. Firestein, GS, and Zvaifler, NJ: The pathogenesis of rheumatoid arthritis. Rheum Dis Clin North Am 13:447, 1987.
10. Hutchinson, DL, et al: Heavy cigarette smoking is strongly associated with rheumatoid arthritis (RA), particularly in patients without a family history of RA. Ann Rheum Dis 60:223, 2001.
11. Carpenter, AB: Immunology and inflammation. In Robbins, L, et al (eds): Clinical Care in the Rheumatic Diseases, ed 2. American College of Rheumatology, Atlanta, 2001, p 15.
12. Klareskog, L, Gregersen, PK, and Huizinga, TW: Prevention of autoimmune rheumatic disease: State of the art and future perspectives. Ann Rheum Dis 69(12):2062, 2010.
13. Gornisiewicz, M, and Moreland, LW: Rheumatoid arthritis. In Robbins, L, et al (eds): Clinical Care in the Rheumatic Diseases, ed 2. American College of Rheumatology, Atlanta, 2001, p 89.
14. Hochberg, MC, et al: The American College of Rheumatology 1991 revised criteria for the classification of global functional status in rheumatoid arthritis. Arthritis Rheum 35:498, 1992.
15. Iversen, MD, and Kale, MK: Physical therapy management of select rheumatic conditions in older adults. In Nakasato, Y, and Yung, RL (eds): Geriatric Rheumatology. Springer, 2011, p 101.
16. Iversen, MD, Finckh, A, and Liang, MH: Exercise prescriptions for the major inflammatory and non-inflammatory arthritides. In Frontera,

WR, Dawson, DM, and Slovik, DM (eds): Exercise in Rehabilitation Medicine. Human Kinetics, Champaign, IL, 2005, p 157.
17. Brasington, RD: Clinical features of rheumatic disease. In Hochberg, AJ, et al (eds): Rheumatology, ed 4. Mosby Elsevier, Philadelphia, 2008, p 766.
18. Jones, JV, and Covert, A: Diagnosis and management of arthritic conditions. In Walker, JM, and Helewa, A (eds): Physical Therapy in Arthritis. WB Saunders, Philadelphia, 1996, p 47.
19. Melvin, JL: Rheumatic Disease: Occupational Therapy and Rehabilitation, ed 3. FA Davis, Philadelphia, 1989.
20. Turkiewicz, AM, and Moreland, LW: Rheumatoid arthritis. In Bartlett, SJ, et al (eds): Clinical Care Text in the Rheumatic Diseases, ed 3. American College of Rheumatology, Atlanta, 2006, p 157.
21. Edstrom, L, and Nordemar, R: Differential changes in Type I and Type II muscle fibers in rheumatoid arthritis. Scand J Rheum 3:155, 1974.
22. Nordemar, R, et al: Changes in muscle fiber size and physical performance in patients with rheumatoid arthritis after 7 months physical training. Scand J Rheum 5:233, 1976.
23. Edstrom, L: Selective atrophy of red muscle fibers in the quadriceps in longstanding knee-joint dysfunction. J Neurol Sci 11:551, 1970.
24. Metsios, GS, et al: Rheumatoid arthritis, cardiovascular disease and physical exercise: A systematic review. Rheumatol 47:239, 2008.
25. Roubenoff, R, et al: Rheumatoid cachexia: Cytokine-driven hypermetabolism accompanying reduced body cell mass in chronic inflammation. J Clin Invest 93:2379, 1994.
26. Sokka, T, et al: Work disability remains a major problem in rheumatoid arthritis in the 2000s: Data from 32 countries in the QUEST-RA study. Arthritis Res Ther 12:R42, 2010.
27. Kumar, N, et al: Causes of death in patients with rheumatoid arthritis: Comparison with siblings and matched osteoarthritis controls. J Rheumatol 34:1695, 2007.
28. Lindqvist, E, et al: Prognostic laboratory markers of joint damage in rheumatoid arthritis. Ann Rheum Dis 64:196, 2005.
29. Gough, A, et al: Genetic typing of patients with inflammatory arthritis at presentation can be used to predict outcome. Arthritis Rheum 37:1166, 1994.
30. Felson, DT, et al: American College of Rheumatology/European League Against Rheumatism provisional definition of remission in rheumatoid arthritis for clinical trials. Arthritis Rheum 63:573, 2011.
31. Felson, DT: Developments in the clinical understanding of osteoarthritis. Arthritis Res Ther 11:203, 2009. Retrieved May 15, 2011, from http://arthritis-research.com/content/11/1/203.
32. Lawrence, RC, et al: Estimates of the prevalence of arthritis and other rheumatic conditions in the United States. Part II. Arthritis Rheum 58(1):26, 2008.
33. Loeser, RF, and Shakoor, N: Aging or osteoarthritis: Which is the problem? Rheum Dis Clin North Am 29:653, 2003.
34. Bland, JH, Melvin, JL, and Hasson, S: Osteoarthritis. In Melvin, J, and Ferrell, KM (eds): Rheumatologic Rehabilitation Series: Adult Rheumatic Diseases, vol 2. American Occupational Therapy Association, Bethesda, MD, 2000, p 81.
35. Valdes, AM, and Spector, TD: The contribution of genes to osteoarthritis. Med Clin North Am 93:45, 2009.
36. Jensen, L: Hip osteoarthritis: Influence of work with heavy lifting, climbing stairs or ladders, or combining kneeling/squatting with heavy lifting. Occup Environ Med 65:6, 2008.
37. Jensen, LK: Knee osteoarthritis: Influence of work involving heavy lifting, kneeling, climbing stairs or ladders, or knee/squatting combined with heavy lifting. Occup Environ Med 65:72, 2008.
38. Garstang, SV, and Stitik, TP: Osteoarthritis: Epidemiology, risk factors, and pathophysiology. Am J Phys Med Rehabil 85(11):S2, 2006.
39. Felson, DT: Risk factors for osteoarthritis: Understanding joint vulnerability. Clin Orthop Rel Res 427S:S16, 2004.
40. Altman, RD: Early management of osteoarthritis. Am J Manage Care 16:S41, 2010.
41. Reid, GD, et al: Femoroacetabular impingement syndrome: An underrecognized cause of hip pain and premature osteoarthritis? J Rheumatol 37(7):1395, 2010.
42. Buckwalter, JA, Mankin, HJ, and Grodzinsky, AJ: Articular cartilage and osteoarthritis. American Academy of Orthopedic Surgeons (AAOS) Instr Course Lect 54:465, 2005.
43. Dieppe, PA, and Lohmander, LS: Pathogenesis and management of pain in osteoarthritis. Lancet 365:965, 2005.
44. Guccione, AA, and Minor, MA: Arthritis. In O'Sullivan, SB, and Schmitz, TJ (eds): Physical Rehabilitation, ed 5. FA Davis, Philadelphia, 2007, p 1057.
45. McAlindon, TE, et al: Determinants of disability in osteoarthritis of the knee. Ann Rheum Dis 52:258, 1993.
46. Kellgren, JH, and Lawrence, JS: Atlas of Standard Radiographs: The Epidemiology of Chronic Rheumatism, vol 2. Blackwell Scientific, Oxford, 1963.
47. Hayashi, D, Guermaziy, A, and Hunter, DJ: Osteoarthritis year 2010 in review: Imaging. Osteoarthr Cartil 19:354, 2011.
48. Sharif, M, et al: Suggestion of nonlinear or phasic progression of knee osteoarthritis based on measurements of serum cartilage oligomeric matrix protein levels over five years. Arthritis Rheum 50(8):2479, 2004.
49. Altman, R, et al: The American College of Rheumatology criteria for the classification and reporting of osteoarthritis of the hip. Arthritis Rheum 34:505, 1991.
50. Zhang, W, et al: EULAR evidence-based recommendations for the diagnosis of knee osteoarthritis. Ann Rheum Dis 69(3):483, 2010.
51. Zhang, W, et al: EULAR evidence-based recommendations for the diagnosis of hand osteoarthritis: Report of a task force of ESCISIT. Ann Rheum Dis 68(1):8, 2009.
52. D'Agostino, MA, et al: EULAR reports on the use of ultrasonography in painful knee osteoarthritis. Part 1: Prevalence of inflammation in osteoarthritis. Ann Rheum Dis 64:1703, 2005.
53. Threlkeld, AJ: Musculoskeletal assessment. In Melvin, JL, and Jensen, GM (eds): Rheumatologic Rehabilitation Series: Assessment and Management, vol 1. American Occupational Therapy Association, Bethesda, MD, 1998, p 107.
54. Melvin, JL: Therapist's management of osteoarthritis in the hand. In Mackin, EJ, et al (eds): Rehabilitation of the Hand and Upper Extremity, ed 5. Mosby, St. Louis, 2002, p 1546.
55. Ling, SM, and Rudolph, K: Osteoarthritis In Bartlett, SJ, et al (eds): Clinical Care in the Rheumatic Diseases, ed 3. Association of Rheumatology Health Professionals, Atlanta, 2006, p 127.
56. Arnold, CM, and Faulkner, RA: The history of falls and the association of the Timed Up and Go Test to falls and near-falls in older adults with hip osteoarthritis. BMC Geriatr 7:17, 2007.
57. Menz, HB, and Lord, SR: The contribution of foot problems to mobility impairment and falls in community-dwelling older people. J Am Geriatr Soc 49:1651, 2001.
58. Kalichman, L, and Hunter, DJ: Lumbar facet joint osteoarthritis: A review. Semin Arthritis Rheum 37:69, 2007.
59. Guccione, AA, et al: The effects of specific medical conditions on the functional limitations of elders in the Framingham Study. Am J Publ Health 84:351, 1994.
60. Guccione, AA, et al: Defining arthritis and measuring functional status in elders: Methodological issues in the study of disease and disability. Am J Publ Health 80:945, 1990.
61. Kauppila, AM, et al: Disability in end-stage knee osteoarthritis. Disabil Rehabil 31(5):370, 2009.
62. Dreinhöfer, K, et al: ICF Core Sets for osteoarthritis. J Rehabil Med 44 Suppl:75, 2004.
63. Bossmann, T, et al: Validation of the comprehensive ICF Core Set for osteoarthritis: The perspective of physical therapists. Physiotherapy 97(1):3, 2011.
64. Gignac, MAM, et al: An examination of arthritis-related workplace activity limitations and intermittent disability over four and a half years and its relationship to job modifications and outcomes. Arthritis Care Res 63(7):953, 2011.

65. American College of Rheumatology Subcommittee on Rheumatoid Arthritis Guidelines: Guidelines for the management of rheumatoid arthritis 2002 update. Arthritis Rheum 46:328, 2002.
66. Watson, DJ, et al: Gastrointestinal tolerability of the selective cyclooxygenase-2 (COX-2) inhibitor rofecoxib compared with nonselective COX-1 and COX-2 inhibitors in osteoarthritis. Arch Intern Med 160:2998, 2000.
67. Solomon, DH, et al: Relationship between selective cyclooxygenase inhibitors and acute myocardial infarction in older adults. Circulation 109:206, 2004.
68. Shaya, FT, et al: Selective cyclooxygenase inhibition and cardiovascular effects. Arch Intern Med 165:181, 2005.
69. Sowers, JR, et al: The effects of cyclooxygenase-2 inhibitors and nonsteroidal anti-inflammatory therapy on 24-hour blood pressure in patients with hypertension, osteoarthritis and type 2 diabetes mellitus. Arch Intern Med 165:161, 2005.
70. American College of Rheumatology Subcommittee on Osteoarthritis Guidelines. Recommendations for the medical management of osteoarthritis of the hip and knee: 2000 update. Arthritis Rheum 43(9):1905, 2000.
71. American Society of Orthopaedic Surgeons: Treatment of osteoarthritis of the knee (non-arthroplasty), 2008. Retrieved May 2, 2011, from www.aaos.org/research/guidelines/GuidelineOAKnee.asp, 2008.
72. Zhang, W, et al: OARSI recommendations for the management of hip and knee osteoarthritis, part II: OARSI evidence-based, expert consensus guidelines. Osteoarthr Cartil 16:137, 2008.
73. Zhang, W, et al: OARSI recommendations for the management of hip and knee osteoarthritis part III: Changes in evidence following systematic cumulative update of research published through January 2009. Osteoarthr Cartil 18:476, 2010.
74. Towheed, T, et al: Acetaminophen for osteoarthritis. Cochrane Database of Systematic Reviews 2006, Issue 1. Art. No.: CD004257. DOI: 10.1002/14651858.CD004257.pub2. 2006.
75. Iversen, MD, Hammond, A, and Betteridge, N: Self-management of rheumatic diseases—state of the art and future perspectives. Ann Rheum Dis 69(6):955, 2010.
76. American College of Rheumatology Ad Hoc Committee on Clinical Guidelines: Guidelines for the initial evaluation of the adult patient with acute musculoskeletal symptoms. Arthritis Rheum 39:1, 1996.
77. Norkin, CC, and White, DJ: Measurement of Joint Motion: a Guide to Goniometry, ed 4. FA Davis, Philadelphia, 2003, p 39.
78. Messier, SP, et al: Osteoarthritis of the knee: Effects on gait, strength, and flexibility. Arch Phys Med Rehabil 73:29, 1992.
79. Jesevar, DS, et al: Knee kinematics and kinetics during locomotor activities of daily living in subjects with knee arthroplasty and in healthy controls. Phys Ther 73:229, 1993.
80. Grabiner, MD, et al: Kinematics of recovery from a stumble. J Gerontol 48:M97, 1993.
81. McAlindon, TE, et al: Determinants of disability in osteoarthritis of the knee. Ann Rheum Dis 52:258, 1993.
82. Philbin, EF, et al: Cardiovascular fitness and health in patients with end-stage osteoarthritis. Arthritis Rheum 38:799, 1995.
83. Liang, MH, et al: Comparative measurement efficiency and sensitivity of five health status instruments for arthritis research. Arthritis Rheum 28:542, 1985.
84. Guccione, AA, and Jette, AM: Assessing limitations in physical function in patients with arthritis. Arthritis Care Res 1:120, 1988.
85. Guccione, AA, and Jette, AM: Multidimensional assessment of functional limitations in patients with arthritis. Arthritis Care Res 3:44, 1990.
86. Jette, AM: Functional capacity evaluation: An empirical approach. Arch Phys Med Rehabil 61:85, 1980.
87. Jette, AM: Functional Status Index: Reliability of a chronic disease evaluation instrument. Arch Phys Med Rehabil 61:395, 1980.
88. Fries, JF, et al: Measurement of patient outcome in arthritis. Arthritis Rheum 23:137, 1980.
89. Felson, DT, et al: The American College of Rheumatology preliminary core set of disease activity measures for rheumatoid arthritis clinical trials. The Committee on Outcome Measures in Rheumatoid Arthritis Clinical Trials. Arthritis Rheum 36:729, 1993.
90. Meenan, RF, et al: AIMS2: The content and properties of a revised and expanded Arthritis Impact Measurement Scales health status questionnaire. Arthritis Rheum 35:1, 1992.
91. Katz, PP (ed): Health outcome measures. Arthritis Care Res 49 (5 Suppl):S1, 2003.
92. Roos, EM, et al: Knee injury and osteoarthritis outcome score (KOOS)—development of a self-administered outcome measure. J Orthop Sports Phys Ther 28:88, 1998.
93. Nilsdotter, AK, et al: Hip disability and osteoarthritis outcome score (HOOS)—validity and responsiveness in total hip replacement. BMC Musculoskelet Disord 4:10, 2003.
94. Dimonte, P, and Light, H: Pathomechanics, gait deviations, and treatment of the rheumatoid foot. Phys Ther 62:1148, 1982.
95. Weiss, RJ, et al: Gait pattern in rheumatoid arthritis. Gait Posture 28:229–234, 2008.
96. Brinkmann, JR, and Perry, J: Rate and range of knee motion during ambulation in healthy and arthritic subjects. Phys Ther 65:1055, 1985.
97. Parker, JC, Wright, GE, and Smarr, KL: Psychological assessment. In Robbins, L, et al (eds): Clinical Care in the Rheumatic Diseases, ed 3. American College of Rheumatology, Atlanta, 2007, p 67.
98. Bradley, LA: Psychological aspects of arthritis. Bull Rheum Dis 35:1, 1985.
99. Marks, R: Comorbid depression and anxiety impact hip osteoarthritis disability. Disabil Health J 2(1):27, 2009.
100. Keefe, FJ, Somers, TJ, and Martire, LM: Psychologic interventions and lifestyle modifications for arthritis pain management. Rheum Dis Clin North Am 34(2):351, 2008.
101. Stucki, G, et al: ICF Core Sets for rheumatoid arthritis. J Rehabil Med 44(Suppl):87, 2004.
102. Coenen, M, et al: Validation of the International Classification of Functioning, Disability and Health (ICF) Core Set for rheumatoid arthritis from the patient perspective using focus groups. Arthritis Res Ther 8(4):R84, 2006.
103. Robinson, V, et al: Thermotherapy for treating rheumatoid arthritis. Cochrane Database of Systematic Reviews 2002, Issue 2:CD002826.
104. Brosseau, L, et al: Thermotherapy for treatment of osteoarthritis. Cochrane Database of Systematic Reviews 2003, Issue 4. Art. No.: CD004522. DOI: 10.1002/14651858.CD004522.
105. Rutjes, AWS, Nüeshc, E, and Jüni, P: Therapeutic ultrasound for osteoarthritis of the knee or hip. Cochrane Database of Systematic Reviews 2010, Issue 1. Art. No.: CD003132. DOI: 10.1002/14651858.CD003132.pub2.
106. Casimiro, L, et al: Therapeutic ultrasound for the treatment of rheumatoid arthritis. Cochrane Database of Systematic Reviews 2002, Issue 3. Art. No.: CD003787. DOI: 10.1002/14651858.CD003787.
107. Harris, ED, Jr, and McCroskery, PA: The influence of temperature and fibril stability on degradation of cartilage collagen by rheumatoid synovial collagenase. N Engl J Med 290:1, 1974.
108. Feibel, A, and Fast, A: Deep heating of joints: A reconsideration. Arch Phys Med Rehabil 57:513, 1976.
109. Oosterveld, F, and Rasker, JJ: Effects of local heat and cold treatment on surface and articular temperature of arthritic knees. Arthritis Rheum 37(11):1578, 1994.
110. Brosseau, L, et al: Transcutaneous electrical nerve stimulation (TENS) for the treatment of rheumatoid arthritis in the hand. Cochrane Database of Systematic Reviews 2003, Issue 3. Art. No.: CD004377. DOI: 10.1002/14651858.CD004377.
111. Rutjes, AWS, et al: Transcutaneous electrostimulation for osteoarthritis of the knee. Cochrane Database of Systematic Reviews 2009, Issue 4. Art. No.: CD002823. DOI: 10.1002/14651858.CD002823.pub2.
112. Ye, L, et al: Effects of rehabilitative interventions on pain, function, and physical impairments in people with hand osteoarthritis: A systematic review. Arthritis Res Ther 13:R28, 2011.

113. Egan, M, et al: Splints/orthoses in the treatment of rheumatoid arthritis. Cochrane Database of Systematic Reviews 2003, Issue 1. Art. No.: CD004018. DOI: 10.1002/14651858. CD004018.
114. Pagnotta, A, et al: The effect of a static wrist orthosis on hand function in individuals with rheumatoid arthritis. J Rheumatol 25:879, 1998.
115. Kjeken, I, et al: Systematic review of design and effects of splints and exercise programs in hand osteoarthritis. Arthritis Care Res 63(6):834, 2011.
116. Raja, K, and Dewan, N: Efficacy of knee braces and foot orthoses in conservative management of knee osteoarthritis: A systematic review. Am J Phys Med Rehabil 90(3):247, 2011.
117. Warden, SJ, et al: Patellar taping and bracing for the treatment of chronic knee pain: A systematic review and meta-analysis. Arthritis Rheum 59(1):73, 2008.
118. Kisner, C, and Colby, LA: Therapeutic exercise. Foundations and Techniques, ed 5. FA Davis, Philadelphia, 2002.
119. Westby, M, and Minor, M: Exercise and physical activity. In Bartlett, SJ, et al (eds): Clinical Care in the Rheumatic Diseases, ed 3. Association of Rheumatology Health Professionals, Atlanta, 2006, p 211.
120. James, MJ, et al: Effect of exercise on 99mTc-DPTA clearance from knees with effusions. J Rheumatol 21:501, 1994.
121. Krebs, DE, et al: Exercise and gait effects on in vivo hip contact pressures. Phys Ther 71:301, 1990.
122. Jawed, S, Gaffney, K, and Blake, DR: Intra-articular pressure profile of the knee joint in a spectrum of inflammatory arthropathies. Ann Rheum Dis 56(11):686, 1997.
123. Hakkinen, A, et al: A randomized two year study of the effects of dynamic strength training on muscle strength, disease activity, functional capacity, and bone mineral density in early rheumatoid arthritis. Arthritis Rheum 44:515, 2001.
124. Baillet, A, et al: A dynamic exercise programme to improve patients' disability in rheumatoid arthritis: A prospective randomized controlled trial. Rheumatol 48:410, 2009.
125. Baillet, A, et al: Efficacy of cardiorespiratory aerobic exercise in rheumatoid arthritis: Meta-analysis of randomized controlled trials. Arthritis Care Res 62:984, 2010.
126. de Jong, Z, et al: Is a long-term high-intensity exercise program effective and safe in patients with rheumatoid arthritis? Arthritis Rheum 58:2415, 2003.
127. Eversden, L, et al: A pragmatic randomized controlled trial of hydrotherapy and land exercises on overall well-being and quality of life in rheumatoid arthritis. BMC Musculoskelet Disord 8:23, 2007.
128. Lemmey, AB, et al: Effects of high-intensity resistance training in patients with rheumatoid arthritis: A randomized controlled trial. Arthritis Rheum 61:1726, 2009.
129. Smidt, N, et al: Effectiveness of exercise therapy: A best-evidence summary of systematic reviews. Aust J Physiother 51:71, 2005.
130. Ottawa Panel: Ottawa Panel evidence-based clinical practice guidelines for therapeutic exercises in the management of rheumatoid arthritis in adults. Phys Ther 84:934, 2004.
131. Bearne, LM, et al: Exercise can reverse quadriceps sensorimotor dysfunction that is associated with rheumatoid arthritis without exacerbating disease activity. Rheumatol 41:157, 2002.
132. Brorsson, S, et al: A six-week hand exercise programme improves strength and hand function in patients with rheumatoid arthritis. J Rehabil Med 41:338, 2009.
133. Crowley, L: The effectiveness of home exercise programmes for patients with rheumatoid arthritis: A review of the literature. Phys Ther Rev 14:149, 2009.
134. Hsieh, LF, et al: Supervised aerobic exercise is more effective than home aerobic exercise in female Chinese patients with rheumatoid arthritis. J Rehabil Med 41:332, 2009.
135. Kennedy, N: Exercise therapy for patients with rheumatoid arthritis: Safety of intensive programmes and effects upon bone mineral density and disease activity: A literature review. Phys Ther Rev 11:263, 2006.
136. Williams, SB, et al: Feasibility and outcomes of a home-based exercise program on improving balance and gait stability in women with lower-limb osteoarthritis or rheumatoid arthritis: A pilot study. Arch Phys Med Rehabil 91:106, 2010.
137. Bartels, EM, et al: Aquatic exercise for the treatment of knee and hip osteoarthritis. Cochrane Database of Systematic Reviews 2007, Issue 4. Art. No.: CD005523. DOI: 10.1002/14651858.CD005523.pub2.
138. Fransen, M, and McConnell, S: Exercise for osteoarthritis of the knee. Cochrane Database of Systematic Reviews 2008, Issue 4. Art. No.: CD004376. DOI: 10.1002/14651858.CD004376.pub2.
139. Fransen, M, et al: Exercise for osteoarthritis of the hip. Cochrane Database of Systematic Reviews 2009, Issue 3. Art. No.: CD007912. DOI: 10.1002/14651858.CD007912.
140. McNair, PJ, et al: Exercise therapy for the management of osteoarthritis of the hip joint: A systematic review. Arthritis Res Ther 11:R98, 2009.
141. Pisters, MF, et al: Long-term effectiveness of exercise therapy in patients with osteoarthritis of the hip or knee: A systematic review. Arthritis Rheum 57:1245, 2007.
142. Jansen, MJ, et al: Strength training alone, exercise therapy alone, and exercise therapy with passive manual mobilisation each reduce pain and disability in people with knee osteoarthritis: A systematic review. J Physiother 57(1):11, 2011.
143. Centers for Disease Control and Prevention: Physical Activity for Everyone: Physical Activity Terms. Retrieved March 8, 2011, from www.cdc.gov/nccdphp/dnpa/physical/terms_index.htm.
144. US Health Department of Health and Human Services: 2008 Physical Activity Guidelines for Americans. Retrieved June 2, 2011, from www.health.gov/PAGuidelines/guidelines/default.aspx.
145. Westby, MD: A health professional's guide to exercise prescription for people with arthritis: A review of aerobic fitness activities. Arthritis Rheum 45(6):501, 2001.
146. Dimonte, P, and Light, H: Pathomechanics, gait deviations, and treatment of the rheumatoid foot. Phys Ther 62:1148, 1982.
147. Weiss, R, et al: Gait pattern in rheumatoid arthritis. Gait Posture 28(2):229, 2008.
148. Schnitzer, TJ, et al: Effect of piroxicam on gait in patients with osteoarthritis of the knee. Arthritis Rheum 36:1207, 1993.
149. Stamm, T, et al: Joint protection and home hand exercises improve hand function in patients with hand osteoarthritis: A randomized control trial. Arthritis Rheum 47(1):44, 2002.
150. Locke, M, et al: Ankle and subtalar motion during gait in arthritic patients. Phys Ther 64:504, 1984.
151. Marks, RM, and Myerson, MS: Foot and ankle issues in rheumatoid arthritis. Bull Rheum Dis 46:1, 1997.
152. Fransen, M, and Edmonds, J: Off-the-shelf footwear for people with rheumatoid arthritis. Arthritis Care Res 10:250, 1997.
153. Marks, R, Allegrante, JP, and Lorig, K: A review and synthesis of research evidence for self-efficacy-enhancing interventions for reducing chronic disability: Implications for health education practice (part II). Health Promot Pract 6(2):148, 2005.
154. Rosenberger, PH, Jokl, P, and Ickovics, J: Psychosocial factors and surgical outcomes: An evidence-based literature review. J Am Acad Orthop Surg 14(7):397, 2006
155. Katz, JN, Earp, BE, and Gomoll, AH: Surgical management of osteoarthritis. Arthritis Care Res 62(9):1220, 2010.
156. Ethgen, O, et al: Health-related quality of life in total hip and total knee arthroplasty: A qualitative and systematic review of the literature. J Bone Joint Surg 86:963, 2004.
157. Jones, CA, et al: Total joint arthroplasties: Current concepts of patient outcomes after surgery. Rheum Dis Clin North Am 33:71, 2007.
158. Vissers, MM, et al: Recovery of physical functioning after total hip arthroplasty: Systematic review and meta-analysis of the literature. Phys Ther 91(5):615, 2011.
159. Ganz, SB, and Viellion, G: Pre- and post-surgical management of the hip and knee. In Robbins, L, et al (eds): Clinical Care in the Rheumatic Diseases, ed 2. American College of Rheumatology, Atlanta, 2001, p 221.

160. Moncur, C: Management of persons with osteoarthritis. In Walkers, JM, and Helewa, A (eds): Physical Rehabilitation in Arthritis, ed 2. Saunders, St. Louis, 2004, p 229.
161. Westby, MD, et al: Post-acute physiotherapy for primary total hip arthroplasty. Cochrane Database of Systematic Reviews 2011, Art. No.: CD 005957. DOI: 10.1002/14651858.CD005957.
162. Momohara, S, et al: Efficacy of total joint arthroplasty in patients with established rheumatoid arthritis: improved longitudinal effects on disease activity but not on health-related quality of life. Mod Rheumatol 2011. Retrieved September 27, 2011, from www.springerlink.com/content/84g6934057p174u8/fulltext.html.

LEITURAS COMPLEMENTARES

Brosseau, L, et al: Ottawa Panel Evidence-Based Clinical Practice Guidelines for therapeutic exercises in the management of rheumatoid arthritis in adults. Phys Ther 84:934, 2004.

Brosseau, L, et al: Ottawa Panel Evidence-Based Clinical Practice Guidelines for electrotherapy and thermotherapy in the management of rheumatoid arthritis in adults. Phys Ther 84:1016, 2004.

Jordan, JL, et al: Interventions to improve adherence to exercise for chronic musculoskeletal pain in adults. Cochrane Database of Systematic Reviews 2010, Issue 1. Art. No.: CD005956. DOI: 10.1002/14651858.CD005956.pub2.

Apêndice 23.A
Índice do estado funcional

Atividade	Assistência (1-5)	Dor (1-4)	Dificuldade (1-4)	Comentários
Mobilidade				
Caminhada em ambientes internos				
Subir escadas				
Levantar-se de uma cadeira				
Cuidados pessoais				
Vestir uma calça				
Abotoar uma camisa/blusa				
Lavar todas as partes do corpo				
Vestir uma camisa/blusa				
Tarefas domésticas				
Aspirar um tapete				
Alcançar armários baixos				
Lavar roupa				
Fazer jardinagem				
Atividades manuais				
Escrever				
Abrir um recipiente				
Discar um número de telefone				
Atividades sociais				
Realizar seu trabalho				
Dirigir um carro				
Participar de encontros/reuniões				
Visitar amigos e parentes				

Utilizado com a permissão de Alan M. Jette.
LEGENDA:
ASSISTÊNCIA: 1 = independente; 2 = uso de aparelhos; 3 = uso de assistência humana; 4 = uso de aparelhos e assistência humana; 5 = incapaz ou inseguro para fazer a atividade.
DOR: 1 = sem dor; 2 = dor leve; 3 = dor moderada; 4 = dor grave.
DIFICULDADE: 1 = sem dificuldade; 2 = dificuldade leve; 3 = dificuldade moderada; 4 = dificuldade grave.
ABRANGÊNCIA DE TEMPO: em média, durante os últimos 7 dias.

Apêndice 23.B
Questionário de avaliação de saúde
©Stanford University School of Medicine

Divisão de imunologia e reumatologia

Nome_____ Data_____

Nesta seção, estamos interessados em aprender como sua doença afeta sua habilidade funcional na vida diária. Por gentileza, fique à vontade para adicionar quaisquer comentários no verso desta página.

Marque a resposta que melhor descreve suas habilidades habituais AO LONGO DA ÚLTIMA SEMANA:

	Sem QUALQUER dificuldade	Com ALGUMA dificuldade	Com MUITA dificuldade	Incapaz de fazer a atividade
Vestir-se e arrumar-se:				
Você é capaz de: • Vestir-se e, inclusive, amarrar os cadarços dos sapatos e abotoar suas roupas? • Lavar seu cabelo com xampu?	_____ _____	_____ _____	_____ _____	_____ _____
Levantar:				
Você é capaz de: • Levantar-se de uma cadeira reta? • Levantar e deitar na cama?	_____ _____	_____ _____	_____ _____	_____ _____
Comer:				
Você é capaz de: • Cortar a carne de seu prato? • Levar uma xícara ou copo cheio até sua boca? • Abrir uma nova caixa de leite?	_____ _____ _____	_____ _____ _____	_____ _____ _____	_____ _____ _____
Andar:				
Você é capaz de: • Caminhar ao ar livre em terreno plano? • Subir cinco degraus?	_____ _____	_____ _____	_____ _____	_____ _____

Marque todos os RECURSOS ou APARELHOS que você costuma usar para qualquer uma dessas atividades:

__Bengala __Aparelhos utilizados para se vestir (gancho de botão, zíper, calçadeira de cabo longo)

__Andador __Talheres adaptados ou especiais

__Muletas __Cadeira especial ou adaptada

__Cadeira de rodas __ Outros (especificar) _____

Marque todas as categorias para as quais você geralmente precisa de AJUDA DE OUTRA PESSOA:
_____ Vestir-se e arrumar-se _____ Comer
_____ Levantar _____ Andar

Marque a resposta que melhor descreve suas habilidades AO LONGO DA ÚLTIMA SEMANA:

	Sem QUALQUER dificuldade	Com ALGUMA dificuldade	Com MUITA dificuldade	Incapaz de fazer a atividade
Higiene:				
Você é capaz de: • Lavar e secar seu corpo? • Tomar um banho de banheira? • Subir e descer do vaso sanitário?	_____ _____ _____	_____ _____ _____	_____ _____ _____	_____ _____ _____
Alcance:				
Você é capaz de: • Alcançar e apanhar um objeto de ~2,3 kg (como um saco de açúcar) acima de sua cabeça? • Abaixar-se para pegar uma roupa do chão?	_____ _____	_____ _____	_____ _____	_____ _____
Preensão:				
Você é capaz de: • Abrir portas de carro? • Abrir jarras que foram previamente abertas?	_____ _____	_____ _____	_____ _____	_____ _____
Atividades:				
Você é capaz de: • Executar tarefas fora de casa ou fazer compras? • Entrar e sair do carro? • Fazer tarefas como aspirar o pó e arrumar o jardim?	_____ _____ _____	_____ _____ _____	_____ _____ _____	_____ _____ _____

Marque todos os RECURSOS ou APARELHOS que você costuma usar para qualquer uma dessas atividades:
__ Tampa do vaso sanitário levantada _____ Barra de apoio de banheira
__ Assento da banheira _____ Aparelhos de cabo longo para alcance
__ Abridor de jarra (para jarras previamente abertas) _____ Outros (especificar) _____

Marque todas as categorias para as quais você geralmente precisa de AJUDA DE OUTRA PESSOA:
_____ Higiene _____ Apanhar e abrir coisas
_____ Alcance _____ Tarefas dentro e fora de casa

Também estamos interessados em saber se você está sofrendo ou não de dor por causa de sua doença:
Quanta dor você teve por conta da doença NA SEMANA PASSADA:
COLOQUE UM SINAL VERTICAL (|) NA LINHA PARA INDICAR A GRAVIDADE DA DOR:
Ausência de dor   Dor intensa
1   100

Apêndice 23.C
Proteção articular, repouso e conservação de energia

Proteção articular

Por que a proteção das articulações é importante?

O uso excessivo e abuso de articulações artríticas podem levar à deterioração progressiva da articulação e de seus tecidos circundantes. Há necessidade de ações positivas para proteger as articulações, conservar a energia e preservar a função.

Durante a atividade, uma articulação normal é protegida pelos músculos periarticulares que absorvem as forças sobre a articulação, evitando esforço indevido sobre os tendões, os ligamentos e a cartilagem. Uma articulação doente é mecanicamente fraca e pouco estabilizada, o que pode contribuir para o superestiramento dos tendões e ligamentos, além de causar danos à cartilagem. Esse estresse ampliado pode aumentar a destruição da articulação e provocar um incremento da dor.

Como as articulações podem ser protegidas?

A principal ideia na proteção articular é minimizar o esforço sobre as articulações nas atividades diárias. As técnicas de proteção articular tentam diminuir a força sobre a articulação, para retardar o dano a essa estrutura. Postura e posicionamento adequados, mudança do método das atividades e caminhada, sem exceção, ajudam a proteger a articulação.

Que articulações precisam de proteção?

As pessoas com um tipo local de artrite, como osteoartrose, precisam prestar uma atenção especial às articulações envolvidas nesse processo patológico. Já os indivíduos com um tipo sistêmico (ou seja, no corpo inteiro) de artrite, como artrite reumatoide, devem diminuir o estresse sobre todas as suas articulações. Além dos princípios de proteção articular e dos exemplos listados adiante, os pacientes com artrite reumatoide devem dar uma olhada na seção abaixo, intitulada como Lembretes Adicionais para Proteção da Mão Reumatoide.

No planejamento de sua proteção articular, comece a focar nas articulações que atualmente estão lhe ocasionando mais problema. Marque os princípios que se aplicam mais fortemente a você e liste vários exemplos de como você pode aplicar esses princípios ao seu problema articular.

Princípios de proteção articular	Seus exemplos
☐ 1. Respeitar a dor.	
a. É importante distinguir entre desconforto e dor.	_____
b. A dor que dura mais de 1 a 2 horas após uma atividade indica que a atividade é muito estressante e precisa ser modificada.	_____
c. Se houver um aumento agudo (acentuado) na dor durante a atividade, é preciso parar e repousar e, em seguida, modificar a atividade.	_____
d. Se houver uma dor ou rigidez não habitual no dia seguinte, recorde as atividades do dia anterior para verificar se elas foram muito extenuantes.	_____
☐ 2. Evitar posições de deformidade. A principal posição de deformidade para a maioria das articulações é a flexão, curvatura da articulação. Manter uma posição curvada aumenta a possibilidade de deformidade.	
a. Permanecer ereto, com o peso uniformemente dividido em ambos os pés.	_____
b. Deitar-se o mais plano (horizontal) possível na cama; não se acomodar nem se apoiar em vários travesseiros.	_____
c. Trabalhar com as mãos abertas.	_____
d. Evitar apertos ou compressões.	_____
☐ 3. Evitar posições desajeitadas, desconfortáveis ou incômodas. Utilizar cada articulação em sua posição mais estável e funcional. Um esforço extra é colocado sobre uma articulação durante sua torção ou rotação.	
a. Levantar-se direito de uma posição sentada, em vez de se inclinar para um lado como apoio.	_____
b. Reposicionar os pés, em vez de torcer o tronco ou os joelhos.	_____
c. Ficar de pé em um banquinho para alcançar alguma coisa acima da cabeça.	_____
d. Reposicionar-se mais perto de um objeto, em vez de se esticar para alcançá-lo.	_____
e. Sentar-se para limpar a casa ou plantar no jardim, em vez de se agachar ou se ajoelhar.	_____
f. Usar uma postura satisfatória ao ficar de pé, bem como ao se sentar e se deitar.	_____

(continua)

(continuação)

Princípios de proteção articular	Seus exemplos

☐ 4. Utilizar as articulações mais fortes ou distribuir a força sobre várias articulações.
O estresse sobre cada articulação individual será menor se for dividido sobre várias articulações. As articulações maiores possuem músculos maiores em torno delas para absorver a tensão.
    a. Usar as duas mãos sempre que possível.
    b. Carregar pacotes em ambos os braços e não somente em um deles.
    c. Levar uma bolsa de ombro ou a alça da bolsa sobre o antebraço em vez de usar os dedos.
    d. Utilizar mochila para carregar pacotes nas costas.
    e. Erguer objetos por baixo, utilizando o punho e o cotovelo, em vez de segurar pelas laterais.
    f. Ergue objetos com seus joelhos flexionados e suas costas retas.
    g. Mover objetos grandes com o peso corporal por trás dele, usando o impulso vindo das pernas.
    h. Empurrar com a palma das mãos aberta ou com o antebraço e não com os dedos.
☐ 5. Usar equipamentos adaptados.
Encontrar equipamentos que irão diminuir o estresse sobre a articulação ou tornar o trabalho mais fácil. O Self-Help Manual for People with Arthritis (Manual de Autoajuda para Pessoas com Artrite) é um catálogo de equipamentos adaptados, disponível pela Arthritis Foundation.
    a. Os equipamentos podem ser modificados:
        1. Adaptando a alça para facilitar a preensão.
        2. Estendendo a alça para facilitar o alcance.
    b. Equipamentos disponíveis:
Apoio para caminhar
Assistência para autocuidado
Segurança de banheiro
Equipamentos domésticos
Equipamentos de modificação do trabalho
Articulações que precisam de proteção:
_____
Atividades a serem modificadas: _____
_____
_____
	_____
	_____
	_____
	_____
	_____
	_____
	_____
	_____
	
	_____
	
	_____
	_____
	
	_____

Lembretes adicionais para a proteção da mão reumatoide

1. Por meio de exercícios, mantenha a extensão do punho (habilidade para levantar a mão da mesa), a fim de assegurar a força de preensão.
2. Por meio de exercícios, mantenha a supinação (movimento de girar a palma da mão para cima), com o objetivo de garantir a capacidade de segurar e carregar objetos.
3. Evite posições de deformidade.
   a. Flexão dos dedos
1. Evite cerrar o punho ou dar um forte aperto – utilize cabos adaptados para utensílios domésticos.
2. Trabalhe com as mãos abertas – use luvas de poeira, esponjas.
3. Evite segurar objetos por muito tempo: caneta, livro, panela, agulha.
4. Evite colocar qualquer pressão sobre articulações flexionadas.
   b. Desvio ulnar (tendência dos dedos a deslizarem para o lado do dedo mindinho)
1. Evite pressão na lateral do dedo mínimo da mão.

2. Qualquer torção da mão, com a abertura de maçanetas de porta, jarras e assim por diante, deve ser voltada para o polegar.
3. Segure os objetos paralelamente à palma, e não na diagonal; como segurar os talheres (punhal ou adaga, por exemplo) para o corte dos alimentos e mexer com uma colher de pau.
4. Evite o estresse sobre as articulações pequenas das mãos.
   a. Use as duas mãos, sempre que possível.
   b. Substitua as articulações mais fortes e maiores, como erguer ou carregar com as palmas ou o antebraço, e não com as pequenas articulações dos dedos; carregar uma sacola sobre o cotovelo ou o ombro, e não nas pontas dos dedos.
   c. Evite atividades que envolvam movimentos de apertos/beliscões.
   d. Evite movimentos rotativos e compressivos com as mãos.

Repouso adicional

O repouso é importante, pois ele diminui a dor e a fadiga que acompanham a artrite. Além disso, ele auxilia no processo de cura do corpo e ajuda a controlar a inflamação. O repouso também pode reduzir o estresse sobre as articulações e protegê-las de danos maiores. Todos esses benefícios são importantes no tratamento de artrite.

Todos os dias, é necessário descansar o suficiente, guardando repouso de todo o corpo, da articulação acometida e do estado emocional. Existem muitas opções para isso: marque as opções possíveis para você:

☐ 1. *Descanso pleno durante a noite*

Reserve 8 a 10 horas habituais de repouso noturno. Não é tão importante dormir durante todo esse período de tempo, mas sim não se esquecer de esticar suas articulações apoiadas, de modo que seu corpo possa descansar.

☐ 2. *Períodos de repouso diário*

O ideal é que você possa esticar suas articulações apoiadas várias vezes ao dia por 15 a 60 minutos. Novamente, é mais importante o repouso do corpo e não o sono.

☐ 3. *"Uma tomada de fôlego" de 5 minutos*

No meio de uma tarefa, sente-se e relaxe por alguns minutos. Isso permitirá que você finalize a tarefa com quase a mesma rapidez, porém de forma mais confortável e com menos fadiga.

☐ 4. *Repouso articular local*

Quando uma articulação é lesionada, é melhor parar e descansar. Se o seu quadril ou joelho se machucar durante uma caminhada, sente-se por alguns minutos com suas pernas apoiadas; se sua mão doer durante a escrita, pare e deixe-a repousar em uma superfície plana por alguns minutos. Para o repouso de punhos ou dedos doloridos, pode-se fazer uso de talas. Se o seu pescoço for afetado, deite-se apenas com um travesseiro pequeno, apoiando a curvatura cervical. Qualquer articulação dolorosa pode receber um repouso extra.

☐ 5. *Reserve um tempo para atividades de relaxamento*

Ouvir música, ler, jogar baralho ou praticar outras atividades leves de lazer, sem exceção, podem ser uma mudança de ritmo agradável, além de ser relaxante e revigorante para você. Existem inúmeras opções para receber um descanso adicional. É preciso criatividade para encontrar meios de adaptar e ajustar um repouso extra aos seus horários; então, tenha autodisciplina para alcançar seus objetivos, incorporando o repouso em suas atividades. Todo o esforço para proporcionar um maior descanso pode resultar em uma diminuição da dor e da fadiga.

Maneiras de descansar mais: _____

Repouso de todo o corpo (sistêmico)

Repouso local da articulação _____

Repouso do estado emocional _____

Conservação de energia para reduzir a fadiga

Por que a conservação de energia é importante?

Um dos principais sintomas de artrite pode ser a fadiga, ou seja, quando a pessoa acometida se cansa muito facilmente. Nos tipos inflamatórios de artrite, a fadiga pode fazer parte do processo patológico. Em todos os tipos de artrite, o sintoma de dor e a dificuldade de movimento podem consumir mais energia e, com isso, gerar o cansaço com maior facilidade.

É importante evitar o cansaço extremo. A fadiga pode aumentar a possibilidade de exacerbação nos tipos inflamatórios de artrite, como a artrite reumatoide. Em todos os tipos de artrite, a fadiga pode fazer com que a dor e a rigidez pareçam piores, o que tornará as atividades mais difíceis. Esperamos diminuir essa fadiga, conservando a energia e utilizando-a com cuidado.

Como você pode diminuir a fadiga?

Algumas pessoas tentam poupar energia e reduzir a fadiga, ficando na cama o dia todo. Outras param de fazer algo que não seja absolutamente necessário todos os dias. Infelizmente, as atividades que costumam ser abolidas são as de lazer — as coisas agradáveis e prazerosas que as pessoas fazem para si mesmas ou como diversão. Esta definitivamente não é uma boa ideia.

Você pode economizar energia e diminuir a fadiga modificando e simplificando suas atividades, utilizando equipamentos adaptados e mantendo seu ritmo, ou descansando um pouco mais.

Conservação de energia

Ao poupar energia, você pode ser capaz de fazer tanto ou mais atividades, com menos dor e fadiga. Estamos tentando evitar hiper ou hipoatividade. Guardar energia e simplificar seu trabalho *não* significa ser alguém preguiçoso. Não é sábio nem sensato se cansar de forma demasiada. O excesso de trabalho não irá manter suas articulações móveis, mas pode lesionar essas estruturas ainda mais.

Não é tanto *o que* você faz, mas sim o *modo* como essa atividade é realizada que pode ajudar a controlar sua fadiga. Deve-se tentar modificar todas as atividades que o(a) deixem muito cansado(a) ou provoquem dor contínua por mais de 1 a 2 horas.

Você terá de identificar meios para simplificar suas próprias atividades diárias. Ao ler atentamente as estratégias de conservação de energia, marque aquelas que podem funcionar para você e liste alguns de seus próprios exemplos.

☐ 1. *Planejar a tarefa.*

Seus exemplos

   a. Pense na tarefa como um todo. _____

b. Decida quando e onde o trabalho é mais bem realizado. _____
   c. Planeje a abordagem mais simples para o trabalho. _____
   d. Reúna todos os recursos e materiais antes de começar. _____
   e. Organize a sequência de etapas, para que ela se mova em uma única direção (geralmente da esquerda para a direita). _____
   f. Utilize menos movimentos, porém mais eficientes, para concluir a tarefa. _____

☐ 2. *Elimine jornadas extras*
   a. Organize sua lista de compras, de acordo com a disposição da loja ou do estabelecimento. _____
   b. Permaneça na lavanderia até que a lavagem das roupas esteja concluída. _____
   c. Limpe uma única área de cada vez. _____

☐ 3. *Faça uso de boa postura e mecânica corporal.*
   a. Sente-se para trabalhar; com isso, você ficará mais estável e seguro e ainda utilizará sua força com maior eficiência. _____
   b. Use os grandes grupos musculares (fortes), em vez de esforçar músculos e articulações individualmente. _____
   c. Levante-se com seus joelhos flexionados e suas costas eretas. _____
   d. Carregue objetos perto de seu corpo. _____
   e. Empurre objetos, com seu peso corporal por trás dele, em vez de puxar ou transportar. _____
   f. Evite se curvar, esticar-se e se torcer de forma desconfortável ou incômoda. _____

☐ 4. *Não lute contra a gravidade*
   a. Deslize os objetos em vez de erguê-los. _____
   b. Use carrinhos de rodas. _____
   c. Utilize equipamentos leves. _____
   d. Estabilize uma jarra na superfície e incline-a para despejar o conteúdo, em vez de suspendê-la. _____

☐ 5. *Mantenha seu ritmo.*
   a. Descanse bem à noite. _____
   b. Planeje vários períodos de repouso durante o dia. _____
   c. Repouse antes de ficar cansado. _____
   d. Evite a pressa ou o corre-corre. _____
   e. Trabalhe em um ritmo constante com períodos de descanso. _____
   f. Crie um ritmo para seus movimentos. _____

☐ 6. *Use recursos que poupem energia.*
   a. Alimentos de conveniência. _____
   b. Equipamentos adaptados. _____

Estratégias a serem experimentadas:	Atividades a serem modificadas:
_____	_____
_____	_____
_____	_____

Apêndice 23.D
Recursos da internet para clínicos, familiares e pacientes com artrite

Association of Rheumatology Health Professionals	www.rheumatology.org **Critérios de classificação clínica e de resposta:** www.rheumatology.org/practice/clinical/classification/index.asp **Diretrizes para o tratamento de artrite reumatoide:** www.rheumatology.org/practice/clinical/guidelines/recommendations.pdf www.rheumatology.org/practice/clinical/guidelines/Prelim_definition_improve_RA.pdf www.rheumatology.org/practice/clinical/guidelines/Disease_Activity_Measures_RA_Clinical_Trials.pdf **Diretrizes para o tratamento de osteoartrose:** www.rheumatology.org/practice/clinical/guidelines/oa-mgmt.asp
Arthritis Foundation	www.arthritis.org **Fóruns de pacientes:** http://community.arthritis.org/forums/Forum1831-1.aspx **Recursos de grupos de apoio:** www.arthritis.org/caregiver-general-connect.php **Programas de exercícios para os pacientes:** www.arthritis.org/programs.php
The Arthritis Society	**Demonstração da contagem de articulações ativas:** www.arthrisits.ca/saji **Dicas para viver bem:** www.arthritis.ca/tips%20for%20living/
Stanford Patient Education Resource Center (Escalas de Autoeficácia de Doenças Crônicas)	**Escalas de autoeficácia de doenças crônicas:** http://patienteducation.standford.edu/research/sec32.html **Índice de incapacidade do questionário de avaliação de saúde:** http://aramis.stanford.edu/HAQ.html
Diretrizes de Exercícios para Artrite dos Centers for Disease Control and Prevention	www.cdc.gov/arthritis/interventions.htm
OsteoArthritis Research Society International (OARSI)	www.oarsi.org/ **Diretrizes para o tratamento de osteoartrose:** www.oarsi.org/index2.cfm?section=Publications_and_Newsroom&content=OAGuidelines
The European Language Against Rheumatism (EULAR)	www.eular.org/ **Diretrizes para o tratamento de osteoartrose/artrite reumatoide:** www.eular.org/recommendations.cfm
Orthopaedic Scores (escores ortopédicos)	Site comercial contendo escores ortopédicos e sistemas de pontuação para todas as regiões do sistema musculosquelético www.orthopaedicscore.com

CAPÍTULO 24

Queimaduras

Reginald L. Richard, PT, MS
R. Scott Ward, PT, PhD

SUMÁRIO

Epidemiologia das lesões por queimadura   1226

Anatomia da pele e patologia da ferida por queimadura   1227

Classificações das lesões por queimadura   1228
Queimadura epidérmica   1228
Queimadura de espessura parcial superficial   1228
Queimadura de espessura parcial profunda   1230
Queimadura de espessura total   1231
Queimadura subdérmica   1231

Queimadura elétrica   1232
Zonas de queimaduras   1232
Extensão da área queimada   1233

Complicações das lesões por queimaduras   1233
Infecção   1233
Complicações pulmonares   1233
Complicações metabólicas   1234
Complicações cardiovasculares   1235
Ossificação heterotópica   1235

Neuropatia   1235
Cicatrizes patológicas   1236

Cicatrização da ferida por queimadura   1236
Cicatrização epidérmica   1236
Cicatrização dérmica   1236

Tratamento médico das queimaduras   1237
Tratamento inicial   1237
Cuidados com as feridas   1238
Tratamento cirúrgico da queimadura   1239

Tratamento de fisioterapia   1242
Exame de fisioterapia   1242
Intervenção de fisioterapia   1242
Deambulação   1250
Tratamento da cicatriz   1251
Cuidados de acompanhamento   1252

Programas comunitários   1253

Resumo   1253

OBJETIVOS DE APRENDIZAGEM

1. Descrever a anatomia e fisiologia da pele como um órgão no estado saudável e na condição danificada que ocorre com uma lesão por queimadura.
2. Discutir a patologia, sintomas e sequelas de lesões por queimaduras.
3. Comparar o tratamento para várias profundidades e extensões de queimaduras em relação aos tratamentos médico, cirúrgico e de reabilitação.
4. Identificar as consequências da formação de contratura após uma lesão por queimadura e o tratamento dessa condição.
5. Diferenciar as opções para tratamento de cicatrizes hipertróficas.
6. Determinar o tipo de cuidado com a pele necessário após a cicatrização da ferida por queimadura.
7. Elaborar um plano de cuidados de fisioterapia que incorpore apropriadamente posicionamento, talas de imobilização e exercícios.
8. Analisar e interpretar os dados do paciente, formular metas e resultados realistas e desenvolver um plano de cuidados quando apresentado um estudo de caso clínico.

As lesões por queimadura constituem um dos principais problemas de saúde do mundo industrial. Nos Estados Unidos, 450 mil a 500 mil queimaduras requerem tratamento médico a cada ano, com um número estimado de 3.500 mortes relacionadas.[1] Além disso, estima-se que as lesões por queimaduras são responsáveis por 45 mil internações por ano, com cerca de 25 mil pacientes sendo admitidos em centros especializados de tratamento de queimados e o restante em outros tipos de instalações médicas.[1]

Embora esses dados relatem a extensão do problema de saúde causado pela lesão da queimadura, os recentes avanços médicos reduziram significativamente o número de mortes a partir de queimaduras e melhoraram o prognóstico e as habilidades funcionais dos pacientes sobreviventes.[1-3] A taxa de sobrevivência melhorou anualmente em virtude de melhores técnicas de ressuscitação, assistência médica e cirúrgica aguda agora praticadas e pesquisas continuadas sobre o tratamento e cuidados do paciente com queimaduras. A American Burn Association (ABA) relatou uma taxa de sobrevida global de 94,8% de 2000-2009.[1] Como resultado de melhoras no atendimento, tratamento e sobrevida de pacientes com queimaduras, mais fisioterapeutas se tornarão responsáveis pelo tratamento desses pacientes durante uma porção significativa da sua reabilitação, em ambientes diferentes de um centro hospitalar de queimados (p. ex., clínicas em regime ambulatorial, hospitais comunitários).

Este capítulo introduz a apresentação clínica de diferentes profundidades de queimaduras e as complicações que podem resultar da destruição térmica da pele. Serão descritas técnicas atuais utilizadas na medicina, cirurgia e no tratamento de reabilitação do paciente que sofreu queimadura. Para informações mais detalhadas sobre o exame e tratamento do paciente com lesão por queimadura, o leitor deve consultar fontes adicionais.[4-7]

Epidemiologia das lesões por queimadura

Embora a taxa de morbidade e mortalidade de pacientes com queimaduras tenha diminuído de forma drástica nos últimos anos, a epidemiologia de queimaduras permanece basicamente a mesma. A causa mais comum de queimadura em crianças de 1 a 5 anos de idade é a escaldadura (queimadura por líquidos quentes).[8-11] A causa principal de queimaduras em adolescentes e adultos são os acidentes com líquidos quentes. Homens, especialmente aqueles entre as idades de 16 e 40 anos, têm a maior incidência de lesões.[1,8] Incêndios que ocorrem em casas e outras habitações estruturais são a principal causa de lesão por queimadura em outros grupos etários.[12] A maior parte das mortes associadas a incêndios em casa ou estruturas é decorrente de lesão por inalação. O número de acidentes por queimaduras diminuiu presumivelmente por causa de melhores medidas preventivas, tais como detectores de fumaça, educação e muito mais rigorosos sistemas de sinais de fogo.[13]

Uma das principais razões para a melhora do prognóstico e sobrevida de pacientes com queimaduras graves é a disponibilidade de centros especializados de queimados.[2] O advento do centro de queimados, a equipe de tratamento concentrada e a pesquisa focada que é gerada por essas instalações melhoraram os resultados do queimado mais grave, bem como reduziram a média da internação na maioria dos casos. A ABA[14] estabeleceu critérios de admissão para um centro de queimados designado conforme segue:

- queimaduras de espessura parcial maior do que 10% do total da área de superfície corporal (ASC);
- queimaduras de espessura total em qualquer faixa etária;
- queimaduras que envolvam as mãos, pés, rosto, períneo, genitália ou pele que recobre grandes articulações;
- queimaduras elétricas, incluindo lesão por raio;
- queimaduras químicas;
- lesão por inalação;
- queimaduras em pacientes com doença preexistente que poderia complicar o tratamento;
- pacientes com queimadura e traumatismo coexistentes (p. ex., fraturas);
- pacientes que necessitam de reabilitação especial social, emocional ou de longo prazo, incluindo os casos que envolvam suspeita de abuso infantil;
- crianças com queimaduras em ambiente hospitalar sem pessoal ou equipamento qualificados no tratamento de queimaduras.

Trinta e cinco anos atrás, havia apenas 12 centros de queimadura especializados nos Estados Unidos. Hoje existem mais de 120 centros especializados para o atendimento de pacientes com queimaduras e outras doenças da pele. Esse é um cálculo de aproximadamente 1.700 leitos.[15] Os centros de queimados agora têm a oportunidade de passar por um processo de certificação (revisão de garantia de qualidade voluntária) por meio da ABA.[16] Atualmente, mais da metade dos centros de queimados nos Estados Unidos são certificados.

Um centro de queimados é composto por especialistas de diversas disciplinas – médicos, enfermeiros, fisioterapeutas, terapeutas ocupacionais, nutricionistas, psiquiatras, psicólogos, assistentes sociais, ludoterapeutas, capelães, farmacêuticos, especialistas em reabilitação profissional e pessoal de apoio adicional – que direcionam sua perícia profissional para o cuidado, tratamento e reabilitação do paciente com uma lesão por queimadura. Cada membro é uma parte integrante da equipe, e os centros de queimados mais eficazes são bem-sucedidos por causa de sua abordagem em equipe para o cuidado de cada paciente.[2] É historicamente notável que o pessoal de queimaduras, com a fundação e o estabelecimento da ABA nos Estados Unidos em 1967, tenha iniciado a abordagem de "equipe" interdisciplinar de atendimento ao paciente.

Anatomia da pele e patologia da ferida por queimadura

A pele é o maior órgão do corpo, compreendendo cerca de 15% do peso corporal total. Anatomicamente, a pele consiste em duas camadas distintas de tecido: a **epiderme**, que é a camada mais exterior, exposta ao ambiente, e a camada mais profunda, designada por **derme** (subdividida em derme *papilar* e *reticular*).[17] Embora não faça parte da pele por si só, uma terceira camada envolvida na consideração anatômica da pele é a camada de células de gordura subcutânea diretamente sob a derme e acima de camadas fasciais musculares. Essas camadas estão ilustradas na Figura 24.1.

A epiderme, composta de várias camadas, é avascular e executa várias funções vitais. As camadas da epiderme incluem (1) o *estrato córneo*, que dá à pele a sua característica à prova de água e serve de proteção contra infecção; (2) o *estrato granuloso*, que é a camada responsável pela retenção de água; (3) o *estrato espinoso*, que adiciona uma camada de proteção; e (4) a camada de *estrato basal*, que contém células que permitem que a epiderme se regenere, bem como os melanócitos, as células que determinam a pigmentação da pele. A interface entre a epiderme e a derme é denominada *região de cristas de rede*. Essa zona é constituída de uma vasta série de cristas epidérmicas-dérmicas e vales que servem para aumentar a área de superfície entre a epiderme e a derme. Essas nervuras funcionam como um reservatório da pele e são necessárias para superar as forças de atrito a que a pele é exposta em uma atividade diária. A falta dessas cristas na ferida de queimadura cicatrizada resultará em bolhas de abrasão e aderência precária ao novo tecido epidérmico, quando entra em contato com roupas ou outras superfícies.

Na literatura mais antiga, a derme é muitas vezes referida como *cório* ou "pele verdadeira", porque contém vasos sanguíneos, vasos linfáticos, nervos, colágeno e fibras elásticas. Ela também inclui os apêndices epidérmicos (ductos sudoríparos, glândulas sebáceas e folículos de cabelo), que proporcionam uma fonte profunda de células da epiderme para a cicatrização de feridas. A derme é 20 a 30 vezes mais espessa do que a epiderme. Ela engloba principalmente fibras colágenas e elásticas entrelaçadas, que proporcionam à pele sua resistência à tração e elasticidade para resistir à deformação. A orientação com predominância paralela do colágeno normal na derme é diferente das voltas de colágeno tipicamente vistas no tecido cicatricial que resultam da lesão por queimadura.[18] Além disso, a localização em camadas dos receptores sensoriais da pele é uma consideração importante na determinação da profundidade da lesão por queimadura (Tab. 24.1). A derme é subdividida em duas camadas: a camada superficial *papilar* e a camada *reticular* profunda.[17] As papilas da camada papilar se projetam para cima e se conectam com a epiderme. As papilas são plexos vasculares que servem, em parte, para nutrir a epiderme por meio de osmose. Morfologicamente, essa camada é composta por uma rede frouxa entrelaçada como uma cesta de fibras de colágeno.

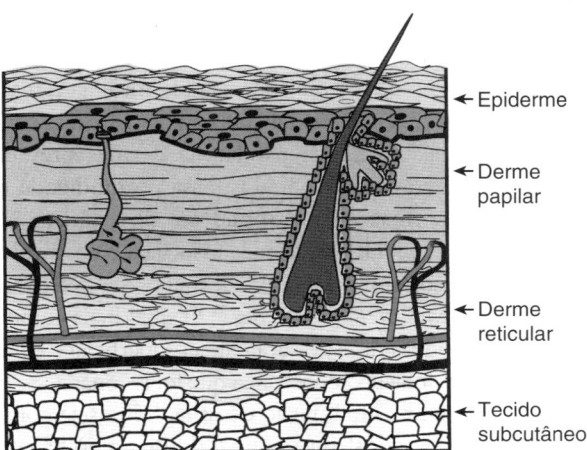

Figura 24.1 Secção transversal da pele.

Tabela 24.1 Receptores sensoriais, localização por camada da pele e sensação mediada

Receptor sensorial	Localização	Sensação mediada
Terminação nervosa livre	Epiderme	Dor, coceira
Terminação nervosa livre	Derme	Dor
Discos de Merkel	Estrato espinoso	Toque
Corpúsculo de Meissner	Derme papilar	Toque
Corpúsculo de Ruffini	Derme papilar	Calor
Bulbo final de Krause	Derme papilar	Frio
Corpúsculo de Pacini	Derme reticular	Pressão, vibração

A derme reticular fica abaixo da derme papilar e é composta de fibras de colágeno densamente entrelaçadas. A derme reticular se liga ao tecido subcutâneo por uma rede entrelaçada irregular de tecido conjuntivo fibroso.

Além das funções já mencionadas, a pele é importante na regulação da temperatura por meio da emissão de suor e eletrólitos, na secreção de óleos pelas glândulas sebáceas para lubrificar a pele, na síntese de vitamina D e contribui para a aparência e identidade estéticas. Como resultado de uma lesão por queimadura, algumas ou todas essas funções podem estar prejudicadas e/ou perdidas, e os mecanismos de defesa de barreira de proteção do paciente estarão comprometidos.

Uma consideração fisiopatológica básica em uma lesão por queimadura é a alteração da integridade vascular, o que resulta na formação de edema nos espaços intersticiais. A formação do edema ocorre na zona de queimadura, bem como em tecidos adjacentes. Uma preocupação inicial da fisioterapia na equipe de queimados é a diminuição da amplitude de movimento (ADM) articular em virtude do inchaço.

A quantidade de destruição da pele é baseada na temperatura e duração de tempo em que o tecido é exposto ao calor.[19] O tipo do agente causador (ou seja, chama, líquido, químico ou elétrico) também irá afetar a quantidade de destruição de tecidos. Não é necessária uma quantidade imensa de calor para causar danos. A temperaturas abaixo de 44°C não ocorrerão danos ao tecido local, a menos que a exposição se estenda por períodos prolongados. Na variação de temperaturas entre 44°C e 51°C, a taxa de morte celular duplica a cada ponto de aumento da temperatura, e exposições curtas levarão à destruição da célula.[19,20] A temperaturas superiores a 51°C, o tempo de exposição necessário para danificar o tecido é extremamente breve.

Classificações das lesões por queimadura

No passado, a profundidade da lesão era classificada como *primeiro*, *segundo* e *terceiro* grau. Embora o público leigo ainda use essas classificações, a maior parte da literatura de saúde agora classifica as lesões por queimadura pela profundidade do tecido da pele destruído (Tab. 24.2).[20] O *Guide to Physical Therapist Practice* (Guia para a prática do fisioterapeuta)[21] também descreve comprometimentos do tegumento em relação à profundidade do tecido lesionado.[21] A profundidade na qual uma queimadura causa dano depende de muitos fatores, incluindo a duração e a intensidade do calor, a espessura da pele na área, a distância da área da pele da fonte do calor, a extensão (porcentagem) de área corporal exposta, a vascularização e a idade.

As diferentes classificações de queimaduras apresentarão diferentes quadros clínicos e cada um pode mudar dramaticamente durante o curso do tratamento. Além da quantidade de dano tecidual direto de uma queimadura, o metabolismo do paciente e sua condição fisiológica e psicológica podem afetar significativamente o estado clínico do paciente. Esta seção apresenta sinais e sintomas clínicos gerais observados em cada uma das classificações de queimaduras (ver Tab. 24.2).

Queimadura epidérmica

Uma queimadura epidérmica, como o nome indica, causa danos apenas às células da epiderme (Fig. 24.2). Essa profundidade de queimadura correlaciona-se com o padrão de prática 7B, Integridade tegumentar prejudicada associada com envolvimento superficial da pele, no *Guide to Physical Therapist Practice*. A clássica "queimadura solar" é o melhor exemplo de uma queimadura epidérmica. Clinicamente, a pele parece vermelha ou eritematosa.[22] O eritema é o resultado de danos epidérmicos e irritação dérmica, mas não há lesão ao tecido dérmico. Há a difusão de mediadores inflamatórios a partir de locais de danos epidérmicos e liberação de substâncias vasoativas de mastócitos. A superfície de uma queimadura epidérmica é seca. Bolhas estarão ausentes, mas um leve edema pode estar aparente. Depois de uma queimadura epidérmica, há geralmente um atraso no desenvolvimento da dor, no momento em que a área se torna sensível ao toque. Após os danos epidérmicos, as camadas lesionadas da epiderme irão descascar ou desprender-se em 3 a 4 dias. A cura epidérmica é espontânea; ou seja, a pele vai curar por si só e não se formarão cicatrizes.

Queimadura de espessura parcial superficial

Com uma **queimadura de espessura parcial superficial** (Fig. 24.3), o dano ocorre por toda a epiderme e na camada papilar da derme. A camada de epiderme é destruída completamente, mas a camada papilar da derme apresenta somente danos leves a moderados. Essa profundidade de queimadura corresponde ao padrão de prática 7C, Integridade tegumentar prejudicada associada com envolvimento de espessura parcial da pele e formação de cicatriz, no *Guide to Physical Therapist Practice*.[21] O sinal mais comum de uma queimadura de espessura parcial superficial é a presença de bolhas intactas sobre a área que foi lesionada.

Embora o ambiente interno de uma bolha seja considerado estéril, demonstrou-se que o fluido da bolha contém substâncias que aumentam a resposta inflamatória e

Tabela 24.2 Classificação da queimadura: diagnóstico diferencial

Profundidade da queimadura	Cor/vascularização	Aparência da superfície/dor	Edema/cura/cicatrização
Epidérmica	Eritematosa, rosa ou vermelha; derme irritada	Sem bolhas, superfície seca; dor atrasada, sensibilidade	Edema mínimo; cura espontânea; sem cicatriz
Espessura parcial superficial	Rosa ou vermelha brilhante, mancha vermelha; derme inflamada; eritematosa com branqueamento e enchimento capilar rápido	Bolhas intactas, exsudação purulenta ou superfície ardida quando as bolhas são removidas; muito dolorida, sensível a mudanças de temperatura, exposição a correntes de ar ou toque leve	Edema moderado; cura espontânea; cicatriz mínima; descoloração
Espessura parcial profunda	Vermelho misturado, branco ceroso; branqueamento com enchimento capilar lento	Bolhas rompidas, superfície úmida; sensível à pressão, mas insensível ao toque leve ou alfinetada leve	Edema acentuado; cura lenta; cicatriz excessiva
Espessura total	Branca (isquêmica), carbonizada, bronzeada, castanha, cor de mogno, preta, vermelha (fixação da hemoglobina); sem branqueamento; vasos trombosados; circulação distal precária	Aparência de pergaminho, coriácea, rígida, seca; anestésica; pelos corporais saem com facilidade	Área rebaixada; cura com enxerto de pele; cicatriz
Subdérmica	Carbonizada	Tecido subcutâneo evidente; anestésica; dano muscular; comprometimento neurológico	Defeitos teciduais; cura com enxertos ou retalhos de pele; cicatriz

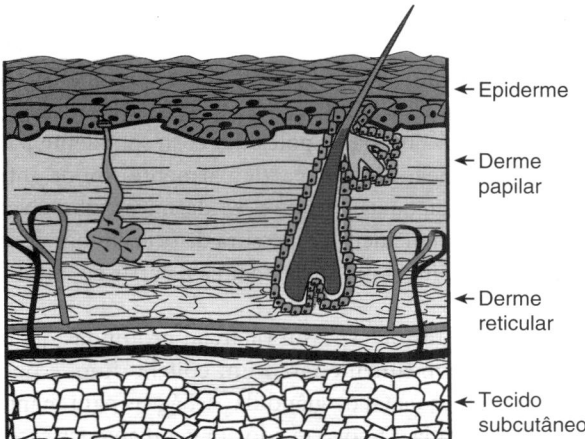

Figura 24.2 O sombreamento cinza representa a profundidade da pele comprometida em uma queimadura epidérmica.

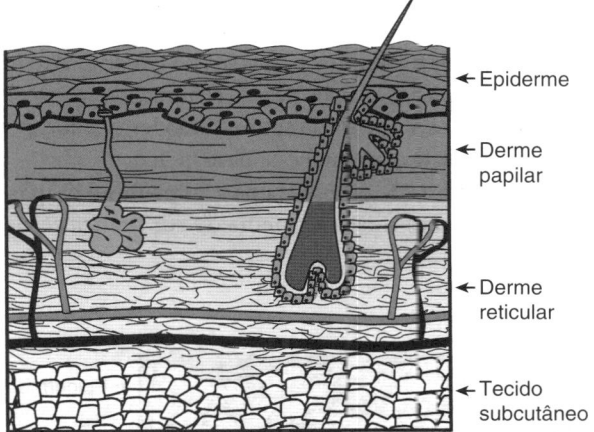

Figura 24.3 O sombreamento cinza representa a profundidade da pele comprometida em uma queimadura de espessura parcial superficial.

retardam o processo de cicatrização, então recomenda-se que as bolhas sejam evacuadas.[23-27] A cura ocorrerá mais rapidamente se a pele danificada for removida e um agente tópico e curativo adequado for aplicado.[28] Uma vez que as bolhas tenham sido removidas, a aparência da superfície da área queimada será úmida. A ferida será vermelha brilhante porque a derme está inflamada. A ferida vai **branquear**, o que significa que, se exercer pressão contra o tecido com um dedo, um ponto branco aparece como resultado de deslocamento do sangue nos capilares sob pressão. Ao liberar a pressão, a área branca demonstrará enchimento capilar rápido. O edema pode ser moderado.

Esse tipo de queimadura é extremamente doloroso, secundário à irritação das terminações nervosas contidas na derme. Quando a ferida estiver aberta, o paciente estará altamente sensível às mudanças de temperatura, à exposição ao ar e ao toque da luz. Além da dor, pode haver febre se as áreas estiverem infectadas.

Alguns cremes antimicrobianos tópicos farão com que a ferida desenvolva um filme gelatinoso que, eventualmente, descascará, semelhante à **descamação** que ocorre com queimaduras solares. Esse exsudato é um produto coagulado do antibiótico tópico utilizado para prevenir a infecção, e o soro que escoa da ferida é resultado do dano à integridade do capilar.

Queimaduras de espessura parcial superficiais curam sem intervenção cirúrgica, por meio da produção de células epiteliais e migração a partir da periferia da ferida e anexos de sobrevivência da pele. A cobertura pelo novo epitélio recupera a função de barreira da pele, e a cicatrização completa deve ocorrer em 7 a 10 dias. Pode haver alguma mudança residual da cor da pele em virtude da destruição dos melanócitos, mas a cicatriz é mínima.

Queimadura de espessura parcial profunda

Uma **queimadura de espessura parcial profunda** (Fig. 24.4) envolve a destruição da epiderme e da derme papilar, com dano para baixo na camada reticular da derme. Conforme essa queimadura se aproxima da derme mais profunda, ela começa a se assemelhar a uma queimadura de espessura total, e a profundidade se adequa melhor ao padrão de prática 7C, Integridade tegumentar prejudicada associada com envolvimento de espessura parcial da pele e formação de cicatriz, no *Guide to Physical Therapist Practice*.[21] A maioria das terminações nervosas, folículos pilosos e ductos de suor estarão lesionados, porque a maior parte da derme está destruída.

Queimaduras de espessura parcial profundas aparecem com uma cor mista vermelha ou cor branca cerosa. Quanto mais profunda a lesão, mais branca aparecerá. O preenchimento capilar será lento depois da aplicação de pressão sobre a ferida. A superfície geralmente está molhada em função das bolhas rompidas e há alteração da rede vascular dérmica, o que leva a vazamentos de fluido de plasma. O edema acentuado é um sinal que marca essa profundidade de queimadura. Há uma grande quantidade de perda de água por evaporação (15 a 20 vezes o normal) por causa da destruição tecidual e vascular.[19,25,29] Uma área de queimadura de espessura parcial profunda tem sensação diminuída ao toque leve ou discriminação aguda/vaga, mas mantém a sensação de pressão profunda por causa da localização do corpúsculo de Pacini, profundo na derme reticular. A cura ocorre por meio da formação de cicatriz e reepitelização. Por definição, a derme é apenas parcialmente destruída. Por isso, algumas células epidérmicas viáveis podem permanecer dentro dos apêndices epidérmicos sobreviventes e servir como uma fonte para o novo crescimento da pele.

A profundidade de uma lesão de espessura parcial profunda é, por vezes, difícil de determinar, por isso é necessário permitir que a ferida fique demarcada (entre o tecido normal e o danificado) durante os primeiros dias. A demarcação torna-se evidente depois de vários dias, conforme o tecido morto começa a se desfazer. Os folículos de pelo que penetram nas regiões dérmicas mais profundas abaixo do nível da queimadura permanecem viáveis. A preservação de folículos de pelo e o crescimento de cabelo novo indicarão uma lesão por queimadura de espessura parcial profunda em vez de uma lesão de espessura total, e há um maior potencial correspondente para cura espontânea. Fatores particularmente importantes que determinam quais estruturas epidérmicas sobrevivem e quais morrem incluem a espessura da pele em um determinado local e/ou a distância da área a partir da fonte de calor.

Queimaduras de espessura parcial profundas que se curam espontaneamente terão um epitélio fino, e pode faltar o número usual de glândulas sebáceas para manter a pele lubrificada. O novo tecido em geral aparece seco e escamoso, coça e é desgastado com facilidade. Cremes são necessários para lubrificar a nova superfície artificialmente. A sensação e o número de ductos de suor ativos estarão diminuídos.

Uma queimadura de espessura parcial profunda geralmente vai se curar em 3 a 5 semanas, se não se tornar infectada. É fundamental manter a ferida livre de infecção, porque a infecção pode converter uma queimadura de espessura parcial profunda em uma lesão mais profunda. O desenvolvimento de **cicatrizes hipertróficas** e **queloides** é uma consequência frequente da queimadura de espessura parcial profunda.

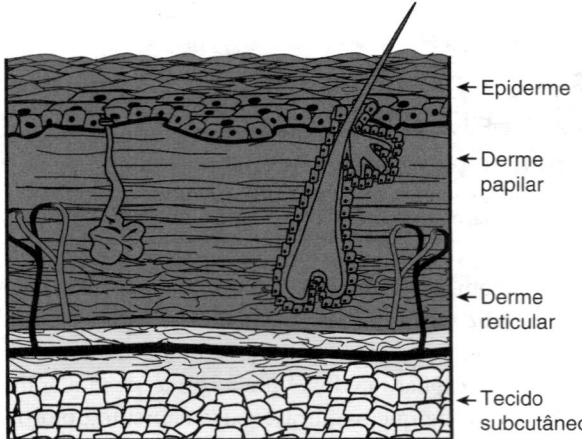

Figura 24.4 O sombreamento cinza representa a profundidade da pele comprometida em uma queimadura de espessura parcial profunda.

Queimadura de espessura total

Em uma **queimadura de espessura total** (Fig. 24.5), toda a epiderme e camadas dérmicas estão destruídas completamente. Além disso, a camada de gordura subcutânea pode estar danificada, em certa medida. Essa profundidade de queimadura é coerente com o padrão de prática 7D, Integridade tegumentar prejudicada associada com comprometimento de espessura total da pele e formação de cicatriz, no *Guide to Physical Therapist Practice*.[21]

A queimadura de espessura total é caracterizada por uma escara rígida, parecida com um pergaminho, que cobre a área. **Escara** é o tecido desvitalizado que consiste em produto coagulado seco de plasma e células necróticas. A escara parece seca, coriácea e rígida. A cor da escara pode variar de preto a vermelho escuro, ou até branco; este último indica isquemia total da área. Frequentemente, a trombose dos vasos sanguíneos superficiais é aparente e nenhum branqueamento dos tecidos é observado. A cor vermelha profunda dos tecidos resulta da fixação de hemoglobina liberada da destruição das células sanguíneas vermelhas.

Os folículos pilosos estão completamente destruídos e os pelos do corpo serão retirados com facilidade. Todas as terminações nervosas no tecido dérmico estão destruídas, de forma que a ferida se torna *insensível* (sem sensibilidade); no entanto, o paciente ainda pode enfrentar uma quantidade significativa de dor, porque áreas adjacentes de queimadura de espessura parcial normalmente cercam a lesão de espessura total.

Um grande problema que surge a partir de queimaduras profundas é o dano ao sistema vascular periférico. Como grandes quantidades de fluido vazam para o espaço intersticial por baixo da escara inflexível, a pressão no espaço extravascular aumenta, potencialmente constringindo a circulação profunda ao ponto de oclusão (ver discussão posterior de complicações cardiovasculares na seção intitulada Complicações das lesões por queimaduras). Como a escara não tem a qualidade elástica da pele normal, o edema que se forma em uma área de queimadura circunferencial pode causar compressão da vasculatura subjacente. Se essa compressão não for aliviada, ela pode levar a uma eventual oclusão, com possível necrose dos tecidos distais ao sítio da lesão. Para manter o fluxo vascular, uma **escarotomia** pode ser necessária. A escarotomia é uma incisão lateral na linha mediana da escara, do comprimento de uma extremidade ou da parede torácica.[30,31] A Figura 24.6 mostra uma escarotomia e o resultado da pressão que força a incisão a abrir. Na sequência de uma escarotomia, os pulsos são frequentemente examinados para monitorar a restauração da circulação. Se a escarotomia for bem-sucedida, haverá uma melhoria imediata no fluxo de sangue periférico, demonstrada por pulsos normais distais para a ferida, pelo retorno da temperatura e do preenchimento capilar normais da extremidade distal.

Embora às vezes possa ser difícil diferenciar uma queimadura profunda parcial de uma queimadura de espessura total no início do período após a queimadura, as diferenças se tornarão evidentes depois de vários dias. Com uma queimadura de espessura total, não há áreas disponíveis para reepitelização da ferida. Todas as células epiteliais foram destruídas e enxertos de pele serão necessários. A enxertia será discutida detalhadamente na seção intitulada Tratamento cirúrgico da queimadura.

Queimadura subdérmica

Uma categoria adicional de queimadura, a **queimadura subdérmica**, envolve a destruição total de todos os tecidos da epiderme para baixo e através do tecido subcutâneo (Fig. 24.7). Essa profundidade de lesão se correla-

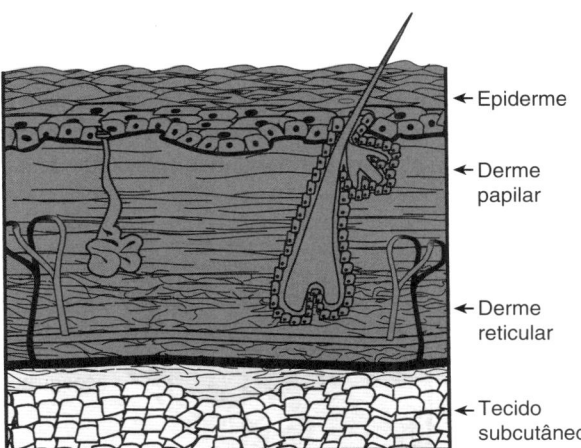

Figura 24.5 O sombreamento cinza representa a profundidade da pele comprometida em uma queimadura de espessura total.

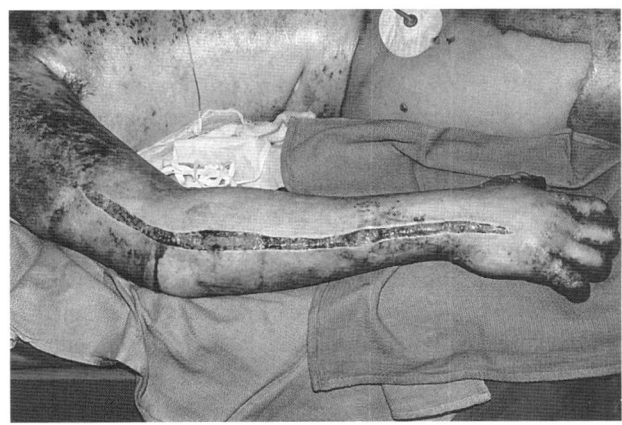

Figura 24.6 Escarotomia do membro superior direito. De Richard e Staley,[4, p.113] com permissão.

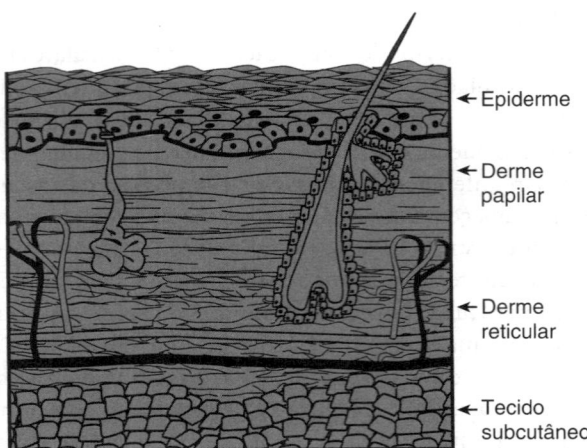

Figura 24.7 O sombreamento cinza representa a profundidade da pele comprometida na queimadura subdérmica.

ciona com o padrão de prática 7E, Integridade tegumentar prejudicada associada com comprometimento que se estende para a fáscia, músculo ou osso e formação de cicatriz, no *Guide to Physical Therapist Practice*.[21] Músculo e osso estão sujeitos à necrose, quando queimados. Esse tipo de queimadura ocorre com o contato prolongado com uma fonte de calor e rotineiramente ocorre como um resultado do contato com eletricidade. Tratamentos cirúrgico e terapêutico extensos são necessários para que a função do paciente retorne, até certo ponto.

Queimadura elétrica

Os sinais e sintomas de uma **queimadura elétrica** podem variar de acordo com o tipo de corrente, intensidade da corrente e área do corpo através da qual a corrente elétrica passa.[32] A queimadura resulta da passagem de uma corrente elétrica através do corpo após a pele ter feito contato com uma fonte elétrica. A corrente elétrica segue o curso da menor resistência oferecida por diferentes tecidos. Nervos, seguidos por vasos sanguíneos, oferecem a menor resistência. Ossos oferecem a maior resistência. O dano tecidual decorre da resistência do tecido à passagem da corrente ou por corrente elétrica direta.[33,34]

Normalmente locais de contato existirão onde o paciente primeiro entrou em contato com a eletricidade, e um segundo local onde o paciente foi aterrado. A ferida onde o contato inicial foi feito (por vezes chamada de *ferimento de entrada*) aparecerá carbonizada e rebaixada e, muitas vezes, será menor do que o local de aterramento. A pele parece amarela e isquêmica. Na área de aterramento (por vezes chamada de *ferimento de saída*), muitas vezes, parece que houve uma explosão no tecido do local. É seca em aparência. Os tecidos ao longo do trajeto da corrente podem estar danificados em virtude do calor que se desenvolveu como um resultado da resistência do tecido à passagem da corrente. Uma extremidade ou área que parece viável após uma lesão pode tornar-se necrótica e gangrenosa em poucos dias. Artérias podem sofrer espasmo e pode haver necrose da parede vascular. O fornecimento de sangue para os tecidos circundantes, incluindo o muscular, pode ser alterado. O músculo danificado ficará amolecido. Uma vez que o curso da destruição de tecidos é imprevisível, pode haver dano muscular desigual e irregular. Será necessário tempo para determinar quais tecidos permanecerão viáveis e quais não.

Pode haver outras consequências da passagem de eletricidade através do corpo, tais como arritmias cardíacas e insuficiência renal aguda secundária a desequilíbrios de fluidos e eletrólitos e liberação de mioglobina (proteína presente no músculo) no sangue. Uma das complicações mais graves do dano por corrente elétrica é o dano agudo à medula espinal ou fratura vertebral. Clinicamente, esses pacientes terão paresia espástica, mas podem ou não apresentar mudanças na via sensorial ao longo de áreas concomitantes de espasticidade. Possíveis causas de morte por queimaduras elétricas são fibrilação ventricular e parada respiratória.

Zonas de queimaduras

A queimadura normalmente consiste em três zonas (Fig. 24.8).[20] Na **zona de coagulação** as células são danificadas de modo irreversível e ocorre morte da pele. Essa área é equivalente a uma queimadura de espessura total e necessitará de um enxerto de pele para se curar. Por causa da falta de tecido viável e da quantidade de escaras, o risco de infecção aumenta. Esse potencial de complicação enfatiza a necessidade de monitoração cuidadosa, utilização de antibióticos e o tratamento do paciente queimado em um centro especializado de queimados. A **zona de estase** contém células lesionadas que podem morrer dentro de 24 a 48 horas sem tratamento diligente. É na zona de estase que a infecção, a secura e/ou perfusão inadequada da ferida irão ocasionar a conversão do tecido potencialmente aproveitável em tecido completamente necrótico e alargamento da zona de coa-

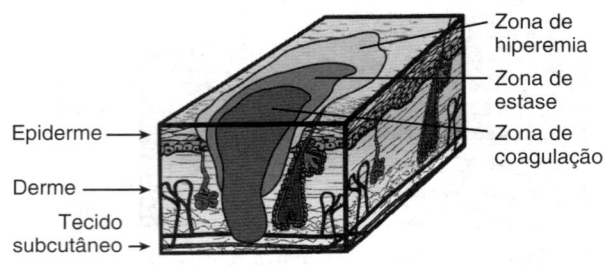

Figura 24.8 Zonas de danos nos tecidos como resultado de uma lesão por queimadura.

gulação. Talas ou bandagens de compressão, se aplicadas com muita força, podem comprometer essa área. Por último, **a zona de hiperemia** é um local de danos mínimos às células, e os tecidos devem se recuperar dentro de alguns dias sem efeitos duradouros.[35]

Extensão da área queimada

Uma consideração importante ao determinar a gravidade de uma queimadura é a extensão da superfície corporal atingida. Para calcular rapidamente uma estimativa da porcentagem da área de superfície corporal (ASC) total queimada, Pulaski e Tennison[36] desenvolveram a **Regra dos nove**. A Regra dos nove divide a superfície do corpo em áreas de 9%, ou múltiplos de 9% da ASC. A Figura 24.9 mostra as porcentagens com o uso da Regra dos nove para adultos e crianças. Lund e Browder[37] modificaram as porcentagens de área de superfície corporal para contabilizar um *continuum* de idade e para acomodar o crescimento de diferentes segmentos corporais. Este último método é o mais preciso dos dois para determinar a extensão da lesão de queimadura. A Figura 24.10 mostra as porcentagens relativas de área queimada para crianças e adultos de acordo com a fórmula de Lund e Browder. Embora essa fórmula forneça uma determinação exata da ASC, a utilização da Regra dos nove é mais prática na triagem de emergência do paciente com uma lesão de queimadura aguda.

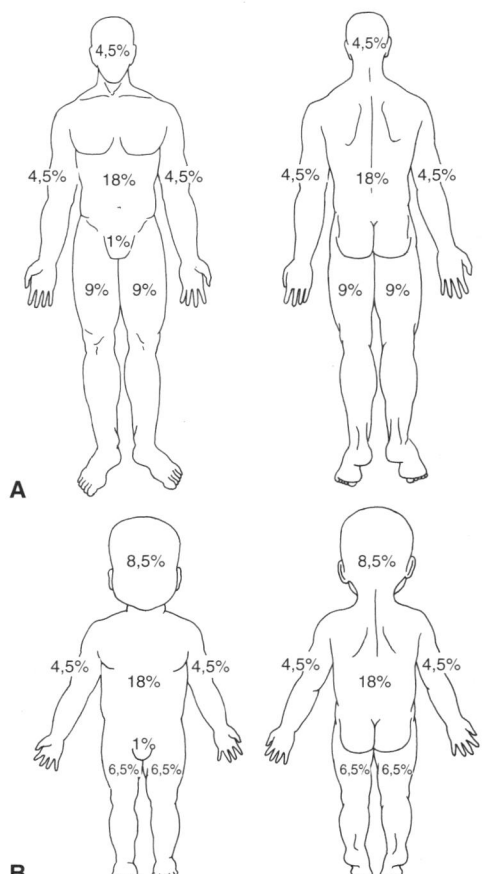

Figura 24.9 Regra dos nove para determinar a porcentagem de área de superfície corporal queimada em adultos (**A**) e crianças (**B**).

Complicações das lesões por queimaduras

Dependendo da extensão da lesão por queimadura, da profundidade da queimadura e do tipo de queimadura, pode haver complicações sistêmicas secundárias.[38] Além disso, a saúde, a idade e o estado psicológico do paciente que foi queimado afetarão essas complicações. Esta seção destacará complicações sistêmicas selecionadas que o paciente pode experimentar depois de uma lesão por queimadura significativa.

Infecção

A infecção, em conjunção com a falha do sistema de órgãos, é a principal causa de mortalidade por queimaduras.[39] Algumas estirpes virulentas de *Pseudomonas aeruginosa* e *Staphylococcus aureus* são resistentes a antibióticos e têm sido responsáveis por infecções epidêmicas em centros de queimados.[1,39] A invasão microbiana a partir das queimaduras para outros tecidos saudáveis pode levar à sepse.[40,41]

Antibióticos sistêmicos são utilizados para tratar tanto a queimadura quanto as infecções do sistema em geral, uma vez que tenham sido documentadas.[39,42] Uma contagem bacteriana em excesso de 10^5 por grama de tecido constitui infecção da ferida da queimadura, e níveis de 10^7 a 10^9 estão normalmente associados com queimaduras letais. A maioria das feridas é tratada com antibióticos tópicos; estes serão discutidos em uma seção posterior intitulada Tratamento médico das queimaduras.

Complicações pulmonares

Em qualquer paciente que foi queimado em um espaço fechado deve-se suspeitar de uma **lesão por inalação**.[43] Entre os pacientes com queimaduras, a incidência de inalação de fumaça pode estar em excesso de 33%,[44] e sobe para 66% em pacientes com queimaduras faciais.[45] A incidência de complicações pulmonares é extremamente alta após queimaduras graves, e a morte somente por causa de pneumonia é atribuída à maioria das mortes após lesões por queimadura.[46] O traumatismo direto às vias aéreas superiores também pode ocorrer a partir da inalação de gases quentes.[47]

Os sinais de lesão por inalação incluem queimaduras faciais, pelos nasais chamuscados, tosse áspera, rouqui-

Queimadura estimada e diagrama Idade *vs* área

Exame inicial

Causa da queimadura _____

Data da queimadura _____

Horário da queimadura _____

Idade _____

Gênero _____

Peso _____

Data da admissão _____

Assinatura _____

Data _____

Diagrama da queimadura

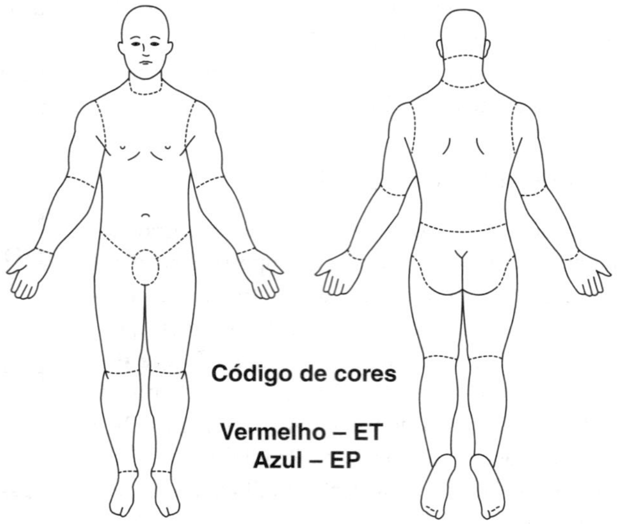

Código de cores

Vermelho – ET
Azul – EP

Área	Menos de 1 ano	1–4 anos	5–9 anos	10–14 anos	15 anos	Adulto	EP	ET	Total	Áreas doadoras
Cabeça	19	17	13	11	9	7				
Pescoço	2	2	2	2	2	2				
Porção anterior do tronco	13	13	13	13	13	13				
Porção posterior do tronco	13	13	13	13	13	13				
Nádega direita	2½	2½	2½	2½	2½	2½				
Nádega esquerda	2½	2½	2½	2½	2½	2½				
Genitália	1	1	1	1	1	1				
Braço direito	4	4	4	4	4	4				
Braço esquerdo	4	4	4	4	4	4				
Antebraço direito	3	3	3	3	3	3				
Antebraço esquerdo	3	3	3	3	3	3				
Mão direita	2½	2½	2½	2½	2½	2½				
Mão esquerda	2½	2½	2½	2½	2½	2½				
Coxa direita	5½	6½	8	8½	9	9½				
Coxa esquerda	5½	6½	8	8½	9	9½				
Perna direita	5	5	5½	6	6½	7				
Perna esquerda	5	5	5½	6	6½	7				
Pé direito	3½	3½	3½	3½	3½	3½				
Pé esquerdo	3½	3½	3½	3½	3½	3½				
									Total	

Legenda: ET – espessura total
EP – espessura parcial

Figura 24.10 Gráfico modificado de Lund e Browder para a determinação da porcentagem de área de superfície corporal queimada em várias idades. Cortesia de Shriners Burns Hospital, Cincinnati, OH.

dão, sons respiratórios anormais, dificuldade respiratória e secreção carbonácea e/ou hipoxemia.[46]

As principais complicações associadas a essa lesão são envenenamento por monóxido de carbono, danos traqueais, obstrução das vias aéreas superiores, edema pulmonar e pneumonia. O dano pulmonar por inalação de gases tóxicos e fumaça pode ser letal. Para determinar a extensão da lesão por inalação, vários procedimentos diagnósticos podem ser executados. O procedimento diagnóstico mais útil é a broncoscopia.[46]

Complicações metabólicas

A lesão térmica provoca um grande desafio metabólico e catabólico para o corpo. A maioria dos avanços recentes no tratamento e reabilitação de queimaduras veio diretamente do aumento da compreensão das demandas metabólicas de uma lesão por queimadura e da capacidade de melhorar o estado nutricional do paciente para cumprir essas demandas.[48] As taxas metabólicas podem aumentar até 50% em uma ASC com queimadura a 25%, e muito mais conforme o tamanho da queimadura aumenta.[49-51] As consequências do aumento da atividade metabólica e catabólica após uma queimadura são um decréscimo rápido no peso corporal, balanço de nitrogênio negativo e uma diminuição na energia estocada, que são vitais para o processo de cura.[52]

Como resultado do aumento da atividade metabólica, haverá um aumento de 1°C a 2°C na temperatura do *core*, o que parece ser decorrente de uma redefinição dos centros de temperatura do hipotálamo no cérebro.[1] Wilmore et al.[53] cogitaram a existência de uma relação significativo entre o aumento da perda de calor por evaporação da barreira da pele comprometida sobre uma queimadura e o estado hipermetabólico. Em todo caso, se os indivíduos com queimaduras são colocados em uma sala com temperatura ambiente normal, será exibida perda excessiva de calor e isso vai exacerbar ainda mais a resposta à sobrecarga vista nesses pacientes,[1,53] portanto, recomenda-se que a temperatura ambiente seja mantida a 30°C, o que vai reduzir significativamente a taxa metabólica.

Como parte do metabolismo alterado do paciente, proteínas do tecido muscular são utilizadas, de preferência, como uma fonte de energia. Essa situação, juntamente com os efeitos do repouso absoluto, faz com que os músculos atrofiem e torna os pacientes fracos, tanto em virtude de sua lesão por queimadura quanto por causa da hospitalização.

Grande parte da melhoria do tratamento de queimaduras tem sido atribuída ao maior foco de pesquisa nas necessidades nutricionais dos pacientes. Está além do escopo deste capítulo detalhar a suplementação nutricional, e o leitor interessado pode consultar várias revisões excelentes sobre os avanços na nutrição em queimados.[54-56]

Complicações cardiovasculares

As alterações hemodinâmicas resultam de uma mudança de fluido para o interstício, o que reduz, subsequentemente, o plasma e o volume de fluido intravascular em um paciente com uma queimadura.[57,58] As mudanças de fluidos ocorrem como resultado de mudanças sistêmicas locais e temporárias na dinâmica capilar. Essa mudança de fluido para o espaço intersticial pode acarretar edema significativo. A permeabilidade capilar volta ao normal depois de cerca de 24 horas. Além disso, com essas mudanças de fluido, haverá uma tremenda diminuição inicial do débito cardíaco, que pode chegar a um nível tão baixo quanto 15% do normal na primeira hora após a lesão.[59,60] A terapia de reposição de fluidos é utilizada inicialmente para manejar a perda de fluido circulatório. Esse fluido adicional permite a perfusão dos órgãos vitais, mas também aumenta a quantidade de edema tecidual.[58,61]

Alterações hematológicas também ocorrem após uma lesão por queimadura grave. Essas modificações incluem alterações na concentração e na função de plaquetas, nos fatores de coagulação e componentes das células brancas do sangue; disfunção das células vermelhas do sangue e diminuição de hemoglobina e hematócrito.[62] Essas alterações fisiológicas, juntamente com alterações cardíacas e leitos vasculares lesionados, afetarão significativamente os esforços de ressuscitação inicial e, se o paciente sobreviver, a rapidez com que ele se recuperará. Além disso, os pacientes exibirão descompensação do ponto de vista da resistência, o que ocasionará deterioração funcional.

Ossificação heterotópica

Os pacientes com queimaduras maiores do que 20% da ASC total são altamente suscetíveis ao desenvolvimento da **ossificação heterotópica (OH)**, como mostrado por estudos prospectivos que demonstram uma incidência muito alta.[63-66] No entanto, o número real de casos que evoluem para se tornar clinicamente problemáticos varia de 1 a 3% e, portanto, é relativamente baixo.[65-68] O motivo pelo qual a OH ocorre em pacientes com lesões por queimadura é incerto. As etiologias suspeitadas além da ASC total envolvida incluem imobilização, microtraumatismos, alta ingestão de proteínas e sepse. As áreas afetadas mais comuns são os cotovelos, seguidos pelos quadris e ombros; no entanto, a OH pode aparecer em qualquer lugar do corpo.[65,66] Normalmente a OH ocorre em áreas de lesão de espessura total ou áreas que permanecem não cicatrizadas por períodos prolongados de tempo. Os sintomas aparecem mais tarde no decorrer da recuperação do paciente e incluem diminuição da ADM, dor em pontos específicos e uma qualidade de dor relatada que difere da dor generalizada que os pacientes geralmente relatam.

Neuropatia

A **neuropatia periférica** em pacientes com queimaduras pode tomar duas formas: **polineuropatia** ou neuropatia local.[69] A causa de polineuropatia é desconhecida. Tal como acontece com os pacientes com OH, os pacientes com neuropatia periférica em geral têm uma grande ASC de queimadura e a condição pode estar associada à sepse. Felizmente, a maioria das neuropatias se resolve ao longo do tempo, mas algumas podem ser de longo prazo.

As neuropatias locais podem ser causadas por diversos fatores, a maioria dos quais giram em torno das questões de tratamento das queimaduras, tais como as bandagens de compressão aplicadas com muita força, talas mal-ajustadas ou posicionamento inadequado e prolongado.[69] Os locais mais comuns de comprometimento são o plexo braquial, o nervo ulnar e o nervo fibular comum.

Cicatrizes patológicas

As cicatrizes de queimaduras ocorrem em áreas de queimadura de espessura parcial profunda, que podem se curar espontaneamente; e queimaduras de espessura total, que tiveram a pele enxertada, mas onde a cobertura de enxerto foi incompleta. Se o tecido maturado demonstra uma taxa maior de produção de colágeno do que de degradação, a cicatriz torna-se elevada e espessa.[70,71] As cicatrizes tornam-se patológicas quando assumem a forma de **hipertrofia**, contratura ou ambas. Cada uma dessas condições de cicatriz é única e elas não devem ser vistas como sinônimos. O paciente pode ter uma cicatriz hipertrófica que não interfira no movimento ou uma faixa de contratura cicatricial que não seja hipertrofiada. No entanto, ambas as condições podem existir simultaneamente, e o tratamento específico para cada uma será discutido mais adiante neste capítulo.

Cicatrização da ferida por queimadura

A ferida por queimadura foi descrita, e as causas e complicações das lesões por queimaduras foram revistas. As seções restantes deste capítulo concentram-se nos vários tipos de intervenções médicas, cirúrgicas e de reabilitação física do paciente com queimadura. Primeiro, no entanto, é necessário descrever o processo de cicatrização de uma queimadura.[72]

As duas camadas da pele – a epiderme e a derme – diferem morfologicamente e cicatrizam por mecanismos distintos. Nas seções seguintes, a fisiologia de cada componente é descrita, e as implicações clínicas das queimaduras para essas áreas são abordadas.

Cicatrização epidérmica

Quando uma queimadura lesiona apenas a epiderme ou se há células viáveis que revestem os anexos da pele, a **cicatrização epitelial** pode ocorrer na superfície da ferida. O estímulo para crescimento epitelial é a presença de uma ferida aberta que expõe o tecido subepitelial para o meio ambiente. O epitélio intacto tenta cobrir a ferida exposta por meio da mitose e do movimento ameboide de células, a partir da camada basal da epiderme circundante à ferida. As células epiteliais interrompem a migração quando estão completamente em contato com outras células epiteliais. Após essa **inibição de contato**, as células podem começar a se diferenciar para formar as várias camadas epiteliais. Enquanto as células epidérmicas se movem em torno do local da ferida, elas mantêm uma ligação com o epitélio normal na margem da ferida. Para continuar a migração e a proliferação, uma base adequada para as células epiteliais deve ser fornecida pela nutrição adequada e pelo suprimento de sangue, ou então as novas células morrerão.

O processo de epitelização é mais evidente clinicamente na ferida de espessura parcial, que tem os folículos de pelo e as glândulas intactos. Os apêndices da pele fornecem uma fonte de células epiteliais a partir da qual a ferida pode se curar. As células migram para o exterior a partir dos apêndices e aparecem como ilhas epidérmicas, a partir das quais elas se espalham perifericamente por toda a ferida. O crescimento da pele e a cobertura a partir dessas ilhas epiteliais, na verdade, podem ser visualizados ao longo do tempo.

Danos às glândulas sebáceas podem causar secura e coceira na ferida em cicatrização. A lubrificação pode ser um problema, e a pele recém-cicatrizada é caracteristicamente seca e pode rachar. A secura pode continuar durante um longo período de tempo porque muitas das glândulas sebáceas não regressam à sua função normal depois da epitelização da ferida. Os fisioterapeutas precisam educar os pacientes sobre o tipo, a frequência e as técnicas de aplicação de creme hidratante para lubrificar o tecido recém-cicatrizado.

Cicatrização dérmica

Quando uma lesão envolve um tecido mais profundo do que a epiderme, a **cicatrização dérmica**, ou a formação da cicatriz, ocorre. A formação de cicatriz pode ser dividida em três fases: *inflamatória*, *proliferativa* e de *maturação*. Embora essas fases sejam descritas separadamente, elas ocorrem em um *continuum* e uma fase muitas vezes se sobrepõe à outra.

Fase inflamatória

A reação primária de tecido viável a uma queimadura é a inflamação, que prepara o ferimento para a cicatrização por meio de eventos hemostáticos, vasculares e celulares. A inflamação inicia-se no momento da lesão, termina em cerca de 3 a 5 dias e é caracterizada por vermelhidão, edema, calor, dor e diminuição da ADM. Inicialmente, quando um vaso sanguíneo é rompido, a parede do vaso se contrai para diminuir o fluxo de sangue. As plaquetas se agregam e a fibrina é depositada para formar um coágulo sobre a área. A fibrina tem tripla função: (1) reter parcialmente fluidos corporais; (2) proteger as células subjacentes da dessecação; e (3) fornecer uma substância firme de produto coagulado, a partir da qual as células podem se infiltrar. Portanto, a fibrina pode ser pensada como a formação de uma rede de malha, a partir da qual as células podem subir e trabalhar na estrutura da cicatrização.

Depois de uma vasoconstrição transiente da vasculatura, que dura cerca de 5 a 10 minutos, ocorre vasodilatação para aumentar o fluxo sanguíneo para a área. Há aumento da permeabilidade dos vasos sanguíneos, com vazamento de plasma para o espaço intersticial e a subsequente formação de edema. Os leucócitos se infiltram na área e começam a libertar o local da contaminação. A presença de macrófagos, que são responsáveis por atrair fibroblastos para a área, é de particular importância.

Fase proliferativa

Durante essa fase, a reepitelização ocorre na superfície da ferida, enquanto profundamente na ferida, fibroblastos migram e proliferam. Os **fibroblastos** são as células que sintetizam o tecido da cicatriz, que é composto por colágeno e polissacarídeos proteicos sob a forma de uma substância fundamental viscosa que envolve as cadeias de colágeno. O colágeno é depositado com um alinhamento aleatório e nenhum arranjo arquitetônico verdadeiro de fibras. A sobrecarga (por exemplo, uma força destinada a esticar a cicatriz), aplicada ao tecido em desenvolvimento durante esse tempo, faz com que as fibras se alinhem ao longo da direção da força.[73] Durante esse período de fibroplasia, a força de tração da ferida aumenta a uma taxa proporcional à taxa da síntese do colágeno.

Em conjunto com a deposição de colágeno, a granulação do tecido é formada durante essa fase. O tecido de granulação consiste em macrófagos, fibroblastos, colágeno e vasos sanguíneos.[72] Os vasos sanguíneos recém-formados trazem um suprimento de sangue rico para a área e incentivam ainda mais a cicatrização da ferida. No entanto, a formação do tecido de granulação não é necessária para a aderência do enxerto da pele, e o tecido de granulação em excesso pode levar a um aumento da formação de cicatrizes hipertróficas.

Durante a fase proliferativa, ocorre a **contração da ferida**, que é um processo ativo no qual o corpo tenta fechar uma ferida onde ocorreu uma perda de tecido. A quantidade de contração é determinada pela quantidade de pele móvel disponível ao redor do defeito. Isso envolve o movimento do tecido existente na borda da ferida em direção ao centro, e não a formação de novo tecido. A contração da ferida cessa quando (1) as bordas da ferida se encontram ou (2) a tensão na pele circundante for igual ou superior à força de contração. O enxerto de pele pode diminuir a contração, com enxertos espessos que causam menos contração.

Fase de maturação

Uma ferida é considerada fechada no momento em que o epitélio cobre a superfície; no entanto, a cicatrização de feridas envolve a remodelação do tecido da cicatriz. Durante a fase de maturação, há uma redução no número de fibroblastos; diminuição da vascularização, em virtude da demanda metabólica menor; e remodelação do colágeno, que se torna mais paralelo no arranjo e forma ligações mais fortes. A proporção de desagregação do colágeno para a produção determina o tipo de cicatriz que se forma. Se a taxa de degradação for igual ou *exceder ligeiramente a taxa de produção*, a maturação resulta em uma cicatriz pálida, plana e flexível. Se a taxa de produção de colágeno *exceder a degradação*, então isso pode ocasionar uma cicatriz hipertrófica. Essa cicatriz se caracteriza por uma aparência vermelha e elevada com textura rígida; ela permanece dentro dos limites da ferida original. O *queloide* é uma grande cicatriz, firme, que ultrapassa os limites da ferida original; é mais comum em indivíduos com pigmentos mais escuros. Ambas as cicatrizes levam um período prolongado de tempo para amadurecer. A presença e a contração da cicatriz podem levar tanto a deformidades funcionais quanto cosméticas. O processo ativo de contração da cicatriz durante a fase de maturação e a fase proliferativa cria um risco de formação de contratura. A contratura sobre uma articulação limitará a ADM e afetará a função da articulação.[74]

Tratamento médico das queimaduras

Avanços no manejo clínico de pacientes com lesão por queimadura resultaram na sobrevivência de milhares de pacientes que 20 ou 30 anos atrás teriam morrido por causa de suas lesões.[75] Os achados de pesquisa e as técnicas atuais disponíveis em modernos centros de queimados têm permitido que os pacientes recebam um atendimento melhor por meio do uso de intervenções mais sofisticadas para o tratamento de grandes lesões por queimaduras. Esta seção aborda o tratamento inicial das queimaduras e os procedimentos cirúrgicos associados com a excisão e o enxerto de pele nova em um ferimento por queimadura.

Tratamento inicial

As metas no tratamento inicial de um paciente com queimadura são resolver os problemas críticos de risco de vida e estabilizar o paciente por meio de procedimentos destinados a (1) estabelecer e manter uma via aérea; (2) evitar a cianose, o choque e as hemorragias; (3) estabelecer uma linha de base de dados sobre o paciente, tais como a extensão e a profundidade da lesão por queimadura; (4) prevenir ou reduzir as perdas de fluido; (5) limpar o paciente e as feridas; (6) examinar lesões e (7) impedir complicações pulmonares e cardíacas. A triagem (classificação do grau de urgência e sequência do tratamento) usa esses procedimentos aplicando-os a grandes traumatismos por queimadura.

Inicialmente, o paciente deve ser transportado do local da lesão para uma instalação de tratamento. Se possível, o transporte deve ser feito diretamente a um centro de queimados, em vez de uma sala de emergência do hospital. Os objetivos do tratamento em trânsito são estabilizar o paciente e manter uma das vias respiratórias. Durante a fase de transporte inicial, o histórico do paciente e os dados pessoais são colhidos, quando possível. O tipo de agente que causou a queimadura é conhecido e ocorre um exame inicial do ferimento de queimadura. O pessoal médico de emergência pode usar a Regra dos nove para estimar o percentual da queimadura. Além disso, eles irão preparar o indivíduo para a triagem no centro de queimados, com a remoção de todas as roupas e joias do queimado e início da administração de fluido através de uma via intravenosa.

Um dos principais avanços no tratamento de queimaduras está na reposição do volume de fluido, inicialmente, e ao longo do tratamento do paciente. A pesquisa tem levado a uma melhor compreensão das alterações fisiológicas que ocorrem no paciente depois de um ferimento por queimadura e dos volumes de fluido necessários para aperfeiçoar a chance de sobrevivência.[60] Informações sobre as alterações fisiológicas responsáveis pelas mudanças de fluidos corporais e proteínas conduziram à utilização de soluções por via intravenosa, em uma quantidade necessária para repor os líquidos vitais e os eletrólitos.[76]

Depois que o paciente chega a um centro de queimados e a reanimação adequada com líquidos (reposição) é iniciada, a equipe de queimados determina a extensão e a profundidade da lesão e começa a limpeza inicial da ferida. A limpeza pode ser realizada com a utilização de uma variedade de abordagens e inclui normalmente alguma forma de hidroterapia.[77-79] O tratamento inicial das feridas permite que a equipe estabeleça o peso corporal; examine o paciente completamente; remova os pelos, se necessário; e inicie o processo de **desbridamento**, removendo qualquer pele solta. Os objetivos da limpeza da ferida e do desbridamento são remover o tecido morto, prevenir a infecção e promover a revascularização e/ou epitelização da área. Dependendo da instalação, fisioterapeutas podem estar envolvidos no procedimento inicial de limpeza da ferida.[78,80,81]

Se forem utilizados para limpeza de feridas, um grande tanque de hidroterapia ou banheira de hidromassagem geralmente têm algum tipo de desinfetante na água para ajudar no controle da infecção.[77,82,83] A temperatura da água deve estar entre 37°C e 40°C. Enquanto o paciente estiver na água, roupas aderentes ou curativos aplicados durante o transporte são removidos. Deve-se tomar cuidado para garantir o mínimo ou nenhum sangramento. *Nota*: em geral, a remoção de material aderente ou curativos na água é menos dolorosa do que a remoção a seco. Algumas unidades de queimados foram adaptadas para a utilização de chuveiros, pulverização ou "banhos no leito" para a remoção dos curativos e limpeza diária das feridas.[84] Independentemente da abordagem de limpeza da ferida, a maioria dos pacientes necessita de medicação para dor antes de tratamento nas feridas.

Cuidados com as feridas

Depois que os curativos são removidos, a ferida deve ser inspeccionada cuidadosamente. Aparência, profundidade, tamanho, exsudato e odor são anotados. A *infecção* se caracteriza por drenagem purulenta espessa, odor, febre, descoloração preto-amarronzada, separação rápida da escara, bolhas no tecido adjacente ou conversão de uma queimadura de espessura parcial profunda em uma lesão de espessura total.

O tratamento dos ferimentos é realizado com o uso de técnica limpa e instrumentos esterilizados. Se o **desbridamento afiado** (uso de tesouras cirúrgicas ou bisturi e pinça para remover escaras) for realizado, a epiderme descartada e a escara solta serão removidas e bolsas de pus serão drenadas. O procedimento deve ser realizado com cuidado para que o sangramento seja mínimo.

Após as feridas serem limpas, o paciente deve ser mantido aquecido para reduzir qualquer outro gasto metabólico em virtude da perda de calor adicional. Medicamentos e/ou curativos tópicos são, em seguida, aplicados ou reaplicados. A Tabela 24.3 apresenta os medicamentos tópicos comuns usados no tratamento de queimaduras. A técnica de aplicação de um creme ou pomada tópica sem curativos é chamada de **técnica aberta** e permite a inspeção contínua da ferida e o exame do processo de cicatrização. Com essa técnica, a medicação tópica deve ser reaplicada ao longo do dia.

A **técnica fechada** consiste na aplicação de curativos sobre um agente tópico. Os curativos servem a vários propósitos: (1) eles seguram agentes antimicrobianos tópicos sobre a ferida, (2) reduzem a perda de fluido a partir da ferida, e (3) protegem a ferida. Os curativos são trocados uma vez ou duas vezes por dia, dependendo do tamanho e, do tipo da ferida e do tipo de antimicrobiano tópico usado.

Os curativos são constituídos por várias camadas. A primeira camada é não aderente para proteger a frágil superfície de cicatrização do rompimento. Ela deve ser

Tabela 24.3 Medicamentos tópicos comuns usados no tratamento de queimaduras

Medicamento	Descrição	Método de aplicação
Sulfadiazina de prata	Agente antibacteriano tópico mais comumente usado; eficaz contra infecção de *Pseudomonas*	Creme branco aplicado, com luva estéril, 2-4 mm de espessura diretamente à ferida ou impregnado em uma malha fina de gaze.
Acetato de mafenide (Sulfamilon)	Agente antibacteriano tópico; eficaz contra organismos gram-negativos ou gram-positivos; se difunde facilmente através da escara.	Creme branco aplicado diretamente à ferida com camada de 1-2 mm duas vezes ao dia; pode ser deixado sem cobertura ou coberto com uma fina camada de gaze.
Solução de acetato de mafenide (solução de Sulfamilon 5%)	Solução tópica com função antimicrobiana contra organismos gram-positivos e gram-negativos. Mantém o ambiente úmido.	Pacote de 50 gramas de pó branco que é misturado tanto com 1.000 mL de água estéril como com cloreto de sódio 0,9% – embebido em gaze.
Nitrato de prata	Germicida antisséptico e adstringente; irá penetrar somente 1-2 mm na escara; útil para bactéria de superfície; mancha preta.	Curativos ou gazes embebidas usadas a cada 2 horas; também disponível como pequenos palitos para cauterizar pequenas áreas abertas.
Bacitracina/polisporina	Pomada suave; eficaz contra organismos gram-positivos.	Fina camada de pomada aplicada diretamente à ferida e deixada aberta.
Colagenase, accuzyme	Agente de desbridamento enzimático que seletivamente desbrida o tecido necrótico; sem ação antibacteriana.	Pomada aplicada à escara e coberta com curativo oclusivo úmido com ou sem um agente antimicrobiano.

seguida por um preenchimento de algodão para absorver a drenagem da ferida. A camada final é constituída por um rolo de gaze ou ataduras elásticas, que detêm as outras camadas no lugar, mas permitem o movimento.

Tratamento cirúrgico da queimadura

Excisão primária, tipos de enxertos de pele e substitutos de pele

A **excisão primária** é a remoção cirúrgica do tecido necrosado. A excisão inclui, geralmente, a remoção de camadas periféricas da escara até que o tecido viável, vascular, seja exposto como o local para fixação do enxerto de pele.[85] Grande parte do aumento da taxa de sobrevivência de pacientes com queimaduras extensas se deve à precoce excisão primária de feridas de queimadura.[86] Normalmente o paciente é levado para a cirurgia após a reanimação bem-sucedida, em geral dentro de 1 semana da lesão. A maior parte da escara é removida no mesmo momento, tanto quanto possível. Os defensores da excisão primária precoce acreditam que essa abordagem é mais fácil para o paciente do que repetir o desbridamento e que ela promove a cicatrização mais rápida, reduz a infecção e as cicatrizes e é mais econômica em termos de pessoal e tempo de hospitalização.[86]

Em muitos centros de queimados, uma ferida de queimadura é fechada com um enxerto de pele no momento da excisão primária. Muitos tipos de enxertos podem ser usados para fechar a ferida. O **autoenxerto** é proveniente da própria pele do paciente, retirada de uma área não queimada e transplantada para cobrir uma área queimada. Os autoenxertos são desejáveis porque fornecem uma cobertura permanente da ferida. O **aloenxerto (ou homoenxerto)** provém da pele retirada de um indivíduo da mesma espécie, geralmente da pele de um cadáver. A pele pode ser mantida congelada em bancos de pele por períodos prolongados. Os aloenxertos são enxertos temporários usados para cobrir grandes queimaduras quando o autoenxerto disponível é insuficiente. O **xenoenxerto (ou heteroenxerto)** se origina da pele de outra espécie, geralmente um porco. Os aloenxertos ou xenoenxertos são utilizados até que haja pele normal suficiente disponível para um autoenxerto.

Talvez o avanço mais progressivo no cuidado de pacientes com queimaduras nos últimos anos seja o uso de **substitutos de pele** para cobertura de uma ferida excisada.[87-94] Os substitutos de pele consistem de pele autóloga cultivada em laboratório a partir de uma biópsia do próprio tecido do paciente, no uso de pele de cadáver alterada ou de outros tecidos biologicamente modificados. Os substitutos de pele são utilizados quando existem grandes áreas de queimadura e a cobertura é necessária para a sobrevivência do paciente. A pele autóloga cultivada leva várias semanas para crescer e é altamente suscetível à infecção. Outros tecidos biologicamente modificados estão disponíveis com mais facilidade e têm demonstrado aderência mais confiável do que no passado. Com a utilização da maior parte dos substitutos de pele, os exercícios de ADM podem ser adiados e forças de cisalhamento devem ser evitadas. Apesar dos substitutos de pele serem uma intervenção cara para a cobertura da ferida, eles são úteis e provaram ser eficazes no tratamento de pacientes com grandes queimaduras. Exemplos de substitutos de pele incluem os seguintes:

- *Autoenxertos de epiderme cultivada* (AEC): a biópsia da pele é obtida a partir do paciente, e apenas as células epidérmicas são cultivadas.[87,88]
- *Enxertos compostos autólogos cultivados*: a biópsia da pele é obtida a partir do paciente, e ambas as células epidérmicas e dérmicas são cultivadas. Esse procedimento forma uma estrutura em duas camadas.
- *Substituto alogênico da pele*: a camada epidérmica da pele e todas as células imunes são removidas da pele de um cadáver. Esse tecido é aplicado ao leito de enxerto e, uma vez aderido, um fino autoenxerto de epiderme ou AEC é aplicado.[95]
- *Derme cultivada (temporária)*: a matriz dérmica cultivada é semeada com fibroblastos neonatais humanos e usada como uma cobertura temporária no lugar da pele de um cadáver. Esse substituto, eventualmente, é removido e substituído por um autoenxerto.[92,93]
- *Derme cultivada (definitiva)*: esse substituto de pele é composto por colágeno bovino cultivado com uma camada externa de silicone. Os poros no material permitem o crescimento controlado de uma neoderme. Depois de aproximadamente 14 dias, a camada de silicone é removida e um exerto de pele muito fino ou AEC é aplicado.[94]

Procedimento de enxerto de pele

A remoção da pele para enxerto em uma queimadura é feita cirurgicamente, sob anestesia. A pele usada para o enxerto geralmente é removida com um **dermátomo**. Esse instrumento não só permite que o cirurgião obtenha uma grande quantidade de pele, mas também uma espessura mais consistente da pele pode ser obtida. O dermátomo é ajustado para remover uma espessura predeterminada da pele para um **enxerto de pele de espessura parcial**. O enxerto de pele de espessura parcial contém epiderme e uma quantidade variável de derme, em oposição ao **enxerto de pele de espessura total**, que consiste na espessura dérmica total.

O local a partir do qual um enxerto de pele é retirado é chamado de **local doador**. Locais doadores comuns incluem as coxas, nádegas e costas. Essas feridas cicatrizam por reepitelização, como uma queimadura de espessura parcial, e requerem cuidados apropriados para evitar danos adicionais à derme e resultante formação de cicatriz. Um enxerto de pele de espessura total tem a desvantagem de deixar uma ferida de espessura total na área doadora que exigirá o fechamento primário ou um enxerto de pele de espessura parcial.

Geralmente, quanto mais fino o enxerto de pele, melhor é a aderência; e quanto mais espesso o enxerto, melhor o resultado cosmético. Além disso, um enxerto fino se contrairá mais do que um enxerto de pele espesso, uma vez que tenha aderido ao leito da ferida. A seleção da profundidade depende de muitos fatores, incluindo se o local doador tem ou não necessidade de ser novamente utilizado para outro enxerto de pele. Coletar um enxerto mais espesso afeta negativamente a possibilidade de utilizar outro enxerto do mesmo local por um período de tempo prolongado. A coleta de sítios de enxerto de pele de espessura parcial pode ser repetida em 10 a 14 dias, dependendo da quantidade de tempo que o local doador leva para cicatrizar.

A **folha de enxerto** é um enxerto de pele aplicado a um leito recipiente sem alteração após a coleta de uma área doadora (Fig. 24.11). O rosto, o pescoço e as mãos são cobertos com esse tipo de enxerto para fins de estética e função ideais. Quando há limitação na quantidade disponível de pele no local doador, a maioria das áreas é coberta com um **enxerto de malha** (Fig. 24.12). O ajuste do enxerto consiste no processamento da folha de enxerto através de um dispositivo que realiza pequenas incisões paralelas, em um arranjo linear. Esse processo permite que o enxerto de pele seja expandido antes de ser aplicado ao leito da ferida.[96] Essa técnica permite a cobertura de uma área maior e, uma vez que o enxerto adere, os interstícios cicatrizam por meio de reepitelização.

O enxerto de pele geralmente é mantido no lugar com suturas, grampos ou fechamento de pele Steri-Strip™. Uma vez que o enxerto esteja fixado na posição, qualquer sangue ou soro que possa estar localizado entre o enxerto e o

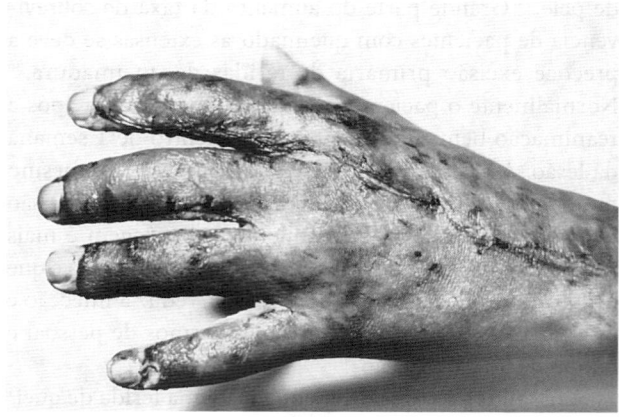

Figura 24.11 Folha de enxerto no dorso da mão esquerda, no 7º dia do pós-operatório. De Richard e Staley [4,p.183] com permissão.

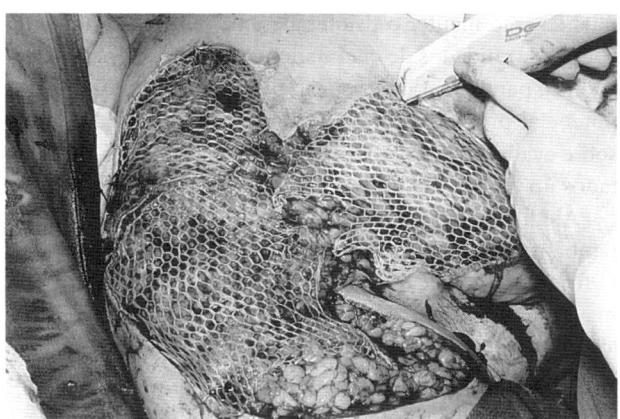

Figura 24.12 Enxerto de pele em malha de espessura parcial, aplicado à ferida recentemente excisada e preso com grampos.

local receptor deverá ser removido. A aplicação de um curativo de pressão facilita o contato entre o enxerto e o local receptor.

A necessidade básica para a aderência bem-sucedida de um enxerto é a vascularização suficiente dentro do leito da ferida. Enxertos não vão aderir a zonas fracamente vascularizadas, tais como o tendão. Uma vez que o enxerto de pele foi aplicado, a separação do enxerto de seu leito deve ser evitada. A separação pode resultar da força de cisalhamento, traumatismo mecânico ou formação de hematoma. Inicialmente, uma área é imobilizada com um curativo que forneça uma compressão firme e uniforme sobre a ferida. Outras razões para o fracasso do enxerto incluem excisão inadequada de tecido necrótico e infecção.

A sobrevivência de um enxerto de pele depende de vários fatores: (1) circulação, que fornece uma fonte nutritiva para o enxerto; (2) inoculação, ou o processo pelo qual uma conexão direta é estabelecida entre os vasos do enxerto e do hospedeiro; e (3) penetração dos vasos do hospedeiro em um local de enxerto. Exceto em pessoas com pele mais pigmentada os enxertos são brancos na cor, no momento da transplantação, e começam a mostrar um tom rosado dentro de uma questão de horas após a sua colocação em um leito vascular adequado.

O restabelecimento da circulação em um enxerto de pele terá lugar mediante a formação de anastomose direta entre os respectivos vasos, invasão do leito do hospedeiro com formação de novos canais ou ambas. Vinte e quatro horas depois da enxertia, numerosos vasos do hospedeiro terão penetrado o enxerto.[72] A invasão de novos vasos capilares parece ser a consideração mais importante na vascularização. Normalmente, dentro de 72 horas, a inoculação terá evoluído até o ponto em que o enxerto de pele esteja seguro. No início as conexões estruturais são fibrosas. O colágeno é então depositado para assegurar a fixação do enxerto.

Correção de contratura cicatricial

Se as intervenções de fisioterapia forem malsucedidas em evitar a contratura cicatricial, e as limitações forem notadas na ADM e na função, a cirurgia pode ser necessária. No passado, a cirurgia reconstrutiva normalmente era adiada enquanto a queimadura estivesse na fase ativa, imatura, da formação da cicatriz.[67] Mais recentemente, no entanto, tem sido documentada a liberação com sucesso de contraturas cicatriciais antes da maturação das cicatrizes.[98] Cada paciente vai exigir uma avaliação e tratamento individualizados. Muitas opções de tratamento cirúrgico estão disponíveis para eliminar contraturas cicatriciais; entre os procedimentos mais comuns estão os enxertos de pele e as Z-plastias.[99]

Um diagrama esquemático de Z-plastia é mostrado na Figura 24.13. A Z-plastia serve para alongar a cicatriz com a interposição de tecido normal na linha da cicatriz. Os enxertos de pele são usados após a liberação cirúrgica para as contraturas mais graves.

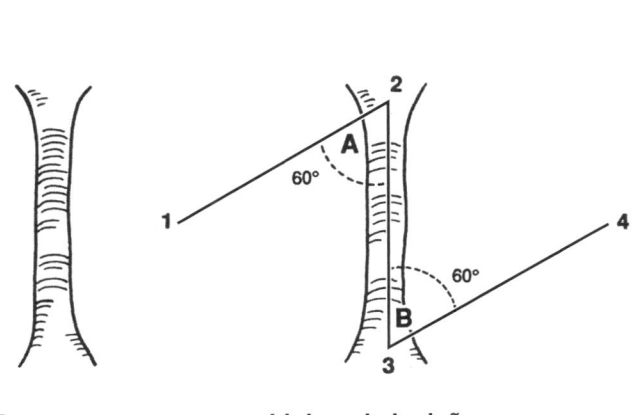

Figura 24.13 Diagrama esquemático de procedimento de Z-plastia. De Richard e Staley,[4, p.192] com permissão.

Tratamento de fisioterapia

A reabilitação de um paciente com queimaduras começa no momento em que ele chega ao hospital e é um processo evolutivo que pode necessitar de modificação diariamente.[5-7,100] Seções anteriores deste capítulo discutiram as mudanças fisiopatológicas e alterações da pele que ocorrem na queimadura e o fechamento da ferida, incluindo vários tipos de materiais de enxerto de pele. Coincidente com a cicatrização da pele está a iniciação do plano de cuidados (PDC) de fisioterapia. Geralmente, as intervenções de fisioterapia são voltadas para a prevenção de contratura cicatricial, preservação da ADM normal, prevenção ou minimização da formação da cicatriz hipertrófica e deformidade estética, manutenção ou melhora na força muscular e resistência cardiovascular, retorno à função pré-queimadura e ao desempenho de atividades da vida diária (AVD).[4] O fisioterapeuta interage com outros membros da equipe de queimados para ajudar os pacientes na obtenção desses resultados. Com a adesão a um plano de tratamento bem projetado, o paciente pode esperar retornar a uma vida normal e produtiva. Para muitos pacientes, a fase de reabilitação mais difícil ocorre após a cura das feridas e o início da contração do tecido da cicatriz. Nesse ponto, a educação do paciente sobre a adesão às estratégias destinadas a impedir ou minimizar contraturas é particularmente importante. O restante deste capítulo irá abordar o papel do fisioterapeuta no programa de reabilitação de um paciente que tenha sofrido uma lesão por queimadura.

Exame de fisioterapia

Após o exame inicial de profundidade da queimadura e percentual de ASC envolvida, o fisioterapeuta então examina o paciente para determinar a presença de comprometimentos e limitações de atividade. O fisioterapeuta necessita obter um histórico preciso do paciente e membros da família sobre quaisquer limitações preexistentes ou lesões anteriores que possam afetar o potencial de reabilitação. O fisioterapeuta também deve antecipar o potencial de desenvolvimento de comprometimentos indiretos, conforme as queimaduras se curem e amadureçam. Por exemplo, a ADM ativa ou passiva pode estar limitada como resultado de edema, escara restritiva ou dor, e uma medida inicial de base deve ser obtida.

Outros testes e medidas discutidos neste texto podem ser incluídos no exame inicial e no reexame de um paciente após lesão por queimadura (p. ex., marcha, estado funcional). Uma vez que a cura de uma ferida de queimadura é um processo dinâmico e alterações podem ocorrer diariamente, o fisioterapeuta precisa examinar e monitorar os pacientes rotineiramente por causa de alterações na integridade da pele, ADM e mobilidade funcional. Avaliações frequentes irão manter o fisioterapeuta e outros membros da equipe de cuidados de queimados a par dos potenciais problemas, para que a intervenção possa ocorrer antes de um potencial problema tornar-se um problema real. Estudos sobre avaliação das cicatrizes de queimaduras são apresentados no Quadro 24.1 Resumo de evidências.

Além do dano físico imposto por uma queimadura, também pode haver um enorme impacto psicológico.[101,102] O fisioterapeuta deve estar ciente de um potencial problema durante as avaliações contínuas, porque o trauma psicológico pode afetar o progresso e as perspectivas do paciente em direção a seu futuro e reabilitação. O encaminhamento a um profissional adequado para a intervenção pode ser necessário (ver Cap. 26).

Objetivos antecipados e resultados esperados

O prognóstico do paciente pode ser estimado com base na avaliação dos dados dos exames, considerando-se a gravidade da queimadura e o estado de saúde atual, idade, condição física e mental do paciente. Os objetivos antecipados e os resultados esperados dependem do prognóstico do paciente e do estado de saúde atual. É difícil enumerar metas e resultados específicos por causa da natureza variada de cada queimadura; no entanto, o *Guide to Physical Therapist Practice*[21] sugere metas e resultados gerais para o PDC de fisioterapia, no qual intervenções específicas podem ser direcionadas (Quadro 24.2). O resultado ideal da reabilitação é o retorno do paciente para a função e estilo de vida normais pré-lesão.

Intervenção de fisioterapia

Os pacientes com queimaduras geralmente começam a fisioterapia no dia da admissão no hospital. O exame inicial determinará quais áreas precisam ser abordadas em primeiro lugar. O controle e a resolução do edema, assim como a preservação da ADM, em geral são as primeiras prioridades de intervenção. O edema pode ser minimizado por meio da elevação das extremidades e de movimentos ativos, especialmente das mãos e tornozelos. A prevenção de contraturas da cicatriz pode ser realizada por meio de posicionamento, talas, exercício e deambulação. Exercício e deambulação também irão ajudar a minimizar os efeitos deletérios de repouso absoluto. Após o fechamento da ferida, massagem e terapia de compressão auxiliarão na minimização da formação de contratura e no manejo das cicatrizes de queimaduras.

A cicatriz que se forma através de uma prega de pele articular enquanto uma queimadura está cicatrizando é composta de colágeno imaturo. Uma cicatriz encurtará como resultado de forças contráteis ou de tração do tecido cicatricial.[103-106] Essa contração da cicatriz pode limitar a ADM e a função, a menos que sejam feitas intervenções

(O texto continua na p. 1247.)

Quadro 24.1 Resumo de evidências
Estudos sobre a avaliação da cicatriz de queimadura

Referência	Amostra	Métodos	Parâmetros de classificação	Resultados	Comentários
Sullivan et al. (1990)[a]	Estudo com 73 indivíduos. Cicatrizes com menos de um ano. Uma grande variedade de sítios anatômicos foi avaliada.	Três observadores independentes classificaram as cicatrizes nas seguintes características: • Pigmentação • Vascularidade • Flexibilidade • Altura	A pigmentação da cicatriz foi classificada de 0 a 2 (0 = normal, 1 = hipopigmentação, 2 = hiperpigmentação); vascularidade da cicatriz classificada de 0 a 3 (0 = normal e o aumento dos números representa indicadores de aumento da vascularidade). A flexibilidade da cicatriz foi classificada de 0 a 5 (0 = normal e o aumento dos números representa indicadores de diminuição da flexibilidade); altura da cicatriz foi classificada de 0 a 3 (0 = normal ou plana, 1 = <2 mm, 2 = <5 mm, 3 = >5 mm).	Confiabilidade moderada encontrada entre os avaliadores; confiabilidade melhorou com o tempo. Nenhum dado foi relatado relacionado à confiabilidade ou validade intra-avaliador.	O estudo sugere que a escala de cicatriz de Vancouver (Vancouver Scar Scale – VSS) pode ter potencial como classificação clínica para cicatrizes de queimadura.
Baryza e Baryza (1995)[b]	Não foi relatado o número de indivíduos.	As cicatrizes foram classificadas por fisioterapeutas e terapeutas ocupacionais com o uso de uma versão modificada da VSS.	Uma ferramenta acrílica de 2 mm de espessura e uma escala VSS expandida foram desenvolvidas para as medidas de altura (0 = normal ou plana, 1 = >0 a 1 mm, 2 = >1 a 2 mm, 3 = > 2 a 4 mm, 4 = > 4mm). Modificações na VSS também incluíram expansão da escala de pigmentação com adição de uma categoria de "pigmentação misturada".	Os autores relataram boa confiabilidade entre avaliadores (ICC = 0,81). Os coeficientes κ de Cohen foram relatados: κ = 0,61 para pigmentação, κ = 0,73 para vascularidade, κ = 0,71 para flexibilidade, que refletem confiabilidade boa a excelente; confiabilidade para mensuração de altura foi justa com um κ = 0,56.	Boa confiabilidade relatada com modificações na VSS; no entanto, a metodologia estava incompleta pois os números de indivíduos, avaliadores e testes cegos em relação aos avaliadores não foram relatados.
Yeong et al. (1997)[c]	Foi usado um conjunto didático de 24 fotografias de cicatrizes para treinar avaliadores sobre as possíveis características das cicatrizes.	Oito avaliadores treinados avaliaram as 10 fotografias coloridas de cicatrizes com o uso de um conjunto didático de fotografias para comparação.	A escala incluiu: Primeiro, a superfície da cicatriz de queimadura como lisa (-1), normal (0) e vários níveis de rugosidade (1 a 4).	A confiabilidade entre os avaliadores foi alta em todas as áreas: superfície da cicatriz (0,97), altura da borda (0,95), espessura (0,93) e pigmentação (0,85).	Fornece uma escala alternativa à VSS; no entanto, as variáveis da cicatriz têm características em comum com a VSS.

(continua)

Quadro 24.1 Resumo de evidências *(continuação)*
Estudos sobre a avaliação da cicatriz de queimadura

Referência	Amostra	Métodos	Parâmetros de classificação	Resultados	Comentários
	Dez fotografias adicionais foram usadas para estudar a avaliação da cicatriz.	A avaliação incluiu as seguintes características de cicatrizes: • Superfície • Altura da borda • Espessura • Pigmentação	Segundo, altura da borda da cicatriz de queimadura como rebaixada (-1), normal (0) e vários níveis de elevação (1 a 4). Terceiro, espessura da cicatriz de queimadura como mais fina (-1), normal (0) e vários níveis de mais espessa (1 a 4). Quarto, pigmentação da cicatriz como hipopigmentada (-1), normal (0) e vários níveis de hiperpigmentação (1 a 4).		
Crowe et al. (1998)[d]	Dez *slides* de fotografias coloridas de cicatrizes de 10 indivíduos foram avaliados com o uso de três escalas diferentes.	As fotografias de cicatrizes foram avaliadas por quatro avaliadores independentes (dois eram profissionais de saúde experientes e dois eram principiantes).	As cicatrizes foram avaliadas de acordo com irregularidade, profundidade ou altura aparente, cor, vascularidade, flexibilidade, desfiguração quando coberta ou não coberta.	A confiabilidade entre avaliadores variou de 0,66 (vascularidade) a 0,90 (cor). A confiabilidade teste-reteste variou de 0,73 (vascularidade) a 0,89 (proporção de cicatriz irregular). Os profissionais principiantes foram tão confiáveis quanto experientes no uso da escala.	Os achados sugerem que a escala de avaliação tem potencial como uma ferramenta de avaliação da superfície, espessura, altura da borda e cor da cicatriz. O número de indivíduos e avaliadores foi baixo.
Martin (2003)[e]	37 cicatrizes foram avaliadas em um estudo inicial com 20 indivíduos. A reavaliação de acompanhamento das cicatrizes incluiu 17 cicatrizes em 8 indivíduos. Uma VSS modificada (por Baryza e Baryza[b]) foi usada para avaliar as cicatrizes, tanto inicialmente quanto no acompanhamento.	As cicatrizes classificadas tinham menos de 6 meses. Para alguns indivíduos, as mesmas cicatrizes foram reavaliadas em aproximadamente 1,5 ano após a lesão. Além da VSS modificada, uma escala visual análoga (VAS) foi usada para obter respostas dos indivíduos a duas questões.	A avaliação das cicatrizes incluiu pigmentação, vascularidade, flexibilidade e altura da cicatriz. A VAS incluiu duas questões: (1) "*Como você avalia sua cicatriz?*" (melhor possível, mais atraente = 0 e pior possível, menos atraente = 10); e (2) "*Eu acho que esta cicatriz não é atraente para outras pessoas*" (discordo completamente = 0, concordo completamente = 10).	Melhora significativa na pontuação da VSS modificada das avaliações precoces até as mais tardias. As pontuações VAS para a questão 1 não mostraram mudança significativa, enquanto as pontuações para a questão 2 mostraram melhora significativa.	Os achados sugerem que enquanto os indivíduos podem sentir suas cicatrizes melhorarem com o tempo, seu sentimento sobre aceitação da cicatriz pelos outros pode ser diferente.

(continua)

Quadro 24.1 Resumo de evidências *(continuação)*
Estudos sobre a avaliação da cicatriz de queimadura

Referência	Amostra	Métodos	Parâmetros de classificação	Resultados	Comentários
Oliveira (2005)[f]	62 indivíduos tiveram avaliação clínica e fotográfica das suas cicatrizes na alta hospitalar e 6, 9, 12, 18 e 24 meses depois da lesão. Os observadores realizaram teste cego com relação aos indivíduos e ao tempo após a lesão.	A avaliação em cada intervalo de tempo incluiu: • Avaliação fotográfica com uso de VSS. • Vascularidade usando um espectrômetro e um cromâmetro. • Flexibilidade com uso de um pneumatonômetro e um durômetro. • Vascularidade com um medidor de fluxo a *laser* com ultrassom Doppler. • Espessura com biópsia da cicatriz.	Pontuação da VSS; classificações dos instrumentos de mensuração com base na variável específica em estudo. Dados da VSS correlacionados com os dos outros instrumentos de mensuração.	A avaliação fotográfica mostrou aumento na hipertrofia da cicatriz entre 6 e 12 meses. Correlações com a VSS: a VSS mostrou melhor correlação com as mensurações do espectrômetro. Boa correlação para flexibilidade entre a VSS e ambos, o durômetro e o pneumatonômetro. As alturas das cicatrizes aumentaram, mas não foram relatadas correlações entre as medidas. A vascularidade mostrou correlação significativa entre a VSS e as medidas do *laser* Doppler, e aumentos significativos na vascularidade foram notados em 6 a 12 meses. As cicatrizes hipertróficas estavam associadas a mais coceira do que outras cicatrizes ($p < 0,05$).	As correlações neste estudo apoiam o uso de instrumentos quantitativos para medir algumas variáveis das cicatrizes. No entanto, o custo dos instrumentos pode não ser necessário ou justificável, pois essas variações também parecem ter boa correlação com a VSS.
Forbes-Duchart et al. (2007)[g]	14 crianças e 32 cicatrizes foram analisadas, com o uso de uma versão modificada da VSS. Três avaliadores independentes classificaram cada cicatriz. Os avaliadores foram treinados juntos sobre o uso da VSS modificada.	A VSS foi modificada por: • Adicionar duas escalas de cores para abordar questões de variação no matiz da pele normal. • Duas escalas de cores foram usadas para ajudar na avaliação da vascularidade nos indivíduos com diferentes tons de pele.	Duas escalas de cores foram concebidas para avaliar a cicatriz baseadas no tom de pele do indivíduo. As duas escalas foram rotuladas como "*caucasiano*" e "*aborígene*" (descrita como um termo usado no Canadá para descrever pessoas indígenas ou nativas)	Os resultados indicaram pouca confiabilidade com a avaliação da pigmentação. O subteste da vascularidade mostrou pouca confiabilidade entre os avaliadores, tanto para o grupo caucasiano quanto para o grupo aborígene. Foi relatada confiabilidade razoável para flexibilidade e altura.	A confiabilidade entre avaliadores para este estudo foi geralmente mais baixa do que em outros estudos que examinaram escalas de cicatrizes. Uma limitação do estudo foi a amostra de pequeno tamanho.

(continua)

Quadro 24.1 Resumo de evidências *(continuação)*
Estudos sobre a avaliação da cicatriz de queimadura

Referência	Amostra	Métodos	Parâmetros de classificação	Resultados	Comentários
		• O restante das variáveis da cicatriz (pigmentação, flexibilidade e altura) foi avaliado com utilização das pontuações VSS padrão.			
Nedelec et al. (2008a)[h]	Quatro áreas da pele foram avaliadas (3 locais de cicatriz; 1 área de pele normal) em cada um dos 30 indivíduos. Os quatro locais incluíram: • A cicatriz mais grave. • Uma cicatriz menos grave. • Um local doador de pele. • Uma área de pele normal	A VSS modificada foi usada para avaliar a altura, a flexibilidade e a vascularidade da cicatriz. Outras medidas incluíram: • Cutômetro usado para avaliar a elasticidade da pele. • Mexameter® utilizado para avaliação adicional de eritema e melanina cicatriciais. • Derma Scan® utilizado para avaliar a espessura da cicatriz.	Cada local foi avaliado pelo mesmo observador com o uso de uma VSS modificada, um cutômetro, Mexameter® e Derma Scan. Cada local foi avaliado em três dias diferentes dentro de um período de 2 semanas. O observador realizou teste cego para quaisquer resultados de mensurações anteriores.	O ICC para a VSS modificada para subescalas de altura, flexibilidade e vascularidade foi adequado (0,81). O cutômetro não discriminou entre a pele normal e a cicatriz. O Mexameter® foi aceitável para eritema (> 0,75) e índice de melanina (> 0,89), assim como o Derma Scan para espessura (> 0,82). *Nota*: limiares foram descritos para algumas dessas mensurações.	Sensibilidade e especificidade variáveis foram notadas com algumas medidas. Questões foram levantadas sobre a confiabilidade intra-avaliador na VSS modificada com cicatriz hipertrófica. As confiabilidades entre avaliadores para o Mexameter® e o Derma Scan foram aceitáveis, permitindo a consideração desses instrumentos para medir a cicatriz relevante.
Nedelec et al. (2008b)[i] (*Nota*: este é um estudo associado ao estudo apresentado acima pelos mesmos autores.)	Tal como o estudo acima também por Nedelec et al., quatro áreas de pele foram avaliadas (3 locais de cicatriz; 1 área de pele normal) em cada um dos 30 indivíduos. Os quatro locais incluíram: • A cicatriz mais grave	A VSS modificada foi usada para avaliar a altura, flexibilidade e vascularidade da cicatriz. Outras medidas incluíram: • Cutômetro utilizado para avaliar a elasticidade da pele. • Mexameter® usado para avaliar também o eritema e a melanina cicatriciais.	Cada local foi avaliado pelo mesmo observador com uso de uma VSS modificada, um cutômetro, Mexameter® e Derma Scan. Cada local foi avaliado em três dias diferentes dentro de um período de 2 semanas. O observador realizou teste cego para quaisquer resultados de mensurações anteriores.	As confiabilidades entre avaliadores de todas as subescalas da VSS modificada não foram aceitáveis (~0,50). Uma confiabilidade aceitável foi relatada para o cutômetro (> 0,89), o Mexameter® e o Derma Scan (0,82). A validade coincidente foi significativa com a VSS em todos os casos, exceto com a subescala de flexibilidade e o cutômetro em casos de cicatriz grave.	As confiabilidades entre os avaliadores no cutômetro, Mexameter® e Derma Scan e suas validades coincidentes com a escala VSS modificada sugerem que elas estão objetivamente medindo as mesmas características de cicatriz que a VSS modificada.

(continua)

Quadro 24.1 Resumo de evidências *(continuação)*
Estudos sobre a avaliação da cicatriz de queimadura

Referência	Amostra	Métodos	Parâmetros de classificação	Resultados	Comentários
	• Uma cicatriz menos grave • Um local doador de pele • Um local de pele normal	•Derma Scan utilizado para avaliar a espessura da cicatriz.			
Simons e Tyack (2011)[j]	A avaliação trifásica de classificação de cicatrizes de queimadura a partir de fotografias incluiu: • Opiniões de 38 profissionais de saúde sobre a prática atual na avaliação de cicatriz. • Opiniões de 36 terapeutas (FT e TO) sobre o que deveria ser incluído em uma escala fotográfica da cicatriz. • Opiniões de 10 pacientes sobre a avaliação da cicatriz.	As opiniões foram recolhidas a partir de profissioais de saúde com o uso de grupos de foco e questionários com instruções para avaliação de cicatrizes e fotografias de cicatrizes. Os pacientes receberam informações sobre as práticas de avaliação da cicatriz da queimadura, um questionário e fotografias de cicatrizes.	Reações e respostas às questões abertas foram ligadas por similaridade. As reações e respostas ligadas foram convertidas em porcentagens para descrever os objetivos e então analisadas para significância usando uma análise de qui-quadrado.	Algum acordo foi alcançado sobre o fato de que vascularidade cor, contorno, altura e opinião geral a respeito da cicatriz da queimadura foram parâmetros que poderiam ser avaliados usando fotografias coloridas.	Os autores sugerem que uma escala categórica, com descritores e estratégias claras, pode melhorar a avaliação fotográfica da cicatriz da queimadura.

[a]Sullivan, T, et al: Rating the burn scar. J Burn Care Rehabil 11: 250, 1990.
[b]Baryza, MJ, e Baryza, G: The Vancouver Scale: An administration tool and its interrater reliability. J Burn Care Rehabil 16: 535, 1995.
[c]Yeong, EK, et al: Improved burn scar assessment with use of a new scar-rating scale. J Burn Care Rehabil 18: 353, 1997.
[d]Crowe, JM, et al: Reliability of photographic analysis in determining change in scar appearance. J Burn Care Rehabil 19: 183, 1998.
[e]Martin, D: Changes in subjective vs. objective burn scar assessment over time: Does the patient agree with what we think? J Burn Care Rehabil 24: 239, 2003.
[f]Oliveira, GV: Objective assessment of burn scar vascularity, erythema, pliability, thickness, and planimetry. Dermatol Surg 31:48, 2005.
[g]Forbes-Duchart, L, et al: Determination of inter-rater reliability in pediatric burn scar assessment using a modified version of the Vancouver Scar Scale. J Burn Care Res 28: 460, 2007.
[h]Nedelec, B, et al: Quantitative measurement of hypertrophic scar: Interrater reliability, sensitivity, and specificity. J Burn Care Res 29: 489, 2008a.
[i]Nedelec, B, et al: Quantitative measurement of hypertrophic scar: Interrater reliability and concurrent validity. J Burn Care Res 29: 501, 2008b.
[j]Simons, M, e Tyack, Z: Health professionals' and consumers' opinion: What is considered important when rating burn scars from photographs? J Burn Care Res 32 (2): 275, 2011.
TO = terapeuta ocupacional; FT = fisioterapeuta.

contra esse processo. Embora se tomem medidas para evitar uma contratura na expectativa do melhor resultado, há pacientes que desenvolverão contraturas cicatriciais. Existem várias intervenções disponíveis para abordar a prevenção e/ou tratamento da contratura da cicatriz.

Como foi dito, posicionamento, talas, exercício e deambulação são intervenções utilizadas em oposição ao processo de contratura da cicatriz. O exercício ativo e a participação do paciente nas atividades funcionais são estratégias importantes para prevenir ou minimizar contraturas. No entanto, em virtude das forças inexoráveis do tecido cicatricial e da dor associadas ao exercício em uma área queimada, intervenções adicionais podem ser necessárias (p. ex., enxertos de pele e Z-plastia). A educação precoce do paciente e/ou família em curso é necessária para ajudar esses indivíduos a compreender a necessidade do processo de reabilitação da queimadura.

Quadro 24.2 Metas sugeridas e resultados para o plano de cuidados de fisioterapia no paciente com queimadura

- Reforço da cicatrização das feridas e dos tecidos moles.
- Redução do risco de infecção e complicações.
- Redução do risco de comprometimentos secundários.
- Alcance da amplitude máxima do movimento.
- Restauração do nível de resistência cardiovascular pré-lesão.
- Alcance de força boa a normal.
- Alcance de deambulação independente.
- Aumento da função independente em AVD e AIVD.
- Minimização da formação de cicatrizes.
- Aumento da compreensão do paciente, família e cuidadores sobre as expectativas, objetivos e resultados.
- Aumento da capacidade aeróbia.
- Melhora do automanejo dos sintomas.

AVD = atividade da vida diária; AIVD = atividade instrumental da vida diária
Do Guide to Physical Therapist Practice.[21]

Posicionamento e imobilização com tala

Um programa de posicionamento deve começar no dia da admissão.[6,7,80,107] Os objetivos de um programa de posicionamento são (1) minimizar o edema; (2) evitar a destruição do tecido; (3) manter os tecidos moles em um estado alongado; e (4) preservar a função.[108] As estratégias de posicionamento para deformidades comuns são apresentadas na Tabela 24.4. Exemplos de posicionamento adequado de diferentes segmentos corporais são fornecidos nas Figuras 24.14 até 24.17. As áreas queimadas devem ser posicionadas em um estado alongado ou posição funcional neutra.

O uso da tala pode ser visto como uma extensão do programa de posicionamento. Há certas posições "antideformidade" em que os pacientes geralmente são imobilizados. Contudo, o posicionamento é individualizado com base na localização da queimadura e em quais movimentos são difíceis para o paciente alcançar. Com a exceção de talas concebidas para imobilizar um enxerto de pele após a cirurgia, as talas devem ser fabricadas para os pacientes só se a ADM ou função ficar perdida sem elas. Indicações gerais para o uso de talas incluem (1) a prevenção de contraturas, (2) manutenção da ADM alcançada durante uma sessão de exercício ou liberação cirúrgica, (3) redução do desenvolvimento de contraturas, (4) proteção de uma articulação ou tendão e (5) para reduzir a experiência geral de dor.[109,110] O desenho da tala deve ser simples, de modo que seja fácil de aplicar, remover e limpar as talas.[111] As talas são normalmente usadas durante a noite, quando o paciente está em repouso, ou continuamente durante vários dias após o enxerto de pele. As talas devem estar em conformidade com a parte do corpo e é preciso ter cuidado para garantir que não haja pontos de pressão que possam causar um colapso na pele normal ou na pele em processo de cura. As talas devem ser verificadas rotineiramente para o ajuste

Tabela 24.4 Estratégias de posicionamento para deformidades comuns

Articulação	Deformidade comum	Movimentos a serem salientados	Abordagens sugeridas
Porção anterior do pescoço	Flexão	Hiperextensão	Usar colchão de casal; pescoço em posição de extensão (Fig 24.14); com a melhora, usar órtese cervical rígida
Ombro-axila	Adução e rotação medial	Abdução, flexão e rotação lateral	Posicionar ombro flexionado e abduzido (órtese tipo aeroplano)
Cotovelo	Flexão e pronação	Extensão e supinação	Imobilização por tala em extensão
Mão	Mão em garra (também chamada de posição intrínseca negativa)	Extensão do punho; flexão metacarpofalângica, extensão interfalângica proximal e interfalângica distal; abdução do polegar	Envolver dedos separadamente. Elevar para diminuir edema. Colocar em posicionamento intrínseco positivo, punho em extensão, metacarpofalângicas em flexão, interfalângicas proximais e interfalângicas distais em extensão, polegar em abdução com grande espaço entre os tecidos
Quadril e virilha	Flexão e adução	Todos os movimentos, especialmente extensão e abdução do quadril	Quadril neutro (zero grau de flexão/extensão), com suave abdução
Joelho	Flexão	Extensão	Imobilização por tala da porção posterior do joelho
Tornozelo	Flexão plantar	Todos os movimentos (especialmente dorsiflexão)	Órtese plástica tornozelo-pé com recorte no tendão do calcâneo e tornozelo em posição neutra

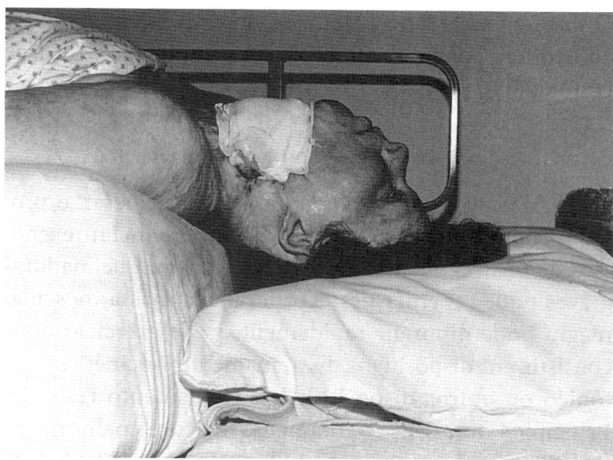

Figura 24.14 Posicionamento na cama de um paciente com queimaduras na região anterior do pescoço. De Richard e Staley,[4,p.225] com permissão.

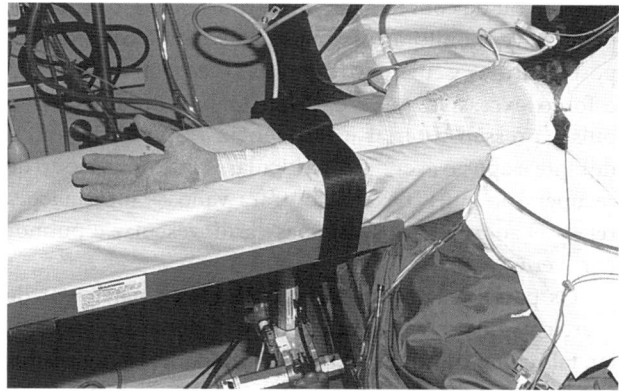

Figura 24.15 Posicionamento na cama de um paciente com queimaduras na axila. De Richard e Staley,[4,p.228] com permissão.

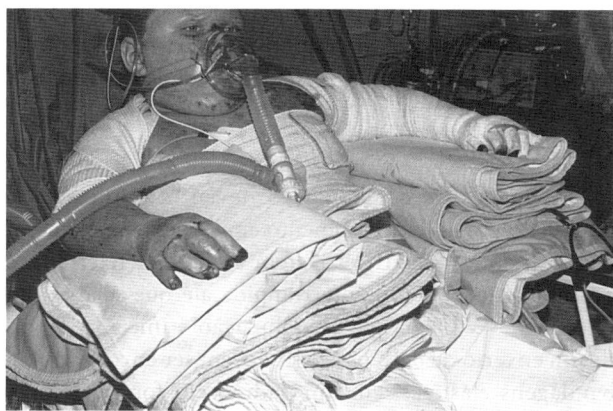

Figura 24.16 Posicionamento adequado dos membros superiores para reduzir o edema enquanto sentado. De Richard e Staley,[4,p.231] com permissão.

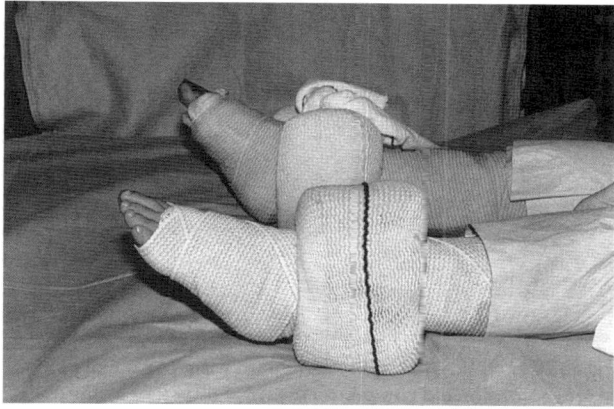

Figura 24.17 Elevação dos calcanhares da cama, com uso de rolos de espuma envoltos em tecidos elásticos. *Nota*: esta técnica não deve ser usada em queimaduras na área do tendão do calcâneo.

apropriado e revistas, se necessário. O movimento ativo é importante, e talas e posicionamento são destinados a servir como coadjuvantes para o programa de fisioterapia até que o movimento ativo completo possa ser alcançado.

A maioria das talas utilizadas para lesões por queimadura são estáticas. Esse tipo de tala não tem partes móveis e mantém uma posição ou imobiliza uma área após o enxerto de pele (Fig. 24.18). Talas dinâmicas também têm sido utilizadas com sucesso no tratamento de pacientes com um ferimento de queimadura (Fig. 24.19).[112-114] Essas talas têm partes móveis que permitem o movimento articular. Ao mesmo tempo, talas dinâmicas aplicam uma baixa carga, uma sobrecarga prolongada que pode ser ajustada à tolerância do paciente. Elas oferecem um grande potencial para corrigir uma contratura em desenvolvimento e o retorno precoce da função ativa em áreas de grande queimadura e enxerto.[115] O uso de dispositivos de movimento passivo contínuo também é apropriado para determinados pacientes com lesões por queimadura.[116-120]

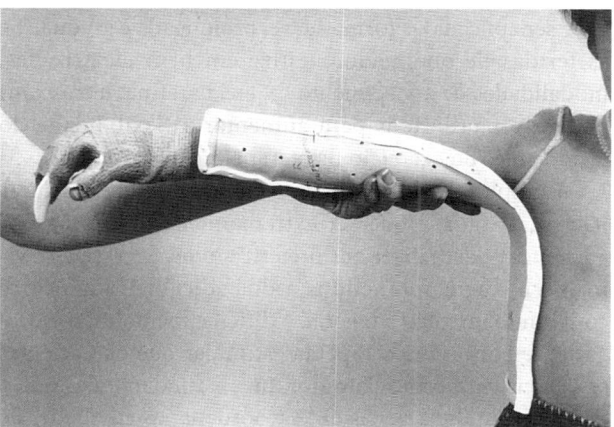

Figura 24.18 Tala estática que imobiliza o ombro em abdução e o cotovelo em extensão.

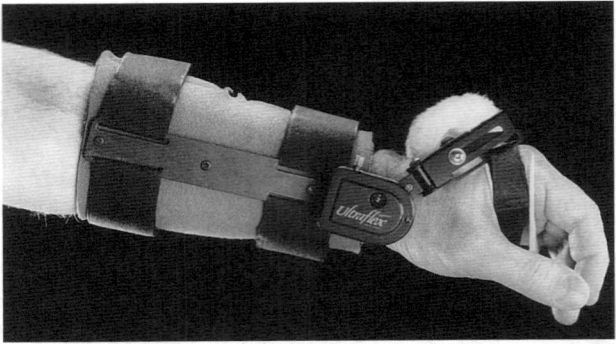

Figura 24.19 Tala dinâmica usada para fornecer baixa carga e tensão prolongada ao tecido cicatricial na face volar do antebraço para obter extensão do punho.

Exercício terapêutico

Exercício ativo e passivo

O exercício ativo começa no dia da admissão.[5-7,80,121] Qualquer paciente que esteja alerta e capaz de seguir comandos será incentivado a realizar exercícios ativos de partes do corpo envolvidas, frequentemente, ao longo do dia. O paciente deve realizar exercício ativo de todas as extremidades e do tronco, incluindo áreas não queimadas. As trocas de curativos são momentos oportunos para o exercício porque a queimadura fica visível e o fisioterapeuta pode monitorar a ferida durante o movimento. Na presença de um enxerto de pele recente, o exercício ativo e passivo da área pode ser interrompido por um período de tempo para permitir a aderência do enxerto.[100,122,123] Depois de o cirurgião determinar que é seguro começar o exercício de novo, reinstitui-se a ADM suave – primeiro ativa e, em seguida, passiva, se necessário.[124,125]

Os exercícios ativo-assistido e passivo devem ser iniciados se o paciente não puder atingir plenamente a ADM ativa. Para manter úmida a área queimada curada, ela deve ser lubrificada antes de o exercício ser iniciado. Deve-se ter cuidado em torno de áreas de enxertos de pele, e a pressão deve ser aplicada de forma suave, prolongada e gradual. Se as feridas de queimadura estiverem bem cicatrizadas, modalidades de aquecimento (p. ex., parafina, ultrassom) podem ser utilizadas para aumentar a flexibilidade do tecido antes do exercício fisioterapêutico.[126,127]

A amplitude de movimento na área de queimaduras não cicatrizadas pode ser extremamente dolorosa, e os pacientes podem dizer que preferiam perder o seu movimento a serem submetidos à dor adicional que ocorre com o movimento. Em geral, é difícil e mentalmente desgastante para o fisioterapeuta estimular que os pacientes se exercitem mesmo com dor, mas é fundamental que o fisioterapeuta seja persistente. Coordenar as atividades de exercícios com a administração de medicação para dor pode diminuir a experiência dolorosa para o paciente.[98,121] O fisioterapeuta deve obter a assistência da família e dos cuidadores para manter o paciente motivado e móvel, tanto quanto possível.

Exercício resistivo e de condicionamento

Conforme o paciente continua a se recuperar, o programa de reabilitação pode progredir para incluir exercícios de fortalecimento.[5,80,121] Pacientes com queimaduras graves podem perder peso corporal, e a massa muscular magra pode diminuir rapidamente.[128] O exercício pode consistir em dispositivos de treinamento isocinético, isotônico ou outros dispositivos de treinamento resistivo. Princípios gerais do treinamento físico e melhoria de força devem ser seguidos, mas eles podem precisar de modificação com base na condição do paciente e na fase de cicatrização da ferida. Dispositivos de resistência, tais como pesos livres e polias, podem ser utilizados para evitar a perda de força nas áreas não queimadas.

Quando um paciente começa os exercícios de fortalecimento ou de condicionamento (resistência), o fisioterapeuta deve monitorar os sinais vitais para avaliar as respostas cardiovasculares e respiratórias ao tratamento.[129] O esforço excessivo pode ocorrer. O monitoramento do pulso, pressão arterial e frequência respiratória antes, durante e após o exercício, particularmente no período de recuperação após o exercício, trará valiosas informações relativas ao estado dos sistemas cardiovascular e pulmonar (ver Cap. 2).

Os pacientes devem ser encorajados a participar de exercícios que irão sobrecarregar o sistema cardiovascular, tais como caminhar a partir da unidade de queimados até o departamento de fisioterapia. O uso de bicicleta ou remo ergômetro, caminhar na esteira, subir escadas e outras formas de exercício aeróbio devem ser incentivados. Essas atividades não só aumentarão a resistência cardiovascular, mas também podem ter o benefício adicional de melhorar a força e a ADM dos membros. Além disso, elas introduzem variedade no programa de reabilitação. O fisioterapeuta precisa ser criativo e inovador para motivar os pacientes a aumentarem a sua capacidade de exercício.

Deambulação

Atividades de deambulação devem ser iniciadas o mais cedo possível, no momento apropriado. Se os membros inferiores (MMII) estiverem com pele enxertada, a deambulação pode ser interrompida até que seja seguro retornar.[130-133] Quando a deambulação é iniciada depois de um enxerto de pele, os MMII devem ser envolvidos em bandagens elásticas, em um padrão em forma de oito, para apoiar os novos enxertos e promover o retorno venoso. Se o paciente não puder tolerar a posição vertical por causa da intolerância ortostática ou dor em virtude de o

MI estar em uma posição dependente, aumentos graduais de tempo na mesa de tratamento com inclinação vão contribuir para a preparação do paciente para ficar em pé.[134-136] Inicialmente, o paciente pode precisar de um dispositivo auxiliar para deambular. No entanto, a deambulação independente sem um dispositivo de apoio deve ser alcançada o mais rapidamente possível.

O fisioterapeuta despenderá uma grande quantidade de tempo com um paciente individual durante cada sessão de tratamento. As recompensas de um PDC bem-sucedido são enormes quando um paciente que sofreu uma queimadura com risco de vida é capaz de sair do hospital e voltar para um envolvimento produtivo na comunidade.

Tratamento da cicatriz

Depois do fechamento das feridas, um enxerto de pele ou uma queimadura cicatrizada é vascular, plana e suave. Durante os 3 a 6 meses seguintes podem ocorrer mudanças dramáticas. As áreas recém-cicatrizadas podem tornar-se elevadas e firmes. Tem-se utilizado pressão com sucesso para acelerar a maturação da cicatriz e minimizar a formação de cicatriz hipertrófica.[137] No entanto, nenhum estudo valida o mecanismo pelo qual a pressão altera o tecido cicatricial. A pressão pode exercer controle sobre a cicatriz hipertrófica por (1) diluir a derme, (2) alterar a estrutura bioquímica do tecido da cicatriz, (3) diminuir o fluxo sanguíneo para a área, (4) reorganizar os feixes de colágeno ou (5) diminuir o teor de água do tecido. A pressão constante exercida pelos curativos ou roupas que exceda 25 mmHg diminuirá a vascularização, a quantidade de mucopolissacarídeos, a deposição de colágeno e, significativamente, o edema localizado.[5,137,138] A cicatriz hipertrófica precoce é prontamente influenciada por forças de compressão e, portanto, irá responder à terapia de pressão. Quanto mais cedo o tecido da cicatriz for exposto à pressão, melhor será o resultado.[139,140] Normalmente, se a cicatriz tiver menos de 6 meses, ela responderá a essa terapia conforme a pressão, mantendo a superfície lisa e não desenvolvendo uma cicatriz hipertrófica.[140] Se a cicatriz ainda estiver ativa ou mostrar evidências de vascularização (cor vermelha), a terapia de pressão pode ser bem-sucedida, mesmo se a cicatriz já tiver 1 ano de idade.

Em geral, se as feridas cicatrizam em menos de 10 a 14 dias, o que seria indicativo de uma queimadura de espessura parcial superficial, a pressão pode não ser necessária. Se a cicatrização da ferida demorar mais do que 10 a 14 dias (como em uma queimadura de espessura parcial profunda) ou em se tratando de pele enxertada, a pressão geralmente é indicada.[141]

Curativos de pressão

Envoltórios elásticos podem ser usados para fornecer suporte vascular de enxertos de pele e locais doadores, bem como para o controle do edema e da formação de cicatrizes. Envoltórios elásticos devem ser utilizados até que a pele ou cicatrizes do paciente possam tolerar a força de cisalhamento de aplicação do vestuário de pressão e que as áreas abertas sejam mínimas. Os envoltórios elásticos são aplicados em padrão de forma de oito nos MMII. Um envoltório em espiral pode ser usado nos membros superiores (MMSS), e um envoltório circular, no tronco.[137]

Uma bandagem elástica autoaderente pode ser usada para as mãos e dedos.[137,142,143] Essa bandagem adere por si mesma e pode ser usada sobre curativos antes que as feridas tenham cicatrizado. Ela ajuda a minimizar o edema e controla a formação da cicatriz. Ela pode ser usada antes da aplicação de uma luva de pressão personalizada ou como pressão definitiva na mão de uma criança.

Bandagens tubulares de suporte vêm em várias circunferências e estilos de vestuário. Elas fornecem uma quantidade moderada de compressão e podem ser utilizadas como vestuário intercalar antes que uma roupa feita sob medida seja ajustada.[137,144] A bandagem tubular de suporte é especialmente útil para crianças pequenas, que crescem rapidamente e exigem alterações frequentes no tamanho do vestuário.

Várias empresas fabricam peças de vestuário de pressão. Algumas são prontas e disponibilizadas em vários tamanhos para caber na maioria dos pacientes; outras são feitas sob medida para o paciente. Para o vestuário feito sob medida, o fisioterapeuta utiliza uma fita métrica para determinar a circunferência periódica e o comprimento linear de cada membro e tronco ou rosto para o ajuste do vestuário ser exato para aplicar a pressão adequada. As roupas são medidas quando o paciente tiver apenas algumas poucas áreas abertas restantes. As roupas são muito apertadas e difíceis de vestir, mas a pressão é necessária para evitar a hipertrofia cicatricial. Peças de vestuário podem ser solicitadas para toda e qualquer parte do corpo, incluindo o rosto e a cabeça, e elas vêm em muitos estilos, opções e cores (Fig. 24.20).[137] Como mencionado, as roupas podem ser usadas quando a pele ou cicatrizes puderem tolerar a força de cisalhamento da aplicação. Uma meia-calça pode ser utilizada embaixo das peças de vestuário de pressão de cintura alta para ajudar na colocação. As roupas normalmente são usadas 23 horas por dia (removidas para o banho), por até 12 a 18 meses, para ajudar na remodelação da cicatriz. O vestuário deve ser lavado diariamente para evitar acúmulo de transpiração e creme hidratante, o que pode levar à maceração da cicatriz. O paciente normalmente recebe dois conjuntos de roupas, um para usar e um para lavar.

A pressão adequada pode não ser obtida com envoltórios elásticos ou roupas de pressão sobre superfícies côncavas, tais como o esterno ou a axila. Nesses casos, a inserção de um suplemento pode ser necessária.[145,146] Os suplementos inseridos podem ser feitos de muitos materiais, incluindo espuma, elastômero de silicone, elastômero de

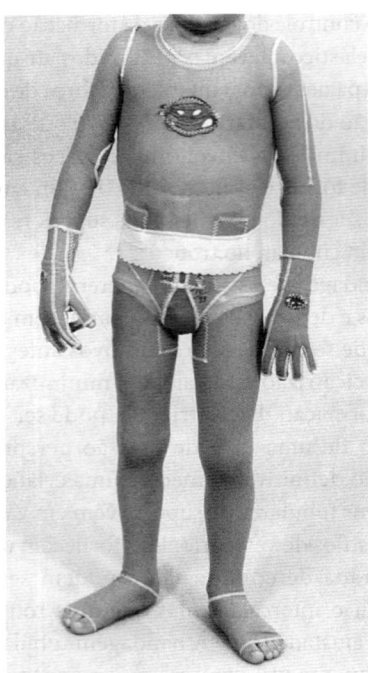

Figura 24.20 Vestuários de pressão, tais como luvas, colete e calça de cintura alta, são usados para minimizar a formação de cicatriz hipertrófica.

betume e bolsas de gel.[137,144,147-149] Esses itens também precisam ser removidos e limpos regularmente para prevenir a maceração do tecido subjacente.

O uso consistente e precoce de pressão resultará em cicatrizes planas e flexíveis, na dessensibilização e proteção das cicatrizes e em alívio da coceira. A pressão é necessária até a maturação da cicatriz, quando as cicatrizes se tornam pálidas, planas e macias.

Gel de silicone

O gel de silicone demonstrou eficácia no manejo das cicatrizes hipertróficas.[150-152] Folhas de gel de polímero de silicone podem ser aplicadas diretamente sobre uma cicatriz em amadurecimento ativo. Existem vários tamanhos dessas folhas de gel de silicone. O mecanismo de ação para o resultado do tratamento é desconhecido.[153] A única complicação relatada com utilização da folha de gel de silicone foi uma erupção cutânea localizada com potencial, embora raro, de ruptura da pele. Erupções cutâneas que se desenvolvem são facilmente reversíveis adiando temporariamente o uso da folha de gel. Uma vez que o local esteja livre da erupção, a folha de gel poderá ser reaplicada.

Massagem

A massagem é uma intervenção que parece clinicamente útil para auxiliar no exercício de ADM, tornando o tecido mais flexível. A massagem de fricção profunda é considerada para soltar os tecidos cicatriciais pela mobilização de tecido cutâneo a partir do tecido subjacente e agindo para eliminar aderências.[5,154] Quando a massagem é utilizada em conjunto com o exercício de ADM, a cicatriz imatura pode ser alongada com mais facilidade, e o desenvolvimento de contratura pode ser corrigido. Embora nenhum estudo tenha validado o uso da massagem para pacientes com queimaduras,[155] em longo prazo, a flexibilidade e textura da pele parecem melhorar pelo uso de massagem. Cicatrizes firmes que são rotineiramente massageadas tendem a amolecer. Arestas ou costuras de enxertos ou qualquer área que esteja elevada e firme podem se beneficiar de massagem.

Camuflagem com maquiagem

Para cicatrizes da face, pescoço e mãos, a maquiagem de camuflagem pode ser usada.[7,137] Esse tipo de maquiagem pode ser útil quando a pessoa tem hiperpigmentação ou hipopigmentação da pele por causa da lesão por queimadura. Além disso, a maquiagem pode ser usada antes da maturação da cicatriz, quando a cicatriz ainda está vermelha, e o paciente quer sair em público sem o seu vestuário de pressão ou dispositivos por períodos de tempo curtos. Os cosméticos são opacos, da cor correta para cicatrizes da queimadura e estão disponíveis em vários tons para acomodar as diferentes cores de pele. Eles também são à prova d'água e podem ser usados durante todas as atividades. Esses produtos podem ser comprados em lojas de departamento maiores ou onde são vendidos produtos teatrais.

Cuidados de acompanhamento

Bem antes de o paciente receber alta do hospital, o fisioterapeuta deve fornecer informações sobre o programa de exercícios domiciliares (PED), a imobilização e o programa de posicionamento, além de cuidados com a pele.

O PED deve continuar a enfatizar exercícios para ADM frequentes em combinação com massagem das áreas envolvidas na lesão por queimadura. Além disso, os pacientes devem ser encorajados a atuar com tantas habilidades de AVD quanto possível, de forma independente. Os fisioterapeutas podem filmar o programa de exercício para proporcionar ao paciente, família e terapeuta ambulatorial a atual ADM e o padrão de movimento usado em cada exercício. Programas para instrução (vídeos ou CD) facilitam a educação dos envolvidos no programa de reabilitação do paciente e ajudarão a garantir a coerência do tratamento após a alta.[156]

O calendário de imobilização e o programa de pressão que foi seguido no hospital logo antes da alta do paciente devem ser continuados em casa. Antes da alta, o paciente e/ou seus familiares e cuidadores devem ser capazes de aplicar e remover todas as talas e aparatos de pressão de forma independente.

Cuidados apropriados da pele requerem especificar o tipo de sabonete e creme a serem usados pelo paciente. Em geral, o sabonete deve ser leve, sem perfume ou outras substâncias irritantes. Um sabonete hidratante pode ser usado após a cicatrização de todas as áreas abertas. Cremes hidratantes devem ser aplicados 2 a 3 vezes ao dia e não devem conter perfumes ou um conteúdo significativo de álcool. Os pacientes devem ser instruídos a massagear o creme completamente em sua pele para evitar o acúmulo na superfície. Se um paciente for inevitavelmente exposto ao sol, um filtro solar com fator de proteção da pele de pelo menos 30 deve ser utilizado e reaplicado com frequência.[157] Os pacientes devem ser aconselhados a fazer todo o possível para evitar o sol e usar chapéus ou roupas para ajudar a proteger a pele dos raios do sol.

Áreas abertas pequenas e superficiais podem flagelar o paciente por muitos meses após o fechamento da ferida por causa da fragilidade do ferimento de queimadura cicatrizado. O paciente deve ser instruído a lavar essas áreas duas vezes por dia, aplicar uma pequena quantidade de pomada antibiótica e cobrir as áreas com um curativo não aderente. Evitar forças de cisalhamento, ajuste inadequado de roupas, limpeza brusca e imersão em água por muito tempo, ou a aplicação de muito creme, pode ajudar a evitar mais irritação ou maceração.

A coceira pode se intensificar quando as feridas cicatrizarem. O paciente deve ser instruído a bater de leve, em vez de arranhar, as áreas irritadas. A aplicação do creme pode ajudar a diminuir a coceira. No entanto, alguns pacientes podem requerer medicação anti-histamínica oral para ajudar a controlar esse problema.

Alguns pacientes com lesão por queimadura podem precisar de terapia ambulatorial para complementar o PED e monitoração e ajuste da sua imobilização a um programa de pressão. A frequência da terapia ambulatorial é baseada nas necessidades de cada paciente. Independentemente de o paciente receber ou não terapia ambulatorial, ele deve ser monitorado em intervalos regulares em um ambulatório. Isso permitirá que os membros da equipe de queimados avaliem o ajuste do retorno à sociedade e alterem o programa de reabilitação de acordo com as capacidades físicas do paciente e a extensão da maturação das cicatrizes. Quando as queimaduras de um paciente adulto já estiverem amadurecidas e a ADM estiver completa, cuidados de acompanhamento adicionais serão desnecessários. No entanto, uma criança deverá ser monitorada até que esteja totalmente crescida, porque cicatrizes de queimaduras podem não manter o ritmo de crescimento da criança. Nesses casos, a liberação cirúrgica do tecido cicatricial pode ser necessária.[158]

Programas comunitários

Existem vários programas comunitários disponíveis nos Estados Unidos para indivíduos que sobreviveram a uma lesão por queimadura. O fisioterapeuta deve estar ciente deles na comunidade domiciliar do paciente, para que um encaminhamento adequado possa ser feito. Se não houver programas disponíveis, alguém no hospital ou comunidade pode querer iniciar um programa. Os programas nos EUA (ver Apêndice 24.A) incluem os seguintes:

- Programas de prevenção de queimaduras: a American Burn Association (625 N. Michigan Ave., Chicago, IL 60611; 800-548-2876) tem um comitê de prevenção de queimaduras com uma infinidade de materiais impressos.
- Programas de reentrada na escola: fornecido pelo pessoal do hospital para os alunos e funcionários da escola da criança.[7,157]
- Acampamentos de queimados: acampamentos de uma semana fornecem uma oportunidade para as crianças de interagirem em um ambiente controlado, ao ar livre, com os colegas que sofreram uma lesão semelhante.[7,157] A American Burn Association tem um grupo de interesse especial em acampamentos para queimados com informações disponíveis sobre os acampamentos em todo o território dos Estados Unidos e Canadá.
- Grupos de apoio para adultos: proporcionam uma oportunidade para indivíduos com ou sem as suas famílias de compartilhar experiências e ganhar suporte de outros que tiveram lesões semelhantes.[157]
- Phoenix Society for Burn Survivors: esta é uma organização sem fins lucrativos dedicada a apoiar os sobreviventes de queimaduras e famílias em recuperação. A sociedade oferece muitos programas e recursos que promovem o regresso a uma vida significativa.[158]

Resumo

As lesões por queimadura representam um grande problema de saúde em termos de manejo e cuidados dos pacientes sobreviventes. Os comprometimentos e complicações específicos variam de acordo com a extensão e profundidade de destruição térmica da pele. A classificação das lesões por queimadura é baseada na profundidade do tecido destruído e inclui queimadura epidérmica, queimadura de espessura parcial superficial, queimadura de espessura parcial profunda, queimadura de espessura total e queimadura subdérmica. A Regra dos nove[30] e a fórmula de Lund e Browder[31] foram desenvolvidas para auxiliar na determinação inicial da extensão da queimadura. Os sinais clínicos e sintomas específicos que resultam de uma lesão por queimadura variam de acordo com as diferentes classificações. Comprometimentos indiretos podem incluir infecção, complicações pulmonares, metabólicas, esqueléticas, musculares, neurológicas, cardiovasculares e pulmonares. O tratamento médico aborda os problemas de risco à vida e estabilização do paciente. Medidas de tratamento primário são curativos com medicações tópicas, desbridamento, excisão cirúrgica e enxertos de pele. Substitutos de pele estão lentamente tornando-se uma alternativa prática ao enxerto de pele. O tratamento de fisioterapia foca a prevenção de contratura da cicatriz, a manutenção da ADM normal, o desenvolvimento de força e resistência musculares, a melhora do condicionamento cardiovascular, a independência nas atividades funcionais e a prevenção de cicatrizes hipertróficas. Embora o trauma da queimadura e a posterior recuperação possam ser uma ocorrência devastadora na vida, há instalações de tratamento e profissionais da área de saúde para ajudar os pacientes com lesões por queimadura e suas famílias a voltarem para um estilo de vida o mais normal possível.

Questões para revisão

1. Identifique as duas camadas primárias da pele e duas funções de cada uma.
2. Discuta o tratamento inicial de um paciente com uma lesão por queimadura aguda.
3. Descreva as diferenças entre queimadura epidérmica, de espessura parcial superficial, de espessura parcial profunda e de espessura total.
4. Explique como uma queimadura de espessura parcial profunda pode se converter em uma queimadura de espessura total.
5. Compare os tratamentos para queimaduras de espessura parcial profunda e queimaduras de espessura total.
6. Descreva o comprometimento primário do sistema pulmonar associado com queimaduras extensas.
7. Qual é a complicação metabólica primária associada com queimaduras e como ela é tratada?
8. Identifique e descreva as três fases que ocorrem na cicatrização cutânea de uma queimadura.
9. Diferencie (1) um enxerto de pele de espessura parcial de espessura total; e (2) de um enxerto de pele em folha de um em malha.
10. Identifique três fatores essenciais para o sucesso da aderência do enxerto de pele.
11. Para o paciente com uma lesão por queimadura, identifique cinco objetivos gerais e os resultados que podem ser incluídos no plano de cuidados de fisioterapia.
12. Que intervenções podem ser utilizadas para evitar (1) contraturas na cicatriz de queimadura e (2) formação de cicatriz hipertrófica?

Estudo de caso

Um homem de 29 anos sofreu uma queimadura de 30% da área de superfície corporal total, 6 semanas antes desse exame ambulatorial e avaliação. O paciente foi queimado em casa, enquanto ele estava reabastecendo um cortador de grama com gasolina, que inflamou. As áreas do corpo afetadas pela queimadura incluem o membro superior direito, porções posteriores e anteriores do tronco, lateral do pescoço, lado direito do rosto e coxa. Áreas da pele enxertadas incluem o dorso da mão direita, antebraço e braço até a prega axilar. O restante das feridas se curaram secundariamente. As queimaduras do pescoço, rosto e coxa foram superficiais. O paciente foi inicialmente atendido em um centro de queimados regional e agora foi encaminhado para o hospital local para acompanhamento ambulatorial de fisioterapia, em função da diminuição da extensão do cotovelo direito, diminuição da flexão do ombro e incapacidade para alcançar acima da cabeça. A extremidade superior direita carece de 15° de extensão do cotovelo (isto é, 15° a 120°) e a flexão do ombro está limitada a 0° a 155°. Faixas de contratura cicatriciais são notadas em ambos os locais no final da amplitude disponível com o movimento. O paciente afirma que tem alguma dificuldade para vestir camisas e casacos. Todos os outros movimentos estão dentro dos limites funcionais. A força geral do paciente está dentro dos limites funcionais. Suas feridas estão todas fechadas. O paciente vive com sua namorada e possui benefícios médicos por meio de seu empregador.

Uma semana após a alta do hospital, o paciente se apresentou para o exame ambulatorial inicial vestindo roupas de pressão intermediária, conforme as instruções. Ele também trouxe a tala estática de cotovelo que tinha sido entregue a ele durante sua hospitalização aguda, mas que "já não se ajustava direito". O resultado esperado para este paciente é recuperar a amplitude total do movimento e função no membro superior direito.

QUESTÕES PARA ORIENTAÇÃO

1. Descreva como você iria abordar os problemas clínicos apresentados. Sua resposta deve abordar intervenções de posicionamento, talas de imobilização, exercício e manejo da cicatriz.
2. (A) Identifique os comprometimentos e limitações de atividade que você vai abordar na determinação do prognóstico e do plano de cuidados. (B) Identifique o(s) padrão(ões) de prática consistente(s) com os achados de exame (diagnóstico fisioterapêutico), utilizando o *Guide to Physical Therapist Practice*.
3. Estabeleça metas *gerais* (curto prazo) e resultados (longo prazo) para este caso. Desenvolva um objetivo/resultado que irá afetar cada uma das seguintes áreas: *comprometimentos, desempenho muscular, limitações de atividade* e *redução/prevenção de riscos*.
4. Determine o prognóstico.
5. Desenvolva um plano de cuidados. Sua resposta deve incluir intervenções específicas, instrução ao paciente e coordenação, comunicação e/ou documentação exigidas.
6. Descreva o plano de alta.
7. Qual é o potencial previsto de reabilitação para este paciente? Seu processo de pensamento deve incluir o tempo entre a lesão por queimadura e o estágio da cura.

REFERÊNCIAS BIBLIOGRÁFICAS

1. American Burn Association: Burn Incidence and Treatment in the US: 2011 Fact Sheet. American Burn Association, Chicago, IL 60611. Retrieved July 17, 2012, from www.ameriburn.org/resources_factsheet.php.
2. Herndon, DN, and Blakeney, PE: Teamwork for total burn care: Achievements, directions, and hopes. In Herndon, DN (ed): Total Burn Care, ed 3. Saunders/Elsevier, Philadelphia, 2007, p 9.
3. Saffle, JR, et al: Recent outcomes in the treatment of burn injury in the United States: A report from the American Burn Association patient registry. J Burn Care Rehabil 16:219, 1995.
4. Richard, RL, and Staley, MJ (eds): Burn Care and Rehabilitation: Principles and Practice. FA Davis, Philadelphia, 1994.
5. Ward, RS: Physical rehabilitation. In Carrougher, GJ (ed): Burn Care and Therapy. Mosby, St. Louis, 1998, p 293.
6. Moore, ML, Palmgren, LA, and Yenne-Laker, CJ: The burn unit. In Campbell, SK, Palisano, RJ, and Orlin, MN (eds): Physical Therapy for Children, ed 4. Elsevier/Saunders, St. Louis, 2012, p 1008.
7. Grigsby de Linde, L: Rehabilitation of the child with burns. In Tecklin, JS (ed): Pediatric Physical Therapy, ed 3. Lippincott, Philadelphia, 1999, p 468.
8. Pruitt, BA, Wolf, SE, and Mason, AD: Epidemiological, demographic, and outcome characteristics of burn injury. In Herndon, DN (ed): Total Burn Care, ed 3. Saunders/Elsevier, Philadelphia, 2007, p 14.
9. Baker, SP, et al: Fire, burns and lightning. In Baker, SP, et al: The Injury Fact Book, ed 2. Oxford University Press, New York, 1992, p 161.
10. Dissanaike, S, and Rahimi, M: Epidemiology of burn injuries: Highlighting cultural and socio-demographic aspects. Int Rev Psychiatry 21:505, 2009.
11. Guzel, A, et al: Scalds in pediatric emergency department: A 5-year experience. J Burn Care Res 30:450, 2009.
12. Renz, BM, and Sherman, R: The burn unit experience at Grady Memorial Hospital: 844 cases. J Burn Care Rehabil 13:426, 1992.
13. Shani, E, and Rosenberg, L: Are we making an impact? A review of a burn prevention program in Israeli schools. J Burn Care Rehabil 19:82, 1998.
14. Committee on Trauma: Guidelines for Operation of Burn Units. In Resources for Optimal Care of the Injured Patient. American College of Surgeons, Chicago, 2006, p 79.
15. American Burn Association: Burn Care Facilities United States. Retrieved July 18, 2012, from www.ameriburn.org/BCRDPublic.pdf.
16. Supple, KG, Fiala, SM, and Gamelli, RL: Preparation for burn center verification. J Burn Care Rehabil 18:58, 1997.
17. Holbrook, KA, and Wolff, K: The structure and development of skin. In Fitzpatrick, TB, et al (eds): Dermatology in General Medicine. McGraw-Hill, New York, 1993, p 97.
18. Lanir, Y: The fibrous structure of the skin and its relation to mechanical behavior. In Marks, R, and Payne, PA (eds): Bioengineering and the Skin. MIT Press, Massachusetts, 1981, p 93.
19. Moncrief, JA: The body's response to heat. In Artz, CP, et al (eds): Burns: A Team Approach. Saunders, Philadelphia, 1979, p 24.
20. Johnson, C: Pathologic manifestations of burn injury. In Richard, RL, and Staley, MJ (eds): Burn Care and Rehabilitation: Principles and Practice. FA Davis, Philadelphia, 1994, p 31.
21. American Physical Therapy Association (APTA): Guide to Physical Therapist Practice, ed 2. APTA, Alexandria, VA, 2001.
22. Norris, PG, et al: Acute effects of ultraviolet radiation on the skin. In Fitzpatrick, TB, et al (eds): Dermatology in General Medicine. McGraw-Hill, New York, 1993, p 1,651.
23. Heggers, JP, et al: Evaluation of burn blister fluid. Plast Reconst Surg 65:798, 1980.
24. Rockwell, WB, and Ehrlich, HP: Fibrinolysis inhibition in human burn blister fluid. J Burn Care Rehabil 11:1, 1990.
25. Garner, WL, et al: The effects of burn blister fluid on keratinocyte replication and differentiation. J Burn Care Rehabil 14:127, 1993.
26. Ono, I, et al: A study of cytokines in burn blister fluid related to wound healing. Burns 21:352, 1995.
27. Richard, R, and Johnson, RM: Managing superficial burn wounds. Adv Skin Wound Care 15:246, 2002.
28. Hermans, MH: Results of an Internet survey on the treatment of partial-thickness burns, full-thickness burns, and donor sites. J Burn Care Res 28:835, 2007.
29. Lund, T, et al: Pathogenesis of edema formation in burn injuries. World J Surg 16:2, 1992.
30. Mozingo, DW: Surgical management. In Carrougher, GJ (ed): Burn Care and Therapy. Mosby, St. Louis, 1998, p 233.
31. Miller, SF, et al: Triage and resuscitation of the burn patient. In Richard, RL, and Staley, MJ (eds): Burn Care and Rehabilitation: Principles and Practice. FA Davis, Philadelphia, 1994, p 107.
32. Wittman, MI: Electrical and chemical burns. In Richard, RL, and Staley, MJ (eds): Burn Care and Rehabilitation: Principles and Practice. FA Davis, Philadelphia, 1994, p 503.
33. Fish, RM, and Geddes, LA: Conduction of electrical current to and through the human body: A review. Eplasty 12(9):e44, 2009.

34. Luz, DP, et al: Electrical burns: A retrospective analysis across a 5-year period. Burns 35:1015, 2009.
35. Williams, WG, and Phillips, LG: Pathophysiology of the burn wound. In Herndon, DN (ed): Total Burn Care. Saunders, Philadelphia, 1996, p 65.
36. Pulaski, GR, and Tennison, AC: Estimation of the amount of burned surface area. JAMA 103:34, 1948.
37. Lund, CC, and Browder, NC: Estimation of area of burns. Surg Gynecol Obstet 79:352, 1955.
38. Sheridan, RL, and Tompkins, RG: Etiology and prevention of multisystem organ failure. In Herndon, DN (ed): Total Burn Care, ed 3. Saunders/Elsevier, Philadelphia, 2007, p 434.
39. Gallagher, JJ, et al: Treatment of infection in burns. In Herndon, DN (ed): Total Burn Care, ed 3. Saunders/Elsevier, Philadelphia, 2007, p 136.
40. Pruitt, BAJ, et al: Burn wound infections: Current status. World J Surg 22:135, 1998.
41. Robson, MC: Burn sepsis. Crit Care Clin 4:281, 1988.
42. Weber, JM: Epidemiology of infections and strategies for control. In Carrougher, GJ (ed): Burn Care and Therapy. Mosby, St. Louis, 1998, p 185.
43. Moylan, JA: Smoke inhalation and burn injury. Surg Clin North Am 60:1530, 1980.
44. Greenberg, MI, and Walter, J: Axioms on smoke inhalation. Hosp Med 19:13, 1983.
45. Chu, CS: New concepts of pulmonary burn injury. J Trauma 21:958, 1981.
46. Cioffi, WG: Inhalation injury. In Carrougher, GJ (ed): Burn Care and Therapy. Mosby, St. Louis, 1998, p 35.
47. McCall, JE, and Cahill, TJ: Respiratory care of the burn patient. J Burn Care Res 26:200, 2005.
48. Mancusi-Ungaro, HR, et al: Caloric and nitrogen balances as predictors of nutritional outcome in patients with burns. J Burn Care Rehabil 13:695, 1992.
49. Dickerson, RN, et al: Accuracy of predictive methods to estimate resting energy expenditure of thermally-injured patients. J Parenter Enteral Nutr 26:17, 2002.
50. Deitch, EA: Nutritional support of the burn patient. Crit Care Clin 11:735, 1995.
51. Demling, RH, and Seigne, P: Metabolic management of patients with severe burns. World J Surg 24:673, 2000.
52. Demling, RH, and DeSanti, L: Increased protein intake during the recovery phase after severe burns increases body weight gain and muscle function. J Burn Care Rehabil 19:161, 1998.
53. Wilmore, DW, et al: Effect of ambient temperature on heat production and heat loss in burn patients. J Appl Physiol 38:593, 1975.
54. Prelack, K, et al: Energy and protein provisions for thermally injured children revisited: An outcome-based approach for determining requirements. Burn Care Rehabil 18:177, 1997.
55. Dominioni, L, et al: Enteral feeding in burn hypermetabolism: Nutritional and metabolic effects on different levels of calorie and protein intake. J Parenter Enteral Nutr 9:269, 1985.
56. Matsuda, T, et al: The importance of burn wound size in determining the optimal calorie: nitrogen ratio. Surgery 94:562, 1983.
57. Lund, T, Onarheim, H, and Reed, RK: Pathogenesis of edema formation in burn patients. World J Surg 16:2, 1992.
58. Latenser, BA:. Critical care of the burn patient: The first 48 hours. Crit Care Med 37:2819, 2009.
59. Demling, RH, et al: The study of burn wound edema using dichromatic absorptiometry. J Trauma 18:124, 1978.
60. Kramer, GC, Lund, T, and Beckum, OK: Pathophysiology of burn shock and burn edema. In Herndon, DN (ed): Total Burn Care, ed 3. Saunders/Elsevier, Philadelphia, 2007, p 93.
61. Alvarado, R, et al: Burn resuscitation. Burns 35:4, 2009.
62. Gordon, MD, and Winfree, JH: Fluid resuscitation after a major burn. In Carrougher, GJ (ed): Burn Care and Therapy. Mosby, St. Louis, 1998, p 107.
63. Munster, AM, et al: Heterotopic calcification following burns: A prospective study. J Trauma 12:1071, 1972.
64. Schiele, HP, et al: Radiographic changes in burns of the upper extremity. Radiology 104(1):13, 1971.
65. Rubin, MM, and Cozzi, GM: Heterotopic ossification of the temporomandibular joint in a burn patient. J Oral Maxillofac Surg 44:897, 1986.
66. Edlich, RF, et al: Heterotopic calcification and ossification in the burn patient. J Burn Care Rehabil 6:363, 1985.
67. Chen, HC, et al: Heterotopic ossification in burns: Our experience and literature reviews. Burns 235(6):857, 2009.
68. Elledge, ES, et al: Heterotopic bone formation in burned patients. J Trauma 28(5):684,1988.
69. Dutcher, K, and Johnson, C: Neuromuscular and musculoskeletal complications. In Richard, RL, and Staley, MJ (eds): Burn Care and Rehabilitation: Principles and Practice. FA Davis, Philadelphia, 1994, p 576.
70. Ladin, DA, Garner, WL, and Smith, DJ: Excessive scarring as a consequence of healing. Wound Repair Regen 3:(1)6, 1995.
71. Armour, A, Scott, PG, and Tredget, EE: Cellular and molecular pathology of HTS: Basis for treatment. Wound Repair Regen 15(Suppl 1):S6–S17, 2007.
72. Greenhalgh, DG, and Staley, MJ: Burn wound healing. In Richard, RL, and Staley, MJ (eds): Burn Care and Rehabilitation: Principles and Practice. FA Davis, Philadelphia, 1994, p 70.
73. Arem, AJ, and Madden, JW: Is there a Wolff's law for connective tissue? Surg Forum 25:512, 1974.
74. Schneider, JC, et al: Contractures in burn injury: Defining the problem. J Burn Care Res 27:(4)508, 2006.
75. Saffle, JR, et al: Recent outcomes in the treatment of burn injury in the United States: A report from the American Burn Association patient registry. J Burn Care Rehabil 16:219, 1995.
76. Warden, GD: Fluid resuscitation and early management. In Herndon, DN (ed): Total Burn Care, ed 3. Saunders/Elsevier, Philadelphia, 2007, p 107.
77. Thomson, PD, et al: A survey of burn hydrotherapy in the United States. J Burn Care Rehabil 11:151, 1990.
78. Saffle, JR, and Schnebly, WA: Burn wound care. In Richard, RL, and Staley, MJ (eds): Burn Care and Rehabilitation: Principles and Practice. FA Davis, Philadelphia, 1994, p 119.
79. Shankowsky, HA, et al: North American survey of hydrotherapy in modern burn care. J Burn Care Rehabil 15:143, 1994.
80. Ward, RS: The rehabilitation of burn patients. Crit Rev Phys Rehabil Med 2:121, 1991.
81. Neville, C, and Dimick, AR: The trauma table as an alternative to the Hubbard tank in burn care. J Burn Care Rehabil 8:574, 1987.
82. Heggers, JP, et al: Bactericidal and wound-healing properties of sodium hypochlorite solutions. J Burn Care Rehabil 12:420, 1991.
83. Richard, RL: The use of chlorine bleach as a disinfectant and antiseptic in whirlpools. Phys Ther Forum 7:7, 1988.
84. Carrougher, GJ: Burn wound assessment and topical treatment. In Carrougher, GJ (ed): Burn Care and Therapy. Mosby, St. Louis, 1998, p 142.
85. Mosier, MJ, and Gibran, NS: Surgical excision of the burn wound. Clin Plast Surg 36:617, 2009.
86. Miller, SF, et al: Surgical management of the burn patient. In Richard, RL, and Staley, MJ (eds): Burn Care and Rehabilitation: Principles and Practice. FA Davis, Philadelphia, 1994, p 180.
87. Cuono, C, et al: Use of cultured epidermal autografts and dermal allografts as skin replacement after burn injury. Lancet 8490:1123, 1986.
88. Munster, AM: Cultured epidermal autographs in the management of burn patients. J Burn Care Rehabil 13:121, 1992.
89. Sheridan, R: Closure of the excised burn wound: autografts, semipermanet skin substitutes, and permanent skin substitutes. Clin Plast Surg 36:643, 2009.
90. Chern, PL, Baum, CL, and Arpey, CJ: Biologic dressings: Current applications and limitations in dermatologic surgery. Dermatol Surg 35:891, 2009.
91. Fohn, M, and Bannasch, H: Artificial skin. Methods Mol Med 140:167, 2007.

92. Hansbrough, J, et al: Clinical trials of a biosynthetic temporary skin replacement, Dermagraft-Transitional Covering, compared with cryopreserved human cadaver skin for temporary coverage of excised burn wounds. J Burn Care Rehabil 18:43, 1997.
93. Purdue, G, et al: A multicenter clinical trial of a biosynthetic skin replacement, Dermagraft-TC, compared with cryopreserved human cadaver skin for temporary coverage of excised burn wounds. J Burn Care Rehabil 18:52, 1997.
94. Heimbach, D, et al: Artificial dermis for major burns: A multicenter, randomized clinical trial. Ann Surg 208:313, 1988.
95. Lattari, V, et al: The use of a permanent dermal allograft in full-thickness burns of the hand and foot: A report of three cases. J Burn Care Rehabil 18:147, 1997.
96. Richard, R, et al: A comparison of the Tanner and Bioplasty skin mesher systems for maximal skin graft expansion. J Burn Care Rehabil 14:690, 1993.
97. Larson, D, et al: Prevention and treatment of burn scar contracture. In Artz, CP, et al (eds): Burns: A Team Approach. Saunders, Philadelphia, 1979, p 466.
98. Greenhalgh, DG, et al: The early release of axillary contractures in pediatric patients with burns. J Burn Care Rehabil 14:39, 1993.
99. Wainwright, DJ: Burn reconstruction: The problems, the techniques, and the applications. Clin Plast Surg 36:(4)687, 2009.
100. Richard, RL, and Staley, MJ: Burn patient evaluation and treatment planning. In Richard, RL, and Staley, MJ (eds): Burn Care and Rehabilitation: Principles and Practice. FA Davis, Philadelphia, 1994, p 201.
101. Moss, BF, et al: Psychologic support and pain management of the burn patient. In Richard, RL, and Staley, MJ (eds): Burn Care and Rehabilitation: Principles and Practice. FA Davis, Philadelphia, 1994, p 475.
102. Adcock, RJ, et al: Psychologic and emotional recovery. In Carrougher, GJ (ed): Burn Care and Therapy. Mosby, St. Louis, 1998, p 329.
103. Steed, DL: Wound-healing trajectories. Surg Clin North Am 83:(3)47, 2003.
104. McHugh, AA, et al: Biomechanical alterations in normal skin and hypertrophic scar after thermal injury. J Burn Care Rehabil 18:104, 1997.
105. Li, B, and Wang, JH: Fibroblasts and myofibroblasts in wound healing: Force generation and measurement. J Tissue Viability 20:(4)108, 2011.
106. Nedelec, B, et al: Control of wound contraction: Basic and clinical features. Hand Clin 16:289, 2000.
107. Apfel, L, et al: Approaches to positioning the burn patient. In Richard, RL, and Staley, MJ (eds): Burn Care and Rehabilitation: Principles and Practice. FA Davis, Philadelphia, 1994, p 221.
108. Serghiou, M, Cowan, A, and Whitehead, C: Rehabilitation after a burn injury. Clin Plast Surg 36:675, 2009.
109. Daugherty, M, and Carr-Collins, J: Splinting techniques for the burn patient. In Richard, RL, and Staley, MJ (eds): Burn Care and Rehabilitation: Principles and Practice. FA Davis, Philadelphia, 1994, p 242.
110. Richard, R, and Ward, RS. Splinting strategies and controversies. J Burn Care Rehabil 26:392–396, 2005.
111. Kwan, M, and Ha, K: Splinting programme for patients with burnt hand. Hand Surg 7:231–241, 2002.
112. Richard, RL: Use of Dynasplint to correct elbow flexion burn contracture: A case report. J Burn Care Rehabil 7:151, 1986.
113. Richard, R, and Staley, M: Dynamic splinting: Basic science + modern technology. Phys Ther Forum 11:21, 1992.
114. Richard, RL, et al: Dynamic versus static splints: A prospective case for sustained stress. J Burn Care Rehabil 16:284, 1995.
115. Richard, R, et al: Multimodal versus progressive treatment techniques to correct burn scar contractures. J Burn Care Rehabil 21:506, 2000.
116. Covey, MH, et al: Efficacy of continuous passive motion (CPM) devices with hand burns. J Burn Care Rehabil 9:397, 1988.
117. McAllister, LP, and Salazar, CA: Case report on the use of CPM on an electrical burn. J Burn Care Rehabil 9:401, 1988.
118. McGough, CE: Introduction to CPM. J Burn Care Rehabil 9:494, 1988.
119. Covey, MH: Application of CPM devices with burn patients. J Burn Care Rehabil 9:496, 1988.
120. Richard, RL, et al: The physiologic response of a patient with critical burns to continuous passive motion. J Burn Care Rehabil 11:554, 1990.
121. Humphrey, C, et al: Soft tissue management and exercise. In Richard, RL, and Staley, MJ (eds): Burn Care and Rehabilitation: Principles and Practice. FA Davis, Philadelphia, 1994, p 324.
122. Herndon, DN, et al: Management of the pediatric patient with burns. J Burn Care Rehabil 14:3, 1993.
123. Schwanholt, C, et al: A comparison of full-thickness versus split-thickness autografts for the coverage of deep palm burns in the very young pediatric patient. J Burn Care Rehabil 14:29, 1993.
124. Richard, RL, et al: Comparison of the effect of passive exercise v static wrapping on finger range of motion in the burned hand. J Burn Care Rehabil 8(6):576, 1987.
125. Edstrom, LE, et al: Prospective randomized treatments for burned hands: Nonoperative vs. operative. Preliminary report. Scand J Plast Reconstr Surg 13(1):131, 1979.
126. Ward, RS: The use of physical agents in burn care. In Richard, RL, and Staley, MJ (eds): Burn Care and Rehabilitation: Principles and Practice. FA Davis, Philadelphia, 1994, p 419.
127. Ward, RS, et al: Evaluation of therapeutic ultrasound to improve response to physical therapy and lessen scar contracture after burn injury. J Burn Care Rehabil 15:74, 1994.
128. St-Pierre, DMM, et al: Muscle strength in individuals with healed burns. Arch Phys Med Rehabil 79:155–161, 1998.
129. Black, S, et al: Oxygen consumption for lower extremity exercises in normal subjects and burn patients. Phys Ther 60:1255, 1980.
130. Schmitt, P, et al: Lower extremity burns and ambulation. In Richard, RL, and Staley, MJ (eds): Burn Care and Rehabilitation: Principles and Practice. FA Davis, Philadelphia, 1994, p 361.
131. Schmitt, MA, et al: How soon is safe? Ambulation of the patient with burns after lower extremity skin grafting. J Burn Care Rehabil 12:33, 1991.
132. Burnsworth, B, et al: Immediate ambulation of patients with lower-extremity grafts. J Burn Care Rehabil 13:89, 1992.
133. Grube, BJ, et al: Early ambulation and discharge in 100 patients with burns of the foot treated by grafts. J Trauma 33:662, 1992.
134. Temmen, HJ, et al: Tilt table exercise guidelines for burn patients: Are cardiac exercise parameters appropriate? Proc Am Burn Assoc 30:221, 1998.
135. Boyea, BL, et al: Use of the tilt table for postural reconditioning of burn patients prior to ambulation. Proc Am Burn Assoc 30:233, 1998.
136. Trees, DW, Ketelsen, CA, and Hobbs, JA: Use of a modified tilt table for preambulation strength training as an adjunct to burn rehabilitation: A case series. J Burn Care Rehabil 24:97, 2003.
137. Staley, MJ, and Richard, RL: Scar management. In Richard, RL, and Staley, MJ (eds): Burn Care and Rehabilitation: Principles and Practice. FA Davis, Philadelphia, 1994, p 330.
138. Johnson, CL: Physical therapists as scar modifiers. Phys Ther 64:1381, 1984.
139. Kischer, CW, and Shetlar, MR: Microvasculature in hypertrophic scars and the effects of pressure. J Trauma 19:757, 1979.
140. Leung, PC, and Ng, M: Pressure treatment for hypertrophic scars. Burns 6:224, 1980.
141. Deitch, EA, et al: Hypertrophic burn scars: Analysis of variables. J Trauma 23:895, 1983.
142. Ward, RS, et al: Use of Coban self-adherent wrap in management of postburn hand grafts: Case reports. J Burn Care Rehabil 15:364, 1994.
143. Lowell, M, et al: Effect of 3M™ Coban™ self-adherent wraps on edema and function of the burned hand: A case study. J Burn Care Rehabil 24:253, 2003.
144. Kealey, GP, et al: Prospective randomized comparison of two types of pressure therapy garments. J Burn Care Rehabil 11:334, 1990.
145. Cheng, JCY, et al: Pressure therapy in the treatment of post-burn hypertrophic scar: A critical look into its usefulness and fallacies by pressure monitoring. Burns 10:154, 1984.

146. Mann, R, et al: Do custom-fitted pressure garments provide adequate pressure? J Burn Care Rehabil 18(3):247, 1997.
147. Alston, DW, et al: Materials for pressure inserts in the control of hypertrophic scar tissue. J Burn Care Rehabil 2:40, 1981.
148. Moore, ML, et al: Effectiveness of custom pressure garments in wound management: A prospective trial within wounds and with verified pressure. J Burn Care Rehabil 21:S177, 2000.
149. Perkins, K, et al: Current materials and techniques used in a burn scar management programme. Burns 13:406, 1987.
150. van der Wal, MB, et al: Topical silicone gel versus placebo in promoting the maturation of burn scars: A randomized controlled trial. Plast Reconstr Surg 126(2):524, 2010.
151. Momeni, M, et al: Effects of silicone gel on burn scars. Burns 35(1):70, 2009.
152. O'Brien, L, and Pandit, A: Silicon gel sheeting for preventing and treating hypertrophic and keloid scars. Cochrane Database Syst Rev CD003826, 2006.
153. Berman, B, et al: A review of the biologic effects, clinical efficacy, and safety of silicone elastomer sheeting for hypertrophic and keloid scar treatment and management. Dermatol Surg 33:1291, 2007.
154. Miles, WK, and Grigsby, L: Remodeling of scar tissue in the burned hand. In Hunter, JM, et al (eds): Rehabilitation of the Hand. Mosby, St. Louis, 1984, p 841.
155. Patino, O, and Novick, C: Massage on hypertrophic scars. J Burn Care Rehabil 20:268, 1999.
156. Gallagher, J, et al: Discharge videotaping: A means of augmenting occupational and physical therapy. J Burn Care Rehabil 11:470, 1990.
157. Braddom, RL, et al: The physical treatment and rehabilitation of burn patients. In Hummel, RP (ed): Clinical Burn Therapy. John Wright PSG, Boston, 1982, p 297.
158. Phoenix Society for Burn Survivors: Phoenix Society Programs and Resources. Grand Rapids, MI. Retrieved July 18, 2012, from www.phoenix-society.org/programs/.

LEITURAS COMPLEMENTARES

Alp, E, et al: Risk factors for nosocomial infection and mortality in burn patients: 10 years of experience at a university hospital. J Burn Care Res 33(3):379, 2012.

Bell, N, et al: Does direct transport to provincial burn centres improve outcomes? A spatial epidemiology of severe burn injury in British Columbia, 2001–2006. Can J Surg 55(2):110, 2012.

Butler, KL, et al: Stem cells and burns: Review and therapeutic implications. J Burn Care Res 31(6):874, 2010.

Chipp, E, Milner, CS, and Blackburn, AV: Sepsis in burns: A review of current practice and future therapies. Ann Plast Surg 65(2):228, 2010.

Ciofi-Silva, C, et al: The life impact of burns: The perspective from burn persons in Brazil during their rehabilitation phase. Disabil Rehabil 32(6):431, 2010.

Herndon, DN (ed): Total Burn Care, ed 4. Saunders/Elsevier, Philadelphia, 2012.

Hyakusoku, H, et al (eds): Color Atlas of Burn Reconstructive Surgery. Springer-Verlag, New York, 2010.

Loos, MS, Freeman, BG, and Lorenzetti, A: Zone of injury: A critical review of the literature. Ann Plast Surg 65:(6)573, 2010.

Mandell, SP, et al: Patient safety measures in burn care: Do national reporting systems accurately reflect quality of burn care? J Burn Care Res 31(1):125, 2010.

Maslow, GR, and Lobato, D: Summer camps for children with burn injuries: A literature review. J Burn Care Res 31(5):740, 2010.

Mason, ST, et al: Return to work after burn injury: A systematic review. J Burn Care Res 33(1):101, 2012.

Nedelec, B, et al: Practice guidelines for early ambulation of burn survivors after lower extremity grafts. J Burn Care Res 33(3):319, 2012.

Pan, S, et al: Deep partial thickness burn blister fluid promotes neovascularization in the early stage of burn wound healing. Wound Repair Regen 18(3):311, 2010.

Patil, V, et al: Do burn patients cost more? The intensive care unit costs of burn patients compared with controls matched for length of stay and acuity. J Burn Care Res 31(4):598, 2010.

Willebrand, M, and Kildal, M: Burn specific health up to 24 months after the burn—a prospective validation of the Simplified Model of the Burn Specific Health Scale—Brief. J Trauma 71(1):78, 2011.

Yuxiang, L, et al: Burn patients' experience of pain management: A qualitative study. Burns 38(2):180, 2012.

Apêndice 24.A
Recursos da internet para os pacientes, familiares e profissionais de saúde

Descrição do site	Endereço
Site da organização nacional para o cuidado com queimados nos Estados Unidos	www.ameriburn.org
Site informativo para os terapeutas que descreve eventos atuais e apresenta talas de imobilização selecionadas e intervenções de tratamento	www.burntherapist.com
Informações de suporte para queimados, para pacientes e familiares	www.phoenix-society.org

CAPÍTULO 25

Dor crônica

Leslie N. Russek, PT, DPT, PhD, OCS

SUMÁRIO

Introdução 1261
Definições de dor 1261
Dor aguda, persistente e crônica 1261
Modelo biopsicossocial da dor 1262

Fisiologia da dor 1263
Processamento da dor e teoria evolutiva do portão para o controle da dor 1265
Sensibilização periférica e central 1267
Alterações fisiológicas que ocorrem na dor crônica: neuroplasticidade e aprendizagem 1268
Classificação da dor 1268

Causas e fatores de risco para a dor crônica 1270
Efeito de fatores de estilo de vida 1271

Fatores psicossociais associados à dor crônica 1271
Relação entre a mente e o corpo 1271
Crenças relacionadas com a dor e enfrentamento da dor 1274
Ansiedade e "medo e evitação" 1274
Catastrofização 1275
Depressão e luto 1276
Estresse 1276
Achados não orgânicos 1276
Transtornos de personalidade 1276
Apoio social 1277

Exame da dor 1277

Questionários de dor e medidas de desfecho 1278
Exame da dor em populações especiais 1280
Exame narrativo da dor 1281

Tratamento clínico da dor crônica 1281
Exames diagnósticos 1281
Tratamento farmacológico da dor crônica 1281
Medicina intervencionista 1283

Exame fisioterapêutico 1284
Relação terapêutica 1284
Exame subjetivo 1286
Revisão de sistemas 1286
Testes e mensurações 1286

Avaliação, diagnóstico e prognóstico fisioterapêuticos 1289
Avaliação 1289
Diagnóstico 1290
Prognóstico 1291

Tratamento fisioterapêutico da dor crônica 1293
Equipe de tratamento multidisciplinar da dor 1293
Colaboração, comunicação e documentação 1294
Orientações relacionadas com o paciente 1294
Procedimentos de intervenção 1297

Abordagens complementares e alternativas 1299

Resumo 1300

OBJETIVOS DE APRENDIZAGEM

1. Avaliar a importância da dor crônica em termos de seu efeito sobre a atividade e participação individuais, bem como do custo para a sociedade.
2. Comparar e contrastar a apresentação das dores aguda, persistente e crônica.
3. Aplicar o modelo de Classificação Internacional de Funcionalidade, Incapacidade e Saúde (CIF) à dor crônica.
4. Explicar a fisiologia da dor crônica, comparando a dor crônica à dor aguda.
5. Classificar os diferentes tipos de dor crônica e dar exemplos de cada tipo.

6. Propor causas e fatores de risco para a dor crônica.
7. Relacionar fatores psicossociais a manifestações, fisiologia e fatores de risco para a dor crônica.
8. Contrastar várias medidas de desfecho para o exame da dor crônica e seu impacto sobre a atividade e participação.
9. Resumir as opções de tratamento clínico da dor crônica.
10. Descrever os testes e medidas apropriados para examinar indivíduos com dor crônica.
11. Identificar problemas relevantes na avaliação e prognóstico de indivíduos com dor crônica.
12. Descrever estratégias de intervenção adequadas a indivíduos com dor crônica.
13. Discutir abordagens de medicina complementar e alternativa para o tratamento da dor crônica.

Introdução

A dor é a razão mais comum pela qual as pessoas consultam profissionais da saúde e fisioterapeutas. A **dor crônica** afeta aproximadamente 116 milhões de norte-americanos,[1-3] sendo responsável por até 20% de todos os atendimentos ambulatoriais nos Estados Unidos;[4,5] a dor lombar é a segunda razão mais comum para consultas ao médico.[6] A dor crônica afeta mais pessoas do que o diabetes, as doenças cardíacas e o câncer combinados.[2] Até 26% de todos os norte-americanos adultos já tiveram dor por mais de 3 meses, e um terço das pessoas relatam que essa dor é incapacitante.[7] Internacionalmente, a dor crônica afeta até 35% dos adultos e 25% das crianças; a dor crônica é quase duas vezes mais prevalente em mulheres do que em homens.[8,9] A dor na coluna vertebral, a cefaleia e a artrite são as fontes mais comuns de dor crônica: a lombalgia afeta 28%, a cefaleia e a enxaqueca afetam 16%, a dor cervical afeta 15%, e as dores nas articulações periféricas combinadas afetam 30% dos norte-americanos.[5,10] O acidente vascular encefálico, as lesões medulares (LM), o diabetes, a esclerose múltipla (EM), o HIV/Aids, a amputação, a síndrome de Guillain-Barré, o câncer e uma variedade de outras condições também podem levar à dor crônica.[11]

A dor crônica impõe um enorme custo com cuidados de saúde, dias de trabalho perdidos e comprometimento da qualidade de vida. Nos Estados Unidos, o custo econômico nacional da dor crônica é estimado em US$ 560 bilhões a US$ 635 bilhões por ano, com US$ 261 bilhões a US$ 300 bilhões por ano gastos com custos médicos diretos.[1] A perda de produtividade em razão da dor custa US$ 297 bilhões a US$ 336 bilhões por ano.[1] A qualidade de vida é gravemente comprometida nas pessoas com dor crônica, sendo muitas vezes ainda pior do que nas pessoas que estão morrendo de câncer.[12]

Este capítulo se concentrará na dor neuromuscular e musculoesquelética crônica com maior probabilidade de buscar intervenções fisioterapêuticas. Não é o objetivo deste capítulo abordar a dor relacionada com o câncer nem a dor visceral, mesmo que estas sejam áreas crescentes de especialidade dentro da fisioterapia. Avanços recentes na fisiologia da dor são apresentados como uma base para a compreensão das condições que comumente envolvem a dor crônica e as intervenções apropriadas para essas condições.

Definições de dor

A **dor** é definida como uma experiência sensorial e emocional desagradável associada a um dano tecidual real ou potencial, ou descrita em termos de tal dano.[13] A dor é, portanto, mais do que meramente o disparo de neurônios **nociceptivos**, mas inclui também a *percepção da dor*, a *experiência do sofrimento* e o *comportamento da dor*.[14] A percepção da dor pode depender da situação ou estado mental, como quando soldados no campo de batalha ou atletas durante um jogo não sentem dor quando feridos. Em contraste, uma pessoa com transtorno de estresse pós-traumático (TEPT) pode sentir dor significativa sem qualquer estímulo físico. Algumas pessoas experimentam sofrimento, ou a experiência afetiva de desconforto, a danos teciduais mínimos, enquanto outras pessoas podem ter danos teciduais significativos e dor que leva a sofrimento mínimo.

Dor aguda, persistente e crônica

A **dor aguda** está associada ao dano tecidual ou à ameaça de tais danos e normalmente se resolve quando o tecido cicatriza ou a ameaça se resolve. A dor aguda com frequência está associada a sinais fisiológicos de desconforto, como sudorese, palidez, náuseas e alterações na frequência cardíaca. A dor aguda pode se tornar uma dor persistente se sua causa não for resolvida. Por exemplo, doenças crônicas, como a osteoartrite (OA) ou a neuropatia diabética, estão associadas à dor; enquanto a doença permanece, a dor persiste. Alternativamente, *gatilhos de dor* podem ocorrer e reaparecer, como em uma cefaleia cervicogênica decorrente da má postura ou lombalgia por instabilidade segmentar. Embora as causas da dor persistente possam ser difíceis de resolver, a dor é menos proporcional ao dano tecidual ou potencial dano tecidual e às informações nociceptivas e se resolveria se as causas nociceptivas pudessem ser abordadas. A **dor recorrente** inclui episódios repetidos de dor aguda, como a distensão lombar recorrente ou a dor crônica em que os sintomas são intermitentes, como uma enxaqueca.

A **dor crônica** foi definida de várias maneiras. A mais simples a define como qualquer dor que persiste por mais do que um determinado período de tempo, como 3 ou 6 meses. Embora essa definição seja simples de aplicar, não reflete as mudanças psicossociais e fisiológicas que ocorrem na dor crônica.[6,15] Uma segunda definição de dor crônica é a dor que é duradoura, persistente e de duração e intensidade suficientes para prejudicar o bem-estar, a função e a qualidade de vida do paciente.[16] Enquanto esta segunda definição reconhece os aspectos psicossociais da dor de longa duração, ainda não reflete a fisiologia única que diferencia a dor crônica da dor aguda persistente. A terceira definição de dor crônica é a dor que persiste após a fase de cicatrização depois de uma lesão com comprometimento maior do que o previsto com base nos achados físicos ou lesão, e ocorre na ausência de lesão ou danos teciduais observáveis.[6,15,17,18] Outras definições relacionadas com a dor são apresentadas no Quadro 25.1.[13,17,19]

Modelo biopsicossocial da dor

O tradicional modelo biomédico da dor correlaciona o dano tecidual às sensações dolorosas; de acordo com o modelo biomédico, se você reparar os danos teciduais, a dor se resolve. Esse modelo funciona bem para muitos tipos de dor aguda; no entanto, ele é incapaz de explicar muitos outros exemplos de dor em que não é possível encontrar qualquer dano físico.[15] No passado, a dor cuja origem fisiológica não podia ser encontrada era chamada de *dor não orgânica* e era tradicionalmente considerada **psicogênica**; pesquisas agora mostram que a dor crônica, na ausência de danos ao tecido periférico, tem uma base fisiológica e não é apenas uma manifestação psicológica.[6,20-22] Em contraste com o modelo biomédico, o *modelo biopsicossocial* da dor reconhece que fatores físicos interagem com fatores pessoais e ambientais que afetam a função e estrutura corporal, a atividade e a participação nas atividades da vida. O modelo biopsicossocial fornece um melhor enquadramento para os recentes avanços no entendimento da fisiologia da dor e manejo eficaz da dor.

A Classificação Internacional de Funcionalidade, Incapacidade e Saúde (CIF) da Organização Mundial da Saúde (OMS)[23] foi desenvolvida para criar uma terminolo-

Quadro 25.1 Terminologia da dor

- **Dor aguda:** dor associada a danos teciduais ou a ameaças de tais danos e que normalmente se resolve quando o tecido cicatriza ou a ameaça se resolve.[13]
- **Medicação adjuvante:** medicamentos cuja indicação principal é uma condição diferente da dor, mas que têm demonstrado benefício no tratamento da dor.
- **Alodinia:** dor decorrente de um estímulo que normalmente não provoca dor.[13]
- **Analgesia:** ausência de dor em resposta a um estímulo que normalmente seria doloroso.[13]
- **Causalgia:** síndrome de dor em queimação, alodinia e hiperpatia prolongada que ocorre após uma lesão traumática de nervo, muitas vezes combinada à disfunção vasomotora e sudomotora (como uma neuropatia diabética autônoma) e alterações tróficas tardias.[13]
- **Dor central:** dor iniciada ou causada por uma lesão primária ou disfunção do sistema nervoso central.[13]
- **Dor crônica:** dor que persiste após a fase de cicatrização depois de uma lesão; a incapacidade é maior do que o previsto com base nos achados físicos ou lesão e ocorre na ausência de observação de lesão ou danos teciduais.[19]
- **Síndrome de dor crônica:** dor que ocorre quando os indivíduos desenvolveram comportamentos de dor extensivos, como a preocupação com a dor, a abordagem passiva aos cuidados de saúde, a interrupção de vida significativa, os sentimentos de isolamento, exigência ou raiva e a prática de consultar vários médicos em um espaço de tempo muito curto (*doctor-shopping*).
- **Disestesia:** sensação anormal desagradável, seja espontânea ou evocada.[13]
- **Hiperalgesia:** resposta aumentada a um estímulo que normalmente é doloroso. A hiperalgesia reflete uma dor aumentada a uma estimulação supraliminal.[13]
- **Hiperestesia:** sensibilidade aumentada à estimulação, excluindo os sentidos especiais. Sugere-se alodinia à dor após estimulação que normalmente não é dolorosa. A hiperestesia inclui tanto a alodinia quanto a hiperalgesia, mas os termos mais específicos devem ser usados sempre que forem aplicáveis.[13]
- **Hiperpatia:** síndrome dolorosa caracterizada por uma reação anormalmente dolorosa a um estímulo, em especial estímulos repetitivos, bem como um aumento no limiar.[13]
- **Dor maligna:** dor associada ao câncer.
- **Dor nociceptiva:** dor que surge de danos ou ameaças ao tecido não neural e é decorrente da ativação de receptores de dor, nociceptores.[13]

(continua)

Quadro 25.1 Terminologia da dor *(continuação)*

- **Nocebo (efeito nocebo):** o oposto de um placebo ou efeito placebo. O nocebo é um tratamento ou evento inerte que aumenta os sintomas porque o paciente acredita que vai piorá-los. A expectativa da dor pode resultar em aumento na dor, tanto a partir de estímulos dolorosos quanto de alodinia, a dor decorrente de um estímulo normalmente não doloroso.
- **Dor:** experiência sensorial e emocional desagradável associada a um dano tecidual real ou potencial ou descrita em termos de tal dano.[13]
- **Dor neuromatrix:** uma complexa rede de ligações sinápticas dentro do sistema nervoso central, inicialmente determinada pela genética, mas modificada por *inputs* sensitivos e psicológicos tanto antes quanto durante a experiência de dor.
- **Parestesia:** sensação anormal, quer espontânea ou evocada.
- **Dor persistente:** dor relacionada a danos teciduais ou a ameaças de tais danos, que persiste porque os fatores causais persistiram.
- **Placebo (efeito placebo):** o placebo é um tratamento inerte, como uma pílula de açúcar ou tratamento falso que é benéfico porque o paciente acredita que será benéfico.
- **Dor psicogênica:** um termo antigo para a dor que se acreditava ter sido causada por fatores psicológicos quando fatores orgânicos estavam ausentes ou não eram graves o suficiente para explicar a queixa de dor.[19]
- **Dor recorrente:** episódios repetidos de dor aguda.
- **Dor referida:** dor espontânea fora da área de lesão ou fonte de dor.[17]
- **Sofrimento:** refere-se ao componente afetivo da dor. O sofrimento inclui tanto componentes emocionais (p. ex., ansiedade e raiva) quanto cognitivos (p. ex., sentimentos de desamparo); pode ser decorrente de uma combinação de coisas desagradáveis e catastrofização ("dramatizar a situação").

gia consistente e uma estrutura para descrever, classificar e avaliar a função e a saúde. O modelo CIF substitui o modelo Nagi de incapacidade usado nas versões anteriores do *Guide to Physical Therapist Practice*.[24] A Figura 1.1 no Capítulo 1, Tomada de decisão clínica, ilustra a interação entre os diferentes aspectos do modelo CIF. (Observação: a terminologia CIF é definida no Cap. 1 e no Glossário.) No modelo CIF, a dor é considerada uma anormalidade na função corporal classificada sob a designação *Função sensitiva e dor*. As alterações fisiológicas observadas na dor crônica também podem estar associadas a alterações na *Estrutura do sistema nervoso*, no nível da estrutura corporal.[25] A Tabela 25.1 identifica as várias classificações para **função corporal, estrutura corporal, atividades e participação** que são mais relevantes para pacientes com dor crônica.[23,25-28] A natureza multidirecional do modelo CIF é particularmente pertinente para a dor crônica, em que a estrutura, função, atividade e participação estão inter-relacionadas e podem afetar uma à outra.

O **sofrimento** se refere ao componente afetivo da dor. Inclui tanto componentes emocionais (p. ex., ansiedade e raiva) quanto cognitivos (p. ex., pensamentos de desamparo); pode ser decorrente de uma combinação de coisas desagradáveis e *catastrofização* ("dramatizar" a situação).[29] O comportamento de dor inclui expressões verbais e não verbais de dor, alterações nas atividades e participação, medo e evitação, e comportamento de procura de tratamento em resposta à percepção de dor. Assim como acontece com o sofrimento, a extensão do comportamento de dor pode ser bastante independente do dano tecidual. A **síndrome de dor crônica** ocorre quando o indivíduo desenvolve comportamentos de dor extensivos (Quadro 25.2).[3] Os aspectos psicossociais da dor serão abordados mais adiante neste capítulo.

A dor crônica pode ser considerada uma doença, em vez de um sintoma. Assim como um infarto agudo do miocárdio pode ter muitos fatores contribuidores e causas, o mesmo ocorre no caso da dor crônica que, além disso, tem também sua própria patologia, sinais e sintomas.[30-33] Ao usar o modelo de doença, o tratamento da dor crônica deve abordar a patologia secundária e fatores perpetuantes, em vez de focar na doença inicial presumida, que pode não mais estar presente. O tratamento da doença da dor crônica deve abordar a sensibilização periférica e central, a desinibição, a ansiedade, a catastrofização, o medo e evitação, e assim por diante, bem como fatores psicossociais e comportamentais que contribuem para o quadro.[30] A dor crônica afeta todos os aspectos da vida, assim como faria uma doença crônica; a dor crônica também precisa ser controlada, porque muitas vezes não pode ser curada.[15]

Fisiologia da dor

Enquanto uma discussão aprofundada sobre a fisiologia da dor está além do escopo deste capítulo, uma visão geral é essencial para a compreensão de como a dor crônica e aguda diferem, tanto na apresentação quanto no tratamento. Os leitores podem encontrar uma abordagem mais extensa da fisiologia da dor em um dos livros sobre dor: *Mechanisms and management of pain for the physical*

Tabela 25.1 Conjunto principal da Classificação Internacional de Funcionalidade, Incapacidade e Saúde da Organização Mundial da Saúde e classificações relevantes para pacientes com dor crônica[23,25-28]

Código CIF	Descrição	Código CIF	Descrição
	Função corporal		*Estrutura corporal*
B122	Funções psicossociais globais	S110	Estrutura do encéfalo
B126	Funções de temperamento e de personalidade	S120	Medula espinal e estruturas relacionadas
B152	Funções emocionais	S140	Estrutura do sistema nervoso simpático
B130	Funções de energia e motivação	S199	Estrutura do sistema nervoso, não especificada
B134	Funções do sono	S770	Estruturas musculoesqueléticas adicionais relacionadas com o movimento (ossos, articulações, músculos, ligamentos, fáscias e assim por diante)
B147	Função psicomotora		
B260	Função proprioceptiva		
B280	Sensação de dor		
B455	Tolerância ao exercício	#Necessário	Estruturas específicas a dada doença
B710	Função de mobilidade articular		
B730	Funções de potência muscular		
B735	Funções de tônus muscular		
B740	Funções de resistência muscular		
B760	Sensações relacionadas com músculos e função motora		
B770	Funções do padrão de marcha		
	Atividades		*Participação*
D160	Focar a atenção	D230	Realização de rotina diária
D240	Dificuldade em lidar com o estresse e outras demandas psicológicas	D560	Incapaz de viajar
		D620	Aquisição de bens e serviços
D410/5	Alterar/manter a posição corporal	D760	Relações familiares
D430	Levantar e carregar objetos	D770	Relacionamentos íntimos
D450/5	Caminhar/movimentar-se	D850	Emprego remunerado
D530	Usar o banheiro	D910	Vida na comunidade
D630	Preparar refeições	D920	Recreação e lazer
D640	Fazer serviços de casa		

Quadro 25.2 Comportamentos característicos na síndrome de dor crônica[3]

- Prática de consultar vários médicos em um espaço de tempo muito curto (*doctor-shopping*).
- Dependência do sistema de cuidados de saúde para múltiplos problemas médicos.
- Preocupação com a dor, comportamento de dor significativo.
- Traços de personalidade passivo-dependentes.
- Negação de conflitos emocionais ou familiares.
- Rompimento significativo da vida em muitas áreas.
- Sentimentos de isolamento e solidão.
- Ser exigente, irado ou cético.
- Falta de visão sobre comportamentos autodestrutivos.
- Uso da dor como um meio simbólico de comunicação.

therapist (Mecanismos e manejo da dor para o fisioterapeuta)[34] ou *Chronic pain: an integrated biobehavioral approach* (Dor crônica: uma abordagem biocomportamental integrada).[35] A dor aguda é principalmente nociceptiva (nervos periféricos que respondem a estímulos nocivos ou de alta intensidade), incluindo a sensibilização periférica inflamatória. As terminações nervosas mecânicas, térmicas, químicas e nociceptivas livres na periferia transmitem informações sobre estímulos nocivos via nervos aferentes por meio da raiz dorsal ao corno dorsal.

As fibras A-δ mielinizadas e as fibras C não mielinizadas têm características muito diferentes, resumidas na Tabela 25.2. Geralmente, as fibras A-δ mielinizadas transmitem informações somatossensoriais detalhadas que possibilitam a localização da dor, ao passo que as fibras C transmitem informações mais difusas que conduzem à resposta afetiva à dor. As fibras C não mielinizadas são cerca de 10 vezes mais lentas do que as fibras A-δ mielinizadas, que são 5 a 10 vezes mais lentas do que outros receptores sensitivos ao toque, pressão, propriocepção, fusos musculares e órgãos tendinosos de Golgi (A-γ, A-β e A-α). Como a maior parte dos tecidos profundos, como músculos, articulações e vísceras, é inervada por fibras C, enquanto estruturas cutâneas são mais propensas a serem inervadas por fibras A-δ, a dor de estruturas profundas é percebida como uma dor lenta, vaga, incômoda ou **referida**, enquanto as estruturas cutâneas são mais propensas a produzir uma dor aguda e localizada.[17] Embora os neurô-

Tabela 25.2 Características da dor nociceptiva rápida e lenta

Características	Rápida	Lenta
Nervos	A-delta (mielinizadas)	C (não mielinizadas)
Estímulo	Alfinetada, calor	Dano tecidual
Sensação	Aguda, agulhada, em queimação, dermatomal	Lenta, vaga, em formigamento, esclerotomal
Diâmetro	1 a 4 μm	0,1 a 1 μm
Velocidade de condução	5 a 30 m/s	0,4 a 1,4 m/s
Distribuição	Superfície corporal	Todos os tecidos exceto o SNC
Resposta reflexa	Retirada	Espasmo ou tônus muscular
Importância biológica	Evitar danos teciduais	Repouso forçado
Efeito da morfina	Muito leve	Suprime a dor
Alvo no SNC	Tálamo, córtex	Sistema límbico, hipotálamo
Resposta afetiva	Não	Sim
Sinais autônomos	Não	Sim
Área localizada de receptores	Sim	Não
Conexão no corno dorsal	Lâminas I e V	Lâminas II e III

μm = micrômetro; m/s = metros por segundo; SNC = sistema nervoso central.

nios sensitivos A-β normalmente não transmitam sensações dolorosas, eles podem produzir **parestesias** e **disestesias** quando provocados.

A Figura 25.1 mostra as principais estruturas anatômicas relacionadas com a transmissão da dor.[33,36] Quando os axônios entram no corno dorsal, as fibras A-δ fazem sinapse com interneurônios nas lâminas I, II e V. Os aferentes sensitivos primários da pele, músculos, articulações e vísceras também podem convergir para interneurônios de amplo espectro dinâmico; a convergência de *inputs* nociceptivos e não nociceptivos fornece um mecanismo para a dor referida.[37] As fibras de projeção de aferentes A-δ e alguns aferentes C têm uma organização somatotópica, cruzam e ascendem por meio do trato espinotalâmico lateral ao tálamo ventral posterolateral e então se direcionam ao córtex somatossensorial primário e secundário. Essas fibras transmitem informações sobre a localização, intensidade, duração e qualidade da dor.[37] Em contraste, as fibras de projeção da maior parte dos aferentes C ascendem por meio dos tratos espinotalâmico medial, espinorreticular e espinomesencefálico ao tálamo medial, formação reticular, hipotálamo, sistema límbico, centros autônomos e giro do cíngulo. A dor das fibras C tende a ser mal localizada e estar associada a respostas afetivas à dor.

Pesquisas atuais sugerem que diferentes componentes do encéfalo processam diferentes aspectos da experiência de dor. O córtex somatossensorial SI medeia o aspecto sensorial discriminatório da dor, enquanto o córtex somatossensorial SII está envolvido no reconhecimento, aprendizagem e memória de eventos dolorosos. O córtex cingulado anterior processa o aborrecimento causado pela dor e contribui para o afeto, cognição e escolha de resposta. A ínsula medeia respostas autônomas a estímulos nocivos e os componentes afetivos da memória relacionada com a dor e aprendizagem.[29,38b] A extensa comunicação cruzada entre os vários caminhos da dor cria o que Melzack chamou de **neuromatrix da dor**, uma complexa rede de ligações sinápticas inicialmente determinada pela genética, mas modificada por *inputs* sensitivos e psicológicos tanto antes quanto durante a experiência dolorosa.[39-41] A dor, portanto, não é um processo de causa e efeito simples, mas uma complexa teia de interações modulada pelos estados físicos e psicológicos atuais e anteriores.

Processamento da dor e teoria evolutiva do portão para o controle da dor

Sobrepondo-se a essas vias neuroanatômicas, diversas influências regulatórias afetam as informações ascendentes. A teoria do portão para o controle da dor, proposta pela primeira vez por Melzack e Wall[42] em 1965, explica um aspecto fundamental da regulação da dor: como estímulos sensitivos não dolorosos podem diminuir a per-

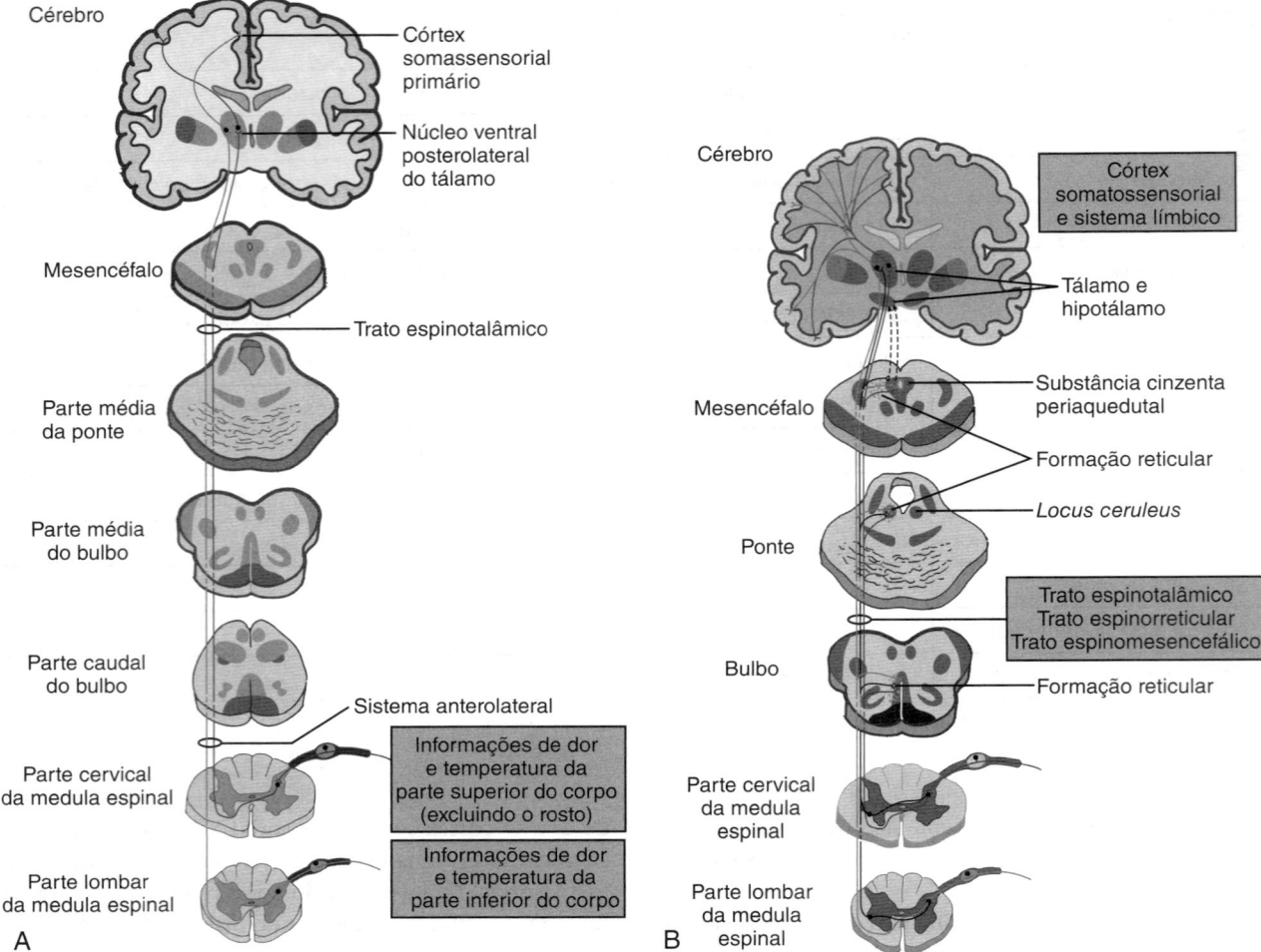

Figura 25.1 Vias de dor central. (**A**) As fibras de projeção de aferentes A-δ têm uma organização somatotópica, cruzam e ascendem por meio do trato espinotalâmico lateral ao tálamo ventral posterolateral e então vão em direção aos córtices somatossensoriais primário e secundário. Essas fibras transmitem informações sobre a localização, intensidade, duração e qualidade da dor. (**B**) As fibras de projeção aferentes C ascendem por meio dos tratos espinotalâmico medial, espinorreticular e espinomesencefálico ao tálamo medial, formação reticular, hipotálamo, sistema límbico, centros autônomos e giro do cíngulo. A via medial da dor contribuiu para a experiência afetiva, autônoma e cognitiva da dor. Baseada nos diagramas de: (1) Argoff, CE, et al.: Multimodal analgesia for chronic pain: Rationale and future directions. Pain Med 10(Suppl 2):S53, 2009. (2) Ford, B: Pain in Parkinson's disease. Mov Disord 25(Suppl 1):S98, 2010.Z

cepção de dor. A Figura 25.2 mostra como as fibras de dor fazem sinapse com um interneurônio inibitório e um neurônio secundário que transmite o sinal de dor para o encéfalo. Nervos sensitivos, como o Aα e Aβ, também fornecem *inputs* para o interneurônio inibitório. Com suficiente estímulo aos nervos Aα ou Aβ, o interneurônio inibitório "fecha o portão" no neurônio secundário e impede que os estímulos de dor sejam transmitidos ao encéfalo. O processo da teoria do portão é a base para a estimulação elétrica transcutânea (TENS) convencional.

Melzack posteriormente adicionou o controle descendente ao modelo para explicar como estímulos nocivos podem não resultar em dor, como quando soldados ou atletas gravemente feridos não percebem qualquer dor de seus ferimentos.[39] A inibição descendente da dor parece ser modulada pela noradrenalina e conexões noradrenérgicas descendentes.[43] Contudo, a inibição descendente simples não explica outras observações, como as diferenças de gênero, a dor crônica na ausência de estímulos nocivos, bem como o impacto de fatores psicológicos como o estresse e experiências anteriores.[44] Como mencionado, Melzack[39] propôs a neuromatrix da dor para explicar como a experiência da dor é modulada por múltiplos fatores e nem sempre é proporcional ao dano tecidual.

Fatores inibitórios descendentes modificam a atividade das vias de dor em todos os níveis do sistema nervoso. O controle descendente é sensível aos opioides, e pode ser revertido pela naloxona, o antagonista dos opioides.

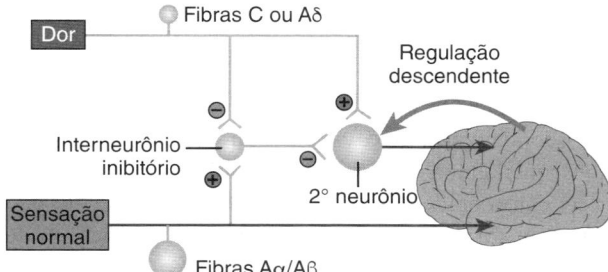

Figura 25.2 Teoria do portão para o controle da dor. Fibras de dor (fibras A-δ ou C) fazem sinapse tanto com interneurônios inibitórios quanto com um neurônio secundário, que transmite o sinal de dor ao encéfalo. Nervos sensitivos, como Aα e Aβ, também fornecem *inputs* ao interneurônio inibitório. Com estímulo suficiente aos nervos Aα e Aβ, o interneurônio inibitório "fecha o portão" no neurônio secundário e impede que os estímulos de dor sejam transmitidos ao encéfalo. A regulação descendente também modifica os estímulos dados pelo neurônio secundário.

O *placebo* (uso de falso tratamento, especialmente pílulas de açúcar), antidepressivos e anticonvulsivantes modulam a dor por meio do reforço na inibição descendente.[33] O controle descendente envolve o hipotálamo, tonsila do cerebelo, córtex cingulado anterior rostral, substância cinzenta periaquedutal (PAG) e bulbo ventromedial rostral (RVM), projetando-se ao corno dorsal.[6,43] As vias inibitórias descendentes passam pelo funículo dorsolateral, resultando na secreção de noradrenalina, acetilcolina, serotonina e glicina no corno dorsal.[37,45]

A modulação descendente pode facilitar a dor, bem como inibi-la; a facilitação é chamada de **efeito nocebo**, em contraste com o efeito placebo. A expectativa da dor pode resultar em aumento da dor, tanto a partir de estímulos dolorosos, como também da **alodinia**, a dor por estímulos normalmente não dolorosos. Estudos de imagem mostram que o efeito nocebo é mediado por uma complexa interação entre o córtex cingulado anterior caudal ipsilateral, a cabeça do núcleo caudado, o cerebelo e o núcleo cuneiforme contralateral.[43] A facilitação descendente passa pelo funículo ventrolateral e é mediada no corno dorsal pela serotonina, norepinefrina, opioides e colecistoquinina.[37,45]

Sensibilização periférica e central

A modulação descendente da dor é um processo normal. No entanto, o processo de facilitação pode resultar em sensibilização periférica ou central anormal, ambas as quais estão integralmente ligadas à dor crônica. A facilitação anormal pode ser decorrente de danos ou doença do tecido neural, ou ainda de função anormal de tecidos neu-

rais ou de apoio. A sensibilização periférica ou central pode ocorrer por meio da morte neuronal, atividade ectópica, germinação e conexões celulares anormais, desinibição e expressão de gene alterada.[20,30,31]

Na *sensibilização periférica*, os *inputs* aferentes nociceptivos são aumentados por meio da diminuição no limiar, aumento na responsividade e/ou campo receptivo aumentado.[46] A inflamação de tecidos periféricos ou tecidos conjuntivos neurais resulta em diminuição no limiar dos nociceptores como uma resposta protetora com o objetivo de diminuir lesões adicionais. Os mediadores inflamatórios da sensibilização periférica incluem as citocinas, as prostaglandinas e a serotonina; as terminações nervosas lesionadas se tornam hipersensíveis à norepinefrina circulante.[11] Em alguns casos, impulsos antidrômicos vão da medula espinal à área receptiva dos aferentes, liberando peptídeos (substância P, CGRP [peptídeo relacionado ao gene da calcitonina], somatostatina) e citocinas que levam ao surto periférico, edema e estimulação de uma resposta inflamatória local e neurogênica, sensibilizando ainda mais os nociceptores.[31,47] A lesão sensibiliza o nervo por meio da inflamação dentro do tecido conjuntivo neural ou pelo comprometimento direto aos axônios.[20,47] A sensibilização periférica a longo prazo ocorre por meio de modificações no sistema de segundo mensageiro, bem como pela ramificação e hipersensibilidade anormais e excessivas das terminações nervosas livres.[33,47]

As potencializações *wind-up* e de longo prazo são formas de *sensibilização central*. Na potencialização *wind-up*, a estimulação repetida de baixa frequência dos nociceptores resulta em um potencial de ação progressivamente aumentado nas células do corno dorsal.[20] A somatória dos potenciais de ação das fibras C provoca a liberação concomitante de substância P e glutamato, que aumentam a liberação de cálcio pós-sináptico; o N-metil-D-aspartato (NMDA) e outros receptores são regulados positivamente, acionando uma alça de *feedback* que resulta em ainda mais cálcio intracelular.[45] A *wind-up* pode resultar na potencialização a longo prazo, em que a resposta neural é reforçada por meio de uma inflamação neurogênica aumentada e expressão gênica alterada, que resulta em fenótipo de nervos alterado, com diferentes receptores e transmissões.[45]

A sensibilização central ocorre por meio de muitos mecanismos semelhantes como a sensibilização periférica, incluindo alterações nas micróglias, astrócitos e junções comunicantes.[20] As células da glia parecem perpetuar a sensibilização pela liberação de hormônio do crescimento, que estimula uma resposta imune.[31,48] A inflamação no sistema nervoso central (SNC) provoca a sensibilização central pelo aumento da excitabilidade no corno dorsal e mediadores químicos inflamatórios que suprarregulam a expressão de genes que afetam a transmissão sináptica.[15] Esses processos resultam em hiperalgesia, alodinia, pós-sensações, somações e expansão da área receptiva.[20] A **hiperalgesia** ocorre quando a fibra de dor que faz sinapse com o neurônio secundário no corno dorsal (ver Fig. 25.1) é amplificada, acarretando o disparo do neurônio secundário com estímulo periférico inferior. A alodinia de curto prazo pode ser causada pela redução do limiar de disparo ou inibição diminuída; a alodinia de longo prazo inclui o surgimento de fibras A-α e A-β que fazem sinapse com fibras nociceptivas na medula espinal, o que leva *inputs* sensoriais normais a serem percebidos como dor. A sensibilização central pode ser mantida por *inputs* nociceptivos continuados ou pode ser independente dos *inputs* nociceptivos.[37] A sensibilização central pode ocorrer na medula espinal, bulbo rostroventral, tonsila do cerebelo, córtex cingulado anterior e complexo trigeminal do tronco encefálico.[11]

A sensibilidade central ocorre em condições como a fibromialgia, dor miofascial generalizada, cefaleia crônica, transtorno na articulação temporomandibular (ATM) e dor neuropática. A estimulação de nociceptores viscerais cria sensibilização tanto da hipersensibilidade visceral quanto da dor somatovisceral (ou seja, hipersensibilidade de tecidos musculoesqueléticos na região referida), que leva a condições como intestino irritável e cistite intersticial.[20,31] A lesão periférica pode alterar permanentemente processos de dor central que podem, por sua vez, modular mecanismos de sinalização periféricos.[33] Qualquer estímulo nociceptivo periférico pode perpetuar centralmente a dor mediada, com nociceptores articulares e musculares que resultam em sensibilização mais duradoura do que a estimulação do nociceptor cutâneo. Por exemplo, os pontos-gatilho musculares podem produzir sensibilização central generalizada. A dor crônica da osteoartrite pode ter um componente mediado centralmente, que explica o descompasso entre os sinais radiográficos da OA e a dor. No entanto, afigura-se que a sensibilização central não necessita de *inputs* periféricos continuados.[20]

Os componentes centrais e periféricos do sistema autônomo também podem perpetuar anormalmente a dor por meio de uma variedade de mecanismos. Primeiro, eferentes simpáticos podem brotar sinapses com nociceptores, que desenvolvem receptores adrenérgicos; a ativação autônoma então ativa diretamente os nociceptores na medula espinal. Esse processo é particularmente importante quando os eferentes simpáticos se conectam a aferentes somáticos profundos; a estimulação simpática pode resultar em dor somática.[49] Outro mecanismo para a amplificação autônoma da dor ocorre por meio do eixo hipotálamo-hipófise-suprarrenal (HHS). O estresse físico ou emocional ativa o eixo HHS, ocasionando uma cascata de autoperpetuação de eventos que resulta em ativação simpática crônica na dor crônica.[14,48,50] Contudo, os processos são complicados e alguns diagnósticos de dor crônica (p. ex., fibromialgia) na verdade se manifestam com elevada atividade autônoma em repouso, mas respostas embotadas aos desafios autônomos (p. ex., ortostatismo).[51]

A sensibilização central fornece uma base fisiológica para a dor na ausência de lesões ou danos teciduais identificáveis. Ela fornece também um mecanismo físico para a dor ser agravada pelo estresse ou estado psicológico. Consequentemente, um pouco ou muito do que costumava ser considerado dor de base psicológica (p. ex., dor não orgânica, somatoforme, psicossomática, histérica) pode ser uma manifestação da sensibilização central.[20,21]

Alterações fisiológicas que ocorrem na dor crônica: neuroplasticidade e aprendizagem

A discussão prévia mostra claramente que o sistema nervoso é plástico e pode sofrer tanto alterações em curto como em longo prazo na resposta à dor. As sensações de dor recorrente podem ativar receptores, criar novas sinapses e alterar a produção de neurotransmissores, bem como o tipo e prevalência de receptores.[3,30,33,52] Alterações na plasticidade parecem ocorrer em todos os níveis de processamento da dor: periférico, espinal e central.[52] A sensibilização periférica e central pode persistir mesmo quando os fatores causais foram removidos. Dentro do SNC, a reorganização central anormal pode incluir a expansão da representação da área dolorosa no córtex somatossensorial primário, S1.[53] Há também evidências de atrofia da substância cinzenta e alterações macroscópicas na morfologia do encéfalo com a dor crônica; a atrofia da substância cinzenta parece se reverter uma vez resolvida a dor crônica.[6,54] Estudos mostram que a aprendizagem relacionada com a dor é bastante potente, já que a dor crônica fornece reforço constante.[6]

Como a dor prolongada leva à sensibilização, alguns autores sugerem que a **analgesia** preemptiva que elimina *inputs* nociceptivos pode impedir a sensibilização *wind-up*, periférica e central; no entanto, achados de pesquisas têm sido inconsistentes em relação à prevenção da dor aguda e ruins em relação à prevenção da transformação da dor aguda em crônica.[55,56] Fatores psicossociais também são fundamentais para a transformação da dor aguda em crônica. Isso será discutido mais adiante neste capítulo, em conjunto com outros fatores de risco para o desenvolvimento de dor crônica.

Classificação da dor

A dor pode ser classificada em vários aspectos diferentes e muitas vezes diversos sistemas de classificação distintos podem ser aplicados a um paciente. A distinção entre dor aguda, persistente e crônica foi descrita anteriormente neste capítulo. A dor pode ser dividida pela região do corpo afetada, como lombalgia ou cefaleia, ou classificada pela doença, como dor de membro fantasma, EM ou **maligna** se estiver relacionada com o câncer. Os processos fisiológicos envolvidos – como nociceptivo, inflamatório, neurogênico ou mal-adaptativo – também podem categorizar a dor.[17,57-59] O termo *dor psicogênica*, uma vez comumente usado para a dor sem explicação médica, tem sido desafiado pela melhor compreensão da fisiologia da dor. A dor também pode ser descrita com base em três dimensões: sensório-discriminativa, motivacional-discriminativa e cognitivo-avaliativa;[17] ou quatro dimensões: nocicepção, cognição da dor, sofrimento e comportamento da dor. Esta seção vai contrastar vários desses sistemas de classificação. As seções seguintes descrevem casos especiais de doenças que envolvem a dor crônica.

As três dimensões – sensório-discriminativa, motivacional-discriminativa e cognitivo-avaliativa – refletem a definição de dor da International Association for the Study of Pain (IASP) como sensorial, emocional ou cognitiva. A *dimensão sensório-discriminativa* se refere a localização, intensidade, duração e natureza da dor (em queimação, aguda e assim por diante). A *dimensão motivacional-afetiva* se refere à resposta emocional que uma pessoa tem, incluindo as manifestações fisiológicas daquela resposta emocional, como náuseas. A *dimensão cognitivo-afetiva* se refere à forma como a dor é interpretada no contexto das experiências pregressas e atuais, cultura e assim por diante.[17]

Um sistema de classificação fisiológica consiste em dividir a dor em nociceptiva, inflamatória e mal-adaptativa.[57] A *dor nociceptiva* é uma resposta a um estímulo nocivo imediato (mecânico, térmico ou químico), que sinaliza um dano tecidual iminente; a dor nociceptiva normalmente leva a uma resposta de retirada protetora e, por conseguinte, é benéfica.[57,58] A *dor inflamatória* aumenta a sensibilidade sensorial após o dano tecidual, desencorajando o uso e danos adicionais, o que possibilita o reparo do tecido; a dor é decorrente da hipersensibilidade resultante de uma lesão periférica, doença ou outro processo inflamatório. A dor inflamatória geralmente é um mecanismo benéfico para incentivar o repouso dos tecidos envolvidos; no entanto, torna-se contraproducente quando grave ou continuada.[57] A *dor mal-adaptativa* resulta de um sistema nervoso que funciona anormalmente, retransmitindo sinais de dor não relacionados ou desproporcionais ao dano tecidual.[31] A dor mal-adaptativa representa um processamento neural alterado; a diminuição na atividade física resultante da dor mal-adaptativa não contribui para a cura e pode exacerbar a dor e levar a problemas secundários. Exemplos de dor mal-adaptativa incluem a cefaleia tensional, a disfunção da ATM, a fibromialgia e a síndrome do intestino irritável.[57] A dor mal-adaptativa é uma manifestação da dor crônica que ocorre na ausência de danos de tecidos identificáveis.[7] Um sistema de classificação ligeiramente diferente poderia incluir a inflamação como um tipo de dor nociceptiva mediada por estímulos químicos ou a inflamação que pode ocasionar tanto a dor neurogênica central como periférica.

Alguns sistemas de classificação consideram a "dor muscular" diferente da dor nociceptiva, enquanto outros sistemas incluem a dor muscular como um tipo de nocicepção.[16] A dor muscular muitas vezes é vaga, profunda, incômoda, em cólicas e difícil de localizar.[60] Pontos-gatilho musculares podem causar dor referida a outros locais, bem como causar outros sintomas como zumbido, parestesias e visão embaçada. Os pontos-gatilho podem ser idiopáticos ou associados a outros distúrbios, como OA ou artrite reumatoide (AR), fibromialgia, disfunção da ATM, ou cefaleias crônicas do tipo tensional.[51] A síndrome dolorosa miofascial generalizada parece envolver a sensibilização central, bem como a nocicepção periférica.[62,63]

A dor também pode ser dividida nas seguintes categorias: nociceptiva, neuropática/neurogênica periférica e neuropática/neurogênica central; alguns sistemas de classificação mais antigos incluem a categoria de dor psicogênica. A dor nociceptiva pode ser subdividida em superficial, somática profunda e visceral ao longo das diferentes apresentações; a inflamação não neurogênica, já descrita, também é nociceptiva. A Tabela 25.3 contrasta os diferentes tipos de dor.[44,58,64]

A *dor neurogênica periférica* decorre de danos mecânicos ou químicos aos nervos periféricos, incluindo a inflamação de nervos periféricos. Além dos sintomas negativos de hipoestesia, anestesia ou fraqueza, a dor neurogênica pode incluir os sintomas positivos de **parestesia**, disestesia e dor.[15,65] A dor neurogênica periférica pode ser subdividida em efeitos axonais *versus* aqueles decorrentes do tecido conjuntivo neural. Os nervos propriamente ditos podem ser a fonte da dor em razão dos nociceptores e nervos dos nervos (*nervi nervorum*) no tecido conjuntivo neural. Esse tipo de dor tende a ser profunda, incômoda e localizada, com desconforto geralmente proporcional ao estímulo.[65] A dor produzida pela lesão aos axônios resulta em disestesias como sensações de queimação, picadas, alfinetadas, ardência ou formigamento por aferências hiperexcitáveis que são desencadeadas no local da lesão axonal, em vez de no local do receptor. A dor axonal pode ser bastante variável e pode ser espontânea ou cumulativa.[65] A dor neurogênica periférica pode se prolongar além da lesão de nervo inicial por meio de processos de sensibilização periférica e por causa da liberação de fatores de crescimento pela glia e outras substâncias que atuam no sistema imune.[48] A dor neurogênica às vezes evolui para **causalgia** em que também podem ocorrer alterações vasomotoras, sudomotoras ou tróficas.

A *dor neurogênica central* pode ser decorrente de lesão ou doença que afeta o SNC, como acidente vascular encefá-

Tabela 25.3 Características subjetivas e objetivas associadas aos diferentes tipos de dor e tecidos de origem[44,58,64]

Tipo de dor	Tecido de origem	Subjetiva	Objetiva
Nociceptiva: cutânea ou superficial	Tecidos cutâneos e subcutâneos (predominantemente fibras A-δ)	Bem localizada, em punhalada, em queimação, cortante	Dor clara, consistente e proporcional reproduzida pelo movimento ou teste mecânico de tecidos-alvo
Nociceptiva: somática profunda	Ossos, músculos, vasos sanguíneos, tecido conjuntivo (predominantemente fibras C)	Muitas vezes referida para outros locais; lacerante, em cãibras, em pressão, incômoda	Vaga, às vezes chamada de dor referida reproduzida pelo movimento ou teste mecânico dos tecidos mais profundos; espasmo, pontos-gatilho são comuns
Nociceptiva: visceral	Órgãos e revestimentos das cavidades corporais (predominantemente fibras C)	Muitas vezes referida para outros locais; mal localizada, difusa, em cólica profunda ou em cisão, aguda, em punhalada	Dor vaga que é reproduzida ao movimento ou teste mecânico de tecidos viscerais
Neurogênica periférica	Fibras nervosas (axônios ou tecido conjuntivo neural)	Dor variavelmente descrita como em queimação, penetrante, aguda, incômoda ou semelhante a "choque elétrico"	Provocação da dor ou sintoma com o movimento ou testes mecânicos que movem, impõem carga ou comprimem os tecidos neurais
Central	Medula espinal e sistema nervoso central	Desproporcional, não mecânica, padrão imprevisível de provocação da dor em resposta a vários fatores agravantes ou de alívio não específicos	Padrão desproporcional, inconsistente, não mecânico ou não anatômico de provocação da dor em resposta ao movimento ou a testes mecânicos

lico, traumatismo cranioencefálico (TCE), EM ou fibromialgia. A dor muitas vezes é em queimação, incômoda, lancinante, em alfinetadas ou em pressão.[44] Pode existir tanto hiperalgesia quanto alodinia. Algumas condições podem gerar dor sem qualquer *input* nociceptivo, enquanto outras parecem ser mediadas pela dor nociceptiva periférica centralmente amplificada e perpetuada.[61] O eixo HHS desempenha um papel central na mediação de síndromes dolorosas relacionadas com o estresse, como a fibromialgia, a síndrome do intestino irritável, o TEPT e a síndrome do esgotamento profissional.[48] A dor neurogênica central parece ser mediada por células da glia e astrócitos que alteram a atividade sináptica[33] e formam conexões sinápticas entre fibras aferentes sensitivas gerais e fibras de dor (alodinia).[20] Esses vários mecanismos resultam na facilitação descendente.[43] Exames de imagem mostram alterações tanto no tronco encefálico quanto no córtex somatossensorial em resposta à sensibilização central.[20]

Causas e fatores de risco para a dor crônica

A dor crônica não é apenas um sintoma; deve ser considerada uma doença com uma variedade de causas e fatores de risco. Enquanto uma lesão ou doença muitas vezes desencadeia o desenvolvimento de dor, fatores de risco adicionais incluem a predisposição genética, o gênero, o histórico psicossocial, o estado psicológico no momento da lesão inicial e o estilo de vida.

Até 50% da variabilidade na prevalência e gravidade da dor parece ser decorrente de fatores genéticos. Na verdade, estudos com gêmeos mostram que muitas doenças crônicas que envolvem a sensibilização central têm um componente hereditário.[20,66-70] Essa predisposição genética pode explicar a alta prevalência de comorbidades entre condições que envolvem a sensibilização central; a presença de algum desses transtornos aumenta a probabilidade de outras condições relacionadas com a sensibilização central, com razão de probabilidade de até 29. Comorbidades comuns incluem a enxaqueca, a fibromialgia, a síndrome dolorosa regional complexa (SDRC), a dor lombar, a síndrome do intestino irritável, a cefaleia crônica tensional, a disfunção da ATM, a cistite intersticial, a depressão, a síndrome do pânico, o TEPT, a dor pélvica e a dor crônica generalizada.[20,66-68,70]

As mulheres são mais propensas que os homens a enfrentar condições dolorosas crônicas, incluindo a enxaqueca com aura, a cefaleia tensional, a dor na ATM, a SDRC, a fibromialgia, a EM e a AR.[71-73] Munce e Stewart[73] encontraram em uma amostra da comunidade que 38,4% das mulheres relataram dor crônica em comparação a 27,1% dos homens. As mulheres também são mais propensas do que os homens a consultar um médico para o tratamento de síndromes dolorosas[71] e são mais propensas a ter depressão comórbida.[73] O aumento na prevalência de dor crônica em mulheres provavelmente é decorrente de uma combinação de influências, incluindo fatores fisiológicos, socioculturais e psicológicos.[72]

O histórico psicossocial pode ser um importante fator que contribui para o desenvolvimento de dor crônica. Pesquisas abrangentes mostram relações entre um trauma pregresso e a dor crônica ou outras condições de sensibilização central. O transtorno de estresse pós-traumático está altamente correlacionado com condições de dor crônica. Os maus-tratos infantis e outras formas de TEPT são tão elevados quanto 58% entre as pessoas com condições de dor crônica.[74-78] Consequentemente, a probabilidade de apresentar diversas condições de dor crônica é maior entre os sobreviventes de maus-tratos na infância ou idade adulta[70,74,77,79-85] e outros estressores psicossociais.[81] Provavelmente há vários mecanismos pelos quais o trauma emocional leva à dor crônica. Vários estudos têm mostrado alterações fisiológicas nos padrões de imagens de ressonância magnética funcional (RMF) do encéfalo,[86] padrões de cortisol diurno, transcrição do gene e regulação hipotálamo-hipófise.[74]

Inúmeros outros fatores psicossociais aumentam o risco de dor crônica por meio de mecanismos psicossociais e fisiológicos. Esses incluem a falta de apoio social, as habilidades de enfrentamento ruins, a baixa segurança no emprego, o baixo nível socioeconômico, o acesso limitado a cuidados preventivos, o lócus de controle externo, a discórdia conjugal/familiar, a experiência cultural e as crenças.[33] O ambiente de trabalho também afeta a probabilidade de que a dor aguda se torne crônica. O fato de os pacientes gostarem de seu emprego ou se darem bem com seu supervisor está altamente correlacionado aos níveis de dor e incapacidade.[16]

A depressão, o estresse psicológico, as estratégias de enfrentamento passivas, e as crenças de evitação e medo estão ligadas de modo independente a um mau resultado entre as pessoas com dor crônica.[87,88] Uma pesquisa recente sugere que indivíduos com altos níveis de medo e evitação são mais propensos a ter resultados bem-sucedidos quando a intervenção aborda especificamente esses medos.[89] A cinesiofobia, ou medo de movimento, também está associada a maus desfechos.[90] Estratégias mal-adaptativas e passivas de enfrentamento,[91,92] depressão e eventos de vida traumáticos[92] aumentam a probabilidade de desenvolver dor crônica futura e incapacidade em decorrência da dor.

Efeito de fatores de estilo de vida

Alguns hábitos de saúde também são fatores de risco para a dor crônica. Fumar tem uma relação complexa com a dor crônica; o tabagismo tem efeitos analgésicos imediatos por meio de receptores centrais e periféricos da dor.[93] No entanto, o tabagismo está associado a uma maior prevalência de distúrbios de dor crônica, como a lombalgia,[94,95] a dor pélvica[96] e outros distúrbios de dor crônica, uma vez controlado por fatores socioeconômicos.[93,97] A dor e a restrição de atividades também são maiores entre os fumantes.[98] Há uma alta correlação entre a dor crônica e a dependência de opioides ou álcool, embora seja difícil determinar a direção da causalidade.[97] A obesidade e o sobrepeso também estão correlacionados com a lombalgia crônica[94,99] e uma variedade de outras condições de dor crônica,[69] mas não está claro se a obesidade aumenta o risco de dor crônica ou se a dor crônica contribui para a obesidade.

Os distúrbios do sono estão altamente correlacionados com a dor crônica, aumento da incapacidade e sofrimento em decorrência da dor, bem como aumento na utilização de cuidados de saúde.[100-102] Estudos têm mostrado que a má qualidade do sono prediz o início da dor crônica em 15 meses,[101] e a privação de sono experimental pode resultar em dor musculoesquelética difusa.[103] A relação entre os distúrbios do sono e a dor crônica parece ser recíproca, um exacerba o outro,[102,104,105] e o sono restaurador parece estar associado a uma diminuição na dor.[106] Os distúrbios do sono podem ser rastreados com o uso do *Índice de Qualidade do Sono de Pittsburgh (IQSP)*.[107]

Embora não haja nenhuma cura nutricional para a dor crônica, déficits nutricionais podem agravar as condições dolorosas. Pesquisas sugerem que a deficiência de vitamina D provoca dores musculoesqueléticas vagas, persistentes e generalizadas, assim como fraqueza muscular,[108,109] e pode estar associada a fibromialgia, doenças reumáticas, OA e enxaqueca.[109,110] Estudos descobriram déficits de vitamina D em 26 a 93% dos pacientes com dor óssea difusa e muscular que responde mal aos medicamentos.[108,111] No entanto, os estudos que avaliam suplementos de vitamina D para o tratamento da dor crônica forneceram resultados inconsistentes.[112]

Fatores psicossociais associados à dor crônica

Relação entre a mente e o corpo

A definição da dor como uma experiência sensorial e emocional desagradável associada a dano tecidual real ou potencial, ou descrita no que se refere a tal dano,[13] incorpora o contexto cognitivo, emocional e social em que a dor ocorre. Sabe-se agora que o conceito cartesiano da dualidade mente-corpo, em que um problema está no corpo ou na mente, é incorreto.[33,50,113-116] A discriminação espacial e os componentes afetivos da dor são igualmente fisiológicos; eles apenas ocorrem em porções diferentes do encéfalo.[6,29,38] Vias autônomas e endócrinas transmitem de forma bidirecional informações afetivas, autônomas, hormonais e imunológicas entre o SNC e a periferia. A dor é claramente mais do que a informação somática transmitida do corpo para o encéfalo.[50]

Fatores psicossociais têm um forte impacto sobre os resultados de angústia e incapacidade, independentemente da intensidade da dor crônica. Por exemplo, a catastrofização e as más habilidades de enfrentamento estão associadas a um aumento na intensidade da dor e maior incapacidade.[115,117-120] Algumas variáveis psicossociais demonstraram ser preditivas, como a depressão e o trauma na vida pregressa que predizem a transição da dor lombar aguda para crônica, enquanto a depressão e crenças negativas em relação à dor predizem uma maior incapacidade.[92] Muitos fatores psicossociais levam a círculos viciosos porque ambos contribuem e são agravados pela dor crônica. Por exemplo, a depressão tanto contribui para a dor crônica como é causada ou agravada por ela. Algumas variáveis socioeconômicas também são vulneráveis a esses ciclos: por exemplo, a pobreza é um fator de risco para a dor crônica, enquanto a dor crônica leva à incapacidade, o que contribui para a pobreza. Sullivan et al.[117] forneceram uma revisão abrangente da interação entre a saúde mental e a dor crônica. Jensen et al.[119] revisaram ferramentas de mensuração para avaliar fatores psicossociais relevantes à incapacidade e à dor crônica. Algumas ferramentas para avaliar fatores psicossociais estão listadas na Tabela 25.4.[89,107,121-143]

Os *alertas amarelos* foram definidos como fatores psicossociais que aumentam a probabilidade de que a dor aguda irá evoluir para dor crônica e incapacidade.[144-146] Embora a maior parte das fontes combine todos os fatores psicossociais no conceito de alertas amarelos, a Tabela 25.5

Tabela 25.4 Ferramentas de avaliação psicossocial por constructo

Constructo	Ferramenta	Descrição	Referências/sites*
Catastrofização	*Pain Catastrophizing Scale* (Escala de Catastrofização da Dor) (ver Apêndice 25.A)	13 itens em 3 subescalas: ruminação, ampliação, desamparo; normas disponíveis	Sullivan and Pivik[131] http://sullivan-painresearch.mcgill.ca/pcs.php [acesso on-line; Apêndice no Manual do Usuário]
Enfrentamento	*Chronic Pain Coping Inventory*™ (Inventário de Enfrentamento da Dor Crônica) (CPCI™)	Forma curta tem 8 ou 16 perguntas em 8 categorias	Hadjistavropoulos et al.[133] www4.parinc.com/Products/ [acesso pago] Disponível em Jensen et al.[136]
Enfrentamento	*Coping Strategies Questionnaire (CSQ) for Pain-Related Coping* (Questionário de Estratégias de Enfrentamento para o Enfrentamento Relacionado com a Dor)	Forma curta tem 7 ou 14 itens em sete categorias: 6 cognitivas e uma comportamental	Hadjistavropoulos et al.[133] http://parqol.com/ Disponível em Jensen et al.[136]
Depressão	*Center for Epidemiologic Studies Depression Scale* (CES-D) (Escala de Depressão do Centro de Estudos Epidemiológicos)	20 itens validados para uso na dor crônica	Radloff et al.[124] www.chcr.brown.edu/pcoc/cesdscale.pdf [acesso on-line]
Depressão	*Primary Care Evaluation of Mental Disorders* (Prime-MD) (Avaliação de Transtornos Mentais na Atenção Básica)	2 perguntas	Arroll et al., Whooley et al.[125,126] www.psy-world.com/prime-md_print1.htm [acesso on-line]
Depressão	*Patient Health Questionnaire-2 (PHQ-2) PHQ-9* (Questionário da Saúde do Paciente-2 [PHQ-2] PHQ-9)	2 perguntas 9 perguntas	Brody et al., Spitzer et al., Haggman et al.[127,129,143] www.phqscreeners.com [acesso on-line]
Medo e evitação	*Tampa Scale of Kinesiophobia* (Escala de Cinesiofobia de Tampa)	Escala com 17 perguntas com subescalas de foco somático e evitação de atividades	Vlaeyen et al., Roelofs et al.[122,123] www.tac.vic.gov.au/upload/tampa_scale_kinesiophobia.pdf [acesso on-line]

(continua)

Tabela 25.4 Ferramentas de avaliação psicossocial por constructo *(continuação)*

Constructo	Ferramenta	Descrição	Referências/sites*
Medo e evitação	*Fear-Avoidance Beliefs Questionnaire* (FABQ) (Questionário de Crenças de Medo e evitação)	16 perguntas com subescalas para o trabalho (FABQ-W) e atividade física (FABQ-PA) Originalmente para a dor lombar, mas foi modificada para a dor musculoesquelética geral	George and Stryker, Waddell et al.[89,121] www.qcomp.com.au/media/29364/fear—avoidance-beliefs-questionnaire%5B1%5D.pdf [acesso on-line]
Crenças relacionadas com a dor	*Pain Beliefs and Perceptions Inventory* (Inventário de Crenças e Percepções Relacionadas com a Dor)	16 itens com 4 subescalas: dor como enigma, constante, permanente, autoculpa; forma curta com 8 itens	Williams and Thorn, Jensen et al.[135,136] www.tac.vic.gov.au [acesso on-line]
Autoeficácia da dor	*Pain Self-Efficacy Questionnaire* (PSEQ) (Questionário de Autoeficácia da Dor)	10 perguntas	Nicholas[134] www.tac.vic.gov.au [acesso on-line]
Injustiça percebida	*Injustice Experience Questionnaire* (Questionário de Experiências de Injustiça)	12 questões com subescalas de culpa e gravidade	Sullivan et al.[132] http://sullivan-painresearch.mcgill.ca/ieq.php [acesso on-line]
Transtorno de estresse pós--traumático (TEPT)	*Primary Care Post-Traumatic Stress Disorder Screen* (Rastreamento de Transtorno de Estresse Pós--Traumático na Atenção Primária) (ver Apêndice 25.B)	4 questões, pontuação > 2 sugere TEPT	Prins et al.[130] www.ptsd.va.gov/professional/pages/assessments/pc-ptsd.asp [acesso on-line]
Transtorno de estresse pós--traumático	*Post-traumatic Stress Disorder* (PTSD) *Checklist* (Lista de Verificação do Transtorno de Estresse Pós-traumático [TEPT])	17 questões	Allen e Annells[142] www.mirecc.va.gov/docs/visn6/3_PTSD_CheckList_and_Scoring.pdf [acesso on-line]
Disponibi-lidade para mudança	*Pain Stages of Change Questionnaire* (PSOCQ) (Questionário de Estágios de Mudança na Dor)	30 itens autorrelatados	Kerns et al.[140,141] www.painpoints.com/patients/downloads/patient_questionnaire.pdf [acesso on-line]
Prontidão para mudança	*Multidimensional Pain Readiness to Change Questionnaire* (MPRCQ2) (Questionário Multidimensional da Prontidão para Mudanças Relacionadas com a Dor)	69 questões em 9 domínios de mudança: exercício, persistência em tarefas, relaxamento, controle cognitivo, atividade ritmada, evitação da dor, repouso contingente, comunicação assertiva, mecânica corporal	Questionário disponível em Nielson et al.[139] www.ncbi.nlm.nih.gov/pubmed/18337183 [acesso on-line pelo PubMed]
Sono	*Pittsburgh Sleep Quality Index* (PSQI) (Índice de Qualidade do Sono de Pittsburgh)	23 perguntas	Buysse et al.[107] www.wsna.org/Topics/Fatigue/documents/PSQI.pdf [acesso on-line]
Sono	*Medical Outcomes Study* (MOS) *Sleep Scale Survey Instrument* (Instrumento de Escala do Sono do Medical Outcomes Study) (MOS)	12 itens	Hays et al.[138] www.rand.org/health/surveys_tools/mos/mos_sleep.html [acesso on-line]
Estresse	*Perceived Stress Scale* (Escala de Estresse Percebido)	Escalas de 4, 10 e 14 itens	Cohen et al.[137] www.psy.cmu.edu/~scohen/ [acesso on-line]

* As escalas específicas estão disponíveis nos sites indicados; alguns cobram uma taxa de acesso.

Tabela 25.5 Alertas para a dor crônica[144]

Cor da bandeira	Tipo de problema	Exemplos
Vermelha	Doença física grave	Síndrome da cauda equina, fratura, tumor
Laranja	Sintomas psiquiátricos	Depressão clínica, transtorno de estresse pós-traumático, transtorno de personalidade
Amarela	Crenças, avaliações e julgamentos Respostas emocionais Comportamento de dor, incluindo estratégias de enfrentamento da dor	Crenças negativas em relação à dor Expectativa de resultado ruim Medo, ansiedade, catastrofização, angústia Comportamento de medo e evitação, dependência de intervenções passivas
Azul	Percepções sobre a relação entre o trabalho e a dor	Crença de que o trabalho irá causar mais danos e dor Crença de que o supervisor e colegas de trabalho não o apoiam
Preta	Sistema ou obstáculos contextuais	Sem modificação nas opções de dever no trabalho Legislação que restringe o retorno às opções de trabalho Falta de cobertura de plano de saúde Familiares ou profissionais de saúde excessivamente solícitos

descreve a terminologia proposta por Nicholas et al.[144] Nessa terminologia, os *alertas amarelos* incluem crenças, reações emocionais e comportamento de dor; os *alertas laranjas* representam sintomas psiquiátricos claros; e os *alertas azuis* refletem a interação entre as percepções de trabalho e saúde. Os alertas amarelos com maior impacto parecem ser (1) a crença de que a dor e a atividade são prejudiciais, (2) um humor deprimido e retraimento social, (3) a expectativa de que um tratamento passivo ajudará mais do que um tratamento ativo e (4) a baixa autoeficácia.[147] Outros fatores importantes incluem o comportamento de doença (p. ex., repouso excessivo), o histórico de dor ou incapacidade, pouca satisfação no trabalho, uma família superprotetora ou a falta de apoio, além de problemas com queixas ou compensação.[146] As questões psicossociais não devem ser reduzidas a um fator único que afeta a dor. Cada pessoa é diferente e cada fator psicossocial reflete uma complexa interação entre todos os componentes do modelo CIF: fatores ambientais e pessoais afetam a atividade, a participação e até mesmo a função corporal e a condição de saúde.[145] As questões psicossociais devem ser consideradas individualmente para cada paciente, porque as intervenções que abordam fatores psicossociais específicos são mais bem-sucedidas do que as demais intervenções.[145] No entanto, a presença de fatores psicológicos não deve invalidar a queixa de dor do paciente e não deve interferir nas tentativas de identificar e abordar fontes físicas que causam ou agravam a dor.[16]

Crenças relacionadas com a dor e enfrentamento da dor

As crenças relacionadas com a dor incluem a compreensão das pessoas sobre o que causa a sua dor, o significado dessa dor e as expectativas em relação ao impacto que a dor tem sobre a sua vida atual e futura. As crenças associadas a melhores desfechos incluem ter controle sobre a dor, autoeficácia global, autoeficácia da dor, controle sobre a vida e controle interno da dor. As crenças associadas a maus resultados incluem as seguintes: a dor indica lesão/dano e deve ser evitada, a dor será constante, a dor é incapacitante, as emoções influenciam a dor e outras pessoas devem ser solícitas por causa da dor, desamparo e lócus de controle externo (a crença de que a dor é controlada por outra pessoa que não o indivíduo que sente a dor).[119] Algumas pessoas com dor crônica acreditam que alguém é culpado por sua dor e que ela é injusta; esses sentimentos de injustiça podem interferir na reabilitação.[132]

O **enfrentamento** é a maneira pela qual as pessoas lidam com o estresse. Alguns mecanismos de enfrentamento são benéficos, ou adaptativos, enquanto outros são destrutivos, ou mal-adaptativos. As respostas de enfrentamento benéficas incluem atividades para distrair-se da dor, a persistência em tarefas, o exercício, ignorar a dor, autoafirmações de enfrentamento e aceitação da condição. As respostas de enfrentamento detrimentosas incluem a reação de defesa, o repouso, a ventilação das emoções, o enfrentamento passivo (evasão) e pedir ajuda.[119,148]

Ansiedade e "medo e evitação"

A **ansiedade** é uma resposta normal à dor aguda e pode ser uma resposta adaptativa que encoraja a pessoa a interromper atividades que causam danos aos tecidos. No entanto, se a causa da dor não puder ser encontrada, a ansiedade é substituída pela frustração porque a causa não pode ser encontrada, pela hostilidade por outras pessoas não acreditarem que a dor é real, pelo medo de que a dor não desapareça e pelo desânimo porque nada ajuda.[149] A ansiedade é uma comorbidade comum na dor crônica;[150] evidências sugerem que a ansiedade pode ser um fator de risco para a dor aguda tornar-se crônica.[16,150] A ansiedade está mais altamente correlacionada à dor crônica do que à depressão. O transtorno de estresse pós-traumático, um caso especial de transtorno de ansiedade, é particularmente comum na dor crônica.[150]

Uma resposta adaptativa de ansiedade na dor aguda pode se tornar uma resposta mal-adaptativa de medo na dor crônica. O *modelo de medo e evitação* da dor propõe que algumas pessoas têm um medo exagerado de que o movimento vai causar novas lesões e/ou aumentar a dor.[151,152] O medo da dor pode se tornar mais incapacitante até mesmo do que a dor real. As pessoas com dor enfrentam ou evitam esses medos; aquelas que o enfrentam aumentarão a atividade e geralmente terão melhores resultados funcionais e diminuição da dor. Evitar atividades induzido pelo medo leva à hipervigilância, previsões imprecisas sobre a dor, má interpretação de sensações corporais, reatividade muscular e descondicionamento físico.[151,152] A Figura 25.3 mostra como esses fatores resultam em acréscimo da dor e aumento da incapacidade em determinado nível de dor. As crenças mal-adaptativas são reforçadas conforme as pessoas esperam que a atividade aumente a dor e que a dor levará à incapacidade.[16,120,151] A atividade diminuída em decorrência do medo resulta em descondicionamento e prejuízo no controle motor em razão do desuso, e ambos elevam a probabilidade de dor aumentada.[16,151,153]

Catastrofização

A *catastrofização* inclui o pessimismo, a impotência em controlar os sintomas, a ampliação (exagero na ameaça) e a ruminação (foco excessivo nas sensações de dor). A catastrofização envolve tanto a apreciação cognitiva como as crenças ou atitudes; no entanto, também pode ser descrita como um mecanismo (mal-adaptativo) de enfrentamento.[29,31,117,119,154] Parece ser uma interação entre o temperamento herdado e o histórico e experiências pessoais.[29] Exemplos de autoafirmações que denotam catastrofização podem incluir: "esta dor destruiu minha vida", "eu sei que há algo terrivelmente errado comigo", "eu não consigo parar de pensar em quanto dói" ou "eu não aguento mais isso". O Apêndice 25.A contém a *Escala de catastrofização da dor*.[131] A catastrofização é o fator psicossocial mais forte e consistente a afetar tanto a intensidade da dor quanto a função.[119,120,154] Curiosamente, a catastrofização ativa as mesmas porções do cérebro que são ativadas pelo sofrimento.[29]

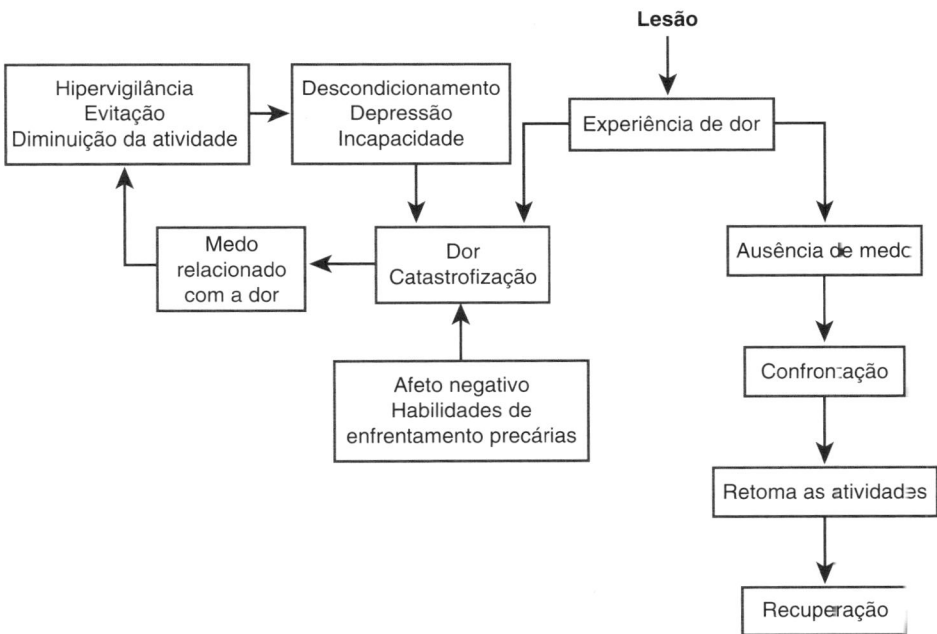

Figura 25.3 O modelo de medo e evitação mostra como a experiência de dor pode se resolver na ausência de medo ou tornar-se um círculo vicioso na presença de medo relacionado com a dor. O afeto negativo e as habilidades de enfrentamento precárias fazem com que a experiência de dor seja percebida como uma ameaça; a catastrofização da dor aumenta o medo relacionado com a dor, a hipervigilância e a evitação. A evitação da atividade leva a problemas secundários, como descondicionamento, depressão e incapacidade adicional, que agravam ainda mais os aspectos negativos da experiência de dor. Por outro lado, os indivíduos que não percebem a dor como uma ameaça são mais propensos a retomar atividades que causaram dor, o que leva à recuperação.

Depressão e luto

A **depressão** é uma comorbidade muito comum na dor crônica, acometendo entre 13 e 85% dos pacientes, dependendo da população;[16,73,155,156] isso sugere que a depressão pode ser tanto a causa da dor quanto ser causada por ela.[31] A depressão está associada a aumento da catastrofização, medo da dor e incapacidade percebida,[157] bem como a aumento das queixas de dor e piores resultados de reabilitação.[155] A depressão é um forte preditor para o desenvolvimento de dor crônica e incapacidade após uma lombalgia aguda.[6,92] Fisiologicamente, a depressão está associada ao aumento da atividade em partes do cérebro que medeiam o componente afetivo da dor.[158]

As pessoas com dor intensa são incapazes de cumprir seus papéis sociais, como manter um emprego, sustentar relações familiares ou satisfazer as necessidades pessoais de crescimento e recreação. Como resultado, as pessoas com dor crônica podem sofrer e ficar de luto por sua perda de identidade, trabalho, relacionamentos ou atividades de lazer. Elas podem sentir culpa pelo fracasso em executar seus papéis de vida. A família e amigos também podem sentir a perda.[159-161] Essas experiências podem levar à depressão ou ao luto. O modelo tradicional de luto proposto por Kübler-Ross postula que as pessoas passam por cinco fases no processo de luto: *negação, raiva, barganha, depressão e aceitação*.[162] No entanto, as fases do modelo de luto foram contestadas quando aplicadas à doença crônica como uma simplificação de uma narrativa mais complexa.[163] Um modelo recente de luto associado à dor crônica propõe um processo de adaptação e reaprendizagem do mundo, associado a quatro processos que ocorrem ao longo de um *continuum*: desespero à esperança, falta de entendimento à compreensão, ruptura de significado a significado, desconforto corporal a corpo reintegrado.[160,164]

Estresse

A resposta em curto prazo do organismo ao estresse agudo possibilita que o organismo responda à ameaça. O estresse agudo pode produzir analgesia, como às vezes se observa em soldados ou atletas. A analgesia induzida pelo estresse funciona por meio de mecanismos mediados tanto por opioides quanto não opioides, via inibição descendente.[48] O estresse psicológico ou fisiológico prolongado, no entanto, leva a uma resposta disfuncional com supressão excessiva do sistema imune, atrofia muscular, comprometimento no crescimento e reparo teciduais, disfunção autônoma, alterações cognitivas e alterações estruturais no encéfalo.[48,50,149] Os mecanismos relacionados com o estresse parecem ser importantes para diversas síndromes de dor crônica, como a cefaleia crônica, a fibromialgia e os distúrbios da ATM, assim como outras condições de sensibilização central, como a fadiga crônica e o intestino irritável, o TEPT, a ansiedade e a depressão.[48,50] O Apêndice 25.B inclui quatro questões do *Primary Care Post-Traumatic Stress Disorder Screen*.[130] A sensibilização periférica e central mediada pelo estresse envolve a ativação do sistema nervoso autônomo e do eixo HHS.[48,50,165] A dor crônica também agrava o estresse quando os pacientes se sentem culpados ou rotulados como queixosos, quando vários exames não identificam a origem da dor, quando o tratamento é ineficaz, e quando eles são incapazes de trabalhar ou realizar atividades da vida diária (AVD), dormir ou manter relacionamentos.[149]

Achados não orgânicos

Waddell et al.[166] apresentaram pela primeira vez o conceito de achados não orgânicos para identificar pacientes que se beneficiam de testes psicológicos adicionais. A implicação original era de que esses pacientes tinham achados não consistentes com uma base orgânica para a sua dor, de modo que fontes psicológicas precisavam ser consideradas. Os cinco componentes do teste não orgânico de Waddell et al. são a sensibilidade superficial ou não anatômica, a dor em resposta a testes de simulação, respostas incoerentes à distração, déficits regionais na sensibilidade e resistência e reação exagerada (às vezes chamada de *sinais de Waddell*). Achados positivos em três ou mais dessas categorias são considerados um *teste não orgânico positivo*.[166,167]

Pesquisas confirmam que ter diversos sinais de Waddell positivos está correlacionado com um aumento na angústia psicológica, gravidade da dor e incapacidade percebida.[144,168] Embora os sinais de Waddell pareçam ter valor na identificação de pessoas em risco de má resposta ao tratamento, eles não devem ser considerados como verdadeiramente "não orgânicos". Pesquisas indicam que há uma base biológica para, pelo menos, alguns deles; por exemplo, a reação exagerada e a sensibilidade superficial são consistentes com a alodinia em decorrência da sensibilização central.[21,168] Embora os sinais de Waddell sejam comumente mal interpretados para indicar fingimento, este não era o seu uso pretendido: evidências não mostram uma associação entre sinais de Waddell e fingimento ou ganho secundário.[169] Em resumo, a avaliação dos achados não orgânicos pode ser construtiva, desde que os achados sejam considerados dentro do contexto atual dos conhecimentos sobre dor crônica. A dor crônica pode existir na ausência de danos teciduais periféricos, a sensibilização central amplifica a resposta à dor, e é comum que as pessoas com dor crônica possuam fatores psicossociais que afetam a sua dor.[21,144]

Transtornos de personalidade

Algumas evidências sugerem que os transtornos de personalidade, como o limítrofe, histriônico ou obsessivo-compulsivo, não são fatores de risco para o desenvolvimento de dor crônica, mas estão associados a um pior prognóstico. Outras pesquisas sugerem um aumento na prevalência de transtornos de personalidade entre as pessoas que têm dor crônica.[19,170] De qualquer maneira, parece que a dor crônica pode agravar os transtornos de personalidade.[19] O leitor pode consultar Dersh et al.[19] para uma discussão mais aprofundada das questões e evidências relacionadas com os transtornos de personalidade.

Apoio social

Fatores sociais atuam em um nível relacionado à sociedade, no âmbito do local de trabalho ou escola, ou no micronível das relações interpessoais e de ajuda informal.[171] O apoio social geral é um dos fatores ambientais da CIF relevantes para a dor crônica;[26] a falta de apoio social é identificada como uma das muitas potenciais barreiras ao tratamento que são difíceis de superar.[16] O apoio social geral ou global que reforça o comportamento de bem-estar tende a ser benéfico.[118,119,172] No entanto, o impacto das respostas sociais sobre os comportamentos de dor depende da natureza do comportamento e se a resposta é solícita ou punitiva. Os comportamentos solícitos são respostas contingentes à dor, como a simpatia, o incentivo para evitar a dor e fazer menos atividade, bem como permitir que a pessoa com dor evite tarefas em decorrência da dor. As respostas solícitas levam ao aumento da dor e diminuição da função.[119,173] As respostas punitivas ou negativas aos comportamentos de dor também levam ao aumento da dor e depressão.[154]

Exame da dor

A dor é um fenômeno puramente subjetivo. Ao contrário da amplitude de movimento (ADM), força ou extensibilidade tecidual, a dor não tem nenhuma ferramenta de mensuração objetiva ou específica. No entanto, a mensuração da dor tornou-se uma parte vital do exame do paciente. A Joint Commission on Accreditation of Healthcare Organizations (JCAHO) enfatizou a importância da avaliação e tratamento da dor, ao chamá-la de "o quinto sinal vital". O exame eficaz da dor crônica é mais complexo que as escalas de classificação visuais analógicas ou numéricas normalmente utilizadas para a dor aguda. Deve-se considerar e avaliar os aspectos psicossociais da dor crônica para melhor identificar os fatores psicossociais e guiar as intervenções dentro de um modelo biopsicossocial de cuidados.

Um exame completo do paciente possibilita que o fisioterapeuta crie hipóteses sobre as potenciais fontes de dor (ou seja, nociceptiva decorrente de danos ao tecido periférico, neurogênica periférica, neurogênica central). Os pacientes com transtornos de dor crônica também podem ter condições agudas ou subagudas sobrepostas à dor crônica; ou seja, uma pessoa com fibromialgia pode ter ainda uma síndrome de impacto que acomete o manguito rotador, uma instabilidade lombar ou síndrome do túnel do carpo. Como as condições associadas à lesão do tecido periférico podem exacerbar a sensibilização periférica ou central, o fisioterapeuta precisa considerar se deve tratar as condições musculoesqueléticas sobrepostas e/ou a dor crônica subjacente.

A dor deve ser examinada tanto em repouso quanto na presença de movimento.[174] Vários referenciais mnemônicos podem ser utilizados para orientar o exame da dor; PQRST e SOCRATES são mostrados no Quadro 25.3.[175-177] As ferramentas-padrão para quantificar a intensidade da dor são a *Escala visual analógica (EVA)* e a *escala analógica numérica (EAN)*, mais comumente usada. A EVA e a EAN se correlacionam bem entre si e são igualmente sensíveis, ao passo que a escala de classificação *verbal (categórica)* (ECV) de leve, moderada e grave não é tão precisa. A EAN é mais fácil de entender, mais rápida para marcar e mais prática do que a EVA. Uma variedade de *escalas de faces* é usada com crianças acima de 3 anos.[174,178] Enquanto a intensidade é o parâmetro mais comumente mensurado, as diretrizes clínicas para o tratamento da dor crônica enfatizam que o exame unidimensional da dor, como ocorre com a EVA ou EAN, é inadequado para a dor crônica, sendo imprescindível a utilização de uma ferramenta multidimensional que examine também os aspectos emocional e cognitivo da dor. Além disso, a ênfase nas escalas de avaliação da dor incentiva a atenção e preocupação com a dor, o que interfere no manejo eficaz da dor.[3] Consequentemente, retirar a ênfase da quantificação da

---

Quadro 25.3 Referenciais mnemônicos para a avaliação da dor[175-177]

PQRST
- Fatores **P**rovocadores/precipitantes.
- **Q**ualidade de dor.
- **R**egião e irradiação.
- **S**everidade ou sintomas associados.
- Fatores **T**emporais/momento em que ocorrem.

SOCRATES
- **S**ítio: onde está a dor?
- Início (**O**nset): quando e como começou? Súbita ou gradual? Trauma, doença ou outra causa possível?
- **C**aráter: como é a dor? Aguda? Em punhalada? Em queimação? Incômoda? Outros?
- i**R**radiação: a dor irradia? Para onde? O que causa a irradiação?
- **A**ssociações: outros sintomas, como dormência, parestesias, sensação de peso, outros?
- Curso de **T**empo: como a dor varia ao longo do dia?
- **E**xacerbação/alívio: o que agrava ou alivia a dor?
- **S**eriedade: classificação de intensidade.

dor no tratamento da dor crônica pode colidir com o foco da JCAHO na medição da dor.

Diagramas corporais fornecem informações sobre a localização, padrão de irradiação e caráter da dor. Os diagramas de dor requerem mais instruções ao paciente do que a quantificação da dor; portanto, são mais demorados para administrar. Os pacientes são instruídos a distinguir entre a dor incômoda, em queimação, em punhalada, em alfinetadas e agulhadas, e dormência; e às vezes sensações como a sensação de peso, inchaço ou outros sintomas autônomos. Informações sobre a localização e natureza da dor podem ser usadas para criar hipóteses sobre a origem da dor: esclerótomos, dor referida, dermátomos e padrões de nervos periféricos implicam estruturas específicas, enquanto padrões simétricos de sintomas autônomos implicam envolvimento neurogênico central. Os dados obtidos a partir de diagramas corporais são mais difíceis de analisar objetivamente do que os dados obtidos por meio da EVA ou outras ferramentas de dor; o viés do observador pode influenciar a análise dos dados de diagramas corporais.[179]

Questionários de dor e medidas de desfecho

Existe uma enorme quantidade de questionários de avaliação da dor e medidas de desfecho para medir aspectos da dor tanto inespecíficos quanto específicos de doenças a partir de uma perspectiva biopsicossocial. Para uma discussão mais abrangente do exame da dor, os leitores interessados devem consultar vários excelentes artigos de revisão;[174,180-183] além disso, o site *Pain Treatment Topics* (Tópicos de tratamento da dor) inclui breves resumos de muitas ferramentas de exame, bem como *links* para essas ferramentas (ver Apêndice 25. E). A Tabela 25.6 fornece uma pequena lista de instrumentos de exame prático adequados para a dor crônica.[178,180,184-198]

O Questionário da dor de McGill *(McGill Pain Questionnaire [MPQ])* e o Breve formulário *(Short Form MPQ [SF-MPQ])* examinam aspectos sensoriais, afetivo--emocionais, avaliativos e temporais da dor.[174,195,199] O MPQ original se destinava a indicar a possível fonte de

Tabela 25.6 Ferramentas para avaliação da dor adequadas à dor crônica*

Escala de dor	Propriedades	Itens	Referências/sites/descrição
Mapa corporal	Capaz de monitorar a localização da dor e outros sintomas	Diagrama corporal	Margolis et al.[184] www.aapmr.org/patients/conditions/pain/Documents/paindrawing.pdf [acesso on-line]
Marcação em um esboço do corpo	Para crianças de 4-7 anos comunicarem a localização da dor	Esboço do corpo	von Baeyer et al.[185] As crianças marcam a localização da dor em um esboço do corpo
Brief Pain Inventory (Inventário breve da dor) (formas longa e curta)	Escala multidimensional inclui a função corporal, atividade e participação	Forma longa tem 32 itens Forma curta tem 9 itens	Atkinson et al.[194] http://pain-topics.org/clinical_concepts/assess.php [acesso on-line]
Checklist of Nonverbal Pain Indicators (Verificação de indicadores não verbais da dor) (CNPI)	Para pacientes adultos que não se comunicam verbalmente ou têm demência	5 comportamentos	Feldt,[187] Bjoro e Herr[188] http://painconsortium.nih.gov/pain_scales/ChecklistofNonverbal.pdf [acesso on-line]
FACES	Para as crianças classificarem a intensidade da dor	1 item (série de expressões faciais que ilustram diferentes intensidades de dor)	Tomlinson et al.[178] http://painconsortium.nih.gov/pain_scales/ChecklistofNonverbal.pdf [acesso on-line]
Geriatric Pain Measure (Medida da dor geriátrica) (GPM) (formas regular e curta)	Escala multidimensional inclui função corporal, atividade e participação	GPM tem 24 itens GPM-SF tem 12 itens	Ferrell et al., Blozik et al.[196,197] www.palliativecareswo.ca/Regional/LondonMiddlesex/Geriatric%20Pain%20Measure%20GPM.pdf [acesso on-line]
Global Pain Scale (Escala da dor global)	Subescalas: dor, sentimentos, resultados clínicos, atividades	33 itens na versão completa, 20 itens na versão curta	Gentile et al.[186] www.paindoctor.com/global-painscale [acesso on-line]

(continua)

Tabela 25.6 Ferramentas para avaliação da dor adequadas à dor crônica* *(continuação)*

Escala de dor	Propriedades	Itens	Referências/sites/descrição
Graded Chronic Pain Scale (Escala graduada de dor crônica)	Avalia os domínios da CIF de incapacidade, atividade e restrição na participação	7 itens no original, 2 itens na Two Item Graded Chronic Pain Scale	Von Korff et al.[192] Escala original: http://pelvicgrdlepain.com/references/Questionnaire-ofvon-Korff-et-al-for-grading-theseverity-of-chronic-pain.pdf Escala de dois itens: http://primarycareforall.org/wp-content/uploads/2011/10/Two-Item-Graded-Chronic-Pain-Scale.pdf [acesso on-line]
Leeds Assessment of Neuropathic Symptoms and Signs (Avaliação de Leeds sobre sintomas e sinais neuropáticos [LANSS])	Pontuação distingue entre dor neuropática e não neuropática; inclui testes autorrelatados e objetivos	7 itens no teste autorrelatado e 2 itens no teste sensitivo para alodinia e hiperalgesia	Bennett[190] www.painxchange.com.au/AssessmentTools/Appendices/PDF/Apx4_LANSS.pdf [acesso on-line]
McGill Pain Scale (Escala de dor de McGill [PMQ])	Avalia a intensidade da dor, a dor sensorial, afetiva, avaliativa e variada	78 itens: 20 descritores de dor (sensorial [1-10], afetiva [11-15], avaliativa [16] e variada [17-20]), 1 item de intensidade da dor	Melzack[195] www.ama-cmeonline.com/pain_mgmt/pdf/mcgill.pdf [acesso on-line]
McGill Pain Scale Short Form (Breve formulário da escala de dor de McGill [SF-MPQ])	Avalia a intensidade da dor, a dor sensorial e a dor afetiva	17 itens: 11 descritores sensitivos, 4 descritores afetivos, 2 de intensidade da dor	Melzack[199] http://prc.coh.org/pcf/McGill%20Short-Form%20Pain%20Questionnaire.pdf [acesso on-line]
Pain Disability Index (Índice de incapacidade da dor)	Impacto da dor na participação na vida	7 itens	Tait et al.[193] www.prp-sandiego.com/uploads/Pain_Disability_Index.pdf [acesso on-line]
Pain Quality Assessment Scale (Escala de avaliação da qualidade da dor [PQAS])	Distingue os tipos de dor e uma medida de desfecho	20 itens com descritores da dor e 1 item do padrão temporal; diferencia entre a dor nociceptiva e neurogênica	Victor et al.[191] www.mapi-trust.org [acesso on-line]
Pain Thermometer (Termômetro da dor)	Termômetro de 10 unidades para adultos com cognição prejudicada	1 item	Herr et al.[198] www.painknowledge.org/physiciantools/Pain_Thermometer/Pain_Thermometer_1_23_08.pdf
Self-report Leeds Assessment of Neuropathic Symptoms and Signs (Avaliação de Leeds sobre sintomas e sinais neuropáticos de autopreenchimento [S-LANSS])	Distingue entre a dor neuropática e não neuropática; o S-LANSS é o LANSS sem as duas perguntas objetivas do teste	7 questões de autorrelato	Bennett et al.[189] http://clahrc-gm.nihr.ac.uk/cms/wp-content/uploads/GM-SAT_SLANSS.pdf [acesso on-line]
Escala Visual Analógica (EVA), Escala Analógica Numérica (EAN)	Linha de 10 cm ou escala de 0-10 de intensidade da dor	1 item	Burckhardt[180] Medidas de dor ao longo de um *continuum* de valores (muitas vezes de *Sem dor* a *Pior dor possível*)

* Muitas dessas e outras escalas de dor podem ser encontradas em http://pain-topics.org/clinical_concepts/assess.php.
CIF = Classificação Internacional de Funcionalidade, Incapacidade e Saúde.

dor por meio de descritores escolhidos pelo paciente. A categoria de palavras 1 (p. ex., "trêmula", "tremor" ou "pulsante") sugeria uma origem vascular; as categorias 2 a 8 sugeriam uma origem neurogênica; a categoria 9 sugeria uma origem musculoesquelética; e as categorias de 10 a 20 refletiam o teor emocional da dor.[195] O SF-MPQ inclui menos descritores verbais.[199] Outras ferramentas também ajudam a distinguir a origem da dor. Por exemplo, a Avaliação de Leeds sobre sintomas e sinais neuropáticos (LANSS) distingue entre a dor neurogênica e a nociceptiva com sensibilidade de 80 a 85% e especificidade de 80 a 94%.[200] A Escala de dor neuropática (NPS) também distingue entre a dor neuropática e não neuropática.[201]

De modo ideal, uma medida de desfecho abrangente deve analisar cada um dos domínios dentro da CIF: estrutura corporal ou função, atividade e participação.[202] O Inventário breve da dor (BPI) examina a dor atual, pior, menor e média ao longo de 24 horas. Ele classifica a interferência da dor nas atividades funcionais, como atividades gerais, deambulação, trabalho normal, relações com outras pessoas, humor, sono e gozo da vida. O BPI foi inicialmente concebido para a dor relacionada com o câncer, mas desde então tem sido validado para outras fontes de dor.[114,174] A Iniciativa sobre métodos, mensurações e avaliação da dor em ensaios clínicos (IMMPACT) é uma ferramenta de análise multimodal que inclui os domínios de (1) dor, (2) aspecto físico, (3) aspecto emocional, (4) classificações do paciente de melhora e satisfação com o tratamento, (5) outros sintomas e eventos adversos durante o tratamento, e (6) dados demográficos do paciente.[203]

Foram desenvolvidas algumas ferramentas para examinar tipos específicos de dor. Por exemplo, Jensen et al.[181] revisaram diversas ferramentas específicas para a dor neuropática. Algumas ferramentas de avaliação da dor são específicas para a condição: por exemplo, o Índice WOMAC para a osteoartrite de joelho, o Questionário de deficiência da dor lombar de Oswestry para a lombalgia, o Questionário revisado de impacto da fibromialgia (FIQR) e o Teste de impacto da dor de cabeça. Algumas ferramentas específicas para doenças ou condições (como o FIQR) examinam tanto a dor quanto outros sintomas ou a restrição nas atividades relevante para essas condições. A inclusão de sintomas que não a dor, como a ansiedade, depressão, qualidade do sono, equilíbrio e memória, fornece uma imagem mais abrangente das queixas do paciente, mas pode obscurecer o exame da dor.

Como a dor é uma integração de processos físicos, emocionais e cognitivos, a mensuração física da dor crônica é de valor limitado. Enquanto as pessoas que experimentam dor aguda em geral demonstram excitação fisiológica (p. ex., aumento da frequência cardíaca), essa excitação normalmente não está associada à dor crônica. O Quadro 25.4 lista formas verbais e não verbais de expressão da dor que podem ser úteis na dor aguda; no entanto, essas expressões de dor podem ser enganosas em pacientes com dor crônica em decorrência dos diversos fatores que influenciam a dor.[175] Algumas possíveis medidas físicas para a alodinia e a sensibilização central incluem os *filamentos de von Frey* para o limiar de dor, a discriminação de temperatura com utilização de tubos de ensaio cheios de água fria e quente (40°C) para a alodinia térmica; algodão, lã ou pincel para a alodinia mecânica, e uma agulha romba para a hiperalgesia; e a somação temporal.[174] A LANSS inclui também a avaliação física da alodinia (escovação da pele) e hiperalgesia (hipersensibilidade à picada de agulha nos locais de dor).[181,190]

Exame da dor em populações especiais

Crianças, idosos e pessoas com demência ou função cognitiva limitada impõem desafios especiais ao exame da dor. No passado, acreditava-se que os bebês tinham sistemas nervosos imaturos que não eram capazes de sentir dor. Agora, sabe-se que isso é incorreto; as vias neurais necessárias para experimentar a dor estão presentes e em funcionamento a partir de 24 semanas de gestação. As experiências de dor em recém-nascidos ou crianças podem causar alterações permanentes na estrutura e função neurais, levando ao aumento da percepção de dor mais tarde na vida. As crianças experimentam diversas condições dolorosas comuns, incluindo cefaleias e enxaquecas, dores nas costas e dores musculares e articula-

---

Quadro 25.4 Expressão da dor e fatores que afetam a expressão da dor[175]

Formas de expressão da dor
- Vocalizações: relato verbal de dor, chorar, gemer, suspirar, gritar.
- Movimento e mobilidade: diminuição no movimento, esfregar, reação de defesa, imobilização, espasmo muscular, mancar.
- Expressão facial: estremecer, fazer caretas, franzir a testa.
- Humor e comportamento: angústia, ansiedade, depressão, irritabilidade, agressividade, inquietação, afastamento, diminuição na cognição, diminuição do apetite, privação do sono, confusão mental.

Fatores que afetam a expressão da dor
- Natureza da dor: tipo, intensidade, localização.
- Estado cognitivo, humor, sedação.
- Significado da dor para o indivíduo, comportamentos de dor aprendidos com a família ou cultura.
- Expectativas em relação a dor e alívio da dor, percepção das consequências da dor.
- Comportamentos aceitáveis dentro da família ou cultura, respostas de outras pessoas.
- Situação e meio.

res.[44] Em alguns casos, as condições podem se manifestar de modo diferente do que ocorre em adultos; por exemplo, a enxaqueca em crianças muitas vezes se apresenta como sintomas abdominais sem cefaleia real.[204]

Há uma variedade de *escalas de faces* para uso com crianças que são capazes de articular sua dor, normalmente usadas com crianças de 4 anos ou mais. As diversas escalas de faces podem incluir entre 5 e 10 opções de expressões faciais que representam diferentes gravidades da dor.[178] As crianças mais novas podem usar a *Pieces of Hurt Scale*, em que indicam quantas fichas de pôquer de dor elas têm, de 1 a 4.[183] Para bebês e crianças que não se comunicam verbalmente, existem vários instrumentos observacionais de avaliação da dor para a dor aguda; por exemplo, a Escala de Dor *Crying, Requires increased oxygen administration, Increased vital signs, Expression, Sleeplessness* (CRIES) para crianças de 0 a 6 meses; a Escala *Face, Legs, Activity, Cry, Consolability* (FLACC) para lactentes e crianças de 2 meses a 7 anos; Escala de dor COMFORT para *lactentes,* crianças ou adolescentes inconscientes ou em ventilação mecânica.[174,205,206] Como os sinais comportamentais são diferentes para a dor aguda e crônica, essas escalas observacionais provavelmente não são válidas para a dor crônica.[207]

Não há indicação de que a sensação de dor diminui com a idade, assim como a visão, a audição e outros sentidos especiais.[44,208] No entanto, pesquisas sugerem que, com o avanço da idade, há uma maior proporção de fibras C em relação a fibras A-d; isso faz com que em idosos a dor seja mais difusa, em queimação, em vez da dor localizada e em alfinetadas dos mais jovens. Os idosos podem relatar "desconforto" ou "incômodo", em vez de "dor"; por isso, os clínicos devem estar alertas para alterações nos descritores de dor com a idade.[209] Vários estudos revisam as ferramentas de avaliação da dor para indivíduos idosos com demência ou que não se comunicam verbalmente; o Termômetro da dor é mais preciso do que a NPS ou EVA para idosos com déficits cognitivos.[188,198] Tal como acontece com os instrumentos de avaliação de dor para crianças, essas ferramentas foram desenvolvidas para a dor aguda e não está claro se essas ferramentas observacionais refletem com precisão a dor crônica. Bruckenthal et al.[209] apresentam um resumo útil de questões relacionadas com a avaliação da dor no idoso.

Exame narrativo da dor

A ênfase atual nas medições objetivas não deve ofuscar a importância das abordagens de raciocínio narrativo para examinar os pacientes com dor crônica. Durante a anamnese, o raciocínio narrativo se esforça em compreender o histórico, experiência de doença, crenças, medos e expectativas do paciente. Portanto, o raciocínio narrativo enfatiza o entendimento da experiência, crenças e sentimentos do paciente, em vez de quantificar ou objetificar a dor. A informação narrativa muitas vezes é obtida verbalmente durante a anamnese ou ao falar durante intervenções; informações não verbais, como choro ou evitação do contato com os olhos, também transmitem informações narrativas. Edwards et al.[210] apresentam uma abordagem abrangente para a aplicação do raciocínio narrativo durante todo o processo de atendimento ao paciente. Dada a importância das questões psicossociais na dor crônica, a abordagem narrativa pode ser particularmente valiosa nessa população de pacientes.[211,212]

Tratamento clínico da dor crônica

Exames diagnósticos

Não há exames de imagem ou laboratoriais gerais para o diagnóstico da dor crônica. Além disso, achados positivos nos exames de imagem não provam que a doença identificada está relacionada com a dor do paciente, como indicado por vários estudos que mostram achados de imagem positivos na região lombar em pessoas sem lombalgia,[16,213,214] e uma incompatibilidade entre os achados radiográficos de OA e a dor.[215] A repetição de exames diagnósticos para procurar uma anormalidade física não definida em geral não é indicada, porque incentiva os pacientes a se concentrarem em anormalidades físicas que podem não existir (adesão ao modelo biomédico), em vez de buscarem estratégias para controlar a dor pelo uso de um modelo biopsicossocial.[216]

Exames laboratoriais, como os níveis de hormônio da tireoide, a velocidade de hemossedimentação, os títulos de Lyme ou rastreamento de sangue em geral, podem ser apropriados para descartar condições que são tratáveis. Testes eletrodiagnósticos, como a eletromiografia (EMG) por agulha, não são indicados, a menos que haja sugestão de neuropatia específica. Bloqueios de nervo diagnósticos (periférico ou simpático), bloqueios articulares (articulações facetárias ou sacroilíacas) e discografias provocativas podem ajudar a determinar se uma estrutura em particular está envolvida; consulte alguma das diretrizes clínicas sobre a dor crônica para obter mais informações sobre testes intervencionistas.[15,16,18,216] Por fim, testes excessivos ou repetidos incentivam a obsessão do paciente por obter um diagnóstico fisiopatológico e podem interferir no manejo da dor crônica.[15,16,216]

Tratamento farmacológico da dor crônica

Os medicamentos normalmente são administrados em etapas, começando com aqueles menos suscetíveis de causar efeitos colaterais adversos a aqueles de maior risco. As várias classes de medicamentos são apresentadas na Tabela 25.7, juntamente com a(s) indicação(ões) principal(is) e os efeitos adversos.[16,217-219] Em geral, o tratamento é iniciado com acetaminofeno e prossegue para analgésicos anti-inflamatórios não esteroides (AINE) e medicações tópicas. Os AINE geralmente são benéficos para a dor da artrite e lombalgia, mas acredita-se que são ineficazes para a dor neuropática.[220] *Medicamentos adjuvantes* (medicamentos cuja indicação principal é uma condição diferente da dor, mas que têm demonstrado benefícios no tratamento da dor) são adicionados em seguida. Relaxantes musculares e opioides fracos são adicionados se os medicamentos anteriores, a fisioterapia e a terapia cognitiva forem malsucedidos. Kroenke et al.[218] e Turk et al.[220] forneceram boas visões gerais dos mecanismos e eficácia das várias classes de medicamentos para a dor crônica.[218,220]

Os medicamentos adjuvantes incluem os antidepressivos, anticonvulsivantes, relaxantes musculares e medicamentos para dormir. Os antidepressivos para a dor normalmente são utilizados em doses muito mais baixas do que quando usados para tratar a depressão, porque o mecanismo de ação é diferente do tratamento da depressão. Os antidepressivos tricíclicos (ADT) demonstraram ser benéficos para a dor neurogênica, fibromialgia, lombalgia, cefaleias e intestino irritável.[220] Os resultados dos inibidores seletivos da recaptação de serotonina (ISRS) para a dor crônica são inconsistentes. Os inibidores da recaptação de serotonina-noradrenalina (IRSN) parecem ter os benefícios dos ADT no controle da dor neuropática, com menos efeitos colaterais.[220] No geral, os ADT e IRSN são mais eficazes do que os ISRS para controlar a dor crônica.[16,219] As evidências também são fortes para alguns

Tabela 25.7 Medicamentos para a dor crônica[218]

Classe	Medicamento	Tipo de dor	Possíveis efeitos adversos
Para-aminofenóis	Paracetamol	A maior parte	Toxicidade hepática
AINE	Naproxeno, salsalato, etodolac, ibuprofeno, diclofenaco	Nociceptiva, inflamatória	Hemorragia gastrintestinal, náuseas, risco cardíaco
Tópicos	Capsaicina, lidocaína, salsalato, AINE, mentol	Nociceptiva, neurogênica periférica	Irritação na pele
Adjuvante: antidepressivos (tricíclicos, IRSN)	Amitriptilina, nortriptilina (Tramadol tem efeitos IRSN)	Neurogênica periférica ou central; um pouco da dor nociceptiva	Hipertensão, hipotensão ortostática, arritmias, quedas em idosos, boca seca, constipação, visão embaçada, sedação, insônia; risco de síndrome serotoninérgica
Adjuvante: anticonvulsivantes	Gabapentina, duloxetina, pregabalina, topiramato	Neurogênica periférica ou central	Tonturas, fadiga, ataxia, edema periférico, boca seca, ganho ou perda de peso, dano hepático
Relaxante muscular	Para a espasticidade: baclofeno, dantrolene e tizanidina. Para condições musculoesqueléticas: carisoprodol, clorzoxazona, ciclobenzaprina, metaxalone, metocarbamol e orfenadrina	Espasmo muscular ou pontos-gatilho: SFM, SDM	Tonturas, sonolência, fadiga, fraqueza
Opioide fraco	Tramadol	Neurogênica periférica ou central	Náusea, constipação, sedação, tonturas, vômitos, prurido, disfunção sexual, distúrbios do sono, hiperalgesia, tolerância, dependência; risco de síndrome serotoninérgica
Opioide forte	Codeína, hidrocodona, morfina, oxicodona, metadona, adesivo de fentanil	Neurogênica periférica ou central, dor maligna	Náuseas, constipação, sedação, tonturas, vômitos, prurido, disfunção sexual, distúrbios do sono e hiperalgesia, tolerância, dependência; risco de síndrome serotoninérgica

AINE = anti-inflamatório não esteroide; IRSN = inibidor da recaptação de serotonina e noradrenalina; SDM = síndrome dolorosa miofascial; SFM = síndrome de fibromialgia.

medicamentos anticonvulsivantes no manejo da dor neuropática, incluindo a fibromialgia e a radiculopatia lombar.[220] Medicamentos para tratar distúrbios do sono também podem ser benéficos, porque os distúrbios do sono frequentemente agravam a dor crônica.[219] Os benzodiazepínicos e relaxantes musculares em geral não são recomendados para uso prolongado na dor crônica, porque os riscos são relativamente elevados e há poucas evidências de benefício.[16] A ciclobenzaprina, no entanto, tem demonstrado ser eficaz para a fibromialgia e condições que envolvem espasmo muscular crônico.[220]

As medicações tópicas para a dor crônica se dividem em três grandes categorias: aquelas que criam sensações de resfriamento, as que criam sensações de calor e aquelas com agentes bioativos. As que criam sensações de resfriamento, geralmente à base de mentol, funcionam como um contrairritativo, provavelmente por meio do mecanismo de portão para o controle da dor. As que criam sensações de calor em geral são à base de capsaicina. Um aspecto importante dos medicamentos de aplicação tópica à base de capsaicina é que o efeito contrairritante começa imediatamente após a aplicação, mas o efeito neurogênico requer a utilização diária por 6 a 8 semanas. Uma explicação proposta para o tempo requerido é que o uso repetido da capsaicina esgota a substância P das terminações nervosas; a fisiologia real parece ser mais complexa.[221,222] Uma variedade de AINE pode ser administrada por meio de fricções tópicas. Pesquisas mostram que a medicação pode ser absorvida através da pele até o músculo, membrana sinovial e tecido articular.[223] A lidocaína em creme ou adesivo pode ser benéfica para a dor neurogênica periférica.[224] Os opioides também podem ser administrados por via tópica, mas são menos comumente utilizados desse modo.

Os riscos e benefícios do uso de opioides no tratamento da dor crônica não maligna (ou seja, não relacionada com o câncer) permanecem controversos.[15,16,216,218,220,225,226] Embora os opioides sejam frequentemente prescritos para a dor crônica não oncológica, as evidências sugerem que a diminuição na dor é pequena e que melhoras na qualidade de vida são limitadas, com menos melhora funcional do que com outros medicamentos analgésicos.[218,220] Além disso, as evidências sugerem que o uso de opioides pode incentivar o foco na dor e o comportamento de doença.[226] O potencial de tolerância fisiológica e dependência tornam os opioides ainda mais controversos; indica-se um rastreamento cuidadoso à procura de histórico ou personalidade de dependência antes de iniciar a medicação com opioides.[15,16,224] Há uma preocupação frequente com a segurança das pessoas que tomam medicamentos opioides durante a execução de tarefas como a condução; as pesquisas sugerem que o risco de acidentes automobilísticos aumenta quando os opioides são iniciados ou quando a dose é aumentada, mas não quando as doses são estáveis e adequadas.[216] A hiperalgesia induzida por opioides, decorrente de alterações nos receptores ou circuitos neurais, pode minar o manejo da dor.[220,226] A incidência de uso abusivo de opioides também permanece controversa; as estimativas atuais de uso abusivo entre os pacientes que recebem opioides vão de 18 a 41%.[226]

Uma consideração importante com todos os medicamentos é o potencial *efeito placebo*: o benefício resultante da crença do paciente de que o tratamento será bem-sucedido. O efeito placebo parece ser mediado pelo sistema de recompensa do encéfalo, que também medeia alguns componentes da dor crônica. O efeito placebo é tão elevado quanto 20 a 40%, dependendo da condição para a qual é dada a medicação.[227] Curiosamente, os placebos são mais prováveis de resultar em redução na dor se causarem efeitos colaterais.[220] Uma pesquisa recente sugere que o efeito placebo pode ser eficaz no manejo da síndrome do intestino irritável (outra condição de sensibilização central) mesmo quando o indivíduo sabe que o medicamento é um placebo.[228]

A *síndrome serotoninérgica* (toxicidade por serotonina) é uma consequência potencialmente perigosa da polifarmácia (uso de múltiplos medicamentos para tratar a mesma condição) por medicamentos utilizados com frequência para controlar a dor crônica. Os medicamentos mais provavelmente envolvidos são os ISRS, IRSN, ADT, alguns opioides e triptanos (usados como medicamento abortivo para enxaquecas) e medicamentos menos óbvios, como antibióticos.[15,229] Como a condição é potencialmente letal, o fisioterapeuta deve permanecer alerta à procura de sintomas da síndrome serotoninérgica: agitação, ansiedade, confusão mental, hipomania, hipertermia, taquicardia, sudorese, enrubescimento, midríase (dilatação prolongada da pupila), hiper-reflexia, clônus, mioclonia, arrepios, tremores e hipertonia.[229,230]

Medicina intervencionista

A medicina intervencionista inclui injeções, procedimentos cirúrgicos e dispositivos implantáveis (Tab. 25.8). Foram realizadas várias revisões de procedimentos intervencionistas para a dor crônica e as evidências de eficácia estão resumidas no Apêndice 25.C.[15,16,18,216,220,231-238]

As injeções na maior parte das vezes são direcionadas ao espaço epidural, nervos, articulações facetárias ou músculos. Os bloqueios articulares e nervosos às vezes são utilizados para diagnóstico, a fim de confirmar o envolvimento de estruturas específicas. As opções cirúrgicas são consideradas somente quando todos os outros esforços para o tratamento da dor falharam e observa-se doença continuada que perpetua a dor. Os pacientes precisam ser cuidadosamente selecionados para procedimentos cirúrgicos permanentes. Uma avaliação psicológica deve confirmar que a dor não é perpetuada por fatores

Tabela 25.8 Procedimentos intervencionistas para a dor crônica[18]

Procedimento	Descrição	Indicação
Bloqueio articular	Injeção de anestésico com ou sem esteroides em articulações facetárias ou sacroilíacas (SI)	Dor facetária ou SI
Injeção em ponto-gatilho	Injeções de toxina botulínica A (botox) em pontos-gatilho	Síndrome dolorosa miofascial, que pode estar associada a várias outras síndromes dolorosas
Bloqueio de nervo	Injeção de anestésico com ou sem esteroides em nervo periférico, plexo celíaco, simpatectomia paravertebral, bloqueio de ramo medial, bloqueio do gânglio estrelado, simpatectomia paravertebral cervical	Lombalgia. Síndrome dolorosa regional complexa (SDRC)
Injeções epidurais, intratecais	Injeções de esteroides, com ou sem anestésicos locais; injeções de opioides no espaço intratecal	Dor no pescoço, lombalgia, radiculopatia, neuralgia pós-herpética (NPH)
Técnicas ablativas	Denervação química, crioneurólise, crioablação, procedimentos intradiscais térmicos, ablação por radiofrequência	Dor neuropática, facetária ou musculoesquelética
Estimulador elétrico implantado	Estimulação subcutânea do nervo periférico e estimulação da medula espinal	Lesões de nervos periféricos, dor neuropática, SDRC, falha em cirurgia da parte lombar da coluna, dor de membro fantasma, lesões da cauda equina, radiculopatia, doença vascular periférica, dor visceral, esclerose múltipla
Administrador de fármaco implantável	Infusão de medicamento na medula espinal ou artérias específicas que irrigam as estruturas envolvidas	Câncer, espasticidade refratária decorrente de lesão medular ou cerebral, dor intratável com doença objetiva
Procedimento minimamente invasivo da coluna vertebral	Vertebroplastia, cifoplastia, descompressão discal percutânea, nucleoplastia	Fratura por compressão osteoporótica, radiculopatias

psicossociais, porque persistiria após a cirurgia e resultaria em falha na intervenção. Quando possível, deve-se implementar primeiro uma versão temporária da intervenção para determinar se a cirurgia seria bem-sucedida (p. ex., as diretrizes recomendam um teste de 1 semana antes da implantação permanente de bombas de infusão epidural ou intratecal ou estimuladores da medula espinal).[15,18] Injeções em nervos, articulações ou músculos devem ser seguidas por reabilitação ativa para aproveitar o tempo em que a dor está reduzida ou foi eliminada.[15,16]

Exame fisioterapêutico

Relação terapêutica

O cuidado centrado no paciente requer a avaliação tanto da doença quanto da experiência da doença pelo paciente, a compreensão do paciente como pessoa e o engajamento na tomada de decisão compartilhada.[212] Portanto, o cuidado centrado no paciente requer a comunicação eficaz e uma relação efetiva entre o profissional e o paciente. No entanto, a dificuldade de controlar a dor crônica pode impor pressão significativa sobre o paciente e o profissional de saúde.

Há uma percepção entre alguns clínicos de que os pacientes com dor crônica são difíceis. Na verdade, os pacientes com dor crônica podem estar com raiva, ser abusivos, exigentes, enganosos ou não aderir ao tratamento ou se engajar na prática de consultar vários médicos em um espaço de tempo muito curto (*doctor-shopping*).[212,239,240] Consulte o Quadro 25.2 que contém outros comportamentos associados a síndromes dolorosas crônicas.[3] Entender a origem desses comportamentos do paciente ajuda os clínicos a ter empatia e melhorar a comunicação. Por exemplo, os pacientes podem ficar na defensiva ou ser hostis por causa de interações negativas prévias com profissionais de saúde que não os apoiavam.[240] Uma vez que a dor crônica pode não ter achados objetivos de uma causa física para a dor, muitos pacientes têm lutado com o fato de os profissionais da saúde não acreditarem neles.[212,241] O modelo biomédico divide as condições em exclusivamente físicas ou exclusivamente psicológicas; uma vez que fatores psicossociais muitas vezes agravam a dor crônica, os profissionais da saúde antigos podem ter tratado os pacientes como se sua dor não fosse real.[242] Na ausência de doença observável, muitas pessoas com dor crônica têm sido consideradas simuladoras, mentirosas, histéricas, caçadoras de remédios ou consideradas com um problema puramente psiquiátrico.[20] Tendo lutado para que seus antigos médicos acreditassem neles, os pacientes podem chegar à clínica de fisioterapia preparados para outra briga. Aceitar que a experiência de dor do paciente é real pode render muitos pontos no estabelecimento de uma boa relação.

Desafios psicológicos ou socioeconômicos, às vezes além do controle imediato do paciente, compõem dificuldades. Por exemplo, a depressão dificulta a adesão do paciente ao seu programa domiciliar. A ansiedade ou catastrofização os leva a reagir de modo exagerado, parecendo "ampliar os sintomas". Os pacientes podem estar na fase de raiva do processo de luto, enlutados pela vida pregressa que perderam. Os pacientes que acreditam em um modelo puramente biomédico podem querer que o problema seja "resolvido" logo ao chegar; esses pacientes podem ser passivos em relação ao seu cuidado e não dispostos a assumir um papel ativo no manejo da dor.

O clínico eficaz desenvolve estratégias para identificar e lidar com comportamentos difíceis para aumentar a adesão do paciente e reduzir a chance de frustração e síndrome do esgotamento profissional (burnout). Estratégias para difundir a raiva, aliviar a ansiedade, eliminar a ambiguidade e manter as fronteiras profissionais apropriadas são tão importantes para a prática clínica quanto a aplicação hábil de qualquer técnica de tratamento.[212,239,240,243] Klyman et al.[240] fornecem um referencial mnemônico útil para trabalhar de modo eficaz com pacientes difíceis, chamado de GUT REACTIONS, descrito no Quadro 25.5.

Uma vez que uma alta proporção de pessoas com dor crônica experimentou algum tipo de abuso, o fisioterapeuta precisa ser sensível às necessidades dessa população, considerando especialmente a importância do toque para a fisioterapia. Os sobreviventes de abusos podem ter dificuldade em distinguir sintomas como a fadiga ou fome da angústia ou dor; eles também podem ter dificuldade para distinguir a dor física da emocional.[82-85,244] O fisioterapeuta que atende a essa população deve saber como questionar e responder às revelações de abuso pregressas ou atuais.[82] Uma pergunta apropriada seria: "Muitas pes-

Quadro 25.5 Referencial mnemônico para tratar pacientes difíceis: GUT REACTIONS[240]

- **G**: qual é a sua reação instintiva (*Gut reaction*) para com este paciente?
- **U**: o que você pode perceber (*Understand*) em relação aos sentimentos do paciente?
- **T**: como seus sentimentos e compreensão podem orientar o seu *Tratamento*?
- **R**: os pacientes muitas vezes *Regridem* ao enfrentar a doença, dor e perda.
- **E**: como o ambiente (*Environment*) do paciente afeta condição ou situação?
- **A**: a *Ansiedade* é importante e muitas vezes contagia os cuidadores.
- **C**: a *Consistência* e a *Continuidade* são importantes para o atendimento eficaz.
- **T**: *Tolerância* significa ouvir as emoções do paciente, com sua ambiguidade, ambivalência e conflitos.
- **I**: a escuta atenta tem uma importante *Influência* sobre o paciente.
- **O**: a relação pai-filho *Original* pode influenciar na relação profissional-paciente.
- **N**: as *Necessidades* do cuidador não devem ser negligenciadas.
- **S**: os *Sintomas* têm um propósito e podem ter causas físicas e psicológicas.

soas com dor crônica tiveram experiências assustadoras ou dolorosas, às vezes, quando crianças. Já aconteceu alguma coisa parecida com isso com você?" Como os pacientes esperam que o fisioterapeuta pergunte sobre traumas físicos, pode ser necessário esclarecer que traumas físicos, sexuais ou emocionais na infância podem contribuir para a dor crônica quando adulto. A resposta do fisioterapeuta a uma revelação é fundamental para o desenvolvimento de uma relação de confiança. Ela deve incluir o reconhecimento de que essas experiências traumáticas são muito difíceis e pode ser estressante conviver com elas, até mesmo quando adulto, e que é preciso muita coragem para falar sobre tais experiências.

Os sobreviventes de abuso sexual muitas vezes ficam estressados com o contato físico necessário na fisioterapia, e os clínicos devem ser sensíveis às suas necessidades especiais. O fisioterapeuta deve estar ciente das estratégias para trabalhar com sobreviventes de abuso sexual na infância que podem manifestar hipervigilância, ansiedade, perda de poder, desconfiança, somatização, transferência ou reações dissociativas.[82-85] As estratégias incluem o seguinte: garantir duas vias de comunicação; observar a linguagem corporal; estabelecer relações positivas e uma relação terapêutica de confiança; dar controle ao paciente e respeitar seus limites; obter seu consentimento frequentemente; manter o paciente como um participante ativo; prestar atenção em estressores físicos; reconhecer e responder a gatilhos; verificar com frequência como está o paciente; e tentar abordagens alternativas de tratamento se o paciente estiver desconfortável.

Os profissionais de saúde também devem cuidar de seu próprio bem-estar emocional. A dor crônica é difícil de tratar e muitas vezes deixa os pacientes e profissionais insatisfeitos com os resultados. Os clínicos podem se sentir frustrados e insuficientes, o que leva ao estresse e à síndrome do esgotamento profissional.[212] Mesmo quando as interações entre o paciente e o profissional são construtivas, as necessidades emocionais dos pacientes com dor crônica podem levar o clínico à *fadiga por compaixão*, um estado de exaustão emocional, mental e física.[245] Stebnicki[245] oferece estratégias para evitar a fadiga por compaixão: fornecer um sistema de apoio dentro da instituição em que os clínicos possam discutir o estresse de trabalhar com pacientes difíceis, fornecer orientação para novos profissionais, incentivar redes de apoio fora do local de trabalho, evitar que um clínico trate muitos pacientes difíceis de uma só vez, e promover programas de formação e bem-estar na clínica ou organização.

Exame subjetivo

O exame subjetivo de um paciente com dor crônica se baseia na natureza das queixas e apresentação do paciente. Uma anamnese subjetiva minuciosa é essencial para desenvolver o diagnóstico fisioterapêutico, compreender a narrativa do paciente e desenvolver uma relação com o paciente.[210] O Quadro 25.6 delineia os elementos do exame recomendados no *Guide to Physical Therapist Practice*. Perguntas sobre a dor devem incluir uma descrição da dor (p. ex., pelo uso do referencial mnemônico SOCRATES, descrito no Quadro 25.3), bem como abordar as consequências emocionais e funcionais da dor. Ferramentas de avaliação multidimensional da dor fornecem dados quantitativos básicos referentes à intensidade da dor e seu impacto. A entrevista também deve perguntar sobre sinais e sintomas além da dor, incluindo alterações motoras, sensoriais e autônomas.[18] Questões associadas devem abordar as questões psicossociais descritas acima, como histórico de abuso, ansiedade, depressão e assim por diante. Mesmo ao usar uma ferramenta de avaliação da depressão ou ansiedade, questões verbais sobre esses tópicos podem ajudar o paciente a apreciar a relevância da dor. Perguntas sobre o uso ou abuso de medicamentos, álcool ou outras drogas também são relevantes.

Revisão de sistemas

A natureza complexa da dor crônica significa que o componente de revisão de sistemas do exame do paciente é extremamente importante. A revisão de sistemas no *Guide to physical therapist practice* inclui os componentes cardiovascular/pulmonar, tegumentar, musculoesquelético, neuromuscular e de comunicação. O rastreamento cardiovascular dos sinais vitais examina se existem restrições cardiovasculares ao exercício aeróbio. Durante a medição da frequência respiratória, os clínicos devem observar o padrão respiratório, porque o uso excessivo dos músculos acessórios da respiração pode agravar a dor. O sistema tegumentar deve ser examinado especialmente à procura de lesões ou cirurgias pregressas que poderiam comprometer a mobilidade fascial ou o fluxo linfático. Para pacientes que apresentam dor musculoesquelética generalizada, o rastreamento musculoesquelético deve incluir os *Escores de Brighton* como parte dos *Critérios de Brighton* (Quadro 25.7) para a síndrome de hipermobilidade (também conhecida como síndrome de Ehlers-Danlos, tipo hipermobilidade).[246,247] Os pacientes com síndrome de hipermobilidade podem apresentar diagnósticos de fibromialgia, síndrome dolorosa miofascial, cefaleia crônica ou dor na coluna vertebral; se a hipermobilidade subjacente não for identificada e abordada, o tratamento tem maior propensão a falhar.[248] O rastreamento neuromuscular deve incluir o equilíbrio, a locomoção e as transferências. Testes para avaliar o clônus, a hiper-reflexia e a hipertonia são importantes se houver qualquer suspeita de síndrome serotoninérgica (ver seção intitulada Tratamento farmacológico da dor crônica).[230] A comunicação, o afeto, a cognição e o componente de estilo de aprendizagem da revisão dos sistemas são particularmente importantes, dados os aspectos psicossociais da dor crônica. As evidências mostram que o fisioterapeuta não é preciso em determinar a presença de depressão[143] ou medo e evitação[249] baseado na observação; consequentemente, ferramentas de triagem são componentes apropriados da revisão de sistemas.[126-128]

A dor crônica muitas vezes envolve vários sistemas do corpo, como o sistema gastrintestinal na síndrome do intestino irritável ou o trato urinário na dor pélvica crônica.[216] Goodman e Snyder[250] fornecem uma discussão abrangente da revisão dos sistemas.

Testes e mensurações
Estrutura corporal e medidas funcionais

As medidas específicas de estrutura corporal e função necessárias serão determinadas pelo modo como o paciente se apresenta, porque cada paciente com dor crônica tem um envolvimento estrutural e funcional diferente. Se o clínico presume que uma condição neuromusculoesquelética específica pode ser a causa da dor nociceptiva, inflamatória ou neurogênica periférica, o exame deve incluir testes e medidas específicos para essas condições. Por exemplo, um paciente com dor relacionada com um

Quadro 25.6 Elementos do exame relevantes para a dor crônica[24]

A documentação do histórico pode incluir o seguinte:

- Dados demográficos gerais
- Antecedentes sociais
  - Histórico de abuso
  - Outra experiência traumática
- Ocupação/trabalho (trabalho/escola/brincadeiras)
- Crescimento e desenvolvimento
- Ambiente em que vive
  - Sistema de apoio
- Estado geral de saúde (autorrelatado, relatado pela família, relatado pelo cuidador)
  - O estado de saúde psicológico pode incluir ferramentas para o rastreamento de:
    - Transtorno de ansiedade
    - Depressão
    - Transtorno de estresse pós-traumático
  - Outros sintomas além da dor, como tonturas, fadiga, perda de equilíbrio e assim por diante
  - Perturbação do sono
- Hábitos sociais/de saúde (pregressos e atuais)
  - Hábitos de exercício
  - Uso de álcool ou medicamentos de venda livre
- Antecedentes familiares
- Antecedentes de saúde/cirúrgicos
- Condição(ões) atual(is)/queixa(s) principal(is)
  - Avaliação da dor com abordagem de todos os aspectos da experiência de dor
- Estado funcional e nível de atividade
  - Autorrelato de restrição na atividade ou desempenho
- Medicamentos
- Outros testes clínicos

Revisão dos sistemas

- Cardiovascular/pulmonar
  - Padrão respiratório: respiração diafragmática ou costal
- Tegumentar
- Musculoesquelético
  - Pode incluir os critérios de Brighton para síndrome de hipermobilidade
- Neuromuscular
  - Mobilidade e coordenação motora grossa
- Comunicação, afeto, cognição, estilo de aprendizagem
  - Estado emocional atual

Testes e medidas

(Variarão dependendo das manifestações e diagnóstico específicos)

- Capacidade aeróbia e resistência:
  - Medidas de desempenho físico, como teste de caminhada de 6 minutos, teste de sentar-levantar da cadeira em 30 segundos
- Excitação, atividade mental e cognição
- Características antropométricas
  - Crenças relacionadas com a dor, crenças de medo e evitação, prontidão a mudanças relacionada com a dor
- Dispositivos auxiliares e de adaptação
- Circulação (arterial, venosa, linfática)
  - Linfedema
- Integridade de nervos cranianos e periféricos
  - Testes de nervos à procura de dor neurogênica, testes vestibulares, testes de sensibilidade, incluindo hiperalgesia e alodinia
- Barreiras no ambiente, em casa e ocupacionais (trabalho/escola/brincadeiras)
- Ergonomia e mecânica corporal
- Marcha, locomoção e equilíbrio
  - Equilíbrio, confiança no equilíbrio, Teste de levantar e ir cronometrado
- Integridade tegumentar
  - Temperatura, textura ou turgor da pele (à procura de envolvimento autônomo)
- Integridade e mobilidade articulares
  - Qualquer disfunção articular que produza *inputs* nociceptivos
- Função motora
- Desempenho muscular
  - Incluindo a avaliação de pontos-gatilho
- Desenvolvimento neuromotor e integração sensorial
  - Propriocepção
- Dispositivos ortopédicos, de proteção e de apoio
- Dor
  - Limiar de pressão pontual (com uso de um algômetro)
  - Palpação de ponto-gatilho
- Postura
- Requisitos protéticos
- Amplitude de movimento
- Integridade de reflexos
  - Rastreamentos de neurônio motor superior, como Babinski e Hoffmann
- Autocuidado e manejo em casa
- Integridade sensorial
  - Propriocepção
- Ventilação, respiração e trocas gasosas
  - Padrão respiratório
- Integração ou reintegração ao trabalho, comunidade e lazer

Quadro 25.7 Critérios de Brighton de 1998 para síndrome de hipermobilidade ou síndrome de Ehlers-Danlos do tipo hipermobilidade[247]

Avaliam-se os nove pontos do escore de Brighton se:
- Os cotovelos se hiperestenderem além de 10° (1 ponto para cada lado).
- Os joelhos se hiperestenderem além de 10° (1 ponto para cada lado).
- A articulação metacarpofalângica do dedo mínimo ultrapassar 90° (1 ponto para cada lado).
- A amplitude de aposição do polegar alcançar o antebraço (1 ponto para cada lado).
- As mãos tocarem o chão ao inclinar o tronco para a frente com os joelhos estendidos.

Critérios principais
- Pontuação de Brighton de 4 ou mais.
- Dor nas articulações em quatro ou mais articulações por mais de 3 meses.

Critérios menores
- Pontuação de Brighton de 1-3 (ou mesmo 0, se tiver mais que 50 anos).
- Dor em 1-3 articulações, ou dor nas costas, por mais de 3 meses.
- Luxação articular.
- Três ou mais casos de danos aos tecidos moles (lesões).
- Constituição excepcionalmente alta e magra com dedos anormalmente longos e finos ("Marfanoid habitus").
- Pele fina ou incomumente elástica, estrias ou cicatrizes por pequenos cortes.
- Pálpebras caídas, miopia ou olhos oblíquos.
- Veias varicosas, hérnia ou prolapso do útero ou reto.

Para a confirmação do diagnóstico de síndrome de hipermobilidade, o indivíduo deve ter:
- 2 critérios principais ou
- 1 principal + 2 critérios menores ou
- 4 critérios menores ou
- 2 critérios menores + um parente de primeiro grau (pai, filho, irmão ou irmã) com hipermobilidade confirmada.

---

acidente vascular encefálico pode apresentar instabilidade no ombro, um paciente com neuropatia diabética pode ter síndrome do túnel do carpo, ou um paciente com cefaleia pós-concussão pode ter instabilidade cervical. Os pacientes com condições dolorosas sistêmicas, como EM, podem ter uma lesão musculoesquelética aguda sobreposta à dor crônica subjacente. Portanto, os testes-padrão musculoesqueléticos e neurológicos podem ser apropriados.

Por outro lado, nem todos os achados positivos indicam danos teciduais relevantes para a dor crônica do paciente. O diagnóstico por imagem da parte lombar da coluna, por exemplo, frequentemente identifica estruturas patológicas, mesmo quando nenhuma dor está presente. Exames múltiplos de ressonância magnética (RM) e tomografia computadorizada (TC) mostram altas taxas de hérnia de disco e estenose espinhal em pessoas sem sintomas.[16,213,214] Além disso, os pacientes com sensibilização central podem ter uma resposta positiva a muitos testes de provocação de dor em decorrência da hiperalgesia e alodinia. A presente discussão não abordará todos os testes e mensurações que poderiam ser realizados, mas descreverá como o teste pode ser modificado para os pacientes com dor crônica.

A palpação à procura de sensibilidade pode ser útil para a identificação de dano tecidual, espasmo muscular, pontos-gatilho, ou hiperalgesia e alodinia. A palpação pode ser quantificada pela utilização de um *algômetro*, que mede a pressão da palpação. O *limiar de dor à pressão (LDP)* é o ponto em que a pressão passa de confortável a dor um pouco desagradável.[251] A quantidade de pressão necessária para produzir dor um pouco desagradável está diminuída nas estruturas envolvidas. Também podem ser observadas alterações no LDP em locais remotos, como sobre o tibial anterior em pacientes com dor no pescoço. A diminuição no LDP em locais remotos é uma indicação de hiperalgesia, que fornece evidências de sensibilização central e prediz um resultado pior.[252,253] A alodinia pode ser examinada ao passar levemente uma escova sobre o local ou com o uso de tubos de ensaio com água fria e quente (40°C) à procura de alodinia térmica. A hiperalgesia mecânica ou somação temporal pode ser examinada com uma agulha romba ou filamentos de von Frey.[174,181,189]

Muitas queixas de dor generalizada estão associadas a pontos-gatilho miofasciais.[16,61,254] Os *pontos-gatilho (PG)* são definidos como bandas tensas em formato de cordão dentro de uma fibra muscular. A palpação pode provocar sensibilização local ou referida ao longo do padrão específico para aquele músculo. Para provocar o padrão de dor referida associada ao ponto-gatilho, a pressão deve ser mantida durante pelo menos 10 segundos, ou será detectada apenas sensibilização local.[255] A palpação de um PG pode provocar uma resposta de contração local, uma contração transitória da fibra muscular, ou uma *resposta de salto*, em que o paciente vocaliza dor ou se afasta da palpação. Um *PG ativo* existe quando o paciente relata dor local ou referida espontânea naquele PG. O *PG latente* existe quando a dor local ou referida só é desencadeada com a palpação.[255,256]

O exame do equilíbrio e propriocepção muitas vezes é indicado, pois uma lesão ou doença primária, o descondicionamento e/ou o medo do movimento podem comprometer o equilíbrio.[257-265] A dor crônica tem sido associada a déficits de equilíbrio e aumento no risco de quedas entre os idosos, e até mesmo "quase quedas" podem exacerbar condições dolorosas ao distender os músculos. A escolha específica do teste de equilíbrio depende do paciente (ver

Cap. 6 para uma discussão sobre testes de equilíbrio). Alguns pacientes terão dificuldade com um teste de Romberg básico, ao passo que outros não terão dificuldade em completar a escala de equilíbrio de Berg. Déficits na propriocepção e controle motor perpetuam microtraumas, macrotraumas e dor. Por exemplo, a dor no ombro após acidente vascular encefálico está associada à propriocepção comprometida,[261] e a sensação de posição das articulações cervicais está comprometida em pacientes com dor cervical crônica.[262,263,265] A sensação de posição articular pode ser examinada com o uso de testes tradicionais de consciência proprioceptiva (ver Cap. 3, Exame da sensibilidade), um goniômetro ou uma ponteira *laser*.[266,267]

Medidas de atividade e participação

A limitação nas atividades pode ser examinada por meio do autorrelato ou de medidas de desempenho. O autorrelato de limitações de atividade pode ser não específico, específico da doença ou personalizado para o paciente. Atividades comumente afetadas pela dor crônica incluem funções físicas, como caminhada, mobilidade, mudança ou manutenção da posição do corpo, higiene, preparo de refeições e execução de trabalhos domésticos. A limitação nas atividades em decorrência da dor crônica também pode incluir a dificuldade em focar a atenção ou lidar com o estresse e outras demandas psicológicas (ver Tab. 25.1).[23,25-28] A quantificação das limitações de atividade ou restrições de participação, independentemente dos sintomas, possibilita que o terapeuta desenvolva metas e resultados apropriados quando a dor e outros sintomas não forem suscetíveis de resolução com a intervenção.[16] Essas ferramentas também podem ser usadas para coletar informações sobre o impacto que problemas secundários – como descondicionamento, fadiga, distúrbios do sono ou medo do movimento – têm sobre a capacidade do paciente de participar nas situações da vida. Muitas ferramentas incluem seções separadas para componentes de sintomas, atividade e participação. Por exemplo, o Questionário revisado de impacto da fibromialgia (FIQR) tem uma seção para os sintomas, uma seção para as restrições na atividade, e uma para as consequências afetivas da doença.[268] As ferramentas de atividade e qualidade de vida devem ser culturalmente apropriadas; o FIQR, por exemplo, enfatiza as tarefas de serviços domésticos que geralmente são menos relevantes para os homens. De modo ideal, as ferramentas devem examinar a capacidade de realizar atividades sem referência à dor, porque a crença de que a atividade deve ser interrompida com o aumento da dor é contraproducente para as pessoas com dor crônica. O Questionário de deficiência da dor lombar de Oswestry, por exemplo, questiona quanto cada atividade é restrita pela dor, de modo que é mais um exame da dor do que um exame da função ou nível de atividade. A Escala funcional para paciente específico (PSFS) possibilita que os pacientes identifiquem atividades funcionais específicas de importância pessoal que são afetadas por sua condição dolorosa.[269] A PSFS é particularmente útil na identificação de vários resultados importantes para um paciente cujas manifestações podem ser, de outro modo, esmagadoras para o clínico. Em alguns pacientes, outros sintomas além da dor podem limitar a atividade. Por exemplo, a diminuição no equilíbrio é comum entre pessoas com fibromialgia; a Escala de confiança de equilíbrio em atividades específicas (ABC) pode ser usada como uma ferramenta de autorrelato para a confiança no equilíbrio.[270]

Para pacientes com dor generalizada, as medidas de atividade física podem avaliar diversas regiões do corpo com um teste. Por exemplo, o Teste de sentar e levantar em 30 segundos, o Teste levantar e ir cronometrado e o Teste de caminhada de 10 metros são formas eficientes de avaliar funcionalmente a força e o equilíbrio de membro inferior (MI). Testes de desempenho combinados, como a Bateria de desempenho funcional curta (SPPB), que combina transições da posição sentada para em pé, equilíbrio e velocidade de caminhada, refletem a atividade e predizem a restrição na participação.[271,272] Embora o SPPB tenha sido projetado para o idoso, fornece um nível adequado de desafio para muitos adultos com dor crônica. A avaliação formal da capacidade funcional pode ser útil para o estabelecimento da capacidade de trabalho físico de uma pessoa.[215] A dor crônica muitas vezes está associada ao descondicionamento, o que agrava as restrições na atividade e participação.[273] Um teste de caminhada de 2 ou 6 minutos pode fornecer informações valiosas sobre a resistência e vontade de realizar exercícios, bem como a tolerância à atividade.

A dor crônica ocasiona restrições à participação, como dificuldades nas relações com familiares, incapacidade de se engajar em um emprego e comprometimento nas relações íntimas.[26] As restrições na participação frequentemente estão incluídas nas ferramentas de autoavaliação, tanto nas ferramentas de avaliação multifatorial da dor como nas de avaliação de atividades descritas previamente.

Avaliação, diagnóstico e prognóstico fisioterapêuticos

Avaliação

De acordo com o *Guide to physical therapist practice*, a avaliação é um processo dinâmico que integra dados dos exames subjetivo e objetivo que possibilitam o julgamento clínico.[24] Um dos primeiros julgamentos clínicos na avaliação de um paciente com dor crônica é a identificação de fatores que ocasionam, perpetuam ou exacerbam a dor. O modelo CIF identifica fatores contextuais pessoais e ambientais que podem afetar a função ou estrutura corporais, a atividade ou a participação. Os fatores pessoais que contribuem para a dor crônica incluem a idade, o gênero, a hereditariedade, a experiência pregressa e atual, a ocupação, a educação, a personalidade, as estratégias de enfrentamento e a origem social ou cultural. Os fatores pessoais incluem traços como a ansiedade, o medo e evitação, a catastrofização, a depressão e a baixa motivação do paciente. Esses traços também podem ser caracterizados como o envolvimento da função corporal (funções psicossociais globais) no modelo CIF (ver Tab. 25.1).

Muitos fatores que contribuem, como a idade, o gênero e a hereditariedade, não são modificáveis. Fatores relacionados com os antecedentes pessoais também podem contribuir para as queixas do paciente; por exemplo, o TEPT ou um histórico de abuso na infância é comum entre as pessoas com condições dolorosas crônicas. É importante perceber que a presença de antecedentes pessoais traumáticos não só contribui para a angústia psicológica e comportamentos mal-adaptativos que agravam a dor como também altera o SNC de modo a perpetuar a dor crônica.[74,78,86,274,275] Assim como um infarto agudo do miocárdio causado pelo estresse é tão real quanto qualquer outro infarto do miocárdio, a dor crônica causada pela angústia ou experiências traumáticas anteriores é tão real quanto qualquer outra dor crônica. Quaisquer que sejam os fatores que possam contribuir para a dor crônica de um determinado paciente, é importante que os profissionais da saúde reconheçam que a dor crônica tem diversos fatores que contribuem e ela afeta o paciente como um todo.[16]

Possíveis desfechos do processo de avaliação podem ser um encaminhamento ou consulta a outro médico, em substituição ou associação à intervenção fisioterapêutica. Alertas amarelos, que sugerem fatores psicossociais, foram discutidos no tópico Fatores psicossociais associados à dor crônica, em uma seção prévia deste capítulo. Exemplos de alertas vermelhos que sugerem um envolvimento sistêmico incluem antecedentes pessoais ou familiares de câncer, infecção recente, alteração significativa no peso sem esforços, dor que não melhora com o repouso ou mudança de posição, incapacidade de aliviar ou provocar sintomas durante o exame, dor noturna, dor com um padrão de irradiação visceral, e determinados sinais e sintomas associados.[250] Recomendamos aos leitores o texto *Differential Diagnosis for Physical Therapists* de Goodman e Snyder para uma discussão extensa de como rastrear à procura de alertas vermelhos.[250] A situação de cada paciente deve ser examinada individualmente, porque muitas pessoas com dor crônica têm um ou mais alertas vermelhos ou amarelos que podem ser explicados com facilidade, que não necessitam de encaminhamento e que não interferem na fisioterapia. No entanto, vários alertas amarelos ou vermelhos devem levar o fisioterapeuta a considerar se o encaminhamento a outro profissional da saúde é indicado, e se esse encaminhamento deve ocorrer ao mesmo tempo ou em substituição à intervenção fisioterapêutica.[250] A decisão em relação a quem precisa ser encaminhado pode ser difícil em caso de pacientes com dor crônica, porque eles podem ter muitos alertas amarelos e vermelhos. Em caso de dúvida, deve-se consultar o médico que encaminhou o paciente ao fisioterapeuta para discutir esses achados.

A dor crônica muitas vezes se correlaciona mal com os achados físicos; por conseguinte, os achados de estrutura corporal e função muitas vezes são consequências, em vez de causas, da dor crônica. Por exemplo, a SDRC frequentemente está associada a edema, sinais autônomos, atrofia e fraqueza resultante da dor. O edema, nesse caso, não seria um indicador de inflamação local, mas relacionado com o desuso e a disfunção simpática. O fisioterapeuta pode, portanto, identificar os problemas não específicos do paciente, como fraqueza generalizada, diminuição da ADM, descondicionamento cardiovascular, diminuição da função e assim por diante.

Diagnóstico

De acordo com o *Guide to physical therapist practice*, o diagnóstico é o processo de integração entre as informações do exame e a avaliação para desenvolver um prognóstico, plano de cuidados e estratégias de intervenção. O fisioterapeuta pode precisar de várias maneiras diferentes para categorizar os pacientes com dor. Em primeiro lugar, a dor é aguda, persistente ou crônica? A dor é nociceptiva, inflamatória, neurogênica periférica ou neurogênica central? As manifestações do paciente são consistentes com a síndrome definida? A identificação das causas patológicas ou anatômicas para a dor crônica ocasionalmente é útil, mas muitas vezes não é possível, e não deve ser a ênfase primordial do processo de diagnóstico. Condições agudas que se sobrepõem ou agravam a dor crônica subjacente podem e devem ser identificadas.[216]

A dor crônica muitas vezes ocorre na ausência de lesão ou dano tecidual observável, ou quando a quantidade de dor não é proporcional à lesão ou dano tecidual observados. A dor aguda ou persistente pode se tornar crônica se ocorrer sensibilização periférica ou central. No caso de pacientes com histórico de dor há 3 meses ou mais, o fisioterapeuta precisa decidir se a dor é verdadeiramente crônica, no sentido de que ela ocorre na ausência de lesão ou dano tecidual observável, ou se é persistente, mas as causas não foram identificadas ou tratadas.[216] Deve-se procurar e identificar causas persistentes para a dor aguda e subaguda. Por exemplo, um paciente pode ter dor diária em razão da instabilidade segmentar lombar, pontos-gatilho miofasciais ou OA. Em casos de dor periférica persistente sem sensibilização central ou periférica, a avaliação deve identificar os fatores que contribuem para os danos teciduais e impedem a cura. Na instabilidade lombar, o controle motor precário é um fator contribuidor modificável. As causas de pontos-gatilho miofasciais isolados podem ser eliminadas por meio de orientações ao paciente sobre a mecânica corporal e os pontos-gatilho existentes resolvidos por meio do exercício ou terapia manual. Embora a OA subjacente não possa ser modificada pela fisioterapia, a dor e as limitações nas atividades podem ser controladas de modo a minimizar as restrições na atividade e na participação do paciente. A dor persistente pode ser resolvida ou controlada conforme os fatores contribuidores fisiológicos, pessoais e ambientais forem abordados e o tecido cicatrizado.

A dor neurogênica também pode ser persistente ou crônica. Nos casos em que a lesão do nervo é reversível, a dor neurogênica é semelhante a outras modalidades de dor persistente. Por exemplo, a síndrome do túnel do carpo leve (com neuropraxia) pode ser controlada conforme os fatores que contribuem puderem ser abordados e a cura facilitada. Outros tipos de dor neurogênica, como a neuropatia diabética ou a associada à EM, envolvem danos permanentes ao tecido neural e, como o exemplo da OA, podem ser controlados de modo a minimizar limitações na atividade e restrições na participação do paciente. Nos casos em que a dor musculoesquelética persistente ou neurogênica não pode ser resolvida, muitas das estratégias de intervenção para a dor crônica podem ser benéficas.

A segunda decisão que o fisioterapeuta precisa tomar no processo de diagnóstico é a categorização do tipo ou tipos de dor: nociceptiva, inflamatória, neurogênica periférica ou central. Conhecer o tipo de dor ajuda a determinar o prognóstico, o plano de cuidados (PDC) e a intervenção. Por exemplo, a dor central geralmente tem um prognóstico pior, porque as mudanças no SNC são difíceis ou impossíveis de reverter e a sensibilização central tem maior probabilidade de ser autoperpetuada por fatores psicossociais que estão fora do controle do fisioterapeuta. Os pacientes podem ter vários tipos de dor e a intensidade relativa dos diferentes tipos de dor pode variar de um dia para o outro. Por exemplo, as pessoas com uma condição de dor central, como enxaqueca, muitas vezes têm também pontos-gatilho miofasciais que provocam dor nociceptiva. Um surto de dor miofascial nociceptiva pode desencadear uma enxaqueca e ampliar a sensibilização central, que irá aumentar ainda mais a dor nociceptiva. Reconhecer ambos os componentes da dor aumenta a probabilidade de que a intervenção será bem-sucedida.[16,216] A discussão sobre formas comuns de dor crônica, feita no início do capítulo, descreve os tipos de dor que ocorrem em várias condições comuns.

Prognóstico

O prognóstico determina "o nível de melhora ideal que pode ser alcançada por meio da intervenção e a quantidade de tempo necessária para alcançar esse nível".[24,p.682] O prognóstico depende de fatores pessoais e ambientais identificados no processo de avaliação. A Tabela 25.9 mostra uma variedade de fatores relevantes para a dor crônica que afetam o prognóstico.[26-28] Por exemplo, os alertas amarelos estão associados a pior prognóstico na lombalgia crônica. Embora alguns desses fatores pessoais comprometam o prognóstico, outros podem ser benéficos para o paciente. Por exemplo, as comorbidades médicas, a ansiedade ou um histórico de abuso sexual comprometem o prognóstico, ao passo que um registro de prática regular de exercícios físicos, estratégias de manejo do estresse adequadas, e uma boa função emocional levam a um melhor prognóstico.

A *prontidão para a mudança relacionada com a dor* é uma característica pessoal que também está relacionada com o prognóstico. Como ocorre com outras formas de prontidão para a mudança, de acordo com o *Modelo transteórico de mudança de comportamento*, os indivíduos que estão prontos para mudar são mais propensos a incorporar

Tabela 25.9 Fatores ambientais contextuais que afetam o prognóstico, com uso da terminologia do CIF[25-27]

Código CIF	Título da categoria CIF
E355	Profissionais de saúde
E410, E425, E430	Atitudes de familiares, amigos, colegas, comunidade
E450, E455	Atitudes de profissionais de saúde e relacionados com a saúde
E460, E570	Atitudes, serviços e políticas sociais
E575	Serviços, sistemas e políticas de apoio social
E580	Serviços, sistemas e políticas de saúde
E590	Serviços, sistemas e políticas de trabalho e emprego
E540	Serviços, sistemas e políticas de transporte
E135	Produtos e tecnologia para o emprego
E155	Projeto e construção de edifícios

estratégias de manejo da dor em suas vidas e, portanto, seu prognóstico é melhor. É improvável que os pacientes resistentes à mudança adiram à reabilitação e eles têm menor probabilidade de se beneficiar dela.[139,140,276] Duas ferramentas para examinar a prontidão para a mudança relacionada com a dor são descritas na Tabela 25.4. Fatores ambientais, como ter um sistema de apoio, atitudes de amigos e familiares, ou acesso a cuidados de saúde abrangentes, afetam o prognóstico. A Tabela 25.9 enumera uma série de fatores ambientais relevantes para a dor crônica.[26-28]

Os objetivos do tratamento para pacientes com dor crônica devem tirar a ênfase da redução da dor e se concentrar em restaurar a atividade e a participação por meio do autotratamento. O Quadro 25.8 inclui uma gama de objetivos gerais previstos e resultados esperados para o paciente com dor crônica. Estudos mostram que as restrições na atividade e participação muitas vezes estão mais relacionadas com o medo e evitação e o descondicionamento do que com a dor.[15,16] A restauração funcional exige uma abordagem biopsicossocial de tratamento, enfatizando um processo de apoio para transferir ao paciente a responsabilidade principal por seu bem-estar físico e emocional; o manejo independente a longo prazo é o resultado primário desejado.[15] As diretrizes para a dor crônica do Institute for Clinical Systems Improvement (ICSI) recomendam cinco componentes para os objetivos: melhorar a função, aumentar a atividade física, controlar o estresse, melhorar o sono e diminuir a dor.[16]

Quadro 25.8 Metas previstas e resultados esperados

Redução do impacto da doença/fisiopatologia.

- Melhorar conhecimento e conscientização sobre a doença, prognóstico e plano de cuidados do paciente, familiares e cuidadores.
- Melhorar o manejo dos sintomas.
- Reduzir o risco de comprometimento secundário.
- Reduzir a intensidade do cuidado.

Redução do impacto das restrições decorrentes da estrutura corporal e função.

- Melhorar o equilíbrio.
- Aumentar a resistência.
- Melhorar a integridade e mobilidade articulares.
- Melhorar a função motora.
- Melhorar o desempenho muscular (força, potência e resistência).
- Melhorar o controle postural.
- Melhorar a qualidade e quantidade de movimento entre e em todos os segmentos do corpo.
- Melhorar a amplitude de movimento.
- Aumentar o relaxamento.
- Aumentar a conscientização sensorial.
- Diminuir a dor.

Redução da restrição nas atividades e na participação.

- Aumentar a independência funcional nas atividades da vida diária (AVD) e atividades instrumentais da vida diária (AIVD).
- Melhorar a função física.
- Reduzir a incapacidade associada a doenças crônicas.
- Melhorar os níveis de desempenho no autocuidado, manutenção da casa, ocupação (trabalho/escola/brincadeiras), comunidade ou ações de lazer, tarefas ou atividades.

Melhora da tomada de decisão sobre o autotratamento.

- Melhorar a tomada de decisão em relação às necessidades de saúde, bem-estar e condicionamento físico.
- Melhorar a tomada de decisão em relação à saúde do paciente e utilização de recursos de saúde pelo paciente, familiares, entes queridos e cuidadores.
- Melhorar a conscientização e o uso de recursos da comunidade.
- Adquirir comportamentos que promovam hábitos saudáveis, bem-estar e prevenção.
- Melhorar a tomada de decisões relacionadas com a saúde do paciente e a utilização de recursos de saúde pelo paciente e por familiares, entes queridos e cuidadores.
- Aumentar o conhecimento do paciente de fatores pessoais e ambientais associados com a condição.
- Melhorar o autotratamento dos sintomas.
- Reduzir a utilização e o custo dos serviços de saúde.

(continua)

Quadro 25.8 Metas previstas e resultados esperados *(continuação)*

Melhora do estado de saúde e da qualidade de vida.

- Melhorar o estado de saúde.
- Reduzir o risco de recorrência da doença.
- Melhorar a segurança do paciente e de familiares, entes queridos e cuidadores.

Melhora da satisfação do paciente.

- O acesso e a disponibilidade dos serviços são aceitáveis para o paciente e seus familiares.
- A qualidade dos serviços de reabilitação é aceitável para o paciente e seus familiares.
- O cuidado é coordenado com o paciente, familiares, cuidadores e outros profissionais.
- O paciente e seus familiares sentem que o cuidado é compassivo.

Tratamento fisioterapêutico da dor crônica

Equipe de tratamento multidisciplinar da dor

Os princípios de tratamento da dor crônica incluem uma gama de objetivos físicos, psicológicos, profissionais e clínicos (Quadro 25.9). O papel do fisioterapeuta no tratamento da dor crônica depende tanto do paciente quanto do ambiente em que o terapeuta atua. A Figura 25.4 mostra a progressão geral das intervenções a partir da menos invasiva (p. ex., exercício independente e medicamentos de venda livre) até as mais invasivas (p. ex., intervenções cirúrgicas como neuroablação, analgesia espinal implantada ou estimulador). A ordem específica de implementação pode variar de acordo com a preferência do paciente; por exemplo, alguns pacientes podem preferir abordagens cognitivas

Quadro 25.9 Princípios gerais de manejo da dor crônica[3]

- Melhorar a capacidade de lidar com a dor.
- Ensinar técnicas não farmacológicas de manejo da dor.
- Aumentar a força física, a resistência e o condicionamento cardiovascular.
- Aumentar a mobilidade, a independência e a atividade funcional.
- Melhorar o sono.
- Ensinar a mecânica corporal adequada.
- Aumentar as atividades sociais e recreativas.
- Melhorar o humor e a função cognitiva.
- Diminuir ou eliminar a dependência de medicamentos.
- Diminuir a utilização excessiva do sistema de saúde.
- Melhorar o bem-estar psicológico e emocional.
- Melhorar o potencial profissional.
- Fornecer reabilitação profissional para o trabalho remunerado, trabalho voluntário e passatempos.
- Melhorar a comunicação com a família e a função familiar.

Mais invasivo
- Neuroablação
- Analgesia espinal implantada
- Estimulação medular implantada
- Opioides fortes
- Opioides fracos
- Terapias cognitivo-comportamentais
- Medicamentos adjuvantes
- Fisioterapia e terapia ocupacional
- Medicamentos de venda livre
- Exercício independente

Menos invasivo

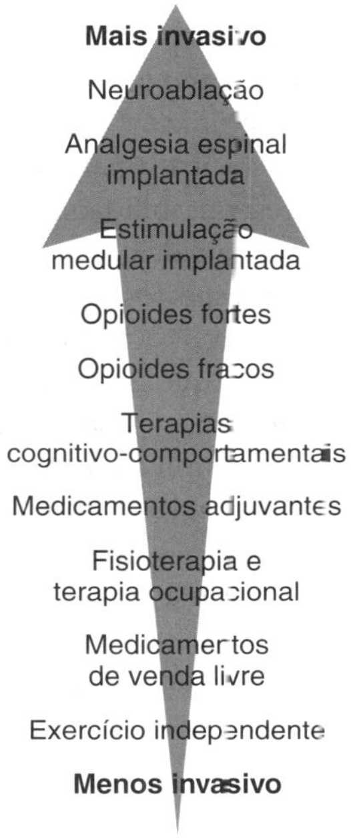

Figura 25.4 O *continuum* de manejo da dor começa com o exercício independente, progride para medicamentos de venda livre, fisioterapia ou terapia ocupacional, terapia cognitivo-comportamental, medicamentos de venda controlada e procedimentos médicos (intervencionistas). A ordem de intervenção pode mudar de acordo com a preferência do paciente.

à fisioterapia, ou podem preferir tanto a fisioterapia quanto a terapia cognitivo-comportamental (TCC) em detrimento do uso de medicamentos. Uma equipe multidisciplinar de tratamento da dor pode incluir qualquer um dos seguintes profissionais de saúde: clínico geral, especialista em dor, fisiatra, anestesista, psiquiatra, psicólogo, farmacêutico, assistente social, assistente de caso, fisioterapeuta, terapeuta ocupacional, especialista em sono ou enfermeiro.[2,277] Embora os cuidados multidisciplinares tenham demonstrado ser mais eficazes do que a monoterapia ou os cuidados médicos convencionais, os componentes ideais do atendimento multidisciplinar não foram identificados,[277] e sua relação custo-benefício tem sido questionada.[278]

O fisioterapeuta que atende em uma clínica multidisciplinar de dor pode ser capaz de encaminhar questões psicológicas ao psicólogo da equipe e as habilidades de enfrentamento ao terapeuta ocupacional.[35] No entanto, o fisioterapeuta que atende em um ambulatório isolado pode não ter acesso a essas colaborações e talvez precise integrar uma ampla gama de componentes ao PDC, permanecendo dentro do seu âmbito de aplicação prática. A discussão a seguir enfatiza o que pode beneficiar os pacientes com dor crônica; quem presta um determinado serviço dependerá do contexto. Nos casos em que um atendimento multidisciplinar ou especialista não está disponível ou o acesso a ele não é prático, pacientes motivados podem ser capazes de atender a alguns aspectos de seu cuidado de modo independente. O Apêndice 25.D fornece um exemplo de plano de cuidados pessoais para o autotratamento da dor crônica.[16] Os apêndices 25.E e 25.F fornecem uma lista de recursos para os pacientes interessados em assumir a responsabilidade por alguns aspectos de seu programa de manejo da dor.

Observe que alguns aspectos do manejo da dor, como o relaxamento, são aplicáveis à maior parte dos pacientes com dor crônica, ao passo que outras abordagens são mais apropriadas a determinados problemas dolorosos; por exemplo, o *biofeedback* térmico é bem adequado à enxaqueca, ao passo que o alongamento é apropriado para a dor miofascial. Os princípios gerais de manejo da dor crônica precisam ser adaptados a necessidades, preferências e restrições de um determinado paciente. O Apêndice 25.C apresenta um resumo das revisões de várias intervenções para a dor crônica.

Colaboração, comunicação e documentação

Os pacientes com dor crônica muitas vezes têm envolvimento de vários sistemas do corpo e podem estar trabalhando com vários profissionais da saúde. A coordenação dos cuidados e a comunicação com outros profissionais são essenciais para uma abordagem abrangente, centrada no paciente. É especialmente importante que o paciente receba informações consistentes dos profissionais em relação a coisas como o fato de que pode não haver danos teciduais atuais além dos decorrentes do descondicionamento, e a necessidade de manter a atividade apesar da dor. Todos os profissionais devem ser consistentes em relação a incentivar os objetivos funcionais em vez de usar escalas de quantificação da dor como um guia para o sucesso do tratamento.[216] Os pacientes podem precisar ser encaminhados para consulta com outros profissionais. Alguns encaminhamentos, como a um psicólogo ou especialista em dor, são óbvios. Outros potenciais encaminhamentos incluem uma clínica do sono para pacientes com suspeita de distúrbio do sono; terapia ocupacional para pacientes com dificuldade em resolver problemas ou em controlar suas consultas médicas; terapia de aconselhamento de casal para pacientes cujos relacionamentos estão desgastados pela dor crônica; e aconselhamento nutricional, especialmente para pacientes cuja obesidade agrava a sua dor.

Orientações relacionadas com o paciente

As orientações relacionadas com o paciente são fundamentais quando se considera a dor crônica como uma doença crônica que o paciente deve aprender a controlar. Para a discussão atual, as categorias de Treinamento funcional no autocuidado e manejo domiciliar e no trabalho, comunidade e lazer do *Guide to physical therapist practice* são combinadas às orientações relacionadas com o paciente, porque muitos de seus conteúdos se sobrepõem. O fisioterapeuta deve identificar potenciais barreiras à aprendizagem, como a dificuldade de concentração, a depressão ou a recusa em aceitar o modelo biopsicossocial da dor, ou a falta de prontidão para a mudança. A família também pode precisar de orientações em relação à dor crônica, tanto para reconhecer a dor crônica como uma doença real quanto para evitar a promoção do comportamento de doença no paciente. O Quadro 25.10 identifica vários componentes das orientações ao paciente e familiares.

Quadro 25.10 Objetivos dos componentes educacionais do manejo da dor crônica[16]

As orientações ao paciente objetivam que ele:

- Reconheça que a dor crônica é real.
- Reconheça a natureza complexa e biopsicossocial da dor e a necessidade de um programa multifacetado de tratamento em que o paciente é um participante ativo.
- Compreenda o impacto da dor sobre sono, humor, energia, condicionamento físico, capacidade de trabalho, vida familiar e estresse.
- Evite deixar que a dor guie as atividades ou o uso de medicação, pois o tratamento baseado na dor incentiva o comportamento doloroso.
- Reconheça e utilize comportamentos de bem-estar.
- Reconheça o papel da má postura e mecânica corporal na perpetuação da dor.
- Supere o medo do movimento por meio da exposição gradual às atividades temidas.
- Aprenda estratégias de relaxamento.
- Participe ativamente no programa de autotratamento.
- Conte com o apoio e a participação da família no programa de tratamento.
- Participe de um programa de exercícios, seja de fisioterapia, de modo independente, ou com a utilização de recursos da comunidade.
- Minimize o medo do movimento e a redução nas atividades decorrentes do medo do movimento.

Os pacientes precisam compreender que tipos de dor eles têm, a fim de controlar de modo mais eficaz a sua dor. Por exemplo, a dor persistente decorrente da OA exige estratégias de proteção articular, como limitação da atividade dolorosa, enquanto a dor de sensibilização central exige que o paciente seja incentivado a fazer a dor passar. A compreensão da natureza da dor crônica e da dissociação entre a dor e lesão ou danos teciduais ajuda os pacientes a perceberem que (1) a dor nem sempre significa dano; e (2) pode não haver um dano físico que uma cirurgia ou medicação possa consertar.[22,279] Os pacientes precisam entender a relação entre a mente e o corpo para que não fiquem na defensiva quando receberem sugestões de abordagens psicológicas de tratamento.[216] Enquanto alguns pacientes terão profissionais de saúde qualificados para ajudá-los com os muitos fatores psicossociais associados à dor crônica, muitos pacientes irão se beneficiar dos diversos recursos educacionais excelentes disponíveis. O Apêndice 25.F fornece uma lista selecionada de livros para orientar os pacientes em relação a questões que vão desde a fisiologia da dor até a manutenção da intimidade na presença da dor crônica. Recursos da Internet para clínicos, famílias e pacientes com dor crônica podem ser encontrados no Apêndice 25.E.

O treinamento do autotratamento em todos os ambientes é fundamental para um manejo eficaz da dor crônica (Fig. 25.5).[280] Um exemplo de plano de cuidados pessoais é apresentado no Apêndice 25.D. Esse plano de cuidados pessoais combina os objetivos às responsabilidades do paciente pelo autocuidado, incluindo fisioterapia, exercício independente, controle do estresse e higiene do sono; os medicamentos podem ser incluídos como parte do programa de autotratamento. Todos os pacientes devem reconhecer o papel da má postura e da mecânica corporal em perpetuar as síndromes dolorosas.

Como o foco na dor e na sua redução faz com que os indivíduos se tornem hipervigilantes, os pacientes, familiares e profissionais de saúde precisam retirar a ênfase da intensidade da dor como uma medida de estado. Os pacientes devem, portanto, definir objetivos funcionais que enfatizem as habilidades de enfrentamento e comportamentos de bem-estar, em vez de objetivos baseados na dor.[35] Deve-se realizar atividades graduais, em vez de atividades de acordo com a dor, tranquilizando os pacientes de que a "dor" nem sempre leva a "dano" para superar a crença de medo e evitação.[3,16,22,279] A Pontuação funcional para paciente específico encoraja os pacientes a identificar e rastrear os objetivos funcionais relevantes para cada pessoa.[281]

As pessoas com dor crônica muitas vezes precisam ser encorajadas a voltar às atividades recreativas anteriormente agradáveis. Alguns pacientes sentem que doía demais participar de atividades de lazer ou que não deveriam realizar atividades prazerosas se fossem incapazes de realizar as tarefas "necessárias", como o trabalho ou os cuidados com a casa. Contudo, não realizar atividades prazerosas agrava a depressão, causa a perda da vida social associada a essas atividades e leva ao descondicionamento. Consequentemente, as pessoas com dor crônica podem precisar programar atividades de lazer e recreativas, além de definir metas específicas incluindo essas atividades.

Como a perturbação do sono é uma ocorrência comum na dor crônica, os pacientes devem ser orientados em relação à higiene do sono adequada. A higiene do sono básica envolve evitar cafeína, nicotina, álcool e medicamentos que contenham estimulantes, especialmente antes de dormir. As horas de sono devem ser consistentes; distrações ambientais, como a luz, o barulho e o frio, devem ser minimizadas; o estresse deve ser diminuído por meio de atividades de relaxamento ou meditação. O exercício geralmente melhora a qualidade do sono, desde que o exercício vigoroso seja evitado no prazo de 4 horas antes de dormir. Exercícios leves, como alongamentos, ioga, Qigong ou Tai Chi, podem melhorar a qualidade do sono.[3,50,282-286]

Os pacientes precisam entender que o estresse contribui diretamente para a dor; alguns pacientes ficarão aliviados em saber que os eferentes simpáticos se conectam diretamente com os aferentes nociceptivos e os efeitos de amplificação da dor pelo estresse não são só "coisa da sua cabeça".[49] Portanto, o relaxamento pode diminuir a dor por meio da redução no tônus do sistema nervoso, na atividade muscular e na reatividade neuroendócrina.[14,50] As técnicas de relaxamento incluem a respiração diafragmática, o *biofeedback*, o relaxamento progressivo, o alongamento, os exercícios aeróbios, a imaginação guiada, o treinamento autógeno (imaginar sensações de calor ou peso nos membros), a ioga e a meditação.[16] O *biofeedback* será discutido adiante na seção intitulada Reeducação neuromuscular, no tópico Procedimentos de intervenção. O uso da meditação *mindfulness* (atenção plena) tem sido bem-sucedido no manejo de doenças relacionadas com o estresse, como a doença cardíaca e a dor crônica. A meditação *mindfulness* e a meditação baseada na aceitação usam o foco no momento presente, atendendo a pensamentos, emoções, sensações e percepções sem julgamento.[16,287-289] O aspecto de aceitação da meditação *mindfulness* ajuda os pacientes a diferenciarem entre as sensações de dor e sofrimento e, portanto, melhora o enfrentamento. O Apêndice 25.E inclui vários recursos para o paciente aprender a meditação *mindfulness*.

A quietude e autorregulação fisiológica usam o treinamento de relaxamento tanto para a regulação fisiológica quanto psicológica para corrigir algumas das disfunções autônomas e neurais associadas à dor crônica. Embora desenvolvidos para a dor na ATM, os princípios geralmente são aplicáveis a outras formas de dor relacionadas com o estresse. O treinamento de autorregulação inclui (1) orientação e reafirmação, (2) estratégias para monitorar e reduzir a função muscular anormal, (3) treinamento da consciência proprioceptiva

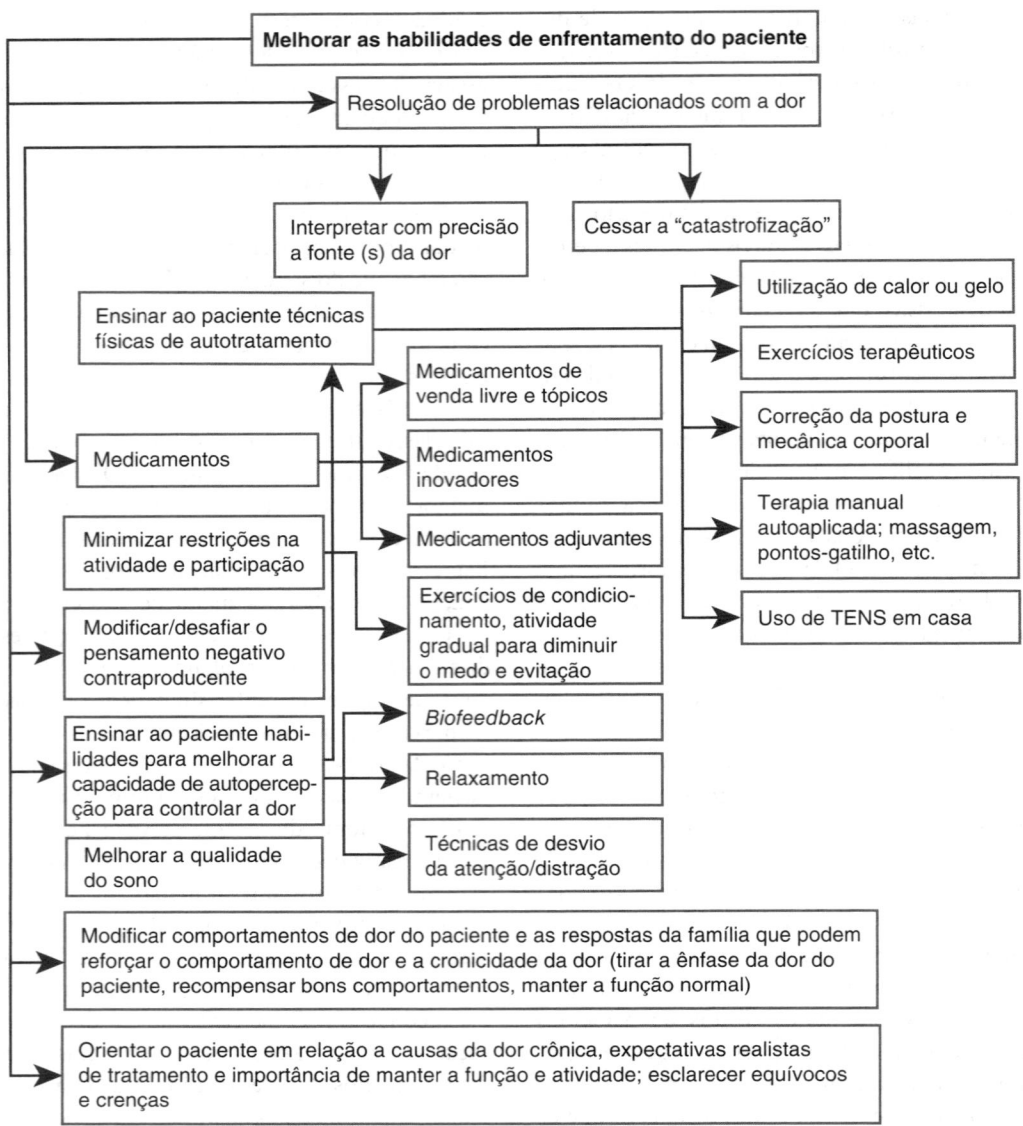

Figura 25.5 Manejo comportamental da dor crônica. Os pacientes devem ser orientados a reconhecer as várias estratégias cognitivas e comportamentais que podem usar para controlar a sua dor. Adaptada de Mueller, 2000, que propôs um modelo similar para o manejo comportamental das cefaleias crônicas. Mueller, L: Psychologic aspects of chronic headache. J Am Osteopath Assoc 100(9 Suppl):S14, 2000.

va, (4) treinamento de relaxamento postural, (5) respiração diafragmática, (6) métodos de melhora do início do sono e (7) instrução sobre a atividade física, dieta e ingestão de líquidos.[14] Hulme[290] recomenda um programa de autorregulação semelhante para a fibromialgia, enfatizando a rotina de sono, a quietude fisiológica, a nutrição, o exercício, a medicação, falar bem de si mesmo, ciclos de descanso/trabalho, ritmo/prioridades, vestir-se, modalidades e escrever um diário.

Os pacientes podem se beneficiar da *terapia cognitivo-comportamental (TCC)*, em que crenças, atitudes e comportamentos são modificados para alterar a experiência de dor, superar o medo e evitação, melhorar a função e minimizar a incapacidade.[16,35,232,233,291] Beissner et al.[291] propõem que algumas técnicas de TCC se encontram no âmbito de prática fisioterapêutica, porque os fisioterapeutas já orientam os pacientes em relação a estratégias de relaxamento, atividade gradual, ritmo e identificação de padrões de pensamentos contraproducentes.[14] Para os fisioterapeutas que trabalham com crianças, von Baeyer e Tupper[292] apresentam abordagens comportamentais especificamente para trabalhar com crianças. Os componentes da TCC incluem o seguinte:[14,16,35,291,293]

- Orientação em relação à natureza da dor crônica, que não pode ser associada a um tecido danificado, e à importância do autotratamento.

- Orientação em relação ao impacto que a cognição (pensamentos, crenças e comportamentos), as emoções (medo da dor) e os comportamentos (evitação de atividades em razão do medo da dor) têm sobre a experiência de dor. Os pacientes precisam aceitar que o autotratamento inclui aspectos psicológicos, bem como físicos, da dor e isso não significa que a dor é puramente psicológica.
- Atividades comportamentais para melhorar a função, como atividade ritmada, programação de atividades prazerosas, treinamento de relaxamento, diversão, *biofeedback*, restauração funcional, atividade gradual e estabelecimento de metas.
- Atividades cognitivas para melhorar as respostas à dor, como a reestruturação cognitiva e a resolução de problemas. Por exemplo, os pacientes poderiam identificar e desafiar pensamentos espontâneos que levam a emoções negativas e substituí-los por estratégias de enfrentamento positivas. A resolução de problemas pode superar barreiras, como aquelas associadas ao exercício regular. Construir novas narrativas baseadas em percepções saudáveis pode modificar processos cognitivos anormais observados na dor crônica e alguns distúrbios associados, como o TEPT.[78]
- Desenvolvimento de estratégias de manutenção para controlar surtos de dor, antecipar problemas futuros, garantir a adesão, e progressão de exercícios e autocuidado.

Muitos aspectos da TCC estão naturalmente integrados ao PDC, como o exercício gradual, a atividade ritmada, a resolução de problemas e a recuperação funcional.[294] Para o fisioterapeuta não familiarizado com a TCC, Rundell e Davenport[293] fornecem um relato de caso que demonstra a integração da TCC ao tratamento de um paciente com lombalgia crônica. Evidências sugerem que as estratégias de TCC podem modificar vários alertas amarelos associados à incapacidade na dor crônica, como as crenças relacionadas com a dor, a autoeficácia e o sofrimento psicológico.[147,294] Embora a instrução formal seja preferida nas estratégias de TCC, os pacientes também podem aprender muitas estratégias de modo independente ao usar um dos recursos de autoajuda listados no Apêndice 25.E. A Figura 25.5 mostra como uma variedade de ferramentas comportamentais pode ser integrada ao autotratamento da dor.

As estratégias de autocuidado podem incluir uma variedade de técnicas autoaplicáveis, como termoterapia, crioterapia, massagem, fricções tópicas ou TENS. Embora as pesquisas em relação ao benefício da TENS para a dor crônica permaneçam não conclusivas, diretrizes de prática recomendam o uso da TENS se isso aumentar a função e a atividade do paciente ou diminuir a necessidade de medicamentos.[15,16,295] Outros dispositivos de autocuidado podem incluir unidades de tração cervical ou lombar para uso domiciliar, parafina ou banheiras de hidromassagem. Os pacientes com pontos-gatilho podem se beneficiar de um bastão para pontos-gatilho ou bolas de tênis dentro de uma meia para tratar pontos-gatilho persistentes. Vários livros listados no Apêndice 25.F podem ser úteis para o paciente que lida com pontos-gatilho múltiplos e variados. Os pacientes devem entender que o objetivo de diminuir a dor é aumentar a função; eles não devem desenvolver uma abordagem passiva limitada à redução da dor.

As orientações aos familiares e/ou cuidador podem ser tão importantes quanto as orientações ao paciente. A dor crônica afeta toda a família por meio de mudanças nos papéis familiares decorrentes de restrições nas atividades e na participação do paciente. A família pode reforçar o "papel de doente" do paciente, na tentativa de ser solidária. Tanto o paciente quanto a família precisam entender a importância de manter as atividades e participação normais para minimizar a incapacidade; o paciente não deve perceber a falta de assistência física como falta de apoio ou interesse dos familiares. Em contraste, a família pode não fornecer qualquer apoio, muitas vezes em razão da falta de evidências objetivas de que a dor é real. Os familiares podem ficar zangados com o indivíduo com dor e podem culpá-lo pelos problemas financeiros, pessoais ou familiares.[3,296]

A intimidade pessoal frequentemente é muito difícil com a dor crônica, assim como em caso de outras lesões ou doenças crônicas. Os problemas podem ser decorrentes de dor, descondicionamento e fadiga, depressão, diminuição da sensação de autoestima ou reações adversas de medicamentos. O sofrimento muitas vezes é maior para os sobreviventes de abuso sexual na infância.[297] É importante que ambos os parceiros aprendam sobre a dor crônica, para que compreendam as razões para os desafios enfrentados. Ambos precisam aceitar que a natureza da relação íntima pode mudar e não abrigar raiva, frustração, censura ou culpa. Os indivíduos com dor crônica podem melhorar a sua autoimagem por meio da prática diária de exercícios, aparência e estratégias cognitivas da TCC. A comunicação é fundamental para que ambos os parceiros possam contribuir com sugestões para a resolução de problemas. Por exemplo, selecione a hora do dia com a menor quantidade de dor e fadiga e encontre posições que minimizem o estresse para o corpo. O Apêndice 25.E inclui vários recursos para o paciente lidar com os desafios na intimidade na presença de dor crônica.

Procedimentos de intervenção

Exercício terapêutico

O exercício terapêutico é uma parte fundamental do tratamento da dor crônica.[3,15,16,216] O exercício está associado à diminuição das queixas de dor e à proteção contra o desenvolvimento futuro de dor entre os indivíduos com TEPT.[78] O exercício gradual voltado a diminuir o medo e evitação pode superar o mau prognóstico relacionado com o comportamento.[89] Exercícios posturais para melhorar a postura e a mecânica corporal, bem como para diminuir desequilíbrios musculares, ajudam a diminuir o estresse crônico sobre as estruturas musculoesqueléticas. O condicionamento aeróbio melhora a função ao se contrapor ao descondicionamento que normalmente ocorre em pessoas com dor crônica que se tornam sedentárias.[3,15,16] Os exercícios funcionais melhoram a tolerância à atividade funcional. No geral, não há um tipo de exercício (p. ex., aeróbio, fortalecimento, alongamento, equilíbrio, aquático) superior aos outros. Cada paciente é capaz de tolerar e responder a algumas modalidades de exercício melhor do que a outras. Por exemplo, os indivíduos com OA ou fibromialgia são propensos a responder bem à fisioterapia aquática (hidroterapia) em uma piscina terapêutica (aquecida).[15,16]

Como as quedas e problemas sensório-motores são mais comuns entre indivíduos com dor crônica,[257-265] o treinamento de equilíbrio e propriocepção muitas vezes é um componente importante do programa de exercícios. Uma grande variedade de exercícios para melhorar o equilíbrio pode ser integrada ao programa. A sensação de posição articular pode ser testada e treinada com o uso de uma ponteira *laser* ou um goniômetro.[265-267] Por exemplo, na parte cervical da coluna, uma ponteira *laser* conectada aos óculos do paciente ou a uma faixa plástica de cabelo pode ser dirigida a um alvo; os pacientes podem praticar o reposicionamento preciso ou a coordenação motora fina enquanto acompanham formas. Como a informação proprioceptiva da parte cervical da coluna é integrada aos *inputs* visual e vestibular, exercícios visuais e vestibulares podem ser benéficos em condições que envolvem a parte cervical da coluna.[263]

Exercícios graduais devem começar em um nível que o paciente possa realizar e, em seguida, ser aumentados gradualmente. O paciente precisa reconhecer que um pouco de dor e desconforto é normal e esperado ao iniciar um programa de exercícios. Ele deve ser lembrado de que a dor nem sempre indica dano ou lesão tecidual. As pessoas com dor crônica muitas vezes têm dificuldade para distinguir a angústia psicológica da dor física, por isso elas precisam de orientação para distinguir o medo do movimento da dor real. O comprometimento do controle proprioceptivo e motor pode afetar a capacidade das pessoas com dor crônica de realizar exercícios de forma correta, de modo que o *feedback* repetido durante a instrução do exercício pode maximizar a segurança e o êxito. A cinesiofobia pode ser reduzida se os primeiros esforços no exercício forem bem-sucedidos.[89] Metas específicas com base no desempenho podem impedir que os pacientes excessivamente entusiasmados exagerem no exercício.

Os pacientes se sentirão mais motivados se os exercícios estiverem relacionados diretamente com objetivos funcionais. Por exemplo, um paciente que quer ir ao cinema com sua esposa poderia seguir um programa de exercícios projetado para superar obstáculos específicos, como se deslocar do carro até o cinema e sentar-se confortavelmente para ver o filme. Exercícios com um componente social ajudam a abordar o isolamento muitas vezes experimentado por pessoas com dor crônica; por exemplo, os programas de exercícios em grupo, o envolvimento ativo da família, ou a dança podem tornar o exercício mais agradável.

Determinadas condições de dor crônica respondem a tipos específicos de exercício ou reeducação neuromuscular. Por exemplo, a dor de membro fantasma, a SDRC, a distonia e o acidente vascular encefálico normalmente estão associados a mudanças no mapeamento sensitivo e motor do córtex sensório-motor. Nesses casos, o *input* sensorial por meio do uso de uma prótese mioelétrica, treinamento com realidade virtual ou espelho, ou treino de discriminação sensorial estimulam a reorganização cortical, o que geralmente está associado à diminuição na dor.[216,298,299]

Terapia manual

A terapia manual pode ser benéfica em caso de dor persistente com *inputs* nociceptivos continuados ou nos casos em que a sensibilização central é perpetuada por *inputs* nociceptivos periféricos.[15,16,300] A terapia manual pode resolver um surto transitório de sensibilização central e, assim, diminuir outros sintomas de sensibilização central, como a hiperalgesia e a ansiedade.[301] Uma revisão sistemática recente concluiu que a terapia manual, incluindo técnicas de manipulação e de energia muscular, parece ser eficaz para a lombalgia crônica e dor no joelho; contudo, as evidências para outras terapias manuais (massagem sueca, Feldenkrais e reflexologia) e outras fontes de dor crônica (fibromialgia e dor no pescoço) foram fracas.[302] No entanto, isso não confirma que a terapia manual é ineficaz em outras modalidades de dor.[236] Como é improvável que a terapia manual alivie completamente a dor e há um risco de os pacientes se tornarem dependentes dela, o uso de modalidades de terapia manual passiva deve ser limitado. Usar a massagem e o manejo de pontos-gatilho como terapia de manutenção pode ser parte do programa de autocuidado do paciente.[15,16]

Reeducação neuromuscular

A reeducação neuromuscular com utilização de *biofeedback* por EMG pode ensinar os pacientes a relaxar os músculos hiperativos e isolar músculos funcionais sem recrutamento generalizado excessivo. A respiração diafragmática também pode estimular uma resposta de relaxamento. A ioga, o Tai Chi ou o Qigong podem ser benéficos por seu efeito de relaxamento, treinamento proprioceptivo, alívio do comportamento de medo e evitação e, talvez, de melhora do sono, alívio da depressão e da ansiedade.[3,50,282-286]

O *biofeedback*, que usa o *feedback* para ensinar ao paciente a modificar seu controle neural, também pode estimular uma resposta de relaxamento e diminuir a função autônoma associada ao estresse.[231] Uma variedade de dispositivos de *biofeedback* pode ser usada na dor crônica. O eletromiograma mede a intensidade da ativação do músculo. Pode ser usado para ensinar os pacientes a relaxar músculos específicos, ensinando-lhes a diminuir a atividade muscular. Por exemplo, os pacientes com dor na ATM podem aprender a relaxar o músculo masseter. Uma vez que os pacientes aprendem a relaxar o músculo-alvo, progride-se ensinando-os a manter ou restaurar o relaxamento após a adição de atividade física, como ficar em pé e deambular, ou depois de visualizar imagens estressantes. A eletromiografia funciona bem com condições que envolvem tensão muscular excessiva ou pontos-gatilho.[14,282] Em alguns casos, pesquisas identificaram subgrupos mais ou menos suscetíveis de se beneficiar; por exemplo, pessoas com dor por cãibras de membro fantasma são mais suscetíveis de se beneficiar da EMG do que aquelas com dor em queimação.[282] A resposta galvânica da pele (RGP) atua por meio do controle do sistema nervoso autônomo e diminuição da resposta ao estresse. A variabilidade da frequência cardíaca é uma nova forma de *biofeedback* em que o equilíbrio autônomo é restaurado por meio da sincronização da respiração com padrões de baixa frequência.[231,303] A temperatura da pele pode ser uma maneira eficaz de estimular a atividade parassimpática, ao colocar o termistor (sensor de temperatura) na mão e imaginar que as mãos se tornam muito quentes. O *biofeedback* de temperatura também é utilizado para a enxaqueca, ao colocar o termistor diretamente sobre a testa do paciente. A frequência respiratória e a frequência cardíaca também podem ser usadas como medidas de *biofeedback*.

Dispositivos de auxílio

Pacientes com limitações persistentes nas atividades em decorrência de deficiências físicas definidas podem se beneficiar de dispositivos de auxílio para melhorar a função. Os pacientes com doenças articulares, como a OA ou a AR, devem considerar dispositivos que diminuam a sobrecarga sobre as articulações afetadas. Por exemplo, órteses de calçado e imobilizadores de joelho têm fortes evidências de melhora modesta na OA de joelho.[304] Outros dispositivos que diminuem a sobrecarga sobre as articulações incluem itens como abridores de potes de vidro e carrinhos para transporte de mantimentos. Condições associadas a fraqueza focal, como acidente vascular encefálico ou EM, podem se beneficiar de imobilizadores ou talas para apoiar as estruturas enfraquecidas e diminuir desequilíbrios no comprimento e força musculares. A situação específica de cada paciente precisa ser examinada e avaliada, pois a dependência excessiva de imobilizadores e talas para proteger regiões dolorosas na ausência de doença específica pode ser contraproducente se reforçar o comportamento de dor e doença.[216]

Modalidades físicas e eletroterapia

As evidências da literatura em relação ao uso de modalidades físicas passivas, como calor, frio, ultrassom, *laser*, tração ou TENS, no tratamento da dor crônica são controversas, com evidências fracas.[234,305-307] Para pacientes que parecem se beneficiar dessas modalidades, deve-se considerar se elas podem ser fornecidas como uma estratégia de autocuidado, como uma TENS[216] ou unidade de tração domiciliares. Ao orientar o paciente que utiliza uma unidade de TENS em casa, deve-se considerar o uso de parâmetros semelhantes à acupuntura (baixa frequência), que estimulam uma resposta de endorfina, em vez de TENS tradicionais, que estimulam o mecanismo do portão para o controle da dor.[308]

Abordagens complementares e alternativas

As abordagens complementares e alternativas incluem terapias ativas (como ioga e Tai Chi), terapias mentais (como a hipnose e a meditação), terapias manuais (como a acupuntura e o Reiki), dispositivos (como ímãs) e suplementos fitoterápicos e nutricionais. Ímãs, medicamentos fitoterápicos e suplementos estão além do escopo deste capítulo. Como 35 a 63% das pessoas com dor crônica usam essas abordagens,[50,282] o fisioterapeuta deve se familiarizar com o modo como eles podem ser integrados em um PDC abrangente.

Terapias que utilizam o movimento, como a ioga, Tai Chi e Qigong, têm agora um apoio substancial como formas de exercício para melhorar flexibilidade, força, equilíbrio e propriocepção, bem como diminuir o medo do movimento.[3,50,282-286] Essas atividades não só proporcionam benefícios físicos como também promovem o relaxamento e a independência, os quais são componentes importantes do autotratamento. Além disso, muitas dessas atividades são praticadas em grupos da comunidade, o que aborda questões de isolamento e perda de atividades recreativas.

As técnicas manuais incluem a acupuntura, a quiropraxia, a massagem, o Reiki e o toque terapêutico. Como a quiropraxia inclui a terapia manual da coluna vertebral, é um componente potencialmente eficaz do manejo das dores na coluna.[15,16,282] A acupuntura agora é praticada em instituições de saúde tradicionais e não tradicionais. Uma extensa pesquisa mostra que pode haver um componente benéfico no tratamento da dor, especialmente quando as opções farmacológicas são limitadas em decorrência de comorbidades ou reações adversas. Várias formas de massagem têm mostrado benefícios temporários para condições crônicas de dor musculoesquelética, mas benefícios em longo prazo ocorrem apenas quando combinados a exercícios e orientações ao paciente.[282] Algumas das abordagens manuais menos comuns, como o Reiki, o toque terapêutico e a terapia craniossacral, têm evidências inconclusivas em relação ao seu benefício na dor crônica. É provável que os pacientes experimentem uma resposta de relaxamento com a maior parte dessas abordagens manuais; enquanto o relaxamento é benéfico, métodos ativos autodirigidos de relaxamento são preferíveis às abordagens passivas em que os pacientes dependem de profissionais da saúde.

As terapias mente-corpo incluem a meditação, a redução do estresse baseada na meditação *mindfulness* e a hipnose. O *biofeedback*, a TCC e o treinamento de relaxamento, que uma vez foram considerados abordagens alternativas, já se tornaram componentes-padrão do manejo da dor. A meditação *mindfulness* tem a mais longa história de pesquisas que apoia seus efeitos benéficos para uma variedade de condições crônicas de saúde.[282,288,289] Constatou-se que a hipnose é pelo menos tão eficaz quanto outras intervenções cognitivas e físicas para a dor; muitas vezes ensina-se a auto-hipnose aos pacientes para facilitar o autotratamento.[173,282,309,310] As práticas mente-corpo parecem atuar por meio da redução do estresse, da ansiedade e dos processos de pensamento disfuncionais que subsequentemente diminuem a excitação autônoma e central, bem como diminuem a percepção do sofrimento.[50]

Em resumo, várias abordagens alternativas e complementares têm documentado benefícios para pacientes com dor crônica, enquanto outras não. Em geral, os efeitos colaterais são mínimos, especialmente em comparação a algumas das intervenções farmacológicas e cirúrgicas. Algumas, como a acupuntura ou a manipulação quiroprática, têm benefícios físicos específicos, enquanto outras, como o movimento e as atividades mente-corpo, melhoram o condicionamento físico geral e o relaxamento. Essas abordagens que promovem o autotratamento independente e melhoras funcionais podem ser componentes adequados de um plano de autocuidado da dor crônica.

Resumo

A dor crônica é um processo de doença que afeta todos os aspectos da vida do paciente. O modelo biopsicossocial integra fatores fisiológicos, psicológicos e sociais, cada um deles contribui para o desenvolvimento e a experiência de dor crônica. A dor pode ser classificada de várias maneiras e a classificação pode guiar a escolha das intervenções. As dores nociceptiva, neurogênica periférica e neurogênica central necessitam de abordagens diferentes de intervenção, embora muitas condições de dor crônica incluam uma combinação desses mecanismos da dor. A dor crônica é diferente da dor aguda, pois nem sempre está associada a danos teciduais. A sensibilização periférica e central possibilita que a dor se perpetue, mesmo na ausência de envolvimento de tecidos periféricos. Por conseguinte, a intervenção precisa abordar fatores que contribuem para o quadro e as sequelas da dor crônica, como o medo e evitação, o descondicionamento e o comportamento de doença.

O manejo eficaz da dor crônica deve abordar o paciente como um todo e muitas vezes também a sua família. Embora muitas intervenções possam beneficiar pessoas com dor crônica, o objetivo final é ajudar o paciente a desenvolver um programa de autotratamento que maximize a atividade funcional e minimize as restrições à participação. Embora a dor crônica seja mais bem manejada em um ambiente multidisciplinar, a fisioterapia pode proporcionar benefícios significativos com ou sem uma equipe de manejo da dor. O fisioterapeuta fornece orientações ao paciente, reeducação neuromuscular, exercícios graduais e treinamento funcional que são essenciais para minimizar a restrição nas atividades e participação. Embora a doença da dor crônica não possa ser "curada", a fisioterapia pode oferecer ao paciente a esperança de uma melhor qualidade de vida.

QUESTÕES PARA REVISÃO

1. Em que parte do sistema nervoso a dor é interpretada?
   a. Substância gelatinosa
   b. Nociceptores
   c. Sistema límbico
   d. Córtex cerebral
2. De acordo com a teoria do portão para o controle da dor, a modulação dos *inputs* dolorosos é obtida por meio de uma:
   a. Inibição pré-sináptica da transmissão celular
   b. Inibição pós-sináptica da transmissão celular
   c. Excitação pré-sináptica da transmissão celular
   d. Excitação pós-sináptica da transmissão celular
3. A teoria do portão para o controle da dor pode explicar as propriedades analgésicas de todos os seguintes tratamentos, exceto:
   a. Estimulação elétrica transcutânea convencional
   b. Acupuntura
   c. Massagem
   d. Vibração
4. Compare a fisiologia e as manifestações da dor aguda *versus* crônica.
5. Compare os modelos biomédico e biopsicossocial aplicados à dor.
6. Liste e proponha o mecanismo para cinco fatores de risco que contribuem para a dor crônica.
7. Explique a sensibilização central.
8. Descreva os componentes de um exame de fisioterapia de um paciente com dor crônica.
9. Descreva os vários princípios educacionais e comportamentais que o fisioterapeuta pode integrar ao plano de cuidados para pacientes com dor crônica.

ESTUDO DE CASO

Histórico

A paciente é uma mulher casada de 28 anos. Durante a anamnese, ela evita o contato com os olhos, morde as unhas e fornece respostas mínimas às perguntas. Ela não trabalha fora de casa porque não consegue manter um emprego por causa de sua cefaleia e outras queixas de dor. Sua queixa principal atual é a de cefaleia, dor no pescoço e dor no maxilar, embora ela também relate lombalgia e no ombro esquerdo (E). Ela tem cefaleia grave desde os 12 anos, mas esta se tornou constante após um acidente automobilístico no ano passado. É sensível a luz, som e perfumes. Sua cefaleia ocorre sobre a testa, atrás do olho direito (D) e sobre a parte de trás da cabeça. Também tem tonturas quando se levanta ou se vira de repente. Ela tem zumbido na orelha direita e a sensação de que ambas as orelhas estão "tapadas". Relata ranger os dentes durante a noite.

Antecedentes pessoais

Diagnosticada com enxaqueca aos 15 anos e cefaleia crônica diária após sua lesão em chicote no ano passado. Ela relata sintomas de intestino irritável que incluem cólicas abdominais e diarreia frequente desde os 14 anos. Diz que não dorme bem e que não o faz desde que era criança. Ela foi diagnosticada com depressão e transtorno de estresse pós-traumático (TEPT).

Dados demográficos (incluindo fatores psicológicos, sociais e ambientais)

Seu marido trabalha na construção civil e não tem trabalho nos meses de inverno; consequentemente, o dinheiro é sempre apertado e isso é uma fonte de tensão entre ela e seu marido. Ela está inscrita no Medicaid; pediu auxílio por incapacidade, mas este foi rejeitado. Ela relata que seu marido não a apoia em suas queixas médicas e diz que ela é preguiçosa. Durante o questionamento de acompanhamento a respeito de seu TEPT, ela revelou com relutância que foi abusada sexualmente repetidas vezes por meninos da vizinhança quando era criança (entre 11 e 13 anos de idade); e que o abuso incluiu tanto sexo vaginal quanto oral. Ela tem lembranças e pesadelos dos abusos desde que tinha 11 anos e continua com medo de dormir por esse motivo. Ela afirma que não tem um terapeuta, porque está no Medicaid e não há terapeutas disponíveis; está em uma lista de espera por serviços psicológicos há 2 anos. Considera a sua vida muito estressante; sua única estratégia de manejo do estresse é ver TV e fumar. Ela relata fumar meio maço de cigarros por dia; nega uso abusivo de álcool ou drogas recreativas.

Medicamentos

Zoloft 50 mg/dia (para depressão, ansiedade e TEPT), tramadol 50 mg 3 vezes/dia (para dor) Maxalt *spray* nasal 5 mg (para enxaqueca) PRN, que ela usa 1 ou 2 vezes/dia, porque tem enxaqueca diariamente.

Revisão dos sistemas

- *Cardiovascular/pulmonar*: FC 84, PA 95/68, FR 18/min.
- *Tegumentar*: nenhuma anormalidade macroscópica.
- *Musculoesquelético*: escore de Brighton: B hiperextensão do cotovelo e joelho, B aposição do polegar ao antebraço; flexão de tronco em pé mãos tocam o

solo. Nenhuma assimetria ou fraqueza grave. Altura 1,62 m, peso 66 kg, constituição endomórfica.
- *Neuromuscular*: locomoção e transferências normais; tremor em repouso nas mãos.
- *Comunicação, afeto, cognição, estilo de aprendizagem*: afeto embotado, distante, ansiosa. Não é possível determinar o estilo de aprendizagem.

Testes e medidas

Autocuidado e atividades da vida diária

Teste de impacto da cefaleia HIT-6: pontuação de 72/78 (36 = restrição mínima na participação, 78 = restrição máxima na participação). Patient-Specific Functional Scale: trabalha 10 horas/semana fora de casa, capacidade funcional atual = 0/10 (0 = incapacidade, 10 = capacidade funcional normal); capaz de realizar 2 horas/dia de tarefas domésticas e cozinhar refeições 5 dias/semana, capacidade funcional atual = 3/10.

Postura

Cabeça gravemente anteriorizada, ombros anteriorizados, retificação da parte torácica média da coluna, hipercifose da parte torácica superior da coluna e hiperlordose da parte cervical superior da coluna.

Amplitude de movimento

ADM cervical excessiva em todas as direções, com exacerbação da cefaleia em flexão e extensão. A extensão cervical mostra déficit no controle motor com protuberância excessiva do queixo. Abertura da articulação temporomandibular restrita em cerca de 50%.

Integridade de nervos cranianos e periféricos

Rastreamento neurológico do quadrante superior: miótomos e reflexos normais. Dermátomos normais para o toque leve, com exceção da hipersensibilidade e alodinia ao toque leve sobre o couro cabeludo posterior.

Teste de nervos cranianos: normal, exceto por (1) tonturas e piora na cefaleia com o movimento dos olhos para os nervos cranianos (NC) III, IV e VI; (2) hipersensibilidade com alodinia ao toque leve sobre a distribuição do NC V; (3) piora na dor temporal com o teste de força dos músculos masseter e temporal.

Integridade e mobilidade articular

Observada frouxidão ligamentar leve no ligamento transverso. Não é possível avaliar a mobilidade segmentar das vértebras cervicais em decorrência da reação de defesa da paciente. Dor à palpação sobre o ligamento atlantoccipital, atlantoaxial, C2/3, facetas T3-5.

Erro excessivo de posicionamento das articulações cervicais para todos os movimentos cervicais (normal é inferior a 4,5°).

Desempenho muscular

Força dos músculos flexores profundos do pescoço diminuída com controle motor precário e resistência limitada. Paciente incapaz de corrigir o movimento ao receber dicas.

Palpação muscular: pontos-gatilho ativos nos músculos esternocleidomastóideo (ECM), masseter, suboccipitais. Pressão no ECM agrava a cefaleia frontal e retro-orbital e aumenta o zumbido; pressão no masseter aumenta a dor na articulação temporomandibular e o zumbido. Espasmo difuso e dor à palpação ao longo do pescoço e parte superior das costas.

Ventilação, respiração e trocas gasosas: padrão respiratório

Uso excessivo de músculos acessórios da respiração, que se projetam visivelmente; paciente é incapaz de realizar respiração diafragmática, mesmo quando recebe dicas para fazê-lo.

Circulação

Teste da artéria vertebral: ausência de sintomas na amplitude máxima por 15 segundos; tonturas aumentam no retorno à posição neutra.

QUESTÕES PARA ORIENTAÇÃO

1. As fontes de dor dessa paciente são nociceptivas, neurogênicas periféricas ou neurogênicas centrais?
2. Nesse caso, como os fatores psicossociais contribuem para a dor crônica?
3. Que avaliação psicossocial ou ferramentas de rastreamento podem ser apropriadas para utilização com essa paciente? Como você pode aplicar os resultados dessas ferramentas, reconhecendo que ela atualmente tem acesso limitado a serviços de psicologia ou aconselhamento?
4. Quais são os sintomas da síndrome serotoninérgica? Que testes físicos você deve realizar se suspeitar de síndrome serotoninérgica, e que resultados aumentariam sua preocupação?
5. Será que essa paciente tem síndrome de hipermobilidade? Se sim, como isso contribui para a sua dor?
6. Identifique as três metas previstas e três resultados esperados para essa paciente.
7. Quais são as três intervenções que você pode realizar na clínica para reduzir a sensibilização central? Quais são as três atividades comunitárias que você pode incentivá-la a participar a fim de reduzir a sensibilização central?

REFERÊNCIAS BIBLIOGRÁFICAS

1. Institute of Medicine Committee on Advancing Pain Research, Care, and Education: Relieving Pain in America: A Blueprint for Transforming Prevention, Care, Education, and Research. National Academy of Sciences, Washington, DC, 2011.
2. Mayday Fund Special Committee on Pain and the Practice of Medicine: A Call to Revolutionize Chronic Pain Care in America: An Opportunity in Health Care Reform. Mayday Fund, New York, 2009.
3. Buse, D, Loder, E, and McAlary, P: Chronic pain rehabilitation. Pain Management Rounds 2(6):1–6, 2005.
4. Burgoyne, DS: Prevalence and economic implications of chronic pain. Manage Care 16(2 Suppl 3):2–4, 2007.
5. Turk, DC: Clinical effectiveness and cost-effectiveness of treatments for patients with chronic pain. Clin J Pain 18(6):355–365, 2002.
6. Apkarian, AV, Baliki, MN, and Geha, PY: Towards a theory of chronic pain. Prog Neurobiol 87(2):81–97, 2009.
7. American Pain Foundation: Pain Facts and Statistics, 2009: Retrieved November 2, 2011, from www.painfoundation.org/learn/publications/files/PainFactsandStats.pdf.
8. Reid, KJ, et al: Epidemiology of chronic non-cancer pain in Europe: Narrative review of prevalence, pain treatments and pain impact. Curr Med Res Opin 27(2):449–462, 2011.
9. Harstall, C: How prevalent is chronic pain? Pain Clinical Updates 11(2):1–4, 2003.
10. Centers for Disease Control and Prevention: National Health Interview Survey: Table 53 (page 1 of 5). Joint pain among adults 18 years of age and over, by selected characteristics: United States, selected years 2002–2009. Retrieved November 2, 2011, from www.cdc.gov/nchs/data/hus/2010/053.pdf.
11. International Association for the Study of Pain (IASP): Neuropathic pain. In Charlton, JE (ed): Core curriculum for professional education in pain, ed 3. IASP Press, Seattle, 2005.
12. Fredheim, OM, et al: Chronic non-malignant pain patients report as poor health-related quality of life as palliative cancer patients. Acta Anaesthesiol Scand 52(1):143–148, 2008.
13. International Association for the Study of Pain (IASP): IASP Taxonomy: Pain terms. 2012. Retrieved January 29, 2012, from www.iasp-pain.org/Content/NavigationMenu/GeneralResourceLinks/PainDefinitions/default.htm.
14. Sauer, SE, Burris, JL, and Carlson, CR: New directions in the management of chronic pain: Self-regulation theory as a model for integrative clinical psychology practice. Clin Psychol Rev 30(6):805–814, 2010.
15. California Department of Industrial Relations: Medical Treatment Utilization Schedule (MTUS): Chronic Pain Medical Treatment Guidelines. Department of Industrial Relations, San Francisco, 2009. Retrieved January 31, 2012, from https://www.dir.ca.gov/dwc/DWCPropRegs/MTUS_Regulations/MTUS_Chronic PainMedicalTreatment Guidelines.pdf.
16. Institute for Clinical Systems Improvement (ICSI): Health Care Guideline: Assessment and Management of Chronic Pain, 2009. Retrieved January 31, 2012, from www.icsi.org/pain_chronic_assessment_and_management_of_14399/pain_chronic_assessment_and_management_of_guideline.html.
17. Sluka, KA: Definitions, concepts, and models of pain. In Sluka, KA (ed): Mechanisms and Management of Pain for the Physical Therapist. IASP Press, Seattle, 2009, pp 3–18.
18. American Society of Anesthesiologists Task Force on Chronic Pain Management: Practice guidelines for chronic pain management. Anesthesiology 112(4):1, 2010.
19. Dersh, J, Polatin, PB, and Gatchel, RJ: Chronic pain and psychopathology: Research findings and theoretical considerations. Psychosom Med 64(5):773–786, 2002.
20. Woolf, CJ: Central sensitization: Implications for the diagnosis and treatment of pain. Pain 152(3 Suppl):S2, 2011.
21. Fishbain, DA, et al: A structured evidence-based review on the meaning of nonorganic physical signs: Waddell signs. Pain Med 4(2):141–181, 2003.
22. Nijs, J, et al: Treatment of central sensitization in patients with "unexplained" chronic pain: What options do we have? Expert Opin Pharmacother 12(7):1087–1098, 2011.
23. World Health Organization: International Classification of Functioning, Disability and Health (ICF). Retrieved September 25, 2011, from www.who.int/classifications/icf/en/.
24. American Physical Therapy Association: Interactive Guide to Physical Therapist Practice. 2003. Retrieved September 15, 2011, from http://guidetoptpractice.apta.org/.
25. World Health Organization: Towards a Common Language for Functioning, Disability and Health. 2002. Retrieved November 2, 2011, from www.who.int/classifications/icf/training/icfbeginnersguide.pdf.
26. Cieza, A, et al: ICF Core Sets for chronic widespread pain. J Rehabil Med 44(Suppl):63–68, 2004.
27. Schwarzkopf, SR, et al: Towards an ICF Core Set for chronic musculoskeletal conditions: Commonalities across ICF Core Sets for osteoarthritis, rheumatoid arthritis, osteoporosis, low back pain and chronic widespread pain. Clin Rheumatol 27(11):1355–1361, 2008.
28. Rundell, SD, Davenport, TE, and Wagner, T: Physical therapist management of acute and chronic low back pain using the World Health Organization's International Classification of Functioning, Disability and Health. Phys Ther 89(1):82–90, 2009.
29. Wade, JB, et al: Role of pain catastrophizing during pain processing in a cohort of patients with chronic and severe arthritic knee pain. Pain 152(2):314–319, 2011.
30. Siddall, PJ, and Cousins, MJ: Persistent pain as a disease entity: Implications for clinical management. Anesth Analg 99(2):510–520, 2004.
31. Dickinson, BD, et al: Maldynia: Pathophysiology and management of neuropathic and maladaptive pain—a report of the AMA council on science and public health. Pain Med 11(11):1635–1653, 2010.
32. Henry, JL: The need for knowledge translation in chronic pain. Pain Res Manage 13(6):465–476, 2008.
33. Argoff, CE, et al: Multimodal analgesia for chronic pain: Rationale and future directions. Pain Med 10 (Suppl 2):S53–S66, 2009.
34. Sluka, KA: Mechanisms and Management of Pain for the Physical Therapist. IASP Press, Seattle, 2009.
35. Flor, H, TD: Chronic Pain: An Integrated Biobehavioral Approach. IASP Press, Seattle, 2011.
36. Ford, B: Pain in Parkinson's disease. Mov Disord 25(Suppl 1):S98–S103, 2010.
37. Sluka, KA: Central mechanisms involved in pain processing. In Sluka, KA (ed): Mechanisms and Management of Pain for the Physical Therapist. IASP Press, Seattle, 2009, pp 41–72.
38. Schnitzler, A, and Ploner, M: Neurophysiology and functional neuroanatomy of pain perception. J Clin Neurophysiol 17(6):592–603, 2000.
39. Melzack, R: From the gate to the neuromatrix. Pain Suppl 6:S121–S126, 1999.
40. Melzack, R: Pain—an overview. Acta Anaesthesiol Scand 43(9):880–884, 1999.
41. Melzack, R: Pain and the neuromatrix in the brain. J Dent Educ 65(12):1378–1382, 2001.
42. Melzack, R, and Wall, PD: Pain mechanisms: A new theory. Science 150(699):971–979, 1965.
43. Ossipov, MH, Dussor, GO, and Porreca, F: Central modulation of pain. J Clin Invest 120(11):3779–3787, 2010.
44. Helms, JE, and Barone, CP: Physiology and treatment of pain. Crit Care Nurse 28(6):38–49, 2008.
45. Baker, K: Recent advances in the neurophysiology of chronic pain. Emerg Med Australas 17(1):65–72, 2005.

46. Sluka, KA: Peripheral mechanisms involved in pain processing. In Sluka, KA (ed): Mechanisms and Management of Pain for the Physical Therapist. IASP Press, Seattle, 2009, pp 19–40.
47. Dubin, AE, and Patapoutian, A: Nociceptors: The sensors of the pain pathway. J Clin Invest 120(11):3760–3772, 2010.
48. McEwen, BS, and Kalia, M: The role of corticosteroids and stress in chronic pain conditions. Metabolism 59(Suppl 1):S9–S15, 2010.
49. Bruehl, S: An update on the pathophysiology of complex regional pain syndrome. Anesthesiology 113(3):713–725, 2010.
50. Taylor, AG, et al: Top-down and bottom-up mechanisms in mind-body medicine: Development of an integrative framework for psychophysiological research. Explore J Sci Healing 6(1):29–41, 2010.
51. Staud, R: Future perspectives: Pathogenesis of chronic muscle pain. Best Pract Res Clin Rheumatol 21(3):581–596, 2007.
52. May, A: Chronic pain may change the structure of the brain. Pain 137(1):7–15, 2008.
53. Flor, H: The functional organization of the brain in chronic pain. Prog Brain Res 129:313–322, 2000.
54. May, A: Structural brain imaging: A window into chronic pain. Neuroscientist 17(2):209–220, 2011.
55. Dahl, JB, and Moiniche, S: Pre-emptive analgesia. Br Med Bull 71:13–27, 2004.
56. Ypsilantis, E, and Tang, TY: Pre-emptive analgesia for chronic limb pain after amputation for peripheral vascular disease: A systematic review. Ann Vasc Surg 24(8):1139–1146, 2010.
57. Woolf, CJ: What is this thing called pain? J Clin Invest 120(11):3742–3744, 2010.
58. Smart, KM, et al: Clinical indicators of "nociceptive," "peripheral neuropathic" and "central" mechanisms of musculoskeletal pain. A Delphi survey of expert clinicians. Man Ther 15(1):80–87, 2010.
59. World Health Organization: WHO Steering Group on Pain Guidelines: WHO Treatment Guidelines on Chronic Non-malignant Pain in Adults (Scoping Document). Retrieved January 31, 2012, from www.who.int/medicines/areas/quality_safety/Scoping_WHOGuide_non-malignant_pain_adults.pdf.
60. Murray, GM: Referred pain, allodynia and hyperalgesia. J Am Dent Assoc 140(9):1122–1124, 2009.
61. Staud, R, et al: Enhanced central pain processing of fibromyalgia patients is maintained by muscle afferent input: A randomized, double-blind, placebo-controlled study. Pain 145(1-2):96–104, 2009.
62. DeSantana, JM, and Sluka, KA: Central mechanisms in the maintenance of chronic widespread noninflammatory muscle pain. Curr Pain Headache Rep 12(5):338–343, 2008.
63. Shah, JP, and Gilliams, EA: Uncovering the biochemical milieu of myofascial trigger points using in vivo microdialysis: An application of muscle pain concepts to myofascial pain syndrome. J Bodyw Mov Ther 12(4):371–384, 2008.
64. Mense, S: Muscle pain: Mechanisms and clinical significance. Dtsch Arztebl Int 105(12):214–219, 2008.
65. Nee, RJ, BD: Management of peripheral neuropathic pain: Integrating neurobiology, neurodynamics, and clinical evidence. Phys Ther in Sport 7:36–49, 2006.
66. Lötsch, J, Geisslinger, G, and Tegeder, I: Genetic modulation of the pharmacological treatment of pain. Pharmacol Ther 124(2):168–184, 2009.
67. Norbury, TA, et al: Heritability of responses to painful stimuli in women: A classical twin study. Brain 130:3041–3049, 2007.
68. Fillingim, RB, et al: Genetic contributions to pain: A review of findings in humans. Oral Dis 14(8):673–682, 2008.
69. Wright, LJ, et al: Chronic pain, overweight, and obesity: Findings from a community-based twin registry. J Pain 11(7):628–635, 2010.
70. Schur, EA, et al: Feeling bad in more ways than one: Comorbidity patterns of medically unexplained and psychiatric conditions. J Gen Intern Med 22(6):818–821, 2007.
71. Hurley, RW, and Adams, MC: Sex, gender, and pain: An overview of a complex field. Anesth Analg 107(1):309–317, 2008.
72. Mogil, JS, and Bailey, AL: Sex and gender differences in pain and analgesia. Prog Brain Res 186:141–157, 2010.
73. Munce, SE, and Stewart, DE: Gender differences in depression and chronic pain conditions in a national epidemiologic survey. Psychosomatics 48(5):394–399, 2007.
74. Paras, ML, et al: Sexual abuse and lifetime diagnosis of somatic disorders: A systematic review and meta-analysis. JAMA 302(5):550–561, 2009.
75. Cohen, H, et al: Prevalence of post-traumatic stress disorder in fibromyalgia patients: Overlapping syndromes or post-traumatic fibromyalgia syndrome? Semin Arthritis Rheum 32(1):38–50, 2002.
76. Dobie, DJ, et al: Posttraumatic stress disorder in female veterans: Association with self-reported health problems and functional impairment. Arch Intern Med 164(4):394–400, 2004.
77. Tietjen, GE, et al: Childhood maltreatment and migraine (part I). Prevalence and adult revictimization: A multicenter headache clinic survey. Headache 50(1):20–31, 2010.
78. Peres, JF, Goncalves, AL, and Peres, MF: Psychological trauma in chronic pain: Implications of PTSD for fibromyalgia and headache disorders. Curr Pain Headache Rep 13(5):350–357, 2009.
79. Hauser, W, et al: Emotional, physical, and sexual abuse in fibromyalgia syndrome: A systematic review with meta-analysis. Arthritis Care Res 63(6):808–820, 2011.
80. Haviland, MG, et al: Traumatic experiences, major life stressors, and self-reporting a physician-given fibromyalgia diagnosis. Psychiatry Res 177(3):335–341, 2010.
81. Von Korff, M, et al: Childhood psychosocial stressors and adult onset arthritis: Broad spectrum risk factors and allostatic load. Pain 143(1-2):76–83, 2009.
82. Draucker, CB, and Spradlin, D: Women sexually abused as children: Implications for orthopaedic nursing care. Orthop Nurs 20(6):41–48, 2001.
83. Schachter, CL, et al: Women survivors of child sexual abuse. How can health professionals promote healing? Can Fam Physician 50:405–412, 2004.
84. Schachter, CL, Stalker, CA, and Teram, E: Toward sensitive practice: Issues for physical therapists working with survivors of childhood sexual abuse. Phys Ther 79(3):248–261, 1999.
85. Teram, E, and Stalker CA: Opening the doors to disclosure: Childhood sexual abuse survivors reflect on telling physical therapists about their trauma. Physiotherapy 85(2):88–97, 1999.
86. Noll-Hussong, M, et al: Aftermath of sexual abuse history on adult patients suffering from chronic functional pain syndromes: An fMRI pilot study. J Psychosom Res 68(5):483–487, 2010.
87. Ramond, A, et al: Psychosocial risk factors for chronic low back pain in primary care—a systematic review. Fam Pract 28(1):12–21, 2011.
88. Hallner, D, and Hasenbring, M: Classification of psychosocial risk factors (yellow flags) for the development of chronic low back and leg pain using artificial neural network. Neurosci Lett 361(1-3):151–154, 2004.
89. George, SZ, and Stryker, SE: Fear-avoidance beliefs and clinical outcomes for patients seeking outpatient physical therapy for musculoskeletal pain conditions. J Orthop Sports Phys Ther 41(4):249–259, 2011.
90. Helmhout, PH, et al: Prognostic factors for perceived recovery or functional improvement in non-specific low back pain: Secondary analyses of three randomized clinical trials. Eur Spine J 19(4):650–659, 2010.
91. Leyshon, RT: Coping with chronic pain: Current advances and practical information for clinicians. Work 33(3):369–372, 2009.
92. Young Casey, C, et al: Transition from acute to chronic pain and disability: A model including cognitive, affective, and trauma factors. Pain 134(1-2):69–79, 2008.
93. Shi, Y, et al: Smoking and pain: Pathophysiology and clinical implications. Anesthesiology 113(4):977–992, 2010.
94. Shiri, R, et al: The association between smoking and low back pain: A meta-analysis. Am J Med 123(1):87.e7, 2010.
95. Alkherayf, F, and Agbi, C: Cigarette smoking and chronic low back pain in the adult population. Clin Invest Med 32(5):E360–E367, 2009.

96. Latthe, P, et al: Factors predisposing women to chronic pelvic pain: Systematic review. BMJ 332(7544):749–755, 2006.
97. Zvolensky, MJ, et al: Chronic musculoskeletal pain and cigarette smoking among a representative sample of Canadian adolescents and adults. Addict Behav 35(11):1008–1012, 2010.
98. Weingarten, TN, et al: An assessment of the association between smoking status, pain intensity, and functional interference in patients with chronic pain. Pain Physician 11(5):643–653, 2008.
99. Guh, DP, et al: The incidence of co-morbidities related to obesity and overweight: A systematic review and meta-analysis. BMC Public Health 9:88, 2009.
100. Naughton, F, Ashworth, P, and Skevington, SM: Does sleep quality predict pain-related disability in chronic pain patients? The mediating roles of depression and pain severity. Pain 127(3):243–252, 2007.
101. Gupta, A, et al: The role of psychosocial factors in predicting the onset of chronic widespread pain: Results from a prospective population-based study. Rheumatology (Oxford) 46(4):666–671, 2007.
102. Castro, MM, and Daltro, C: Sleep patterns and symptoms of anxiety and depression in patients with chronic pain. Arq Neuropsiquiatr 67(1):25–28, 2009.
103. Moldofsky, H, and Scarisbrick, P: Induction of neurasthenic musculoskeletal pain syndrome by selective sleep stage deprivation. Psychosom Med 38(1):35–44, 1976.
104. Goral, A, Lipsitz, JD, and Gross, R: The relationship of chronic pain with and without comorbid psychiatric disorder to sleep disturbance and health care utilization: Results from the Israel National Health Survey. J Psychosom Res 69(5):449–457, 2010.
105. Onen, SH, et al: The effects of total sleep deprivation, selective sleep interruption and sleep recovery on pain tolerance thresholds in healthy subjects. J Sleep Res 10(1):35–42, 2001.
106. Davies, KA, et al: Restorative sleep predicts the resolution of chronic widespread pain: Results from the EPIFUND study. Rheumatology (Oxford) 47(12):1809–1813, 2008.
107. Buysse, DJ, et al: The Pittsburgh Sleep Quality Index: A new instrument for psychiatric practice and research. Psychiatry Res 28(2):193–213, 1989.
108. Turner, MK, et al: Prevalence and clinical correlates of vitamin D inadequacy among patients with chronic pain. Pain Med 9(8):979–984, 2008.
109. Leavitt, SB: Vitamin D—a neglected "analgesic" for chronic musculoskeletal pain. Pain Treatment Topics, June 2008. Retrieved September 15, 2011, from http://Pain-Topics.org/VitaminD.
110. McBeth, J, et al: Musculoskeletal pain is associated with very low levels of vitamin D in men: Results from the European male ageing study. Ann Rheum Dis 69(8):1448–1452, 2010.
111. Plotnikoff, GA, and Quigley, JM: Prevalence of severe hypovitaminosis D in patients with persistent, nonspecific musculoskeletal pain. Mayo Clin Proc 78(12):1463–1470, 2003.
112. Straube, S, et al: Vitamin D for the treatment of chronic painful conditions in adults. Cochrane Database of Systematic Reviews 2010, Issue 1. Art. No.: CD007771. DDD: 10.1002/14651858.CD007771.pub2.
113. Astin, JA, et al: Mind-body medicine: State of the science, implications for practice. J Am Board Fam Pract 16(2):131–147, 2003.
114. Astin, JA: Mind-body therapies for the management of pain. Clin J Pain 20(1):27–32, 2004.
115. Szirony, GM: A psychophysiological view of pain: Mind-body interaction in the rehabilitation of injury and illness. Work 15(1):55–60, 2000.
116. McCaffrey, R, Frock, TL, and Garguilo, H: Understanding chronic pain and the mind-body connection. Holist Nurs Pract 17(6):281–287, 2003.
117. Sullivan, M, Gauthier, N, and Tremblay, I: Mental health outcomes of chronic pain. In Wittink, H, and Carr, D (eds): Pain Management: Evidence, Outcomes, and Quality of Life. Elsevier, New York, 2008.
118. Jensen, MP: Psychosocial approaches to pain management: An organizational framework. Pain 152(4):717–725, 2011.
119. Jensen, MP, et al: Psychosocial factors and adjustment to chronic pain in persons with physical disabilities: A systematic review. Arch Phys Med Rehabil 92(1):146–160, 2011.
120. Raichle, KA, Osborne, TL, and Jensen, MP: Psychosocial factors in chronic pain in the dysvascular and diabetic patient. Phys Med Rehabil Clin North Am 20(4):705–717, 2009.
121. Waddell, G, et al: A Fear-Avoidance Beliefs Questionnaire (FABQ) and the role of fear-avoidance beliefs in chronic low back pain and disability. Pain 52(2):157–168, 1993.
122. Vlaeyen, JW, et al: Fear of movement/(re)injury in chronic low back pain and its relation to behavioral performance. Pain 62(3):363–372, 1995.
123. Roelofs, J, et al: The Tampa Scale for Kinesiophobia: Further examination of psychometric properties in patients with chronic low back pain and fibromyalgia. Eur J Pain 8(5):495–502, 2004.
124. Radloff, L: The CES-D scale: A self-report depression scale for research in the general population. Appl Psychol Meas 1:385–401, 1977.
125. Arroll, B, Khin, N, and Kerse, N: Screening for depression in primary care with two verbally asked questions: Cross sectional study. BMJ 327(7424):1144–1146, 2003.
126. Whooley, MA, et al: Case-finding instruments for depression. Two questions are as good as many. J Gen Intern Med 12(7):439–445, 1997.
127. Brody, DS, et al: Identifying patients with depression in the primary care setting: A more efficient method. Arch Intern Med 158(22):2469–2475, 1998.
128. Arroll, B, et al: Validation of PHQ-2 and PHQ-9 to screen for major depression in the primary care population. Ann Fam Med 8(4):348–353, 2010.
129. Spitzer, RL, et al: Utility of a new procedure for diagnosing mental disorders in primary care. The PRIME-MD 1000 study. JAMA 272(22):1749–1756, 1994.
130. Prins, A, et al: The Primary Care PTSD screen (PC-PTSD): Development and operating characteristics. Primary Care Psychiatry 9:9–14, 2003.
131. Sullivan, MJL, and Pivik, J: The Pain Catastrophizing Scale: Development and validation. Psychol Assess 7:524–532, 1995.
132. Sullivan, MJ, et al: The role of perceived injustice in the experience of chronic pain and disability: Scale development and validation. J Occup Rehabil 18(3):249–261, 2008.
133. Hadjistavropoulos, HD, MacLeod, FK, and Asmundson, GJ: Validation of the Chronic Pain Coping Inventory. Pain 80(3):471–481, 1999.
134. Nicholas, MK: The Pain Self-efficacy Questionnaire: Taking pain into account. Eur J Pain 11(2):153–163, 2007.
135. Williams, DA, and Thorn, BE: An empirical assessment of pain beliefs. Pain 36(3):351–358, 1989.
136. Jensen, MP, et al: One- and two-item measures of pain beliefs and coping strategies. Pain 104(3):453–469, 2003.
137. Cohen, S, Kamarck, T, and Mermelstein, R: A global measure of perceived stress. J Health Soc Behav 24(4):385–396, 1983.
138. Hays, RD, et al: Psychometric properties of the Medical Outcomes Study sleep measure. Sleep Med 6(1):41–44, 2005.
139. Nielson, WR, et al: Further development of the Multidimensional Pain Readiness to Change Questionnaire: The MPRCQ2. J Pain 9(6):552–565, 2008.
140. Kerns, RD, et al: Identification of subgroups of persons with chronic pain based on profiles on the Pain Stages of Change Questionnaire. Pain 116(3):302–310, 2005.
141. Kerns, RD, et al: Readiness to adopt a self-management approach to chronic pain: The Pain Stages of Change Questionnaire (PSOCQ). Pain 72(1-2):227–234, 1997.
142. Allen, J, and Annells, M: A literature review of the application of the Geriatric Depression Scale, Depression Anxiety Stress Scales and Post-Traumatic Stress Disorder Checklist to community nursing cohorts. J Clin Nurs 18(7):949–959, 2009.

143. Haggman, S, Maher, CG, and Refshauge, KM: Screening for symptoms of depression by physical therapists managing low back pain. Phys Ther 84(12):1157–1166, 2004.
144. Nicholas, MK, et al: Early identification and management of psychological risk factors ("yellow flags") in patients with low back pain: A reappraisal. Phys Ther 91(5):737–753, 2011.
145. Stewart, J, Kempenaar, L, and Lauchlan, D: Rethinking yellow flags. Man Ther 16(2):196–198, 2011.
146. New Zealand Guidelines Group: Accident Compensation Corporation (ACC): New Zealand Acute Low Back Pain Guide. Wellington, New Zealand Guidelines Group, New Zealand, 2004.
147. Sowden, M, Gray, SE, and Coombs, J: Can four key psychosocial risk factors for chronic pain and disability (yellow flags) be modified by a pain management programme? A pilot study. Physiother 92:43–49, 2006.
148. Molton, IR, et al: Psychosocial factors and adjustment to chronic pain in spinal cord injury: Replication and cross-validation. J Rehabil Res Dev 46(1):31–42, 2009.
149. Gatchel, RJ, et al: The biopsychosocial approach to chronic pain: Scientific advances and future directions. Psychol Bull 133(4):581–624, 2007.
150. Roy-Byrne, PP, et al: Anxiety disorders and comorbid medical illness. Gen Hosp Psychiatry 30(3):208–225, 2008.
151. Vlaeyen, JW, and Linton, SJ: Fear-avoidance and its consequences in chronic musculoskeletal pain: A state of the art. Pain 85(3):317–332, 2000.
152. Turk, DC, and Wilson, HD: Fear of pain as a prognostic factor in chronic pain: Conceptual models, assessment, and treatment implications. Curr Pain Headache Rep 14(2):88–95, 2010.
153. Nijs, J, and Van Houdenhove, B: From acute musculoskeletal pain to chronic widespread pain and fibromyalgia: Application of pain neurophysiology in manual therapy practice. Man Ther 14(1):3–12, 2009.
154. Buenaver, LF, Edwards, RR, and Haythornthwaite, JA: Pain-related catastrophizing and perceived social responses: Inter-relationships in the context of chronic pain. Pain 127(3):234–242, 2007.
155. George, SZ, et al: Depressive symptoms, anatomical region, and clinical outcomes for patients seeking outpatient physical therapy for musculoskeletal pain. Phys Ther 91(3):358–372, 2011.
156. Bair, MJ, et al: Depression and pain comorbidity: A literature review. Arch Intern Med 163(20):2433–2445, 2003.
157. Ruehlman, LS, Karoly, P, and Pugliese, J: Psychosocial correlates of chronic pain and depression in young adults: Further evidence of the utility of the Profile of Chronic Pain: Screen (PCP:S) and the Profile of Chronic Pain: Extended Assessment (PCP:EA) battery. Pain Med 11(10):1546–1553, 2010.
158. Giesecke, T, et al: The relationship between depression, clinical pain, and experimental pain in a chronic pain cohort. Arthritis Rheum 52(5):1577–1584, 2005.
159. Sagula, D, and Rice, K: The effectiveness of mindfulness training on the grieving process and emotional well-being of chronic pain patients. Journal of Clinical Psychology in Medical Settings 11(4):333–342, 2004.
160. Furnes, B, and Dysvik, E: Dealing with grief related to loss by death and chronic pain: An integrated theoretical framework. Part 1. Patient Prefer Adherence 4:135–140, 2010.
161. Chapman, CR, and Gavrin, J: Suffering: The contributions of persistent pain. Lancet 353(9171):2233–2237, 1999.
162. Kübler-Ross, E: On Grief and Grieving: Finding the Meaning of Grief through the Five Stages of Loss. Simon & Schuster, New York, 2005.
163. Telford, K, Kralik, D, and Koch, T: Acceptance and denial: Implications for people adapting to chronic illness: Literature review. J Adv Nurs 55(4):457–464, 2006.
164. Dysvik, E, and Furnes, B: Dealing with grief related to loss by death and chronic pain: Suggestions for practice. Part 2. Patient Prefer Adherence 4:163–170, 2010.
165. Martinez-Lavin, M: Biology and therapy of fibromyalgia. Stress, the stress response system, and fibromyalgia. Arthritis Res Ther 9(4):216, 2007.
166. Waddell, G, et al: Nonorganic physical signs in low-back pain. Spine 5(2):117–125, 1980.
167. Scalzitti, DA: Screening for psychological factors in patients with low back problems: Waddell's nonorganic signs. Phys Ther 77(3):306–312, 1997.
168. Carleton, RN, et al: Waddell's symptoms as correlates of vulnerabilities associated with fear-anxiety-avoidance models of pain: Pain-related anxiety, catastrophic thinking, perceived disability, and treatment outcome. J Occup Rehabil 19(4):364–374, 2009.
169. Fishbain, DA, et al: Is there a relationship between nonorganic physical findings (Waddell signs) and secondary gain/malingering? Clin J Pain 20(6):399–408, 2004.
170. Conrad, R, et al: Temperament and character personality profiles and personality disorders in chronic pain patients. Pain 133(1-3):197–209, 2007.
171. Blyth, FM, Macfarlane, GJ, and Nicholas, MK: The contribution of psychosocial factors to the development of chronic pain: The key to better outcomes for patients? Pain 129(1-2):8–11, 2007.
172. Rusu, AC, and Hasenbring, M: Multidimensional Pain Inventory derived classifications of chronic pain: Evidence for maladaptive pain-related coping within the dysfunctional group. Pain 134(1-2):80–90, 2008.
173. Jensen, MP, et al: A comparison of self-hypnosis versus progressive muscle relaxation in patients with multiple sclerosis and chronic pain. Int J Clin Exp Hypn 57(2):198–221, 2009.
174. Breivik, H, et al: Assessment of pain. Br J Anaesth 101(1):17–24, 2008.
175. Briggs, E: Assessment and expression of pain. Nurs Stand 25(2):35–38, 2010.
176. Clayton, HA, et al: A novel program to assess and manage pain. Medsurg Nurs 9(6):318–321, 317, 2000.
177. Kernicki, JG: Differentiating chest pain: Advanced assessment techniques. Dimens Crit Care Nurs 12(2):66–76, 1993.
178. Tomlinson, D, et al: A systematic review of Faces scales for the self-report of pain intensity in children. Pediatrics 126(5):e1168–e1198, 2010.
179. Reigo, T, Tropp, H, and Timpka, T: Pain drawing evaluation—the problem with the clinically biased surgeon. Intra- and interobserver agreement in 50 cases related to clinical bias. Acta Orthop Scand 69(4):408–411, 1998.
180. Burckhardt, CS: Adult measures of pain. Arthritis and Rheumatism (Arthritis Care and Research) 49(5S):S96–S104, 2003.
181. Jensen, MP: Review of measures of neuropathic pain. Curr Pain Headache Rep 10(3):159–166, 2006.
182. Vetter, TR: A primer on health-related quality of life in chronic pain medicine. Anesth Analg 104(3):703–718, 2007.
183. von Baeyer, CL: Children's self-reports of pain intensity: Scale selection, limitations and interpretation. Pain Res Manage 11(3):157–162, 2006.
184. Margolis, RB, Chibnall, JT, and Tait, RC: Test-retest reliability of the pain drawing instrument. Pain 33(1):49–51, 1988.
185. von Baeyer, CL, et al: Pain charts (body maps or manikins) in assessment of the location of pediatric pain. Pain Manage 1(1):61–68, 2011.
186. Gentile, DA, et al: Reliability and validity of the Global Pain Scale with chronic pain sufferers. Pain Physician 14(1):61–70, 2011.
187. Feldt, KS: The Checklist of Nonverbal Pain Indicators (CNPI). Pain Manage Nurs 1(1):13–21, 2000.
188. Bjoro, K, and Herr, K: Assessment of pain in the nonverbal or cognitively impaired older adult. Clin Geriatr Med 24(2):237–262, vi, 2008.
189. Bennett, MI, et al: The S-LANSS score for identifying pain of predominantly neuropathic origin: Validation for use in clinical and postal research. J Pain 6(3):149–158, 2005.
190. Bennett, M: The LANSS pain scale: The Leeds assessment of neuropathic symptoms and signs. Pain 92(1-2):147–157, 2001.
191. Victor, TW, et al: The dimensions of pain quality: Factor analysis of the Pain Quality Assessment Scale. Clin J Pain 24(6):550–555, 2008.

192. Von Korff, M, et al: Grading the severity of chronic pain. Pain 50(2):133–149, 1992.
193. Tait, RC, Chibnall, JT, and Krause, S: The Pain Disability Index: Psychometric properties. Pain 40(2):171–182, 1990.
194. Atkinson, TM, et al: Using confirmatory factor analysis to evaluate construct validity of the Brief Pain Inventory (BPI). J Pain Symptom Manage 41(3):558–565, 2011.
195. Melzack, R: The McGill Pain Questionnaire: Major properties and scoring methods. Pain 1(3):277–299, 1975.
196. Ferrell, BA, Stein, WM, and Beck, JC: The Geriatric Pain Measure: Validity, reliability and factor analysis. J Am Geriatr Soc 48(12):1669–1673, 2000.
197. Blozik, E, et al: Geriatric Pain Measure short form: Development and initial evaluation. J Am Geriatr Soc 55(12):2045–2050, 2007.
198. Herr, K, Bjoro, K, and Decker, S: Tools for assessment of pain in nonverbal older adults with dementia: A state-of-the-science review. J Pain Symptom Manage 31(2):170–192, 2006.
199. Melzack, R: The short-form McGill Pain Questionnaire. Pain 30(2):191–197, 1987.
200. Bennett, MI, et al: Using screening tools to identify neuropathic pain. Pain 127(3):199–203, 2007.
201. Fishbain, DA, et al: Can the Neuropathic Pain Scale discriminate between non-neuropathic and neuropathic pain? Pain Med 9(2):149–160, 2008.
202. Dixon, D, Pollard, B, and Johnston, M: What does the Chronic Pain Grade Questionnaire measure? Pain 130(3):249–253, 2007.
203. Turk, DC, et al: Analyzing multiple endpoints in clinical trials of pain treatments: IMMPACT recommendations. Initiative on methods, measurement, and pain assessment in clinical trials. Pain 139(3):485–493, 2008.
204. Carson, L, et al: Abdominal migraine: An under-diagnosed cause of recurrent abdominal pain in children. Headache 51(5):707–712, 2011.
205. Krechel, SW, and Bildner, J: Cries: A new neonatal postoperative pain measurement score. Initial testing of validity and reliability. Paediatr Anaesth 5(1):53–61, 1995.
206. Franck, LS, et al: A comparison of pain measures in newborn infants after cardiac surgery. Pain 152(8):1758–1765, 2011.
207. von Baeyer, CL, and Spagrud, LJ: Systematic review of observational (behavioral) measures of pain for children and adolescents aged 3 to 18 years. Pain 127(1-2):140–150, 2007.
208. Malleson, P, and Clinch, J: Pain syndromes in children. Curr Opin Rheumatol 15(5):572–580, 2003.
209. Bruckenthal, P, Reid, MC, and Reisner, L: Special issues in the management of chronic pain in older adults. Pain Med 10(Suppl 2):S67–S78, 2009.
210. Edwards, I, et al: Clinical reasoning strategies in physical therapy. Phys Ther 84(4):312–330, 2004.
211. Kelley, P, and Clifford, P: Coping with chronic pain: Assessing narrative approaches. Soc Work 42(3):266–277, 1997.
212. Matthias, MS, et al: The patient-provider relationship in chronic pain care: Providers' perspectives. Pain Med 11(11):1688–1697, 2010.
213. Chiodo, A, et al: Needle EMG has a lower false positive rate than MRI in asymptomatic older adults being evaluated for lumbar spinal stenosis. Clin Neurophysiol 118(4):751–756, 2007.
214. Haig, AJ, et al: Spinal stenosis, back pain, or no symptoms at all? A masked study comparing radiologic and electrodiagnostic diagnoses to the clinical impression. Arch Phys Med Rehabil 87(7):897–903, 2006.
215. Bedson, J, and Croft, PR: The discordance between clinical and radiographic knee osteoarthritis: A systematic search and summary of the literature. BMC Musculoskelet Disord 9:116, 2008.
216. American College of Occupational and Environmental Medicine (ACOEM): Chronic pain. In Occupational Medicine Practice Guidelines: Evaluation and Management of Common Health Problems and Functional Recovery in Workers. ACOEM, Elk Grove Village, IL, 2008, pp 73–502.
217. Ang, DC, et al: Predictors of pain outcomes in patients with chronic musculoskeletal pain co-morbid with depression: Results from a randomized controlled trial. Pain Med 11(4):482–491, 2010.
218. Kroenke, K, Krebs, EE, and Bair, MJ: Pharmacotherapy of chronic pain: A synthesis of recommendations from systematic reviews. Gen Hosp Psychiatry 31(3):206–219, 2009.
219. Park, HJ, and Moon, DE: Pharmacologic management of chronic pain. Korean J Pain 23(2):99–108, 2010.
220. Turk, DC, Wilson, HD, and Cahana, A: Treatment of chronic non-cancer pain. Lancet 377(9784):2226–2235, 2011.
221. Chrubasik, S, Weiser, T, and Beime, B: Effectiveness and safety of topical capsaicin cream in the treatment of chronic soft tissue pain. Phytother Res 24(12):1877–1885, 2010.
222. Knotkova, H, Pappagallo, M, and Szallasi, A: Capsaicin (TRPV1 agonist) therapy for pain relief: Farewell or revival? Clin J Pain 24(2):142–154, 2008.
223. Haroutiunian, S, Drennan, DA, and Lipman, AG: Topical NSAID therapy for musculoskeletal pain. Pain Med 11(4):535–549, 2010.
224. O'Connor, AB, and Dworkin, RH: Treatment of neuropathic pain: An overview of recent guidelines. Am J Med 122(10 Suppl):S22–S32, 2009.
225. Manchikanti, L, et al: Effectiveness of long-term opioid therapy for chronic non-cancer pain. Pain Physician 14(2):E133–E156, 2011.
226. Manchikanti, L, et al: Opioids in chronic noncancer pain. Expert Rev Neurother 10(5):775–789, 2010.
227. Enck, P, Benedetti, F, and Schedlowski, M: New insights into the placebo and nocebo responses. Neuron 59(2):195–206, 2008.
228. Kaptchuk, TJ, et al: Placebos without deception: A randomized controlled trial in irritable bowel syndrome. PLoS One 5(12):e15591, 2010.
229. Isbister, GK, Buckley, NA, and Whyte, IM: Serotonin toxicity: A practical approach to diagnosis and treatment. Med J Aust 187(6):361–365, 2007.
230. Attar-Herzberg, D, et al: The serotonin syndrome: Initial misdiagnosis. Isr Med Assoc J 11(6):367–370, 2009.
231. McKee, MG: Biofeedback: An overview in the context of heart-brain medicine. Cleve Clin J Med 75 Suppl 2:S31–S34, 2008.
232. Henschke, N, et al: Behavioural treatment for chronic low-back pain. Cochrane Database of Systematic Reviews 2010, Issue 7. Art. No.: CD002014. DDD: 10.1002/14651858.CD002014.pub3.
233. Eccleston, C, et al: Psychological therapies for the management of chronic and recurrent pain in children and adolescents. Cochrane Database of Systematic Reviews 2009, Issue 2. Art. No.: CD003968. DDD: 10.1002/14651858.CD003968.pub2.
234. Nnoaham, KE, and Kumbang, J: Transcutaneous electrical nerve stimulation (TENS) for chronic pain. Cochrane Database of Systematic Reviews 2008, Issue 3. Art. No.: CD003222. DDD: 10.1002/14651858.CD003222.pub2.
235. Staal, JB, et al: Injection therapy for subacute and chronic low back pain: An updated Cochrane review. Spine 34(1):49–59, 2009.
236. Rubinstein, SM, et al: Spinal manipulative therapy for chronic low-back pain: An update of a Cochrane review. Spine 36(13):E825–E846, 2011.
237. Nicolaidis, S: Neurosurgical treatments of intractable pain. Metabolism 59(Suppl 1):S27–S31, 2010.
238. Nocom, G, Ho, KY, and Perumal, M: Interventional management of chronic pain. Ann Acad Med Singapore 38(2):150–155, 2009.
239. Saper, JR: "Are you talking to me?" Confronting behavioral disturbances in patients with headache. Headache 46(Suppl 3):S151–S156, 2006.
240. Klyman, CM, et al: A workshop model for educating medical practitioners about optimal treatment of difficult-to-manage patients: Utilization of transference-countertransference. J Am Acad Psychoanal Dyn Psychiatry 36(2):661–676, 2008.
241. Werner, A, and Malterud, K: It is hard work behaving as a credible patient: Encounters between women with chronic pain and their doctors. Soc Sci Med 57(8):1409–1419, 2003.

242. Haugli, L, Strand, E, and Finset, A: How do patients with rheumatic disease experience their relationship with their doctors? A qualitative study of experiences of stress and support in the doctor-patient relationship. Patient Educ Couns 52(2):169–174, 2004.
243. Purtillo, R, HA: Health professional and patient interaction, ed 7. WB Saunders, Philadelphia, 2007.
244. Draucker, CB, et al: Healing from childhood sexual abuse: A theoretical model. J Child Sex Abus 20(4):435–466, 2011.
245. Stebnicki, MA: Stress and grief reactions among rehabilitation professionals: Dealing effectively with empathy fatigue. J Rehabil 66(1):23–29, 2000.
246. Tinkle, BT, et al: The lack of clinical distinction between the hypermobility type of Ehlers-Danlos syndrome and the joint hypermobility syndrome (a.k.a. hypermobility syndrome). Am J Med Genet A 149A(11):2368–2370, 2009.
247. Grahame, R, Bird, HA, and Child, A: The revised (Brighton 1998) criteria for the diagnosis of benign joint hypermobility syndrome (BJHS). J Rheumatol 27(7):1777–1779, 2000.
248. Keer, RGR: Hypermobility syndrome: Diagnosis and management for physiotherapists, ed 1. Butterworth-Heinemann, Maryland Heights, MO, 2003.
249. Calley, DQ, et al: Identifying patient fear-avoidance beliefs by physical therapists managing patients with low back pain. J Orthop Sports Phys Ther 40(12):774–783, 2010.
250. Goodman, C, and Snyder, T: Differential Diagnosis for Physical Therapists, ed 4. Saunders Elsevier, St. Louis, 2007.
251. Walton, DM, et al: Reliability, standard error, and minimum detectable change of clinical pressure pain threshold testing in people with and without acute neck pain. J Orthop Sports Phys Ther 41(9):644–650, 2011.
252. Walton, DM, et al: A descriptive study of pressure pain threshold at 2 standardized sites in people with acute or subacute neck pain. J Orthop Sports Phys Ther 41(9):651–657, 2011.
253. Walton, DM, et al: Pressure pain threshold testing demonstrates predictive ability in people with acute whiplash. J Orthop Sports Phys Ther 41(9):658–665, 2011.
254. Staud, R: Chronic widespread pain and fibromyalgia: Two sides of the same coin? Curr Rheumatol Rep 11(6):433–436, 2009.
255. Travell, JG, and Simons, DG: Myofascial Pain and Dysfunction: The Trigger Point Manual. Lippincott Williams & Wilkins, Baltimore, 2007.
256. Myburgh, C, Larsen, AH, and Hartvigsen, J: A systematic, critical review of manual palpation for identifying myofascial trigger points: Evidence and clinical significance. Arch Phys Med Rehabil 89(6):1169–1176, 2008.
257. Leveille, SG, et al: Chronic musculoskeletal pain and the occurrence of falls in an older population. JAMA 302(20):2214–2221, 2009.
258. Russek, LN, and Fulk, GD: Pilot study assessing balance in women with fibromyalgia syndrome. Physiother Theory Pract 25(8):555–565, 2009.
259. Jones, KD, et al: Fibromyalgia is associated with impaired balance and falls. J Clin Rheumatol 15(1):16–21, 2009.
260. Humphreys, BK: Cervical outcome measures: Testing for postural stability and balance. J Manipulative Physiol Ther 31(7):540–546, 2008.
261. Niessen, MH, et al: Relationship among shoulder proprioception, kinematics, and pain after stroke. Arch Phys Med Rehabil 90(9):1557–1564, 2009.
262. Woodhouse, A, and Vasseljen, O: Altered motor control patterns in whiplash and chronic neck pain. BMC Musculoskelet Disord 9:90, 2008.
263. Kristjansson, E, and Treleaven, J: Sensorimotor function and dizziness in neck pain: Implications for assessment and management. J Orthop Sports Phys Ther 39(5):364–377, 2009.
264. Gill, KP, and Callaghan, MJ: The measurement of lumbar proprioception in individuals with and without low back pain. Spine 23(3):371–377, 1998.
265. Vuillerme, N, and Pinsault, N: Experimental neck muscle pain impairs standing balance in humans. Exp Brain Res 192(4):723–729, 2009.
266. Pinsault, N, et al: Test–retest reliability of cervicocephalic relocation test to neutral head position. Physiother Theory Pract 24(5):380–391, 2008.
267. Balke, M, et al: The laser-pointer assisted angle reproduction test for evaluation of proprioceptive shoulder function in patients with instability. Arch Orthop Trauma Surg 131(8):1077–1084, 2011.
268. Bennett, RM, et al: The Revised Fibromyalgia Impact Questionnaire (FIQR): Validation and psychometric properties. Arthritis Res Ther 11(4):R120, 2009.
269. Chatman, AB, et al: The Patient-Specific Functional Scale: Measurement properties in patients with knee dysfunction. Phys Ther 77(8):820–829, 1997.
270. Myers, AM, et al: Discriminative and evaluative properties of the Activities-specific Balance Confidence (ABC) scale. J Gerontol A Biol Sci Med Sci 53(4):M287–M294, 1998.
271. Eggermont, LH, et al: Comparing pain severity versus pain location in the mobilize Boston study: Chronic pain and lower extremity function. J Gerontol A Biol Sci Med Sci 64(7):763–770, 2009.
272. Vasunilashorn, S, et al: Use of the Short Physical Performance Battery score to predict loss of ability to walk 400 meters: Analysis from the InCHIANTI study. J Gerontol A Biol Sci Med Sci 64(2):223–229, 2009.
273. van Wilgen, CP, et al: Chronic pain and severe disuse syndrome: Long-term outcome of an inpatient multidisciplinary cognitive behavioural programme. J Rehabil Med 41(3):122–128, 2009.
274. Nicolson, NA, et al: Childhood maltreatment and diurnal cortisol patterns in women with chronic pain. Psychosom Med 72(5):471–480, 2010.
275. Bauer, ME, et al: Interplay between neuroimmunoendocrine systems during post-traumatic stress disorder: A minireview. Neuroimmunomodulation 17(3):192–195, 2010.
276. Molton, I, et al: Coping with chronic pain among younger, middle-aged, and older adults living with neurological injury and disease. J Aging Health 20(8):972–996, 2008.
277. Scascighini, L, et al: Multidisciplinary treatment for chronic pain: A systematic review of interventions and outcomes. Rheumatology (Oxford) 47(5):670–678, 2008.
278. Smeets, RJ, et al: More is not always better: Cost-effectiveness analysis of combined, single behavioral and single physical rehabilitation programs for chronic low back pain. Eur J Pain 13(1):71–81, 2009.
279. Nijs, J, et al: How to explain central sensitization to patients with "unexplained" chronic musculoskeletal pain: Practice guidelines. Man Ther 16(5):413–418, 2011.
280. Mueller, L: Psychologic aspects of chronic headache. J Am Osteopath Assoc 100(9 Suppl):S14–S21, 2000.
281. Maughan, EF, and Lewis, JS: Outcome measures in chronic low back pain. Eur Spine J 19(9):1484–1494, 2010.
282. Tan, G, et al: Efficacy of selected complementary and alternative medicine interventions for chronic pain. J Rehabil Res Dev 44(2):195–222, 2007.
283. Lu, WA, and Kuo, CD: The effect of Tai Chi Chuan on the autonomic nervous modulation in older persons. Med Sci Sports Exerc 35(12):1972–1976, 2003.
284. Tsang, WW, and Hui-Chan, CW: Effects of Tai Chi on joint proprioception and stability limits in elderly subjects. Med Sci Sports Exerc 35(12):1962–1971, 2003.
285. Rogers, CE, Larkey, LK, and Keller, C: A review of clinical trials of Tai Chi and Qigong in older adults. West J Nurs Res 31(2):245–279, 2009.
286. Kuramoto, AM: Therapeutic benefits of Tai Chi exercise: Research review. WMJ 105(7):42–46, 2006.
287. Veehof, MM, et al: Acceptance-based interventions for the treatment of chronic pain: A systematic review and meta-analysis. Pain 152(3):533–542, 2011.

288. Ludwig, DS, and Kabat-Zinn, J: Mindfulness in medicine. JAMA 300(11):1350–1352, 2008.
289. Davidson, RJ, et al: Alterations in brain and immune function produced by mindfulness meditation. Psychosom Med 65(4):564–570, 2003.
290. Hulme, JA: Fibromyalgia: A handbook for self-care and treatment, ed 3. Phoenix Publishing, Missoula, MO, 2001.
291. Beissner, K, et al: Physical therapists' use of cognitive-behavioral therapy for older adults with chronic pain: A nationwide survey. Phys Ther 89(5):456–469, 2009.
292. von Baeyer, CL, and Tupper, SM: Procedural pain management for children receiving physiotherapy. Physiother Can 62(4):327–337, 2010.
293. Rundell, SD, and Davenport, TE: Patient education based on principles of cognitive behavioral therapy for a patient with persistent low back pain: A case report. J Orthop Sports Phys Ther 40(8):494–501, 2010.
294. Nicholas, MK, and George, SZ: Psychologically informed interventions for low back pain: An update for physical therapists. Phys Ther 91(5):765–776, 2011.
295. Allen, RJ: Physical agents used in the management of chronic pain by physical therapists. Phys Med Rehabil Clin North Am 17(2):315–345, 2006.
296. Margolis, RB, et al: Evaluating patients with chronic pain and their families: How you can recognize maladaptive patterns. Can Fam Physician 37:429–435, 1991.
297. Smith, AA: Intimacy and family relationships of women with chronic pain. Pain Manage Nurs 4(3):134–142, 2003.
298. Flor, H: Maladaptive plasticity, memory for pain and phantom limb pain: Review and suggestions for new therapies. Expert Rev Neurother 8(5):809–818, 2008.
299. Flor, H, and Diers, M: Sensorimotor training and cortical reorganization. NeuroRehabilitation 25(1):19–27, 2009.
300. Nijs, J, Van Oosterwijck, J, and De Hertogh, W: Rehabilitation of chronic whiplash: Treatment of cervical dysfunctions or chronic pain syndrome? Clin Rheumatol 28(3):243–251, 2009.
301. Castro-Sánchez, AM, et al: Benefits of massage–myofascial release therapy on pain, anxiety, quality of sleep, depression, and quality of life in patients with fibromyalgia. Evid Based Complement Alternat Med 2011:561753, 2011. [Epub December 28, 2010; doi: 10.1155/2011/561753.]
302. Bokarius, AV, and Bokarius, V: Evidence-based review of manual therapy efficacy in treatment of chronic musculoskeletal pain. Pain Pract 10(5):451–458, 2010.
303. Hallman, DM, et al: Effects of heart rate variability biofeedback in subjects with stress-related chronic neck pain: A pilot study. Appl Psychophysiol Biofeedback 36(2):71–80, 2011.
304. Brouwer, RW, et al: Braces and orthoses for treating osteoarthritis of the knee, Cochrane Database of Systematic Reviews 2005, Issue 1. Art. No.: CD004020. DDD: 10.1002/14651858.CD004020.pub2.
305. Philadelphia panel evidence-based clinical practice guidelines on selected rehabilitation interventions for neck pain. Phys Ther 81(10):1701–1717, 2001.
306. Philadelphia panel evidence-based clinical practice guidelines on selected rehabilitation interventions for low back pain. Phys Ther 81(10):1641–1674, 2001.
307. Philadelphia panel evidence-based clinical practice guidelines on selected rehabilitation interventions: Overview and methodology. Phys Ther 81(10):1629–1640, 2001.
308. Leonard, G, Cloutier, C, and Marchand, S: Reduced analgesic effect of acupuncture-like TENS but not conventional TENS in opioid-treated patients. J Pain 12(2):213–221, 2011.
309. Elkins, G, Jensen, MP, and Patterson, DR: Hypnotherapy for the management of chronic pain. Int J Clin Exp Hypn 55(3):275–287, 2007.
310. Stoelb, BL, et al: The efficacy of hypnotic analgesia in adults: A review of the literature. Contemp Hypn 26(1):24–39, 2009.

LEITURAS COMPLEMENTARES

(Ver também Apêndices 25.E e 25.F e recursos da internet.)

Arnstein, P: Clinical Coach for Effective Pain Management. FA Davis, Philadelphia, 2010.
Drench, M, Noonan, A, and Sharby, N: Psychosocial Aspects of Healthcare, ed 3. Prentice Hall, Upper Saddle River, NJ, 2011.
Flor, H, and Turk, D: Chronic Pain: An Integrated Biobehavioral Approach. IASP Press, Seattle, 2011.
Goadsby, P, et al: Chronic Daily Headache for Clinicians. People's Medical Publishing House—USA, Singapore, China, 2005.
Hakim, A, Keer, RJ, and Grahame, R: Hypermobility, Fibromyalgia and Chronic Pain. Churchill Livingstone, New York, 2010.
Jull, G, et al: Whiplash, Headache, and Neck Pain: Research-Based Directions for Physical Therapies. Churchill Livingstone, New York, 2008.
Mense, S, and Gerwin, R: Muscle Pain: Diagnosis and Treatment. Springer, New York, 2010.
Moore, RJ: Biobehavioral Approaches to Pain. Springer, New York, 2009.
Sluka, K: Mechanisms and Management of Pain for the Physical Therapist. IASP Press, Seattle, 2009.
Travell, J, and Simons, DG: Myofascial Pain and Dysfunction: The Trigger Point Manual. Volume 1: Upper Half of Body, ed 2. Lippincott Williams & Wilkins, Baltimore 1998.
Travell, J, and Simons, DG: Myofascial Pain and Dysfunction: The Trigger Point Manual. Volume 2: The Lower Extremities. Lippincott Williams & Wilkins, Baltimore 1992.
Van Griensven, H: Pain in Practice: Theory and Treatment Strategies for Manual Therapists. Butterworth-Heinemann, Maryland Heights, MO, 2006.
Wallace, DJ, and Clauw, DJ: Fibromyalgia and Other Central Pain Syndromes. Lippincott Williams & Wilkins, Baltimore, 2005.
Whyte-Ferguson, L, and Gerwin, R: Clinical Mastery in the Treatment of Myofascial Pain. Lippincott Williams & Wilkins, Baltimore, 2004.

Apêndice 25.A
Escala de catastrofização da dor

Todas as pessoas passam por situações dolorosas em algum momento de suas vidas. Essas experiências podem incluir dores de cabeça, de dente, nas articulações ou musculares. As pessoas estão frequentemente expostas a situações que podem causar dor, tais como doenças, lesões, procedimentos odontológicos ou cirurgias.

Instruções: nós estamos interessados nos tipos de pensamentos e sentimentos que você tem quando está com dor. Há 13 afirmações a seguir que podem estar associadas à dor. Usando a escala abaixo, por favor, indique o grau em que você tem esses pensamentos e sentimentos quando está sentindo dor.

Grau	0	1	2	3	4
Significado	Nada	Leve	Moderado	Intenso	Sempre

Quando eu estou com dor...

Número	Afirmação	Grau
1	Eu fico preocupado o tempo todo se a dor vai terminar.	
2	Eu sinto que não posso continuar levando a minha vida.	
3	É terrível e eu penso que a dor nunca vai melhorar.	
4	É péssimo e eu sinto que a dor me oprime (ou me deixa desnorteado ou sem rumo).	
5	Eu sinto que não aguento mais.	
6	Eu fico com medo de a dor piorar.	
7	Eu fico pensando em outros eventos (situações) dolorosos.	
8	Eu fico ansioso para a dor ir embora.	
9	Eu não consigo parar de pensar na dor.	
10	Eu fico pensando em como dói.	
11	Eu fico pensando no quanto eu quero que a dor passe.	
12	Não há nada que eu possa fazer para reduzir a intensidade da dor.	
13	Eu me pergunto se algo de grave pode acontecer.	

Copyright 1995 Michael J.L. Sullivan. Reproduzido com permissão.

Fonte: Sullivan MJL, Bishop S, Pivik J. The pain catastrophizing scale: development Sullivan MJL, Bishop S, Pivik J. The pain catastrophizing scale: and validation. Psychol Assess 7: 524, 1995.

Apêndice 25.B
Rastreamento do transtorno de estresse pós-traumático na atenção primária

Em sua vida, você já teve alguma experiência que foi tão assustadora, horrível ou perturbadora que, no mês passado, você:

1. Teve pesadelos sobre isso ou pensou a respeito quando não queria pensar?
SIM/NÃO

2. Tentou arduamente não pensar nisso ou saiu de seu caminho para evitar situações que o lembravam desse fato?
SIM/NÃO

3. Ficou constantemente em posição defensiva, vigilante ou se assustou com facilidade?
SIM/NÃO

4. Sentiu-se dormente ou separado dos outros, de atividades ou de seus arredores?
SIM/NÃO

Pesquisas atuais sugerem que o resultado do PC-TEPT deve ser considerado "positivo" se o paciente responder "sim" a algum dos três itens.

Uma resposta positiva no rastreamento não indica necessariamente que o paciente tem transtorno de estresse pós-traumático. No entanto, uma resposta positiva indica que o paciente *pode* ter TEPT ou problemas relacionados com o trauma e pode ser necessária uma investigação mais aprofundada dos sintomas de trauma por um profissional em saúde mental.

Prins, A, Ouimette, and Kimerling. The primary care PTSD screen (PC-PTSD): Development and operating characteristics. Prim Care Psych. 9:9, 2003. Reproduzido com permissão.

Apêndice 25.C
Evidências de diversas intervenções para a dor crônica baseadas nas diretrizes de prática clínica, Revisões Cochrane, metanálises[15,16,18,216,220,231-238]

Tratamento	Nível de evidência	Decisão	Fontes
Abordagem ou modelo de cuidado			
Plano de cuidados com uso do modelo biopsicossocial	A, D	+	ICSI (16), CDIR (15), ACOEM (216)
Reabilitação multidisciplinar da dor	D, M, R	+	ICSI (16), CDIR (15), ASA (18), ACOEM (216)
Orientações ao paciente	A, D	+	CDIR (15), ACOEM (216)
Reabilitação física			
Programa de ginástica/exercício	A, M, R	+	ICSI (16), CDIR (15), ASA (18), ACOEM (216)
Mobilização e manipulação	A, C, R	+	ICSI (16), CDIR (15), CR, ACOEM (216)
Massagem	A	+ ±	ICSI (16), CDIR (15)
Biofeedback	M, R	+	ICSI (16), ASA (18), CDIR (15), McKee (231)
TENS	A	+	ASA (18)
Outras modalidades passivas	R	–	ICSI (16), Nnoaham et al. (234), ACOEM (216)
Terapia psicossocial			
Terapia cognitivo-comportamental	A, D, M, R	+	ICSI (16), ASA (18), CDIR (15), ACOEM (216), Eccleston, et al. (233), Henschke, et al. (232)
Redução do estresse baseado na meditação *mindfulness*	D	+	ICSI (16)
Hipnose	M, R	+	ICSI (16)
Tratamento farmacológico			
Paracetamol	R	+	CDIR (15), ACOEM (216)
AINE	A, R	+	ICSI (16), ASA (18), CDIR (15), ACOEM (216)
Opioides	A, C, D, M, R	+, ±	ICSI (16), ASA (18), CDIR (15), ACOEM (216)
Antidepressivos: ADT, ISRS e IRSN	A, M	+	ICSI (16), ASA (18), CDIR (15), ACOEM (216)
Anticonvulsivantes	A, M	+	ICSI (16), ASA (18), CDIR (15), ACOEM (216)
Agentes tópicos	A, D, M	+	ICSI (16), ASA (18), CDIR (15)
Relaxantes musculares	M, R	+, ±	ICSI (16), CDIR (15), ACOEM (216)
Ansiolíticos	D	+–	ICSI (16), ASA (18), CDIR (15)
Medicamentos para a insônia	A, M		ICSI (16)

(continua)

(continuação)

Tratamento	Nível de evidência	Decisão	Fontes
Intervenções de tratamento			
Procedimento diagnóstico	C, R	+ ±	ICSI (16), ACOEM (216), ASA (18)
Procedimento terapêutico	A, M, R	+	ICSI (16), ASA (18), CDIR (15)
Injeção de ponto-gatilho	B, D	+, ±, −	ASA (18), CDIR (15), ACOEM (216)
Terapias complementares			
Acupuntura	A, C, M, R	+, ±	ICSI (16), ASA (18)
Produtos fitoterápicos	A, D, M, R	±	ICSI (16)
Tratamento cirúrgico	C, M, R	+, ±, −	ICSI (16), ASA (18), CDIR (15)
Intervenções paliativas			
Nucleoplastia	D	+ ± −	ICSI (16), ASA (18), CDIR (15)
Estimulação da medula espinal	M	±	ICSI (16), ACOEM (216)
Administração de medicação intratecal	B	+	ICSI (16), ASA (18), CDIR (15)

Classe A: ensaio clínico randomizado controlado
Classe B: estudo de coorte
Classe C: ensaio clínico não randomizado, caso-controle, avaliação de sensibilidade e especificidade, estudo descritivo populacional
Classe D: estudo transversal, séries de casos, relatos de casos
Classe M: metanálise, revisão sistemática, análise de decisão, análise de custo-benefício
Classe R: declaração de consenso, relatório de consenso, revisão narrativa
Classe X: opinião médica
Decisão: + = positivo para efetividade; ± = incerto; − = negativo para efetividade
TENS = estimulação elétrica transcutânea
AINE = anti-inflamatório não esteroide
ADT = antidepressivos tricíclicos
ISRS = inibidor seletivo da recaptação de serotonina
IRSN = inibidor da recaptação de serotonina-noradrenalina
ICSI = Institute for Clinical Systems Improvements[16]
CDIR = California Department of Industrial Relations[15]
ASA = American Society of Anesthesiologists[18]
ACOEM = American College of Occupational and Environmental Medicine ACOEM[216]

Apêndice 25.D
Plano de cuidados pessoais para a dor crônica

Avaliação e manejo da dor crônica
Quarta edição/Novembro 2009

Apêndice D – Plano de cuidados pessoais para a dor crônica

Esta ferramenta não foi validada para pesquisas; no entanto, o consenso do grupo de trabalho foi incluí-la como um exemplo de ferramenta do paciente para o estabelecimento de um plano de cuidados.

1. **Definir metas pessoais**
   - ☐ Melhorar o escore de capacidade funcional em _____ pontos em: Data _____
   - ☐ Retornar a atividades, tarefas, passatempos, esportes específicos... em: Data _____
     1. _____
     2. _____
     3. _____
   - ☐ Retornar a ☐ trabalho limitado/ou ☐ trabalho normal em: Data _____

2. **Melhorar o sono** (Meta: _____ horas/noite, Atual: _____ horas/noite)
   - ☐ Seguir plano de sono básico
     1. Eliminar cafeína e sonecas, relaxamento antes de dormir, ir para a cama na hora em que pretende dormir _____
   - ☐ Tomar os medicamentos da noite
     1. _____
     2. _____
     3. _____

3. **Aumentar a prática de atividade física**
   - ☐ Fazer fisioterapia (dias/semana _____)
   - ☐ Fazer alongamentos diários (_____ vezes/dia, por _____ minutos)
   - ☐ Fazer exercícios aeróbios/exercícios de resistência
     1. Caminhar (_____ vezes/dia, por _____ minutos) ou usar um pedômetro (_____ passos/dia)
     2. Esteira, bicicleta, remo, elíptico (_____ vezes/semana, por _____ minutos)
     3. Meta de frequência cardíaca alvo com o exercício _____ bpm
     Fortalecimento
     1. Elásticos, pesos de mão, aparelhos de musculação (_____ minutos/dia, _____ dias/semana)

4. **Controlar o estresse** – listar os principais estressores _____
   - ☐ Intervenções formais (aconselhamento ou palestras, grupo de apoio ou terapia em grupo)
     1. _____
   - ☐ Prática diária de técnicas de relaxamento, meditação, ioga, atividade criativa, atividade de serviço, etc.
     1. _____
     2. _____
   - ☐ Medicamentos
     1. _____
     2. _____

5. **Diminuir a dor** (melhor nível de dor na última semana: ____ /10, pior nível de dor na última semana: ____ /10)
   - ☐ Tratamentos não farmacológicos
     1. Gelo/calor _____
     2. _____
   - ☐ Medicamentos
     1. _____
     2. _____
     3. _____
     4. _____
   - ☐ Outros tratamentos _____

Nome do médico: _____ Data: _____

© 2005 Peter S. Marshall, MD. Permissão para uso concedida.

www.icsi.org

Apêndice 25.E
Recursos da internet para clínicos, familiares e indivíduos com dor crônica

Organização/finalidade	Site
American Academy of Pain Medicine. Organização profissional para médicos que disponibiliza materiais educativos para o paciente.	www.painmed.org
American Chronic Pain Association. Fornece orientação e apoio de colegas para pacientes e familiares.	www.theacpa.org
American Headache Society Committee for Headache Education (ACHE). Recursos para pessoas com cefaleia.	www.achenet.org
American Pain Foundation. Material educativo para pacientes e familiares, incluindo material especificamente para militares e veteranos com dor crônica. Instruções para 6 semanas de aulas de ioga para a dor crônica.	www.painfoundation.org
Transport Accident Commission, instituição australiana que tem uma extensa seleção de medidas de desfechos físicos e psicossociais.	http://www.tac.vic.gov.au Consular Provider Resources, Clinical Resources e então Outcome Measures
Change Pain: uma abordagem modular para a compreensão da dor e seu tratamento. Recursos educacionais para médicos.	http://www.change-pain.co.uk/
Fibromyalgia Network. Recursos educacionais para indivíduos com fibromialgia.	www.fmnetnews.com
International Association for the Study of Pain (IASP). Organização profissional para pesquisadores, clínicos e educadores. Tem alguns recursos de educação pública.	www.iasp-pain.org
Mayday Pain Project. Informações educacionais para profissionais, pacientes e seções específicas para cuidadores.	www.painandhealth.org
National Fibromyalgia Association. Material didático para indivíduos com fibromialgia.	www.fma.org
Pain Treatment Topics. Material educativo para clínicos, pacientes e familiares. *Links* para recursos em diversos outros sites. Seção abrangente sobre ferramentas de avaliação da dor.	www.pain-topics.org
Pain.com. Módulos educacionais e artigos para clínicos.	www.pain.com
PainAction. Material didático para pacientes. Inclui ferramentas de autotratamento. Integrado com o site clínico educativo PainEDU.edu	www.painaction.com
PainDoctor.com. Material educativo para pacientes e familiares.	www.paindoctor.com
PainEDU.org. Material didático para clínicos e educadores. Inclui palestras em PowerPoint para *download*. Integrado com o site de educação ao paciente PainAction.	www.painedu.org

Recursos da internet com diretrizes para o tratamento clínico da dor crônica

Agency for Healthcare Research and Quality: tem várias diretrizes de prática clínica na dor crônica (e muitas outras condições)[16,18,216]	http://www.guideline.gov/index.aspx Pesquise por "Chronic pain"
American Society of Anesthesiologists: diretrizes práticas para o tratamento da dor crônica[18]	http://www.guideline.gov/index.aspx Pesquise por "Chronic pain" http://journals.lww.com/anesthesiology/Fulltext/2010/04000/Practice_Guidelines_for_Chronic_Pain_Management_.13.asp
California Department of Industrial Relations, Divisão de Relações de Trabalho[15]	https://www.dir.ca.gov/dwc/DWCPropRegs/MTUS_Regulations/MTUS_ChronicPainMedicalTreatmentGuidelines.pdf
Diretrizes de Prática Clínica do Institute for Clinical Systems Improvement: avaliação e tratamento da dor crônica[16]	http://www.icsi.org/guidelines_and_more/ Selecione "Musculo-Skeletal Disorders", e então "Pain, Chronic"
Organização Mundial da Saúde (OMS): diretrizes para o tratamento da dor.	http://www.who.int/medicines/areas/quality_safety/guide_on_pain/en/

Apêndice 25.F
Livros indicados para pacientes

- Angier P, Merryman-Means M, Marie-Sargent J, and Gibson W. The Joy of Comfortable Sex: A Guide for Couples with Back or Neck Pain, Excelsior Books, Albany, NY, 2007.
- Block SH, and Block CB. Mind-Body Workbook for PTSD: A 10-Week Program for Healing After Trauma. New Harbinger Publications, Oakland, CA, 2010.
- Branch R, and Willson R. Cognitive Behavioural Therapy Workbook For Dummies. For Dummies, Hoboken, NJ, 2008.
- Branch R, and Willson R. Cognitive Behavioural Therapy For Dummies, ed 2. John Wiley and Sons, Hoboken, NJ, 2010.
- Butler D, and Moseley L. Explain Pain. Orthopedic Physical Therapy Products, Minneapolis, MN, 2003.
- Caudill MA, Benson H. Managing Pain Before It Manages You, ed 3. Guilford Press, New York, NY, 2008.
- Davies C. The Trigger Point Therapy Workbook: Your Self-Treatment Guide for Pain Relief, ed 2. New Harbinger Publications, Oakland, CA, 2004.
- Davis M, Eshelman ER, and McKay M. The Relaxation & Stress Reduction Workbook, ed 6. New Harbinger Publications, Oakland, CA, 2008.
- Gardner-Nix J. The Mindfulness Solution to Pain: Step-by-Step Techniques for Chronic Pain Management, The PTSD Workbook 2009.
- Hebert LA. Sex and Back Pain: Advice on Restoring Comfortable Sex Lost to Back Pain. Impacc USA, Greenville, ME, 1997.
- Hulme J. Physiological Quieting (CD), Phoenix Core Solutions, Missoula, MT, 2006.
- Kabat-Zinn J. Full Catastrophe Living: Using the Wisdom of Your Body and Mind to Face Stress, Pain, and Illness. Delta, Brooklyn, NY, 1990.
- Kabat-Zinn J. Mindfulness for Beginners (CD), Sounds True, Louisville, CO, 2006.
- Kabat-Zinn J. Mindfulness Meditation for Pain Relief: Guided Practices for Reclaiming Your Body and Your Life (CD), Sounds True, Louisville, CO, 2009.
- Kassan SK, Vierck CJ, and Vierck E. Chronic Pain for Dummies. For Dummies, Hoboken, NJ, 2008.
- Kaufman M, Silverberg C, and Odette F. The Ultimate Guide to Sex and Disability, ed 2. Cleis Press, Berkely, CA, 2007.
- Otis JD. Managing Chronic Pain: A Cognitive-Behavioral Therapy Approach Workbook. Oxford University Press, New York, NY, 2007.
- Schiraldi G. The Post-Traumatic Stress Disorder Sourcebook, ed 2. McGraw-Hill, Columbus, OH, 2009.
- Tinkle B. Issues and Management of Joint Hypermobility. Left Paw Press, Greens Fork, IN, 2008.
- Tinkle B. Joint Hypermobility Handbook. Left Paw Press, Greens Fork, IN, 2010.
- Turk DC, and Winter F. The Pain Survival Guide: How to Reclaim Your Life. American Psychological Association, Washington, DC, 2005.
- Williams WB, and Poijula S. The PTSD Workbook: Simple, Effective Techniques for Overcoming Traumatic Stress Symptoms. New Harbinger Publications, Oakland, CA, 2002.

CAPÍTULO

26

Transtornos psicossociais

Pat Precin, MS, OTR/L, LP

SUMÁRIO

Adaptação psicossocial 1320
Luto, pesar e tristeza 1322
Modelo de fases da adaptação psicossocial 1322
Doença e incapacidade crônicas: diferenças na adaptação 1325
Reabilitação pós-traumática 1325
Estilos de personalidade e de enfrentamento 1326
Tipos de personalidade 1326
Transtornos de personalidade 1327
Estilos de enfrentamento 1331
Reações de defesa comuns à incapacidade 1332
Ansiedade 1332
Transtorno de estresse agudo e transtorno de estresse pós-traumático 1337
Depressão 1343
Uso abusivo de substâncias 1347
Uso abusivo de substâncias e reabilitação 1347

Tratamento de pacientes que fazem uso abusivo de substâncias 1347
Orientações em relação ao uso abusivo de substâncias 1348
Quando fazer um encaminhamento por causa do uso abusivo de substâncias 1348
Agitação e violência 1349
Hipersexualidade 1350
Bem-estar psicossocial 1350
Barreiras ao bem-estar em pessoas com incapacidade 1350
Apoio social 1351
Bem-estar na reabilitação 1351
Integração de fatores psicossociais à reabilitação: exemplo de caso 1352
Sugestões para intervenções de reabilitação 1352
Otimização do envolvimento do paciente 1352
Resumo 1357

OBJETIVOS DE APRENDIZAGEM

1. Discutir os fatores psicossociais que influenciam na reabilitação.
2. Explicar o impacto do funcionamento psicológico e da interação social sobre a saúde, a doença, a propensão a acidentes e o ajustamento à doença e ao trauma físico.
3. Reconhecer o impacto psicológico da incapacidade sobre o paciente.
4. Diferenciar os vários profissionais (e suas funções) aos quais o fisioterapeuta pode encaminhar os pacientes com problemas psicossociais.
5. Aplicar as intervenções utilizadas para lidar com um comportamento desafiador – como acalmar um paciente agitado, gerenciar pacientes violentos e identificar sinais de hipersexualidade.
6. Descrever os estágios da adaptação psicossocial à perda e incapacidade e aplicá-los ao tratamento.
7. Diferenciar adaptação psicossocial de ajustamento psicossocial.
8. Analisar diferentes estratégias de enfrentamento que demonstraram ser importantes na adaptação psicossocial e no ajustamento à incapacidade e doença crônica.

9. Analisar reações de defesa comuns à incapacidade.
10. Entender como a imagem corporal pode ser afetada pela incapacidade e o que o fisioterapeuta pode fazer para lidar com problemas na imagem corporal.
11. Reconhecer os sinais de alerta de um possível transtorno de estresse pós-traumático.
12. Descrever a síndrome de adaptação geral, seus objetivos, usos e potenciais resultados perigosos.
13. Determinar pontos de crise do processo de reabilitação e usar o raciocínio clínico para encontrar soluções para os problemas.
14. Aplicar técnicas psicossociais para facilitar a intervenção centrada no paciente.
15. Comparar as estratégias e os recursos para a prevenção, o bem-estar e a educação psicossocial.

Os fatores psicossociais dizem respeito ao desenvolvimento psicológico de um indivíduo em relação ao seu ambiente social.[1] Existem diversos fatores psicossociais, já que a psique de uma pessoa é afetada por inúmeros eventos em ambientes internos e externos. Este capítulo foca nos fatores psicossociais que podem influenciar o direcionamento da intervenção fisioterapêutica. Alguns exemplos de fatores psicossociais incluem o estado pré-mórbido ou doenças mentais, estilos de personalidade, **estratégias de enfrentamento**, mecanismos de defesa e reações emocionais à incapacidade. Outros incluem a espiritualidade, os valores, o ambiente, o ajustamento, as habilidades cognitivas, a **motivação**, a família, o apoio social, os **papéis de vida** e o nível de escolaridade. Todos esses fatores podem afetar os pacientes e os resultados do tratamento.

Este capítulo (1) identifica e descreve como os fatores psicossociais podem influenciar a reabilitação; (2) demonstra como lidar com estes fatores durante a intervenção fisioterapêutica; e (3) fornece indicações para encaminhamento a especialistas em reabilitação psicossocial. Os fatores psicossociais afetam profundamente a capacidade do paciente de se recuperar. Os pacientes que estão emocionalmente perturbados terão dificuldade em se concentrar nos objetivos fisioterapêuticos até que as questões emocionais sejam abordadas. Se um paciente está motivado a participar da reabilitação, mas os familiares não apoiam os objetivos de reabilitação do paciente, será improvável que ele progrida ao voltar para casa. O estado de saúde mental mostrou-se um dos indicadores mais importantes da saúde física.[2] Wickramasekera et al.[3] descobriram que mais de 50% de todas as consultas a médicos generalistas envolvem queixas somáticas resultantes de problemas psicossociais. Os pacientes com deficiência física podem não responder ao tratamento se uma questão psicossocial proeminente os estiver afetando também.

Os resultados do tratamento serão influenciados pelas percepções do paciente de seu papel no processo de reabilitação. Os pacientes que acreditam que detêm o controle sobre o seu tratamento e se sentem respeitados pelos profissionais de saúde tendem a apresentar os melhores resultados de **saúde**.[4,5] O empoderamento, as orientações, a inclusão na definição de objetivos e um alto nível de engajamento são fatores importantes que influenciam positivamente a recuperação.

A mente e o corpo estão altamente conectados.[6] Em decorrência da sua influência recíproca, as questões psicossociais e físicas devem ser abordadas simultaneamente para melhor facilitar a recuperação. A recuperação lenta pode provocar ou prolongar a **depressão**, que por sua vez pode atrasar ainda mais o período de reabilitação. Watts[7] acredita que intervenções que zelam pela saúde mental devem ser fornecidas a todos os pacientes em reabilitação, porque os resultados de saúde tendem a ser ruins e atrasados quando os problemas psicossociais permanecem sem resolução.

O fisioterapeuta se depara regularmente com pacientes que têm doenças psiquiátricas. As condições psiquiátricas ocorrem com alguma frequência na população em geral (Tab. 26.1), mas ocorrem em uma taxa ainda maior em ambientes de reabilitação.[8] Por exemplo, a **síndrome do pânico** ocorre em 10-30% dos pacientes tratados nas unidades de reabilitação cardiovascular, respiratória e neurológica, e em 60% dos pacientes tratados em clínicas de cardiologia (em comparação a 1-2% na população geral).[9] Relata-se que a **síndrome de conversão** ocorra a uma taxa de até 14% em unidades clínicas de internamento ou cirurgia geral (em comparação a 0,5% na população geral).[10] Friedland e McColl[11] descobriram que a prevalência de depressão e o uso abusivo de substâncias são significativamente maiores entre as pessoas com incapacidade do que na população em geral; Turner e Beiser[12] documentaram uma taxa três vezes maior, independentemente do gênero e da idade. Dezessete por cento dos idosos com incapacidade também tinham um diagnóstico de depressão maior, e 14% tinham depressão leve que interferia nas atividades diárias.[13] Verificou-se que 27% dos pacientes com acidente vascular encefálico (AVE) estavam deprimidos – um achado que se correlaciona com resultados piores na reabilitação.[14] Os pacientes com lesão cerebral traumática (LCT), lesão da medula espinal (LME) e doença de Parkinson também relataram níveis mais elevados de depressão, em comparação à população em geral.[15,16]

Se o paciente não tem uma doença psicossocial preexistente, ele tem maior probabilidade de desenvolver uma

Tabela 26.1 Prevalência mundial dos transtornos psiquiátricos e de personalidade mais comuns ao longo da vida[9]

Transtorno de personalidade ou psiquiátrico grave	Prevalência mundial ao longo da vida (%)
Doença de Alzheimer (acima de 85 anos)	16-25
Uso abusivo ou dependência de álcool	15
Depressão maior	10
Uso abusivo ou dependência de maconha	5
Transtorno de personalidade esquizotípica	3
Transtorno de personalidade dependente	3
Transtorno obsessivo-compulsivo	2,5
Transtorno de personalidade histriônica	2,3
Transtorno de personalidade borderline	2
Transtorno de personalidade antissocial	2
Síndrome do pânico	1-2
Esquizofrenia	1

após o início da doença física. Os transtornos de ansiedade podem resultar de condições relacionadas com o sistema endócrino (p. ex., hipertiroidismo e hipotiroidismo, feocromocitoma, hipoglicemia e hiperadrenocorticismo), cardiovascular (p. ex., insuficiência cardíaca congestiva, embolia pulmonar e arritmia), respiratório (p. ex., doença pulmonar obstrutiva crônica, pneumonia e **hiperventilação**), metabólico (p. ex., deficiência de vitamina B_{12} e porfiria) e neurológico (p. ex., disfunções vestibulares, encefalite e neoplasia).[9] O aparecimento de depressão também tem sido associado à presença de uma incapacidade física existente.[11,12] Há também evidências de que ocorra o inverso; quanto mais tempo alguém apresenta um problema de saúde mental, maior o risco de desenvolver uma doença física. A depressão é um fator de risco para doença cardíaca e mortalidade pós-acidente vascular encefálico.[17,18] Heinemann et al.[19] descobriram que acidentes automobilísticos relacionados com o álcool são responsáveis por uma quantidade significativa de LME, e Zegans[20] relatou que os problemas psicológicos poderiam ser agravados por doenças ou lesões físicas. A ansiedade também pode aumentar o risco de doença cardiovascular e **hipertensão**.[21]

Embora a co-ocorrência de incapacidades físicas e doenças mentais seja alta, a taxa de tratamento para doença mental entre as pessoas com incapacidade é baixa. Em 1997, apenas 23% dos adultos com depressão, 38% com transtornos de ansiedade e 47% com doença mental grave receberam tratamento.[13]

Um exame completo do **funcionamento psicológico e social** do paciente pode contribuir significativamente para um melhor entendimento das necessidades, medos, ansiedades e capacidades, bem como para fornecer informações essenciais sobre o ajustamento emocional do paciente em relação à incapacidade, aos bens e às responsabilidades, estrutura de personalidade e funcionamento cognitivo. Esses fatores podem então ser utilizados para compreender melhor as barreiras emocionais e dificuldades comportamentais do paciente que podem retardar a recuperação. Embora não inclua todos os itens, o Quadro 26.1 destaca as principais áreas a serem consideradas em um exame da saúde mental.

A necessidade de o fisioterapeuta abordar questões psicossociais durante o tratamento ou encaminhar pacientes com problemas psicológicos a outros profissionais depende de diversas variáveis: (1) gravidade do problema psicossocial do paciente; (2) nível de conforto com o qual o fisioterapeuta é capaz de abordar problemas psicossociais; e (3) capacidade do paciente de progredir na reabilitação se as questões psicossociais existentes não forem abordadas. Os profissionais a quem podem ser feitos encaminhamentos para intervenções psicossociais adicionais incluem, mas não estão limitados a, psiquiatras, **psicólogos**, **enfermeiros psiquiátricos**, **terapeutas ocupacionais**, assistentes sociais, especialistas em arteterapia e expressões criativas, conselheiros vocacionais, **conselheiros de reabilitação**, **profissionais que tratam o uso abusivo de substâncias** e **conselheiros pastorais**.

Adaptação psicossocial

A combinação de estresse psicossocial intenso, prognóstico incerto, tratamento prolongado e interferência nas atividades diárias pode afetar extremamente a reabilitação de pacientes com incapacidade e doenças crônicas. A **incapacidade** consiste na perda ou diminuição da capacidade de desempenhar os papéis sociais específicos normalmente esperados do paciente. A **adaptação psicossocial** à incapacidade e doença crônica é um processo dinâmico, contínuo e evolutivo, por meio do qual um paciente se esforça para alcançar um estado de função ideal dentro de seu ambiente.[22] A adaptação psicossocial bem sucedida pode ser caracterizada por (1) um senso de domínio pessoal; (2) participação em atividades sociais, recreativas ou profissionais; (3) ajustes bem-sucedidos ao ambiente; e (4) consciência realista dos pontos fortes, déficits e capacidade funcional atuais do indivíduo.[23] O ajustamento é a fase final da adaptação e inclui esforçar-se para alcançar os

Quadro 26.1 Elementos de um exame da saúde mental

Dados demográficos do paciente
- Sexo, idade, cultura, etnia, escolaridade, *status* econômico, idioma(s) principal (e secundário).
- Ambiente em que vive (pregresso, presente e futuro projetado) e ambientes de apoio.
- Antecedentes familiares de diagnósticos/intervenções psiquiátricas.
- Queixas atuais.
- Medicação psiquiátrica (pregressa e atual).
- Papéis (pregressos, presentes e futuros projetados).
- Ocupação (pregressa, presente e futura projetada).
- Apoios sociais (pregressos, presentes e futuros projetados).
- Interesses de lazer (pregressos, presentes e futuros projetados).
- Objetivos (pregressos, presentes e futuros projetados).
- Valores (pregressos, presentes e futuros projetados).
- Histórico de internações psiquiátricas, desintoxicações por uso abusivo de substâncias e/ou internações para reabilitação.

Análise de sistemas
- Psicossocial.

Exame
Escolha para mensurar ou identificar o seguinte:

- Estado cognitivo (orientação, memória [de curto prazo, de longo prazo, de trabalho], funcionamento executivo, julgamento, cálculos, atenção, processamento, metacognição, uso de estratégias cognitivas), volição, autoconsciência, estado mental, grau de organicidade e deficiência cognitiva e sua relação com a capacidade de reabilitação do paciente. Deficiências principais: desorientação, amnésia, dificuldade para encontrar palavras, memória prejudicada, déficits de julgamento, déficits de funcionamento executivo, pensamento bloqueado, mau uso de estratégias cognitivas e/ou metacognição, falta de motivação, autoconsciência das limitações prejudicada, deficiências no estado mental.
- Estado emocional. Deficiências principais: ansiedade, depressão, mania, hipomania, luto, lamentação, choque, raiva, pensamentos suicidas, insensibilidade emocional, opressão, paranoia, agitação, baixa autoestima, regressão, delírios, déficit no teste de realidade, afeto inadequado, afeto embotado, hipervigilância ou hipovigilância, anedonia (incapacidade de sentir prazer), oscilações de humor.
- Mecanismos de defesa. Deficiências principais: uso de mecanismos de defesa predominantemente primitivos (como cisão, atuação [*acting out*], negação, desvalorização, dissociação, idealização, isolamento de afeto, projeção) em oposição a defesas mais maduras (sublimação, humor, racionalização, onipotência, altruísmo, fantasia autista). Os mecanismos de defesa são rígidos o suficiente para prejudicar o funcionamento do ego.
- Tipos de personalidade. Deficiências principais: transtornos de personalidade (paranoica, antissocial, dependente, *borderline*, histriônica, narcisista, esquiva, obsessivo-compulsiva, esquizoide, esquizotípica).
- Estilos de enfrentamento. Deficiências principais: lócus de controle externo, autoculpa, uso abusivo de substâncias e modos de enfrentamento passivo não direto e escapismo/evitação.
- Determinação de tendências suicidas, descompensação e outros riscos. Deficiências principais: histórico de tentativas de suicídio próprias ou em familiares, pensamentos suicidas atuais, bilhete de suicídio, plano de suicídio, regressão emocional e/ou comportamental, uso abusivo de substâncias, sentimentos de desesperança e/ou desamparo, aniversários ou aniversários de morte de entes queridos, feriados, aniversários de eventos traumáticos.
- Significado simbólico da incapacidade e da perda e reservas compensatórias que podem ser provocadas. Deficiências principais: reservas compensatórias ruins ou uso de estratégias compensatórias. O significado da incapacidade é negativo e fixo/rígido (p. ex., a incapacidade é um carma ou uma maldição que é merecida).
- Níveis de dor, estresse, tolerância e ganho secundário. Deficiências principais: baixa tolerância à frustração juntamente com altos níveis de dor e/ou estresse. O ganho secundário da deficiência é alto (importante) o suficiente para causar uma fixação em um nível de funcionamento menor do que o esperado, resultar em fingimento ou interferir na reabilitação.
- Práticas sexuais. Deficiências principais: disfunção sexual, impotência secundária à medicação psiquiátrica, sexo sem proteção, comportamento sexual impulsivo, abuso sexual, perversões, hipersexualidade, vícios sexuais.
- Capacidade funcional atual. Deficiências principais: Problemas em atividades básicas de vida diária ou atividades instrumentais de vida diária, incapacidade de desempenhar papéis e ocupações atuais, diminuição da mobilidade na comunidade, incapacidade de viver de maneira independente.

objetivos de vida, sentir-se autoconfiante e ter autoestima positiva, apresentar uma atitude positiva para com a incapacidade, formar conexões emocionais com outras pessoas e estabelecer um papel de membro da comunidade.[24]

Os processos de **adaptação** e ajustamento são influenciados pelo fato de uma doença crônica ou incapacidade ser congênita ou decorrente de acidente, de início súbito ou gradualmente progressiva e estável ou instável. Os pacientes que nascem com uma incapacidade física e aqueles que a adquirem como resultado de um acidente ou doença mais tarde na vida têm diferenças psicológicas substanciais.[25] As crianças que nascem com uma incapacidade física só experimentaram a vida com sua incapacidade; o desenvolvimento de sua autoidentidade comumente espelha a de crianças sem incapacidade.

Em contrapartida, pacientes com incapacidades decorrentes de acidente muitas vezes experimentam perda aguda e luto. Os pacientes com doenças gradualmente progressivas ou incapacidades de início súbito muitas vezes experimentam ansiedade e **choque** ao tomarem consciência de sua condição pela primeira vez. A ansiedade e o choque muitas vezes são seguidos por raiva e depressão, conforme os pacientes percebem a magnitude e as consequências do seu diagnóstico.[22] As incapacidades de início súbito (p. ex., lesões ou acidentes) geralmente são experimentadas como crises que mudarão a vida do paciente e de seus familiares para sempre.

Luto, pesar e tristeza

O **luto** é um estado psicológico de sofrimento resultante de uma perda significativa. Em reação a uma incapacidade, o luto pode surgir pela função perdida, relacionamentos rompidos, perda da autoidentidade familiar e papéis interrompidos. O luto é caracterizado pela preocupação com a perda e sentimentos de inutilidade ou desamparo. Os sintomas específicos incluem sensação de nó na garganta, fraqueza muscular, vazio no abdome, ansiedade que é descrita como dolorosa, falta de ar e asfixia, e ondas periódicas de sofrimento físico com duração de até 1 h. Outros sintomas podem incluir esquecimento, falta de concentração, dissociação, insônia, perda de apetite, comportamento compulsivo, incapacidade de gerenciar o tempo de maneira produtiva, funcionamento cognitivo desorganizado, **retraimento** social, culpa, diminuição na capacidade de tomar decisões, fala excessiva e hostilidade.[26] Os casos graves e prolongados de luto podem comprometer o sistema imunológico.[27] O período de luto-pesar é imprevisível, com duração de 6 meses a 2 anos ou mais. De acordo com Donatelle e Davis, o processo de luto é composto por 10 fases: (1) sentimentos congelados; (2) liberação emocional; (3) solidão; (4) sintomas físicos; (5) culpa; (6) pânico; (7) hostilidade; (8) memória seletiva; (9) dificuldade em estabelecer um novo padrão de vida; e (10) sensação de que a vida vai bem.[26] É importante notar que estas fases nem sempre ocorrem de um modo linear e progressivo, e algumas fases podem ocorrer simultaneamente.

O luto é uma experiência natural necessária para se recuperar de ou se adaptar às suas perdas e construir um novo autoconceito. Novas habilidades de enfrentamento são aprendidas conforme os pacientes se ajustam aos novos desafios. Pode haver uma diferença entre as pessoas em luto pela perda decorrente de uma incapacidade e aquelas sofrendo por outros tipos de perdas.[27] Quando o luto ocorre como resultado de uma incapacidade, ele pode ser prolongado, já que o paciente precisa se esforçar continuamente para aceitar a incapacidade e o seu eu alterado. Burke et al.[28] descreveram o luto das pessoas com incapacidade como uma "tristeza crônica" ou um luto pela perda da normalidade. Lindgren et al.[29] definiram a tristeza crônica como (1) a tristeza progressiva que muitas vezes piora após a perda inicial; (2) períodos prolongados de tristeza sem um fim previsível; e (3) de natureza recorrente ou cíclica conforme a tristeza é continuamente desencadeada por eventos internos ou externos que relembram a perda. Os pacientes com tristeza crônica podem, por fim, se adaptarem às suas perdas se estiverem altamente motivados a reconstruir suas vidas e encontrar sentido em sua experiência. Por outro lado, os pacientes com luto patológico muitas vezes experimentam sentimentos prolongados de culpa, raiva e tristeza que inibem a função e a adaptação.

É importante reconhecer que o luto pode ser uma experiência vasta que pode minar o tempo e a energia da reabilitação, deste modo afetando o processo de reabilitação e seus resultados. O fisioterapeuta precisa entender o luto, o pesar e a tristeza para que a falta de progresso ou motivação do paciente não seja mal interpretada como **fingimento**.

Modelo de fases da adaptação psicossocial

A literatura sobre a adaptação psicossocial à incapacidade e doença crônica se divide em duas teorias opostas de adaptação – uma na qual a adaptação ocorre como um conjunto de padrões não sequenciais e independentes de comportamento, e outra na qual a adaptação ocorre progressivamente ao longo de uma série de fases.

O modelo de fases sugere que a reação do paciente à incapacidade ou à doença crônica segue uma sequência estável de fases, ou etapas, que são hierárquica e cronologicamente ordenadas. Esta progressão é gradual, linear e envolve a assimilação psicológica de alterações na imagem corporal e no autoconceito. As fases mais frequentemente identificadas na adaptação à incapacidade crônica e doença são o choque, a ansiedade, a negação, a depressão, a raiva interiorizada, a hostilidade exteriorizada, o reconhecimento e o ajustamento final.[22]

Choque

O choque geralmente ocorre como a reação inicial a um trauma psicológico ou a uma lesão física grave e súbita. É decorrente de uma experiência avassaladora e pode incluir incapacidade de se mover ou falar, insensibilização psíquica, diminuição na capacidade cognitiva, desorganização e despersonalização.

Durante um evento traumático, um indivíduo irá responder principalmente em um nível fisiológico; as reações emocionais comumente são adiadas até que o evento tenha terminado e o indivíduo esteja clinicamente estável. Do mesmo modo, a equipe de emergência médica irá implementar primeiro as tentativas de salvamento imediatas antes de abordar as questões psicológicas associadas.

Durante um evento catastrófico percebido ou real, um indivíduo teria maior probabilidade de responder com algo que Selye chamou de **síndrome de adaptação geral** (SAG).[30] Selye descreveu a SAG como a tentativa de adaptação defensiva de um organismo, que se expressa por meio de respostas fisiológicas e emocionais destinadas a lidar com essas situações de emergência. Durante a SAG, há uma reação físico-química em cadeia em que é secretado um peptídeo denominado fator de liberação de corticotropina (FLC) para estimular a liberação do hormônio adrenocorticotrópico (ACTH). O ACTH aciona um aumento em uma atividade fisiológica específica destinada a maximizar a capacidade de defesa do organismo, minimizando a utilização de atividades fisiológicas não essenciais. Embora um aumento no FLC atenda a estratégias de autodefesa da pessoa, seu efeito inibitório sobre as funções de outros órgãos – como a produção de insulina e cálcio – é indesejável no longo prazo.

Estudos têm mostrado que a injeção de um antagonista do FLC reduz a ansiedade em situações de estresse.[31] Contudo, quando os efeitos inibitórios do FLC são prolongados, isso resulta em efeitos adicionais indesejáveis como hipertensão, problemas digestivos e interferência no sistema imunológico. Selye[30] documentou o efeito devastador que uma resposta de SAG prolongada tem sobre o funcionamento mental e físico humano.[30] Theorell et al.[32] documentaram a ocorrência de doenças resultantes muito tempo depois de o evento produtor do estresse ter terminado.

Ansiedade

Quando a magnitude do acontecimento traumático é compreendida, normalmente ocorre a ansiedade sob a forma de uma reação de pânico, que é marcada por atividade compulsiva, confusão mental, frequência cardíaca aumentada, dificuldade para respirar e sobrecarga cognitiva (p. ex., quando emoções como a ansiedade impedem o pensamento lógico). As situações que ativam o sistema nervoso simpático por meio do alarme repetido ou estresse crônico podem alterar a transmissão sináptica e levar à depressão e ao mau funcionamento dos sistemas corporais normais.

Deve-se observar que as reações psicológicas e fisiológicas ao estresse não estão limitadas às condições catastróficas. Um extenso corpo de pesquisas mostra que as **reações ao estresse** estão presentes em indivíduos sob condições que podem não ser traumáticas, mas que, no entanto, são persistentes e perturbadoras. As frustrações diárias da vida, os conflitos internos e externos e as mudanças nas condições de vida são as principais causas da reação ao estresse que, ao longo do tempo, têm um efeito deletério sobre a função e saúde da pessoa. O fisioterapeuta deve estar ciente de que, embora a situação de emergência do paciente possa ter terminado, uma reação ao estresse pode continuar presente.

Negação

A **negação** é frequentemente utilizada como um mecanismo de defesa para aliviar a ansiedade e a dor associadas a uma incapacidade ou doença. A negação ocorre em uma fase específica no início do processo de adaptação e protege a pessoa de ter de enfrentar as implicações esmagadoras da doença ou lesão de uma só vez. Em vez disso, a negação possibilita uma assimilação gradual da realidade alterada do indivíduo. Breznitz[33] identificou sete tipos de negação:

1. Negação de informações ameaçadoras (usar a desatenção seletiva e conscientização parcial).
2. Negação de vulnerabilidade (exercer controle e maximizar os pontos fortes pessoais).
3. Negação de urgência (usar métodos para ver a situação como menos urgente do que ela é).
4. Negação de afeto (redução do impacto emocional).
5. Negação da relevância do afeto (desviar a atenção para outras questões e acreditar que uma emoção é proveniente de uma causa não relacionada).
6. Negação da relevância pessoal (atribuir dificuldades a uma causa benigna e culpar os outros quando o envolvimento foi o seu próprio).
7. Negação de todas as informações (criar uma barreira entre a realidade externa e a psique do indivíduo, resultando em total descrença de ter uma doença ou incapacidade).

Os pacientes no estágio de negação podem participar seletivamente do ambiente, escolher fatos que apoiem suas crenças sobre si mesmos e sua condição e ignorar fatos que os lembrem de seus novos desafios. Eles podem ter metas irrealistas e ávidas para a recuperação e podem ser vistos como indiferentes e distantes.

Depressão

A fase de depressão ocorre conforme a negação diminui, possibilitando uma maior conscientização das perdas sofridas. A **depressão** é uma resposta reativa de luto pela morte iminente, sofrimento ou perda da função do corpo. Identificaram-se as alterações neuroquímicas e biológicas resultantes da incapacidade ou doença, a personalidade **pré-mórbida** e o histórico familiar e as reações ao estresse como sendo fatores de risco para a depressão.[34,35]

Raiva interiorizada

A raiva ocorre em reação à ansiedade, à percepção equivocada, a ameaças de abandono, a sentimentos de impotência ou ao medo de perder o controle. As características da raiva incluem hostilidade, ressentimento ou ódio. A **raiva** é uma resposta à perda e, se não for expressada, é denominada **raiva interiorizada**. A raiva interiorizada é associada à autoculpa e é uma manifestação de amargura e ressentimento contra si mesmo. Os sinais de raiva interiorizada incluem manipulação, sabotagem e comportamento passivo-agressivo. Às vezes, a raiva surge quando o paciente atribui seus comportamentos ao surgimento da incapacidade ou doença. Nestes casos, a raiva interiorizada pode resultar em depressão, tendências suicidas ou queixas **psicossomáticas** – particularmente em pessoas que têm uma condição crônica.[36]

Existem muitas razões pelas quais os pacientes podem não expressar a raiva: medo de perder entes queridos ou do isolamento social, **restrições culturais**, falta de conscientização, medo de perder o controle ou crença de que expressar a raiva é inadequado ou perigoso. A raiva reprimida afeta não apenas o bem-estar psicológico de um paciente, mas também pode retardar a reabilitação. É importante que o fisioterapeuta incentive a expressão de sentimentos de raiva, proporcionando um ambiente seguro para os pacientes verbalizarem sua raiva de maneira apropriada. O fisioterapeuta pode afirmar que a raiva é uma emoção normal – especialmente sob as circunstâncias do paciente – e oferecer razões que expliquem por que é importante expressar a raiva, além de fornecer técnicas de gerenciamento da raiva (p. ex., estratégias de enfrentamento eficazes). É igualmente importante que o fisioterapeuta entenda que, embora a raiva do paciente possa ser dirigida contra o fisioterapeuta, esta raiva mais frequentemente reflete a projeção dos sentimentos do próprio paciente em relação à sua incapacidade.

Hostilidade exteriorizada

A **hostilidade exteriorizada** é a raiva direcionada contra outras pessoas ou objetos no ambiente e é uma tentativa de retaliação contra as limitações nas atividades. Os desafios encontrados durante a reabilitação podem provocar a hostilidade exteriorizada. Conforme passa o tempo desde o início da incapacidade, a hostilidade exteriorizada tende a tornar-se mais aparente.[37] Os sinais incluem comportamentos passivo-agressivos que obstruem a reabilitação, atos agressivos, hipercriticismo, comportamentos exigentes ou antagônicos, culpar falsamente os outros e acusações abusivas. Os pacientes que expressam a raiva de maneira agressiva por meio de abuso físico ou verbal, sarcasmos ou comportamentos controladores precisam da ajuda de toda a equipe para reorientar a sua raiva para atividades terapêuticas produtivas que atendam a seus objetivos de reabilitação.

Reconhecimento

O reconhecimento é o primeiro sinal de que o paciente aceitou ou reconheceu a permanência de sua condição e suas implicações futuras. O paciente começa a integrar as limitações nas atividades em seu autoconceito. Durante esta fase, o paciente aceita a si mesmo como uma pessoa com uma incapacidade, desenvolve um novo autoconceito, reavalia valores e busca novas metas e significados.

Ajustamento

O ajustamento é a fase final de adaptação e envolve o desenvolvimento de novas formas de interagir com sucesso com os outros e com o ambiente. A pessoa agora está ajustada ao mundo exterior, depois de ter assimilado plenamente suas limitações nas atividades decorrentes da incapacidade em um novo eu coeso. Nesta fase, a pessoa recupera a autoestima, entende que novos potenciais são possíveis, persegue objetivos profissionais e sociais e supera os obstáculos que surgem no cumprimento de metas.

Há evidências de que o modelo de fases de adaptação à incapacidade ou doença crônica é não linear, multidimensional e progressivo. O modelo de fases tende a ter 10 pressupostos comuns:[22]

1. As pessoas podem pular uma ou mais fases ou podem **regredir** para uma fase anterior, mas a adaptação normalmente não é reversível.
2. O ritmo e a estrutura da adaptação podem ser influenciados por eventos ou intervenções externas (p. ex., mudanças ambientais ou aconselhamento), ainda que sejam majoritariamente determinados por processos internos.
3. Nem todo mundo atinge o ajustamento; alguns se fixam em fases anteriores.

4. A adaptação é um processo dinâmico de desdobramento, que passa gradualmente das experiências iniciais de sofrimento para a assimilação da perda e reconciliação.
5. O processo de adaptação é iniciado por mudanças significativas e permanentes na capacidade funcional e aparência do corpo, que geralmente é seguido por alterações no autoconceito e na imagem corporal.
6. A quantidade de tempo gasto em cada fase varia e pode ser determinada por uma combinação dos seguintes fatores: apoio social, recursos financeiros e humanos, exposição pregressa a crises, idade nos primeiros sintomas, gravidade, natureza da incapacidade ou doença e personalidade pré-mórbida.
7. A maturidade e o crescimento psicológico ocorrem conforme o paciente progride ao longo das fases.
8. O reequilíbrio psicológico ocorre pela adaptação gradual e integração do infortúnio percebido.
9. A variabilidade e unicidade humanas têm uma forte influência sobre a ordenação temporal das fases – a sequência das fases não é universal.
10. Ocasionalmente, as fases podem sobrepor-se, ser bastante aparentes ou oscilar, fazendo com que o paciente experimente mais de uma reação de cada vez.

Doença e incapacidade crônicas: diferenças na adaptação

Há grandes diferenças na maneira como as pessoas se adaptam psicossocialmente a uma incapacidade associada a um evento traumático – como a LCT – *versus* uma doença crônica, como a esclerose múltipla (EM). O início da incapacidade em um evento traumático é súbito, e a estabilidade clínica pode ser conseguida pouco tempo depois. O aparecimento de uma doença crônica geralmente é insidioso e gradual; seu curso muitas vezes é incerto e marcado por estados de remissão e deterioração.[38] Na doença crônica, o aparecimento de cada sintoma pode ser vivenciado como uma nova doença.

As pessoas com deterioração gradual em condições clínicas podem não vivenciar o choque (p. ex., doença de Parkinson, artrite reumatoide ou diabetes melito); ele normalmente ocorre após um trauma (p. ex., LCT, infarto agudo do miocárdio, amputação ou LME). As fases de ansiedade e depressão se relacionam mais com o passado, como o luto pela perda do funcionamento pré-mórbido. O choque pode estar presente, mas não ser tão forte, em pessoas com doenças com risco de vida ou em fase terminal (p. ex., AIDS, câncer ou esclerose lateral amiotrófica). Em uma doença crônica, a ansiedade e a depressão se relacionam mais com o futuro (p. ex., medo da morte, sentimentos de desesperança e medo do desconhecido).[39]

As fases de reconhecimento e de ajustamento podem ser mais difíceis de alcançar em condições crônicas, com risco de morte, que requerem a internalização e a aceitação de que a condição pode piorar e resultar na morte.

Reabilitação pós-traumática

O período pós-traumático pode incluir as fases de ansiedade, depressão, negação, raiva interiorizada e hostilidade exteriorizada mencionadas anteriormente, e geralmente é o tempo em que ocorre grande parte, se não a maioria, das intervenções de reabilitação. É também o período durante o qual os efeitos psicológicos da experiência traumática são mais fortemente sentidos pelo paciente. Parece que as defesas e reações psicológicas que se tornaram secundárias durante o período traumático inicial (fase de choque) começam a emergir conforme a lesão física é tratada. Estas reações reprimidas parecem interagir com uma crescente consciência dos efeitos da incapacidade, gerando medos, ansiedades e comportamentos que a equipe de reabilitação precisa abordar.

Independentemente de qual fase o paciente se encontra, o fisioterapeuta precisa estar ciente das **necessidades psicológicas** de cada paciente. Durante as fases iniciais de adaptação, os pacientes podem vivenciar uma conscientização de suas lesões que leva ao pânico e ao medo da dependência total. Os pacientes também podem sofrer de ansiedade, como resultado de antecipar um tratamento médico doloroso. Alguns pacientes reagem a esses sentimentos buscando desesperadamente o controle sobre sua reabilitação. Outros vivenciam o choque em relação a suas perdas e se tornam excessivamente dependentes. Os pacientes podem idealizar o passado e ter expectativas irreais sobre a duração de sua recuperação.

Durante as fases iniciais, o fisioterapeuta deve elogiar pequenos ganhos e trabalhar com os profissionais de saúde para que eles possam oferecer esperança e apoio ao paciente. O fisioterapeuta deve ser solidário, mas tomando cuidado para não fazer previsões irrealistas sobre o grau esperado de recuperação, porque isso pode levar à decepção, ao ressentimento e à depressão.[40] Uma das primeiras abordagens que o fisioterapeuta pode usar para ajudar os pacientes a recuperar o autocontrole é a **respiração diafragmática**, que pode diminuir a dor e a ansiedade por meio da **resposta de relaxamento**.[41]

Durante os estágios intermediários, o fisioterapeuta pode precisar orientar os pacientes em relação às precauções médicas, aos movimentos ou às atividades contraindicados, à maneira como o corpo do paciente se adapta à incapacidade e a como reformular as expectativas. Devem-se integrar instruções psicossociais às informações sobre atividades da vida diária (AVD), mobilidade, fortalecimento e resistência. A transição do papel de paciente para um membro adulto independente da sociedade é uma adaptação difícil e pode resultar em ansiedade, depressão e má integração social.[22,42] O fisioterapeuta deve ajudar o paciente a se preparar psicologicamente para a alta e para a reintegração à sociedade. Algumas das questões que os pacientes podem temer incluem as reações negativas à sua incapacidade, sentimentos de inadequação, necessidade de identificar novos apoios sociais, receber ajuda no ambiente doméstico e ajustar-se a uma nova imagem corporal.

A **imagem corporal** inclui o julgamento sobre a sua aparência, uma consciência dos limites e espaço pessoal, o julgamento sobre as respostas corporais, a percepção das partes do corpo e seu movimento e uma consciência do prazer físico e da dor. A imagem corporal está intimamente relacionada com o autoconceito e a autoestima. Ela afeta habilidades funcionais, cognição, percepções, atitudes e emoções da pessoa, bem como as reações dos outros a ela. Como a imagem corporal muda ao longo da vida, acredita-se que seja dinâmica e de base no desenvolvimento. As dificuldades provocadas por uma incapacidade – como as limitações nas atividades, a dor e a desfiguração – alteram a imagem corporal e ameaçam a sua estabilidade. Os pacientes devem, então, reconstruir sua imagem corporal e autopercepção para se adaptar a esta mudança física.[22]

Biordi[43] identificou os seguintes padrões em pacientes que vivenciaram mudanças na imagem corporal depois da incapacidade: (1) negar a existência do corpo; (2) fantasiar sobre uma parte do corpo perdida ou danificada sendo magicamente substituída ou ficando saudável; (3) concentrar-se apenas nas partes do corpo não lesadas, a fim de negar a deficiência da parte afetada; e (4) experimentar um período de reação defensiva, seguido pela aceitação gradual e assimilação de seu corpo alterado.[43] O nível de conforto do fisioterapeuta com a incapacidade física do paciente e a atenção do fisioterapeuta à parte afetada do corpo podem ajudar o paciente a se sentir menos envergonhado em relação às mudanças corporais.

Estilos de personalidade e de enfrentamento

Quanto mais um paciente evoluir social e psicologicamente, melhor ele usará métodos adaptativos para lidar com as crises. Assim, um paciente com uma personalidade pré-mórbida saudável, mas com uma incapacidade física grave, pode se dar melhor na reabilitação do que um paciente com uma incapacidade menos grave e uma personalidade pré-mórbida patológica.[44] Quando ciente dos estilos de personalidade de seus pacientes, o fisioterapeuta estará mais habilitado a elaborar estratégias de intervenção, desenvolver um plano de cuidados (PDC) e motivar e orientar os pacientes ao longo da reabilitação.

Tipos de personalidade

Embora cada personalidade seja única, as personalidades foram classificadas em diferentes tipos, como *tipo A, perfeccionista, autoritária* e *passivo-agressiva*. Estes tipos de personalidade são não patológicos e se desenvolvem em resposta ao ambiente do indivíduo quando jovem.

Os indivíduos com personalidade do tipo A têm uma necessidade compulsiva de ser bem sucedidos em todos os aspectos da vida. Eles são extremamente independentes e produtivos. Essas qualidades também servem como defesa contra a baixa autoestima e conflitos interpessoais. Essas pessoas geralmente encontram satisfação em serem pessoas fortes que podem ajudar os outros. Se elas não puderem mais desempenhar esse papel, podem tornar-se deprimidas por perceberem que são incapazes de reafirmarem seu valor por meio de atividades altruístas. O fisioterapeuta pode usar essas qualidades dos pacientes com personalidade do tipo A para motivar o seu interesse na reabilitação. Como muitas vezes eles começam as coisas sozinhos e tomam a iniciativa pela sua própria aprendizagem, geralmente pode-se contar com eles para realizarem programas de exercícios domiciliares (PED) de maneira independente.

Os indivíduos com personalidades perfeccionistas preservam padrões elevados a fim de manter a autoestima. Esses indivíduos se julgam por critérios inflexíveis e possivelmente inatingíveis e podem não ser capazes de tolerar um progresso lento durante a reabilitação. O fisioterapeuta pode auxiliar esses pacientes ajudando-os a obter prazer com coisas simples, como uma refeição, um pôr do sol, uma nova camisa ou informações interessantes. Ajudar-lhes a dar valor a estas coisas oferece a eles fontes de autoestima que não sejam buscar atender a padrões impossivelmente altos.

Os indivíduos com personalidade autoritária precisam estar no controle e precisam que as coisas sejam feitas de uma maneira específica por causa das percepções rígidas em relação a valores, regras e a maneira pela qual os outros devem se comportar. Eles muitas vezes se preocupam com o *status*, tendem a ser críticos e têm dificuldade de ter empatia pelos outros. Durante a reabilitação, esses pacientes podem tentar ditar o seu tratamento e se envolver em uma luta de poder com seu fisioterapeuta. Os pacientes com personalidades autoritárias têm dificuldade em se adaptar à incapacidade, o que muitas vezes exige aceitação e comprometimento. Eles podem precisar de estratégias alternativas para resolver o que pode ter sido percebido como um problema insolúvel. O fisioterapeuta deve envolver os pacientes na resolução de problemas para produzir estratégias para alcançar suas metas.

Os indivíduos com personalidade passivo-agressiva expressam hostilidade usando técnicas passivas, como a procrastinação, a **resistência**, a teimosia e a ineficiência intencional. Essas personalidades reagem negativamente à autoridade e têm dificuldade para trabalhar com os outros. O fisioterapeuta pode trabalhar de maneira mais eficiente com os pacientes passivo-agressivos colocando sobre eles a responsabilidade pelo progresso. Os pacientes podem ser instruídos a tomar decisões sobre seu tratamento, sempre que possível, e depois resumir o seu progresso após cada sessão. Isso diminui a ênfase do **papel** do fisioterapeuta como uma figura de autoridade e, portanto, a necessidade de uma resposta passivo-agressiva.

Transtornos de personalidade

Quando o estilo de personalidade de um indivíduo se desvia das normas culturais durante um período prolongado de tempo, é inflexível ou generalizado, causa **sofrimento** a si mesmo e aos outros, e leva a limitações nas atividades, este estilo de personalidade é considerado disfuncional.[9] Os transtornos de personalidade foram cuidadosamente classificados. Eles incluem as personalidades paranoica, antissocial (também chamada de sociopata ou psicopata), transtorno de personalidade *borderline*, histriônica, narcisista, esquiva, dependente, obsessivo-compulsiva, esquizoide e esquizotípica. Friedman e Booth-Kewley[45] relataram que a incapacidade agrava a doença preexistente, o que significa que o estresse de lidar com uma doença física torna os transtornos de personalidade ainda mais pronunciados.

Os pacientes com transtorno de personalidade paranoica interpretam os motivos dos outros como malévolos, quando eles podem não ser. Isso resulta de um padrão de suspeita e desconfiança. Estes pacientes acreditam que os outros estão tentando explorá-los, enganá-los ou prejudicá-los. Por causa dessa desconfiança, os pacientes podem abandonar o tratamento. O fisioterapeuta deve procurar por comportamentos que indiquem pensamentos paranoicos, como reações hostis, reação de defesa, argumentação e teimosia, para encorajar os pacientes a expressar seus pensamentos naquele momento. Se o paciente parece paranoico, o fisioterapeuta deve ajudá-lo a entender melhor a realidade de uma situação específica. Por exemplo, se o paciente se queixa de ser forçado a participar de uma intervenção elaborada de maneira que, em sua opinião, o fisioterapeuta pode ganhar mais dinheiro, o fisioterapeuta deve avaliar os prós e contras dos vários tratamentos e discutir a justificativa clínica envolvida. A literatura pode ser muito convincente, uma vez que não vem diretamente do fisioterapeuta.

Os pacientes com personalidade antissocial frequentemente se envolvem em fraudes e manipulação. Na reabilitação, eles podem usar um pseudônimo, mentir para os profissionais ou fingir. Eles são irresponsáveis e, muitas vezes, não conseguem desempenhar os procedimentos de autocuidado, como higiene pessoal e manutenção da casa. Eles tentam encontrar e tirar proveito dos membros mais fracos da equipe, muitas vezes usando a inteligência e o charme. Quando não conseguem o que querem, eles geralmente tornam-se irritados e violentos, especialmente quando os funcionários tentam impor restrições. Eles frequentemente causam perturbações aos outros pacientes em reabilitação. Estes indivíduos necessitam de uma **abordagem de equipe** coesa, com intercomunicação imediata e forte para minimizar comportamentos prejudiciais e focar novamente nos objetivos da reabilitação.

Os pacientes com transtorno de personalidade *borderline* demonstram instabilidade nas emoções, nos relacionamentos e na autoimagem; são impulsivos; usam mecanismos de defesa primitivos, como a cisão (Quadro 26.2) e a desvalorização; e tendem a desenvolver comportamentos autodestrutivos, como o uso abusivo de fármacos ou a **automutilação**. Superficialmente, eles podem parecer críticos dos outros, mas estes são sinais de uma vulnerabilidade profunda e devem ser tratados como tal. O fisioterapeuta deve responder com compreensão e empatia, em vez de raiva, e enfatizar os pontos fortes e as estratégias para o trabalho em curso. Comportamentos de automutilação, como cortes repetitivos com lâminas de barbear, agulhadas ou queimaduras com cigarros, devem ser imediatamente comunicados ao médico e encaminhados a um **psiquiatra**.

Os pacientes com transtorno de personalidade histriônica procuram atenção por meio de excessiva apelação emocional. Uma vez que esses pacientes respondem bem ao público, o fisioterapeuta deve proporcionar situações em que os pacientes podem ganhar atenção positiva por um bom desempenho na reabilitação. O fisioterapeuta deve estabelecer limites para ajudar o paciente a alcançar um equilíbrio entre a necessidade de se expressar e a necessidade de se concentrar nas intervenções terapêuticas. Uma abordagem calma e lógica à reabilitação ajuda a amenizar emoções intensas. Os pacientes que têm dificuldade em verbalizar seus sentimentos podem ser encaminhados a um **especialista em arteterapia e expressões criativas** para facilitar a expressão por meios não verbais – como a música, a dança ou a arte.

Os pacientes com transtorno de personalidade narcisista são condescendentes e têm necessidade de admiração e sentimentos de superioridade. Se uma doença provocar uma redução nessa imagem, eles precisarão da ajuda de seu fisioterapeuta para identificar pontos fortes e sentirem-se aceitos.

Quadro 26.2 Mecanismos de defesa comuns

Atuação (*acting out*)
Em vez de expressar verbalmente seus sentimentos, o paciente usa ações para liberar o estresse. Por exemplo, um paciente está irritado com o fato de o plano de saúde não financiar uma cadeira de rodas desportiva, então ele se recusa a usar a cadeira de rodas convencional. A atuação ocorre porque determinados sentimentos, como a raiva e a mágoa, são muito difíceis de expressar verbalmente. Os sentimentos não expressados aumentam a ansiedade até que são liberados por meio da ação.
O fisioterapeuta precisa identificar o sentimento por trás do comportamento de atuação perguntando ao paciente por que ele se comportou dessa maneira. Por exemplo, o fisioterapeuta questionaria esse paciente descrito previamente sobre o uso da cadeira de rodas. As respostas do paciente acabariam por remontar ao sentimento original não expresso. Por meio do questionamento, o fisioterapeuta traz à consciência do paciente a ligação entre o sentimento e a ação. O paciente pode agora verbalizar e discutir o sentimento. No caso descrito, o paciente pode se sentir mais disposto a usar a cadeira de rodas comum. O paciente que não tem dificuldade em verbalizar os sentimentos tende a não atuar.

Altruísmo
O paciente passa a dedicar-se a ajudar os outros a fim de gerenciar o seu próprio estresse. Um paciente altruísta pode interromper seu tratamento para ajudar a todos os outros na sala de tratamento, incluindo o fisioterapeuta. Este paciente recebe gratificação por essas ações e, portanto, diminui o seu estresse.

Fantasia autista
O paciente se envolve em devaneios excessivos em vez de perseguir relações humanas, a fim de diminuir o estresse. O paciente pode ter dificuldade em manter direcionamentos, pode parecer estar em outro mundo, mas feliz com esta condição, e pode ficar emotivo e tenso ao retornar à realidade. Se perguntado sobre o que está pensando, o paciente pode descrever suas fantasias, as quais podem ser uma rica fonte de vontades e desejos, que podem ser usados pelo fisioterapeuta para motivar o paciente a trabalhar em objetivos de curto prazo. Por exemplo, um paciente do sexo masculino cita a fantasia de namorar uma ídolo adolescente favorita. No entanto, a fim de se envolver no namoro, ele precisa primeiro desenvolver habilidades interpessoais e praticá-las em ambientes simulados e reais.

Negação
A negação protege o ego de ser esmagado pela dor por meio de um processo implacável de descrença. No caso da incapacidade, a negação pode ser usada para proteger o paciente de se lembrar de uma realidade externa alterada e do sentimento de perda resultante. Portanto, o paciente pode se recusar a reconhecer uma condição ou situação emocionalmente dolorosa que é aparente aos outros. O paciente muitas vezes nega a gravidade de uma nova incapacidade, acreditando que pode voltar a empregos ou funções anteriores, apesar do teste de realidade feito pelo fisioterapeuta. O paciente pode recusar a reabilitação, alegando que só quer sair do hospital a fim de cuidar de seus filhos.
É importante ajudar o paciente a lidar com a negação lentamente, a fim de evitar a depressão, o que pode ocorrer se o paciente tomar consciência de sua realidade antes de estar psicologicamente pronto para aceitá-la. Se a negação do paciente for tão grande a ponto de não ser possível prosseguir com o tratamento, ele deve ser encaminhado a um psicólogo para explorar o que a incapacidade significa para a sua vida futura.

Desvalorização
O paciente é excessivamente crítico em relação aos outros e a si mesmo, e pode insultar o fisioterapeuta e outros profissionais. O fisioterapeuta não deve tomar tais insultos pessoalmente, mas deve oferecer empatia e bondade, o que geralmente diminui a desvalorização e edifica a relação com o paciente. Uma vez que o paciente confie no fisioterapeuta, ele pode discutir inseguranças e medos, em vez de se defender destes por meio da crítica. Se o fisioterapeuta se irritar com o paciente, os insultos geralmente pioram e pode surgir uma luta de poder.

Deslocamento
O paciente transfere uma resposta ou sentimento por um objeto para um objeto menos ameaçador a fim de minimizar o estresse. Por exemplo, um paciente pode estar com raiva de um cônjuge por ele ter dirigido o carro de maneira imprudente e causado o acidente, mas descarrega a raiva no fisioterapeuta. Nesta situação, pode não ser seguro e útil para o paciente expressar a raiva diretamente sobre o cônjuge, que pode ser o seu único ponto de apoio emocional.
O fisioterapeuta deve ajudar o paciente a transferir a sensação equivocada de volta ao objeto ao qual foi originalmente pretendido. O fisioterapeuta pode alcançar esse objetivo fazendo ao paciente uma série de perguntas relativas à origem da raiva.

(continua)

Quadro 26.2 Mecanismos de defesa comuns *(continuação)*

Dissociação
O paciente lida com o estresse por meio de uma ruptura na memória, na percepção, na consciência ou no comportamento sensório-motor. O paciente torna-se alheio ao que está acontecendo no momento, porque é muito doloroso. O paciente pode parar de falar ou participar do tratamento e olhar fixamente para o nada por até vários minutos sem responder ao ambiente. Depois disso, ele pode não estar ciente de seu estado dissociado ou, se o estiver, pode indicar que "só precisava de um tempo". O paciente que usa a dissociação geralmente o faz com frequência; o fisioterapeuta pode notar a sua ocorrência várias vezes durante uma sessão. É importante notar o que aconteceu pouco antes da dissociação para identificar os pensamentos, os sentimentos ou as ações dolorosas que perturbam o paciente.

Rejeição à ajuda
O paciente lida com o estresse de ter sentimentos hostis secretos em relação aos cuidadores pedindo ajuda com frequência e, em seguida, rejeitando qualquer sugestão. Trabalhar com um paciente que usa a rejeição à ajuda como um mecanismo de defesa pode ser muito frustrante. Estes pacientes parecem sinceramente buscar ajuda, mas rejeitam todos os conselhos por considerá-los ineficazes. Nesses casos, pode ser útil lembrar ao paciente que os esforços para ajudar foram frustrados. O paciente geralmente não está ciente de que rejeitou todas as soluções e pode então chegar a uma solução ou estar mais aberto a uma que já foi proposta.

Humor
O humor pode ser usado para minimizar o estresse, destacando os aspectos irônicos ou divertidos de uma situação estressante. Por exemplo, um paciente afirma que vai abrir uma loja de ferragens, já que tem um monte de ferros (ou seja, pinos e placas colocados cirurgicamente) em sua perna. Um paciente que usa o humor como um mecanismo de defesa geralmente se sente melhor se o fisioterapeuta rir de suas piadas e participar do comportamento de brincadeira. É uma maneira segura para o paciente reconhecer a dificuldade de sua situação.

Idealização
Um paciente percebe outro indivíduo com atributos excessivamente positivos para melhorar outra situação negativa. Este outro indivíduo pode ser o fisioterapeuta, caso em que a relação terapêutica é frequentemente reforçada. Ou pode ser um cônjuge, caso em que podem surgir problemas se ele não for um apoio positivo para o paciente. É importante descobrir a realidade da situação para que possam ser feitos planos de tratamento e alta.

Intelectualização
O paciente usa o raciocínio intelectual, em vez de expressar emoções, a fim de evitar sentimentos dolorosos. Por exemplo, o paciente descreve neurotransmissores e sinapses, quando questionado sobre um ferimento na cabeça. O fisioterapeuta pode se relacionar com esses pacientes intelectualizando com eles. Por exemplo, o fisioterapeuta pode falar sobre a lesão na cabeça do paciente em termos e fatos científicos, em vez de emoções.

Isolamento do afeto
O paciente separa sentimentos de ideias ao pensar sobre um evento perturbador e discuti-lo para minimizar os sentimentos negativos associados. Ele fala dos detalhes sobre o acidente recente que causou a incapacidade, sem mencionar quaisquer sentimentos associados ao evento para evitar revivê-los. O fisioterapeuta deve ajudar o paciente a integrar sentimentos sobre um evento em sua memória. Isso pode ser conseguido perguntando ao paciente como ele se sente em relação a determinados aspectos do evento enquanto fala sobre isso.

Onipotência
O paciente sente ou age como se fosse melhor do que os outros a fim de se proteger contra sentimentos de inadequação. Por exemplo, o paciente menospreza outros pacientes com incapacidade porque não quer ser visto como deficiente. O fisioterapeuta pode observar a crítica e a desvalorização de objetos externos comentando sobre realizações ou habilidades, vaidade e grandiosidade. O fisioterapeuta pode usar esse mecanismo de defesa para motivar o paciente a se sentir melhor, a fim de evitar a sensação de inferioridade.

Projeção
O paciente transfere seus próprios sentimentos, pensamentos e crenças inaceitáveis para outra pessoa e tem certeza de que a outra pessoa realmente se sente assim, pensa desta maneira e crê nisso. O paciente não é capaz de tolerar a ideia de ter sentimentos inaceitáveis, como a raiva, mas os expressa projetando-os sobre outra pessoa, mantendo-se relativamente livre da culpa. Por exemplo, o paciente diz que seu fisioterapeuta está irritado com ele, quando na verdade é o paciente quem está irritado com seu fisioterapeuta.

(continua)

Quadro 26.2 Mecanismos de defesa comuns *(continuação)*

Racionalização
O paciente usa explicações elaboradas para tranquilizar-se de que as ações pessoais são movidas por motivos razoáveis, quando ele pode, na verdade, estar inseguro. Um familiar cuidando de um parente com insuficiência cardíaca congestiva pede uma ordem de não ressuscitar (ONR) citando pesquisas extensivas. O familiar afirma que o parente vai morrer em breve de qualquer maneira, escondendo assim a verdadeira e menos aceitável razão de que busca a ordem de não ressuscitar para livrar-se da responsabilidade de ter que cuidar do paciente.

Repressão
O paciente inconscientemente deleta experiências, desejos ou pensamentos negativos da memória, a fim de diminuir o estresse. Por exemplo, um paciente encontra uma carta amorosa destinada ao seu cônjuge escrita por um estudante e se esquece de mencionar isso, porque a possibilidade de o cônjuge ter um relacionamento extraconjugal é dolorosa. O material reprimido pode ser perigoso, porque ele permanece no inconsciente. Encorajar o paciente a expressar seus sentimentos, bons e maus, ajuda a libertá-lo desses sentimentos e eventuais impulsos negativos que agem sobre eles.

Cisão
O paciente vê uma pessoa ou evento através de uma lente positiva ou negativa em determinado momento. Mais tarde, o paciente pode voltar seus sentimentos ao extremo oposto do espectro em relação à mesma pessoa ou situação, agindo desta maneira porque ele tem dificuldade em integrar sentimentos ambivalentes. Alguns pacientes tentarão com frequência dividir a equipe, identificando um de seus membros como tendo atributos positivos irrealistas, enquanto identifica outro membro como tendo qualidades negativas irrealistas. O membro que foi identificado como negativo geralmente negou algum desejo do paciente. O paciente pode abordar o membro identificado positivamente e se queixar de que o primeiro membro é insensível e não entende as suas necessidades. O paciente pode expressar que só o membro identificado positivamente entende seus problemas. No entanto, quando o membro identificado positivamente também nega algum pedido do paciente, ele então igualmente o difama. O fisioterapeuta pode ajudar o paciente a integrar os polos opostos de suas emoções, trazendo emoções positivas e negativas à consciência. O paciente pode, então, ser capaz de ver a realidade de sua situação.

Sublimação
A sublimação ocorre quando o paciente transforma emoções ou desejos inaceitáveis em ações socialmente aceitáveis. Por exemplo, um paciente que está irritado com um divórcio recente pode ser incapaz de expressar conscientemente esses sentimentos por medo de perder a afeição de seus filhos. Em vez de expressar a raiva, ele pode sublimar essas emoções em uma ação mais socialmente aceitável, como frequentar a academia e, eventualmente, treinar para maratonas. Ao participar de uma atividade que é valorizada e admirada pela sociedade, ele ganha o apoio positivo dos outros.

Supressão
Um paciente evita intencionalmente pensar em sentimentos, situações, experiências ou problemas perturbadores, a fim de reduzir o estresse. Ao se recusar a falar com seu fisioterapeuta sobre o acidente que o levou à reabilitação, o paciente suprime pensamentos perturbadores. O fisioterapeuta pode encaminhar o paciente ao especialista em arteterapia e expressões criativas (p. ex., terapeuta que usa dança, música, arte, teatro ou poesia) para facilitar a expressão de pensamentos perturbadores, porque essas emoções se acumulam ao longo do tempo se não forem expressas.

Anulação
O paciente usa o comportamento ou palavras para negar ações, pensamentos ou sentimentos inaceitáveis. Por exemplo, aquele que é frequentemente intimidado por outro paciente durante a reabilitação sente raiva do agressor, mas o convida para almoçar.

Nota: Tanto na anulação como na supressão, os sentimentos perturbadores são intencionalmente evitados. Na supressão, os sentimentos são evitados e nada mais acontece. Os sentimentos são evitados e ocultados por meio de palavras ou ações opostas. A anulação e a supressão diferem da repressão, visto que a repressão é um ato inconsciente.

Os pacientes com transtorno de personalidade esquizoide têm **perda de interesse**, ou expressão emocional limitada, e evitam interações sociais. O fisioterapeuta deve realizar a reabilitação do paciente sem tentar envolvê-lo em uma grande quantidade de interação social. Se o distúrbio é de longa data, o paciente provavelmente se sentirá desconfortável com a socialização.

Os pacientes com transtorno de personalidade esquizotípica têm comportamento excêntrico, distorções perceptivas e **cognitivas** e sofrimento acentuado nas relações sociais. A intimidade social e a restrição física de um ambiente de reabilitação podem causar ansiedade. Pode ser necessária integração lenta e não forçada ao cenário terapêutico. Perguntar aos pacientes se suas visões da realidade são precisas pode ajudá-los a manter o foco em alcançar as metas de reabilitação.

Os pacientes com transtorno de personalidade esquiva apresentam inibição social, sentimentos de inadequação e hipersensibilidade à crítica. O fisioterapeuta deve tranquilizar esses pacientes ao dizer que eles estão indo bem e enfatizar seus pontos fortes.

Os pacientes com transtorno de personalidade dependente exibem comportamento "grudento", precisam de outras pessoas para cuidar deles e são submissos. Eles podem deixar de atuar de maneira independente em seus papéis de vida, mesmo depois de o funcionamento físico ter retornado, dando continuidade ao padrão de dependência. Eles temem o abandono e requerem garantias constantes de que a equipe de saúde entende a sua condição e se preocupa com eles. Alguns respondem a explicações claras e comentários sobre seu progresso e plano de tratamento. O fisioterapeuta deve reforçar o comportamento independente por meio da atenção e *feedback* positivo enquanto extingue o comportamento dependente, ignorando-o ou redirecionando-o.

Os pacientes com transtorno de personalidade obsessivo-compulsiva têm uma preocupação de longa data com o controle e a ordem e, muitas vezes, são perfeccionistas. Sua autoestima pode sofrer se eles perceberem uma perda de controle, de modo que eles podem reagir tornando-se mais obstinados, exigentes e inflexíveis. Aqueles que expressam publicamente a sua raiva podem tornar-se envergonhados. Esses pacientes necessitam de uma previsibilidade no tratamento maior do que a habitual, não gostam de mudanças e têm um bom desempenho quando recebem uma rotina estabelecida para seguir. O fisioterapeuta deve proporcionar atividades de reabilitação que promovam uma sensação de controle e previsibilidade, além de considerar deixar que o paciente defina as metas de tratamento e, então, monitorar seu progresso diário.

Estilos de enfrentamento

Os estilos de enfrentamento envolvem a maneira pela qual as pessoas lidam com o estresse e incluem os esforços comportamentais, emocionais e cognitivos para lidar com os desafios internos e externos que forçam os recursos comuns.[46] As teorias de enfrentamento sugerem que o que importa não é o que acontece com a pessoa, mas sim como ela reage a isso.[47] Livneh e Antonak[22] identificaram na literatura e resumiram várias estratégias de enfrentamento. Estas incluem planejar, resolver problemas, ter pensamento positivo, evitar, minimizar, buscar apoio social, buscar significado, manifestar sentimentos exageradamente, culpar, aceitar, negociar, afastar-se e voltar-se à religião. Essas e outras estratégias podem ser classificadas em três diferentes tipos de enfrentamento: (1) buscar *versus* evitar controle e informação; (2) expressar *versus* reprimir reações emocionais; e (3) buscar *versus* afastar-se de interações e redes sociais.

As **estratégias de enfrentamento** demonstraram ser muito importantes na reabilitação. Os pacientes com habilidades de enfrentamento de nível superior podem mais facilmente identificar e relatar sintomas, tomar decisões de tratamento, aderir às intervenções e aceitar apoio. Percebeu-se que os pacientes com boas habilidades de resolução de problemas e atitudes positivas fazem ajustes mais positivos às suas incapacidades do que os pacientes com baixa autoestima e baixo autoconceito.[18] Os estilos de enfrentamento muitas vezes determinam se os pacientes procuram ou não ajuda médica e se seguem as recomendações.[46]

As influências sociais, as características psicológicas e as crenças em relação à saúde mostraram modificar o impacto da incapacidade e da doença em um indivíduo. O ativismo social, a autoaceitação positiva e a busca por informações predisseram melhor capacidade de lidar com uma incapacidade.[49] Krause e Rohe[50] estudaram a relação entre o ajustamento e a personalidade após uma lesão medular e descobriram que valores positivos, emoções, ações e afeto se correlacionaram com resultados melhores. Estilos de enfrentamento adaptativos que têm como consequência resultados positivos em pessoas com incapacidade utilizam a resolução de problemas positiva, direta e ativa, a busca por apoio social e a busca por informações. Os estilos de enfrentamento mal adaptativos que têm como consequência resultados de adaptação desfavoráveis incluem a autoculpa, os modos de enfrentamento de escapismo/evitação passiva não direta e o uso abusivo de substâncias.

O **lócus de controle** é uma crença sobre a capacidade do indivíduo de controlar as condições e eventos de vida.[51] Os pacientes com um *lócus de controle externo* acreditam que outras pessoas ou fatores externos determinam os resultados. Os pacientes com um *lócus de controle interno* assumem a responsabilidade pela mudança porque acreditam que podem afetar suas próprias circunstâncias. O lócus de controle interno leva à atividade direcionada ao objetivo e enfrentamento ativo.

A capacidade de alterar intencionalmente a importância relativa dos eventos que ocorrem na vida de alguém requer prática constante.[52] Demonstrou-se que os pacientes com lócus de controle externo experimentam estresse e ansiedade na reabilitação, enquanto os pacientes com lócus de controle interno têm uma recuperação mais rápida, mais motivação, mais esperança e mais energia.

Os estilos de enfrentamento podem ser examinados por meio de entrevistas, observações, avaliações autorrelatadas, listas de verificação e informações da família. As considerações sobre o tratamento com base nestes achados devem incluir uma ênfase nas modalidades de enfrentamento previamente bem sucedidas e na ampliação do leque de estratégias de enfrentamento, como manter um diário para aumentar a autoexpressão. Cuidar de um animal de estimação ou usar assistência animal pode trazer ajuda, conforto e companheirismo, bem como aumentar a motivação. Pode-se também usar o tratamento em grupo para aumentar as conexões sociais.[53,54]

Muitas pessoas com incapacidade que têm fatores de risco para problemas emocionais, como baixa escolaridade, menor renda e isolamento social, ainda se dão bem na vida por causa de uma certa resiliência definida como adaptação bem-sucedida a situações ou eventos estressantes.[55] Pesquisadores da resiliência identificaram fatores que protegem as pessoas de consequências adversas. Os fatores de proteção podem surgir do indivíduo, da família e da sociedade e estão relacionados com a maneira como estes pontos fortes e suportes fornecem segurança e oportunidades positivas.

Os **pontos de virada** são experiências e realizações importantes que possibilitam que as pessoas encontrem uma nova direção, propósito ou significado na vida. King et al.[56] relataram quatro fatores de proteção: determinação, perseverança, crenças espirituais e apoio social. Também foram identificados sete processos de proteção: superação, autocompreensão, acomodação, recebimento de um diagnóstico que ajuda a explicar as experiências do paciente, acreditar em si mesmo, utilizar a raiva como motivação e estabelecimento de metas. Esses fatores e processos de proteção ajudam as pessoas com incapacidade durante os pontos de virada em suas vidas. A análise dos pontos de virada revelou três formas principais de os pacientes manterem significado em suas vidas: fazer, pertencer e compreender a si mesmos em relação ao mundo. Fazer envolve participar de atividades que o preencham e facilitar a competência. Pertencer envolve a percepção de aceitação pelos outros ou a participação em um grupo estimado. Compreender-se em relação ao mundo confere um senso de identidade e, às vezes, de propósito.

Reações de defesa comuns à incapacidade

Os mecanismos de defesa são estilos de enfrentamento que as pessoas usam para se defender contra estressores internos e externos. Eles ocorrem de maneira automática e inconsciente. Algumas pessoas usam muitos mecanismos de defesa diferentes ao longo de suas vidas, mas a maior parte delas tende a utilizar apenas um ou dois tipos. O objetivo não é alterar ou modificar esses mecanismos de defesa, mas identificá-los, a fim de entender os processos psicológicos do paciente que fundamentam determinados comportamentos e resistência. Entender esses comportamentos pode ajudar o fisioterapeuta a motivar ou redirecionar os pacientes durante momentos difíceis em sua reabilitação. Os mecanismos de defesa descritos no Quadro 26.2 são reações comuns à incapacidade e podem ser mais explorados no *Manual Diagnóstico e Estatístico de Transtornos Mentais*.[9]

Ansiedade

A ansiedade é a antecipação apreensiva de perigo ou infortúnio futuro acompanhada por sentimentos de tensão e agitação. O perigo antecipado pode ser real ou imaginário, mas é vivenciado tanto psicológica como fisiologicamente.[57] O modo como a **ansiedade** se manifesta varia em diferentes pacientes. Quando alguém está nervoso (indicando um nível moderado de ansiedade), pode sentir um aperto no estômago ou cefaleia. Quando alguém está tendo uma crise de pânico (indicando um alto nível de ansiedade), pode ter uma sensação de desgraça iminente e terror. Um paciente pode manifestar a ansiedade na forma de palpitações cardíacas, enquanto outro pode manifestá-la por meio da falta de ar. Um fator que pode causar ansiedade em um paciente pode causar pouca ou nenhuma ansiedade em outro. Dadas essas variáveis, as definições a seguir podem facilitar a compreensão do fisioterapeuta das condições de seus pacientes.

Uma **crise de pânico** consiste em um início súbito de medo intenso e esmagador, que pode incluir sentimentos de perigo ou morte iminente. Estas crises são marcadas por sintomas que incluem palpitações, dor torácica, sensações de sufocamento ou asfixia, falta de ar e medo de perder o controle, morrer ou ficar louco. As crises de pânico podem ser inesperadas (ocorrerem sem um gatilho interno ou externo) ou situacionais. Não está claro que tipo de mudança fisiológica no encéfalo pode desencadear uma resposta tão grave. A **fobia** é um transtorno de ansiedade caracterizado por uma intensa ansiedade resultante de pensar em, ou expor-se a, uma situação ou objeto temido específico (como altura, aranhas ou elevadores), que leva o indivíduo a evitar o objeto ou a situação. O **transtorno de ansiedade generalizada** é definido como preocupação e ansiedade excessivas, sem uma fonte aparente, que persistem por pelo menos 6 meses.[9]

Causas da ansiedade

Vinte a 30 milhões de norte-americanos sofrem de ansiedade.[26] Alguns sinais e sintomas da ansiedade estão listados na Tabela 26.2; os comportamentos que podem resultar da ansiedade são fornecidos na Tabela 26.3. Grande parte da literatura sobre estresse e enfrentamento identificou os grandes eventos de vida como estressores. Os eventos de vida se referem a grandes mudanças no estilo, estado, função ou situação de vida. Esta visão é consistente com a noção de que o estresse, embora individualmente mediado, seja até certo ponto de base ambiental e/ou exacerbado por condições ambientais e sociais. Foram desenvolvidas diversas medidas de eventos utilizadas na avaliação do potencial de estresse do ambiente. Um dos instrumentos mais conhecidos e usados é a **Holmes-Rahe Social Readjustment Rating Scale** (Apêndice 26.A), que quantifica os efeitos de mudanças de vida sobre o estresse e a saúde.[58] Estas medidas de eventos de vida assumem um impacto relativamente global, e consideram apenas os itens listados. Embora haja validade justificada nesta abordagem, existem medidas potencialmente mais sensíveis e válidas, uma das quais é a Hassles Scale.

A **Hassles Scale** (Apêndice 26.B), desenvolvida por Kanner et al.,[59] requer que os indivíduos identifiquem as demandas irritantes e frustrantes das transações diárias com o meio. Esta abordagem leva em conta a percepção do indivíduo em relação a eventos que acredita que representem uma ameaça. É coerente com o pressuposto teórico de que a dificuldade crônica pode sobrecarregar as habilidades de enfrentamento e levar a uma maior dificuldade no gerenciamento dos eventos da vida diária. Considerando as enormes mudanças na função da pessoa quando ocorre a incapacidade, os pacientes são mais propensos a esperar um aumento nos aborrecimentos e estressores cotidianos. Lidar com a vida se torna mais desgastante conforme as circunstâncias incapacitantes bloqueiam o estilo de enfrentamento do indivíduo, gerando uma lacuna entre a pessoa e seu lugar no mundo. As ocorrências repetidas de estresse e a necessidade contínua de se ajustar a novas situações podem resultar na repetição da resposta de luta ou fuga, o que pode, ao longo do tempo, resultar em pressão arterial

Tabela 26.2 Sinais e sintomas associados à ansiedade de níveis baixo, moderado e alto

Ansiedade de nível baixo	Ansiedade de nível moderado	Ansiedade de nível alto
Agitação	Desconforto abdominal	Dor torácica
Apreensão	Incômodos	Despersonalização
Aflição	Calafrios	Desrealização (sentir-se irreal)
Irritabilidade	Diminuição da concentração	Dificuldade para dormir
Inquietação motora	Diarreia	Tontura
Tensão muscular	Medo	Pavor
Nervosismo	Sentir-se tonto, instável ou desmaiar	Desamparo
Preocupação	Febre	Horror
	Palpitações cardíacas	Hipervigilância
	Calorões pelo corpo	Aumento na sensibilidade à dor
	Aumento na frequência cardíaca	Náusea
	Percepção equivocada	Parestesia
	Tremores	
	Falta de ar	
	Sudorese	

Tabela 26.3 Comportamentos associados à ansiedade de nível baixo, moderado e alto

Ansiedade de nível baixo	Ansiedade de nível moderado	Ansiedade de nível alto
Evitar situações estressantes	Ir ao banheiro com frequência	Colocar a mão sobre o coração
Morder os lábios	Falar incessantemente	Reagir a estímulos irrelevantes
Tamborilar com os dedos sobre uma mesa	Balbuciar	Vomitar
Remexer-se	Hiperatividade	
Roer as unhas	Olhar fixamente	
Inquietação	Verbalizar preocupações somáticas	
Puxar ou enrolar o cabelo		
Esfregar um objeto, como as "contas de um terço" (*komboloi*)		
Balançar as pernas		
Suspirar profundamente		
Tamborilar com os pés		

elevada, levando a um infarto agudo do miocárdio ou acidente vascular encefálico.[21]

Ansiedade e reabilitação

Diferentes níveis de ansiedade têm efeitos distintos sobre os pacientes. Se a ansiedade está completamente ausente, o paciente pode não estar motivado a alcançar os objetivos do tratamento. A ansiedade leve pode ser motivadora se voltada à reabilitação. A ansiedade grave pode intensificar-se rapidamente e prejudicar todos os aspectos da vida do paciente, incluindo os resultados da reabilitação, ao intensificar a percepção da dor, inibir a imunossupressão e prolongar o tempo de recuperação.[60,61] Os pacientes que tinham dificuldade em controlar a ansiedade antes de uma doença física provavelmente terão mais dificuldade em gerenciar o estresse provocado pela incapacidade.

Quando um paciente está ansioso, seus pensamentos e energia muitas vezes se focam na ansiedade, em vez de na fisioterapia, resultando em diminuição da concentração. Pode-se observar aprendizagem diminuída quando o paciente é incapaz de se concentrar nas instruções do fisioterapeuta. O paciente pode ser incapaz de realizar tarefas motoras que exijam instruções em múltiplas etapas. A falta de concentração também pode resultar em riscos à segurança, já que a atenção do paciente pode ser alternada entre a ansiedade e as demandas da reabilitação. Para parecer funcional, o paciente pode tentar realizar uma tarefa tendo ouvido apenas uma parte das instruções do fisioterapeuta. Este paciente pode deixar de compreender as instruções dadas pelo fisioterapeuta e pode não perceber que perdeu informações importantes. Etapas podem ser ignoradas e o paciente pode passar à frente muito rapidamente, resultando em lesões no paciente ou em outros.

Se o paciente fica com medo por causa da ansiedade, ele pode evitar determinados comportamentos em uma tentativa de diminuir seu medo. Pacientes ansiosos e temerosos relutam em tentar coisas novas. Eles podem recusar o tratamento, permanecer em seus quartos, solicitar uma comadre quando são capazes de usar o vaso sanitário ou relutar em avançar para o próximo passo no tratamento. Estes pacientes comumente farão declarações como "Eu não posso. Não me sinto bem. Eu estou muito cansado. Me deixe em paz. Agora não, mais tarde eu faço. Estou com medo. Você não pode me ajudar. Você não parece forte o suficiente. Eu vou cair".

Os pacientes que expressam ansiedade por meio da hiperatividade podem tentar progredir muito rapidamente na reabilitação. Eles muitas vezes querem alcançar todos os objetivos de uma só vez e parecem impacientes. Eles tendem a realizar depressa uma atividade do tratamento, sem dominar cada etapa. Esses pacientes frequentemente falam sobre alta antes que esta seja uma opção. Eles podem tomar decisões precipitadas sobre grandes mudanças na vida, como a compra de carros novos ou o planejamento de férias, quando isso nem seria o melhor para eles. Estes comportamentos podem proporcionar alívio imediato da ansiedade para os pacientes e seus familiares, embora causem mais sofrimento em longo prazo.

Quando a ansiedade provoca falsa percepção, o paciente pode perceber seus níveis de disfunção e melhora de maneira diferente de o seu fisioterapeuta. Ele muitas vezes sai das sessões de fisioterapia com uma opinião irrealista sobre algum progresso ou ganho obtido. Estes pacientes podem acreditar que tiveram um desempenho em um nível mais elevado do que efetivamente tiveram.

Assistir a um paciente tendo uma crise de pânico pela primeira vez pode ser assustador. A crise pode não ser imediatamente evidente para o paciente ou fisioterapeuta se o paciente nunca a tiver vivenciado antes. Os pacientes que apresentam uma crise de pânico geralmente relatam medo da morte imediata. Eles podem começar a hiperventilar e em seguida ter falta de ar. Às vezes, eles acreditam que estão tendo um infarto agudo do miocárdio, por causa da dor torácica, de palpitações cardíacas e do aumento na frequência cardíaca. Seguem-se terror e pânico, e o fisioterapeuta pode acionar um código de emergência ou, se em regime ambulatorial, iniciar o transporte de emergência do paciente para o hospital.

Como lidar com a ansiedade

O fisioterapeuta precisa ajudar o paciente a controlar a ansiedade para que ele possa continuar o tratamento. Alguns pacientes podem achar que é benéfico discutir seus medos e preocupações com o fisioterapeuta. Nestes casos, o fisioterapeuta deve iniciar um diálogo com o paciente perguntando: "Como você está se sentindo?", "Qual é a sua maior preocupação?", "Qual é a pior coisa que você acha que poderia acontecer?" e assim por diante. O fisioterapeuta pode trabalhar com o paciente para ajudar a acalmar sua ansiedade usando a **reestruturação cognitiva** – ou a reformulação de pensamentos e crenças do paciente sobre o evento temido. Por exemplo, o fisioterapeuta pode auxiliar o paciente a passar pelo teste de realidade ajudando-o a entender que a ocorrência do evento temido é improvável.

Os pacientes com crises reais e iminentes podem se beneficiar da assistência na resolução de problemas, na pior das hipóteses. Esta resolução de problemas pode ajudar os pacientes a acreditar que eles podem sobreviver e viver uma vida significativa, apesar da ocorrência dos eventos temidos. Depois que os pacientes expressarem os seus sentimentos, o fisioterapeuta pode ajudá-los a seguir em tratamento e redirecionar as suas emoções à atividade física.

Deve-se notar que os pacientes que são prolixos e não conseguem parar de falar sobre seus medos não devem ser encorajados a abordá-los durante as sessões de fisioterapia. Incentivar os pacientes a verbalizar suas ansiedades também é contraindicado no caso de pacientes cujas queixas psicossomáticas são alimentadas pela conversa a respeito de suas ansiedades. Para os pacientes que estão muito ansiosos, pode ser útil realizar o tratamento em um ambiente que seja familiar, calmo e confortável. Um ambiente pouco familiar, com muito estímulo, muitas pessoas ou uma quantidade demasiada de ruído pode aumentar os níveis de ansiedade. Pode ser útil reorientar o paciente à sala de terapia e às expectativas de tratamento – a cada sessão – para que ele tenha uma maior sensação de controle.

O fisioterapeuta deve escolher uma atividade premeditada considerando a ansiedade do paciente. Alguns pacientes ansiosos são conhecidos por responder às atividades que consistem em uma ação motora repetitiva, já que o movimento rítmico ajuda a acalmá-los.[62] As atividade de coordenação motora grossa ajudam a diminuir os sintomas físicos de ansiedade, como as dores musculares, a agitação e a inquietação. O fisioterapeuta deve começar envolvendo o paciente em uma atividade terapêutica que seja facilmente realizada e, em seguida, aumentar a complexidade da tarefa quando o paciente estiver mais confiante.

Aos pacientes ansiosos passíveis de interromper o fisioterapeuta enquanto ele está com outros pacientes, a recomendação é de assegurá-los de que eles serão atendidos em uma determinada data e hora. O fisioterapeuta deve ignorar, sem raiva, todas as intrusões posteriores. Estabelecer limites dessa maneira ajuda o paciente a melhorar a sua tolerância à frustração. As pessoas muito ansiosas muitas vezes acolhem limites claros estabelecidos pelo fisioterapeuta, porque têm dificuldade em estabelecer limites para si mesmos.

As técnicas de gerenciamento do estresse são úteis antes e depois de uma sessão. Técnicas como meditação, **visualização**, relaxamento, alongamento, diários de gerenciamento do estresse, identificação de fatores de estresse, *biofeedback*, nutrição, priorização, resolução de problemas, tomada de decisão, manejo da raiva, *Reiki* (uma técnica japonesa para diminuir o estresse que envolve a transferência de energia de cura do praticante para o paciente), musicoterapia, massagem terapêutica e oração demonstraram melhorar a saúde física e emocional.[63-65] Algumas destas técnicas são mais eficazes para alguns pacientes do que para outros. A escolha de uma ou outra técnica depende da preferência do paciente, da quantidade de tempo disponível e dos materiais necessários.

Resposta de relaxamento

Qualquer que seja a técnica de gerenciamento do estresse selecionada, o objetivo geral é ensinar o paciente a vivenciar uma **resposta de relaxamento** e replicá-la de maneira independente durante situações estressantes.[66] Depois de estudar a resposta de relaxamento por 20 anos, o Dr. Herbert Benson identificou dois componentes essenciais que produzem a resposta: (1) a repetição de um som, palavra, frase, oração ou atividade muscular; e (2) desconsiderar pensamentos perturbadores e retornar à repetição. Benson[21] sugere que os pacientes usem as seguintes técnicas:

1. Escolha uma frase, palavra ou oração que faça parte do seu sistema de crenças.
2. Sente-se confortável e silenciosamente.
3. Feche os olhos.
4. Relaxe seus músculos começando pelos pés e vá subindo pelo corpo.
5. Respire natural e lentamente. Recite sua frase, palavra ou oração silenciosa enquanto expira.
6. Livre-se de todos os pensamentos perturbadores deixando-os fluir para dentro e fora de sua mente como as ondas do oceano, sempre retornando à sua frase, palavra ou oração.
7. Continue por até 20 minutos.
8. Sente-se em silêncio por 1 minuto, deixando seus pensamentos retornarem antes de abrir os olhos. Sente-se por mais 1 minuto antes de se levantar.
9. Pratique esta técnica diariamente, se possível com o estômago vazio.

A resposta de relaxamento provou ser eficaz no tratamento de cefaleias, hipertensão, ansiedade, irregularidades do ritmo cardíaco, depressão leve e moderada e síndrome pré-menstrual. A resposta de relaxamento atua diminuindo a frequência cardíaca, a frequência respiratória, a taxa metabólica, o consumo de oxigênio e a eliminação de dióxido de carbono, devolvendo o corpo a um equilíbrio saudável.[21,66,67] Quando foram feitas comparações intraindivíduo entre a pressão sanguínea antes e depois da meditação utilizando os nove passos mencionados previamente durante várias semanas, a pressão arterial sistólica média dos 36 indivíduos caiu de 146 para 137 mmHg, e a pressão diastólica diminuiu de 93,5 para 88,9 mmHg: ambas as mudanças são estatisticamente significativas.[21] A resposta de relaxamento parece diminuir a pressão arterial ao se contrapor à atividade do sistema nervoso simpático – o mesmo mecanismo subjacente à ação dos fármacos anti-hipertensivos. A pressão arterial mais baixa leva a um menor risco de aterosclerose e doenças relacionadas.

Visualização guiada

Outra intervenção é a visualização guiada, muitas vezes usada como um padrão de tratamento para melhorar a reabilitação por meio do relaxamento. Acredita-se que a visualização guiada atue diminuindo os níveis de cortisol que podem inibir o sistema imune e retardar a reparação tecidual.[68] Ao produzir a resposta de relaxamento, o paciente deve ser guiado a um estado em que a mente permaneça silenciosa e calma. Utilizando um áudio, um vídeo ou um terapeuta, o paciente é convidado a imaginar um lugar especial (p. ex., o oceano, uma floresta, um pôr do sol) e se concentrar em detalhes vívidos usando os cinco sentidos. Ao concentrar sua atenção sobre este local por períodos crescentes de tempo, o paciente aprende a obter alívio de preocupações constantes, liberando-as por um período de tempo e retornando a um lugar de relaxamento e paz. A visualização guiada melhora a conexão mente-corpo-espírito por meio da indução de um estado alterado no qual a mente se comunica de maneira mais eficaz com o corpo.[60]

O uso da visualização guiada provocou uma melhora nos resultados do tratamento por meio de reduções significativas de dor, pressão arterial, estresse, efeitos colaterais de tratamentos, cefaleias, incertezas, depressão, insônia, níveis de glicose no sangue e resposta da histamina a alergias. Observou-se também uma melhora significativa no sistema imunológico, na cicatrização de feridas e na consolidação óssea.[69] Como a música pode provocar respostas emocionais influenciando o sistema límbico quando utilizada com as visualizações, o uso da música em associação à visualização guiada mostrou diminuir a dor por meio do aumento na liberação de endorfina.[70,71] Notou-se ainda que a visualização guiada com música reduz a necessidade de grandes doses de medicamento e diminui o tempo de recuperação.[60]

Dessensibilização

Um em cada oito norte-americanos adultos relatam a presença de fobias graves o suficiente para interferir no funcionamento diário.[26] Os pacientes que sofrem de fobias que interferem no tratamento podem precisar de técnicas de dessensibilização, também chamadas de **exercícios de exposição situacional**. Por exemplo, usuários de cadeiras de rodas com medo de elevador, que sempre utilizavam as escadas antes da lesão, agora precisam de ajuda para lidar com seus medos. Em um ambiente de tratamento calmo e confortável, longe de um elevador, o fisioterapeuta pode fazer com que o paciente comece a falar sobre os aspectos benignos dos elevadores (p. ex., sua aparência, onde estão localizados e quantos andares há no edifício). Enquanto o paciente está respondendo a essas perguntas, o fisioterapeuta deve determinar o nível de ansiedade do paciente. Sobre qual aspecto específico do elevador o paciente está falando quando sua ansiedade aumenta? Se o paciente ainda não se tornou demasiadamente ansioso, o fisioterapeuta pode fazer mais perguntas que levam à ansiedade, como "Qual é a altura do teto do elevador?", "Existe um telefone de emergência?", "Você fica com mais medo de utilizar um elevador sozinho ou com uma multidão e por quê?", "Você já usou um elevador antes e, em caso afirmativo, o que aconteceu?". O fisioterapeuta deve continuar analisando o nível de ansiedade do paciente durante o interrogatório, parando pouco antes de a ansiedade do paciente chegar a um ponto em que ele não pode ser facilmente acalmado.

Este processo, chamado de dessensibilização, possibilita que o paciente discuta o seu medo em um ambiente seguro, no qual ele não se sente esmagadoramente ansioso. O fisioterapeuta lentamente aumenta o nível de ansiedade, fazendo perguntas mais difíceis, mas apenas a um grau tolerável. O paciente é, então, convidado a imaginar visualmente que está em um elevador, enquanto pratica técnicas de relaxamento. O paciente continua praticando essa visualização ao longo do tempo, até que possa fazê-lo sem ter medo. Quando o paciente pode visualizar a si mesmo em um elevador sem ter medo, a terapia progride para a experiência da vida real de utilizar um elevador com o fisioterapeuta. As técnicas de relaxamento continuam sendo utilizadas durante essa prática da vida real. A atividade de utilizar um elevador com o fisioterapeuta praticando técnicas de relaxamento continua até que o paciente possa fazê-lo sem medo. O passo final seria o paciente utilizar um elevador sozinho enquanto usa técnicas de relaxamento autoinduzido. O tratamento de dessensibilização tem uma alta taxa de eficácia no tratamento de fobias.

Terapia cognitivo-comportamental

A terapia cognitivo-comportamental (ou **reestruturação cognitiva**) pode ajudar a diminuir a ansiedade ao mudar padrões de pensamento não adaptativos e modificar comportamentos pouco saudáveis.[72] Antes que comportamentos não saudáveis possam ser modificados, eles devem primeiro ser identificados e classificados. Como muitos pacientes não estão conscientes de sua ansiedade, um passo inicial quando se utiliza a terapia cognitivo-comportamental é ajudar os pacientes a reconhecer a ansiedade. É importante determinar quais tendem a ser os primeiros sinais de estresse do paciente. Muitos vão responder que eles reagem fortemente ao estresse, afirmando que "Eu vomito" ou "Eu não consigo respirar". Nestes casos, o fisioterapeuta deve perguntar sobre a existência de sinais menos graves, como roer as unhas ou balançar as pernas.

Em seguida, os pacientes devem contar quantas vezes ao dia eles se sentem estressados, registrando a informação em um diário. O fisioterapeuta deve ajudar os pacientes a procurar por padrões em sua ansiedade. Eles ficam mais ansiosos na parte da manhã ou à noite, quando fazem fisioterapia ou quando recebem visitas de familiares? Quanto mais os pacientes forem capazes de identificar padrões de ansiedade, mais eles podem antecipar-se e preparar-se para a ansiedade antes que ela ocorra. O fisioterapeuta deve encorajar o paciente a usar técnicas de gerenciamento de estresse logo que ele notar o primeiro sinal de estresse, a fim de que a ansiedade não aumente. Manter um diário de gerenciamento do estresse pode dar ao paciente uma visão mais ampla sobre como os seus pensamentos afetam o seu comportamento. Pesquisas demonstraram que a terapia cognitivo-comportamental pode ser tão eficaz quanto medicamentos.[73-77] O Quadro 26.3 — Resumo de evidências — apresenta pesquisas que examinam os efeitos da terapia cognitiva *versus* o uso de antidepressivos para a depressão.

Tratamento para as crises de pânico

Se o fisioterapeuta sabe que o paciente tem um histórico de crises de pânico, as técnicas a seguir podem ser úteis. Peça ao paciente que descreva os primeiros sinais de desconforto durante a crise. Ajude-o imediatamente a fazer respirações longas, profundas e lentas. Isto pode requerer a utilização de um saco de papel pardo segurado contra a boca pelo paciente, respirando dentro dele para desacelerar a velocidade da inspiração. É benéfico reconhecer que uma crise de pânico está ocorrendo e que o paciente vai ficar bem se ele continuar se concentrando na respiração lenta e profunda. A crise de pânico pode se tornar grave em poucos minutos e passar rapidamente. O paciente provavelmente permanecerá sentado ou deitado durante toda a crise de pânico, uma vez que pode tornar-se incapaz de fazer qualquer outra coisa.

Os pacientes geralmente se sentem envergonhados após uma crise e podem evitar todas as situações em que acreditam que uma crise possa ocorrer. Eles podem sentar-se no final do corredor ao ir ao cinema, podem evitar multidões ou, em casos extremos, parar totalmente de sair de casa (chamada de **agorafobia**). O fisioterapeuta pode ajudar os pacientes que sofrem de crises de pânico a alcançar uma vida mais produtiva ensinando-lhes técnicas para controlar as crises antes que elas se tornem graves. Os familiares e os pacientes devem ser orientados para entender que as crises de pânico envolvem uma reação fisiológica real, tendem a durar apenas alguns minutos e, muitas vezes, se repetem sem outras intervenções. Os pacientes com crises de pânico graves e contínuas devem ser encaminhados a um psiquiatra para um possível tratamento farmacológico.

Quando fazer um encaminhamento por causa da ansiedade

Múltiplos encaminhamentos podem ser necessários. Os pacientes que têm crises de pânico devem ser encaminhados a um psiquiatra para uma consulta para prescrição de medicação. A ansiedade generalizada pode ser tratada com medicação; portanto, um encaminhamento a um psiquiatra será apropriado se a ansiedade perdurar por mais de uma semana e interferir no desempenho do paciente na reabilitação. Aqueles que continuam vivenciando momentos de ansiedade por conta de fobias, apesar do tratamento de dessensibilização e medicação, devem ser encaminhados a um psicólogo para uma exploração mais aprofundada de seus medos. Indica-se um encaminhamento a um psicólogo se a ansiedade parecer ser uma característica profundamente enraizada da personalidade do paciente. Um encaminhamento à assistência social pode ser útil se a ansiedade do paciente resultar de uma falta de recursos necessários ou envolver familiares.

Em muitos casos, a medicação não alivia totalmente a ansiedade dos pacientes. No entanto, pode diminuir o suficiente para que os pacientes comecem a expressar seus medos e a implementar estratégias para diminuir o estresse. Às vezes, o paciente pode não ser claro em relação à sua ansiedade e um diagnóstico formal pode não estar presente no prontuário médico. Neste caso, o fisioterapeuta pode ficar ciente do transtorno de ansiedade por meio do tipo de medicação prescrita. Ao familiarizar-se com os nomes dos diferentes fármacos ansiolíticos, o fisioterapeuta pode identificar os pacientes que sofrem de ansiedade. Os nomes, efeitos e efeitos colaterais adversos dos medicamentos ansiolíticos comumente prescritos são apresentados na Tabela 26.4.

Transtorno de estresse agudo e transtorno de estresse pós-traumático

As pessoas que ficam incapacitadas como resultado de um evento traumático (p. ex., crime violento, abuso, acidente, desastre natural ou guerra) ou as pessoas que tenham testemunhado tais eventos estão em risco de **transtorno de estresse pós-traumático** (TEPT) ou **transtorno de estresse agudo** (TEA). Ambos são formas ou subconjuntos de transtornos de ansiedade específicos. O *Manual Diagnóstico e Estatístico de Transtornos Mentais* diferencia entre ambas as doenças em termos de duração da doença e seus sintomas.[9] O TEA envolve sintomas que variam em duração de 2 dias a um máximo de 4 semanas. Se os sintomas do TEA persistirem por mais de 4 sema-

Quadro 26.3 Resumo de evidências
Pesquisas que examinam os efeitos da terapia cognitiva *versus* o uso de antidepressivos para a depressão

Referência	Amostra	Método/procedimento	Duração	Resultados	Comentários
Blackburn e Moorhead[73] (2000)	Pacientes ambulatoriais depressivos (não bipolares e não psicóticos) ou distímicos; 64% do sexo feminino; média de idade = 43,7.	Estudo randomizado de tratamento e resultado comparando dois grupos: terapia cognitiva (N = 22) e tratamento com antidepressivos (amitriptilina ou clomipramina) (N = 20).	12,9 semanas de terapia ou medicação em um hospital.	21% do grupo cognitivo ficou deprimido novamente em um período de 2 anos após a intervenção *versus* 78% do grupo antidepressivo, uma diferença estatisticamente significativa (p < 0,05).	Deve-se considerar a terapia cognitiva para pacientes com depressão leve a moderada antes do encaminhamento a um psiquiatra para prescrição de antidepressivos.
Butler et al.[74] (2006)	Os indivíduos vieram de diferentes estudos e tinham uma variedade de diagnósticos psiquiátricos: depressão unipolar, transtorno de ansiedade generalizada, síndrome do pânico, fobia social, transtorno de estresse pós-traumático, transtornos depressivos e de ansiedade na infância, distúrbios somáticos na infância, depressão em adultos, transtorno obsessivo-compulsivo, bulimia nervosa, esquizofrenia e dor crônica.	Metanálise de 16 estudos metanalíticos examinando a eficácia da terapia cognitivo-comportamental *versus* psicofarmacologia em pacientes psiquiátricos.	A duração variou entre os estudos.	A amplitude dos efeitos da terapia cognitivo-comportamental no tratamento do transtorno da ansiedade generalizada, depressão unipolar, síndrome do pânico, transtorno de estresse pós-traumático e transtornos depressivos e de ansiedade na infância foi grande. Relataram-se efeitos moderados da terapia cognitivo-comportamental no tratamento de dor crônica, problemas conjugais, distúrbios somáticos na infância e raiva. Para adultos com depressão, a terapia cognitivo-comportamental foi mais eficaz do que os antidepressivos. A venlafaxina (Effexor) demonstrou as maiores taxas de remissão em comparação aos ISRS; contudo, uma alta porcentagem de pacientes precisou também de outras terapias, como a cognitiva, para alcançar a remissão completa da depressão.	As limitações decorrentes da metanálise estão presentes neste estudo; é difícil comparar estudos que utilizam diferentes durações de tratamento e avaliações. No entanto, os achados desta revisão de estudos de metanálise apoiam outros estudos sobre a eficácia da terapia cognitivo-comportamental.

(continua)

Quadro 26.3 Resumo de evidências *(continuação)*

Pesquisas que examinam os efeitos da terapia cognitiva *versus* o uso de antidepressivos para a depressão

Referência	Amostra	Método/procedimento	Duração	Resultados	Comentários
Lam e Sidney[75] (2004)	Um total de 31.368 indivíduos deprimidos de diferentes estudos.	Metanálise de 16 metanálises (227 ensaios clínicos randomizados e 19 estudos de outro rigor) que examinaram a eficácia dos antidepressivos *versus* psicoterapias em alcançar e manter a remissão da depressão.	Estudos longitudinais.	Análises MANOVA não revelaram nenhuma diferença estatisticamente significativa entre os diferentes tipos de psicoterapia e seus efeitos sobre a diminuição da depressão, independentemente do transtorno; no entanto, os pacientes (independentemente do transtorno) tratados com psicoterapia (independentemente do tipo) mostraram uma melhora significativa no final do tratamento e no seguimento em comparação aos indivíduos do grupo-controle.	A combinação de antidepressivos e terapia psicológica resultou em sustentação da remissão da depressão por períodos prolongados de tempo em 70% dos pacientes.
Leichsenring et al.[76] (2004)	Depressão maior, depressão pós-parto, transtorno de estresse pós-traumático, bulimia nervosa, anorexia nervosa, dependência de opioides, dependência de cocaína, transtornos de personalidade do agrupamento C, transtorno de dor somatoforme, transtorno de personalidade *borderline*, fobia social e dispepsia funcional crônica.	Metanálise de 17 ensaios clínicos randomizados que examinaram os efeitos de diversas psicoterapias de curto prazo (incluindo cognitivas) sobre a depressão.	As intervenções variaram de 7 a 40 sessões. A média de duração do seguimento foi de 1 ano.	Os pacientes que receberam intervenção combinada obtiveram melhora significativamente maior do que aqueles que receberam antidepressivos isoladamente (OR, 1,86; IC 95%, 1,38 a 2,52). A taxa de pacientes que não respondeu à medicação e as taxas de desistência não foram significativamente diferentes entre os dois grupos (OR, 0,86; IC 95%, 0,60 a 1,24).	Nem todos os estudos desta metanálise utilizaram a terapia cognitiva, nem a metanálise identificou quais elementos das diferentes psicoterapias de curto prazo foram eficazes em reduzir a depressão e prevenir as recidivas.

(continua)

Quadro 26.3 Resumo de evidências *(continuação)*
Pesquisas que examinam os efeitos da terapia cognitiva *versus* o uso de antidepressivos para a depressão

Referência	Amostra	Método/procedimento	Duração	Resultados	Comentários
				A intervenção combinada foi significativamente mais eficaz do que a intervenção farmacológica isolada em estudos em que a intervenção durou mais de 12 semanas (OR, 2,21; IC 95%, 1,22 a 4,03), com uma diminuição significativa nas desistências quando comparado aos pacientes que não responderam ao tratamento (OR, 0,59; IC 95%, 0,39 a 0,88).	
Pampallona et al.[77] (2004)	Grupo-controle consistiu em pacientes em lista de espera, 16 ensaios clínicos com 910 pacientes deprimidos randomizados para farmacoterapia combinada com psicoterapia e 932 para farmacoterapia isolada.	Revisão sistemática de ECR que examinaram as relações entre a eficácia e a adesão da intervenção psicológica somada a fármacos antidepressivos *versus* psicofarmacologia isolada.	A duração da intervenção variou de acordo com o estudo específico.		Os antidepressivos combinados à psicoterapia foram mais eficazes no tratamento da depressão do que os antidepressivos isolados.

IC = intervalo de confiança; MANOVA = análise de variância multivariada; OR = *odds ratio*; ECR = ensaio clínico randomizado; ISRS = inibidores da recaptação da serotonina.

Tabela 26.4 Efeitos e efeitos colaterais adversos de medicamentos ansiolíticos comumente prescritos

Medicamento	Resumo dos efeitos	Efeitos colaterais adversos
Alprazolam (Xanax®)	Diminui ansiedade, convulsões, distúrbios do sono, uso abusivo de álcool, esquizofrenia catatônica	Sedação, potencial de uso abusivo, difícil de reduzir a dose gradualmente
Cloridrato de buspirona (Buspar®)	Diminui depressão, ansiedade, dependência, TDAH	Tremores, diminuição do apetite, insônia, agitação
Clordiazepóxido (Librium®, Mitran®, Reposans-10®)	Diminui ansiedade, convulsões, distúrbios do sono, uso abusivo de álcool, esquizofrenia catatônica	Sedação, potencial de uso abusivo, difícil de reduzir a dose gradualmente
Clorazepato dipotássico (Tranxene®, Gen-Xene®)	Diminui ansiedade, convulsões, distúrbios do sono, uso abusivo de álcool, esquizofrenia catatônica	Sedação, potencial de uso abusivo, difícil de reduzir a dose gradualmente
Diazepam (Diastat®, Valium®)	Diminui ansiedade, convulsões, distúrbios do sono, uso abusivo de álcool, esquizofrenia catatônica	Sedação, potencial de uso abusivo, difícil de reduzir a dose gradualmente
Estazolam (Prosom®)	Diminui a insônia	Prejuízos cognitivos, tonturas, sonolência diurna, ansiedade, descoordenação motora, intoxicação, acúmulo de fármaco
Cloridrato de flurazepam (Dalmane®)	Diminui a insônia	Prejuízos cognitivos, tonturas, sonolência diurna, ansiedade, descoordenação motora, intoxicação, acúmulo de fármaco
Cloridrato de hidroxizina (Vistaril®)	Diminui insônia, tremores, aumento de peso, ansiedade	Tontura, sedação, constipação, boca seca, ganho de peso, retenção urinária, visão turva, hipotensão, confusão mental
Carbonato de lítio (Eskalith®, Lithobid®)	Diminui mania e pensamentos suicidas, estabiliza o humor	Toxicidade que pode ser letal, aumento de peso, náuseas, acne, sedação, psoríase, diarreia, polidipsia, tremores, edema, descoordenação motora
Lorazepam (Ativan®)	Diminui ansiedade, convulsões, distúrbios do sono, uso abusivo de álcool, esquizofrenia catatônica	Sedação, potencial de uso abusivo, difícil de reduzir a dose gradualmente
Oxazepam (Serax®)	Diminui ansiedade, convulsões, distúrbios do sono, uso abusivo de álcool, esquizofrenia catatônica	Sedação, potencial de uso abusivo, difícil de reduzir a dose gradualmente
Temazepam (Restoril®)	Diminui a insônia	Prejuízos cognitivos, tonturas, sonolência diurna, ansiedade, descoordenação motora, intoxicação, acúmulo de fármaco
Triazolam (Halcion®)	Diminui a insônia	Prejuízos cognitivos, tonturas, sonolência diurna, ansiedade, descoordenação motora, intoxicação, acúmulo de fármaco
Zaleplon (Sonata®)	Diminui a insônia	Tonturas, sonolência
Tartarato de zolpidem (Ambien®)	Diminui a insônia	Tonturas, sonolência

Nota: Os nomes comerciais utilizados nos EUA estão entre parênteses.
TDAH = transtorno de déficit de atenção e hiperatividade.

nas, o diagnóstico de TEA é descontinuado e alterado para TEPT. O TEPT é diferenciado como TEPT *agudo* se os sintomas perdurarem por mais de 4 semanas, mas menos de 3 meses, e como TEPT *crônico* se os sintomas perdurarem por 3 meses ou mais. Contudo, o TEA e o TEPT devem resultar da exposição a um evento traumático; o TEPT pode ser qualificado com o termo "de início tardio" se os primeiros sintomas ocorrerem pelo menos 6 meses após o evento traumático. Pesquisas observam que o TEPT é um resultado esperado para uma determinada porcentagem de pacientes que passaram por um trauma, mesmo leve.[78-79]

Entre os sintomas apresentados encontram-se um ou mais dos seguintes: reviver o acontecimento traumático; **entorpecimento** da capacidade de resposta ao mundo externo, ou envolvimento reduzido com o mundo externo; e/ou uma variedade de sintomas autonômicos, disfóricos ou cognitivos. A revivescência do evento é descrita como recorrente, dolorosa e consistente de recordações intrusivas, sonhos e pesadelos e, em raras ocasiões, estados dissociativos durante os quais o indivíduo pode agir como se estivesse revivendo o evento traumático real. Isso pode durar apenas alguns minutos ou até mesmo ocorrer por horas ou dias. O entorpecimento da capacidade de resposta, também chamado de entorpecimento psíquico ou anestesia emocional, é expresso por queixas quanto a se sentir deslocado ou afastado dos outros, uma perda da capacidade ou do interesse em atividades anteriormente agradáveis, ou a ausência de quaisquer emoções ou sentimentos. Os sintomas cognitivos podem incluir prejuízos na memória, na concentração e na capacidade de conclusão de tarefas. Os pacientes podem passar por um estado de excitação autonômica excessiva, resultando em um estado hiperalerta, de ansiedade antecipatória, resposta de sobressalto exagerada, monitoramento constante do ambiente, percepção de pessoas e objetos que não são reais (ou seja, **alucinações**) ou dificuldade para dormir e permanecer adormecido.[80] Após este estado de hipervigilância, o paciente pode ter uma reação negativa, marcada por uma diminuição na capacidade de resposta ao meio. A culpa pela sobrevivência pode estar presente nos casos em que outros foram lesados ou morreram durante um evento catastrófico.

As características adicionais associadas que devem alertar o fisioterapeuta para a presença de TEPT são irritabilidade aumentada, comportamento hostil, tensão constante, **ansiedade de flutuação livre** crônica, tensão muscular, dificuldades sexuais e sociais e sintomas de estresse somático. O Quadro 26.4 resume algumas das características comportamentais proeminentes do TEPT.

Nem todo mundo que experimenta um trauma desenvolve TEPT. O modelo de vulnerabilidade tripla postula que três vulnerabilidades precisam estar presentes para

---

Quadro 26.4 Características comportamentais (sinais de alerta) de possível transtorno de estresse pós-traumático (TEPT)

Qualquer um dos comportamentos a seguir:
- Lembrança recorrente e intrusiva do evento traumático.
- Sonhos intrusivos e angustiantes do evento.
- Estados dissociativos (comportar-se como se estivesse revivendo o evento; podem perdurar por vários segundos ou minutos).
- Amnésia de eventos.

Mais de um dos comportamentos a seguir:
- Entorpecimento psíquico (falta de interesse no ambiente ou atividades sociais ou físicas; redução significativa na participação no ambiente social ou físico).
- Incapacidade de sentir emoções (p. ex., intimidade, amor, sexualidade, raiva).
- Distúrbios do sono.
- Hipervigilância.
- Resposta de sobressalto exagerada.
- Nível de irritabilidade continuado.
- Dificuldade de concentração aumentada.

---

que se desenvolva um transtorno de ansiedade: (1) uma vulnerabilidade biológica; (2) uma vulnerabilidade psicológica generalizada (existente a partir de experiências pregressas de perda de controle sobre eventos imprevisíveis); e (3) uma vulnerabilidade psicológica específica que liga a ansiedade a situações particulares.[81] Keane e Barlow[82] propuseram uma explicação de como o TEPT se desenvolve com base no modelo de vulnerabilidade tripla. Eles sugerem que, durante um evento traumático, uma pessoa fica em estado de alerta e sente outras emoções intensas. A pessoa tem maior probabilidade de desenvolver TEPT se o evento e as emoções resultantes forem percebidos como imprevisíveis e além do controle da pessoa. Se o evento for percebido como previsível e dentro do controle da pessoa, é menos provável que o TEPT irá ocorrer.

A dor crônica frequentemente ocorre em simultâneo com o TEPT, e a ocorrência de ambas as doenças tende a afetar negativamente o resultado do tratamento para ambas.[83] Processos similares, como evitação, medo, ansiedade, hipersensibilidade e catastrofização (ou seja, interpretar uma experiência como sendo excessivamente ameaçadora), podem agir para manter ambas as condições. Dada a elevada comorbidade do TEPT e da dor crônica, o fisioterapeuta deve examinar os pacientes com TEPT à procura da existência de dor crônica. Pode-se administrar o *Yale Multidimensional Pain Inventory* ou o *McGill Pain Questionnaire*.[84-85] O TEPT pode ser examinado usando a *Clinician Administered PTSD Scale Revised* ou o *Posttraumatic Stress Disorder Checklist*.[86-87] O exame deve incluir também crenças, autoeficácia, nível de ansiedade, sensibilidade, estilo de enfrentamento, expectativas e grau de evitação comportamental e cognitiva do paciente, a fim de compreender os mecanismos que podem manter essas condições. Consultar o Capítulo 25, Dor crônica, para uma discussão mais detalhada dos instrumentos concebidos para medir a dor.

O principal resultado desejado para o tratamento do TEPT deve ser o engajamento em atividades saudáveis, satisfatórias e necessárias. O fisioterapeuta pode ajudar o paciente a construir uma autoeficácia positiva por meio da **reestruturação cognitiva**, do desenvolvimento de habilidades de enfrentamento saudáveis e do aprendizado no uso da resposta de relaxamento – todos em um ambiente previsível e seguro. As técnicas usadas para ajudar a diminuir a catastrofização e a evitação incluem exercícios de exposição situacional (mencionados previamente) e **exercícios de exposição interoceptiva** (como correr no mesmo lugar ou girar em uma cadeira).[88] Os exercícios de exposição interoceptiva ajudam os pacientes a lidar com sensações fisiológicas desconfortáveis que podem impedir a participação em atividades. Por fim, o fisioterapeuta deve fornecer orientações ao paciente a respeito de como o TEPT pode levar à dor, e vice-versa, e resultar em evitação. Conforme a participação em atividades saudáveis aumenta, a co-ocorrência de distúrbios como a depressão, a ansiedade, o pânico e o uso abusivo de substâncias pode diminuir; isso pode implicar uma maior qualidade de vida para o paciente com TEPT.

Depressão

A **depressão** se refere a sentimentos de desespero e desesperança, mudanças negativas na percepção e diminuição no interesse em atividades que antes forneciam prazer. Uma pessoa pode ter uma personalidade deprimida (chamada de *distimia*) e, portanto, sentir tristeza durante toda a sua vida. Como na maior parte dos casos de depressão, uma pessoa pode ter um ou mais episódios de depressão, dos quais antes e depois existe um humor normal. Certo grau de depressão é normal em resposta a eventos da vida, mas quando a depressão dura 2 ou mais semanas e afeta o funcionamento ocupacional e social, é considerada **depressão maior**. A depressão pode ocorrer como um desequilíbrio bioquímico no encéfalo, que pode ser provocado pelo estresse ou em resposta a conflitos internos ou eventos de vida. Por exemplo, a taxa de depressão em pessoas com LME é cinco vezes maior do que na população em geral.[89]

Mulheres com incapacidade têm maior propensão à depressão (30%)[90] do que mulheres sem incapacidade (10 a 25%),[9] homens com incapacidade (26%)[90] e população em geral (10%).[9] Outros pesquisadores apoiam a conclusão de que as mulheres com incapacidade tendem a sofrer de depressão mais frequentemente do que seus homólogos masculinos. Em sua análise de 443 mulheres com incapacidade, Hughes et al.[91] descobriram que a depressão é uma condição secundária que ocorre frequentemente (os escores de 51% da amostra estavam na faixa levemente deprimida ou em faixas superiores no Beck Depression Inventory-II [BDI-II]). Nos Estados Unidos, em um dado momento, 59% das mulheres com LME foram consideradas clinicamente deprimidas, em comparação a uma taxa de 4,5 a 9,3% das mulheres em geral.[92] Esta alta taxa de depressão entre as mulheres com incapacidade pode ser decorrente da combinação de ser mulher e ter uma incapacidade, uma vez que ambos são fatores de risco para a depressão. As mulheres são duas vezes mais propensas a ter um episódio depressivo do que os homens em decorrência de fatores econômicos, sociais, psicológicos e biológicos.[93] As experiências de socialização das mulheres e os papéis em função do gênero podem também aumentar a sua vulnerabilidade à depressão. A depressão em mulheres tem sido associada a experiências de abuso e pobreza, falta de apoio social, mobilidade reduzida, dor crônica, níveis de escolaridade mais baixos e menores níveis de controle percebido.[94]

Se não tratada, a depressão pode progredir para uma maior gravidade e pode resultar em suicídio; 15% das pessoas que estão deprimidas cometem suicídio a cada ano.[18] A depressão pode começar com uma perda, como o aparecimento de uma incapacidade física, divórcio, morte ou afastamento de um amigo próximo. Como resultado de tais perdas, é natural que os pacientes se tornem tristes e melancólicos. Se os pacientes chegarem para amigos e expressarem seus sentimentos, eles podem aliviar os sentimentos de solidão e isolamento que geralmente ocorrem em resposta à perda. No entanto, se os pacientes não tomarem medidas para expressar seus sentimentos, podem prosseguir na espiral descendente de depressão. Com o tempo, os pacientes podem perder o interesse em atividades e permanecer em casa. Eles podem não ter energia ou motivação para cumprir com suas responsabilidades e podem surgir sentimentos de culpa. A diminuição na participação em seu papel geralmente leva à diminuição da autoestima e à sensação de inutilidade. Por fim, as pessoas deixam de se preocupar com sua higiene. Elas podem evitar o contato social e se tornam cada vez mais solitárias. Neste ponto, ficar na cama se torna uma boa alternativa, em detrimento a lidar com o mundo exterior e com os dolorosos sentimentos que possam incorrer.

Depressão e reabilitação

Considerando os sinais e sintomas de depressão (Tab. 26.5) e os seus comportamentos associados (Tab. 26.6), a depressão pode afetar negativamente o resultado do trata-

Tabela 26.5 Sinais e sintomas associados à depressão leve, moderada e grave

Depressão leve	Depressão moderada	Depressão grave
Raiva Ansiedade Diminuição da concentração Humor deprimido Indecisão Pensamentos intrusivos Irritabilidade Letargia Solidão Carência Tristeza	Baixa autoestima Desespero Desânimo Culpa excessiva Medo Inadequação Sensibilidade	Angústia Mudança no apetite e peso Desejo sexual diminuído Desespero Sentir-se sobrecarregado Desamparo Desesperança Insônia ou sono excessivo Pensamentos recorrentes de suicídio Inutilidade

Tabela 26.6 Comportamentos associados à depressão leve, moderada e grave

Depressão leve	Depressão moderada	Depressão grave
Frustra-se facilmente Tem dificuldade em planejar o futuro Tem obsessão por tarefas Senta-se isolado	Choro Sente-se pessimista em relação ao futuro Tem dificuldade para tomar decisões Faz comentários autodepreciativos frequentes Ter dependência excessiva Reage fortemente a críticas Relata sintomas psicossomáticos Reflexão profunda sobre problemas Reflexão profunda sobre o passado Retraimento social	Diminuição no interesse em todas as atividades Falta de higiene pessoal Fica na cama o dia todo Suicídio (ou tentativa de suicídio)

mento. Os pacientes deprimidos podem ter dificuldade para sair da cama e podem não se sentir motivados a fazer fisioterapia. Se participarem do tratamento, eles podem apresentar **atraso psicomotor** e falta de energia e interesse; eles também podem verbalizar observações autodepreciativas, sentir-se criticados e acreditar que estão progredindo de maneira inadequada. Pode ser difícil para o fisioterapeuta deixar pacientes deprimidos sem vigilância enquanto estão atendendo outros pacientes, porque o indivíduo deprimido pode não realizar os exercícios prescritos. O paciente pode sentir-se culpado por estar no hospital em vez de estar cuidando de seus filhos, trabalhando para sustentar sua família ou desempenhando outros papéis na vida.

A depressão geralmente afeta negativamente o desempenho. Os pacientes deprimidos podem não querer obter ganhos na reabilitação por causa da diminuição na motivação e falta de prazer na vida. Eles podem acreditar que são incapazes de progredir na reabilitação, como resultado da baixa autoestima ou de sentimentos de desesperança. Esses pacientes também podem ter dificuldade em se afirmar, por causa de sentimentos de inutilidade e incapacidade de expressar a raiva. Quando as pessoas se sentem inúteis ou têm baixa autoestima, elas podem se sentir indignas de ter ou expressar uma opinião. A depressão pode resultar da raiva interiorizada. Em vez de expressar a raiva no momento, os pacientes deprimidos podem voltar a sua raiva contra si mesmos ou reprimi-la. Pessoas que sofrem deste tipo de depressão podem não ter sido autorizadas a expressar hostilidade no passado.

Os pacientes deprimidos muitas vezes ficam imobilizados, porque têm dificuldade em tomar decisões. Eles podem pesar os prós e os contras de cada escolha e tornarem-se oprimidos. Eles podem ser incapazes de se concentrar em um pensamento por tempo suficiente para tomar decisões. Às vezes, os pacientes deprimidos sofrem o oposto; quando eles tentam executar uma decisão, podem não ter qualquer pensamento por algum tempo (chamado de **bloqueio de pensamento**). Consequentemente, eles podem precisar de 1 a 2 minutos para pensar e responder a perguntas.

Tratamento de pacientes com depressão

Os pacientes deprimidos precisam de ajuda com a motivação. O fisioterapeuta pode facilitar a motivação fornecendo incentivo, enfatizando os pontos fortes, oferecendo *feedback* positivo, abordando valores e direcionando a culpa para a aquisição do objetivo. Empoderar o paciente fornecendo atividades que oferecem oportunidades para o autocontrole e sucesso mostrou diminuir a depressão.[95-96]

Os pacientes deprimidos sofrem um estreitamento na percepção. Eles têm dificuldade para ver soluções alternativas para os problemas ou tarefas simples e muitas vezes sentem que não há solução para os obstáculos. Eles podem perceber sua condição como terminal quando não há nenhuma justificativa para tal crença. Em decorrência dessas distorções, é importante oferecer verificações da realidade – como apontar seus pontos fortes quando eles se sentem inúteis. Pode-se usar a terapia cognitiva para corrigir o pessimismo continuado, desafiando padrões de pensamentos negativos.

Se lhe forem dadas escolhas em relação ao seu tratamento, o paciente deprimido pode tornar-se ambivalente e ser incapaz de decidir sobre um curso de ação. Como resultado, ele pode não fazer nada. O fisioterapeuta deve escolher o tratamento que proporciona ao paciente oportunidades de experiências de sucesso progressivo, evitando sentimentos de fracasso. Quando pacientes relutantes percebem que podem ter sucesso no tratamento em vez de desistir, suas chances de continuar o tratamento aumentam. Os progressos obtidos na reabilitação física podem aliviar a depressão, já que os pacientes relatam se sentir melhor depois de ter conseguido realizar uma atividade que eles acreditavam que não seriam capazes.

Talvez a informação mais valiosa que um fisioterapeuta pode oferecer ao paciente deprimido é que a depressão não vai durar para sempre. O paciente por fim melhorará com a combinação de terapia e possível tratamento farmacológico. A depressão pode fazer com que uma atividade ou papel na vida que antes parecia não requerer qualquer esforço – como estar em um relacionamento – se torne difícil. É importante que o paciente entenda que isso não significa que o relacionamento causou a depressão; mais provavelmente, o papel de parceiro tornou-se mais difícil de realizar por causa da depressão.

Os familiares muitas vezes percebem um familiar deprimido como preguiçoso, obstinado ou indiferente, e podem não reconhecer que ele sofre de uma doença. A depressão pode ser tão incapacitante quanto uma doença física. Os familiares precisam ser orientados de que a depressão, como uma incapacidade física, causa diminuição no funcionamento e requer tratamento. A recuperação da depressão não tem um cronograma específico. A situação de cada paciente é única, bem como seu período de recuperação. A maior parte dos pacientes não pode "sair dessa" como muitos familiares desejam.

Quando fazer um encaminhamento por causa da depressão

Em caso de suspeita de depressão, o fisioterapeuta deve determinar se o paciente está em tratamento para depressão ou se recebeu tratamento no passado. Se o paciente nunca foi tratado para a depressão e está tendo pensamentos suicidas (ver item a seguir sobre Suicídio) ou se os sintomas da depressão prejudicarem significativamente os papéis de vida, o fisioterapeuta deve encaminhar o paciente a um psiquiatra para um possível tratamento farmacológico. A medicação pode possibilitar que o paciente compareça à fisioterapia, discuta mais facilmente os problemas e expresse sentimentos reprimidos. No entanto, alguns pacientes relutam em informar seu fisioterapeuta sobre sua depressão por estoicismo ou vergonha. (Muitas vezes há um estigma negativo ligado a estar deprimido porque, para os desinformados, isso pode implicar fraqueza ou sentimento de pena de si mesmo.) O diagnóstico de depressão pode não estar no prontuário médico e os sintomas podem ser erroneamente interpretados como fadiga. Nestes casos, o conhecimento dos nomes dos medicamentos usados para tratar a depressão pode ajudar o fisioterapeuta a identificar os pacientes com essa condição. Os nomes, efeitos e efeitos colaterais adversos de medicamentos antidepressivos frequentemente prescritos são apresentados na Tabela 26.7.

Os pacientes com sintomas menos graves, que não são suicidas, podem ser encaminhados a um psicólogo para terapia verbal. Se a depressão do paciente parece ser causada pela turbulência familiar, pode-se fazer um encaminhamento a um assistente social para intervenção familiar. Os pacientes que têm dificuldade em verbalizar seus sentimentos podem ser encaminhados a um especialista em arteterapia e expressões criativas para facilitar sua expressão por meios não verbais, como a música, a dança ou a arte. Pode-se fazer um encaminhamento a um terapeuta ocupacional para ajudar o paciente a recuperar a função em papéis da vida diária que foram interrompidos pela depressão.

Suicídio

A cada ano, mais de 35 mil casos de suicídio são relatados nos Estados Unidos, e outros 65 mil casos podem não ser declarados em decorrência de complicações relacionadas com a causa da morte.[26] Mais pessoas perdem sua vida para o suicídio do que por qualquer outra causa, com exceção do câncer e de doenças cardiovasculares. O suicídio muitas vezes é proveniente de baixo apoio social, baixa autoestima, habilidades de enfrentamento ineficazes e incapacidade de ver uma solução para situações difíceis. Os fatores de risco incluem doença grave, tentativas de suicídio anteriores, antecedentes familiares de suicídio, uso abusivo/dependência de álcool e substâncias, perda de um ente querido pela rejeição ou morte, depressão prolongada e dificuldades financeiras.

Reconhecer os sinais de alerta de um possível risco de suicídio é importante para a sua prevenção. Os sinais mais frequentes de risco de suicídio incluem os seguintes:

Tabela 26.7 Efeitos e efeitos colaterais adversos dos antidepressivos comumente prescritos

Medicação	Resumo dos efeitos	Efeitos colaterais adversos
Cloridrato de amitriptilina (Elavil®)	Diminui a depressão, controla a ansiedade, a insônia, as enxaquecas e a dor crônica	Boca seca, retenção urinária, constipação, hipotensão, tonturas, taquicardia, visão turva, memória prejudicada e ganho de peso
Amoxapine (Asendin®)	Diminui a depressão, controla a ansiedade, a insônia, as enxaquecas e a dor crônica	Boca seca, retenção urinária, constipação, hipotensão, tonturas, taquicardia, visão turva, memória prejudicada e ganho de peso
Bupropiona (Wellbutrin®)	Diminui a depressão, a ansiedade, a dependência e o TDAH	Tremores, diminuição do apetite, insônia e agitação
Celexa (Lexapro®)	Diminui a depressão e a ansiedade	Nervosismo, náuseas, cefaleia, diarreia, disfunção sexual, insônia, apatia, sudorese, hiponatremia, fadiga; pode causar pensamentos suicidas em crianças e adolescentes
Cloridrato de desipramina (Norpramin®)	Diminui a depressão, controla a ansiedade, a insônia, as enxaquecas e a dor crônica	Boca seca, retenção urinária, constipação, hipotensão, tonturas, taquicardia, visão turva, memória prejudicada e ganho de peso
Cloridrato de doxepina (Sinequan®, Zonalon®)	Diminui a depressão, controla a ansiedade, a insônia, as enxaquecas e a dor crônica	Boca seca, retenção urinária, constipação, hipotensão, tonturas, taquicardia, visão turva, memória prejudicada e ganho de peso
Fluoxetina (Prozac®, Sarafem®)	Diminui a depressão e a ansiedade	Nervosismo, náuseas, cefaleia, diarreia, disfunção sexual, insônia, apatia, sudorese, hiponatremia, fadiga; pode causar pensamentos suicidas em crianças e adolescentes
Fluvoxamina (Luvox®)	Diminui a depressão e a ansiedade	Nervosismo, náuseas, cefaleia, diarreia, disfunção sexual, insônia, apatia, sudorese, hiponatremia, fadiga; pode causar pensamentos suicidas em crianças e adolescentes
Cloridrato de imipramina (Tofranil®)	Diminui a depressão, controla a ansiedade, a insônia, as enxaquecas e a dor crônica	Boca seca, retenção urinária, constipação, hipotensão, tonturas, taquicardia, visão turva, memória prejudicada e ganho de peso
Isocurboxazida (Marplan®)	Diminui a depressão e a ansiedade; usada para tratar a depressão bipolar e a depressão resistente ao tratamento	Tonturas, hipotensão, ganho de peso, sedação, boca seca, insônia e disfunção sexual
Maprotilina (Ludiomil®)	Diminui a depressão, controla a ansiedade, a insônia, as enxaquecas e a dor crônica	Boca seca, retenção urinária, constipação, hipotensão, tonturas, taquicardia, visão turva, memória prejudicada e ganho de peso

TDAH = transtorno de déficit de atenção e hiperatividade.

- Comentários diretos sobre suicídio, como "Eu apenas quero morrer".
- Comentários indiretos sobre suicídio, como "Minha mãe não terá mais que se preocupar comigo".
- Um plano para cometer suicídio.
- Escrever um bilhete de suicídio.
- Preocupação com a morte.
- Um surto súbito de felicidade ou alívio depois de uma longa depressão.
- Assumir riscos em excesso (p. ex., dirigir embriagado) e ter uma atitude descuidada.
- Preparações finais (p. ex., fazer um testamento, dar pertences pessoais, reparar relacionamentos rompidos ou escrever cartas reveladoras).
- Ódio de si mesmo.
- Mudanças na aparência pessoal, nos hábitos alimentares, no desejo sexual, nos padrões de sono, no ciclo menstrual, no comportamento (p. ex., incapacidade de se concentrar ou desinteresse em atividades) ou na personalidade (p. ex., afastamento, ansiedade, tristeza, irritabilidade, apatia, indecisão ou fadiga).
- Uma perda recente acompanhada por uma incapacidade de superar o luto.

A coisa mais importante que o fisioterapeuta deve fazer ao suspeitar que um paciente é suicida é evitar que ele pratique o ato. Isso geralmente envolve obter ajuda de um profissional de saúde mental, de preferência um médico com conhecimento e capacidade de internar a pessoa em um hospital, se necessário. É importante não deixar o paciente sozinho enquanto espera por ajuda. Durante este período, deve-se fazer o seguinte:

- Pergunte ao paciente se ele está pensando em se ferir ou se matar.
- Ouça o paciente sem expressar choque, sem descreditar o que ele diz e sem desvalorizar seus sentimentos; é importante levar a sério todas as ameaças de suicídio, mesmo que você não acredite nelas no momento.
- Responda ao paciente com empatia e compreensão; diga-lhe o quanto você se preocupa com ele e que você estará disponível para ajudá-lo.
- Ajude o paciente a pensar em alternativas; ofereça escolhas com base no seu conhecimento sobre a vida do paciente, em vez de utilizar respostas genéricas que são fáceis de oferecer quando sob pressão.
- Alerte familiares, amigos e outros entes queridos do risco de suicídio do paciente; todos esses indivíduos podem ajudar a impedir o paciente de tentar cometer suicídio; pensamentos suicidas não vão embora de um dia para o outro; é necessário ajuda adicional de todas as fontes possíveis ao longo do tempo.

Uso abusivo de substâncias

O uso abusivo de substâncias ocorre quando um indivíduo demonstra um padrão disfuncional de uso de fármacos e/ou álcool caracterizado por consequências adversas recorrentes e significativas. As substâncias podem incluir, mas não estão limitadas a, álcool, anfetaminas, cafeína, maconha, cocaína, alucinógenos, inalantes, opioides ou sedativos.[9]

Uso abusivo de substâncias e reabilitação

Se o paciente chega à clínica sob a influência de drogas ilícitas ou álcool, pode ter comportamentos inadequados, caráter argumentativo, irritado, desinibido, teimoso, ilógico ou raivoso e terá dificuldade em seguir os planos de tratamento. Ele também pode perturbar outros pacientes, alguns dos quais podem estar em recuperação por uso abusivo de substâncias. Por estas razões, pacientes intoxicados devem ser escoltados para fora da área de tratamento e encaminhados a seus programas de desintoxicação, com uma ligação para o médico do programa descrevendo o incidente ocorrido. Se no momento ele não estiver envolvido em um programa de desintoxicação, deve-se fazer um encaminhamento. Embora muitas drogas ilícitas tenham consequências únicas e específicas, a Tabela 26.8 apresenta uma visão geral das manifestações fisiológicas, psicológicas e comportamentais comuns associadas ao uso abusivo de substâncias.

Se o paciente não estiver sob a influência de substâncias durante o tratamento, mas estiver usando drogas ilícitas ou álcool em casa, ele pode faltar às sessões de tratamento ou pode chegar à reabilitação cansado, com fome ou atrasado. Ele pode apresentar falta de concentração e humor irritável resultantes da ressaca. Ele pode apresentar lesões recorrentes causadas por quedas. Muitas vezes, o paciente não adere ao tratamento e não consegue realizar seus exercícios domiciliares ou se esquece de tomar seus medicamentos prescritos. Quando os medicamentos prescritos são ingeridos juntamente com substâncias ilícitas, podem ocorrer reações adversas aos medicamentos. O paciente pode não ter ideia da extensão de seu uso abusivo e dos problemas que isso acarreta em sua vida. Ele pode mascarar sentimentos como raiva, culpa, ansiedade ou depressão por meio do efeito entorpecente da substância, tentando apresentar-se como se estivesse bem.

O paciente em negação normalmente não percebe sua necessidade de reabilitação física, muitas vezes deixa de seguir as precauções e, frequentemente, tenta obter alta antes de alcançar os objetivos da reabilitação. Sua baixa tolerância à frustração faz com que ele interrompa o tratamento com facilidade. Quer ele esteja ou não usando substâncias ativamente o paciente que fez uso abusivo de substâncias pode ter **déficits cognitivos** que inibem a sua capacidade de seguir ou se lembrar de instruções. Ele pode vivenciar discórdia familiar e perder o apoio da família, encontrando-se sem teto. O paciente com histórico de uso abusivo crônico de álcool tende a ter falta de equilíbrio resultante de alterações no cerebelo e nos nervos periféricos.[97]

Para manter o equilíbrio, ele desenvolve uma marcha estereotipada, de base alargada. Esses fatores devem ser considerados durante o exame e treinamento da marcha. Apesar de seu comportamento rude, o paciente que faz uso abusivo de substâncias pode ser excessivamente sensível, magoar-se com facilidade, sofrer de baixa autoestima e se estressar facilmente quando não estiver mais fazendo uso abusivo de substâncias. Esse paciente tende a não ter limites. Ele pode ser intrusivo, gostar de flertar ou ficar sondando a fim de obter o que quer, como álcool, cigarros ou medicação extra.

Tratamento de pacientes que fazem uso abusivo de substâncias

O fisioterapeuta pode ajudar os pacientes em recuperação fornecendo oportunidades que lhes possibili-

Tabela 26.8 Manifestações fisiológicas, psicológicas e comportamentais comuns associadas ao uso abusivo de substâncias

Fisiológicas		
• Pressão arterial anormal • Reação da pupila anormal • Apetite alterado • Constipação • Fissuras • Tonturas • Sonolência • Coração ampliado • Sangramento gastrintestinal	• Alucinações • Insuficiência hepática • Batimento cardíaco irregular ou aumentado • Perda de consciência • Desnutrição • Neuropatia periférica • Transpiração • Distúrbios psicomotores • Nariz ou olhos vermelhos	• Redução na percepção da dor • Déficits sensoriais • Orelhas brilhantes • Distúrbios do sono • Tremores • Perda ou ganho de peso sem explicação • Marcas visíveis de agulha (se estiver injetando)
Psicológicas		
• Confusão mental • Delírios • Negação • Depressão • Distúrbios no comportamento interpessoal	• Distúrbios de percepção • Frustrar-se facilmente • Labilidade emocional • Mania de grandeza • Emoções intensas • Solidão	• Baixa autoestima • Paranoia • Má concentração • Déficit de memória • Redução nas inibições • Distúrbios do pensamento
Comportamentais		
• Raiva • Associação apenas com outras pessoas que fazem uso abusivo de drogas ilícitas • Agressividade • Comportamento fraudulento • Uso compulsivo de drogas ilícitas • Diminuição na capacidade de gerenciar o estresse • Diminuição na capacidade de gerenciar o tempo • Dificuldade em permanecer em um emprego • Interrupção nas atividades habituais • Comportamentos de busca por e uso de drogas ilícitas	• Quedas • Irresponsabilidade financeira • Hiperatividade (agitação) • Julgamento prejudicado • Dificuldade ou incapacidade de cumprir os principais papéis da vida • Impulsividade • Incapacidade de controlar o uso de drogas ilícitas • Irritabilidade • Isolamento • Perda no interesse por esportes ou atividades preferidas	• Mentiras • Oscilações de humor • Nervosismo • Falta de higiene • Posse de parafernália utilizada para o consumo de drogas ilícitas • Gastar dinheiro com drogas ilícitas • Ficar acordado a noite toda (insônia) • Roubar • Violência • Afastamento

tem obter o controle sobre suas vidas novamente. Essa assistência pode incluir oportunidades para a prática de estabelecimento de limites, controle de emoções e tolerância a frustrações. O fisioterapeuta pode enfatizar atividades saudáveis que proporcionem prazer e diminuam a fissura. O gerenciamento do estresse, o gerenciamento do tempo, as AVD e as habilidades sociais geralmente são as habilidades necessárias para promover a recuperação.

Orientações em relação ao uso abusivo de substâncias

O fisioterapeuta, o paciente e familiares do paciente devem estar cientes de que o uso abusivo de substâncias é uma doença. Como uma doença física ou mental que provoca uma diminuição na função, exige uma intervenção hábil para a recuperação, resulta em diminuição no **desempenho de papéis** e pode afetar qualquer pessoa. O paciente com diagnóstico de uso abusivo de substâncias geralmente não é capaz de parar de usar drogas ilícitas e álcool por conta própria. Ele precisa de ajuda, e a recuperação é um processo vitalício que inclui o desenvolvimento de habilidades para gerenciar a fissura, lidar com o estresse de maneira saudável, expressar sentimentos, participar de programas de 12 passos e se engajar em atividades livres de drogas.

Quando fazer um encaminhamento por causa do uso abusivo de substâncias

Se o paciente está passando por abstinência, o fisioterapeuta deve encaminhá-lo imediatamente para um médico. Os sinais de abstinência podem incluir sudorese, sono prejudicado, convulsões, coordenação motora prejudicada, julgamento errôneo, ansiedade, agitação, fala arrastada, níveis oscilantes de consciência e alucinações visuais e táteis. Após a estabilização do paciente, o médico pode transferi-lo para uma **unidade de desintoxicação**. Se o paciente não estiver em estado de abstinência e ainda não estiver inscrito em um programa de desintoxicação, o fisioterapeuta pode fazer um encaminhamento a um centro de tratamento apropriado. Estes centros de tratamento incluem **programas de reabilitação de 28 dias** em regime de internamento, comunidades terapêuticas de internação em longo prazo (1 a 1,5 ano), programas de 12 passos para pacientes ambulatoriais residentes na comunidade e **programas de diagnóstico duplo** para pacientes que também foram diagnosticados com uma doença mental.

Os pacientes que passaram períodos prolongados de tempo fazendo uso abusivo de substâncias devem ser encaminhados a um **nutricionista** para a regulação da dieta adequada. Os pacientes da fisioterapia que fizerem uso abusivo de substâncias podem ser encaminhados a terapeutas ocupacionais para abordar a regulação de emoções, a determinação e manutenção de limites adequados, a tolerância à frustração, o gerenciamento do tempo, a aquisição de habilidades sociais e a recuperação das AVD necessárias. O terapeuta ocupacional também pode ajudar o paciente a aprender que as atividades saudáveis também podem ser agradáveis, por meio de trabalhos em grupo nos quais o paciente escolhe, participa e discute atividades saudáveis. Pode-se fazer um encaminhamento à assistência social se o paciente precisar de **integração à comunidade**, intervenção familiar ou apoio social.

Agitação e violência

O fisioterapeuta pode não esperar que o paciente demonstre comportamentos sexuais, agressivos ou violentos, mas a maior parte já testemunhou esses comportamentos pelo menos uma vez. O fisioterapeuta deve aprender a prever a violência, identificar sinais de agravamento, lidar com pacientes agressivos e responder verbalmente às ameaças. A violência nem sempre é previsível, mas quanto mais o fisioterapeuta entender os seus sinais, mais preparado estará para lidar com uma situação perigosa.

Um passo inicial envolve reconhecer os primeiros sinais de agitação. A agitação normalmente não diminui por si só. Em vez disso, ela pode levar a uma altercação verbal ou um ato físico. Alguns sinais de agitação podem incluir cerrar os punhos, andar de um lado para o outro, fazer expressões faciais irritadas, grunhir, gemer, xingar, bater o pé, cuspir, recusar-se a se envolver no tratamento, atirar objetos e bater pesos ou outros equipamentos terapêuticos.

Depois de observar sinais de agitação, o fisioterapeuta deve identificar a fonte da agitação, a fim de melhor controlá-la. Embora muitas situações possam causar agitação, é importante lembrar que os eventos que agitam uma pessoa podem não ter nenhum efeito sobre a outra; os níveis de frustração variam de um indivíduo para outro. As pessoas com doença de Alzheimer podem tornar-se agitadas por não serem capazes de recordar os nomes de objetos familiares ou lembrar-se de planos motores familiares. Elas podem acreditar que os familiares estão mentindo para elas, enganando-as ou tentando colocá-las em uma casa de repouso. As pessoas podem tornar-se agitadas como resultado de dor física, falha de memória, fome, fadiga e dependência dos outros. Lesões no lobo temporal, psicose e efeitos colaterais de determinados medicamentos podem causar agitação. As pessoas com transtornos de personalidade que têm dificuldade para lidar com a raiva e que vivenciaram um evento perturbador podem facilmente tornar-se agitadas.

Voltar-se à circunstância subjacente que causa a agitação pode ajudar a desarmá-la. Se a fonte da agitação for desconhecida, o fisioterapeuta deve dizer ao paciente, de modo não acusador, que ele parece aborrecido. Muitas pessoas não sabem de sua agitação e se acalmam quando ela é levada ao seu conhecimento. O fisioterapeuta pode, então, encorajar o paciente a expressar verbalmente por que ele se sente aborrecido. O fisioterapeuta também pode tentar redirecionar a raiva do paciente para canais mais produtivos e ajudar a alterar a sua perspectiva em relação à questão perturbadora.

A violência também pode acontecer sem aviso prévio. Muitos fisioterapeutas que trabalham em unidades de internação de pacientes com LCT foram mordidos, chutados, esmurrados ou arranhados. Os pacientes podem sentir que estão sendo forçados a participar de um tratamento de que não precisam ou que estão sendo tratados como crianças. Eles podem acreditar que os funcionários assumiram o controle sobre suas vidas. Para evitar humilhar o paciente, o fisioterapeuta pode usar uma abordagem de tratamento centrada no indivíduo, na qual se oferece respeito ao paciente e ele é incluído na definição de metas e do plano de tratamento.

Se os esforços para acalmar a agitação do paciente não funcionarem e ele se tornar violento, o fisioterapeuta deve remover todos os outros pacientes da área e, em seguida, sair e pedir ajuda. Depois de um ato de violência, os membros da equipe de reabilitação devem examinar o que ocorreu para aprender com o incidente, evitar a repetição futura e fornecer apoio e orientações aos envolvidos. Ao rever o incidente, o fisioterapeuta deve abordar as seguintes questões:

- Qual era o potencial de agressão do paciente?
- Quais foram os sinais de agravamento da raiva?
- O paciente tem histórico de violência? Se sim, em que circunstâncias ela ocorreu?
- Como o fisioterapeuta e os pacientes responderam ao agressor antes, durante e após o ato?
- O que poderia ter sido feito de maneira diferente durante o incidente?

Além de gerenciar um paciente agitado ou violento, o fisioterapeuta precisa reconhecer quando um paciente está sofrendo abuso. Estima-se que 10% das mulheres com incapacidade sofrem violência sexual, física ou relacionada com a incapacidade.[98] O abuso foi relacionado com a diminuição no apoio social, aumento no isolamento social e níveis elevados de depressão e estresse.[97] As mulheres com incapacidade podem ser ainda mais suscetíveis aos abusos em decorrência da sua dupla condição: incapacidade física e sexo feminino. Em comparação às mulheres sem incapacidade, as mulheres com incapacidade vivenciam períodos prolongados de abuso praticados por um maior número de autores.[99] Nosek et al.[100] identificaram vários fatores que predizem com 80% de precisão se uma mulher sofreu ou não abuso no ano anterior. Estes incluem diminuição na mobilidade, isolamento social, depressão e falta de escolaridade. Deve-se considerar a realização de um exame à procura de abuso para as mulheres com incapacidade.[100] Nosek et al. desenvolveram uma ferramenta de rastreamento de quatro itens, o *Assessment Screen-Disability* (AAS-D), que analisa se houve abuso sexual, físico e relacionado com a incapacidade no ano anterior.

Hipersexualidade

A hipersexualidade consiste em um estado de excitação sexual aumentada que pode ser acompanhado por agressão física ou verbal. Esses comportamentos podem ser causados por mania, abuso sexual na infância ou danos cerebrais. Os pacientes podem desejar atenção, querer provocar ou exercer poder sobre os outros, impressionar ou aparecer. Os sinais verbais de hipersexualidade podem incluir assobios; verbalização de desejos sexuais ou pedidos de proximidade física, número de telefone ou encontros. Os comportamentos físicos incluem encarar, beliscar, esfregar-se contra o corpo de outra pessoa, tocar, beijar, expor a genitália, masturbar-se e bloquear a saída de outra pessoa de um cômodo.

Existem várias maneiras de proceder quando um paciente apresenta um comportamento hipersexual. Se o fisioterapeuta se sentir ameaçado, ele deve deixar a área e procurar ajuda. Se o comportamento hipersexual do paciente for um comportamento recém-observado, o fisioterapeuta pode descrevê-lo e afirmar firmemente que é inadequado e não será tolerado. Se o fisioterapeuta acredita que o paciente está apresentando sintomas de mania ou hipomania, deve fazer imediatamente um encaminhamento a um psiquiatra. Realizar uma **reunião da equipe multidisciplinar** pode ajudar o paciente a entender que comportamentos hipersexuais não são tolerados na clínica.

Bem-estar psicossocial

De acordo com Jacobs e Jacobs[101] e Donatelle e Davis,[26] o bem-estar é um processo dinâmico no qual as pessoas tentam desenvolver plenamente a sua saúde emocional, social, ambiental, física, espiritual e intelectual. Donatelle e Davis descreveram um indivíduo saudável como alguém capaz de perdoar a si mesmo e aos outros, aprender com os erros, apreciar todas as coisas, tanto grandes como pequenas, desenvolver um senso realista de si e do ambiente, alcançar um equilíbrio nos papéis de vida e atividades diárias, respeitar os outros e manter relacionamentos saudáveis, ter uma sensação de satisfação com a vida, entender suas necessidades e expressar emoções de maneira adequada e atuar em sua comunidade. Alcançar esta definição de bem-estar pode exigir um esforço substancial para alguém com uma incapacidade, que pode enfrentar diversos obstáculos até alcançar o bem-estar.

Barreiras ao bem-estar em pessoas com incapacidade

O *Healthy People 2020* identificou lacunas e disparidades na saúde e no bem-estar dos norte-americanos com incapacidade.[90] Ele relatou que as pessoas com incapacidade apresentam mais sintomas de sofrimento psíquico e tendem a não se envolver em tantas atividades físicas quanto as pessoas sem incapacidade. Os objetivos para superar essas barreiras incluem "Aumentar a proporção de pessoas com incapacidade que participam de atividades sociais, espirituais, de lazer, comunitárias e cívicas ao grau que elas desejam" (DH-13) e "Reduzir a proporção de pessoas com incapacidade que relatam transtornos psicológicos graves" (DH-18).

Mais especificamente, pesquisas relataram que as mulheres com incapacidade apresentam níveis mais elevados de estresse do que os homens com incapacidade, possivelmente em decorrência da maior incidência de pobreza, violência, abuso, problemas crônicos de saúde e isolamento social.[93] A desvantagem econômica pode ser decorrente de fatores indutores do estresse, como ter uma renda mais baixa, ter menos acesso aos benefícios por incapacidade de programas públicos, ter menos escolaridade do que seus colegas do sexo masculino com incapacidade e ter uma maior probabilidade de estar desempregada ou solteira.[102] As pessoas com LME relatam um nível mais elevado de estresse percebido do que a população geral, e as mulheres com LME tendem a ter um nível mais elevado de estresse percebido do que os homens com LME.[103]

Apoio social

O apoio social é fundamental para manter ou alcançar o bem-estar psicossocial. O **apoio social** é definido como a disponibilidade de outras pessoas no ambiente que podem oferecer apoio emocional, ajuda financeira ou material, atenção para ouvir o paciente, dar orientações ou incentivo. O apoio social tem sido associado a um aumento na autoestima e na capacidade de enfrentamento e ajustamento para pessoas com incapacidade. As evidências sugerem que o apoio social desempenha um papel preventivo e paliativo forte em uma ampla gama de condições físicas e clínicas. Rintala et al.[104] descobriram que a quantidade de apoio social esteve diretamente relacionada com um sentimento de satisfação com a vida e o bem-estar em pacientes com LM. Hardy et al.[105] e Kaplan[106] descobriram que o apoio social elevado foi preditivo de um retorno à função ocupacional após a reabilitação.

Pesquisadores sugeriram que a falha em se recuperar de uma depressão decorrente da incapacidade pode estar correlacionada à falta de apoio social adequado. O isolamento social é uma condição frequentemente associada à incapacidade. Restrições físicas, como dor e limitações na mobilidade, podem desencorajar conexões com outras pessoas. A combinação de redução nas oportunidades sociais, percepções sociais negativas e diversas barreiras ambientais pode resultar em isolamento e falta de intimidade emocional.

O apoio social pode ser usado para melhorar o tratamento e promover a adesão do paciente. O fisioterapeuta desempenha um papel importante ao fornecer orientações ao paciente, incluindo o acesso a recursos e instrução no uso de equipamentos de adaptação e dispositivos ambientais destinados a melhorar o acesso do paciente a redes sociais e à socialização. O Apêndice 26.C apresenta recursos da Internet para pacientes, familiares e cuidadores. Ele fornece recursos para a melhora na acessibilidade à comunidade (centros de vida independente), depressão, uso abusivo de substâncias, ansiedade e TEPT.

Bem-estar na reabilitação

O bem-estar psicossocial requer que os pacientes sejam bem-sucedidos tanto nas atividades de reabilitação como em relacionamentos e papéis de longo prazo. As atividades de reabilitação se concentram em melhorar os resultados funcionais, o envolvimento em eventos significativos que promovem a socialização (p. ex., jogar basquete de cadeira de rodas com outros pacientes) e a reintegração à comunidade. Os relacionamentos e as funções de longo prazo incluem ser um cônjuge, um pai, um trabalhador e um amigo. Os psicólogos, **assistentes sociais** e terapeutas ocupacionais podem facilitar o reajuste a esses papéis de longo prazo. As atividades de reabilitação e relacionamentos e papéis de longo prazo devem proporcionar uma sensação de satisfação, felicidade e bem-estar. O fisioterapeuta pode promover e oferecer oportunidades para os pacientes escolherem e participarem de atividades significativas que promovam o bem-estar psicossocial.

Os pacientes que gastam uma grande quantidade de tempo revivendo o passado e se preocupando com o futuro são incapazes de ser plenamente conscientes do momento presente. A capacidade de focar no momento presente pode diminuir a ansiedade em relação ao passado ou ao futuro – a energia emocional do paciente será focada em suas atividades imediatas. Cada vez que um paciente consegue focar no presente, isso lhe oferece o poder de mudar, romper velhos hábitos, ver as circunstâncias de maneira diferente e reconhecer as opções disponíveis. O fisioterapeuta pode ajudar o paciente a manter o foco no momento presente selecionando atividades que sejam significativas e congruentes com os objetivos de reabilitação do paciente.

É importante ter um equilíbrio diário de trabalho, lazer e atividades sociais para sustentar o bem-estar psicossocial. Qualquer deficiência física ou psicológica pode perturbar esse equilíbrio. Em um estudo sobre a relação entre a depressão e a participação em atividades de lazer por pessoas com LME, Loy et al.[107] descobriram que os pacientes sem depressão tinham repertórios mais amplos e níveis mais altos de atividades de lazer do que os pacientes com depressão. O fisioterapeuta pode ajudar os pacientes a se engajarem em atividades de lazer utilizando avaliações e inventários das atividades de interesse. A avaliação das atividades de interesse é utilizada para reunir informações sobre os tipos de atividades de lazer já realizadas previamente pelo paciente, por quais atividades de lazer ele atualmente se interessa e em quais atividades de lazer ele gostaria de se envolver no futuro.

Uma perspectiva negativa inibe o bem-estar psicossocial. O fisioterapeuta pode ajudar os pacientes com perspectivas negativas a alterar positivamente suas expectativas por meio da definição de metas, da identificação de opções otimistas, da utilização de técnicas cognitivo-comportamentais que desafiem a validade das percepções negativas ou do encaminhamento do paciente a um psicólogo para intervenção em longo prazo.

Integração de fatores psicossociais à reabilitação: exemplo de caso

Bill, um jovem de 19 anos que estava treinando para ser ginasta olímpico, sofreu uma lesão da medula espinal em um acidente de motocicleta. Bill tinha desenvolvido um forte sistema de apoio social e participava de diversas atividades extracurriculares. Ele estava noivo e planejava se casar, participava da equipe de ginástica da sua faculdade e trabalhava como consultor desportivo do acampamento de verão que tinha frequentado desde os 7 anos. A LME lhe causou uma perda na função do tórax para baixo.

Toda a energia de Bill está agora focada em terminar cada dia. Ele não vê a si mesmo como capaz de trabalhar ou ir à escola. O acidente mudou suas expectativas para o futuro, sua perspectiva em relação à vida, seus desafios ambientais e seu sistema de apoio social. Sua depressão se agravou com o término de seu noivado, e Bill deixou de encontrar os amigos para eventos sociais; na verdade, ele raramente sai de casa, além de ir à reabilitação. Justamente quando ele estava se tornando independente de seus pais, Bill tornou-se dependente deles novamente. Ele observa suas irmãs e irmãos mais novos progredindo em suas vidas e se sente estagnado, irritado, deprimido e envergonhado. Sua autoestima, que já foi alta, agora está severamente diminuída e ele perdeu sua identidade familiar.

Como parte de sua reabilitação, o fisioterapeuta deve fornecer uma maneira segura para Bill expressar sua ira; também é necessário encaminhamento a um psicólogo. O psicólogo pode ajudá-lo a compreender melhor suas limitações físicas e suas capacidades. Com base nos pontos fortes e limitações de Bill, o psicólogo deve ajudá-lo a redefinir os interesses que possam surgir em novos papéis e em uma nova identidade. Por exemplo, poderia ser útil se Bill pudesse identificar uma atividade significativa que tomasse o lugar de seu treinamento desportivo (como treinador da equipe de ginástica para crianças). Informações sobre a faculdade e ensino a distância também podem ser benéficas. O psicólogo também pode ajudar Bill e sua família a compreender a LME e a elaborar expectativas razoáveis para o futuro.

Sugestões para intervenções de reabilitação

A Tabela 26.9 oferece uma lista de comportamentos que sugerem padrões de resposta inadequados e patológicos à incapacidade. Esta lista não pretende ser totalmente inclusiva mas, sim, indicar áreas que requerem consideração adicional. É importante compreender que mesmo expressões leves de padrões de resposta patológica podem se tornar crônicas e piorar com o tempo. A Tabela 26.10 identifica comportamentos do paciente que justificam uma consulta com profissionais de saúde mental.

O Quadro 26.5[108] dá exemplos de objetivos e resultados gerais para pacientes com problemas psicossociais; o Quadro 26.6 fornece instrumentos normalmente utilizados para medir esses resultados organizados pelas categorias da Classificação Internacional de Funcionalidade, Incapacidade e Saúde (CIF).[109] No entanto, as reações humanas, os padrões de resposta e o processo de adaptação são variáveis e individuais. Cada paciente deve ser abordado de maneira única e os objetivos do tratamento devem incorporar as características de personalidade, respostas e necessidades individuais do paciente. Um componente importante da reabilitação é a relação paciente-médico. O fisioterapeuta pode estabelecer uma atmosfera terapêutica de comunicação, compreensão e cooperação com os pacientes, o que pode servir como a base necessária para produzir resultados de reabilitação positivos. O fisioterapeuta às vezes pode esquecer a poderosa influência que tem na definição do tom dessa interação. A própria estrutura e a atmosfera de prestação de serviços e a personalidade e o tipo de comunicação fornecidos pelo profissional exercem uma forte influência sobre a participação do paciente e a resposta aos esforços de reabilitação.

Otimização do envolvimento do paciente

Os pacientes devem ser envolvidos tanto quanto possível em seu próprio tratamento. Isto inclui o envolvimento no estabelecimento de metas e planejamento do tratamento, bem como na avaliação continuada do progresso. A cooperação do paciente também é dependente da explicação clara do fisioterapeuta da situação do paciente, dos objetivos previstos e de resultados esperados e intervenções. Relacionar-se com o paciente como um parceiro no tratamento pode levar à cooperação e à confiança na relação terapêutica. Quando os pacientes têm um senso de controle e capacidade (ou seja, lócus de controle), sentimentos de desespero e desamparo podem ser mitigados.

O fisioterapeuta também deve manter uma escuta receptiva às preocupações do paciente e incentivar a

Tabela 26.9 Comportamentos que sugerem padrões de resposta patológica

Luto	Depressão	Autoestima danificada	Aumento na possibilidade de suicídio	Aumento na possibilidade de violência
O luto pelo prejuízo real ou percebido ou perda real na capacidade funcional é normal e esperado, mas os seguintes podem servir como pistas que indicam uma reação mais grave: Negação do problema ou de sua gravidade Exagero ou idealização da perda Obsessão com o passado ou estado pré-perda Obsessão com a culpa relacionada com a perda Regressão Dificuldade de concentração Perda do interesse por atividades e eventos Instabilidade do humor Incapacidade de discutir a perda Medo de ser deixado sozinho Comportamentos de atuação (*acting out*) (birras, gestos suicidas, promiscuidade) Postura irritada	Perda do interesse (mostrar pouca emoção) Níveis muito baixos de energia Atividade e comportamento maníaco Atraso psicomotor (lentidão de movimentos e ações) Refletir profundamente sobre pensamentos negativos Mudança nos padrões de alimentação e sono (insônia ou hipersonia) Regressão Retraimento social Comportamentos autodestrutivos Perda de interesse pelo ambiente, pessoas e eventos Autoculpa e autocrítica	Isolamento da esfera social Comportamento autodestrutivo Incapacidade de manter contato visual Incapacidade de aceitar elogios Atitude de julgamento Comportamento autodepreciativo e autocrítico Pessimismo injustificado Despreocupação com a aparência Despreocupação com a segurança pessoal	Depressão Dar suas posses para outras pessoas Acumular/esconder medicamentos ou armas potenciais Escrever bilhete de suicídio Atualizar o testamento Verbalizar solidão ou desesperança Fazer declarações relativas ao benefício de ficar livre da dor, da ausência e assim por diante Intromissão de tais pensamentos	Baixo limiar para a raiva Depressão Estado de alta ansiedade Agitação motora Automutilação Hipersensibilidade Caráter argumentativo Incapacidade de expressar sentimentos Medo de abandono Condição altamente dependente Estados dissociativos

Tabela 26.10 Comportamentos do paciente que justificam uma consulta a profissionais de saúde mental

Regressão	A regressão envolve a reversão para padrões de funcionamento antigos e mais imaturos. Isso pode ser mais comum em crianças, mas também pode ser observado em adultos. Por exemplo, as crianças podem voltar a chupar o polegar ou podem parecer ter perdido suas habilidades de uso do vaso sanitário. A regressão em adultos geralmente pode ser vista em habilidades e capacidades perdidas e/ou até mesmo no comportamento extremo de voltar a assumir uma posição fetal.
Desorientação	A desorientação consiste na confusão em relação a tempo, lugar, atividade, autoidentidade ou identidade dos outros. Ocasional, a desorientação transitória não é completamente incomum na pessoa comum, mas a persistência em frequência ou duração da ocorrência é motivo de análise e intervenção. Quaisquer comportamentos e processos de pensamento confusos mais extremos precisam ser cuidadosamente examinados.
Pensamento delirante	O pensamento delirante se refere a crenças equivocadas e errôneas e, embora relacionado com a interpretação imprecisa do ambiente, distingue-se pela persistência deste sistema de crenças. Isso pode englobar desde delírios de grandeza ou de perseguição a delírios sobre a natureza e o âmbito de uma incapacidade. Esses delírios manifestam-se e persistem em face de informações contrárias.

(continua)

Tabela 26.10 Comportamentos do paciente que justificam uma consulta a profissionais de saúde mental *(continuação)*

Interpretação imprecisa do ambiente	Esta é a categoria mais ampla desta lista, mas felizmente também é a categoria mais facilmente compreendida. Quando um paciente interpreta erroneamente e entende mal uma situação objetiva e a realidade sobre si mesmo de maneira significativa, isso provavelmente é mais prontamente observado por profissionais de saúde que não os da saúde mental em suas múltiplas expressões. Isso deve chamar a atenção e levar a intervenções, não só na sua forma extrema de um surto psicótico, mas também na sua forma mais leve de episódios pequenos e repetidos de interpretações errôneas.
Afeto inadequado	O afeto se refere ao estado de humor apresentado pelo paciente em que sentimentos como alegria, tristeza, medo e assim por diante são refletidos na linguagem corporal, na expressão facial e nas verbalizações. O afeto inadequado pode ser visto em uma expressão afetiva alheia à situação; por exemplo, demonstrar e expressar alegria ao ouvir más notícias. Isso também se refere a uma cisão entre o afeto exibido e a verbalização; por exemplo, expressar verbalmente pesar e condolência enquanto sorri animadamente e pula de alegria.
Hipovigilância ou hipervigilância	A hipovigilância pode ser observada quando um paciente está alheio ao seu entorno e aos eventos ao seu redor, tanto social como fisicamente. A hipervigilância se refere a um foco e vigilância intensos ao ambiente social e físico. Cada uma destas tem diferentes ramificações e significado para a equipe de saúde mental. Sugere-se uma consulta ao se deparar com algum dos extremos.
Oscilações de humor	Todos nós experimentamos oscilações de humor, mas na maior parte das vezes essas oscilações são reações relativamente apropriadas a determinantes externos, como o recebimento de notícias e informações ou a ocorrências e circunstâncias cambiantes em nosso ambiente. Embora mutáveis, os humores geralmente são persistentes e estáveis. Quando o humor muda para extremos e/ou com alguma frequência, isso sugere instabilidade ou que o humor está sendo impulsionado predominantemente por fatores internos em vez de externos.
Comportamentos autodestrutivos	Qualquer comportamento autodestrutivo, particularmente aquele persistente, é motivo de séria preocupação. Os comportamentos autodestrutivos podem ir de sinais sutis e difíceis de detectar a sinais evidentes muito claros e assustadores. Os sinais sutis podem incluir a não adesão ao regime de tratamento, o déficit em atividades de cuidado consigo mesmo, como não comer, comer em excesso, diminuição nos cuidados pessoais e de higiene ou descuido em lidar com o ambiente. Os sinais mais claros podem incluir autoinfligir lesões e pensamentos e expressões suicidas.
Comportamentos normais levados ao extremo	O comportamento humano normal goza de uma ampla liberdade de repertório de resposta antes de chamar a atenção como sendo fora dos limites esperados. Esta latitude normalmente deve ser estendida ainda mais quando se trata de alguém passando por uma experiência mais extrema, traumática ou estressante. É esperado que os indivíduos confrontados com uma incapacidade naturalmente foquem sua atenção, preocupações e ansiedade em torno desta questão. O nível de foco na perna esquerda dado por alguém que está se preparando para ter a perna amputada seria considerado obsessivo em um paciente saudável em atendimento ambulatorial, embora seja considerado normal neste paciente que será submetido à amputação. O médico precisa ter cuidado ao determinar a classificação de expressões de comportamento. Dito isso, questões como a obsessão, a distração extrema, a imobilização ante decisões de rotina e o egocentrismo ou autodepreciação inesperados podem exigir uma consulta. Um paciente excessivamente aderente ao tratamento, um paciente extremamente calmo, bem como um paciente excessivamente contencioso, argumentativo, demasiadamente ansioso ou histérico também causa preocupação. Qualquer resposta (verbal ou comportamental) aos estímulos que parece injustificada deve chamar a atenção. Reações exageradas em direções opostas ou qualquer comportamento que pareça ser extremo, usando julgamento razoável, merecem atenção.

Quadro 26.5 Exemplos de objetivos gerais e resultados para pacientes com problemas psicossociais
Adaptado do *Guide to Physical Therapist Practice*[108]

Reduz-se o impacto da doença.
- Os conhecimentos e a conscientização do paciente, dos familiares e do cuidador sobre a doença, o prognóstico e o plano de cuidados são reforçados.
- O manejo dos sintomas é reforçado.
- As alterações associadas à recuperação são monitoradas.
- Os riscos de prejuízos secundários e recorrência da doença são reduzidos.
- A intensidade do cuidado é diminuída.

Reduz-se o impacto da deficiência.
- A função cognitiva é melhorada.
- A comunicação é melhorada.
- A capacidade de participar da reabilitação é melhorada.

Melhora-se a capacidade de desempenhar ações, tarefas ou atividades físicas.
- A independência nas atividades da vida diária (AVD) é aumentada.
- As habilidades de resolução de problemas e tomada de decisão são melhoradas.
- A segurança dos pacientes, dos familiares e de cuidadores está intacta.

Reduz-se a incapacidade associada à doença crônica.
- A capacidade de assumir/retomar o autocuidado e manejo do lar é melhorada.
- A capacidade de assumir papéis como a participação em atividades ocupacionais (emprego/escola/brincadeiras) e papéis de lazer na comunidade é melhorada.
- A conscientização e o uso de recursos comunitários são melhorados.

Melhora-se o estado de saúde e a qualidade de vida.
- A sensação de bem-estar é reforçada.
- Os estressores são reduzidos e/ou a capacidade de administrá-los é melhorada.
- O *insight*, a autoconfiança e as habilidades de autogerenciamento são melhorados.
- A saúde e o bem-estar são melhorados.

Reforça-se a satisfação do paciente.
- O acesso e a disponibilidade de serviços são aceitáveis para o paciente e seus familiares.
- A qualidade dos serviços de reabilitação é aceitável para o paciente e seus familiares.
- O cuidado é coordenado com o paciente, seus familiares, seus cuidadores e outros profissionais.
- As necessidades de destinação após a alta são determinadas.

Quadro 26.6 Medidas de resultado para questões psicossociais organizadas pelas categorias da Classificação Internacional de Funcionalidade, Incapacidade e Saúde (CIF)[109]

Medidas de estrutura e função corporal

Escala de reajustamento social de Holmes-Rahe (ver Apêndice 26.A)
- Holmes, T, and Rahe, R: The Social Readjustment Scale. J Psychosom Res 11:213, 1967.

Escala de Hassle (*The Hassles Sacale*) (ver Apêndice 26.B)
- Kanner, AD, et al: Comparison of two modes of stress management: Daily hassles and uplifts versus major life events. J Behav Med 4:1, 1981.

Teste de memória contextual (*Contextual Memory Test*)
- Toglia, JP: Contextual Memory Test. Therapy Skill Builders, San Antonio, TX, 1993.

Escala de depressão de Beck (*Beck Depression Inventory*)
- Beck, AT, Steer, RA, and Brown, GK: Beck Depression Inventory–II Manual. The Psychological Corporation, San Antonio, Texas, 1987.

(continua)

Quadro 26.6 Medidas de resultado para questões psicossociais organizadas pelas categorias da Classificação Internacional de Funcionalidade, Incapacidade e Saúde (CIF)[109] *(continuação)*

Teste de Stroop de cores e palavras (*Stroop Color and Word Test*)
- Golden, CJ, and Freshwater, SM: The Stroop Color and Word Test: A Manual for Clinical and Experimental Uses. Stoelting Co, Wood Dale, IL, 2002.

Exame neurocomportamental de estado cognitivo (*Neurobehavioral Cognitive Status Examination*)
- Kiernan, RJ, Mueller, J, and Langston, JW: The Neurobehavioral Cognitive Status Examination (COGNISTAT). Northern California Neurobehavioral Group, Inc., San Francisco, 2001.

Escalas de expectativas generalizadas de êxito (*Generalized Expectancy for Success Scale*)
- Fibel, B, and Hale, WD: The Generalized Expectancy for Success Scale—a new measure. J Consulting Clin Psych 46:924, 1978/1992.

Escala de desespero de Beck (*Beck Hopelessness Scale*)
- Durham, TW: Norms, reliability, and item analysis of the Hopelessness Scale in general psychiatric, forensic psychiatric, and college populations. J Clin Psych 38(5):597, 1982.

Escala de lócus de controle interno-externo (*Internal-External Locus of Control Scale*)
- Rotter, JB: Generalized expectancies for internal versus external control of reinforcement. Psych Mono 80:1, 1966.

Escala de autoeficácia (*Self-Efficacy Scale*)
- Sherer, M, Maddox, JE, Mercandante, B, Prentice-Dunn, S, Jacobs, B, and Rogers, RW: The Self-Efficacy Scale: Construction and validation. Psych Rep 51:663, 1982.

Sentence Completion Attitude Survey
- Bloom, W: Bloom Sentence Completion Attitude Survey. Stoelting Co., Wood Dale, IL. Disponível em: https://www.stoeltingco.com

Miniexame do estado mental (*Mini-Mental State Examination* [MMSE])
- Folstein, MF, Folstein, SE, and McHugh, PR: "Mini-mental state." A practical method for grading the cognitive state of patients for the clinician. J Psychiatr Res 12(3):189, 1975.

Medidas de atividade

Questionário ocupacional de histórico de atividade equilibrada (*Occupational Questionnaire's Balanced Activity Record*)
- Smith, HR, Kielhofner, G, and Watts, JH: Occupational Questionnaire. Am J Occup Ther 40:278, 1986. Disponível em: www.moho.uic.edu/mohorelatedrsrcs.html

Checagem de interesse
- Kielhofner, G, and Neville, A: Interest Checklist. Slack, Thorofare, NJ, 1983.

Medidas de participação

Checagem de papel
- Oakley, F, Kielhofner, G, Barris, R, and Reichler, RK: The Role Checklist: Development and empirical assessment of reliability. Occup Ther J Res 6(3):157, 1986.

Lista de adaptação da sociedade (*Community Adaptation Schedule*)
- Roen, S, and Burnes, A: Community Adaptation Schedule [serial online]. Sem data. Disponível em: Mental Measurements Yearbook with Tests in Print, Ipswich, MA. Acesso em: 12 jan. 2011.

comunicação. Ouvir com atenção o paciente de uma maneira imparcial lhe permitirá revelar preocupações e questões que podem, de outra maneira, ser desconfortáveis de discutir. Contudo, a comunicação clara e articulada pode ser perturbada por emoções, incertezas ou discrepâncias de poder que existem quando os pacientes se tornam receptores passivos do serviço. Embora às vezes possa parecer mais fácil fazer pelo paciente do que testemunhar sua luta – particularmente quando o paciente assume um papel passivo na reabilitação – promover a autossuficiência e a independência gera no paciente o engajamento e a responsabilidade por sua recuperação.

Possibilitar que o paciente mantenha um papel passivo promove o desamparo, encoraja a dependência e retarda o progresso em longo prazo.

Uso de jargões e rótulos

A comunicação paciente-fisioterapeuta deve ser caracterizada por uma linguagem simples e fácil de entender, que corresponda ao nível cognitivo do paciente. Deve-se evitar o uso de jargões científicos e rótulos ao falar com o paciente, porque isso impede sua compreensão e o afasta emocionalmente do fisioterapeuta. Do mesmo modo, quando o paciente ouve o fisioterapeuta se referindo a outros pacientes por seu diagnóstico, ele recebe a mensagem de que os pacientes não são nada mais do que incapacidades. Esta prática deve ser evitada; em vez disso, o fisioterapeuta deve utilizar uma linguagem que reflita o respeito pela dignidade e circunstâncias de vida únicas do paciente.

Autoconhecimento dos membros da equipe de reabilitação

Por fim, e talvez mais importante, o fisioterapeuta precisa estar ciente de seus próprios sentimentos, motivações e respostas. Esse autoconhecimento é fundamental para que o fisioterapeuta compreenda suas próprias reações aos pacientes. É normal que as pessoas respondam aos outros com base em memórias conscientes ou inconscientes. Às vezes, o paciente pode fazer com que o fisioterapeuta se lembre de entes queridos, como irmãos, pais, cônjuges ou empregadores. No entanto, quando o fisioterapeuta reage ao paciente com base em associações inconscientes com outras pessoas, ele pode perceber erroneamente as necessidades do paciente e responder de maneira inadequada. Por exemplo, reações inconscientes ao paciente podem fazer com que o fisioterapeuta se torne superprotetor ou, no outro extremo, se frustre com o paciente sem reconhecer que suas próprias reações têm mais a ver com outros relacionamentos do que com o paciente em questão.

Em geral, quando o fisioterapeuta sente emoções intensificadas em resposta a um determinado paciente, isso muitas vezes pode servir como uma pista de que essas emoções resultam de associações inconscientes a outras pessoas. Quando isso ocorre, é importante que o fisioterapeuta pare e avalie seus próprios sentimentos, a fim de discernir a ligação entre suas reações ao paciente e como o paciente pode estar desencadeando emoções inconscientes.

O inverso também é verdadeiro; o paciente responderá ao fisioterapeuta com base em suas próprias associações inconscientes com outros entes queridos que têm características de personalidade semelhantes às do fisioterapeuta. O fisioterapeuta deve estar ciente deste fenômeno normal e abster-se de responder emocionalmente a associações inconscientes do paciente. Em vez disso, o fisioterapeuta deve continuar construindo uma relação de respeito com o paciente que, com o tempo, vai demonstrar ao paciente que suas primeiras impressões foram equivocadas.

Resumo

É importante que o fisioterapeuta identifique e compreenda os fatores psicossociais individuais que melhoram ou inibem a reabilitação de seus pacientes, e intervenha em conformidade. A intervenção bem-sucedida depende do seguinte:

- Compreender os aspectos psicossociais de cada paciente, incluindo seus estilos de personalidade e habilidades de enfrentamento.
- Reconhecer e interpretar os mecanismos comuns de defesa que os pacientes usam na reabilitação.
- Distinguir as fases de adaptação psicossocial à incapacidade e ajudar o paciente a progredir em seu próprio ajustamento.
- Entender como identificar a ansiedade, a depressão e o uso abusivo de substâncias; determinar a maneira de resolver estes problemas; e reconhecer quando encaminhamentos a outros membros da equipe se justificam.
- Integrar uma abordagem centrada no paciente que enfatize o respeito, a empatia e a compaixão.
- Empoderar os pacientes e familiares por meio de orientações psicossociais e estratégias de bem-estar e prevenção.
- Trabalhar em conjunto com o paciente para desenvolver objetivos previstos e resultados esperados congruentes com suas necessidades, seus valores e seu nível de funcionamento.
- Colaborar com os pacientes e membros da equipe para estabelecer e implementar intervenções apropriadas.
- Desenvolver uma abordagem de equipe e fazer encaminhamentos, se necessário.

Questões para revisão

1. Identifique cinco fatores psicossociais e indique como cada um deles pode influenciar a reabilitação.
2. Dê exemplos de intervenções para cada fator psicossocial identificado na questão 1.
3. Diferencie os distintos profissionais de saúde mental que podem tratar pacientes com problemas psicossociais, descrevendo seus papéis.
4. O que o fisioterapeuta deve fazer para acalmar um paciente agitado?
5. Descreva uma abordagem para o gerenciamento de um paciente violento e como analisar um ato de violência depois de ele ter ocorrido.
6. Quais são as manifestações de hipersexualidade e como ela deve ser abordada?
7. Identifique e descreva as fases de adaptação psicossocial à incapacidade.
8. Discuta três estratégias de enfrentamento que mostraram-se eficazes na adaptação psicossocial à incapacidade e doença crônicas.
9. Descreva cinco mecanismos comuns de defesa que os pacientes usam em resposta à incapacidade.
10. Quais são os sinais e sintomas do transtorno de estresse pós-traumático?
11. Diferencie as reações típicas e as reações patológicas ao luto.
12. Explique diversas maneiras de otimizar o envolvimento do paciente no processo de reabilitação e promover a autossuficiência.
13. Por que a intervenção centrada no paciente é importante? Que estratégias podem ser usadas para alcançar este tipo de interação?
14. Descreva a síndrome de adaptação geral.

Estudo de caso

A paciente é uma mulher de 68 anos internada em uma unidade hospitalar há 2 dias após ter sofrido uma fratura do colo do fêmur direito ao cair nas escadas do porão de sua casa. A cirurgia de substituição do quadril (artroplastia) foi realizada no mesmo dia da queda. A documentação de encaminhamento indica "descarga de peso conforme tolerado". A paciente se queixa de que ela "não pode fazer nada" por si mesma em decorrência da queda.

Antes de sua queda, ela tinha uma saúde razoável, mas estava apresentando declínio na visão, memória de curto prazo fraca e osteoporose. Sua fratura de quadril a colocou em risco elevado de mais descondicionamento e perda de função. O marido da paciente havia sofrido uma doença prolongada; a paciente cuidou dele durante os últimos 5 anos até que ele faleceu. Ela tem um filho que raramente vê, porque ele é casado, tem filhos e mora em outra parte do país. Um amigo próximo mora a alguns quilômetros dela e o restante de seus amigos já morreu. A paciente tem vergonha de ser vista em público em uma cadeira de rodas.

Dada a morte de seu marido e amigos, e dado seu recente acidente, a paciente agora está muito preocupada com sua própria morte, pela primeira vez em sua vida. Ela está pesarosa com a morte do marido, já que ele era uma parte muito importante de sua vida. Ela sente que não tem futuro e nada pelo que ansiar. Ela já não sabe quem é e deseja "juntar-se" ao marido.

QUESTÕES PARA ORIENTAÇÃO

1. Identifique os fatores psicossociais aparentes neste estudo de caso.
2. Quais questões relevantes sobre a paciente permanecem sem resposta (ou seja, quais são as informações relevantes que faltam)?
3. Como a condição emocional da paciente pode afetar sua reabilitação?
4. Desenvolva uma lista de problemas da paciente.
5. Identifique os recursos da paciente.
6. Identifique os objetivos gerais da intervenção fisioterapêutica em que serão baseados os objetivos específicos e resultados esperados antecipados.
7. Identifique as categorias gerais de intervenções de procedimento adequadas para esta paciente.
8. Identifique os encaminhamentos a outros profissionais ou recursos.

REFERÊNCIAS BIBLIOGRÁFICAS

1. Webster's New World Dictionary of American English, ed 2. Prentice-Hall, Upper Saddle River, NJ, 1988.
2. Vaillant, GE: Adaptation to Life. Little, Brown, Boston, 1977.
3. Wickramasekera, I, et al: Applied psychophysiology: A bridge between the biomedical model and the biopsychosocial model in family medicine. Prof Psychol Res Pr 27:221, 1996.
4. Edwards, A, and Elwyn, G: Shared decision-making in health care: Achieving evidence-based patient choice. In Edwards, A, and Elwyn, G (eds): Shared Decision-Making in Health Care: Achieving Evidence-Based Patient Choice, ed 2. Oxford University Press, Oxford, UK, 2009, p 3.
5. Siegel, B: Love, Medicine and Miracles. HarperCollins, New York, 1988.
6. Doskoch, P: Happy ever laughter. Psychol Today 29:32, 1996.
7. Watts, R: Trauma counseling and rehabilitation. J Appl Rehab Counseling 28:8, 1997.
8. Gleckman, AD, and Brill, S: The impact of brain injury on family functioning: Implications for subacute rehabilitation programs. Brain Inj 9:385, 1995.
9. American Psychiatric Association: Diagnostic and Statistical Manual of Mental Disorders, ed 4. Text Revision. American Psychiatric Association, Washington, DC, 1994.
10. Moore, D, and Li, L: Substance abuse among applicants for vocational rehabilitation services. J Rehabil 60:48, 1994.
11. Friedland, J, and McColl, M: Disability and depression: Some etiological considerations. Soc Sci Med 34:395, 1992.
12. Turner, RJ, and Beiser, M: Major depression and depressive symptomatology among the physically disabled: Assessing the role of chronic stress. J Nerv Ment Dis 178:343, 1990.
13. Penninx, BWJH, et al: Vitamin B_{12} deficiency and depression in physically disabled older women: Epidemiologic evidence from the Women's Health and Aging Study. Am J Psychiatry 157:715, 2000.
14. Paolucci, S, et al: Post stroke depression and its role in rehabilitation of inpatients. Arch Phys Med Rehabil 80:985, 1999.
15. Kreuter, M, et al: Partner relationships, functioning, mood, and global quality of life in persons with spinal cord injury and traumatic brain injury. Spinal Cord 36:252, 1999.
16. Meara, J, et al: Use of the GDS—Geriatric Depression Scale as a screening instrument for depressive symptomatology in patients with Parkinson's disease and their careers in the community. Age Ageing 28:35, 1999.
17. Denollet, J: Personality and coronary heart disease: The type-D scale-16. Ann Behav Med 20(3):209, 1998.
18. Nemeroff, CB: The neurobiology of depression. Sci Am, p 42, June 1998.
19. Heinemann, A, et al: Substance abuse by persons with recent spinal cord injuries. Rehabil Psychol 35:217, 1990.
20. Zegans, J: The embodied self: Integration in health and illness. Adv J Inst Advance Health 7(3):29, 1991.
21. Benson, H: The Relaxation Response. HarperCollins, New York, 1974.
22. Livneh, H, and Antonak, RF: Psychosocial Adaptation to Chronic Illness and Disability. Aspen, Gaithersburg, MD, 1997.
23. Keany, KC, and Glueckauf, RL: Disability and value changes: An overview and analysis of acceptance of loss theory. Rehabil Psychol 38:199, 1993.
24. Jacobson, AM, et al: Adherence among children and adolescents with insulin-dependent diabetes mellitus over a four-year longitudinal follow-up: I. The influence of patient coping and adjustment. J Pediatr Psychol 15:511, 1990.
25. Grzesiak, RC, and Hicok, DA: A brief history of psychotherapy and physical disability. Am J Psychother 48:240, 1994.
26. Donatelle, RJ, and Davis, LG: Access to Health, ed 6. Allyn & Bacon, Needham Heights, MA, 2000.
27. Strobe, W, and Strobe, MS: Bereavement and Health: The Psychological and Physical Consequences of Partner Loss (The Psychology of Social Issues). Cambridge University Press, New York, 1987.
28. Burke, ML, et al: Current knowledge and research on chronic sorrow: A foundation for inquiry. Death Stud 16:231, 1992.
29. Lindgren, CL, et al: Chronic sorrow: A lifespan concept. Sch Inq Nurs Pract 6:27, 1992.
30. Selye, H: The general adaptation syndrome and the disease of adaptation. J Clin Endocrinol Metab 6:117, 1946.
31. Heinrichs, SC, et al: Anti-stress action of a corticotropin-releasing factor antagonist on behavioral reactivity to stressors of varying type and intensity. Neuropsychopharmacology 11:179, 1994.
32. Theorell, T, et al: "Person Under Train" incidents: Medical consequences for subway drivers. Psychosom Med 54:480, 1992.
33. Breznitz, S: The seven kinds of denial. In Breznitz (ed): The Denial of Stress. International Universities Press, New York, 1983, p 257.
34. Taylor, SE, and Aspinwell, LG: Psychosocial aspects of chronic illness. In Costa, PT, and VandenBos, GR (eds): Psychological Aspects of Serious Illness: Chronic Conditions, Fatal Diseases, and Clinical Care. American Psychological Association, Washington, DC, 1990, p 7.
35. Rodin, G, et al: Depression in the Medically Ill: An Integrated Approach. Brunner/Mazel, New York, 1991.
36. Levin, HS, and Grossman, RG: Behavioral sequelae of closed head injury. Arch Neurol-Chicago 35:720, 1978.
37. Brooks, N: Behavioral abnormalities in head injured patients. Scand J Rehabil Med Suppl 17:41, 1988.
38. Mairs, N: Waist High in the World. Beacon Press, Boston, 1996.
39. Hermann, M, and Wallesch, CW: Depressive changes in stroke patients. Disabil Rehabil 15:55, 1993.
40. Davidhizer, R: Disability does not have to be the grief that never ends: Helping patients adjust. Rehabil Nurs 22(1):32, 1997.
41. Kabat-Zinn, J: Full Catastrophe Living: The Wisdom of Your Body and Mind to Face Stress, Pain, and Illness. Delacorte, New York, 1990.
42. Trieshman, RB: Spinal Cord Injuries: Psychological, Social and Vocational Rehabilitation, ed 2. Demos, New York, 1988.
43. Biordi, DL: Body image. In Larsen, PD, and Lubkin, IM (eds): Chronic Illness: Impact and Intervention, ed 7. Jones & Bartlett, Boston, 2009, p 117.
44. Frank, RG, Rosenthal, M, and Caplan, B (eds): Handbook of Rehabilitation Psychology, ed 2. American Psychological Association, Washington, DC, 2009.
45. Freidman, HS, and Booth-Kewley, S: The "disease-prone personality": A meta-analytic view of the construct. Am Psychol 42:539, 1987.
46. Glanz, K, and Schwartz, MD: Stress, coping, and health behavior. In Glanz, K, Rimer, BK, and Viswanath, K (eds): Health Behavior and Health Education: Theory, Research, and Practice, ed 4. Jossey-Bass, San Francisco, 2008, p 211.
47. McCraty, R, and Tomasino, D: Emotional stress, positive emotions, and coherence. In Arnetz, BB, Ekman, R, and Carlsson, A (eds): Stress in Health and Disease. Wiley-VCH, 2006, p 342.
48. Stone, AA, and Porter, MA: Psychological coping: Its importance for treating medical problems. Mind/Body Med 1(1):46, 1995.
49. Tate, D, et al: Coping with the late effects—differences between depressed and nondepressed polio survivors. Am J Phys Med Rehabil 73:27, 1994.
50. Krause, JS, and Rohe, DE: Personality and life adjustment after spinal cord injury: An exploratory study. Rehabil Psychol 43:118, 1998.
51. Radomski, M: Assessing context: Personal, social, and cultural. In Trombly, CA, and Radomski, M (eds): Occupational Therapy for Physical Dysfunction, ed 5. Lippincott Williams & Wilkins, Baltimore, 2002, p 213.
52. Mpofu, SS: Take Control of Your Health: Master of Your Destiny, Book 1. Author House, Bloomington, IN, 2011.
53. Jorgenson, J: Therapeutic use of companion animals in health care. Image J Nurs Sch 29(3):249, 1997.

54. Webster, G, et al: Relationship and family breakdown following acquired brain injury: The role of the rehabilitation team. Brain Inj 13:593, 1999.
55. Steinhauer, PD: Developing resilience in children from disadvantaged populations. In National Forum on Health Secretariat (eds): Canada Health Action—Building the Legacy. Vol. 1. Determinants of Health: Children and Youth. Éditions MultiMondes, Sainte-Foy, Québec, Canada, 1997, p 51.
56. King, G, et al: Turning points and protective processes in the lives of people with chronic disabilities. Qual Health Res 13(2):184, 2003.
57. Gorman, LM, et al: Psychosocial Nursing Handbook for the Nonpsychiatric Nurse. Williams & Wilkins, Baltimore, 1989, p 51.
58. Holmes, T, and Rahe, R: The Social Readjustment Scale. J Psychosom Res 11:213, 1967.
59. Kanner, AD, et al: Comparison of two modes of stress management: Daily hassles and uplifts versus major life events. J Behav Med 4:1, 1981.
60. Tusek, D: Guided imagery: A powerful tool to decrease length of stay, pain, anxiety, and narcotic consumption. J Invas Cardiol 11:265, 1999.
61. Tiernan, P: Independent nursing interventions: Relaxation and guided imagery in critical care. Crit Care Nurse 14(5):47, 1994.
62. Early, MB: Mental Health Concepts and Techniques for the Occupational Therapy Assistant, ed 3. Lippincott Williams & Wilkins, Baltimore, 2000.
63. Precin, P: Living Skills Recovery Workbook. Butterworth-Heinemann, Woburn, MA, 1999.
64. Walker, LG, and Eremin, O: Psychoneuroimmunology: New fad or the fifth cancer treatment modality? Am J Surg 170:2, 1995.
65. Tusek, D, et al: Effect of guided imagery and length of stay, pain and anxiety in cardiac surgery patients. J Cardiovasc Manage 10:22, 1999.
66. Scheufele, PM: Effects of progressive relaxation and classical music on measurements of attention, relaxation, and stress responses. J Behav Med 23(2):207, 2000.
67. Benson, H, et al: Decreased blood pressure in pharmacologically treated hypertensive patients who regularly elicited the relaxation response. Lancet 1(7852):289, 1974.
68. Rossman, ML: Guided Imagery for Self-Healing: An Essential Resource for Anyone Seeking Wellness. New World Library, Novato, CA, 2000.
69. Dossey, BM: Holistic modalities and healing moments. Am J Nurs 98(6):44, 1998.
70. Eisenman, A, and Cohen, B: Music therapy for patients undergoing regional anesthesia. AORN J 62:947, 1991.
71. White, J: Music therapy: An intervention to reduce anxiety in the myocardial infarction patient. Clin Nurs Specialist 6:58, 1992.
72. Burns, D: The Feeling Good Handbook. Plume, New York, 1999.
73. Blackburn, IM, and Moorhead, S: Update in cognitive therapy for depression. J Cogn Psychother 14(3):305, 2000.
74. Butler, AC, et al: The empirical status of cognitive-behavioral therapy: A review of meta-analyses. Clin Psychol Rev 26(1):17, 2006.
75. Lam, RW, and Sidney, HK: Evidence-based strategies for achieving and sustaining full remission in depression: Focus on meta-analyses. Can J Psychiatry 49:17S, 2004.
76. Leichsenring, F, Rabung, S, and Leibing, E: The efficacy of short-term psychodynamic psychotherapy in specific psychiatric disorders: A meta-analysis. Arch Gen Psychiatry 61(12):1208, 2004.
77. Pampallona, S, et al: Combined pharmacotherapy and psychological treatment for depression: A systematic review. Arch Gen Psychiatry 61(7):714, 2004.
78. Mayou, RA, and Smith, KA: Posttraumatic symptoms following medical illness and treatment. J Psychosom Res 43:121, 1997.
79. Bryant, RA, and Harvey, AG: Avoidant coping style and PTS following motor vehicle accidents. Behav Res Ther 33:631, 1995.
80. Herman, JL: Trauma and Recovery. Basic Books, New York, 1997.
81. Barlow, DH: Unraveling the mysteries of anxiety and its disorders from the perspective of emotion theory. Am Psychol 55:1247, 2000.
82. Keane, TM, and Barlow, DH: Posttraumatic stress disorder. In Barlow, DH (ed): Anxiety and Its Disorders, ed 2. Guilford Press, New York, 2002, p 418.
83. Geisser, ME, et al: The relationship between symptoms of post-traumatic stress disorder and pain, affective disturbance and disability among patients with accident and non-accident related pain. Pain 66:207, 1996.
84. Kerns, RD, et al: West Haven–Yale multidimensional pain inventory (WHYMPI). Pain 23:345, 1985.
85. Melzack, R: McGill Pain Questionnaire: Major properties and scoring methods. Pain 1:277, 1975.
86. Blake, DD, et al: A clinician rating scale for assessing current and lifetime PTSD: The CAPS-1. Behav Ther 13:187, 1990.
87. Weathers, FW, et al: The PTSD Checklist (PCL): Reliability, validity, and diagnostic utility. Annual Meeting of the International Society for Traumatic Stress Studies, San Antonio, TX, 1993.
88. Otis, JD, et al: An examination of the relationship between chronic pain and post-traumatic stress disorder. J Rehabil Res Dev 40(5):397, 2003.
89. Boekamp, JR, et al: Depression following a spinal cord injury. Int J Psychiatr Med 26(3):329, 1996.
90. U.S. Department of Health and Human Services: Healthy People 2020. Understanding and Improving Health, ed 3. US Government Printing Office, Washington, DC, 2010.
91. Hughes, RB, et al: Characteristics of depressed and nondepressed women with physical disabilities. Arch Phys Med Rehabil 86(3):473, 2005.
92. Hughes, RB, et al: Depression and women with spinal cord injury. Top Spinal Cord Inj Rehabil 7(1):16, 2001.
93. McGrath, E, et al: Women and Depression: Risk Factors and Treatment Issues: Final Report of the American Psychological Association's National Task Force on Women and Depression. American Psychological Association, Washington, DC, 1990.
94. Warren, LW, and McEachren, L: Psychosocial correlates of depressive symptomatology in adult women. J Abnormal Psychol 92:151, 1983.
95. Neville, A: The model of human occupation and depressions. Am Occup Ther Assoc Mental Health Special Interest Section Newslett 8(1):1, 1985.
96. Seligman, ME: Helplessness: On Depression, Development and Death. Freeman, San Francisco, 1975.
97. Heinemann, AW: Substance Abuse and Physical Disability. Haworth, New York, 1993.
98. McFarlane, et al: Abuse Assessment Screen–Disability (AAS-D): Measuring frequency, type, and perpetrator of abuse toward women with physical disabilities. J Womens Health Gend Based Med 10:861, 2001.
99. Nosek, MA, et al: National study of women with physical disabilities: Final report. Sex Disabil 19(1):5, 2001.
100. Nosek, MA, et al: Vulnerabilities for abuse among women with disabilities. Sex Disabil 19:177, 2001.
101. Jacobs, K, and Jacobs, L: Quick reference dictionary for occupational therapy. Slack, Thorofare, NJ, 2001.
102. Nosek, MA, and Hughes, RB: Psychosocial issues of women with physical disabilities: The continuing gender debate. RCB 46(4):224, 2003.
103. Rintala, DH, et al: Perceived stress in individuals with spinal cord injury. In Krotoski, DM, Mosek, MA, and Turk, MA (eds): Women with Physical Disabilities: Achieving and Maintaining Health and Well-being. Brookes, Baltimore, 1996, p 223.
104. Rintala, DH, et al: Social support and the well-being of persons with spinal cord injury living in the community. Rehabil Psychol 37:155, 1992.
105. Hardy, C, et al: The role of social support in the life stress/injury relationship. Sport Psychologist 5:128, 1991.
106. Kaplan, SP: Psychosocial adjustment three years after traumatic brain injury. Clin Neuropsychol 5:360, 1991.
107. Loy, DP, et al: Dimensions of leisure and depression symptoms after spinal cord injury. Annu Ther Recreat 11:43, 106, 2002.
108. American Physical Therapy Association: Guide to Physical Therapist Practice, ed 2. Phys Ther 81:1, 2001.
109. World Health Organization (WHO): Towards a Common Language for Functioning, Disability and Health ICF. WHO, Geneva, Switzerland, 2002. Retrieved January 1, 2012, from www.who.int/classifications/icf/training/icfbeginnersguide.pdf.

LEITURAS COMPLEMENTARES

Boersma, K, and Linton, SJ: Screening to identify patients at risk: Profiles of psychological risk factors for early intervention. Clin J Pain 21(1):38, 2005.

Bonder, B: Psychopathology and Function, ed 4. Slack, Thorofare, NJ, 2010.

Brenes, GA, et al: The influence of anxiety on the progression of disability. J Am Geriatr Soc 53(1):34, 2005.

Brown, C, and Stoffel, VC: Occupational Therapy in Mental Health: A Vision for Participation. FA Davis, Philadelphia, 2011.

Drench, ED, et al: Psychosocial Aspects of Health Care. Prentice Hall (Pearson Education, Inc.), Upper Saddle River, NJ, 2003.

Elfstrom, M, et al: Relations between coping strategies and health-related quality of life in patients with spinal cord lesion. J Rehabil Med 37(1):9, 2005.

Falvo, D: Medical and Psychosocial Aspects of Chronic Illness and Disability, ed 3. Jones & Bartlett, Sudbury, MA, 2005.

Hughes, RB, et al: Stress and women with physical disabilities: Identifying correlates. Women Health Issue 15(1):14, 2005.

Kolt, GS, and Anderson, MB (eds): Psychology in the Physical and Manual Therapies. Churchill Livingstone, New York, 2004.

Miller, JF: Coping with Chronic Illness: Overcoming Powerlessness, ed 3. FA Davis, Philadelphia, 2000.

Moldover, JE, et al: Depression after traumatic brain injury: A review of evidence for clinical heterogeneity. Neuropsychol Rev 14(3):143, 2004.

Precin, P (ed): Posttraumatic stress disorder and work. Work: A Journal of Prevention, Assessment and Rehabilitation 38(1), 2011.

Precin, P (ed): Healing 9/11. Haworth Press, Binghamton, NY, 2006.

Precin, P (ed): Surviving 9/11. Haworth Press, Binghamton, NY, 2003.

Precin, P: Client-Centered Reasoning: Narratives of People with Mental Illness. Butterworth-Heinemann, Woburn, MA, 2002.

Precin, P: Living Skills Recovery Workbook. Butterworth-Heinemann, Woburn, MA, 1999.

Rytsala, HJ, et al: Functional and work disability in major depressive disorder. J Nerv Ment Dis Mar 193(3):189, 2005.

Solet, JM: Optimizing personal and social adaptation. In Trombly, CA, and Vining Radomski, M (eds): Occupational Therapy for Physical Dysfunction, ed 5. Lippincott Williams & Wilkins, Baltimore, 2002, p 761.

Yerxa, EJ: The social and psychological experience of having a disability: Implications for occupational therapists. In Pedretti, LW, and Early, MB (eds): Occupational Therapy: Practice Skills for Physical Dysfunction, ed 5. Mosby, St. Louis, 2001, p 470.

Apêndice 26.A
Escala de reajustamento social de Holmes-Rahe

Ordem	Evento de vida	Valor médio
1	Morte do cônjuge	100
2	Divórcio	73
3	Separação conjugal	65
4	Ser preso	63
5	Morte de um familiar próximo	63
6	Ferimento ou doença grave	53
7	Casamento	50
8	Demissão do emprego	47
9	Reconciliação conjugal	45
10	Aposentadoria	45
11	Doença grave em familiar	44
12	Gravidez	40
13	Problemas sexuais	39
14	Chegada de novo membro à família	39
15	Readaptação profissional	39
16	Mudança na situação financeira	38
17	Morte de amigo(a) íntimo	37
18	Mudança para outra área de trabalho	36
19	Variação na frequência de discussões com o cônjuge	35
20	Dívida grande	31
21	Execução de hipoteca ou empréstimo	30
22	Mudança nas responsabilidades no emprego	29
23	Filho(a) saindo de casa	29
24	Dificuldades com os sogros	29
25	Façanha pessoal incomum	28
26	Cônjuge começa ou para de trabalhar	26
27	Inicio ou término de estudos escolares	26
28	Mudança nas condições de vida	25
29	Alteração de hábitos pessoais	24
30	Problemas com o chefe	23
31	Mudança nas condições ou horários de trabalho	20
32	Mudança no lar	20
33	Mudança na escola	20
34	Mudança nas atividades de lazer	19
35	Mudança em atividades religiosas	19
36	Mudança em atividades sociais	18
37	Pequena dívida	17
38	Alteração nos hábitos de sono	16
39	Mudança na quantidade de reuniões familiares	15
40	Mudança nos hábitos alimentares	15
41	Férias	13
42	Natal	12
43	Pequenas transgressões à lei	11

De Holmes e Rahe,[58] com permissão.

Apêndice 26.B
Escala de Hassle

Instruções: Aborrecimentos são fontes de irritação que podem variar de pequenos aborrecimentos a pressões, problemas ou dificuldades razoavelmente grandes. Podem ocorrer esporádica ou frequentemente.

Nas páginas a seguir está listada uma série de fatores pelos quais uma pessoa pode se sentir aborrecida. Primeiro, circule os aborrecimentos que você teve no mês passado. Então, observe os números à direita dos itens que circulou. Circulando 1, 2 ou 3, indique quão grave cada um dos aborrecimentos circulados foi para você no mês passado. Se o aborrecimento não ocorreu no mês passado, não o circule.

Aborrecimento		Gravidade		
		1. Pouco grave	2. Moderadamente grave	3. Extremamente grave
(1)	Extravio ou perda de coisas	1	2	3
(2)	Vizinhos problemáticos	1	2	3
(3)	Obrigações sociais	1	2	3
(4)	Tabagismo irrefletido	1	2	3
(5)	Pensamentos preocupantes em relação ao seu futuro	1	2	3
(6)	Pensamentos sobre a morte	1	2	3
(7)	Saúde de um familiar	1	2	3
(8)	Falta de dinheiro para comprar roupas	1	2	3
(9)	Falta de dinheiro para custear a habitação	1	2	3
(10)	Preocupações quanto a dever dinheiro	1	2	3
(11)	Preocupações quanto à obtenção de crédito	1	2	3
(12)	Preocupações quanto a ter dinheiro para emergências	1	2	3
(13)	Alguém lhe deve dinheiro	1	2	3
(14)	Responsabilidade financeira por alguém que não mora com você	1	2	3
(15)	Corte de eletricidade, água e assim por diante	1	2	3
(16)	Hábito de fumar muito	1	2	3
(17)	Uso abusivo de álcool	1	2	3
(18)	Uso abusivo de drogas ilícitas	1	2	3
(19)	Excesso de responsabilidades	1	2	3
(20)	Decisões sobre ter filhos	1	2	3
(21)	Pessoas de fora da família morando em sua casa	1	2	3
(22)	Cuidados com animais de estimação	1	2	3
(23)	Planejamento de refeições	1	2	3

(continua)

(continuação)

Aborrecimento		Gravidade		
		1. Pouco grave	2. Moderadamente grave	3. Extremamente grave
(24)	Preocupações quanto ao sentido da vida	1	2	3
(25)	Problemas para relaxar	1	2	3
(26)	Problemas para tomar decisões	1	2	3
(27)	Problemas de relacionamento com colegas de trabalho	1	2	3
(28)	Dificuldades com clientes ou fregueses	1	2	3
(29)	Manutenção do lar (interna)	1	2	3
(30)	Preocupações quanto à segurança do emprego	1	2	3
(31)	Preocupações quanto à aposentadoria	1	2	3
(32)	Demissão ou saída do trabalho	1	2	3
(33)	Não gostar das funções ocupacionais atuais	1	2	3
(34)	Não gostar dos colegas de trabalho	1	2	3
(35)	Não ter dinheiro suficiente para as necessidades básicas	1	2	3
(36)	Não ter dinheiro suficiente para comprar comida	1	2	3
(37)	Grande quantidade de interrupções	1	2	3
(38)	Companhia inesperada	1	2	3
(39)	Ter muito tempo livre	1	2	3
(40)	Ter que esperar	1	2	3
(41)	Preocupações quanto a acidentes	1	2	3
(42)	Solidão	1	2	3
(43)	Não ter dinheiro suficiente para cuidados de saúde	1	2	3
(44)	Medo de confronto	1	2	3
(45)	Segurança financeira	1	2	3
(46)	Erros práticos tolos	1	2	3
(47)	Incapacidade de se expressar	1	2	3
(48)	Doença física	1	2	3
(49)	Efeitos colaterais de medicamento	1	2	3
(50)	Preocupações quanto ao tratamento médico	1	2	3
(51)	Aparência física	1	2	3
(52)	Medo de rejeição	1	2	3
(53)	Dificuldade para engravidar	1	2	3
(54)	Problemas sexuais que resultam de problemas físicos	1	2	3

(continua)

(continuação)

Aborrecimento		Gravidade		
		1. Pouco grave	2. Moderadamente grave	3. Extremamente grave
(55)	Problemas sexuais que resultam de outros problemas que não problemas físicos	1	2	3
(56)	Preocupações quanto à saúde em geral	1	2	3
(57)	Não se encontrar com uma quantidade suficiente de pessoas	1	2	3
(58)	Amigos ou parentes que moram muito longe	1	2	3
(59)	Preparar refeições	1	2	3
(60)	Perder tempo	1	2	3
(61)	Manutenção do carro	1	2	3
(62)	Preenchimento de formulários	1	2	3
(63)	Deterioração da vizinhança	1	2	3
(64)	Pagar a escola dos filhos	1	2	3
(65)	Problemas com funcionários	1	2	3
(66)	Problemas no trabalho em decorrência de ser mulher ou homem	1	2	3
(67)	Declínio nas habilidades físicas	1	2	3
(68)	Ser explorado	1	2	3
(69)	Preocupações quanto a funções corporais	1	2	3
(70)	Aumento no preço de bens comuns	1	2	3
(71)	Não descansar o suficiente	1	2	3
(72)	Não dormir o suficiente	1	2	3
(73)	Problemas com pais idosos	1	2	3
(74)	Problemas com os filhos	1	2	3
(75)	Problemas com pessoas mais jovens do que você	1	2	3
(76)	Problemas com o parceiro(a)	1	2	3
(77)	Dificuldades para ver ou ouvir	1	2	3
(78)	Estar sobrecarregado pelas responsabilidades familiares	1	2	3
(79)	Ter muitas coisas para fazer	1	2	3
(80)	Trabalho não desafiador	1	2	3
(81)	Preocupações quanto a atender padrões elevados	1	2	3
(82)	Transações financeiras com amigos ou conhecidos	1	2	3

(continua)

(continuação)

Aborrecimento		Gravidade		
		1. Pouco grave	2. Moderadamente grave	3. Extremamente grave
(83)	Insatisfações no emprego	1	2	3
(84)	Preocupações quanto a decisões de mudar de emprego	1	2	3
(85)	Problemas em habilidades de leitura, escrita ou ortografia	1	2	3
(86)	Ter muitas reuniões	1	2	3
(87)	Problemas com divórcio ou separação	1	2	3
(88)	Problemas com habilidades aritméticas	1	2	3
(89)	Fofoca	1	2	3
(90)	Problemas jurídicos	1	2	3
(91)	Preocupações com o peso	1	2	3
(92)	Não ter tempo suficiente para fazer as coisas que precisa fazer	1	2	3
(93)	Televisão	1	2	3
(94)	Não ter energia física suficiente	1	2	3
(95)	Preocupações com conflitos internos	1	2	3
(96)	Sentir-se em conflito sobre o que fazer	1	2	3
(97)	Arrependimento por decisões pregressas	1	2	3
(98)	Problemas do período menstrual	1	2	3
(99)	Clima	1	2	3
(100)	Pesadelos	1	2	3
(101)	Preocupações quanto a ficar à frente de algo	1	2	3
(102)	Aborrecimentos com o chefe ou supervisor	1	2	3
(103)	Dificuldades com amigos	1	2	3
(104)	Não ter tempo suficiente para a família	1	2	3
(105)	Problemas de transporte	1	2	3
(106)	Não ter dinheiro suficiente para o transporte	1	2	3
(107)	Não ter dinheiro suficiente para entretenimento e lazer	1	2	3
(108)	Compras	1	2	3
(109)	Sofrer preconceito e discriminação	1	2	3
(110)	Propriedades, investimentos ou impostos	1	2	3
(111)	Não ter tempo suficiente para entretenimento e lazer	1	2	3

(continua)

(continuação)

Aborrecimento		Gravidade		
		1. Pouco grave	2. Moderadamente grave	3. Extremamente grave
(112)	Trabalho no jardim ou manutenção fora de casa	1	2	3
(113)	Preocupações quanto a notícias sobre eventos	1	2	3
(114)	Barulho	1	2	3
(115)	Crime	1	2	3
(116)	Tráfego	1	2	3
(117)	Poluição	1	2	3
Não listamos algum de seus aborrecimentos? Se sim, escreva-o abaixo.				
(118)	_____			
Só mais uma coisa: houve alguma mudança em sua vida que afetou a maneira como você respondeu a esta escala? Se sim, diga-nos qual foi a mudança.				

De Kanner et al.,[59] com permissão.

Apêndice 26.C
Recursos da internet para pacientes, familiares e cuidadores

Melhorar a acessibilidade da comunidade

Centros de vida independente:
www.senioroutlook.com

Pesquisa de mais de 40 mil apartamentos da comunidade para pessoas com incapacidade. Inclui passeios virtuais, pesquisas a distância, fotografias e plantas baixas. Contém informações sobre seguro, depósito, hipotecas residenciais, mudança, tipos de alojamento e um glossário de termos de habitação. Atualizado semanalmente.

Links para centros de vida independente:
www.abledata.com

Inclui informações e links de revistas e pesquisa sobre incapacidade, tecnologia assistiva, e listas de profissionais de saúde.

Links de *design*:
www.designlinc.com/centers3.htm

Fornece informações sobre produtos e dicas de *design* para famílias, consumidores e fisioterapeutas que estão projetando ambientes para pessoas com incapacidade.

Recursos para a depressão

WebMD Depression Guide:
www.webmd.com/depression/guide/depression_support_resources

All About Depression:
www.allaboutdepression.com

Internet Mental Health:
www.mentalhealth.com/p71.html

Recursos sobre uso abusivo de substâncias

National Institutes of Health, National Institute on Drug Abuse, Science of Drug Abuse Addiction:
www.nida.nih.gov/nidahome.html

The Substance Abuse and Mental Health Services Administration:
www.samhsa.gov

National Substance Abuse Index – Directory of Substance Abuse Resources:
www.nationalsubstanceabuseindex.org

Recursos para a ansiedade

HealthCentralAnxietyConnection.com:
www.healthcentral.com/anxiety/websites.html

MedlinePlus – Anxiety:
www.nlm.nih.gov/medlineplus/anxiety.html

Recursos para o transtorno de estresse pós-traumático (TEPT)

2010 Best Posttraumatic Stress Disorder Resources for Trauma Survivors:
http://thirdofalifetime.wordpress.com/2010-best-ptsdresources-for-trauma-survivors-pt-1

Department of Defense—Resources for Military Vets with Posttraumatic Stress Disorder:

United States Department of Veterans Affairs Veterans and Military – Web Resource Links:
www.ptsd.va.gov/public/web-resources/web-militaryresources.asp

National Center for Posttraumatic Stress Disorder:
www.ptsd.va.gov/

CAPÍTULO 27

Disfunção cognitiva e perceptiva

Carolyn A. Unsworth, OTR, PhD

SUMÁRIO

Cognição e percepção 1370
Cognição e cognição de ordem superior 1371
Percepção 1371

Responsabilidades do fisioterapeuta e do terapeuta ocupacional 1371

Indicadores clínicos 1371

Hospitalização após a ocorrência de lesão cerebral 1372

Parâmetros teóricos 1373
A abordagem de reeducação 1373
A abordagem integrativa sensorial 1373
A abordagem neurofuncional 1374
A abordagem reabilitativa/compensatória (funcional) 1374
Reabilitação cognitiva e a abordagem quadrafônica 1376

Exame dos déficits cognitivos e perceptivos 1378
Finalidade do exame 1378
Fatores que influenciam o exame do paciente 1378
Distinção entre déficits sensoriais e déficits cognitivos e perceptivos 1379

Testes cognitivos e perceptivos padronizados 1382

Intervenção 1384
Abordagens de tratamento 1384
Orientação do paciente, da família e dos cuidadores 1385
Intervenção de redirecionamento 1386
O impacto da assistência gerenciada 1386

Planejamento da alta hospitalar 1387

Visão geral dos déficits cognitivos e perceptivos 1387
Déficits de atenção 1388
Deficiências de memória 1389
Comprometimento das funções executivas 1391
Comprometimento do esquema corporal e da imagem corporal 1392
Distúrbios das relações espaciais (percepção complexa) 1402
Agnosias (percepção simples) 1406
Apraxia 1409

Resumo 1411

OBJETIVOS DE APRENDIZAGEM

1. Identificar os sinais de déficit cognitivo e perceptivo.
2. Descrever de que maneira os déficits cognitivos e perceptivos afetam a capacidade do paciente de participar do processo de reabilitação.
3. Explicar como o paciente pode ser assistido de modo a compensar os distúrbios do esquema corporal e/ou da imagem corporal.
4. Explicar como o comprometimento das relações espaciais afeta a capacidade do paciente de seguir instruções.
5. Comparar o efeito das diversas agnosias sobre a capacidade do paciente de reconhecer os estímulos no ambiente.
6. Estabelecer a diferença entre apraxia ideomotora e ideacional. Descrever como o paciente com apraxia pode se comportar em resposta a diferentes conjuntos de orientações normalmente empregados na reabilitação.
7. Identificar como o estado psicológico e emocional do paciente com déficit cognitivo e perceptivo pode afetar a participação no processo de reabilitação.
8. Analisar e interpretar os dados do paciente, formular metas realistas e os resultados esperados, bem como identificar as intervenções adequadas quando se apresenta um estudo de caso clínico.

Os déficits cognitivos e perceptivos estão entre as principais causas de baixo progresso da reabilitação de pacientes com lesões cerebrais, mesmo entre aqueles cujas habilidades motoras retornaram ao normal. Os déficits de cognição e percepção estão entre as dificuldades mais enigmáticas e incapacitantes que uma pessoa pode vivenciar. Pensar, recordar, argumentar e entender o mundo à nossa volta é fundamental para a realização das atividades da vida diária. Quando as pessoas vivenciam problemas com essas capacidades, o efeito na vida delas e de seus familiares pode ser devastador. É possível que essas pessoas não sejam capazes de morar sozinhas, cumprir as responsabilidades de um emprego ou manter uma vida familiar e relacionamentos.[1] Consequentemente, o tratamento eficaz de muitos pacientes com lesões cerebrais depende do conhecimento da percepção e da cognição.

O cérebro pode ser lesionado por meio de vários mecanismos, entre os quais infecções, como encefalite; anóxia, possivelmente decorrente de afogamento não fatal, parada cardiorrespiratória ou intoxicação por monóxido de carbono; tumores benignos ou malignos; traumatismo resultante de acidentes com veículos automotores, quedas ou incidentes violentos (p. ex., lesão traumática decorrente de prática esportiva, ferimento com arma de fogo); toxinas, como abuso no consumo de álcool ou outra substância; e doença vascular, que pode produzir infarto ou acidente vascular cerebral hemorrágico. Os dois maiores grupos de pessoas sujeitas a deficiências cognitivas e perceptivas resultantes de lesão cerebral são aquelas vítimas de acidente vascular cerebral e lesão cerebral traumática (LCT).[1] O Capítulo 15 e o Capítulo 19 tratam da reabilitação desse grupo de pacientes.

Considera-se que o paciente que sofre um acidente vascular cerebral (AVC) apresenta lesões focais ou localizadas em áreas distintas do cérebro, que em geral acarretam déficits cognitivos ou perceptivos distintos. Por outro lado, presume-se que pacientes que sofrem uma LCT apresentem lesões cerebrais generalizadas que resultarão em deficiência cognitiva com déficit generalizado de atenção, memória, aprendizagem e assim por diante, e não de dificuldades específicas em funções cognitivas e perceptivas distintas. Entretanto, podem ocorrer elementos tanto de disfunção perceptiva quanto cognitiva no cérebro em decorrência de AVC ou trauma. As distinções entre esses dois grupos de pacientes tornam-se particularmente indistintas no caso do paciente que sofre múltipos AVCs; na realidade, esse paciente pode apresentar elementos combinados tanto de lesão cerebral focal quanto generalizado. O foco deste capítulo é o paciente com hemiplegia cuja lesão cerebral ocorreu em consequência de um AVC. Este capítulo tem por principal objetivo apresentar ao leitor os conceitos relacionados à disfunção cognitiva e perceptiva após uma lesão cerebral.

Um objetivo importante para o fisioterapeuta é entender como uma deficiência de cognição ou percepção pode se manifestar clinicamente, e como o exame e o tratamento dos distúrbios do movimento podem ser ajustados de modo a aproveitar as capacidades e minimizar as limitações cognitivas e perceptivas do paciente. Deve-se considerar os déficits no domínio cognitivo ou perceptivo para determinar com precisão as verdadeiras capacidades residuais do paciente. O uso de conjuntos de orientações que confundam o paciente com apraxia durante um procedimento específico de exame pode dar a ideia de uma deficiência motora maior ou diferente do que aquela que realmente existe. Em geral, a primeira pista para um problema de cognição ou percepção aparece durante o teste sensório-motor inicial. O conhecimento da possibilidade e da natureza dos déficits de cognição ou percepção serve de alerta ao profissional de saúde para redirecionar o método de avaliação, especificamente os conjuntos e pistas de orientação.

Cognição e percepção

O processo perceptivo-motor é uma cadeia de eventos mediante a qual o indivíduo seleciona, integra e interpreta estímulos do corpo e do ambiente a seu redor. Pode-se conceituar cognição como o método utilizado pelo sistema nervoso central (SNC) para processar informações. O processo cognitivo inclui conhecimento, entendimento, conscientização, julgamento e tomada de decisão.[2] A dificuldade de separar déficit perceptivo de déficit cognitivo torna-se imediatamente aparente, tanto no comportamento do paciente quanto nas conceitualizações contraditórias desses dois domínios de função. Em uma revisão da literatura especializada, Katz[3] constatou que, para alguns autores, a *cognição* é concebida como um termo geral que abrange percepção, atenção, raciocínio e memória; para outros, a *percepção* é um termo abrangente que envolve tanto a cognição quanto a percepção visual como subcomponentes. No momento, as evidências são insuficientes para sugerir a abordagem que reflete com mais precisão a maneira como consideramos e percebemos as informações. O que está claro é que o funcionamento normal dos sistemas de percepção e cognição é uma chave necessária para o sucesso na interação com o ambiente. Como a maior parte dos trabalhos nesse campo não estabelece a distinção entre cognição e percepção[1] e como talvez seja mais fácil conhecer esses processos de forma individual, este capítulo os define e aborda separadamente.

As capacidades cognitivas e perceptivas obviamente são pré-requisitos para o aprendizado,[4] e a reabilitação é, em grande parte, um processo de aprendizado.[2] Portanto, não é de surpreender que pacientes com distúrbios cognitivos e perceptivos sejam limitados em sua capacidade de aprender as habilidades necessárias para cuidar de si próprios e exercer as atividades da vida diária (AVD); consequentemente, como grupo, eles são mais limitados em seu potencial para alcançar a independência.[5] Em qualquer programa de reabilitação voltado para a conquista de um nível máximo de independência, existe uma necessidade premente de que os terapeutas aprendam a reconhecer o comportamento relacionado aos déficits de percepção. Ao modificar as abordagens de exame e tratamento em vista desses déficits, o terapeuta garante que o paciente receba todos os benefícios desses serviços.

Cognição e cognição de ordem superior

Cognição é o ato ou processo de conhecer, o que inclui conscientização, racionalização, julgamento, intuição e memória. As **funções executivas** às vezes são incluídas nesse título também e envolvem a capacidade de planejar, manipular informações, iniciar e concluir atividades, reconhecer erros, solucionar problemas e pensar de forma abstrata. Em geral, as funções executivas são classificadas como *funções cognitivas de ordem superior*[6] ou *funções metacognitivas*.[7,8]

Percepção

Lezak[4] define **percepção** como a integração de impressões sensoriais a informações psicologicamente significativas. Portanto, percepção é a capacidade de selecionar aqueles estímulos que requerem atenção e ação, integrar esses estímulos entre si e a informações anteriores e, por fim, interpretá-los. O consequente conhecimento dos objetos e experiências no ambiente permite que a pessoa entenda os complexos e mutáveis ambientes sensoriais interno e externo.[9]

Os termos *percepção* e **sensação** geralmente são confundidos um com o outro. A sensação pode ser definida como a apreciação (consciência) dos estímulos por meio dos órgãos dos sentidos especiais (p. ex., olhos, ouvidos, nariz, etc.), do sistema sensorial cutâneo periférico (p. ex., temperatura, paladar, tato, etc.) ou dos receptores internos (p. ex., receptores profundos existentes nos músculos e articulações).[9] A percepção não pode ser vista como uma entidade independente da sensação. Entretanto, a qualidade da percepção é muito mais complexa do que o reconhecimento da sensação individual.[9] Os déficits de percepção não residem na capacidade sensorial propriamente dita, mas na capacidade do indivíduo de interpretar a sensação de forma precisa e, por consequência, responder de forma adequada.[1]

Responsabilidades do fisioterapeuta e do terapeuta ocupacional

Os terapeutas ocupacionais são os membros da equipe de reabilitação especialmente treinados para examinar e tratar déficits cognitivos e perceptivos relacionados à adaptação funcional. Eles são responsáveis por selecionar e administrar uma variedade adequada de testes e medidas, interpretar precisamente os resultados e formular um plano de cuidados (PDC) geral para a reabilitação cognitiva e perceptiva. Se for o caso, o terapeuta ocupacional pode encaminhar o paciente para um neuropsicólogo para a realização de exames intelectuais específicos.

No ambiente hospitalar, o fisioterapeuta quase sempre é o primeiro membro da equipe de reabilitação a avaliar um paciente com lesão cerebral. O fisioterapeuta precisa conhecer a natureza das disfunções cognitivas e perceptivas e reconhecer que as pessoas que se enquadram em determinadas categorias diagnósticas, como aquelas com acidente vascular cerebral ou lesão cerebral traumática, provavelmente se comportam de maneiras que indicam a presença de determinados déficits de cognição ou percepção.[10] Quando isso ocorre, o fisioterapeuta deve encaminhar o paciente ao terapeuta ocupacional para avaliação e tratamento.

Os testes e medidas descritos neste capítulo foram aqui incluídos com a finalidade de auxiliar o leitor a conhecer a natureza das diferentes deficiências cognitivas e perceptivas e orientar a decisão em relação à possibilidade de encaminhamento a outro profissional. Esses procedimentos, no entanto, não substituem uma avaliação intensiva realizada por um terapeuta ocupacional quando o encaminhamento for considerado necessário.

O conhecimento das disfunções cognitivas e perceptivas pode ajudar muito a amenizar grande parte da possível frustração que geralmente acompanha o tratamento de um paciente com lesão cerebral, na maioria das vezes em decorrência de expectativas inadequadas por parte dos membros da equipe, do paciente e da família. Mediante a colaboração com o terapeuta ocupacional, outros membros da equipe de reabilitação e da família, é possível desenvolver e colocar em prática estratégias de tratamento consistentes com benefícios óbvios para o paciente.

Indicadores clínicos

Os déficits de cognição e percepção devem ser descartados como causa de decréscimo funcional em todo paciente com lesão cerebral. Esses problemas são os prováveis culpados nos casos em que o paciente parece incapaz de desempenhar plenamente suas tarefas pessoais e tem dificuldade de participar da fisioterapia por razões que não se justificam pela falta de capacidade motora, sensação, compreensão e motivação. As disfunções cognitivas e perceptivas resultantes de lesão cerebral adquirida devem ser diferenciadas dos déficits cognitivos e perceptivos pré-mórbidos (decorrentes de traumatismo, doença, anormalidade congênita ou processo de demência anteriores), bem como de confusão mental e sequelas emocionais que geralmente acompanham condições como acidente vascular cerebral e lesão cerebral.[4]

Em geral, pacientes com dificuldades cognitivas e perceptivas podem apresentar as seguintes características: incapacidade para realizar tarefas simples de forma independente e segura, dificuldade de iniciar ou concluir uma tarefa, dificuldade para passar de uma tarefa a outra, e capacidade reduzida para localizar de forma visual ou identificar objetos que pareçam obviamente necessários à execução das tarefas em questão. Além disso, é possível que esses pacientes não consigam seguir comandos únicos simples, embora aparentemente tenham uma boa capacidade de compreensão. Eles podem cometer os mesmos erros repetidas vezes. As atividades podem levar um tempo excessivamente longo para ser concluídas ou simplesmente ser realizadas por impulso. Os pacientes podem hesitar muitas vezes, parecer distraídos e frustrados, e demonstrar pouca capacidade de planejamento. Em geral, eles não prestam atenção a um dos lados do corpo e ao espaço extrapessoal, podendo negar a presença ou a extensão de sua deficiência. Essas características, todas ou algumas possivelmente presentes, quase sempre fazem com que a participação nas atividades da vida diária e nas sessões de terapia pareça um problema insuperável. Este capítulo contém uma explicação detalhada dessas características clínicas.

Apresentamos duas situações típicas para que o leitor tenha uma ideia de quando suspeitar de disfunção perceptiva. O primeiro caso envolve um paciente que sofreu um derrame no hemisfério direito do cérebro e apresenta um quadro clínico de hemiparesia do lado esquerdo e fala normal. Durante a observação na unidade de internação, o paciente apresenta força funcional nos membros do lado direito não afetados e razoável força de retorno no lado esquerdo afetado. Entretanto, o paciente parece ter dificuldade com atividades simples que envolvem a amplitude de movimento (ADM), mesmo nos membros intactos, parecendo confuso e incapaz de movimentar o braço para cima e para baixo mediante comando. O paciente parece não acompanhar as instruções para caminhar com o auxílio de uma bengala de quatro apoios, confunde constantemente a sequência correta dos passos e não consegue contornar cantos com uma cadeira de rodas sem se chocar contra a parede.

O paciente não deve ser desconsiderado como uma pessoa não cooperadora, intelectualmente inferior ou confusa. Nesse caso, o paciente provavelmente está tendo dificuldade nas relações espaciais, em diferenciar os lados direito e esquerdo e sofrendo de desorientação vertical, ou talvez de negligência unilateral esquerda. A observação e o exame mais aprofundados podem revelar precisamente a causa das dificuldades.

O segundo caso envolve um paciente com lesão no hemisfério esquerdo do cérebro com uma consequente hemiparesia do lado direito e leve **afasia**. O paciente consegue responder com segurança a perguntas do tipo "sim/não" e é capaz de seguir comandos únicos simples como "Coloque o lápis sobre a mesa" ou "Dê-me a xícara". Entretanto, quando se pede que ele aponte para o braço, ou imite os movimentos do terapeuta durante um teste ativo de ADM, mesmo com os membros não afetados, o paciente não responde e parece não cooperar. Durante a terapia, o mesmo paciente é colocado sobre um tablado. O terapeuta explica e, em seguida, demonstra as técnicas adequadas de rolamento para um dos lados. O paciente permanece imóvel. Porém, logo em seguida, quando a sua esposa chega, ele rapidamente começa a rolar na tentativa de se sentar para cumprimentá-la. O astuto terapeuta percebe que esse paciente possivelmente não está confuso, não é teimoso e nem está se recusando a cooperar, como pode parecer. Ao contrário, ele pode estar sofrendo de uma falta de consciência da estrutura do corpo e da relação entre as partes do corpo (somatognosia), como demonstra o incidente do teste de ADM, bem como de uma incapacidade para executar tarefas mediante comando ou imitar gestos (**apraxia ideomotora**), conforme demonstrado no episódio do rolamento.

Hospitalização após a ocorrência de lesão cerebral

O cérebro lesionado funciona como um todo, exatamente como em pessoas sem lesões cerebrais. Quando uma parte é lesionada, o comportamento observado não decorre apenas do fato de o cérebro, à exceção da área sujeita a anóxia, estar operando exatamente como no indivíduo cujas funções se apresentam intactas. Ao contrário, trata-se de uma manifestação da reorganização de todo o SNC em diversos níveis, que trabalha no sentido de compensar a perda.[11]

Em virtude da lesão cerebral, o paciente precisa conviver com o sistema nervoso operando sem um *input* sensorial normal em todos os níveis, tanto corticais quanto subcorticais.[11] É difícil obter respostas normais aos estímulos ambientais quando o *input* com base no qual eles têm de atuar apresenta-se desequilibrado ou incompleto. Pode-se atribuir a recuperação funcional à reorganização estrutural do SNC, transformando-se em um novo sistema dinâmico amplamente disperso no interior do córtex e dos segmentos inferiores do cérebro.[12,13]

Um fator que contribui significativamente para o quadro clínico do paciente após um AVC é a resposta à hospitalização. Do ponto de vista cognitivo e perceptivo, quando o paciente é hospitalizado (com ou sem lesão cerebral), os *inputs* impostos ao sistema nervoso desse paciente são radicalmente diferentes daqueles recebidos de modo normal. Por um lado, o ambiente encontra-se sensorialmente empobrecido; não existe variação de temperatura e luminosidade e faltam ruídos de fundo familiares (p. ex., telefones, aviões, cachorros, ônibus, etc.). Por outro, observa-se uma enorme variedade de ruídos não familiares: enfermeiras conversando, alto-falantes bradando e máquinas zunindo. Os odores estranhos e diferentes, bem como as imagens desconhecidas, inevitáveis e desagradáveis, são abundantes. Em geral, em virtude do comprometimento da capacidade motora, o paciente não consegue mudar de posição na tentativa de buscar ou escapar dos *inputs*; consequentemente, uma multiplicidade de *inputs* sensoriais bombardeia o sistema nervoso. Mesmo que as respostas de orientação sejam preservadas, existe uma profunda sensação de perda de controle. Esse desequilíbrio sensorial agrava os problemas enfrentados pelo paciente com lesão cerebral, uma vez que essas mesmas capacidades que permitem que a pessoa selecione, filtre e integre as sensações recebidas, a fim de se organizar para a ação adequada, costumam falhar nesse ambiente sensorialmente bizarro.

Para entender a experiência do paciente em tais circunstâncias, é esclarecedor navegar pelos relatos biográficos e autográficos de alguns neurologistas e neuropsicólogos ilustres, eles próprios vítimas ou parentes de vítimas de AVC. Os relatos de Bach-y-Rita,[14] Brodal,[15] e Gardner[16] são particularmente instrutivos.

Parâmetros teóricos

Esta seção examina as bases teóricas das cinco abordagens terapêuticas, bem como os procedimentos e abordagens de tratamento compatíveis com o modelo teórico. É importante notar que as abordagens de tratamento não são mutuamente excludentes. Muitos terapeutas utilizam uma combinação de abordagens, baseando a seleção em seus conhecimentos clínicos e na resposta do paciente às intervenções. Apresentaremos as aplicações específicas dessas abordagens após a descrição dos déficits cognitivos e perceptivos individuais na última seção deste capítulo. Informações mais detalhadas sobre várias abordagens teóricas utilizadas pelos terapeutas ocupacionais no trabalho com pacientes com problemas de cognição e percepção podem ser encontradas em Averbuch e Katz[17] e Unsworth.[1]

A abordagem de reeducação

Averbuch e Katz[17] descreveram essa abordagem, que tem por objetivo remediar as habilidades subjacentes que o paciente perdeu. Essa abordagem, por vezes denominada *abordagem de transferência de treinamento*, é baseada no pressuposto de que um transtorno em uma determinada região do cérebro pode produzir um impacto negativo no funcionamento cerebral como um todo. Uma hipótese subjacente é que as habilidades adquiridas para uma determinada tarefa podem se generalizar para outras tarefas. Em outras palavras, presume-se a possibilidade da transferência de treinamento. A premissa é que a prática na execução de uma determinada tarefa que exija determinadas habilidades cognitivas e perceptivas melhora o desempenho em outras tarefas com demandas perceptivas similares.[1,18,19] Em consequência, fazer exercícios de percepção especificamente selecionados, como atividades com *pegboard* (um tabuleiro perfurado de acordo com um padrão regular de pequenos furos para o encaixe de pinos) ou blocos de parqueteria (blocos incrustados de madeira de diferentes tipos dispostos de modo a formar um padrão geométrico) e quebra-cabeças melhoram as habilidades perceptivas necessárias para a execução dessas tarefas funcionais. Por exemplo, Young et al.[20] demonstraram que o treinamento de pacientes com hemiplegia do lado esquerdo com o intuito de capacitá-los a criar desenhos com blocos (construir formas com blocos de montar de modo a criar um padrão bidimensional), além do *escaneamento visual* (acompanhar um alvo com os olhos) e *tarefas de cancelamento visual* (traçar uma linha por um número, uma letra ou uma palavra específica inserida aleatoriamente entre outros números, letras ou palavras), resultou em melhores habilidades de leitura e escrita, embora não tenha sido ministrado nenhum treinamento específico nessas áreas. Como todas as tarefas requerem o uso de múltiplas habilidades perceptivas, é difícil afirmar com precisão quais as habilidades que estão sendo treinadas durante uma determinada sessão.[21]

Até o momento, as pesquisas não conseguiram demonstrar de forma inequívoca uma generalização do treinamento perceptivo-motor para as habilidades funcionais.[18,21] Neistadt[19] sugere que se deve avaliar a capacidade de aprendizagem do paciente e que essa capacidade é a chave para a sua capacidade de generalizar para outras situações o material aprendido em uma determinada situação. Se a transferência de treinamento, de fato, ocorrer, as estratégias de aperfeiçoamento dessa abordagem podem então ser incorporadas a outros componentes do programa de tratamento, como aqueles destinados a ajudar a pessoa a manter o equilíbrio sentada ou em pé, os exercícios de descarga de peso ou o uso funcional dos membros mais envolvidos.

A abordagem integrativa sensorial

Ayres desenvolveu a teoria da **integração sensorial** (IS) na tentativa de explicar a relação entre o funcionamento neural e o comportamento de crianças com problemas sensório-motores ou de aprendizagem.[22] A teoria, fortemente influenciada pela literatura neurocomportamental, descreve o desenvolvimento e o funcionamento integrativos sensoriais normais, define padrões de disfunção integrativa sensorial e sugere técnicas de tratamento.[22] *Integração sensorial* pode ser definida como a organização das sensações para uso.[23,24]

A integração das funções sensório-motoras básicas (táteis, proprioceptivas e vestibulares) prossegue em uma sequência de desenvolvimento na criança normal dentro do contexto da atividade consistente que visa a um objetivo. Presume-se que a produção de uma resposta adaptativa (a resposta motora desejada) facilite a integração sensorial que, por sua vez, melhora a capacidade de produzir comportamentos adaptativos de nível superior. Acredita-se que a integração sensorial ocorra em todos os níveis do sistema nervoso.

O pressuposto subjacente para o tratamento é que, ao oferecer oportunidade para o recebimento de *input* sensorial controlado, o terapeuta pode promover o processamento normal das informações sensoriais pelo SNC e, consequentemente, gerar as respostas motoras específicas desejadas.[25] O desempenho dessas respostas adaptativas, por sua vez, influencia a maneira como o cérebro organiza e processa as sensações, melhorando, assim, a capacidade de aprendizagem.

Entre as modalidades de tratamento empregadas estão a fricção ou a aplicação de gelo para proporcionar *input* sensorial, resistência e descarga de peso para transmitir *input* proprioceptivo, e a execução de movimentos de giro ou balanço para fornecer *input* vestibular. Após o *input* sensorial controlado, o paciente necessita de uma resposta adaptativa motora para integrar as sensações produzidas pelo terapeuta. Em crianças pequenas, deve-se evitar o uso de habilidades compensatórias ou de **ilhotas de habilidades especiais** (habilidades adquiridas de maneira incompatível, ou incapaz de ser integrada, com aquelas já existentes) em favor da remediação dos déficits subjacentes. Para informações mais detalhadas, o leitor pode consultar o trabalho de Ayres.[23,24]

Zoltan[2] argumenta que pacientes idosos, que constituem a maioria da população acometida por acidentes vasculares cerebrais, sofrem de disfunção integrativa sensorial semelhante à das crianças com deficiência de aprendizagem em função das alterações fisiológicas relacionadas à idade associadas à privação sensorial induzida pelo ambiente. As limitações de mobilidade causadas por um acidente vascular cerebral impedem ainda mais o paciente de receber e, consequentemente, processar o *input* sensorial adequado.

A aplicação dessa teoria à população adulta após AVC, no entanto, está aberta a um debate sério. Bundy et al.[22] argumentam que a teoria explica problemas de aprendizagem e comportamento de nível leve a moderado resultantes de um déficit central das sensações de processamento, mas não especificamente associados a uma lesão cerebral ampla. Além disso, existe uma série de problemas relacionados à aplicação dessa abordagem a populações adultas, ainda que se trate de algo teoricamente defensável.

O processo de tratamento normalmente é bastante longo. Além disso, testes, avaliações e abordagens de tratamento específicos foram desenvolvidos e padronizados para crianças, as quais supostamente possuem um sistema nervoso plástico o suficiente para ser influenciado por essa forma de terapia. A literatura neurofisiológica está repleta de exemplos de habilidades que as crianças são capazes de adquirir com o uso dessa abordagem, cuja aplicação não seria possível em adultos maduros com lesões similares.[26-28] Além disso, um adulto maduro com lesão cerebral difusa pode apresentar outras condições médicas agravantes e déficits de mobilidade que, na realidade, contraindicam o uso do equipamento essencial para o processo de tratamento.[22] É provável que muitos dos regimes de tratamento descritos como integração sensorial sejam descritos com mais propriedade como uma *abordagem sensório-motora*, a qual utiliza a manipulação ou a estimulação sensorial dirigida para gerar uma resposta motora específica.[22]

A abordagem neurofuncional

A *abordagem neurofuncional*, descrita inicialmente por Giles e Wilson em 1992,[29] é baseada na teoria da aprendizagem. Ao contrário da abordagem de reeducação, que supõe a possível ocorrência da transferência de treinamento, os autores da abordagem neurofuncional acreditam que os pacientes com lesão cerebral adquirida devem praticar cada atividade em seu contexto real para recuperar suas funções. Consequentemente, essa abordagem tem como foco a reeducação de habilidades da vida real, e não a reeducação de processos cognitivos e perceptivos específicos.[30] Giles[30] argumenta que as abordagens reparadoras (que incluem a ideia da transferência de treinamento), em grande parte, carecem de comprovação, razão pela qual podem resultar em pouca melhoria funcional para o paciente. Ele sugere também que as habilidades ou técnicas compensatórias são ensinadas ao paciente sem levar em consideração se os benefícios em termos de qualidade de vida justificam o considerável esforço exigido.

A abordagem reabilitativa/compensatória (funcional)

Provavelmente a abordagem utilizada de forma mais ampla no tratamento de déficits de percepção é a *abordagem reabilitativa/compensatória*[31-33] (também conhecida como *abordagem funcional*), que oferece grande suporte prático ao fisioterapeuta. Os pressupostos básicos subjacentes a essa abordagem residem no fato de que adultos com traumatismo craniano têm dificuldade para generalizar e aprender com tarefas distintas.[34] A prática repetitiva direta de habilidades funcionais específicas que se encontram comprometidas é um meio eficiente de aumentar a independência do paciente nessas tarefas específicas. Mais recentemente, Fisher[35] ampliou o trabalho de Trombly[31] ao (1) articular de forma mais explícita os pressupostos sobre as pessoas inseridas no modelo reabilitativo/compensatório; (2) generalizar esse modelo para pessoas com deficiências de desenvolvimento, cognitivas ou psicossociais, em vez de limitá-lo a pessoas com deficiências físicas; e (3) acrescentar a consulta colaborativa à orientação e adaptação como estratégias utilizadas para a efetivação de mudanças.

Os proponentes dessa abordagem são partidários de que se priorize a abordagem do problema funcional sobre o tratamento de sua causa subjacente quando se está trabalhando com uma população adulta após AVC. Por exemplo, um paciente com dificuldade de percepção de profundidade e distância e, consequentemente, para subir um lance de escadas, tomaria ciência do déficit, receberia dicas externas para compensar o distúrbio de percepção e praticaria repetidamente as técnicas adaptadas para subir escadas com segurança. Quanto mais a situação terapêutica prática se assemelha à situação doméstica em termos de profundidade e altura das escadas, volume de tráfego, luminosidade, etc., menor a necessidade de generalização e maior a probabilidade de sucesso do paciente ao retornar para casa. Entretanto, é possível que ainda se apresentem problemas de percepção de profundidade e distância em outras áreas das funções cotidianas.

Nessa abordagem funcional, a terapia é considerada um aprendizado que leva em consideração as vantagens e limitações específicas de cada paciente. A abordagem consiste em dois componentes complementares: compensação e adaptação.[1] A *compensação* refere-se às alterações necessárias na maneira como o paciente aborda as tarefas. A *adaptação*, por sua vez, refere-se às alterações necessárias no ambiente humano/social e físico para facilitar o reaprendizado das habilidades. Quanto ao ambiente humano/social, cabe ao terapeuta alterar as ações de outros participantes do ambiente, a fim de melhorar o desempenho do paciente.

Para compensar a deficiência, o paciente primeiro tem que estar ciente das deficiências (*consciência cognitiva*) e ser ensinado a contorná-las com utilização das sensações e habilidades perceptivas que permanecem intactas. Deve-se instruir o paciente sobre técnicas específicas e assisti-lo no desenvolvimento de hábitos funcionais bem-sucedidos. O paciente precisará ser ensinado a seguir as pistas fornecidas pelo ambiente para melhorar o desempenho das habilidades. O profissional de reabilitação ajuda o paciente a identificar e lançar mão dessas novas pistas. Por exemplo, se o paciente apresentar um corte de campo visual, o terapeuta deve explicar que, por causa de um problema de visão, o paciente está enxergando apenas metade do ambiente. O profissional deve, então, mostrar ao paciente como virar a cabeça de modo a compensar o déficit. O escaneamento ambiental (movimentação da cabeça e, consequentemente, dos olhos, de um lado para outro para visualizar o entorno) poderia também ser incorporado às sessões de terapia geral.

As sugestões gerais quando se ensina técnicas compensatórias são as seguintes: (1) usar instruções simples; (2) estabelecer e seguir uma rotina; (3) realizar cada atividade com regularidade; e (4) empregar a repetição tanto quanto necessário.

A adaptação diz respeito à alteração não da estratégia do paciente, mas do ambiente. Por exemplo, se o paciente não for capaz de distinguir os lados direito e esquerdo, ou demonstrar tendência a negligenciar o lado esquerdo do corpo, um pedaço de fita vermelha afixado no sapato do lado esquerdo durante o treinamento de marcha permitirá que ele atente com mais facilidade para o lado esquerdo e, consequentemente, siga as instruções do terapeuta de forma mais precisa. O terapeuta pode usar essa abordagem funcional para ajudar o paciente a melhorar habilidades motoras específicas relacionadas aos objetivos do tratamento.

Existem vários benefícios inerentes à abordagem reabilitativa/compensatória (funcional). Primeiro, no atual ambiente de assistência gerenciado, existe um tempo limitado para a reabilitação do paciente hospitalizado.[36] Consequentemente, os terapeutas precisam concentrar-se nas atividades funcionais da vida real orientadas para resultados, uma vez que o desempenho independente dessas atividades em casa é o principal objetivo da intervenção terapêutica. As intervenções orientadas para resultados funcionais específicos normalmente são reembolsáveis.[31] Além disso, as atividades são adequadas à idade, específicas e claramente pertinentes para as preocupações do paciente. Por essa razão, elas tendem a ser as mais motivadoras. As tarefas podem também ser incorporadas a uma rotina hospitalar diária. A tarefa de vestir-se pode ser reforçada ao lado do leito pela equipe de enfermagem, enquanto as habilidades de alimentar-se podem ser reforçadas a cada refeição.

A principal limitação dessa abordagem é que os métodos aprendidos em determinada tarefa normalmente não são generalizados para a realização de outra tarefa. A abordagem funcional já foi tachada de ensino de ilhotas de habilidades especiais, nas quais as causas da disfunção não são abordadas.

Reabilitação cognitiva e a abordagem quadrafônica

A reabilitação cognitiva tem por objetivo treinar pessoas com lesão cerebral para estruturar e organizar informações.[37] A abordagem trata de questões relacionadas a memória, distúrbios de linguagem e disfunção perceptiva sob uma única égide.[38] Processamento de informações, solução de problemas, conscientização, julgamento e tomada de decisão são algumas das áreas abordadas. O profissional de saúde que utiliza uma abordagem de remediação cognitiva pode estar interessado no estilo de percepção do paciente, como estratégia de percepção, resposta a diferentes tipos de pistas, bem como ritmo e regularidade no desempenho de tarefas.[39] Diller e Gordon[40] apresentam uma revisão da literatura no que tange a estratégias de intervenção para déficits cognitivos.

As pesquisas demonstram que, mesmo em uma população não afetada por lesões cerebrais, as habilidades adquiridas em uma determinada tarefa não se transferem automaticamente para outras tarefas.[41] Por conseguinte, é possível utilizar estratégias cognitivas para facilitar a transferência das habilidades aprendidas na terapia para as atividades funcionais. Em sua abordagem de tratamento multicontextual para cognição, Toglia[41] postula que o aprendizado pode ser conceitualizado como uma interação dinâmica entre as características do paciente, as características da tarefa e o ambiente em que a tarefa é desempenhada. Essa abordagem já foi denominada também *abordagem dinâmica interacional*.[42] As características do paciente individual que podem afetar o aprendizado incluem as estratégias de processamento de informações, a metacognição (inclusive a consciência da pessoa em relação ao seu próprio desempenho) e a experiência anterior, as atitudes e as emoções. As variáveis relacionadas à tarefa que são propostas com a finalidade de afetar o aprendizado incluem a natureza da tarefa propriamente dita (familiaridade com a tarefa, arranjos espaciais, conjunto de orientações e requisitos de movimento e postura) e os critérios utilizados para determinar as capacidades do aprendiz. As variáveis ambientais incluem o ambiente sociocultural e o contexto físico em que o tratamento ocorre.

A *abordagem de reabilitação cognitiva* ao tratamento propõe uma série de estratégias relevantes para a prática do fisioterapeuta. Essas estratégias de tratamento consistem em:[41]

- Analisar as características da tarefa para estabelecer critérios que permitam determinar se a transferência de aprendizado realmente ocorreu.
- Efetuar intervenções destinadas a aumentar a conscientização do paciente em relação às capacidades envolvidas e ao nível de dificuldade da tarefa, bem como promover a autoavaliação do desempenho.
- Relacionar novas informações ou habilidades com as anteriores.
- Utilizar diversos ambientes para a realização da atividade de treinamento, a fim de melhorar a transferência de aprendizado.

Embora essas estratégias de tratamento sejam bastante conhecidas no campo da reabilitação cognitiva/perceptiva, a eficácia das técnicas permanece por ser determinada junto à população pós-AVC. Para um entendimento abrangente e acesso a diretrizes práticas para a avaliação e o tratamento de pacientes com comprometimentos cognitivos do ponto de vista dinâmico, o leitor deve consultar Toglia[42] e Abreu.[43]

Abreu[44] desenvolveu ainda mais essas estratégias de tratamento, criando a *abordagem quadrafônica*. A abordagem quadrafônica é uma abordagem de reabilitação interativa que oferece uma perspectiva holística para o tratamento de AVC, lesão cerebral traumática, tumores cerebrais, paralisia cerebral (PC) e outras condições neurológicas. Trata-se de uma abordagem baseada na ideia de que o profissional de reabilitação pode aplicar perspectivas micro (reducionistas) e macro (holísticas) para fins de avaliação e tratamento, um pressuposto compartilhado por muitos terapeutas ocupacionais que atuam nesse campo. As Figuras 27.1 e 27.2 apresentam representações diagramáticas dos componentes das quatro principais áreas das microperpectivas e das quatro principais áreas da macroperspectivas (daí o temo *quadrafônico*), explicados no texto. A perspectiva *macro* é holística ou humanística e fornece diretrizes para o tratamento do desempenho funcional e das ocupações da vida real. Em outras palavras, esse componente da abordagem quadrafônica pode ser do tipo funcional ou *top-down* em termos de foco. Ao observar a Figura 27.1, o leitor pode ver que o quadrado externo é composto por quatro características do paciente (*estilo de vida*, *estágio de vida*, *saúde* e *status de deficiência*) que o terapeuta pode explorar por meio de entrevistas e ao pedir aos pacientes que contem suas histórias. Em seguida, ele pode usar essas informações para explicar e prever o comportamento e o desempenho do paciente. É preciso, então, avaliar a vontade e os objetivos, a oportunidade e a capacidade de ação do paciente, conforme descrito no triângulo. A partir daí o terapeuta tem como desenvolver com o paciente (e outros envolvidos significativos, como a família) um plano de terapia específico para esse paciente.

Por outro lado, a perspectiva *micro* tem um foco mais corretivo e oferece diretrizes para o gerenciamento dos componentes de desempenho ou sub-habilidades, como atenção, percepção visual, memória, planejamento motor, controle postural e solução de problemas. A avaliação e o tratamento desses componentes de desempenho são basea-

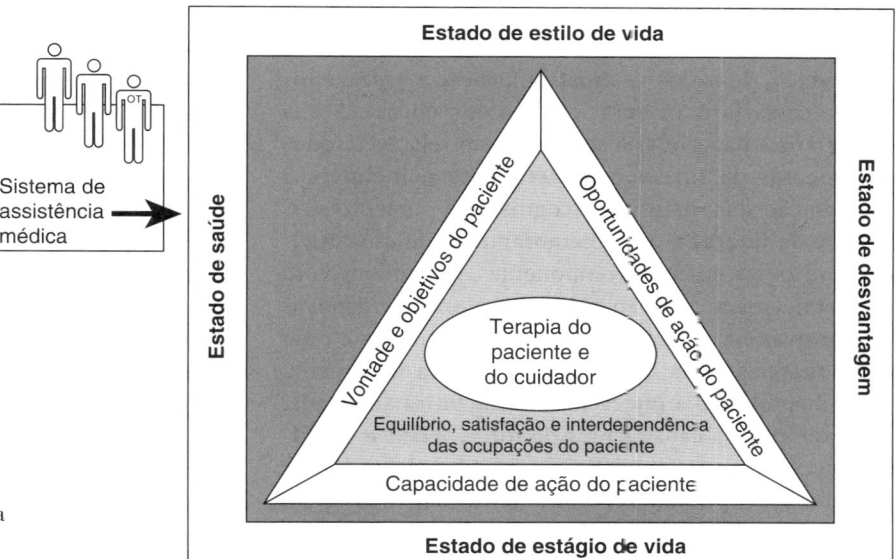

Figura 27.1 A abordagem quadrafônica – perspectiva macro. De Abreu,[43,p.187] com permissão.

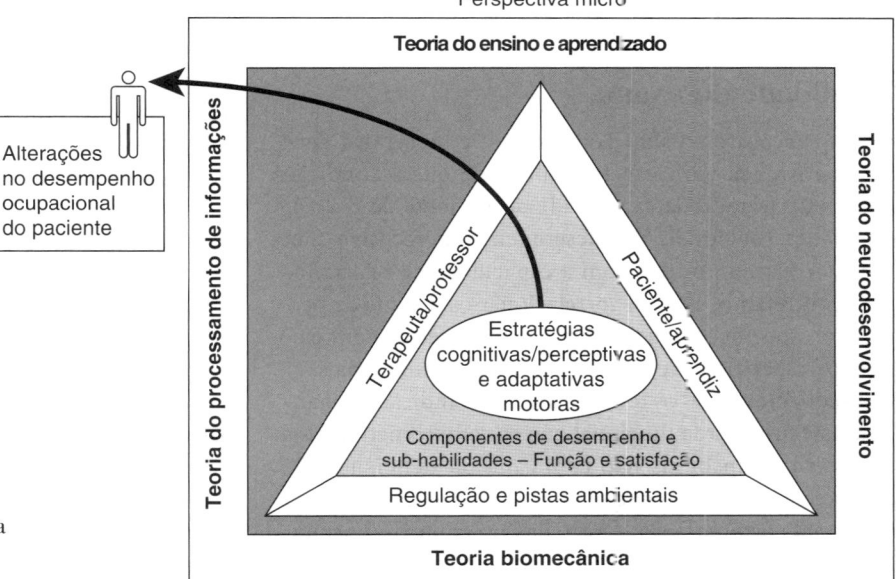

Figura 27.2 A abordagem quadrafônica – perspectiva micro. De Abreu,[43,p.185] com permissão.

dos em um quadro de referência que incorpora quatro teorias: (1) processamento de informações; (2) ensino-aprendizagem; (3) do neurodesenvolvimento; e (4) biomecânica. Essas teorias encontram-se relacionadas no quadrado externo da Figura 27.2. Essa figura apresenta um triângulo interno que descreve como as alterações no estado do paciente são influenciadas ainda por três fatores dominantes: o terapeuta (professor), o ambiente em que a terapia é administrada e as contribuições do paciente para a terapia.

O terapeuta e o paciente trabalham juntos no sentido de desenvolver estratégias cognitivas, perceptivas e motoras destinadas a melhorar o desempenho e a satisfação de vida do paciente (como mostra o círculo central da Figura 27.1). Portanto, a perspectiva micro é do tipo *bottom-up* ou reparadora quanto à natureza de seu foco. Abreu[43] apresenta um exemplo de uso dessa abordagem por um terapeuta que trabalha com um paciente com problemas de memória e aprendizagem.

Exame dos déficits cognitivos e perceptivos

A coleta de dados sistemática fornece a base científica necessária à orientação da intervenção. A sua importância não poderia ser maior em relação a todos os aspectos da intervenção terapêutica, inclusive a remediação das disfunções cognitiva e perceptiva. A **análise de tarefas** é o desmembramento de uma atividade ou tarefa em seus componentes, juntamente com um delineamento das capacidades motoras, perceptivas e cognitivas específicas necessárias à execução de cada componente. A análise de tarefas é outra ferramenta fundamental para a intervenção terapêutica adequada. Por exemplo, as capacidades de força, ADM e equilíbrio necessárias às atividades de mobilidade no leito e deambulação podem ser claramente definidas pelo fisioterapeuta. Entretanto, é possível que não sejam conhecidos os requisitos perceptivos e cognitivos específicos de cada etapa necessária à execução dessas duas tarefas. Sem conhecer os requisitos perceptivos e cognitivos para a execução bem-sucedida de uma tarefa, o terapeuta não tem como simplificar a tarefa para o paciente e atualizá-la progressivamente.

Finalidade do exame

A presença de disfunção cognitiva e perceptiva deve ser confirmada em caso de suspeita de que a condição esteja interferindo na capacidade do paciente de realizar atividades funcionais.[1] O desempenho perceptivo tem uma correlação positiva com a capacidade de realizar as AVD; entretanto, é difícil correlacionar os déficits de percepção específicos coletados a partir de testes com elementos específicos de capacidade e perda funcionais.[1,45] Consequentemente, os testes formais são indicados quando existe uma perda funcional que os comprometimentos motores ou sensoriais não explicam, ou deficiência de compreensão. Vale notar que nem todas as áreas da perda funcional costumam ser detectadas no contexto hospitalar. Não é incomum o paciente apresentar um desempenho adequado nas habilidades de autoassistência após a terapia no hospital e fracassar nas mesmas tarefas em outros contextos ambientais, como em casa, por exemplo. As tarefas de nível mais elevado, como dirigir, efetuar transações bancárias ou preparar uma refeição, podem revelar-se áreas de dificuldade somente depois que o paciente recebe alta hospitalar. Quando for o caso, deve-se considerar a competência do paciente nessas áreas dentro do contexto de um exame das atividades instrumentais da vida diária AIVD com o terapeuta ocupacional enquanto o paciente ainda estiver hospitalizado.

O exame do paciente tem por finalidade determinar as capacidades cognitivas e perceptivas que permanecem intactas e aquelas que se encontram limitadas. Conhecer a maneira como um determinado déficit influencia a execução de tarefas é um estímulo à aplicação de uma estratégia terapêutica em que as capacidades intactas possam ser utilizadas para compensar ou superar os déficits.[1]

O insucesso na execução de uma tarefa pode resultar de uma série de processos de base cognitiva e perceptiva. Por exemplo, a incapacidade do paciente para montar um quebra-cabeças pode ser decorrente de uma incapacidade para organizar as peças ou determinar onde encaixá-las (distúrbio de função executiva) ou dificuldade para dominar uma metade do quadro (negligência unilateral). O paciente pode ser incapaz de se concentrar nas instruções (déficit de atenção), não saber para o que servem as peças (apraxia ideacional) ou não conseguir manipulá-las (apraxia ideomotora). Embora geralmente seja difícil implicar com segurança uma ou outra dessas áreas problemáticas, o terapeuta deve estar ciente dos diferentes déficits que podem produzir padrões de comportamento semelhantes.[1,5]

Um estudo fascinante conduzido por Galski et al.[46] sobre a previsão da capacidade de dirigir após uma lesão cerebral (inclusive AVC), realizado com 35 pacientes, enfatiza a natureza crítica dos testes perceptivos e cognitivos cuidadosamente selecionados. Nesse estudo, 64% do desempenho efetivo ao volante foram previstos com base na aplicação de uma criteriosa bateria de testes neuropsicológicos destinada a medir o nível de percepção visual. O exame dos resultados individuais dos testes revelou as razões para as condições de insegurança ao volante (como problemas de percepção visual, coordenação visuomotora e capacidades visuoconstrutivas), permitindo que os instrutores se concentrassem na tarefa de remediar esses déficits específicos, de modo a preparar o motorista para dirigir com segurança.

O exame do paciente não é um fim em si. Um exame criterioso prepara o terreno para uma intervenção realista com uma boa relação custo-benefício.[47] O monitoramento contínuo do estado cognitivo e perceptivo do paciente garantirá o uso das estratégias de tratamento adequadas e sua modificação quando necessário.

Fatores que influenciam o exame do paciente

O estado psicológico e emocional desempenha um papel importante na capacidade do paciente de lidar com a deficiência e a situação de teste. O terapeuta precisa conhecer os comportamentos que refletem a resposta psicológica do paciente a uma doença, e não determinadas capacidades cognitivas ou perceptivas. A adaptação psicológica à deficiência depende de muitos fatores, como idade, estado vocacional, escolaridade, situação econômica, atitude em relação às reações das pessoas, apoio familiar e sentimentos de competência antes da manifestação da doença (ver Cap. 26).[45,48,49]

Ao examinar o estado psicológico e emocional, deve-se observar o seguinte: se o paciente se mostra confuso; o nível de compreensão para instruções verbais (escritas e faladas); se a comunicação melhora com o uso de pistas visuais e da demonstração; a capacidade de reconhecer erros; o nível de cooperação e iniciativa (se o paciente é realista no que tange a capacidades e objetivos); e estabilidade emocional.[50] Os distúrbios de resposta emocional evidenciam-se nas mudanças de humor rápidas e frequentes e no baixo limiar de tolerância à frustração. As tarefas difíceis podem provocar uma reação catastrófica.[45]

A capacidade do paciente de detectar pistas relevantes fornecidas pelo ambiente ou de fazer a distinção entre estímulos relevantes e irrelevantes (necessário para a competência cognitiva e perceptiva) está sujeita à influência adversa de fatores como mau julgamento, fadiga e expectativas anteriores. O mau julgamento contribui muito para acidentes em pacientes com hemiplegia, o que, em parte, está associado à redução do nível de consciência desses pacientes em relação às suas capacidades alteradas. A ambiguidade de possuir um conjunto de membros em perfeito funcionamento e um conjunto inoperante pode levar o paciente a confiar nas soluções para os problemas do dia a dia, que lhe parecem familiares, mas agora são inadequadas.[45]

A ansiedade em relação às capacidades pode inibir o desempenho ideal durante o exame e o tratamento. A capacidade do paciente de se sair bem nos testes e aprender aumenta se a ansiedade diminuir.[45] A motivação é influenciada por muitos fatores, entre eles a personalidade pré-mórbida. É de primordial importância que o terapeuta estruture o ambiente terapêutico de modo a motivar positivamente o paciente a aprender no limite de sua capacidade.[45] Com esse fim, deve-se estruturar tarefas terapêuticas que garantam o sucesso, diminuindo, assim, a frustração.

Outros fatores que podem limitar o desempenho do paciente nos testes de cognição e percepção são as habilidades reduzidas de comunicação receptiva e expressiva, a depressão e a fadiga. Antes de um exame formal, o terapeuta deve levar em consideração as habilidades de linguagem do paciente e confirmar essas observações com o especialista em patologias da fala e da linguagem. O terapeuta deve estar ciente também de quaisquer medicações que o paciente esteja tomando e de como elas podem afetar o desempenho. Por exemplo, muitos medicamentos produzem tontura como efeito colateral, podendo afetar o desempenho do paciente durante os testes.[1] Após um acidente vascular cerebral, diz-se que 30 a 50%[12] das pessoas entram em depressão, cujos sintomas podem facilmente ser confundidos com problemas de cognição e percepção. Por fim, é preciso determinar o nível de fadiga do paciente antes de qualquer procedimento de exame.

Não se deve interpretar erroneamente o comportamento do paciente em função de um preconceito cultural, como uma falta de experiência na participação de testes. Deve-se confirmar a capacidade intelectual pré-mórbida a partir de uma entrevista com familiares ou amigos, uma vez que as capacidades intelectuais podem afetar o desempenho em alguns dos testes e avaliações, além de afetar o comportamento em geral. Deve-se determinar também a memória pré-mórbida.

Por fim, é muito importante conduzir um exame sensorial *antes* do teste cognitivo ou perceptivo para determinar se o paciente possui capacidades sensoriais suficientes para prosseguir com os testes (isso inclui também um exame de vista). A próxima seção desse capítulo explora de forma detalhada a distinção entre problemas sensoriais e cognitivos ou perceptivos. Cada um desses problemas pode afetar adversamente o desempenho, podendo também reduzir os resultados do paciente no tratamento e a sua capacidade de aprender com a experiência do tratamento. O terapeuta deve estar ciente do potencial para a manifestação desses problemas e procurar minimizar o seu impacto.

Distinção entre déficits sensoriais e déficits cognitivos e perceptivos

As disfunções cognitiva e perceptiva devem ser diferenciadas de condições como perda sensorial, deficiência de linguagem, perda auditiva, perda motora (fraqueza, espasticidade, falta de coordenação), distúrbios visuais (visão fraca, **hemianopsia**), desorientação e falta de compreensão. O terapeuta deve descartar os comprometimentos sensoriais puros antes de testar os déficits de cognição e percepção; do contrário, o terapeuta pode atribuir incorretamente o baixo desempenho a problemas perceptivos e preparar o tratamento baseado nessa premissa, quando, na realidade, o problema é de natureza sensorial e deve ser tratado de forma totalmente diferente. O terapeuta deve conduzir testes de sensações (cinestesia, sentido de posição, vibração) profundas (proprioceptivas), sensações superficiais (dor, temperatura, leve toque e pressão) e sensações corticais combinadas (estereognose, localização tátil, distinção de dois pontos, barognosia, grafestesia e reconhecimento de textura) com utilização de métodos descritos no Capítulo 3, Exame da função sensorial. Deve-se testar também a audição do paciente. Por exemplo, se o paciente parece não compreender o que o terapeuta está dizendo, convém descartar eventuais problemas de audição antes de conduzir testes mais extensos de linguagem e cognição. É possível que o terapeuta precise confirmar com a família se o paciente usa aparelho auditivo e assegurar-se de que o aparelho esteja disponível durante a terapia. Em caso de dúvida, o terapeuta possivelmente precisará solicitar um exame com um especialista em patologias da fala e da linguagem ou com um fonoaudiólogo.

O terapeuta deve determinar também se o paciente apresenta comprometimentos visuais, os quais podem facilmente ser confundidos com problemas de percepção. Considerando-se a prevalência dos problemas visuais de natureza sensorial, a seção seguinte trata da identificação dessas deficiências e da importância da distinção entre as origens visual e perceptiva para fins de tratamento.

Deficiências visuais

As deficiências visuais constituem uma das formas mais comuns de perda sensorial que afetam o paciente com hemiplegia.[51,52] A lesão resultante de um AVC pode afetar os olhos, a radiação óptica ou o córtex visual e, subsequentemente, a recepção, transmissão e apreciação de qualquer matriz visual. As deficiências visuais normalmente apresentadas por pacientes com hemiplegia são visão fraca, diplopia, hemianopsia homônima, lesão do córtex visual e lesão da retina. É importante que se tenha ciência da presença desses déficits para não confundi-los com deficiências de percepção visual e levá-los em consideração durante o planejamento do tratamento e a intervenção terapêutica.

Em um modelo hierárquico de avaliação e tratamento da disfunção da capacidade de percepção visual, Warren[53,54] ressalta a natureza crítica das habilidades visuais básicas (i. e., acuidade, controle oculomotor e campos visuais intactos) para a formação de uma base para a percepção visual mais elevada em um modelo hierárquico para a avaliação e o tratamento da disfunção perceptiva visual. Nesse modelo de desenvolvimento, as habilidades visuais básicas enumeradas anteriormente formam a base para o nível seguinte de habilidades visuais, que consiste em *atenção visual* (concentração em um único aspecto do ambiente, ignorando os demais), *escaneamento visual* (acompanhamento de um alvo com os olhos) e *reconhecimento de padrões* (reconhecimento de estruturas que compõem um todo reconhecível). Essas habilidades, juntamente com a memória, são necessárias para facilitar a habilidade visual de ordem superior, denominada *cognição visual*.[53,54] Esse modelo apresenta implicações para a avaliação e o tratamento de distúrbios de percepção visual em uma sequência do tipo *bottom-up*[54] (i. e., trabalhando a partir de baixo, concentrando-se inicialmente nas habilidades subjacentes que promoverão a recuperação no nível seguinte de habilidades).

As deficiências de controle oculomotor (controle dos movimentos dos olhos) são uma ocorrência comum após um AVC. A baixa acuidade visual é outro achado frequente após um AVC ou uma lesão cerebral, mesmo na ausência de outros problemas visuais.[55] Portanto, é recomendável que se submeta o paciente a um exame de vista completo e verifique a sua receita para a confecção de óculos.

A **diplopia**, ou visão dupla, geralmente se apresenta após uma lesão cerebral. O paciente vê todo o ambiente em duplicidade (no plano horizontal, vertical ou diagonal). A diplopia normalmente é resultante de defeito na função dos músculos extraoculares, no qual ambos os olhos são utilizados, mas de maneira desfocada. Em geral, o tratamento consiste em exercícios para os músculos dos olhos. Além disso, o paciente normalmente é orientado a usar um tampão de forma alternada nos olhos até que a condição desapareça. Caso a condição persista, o optometrista pode recomendar o uso de prismas.

O déficit do campo visual provavelmente é o tipo mais comum de déficit visual que afeta pacientes com hemiplegia[56] e ocorre com mais frequência após a ocorrência de lesão da artéria cerebral média, próximo à cápsula interna.[9] O termo diagnóstico designativo desse tipo de déficit é *hemianopsia homônima*. A frequência da hemianopsia após um AVC no hemisfério direito do cérebro é de aproximadamente 17%.[12] Além disso, existe uma correlação significativa entre a presença de déficits do campo visual e negligência visual.[57] O mais importante é que a presença de um déficit do campo visual é um sinal prognóstico significativo, preditivo de uma incidência de óbito mais elevada após um AVC e de um desempenho inferior na realização de AVC, mesmo após a reabilitação.[12,58]

A Figura 27.3 demonstra o funcionamento normal dos campos visuais, nos quais o lado esquerdo do ambiente (a árvore) é percebido pela retina nasal do olho esquerdo e pela retina temporal do olho direito, enquanto o lado direito do ambiente (o carro) é percebido pela retina nasal do olho direito e pela retina temporal do olho esquerdo.

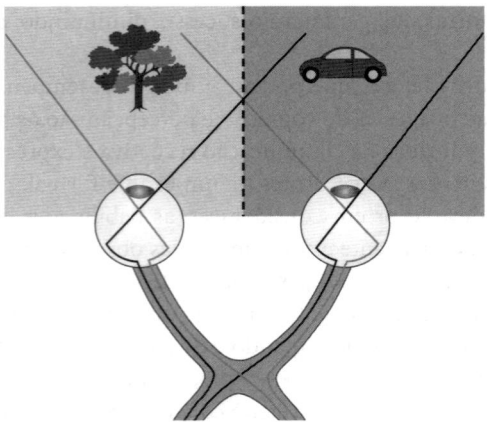

Figura 27.3 Funcionamento normal do sistema visual; campos visuais direito e esquerdo. Ver explicação no texto.

A lesão causadora da hemianopia homônima interrompe o influxo para as vias ópticas em um lado do cérebro, produzindo a perda da banda externa do campo visual de um olho e da banda interna do campo visual do outro. O resultado é a perda da entrada de informações provenientes da banda do ambiente visual (esquerdo ou direito) contralateral ao lado da lesão. Consequentemente, a perda do campo visual esquerdo acompanha a hemiplegia do lado esquerdo, enquanto a perda do campo visual direito acompanha a hemiplegia do lado direito. Zhang et al.[59] sugeriram tratar-se de uma condição comum após a ocorrência de um AVC e observaram uma taxa de recuperação espontânea em menos de 40% dos casos. A Figura 27.4 ilustra os déficits de campo visual associados a uma série de lesões do sistema visual.

A presença de um corte do campo visual pode inibir o desempenho em muitas atividades da vida diária. O paciente normalmente não tem ciência da condição e não vira a cabeça de forma automática para compensá-la, a menos que seja orientado a fazê-lo. Um dos perigos dessa condição é o ato de atravessar a rua (Fig. 27.5). Outro exemplo dos efeitos de um corte de campo visual encontra-se ilustrado na Figura 27.6. Diante de um jornal, o

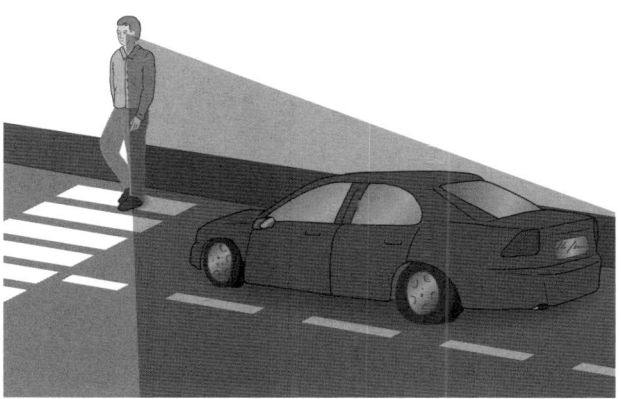

Figura 27.5 A importância funcional da hemianopsia – pode causar acidentes.

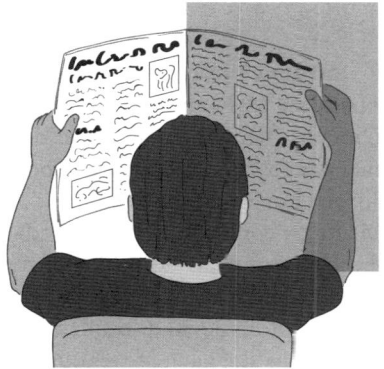

Figura 27.6 Possível aparência de um jornal para um paciente com hemianopsia homônima do lado direito após um acidente vascular cerebral. O sombreado indica que o paciente talvez não consiga ler a página do lado direito.

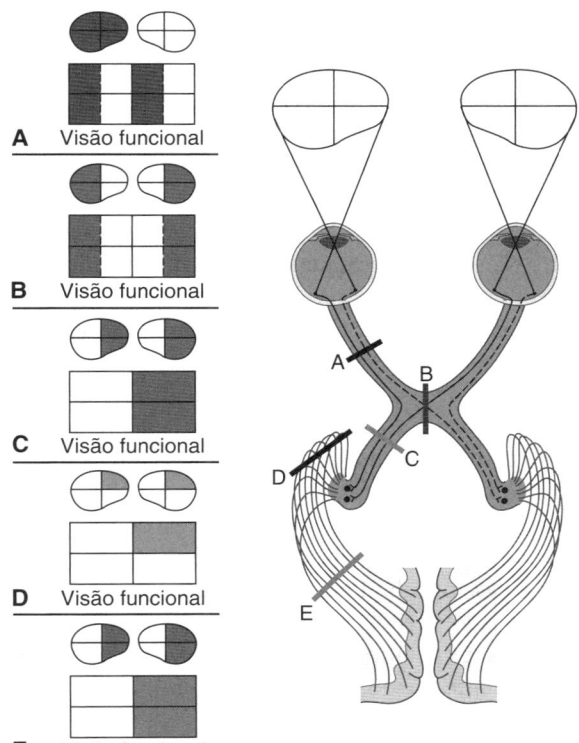

Figura 27.4 Déficits de campo visual (com perda funcional) e lesões correlatas. A visão é mostrada nos espaços em branco; e a perda visual, nos espaços preenchidos nos exemplos A-E, que denotam (A) cegueira em um olho; (B) hemianopia bitemporal (visão em túnel); (C) hemianopia homônima; (D) quadrantanopia; e (E) hemianopia homônima.

paciente com hemianopsia homônima do lado direito pode visualizar apenas uma banda da página do jornal, aproximando-se ou afastando-se da linha mediana.

Em virtude dessa prevalência, é essencial que o terapeuta determine se há presença de hemianopsia homônima. Atualmente, emprega-se uma série de procedimentos de teste. No método do confronto, o paciente senta-se em frente ao terapeuta e é orientado a olhar para o nariz do terapeuta (Fig. 27.7). Lentamente, o terapeuta traz um alvo – o próprio dedo ou uma caneta – para dentro do campo de visão do paciente, de forma simultânea ou alternada, a partir do lado direito ou esquerdo. O paciente é instruído a sinalizar quando e onde ele vê o alvo.

Para ajudar na compensação do déficit do campo visual, o paciente pode primeiro tomar ciência do déficit e depois ser orientado a virar a cabeça para o lado afetado. No início, os pacientes geralmente necessitam de lembretes constantes, o que pode diminuir com o tempo e a prática. No início da terapia, os objetos (p. ex., utensílios para

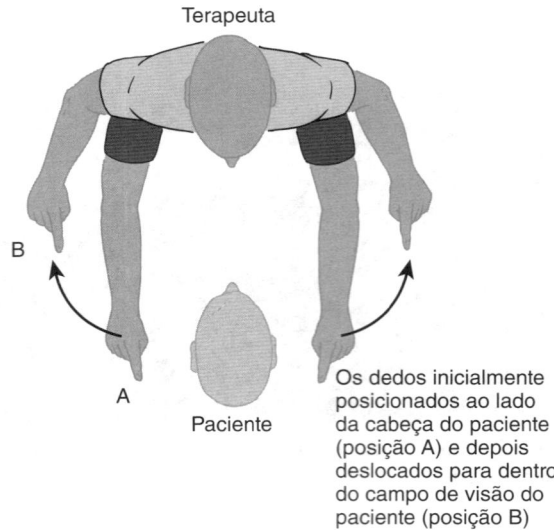

Figura 27.7 Método de teste de hemianopsia.

alimentação, instrumentos de escrita) devem ser colocados onde o paciente tenha mais habilidade para enxergá-lo (no lado menos afetado), podendo ser deslocados progressivamente para a linha mediana e depois para o lado mais afetado, quando for o caso. A equipe de enfermagem deve estar ciente da condição e ser orientada a colocar os itens de cabeceira essenciais do paciente, como telefone, lenços absorventes, etc., dentro do seu campo visual intacto. Inicialmente, o profissional de saúde deve se sentar do lado menos afetado do paciente enquanto estiver lhe transmitindo instruções ou fazendo demonstrações, devendo alternar essa posição com o lado mais afetado para que o paciente receba o máximo de estímulo possível. É claro que, no início, será preciso lembrar ao paciente de virar a cabeça. Podem ser empregadas pistas externas também. Para a leitura, pode-se traçar uma linha vermelha no lado da página não visualizado. Pode-se colocar uma fita vermelha no chão, sobre o colchonete ou nas barras paralelas para estimular o paciente a explorar o lado do ambiente não visualizado. O paciente deve ser ensinado a procurar essas pistas. Com o tempo, pode-se reduzir gradativamente o uso dessas fitas. Os pacientes podem ser orientados e incentivados a criar suas próprias pistas para explorar o lado não visualizado do ambiente em situações que não tenham sido especificamente abordadas na terapia. É possível utilizar exercícios que impliquem o cruzamento motor da linha mediana, a fim de reforçar o cruzamento visual da linha e o movimento de virar a cabeça.[60,61]

O comprometimento oculomotor é outra área de déficit das habilidades visuais básicas bastante comum em pacientes que sofrem um AVC. Os movimentos dos olhos, controlados pelos músculos extraoculares, são utilizados para detectar, identificar e discernir objetos e o ambiente, permitindo que a pessoa se oriente e explore os principais aspectos visuais do ambiente.[11] Existem dois tipos de movimentos oculares importantes a serem examinados: (1) **fixação visual**, que permite ao paciente manter o foco em um objeto à medida que ele se aproxima e se distancia; e (2) **perseguição ocular**, que permite aos olhos acompanhar um objeto em movimento e explorar visualmente o ambiente. Em geral, os olhos não acompanham visualmente um objeto em movimento, embora o paciente pareça ciente da presença desse objeto e consiga localizá-lo se assim lhe for solicitado. O paciente se encontra visualmente hipoativo. A disfunção oculomotora em geral acompanha a disfunção visuoperceptiva[62] e quase sempre está relacionada a déficits de atenção.[63]

Pode-se testar o escaneamento visual da seguinte maneira. Sente-se em frente ao paciente. Erga um lápis com ponteira colorida, segurando-o a 45,7 cm de distância diante dos olhos do paciente. Movimente lentamente o lápis nos sentidos horizontal, vertical e diagonal, em ordem sequencial. Repita cada direção duas ou três vezes. Observe a suavidade dos movimentos dos olhos, a presença de espasmo ou salto ao cruzar a linha mediana e se os olhos se movimentam juntos.[2,62]

Além das deficiências sensório-visuais descritas anteriormente, muitos pacientes sofrem de deficiência visuoperceptiva. As lesões em áreas do córtex para as quais as informações visuais convergem com informações fornecidas por outros sentidos podem interferir no reconhecimento e na interpretação das informações visuais, embora os estímulos visuais possam ter chegado ao córtex visual de forma ininterrupta. A falha total na apreciação das informações visuossensoriais recebidas por causa da presença de lesão do córtex é conhecida como **cegueira cortical**.[62] Não existe correspondência estatística entre a presença de cortes do campo visual e a presença de distúrbios visuoperceptivos.[64] Da mesma forma, não existe nenhuma correspondência entre afasia, idade e tempo decorrido desde o infarto e as medidas de avaliação de disfunção visuoperceptiva.[64] Entretanto, existe uma diferença significativa entre o desempenho de pacientes com hemiplegia do lado direito e daqueles com hemiplegia do lado esquerdo. Em geral, os pacientes com hemiplegia do lado esquerdo demonstram nas avaliações de disfunção visuoperceptiva um desempenho inferior ao de pacientes com hemiplegia do lado direito. Portanto, os terapeutas devem estar cientes da possibilidade de déficits visuoperceptivos, especialmente na população com hemiplegia do lado esquerdo.

Testes cognitivos e perceptivos padronizados

Um teste padronizado é aquele que adota um procedimento uniforme de administração e classificação, fornece definições operacionais para todos os termos, é referenciado por norma[65] e para o qual são disponibilizadas informações sobre a sua confiabilidade e validade, requisito essencial para a correta interpretação de resultados.[66] Os resultados dos testes padronizados de cognição e percepção podem ser transmitidos a outros terapeutas que compartilhem o mesmo pensamento em relação às funções e capacidades do paciente. Esses testes podem ser administrados tanto por ocasião da internação quanto da alta hospitalar, a fim de que o terapeuta tenha parâmetros válidos e confiáveis para avaliar o resultado da terapia.

Durante a administração de um teste padronizado, o paciente deve sentar-se confortavelmente e usar óculos e/ou aparelho auditivo, se necessário. O ideal é que a sala seja silenciosa e isenta de fatores de distração. O terapeuta deve estar posicionado em frente ou ao lado do paciente. Como o desempenho do paciente vítima de AVC pode variar dia a dia, uma única sessão de testes pode não ser uma medida confiável.[67] Talvez seja preferível uma série de sessões curtas programadas em dias sucessivos. Para aumentar o seu valor prático, o teste perceptivo deve ser associado à observação das habilidades de autoassistência e desempenho das AVD, a fim de que se possa determinar a capacidade de julgamento e distinção do paciente em relação às tarefas da vida real. Não é incomum os pacientes apresentarem um baixo desempenho no teste de habilidades visuoperceptivas e um desempenho adequado, com o mínimo de esforço ou assistência, na realização das AVD.[63]

A qualidade da resposta do paciente aos meios de teste (p. ex., a forma de abordagem da tarefa, o modo e a razão pelos quais se cometem erros) é um fator tão importante a ser observado quanto o sucesso ou o insucesso na execução da tarefa selecionada. Alguns aspectos da resposta na situação de teste ou durante a realização das AVD podem ser entendidos como o *estilo perceptivo* individual do paciente. Incluem-se sob essa rubrica a estratégia perceptiva, a resposta a diversas pistas (auditivas, visuais e táteis), a taxa de desempenho e a consistência do desempenho do paciente.[37]

Os terapeutas ocupacionais utilizam diversos testes padronizados para determinar a presença de comprometimento cognitivo e perceptivo e suas consequentes deficiências. Ao selecionar um teste padronizado, o terapeuta deve levar em consideração muitos fatores. A seleção depende do que o terapeuta quer saber sobre o paciente, e o que o teste pode revelar.[1] Em muitos casos, um único teste não é suficiente para fornecer todas as informações necessárias para que o terapeuta possa planejar o tratamento, podendo-se administrar, portanto, vários testes (Tab. 27.1).[5,68-82] Além desses apresentados na Tabela 27.1, utilizam-se outros instrumentos para medir resultados mais globais da reabilitação, entre os quais:

- *Medical Outcomes Study (MOS), Short Form Health Survey (SF-36)*.[83]
- *Australian Therapy Outcome Measures – Occupational Therapy (AusTOMS-OT)*.[84]
- *Canadian Occupational Performance Measure (COPM)*.[85]

Tabela 27.1 **Resumo de testes padronizados**

Teste	Descrição
Avaliação Neurocomportamental OT-ADL (A-ONE) de Arnadottir[5]	Esse teste foi desenvolvido para medir o neurocomportamento de um paciente por meio da execução das tarefas da vida diária (vestir-se, cuidados com a aparência, higiene pessoal, transferência e mobilidade, alimentação e comunicação). Os terapeutas ocupacionais devem fazer um curso de treinamento e certificação de 5 dias para que estejam aptos a administrar esse teste. É possível detectar uma ampla variedade de deficiências cognitivas e perceptivas com esse instrumento.
Teste Observacional Estruturado de Função (SOTOF)[68]	O SOTOF foi criado para examinar o nível de desempenho ocupacional e funcionamento neuropsicológico de pessoas mais velhas após lesões neurológicas de origem cortical.[69] O instrumento consiste em um teste de investigação, checklist neuropsicológica e quatro escalas de AVD (comer em uma tigela, servir uma bebida e beber, vestir uma peça de vestuário da parte superior do corpo e lavar e secar as mãos). Após a análise dos dados observacionais, procede-se à extrapolação de uma ampla variedade de déficits neuropsicológicos.[68]
Teste do Nível Cognitivo de Allen (ACL)[70,71]	O ACL é utilizado como uma ferramenta de investigação destinada a estimar o nível cognitivo de uma pessoa. Embora originalmente desenvolvido para clientes com problemas psiquiátricos, esse teste é utilizado também em pessoas com lesão cerebral adquirida ou doença causadora de demência, como o mal de Alzheimer. Após uma entrevista para a coleta de informações sobre o perfil educacional e profissional do paciente, observa-se o paciente executar uma tarefa visuomotora de trançado com fios de couro. Presume-se que as ações motoras do paciente reflitam o seu funcionamento cognitivo.[1]

(continua)

Tabela 27.1 Resumo de testes padronizados *(continuação)*

Teste	Descrição
Bateria de Testes de Avaliação Neurológica da Terapia Ocupacional de Chessington (COTNAB)[72]	O COTNAB foi criado para examinar a presença de déficits cognitivos e perceptivos em pacientes acima de 16 anos após a ocorrência de um AVC ou de uma lesão cerebral. A bateria consiste em 12 testes divididos em quatro seções destinadas a examinar aspectos como percepção visual, capacidade construcional, capacidade sensório-motora e capacidade de seguir instruções. Stanley et al.[73] e Sloan et al.[74] fornecem informações mais detalhadas sobre esse instrumento.
Avaliação Cognitiva da Terapia Ocupacional de Loewenstein (LOTCA)[75]	O LOTCA é um tipo de bateria de testes com duração de 35 a 40 minutos composta por 20 subtestes que examinam quatro áreas: orientação, percepção visual e espacial, organização visuomotora e operações que exigem raciocínio. O instrumento foi desenvolvido para uso com vítimas de AVC, lesão cerebral traumática ou tumor.
Teste de Desatenção Comportamental (BIT)[77]	O BIT foi desenvolvido para examinar pacientes com a possível presença de negligência visual unilateral e fornecer ao terapeuta informações sobre a maneira como a negligência afeta a capacidade do paciente para desempenhar atividades de rotina.[78] O BIT consiste em nove subtestes baseados na atividade e seis subtestes realizados com papel e caneta. No passado, muitos desses itens do teste eram utilizados de forma não padronizada para examinar a presença de negligência.
Bateria de Testes de Avaliação Perceptiva de Rivermead (RPAB)[79]	Esse instrumento foi criado para examinar a presença de deficiências visuoperceptivas em pacientes vitimados por lesão cerebral ou AVC. O RPAB é uma bateria de 16 testes de desempenho destinada a examinar aspectos como distinção de formas, constância de cores, sequenciamento, montagem de objetos, distinção de imagens/plano de fundo, imagem corporal, desatenção e consciência espacial. O teste pode ser realizado em aproximadamente 1 hora. Para mais informações sobre o RPAB, sugerimos que o leitor consulte Jesshope et al.[80]
Teste Comportamental de Memória de Rivermead (RBMT)[81]	Criada para examinar as capacidades de memória do dia a dia, essa bateria de testes permite ao terapeuta determinar inicialmente a função de memória do paciente, indica as áreas adequadas para tratamento e permite que o terapeuta monitore as habilidades de memória durante todo o programa de tratamento. O RBMT pode ser administrado em aproximadamente 30 minutos por terapeutas ocupacionais, especialistas em patologias da fala e da linguagem e psicólogos. Para informações mais detalhadas sobre o RBMT, sugerimos que o leitor consulte Baddeley et al.[81] e Wilson et al.[82]

- *Rivermead Rehabilitation Centre Life Goals Questionnaire.*[86]
- *Reintegration to Normal Living Index (RNL).*[87]
- *Functional Independence Measure (FIM$_{MR}^{SM}$) [Medida de Independência Funcional – MIF].*[88]

Alguns desses instrumentos incorporam também itens que medem os níveis de cognição e percepção. Por exemplo, a MIF contém três itens relacionados à cognição (interação social, solução de problemas e memória). Os testes descritos na seção sobre déficits específicos de cognição e percepção são amplamente utilizados na prática clínica. Embora alguns dos instrumentos apresentados não sejam padronizados, eles são úteis, especialmente como meio de avaliação da qualidade da resposta aos estímulos do teste.

Intervenção

Abordagens de tratamento

Os terapeutas ocupacionais normalmente utilizam cinco abordagens principais de reabilitação cognitiva e perceptiva: a *abordagem de reeducação*, a *abordagem integrativa sensorial*, a *abordagem neurofuncional*, a *abordagem reabilitativa/compensatória* e a *abordagem de reabilitação cognitiva/quadrafônica*. Essas abordagens foram descritas anteriormente neste capítulo. Embora as pesquisas de comparação direta da eficácia das diversas abordagens sejam escassas, tem-se conhecimento de tentativas recentes empreendidas no sentido de definir e testar empiricamente essas metodologias.[21,25,34,89] Entre as questões a serem consideradas ao se examinar as abordagens estão a disponibilidade de medidas padronizadas de alteração do estado funcional e da capacidade de desempenho das AVD, tratamento grupal e individual, propriedades específicas dos estímulos, formato, duração e frequência do *feedback*, bem como estilos individuais de processamento de informações.[21]

Neistadt[25,34] descreveu esses instrumentos dicotomicamente como reparadores ou adaptativos/compensatórios. A abordagem reparadora abrange a abordagem de reeducação, a abordagem integrativa sensorial e a abordagem cognitiva.[1] A abordagem neurofuncional e a abordagem reabilitativa/compensatória são descritas como adaptativas ou compensatórias. A abordagem quadrafônica reúne aspectos das abordagens reparadora e compensatória. Apresentamos a seguir uma descrição dos componentes essenciais dessas duas abordagens principais, além de uma discussão sobre orientação, uma vez que nenhum programa de intervenção estaria completo sem um componente de orientação ao paciente e aos cuidadores. Por fim, apresentamos também um debate sobre a integração desses três elementos a um programa de reabilitação.

A abordagem reparadora

As abordagens reparadoras concentram-se nos déficits do paciente e procuram melhorar a capacidade funcional por meio da reeducação de componentes perceptivos específicos do comportamento.[25] O pressuposto conectivo desse conjunto de táticas é que a facilitação ou o treinamento das habilidades subjacentes melhora a recuperação ou a reorganização do funcionamento deficiente do SNC,[21,25] o que, por sua vez, se traduz automaticamente em melhores habilidades funcionais. As abordagens reparadoras são conhecidas também como abordagens *bottom-up*. Essas abordagens desenvolvem-se em sentido ascendente a partir da base, visando à recuperação das habilidades subjacentes, e partem do princípio de que o paciente seja capaz de generalizar as habilidades para o desempenho ocupacional, que está em um nível mais elevado.[1,47]

A abordagem adaptativa/compensatória

A abordagem adaptativa ou compensatória determina o treinamento direto das habilidades funcionais deficientes sem pressupor a transferência automática de habilidades a partir de tarefas que não sejam claramente semelhantes à tarefa funcional a ser aprendida, minimizando, assim, a necessidade de generalização. Em uma abordagem adaptativa ou *top-down*, o terapeuta trabalha com o paciente as tarefas específicas consideradas necessárias, ou aquelas que o paciente deseje realizar. Em outras palavras, o terapeuta começa de cima para baixo, que é o resultado funcional desejado, em vez de trabalhar com o paciente os componentes subjacentes do desempenho.[35] A Tabela 27.2 apresenta uma comparação dos pressupostos subjacentes das abordagens reparadora e adaptativa.

Orientação do paciente, da família e dos cuidadores

A orientação do paciente, da família e dos cuidadores é essencial para a continuidade do tratamento. O Apêndice 27.A contém recursos extraídos da Internet para auxiliar os profissionais de saúde, as famílias e os pacientes nas questões relacionadas a déficits de cognição e percepção. O paciente e seus cuidadores devem entender por que é

Tabela 27.2 Pressupostos comuns das abordagens adaptativa e reparadora

Abordagem adaptativa	Abordagem reparadora
O cérebro adulto possui um potencial limitado de autorreparação e autorreorganização após a lesão.	O cérebro adulto apresenta capacidade de autorreparação e autorreorganização após a lesão.
Os comportamentos intactos podem ser usados para compensar os comportamentos afetados.	O reparo e a reorganização são influenciados pelos estímulos ambientais.
A reeducação adaptativa pode facilitar a substituição dos comportamentos intactos pelos comportamentos afetados.	Os exercícios cognitivos, perceptivos e sensório-motores podem promover a recuperação e a reorganização do cérebro.
As atividades da vida diária adaptativas servem de treinamento para os comportamentos funcionais.	Os exercícios cognitivos, perceptivos e sensório-motores servem de treinamento para as habilidades cognitivas e perceptivas necessárias para a realização desses exercícios.
O treinamento para a execução de atividades da vida diária específicas essenciais é necessário porque os adultos com lesão cerebral têm dificuldade para generalizar o aprendizado.	O treinamento reparador das habilidades cognitivas e perceptivas é generalizado para todas as atividades que requeiram o uso dessas habilidades.
As atividades funcionais requerem habilidades cognitivas e perceptivas.	As atividades funcionais requerem habilidades cognitivas e perceptivas.
A adaptação e a compensação resultam em um melhor desempenho funcional.	A remediação cognitiva e perceptiva resulta em um melhor desempenho funcional.

desaconselhável ou impossível o paciente realizar algumas tarefas com segurança ou de forma independente e por que existem tarefas que devem ser executadas de determinada maneira. Explicar as razões pelas quais o paciente se comporta de determinada maneira ajuda a reduzir a probabilidade de expectativas inadequadas daqueles que não possuem embasamento suficiente para saber que a lesão cerebral afeta não apenas a maneira como o paciente se movimenta, mas também a forma como ele vivencia e, consequentemente, responde ao mundo.

O *feedback* é essencial para o aprendizado do paciente. O *feedback* do próprio paciente pode ser impreciso em virtude das disfunções cognitivas e perceptivas. Consequentemente, o indivíduo pode não ter ciência de que uma determinada tarefa não foi realizada ou de que a tarefa não foi realizada da maneira mais segura ou eficiente. Deve-se fornecer o *feedback* em forma de **conhecimento de resultados (CR)** e de **conhecimento de desempenho (CD)**. O conhecimento de resultados se refere a informações que indicam se o paciente alcançou o resultado correto; o conhecimento de desempenho é representado pelas informações sobre a maneira como a tarefa foi realizada.[90]

A forma de transmissão desse *feedback* depende das limitações e dos pontos fortes específicos do paciente. Por exemplo, o objetivo da fisioterapia para um paciente com hemiplegia do lado esquerdo e comprometimento visual perceptivo pode ser a capacidade de caminhar até o final das barras paralelas. O CR, nesse caso, consistiria em uma confirmação verbal do terapeuta, atestando se o paciente alcançou o final das barras paralelas. O CD poderia incluir comentários do terapeuta sobre a adequação do escaneamento visual, do posicionamento dos membros inferiores (MMII), da postura correta e do uso correto dos membros superiores. Para o paciente com deficiências de comunicação, o *feedback* precisaria ser visual. O *input* tátil também pode ser utilizado de forma eficaz para o fornecimento de pistas a pacientes com hemiplegia do lado direito ou esquerdo. A combinação de *inputs*, utilizando uma série de modalidades sensoriais, geralmente facilita o sucesso do paciente em uma determinada tarefa.

Ao participar nas sessões de orientação, o paciente deve ser tratado como um adulto competente, e não com condescendência. Ele deve ser considerado como o principal participante do processo de reabilitação. Em situações em que o déficit perceptivo não interfira na assimilação das informações, o paciente deve interpretar o papel principal no processo de decisão em relação aos objetivos da terapia.

Intervenção de redirecionamento

Muitos profissionais de saúde iniciam um programa de intervenção adotando estratégias reparadoras. Em tais circunstâncias, os terapeutas visam à maximização da recuperação da função e a orientação de seus pacientes em relação aos problemas vivenciados e aos métodos que podem melhorar a função em questão. Entretanto, é possível que alguns pacientes não progridam muito. Em alguns casos, o paciente pode demonstrar habilidades de linguagem inadequadas para trabalhar com o terapeuta, ou ter um discernimento limitado de seus problemas e, desse modo, não trabalhar com o profissional de reabilitação. Existem casos, ainda, em que simplesmente não parece haver melhora por diversas razões que o terapeuta pode não ter definido. Por fim, em meio ao clima da assistência gerenciada, é possível que o terapeuta não tenha muito tempo disponível para trabalhar com o paciente mediante a utilização de técnicas reparadoras. A alta do paciente pode ser iminente; no entanto, ele pode não demonstrar independência ou segurança suficientes para receber alta. Nesses casos, o terapeuta pode substituir a abordagem reparadora por uma abordagem compensatória.

Ao utilizar uma abordagem adaptativa compensatória, o terapeuta trabalha a orientação dos cuidadores e do paciente. As estratégias de intervenção concentram-se no ambiente mutável ou na estratégia de realização de tarefas para que o paciente possa se sentir seguro e independente o mais rápido possível. Em muitos casos, os terapeutas utilizam uma abordagem de intervenção tripartida, na qual eles orientam os pacientes e seus cuidadores, iniciam o programa com utilização de técnicas reparadoras e depois mudam para técnicas de compensação quando as melhoras apresentadas pelo paciente se estabilizam e/ou a alta é iminente.

O impacto da assistência gerenciada

A introdução da assistência gerenciada no sistema de saúde dos Estados Unidos tem muitas implicações para o tratamento de pacientes com déficits de cognição e percepção. A mais gritante dessas implicações é a redução do tempo disponível para a avaliação e o tratamento de pacientes hospitalizados.[36] Os problemas cognitivos e perceptivos não são prontamente visíveis e, por essa razão, são negligenciados com mais facilidade do que os problemas físicos. Por consequência, a pressão pela rápida liberação do paciente, possivelmente antes mesmo que a real extensão dos déficits cognitivos e perceptivos seja revelada, significa que os pacientes podem receber alta para ficarem expostos a situações potencialmente perigosas em casa. Os terapeutas precisam fazer uma investigação inicial de todo paciente com lesão cerebral para determinar os possíveis problemas o mais cedo possível e assegurar que os pacientes estejam em um ambiente seguro depois de receber alta. Embora o tempo de reabilitação hospitalar seja reduzido, existe a oportunidade de serviços ambulatoriais prestados na clínica ou na casa do paciente.[91] A vantagem da assistência domiciliar é que os terapeutas podem trabalhar com o paciente em seu próprio ambiente e moldar a terapia para as circunstâncias do paciente na ocasião. O paciente com déficits cognitivos e perceptivos geralmente apresenta um melhor desempenho em seu ambiente familiar.

Para muitos pacientes, inclusive aqueles com déficits de cognição e percepção, a grande desvantagem do tempo reduzido de tratamento hospitalar é que a alta pode não ser uma medida segura após um período limitado de reabilitação em regime de internação. A situação se complica quando se tem que dar alta a um paciente que não conta com suporte familiar e transferi-lo para outro tipo de instituição assistencial (possivelmente uma casa de repouso ou instituição assistencial com cuidados médicos especializados), quando esse nível de assistência de longo prazo pode não ser necessário. A necessidade de remoção é angustiante para pacientes que se encontram confusos em virtude dos problemas de cognição e percepção, sobretudo quando eles puderem achar que a mudança seja definitiva.

Planejamento da alta hospitalar

O planejamento da alta hospitalar tem início tão logo o paciente é admitido para a reabilitação.[92] A pergunta mais importante a ser respondida durante essa fase é onde o paciente irá morar depois que receber alta. Existem dois tipos principais de habitação disponíveis para pessoas com deficiência: acomodação comunitária e acomodação assistida. A habitação comunitária consiste em residências particulares, condomínios residenciais para idosos e hotéis ou pensionatos. A habitação assistida pode ser definida como qualquer sistema de habitação que presta serviços de assistência pessoal e assistência médica regulares, contínuos ou de acordo com as necessidades, como asilos, casas de repouso com serviços de cuidados médicos especializados, centros de residência assistida e habitação em unidades residenciais individuais ou coletivas.[93,94]

A chave para o planejamento da alta hospitalar consiste em estabelecer a equivalência entre as habilidades do paciente e as demandas do ambiente, e então considerar os sistemas de suporte disponíveis por meio da possível ajuda prestada pelo cônjuge, pelos amigos ou por familiares que possam auxiliar com as tarefas que o paciente esteja impossibilitado de desempenhar.[94,95] Essa abordagem funciona bem quando os pacientes e seus familiares têm o devido discernimento e entendimento dos problemas do paciente. Entretanto, os déficits cognitivos e perceptivos normalmente não são visíveis, razão pela qual pode ser difícil a família e o paciente entenderem o impacto funcional desses déficits. Por exemplo, o paciente pode recuperar totalmente a função motora após um AVC, mas enfrentar constantes dificuldades com a negligência unilateral. Esse problema não é prontamente aparente para o espectador não treinado. Todavia, esse paciente não tem como dirigir e pode estar correndo perigo simplesmente ao atravessar a rua. Esses problemas têm grandes implicações no estilo de vida do paciente.

As intervenções que facilitam o retorno do paciente à moradia comunitária normalmente têm por objetivo central capacitar o paciente a executar as AVD de forma aceitável e segura. Caso esse intento não seja alcançado e o paciente não tenha quem cuide dele em casa, a habitação assistida, como em uma casa de repouso, por exemplo, talvez seja a única alternativa. Pesquisas que examinaram o processo de alta hospitalar para uma amostra de 62 pacientes após a ocorrência de um AVC revelaram a relutância da maioria dos pacientes em considerar alternativas para o retorno ao lar, apesar dos significativos déficits de capacidade de autoassistência.[95] A nossa casa é fundamental para aquilo que somos como pessoas e é muito difícil os pacientes, especialmente aqueles com capacidade de discernimento limitada, entenderem e aceitarem que eles não podem mais viver na comunidade.

Visão geral dos déficits cognitivos e perceptivos

Esta seção divide-se em sete partes: *déficits de atenção, deficiências de memória, comprometimento da função executiva, comprometimento do esquema corporal e da imagem corporal, comprometimento das relações espaciais, agnosia e apraxia* (Tab. 27.3). Cada categoria abrange uma variedade de déficits, que estão agrupados para facilitar o entendimento. As informações relativas a cada tipo de déficit encontram-se organizadas da seguinte maneira:

1. Definição(ões).
2. Exemplos clínicos.
3. Áreas lesionadas.
4. Testes.
5. Sugestões de tratamento.

A importância de insistirmos nas prováveis áreas de lesão cortical é controversa. A indicação dos locais corticais é uma tentativa de relacionar o estudo da neuroanatomia ao comportamento do paciente propriamente dito, que envolve disfunções de cognição e percepção. Ao examinar os locais corticais, o leitor poderá ter uma noção dos déficits cognitivos e perceptivos que podem ser observados juntos.

Como terapeutas, devemos assistir ao paciente de modo a fechar a lacuna entre o comportamento mal adaptativo e a função independente no desempenho das AVD. O fato de a área do cérebro supostamente geradora de uma determinada disfunção aparecer ou não lesionada em um exame de tomografia computadorizada (TC) ou qualquer outro exame neurológico ou radiológico não é um fator determinante fundamental da abordagem reabilitativa da terapia. A abordagem do paciente à execução de tarefas e os seus relativos pontos fortes e fracos (capacidades motora, cognitiva e perceptiva), que o terapeuta confirma por meio de meticulosa observação e testes, são muito mais pertinentes para a escolha das estratégias terapêuticas do que o local da lesão.

As ferramentas de teste encontram-se descritas para cada tipo de déficit cognitivo ou perceptivo, a fim de

Tabela 27.3 Resumo das deficiências cognitivas e perceptivas

Área de déficit	Deficiências específicas
Cognição Déficits de atenção	Atenção sustentada Atenção seletiva Atenção dividida Atenção alternada
Deficiências de memória	Memória imediata Memória de curto prazo Memória de longo prazo
Cognição de ordem superior Comprometimento das funções executivas	Vontade Planejamento Ação intencional Desempenho eficaz
Percepção Comprometimentos do esquema corporal/imagem corporal	Negligência unilateral Anosognosia Somatognosia Distinção entre direita e esquerda Agnosia digital
Comprometimentos das relações espaciais (percepção complexa)	Distinção de imagens/plano de fundo Distinção de formas Relações espaciais Posição no espaço Desorientação topográfica Percepção de profundidade e distância Desorientação vertical
Agnosias	Agnosia visual de objetos Agnosia auditiva Agnosia tátil
Apraxia	Apraxia ideomotora Apraxia ideacional Apraxia bucofacial

conscientizar melhor o leitor sobre a complexidade do comportamento atribuído às deficiências perceptivas. A familiaridade com as ferramentas utilizadas para examinar os déficits cognitivos e perceptivos pode servir de auxílio na comunicação entre os fisioterapeutas e os terapeutas ocupacionais envolvidos no tratamento do mesmo paciente.

A seção que se segue contém também sugestões específicas de tratamento fornecidas a partir das abordagens sensório-motora, funcional e de transferência de treinamento descritas. As estratégias de intervenção mais relevantes para a prática do fisioterapeuta são aquelas relacionadas à abordagem funcional e à adaptação do ambiente.

Essas seções contêm exemplos que mostram como facilitar o sucesso do paciente durante uma sessão de tratamento, bem como informações sobre a maneira como o terapeuta pode adaptar a linguagem, as demonstrações, o *feedback* e o uso dos meios e do ambiente de acordo com as necessidades individuais do paciente com deficiência cognitiva ou perceptiva. A base de evidências para o tratamento não é consistente em relação a muitas dessas técnicas de tratamento, razão pela qual são necessárias pesquisas mais detalhadas que comprovem a sua eficácia.

Déficits de atenção

1. *Definições*. A incapacidade de muitos pacientes com hemiplegia de manter a atenção durante a terapia é uma queixa frequente dos terapeutas. **Atenção** é a capacidade de selecionar e responder a um estímulo específico, suprimindo simultaneamente estímulos estranhos.[96] O paciente desatento ou distraído tem dificuldade para processar e assimilar novas informações ou técnicas.[97] Em geral, pacientes que sofrem um AVC apresentam baixos níveis de estimulação e requerem grande quantidade de *input* sensorial para estarem atentos ao ambiente. Deve-se considerar a baixa estimulação, portanto, como uma causa para a aparente desatenção.

    Em geral, a literatura aborda quatro tipos diferentes de atenção: atenção sustentada, atenção concentrada ou seletiva, atenção alternada e atenção dividida. A **atenção sustentada** é a capacidade de acompanhar uma informação relevante durante a atividade e sugere que a pessoa possa manter uma resposta consistente durante uma atividade contínua. A **atenção concentrada ou seletiva** é a capacidade de prestar atenção a uma tarefa apesar dos estímulos visuais ou auditivos do ambiente. A **atenção alternada** é a capacidade de movimentar-se com flexibilidade entre as tarefas e responder adequadamente às demandas de cada tarefa. A **atenção dividida** é a capacidade de responder simultaneamente a duas ou mais tarefas ou estímulos quando todos os estímulos são relevantes.[1]

2. *Exemplos clínicos*. O paciente com distúrbio de atenção sustentada pode relatar que começa a assistir a um programa de televisão e "simplesmente adormece". Um paciente que tem que parar de se vestir para falar com o terapeuta pode estar demonstrando dificuldades com a atenção concentrada. Pacientes que se deixam facilmente perturbar por música ou outras formas de ruído de fundo também podem estar com problemas de atenção concentrada.

    O problema de atenção concentrada geralmente é denominado distraibilidade. A atenção dividida é necessária quando mais de uma resposta se faz necessária ou mais de um estímulo precisa ser monitorado.[98]

A atenção seletiva é necessária quando determinados estímulos precisam ser ignorados.[99] Pacientes que têm dificuldade com a atenção dividida e a atenção alternada podem ter grandes dificuldades para realizar atividades da vida diária mais complexas, como preparar uma refeição ou dirigir.
3. *Áreas lesionadas*. Acredita-se que múltiplas regiões do cérebro sejam responsáveis por produzir a atenção. Entre essas áreas estão a formação reticular (que regula a estimulação), os diversos sistemas sensoriais que fornecem e codificam as informações sensoriais relevantes, e as regiões límbica e frontal subjacentes ao instinto e aos componentes afetivos da concentração.[99]
4. *Testes*. Os testes de varredura geral, como a *Avaliação Cognitiva da Terapia Ocupacional de Loewenstein*[75] ou a *Bateria de Testes de Avaliação Neurológica da Terapia Ocupacional de Chessington (COTNAB)*[72], incluem subtestes que examinam as capacidades de atenção. Para investigar problemas de atenção, os neuropsicólogos geralmente administram os testes *Stroop Test*,[100] *Paced Auditory Serial Attention Test (PASAT)*[101] e *Trail Making Test*.[102]
5. *Sugestões de tratamento*. A terapia tem por finalidade elevar o nível de atenção do paciente para os estímulos adequados, desconsiderando os estímulos inadequados.
   a. *Abordagem reparadora*. Do ponto de vista clínico, a capacidade de prestar atenção a uma tarefa tem implicações para o processo terapêutico. Os pacientes devem ser orientados a escanear visualmente o ambiente de forma lenta e sistemática. Na presença de hemiplegia do lado direito, deve-se falar mais devagar com o paciente para lhe permitir a oportunidade de processar as informações verbais e aprender a usar técnicas de visualização para facilitar a concentração nas tarefas verbais. Além disso, os pacientes com hemiplegia do lado esquerdo devem ser incentivados a usar a verbalização para melhorar o desempenho nas tarefas visuais. Um ensaio clínico randomizado (ECR) conduzido com 12 pacientes com a finalidade de investigar o efeito do treinamento sobre as habilidades de atenção dividida relatou resultados positivos, segundo a medição realizada de acordo com uma escala de classificação de comportamento de atenção.[103] Os pacientes foram treinados a executar simultaneamente duas tarefas no computador ou com papel e caneta. Entretanto, não houve generalização desse treinamento para tarefas que não eram o alvo. Em outras palavras, os benefícios desse treinamento não se transferiram para as AVD do paciente.

   Algumas ferramentas complementares que podem ser utilizadas para remediar os déficits de atenção e a distraibilidade consistem em estabelecer limites de tempo ou velocidade, ampliar os estímulos críticos e ressaltar os estímulos cruciais para o paciente.[63] Pode-se graduar o ambiente ao fazer com que o paciente inicialmente cumpra alguns aspectos da terapia em um ambiente sem distrações (ambiente fechado) e depois intensificando gradativamente possíveis elementos de distração, tanto visual quanto auditiva, à medida que o limiar de tolerância do paciente melhora (progredindo para um ambiente mais aberto).[1]
   b. *Abordagem compensatória*. Para muitos pacientes, a incapacidade de responder a estímulos significativos é agravada pela distração provocada por estímulos estranhos no ambiente. Em geral, o ruído é o estímulo que mais distrai, causando irritabilidade e diminuindo a concentração. Ponsford et al.[104] apresentam outras ideias para se trabalhar com pacientes que demonstram níveis de atenção limitados.

Uma revisão Cochrane intitulada *Reabilitação Cognitiva para Déficits de Atenção após a Ocorrência de Acidente Vascular Cerebral*[105] revelou um pequeno número de ensaios controlados de treinamento de atenção realizados com pacientes vitimados por acidente vascular cerebral. Os resultados desses estudos sugeriram que o treinamento melhorou o estado de alerta e os níveis de atenção sustentada, de acordo com as medições dessas capacidades, mas não houve nenhuma evidência que comprovasse ou refutasse o uso da reabilitação cognitiva para a correção dos déficits de atenção, a fim de melhorar a independência funcional.

Deficiências de memória

Memória pode ser definida como um "processo mental que permite ao indivíduo armazenar experiências e percepções para resgate futuro".[97,p.78] A memória não está inteiramente localizada em um determinado local do sistema nervoso, mas muitas – talvez todas – as regiões do cérebro podem conter neurônios com plasticidade suficiente para o armazenamento de memória.[106] A memória envolve processos como aquisição ou aprendizado, armazenamento ou retenção e recuperação ou resgate.[107] O aprendizado é um elemento crucial da reabilitação. Se o paciente não for capaz de aprender, o tempo dedicado à reabilitação pode não ser bem aproveitado. Portanto, é muito importante que o terapeuta aja no sentido de avaliar a memória do paciente antes de iniciar um programa de reabilitação física. Serão examinados três níveis de memória: memória imediata, memória de curto prazo e memória de longo prazo.

Memória imediata e memória de curto prazo

1. *Definições*. A **memória imediata** envolve a retenção das informações armazenadas por alguns segundos. A **memória de curto prazo** intermedeia a retenção de

eventos ou aprendizado ocorrido em um espaço de alguns minutos, de horas ou de dias.[4]
2. *Exemplos clínicos*. É possível que o paciente com dificuldades de memória imediata não seja capaz de se lembrar das instruções para o que ele deve fazer, transmitidas segundos antes pelo terapeuta. O paciente com um problema de memória de curto prazo, por sua vez, pode não retornar ao departamento de fisioterapia, embora o terapeuta lhe peça que retorne em uma hora. Alternativamente, o terapeuta pode ensinar ao paciente uma nova técnica de transferência e, no dia seguinte, constatar que o paciente não reteve quaisquer das etapas envolvidas. Pacientes com problemas graves de memória de curto prazo possivelmente não são capazes de manter uma conversa simples.[1]
3. *Áreas lesionadas*. A memória é uma capacidade complexa que envolve muitas regiões do cérebro, entre as quais, quatro das principais estruturas do córtex cerebral (lobos frontal, parietal, temporal e occipital) e o sistema límbico.[4]
4. *Testes*. Pode-se utilizar o *Teste de Memória Comportamental de Rivermead (RBMT)*[81] para examinar a função de memória. Alternativamente, é possível confirmar a adequação da função de memória ao pedir que o paciente recorde listas ou conjuntos de objetos que tenham acabado de lhe ser apresentados (memória imediata) ou ensinando ao paciente uma nova tarefa verbal ou visual e pedindo-lhe que recorde a tarefa algumas horas um dia depois (memória de curto prazo). Em geral, há uma perda de memória de curto prazo após um AVC, o que interfere na capacidade do paciente de se beneficiar da reabilitação, especialmente daquelas atividades que envolvem o uso de técnicas novas e, até então, desconhecidas.[45]
5. *Sugestões de tratamento*. A reeducação da memória tem por finalidade capacitar o paciente a codificar e recordar com efetividade informações para que o aprendizado possa ocorrer.
    a. *Abordagem reparadora*. Como as boas habilidades de atenção são fundamentais para a memória, o terapeuta deve abordar os problemas de atenção e observar se a condição apresenta melhoras antes de iniciar os trabalhos de reeducação de memória.[1,43] Um dos objetivos básicos dessa abordagem é trabalhar com o paciente para que ele consiga codificar efetivamente informações que possam ser recuperadas com mais facilidade no momento adequado, o que pode envolver a organização de material a ser recordado posteriormente e a tarefa de estabelecer associações lógicas. Deve-se determinar como o paciente costumava recordar informações, tomando por base essas estratégias passadas. Há poucas evidências que sugerem que os exercícios, os jogos de computador ou os testes de memória, como a tarefa de recordar listas de itens ocultos, tenham qualquer efeito sobre a reeducação da memória. Por outro lado, se o terapeuta ajudar o paciente a desenvolver estratégias de memorização enquanto faz esses jogos, essas estratégias poderão ser generalizadas para as atividades do dia a dia. Em uma revisão Cochrane,[108] os autores recorreram aos achados de dois estudos e relataram não haver evidências suficientes que comprovassem ou refutassem a eficácia da reeducação da memória nos resultados funcionais ou medidas de memória, e exigiram estudos mais consistentes nessa área.
    b. *Abordagem compensatória*. O uso de um sistema de agenda ou bloco de anotações (registro de memória) pode ajudar muitos pacientes a gerenciar suas atividades da vida diária. Entretanto, o paciente precisa ter memória suficiente para usar esse sistema. Estímulos ambientais, como um bipe ou um calendário de parede, podem ser úteis para ajudar o paciente a se lembrar de sua rotina ou a consultar a sua agenda. Quando são utilizados recursos de auxílio externos é preciso ensinar ao paciente como usá-los. Sohlberg e Mateer[109] e McKerracher et al.[110] fornecem algumas diretrizes sobre o uso desses dispositivos.

Memória de longo prazo

1. *Definição*. A **memória de longo prazo** consiste em experiências anteriores e informações adquiridas ao longo de anos. Em geral, considera-se que os pacientes que não possuem memória de longo prazo sofrem de amnésia.[45]
2. *Exemplos clínicos*. Pacientes com problemas de memória de longo prazo podem ter dificuldade para se recordar de eventos ocorridos há muitos anos, como o nascimento de uma criança, ou de suas próprias experiências profissionais. Os problemas de memória de longo prazo são comuns após a ocorrência de lesões cerebrais e na presença de mal de Alzheimer, mas normalmente não são condições observadas após a ocorrência de AVC.[45]
3. *Áreas lesadas*. Como vimos, a memória é uma capacidade complexa que envolve muitas regiões do cérebro. Para uma abordagem detalhada sobre o assunto, sugerimos que o leitor consulte Fuster[111] e Lezak.[4]
4. *Testes*. Pode-se determinar a adequação das funções de memória ao pedir que o paciente recorde eventos relacionados à sua história pessoal. O *Teste Comportamental de Memória de Rivermead (RBMT)*[81] pode ser utilizado para testar a memória de forma padronizada. É aconselhável questionar a família do paciente quanto à memória pré-mórbida, visto que muitos pacientes enquadrados no grupo etário com propensão a AVC já

começaram a vivenciar o declínio de memória decorrente do processo de envelhecimento.
5. *Sugestões de tratamento*. Os tratamentos destinados a ajudar o paciente a superar as deficiências de memória de longo prazo são semelhantes àqueles descritos para as deficiências de memória imediata e memória de curto prazo. Informações mais detalhadas sobre o manejo das deficiências de memória podem ser encontradas em Wilson e Moffat.[112]

Embora a literatura especializada contenha muitos estudos que exploram diversos tratamentos de memória, poucos foram elaborados como ensaios clínicos controlados randomizados (ECR). Uma revisão Cochrane[113] encontrou apenas um ensaio controlado no qual, pelo menos, 75% dos participantes tiveram AVC. O estudo revisado foi conduzido por Doornheim e De Haan[114] e demonstrou que o treinamento da memória não tinha nenhum efeito significativo sobre o comprometimento da memória ou as queixas subjetivas de memória. A revisão da Cochrane concluiu que, no momento, não existem evidências suficientes que comprovem ou refutem a eficácia da reabilitação cognitiva para problemas de memória após a ocorrência de AVC.

Comprometimento das funções executivas

1. *Definições*. Na definição de Lezak, "as funções executivas consistem naquelas capacidades que permitem a uma pessoa assumir um comportamento independente, intencional e de autorrealização".[4] Lezak afirma, ainda, que as funções executivas consistem em quatro componentes sobrepostos: vontade, planejamento, ação intencional e desempenho eficaz.

Vontade é a capacidade de determinar o que se precisa ou se quer fazer. Envolve também a satisfação futura das necessidades e desejos de uma pessoa. A vontade abrange elementos como planejamento de objetivos e a realização de tarefas, autoconsciência, consciência em relação ao ambiente e consciência social. *Planejamento* é "a identificação e organização das etapas e elementos (p. ex., habilidades, material, outras pessoas) necessários à realização de uma intenção ou de um objetivo".[4,p.653] O planejamento envolve as tarefas de ponderar alternativas e fazer escolhas. *Ação intencional* subentende produtividade e autorregulação, o que envolve a capacidade de iniciar, manter, mudar e interromper sequências de ação complexas de forma ordenada visando à realização de um objetivo. *Desempenho eficaz* é a capacidade de controlar a qualidade, o que inclui as habilidades de automonitoramento e autocorreção do próprio comportamento. Os problemas de desempenho eficaz estão associados ao automonitoramento ineficaz e à dificuldade de autocorreção; por exemplo, existem pacientes que podem nem perceber os seus erros, enquanto outros podem identificá-los, mas não tomar nenhuma atitude no sentido de corrigi-los.[115]

2. *Exemplos clínicos*. Embora alguns pacientes com distúrbios de função executiva não consigam formular objetivos ou intenções realistas (vontade) ou planejar-se, outros podem ser capazes de formular metas e iniciar a execução de tarefas orientadas para objetivos, mas em virtude de um planejamento falho, não conseguem realizar seus objetivos. Os pacientes com problemas de planejamento podem dizer ou pretender uma coisa, mas fazer outra.[4] A família e a equipe hospitalar podem se queixar da aparente apatia do paciente, de sua baixa ou suspeita capacidade de julgamento, de seu comportamento impróprio, de sua dificuldade de adaptação a novas situações e/ou da sua falta de consideração pelas necessidades e sentimentos dos outros.[115]

3. *Áreas lesionadas*. As funções executivas são tradicionalmente associadas ao córtex frontal e pré-frontal,[6] mas na visão atual essas capacidades são mediadas por conexões recíprocas com outras regiões corticais e subcorticais através do circuito dorsolateral–pré-frontal–subcortical.[116]

4. *Testes*. Os testes das funções executivas incluem a *Avaliação Comportamental da Síndrome Disexecutiva (BADS)*,[117] a *Avaliação das Funções Executivas*[118] e a *Escala de Classificação Comportamental das Funções Executivas do Centro de Reabilitação Cognitiva do Good Samaritan Hospital*.[119]

5. *Sugestões de tratamento*. A combinação de impulsividade, baixa capacidade de julgamento, baixa capacidade de planejamento e falta de previsão, particularmente problemática em pacientes com hemiplegia do lado esquerdo, não é um bom sinal para o funcionamento independente. A gravidade dessas deficiências pode diminuir um pouco com o tempo.[9]

Embora algumas sugestões gerais de tratamento reparador e adaptativo encontrem-se descritas aqui, para detalhes mais específicos, sugerimos que o leitor consulte Ponsford et al.[104] e Duran e Fisher.[115]

a. *Abordagem reparadora*. Com estrutura, *feedback* e rotina, o desempenho de uma pessoa pode melhorar (p. ex., oferecer estrutura apresentando ao paciente etapas a serem seguidas, ajudar a transformar a tarefa em rotina por meio da prática repetida ou fornecer *feedback* imediato sobre o comportamento do paciente e o seu efeito sobre outras pessoas). O terapeuta age inicialmente como os lobos frontais do paciente, transferindo gradativamente essas responsabilidades para o paciente. A menos que o paciente tenha alguma consciência dos problemas, a abordagem reparadora não será particularmente bem-sucedida.[104] Honda[120] relatou um estudo realizado por um período de 6 meses com três pacientes submetidos a um treinamento autoinstrucional, um procedimento de solução de problemas e exercícios de mudança de cenário que envolviam a movimentação dos quatro membros e do tronco no compasso de um metrônomo. Nesse estudo, "Os pacientes foram instruídos a acompanhar um vídeo de 20 minutos. Na fita, um fisioterapeuta movimenta os quatro membros e o tronco no compasso de um metrônomo, mudando as atividades a cada 2 ou 3 minutos. Os pacientes foram treinados com esses métodos durante 6 meses. Nas fases do procedimento de autoinstrução e do treinamento de solução de problemas, os psicólogos orientavam e treinavam os pacientes durante 1 hora por dia, duas vezes por semana. Na fase dos exercícios de mudança de cenário físico, os pacientes eram aconselhados a praticar duas vezes por dia assistindo ao vídeo de instruções. Cada fase do treinamento tinha a duração de 6 semanas."[120,p.18] Enquanto dois dos pacientes demonstraram melhoras no teste neuropsicológico utilizado como medida de resultado, todos os pacientes melhoraram no desempenho de AVD básicas e instrumentais. É claro que uma das limitações desse estudo é o pequeno tamanho da amostra e a falta de grupos de controle, uma vez que era de se esperar que esses pacientes se recuperassem espontaneamente durante o período de 6 meses de estudo.

Hewitt et al.[121] postularam que as pessoas com LCT têm dificuldade de planejar porque não fazem uso espontâneo de memórias autobiográficas. Os autores pediram a um grupo experimental e de controle formado por 15 indivíduos que descrevesse como eles planejariam atividades comuns. O grupo experimental foi submetido a uma sessão de treinamento de 30 minutos com o objetivo de recuperar prontamente memórias específicas que serviriam de suporte para o planejamento. Essa intervenção revelou-se eficaz como forma de aumentar memórias específicas que poderiam servir de auxílio ao planejamento.

b. *Abordagem compensatória*. O terapeuta pode ajudar o paciente a compensar as capacidades fracas pela utilização de outras funções cognitivas intactas e/ou modificação do ambiente. Por exemplo, o terapeuta pode pedir que o paciente execute uma tarefa em uma sala com o mínimo de distrações, ou altere as demandas de seu trabalho, sua casa ou sua comunidade de modo a reduzir a necessidade de emprego das funções executivas. Pode-se utilizar um bipe ou um relógio despertador para ajudar o paciente a superar o baixo desempenho no início.

Comprometimento do esquema corporal e da imagem corporal

A **imagem corporal** é definida como a imagem mental e visual do corpo de uma pessoa que inclui sentimentos em relação ao corpo, especialmente no que tange à saúde e a doenças.[122] O termo **esquema corporal** refere-se a um modelo postural do corpo, incluindo a relação das partes do corpo entre si e a relação do corpo com o ambiente. Em geral, os problemas de esquema corporal e imagem corporal são denominados *dificuldades de consciência corporal*. A consciência corporal provém da integração das sensações táteis, proprioceptivas e interoceptivas (viscerais), além dos sentimentos subjetivos do indivíduo em relação ao corpo.[122] A consciência do esquema corporal é considerada um dos fundamentos essenciais para o desempenho do comportamento motor intencional.[122] Os termos *consciência corporal, imagem corporal* e *esquema corporal* geralmente são utilizados de forma intercambiável; portanto, ao pesquisar esse assunto, deve-se prestar muita atenção à definição específica apresentada por cada autor individualmente. As deficiências específicas de imagem corporal e esquema corporal são a negligência unilateral, a somatognosia, a distinção entre direita e esquerda, a agnosia digital e a anosognosia.

Negligência unilateral

1. *Definição*. A **negligência unilateral** é a incapacidade de registrar e integrar estímulos e percepções a partir de um lado do corpo (*negligência corporal*) e o ambiente ou **hemiespaço** (*negligência espacial* da área em torno de um lado do corpo), o que não se deve a uma perda sensorial. A negligência unilateral é conhecida também como negligência espacial unilateral, hemidesatenção, heminegligência e desatenção visual unilateral.[123] É importante que os terapeutas estejam familiarizados com esse distúrbio, que é um achado clínico frequente. A ocorrência de negligência após um infarto no lado direito do cérebro é relatada em 12 a 95% dos pacientes.[124] As taxas de incidência dos relatos variam muito em função dos diferentes momentos escolhidos para apresentação do relato e das diferentes técnicas utilizadas para detectar a negligência. Entretanto, observa-se na prática clínica que esse distúrbio geralmente produz um impacto funcional em cerca de 20% dos pacientes. A negligência unilateral normalmente, embora nem sempre, afeta o lado esquerdo do corpo ou o hemiespaço, e para os fins desta discussão presumiremos tratar-se do lado esquerdo. O paciente com negligência unilateral parece ignorar o lado esquerdo do corpo e os estímulos que ocorrem no espaço pessoal esquerdo. Isso pode ocorrer apesar dos campos visuais intactos, ou concomitantemente com a presença de hemianopsia homônima

do lado direito ou esquerdo, mas não é causado pela hemianopsia homônima.[125]

Ao trabalhar com o paciente com negligência unilateral, o terapeuta deve determinar também as modalidades sensoriais afetadas – incluindo visual, tátil e auditiva. O *input* fornecido por uma ou por todas essas modalidades pode ser negligenciado. A negligência pode ser entendida também em termos da área do espaço negligenciado. Por exemplo, a negligência unilateral pode se manifestar como um distúrbio de atenção e um comportamento orientado para objetivos no:

- Espaço pessoal contralesional (definido como um espaço pertencente ao corpo) como barbear somente a banda direita do rosto ou não lavar o lado esquerdo do corpo.
- Espaço peripessoal contralesional (aquela área do espaço ao alcance do braço), por exemplo, não utilizar objetos que se encontram no lado contralesional da bandeja de refeição.
- Espaço extrapessoal contralesional (aquela área do espaço fora do alcance do braço), como incapacidade de vencer obstáculos, transpor portas, etc. durante a locomoção.[50,123]

A negligência unilateral é demonstrada também por uma deficiência da capacidade de prestar atenção ao objeto ou ao ambiente como um todo. É possível que enquanto alguns pacientes podem negligenciar metade do ambiente, outros podem negligenciar metade dos objetos existentes no ambiente. No primeiro caso, o paciente pode negligenciar a maioria dos elementos do lado esquerdo de todo o cenário visual (Fig. 27.8). No segundo caso, o paciente pode negligenciar o lado esquerdo de um objeto, independentemente de sua posição absoluta na exposição visual. Por exemplo, o paciente pode negligenciar o lado esquerdo de uma xícara, embora a xícara esteja do seu lado direito, ou omitir o lado esquerdo dos objetos ao desenhar objetos como um guarda-chuva, uma cesta de piquenique e um balde e uma pá, como apresentado na Figura 27.9.

Em geral, o paciente com negligência unilateral sofre perda sensorial do lado mais afetado, o que agrava o problema. Embora o paciente com hemianopsia do lado esquerdo tenha uma perda real de visão no campo visual esquerdo de ambos os olhos, ele pode ter consciência do problema e compensar automaticamente ou aprender a compensar a deficiência virando a cabeça. O paciente com negligência visual possui uma visão intacta, mas parece não ter consciência do problema e não procura compensar espontaneamente a deficiência virando a cabeça. Em casos extremos, o paciente parece totalmente indiferente ao lado esquerdo do corpo e do ambiente, podendo negar que os membros esquerdos lhe pertencem.[126] Parece ser necessário mais tempo para a pessoa aprender a compensar essa deficiência do que para compensar a hemianopsia. Existe uma grande dificuldade em integrar todos os estímulos do lado esquerdo do corpo e o espaço pessoal para uso nas habilidades de execução das AVD. Assim como ocorre com hemianopsia, o paciente com negligência visual unilateral geralmente evita cruzar a linha mediana de modo visual ou motor.[61]

2. *Exemplos clínicos.* O paciente pode ignorar a banda esquerda do corpo ao se vestir e esquecer-se de vestir a manga esquerda da camisa ou a perna esquerda da calça. Em geral, o paciente do sexo masculino se esquecerá de barbear o lado esquerdo do rosto. Uma mulher poderá negligenciar a aplicação da maquiagem no lado esquerdo do rosto.[127] O paciente pode negligenciar a comida que se encontra no lado esquerdo do prato, assim como pode começar a ler um jornal a partir do meio da linha. O paciente normalmente se choca com objetos localizados do lado esquerdo ou tende a desviar-se para a direita ao caminhar ou movimentar uma cadeira de rodas.

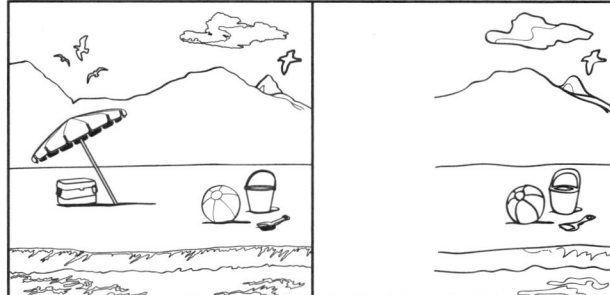

Figura 27.8 Exemplo de um desenho feito por um paciente com negligência unilateral. Desenho de uma cena de praia feito pelo terapeuta (**esquerda**). Cópia comprometida feita por um paciente com negligência unilateral – negligência do ambiente após um acidente vascular cerebral (**direita**).

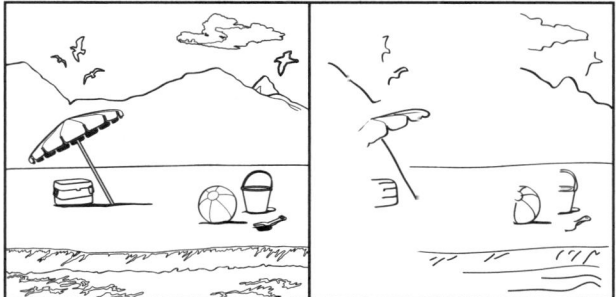

Figura 27.9 Exemplo de um desenho feito por um paciente com negligência unilateral. Desenho de uma cena de praia feito pelo terapeuta (**esquerda**). Cópia comprometida feita por um paciente com negligência unilateral – negligência dos objetos após um acidente vascular cerebral (**direita**).

3. *Área lesada.* Já foi sugerido que as lesões que envolvem as regiões inferiores e posteriores do lobo parietal direito são fatores determinantes significativos da presença de negligência.[125,128]
4. *Testes.* Existem diversas técnicas úteis. Não existe um único teste adequado para identificar a negligência unilateral em todos os pacientes, uma vez que a deficiência pode se manifestar de forma diferente em cada paciente.
    a. O *Teste de Desatenção Comportamental (BIT)*[77] pode ser utilizado para examinar a negligência unilateral (ver Tab. 27.1). É possível observar o paciente também durante o desempenho de atividades básicas da vida diária (ABVD), como o ato de vestir-se ou de uma atividade instrumental da vida diária (AIVD), como preparar uma refeição. O terapeuta observa o desempenho e as alterações de comportamento do paciente em resposta às pistas fornecidas.
    b. A terapia tem por finalidade elevar o nível de conscientização em relação ao lado esquerdo do corpo e do espaço. Atualmente, as crenças em relação aos mecanismos subjacentes à negligência unilateral norteiam a maioria das abordagens de tratamento. Rizzolatti e Berti[129] combinam os populares modelos de atenção e de representação em sua teoria pré-motora da negligência de atenção. Essa teoria tem por base o pressuposto de que a atenção espacial depende de vários circuitos neurais independentes. A atenção e, por conseguinte a percepção de estímulos, aumentam em consequência direta da ativação dos circuitos motores, como ocorre quando a pessoa se movimenta. Portanto, a ativação dos circuitos motores do hemisfério ipsilesional (por meio de movimentos voluntários dos membros superiores ou inferiores do lado esquerdo) pode facilitar a ativação dos circuitos sensoriais correlatos. Esse movimento, por sua vez, pode melhorar o processamento dos estímulos provenientes do lado contralesional (esquerdo).[123]
5. *Sugestões de tratamento.*
    a. *Abordagem reparadora.* Aproveitando a base lógica da teoria pré-motora da negligência de atenção, propõe-se as seguintes sugestões. Os estímulos especializados para o hemisfério direito do cérebro, como as formas e os blocos, devem ser utilizados para melhorar a ativação do lado direito do cérebro. Ao mesmo tempo, a presença de estímulos conhecidos por ativarem o lado esquerdo do cérebro, como as letras e os números, deve ser minimizada, devendo-se minimizar também o uso de instruções verbais. Aconselha-se usar instruções verbais simples para incentivar o paciente a virar a cabeça para a esquerda a fim de ancorar a sua atenção nesse lado do espaço.[126] Além disso, as pesquisas sugerem que a realização de atividades motoras com o lado esquerdo do corpo, como o ato de cerrar e descerrar os punhos, pode melhorar a atenção dispensada ao lado esquerdo do corpo e ao hemiespaço. Robertson et al.[130] conduziram um estudo com seis pessoas com hemiplegia, as quais deveriam transpor uma porta. A trajetória descrita por cada um dos indivíduos foi medida, constatando-se que todas apresentaram um desvio significativo para a direita em relação ao centro. Os indivíduos foram instruídos então a fechar e abrir a mão esquerda antes e durante a passagem pela porta. Os pesquisadores constataram que esse procedimento ajudou significativamente os indivíduos a centralizarem suas trajetórias. Outras técnicas já foram utilizadas no tratamento de pacientes com negligência unilateral, como tampão para cobrir um olho, estimulação optocinética e óculos com prisma, vibração do pescoço,[131] e rotação do tronco. Luauté et al.[132] apresentam uma revisão dessas técnicas de tratamento. O Quadro 27.1, Resumo de evidências,[133-141] contém uma análise da eficácia de várias dessas terapias.
    b. *Abordagem compensatória.* Instrui-se inicialmente o paciente em relação à condição, criando-se, em seguida, estratégias para o gerenciamento das atividades cotidianas. Por exemplo, para o paciente ler um livro ou um jornal, pode-se colocar uma fita vermelha na margem esquerda e ensinar o paciente a retornar visualmente a esse ponto após concluir cada linha. Pode-se também adaptar o ambiente de acordo com essa abordagem. Aborda-se o paciente pelo lado menos afetado para lhe dar as demonstrações necessárias. A equipe de enfermagem deve colocar a campainha, o telefone e outros itens essenciais de uso do paciente do lado menos afetado, podendo traçar uma linha vermelha nítida no lado negligenciado da página.[122] Pode-se colocar também um espelho diante do paciente enquanto ele se veste ou deambula, a fim de lhe chamar a atenção para o lado negligenciado.
    c. Foram realizadas várias revisões pela Cochrane sobre a eficácia da reabilitação cognitiva e perceptiva. Uma visão geral de achados menores das revisões da Cochrane nas áreas de reabilitação da atenção e da memória foi apresentada anteriormente. Foi realizada uma revisão da Cochrane mais extensa[133] sobre a eficácia da terapia para negligência unilateral, dada a abundância de estudos e ensaios conduzidos sobre esse confuso distúrbio nos últimos 20 anos. O Quadro 27.1, Resumo de evidências, contém um resumo de determinados ensaios controlados incluídos na revisão da Cochrane[133] e de alguns estudos publicados após a revisão. As revisões da Cochrane incluem

Quadro 27.1 Resumo de evidências

Evidências do uso das técnicas de reabilitação cognitiva para aumentar o nível de atividade de pacientes com negligência unilateral após um AVC

Referência	Sujeitos	Formato/Intervenção	Duração	Resultados	Comentários
Fanthome et al.[134] (1995)	Pacientes com AVC recente no hemisfério direito E = 9; C = 9 Sexo (M/F): E = 6/3; C = 6/3 Tempo após a manifestação (meses): E = 1,0; C = 0,6 CI = < 80 anos de idade, sem histórico de demência ou problemas psiquiátricos, ausência de mal-estar, paciente destro, pontuação > 6 no Teste Mental Abreviado, pontuação < 130 no BIT	ECR Examinador cego E = Ss usam óculos especialmente modificados que geram um bipe de lembrete se o paciente não movimentar os olhos para a esquerda em um intervalo de 15 segundos C = nenhum tratamento para desatenção visual	4 semanas LD = tratamento 2 h 40 min/sem C = nenhum tratamento	Após 4 semanas, nenhuma diferença significativa entre os grupos quanto aos movimentos dos olhos ou às pontuações obtidas no BIT	E e C mostraram-se adequadamente equiparados nos dados demográficos e clínicos, apesar da idade ligeiramente mais elevada de C em relação a E; ausência de dados basais fornecidos pelo BIT
Jacquin-Courtois et al.[135] (2010)	22 Ss, 12 com AVC no hemisfério direito e 10 saudáveis. CI para AVC Ss = ausência de lesão neurológica anterior; negligência do lado esquerdo detectada com a aplicação de tarefas de cancelamento de linha, bissecção de linha e cópia de desenho; extinção da orelha esquerda; audição adequada; paciente destro. 11 Ss selecionados aleatoriamente para cada grupo (E ou C). Nenhuma diferença observada entre os Ss de E e C em termos de idade basal ou tempo decorrido entre o AVC e a participação no estudo	Designação aleatória de Ss para E e C, mas a randomização não foi cega nem totalmente relatada. Procurou determinar se os efeitos da adaptação do prisma generalizam-se para aqueles sintomas de negligência sem relação direta com a adaptação visuomanual. Consequentemente, a extinção auditiva foi avaliada nos Ss com negligência antes e depois do tratamento com óculos com prisma. E = usou óculos com prisma com um desvio de 10° para a direita. C = usou óculos neutros. As medidas de resultados incluíram uma tarefa de escuta dicótica com 60 pares de estímulos administrados simultaneamente para os ouvidos direito e esquerdo	E = 50 respostas aos alvos visuais indicados pelos participantes apresentaram um desvio de 10° para a direita ou esquerda da linha mediana e tiveram uma duração aproximada de 8 minutos. O teste de escuta dicótica foi apresentado 3 vezes; antes dos prismas, após os prismas e 2 h mais tarde. C = óculos neutros e aplicação do mesmo teste de escuta dicótica	A adaptação do prisma demonstrou melhora do desempenho em tarefas de escuta dicótica com o ouvido esquerdo imediatamente após a adaptação do prisma, e por ocasião da medição realizada 2 h mais tarde	Os achados sugerem que a adaptação visual pode afetar também o desempenho em outras modalidades sensoriais (audição) e sugerem que a adaptação do prisma pode ter efeitos mais amplos para o tratamento do que apenas para a visão isoladamente

(continua)

Quadro 27.1 Resumo de evidências *(continuação)*
Evidências do uso das técnicas de reabilitação cognitiva para aumentar o nível de atividade de pacientes com negligência unilateral após um AVC

Referência	Sujeitos	Formato/Intervenção	Duração	Resultados	Comentários
Kalra et al.[136] (1997)	Pacientes com NV 2-14 dias após um AVC E = 24; C = 23 Média de idade (OP): E = 78 (9) C = 76 (10) Tempo médio após a manifestação: 6 dias (faixa de 2-14) CE = AIT, déficits neurológicos reversíveis, hemianopia ou disfasia grave	ECR (examinador cego) E = Pistas espaciais motoras baseadas no modelo de *integração de atenção/motora*; ênfase inicial na restauração da função; C = terapia convencional orientada para a restauração da tonicidade, do padrão de movimentos e da atividade motora antes de abordar a atividade funcional especializada	12 semanas Medidas basais iniciais após 12 semanas; tempo médio de terapia = 47,7 h	6 tipo de dados de resultados coletados: (1) mortalidade; (2) BI; (3) destino após a alta hospitalar; (4) tempo de internação; (5) duração do *input* terapêutico; e (6) RPAB (subteste de cancelamento e liberação para ir para casa). Pacientes com NV têm destino semelhante após a alta, apesar da pontuação inferior no BI (comparados aos pacientes sem NV); pistas espaciais motoras melhoram ($p < 0,05$) os resultados de pacientes com NV	Princípio por trás da abordagem: Os movimentos do membro afetado no hemiespaço do déficit resultaram na somação da ativação dos campos receptivos afetados de 2 sistemas espaciais distintos, mas interligados, para os espaços pessoal e extrapessoal, resultando em melhores habilidades de atenção e na valorização das relações espaciais do lado afetado
Tsang et al.[137] (2009)	35 Ss recrutados ao longo de 6 meses com 1 desistência. Sexo M/F (21/13). CI = inicialmente, pacientes necessitaram da aplicação do BIT <129, e depois de outro CI em caso de AVC no lado direito detectado na TC ou RM, com envolvimento neurológico do lado esquerdo, evidência de desatenção do campo visual, paciente destro, 8 semanas após a ocorrência de AVC e Escala de Coma de Glasgow = 15. CE = disfagia grave, AIT ou déficit neurológico reversível,	ECR único cego, com pré-teste e pós-teste. E = 17 Ss usaram óculos com tampão no campo visual direito durante todo o tratamento com TO. C = 17 Ss sem tampão no olho. Todos os Ss avaliados por ocasião do ingresso e depois de 4 semanas	E = 4 semanas de OT convencional com tampão no olho, C = 4 semanas de TO convencional	O grupo E apresentou pontuações significativamente mais elevadas no BIT em comparação com o grupo C na 4ª semana, mas nenhuma diferença observada entre os grupos nas pontuações da MIF	O tampão no olho resulta na redução da deficiência, conforme medido no BIT, mas os possíveis benefícios em termos de função não se confirmaram nesse estudo. Entretanto, a MIF pode ser a melhor medida de avaliação de quaisquer benefícios funcionais

(continua)

Quadro 27.1 Resumo de evidências *(continuação)*

Evidências do uso das técnicas de reabilitação cognitiva para aumentar o nível de atividade de pacientes com negligência unilateral após um AVC

Referência	Sujeitos	Formato/Intervenção	Duração	Resultados	Comentários
	comprometimento significativo da acuidade visual (p. ex., causada por catarata); histórico de outras doenças neurológicas, distúrbio psiquiátrico ou alcoolismo. Nenhuma diferença nos dados basais de E e C em termos de idade, sexo, tipo de AVC, local da lesão, tempo decorrido desde a manifestação, antecedentes de AVC e nível de escolaridade				Além disso, a análise de força revelou que uma amostra de 59 Ss em cada grupo precisava demonstrar relevância estatística
Watanabe e Amimoto[138] (2010)	10 Ss com negligência unilateral. CI = pacientes destros com lesão no hemisfério direito sofrida nos últimos 40 dias, capazes de conduzir uma cadeira de rodas por uma distância de 7 m sem auxílio. CE = incapazes de distinguir símbolos em virtude da deficiência visual, quem não conseguia entender as tarefas da pesquisa e se a realização da tarefa apresentaria dificuldades físicas. Ss passaram por um novo exame com a edição japonesa do BIT e ficaram abaixo da pontuação de corte em, pelo menos, um dos subtestes	Formato de coorte prospectiva realizada por equipe cega para os fins da pesquisa. E = Ss usaram óculos com prisma e apresentaram deslocamento de 7° do campo visual para o lado direito. Em seguida, os Ss estenderam a mão 50 vezes à frente do corpo em rápida sucessão, fazendo menção para alçar um alvo. Depois, com os olhos vendados, os Ss foram avaliados em 10 tentativas de apontar o dedo para a frente e cumpriram uma tarefa que envolvia a condução de uma cadeira de rodas, com contagem de tempo enquanto percorriam 7 m até alcançar o alvo, indicado por um cone de sinalização	Pré-teste e pós-teste realizados no mesmo dia	10 Ss concluíram todas as tarefas. Alterações significativas entre o pré-teste e o pós-teste na tarefa de apontar o dedo em linha reta para a frente e de alcançar o alvo em menos tempo na cadeira de rodas	Os achados sugerem uma generalização da adaptação do prisma, tanto na tarefa de apontar o dedo quanto na tarefa de AVD de condução de uma cadeira de rodas. O estudo se beneficiaria com o uso de um grupo-controle

(continua)

Quadro 27.1 Resumo de evidências *(continuação)*

Evidências do uso das técnicas de reabilitação cognitiva para aumentar o nível de atividade de pacientes com negligência unilateral após um AVC

Referência	Sujeitos	Formato/Intervenção	Duração	Resultados	Comentários
Serino et al.[139] (2009)	20 Ss destros com negligência unilateral esquerda foram divididos em grupos equivalentes com base na gravidade da negligência. CI = pontuações no BIT. CE = deterioração mental generalizada com base no MMSE ou nos distúrbios psiquiátricos. E = 10, C = 10. Sexo (M/F): E = 8/2; C = 6/4. Nenhuma diferença relatada entre a média de idade (E = 62, C = 61), o nível de escolaridade ou o tempo decorrido desde o AVC	Pares equivalentes, formato comparativo. Os Ss do grupo E usaram óculos com prisma que provocaram alteração de 10° para a direita no campo de visão. A negligência unilateral foi medida antes e após cada tratamento e 1 mês depois do término do tratamento. Durante a intervenção, os pacientes apontaram repetidamente para um alvo visual com o dedo indicador direito	E e C = 90 ensaios a cada dia da semana (com duração aproximada de 30 min) durante 2 semanas	Ambos os grupos melhoraram; entretanto, E demonstrou um progresso estatisticamente significativo em relação a C. Os efeitos se confirmaram 1 mês após o término do tratamento	O formato poderia ser reforçado com uma designação aleatória para E e C e uma amostra maior para fins de controle do grau de gravidade da negligência. São necessárias novas pesquisas para que se entenda o mecanismo pelo qual a adaptação do prisma pode surtir efeito
Turton et al.[140] (2010)	34 Ss após AVC com negligência unilateral do lado esquerdo E = 16; C = 18. Média de idade: E = 72; C = 71. Sexo (M/F): E 8/8, C 11/7. Tempo decorrido após a manifestação (média de dias): E = 45; C = 47. CI = AVC no hemisfério do lado direito sofrido, pelo menos, 20 dias antes do estudo; problemas de autoassistência identificados pelo TO, capacidade de sentar-se e apontar com a mão não afetada, e capacidade de seguir instruções	ECR E = usando óculos com prisma, os sujeitos deveriam tocar repetidas vezes um alvo com o dedo indicador; os óculos eram prismas de 10 dióptros que desviavam o campo de visão 6° para a direita; C = mesma tarefa, mas com o uso de óculos neutros	E e C = 90 ensaios a cada dia da semana (com duração aproximada de 30 min) durante 2 semanas	Dados coletados: 4 dias após o término do tratamento, durante o acompanhamento 4 semanas depois. Medidas: os testes CBS e do papel e caneta, do BIT. E = demonstrou mais tendência de desvio para a esquerda na tarefa de apontar para os alvos, mas nenhum efeito foi observado do tratamento no BIT	O estudo pareceu controlar o desvio e comparou grupos bem equiparados. Os autores sugeriram que possivelmente não se evidenciaram diferenças, uma vez que os resultados foram medidos 4 dias após o término do tratamento, e a literatura anterior sugere que o efeito do tratamento pode ser imediato e ter curta duração. Os autores sugeriram também que, embora o estudo atual tenha utilizado prismas que alteraram o campo de visão 6° para a direita,

(continua)

Quadro 27.1 Resumo de evidências *(continuação)*
Evidências do uso das técnicas de reabilitação cognitiva para aumentar o nível de atividade de pacientes com negligência unilateral após um AVC

Referência	Sujeitos	Formato/Intervenção	Duração	Resultados	Comentários
					outros estudos utilizaram prismas que provocaram alterações de 10° e 15°, e que é preciso pesquisar para determinar a resistência ideal do prisma e a frequência das sessões de tratamento
Wiart et al.[141] (1997)	22 pacientes após AVC com negligência unilateral grave do lado esquerdo (achados positivos para negligência em 3 testes); E = 11; C = 11 Média de idade: E = 66; C = 72 Sexo (M/F): E 6/5, C 6/5 Tempo decorrido após o AVC (média de dias): E = 35; C = 30 CE = histórico de AVC; alteração do estado geral; dificuldades cognitivas incompatíveis com a reabilitação	ECR E = tratamento experimental pelo método de Bon Saint Come (um dos autores); uso de colete toracolombar com ponteira de metal conectada acima da cabeça; o paciente aponta um alvo em um painel móvel; sinais audíveis e luminosos fornecem *biofeedback* quando os alvos são tocados; o terapeuta participa ativamente da sessão, estimulando, orientando e corrigindo; C = 3-4h de reabilitação tradicional por dia	E = 1 h/dia (20 dias) de tratamento experimental seguido pela reabilitação tradicional (fisioterapia durante 1-2h e 1 h de terapia ocupacional); C = 3-4 h de reabilitação tradicional por dia	Dois tipos de dados de resultados coletados: (1) classificação quantitativa da negligência (bissecção de linha, cancelamento de linha, cancelamento dos sinos); (2) autonomia (MIF). Dados coletados dia 0, 30 dias (após a terapia) e 60 dias. Todas as classificações quantitativas e da MIF foram significativamente melhores no grupo E do que no grupo C	O grupo E era mais jovem e alcançou uma pontuação inicial mais elevada na MIF do que o grupo C; C demonstrou mais omissões – mas não tão significativas – no teste de cancelamento de linha (C = 16; E = 14) e desvios para o lado direito no teste de bissecção de linha (C = 53%, E = 50%) no resultado basal em comparação com E; o método de Bon Saint Come parece promissor e deveria passar por novos testes

AIT = ataque isquêmico transitório; AVC = acidente vascular cerebral; BI = Índice Barthel; BIT = Teste de Desatenção Comportamental; C = grupos-controle; CBS = Escala Catherine Bergego; CE = critérios de exclusão; CI = critérios de inclusão; E = grupo experimental; ECR = ensaio clínico controlado randomizado; LD = lado direito; MIF = Medida de Independência Funcional; MMSE = Miniexame do Estado Mental; NV = negligência visual; RM = exame de imagem por ressonância magnética; RPAB = Bateria de Testes de Avaliação Perceptiva de Rivermead/ S, Ss = sujeito, sujeitos; TC = tomografia computadorizada; TO = terapeuta/terapia ocupacional.

apenas ensaios controlados e cada ensaio é classificado (A, B ou C) com base na qualidade do seu processo de randomização. Os estudos classificados como "A" são considerados adequados, "B", obscuros, e "C", inadequados. Dos 12 estudos incluídos na revisão da Cochrane, o Quadro de Resumo de evidências contém todos os estudos que obtiveram classificação A (Fanthome et al.,[134] Jacquin-Courtois et al.,[135] Kalra et al.,[136] e Tsang et al.[137]) e dois estudos selecionados aleatoriamente classificados como B (Watanabe e Amimoto[138] e Wiart et al.[141]). Em razão dessa revisão, Bowen e Lincoln[133] concluíram que há algumas evidências de que a reabilitação cognitiva para pacientes com negligência unilateral melhora o desempenho em alguns testes de deficiência. Entretanto, os efeitos da reabilitação sobre a redução das limitações das atividades não são claros. São necessários ECR adicionais bem elaborados e mais pesquisas básicas para desenvolver medidas de resultados no campo.

Anosognosia

1. *Definição.* A **anosognosia** é uma condição grave que implica negação e falta de consciência da presença ou da gravidade da paralisia da pessoa.[50] A anosognosia é definida como a falta de consciência, ou a negação, de um membro parético como parte pertencente à pessoa, ou a falta de discernimento em relação à, ou negação da, paralisia.[50] A presença dessa deficiência pode comprometer muito o potencial de reabilitação, na medida em que limita a capacidade do paciente de reconhecer a necessidade das técnicas compensatórias – e, consequentemente, utilizá-las.
2. *Exemplos clínicos.* Em geral, o paciente insiste não haver nada de errado, podendo renegar os membros paralisados e recusar-se a aceitar a responsabilidade por eles. O paciente pode afirmar que o membro tem pensamento próprio ou foi deixado em casa, ou no armário.
3. *Área lesada.* A patogênese da anosognosia permanece não esclarecida,[50] embora a região do giro supramarginal já tenha sido proposta como uma possibilidade.[142]
4. *Testes.* Identifica-se a anosognosia ao conversar com o paciente. Pergunta-se a ele o que aconteceu com o braço ou a perna, se ele está paralisado, o que ele sente no membro afetado e por que ele não consegue movimentá-lo. O paciente com anosognosia pode negar a paralisia, dizer que isso não tem importância e inventar razões pelas quais o membro não se movimenta como deveria.
5. *Sugestões de tratamento.* A anosognosia geralmente se resolve de forma espontânea, nos primeiros 3 meses após o AVC.[143] Maeshima et al.[143] observaram também que, até se resolver, a condição atrapalha seriamente a reabilitação. É de extrema dificuldade compensar a condição quando ela persiste por muito tempo. A segurança é de suma importância no tratamento e no planejamento da alta de pacientes que sofrem de anosognosia, considerando-se que esses pacientes normalmente não reconhecem a sua deficiência e, em consequência, recusam-se a agir com cautela.[9]

Somatognosia

1. *Definição.* **Somatognosia**, ou comprometimento do esquema corporal, é a falta de consciência da estrutura do corpo e da relação das partes do corpo com o próprio indivíduo e com os outros. A somatognosia é conhecida também como *autopagnosia* ou simplesmente *agnosia corporal*.[144] Os pacientes com esse déficit podem demonstrar dificuldade ao receber instruções que exijam que se faça a distinção entre as partes do corpo, podendo não conseguir imitar os movimentos do terapeuta.[67] Em geral, os pacientes relatam uma sensação de peso excessivo no braço ou na perna mais afetada. A falta de propriocepção pode ser um fator subjacente e agravar esse distúrbio.[145]
2. *Exemplos clínicos.* O paciente pode ter dificuldade para realizar atividades de transferência por não perceber o significado dos termos relacionados às partes do corpo, como, por exemplo, "Gire sobre o eixo da própria perna, fazendo menção para pegar no braço da cadeira". Além disso, o paciente com distúrbio de esquema corporal tem dificuldade para se vestir. Os pacientes podem ter dificuldade para participar de exercícios que exijam a movimentação de algumas partes do corpo em relação a outras; por exemplo, "Cruze o braço sobre o peito e toque o seu ombro".
3. *Área lesada.* O local da lesão geralmente é o lobo parietal dominante.[142] Em consequência, observa-se esse distúrbio basicamente na presença de hemiplegia do lado direito. Entretanto, o comprometimento do esquema corporal pode ocorrer também com hemiplegia do lado esquerdo.
4. *Testes.*
   a. Pede-se ao paciente que aponte, nele próprio, no terapeuta e em uma foto ou um quebra-cabeças de uma figura humana, as partes do corpo mencionadas pelo terapeuta. Zoltan[2] detalha esses procedimentos de teste. Um exemplo de diretrizes verbais fornecidas por esses testes é: "Mostre-me os seus pés. Mostre-me o seu queixo. Aponte para as suas costas". Não se deve usar as palavras "direita" e "esquerda" porque elas podem levar a um diagnóstico impreciso em pacientes que tenham dificuldade para distinguir os lados direito e esquerdo. Deve-se descartar a afasia como causa de baixo desempenho.
   b. Pede-se ao paciente que imite os movimentos do terapeuta. Por exemplo, o terapeuta toca na bochecha, no braço, na perna e assim por diante. A resposta em imagem de espelho é aceitável.[2]
   c. Pede-se ao paciente que responda a algumas perguntas sobre a relação entre as partes do corpo. Por exemplo, "Os seus joelhos estão abaixo da sua cabeça? O que fica no topo da sua cabeça, o seu cabelo ou os seus pés?" Para pacientes com afasia, as perguntas devem ser formuladas de modo a exigir respostas do tipo "sim" ou "não", ou respostas do tipo "verdadeiro" ou "falso". Pacientes cuja função se encontra intacta nessa

área devem responder corretamente na maioria das vezes e dentro de um intervalo de tempo razoável. Aqueles pacientes com afasia receptiva, por outro lado, têm particular probabilidade de apresentar resultados insatisfatórios nos testes de somatognosia.[144]
5. *Sugestões de tratamento*. Utilizando uma abordagem reparadora, o terapeuta pretende que o paciente associe o *input* sensorial a uma resposta motora adaptativa.[2] A consciência corporal é facilitada pela estimulação sensorial da parte do corpo afetada. Por exemplo, pede-se ao paciente que esfregue a respectiva parte do corpo com um pano áspero à medida que o terapeuta menciona ou aponta para essa parte.[22] Como alternativa, o paciente identifica verbalmente as partes do corpo ou aponta para as fotos a elas correspondentes à medida que o terapeuta toca nas respectivas partes.

Distinção entre direita e esquerda

1. *Definição*. O **distúrbio da distinção entre direita e esquerda** é a incapacidade de identificar os lados direito e esquerdo do próprio corpo ou do corpo do examinador.[125] Isso inclui a incapacidade de executar movimentos em resposta a comandos verbais que utilizem termos como "direita" e "esquerda". Os pacientes geralmente não conseguem imitar os movimentos.[125]
2. *Exemplos clínicos*. O paciente não consegue dizer ao terapeuta qual é o lado direito e qual é o esquerdo, não consegue discernir entre o sapato do lado direito e o do lado esquerdo e nem é capaz de seguir instruções utilizando o conceito de direita e esquerda, como "vire à direita na esquina". O paciente não distingue também os lados direito e esquerdo do terapeuta.
3. *Área lesada*. O local da lesão é o lobo parietal de um dos dois hemisférios.[125] Existem relatos da existência de uma estreita relação entre afasia (normalmente decorrente de lesão no hemisfério esquerdo) e déficits de distinção direita e esquerda. Em pacientes sem afasia (normalmente aqueles com lesão no hemisfério direito), foi relatada uma relação entre o comprometimento mental geral e o distúrbio da distinção entre direita e esquerda.[144]
4. *Testes*. Pede-se ao paciente que aponte as partes do corpo solicitadas em forma de comando, como a orelha direita, o pé esquerdo, o braço direito e assim por diante. Devem ser geradas seis respostas sobre as partes do corpo do próprio paciente, do terapeuta ou de um modelo ou foto do corpo humano.[144] Para descartar a hipótese de somatognosia, deve-se primeiro examinar o paciente sem usar as palavras "direita" e "esquerda".
5. *Sugestões de tratamento*. Se estiver sendo usada uma abordagem compensatória, deve-se evitar as palavras "direita" e "esquerda" ao dar instruções ao paciente. Talvez seja mais eficaz apontar ou fornecer pistas usando características distintivas do membro em questão (p. ex., "o braço em que está o relógio"). Essas diretrizes são particularmente notáveis para o terapeuta que está ensinando locomoção ou transferência, quando as instruções confusas podem ter consequências perigosas. O lado direito de todos os objetos comuns, como sapatos e roupas, deve ser marcado com fita vermelha ou arremate de bainha.

Agnosia digital

1. *Definição*. A **agnosia digital** pode ser definida como a incapacidade de identificar os dedos da própria mão ou das mãos do examinador.[125]
2. *Exemplos clínicos*. O distúrbio caracteriza-se pela dificuldade de designar os dedos mediante comando, identificar o dedo que foi tocado e, por algumas definições, simular movimentos com os dedos. Esse déficit costuma ocorrer bilateralmente e é mais comum nos três dedos do meio.[146] A agnosia digital tem estreita correlação com a falta de destreza para a execução de tarefas que requerem movimentos de dedos individuais em relação um ao outro,[1] como abotoar uma roupa, amarrar cadarços e digitar.
3. *Área lesada*. A agnosia digital pode ser decorrente de uma lesão localizada em um dos lobos parietais,[147] geralmente na região do giro angular do hemisfério esquerdo, e quase sempre ocorre em conjunto com um distúrbio afásico,[144] ou com um comprometimento mental geral.[125,144]

A agnosia digital bilateral, juntamente com problemas de distinção entre direita e esquerda, **agrafia**, e *acalculia* é denominada *síndrome de Gerstmann*.[125] A *síndrome de Gerstmann* normalmente é associada a uma lesão focal do hemisfério dominante na região do giro angular.[142]
4. *Testes*. Recomenda-se um segmento do *teste de Sauguet*.[2,144] O teste de Sauguet consiste em solicitar ao paciente que movimente ou aponte para os dedos, de acordo com os comandos do terapeuta, para que se determine se há presença de agnosia digital. Um procedimento adequado abrange de cinco a dez comandos. O teste não é padronizado.
   a. Pede-se ao paciente que identifique pelos respectivos nomes os dedos tocados pelo terapeuta, com os olhos abertos (cinco vezes) e, se o procedimento for bem-sucedido, com a visão tampada (cinco vezes).
   b. Solicita-se ao paciente que aponte para os dedos mencionados pelo terapeuta nas próprias mãos (10 vezes), nas mãos do terapeuta (10 vezes) e em um modelo esquemático (10 vezes).
   c. Solicita-se ao paciente que aponte para o dedo equivalente em uma foto em tamanho real à medida que o terapeuta toca em cada dedo.

d. Solicita-se ao paciente que simule movimentos com os dedos; por exemplo, dobre o dedo indicador, toque o polegar no dedo médio.
5. *Sugestões de tratamento*. Existem evidências muito limitadas que comprovam a eficácia das técnicas de tratamento para agnosia digital. Quando se utiliza uma abordagem reparadora, os sistemas discriminativos táteis (toque e pressão) do paciente são estimulados. Pode-se utilizar um pano áspero para esfregar a superfície dorsal do braço, da mão e dos dedos mais afetados, bem como a superfície ventral dos dedos mais afetados, aplicando pressão à superfície ventral da mão. Para mais informações, sugerimos que o leitor consulte Zoltan.[2]

Distúrbios das relações espaciais (percepção complexa)

Os **distúrbios das relações espaciais** abrangem uma variedade de deficiências que têm em comum a dificuldade do indivíduo para perceber a relação entre ele e dois ou mais objetos.[148] As pesquisas sugerem que o lobo parietal direito desempenha um papel essencial na percepção espacial. Por conseguinte, as deficiências das relações espaciais geralmente ocorrem em pacientes com lesões do lado direito com consequente hemiparesia do lado esquerdo.[148]

Os distúrbios das relações espaciais incluem deficiências de distinção de imagens/plano de fundo, distinção de formas, relações espaciais, posição no espaço e desorientação topográfica. Esta seção aborda também outras formas de deficiências visuoespaciais, como percepção de profundidade e distância e desorientação vertical. Em um estudo que comparou a eficácia da remediação cognitiva (às vezes, denominada *técnica de transferência de treinamento*) e a abordagem funcional, Edmans et al.[149] constataram que ambas as abordagens eram igualmente bem-sucedidas no tratamento de deficiências de percepção. Entretanto, como esse estudo não controlou os efeitos da recuperação espontânea em ambos os grupos, são necessárias novas pesquisas.

Distinção de imagens/plano de fundo

1. *Definição*. A deficiência da distinção visual de imagens/plano de fundo é a incapacidade de distinguir visualmente uma imagem do fundo no qual ela se encontra inserida.[5] Do ponto de vista funcional, a condição interfere na capacidade do paciente de localizar objetos importantes que não se destacam em uma matriz visual. O paciente tem dificuldade de ignorar estímulos visuais irrelevantes e não consegue selecionar a pista adequada à qual responder.[5] Isso pode levar à distraibilidade e resultar em baixo limiar de atenção,[150] frustração e redução do funcionamento independente e seguro.[67]

2. *Exemplos clínicos*. O paciente não consegue localizar objetos em um livro de bolso ou dentro de uma gaveta, localizar os botões em uma camisa ou distinguir o buraco da manga do restante de uma camisa de cores fortes. É possível que ele não seja capaz de perceber quando um degrau termina e outro começa em um lance de escadas, especialmente ao descer.
3. *Área lesada*. As lesões parietoccipitais do hemisfério direito e, com menos frequência, do hemisfério esquerdo geralmente produzem esse distúrbio.[151]
4. *Testes*.
   a. O *Teste de Imagens/Plano de Fundo de Ayres* (subteste dos *Testes de Integração Sensorial do Sul da Califórnia*)[152] exige que o paciente distinga, entre uma possível seleção de seis itens, os três objetos inseridos em uma foto de teste. Esse teste foi padronizado para crianças, mas pode ser útil como uma ferramenta clínica de identificação de distúrbios de percepção em adultos com lesão cerebral.[4] Foram gerados dados normativos para adultos do sexo masculino em condições normais de saúde.[153] Desde então, muitos outros testes foram utilizados em uma abordagem semelhante para testar a percepção de imagens/plano de fundo, mostrando-se ao paciente desenhos de objetos corriqueiros com linhas sobrepostas e pedindo-lhe que os identifique da maneira ilustrada na Figura 27.10.
   b. *Testes funcionais*. Estende-se uma toalha branca sobre um lençol branco e pede-se ao paciente que procure a toalha. Pode-se solicitar a ele que identifique a manga, os botões e a gola de uma camisa branca, ou pegue uma colher entre uma gama de utensílios de mesa misturados. É necessário descartar

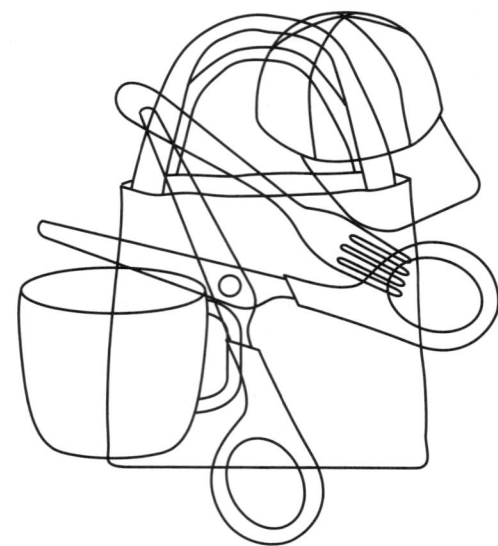

Figura 27.10 Exemplo de teste de percepção de imagens/plano de fundo.

condições como visão fraca, hemianopia, agnosia visual e má compreensão para melhorar a validade dessas técnicas de teste.
5. *Sugestões de tratamento.*
   a. *Abordagem reparadora.* Como exercício prático de localização visual, o terapeuta deve arrumar alguns objetos em uma matriz simples (como três objetos muito diferentes) e depois progredir para formatos mais complexos (quatro ou cinco objetos diferentes e três objetos semelhantes).
   b. *Abordagem compensatória.* Ensina-se o paciente a ter consciência da existência e natureza do déficit. Deve-se alertá-lo para examinar cuidadosamente e de forma sistemática grupos de objetos e instruí-lo a utilizar outros sentidos intactos (p. ex., o tato) para buscar itens como peças de vestuário ou talheres. Ao aprender como travar uma cadeira de rodas, o paciente deve ser aconselhado a localizar as alavancas de freio pelo tato, e não visualmente. Pode-se colocar uma fita vermelha sobre o velcro do fecho do sapato ou da órtese para ajudar o paciente a localizá-los. Aconselha-se colocar poucos objetos nas gavetas ou na mesinha de cabeceira do paciente, os quais devem ser repostos no mesmo local a cada vez. Pode-se utilizar uma fita de cor viva para marcar as bordas das escadas. A repetição é um elemento fundamental dessa abordagem, e a prática repetida é utilizada em cada área específica de dificuldade. O mesmo procedimento deve ser empregado a cada sessão de prática, incorporando as pistas verbais e o tato como elementos auxiliares da visão.

Distinção de formas

1. *Definição.* A deficiência da **distinção de formas** é a incapacidade de perceber ou observar diferenças sutis de forma e formato. O paciente provavelmente confunde objetos de formas semelhantes ou não reconhece um objeto colocado em uma posição incomum.
2. *Exemplos clínicos.* O paciente pode confundir uma caneta com uma escova de dentes, um vaso com uma jarra de água, uma bengala com uma muleta e assim por diante.
3. *Área lesada.* O local da lesão é a região parietotemporo-occipital (áreas de associação posteriores) do lobo não dominante.[4]
4. *Testes.* Depois de reunir uma série de objetos de formas semelhantes e tamanhos diferentes, solicita-se ao paciente que os identifique. Um dos conjuntos de itens pode ser formado por um lápis, uma caneta, um canudinho, uma escova de dentes e um relógio; enquanto o outro pode conter uma chave, um clipe para papel, algumas moedas e um anel. Cada objeto é apresentado várias vezes em diferentes posições (p. ex., de cabeça para baixo). A agnosia visual de objetos deve ser descartada como causa de baixo desempenho, apresentando primeiro os objetos separadamente e solicitando ao paciente que os identifique ou demonstre como eles são utilizados (ver Agnosias visuais a seguir).
5. *Sugestões de tratamento.*
   a. *Abordagem reparadora.* O paciente deve praticar como descrever, identificar e demonstrar o uso de objetos de formas e tamanhos semelhantes; ele deve separar objetos iguais e ser assistido de modo a se concentrar na tarefa de diferenciar as pistas fornecidas pelos objetos.
   b. *Abordagem compensatória.* O paciente deve ter consciência do déficit em questão. Se ele puder ler, os objetos utilizados com frequência e confusos podem ser rotulados. O paciente deve ser incentivado a combinar o uso da visão, do tato e da autoverbalização quando se tratar de objetos confusos.

Relações espaciais

1. *Definição.* Um **distúrbio das relações espaciais**, ou desorientação espacial, é a incapacidade de perceber a relação de um determinado objeto no espaço com outro objeto ou com a própria pessoa. Isso pode causar – ou agravar – problemas na execução de tarefas construcionais ou no ato de vestir-se.[5] Cruzar a linha mediana pode ser um problema para pacientes com déficits de relações espaciais.[148] As habilidades de relações espaciais são necessárias para conseguir realizar a maioria das AVD.
2. *Exemplos clínicos.* O paciente pode encontrar dificuldade para colocar os talheres, o prato e a colher na posição correta ao arrumar a mesa. Ele pode não ser capaz de dizer as horas em um relógio pela dificuldade em perceber a posição relativa dos ponteiros.[2,29] O paciente pode ter dificuldade também para aprender a posicionar os braços, as pernas e o tronco em relação à cadeira de rodas ao se preparar para se locomover.
3. *Área lesada.* O local da lesão é predominantemente o lobo parietal inferior ou a junção parietotemporo-occipital, normalmente do lado direito.[5] Arnadottir e Gudrun[148] explicam como um paciente com déficits perceptivos pode ter dificuldade para vestir uma camisa, uma situação ilustrada na Figura 27.11. Como o SNC funciona de forma holística, a tarefa de vestir uma camisa requer informações visuais, táteis e auditivas, bem como capacidades de atenção e memória, além de produção motora. A Figura 27.11 sugere que, embora as lesões em diversas áreas do cérebro possam afetar o processamento visuoespacial, o local de lesão mais comum é o lobo parietal inferior direito.

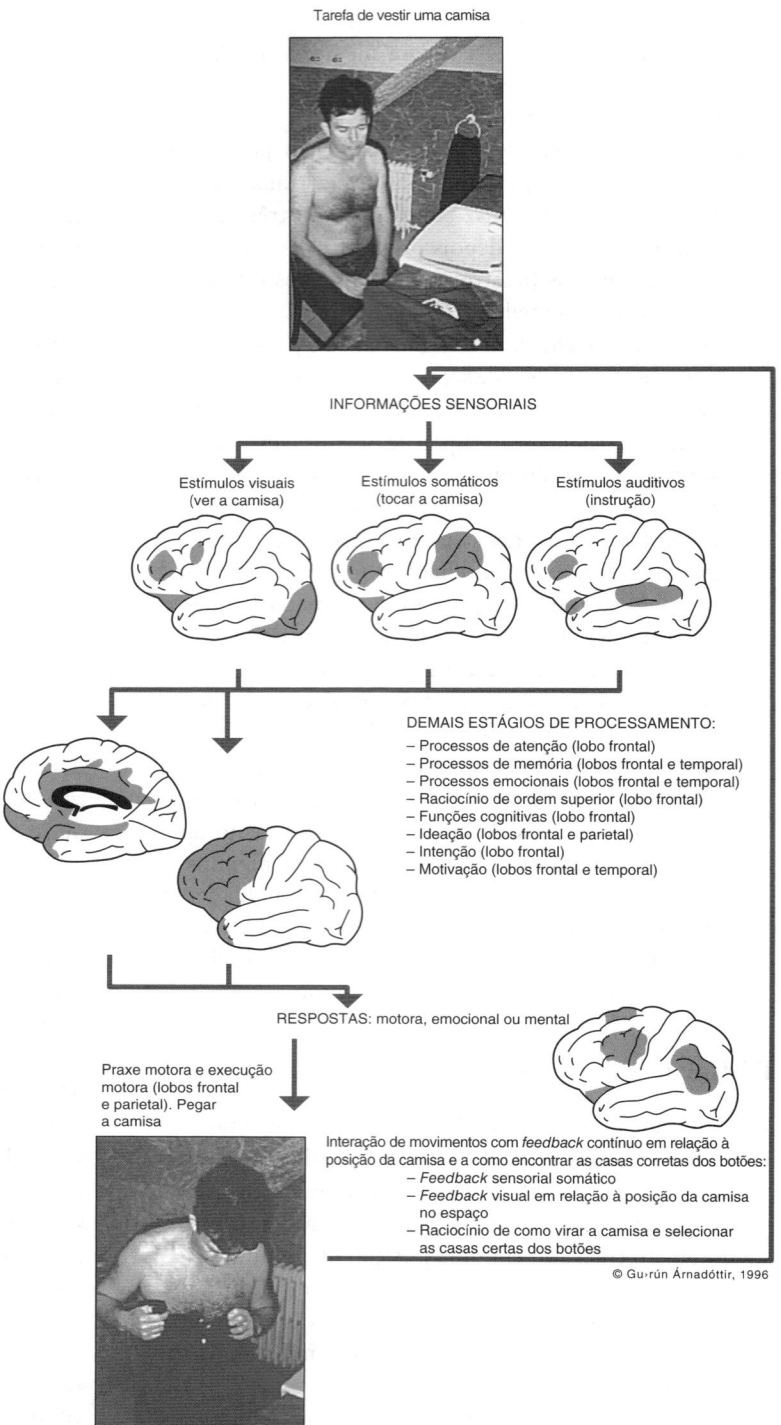

Figura 27.11 Processamento da relação espacial à medida que um homem veste uma camisa. De Arnadottir e Gudrun,[148,p.405] com permissão.

4. *Testes*. Alguns dos testes recomendados são a *Bateria de Testes de Avaliação Perceptiva de Rivermead (RPAB)*[79] e a *Avaliação Neurocomportamental OT-ADL (A-ONE) de Arnadottir*.[5] Para melhorar a validade desses testes, deve-se descartar a negligência unilateral e a hemianopia como causas de baixo desempenho. Na eventual presença dessas deficiências, deve-se observar o posicionamento correto da matriz de estímulos.

5. *Sugestões de tratamento*. Quando se utiliza uma abordagem reparadora, é possível melhorar a capacidade de orientação do paciente em relação a outros objetos fornecendo-lhe instruções que sirvam para posicioná-

-lo em relação ao terapeuta ou outro objeto. O terapeuta poderia dizer "Sente-se ao meu lado", "Vá para trás da mesa" ou "Pise na linha". Além disso, ele pode montar um labirinto com os móveis (percurso com obstáculos). Os exercícios de cópia de desenhos de blocos ou palitos de fósforo de crescente dificuldade aumentam a consciência do paciente quanto à relação entre um objeto (bloco ou palito de fósforo) e o outro. Se o paciente evitar cruzar a linha mediana, pode-se incorporar atividades que exijam o cruzamento motor e visual da linha mediana a outras atividades terapêuticas (p. ex., padrões de *chop* da facilitação neuromuscular proprioceptiva [FNP]). Uma das atividades específicas consiste em solicitar ao paciente que segure um tarugo de madeira à frente do corpo com as duas mãos. O terapeuta orienta a posição do tarugo, conduzindo do lado menos afetado para o lado mais afetado. Mais tarde, o paciente pode progredir, passando a manipular o tarugo apenas com o auxílio de pistas verbais ou visuais e, por fim, orientando a sua posição de forma independente.[154]

Posição no espaço

1. *Definição*. O **comprometimento da posição no espaço** é a incapacidade de perceber e interpretar conceitos espaciais como: para cima, para baixo, sob, sobre, dentro, fora, na frente e atrás.
2. *Exemplos clínicos*. Diante da solicitação para que erga o braço "acima" da cabeça durante atividades de ADM ou para que coloque os pés "sobre" o apoio para os pés, o paciente pode comportar-se como se não soubesse o que fazer.
3. *Área lesada*. A lesão normalmente localiza-se no lobo parietal não dominante.[151]
4. *Testes*. Para o teste de função, utiliza-se dois objetos, como um sapato e uma caixa de sapatos. Pede-se ao paciente que coloque o sapato em diferentes posições em relação à caixa; por exemplo, dentro da caixa, em cima da caixa ou junto à caixa. Alternativamente, dois objetos lhe são apresentados para que ele descreva a relação entre eles. Por exemplo, pode-se colocar uma escova de dentes dentro de um copo, sob um copo, etc., e pedir ao paciente que indique a localização da escova.

   Outro modo de teste consiste em pedir ao paciente que copie a manipulação de um conjunto de objetos idêntico pelo terapeuta. Por exemplo, o terapeuta entrega ao paciente um pente e uma escova. Em seguida, ele pega um conjunto idêntico e coloca os objetos em uma determinada posição em relação um ao outro, como o pente em cima da escova, por exemplo. Pede-se então ao paciente que arrume o seu pente e a sua escova da mesma maneira. O sucesso nessa tarefa pode indicar que o paciente possui capacidade suficiente para utilizar a posição no espaço funcionalmente.

   A dificuldade de distinção de imagens/plano de fundo, a apraxia, a falta de coordenação e a falta de compreensão devem ser descartadas durante esses testes. Os objetos devem ser posicionados de modo a evitar o agravamento dos resultados com a presença de condições como a hemianopsia e a negligência espacial.
5. *Sugestões de tratamento*. Na abordagem de reeducação, três ou quatro objetos idênticos são arrumados voltados para a mesma direção (pesos de pulso, pentes, canecas e assim por diante). Um objeto extra é colocado voltado para outra direção. Solicita-se ao paciente que identifique esse objeto e o coloque voltado para a mesma direção que os demais

Desorientação topográfica

1. *Definição*. A desorientação topográfica refere-se à dificuldade de entender e lembrar-se da relação de um local com outro.[155] Consequentemente, o paciente não consegue ir de um lugar a outro, com ou sem o auxílio de um mapa. Em geral, observa-se esse distúrbio associado a outras dificuldades de relações espaciais.[45]
2. *Exemplos clínicos*. O paciente não consegue encontrar o caminho de seu quarto até a clínica de fisioterapia, apesar de já lhe ter sido mostrado repetidas vezes. Ele não consegue descrever as características espaciais de ambientes familiares, como a arrumação de seu quarto em casa.[151]
3. *Áreas lesadas*. A maioria dos casos envolve lesão do córtex retroesplenial direito, com comprometimento da área 30 de Brodmann na maioria dos pacientes.[155] As lesões parietais bilaterais e, mais raramente, as lesões parietais do lado esquerdo, podem gerar esse problema.[151]
4. *Testes*. Solicita-se ao paciente que descreva ou desenhe um caminho familiar, como a quadra em que ele mora, a arrumação de sua casa ou um importante cruzamento do bairro.[145] O paciente com desorientação topográfica não será bem-sucedido nessa tarefa. Entretanto, o terapeuta deve fazer a distinção entre problemas de memória e dificuldades de orientação topográfica.
5. *Sugestões de tratamento*. Esse déficit normalmente se resolve 8 semanas após a manifestação.[155] Contudo, existem várias técnicas de tratamento que podem ser utilizadas para agilizar a recuperação, ou como forma de assistência de longo prazo se a condição persistir.
   a. *Abordagem reparadora*. O paciente pratica a tarefa de ir de um lugar para outro, seguindo instruções verbais. Aconselha-se utilizar inicialmente caminhos simples, e, depois, mais complicados.[2]
   b. *Abordagem compensatória*. Os caminhos percorridos com frequência podem ser demarcados com pontos

coloridos. Os espaços entre os pontos vão aumentando gradativamente até serem eliminados à medida que a condição melhora.[2] Esse é um exemplo de uma tarefa característica do hemisfério direito e (porque o lado direito está lesionado) convertida em uma tarefa do hemisfério esquerdo. Nesse caso, substituímos a tarefa espacial em que o paciente deve recordar os caminhos (tarefa do hemisfério direito) por referenciais sequenciais (o sequenciamento normalmente é um ponto forte do hemisfério esquerdo) para alcançar o objetivo de ir de um lugar a outro. Deve-se lembrar ao paciente de não sair da clínica, do quarto ou de casa desacompanhado, considerando-se que ele pode se perder.

Percepção de profundidade e distância

1. *Definição.* O paciente com distúrbio de percepção de profundidade e distância carece da capacidade de julgar com precisão dimensões como direção, distância e profundidade. A desorientação espacial pode contribuir para uma percepção falha de distância.
2. *Exemplos clínicos.* O paciente pode ter dificuldade para subir e descer escadas, errar a cadeira ao sentar-se ou continuar colocando suco no copo depois que o copo já está cheio.[150]
3. *Áreas lesadas.* Essa deficiência pode ocorrer com lesão do hemisfério direito posterior, nos córtices de associação visual superior, podendo evidenciar-se com lesões bilaterais ou do lado direito.[151]
4. *Testes.*
   a. Para um teste funcional de percepção de distância, solicita-se ao paciente que pegue um objeto que foi colocado sobre a mesa. Pode-se também segurar o objeto diante do paciente, no ar, e pedir-lhe novamente que o segure. O paciente com deficiência de percepção de distância esticará o braço demais ou de menos para pegar o objeto.[2] Entretanto, os movimentos parecem determinados e suaves, o que distingue esse problema de um déficit de coordenação.
   b. Para determinar funcionalmente a percepção de profundidade, solicita-se ao paciente que encha um copo com água.[2] Um paciente com déficit de percepção de profundidade poderá continuar enchendo o copo depois que ele já estiver cheio.
5. *Sugestões de tratamento.* Deve-se assistir ao paciente de modo a conscientizá-lo do déficit (orientação para aumentar a consciência cognitiva). A ênfase deve recair sobre a importância de caminhar com cuidado sobre superfícies irregulares, principalmente escadas.
   a. *Abordagem reparadora.* Solicita-se ao paciente que coloque os pés nos locais indicados durante o treinamento de marcha.[55] Além disso, é possível arrumar alguns blocos em pilhas de 5 a 8 cm de altura e pedir ao paciente que toque o topo das pilhas com o pé. Isso é feito para restabelecer o sentido de profundidade e distância.[154]
   b. *Abordagem compensatória.* A prática de compensação dos distúrbios de percepção de profundidade e distância ocorre intrinsecamente em muitas habilidades de realização das AVD, tanto aquelas que envolvem a movimentação no espaço como aquelas que envolvem manipulação. Por exemplo, o paciente pode segurar os apoios de braços da cadeira para sentar-se com firmeza.

Desorientação vertical

1. *Definição.* **Desorientação vertical** é uma percepção distorcida do plano vertical. O deslocamento da posição vertical pode contribuir para perturbar o desempenho motor, tanto na postura quanto na marcha. No início da recuperação, a maioria dos pacientes vítimas de AVC demonstra alguma deficiência no sentido de verticalidade.[156] Essa condição não tem relação nem é afetada pela presença de hemianopia homônima.[67] Em um determinado teste de percepção visual da posição vertical, constatou-se que as pontuações obtidas tinham correlação com as diferenças na capacidade de caminhar.[67]
2. *Exemplo clínico.* Uma pessoa com o sentido de verticalidade distorcido vê o mundo de outra forma, o que pode afetar a postura ereta, como mostra a Figura 27.12.
3. *Área lesada.* O local da lesão é no lobo parietal não dominante.
4. *Testes.* O terapeuta segura uma bengala verticalmente, virando-a de lado em seguida, de modo a colocá-la em um plano horizontal. Os pesquisadores utilizam uma haste luminosa com os pacientes sentados em uma sala escura.[156] O terapeuta entrega a bengala ao paciente e lhe pede que a coloque novamente na posição original. Se a percepção do paciente em relação à posição vertical for distorcida, ele provavelmente irá posicionar a bengala inclinada, representando a concepção do paciente em relação ao mundo à sua volta.
5. *Sugestões de tratamento.* O paciente deve estar consciente do déficit e ser instruído a compensá-lo com utilização do tato (pistas táteis) para orientar-se corretamente, em especial ao transpor portas, entrar e sair de elevadores e utilizar as escadas.

Agnosias (percepção simples)

Agnosia é a incapacidade de reconhecer ou compreender as informações recebidas, apesar das capacidades sensoriais intactas. Embora relativamente rara (conforme relacionado pelos National Institutes of Health

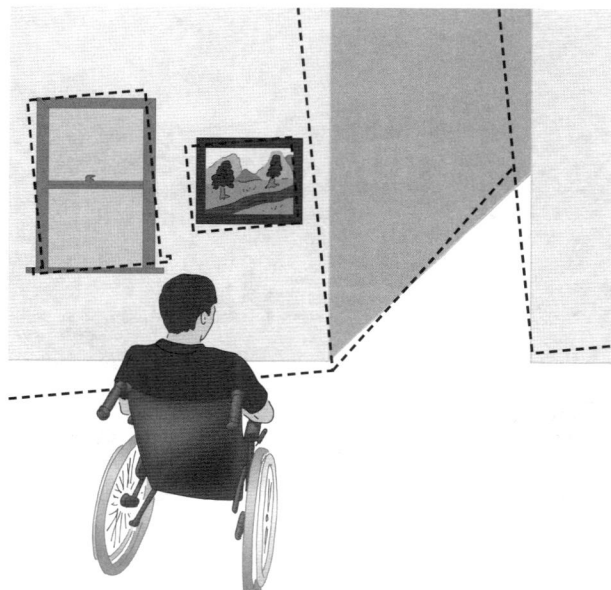

Figura 27.12 A desorientação vertical pode contribuir para os distúrbios da postura e da marcha.

Office of Rare Diseases), essa condição pode afetar qualquer modalidade sensorial (p. ex., visão, audição, tato, paladar) e qualquer coisa (p. ex., rostos, sons, cores, objetos familiares ou menos familiares). Em que pese a incapacidade de reconhecer objetos familiares com utilização de uma ou duas modalidades sensoriais, a capacidade de reconhecer o mesmo objeto usando outras modalidades sensoriais normalmente está presente.[142,157]

Agnosias visuais

1. *Definição*. A **agnosia visual de objetos** é a forma mais comum de agnosia.[4] Trata-se de uma condição definida como a incapacidade de reconhecer objetos familiares, apesar da função normal dos olhos e dos tratos ópticos.[157]
2. *Exemplos clínicos*. Um aspecto notável desse distúrbio é a presteza com que o paciente é capaz de identificar um objeto ao manuseá-lo (i. e., as informações são recebidas de outra modalidade sensorial).[158] É possível que o paciente não reconheça pessoas, pertences e objetos comuns. Entre os tipos específicos de agnosia visual, incluem-se a **simultanagnosia**, a **prosopagnosia** e a agnosia de cores.
    a. *Simultanagnosia*, também conhecida como síndrome de Balint,[4] é a incapacidade perceber um estímulo visual como um todo. O paciente percebe uma parte de cada vez do todo. A lesão normalmente ocorre no lobo occipital dominante.
    b. A *prosopagnosia* era tradicionalmente considerada a incapacidade de reconhecer rostos familiares. O pensamento atual sugere que esse fenômeno está relacionado a qualquer estímulo visualmente ambíguo, cujo reconhecimento depende da evocação de um contexto de memória, como diferentes espécies de pássaros ou diferentes marcas de automóvel. A prosopagnosia normalmente é acompanhada por deficiências de campo visual. Acredita-se que as lesões occipitais simetricamente bilaterais sejam responsáveis por essa deficiência.[15,50,159]
    c. *Agnosia de cores* é a incapacidade de reconhecer cores; não é daltonismo. O paciente não consegue identificar ou designar as cores quando solicitado, embora seja capaz de formar pares de fichas coloridas corretamente.[50] Entretanto, o significado da cor se perde a tal ponto que o paciente não consegue mais associar um pato à cor amarela ou o mar à cor azul.[157] A agnosia de cores em geral está associada à agnosia facial ou a outras agnosias visuais de objetos,[4,151] e normalmente é resultante de lesão no hemisfério dominante.[4] A ocorrência simultânea de hemianopia do lado esquerdo, alexia (incapacidade de ler; cegueira de palavras) e agnosia de cores é uma síndrome típica do lobo occipital.[4]
3. *Área lesada*. Acredita-se que as lesões associadas a agnosias visuais de objetos ocorra nas áreas de associação parietotemporo-occipital de um dos hemisférios. Essas áreas são responsáveis pela integração dos estímulos visuais relacionados à memória.[142] Recentes evidências sugerem que as agnosias visuais de objetos podem resultar de lesão nas estruturas mediais do córtex ventral temporo-occipital.[150]
4. *Testes*. Para testar esse déficit, colocam-se vários objetos comuns na frente do paciente. Solicita-se ao paciente que identifique os objetos pelo nome, aponte para um objeto citado pelo terapeuta ou demonstre o seu uso. É importante descartar a afasia e a apraxia, embora isso não seja uma tarefa fácil. Laver e Unsworth[157] detalham outros procedimentos de testes padronizados e não padronizados.
5. *Sugestões de tratamento*.
    a. *Abordagem reparadora*. É possível utilizar exercícios para praticar a distinção entre rostos que sejam importantes para o paciente (utilizando fotografias) e a distinção entre cores e objetos comuns. O terapeuta deve assistir ao paciente na escolha de pistas visuais destacadas para relacionar os nomes aos respectivos rostos.

    Nota: outra ferramenta para o tratamento da agnosia visual, bem como de muitos outros déficits de cognição e percepção, é o Easy Street Environment®. Esses ambientes estiveram incorporados aos centros de reabilitação nos Estados Unidos por quase 20 anos. O Easy Street Environment® é um "mundo"

modular de ruas em tamanho real (com várias superfícies de deambulação, escadas, calçadas, etc.), veículos, lojas e escritórios construídos em uma área dedicada dentro do ambiente de reabilitação. O Easy Street Environment® tem muitas vantagens na medida em que permite que terapeutas ocupacionais, fisioterapeutas e especialistas em patologias da fala e da linguagem trabalhem com o paciente em um ambiente seguro, privativo e confortável em que o paciente pode experimentar habilidades reaprendidas ou novas habilidades. O terapeuta pode também poupar um tempo considerável ao acompanhar o paciente pelo corredor até o Easy Street Environment®, e não até a comunidade local do paciente, embora, em última análise, esse tipo de saída para ir à comunidade local também seja possível. A Figura 27.13 mostra uma paciente com agnosia visual de objetos aprendendo a usar o caixa eletrônico do Easy Street Environment®. A paciente pode aprender também novas estratégias para identificar produtos alimentícios e, consequentemente, praticar a tarefa de fazer compras no Easy Street Environment® Market Place (Fig. 27.14). Behrmann et al.[161] também apresentaram um estudo de caso de um homem de 24 anos e relataram que o paciente melhorou na habilidade de identificar objetos novos e comuns por meio do treinamento da capacidade de reconhecimento. Não foram constatados resultados positivos para a identificação de rostos.

b. *Abordagem compensatória.* O paciente é instruído a usar as modalidades sensoriais intactas, como o tato ou a audição, para distinguir pessoas e objetos.

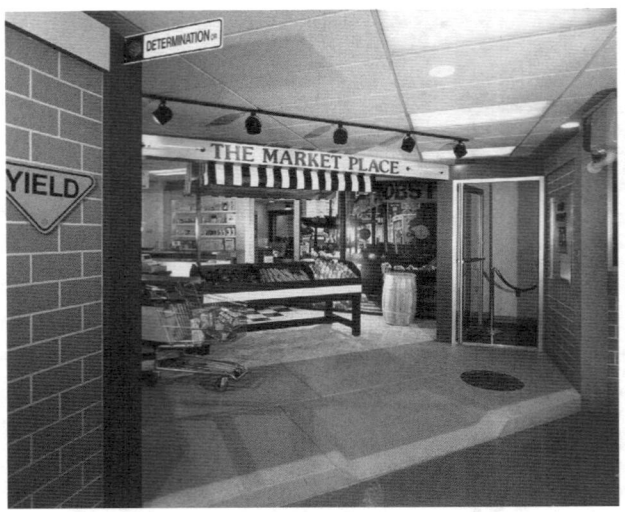

Figura 27.14 Pacientes com agnosias e muitos outros déficits de cognição e percepção podem praticar as habilidades requeridas pelas atividades da vida diária em um ambiente controlado como o Easy Street Environment® disponibilizado pelo Market Store. Cortesia de Easy Street Environments,® Scottsdale, AZ 85260.

Agnosia auditiva

1. *Definição.* **Agnosia auditiva** é a incapacidade de reconhecer sons não falados ou de distingui-los. Isso raramente ocorre na ausência de outros distúrbios de comunicação.[4]
2. *Exemplos clínicos.* O paciente com agnosia auditiva não consegue dizer, por exemplo, a diferença entre o toque de uma campainha e o de um telefone, ou entre um cachorro latindo e um trovão.
3. *Área lesada.* A lesão encontra-se localizada no lobo temporal dominante.[4]
4. *Testes.* Os testes normalmente são conduzidos por um especialista em patologias da fala e da linguagem. Pede-se ao paciente que feche os olhos e identifique a origem de diversos sons. O terapeuta toca um sino, uma buzina, um telefone, etc. e pede ao paciente que identifique o som (verbalmente ou apontando para uma foto).
5. *Sugestões de tratamento.* O tratamento geralmente consiste em exercitar o paciente para reconhecer os sons, mas esse procedimento não demonstrou eficácia.[1,2]

Agnosia tátil ou astereognose

1. *Definição.* A agnosia tátil, ou *astereognose*, é a incapacidade de reconhecer formas ao manuseá-las, embora as sensações táteis, proprioceptivas e térmicas possam estar intactas. Em geral, essa deficiência causa dificuldades nas habilidades de realização das AVD, visto que muitas atividades de autoassistência que normalmente são realizadas na ausência de monitoramento visual constante requerem a manipulação de objetos. Na presença de

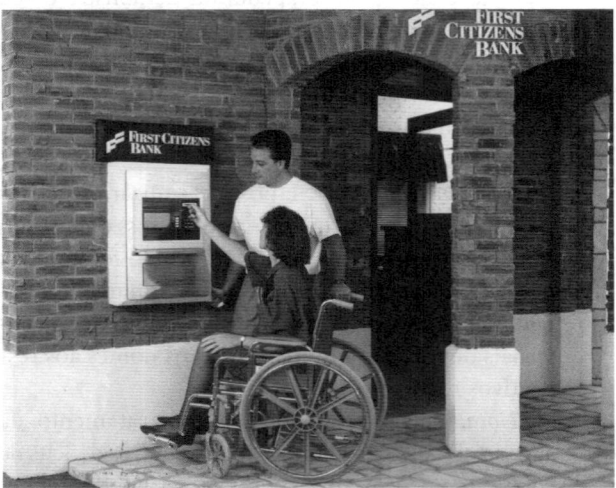

Figura 27.13 Um paciente com agnosia usa um caixa eletrônico do Easy Street Environment® com a ajuda de um terapeuta. Cortesia de Easy Street Environments,® Scottsdale, AZ 85260.

agnosia tátil combinada à negligência unilateral ou a outra perda sensorial, o desempenho nas habilidades das AVD pode ficar gravemente comprometido.[67]
2. *Exemplos clínicos.* Se o paciente receber um objeto familiar (chave, pente, alfinete de segurança) com a visão ocluída, ele não conseguirá reconhecê-lo.
3. *Área lesada.* A lesão está localizada no lobo parieto-temporo-occipital (áreas de associação posterior) de um dos hemisférios.[4]
4. *Testes.* Solicita-se ao paciente que identifique objetos que lhe são colocados na mão, examinando-os manualmente sem pistas visuais.
5. *Sugestões de tratamento.*
    a. *Abordagem reparadora.* O paciente pratica a tarefa de sentir através do tato diversos objetos, formas e texturas comuns com a visão ocluída. O paciente é instruído a olhar imediatamente para o objeto para receber o *feedback* visual e observar as características especiais do objeto.
    b. *Abordagem compensatória.* Para melhorar a consciência cognitiva, o paciente é orientado quanto à natureza do déficit e instruído para utilizar o recurso da compensação visual.

Apraxia

Apraxia é uma deficiência do movimento voluntário especializado adquirido. Caracteriza-se pela incapacidade de executar movimentos intencionais, o que não pode ser atribuído a força inadequada, perda de coordenação, sensação comprometida, dificuldades de atenção, tonicidade anormal, transtornos de movimento, deterioração intelectual, má compreensão ou falta de cooperação.[162-164] Muitos pacientes com apraxia apresentam também afasia, e, às vezes, é difícil distinguir os dois déficits.[4] Donkervoot et al.[165] relatam uma prevalência de aproximadamente 28% da apraxia entre pacientes que tiveram o primeiro AVC do hemisfério esquerdo e encontram-se em reabilitação. As duas principais formas de apraxia discutidas na literatura especializada são a *apraxia ideomotora* e a *apraxia ideacional.* Acredita-se que os dois tipos sejam decorrentes de lesões no hemisfério dominante, podendo ser particularmente difícil testá-las no paciente com afasia. Embora a afasia e a apraxia em geral ocorram juntas, não existe uma correlação forte entre a gravidade da afasia e a gravidade da apraxia. Uma terceira forma de apraxia, a *apraxia bucofacial*, é, na realidade, um tipo de apraxia ideomotora caracterizada pela dificuldade para executar movimentos intencionais que envolvam músculos faciais relacionados à boca, o que pode incluir a resposta ao comando "faça de conta que está soprando uma vela" ou a produção de uma sequência ordenada de fonemas produtores da fala. Portanto, a apraxia é um distúrbio do movimento especializado e não um distúrbio da linguagem.[50] Alguns textos sobre reabilitação descrevem também as apraxias construcional e do vestir. Entretanto, o consenso é de que não se trata de apraxias propriamente ditas, mas de dificuldades para aplicar as habilidades cognitivas e perceptivas à execução dessas tarefas. Em outras palavras, são termos usados para descrever dificuldades específicas com uma tarefa de construção ou desenho ou com a tarefa de vestir-se. Ambos os problemas são associados com mais frequência a lesões do hemisfério direito.[166]

Apraxia ideomotora

1. *Definição.* A apraxia ideomotora denota uma ruptura entre conceito e desempenho. Há uma desconexão entre a ideia de um movimento e a sua execução motora. A impressão é de que as informações não podem ser transferidas das áreas do cérebro que se conceitualizam para os centros para produzir a execução motora. Portanto, o paciente com apraxia ideomotora é capaz de realizar tarefas habituais automaticamente e descrever como elas são executadas, mas não consegue imitar gestos ou responder a comandos.[157,168] Os pacientes que apresentam essa forma de apraxia geralmente são **perseverantes**;[142] ou seja, eles repetem uma atividade ou um segmento de uma tarefa inúmeras vezes, mesmo que não seja mais necessário ou pertinente. Isso dificulta para eles o trabalho de concluir uma tarefa e passar à tarefa seguinte. Os pacientes com apraxia ideomotora parecem mais incapacitados quando solicitados a realizar tarefas que exigem o uso de muitos instrumentos e possuem muitas etapas. Essa forma de apraxia pode ser demonstrada separadamente nas áreas faciais, no membro superior (MS), no membro inferior (MI) e para os movimentos gerais do corpo.[169] Observa-se que os pacientes com apraxia geralmente parecem desajeitados no manuseio prático de objetos. Em geral, suspeita-se da deficiência ao observar a atuação do paciente no desempenho de AVD ou durante um exame de capacidade motora de rotina.
2. *Exemplos clínicos.* Seguem-se vários exemplos de apraxia ideomotora. O paciente não consegue "soprar" quando solicitado. Entretanto, se lhe apresentarem uma varinha de bolhas, ele começará espontaneamente a soprar bolhas de sabão. O paciente pode não conseguir caminhar se lhe for solicitado que o faça de maneira tradicional. Entretanto, se colocarem uma xícara de café na mesa do outro lado da sala e disserem ao paciente, "Aceite um café", ele provavelmente atravessará a sala para ir buscar o café.[145] Solicita-se a um paciente do sexo masculino que penteie o cabelo. É possível que ele seja capaz de identificar o pente e até lhe diga para que serve; entre-

tanto, ele não o utilizará corretamente ao recebê-lo. Apesar dessa observação na clínica, a sua esposa relata que ele penteia o cabelo espontaneamente todos os dias. Por outro lado, solicita-se a uma paciente que aperte um dinamômetro. Ela parece não saber o que fazer com o instrumento, embora o seu nível de compreensão seja adequado, a tarefa já lhe tenha sido demonstrada e esteja claro que ela possui força suficiente.

3. *Área lesada*. A apraxia geralmente resulta de lesões no hemisfério dominante esquerdo. Existem evidências de que tanto as lesões frontais quanto as lesões parietais posteriores podem resultar em apraxia.[170]

4. *Testes*. O teste de apraxia de *Goodglass e Kaplan*[169] consiste em movimentos universalmente conhecidos, como soprar, escovar os dentes, martelar, fazer a barba e assim por diante. O teste é baseado no que os autores consideram uma hierarquia de dificuldades para pacientes com apraxia. Primeiro, solicita-se ao paciente, "Mostre-me como você fixaria um prego com um martelo". Se o paciente não conseguir fazer a demonstração ou usar o punho como martelo, deve-se dizer a ele, "Faça de conta que você está segurando o martelo". Se o paciente falhar depois dessa instrução, o terapeuta demonstra o ato e pede ao paciente que o imite. O paciente com apraxia provavelmente não irá melhorar após a demonstração, mas melhorará no manuseio dos instrumentos reais.[4] A capacidade de autocorreção ao seguir pistas verbais não é considerada fator indicativo da presença de apraxia. Outros testes de apraxia podem ser encontrados em Butler[166] e no trabalho de van Heugten et al.,[171] que adaptaram a Avaliação Neurocomportamental OT-ADL (A-ONE) de Arnadottir[5] como método observacional de teste de apraxia.

5. *Sugestões de tratamento*.
   a. *Abordagem reparadora*. Na remediação das apraxias, é aconselhável que o terapeuta fale devagar e utilize as frases mais curtas possíveis, emitindo o segundo comando somente depois que a primeira tarefa tiver sido concluída. Ao ensinar uma nova tarefa, deve-se desmembrá-la em partes, ensinando uma parte de cada vez e orientando fisicamente o paciente no decorrer da tarefa, se necessário. A tarefa deve ser executada exatamente da mesma maneira a cada vez.[166] Quando o paciente demonstrar domínio de todas das unidades individuais, deve-se tentar combiná-las. É possível que seja necessário repetir o procedimento várias vezes.[67] Os membros da família devem ser aconselhados a utilizar a abordagem exata considerada bem-sucedida na clínica. A realização das atividades no ambiente mais normal possível também ajuda. Butler[166] apresenta como exemplo o caso de uma jovem que reaprendeu a beber no copo utilizando essa técnica. Com o uso da abordagem sensório-motora, utilizam-se múltiplos *inputs* nas partes do corpo afetadas, a fim de melhorar a produção das respostas motoras adequadas. Para mais detalhes sobre essa abordagem, sugerimos que o leitor consulte Okoye[172].
   b. *Abordagem compensatória*. Donkervoot et al.[173] relataram um ECR que demonstrou a eficácia de um programa de tratamento terapêutico ocupacional que utilizava o "treinamento de estratégias" durante a terapia ocupacional regular. O treinamento de estratégias consiste em ensinar ao paciente técnicas de compensação que ajudem a superar a apraxia, como o uso de fotos na sequência correta para fins de suporte às habilidades de execução das AVD. Essa abordagem foi desenvolvida e hoje é amplamente utilizada com o objetivo de ajudar os pacientes a superarem a apraxia. Na Holanda, um grupo de terapeutas ocupacionais também realizou estudos que respaldam essa abordagem, os quais envolvem ensaios conduzidos por Donkervoort et al.[174] e Geusgens et al.[175,176]

Apraxia ideacional

1. *Definição*. Apraxia ideacional é uma falha na conceitualização da tarefa. É a incapacidade de executar um ato motor intencional, automaticamente ou mediante comando, porque o paciente deixa de entender o conceito geral do ato, não consegue assimilar a ideia da tarefa ou não é capaz de formular os padrões motores necessários. Em geral, o paciente é capaz de realizar componentes isolados da tarefa, mas não consegue combiná-los em um ato completo. Além disso, ele não consegue descrever verbalmente o processo de execução de uma atividade, descrever a função dos objetos ou utilizá-los adequadamente.[177,178]

2. *Exemplos clínicos*. Quando se apresenta na clínica uma escova e um tubo de pasta de dentes ao paciente, é possível que ele coloque o tubo de pasta na boa ou tente colocar pasta na escova sem retirar a tampa do tubo. É possível também que o paciente não consiga descrever verbalmente como se faz a escovação dos dentes. Fenômenos semelhantes podem evidenciar-se em todos os aspectos da realização das AVD (lavar-se, preparar uma refeição, etc.), limitando, assim, a segurança e a possível independência do paciente.[5] Já se demonstrou que pacientes com apraxia ideacional que apresentam baixo desempenho nos testes no ambiente clínico parecem mais capazes de desempenhar as habilidades de execução das AVD no momento adequado e em um ambiente familiar.[172]

3. *Área lesada*. Acredita-se que a lesão causadora da apraxia ideacional esteja localizada no lobo parietal dominante. É possível observar esse déficit também junta-

mente com a presença de lesão cerebral difusa, como arteriosclerose cerebral.[142]
4. *Testes.* Os testes da apraxia ideacional são semelhantes àqueles da apraxia ideomotora. A principal diferença quanto à resposta esperada é que o paciente com apraxia ideomotora consegue executar um ato motor de forma espontânea e automática no momento certo, e o paciente com apraxia ideacional não. Para acesso aos protocolos completos de teste, sugerimos que o leitor consulte Butler[166].
5. *Sugestões de tratamento.* As técnicas de tratamento são as mesmas utilizadas para a apraxia ideomotora.

Apraxia bucofacial

1. *Definição.* A apraxia bucofacial ou oral envolve dificuldades em relação à execução de movimentos intencionais com os lábios, as bochechas, a laringe e a faringe mediante comando. Como condição incomum, Pedersen et al.[179] relatam uma taxa de prevalência em torno de 6% em pacientes com AVC agudo.
2. *Exemplos clínicos.* O paciente pode ter dificuldade de responder ao comando "faça de conta que você está soprando uma vela" ou "mandando um beijo". Entretanto, em um contexto normal em que o paciente possa executar essas ações automaticamente, o desempenho não é prejudicado. Além disso, embora o paciente possa ser capaz de produzir os fonemas individuais necessários para a fala, ele pode ter dificuldade para produzir uma sequência ordenada de fonemas. A fala formulaica (frases comuns de rotina) ou expressões automáticas como "tenha um bom dia" podem ser preservadas.[180]
3. *Área lesada.* As dificuldades com a apraxia bucofacial parecem estar associadas a lesões nos opérculos frontal e central, na ínsula anterior e em uma pequena área do primeiro giro temporal (adjacente aos opérculos frontal e central). Embora a apraxia bucofacial geralmente coexista com a afasia de Broca, as duas condições podem ocorrer de forma independente.[180]
4. *Testes.* O paciente deve ser examinado por um especialista em patologias da fala e da linguagem.
5. *Sugestões de tratamento.* O especialista em patologias da fala e da linguagem pode orientar a equipe de assistência em saúde com relação às estratégias de comunicação com o paciente com apraxia bucofacial.

Resumo

A cognição e a percepção, o processo pelo qual um indivíduo pensa e seleciona, integra e interpreta os estímulos emitidos pelo corpo e pelo ambiente, são fundamentais para o funcionamento normal de todo ser humano. O paciente com lesão cerebral pode carecer daquelas habilidades que permitem que a pessoa entenda e responda adequadamente ao mundo exterior. É essencial que a equipe de terapia trabalhe em conjunto e esteja apta a reconhecer quando um paciente apresenta algum tipo de disfunção cognitiva ou perceptiva e disponha dos instrumentos necessários para entender as causas do comportamento. Desse modo, a equipe é capaz de determinar as melhores intervenções e administrá-las de forma consistente. Embora geralmente caiba ao terapeuta ocupacional, ao neuropsicólogo e ao especialista em patologias da fala e da linguagem orientar a seleção e implementação das avaliações e intervenções para pacientes com problemas de cognição e percepção, é essencial que o fisioterapeuta entenda como essas deficiências cognitivas e perceptivas afetam o desempenho do paciente e conheça as estratégias destinadas a melhorar o desempenho.

Este capítulo apresentou uma visão geral dos déficits cognitivos e perceptivos que podem ocorrer após uma lesão cerebral, particularmente aqueles resultantes de um acidente vascular cerebral, e como esses déficits podem afetar as funções do paciente, sobretudo no contexto da reabilitação. Foi enfatizada a importância de se fazer a distinção entre déficits de cognição e percepção, bem como de problemas relacionados à falta de capacidade motora, sensação inadequada, baixas habilidades de linguagem e simples falta de cooperação. Embora referenciadas de forma abreviada, a análise de atividades e a coleta sistemática de dados continuam sendo duas das ferramentas mais poderosas à disposição do terapeuta que está tentando desenvolver uma base lógica sólida e justificar empiricamente a eficácia de qualquer tratamento selecionado. O tratamento em forma de adaptação do ambiente físico e conjuntos de orientações, bem como o ensino de técnicas compensatórias foram escolhidos como um dos caminhos mais eficazes para a intervenção.

Questões para revisão

1. Que características gerais os pacientes com déficits de cognição e percepção apresentam durante a execução de uma tarefa?
2. Identifique o pressuposto subjacente da *abordagem da transferência de treinamento* aplicada ao tratamento.
3. Qual o pressuposto subjacente à *abordagem integrativa sensorial* utilizada no tratamento? Exemplifique as modalidades de tratamento empregadas com essa abordagem.
4. De que maneira é possível melhorar o desempenho das habilidades funcionais específicas com o emprego da *abordagem funcional* no tratamento? Quais os benefícios inerentes ao uso da abordagem funcional?
5. Descreva as sugestões gerais para a otimização das estratégias de ensino-aprendizagem no uso das técnicas compensatórias.
6. Identifique as quatro estratégias de tratamento integrantes da *abordagem cognitiva* empregada no tratamento.
7. Quais os fatores potenciais de influência a serem considerados durante o exame de um paciente com déficits de cognição e percepção?
8. Que procedimentos de exame ajudarão o terapeuta a estabelecer a distinção entre problemas sensoriais e problemas de cognição ou percepção?
9. Estabeleça a diferença entre o *feedback* fornecido em forma de conhecimento de resultados (CR) e de conhecimento de desempenho (CD).
10. Identifique e defina os quatro diferentes tipos de atenção.
11. Qual a finalidade da reeducação da memória? Compare o foco da *abordagem reparadora* e da *abordagem compensatória* no processo de reeducação da memória.
12. Defina os seguintes termos: *negligência unilateral, anosognosia, somatognosia, agnosia digital* e *distinção entre "direita" e "esquerda"*.
13. Identifique cinco déficits de relações espaciais. Que manifestações clínicas gerais esses distúrbios têm em comum? Defina cada um dos déficits identificados e exemplifique de que maneira cada um deles influenciaria o desempenho do paciente na execução de uma tarefa.
14. Exemplifique as implicações funcionais de um *déficit da distinção visual de imagens/plano de fundo*. Qual o local de lesão mais comum capaz de produzir esse distúrbio?
15. Qual o aspecto característico da apraxia? Defina os três tipos de apraxia e exemplifique as características de execução de tarefas associadas a cada tipo.

Estudo de caso

A paciente é uma mulher de 72 anos que acabou de dar entrada na unidade de reabilitação após um acidente vascular cerebral. Ela teve um AVC hemorrágico no lobo parietal direito. O exame de TC revelou uma hemorragia de 4 cm que posteriormente foi drenada. A paciente poderá permanecer na unidade de reabilitação por 20 dias. Embora ela apresente alguns problemas físicos, a ênfase deste estudo de caso recai sobre os testes e intervenções cognitivos e perceptivos. O terapeuta ocupacional e o fisioterapeuta estão utilizando de forma cooperativa uma combinação de reeducação cognitiva e abordagem funcional na terapia.

Histórico clínico

O histórico clínico da paciente inclui diabetes insulino-dependente e artrite reumatoide leve no ombro direito e em ambas as mãos, com manifestação de alguma dor e rigidez pela manhã.

Perfil social

A paciente mora só. Amigos e familiares solidários, seus dois filhos e respectivas famílias moram próximo. Uma instituição local de manutenção da saúde lhe oferece cobertura de seguro. A paciente é aposentada da polícia e aprecia atividades como jardinagem, leitura e TV. Até então, ela dirigia um automóvel com transmissão automática.

Exame de fisioterapia

Quando abordada pelo lado esquerdo, a paciente parecia ignorar o fisioterapeuta e não responder aos cumprimentos. Entretanto, quando o terapeuta se sentou na cadeira ao lado direito da paciente, ela pareceu não ter dificuldade para conversar com ele.

Amplitude de movimento, tonicidade muscular e equilíbrio

O exame revelou a presença de ADM funcional, força reduzida no membro superior (MS) esquerdo e força geral na faixa "Razoável" (3/5); dificuldade para manipular pequenos objetos com a mão esquerda; e algumas reações de equilíbrio dinâmico reduzidas na posição em pé.

Sensação

O fisioterapeuta testou a sensação e observou níveis de sensibilidade normais em todas as áreas (intensa/fraca, toque leve, temperatura, sensações proprioceptivas, sensações corticais) no lado direito. Entretanto, a paciente demonstrou dificuldades no lado esquerdo e capacidade inconsistente para detectar estímulos. Como o fisioterapeuta suspeitou de déficits cognitivos e perceptivos, a realização de um teste sensorial completo foi adiada até que o terapeuta ocupacional pudesse examinar criteriosamente a paciente.

Status funcional

O fisioterapeuta examinou as capacidades de transferência da paciente e instruiu-a sobre como subir e descer da cama com mais segurança. O terapeuta avaliou a paciente de acordo com a *Medida de Independência Funcional (MIF)*[88] e constatou o seguinte:

Autoassistência:
- Alimentação: nível MIF = 4
- Cuidados com a aparência: nível MIF = 5
- Banho: nível MIF = 3
- Vestir-se – membro superior: nível MIF = 5
- Vestir-se – membro inferior: nível MIF = 4
- Uso do banheiro/higiene: nível MIF = 6

Transferências:
- Cama, cadeira, cadeira de rodas: nível MIF = 5
- Vaso sanitário: nível MIF = 5
- Banheira: nível MIF = 4

Locomoção:
- Caminhar: nível MIF = 5

O fisioterapeuta perguntou sobre a família da paciente e ela conseguiu fornecer muitos detalhes. Entretanto, a paciente se mostrou confusa em relação a onde ela se encontrava e expressou preocupação com o fato de sua aparência não estar das melhores e com a necessidade de fazer o cabelo. O terapeuta sugeriu que ela talvez pudesse escovar o cabelo. A escova estava sobre a mesa, à esquerda da paciente, e ela disse não ter escova. O fisioterapeuta sugeriu que ela procurasse na mesinha de cabeceira, mas enquanto procurava ela insistia em dizer que não tinha escova. Ao final da sessão (que durou cerca de 40 minutos), o terapeuta pediu que a paciente demonstrasse novamente a técnica de transferência para a cama que ela havia aprendido no início da sessão. Ela pareceu confusa e não conseguiu fazer o que o fisioterapeuta lhe havia ensinado.

Exame de terapia ocupacional: cognição e percepção

O terapeuta ocupacional conduziu dois testes padronizados: o *Teste Comportamental de Memória de Rivermead (RBMT)*[81] porque a paciente demonstrava deficiências de memória, e a *Avaliação Neurocomportamental OT-ADL (A-ONE) de Arnadottir*[5] com a finalidade de examinar o impacto dos problemas da paciente em suas atividades da vida diária. O terapeuta ocupacional argumentou também que novos testes de avaliação da capacidade da paciente para o desempenho das AIVDs, inclusive habilidades para a realização de tarefas domésticas e direção de veículo, teriam que ser conduzidos quando a paciente estivesse prestes a receber alta. As pontuações alcançadas na escala MIF para aspectos relacionados à cognição social da paciente foram as seguintes:

MIF de cognição social
- Interação social: nível MIF = 6
- Solução de problemas: nível MIF = 6
- Memória: nível MIF = 3

QUESTÕES PARA ORIENTAÇÃO

1. Cite algumas das dificuldades funcionais que a paciente está tendo e quais os déficits cognitivos e perceptivos que podem estar causando essas dificuldades. Vale notar que pode haver mais de um déficit que afeta os problemas funcionais observados.
2. Elabore uma lista de vantagens e problemas clínicos.
3. Identifique os objetivos almejados e os resultados esperados adequados para essa paciente.
4. Identifique duas estratégias de tratamento para melhorar o uso espontâneo do membro superior esquerdo e reduzir a negligência unilateral.
5. Identifique duas estratégias de tratamento para melhorar a memória da paciente.
6. De que maneira o sucesso do programa de reabilitação da paciente pode ser medido?

REFERÊNCIAS BIBLIOGRÁFICAS

1. Unsworth, C: Cognitive and Perceptual Dysfunction: A Clinical Reasoning Approach to Evaluation and Intervention. FA Davis, Philadelphia, 1999.
2. Zoltan, B: Vision, Perception and Cognition: A Manual for Evaluation and Treatment of the Neurologically Impaired Adult, ed 3 rev. Charles B. Slack, Thorofare, NJ, 1996.
3. Katz, N, et al: Lowenstein Occupational Therapy Cognitive Assessment (LOTCA) battery for brain injured patients: Reliability and validity. Am J Occup Ther 43:184, 1989.
4. Lezak, MD: Neuropsychological Assessment, ed 4. Oxford University Press, New York, 2004.
5. Arnadottir, G: The Brain and Behavior: Assessing Cortical Dysfunction through Activities of Daily Living. Mosby, St. Louis, 1990.
6. Glosser, G, and Goodglass, H: Disorders of executive control functions among aphasic and other brain-damaged patients. J Clin Exp Neuropsychol 12:485, 1990.
7. Katz, N, and Hartman-Maeir, A: Occupational performance and metacognition. Can J Occup Ther 64:53, 1997.
8. Winegardner, J: Executive functions. In Cohen, H (ed): Neuroscience for Rehabilitation. Lippincott, Philadelphia, 1993, p 346.
9. Sharpless, JW: Mossman's A Problem Oriented Approach to Stroke Rehabilitation, ed 2. Charles C Thomas, Springfield, IL, 1982.
10. Edwards, S: Neurological Physiotherapy: A Problem Solving Approach, ed 2. Churchill Livingstone, New York, 2002.
11. Luria, AR: Higher Cortical Functions in Man, ed 2. Basic Books, New York, 1980.
12. Pak, R, and Dombrovy, ML: Stroke. In Good, DC, and Couch, JR (eds): Handbook of Neurorehabilitation. Marcel Dekker, New York, 1994, p 461.
13. Meir, M, et al: Individual differences in neuropsychological recovery: An overview. In Meier, M, et al (eds): Neuropsychological Rehabilitation. Churchill Livingstone, London, 1987, p 71.
14. Bach-y-Rita, P: Brain plasticity as a basis for therapeutic procedures. In Bach-y-Rita, P (ed): Recovery of Function: Theoretical Considerations for Brain Injury Rehabilitation. University Park Press, Baltimore, 1980, p 225.
15. Brodal, A: Self-observations and neuro-anatomical considerations after a stroke. Brain 76:675, 1973.
16. Gardner, H: The Shattered Mind: The Person after Brain Damage. Alfred A. Knopf, New York, 1975.
17. Averbuch, S, and Katz, N: Cognitive rehabilitation: A retraining approach for brain-injured adults. In Katz, N (ed): Cognitive Rehabilitation: Models for Intervention in Occupational Therapy. Andover Medical, Boston, 1992, p 219.
18. Neistadt, ME: The neurobiology of learning: Implications for treatment of adults with brain injury. Am J Occup Ther 48:421, 1994.
19. Neistadt, ME: Assessing learning capabilities during cognitive and perceptual evaluations for adults with traumatic brain injury. Occup Ther Health Care 9:3, 1995.
20. Young, GC, Collins, D, and Hren, M: Effect of pairing scanning training with block design training in the remediation of perceptual problems in left hemiplegics. J Clin Neuropsychol 42:312, 1983.
21. Neistadt, ME: Occupational therapy for adults with perceptual deficits. Am J Occup Ther 42:434, 1988.
22. Bundy, AC, Lane, SJ, and Murray, EA (eds): Sensory Integration: Theory and Practice, ed 2. FA Davis, Philadelphia, 2002.
23. Ayres, JA: Sensory Integration and Learning Disorders. Western Psychological Service, Los Angeles, 1972.
24. Ayres, JA: Sensory Integration and the Child. Western Psychological Services, Los Angeles, 1980.
25. Neistadt, ME: A critical analysis of occupational therapy approaches for perceptual deficits in adults with brain injury. Am J Occup Ther 44:299, 1990.
26. Moore, J: Neuroanatomical considerations relating to recovery of function following brain injury. In Bach-y-Rita, P (ed): Recovery of Function: Theoretical Consideration for Brain Injury Rehabilitation. University Park Press, Baltimore, 1980, p 9.
27. Finger, S, and Stein, DG: Brain Damage and Recovery: Research and Clinical Perspectives. Academic Press, New York, 1982.
28. Braziz, PW, Masdeu, J, and Biller, J: Localization in Clinical Neurology, ed 6. Lippincott Williams & Wilkins, 2011.
29. Giles, GM, and Wilson, JC: Occupational Therapy for the Brain Injured Adult: A Neurofunctional Approach. Chapman & Hall, London, 1992.
30. Giles, GM: A neurofunctional approach to rehabilitation following severe brain injury. In Katz, N (ed): Cognitive Rehabilitation: Models for Intervention in Occupational Therapy. Andover Medical, Boston, 1992, p 195.
31. Trombly, CA: Occupational Therapy for Physical Dysfunction, ed 6. Williams & Wilkins, Baltimore, 2008.
32. Trombly, CA: Conceptual foundations for practice. In Trombly, CA (ed): Occupational Therapy for Physical Dysfunction, ed 5. Lippincott Williams & Wilkins, Baltimore, 2002, p 1.
33. Trombly, CA: Restoring the role of independent person. In Trombly, CA (ed): Occupational Therapy for Physical Dysfunction, ed 5. Lippincott Williams & Wilkins, Baltimore, 2002, p 629.
34. Neistadt, ME: Occupational therapy treatment for constructional deficits. Am J Occup Ther 46:141, 1992.
35. Fisher, AG: An expanded rehabilitative model of practice. In Fisher, AG (ed): Assessment of Motor and Process Skills, ed 2. Three Star Press, Fort Collins, CO, 1997, p 73.
36. Trivedi, AN, et al: Trends in the quality of care and racial disparities in Medicare managed care. N Engl J Med 353:7, 692–700, 2005.
37. Toglia, J, and Abreu, BC: Cognitive Rehabilitation Supplement to Workshop: Management of Cognitive-Perceptual Dysfunction in the Brain-Damaged Adult. Sponsored by Braintree Hospital, Braintree, MA, and Cognitive Rehabilitation Associates, New York, May, 1987.
38. Giantusos, R: What is cognitive rehabilitation? J Rehabil 46:36, 1980.
39. Abreu, BC, and Toglia, JP: Cognitive rehabilitation: A model for occupational therapy. Am J Occup Ther 41:439, 1987.
40. Diller, L, and Gordon, WA: Intervention strategies for cognitive deficits in brain-injured adults. J Consult Clin Psychol 49:822, 1981.
41. Toglia, JP: Generalization of treatment: A multicontext approach to cognitive perceptual impairment in adults with brain injury. Am J Occup Ther 45:505, 1991.
42. Toglia, JP: A dynamic interactional model to cognitive rehabilitation. In Katz, N (ed): Cognition and Occupation across the Lifespan, ed 3. American Occupational Therapy Association, Bethesda, MD, 2011, p 105.
43. Abreu, BC: Evaluation and intervention with memory and learning impairment. In Unsworth, CA (ed): Cognitive and Perceptual Dysfunction: A Clinical Reasoning Approach to Evaluation and Intervention. FA Davis, Philadelphia, 1999, p 163.
44. Abreu, BC: The quadraphonic approach: Holistic rehabilitation for brain injury. In Katz, N (ed): Cognition and Occupation in Rehabilitation: Cognitive Models for Intervention in Occupational Therapy. American Occupational Therapy Association, Bethesda, MD, 1998, p 51.
45. Wilcock, AA: Occupational Therapy Approaches to Stroke. Churchill Livingstone, Melbourne, 1986.
46. Galski, T, Beuno, RL, and Ehle, HT: Driving after cerebral damage: A model with implications for evaluation. Am J Occup Ther 46:324, 1992.
47. Vining Radomski, M, and Schold Davis, E: Optimizing cognitive abilities. In Vining Radomski, M, and Trombly Latham, CA (eds): Occupational Therapy for Physical Dysfunction, ed 6. Lippincott Williams & Wilkins, Baltimore, 2008, p 609.
48. Gainotti, G: Emotional and psychosocial problems after brain injury. Neuropsychol Rehab 3:259, 1993.

49. Bronstein, KS, Popovich, JM, and Stewart-Amidei, C: Promoting Stroke Recovery. Mosby, St. Louis, 1991.
50. Bradshaw, JL, and Mattingley, JB: Clinical Neuropsychology: Behavioral and Brain Science. Academic Press, San Diego, 1995.
51. Cate, Y, and Richards, L: Relationship between performance on tests of basic visual functions and visual-perceptual processing in persons after brain injury. Am J Occup Ther 54:326, 2000.
52. Dirette, DK, and Hinojosa, J: The effects of a compensatory intervention on processing deficits in adults with acquired brain damage. Occup Ther J Res 19:223, 1999.
53. Warren, M: A hierarchical model for evaluation and treatment of visual perceptual dysfunction in adult acquired brain injury, I. Am J Occup Ther 47:42, 1993.
54. Warren, M: A hierarchical model for evaluation and treatment of visual perceptual dysfunction in adult acquired brain injury, II. Am J Occup Ther 47:55, 1993.
55. Sandin, KJ, and Mason, KD: Manual of Stroke Rehabilitation. Butterworth-Heinemann, Boston, 1996.
56. Gresham, GE, et al: Post-Stroke Rehabilitation. Diane Publishing, Darby, PA, 2004.
57. Hier, DB, Mondlock, J, and Caplan, LR: Recovery of behavioral abnormalities after right hemisphere stroke. Neurology 33:345, 1983.
58. Haerer, AF: Visual field defects and the prognosis of stroke patients. Stroke 4:163, 1977.
59. Zhang, X, et al: Natural history of homonymous hemianopia. Neurology 66(6):901, 2006.
60. Pedretti, LW: Evaluation of sensation, perception and cognition. In Pendleton, H, and Schultz-Krohn, W (eds): Pedretti's Occupational Therapy: Practice Skills for Physical Dysfunction, ed 6. Mosby, St. Louis, 2006, p 110.
61. Stilwell, JM: The meaning of manual midline crossing. Sens Integr Q 21:1, 1994.
62. Chaikin, LE: Disorders of vision and visual perceptual dysfunction. In Umphred, DA (ed): Neurological Rehabilitation, ed 5. Mosby, St. Louis, 2006, p 821.
63. Diller, L, and Weinberg, J: Differential aspects of attention in brain-damaged persons. Percept Motor Skills 35:71, 1972.
64. Van Ravensberg, CD, et al: Visual perception in hemiplegic patients. Arch Phys Med Rehabil 65:304, 1984.
65. Anastasi, A, and Urbina, S: Psychological Testing, ed 7. Prentice Hall, New York, 1996.
66. de Clive-Lowe, S: Outcome measurement, cost-effectiveness and clinical audit: The importance of standardised assessment to occupational therapists in meeting these new demands. Br J Occup Ther 59:357, 1996.
67. Wall, N: Stroke rehabilitation. In Logigian, MK (ed): Adult Rehabilitation: A Team Approach for Therapists. Little, Brown, Boston, 1982, p 225.
68. Laver, AJ, and Powell, GE: The Structured Observational Test of Function (SOTOF). NFER-Nelson, Windsor, England, 1995.
69. Laver, AJ: The structured observational test of function. Gerontol Spec Int Sect Newsl 17:1, 1994.
70. Allen, CK: Allen cognitive level test manual. S&S/Worldwide, Colchester, 1990.
71. Allen, CK, Earhart, CA, and Blue, T: Occupational Therapy Treatment Goals for the Physically and Cognitively Disabled. American Occupational Therapy Association, Rockville, MD, 1992.
72. Tyerman, R, et al: COTNAB-Chessington Occupational Therapy Neurological Assessment Battery Introductory Manual. Nottingham Rehab Limited, Nottingham, 1986.
73. Stanley, M, et al: Chessington Occupational Therapy Neurological Assessment Battery: Comparison of performance of people aged 50–65 years with people aged 66 and over. Austral Occup Ther J 42:55, 1995.
74. Sloan, RL, et al: Routine screening of brain damaged patients: A comparison of the Rivermead Perceptual Assessment Battery and the Chessington Occupational Therapy Neurological Assessment Battery. Clin Rehab 5:265, 1991.
75. Itzkovich, M, et al: The Loewenstein Occupational Therapy Assessment (LOTCA) manual. Maddak, Inc., Pequanock, NJ, 1990.
76. Cooke, DM, McKenna, K, and Fleming, J: Development of a standardized occupational therapy screening tool for visual perception in adults. Scand J Occup Ther 12(2):59, 2005.
77. Wilson, B, et al: Behavioural Inattention Test. Thames Valley Test Company, Bury St. Edmunds, 1987.
78. Wilson, B, Cockburn, J, and Halligan, P: Development of a behavioural test of visuospatial neglect. Arch Phys Med Rehabil 68:98, 1987.
79. Whiting, S, et al: RPAB-Rivermead Perceptual Assessment Battery. NFER-Nelson, Windsor, 1985.
80. Jesshope, HJ, Clark, MS, and Smith, DS: The RPAB: Its application to stroke-patients and relationship with function. Clin Rehabil 5:115, 1991.
81. Baddeley, A, et al: RBMT—the Rivermead Behavioural Memory Test, ed 3. Pearson Psychorp, London, 2008.
82. Wilson, B, et al: Development and validation of a test battery for detecting and monitoring everyday memory problems. J Clin Exp Neuropsychol 11:885, 1989.
83. Ware, JJ, and Sherbourne, CD: The MOS 36-item short-form health survey (SF-36): I. Conceptual framework and item selection. Med Care 30:473, 1992.
84. Unsworth, C, and Duncombe, D: Australian Therapy Outcome Measures for Occupational Therapy (AusTOMs). La Trobe University, Melbourne, 2007.
85. Law, M, et al: Canadian Occupational Performance Measure. Canadian Association of Occupational Therapists, Toronto, Ontario, 1991.
86. Davis, A, et al: First steps towards an interdisciplinary approach to rehabilitation. Clin Rehabil 6:237, 1992.
87. Wood-Dauphinee, SL, et al: Assessment of global function: The Reintegration to Normal Living Index. Arch Phys Med 69:583, 1988.
88. Guide for the Uniform Data Set for Medical Rehabilitation (Adult FIM SM): Version 5.0. State University of New York at Buffalo, Buffalo, 1999.
89. Jongbloed, L, et al: Stroke rehabilitation: Sensory integrative treatment versus functional treatment. Am J Occup Ther 43:391, 1989.
90. Gentile, AM: A working model of skill acquisition with special reference to teaching. Quest Monograph 17:61, 1972.
91. Lohman, H and Lamb, A: Payment for services in the United States. In Crepeau, EB, Cohn, ES, and Schell, BAB (eds): Willard and Spackman's Occupational Therapy, ed 11. Lippincott Williams & Wilkins, Philadelphia, 2008, p 494.
92. McKeehan, KM: Conceptual framework for discharge planning. In McKeehan, KM (ed): Continuing Care: A Multidisciplinary Approach to Discharge Planning. Mosby, Toronto, 1981, p 3.
93. Unsworth, CA, and Thomas, SA: Information use in discharge accommodation recommendations for stroke patients. Clin Rehabil 7:181, 1993.
94. Unsworth, CA, Thomas, SA, and Greenwood, KM: Rehabilitation team decisions concerning discharge housing for stroke patients. Arch Phys Med Rehabil 76:331, 1995.
95. Unsworth, CA: Clients' perceptions of discharge housing decisions following stroke rehabilitation. Am J Occup Ther 50:207, 1996.
96. Stringer, AY: A Guide to Adult Neurological Diagnosis. FA Davis, Philadelphia, 1996.
97. Strub, RL, and Black, FW: The Mental Status Examination in Neurology, ed 4. FA Davis, Philadelphia, 2000.
98. Mateer, CA, Kerns, KA, and Eso, KL: Management of attention and memory disorders following traumatic brain injury. J Learn Disabil 29:618, 1996.
99. van Zomeren, AH, and Brouwer, WH: The Clinical Neuropsychology of Attention. Oxford University Press, New York, 1994.
100. Stroop, JR: Studies of inference in serial verbal reactions. J Exp Psychol 18:643, 1935.
101. Gronwall, D: Paced auditory serial addition task: A measure of recovery from concussion. Percept Motor Skills 44:367, 1977.

102. US Army: Army Individual Test Battery. Manual of Directions and Scoring. Adjutant General's Office, 1944.
103. Couillet, J, et al: Rehabilitation of divided attention after severe traumatic brain injury: A randomized trial. Neuropsychol Rehabil 20 (3): 321, 2010.
104. Ponsford, J, Sloan, S, and Snow, P: Traumatic brain injury: Rehabilitation for everyday adaptive living. Lawrence Erlbaum, Hove, 1995.
105. Lincoln, NB, et al: Cognitive rehabilitation for attention deficits following stroke (Cochrane review). In The Cochrane Library, 4, CD002842, 2006.
106. Kepferman, I: Learning and memory. In Kandel, ER, Schwartz, JH, and Jessell, TM (eds): Principles of Neuroscience, ed 4. McGraw Hill, New York, 2000, p 887.
107. Scott Terry, W: Learning and Memory: Basic Principles, Processes and Procedures. Allyn & Bacon, Boston, 2008.
108. Nair, RD, and Lincoln, N: Effectiveness of memory retraining after stroke (Cochrane review). In The Cochrane Database, 3, CD002293, 2007.
109. Sohlberg, MM, and Mateer, CA: Introduction to cognitive rehabilitation: Theory and practice. The Guilford Press, New York, 1989.
110. McKerracher, G, et al: A single case experimental design comparing two notebook formats for a man with memory problems caused by traumatic brain injury. Neuropsychol Rehabil 15(2):115, 2005.
111. Fuster, JM: Memory in the Cerebral Cortex: An Empirical Approach to Neural Networks in the Human and Nonhuman Primate. MIT Press, Cambridge, MA, 1995.
112. Wilson, BA, and Moffat, N: Clinical Management of Memory Problems. Chapman & Hall, London, 1992.
113. Majid, MJ, et al: Cognitive rehabilitation for memory deficits following stroke (Cochrane review). In The Cochrane Library, Issue 3. Update Software, Oxford, 2002.
114. Doornheim, K, and De Haan, EHF: Cognitive training for memory deficits in stroke patients. Neuropsychol Rehabil 8:393, 1998.
115. Duran, L, and Fisher, AG: Evaluation and intervention with executive functions impairment. In Unsworth, CA: Cognitive and Perceptual Dysfunction: A Clinical Reasoning Approach to Evaluation and Intervention. FA Davis, Philadelphia, 1999, p 209.
116. Cummins, JL: Anatomic and behavioral aspects of frontal-subcortical circuits. In Grafman, J, et al (eds): Annals of the New York Academy of Sciences: Structure and Function of the Human Prefrontal Cortex, Vol. 769. New York Academy of Sciences, New York, 1995, p 1.
117. Wilson, BA, et al: Behavioural Assessment of the Dysexecutive Syndrome. Thames Valley Test Co., Bury St. Edmunds, UK, 1996.
118. Pollens, R, et al: Beyond cognition: Executive functions in closed head injury. Cogn Rehabil 65:23, 1988.
119. Sohlberg, MM, Mateer, CA, and Stuss, DT: Contemporary approaches to the management of executive control dysfunction. J Head Trauma Rehabil 8:45, 1993.
120. Honda, T: Rehabilitation of executive function impairment after stroke. Top Stroke Rehabil 6(1):15, 1999.
121. Hewitt, J, et al: Theory driven rehabilitation of executive function: Improving planning skills in people with traumatic brain injury through the use of an autobiographical episodic memory cueing procedure. Neuropsychologia 44(8):1468, 2006.
122. Van Deusen, J: Body Image and Perceptual Dysfunction in Adults. WB Saunders, Philadelphia, 1993.
123. Corben, L, and Unsworth, CA: Evaluation and intervention with unilateral neglect. In Unsworth, CA (ed): Cognitive and Perceptual Dysfunction: A Clinical Reasoning Approach to Evaluation and Intervention. FA Davis, Philadelphia, 1999, p 357.
124. Robertson, IH, and Halligan, PW: Spatial Neglect: A Clinical Handbook for Diagnosis and Treatment. Psychology Press, Hove, 1999.
125. Heilman KM, Watson, RT, and Valenstein, E: Neglect and related disorders. In Heilman, KM, and Valenstein, E (eds): Clinical Neuropsychology, ed 5. Oxford University Press, New York, 2011, p 296.
126. Herman, EWM: Spatial neglect: New issues and their implications for occupational therapy practice. Am J Occup Ther 46:207, 1992.
127. Gordon, WA, et al: Perceptual remediation in patients with right brain damage: A comprehensive program. Arch Phys Med Rehabil 66:353, 1985.
128. Vallar, G: The anatomical basis of spatial hemineglect in humans. In Robertson, IH, and Marshall, JC (eds): Unilateral Neglect: Clinical and Experimental Studies. Lawrence Erlbaum, Hove, 1993, p 27.
129. Rizzolatti, G, and Berti, A: Neural mechanisms of spatial neglect. In Robertson, IH and Marshall, JC (eds): Unilateral Neglect: Clinical and Experimental Studies. Lawrence Erlbaum, Hove, 1993, p 87.
130. Robertson, IH, et al: Walking trajectory and hand movements in unilateral left neglect: A vestibular hypothesis. Neuropsychologia 32:1495, 1994.
131. Saevarsson, S, Kristjánsson, Á, and Halsband, U: Strength in numbers: Combining neck vibration and prism adaptation produces additive therapeutic effects in unilateral neglect. Neuropsychol Rehabil 20(5):704, 2010.
132. Luauté, J, et al: Visuo-spatial neglect: A systematic review of current interventions and their effectiveness. Neurosci Biobehav Rev 30(7):961, 2006.
133. Bowen, A, and Lincoln, N: Cognitive rehabilitation for spatial neglect following stroke (Cochrane review). In The Cochrane Library, Issue 2, 2007. Art. No.: CD 003586.
134. Fanthome, Y, et al: The treatment of visual neglect using feedback of eye movements: A pilot study. Disabil Rehabil 17:413, 1995.
135. Jacquin-Courtois, S, et al: Effect of prism adaptation on left dichotic listening deficit in neglect patients: Glasses to hear better? Brain 133(3): 895, 2010.
136. Kalra, L, et al: The influence of visual neglect on stroke rehabilitation. Stroke 28:1386, 1997.
137. Tsang, MHM, Sze, KH, and Fong, KNK: Occupational therapy treatment with right half-field eye-patching for patients with subacute stroke and unilateral neglect: A randomized controlled trial. Disabil Rehabil 31:630, 2009.
138. Watanabe, S, and Amimoto, K: Generalization of prism adaptation for wheelchair driving tasks in patients with unilateral spatial neglect. Arch Phys Med Rehabil 91:443, 2010.
139. Serino, A, et al: Effectiveness of prism adaptation in neglect rehabilitation: A controlled trial study. Stroke 40(4):1392, 2009.
140. Turton, AJ, et al: A single blinded randomised controlled pilot trial of prism adaptation for improving self-care in stroke patients with neglect. Neuropsychol Rehabil 20(2):180, 2010.
141. Wiart, L, et al: Unilateral neglect syndrome rehabilitation by trunk rotation and scanning training. Arch Phys Med Rehabil 78:424, 1997.
142. Waxman, S, and deGroot, J: Correlative Neuroanatomy and Functional Neurology, ed 22. Appleton, Los Altos, CA, 1995.
143. Maeshima, S, et al: Rehabilitation of patients with anosognosia for hemiplegia due to intracerebral haemorrhage. Brain Inj 11:691, 1997.
144. Sauguet, J, et al: Disturbances of the body scheme in relation to language impairment and hemispheric locus of lesion. J Neurol Neurosurg Psychiatry 34:496, 1971.
145. Johnstone, M: Restoration of Motor Function in the Stroke Patient, ed 3. Churchill Livingstone, New York, 1987.
146. Hecaen, H, et al: The syndrome of apractagnosia due to lesions of the minor vertebral hemisphere. Arch Neurol Psychiatry 75:400, 1956.
147. Gainotti, G: Emotional behaviour and hemispheric side of the lesion. Cortex 8:41, 1972.
148. Arnadottir, G, and Gudrun, A: Evaluation and intervention with complex perceptual disorder. In Unsworth, CA (ed): Cognitive and Perceptual Dysfunction: A Clinical Reasoning Approach to Evaluation and Intervention. FA Davis, Philadelphia, 1999, p 393.

149. Edmans, JA, Webster, J, and Lincoln, NB: A comparison of two approaches in the treatment of perceptual problems after stroke. Clin Rehabil 14:230, 2000.
150. Halperin, E, and Cohen, BS: Perceptual-motor dysfunction. Stumbling block to rehabilitation. Md Med J 20:139, 1971.
151. Farah, MJ, and Epstein, RA: Disorders of visual-spatial perception and cognition. In Heilman, KM, and Valenstein, E (eds): Clinical Neuropsychology, ed 5. Oxford University Press, New York, 2011, p 152.
152. Ayres, JA: Southern California Sensory Integration Tests. Western Psychological Services, Los Angeles, 1972.
153. Peterson, P, and Wikoff, RL: The performance of adult males on the Southern California figure-ground visual perception test. Am J Occup Ther 37:554, 1983.
154. Anderson, E, and Choy, E: Parietal lobe syndromes in hemiplegia: A program for treatment. Am J Occup Ther 24:13, 1970.
155. Maguire, EA: The retrosplenial contribution to human navigation: A review of lesion and neuroimaging findings. Scand J Psychol 42:225, 2001.
156. Yelnik, AP, et al: Perception of verticality after recent cerebral hemispheric stroke. Stroke 33:2247, 2002.
157. Laver, AJ, and Unsworth, CA: Evaluation and intervention with simple perceptual impairment (agnosias). In Unsworth, CA (ed): Cognitive and Perceptual Dysfunction: A Clinical Reasoning Approach to Evaluation and Intervention. FA Davis, Philadelphia, 1999, p 299.
158. Bauer, RM: Agnosia. In Heilman, KM, and Valenstein, E (eds): Clinical Neuropsychology, ed 5. Oxford University Press, New York, 2011, p 238.
159. Damasio, AR, Damasio, H, and van Hoesen, GW: Prosopagnosia: Anatomical basis and behavioral mechanism. Neurology 32:331, 1982.
160. Karnath, HO, et al: The anatomy of object recognition—visual form agnosia caused by medial occipitotemporal stroke. J Neurosci 29(1):5854, 2009.
161. Behrmann, M, et al: Behavioral change and its neural correlates in visual agnosia after expertise training. J Cogn Neurosci 17(4):554, 2005.
162. Croce, R: A review of the neural basis of apractic disorders with implications for remediation. Adapt Phys Act Q 10:173, 1993.
163. Tate, R, and McDonald, S: What is apraxia? The clinician's dilemma. Neuropsychol Rehabil 5:273, 1995.
164. Heilman, KM, and Gonzalez Rothi, LJ: Apraxia. In Heilman, KM, and Valenstein, E (eds): Clinical Neuropsychology, ed 5. Oxford University Press, New York, 2011, p 214.
165. Donkervoot, M, et al: Prevalence of apraxia among patients with a first left hemisphere stroke in rehabilitation centres and nursing homes. Clin Rehabil 14:130, 2000.
166. Butler, J: Evaluation and intervention with apraxia. In Unsworth, CA (ed): Cognitive and Perceptual Dysfunction: A Clinical Reasoning Approach to Evaluation and Intervention. FA Davis, Philadelphia, 1999, p 257.
167. Raade, AS, Roth, LJ, and Heilman, KM: The relationship between buccofacial and limb apraxia. Brain Cognition 16:130, 1991.
168. Mozaz, M, et al: Apraxia in a patient with lesion located in right sub-cortical area: Analysis of errors. Cortex 26:651, 1990.
169. Goodglass, H, et al: The Assessment of Aphasia and Related Disorders, ed 3. Lippincott Williams & Wilkins, Philadelphia, 2001.
170. Halsband, U, et al: The role of the pre-motor and the supplementary motor area in the temporal control of movement in man. Brain 116:243, 1993.
171. Van Heugten, CM, et al: Assessment of disabilities in stroke patients with apraxia: Internal consistency and inter-observer reliability. Occup Ther J Res 19:55, 1999.
172. Okoye, R: The apraxias. In Abreu, BC (ed): Physical Disabilities Manual. Raven Press, New York, 1981, p 241.
173. Donkervoot, M, et al: Efficacy of strategy training in left hemisphere stroke patients with apraxia: A randomized clinical trial. Neuropsychol Rehabil 11:549, 2001.
174. Donkervoort, M, Dekker J, and Deelman, B: The course of apraxia and ADL functioning in left hemisphere stroke patients treated in rehabilitation centres and nursing homes. Clin Rehabil 20(12):1085, 2006.
175. Geusgens, C, et al: Transfer of training effects in stroke patients with apraxia: An exploratory study. Neuropsychol Rehabil 16(2): 213, 2006.
176. Geusgens, C, et al: Transfer effects of a cognitive strategy training for stroke patients with apraxia. J Clin Exp Neuropsychol 29(8):831, 2007.
177. De Renzi, E, and Lucchelli, F: Ideational apraxia. Brain 111:1173, 1988.
178. Mayer, NH, et al: Buttering a hot cup of coffee: An approach to the study of errors of action in patients with brain damage. In Tupper, DE, and Cicerone, KD (eds): The Neuropsychology of Everyday Life: Assessment and Basic Competencies. Kluwer, London, 1990, p 259.
179. Pedersen, PM, et al: Manual and oral apraxia in acute stroke, frequency and influence on functional outcome. Am J Phys Med Rehabil 80:685, 2001.
180. Heilman, KM, and Valenstein, E (eds): Clinical Neuropsychology, ed 5. Oxford University Press, New York, 2011.

LEITURAS COMPLEMENTARES

Banich, MT, and Compton, RJ: Cognitive Neuroscience and Neuropsychology, ed 3. Houghton Mifflin, Boston, 2011.

Gravell, R, and Johnson, R (eds): Head Injury Rehabilitation: A Community Team Perspective. Whurr Publishers, London, 2002.

Heilman, KM, and Valenstein, E (eds): Clinical Neuropsychology, ed 5. Oxford University Press, New York, 2011.

Lundy-Eckman, L: Neuroscience: Fundamentals for Rehabilitation, ed 3. Elsevier, New York, 2007.

Mateer, CA, and Sohlberg, MM: Cognitive Rehabilitation: An integrative neuropsychological approach. Guilford Press, New York, 2001.

Ponsford, J (ed): Cognitive and Behavioral Rehabilitation: From Neurobiology to Clinical Practice. Guilford Press, New York, 2004.

Sacks, O: The Man Who Mistook his Wife for a Hat. Harper & Row, New York, 1985.

Strub, RL, and Black, FW: The Mental Status Examination in Neurology, ed 4. FA Davis, Philadelphia, 2000.

Unsworth, C (ed): Cognitive and Perceptual Dysfunction: A Clinical Reasoning Approach to Evaluation and Intervention. FA Davis, Philadelphia, 1999.

Wilson, BA: Memory Rehabilitation: Integrating Theory and Practice. Guilford Press, New York, 2009.

Apêndice 27.A
Recursos da internet para profissionais de saúde, familiares e pacientes com déficits de cognição e percepção

Social Psychology Network from Wesleyan University	www.socialpsychology.org/cognition.htm
Yale Perception and Cognition Laboratory	www.yale.edu/perception/
Better Medicine	www.bettermedicine.com/article/cognitive-impairment
Capítulo do livro *Cognitive Impairment following Traumatic Brain Injury*	www.ncbi.nlm.nih.gov/books/NBK2521/
Brain Injury Centre, Australia	www.braininjurycentre.com.au/aus/
Brain Injury Association of America	www.biausa.org/
Brain Injury Resource Center	www.headinjury.com/
The Stroke Association—Cognitive problems after stroke	www.stroke.org.uk/document.rm?id=829
MIT open course on the brain and cognition	ocw.mit.edu/courses/brain-and-cognitive-sciences/
University of California, San Diego, Center for Brain and Cognition	cbc.ucsd.edu/index.html
The Transitional Learning Center, Galveston, Texas	tlcrehab.org/
National Institute of Neurological Disorders and Stroke	www.ninds.nih.gov/news_and_events/proceedings/execsumm07_19_05.htm
International Brain Injury Association Guidelines for Cognitive Rehabilitation	www.internationalbrain.org/

CAPÍTULO 28

Transtornos neurogênicos da fala e da linguagem

Martha Taylor Sarno, MA, MD (hon) CCC-SLP, BC-ANCDS
Jessica Galgano, PhD, CCC-SLP

SUMÁRIO

Organização da linguagem 1421

Produção da fala 1421

Afasia 1424
Classificação e nomenclatura 1425
Perspectiva histórica 1427
Medidas da afasia 1428
Recuperação 1428
Eficácia do tratamento da afasia pós-acidente vascular encefálico 1430
Fatores psicológicos e fatores relacionados 1430
Tratamento da afasia 1431
Manejo do paciente com afasia 1433

Transtornos da cognição-comunicação 1434
Exame dos transtornos da cognição-comunicação 1434
Tratamento dos transtornos da cognição-comunicação 1434

Disartria 1435
Classificação e nomenclatura 1435
Tratamento da disartria 1436

Apraxia da fala 1437
Tratamento da apraxia da fala 1437

Disfagia 1438
Tratamento da disfagia 1438

Resumo 1440

OBJETIVOS DE APRENDIZAGEM

1. Diferenciar a organização da linguagem em relação ao papel dos sistemas fonológico, léxico, sintático e semântico.
2. Compreender o papel do sistema motor da fala no processo de produção da fala.
3. Discutir e caracterizar as síndromes afásicas clássicas.
4. Identificar e explicar os fatores essenciais na avaliação da recuperação e reabilitação da afasia.
5. Identificar e descrever abordagens gerais à reabilitação na afasia e alguns métodos de tratamento específicos.
6. Identificar etiologias dos transtornos da cognição-comunicação.
7. Comparar e contrastar os déficits em funções executivas, na linguagem pragmática e na função motora da fala em pessoas com transtornos da cognição-comunicação.
8. Descrever os principais tipos de disartria e as justificativas para o tratamento da disartria.
9. Descrever a apraxia da fala e seu tratamento.
10. Obter uma compreensão dos transtornos da deglutição.
11. Descrever os objetivos e as justificativas para o uso de sistemas de comunicação aumentativa.

A maior parte das pessoas tem a capacidade natural de produzir e entender a fala e dá pouca atenção à natureza e à função dos processos envolvidos na comunicação. No entanto, a fala, como a confecção de ferramentas, nos diferencia dos animais e é um dos nossos comportamentos mais humanos. Mesmo nas sociedades primitivas, os seres humanos têm usado o código da fala oral-motora para compartilhar experiências, ideias e sentimentos. Nem todas as comunidades desenvolveram sistemas de escrita e leitura.

O uso da fala para a comunicação contribui para nossa identidade como seres humanos e para a percepção do "eu". Como resultado, interrupções na capacidade de se comunicar, seja por causa de anormalidades estruturais (p. ex., fissura palatina), condições neurológicas (p. ex., acidente vascular encefálico, doença de Parkinson) ou condições não orgânicas (p. ex., transtornos articulatórios não orgânicos) podem afetar a vida diária de uma pessoa de maneira importante. Para alguns, a aquisição de um distúrbio de comunicação pode ter impacto suficiente para fazer com que um indivíduo se retire da força de trabalho. Para aqueles cujos transtornos de comunicação persistem desde a infância, a doença pode representar uma desvantagem profissional significativa. Em outros casos, a doença não impede a vida profissional do indivíduo, mas interfere em sua socialização diária. Os transtornos de comunicação são deficiências comportamentais complexas e multifacetadas, frequentemente associadas tão intimamente à autoimagem de uma pessoa a ponto de ameaçar a sua qualidade de vida.

O termo **comunicação** abrange todos os comportamentos, incluindo a fala, que os seres humanos usam para perceber e transmitir informações e interagir com os outros. A fala compreende uma sequência delicada e rápida de acontecimentos sensoriais e motores que exigem a atividade coordenada de várias partes do corpo. O uso da linguagem para a comunicação envolve muitos níveis da atividade humana, que vão desde a coordenação motora fina dos componentes do sistema oral-motor aos tons sutis de significado que ocorrem no nível cognitivo/semântico. Gestos, mímicas e outros comportamentos da *linguagem pragmática* não verbal, como a alternância entre ouvir e falar, também são elementos essenciais da comunicação.

Entre os falantes sem deficiência, o comportamento da fala varia muito, mas o sistema motor-oral é eficiente para a troca de informações, mesmo as complicadas. O intervalo de variabilidade é tão grande que as pessoas geralmente produzem diferentes ondas de som com características distintas, mesmo quando se produz a mesma palavra. Contudo os ouvintes não confiam apenas nas informações provenientes das ondas da fala. Também dependem de pistas, que são componentes do que é chamado de *contexto*. O contexto inclui aspectos da troca comunicativa, como a finalidade da atividade, o local da troca comunicativa, o conhecimento dos participantes, os papéis de cada participante, e o nível de formalidade requerido pela situação.

Este capítulo aborda os transtornos neurogênicos da comunicação, uma categoria de transtornos da comunicação que representa a maior parte dos pacientes que recebe serviços de fonoaudiologia em programas de reabilitação. Os mais comuns entre esses transtornos são a **afasia** (um transtorno (cerebral) da linguagem, a **disartria**, um transtorno motor da fala, e os transtornos da cognição-comunicação.

O campo da fonoaudiologia, que surgiu em 1925 com o estabelecimento da American Speech-Language-Hearing Association (ASHA), é dedicado ao diagnóstico e tratamento de indivíduos com transtornos da comunicação congênitos ou adquiridos. Estima-se que os transtornos da comunicação em crianças e adultos tenham uma prevalência nos Estados Unidos de 5-10%, e que custem de US$ 154-186 bilhões para a economia por ano. Estima-se que nos Estados Unidos haja 14 milhões de pessoas com transtornos da comunicação.[1,2] Estas estatísticas têm aumentado pela adição de uma grande quantidade de militares retornando do serviço ativo que podem manifestar uma série de transtornos da comunicação, incluindo a perda de audição, transtornos da fala e da linguagem e/ou transtornos da cognição-comunicação. Uma quantidade significativa de militares que retornam têm transtornos da cognição-comunicação secundários ao traumatismo cranioencefálico (TCE), incluindo déficits na fala, na linguagem pragmática e na comunicação social.[3-6]

O National Institute on Deafness and Other Communication Disorders (NIDCD) relata que 6-8 milhões de pessoas nos Estados Unidos têm um transtorno da linguagem adquirido ou de desenvolvimento. Estima-se que cerca de 100 mil pessoas adquirem afasia todos os anos, e aproximadamente 1 milhão de pessoas atualmente têm afasia.[7] Além disso, cerca de 7,5 milhões de pessoas nos Estados Unidos têm transtornos da voz. A prevalência de transtornos da articulação de sons ou da fala em crianças de até 6-7 anos é estimada em 8-9%. Aos 6 ou 7 anos, cerca de 5% das crianças continuam apresentando transtornos da fala. Estima-se também que mais de 3 milhões de norte-americanos gaguejem.[2]

Aproximadamente 28 milhões de norte-americanos têm uma perda auditiva. Cinquenta e cinco por cento das pessoas com deficiência auditiva têm mais de 65 anos de idade, e 12 a cada mil crianças com menos de 18 anos têm uma deficiência auditiva.[8,9] As novas tecnologias têm conseguido proporcionar o desenvolvimento de implantes cocleares (IC) para pessoas com perda auditiva profunda, que foram implantados em crianças a partir dos 6 meses de idade. Os IC estimulam os dendritos sobreviventes, as células do gânglio espiral e as fibras nervosas vestibulococleares da orelha interna, tornando disponíveis as sensações auditivas. Relatam-se benefícios imediatos após a ativação do IC, incluindo a melhora na fala, que geralmente evoluem com o tempo.[10]

A profissão na área de fonoaudiologia tem crescido rapidamente. Os afiliados (membros e pessoas certificadas) à ASHA aumentaram de 1.623 para 140 mil entre 1950 e 2010. Nos EUA, a fonoaudiologia é uma área de entrada para a obtenção de um grau de mestre. A partir de 2009, 47 estados passaram a exigir uma licença para atuação. A ASHA concede o Certificate of Clinical Competence (CCC) a fonoaudiólogos que atendam aos requisitos de experiência acadêmica e clínica, que incluem um Clinical Fellowship Year (CFY), um período de nove meses sob supervisão e orientação de um fonoaudiólogo certificado pela ASHA. Cinquenta e sete por cento dos fonoaudiólogos trabalham em organizações educacionais, 37% em unidades de saúde residenciais e cerca de 15% na saúde domiciliar, clínicas privadas e centros de fonoaudiologia.[11] O termo *fonoaudiólogos* é a designação de profissionais da área que detêm o CCC. O termo *terapeuta da fala*, embora já não seja considerado profissionalmente apropriado, é um vocábulo muitas vezes usado informalmente.

A fim de identificar e medir a presença e o grau de dano à fala ou à linguagem apresentados por uma dada pessoa, o desempenho deve ser comparado a um padrão "normal". Pode-se escolher como padrão (1) a linguagem comum à comunidade cultural das pessoas não deficientes em que o indivíduo vive, caso em que a função verbal de um indivíduo seria comparada à de outras pessoas na mesma comunidade de idade, sexo, escolaridade e conquistas semelhantes ou (2) o comportamento verbal da pessoa antes do início da doença ou traumatismo. Este último irá variar de um indivíduo para outro e se baseia na escolaridade, características culturais específicas, personalidade e outros fatores pré-mórbidos, como o funcionamento cognitivo. Uma pessoa tem prejuízo verbal quando se desvia de algum parâmetro da linguagem e/ou processamento da fala em relação ao comportamento de comunicação "normal" da comunidade em que ela atuava pré-morbidade.

Um padrão "normal" está implícito nos termos *deficiência*, *incapacidade* e *desvantagem*. Este capítulo usa o esquema de classificação atual da Organização Mundial da Saúde (OMS) em que o termo *incapacidade* é definido como a natureza e a extensão do funcionamento e o termo *desvantagem* é definido como o comprometimento de uma pessoa nas situações da vida.[12,13]

Organização da linguagem

Quando um indivíduo produz uma ideia que deseja expressar, ela é transformada em palavras e sentenças que colocam em jogo determinados eventos fisiológicos e acústicos. A mensagem é convertida em uma forma linguística. O ouvinte, por sua vez, encaixa a informação auditiva em uma sequência de palavras e sentenças que são por fim compreendidas.

Referimo-nos ao sistema de símbolos que são emaranhados em sentenças que expressam nossos pensamentos e a compreensão dessas mensagens como *linguagem*. Nos primeiros anos de vida, os lactentes e as crianças adquirem uma grande quantidade de prática e experiência no uso da linguagem, até que ela se torne habitual e seja usada com diferentes níveis de consciência.

A *fonologia* se refere ao estudo do sistema de sons da linguagem. As palavras são compostas pelos sons da fala ou *fonemas*, que geralmente são classificados como *vogais* ou *consoantes*. Os fonemas por si só não simbolizam ideias ou objetos, mas quando reunidos são as unidades linguísticas básicas que formam as palavras. As palavras compõem o *léxico*, ou vocabulário, de uma linguagem. O inglês é composto por 16 vogais e 22 consoantes, que são combinadas em unidades maiores chamadas *sílabas*.

Uma sílaba geralmente consiste em uma vogal como um fonema central rodeado por uma ou mais consoantes. Há entre 1 mil e 2 mil sílabas no inglês. A maior parte dos idiomas tem as suas próprias regras sobre como os fonemas podem ser combinados em unidades maiores. Por exemplo, no inglês, as sílabas nunca começam com o fonema *ng*. As palavras mais usadas no inglês são sequências de dois a cinco fonemas. Algumas têm até dez fonemas ou tão poucos quanto um. Em geral, as palavras mais usadas têm poucos fonemas. Embora apenas uma pequena quantidade de combinações de fonemas seja possível, novas palavras são adicionadas ao idioma inglês todos os dias. Apesar de existirem várias centenas de milhares de palavras no inglês, usamos um repertório de apenas aproximadamente 5-10 mil palavras em 95% do tempo.

A gramática, ou *sintaxe*, de um idioma determina a sequência de palavras aceitáveis na formação de sentenças. No inglês, por exemplo, é possível dizer "*The black box is on the table*", mas a sequência "*Box black table on the*" é inaceitável. Outro exemplo é "*The old radio played well*", que está sintaticamente correto, mas "*Old the well played radio*" não está. A sentença "*The boy walked to the store*" é significativa, mas a sentença "*The book walked to the store*" não é. O sistema de linguagem que se refere ao significado das palavras é chamado de *semântica*.

Além dos sistemas de linguagem fonológico (sons), léxico (vocabulário), sintático (gramática) e semântico (significado), utiliza-se também a *prosódia* (ênfase e entonação) para ajudar a fazer distinções entre perguntas, declarações, expressões de sentimentos emocionais, choque, exclamações e assim por diante.

Produção da fala

Os órgãos da fala consistem em pulmões, traqueia, laringe (que contém as pregas vocais), faringe, nariz e boca. Quando considerados em conjunto, esses órgãos abrangem um "tubo" chamado de *trato vocal*, que se estende dos pulmões aos lábios. Mover a língua, os lábios e quaisquer outras partes do trato vocal muda o formato desse sistema. Mudanças na configuração do trato vocal modificam as qualidades aerodinâmicas da corrente de ar durante a fala (Fig. 28.1).

A principal função dos órgãos vocais se relaciona com funções básicas de suporte de vida, como a respiração e a deglutição. Esses órgãos não só assumem diferentes papéis para a fala, mas também funcionam de maneira diferente quando envolvidos na produção da fala. Por exemplo, a respiração para fins de manutenção da vida é muito mais rápida do que para a produção da fala. Um ciclo completo de inspiração/expiração leva cerca de cinco segundos, enquanto ao falar controlamos a frequência respiratória de acordo com as demandas das palavras e sentenças que estamos produzindo, às vezes reduzindo a frequência respiratória para tão pouco quanto 15% do dedicado à inspiração. Isso é ditado em parte pelo fato de que, quando se fala, geralmente se toma ar suficiente para vocalizar um pensamento completo e se expira o ar gradualmente durante a produção do pensamento.

O fluxo de ar expirado dos pulmões é a fonte de energia para a produção da voz, que é tornada audível pela rápida vibração das pregas vocais. Durante a fala, altera-se continuamente a forma do trato vocal, movendo a língua, os lábios e outras partes do sistema. Ao mover as partes do trato vocal, modificando assim suas propriedades acústicas, se é capaz de produzir diferentes sons. Isto é, alterando o formato do trato vocal durante a *fonação*, transforma-se o fluxo de ar em uma câmara de ressonância (Figs. 28.2 e 28.3).

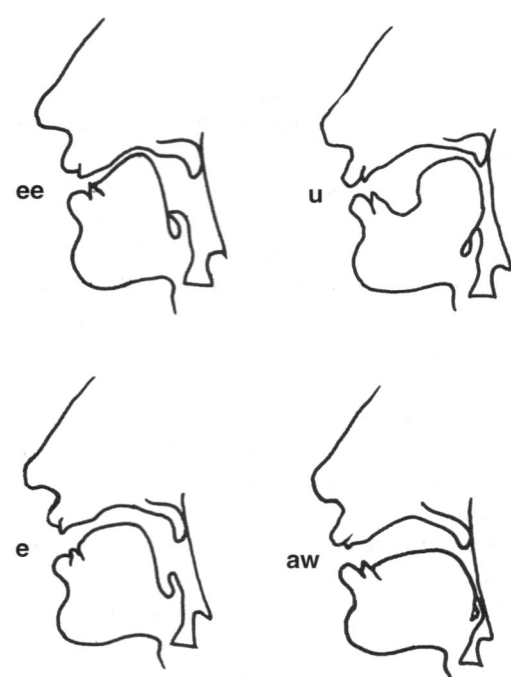

Figura 28.2 Esquemas do trato vocal durante a articulação de várias vogais em inglês.

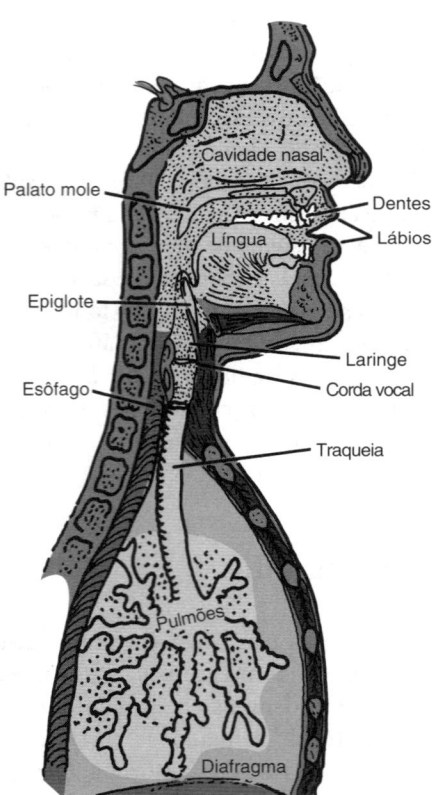

Figura 28.1 O órgão vocal humano.

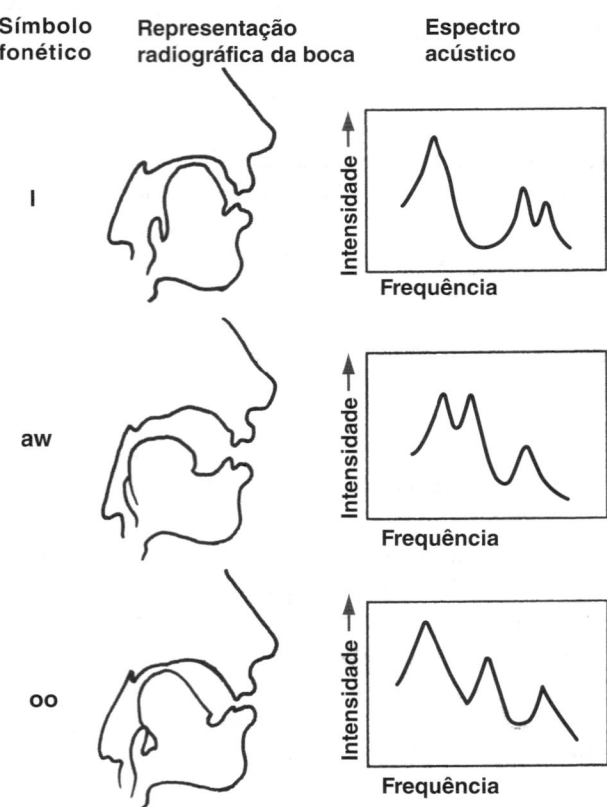

Figura 28.3 Configuração do trato vocal e espectros correspondentes para três vogais diferentes em inglês. Os picos dos espectros representam as ressonâncias do trato vocal. As linhas verticais para harmônicas individuais não são mostradas.

A *laringe* atua como uma barreira para impedir a entrada de alimentos na traqueia e nos pulmões, fechando-se automaticamente durante o ato de deglutição, o que também é ajudado pela ação da epiglote. Ao abrir e fechar o fluxo de ar com os pulmões, a laringe atua como uma válvula entre os pulmões e a boca. A válvula da laringe também atua bloqueando o ar para os pulmões, o que se faz automaticamente ao realizar um trabalho pesado usando os membros superiores. A laringe não é um órgão fixo e rígido, mas por causa de sua constituição cartilaginosa e dos músculos e ligamentos correspondentes ligados a ela, a laringe se move para cima e para baixo durante a deglutição e a fala.

As *pregas vocais*, as quais criam os sons da fala, estão localizadas em cada lado da laringe, da proeminência laríngea na parte anterior às cartilagens aritenóideas na parte posterior. Uma pesquisa recente de neuroimagem relatou achados que refletem a complexidade do planejamento e controle motor do movimento das pregas vocais para a produção da voz, mostrando que interações subcorticais e corticais controlam o movimento das pregas vocais.[14] O espaço entre as pregas vocais é chamado de *glote*. Quando as pregas são pressionadas uma contra a outra, a passagem de ar é vedada e a válvula está fechada. Como as pregas são mantidas juntas anteriormente no ponto em que se articulam com a proeminência laríngea, a glote aberta assume uma forma de V, abrindo apenas na parte de trás. Ao falar, as pregas vocais vibram ritmicamente, abrindo e fechando a passagem de ar dos pulmões às cavidades oral/nasal.

A frequência do som produzido pelas pregas vocais está diretamente relacionada com a sua massa, tensão e comprimento. A tensão e o comprimento das pregas vocais são continuamente alterados enquanto se fala. Na fala normal, a faixa de frequência das pregas vocais é de cerca de 60-350 ciclos por segundo (cps). A maior parte das pessoas usa uma faixa de frequência de pregas vocais que abrange cerca de 1,5 oitava.

A *faringe* é a área do trato vocal que liga a laringe ao nariz e à boca. Isola-se a cavidade nasal da faringe e da parte posterior da boca levantando o palato mole. O componente mais ajustável do trato vocal é a boca, cuja forma e tamanho podem ser modificados mais do que qualquer outro órgão do sistema oral-motor alterando-se a posição relativa do palato, da língua, dos lábios e dos dentes. Os lábios são arredondados, alargados ou fechados de modo a alterar a forma e o comprimento do trato vocal ou a interromper o fluxo de ar. Os dentes e a sua relação com os lábios ou a ponta da língua alteram o fluxo de ar. Um componente importante dos dentes é o *alvéolo*, que é a área coberta pela gengiva.

O termo *articulação* se refere à articulação, ou "encontro", dos vários órgãos da cavidade oral-faríngea a fim de produzir os sons da fala. A *inteligibilidade* de fala se refere à adequação do sinal acústico produzido por um falante e representa um fator significativo para que se possa compreendê-lo. Diversos fatores podem influenciar os julgamentos de inteligibilidade, como a presença ou ausência de sinais visuais ou de movimentos estranhos (isto é, tremores). A precisão na produção de sons consonantais é um dos principais fatores que contribuem para a inteligibilidade da fala. As consoantes são descritas especificando-se o seu local e modo de articulação e se elas são vocalizadas ou não vocalizadas (Tab. 28.1). Os "pontos" de articulação são os lábios, dentes, gengivas (alvéolos), palato e glote. O *modo de articulação* se refere às categorias plosiva, fricativa, nasal, líquida e semivogal.

Os *sons plosivos*, às vezes chamados de sons "interrompidos", são aqueles produzidos pelo aumento na pressão de ar no interior da cavidade oral e liberação repentina (p. ex., *p, t*). O bloqueio pode ocorrer pressionando os lábios ou pressionando a língua contra as gengivas ou o palato mole. Há consoantes plosivas que são labiais, alveolares ou velares (consoantes articuladas com a parte de trás da língua).

Tabela 28.1 Classificação das consoantes em inglês por ponto e modo de articulação

Ponto de articulação	Modo de articulação				
	Plosiva	Fricativa	Semivogal	Líquida (incluindo laterais)	Nasal
Labial	p b	—	w	—	m
Labiodental	—	f v	—	—	—
Dental	—	_th	—	—	—
Alveolar	t d	s z	y	l r	n
Palatal	—	sh zh	—	—	—
Velar	k g	—	—	—	ng
Glotal	—	h	—	—	—

As *fricativas* são produzidas ao tornar o ar turbulento (p. ex., *f, v*). A maior parte das consoantes é produzida com o palato mole levantado, fechando assim o fluxo de ar para a cavidade nasal, exceto para as consoantes *nasais* (p. ex., *m, n, ng*), que são produzidas pelo abaixamento do palato mole e bloqueio da cavidade oral em algum lugar ao longo do seu comprimento. Os sons *líquidos* são produzidos com o palato mole levantado: /r/,/l/.

As *semivogais* se referem aos sons produzidos pela manutenção do trato vocal em uma posição de vogal, e então mudando a posição rapidamente para a vogal que se segue (p. ex., *w, y*).

Os sons da fala são afetados pelo seu *contexto*, ou seja, os sons que imediatamente o precedem ou seguem. Uma onda sonora da fala é um evento contínuo, em vez de uma sequência de segmentos discretos. A identificação de um som de voz depende das características acústicas relacionadas da onda sonora em diferentes momentos no tempo.

Um padrão de referência para a qualidade das vogais são as oito vogais cardinais (Fig. 28.4). Esse esquema das posições da língua para a produção das vogais da linguagem ajuda a visualizar os movimentos da língua durante a fala. É, de certa maneira, um mapa das posições da língua para a produção das vogais. A colocação da língua é descrita especificando-se a localização do corpo principal da língua no seu ponto mais alto. Por exemplo, para o som /ee/ como na palavra *beat*, a ponta da língua é apontada para uma configuração frontal alta, ao passo que para o som /ah/ como na palavra *father*, o ponto mais alto da língua está em uma posição baixa e posterior na cavidade oral.

Todos os sons de vogais e alguns sons consonantais são *vocalizados*. Isto é, as pregas vocais vibram durante a sua produção. Quando um som é produzido sem a vibração das pregas vocais, diz-se que ele é *surdo* ou não vocalizado (p. ex., *p, s*). A Tabela 28.1 mostra que muitos sons consonantais são articulados da mesma maneira, e diferem apenas no que diz respeito à vocalização (p. ex., *p-b; s-z; f-v; k-g*).

O comportamento de fala compreende um evento motor complexo que vai muito além dos movimentos especializados necessários do sistema oral-motor. Ainda assim, produz-se a fala sem pensar nela, simultaneamente envolvendo-se em outras atividades. No entanto, para transformar o pensamento em voz é necessário algum comportamento voluntário e consciente que nos possibilita levar as informações armazenadas na memória e traduzi-las em uma produção coerente de palavras e expressões que seguem certas regras gramaticais.

Além de seus aspectos linguísticos, os transtornos neurogênicos da comunicação muitas vezes envolvem déficits cognitivos leves e graves coexistentes, que podem não só agravar o transtorno de comunicação, mas também dificultar a diferenciação entre déficits cognitivos e de comunicação. O transtorno de comunicação que se manifesta em pessoas com lesão encefálica direita, que é abordado neste capítulo, é um exemplo de um distúrbio no qual o componente cognitivo é uma questão importante.

A importância do processo de comunicação e seus sistemas subjacentes torna-se evidente quando se consideram os dois transtornos neurogênicos da comunicação mais comuns: a *afasia* e a *disartria*. Este capítulo se concentra principalmente na afasia e na disartria, mas considera também a apraxia verbal, a disfagia, os transtornos da cognição-comunicação e o uso de sistemas aumentativos/alternativos de comunicação.

Afasia

Antecipa-se um aumento na população de indivíduos com afasia pela projeção de que, em 2050, 21-22% da população dos Estados Unidos terá mais de 65 anos de idade.[15] Estima-se que existam mais de um milhão de pessoas com afasia somente naquele país.[2,16,17] Em uma pesquisa com 850 pacientes no primeiro mês pós-acidente vascular encefálico, a afasia esteve presente em 177 pacientes.[18] Além disso, estima-se que surjam mais de 100 mil novos pacientes com afasia a cada ano.[11,19] A maior parte deles tem atualmente mais de 65 anos de idade e afasia adquirida como resultado de um acidente vascular encefálico. Uma parcela menor é decorrente de traumatismos cranioencefálicos e neoplasias. A afasia também está frequentemente presente nas fases iniciais da doença de Alzheimer.[20] Ellis et al.[19] relatam que a incidência de afasia e suas características demográficas em geral têm sido consistentes nos Estados Unidos de 1997-2006.

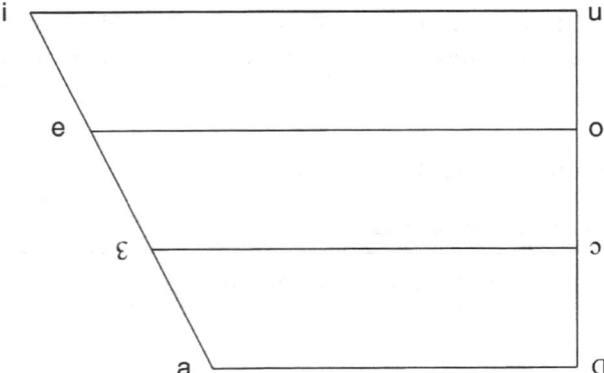

Figura 28.4 Vogais cardinais representadas como um quadrilátero vogal. As vogais cardinais são pontos de referência dispostos nos extremos para a articulação da vogal. Acredita-se que as vogais na mesma linha horizontal têm uma altura igualmente elevada da língua, enquanto se assume que as vogais na posição esquerda-direita são igualmente posteriorizadas e anteriorizadas. Adaptado de Ladefoged, P. *A course in phonetics*. Harcourt Brace Jovanovich, New York, 1975. Com permissão.

Classificação e nomenclatura

Neste capítulo, o termo **afasia** se refere ao distúrbio de comunicação adquirido que se manifesta em indivíduos que anteriormente eram capazes de usar a linguagem de maneira adequada. Não se refere aos transtornos da linguagem desenvolvimentais que podem estar presentes em indivíduos que nunca desenvolveram a linguagem normal e para quem a capacidade de usar a linguagem pode nunca alcançar níveis de desempenho apropriados à idade.

Na afasia adquirida, uma doença ou trauma ao sistema nervoso central (SNC) compromete determinadas estruturas de uma maneira focal, em vez de generalizada. O estudo dos correlatos neuroanatômicos de afasias envolve neurologistas desde o final do século XIX, e a correlação entre síndromes afásicas e a localização encefálica é relativamente consistente. Avanços recentes na tecnologia neurorradiológica forneceram muitos novos métodos para estudar os substratos neurais da linguagem e dos transtornos de linguagem.[21,22]

Os afasiologistas em geral concordam que há síndromes afásicas principais distintas que seguem perfis específicos de deficiência. Isso não é surpreendente, já que as lesões que produzem afasia, particularmente no paciente com doença vascular encefálica, tendem a estar localizadas em locais do encéfalo que são especialmente vulneráveis. Contudo, nem sempre é possível classificar os pacientes de acordo com essas síndromes. As estimativas da proporção de casos que podem ser classificados de maneira inequívoca variam de 30-80%.[23]

Utilizam-se as características da produção da fala de um indivíduo para determinar a classificação da afasia. A produção da fala que é caracterizada como hesitante, estranha, interrompida e produzida com esforço é chamada de *afasia não fluente*; em contraste, a produção de fala que é de fácil articulação, produzida em uma velocidade normal, com fluxo e melodia preservados, é chamada de *afasia fluente*. Os julgamentos de fluência são feitos durante a conversação prolongada com o paciente e são definidos como se segue.

Afasia fluente

A *afasia fluente* é caracterizada pelo comprometimento da compreensão auditiva e da fala fluente que tem velocidade e melodia normais. A afasia fluente geralmente está associada a uma lesão nas proximidades da parte posterior do primeiro giro temporal do hemisfério esquerdo. Quando a afasia fluente é grave, substituições de palavras e sons podem ser de tal magnitude e frequência que a fala não tem sentido. Os pacientes com afasia fluente tendem a ter maior dificuldade em recuperar palavras que são substantivos (nomes e verbos). Uma vez que suas lesões estão localizadas na parte posterior do encéfalo, distante das áreas motoras, os pacientes também tendem a ter um certo grau de consciência diminuída e em casos raros têm incapacidade física. Existem vários tipos de síndromes reunidas sob a classificação de afasia fluente (Tab. 28.2).

O tipo mais comum de afasia fluente é a *afasia de Wernicke* (também conhecida como *afasia sensorial* e/ou *afasia receptiva*). A afasia de Wernicke geralmente é decorrente de uma lesão na porção posterior do primeiro giro temporal do hemisfério esquerdo. Caracteriza-se pela compreensão auditiva prejudicada e fala fluentemente articulada, marcada por troca de palavras. A leitura e a escrita geralmente também estão gravemente prejudicadas. Embora os pacientes com afasia de Wernicke possam produzir o que parecem ser declarações completas e usar tempos verbais complexos, muitas vezes adicionam uma palavra ou sentença e "aumentam" a fala produzida. A fala muitas vezes é produzida em uma velocidade maior do que a normal. Embora a produção dos sons da fala geralmente seja precisa, os pacientes com afasia de Wernicke podem reverter fonemas e/ou sílabas (hopspipal/trevilisão) e podem produzir *neologismos* (palavras sem sentido).

No curso de recuperação, a afasia de Wernicke pode evoluir para uma afasia anômica. A *afasia anômica* caracteriza-se por uma dificuldade significativa em encontrar palavras no contexto da fala fluente e gramaticalmente bem formada. A compreensão auditiva geralmente está prejudicada, especialmente ao ouvir um discurso complexo e/ou rápido. A produção da fala pode ser um pouco vaga e o paciente pode ser proficiente na produção de *circunlóquios* para contornar a falta de especificidade do uso da linguagem.

Afasia não fluente

A *afasia não fluente* é caracterizada por um vocabulário limitado, lento, fala hesitante, articulação um pouco estranha, e uso restrito da gramática na presença de compreensão auditiva relativamente preservada. A afasia não fluente está associada a lesões anteriores geralmente envolvendo a terceira convolução frontal do hemisfério esquerdo. Os pacientes com afasia não fluente tendem a se expressar usando vocabulário que é substantivo (nomes, verbos) e não têm a capacidade de recuperar partes menos substantivas da fala (preposições, conjunções, pronomes). Os pacientes com afasia não fluente tendem a ter boa consciência do seu déficit e normalmente têm função motora prejudicada no lado direito (hemiplegia-paresia à direita).

A *afasia de Broca* é um tipo de afasia não fluente, às vezes também chamada de *afasia expressiva*, *afasia motora* e/ou *afasia verbal*. A afasia de Broca decorre de uma lesão que envolve a terceira convolução frontal do hemisfério esquerdo, a substância branca subcortical, e estende-se posteriormente à parte inferior da faixa motora (giro pré-

Tabela 28.2 Classificação por síndromes afásicas

	Afasia de Wernicke	Afasia de Broca	Afasia global	Afasia de condução	Afasia anômica	Afasia transcortical motora	Surdez pura para palavras
Área de infarto	Porção posterior do giro temporal	Terceira convolução frontal	Terceira convolução frontal e porção posterior do giro temporal superior	Opérculo parietal ou giro temporal superior posterior	Giro angular	Áreas motoras suplementares	Giro temporal transverso ou conexão entre o giro temporal transverso e o giro temporal superior posterior
Fala espontânea	Fluente	Não fluente	Não fluente	Fluente ou não fluente	Fluente	Não fluente	Fluente
Compreensão	Fraca	Boa	Fraca	Boa	Boa	Boa	Fraca
Repetição	Fraca	Fraca (mas pode ser melhor do que a fala espontânea)	Fraca	Muito fraca	Boa	Excelente	Fraca
Nomeação	Fraca	Fraca (mas pode ser melhor do que a fala espontânea)	Fraca	Fraca	Muito fraca	Fraca	Boa
Compreensão da leitura	Fraca	Boa	Fraca	Boa a fraca	Boa a fraca	Boa	Boa
Escrita	Fraca	Fraca	Fraca	Fraca	Boa a fraca	Fraca	Boa

-central). Caracteriza-se por articulação estranha, vocabulário restrito e restrição a formas gramaticais simples na presença de uma preservação relativa da compreensão auditiva. As habilidades de escrita geralmente espelham o padrão de fala; a leitura pode estar menos prejudicada do que a fala e a escrita. O paciente pode estar limitado a produções de uma ou duas palavras para a expressão e achar impossível combinar palavras em sentenças. A articulação pode ser estranha e muito dificultosa (ver seção a seguir intitulada Apraxia da fala). A afasia não fluente de Broca é menos comum após um TCE. Os transtornos anômicos predominam na afasia secundária ao TCE.

Afasia global

A afasia grave com disfunção acentuada em todas as modalidades de linguagem e com o uso residual gravemente limitado de todos os modos de comunicação para interações oral-aural é chamada de *afasia global*. A afasia global não é um tipo de afasia, mas sim, uma denominação de gravidade. O paciente com afasia global geralmente tem grandes danos, que podem estar em qualquer parte no hemisfério esquerdo, e às vezes são bilaterais.[24] A afasia global tem sido citada como um dos tipos mais comuns de afasia em pacientes encaminhados para serviços de reabilitação da fala.[25,26]

Afasia adquirida

A afasia adquirida em crianças como resultado de uma lesão encefálica causada por um traumatismo cranioencefálico, tumor ou acidente vascular encefálico resulta nas mesmas síndromes manifestadas em adultos com afasia.[27-30] Em crianças com afasia secundária ao TCE, os transtornos anômicos predominam e geralmente há uma redução na produção, com presença de hesitação, dificuldade em iniciar a fala e, às vezes, mutismo.[31] Estudos de acompanhamento relatam que uma quantidade significativa de crianças com afasia adquirida demora para desenvolver a linguagem e as habilidades acadêmicas. Como a plasticidade encefálica diminui ao longo do espectro de desenvolvimento, a idade de início da afasia influencia na determinação da extensão da recuperação.[30]

Afasia progressiva primária

A *afasia progressiva primária (APP)*, uma condição que foi descrita pela primeira vez em 1982, é agora uma categoria diagnóstica reconhecida.[32,33] A APP é uma afasia isolada lentamente progressiva não decorrente de acidente vascular encefálico, trauma, tumor ou infecção, que não se encaixa perfeitamente nos esquemas de classificação de afasia existentes. Pode existir na ausência ou na ausência relativa de distúrbios intelectuais e comportamentais generalizados ou disfunção cognitiva geralmente associados à demência. As atividades da vida diária, o julgamento, a percepção e o comportamento geralmente são mantidos por pelo menos 2 anos e podem permanecer intactos e isolados do comprometimento da linguagem por até 20 anos.[34] Cerca de metade das pessoas com APP por fim desenvolve sintomas de demência mais difusa. Não ocorre recuperação espontânea.

Em sua apresentação inicial, a APP é comumente relatada e observada como um distúrbio da fala ou da articulação ou uma dificuldade de nomeação. A APP progride em velocidades diferentes; na sua forma mais grave, pode resultar em incapacidade para falar. Nesses casos, a compreensão normalmente permanece relativamente preservada. No entanto, em outros casos, observa-se dificuldades iniciais e declínio progressivo nas habilidades de recuperação de palavras e compreensão, com habilidades de produção da fala relativamente preservadas.[35] Quanto maior a duração da afasia como um sintoma isolado, menor é a probabilidade de desenvolvimento de outros sinais de demência.

Perspectiva histórica

Os transtornos da linguagem foram registrados muito precocemente, há 3.500 a.C. Ao longo da história registram-se tentativas de "treinar" os indivíduos com afasia.[36] Alguns dos primeiros casos documentados de recuperação natural e intervenção foram os dos pacientes Nicolo Massa e Francisco Arceo em 1558.[37]

Em um documento de referência do final do século XIX, "*Du siège de la faculté du langage articulé*", Paul Broca foi um dos primeiros a discutir a possibilidade de retreinamento na afasia.[38] O Dr. Charles K. Mills foi o primeiro a abordar a recuperação e a reabilitação na afasia em uma publicação em língua inglesa. Ele descreveu o treinamento de um paciente com afasia pós-acidente vascular encefálico que ele e Donald Broadbent trataram por meio de métodos amplamente determinados pelo paciente, que começava repetindo sistematicamente letras, palavras e frases.[39,40] As observações e abordagens de Mills à reabilitação da afasia, publicadas mais de um século atrás, são muito semelhantes às da prática e pensamento atuais. Mills observou que nem todos os pacientes se beneficiam do retreinamento no mesmo grau e reconheceu que a recuperação espontânea pode ter uma influência sobre o curso e a extensão da recuperação.

A Primeira Guerra Mundial e seus combatentes sobreviventes com lesão encefálica levaram à criação de centros de tratamento onde se cuidava dos pacientes com afasia pós-traumática, especialmente na Europa. Também foram publicados relatos de experiências de reabilitação da afasia durante e após a guerra na Inglaterra e nos Estados Unidos.[41,42] Uma das descrições mais completas do tratamento sistemático de uma grande quantidade de pacientes com afasia secundária a traumatismo cranioencefálico, dos quais 90-100 foram acompanhados por um período de 10 anos, foi fornecida por Kurt Goldstein em Frankfurt durante a Segunda Guerra Mundial.[43]

Até a Segunda Guerra Mundial, relatos de retreinamento de civis com afasia pós-acidente vascular encefálico eram raros. A literatura sobre a afasia era baseada quase exclusivamente na afasia pós-traumática. Em 1933, Singer e Low[44] descreveram o caso de uma mulher de 39 anos que passou por um aparente infarto vascular depois de um parto a termo e apresentou melhora contínua na linguagem com o treinamento consistente ao longo de um período de 10 anos.

Em um estudo de referência de 5 anos apoiado pelo Commonwealth Fund, Weisenburg e McBride[45] abordaram o tema geral da afasia e comentaram sobre a eficácia da reeducação. O estudo envolveu 60 pacientes com menos de 60 anos, a maior parte dos quais tinha experimentado um acidente vascular encefálico; o estudo concluiu que a reeducação acelerou a recuperação, ajudou a facilitar a utilização de meios de compensação da comunicação e melhorou o moral. O seu trabalho também documentou os benefícios psicoterapêuticos do tratamento.

Antes da Segunda Guerra Mundial, a afasia e os déficits neurológicos concomitantes no paciente com acidente vascular encefálico geralmente eram vistos como componentes naturais e necessários do processo de envelhecimento. O tratamento da afasia na população civil não existia.

Muitas variáveis influenciaram para que o tratamento de afasia se tornasse a prática comum que é hoje. Entre as variáveis estão o advento da fonoaudiologia como uma profissão de saúde, o surgimento da medicina de reabilitação como especialidade médica, a explosão da mídia de massa, uma maior e mais ampla afluência da classe média, o aumento da expectativa de vida, a quantidade de sobreviventes de acidentes vasculares encefálicos e lesões encefálicas, e as expectativas do público em relação à medicina na era da tecnologia. O último é particularmente verdadeiro no mundo industrializado, em que se acredita veementemente que há tratamento para todo ser humano enfermo.[46]

Periódicos dedicados a questões do encéfalo/linguagem tornaram-se fontes de informação indispensáveis para os afasiologistas (p. ex., *Journal of Medical Speech and Language Pathology, Aphasiology, Brain and Language* e *Cortex*). A Academy of Aphasia, uma sociedade acadêmica dedicada ao estudo da afasia, foi criada em 1962. A National Aphasia Association (NAA) foi fundada nos Estados Unidos em 1987 com a finalidade de fornecer informações ao público sobre a afasia, defendendo a comunidade com afasia, e incentivando a criação de uma rede de grupos de apoio conhecida como Aphasia Community Groups (ACG).[47]

Várias publicações digitais projetadas para serem usadas pelos familiares e amigos de pacientes com afasia também apareceram no período após a Segunda Guerra Mundial.[48-53] Uma delas, *Understanding Aphasia: A Guide for Family and Friends*, ainda é amplamente lida e é publicada em 12 idiomas.[53]

Medidas da afasia

Muitas medidas da afasia e transtornos relacionados para uso em ambientes clínicos e de pesquisa foram desenvolvidas. Em um ambiente hospitalar, os pacientes com afasia geralmente são rastreados na beira do leito. A finalidade de um rastreamento na beira do leito é ter uma ideia geral do perfil dos déficits e áreas preservadas da linguagem de um paciente; essas informações serão usadas como base para recomendações para testes mais abrangentes e possível reabilitação. No entanto, é necessário um exame completo para fornecer uma medida inicial contra a qual medir o progresso no curso de reabilitação.

Testes de linguagem abrangentes destinados a mensurar o prejuízo afásico geralmente contêm domínios específicos de desempenho. Além dos requisitos gerais para a elaboração dos testes, como a confiabilidade, a padronização e a validade demonstrada, alguns fatores são importantes na concepção de testes destinados a identificar e medir a afasia. Estes incluem a variação da dificuldade do item, a eficácia na medição da recuperação e a capacidade de contribuir para a classificação diagnóstica.[2,54] Os testes de afasia geralmente são baseados em exames do desempenho na tarefa linguística e incluem no mínimo tarefas de *nomeação* por confrontação visual; uma *amostra de fala* espontânea ou conversação em que se analisa a fluência da produção, o esforço, a articulação, a duração da frase, a prosódia, substituições de palavras, e omissões; a *repetição* de dígitos, palavras isoladas, palavras de múltiplas sílabas e sentenças de maior comprimento e complexidade; a *compreensão da linguagem falada* de palavras isoladas, ou sentenças que exijam apenas respostas de sim/não, e comandos de apontar; a *recuperação de palavras* (encontrar palavras) que mede a capacidade de produzir palavras que começam com uma determinada letra do alfabeto ou de uma certa categoria semântica (animais); a *leitura*; e a *escrita* a partir de ditado e espontaneamente. Algumas medidas da afasia amplamente utilizadas incluem o *Boston Diagnostic Aphasia Examination (BDAE)*,[23] o *Neurosensory Center Comprehensive Examination for Aphasia (NCCEA)*[55] e a *Western Aphasia Battery*.[56]

Além de medir o desempenho em tarefas linguísticas específicas, uma avaliação da afasia requer igualmente uma análise da *comunicação funcional*. Isso é necessário porque o uso real da linguagem por um indivíduo na vida cotidiana pode não corresponder ao grau de acometimento medido pelo desempenho em tarefas de linguagem específicas.[57,58] As medidas de comunicação funcionais geralmente são classificadas em escalas com alta confiabilidade entre avaliadores. O *Functional Communication Profile (FCP)*,[59,60] o *Communicative Activities of Daily Living (CADL)*,[61] o *Communicative Effectiveness Index*[62] e o ASHA's *Functional Assessment of Communication Skills (ASHA FACS)*,[63] que têm alta confiabilidade entre avaliadores, são medidas utilizadas para tal finalidade.

Além das medidas de linguagem e comunicação funcional, desenvolveram-se novas ferramentas para determinar o impacto da deficiência nas habilidades de comunicação na qualidade de vida. O âmbito de prática do fonoaudiólogo agora engloba todos os componentes e elementos elencados na estrutura da OMS.[13,65-68] Especificamente, a preocupação com o efeito da afasia sobre a vida familiar, social e comunitária é a base para as medidas mais recentemente concebidas (p. ex., Burden of Stroke Scale [BOSS], Functional Life Scale [FLS], Aphasic Depression Rating Scale [ADRS], Frenchay Activities Index e Stroke and Aphasia Quality of Life Scale-39 [SAQOL-39]).[68-75]

Recuperação

Caso a recuperação completa de afasia ocorra, isso geralmente se dá dentro de uma questão de horas ou dias após seu início. Uma vez que a afasia persistiu por várias semanas ou meses, um retorno completo ao estado pré-mórbido geralmente é a exceção. É consenso geral que os ganhos na linguagem na afasia ocorrem mais cedo, e não mais tarde, e que o tempo desde o início é uma variável importante na recuperação.[76-81]

A maior parte dos pacientes não se considera recuperada a menos que retorne completamente aos níveis anteriores de desempenho da linguagem.[46,82] O momento em que os pacientes não recuperados ficam satisfeitos com seu nível de competência e consideram-se recuperados é uma percepção psicológica e não deve ser confundido com a avaliação objetiva das habilidades de comunicação. Para os indivíduos com afasia, o verdadeiro teste dos desfechos da reabilitação é a sua percepção em relação à qualidade de vida. As medidas de função que incluem os níveis de atividade, socialização, mobilidade e reintegração à comunidade podem ser usadas para esse propósito.[83,84]

É útil distinguir entre duas dimensões de recuperação na afasia: uma que é objetiva e tenta quantificar o grau em que uma pessoa recuperou as habilidades de linguagem; e outra que mede a recuperação da comunicação funcional.

O conceito de uma dimensão funcional do comportamento de comunicação surgiu logicamente a partir da experiência do tratamento de pacientes com afasia em ambientes de medicina de reabilitação. Historicamente, a medicina de reabilitação reconheceu que a capacidade funcional na vida diária (atividades da vida diária [AVD]) do paciente não necessariamente se correlaciona com o grau de incapacidade física. Do mesmo modo, a melhora nas medidas quantitativas de desempenho da linguagem não necessariamente se correlaciona com a melhora na comunicação funcional.[46]

A maior parte dos pacientes experimenta um grau de recuperação natural com ou sem intervenção imediatamente após o início da afasia. No entanto, não há consenso quanto à duração do período de *recuperação espontânea*.[85-87] Culton[88] relata que há uma recuperação espontânea rápida na linguagem no primeiro mês após o início da afasia; diversos estudos concluíram que a maior melhora ocorre nos primeiros 2-3 meses após o início.[89-93] Dos 850 pacientes estudados no primeiro mês após um acidente vascular encefálico, 177 apresentaram afasia. Nas 4-12 semanas seguintes ao acidente vascular encefálico, a afasia melhorou em 74% dos pacientes e desapareceu em 44% deles.[18] Butfield e Zangwill,[94] Sands et al.[95] e Vignolo[89] informaram que a velocidade de recuperação diminuiu significativamente após 6 meses. Outros descobriram que a recuperação espontânea ocorre até 6 meses[96] ou 1 ano.[88,90] Sarno e Levita[97] informaram que a maior mudança ocorreu dentro de 3 meses, em vez de um período de 6 meses, após o início em uma amostra de pacientes com afasia grave avaliados até 6 meses após o acidente vascular encefálico.

A recuperação da afasia pós-acidente vascular encefálico é difícil de prever, especialmente durante as fases iniciais de recuperação.[98] Relata-se que a gravidade e a localização da lesão são preditores da recuperação na linguagem.[99-102] No entanto, esses fatores são muito variáveis e dificultam a determinação de um prognóstico para pacientes individuais.[103]

A maior parte dos pesquisadores concluiu que características como a idade, o gênero e a lateralidade não afetam a recuperação de uma afasia.[98,103-105] Embora se relate que a idade seja um aspecto prognóstico significativo,[89,106-108] muitos pesquisadores não apoiam esse ponto de vista.[90,104,109-113] Essas grandes discrepâncias a respeito da influência da idade podem decorrer de diferenças na metodologia e na amostragem. Em um estudo que comparou a recuperação da afasia no primeiro ano pós-acidente vascular encefálico entre um grupo de meia-idade (50-64 anos) e um grupo mais idoso (65-80 anos), a idade não surgiu como um fator significativo.[83] Além disso, o nível de escolaridade ou *status* ocupacional antes da doença nem sempre se relaciona com a recuperação. No entanto, Sarno e Levita[97] relataram que indivíduos com afasia que estavam empregados no momento do acidente vascular encefálico se recuperaram mais do que aqueles que estavam desempregados. Em idosos saudáveis, o desempenho da linguagem diminui significativamente entre a sexta e oitava décadas de vida.[106,114,115] O gênero não parece ter influência significativa no desfecho,[76,104,116] enquanto a lateralidade pode ser importante.[117]

Em geral, aceita-se que a afasia pós-traumática tem um melhor prognóstico do que a afasia secundária a lesões vasculares.[89,94] Na verdade, relatam-se alguns casos de recuperação completa na afasia secundária ao TCE.[91,118] O achado de que a afasia traumática tem um prognóstico melhor do que a afasia vascular pode ser influenciado pelo fato de os pacientes envolvidos em eventos traumáticos geralmente serem neurologicamente saudáveis, já os pacientes que tiveram acidentes vasculares encefálicos podem ter comprometimento vascular generalizado.[104]

O tipo e a gravidade da afasia parecem carregar um valor preditivo, com a afasia global tendo o pior prognóstico.[76,119-121] Basso[104] relatou que, quando comparados pacientes com afasia fluente e não fluente da mesma gravidade, não houve diferenças no grau de recuperação. Em 881 admissões consecutivas por acidente vascular encefálico agudo em um hospital comunitário, foi possível fazer prognósticos válidos dentro de 1-4 semanas após o acidente vascular encefálico, dependendo da gravidade inicial da afasia.[104]

Não surpreende que a maior parte dos estudos relata que os pacientes com afasia grave não se recuperam tanto quanto aqueles com afasia leve.[91,95,120-122] Sarno e Levita[76] descobriram que as pessoas com afasia fluente alcançaram um maior nível de comunicação funcional, enquanto os pacientes com afasias não fluente e global tiveram ganhos menores no período de 8 a 52 semanas pós-acidente vascular encefálico. A afasia global às vezes evolui para afasia de Broca grave quando há melhora significativa na compreensão. A afasia de Broca pode tornar-se uma *afasia anômica*, e a afasia de Wernicke pode evoluir para uma afasia anômica ou *afasia de condução*.[76,91,120-124] Quando as pessoas com afasia recuperam uma grande parte da função da linguagem, normalmente elas ficam com uma *anomia* residual.

Os pacientes cuja tomografia computadorizada (TC) apresenta grandes lesões no hemisfério dominante, múltiplas pequenas lesões ou lesões bilaterais são menos propensos a se recuperar do que aqueles com lesões menores ou em menor quantidade.[82,120] As lesões na área de Wernicke ou aquelas que se estendem mais posteriormente tendem a levar à afasia grave e persistente. Os correlatos neurorradiológicos da recuperação da afasia foram abordados por alguns pesquisadores.[93,125] Yarnell et al.[82] relataram pouco valor prognóstico em achados angiográficos e radiocintilográficos. Do mesmo modo, de acordo com um estudo realizado na Noruega, as tomografias não ajudaram a prever quem poderia se beneficiar do retreinamento da linguagem.[86]

Estudos de imagem funcional mais recentes da afasia secundária a acidente vascular encefálico sugeriram que a recuperação da linguagem depende de vários fatores. Acredita-se que as alterações neuroplásticas que são necessárias durante a recuperação dependem mais fortemente de mudanças do hemisfério esquerdo em atividade que se manifestam lentamente ao longo do tempo.[22] Após danos ao hemisfério esquerdo, observaram-se mudanças rápidas em áreas frontais e temporais do hemisfério direito, o que pode refletir a atividade compensatória mal-adaptativa contra a reorganização ou recuperação funcional.[126-135]

A compreensão tende a se recuperar em um grau maior do que a expressão.[26,89,133-136] Embora a recuperação da compreensão auditiva envolva a ativação do lobo temporal bilateral, não parece haver uma correlação entre a atividade de cada hemisfério durante esse processo.[126,137-139] Conforme a tecnologia avança e as pesquisas continuam, emergem novos *insights* sobre os mecanismos de recuperação e tratamento.[140]

A depressão, a ansiedade e a paranoia foram citadas como fatores que afetam negativamente a recuperação,[141-143] e traços da personalidade pré-mórbida foram citados como fatores prognósticos importantes. Eisenson e Herrmann sentiram que os pacientes com personalidades extrovertidas tiveram um prognóstico melhor do que aqueles com personalidades introvertidas, dependentes ou rígidas.[144-146]

Eficácia do tratamento da afasia pós-acidente vascular encefálico

Muitos problemas metodológicos têm limitado a quantidade de estudos que examinam a eficácia da reabilitação na afasia.[147-153] No entanto, as questões de responsabilidade no tratamento são convincentes e constituem um foco de preocupação dos profissionais.

Desde o final dos anos 1950, são descritos estudos que investigam os efeitos do tratamento, as técnicas específicas e as abordagens.[154] Vignolo,[89] Hagen[155] e Basso et al.[90,119] utilizaram um grupo de controle sem tratamento e um grupo tratado e mostraram um efeito positivo do tratamento. Edmonds et al.[156] e Poeck et al.[157] também mostraram efeitos positivos do tratamento entre grupos tratados e não tratados. Além disso, várias revisões e análises revelaram a presença de efeitos significativos do tratamento (ou seja, uma melhora na capacidade de comunicação) com uma intervenção intensa fornecida durante um curto período.[158-160] Foram estudadas variáveis como a recuperação espontânea,[91,161,162] a idade,[109,163] a duração e a intensidade do tratamento,[122,158-160] o momento do tratamento[164] e técnicas específicas de tratamento.[165-167]

Embora os estudos tenham variado no método e foco da pesquisa, há fortes indicações de efeitos positivos do tratamento.[154] Alguns autores defendem que estudos de casos individuais, em vez de ensaios clínicos randomizados, são o método mais apropriado para abordar a eficácia do tratamento.[168,169] Por meio de uma abordagem padronizada para analisar dados de trabalhos que tenham como metodologia o estudo de caso único, as pesquisas atuais têm melhorado a capacidade de quantificar os desfechos do tratamento.[96] A abordagem de estudo de caso único para a avaliação da eficácia do tratamento da afasia não escapou das críticas, mas estas são muito menos frequentes do que as críticas de estudos baseados em grupos de pessoas com afasia.[96] A visão negativa do modelo de estudo em grupo se baseia principalmente na ideia de que os indivíduos são únicos, especialmente no que diz respeito ao comportamento de comunicação.

A Academy of Neurologic Communication Disorders and Sciences (ANCDS) emitiu diretrizes práticas baseadas em evidências para os transtornos neurogênicos da comunicação.[153,170,171] Até o momento, os fonoaudiólogos têm dependido de metanálises de estudos de eficácia que avaliaram os 45 estudos publicados entre 1946 e 1988 e os 55 estudos que apoiam um melhor desfecho clínico em pacientes que recebem tratamento precoce e intensivo.[152,172]

Fatores psicológicos e fatores relacionados

Observou-se que a variabilidade das reações psicológicas dos pacientes raramente é determinada pelo tipo e a localização das lesões, porém é uma expressão da experiência ao longo da vida toda da pessoa que teve um acidente vascular encefálico.[83,104,143,173,174]

A depressão, a ansiedade, a personalidade pré-mórbida, a fadiga e a paranoia são frequentemente citadas como impedimentos para a recuperação e a comunicação. O isolamento social vivido pelas pessoas com afasia e suas famílias tem um profundo impacto sobre a qualidade de vida.[83,151] O efeito da afasia sobre a noção de si mesmo de um indivíduo pode ser extremamente negativo, levando a uma perda da autoestima e sentimentos de impotência. Além disso, a oportunidade de ter a "conversa de cura", tão essencial para os indivíduos que sofreram perdas, muitas vezes é indisponível para aqueles com afasia, o que pode decorrer do apoio social inadequado.

Em estudo com pacientes com afasia que participaram de um programa de psicoterapia em grupo, Friedman[175] investigou a natureza da regressão psicológica com o teste de realidade prejudicada na afasia. Além das dificuldades de comunicação impostas pela afasia, ele observou que os pacientes permaneceram psicologicamente isolados. Eles não mantiveram um nível consistente de participação no grupo e expressaram sentimentos intensos de que eram muito diferentes das outras pessoas. O afastamento e a projeção eram evidentes à medida que cada paciente agia de maneira isolada e ainda reclamava dessas características nas outras pessoas.

Tratamento da afasia

O tratamento da afasia raramente é o mesmo em dois casos distintos. Literalmente, centenas de técnicas de tratamento fonoaudiológico específicas são citadas na literatura sobre afasia. A falta de uniformidade terapêutica sem dúvida impediu que houvesse uma quantidade adequada de estudos cuidadosamente controlados sobre os efeitos do retreinamento da linguagem. A maior parte dos métodos deriva essencialmente de práticas pedagógicas tradicionais, confiando muito na repetição.[176]

Em geral, os métodos de tratamento podem ser classificados como aqueles que envolvem amplamente a *estimulação-facilitação indireta* e aqueles que são essencialmente *estruturados-pedagógicos diretos*.[78,118,141,177-180] Os dois princípios que fundamentam a maior parte dos métodos de tratamento refletem visões contrastantes da afasia como um acesso deficiente à linguagem ou uma "perda" da linguagem. Os métodos de estimulação geralmente seguem um modelo de acesso prejudicado e as abordagens pedagógicas são baseadas na teoria da afasia como uma perda da linguagem.

Contudo, na prática, muito do tratamento da afasia aborda o aspecto do *desempenho* da linguagem, em que se assume que a prática repetida e estratégias "de ensino" ajudam a restaurar habilidades prejudicadas por meio de uma abordagem "orientada à tarefa" (ou seja, a prática de nomeação). Uma das técnicas comumente usadas envolve os exercícios de autoassinalar e repetição que manipulam componentes da gramática e do vocabulário. Outra abordagem envolve "estimular" o paciente a usar a linguagem residual, incentivando a conversar em um ambiente permissivo em que as respostas do paciente são incondicionalmente aceitas e os temas são de interesse pessoal.[179]

O pressuposto principal que impulsiona o tratamento da afasia é que a linguagem no encéfalo não é "apagada", mas que a recuperação de suas unidades individuais foi prejudicada. As abordagens ao tratamento da afasia geralmente seguem um de dois modelos: o *modelo de substituição da habilidade* ou o *modelo de tratamento direto*, sendo que ambos são baseados no pressuposto de que os processos que auxiliam o desempenho normal precisam ser compreendidos para que o tratamento seja bem-sucedido.[180] Um exemplo do modelo de substituição da habilidade pode ser encontrado em indivíduos surdos, alguns dos quais usam a leitura labial, um *input* visual em vez de um *input* auditivo, como um auxílio para compreender a linguagem falada. Caso seja seguido um modelo de tratamento direto, exercícios específicos concebidos individualmente para melhorar os déficits linguísticos individuais são a base do tratamento.

Foram reportados progressos significativos e melhorias no desempenho da linguagem e comunicação em pacientes com afasia que receberam períodos intensivos e/ou prolongados de terapia da linguagem.[153,157,181,182] Relatos mais recentes de programas de tratamento intensivo têm mostrado melhora significativa nas habilidades de comunicação vários anos após um acidente vascular encefálico, quando a afasia está na fase crônica.[167,182-184] Alguns benefícios também podem ser obtidos com o tratamento farmacológico com e sem terapia fonoaudiológica.[185-192] Além disso, também foi documentada melhora com a utilização da estimulação magnética transcraniana,[193] imagens de ressonância magnética funcional[194] e estimulação transcraniana por corrente contínua.[195]

A *terapia de comunicação visual* (TCV) é uma técnica experimental concebida para pessoas com afasia global.[196-200] Ela emprega um sistema de cartões indicadores de símbolos arbitrários que representam componentes sintáticos e léxicos que os pacientes aprendem a manipular de maneira a (1) responder a um comando e (2) expressar necessidades, desejos ou outras emoções. O sistema tenta contornar o uso da linguagem oral natural, que está gravemente prejudicada e muitas vezes indisponível para o paciente com afasia global. Steele et al.[198,199] desenvolveram uma adaptação e aplicação do sistema TCV, o *Computer-Aided Visual Communication system (C-VIC)*. Weinrich et al.[201] demonstraram que o treinamento com o C-VIC pode levar a uma melhor linguagem falada. Os pesquisadores concluíram que as evidências apoiam a ideia de que alguns pacientes que têm afasia grave podem dominar o básico de uma linguagem artificial e que algumas das operações cognitivas implicadas na linguagem natural são preservadas, apesar da gravidade da deficiência.

A *terapia de ação visual* (TAV), desenvolvida no Boston Veterans Administration Medical Center por

Helm-Estabrooks et al.[202,203] foi projetada para treinar pessoas com afasia global a usar gestos simbólicos que representam objetos visualmente ausentes. As tarefas principais que levam a esse objetivo incluem associar formas retratadas com objetos específicos, manipular objetos reais de maneira adequada e, por fim, produzir gestos simbólicos que representam os objetos usados (p. ex., copo, martelo, barbeador).

Em uma tentativa de utilizar a linguagem gestual sistematizada para facilitar a produção oral, a linguagem de sinais americana foi modificada em um método que combina a linguagem de sinais comum com a produção da fala oral (ameríndia) para casos específicos.[204-206]

A *terapia de entonação melódica* (TEM) se baseia na observação de que a linguagem pode não estar disponível na fala espontânea, mas, às vezes, pode ser fornecida em associação a uma melodia conhecida, conforme o terapeuta gradualmente introduz o material falado com um ritmo melódico. O paciente é incentivado a participar do processo.[207-209]

No método de *tratamento da comunicação funcional* (TCF), desenvolvido por Aten et al.,[210,211] enfatiza-se o restabelecimento da comunicação no sentido mais amplo. O tratamento é projetado para melhorar o processamento das informações nas atividades necessárias para a realização de AVD, interações sociais e autoexpressão de necessidades físicas e psicológicas.[210,211]

A técnica *Promoting Aphasics' Communicative Effectiveness* (PACE) é destinada a reformular a interação estruturada entre profissionais de reabilitação e pacientes em trocas comunicativas mais naturais; inclui vários componentes pragmáticos comuns à conversa natural.[212,213]

A terapia de linguagem contextualizada induzida por restrição (CILT) é um modo intensivo de terapia de linguagem que geralmente é administrada durante um curto período. O tratamento é realizado por um fonoaudiólogo em pequenos grupos de duas a três pessoas com afasia que devem utilizar e praticar apenas as habilidades verbais que são difíceis ou estão prejudicadas. Restringem-se as formas de comunicação que possam ser eficazes na comunicação plena, mas que não sejam verbais, incluindo gesticular, desenhar ou escrever.[167,214,215]

Maher et al.[215] compararam o PACE e o CILT no mesmo cronograma de intensidade e descobriram que ambos os grupos obtiveram melhora significativa; contudo, os métodos diferiam nos tipos de comportamentos de comunicação que melhoraram. Aqueles que receberam o CILT melhoraram o desempenho em medidas que examinam comportamentos verbais e aqueles que receberam o PACE melhoraram em comportamentos não verbais.

Alguns pesquisadores descreveram o uso da escrita[216] ou do desenho como um potencial meio de comunicação.[217-220] Outros desenvolveram abordagens interativas para o tratamento de afasia. Exemplos incluem a abordagem de *parceiros de comunicação* de Lyon,[217-219] um plano de tratamento concebido para melhorar a comunicação e o bem-estar no ambiente em que vivem a pessoa com afasia e o cuidador; a abordagem de *conversa apoiada* introduzida por Kagan e seus colegas,[221-225] em que os voluntários são treinados como parceiros de conversa para facilitar a conversa usando todas as modalidades disponíveis, revelando assim a competência do indivíduo e possibilitando uma interação comunicativa; e a abordagem do *modelo social da afasia* introduzido por Simmons-Mackie,[226-234] que incide sobre a satisfação das necessidades sociais e o incentivo a uma maior responsabilidade pela conversação por parte dos parceiros de comunicação. Os parceiros são treinados para facilitar a interação, modificando alguns de seus comportamentos de interação.

Se um indivíduo é incapaz de fazer-se entender e tem habilidades residuais de escrita e ortografia, aparelhos que usam o alfabeto podem fornecer um meio de comunicação (p. ex., um quadro com o alfabeto). Um livro de comunicação pode consistir em imagens ou palavras organizadas de acordo com temas (p. ex., alimentos, membro da família) em um caderno para fácil acesso. O mesmo tipo de material também foi adaptado para acesso computadorizado sob a forma de *tablets* (p. ex., iPad). Os microcomputadores são a base para uma abordagem que Seron et al.[235] consideraram eficaz no tratamento de pacientes com transtornos de escrita associados à afasia. Com a exposição continuada ao treinamento, observou-se uma melhora na precisão e no tempo de reconhecimento de palavras comumente usadas na leitura[236] e uma melhora na compreensão auditiva em um paciente com afasia que, quando acompanhado em um momento posterior, mostrou ganhos adicionais.[237,238] As pistas fonêmicas produzidas por computador foram eficazes em melhorar a nomeação em cinco pacientes com afasia de Broca.[239] Um sistema aumentativo foi desenvolvido para um paciente com afasia de Broca;[240] um programa de facilitação de recuperação de palavras foi desenvolvido para pessoas com afasia;[241] e Steele et al.[199] e Weinrich et al.[242] reproduziram e estenderam os achados de Gardner et al.[196] e Baker et al.,[243] treinando aqueles com afasia a usar uma versão computadorizada do sistema VIC.

O uso de telecomunicações, profissionais da saúde virtuais e tratamentos assistidos por computador podem levar a uma melhora na linguagem e na comunicação, especialmente quando utilizados como um complemento ao tratamento clínico. Os dados sugerem que esses tipos de terapias podem ser eficazes para pacientes em diversas fases de recuperação.[244-249]

Manejo do paciente com afasia

A triste realidade é que, uma vez que a afasia tenha se estabilizado, muito poucos pacientes recuperam a função de comunicação normal, com ou sem terapia fonoaudiológica. Por conseguinte, a reabilitação da afasia deve ser vista como um processo de manejo do paciente no sentido mais amplo do termo. Ou seja, a tarefa é principalmente ajudar o paciente e seus entes a se ajustarem às alterações e limitações impostas pela deficiência. O manejo eficaz da reabilitação da afasia requer a participação de várias áreas da saúde, incluindo a medicina, a psicologia, a fisioterapia, a terapia ocupacional, o serviço social, o aconselhamento vocacional e, mais essencial, a terapia para a afasia.

A utilização seletiva e discriminatória da terapia fonoaudiológica para estimular e apoiar o paciente ao longo das várias fases de recuperação é um instrumento de manejo eficaz.[87,250,251] Terapeutas com experiência em afasia reconhecem que, ao trabalhar com déficits afásicos, estão ao mesmo tempo lidando psicoterapeuticamente com uma personalidade em reajuste.[143] Portanto, a terapia fonoaudiológica atende a propósitos diferentes nos distintos momentos ao longo do percurso. Às vezes, ela possibilita que os pacientes "ganhem tempo", como Baretz e Stephenson[252] apropriadamente afirmaram. Ocasionalmente, surge a depressão após a terapia fonoaudiológica ter sido iniciada, refletindo a natureza de apoio e estímulo da relação terapêutica, em vez de uma melhora objetiva na recuperação da fala e da linguagem.[251]

A recuperação da afasia pode ser vista como um processo dinâmico, que consiste em uma série de fases como as fases de luto descritas por Kübler-Ross,[253] por meio das quais a maior parte dos pacientes evolui. Alguns, é claro, nunca emergem do estado de depressão grave.[254,255] Kübler-Ross[253] e outros autores sugeriram que os estágios pelos quais alguém com afasia passa – incluindo a negação, a raiva, a barganha e a aceitação – poderiam ser caracterizados como tentativas de superar um sentimento de perda.

Ao abordar diretamente os déficits linguísticos do paciente e canalizar a atenção e a energia em direção a objetivos construtivos, a terapia fonoaudiológica pode produzir uma redução significativa na depressão. As tarefas da terapia nesse exemplo atuam como um equivalente ao trabalho, que há muito foi reconhecido como um antídoto para a depressão.

Há uma grande tendência de superestimar a capacidade dos indivíduos com afasia de voltar ao trabalho, particularmente se os déficits verbais forem leves. Tentativas prematuras de voltar ao trabalho podem ter um impacto psicológico negativo. Os conselheiros de reabilitação profissionais estão mais bem equipados para explorar e avaliar o potencial ocupacional do paciente e realizar o longo e árduo processo de avaliar o desempenho no trabalho e os requisitos de emprego.

Os profissionais de reabilitação com experiência em afasia salientam a importância da família do paciente no processo de reabilitação. Algumas das reações potencialmente negativas da família incluem superproteção, hostilidade, raiva, expectativas irrealistas, excesso de zelo, falta de conhecimento das dimensões do transtorno e incapacidade de lidar com dificuldades práticas. A tendência aparentemente natural dos familiares de minimizar o prejuízo de comunicação do paciente, especialmente nos estágios iniciais de recuperação, requer compreensão e manejo habilidoso.[143]

A qualidade das relações pré-mórbidas geralmente tende a ser intensificada após um evento catastrófico; as relações que eram problemáticas poderiam se deteriorar ainda mais, ao passo que a ligação entre um casal afetuoso poderia se tornar ainda mais forte. A inversão de papéis, as mudanças nos níveis de dependência, e uma situação econômica modificada, muitas vezes consequências da incapacidade crônica, podem ter um impacto negativo importante sobre o paciente e sua família.[174]

Em um ambiente familiar positivo, os pacientes são encorajados a desenvolver rotinas diárias regulares tão próximas quanto possível dos padrões pré-mórbidos e são tratados como membros contribuintes da família. É preciso possibilitar que o paciente tenha alguma sensação de controle. Incluir o paciente no planejamento da reabilitação promove a restauração dos sentimentos de autoestima. A esse respeito, a ênfase na função em vez de na recuperação completa, ressaltando o sucesso em vez das falhas de desempenho, aumenta no paciente o senso de si mesmo. É essencial ouvir os pacientes, especialmente suas manifestações de perda. A comiseração muitas vezes é mais reconfortante do que declarações prognósticas otimistas.

Recursos frequentemente utilizados – como a terapia fonoaudiológica em grupo, os clubes de pacientes com acidente vascular encefálico e outros grupos sociais – podem ser instrumentos eficazes no manejo de alguns pacientes com afasia crônica. A National Aphasia Association (NAA) foi fundada nos Estados Unidos em 1987, seguindo o exemplo de organizações de defesa existentes estabelecidas na Finlândia (1971), Alemanha (1978), Reino Unido (1980) e Suécia (1981). A NAA fornece uma ampla variedade de informações educacionais e recursos apropriados para pacientes, familiares e profissionais em seu site (www.aphasia.org). O conhecimento de que não se está sozinho muitas vezes ajuda a reduzir a depressão e a solidão.[86,141]

A terapia em grupo com colegas também fornece um ambiente confortável em que os pacientes podem conhecer novos amigos e compartilhar sentimentos, embora nem todos os indivíduos com afasia a considerem benéfica. Um efeito positivo parece estar relacionado com o nível de compreensão, tempo desde o início e fatores de personalidade. Embora a terapia em grupo normalmente desempenhe um papel importante na reabilitação da afasia, deve-se notar que grande parte da sua eficácia depende da habilidade e da experiência do líder do grupo.[256,257]

A reabilitação da afasia permanece eclética e é adaptada especificamente ao paciente. O reconhecimento e a valorização da singularidade do indivíduo são fundamentais para essa filosofia terapêutica. Não há duas pessoas com afasia que sejam exatamente iguais quanto à doença, à personalidade, aos déficits linguísticos, às reações à doença catastrófica, à experiência de vida, aos valores espirituais ou uma série de outros fatores. A influência desses fatores tem peso e força diferentes nas distintas fases de recuperação, e ambos estão relacionados com os desfechos da recuperação.

Aqueles que lidam com a reabilitação de pacientes com afasia enfrentam muitos dilemas éticos e morais. Em muitos casos, uma das principais questões é resultado da necessidade de selecionar indivíduos que receberão tratamento. Os serviços de medicina de reabilitação não só são escassos em muitas situações como também não são considerados um direito ou um benefício. Os serviços normalmente são fornecidos seletivamente a indivíduos que, acredita-se, têm o potencial de se beneficiar. Por esse processo, assume-se que se sabe quem pode se beneficiar.[16,258-261] Muitas pessoas com experiência no manejo da reabilitação da afasia são da opinião de que todos devem receber um período de tratamento de teste para determinar a sua eligibilidade à continuidade no tratamento, e que as tentativas devem ser fornecidas em diferentes momentos do curso de recuperação. O estabelecimento de metas, o direito do paciente à autodeterminação e os critérios adequados para determinar a suspensão do tratamento também são questões éticas importantes.[143,261]

Transtornos da cognição-comunicação

Quando as regiões neurais responsáveis pelos processos cognitivos que apoiam a função comunicativa estão danificadas, pode ocorrer um amplo espectro de déficits. Muitas condições podem causar transtornos da cognição-comunicação, incluindo TCE, acidente vascular encefálico (especialmente o dano no hemisfério direito), demência, tumores cerebrais, envelhecimento, doença neurológica degenerativa, uso abusivo de álcool/drogas ilícitas e medicamentos. Os prejuízos na função executiva, incluindo as dificuldades de atenção e memória, podem interferir na capacidade da pessoa de transformar pensamentos e ideias em uma linguagem falada e/ou escrita.[262-265] A memória prejudicada também pode afetar a recuperação de palavras, a manutenção do assunto, a capacidade da pessoa de recordar e integrar as informações e a velocidade de processamento da informação. Além disso, a organização das informações, a interpretação das informações visuais, a dificuldade de raciocínio abstrato e a diminuição na orientação em relação à pessoa, o lugar e o tempo são sintomas comuns. Os prejuízos na produção da fala, incluindo a fluência reduzida e as características de prosódia da fala (ou seja, a frequência e ritmo da fala, a ênfase em palavras para indicar sentido e em sentenças para expressar variações de intenção ou significado), também são comuns.[266] Dada a natureza desses déficits, participar de situações sociais pode ser especialmente difícil.[267] As dificuldades podem afetar todos os modos de comunicação, incluindo a compreensão, a expressão verbal e não verbal, a leitura e a escrita. Esses prejuízos podem ser debilitantes e socialmente isoladores, pois prejudicam a capacidade de a pessoa estabelecer e manter relações com os outros.[268,269]

Os prejuízos em determinados aspectos da linguagem pragmática (ou seja, o uso da linguagem) e da comunicação não verbal (incluindo a dificuldade em iniciar, manter e encerrar conversas) podem resultar em dificuldades em manter um assunto e se revezar na fala; ser conciso;[270] compreender e expressar sentimentos por meio de expressões faciais; compreender os métodos não verbais de comunicação (ou seja, a gesticulação); manter o contato ocular; engajar-se em uma conversa ou produção narrativa que seja focada em si; interpretar e expressar emoções de maneira adequada; e diminuir a capacidade de compreender o humor.

Exame dos transtornos da cognição-comunicação

Muitos fatores, incluindo a heterogeneidade dos indivíduos, as limitações dos testes padronizados, as diferenças de desempenho em contextos estruturados *versus* não estruturados, e aspectos ambientais e pessoais, têm tornado o exame dos transtornos da cognição-comunicação uma área desafiadora que necessita de estudos mais aprofundados.[271,272] Não há uma bateria de testes padronizados para a identificação e mensuração dos transtornos da cognição-comunicação, e sua determinação depende inteiramente do conhecimento, da experiência e da perícia do examinador.

Tratamento dos transtornos da cognição-comunicação

As intervenções dependem do tipo e da gravidade do transtorno da cognição-comunicação e, normalmente, baseiam-se em uma combinação de abordagens comportamentais, metacognitivas e de aconselhamento. Os pacientes com transtornos da cognição-comunicação são especialmente desafiadores, uma vez que muitas vezes têm visão reduzida e/ou estão em negação.[269,273] A importância de fornecer tratamento fonoaudiológico utilizando uma abordagem de equipe tem sido destacada como um elemento fundamental no processo de reabilitação. Esses métodos colaborativos levam em conta a rede social de cada pessoa (p. ex., familiares, amigos, cuidadores e assim por diante).[263,264,274,275]

O tratamento de pacientes com transtornos da cognição-comunicação começa determinando-se quais fatores ambientais, se for o caso, podem ser modificados no sentido de proporcionar uma menor distração visual ou auditiva. Pode-se também tomar medidas para estabelecer uma rotina estruturada ou um cronograma diário. Esses esforços ajudam a reduzir as falhas de comunicação e a facilitar o sucesso na comunicação.[274,275] As fases posteriores da intervenção enfatizam a transição de habilidades adquiridas na terapia para uma variedade de atividades e contextos do dia a dia.[263] O Quadro 28.1 fornece várias estratégias sugeridas para melhorar a comunicação em pacientes com transtornos da cognição-comunicação.

Disartria

O termo **disartria** (às vezes chamado de *transtorno motor da fala*) refere-se a uma diminuição na produção da fala resultante de danos ao sistema nervoso central ou periférico, o que provoca fraqueza, paralisia ou descoordenação do sistema motor da fala. Alguns ou todos os componentes do sistema motor da fala (respiração, fonação, articulação, ressonância e métrica) podem estar comprometidos pelo dano neuronal. O tipo e o grau de disartria dependem da etiologia subjacente, do grau de neuropatologia, de outras incapacidades simultâneas e da resposta individual do

Quadro 28.1 Estratégias para melhorar a comunicação na presença de transtornos da cognição-comunicação

- Use materiais/auxílios visuais para ajudar a orientar a pessoa em relação ao tempo (p. ex., relógios e calendários)
- Quebre tarefas longas e complicadas em tarefas menores, que sejam mais fáceis de realizar
- Estabeleça contato visual para iniciar e manter conversas
- Ao dar instruções verbais, use sentenças simples e repetições, conforme necessário
- Acomode a presença de déficits no campo visual ajudando a pessoa a encontrar meios de compensação para a leitura e a escrita
- Avise delicadamente quando o assunto de uma conversa mudar prematuramente

paciente à condição. Não é incomum que a disartria coexista com a afasia em pacientes que experimentaram um acidente vascular encefálico ou um TCE. A gravidade da disartria pode variar desde a produção de sons consonantais ocasionalmente imprecisos até a fala completamente ininteligível pelo grau de comprometimento dos sistemas subjacentes. Quando os pacientes são completamente ininteligíveis como resultado de prejuízos graves ao sistema motor da fala, eles apresentam **anartria**.

A incidência de disartria na população de indivíduos com transtornos neurogênicos é de aproximadamente 46%, o que representa uma proporção significativa dos pacientes com transtornos da comunicação atendidos pelos serviços de saúde.[276] É difícil estimar a quantidade total de pessoas afetadas pela disartria, porque a condição resulta de uma grande variedade de etiologias (p. ex., doenças neurológicas progressivas, TCE e acidente vascular encefálico). Por exemplo, cerca de 1% da população com mais de 60 anos experimenta doença de Parkinson[277] e aproximadamente 89% das pessoas com doença de Parkinson desenvolvem um distúrbio motor da fala conforme a doença progride.[278]

A disartria geralmente exprime déficits ocorridos em múltiplos sistemas motores da fala, mas, às vezes, pode resultar de déficits ocorridos em um único sistema (p. ex., um prejuízo no movimento do palato mole que resulta em hipernasalidade). É notavelmente mais prevalente na paralisia cerebral, no TCE, no acidente vascular encefálico, nas doenças desmielinizantes (p. ex., esclerose múltipla), nas neoplasias e nas doenças neurodegenerativas progressivas, como a doença de Parkinson, a coreia de Huntington e a esclerose lateral amiotrófica.

Existem cinco tipos principais de disartria: *espástica, flácida, atáxica, hipocinética* e *hipercinética*. Quando dois ou mais tipos coexistem, o termo utilizado é *disartria mista*. A coexistência de deficiências físicas ocorre na maior parte dos pacientes que manifesta disartria.

Classificação e nomenclatura

A *disartria espástica* é caracterizada por articulação imprecisa, articulação lenta e laboriosa, hipernasalidade, voz tensa-estrangulada e tom monótono. As sílabas podem ter igualdade de ênfase e inflexão. Muitas vezes, há um controle reduzido da expiração, com inspirações superficiais e respirações lentas. A disartria espástica decorre de danos bilaterais ao sistema piramidal envolvendo os tratos corticobulbares (neurônios motores superiores). A doença pode causar fraqueza e paralisia da musculatura da língua e da face no lado oposto à lesão. Há uma alta incidência de disartria espástica entre aqueles com paralisia cerebral.[276]

A *disartria flácida* é caracterizada por articulação lenta/laboriosa, hipernasalidade e voz rouca e ofegante.

As frases podem ser curtas, a inspiração é superficial e o controle da expiração pode ser reduzido. Muitas vezes há uma redução na variação do tom e intensidade com inspirações audíveis. A maior parte dessas características desviantes da fala está relacionada com a fraqueza muscular e tônus muscular reduzido, que afetam a precisão da fala.

A *disartria atáxica* é caracterizada por transtornos na sincronização, no movimento, no intervalo, no controle e na coordenação dos músculos da fala e da respiração. A fala é imprecisa, lenta e irregular. Pode haver períodos intermitentes de inflexão explosiva, ênfase em sílabas e padrões de intensidade. Os fonemas podem ser prolongados; o tom e a intensidade são monótonos. As lesões que produzem disartria atáxica são bilaterais e generalizadas e envolvem os núcleos profundos da linha mediana e vias do cerebelo. Os pacientes com esclerose múltipla e TCE com lesão cerebelar muitas vezes manifestam disartria atáxica.

A *disartria hipocinética* é caracterizada pela precisão articulatória variável, fala em ritmo lento, voz áspera e rouca, pausas excessivamente numerosas e longas, sílabas prolongadas e fonação reduzida. Os pacientes com doença de Parkinson, síndromes somadas ao Parkinson ou sintomas parkinsonianos muitas vezes manifestam disartria hipocinética, geralmente causada por lesões na substância negra.

A *disartria hipercinética* é caracterizada pela precisão articulatória variável, aspereza vocal, sons e intervalos entre as palavras prolongados, tom monótono e sonoridade. É manifestada por pacientes com doença de Huntington e causada por lesões nos gânglios da base e/ou suas projeções extrapiramidais.

Tratamento da disartria

O tratamento da disartria deve ser concebido individualmente levando em consideração o perfil da disfunção, assim como a variabilidade dos seus efeitos debilitantes. O desempenho nos componentes do sistema motor da fala não necessariamente resulta em mudanças nos efeitos incapacitantes da disartria, ou seja, na inteligibilidade ou compreensibilidade da fala.[258,279] Os objetivos que se relacionam com o nível de incapacidade em vez de com a fala normal geralmente são mais realistas porque não se concentram na normalidade (que via de regra é um objetivo inatingível) nem na melhora no desempenho de um único componente do sistema motor da fala que, no quadro geral, pode não ser funcionalmente importante.

A iniciativa da ANCDS para desenvolver diretrizes práticas baseadas em evidências para os transtornos neurogênicos da comunicação[170,171] resultou em metanálises da eficácia e efetividade relatadas por 51 estudos publicados entre 1966 e 2004.[280] O foco do tratamento da disartria às vezes é baseado em uma abordagem que enfatiza as habilidades compensatórias. Essas técnicas tendem a encorajar o paciente a minimizar a incapacidade, em geral, por meio de estratégias que podem, na verdade, se afastar do normal (ou seja, desacelerar o ritmo de produção da fala para aumentar a inteligibilidade da produção de consoantes).

Além disso, o objetivo global do tratamento para a disartria é melhorar a eficácia comunicativa, que pode estar negativamente afetada se o falante estiver em um lugar barulhento. Os pacientes e parceiros de comunicação devem ser treinados a buscar as situações mais ideais para as interações de comunicação. Um tipo de abordagem consiste em focar em um dos subsistemas de produção da fala, como a função velofaríngea.[281] Outros tipos incluem uma abordagem que resulte em uma propagação de efeitos e é centrada em melhorar a coordenação dos subsistemas de respiração, fonação, articulação e ressonância.[282] Foram investigadas, ainda, a sonoridade, a velocidade da fala e os recursos prosódicos da fala (ou seja, ênfase, entonação, velocidade e ritmo da fala) quanto à sua eficácia no tratamento de disartria.

Aumentar a sonoridade da fala é um alvo comum no tratamento de alguns tipos de disartria, especialmente a doença de Parkinson. A maior parte dos estudos que se concentra na sonoridade examinou a eficácia em curto e longo prazo do programa Lee Silverman Voice Therapy (LSVT®/LOUD) para indivíduos com disartria decorrente da doença de Parkinson. O tratamento prestado é intensivo e focado em exercícios com grande esforço da fala e da voz para aumentar a sonoridade, bem como um reajuste na percepção do paciente de seus próprios níveis de sonoridade ao falar.[283,284] Relata-se que o exercício físico estimula a produção de dopamina, reduzindo, assim, a manifestação dos sintomas.[285] O programa é baseado nos vários princípios da fisiologia do exercício propostos que impulsionam mudanças na neuroplasticidade, incluindo a prática intensiva, a complexidade do movimento, a relevância emocional das tarefas, o momento do tratamento (ou seja, quanto mais precoce melhor) e o exercício contínuo/diário para retardar a progressão da doença.[284] Estudos que examinaram esse método de tratamento também relataram uma melhora na deglutição, na articulação e na expressão facial[286-289] e demonstraram o seu sucesso em indivíduos com disartria decorrente do acidente vascular encefálico, TCE,[291] esclerose múltipla,[292] paralisia cerebral[293] e síndrome de Down.[294]

Além de se concentrar em melhorar a sonoridade, utilizam-se diversas estratégias para manipular a velocidade da fala. Os falantes tendem a ser mais inteligíveis quando falam mais lentamente.[295] A revisão da ANCDS dos estudos que investigaram a eficácia de técnicas de controle da velocidade concluiu que elas são dependentes do tipo e da gravidade da disartria e das estratégias de intervenção específicas empregadas. Ainda é necessário um estudo mais aprofundado para delinear a eligibilidade de um indivíduo a esse tipo de técnica, bem como qual pode ser a transição para o ambiente de comunicação natural.[280]

Um terceiro foco do tratamento para a disartria é a melhora nos aspectos prosódicos da fala (ou seja, padrões de ênfase em palavras e sentenças, entoação para expressar significado e interações na frequência-ritmo). Implementou-se uma variedade de estratégias que englobam a prosódia, incluindo aquelas que utilizam *biofeedback* e orientações comportamentais. Poucas conclusões podem ser tiradas sobre a eficácia do treinamento da prosódia em razão da pequena quantidade de testes e da ampla variação nas características dos indivíduos e das técnicas utilizadas.[280]

Um número limitado de estudos também relatou desfechos de tratamento focados em fornecer às pessoas *feedback* sobre a clareza da fala ou instruir as pessoas com disartria a usar uma "fala clara". Uma metanálise de pesquisas nessa área relata a falta de evidências sustentando a eficácia dessa abordagem.[280]

Muitas pessoas com prejuízos motores na fala têm sido capazes de elevar sua eficácia comunicativa por meio de auxiliares de comunicação aumentativos e alternativos (ACA). Auxiliares de baixa tecnologia, que requerem apenas baterias e eletricidade, incluem dispositivos como telefones e livros de comunicação. Os auxiliares de alta tecnologia abrangem os computadores especialmente adaptados e os sistemas de comutação, bem como programas de geração de fala disponíveis em dispositivos móveis, como *laptop* ou *tablets* e diversos *smartphones*.

As recomendações da ACA para pessoas com disartria dependem da gravidade do distúrbio de comunicação e do curso de doença projetado. Essas recomendações devem ser cuidadosamente selecionadas e gerenciadas pelo fonoaudiólogo.

Apraxia da fala

Alguns pacientes com afasia não fluente (de Broca) apresentam dificuldade articulatória caracterizada por erros no som da fala, velocidade lenta da fala, transições lentas entre os sons, as sílabas e as palavras, e prosódia prejudicada na ausência de prejuízo na força ou coordenação do sistema motor da fala.[296-299] Esse perfil de dificuldade para falar é chamado de *apraxia da fala* (ADF) (ou *dispraxia da fala*, *apraxia verbal*, *disartria cortical* ou *desintegração fonética*). Comportamentos adicionais que podem estar presentes em pessoas com ADF incluem dificuldade em iniciar a fala, esforço articulatório, períodos de produção da fala livres de erros e uma maior quantidade de erros na produção da fala, como o aumento no comprimento do enunciado. Essas características podem ser tão graves que mal se pode entender o que o paciente fala, mas parecem ser independentes da dificuldade no processamento da linguagem. Ao contrário de falantes disártricos, os indivíduos com ADF geralmente não têm déficits em realizar movimentos da musculatura oral não relacionados com a fala. A possível independência desse déficit no distúrbio da linguagem da afasia de Broca permanece controversa.

O distúrbio da articulação, chamado de ADF, raramente, ou nunca, se manifesta na ausência de uma afasia de Broca coexistente, mesmo que leve. O componente de dispraxia da fala desse distúrbio de comunicação multifacetado parece ser especialmente favorável em guiar a intervenção terapêutica, utilizando abordagens adaptadas principalmente a partir de técnicas de terapia de articulação tradicionais, incluindo o ensino da ênfase e da entonação. Essas abordagens, destinadas a melhorar a precisão do posicionamento fonético, normalmente dependem da imitação, da ênfase e da moldagem gradual dos sons atualmente disponíveis para o paciente até que se aproximem de um som desejado, que então é exercitado por meio de pistas cinestésicas, visuais e auditivas. Em geral, os estímulos utilizados como base para esses exercícios são selecionados em uma ordem de dificuldade presumida, começando com a imitação não oral, seguida de sons, palavras, frases e, por fim, enunciados.

Tratamento da apraxia da fala

Em uma tentativa de sintetizar e avaliar as evidências disponíveis na literatura, a ANCDS resumiu e avaliou 59 estudos. As abordagens mais comumente utilizadas são chamadas de *cinemáticas articulatórias*. Essas técnicas têm como objetivo melhorar os movimentos articulatórios: a modelagem, a imitação, a repetição, a moldagem, a articulografia eletromagnética e a colocação de pistas multimodais e articulatórias.[299-308]

A *estimulação integral*, um método originalmente introduzido por Milisen,[309] é uma técnica cinemática articulatória comumente utilizada que envolve a imitação e enfatiza a importância de ajudar o paciente a concentrar a sua atenção em modelos auditivos e visuais da fala. Rosenbek et al.[302] desenvolveram um *continuum* de oito passos baseados nessa abordagem que empregam uma hierarquia de pistas em que o intervalo entre o estímulo fornecido pelo profissional de saúde e a resposta produzida pelo paciente é variado.[302]

A *terapia de produção do som*, um programa de cinco passos baseado no *continuum* de oito passos de Rosenbek et al.,[302] incorpora princípios da aprendizagem motora, como a prática repetida e o *feedback* verbal. Trata-se de uma abordagem que tem sido sistematicamente investigada, mais do que qualquer outro tratamento para a ADF.[308,310-312]

A *espectrografia visual* e o *feedback verbal* utilizam diferentes modalidades sensoriais para facilitar a produção da fala.[304,306,307,313,314] Investigou-se o efeito da frequência e do momento em que o *feedback* é fornecido e verificou-se que são importantes no tratamento da ADF.[306,315]

Empregam-se *estratégias de velocidade e ritmo* para melhorar a precisão do som da fala, controlando os padrões de velocidade da fala e ênfase em palavras e sentenças.[316] Os dispositivos externos – como pulsos ou programas produzidos por computador, metrônomos, placas de estimulação e percussão do dedo – são utilizados para manipular a velocidade da fala.[317-323]

Um estudo de um paciente com afasia de Broca que recebeu terapia fonoaudiológica por 10 anos confirmou a natureza de longo prazo da recuperação da produção fonêmica em pacientes com apraxia verbal. Os erros que prevaleceram no primeiro ano pós-acidente vascular encefálico foram comparados ao desempenho em 10 anos. As características do local e da forma de produção tinham melhorado; embora os erros de vocalização e adição (a adição de sons) tenham persistido, os erros de omissão (a omissão de sons) foram praticamente eliminados.[324]

Frequentemente, recomendam-se abordagens alternativas de assistência à comunicação para pessoas com ADF. Na maior parte dos casos, sugere-se o uso de várias modalidades de comunicação – como a escrita, o desenho, a gesticulação e o uso de sinais – como uma técnica facilitadora para melhorar ou substituir a fala prejudicada.[325-328]

A *facilitação intersistêmica* ou as *abordagens de reorganização* usam sistemas intactos ou pontos fortes ou habilidades preservadas do paciente para facilitar e melhorar a produção da fala precisa.[329] Essas abordagens empregam e combinam estratégias que podem ser incluídas em mais de uma categoria, como gestos icônicos ou rítmicos, a estimulação vibrotátil, a imitação, a modelagem e a ACA.[330-333]

Disfagia

O processo de deglutição é composto por uma série de complexos eventos neuromusculares. A deglutição normal exige que um indivíduo seja capaz de mover alimentos ou líquidos da boca (*fase oral da deglutição*) até a faringe (*fase faríngea da deglutição*) e então ao esôfago. Na fase oral da deglutição, a comida é coletada na cavidade oral em uma massa única, ou bolo, que é então impelido à faringe e levado sob pressão ao esôfago. Durante a fase oral da deglutição, o bolo é primeiro mantido entre a língua e o palato e, em seguida, propelido pela língua da parte da frente para a parte de trás da cavidade oral. O bolo se move sobre a parte de trás da língua até a faringe, provocando a deglutição faríngea e os eventos neuromusculares que o impulsionam ao esôfago. O fechamento velofaríngeo, o movimento posterior da base da língua, a contração faríngea, a elevação e o fechamento da laringe e a abertura superior do esôfago ocorrem de modo a possibilitar a passagem do bolo para o esôfago. A proteção das vias respiratórias envolve o fechamento da entrada da via aérea e das vias respiratórias. As pregas vocais se fecham e a epiglote se move para baixo para evitar a entrada de alimentos na traqueia durante esse processo.

A **disfagia** é definida como uma condição em que um indivíduo teve uma interrupção na função de alimentação ou na manutenção da nutrição e hidratação.[334] Muitos pacientes com transtornos neurogênicos da comunicação também apresentam déficits na deglutição (disfagia). De 25-50% dos indivíduos que experimentam um acidente vascular encefálico podem ter déficits de deglutição variando de leve a grave.[176,335-342] Em alguns casos, a disfagia está presente apenas na fase aguda, com rápida recuperação da função de deglutição ocorrendo nas três primeiras semanas após o acidente vascular encefálico.[343] Os déficits de deglutição em pacientes pós-acidente vascular encefálico muitas vezes decorrem de uma combinação de fraqueza e descoordenação da musculatura oral, faríngea e laríngea, resultando em propulsão ineficiente do bolo alimentar ou líquido pela cavidade oral, a faringe e o esôfago. O atraso no desencadeamento da deglutição é comum após um acidente vascular encefálico.[334] O tempo de trânsito oral ou faríngeo pode ser lento. A redução na elevação ou fechamento da laringe pode resultar em material sendo erroneamente direcionado à via respiratória (aspiração). A disfagia também está frequentemente presente em pacientes com doença de Parkinson,[344] doença de Huntington,[345] distonia e discinesia,[346,347] esclerose lateral amiotrófica,[348] esclerose múltipla,[349] neoplasia,[350] demência,[351] doença de Alzheimer[352] e outras condições neurológicas degenerativas, assim como na paralisia cerebral.[353] Além disso, a disfagia geralmente está presente no TCE.[354]

O exame da disfagia geralmente começa na beira do leito e é seguido por técnicas instrumentais mais objetivas em caso de suspeita de distúrbio na fase faríngea da deglutição. A técnica instrumental mais frequentemente utilizada para visualizar a fisiologia da deglutição em um exame da disfagia é a esofagografia modificada, pois ela fornece uma visão radiográfica de toda a deglutição orofaríngea, incluindo o movimento estrutural e fluxo do bolo. Pode-se identificar precisamente os transtornos fisiológicos da deglutição. Além disso, é possível examinar os efeitos das estratégias terapêuticas sobre a fisiologia, segurança e eficiência da deglutição. Outro procedimento de exame útil é a videoendoscopia. Na maior parte das instituições, a avaliação da deglutição é realizada pelo fonoaudiólogo.[343]

Tratamento da disfagia

O tratamento da disfagia é projetado de modo a melhorar a eficiência da deglutição para fins nutricionais e aumentar a segurança da deglutição. Isso pode ser conseguido por meio de estratégias de compensação e/ou técnicas concebidas para alterar a fisiologia da deglutição e reduzir o risco de aspiração. As estratégias compensatórias incluem alterações posturais que afetam a maneira como o alimento passa pela boca e a faringe, o manejo dietético e o ato de colocar a comida na boca na melhor posição possível. Também podem ser introduzidas técnicas posturais para reduzir a possibilidade de aspiração.[338,355] Utilizam-se exercícios específicos (e manobras) para aumentar a coordenação, a amplitude de movimento, a força e os *inputs* sensoriais aos músculos e estruturas envolvidas nas fases oral e faríngea da deglutição. Esses exercícios são projetados para melhorar a iniciação do movimento da língua, a propulsão lingual, a elevação laríngea, o fechamento e a aproximação da base da língua com a parede posterior da faringe.[356-359]

O fisioterapeuta pode desempenhar um papel importante no posicionamento do paciente de modo a otimizar a deglutição e fornecer um tratamento para reduzir a espasticidade muscular, melhorar a força e a coordenação muscular, e evitar que padrões de reflexos primitivos interfiram na deglutição.[360-364] O Quadro 28.2 fornece uma visão geral das implicações para o fisioterapeuta durante o tratamento de pacientes com transtornos da comunicação. A Tabela 28.3 apresenta recursos da internet para pacientes, familiares e cuidadores.

Quadro 28.2 Transtornos da comunicação: implicações para o fisioterapeuta

- O fisioterapeuta muitas vezes trabalha em ambientes em que ele pode ser o primeiro a tomar conhecimento do distúrbio de comunicação de um paciente. Nessas situações, deve-se fazer um encaminhamento ao fonoaudiólogo para avaliação. O fisioterapeuta pode contribuir para a melhora na comunicação do paciente de duas maneiras importantes: fornecendo suporte fisiológico para as funções da fala, e estimulando e facilitando a comunicação por meio de uma interação bem-sucedida e satisfatória com o paciente. Em ambos os casos, o fisioterapeuta trabalhará estreitamente com o fonoaudiólogo para garantir que seus objetivos e intervenções de tratamento sejam compatíveis.
- A prestação de apoio fisiológico às funções da fala é especialmente relevante para o paciente com doenças do sistema motor-oral (p. ex., disartria). O fisioterapeuta explorará a influência do apoio fisiológico sobre a fala do paciente para determinar um plano de cuidados abrangente. Uma postura adequada, por exemplo, pode ajudar a inibir os reflexos que podem desencadear movimentos primitivos. Quando o fluxo excessivo de movimentos influencia a função da fala de um paciente, pode-se indicar o uso de técnicas de estabilização.
- O controle da respiração é essencial para melhorar a vocalização e o fraseado da fala. Os músculos da respiração podem ser fortalecidos, juntamente com exercícios destinados a aumentar o controle da cabeça, a estabilidade e o equilíbrio sentado. A postura e o contato ocular corretos aumentam a possibilidade de que a fala seja audível e clara.
- Quando é prescrita uma placa de comunicação ao paciente, o fisioterapeuta contribui determinando o equilíbrio sentado e a tolerância, o controle motor de membros superiores e o melhor método para responder (p. ex., apontando) do paciente.
- Exercícios de fortalecimento para aumentar a fala e a amplitude de movimento da língua, dos lábios e da musculatura facial geral e para melhorar a coordenação do sistema motor-oral também aumentam a probabilidade de fala inteligível e ajudam o paciente com disartria e disfagia. Estratégias para melhorar o controle postural são especialmente importantes para o paciente com disfagia, que necessita de programas de tratamento individualizados destinados a facilitar a deglutição e prevenir a aspiração.
- A comunicação é uma atividade social e o ambiente de atendimento fisioterapêutico é um contexto natural para a interação social. O ambiente pode ser apoiador ao fornecer uma atmosfera que seja propícia à conversa e que possibilite ao paciente se envolver em uma interação verbal bem-sucedida.
- Os pacientes com comprometimento neurológico muitas vezes têm dificuldade para processar informações em um ambiente perturbador. Ruído excessivo, vozes concorrentes e a presença de outros estímulos podem tornar a comunicação particularmente difícil. Quando possível, o fisioterapeuta deve se esforçar para trabalhar com pacientes com deficiência na comunicação em um ambiente fechado, que seja livre de distrações. Os pacientes com transtornos de comunicação têm um melhor desempenho quando são posicionados de maneira que a comunicação face a face seja possível, incluindo a visualização de gestos e expressões faciais. Por essa razão, o ambiente deve ter iluminação suficiente.
- Os pacientes que apresentam transtornos neurogênicos da fala-linguagem, especialmente aqueles com afasia, representam um desafio considerável para uma comunicação eficaz. A natureza individualizada de cada manifestação da afasia exige uma estreita relação de trabalho com o fonoaudiólogo. Isso garantirá que sejam utilizadas as estratégias de comunicação mais eficazes com cada paciente específico.
- Uma das maiores dificuldades em atender às necessidades de pacientes com afasia adquirida tem a ver com determinar e responder ao nível de compreensão auditiva do paciente. Praticamente todos os pacientes com afasia têm algum grau de dificuldade em compreender a linguagem falada. O fisioterapeuta precisa se tornar hábil em reconhecer e enfrentar os déficits de compreensão auditiva, porque eles podem ser um grande impedimento ao sucesso da reabilitação.

(continua)

Quadro 28.2 Transtornos da comunicação: implicações para o fisioterapeuta *(continuação)*

- Os equívocos em relação ao nível de compreensão auditiva de um paciente com afasia podem variar do pressuposto de que um paciente entende tudo à assunção de que o paciente não compreende nada e deve ser excluído da conversa. Um princípio orientador para se ter em mente é que a compreensão auditiva pode variar muito dependendo do contexto e da complexidade da tarefa em questão. Alternar assuntos rapidamente, falar muito velozmente, a presença de ruídos de fundo, falar enquanto o paciente está envolvido na atividade física e conversar com mais de uma pessoa ao mesmo tempo pode impedir a capacidade do indivíduo de processar a informação auditiva. As sentenças devem ser curtas e concisas e o paciente deve ter tempo suficiente para processar a informação e formular uma resposta. Perguntas abertas que exigem respostas elaboradas, como "Conte-me sobre suas férias" ou "O que você acha sobre as últimas notícias?", geralmente são difíceis de responder para os pacientes com afasia. É melhor realizar perguntas que possam ser respondidas com "sim", "não", ou outra palavra. Pistas físicas para a compreensão – como gestos, expressão facial e inflexão da voz – podem facilitar e melhorar a compreensão do paciente. É importante que o fisioterapeuta saiba que os pacientes com afasia muitas vezes acham mais fácil responder a comandos envolvendo o corpo todo ou comandos axiais ("levante-se", "sente-se") do que a comandos distais ("aponte", "escolha").
- Pode ser tentador tentar remediar a situação de comunicação trabalhosa "falando baixo" para um paciente com afasia, como se falasse com uma criança, ou levantar a voz, como se estivesse falando com alguém com deficiência auditiva. A melhor estratégia é falar um pouco mais devagar, usando uma linguagem não muito complexa, e ser consistente ao dar instruções. Isso pode ser particularmente importante no contexto da fisioterapia, em que os comandos verbais são um elemento fundamental na interação paciente-fisioterapeuta. Às vezes, pode ser necessário repetir uma sentença para ser entendido.
- Os membros da equipe de reabilitação quase universalmente superestimam o grau em que uma pessoa com afasia entende a linguagem falada. Quando possível, o fisioterapeuta deve consultar o fonoaudiólogo para obter uma indicação da compreensão auditiva preservada do paciente. Pode ser necessário reformular perguntas e suplementar com a linguagem corporal para assegurar a compreensão.
- O uso de pistas visuais associadas, como gestos e expressões faciais, pode ser extremamente útil para alguns pacientes. Outros podem compreender melhor se uma mensagem for suplementada por pistas escritas. Às vezes, pode-se ajudar fazendo perguntas que podem ser respondidas com sim ou não, no formato de "20 perguntas". Quando alguém com afasia tem problemas com a expressão verbal, geralmente é útil dar tempo extra para o paciente falar. Se o paciente tornar-se visivelmente frustrado, é desejável manter a calma e sugerir a ele que aguarde e tente novamente mais tarde.
- Durante as intervenções fisioterapêuticas, os pacientes com afasia podem ser incentivados a produzir uma fala repetitiva utilizando uma única palavra que coincida com os movimentos físicos como uma maneira de proporcionar a prática da fala suplementar. Exemplos dessa estratégia incluem atividades como a contagem de movimentos em séries de 1 a 10 e o uso de palavras como *para cima, para baixo, para a esquerda* e *para a direita* durante a execução de movimentos físicos. O fisioterapeuta, no entanto, deve permanecer sempre sensível à possibilidade de fazer exigências à fala que estejam além do nível de habilidade comunicativa preservado de um paciente.

Tabela 28.3 Recursos da internet para pacientes com transtornos da fala e da linguagem, familiares e cuidadores

Organização	Site
The American Speech-Language-Hearing Association (ASHA)	www.asha.org
The Academy for Neurologic Communication Disorders and Sciences (ANCDS)	www.ancds.org
National Aphasia Association (NAA)	www.aphasia.org

Resumo

Desde a Segunda Guerra Mundial, os fonoaudiólogos têm desempenhado um papel importante na equipe de reabilitação que atua no tratamento de pacientes com transtornos neurogênicos da fala-linguagem, especialmente a afasia e a disartria. Para o fisioterapeuta, uma compreensão dos comportamentos de comunicação normais e patológicos pode não só tornar mais interessante o trabalho com essa população de pacientes como também melhorar a qualidade do tratamento proporcionado a eles.

A comunicação usando a fala é um comportamento complexo, específico da espécie, que consiste na interação coordenada de habilidades cognitivas, motoras, sensoriais, psicológicas e sociais. Os transtornos neurogênicos da fala e da linguagem, especificamente a afasia e a disartria, dominam a população de pacientes com transtornos da comunicação no ambiente de reabilitação. Vistos como um grupo, os pacientes com transtornos neurogênicos da comunicação compreendem um segmento com prejuízos relativamente graves da população com deficiência.

O impacto dos transtornos neurogênicos da fala-linguagem sobre o indivíduo, familiares, vida em comunidade e opções ocupacionais torna esses transtornos especialmente desafiadores. A estreita relação entre as características verbais do próprio indivíduo com sua personalidade e identidade pode fazer com que até mesmo o mais leve transtorno neurogênico da comunicação afete o domínio psicossocial. As pesquisas atuais investigam a interação entre as variáveis linguísticas, cognitivas e psicossociais e sua influência sobre o desfecho da recuperação e reabilitação.

QUESTÕES PARA REVISÃO

1. Defina *afasia*.
2. Descreva as diferenças que distinguem as síndromes afásicas fluentes das não fluentes.
3. Discuta os componentes de um teste de linguagem abrangente projetado para mensurar o prejuízo afásico.
4. Descreva alguns fatores essenciais que influenciam na recuperação da afasia.
5. Descreva as sequelas psicológicas que podem ter um efeito negativo sobre o desfecho da reabilitação na afasia.
6. Liste as várias causas das deficiências na cognição-comunicação.
7. Defina *disartria*.
8. Que condições neurológicas geralmente estão associadas à disfagia?
9. Descreva os sistemas de comunicação aumentativa e algumas técnicas/dispositivos específicos que podem melhorar o tratamento da afasia.
10. Como o fisioterapeuta pode contribuir para o apoio fisiológico à fala?

ESTUDO DE CASO

O paciente é um homem de 62 anos que dá aulas para o ensino médio. Ele apresenta uma hemiplegia à direita e dificuldades de comunicação resultantes de um acidente vascular encefálico hemorrágico que ocorreu há 8 meses. Neste momento, exceto para se vestir, ele é independente nas atividades básicas de vida diária (ABVD) e deambula com uma bengala.

Um mês após o acidente vascular encefálico, o paciente estava limitado a respostas de sim ou não e tinha um vocabulário que variava de 30 a 50 substantivos e verbos, bem como cumprimentos diários (oi, tchau). No curso de uma interação comunicativa, ele muitas vezes recorria a escrever uma letra ou palavra ou gesticulava para ajudar em seus esforços de comunicação. Ele parecia compreender a maior parte do que era dito, especialmente quando o assunto era familiar. O paciente passou por reabilitação durante a fase aguda pós-acidente vascular encefálico, enquanto hospitalizado, e recebeu 20 sessões de atendimento fonoaudiológico ambulatorialmente.

Aos 8 meses pós-acidente vascular encefálico, o distúrbio de comunicação do paciente é marcado por uma produção lenta e hesitante de declarações de uma ou duas palavras; fala automática facilmente produzida (ou seja, cumprimentos diários); dificuldade em expressar informações complexas; articulação desajeitada e difícil, o que provoca uma imprecisão articulatória ocasional; escrita comprometida; e alguma dificuldade de leitura de material longo ou complexo. Embora a maior parte de seu vocabulário falado consista em substantivos e verbos, os advérbios e adjetivos são agora usados com maior frequência. Há uma persistente falta de conjunções, artigos e preposições na fala, o que faz com que ele tenha uma gramática prejudicada. O paciente não tem dificuldade aparente de compreensão da linguagem falada, exceto quando ela é rápida, complexa e/ou não familiar.

Tanto o paciente quanto o seu cuidador relatam que a frequência de interações sociais em sua vida atual foi drasticamente reduzida. Ele continua vendo os familiares próximos regularmente, mas raramente se encontra com amigos ou companheiros de trabalho. A família relata que ele se sente frustrado e deprimido com isso, e que se sente isolado da comunidade na maior parte do tempo. Ele também cita que tem havido um aumento gradual, mas perceptível, em seu vocabulário falado, capacidade de escrever e habilidade de leitura. Ele recentemente se juntou a um grupo local de pacientes que passaram por um acidente vascular encefálico, em que ele espera conhecer outras pessoas com dificuldades de comunicação semelhantes.

QUESTÕES PARA ORIENTAÇÃO

1. Uma reunião da equipe de reabilitação está agendada para o dia seguinte ao que você assumiu os cuidados com esse paciente. Que tipos de informações você solicitaria ao fonoaudiólogo?

2. Que estratégias de comunicação geralmente são úteis para pacientes que experimentaram um acidente vascular encefálico?
3. Que abordagem você poderia usar se o paciente se sentisse frustrado ao tentar se expressar durante o tratamento fisioterapêutico?
4. Como fisioterapeuta, o que você pode fazer para diminuir a sensação de isolamento do paciente e melhorar o seu bem-estar emocional?
5. De que maneira as sessões de fisioterapia servem para reforçar o comportamento de comunicação?

REFERÊNCIAS BIBLIOGRÁFICAS

1. Ruben, RJ: Redefining the survival of the fittest: Communication disorders in the 21st century. Laryngoscope 110:241, 2000.
2. National Institutes of Health: National Institute on Deafness and Other Communication Disorders: Statistics and Epidemiology—Statistics on Voice, Speech, and Language. Retrieved January 3, 2011, from www.nidcd.nih.gov/health/statistics/vsl.asp.
3. Parrish, C, et al: Assessment of cognitive-communicative disorders of mild traumatic brain injury sustained in combat. Perspect Neurophysiol Neurogenic Speech Lang Disord 19:47, 2009.
4. Ylvisaker, M, Turkstra, LS, and Coelho, C: Behavioral and social interventions for individuals with traumatic brain injury: A summary of the research with clinical implications. Semin Speech Lang 26(4):256, 2005.
5. Coelho, CA: Discourse production deficits following traumatic brain injury: A critical review of the recent literature. Aphasiology 9:409, 1995.
6. Coelho, CA: Story narratives of adults with closed head injury and non–brain-injured adults: Influence of socioeconomic status, elicitation task, and executive functioning. J Speech Lang Hear Res 45:1232, 2002.
7. Ellis, C, Dismuke, C, and Edwards, K: Longitudinal trends in aphasia in the US. NeuroRehabilitation 27:4, 2010.
8. National Institute on Deafness and Other Communication Disorders (NIDCD): National Strategic Research Plan for Hearing and Hearing Impairments. NIDCD, Bethesda, MD, 1996.
9. Adams, PF, Hendershot, GE, and Marano, MA: Current estimates from the National Health Interview Survey, 1996. Centers for Disease Control and Prevention/National Center for Health Statistics. Vital Health Stat 200:1, 1999.
10. Cohen, N, Waltzman, S, and Fisher, S: A prospective, randomized study of cochlear implants. N Engl J Med 328:233–237, 1993.
11. American Speech-Language-Hearing Association (ASHA): Highlights and Trends: ASHA Counts for Year End 2010. Rockville, MD, 2010. Retrieved August 2, 2011, from www.asha.org/uploaded-Files/2010-Member-Counts.pdf#search=%22ASHA%22.
12. World Health Organization (WHO): ICIDH-2: International Classification of Impairment, Disabilities and Handicap. WHO, Geneva, Switzerland, 1980.
13. World Health Organization (WHO): International Classification of Functioning, Disability and Health. WHO, Geneva, Switzerland, 2009. Retrieved March 9, 2011, from www.who.int/classification/icf.
14. Galgano, J, and Froud, K: Evidence of the voice-related cortical potential: An electroencephalographic study. NeuroImage 44(1):175, 2009.
15. United States Census Bureau: U.S. Interim Projections by Age, Sex, Race and Hispanic Origin: 2000–2050. 2004. Retrieved June 9, 2011, from www.census.gov/ipc/www/usinterimproj/.
16. National Institutes of Health (NIH): Aphasia: Hope through Research. NIH Publication No. 80-391. NIH, Bethesda, MD, 1979.
17. National Institute on Deafness and Other Communication Disorders: NIDCD Fact Sheet: Aphasia. NIH Publication No. 97-4257. Bethesda, MD, 1997.
18. Brust, JC, et al: Aphasia in acute stroke. Stroke 7:167, 1976.
19. Ellis, C, Dismuke, C, and Edwards, K: Longitudinal trends in aphasia in the US. NeuroRehabilitation 27(4):327, 2010.
20. Cummings, JL, et al: Aphasia in dementia of the Alzheimer type. Neurology 35:394, 1985.
21. Hillis, A: New techniques for identifying the neural substrates of language and language impairments. Aphasiology 16(9):855, 2002.
22. Price, CJ, and Crinion, J: The latest on functional imaging studies of aphasic stroke. Curr Opin Neurol 18:429, 2005.
23. Goodglass, H, et al: The Assessment of Aphasia and Related Disorders, ed 3. Lippincott Williams & Wilkins, Philadelphia, 2001.
24. Damasio, A: Signs of aphasia. In Sarno, MT (ed): Acquired Aphasia, ed 3. Academic Press, New York, 1998, p 25.
25. Sarno, MT: A survey of 100 aphasic Medicare patients in a speech pathology program. J Am Geriatr Soc 18:471, 1970.
26. Prins, R, et al: Recovery from aphasia: Spontaneous speech versus language comprehension. Brain Lang 6:192, 1978.
27. Avila, L, et al: Language and focal brain lesion in childhood. J Child Neurol 25(7):829, 2010.
28. Cranberg, LD, et al: Acquired aphasia in childhood: Clinical and CT investigations. Neurology 37:1165, 1987.
29. van Dongen, HR, et al: Clinical evaluation of conversational speech fluency in the acute phase of acquired childhood aphasia: Does a fluency/nonfluency dichotomy exist? J Child Neurol 16:345, 2001.
30. Rapin, I: Acquired aphasia in children. J Child Neurol 10:267–270, 1995.
31. Levin H, et al: Linguistic recovery in aphasia after closed head injury. Brain Lang 12:360, 1981.
32. Mesulam, MM: Slowly progressive aphasia without generalized dementia. Ann Neurol 11:592, 1982.
33. Kempler, D, et al: Slowly progressive aphasia: Three cases with language, memory, CT and PET data. J Neurol Neurosurg Psychiatry 53:987, 1990.
34. Rogers, MA, and Alarcon, NB: Characteristics and management of primary progressive aphasia. Neurophysiol Neurogenic Speech Language Disord Newsl 9:12, 1999.
35. Mesulam, MM, et al: The core and halo of primary progressive aphasia and semantic dementia. Ann Neurol 54:S11, 2003.
36. Benton, AL: Contributions to aphasia before Broca. Cortex 1:314, 1964.
37. Benton, AL, and Joynt, RJ: Early descriptions of aphasia. Arch Neurol 3:109, 1960.
38. Broca, P: Du siège de la faculté du language articulé. Bull Soc Anthropol 6:377, 1885.
39. Broadbent, D: A case of peculiar affection of speech, with commentary. Brain 1:484, 1879.
40. Mills, CK: Treatment of aphasia by training. JAMA 43:1940, 1904.
41. Head, H: Aphasia and Kindred Disorders of Speech, vols. 1 and 2. Cambridge University Press, Cambridge, UK, 1926.
42. Nielsen, J: Agnosia, Apraxia, Aphasia: Their Value in Cerebral Localization. Hoeber, New York, 1946.
43. Goldstein, K: After Effects of Brain Injuries in War: Their Evaluation and Treatment. Grune & Stratton, New York, 1942.
44. Singer, H, and Low, A: The brain in a case of motor aphasia in which improvement occurred with training. Arch Neurol Psychiatry 29:162, 1933.

45. Weisenburg, T, and McBride, K: Aphasia: A Clinical and Psychological Study. Commonwealth Fund, New York, 1935.
46. Sarno, MT: Recovery and rehabilitation in aphasia. In Sarno, MT (ed): Acquired Aphasia, ed 3. Academic Press, San Diego, 1998, p 595.
47. Klein, K: Community-based resources for persons with aphasia and their families. Top Stroke Rehabil 2:18, 1996.
48. American Heart Association: Aphasia and the Family. Publication EM 359, Dallas, 1969.
49. Backus, O, et al: Aphasia in Adults. University of Michigan Press, Ann Arbor, 1947.
50. Boone, D: An Adult Has Aphasia: For the Family, ed 2. Interstate Printers & Publishers, Danville, IL, 1984.
51. Sarno, JE, and Sarno, MT: Stroke: A Guide for Patients and Their Families, ed 3. McGraw-Hill, New York, 1991.
52. Simonson, J: According to the Aphasic Adult. University of Texas (Southwestern) Medical School, Dallas, 1971.
53. Sarno, MT: Understanding Aphasia: A Guide for Family and Friends. Monograph No. 2, ed 4. Rusk Institute of Rehabilitation Medicine, New York University Medical Center, New York, 2004.
54. Spreen, O, and Risser, AH: Assessment of Aphasia. Oxford University Press, New York, 2000.
55. Spreen, O, and Benton, AL: Neurosensory Center Comprehensive Examination for Aphasia, ed 2. University of Victoria, Department of Psychology, Neuropsychology Laboratory, Victoria, BC, 1977.
56. Kertesz, A: Western Aphasia Battery—Revised. Pro-Ed, Austin, TX, 2006.
57. Sarno, MT: The functional assessment of verbal impairment. In Grimby, G (ed): Recent Advances in Rehabilitation Medicine. Almquist & Wiksell, Stockholm, 1983, p 75.
58. Worrall, LE: A conceptual framework for a functional approach to acquired neurogenic disorders of communication. In Worrall, LE, and Frattali, CM (eds): Neurogenic Communication Disorders: A Functional Approach. Thieme, New York, 2000, p 3.
59. Sarno, MT: A measurement of functional communication in aphasia. Arch Phys Med Rehabil 46:107, 1965.
60. Sarno, MT: The Functional Communication Profile: Manual of Directions (Rehabilitation Monograph No. 42). New York University Medical Center, Rusk Institute of Rehabilitation Medicine, New York, 1969.
61. Holland, AL: Communicative Abilities in Daily Living. University Park Press, Baltimore, 1980.
62. Lomas J, et al: The communicative effectiveness index: development and psychometric evaluation of a functional communication measure for adult aphasia. J Speech Hear Disord 54:113, 1989.
63. Frattali, CM, et al: Functional Assessment of Communication Skills for Adults: Administration and Scoring Manual. American Speech and Hearing Association, Rockville, MD, 2003.
64. Simmons-Mackie, N, Threats, T, and Kagan, A: Outcome assessment in aphasia: A survey. J Commun Disord 38:1, 2005.
65. Ad Hoc Committee on the Scope of Practice in Speech-Language Pathology: Scope of practice in speech-language pathology. American Speech Language Pathology Association, 2007. Retrieved January 11, 2012, from www.asha.org/docs/html/SP2007-00283.html.
66. Worrall, L, et al: The validity of functional assessments of communication and the activity/participation components of the ICIDH-2: Do they reflect what really happens in real-life? J Commun Disord 35:107, 2002.
67. Chapey, R, et al: Life participation approach to aphasia: A statement of values for the future. ASHA Leader 5:4, 2000.
68. Doyle, PJ, et al: The Burden of Stroke Scale (BOSS): Validating patient-reported communication difficulty and associated psychological distress in stroke survivors. Aphasiology 17:291, 2003.
69. Doyle, PJ, et al: The Burden of Stroke Scale (BOSS) provided valid and reliable score estimates of functioning and well-being in stroke survivors with and without communication disorders. J Clin Epidemiol 57:997, 2004.
70. Sarno, JE, Sarno, MT, and Levita, E: The functional life scale. Arch Phys Med Rehabil 54(5):214, 1973.
71. Benaim, C, et al: Validation of the aphasic depression rating scale. Stroke 35:1692, 2004.
72. Wade, DT, Legh-Smith, J, and Langton, HR: Social activities after stroke: Measurement and natural history using the Frenchay Activities Index. Int Rehab Med 7:176, 1985.
73. Piercy M, et al: Inter-rater reliability of the Frenchay Activities Index in patients with stroke and their carers. Clin Rehabil 14:433, 2000.
74. Green, J, Forster, A, and Young, J: A test-retest reliability study of the Barthel Index, the Rivermead Mobility Index, the Nottingham Extended Activities of Daily Living Scale and the Frenchay Activities Index in stroke patients. Disabil Rehabil 23:670, 2001.
75. Hilari, K, et al: Stroke and Aphasia Quality of Life Scale-39 (SAQOL-39): Evaluation of acceptability, reliability, and validity. Stroke 34:1944, 2003.
76. Sarno, MT, and Levita, E: Recovery in treated aphasia in the first year post-stroke. Stroke 10:663, 1979.
77. Marshall, RC, and Phillipps, DS: Prognosis for improved verbal communication in aphasic stroke patients. Arch Phys Med Rehabil 4:597, 1983.
78. Darley, FL, et al: Motor Speech Disorders. WB Saunders, Philadelphia, 1975.
79. Sarno, MT: Aphasia rehabilitation. In Dickson, S (ed): Communication Disorders: Remedial Principles and Practices. Scott Foresman, Glenview, IL, 1974, p 404.
80. Sarno, MT: Disorders of communication in stroke. In Licht, S (ed): Stroke and Its Rehabilitation. Williams & Wilkins, Baltimore, 1975, p 380.
81. Sarno, MT: Language rehabilitation outcome in the elderly aphasic patient. In Obler, LK, and Albert, ML (eds): Language and Communication in the Elderly: Clinical, Therapeutic and Experimental Issues. DC Heath, Lexington, MA, 1980, p 191.
82. Yarnell, P, et al: Aphasia outcome in stroke: A clinical neuroradiological correlation. Stroke 7:514, 1976.
83. Sarno, MT: Quality of life in aphasia in the first poststroke year. Aphasiology 11:665, 1997.
84. Sorin-Peters, R: Viewing couples with aphasia as adult learners: Implications for promoting quality of life. Aphasiology 17(4):405, 2003.
85. Darley, F: Language rehabilitation: Presentation 8. In Benton, A (ed): Behavioral Change in Cerebrovascular Disease. Harper, New York, 1970, p 51.
86. Reinvang, I, and Engvik, E: Language recovery in aphasia from 3-6 months after stroke. In Sarno, MT, and Hook, O (eds): Aphasia: Assessment and Treatment. Almquist & Wiksell, Stockholm, Sweden, 1980, p 79.
87. Sarno, MT: Review of research in aphasia: Recovery and rehabilitation. In Sarno, MT, and Hook, O (eds): Aphasia: Assessment and Treatment. Almquist & Wiksell, Stockholm, Sweden, 1980, p 15.
88. Culton, G: Spontaneous recovery from aphasia. J Speech Hear Res 12:825, 1969.
89. Vignolo, LA: Evolution of aphasia and language rehabilitation: A retrospective exploratory study. Cortex 1:344, 1964.
90. Basso, A, et al: Etude controlée de la rééducation du language dans l'aphasie: Comparaison entre aphasiques traites et non-traites. Rev Neurol (Paris) 131:607, 1975.
91. Levita, E: Effects of speech therapy on aphasics' responses to the Functional Communication Profile. Percept Motor Skills 47:151, 1978.
92. Culton, G: Spontaneous recovery from aphasia. J Speech Hear Res 12:825, 1969.
93. Demeurisse, G, et al: Quantitative study of the rate of recovery from aphasia due to ischemic stroke. Stroke 11:455, 1980.
94. Butfield, E, and Zangwill, O: Re-education in aphasia: A review of 70 cases. J Neurol Neurosurg Psychiatry 9:75, 1946.
95. Sands, E, et al: Long term assessment of language function in aphasia due to stroke. Arch Phys Med Rehabil 50:203, 1969.

96. Basso, A: Aphasia and Its Therapy. Oxford University Press, New York, 2003.
97. Sarno, MT, and Levita, E: Natural course of recovery in severe aphasia. Arch Phys Med Rehabil 52:175, 1971.
98. Lazar, RM, and Antoniello, D: Variability in recovery from aphasia. Curr Neurol Neurosci Rep 8:497, 2008.
99. Kertesz, A, and McCabe, P: Recovery patterns and prognosis in aphasia. Brain 100:1, 1977.
100. Pedersen, PM, et al: Aphasia in acute stroke: Incidence, determinants, and recovery. AnnNeurol 38:659, 1995.
101. Pedersen, PM, Vinter, K, and Olsen, TS: Aphasia after stroke: Type, severity and prognosis. The Copenhagen Aphasia Study. Cerebrovasc Dis 17:35, 2004.
102. Wade, DT, et al: Aphasia after stroke: natural history and associated deficits. J Neurol Neurosurg Psychiatry 49:11, 1986.
103. Lazar, RM, et al: Variability in language recovery after first-time stroke. J Neurol Neurosurg Psychiatry 79:530, 2008.
104. Basso, A: Prognostic factors in aphasia. Aphasiology 6:337, 1992.
105. Cappa, S: Spontaneous recovery from aphasia. In Stemmer, B, and Whitaker, HA (eds): Handbook of Neurolinguistics. Academic Press, San Diego, 1998, p 535.
106. Nicholas, M, et al: Empty speech in Alzheimer's disease and fluent aphasia. J Speech Hear Res 28:405, 1985.
107. Nicholas, M, et al: Aging, language, and language disorders. In Sarno, MT (ed): Acquired Aphasia, ed 3. Academic Press, San Diego, 1998, p 413.
108. Holland, AL, et al: Predictors of language restriction following stroke: A multivariate analyses. J Speech Hearing Res 31:232, 1989.
109. Sarno, MT: Final Report. Age, linguistic evolution, and quality of life in aphasia. DHHS Grant No. CMS 5 R01 DC 00432-04. NIDCD, 1997.
110. Kertesz, A: Recovery from aphasia. Adv Neurol 42:23, 1984.
111. Wertz, RT, and Dronkers, NF: Effects of age on aphasia. Proceedings of the Research Symposium on Communication Sciences and Disorders and Aging. ASHA Reports, 19:88, 1990.
112. Pedersen, M, et al: Aphasia in acute stroke: Incidence, determinants, and recovery. Ann Recov 38:659, 1995.
113. Sarno, MT: Preliminary findings: Age, linguistic evolution and quality of life in recovery from aphasia. Scand J Rehabil Med Suppl 26:43, 1992.
114. Bayles, KA, and Kaszniak, AW: Communication and Cognition in Normal Aging and Dementia. Little, Brown, Boston, 1987.
115. Obler, LK, et al: On comprehension across the adult life span. Cortex 21:273, 1985.
116. Sarno, MT, et al: Gender and recovery from aphasia after stroke. J Nerv Ment Dis 173:605, 1985.
117. Borod, J, et al: Long term language recovery in left handed aphasic patients. Aphasiology 78:301, 1990.
118. Kertesz, A: Aphasia and Associated Disorders: Taxonomy, Localization and Recovery. Grune & Stratton, New York, 1979.
119. Shewan, C, and Kertesz, A: Effects of speech and language treatment on recovery from aphasia. Brain Lang 23:272, 1984.
120. Schuell, H, et al: Aphasia in Adults. Harper, New York, 1964.
121. Selnes, OA, et al: Recovery of single-word comprehension CT scan correlates. Brain Lang 21:72, 1984.
122. Wertz, RT, et al: Comparison of clinic, home, and deferred language treatment for aphasia: A VA cooperative study. Arch Neurol 43:653, 1986.
123. Pashek, GV, and Holland, AL: Evolution of aphasia in the first year post onset. Cortex 24:411, 1988.
124. Kertesz, A: Evolution of aphasic syndromes. Top Lang Disord 1:15, 1981.
125. Goldenberg, G, and Scott, J: Influence of size and site of cerebral lesions on spontaneous recovery of aphasia and success of language therapy. Brain Lang 47:684, 1994.
126. Fernandez B, et al: Functional MRI follow-up study of language processes in healthy subjects and during recovery in a case of aphasia. Stroke 35:2171, 2004.
127. Xu, XJ, et al: Cortical language activation in aphasia: A functional MRI study. Chin Med J (Engl) 117:1011, 2004.
128. Abo, M, et al: Language-related brain function during word repetition in post-stroke aphasics. Neuroreport 15:1891, 2004.
129. Peck, KK, et al: Functional magnetic resonance imaging before and after aphasia therapy: Shifts in hemodynamic time to peak during an overt language task. Stroke 35:554, 2004.
130. Rosen, HJ, et al: Neural correlates of recovery from aphasia after damage to left inferior frontal cortex. Neurology 55:1883, 2000.
131. Blank, SC, et al: Speech production after stroke: The role of the right pars opercularis. Ann Neurol 54:310, 2003.
132. Heiss, WD, et al: Speech-induced cerebral metabolic activation reflects recovery from aphasia. J Neurol Sci 145:213, 1997.
133. Lomas, A, and Kertesz, A: Patterns of spontaneous recovery in aphasic groups: A study of adult stroke patients. Brain Lang 5:388, 1978.
134. Kenin, M, and Swisher, L: A study of pattern of recovery in aphasia. Cortex 8:56, 1972.
135. Lebrun, Y: Recovery in polyglot aphasics. In Lebrun, Y, and Hoops, R (eds): Recovery in Aphasics. Neurolinguistics, vol. 4. Swets & Zeitlinger BV, Amsterdam, 1976, p 96.
136. Basso, A, et al: Sex differences in recovery from aphasia. Cortex 18:469, 1982.
137. Sharp, DJ, Scott, SK, and Wise, RJ: Monitoring and the controlled processing of meaning: Distinct prefrontal systems. Cereb Cortex 14:1, 2004.
138. Zahn, R, et al: Recovery of semantic word processing in global aphasia: A functional MRI study. Brain Res Cogn Brain Res 18:322, 2004.
139. Breier, JI, et al: Spatiotemporal patterns of language-specific brain activity in patients with chronic aphasia after stroke using magnetoencephalography. NeuroImage 23:1308, 2004.
140. Crosson, B, et al: Functional MRI of language in aphasia: A review of the literature and the methodological challenges. Neuropsychol Rev 17:157, 2007.
141. Benson, DF: Aphasia, Alexia, and Agraphia. Churchill Livingstone, New York, 1979.
142. Damasio, AR: Aphasia. N Engl J Med 336:531, 1992.
143. Sarno, MT: Aphasia rehabilitation: Psychosocial and ethical considerations. Aphasiology 7:321, 1993.
144. Eisenson, J: Adult Aphasia: Assessment and Treatment. Prentice-Hall, Englewood Cliffs, NJ, 1973.
145. Herrmann, M, et al: The impact of aphasia on the patient and family in the first year post-stroke. Top Stroke Rehabil 2:5, 1995.
146. Eisenson, J: Aphasia: A point of view as to the nature of the disorder and factors that determine prognosis and recovery. Int JNeurol 4:287, 1964.
147. Darley, F: The efficacy of language rehabilitation in aphasia. J Speech Hear Disord 37:3, 1972.
148. Prins, R, et al: Efficacy of two different types of speech therapy for aphasic stroke patients. Appl Psycholing 10:85, 1989.
149. Wertz, RT, et al: Veterans Administration cooperative study on aphasia: A comparison of individual and group treatment. J Speech Hear Disord 24:580, 1981.
150. Wertz, RT: Language treatment for aphasia is efficacious, but for whom? Top Lang Disord 8:1, 1987.
151. Sarno, MT: Recovery and rehabilitation in aphasia. In Sarno, MT (ed): Acquired Aphasia, ed 3. Academic Press, San Diego, 1998, p 595.
152. Robey, RR: A meta-analysis of clinical outcomes in the treatment of aphasia. J Speech Lang Hear Res 41:172, 1998.
153. Beeson, PM, and Robey, RR: Evaluating single-subject treatment research: Lessons learned from the aphasia literature. Neuropsychol Rev 16(4):161, 2006.
154. Marks, M, et al: Rehabilitation of the aphasic patient: A survey of three years experience in a rehabilitation setting. Neurology 7:837, 1957.
155. Hagen, C: Communication abilities in hemiplegia: Effect of speech therapy. Arch Phys Med Rehabil 54:545, 1973.
156. Edmonds, L, Nadeau, S, and Kiran, S: Effect of Verb Network Strengthening Treatment (VNeST) on lexical retrieval of content words in sentences in persons with aphasia. Aphasiology 23(3):402, 2009.

157. Poeck, K, et al: Outcome of intensive language treatment in aphasia. J Speech Hear Disord 54:471, 1989.
158. Bhogal, SK, Teasell, R, and Speechley, M: Intensity of aphasia therapy, impact on recovery. Stroke 34:987, 2003.
159. Hinckley, JJ, and Craig, HK: Influence of rate of treatment on the naming abilities of adults with chronic aphasia. Aphasiology 12:989, 1998.
160. Hinckley, JJ, and Carr, TH: Comparing the outcomes of intensive and non-intensive context-based aphasia treatment. Aphasiology 19(10–11):965, 2005.
161. Levita, E: Effects of speech therapy on aphasics' responses to the Functional Communication Profile. Percept Motor Skills 47:151, 1978.
162. Shewan, CM: Expressive language recovery in aphasia using the Shewan Spontaneous Language Analysis (SSLA) System. J Commun Disord 17:175, 1988.
163. Eslinger, P, and Damasio, A: Age and type of aphasia in patients with stroke. J Neurol Neurosurg Psychiatry 44:377, 1981.
164. Holland, A, and Fridriksson, J: Aphasia management during the early phases of recovery following stroke. Am J Speech Lang Pathol 10:19–28, 2011.
165. Helm-Estabrooks, N, and Ramsberger, G: Treatment of agrammatism in long-term Broca's aphasia. Br J Disord Commun 21:39, 1986.
166. Glindemann, R, et al: The efficacy of modeling in PACE-therapy. Aphasiology 5:425, 1991.
167. Pulvermuller, F, et al: Constraint-induced therapy of chronic aphasia after stroke. Stroke 32:1621, 2001.
168. Howard, D: Beyond randomized controlled trials: The case for effective studies of the effects of treatment in aphasia. Br J Dis Commun 21:89, 1986.
169. Byng, S: Hypothesis testing and aphasia therapy. In Holland, AL, and Forbes, M (eds): Aphasia Treatment. World Perspectives. San Diego, 1993, p 115.
170. Golper, L, et al: Evidence-based practice guidelines for the management of communication disorders in neurologically impaired individuals: Project Introduction. Academy of Neurologic Communication Disorders and Sciences, Minneapolis, MN, 2001. Retrieved June 11, 2011, from www.ancds.duq.edu/guidelines.html.
171. Frattali, C, et al: Development of evidence-based practice guidelines: Committee update. J Med Speech-Lang Pathol 11(3):ix, 2003.
172. Whurr, R, et al: A meta-analysis of studies carried out between 1946 and 1988 concerned with the efficacy of speech and language therapy treatment for aphasic patients. Eur J Commun 27:1, 1992.
173. Ullman, M: Behavioral Changes in Patients following Strokes. Charles C. Thomas, Springfield, IL, 1962.
174. Wahrborg, P: Assessment and Management of Emotional and Psychosocial Reactions to Brain Damage and Aphasia. Singular Publishing Group, San Diego, CA, 1991.
175. Friedman, M: On the nature of regression. Arch Gen Psychiatry 3:17, 1961.
176. Sarno, MT: Language rehabilitation outcome in the elderly aphasic patient. In Obler, LK, and Albert, ML (eds): Language and Communication in the Elderly: Clinical, Therapeutic and Experimental Issues. DC Heath, Lexington, MA, 1980, p 191.
177. Sarno, MT: Disorders of communication in stroke. In Licht, S (ed): Stroke and Its Rehabilitation. Williams & Wilkins, Baltimore, 1975, p 380.
178. Burns, MS, and Halper, AS: Speech/Language Treatment of the Aphasias: An Integrated Clinical Approach. Aspen, Rockville, MD, 1988.
179. Sarno, MT: Management of aphasia. In Bornstein, RA, and Brown, GG (eds): Neurobehavioral Aspects of Cerebrovascular Disease. Oxford University Press, New York, 1990, p 314.
180. Goodglass, H: Neurolinguistic principles and aphasia therapy. In Meier, M, et al (ed): Neuropsychological Rehabilitation. Guilford Press, New York, 1987.
181. Denes, G, et al: Intensive versus regular speech therapy in global aphasia: A controlled study. Aphasiology 10:385, 1996.
182. Meinzer, M, et al: Intensive language training enhances brain plasticity in chronic aphasia. BMC Biology, 2:1, 2004.
183. Meinzer, M, et al: Long-term stability of improved language function in chronic aphasia after constraint-induced aphasia therapy. Stroke 63(7):1462, 2005.
184. Tangeman, PT, Banaitis, DA, and Williams, AK: Rehabilitation of chronic stroke patients: Changes in functional performances. Arch Phys Med Rehabil 71:876, 1990.
185. Bragoni, M, et al: Bromocriptine and speech therapy in non-fluent chronic aphasia after stroke. Neurol Sci 21:19, 2000.
186. Walker-Batson D, et al: A double-blind, placebo-controlled study of the use of amphetamine in the treatment of aphasia. Stroke 32:2093, 2001.
187. Berthier, ML, et al: A randomized, placebo-controlled study of donepezil in post-stroke aphasia. Neurology 67:1687, 2006.
188. Seniow, J, et al: New approach to the rehabilitation of post-stroke focal cognitive syndrome: Effect of levodopa combined with speech and language therapy on functional recovery from aphasia. J Neurol Sci 283:214, 2009.
189. Gupta, SR, and Mlcoch, AG: Bromocriptine treatment of nonfluent aphasia. Arch Phys Med Rehabil 73:373, 1992.
190. Raymer, AM, Bandy, D, and Adair, JC: Effects of bromocriptine in a patient with crossed nonfluent aphasia: A case report. Arch Phys Med Rehabil 82:139, 2001.
191. Sabe, L, Leiguarda, R, and Starkstein, SE: An open-label trial of bromocriptine in nonfluent aphasia. Neurology 42:1637, 1992.
192. Sabe, L, et al: A randomized, double-blind, placebo controlled study of bromocriptine in nonfluent aphasia. Neurology 45:2272, 1995.
193. Martin, P, et al: Research with transcranial magnetic stimulation in the treatment of aphasia. Curr Neurol Neurosci Rep 9(6):451, 2009.
194. Naeser, MA, et al: Overt propositional speech in chronic nonfluent aphasia studied with the dynamic susceptibility contrast fMRI method. Neuroimage 22:29, 2004.
195. Monti, A, et al: Improved naming after transcranial direct current stimulation in aphasia. J Neurol Neurosurg Psychiatry 79:451, 2008.
196. Gardner, H, et al: Visual communication in aphasia. Neuropsychologia 14:275, 1976.
197. Weinrich, MP, et al: Implementation of a visual communicative system for aphasic patients on a microcomputer. Ann Neurol 18:148, 1985.
198. Steele, RD, et al: Evaluating performance of severely aphasic patients on a computer-aided visual communication system. In Brookshire, RH (ed): Clinical Aphasiology: Conference Proceedings. BRK Publications, Minneapolis, 1987, p 46.
199. Steele, RD, et al: Computer-based visual communication in aphasia. Neuropsychologia 27:409, 1999.
200. Weinrich, M: Computerized visual communication as an alternative communication system and therapeutic tool. J Neurolinguistics, 6:159, 1991.
201. Weinrich, M, et al: Training on an iconic communication system for severe aphasia can improve natural language production. Aphasiology 9:343, 1995.
202. Helm, N, and Benson, DF: Visual action therapy for global aphasia. Presentation at the 16th Annual Meeting of the Academy of Aphasia, Chicago, 1978.
203. Helm-Estabrooks, N, et al: Visual action therapy for aphasia. J Speech Hear Disord 47:385, 1982.
204. Skelly, M, et al: American Indian sign (AMERIND) as a facilitator of verbalization for the oral verbal apraxic. J Speech Hear Disord 39:445, 1974.
205. Rao, P, and Horner, J: Gesture as a deblocking modality in a severe aphasic patient. In Brookshire, RH (ed): Clinical Aphasiology: Conference Proceedings. BRK Publications, Minneapolis, 1978, p 180.

206. Rao, P, et al: The use of American-Indian Code by severe aphasic adults. In Chapey, R (ed): Language Intervention Strategies in Aphasia and Related Neurogenic Communication Disorders, ed 4. Lippincott Williams & Wilkins, Baltimore, 2001, p 688.
207. Sparks, R, Helm, N, and Albert, M: Aphasia rehabilitation resulting from melodic intonation therapy. Cortex 10:303, 1997.
208. Belin, P, et al: Recovery from nonfluent aphasia after melodic intonation therapy: A PET study. Neurology 47:1504, 1996.
209. Schlaug, G, Marchina, S, and Norton, A: Evidence for plasticity in white-matter tracts of patients with chronic Broca's aphasia undergoing intense intonation-based speech therapy. Ann N Y Acad Sci 1169:385, 2009.
210. Aten, JL: Adult Aphasia Rehabilitation: Applied Pragmatics. College Hill Press, San Diego, CA, 1985.
211. Aten, JL, et al: The efficacy of functional communication therapy for chronic aphasic patients. J Speech Hear Disord 47:93, 1982.
212. Davis, G, and Wilcox, M: Promoting aphasics' communicative effectiveness. Paper presented to the American Speech-Language-Hearing Association, San Francisco, 1978.
213. Pulvermüller, F, and Roth, VM: Communicative aphasia treatment as a further development of PACE therapy. Aphasiology 5:39, 1991.
214. Pulvermüller, F, and Berthier, ML: Aphasia therapy on a neuroscience basis. Aphasiology 22:563, 2008.
215. Maher, LM, et al: Constraint induced language therapy for chronic aphasia: Preliminary findings. J Int Neuropsychol Soc 9:192, 2003.
216. Beeson, PM, Hirsch, FM, and Rewega, MA: Successful single-word writing treatment: Experimental analysis of four cases. Aphasiology 16:473, 2002.
217. Lyon, JG: Drawing: Its value as a communication aid for adults with aphasia. Aphasiology 9:33, 1995.
218. Lyon, JG: Coping with Aphasia. Singular Publishing Group, San Diego, CA, 1997.
219. Lyon, JG: Communication use and participation in life for adults with aphasia in natural settings: The scope of the problem. Am J Speech Lang Pathol 1:7, 1992.
220. Rao, PR: Drawing and gesture as communication options in a person with severe aphasia. Top Stroke Rehabil 2:49, 1995.
221. Kagan, A, and Gailey, GF: Functional is not enough: Training conversation partners for aphasic adults. In Holland, A, and Forbes, MM (eds): Aphasia Treatment: World Perspectives. Singular Publishing Group, San Diego, 1993, p 199.
222. Kagan, A: Revealing the competence of aphasic adults through conversation: A challenge to health professionals. Top Stroke Rehabil 2:15, 1995.
223. Kagan, A, et al: Training volunteers as conversation partners using "supported conversation for adults with aphasia": A controlled trial. J Speech Lang Hear Res 44:624, 2001.
224. Kagan, A: Supported Conversation for Adults with Aphasia: Methods and Evaluation. Institute of Medical Science, University of Toronto, 1999. Retrieved June 11, 2011, from www.collection-scanada.gc.ca/obj/s4/f2/dsk1/tape9/PQDD_0015/NQ45755.pdf.
225. Kagan, A, Winckel, J, and Shumway, E: Supported Conversation for Aphasic Adults: Increasing Communicative Access (Video). Pat Arato Aphasia Centre, North York, Ontario, Canada, 1996. Available from Aphasia Institute (www.aphasia.ca/).
226. Simmons-Mackie, N: A solution to the discharge dilemma in aphasia: Social approaches to aphasia management: Clinical forum. Aphasiology 12:231, 1998.
227. Simmons-Mackie, N: In support of supported communication for adults with aphasia: Clinical forum. Aphasiology 12:831, 1998.
228. Simmons-Mackie, N: An Ethnographic Investigation of Compensatory Strategies in Aphasia. Unpublished doctoral dissertation. Louisiana State University, Baton Rouge, 1993.
229. Byng, S, and Duchan, J: Social model philosophies and principles: Their applications to therapies for aphasia. Aphasiology 19:906, 2005.
230. Simmons-Mackie, N: Social approaches to the management of aphasia. In Worrall, L, and Frattali, C (eds): Neurogenic Communication Disorders: A Functional Approach. Thieme, New York, 2000, p 162.
231. Pound, C, et al: Beyond aphasia: Therapies for Living with Communication Disability. Speechmark, Bicester, UK, 2000.
232. Simmons-Mackie, N, and Damico, JS: Communicative competence in aphasia: Evidence from compensatory strategies. In Lemme, ML (ed): Clinical Aphasiology (Vol. 23). Pro-Ed, Austin, TX, 1995, p 95.
233. Simmons-Mackie, N, and Damico, J: Reformulating the definition of compensatory strategies in aphasia. Aphasiology 11:761, 1997.
234. Simmons-Mackie, N, and Damico, J: Social role negotiation in aphasia therapy: Competence, incompetence and conflict. In Kovarsky, D, Duchan, J, and Maxwell, M (eds): Constructing (In)Competence: Disabling Evaluations in Clinical and Social Interaction. Erlbaum, Hillsdale, NJ, 1999, p 313.
235. Seron, X, et al: A computer-based therapy for the treatment of aphasic subjects with writing disorders. J Speech Hear Disord 45:45, 1980.
236. Katz, RC, and Nagy, V: A computerized approach for improving word recognition in chronic aphasic patients. In Brookshire, RH (ed): Clinical Aphasiology: Conference Proceedings. BRK Publishers, Minneapolis, 1983.
237. Mills, RH: Microcomputerized auditory comprehension training. In Brookshire, RH (ed): Clinical Aphasiology: Conference Proceedings. BRK Publishers, Minneapolis, 1982, p 147.
238. Mills, RH, and Hoffer, P: Computers and caring: An integrative approach to the treatment of aphasia and head injury. In Marshall, RC (ed): Case Studies in Aphasia Rehabilitation. University Park Press, Baltimore, 1985.
239. Bruce, C, and Howard, D: Computer-generated phonemic cues: An effective aid for naming in aphasia. Br J Disord Commun 22:191, 1987.
240. Garrett, K, et al: A comprehensive augmentative communication system for an adult with Broca's aphasia. Augment Altern Commun 5:55, 1989.
241. Hunnicutt, S: Access: A lexical access program. Proceedings of RESNA 12th Annual Conference, New Orleans, LA, 1989, p 284.
242. Weinrich, MP, et al: Processing of visual syntax in a globally aphasic patient. Brain Lang 36:391, 1989.
243. Baker, E, et al: Can linguistic competence be dissociated from natural language functions? Nature 254:609, 1975.
244. Manheim, LM, Halper, AS, and Cherney, L: Patient-reported changes in communication after computer-based script training for aphasia. Arch Phys Med Rehabil, 90(4):623, 2009.
245. Mortley J, et al: Effectiveness of computerized rehabilitation for long-term aphasia: A case series study. Br J Gen Pract 54:856, 2004.
246. Laganaro, M, Di Pietro, M, and Schnider, A: Computerised treatment of anomia in chronic and acute aphasia: An exploratory study. Aphasiology 17(8):709, 2003.
247. Raymer, AM, Kohen, FP, and Saffell, D: Computerized training for impairments of word comprehension and retrieval in aphasia. Aphasiology 20:257, 2006.
248. Cherney, LR, et al: Computerized script training for aphasia: Preliminary results. Am J Speech Lang Pathol 17:19, 2008.
249. Thompson, C, et al: Sentactics®: Computer-automated treatment of underlying forms. Aphasiology 24(10):1242, 2010.
250. Brumfitt, S, and Clarke, P: An application of psychotherapeutic techniques to the management of aphasia. Paper presented at Summer Conference: Aphasia Therapy. Cardiff, England, July 19, 1980.
251. Tanner, D: Loss and grief: Implications for the speech-language pathologist and audiologist. J Am Speech Hear Assoc 22:916, 1980.
252. Baretz, R, and Stephenson, G: Unrealistic patient. N Y State J Med 76:54, 1976.
253. Kübler-Ross, E: On Death and Dying. Macmillan, New York, 1969.

254. Espmark, S: Stroke before fifty: A follow-up study of vocational and psychological adjustment. Scand J Rehab Med (Suppl) 2:1, 1973.
255. Kauhanen, M, et al: Aphasia, depression, and non-verbal cognitive impairment in ischaemic stroke. Cerebrovasc Dis 10:455, 2000.
256. Kearns, KJ: Group therapy for aphasia: Theoretical and practical considerations. In Chapey, R (ed): Language Intervention Strategies in Adult Aphasia, ed 2. Williams & Wilkins, Baltimore, 1986, p 304.
257. Bollinger, R, et al: A study of group communication intervention with chronic aphasic persons. Aphasiology 7:301, 1993.
258. Caplan, AL, et al: Ethical and policy issues in rehabilitation medicine. Hastings Center (Special Supplement), Briarcliff Manor, NY, 1987.
259. Hass, J, et al: Case studies in ethics and rehabilitation. Hastings Center, Briarcliff Manor, NY, 1988.
260. Sarno, MT: The case of Mr. M: The selection and treatment of aphasic patients. Case studies in ethics and rehabilitation medicine. Hastings Center, Briarcliff Manor, NY, 1988, p 24.
261. Sarno, MT: The silent minority: The patient with aphasia. Hemphill Lecture. Rehabilitation Institute of Chicago, Chicago, 1986.
262. Holland, AL: When is aphasia aphasia? The Problem of closed head injury. In Clinical Aphasiology Conference Proceedings (Oshkosh, WI, June 6–10, 1982). BRK Publishers, Minneapolis, 1982, p 345.
263. Ylvisaker, M, Hanks, R, and Johnson-Green, D: Rehabilitation of children and adults with cognitive-communication disorders after brain injury. ASHA 23(Suppl):59, 2003.
264. Cicerone, K, et al: Evidence-based cognitive rehabilitation: Recommendations for clinical practice. Arch Phys Med Rehabil 81:1596, 2000.
265. Tompkins, CA: Right Hemisphere Communication Disorders: Theory and Management. Singular, San Diego, 1995.
266. Milton, SB, Prutting, CA, and Binder, GM: Appraisal of communicative competence in head injured adults. In Brookshire, RH (ed): Clinical Aphasiology Conference Proceedings. BRK Publishers, Minneapolis, 1984, p 114.
267. Godfrey, HPD, et al: Social interaction and speed of information processing following very severe head injury. Psychol Med 19:175, 1989.
268. Ponsford J, et al: Long-term adjustment of families following traumatic brain injury where comprehensive rehabilitation has been provided. Brain Inj 17(6):453, 2003.
269. Hartley LL: Cognitive-Communication Abilities following Brain Injury. A Functional Approach. Singular, San Diego, 1995.
270. Penn, C, and Cleary, J: Compensatory strategies in the language of closed head injured patients. Brain Inj 2(1):3, 1988.
271. Turkstra, L, Coelho, C, and Ylvisaker, M: The use of standardized tests for individuals with cognitive-communication disorders. Semin Speech Lang 26:215, 2005.
272. Klonoff, PS, et al: Rehabilitation and outcome of right-hemisphere stroke patients: Challenges to traditional diagnostic and treatment methods. Neuropsychology 4:147, 1990.
273. Cherney, LR, and Halper, AS: A conceptual framework for the evaluation and treatment of communication problems associated with right hemisphere damage. In Halper, A, Cherney, L, and Burns, M (eds): Clinical Management of Right Hemisphere Dysfunction, ed 2. Aspen, Gaithersburg, MD, 1996, p 21.
274. Kennedy, MR, et al: Evidence-based practice guidelines for cognitive-communication disorders after traumatic brain injury: Initial committee report. J Med Speech Lang Pathol 10(2), 2002.
275. Ylvisaker, M, et al: Reflections on evidence-based practice and rational clinical decision making. J Med Speech Lang Pathol 10(3), 2002.
276. Duffy, JR: Motor Speech Disorders. Mosby, St. Louis, 1995.
277. Samii, A, Nutt, JG, and Ranson, BR: Parkinson's disease. Lancet 363(9423):1783, 2004.
278. Trail, M, et al: Speech treatment for Parkinson's disease. Neuro-Rehabilitation 20(3):205, 2005.
279. Yorkston, K, Strand, E, and Kennedy, M: Comprehensibility of dysarthric speech: Implications for assessment and treatment planning. Am J Speech Lang Pathol 5(1):55, 1996.
280. Yorkston, KM, et al: Evidence for effectiveness of treatment of loudness, rate or prosody in dysarthria: A systematic review. J Med Speech Lang Pathol 15(2), 2007.
281. Yorkston, KM, et al: Evidence-based practice guidelines for dysarthria: Management of velopharyngeal function. J Med Speech Lang Pathol 9(4):257, 2001.
282. Dromey, C, and Ramig, LO: Intentional changes in sound pressure and rate: Their impact on measures of respiration, phonation, and articulation. J Speech Lang Hear Res 41(5): 1003, 1988.
283. Ramig, L, Pawlas, A, and Countryman, S: The Lee Silverman Voice Treatment: A Practical Guide for Treating the Voice and Speech Disorders in Parkinson Disease. National Center for Voice and Speech, University of Iowa, Iowa City, 1995.
284. Fox, CM, et al: The science and practice of LSVT/LOUD: Neural plasticity–principled approach to treating individuals with Parkinson's disease and other neurological disorders. Semin Speech Lang 27:283, 2006.
285. Sutoo, D, and Akiyama, K: Regulation of brain function by exercise. Neurobiol Dis 13:1, 2003.
286. Dromey, C, Ramig, L, and Johnson, A: Phonatory and articulatory changes associated with increased vocal intensity in Parkinson disease: A case study. J Speech Hear Res 38 751, 1995.
287. Wenke, R, Cornwell, P, and Theodoros, D: Changes to articulation following LSVT and traditional dysarthria therapy in non-progressive dysarthria. Int J Speech Lang Pathol 12(3):203, 2010.
288. El Sharkawi, A, et al: Swallowing and voice effects of Lee Silverman Voice Treatment: A pilot study. J Neurol Neurosurg Psychiatry 72:31, 2002.
289. Spielman, J, Borod, J, and Ramig L: Effects of intensive voice treatment (LSVT) on facial expressiveness in Parkinson's disease: Preliminary data. Cogn Behav Neurol 16:177, 2003.
290. Will, L, Ramig, LO, and Spielman, JL: Application of Lee Silverman Voice Treatment (LSVT) to individuals with multiple sclerosis, ataxic dysarthria and stroke. In Proceedings International Conference on Spoken Language Processing, September 16–20, 2002, Denver, CO, p 2497.
291. Wenke, R, Theodoros, D, and Cornwell, P: The short- and long-term effectiveness of the LSVT® for dysarthria following TBI and stroke. Brain Inj 22(4):339, 2008.
292. Sapir, S, et al: Phonatory and articulatory changes in ataxic dysarthria following intensive voice therapy with the LSVT1: A single subject study. Am J Speech Lang Pathol 12:387, 2003.
293. Fox, C: Intensive voice treatment for children with spastic cerebral palsy [Unpublished doctoral dissertation]. University of Arizona, Tucson, AZ, 2002.
294. Petska, J, et al: LSVT1 and children with Down syndrome: A pilot study. Poster session presented at the 13th Biennial Conference on Motor Speech, Austin, TX, March 2006.
295. Yorkston, KM, et al: Management of motor speech disorders in children and adults. Pro-Ed, Austin, TX, 1999.
296. Croot, K: Diagnosis of AOS: Definition and criteria. Semin Speech Lang 23(4):267, 2002.
297. McNeil, MR, Robin, DA, and Schmidt, RA: Apraxia of speech: Definition, differentiation, and treatment. In McNeil, MR (ed): Clinical Management of Sensorimotor Speech Disorders. Thieme, New York, 1997, p 311.
298. McNeil, MR: Clinical characteristics of apraxia of speech: Model/behavior coherence. In Shriberg, LD, and Campbell, TF (eds): Proceedings of the 2002 Childhood Apraxia of Speech Research Symposium. Hendrix Foundation, Carlsbad, CA, 2003, p 13.
299. McNeil, MR, et al: Effects of on-line kinematic feedback treatment for apraxia of speech. Brain Lang 103:223, 2007.
300. Katz, W, et al: Visual augmented knowledge of performance: Treating place-of-articulation errors in apraxia of speech using EMA. Brain Lang 83:187, 2002.

301. Katz, WF, et al: Treatment of an individual with aphasia and apraxia of speech using EMA visually-augmented feedback. Brain and Lang 103:213, 2007.
302. Rosenbek, JC, et al: A treatment for apraxia of speech in adults. J Speech Hear Disord 38:462, 1973.
303. Cherney, LR: Efficacy of oral reading in the treatment of two patients with chronic Broca's aphasia. Top Stroke Rehabil 2(1):57, 1995.
304. Knock, TR, et al: Influence of order of stimulus presentation on speech motor learning: A principled approach to treatment for apraxia of speech. Aphasiology 14(5/6):653, 2000.
305. LaPointe, LL: Sequential treatment of split lists: A case report. In Rosenbek, J, McNeil, M, and Aronson, A (eds): Apraxia of Speech: Physiology, Acoustics, Linguistics, Management. College-Hill Press, San Diego, 1984, p 277.
306. Maas, E, et al: Treatment of sound errors in aphasia and apraxia of speech: Effects of phonological complexity. Aphasiology 16(4/5/6):609, 2002.
307. Raymer, AM, Haley, MA, and Kendall, DL: Overgeneralization in treatment for severe apraxia of speech: A case study. J Med Speech Lang Pathol 10(4):313, 2002.
308. Wambaugh, JL, et al: Effects of treatment for sound errors in apraxia of speech and aphasia. J Speech Lang Hear Res 41:725, 1998.
309. Milisen, R: A rationale for articulation disorders. J Speech Hear Disord (Monograph Suppl) 4:6, 1954.
310. Wambaugh, JL: Stimulus generalization effects of Sound Production Treatment for apraxia of speech. J Med Speech Lang Pathol 12(2), 2004, p 77.
311. Wambaugh, JL, and Nessler, C: Modification of Sound Production Treatment for aphasia: Generalization effects. Aphasiology 18:407, 2004.
312. Wambaugh, JL, and Mauszycki, SC: Sound Production Treatment: Application with severe apraxia of speech. Aphasiology 24(6-8):814, 2010.
313. Ballard, KJ, Maas, E, and Robin, DA: Treating control of voicing in apraxia of speech with variable practice. Aphasiology 21(12):1195, 2007.
314. Maas, E: Conditions of practice and feedback in treatment for apraxia of speech. Perspect Neurophysiol Neurogenic Speech Lang Disord 20:80, 2010.
315. Austermann Hula, SN, et al: Effects of feedback frequency and timing on acquisition, retention, and transfer of speech skills in acquired apraxia of speech. J Speech Lang Hear Res 51:1088, 2008.
316. Wambaugh, JL: Treatment guidelines for acquired apraxia of speech: A synthesis and evaluation of the evidence. J Med Speech Lang Pathol 14(2):xv, 2006.
317. Mauszycki, SC, and Wambaugh, JL: The effects of rate control treatment on consonant production accuracy in mild apraxia of speech. Aphasiology 22(7-8):906, 2008.
318. Brendel, B, and Ziegler, W: Effectiveness of metrical pacing in the treatment of apraxia of speech. Aphasiology 22(1):77, 2008.
319. Brendel, B, Ziegler, W, and Deger, K: The synchronization paradigm in the treatment of apraxia of speech. J Neurolinguistics 13:241, 2000.
320. Dworkin, JP, and Abkarian, GG: Treatment of phonation in a patient with apraxia and dysarthria secondary to severe closed head injury. J Med Speech Lang Pathol 2:105, 1996.
321. McHenry, M, and Wilson, R: The challenge of unintelligible speech following traumatic brain injury. Brain Inj 8(4):363, 1994.
322. Tjaden, K: Exploration of a treatment technique for prosodic disturbance following stroke. Clin Linguist Phon 14(8):619, 2000.
323. Wambaugh, JL, and Martinez, AL: Effects of rate and rhythm control treatment on consonant production accuracy in apraxia of speech. Aphasiology 14(8):851, 2000.
324. Sands, E, et al: Progressive changes in articulatory patterns in verbal apraxia: A longitudinal case study. Brain Lang 6:97, 1978.
325. Fawcus, M, and Fawcus, R: Information transfer in four cases of severe articulatory dyspraxia. Aphasiology 4(2):207, 1990.
326. Lasker, JP, et al: Using motor learning guided theory and augmentative and alternative communication to improve speech production in profound apraxia: A case example. J Med Speech Lang Pathol 16(4):225, 2008.
327. Lustig, AP, and Tompkins, CA: A written communication strategy for a speaker with aphasia and apraxia of speech: Treatment outcomes and social validity. Aphasiology 16(4/5/6):507, 2002.
328. Yorkston, KM, and Waugh, PF: Use of augmentative communication devices with apractic individuals. In Square-Storer, P (ed): Acquired Apraxia of Speech in Aphasic Adults. Lawrence Erlbaum, London, 1989, p 267.
329. Rosenbek, JC, Collins, M, and Wertz, RT: Intersystemic reorganization for apraxia of speech. Clinical aphasiology conference proceedings. In Brookshire, RH (ed): Clinical Aphasiology Conference Proceedings. BRK Publishers, Minneapolis, 1976, p 255.
330. Code, C, and Gaunt, C: Treating severe speech and limb apraxia in a case of aphasia. Br J Disord Commun 21(1):11, 1986.
331. Raymer, AM, and Thompson, CK: Effects of verbal plus gestural treatment in a patient with aphasia and severe apraxia of speech. In Prescott, TE (ed): Clinical Aphasiology (Vol 20). Pro-Ed, Austin, TX, 1991, p 285.
332. Rubow, RT, et al: Vibrotactile stimulation for intersystemic reorganization in the treatment of apraxia of speech. Arch Phys Med Rehabil 63:150, 1982.
333. Lasker, JP, and Bedrosian, JL: Promoting acceptance of augmentative and alternative communication by adults with acquired communication disorders. AAC: Augment Altern Commun 17(3):141, 2001.
334. Buchholz, D: Editorial: What is dysphagia? Dysphagia 11:23, 1996.
335. Groher, MD, and Bukulman, R: The presence of swallowing disorders in two teaching hospitals. Dysphagia 1:3–6, 1986.
336. Veis, S, and Logemann, J: The nature of swallowing disorders in CVA patients. Arch Phys Med Rehabil 66:372, 1985.
337. Wade, DT, and Hewer, RL: Motor loss and swallowing difficulty after stroke: Frequency, recovery, and prognosis. Acta Neurol Scand 76:50, 1987.
338. Low, M, Olsson, L, and Ekberg, O: Videomanometric analysis of supraglottic swallow, effortful swallow, and chin tuck in patients with pharyngeal dysfunction. Dysphagia 16(3):190, 2001.
339. Gordon, C, Langton-Hewer, RL, and Wade, DT: Dysphagia in acute stroke. BMJ 295:411, 1987.
340. Barer, DH: The natural history and functional consequences of dysphagia after hemispheric stroke. J Neurol Neurosurg Psychiatry 52:236, 1989.
341. Horner, J, Brazer, SR, and Massey, EW: Aspiration in bilateral stroke patients: A validation study. Neurology 43(2):430, 1993.
342. Smithard, D: Complications and outcome after acute stroke: Does dysphagia matter? Stroke 27:1200, 1996.
343. Logemann, JA: Evaluation and Treatment of Swallowing Disorders, ed 2. Pro-Ed, Austin, TX, 1998.
344. Miller, N, et al: Hard to swallow: Dysphagia in Parkinson's disease. Age Ageing 35:614, 2006.
345. Walker, FO: Huntington's disease. Lancet 369:218, 2007.
346. Ertekin, C, et al: Oropharyngeal swallowing in craniocervical dystonia. J Neurol Neurosurg Psychiatry 73(4):406, 2002.
347. Hayashi, T, et al: Life-threatening dysphagia following prolonged neuroleptic therapy. Clin Neuropharmacol 20(1):77, 1997.
348. Ertekin, C, et al: Pathophysiological mechanisms of oropharyngeal dysphagia in amyotrophic lateral sclerosis. Brain 123:125, 2000.
349. Thomas, FJ, and Wiles, CM: Dysphagia and nutritional status in multiple sclerosis. J Neurol 246:677, 1999.
350. Mussak, EN, Jiangling, JT, and Voigt, EP: Malignant solitary fibrous tumor of the hypopharynx with dysphagia. Otolaryngol Head Neck Surg 133:805, 2005.
351. Chouinard, J, Lavigne, E, and Villeneuve, C: Weight loss, dysphagia and outcome in advanced dementia. Dysphagia 13:151, 1998.

352. Kalia, M: Dysphagia and aspiration pneumonia in patients with Alzheimer's disease. Metabolism 52(Suppl 2):36, 2003.
353. Bottos, M, et al: Functional status of adults with cerebral palsy and implications for treatment of children. Dev Med Child Neurol 43:516, 2001.
354. Cherney, LR, and Halper, AS: Swallowing problems in adults with traumatic brain injury. Semin Neurol 16:349, 1996.
355. Cherney, LR: Dysphagia in adults with neurologic disorders: An overview. In Cherney, LR, (ed): Clinical Management of Dysphagia in Adults and Children. Aspen, Gaithersburg, MD, 1994, p 1.
356. Logemann, JA, and Kahrilas, P: Relearning to swallow post CVA: Application of maneuvers and indirect biofeedback: A case study. Neurology 40:1136, 1990.
357. Rosenbek, JC: Efficacy in dysphagia. Dysphagia 10:263, 1995.
358. Kasprisin, AT, Clumeck, H, and Nino-Murcia, M: The efficacy of rehabilitative management of dysphagia. Dysphagia 4(1):48, 1989.
359. Lazarus, C, and Logemann, J: Swallowing disorders in closed head trauma patients. Arch Phys Med Rehabil 68:79, 1987.
360. Lazarus, CL, et al: Effects of bolus volume, viscosity, and repeated swallows in nonstroke subjects and stroke patients. Arch Phys Med Rehabil 74:1066, 1993.
361. Lazzara, G, Lazarus, C, and Logemann, JA: Impact of thermal stimulation on the triggering of swallowing reflex. Dysphagia 1:73, 1986.
362. Logemann, JA, et al: Closure mechanisms of laryngeal vestibule during swallowing. Am J Physiol 262(2 pt 1):G338, 1992.
363. Martin, BJW, et al: Normal laryngeal valving patterns during three breath-hold maneuvers: A pilot investigation Dysphagia 8:11, 1993.
364. Kahrilas, PJ, et al: Volitional augmentation of upper esophageal sphincter opening during swallowing. Am J Physiol 260(3 pt 1):G45, 1991.

CAPÍTULO
29

Promoção da saúde e do bem-estar

Beth Black, PT, DSc
Janet R. Bezner, PT, PhD

SUMÁRIO

Importância das iniciativas de promoção da saúde e do bem-estar 1451

Papel do fisioterapeuta na promoção da saúde 1453

Termos-chave em promoção da saúde 1454
Saúde e doença 1454
Bem-estar e enfermidade 1454
Qualidade de vida 1455
Modelos de promoção da saúde 1455

Promoção da saúde e orientações em saúde 1456

Atividade física e exercício 1456

Classificação internacional de funcionalidade, incapacidade e saúde (CIF) e promoção da saúde 1456

Medidas de saúde, bem-estar, qualidade de vida e comportamentos de saúde 1457
Medidas clínicas de saúde 1457
Medidas autopercebidas de saúde, bem-estar e qualidade de vida 1457
Medidas autorrelatadas de saúde, bem-estar e qualidade de vida específicas de uma doença 1458
Avaliação de comportamentos de saúde 1458

Principais comportamentos de saúde pessoais modificáveis 1459

Teorias da mudança de comportamento 1460
Modelo de crenças em saúde 1460
Teoria da ação racional e teoria do comportamento planejado 1460
Modelo transteórico (estágios da mudança) 1461
Teoria social cognitiva 1463
Modelo de atividade física para pessoas com deficiência 1463
Modelos comunitários 1468

Entrevista motivacional 1469

Promoção da saúde e do bem-estar para indivíduos com comprometimentos e incapacidades 1469
Exame e avaliação 1470
Intervenções 1470

Promoção da saúde e do bem-estar no nível do programa 1472

Fisioterapeuta como defensor 1473

Resumo 1473

OBJETIVOS DE APRENDIZAGEM

1. Explicar a importância de iniciativas de promoção da saúde e do bem-estar.
2. Descrever o papel do fisioterapeuta na promoção da saúde.
3. Diferenciar entre os termos *saúde* e *bem-estar*, *enfermidade* e *doença*, *qualidade de vida*, *prevenção primária, secundária e terciária*, *manejo de saúde da população*, *promoção da saúde*, *educação em saúde*, *atividade física e exercício*.
4. Discutir a evolução dos modelos de saúde: do modelo biomédico ao atual modelo biopsicossocial de funcionamento humano da Classificação Internacional de Funcionalidade, Incapacidade e Saúde (CIF).
5. Identificar as medidas de saúde e bem-estar, comportamentos de saúde e qualidade de vida.
6. Descrever os principais comportamentos de saúde pessoais modificáveis.
7. Identificar e discutir teorias fundamentais da mudança de comportamento.
8. Explicar a entrevista motivacional.
9. Explicar como o fisioterapeuta pode incorporar conceitos de promoção da saúde e do bem-estar ao plano de cuidados dos indivíduos com comprometimentos e incapacidades.

Importância das iniciativas de promoção da saúde e do bem-estar

Apesar de estar entre os países mais ricos do mundo[1] e de gastar mais de US$ 2,3 trilhões por ano em cuidados de saúde,[2] os Estados Unidos estão apenas na 31ª posição no *ranking* de expectativa de vida saudável da Organização Mundial da Saúde (OMS).[3] Alguns pesquisadores previram que depois de anos de aumento na expectativa de vida, ela iria se nivelar nos Estados Unidos ou até mesmo declinar.[4] Pesquisadores e profissionais da saúde estão lutando para entender essa aparente discrepância entre os gastos com cuidados de saúde e a expectativa de vida saudável, mediante exames e abordagens das determinantes da saúde na população dos EUA. A saúde de um indivíduo é determinada pela interação entre vários fatores, incluindo fatores biológicos e genéticos, o ambiente social e físico, serviços de saúde e comportamentos individuais.[5] A contribuição relativa de comportamentos individuais aos níveis de mortalidade e morbidade nos Estados Unidos foi demonstrada pela primeira vez em um estudo publicado em 1993 por McGinnis e Foege.[6] Estimou-se que o tabagismo estava implicado em 19% dos óbitos, e que a má alimentação e os níveis de inatividade física contribuíram para 14% das mortes nos Estados Unidos em 1990. Mokdad et al.[7] posteriormente realizaram um estudo semelhante para determinar os contribuidores comportamentais para a morte prematura nos Estados Unidos em 2000. O tabagismo foi responsável por 18,1% dos óbitos, e estimou-se que a má alimentação e o sedentarismo eram responsáveis por 16,6% das mortes.

Estudos recentes sobre a população dos EUA têm demonstrado que esses comportamentos-chave de tabagismo, má alimentação e atividade física insuficiente prosseguem em níveis elevados na população. O Behavioral Risk Factor Surveillance System (BRFSS, Sistema de Vigilância de Fatores de Risco Comportamentais), a maior pesquisa por telefone do mundo, controla os comportamentos de saúde e o estado de saúde de mais de 200 mil adultos nos Estados Unidos anualmente.[8] Os resultados do BRFSS mostram que os níveis de obesidade no país estão subindo em um ritmo alarmante (Fig. 29.1).[9]

De acordo com o BRFSS de 2009, 36,2% dos norte-americanos adultos estão acima do peso, e outros 27,2% são obesos.[10] A maior parte dos adultos da população norte-americana não consome as cinco ou mais porções diárias de frutas e legumes recomendadas atualmente[11] (Fig. 29.2). Quase metade dos norte-americanos adultos relata que não realiza os níveis recomendados de atividade física[12] (Fig. 29.3). Dada a forte relação entre esses comportamentos de saúde fundamentais e o estado de saúde, é evidente que os comportamentos atuais relacionados com a saúde dos adultos nos Estados Unidos estão afetando negativamente a expectativa de vida saudável; assim, esforços para apoiar comportamentos mais saudáveis são essenciais.

A atual agenda nacional de promoção da saúde e prevenção de doenças está articulada no *Healthy People 2020*, um conjunto de objetivos nacionais de saúde desenvolvidos por meio de um consenso colaborativo de grande alcance, publicado pelo U.S. Department of Health and Human Services (Departamento de Saúde e Serviços Humanos dos Estados Unidos).[5] Especialistas em saúde pública, agências governamentais, organizações profissionais como a American Physical Therapy Association (APTA, Associação Americana de Fisioterapia) e membros da comunidade em geral forneceram informações para a elaboração desse importante documento. A estrutura geral do *Healthy People 2020* é descrita na Tabela 29.1.

Dada a ampla gama de fatores que contribuem para a saúde de uma população, será necessária uma **abordagem ecológica** para atender às metas e aos objetivos do *Healthy*

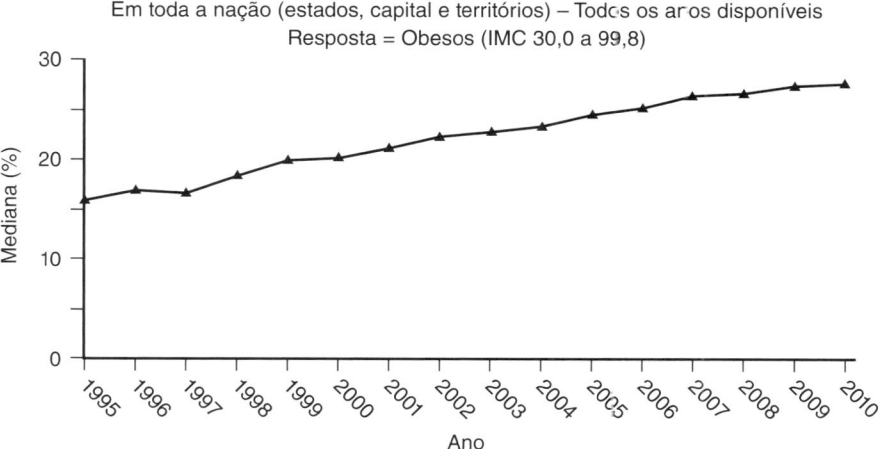

Figura 29.1 Tendência de obesidade em adultos nos EUA. De Behavioral Risk Factor Surveillance System, 2009. Office of Surveillance, Epidemiology, and Laboratory Services, Centers for Disease Control and Prevention, U.S. Department of Health and Human Services, Atlanta, GA. Retrieved July 6, 2011, de http://apps.nccd.cdc.gov/BRFSS/display.asp?yr=0&state=US&qkey=4409&grp=0&SUBMIT3=Go.

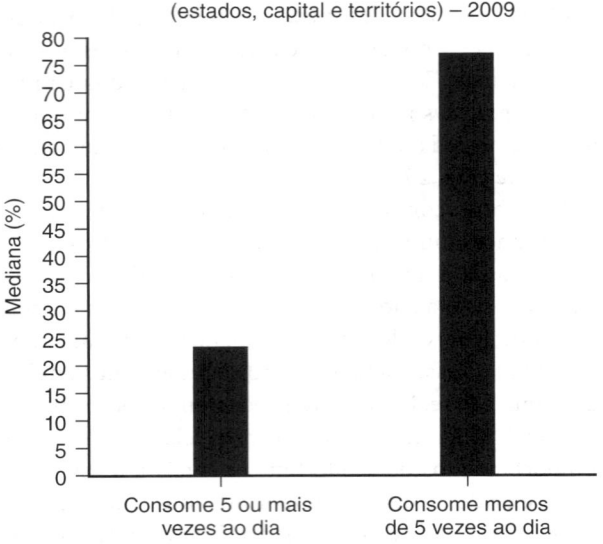

Figura 29.2 Consumo de frutas e vegetais por adultos norte-americanos em 2009. De Behavioral Risk Factor Surveillance System, 2009. Office of Surveillance, Epidemiology, and Laboratory Services, Centers for Disease Control and Prevention, U.S. Department of Health and Human Services, Atlanta, GA. Retrieved July 6, 2011, de http://apps.nccd.cdc.gov/BRFSS/ display.asp?cat=FV&yr=2009&qkey=4415&state=US.

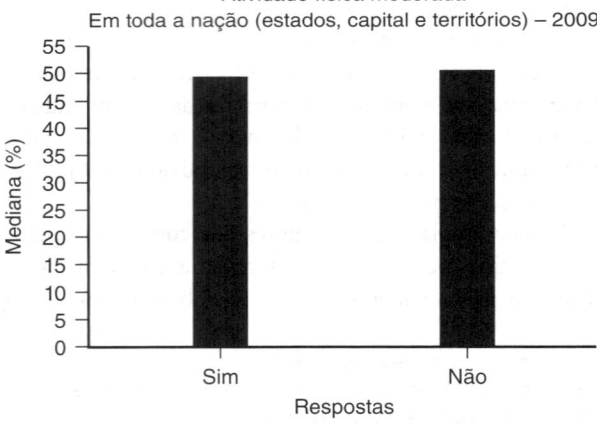

Figura 29.3 Níveis de atividade física dos adultos norte-americanos em 2009. De Behavioral Risk Factor Surveillance System, 2009. Office of Surveillance, Epidemiology, and Laboratory Services, Centers for Disease Control and Prevention, U.S. Department of Health and Human Services, Atlanta, GA. Retrieved July 6, 2011, de http://apps.nccd.cdc.gov/BRFSS/display.asp?cat=PA&yr=2009 &qkey=4418&state=US.

Tabela 29.1 Estrutura do *Healthy People 2020*

Visão	Uma sociedade em que todas as pessoas vivam vidas longas e saudáveis
Missão	Identificar as prioridades de melhoria da saúde em todo o país Aumentar a conscientização pública e a compreensão das determinantes da saúde, doença e incapacidade, e as oportunidades de progresso Fornecer objetivos e metas mensuráveis que sejam aplicáveis nos âmbitos nacional, estadual e local Engajar múltiplos setores a tomarem ações que fortaleçam políticas e melhorem práticas que sejam guiadas pelas melhores evidências e conhecimento disponíveis Identificar necessidades essenciais de pesquisa, avaliação e coleta de dados
Metas de longo alcance	Alcançar vidas longas e de alta qualidade, livre de doenças evitáveis, incapacidades, lesões e morte prematura Alcançar a equidade na saúde, eliminar as disparidades e melhorar a saúde de todos os grupos Criar ambientes sociais e físicos que promovam a boa saúde para todos Promover qualidade de vida, desenvolvimento saudável e comportamentos saudáveis em todas as fases da vida

De http://healthypeople.gov/2020/Consortium/HP2020Framework.pdf.

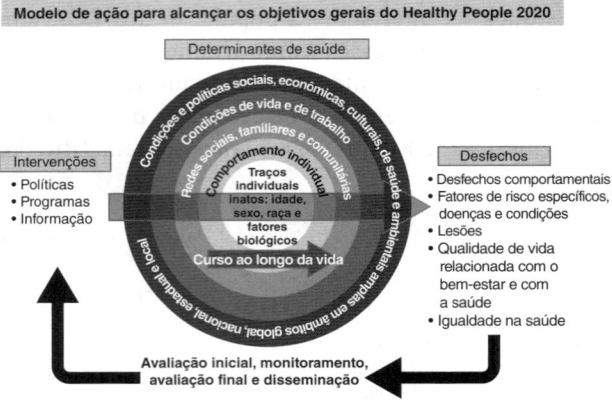

Figura 29.4 Abordagem ecológica para alcançar as metas do *Healthy People 2020*.

People 2020. As intervenções devem ser promovidas não somente em âmbito individual, mas também nos âmbitos comunitário, organizacional, ambiental e político (Fig. 29.4).

O *Healthy People 2020* identificou diversas áreas temáticas que exigem atenção especial; para cada uma dessas 42 áreas temáticas existe um conjunto de objetivos específicos. Por exemplo, dentro da área temática da atividade física existem 15 objetivos (Tab. 29.2), acompanhados por objetivos específicos a serem alcançados nos próximos 10 anos. O enfoque ecológico de abordagem às áreas temáticas resulta da amplitude dos objeti-

Tabela 29.2 Objetivos do *Healthy People 2020* relacionados com a atividade física

Objetivos do *Healthy People 2020* relacionados com a atividade física (PA)	Área temática (Título curto do objetivo)
PA-1	Atividade física no tempo livre
PA-2	Atividade física aeróbia e exercícios de fortalecimento muscular para adultos
PA-3	Atividade física aeróbia e exercícios de fortalecimento muscular para adolescentes
PA-4	Educação física diária nas escolas
PA-5	Participação dos adolescentes na educação física escolar diária
PA-6	Momento de folga programado regularmente
PA-7	Tempo para o momento de folga
PA-8	Tempo em frente à TV para crianças e adolescentes
PA-9	Políticas de atividade física em instituições que cuidam de crianças
PA-10	Acesso a aulas que envolvam atividades físicas
PA-11	Aconselhamento médico em relação à atividade física
PA-12	Atividade física no local de trabalho
PA-13	Transporte ativo – caminhada
PA-14	Transporte ativo – bicicleta
PA-15	Políticas em relação à área construída

De http://healthypeople.gov/2020/topicsobjectives2020/objectiveslist.aspx?topicId=33.

vos estabelecidos para cada uma dessas 42 áreas temáticas. Por exemplo, na área temática de atividade física, um dos objetivos é aumentar os níveis individuais de atividade física nos momentos de lazer (Atividade Física Objetivo-1), enquanto a Atividade Física Objetivo-15 identifica a necessidade de políticas legislativas para lidar com fatores ambientais para apoiar o aumento nos níveis de atividade física em uma comunidade. O progresso em direção aos objetivos e alvos específicos estabelecidos pelo *Healthy People 2020* será monitorado pela mensuração do estado geral de saúde, comportamentos de saúde, qualidade de vida e bem-estar relacionados com a saúde, determinantes de saúde e medidas de disparidades de saúde.

Papel do fisioterapeuta na promoção da saúde

Serão necessárias intervenções em âmbitos individual, comunitário, estadual e nacional por uma ampla coligação de organizações de saúde pública, profissionais de saúde, educadores e órgãos do governo para alcançar os objetivos traçados no *Healthy People* 2020. Todos os profissionais de saúde, independentemente do seu local ou área de prática, têm um papel fundamental na promoção da saúde, quer como profissionais individuais, quer como membros de uma equipe de saúde interprofissional.[13] Os fisioterapeutas participam de iniciativas de promoção da saúde de diversas maneiras, ao examinar qual deve ser o seu papel ao fornecer intervenções e programas em nível individual e comunitário.[14-17] Diversas publicações profissionais descrevem o importante papel do fisioterapeuta na área de promoção da saúde e do bem-estar.[18-21]

O *Guide to Physical Therapist Practice* (Guia para a prática da fisioterapia) identifica claramente a promoção e prevenção da saúde como contida no âmbito de prática do fisioterapeuta.[18] O guia afirma: "O fisioterapeuta presta serviços de prevenção que previrem ou impedem o declínio funcional e a necessidade de um cuidado mais intenso. Por meio do rastreamento, exame, avaliação, diagnóstico, prognóstico e intervenção atempados e adequados, o fisioterapeuta com frequência reduz ou elimina a necessidade de formas mais dispendiosas de cuidados e pode também diminuir ou até mesmo eliminar internações em instituições. O fisioterapeuta também está envolvido em iniciativas de promoção de saúde, bem-estar e aptidão física, incluindo o oferecimento de orientações e de serviços que estimulem o público a se engajar em comportamentos saudáveis."[18,p.S32] A parte da anamnese da avaliação do paciente deve incluir informações sobre o estado de saúde e hábitos de saúde do indivíduo, uma revisão dos sistemas e testes e medidas, conforme indicado para rastreamento de possíveis problemas que possam afetar o estado de saúde atual ou futuro, como a hipertensão, a obesidade, a diminuição no equilíbrio ou níveis de aptidão física ruins. As intervenções que o fisioterapeuta pode utilizar para promover a saúde e prevenir ou minimizar comprometimentos, limitações nas atividades e incapacidades são extensas e podem incluir atividades tão diversas quanto orientações em relação a escolhas saudáveis de estilo de vida e comportamentos saudáveis, programas de atividade física e condicionamento aeróbio, programas de prevenção de quedas ou consultoria para readaptação do local de trabalho. Também podem ser indicados encaminhamentos a outros profissionais ou programas especiais (p. ex., programas para parar de fumar ou aconselhamento nutricional). O fisioterapeuta deve considerar os princípios da prática baseada em evidências para expandir suas práticas de modo a incluir não só a reabilitação, mas também a promoção da saúde. As decisões relativas a programas apropriados a serem instituídos devem ser baseadas nas evidências de eficácia da intervenção, no nível de conhecimento e habilidade do fisioterapeuta, bem como na adequação de uma determinada intervenção a um paciente específico considerando as suas necessidades, preferências e circunstâncias únicas.

No documento intitulado *Professionalism in Physical Therapy: Core Values* (Profissionalismo na fisioterapia: valores essenciais), os comportamentos de uma profissão da área da saúde, que se acredita que o fisioterapeuta represente, incluem os seguintes:[21,pp.1-3]

- Participar do alcance das metas de saúde dos pacientes e da sociedade.
- Focar no atingimento do máximo bem-estar e maior potencial possível de um paciente.
- Facilitar o alcance das metas relativas à função, saúde e bem-estar de cada indivíduo.
- Participar no cumprimento das metas de saúde da sociedade.

Esses comportamentos indicam o papel amplo e a responsabilidade do fisioterapeuta na promoção à saúde e sugerem a necessidade de que esse profissional participe não só no que se refere a um paciente específico, mas também no âmbito social. Os fisioterapeutas estão participando de discussões em um nível nacional relacionadas a políticas públicas, reformas dos cuidados de saúde e principais iniciativas de saúde, além de estarem envolvidos nos esforços de defesa para apoiar os objetivos articulados no *Healthy People 2020*.[22]

Na conferência Physical Therapy and Society Summit (PASS), foram discutidos os papéis futuros para o fisioterapeuta em relação à evolução das necessidades de cuidados de saúde da sociedade.[23] Nessa conferência, enfatizou-se a oportunidade de o fisioterapeuta assumir um papel de liderança na área de prevenção, saúde e bem-estar. Sugeriu-se também que o fisioterapeuta deve ser um profissional da saúde do "nascimento até a morte", prestando consultas regulares sobre exercício e atividade física, utilizando um modelo de prática que seja semelhante ao modelo odontológico e voltado para a prevenção e promoção da saúde.[24]

Dada a enorme necessidade de promoção da saúde e a base de conhecimento e conjunto de habilidades únicos do fisioterapeuta, é responsabilidade profissional de todos os fisioterapeutas se envolverem em práticas de promoção da saúde, independentemente de seu contexto de prática. Conforme o fisioterapeuta começa a integrar as intervenções de promoção da saúde em sua prática clínica, ele deve se familiarizar com os vários termos e definições usados na área de promoção da saúde.

Termos-chave em promoção da saúde

Saúde e doença

Diferentes termos são usados na área de promoção da saúde para definir **saúde**. Embora a saúde possa ser vista como pertencente somente ao domínio físico, as definições mais utilizadas na atualidade conceituam a saúde e a descrevem como um constructo multidimensional, que envolve mais do que o domínio físico. Em 1948, a OMS definiu a saúde como "um estado de bem-estar físico, mental e social completo e não meramente a ausência de doença"; essa definição continua sendo utilizada pela OMS na atualidade.[25] A saúde também tem sido descrita como "um equilíbrio dinâmico entre a saúde física, emocional, social, espiritual e intelectual".[26,p.iv] A **doença**, muitas vezes considerada o oposto de saúde, é definida como uma condição patológica que afeta o corpo.[18]

Bem-estar e enfermidade

O termo **bem-estar** também é usado na área da promoção da saúde. Em 1959, Dunn discutiu a relação entre o corpo, a mente e o espírito, e definiu o bem-estar como "um estado complexo composto pela sobreposição de níveis de bem-estar."[27,p.786] Adams et al.[28] definiram bem-estar como o senso de crescimento e equilíbrio entre os domínios físico, espiritual, emocional, intelectual, social e psicológico de um indivíduo (Fig. 29.5). Essas duas definições de bem-estar estão redigidas de modo que os indivíduos com doença crônica ainda podem ser considerados como estando "bem".

Corbin e Pangrazi descreveram o bem-estar como "um estado multidimensional de estar que descreve a existência de saúde positiva em um indivíduo conforme exemplificado pela qualidade de vida e uma sensação de bem-estar".[29,p.1] Algumas definições atuais de saúde parecem semelhantes às definições de bem-estar, particularmente aquelas definições de saúde que incluem mais do que o domínio físico. Alguns indivíduos da área de promoção da saúde conceituam o bem-estar como um processo, em vez de um estado.[30] Analisadas em conjunto, essas várias definições de bem-estar indicam que o bem-

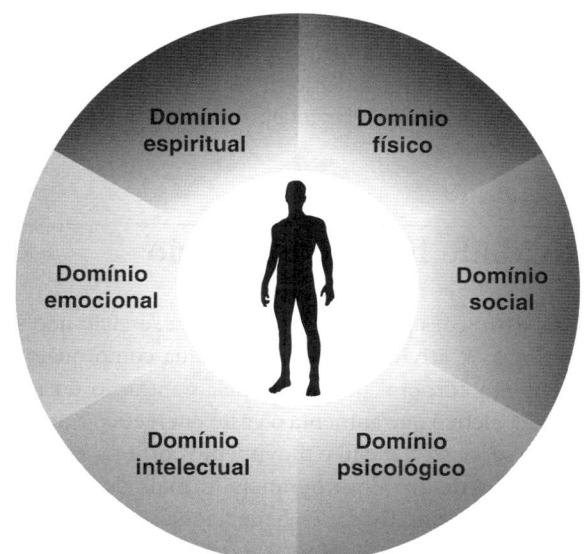

Figura 29.5 Domínios do bem-estar.

-estar é multidimensional, que as variáveis **salutogênicas** ou "causadoras de saúde" desempenham um papel-chave no bem-estar, e que o conceito de bem-estar é específico para cada indivíduo. A **enfermidade** é o oposto de bem-estar, é multidimensional, e tem sido definida como um constructo social em que os indivíduos não estão alcançando equilíbrio em suas vidas e são incapazes de criar uma maior qualidade de vida.[31]

Qualidade de vida

Há inúmeras definições diferentes para **qualidade de vida**. O Centers for Disease Control and Prevention (CDC) descreve a qualidade de vida relacionada com a saúde como a saúde física e mental percebida por um indivíduo ou grupo ao longo do tempo.[32] Green e Kreuter descrevem a qualidade de vida como "a percepção de indivíduos ou grupos de que suas necessidades estão sendo satisfeitas e que não estão sendo negadas a eles as oportunidades de alcançar a felicidade ou realização".[33,p.508]

Modelos de promoção da saúde

Prevenção primária, secundária e terciária

Utilizam-se vários modelos de promoção da saúde para identificar as necessidades e planejar as intervenções de promoção da saúde. Um desses modelos é o modelo de proteção da saúde/prevenção de doenças. Dentro desse modelo, a saúde é conceituada como a ausência de doença/patologia, e a promoção da saúde é, portanto, destinada a prevenir a doença. As intervenções nesse modelo são categorizadas como prevenção primária, secundária ou terciária[34] (Fig. 29.6).

Pré-doença	Doença atual	
Objetivos: Proteger a saúde Prevenir doenças Promover a saúde	Objetivo: Diagnóstico e intervenção precoces para limitar o comprometimento e a incapacidade	Objetivo: Reabilitação após comprometimento ou incapacidade significativos
Prevenção primária	Prevenção secundária	Prevenção terciária

Figura 29.6 Prevenção primária, secundária e terciária.

A **prevenção primária** inclui atividades destinadas a evitar ferimentos ou o aparecimento de enfermidades ou doenças. O uso de capacetes e cintos de segurança, a fluoretação da água e as imunizações são todos exemplos de prevenção primária. O fisioterapeuta pratica a prevenção primária ao implementar programas de avaliação e condicionamento pré-temporada a atletas do ensino médio ou ao ensinar programas de prevenção de lesões às costas em programas de orientação a trabalhadores de uma fábrica.

As intervenções de **prevenção secundária** ocorrem logo após o desenvolvimento de uma patologia e destinam-se a identificar e fornecer tratamento para os indivíduos nas fases iniciais da doença, a fim de minimizar a gravidade da condição. Os programas de rastreamento do câncer de mama, hipertensão arterial e osteoporose são projetados para identificar e tratar a doença em seus estágios iniciais. O fisioterapeuta pratica a prevenção secundária ao tratar um paciente com uma lesão recente ou que tenha sido diagnosticado recentemente nos estágios iniciais de uma condição ou doença crônica.

As atividades de **prevenção terciária** são projetadas para retardar a progressão da doença e melhorar a qualidade de vida. O fisioterapeuta pratica a prevenção terciária ao atender pacientes que têm uma doença crônica ou que sofreram uma lesão irreversível – por exemplo, indivíduos que têm artrite reumatoide de longa data. Os fisioterapeutas tradicionalmente têm participado sobretudo da prevenção secundária ou terciária, mas conforme esses profissionais começam a se unir aos seus colegas da área da saúde na prática da promoção da saúde, cada vez mais acrescentam intervenções que se enquadram na categoria de prevenção primária.

Modelo de manejo da saúde da população

Um modelo semelhante ao modelo de proteção da saúde/prevenção de doenças é o modelo de manejo da saúde da população, que é usado para descrever intervenções de promoção à saúde e prevenção à população por meio de um *continuum* de risco à saúde[35] (Fig. 29.7). A abordagem de manejo da saúde da população categoriza

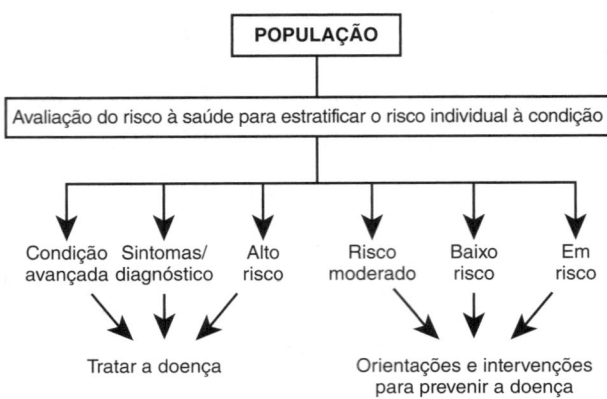

Figura 29.7 Manejo da saúde da população.

os indivíduos com base em seu risco de desenvolver uma doença e, em seguida, fornece a intervenção apropriada ao fator de risco identificado. Os indivíduos em risco muito baixo ou mínimo de doença recebem intervenções para evitar que evoluam ao longo do *continuum* de risco para uma categoria de alto risco, ou de desenvolver efetivamente uma doença.

Promoção da saúde e orientações em saúde

Green e Kreuter descreveram a **promoção da saúde** como "qualquer combinação planejada de suporte educativo, político, regulador e organizacional às ações e condições de vida propícias à saúde de indivíduos, grupos ou comunidades".[33,p.506] A OMS define promoção da saúde como "o processo de capacitação da comunidade para aumentar o controle sobre a sua saúde e para melhorá-la. Vai além de um foco no comportamento individual no sentido de uma ampla gama de intervenções sociais e ambientais".[36] Gorin e Arnold[37] descreveram a promoção da saúde como as atividades empreendidas para incentivar o bem-estar que são destinadas a efetivar o potencial do indivíduo. De acordo com Gorin e Arnold, um modelo de promoção da saúde tem orientação e conotação mais positivas do que os modelos de prevenção já descritos que focam simplesmente em impedir doenças. As **orientações em saúde** representam um componente da promoção da saúde. Green e Kreuter definem as orientações em saúde como "qualquer combinação planejada de experiências de aprendizado destinadas a predispor, possibilitar e reforçar o comportamento voluntário propício à saúde em indivíduos, grupos ou comunidades".[33,p.506] As intervenções de orientações em saúde têm como objetivo fornecer informações aos indivíduos e grupos sobre as ações causadoras de saúde e o impacto de comportamentos de saúde negativos, a fim de fazer uma conexão entre os comportamentos voluntários e a saúde. O primeiro passo para uma mudança de comportamento de saúde positiva é a conscientização sobre a relação entre o comportamento e doenças e lesões.

Atividade física e exercício

As definições para atividade física e exercício não são sinônimas. A **atividade física** é definida como qualquer movimento corporal produzido pela contração do músculo esquelético que aumenta o gasto energético acima do nível de repouso.[38] Inclui o movimento corporal realizado não apenas dentro de programas formais de exercício, mas também em atividades ocupacionais, atividades de lazer e atividades de transporte, como caminhar e andar de bicicleta. O **exercício** é definido como uma subcategoria de atividade física, e é uma atividade planejada e estruturada que se destina a melhorar ou manter um ou mais componentes da aptidão física.[39] É importante que o fisioterapeuta considere essa diferenciação ao atender o paciente para ajudá-lo a aumentar os seus níveis gerais de atividade física.

Classificação internacional de funcionalidade, incapacidade e saúde (CIF) e promoção da saúde

Consistente com as mais recentes definições multidimensionais de saúde e bem-estar, tem havido uma mudança na estrutura geral usada para orientar a avaliação, planejamento e intervenções para apoiar e promover a saúde. O modelo predominante usado na medicina do século XX foi o **modelo biomédico**.[40] Esse modelo foi baseado nas ciências biológicas, e a saúde foi conceituada como a ausência de doença. O lócus de controle no modelo biomédico estava nos provedores de cuidados de saúde e o paciente recebia os cuidados médicos considerados necessários pelos profissionais de saúde. Era um modelo eficaz para o manejo de doenças e enfermidades agudas e infecciosas, mas revelava-se menos eficaz para o manejo da doença crônica[40] ou na abordagem das dimensões psicológicas, sociais ou comportamentais da enfermidade.[41] Com seu foco principalmente biológico e lócus de controle externo, também era menos útil na área da promoção da saúde, em que as decisões dos pacientes, comportamentos e ambientes são considerados elementos importantes na compreensão e abordagem das diversas determinantes da saúde.[42] Conforme as limitações no uso de uma estrutura puramente biomédica para entender o conceito de saúde tornaram-se evidentes, o modelo **biopsicossocial** evoluiu. Os vários modelos biopsicossociais usados na atualidade para explicar a saúde e a enfermidade incorporam esses domínios em falta no modelo biomédico, nomeadamente os domínios psicológico e social. O modelo de Nagi da incapacidade[43] é um exemplo de modelo biopsicossocial e foi utilizado para descrever a prática fisioterapêutica no *Guide to Physical Therapist Practice*.[18]

Em 2001, a OMS aprovou o modelo biopsicossocial de Classificação Internacional de Funcionalidade, Incapacidade e Saúde (CIF).[44] A CIF destina-se a fornecer uma linguagem comum para descrever a saúde, função e incapacidade para facilitar a comunicação científica dentro e entre as profissões da saúde. A APTA endossou o uso desse modelo como uma estrutura para o fisioterapeuta usar para classificar e descrever a saúde, função e incapacidade.[45] Nesse modelo, reconhecem-se as complexas inter-relações entre fatores biológicos, ambientais e pessoais e o impacto dessas variáveis sobre a saúde, atividade e função. Veja a discussão do modelo CIF no Capítulo 1, Tomada de decisão clínica.

O fisioterapeuta já iniciou o processo de aplicação do modelo CIF na prática da fisioterapia em reabilitação.[46-48] Diversos profissionais de saúde também começaram a demonstrar como a CIF pode ser usada na área da pesquisa e da prática de promoção da saúde.[49-52] Howard et al.[50] afirmam que a CIF, com seu reconhecimento da importante contribuição do ambiente social e físico à saúde de um indivíduo, apoia a abordagem ecológica utilizada na área da promoção da saúde. A CIF fornece ao fisioterapeuta tanto a justificativa para olhar além dos fatores puramente biológicos e fisiológicos ao examinar e avaliar seus clientes quanto uma estrutura para orientar seus planos de cuidados e intervenções. Além disso, o modelo da CIF é coerente com muitas das teorias de mudança de comportamento descritas mais adiante neste capítulo, que são usadas para planejar e implementar intervenções de mudança de comportamento.

Medidas de saúde, bem-estar, qualidade de vida e comportamentos de saúde

Não há uma ferramenta-padrão para medir a saúde, o bem-estar, os comportamentos de saúde ou a qualidade de vida. Algumas ferramentas foram projetadas especificamente para medir os comportamentos de saúde ou a saúde de uma população, ao passo que outras ferramentas são usadas para medir os comportamentos de saúde e a saúde pessoal no tocante a um paciente específico. Foram desenvolvidas diversas medidas de saúde e qualidade de vida percebidas que podem ser utilizadas a toda uma população, bem como a um paciente específico.

Medidas clínicas de saúde

As medidas clínicas de saúde incluem medidas biométricas e fisiológicas, como o índice de massa corporal (IMC), a capacidade aeróbia ou a pressão arterial. As avaliações de risco à saúde (ARS) são cada vez mais utilizadas em programas de bem-estar da força de trabalho para ajudar a avaliar o nível e a natureza dos riscos de saúde atuais de um indivíduo com base em seu histórico, comportamentos pessoais e variáveis clínicas. O objetivo de uma avaliação de risco à saúde é fornecer informações sobre o indivíduo, a fim de planejar e realizar intervenções específicas orientadas a abordar os seus fatores de risco específicos.[53]

O *Guide to Physical Therapist Practice* recomenda que seja incluída uma avaliação do estado de saúde atual do paciente e dos potenciais riscos à saúde no exame inicial, por meio de um histórico completo e uma revisão dos sistemas.[18] Diversos testes e medidas podem ser utilizados pelo fisioterapeuta durante os exames iniciais para medir o estado de saúde e os fatores de risco gerais do paciente.[18]

Medidas autopercebidas de saúde, bem-estar e qualidade de vida

A importância de acrescentar ao exame do paciente uma medida da percepção do indivíduo de sua saúde geral foi demonstrada em um estudo de referência realizado por Mossey e Shapiro em 1982.[54] Nesse estudo que analisou 3.128 adultos não internados de mais de 64 anos, a autoavaliação de saúde foi o preditor de mortalidade mais forte depois da idade; constatou-se ainda que era um preditor de mortalidade melhor do que diversas morbidades e medidas de utilização de cuidados de saúde, como diagnósticos médicos, várias consultas médicas, diversas internações hospitalares e numerosos antecedentes cirúrgicos. O CDC inclui uma medida de percepção da saúde de 14 itens, o *Healthy Days Measure* (medida dos dias saudáveis), no levantamento nacional BRFSS e no National Health and Nutrition Examination Survey.[55] O Instituto Nacional de Saúde dos EUA (National Institutes of Health) está desenvolvendo o *Patient-Reported Outcomes Measurement Information System* (PROMIS), que será capaz de capturar informações importantes sobre a qualidade de vida relacionada com a saúde de pacientes com doenças e condições crônicas.[56] O objetivo da iniciativa PROMIS é ser capaz de desenvolver perfis dos escores PROMIS entre os diferentes domínios de saúde para várias condições crônicas que então podem ser usados em ensaios clínicos. A OMS desenvolveu o *World Health Organization Quality of Life Questionnaire (WHOQOL-100)*[57] e uma versão mais curta, o *WHOQOL-Bref*.[58] Ambas as versões medem o autorrelato do indivíduo sobre a sua saúde física, psicológica, relações sociais e percepções sobre seu ambiente. Os instrumentos da OMS podem ser utilizados para medir a saúde, quer seja de uma população ou de um paciente específico.

Algumas medidas autorrelatadas de saúde, bem-estar e qualidade de vida percebidas são genéricas e podem ser preenchidas por pacientes com diversas condições. Uma das medidas autorrelatadas de saúde e qualidade de vida mais comumente usadas é o *Medical Outcomes Study 36-Item Short-Form Health Survey (SF-36)*.[59] O SF-36 mede o autorrelato de saúde e capacidade funcional em oito escalas que incluem domínios físicos, psicológicos, sociais e emocionais. Tem sido usada em populações em geral e em populações específicas; foram documentados dados normativos para vários grupos e populações. Medidas adicionais de autopercepção da saúde utilizadas na prática clínica incluem o *Nottingham Health Profile*,[60] o *Sickness Impact Profile (SIP)*,[61] o *Dartmouth Cooperative Functional Assessment Charts (Dartmouth CO-OP charts)*,[62] e o *Duke Health Profile*.[63] O *Perceived Wellness Survey (PWS)* mede o autorrelato de bem-estar em vários domínios psicológicos, físicos, emocionais, espirituais, sociais e intelectuais.[28] O questionário consiste em 36 afirmações com seis itens para cada um dos seis domínios. Pode-se calcular um escore composto, uma pontuação de magnitude e uma pontuação de equilíbrio (ver Apêndice 29.A). Essa ferramenta foi testada e considerada válida e confiável para uso com diferentes populações.[28,64]

Medidas autorrelatadas de saúde, bem-estar e qualidade de vida específicas de uma doença

Foram desenvolvidas várias medidas de saúde e bem-estar específicas para uma doença para uso com populações clínicas específicas. Os itens incluídos nessas medidas podem tratar mais especificamente de questões relacionadas com a saúde e o bem-estar de uma dada população do que as medidas gerais descritas previamente. O *Arthritis Impact Measurement Scale (AIMS)*[65] e o *AIMS2*[66] foram desenvolvidos para medir os domínios físicos, mentais e sociais da saúde de pessoas com doenças reumáticas. O *Child Health Questionnaire (CHQ)* mede o bem-estar físico e psicossocial das crianças, e constatou-se que é uma medida válida e confiável do estado de saúde em diversas condições e distúrbios.[67] O *Cystic Fibrosis Questionnaire*[68] é um questionário de qualidade de vida relacionada com a saúde que tem versões tanto para os pais quanto para a criança para medir o impacto físico, emocional e social da fibrose cística nas crianças e suas famílias. Medidas de qualidade de vida específicas para outras doenças ou condições incluem uma medida da saúde e qualidade de vida das pessoas que tiveram um acidente vascular cerebral,[69,70] que sofreram de distúrbios faciais agudos e crônicos[71] e que tiveram doença respiratória crônica.[72] A *European Organisation for Research and Treatment of Cancer (EORTC)* desenvolveu uma série de questionários destinados a avaliar a qualidade de vida de indivíduos com câncer. A medida de qualidade de vida de 30 itens do EORTC foi traduzida e validada para 81 idiomas, e tem módulos específicos a determinadas doenças que podem ser adicionados a ele.[73]

Avaliação de comportamentos de saúde

Reeves e Rafferty[74] identificaram quatro comportamentos principais como os mais indicativos de um estilo de vida saudável: engajar-se em uma atividade física regular, ingerir porções diárias suficientes de frutas e legumes, manter um peso saudável, e abster-se de fumar. Atualmente recomenda-se que os profissionais de saúde incluam de forma rotineira uma avaliação desses comportamentos em suas avaliações iniciais dos pacientes.[75,76] O *Guide to Physical Therapist Practice* também recomenda que o fisioterapeuta inclua perguntas sobre comportamentos relacionados com a saúde nos exames iniciais.[18] Os comportamentos de saúde que envolvem engajar-se em uma atividade física regular, ingerir uma quantidade suficiente de frutas e vegetais e abster-se de fumar podem ser determinados por meio de uma entrevista com o paciente ou de um questionário. Se forem avaliadas as medidas antropométricas de peso e altura, o IMC do paciente pode ser calculado, e o fisioterapeuta pode determinar se o indivíduo está com sobrepeso ou obeso (Quadro 29.1).

O *International Physical Activity Questionnaire*,[77] originalmente desenvolvido para controlar os níveis de atividade física nas populações, também tem sido utilizado na prática clínica para avaliar os níveis individuais de atividade física do paciente.[78] Estão sendo realizadas pesquisas para desenvolver um questionário geral sobre comportamentos de saúde que possa ser usado para coletar de modo eficiente informações-chave sobre comportamentos de saúde no contexto de cuidados primários.[79]

Quadro 29.1 Índice de massa corporal (IMC)

IMC	Status de peso
Abaixo de 18,5	Abaixo do peso
18,5 a 24,9	Normal
25,0 a 29,9	Sobrepeso
30 ou mais	Obeso

Principais comportamentos de saúde pessoais modificáveis

O site *Healthy Living* (Vida saudável) do CDC fornece informações sobre vários comportamentos que contribuem para um estilo de vida saudável.[80] Alguns dos comportamentos de saúde têm o apoio de organizações, instituições e escolas norte-americanas, como cardápios saudáveis nas cantinas escolares, enquanto outros são aplicados por leis locais, estaduais ou federais, como o uso do cinto de segurança ou ambientes livres de cigarro. Outros, embora significativamente influenciados por fatores sociais, ambientais e econômicos, são sobretudo de responsabilidade pessoal do indivíduo, como a manutenção de um peso saudável, a ingestão de uma dieta saudável e o engajamento em atividades físicas. Alguns comportamentos pessoais de saúde são considerados mais variáveis do que outros, com base em pesquisas clínicas. Os comportamentos que são mais difíceis de mudar são aqueles com um componente viciante, com elementos compulsivos e fortemente associados a rotinas culturais ou familiares, como a dieta.[33] Os principais comportamentos para aumentar a prática de atividades físicas, o aumento no consumo de frutas e vegetais, bem como a cessação do tabagismo, todos incluídos nos objetivos do *Healthy People 2020*, têm mostrado ser comportamentos modificáveis se as intervenções de mudança de comportamento forem adequadamente projetadas e implantadas.

A U.S. Preventive Services Task Force (USPSTF) publicou recomendações para várias medidas de rastreamento de prevenção e intervenções de mudança de comportamento em saúde baseadas nas evidências mais atuais da eficácia das intervenções em alterar ou modificar o comportamento.[81] Os profissionais de saúde podem solicitar um manual com essas diretrizes à Agency for Healthcare Research and Quality[82] ou podem usar uma ferramenta eletrônica para obter rapidamente essas informações na prática clínica.[83] Embora sejam necessárias mais pesquisas para apoiar as melhores intervenções de aconselhamento para aumentar a prática de atividades físicas, as atuais recomendações baseadas em evidências da USPSTF para o aconselhamento em relação à atividade física são apresentadas no Quadro 29.2.

Uma revisão sistemática recente da eficácia do aconselhamento em melhorar a dieta e aumentar a prática de atividades físicas constatou que o aconselhamento comportamental pode mudar esses comportamentos se o aconselhamento for fornecido em uma intensidade suficiente.[84] Dadas as evidências empíricas que apoiam a eficácia de programas de cessação do tabagismo, a USPSTF atualmente recomenda que todos os profissionais de saúde perguntem a seus pacientes sobre o tabagismo e façam encaminhamentos adequados quando indicado.[85] Há também evidências que apoiam a relação entre as intervenções de atividade física intensa e a diminuição no risco de quedas em idosos.[86] Há, portanto, pesquisas clíni-

Quadro 29.2 Recomendações para aconselhamento em relação à prática de atividade física da U.S. Preventive Services Task Force

- A atividade física regular ajuda a prevenir doenças cardiovasculares, hipertensão, diabetes tipo 2, obesidade e osteoporose. Também pode reduzir a morbidade por todas as causas e prolongar a vida útil.
- Os benefícios da atividade física são vistos até mesmo em níveis modestos de atividade, como caminhar ou andar de bicicleta 30 minutos por dia na maior parte dos dias da semana. Os benefícios aumentam com o aumento nos níveis de atividade.
- Não está claro se o aconselhamento de rotina e o acompanhamento por médicos generalistas resultam em aumento na prática de atividade física entre pacientes adultos. Os estudos existentes limitam as conclusões que podem ser tiradas sobre a eficácia, efetividade e viabilidade do aconselhamento em relação à prática de atividade física na atenção primária. A maior parte dos estudos testou intervenções breves, mínimas e de fraca intensidade na atenção primária, como sessões de aconselhamento de 3 a 5 minutos no contexto de uma consulta de rotina.
- Intervenções multicomponentes que combinam conselhos do médico com intervenções comportamentais para facilitar e reforçar os níveis saudáveis de atividade física parecem ser o método mais promissor. Essas intervenções muitas vezes incluem a determinação dos objetivos para o paciente, a prescrição dos exercícios por escrito, regimes de atividade física adaptados individualmente e acompanhamento realizado por correio ou telefone por uma equipe especialmente treinada. Vincular os pacientes de atenção primária a programas de atividade e condicionamento físico da comunidade pode aumentar a eficácia do aconselhamento do médico generalista.
- Os potenciais malefícios do aconselhamento relacionado com a atividade física não foram bem definidos nem estudados. Eles podem incluir lesões musculares e relacionadas com quedas ou eventos cardiovasculares. Não está claro se uma triagem mais extensa dos pacientes, determinados tipos de atividade física (p. ex., exercício moderado *vs.* vigoroso), aumentos mais graduais nos exercícios ou aconselhamento mais intensivo e monitoramento de acompanhamento diminuiriam a probabilidade de lesões relacionadas com a atividade física. Os estudos existentes fornecem evidências insuficientes sobre os potenciais danos de diversos protocolos de atividade, como o exercício moderado em comparação ao vigoroso.

Fonte: www.uspreventiveservicestaskforce.org/recommendations.htm.

cas que apoiam a importância de os profissionais de saúde abordarem com seus pacientes comportamentos modificáveis como o tabagismo, a alimentação pouco saudável e a atividade física inadequada. Pesquisas na área da fisioterapia têm mostrado que alguns fisioterapeutas já começaram a abordar os comportamentos de saúde com seus pacientes,[14,15,17] entretanto, mais profissionais devem ser encorajados a discutir esses assuntos com seus pacientes. Pode ser necessário garantir que os fisioterapeutas recebam treinamento adicional sobre como aconselhar os pacientes a mudarem de comportamento.[87]

Teorias da mudança de comportamento

A decisão de se envolver ou alterar um comportamento relacionado com a saúde é decorrente de uma complexa interação de vários fatores. Assim como o fisioterapeuta deve entender as teorias de controle motor ao planejar intervenções para melhorar a função motora, é necessária uma compreensão das teorias fundamentais da mudança de comportamentos de saúde para que o fisioterapeuta seja eficaz em ajudar o paciente a alterar seus comportamentos. Foram desenvolvidos vários modelos teóricos do comportamento humano, que podem ser categorizados em modelos individuais, modelos interpessoais e modelos comunitários e grupais.[88] Ensaios clínicos utilizaram intervenções de mudança de comportamento baseadas nessas diferentes teorias, que foram consideradas eficazes em variadas situações com populações distintas.[88]

Modelo de crenças em saúde

Um dos primeiros modelos teóricos desenvolvidos para explicar comportamentos de saúde foi o *Modelo de crenças em saúde* (MCS).[89] Esse modelo individual de comportamento de saúde foi inicialmente desenvolvido e articulado na década de 1950, quando psicólogos sociais do U.S. Public Health Service constataram que, apesar das orientações públicas sobre os méritos de vários programas de rastreamento – como o rastreamento da tuberculose –, uma grande quantidade de adultos não participava dos programas. Ao longo dos anos, o MCS foi desenvolvido e estendido de modo a incorporar conceitos adicionais e explicar uma variedade de comportamentos relacionados com a saúde além do rastreamento. No MCS, supõe-se que a percepção do indivíduo sobre a sua suscetibilidade e a gravidade da doença, juntamente com crenças sobre os benefícios e barreiras para tomar as medidas recomendadas, influenciarão na decisão de agir (Fig. 29.8). As variáveis demográficas, variáveis psicossociais, pistas para a ação (fatores internos e/ou externos que promovem a mudança de comportamento) e *autoeficácia*, definida como a confiança que o indivíduo tem de poder executar com sucesso a ação, também influenciarão na decisão do indivíduo de se engajar no comportamento. Os resultados de diversas pesquisas realizadas em diferentes populações fornecem apoio a esse modelo teórico.[88] Intervenções baseadas nesse modelo se mostraram eficazes em apoiar a mudança de comportamento.[90-92] Se estiver usando esse modelo na prática clínica para promover comportamentos saudáveis, o profissional de saúde deve primeiro avaliar as crenças do indivíduo e percepções relativas ao seu estado de saúde e as ações de saúde recomendadas. Com base nessa avaliação, o profissional então fornece as intervenções apropriadas, como, por exemplo, orientar o indivíduo sobre sua suscetibilidade à doença ou a eficácia de um comportamento de saúde recomendado.

Teoria da ação racional e teoria do comportamento planejado

A *Teoria do comportamento planejado*, juntamente com a sua antecessora, a Teoria da ação racional, é um modelo individual de comportamento de saúde que enfatiza a importância e a relação entre as cognições (processos de pensamento) e a intenção comportamental. Em 1967, Fishbein propôs a *Teoria da ação racional*, em que pressupôs que as atitudes e as crenças de um indivíduo sobre determinado comportamento influenciam direta-

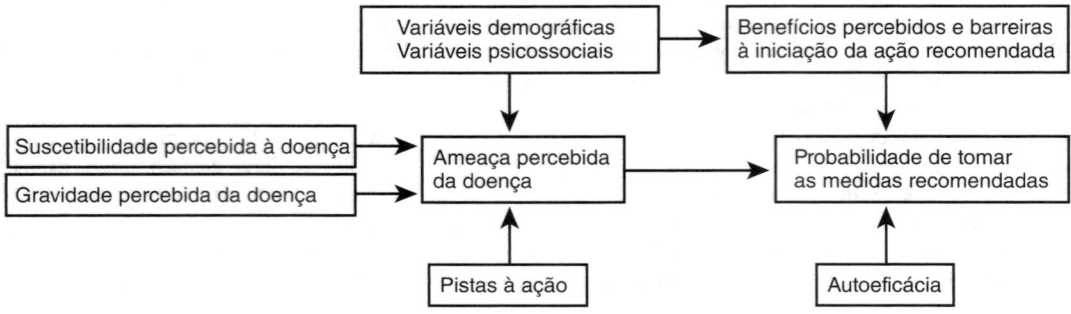

Figura 29.8 Modelo de crença em saúde.

mente a sua intenção de se engajar naquele comportamento, que então leva ao comportamento real.[93] A teoria mais tarde foi expandida de modo a incluir o constructo do controle comportamental percebido e foi rebatizada de *Teoria do comportamento planejado*[94] (Fig. 29.9).

Os constructos-chave nesse modelo teórico são a atitude em relação ao comportamento, a norma subjetiva, o controle comportamental percebido e a intenção comportamental (Tab. 29.3). Ensaios clínicos que examinaram diversos comportamentos relacionados com a saúde têm fornecido apoio empírico aos constructos e às relações articuladas nessa teoria.[88,95-97] Um profissional que usa esse modelo teórico para projetar uma intervenção clínica para mudar um comportamento deve começar pela avaliação da atitude do indivíduo em relação ao comportamento e às percepções do indivíduo sobre o que outras pessoas significativas pensam sobre o comportamento. O controle comportamental percebido do indivíduo pode ser determinado ao questioná-lo sobre quaisquer barreiras pessoais, sociais ou ambientais que possam limitar a sua capacidade de se engajar no comportamento com êxito. O profissional de saúde pode então adaptar a intervenção ao indivíduo, abordando todas as áreas que foram identificadas. Por exemplo, o profissional pode precisar ajudar a resolver o problema do indivíduo para abordar uma barreira percebida ao engajamento no comportamento recomendado.

Modelo transteórico (estágios da mudança)

O *Modelo transteórico* (MTT), articulado pela primeira vez por Prochaska em 1979, é classificado como um modelo individual de comportamento de saúde.[98] Constructos-chave do MTT incluem estágios de mudança, equilíbrio de decisão, autoeficácia e processos de mudança (Tab. 29.4).

Prochaska[98] pressupôs que existem cinco estágios da mudança: *pré-contemplação, contemplação, preparação, ação e manutenção* (Quadro 29.3). O sexto estágio, chamado de *finalização*, ocasionalmente é incluído como o estágio final da mudança, e é definido como a fase em que o indivíduo se engajou no comportamento por mais de 5 meses, não é mais suscetível à tentação, e tem altos níveis de autoeficácia para manter o comportamento. O indivíduo passa pelas cinco etapas enquanto faz as mudanças em um comportamento específico. O equilíbrio de decisão e a autoeficácia influenciarão na decisão do indivíduo de passar de um estágio para outro.

Empregam-se diferentes estratégias (processos de mudança) nos distintos estágios para apoiar uma mudança de comportamento (Tab. 29.5). O aumento na conscientização, o alívio drástico e a reavaliação do ambiente são mais úteis nos estágios iniciais da mudança, enquanto o contracondicionamento, as relações de auxílio, o manejo dos reforços e o controle de estímulos são mais úteis nos estágios posteriores da mudança.

Intervenções clínicas baseadas nesse modelo teórico foram bem-sucedidas na mudança de comportamentos, em particular nas áreas do tabagismo, dieta e atividade física.[88] O MTT também foi examinado em um estudo que analisou especificamente comportamentos relativos ao exercício de adultos com deficiências físicas, e os constructos-chave e relações pressupostas nesse modelo teórico de

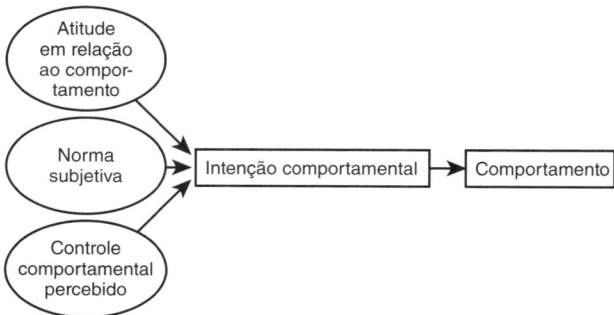

Figura 29.9 Teoria do comportamento planejado.

Tabela 29.3 Constructos-chave na teoria do comportamento planejado[94]

Constructo	Definição
Atitude em relação ao comportamento	Atitude geral do indivíduo em relação ao comportamento
Norma subjetiva	Crenças do indivíduo sobre se os outros aprovam ou desaprovam o comportamento
Controle comportamental percebido	Percepção do indivíduo sobre o nível de controle que ele tem sobre o comportamento
Intenção comportamental	Intenção do indivíduo de se engajar no comportamento, o precursor direto para engajar-se no comportamento

Tabela 29.4 Constructos-chave no modelo transteórico[98]

Constructo	Definição
Estágios da mudança	Os estágios pelos quais um indivíduo passa ao mudar um comportamento
Equilíbrio de decisão	O processo de pesar os prós e os contras de mudar um comportamento
Autoeficácia	A confiança que o indivíduo tem de que ele pode se engajar com êxito no comportamento
Processos de mudança	Atividades utilizadas para apoiar o progresso ao longo dos estágios

Quadro 29.3 Modelo transteórico: estágios da mudança[88]

Pré-contemplação
- O indivíduo não tem a intenção de tomar medidas nos próximos 6 meses

Contemplação
- O indivíduo pretende agir dentro dos próximos 6 meses

Preparação
- O indivíduo pretende agir dentro dos próximos 30 dias, e tomou algumas medidas preliminares

Ação
- O indivíduo se engajou no comportamento por menos de 6 meses

Manutenção
- O indivíduo se engajou no comportamento por mais de 6 meses

Finalização
- O indivíduo se engajou no comportamento, tem alta autoeficácia para o comportamento e não é mais tentado a voltar ao comportamento doentio

comportamento foram apoiados por achados de pesquisadores.[99] Um profissional de saúde que usa esse modelo teórico para apoiar uma mudança de comportamento em seu paciente deve primeiro começar com uma avaliação do estágio de mudança de comportamento do indivíduo, bem como uma avaliação do nível de autoeficácia do indivíduo para o comportamento. Consulte o Quadro 29.4 para um exemplo de questionário de estágio de mudança e a Tabela 29.6 para um exemplo de questionário de autoeficácia. Processos de mudança adequados podem então ser selecionados e implementados pelo profissional de saúde para se adequar ao estágio de mudança e autoeficácia para o comportamento do indivíduo (consultar a Tab. 29.5).

Quadro 29.4 Exemplo de questionário de estágio de mudança

Circule o número antes da declaração que melhor descreva suas intenções atuais relacionadas a caminhar 150 minutos por semana.
1. Eu atualmente não caminho 150 minutos por semana e não tenho nenhuma intenção de começar a caminhar 150 minutos por semana. (Pré-contemplação)
2. Eu atualmente não caminho 150 minutos por semana, mas pretendo começar a caminhar 150 minutos por semana em algum momento nos próximos 6 meses. (Contemplação)
3. Eu atualmente não caminho 150 minutos por semana, mas pretendo começar a caminhar 150 minutos por semana em algum momento no próximo mês. (Preparação)
4. Eu caminho 150 minutos por semana, mas tenho feito isso há menos de 6 meses. (Ação)
5. Eu caminho 150 minutos por semana, e tenho feito isso há 6 meses ou mais. (Manutenção)

Tabela 29.5 Modelo transteórico: processos de mudança[88]

Processo de mudança	Descrição	Estágio em que o processo de mudança é usado
Aumento na conscientização	O indivíduo aumenta seu nível de conscientização e adquire informações sobre o comportamento	Pré-contemplação Contemplação
Alívio drástico	O indivíduo experimenta emoções negativas a respeito dos riscos à saúde associados a não mudar um comportamento doentio	Pré-contemplação Contemplação
Reavaliação do ambiente	O indivíduo avalia o impacto negativo sobre os outros de prosseguir com o comportamento doentio	Pré-contemplação Contemplação
Autoavaliação	O indivíduo considera a autoimagem e examina os valores pessoais	Contemplação
Autolibertação	O indivíduo estabelece um compromisso para mudar o comportamento	Preparação
Contracondicionamento	O indivíduo substitui o comportamento saudável por um comportamento doentio	Ação Manutenção
Relações de auxílio	O indivíduo busca apoio social para a mudança de comportamento	Ação Manutenção
Manejo dos reforços	O indivíduo aumenta as recompensas para comportamentos saudáveis	Ação Manutenção
Controle de estímulos	O indivíduo remove pistas para o comportamento doentio, e acrescenta pistas para o comportamento saudável	Ação Manutenção

Tabela 29.6 Exemplo de questionário de autoeficácia

Faça uma marca (✓) no quadro que corresponde a quão confiante você está em ser capaz de manter o seu programa de caminhada nas situações a seguir.					
Situação	**Nada confiante**	**Um pouco confiante**	**Moderadamente confiante**	**Muito confiante**	**Extremamente confiante**
Quando o clima está ruim					
Quando estou cansado					
Quando estou com dor					
Quando estou longe de casa					
Quando estou trabalhando muito					

A baixa autoeficácia para o comportamento pode ser abordada ao discutir como manter o comportamento mesmo em condições desafiadoras.

Teoria social cognitiva

Os modelos anteriores, que enfatizam as cognições e comportamentos do indivíduo, podem ser classificados como modelos individuais de comportamento de saúde.[88] A *Teoria social cognitiva*, com sua ênfase adicional no ambiente físico e social do indivíduo, é um exemplo de um modelo de comportamento de saúde interpessoal. Em um artigo de 1962 sobre a aprendizagem social por meio da observação, Bandura[100] pressupôs que os indivíduos poderiam aprender por meio da observação de comportamentos e recompensas dos outros. Nos anos seguintes, Bandura[101] desenvolveu ainda mais a teoria, acrescentou constructos adicionais, e mudou o nome da teoria de Teoria da aprendizagem social para Teoria social cognitiva. De acordo com Bandura, o comportamento de um indivíduo é o resultado da interação constante entre o ambiente do indivíduo, fatores pessoais (incluindo cognições) e comportamento por meio de um processo chamado de determinismo recíproco (Fig. 29.10).

Constructos-chave na teoria incluem o ambiente, a situação, a capacidade de comportamento, as expectativas, as esperanças, o autocontrole, a aprendizagem observacional, o reforço, a autoeficácia e as respostas de enfrentamento emocional (Tab. 29.7). De acordo com Bandura, a autoeficácia, a confiança que o indivíduo tem de poder se engajar com êxito no comportamento em diferentes situações desafiadoras, é o pré-requisito único mais importante para a mudança de comportamento: ele afeta o nível de esforço do indivíduo e a persistência em se engajar no comportamento em face da dificuldade.[102]

Diversos ensaios clínicos apoiam os constructos e as relações propostas por essa teoria.[88,103-109] Intervenções que incorporam os constructos da Teoria social cognitiva têm sido eficazes em promover mudanças de comportamento relacionadas com a saúde (ver Quadro 29.5, Resumo de evidências). A aplicação clínica desse modelo teórico exige atenção a como os principais constructos se aplicam a um determinado comportamento e paciente. Por exemplo, o profissional pode querer avaliar o ambiente físico e social do indivíduo para determinar quais elementos do ambiente do indivíduo devem ser alterados a fim de apoiar o comportamento de saúde específico que está sendo promovido. Se o indivíduo não tem a capacidade comportamental de desempenhar um determinado comportamento, podem ser necessárias orientações e treinamento das habilidades requeridas para desempenhar o comportamento. O profissional de saúde também deve usar uma ferramenta para medir a autoeficácia do paciente para o comportamento; se forem encontrados baixos níveis de autoeficácia, podem ser incorporadas estratégias específicas para promover a confiança (Quadro 29.6). O constructo de modelagem de papel pode ser incorporado a um programa de mudança comportamental, utilizando colegas mentores ou líderes de grupo.

Modelo de atividade física para pessoas com deficiência

Os modelos conceituais precedentes podem ser aplicados a diversos comportamentos de saúde de distintas popu-

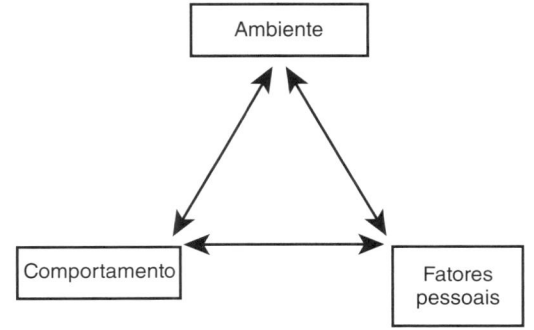

Figura 29.10 Teoria social cognitiva.

Tabela 29.7 Constructos-chave na teoria cognitiva social[88]

Constructo e definição	Como abordar o constructo no programa de mudança de comportamento
Determinismo recíproco: interação contínua entre indivíduo, comportamento e ambiente	Considere o ambiente, as habilidades pessoais e as atitudes do indivíduo ao desenvolver estratégias de apoio à mudança de comportamento
Ambiente: fatores externos ao indivíduo que influenciam o comportamento	Considere como incorporar o apoio físico e social ao comportamento
Situação: percepção do indivíduo de seu ambiente	Corrija percepções errôneas sobre o ambiente e o comportamento dos outros
Capacidade comportamental: o indivíduo tem os conhecimentos e habilidades para se engajar com sucesso no comportamento	Forneça orientações e treinamento de habilidades
Expectativas: desfechos que o indivíduo antecipa por ter se engajado no comportamento	Forneça orientações em relação aos desfechos positivos do comportamento
Esperanças: valor que o indivíduo coloca sobre os desfechos do comportamento	Relacione os desfechos aos valores pessoais do indivíduo
Autocontrole: controle pessoal do comportamento	Incorpore o estabelecimento de metas e o automonitoramento do progresso
Aprendizagem por observação: aprendizado que ocorre por meio da observação de outras pessoas que se engajam com sucesso no comportamento	Considere o uso de colegas como modelos para o comportamento
Reforço: o reforço positivo ou negativo que o indivíduo recebe depois de se engajar no comportamento	Incorpore recompensas do próprio indivíduo pelo cumprimento de metas, e o apoio/incentivo de entes queridos
Autoeficácia: confiança na capacidade de desempenhar com sucesso um comportamento específico	Construa a autoeficácia do indivíduo ao quebrar o comportamento em pequenos passos realizáveis para garantir o sucesso
Respostas de enfrentamento emocional: como o indivíduo lida com as emoções	Ensine habilidades para resolver problemas e manejar o estresse

Quadro 29.5 Resumo de evidências

Estudos que incorporam constructos da teoria cognitiva social para promover mudanças nos níveis de atividade física praticada

Referência	Amostra	Metodologia/Intervenção	Duração	Resultados	Comentários
Annesi et al.[103] (2011)	162 mulheres obesas sedentárias	Ensaio clínico randomizado Grupo-controle: • Prescrição de exercícios na frequência de 3 sessões por semana no centro de bem-estar • Informação nutricional e perda de peso • Seis reuniões individuais de 1 h com um especialista em bem--estar Grupo-intervenção: • Prescrição de exercícios na frequência de 3 sessões por semana no centro de bem-estar	6 meses	A participação nas sessões de exercícios foi significativamente maior no grupo intervenção $p < 0,001$ O grupo intervenção teve maiores melhorias no *Physical Self--concept, Exercise Barriers*	Os indivíduos do grupo-controle receberam uma quantidade semelhante de tempo de contato pessoal com o especialista em exercício à dos participantes do grupo-intervenção, a fim de controlar o potencial viés decorrente do

(continua)

Quadro 29.5 Resumo de evidências *(continuação)*
Estudos que incorporam constructos da teoria cognitiva social para promover mudanças nos níveis de atividade física praticada

Referência	Amostra	Metodologia/Intervenção	Duração	Resultados	Comentários
		• Informação nutricional e perda de peso • Seis reuniões individuais de 1 h com um especialista em bem-estar treinado no uso da intervenção "Treino de abordagem (*Approach coach*)" baseada na Teoria cognitiva social (TCS): reestruturação cognitiva, definição de metas, aplicação do comportamento, *feedback* adaptado, instrução sobre o autocontrole		*Self-Efficacy* e *Body Areas Satisfaction* do que o grupo-controle	efeito de Hawthorne. Foram utilizadas instalações separadas para os grupos-controle e intervenção para evitar a contaminação cruzada
Cramp e Brawley[104] (2006)	57 mulheres puérperas	Ensaio clínico randomizado Grupo-controle: • Programa de exercícios convencional de 4 semanas realizado duas vezes por semana na academia de condicionamento físico da comunidade • Programa de exercícios domiciliares de 4 semanas Grupo intervenção: • Programa de exercícios convencional de 4 semanas realizado duas vezes por semana na academia de condicionamento físico da comunidade mais seis sessões em grupo de 20 minutos de comportamento cognitivo baseado na TCS para definição de metas, superação de barreiras ao exercício e autorregulação • Programa de 4 semanas de exercícios domiciliares com um telefonema de um membro do programa no final da segunda semana	8 semanas	O grupo-intervenção teve uma alteração significativamente maior na frequência e quantidade de atividade física que o grupo-controle. O grupo-intervenção teve expectativas mais elevadas de alcançar desfechos positivos com o exercício físico e maior autoeficácia em ser capaz de superar as barreiras ao exercício	Os pesquisadores asseguraram que ambos os grupos tivessem um tempo de contato igual com os membros da equipe (10 horas), aumentando o tempo de contato da equipe com o grupo-controle durante o tempo de exercício convencional de 4 semanas
Ince[105] (2008)	62 estudantes universitários	Estudo quase experimental com metodologia pré-teste/pós-teste Intervenção: • Discussão em sala de aula de 2 horas/semana de condicionamento físico relacionado com a saúde, habilidades de autoavaliação e de autorregulação, discussões em grupo	12 semanas	Melhoria significativa em relação à linha de base nos comportamentos relacionados com a nutrição, responsabilidade de saúde, apoio	Ausência de grupo-controle; não se pode descartar o efeito Hawthorne

(continua)

Quadro 29.5 Resumo de evidências *(continuação)*
Estudos que incorporam constructos da teoria cognitiva social para promover mudanças nos níveis de atividade física praticada

Referência	Amostra	Metodologia/Intervenção	Duração	Resultados	Comentários
		• Duas horas/semana: ginástica em grupo		social, comportamento relacionado com o exercício, manejo do estresse e na pontuação geral na *Adolescent Health Promotion Scale*. Melhora significativa em relação à linha de base nos níveis de atividade física moderada, vigorosa e total medidos pelo *International Physical Activity Questionnaire*	
Mihalko et al.[106] (2006)	79 moradores de três comunidades de vida independente, com idade média de 81,6 anos	Ensaio clínico randomizado Grupo-controle: • Panfleto publicitário com informações sobre uma sessão de atividade física Grupo intervenção: • Panfleto publicitário com informações sobre uma sessão de atividade física além de intervenção cognitivo-comportamental breve baseada na TCS	Uma sessão de aconselhamento individual de 30 minutos	Porcentagem significativamente mais elevada de indivíduos no grupo intervenção que compareceu à sessão de atividade física	Não se pode descartar o viés do efeito Hawthorne ao contabilizar o aumento na participação do grupo intervenção
Motl et al.[107] (2011)	54 indivíduos com esclerose múltipla	Ensaio clínico randomizado Grupo-controle: • Lista de espera (sem intervenção) Grupo intervenção: • Quatro módulos de palestra multimídia pela Internet incluindo os elementos-chave da TCS: autoeficácia, expectativas de desfecho, abordando barreiras e definição de metas • Sessões de discussão on-line duas vezes por semana • Fórum de discussão pela Internet	3 meses	O grupo intervenção aumentou significativamente seu nível de atividade física medida pelo *Godin Leisure-Time Exercise Questionnaire*. Não houve mudança significativa na atividade física do grupo-controle. O grupo intervenção aumentou significativamente seus comportamentos de definição de metas pelo	Os indivíduos foram pareados em relação à prática de atividade física e níveis de incapacidade; em seguida, foram aleatoriamente designados para o grupo-controle ou intervenção para garantir a similaridade de ambos os grupos no início do estudo

(continua)

Quadro 29.5 Resumo de evidências *(continuação)*
Estudos que incorporam constructos da teoria cognitiva social para promover mudanças nos níveis de atividade física praticada

Referência	Amostra	Metodologia/Intervenção	Duração	Resultados	Comentários
				Exercise Goal Setting Scale. Não houve mudança significativa no conjunto de metas de comportamentos do grupo-controle	Não se pode descartar o efeito Hawthorne porque o grupo-controle não recebeu qualquer intervenção
Rogers et al.[108] (2009)	41 mulheres sedentárias com câncer de mama em estádio I, II ou III em uso de terapia hormonal	Ensaio clínico randomizado Grupo-controle: • Receberam panfletos sobre atividade física obtidos da American Cancer Society e receberam informações sobre recursos digitais Grupo-intervenção: • Programa multidisciplinar de mudança de comportamento em relação à atividade física baseado em constructos-chave da TCS, e nas preferências de programa dos indivíduos • Os componentes do programa incluíam sessões em grupos e individuais • Seis sessões em grupo abordavam o preenchimento de um diário, o gerenciamento do tempo, o manejo do estresse, lidar com as barreiras ao exercício, a modificação do comportamento • Doze sessões individuais de exercícios supervisionados e três sessões individuais de aconselhamento com especialistas em exercício usando princípios da TCS para aconselhar as pessoas em relação ao exercício e desenvolver um programa de exercícios adaptado para ser realizado em casa	12 semanas	Melhora estatisticamente significativa nos níveis de base na atividade física, força de preensão palmar esquerda, força muscular nas costas e perna, relação cintura-quadril e bem-estar social no grupo-intervenção *versus* grupo-controle	As características sociodemográficas e as variáveis relacionadas com a saúde de ambos os grupos foram semelhantes no início do estudo. Pesquisadores utilizaram uma medida objetiva (acelerômetro) para a atividade física. O grupo-intervenção apresentou um aumento significativo na rigidez articular
Wilson et al.[109] (2005)	48 adolescentes carentes	Desenho quase experimental: os estudantes da escola-intervenção foram pareados por idade, sexo, raça e porcentagem de alunos no programa de almoço gratuito ou a preço reduzido com os alunos da escola-controle	4 semanas	Os alunos do grupo-intervenção mostraram um maior aumento no tempo gasto com atividades físicas moderadas,	Os grupos tinham variáveis sociodemográficas semelhantes no início do estudo. O total de contato entre a equipe de

(continua)

Quadro 29.5 Resumo de evidências *(continuação)*
Estudos que incorporam constructos da teoria cognitiva social para promover mudanças nos níveis de atividade física praticada

Referência	Amostra	Metodologia/Intervenção	Duração	Resultados	Comentários
		Escola-controle: • Os alunos receberam quatro semanas de orientações gerais em saúde que não enfatizaram a prática de atividade física Escola-intervenção: • Duas horas depois do horário de aula, três vezes por semana • Programa incluiu um componente de tarefa-lanche, um componente de atividade física e um componente motivacional e comportamental baseado na TCS e na teoria de autodeterminação • Os elementos da TCS incluíram o desenvolvimento de habilidades no automonitoramento e definição de objetivos, bem como discussões sobre estratégias para engajar-se na prática de atividade física com amigos e familiares		moderadas-vigorosas, e vigorosas em comparação com a linha de base ao final do programa do que os alunos do grupo-controle. Os alunos do grupo-intervenção apresentaram um maior aumento na motivação para a atividade física e no autoconceito positivo do que os alunos do grupo-controle	pesquisa e os estudantes foi equivalente para os grupos-controle e intervenção

Quadro 29.6 Estratégias para melhorar a autoeficácia[88,101,102]

1. Quebre o comportamento em pequenos passos realizáveis
2. Determine metas, firme um contrato
3. Resolva potenciais problemas e desafios que o indivíduo possa enfrentar
4. Pratique técnicas mentais e de imaginação
5. Registre progressos, documente as metas alcançadas
6. Use modelos fornecidos por colegas
7. Garanta o reforço positivo recebido de outros
8. Garanta a interpretação correta dos estados fisiológicos internos produzidos pelo comportamento

lações. O modelo *Atividade física para pessoas com deficiência* (AFPD) proposto recentemente foi desenvolvido para explicar o comportamento de atividade física em uma população de pessoas com deficiência.[110] Esse modelo baseia-se no modelo de *Atitude, Influência Social e Autoeficácia* (AISA).[111] Ele integra modelos teóricos comportamentais com modelos de deficiência, e usa a estrutura e a terminologia da CIF. Nesse modelo, os fatores ambientais e pessoais interagem para influenciar a intenção do indivíduo de se envolver na prática de atividade física. Os fatores ambientais incluem variáveis como o transporte, a disponibilidade e a acessibilidade das instituições e a assistência dos outros. Os fatores ambientais também abrangem variáveis de influência social, como a opinião de familiares, amigos ou profissionais da saúde. Fatores pessoais incluem a atitude, a autoeficácia, a condição de saúde e facilitadores ou barreiras, como o nível de energia, tempo, motivação e habilidades. Os autores desse modelo sugerem que sua aplicação clínica pode incluir o uso de estágios de mudança da MTT. Esse novo modelo é promissor e poderia fornecer uma estrutura útil para o fisioterapeuta usar na abordagem dos níveis de atividade física dos pacientes com deficiências. As pesquisas em andamento sobre esse modelo devem focar em identificar importantes facilitadores e barreiras pessoais e ambientais à atividade física nos indivíduos com doença ou deficiência crônica.

Modelos comunitários

Foram desenvolvidos diversos modelos teóricos de mudanças de comportamento para explicar a mudança de comportamento no âmbito da comunidade. Embora uma discussão aprofundada dos modelos comunitários esteja além do escopo deste capítulo, o fisioterapeuta que estiver interessado em mudar os comportamentos de saúde de um grupo ou de uma comunidade pode querer se familiarizar com os modelos comunitários e de grupo de mudança de comportamento de saúde, modelos ecológicos de comportamento de saúde e modelos de planejamento de intervenção, como o *modelo de planejamento PRECEDE-PROCEED*.[88]

Entrevista motivacional

A entrevista motivacional é um método de aconselhamento centrado no paciente, projetado para facilitar a motivação interna do paciente em mudar, identificando dissonâncias entre comportamentos e valores e resolvendo ambivalências.[112] Essa técnica de aconselhamento, inicialmente desenvolvida para apoiar a mudança de comportamento no tratamento da toxicodependência, é agora usada em uma variedade de populações em que os comportamentos existentes do paciente têm afetado negativamente a sua saúde ou qualidade de vida. Tem sido usada com efetividade para incentivar a adesão às recomendações médicas em populações da clínica geral, para resolver problemas comportamentais com populações da justiça criminal, e para ajudar os casais submetidos a aconselhamento conjugal.[112] O fisioterapeuta tem utilizado a entrevista motivacional para melhorar a adesão a programas de reabilitação.[113]

A marca registrada dessa técnica é a ênfase na exploração dos valores do paciente e fazer com que o paciente reconheça discordâncias entre comportamentos atuais e objetivos de vida. O profissional de saúde começa fazendo perguntas de sondagem para incentivar o paciente a discutir as suas prioridades na vida e como os comportamentos atuais apoiam ou não apoiam essas prioridades. Incentivar o paciente a considerar os prós e contras de continuar com comportamentos não saudáveis atuais *versus* mudar para comportamentos mais saudáveis pode ajudar a resolver a ambivalência, inclinando a balança a favor da mudança de comportamento. A escuta reflexiva pelo profissional possibilitará uma melhor compreensão do ponto de vista do cliente e informações contextuais essenciais relacionadas com potenciais desafios à mudança de comportamento. O profissional especialista na técnica de entrevista motivacional é respeitoso em relação às escolhas pessoais e à autonomia, é empático, evita argumentos, e fornece incentivo para apoiar a autoeficácia na mudança de comportamento (Quadro 29.7).

A entrevista motivacional tem sido utilizada na área da promoção da saúde para incentivar a mudança de comportamentos de estilo de vida. Independentemente

Quadro 29.7 Princípios fundamentais da entrevista motivacional[112]

1. Expresse empatia
   - Ouça respeitosamente
   - Não julgue
   - Construa uma aliança terapêutica
   - Aceite a ambivalência
2. Identifique discrepâncias
   - Ajude o paciente a identificar discrepâncias entre o comportamento presente e os objetivos e valores pessoais
   - Faça com que o paciente mostre as razões para a mudança
3. Lide com a resistência
   - Evite discutir
   - Aceite a relutância em mudar como algo natural
   - Coloque o problema de volta para o paciente e incentive-o a sugerir soluções
4. Apoie a autoeficácia
   - Melhore a confiança do paciente em sua capacidade de mudar de comportamento com sucesso

do modelo teórico subjacente de mudança de comportamento a ser utilizado para estruturar uma intervenção de mudança de comportamento em saúde, a entrevista motivacional pode ser incorporada como uma técnica para envolver o paciente em discussões colaborativas importantes sobre seus comportamentos. Há alguma evidência empírica sobre a eficácia dessa técnica em apoiar a mudança de comportamento em diversos comportamentos relacionados com a saúde, ainda que sejam necessárias mais pesquisas.[114] Essa técnica tem se mostrado eficaz para incentivar a perda de peso,[115] a atividade física[116-119] a cessação do tabagismo,[120,121] e o consumo de frutas e vegetais.[119]

Promoção da saúde e do bem-estar para indivíduos com comprometimentos e incapacidades

Há evidências de que os fisioterapeutas norte-americanos estão indo além de suas funções tradicionais na prevenção secundária e terciária, engajando-se na prevenção primária e em práticas de promoção da saúde na população em geral.[14,15,17,87] O fisioterapeuta está envolvido em programas de rastreamento,[122,123] consultas ergonômicas,[124] e programas de prevenção de lesões esportivas e de condicionamento.[125]

No entanto, há uma grande necessidade de que o fisioterapeuta se envolva em mais atividades de promoção da saúde a pessoas com deficiências e doenças crônicas.

Um dos objetivos específicos estabelecidos no *Healthy People 2020* é aumentar a quantidade de programas de promoção de saúde a pessoas com deficiências.[5] Uma pesquisa mostrou que essa população realiza níveis mais baixos de atividade física,[126-129] tem maiores taxas de tabagismo[130] e níveis mais elevados de sobrepeso e obesidade do que a população em geral pareada por idade.[131,132] O fisioterapeuta tem um conjunto único de conhecimentos e habilidades que o posiciona para ser um líder nas iniciativas de promoção da saúde e do bem-estar às pessoas com deficiências. Ao contrário de outros profissionais da saúde, o fisioterapeuta também interage com os pacientes durante períodos prolongados de tempo. Esse longo período de interação e nível de acessibilidade fornece tempo para que se desenvolva uma relação com o paciente e fornece ao fisioterapeuta a oportunidade de ser influente na defesa de comportamentos saudáveis.[133]

Exame e avaliação

O modelo de manejo do paciente no *Guide to Physical Therapist Practice* fornece uma estrutura para o fisioterapeuta realizar um exame e avaliação que identificará potenciais oportunidades para intervenções de prevenção e promoção da saúde.[18] Durante a anamnese, o fisioterapeuta deve olhar além de questões relacionadas com uma alteração específica e perguntar sobre a saúde percebida ou usar um questionário de autopercepção de saúde, bem-estar ou qualidade de vida, conforme descrito anteriormente. O fisioterapeuta também deve questionar sobre comportamentos relacionados com a saúde, como o *status* atual de atividade física e tabagismo. Deve-se realizar uma revisão dos sistemas para rastrear à procura de fatores de risco para doença ou lesão; o fisioterapeuta deve realizar acompanhamento adequado ou encaminhamento a outros profissionais de saúde, conforme indicado. Por exemplo, o fisioterapeuta deve rotineiramente mensurar a pressão arterial antes de o paciente se envolver na prática de atividade física, não só como um componente da prática segura, mas também para identificar e relatar a presença de hipertensão arterial. O fisioterapeuta que notar algum sinal na pele deve perguntar ao paciente se ele conversou com um médico sobre esse fator predisponente para o câncer de pele. Deve-se realizar uma avaliação da probabilidade de queda em populações de risco. Com base em sua análise e avaliação, o fisioterapeuta pode identificar a necessidade de engajar o paciente em discussões sobre comportamentos saudáveis e o impacto que comportamentos não saudáveis podem ter na recuperação. Por exemplo, a discussão pode se concentrar no impacto da nicotina na cicatrização de tecidos, ou do IMC elevado sobre a saúde das articulações e saúde e bem-estar gerais. Deve-se fazer encaminhamentos para programas e profissionais da saúde adequados quando forem identificados problemas de saúde durante o exame que estejam fora do âmbito de prática e qualificações do fisioterapeuta.

Intervenções

Atividade física/Exercício

A APTA incentiva o fisioterapeuta a ser um promotor e defensor da atividade física/exercício.[134] Os indivíduos com doença crônica e deficiência relatam níveis mais baixos de atividade física e exercício físico do que a população em geral.[126-129] Os níveis mais baixos de atividade física/exercício relatados por essa população podem ser decorrentes de uma série de fatores, incluindo mobilidade limitada, dor crônica, fadiga, medo de agravar a sua condição ou o acesso limitado a locais de prática de atividade física que tenham os equipamentos e funcionários necessários para possibilitar a atividade física segura e eficaz.[135-138] O fisioterapeuta é excepcionalmente qualificado para avaliar os níveis de condicionamento e prescrever programas de condicionamento físico para indivíduos com problemas clínicos. A APTA identificou duas populações prioritárias que requerem os conhecimentos e habilidades do fisioterapeuta na prescrição de condicionamento físico.[139] A principal população prioritária é composta pelos indivíduos com comprometimentos agudos e crônicos, limitações na atividade e deficiências relacionadas com o movimento, função e saúde; e a segunda população prioritária consiste nos indivíduos com risco identificado de comprometimentos, limitações nas atividades e deficiências relacionadas com o movimento, função e saúde.

Um programa de exercícios de fisioterapia desenvolvido para um paciente a fim de prevenir ou remediar comprometimentos se enquadra na categoria de prevenção secundária ou terciária; contudo, se o fisioterapeuta estiver efetivamente envolvido na prevenção primária e promoção da saúde, também deve ser considerado um programa de atividade física e exercícios para melhorar o condicionamento físico geral até o nível máximo possível para aquele paciente. A prática de participação em atividade física pode reduzir problemas de saúde secundários, melhorar os níveis funcionais e melhorar o bem-estar subjetivo em indivíduos com condições médicas crônicas.[140] Há evidências de que o exercício pode melhorar a qualidade de vida em indivíduos que sobreviveram a um acidente vascular cerebral.[141] O CDC recomenda que os adultos realizem 150 minutos de atividade aeróbia de intensidade moderada ou 75 minutos de atividade vigorosa semanalmente e atividades de fortalecimento muscular em dois ou mais dias da semana.[80] As crianças devem realizar 60 minutos ou mais de atividade física todos os dias[80] (Tab. 29.8).

Tabela 29.8 Diretrizes para a atividade física

Adultos	Atividade aeróbia semanal: 150 minutos de atividade aeróbia de intensidade moderada (p. ex., caminhada rápida) OU 75 minutos de atividade aeróbia de intensidade vigorosa (p. ex., trote ou corrida) OU uma mistura equivalente de atividade aeróbia de intensidade moderada e vigorosa E Atividades de fortalecimento muscular em dois ou mais dias por semana que trabalhem todos os principais grupos musculares (pernas, quadris, costas, abdome, tórax, ombros e braços)
Crianças e adolescentes	Devem fazer 60 minutos de atividade física todos os dias A atividade aeróbia deve compor a maior parte dos 60 ou mais minutos de atividade física diária recomendados. Pode incluir atividade aeróbia de intensidade moderada, como caminhada rápida, ou atividades vigorosas, como corrida, mas deve incluir uma atividade aeróbia de intensidade vigorosa em pelo menos 3 dias na semana E Atividades de fortalecimento muscular, como ginástica ou flexões, pelo menos 3 dias por semana E Atividades de fortalecimento dos ossos, como pular corda ou correr, pelo menos 3 dias por semana

Fonte: www.cdc.gov/HealthyLiving/.

No entanto, essas recomendações de atividade física foram desenvolvidas para a população em geral e podem não ser apropriadas para pacientes com deficiências e condições médicas. As recomendações de atividade física devem ser adaptadas de modo a garantir a segurança e a eficácia à condição médica específica do paciente. Ao prescrever um programa de atividade física, o fisioterapeuta deve considerar não somente a condição do paciente, mas também quaisquer comorbidades e potenciais efeitos colaterais ou limitações associados a tratamentos médicos. Existem excelentes recursos baseados em pesquisas para ajudar o fisioterapeuta a testar o condicionamento e prescrever exercícios com segurança para pacientes com condições médicas.[16,142,143] Além do conteúdo apropriado de um programa de atividade física, o fisioterapeuta deve considerar as teorias de mudança de comportamento e entrevista motivacional mencionadas anteriormente para apoiar os pacientes e otimizar a sua chance de mudança de comportamento bem-sucedido conforme eles começam a aumentar o seu nível de atividade física. Os pacientes também podem ser informados sobre programas de atividade física da comunidade que são voltados a populações específicas. O fisioterapeuta e o paciente devem consultar o site voltado ao cliente do National Center on Physical Activity and Disability (ver Apêndice 29.b) para consultar orientações e informações específicas sobre o exercício, bem como esportes e atividades recreativas recomendados para pessoas com deficiências.[144] Os benefícios da prática de esportes devem ser discutidos com os pacientes; as pessoas com deficiências que praticam esportes relatam melhora na função, benefícios sociais e uma maior sensação de otimismo.[52]

Aconselhamento para parar de fumar

Há fortes evidências de que mesmo o breve aconselhamento dos pacientes pode ser eficaz em apoiar a cessação do tabagismo.[145,146] Dadas as fortes evidências dos riscos à saúde associados ao tabagismo e as evidências clínicas da eficácia das sessões de aconselhamento, mesmo breves, Bodner e Dean[146] por fim argumentam que aconselhar os pacientes sobre comportamentos em relação ao tabagismo se insere no papel do fisioterapeuta; os autores afirmam ainda que dado o seu contato prolongado com os pacientes durante o decurso do tratamento, o fisioterapeuta tem a oportunidade e a relação necessárias para ser eficaz no aconselhamento para parar de fumar. Em sua revisão sistemática, eles descobriram que os modelos de intervenção baseados na técnica de entrevista motivacional são eficazes. A Agency for Healthcare Research and Quality recomenda que os profissionais de saúde incluam uma pergunta sobre o tabagismo como parte de sua análise e avaliação e projetou um programa baseado em evidências específicas para auxiliar os profissionais a ajudarem seus clientes a resolver comportamentos relacionados com o tabagismo.[147] A abordagem 5-A de cessação do tabagismo recomenda que os profissionais de saúde perguntem (do inglês Ask) a seus pacientes sobre o tabagismo, Aconselhem os tabagistas a pararem de fumar, Avaliem a disponibilidade do paciente em parar de fumar, Ajudem o paciente com um plano para parar de fumar e organizem (do inglês Arrange) um acompanhamento para acompanhar o progresso da revisão em direção à interrupção do tabagismo (Quadro 29.8). O fisioterapeuta também deve estar familiarizado em relação aos programas de cessação do tabagismo da região e encaminhar os pacientes, conforme apropriado, a esses programas especializados.

Quadro 29.8 Ajudando tabagistas a pararem de fumar: um guia para os profissionais de saúde

1. Pergunte se o paciente fuma.
Implemente um sistema em sua clínica que garanta que o status de tabagismo seja obtido e registrado.
2. Aconselhe a todos os tabagistas que parem de fumar. Use uma linguagem clara, forte e personalizada. Por exemplo, "Parar de fumar é a coisa mais importante que você pode fazer para proteger sua saúde".
3. Avalie a disponibilidade do paciente em parar.
Pergunte a todo tabagista se ele está disposto a parar neste momento.
   - Se ele estiver disposto, forneça recursos e assistência.
   - Se ele não quiser parar neste momento, ajude a motivá-lo:
     - Identifique as razões para parar de um modo solidário.
     - Aumente a confiança do paciente em relação a parar de fumar.
4. Ajude o tabagista a elaborar um plano para parar de fumar. Ajude o tabagista a:
   - Definir uma data para parar, idealmente dentro de 2 semanas.
   - Retirar o cigarro de seu meio.
   - Obter o apoio da família, amigos e colegas de trabalho.
   - Revisar tentativas de abandono utilizadas no passado – o que ajudou, o que levou à recaída.
   - Antecipar os desafios, em particular durante as essenciais primeiras semanas, incluindo a retirada da nicotina.
   - Identificar as razões para parar de fumar e os benefícios de parar de fumar.

Aconselhe em relação ao sucesso na interrupção do tabagismo:
   - A abstinência total é essencial – ele não deve dar nem mesmo uma única tragada.
   - O consumo de álcool está fortemente associado a recaídas.
   - Permitir que outras pessoas fumem em casa dificulta o processo de parar de fumar.

Incentive o uso de medicamentos de venda sob prescrição.
Forneça recursos:
   - Recomende número de discagem gratuita, para acesso a serviços estaduais.
   - Consulte sites para obter materiais livres (p. ex., nos Estados Unidos: www.ahrq.gov/path/tobacco.htm, www.smokefree.gov.).
5. Organize um acompanhamento.
Marque um acompanhamento.
   - Se ocorrer uma recaída, incentive a tentativa de parada.
   - Revise as circunstâncias que provocaram a recaída. Use a recaída como uma experiência de aprendizagem.
   - Faça os encaminhamentos adequados.

Adaptado de www.ahrq.gov/clinic/tobacco/clinhlpsmksqt.htm.

Aconselhamento em relação a peso e alimentação saudáveis

O sobrepeso e a obesidade estão associados ao desenvolvimento de diversas condições e doenças[148] (Quadro 29.9). O *Guide to Physical Therapist Practice* recomenda que as medidas antropométricas sejam incluídas nos exames iniciais. A medição de altura e peso possibilitará que o fisioterapeuta calcule o IMC do paciente. Calculadoras e tabelas estão disponíveis no *site* do CDC (ver Apêndice 29.B) para auxiliar o fisioterapeuta a calcular o IMC do paciente.[149]

O fisioterapeuta deve aproveitar a oportunidade para orientar o paciente em relação ao impacto que o peso excessivo tem sobre a condição de saúde atual e futura do paciente. Como o aconselhamento nutricional específico está fora do âmbito de prática do fisioterapeuta, esse profissional deve submeter os pacientes a profissionais de saúde qualificados, conforme apropriado. A maior parte dos programas de manejo do peso inclui atividades físicas, e o fisioterapeuta tem o conhecimento e as habilidades necessárias para elaborar e implementar programas de atividade física para pacientes de alto risco.

Promoção da saúde e do bem-estar no nível do programa

Os pacientes que recebem alta da fisioterapia para continuar seus programas de exercício de modo independente muitas vezes acham desafiador encontrar uma instituição com os equipamentos necessários ou funcionários que sejam suficientemente treinados para lidar com seus desafios médicos específicos. O fisioterapeuta começou a reconhecer e abordar essa necessidade de programação de atividades físicas que sejam concebidas especificamente para atender às necessidades dos pacientes com condições ou deficiências crônicas. Os programas de condiciona-

Quadro 29.9 Condições associadas ao sobrepeso e à obesidade

Hipertensão
Dislipidemia
Diabetes tipo 2
Doença cardíaca coronariana
Acidente vascular cerebral
Doença da vesícula biliar
Osteoartrite
Apneia do sono e problemas respiratórios
Câncer do endométrio
Câncer de mama
Câncer de próstata
Câncer de colo do intestino grosso

De www.nhlbi.nih.gov/guidelines/obesity/ob_home.htm.

mento físico e de promoção à saúde voltados a essa população e oferecidos em contextos de reabilitação estão crescendo em popularidade. Por exemplo, os fisioterapeutas estão oferecendo aulas de condicionamento físico e programas de promoção da saúde a indivíduos com osteoporose, artrite e câncer.[150-152] É importante lembrar que esses programas devem atender aos requisitos estaduais de licença do fisioterapeuta, e que os mesmos padrões para a prática do fisioterapeuta devem ser mantidos se o fisioterapeuta estiver fornecendo intervenções de reabilitação ou de promoção da saúde. Um excelente recurso para o fisioterapeuta é o site da APTA *Physical Fitness for Special Populations* (ver Apêndice 29.B).[139] O site fornece recomendações sob medida para a concepção de programas de condicionamento voltados às necessidades específicas dos indivíduos com várias condições médicas, como acidente vascular cerebral, diabetes tipo 2 e doenças pulmonares. O site também fornece informações valiosas sobre a negligência e responsabilidade profissional, cobertura do Medicare para serviços de condicionamento físico e outros recursos úteis para o fisioterapeuta.

Fisioterapeuta como defensor

Uma das metas do *Healthy People 2020* é a necessidade de uma maior programação de promoção da saúde a pessoas com deficiências.[5] Os fisioterapeutas podem dar uma contribuição significativa à saúde da nação ao fornecer saúde e bem-estar a essa população dentro de suas próprias práticas, como descrito anteriormente. Além disso, os fisioterapeutas devem reconhecer a sua responsabilidade social mais ampla, conforme articulado no documento *Core Values* (Valores fundamentais) da associação profissional, para defender as necessidades de saúde e bem-estar de todos.[21] Os fisioterapeutas, com a sua base de conhecimento e experiência clínica únicas, são extremamente conscientes das necessidades e desafios enfrentados pelos indivíduos com doenças e deficiências crônicas; o profissional deve participar, tanto em âmbito comunitário quanto nacional, para assegurar que essa população tenha o mesmo acesso à programação de promoção da saúde e do bem-estar que o restante da população.

Resumo

O fisioterapeuta tem o conhecimento, o conjunto de habilidades, bem como a oportunidade de se envolver em práticas de promoção da saúde em todo o *continuum* de cuidados. Uma população com necessidade especial de orientação e apoio dos fisioterapeutas é aquela com condições médicas e deficiências que enfrenta desafios únicos ao tentar incorporar comportamentos saudáveis em sua vida. Na conferência Physical Therapy and Society Summit (PASS), foi identificada a necessidade de que sejam realizadas mais pesquisas para definir melhor o papel do fisioterapeuta na prevenção, saúde e bem-estar, especialmente no que diz respeito aos pacientes com comprometimentos.[23] A "Revised Research Agenda for Physical Therapy" identifica áreas específicas de promoção da saúde que requerem mais pesquisas e discussões.[153] Essas áreas incluem a necessidade de examinar a eficácia de intervenções específicas de promoção da saúde relacionadas com a atividade física dos pacientes com distúrbios de movimento. Como a profissão continua definindo e desenvolvendo o seu papel na promoção da saúde e do bem-estar, os fisioterapeutas devem identificar oportunidades dentro de seus ambientes de prática atuais para promover os níveis ideais de saúde e bem-estar de seus pacientes.

QUESTÕES PARA REVISÃO

1. Que fatores contribuem para a saúde de um indivíduo?
2. O que é *Healthy People 2020*?
3. Como a Organização Mundial da Saúde define *saúde*?
4. Identifique os diferentes domínios do bem-estar.
5. Defina prevenção *primária, secundária e terciária*.
6. Em que parte do *continuum* de prevenção primária, secundária e terciária os fisioterapeutas têm atuado tradicionalmente?
7. Diferencie os termos *promoção da saúde* e *orientações em saúde*.
8. Qual é a diferença entre os termos *exercício* e *atividade física*?
9. Quais ferramentas um fisioterapeuta poderia usar para medir a autopercepção de saúde, bem-estar ou qualidade de vida do paciente?
10. Quais comportamentos relacionados com a saúde o fisioterapeuta deve questionar durante o exame inicial de seus pacientes?
11. Descreva as quatro teorias de mudança de comportamento seguintes: Modelo de crenças em saúde, Modelo transteórico e estágios da mudança, Teoria do comportamento planejado e Teoria social cognitiva.
12. Qual é o propósito da entrevista motivacional?
13. Quais são os cinco passos da abordagem 5-A de cessação do tabagismo?
14. Quais documentos profissionais apoiam o papel dos fisioterapeutas na promoção da saúde?

ESTUDO DE CASO

Elise Henry é uma viúva de 72 anos que recentemente se mudou para um centro de vida assistida, onde são prestados serviços de fisioterapia. A paciente foi encaminhada por um membro da equipe do centro que relata que ela é incapaz de participar dos programas de lazer oferecidos pelo centro, em razão da sua condição física.

Histórico do paciente

A Sra. Henry disse ao fisioterapeuta em sua consulta inicial que ela é incapaz de participar de muitas das atividades do centro em razão de seus crescentes problemas de dor na perna. Ela relatou que foi diagnosticada com doença arterial periférica há 10 anos. Ela não tem prescrição de qualquer medicação, mas relatou que acha que, se limitar o quanto caminha diariamente, pode evitar a ocorrência de dor.

Antecedentes sociais

Seus antigos amigos moram muito longe para visitá-la no centro de vida assistida. Ela sente falta de jogar *bridge* com eles. Seu único filho e sua família moram em outra cidade há cerca de 1 hora de carro de distância. Seu filho, nora e duas netas a visitam uma vez ao mês. O filho dela também lhe telefona todos os domingos à noite.

Revisão dos sistemas

- Altura: 1,57.
- Peso: 65,8 kg.
- Frequência cardíaca de repouso: 72 bpm.
- Pressão arterial de repouso: 135/85.
- Ausência de danos à pele.

O rubor do teste de posição dependente e pulsos pedais são consistentes com o diagnóstico de insuficiência arterial.

Comportamentos relacionados com a saúde

- *Tabagismo:* fuma de 2 a 3 cigarros/dia; a paciente fuma há 50 anos.
- *Dieta e nutrição:* não toma café da manhã, mas toma o café e come os *muffins* que são entregues em seu quarto no meio da manhã. Vai para a sala de jantar do centro para almoçar e jantar. Mantém biscoitos em seu quarto para beliscar durante o dia.
- *Atividade física:* atualmente passa a maior parte de seus dias vendo TV em seu quarto. Sua única atividade física regular é ir andando até a sala de jantar para almoçar e jantar. A distância do seu quarto até a sala de jantar é de aproximadamente 15 m. Ela tem dor leve em ambas as pernas e sente um pouco de falta de ar no final da caminhada.

QUESTÕES PARA ORIENTAÇÃO

1. Identifique os testes e/ou medidas adicionais que poderiam ser usados para avaliar o seu nível de saúde.
2. Identifique os testes e/ou medidas adicionais que poderiam ser usados para avaliar o seu nível de bem-estar.
3. Que domínios do bem-estar podem estar em níveis mais baixos?
4. Quais comportamentos relacionados com a saúde podem estar afetando negativamente a sua saúde e bem-estar?
5. Como iniciar uma conversa sobre a sua saúde e bem-estar?
6. Se a senhora Henry pedir ajuda para mudar de comportamento, escolha uma teoria de mudança de comportamento para orientar a intervenção. Em quais comportamentos deve-se focar?
7. Qual o nível de atividade física que a Sra. Henry deve se esforçar para alcançar para obter benefícios à saúde?

REFERÊNCIAS BIBLIOGRÁFICAS

1. World Development Indicators database: Data and Statistics. World Bank. Retrieved September 1, 2011, from http://siteresources.worldbank,org/DATASTATISTICS/resources?gdp.pdf.
2. National Health Expenditure Data. US Department of Health and Human Services. Centers for Medicare and Medical Services. Retrieved July 11, 2011, from www.cms.hhs.gov/NationalHealth ExpendData/downloads/highlights.pdf.
3. World Health Organization: World Health Statistics 2009. Retrieved September 4, 2011, from www.who.int/whosis/whostat/EN_WHS09_Table1pdf.
4. Olshansky, SJ, et al: A potential decline in life expectancy in the United States in the 21st century. N Engl J Med 352:1138, 2005.
5. Healthy People 2020. US Department of Health and Human Services. Retrieved July 6, 2011, from www.healthypeople.gov/2020/about/default.aspx.
6. McGinnis, JM, and Foege, WH: Actual causes of death in the United States. JAMA 270:2207, 1993.
7. Mokdad, AH, et al: Actual causes of death in the United States, 2000. JAMA 291(10):1238, 2004.
8. Behavioral Risk Factor Surveillance System. Office of Surveillance, Epidemiology, and Laboratory Services, Centers for Disease Control and Prevention, US Department of Health and Human Services, Atlanta, GA. Retrieved September 6, 2011, from www.cdc.gov/BRFSS/.
9. Behavioral Risk Factor Surveillance System, 2009. Office of Surveillance, Epidemiology, and Laboratory Services, Centers for Disease Control and Prevention, US Department of Health and Human Services, Atlanta, GA. Retrieved July 6, 2011, from http://apps.nccd.cdc.gov/BRFSS/display.asp?yr=0&state=US&qkey=4409&grp=0&SUBMIT3=Go.
10. Behavioral Risk Factor Surveillance System, 2009. Office of Surveillance, Epidemiology, and Laboratory Services, Centers for Disease Control and Prevention, US Department of Health and Human Services, Atlanta, GA. Retrieved July 6, 2011, from http://

apps.nccd.cdc.gov/BRFSS/display.asp?cat=OB&yr=2009&qkey=4409&state=US.
11. Behavioral Risk Factor Surveillance System, 2009. Office of Surveillance, Epidemiology, and Laboratory Services, Centers for Disease Control and Prevention, US Department of Health and Human Services, Atlanta, GA. Retrieved July 6, 2011, from http://apps.nccd.cdc.gov/BRFSS/display.asp?cat=FV&yr=2009&qkey=4415&state=US.
12. Behavioral Risk Factor Surveillance System, 2009. Office of Surveillance, Epidemiology, and Laboratory Services, Centers for Disease Control and Prevention, US Department of Health and Human Services, Atlanta, GA. Retrieved July 6, 2011, from http://apps.nccd.cdc.gov/BRFSS/display.asp?cat=PA&yr=2009&qkey=4418&state=US.
13. Zenzano, T, et al: The roles of healthcare professionals in implementing clinical prevention and population health. Am J Prev Med 40(2):261, 2011.
14. Shirley, D, van der Ploeg, HP, and Bauman, AE: Physical activity promotion in the physical therapy setting: Perspectives from practitioners and students. Phys Ther 90(9):1311, 2010.
15. Goodgold, S: Wellness promotion beliefs and practices of pediatric physical therapists. Pediatr Phys Ther 17:148, 2005.
16. Jewell, D: The role of fitness in physical therapy patient management: Applications across the continuum of care. Cardiopulm Phys Ther J 17(2):47, 2006.
17. Rea, BL, et al: The role of health promotion in physical therapy in California, New York, and Tennessee. Phys Ther 84(6):510, 2004.
18. American Physical Therapy Association: Guide to Physical Therapist Practice, ed 2. Phys Ther 81:1, 2001.
19. Evaluative Criteria PT Programs. Accreditation Handbook. Commission on Accreditation in Physical Therapy Education, April 2011. Retrieved July 6, 2011, from www.capteonline.org/uploadedFiles/CAPTEorg/About_CAPTE/Resources/Accreditation_Handbook/EvaluativeCriteria_PT.pdf.
20. The Model Practice Act for Physical Therapy. A Tool for Public Protection and Legislative Change, ed 4. Federation of State Boards of Physical Therapy, Alexandria, VA, 2006. Retrieved July 6, 2011, from www.fsbpt.org/download/MPA2006.pdf.
21. Professionalism in Physical Therapy: Core Values. American Physical Therapy Association, Alexandria, VA, 2009. Retrieved Sept 7, 2011, from www.apta.org/uploadedFiles/APTAorg/About_Us/Policies/BOD/Judicial/ProfessionalisminPT.pdf#search=%22core values%22.
22. Advocacy. American Physical Therapy Association, Alexandria, VA. Retrieved September 7, 2011, from www.apta.org/Advocacy/.
23. Kigin, CM, Rodgers, MM, and Wolf, SL: The Physical Therapy and Society Summit (PASS) meeting: Observations and opportunities. Phys Ther 90(11):1555, 2010.
24. Sahrmann, S: Ask an expert. Today in PT 2:20, 2009.
25. What is the WHO Definition of Health? World Health Organization, 2011. Retrieved September 6, 2011, from www.who.int/suggestions/faq/en/.
26. O'Donnell, MP: Definition of health promotion 2.0: Embracing passion, enhancing motivation, recognizing dynamic balance, and creating opportunities. Am J Health Promot 24(1):iv, 2009.
27. Dunn, HL: High-level wellness for man and society. Am J Public Health 49(6):786, 1959.
28. Adams, T, Bezner, J, and Steinhardt, M: The conceptualization and measurement of perceived wellness: Integrating balance across and within dimensions. Am J Health Promot 11(3):208, 1997.
29. Corbin, CB, and Pangrazi, RP: Toward a uniform definition of wellness: A commentary. President's Council on Physical Fitness and Sports Research Digest Series 3, no.15, December 2001.
30. Neilson, E: Health values: Achieving high level wellness: Origin, philosophy, purpose. Health Values 12(3):5, 1988.
31. Edelman, CL, and Mandle, CL: Health Promotion throughout the Lifespan, ed 5. Mosby, St. Louis, 2002.
32. Health-Related Quality of Life. Centers for Disease Control and Prevention, US Department of Health and Human Services, Atlanta, GA. Retrieved March 10, 2011, from www.cdc.gov/hrqol/methods.htm.
33. Green, LW, and Kreuter, MW: Health Promotion Planning, ed 3. McGraw-Hill, New York, 1999.
34. McKenzie, JF, Neiger, BL, and Smeltzer, JL: Planning, Implementing and Evaluating Health Promotion Programs: A Primer, ed 4. Benjamin Cummings, San Francisco, 2005.
35. A Guide to Population Health. United States Air Force Medical Support Agency. Population Health Support Division. Retrieved September 4, 2011, from www.tricare.mil/PHMMSC/mm_guide/Section3/Item6.pdf.
36. Health Promotion. World Health Organization. Retrieved March 10, 2011, from www.who.int/topics/health_promotion/en/.
37. Gorin, SS, and Arnold, J (eds): Health Promotion in Practice. Jossey-Bass, San Francisco, 2006.
38. Physical Activity Guidelines Advisory Committee Report. US Department of Health and Human Services, 2008. Retrieved September 6, 2011, from www.health.gov/paguidelines/Report/Default.aspx.
39. Casperson, CJ, Powell, KE, and Christenson, GM: Physical activity, exercise, and physical fitness: Definitions and distinctions for health-related research. Public Health Rep 100(2):126, 1985.
40. Callahan, LF, and Pinkus, T: Education, self-care, and outcomes of rheumatic diseases: Further challenges to the "Biomedical Model" paradigm. Arthritis Rheum 10(5):283, 1997.
41. Engel, GL: The need for a new medical model: A challenge for biomedicine. In Caplan, AL, McCartney, J, and Sisti, DA (eds): Health, Disease, and Illness: Concepts in Medicine. Georgetown University Press, Washington, DC, 2004, p 51.
42. Bandura, A: The primacy of self-regulation in health promotion. Appl Psychol 54(2):245, 2005.
43. Nagi, S: Disability concepts revisited: Implications for prevention. In Pope, A, and Tarlov, A (eds): Disability in America: Toward a National Agenda for Prevention. Institute of Medicine, National Academy Press, Washington, DC, 1991, p 309.
44. International Classification of Functioning, Disability and Health (ICF). World Health Organization Retrieved September 10, 2011, from www.who.int/classifications/icf/en/.
45. Physical Therapists and Physical Therapist Assistants as Promoters and Advocates for Physical Activity/Exercise RC-08. American Physical Therapy Association, 64th Annual Session House of Delegates, San Antonio, TX, June 9–11, 2008.
46. Escorpizo, R, et al: Creating an interface between the International Classification of Functioning, Disability and Health and physical therapist practice. Phys Ther 90(7):1053, 2010.
47. Fisher, MI, and Howell, D: The power of empowerment: An ICF-based model to improve self-efficacy and upper extremity function of survivors of breast cancer. Rehabil Oncol 28(3):19, 2010.
48. Rauch, A, et al: Using a case report of a patient with spinal cord injury to illustrate the application of the International Classification of Functioning, Disability and Health during multidisciplinary patient management. Phys Ther 90(7):1039, 2010.
49. Fowler, EG, et al: Promotion of physical fitness and prevention of secondary conditions for children with cerebral palsy: Section on pediatrics research summit proceedings. Phys Ther 87(11):1495, 2007.
50. Howard, D, Nieuwenhuijsen, ER, and Saleeby, P: Health promotion and education: Application of the ICF in the US and Canada using an ecological perspective. Disabil Rehabil 30(12-13):942, 2008.
51. Raggi, A, et al: Obesity-related disability: Key factors identified by the International Classification of Functioning, Disability and Health. Disabil Rehabil 32(24):2028, 2010
52. Wilhite, B, and Shank, J: In praise of sport: Promoting sport participation as a mechanism of health among persons with a disability. Disabil Health J 2(3):116, 2009.
53. Health Risk Appraisals. Centers for Disease Control and Prevention. Atlanta, Georgia. Retrieved September 6, 2011, from www.cdc.gov/nccdphp/dnpao/hwi/programdesign/health_risk_appraisals.htm.

54. Mossey, JM, and Shapiro, E: Self-rated health: A predictor of mortality among the elderly. Am J Public Health 72(8):800, 1982.
55. Health-Related Quality of Life. Centers for Disease Control and Prevention. Atlanta, GA. Retrieved September 6, 2011, from www.cdc.gov/hrqol/hrqol14_measure.htm.
56. Patient Reported Outcomes Measurement Information System. National Institutes of Health, Bethesda, MD. Retrieved July 7, 2011, from www.nihPROMIS.org.
57. WHOQOL-100. World Health Organization. Geneva, Switzerland. Retrieved August 20, 2011, from www.who.int/mental_health/media/68.pdf.
58. WHOQOL-Bref. World Health Organization. Geneva, Switzerland. Retrieved August 20, 2011, from www.who.int/mental_health/media/en/76.pdf.
59. Ware, JE, et al: SF-36 Health Survey Manual and Interpretation Guide. Health Institute, New England Medical Center, Boston, 1993.
60. Hunt, SM, and McEwan, J: Nottingham Health Profile: The development of a subjective health indicator. Sociol Health Illn 2:231, 1980.
61. Bergner, M: The Sickness Impact Profile: Conceptual formulation and methodology for the development of a health status measure. Int J Health Serv 6:393, 1976.
62. Dartmouth CO-OP Project. Dartmouth Medical School, Hanover, NH. Retrieved September 2, 2011, from www.dartmouthcoop-project.org/coopcharts.html.
63. Duke Health Profile. Department of Community and Family Medicine, Duke University Medical Center, Durham, NC. Retrieved Sept 4, 2011, from http://healthmeasures.mc.duke.edu/images/Harari/DukeForm.pdf.
64. Harari, MJ, Waehler, CA, and Rogers, JR: An empirical investigation of a theoretically based measure of perceived wellness. J Couns Psychol 52(1):93, 2005.
65. Meenan, RF: The AIMS approach to health status measurement: Conceptual background and measurement properties. J Rheumatol 9:785,1982.
66. Meenan, RF, et al: AIMS2: The content and properties of a revised and expanded Arthritis Impact Measurement Scales health status questionnaire. Arthritis Rheum 35:1, 1992.
67. Landgraf, JM, Abetz, L, and Ware, JEJ: The Child Health Questionnaire (CHQ): A user's manual. Health Institute, New England Medical Center, Boston, 1996.
68. Quittner, AL, et al: CFQ Cystic Fibrosis Questionnaire: A health-related quality of life measure. User manual. English version 1.0. 2000.
69. van Straten, A, et al: A stroke-adapted 30-item version of the Sickness Impact Profile to assess quality of life (SA-SIP30). Stroke 28:2155, 1997.
70. Duncan, PW, et al: The Stroke Impact Scale Version 2.0 Evaluation of reliability, validity and sensitivity to change. Stroke 30:2131, 1999.
71. VanSwearingen, JM, and Brach, JS: The Facial Disability Index: Reliability and validity of a disability assessment instrument for disorders of the facial neuromuscular system. Phys Ther 76(12):1288, 1996.
72. Guyatt, GH, et al: A measure of quality of life for clinical trials in chronic lung disease. Thorax 42:773, 1987.
73. EORTC QLQ-30. European Organisation for Research and Treatment of Cancer. Quality of Life Department, Brussels, Belgium. Retrieved June 25, 2011, from http://groups.eortc.be/qol/questionnaires_qlqc30.htm.
74. Reeves, MJ, and Rafferty, AP: Healthy lifestyle characteristics among adults in the United States. Arch Intern Med 165:854, 2005.
75. American College of Sports Medicine: ACSM's Guidelines for Exercise Testing and Prescription, ed 8. Lippincott Williams & Wilkins, Baltimore, 2009.
76. Manson, JE, et al: The escalating pandemics of obesity and sedentary lifestyle. Arch Intern Med 164:249, 2004.
77. Craig, CL, et al: International physical activity questionnaire: 12-country reliability and validity. Med Sci Sports Exerc 35:1381, 2003.
78. Woolf, SH, Jonas S, and Kaplan-Liss, E: Health Promotion and Disease Prevention in Clinical Practice. Lippincott Williams & Wilkins, Philadelphia, 2008.
79. Fernald, DH, et al: Common Measures, Better Outcomes (COMBO). A field test of brief health behavior measures in primary care. Am J Prev Med 35 (5S):S414, 2008.
80. Healthy Living. Centers for Disease Control and Prevention. Atlanta, GA. Retrieved September 6, 2011, from www.cdc.gov/HealthyLiving/.
81. Recommendations. US Preventative Services Task Force, Rockville, MD. Retrieved September 4, 2011, from www.uspreventiveservicestaskforce.org/recommendations.htm.
82. The Guide to Clinical Preventive Services 2010–2011. Recommendations of the US Preventive Services Task Force. Agency for Healthcare Research and Quality, Department of Health and Human Services, Rockville, MD, 2010.
83. Electronic Preventive Services Selector. Agency for Healthcare Research and Quality, Department of Health and Human Services, Rockville, MD. Retrieved September 6, 2011, from http://epss.ahrq.gov/ePSS/index.jsp.
84. Lin, JS, et al: Behavioral counseling to promote physical activity and a healthful diet to prevent cardiovascular disease in adults: A systematic review for the US Preventive Services Task Force. Ann Intern Med 153:736, 2010.
85. Counseling and Interventions to Prevent Tobacco Use and Tobacco-Caused Disease in Adults and Pregnant Women. US Preventative Services Task Force, Rockville, MD, 2009. Retrieved September 6, 2011, from www.uspreventiveservicestaskforce.org/uspstf/uspstbac2.htm.
86. Michael, YL, et al: Primary care–relevant interventions to prevent falling in older adults: A systematic evidence review for the US Preventative Services Task Force. Ann Intern Med 153(12):815, 2010.
87. Bodner, ME, et al: Smoking cessation and counseling: Knowledge and views of Canadian physical therapists. Phys Ther 91(7):1051, 2011.
88. Glanz, K, Rimer, BK and Lewis, FM (eds): Health Behavior and Health Education, ed 3. Jossey-Bass, San Francisco, 2002.
89. Rosenstock, IM: Historical origins of the Health Belief Model. Health Educ Monogr 2:328–335, 1974.
90. Campbell, HM, et al: Relationship between diet, exercise habits, and health status among patients with diabetes. Res Social Adm Pharm 7(2):151, 2011.
91. Haines, TP, et al: Patient education to prevent falls among older hospital inpatients: A randomized controlled trial. Arch Intern Med 171(6):516, 2011.
92. Katz, DA, et al: Health beliefs toward cardiovascular risk reduction in patients admitted to chest pain observation units. Acad Emerg Med 16(5):379, 2009.
93. Fishbein, M (ed): Readings in Attitude Theory and Measurement. Wiley, New York, 1967.
94. Ajzen, I: The theory of planned behavior. Organ Behav Hum Decis Process 50:179, 1991.
95. Godin, G, and Kik, G: The theory of planned behavior: A review of its applications to health-related behaviors. Am J Health Promot 11(2):87, 1996.
96. Armitage, CJ, and Conner, M: Efficacy of the theory of planned behavior. Br J Soc Psychol 40(4):471, 2001.
97. Norman, P, and Conner, M: The theory of planned behavior and exercise: Evidence for the mediating and moderating roles of planning on intention-behavior relationships. J Sport Exerc Psychol 27(4):488, 2005.
98. Prochaska, JO: Systems of Psychotherapy: A Transtheoretical Analysis. Brooks-Cole, Pacific Grove, CA, 1979.
99. Cardinal, BJ, Kosma, M, and McCubbin, JA: Factors influencing the exercise behavior of adults with physical disabilities. Med Sci Sports Exerc 36(5):868, 2004.
100. Bandura, A: Social learning through imitation. In Jones, MR (ed): Nebraska Symposium on Motivation. University of Nebraska Press, Lincoln, NE, 1962, p 211.

101. Bandura, A: Social cognitive theory of self-regulation. Organ Behav Hum Decis Process 50:248, 1991.
102. Bandura, A. Self-Efficacy: The Exercise of Control. WH Freeman, New York, 1997.
103. Annesi, JJ, et al: Effects of the coach approach intervention on adherence to exercise in obese women: Assessing mediation of social cognitive theory factors. Res Q Exerc Sport 82(1):99, 2011.
104. Cramp, AG, and Brawley, LR: Moms in motion: A group-mediated cognitive-behavioral physical activity intervention. Int J Behav Nutr Phys Act 3:23, 2006.
105. Ince, ML: Use of social cognitive theory–based physical activity intervention on health-promoting behaviors of university students. Percept Mot Skills 107:833, 2008.
106. Mihalko, SL, Wickley, KL, and Sharpe, BL: Promoting physical activity in independent living communities. Med Sci Sports Exerc 38(1):112, 2006.
107. Motl, RW, et al: Internet intervention for increasing physical activity in persons with multiple sclerosis. Mult Scler 17(1):116, 2011.
108. Rogers, LQ, et al: A randomized trial to increase physical activity in breast cancer survivors. Med Sci Sports Exerc 41(4):935, 2009.
109. Wilson, DK, et al: A preliminary test of a student-centered intervention on increasing physical activity in underserved adolescents. Ann Behav Med 30(2):119, 2005.
110. van der Ploeg, HP, et al: Physical activity for people with a disability: A conceptual model. Sports Med 34(10):639, 2004.
111. De Vries, H, Dijkstra, M, and Kuhlman, P: Self-efficacy: The third factor besides attitude and subjective norm as a predictor of behavioral intentions. Health Educ Res 3:273, 1988.
112. Miller, WR, and Rollnick, S: Motivational Interviewing ed 2. Guilford Press, New York, 2002.
113. Vong, SK, et al: Motivational enhancement therapy in addition to physical therapy improves motivational factors and treatment outcomes in people with low back pain: A randomized controlled trial. Arch Phys Med Rehabil 92(2):176, 2011.
114. Rubak, S: Motivational interviewing: A systematic review and meta-analysis. Br J Gen Pract 55(513):305, 2005.
115. Greaves, CJ, et al: Motivational interviewing for modifying diabetes risk: A randomised controlled trial. Br J Gen Pract 58(553):535, 2008.
116. Bennett, JA, et al: Motivational interviewing to increase physical activity in long-term cancer survivors: A randomized controlled trial. Nurs Res 56(1):18, 2007.
117. Brodie, DA, and Inoue, A. Motivational interviewing to promote physical activity for people with chronic heart failure. J Adv Nurs 50(5):518, 2005.
118. Lohmann, H, Siersma, V, and Olivarius, NF: Fitness consultations in routine care of patients with type 2 diabetes in general practice: An 18-month non-randomised intervention study. BMC Fam Pract 11:83, 2010.
119. Van Keulen, HM, et al: Tailored print communication and telephone motivational interviewing are equally successful in improving multiple lifestyle behaviors in a randomized controlled trial. Ann Behav Med 41(1):104, 2011.
120. Lai, DTC, et al: Motivational interviewing for smoking cessation. Cochrane Database of Systematic Reviews 2010, Issue 1. Art. No.: CD006936. DOI: 10.1002/14651858.CD006936.pub2.
121. Soria, R, et al: A randomised controlled trial of motivational interviewing for smoking cessation. Br J Gen Pract 56(531):768, 2006.
122. Meeks, S: The role of the physical therapist in the recognition, assessment, and exercise intervention in persons with, or at risk for, osteoporosis. Top Geriatr Rehabil 21(1):42, 2005.
123. Dibble, L, and Lange, M: Predicting falls in individuals with Parkinson disease: A reconsideration of clinical balance measures. J Neurol Phys Ther 30(2):60, 2006.
124. DeWeese, C: How multiple interventions reduced injuries and costs in one plant. Work 26(3):251, 2006.
125. Gilchrist, J: A randomized controlled trial to prevent noncontact anterior cruciate ligament injury in female collegiate soccer players. Am J Sports Med 36(8):1476, 2008.
126. Boslaugh, SE, and Andresen, EM: Correlates of physical activity for adults with disability. Prev Chronic Dis 3(3):1, 2006.
127. Buchholz, AC, McGillivray, CF, and Pencharz, PB: Physical activity levels are low in free-living adults with chronic paraplegia. Obes Res 11:563, 2003.
128. Hootman, JM, et al: Physical activity levels among the general US adult population and in adults with and without arthritis. Arthritis Care Res 49(1):129, 2003
129. Zhao, G, et al: Physical activity in US older adults with diabetes mellitus: Prevalence and correlates of meeting physical activity recommendations. J Am Geriatr Soc 59(1) 132, 2011.
130. Armour, BS, et al: State-level prevalence of cigarette smoking and treatment advice, by disability status, United States, 2004. Prev Chronic Dis 4(4):A86, 2007.
131. Rimmer, R, Rowland, JL, and Yamaki, K: Obesity and secondary conditions in adolescents with disabilities: Addressing the needs of an underserved population. J Adolesc Health 41(3):224, 2007.
132. Rimmer, JH, and Wang, E: Obesity prevalence among a group of Chicago residents with disabilities Arch Phys Med Rehab 86(7):1461, 2005.
133. Perreault, K: Linking health promotion with physiotherapy for low back pain: A review. J Rehabil Med 40 401, 2008.
134. American Physical Therapy Association: Physical therapists and physical therapist assistants as promoters and advocates for physical activity/exercise. House of Delegates P06-08-07-08.
135. Junker, L, and Carlberg, EB: Factors that affect exercise participation among people with physical disabilities. Adv Physiother 13(1):18, 2011.
136. Petursdottir, U, Arnadottir, SA, and Halldorsdottir, S: Facilitators and barriers to exercising among people with osteoarthritis: A phenomenological study. Phys Ther 90(7):1014, 2010.
137. Rimmer, JH, et al: Physical activity participation among persons with disabilities: Barriers and facilitators. Am J Prev Med 26(5):419, 2004.
138. Rogers, LQ, et al: Exploring social cognitive theory constructs for promoting exercise among breast cancer patients. Cancer Nurs 27(6):462, 2004.
139. Physical Fitness for Special Populations. American Physical Therapy Association, Alexandria, VA. Retrieved September 1, 2011, from www.apta.org/PFSP/.
140. Physical Activity among Adults with a Disability—United States, 2005. Morbidity and Mortality Weekly Report, Centers for Disease Control and Prevention, 2007.Retrieved September 2, 2011, from www.cdc.gov/mmwr/preview.mmwrhtml/mm5639a2.htm.
141. Chen, MD, and Rimmer, JH: Effects of exercise on quality of life in stroke survivors: A meta-analysis. Stroke 42(3):832, 2011.
142. Goodman, C, and Helgeson, K: Exercise Prescription for Medical Conditions. FA Davis, Philadelphia, 2011.
143. Durstine, JL, et al: ACSM's Exercise Management for Persons with Chronic Diseases and Disabilities ed 3. Human Kinetics, Champaign, IL, 2009.
144. The National Center on Physical Activity and Disability. University of Illinois at Chicago, Department of Disability and Human Development, College of Applied Health Sciences, Chicago, IL. Retrieved September 6, 2011, from www.ncpad.org/.
145. Quinn, VP, et al: Effectiveness of the 5-As tobacco cessation treatments in nine HMOs. J Gen Intern Med 24(2):149, 2009.
146. Bodner, ME, and Dean, E: Advice as a smoking cessation strategy: A systematic review and implications for physical therapists. Physiother Theory Pract 25(5-6):369, 2009.
147. Helping Smokers Quit: A Guide for Clinicians. Revised May 2008. Agency for Healthcare Research and Quality. Rockville, MD. Retrieved September 2, 2011, from www.ahrq.gov/clinic/tobacco/clinhlpsmksqt.htm.
148. Clinical Guidelines on the Identification, Evaluation, and Treatment of Overweight and Obesity in Adults. National Heart,

Lung and Blood Institute, Department of Health and Human Services, National Institutes for Health, Bethesda, MD. Retrieved September 2, 2011, from www.nhlbi.nih.gov/guidelines/obesity/ob_home.htm.
149. Body Mass Index. Centers for Disease Control and Prevention, Atlanta, GA. Retrieved July 6, 2011, from www.cdc.gov/healthyweight/assessing/bmi/index.html.
150. Shipp, KM: Exercise for people with osteoporosis: Translating the science into clinical practice. Curr Osteoporos Rep 4(4):129, 2006.
151. Breedland, I, et al: Effects of a group-based exercise and educational program on physical performance and disease self-management in rheumatoid arthritis: A randomized controlled study. Phys Ther 91(6):879, 2011.
152. Adamsen, L, et al: Effect of a multimodal high-intensity exercise intervention in cancer patients undergoing chemotherapy: Randomised controlled trial. BMJ 339:b3410, 2009.
153. Goldstein, MS, et al: The revised research agenda for physical therapy. Phys Ther 91(2):165, 2011.

Apêndice 29.A
Levantamento do bem-estar percebido

As declarações a seguir são projetadas para fornecer informações sobre as suas percepções de bem-estar. Por favor, considere cada declaração cuidadosa e atenciosamente; em seguida, escolha uma opção de resposta com a qual você esteja *mais* de acordo.

	Discordo muito fortemente					Concordo muito fortemente
1. Eu sou sempre otimista em relação ao meu futuro.	1	2	3	4	5	6
2. Houve momentos em que me senti inferior à maior parte das pessoas que eu conhecia.	1	2	3	4	5	6
3. Meus familiares pedem meu apoio.	1	2	3	4	5	6
4. Minha saúde física me restringiu no passado.	1	2	3	4	5	6
5. Eu acredito que há um propósito real para a minha vida.	1	2	3	4	5	6
6. Eu vou sempre buscar atividades que me desafiem a pensar e raciocinar.	1	2	3	4	5	6
7. Eu raramente espero que coisas boas vão acontecer para mim.	1	2	3	4	5	6
8. Em geral, eu me sinto confiante em relação às minhas habilidades.	1	2	3	4	5	6
9. Às vezes eu me pergunto se minha família realmente vai estar lá quando eu precisar dela.	1	2	3	4	5	6
10. Meu corpo parece resistir muito bem a doenças físicas.	1	2	3	4	5	6
11. A vida não é muito promissora no futuro para mim.	1	2	3	4	5	6
12. Eu evito atividades que exijam que eu me concentre.	1	2	3	4	5	6
13. Eu sempre vejo o lado positivo das coisas.	1	2	3	4	5	6
14. Às vezes eu acho que sou uma pessoa inútil.	1	2	3	4	5	6
15. Meus amigos sabem que sempre podem confiar em mim e me pedem conselhos.	1	2	3	4	5	6
16. Minha saúde física é excelente.	1	2	3	4	5	6
17. Às vezes eu não entendo qual o propósito da vida.	1	2	3	4	5	6
18. Em geral, sinto-me satisfeito com a quantidade de estimulação intelectual que recebo em minha vida diária.	1	2	3	4	5	6
19. No passado, eu tinha boas expectativas.	1	2	3	4	5	6
20. Não tenho certeza em relação à minha capacidade de ter um bom desempenho no futuro.	1	2	3	4	5	6
21. A minha família esteve disponível para me apoiar no passado.	1	2	3	4	5	6
22. Em comparação às pessoas que eu conheço, minha saúde física era excelente no passado.	1	2	3	4	5	6
23. Eu sinto que ainda tenho uma missão em meu futuro.	1	2	3	4	5	6
24. A quantidade de informação que eu processo em um dia típico é justamente o que parece ser adequado para mim (ou seja, nem muito, nem pouco).	1	2	3	4	5	6
25. No passado, eu quase nunca esperava que as coisas saíssem do meu jeito.	1	2	3	4	5	6
26. Eu sempre estarei seguro sobre quem eu sou.	1	2	3	4	5	6
27. No passado, eu nem sempre tive amigos com quem eu pudesse compartilhar minhas alegrias e tristezas.	1	2	3	4	5	6
28. Espero sempre estar fisicamente saudável.	1	2	3	4	5	6
29. No passado, eu sentia que minha vida não tinha sentido.	1	2	3	4	5	6

(continua)

(continuação)

	Discordo muito fortemente			Concordo muito fortemente		
30. No passado, eu geralmente achava que os desafios intelectuais eram vitais para o meu bem-estar geral.	1	2	3	4	5	6
31. As coisas não vão funcionar da maneira que eu quero no futuro.	1	2	3	4	5	6
32. No passado, eu me sentia seguro de mim mesmo entre estranhos.	1	2	3	4	5	6
33. Meus amigos vão estar lá quando eu precisar de ajuda.	1	2	3	4	5	6
34. A expectativa é que minha saúde física piore.	1	2	3	4	5	6
35. Parece que minha vida sempre teve um sentido.	1	2	3	4	5	6
36. Minha vida frequentemente parece vazia de estimulação mental positiva.	1	2	3	4	5	6

Esquema de pontuação do PWS para uso com cada cliente

Instruções: registre a sua pontuação no instrumento PWS para cada item numerado abaixo. Observe o * que indica os itens com pontuação invertida. Adicione os números em cada coluna e divida por 6 para determinar a pontuação de cada subescala.

* Pontuação reversa (p. ex., 1 = 6, 2 = 5, 3 = 4, 4 = 3, 5 = 2 e 6 = 1)

Psicológico		Físico	
Número do item	**Pontuação**	**Número do item**	**Pontuação**
1.		*4.	
*7.		10.	
13.		16.	
19.		22.	
*25.		28.	
*31.		*34.	
Total =		Total =	
Dividido por 6 =		Dividido por 6 =	
Emocional		**Espiritual**	
Número do item	**Pontuação**	**Número do item**	**Pontuação**
*2.		5.	
8.		*11.	
*14.		*17.	
*20.		23.	
26.		*29.	
32.		35.	
Total =		Total =	
Dividido por 6 =		Dividido por 6 =	

(continua)

(continuação)

Social		Intelectual	
Número do item	**Pontuação**	**Número do item**	**Pontuação**
3.		6.	
*9.		*12.	
15.		18.	
21.		24.	
*27.		30.	
33.		*36.	
Total =		Total =	
Dividido por 6 =		Dividido por 6 =	

Apêndice 29.B
Recursos da internet para profissionais de saúde

Agency for Healthcare Research and Quality: Health Promotion/Disease Prevention	www.ahrq.gov/browse/hpdp.htm
American Physical Therapy Association: Physical Fitness for Special Populations	www.apta.org/PFSP/
CDC: Behavioral Risk Factor Surveillance System	www.cdc.gov/brfss/
CDC: Healthy Living	www.cdc.gov/healthyliving/
CDC: Body mass index calculator	www.cdc.gov/healthyweight/assessing/bmi/
CDC: Youth Risk Behavior Surveillance System	www.cdc.gov/HealthyYouth/yrbs/index.htm
Healthy People 2020	www.healthypeople.gov/2020/default.aspx
National Center on Physical Activity and Disability	www.ncpad.org/
U.S. Preventive Services Task Force	www.uspreventiveservicestaskforce.org/index.html

CDC = Centers for Disease Control and Prevention.

SEÇÃO 3

Órteses, próteses e prescrição de cadeiras de rodas

CAPÍTULO

30

Órteses

Joan E. Edelstein, PT, MA, FISPO, CPed
Christopher Kevin Wong, PT, PhD, OCS

SUMÁRIO

Terminologia e tipos de órteses 1486

Órteses de membros inferiores 1486
Sapatos 1486
Órteses para pé 1488
Órteses tornozelo-pé 1490
Órteses joelho-tornozelo-pé 1496
Órteses quadril-joelho-tornozelo-pé 1499
Órteses tronco-quadril-joelho-tornozelo-pé 1499
Opções de órteses para pacientes com paraplegia 1500

Órteses de tronco 1503
Coletes 1503
Órteses rígidas 1504
Órteses cervicais 1505
Órteses para escoliose 1506

Manutenção da órtese 1507
Sapatos 1507

Cartuchos, faixas e cintas 1507
Hastes verticais 1508
Articulações e travas 1508

Tratamento de fisioterapia 1503
Exame pré-ortótico 1508
Prescrição da órtese 1509
Exame ortótico 1510
Facilitação da aceitação da órtese 1514
Instrução e treinamento da órtese 1514
Exame final e cuidados de acompanhamento 1516
Capacidades funcionais 1516
Paraplegia 1516
Hemiplegia 1517

Resumo 1517

OBJETIVOS DE APRENDIZAGEM

1. Relacionar as principais partes dos sapatos para as necessidades de indivíduos equipados com órteses de membros inferiores.
2. Comparar as características, vantagens e desvantagens de plásticos, metais e outros materiais utilizados nas órteses.
3. Descrever os componentes das órteses contemporâneas para pé, tornozelo-pé, joelho-tornozelo-pé, quadril-joelho--tornozelo-pé, tronco-quadril-joelho-tornozelo-pé e tronco.
4. Explicar as opções disponíveis de órteses para pacientes com paraplegia.
5. Identificar as características de órteses de membros inferiores e de tronco que são consideradas durante o processo de exame.
6. Resumir o papel do fisioterapeuta no tratamento de pacientes adaptados com órteses de membro inferior e tronco.
7. Analisar e interpretar os dados do paciente, formular metas e resultados realistas e desenvolver um plano de cuidados quando apresentado um estudo de caso clínico.

Uma órtese é um aparato externo usado para restringir ou ajudar o movimento ou a transferência de carga de uma área do corpo para outra. O termo mais antigo, *corretor*, é um sinônimo. Uma tala conota uma órtese destinada a uso temporário. O **ortotista** é o profissional de saúde que projeta, fabrica e ajusta órteses para membros e tronco, e o **podortista** é o profissional de saúde que projeta, fabrica e ajusta apenas sapatos e órteses para pés. O termo *ortótico* é um adjetivo, embora alguns usem a palavra como um substantivo. Evidências arqueológicas indicam que órteses têm sido utilizadas pelo menos desde a quinta dinastia egípcia (2750-2625 a.C.).[1] O termo órtese parece ter sido inventado em meados do século XX.

Este capítulo apresenta as órteses mais frequentemente prescritas para o membro inferior (MI) e o tronco, assim como novos desenvolvimentos nesse campo. Os elementos-chave sobre a preparação de pacientes para o uso de órteses são discutidos. O foco é colocado em características de desenho da órtese, sua lógica biomecânica, méritos de materiais específicos e critérios para avaliar a adequação do ajuste, a função e a construção da órtese. Embora cada tentativa seja feita para usar a pesquisa baseada em evidências para orientar a prática clínica, a heterogeneidade dentro da população de usuários de órteses e os desenhos das órteses confundem este esforço.[2]

Terminologia e tipos de órteses

A terminologia genérica é substituir o uso tradicional de epônimos (apelido do desenvolvedor). Nomear as órteses pelas articulações que englobam e pelo tipo de controle de movimento facilita a comunicação entre os profissionais de saúde e os consumidores. Assim, *órteses para pés* (OP) são aparelhos aplicados para o pé e posicionados dentro ou fora do sapato, tal como almofadas para metatarso e elevadores de calcanhar. *Órteses tornozelo-pé* (OTP) abrangem o sapato e terminam abaixo do joelho. A *órtese joelho-tornozelo-pé* (OJTP) se estende desde o sapato até a coxa. A *órtese quadril-joelho-tornozelo-pé* (OQJTP) é uma OJTP com uma banda pélvica que circunda a parte inferior do tronco. A *órtese tronco-quadril-joelho-tornozelo-pé* (OTQJTP) cobre parte do tórax, bem como os membros inferiores (MI). A *órtese de joelho* (OJ) e a *órtese de quadril* (OQ) são outras aplicações de um mesmo sistema de nomenclatura.

Órteses de membros inferiores

Órteses de membros inferiores variam de sapatos usados para propósitos clínicos a OTQJTP. Serão descritas as características e funções das principais órteses OP, OTP, OJTP, OQJTP, OTQJTP e órteses de tronco, além dos atributos clinicamente importantes de sapatos. Embora fisioterapeutas também encontrem OJ, OQ e órteses para fins especiais, como o tratamento da doença de Legg-Calvé-Perthes, estas órteses não estão incluídas porque elas são usadas com menor frequência que os aparelhos que aparecem neste capítulo. Da mesma forma, órteses para o membro superior são omitidas neste capítulo, pois elas são menos comumente prescritas e, na maioria dos casos, usadas apenas por um breve período.

Sapatos

O sapato é a base para a maioria das órteses de MI. Cada parte dele contribui para a eficácia do tratamento ortótico e oferece muitas opções para seleção. Os sapatos transferem o peso do corpo para o solo e protegem o usuário do terreno e do clima. O sapato ideal deve distribuir as forças de rolamento, de modo a proporcionar melhor conforto, função e aparência do pé. Para o indivíduo com um transtorno ortopédico, o calçado pode servir a dois propósitos adicionais: (1) ele reduz a pressão em estruturas deformadas, redistribuindo a força através das áreas livres de dor; e (2) ele serve como base para OTP e para suportes mais extensos. A menos que o sapato esteja corretamente adaptado e devidamente modificado, o alinhamento da órtese não fornecerá o padrão concebido de distribuição de peso. As principais partes do sapato são a gáspea, o solado, o salto e os reforços. Essas características são encontradas tanto no sapato de couro (Fig. 30.1A), quanto no sapato atlético (Fig. 30.1B).

Gáspea

A porção do sapato ao longo do dorso do pé é a *gáspea*. Ela é constituída por um componente anterior, chamado *gáspea anterior*, e outro posterior, o *cano*. Se o sapato é para ser usado com uma OTP, tendo um complemento como a sua fundação, então a gáspea anterior deve estender-se até a porção proximal do dorso para fixar o sapato e, assim, o resto da órtese no pé. Em um sapato com cadarço, a gáspea anterior contém os suportes para os cadarços, que têm os ilhoses para cadarços (Fig. 30.2). Os cadarços fornecem um ajuste mais preciso sobre a abertura total do que os fechos por presilhas. Estes últimos, no entanto, permitem que pessoas com destreza manual limitada manejem o sapato mais facilmente. Para a maioria dos fins ortóticos, um suporte para cadarço de *Blucher* é preferível; este distingue-se pela separação entre as margens anteriores dos suportes para cadarço e a gáspea anterior. O projeto alternativo é o suporte para cadarço *Bal*, ou *Balmoral*, no qual o suporte do cadarço é contínuo com a gáspea anterior. A abertura do Blucher permite ajuste substancial, uma característica importante para o paciente com edema. Isso também oferece uma grande passagem para dentro do sapato, de modo que podemos determinar que dedos paralisados fiquem planos dentro do sapato. Um sapato com *profundidade extra* é aquele que tem um contorno superior com espaço vertical adicional. O sapato é fabricado com uma segunda sola interior que pode ser removida, para acomodar um complemento ou curativo cirúrgico de espessura grossa.

O cano alto é outra consideração na prescrição do sapato. O cano baixo termina abaixo do maléolo e é satisfatório para a maioria dos propósitos clínicos. Esse estilo não res-

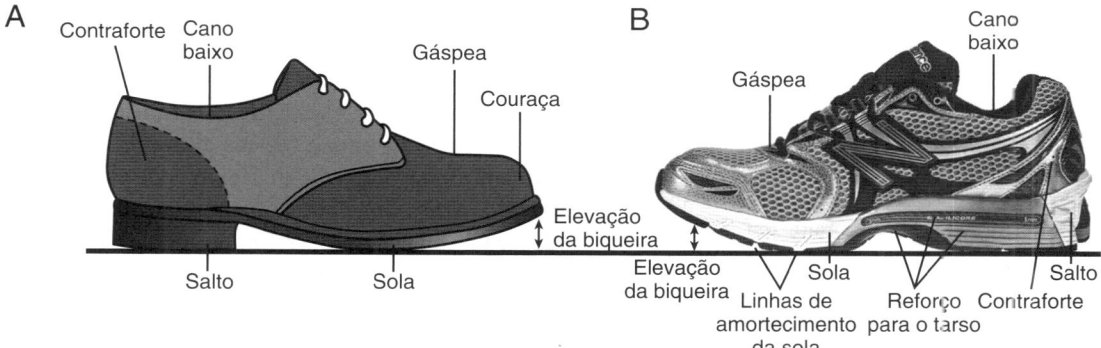

Figura 30.1 (A) Partes de um sapato de cano baixo, com cadarço de Blucher. Notar que o contraforte e a couraça são estruturas internas de reforço do sapato. (B) Partes de um tênis de corrida de cano baixo.

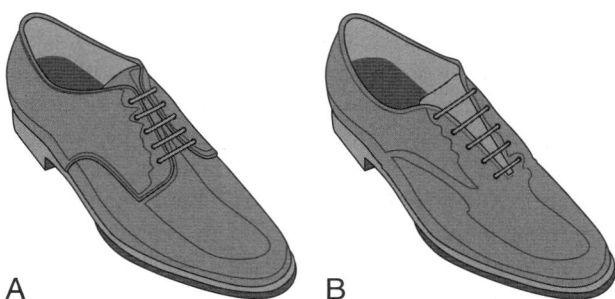

Figura 30.2 Sapatos de cano baixo: (A) Blucher (aba para cadarço aberta) e (B) Bal (Balmoral) (aba para cadarço fechada). A aba para cadarço Blucher é geralmente preferida para uso ortopédico pela facilidade em calçar (proporciona maior espaço de entrada para o pé, para acomodar a órtese) e adaptação.

tringe o pé ou o movimento do tornozelo. Se o paciente irá vestir uma órtese de plástico moldado na região do tornozelo, não será necessário ter a despesa adicional de fornecer um sapato de cano alto para apoio do tornozelo. Um sapato de cano alto, cobrindo o maléolo, é indicado para cobrir o pé que tem **pé equino** rígido. É igualmente adequado para aumentar a estabilidade do pé na ausência de uma OTP. O sapato de cano alto, no entanto, é mais difícil de colocar e mais caro do que um produto similar de cano baixo.

Solado

O *solado* é a porção inferior do sapato. Para uso com um acessório de metal rebitado entre o sapato e a órtese, deve haver um solado exterior e um solado interior. Entre os dois encontra-se um reforço de metal que recebe os rebites. Esse tipo de sapato, no entanto, é mais pesado do que um sapato atlético com um único solado. Solados de couro absorvem pouco choque de impacto e fornecem tração mínima, em comparação com solados de borracha natural ou sintética. Para absorver o choque, o sapato pode ter uma sola exterior resistente, uma palmilha ou complementos. As pessoas mais velhas devem usar sapatos com solas externas firmes e antiderrapantes, para reduzir o risco de quedas.[3,4]

Independentemente do material, a sola exterior não deve entrar em contato com o chão na extremidade distal; o ligeiro aumento da sola é conhecido como *elevação da biqueira* (ver Fig. 30.1), o que permite um efeito oscilante na posição final. Se uma elevação é adicionada ao solado para compensar a discrepância do comprimento da perna, a elevação deve ser chanfrada para alcançar a elevação da biqueira.

Salto

O *salto* é a porção do sapato adjacente à sola externa, sob o calcanhar anatômico. Amplamente, o salto baixo fornece maior estabilidade e distribui a força entre a parte traseira e a da frente do pé de forma mais uniforme. Para adultos, um salto de 2,5 cm inclina o centro de gravidade ligeiramente para a frente, auxiliando a transição através da fase de apoio, mas não perturba o alinhamento normal do joelho e do quadril significativamente. O salto ligeiramente elevado aumenta a contração do músculo gastrocnêmio medial e do tibial anterior.[5] O salto mais alto posiciona o tornozelo em maior amplitude de flexão plantar e força a tíbia para a frente. O usuário compensa retendo ligeiramente o joelho e a flexão do quadril ou através da extensão do joelho e exagero da lordose lombar. O salto alto transmite mais estresse para os metatarsos[6] e para o joelho.[7] No entanto, a transferência de carga anterior pode ser desejável, caso o paciente tenha dor no calcanhar. O salto mais alto também reduz a tensão no tendão do calcâneo e em outras estruturas posteriores e acomoda o pé equino rígido. Embora a maioria dos saltos seja feita de material firme com uma superfície plantar de borracha, um salto baixo resiliente é indicado para permitir ligeira flexão plantar, se o tornozelo não puder se mover devido à limitação anatômica ou da órtese.

Reforços

Reforços localizados em pontos estratégicos preservam a forma do sapato. A *couraça* na gáspea protege os dedos de fricções e traumas verticais; deve ser alta o suficiente para acomodar dedos em martelo ou deformidades similares. A parte do *tarso* é uma placa longitudinal que reforça a sola entre a borda anterior do salto e a maior parte da sola nas cabeças dos metatarsais. Um tarso de aço corrugado é necessário, se um anexo da órtese deve ser rebitado ao sapato. O *contraforte* endurece o cano e, geralmente, termina na borda anterior do salto. O paciente com pé valgo, no entanto, deve ter um sapato com um contraforte medial longo que forneça reforço ao longo da borda medial do pé, até a cabeça do primeiro metatarsal, resistindo, assim, à tendência do pé de colapsar medialmente.

Molde

O molde é o modelo sobre o qual o sapato é feito. O molde, seja de madeira tradicional, gesso feito por encomenda ou desenho gerado por computador, permanece com o fabricante; a forma de sapato duplica o contorno do molde. Um determinado tamanho do sapato pode ser alcançado com muitos moldes, cada um transmitindo forças diferentes para o pé. Consequentemente, o fisioterapeuta deve verificar se a forma do sapato se ajusta ao pé de forma satisfatória, em vez de confiar em um determinado tamanho de sapato. O paciente com uma acentuada deformidade no pé exige um sapato feito através de um molde especial ou fabricado sob encomenda.

Órteses para pé

Órteses de pé são aparatos que aplicam forças ao pé. Elas podem ser um complemento colocado no sapato, uma modificação interna afixada no interior do sapato ou uma modificação externa anexada à sola ou ao salto do sapato. Elas podem melhorar a função, através do alívio da dor. Isso pode ser conseguido através da transferência de tensões de suporte de peso a locais que toleram a pressão, protegendo áreas dolorosas do contato com o sapato, corrigindo o alinhamento de um segmento flexível ou acomodando uma deformidade fixada. Complementos também podem melhorar a transição do usuário durante a fase de apoio da marcha, alterando o ponto de rolamento na posição final e equalizando os comprimentos de pé e perna em ambos os membros. Em muitos casos, um objetivo terapêutico particular pode ser conseguido com uma variedade de dispositivos.

Modificações internas

Geralmente, quanto mais próxima a modificação é para o pé, mais eficaz ela é. Biomecanicamente, complementos e modificações internas são idênticos. Tanto os complementos como as modificações internas reduzem o volume dos calçados, então o calçado adequado deve ser julgado com esses componentes no lugar. Um complemento permite que o paciente transfira a órtese de sapato, se os sapatos tiverem a mesma altura do salto; de forma diferente, um complemento rígido pode balançar no sapato. A maioria dos complementos termina logo atrás da cabeça dos metatarsos; assim, eles podem escorregar para a frente, em particular se o sapato tem um salto relativamente alto. Alguns complementos se estendem por todo o comprimento da sola, impedindo o deslizamento, mas ocupando o espaço muitas vezes limitado na porção anterior do sapato. As modificações internas são fixadas ao interior do sapato, garantindo o posicionamento desejado, mas limitando o paciente a um único par de sapatos modificados.

Os complementos feitos de materiais resilientes, como borracha, plásticos viscoelásticos (p. ex., Sorbothane® e Viscolas®) ou espuma de polietileno, reduzem o choque do impacto e o cisalhamento, protegendo o pé dolorido ou insensível.[8] Os complementos são também construídos de plásticos semirrígidos ou rígidos e metal, muitas vezes com uma sobreposição resiliente. Um complemento de comprimento completo do pé tende a reduzir a instabilidade da marcha, melhorando a propriocepção a partir do aumento da área de contato do pé.[9] A órtese complementar para esporão de calcâneo (Fig. 30.3), por exemplo, pode ser feita de plástico viscoelástico ou borracha.[10] A órtese inclina anteriormente, reduzindo a carga sobre o calcanhar doloroso. Além disso, a órtese tem um relevo côncavo para minimizar a pressão na área sensível.

Suportes de arco longitudinal visam a prevenir a depressão da articulação subtalar e o achatamento do arco (pé plano valgo, **pé chato ou plano**). A órtese pode incluir uma cunha (suporte) para alterar o alinhamento do pé. O suporte mínimo é uma *almofada escafoide* resiliente (Fig. 30.4) posicionada na margem medial da sola interior com o ápice entre o sustentáculo do talo e a tuberosidade do osso navicular. O pé plano flexível pode ser realinhado com um *complemento de plástico semirrígido do laboratório de biomecânica da Universidade da Califórnia* (UCBL).[11] Ele é moldado ao longo de um modelo do pé em gesso, tomado com o pé no máximo da correção. Ele controla o valgo do retropé e limita o movimento subtalar. O complemento abrange o calcanhar e o mediopé. O alinhamento corretivo inclui um sistema de contrapressão de três pontos e força dupla para controlar a eversão do calcâneo; a abdução do antepé é controlada por um segundo sistema de contrapressão de três pontos (Fig. 30.5).[12] Um complemento de comprimento completo do pé reduz o movimento na primeira articulação metatarsofalângica, resultando em redução da dor.[13,14] O uso de sustentáculos de arco está associado ao aumento da ativação

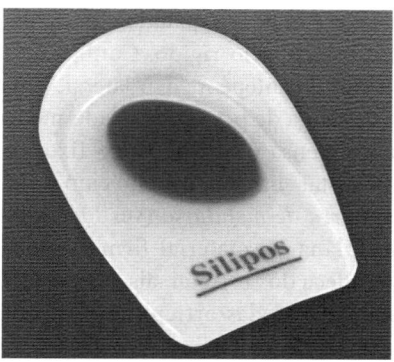

Figura 30.3 (*Esquerda*) Almofada de esporão de calcanhar de plástico cônico, com alívio côncavo para reduzir a pressão (disponível em várias densidades, bem como com o tampão central removível). Cortesia de Silipos, Inc., Niagara Falls, NY 14304-3731. (*Direita*) A área sombreada do sapato à direita indica a posição relativa da almofada de calcanhar quando colocada em um sapato.

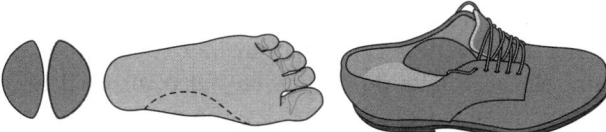

Figura 30.4 As almofadas para escafoide (*esquerda*) estão disponíveis com apoio autoadesivo. Elas ficam posicionadas (*meio*) medial e plantar ao arco longitudinal; almofada escafoide (*direita*) posicionada no interior de sapato.

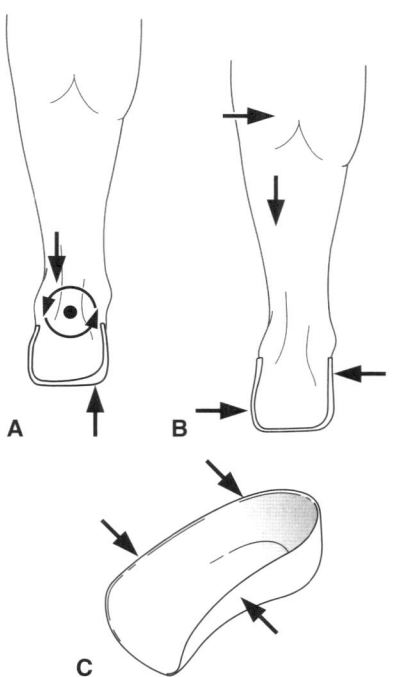

Figura 30.5 A órtese para pé do University of California Biomechanics Laboratory (UCBL) exerce controle sobre a articulação subtalar por meio de força dupla (**A**) e forças contrárias de três pontos controlam a eversão do calcâneo (**B**). Um segundo sistema de contraforte (**C**) restringe a abdução do antepé. De May e Lockard[12, p. 239], com permissão.

do tibial anterior e do fibular longo.[15] No que diz respeito ao efeito dos complementos nas articulações proximais, a evidência é ambígua; algumas investigações mostram que órteses alteram o início da atividade dos eretores da espinha e do glúteo médio[16] e apoiam o efeito positivo de OP na redução da dor no joelho,[17-21] enquanto outros mostram pouco ou nenhum efeito.[22,23] Alguns adultos com fascite plantar também respondem favoravelmente a órteses de pé.[24-28] As crianças com pés planos também podem se beneficiar de usar suportes de arco longitudinal, embora a evidência seja fraca.[29,30]

As órteses complementares também são usadas para aliviar a dor e a limitação de atividade associada com pés cavos.[31-33] A *almofada de metatarso* (Fig. 30.6) é um componente convexo que pode ser incorporado a um complemento ou pode ser uma peça resiliente com cúpula colada à sola interior, de modo que o seu ápice esteja sob os eixos dos metatarsais. A almofada transfere o estresse das cabeças dos metatarsais às hastes dos metatarsais e é eficaz na

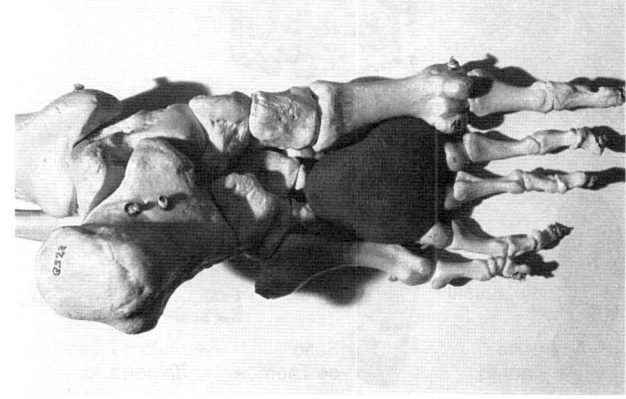

Figura 30.6 Almofada de borracha para metatarso. Utilizada como uma modificação interna ou como parte de uma palmilha, a almofada deve ser orientada como mostrado no modelo de esqueleto.

redução da pressão plantar, particularmente em pacientes com neuropatia diabética.[34-36]

Ocasionalmente, as modificações são colocadas entre as solas interiores e exteriores; por exemplo, o paciente com marca das alterações artríticas na parte da frente do pé provavelmente ficará mais confortável se o sapato tiver uma banda de aço entre as solas para eliminar movimentos nas articulações dolorosas. O mesmo efeito pode ser conseguido com um complemento rígido.

Modificações externas

Uma modificação externa assegura que o paciente use o calçado adequado e não reduza o volume do calçado, mas ele irá corroer conforme o indivíduo ande e é um pouco proeminente. Além disso, o cliente está limitado ao uso do sapato modificado, em vez de ser capaz de escolher entre uma grande variedade de sapatos.

A *cunha de salto* (Fig. 30.7) é uma modificação externa frequentemente prescrita. Ela altera o alinhamento do retropé. Uma cunha de salto medial, que aplica lateralmente força direta, pode ajudar no realinhamento de **pés valgo** flexíveis ou pode acomodar **pés varo** rígidos, preenchendo o vazio entre a sola e o chão, no lado medial. Uma cunha medial é incorporada em um *salto Thomas*, destinada a pés valgo flexíveis (Fig. 30.8 [*meio*]). A borda anterior do salto Thomas se estende para a frente no lado medial para aumentar o efeito da cunha medial em suportar o arco longitudinal. Um salto amortecedor é feito de material resiliente para absorver choques no contato do calcanhar. Como fornece ligeira flexão plantar, o salto amortecedor é indicado quando o paciente usa uma órtese com um tornozelo rígido. Cunhas de sola alteram o alinhamento do antepé medial-lateral. Uma cunha lateral muda a descarga de peso para o lado medial da frente do pé. Ela compensa o antepé valgo fixo, permitindo que todo o pé distal entre em contato com o chão.

Uma *barra de metatarso* (ver Fig. 30.8 [*esquerda*]) é uma tira plana de material firme, colocada posteriormente à cabeça dos metatarsais. Na posição final, a barra transfere estresse das articulações metatarsofalângicas para os eixos do metatarso. Uma *barra rocker* (ver Fig. 30.8 [*meio e direita*]) é uma banda transversal convexa afixada à sola, proximal às cabeças dos metatarsais. Ela reduz a distância que o usuário deve percorrer durante a fase de apoio, melhora a fase de apoio, bem como desloca a carga das articulações metatarsofalângicas para os eixos do metatarso.[37,38]

O paciente com discrepância no comprimento da perna de mais de 1 cm andará melhor com um sapato com elevação feita de cortiça ou outro material leve. Aproximadamente 0,8 cm de elevação pode ser acomodada sobre a palmilha no calcanhar de um sapato de cano baixo.

Órteses tornozelo-pé

A OTP é composta por uma fundação, um controle do tornozelo, um controle do pé e uma superestrutura.

Fundação

A fundação da órtese consiste no sapato e um componente de plástico ou de metal.

Complemento

Um complemento de plástico ou de metal ou uma placa de fundação para o pé (Fig. 30.9) tem diversas vantagens. Porque as modificações internas podem ser incorporadas neles, os complementos fornecem bom controle do pé. Eles devem ser usados com um sapato que feche alto no dorso do pé, para preservar a órtese. O complemento facilita a colocação da órtese porque o sapato pode ser separado do resto do suporte. O complemento também permite a troca de sapatos, assumindo que todos os sapatos tenham sido feitos no mesmo molde. Sapatos menos caros, como tênis, podem ser usados, pois a fundação não precisa ser rebitada ao sapato. Em razão do complemento ser geralmente feito de material termoplástico, como polietileno ou polipropileno, a órtese com um complemento é relativamente leve. O ortotista cria um modelo de gesso da perna do paciente e, em seguida, modifica o modelo, removendo o gesso em áreas onde a órtese deve aplicar pressão substancial e acrescentando gesso onde o

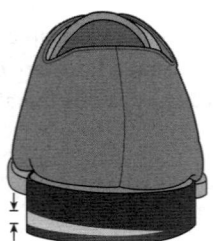

Figura 30.7 Cunha medial de salto.

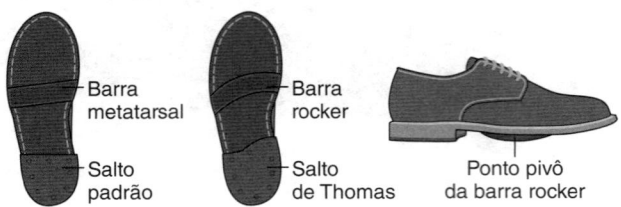

Figura 30.8 Ilustrações de uma barra metatarsal e um salto padrão (*esquerda*), uma barra rocker com salto de Thomas (notar a extensão medial) (*meio*) e o ponto de pivô da barra rocker (*direita*).

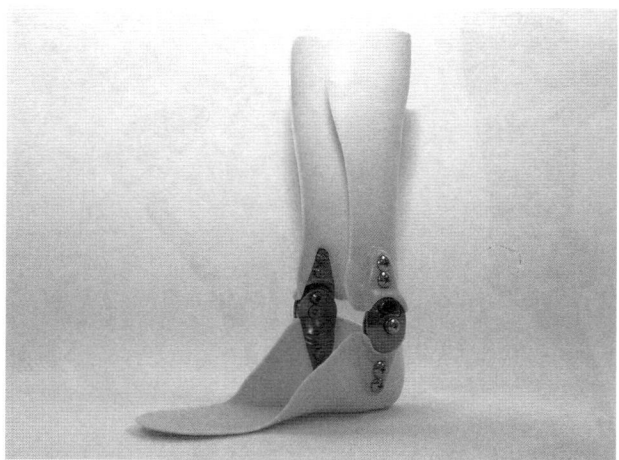

Figura 30.9 OTP com palmilha de plástico.

alívio de pressão é necessário. O termoplástico é, em seguida, aquecido e moldado sobre o modelo de gesso modificado.

Um complemento de fundação, no entanto, é inadequado se o paciente não tiver confiança para usar a órtese com um sapato com altura do salto adequada. Se a órtese é colocada em um sapato com salto muito baixo, as hastes verticais se inclinam posteriormente, aumentando a tendência do joelho do utilizador para extensão. Por outro lado, se a órtese é usada com um sapato de salto mais alto, o paciente pode experimentar instabilidade do joelho. O complemento reduz o volume interior do sapato e, assim, deve ser usado com sapatos adequadamente espaçosos. Placas de pé feitas sob medida podem ser mais caras do que os outros tipos de fundações. Se a órtese for para ser utilizada por um indivíduo muito obeso ou excepcionalmente ativo, uma placa plástica de pé pode não fornecer suporte adequado.

Estribo

Uma fundação mais antiga para a OTP é o estribo de aço, uma fixação em forma de U, cuja porção central é rebitada ao sapato através da haste. Os braços do estribo juntam-se aos suportes da haste vertical ao nível do tornozelo anatômico, proporcionando congruência entre as articulações da órtese e as anatômicas. O *estribo* sólido (Fig. 30.10) é um anexo de uma peça que proporciona a máxima estabilidade da órtese no sapato. O *estribo separado* (Fig. 30.11) possui três segmentos. A porção central tem uma abertura retangular transversal. Peças laterais em ângulo medial e lateral se encaixam na abertura. O estribo separado simplifica a colocação da órtese porque o usuário pode destacar as hastes do sapato. Se uma peça central é rebitada em outro sapato, os sapatos podem ser intercambiados. Um paciente extremamente ativo pode

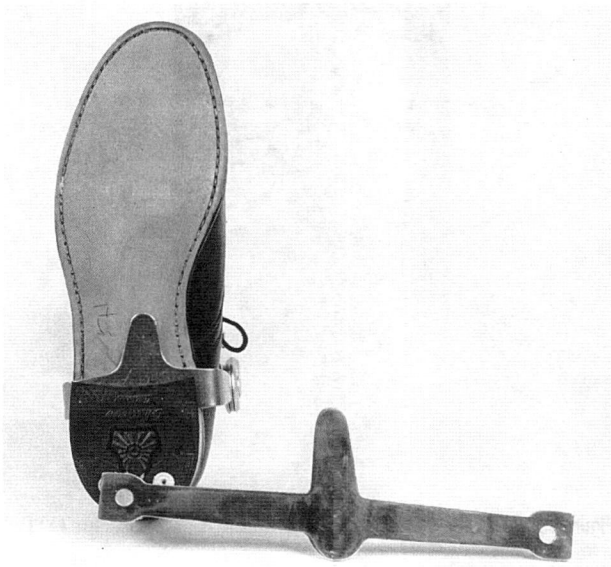

Figura 30.10 Estribo sólido. O estribo em primeiro plano é o que vem do fabricante antes que seja forjado em forma de U e adaptado ao paciente e ao sapato.

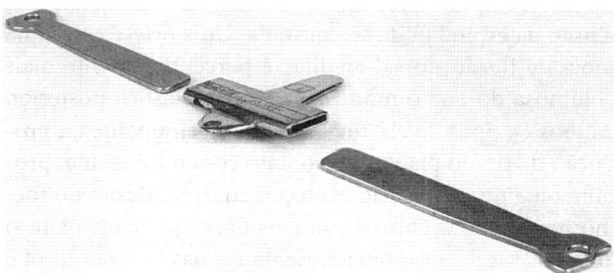

Figura 30.11 Estribo separado.

desalojar um pedaço lateral de seu receptáculo de forma não intencional. O estribo separado é mais volumoso e mais pesado do que um estribo sólido

Controle do tornozelo

A maioria das OTP é prescrita para controlar o movimento do tornozelo, limitando a flexão plantar e/ou a dorsiflexão, ou auxiliando o movimento. O paciente com fraqueza dorsiflexora ou paralisia tem risco de arrastar o dedo do pé durante a fase de balanço. A assistência na dorsiflexão pode ser fornecida por uma *lâmina elástica posterior* que surge a partir de uma placa de plástico (Fig. 30.12). Durante a fase inicial, conforme o paciente aplica a força ao pé com o suporte, a haste vertical curva ligeiramente para trás. Quando o paciente progride para a fase de balanço, o plástico recua para a frente para levantar o pé. O plástico mais fino, mais estreito permite relativamente maior movimento. A assistência ao movimento

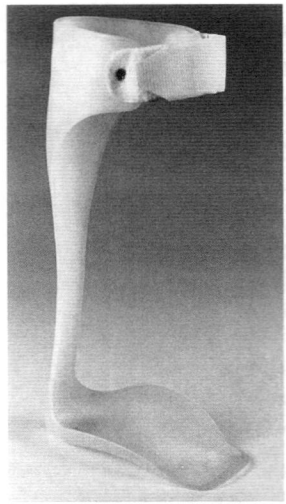

Figura 30.12 Placa plástica na lâmina elástica posterior OTP.

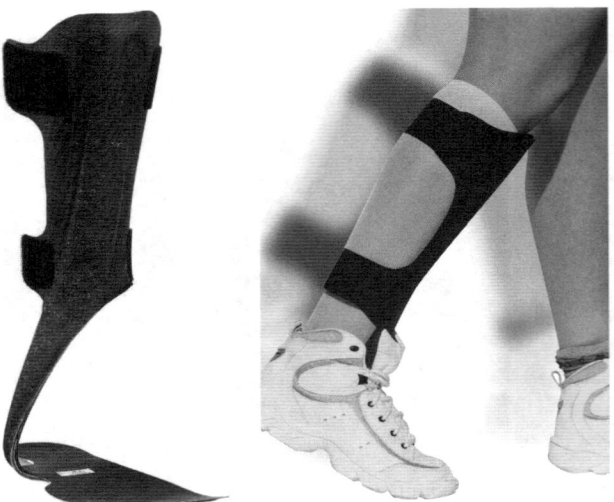

Figura 30.14 Órtese tornozelo-pé ToeOFF®. Esta órtese de fibra de vidro, fibra de carbono e kevlar destina-se a prestar assistência à dorsiflexão na presença de pé caído leve a grave, acompanhado de instabilidade leve a moderada do tornozelo. Esta órtese é contraindicada na presença de espasticidade moderada a grave ou edema. Cortesia de CAMP Scandinavia AB. SE 254 67 Helsingborg, Suécia.

também pode ser alcançada com uma mola de aço para dorsiflexão auxiliar (articulação Klenzak) (Fig. 30.13) incorporada em cada estribo. A mola enrolada comprime na fase de apoio e ressalta durante a fase de balanço. A tensão da espiral pode ser ajustada. Uma órtese com uma mola de flexão dorsal auxiliar é perceptivelmente mais volumosa do que o modelo de lâmina elástica posterior. Ambos os tipos de elásticos ajudam ligeiramente na produção da flexão plantar ao contato com o calcanhar, proporcionando ao usuário proteção contra a flexão do joelho inadvertida. Outros projetos OTP que controlam o arrastar dos dedos estão apresentados nas Figuras 30.14 e 30.15. Indivíduos saudáveis usando uma lâmina elástica posterior OTP exibem menos extensão de quadril e flexão plantar de tornozelo durante a transição da fase de apoio

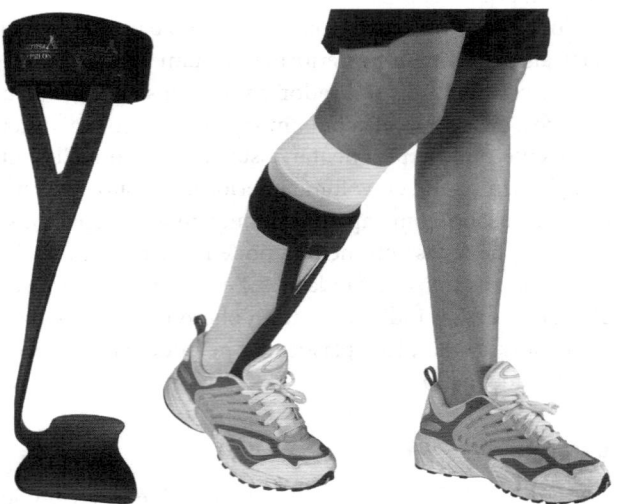

Figura 30.15 Órtese tornozelo-pé Ypsilon™. Esta OTP de composto de carbono é projetada para fornecer assistência para a dorsiflexão na presença de pé em gota isolado leve a moderado. Ela estimula movimentos livres do tornozelo (medial, lateral e de rotação). A forma de Y proximal proporciona liberação da crista da tíbia. Esta órtese é contraindicada para uma articulação do tornozelo instável ou na presença de espasticidade moderada a grave ou edema. Cortesia de CAMP Scandinavia AB. SE 254 67 Helsingborg, Suécia.

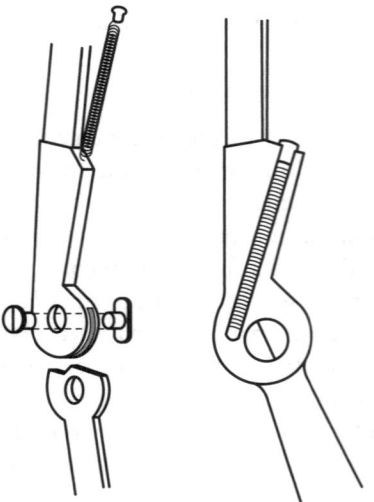

Figura 30.13 Mola de aço de auxílio à dorsiflexão.

para a fase de balanço.[39] OTP com controle de tornozelo flexível alteraram a transição de fase de apoio entre o retropé e o antepé em adultos não deficientes.[40]

A abordagem alternativa para evitar o arrastar dos dedos é a resistência à flexão plantar, que para a flexão plantar do tornozelo, de modo que o paciente com dorsiflexores fracos não irá agrarrar os dedos dos pés e tropeçar durante a fase de balanço. Uma articulação posicionada em uma OTP plástica articulada (Fig. 30.16) ou um retentor posterior de aço (Fig. 30.17) podem ser incorporados no estribo. O retentor posterior também impõe uma força de flexão no joelho durante o início do apoio precoce, prevenindo a hiperextensão do joelho. Adultos saudáveis que andaram com o tornozelo fixado em flexão plantar consumiram mais oxigênio do que ao andar com OTP que mantiveram o pé em posição neutra.[41]

Um retentor anterior de tornozelo limita a dorsiflexão, auxiliando o indivíduo com paralisia do tríceps sural a alcançar propulsão durante a fase final.

A limitação de todo o movimento do pé e do tornozelo pode ser feita com uma órtese plástica *sólida de tornozelo-pé* (Fig 30.18); suas linhas de corte são anteriores ao maléolo. Adultos são equipados com OTP sólidas no tornozelo desceram escadas mais devagar do que ao andar sem as órteses.[42] A órtese sólida de tornozelo pode ser dividida transversalmente no tornozelo, com duas seções articuladas, criando uma órtese *articulada de tornozelo-pé* (Fig. 30.16). Ela permite ligeiro movimento sagital, facilitando a progressão para a posição plana do pé no início da fase de apoio. A articulação na dobradiça pode ser uma sobreposição de plástico ou uma vareta de plástico flexível. Uma opção versátil é um par de dobradiças de metal que podem ser ajustadas para alterar a excursão do movimento do tornozelo. Uma OTP alternativa para o tornozelo sólido plástico é uma articulação de metal que resiste tanto à flexão plantar quanto à dorsiflexão, conhecida como uma articulação de movimento limitado. Um tipo de articulação de movimento limitado é um par de travas de tornozelo ajustáveis com dois canais (BiCAAL) (Fig. 30.19) que consiste em um par de articulações, cada uma das quais com uma mola anterior e uma posterior. As molas podem ser substituídas por cavilhas (ou pinos metálicos), cujos comprimentos determinam a quantidade de movimento fornecido pela órtese. Para compensar a falta de flexão plantar no início da fase de apoio, o sapato usado com a OTP sólida ou com a órtese com uma trava de movimento limitada deve ter um salto resiliente. De modo semelhante, para facilitar o rolamento no final da fase de apoio, a sola do sapato deve ter uma barra rocker. OTP articuladas reduziram o movimento no plano frontal durante rampas de descida, exibido por indivíduos que tinham osteoartrite subtalar.[43]

Os adultos com hemiplegia que usavam OTP demonstraram aumento da cadência, da velocidade de caminhada, do comprimento do passo e da dorsiflexão do torno-

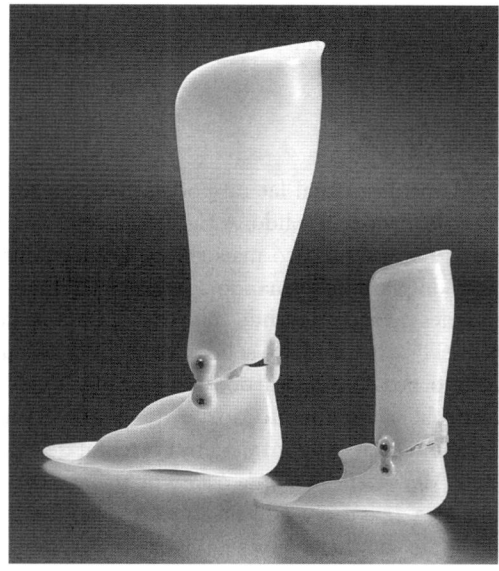

Figura 30.16 Órteses plásticas tornozelo-pé articuladas. Cortesia de Otto Bock, Minneapolis, MN 55447.

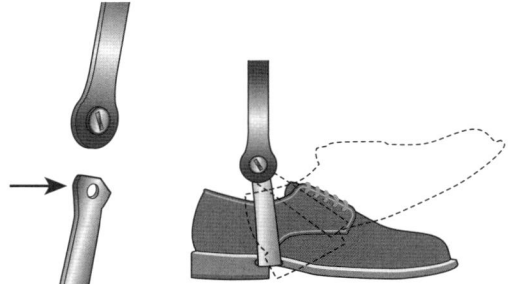

Figura 30.17 Estribo de aço (*esquerda*) com detentor posterior na sua extremidade proximal (*seta*). Detentor posterior (*direita*) incorporado em um estribo. Um detentor posterior é projetado para permitir a dorsiflexão e prevenir ou parar a flexão plantar.

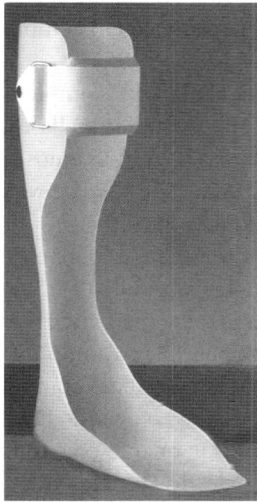

Figura 30.18 OTP de plástica sólida. Cortesia da Otto Bock, Minneapolis, MN 55447.

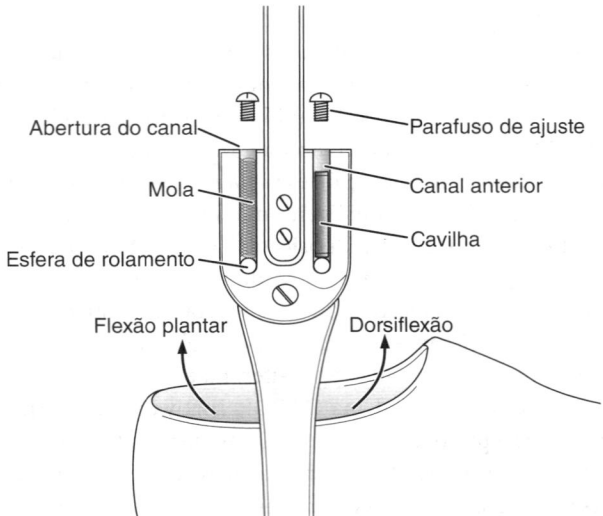

Figura 30.19 Travas de tornozelo ajustáveis com dois canais (BiCAAL). Note que esta articulação do tornozelo inclui dois canais. A mola colocada no canal posterior (mostrado) fornece um auxílio à dorsiflexão. Uma cavilha (ou pino) colocada no canal anterior (mostrado) fornece uma paragem para a dorsiflexão. Uma cavilha colocada no canal posterior cria uma parada para a flexão plantar. A partir de May e Lockard[12, p. 254], com permissão.

zelo,[44] e a OTP permitiu que alguns pacientes andassem com o aumento do comprimento da passada e cadência.[45-50] Outros indivíduos com acidente vascular encefálico melhoraram as suas pontuações na Escala de Equilíbrio de Berg ao usar OTP[51] e melhoraram a transferência de peso durante a fase de apoio.[52] A melhora do equilíbrio também foi alcançada por aqueles que usaram uma OTP anterior,[53,54] enquanto outros pacientes demonstraram melhor função com uma OTP de lâmina elástica posterior.[55] Órteses podem tanto contribuir para a melhoria das funções de compensação do membro não parético,[56] quanto podem ser menos importantes durante a fase de balanço do membro parético em comparação com a obliquidade pélvica.[57]

Uma OTP articulada com complemento de comprimento total e retentor posterior melhora a estabilidade no início da fase de apoio para indivíduos com hemiplegia.[58] O alinhamento de uma OTP sólida deve ser individualizado para atingir a função ideal.[59]

Uma investigação limitada sobre o gasto energético de adultos com hemiplegia usando OTP sugere que o uso de órteses resulta em marcha mais eficiente.[60-62]

Os adultos com hemiplegia complicada por contratura dos flexores plantares caminham com menos flexão plantar e maior flexão do joelho quando usam tanto uma OTP com retenção posterior, quanto com uma OTP sólida.[63]

A estimulação elétrica funcional é uma alternativa à OTP para alguns adultos com acidente vascular encefálico e outras neuropatias centrais. Vários sistemas disponíveis comercialmente incorporam um manguito na perna proximal; o interior do manguito contém um eletrodo de pele sobre o nervo fibular. O eletrodo é estimulado por uma unidade elétrica independente. Comparando com andar com uma OTP, os indivíduos relataram mais resultados positivos, particularmente durante a fase de balanço.[64-68]

Crianças com paralisia cerebral hemiplégica melhoraram a descarga de peso no membro parético, enquanto usando quer uma OTP com lâmina elástica posterior ou uma OTP articulada com retenção da flexão plantar.[69] Outras crianças com deficiência semelhante mostraram ligeira melhora na marcha.[70-72] O gasto energético diminuiu quando as crianças usaram uma OTP articulada.[73-76] Outros pesquisadores descobriram que OTP articuladas foram preferíveis a outros modelos para níveis de caminhada[77,78] e para subir escadas.[79]

Alguns pacientes jovens com flexão excessiva do joelho conseguiram melhorar a marcha ao usar OTP com banda anterior (órtese de reação ao solo).[80-82] O efeito desejável ocorria somente se a criança não tinha contratura em flexão do joelho.

Controle do pé

O movimento medial-lateral pode ser controlado com uma OTP de tornozelo sólido. A rigidez da órtese pode ser aumentada usando plástico mais grosso ou mais duro, ou ondulação do plástico, formando contornos laminados nas extremidades ou incorporando reforços de fibra de carbono. Uma OTP com tornozelo sólido (ver Fig. 30.18) ou uma OTP com tornozelo sólido articulada (ver Fig. 30.16) também controla o movimento do pé nos planos frontal e transversal em crianças com paralisia cerebral de extensão limitada.[83] Menos eficaz é uma órtese de metal e couro, na qual uma alça de correção de couro para valgo (ou varo) é anexada. A alça de correção para valgo (Fig. 30.20) é costurada à porção medial da parte superior do sapato perto da sola, e fivelas em torno da haste vertical lateral exercem uma força dirigida lateralmente para conter a pronação. A alça de correção para varo tem anexos e aplicação de força opostos. A alça, embora ajustável, complica a colocação.

Superestrutura

A porção proximal da órtese, a superestrutura, consiste em uma ou duas hastes verticais e um cartucho, faixa ou borda. OTP de plástico geralmente têm um único cartucho ou haste vertical. Tanto as OTP com tornozelo sólido como as OTP com tornozelo sólido articuladas têm um cartucho posterior que se estende desde a linha medial para a linha média lateral da perna, proporcionando assim um excelente controle medial-lateral e uma superfície ampla para minimizar a pressão. A OTP de lâmina elástica posterior (ver Fig. 30.12) tem uma única haste poste-

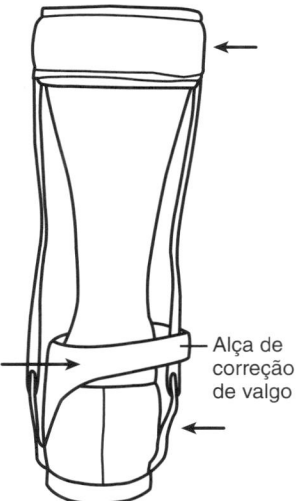

Figura 30.20 Alça de correção de valgo (também chamada de "T-strap"). As setas indicam o sistema de pressão de três pontos criado pelas forças corretivas (membro inferior direito).

rior vertical que não contribui para o controle nos planos frontal ou transversal.

A *OTP em espiral* (Fig. 30.21) é um desenho em que uma espiral vertical individual da placa de pé em torno da perna termina em uma faixa proximal. Ela pode ser feita de polipropileno, acrílico de nylon ou fibras de carbono. A órtese em espiral controla, mas não elimina, o movimento em todos os planos. Órteses com cartuchos ou hastes verticais de plástico são moldadas ao longo de um molde da perna do paciente e são projetadas para caber confortavelmente, para o controle máximo e a perceptibilidade mínima. Tais OTP são contraindicadas para o indivíduo cujo volume da perna varia marcadamente, pois as órteses não podem ser ajustadas facilmente.

Órteses de metal e couro geralmente têm hastes verticais medial e lateral, para maximizar a estabilidade estrutural. Ocasionalmente, uma haste vertical de um único lado será suficiente quando o paciente insiste em uma órtese menos visível e não é esperado que a pessoa exerça uma força indevida. Algumas OTP têm uma haste vertical anterior, evitando assim a pressão e a tensão de cisalhamento na panturrilha e no tendão do calcâneo. Hastes verticais de alumínio são normalmente utilizadas, porque elas são mais leves em peso do que o aço. Hastes verticais de grafite de carbono e de titânio pesam consideravelmente menos do que o alumínio e concorrem com a resistência do aço. No entanto, as órteses feitas desses materiais são mais caras.

A maioria das órteses tem uma alça posterior de panturrilha feita de plástico rígido ou de metal estofado de couro. A alça tem uma fivela anterior ou uma fita de fecho por pressão (Fig. 30.22). Quanto mais longe a alça está a partir da articulação do tornozelo, mais eficaz a alavancagem da órtese. No entanto, a alça não deve colidir com o nervo fibular. Uma alça anterior que seja uma parte de uma OTP com tornozelo sólido impõe força dirigida posteriormente perto do joelho, permitindo que a OTP resista à flexão do joelho. Tal órtese é conhecida como uma órtese de reação ao solo (Fig. 30.23). Na verdade, todas as órteses de MI são influenciadas pela reação ao solo quando o utilizador está em pé ou na fase de apoio da marcha. Se a OTP é para reduzir a quantidade de peso transmitida através do pé, ela pode ter uma *borda de rolamento do tendão patelar* (Fig. 30.24), semelhante a um encaixe de

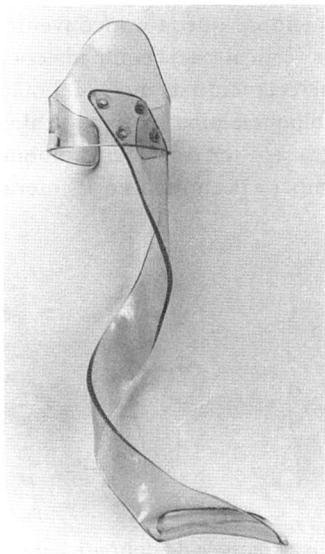

Figura 30.21 OTP espiral.

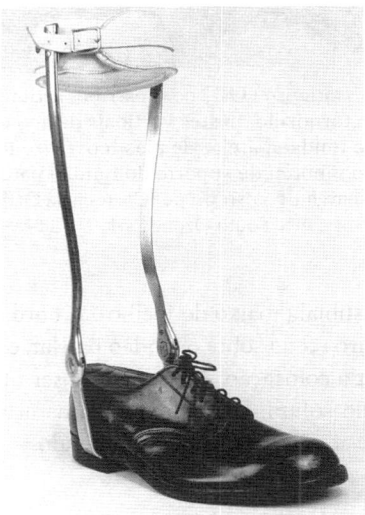

Figura 30.22 OTP convencional com inserção de estribo, articulações do tornozelo de movimento limitado, hastes verticais bilaterais e faixa de panturrilha com metal estofado.

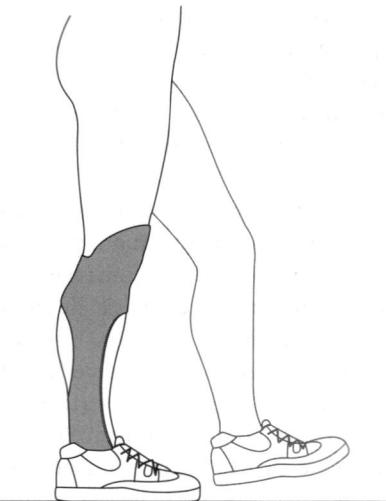

Figura 30.23 OTP com reação ao solo, a banda anterior fornece um instante de extensão do joelho na fase de apoio, sem impedir a flexão durante a fase de balanço. De May e Lockard[12, p. 276], com permissão.

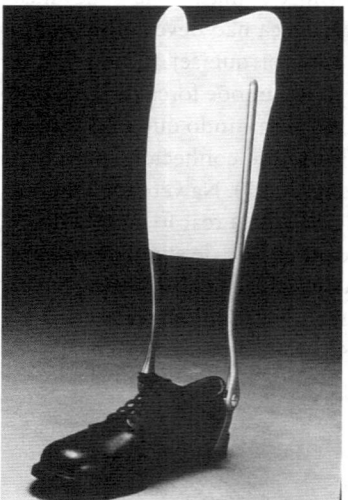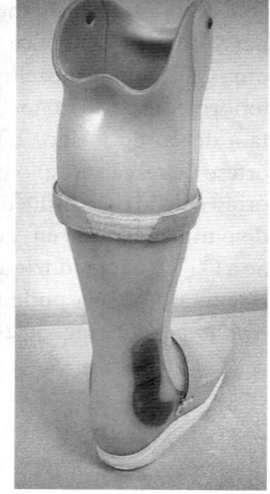

Figura 30.24 (*Esquerda*) OTP com estribo, articulação articulada do tornozelo, hastes verticais de aço e borda de suporte do tendão patelar de plástico. (*Direita*) OTP de plástico com borda de suporte do tendão patelar para reduzir a descarga de peso no pé. Cortesia da Ortho – BionicsLaboratory, Inc., South Ozone Park, NY 1142.

prótese transtibial (abaixo do joelho). A borda de plástico tem um ligeiro recuo sobre o tendão patelar, e é articulada para facilitar a colocação. A borda deve ser utilizada com um tornozelo sólido de plástico ou uma articulação do tornozelo de aço com movimento limitado.

Órteses joelho-tornozelo-pé

Indivíduos com paralisia mais extensa ou deformidade no membro podem se beneficiar de OJTP, que consistem de um sapato, uma fundação, o controle de tornozelo, o controle de joelho e a superestrutura. OJTP muitas vezes incluem controle de pé. O sapato, a fundação, o controle de tornozelo e o controle do pé da OJTP podem ser selecionados dentre os componentes já descritos. Os pacientes com poliomielite que usaram OJTP compostas de carbono caminharam melhor do que com OJTP de couro/metal ou plástico/metal.[84-86] Usar uma OJTP de plástico e metal é consideravelmente mais rápido do que colocar uma órtese de metal e couro, pois o sapato pode ser separado do resto da órtese.

Controle do joelho

A mais simples articulação do joelho é uma dobradiça. Como a maioria das OJTP inclui um par de hastes verticais, a órtese tem um par de dobradiças de joelho que fornecem restrição medial-lateral e à hiperextensão, permitindo simultaneamente a flexão do joelho.

A *articulação dobradiça* (Fig. 30.25 [esquerda e meio]) é uma dobradiça colocada posterior à linha mediana do pé. Quando o usuário se levanta e caminha sobre uma superfície plana, a linha de gravidade individual cai anterior à articulação em dobradiça, estabilizando o joelho em extensão durante o início da fase de apoio da marcha. A articulação dobradiça não dificulta a flexão do joelho durante a fase de balanço ou para sentar. A articulação pode, no entanto, flexionar inadvertidamente quando o utilizador caminha em rampas.

O controle mais comum do joelho é o anel de bloqueio de queda (Fig. 30.25 [direita]). Quando o cliente está em pé, com o joelho totalmente estendido, o anel cai, impedindo que as hastes verticais dobrem. Embora ambas as articulações medial e lateral devam ser bloqueadas para estabilidade máxima, manipular um par de anéis de bloqueio de queda é inconveniente, a menos que cada haste vertical esteja equipada com um *botão de retenção* de carregamento da mola. O botão permite que o usuário desbloqueie uma haste vertical e, em seguida, cuide da outra, sem ter o primeiro bloqueio de queda. Os botões também permitem ao fisioterapeuta dar ao

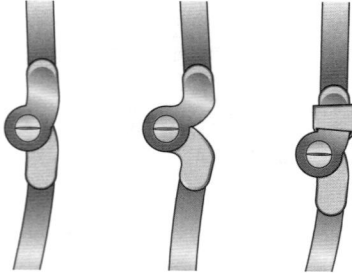

Figura 30.25 Dois exemplos de dobradiça de articulações do joelho (*esquerda* e *meio*) e um anel de bloqueio de queda (*direita*).

paciente um período de experiência de marcha com as articulações do joelho desbloqueadas.

A *trava de gatilho com cabo de liberação* (Fig. 30.26) fornece bloqueio simultâneo em ambas as hastes verticais. A trava é uma projeção do carregamento de mola que se encaixa em um disco dentado. O paciente abre a cinta puxando para cima na fiança posterior. Algumas pessoas são ágeis o suficiente para serem capazes de cutucar a fiança, pressionando-a contra uma cadeira. A fiança é volumosa e pode liberar os bloqueios inesperadamente se o usuário for empurrado contra um objeto rígido.

As articulações em dobradiça e as articulações de joelho com anel de queda básico ou bloqueios de trava são contraindicadas na presença de contratura em flexão de joelho. Se a pessoa não pode alcançar extensão do joelho passiva completa, é necessária uma articulação do joelho ajustável, como com bloqueio de ventoinha, bloqueio serrilhado (Fig. 30.27) ou bloqueio de catraca. Tais articulações geralmente têm um anel de bloqueio de queda para estabilidade na atitude de flexão parcial.

A estabilidade sagital é aumentada por uma joelheira (Fig. 30.28A) ou uma faixa anterior ou cinta que complete o sistema de pressão de três pontos necessário para a estabilidade. A joelheira ou a faixa aplica uma força dirigida posteriormente para complementar as forças anteriormente dirigidas a partir da parte de trás do sapato e da faixa da coxa. A joelheira de couro tem quatro cintas com fivelas para as duas hastes, acima e abaixo do joelho.

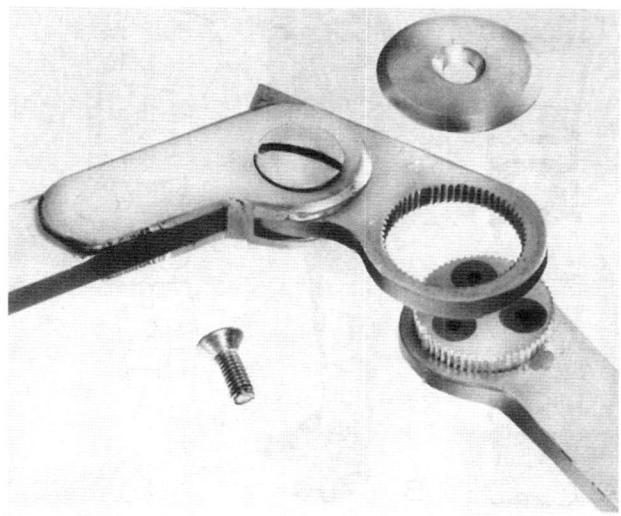

Figura 30.27 Dobradiça de articulação com bloqueio de joelho serrilhado. Note a localização da dobradiça do joelho e o disco serrilhado. De Fishman, S, et al: Lower extremity orthoses. Dentro do American Academy of Orthopaedic Surgeons: Atlas of Orthotics, ed 2. Mosby, St. Louis, 1985, p. 213, com permissão.

A joelheira requer que o paciente afivele duas cintas ao vestir a órtese. Quando as cintas estão apertadas o suficiente para estabilizar o joelho, a joelheira está apta a limitar a flexão quando o usuário se senta. Uma alternativa mais prática é uma faixa anterior rígida ou uma faixa pré-tibial ou uma faixa suprapatelar, todas aplicam a força posteriormente dirigida, mas não interferem com o ato de sentar e são mais fáceis de vestir. As faixas geralmente são moldadas de plástico e, portanto, não são facilmente ajustáveis. A faixa pré-patelar repousa sobre a porção óssea proximal da perna e exige cuidado no contorno para ser confortável. A faixa suprapatelar se encaixa sobre a parte mais carnuda da coxa anterocistal. Exemplos de OJTP de metal e plástico combinados são apresentados na Fig. 30.28 (B e C).

Outro meio de obter a estabilidade sagital envolve uma OJTP com um mecanismo de controle de posição eletrônico, que impede a flexão do joelho durante a fase de apoio e permite a flexão do joelho durante a fase de balanço. Movendo uma alavanca ao lado da articulação, o paciente pode selecionar o modo de ação: (1) controle de posição que é desengatado durante a fase de balanço, (2) nenhum controle de posição e (3) bloqueio em extensão completa. Investigações preliminares indicam que adultos com paralisia andaram mais rápido e mais eficientemente, com o aumento da cadência e do comprimento do passo e menos movimentos do tronco compensatórios, em comparação com o uso de uma OJTP com bloqueio.[87-95] OJTP com a articulação do joelho controlada por computador também estão disponíveis[96] (Fig. 30.29). Uma OJTP com controle eletrônico do joe-

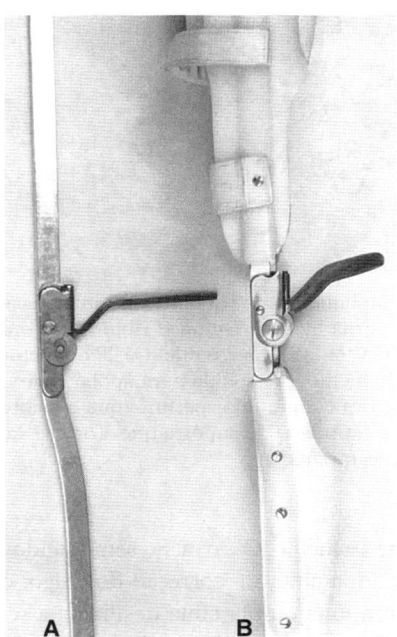

Figura 30.26 Dobradiça de articulação de joelho com trava de gatilho: componente básico (**A**) e trava de gatilho instalada na OJTP com cabo modelado curvando-se posteriormente (**B**).

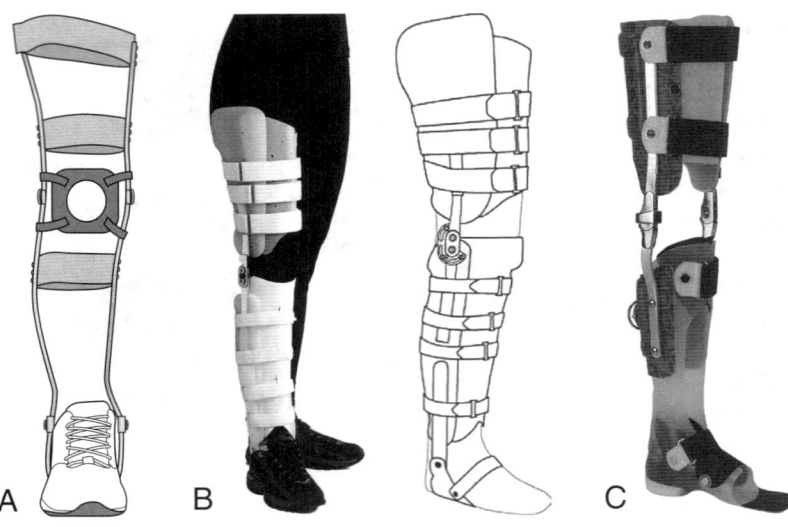

Figura 30.28 (A) OJTP convencional com joelheira. (B) OJTP plástica retratada em um indivíduo juntamente com o esboço da mesma órtese. Cortesia de Orthomerica Products, Inc., Orlando, FL 32810. (C) Esta órtese permite a conversão entre uma OTP e uma OJTP baseada nas necessidades do paciente. O componente do joelho que proporciona o alinhamento mais proximal e a estabilidade é destacável para criar uma OTP. Cortesia de Orthomerica Products, Inc., Orlando, FL 32810.

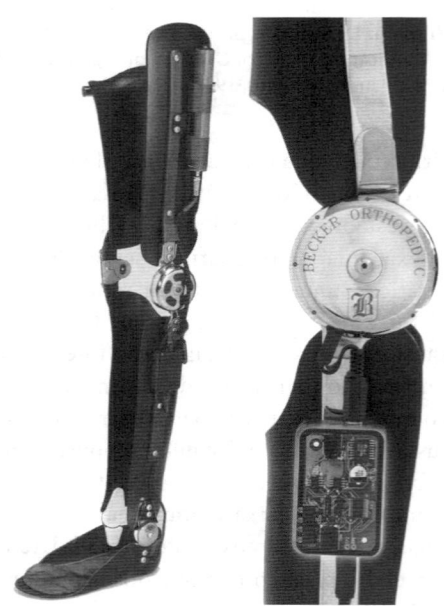

Figura 30.29 (A) OJTP controlada por computador. (B) Aproximação da articulação do joelho. O E-Knee™ retratado aqui é uma unidade de joelho ativada por força, controlada por computador, alimentada por uma bateria de lítio. A placa de pé sensível à pressão sinaliza o microprocessador para bloquear o joelho quando a pressão é aplicada e para desbloquear, na ausência de pressão. A unidade é recarregada usando uma tomada elétrica padrão. Becker E-Knee, Becker Orthopedic, Troy, MI 48083.

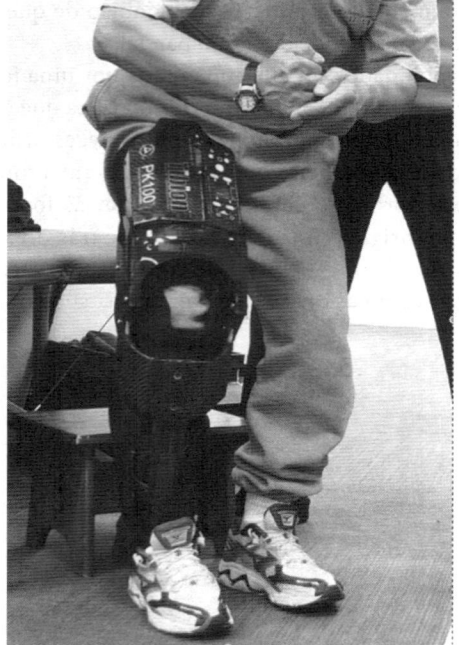

Figura 30.30 Movimento do paciente de sentar-levantar vestindo a "perna biônica Tibion" (Tibion Corporation, Sunnyvale, CA 94085). Esta é uma OJTP com controle eletrônico do joelho, concebida para apoiar o processo de reabilitação. Um computador permite que o fisioterapeuta programe a quantidade de suporte que a órtese vai fornecer durante várias tarefas.

lho permite que alguns pacientes com AVE e outras neuropatias andem[97] (Fig. 30.30).

O controle no plano frontal pode ser conseguido com cartuchos de panturrilha de plástico moldados de forma a aplicar força corretiva para **joelho valgo** ou **joelho varo**. Para reduzir o joelho valgo, a porção medial do cartucho se estende proximalmente, a fim de aplicar a força dirigida lateralmente ao joelho. O cartucho semirrígido é mais eficaz do que uma cinta de correção do valgo, que é uma joelheira com uma quinta cinta destinada a ser apertada em torno da haste vertical lateral. A aplicação de força oposta é indicada para o paciente que tem joelho varo. O cartucho não requer tempo para colocação e aplica força sobre uma área ampla sem interferir na fossa poplítea.

Superestrutura

As faixas de coxa proporcionam estabilidade estrutural para a órtese. Se a porção distal do membro não pode tolerar descarga de peso completa, então, pode ser moldada uma faixa proximal de coxa para formar uma borda de suporte de peso. Para eliminar toda a descarga de peso através do membro inferior, a órtese deve incluir uma borda de suporte de peso, uma articulação do joelho bloqueada e uma base *pedestal*. O pedestal é uma extensão distal que mantém o pé no lado do apoio fora do chão (Fig. 30.31). Para manter o nível da pelve, o paciente deve também usar um elevador no sapato oposto; a altura do elevador deve ser igual à altura do pedestal.

Órteses quadril-joelho-tornozelo-pé

A adição de uma faixa pélvica e de articulações do quadril faz transformar uma OJTP em uma OQJTP.

Articulação do quadril

A articulação do quadril mais usada é uma dobradiça de metal (Fig. 30.32) que conecta as hastes laterais da OJTP a uma faixa pélvica. A articulação previne abdução e adução, assim como rotação do quadril. Se o paciente requer apenas o controle da rotação do quadril, uma alternativa mais simples à articulação do quadril e à faixa pélvica é uma cinta de lona. Para reduzir a rotação medial, a

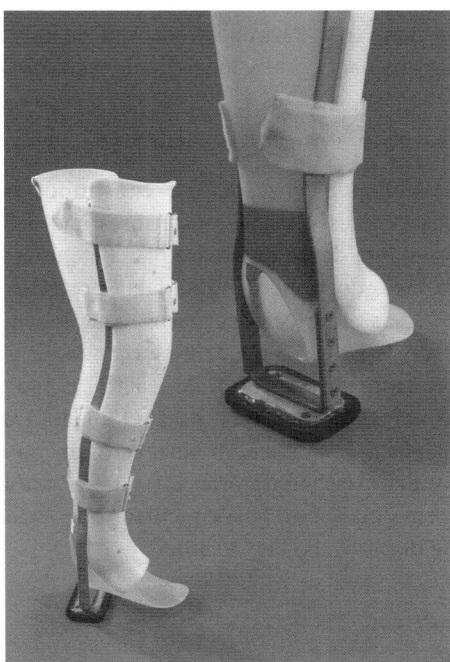

Figura 30.31 A base pedestal é o componente distal de uma órtese projetada para eliminar a descarga de peso em um membro. A base pedestal evita que o pé entre em contato com o chão.

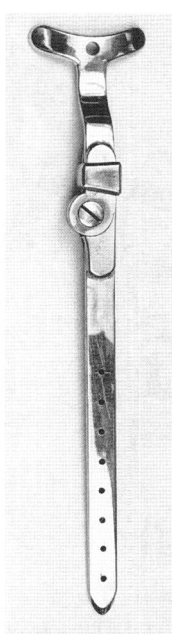

Figura 30.32 Articulação do quadril com anel de bloqueio de queda.

cinta se assemelha a um cinto Silesiano sobre uma prótese. O centro da cinta é rebitado para a parte traseira de um cinto, na cintura. Cada extremidade da cinta está ligada à extremidade proximal das hastes laterais. Para reduzir a rotação lateral, uma cinta une as hastes laterais verticais das OJTP, passando anteriormente, ao nível da virilha. Se o controle de flexão é necessário, um anel de bloqueio de queda é adicionado à articulação do quadril. Um bloqueio de duas posições estabiliza o paciente em extensão do quadril para ficar em pé e andar, e aos 90° de flexão do quadril para sentar-se.

Faixa pélvica

Uma faixa de metal estofado (Fig. 30.33) ancora a OQJTP ao tronco. A faixa é projetada para se alojar entre o trocanter maior e a crista ilíaca em cada lado. OQJTP não são usadas com muita frequência porque são muito mais difíceis de vestir do que OJTP, e se as articulações do quadril estão bloqueadas, elas restringem a marcha no início ou durante o padrão de balanço. A faixa pélvica pode ser desconfortável quando o utilizador se senta.

Órteses tronco-quadril-joelho-tornozelo-pé

Pacientes que necessitam de mais estabilidade do que a prevista pelas OQJTP podem ser equipados com OTQJTP (Fig. 30.34), que incorporam uma órtese lombossacral ligada à OJTP. A faixa pélvica da órtese de tronco serve como a faixa pélvica usada em OQJTP. Como a

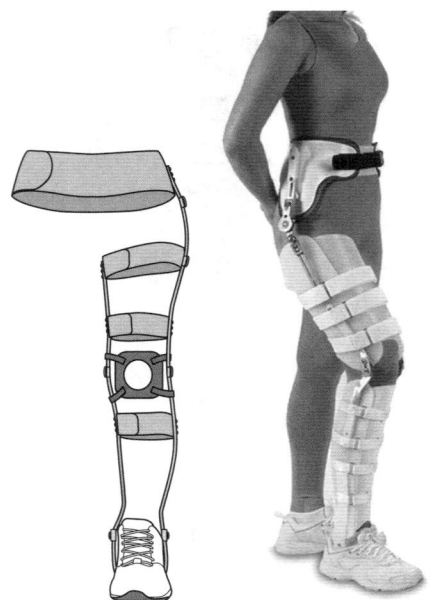

Figura 30.33 (*Esquerda*) OQJTP convencional com estribo; hastes verticais; tornozelo, joelho e quadril articulados; anéis de bloqueio de queda no joelho e no quadril; e faixa pélvica. (*Direita*) OQJTP plástica e metal com articulações de quadril e joelho desbloqueadas. Cortesia de Orthomerica Products, Inc., Orlando, FL 32810.

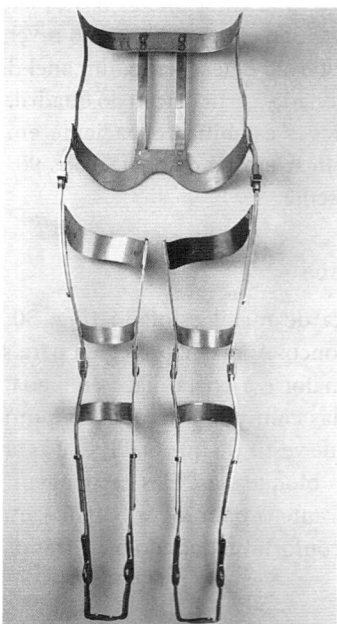

Figura 30.34 OTQJTP convencional sem estofamento. Esta imagem ilustra a estrutura fundamental destas órteses pesadas. A este grande esqueleto de metal pesado foi adicionado o peso adicional do estofamento, das correias e almofadas necessárias e dos sapatos. Os pacientes, uma vez que deixam o local de reabilitação, muitas vezes descartam tal órtese extensa.

OTQJTP é muito difícil de colocar, além de pesada e incômoda, ela é raramente usada após o cliente receber alta do programa de reabilitação. Órteses alternativas que proporcionam estabilidade na posição em pé, com ou sem provisão para a marcha, estão disponíveis para alguns indivíduos com paraplegia.

Opções de órteses para pacientes com paraplegia

Órteses são frequentemente prescritas para pacientes com espinha bífida, lesão da medula espinal ou outros distúrbios que resultem em paraplegia. Os objetivos funcionais para essas pessoas incluem ficar em pé para manter as funções esquelética, renal, respiratória, circulatória e gastrintestinal e alguma forma de locomoção. A postura ereta também permite que o indivíduo tenha importantes benefícios psicológicos.

Órteses produzidas em massa

Vários aparelhos são comercializados para crianças que têm espinha bífida ou outros distúrbios que resultam em paraplegia. As órteses produzidas em massa fornecem ao jovem função considerável e são menos dispendiosas e mais fáceis de vestir do que muitos dispositivos feitos por medida. Os pontos de estabilização sobre essas órteses são os mesmos, ou seja, um meio de segurar os sapatos na base, uma faixa anterior do joelho, uma faixa dorsolombar posterior e uma faixa anterior no tórax. As órteses permitem que o usuário fique em pé sem apoio da muleta, libertando as mãos para atividades profissionais ou de recreação.

Bipedestador e andador giratório

O *bipedestador* (Fig. 30.35) é constituído por uma ampla base, hastes verticais posteriores não articuladas que se estendem desde uma base plana até uma faixa no peito, no meio do tronco, e uma faixa posterior toracolombar. Faixas anteriores na perna contribuem para a estabilidade. A órtese semelhante é o andador giratório, que é feito tanto em tamanhos de crianças como de adultos. A principal diferença é a base. O andador giratório tem duas placas distais que o balançam um pouco para permitir uma marcha giratória. Estruturas para ficar em pé oferecem uma variedade de recursos que estão comercialmente disponíveis (Fig. 30.36).

Parapodium

O *parapodium* (Fig. 30.37) é fabricado em tamanhos infantis e permite que o usuário se sente. A base é plana. Uma versão do parapodium tem uma provisão para manter os joelhos bloqueados enquanto a criança desbloqueia os

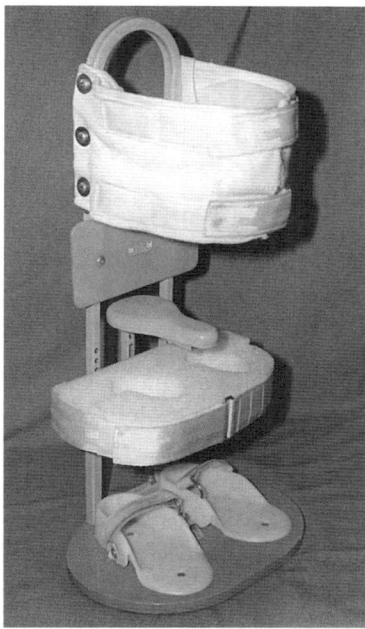

Figura 30.35 Bipedestador. Cortesia de Variety Village, Electro Limb Production Centre, Scarborough (Toronto), Ontario, Canada.

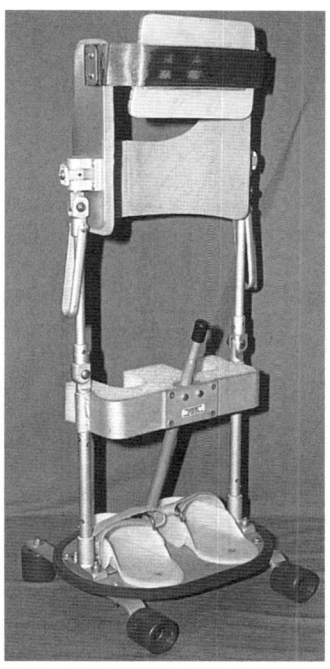

Figura 30.37 Parapodium. Cortesia de Variety Village, Electro Limb Production Centre, Scarborough (Toronto), Ontario, Canada.

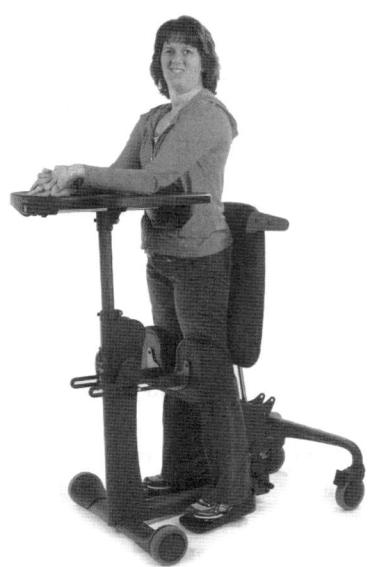

Figura 30.36 Bipedestador para adultos. Cortesia de Altimate Medical, Inc., Morton, MN 56270.

quadris, a fim de inclinar-se para a frente para pegar objetos do chão. Com alguns desses dispositivos, a criança pode se mover de um lugar para outro, girando a parte superior do tronco para deslocar o peso, fazendo com que a estrutura balance e gire alternadamente em uma borda e, em seguida, na outra. Para caminhar longas distâncias, o jovem usa muletas ou um andador com padrão de balanço de movimento pendular (marcha mergulho ou semimergu-

lho). Os aparelhos são usados na parte externa do vestuário, o que para crianças em idade escolar, eventualmente, pode ser considerado cosmeticamente censurável.

Órteses feitas sob medida

Embora os dispositivos produzidos em massa permitam considerável função aos seus usuários, muitas pessoas procuram órteses mais aerodinâmicas. OTP, OJTP e OTQJTP feitas sob medida fornecem rigidez suficiente, seja por articulações de metal ou por alinhamento ortótico, para permitir que indivíduos selecionados fiquem em pé. A deambulação exige muletas ou auxílios semelhantes, em conjunto com o uso bem coordenado do tronco e dos membros superiores. Alguns pacientes podem não conseguir realizar a extensão do programa de condicionamento físico necessário para prepará-los para deambulação. Consequentemente, um período de teste é aconselhável quando são usadas órteses temporárias, produzidas em massa e ajustáveis.

Botas de estabilização

OTP projetadas para adultos com paraplegia incluem um par de botas para estabilização moldadas para se conformar às pernas e aos pés do paciente (Fig. 30.38). A placa do pé é inclinada a aproximadamente 15° de flexão plantar, para deslocar o centro de gravidade anterior do usuário aos tornozelos. O componente plástico é inserido em botas de couro que têm solas planas. As pernas ficam,

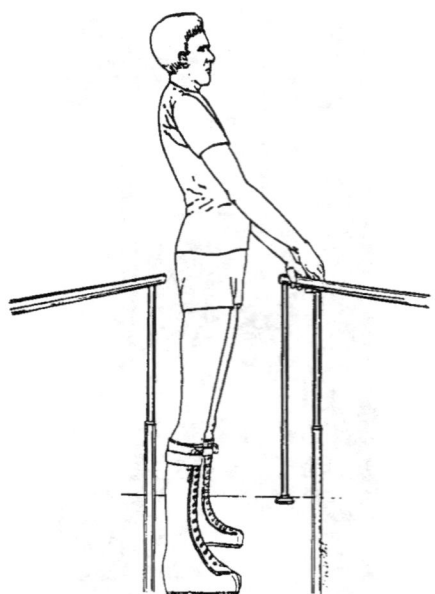

Figura 30.38 Botas de estabilização. De Kent, HO: Vannini-Rizzoli stabilizing orthosis (boot): Preliminary report on a new ambulatory aid for spinal cord injury. Arch Phys Med Rehabil 73:302, 1992, p. 304, com permissão.

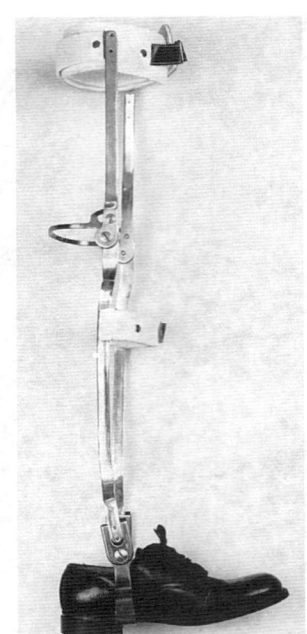

Figura 30.39 OJTP de Craig-Scott.

assim, inclinadas posteriormente para manter os joelhos estendidos. O paciente mantém a estabilidade em pé inclinando-se para trás, com o ligamento iliofemoral resistindo uma queda para trás. Um par de muletas ou um andador é necessário para a marcha de dois pontos ou de quatro pontos. A deambulação exige deslocamento da parte superior do tronco na diagonal para a frente, para permitir que uma perna balance à frente. As órteses são fáceis de vestir e não restringem o sentar. O candidato não deve ter qualquer contratura de quadril ou de flexão do joelho e deve ser capaz de estender os quadris e a coluna lombar através do movimento do tronco.

OJTP de Craig-Scott

Um par de *OJTP de Craig-Scott* (Fig. 30.39) pode ser prescrito para adultos com paraplegia. Cada órtese inclui um sapato reforçado com placas transversal e longitudinal, articulações do tornozelo BiCAAL estabelecidas em ligeira dorsiflexão ou uma seção de tornozelo sólido de plástico, bem como uma faixa pré-tibial, um bloqueio com trava no joelho e com fiança de liberação e uma única faixa de coxa. As órteses permitem que o paciente fique em pé com suficiente inclinação para trás, de modo a evitar incômodo no quadril ou flexão do tronco. O padrão de marcha normalmente é o mergulho ou semimergulho, com o auxílio de muletas ou andador. Embora as órteses não restrinjam o movimento do quadril, o paciente com lesão medular torácica não pode controlar os quadris, e a órtese não tem nenhum mecanismo para ajudar a progressão com uma perna só. Alguns indivíduos executam a marcha de dois ou quatro pontos, deslocando o tronco o suficiente para permitir que a perna balance para a frente de maneira pendular.

A órtese Walkabout consiste em um par de OJTP com um mecanismo de articulação que une as hastes verticais mediais das duas órteses. O mecanismo permite flexão e extensão do quadril, mas restringe abdução, adução e rotação.

Órteses de reciprocação

Crianças e adultos podem ser ajustados a uma órtese de reciprocação (RGO) (Figs. 30.40 e 30.41). A RGO é uma OTQJTP em que as articulações ortóticas do quadril estão conectadas uma a outra por um ou dois cabos de metal ou hastes. Os joelhos são estabilizados com travas de joelho e os pés são cobertos com órteses de tornozelo sólidas. Para andar, o usuário segue um procedimento de quatro etapas: (1) deslocar o peso para a perna direita, (2) dobrar a pelve através da extensão do tórax superior, (3) pressionar sobre as muletas e (4) permitir que a perna esquerda balance em movimento pendular. Para o próximo passo, ele desloca para a perna esquerda, dobra, pressiona e então permite que a perna direita balance. Os cabos de aço ou hastes evitam flexão do quadril inadvertida na perna de apoio. A marcha recíproca de dois ou quatro pontos é estável, pois um pé está sempre no chão, mas o ritmo é lento. Para sentar, o usuário libera o(s) cabo(s) para permitir que ambos os quadris flexionem. As RGO exigem substancial gasto de energia por parte do usuário.[98-101]

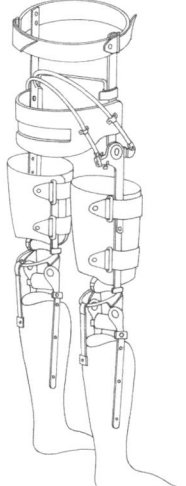

Figura 30.40 Órtese de reciprocação. Cortesia de Fillauer Companies, Inc., Chattanooga, TN 37406.

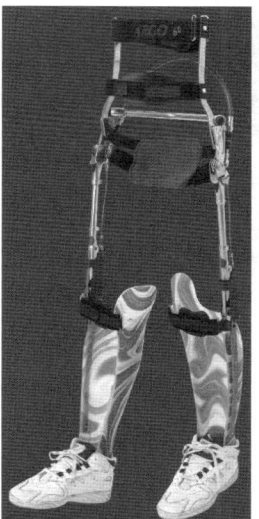 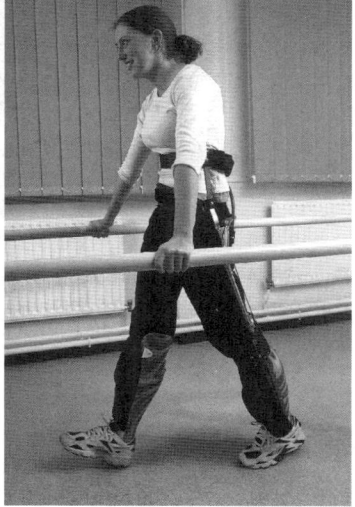

Figura 30.41 Órtese de reciprocação ARGO. Este sistema inclui suportes pneumáticos nos joelhos que os estendem e travas de segurança estão envolvidas com a posição em pé. Cortesia de RSL Steeper, Rochester Kent ME2 4DP, Reino Unido.

Alternativas para pacientes com lesão da medula espinal em nível torácico são o ParaWalker e o ParaStep. O ParaWalker é uma OTQJTP com articulações do quadril maciças. O terapeuta pode limitar a excursão da flexão e extensão das articulações do quadril. A marcha é semelhante à realizada com a RGO. Os indivíduos que usaram o ParaWalker tiveram menos feridas de pressão e nenhuma fratura.[102] O ParaStep é um sistema que combina OTP com eletrodos de pele sobre o quadríceps e os glúteos máximos. O gasto energético com qualquer um desses dispositivos é muito alto.[103]

Órteses de tronco

As órteses do tronco podem ser utilizadas em associação com órteses de MI ou para reduzir as incapacidades causadas por dor lombar, entorse no pescoço, escoliose ou outras doenças neuromusculares ou esqueléticas. Ao apoiar o tronco, a órtese ajuda no controle de movimento da coluna vertebral. Contudo, as forças que a órtese exerce são modificadas pela pele, pelo tecido subcutâneo e pela musculatura que rodeiam a coluna vertebral e, no caso de órteses mais elevadas, pela caixa torácica. Pacientes com lesão medular se beneficiam de órteses de tronco de duas maneiras: (1) as órteses controlam o movimento da região lombar, com ou sem controle torácico e (2) elas comprimem o abdome para melhorar a respiração. Os indivíduos com lesões cervicais podem precisar usar uma órtese que restrinja o movimento do pescoço até que a estabilidade seja obtida por meio de cirurgia ou outros meios. Um grupo especial de órteses de tronco é destinado a crianças e adolescentes com escoliose.

Coletes

Se a compressão abdominal é o único objetivo, um colete (Fig. 30.42) será suficiente. Ele é uma órtese de tecido sem estruturas rígidas horizontais, embora muitos tenham reforços verticais rígidos. O colete poderá só cobrir as regiões lombar e sacral ou pode estender-se superiormente como colete toracolombossacral. O efeito primário de um colete é aumentar a pressão intra-abdominal, embora a órtese reduza o movimento frontal.[104]

Alguns indivíduos com distúrbios lombares consideram que os coletes aliviam a dor.[105] A eficácia da intervenção da órtese para reduzir ou evitar dor nas partes inferiores das costas permanece controversa.[106] O aumento da pressão intra-abdominal reduz o estresse na musculatura posterior da coluna vertebral, diminuindo a carga sobre os discos intervertebrais lombares. Embora a redução temporária da atividade muscular abdominal e do eretor da espi-

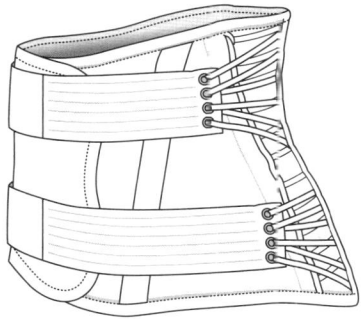

Figura 30.42 Colete lombossacral (algodão/polímero elástico) com fecho de gancho e alça na frente.

nha seja terapêutica, a confiança em longo prazo em um colete pode promover atrofia muscular[107-109] e contratura, bem como a dependência psicológica do aparelho.

Órteses rígidas

A maioria das órteses lombossacrais e toracolombossacrais inclui um colete ou uma frente abdominal de tecido para comprimir o abdome. As órteses rígidas são distinguidas pela presença de componentes de metal ou plástico rígido, horizontais ou verticais. A limitação de movimento é realizada por uma série de sistemas de pressão de três pontos, em que a força em uma direção é contrariada por duas forças na direção oposta.

Órteses lombossacrais com controle de flexão, extensão e flexão lateral

Um exemplo típico de uma órtese de tronco rígida é a órtese lombossacral com *controle de flexão, extensão e flexão lateral* (OLS FEL) (Fig. 30.43), também conhecida como órtese *Knight de coluna*. Esse aparelho inclui uma faixa pélvica, que deve fornecer ancoragem firme sobre o meio das nádegas, e uma faixa torácica que destina-se a encontrar-se horizontalmente sobre o tórax inferior, sem interferir sobre as escápulas. As faixas, que podem ser de plástico rígido forrado de espuma ou de metal estofado em couro, estão unidas por um par de hastes verticais posteriores, em ambos os lados das espinhas vertebrais, e por um par de hastes laterais verticais colocado na linha mediana direita e esquerda lateral do tronco. Um colete ou frente abdominal completa a órtese OLS FEL. A órtese restringe a flexão por um sistema de três pontos constituído por força dirigida posteriormente a partir da parte superior e inferior da frente abdominal ou do colete e por uma força anteriormente dirigida a partir da porção média posterior da órtese. A extensão é controlada por força posteriormente dirigida a partir da porção média da frente abdominal ou do colete e por força anteriormente direcionada a partir dos segmentos posteriores superior e inferior. As faces laterais resistem à flexão lateral. Outras órteses lombossacrais (OLS) rígidas são feitas inteiramente de polietileno com forros removíveis substituíveis (Fig. 30.44).

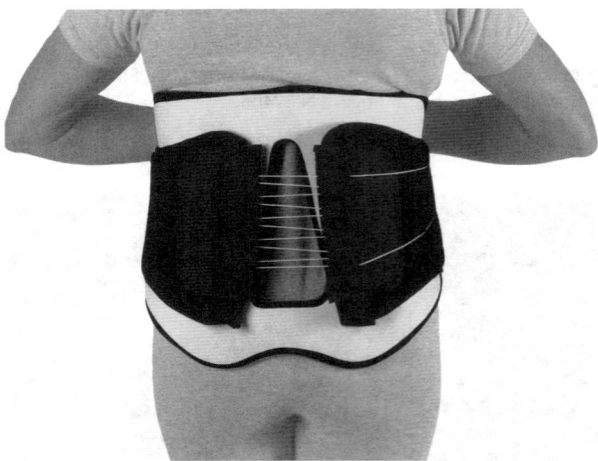

Figura 30.44 Órtese lombossacral pré-fabricada e ajustável com controle para flexão, extensão e flexão lateral. Cortesia de Orthomerica Products, Inc., Orlando, FL 32810.

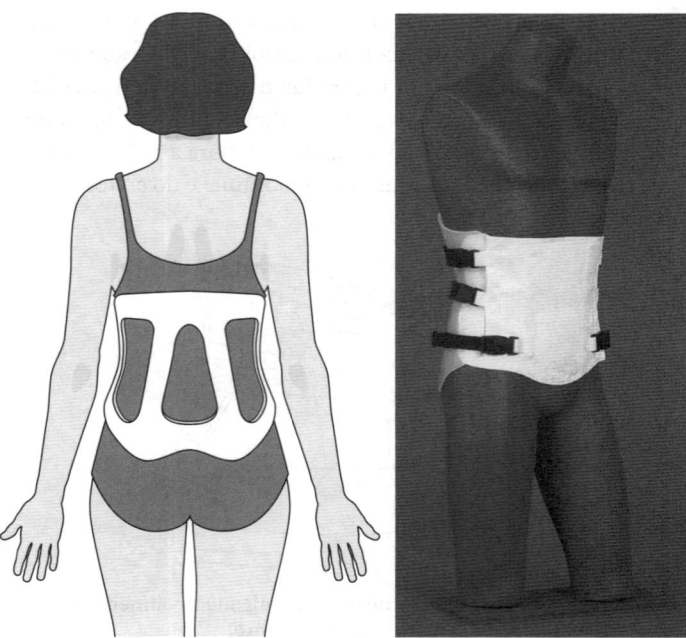

Figura 30.43 (*Esquerda*) Órtese lombossacral convencional para controle da flexão, extensão e flexão lateral (OLS FEL) e (*direita*) órtese para controle OLS FEL de plástico fabricada sob medida com a parte dianteira em colete. Cortesia de Orthomerica Products, Inc., Orlando, FL 32810.

Órteses toracolombossacrais com controle de flexão e extensão

Também chamada de *colete de Taylor*, a órtese *toracolombossacral com controle de flexão e extensão* (OTLS FE) consiste em uma faixa pélvica, hastes verticais posteriores terminando em nível escapular médio, uma frente abdominal ou um colete e cintas axilares ligadas a uma faixa interescapular. Essa órtese reduz a flexão por um sistema de três pontos que consiste em força dirigida posteriormente a partir das cintas axilares e da parte inferior da frente abdominal ou do colete e força anteriormente dirigida a partir da porção média das hastes verticais posteriores. A resistência à extensão é fornecida por força dirigida posteriormente da parte média da frente abdominal ou do colete e por força anteriormente dirigida a partir das faixas pélvica e interescapular. A adição de hastes laterais converte a órtese em uma órtese O*TLS FEL de Knight-Taylor* (Fig. 30.45). Apesar das OTLS reduzirem os movimentos segmentares e espinhais grosseiros, a quantidade de redução de movimento varia muito de uma pessoa para outra.[110] A restrição do movimento do tronco é evidente quando o usuário caminha.[111] Uma *jaqueta toracolombossacral* plástica limita o movimento do tronco nos planos frontal, sagital e transverso, proporcionando o máximo suporte.

Órteses cervicais

As órteses cervicais são classificadas de acordo com as características do seu desenho. O controle de movimento mínimo é fornecido por colares (Fig. 30 46) que circundam o pescoço com tecido e espuma resiliente ou com plástico rígido. O benefício terapêutico dos colares permanece controverso.[112,113] O *colar Philadelphia* (Fig. 30.47) tem extensões mandibular e occipital e uma escora anterior rígida; às vezes, ele é usado para lesões cervicais superiores.[114-117] Para controle moderado, uma órtese com *quatro suportes* (Fig. 30.48) é utilizada. Normalmente, ela tem dois suportes ajustáveis anteriores juntando uma placa esternal a uma placa mandibular e duas hastes posteriores conectando uma placa torácica a uma placa occipital. A placa esternal é

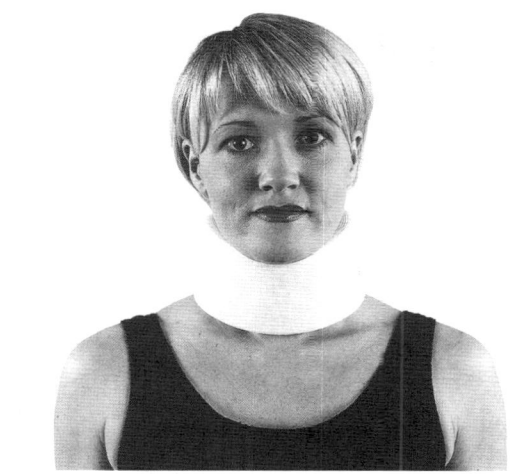

Figura 30.46 Colar de borracha com espuma macia. Cortesia de Camp Healthcare Corporation, Jackson, MI 49204.

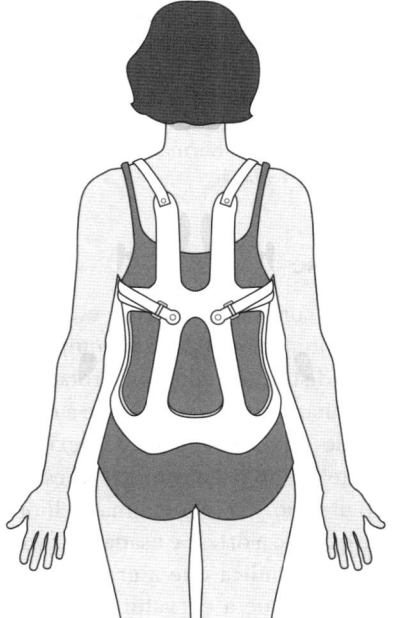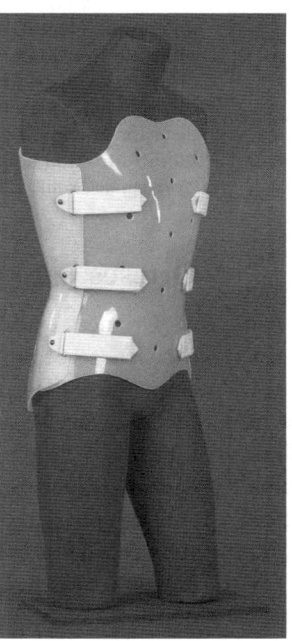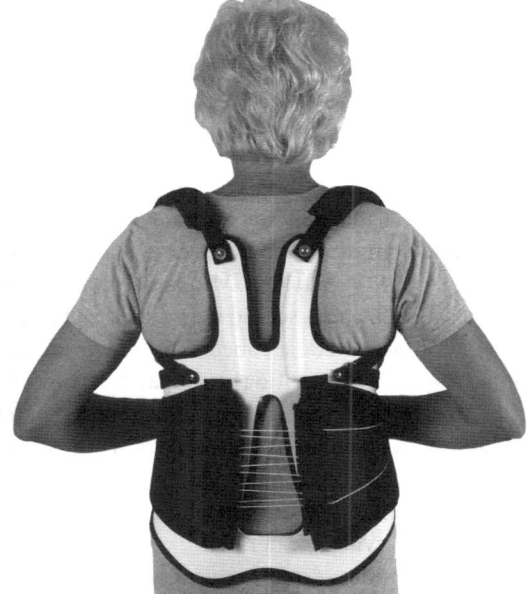

Figura 30.45 (*Esquerda*) Órtese toracolombossacral convencional, com controle da flexão, extensão e flexão lateral (OTLS FEL). (*Meio*) OTLS FEL de plástico fabricada sob medida. Cortesia de Orthomerica Products, Inc., Orlando, FL 32810. (*Direita*) OTLS FEL pré-fabricada, ajustável.

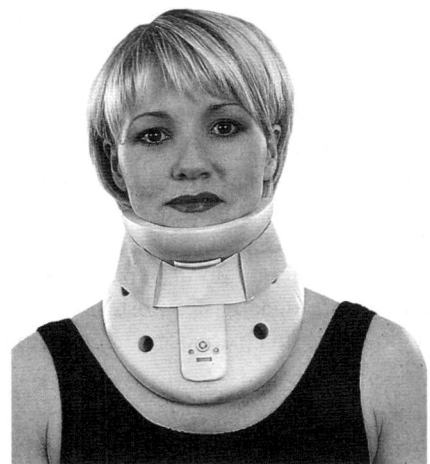

Figura 30.47 Colar Philadelphia. Cortesia de Camp Healthcare Corporation, Jackson, MI 49204.

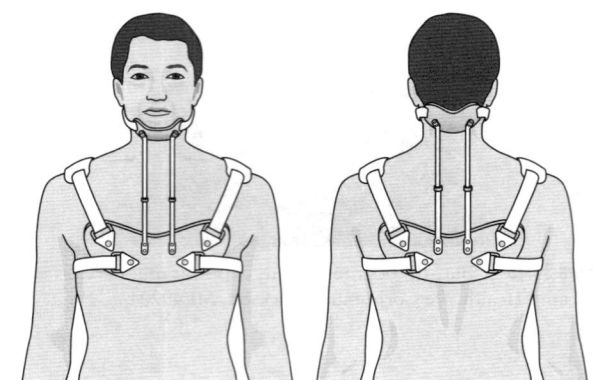

Figura 30.48 Órtese cervical com quatro hastes.

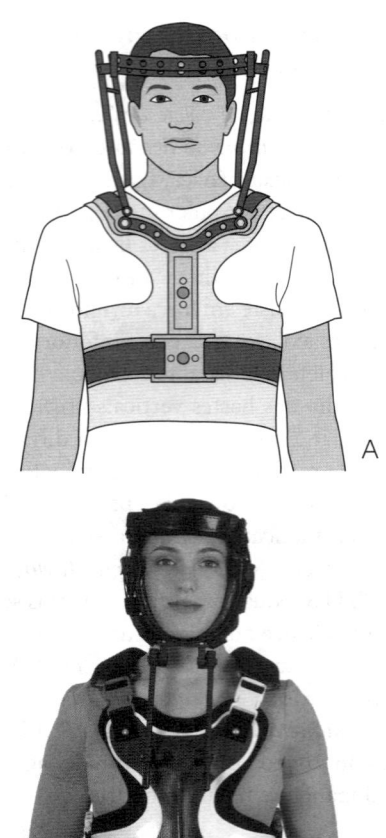

Figura 30.49 (A) A órtese cervical com halo fornece estabilização máxima da cabeça e da porção cervical da coluna. O anel grafite (halo) permite a colocação de pinos de titânio na chapa de metal horizontal exterior do crânio. (B) Dispositivos halo não invasivos também estão disponíveis. Eles são efetivamente utilizados como órtese de transição após a remoção de uma órtese cervical com halo. Retratada aqui está a órtese halo Lerman não invasiva. Cortesia de Trulife EUA, Jackson, MI 49203.

presa à placa torácica, e a placa occipital é presa à placa mandibular. Se a órtese cervical não encaixar corretamente, a restrição de movimento ficará comprometida.[118]

O controle máximo da órtese do pescoço pode ser conseguido com uma órtese Minerva ou uma órtese com *halo* (Fig. 30.49). A órtese Minerva é um aparato não invasivo que tem uma secção de plástico rígido posterior que se prolonga desde a cabeça até o meio do tronco; a porção superior é mantida no lugar por uma faixa na testa. A órtese halo tem uma banda circular de metal que é fixada ao crânio por quatro parafusos minúsculos. Hastes verticais conectam o halo a um colete torácico. Pesquisas recentes confirmam que o colete halo permite que fraturas cervicais se curem,[119,120] particularmente fraturas da segunda vértebra cervical.[121-123] Ao limitar o movimento do tronco superior, essa órtese reduz o comprimento da passada[124] e resulta na atrofia temporária de músculos do pescoço.[125]

Órteses para escoliose

Crianças e adolescentes com cifose ou com escoliose torácica, toracolombar ou lombar podem ser equipados com uma OTLS que aplica distração, redução de rotação e forças de flexão para realinhar a coluna vertebral e a caixa torácica.[126-128] A eficácia do suporte depende da flexibilidade do tronco do paciente[129] e do quão confortável está o contato com o tronco do usuário.[130] Embora uma melhora substancial seja evidente quando a órtese é usada, o acompanhamento em longo prazo indica que a grande conquista é que a órtese impede que a curvatura aumente para além do seu contorno original. A órtese diminui a probabilidade de correção cirúrgica de escoliose.[131,132] O tratamento ortótico é mais eficaz para curvas com menos de 35° do ângulo de Cobb.[133] As órteses para escoliose são mais eficazes nos pacientes que têm curvas na porção média do tórax ou em porções mais inferiores do tronco. Apesar do uso por tempo parcial ser mais bem tolerado pelos adolescentes, o protocolo clássico, que exige que o jovem use confortavelmente a órtese 23 horas por dia, está associado com resultados mais favoráveis. Pacientes com curvas maiores conseguem alguma redução da curva com o uso da órtese.[134,135] As órteses não prejudicam o equilíbrio em pé.[136] Os fatores psicológicos, e não o tipo ou a duração do uso da órtese, parecem ser mais importantes na qualidade de vida relatada pelos próprios usuários para quem os coletes para escoliose foram prescritos.[137,138] Adultos com escoliose não se beneficiam de órteses.[139]

A órtese Milwaukee (Fig. 30.50), a mais antiga das órteses para escoliose contemporâneas, ainda é prescrita. Ela é constituída por uma armação composta por uma cinta pélvica, duas hastes posteriores, uma haste vertical anterior e um anel superior que pode ser escondido sob a roupa. Várias almofadas são amarradas à estrutura para aplicar forças corretivas. A órtese de Boston (Fig. 30.51) normalmente não se estende tão alto quanto a órtese Milwaukee; a sua fundação é um módulo de plástico produzido em massa, que o ortotista altera para adequar ao paciente individual. A eficácia é melhorada se as almofadas interiores se colarem confortavelmente ao tronco.[140] Os resultados a longo prazo são favoráveis[141] e os pacientes preferem seu uso à cirurgia.[142] A órtese Wilmington é outra opção; é uma jaqueta toracolombossacral feita sob medida, destinada a orientar o tronco para um alinhamento mais reto.

A órtese noturna é uma abordagem alternativa ao tratamento da escoliose. Quando o paciente está acamado, os efeitos da gravidade são minimizados, permitindo que forças corretivas substanciais sejam aplicadas.[143] No entanto, existe maior risco de progressão.[144] Tanto o colete inclinado de Charleston como a órtese Providence fornecem hipercorreção da curva da coluna vertebral no paciente deitado.[145,146] As órteses para escoliose também são utilizadas para adolescentes com hipercifose.[147]

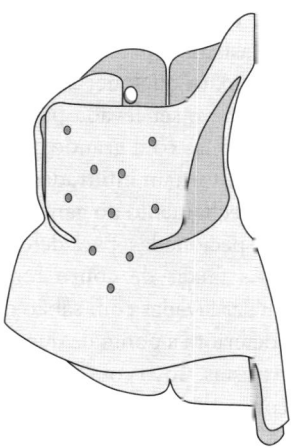

Figura 30.51 Órtese toracolombossacral de Boston.

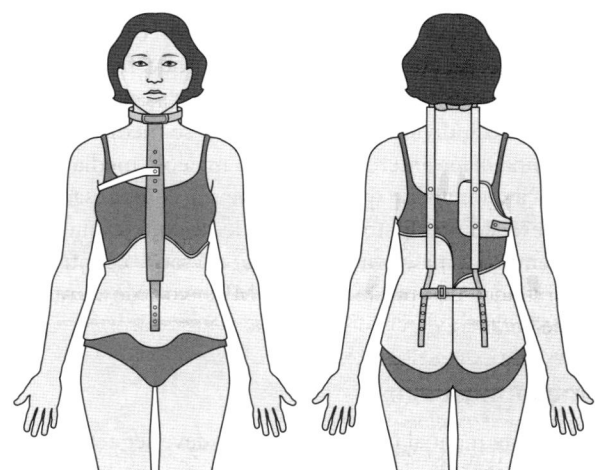

Figura 30.50 Órtese de Milwaukee (plástico e metal).

Manutenção da órtese

Para obter o melhor serviço das órteses, o paciente deve observar procedimentos básicos de inspeção de rotina e cuidados. Instruções escritas ajudam a reforçar as recomendações do ortotista e do fisioterapeuta.

Sapatos

Esteja o sapato ligado diretamente à órtese ou não, é importante que o calçado seja mantido em bom estado, com a substituição da sola e do salto o mais rapidamente possível quando o desgaste moderado ficar evidente. As substituições devem incluir quaisquer cunhas, barras ou elevações que foram originalmente prescritas. O paciente que tende a bater a biqueira do sapato pode precisar de placas de metal nos artelhos para preservar a sola. Sapatos que estão ultrapassados ou deformados não vão permitir que o usuário alcance a função ideal da órtese. Se um estribo estiver ligado ao sapato, o paciente deve inspecionar os rebites para ter certeza de que nenhum se separou. Se assim for, o sapato deve ser devolvido ao ortotista para reparação.

Devem ser usadas calças estreitas, limpas, sem buracos ou remendos. Além disso, longas meias ou *leggings* de algodão protegem a perna da pressão nas bordas das hastes verticais, das faixas e dos cartuchos das órteses.

Cartuchos, faixas e cintas

Faixas de plástico e cartuchos devem ser limpos com pano úmido, para remover qualquer tipo de sujeira da superfície. Não é aconselhável tentar acelerar a secagem usando um secador de cabelo ou outra fonte de calor que possa amolecer o plástico. O paciente deve verificar o plástico periodicamente para qualquer rachadura. Se alguma for notada, a órtese deve ser levada para o ortotista para reparo imediato. As cintas com grande quantidade de ganchos eventualmente se tornam infiltradas com fiapos, o que interfere na ação de fechamento do gancho com a fivela. As cintas devem ser inspecionadas, para determinar se devem ser substituídas. As faixas de couro requerem limpeza periódica e podem ser lavadas com sabão de sela leve. Se o couro original se deteriora a ponto de que porções do metal de base fiquem expostas, novo couro trabalhado é necessário. As tiras de couro, eventualmente, tornam-se frágeis e podem quebrar. A perda de flexibilidade indica que é hora de substituir as correias, antes que quebrem.

Hastes verticais

Em uma OJTP de plástico e metal para criança, a haste vertical de metal é parafusada ou rebitada ao cartucho de plástico. A órtese pode ser aumentada por meio da remoção dos fixadores e a inserção deles em novos furos mais acima no cartucho da panturrilha e mais para baixo no cartucho da coxa. Em uma OTP ou OJTP de metal e couro para criança, as hastes verticais são sobrepostas e fixadas com parafusos. A órtese é alongada através da remoção de todos os parafusos, fixando as hastes verticais na distância apropriada e reinserindo os parafusos.

Articulações e travas

Os componentes metálicos devem ser mantidos longe de areia, líquidos e substâncias semelhantes. Se as articulações não se movem sem problemas ou tornam-se ruidosas ou se as travas não engatam corretamente, limpeza e lubrificação podem resolver o problema. Caso contrário, atenção profissional é necessária.

Tratamento de fisioterapia

Os fisioterapeutas participam no tratamento do portador de uma órtese (1) antes da prescrição ortótica, (2) na prescrição de órteses, (3) no momento da entrega da órtese e (4) durante o treinamento para facilitar o uso adequado e o cuidado com a órtese. Na situação ideal, o fisioterapeuta é membro de uma equipe clínica ortótica, trabalhando diretamente com o médico e o ortotista no desenvolvimento da prescrição de órteses e no exame do paciente e da órtese antes e após o treinamento. O fisioterapeuta também é responsável pelo treinamento do paciente. Se o hospital ou centro de reabilitação tem ou não uma equipe clínica, é esperado que o fisioterapeuta realize o seguinte.

Exame pré-ortótico

Os objetivos do exame pré-ortótico são:

- Contribuir para a prescrição de órteses (análise do potencial de componentes ortóticos para remediar prejuízos, limitações de atividade ou invalidez).
- Examinar a órtese prescrita através da análise (1) de efeitos e benefícios em termos de melhora da função, (2) do movimento enquanto o paciente usa o dispositivo, (3) da praticidade e facilidade de uso, (4) do alinhamento e ajuste e (5) da segurança durante o uso do dispositivo.
- Facilitar a aceitação da órtese.
- Treinar o paciente para vestir, usar e manter a órtese.

Combinar as exigências biomecânicas do paciente com a órtese adequada requer um exame cuidadoso.

Mobilidade da articulação

Um exame goniométrico completo, incluindo tanto amplitude de movimento ativa quanto passiva, é pré-requisito para a prescrição de órteses. Se o paciente tem deformidade de pé fixo, ou o sapato vai ter que ser modificado para acomodar o pé, ou um complemento terá que ser fabricado. Em ambos os casos, o objetivo é conseguir um contato confortável de toda a superfície plantar do pé sobre a sola interior do sapato. A contratura em flexão no joelho necessita de prescrição de articulações de acomodação, pois o anel de queda regular e a trava de liberação podem ser usados apenas com um joelho que possa ser trazido para a posição totalmente estendida. A contratura em flexão do quadril se opõe à prescrição de órteses que dependam de alinhamento para a estabilidade, tal como a articulação do joelho em dobradiça, as botas de estabilização ou as OJTP de Craig-Scott.

Comprimento do membro

O fisioterapeuta deve verificar se os comprimentos das pernas são iguais. Se o paciente pode ficar em pé, pode-se verificar a pelve para determinar se ela está nivelada. Para o indivíduo acamado, pode-se medir cada MI da espinha ilíaca anterossuperior ao maléolo medial. Uma diferença de mais do que 1 cm deve ser compensada por uma elevação no sapato. Para o paciente com fraqueza em um membro, uma elevação de 1 cm no sapato contralateral vai ajudar no apuramento do MI envolvido durante a fase de balanço.

Função muscular

Ao teste manual muscular (TMM) deve ser acrescentado um exame de atividades funcionais para determinar quais substituições o paciente realiza para alcançar a posição em pé e andar. Embora o teste muscular possa revelar fraqueza acentuada, se o paciente pode viver sem uma órtese, é improvável que ele seja aceito. Por exemplo, uma pessoa com fraqueza dorsiflexora que pode deambular exagerando a flexão do quadril durante a fase de balanço pode não concordar com uma OTP com retentor posterior. Uma consideração importante na análise da função do músculo é que os TMM tradicionais podem ser inadequados na presença de espasticidade acentuada. Em tais casos, testes funcionais de desempenho motor são essenciais.

Sensação

O profissional de reabilitação deve registrar a extensão de qualquer perda sensorial. Órteses de plástico intimamente ajustadas são satisfatórias para indivíduos com perda sensorial, se as bordas das órteses forem suaves e se a órtese não beliscar a carne do paciente. A perda proprioceptiva pode indicar a necessidade de estabilização da órtese, tal como um tornozelo sólido OTP para controlar um tornozelo neuropático de Charcot. Os pacientes devem ser ensinados a inspecionar a pele (incluindo a presença de alterações de volumes) regularmente e orientados a trazer quaisquer alterações à atenção do fisioterapeuta.

Membros superiores

Embora o paciente seja considerado um candidato para órteses de MI ou tronco, o fisioterapeuta deve determinar a mobilidade e a potência muscular dos membros superiores. Significativa fraqueza, rigidez ou deformidade interferem na colocação da órtese. A substituição de fechos de gancho e fivelas por fivelas de couro pode ser suficiente. Se o indivíduo não pode deambular sem bengalas ou muletas, o fisioterapeuta deve determinar quais auxiliares para ficar em pé serão satisfatórios ou se é necessária a modificação das peças de mão. Se os membros superiores forem muito fracos, o paciente não será capaz de utilizar as órteses de MI para caminhar. A combinação de dispositivos alternativos para ficar em pé pode ser preferível para fornecer a tensão da descarga de peso, tal como a utilização de um bipedestador, mesa ortostática ou cadeira de rodas que fica em pé.

Estado psicológico

A prescrição realista de órteses requer verificar se o paciente está disposto a usar a órtese. O paciente com uma lesão medular recente ainda pode negar a permanência da paralisia e, portanto, opor-se ao uso de órteses, que são lembretes visíveis da deficiência. O adolescente com espinha bífida pode preferir sentar-se em uma cadeira de rodas solta em vez de ter dificuldades com a colocação de órteses e caminhar lentamente, de modo muito diferente dos seus colegas.

O paciente com lesão medular deve estar preparado para trabalhar vigorosamente para aumentar a força dos membros superiores e do tronco e a capacidade aeróbia. A pessoa que sofreu um acidente vascular encefálico que resultou em déficits perceptuais graves pode não ser capaz de andar, mesmo com a ajuda de órteses, pois o ambiente agora lhe parece estranho. Uma órtese para a prevenção de contraturas pode ser prescrita, em vez de uma designada para auxiliar a marcha.

O fisioterapeuta deve determinar a extensão que o paciente é capaz de cumprir com as instruções relativas ao uso e aos cuidados com a órtese. Por exemplo, se é duvidoso que o indivíduo vai usar sapatos adequados com uma órtese inserida, então a prescrição deve especificar o anexo do estribo para os sapatos adequados.

Prescrição da órtese

As órteses de membros inferiores beneficiam indivíduos com uma ampla variedade de distúrbios musculoesqueléticos e distúrbios neurológicos. O diagnóstico particular é menos importante na formulação da prescrição do que a consideração das deficiências do paciente e das limitações de atividade. O prognóstico também influencia a prescrição. A pessoa que esta suscetível a recuperar a função total ou parcial deve ter uma órtese que possa ser ajustada para acomodar a mudança da situação. Um indivíduo com hemiplegia recente, por exemplo, pode apresentar espasticidade acentuada, indicando uma necessidade de limitar o movimento do tornozelo. À medida que a pessoa recupera o controle voluntário e a espasticidade é reduzida, a articulação do tornozelo da órtese pode ser ajustada para permitir mais movimento.

O estilo de vida tem influência sobre a seleção da órtese. Um paciente muito ativo necessita de uma órtese feita de materiais excepcionalmente resistentes. Estribos individuais, por exemplo, podem não ser apropriados, pois a mola pode soltar do receptáculo no sapato se a tensão excessiva medial-lateral ou rotacional for aplicada. A preocupação do paciente com a aparência é outra consideração de ordem prática que pode ditar o uso de um complemento de sapato, de modo que sapatos razoavelmente na moda possam ser usados. Da mesma maneira, cartuchos de plástico são menos volumosos do que hastes verticais metálicas e faixas de panturrilha, e não apresentam uma aparência de metal brilhante. Embora a maioria das pessoas queira que a órtese seja a mais discreta possível, alguns adultos e crianças optam por cores brilhantes, o que pode ser feito com diversos materiais plásticos.

Órteses tornozelo-pé

Os candidatos principais para OTP são aqueles com neuropatia periférica, especialmente lesões fibulares e hemiplegia. Aqueles com arrastar do pé podem ser equipados com uma OTP com retenção posterior. Esse desenho, no entanto, tende a fazer com que o joelho flexione excessivamente na posição inicial, quando a flexão plantar controlada é normalmente conseguida. Na falta da flexão plantar, o paciente pode fletir o joelho para efetuar a posição do pé plano. A alternativa é um salto de sapato resistente ou uma OTP com uma lâmina elástica posterior de plástico ou um auxiliar de dorsiflexão de mola de metal, sendo que ambos permitem controlada flexão plantar no início da fase de apoio, para reduzir a tensão no joelho.

O tratamento com órtese de um paciente com hemiplegia depende da extensão da espasticidade e da paralisia. Se a perda motora está confinada a uma má flexão dorsal, a OTP de lâmina elástica posterior é suficiente. Uma opção ainda mais simples e menos dispendiosa é uma elevação de 1 cm sobre o calcanhar e sola do sapato contralateral para proporcionar folga para o membro parético durante a fase de balanço. Aqueles com instabilidade nos planos medial--lateral e sagital exigem uma OTP com movimento limitado nas articulações do tornozelo ou uma OTP em espiral de plástico. Com dor ou instabilidade grave, uma OTP de tornozelo sólido é necessária. Na presença de espasticidade grave, uma mola auxiliar para o movimento articular é contraindicada, pois a ação da mola pode servir para aumentar a espasticidade.

Órteses de joelho-tornozelo-pé e outras órteses de membro inferior

Uma OJTP pode ser usada para compensar a paralisia de todo o MI. O fisioterapeuta deve permitir que o paciente use uma órtese temporária, a fim de proceder com mais confiança na prescrição de uma órtese cara, feita sob medida. Diversas versões de órteses temporárias são fabricadas e provam ser extremamente úteis em demonstrar se o paciente é suscetível de se beneficiar do controle do joelho com as órteses. As órteses de estabilização OTP, OJTP de Craig-Scott, OQJTP e as órteses de marcha de reciprocação são algumas opções para pacientes com paraplegia. Para a criança, o programa de órteses deve começar com um bipedestador simples e avançar para o parapodium, antes de envolver a criança na órtese com maior despesa e maior dificuldade de vestir de uma órtese feita sob medida. As crianças mais velhas e os adultos podem começar com andador giratório ou estruturas modulares leves.

Órteses de tronco

Um colete pode ser adequado para aumentar a pressão intra-abdominal e, assim, poder reduzir o desconforto de lombalgias. Onde uma maior restrição de movimento é indicada, tal como para o indivíduo com paralisia de tronco, as órteses OLS FEL, OTLS FE ou OTLS FEL fornecem apoio substancial. As jaquetas plásticas lombossacrais ou toracolombossacrais oferecem apoio máximo. As órteses cervicais, quer colares ou dispositivos com pilares, restringem o movimento e lembram ao usuário para não mover a cabeça de maneira abrupta. Os colares também retêm o calor do corpo, o que pode ser terapêutico. Para obter o máximo controle do pescoço, uma órtese halo é necessária.

Muitas órteses estão disponíveis para o tratamento de pacientes com escoliose. Estas incluem a órtese Milwaukee, que abrange a maior área do corpo, assim como as órteses de Boston e Wilmington. Os suportes de Providence e Charleston são projetados somente para uso noturno.

Exame ortótico

O exame é um elemento essencial do tratamento com a órtese. O fisioterapeuta deve ter certeza de que a órtese se encaixa e funciona corretamente antes de tentar treinar o paciente para usá-la. A análise pode ser conduzida sob a égide de uma equipe clínica formal para órteses. E se for assim, quando a órtese é entregue, a equipe deve determinar a adequação da órtese como aprovada, provisoriamente aprovada ou desaprovada. Aprovada indica que a órtese é totalmente satisfatória e o paciente está pronto para o treinamento. A aprovação provisória significa que existem pequenas falhas, em geral em relação ao acabamento estético do aparelho; o paciente pode usar a órtese no programa de treinamento sem efeito nocivo. A desaprovação significa que a órtese tem um defeito grande que interferiria com o treinamento; por exemplo, sapatos muito apertados para o paciente. O problema deve ser resolvido antes de o treinamento começar. Se a órtese não for prescrita por uma equipe clínica, o fisioterapeuta deve usar o procedimento de avaliação para assegurar que a órtese vá ao encontro das necessidades do paciente. A avaliação final é realizada na conclusão do treinamento para julgar o ajuste, a função da órtese e a habilidade do paciente em usá-la.

Exame ortótico do membro inferior

O exame ortótico inclui elementos tanto estáticos, quanto dinâmicos. O componente *estático* examina a órtese com o paciente enquanto em pé e sentado, assim como examina o dispositivo fora do indivíduo. O componente *dinâmico* do exame aborda a análise da marcha do usuário. Um modelo de exame da órtese de MI é fornecido no Apêndice 30.A, e um modelo de exame de órtese de tronco é fornecido no Anexo 30.B.

Exame estático

A órtese é inspecionada conforme o usuário se levanta e se senta. A pele do paciente e a construção da órtese são verificadas com a órtese fora do paciente. A órtese deve ser comparada com a prescrição. Desvios a partir das especificações originais devem ser aprovados pelo indivíduo que aprovou a prescrição.

O paciente deve ficar em barras paralelas ou outro ambiente seguro e deve tentar suportar igual peso em ambos os pés. O sapato deve caber de forma satisfatória, particularmente no comprimento, na largura e no conforto do contraforte. Se foram ou não adicionadas cunhas ou elevações ao sapato, a sola e o salto devem descansar no chão, exceto para a porção distal, que deve ter uma curva ligeiramente ascendente para ajudar na posição final da fase de apoio. A articulação do tornozelo da órtese deve estar na ponta distal do maléolo medial, para ser congruente com o tornozelo anatômico e evitar movimentos verticais da órtese na perna durante a marcha.

A faixa da panturrilha deve terminar abaixo da cabeça da fíbula, para evitar pinçamento no nervo fibular. Se uma borda para suporte do tendão patelar é usada, ela deve ter um relevo côncavo para limitar a pressão sobre a cabeça da fíbula. Esse componente não elimina a descarga de peso distal. No entanto, pode-se notar que o salto do sapato fica um pouco aliviado da carga. Isso pode ser estimado através da colocação de uma fita no sapato antes que o paciente calce o sapato. Uma extremidade da fita sai da parte de trás do sapato. Quando o paciente está em pé com o sapato e a órtese, o fisioterapeuta deve ser capaz de puxar a fita para fora do sapato. A carcaça da panturrilha, a faixa e a borda de suporte do tendão patelar não devem penetrar na fossa poplítea; e se acontecer, o paciente terá dificuldade de flexão do joelho quando sentado. A facilidade da colocação é afetada pelo tipo de fechamento tanto do sapato, quanto da faixa.

As articulações do joelho mecânicas devem ser congruentes com o joelho anatômico; para o adulto, a colocação de costume é de cerca de 2 cm acima do meio do platô tibial. O bloqueio do joelho deve funcionar corretamente, pois o uso de uma trava é muitas vezes a maior razão para o uso de uma OJTP. A haste medial vertical deve terminar cerca de 4 cm abaixo do períneo. As carcaças ou as faixas da panturrilha e da coxa distal devem ser equidistantes, de modo que quando a órtese é flexionada, como para sentar, as peças de plástico ou de metal entrem em contato uma com a outra, em vez de comprimir a parte de trás da perna do utilizador.

Se a OJTP tem uma borda quadrilátera para reduzir a descarga de peso através do esqueleto, a borda deve ter alívio adequado para o tendão sensível do adutor longo e proporcionar um assento suficiente para o túber isquiático.

A articulação do quadril é posicionada ligeiramente acima e anterior ao trocanter maior para compensar a angulação habitual do colo do fêmur. Posicionar a articulação anterior ao trocanter leva em conta a rotação medial do fêmur. A faixa pélvica deve estar em conformidade com os contornos do tronco do usuário, sem pressão na borda.

Quando a órtese estiver fora do paciente, o fisioterapeuta deve inspecionar a pele do paciente para detectar qualquer irritação atribuível à órtese. Deve-se mover as articulações da órtese lentamente para verificar a amplitude de movimento. A restrição se refere à inclinação da porção distal da articulação em relação ao membro proximal, de modo a interferir com o movimento. E se as retenções medial e lateral não entrarem em contato com as suas respectivas retenções ao mesmo tempo, a retenção que se contacta primeiro irá corroer mais rapidamente e pode contribuir para entortar a órtese.

Exame dinâmico

O padrão de marcha exibido pela pessoa que usa uma órtese tanto reflete a contribuição do estado geral de saúde do utilizador, quanto o controle de movimento e a assistência da órtese. A Tabela 30.1 relaciona causas da órtese e anatômicas dos desvios de marcha mais comumente observados.

Durante o apoio inicial, o paciente pode atirar o pé com força, golpeando com os dedos primeiro ou fazer o contato com o pé plano, indicando incapacidade de conter a flexão plantar ou falha da órtese para suportar o pé e o tornozelo. O contato excessivo medial ou lateral pode indicar que a órtese não acompanha o caminho que o membro do paciente faz. A hiperextensão ou a flexão excessiva do joelho indica que a órtese não está aplicando controle adequado. Um retentor posterior na OTP deve impedir o joelho frouxo de hiperestender. Se o paciente usa uma OJTP e tem hiperextensão do joelho, os retentores da articulação do joelho estão posicionados de forma imprópria ou corroeram, ou os cartuchos ou faixas de panturrilha e coxa estão muito fundos. A flexão anterior e posterior do tronco é vista no início da fase de apoio quando o paciente tenta controlar o joelho ou o quadril fraco. Se os quadríceps são fracos, o paciente vai se curvar para a frente. A pessoa que teme que o joelho possa entrar em colapso pode se beneficiar de uma OTP com um tornozelo sólido e uma faixa anterior ou de uma OJTP com uma trava de joelho. Se o glúteo máximo é fraco, o indivíduo é capaz de inclinar-se para trás. A lordose indica contratura em flexão do quadril ou uma OJTP que não se encaixa corretamente. A flexão lateral do tronco no início da fase de apoio pode ser resultado da fraqueza do abdutor do quadril ou de instabilidade do quadril; no entanto, o encurtamento descompensado do membro também dará origem a esse problema, assim como com uma haste medial sobre uma OJTP que é muito alta, ou com uma articulação pélvica em abdução em uma OQJTP.

Tabela 30.1 Análise da marcha com órtese

Desvio	Causas ortéticas	Causas anatômicas
Início da fase de apoio		
1. Batida do pé: o antepé bate com força no chão	Auxílio inadequado na dorsiflexão Retentor inadequado para flexão plantar	Fraqueza dos dorsiflexores
2. Dedos primeiro: a postura de ponta de pé pode ou não ser mantida ao longo da fase de apoio	Elevação inadequada do calcanhar Auxílio inadequado na dorsiflexão Retentor inadequado para flexão plantar Alívio inadequado da dor no calcanhar	MI curto Pé equino Espasticidade extensora Dor no calcanhar
3. Contato com o pé plano: o pé inteiro entra em contato com o chão inicialmente	Tração inadequada da sola Requer auxílio para andar (p. ex., bengala) Retentor inadequado para dorsiflexão	Equilíbrio insatisfatório Pé calcâneo
4. Contato excessivo medial (ou lateral) do pé: a borda medial (ou lateral) faz contato com o chão	Mau alinhamento no plano transverso	Fraqueza dos inversores (eversores) Pé valgo (varo) Joelho valgo (varo)
5. Flexão excessiva de joelho: o joelho colapsa quando o pé entra em contato com o chão	Trava de joelho inadequada Retentor inadequado para dorsiflexão Restrição (retenção) da flexão plantar Elevação inadequada do sapato contralateral	Fraqueza de quadríceps MI contralateral curto Dor no joelho Contratura em flexão de joelho e/ou quadril Sinergia de flexores Pé calcâneo
6. Joelho em hiperextensão: o joelho hiperestende conforme o peso é transferido para o MI	Joelho recurvado inadequadamente controlado por retentor de flexão plantar Faixa da panturrilha excessivamente côncava (profunda) Pé equino não compensado por elevação no sapato contralateral Trava de joelho inadequada	Fraqueza de quadríceps Fraqueza dos ligamentos do joelho Sinergia extensora Pé equino MI contralateral curto Contratura em flexão do joelho e/ou quadril contralateral
7. Inclinação anterior do tronco: o paciente se inclina para a frente conforme o peso é transferido para o MI	Trava de joelho inadequada	Fraqueza do quadríceps Contratura em flexão do quadril Contratura em flexão do joelho
8. Inclinação posterior do tronco: o paciente se inclina para trás conforme o peso é transferido para o MI	Travas de quadril ou de joelho inadequadas	Fraqueza de glúteo máximo Anquilose de joelho
9. Inclinação lateral do tronco: o paciente se inclina em direção à perna de apoio, conforme o peso é transferido para o MI	Haste vertical medial da OJTP excessivamente alta Abdução excessiva da articulação do quadril da OQJTP Requer auxílio para andar (p. ex., bengala). Elevação insuficiente no sapato	Fraqueza de glúteo médio Contratura em abdução Quadril deslocado Dor no quadril Equilíbrio insatisfatório Perna curta
10. Base de caminhada alargada: os calcanhares ficam mais do que 10 cm afastados	Haste vertical medial da OJTP excessivamente alta Abdução excessiva da articulação do quadril da OQJTP Elevação insuficiente no sapato contralateral Trava no joelho Requer auxílio para andar (p. ex., bengala)	Contratura em abdução Equilíbrio insatisfatório MI contralateral curto

(continua)

Tabela 30.1 Análise da marcha com órtese *(continuação)*

Desvio	Causas ortéticas	Causas anatômicas
11. Rotação medial (ou lateral): MI rodado internamente (ou lateralmente)	Hastes verticais alinhadas incorretamente no plano transverso Requer controle da órtese (p. ex., alças de controle de rotação, faixas pélvicas)	Espasticidade dos rotadores internos (ou externos) do quadril Fraqueza dos rotadores externos (ou internos) do quadril Anteversão (retroversão) Fraqueza do quadríceps: rotação lateral
Final da fase de apoio		
1. Transição inadequada: atraso ou ausência da transferência de peso sobre o antepé	Retenção da flexão plantar Retenção inadequada da dorsiflexão	Fraqueza dos flexores plantares Distensão ou ruptura do tendão do calcâneo Pé calcâneo Dor no antepé
Fase de balanço		
1. Arrastar os artelhos: os dedos mantêm contato com o chão	Auxílio inadequado na dorsiflexão Retenção inadequada da flexão plantar	Fraqueza dos dorsiflexores Espasticidade dos flexores plantares Pé equino Fraqueza dos flexores de quadril
2. Circundução: o MI balança para fora em um arco semicircular	Bloqueio de joelho Auxílio inadequado na dorsiflexão Retenção inadequada da flexão plantar	Fraqueza dos flexores do quadril Sinergia extensora Anquilose do joelho e/ou do quadril Fraqueza dos dorsiflexores Pé equino
3. Elevação do quadril: MI elevado na pelve para permitir que o membro balance para a frente	Bloqueio de joelho Auxílio inadequado na dorsiflexão Retenção inadequada da flexão plantar	MI contralateral curto Contratura em flexão de joelho e/ou de quadril contralateral Fraqueza dos flexores do quadril Sinergia extensora Anquilose do joelho e/ou do tornozelo Fraqueza de dorsiflexores Pé equino
4. Arqueamento: exagerar a flexão plantar do MI contralateral para permitir que o membro balance para a frente	Bloqueio de joelho Auxílio inadequado na dorsiflexão Retenção inadequada da flexão plantar	Fraqueza dos flexores de quadril Espasticidade extensora Pé equino MI contralateral curto Contratura em flexão do joelho e/ou do quadril contralateral Anquilose de joelho e/ou do tornozelo Fraqueza de dorsiflexores

MI = membro inferior.

Uma base ampla para marcha pode ser uma compensação do paciente para uma haste vertical medial ou uma carcaça que pinça o períneo.

O paciente pode ter dificuldade durante o final da fase de apoio, tanto atrasando a transferência de peso, quanto sendo incapaz de transferir peso sobre o pé afetado. O problema pode ser mitigado com um retentor anterior e uma barra rocker. Deve-se certificar de que as linhas de corte ou os retentores do estribo da OTP com tornozelo sólido funcionam corretamente.

Durante a fase de balanço, o paciente deve ser capaz de transpor o chão com a perna com órtese. A caminhada com o quadril (elevação pélvica) ocorre quando os flexores do quadril estão fracos, bem como quando o membro é funcionalmente mais longo do que o membro contralateral. O aumento de comprimento pode ser produzido por um defeito no retentor posterior que já não limita a flexão plantar, ou por uma articulação do joelho bloqueada. O problema deve ser antecipado e, para o usuário de OJTP unilateral, pode ser prevenido pela adição de uma elevação de 1 cm ao sapato contralateral. A rotação medial ou lateral do quadril pode ser causada por desequilíbrio entre as musculaturas medial e lateral; as causas da órtese se relacionam com mau alinhamento do suporte. Da mesma maneira, o excesso de contato do pé medial ou lateral pode indicar que a órtese não controla o caminho que o membro do paciente faz. Uma base de marcha que é anormalmente ampla pode ser causada por um membro que é mais comprido do que no lado oposto. O volteio refere-se a uma flexão plantar exagerada no membro contralateral durante a fase de balanço do lado afetado. O volteio ocorre porque a perna com a órtese é funcionalmente muito longa, possivelmente devido a um retentor posterior de tornozelo que está corroído ou ao uso de bloqueio do joelho. O paciente menos ágil pode obter a transposição do pé através da caminhada com o quadril, isto é, elevando a pelve no lado do balanço.

Exame estático da órtese de tronco

As órteses lombossacrais e toracolombossacrais normalmente incluem faixas torácica e pélvica, que devem se acomodar planas contra o tronco, sem pressão na borda. As hastes verticais não devem pressionar contra proeminências ósseas, particularmente quando o paciente se senta. A frente abdominal deve se estender de logo abaixo do processo xifoide até um pouco acima da sínfise púbica. A órtese cervical deve segurar a cabeça na posição mais bem tolerada. Os componentes rígidos, como placa mandibular, placa occipital, placa esternal ou placa torácica, devem ser moldados para usar uma área máxima ao segmento do corpo.

Facilitação da aceitação da órtese

O tratamento com uma equipe clínica é valioso no auxílio da aceitação da órtese pelo paciente. A equipe também permite que os profissionais da saúde unam esforços para ajudar o paciente a alcançar o máximo benefício da reabilitação com a órtese. Trazer o novo usuário de uma órtese para o contato com outros usuários no departamento de fisioterapia pode ajudar o paciente novo a reconhecer que o uso da órtese não é uma ocorrência estranha. Grupos de apoio para os pacientes e suas famílias são úteis para a partilha de preocupações e ansiedades e para atingir soluções viáveis para os problemas comuns. Os grupos de apoio normalmente são organizados para as pessoas com deficiências particulares, como paraplegia ou hemiplegia; muitos clientes terão órteses como parte de sua reabilitação. O fisioterapeuta pode guiar algumas reuniões do grupo. O fisioterapeuta trabalha mais estreitamente com o paciente, geralmente diariamente, e assim é capaz de identificar aqueles indivíduos cuja resposta à deficiência é suficientemente anômala, de modo a requerer atenção psicológica. O Apêndice 30.C fornece websites baseados em pesquisas sobre órteses para profissionais de saúde, famílias e pacientes.

Instrução e treinamento da órtese

Órteses são projetadas para fornecer ao indivíduo o máximo de função, com um mínimo de desconforto e esforço. Nenhum programa de treinamento único se adapta a cada usuário de órtese, devido à ampla gama de distúrbios pelos quais o tratamento com a órtese é indicado. Na medida do possível, no entanto, o fisioterapeuta deve instruir o paciente sobre a forma correta de vestir a órtese, desenvolver o equilíbrio em pé e caminhar com segurança, além de executar outras atividades ambulatoriais.

O desempenho ideal depende da interação favorável de diversos fatores. O mais importante é a extensão do envolvimento esquelético e neuromuscular. A mobilidade, a força e a coordenação de todos os segmentos do corpo, especialmente dos MI e do tronco, são importantes, assim como o tônus muscular do indivíduo, a saúde cardiovascular e pulmonar, o peso corporal, o estado psicológico e a idade cronológica. A qualidade da órtese também influencia as realizações do paciente.

A maioria dos usuários de órteses tem doenças crônicas, como a artrite reumatoide, ou sequelas permanentes de trauma, como paraplegia seguida de lesão da medula espinal. O tratamento com órteses melhora a função sem necessariamente influenciar a patologia subjacente. O treinamento de pessoas com doenças crônicas prepara o paciente para a atividade ao longo da vida com uma órtese. Pessoas com distúrbios reversíveis, como a lesão do nervo fibular, geralmente se beneficiam do uso temporário de uma órtese. Tais indivíduos devem aprender o uso adequado da órtese para evitar distúrbios secundários e devem ser reexaminados, de modo que a órtese possa ser alterada conforme as condições se alterem. Pacientes com distúrbios progressivos, como distrofia muscular e esclerose múltipla, requerem reexames vigilantes para que a extensão da deterioração física possa ser refletida nas alterações da órtese, bem como o treinamento contínuo para lidar com as alterações das habilidades funcionais. Para todas as situações, um programa de exercício e atividade concebidos individualmente deve permitir que o paciente manuseie de forma eficiente para máxima independência.

Vestindo as órteses

Independentemente do tipo de órtese de MI, o paciente deve usar uma calça estreita limpa, de tamanho adequado. A OTP com complemento de sapato é mais fácil de vestir através da aplicação da órtese no pé e na perna, antes de colocar o membro de suporte no sapato. Se a OTP tem um estribo de divisão, o sapato deve ser calçado primeiro; em seguida, a órtese deve ser montada na caixa de calibre no sapato. Se a OTP tem um estribo sólido, o paciente terá que inserir o pé no sapato e, em seguida, apertar a faixa da panturrilha.

Os mesmos procedimentos gerais são úteis com OJTP. O paciente pode achar a colocação mais fácil se o suporte for aplicado enquanto estiver deitado em uma cama ou uma maca tatame. Se a OJTP for colocada enquanto o paciente está sentado, o fisioterapeuta deve verificar o aperto da joelheira da órtese, se este componente fizer parte da órtese. A joelheira que estiver confortável na posição sentada, provavelmente estará muito frouxa para controle efetivo do joelho quando o utilizador se levantar. Vestir OQJTP e OTQJTP é muito mais árduo. O iniciante deve se deitar sobre uma maca tatame ao lado da órtese. Rolando para um lado, o paciente deve ser capaz de puxar o suporte por baixo das pernas, de modo a permitir que se deite sobre ela. Então o paciente se senta com os joelhos estendidos para calçar os sapatos e arrematar as cintas.

Os coletes lombossacrais e toracolombossacrais e as órteses rígidas devem ser vestidos enquanto o paciente está em decúbito dorsal para alcançar a máxima compressão do abdome. A órtese deve ser fixada de baixo para cima.

Equilíbrio em pé

O problema de ficar em pé com segurança é mais complicado para o indivíduo que usa um par de OJTP ou órteses mais extensas. Na posição ortostática comum, todo o peso passa através dos pés, enquanto quando se está em pé e caminhando com órteses e muletas, o paciente deve aprender a distribuir o peso, em parte nas mãos e em parte sobre os pés. Com órteses, a linha de gravidade cai dentro de um tripé delimitado pelas mãos e pelos pés. O tripé é uma harmonização entre inclinar-se muito à frente nas mãos, para aumentar a estabilidade ao preço de fatigar os braços, e inclinar-se longe demais para trás, o que reduz o esforço do braço, mas torna o equilíbrio precário. Conforme o equilíbrio melhora, o paciente usa as mãos apenas para o equilíbrio, em vez de usar para suporte de peso substancial.

A pessoa que usa OJTP bilaterais precisará de muletas ou outras ajudas para marcha independente. Um pré-requisito para deambulação com muleta é a capacidade de deslocar o peso. Mudar o peso para os calcanhares retira a pressão das mãos, de modo que elas possam ser movidas. Usando barras paralelas, o iniciante muda todo o peso para os pés e sobe e desce uma das mãos, e depois a outra mão. O objetivo é ser capaz de levantar ambas as mãos ao mesmo tempo, como pode ser feito com muletas ao realizar uma marcha de arraste ou similar. Uma vez que o paciente seja capaz de deslocar o peso dos pés até as mãos e de volta para os pés com confiança, o mesmo exercício deve ser feito com as muletas. Habilidades avançadas, como mover as mãos e, eventualmente, as muletas por trás do corpo, devem ser praticadas. Aqueles que andarão em forma recíproca, com passos alternados, precisam praticar a mudança de peso diagonal.

Treino de marcha

As várias marchas com muleta diferem na sequência de passos e no uso da muleta. Os padrões variam em velocidade, segurança e quantidade de energia necessária. O paciente deve aprender tantas marchas quanto for possível, de modo a modificar a marcha quando caminhar em uma multidão, em longas distâncias e em situações em que é desejada a velocidade. Além de andar para a frente, o paciente precisa ser capaz de andar para um lado e fazer curvas e manobras em diferentes superfícies, como tapetes, cascalho, grama e através de portas. Um repertório de marchas permite ao paciente se ajustar aos requisitos ambientais. A seleção da marcha depende da habilidade funcional do indivíduo, incluindo as seguintes áreas:

- *Habilidade da passada*: O paciente pode dar passos com qualquer um ou com ambos os MI?
- *Descarga de peso e capacidade de equilíbrio*: O paciente pode suportar o peso e permanecer equilibrado em um ou ambos os MI?
- *Potência dos membros superiores*: O paciente pode empurrar o corpo para fora do chão, pressionando para baixo sobre as mãos?

Marchas recíprocas

As marchas de quatro e de dois pontos exigem que a pessoa mova os MI alternadamente através da flexão do quadril ou da elevação pélvica. O paciente desloca o peso conforme cada MI é movido. A sequência de quatro pontos é (1) mão direita, (2) pé esquerdo, (3) mão esquerda e (4) pé direito. A sequência de dois pontos requer equilíbrio e coordenação maiores, mas é um modo mais rápido de andar: (1) mão direita e perna esquerda; (2) mão esquerda e perna direita. Os padrões também são úteis quando o paciente é confrontado com multidões ou superfícies escorregadias. Essas marchas são adequadas para pessoas que não têm a coordenação e o equilíbrio necessários para marchas simultâneas.

Marchas simultâneas

Se ambos os MI são movidos ao mesmo tempo, o paciente coloca considerável estresse nos membros superiores. As séries incluem os padrões de arrasto, semimergulho e mergulho. Apesar da marcha mergulho poder ser realizada rapidamente, as marchas simultâneas geralmente são lentas e muito cansativas, pois os membros superiores são mal adaptados para a função ambulatória; uma quantidade considerável de estrutura corporal não funcionante deve ser controlada por um aparelho muscular menor. O peso das órteses e, no caso de um paciente com lesão da medula espinal, a ausência de sensação periférica agravam o problema do uso de um padrão de marcha simultâneo.

A marcha de arrasto é a mais elementar do grupo, mas é muito lenta. A sequência é (1) avançar ambas as mãos e, em seguida, (2) pressionar sobre as muletas o suficiente para arrastar os pés para a frente. Os pés não passam à frente das mãos. O padrão de semimergulho é mais rápido, pois o paciente balança, em vez de arrastar os MI. O balanço é realizado estendendo os cotovelos e pressionando o cíngulo do membro superior para elevar o tronco e os MI. A marcha mergulho é o padrão mais avançado, necessitando muito equilíbrio, força e coordenação dos membros superiores, pois o paciente balança os MI além das mãos ou das extremidades das muletas. A sequência é (1) avançar ambas as mãos, (2) balançar ambos os MI até o ponto em frente das mãos para inverter a posição de tripé da base e (3) avançar ambas as mãos para a posição inicial. A marcha mergulho requer treinamento preliminar extenso, incluindo flexões para fortalecer os braços. A marcha é rápida, mas requer mais espaço no chão do que os outros padrões, para permitir o balanço alternado dos MI e das muletas.

O teste final de proficiência para andar é a capacidade para conduzir uma conversa durante a deambulação, um padrão de atividade que indica algum grau de funcionamento automático. A prática no contexto clínico deve ser alargada para a marcha em terrenos variados, interiores e exteriores.

Atividades relacionadas

O paciente deve aprender tantas atividades quanto sua condição física permitir. A vida diária muitas vezes envolve lidar com escadas, meios-fios e rampas, bem como a transferência da cadeira para a posição vertical ou para dentro de um automóvel. A instrução sobre dirigir um carro devidamente equipado é parte importante da reabilitação. Nem todos os indivíduos que usam órteses atingem toda a gama de atividades ambulatoriais, ainda assim se beneficiam de independência parcial na realização de tarefas, pelo menos a partir dos valores psicológico e fisiológico subordinados à deambulação.

Exame final e cuidados de acompanhamento

Antes da alta, o usuário da órtese e a órtese devem ser examinados para ter certeza de que a forma, a função, a aparência e o uso são aceitáveis. O paciente deve voltar ao hospital ou centro de reabilitação em intervalos regulares, para que a equipe clínica possa monitorar a função do indivíduo e da órtese e possa destacar abrasões incipientes ou outros sinais de desajuste ou degradação. A visita de acompanhamento também permite que o fisioterapeuta reforce as habilidades ensinadas no programa intensivo e direcione quaisquer novos problemas que o paciente possa apresentar.

Capacidades funcionais

As habilidades ambulatoriais do paciente e a capacidade para outras atividades físicas refletem tanto fatores da órtese como anatômicos. A medição de energia é um guia valioso para a capacidade funcional. O custo de energia é calculado a partir da quantidade de oxigênio consumido conforme o indivíduo realiza algo. O consumo pode ser determinado tanto por unidade de distância percorrida, quanto por unidade de tempo. Todo mundo tende a selecionar uma velocidade de caminhada que exige o mínimo de energia por unidade de distância. Se o custo da energia é muito alto, o paciente percebe que a deambulação não é prática. Algumas vezes, o alto custo de energia é tolerável para curtas distâncias, como na deambulação doméstica. Na deambulação na comunidade, no entanto, exige-se esforço sustentado para distâncias mais longas, mais a capacidade de manobrar sobre meios-fios e outras irregularidades na superfície de caminhada e atravessar a rua dentro do tempo permitido pelo semáforo. Muitos estudos de energia foram realizados com os dois maiores grupos de indivíduos que usam órteses, ou seja, aqueles com paraplegia e com hemiplegia.[148]

Paraplegia

O nível de dano da medula espinal é um determinante crítico da capacidade funcional. Os pesquisadores geralmente concluem que a deambulação funcional não é viável para aqueles com lesões acima do segmento T11 da medula espinal. Crianças usando a órtese de reciprocação enquanto realizam a marcha de mergulho com muletas têm aproximadamente o mesmo gasto de energia de quando propulsionam uma cadeira de rodas. Os adultos com lesões torácicas consomem nove vezes a energia gasta por pessoas sem deficiência por metro, e aqueles com lesões lombares requerem o triplo da quantidade normal de oxigênio, quando caminham em velocidades autosselecionadas. Aqueles com paraplegia de alto nível usam três vezes a sua própria taxa de oxigênio basal ao andar com OJTP de Craig-Scott; eles escolhem um ritmo de passada muito lento. Indivíduos com lesões entre T11 e L2 vestindo OJTP bilaterais selecionam velocidades de marcha menores que a metade, em comparação com as pessoas sem deficiência, com o consumo de oxigênio seis vezes maior que o normal. A propulsão na cadeira de rodas pelo mesmo grupo aumenta a absorção de oxigênio inferior a 10% mais do que o normal, a uma velocidade consideravelmente mais rápida. O elevadíssimo custo de energia pode ser explicado pelo fato da paralisia de MI exigir que o indivíduo se mova através da ação do membro superior e da ação torácica, geralmente com uma marcha em mergulho ou semimergulho. Esses padrões são extremamente extenuantes, sobrecarregando adultos não deficientes com, pelo menos, 75% mais energia do que uma caminhada normal.

De menor importância na determinação da capacidade funcional é o tipo de órtese. Restringir tanto a flexão plantar quanto a flexão dorsal, conforme previsto pelas OJTP de Craig-Scott, reduz a demanda de energia muito ligeiramente. A contenção do tornozelo, no entanto, não faz nenhuma diferença apreciável na energia necessária para negociar escadas e rampas. O desempenho é algo mais eficiente com OJTP de plástico moldado, que pesam um pouco menos do que o metal tradicional e os suportes de couro. A maioria dos indivíduos adaptados a órteses de marcha recíproca a prefere, principalmente por causa de sua aparência e percepção de estabilidade.

Não se deve perder de vista o objetivo principal de deambulação, ou seja, ir de um lugar para outro, em vez de executar uma façanha física exaustiva. O abandono quase universal das órteses por indivíduos com lesão medular torácica após a alta do centro de reabilitação atesta o fato de que a maioria decide que a realização de tarefas profissionais e de lazer é mais importante do que lutar com a colocação do suporte, e que a deambulação é dispendiosa em termos energéticos.

Hemiplegia

Embora o aumento da demanda de energia ocasionada pela deambulação na hemiplegia não seja tão dramático como na marcha paraplégica, o custo deve ser considerado no planejamento de metas razoáveis. O custo de energia sobe em proporção com a quantidade de espasticidade. As faixas de aumento vão de nenhuma diferença apreciável para as pessoas com hemiplegia, a um aumento de 100% para caminhantes relativamente inexperientes. Em média, a marcha confortável é de aproximadamente metade da velocidade da marcha de indivíduos sem deficiência.

O tipo de órtese não parece fazer muita diferença na capacidade funcional, embora os pacientes com hemiplegia tenham desempenho mais eficiente com algumas formas de OTP do que sem qualquer órtese. A investigação dos fatores que influenciam o gasto de energia, especialmente o estado físico, ajuda o fisioterapeuta a planejar o programa de reabilitação mais adequado e ter uma previsão de desempenho em longo prazo.

Resumo

Este capítulo se concentrou em órteses de tronco e membros inferiores. As órteses e os componentes das órteses mais prescritos foram apresentados. Além disso, as responsabilidades do fisioterapeuta no tratamento com órteses foram enfatizadas.

Idealmente, uma órtese é prescrita por uma equipe clínica ortótica composta por um médico, um fisioterapeuta e um ortótico. A prescrição deve ser baseada em uma análise aprofundada, com particular atenção para os fatores específicos discutidos neste capítulo. A contribuição do paciente e de todos os membros da equipe durante o processo de tomada de decisões é crucial. Essa abordagem garantirá uma correspondência ideal entre biomecânica do paciente, os requisitos psicológicos e uma órtese adequada capaz de desempenhar sua função pretendida. Uma vez que a órtese seja prescrita, ela deve ser avaliada para se assegurar de que está satisfatória no ajuste de forma, função e construção. O paciente deve ter o benefício de um programa de treinamento adequado para colocar a órtese e usá-la de forma eficaz.

Questões para revisão

1. Discuta o propósito de um sapato corretamente ajustado no tratamento com órtese.
2. Descreva a finalidade (função) das seguintes modificações externas no sapato: cunha do calcanhar, cunha de sola, barra de metatarso e barra rocker.
3. Quais são as vantagens de uma órtese de complemento de sapato plástica em comparação com o estribo sólido?
4. Para o paciente com fraqueza ou paralisia dos dorsiflexores, explique como uma OTP de lâmina elástica posterior transmite sua função durante o início da fase de apoio e durante a fase de balanço da marcha.
5. Qual é a função da faixa anterior proximal em uma OTP com reação ao solo?
6. Como as OTP inibidoras de tônus melhoram a função do paciente?
7. Indique o uso clínico de uma OTP com borda de suporte do tendão patelar.
8. Quais estratégias podem ser usadas para aumentar a rigidez das órteses de plástico?
9. Qual é a função de uma articulação do joelho em dobradiça em uma órtese de joelho-tornozelo-pé (OJTP)?
10. Descreva o sistema de três pontos em uma órtese lombossacral com controle de flexão e extensão.
11. Quais dados devem ser colhidos antes da formulação de uma prescrição de órteses?
12. Compare e contraste as opções de órteses para um paciente com hemiplegia.
13. Quais são os objetivos do exame pré-ortótico?
14. Quais são as características da OTP consideradas durante a avaliação estática?
15. Quais são as causas anatômicas e das órteses da marcha com saltos?

Estudo de caso

Histórico do paciente e problema atual

A paciente é uma mulher de 65 anos, que teve poliomielite com 3 anos de idade. Ela sofreu paralisia completa do MI direito e do pé e tornozelo esquerdos. Durante a infância, ela usava uma órtese joelho-tornozelo-pé bilateral (OJTP) e deambulava com marcha de quatro pontos com a ajuda de um par de muletas axilares. Quando ela tinha 18 anos, teve uma fusão do tornozelo e subtalar à esquerda. Ela foi equipada com uma OJTP à direita, que incluiu uma fundação com estribo, um retentor de tornozelo posterior, um anel de bloqueio de queda no joelho, almofada de joelho e faixas de coxa e panturrilha cobertas de couro. Nos 40 anos seguintes, ela usou o mesmo suporte e teve o couro e o sapato substituídos sempre que se tornaram desgastados. Ela usava uma bengala na mão esquerda, quando andava ao ar livre. Ela voltou para o departamento de reabilitação hoje, com queixa de dor no joelho direito e fadiga. Ela também disse que sua órtese rasga suas meias no joelho e está curiosa sobre os novos desenvolvimentos ortóticos.

Histórico patológico pregresso

Exceto pela poliomielite, ela gozou de boa saúde, apesar de sua resistência ser sempre menor do que a de seus amigos.

Histórico social

A paciente é uma bibliotecária de referência que vive com o marido. Ela gosta de visitar seus netos, ir ao teatro e participar de campanhas políticas.

Achados do exame de fisioterapia

- *Estado cognitivo*: alerta, orientada, memória intacta.
- *Resistência*: limitada, restrita principalmente pelo desconforto no joelho direito. Ela pode caminhar por três quarteirões antes de ter que descansar.
- *Visão*: intacta com lente corretiva.
- *Pressão arterial*: 136/74.
- *Frequência respiratória*: dentro dos limites funcionais (DLF).

Exame da amplitude de movimento

Movimento	Direita	Esquerda
Flexão do quadril	DLF	DLF
Extensão do quadril	DLF	DLF
Abdução do quadril	DLF	DLF
Adução do quadril	DLF	DLF
Rotação lateral do quadril	DLF	DLF
Rotação medial do quadril	DLF	DLF
Joelho	25°-0°-120°*	DLF
Dorsiflexão do tornozelo	0°-5°	0° (sem movimento)
Flexão plantar	0°-40°	0° (sem movimento)
Inversão	0°-10°	0° (sem movimento)
Eversão	0°-5°	0° (sem movimento)

* O joelho direito exibe 25° de hiperextensão.
DLF = dentro dos limites funcionais.

Sensibilidade

- Todas as modalidades DLF bilateralmente em ambos os membros.
- Sensação em ambos os membros superiores DLF.

Força: graduação do teste de força muscular manual (TMM)

Movimento	Direita	Esquerda
Flexão do quadril	2–/5	4/5
Extensão do quadril	0	4/5
Abdução do quadril	0	4/5
Adução do quadril	0	4/5
Rotação medial do quadril	0	4/5
Rotação lateral do quadril	0	3+/5
Flexão do joelho	0	4–/5
Extensão	0	3+/5
Dorsiflexão do tornozelo	0	N/A
Flexão plantar	0	N/A
Inversão	0	N/A
Eversão	0	N/A
Força do membro superior	DLF	DLF

DLF = dentro dos limites funcionais; N/A = não aplicável em razão da fusão.

Exame ortótico

Hastes verticais mal alinhadas, permitindo 20° de hiperextensão do joelho. Retenção posterior de tornozelo desgastada, permitindo 10° de flexão plantar. O couro nas faixas de panturrilha e coxa está desgastado.

Equilíbrio

Posição em pé
- *Estático*: Bom; capaz de manter a posição estática por período ilimitado.
- *Dinâmico*: Bom em superfície plana. Não testado em rampa; a paciente relata que o equilíbrio em rampas é precário.

Sentada
- DLF.

Marcha

A paciente caminha lentamente com uma OJTP à direita, com o tronco consideravelmente inclinado para a direita. A inclinação reduz quando ela usa uma bengala na mão esquerda. Ela relata que tem grande dificuldade de subir e descer rampas. Achados adicionais incluem os seguintes:

- Diminuição geral na velocidade do movimento.
- Base para caminhar amplificada.
- Circundução da perna direita.
- O joelho direito hiperestende dentro da órtese.
- Flexão plantar do tornozelo direito limitada pela órtese.
- Pé e tornozelo esquerdo imóveis.

Estado funcional
- Independente nas transferências: sentar para levantar; transferência do chão para em pé.
- Independente em todas as atividades básicas da vida diária (ABVD).
- Independente em aproximadamente 85% das atividades instrumentais da vida diária (AIVD) (limitações impostas por dor, fadiga e baixa tolerância ambulatorial).

Resultados e metas desejados pela paciente

- Andar sem dor no joelho.
- Melhorar a resistência.
- Melhorar a aparência.
- Reduzir a frequência das meias rasgadas nas imediações do joelho.

QUESTÕES PARA ORIENTAÇÃO

1. Formule uma lista dos problemas clínicos.
2. Formule uma lista das habilidades da paciente.
3. Estabeleça metas previstas e resultados esperados com a fisioterapia.
4. Formule um plano de cuidados de fisioterapia.

REFERÊNCIAS BIBLIOGRÁFICAS

1. American Academy of Orthopaedic Surgeons: Orthopaedic Appliances Atlas, Vol 1. JW Edwards, Ann Arbor, MI, 1952.
2. Fatone, S: Challenges in lower extremity orthotic research. Prosthet Orthot Int 34:235, 2010.
3. Menant, JC, et al: Optimizing footwear for older people at risk of falls. J Rehabil Res Dev 45:1167, 2008.
4. Hijmans, JM, et al: A systematic review of the effects of shoes and other ankle or foot appliances on balance in older people and people with peripheral nervous system disorders. Gait Posture 25:316, 2007.
5. Johanson, MA, et al: Effect of heel lifts on plantarflexor and dorsiflexors activity during gait. Foot Ankle Int 31:1014, 2010.
6. Hong, WH, et al: Influence of heel height and shoe insert on comfort perception and biomechanical performance of young female adults during walking. Foot Ankle Int 26:1042, 2005.
7. Kerrigan, DC, et al: Moderate-heeled shoe and knee joint torques relevant to the development and progression of knee osteoarthritis. Arch Phys Med Rehabil 86:871, 2005.
8. Mohamed, O, et al: The effects of Plastazote and Aliplast/Plastazote orthoses on plantar pressures in elderly persons with diabetic neuropathy. J Prosthet Orthot 16:55, 2004.
9. Wrobel, JS, et al: A proof-of-concept study for measuring gait speed, steadiness, and dynamic balance under various footwear conditions outside of the gait laboratory. J Am Podiatr Med Assoc 100:242, 2010.
10. Seligman, DA, and Dawson, DR: Customized heel pads and soft orthotics to treat heel pain and plantar fasciitis. Arch Phys Med Rehabil 84:1564, 2003.
11. Leung, AKL, et al: Biomechanical gait evaluation of the immediate effect of orthotic treatment for flexible flat foot. Prosthet Orthot Int 22:25, 1998.
12. May, BJ, and Lockard, MA: Prosthetics and Orthotics in Clinical Practice. FA Davis, Philadelphia, 2011.
13. Rao, S, et al: Orthoses alter in vivo segmental foot kinematics during walking in patients with midfoot arthritis. Arch Phys Med Rehabil 91:608, 2010.
14. Welsh, BJ, et al: A case-series study to explore the efficacy of foot orthoses in treating first metatarsophalangeal joint pain. J Foot Ankle Res 27:3, 2010.
15. Murley, GS, Landorf, KB, and Menz, HB: Do foot orthoses change lower limb muscle activity in flat-arched feet toward a pattern observed in normal-arched feet? Clin Biomech (Bristol, Avon) 25:728, 2010.
16. Bird, AR, Bendrups, AP, and Payne, CB: The effect of foot wedging on electromyographic activity in the erector spinae and gluteus medius muscles during walking. Gait Posture 18:81, 2003.
17. Gelis, A, et al: Is there an evidence-based efficacy for the use of foot orthotics in knee and hip osteoarthritis? Elaboration of French clinical practice guidelines. Joint Bone Spine 75:714, 2008.
18. Gross, MT, and Foxworth, JL: The role of foot orthoses as an intervention for patellofemoral pain. J Orthop Sports Phys Ther 33:661, 2003.
19. Saxena, A, and Haddad, J: The effect of foot orthoses on patellofemoral pain syndrome. J Am Podiatr Med Assoc 93:264, 2003.
20. Butler, RJ, et al: Effect of laterally wedged foot orthoses on rearfoot and hip mechanics in patients with medial knee osteoarthritis. Prosthet Orthot Int 33:107, 2009.
21. Van Raaij, TM, et al: Medial knee osteoarthritis treated by insoles or braces: A randomized trial. Clin Orthop Relat Res 468:1926, 2010.
22. Nawoczenski, DA, and Ludewig, PM: The effect of forefoot and arch posting orthotic designs on first metatarsophalangeal joint kinematics during gait. J Orthop Sports Phys Ther 34:317, 2004.

23. Houssain, M, et al: Foot orthoses for patellofemoral pain in adults. Cochrane Database Syst Rev CD008402, 2011.
24. Roos, E, Engstrom, M, and Soderberg, B: Foot orthoses for the treatment of plantar fasciitis. Foot Ankle Int 27:606, 2006.
25. Landorf, KB, Keenan, AM, and Herbert, RD: Effectiveness of foot orthoses to treat plantar fasciitis. Arch Intern Med 166:1305, 2006.
26. Baldassin, V, Gomes, CR, and Beraldo, PS: Effectiveness of prefabricated and customized foot orthoses made from low-cost foam for noncomplicated plantar fasciitis: A randomized controlled trial. Arch Phys Med Rehabil 90:701, 2009.
27. Hume, P, et al: Effectiveness of foot orthoses for treatment and prevention of lower limb injuries: A review. Sports Med 38:759, 2008.
28. Richter, RR, Austin, TM, and Reinking, MF: Foot orthoses in lower limb overuse conditions: A systematic review and meta-analysis: Critical appraisal and commentary. J Athl Train 46:103, 2011.
29. Rome, K, Ashford, RL, and Evans, A: Non-surgical interventions for paediatric pes planus. Cochrane Database Syst Rev CD006311, 2010.
30. Powell, M, Seid, M, and Szer, IS: Efficacy of custom foot orthotics in improving pain and functional status in children with juvenile idiopathic arthritis: A randomized trial. J Rheumatol 32:943, 2005.
31. Burns, J, et al: Interventions for the prevention and treatment of pes cavus. Cochrane Database Syst Rev CD006154, 2007.
32. Burns, J, et al: Effective orthotic therapy for the painful cavus foot: A randomized controlled trial. J Am Podiatr Med Assoc 96:205, 2006.
33. Hawke, F, et al: Custom-made foot orthoses for the treatment of foot pain. Cochrane Database System Rev CD006801, 2008.
34. Hastings, MK, et al: Effect of metatarsal pad placement on plantar pressure in people with diabetes mellitus and peripheral neuropathy. Foot Ankle Int 28:84, 2007.
35. Lott, DJ, et al: Effect of footwear and orthotic devices on stress reduction and soft tissue strain of the neuropathic foot. Clin Biomech (Bristol, Avon) 22:352, 2007.
36. Brodtkorb, TH, Kogler GF, and Arndt, A: The influence of metatarsal support height and longitudinal axis position on plantar foot loading. Clin Biomech (Bristol, Avon) 23:640, 2008.
37. Wang, CC, and Hansen, AH: Response of able-bodied persons to changes in shoe rocker radius during walking: Changes in ankle kinematics to maintain a consistent roll-over shape. J Biomech 43:2288, 2010.
38. Hutchins, S, et al: The biomechanics and clinical efficacy of footwear adapted with rocker profiles—evidence in the literature. Foot (Edinb) 19:165, 2009.
39. Nair, PM, et al: Stepping in an ankle foot orthosis re-examined: A mechanical perspective for clinical decision making. Clin Biomech (Bristol, Avon) 25:618, 2010.
40. Guillebastre, B, Calmels, P, and Rougier, P: Effects of rigid and dynamic ankle-foot orthoses on normal gait. Foot Ankle Int 30:51, 2009.
41. Herndon, SK, et al: Center of mass motion and the effects of ankle bracing on metabolic cost during submaximal walking trials. J Orthop Res 24:2170, 2006.
42. Radtka, SA, et al: The kinematic and kinetic effects of solid, hinged, and no ankle-foot orthoses on stair locomotion in healthy adults. Gait Posture 24:211, 2006.
43. Huang, YC, et al: Effects of ankle-foot orthoses on ankle and foot kinematics in patients with subtalar osteoarthritis. Arch Phys Med Rehabil 87:1131, 2006.
44. Gok, H, et al: Effects of ankle-foot orthoses on hemiparetic gait. Clin Rehabil 17:137, 2003.
45. Tyson, SF, and Thornton, HA: The effect of a hinged ankle foot orthosis on hemiplegic gait: Objective measures and users' opinions. Clin Rehabil 15:53, 2001.
46. Bregman, DJJ, et al: Polypropylene ankle foot orthoses to overcome drop-foot gait in central neurological patients: A mechanical and functional evaluation. Prosthet Orthot Int 34:293, 2010.
47. Erel, S, et al: The effects of dynamic ankle-foot orthoses in chronic stroke patients at three-month follow-up: A randomized controlled trial. Clin Rehabil 25:1, 2011.

48. Esquenazi, A, et al: The effect of an ankle-foot orthosis on temporal spatial parameters and asymmetry of gait in hemiparetic patients. PM R 1:1014, 2009.
49. Wang, RY, et al: Gait and balance performance improvements attributable to ankle-foot orthosis in subjects with hemiparesis. Am J Phys Med Rehabil 86:556, 2007.
50. Abe, H, et al: Improving gait stability in stroke hemiplegic patients with a plastic ankle-foot orthosis. Tohoku J Exp Med 18:193, 2009.
51. Cakar, E, et al: The ankle-foot orthosis improves balance and reduces fall risk of chronic spastic hemiparetic patients. Eur J Phys Rehabil Med 46:363, 2010.
52. Nolan, KJ, and Yarossi, M: Weight transfer analysis in adults with hemiplegia using ankle foot orthosis. Prosthet Orthot Int 35:45, 2011.
53. Hung, JW, et al: Long-term effect of an anterior ankle-foot orthosis on functional walking ability of chronic stroke patients. Am J Phys Med Rehabil 90:8, 2011.
54. Chen, CK, et al: Effects of an anterior ankle-foot orthosis on postural stability in stroke patients with hemiplegia. Am J Phys Med Rehabil 87:815, 2008.
55. Chen, CC, et al: Kinematic features of rear-foot motion using anterior and posterior ankle-foot orthoses in stroke patients with hemiplegic gait. Arch Phys Med Rehabil 91:1862, 2010.
56. Simons, CD, et al: Ankle-foot orthoses in stroke: Effects on functional balance, weight-bearing asymmetry and the contribution of each lower limb to balance control. Clin Biomech (Bristol, Avon) 24:769, 2009.
57. Cruz, TH, and Dhaher, YY: Impact of ankle-foot-orthosis on frontal plane behaviors post-stroke. Gait Posture 30:312, 2009.
58. Fatone, S, Gard, SA, and Malas, BS: Effect of ankle-foot orthosis alignment and foot-plate length on the gait of adults with poststroke hemiplegia. Arch Phys Med Rehabil 90:810, 2009.
59. Jagadamma, KC, et al: The effects of tuning an Ankle-Foot Orthosis Footwear Combination on kinematics and kinetics of the knee joint of an adult with hemiplegia. Prosthet Orthot Int 34:270, 2010.
60. Danielsson, A, and Sunnerhagen, KS: Energy expenditure in stroke subjects walking with a carbon composite ankle foot orthosis. J Rehabil Med 36:165, 2004.
61. Bregman, DJJ, et al: Polypropylene ankle foot orthosis to overcome drop-foot in central neurological patients: A mechanical and functional evaluation. Prosthet Orthot Int 34:293, 2010.
62. Franceschini, M, et al: Effects of an ankle-foot orthosis on spatiotemporal parameters and energy cost of hemiparetic gait. Clin Rehabil 17:368, 2003.
63. Mulroy, SJ, et al: Effect of OTP design on walking after stroke: Impact of ankle plantar flexion contracture. Prosthet Orthot Int 34:277, 2010.
64. Ring, H, et al: Neuroprosthesis for footdrop compared with an ankle-foot orthosis: Effects on postural control during walking. J Stroke Cerebrovasc Dis 18:41, 2009.
65. van Swigchem, R, et al: Is transcutaneous peroneal stimulation beneficial to patients with chronic stroke using an ankle-foot orthosis? A within-subjects study of patients' satisfaction, walking speed and physical activity level. J Rehabil Med 42:117, 2010.
66. Kasar, TM, et al: Novel patterns of functional electrical stimulation have an immediate effect on dorsiflexor muscle function during gait for people poststroke. Phys Ther 90:55, 2010.
67. Sheffler, LR, et al: Peroneal nerve stimulation versus an ankle foot orthosis for correction of footdrop in stroke: Impact on functional ambulation. Neurorehabil Neural Repair 20:355, 2006.
68. Sheffler, LR, Bailey, SN, and Chae, J: Spatiotemporal and kinematic effect of peroneal nerve stimulation versus an ankle-foot orthosis in patients with multiple sclerosis: A case series. PM R 1:604, 2009.
69. O'Reilly, T, et al: Effects of ankle-foot orthoses for children with hemiplegia on weight-bearing and functional ability. Pediatr Phys Ther 21:225, 2009.
70. Desloovere, K, et al: How can push-off be preserved during use of an ankle foot orthosis in children with hemiplegia? A prospective controlled study. Gait Posture 24:142, 2006.

71. Romkes, J, Hell, AK, and Brunner, R: Changes in muscle activity in children with hemiplegic cerebral palsy while walking with and without ankle-foot orthoses. Gait Posture 24:467, 2006.
72. Van Gestel, L, et al: Effect of dynamic orthoses on gait: A retrospective control study in children with hemiplegia. Dev Med Child Neurol 50:63, 2008.
73. Brehm, MA, Harlaar, J, and Schwartz, M: Effect of ankle-foot orthoses on walking efficiency and gait in children with cerebral palsy. J Rehabil Med 40:529, 2008.
74. Maltais, D, et al: Use of orthoses lowers the O2 cost of walking in children with spastic cerebral palsy. Med Sci Sports Exerc 33:320, 2001.
75. Balaban, B, et al: The effect of hinged ankle-foot orthosis on gait and energy expenditure in spastic hemiplegic cerebral palsy. Disabil Rehabil 29:139, 2007.
76. Smiley, SJ, et al: A comparison of the effects of solid, articulated, and posterior leaf-spring ankle-foot orthoses and shoes alone on gait and energy expenditure in children with spastic diplegic cerebral palsy. Orthopedics 25:411, 2002.
77. Radtka, SA, Skinner, SR, and Johanson, ME: A comparison of gait with solid and hinged ankle-foot orthoses in children with spastic diplegic cerebral palsy. Gait Posture 21:303, 2005.
78. Buckon, CE, et al: Comparison of three ankle-foot orthosis configurations for children with spastic diplegia. Dev Med Child Neurol 46:590, 2004.
79. Sienko-Thomas, S, et al: Stair locomotion in children with spastic hemiplegia: The impact of three different ankle foot orthosis (AFO) configurations. Gait Posture 16:180, 2002.
80. Rogozinski, BM, et al: The efficacy of the floor-reaction ankle-foot orthosis in children with cerebral palsy. J Bone Joint Surg Am 91:2440, 2009.
81. Lucareli, PR, et al: Changes in joint kinematics in children with cerebral palsy while walking with and without a floor reaction ankle-foot orthosis. Clinics (Sao Paulo) 62:63, 2007.
82. Kane, K, and Barden, J: Comparison of ground reaction and articulated ankle-foot orthoses in a child with lumbosacral myelomeningocele and tibial torsion. J Prosthet Orthot 22:222, 2010.
83. Westberry, DE, et al: Impact of ankle-foot orthoses on static foot alignment in children with cerebral palsy. J Bone Joint Surg Am 89:806, 2007.
84. Hachisuka, K, et al: Clinical application of carbon fibre reinforced plastic leg orthosis for polio survivors and its advantages and disadvantages. Prosthet Orthot Int 30:129, 2006.
85. Brehm, MA, et al: Effect of carbon-composite knee-ankle-foot orthoses on walking efficiency and gait in former polio patients. J Rehabil Med 39:651, 2007.
86. Hachisuka, K, et al: Oxygen consumption, oxygen cost and physiological cost index in polio survivors: A comparison of walking without orthosis, with an ordinary or a carbon-fibre reinforced plastic knee-ankle-foot orthosis. J Rehabil Med 39:646, 2007.
87. Hebert, JS, and Liggins, AB: Gait evaluation of an automatic stance-control knee orthosis in a patient with postpoliomyelitis. Arch Phys Med Rehabil 86:1676, 2005.
88. Irby, SE, Bernhardt, KA, and Kaufman, KR: Gait of stance control orthosis users: The dynamic knee brace system. Prosthet Orthot Int 29:269, 2005.
89. Irby, SE, Bernhardt, KA, and Kaufman, KR: Gait changes over time in stance control orthosis users. Prosthetic Orthot Int 31:353, 2007.
90. Yakimovich, T, Lemaire, ED, and Kofman, J: Preliminary kinematic evaluation of a new stance-control knee-ankle-foot orthosis. Clin Biomech (Bristol, Avon) 21:1081, 2006.
91. Yakimovich, T, Lemaire, ED, and Kofman, J: Engineering design review of stance-control knee-ankle-foot orthoses. J Rehabil Res Dev 46:257, 2009.
92. Davis, PC, Bach, TM, and Pereira, DM: The effect of stance control orthoses on gait characteristics and energy expenditure in knee-ankle-foot orthosis users. Prosthet Orthot Int 34:206, 2010.
93. McMillan, AG, et al: Preliminary evidence for effectiveness of a stance control orthosis. J Prosthet Orthot 16:6, 2004.
94. Zissimopoulos, A, Fatone, S, and Gard, SA: Biomechanical and energetic effects of a stance-control orthotic knee joint. J Rehabil Res Dev 44:503, 2007.
95. Bernhardt, KA, Irby, SE, and Kaufman, KR: Consumer opinions of a stance control knee orthosis. Prosthet Orthot Int 30:246, 2006.
96. Hwang, S, et al: Biomechanical effect of electromechanical knee-ankle-foot orthosis on knee joint control in patients with poliomyelitis. Med Biol Eng Comput 46:541, 2008.
97. Horst, RW: A bio-robotic leg orthosis for rehabilitation and mobility enhancement. Conf Proc IEEE Eng Med Biol Soc 2009-5090-3, 2009.
98. Johnson, WB, Fatone, S, and Gard, SA: Walking mechanics of persons who use reciprocating gait orthoses. J Rehabil Res Dev 46:435, 2009.
99. Leung, AK, et al: The Physiological Cost Index of walking with an isocentric reciprocating gait orthosis among patients with T(12)–L(1) spinal cord injury. Prosthet Orthot Int 33:61, 2009.
100. Merati, G, et al: Paraplegic adaptation to assisted-walking: Energy expenditure during wheelchair versus orthosis use. Spinal Cord 38:37, 2000.
101. Plassat, R, et al: Gait orthosis in patients with complete thoracic paraplegia: Review of 43 patients. Ann Readapt Med Phys 48:240, 2005.
102. Roussos, N, et al: A long-term review of severely disabled spina bifida patients using a reciprocal walking system. Disabil Rehabil 23:239, 2001.
103. Spadone, R, et al: Energy consumption of locomotion with orthosis versus Parastep-assisted gait: A single case study. Spinal Cord 41:97, 2003.
104. Vogt, L, et al: Lumbar corsets: Their effect on three-dimensional kinematics of the pelvis. J Rehabil Res Dev 37:495, 2000.
105. Van Duijvenbode, IC, et al: Lumbar supports for prevention and treatment of low back pain. Cochrane Database Syst Rev 16:CD001823, 2008.
106. Jellema, P, et al: Lumbar supports for prevention and treatment of low back pain: A systematic review within the framework of the Cochrane Back Review Group. Spine 26:377, 2001.
107. Cholewicki, J, et al: Lumbosacral orthoses reduce trunk muscle activity in a postural control task. J Biomech 40:1731, 2007.
108. Cholewicki, J, et al: The effects of a three-week use of lumbosacral orthoses on trunk muscle activity and on the muscular response to trunk perturbations. BMC Musculoskelet Disord 11:154, 2010.
109. Fayolle-Minon, I, and Calmeis, P: Effect of wearing a lumbar orthosis on trunk muscles: Study of the muscle strength after 21 days of use on healthy subjects. Joint Bone Spine 75:58, 2008.
110. van Leeuwen, PJ, et al: Assessment of spinal movement reduction by thoraco-lumbar-sacral orthoses. J Rehabil Res Dev 37:395, 2000.
111. Konz, R, Fatone, S, and Gard, S: Effect of restricted spinal motion on gait. J Rehabil Res Dev 43:161, 2006.
112. Kongsted, A, et al: Neck collar, "act-as-usual" or active mobilization for whiplash injury? A randomized parallel-group trial. Spine 332:618, 2007.
113. Kuijper, B, et al: Cervical collar or physiotherapy versus wait and see policy for recent onset cervical radiculopathy: Randomised trial. BMJ 339, 2009.
114. Gavin, TM, et al: Biomechanical analysis of cervical orthoses in flexion and extension: A comparison of cervical collars and cervical thoracic orthoses. J Rehabil Res Dev 40:527, 2003.
115. Tescher, AN, et al: Range-of-motion restriction and craniofacial tissue-interface pressure from four cervical collars. J Trauma 63:112, 2007.
116. Zhang, S, et al: Evaluation of efficacy and 3D kinematic characteristics of cervical orthoses. Clin Biomech (Bristol, Avon) 20:264, 2005.
117. Cosan, TE, et al: Indications of Philadelphia collar in the treatment of upper cervical injuries. Eur J Emerg Med 8:33, 2001.
118. Bell, KM, et al: Assessing range of motion to evaluate the adverse effects of ill-fitting cervical orthoses. Spine J 9:225, 2009.

119. Sawers, A, DiPaola, CP, and Rechtine, GR 2nd: Suitability of the noninvasive halo for cervical spine injuries: A retrospective analysis of outcomes. Spine J 9:216, 2009.
120. Ivanocic, PC, Beauchman, NN, and Tweardy, L: Effect of halo-vest components on stabilizing the injured cervical spine. Spine 34:167, 2009.
121. Platzer, P, et al: Nonoperative management of odontoid fractures using a halothoracic vest. Neurosurgery 61:522, 2007.
122. German, JW, Hart, BL, and Benzel, ED: Nonoperative management of vertical C2 body fractures. Neurosurgery 56:516, 2005.
123. Koech, F, et al: Nonoperative management of type II odontoid fractures in the elderly. Spine 33:2881, 2008.
124. Ohnishi, K, et al: Effects of wearing halo vest on gait: Three-dimensional analysis in healthy subjects. Spine 30:750, 2005.
125. Ono, A, et al: Muscle atrophy after treatment with Halovest. Spine 30:E8, 2005.
126. Fayssoux, RS, Cho, RH, and Herman, MJ: A history of bracing for idiopathic scoliosis in North America. Clin Orthop Relat Res 468:654, 2010.
127. Sponseller, PD: Bracing for adolescent idiopathic scoliosis in practice today. J Pediatr Orthop 31:S53, 2011.
128. Kotwicki, T, and Cheneau, J: Passive and active mechanisms of correction of thoracic idiopathic scoliosis with a rigid brace. Stud Health Technol Inform 136:320, 2008.
129. Clin, J, et al: Correlation between immediate in-brace correction and biomechanical effectiveness of brace treatment in adolescent idiopathic scoliosis. Spine 35:1706, 2010.
130. Lou, E, et al: Correlation between quantity and quality of orthosis wear and treatment outcomes in adolescent idiopathic scoliosis. Prosthet Orthot Int 28:49, 2004.
131. Negrini, S, et al: Braces for idiopathic scoliosis in adolescents. Spine (Phila) 35:1285, 2010.
132. Dolan, LA, and Weinstein, SL: Surgical rates after observation and bracing for adolescent idiopathic scoliosis: An evidence-based review. Spine 32:S91, 2007.
133. Maruyama, T, Grivas, TB, and Kaspiris, A: Effectiveness and outcomes of brace treatment: A systematic review. Physiother Theory Pract 27:26: 2011.
134. Katz, DE, and Durani, AA: Factors that influence outcome in bracing large curves in patients with adolescent idiopathic scoliosis. Spine 26:2354, 2001.
135. Negrini, S, et al: Idiopathic scoliosis patients with curves more than 45 Cobb degrees refusing surgery can be effectively treated through bracing with curve improvements Spine J 36:1, 2011.
136. Sadeghi, H, et al: Bracing has no effect on standing balance in females with adolescent idiopathic scoliosis. Med Sci Monit 14:CR293, 2008.
137. Rivett, L, et al: The relationship between quality of life and compliance to a brace protocol in adolescents with idiopathic scoliosis: A comparative study. BMC Musculoskelet Disord 10:5, 2009.
138. Vasiliadis, E, et al: The influence of brace on quality of life of adolescents with idiopathic scoliosis. Stud Health Technol Inform 123:352, 2006.
139. Glassman, SD, et al: The costs and benefits of nonoperative management for adult scoliosis. Spine 35:578, 2010.
140. Mac-Thiong, JM, et al: Biomechanical evaluation of the Boston brace system for the treatment of adolescent idiopathic scoliosis: Relationship between strap tension and brace interface forces. Spine 29:26, 2004.
141. Lange, JE, Steen, H, and Brox, JI Long-term results after Boston brace treatment in adolescent idiopathic scoliosis. Scoliosis 4:17, 2009.
142. Bunge, EM, et al: Patients' preferences for scoliosis brace treatment: A discrete choice experiment. Spine 35:57, 2010.
143. Clin, J, et al: A biomechanical study of the Charleston brace for the treatment of scoliosis. Spine 35:E940, 2010.
144. Gepstein, R, et al: Effectiveness of the Charleston bending brace in the treatment of single-curve idiopathic scoliosis. J Pediatr Orthop 22:84, 2002.
145. D'Amato, CR, Griggs, S, and McCoy, B: Nighttime bracing with the Providence brace in adolescent girls with idiopathic scoliosis. Spine 26:2006, 2001.
146. Seifert, J, and Selle, A: Is night-time bracing still appropriate in the treatment of idiopathic scoliosis? Orthopade 38:146, 2009.
147. Zaina, F, et al: Review of rehabilitation and orthopedic conservative approach to sagittal plane diseases during growth: Hyperkyphosis, junctional kyphosis, and Scheuermann disease. Eur J Phys Rehabil Med 45:595, 2009.
148. Gonzalez, E, and Edelstein, J: Energy expenditure in ambulation: In Gonzalez, E, et al (eds): Downey and Darling's Physiological Basis of Rehabilitation Medicine, ed 3. Butterworth-Heinemann, Boston, 2001, p 417

LEITURAS COMPLEMENTARES

Edelstein, JE, and Bruckner, J: Orthotics: A Comprehensive Clinical Approach. Slack, Thorofare, NJ, 2002.

Edelstein, JE, and Moroz, A: Lower extremity Prosthetics and Orthotics: Clinical Essentials. Slack, Thorofare, NJ, 2011.

Farris, RJ, Quintero, HA, and Goldfarb, M: Preliminary Evaluation of a Powered Lower Limb Orthosis to Aid Walking in Paraplegic Individuals. IEEE Trans Neural Syst Rehabil Eng 19:(6)652, 2011.

Hsu, JD, Michael, JW, and Fisk, JR, (eds): Atlas of Orthoses and Assistive Devices, ed 4. Mosby Elsevier, Philadelphia, 2008.

Ibuki, A, et al: The effect of tone-reducing orthotic devices on soleus muscle reflex excitability while standing in patients with spasticity following stroke. Prosthet Orthot Int 34:(1)46, 2010.

Lusardi, MM, and Nielsen, CC: Orthotics and Prosthetics in Rehabilitation, ed 2. Saunders, St. Louis, 2007.

May, BJ, and Lockard, MA: Prosthetics and Orthotics in Clinical Practice. FA Davis, Philadelphia, 2011.

Nawoczenski, DA, and Epler, ME: Orthotics in Functional Rehabilitation of the Lower Limb. WB Saunders, Philadelphia, 1997.

Neville, C, and Houck, J: Choosing among 3 ankle-foot orthoses for a patient with stage II posterior tibial tendon dysfunction. J Orthop Sports Phys Ther 39(11):816, 2009.

Oosterwaal, M, et al: Generation of subject-specific, dynamic, multisegment ankle and foot models to improve orthotic design: A feasibility study. BMC Musculoskelet Disord 12:256, 2011.

Seymour, R: Prosthetics and Orthotics: Lower Limb and Spinal. Lippincott Williams & Wilkins, Philadelphia, 2002.

Apêndice 30.A
Exame da órtese de membro inferior

1. A órtese é como foi prescrita?
2. O cliente pode vestir a órtese facilmente?

Posição em pé

3. O sapato é satisfatório e se encaixa corretamente?
4. A sola e o salto do sapato estão planos no chão?
5. Se um complemento de sapato for usado, existe um mínimo de balanço entre o complemento e o sapato?

Tornozelo

6. As articulações do tornozelo mecânico coincidem com o tornozelo anatômico (o eixo da articulação do tornozelo anatômico está aproximadamente alinhado por uma linha horizontal entre os maléolos ao nível da ponta distal do maléolo medial)?
7. Existe uma folga adequada entre o tornozelo anatômico e as articulações mecânicas do tornozelo?
8. A alça de correção para valgo ou varo controla a posição do pé?

Joelho

9. As articulações mecânicas do joelho coincidem com o joelho anatômico (1,2-1,9 cm) acima do platô tibial medial?
10. Existe uma folga adequada entre a articulação anatômica e a articulação mecânica do joelho?
11. A trava de joelho é segura e fácil de operar?

Cartuchos, faixas, soquetes e hastes verticais

12. Os cartuchos, faixas, soquetes e hastes verticais se conformam aos contornos da perna e da coxa?
13. Existe uma folga adequada entre o topo do cartucho ou a faixa da panturrilha e a cabeça da fíbula?
14. Existe uma folga adequada entre a órtese e o períneo?
15. A órtese está abaixo do trocanter maior, mas pelo menos 2,5 cm mais elevada do que o meio do cartucho ou da haste vertical?
16. As hastes verticais estão na linha mediana da perna e da coxa?
17. Os cartuchos, faixas e soquetes estão em conformidade com os contornos da perna e da coxa?
18. Existe algum tecido muscular mínimo acima do cartucho ou da faixa?
19. A parte inferior do cartucho da coxa ou a parte distal da faixa da coxa e a parte superior do cartucho ou da faixa da panturrilha estão equidistantes em relação ao joelho?
20. Em uma órtese de criança, há condição adequada para seu aumento?

Componentes de descarga de peso

21. Há adequado alívio para a cabeça da fíbula na borda de suporte para tendão patelar?
22. Em uma borda quadrilateral, o paciente está livre de pressão excessiva nos aspectos anteromedial e medial da borda?
23. Em uma borda quadrilateral, o túber isquiático descansa na base isquiática?
24. Com uma borda de suporte do tendão patelar, há redução adequada da descarga de peso através da órtese?

Quadril

25. O centro da articulação pélvica está ligeiramente acima e anterior ao trocanter maior?
26. O bloqueio do quadril é seguro e fácil de operar?
27. A faixa pélvica se encaixa ao tronco com precisão?

Estabilidade

28. A órtese fornece estabilidade adequada ao paciente?

Sentado

29. O paciente pode sentar-se confortavelmente com os quadris e joelhos flexionados a 90°?
30. O paciente pode se inclinar para a frente para tocar os sapatos?

Caminhando

31. O desempenho do paciente ao caminhar no plano é satisfatório?

32. O desempenho do paciente em escadas e rampas é satisfatório?
33. A órtese é suficientemente rígida?
34. A alça de correção para varo ou valgo fornece suporte adequado?
35. Será que a órtese opera em silêncio?
36. O paciente considera a órtese satisfatória em relação a conforto, funcionalidade e aparência?

Órtese fora do paciente

37. A pele está livre de abrasões ou outras descolorações atribuíveis à órtese?
38. A estrutura é satisfatória?
39. Todos os componentes funcionam de forma satisfatória?

Apêndice 30.B
Exame da órtese de tronco

1. A órtese é como foi prescrita?
2. O paciente consegue vestir a órtese facilmente?

Posição em pé
Faixa pélvica

3. A faixa pélvica se posiciona plana sobre o tronco, abaixo das espinhas ilíacas posterossuperiores?
4. A faixa pélvica passa entre os trocanteres e as cristas ilíacas?

Faixa torácica

5. A faixa torácica se posiciona plana sobre o tronco, abaixo das escápulas?
6. A faixa torácica se encontra posicionada horizontalmente no tronco?

Hastes verticais

7. As hastes verticais posteriores evitam a pressão sobre proeminências ósseas, como as espinhas vertebrais ou as escápulas?
8. As hastes verticais laterais se estendem ao longo das linhas medianas laterais do tronco?

Frente abdominal

9. A frente abdominal é de tamanho adequado?

Órtese cervical

10. A cabeça está na posição prescrita?
11. Todos os componentes rígidos se encaixam corretamente?

Sentado

12. O paciente pode sentar-se confortavelmente com os quadris e joelhos flexionados a 90°?
13. O paciente considera a órtese satisfatória em relação a conforto, funcionalidade e aparência?

Órtese fora do paciente

14. A pele está livre de abrasões ou outras descolorações atribuíveis à órtese?
15. A estrutura é satisfatória?
16. Todos os componentes funcionam de forma satisfatória?

Apêndice 30.C
Recursos da internet sobre órteses para profissionais de saúde, familiares e pacientes

Organização/recurso	Site
American Academy of Orthotists and Prosthetists	www.oandp.org
American Orthotic and Prosthetic Association	www.aopanet.org
Digital Resource Foundation for the Orthotics and Prosthetics Community	www.drfop.org
Orthotic and Prosthetic Activities Foundation	http://opfund.org/programs/initiatives.asp
Orthotic and Prosthetic Education and Research Foundation	www.operf.org/research
Resource for Orthotics and Prosthetics Information	www.oandp.com

CAPÍTULO 31

Próteses

Joan E. Edelstein, PT, MA, FISPO, CPed
Christopher Kevin Wong, PT, PhD, OCS

SUMÁRIO

Próteses parciais de pé e de Syme 1529

Próteses transtibiais 1530
Conjuntos de pé-tornozelo 1530
Rotadores e amortecedores 1533
Perna protética 1534
Soquete 1534
Suspensão 1536

Próteses transfemorais 1539
Conjuntos de pé-tornozelo e perna 1539
Unidades de joelho 1540
Soquetes 1543
Suspensões 1544

Próteses de desarticulação 1545
Próteses de desarticulação de joelho 1545
Próteses de desarticulação de quadril 1546

Próteses bilaterais 1547
Prótese bilateral de Syme e transtibial[52] 1547
Próteses transfemorais bilaterais[53,54] 1547

Manutenção protética 1547
Conjuntos de pé-tornozelo 1547
Pernas protéticas 1548
Unidades de joelho 1548
Soquetes e suspensões 1548

Tratamento fisioterapêutico 1549
Considerações pré-prescrição 1549
Exame físico 1549
Considerações psicossociais 1550
Próteses temporárias 1550
Prescrição protética 1551
Exame/avaliação da prótese 1552
Facilitação da aceitação da prótese 1557
Treinamento protético 1557
Avaliação final e cuidados de acompanhamento 1559
Capacidades funcionais 1560

Resumo 1561

OBJETIVOS DE APRENDIZAGEM

1. Descrever os componentes das próteses transtibial e transfemoral, incluindo as vantagens e desvantagens dos componentes e materiais alternativos.
2. Explicar as características distintivas do pé parcial, de Syme, das próteses de desarticulação de joelho e quadril e das próteses bilaterais.
3. Delinear o programa de manutenção para componentes protéticos.
4. Avaliar a conduta estática e dinâmica das próteses transtibial e transfemoral.
5. Resumir o papel do fisioterapeuta no tratamento de indivíduos com amputação de membro inferior.
6. Analisar e interpretar os dados do paciente, formular metas e resultados realistas e desenvolver um plano de cuidados, quando apresentado um estudo de caso clínico.

Os fisioterapeutas estão preocupados com o cuidado de indivíduos com amputações de membros superiores e inferiores. Os pacientes são muitas vezes adaptados com uma *prótese* para substituir a parte ausente da perna ou do braço. No sentido mais amplo, próteses também incluem dentaduras, cabeças femorais de titânio e válvulas cardíacas de plástico. Um *protético* é um profissional de saúde que projeta, fabrica e adapta próteses de membros.

As principais causas de amputação são doença vascular periférica, trauma, doença maligna e deficiência congênita. Nos Estados Unidos, a doença vascular é a causa para a maioria das amputações de perna, particularmente entre pacientes com diabetes.[1] Indivíduos com mais de 60 anos constituem o maior grupo de pessoas com amputação. O trauma é responsável pela maioria das amputações em jovens adultos e adolescentes. Os homens são mais propensos a tolerar a amputação por trauma e doença vascular. Os tumores ósseos e de tecidos moles são por vezes tratados com amputação, sendo a adolescência o período de pico de incidência. A deficiência congênita refere-se à ausência ou anormalidade de um membro, evidente no nascimento.

Este capítulo centra-se no membro inferior (MI), porque muito mais pessoas perderam uma parte do MI em comparação com o membro superior (MS). Os fisioterapeutas são membros-chave da equipe de reabilitação, trabalhando com protéticos, médicos, terapeutas ocupacionais e outros para promover o bem-estar do paciente. Para os indivíduos com amputação de MI, fisioterapeutas desempenham o papel mais importante em ajudar a pessoa a recuperar a função. Próteses de membros inferiores serão descritas em conjunto com um programa para treinar pacientes em seu uso. Para pacientes com amputação de MS, os fisioterapeutas podem desempenhar um papel menor, cooperando com terapeutas ocupacionais, dependendo da organização administrativa da unidade de saúde.

Registros históricos confirmam que o conceito de substituir um membro perdido é muito antigo. A forquilha que formava uma perna de pau para apoiar uma amputação transtibial (abaixo do joelho) era conhecida na Antiguidade. Hoje, a maioria dos indivíduos com amputação de MI é adaptada com uma prótese porque a função com um MI é muito diferente de manobrar com dois.

As principais próteses de MI são o pé parcial, de Syme, transtibial e transfemoral, bem como aquelas para desarticulação de joelho e de quadril. O fisioterapeuta deve estar familiarizado com as suas características e manutenção, bem como com a reabilitação dos pacientes equipados com esses dispositivos.

Próteses parciais de pé e de Syme

Os objetivos dessas próteses parciais do pé são: (1) restaurar, tanto quanto possível, a função do pé, principalmente na caminhada e (2) simular a forma do segmento do pé ausente. O paciente que perdeu um ou mais dedos pode simplesmente preencher a seção de dedo do pé do calçado para melhorar a aparência da parte superior do calçado. A posição em pé não será afetada, presumindo que as cabeças dos metatarsais permaneçam. Quando o indivíduo caminhar, a posição final da fase de apoio será menos vigorosa, em particular se as duas falanges do hálux estiverem ausentes. Uma órtese de pé com suporte de arco ajuda a manter o alinhamento do pé amputado, especialmente se uma ou mais falanges proximais foram amputadas.[2]

A amputação transmetatarsal altera a aparência do pé mais visivelmente. Uma prótese impede o calçado de desenvolver um vinco não natural na área do antepé. O paciente descarrega mais peso sobre o calcanhar e reduz a quantidade de tempo gasto no pé afetado durante a caminhada. Uma prótese particularmente útil consiste em um soquete de plástico para o resto do pé. O soquete está afixado a uma placa rígida, que se estende por todo o comprimento da sola interior do calçado. A placa tem um enchimento cosmético para o dedo do pé. O soquete protege as extremidades amputadas dos metatarsais, e a placa rígida restaura o comprimento do pé de modo que a pessoa possa passar mais tempo durante a fase de apoio da marcha no lado afetado, do que seria o caso, no contrário. Para auxiliar a posição final da fase de apoio, a parte inferior da prótese ou da sola do calçado podem ter uma barra de balanço convexa.[3]

A amputação ou desarticulação na região dos tarsais, como as desarticulações de Lisfranc e Chopart,[4] têm o problema adicional de reter o pequeno segmento do pé no calçado durante a fase de balanço. O comprimento do pé pode ser diminuído ainda mais por uma deformidade em equino do membro amputado, resultante da contração desequilibrada do tríceps sural. Por conseguinte, a prótese descrita para a amputação transmetatarsal pode ser aumentada com um cartucho de panturrilha de plástico, que é amarrado em torno da perna.[5,6]

A amputação de Syme envolve corte cirúrgico ao longo da tíbia e da fíbula distais, remoção de todo o pé e preservação do coxim de gordura do calcâneo. O paciente geralmente pode suportar o peso significativamente na extremidade distal do membro amputado.[7,8] As linhas de corte (bordas) do soquete (Fig. 31.1) estão localizadas na porção proximal da parte inferior da perna. O soquete tem um relevo (concavidade) para a crista da tíbia. Se a extremidade distal do membro de Syme for marcadamente bulbosa, a parte inferior da parede medial pode ser feita removível; o paciente veste o soquete e, em seguida, aperta a seção da parede no lugar. O soquete para uma amputação do membro que tem contornos relativamente verticais não precisa de uma seção removível; esse *design* tem um revestimento resiliente que auxilia a entrada da extremidade distal bulbosa do membro amputado, permitindo que o usuário vista a prótese facilmente. A prótese inclui um pé especificamente concebido para acomodar um soquete longo (Fig. 31.2). A prótese de Syme é suspensa pelo contorno de suas abas e pelas paredes de soquete, normalmente sem qualquer outro mecanismo de suspensão.

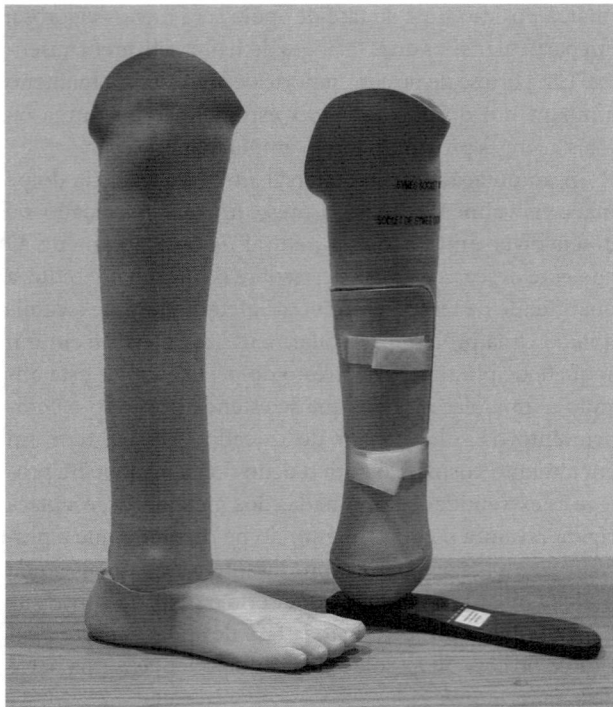

Figura 31.1 Prótese de Syme. (*Esquerda*) Soquete com paredes contínuas. (*Direita*) Soquete com abertura medial.

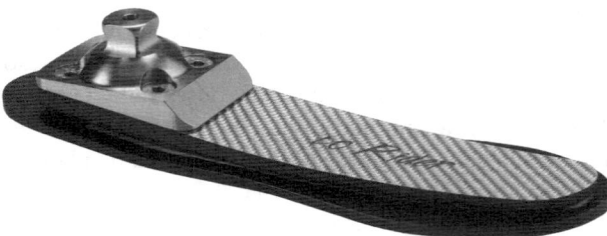

Figura 32.2 Pé Lo Rider para prótese de Syme. Cortesia de Otto Bock, Minneapolis, MN 55447.

Próteses transtibiais

O nível transtibial, anteriormente conhecido como abaixo do joelho, refere-se a uma amputação em que a tíbia e a fíbula são seccionadas. O paciente mantém o joelho anatômico com suas funções motoras e sensoriais. Esse é o local predominante de amputação, particularmente para os indivíduos com doença vascular.[9] Próteses para amputações transtibiais incluem um conjunto de pé-tornozelo, perna, soquete e componente de suspensão.

Conjuntos de pé-tornozelo

Um conjunto de pé-tornozelo restaura o contorno geral do pé do paciente, absorve o choque no contato do calcanhar, faz a flexão plantar na posição inicial da fase de apoio, e simula a hiperextensão metatarsofalângica (MTF) (ação de freio dos dedos) na última parte da fase de apoio. Os pacientes parecem preferir um pé com um antepé relativamente rígido.[10] O pé fica na posição neutra durante a fase de balanço. Muitos conjuntos também fornecem ligeiro movimento nos planos frontal e transverso, na tentativa de imitar a ação fisiológica do pé.[11-16] Os pés mais novos são muitas vezes feitos de fibra de carbono, que é mais leve e mais resistente que a madeira.

Pés não articulados

Nos Estados Unidos, o tipo de pé mais popular é o não articulado, sem um espaço entre o pé e a porção inferior da perna. Em comparação com os pés articulados, os componentes não articulados são mais leves e mais duráveis; algumas versões são feitas para caber em calçados de salto alto.

Pé SACH

O conjunto de *almofada de calcanhar com tornozelo sólido (SACH)* não articulado é comumente prescrito (Fig. 31.3A). A porção longitudinal é uma *quilha* de madeira ou de metal que termina em um ponto correspondente às articulações metatarsofalângicas. A quilha é coberta com borracha; a porção posterior é resiliente, para absorver impactos e permitir flexão plantar na posição inicial da fase de apoio. Anteriormente, a junção da quilha e das seções de borracha dos dedos dos pés permite que o pé realize hiperextensão na posição final da fase de apoio. O pé SACH é fabricado em uma ampla gama de tamanhos para servir em crianças, adolescentes e adultos. Ele está disponível com almofadas de calcanhar de diferentes graus de compressibilidade para aqueles que chocam o calcanhar com diferentes níveis de força. Os pés SACH podem ser encomendados em vários ângulos de flexão plantar para caber em calçados com diversas alturas de salto. A almofada do calcanhar permite uma quantidade muito pequena de movimento medial-lateral e transversal.

Outros pés não articulados

Uma versão mais recente do pé SACH é o pé de *endoesqueleto flexível com anexo estacionário* (SAFE) (Fig. 31.3B). Ele possui um bloco de tornozelo rígido unido à

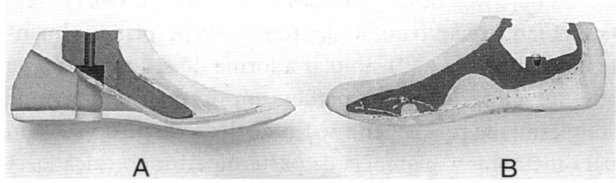

Figura 31.3 Corte transversal de um conjunto de pé-tornozelo não articulado. (**A**) SACH. (**B**) SAFE.

porção posterior da quilha em um ângulo de 45°, o que é comparável ao da articulação subtalar anatômica. A junção permite que o usuário mantenha contato com terreno moderadamente irregular, por causa da amplitude de movimento medial-lateral relativamente grande possível na parte de trás do pé. O pé SAFE, no entanto, é um pouco mais pesado e mais caro do que o pé SACH.

Pés que têm uma sola elástica armazenam energia no início e no meio do apoio, conforme o usuário se move sobre o pé, dobrando-o levemente. Na fase final do apoio, quando ocorre a transferência de carga para o pé oposto, o elástico no pé protético recua, devolvendo uma parte da energia armazenada. Esses pés são descritos como armazenadores de energia / liberadores de energia ou dinâmicos.[11] Tanto o *pé Flex* como o *pé Springlite* (Fig. 31.4) incluem uma longa faixa de fibra de carbono que se estende do dedo do pé até a porção proximal da perna, bem como uma seção de calcanhar posterior. A longa faixa atua como uma lâmina de elástico, permitindo que o pé armazene energia considerável no início e no meio do apoio e, em seguida, libere a energia no final da fase de apoio. Usuários ativos, como aqueles que jogam basquete ou correm, utilizam a capacidade de armazenamento de energia e liberação de energia desses pés. O C-Walk® (Fig. 31.5) é um outro exemplo de pé que armazena energia. Outros pés protéticos armazenadores de energia são mostrados na Figura 31.6. Eles são mais caros do que os pés SACH. Muitos desses pés podem ser revestidos de uma capa cosmética (Fig. 31.7). Os atletas podem optar por trocar o pé protético básico por um projetado para corrida (Fig. 31.8).

Pés articulados

Fabricados com peças separadas do pé e da porção inferior da perna, os pés articulados têm as seções unidas

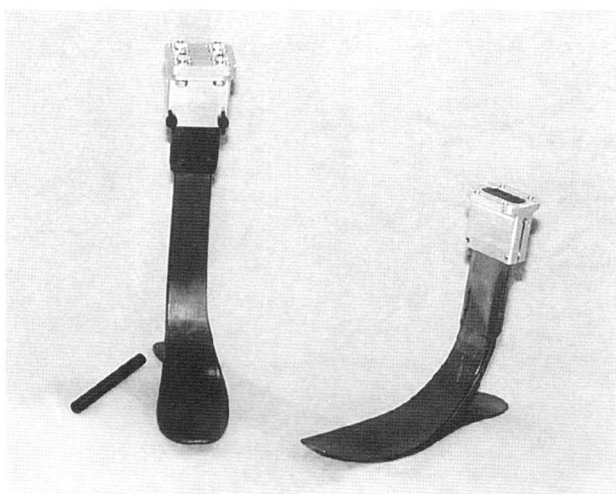

Figura 31.4 Pé Springlite.

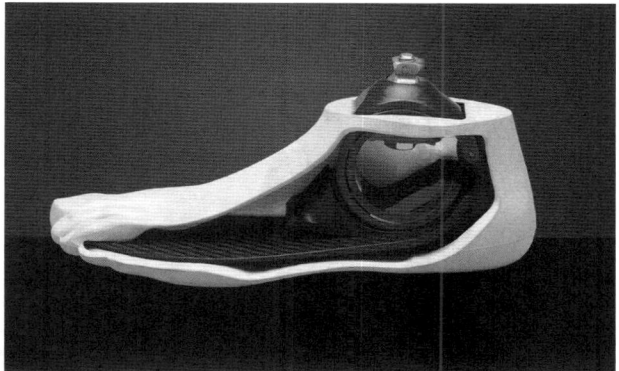

Figura 31.5 Pé C-Walk. Cortesia de Otto Bock, Minneapolis, MN 55447.

por um parafuso ou cabo de metal. Amortecedores de borracha normalmente controlam a facilidade do movimento do pé. Pés articulados estão sujeitos a afrouxamento eventual, o que pode ser sinalizado por um rangido.

Pés de um único eixo

O exemplo mais comum de um pé articulado é o *pé de um único eixo* (Fig. 31.9). Um amortecedor traseiro absorve o choque e controla a excursão da flexão plantar; é fácil para o protético substituir um amortecedor mais firme ou mais suave, dependendo da força que o paciente aplica no início da fase de apoio. Um paciente pesado ou muito ativo requer um amortecedor firme, enquanto um indivíduo frágil precisa de um amortecedor que seja suave o suficiente para permitir que o pé realize flexão plantar com o mínimo de carga. Na posição inicial da fase de apoio, a descarga de peso no calcanhar faz que o pé realize flexão plantar, garantindo que o usuário alcance a posição estável de pé plano. Anterior ao parafuso de tornozelo está uma borracha mais firme ou material similar, o retentor de dorsiflexão, que resiste à dorsiflexão conforme o usuário transfere peso para a frente sobre o pé. O pé de eixo único não permite o movimento medial-lateral ou transversal. Algumas pessoas preferem essa simplicidade de controle.

Pés com múltiplos eixos

Esses componentes movem-se ligeiramente em todos os planos para ajudar o usuário na manutenção do máximo contato com a superfície ao andar, mesmo se a superfície tiver declives ou leves irregularidades (Fig. 31.10). Uma versão recente do pé com múltiplos eixos é o ProprioFoot® (Fig. 31.11), que inclui sensores eletrônicos para detectar quando o usuário precisa de dorsiflexão; ele também fornece maior excursão do tornozelo do que outros conjuntos de pé-tornozelo e reduz a pressão no membro amputado.[17,18] Pés com eixos múltiplos são mais pesados e menos duráveis do que os pés com um único eixo ou pés não articulados.

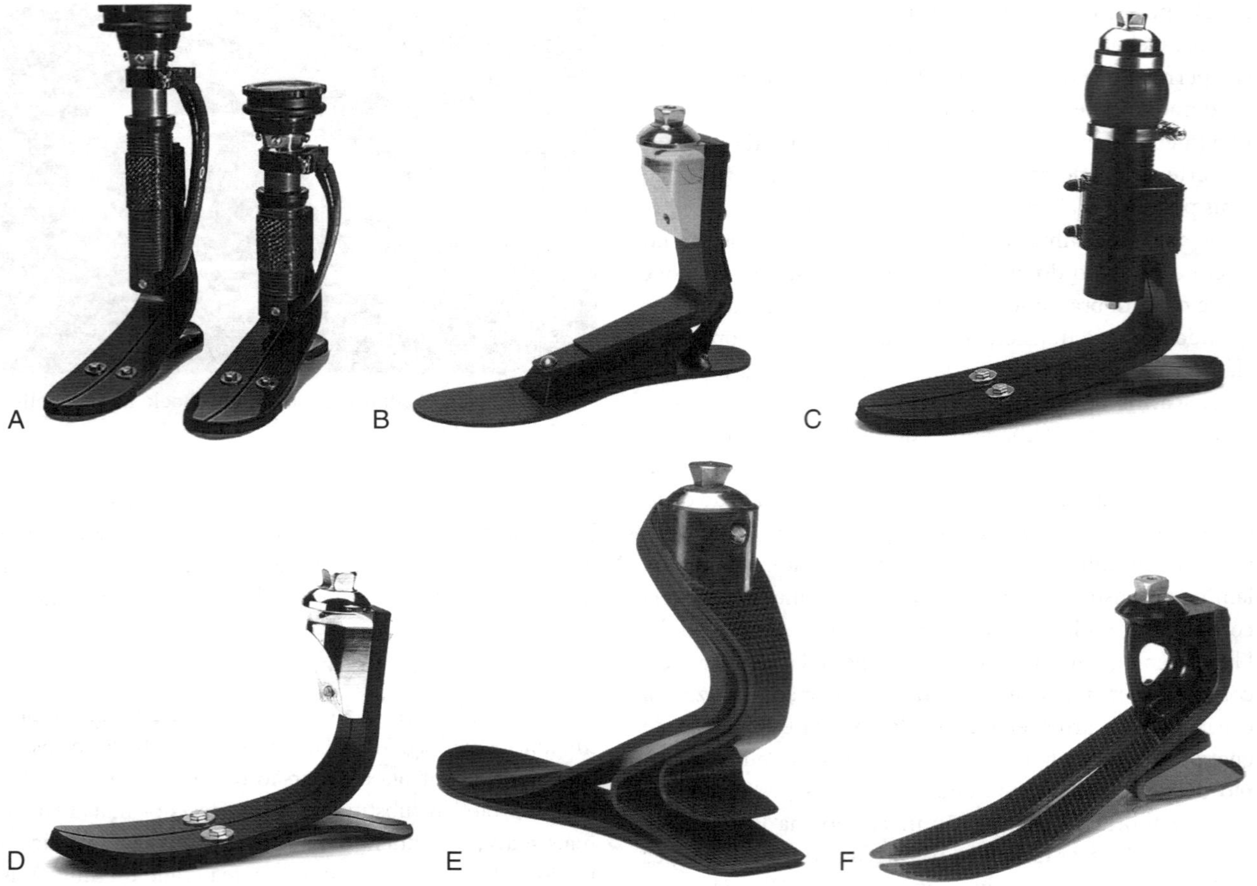

Figura 31.6 Pés protéticos não articulados de armazenamento de energia. (**A**) Re-Flex VSP® e Re-Flex VSP Low Profile®, (**B**) Talux®, (**C**) Ceterus®, (**D**) Vari-Flex®. Cortesia da Ossur, Aliso Viejo, CA, 92656. (**E**) Renegade. Cortesia de Freedom Innovations, Fayette, UT 84630. (**F**) ELITE 2®. Cortesia de Endolite Miamisburg, OH 45342.

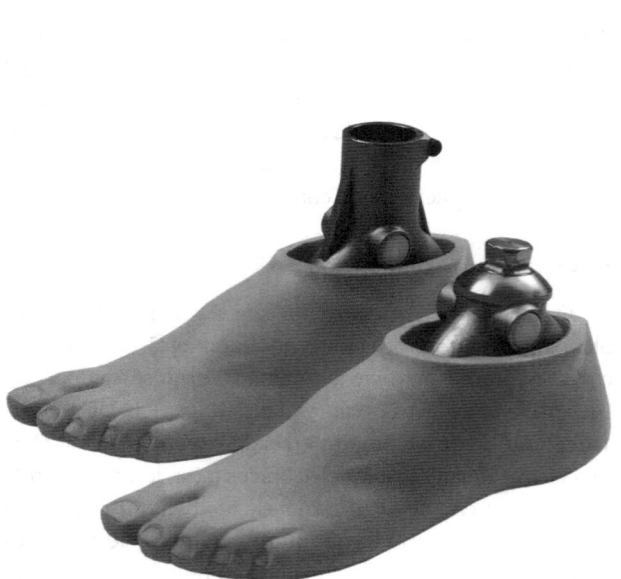

Figura 31.7 Cobertura cosmética do pé. Cortesia da Ossur, Aliso Viejo, CA 92656.

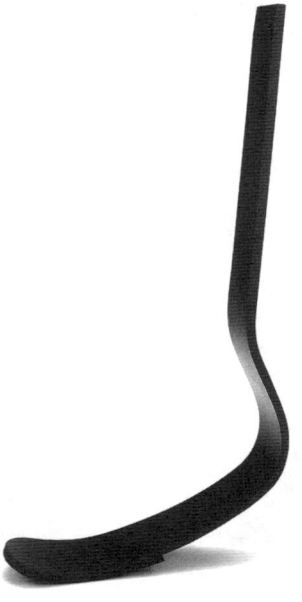

Figura 31.8 Pé Flex-foot Cheetah®. Cortesia de Ossur, Aliso Viejo, CA 92656.

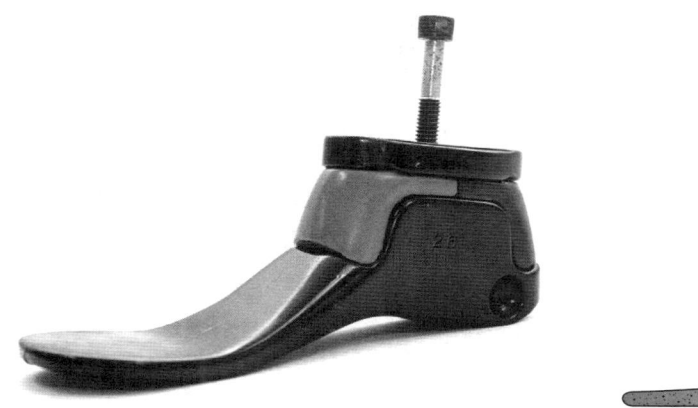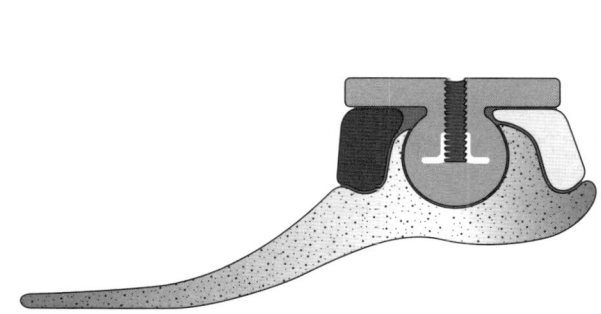

Figura 31.9 (*Esquerda*) Pé com eixo único. (*Direita*) Corte transversal: o amortecedor anterior controla a dorsiflexão, o amortecedor posterior controla a flexão plantar.

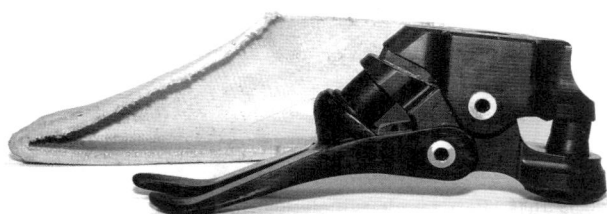

Figura 31.10 Pé com múltiplos eixos.

Rotadores e amortecedores

Um rotador é um componente colocado por cima do pé protético para absorver a tensão de corte no plano transversal. Um amortecedor reduz o impacto vertical. Esses componentes protegem o usuário da abrasão que de outra forma ocorre se for permitido que o soquete deslize contra a pele.[19-21] Rotadores e amortecedores são mais frequentemente usados com os pés de um único eixo e por indivíduos muito ativos, especialmente aqueles com amputações transfemorais. Um rotador, com ou sem um amortecedor de choque, pode estar contido dentro de um pé protético, como o Ceterus® (Fig. 31.6C), ou pode ser instalado na perna protética, como o Delta Twist® (Otto Bock, Minneapolis, MN 55447) (Fig. 31.12).

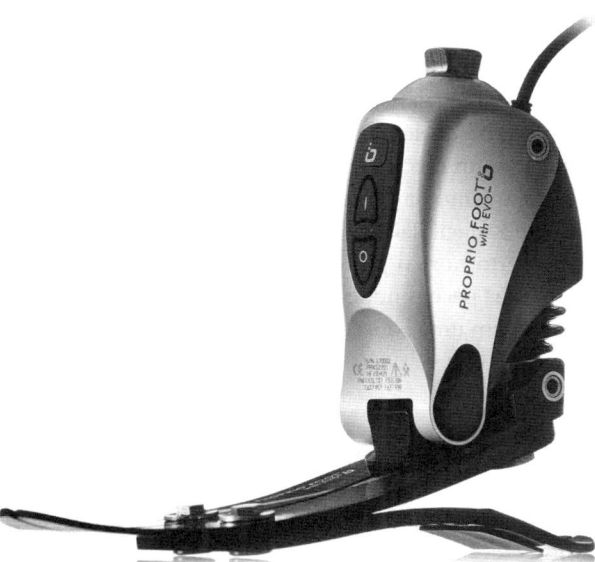

Figura 31.11 ProprioFoot®. Cortesia de Ossur, Aliso Viejo, CA 92656.

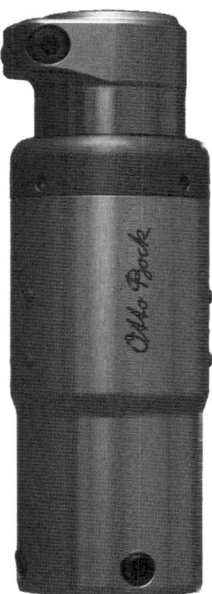

Figura 31.12 Rotador/amortecedor de choques designado para ser instalado na perna protética. Delta Twist®, Cortesia da Otto Bock, Minneapolis, MN 55447.

A seleção do pé apropriado baseia-se nas necessidades do indivíduo, considerando o nível de atividade do usuário, seu peso e o nível da amputação, bem como o comprimento e a forma do membro residual. O paciente pode também se beneficiar de um rotador e de um amortecedor de choque vertical.

Perna protética

A perna protética é a substituta para a perna humana, restaurando o comprimento da perna e transmitindo o peso corporal do soquete para o pé protético. Ela está localizada entre o conjunto de pé-tornozelo (ou rotador) e o soquete em uma prótese transtibial. São usados dois tipos de perna: *exoesquelética* e *endoesquelética*.

Perna exoesquelética

A *perna exoesquelética* (Fig. 31.13 [esquerda]), às vezes chamada de *crustácea*, é tipicamente feita de plástico rígido (versões mais antigas são feitas de madeira). O exterior rígido é moldado para simular o contorno da perna anatômica. Embora a perna seja geralmente acabada com plástico matizado para coincidir com a cor da pele do usuário, alguns indivíduos optam por uma perna multicolorida ou estampada. A perna exoesquelética é muito durável e, com o acabamento plástico, é impermeável a líquidos. Por serem menos realistas e não permitirem mudanças no alinhamento da prótese, as pernas exoesqueléticas são menos frequentemente prescritas.

Perna endoesquelética

A *perna endoesquelética* (Fig. 31.13 [direita] e Fig. 31.14) ou *perna modular* é composta por uma central de alumínio ou tubo de plástico rígido (chamado de *poste*) geralmente coberto com espuma de borracha e uma meia

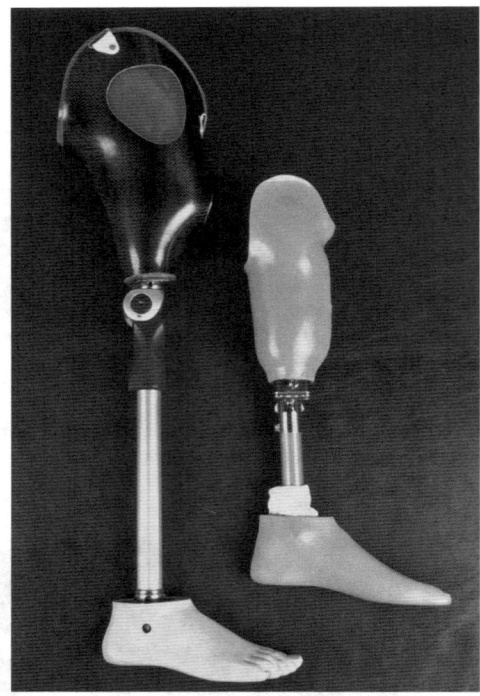

Figura 31.14 Perna endoesquelética (modular) em (*esquerda*) prótese transfemoral e em (*direita*) prótese transtibial. De Roy, SH, Wolf, SL, e Scalzitti, DA: The Rehabilitation Specialist's Handbook, ed 4. FA Davis, Filadélfia, 2013, p 953, com permissão.

resistente ou revestimento similar. Com sua cobertura, a perna endoesquelética é mais natural na aparência do que a perna exoesquelética brilhante. Além disso, esse tipo de perna tem um mecanismo que permite fazer ligeiro ajuste do alinhamento da prótese, o que pode contribuir para o conforto e a facilidade de andar. Uma variedade de conjuntos de pé-tornozelo protéticos, como o Flex Foot®, incorporam uma perna endoesquelética. Alguns pacientes usam próteses sem uma cobertura sobre a haste (perna).

Soquete

O membro amputado se encaixa em um recipiente plástico chamado de soquete (Fig. 31.15). Embora o nome original para o moderno soquete transtibial seja *soquete de sustentação do tendão patelar (PTB)*, o soquete é projetado de forma a entrar em contato com todas as partes do membro amputado para que haja distribuição máxima de carga, bem como para ajudar a circulação de sangue venoso e fornecer o máximo de *feedback* tátil. O soquete PTB é caracterizado por um recuo de destaque sobre o ligamento patelar, às vezes conhecido como tendão patelar. A mais recente variação de soquete é o de *sustentação total da superfície*, que tem um recuo anterior mais raso.[22]

Soquetes são customizados, feitos de plástico moldado ao longo de um modelo do membro amputado do

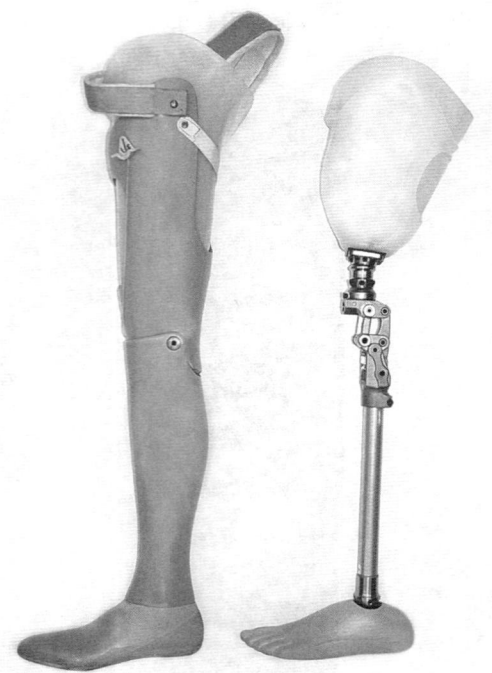

Figura 31.13 (*Esquerda*) Prótese transfemoral exoesquelética. (*Direita*) Prótese transfemoral endoesquelética com cobertura cosmética removida.

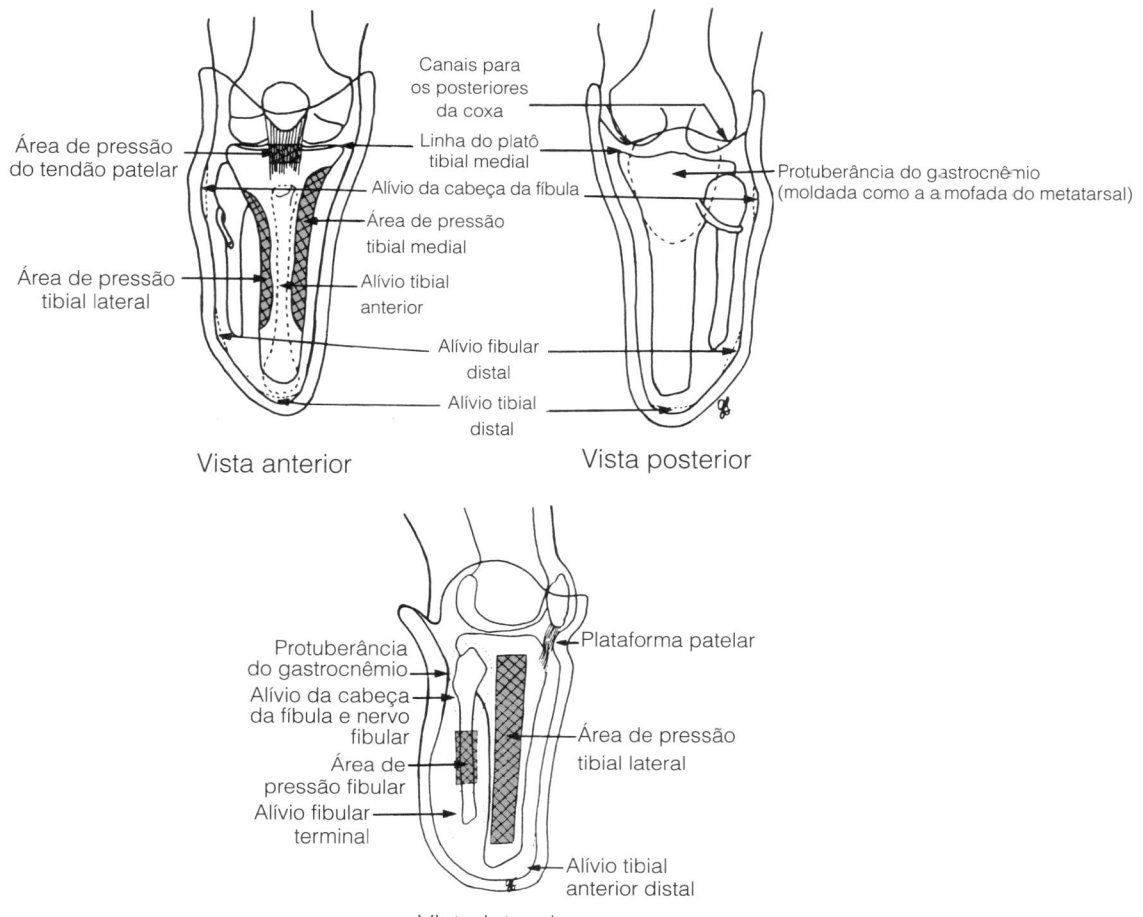

Figura 31.15 Soquete transtibial de sustentação do tendão patelar. Áreas de alívio (também chamadas de canais) sobre tecidos sensíveis à pressão. Elevações (também chamadas protuberâncias) entram em contato com tecidos tolerantes à pressão. De Sanders, GT: Lower Limb Amputations: A Guide to Rehabilitation. FA Davis, Philadelphia, 1986, p 176, com permissão.

paciente. O modelo pode ser produzido a partir de um molde de gesso do membro amputado ou a partir de um projeto/fabricação feito por computador (*CAD-CAM*). Este último envolve um sensor eletrônico, que transmite um mapa detalhado do membro a um programa computadorizado que consiste de variações de formas de soquetes; o protético seleciona a forma apropriada, que é transmitida a um entalhador eletrônico que cria o modelo sobre o qual o plástico é moldado. Tanto se o modelo é feito manualmente, como por computador, ele possui *regiões de alívio,* concavidades no soquete sobre áreas contendo estruturas sensíveis, como as proeminências ósseas. As regiões de alívio estão localizadas sobre a cabeça da fíbula, a crista da tíbia, os côndilos tibiais e a margem anterodistal da tíbia. A borda posterior é formada para fornecer espaço suficiente para o tendão medial e lateral dos posteriores da coxa, de modo que o paciente fique confortável quando sentado. *Elevações* são convexidades no soquete sobre áreas que contatam tecidos tolerantes à pressão, como barriga da perna (gastrocnêmio); ligamento patelar; tíbia proximal medial, correspondentes ao *pes anserinus* e os eixos fibular e tibial (ver Fig. 31.15).

Quando visto de cima, o soquete assemelha-se a um triângulo, o vértice do qual é formado pelo alívio para a tuberosidade e margem anterior da tíbia, e os ângulos da base são os alívios para os posteriores da coxa. A parede anterior termina no meio da patela ou acima. As paredes medial e lateral se estendem, no mínimo, até os côndilos femorais. A parede posterior encontra-se ao longo da fossa poplítea.

O soquete está alinhado com o pilar em ligeira flexão para melhorar a carga sobre o ligamento patelar, prevenir o joelho recurvado e resistir à tendência do membro amputado de deslizar muito profundamente no soquete. A flexão também facilita a contração do músculo quadríceps. Além disso, o soquete está alinhado com uma ligeira inclinação lateral para reduzir a carga na cabeça da fíbula.[23,24]

Soquete forrado

O soquete transtibial geralmente inclui um forro resistente, feito de espuma de polietileno,[25] de poliuretano,[26] silicone,[27] ou materiais semelhantes. Além de amortecer o membro amputado, o forro removível facilita a alteração do tamanho do soquete; o protético pode adicionar material ao exterior do revestimento, reduzindo o volume do soquete enquanto preserva os contornos interiores lisos.

O revestimento, no entanto, contribui para o maior volume da prótese e é um isolador de calor, que o utilizador pode considerar desconfortável em dias quentes. Indivíduos com amputações de Syme e amputações transtibiais geralmente usam meias de tecido de algodão, lã ou de tecidos sintéticos para assegurar um ajuste confortável no soquete. Uma alternativa para o revestimento de polietileno é uma bainha feita de silicone ou material similar, que se encaixa tão perfeitamente que o usuário tem pouco risco de abrasão entre o soquete e a pele.

Meias, revestimentos e forros

Todos os indivíduos com amputações de MI, exceto aqueles usando próteses transfemorais suspensas por sucção total ou que utilizam um revestimento, requerem um fornecimento de meias limpas de material, tamanho e forma apropriados. É sensato pedir, pelo menos, uma dúzia de meias no momento em que a prótese é prescrita, de modo que o pagamento de terceiros possa cobrir esse acessório relativamente barato, mas importante.

Meias de tecido são confeccionadas em várias espessuras, às quais se refere como *camadas*, designando o número de fios costurados juntos. Meias de algodão absorvem a transpiração prontamente e são as menos alergênicas; são feitas em duas, três e cinco camadas, sendo a última a mais grossa. Meias de lã prestam um bom amortecimento, tecidas em três, cinco e seis camadas; elas são caras e devem ser lavadas cuidadosamente. As meias de Orlon/Lycra são fabricadas em duas e três camadas de espessura. Elas podem ser lavadas facilmente, sem encolher. Essa combinação de tecido sintético proporciona considerável resiliência, mas não absorve muito a transpiração.

Um revestimento de *nylon* cria uma superfície lisa sobre a pele, reduzindo desse modo o risco de atrito, especialmente em dias quentes e em indivíduos com mais cicatrizes. Alguns usuários de prótese transtibial podem usar uma meia de *nylon* feminina na altura do joelho, se o membro amputado for fino. Como o *nylon* não absorve o suor, o líquido passa pelo tecido e é absorvido por uma meia exterior de algodão ou lã. Silicone, uretano, e outros revestimentos sintéticos proporcionam excelente absorção de choque e resistência à abrasão; eles também podem ajudar na suspensão do soquete no membro do paciente, e são projetados para ser usados junto à pele. No entanto, eles são mais caros do que as meias ou os revestimentos de algodão.

É prática comum adicionar mais meias conforme o volume do membro amputado reduz. No entanto, quando o paciente necessita de um total de 15 camadas de meias para alcançar um ajuste confortável, o soquete deve ser alterado ou substituído pelo protético. O excesso de preenchimento com meias distorce as características de descarga de peso do soquete, perdendo o efeito das elevações e regiões de alívio estratégicas.

Independentemente do material, a forma da meia ou do revestimento é importante para o conforto. Uma interface de tamanho adequado se ajusta sem problemas, sem enrugar ou esticar excessivamente. A meia ou revestimento deve ser longo o suficiente para terminar acima da parte mais proximal do soquete.

Os forros de suspensão de gel de silicone são outra forma de interface entre membro residual e soquete. Esses forros amortecem o membro residual assim como funcionam como um sistema de suspensão primário ou secundário. Alguns incluem uma cobertura exterior de *nylon*, com a espessura de revestimento afilada distalmente, e podem ser indicados para utilizadores particularmente ativos e aqueles com membros residuais frágeis ou sensíveis. Estão disponíveis em modelos de bloqueio, personalizados e de selo (Fig. 31.16).

Soquete sem forro

Embora o soquete sem forro seja por vezes referido como um soquete bruto, esse termo é um equívoco, porque o usuário tem uma interface suave fornecida por meias ou um revestimento usado em conjunto com esse tipo de soquete. Ocasionalmente, uma almofada resiliente é colocada no fundo do soquete sem forro para amortecer a extremidade distal do membro amputado. O soquete sem forro é uma escolha mais satisfatória para a pessoa cujo membro se estabilizou no volume, porque é mais fácil de limpar. No entanto, é mais difícil alterar a forma do soquete sem forro, em comparação com o soquete forrado.

Um novo tipo de soquete sem forro é feito de termoplástico fino em uma estrutura rígida. O plástico pode ser aquecido em alguns pontos para facilitar a alteração do ajuste do soquete. Ele adere à pele melhor do que o plástico rígido, melhorando assim a suspensão. Ele contribui para o conforto por dissipar o calor do corpo de forma mais eficaz e responder a alterações na forma do membro amputado conforme o paciente contrai e relaxa vários músculos.

Suspensão

Durante a fase de balanço da marcha, ou sempre que o usuário não está em cima da prótese, como quando sobe

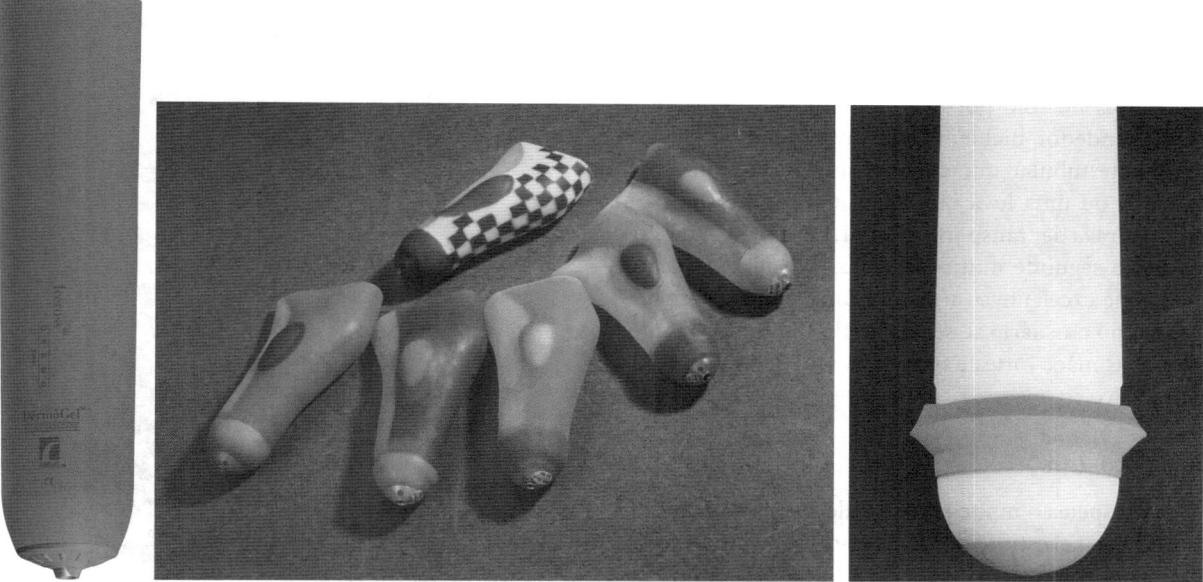

Figura 31.16 Forros de silicone: (*Esquerda*) Iceross® forro de gel de silicone com travamento dérmico. Cortesia da Ossur, Aliso Viejo, CA 92656. (*Meio*) Forros personalizados com almofada na cabeça da fíbula. Cortesia da Otto Bock, Minneapolis, MN 55447. (*Direita*) Modelo em selo. De Roy, SH, Wolf, SL e Scalzitti, DA: The Rehabilitation Specialist's Handbook, ed 4. FA Davis, Philadelphia, 2013, p 977, com permissão.

escadas ou salta, a prótese requer alguma forma de suspensão para segurá-la no lugar.

Variantes de prendedores

A prótese transtibial moderna surgiu a partir de um prendedor supracondilar (Fig. 31.17 [*esquerda*]), que ainda é amplamente utilizado. O prendedor pode ser um couro, um plástico flexível ou uma cinta de trama de malha. Ele envolve a coxa imediatamente acima dos côndilos femorais e permite que o utilizador ajuste facilmente o conforto da suspensão. Alguns indivíduos, no entanto, opõem-se ao perfil da coxa distal criado pelo prendedor. Outros que têm mãos gravemente artríticas ou visão limitada terão dificuldade em envolver a fivela ou fecho de gancho e pressão no prendedor.

Uma alça em forquilha e um cinto podem ser usados para aumentar o prendedor. A alça de forquilha elástica se estende do lado de fora da porção anterior do soquete até

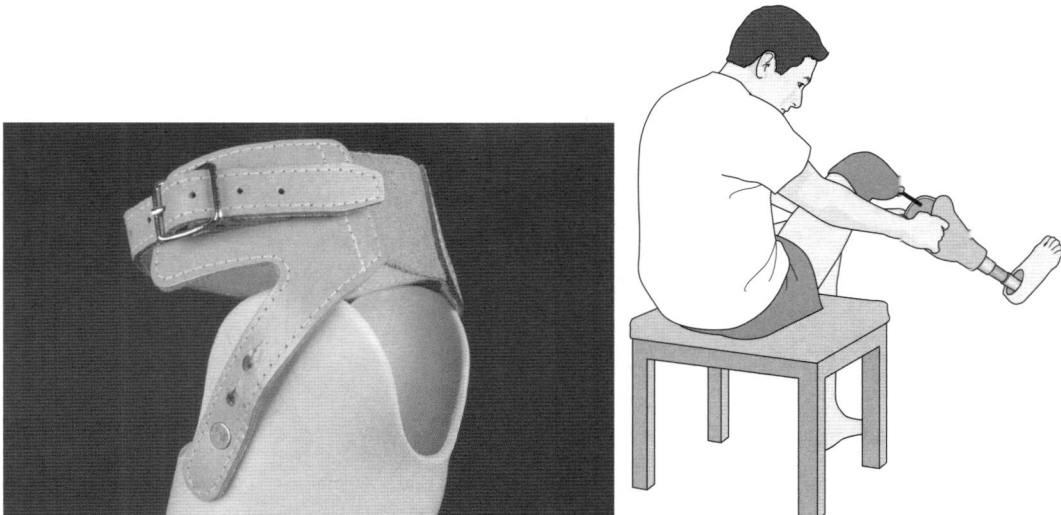

Figura 31.17 (*Esquerda*) Suspensão com prendedor supracondiliano para próteses transtibiais. De Roy, SH, Wolf, SL e Scalzitti, DA: The Rehabilitation Specialist's Handbook, ed 4. FA Davis, Philadelphia, 2013, p 977, com permissão. (*Direita*) Paciente vestindo uma prótese transtibial com uma manga de rolamento que inclui um conjunto de pino e trava na canela.

um cinto na cintura. A alça em forquilha e o cinto podem ser indicados para indivíduos que sobem escadas ou se envolvem em outras atividades durante as quais a prótese não se apoia no solo por longos períodos. Alternativas para o prendedor incluem uma luva de borracha, um componente tubular que cobre o soquete proximal e a coxa distal ou uma luva que inclui um pino distal para criar uma trava de transporte (Fig. 31.17 [*direita*]), descrita na seção seguinte intitulada Anexos distais. A manga proporciona excelente suspensão e uma silhueta simplificada quando o usuário se senta. Vestir a luva, no entanto, requer duas mãos fortes e uma coxa sem tecido subcutâneo excessivo.

Anexos distais

Uma suspensão muito segura é alcançada com a utilização de um revestimento de silicone com um pino de metal distal (Fig. 31.18; Fig. 31.17 [*direita*]). O revestimento se agarra à pele. O usuário insere o membro revestido na prótese, guiando o pino anexado em um receptáculo, também chamado de bloqueio de canela, no soquete. Durante a fase de balanço, o mecanismo do pino impede a prótese de escorregar.

A suspensão assistida por vácuo é outro modo de suspensão alternativo. O sistema (Fig. 31.19) combina uma bomba, um forro e uma luva para alcançar vácuo de elevação em um ambiente hermético. O vácuo promove a troca de fluidos, reduz o acúmulo de umidade, regula flutuações de volume e aumenta a consciência proprioceptiva da posição do membro no espaço.

A abordagem cirúrgica para fixação distal é conhecida como *integração óssea*,[28] em que o cirurgião implanta uma haste de metal no osso distal. A haste se projeta para fora da pele e se encaixa dentro de um mecanismo na prótese.

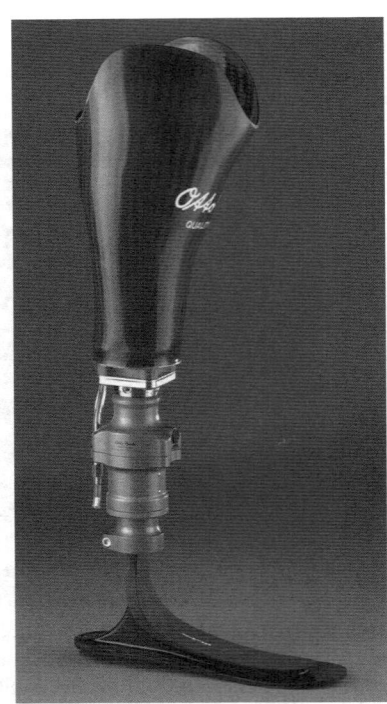

Figura 31.19 Harmony® sistema de gerenciamento de volume. Cortesia da Otto Bock, Minneapolis, MN 55447.

A integração óssea elimina a necessidade de outro aparato de suspensão. No entanto, a drenagem de fluidos e a infecção na interface entre a pele e a haste são, por vezes, problemáticas. O procedimento foi desenvolvido na Europa e ainda não está prontamente disponível na América do Norte.

Variações de borda

As paredes do soquete podem ser estendidas proximalmente para suspender a prótese. Com a *suspensão supracondilar* (SC) (Fig. 31.20 [*esquerda*]), as paredes medial e lateral se estendem acima dos côndilos femorais. Alguns modelos de suspensão SC incluem uma cunha de

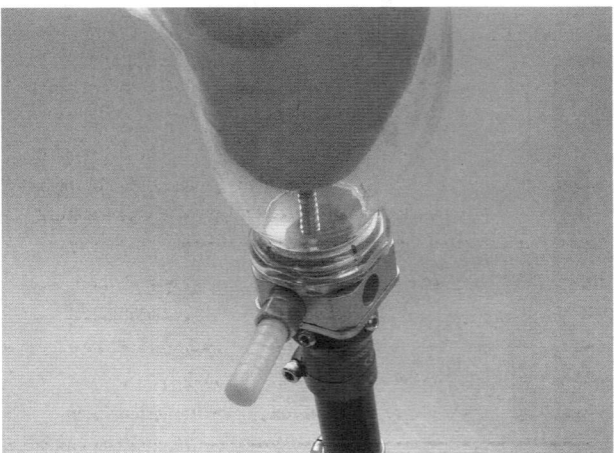

Figura 31.18 Fixação do pino transtibial distal. O pino se encaixa dentro de um receptáculo na parte inferior do soquete e é, em seguida, apertado no lugar.

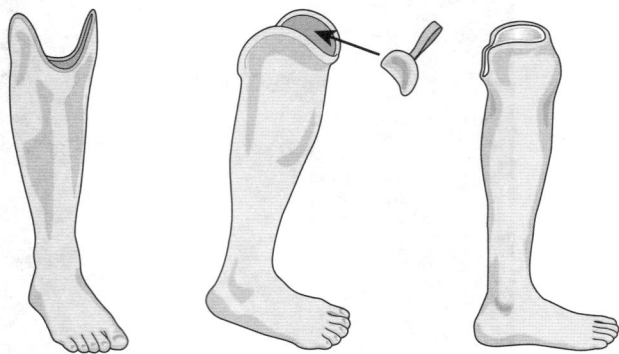

Figura 31.20 (*Esquerda*) Prótese transtibial com suspensão supracondilar (SC). (*Meio*) Suspensão SC usando a inserção de cunha. (*Direita*) Soquete transtibial com suspensão supracondilar/suprapatelar (SC/SP).

plástico sobre a parede medial (Fig. 31.20 [*meio*]). No momento da colocação da prótese, o paciente remove a cunha, coloca o membro amputado no soquete e depois posiciona a cunha entre o soquete e o côndilo medial para manter a prótese no membro. Uma outra alternativa é incorporar a cunha a um forro; para vestir, o paciente aplica o forro, e, em seguida, insere o membro, com forro, no soquete. A suspensão supracondilar aumenta a estabilidade medial-lateral da prótese, apresenta um contorno agradável no joelho e elimina a necessidade de engatar um fechamento de fivela ou gancho aplicado em um prendedor. Ela é mais difícil de fabricar (e por isso é mais dispendiosa) e não é facilmente ajustável.

Apresentando um contorno de paredes medial e lateral semelhante à suspensão supracondilar, a suspensão supracondilar/suprapatelar (SC/SP) (Fig. 31.20 [*direita*]), também dispõe de uma parede anterior que termina acima da patela.

O membro amputado curto é bem acomodado pela suspensão SC/SP. A alta parede anterior pode interferir na genuflexão e apresenta um contorno evidente quando o usuário se senta.

Cinta de coxa

Alguns indivíduos com pele muito sensível podem se beneficiar da cinta de suspensão da coxa (Fig. 31.21). Dobradiças de metal são anexadas distalmente às faces medial e lateral do soquete e proximalmente a uma cinta de plástico flexível. A altura da cinta varia e pode alcançar o túber isquiático para alívio de peso máximo no membro de amputação. As dobradiças aumentam a estabilidade no plano frontal e a cinta aumenta a área para distribuição da descarga de peso. A prótese resultante, no entanto, é mais pesada e apta a promover a ação de pistão porque as dobradiças têm uma única junta pivô que não se articula de forma colinear com o joelho anatômico. O uso prolongado de uma cinta de coxa produz pressão de atrofia da coxa. Uma prótese com cinta de suspensão é mais difícil de vestir, porque o usuário deve prender uma série de fechos de pressão e tiras com ganchos.

Próteses transfemorais

Indivíduos com amputação entre os côndilos femorais e o trocanter maior são equipados com próteses transfemorais (acima do joelho). Aqueles cujos membros mantêm a parte distal do fêmur podem usar uma prótese de desarticulação do joelho, que difere da prótese transfemoral no tipo da unidade de joelho e soquete. Se a amputação é proximal ao trocanter maior, o paciente não pode reter ou controlar uma prótese transfemoral e, por conseguinte, é um candidato para uma prótese de desarticulação do quadril. A prótese transfemoral consiste em (1) conjunto de pé-tornozelo; (2) perna; (3) unidade do joelho; (4) soquete e (5) dispositivo de suspensão.

Conjuntos de pé-tornozelo e perna

Embora o pé SACH seja muitas vezes prescrito para próteses transfemorais, o pé de um único eixo é mais frequentemente utilizado para próteses transfemorais do que para próteses transtibiais. O pé de um único eixo atinge a posição de pé plano com aplicação mínima de carga de peso. No entanto, quase todos os pés, incluindo os modelos de armazenamento ou liberação de energia, podem ser incorporados em uma prótese transfemoral. Em comparação com portadores de próteses transtibiais, no entanto, a maioria dos usuários de próteses transfemorais não carrega a prótese tão vigorosamente. Consequentemente, menos energia será armazenada e lançada em um pé de resposta dinâmica.

Pode ser usada tanto a perna exoesquelética resistente ou a perna endoesquelética que é mais atraente. Esta última cria uma aparência mais agradável particularmente na área do joelho, é ajustável em alinhamento e é mais leve do que uma perna exoesquelética. As pesquisas limitadas são inconclusivas sobre o mérito de minimizar o peso da prótese.[29] Os problemas de durabilidade permanecem, particularmente no joelho, onde a flexão constante da articulação, especialmente quando o usuário está ajoelhado, acelera a deterioração da cobertura de borracha. Um rotador, com ou sem um amortecedor incorporado à perna, diminui a tensão de cisalhamento no membro amputado.[30]

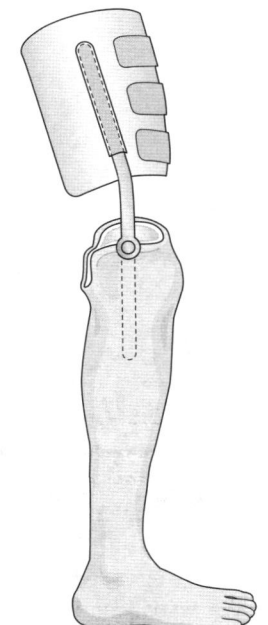

Figura 31.21 Cinta de suspensão transtibial para coxa.

Unidades de joelho

O joelho protético permite ao usuário dobrar o joelho quando sentado ou ajoelhado e, na maioria dos casos, também permite a flexão do joelho durante a última parte da fase de apoio e em toda a fase de balanço da marcha. As unidades de joelho comerciais podem ser descritas de acordo com quatro características: (1) eixo; (2) mecanismo de fricção; (3) auxílio à extensão e (4) estabilizador mecânico. Muitas combinações das características estão disponíveis; nem toda unidade de joelho tem todos os quatro componentes.

Sistema de eixos

A peça da coxa pode ser ligada à perna, quer por uma *dobradiça de eixo único*, que é uma prática comum, ou por *ligação policêntrica*. Os sistemas policêntricos (Fig. 31.22) têm barras de giro e proporcionam uma maior estabilidade ao joelho, desde que o centro de rotação instantânea do joelho fique posterior à linha de peso do utilizador durante a maior parte da fase de apoio.[31] O joelho policêntrico fornece controle mecânico do balanço, que permite uma única velocidade ideal de marcha. Para cadências variáveis, algumas unidades de joelhos policêntricos incorporam o controle do balanço pneumático ou hidráulico.

Mecanismos de fricção

No sentido mais simples, a perna da prótese transfemoral é um pêndulo em torno da articulação do joelho. Para o indivíduo idoso que caminha lentamente por distâncias curtas, um pêndulo básico é adequado. Pessoas que caminham com mais energia, no entanto, são beneficiadas com mecanismos de fricção ajustáveis que modificam a ação do pêndulo da perna para reduzir a assimetria entre os movimentos do membro saudável e o protético. Se o joelho protético não tem atrito suficiente para retardar a sua ação de pêndulo natural, a pessoa que anda rapidamente experimenta excessiva flexão do joelho (alta elevação do calcanhar) no início da fase de balanço e, no fim da fase de balanço, uma extensão do joelho abrupta, muitas vezes barulhenta (impacto terminal no balanço). Os mecanismos de fricção alteram o balanço da perna, modificando o movimento do joelho durante várias partes da fase de balanço e afetando o balanço do joelho de acordo com a velocidade de caminhada. Duas questões inter-relacionadas envolvidas nos mecanismos de fricção são o tempo durante a fase de balanço, quando o atrito afeta a unidade de joelho e o meio pelo qual o mecanismo opera.

Constante e variável

A unidade de joelho mais comumente prescrita tem *atrito constante* (Fig. 31.23), geralmente um par de grampos que agarram o parafuso do joelho. Os grampos resistem ao movimento da haste durante toda a fase de balanço, proporcionando uma quantidade constante de atrito. Os grampos são fáceis de afrouxar ou apertar para alterar a facilidade de movimento do joelho. O dispositivo mais sofisticado aplica *atrito variável*, em que a quantidade de atrito muda durante uma dada porção da fase de balanço. No início da fase de balanço, a alta fricção é aplicada para retardar a flexão do joelho excessiva; durante o meio da fase de balanço, a fricção diminui para permitir que o joe-

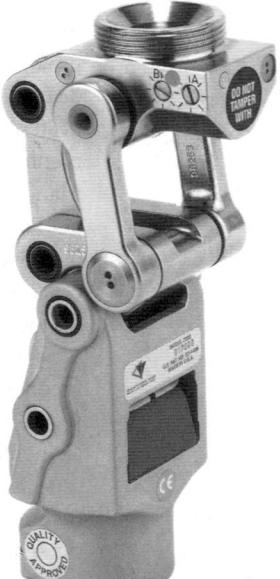 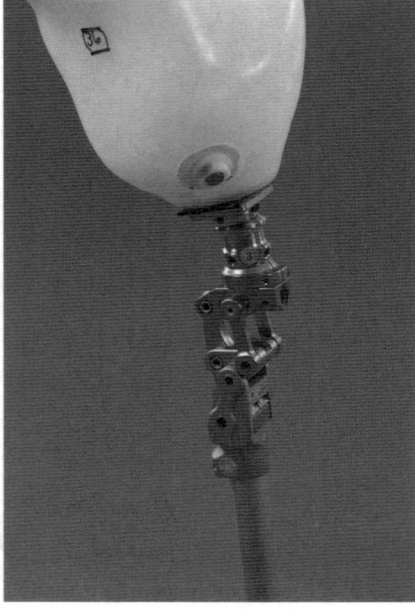

Figura 31.22 (*Esquerda*) Unidade de joelho policêntrica projetada para fornecer estabilidade durante a fase de apoio. Cortesia da Ossur, Aliso Viejo, CA 92656. (*Direita*) Unidade de joelho policêntrica posicionada em uma prótese transfemoral.

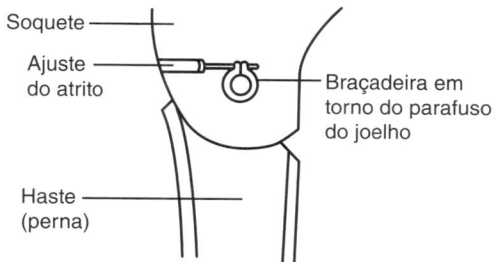

Figura 31.23 Unidade de joelho com atrito constante e braçadeira que rodeia o parafuso do joelho.

lho balance facilmente; no final da fase de balanço, a fricção aumenta para amortecer o impacto.

Meio

O meio pelo qual o atrito é aplicado influencia o desempenho. O meio habitual é o *atrito de deslizamento*, contato de uma estrutura sólida em outra. Uma braçadeira de deslizamento sobre o parafuso do joelho é simples e barata, mas ela não se ajusta automaticamente de acordo com as alterações na velocidade de caminhada. Uma abordagem mais complexa é o *atrito fluido*, quer de óleo (*atrito hidráulico*) (Fig. 31.24) ou de ar (*atrito pneumático*). Ao contrário do atrito de deslizamento, o atrito fluido varia diretamente com a velocidade. Assim, com uma unidade pneumática ou hidráulica, se o usuário anda mais rápido, o joelho aumenta o atrito imediatamente, para evitar a flexão excessiva do joelho e a extensão abrupta. Consequentemente, os movimentos dos membros protéticos e saudáveis são menos assimétricos do que seria o caso do atrito de deslizamento. O óleo ou o ar está contido em um cilindro na unidade do joelho. Um pistão desce no cilindro durante o início da fase de balanço, fazendo com que o joelho flexione. A velocidade da descida do pistão depende do tipo do fluido e da velocidade da caminhada. Mais tarde, o pistão sobe, estendendo o joelho. Unidades hidráulicas fornecem mais fricção do que os dispositivos pneumáticos. Ambos os tipos são mais caros do que os modelos mais simples de atrito de deslizamento.

As unidades hidráulicas controladas por microprocessadores, como a C-Leg® (Fig. 31.25), utilizam sensores eletrônicos que detectam a velocidade e a amplitude de movimento da haste 50 ou mais vezes por segundo, proporcionando ajuste da fricção quase instantâneo a alterações no padrão de marcha.[32-41] As unidades são programadas por um computador e podem fornecer recuperação quando ocorrem tropeços, opção de bloqueio e de ajuste para andar em vários terrenos e andar de bicicleta. Uma alternativa para unidades hidráulicas a óleo é o joelho Rheo® (Ossur, Aliso Viejo, CA 92656), que tem fluido magnetizado e sensores que detectam a ação de joelho em unidade de tempo muito menor.[42]

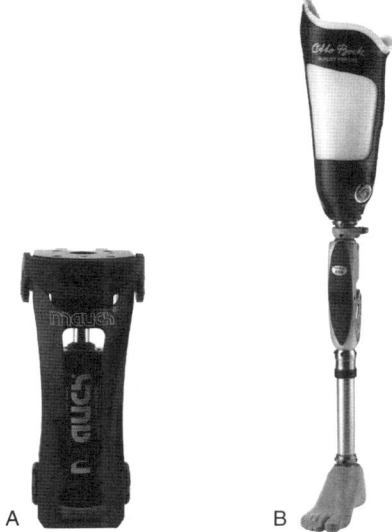

Figura 31.24 (A) Mauch® (SNS®) unidade de joelho hidráulica, de eixo único, com controle da fase de balanço e da fase de apoio. Cortesia de Ossur, Aliso Viejo, CA 92656. (B) O sistema hidráulico 3R60 de passo ergonomicamente equilibrado (EBS) controla o joelho durante o balanço permitindo maior facilidade em iniciar a fase de balanço e uma maior gama de velocidades de caminhada. Observe que esta prótese inclui um soquete flexível suportado dentro de uma estrutura rígida. Cortesia da Otto Bock, Minneapolis, MN 55447.

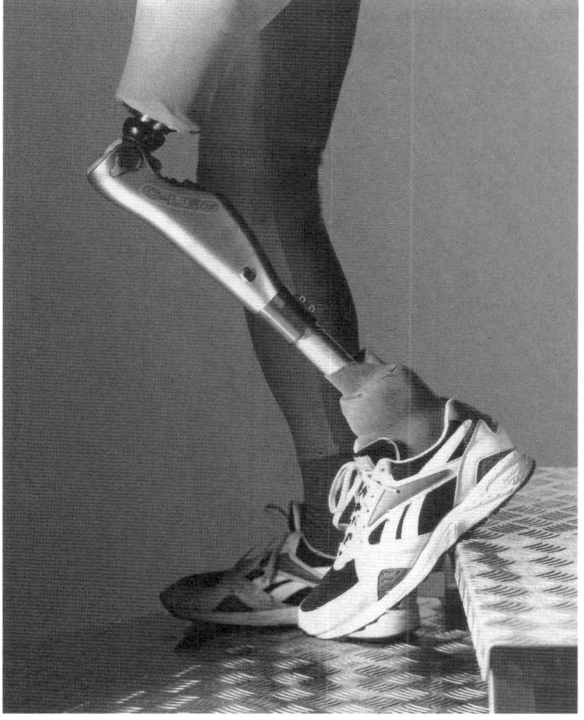

Figura 31.25 C-Leg®. Cortesia de Otto Bock, Minneapolis, MN 55447.

Auxílios para extensão

Muitas unidades de joelho incluem um mecanismo para ajudar na extensão do joelho durante a última parte da fase de balanço. O tipo mais simples é um *auxílio de extensão externo*, composto por uma teia elástica em frente ao eixo do joelho. Os elásticos esticam quando o joelho flexiona no começo do balanço e recuam para estender o joelho no final da fase de balanço. A teia de tensão é facilmente ajustada, mas tende a puxar o joelho em extensão quando o usuário se senta. O *auxílio de extensão interno* é uma tira de elástico ou uma mola enrolada dentro da unidade de joelho. Ela tem funções idênticas ao auxílio externo durante a caminhada, mas, ao contrário do auxílio externo, o tipo interno mantém o joelho flexionado quando o indivíduo se senta. A flexão aguda do joelho faz que o elástico ou mola passe por trás do eixo do joelho, mantendo a atitude de flexão. Unidades de joelho controladas por fluidos incorporam um auxílio interno para extensão.

Embora a maioria dos auxílios para extensão afete o desempenho do usuário durante o fim da fase de balanço e o início da fase de apoio, o Power Knee® (Fig. 31.26) também auxilia o usuário a subir escadas passo a passo, bem como a levantar de uma cadeira. A unidade incorpora acelerômetros, giroscópios, um sensor de torque e um computador de bordo.

Estabilizadores

A maioria das unidades do joelho não tem um dispositivo especial para aumentar a estabilidade. O paciente controla a ação do joelho protético com o movimento do quadril, auxiliado pelo alinhamento do joelho em relação aos outros componentes da prótese. O eixo do joelho é geralmente alinhado posteriormente com uma linha que se estende a partir do trocanter maior até o tornozelo (linha trocanter-joelho-tornozelo [TKA]). O paciente que tem excelente equilíbrio e controle muscular pode ter o parafuso colocado no joelho na linha, criando assim o alinhamento TKA. Algumas unidades de joelho hidráulicas estão alinhadas do eixo anterior do joelho para a linha trocanter-tornozelo. Os pacientes idosos ou debilitados podem se beneficiar de um mecanismo de estabilização, como fazem algumas pessoas que andam em terrenos acidentados, como os caçadores.

Bloqueio manual

O estabilizador mecânico mais simples é um bloqueio manual (Fig. 31.27), que aloja uma haste em um receptáculo, liberada somente quando o usuário manipula uma alavanca de desbloqueio. Quando engatado, o fecho manual impede a flexão do joelho. O usuário fica seguro, não só durante o início da fase de apoio, quando é desejada estabilidade, mas também ao longo de todo o ciclo da marcha. Para compensar a dificuldade em fazer avançar a prótese bloqueada, a haste deve ser encurtada cerca de 1 cm. O bloqueio manual deve ser desengatado quando o utilizador se senta. No entanto, algumas pessoas com diminuição do equilíbrio preferem o estabilizador do joelho bloqueado.[43]

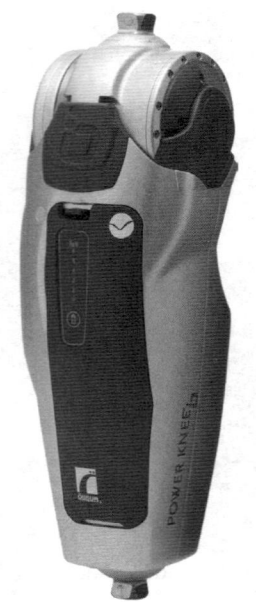

Figura 31.26 Power Knee®. Cortesia de Ossur, Aliso Viejo, CA 92656.

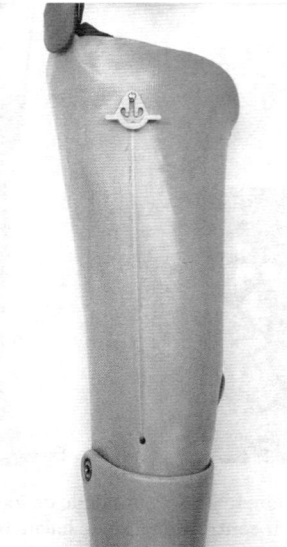

Figura 31.27 Unidade de joelho de eixo único com trava manual. Note que esta configuração tem um alívio proximal anexado por um fio de plástico de alta densidade ao joelho. Para pacientes com equilíbrio prejudicado, a liberação proximal elimina a necessidade de flexionar para a frente e alcançar abaixo da unidade de joelho para desbloqueio.

Freio de atrito

Um sistema de estabilização mais elaborado, o *freio de atrito*, fornece atrito muito alto durante o começo da fase de apoio quando o usuário apoia o peso na prótese, resistindo à tendência do joelho para flexionar.[44] Um modelo, incorporado em uma unidade de atrito de deslizamento, envolve a união de uma cunha e um sulco sob carga, assumindo que o joelho seja flexionado menos do que 25 graus. Outra versão do freio de atrito é encontrada em algumas unidades hidráulicas; durante o início da fase de apoio, a resistência adicional do fluido retarda significativamente a descida do pistão dentro do cilindro de fluido e, consequentemente, estabiliza o joelho. As unidades de microprocessadores incluem controle do apoio e, na maioria dos casos, uma opção de bloqueio manual.

Na metade da fase de apoio até o contato do calcanhar, freios de atrito não interferem com o movimento do joelho. Além disso, eles não impedem o paciente de se transferir da posição sentada para em pé. Esses dispositivos aumentam o custo da prótese e, se utilizados incorretamente, podem não proteger o paciente de cair.

Soquetes

Tal como acontece com todos os soquetes protéticos, o transfemoral deve ter um receptáculo de contato total para distribuir a carga sobre o máximo de área, reduzindo assim a pressão. O encaixe com contato total também fornece contrapressão para auxiliar o retorno venoso, prevenir o edema distal e melhorar a resposta sensorial para promover um melhor controle da prótese.

A maioria dos soquetes transfemorais é feita de um material termoplástico flexível envolto em uma estrutura rígida. A estrutura permite que o usuário transfira o peso para o chão por meio dos componentes distais da prótese. O soquete flexível fornece estímulos sensoriais dos objetos externos, como cadeiras; ele também dissipa o calor do corpo e facilita as alterações no ajuste. Um soquete de laminado de poliéster é inteiramente rígido.

Os soquetes transfemorais são projetados para enfatizar a carga em estruturas tolerantes à pressão, como a musculatura do glúteo, os lados da coxa, e, em menor grau, a extremidade distal do membro amputado. O soquete deve evitar pressão excessiva na sínfise púbica e no períneo.

Soquete quadrilateral

A forma básica do soquete transfemoral é quadrilateral quando vista a partir de cima (Fig. 31.28). O soquete se caracteriza por um suporte posterior horizontal para o túber isquiático e a musculatura glútea, uma borda medial ao mesmo nível que o suporte posterior, uma parede anterior de 6 a 8 cm mais elevada para aplicar

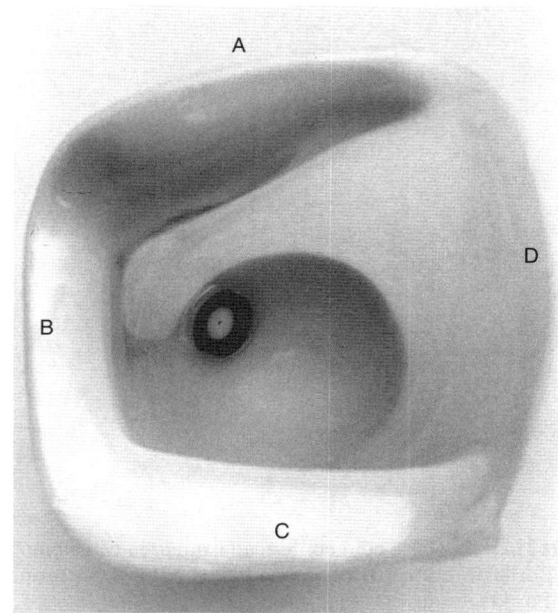

Figura 31.28 Soquete quadrilátero visto de cima. **(A)** Parede anterior. **(B)** Parede medial. **(C)** Parede posterior. **(D)** Parede lateral.

uma força dirigida posteriormente na coxa para reter o túber isquiático na sua plataforma de suporte e uma parede lateral da mesma altura que a parede anterior para ajudar na estabilização medial-lateral. Os alívios côncavos são (1) anteromedial, para a sensibilidade à pressão no tendão do adutor longo e no nervo obturatório; (2) posteromedial, para sensibilidade nos tendões posteriores da coxa e no nervo isquiático; (3) posterolateral, para permitir que o glúteo máximo contraia e inche sem ficar apertado; e (4) anterolateral, para permitir espaço adequado para o músculo reto femoral. A parede anterior tem uma convexidade, a protuberância de escarpa, para maximizar a distribuição de pressão na proximidade do trígono femoral. A parede lateral pode ter alívios para o trocanter maior e para a extremidade distal do fêmur.

Soquete de contenção isquiática

Um tipo de modelo alternativo é o soquete de contenção isquiática (Fig. 31.29), às vezes chamado de *método de alinhamento com controle do contorno do trocanter adutor*.[45-46] Suas paredes cobrem o túber isquiático e parte do ramo isquiopúbico para aumentar a estabilidade do soquete. Para aumentar a estabilidade do plano frontal e minimizar o volume entre as coxas, a largura mediolateral do soquete é mais estreita do que a do soquete quadrilateral. A parede anterior é menor do que no soquete quadrilateral, ao passo que a parede lateral cobre o grande trocanter. A descarga de peso ocorre nos lados e na superfície inferior do membro amputado

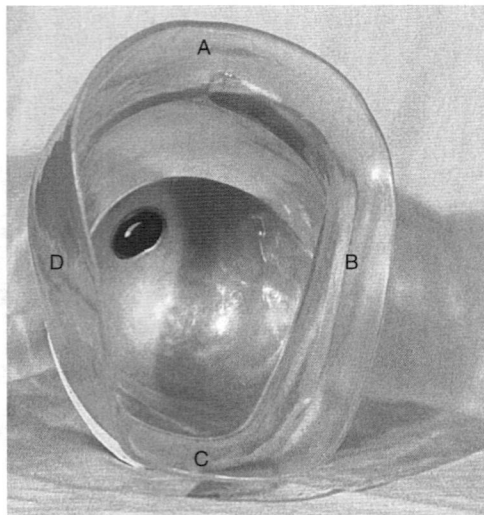

Figura 31.29 Soquete com contenção isquiática transfemoral. **(A)** Borda anterior. **(B)** Borda medial. **(C)** Borda posterior. **(D)** Borda lateral.

Uma ligeira flexão do soquete é desejável pelas razões a seguir: (1) para facilitar a contração dos extensores de quadril; (2) para reduzir a lordose lombar; e (3) para fornecer uma zona por meio da qual a coxa pode ser estendida para permitir que o usuário dê passos com medidas de comprimento aproximadamente igual. Para usuários de soquetes quadrilaterais, a flexão do soquete também melhora o posicionamento do túber isquiático na borda posterior. A Figura 31.30 apresenta uma vista esquemática da posição pélvica dentro do soquete de contenção isquiática.

Soquete ComfortFlex™

O ComfortFlex™ (Hanger, Inc., Oklahoma City, OK 73118) é um soquete macio e flexível (materiais de plástico e silicone) colocado em uma estrutura gráfica de carbono (Fig. 31.31). Esse modelo de soquete está disponível para diversos níveis de amputações (p. ex., transfemoral, transtibial, desarticulação do quadril, hemipelvectomia). A armação de fibra de carbono fornece suporte estrutural enquanto o soquete flexível intimamente ajustado permite a contração muscular e a melhora do controle da prótese. O soquete transfemoral é projetado para "bloquear" o ísquio e o ramo púbico dentro do soquete, melhorando a estabilidade anterior/posterior e a estabilidade lateral e reduzindo a rotação do soquete. Os soquetes são contornados para acomodar estruturas ósseas e dos tecidos moles (p. ex., músculos, tendões, nervos, estruturas vasculares).

Suspensões

Três meios são utilizados para suspender a prótese transfemoral: (1) sucção total (2) sucção parcial, e (3) nenhuma sucção (exigem suspensão auxiliar).

Suspensão de sucção

A sucção se refere à diferença entre a pressão dentro e fora do soquete. Com a suspensão de sucção, a pressão

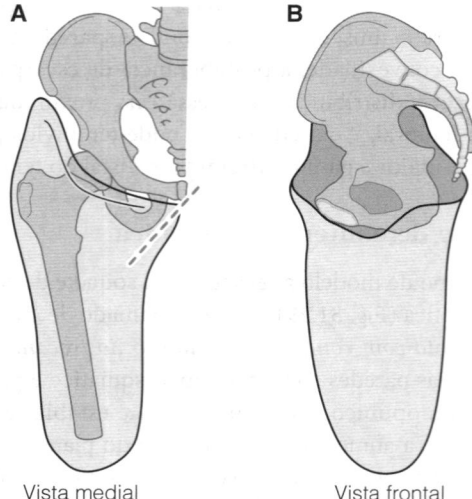

Figura 31.30 **(A)** Visão frontal do fêmur e da pelve no soquete com contenção isquiática. **(B)** Visão medial da pelve no soquete de contenção isquiática. De May, BJ, e Lockard, MA: Prosthetics and Orthotics in Clinical Practice. FA Davis, Philadelphia, 2011, p 95.

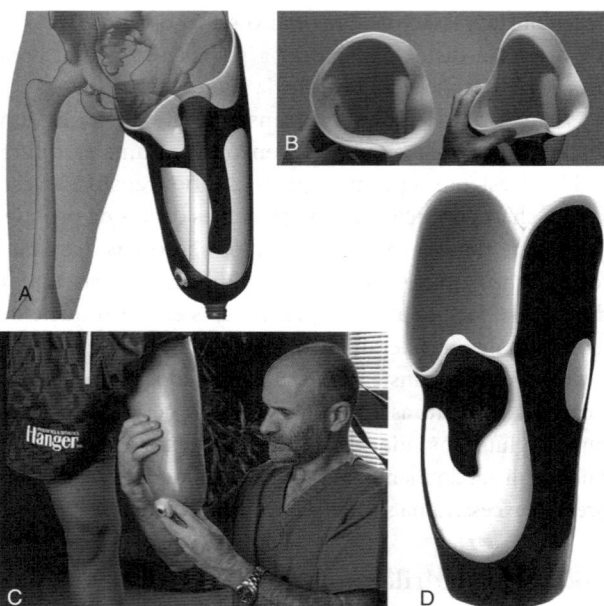

Figura 31.31 Modelo de soquete ComfortFlex™. **(A)** Orientação anatômica do soquete transfemoral. **(B)** Vista aérea do soquete transfemoral (o polegar e o segundo dedo pressionam ilustrando a flexibilidade do soquete). **(C)** Soquete sem estrutura gráfica de carbono. **(D)** Modelo de soquete transtibial. Cortesia de Hanger, Inc., Oklahoma City, OK 73118.

interna do soquete é menor do que a pressão externa; consequentemente, a pressão atmosférica faz com que o soquete permaneça na coxa. Uma válvula de libertação de ar unidirecional localizada na parte inferior do soquete permite que o ar residual seja expelido.

Sucção total

O controle máximo da prótese, sem qualquer sobrecarga da suspensão auxiliar só pode ser alcançado quando a borda de soquete se encaixa muito confortavelmente. Algumas pessoas adicionam uma manga de suspensão transfemoral (Fig. 31.32), especialmente quando se envolvem em atividades vigorosas. Se o paciente experimenta redução do volume do membro de amputação, a sucção será perdida e será necessária uma suspensão auxiliar.

Sucção parcial

Um soquete que está um pouco solto pode fornecer suspensão com sucção parcial combinada com suspensão auxiliar; o soquete possui uma válvula. O paciente usa uma ou mais meias ou um revestimento sintético. Uma vez que o ar entra no espaço entre as fibras das meias, uma suspensão auxiliar é necessária ou um cinto silesiano de tecido (Fig. 31.33), ou de um plástico rígido, ou articulação do quadril de metal e faixa pélvica. Esses auxiliares rodeiam a pelve. O cinto silesiano também controla a orientação da prótese na coxa, no plano transverso, enquanto a articulação do quadril restringe o movimento transversal e frontal do quadril. A faixa pélvica aumenta o peso da prótese e pode impor uma pressão desconfortável contra o dorso quando o usuário se senta.

Sem sucção

Se o soquete tem um furo distal sem válvula, então não existe diferença de pressão entre o interior e o exterior do soquete. O paciente usa uma ou mais meias e requer uma faixa pélvica. A faixa pélvica tem um metal rígido ou uma articulação do quadril de *nylon* com um único eixo

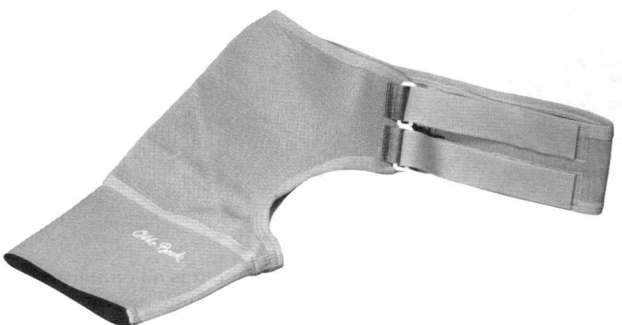

Figura 31.32 Manga de suspensão transfemoral. Cortesia de Otto Bock, Minneapolis, MN 55447.

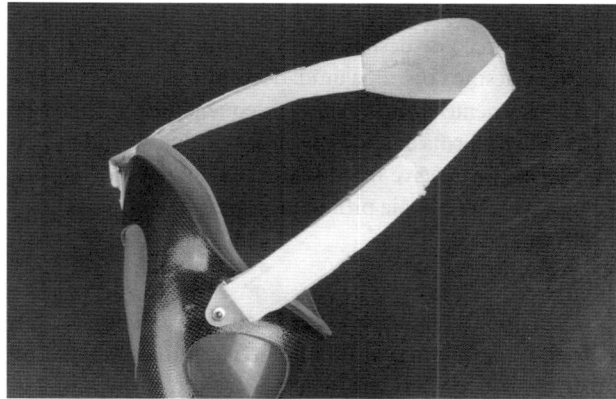

Figura 31.33 Cinto silesiano. De Roy, SH, Wolf, SL, e Scalzitti, DA: The Rehabilitation Specialist's Handbook, ed 4. FA Davis, Philadelphia, 2013, p 977, com permissão.

anexada a um cinto de couro, que rodeia a pelve. O soquete relativamente frouxo faz com que o vestir seja fácil, mas dificulta o controle da prótese e pode fazer o ato de sentar ser desconfortável.

A integração óssea é outra alternativa de suspensão menos comum. Uma haste de metal implantada no fêmur fecha em um elemento incorporado na porção distal do soquete.[45]

Próteses de desarticulação

Indivíduos com desarticulação de joelho ou quadril usam próteses que incluem os mesmos componentes distais que as próteses de níveis mais baixos. Qualquer pé protético pode ser usado tanto com uma haste endoesquelética, como com uma exoesquelética. A principal distinção, por conseguinte, está na porção proximal da prótese.

Próteses de desarticulação de joelho

Quando a amputação está nos côndilos do fêmur ou distal a eles, o paciente deve ter um excelente controle de prótese porque (1) na coxa a alavancagem é máxima; (2) a maior parte do peso corporal pode ser suportada pela extremidade distal do fêmur; e (3) os côndilos largos fornecem estabilidade rotacional.[46,47] O problema apresentado pela desarticulação do joelho é principalmente cosmético; quando o indivíduo se senta, a coxa no lado amputado pode se sobressair à frente do joelho saudável. A prótese de desarticulação do joelho tem um joelho simplificado que minimiza a protrusão, bem como um soquete especialmente projetado.

Unidades de joelho

Várias unidades são fabricadas especificamente para desarticulação do joelho. Todas têm uma placa de fixação proximal fina para minimizar o comprimento adicional da coxa. Pode-se escolher entre unidades pneumáticas, hidráulicas e de fricção de deslizamento, com ou sem ligação policêntrica. Mesmo com uma unidade de joelho especial, a coxa será ligeiramente mais longa. Consequentemente, a haste é encurtada de forma equivalente, de modo que, quando a pessoa fica em pé, a pelve fica nivelada. Quando o indivíduo se senta, a coxa do lado da prótese se projetará levemente.

Soquetes

Dois tipos de soquetes estão atualmente em uso. Ambos são feitos de plástico e geralmente terminam abaixo do túber isquiático. Geralmente, auxiliares de suspensão adicionais não são necessários. Uma versão apresenta uma abertura anterior para acomodar um membro amputado bulboso. Após o membro ser inserido, o usuário fecha o soquete com uma atadura ou um fecho de gancho e presilha. O outro modelo não tem nenhuma abertura anterior e é adequado para membros que não são bulbosos.

Próteses de desarticulação de quadril

Uma prótese de desarticulação do quadril[48,49] (Fig. 31.34) é adequada para uma pessoa com a amputação acima do grande trocânter (transfemoral muito curto), com remoção da cabeça do fêmur do acetábulo (desarticulação do quadril) ou remoção do fêmur e qualquer porção da pelve (amputação transpélvica, também conhecida como hemipelvectomia). A prótese moderna foi desenvolvida em Toronto e é muitas vezes chamada de *prótese canadense de desarticulação do quadril*. Próteses para níveis proximais compartilham conjuntos de quadril, joelho e pé, mas diferem no que diz respeito ao modelo do soquete. A coxa e a haste endoesquelética predominam porque evitam um peso considerável nessas próteses maciças. A prótese pode ser encurtada ligeiramente, para ajudar na liberação durante a fase de balanço, incentivar o usuário a aplicar peso máximo à prótese e aumentar a estabilidade.

Soquetes

O soquete básico é moldado de plástico para proporcionar descarga de peso no túber isquiático ipsilateral e na nádega (musculatura glútea). A pessoa com amputação transpélvica que não retém o túber ou crista ilíaca ipsilateral tem um soquete com uma linha de corte proximal maior, às vezes englobando o tórax inferior.

Esse indivíduo apoia o peso sobre a parte restante da pelve, no abdome, e talvez nas costelas inferiores.

Unidades de quadril

A articulação do quadril protética tem uma ajuda de extensão para inclinar a prótese na direção da posição neutra estável. Posicionar o quadril mecânico de modo anterior a um ponto que corresponde ao quadril anatômico também contribui para a estabilidade do quadril. A articulação é colocada abaixo do quadril normal, de modo

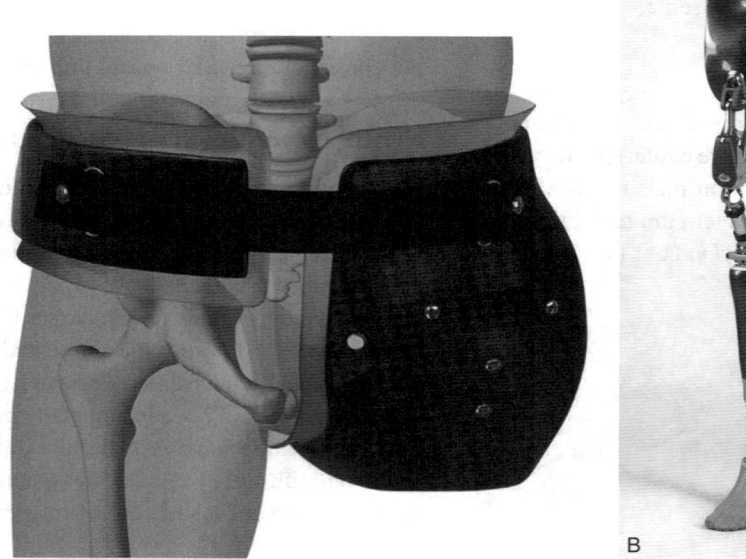
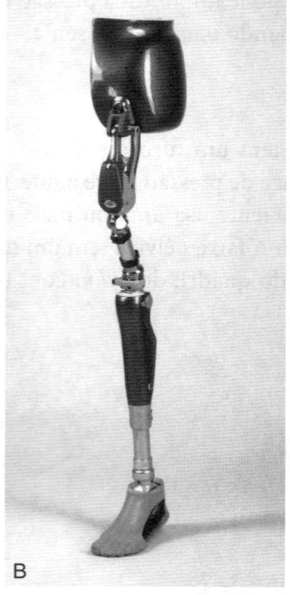

Figura 31.34 **(A)** Orientação anatômica do soquete de desarticulação do quadril Comfort-Flex™; componentes adicionais da prótese completa incluem uma articulação do quadril, rotador, unidade de joelho, perna (haste) e pé. Note que o soquete cobre o lado amputado e envolve em torno da pelve e está assentado com elementos de fixação anterior. Cortesia de Hanger, Inc., Oklahoma City, OK 73118. **(B)** Prótese de desarticulação do quadril com articulação do quadril Helix 3D®. Cortesia da Otto Bock, Minneapolis, MN 55447.

que, quando o usuário se senta, a coxa da prótese não vai se projetar de forma esteticamente desagradável. Todas as articulações do quadril fornecem flexão do quadril; algumas também permitem rotação transversal.[50,51]

Unidades de joelho

Embora, praticamente, qualquer unidade do joelho possa ser incorporada à prótese de desarticulação do quadril, a unidade deve ter uma ajuda de extensão para resistir à flexão do joelho durante a fase de apoio. A prótese de joelho é alinhada relativamente de modo posterior para contribuir para a estabilidade.

Próteses bilaterais

As amputações bilaterais ocorrem quer simultaneamente, como no caso de trauma ou deficiência congênita do membro, ou sequencialmente, como é visto com a doença vascular periférica. No último caso, a experiência anterior com uma prótese unilateral é inestimável para determinar se o paciente será beneficiado com o uso de um par de próteses.

Prótese bilateral de Syme e transtibial[52]

Qualquer modelo de pé pode ser usado, embora o pé protético deva ser do mesmo modelo, do mesmo fabricante, para reduzir a probabilidade de assimetria da marcha. O ideal é que o tamanho do pé e do calçado seja menor que o tamanho da pessoa pré-amputação, para facilitar a passagem pela fase de apoio; pés mais amplos contribuem para uma maior estabilidade. Hastes, soquetes e suspensões não precisam combinar; cada componente deve atender às características individuais do membro amputado.

Próteses transfemorais bilaterais[53,54]

Além de combinar o modelo e o tamanho do pé protético, cada membro amputado é adequado individualmente. O paciente vai realizar atividades de forma semelhante a alguém com amputação transfemoral unilateral.

O paciente pode ser equipado com próteses curtas, não articuladas. O centro de gravidade mais baixo fornece ao indivíduo maior estabilidade. A marcha é estranha, com exagerada rotação do tronco; muletas ou bengalas precisam ser ajustadas de acordo com a baixa estatura da pessoa. A transferência para uma cadeira de tamanho adulto, bem como subir escadas, é mais difícil do que com as próteses mais longas. Os pacientes que se opõem à aparência marcadamente alterada criada por essas próteses curtas podem se recusar a usá-las.

As próteses mais longas devem incluir um par combinado de pés. Hastes endoesqueléticas são altamente desejáveis para reduzir o peso da prótese e permitir alterações mínimas no alinhamento; normalmente as hastes são encurtadas em vários centímetros a fim de reduzir o esforço necessário para caminhar com a prótese. Qualquer tipo de unidade do joelho pode ser utilizado; não precisa ser o mesmo em ambas as próteses. No entanto, deve-se evitar um par de unidades de joelho com trava manual pois tornaria as transferências para cadeira e o uso de escada manobras muito difíceis. Os soquetes não têm que combinar; no entanto, um par de soquetes de contenção isquiática irá diminuir a base de marcha, porque os soquetes têm uma dimensão mediolateral relativamente estreita, em comparação com os soquetes quadrilaterais. Qualquer tipo de suspensão pode ser usado.

Manutenção protética

A função ideal depende do cuidado adequado com as meias ou revestimentos, com as próteses, com o membro amputado e com o membro intacto, bem como com a manutenção geral da saúde. Diretrizes para higiene pessoal estão apresentadas no Capítulo 22. Além de garantir a limpeza, o indivíduo deve usar uma meia bem ajustada e calçado no pé saudável. Ele deve ser o par do calçado da prótese. Ambos os calçados devem estar em excelente condição.

Como acontece com qualquer aparelho, os benefícios da manutenção regular e simples de prótese geralmente evitam reparos dispendiosos e demorados. Instruções impressas referentes à prótese e meias ou revestimentos são úteis para a orientação do paciente.

Conjuntos de pé-tornozelo

Deve-se evitar deixar o pé protético molhar, especialmente se o pé for um modelo articulado. Se isso acontecer, o calçado e a meia devem ser removidos para permitir que o pé seque completamente, longe do calor direto. O usuário também deve evitar pisar em areia e materiais similares que possam entrar na fenda entre o pé e a seção da haste e restringir a excursão do pé. O protético terá que desmontar o pé para limpá-lo.

O cliente deve inspecionar o pé periodicamente para detectar rachaduras na ponteira ou na ponta da quilha; essas rachaduras curvam os dedos dos pés e evitam a transição suave durante o fim da fase de apoio. Um coxim do calcanhar ou um redutor de impacto plantar deteriorados causarão a sensação de estar andando em um buraco. Embora a maioria dos pés seja hoje moldada para simular dedos dos pés, o paciente não deve andar sem calçado, porque a sola do pé protético não é destinada a resistir muita abrasão.

As meias para pés desgastam muito mais rapidamente no lado da prótese, porque o conjunto de pé-tornozelo duro e a haste esfregam contra o tecido. Degraus de escadas também raspam na meia. Algumas pessoas acham que o uso de duas meias ajuda a amortecer a meia exterior contra a formação prematura de furos.

O indivíduo deve ser instruído a usar calçados de salto da mesma altura, como era o caso quando a prótese foi alinhada. Abaixar muito um salto interrompe a fase de apoio tardia; um salto indevidamente elevado faz com que o joelho fique menos estável. Se a prótese tem o pé habitual concebido para calçados de salto baixo e o usuário deseja usar um calçado de salto plano, um calço de 1 cm (uma cunha afunilada fina) deve ser colocado dentro de ambos os calçados no calcanhar. Calçados de salto exigem que o pé seja alterado, seja desaparafusando-o e substituindo-o por um pé com um ângulo de flexão plantar apropriado, seja ajustando o recurso de altura do salto encontrado em certos modelos de pés (p. ex., Runway® [Freedom Innovations, Fayette, UT 84630]; Elation® [Ossur, Aliso Viejo, CA 92656]). Botas e outros calçados com seções superiores duras restringem a ação de qualquer conjunto do pé que é projetado para fornecer dorsiflexão e flexão plantar substanciais.

Remover o calçado é mais fácil se a prótese não está vestida. Com o calçado desamarrado completamente, a pessoa agarra a traseira do calçado e em seguida o puxa para fora da parte posterior do pé. Finalmente, o calçado é movido para cima, para sair do antepé. O calçado deve ser colocado sobre o pé protético com a ajuda de uma calçadeira.

Pernas protéticas

O acabamento habitual das pernas exoesqueléticas é laminado de poliéster, que é impermeável à maioria dos líquidos. Ele precisa ser limpo apenas periodicamente com um pano umedecido e detergente diluído para remover a sujeira superficial. As marcas podem ser gentilmente removidas com limpador de cozinha; a abrasão excessiva irá embotar o acabamento.

A cobertura de espuma macia da prótese endoesquelética requer precaução razoável contra a exposição ao calor direto, objetos penetrantes e solventes. O revestimento externo vai precisar de substituição sempre que se tornar inaceitavelmente sujo ou rasgado. A versão transfemoral tende a se deteriorar no joelho, especialmente se o usuário costuma se ajoelhar.

Unidades de joelho

Mecanismos deslizantes de atrito tendem a afrouxar ao caminhar e, portanto, necessitam ser apertados periodicamente para manter o ajuste original. A frequência de aperto depende do quanto o usuário anda. A maioria das unidades tem um par de parafusos na frente ou na traseira da unidade de joelho que podem ser girados no sentido horário com uma chave Allen (pequena barra de metal em forma de L com a cabeça hexagonal em cada extremidade) ou com uma chave de fenda comum. Depois de virar cada parafuso em um quarto de volta, o paciente deve andar por pelo menos 5 minutos para determinar a eficácia do ajuste.

Um chiado no joelho ou no tornozelo articulado geralmente indica a necessidade de óleo. A borracha ou o amortecedor de extensão na unidade do joelho irá sofrer corrosão depois de uso vigoroso prolongado e o usuário irá então perceber que o joelho começa a hiperestender. O amortecedor, visível quando o joelho é flexionado, deve ser substituído pelo protético.

O auxiliar de extensão externa, eventualmente, perde a sua elasticidade. O usuário irá então experimentar aumento da altura do calcanhar no início da fase de balanço e extensão do joelho lenta no final da fase de balanço. A abordagem mais simples é apertar a correia utilizando sua fivela. Eventualmente, o protético precisará substituir o cinto elástico. Os auxiliares de extensão elásticos internos não estão sujeitos à fricção da perna da calça ou saia e, portanto, não perdem a elasticidade tão facilmente. Uma mola de aço interna geralmente ajuda a conservar a sua eficácia durante a vida da prótese.

As unidades pneumáticas e hidráulicas devem ser protegidas contra dilaceramento do escudo de borracha que protege o pistão. O pistão não deve ser arranhado, porque isso irá permitir que o ar e os detritos entrem no cilindro. Bolhas de ar na unidade irão causar uma sensação esponjosa e, possivelmente, ruído ao caminhar. Durante a noite, a prótese deve ser armazenada na posição vertical, com o joelho estendido para excluir o ar do cilindro.

As unidades eletrônicas não devem ser imersas ou usadas em um ambiente cheio de partículas, como uma padaria comercial ou um depósito de madeira (serragem).

Soquetes e suspensões

Os soquetes de plástico devem ser lavados com um pano embebido em água quente e uma pequena quantidade de detergente suave dissolvido. O soquete é então limpo com um pano úmido livre de sabão e seco com uma toalha limpa. Em climas quentes, o soquete deve ser lavado a cada noite, de forma que fique completamente seco quando o paciente vestir na manhã seguinte. Os forros de soquete de espuma de polietileno podem ser lavados à mão em água morna com sabão neutro, enxaguados e secos ao ar durante a noite. Eles não devem ser submetidos à luz solar direta quando removidos da prótese. Outras mangas e forros devem ser mantidos de acordo com as instruções do fabricante.

Coletes de couro devem ser mantidos secos. O uso de sabão de sela irá manter o couro limpo. Se o paciente é incontinente, o colete da coxa deve ser feito de *laminado de poliéster* flexível ou de polipropileno, que são impermeáveis à urina.

A válvula de sucção transfemoral deve ser escovada diariamente para remover talco e fiapos que podem entupir a pequena abertura. A válvula deve ser inserida e removida apenas com os dedos, porque as ferramentas podem causar danos ao mecanismo interno ou às roscas exteriores.

Tratamento fisioterapêutico

Os fisioterapeutas participam no tratamento dos pacientes com amputação em várias fases principais: (1) pré-operatória; (2) pós-operatória e pré-protética; (3) prescrição da prótese; (4) exame protético; e (5) treinamento com a prótese.

As duas primeiras fases estão descritas no Capítulo 22, Amputação. A discussão a seguir enfatiza as responsabilidades do fisioterapeuta no que diz respeito ao paciente e à prótese. Idealmente, o fisioterapeuta trabalha como um membro de uma equipe clínica, em conjunto com o médico e o protético. Outros, como um assistente social, um conselheiro profissional ou um psicólogo podem participar da equipe regularmente ou conforme necessário. A equipe clínica proporciona o melhor ambiente para troca de informações e pontos de vista em relação ao paciente e à promoção de um tratamento eficiente;[55,56] a equipe se reúne para formular a prescrição protética, examinar a prótese recém-entregue e reexaminar o paciente e a prótese após a conclusão do tratamento protético. O fisioterapeuta, portanto, tem um papel essencial a desempenhar nesses pontos críticos na reabilitação, bem como na realização de treinamento com as próteses. Se uma equipe clínica formal não está estabelecida no ambiente de trabalho do fisioterapeuta, ele deve coordenar as recomendações do médico e do protético.

Em qualquer situação administrativa, o fisioterapeuta:

- Direciona considerações não protéticas.
- Contribui para a prescrição protética.
- Examina a prótese.
- Facilita a aceitação da prótese.
- Instrui o paciente sobre como vestir, usar e fazer a manutenção da prótese.

Considerações pré-prescrição

A reabilitação protética bem-sucedida depende da correspondência de características físicas e psicossociais do indivíduo com uma prótese composta por componentes cuidadosamente selecionados. Embora todo mundo que usa uma prótese tenha uma amputação do membro ou uma deficiência comparável, o inverso não é verdadeiro. Isto é, algumas pessoas com amputações não são candidatas para próteses ou preferem não usar próteses. Próteses são contraindicadas para pacientes com demência grave, depressão ou doença cardiopulmonar avançada. Se a pessoa apresenta significativas mudanças associadas com síndrome cerebral orgânica, o tratamento protético é contraindicado. Indivíduos com amputações bilaterais que são incapazes de realizar transferências de forma independente ou de vestir roupas íntimas por si só, dificilmente serão beneficiados com o uso de próteses definitivas. Da mesma forma, um paciente com amputação bilateral que passou por uma amputação unilateral anteriormente e foi incapaz de vestir e caminhar com uma prótese unilateral, não é um candidato para um par de próteses. Algumas pessoas com amputações altas, especialmente desarticulação do quadril, acham que uma prótese é desnecessariamente complicada; eles preferem deambular com um par de muletas ou depender de uma cadeira de rodas. Vários esportes, particularmente natação, geralmente são mais fáceis de executar sem uma prótese.

Exame físico

O fisioterapeuta deve examinar a mobilidade articular e a amplitude ativa e passiva de movimento de todas as articulações em ambos os MI. As contraturas em flexão do joelho e do quadril comprometem o alinhamento protético e a aparência. Um bloqueio de joelho pode ser necessário em uma prótese transfemoral. Um paciente com contratura no joelho requer um modelo alternativo de soquete transtibial. Contraturas graves podem contraindicar o fornecimento de uma prótese. Os efeitos deletérios das contraturas são especialmente sérios com amputações bilaterais.

O comprimento do membro de amputação deve ser medido. O indivíduo com uma curta amputação transtibial poderá requerer a suspensão SC/SP. Todas as tentativas devem ser feitas para adequar o paciente com uma curta amputação transfemoral, com suspensão de sucção ou suspensão de sucção parcial para manter a prótese na coxa.

A força de todos os músculos dos membros e do tronco deve ser examinada. Frequentemente, o paciente idoso com doença vascular experimenta redução da atividade física conforme a dor no MI e a ulceração do pé se desenvolvem. Esse indivíduo pode se apresentar com debilidade acentuada, o que iria interferir com o uso da prótese ou exigir o uso de uma unidade com um bloqueio de joelho.

O fisioterapeuta deve inspecionar a pele, observando o estado da incisão e quaisquer outras lesões. O paciente pode necessitar de um revestimento de *nylon* ou de silicone para proporcionar uma interface lisa entre o soquete e a pele, a fim de evitar sensibilidade e irritação ou enxerto de pele.

Um exame da função sensorial deve ser realizado. Por exemplo, alguém com propriocepção comprometida no joelho vai precisar de estabilidade protética extra na forma de aumento das paredes medial e lateral do soquete ou com as laterais das articulações ligadas a um colete na coxa, na prótese transtibial. A cegueira não impede a adaptação, mas ela acrescenta problemas no que diz respeito à seleção de componentes que sejam fáceis de vestir, bem como alterações no programa de treino. Se o paciente se queixa de um neuroma, o problema deve ser abordado cirurgicamente ou de forma conservadora (p. ex., injeção de cortisona) antes que a adaptação possa prosseguir.

O fisioterapeuta deve examinar a capacidade do paciente de aprender e reter novas informações, incluindo tanto a memória de curto, como de longo prazo. Condições neurológicas, como acidente vascular encefálico, complicam a adaptação e o treinamento. A hemiplegia ipsilateral não é tão prejudicial para a reabilitação da prótese, como a paralisia contralateral. Em ambos os casos, a prótese deve ser concebida para a máxima estabilidade. Os pacientes com deficiências neurológicas leves muitas vezes respondem favoravelmente a estratégias de treinamento alteradas, que o fisioterapeuta planeja de forma individualizada.

A circulação e as dimensões antropométricas do membro amputado e do membro saudável requerem um exame cuidadoso. O fisioterapeuta deve ensinar o paciente a inspecionar o pé intacto, utilizando um espelho de mão para visualizar a superfície plantar. A inspeção visa identificar lesões de pele e áreas incipientes de abrasão para que medidas corretivas possam ser instituídas antes que a ulceração ou a infecção siga. Além disso, o paciente deve ser ensinado a manter o pé saudável limpo e deve usar palmilhas ou meias limpas e um calçado bem ajustado (ver Cap. 14 para obter informações adicionais para o tratamento do paciente com doença vascular periférica). As medições sequenciais de circunferência do membro amputado, bem como a palpação, irão indicar se o indivíduo tem edema. Medidas devem ser instituídas para estabilizar o volume do membro, de modo que o paciente possa manter o ajuste do encaixe da prótese. O paciente com insuficiência vascular pode se beneficiar de ajuste protético, que transfere um pouco da sobrecarga sobre o membro contralateral. Além disso, se a pessoa vem para uma amputação bilateral, a experiência anterior com a colocação e o controle de uma prótese unilateral é inestimável para se adequar a um par de próteses.

A prescrição protética também se baseia na capacidade de aeróbia e na resistência do paciente. A equipe clínica deve formular metas realistas, baseadas na capacidade física do indivíduo, em particular no que diz respeito à tolerância ao exercício e ao nível de descondicionamento. Uma pessoa que não se espera que seja capaz de andar rapidamente é uma candidata improvável para um pé com conservação/liberação de energia ou para uma unidade de joelho controlada por fluido. No entanto, uma unidade de joelho controlada por fluido que incorpora um mecanismo de trava é apropriada para pacientes selecionados com fraqueza generalizada.

A obesidade é um outro fator a ser considerado no exame pré-prescrição. O indivíduo obeso é mais propenso a ter flutuação de peso corporal, necessitando de fornecimento de forros de soquete e várias meias para compensar as alterações de circunferência do membro. Do mesmo modo, aqueles que têm doença renal, especialmente se necessitarem de diálise, experimentam mudanças de volume que precisam de acomodações protéticas.

A artrite afeta a prescrição da prótese. A diminuição da mobilidade ou a deformidade do MI pode comprometer o alinhamento protético. Os pacientes com artroplastia do quadril ou do joelho, no entanto, são muito beneficiados com uma prótese. A função da mão e do punho afeta o modo de vestir; um colete que precisa ser atado deve ser evitado. Bengalas e muletas podem exigir a modificação.

A análise funcional é um componente essencial do tratamento de fisioterapia (ver Cap. 8). Os procedimentos de exame mais úteis envolvem a observação da capacidade do paciente de transferir de sentado para em pé e da cama para a cadeira de rodas. Para realizar essas manobras, o indivíduo deve ter força, equilíbrio e coordenação razoáveis, bem como compreensão adequada.

Considerações psicossociais

Normalmente, o fisioterapeuta trata o paciente mais frequentemente do que qualquer outro membro da equipe clínica e é, portanto, mais propenso a estar em sintonia com as mudanças no estado psicossocial do indivíduo. Amplas evidências apoiam que o estado psicológico, bem como o físico, é beneficiado com o tratamento da equipe clínica.[55,56] Muitas pessoas com amputação confrontam questões psicossociais que devem ser reconhecidas e tratadas.[57-64] Por exemplo, o paciente que é excessivamente receoso pode se beneficiar mais de uma reabilitação protética que faça uso, inicialmente, de uma prótese temporária (provisória).

Próteses temporárias

Prótese transtibial temporária

A maioria das próteses temporárias transtibiais tem soquetes feitos de material termoplástico que se torna maleável a temperaturas suficientemente baixas para permitir a modelagem diretamente no paciente. Pode-se também obter soquetes ajustáveis produzidos em massa; pode ser necessário preencher o fundo do soquete de modo que o membro da amputação não desenvolva edema distal. Algumas próteses temporárias têm um soquete de gesso moldado para o membro amputado. Gesso é barato, prontamente disponível e fácil de usar. O soquete resultante, no entanto, é bastante pesado e volumoso. A suspensão é feita geralmente por um prendedor ou colete de coxa. A haste pode ser um componente de alumínio produzido para esse fim; essa haste tem um acessório proximal que permite pequenas alterações no alinhamento da prótese. Uma haste mais simples pode ser feita com cano de polivinilclorídeo, como aquele usado para encanamento. O tubo é leve e pode ser aquecido em alguns pontos para permitir ligeira alteração no alinhamento. Um pé SACH é habitualmente utilizado em próteses temporárias.

Prótese transfemoral temporária

A abordagem mais simples é utilizar um soquete de polipropileno (Fig. 31.35), que é fabricado em vários tamanhos e tem alças para ajuste circunferencial. O soquete pode ser suspenso com um cinto silesiano ou banda pélvica e é montado em uma unidade de joelho, que pode incluir um bloqueio manual. Outra alternativa é a utilização de um soquete fabricado sob medida com gesso ou termoplástico de baixa temperatura. Alguns indivíduos com amputações transfemorais bilaterais usam um par de próteses curtas. Essas são próteses não articuladas; os soquetes são montados em plataformas curtas, reduzindo drasticamente a altura do utilizador a fim de aumentar a estabilidade do equilíbrio. Cada plataforma tem uma projeção traseira para proteger o paciente de uma queda para trás.

A motivação é um determinante fundamental do resultado protético. Mais uma vez, a forte motivação demonstrada com o uso de uma prótese temporária e com a adesão a outros elementos do programa de reabilitação é um indício confiável do sucesso da prótese. Deve-se tomar cuidado contra expectativas irrealistas. Envolver o paciente e a família em situações de grupo com outras pessoas com amputação no departamento de fisioterapia e em ambientes sociais promove atitudes construtivas. O fisioterapeuta também deve considerar a probabilidade de o indivíduo ser capaz de cuidar dos mecanismos complexos da prótese e se ele tem os recursos financeiros para fazer manutenção da prótese, especialmente envolvendo componentes menos duráveis, como a cobertura de espuma de borracha da haste endosquelética.

Prescrição protética

Nenhum componente protético é ideal para todos os clientes. É necessário selecionar os componentes que estão mais aptos a atender às necessidades de cada indivíduo. Alternativas para cada elemento da prótese têm vantagens e desvantagens. A tarefa do fisioterapeuta, em conjunto com outros membros da equipe, é julgar os méritos relativos dos diferentes pés, hastes e outros componentes à luz de informações objetivas e subjetivas referentes ao candidato à prótese. Em 1995, a Medicare® identificou níveis funcionais aplicáveis a indivíduos com próteses transtibial, unilateral e transfemoral:[65]

- K0: não é um candidato.
- K1: deambulação no ambiente domiciliar.
- K2: deambulação limitada na comunidade.
- K3: deambulação na comunidade e capacidade de variar a cadência em necessidades profissionais, terapêuticas ou de exercício.
- K4: Altos níveis de atividade, como demonstrado pelos adultos ativos e atletas.

Esses níveis determinam a necessidade médica de unidades de joelho e de tornozelo-pé.

Pode-se esperar que algumas pessoas tenham melhor resultados com uma prótese sofisticada que aumente a capacidade do usuário de se envolver em caminhadas vigorosas e atletismo. Outros se beneficiam mais com dispositivos simples, de baixo custo. A previsão mais exata da função futura é o desempenho do paciente com uma prótese anterior. Para o usuário que procura uma prótese de

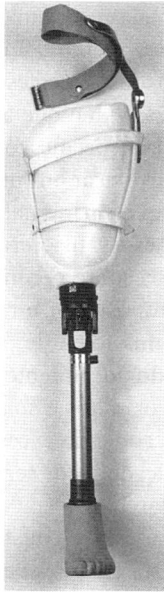

Figura 31.35 Prótese provisória transfemoral com soquete de polipropileno ajustável, faixa pélvica, unidade de joelho com bloqueio manual e haste ajustável com pé SACH.

substituição, a equipe clínica deve considerar a extensão do uso do membro anterior, em conjunto com quaisquer alterações no estado de saúde do paciente e estilo de vida. Por exemplo, se a pessoa equipada com uma prótese agora retorna com amputação bilateral, nunca tendo utilizado a prótese original, esse paciente será um candidato muito ruim para tratamento protético bilateral. Por outro lado, outra pessoa que tenha sido equipada com uma simples prótese transfemoral pode expressar o desejo de participar de atividades esportivas. Ao demonstrar bom uso da prótese original, o indivíduo está propenso a ter resultados consideravelmente melhores com uma nova prótese com uma unidade de joelho com controle de fluido e um pé com armazenamento/liberação de energia.

A prescrição para um paciente novo é mais difícil. Dependendo do intervalo entre a cirurgia de amputação e a prescrição, o membro amputado pode não ter estabilizado em volume; o paciente pode não alcançar o máximo benefício do programa pré-protético. O melhor critério para a prescrição protética nesse exemplo é o desempenho com uma prótese temporária (provisória). Como mencionado anteriormente, esse aparelho inclui um soquete bem ajustado, suspensão, perna (haste) e pé adequados; o modelo transfemoral tem geralmente uma unidade de joelho. A prótese provisória permite marcha preliminar e atividades de treinamento. A principal diferença entre as próteses temporária e definitiva (permanente) é a aparência. O soquete temporário é projetado para fácil alteração para acomodar mudanças no volume do membro de amputação. Normalmente, pouca atenção é dada à cor e à forma exterior da prótese provisória.

Exame/avaliação da prótese

A prótese deve ser examinada antes de o paciente iniciar o treinamento protético e deve ser reexaminada na conclusão do treinamento. O processo destina-se a determinar a adequação da forma e da função protética, bem como a opinião do usuário sobre a aparência e a satisfação geral. Esse processo normalmente segue uma sequência de exame da prótese, enquanto o paciente está em pé (análise estática), exame durante a marcha do paciente (análise dinâmica) e, finalmente, exame da prótese fora do paciente (análise estática adicional). Em muitas instituições, o fisioterapeuta examina a prótese e apresenta um resumo dos achados para a equipe clínica. O time elabora a decisão final a respeito da aceitabilidade da prótese.

Nenhum material especial é necessário para examinar a prótese, com exceção de uma lista de verificação, uma cadeira reta (sem braços), algumas folhas de papel, uma régua, blocos de elevação e giz colorido. Para a avaliação final, são necessárias escadas e uma rampa. As listas de verificação referidas nas seções a seguir podem ser encontradas nos Apêndices 31.A e 31.B.

Na avaliação inicial, a equipe tem três opções: (1) aprovado, (2) aprovação provisória, ou (3) não aprovado. A aprovação indica que não são necessárias mudanças na prótese e o paciente pode continuar o treinamento. A aprovação provisória sinaliza que um ou mais problemas menores necessitam de correção, nenhum dos quais interferindo com o treinamento. A não aprovação é o julgamento feito pela equipe de que a prótese tem uma falha importante que deve ser corrigida para a satisfação da equipe antes do início do treinamento protético. Por exemplo, a falta de acabamento do pé protético merece uma aprovação provisória, enquanto um soquete que provoca esfolamento do membro amputado deve ser graduado como não aprovado. Se o fisioterapeuta tem a intenção de proporcionar um tratamento a um paciente que não é gerido por uma equipe formal clínica, é especialmente crítico que ele examine a prótese antes de iniciar a instrução e o treinamento, para descobrir quaisquer problemas que iriam interferir com o programa futuro. Na avaliação final, duas classificações estão disponíveis: *aprovado* indica que não existem problemas e o paciente utiliza a prótese de uma maneira compatível com sua capacidade física; *desaprovado* significa que maiores ou menores problemas permanecem.

Exame transtibial

A maioria dos itens da lista de verificação no Apêndice 31.A é intuitiva. Cada um contribui para a formação de um julgamento preciso da adequação da prótese.

Análise estática

A prótese é examinada enquanto o utilizador está em pé e sentado. Além disso, o membro amputado e os detalhes da prótese são examinados. A prótese deve ser comparada com a prescrição. O indivíduo que autorizou a prescrição deve aprovar desvios das especificações originais.

O novo usuário deve ficar em pé nas barras paralelas ou outro ambiente seguro, na tentativa de suportar igual peso em ambos os pés. O fisioterapeuta deve solicitar comentários subjetivos sobre o conforto. As estimativas de alinhamento anteroposterior e mediolateral são obtidas com a ajuda de uma folha de papel posicionada em várias partes do calçado. Idealmente, o paciente deve permanecer com ambos os saltos e solas planos no chão. O desalinhamento, indicado pelo excessivo suporte de peso em uma porção do calçado, pode ser confirmado por análise subsequente da marcha.

A maioria das próteses é construída de modo que, quando o indivíduo está em pé, a pelve está nivelada;[36] se a pelve se inclina, o fisioterapeuta deve colocar elevações sob o pé no lado mais curto, para restaurar o nível da pelve. Se a elevação total medir 1 cm ou menos, não é necessária atenção. Para maior discrepância, deve-se procurar fatores causais. Um membro amputado que afunda muito no soquete irá fazer o lado da prótese parecer curto e o usuário provavelmente vai reclamar de desconforto.

A ação do pistão refere-se ao movimento vertical do soquete quando o paciente eleva a pelve. O deslizamento pode ser determinado marcando com giz a meia na margem posterior do soquete e depois elevando a pelve ipsilateral do paciente. O soquete deve escorregar menos de 0,5 cm. Frouxidão, suspensão inadequada ou ambos causam deslizamento do soquete. As paredes do soquete devem caber confortavelmente, assim como o colete da coxa, se ele fizer parte da prótese.

Sentar-se confortavelmente é uma necessidade primária para todas as pessoas. A borda posterior não deve colidir na fossa poplítea e os alívios para posteriores da coxa devem ser adequados, especialmente no lado medial, onde o semitendíneo e o semimembranáceo se inserem de forma relativamente distal. A localização das extremidades do prendedor ou as articulações do colete também influenciam na sedestação confortável.

Análise dinâmica

A análise do padrão de marcha e do desempenho de outras atividades ambulatoriais é uma parte essencial da reabilitação. Para a maioria dos pacientes, a principal razão para o tratamento protético é retomar a marcha. No entanto, nenhuma prótese erradica inteiramente as alterações anatômicas e fisiológicas produzidas pela amputação. Ao caminhar, a pessoa que usa uma prótese compensa deficiências anatômicas e protéticas.[66-71] Algumas são inerentes à amputação; outras são anomalias do corpo ou da prótese. Como praticamente todas as pessoas que andam com uma prótese o fazem de modo diferente se comparado a um padrão de marcha não deficiente, a marcha protética representa uma compensação para o aparelho locomotor alterado do paciente. O termo *marcha de compensação* pode ser uma descrição mais precisa do que o termo mais comumente utilizado *desvio de marcha*, pois é muito pouco provável que um paciente com amputação ande exatamente como uma pessoa sem deficiência.

Nenhuma prótese restaura a sensação, a continuidade esquelética, a integridade do músculo ou o peso do corpo inteiro. As deficiências anatômicas são agravadas na presença de dor, contratura, fraqueza, instabilidade ou falta de coordenação. De forma similar, componentes protéticos não substituem todas as funções do membro em falta. Por exemplo, os pés protéticos não se movem pela excursão completa do homólogo humano. Insuficiências na prótese obrigam o usuário a adotar compensações da marcha. Esses problemas incluem um soquete mal adaptado, desalinhamento da prótese, o mau funcionamento dos componentes e altura inadequada da prótese. Agravando o problema, estão a colocação incorreta da prótese e o uso de calçados inadequados. O fisioterapeuta deve determinar quando a compensação de marcha existe e as causas potenciais para que sejam tomadas medidas corretivas. Caso contrário, o paciente é obrigado a gastar mais energia andando e apresenta uma marcha mais visivelmente anormal. O novo utilizador terá que ter tido uma breve experiência andando na prótese durante o curso de fabricação da prótese. Embora uma marcha suave seja improvável no dia do exame inicial, um desvio grosseiro da marcha habitual exibido por outros com próteses semelhantes deve ser notado e as causas procuradas.

A análise transtibial centra-se na ação do joelho no lado amputado durante a fase de apoio. Ambos os joelhos devem flexionar de uma maneira controlada durante o começo e o fim da fase de apoio. A flexão excessiva do joelho no lado amputado indica que o soquete está alinhado muito anteriormente em relação ao pé ou está excessivamente flexionado; esse desvio pode fazer com que o paciente caia. Se o joelho flete muito apenas durante o começo da fase de apoio, a causa pode ser um coxim de calcanhar que é demasiadamente firme para esse utilizador. Por outro lado, a flexão do joelho insuficiente é resultado de deslocamento posterior do soquete ou de inadequada inclinação do soquete. Quando vista no plano frontal, a borda do soquete deve manter contato razoável com a perna; a impulsão lateral excessiva da borda da prótese sugere que o pé protético foi posicionado muito longe medialmente. A Tabela 31.1 resume as causas anatômicas e protéticas de compensações/desvios da marcha transtibial.

Na avaliação inicial, o desempenho em escadas e inclinações pode ser omitido, porque o paciente não teve treinamento nessas atividades.

Inspeção da prótese fora do paciente

A parede posterior deve estar aproximadamente ao mesmo nível que a elevação para o *ligamento* patelar (tendão) quando o paciente está em pé. Para verificar isso, a prótese é colocada em pé sobre uma mesa; uma extremidade de uma régua é então colocada na protuberância anterior do soquete e a extremidade oposta na borda posterior. Em uma prótese bem construída, a régua vai inclinar para cima em direção à traseira, indicando que, quando o indivíduo está em pé na prótese e comprime o coxim do calcanhar, a parede posterior ficará na altura adequada.

O membro amputado deve ser examinado quanto a sinais de carga adequada no que diz respeito ao tipo de desgaste da prótese. Quaisquer cintas ou presilhas devem fornecer ajuste razoável. A estrutura é um guia para a durabilidade futura, bem como contribui para a aparência aceitável da prótese.

Tabela 31.1 Análise da marcha com prótese transtibial

Compensação/desvio	Causas protéticas	Causas anatômicas
Início da fase de apoio		
1. Flexão excessiva do joelho	Calçado de salto alto Flexão plantar insuficiente Coxim do calcanhar rígido Soquete muito anteriorizado Soquete excessivamente flexionado Prendedores muito posteriores	Contratura em flexão Quadríceps fraco
2. Flexão insuficiente do joelho	Calçado de salto baixo Flexão plantar excessiva Coxim de calcanhar mole Soquete muito longe posteriormente Soquete insuficientemente flexionado	Espasticidade extensora Quadríceps fraco Dor anterodistal Artrite
Meio da fase de apoio		
1. Impulso lateral	Inserção excessiva do pé	
2. Impulso medial	Início excessivo do pé	
Final da fase de apoio		
1. Flexão do joelho precoce: também conhecida como de "declive"	Calçado de salto alto Flexão plantar insuficiente Quilha muito curta Restrição à dorsiflexão muito mole Soquete muito afastado anteriormente Soquete excessivamente flexionado Prendedores muito posteriores	Contratura em flexão
2. Flexão de joelho tardia como se estivesse subindo uma ladeira	Calçado de salto baixo Flexão plantar excessiva Quilha muito longa Restrição à dorsiflexão muito rígida Soquete muito afastado posteriormente Soquete insuficientemente flexionado	Espasticidade extensora

Exame transfemoral

Uma lista de controle semelhante é usada para avaliar a prótese transfemoral (Apêndice 31.B). É importante reconhecer que raramente há um item de grande importância. O fisioterapeuta e toda a equipe devem procurar padrões que possam anunciar dificuldades futuras. Por exemplo, o desalinhamento detectado na análise estática deve ser confirmado durante a marcha.

Análise estática

O paciente que tem um tecido muscular acima do soquete não vai conseguir vestir o soquete corretamente ou tem uma coxa que é maior do que aquela para a qual o soquete foi feito. A pressão perineal resulta de uma borda medial afiada ou insuficiência do alívio do músculo adutor longo em um soquete quadrilateral.

A unidade de joelho deve ser suficientemente estável para suportar um golpe realizado pelo fisioterapeuta na face posterior da unidade, quando o paciente está em pé. A estabilidade é influenciada pelo *alinhamento* do joelho em relação ao quadril e ao tornozelo protético. Quanto mais posterior o parafuso do joelho, mais estável o joelho será. A ligação policêntrica e os estabilizadores mecânicos também contribuem para a estabilidade. Se o soquete é opaco, a única maneira de julgar se ele está confortável é pela palpação dos tecidos projetados para fora do orifício da válvula, quando a válvula é removida.

A lista de verificação é projetada para ajudar o profissional de reabilitação a determinar a adaptação do soquete, independentemente de forma ou material. Se a prótese tem um soquete quadrilateral, a localização adequada do tendão adutor longo e do túber isquiático garante que o paciente coloque o encaixe corretamente. A borda posterior horizontal permite que o peso seja suportado na musculatura glútea, bem como no túber isquiático. O soquete de contenção isquiática é destinado a cobrir o túber isquiático e ainda permitir que o paciente mova o quadril em todas as direções confortavelmente, sem que abra uma brecha no soquete.

A fixação lateral do cinto silesiano deve ser superior e posterior ao trocanter maior para melhor controle da rotação da prótese. Anteriormente, o anexo deve estar ao nível do túber isquiático ou ligeiramente abaixo, para auxiliar na adução da prótese.

A articulação e a faixa pélvica devem caber no tronco confortavelmente para um controle ótimo da prótese e para minimizar o volume. O eixo da articulação deve ser superior e anterior ao trocanter maior.

O paciente deve ser capaz de sentar-se confortavelmente com a prótese. O desconforto posterior pode indicar alívio inadequado dos posteriores da coxa ou uma borda posterior afiada ou espessa.

Análise dinâmica

A análise da marcha dá aos membros da equipe clínica a oportunidade para determinar a adequação do ajuste do soquete e do alinhamento e ajuste da prótese. O paciente também influencia o padrão de marcha modulando o tempo e a força de contração muscular e a presença ou ausência de contraturas. O objetivo é andar com uma prótese transfemoral com uma marcha confortável, segura e eficiente, em vez de duplicar a marcha de alguém vestindo uma prótese transtibial ou de alguém que não foi amputado.[72] A Tabela 31.2 resume as causas da prótese e anatômicas das compensações/desvios da marcha transfemoral.

Compensações/desvios mais bem visualizados por trás

Muitos indivíduos com amputação transfemoral abduzem a prótese para melhorar o equilíbrio no plano frontal (marcha abduzida). A contratura em abdução do quadril predispõe o paciente a esse desvio, o que é visto na fase de apoio. A adução inadequada do soquete, a frouxidão do soquete ou o desconforto medial também provocam a falha. A *circundução* é um deslocamento exibido na fase de balanço se a prótese for muito longa ou se o paciente estiver relutante em permitir que a unidade de joelho se dobre. A frouxidão do soquete também pode resultar em circundução. O paciente pode deslocar o

Tabela 31.2 Análise da marcha com prótese transfemoral

Compensação/desvio	Causas protéticas	Causas anatômicas
Deslocamentos laterais		
1. Abdução: apoio	Prótese longa Articulação do quadril abduzida Adução inadequada da parede lateral Parede medial alta ou pontuda	Contratura em abdução Abdutores fracos Dor lateral/distal Instabilidade na redundância do adutor
2. Circundução: balanço	Prótese longa Unidade de joelho bloqueada Fricção frouxa Suspensão inadequada Soquete pequeno Soquete frouxo Pé em flexão plantar	Contratura em abdução Controle precário de joelho
Desvios do tronco		
1. Inclinação lateral: apoio	Prótese pequena Inadequada adução da parede lateral Parede medial alta ou pontuda	Contratura em abdução Abdutores fracos Dor no quadril Instabilidade Membro amputado curto
2. Flexão anterior: apoio	Unidade de joelho instável Andador ou muletas curtos	Instabilidade
3. Lordose: apoio	Flexão inadequada do soquete	Contratura em flexão do quadril Extensores fracos

(continua)

Tabela 31.2 Análise da marcha com prótese transfemoral *(continuação)*

Compensação/desvio	Causas protéticas	Causas anatômicas
Rotações		
1. Chicote medial (ou lateral): saída do calcanhar	Contorno do soquete com defeito Parafuso do joelho rodado externamente (ou internamente) Pé com má rotação Prótese colocada em má rotação	Com deslizamento da unidade de fricção, ritmo acelerado
2. Rotação do pé no contato do calcanhar	Coxim do calcanhar rígido Pé mal rodado	
Movimento excessivo do joelho		
1. Elevação excessiva do calcanhar: início do balanço	Fricção inadequada Auxílio de extensão negligente	
2. Impacto terminal: fim do balanço	Fricção inadequada Auxílio de extensão muito esticado	Flexão do quadril forçada
Movimento reduzido do joelho		
1. Arqueamento: balanço	Ver acima: circundução	Com deslizamento da unidade de fricção, ritmo acelerado
2. Elevação do quadril: balanço	Ver acima: circundução	Flexores dorsais fracos Espasticidade dos flexores plantares Pé equino Fraqueza dos flexores do quadril
Comprimento desigual do passo	Soquete desconfortável Flexão insuficiente do soquete	Contratura em flexão do quadril Instabilidade

tronco excessivamente. A *inclinação lateral do tronco* em direção ao lado da prótese durante a fase de apoio geralmente acompanha a marcha abduzida. Deve notar-se, no entanto, que todos os indivíduos com amputação transfemoral têm um mecanismo abdutor incompleto e tendem a compensar inclinando em direção ao lado da prótese, especialmente se estiverem cansados. Embora o quadril e o glúteo médio anatômicos geralmente estejam em boas condições, a falta de continuidade esquelética ao solo (imposta pela amputação) compromete a eficácia da contração do abdutor. Se a prótese for demasiado longa, o paciente irá abduzir; se for demasiado curta, o paciente irá inclinar o tronco lateralmente.

Chicotes referem-se à rotação medial ou lateral do calcanhar no final da fase de apoio. Se o soquete não se encaixa bem, a contração com aumento do volume da musculatura da coxa fará com que a prótese rode abruptamente conforme for descarregada no fim da fase de apoio. Embora menos provável, a má rotação da unidade de joelho ou do conjunto pé-tornozelo pode contribuir para o chicoteamento. A *rotação do pé no contato do calcanhar* é um desvio mais grave. Ele indica compressão inadequada do coxim do calcanhar ou do amortecedor plantar e pode resultar em uma queda.

Compensações/desvios mais bem visualizados pela lateral

O deslocamento do tronco para a frente na fase de apoio é uma compensação que alguns pacientes usam para lidar com a instabilidade do joelho. Se o andador ou as muletas estiverem muito curtos, o indivíduo vai inclinar para a frente. A lordose lombar resulta de flexão inadequada do soquete e é agravada por uma contratura em flexão do quadril.

O ajuste incorreto da unidade do joelho dá origem a uma *elevação desigual do calcanhar* (flexão excessiva do joelho) e a um impacto no balanço terminal (extensão do joelho abrupta). Se ambos os desvios estão presentes, a causa provável é o atrito insuficiente. E se o joelho exibe impacto sem elevação do calcanhar indevida, é mais provável que o auxílio para a extensão esteja muito apertado.

Para compensar a reduzida mobilidade do joelho, o caminhante vigoroso pode recorrer a pequenos *saltos* por flexão plantar excessiva do tornozelo saudável, para dar espaço extra para liberar a prótese durante a fase de balanço protético. Uma compensação menos árdua para comprimento excessivo da prótese real ou funcional é a *marcha com o quadril*, quando o paciente eleva a pelve no lado protético.

O *comprimento desigual do passo* será evidente se o paciente tiver uma contratura em flexão do quadril ou o equilíbrio inadequado. Um passo mais longo tomado com a prótese dá à pessoa mais tempo sobre o membro saudável. A contratura em flexão ou a flexão insuficiente do soquete (limitando a amplitude de extensão do quadril) impede que o membro saudável passe o lado da prótese durante a fase de balanço no lado saudável (ou seja, comprimento mais curto do passo no lado saudável).

Inspeção da prótese fora do paciente

Após a avaliação estática, o fisioterapeuta deve examinar a prótese e o membro amputado, conforme indicado na lista de verificação. Uma almofada resiliente posterior (colocada externamente na parede posterior) permite que o paciente se sente calmamente sem abrasão indevida da calça ou da saia. A almofada é desnecessária com um soquete flexível.

Facilitação da aceitação da prótese

A amputação geralmente é considerada um acontecimento doloroso, com a sua visibilidade sendo um lembrete constante da anormalidade do indivíduo. O fisioterapeuta pode ajudar o paciente e a família a aceitar a realidade da amputação e da prótese por meio de comunicação verbal e não verbal. Respeitar o paciente e tratá-lo com calma, como um ser humano digno, independentemente da condição de seus membros, deve definir um modelo de atitude para as outras pessoas. O tratamento da equipe clínica está em concordância não só com os benefícios de uma melhor prestação em relação à prótese, mas também traz ao indivíduo contato com profissionais de saúde que transmitem experiência e confiança em lidar com problemas que a pessoa possa ter considerado como únicos.

Logo que possível, o paciente hospitalizado deve ser tratado no departamento de fisioterapia, em vez de no leito. A agitação do departamento deve ajudar a dissipar o desânimo. Embora no pós-operatório seja esperado um luto, a depressão prolongada não é construtiva. Grupos de apoio são frequentemente muito eficazes no auxílio da aceitação da prótese e na aprendizagem de procedimentos especiais para a realização de atividades. A observação e eventual participação em programas de esportes especialmente concebidos é outra maneira de as pessoas aprenderem a lidar e ganhar o máximo de reabilitação. O fisioterapeuta, em virtude do contato diário com o paciente, também está em uma posição de recomendar à equipe clínica aqueles que possam se beneficiar com serviços psiquiátricos ou de aconselhamento psicológico, particularmente quando a dor é um problema. O Anexo 31.C fornece recursos protéticos baseados na rede para os profissionais de saúde, famílias e pacientes.

Treinamento protético

Aprender a usar uma prótese efetivamente envolve ser capaz de vesti-la corretamente, desenvolver um bom equilíbrio e coordenação, andar de maneira segura e razoavelmente simétrica e executar outras atividades ambulatórias e de autocuidado. As metas previstas e os resultados esperados dependem do estado físico e psicológico do paciente, da experiência pré-protética e da qualidade da prótese. Usar a prótese apenas para auxiliar na transferência da cadeira de rodas para o banheiro pode ser adequado para uma pessoa idosa com deficiências múltiplas, enquanto o programa para o jovem com amputação traumática pode estender-se a uma ampla gama de esportes.

Colocação da prótese

A aplicação correta da prótese e a frequente inspeção do membro amputado são muito importantes, especialmente para os iniciantes e aqueles com má circulação. Pacientes com pé parcial, de Syme e amputação transtibial podem vestir a prótese enquanto sentados, depois de ter sido aplicado o número correto e a sequência de meias ou revestimentos. Em seguida, na maioria dos casos, o indivíduo simplesmente insere o membro amputado no soquete. Com suspensão SC/SP, aplica-se o revestimento ao membro amputado e, em seguida, insere-se o membro e o forro no soquete. A entrada inicial no soquete com colete de suspensão pode ser feita enquanto estiver sentado; no entanto, o aperto final dos laços ou cintas deve ser feito na posição em pé para garantir que o membro seja alojado adequadamente no soquete.

Aqueles com amputação transfemoral também podem começar o processo de colocação sentados. Os usuários de sucção total podem usar um método de puxar ou de empurrar. Para puxar-se no soquete, o paciente aplica uma leve camada de pó de talco na coxa para reduzir o atrito. Então ele aplica uma meia puxando, um tricô de algodão tubular de cerca de 76 cm de comprimento, um rolo de atadura elástica em torno da coxa ou uma meia de *nylon*. Seja qual for o auxílio para a colocação, ele deve ser colocado alto na virilha para puxar nos tecidos proximais. Depois de colocar a coxa envolvida na meia no receptáculo, a pessoa puxa a extremidade distal do auxílio pelo orifício da válvula. Embora seja possível completar o processo de colocação na posição sentada, a maioria das pessoas prefere ficar em pé enquanto puxa a meia ou outro auxílio para fora pelo orifício da válvula. Inclinando-se para a frente, a linha de peso do corpo vai impedir que o joelho da prótese flexione inadvertidamente. O paciente alternadamente flexiona e estende o quadril e o joelho saudáveis, enquanto puxa para baixo o auxílio para vestir até que ele deslize para fora da prótese. Finalmente, ele insere a válvula. Outra abordagem para a colocação consiste em revestir a coxa com loção lubrificante, empurrá-la para dentro do soquete e, em seguida, instalar a válvula.

Os pacientes que utilizam sucção parcial aplicam uma meia, certificando-se de que a margem proximal da meia se estenda ao ligamento inguinal. O paciente, então, introduz o membro amputado no soquete, tendo o cuidado de que a coxa esteja orientada corretamente; puxa a extremidade distal da meia para baixo pelo orifício da válvula o suficiente para assegurar que a pele fique lisa; enfia a meia de volta no soquete e insere a válvula. Finalmente, ele prende a faixa pélvica ou o cinto silesiano. Se a sucção não for utilizada, a colocação é semelhante ao método utilizado com sucção parcial, exceto que não há válvula.

Equilíbrio e coordenação

Os exercícios são semelhantes para todos os pacientes com amputações de MI, embora possa ser esperado que o indivíduo com uma prótese transfemoral ou de desarticulação do quadril encontre mais dificuldade em controlar o joelho mecânico, quando comparado com aqueles com dois joelhos anatômicos. Todos devem aprender o equilíbrio no lado amputado.[73-77] Um programa formado para aumentar a tolerância à prótese minimiza o risco de abrasão da pele, particularmente se o membro amputado apresenta enxertos de pele, má circulação ou sensação diminuída. O paciente deve alternar exercício e descanso, com monitoramento cardiopulmonar como parte da rotina do programa, especialmente para indivíduos de alto risco.

Alguns fisioterapeutas evitam barras paralelas, porque pacientes muito receosos tendem a se puxar com o auxílio delas, o que não ajuda a progredir para o uso de uma bengala. Quando são utilizadas barras, o fisioterapeuta deve encorajar o paciente a descansar a mão aberta na barra de apoio, em vez de apertar em torno da barra. Um rodapé ou uma mesa resistente oferece a dupla vantagem de fornecer um bom suporte em apenas um lado, normalmente o lado contralateral, e ter controle unidirecional, porque o paciente só pode empurrar, nunca puxar, para o equilíbrio.

O equilíbrio ereto estático reintroduz o novato para a postura bipedal. O paciente deve se esforçar para nivelar a pelve e os ombros, manter o tronco vertical sem lordose excessiva e ter igual distribuição de peso. O fisioterapeuta deve proteger e ajudar o paciente na medida do necessário. Quando o fisioterapeuta fica perto da prótese, isso encoraja o paciente a deslocar o seu peso sobre ela. Para sugerir o desempenho simétrico, refira-se aos membros, como "direito" e "esquerdo" ou "são" e "prótese", em vez de desencorajar o paciente com "bom" e "ruim". O paciente deve aprender a usar receptores sensoriais proximais para manter o equilíbrio e perceber a posição da prótese, sem olhar para o chão. Alguns pacientes respondem bem ao aumento da utilização de um *feedback* visual (p. ex., usando um espelho).

Exercícios dinâmicos melhoram o controle medial-lateral, sagital e o controle rotacional. O paciente aprende que a flexão do quadril faz o joelho dobrar e a extensão do quadril estabiliza o joelho durante a fase de apoio. A colocação do pé saudável em frente da prótese deixa o joelho protético mais estável. Os pacientes devem ser instruídos sobre distribuir o peso simetricamente durante os movimentos de caminhar e subir degraus. Subir em um banco baixo ou degrau com o pé obriga o paciente a mudar o peso para a prótese e aumenta a duração da fase de apoio na prótese. Ter todos os exercícios realizados ritmicamente tanto com o MI direito como com o MI esquerdo promove desempenho simétrico.

Treino de marcha

Andar a pé é uma progressão natural dos exercícios de equilíbrio dinâmico conforme o paciente passa por etapas sucessivas. Os pacientes tendem a colocar uma maior carga e a exercer mais força propulsiva no lado intacto; consequentemente, o treino de marcha deve enfatizar o desempenho simétrico.[67-73] Como os posteriores da coxa se tornam os principais músculos de propulsão, exercícios de fortalecimento são indicados. Algumas pessoas respondem bem à facilitação neuromuscular proprioceptiva.[74] A contagem rítmica e andar no tempo da música com tempo 2/4 também melhora a simetria e a velocidade da marcha. No departamento de fisioterapia, um aparelho que inclui arreios de suspensão (suporte parcial de peso corporal) fornece um ambiente protegido para o paciente aprender a descarregar peso gradualmente na prótese. Um aparelho de equilíbrio (p. ex., Balance Master®) que proporciona *feedback* eletrônico com ou sem ênfase na consciência psicológica da posição corporal é outra opção de treinamento.

Uma bengala ou par de muletas de antebraço são adequados auxiliares para o cliente que é incapaz de alcançar uma marcha segura, sem fadiga indevida. Às vezes, a bengala é usada apenas ao ar livre para ajudar a ultrapassar guias e outras irregularidades do solo e para atravessar sinais de trânsito. Normalmente, a bengala é utilizada no lado contralateral para melhorar o equilíbrio no plano frontal. Se a assistência bilateral é necessária, um par de muletas de antebraço é preferível a duas bengalas. As muletas permanecem apertadas em torno dos antebraços quando o usuário abre uma porta. As muletas axilares instigam o paciente a se apoiar nas barras axilares, arriscando impacto aos nervos radiais. Elas também são inconvenientes ao subir escadas. Um andador de alumínio fornece máxima estabilidade, o que é particularmente útil para pacientes com fraqueza generalizada. O andador deve ser ajustado de modo que o utilizador não se incline muito para a frente.

Pacientes com amputação transtibial andam mais rápido com um andador de duas rodas do que com um andador de quatro rodas.[75] O medo de cair pode prejudicar a caminhada e a participação em atividades sociais. Melhorar a confiança no equilíbrio do paciente é essencial para diminuir essa preocupação.[76,77]

Treinamento funcional

O usuário da prótese que está aprendendo a andar também deve ganhar experiência na realização de uma ampla variedade de técnicas funcionais de mobilidade. Atividades como a transferência para várias cadeiras adicionam interesse ao programa e, para alguns pacientes, podem ser mais importantes do que a deambulação de longa distância.

O programa de treinamento para os indivíduos vigorosos inclui subir escadas, rampas, recuperar objetos do chão, ajoelhar, sentar no chão, correr, dirigir um carro e a prática de esportes. A diferença fundamental entre essas atividades e a caminhada é a forma como cada MI é utilizado. Andar implica uso simétrico, mas as outras atividades são realizadas de forma assimétrica, com maior confiança sobre a força, agilidade e controle sensorial do membro saudável.

Geralmente, o paciente deve ter a oportunidade de analisar cada nova situação e chegar a uma solução para o problema, em vez de depender de indicações do fisioterapeuta. A maioria das tarefas pode ser realizada com segurança de várias formas. O aluno se beneficia com a prática na tomada de decisões clínicas e a observação de outros usuários de prótese, da mesma forma que com a instrução profissional.

Transferências

Levantar-se de diferentes cadeiras, do banheiro e do carro são habilidades primárias, mesmo para as pessoas que são idosas ou debilitadas. A maioria dos pacientes entra no departamento de fisioterapia em uma cadeira de rodas. Inicialmente, o paciente pode estacionar a cadeira nas barras paralelas ou em um rodapé. Depois de bloquear a cadeira de rodas e retirar os apoios de pés, o paciente deve se sentar olhando para a frente e transferir o peso para a perna intacta, empurrando em seguida o apoio dos braços. O indivíduo vai descobrir que a colocação do pé saudável perto da cadeira irá permitir que ele se levante estendendo o joelho e o quadril do lado são. A sedestação é realizada colocando o pé saudável perto da cadeira e abaixando-se com o controle do quadril e a flexão do joelho no lado saudável.

Tanto para sentar como para levantar, o iniciante deve ter a vantagem de uma cadeira com braços, o que permite o uso das mãos para controlar e ajudar no movimento do tronco. Mais tarde, a pessoa deve praticar sentar em sofás com estofados profundos e em cadeiras baixas, bem como em bancos, no banheiro e outros lugares que não tenham apoio para braço. A transferência para um automóvel deve ser uma parte integrante das atividades de treinamento; caso contrário, o paciente enfrenta um futuro sombrio, confinado à casa ou dependente de sistemas de transporte especial. Para entrar no lado direito (passageiro) de um automóvel, o portador da prótese olha em direção à frente do carro. A pessoa com uma prótese direita coloca a mão direita na coluna da porta e a mão esquerda na parte de trás do banco da frente, então balança a perna esquerda para dentro do carro, desliza para o assento do carro e, finalmente, coloca a prótese no carro. O indivíduo com uma prótese esquerda pode achar que sentar-se lateralmente com ambos os pés para fora da porta do carro é mais fácil. Ele em seguida gira no assento, enquanto balança a prótese para dentro do carro e então coloca o pé direito intacto dentro do carro.

Subir escadas, rampas e guias

Pacientes com amputações de Syme ou transtibiais geralmente sobem e descem escadas e rampas com passos de igual comprimento e em progressão passo a passo.[78-80] Aqueles com amputação transfemoral unilateral, em contraste, geralmente sobem guiando com o pé saudável e aprendem a descer posicionando primeiro a prótese sobre o degrau inferior. Alguns indivíduos com amputação transfemoral posteriormente aprendem a controlar a flexão do joelho protético para descer passo a passo. Aqueles equipados com o Power Knee® podem ser capazes de subir escadas passo a passo.

Guias apresentam um problema um pouco diferente, porque não há corrimão. As técnicas são basicamente as mesmas, no entanto.

As rampas podem ser difíceis se o pé protético não faz excursão anteroposterior suficiente.[81,82] Com escadas íngremes, rampas e guias, o indivíduo pode subir diagonalmente ou contornar com a prótese mantida no lado do declive. Os pacientes também devem aprender a manobrar sobre obstáculos na superfície de caminhada.[83]

Avaliação final e cuidados de acompanhamento

As restrições econômicas podem obrigar o fisioterapeuta a concluir o programa de treinamento depois que o paciente é capaz de caminhar e realizar transferências básicas e subir escadas, mas antes que toda a gama de atividades de treinamento seja concluída. Antes da alta, o paciente e as próteses devem ser reexaminados para ter certeza de que o soquete está ajustado e a aparência e função da prótese são aceitáveis. A lista de controle utilizada para a avaliação inicial pode ser usada. O fisioterapeuta deve instruir o paciente no que diz respeito à responsabilidade do paciente em relatar vermelhidão da pele e quaisquer peças soltas ou faltando na prótese.

O novo portador da prótese deve retornar ao local de treinamento em intervalos regulares para que a equipe clínica possa examinar o ajuste do soquete. A maioria vai exigir grande revisão do soquete ou substituição durante o primeiro ano para acomodar a redução do volume do membro amputado. As visitas de acompanhamento são boas oportunidades para aumentar o treinamento e incentivar o indivíduo a exercer a gama mais ampla possível de atividades.

Capacidades funcionais

As capacidades funcionais referem-se a habilidades individuais de andar, transferir de cadeiras, subir escadas e executar outras atividades ambulatoriais, incluindo empreendimentos de lazer. A principal responsabilidade da equipe clínica é prever a provável função da pessoa com uma nova amputação, determinar se o indivíduo se beneficiaria de uma prótese e o grau de atividade provável. Como muitas pessoas com amputação de MI são idosos com vários problemas médicos, a necessidade de uma previsão acurada e monitoramento contínuo são especialmente importantes.

Caminhar com uma prótese aumenta o gasto de energia.[84-88] Em comparação com as pessoas com dois membros saudáveis, o indivíduo com uma prótese transtibial unilateral exige ligeiramente mais oxigênio ao caminhar em uma velocidade confortável;[89,90] a pessoa vestindo uma prótese transfemoral consome quase 50% mais oxigênio do que o normal,[91] embora a seleção de pés protéticos e unidades de joelho geralmente modifique a demanda de energia.[92-95] O usuário da prótese escolhe um ritmo confortável, porque a uma velocidade que é natural para o indivíduo, o custo de energia por minuto é semelhante ao da pessoa que não necessita de uma prótese, embora a velocidade seja mais lenta. Quanto menor for o nível de amputação, menor a desvantagem metabólica. Entre pessoas com amputações transtibiais com idade superior a 40 anos, aqueles com membros de amputação longos têm mínimo aumento da energia, mas pessoas com membros mais curtos se esforçam mais. Aqueles com amputações transtibiais bilaterais gastam menos energia do que aqueles com amputações transfemorais unilaterais. Indivíduos cuja amputação foi traumática são mais eficientes do que aqueles cuja amputação foi causada por doença vascular em cada nível de amputação. Pessoas que sofreram trauma andam mais rápido e usam menos oxigênio do que os seus homólogos desvascularizados.

O alto gasto metabólico resulta em parte do soquete, que envolve o tecido semifluido, fornecendo fixação imperfeita e impondo desafios ao controle do membro. O conjunto de pé-tornozelo não transmite sensação tátil plantar ou proprioceptiva, não se move por uma amplitude tão grande como o pé anatômico e não inicia a propulsão dinâmica característica da marcha normal. A prótese transfemoral também incorpora uma unidade de joelho que não fornece nenhuma propriocepção para o usuário. O problema é agravado pelo fato de que uma prótese é operada por músculos remotamente localizados que se contraem mais longamente e mais vigorosamente do que na marcha normal. Com a amputação transfemoral, por exemplo, o utilizador posiciona o pé da prótese por meio do movimento do quadril. A alteração resultante do movimento é refletida em assimetria de temporização, que prejudica ainda mais a suavidade da marcha. Indivíduos com próteses caminham com maior movimento vertical, uma vez que o joelho, quer mecânico para o usuário de prótese transfemoral ou anatômico para o usuário de prótese transtibial, não flexiona tanto como o joelho contralateral durante a fase de apoio.

Uso de uma prótese de desarticulação do quadril exige considerável gasto energético.[96]

Pessoas vestindo próteses bilaterais consomem ainda mais oxigênio e caminham mais lentamente do que aquelas com amputação unilateral em um determinado nível.[97]

Com exceção dos pacientes que usam betabloqueadores, a resposta da frequência cardíaca é uma indicação importante do custo metabólico de utilização de prótese para a maioria dos indivíduos. No geral, força, capacidade de equilíbrio, etiologia da amputação e nível de amputação dão uma previsão da extensão do prejuízo.[98]

Outras medidas de capacidades funcionais incluem a utilização de pesquisas sobre próteses[99-102] e qualidade de vida[103-116]. O retorno ao trabalho[117-118] e a capacidade de conduzir um automóvel[119,120] são outros indicadores de sucesso da reabilitação.

A participação em esportes (Fig. 31.36) é uma excelente extensão da reabilitação para pacientes de todas as idades.[121-134] Adultos mais velhos podem desfrutar de pesca, golfe, dança, Tai Chi Chuan e jogos de tabuleiro ou baralho, e as pessoas mais jovens podem adicionar basquetebol, tênis, tiro com arco e provas de pista à sua gama de atividades. A maioria dos esportes não exige qualquer adaptação para a prótese. Andar a cavalo é uma excelente atividade que promove o controle de tronco e o equilíbrio sentado. Indivíduos que praticam caminhadas devem aumentar o número de meias ou revestimentos envolvendo o membro amputado para proteger a pele; uma bota de caminhada confortável e bem ajustada é essencial. O boliche e a participação no arremesso de peso são facilitados por enfatizar o balanço sobre o MI intacto. Para os esportes que envolvem corrida, um pé com reserva/liberação de energia é mais adequado. O soquete deve caber confortavelmente com suspensão muito segura para minimizar a abrasão do membro amputado. Pacientes com amputações transtibiais ou de Syme normalmente correm com passos de comprimentos razoavelmente simétricos, apesar de favorecerem o

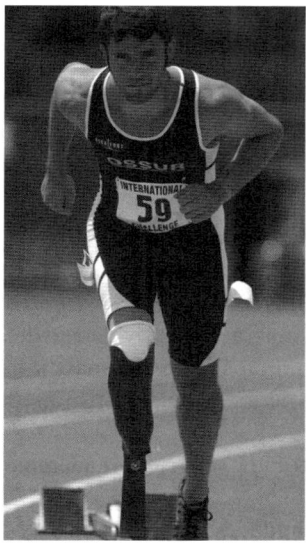
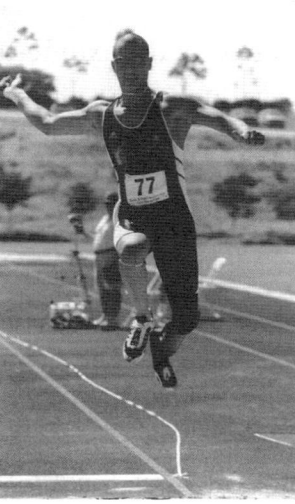

Figura 31.36 Participantes em eventos de corrida (*esquerda*) e salto à distância (*direita*) evento. Cortesia da Ossur, Aliso Viejo, CA 92656.

membro saudável, que tem maior habilidade de propulsão.[7] Aqueles com desarticulação do joelho ou amputação transfemoral vão obter a maior parte da força de propulsão a partir da perna saudável e utilizar a prótese como um suporte momentâneo. Muitas competições de maratona têm uma categoria para pessoas com deficiências. O salto, como no basquete, requer que o atleta gere uma força para cima substancial com a perna saudável; a aterrissagem é mais confortável na perna saudável, particularmente para aqueles que usam próteses transfemorais. Algumas atividades são facilitadas por pequenas modificações do equipamento, como um dedo do pé que prende em um pedal da bicicleta ou uma prótese adaptada.

Outras atividades são geralmente realizadas sem uma prótese, como natação e esqui. O esquiador vai provavelmente usar bastões de esqui equipados com pequenos lemes, em uma forma de "três pegadas". Futebol se joga geralmente sem uma prótese, com o jogador usando um par de muletas. Algumas pessoas gostam de jogar tênis e eventos de campo em uma cadeira de rodas. O equipamento e as técnicas desenvolvidas para indivíduos com paraplegia geralmente podem ser adaptados para pessoas com amputações.

Programas recreativos destinados a adultos com amputações ajudam os participantes a retornar a um estilo de vida ativo. O fisioterapeuta deve ser capaz de encaminhar pacientes para eventos convenientes em clubes desportivos e recreativos. O resultado desejado é o de maximizar a capacidade funcional e a qualidade de vida de cada pessoa.

Resumo

Este capítulo tem seu foco sobre a gestão da prótese de adultos com amputações de membros inferiores. Foram discutidas as características e a função das principais próteses de membros inferiores e componentes protéticos. Além disso, foram enfatizadas as responsabilidades do fisioterapeuta no tratamento protético. A reabilitação protética bem-sucedida depende de uma estreita colaboração entre paciente, fisioterapeuta, médico, protético e outros membros da equipe. Isso irá proporcionar um ambiente para troca de informações e fomentar um tratamento coordenado. O resultado será uma correspondência ideal entre as características físicas e psicossociais do paciente e uma prótese capaz de cumprir suas finalidades.

QUESTÕES PARA REVISÃO

1. Quais são as principais causas de amputação em idosos? E em jovens?
2. Descreva as próteses adequadas para indivíduos com as seguintes amputações parciais de pé: falangeana, transmetatarsal, e de Syme.
3. Distingua entre os membros de amputação de Syme e transtibial e suas próteses.
4. Quais pés protéticos são especialmente adequados para pacientes idosos? Por quê?
5. Nomeie as saliências e elevações no soquete transtibial.
6. Compare os modos de suspensão para a prótese transtibial. Qual suspensão é indicada para um indivíduo com amputação do membro muito curta?
7. Classifique as unidades de joelho de acordo com mecanismos de fricção.
8. Compare o soquete transfemoral de contenção isquiática e o quadrilateral.
9. Descreva os modos de suspensão da prótese transfemoral. Em quais tipo (s) o paciente usa uma meia?
10. Como o usuário de uma prótese de desarticulação do quadril impede a flexão inadvertida do quadril e do joelho da prótese?
11. Elabore um programa de manutenção para uma prótese transfemoral com uma unidade de joelho hidráulica e haste endoesquelética.
12. Quais fatores devem ser considerados antes de formular uma prescrição de prótese?
13. Como pode o fisioterapeuta determinar e melhorar o estado psicológico do paciente?
14. Quais são as características da prótese transtibial que são consideradas na avaliação estática? E na avaliação dinâmica?
15. Delineie o programa de treinamento para um paciente com uma prótese transfemoral.

Estudo de caso

O paciente é um homem de 67 anos de idade, com arteriosclerose diabética. Ele sofreu uma amputação transtibial direita 5 meses atrás. Ele foi tratado no departamento de fisioterapia em regime de internamento durante 3 semanas. A ferida cicatrizou de forma satisfatória. Seu fisioterapeuta o ensinou a se transferir de forma independente e deambular usando uma prótese temporária e um andador. Ele recebeu alta com um programa domiciliar que consiste em exercícios para promover força, mobilidade articular e resistência. Também foi dito a ele para manter uma meia compressiva elástica em seu membro amputado sempre que ele não estivesse usando a prótese temporária. Além disso, o fisioterapeuta instruiu o paciente sobre os cuidados com o pé esquerdo, incluindo a lavagem completa do pé todas as noites; a inspeção de todas as superfícies do pé usando um espelho; vestir uma meia limpa e um calçado bem ajustado a cada dia; e ser cuidadoso ao aparar as unhas. Ele foi adaptado a uma prótese permanente 3 meses após a cirurgia. A prótese consistiu em um pé SACH, haste endoesquelética, soquete com contato total e prendedor de suspensão. Ele voltou para o departamento de reabilitação hoje com queixa de dificuldade de manter o equilíbrio sobre o terreno irregular no campo de golfe, onde ele foi pela primeira vez desde sua cirurgia. Ele também mencionou que a sua pontuação de golfe foi pior do que nunca.

Histórico médico

O paciente estava em boa saúde até 6 meses atrás, quando ele foi em uma viagem há muito esperada para a Europa. Na viagem, ele andou muito mais do que o habitual, embora ele tenha tido que parar aproximadamente a cada 15 metros por causa de dor de cãibras em suas pernas. Sua esposa notou que o hálux e segundo dedo do pé direito ficaram descoloridos. A área descolorida ficou dolorosa. Após seu retorno para casa, ele foi examinado por seu médico de cuidados primários e foi diagnosticado com gangrena e diabetes da idade adulta. Apesar do tratamento agressivo das feridas, a gangrena progrediu para comprometer todo o pé. Uma amputação foi necessária. Seu diabetes está agora estabilizado com dieta e medicação.

Histórico social

O paciente é um contador aposentado que vive com sua esposa. Durante anos, ele jogou golfe nas férias. Ao se aposentar no ano passado, ele procurou jogar golfe mais frequentemente.

Achados do exame de fisioterapia

- Estado cognitivo: alerta, orientado, memória intacta
- Visão: Intacta com lente corretiva
- Cardiopulmonar:
  - Sinais vitais sentados em repouso: pressão arterial 140/86, frequência cardíaca 84, respiração dentro dos limites normais (DLN)
  - Resistência: razoável, a tolerância à atividade é de aproximadamente 30 minutos (com alguma flutuação); necessários períodos de descanso ocasionais
- Tegumentar: incisão bem curada, sem cicatriz aderente
- Neuromuscular:
  - Sensação: ambas extremidades superiores e inferiores: fino/grosseira, toque leve, temperatura e propriocepção, todos DLN bilateralmente
  - Reflexos: DLN

Amplitude de movimento

- Exames goniométricos de ambos MI: DLN

Análise observacional da marcha (achados gerais)

- Diminuição geral na velocidade do movimento
- Transferência de peso estranha, diminuída

Quadril/pelve (bilateral)
- Diminuição da rotação pélvica
- Flexão do quadril diminuída

Joelho
- Diminuição da flexão do joelho direito

Pé/tornozelo
- Mínimo movimento medial-lateral do pé protético direito

Marcha

O paciente é um deambulador funcional utilizando uma prótese transtibial. A marcha é lenta, com longos passos no lado direito. Sem a bengala, ele se inclina para o lado direito. Ao ar livre, ele usa uma bengala na mão esquerda. Ele pode subir escadas lentamente, usando o corrimão. Em superfícies irregulares, ele amplia sua base de marcha e caminha lentamente.

Força

Graus do teste muscular manual (TMM)

		Direita	Esquerda
Quadril	Flexão	4/5	4/5
	Extensão	4/5	4/5
	Abdução	4/5	4/5
	Adução	4/5	4/5
	Rotação medial	4-/5	4-/5
	Rotação lateral	4-/5	4-/5
Joelho	Flexão	4-/5	4/5
	Extensão	3+/5	4-/5
Pé/tornozelo	Dorsiflexão	N/A	4/5
	Flexão plantar	N/A	4/5
	Inversão	N/A	4/5
	Eversão	N/A	4/5
Membros superiores	DLF	DLF	DLF

N/A = não aplicável em decorrência da amputação. DLF= dentro dos limites funcionais.

Exame protético
- Soquete está solto, como indicado pela ação do pistão

Equilíbrio

Em pé
- Estático: bom; capaz de manter a posição estática por período ilimitado
- Dinâmico: razoável+; dificuldade em manter o equilíbrio em terrenos irregulares

Sentado
- DLF

Avaliação da função
- Paciente independente nas transferências: cama, cadeira (nível FIM = 7); requer o mínimo de ajuda em transferências do chão para a bipedestação.
- Paciente independente em todas as atividades básicas da vida diária (ABVD).
- Paciente independente em cerca de 80% das atividades instrumentais da vida diária (AIVD) (limitações impostas pela fadiga e baixa tolerância ambulatorial).

Resultados desejados pelo paciente
- Jogar golfe no nível anterior de proficiência.
- Caminhar sem depender de bengala quando estiver ao ar livre.
- Melhorar a resistência.

QUESTÕES PARA ORIENTAÇÃO

1. Formule uma lista de problemas clínicos, incluindo deficiências, limitação de atividade e restrições de participação.
2. Formule uma lista de habilidades do paciente.
3. Estabeleça metas de curto prazo previstas e resultados esperados em longo prazo, no que diz respeito ao impacto sobre:
- Deficiências
- Limitações de atividade
- Restrições de participação
- Redução do risco/prevenção
- Saúde, bem-estar e preparo físico
- A satisfação do paciente/cliente
4. Formule um plano de cuidados, tendo como referência o Guia para a prática do fisioterapeuta (*Guide to Physical Therapist Practice*).
5. Identifique três deficiências para abordar inicialmente para melhorar as limitações de atividade deste paciente e as restrições de participação.
6. Descreva três intervenções de tratamento focadas em resultados funcionais que podem ser utilizadas durante as primeiras semanas de fisioterapia, indicando como você pode progredir em cada intervenção.
7. Quais precauções de segurança importantes devem ser observadas durante o tratamento deste paciente?
8. Descreva estratégias que podem ser usadas para desenvolver habilidades de automanejo e promover a autoeficácia para alcançar resultados e metas.

REFERÊNCIAS BIBLIOGRÁFICAS

1. Ziegler-Graham, K, et al: Estimating the prevalence of limb loss in the United States: 2005 to 2050. Arch Phys Med Rehabil 89:422, 2008.
2. Rommers, GM, et al: Shoe adaptation after amputation of the II–V phalangeal bones of the foot. Prosthet Orthot Int 30:324, 2006.
3. Dudkiewicz, I, et al: Trans-metatarsal amputation in patients with a diabetic foot: Reviewing 10 years' experience. Foot 19:201, 2009.
4. Dillon, MP, and Barker, TM: Comparison of gait of persons with partial foot amputation wearing prosthesis to matched control group: Observational study. J Rehabil Res Dev 45:1317, 2008.
5. Burger, H, et al: Biomechanics of walking with silicone prosthesis after midtarsal (Chopart) disarticulation. Clin Biomech (Bristol, Avon) 24:510, 2009.
6. Berke, GM, et al: Biomechanics of ambulation following partial foot amputation: A prosthetic perspective. J Prosthet Orthot 19:85, 2007.
7. Yu, GV, et al: Syme's amputation: A retrospective review of 10 cases. Clin Podiatri Med Surg 22:395, 2005.
8. Frykberg, RG, et al: Syme amputation for limb salvage: Early experience with 26 cases. J Foot Ankle Surg 46:93, 2007.
9. Johannsson, A, Larsson, GU, and Ramstrand, N: Incidence of lower-limb amputation in the diabetic and nondiabetic general population: A 10-year population-based cohort study of initial unilateral and contralateral amputations and reamputations. Diabetes Care 32:275, 2009.
10. Klodd, E, et al: Effects of prosthetic foot forefoot flexibility on oxygen cost and subjective preference rankings of unilateral transtibial prosthesis users. J Rehabil Res Dev 47:543, 2010.
11. Czerniecki, JM: Research and clinical selection of foot-ankle systems. J Prosthet Orthot 17:S35, 2005.
12. Versluys, R, et al: Prosthetic foot: State-of-the-art review and the importance of mimicking human ankle-foot biomechanics. Disabil Rehabil Assist Technol 4:65, 2009.
13. Hsu, MJ, et al: The effects of prosthetic foot design on physiologic measurements, self-selected walking velocity, and physical activity in people with transtibial amputation. Arch Phys Med Rehabil 87:123, 2006.
14. Zmitrewicz, RJ, et al: The effect of foot and ankle prosthetic components on braking and propulsive impulses during transtibial amputee gait. Arch Phys Med Rehabil 87:1334, 2006.
15. Zmitrewicz, RJ, Neptune, RR, and Sasaki, K: Mechanical energetic contributions from individual muscles and elastic prosthetic feet during symmetric unilateral transtibial amputees walking: A theoretical study. J Biomech 40:1824, 2007.
16. Agrawal, V, et al: Symmetry in external work (SEW): A novel method of quantifying gait differences between prosthetic feet. Prosthet Orthot Int 33:146, 2009.
17. Wolf, SI, et al: Pressure characteristics at the stump/socket interface in transtibial amputees using an adaptive prosthetic foot. Clin Biomech (Bristol, Avon) 24:860, 2009.
18. Alimusaj, M, et al: Kinematics and kinetics with an adaptive ankle foot system during stair ambulation of transtibial amputees. Gait Posture 30:356, 2009.
19. Berge, JS, Czerniecki, JM, and Klute, GK: Efficacy of shock-absorbing versus rigid pylons for impact reduction in transtibial amputees based on laboratory, field, and outcome metrics. J Rehabil Res Dev 42:795, 2005.
20. Adderson, JA, et al: Effect of a shock-absorbing pylon on transmission of heel strike forces during the gait of people with unilateral transtibial amputations: A pilot study. Prosthet Orthot Int 31:384, 2007.
21. Ross, J, et al: Study of telescopic pylon on lower limb amputees. Orthopad Technik 3:1, 2003.
22. Selles, RW, et al: A randomized controlled trial comparing functional outcome and cost efficiency of a total surface-bearing socket versus a conventional patellar tendon-bearing socket in transtibial amputees. Arch Phys Med Rehabil 86:154, 2005.
23. Chow, DH, et al: The effect of prosthesis alignment on the symmetry of gait in subjects with unilateral transtibial amputation. Prosthet Orthot Int 30:114, 2006.
24. Jia, X, et al: Effects of alignment on interface pressure for transtibial amputees during walking. Disabil Rehabil Assist Technol 3:339, 2008.
25. Klute, GK, Glaister, BC, and Berge, JS: Prosthetic liners for lower limb amputees: A review of the literature. Prosthet Orthot Int 34:146, 2010.
26. Kristinsson, O: The ICEROSS concept: A discussion of philosophy. Prosthet Orthot Int 17:49, 1993.
27. Astrom, I, and Stenstrom, A: Effect on gait and socket comfort in unilateral trans-tibial amputees after exchange to a polyurethane concept. Prosthet Orthot Int 28:28, 2004.
28. Brånemark, R, et al: Osseointegration in skeletal reconstruction and rehabilitation. J Rehabil Res Dev 38:175, 2001.
29. Meikle, B, et al: Does increased prosthetic weight affect gait speed and patient preference in dysvascular transfemoral amputees? Arch Phys Med Rehabil 84:1657, 2003.
30. Van der Linden, ML, Twiste, N, and Rithalia, SV: The biomechanical effects of the inclusion of a torque absorber on trans-femoral amputee gait. Prosthet Orthot Int 26:35, 2002.
31. Radcliffe, CW: Four-bar linkage prosthetic knee mechanisms: Kinematics, alignment and prescription criteria. Prosthet Orthot Int 18:159, 1994.
32. Sapin, E, et al: Functional gait analysis of trans-femoral amputees using two different single-axis prosthetic knees with hydraulic swing-phase control: Kinematic and kinetic comparison of two prosthetic knees. Prosthet Orthot Int 32:201, 2008.
33. Chin, T, et al: Successful prosthetic fitting of elderly trans-femoral amputees with Intelligent Prosthesis (IP): A clinical study. Prosthet Orthot Int 31:271, 2007.
34. Jepson, F, et al: A comparative evaluation of the Adaptive knee and Catech* knee joints: A preliminary study. Prosthet Orthot Int 32: 84, 2008.
35. Swanson, E, Stube, J, and Edman, P: Function and body image levels in individuals with transfemoral amputations using the C-Leg*. J Prosthet Orthot 17:80, 2005.
36. Orendurff, M, et al: Gait efficiency using the C-Leg. J Rehabil Res Dev 43:239, 2006.
37. Segal, AD, et al: Kinematic and kinetic comparisons of transfemoral amputee gait using C-Leg and Mauch SNS prosthetic knees. J Rehabil Res Dev 43:857, 2006.
38. Seymour, R, et al: Comparison between the C-Leg microprocessor-controlled prosthetic knee and nonmicroprocessor-controlled prosthetic knees: A preliminary study of energy expenditure, obstacle course performance and quality of life survey. Prosthet Orthot Int 31:51, 2007.
39. Kahle, JT, Highsmith, MJ, and Hubbard, SL: Comparison of nonmicroprocessor knee mechanism versus C-Leg on Prosthesis Evaluation questionnaire, stumbles, falls, walking tests, stair descent, and knee preference. J Rehabil Res Dev 45:1, 2008.
40. Brodtkorb, TH, et al: Cost-effectiveness of C-leg compared with non-microprocessor-controlled knees: A modeling approach. Arch Phys Med Rehabil 89:24, 2008.
41. Highsmith, MJ, et al: Safety, energy efficiency, and cost efficacy of the C-Leg for transfemoral amputees: A review of the literature. Prosthet Orthot Int 34:362, 2010.
42. Johansson, JL, et al: A clinical comparison of variable-damping and mechanically passive prosthetic knee devices. Am J Phys Med Rehabil 84:563, 2005.
43. Devlin, M, et al: Patient preference and gait efficiency in a geriatric population with transfemoral amputation using a free-

swinging versus a locked prosthetic knee joint. Arch Phys Med Rehabil 83:246, 2002.
44. Lythgo, N, Marmaras, B, and Connor, H: Physical function, gait, and dynamic balance of transfemoral amputees using two mechanical passive prosthetic knee devices. Arch Phys Med Rehabil 91:1565, 2010.
45. Hagberg, K, and Brånemark, R: One hundred patients treated with osseointegrated transfemoral amputation prosthesis: Rehabilitation perspective. J Rehabil Res Dev 46:331, 2009.
46. Morse, BC, et al: Through-knee amputation in patients with peripheral arterial disease: A review of 50 cases. J Vasc Surg 48:638, 2008.
47. Ten Duis, K, et al: Knee disarticulation: Survival, wound healing, and ambulation: A historic cohort study. Prosthet Orthot Int 33:52, 2009.
48. Fernandez, A, and Formigo, J: Are Canadian prostheses used? A long-term experience. Prosthet Orthot Int 29:177, 2005.
49. Yari, P, Dijkstra, P, and Geertzen, J: Functional outcome of hip disarticulation and hemipelvectomy: A cross-sectional national descriptive study in the Netherlands. Clin Rehabil 22:1127, 2008.
50. Ludwigs, E, et al: Biomechanical differences between two exoprosthetic hip joint systems during level walking. Prosthet Orthot Int 34:449, 2010.
51. Nelson, LM, and Carbone, NT: Functional outcome measurements of a veteran with a hip disarticulation using a Helix 3D
hip joint: A case report. J Prosthet Orthot 23:21, 2011.
52. Su, PF, et al: Differences in gait characteristics between persons with bilateral transtibial amputations, due to peripheral vascular disease and trauma, and able-bodied ambulators. Arch Phys Med Rehabil 89:1386, 2008.
53. Traballesi, M, et al: Prognostic factors in prosthetic rehabilitation of bilateral dysvascular above-knee amputees: Is the stump condition an influencing factor? Eura Medicophys 43:1, 2007.
54. McNealy, LL, and Gard, SA: Effect of prosthetic ankle units on the gait of persons with bilateral transfemoral amputations. Prosthet Orthot Int 32:111, 2008.
55. Potter, BK, and Scoville, CR: Amputation is not isolated: An overview of the US Army Amputee Patient Care Program and associated amputee injuries. J Am Acad Orthop Surg 14:S188, 2008.
56. Granville, R, and Menetrez, J: Rehabilitation of the lower-extremity war-injured at the center for the intrepid. Foot Ankle Clin 15:187, 2010.
57. Highsmith, MJ: Barriers to the provision of prosthetic services in the geriatric population. Top Geriatr Rehabil 24:325, 2008.
58. O'Neill, BF, and Evans, JJ: Memory and executive function predict mobility rehabilitation outcome after lower-limb amputation. Disabil Rehabil 11:1, 2009.
59. Atherton, R, and Robertson, N: Psychological adjustment to lower limb amputation amongst prosthesis users. Disabil Rehabil 28:1201, 2006.
60. Coffey, L, et al: Psychosocial adjustment to diabetes-related lower limb amputation. Diabet Med 26:1063, 2009.
61. Mayer, A, et al: Body schema and body awareness of amputees. Prosthet Orthot Int 32:363, 2008.
62. Desmond, D, et al: Pain and psychosocial adjustment to lower limb amputation amongst prosthesis users. Prosthet Orthot Int 32:244, 2008.
63. Callaghan, B, Condie, E, and Johnston, M: Using the common sense self-regulation model to determine psychological predictors of prosthetic use and activity limitation in lower limb amputees. Prosthet Orthot Int 32:324, 2008.
64. Wegener, ST, et al: Self-management improves outcomes in persons with limb loss. Arch Phys Med Rehabil 90:373, 2009.
65. Centers for Medicare and Medicaid Services: Medicare and You 2011. Department of Health and Human Services, Baltimore, MD, 2011. Retrieved May 26, 2011, from www.medicare.gov/publications/pubs/pdf/10050.pdf.
66. Vrieling, AH, et al: Gait initiation in lower limb amputees. Gait Posture 27:423, 2008.
67. Vrieling, AH, et al: Gait termination in lower limb amputees. Gait Posture 27:82, 2008.
68. Fraisse, N, et al: Muscles of the below-knee amputees. Ann Readapt Med Phys 51:281, 2008.
69. Silverman, AK, et al: Compensatory mechanisms in below-knee amputee gait in response to increasing steady-state walking speeds. Gait Posture 28:602, 2008.
70. Vanicek, N, et al: Gait patterns in transtibial amputee fallers vs. non-fallers: Biomechanical differences during level walking. Gait Posture 29:415, 2009.
71. Nolan, L, and Lees, A: The functional demands on the intact limb during walking for active trans-femoral and trans-tibial amputees. Prosthet Orthot Int 24:117, 2000.
72. van Keeken, HG, et al: Controlling propulsive forces in gait initiation in transfemoral amputees. J Biomech Eng 130:011002, 2008.
73. Matjacic, Z, and Burger, H: Dynamic balance training during standing in people with trans-tibial amputation: A pilot study. Prosthet Orthot Int 27:214, 2003.
74. Miller, WC, et al: The influence of falling, fear of falling, and balance confidence on prosthetic mobility and social activity among individuals with lower extremity amputation. Arch Phys Med Rehabil 82:1238, 2001.
75. Sjodahl, C, et al: Gait improvement in unilateral transfemoral amputees by a combined psychological and physiotherapeutic treatment. J Rehabil Med 33:114, 2001.
76. Yigiter, K, et al: A comparison of traditional prosthetic training versus proprioceptive neuromuscular facilitation resistive gait training with trans-femoral amputees. Prosthet Orthot Int 26:213, 2002.
77. Tsai, HA, et al: Aided gait of people with lower-limb amputations: Comparison of 4-footed and 2-wheeled walkers. Arch Phys Med Rehabil 84:584, 2003.
78. Ramstrand, N, and Nilsson, KA: A comparison of foot placement strategies of transtibial amputees and able-bodied subjects during stair ambulation. Prosthet Orthot Int 33:348, 2009.
79. Schmalz, T, Blumentritt, S, and Marx, B: Biomechanical analysis of stair ambulation in lower limb amputees. Gait Posture 25:267, 2007.
80. Vrieling, AH, et al: Uphill and downhill walking in unilateral lower limb amputees. Gait Posture 28:235, 2008.
81. Fradet, L, et al: Biomechanical analysis of ramp ambulation of transtibial amputees with an adaptive ankle foot system. Gait Posture 32:191, 2010.
82. Vickers, DR, et al: Elderly unilateral transtibial amputee gait on an inclined walkway: A biomechanical analysis. Gait Posture 27:518, 2008.
83. Vrieling, AH, et al: Obstacle crossing in lower limb amputees. Gait Posture 26:587, 2007.
84. Gonzalez, E, and Edelstein, J: Energy expenditure in ambulation. In Gonzalez, E, et al (eds): Downey and Darling's Physiological Basis of Rehabilitation Medicine, ed 3. Butterworth-Heinemann, Boston, 2001, p 417.
85. Goktepe, AS, et al: Energy expenditure of walking with prostheses: Comparison of three amputation levels. Prosthet Orthot Int 34:31, 2010.
86. Schmalz, T, Blumentritt, S, and Jarasch, R: Energy expenditure and biomechanical characteristics of lower limb amputee gait: The influence of prosthetic alignment and different prosthetic components. Gait Posture 16:255, 2002.
87. Genin, JJ, et al: Effect of speed on the energy cost of walking in unilateral traumatic lower limb amputees. Eur J Appl Physiol 103:655, 2008.
88. Detrembleur, C, et al: Relationship between energy cost, gait speed, vertical displacement of centre of body mass and efficiency of pendulum-like mechanism in unilateral amputee gait. Gait Posture 21:333, 2005.
89. Houdijk, H, et al: The energy cost for the step-to-step transition in amputee walking. Gait Posture 30:35, 2009.

90. Bussmann, JB, et al: Daily physical activity and heart rate response in people with a unilateral transtibial amputation for vascular disease. Arch Phys Med Rehabil 85:240, 2004.
91. Huang, GF, Chou, YL, and Su, FC: Gait analysis and energy consumption of below-knee amputees wearing three different prosthetic feet. Gait Posture 12:162, 2000.
92. Graham, LE, et al: A comparative study of oxygen consumption for conventional and energy-storing prosthetic feet in transfemoral amputees. Clin Rehabil 22:896, 2008.
93. Kaufman, KR, et al: Energy expenditure and activity of transfemoral amputees using mechanical and microprocessor-controlled prosthetic knees. Arch Phys Med Rehabil 89:1380, 2008.
94. Chin, T, et al: Comparison of different microprocessor controlled knee joints on the energy consumption during walking in transfemoral amputees: Intelligent knee prosthesis (IP) versus C-Leg. Prosthet Orthot Int 30: 73, 2006.
95. Datta, D, et al: A comparative evaluation of oxygen consumption and gait pattern in amputees using intelligent prostheses and conventionally damped knee swing-phase control. Clin Rehabil 19:398, 2005.
96. Chin, T, et al: Energy expenditure during walking in amputees after disarticulation of the hip: A microprocessor-controlled swing-phase control knee versus a mechanical-controlled stance-phase control knee. J Bone Joint Surg 87B:117, 2005.
97. Wright, DA, Marks, L, and Payne, RC: A comparative study of the physiological costs of walking in ten bilateral amputees. Prosthet Orthot Int 32:57, 2008.
98. Raya, MA, et al: Impairment variables predicting activity limitation in individuals with lower limb amputation. Prosthet Orthot Int 34:73, 2010.
99. Raichle, KA, et al: Prosthesis use in persons with lower- and upper-limb amputation. J Rehabil Res Dev 45:961, 2008.
100. Gailey, R, et al: Unilateral lower-limb loss: Prosthetic device use and functional outcomes in service members from Vietnam war and OIF/OEF conflicts. J Rehabil Res Dev 47:317, 2010.
101. Pezzin, LE, et al: Use and satisfaction with prosthetic limb devices and related services. Arch Phys Med Rehabil 85:723, 2004.
102. Karmarkar, AM, et al: Prosthesis and wheelchair use in veterans with lower-limb amputation. J Rehabil Res Dev 46:567, 2009.
103. Epstein, RA, Heinemann, AW, and McFarland, LV: Quality of life for veterans and service members with major traumatic limb loss from Vietnam and OIF/OEF conflicts. J Rehabil Res Dev 47:373, 2010.
104. Zidarov, D, Swaine, B, and Gauthier-Gagnon, C: Quality of life of persons with lower-limb amputation during rehabilitation and at 3-month follow-up. Arch Phys Med Rehabil 90:634, 2009.
105. Asano, M, et al: Predictors of quality of life among individuals who have a lower limb amputation. Prosthet Orthot Int 32:231, 2008.
106. Bosmans, JC, et al: Survival of participating and nonparticipating limb amputees in prospective study: Consequences for research. J Rehabil Res Dev 47:457, 2010.
107. Johannesson, A, Larsson, GU, and Oberg, T: From major amputation to prosthetic outcome: A prospective study of 190 patients in a defined population. Prosthet Orthot Int 28:9, 2004.
108. Davies, B, and Datta, D: Mobility outcome following unilateral lower limb amputation. Prosthet Orthot Int 27:186, 2003.
109. Deans, SA, McFadyen, AK, and Rowe, PJ: Physical activity and quality of life: A study of a lower-limb amputee population. Prosthet Orthot Int 32:186, 2008.
110. Remes, L, et al: Predictors for institutionalization and prosthetic ambulation after major lower extremity amputation during an eight-year follow-up. Aging Clin Exp Res 21:129, 2009.
111. Taylor, SM, et al: "Successful outcome" after below-knee amputation: An objective definition and influence of clinical variables. Am Surg 74:607, 2008.
112. Ebrahimzadeh, MH, and Hariri, S: Long-term outcomes of unilateral transtibial amputations. Mil Med 174:593, 2009.
113. Hagberg, K, and Brånemark, R: Consequences of non-vascular transfemoral amputation: A survey of quality of life, prosthetic use and problems. Prosthet Orthot Int 25:186, 2001.
114. MacNeill, HL, et al: Long-term outcomes and survival of patients with bilateral transtibial amputation after rehabilitation. Am J Phys Med Rehabil 87:189, 2008.
115. Bilodeau, S, et al: Lower limb prosthetics utilization by elderly amputees. Prosthet Orthot Int 24:124, 2000.
116. Dillingham, TR, Pezzin, LE, and Mackenzie, EJ: Discharge destination after dysvascular lower-limb amputations. Arch Phys Med Rehabil 84:1662, 2003.
117. Burger, H, and Marincek, C: Return to work after lower limb amputation. Disabil Rehabil 29:1323, 2007.
118. Bruins, M, et al: Vocational reintegration after a lower limb amputation: A qualitative study. Prosthet Orthot Int 27:4, 2003.
119. Boulias, C, et al: Return to driving after lower-extremity amputation. Arch Phys Med Rehabil 87:1183, 2006.
120. Meikle, B, Devlin, M, and Pauley, T: Driving pedal reaction times after right transtibial amputation. Arch Phys Med Rehabil 87:390, 2006.
121. Legro, MW, et al: Recreational activities of lower-limb amputees with prostheses. J Rehabil Res Dev 38:319, 2001.
122. Fergason, JR, and Boone, DA: Custom design in lower limb prosthetics for athletic activity. Phys Med Rehabil Clin North Am 11:681, 2000.
123. Yazicioglu, K, et al: Effect of playing football (soccer) on balance, strength, and quality of life in unilateral below-knee amputees. Am J Phys Med Rehabil 86:800, 2007.
124. Farley, R, Mitchell, F, and Griffiths, M: Custom skiing and trekking adaptations for a trans-tibial and trans-radial quadrilateral amputee. Prosthet Orthot Int 28:60, 2004.
125. Kars, C, et al: Participation in sports by lower limb amputees in the Province of Drenthe, The Netherlands. Prosthet Orthot Int 33:356, 2009.
126. Nolan, L: Lower limb strength in sports-active transtibial amputees. Prosthet Orthot Int 33:230, 2009.
127. Brown, MB, Millard-Stafford, ML, and Allison, AR: Running-specific prostheses permit energy cost similar to nonamputees. Med Sci Sports Exerc 41:1080, 2009.
128. Weyand, PG, et al: The fastest runner on artificial legs: Different limbs, similar function? J Appl Physiol 107:903, 2009.
129. Pailler, D, et al: Evolution in prostheses for sprinters with lower-limb amputation. Ann Readapt Med Phys 47:374, 2004.
130. Gailey, R, and Harsch, P: Introduction to triathlon for the lower limb amputee triathlete. Prosthet Orthot Int 33:242, 2009.
131. Nolan, L, and Lees, A: The influence of lower-limb amputation level on the approach in the amputee long jump. J Sports Sci 25:393, 2007.
132. Nolan, L, Patritti, BL, and Simpson, KJ: A biomechanical analysis of the long-jump technique of elite female amputee athletes. Med Sci Sports Exerc 38:1829, 2006.
133. Nolan, L, and Patritti, BL: The take-off phase in transtibial amputee high jump. Prosthet Ortho Int 32:160, 2008.
134. Minnoye, SL, and Plettenburg, DH: Design, fabrication, and preliminary results of a novel below-knee prosthesis for snowboarding: A case report. Prosthet Orthot Int 33:272, 2009.

LEITURA COMPLEMENTAR

Carroll, K, and Edelstein, J (eds): Prosthetics and Patient Management: A Comprehensive Clinical Approach. Slack, Thorofare, NJ, 2006.

Edelstein, J, and Moroz, A: Lower-Limb Prosthetics and Orthotics: Clinical Concepts. Slack, Thorofare, NJ, 2011.

Fitzlaff, G, and Heim, S: Lower Limb Prosthetic Components: Design, Function and Biomechanical Properties. Verlag Orthopadie Technik, Dortmund, Germany, 2002.

Lusardi, MM, and Nielsen, CC: Orthotics and Prosthetics in Rehabilitation, ed 2. Butterworth Heinemann, Boston, 2006.

May, BJ, and Lockard, MA: Prosthetics and Orthotics in Clinical Practice. FA Davis, Philadelphia, 2011.

Parker, JN, and Parker, PM (eds): Amputation: A Medical Dictionary, Bibliography and Annotated Research Guide to Internet References. ICON Health Publications, San Diego, CA, 2003.

Rehabilitation Institute of Chicago: Lower Extremity Amputation: A Guide to Functional Outcomes in Physical Therapy Management. Pro-Ed, Austin, TX, 2005.

Seymour, R: Prosthetics and Orthotics: Lower Limb and Spinal. Lippincott Williams & Wilkins, Philadelphia, 2002.

Smith, DG, et al (eds): Atlas of Amputations and Limb Deficiencies, ed 3. American Academy of Orthopaedic Surgeons, Chicago, 2004.

Apêndice 31.A
Exame da prótese transtibial (abaixo do joelho)

1. A prótese é como foi prescrita?
2. O cliente pode vestir a prótese facilmente?

Em pé

3. O paciente está confortável ao ficar em pé com a linha mediana dos calcanhares a uma distância de 15 cm?
4. O alinhamento anteroposterior é satisfatório?
5. O alinhamento medial-lateral é satisfatório?
6. Os contornos e as cores da prótese combinam com o membro oposto?
7. A prótese tem o comprimento correto?
8. A ação do pistão é mínima?
9. O soquete entra em contato com o membro amputado sem beliscar ou criar uma abertura?

Suspensão

10. O componente de suspensão se adequa corretamente ao membro amputado?
11. O prendedor, a alça da forquilha ou o colete de coxa tem adequada provisão para ajuste?

Sentado

12. O paciente pode sentar-se confortavelmente com os quadris e joelhos flexionados a 90°?

Caminhando

13. O desempenho do paciente em uma caminhada no plano é satisfatório?
14. O desempenho do paciente em escadas e rampas é satisfatório?
15. O paciente pode ajoelhar-se de forma satisfatória?
16. A suspensão funciona corretamente?
17. A prótese opera em silêncio?
18. O paciente considera a prótese satisfatória quanto ao conforto, funcionalidade e aparência?

Prótese fora do paciente

19. A pele está livre de abrasões ou outras descolorações atribuíveis a esta prótese?
20. O interior do soquete é macio?
21. A parede posterior do soquete tem altura adequada?
22. A estrutura é satisfatória?
23. Todos os componentes funcionam de forma satisfatória?

Apêndice 31.B
Exame da prótese transfemoral (acima do joelho)

1. A prótese é como foi prescrita?
2. O paciente pode vestir a prótese facilmente?

Em pé

3. O paciente está confortável ao ficar em pé com a linha mediana dos calcanhares a uma distância de 15 cm?
4. Existe algum tecido muscular mínimo acima do soquete?
5. O paciente está livre de pressão vertical no períneo?
6. Os contornos e cores da prótese combinam com o membro oposto?
7. A prótese tem o comprimento correto?
8. O joelho é estável?
9. Quando a válvula do soquete é removida, o tecido distal fica seguro?

Soquete quadrilateral

10. O túber isquiático descansa na borda posterior?
11. A borda posterior está aproximadamente paralela ao chão?
12. O tendão do adutor longo está localizado no ângulo anteromedial?

Soquete de contenção isquiática

13. O ângulo posteromedial do soquete cobre o túber isquiático?
14. O paciente pode hiperestender o quadril confortavelmente sobre o lado amputado?
15. O paciente pode flexionar o quadril 90° confortavelmente, sem abrir uma brecha no soquete?
16. O paciente pode abduzir o quadril no lado amputado confortavelmente, sem abrir uma brecha no soquete?

Suspensão

17. O curativo silesiano controla a rotação da prótese e a adução adequadamente?
18. A banda pélvica está em conformidade com o tronco?

Sentado

19. O paciente pode sentar-se confortavelmente com os quadris e joelhos flexionados a 90°?
20. O soquete permanece firme na coxa, sem abrir brechas ou girar?
21. Ambas as coxas estão distantes aproximadamente o mesmo comprimento e altura do chão?
22. O paciente pode se inclinar para a frente para tocar os calçados?

Caminhando

23. O desempenho do paciente ao caminhar no plano é satisfatório?
24. O desempenho do paciente em escadas e rampas é satisfatório?
25. A suspensão funciona corretamente?
26. A prótese opera em silêncio?
27. O paciente considera a prótese satisfatória quanto ao conforto, funcionalidade e aparência?

Prótese fora do paciente

28. A pele está livre de abrasões ou outras descolorações atribuíveis a esta prótese?
29. O interior do soquete é macio?
30. Com a prótese totalmente fletida sobre uma mesa, a peça da coxa pode ser trazida pelo menos até a posição vertical?
31. Se o soquete for totalmente rígido, há uma almofada em volta anexada?
32. A estrutura é satisfatória?
33. Todos os componentes funcionam de forma satisfatória?

Apêndice 31.C
Recursos da internet para profissionais de saúde, familiares e pacientes

Organização/ recurso	Site
Achilles International—Achilles Track Club	www.achillestrackclub.org
Amputado ativo	www.activeamp.org
Academia Americana de ortotistas e protéticos	www.oandp.org
Associação americana de futebol de amputados	www.ampsoccer.org
Associação americana de órteses e próteses	www.aopanet.org
Aliança de amputados da América	www.amputee-coalition.org
Esporte para inválidos USA	www.dsusa.org
Auxílio em hemipelvectomia e desarticulação do quadril	http://hphdhelp.org
Fundação membros para vida	www.limbsforlife.org
Fundação norte-americana para amputados	www.nationalamputation.org
Associação norte-americana de golfe para amputados	www.nagagolf.org
Fundação para divulgação protética	www.pofsea.org
Recursos de informação em órteses e próteses	www.oandp.com

CAPÍTULO

32

Cadeira de rodas sob medida

Faith Saftler Savage, PT, ATP

SUMÁRIO

Exame 1573
Anamnese 1573
Visão geral: testes e medidas 1574

Princípios para a posição sentada 1576
Princípio 1: estabilizar proximalmente para promover uma melhor mobilidade distal e função 1576
Princípio 2: alcançar e manter o alinhamento pélvico 1576
Princípio 3: facilitar o alinhamento postural ideal de todos os segmentos corporais, acomodando os comprometimentos na amplitude de movimento 1577
Princípio 4: limitar o movimento anormal e melhorar a função 1577
Princípio 5: fornecer o mínimo apoio necessário para alcançar os objetivos previstos e os desfechos esperados 1577
Princípio 6: fornecer conforto 1577

Prescrição da cadeira de rodas 1577
Função e postura no equipamento atual 1578
Medidas coletadas em um tablado 1578
Exame na posição sentada 1581
Teste da cadeira de rodas 1583

Intervenção 1583
Modelo de resolução de problemas 1583
Sistema de apoio postural 1586
Base da mobilidade sobre rodas 1590
Recursos do sistema de assento 1598
Apoios ortostáticos 1599
Auxílio motorizado às rodas 1600
Recursos específicos do quadro da cadeira de rodas 1600

Esportes e recreação 1602

Estratégias de treinamento do uso da cadeira de rodas 1604

Papel do fornecedor credenciado de tecnologia da reabilitação 1605

Resumo 1605

OBJETIVOS DE APRENDIZAGEM

1. Descrever os componentes do procedimento de exame para a prescrição de uma cadeira de rodas.
2. Discutir a relação entre os elementos do histórico do paciente e a prescrição de uma cadeira de rodas.
3. Descrever a postura sentada ideal para o indivíduo que usa um sistema de assento.
4. Explicar os diferentes métodos de simulação da posição sentada e os desfechos esperados.
5. Descrever os fatores que afetam a determinação dos recursos do assento e do encosto.
6. Discutir os benefícios e as contraindicações dos vários recursos nos sistemas de assentos.
7. Reconhecer os componentes de um modelo de resolução de problemas e descrever cada componente quando apresentado com um estudo de caso clínico.

Frequentemente, solicita-se ao fisioterapeuta e ao terapeuta ocupacional que prescrevam uma cadeira de rodas. Uma cadeira de rodas corretamente prescrita pode ser um dispositivo útil para a reintegração da pessoa com deficiência à comunidade, enquanto uma mal prescrita pode, por fim, agravar os problemas relacionados com

---

* Os editores agradecem as contribuições de Adrienne Falk Bergen, PT, ATP, na 5ª edição desta obra.

limitações nas atividades e incapacidade. Este capítulo apresenta uma abordagem sistemática para determinar os componentes apropriados de uma cadeira de rodas sob medida, começando com uma análise aprofundada e culminando com um plano de cuidados (PDC) que inclui o sistema de assento apropriado e a base de mobilidade sobre rodas. O sistema de assento e a base de mobilidade se combinam para criar uma cadeira de rodas sob medida, um ambiente sentado a partir do qual o paciente pode alcançar a sua função máxima.

A adaptação perfeita de uma cadeira de rodas é importante para ajudar a pessoa a melhorar a mobilidade, postura e função. Cadeiras de rodas corretamente ajustadas ajudam a prevenir problemas associados à má postura, incluindo as úlceras de pressão, dificuldades respiratórias, desconforto e abandono do equipamento. É necessário considerar a estética (aparência), a durabilidade, o peso e a utilização prevista ao determinar o sistema mais adequado de cadeira de rodas.

Determinar a cadeira de rodas e o sistema de assento apropriados requer uma análise aprofundada para assegurar que seja obtido o equipamento ideal. Muitas vezes é fornecido um sistema comercial básico, que frequentemente não é a melhor solução. A solução deve considerar diversos fatores relacionados com o paciente, o ambiente e o diagnóstico e exige a realização de um exame abrangente pela equipe profissional. O exame é demorado e pode exigir várias sessões para ser finalizado. No entanto, o tempo adicional gasto inicialmente diminuirá erros e custos futuros associados aos erros criados por dados obtidos a partir de um exame aquém do ideal.

A cadeira de rodas não é apenas um dispositivo de mobilidade, mas também é um *aparelho de apoio à posição sentada*. Se for fornecido apoio inadequado à posição sentada, o usuário final (ou seja, o paciente) pode ser incapaz de impulsionar uma cadeira de rodas manual, operar uma cadeira de rodas elétrica ou obter um posicionamento eficaz em uma mesa para refeições. Deve-se considerar todos os aspectos relevantes do estilo de vida de uma pessoa a fim de garantir a segurança e a função ideal.

Toda a equipe contribui para a tomada de decisões em relação à prescrição da cadeira de rodas. É importante que todos os envolvidos com a função atual e futura do usuário façam parte dessa equipe. A equipe pode incluir o usuário da cadeira de rodas, fisioterapeuta e terapeuta ocupacional, familiares, cuidadores, enfermeiros, médicos, educadores, conselheiros vocacionais e um fornecedor de tecnologia de reabilitação qualificado. Para garantir que seja obtido o dispositivo mais adequado, a equipe deve ter uma ideia clara de quem vai usá-lo, qual é o nível funcional esperado e onde a cadeira será usada. Os membros da equipe contribuem ao elaborar os relatórios de exame e a carta de necessidades médicas, que devem ser elaborados para assegurar o financiamento. Uma vez que a cadeira é fornecida, os membros apropriados da equipe são responsáveis por ajustar e adaptar o dispositivo final, bem como por ensinar o paciente e quaisquer cuidadores a usar e manter a unidade de modo a garantir o melhor desempenho a longo prazo.

Uma cadeira de rodas sob medida é uma combinação de um sistema de apoio postural e uma base de mobilidade que são unidos para criar um ambiente sentado dinâmico (Fig. 32.1). O *sistema de apoio postural* é composto pelas superfícies que contatam diretamente o corpo do usuário. Isso inclui o assento, o encosto e os apoios de pé, bem como quaisquer componentes adicionais necessários para manter o alinhamento postural. A manutenção do alinhamento postural pode exigir componentes adicionais como um apoio de cabeça; apoios laterais para o tronco, quadris e joelhos; apoio medial para os joelhos; e superfícies de apoio de membro superior (MS), bem como os cintos (p. ex., anterior de tórax ou pelve) necessários para manter o usuário unido às superfícies de apoio. A *base de mobilidade* consiste em uma armação tubular, apoios para os braços, apoios para os pés e rodas. Uma vez tomadas as decisões acerca do tipo de sistema de apoio necessário, a equipe deve então decidir que tipo de base de mobilidade se adapta melhor ao nível funcional do usuário e às necessidades do ambiente. Será necessário fornecer informações claras para assegurar que o sistema de apoio postural e a base de mobilidade se conectem corretamente. Para os usuários que utilizam mais de uma base de mobilidade (p. ex., motorizada e manual), a abordagem de melhor custo-benefício é ter um sistema de apoio que se interligue a

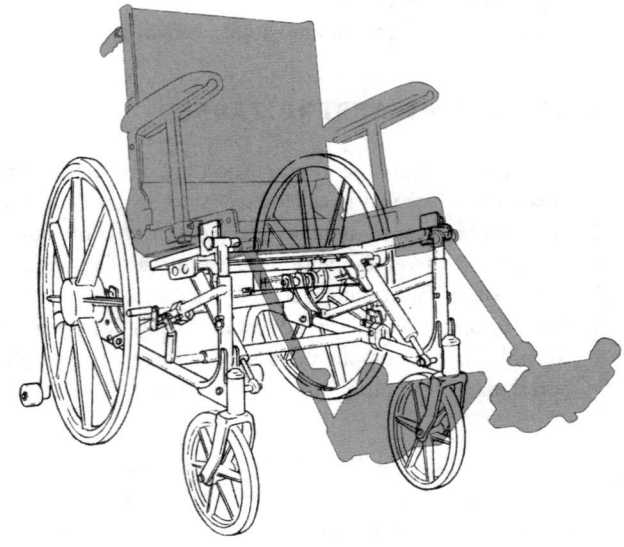

Figura 32.1 Uma cadeira de rodas sob medida consiste em um sistema de apoio postural e uma base de mobilidade.

todas as bases de mobilidade. Isso nem sempre é prático, e às vezes é melhor ter um sistema de apoio completo na cadeira usada com mais frequência, renunciando ao apoio postural ideal no sistema reserva utilizado para facilitar o transporte em deslocamentos curtos.

Criar um sistema de assento dinâmico envolve várias etapas importantes:

- Coletar informações de base, incluindo o diagnóstico, prognóstico, habilidades funcionais, objetivos esperados e desfechos esperados.
- Realizar um exame abrangente.
- Realizar simulações da posição sentada (teste de dimensões lineares e angulares determinadas a partir do exame no colchonete em um aparelho que possibilita a posição sentada com a capacidade de adicionar apoios posturais para auxiliar na determinação dos apoios ideais à posição sentada) e testes de equipamentos (teste de cadeiras de rodas manuais, cadeiras de rodas motorizadas e/ou apoios e acolchoamentos à posição sentada antes de encomendar o equipamento).
- Desenvolver um PDC que inclua recomendações apropriadas e opções de produtos.

Conforme observado, o desfecho geral desejado é criar um sistema de assento dinâmico que proporcione uma base confortável a partir da qual o usuário possa alcançar a função máxima. Antes do exame, deve-se discutir as expectativas dos membros da equipe. Muita coisa pode ser aprendida nesse momento sobre aquilo que os vários membros da equipe esperam que o sistema seja capaz de fazer pelo paciente. É de extrema importância que todos os problemas sejam identificados e discutidos abertamente antes que o processo seja iniciado. Pacientes, familiares ou cuidadores podem presumir que a cadeira de rodas e o sistema de assento podem alcançar metas irrealistas (p. ex., normalizar a postura, proporcionar alívio completo da dor, permitir transferências independentes). Quando essas metas improváveis não são atendidas, esses indivíduos muitas vezes ficam tão decepcionados que não são capazes de visualizar os outros benefícios do sistema. A discussão precoce e aberta é fundamental para o processo de tomada de decisão.

Exame

Anamnese

As informações de base são uma parte essencial do processo de exame. Durante a anamnese, pode-se determinar quais opções de posição sentada e mobilidade foram bem-sucedidas no passado, bem como aquelas que foram insatisfatórias; também podem ser identificados os objetivos iniciais e as preocupações relacionadas com o novo equipamento. Todas as áreas (relacionadas com o paciente, o ambiente e o diagnóstico) que exigem a compatibilidade ou interligação com o sistema de apoio à mobilidade e assento devem ser discutidas. Por exemplo, se alguém usa uma *van* para o transporte, deve-se discutir o tamanho de abertura da porta e a configuração do banco. Mudar de um estilo de cadeira para outro pode fazer com que se passe facilmente através da porta da *van* se o indivíduo estiver sentado em uma posição mais elevada na nova cadeira ou experimentar dificuldades em virar a cadeira uma vez que esteja dentro da *van* em razão do aumento no comprimento da nova cadeira de rodas.

É bastante importante conhecer como o posicionamento de uma parte do corpo afeta a outra. Comprometimentos em uma única articulação ou segmento corporal podem afetar diretamente a posição sentada e o alinhamento. Por exemplo, se houver uma flexão de quadril inadequada, o que acontecerá com o corpo quando estiver em posição sentada? Há alguma chance de a limitação na amplitude de movimento (ADM) mudar ao longo do tempo? É possível incorporar uma ajustabilidade ao sistema de assento de modo a possibilitar mudanças? Outros programas de posicionamento precisam ser instituídos além do sistema de assento para ajudar a melhorar a ADM?

Deve-se reunir informações sobre cirurgias pregressas e futuras para obter uma melhor compreensão das necessidades de assento atuais, bem como para obter informações sobre necessidades futuras. Por exemplo, uma pessoa que foi submetida a uma fusão vertebral pode ter uma obliquidade pélvica que não pode ser corrigida e requerer adaptação no sistema de assento. Um indivíduo submetido a uma cirurgia do quadril (p. ex., osteotomia femoral, artroplastia total do quadril) pode apresentar uma diferença de comprimento das pernas e precisar de acolchoamento do assento para acomodar essa diferença. Um paciente com dor no quadril pode precisar de um assento com um desenho que acomode as limitações na ADM que podem ser a causa da dor. Depois de concluir a avaliação no colchonete, mas antes de realizar a avaliação do assento, pode ser necessário consultar o médico em relação ao manejo do tônus, controle da dor ou outra intervenção cirúrgica que possa ser necessária. Uma pessoa com esclerose múltipla (EM) com aumento no tônus de membro inferior pode ter limitações significativas na ADM do joelho que precisam ser abordadas antes que ela possa se sentar em uma cadeira de rodas. Pode ser necessária uma bomba de baclofeno para controlar o tônus e ajudar no aumento da ADM antes de concluir a avaliação do sistema de assento. Uma pessoa com paralisia cerebral (PC) pode ter limitações significativas na ADM de quadril que requeiram uma intervenção cirúrgica para melhorar a postura sentada.

Visão geral: testes e medidas

Força e resistência

Examinam-se as habilidades motoras finas e grossas para determinar a quantidade de apoio que uma pessoa precisa para sentar-se. A força, a resistência e seu impacto sobre a função devem ser abordados no contexto diário da pessoa. Uma pessoa pode funcionar bem durante 1 hora pela manhã e precisar de um apoio mínimo durante esse período, mas pode precisar de mais apoio na parte da tarde, em razão da baixa resistência e fadiga. Isso pode fazer a diferença na capacidade de realizar atividades funcionais ao longo do dia.

Sensibilidade e integridade da pele

As pessoas que utilizam uma cadeira de rodas para a locomoção têm uma chance maior de desenvolver úlceras de pressão por permanecer na posição sentada por tempo prolongado. A capacidade de mudar de posição ou requerer alterações de posicionamento (se for incapaz de realizá-las de modo independente) em intervalos de tempo regulares ou em razão do desconforto é importante na prevenção de úlceras de pressão. Os indivíduos com diminuição na sensibilidade (p. ex., lesão medular [LM]) são incapazes de perceber o desconforto por permanecerem por tempo prolongado em uma mesma posição. Nessas situações, as alterações de posicionamento devem ocorrer em intervalos de tempo determinados e ser incorporadas ao cronograma diário.

Deve-se observar a localização e tamanho de úlceras antigas para assegurar que sejam fornecidas estratégias de alívio de pressão adequadas. Deve-se investigar a localização de úlceras novas para determinar a sua causa (p. ex., mau posicionamento no leito ou na cadeira de rodas). Deve-se examinar e avaliar o assento e encosto propostos para determinar seu potencial de promover a cura de todas as úlceras de pressão atuais e prevenir o desenvolvimento de novas úlceras de pressão. Realiza-se o mapeamento da pressão com o uso de um pedaço de material especial com sensores combinados a *softwares* de computador que mostram áreas de alta e baixa pressão quando o paciente está sentado em uma almofada específica. Esse mapa pode ser usado para ajudar a determinar um assento adequado; o mapa é benéfico como uma ferramenta de ensino ao fornecer orientações em relação ao uso de um recurso de inclinação livre, um recurso de reclinação e quaisquer ajustes no assento do banco. Ao usar os recursos de inclinação livre e reclinação, a pressão no mapa se altera e as áreas de alta pressão diminuem, ajudando os indivíduos a compreender a necessidade de mudar de posição. Várias almofadas também podem ser testadas para ajudar o examinador e o indivíduo a escolherem o assento mais adequado com base na distribuição das pressões.[1-3]

Visão e audição

A visão afeta a capacidade de conduzir uma cadeira de rodas motorizada e de manobrar uma cadeira de rodas manual. A deficiência visual pode ser mais aparente ao ar livre, em vez de dentro de casa. É importante determinar como os problemas visuais afetam a mobilidade e determinar se a pessoa pode aprender técnicas compensatórias para ser independente e manter-se segura. Os déficits auditivos também podem representar problemas de segurança. Se dirigir ao ar livre, a pessoa com uma deficiência auditiva pode não ouvir uma buzina de carro ou alguém que lhe peça para parar. Vários encostos de cabeça podem diminuir a capacidade de ouvir bem. Determinar o equipamento ideal para compensar a perda de audição é importante para a segurança e a independência.

Estado de saúde

O mau posicionamento da pelve e do tronco pode aumentar o risco de desenvolvimento de infecções do trato urinário e respiratórias. O esvaziamento completo da bexiga é mais difícil se a pessoa se senta em inclinação pélvica posterior. Outros fatores de risco para infecções do trato urinário incluem a má técnica durante o cateterismo intermitente ou a troca do cateter de demora. Se uma pessoa se senta com a coluna vertebral em posição cifótica ou escoliótica, a respiração é comprometida e a remoção das secreções pulmonares se torna mais difícil, o que aumenta o risco de infecções respiratórias.[4,5]

A nutrição tem um impacto direto sobre a saúde em geral. A má nutrição pode aumentar o tempo de cicatrização, aumentar o risco de desenvolvimento de úlceras de pressão e infecções, além de criar problemas no manejo do peso. A deglutição prejudicada também afetará a nutrição. Deve-se discutir o ganho e a perda de peso, quer pela ingestão de alimentos, pelo posicionamento do tubo gastrintestinal ou por medicamentos, a fim de tomar decisões informadas sobre a largura do assento da cadeira de rodas.

Habilidades funcionais

Uso do banheiro

Deve-se abordar questões relacionadas com o uso do banheiro para determinar se a pessoa usa um vaso sanitário, urinol, cateter ou roupas de proteção. Se usar o banheiro, a capacidade de se transferir da cadeira de rodas para o vaso sanitário será importante. Deve-se considerar o efeito da altura do assento sobre as transferências e a capacidade de levantar os apoios de pé para se aproximar do vaso sanitário. Se estiver usando um urinol, é necessário discutir o estilo do assento para evitar o tombamento acidental do urinol. Se estiver usando um cateter e a pessoa esvaziar a bolsa coletora de urina no vaso sanitário, é necessário discutir o acesso ao banheiro. Se a pessoa frequentemente experimenta acidentes urinários, pode-se considerar o uso de uma capa impermeável sobre o assento da cadeira de rodas.

Tomar banho e se lavar

Acessar banheiro, pia, banheira e chuveiro é mais difícil quando se está sentado em uma cadeira de rodas. Muitos banheiros são pequenos e pode ser difícil ou impossível manobrar nesse espaço. As preocupações incluem a altura do assento para as transferências, o estilo de apoio dos pés para as transferências e o acesso à pia para se lavar. Podem ser necessárias modificações no banheiro para melhorar a segurança e o acesso (ver Cap. 9, Análise do ambiente).

Vestir-se

Alguns indivíduos acham mais fácil se vestir quando estão em suas cadeiras de rodas. É necessário considerar o estilo e a durabilidade dos apoios de pés e braços para garantir que o sistema acomodará o peso extra colocado sobre ambos os componentes durante as atividades de vestir-se. A utilização de assentos com inclinação livre ou de um sistema de encosto reclinável podem beneficiar a pessoa que se veste na cadeira de rodas.

Alimentação

A altura do assento e do apoio de braço da cadeira de rodas pode impedir o posicionamento dela em algumas mesas ou balcões. O estilo da mesa ou balcão também pode interferir no acesso (p. ex., número e disposição das pernas, altura da superfície de trabalho, presença de gavetas). Se uma pessoa precisa de ajuda durante as refeições, os cuidadores precisam ter facilidade de acesso. O posicionamento da cabeça/pescoço e o alinhamento do tronco são importantes enquanto se come, a fim de garantir um ambiente seguro e otimizar a deglutição, além de minimizar o potencial de asfixia.[6] Elevadores de assento motorizados podem melhorar o acesso a mesas de diferentes alturas.

Comunicação

Alguns pacientes necessitam de métodos alternativos de comunicação. É importante consultar um fonoaudiólogo para determinar o tipo de dispositivo de comunicação a ser utilizado e como montar o dispositivo na cadeira de rodas. Isso pode incluir uma bandeja para apoiar o dispositivo ou um sistema de montagem separado ligado à cadeira de rodas. Interruptores podem ser usados para operar o dispositivo; é necessário determinar a montagem dos interruptores de modo a garantir o acesso ideal e a facilidade de uso.

Transferências

O tipo de transferência usado é outra consideração importante ao prescrever uma cadeira de rodas. O modo como o paciente realiza a transferência (p. ex., independência completa, supervisão, assistência moderada) irá afetar a escolha das características da cadeira de rodas. O estilo dos apoios de braços, o estilo dos apoios de pés, o estilo do apoio do tronco e a altura do assento podem influenciar na segurança, bem como no tipo e na quantidade de ajuda necessária.

Deambulação

Embora uma pessoa necessite de uma cadeira de rodas para percorrer longas distâncias, ela ainda pode ser capaz de deambular por distâncias curtas. A pessoa precisa ser capaz de se levantar da cadeira de rodas e acessar o dispositivo de apoio. A altura do assento e o estilo dos apoios para pés e braços são importantes para garantir que o paciente possa se levantar e sentar na cadeira de rodas com segurança. Pode ser necessário anexar um dispositivo de apoio (p. ex., bengala, muletas, andador) à cadeira de rodas por meio de um apoio especial e determinar o melhor método de acesso.

Mobilidade com a cadeira de rodas – manual e motorizada

A posição das rodas é importante para a mobilidade manual independente. Se o paciente utilizar os pés para impulsionar a cadeira, é importante assegurar a altura do assento de modo que os pés alcancem o chão e impeçam que a pessoa escorregue para baixo na cadeira de rodas. A posição do controle de mão é importante para a mobilidade independente na cadeira de rodas motorizada. Se não for possível usar um controle de mão convencional, outros controles de acionamento estão disponíveis; o posicionamento estratégico de controles alternativos irá auxiliar no fornecimento de mobilidade independente na cadeira de rodas motorizada. Se a pessoa é dependente e cuidadores estão movendo a cadeira de rodas, o estilo dos pegadores e freios de roda é importante.

Questões ambientais e transporte

Muitas questões afetam a capacidade da pessoa de acessar o seu ambiente. As escadas interferem no acesso, assim como portas estreitas. Elevadores pequenos afetarão a capacidade da pessoa de entrar e sair do elevador com segurança, bem como acessar os botões do painel do elevador. O transporte também afeta o acesso.[7] A cadeira de rodas pode precisar ser dobrada para o transporte no carro. O transporte em *vans* também pode ser difícil. A abertura da porta e o sistema de cinto de segurança dentro da *van* podem afetar a segurança. Embora seja mais seguro deixar a cadeira de rodas voltada para a frente, algumas *vans* são equipadas com sistemas de cinto de segurança que posicionam a cadeira de rodas orientada lateralmente. Isso pode dificultar para a pessoa manter-se em uma posição sentada segura. O quadro e as rodas da cadeira de rodas não são projetadas para suportar as forças produzidas em um acidente quando a cadeira está orientada de lado. O apoio se torna inadequado para o indivíduo quando a cadeira está orientada para o lado e há uma maior tendência a cair/inclinar lateralmente, causando lesões. A pessoa pode se transferir para um assento regular quando estiver dentro da *van*; nesse caso considera-se o armazenamento seguro da cadeira de rodas. Calçadas íngremes ou de pedra, estradas de terra, buracos e a falta de freios chanfrados irão afetar negativamente a capacidade da pessoa de ter acesso à comunidade com segurança.

Problemas cognitivos e comportamentais

Problemas cognitivos e comportamentais podem afetar o tipo de equipamento fornecido para uma pessoa com deficiências. A pessoa pode ser extremamente bruta com o equipamento e/ou utilizá-lo como uma arma para ferir os outros. Ao fornecer determinados tipos de equipamento, deve-se sempre considerar a segurança em primeiro lugar. Os grandes centros de reabilitação muitas vezes têm programas implantados para lidar com esses problemas.

Princípios para a posição sentada

Os princípios do exame na posição sentada fornecem orientações gerais importantes para o posicionamento do paciente em um dispositivo de avaliação da posição sentada. A intenção primordial dos princípios é maximizar a função pela promoção de conforto, estabilidade e interação ideal com o meio.

Princípio 1: estabilizar proximalmente para promover uma melhor mobilidade distal e função

Esse princípio é uma estratégia básica subjacente e comumente usada por profissionais de reabilitação que atendem indivíduos com comprometimento neuromuscular. A estabilização proximal fornece uma base para o movimento distal. Ao comer, estabilizar o cotovelo na mesa e, em seguida, estabilizar o punho, pode-se promover a independência durante as refeições. Para melhorar a postura do tronco, a estabilização da pelve é importante. Na posição sentada, a estabilidade pélvica deve ser tratada em primeiro lugar, porque ela é a base para o restante do corpo. Ao avaliar o quanto ou onde é necessária estabilidade, comece na pelve e prossiga distalmente, então suba e reavalie a cada nível para determinar onde é necessário controle ativo e desenvolvimento de habilidades, bem como a quantidade de apoio necessária para manter uma boa postura.

Princípio 2: alcançar e manter o alinhamento pélvico

A pelve deve ser posicionada em uma postura neutra a uma leve inclinação anterior; de modo ideal, a pelve deve estar nivelada (não oblíqua nem rodada). Essa posição possibilita a manutenção da curva lombar normal, fornece apoio de peso sobre os túberes isquiáticos e promove a ADM ativa de tronco e a cocontração dos músculos do tronco. O apoio de peso sobre os túberes isquiáticos também promove a simetria e fornece uma posição ereta mais estável (em vez de se sentar sobre o sacro ou cóccix). Promover a flexão dos quadris e a extensão na região lombar pode ser eficaz na redução de padrões anormais de tônus. Uma pelve nivelada possibilita o apoio de peso uniforme e até mesmo a distribuição de pressão, além de melhorar o alinhamento em áreas do corpo acima e abaixo da pelve. Para conseguir um bom alinhamento pélvico, deve-se acomodar as limitações na ADM, bem como todas as dimensões lineares (p. ex., comprimento de coxa e perna, largura de tronco e quadril). Para manter esse alinhamento, pode ser necessário considerar o uso de dispositivos de posicionamento da pelve. Um dispositivo de posicionamento da pelve consiste em uma cinta flexível ou barra rígida que ajuda a controlar o movimento da pelve. A cinta flexível deve estar logo abaixo das espinhas ilíacas anterossuperiores (EIAS), ser muito confortável e estar em um ângulo de 45° a 90° em relação à superfície do assento. Esse ângulo de tração depende de como a pessoa move a pelve. As principais considerações para a cinta flexível de posicionamento da pelve incluem a colocação ou ângulo, o tamanho, o modo de apertar, a direção de tração e a localização da fivela. Um dispositivo rígido deve estar logo abaixo da EIAS (também chamado de barra sub-EIAS), com a barra conectada a apoios de metal que se ligam ao assento ou quadro da cadeira. Esse dispositivo impede o movimento pélvico e pode ser benéfico para o indivíduo com deslocamento pélvico excessivo.[8] Outro método para manter a posição da pelve é a utilização de bloqueios de joelho. Os bloqueios de joelho fornecem apoio anterior aos joelhos e impedem que o indivíduo deslize para a frente na cadeira de rodas.

Princípio 3: facilitar o alinhamento postural ideal de todos os segmentos corporais, acomodando os comprometimentos na amplitude de movimento

Uma vez estabilizada a pelve, volta-se a atenção ao alinhamento de outros segmentos corporais. Um bom alinhamento promove a melhora do equilíbrio, estabilidade, conforto e função; ajuda a prevenir deformidades pela postura assimétrica habitual; e previne a ruptura da pele pela pressão desigual. Para conseguir o alinhamento ideal, deve-se determinar se o melhor alinhamento pode ser conseguido de modo passivo sobre um tablado e, em seguida, na posição sentada. Se for possível alcançar um bom alinhamento, deve-se determinar se a pessoa pode manter o alinhamento usando o esforço muscular ou se são necessários apoios externos. Deve-se destinar tempo para a prática das habilidades motoras e movimentos dentro do contexto de um melhor alinhamento postural, especialmente se ocorreram mudanças dramáticas no alinhamento. Para as articulações e/ou segmentos do corpo que não são suscetíveis de alinhamento passivo (p. ex., contraturas fixas), são necessárias adaptações. Por exemplo, seriam necessárias adaptações para uma pessoa que apresenta limitações de longa data na ADM de quadril por permanecer sentada por tempo prolongado em uma postura *windswept* (varrida pelo vento) *de membro inferior* (MI) (um quadril em abdução e rotação lateral e o oposto em adução e rotação medial). As tentativas de alinhar os MMII causariam a rotação pélvica e rotação do tronco. Os MMII devem ser posicionados na postura *windswept*. O alinhamento da pelve tem prioridade sobre o alinhamento de outros segmentos corporais. Fornecer o alinhamento ideal da pelve e do tronco é o mais importante.

Princípio 4: limitar o movimento anormal e melhorar a função

Os equipamentos para a posição sentada podem ser projetados para inibir o tônus, as posturas e os movimentos anormais e melhorar a saúde, o conforto e a função. Os movimentos anormais devem ser desencorajados ou bloqueados (controlados) com base nos objetivos previstos e desfechos esperados. A observação e análise dos movimentos anormais fornecerão pistas para o que desencadeia a resposta. Determinar gatilhos desencadeadores informará as decisões sobre estratégias para a posição sentada que podem contribuir para inibir movimentos indesejados. Isso requer boas habilidades de resolução de problemas. A determinação da fonte do problema pode possibilitar a diminuição no uso de bloqueios de apoio.

Princípio 5: fornecer o mínimo apoio necessário para alcançar os objetivos previstos e os desfechos esperados

Fornece-se ao paciente os apoios menos restritivos necessários para facilitar a aquisição de novas habilidades e promover a independência, em vez de criar dependência desnecessária de equipamentos. Isso é especialmente importante para a pessoa mais jovem que está crescendo e mudando, assim como para a pessoa que não teve a oportunidade de melhorar a função em decorrência do mau posicionamento e do uso excessivo de equipamentos. Os apoios podem ser usados de modo intermitente durante todo o dia para oferecer oportunidades de aprendizagem (aquisição de novas habilidades) ao longo do tempo. Usar o mínimo de apoio pode melhorar a aparência estética e a autoestima. Pode ser necessário utilizar outros equipamentos para atividades específicas ou para possibilitar a melhora da força e das habilidades.

Princípio 6: fornecer conforto

Os equipamentos para a posição sentada devem ser confortáveis. O desconforto leva ao aumento do tônus e movimentos anormais, assimetria postural e fadiga; diminuição na resistência, atenção e concentração; e, por fim, ao desuso do equipamento. Ao fornecer o equipamento, é essencial que haja o envolvimento do usuário; este deve participar do processo e ter a oportunidade de expressar o que gosta ou não no sistema. Um sistema mal ajustado só cria mais problemas para a pessoa que já está fazendo mudanças no estilo de vida para acomodar as suas limitações às atividades.

Prescrição da cadeira de rodas

Os dados coletados pela fisioterapia para uma cadeira de rodas sob medida incluem a determinação do nível de função e postura nos equipamentos existentes, a realização de várias medidas em um tablado e a realização de uma simulação da posição sentada. Se estiverem sendo feitas mudanças significativas no sistema de assento, a simulação irá fornecer ao paciente uma oportunidade de "testar" e fornecer *feedback* sobre as recomendações para a posição sentada.

É importante reservar um tempo no início do processo de exame para explicar ao paciente e cuidadores o que irá acontecer, quais informações serão coletadas e por que essas informações são importantes. Deve-se fazer com que todos sintam que suas informações são necessárias e valiosas. Deve-se destinar um tempo durante a coleta de dados para comentários ou perguntas do paciente, cuidadores e outros membros da equipe. Antes de cada fase do processo, deve-se perguntar ao paciente se ele aceita prosseguir. Por exemplo, "Preciso colocar minhas mãos em sua pelve, tudo bem?" É importante ir devagar e falar com calma, pois movimentos rápidos ou falar alto podem aumentar a ansiedade. Para alguns pacientes, isso pode aumentar o tônus muscular, interferindo na coleta de dados. É importante explicar o que está sendo observado ou medido para que os pacientes e cuidadores possam compreender as informações trocadas entre os membros da equipe, e para que eles possam compreender totalmente os achados da equipe e as subsequentes recomendações.

Apesar de demorado, é absolutamente fundamental que o exame físico seja completo e preciso, porque pode ser difícil fazer mudanças mais tarde. O registro preciso fornece uma informação permanente sobre o motivo pelo qual determinadas decisões foram tomadas. Durante o processo de encomenda ou de fabricação, podem ser necessárias decisões adicionais sobre alterações. Se houver medidas precisas no prontuário, as decisões muitas vezes podem ser feitas sem que seja necessário que o paciente retorne à clínica.

Função e postura no equipamento atual

Observar o paciente em sua cadeira de rodas atual fornece uma grande quantidade de informações. O paciente deve estar na melhor ou mais comumente posição assumida, com apoios e cintos no lugar. As perguntas devem incluir o que o paciente e/ou cuidador acha do funcionamento do dispositivo atual; se o aparelho sempre funcionou desse modo ou se sua funcionalidade diminuiu ao longo do tempo. Se ele funcionava bem no início, mas não funciona bem agora, isso foi decorrente de mudanças no paciente (ganho ou perda de peso, crescimento, ganho ou perda funcional) ou mudanças no equipamento (partes quebradas ou faltantes, diminuição na confiabilidade)? Nessa parte do exame do paciente podem ser coletadas informações sobre as atitudes do paciente e do cuidador e compreensão da tecnologia, bem como da sua utilização física do equipamento. Ao longo da consulta inicial, os membros da equipe devem observar continuamente o equipamento existente, o paciente, os cuidadores e suas interações físicas e psicossociais.

A equipe deve coletar dados sobre o alinhamento postural da cabeça, ombros, tronco, pelve e MMII do paciente, usando tanto a observação visual quanto a palpação. Avalia-se o alinhamento pélvico pela palpação das cristas ilíacas e EIAS. A posição da pelve (p. ex., rotação, inclinação posterior ou anterior) deve ser cuidadosamente registrada.

Depois de remover a camisa do paciente, ou pelo menos elevá-la na altura dos mamilos, pode-se observar diretamente a postura do tronco. Uma combinação de observação visual e palpação possibilitará a determinação do alinhamento (p. ex., a presença de pregas abdominais geralmente indica uma coluna arredondada). Na presença de alinhamento anormal, o profissional de reabilitação deve determinar (1) se o alinhamento pode ser corrigido com uma pressão leve; e (2) quais fatores podem estar interferindo em um bom alinhamento postural.

O paciente deve ser transferido para um tablado. A observação do método específico de transferência utilizado e do nível de assistência exigido evitará a criação de um sistema novo que interfira nessa função.

Medidas coletadas em um tablado

Decúbito dorsal

O exame em decúbito dorsal possibilita determinar a força e amplitude de movimento disponível, bem como o modo como o movimento de uma parte do corpo afeta o tônus, o conforto, a posição, o controle e o desempenho em outros segmentos corporais. O objetivo é preservar o alinhamento da coluna vertebral, sempre que possível, mantendo a curva lombar natural sempre que esta puder ser produzida. A pessoa deve ser examinada em uma posição que minimize a gravidade (decúbito dorsal [preferencialmente] ou decúbito lateral) para determinar se existem limitações na ADM. Essa posição também possibilita medições lineares preliminares, incluindo o comprimento da coxa, comprimento da perna, largura do tronco e largura do quadril.

O exame em decúbito dorsal geralmente requer mais de um examinador. O paciente deve ser posicionado em decúbito dorsal sobre uma superfície firme (um tablado ou chão acarpetado funcionam bem; um leito pode não ser firme o suficiente). Deve-se determinar a amplitude dos movimentos pélvicos e de quadril disponíveis e sua relação com o alinhamento pélvico vertebral. O objetivo é determinar a máxima ADM disponível antes de o alinhamento da coluna vertebral e pélvico ser perturbado.

Amplitude de movimento

A flexão de quadril, a extensão de joelho com os quadris fletidos e a dorsiflexão de tornozelo com os joelhos fletidos são os mais importantes valores de ADM de MI a serem obtidos.[9,10] É necessário um exame completo da ADM de MMSS e MMII, cabeça/pescoço, tronco e pelve, uma vez que limitações nessas áreas afetarão a capacidade da pessoa de impulsionar a cadeira de rodas, posicionar a cabeça para se alimentar de modo seguro e sentar-se com um bom alinhamento vertical.

A flexão de quadril é medida com a pessoa em decúbito dorsal (Fig. 32.2). Os joelhos devem estar flexionados para diminuir a influência dos músculos posteriores da coxa. A pelve deve estar em uma posição neutra a leve inclinação anterior. Ambos os quadris devem ser lentamente flexionados, mantendo-se uma mão sob a área lombar/sacral da coluna da pessoa até que o movimento posterior da pelve (saindo de uma leve inclinação anterior) seja sentido. O final da ADM de flexão de quadril para a posição sentada é definido como o ângulo de flexão do quadril pouco antes da pelve se mover posteriormente.

Deve-se obter ainda os valores goniométricos para a abdução, adução e rotação medial e lateral do quadril. Se a pelve estiver em posição oblíqua ou rodada, pode ser necessário permitir que os MMII assumam uma posição de *windswept*, ou sejam abduzidos antes de mensurar a flexão de quadril. O objetivo é alcançar o alinhamento em posição neutra da pelve antes de fazer a medida e garantir que a pelve não se desloque em inclinação pélvica posterior, obliquidade ou posição rodada durante o exame.

A extensão do joelho é medida com a pessoa em decúbito dorsal com ambos os quadris fletidos até o ângulo determinado como o ideal (ver anteriormente) e os joelhos inicialmente fletidos (Fig. 32.3). Mantendo o ângulo do quadril e com uma mão sob a área lombar/sacral da coluna vertebral, os joelhos são lentamente estendidos em direção ao teto até que a pelve comece a se mover ou seja sentida tensão/estiramento excessivo nos posteriores da coxa. É especialmente importante manter a posição adequada do quadril enquanto se estende os joelhos, já que os posteriores da coxa são músculos biarticulares e a quantidade de amplitude conseguida é dependente da posição dos quadris.[11] Quando os quadris são estendidos, a amplitude de extensão do joelho tende a ser aumentada; e quando os quadris são fletidos, a amplitude de extensão do joelho tende a ser reduzida em razão da tensão nos músculos posteriores da coxa.

A ADM de dorsiflexão do tornozelo também é medida em decúbito dorsal. Os quadris e joelhos devem ser posicionados na flexão de quadril disponível e em alinhamento de extensão de joelho (como determinado previamente). O tornozelo deve ser mantido em posição neutra de inversão/eversão e deve-se tentar alcançar a posição neutra de dorsiflexão/flexão plantar no tornozelo. O gastrocnêmio é um músculo biarticular e a ADM de tornozelo é afetada pelo posicionamento do joelho. Se o joelho for estendido e houver presença de rigidez muscular, observa-se uma diminuição na dorsiflexão. Com o joelho fletido, alcança-se uma maior dorsiflexão. Embora seja importante medir a ADM com o joelho estendido (posicionamento no leito, ortostatismo e deambulação), trata-se de uma avaliação para o uso da posição sentada e as limitações na rigidez muscular devem ser abordadas em uma posição simulada no colchonete, a fim de entender melhor a postura alcançada na posição sentada.

Deve-se examinar a amplitude de movimento da coluna vertebral, cabeça/pescoço e MMSS para determinar o impacto das limitações na postura. Se houver escoliose significativa, deve-se tomar decisões em relação ao método para apoiar a escoliose e obter o posicionamento ideal do tronco, já que isso afetará o posicionamento da pelve. Contraturas na região do pescoço afetam a posição da cabeça. As tentativas de alinhar a cabeça com uma contratura em flexão lateral podem fazer com que o tronco se desloque lateralmente. Quando o tronco se desloca, o posicionamento da pelve e MI é afetado. A posição do MS torna-se essencial ao determinar a capacidade de impulsionar a cadeira de rodas ou se é necessário posicionamento específico do MS (p. ex., superfície de apoio) para manter a ADM atual.

Outras medições necessárias quando a pessoa está em decúbito dorsal incluem o comprimento da coxa, o comprimento da perna e a largura da pelve. Essas serão as primeiras mensurações a serem realizadas para o teste na posição sentada.

A medida do comprimento da coxa é realizada em decúbito dorsal sobre um tablado ou outra superfície firme com os quadris e joelhos na posição ideal determinada

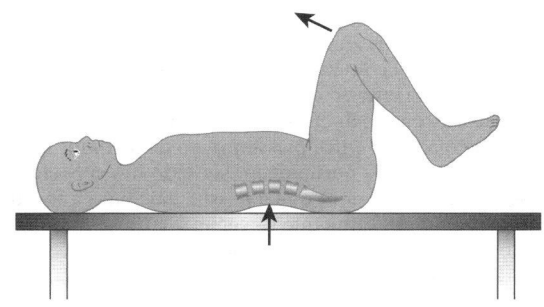

Figura 32.2 O examinador deve monitorar a curva lombar conforme os quadris são flexionados.

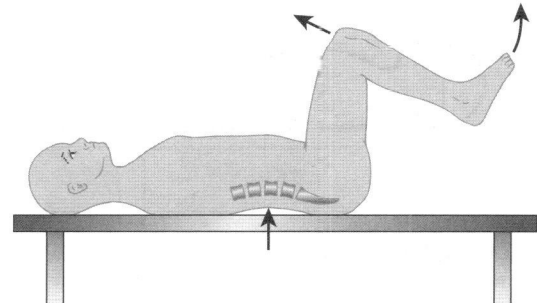

Figura 32.3 O examinador deve monitorar a curva lombar e o encurtamento dos músculos posteriores da coxa atrás dos joelhos conforme os joelhos são estendidos.

anteriormente. A medida é realizada da superfície do tablado até imediatamente antes da fossa poplítea (Fig. 32.4). A precisão é importante ao se mensurar o comprimento da coxa. Se a medida for demasiadamente longa, será difícil posicionar os quadris por completo para trás no assento e devidamente apoiados na cadeira de rodas; isso criará problemas ao longo do tempo. Se a pessoa tiver uma postura de membros inferiores em *windswept* ou em abdução de membro inferior, mensure em uma linha reta até o lado mais curto. Se necessário, use uma prancheta ou outra superfície firme que funcione como a superfície do assento para uma medição mais precisa. O comprimento da perna (panturrilha) deve ser realizado com a pessoa em decúbito dorsal sobre um tablado. O quadril, joelho e tornozelo devem ser posicionados conforme determinado anteriormente. Mensure a distância entre a fossa poplítea e a parte inferior do calcanhar para determinar o comprimento da perna. Para maior precisão, mensure novamente na posição sentada com calçado apropriado. A mensuração preliminar da largura da pelve deve ser realizada em decúbito dorsal. Essa é a parte mais larga dos quadris de um trocanter maior que outro. A medição final deve ser concluída na posição sentada, em razão do espalhamento dos tecidos moles.

Ângulo entre o assento e o encosto

Mensurar a flexão de quadril ajudará a determinar o ângulo entre o tronco e a coxa e, por fim, o ângulo entre o assento e encosto[12,13] (Fig. 32.5). Se a flexão de quadril for de até 75°, o ângulo entre o tronco e a coxa é de 105°. Além do ângulo entre o tronco e a coxa, outros dados necessários para determinar o ângulo final entre o assento e o encosto incluem o centro de massa da cabeça e do tronco sobre a base de apoio na posição sentada, os contornos do corpo, o tônus, os padrões de movimento e o conforto. A informação combinada orienta a determinação do ângulo final entre o assento e o encosto. Por exemplo, se a flexão de quadril for de 95°, o ângulo entre o tronco e a coxa é de 85° (Fig. 32.6A). No entanto, essa

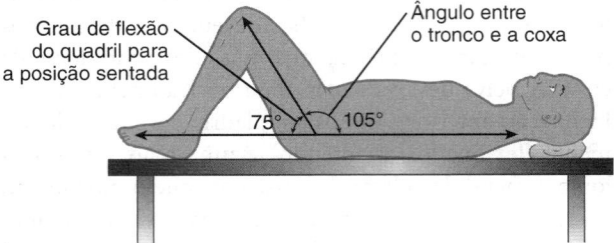

Figura 32.5 A quantidade de flexão de quadril determina o ângulo entre o tronco e a coxa. Se o grau de flexão de quadril para a posição sentada for de 75°, o ângulo entre o tronco e a coxa é de 105°.

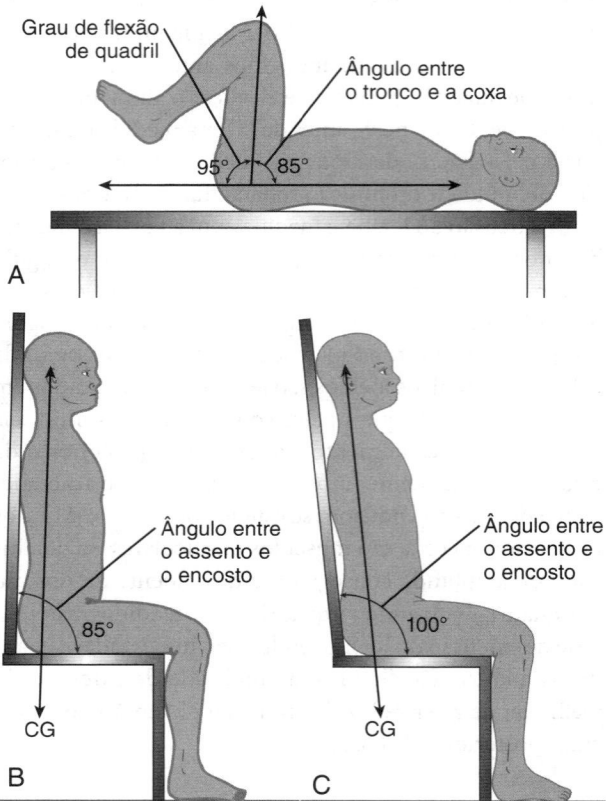

Figura 32.6 (**A**) Se o grau de flexão do quadril para a posição sentada for de 95°, o ângulo entre o tronco e a coxa é de 85°. (**B**) O ângulo entre o assento e o encosto nem sempre se correlaciona com o ângulo entre o tronco e a coxa. Neste exemplo, se o ângulo entre o assento e o encosto for fixado em 85°, a tolerância a permanecer sentado nessa posição pode ser fraca e fazer com que a pessoa caia para a frente ou constantemente tenha que se segurar para se manter na posição vertical. Deve-se considerar a forma do corpo, o centro de massa e a tolerância à posição sentada. (**C**) Abrir o ângulo entre o assento e o encosto até 100° acomoda melhor a forma do corpo e o centro de massa, e a tolerância à posição sentada melhora.

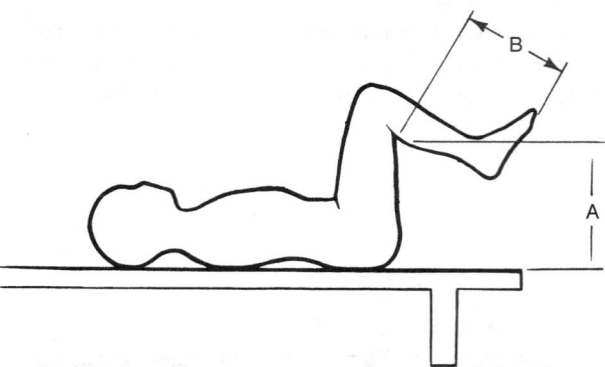

Figura 32.4 (**A**) Em decúbito dorsal, com os quadris e joelhos flexionados, o examinador pode medir a superfície sob a coxa, da fossa poplítea a uma superfície de apoio firme (**B**). Observe que essa posição também pode ser usada para medir o comprimento da perna a partir da fossa poplítea até o calcanhar.

posição pode não fornecer boa estabilidade, resultando em flexão do tronco e dificultando a manutenção de uma postura sentada ereta (Fig. 32.6B). Nesse exemplo, o paciente pode precisar de um ângulo final entre o assento e o encosto de 100° para lidar com o centro de massa, o contorno do corpo e problemas de conforto (Fig. 32.6C). Muitas vezes o ângulo entre o tronco e a coxa será o ângulo entre o assento e o encosto, mas o tônus, o movimento e o conforto não devem ser esquecidos ao determinar esse ângulo.

Ângulo entre o assento e o apoio de pernas

A ADM de extensão de joelho ajuda a determinar o ângulo entre a coxa e a perna (Fig. 32.7). O ângulo final entre o assento e o apoio de pernas é determinado considerando o ângulo entre a coxa e a perna, o tônus anormal, os padrões de movimento e o conforto[12,13] (Fig. 32.8). O encurtamento dos músculos posteriores da coxa deve ser acomodado de modo a evitar o deslocamento da pelve em inclinação pélvica posterior. Muitas pessoas vão precisar de um ângulo entre o assento e o apoio de pernas de 90° ou menos para acomodar o encurtamento dos posteriores da coxa ou contraturas fixas em flexão de joelho para manter uma posição neutra de inclinação pélvica.

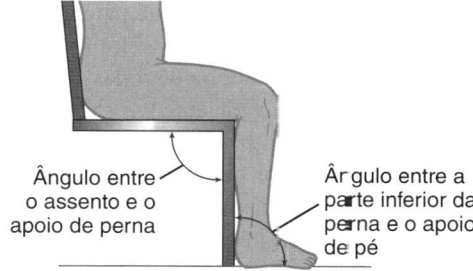

Figura 32.8 O ângulo entre o assento e o apoio de pernas e o ângulo entre a parte inferior da perna e o apoio de pé são os últimos ângulos da posição sentada determinados durante a simulação da posição sentada, adaptando-se à amplitude de movimento, tônus e conforto nos joelhos e tornozelos.

Ângulo entre o apoio de perna e o apoio de pé

A ADM de dorsiflexão de tornozelo ajuda a determinar o ângulo entre o apoio de perna e o apoio de pé (Fig. 32.9). O ângulo final entre o apoio de perna e o apoio de pé é determinado considerando a ADM de tornozelo, as deformidades e tônus, assim como padrões de movimento anormal[12,13] (ver Fig 32 8). O uso de órteses tornozelo-pé (OTP) também afetará o ângulo entre o apoio de perna e o apoio de pé.

Exame na posição sentada

O exame na posição sentada com o uso de um simulador possibilita que sejam testadas hipóteses levantadas durante o exame em decúbito dorsal e fornece uma oportunidade para determinar a tolerância do paciente aos ângulos recomendados e verificar se o comprimento da coxa está correto.[14] O simulador de cadeira de rodas ideal tem ângulos ajustáveis entre o assento e o encosto, entre o assento e o apoio de perna e entre a perna e o apoio de pé, além de capacidade de ajustar a profundidade do assento, o comprimento da perna e o comprimento do tronco. Outras características de um simulador ideal incluem a capacidade de adicionar apoios laterais de tronco, apoios laterais de joelho, apoios mediais de joelho, apoios de braço, apoios de cabeça e outras superfícies de apoio para determinar o posicionamento ideal. Uma cadeira ajustável fornece ao

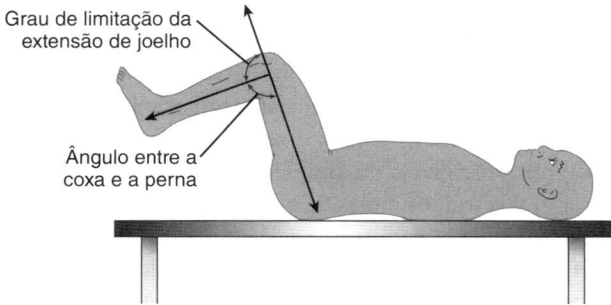

Figura 32.7 O ângulo entre a coxa e a perna é determinado durante o exame no tablado e baseia-se no grau de limitação da extensão de joelho quando o quadril está posicionado na ADM disponível.

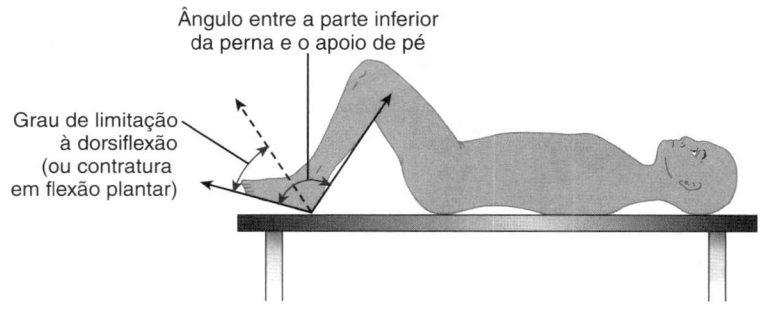

Figura 32.9 O ângulo entre a parte inferior da perna e o apoio de pé é determinado durante o exame no tablado e baseia-se na amplitude de movimento do tornozelo.

avaliador a capacidade de usar a cadeira para uma variedade de pessoas a fim de determinar a posição sentada ideal. A capacidade de inclinar a cadeira de rodas ajuda a avaliar o efeito da gravidade sobre o paciente.[15] A cadeira planar de simulação da posição sentada está disponível no mercado especificamente para ajudar o fisioterapeuta a determinar as necessidades de posicionamento (Fig. 32.10). Se não for possível obter essa cadeira específica, pode-se usar uma cadeira de rodas que se incline e recline para os testes, mas deve-se tomar cuidado para obter o ângulo entre o assento e o encosto, o comprimento da coxa e a largura da cadeira de rodas necessários se estiver usando esse tipo de sistema para simulação da posição sentada.

A simulação da posição sentada fornece a oportunidade de observar o tônus e movimento, o alinhamento e a função. Os apoios podem ser adicionados e subtraídos para ajudar a determinar se a pessoa tolera mais ou menos apoio. Alterar a quantidade de inclinação livre influencia o impacto da gravidade sobre a capacidade da pessoa de sentar-se ereta. Por fim, perguntar à pessoa como ela se sente e trabalhar em conjunto auxilia na melhora da postura, conforto e função.

Alguns aspectos da simulação da posição sentada também podem ser realizados enquanto o paciente está sentado em um tablado. As mãos do examinador são usadas para determinar a quantidade de apoio e localização dos apoios. A força e o equilíbrio do tronco podem ser avaliados com o paciente sentado no tablado; contudo, se a pessoa tiver envolvimento físico significativo, é muito difícil determinar com precisão os lugares dos apoios necessários nessa posição (Fig. 32.11).

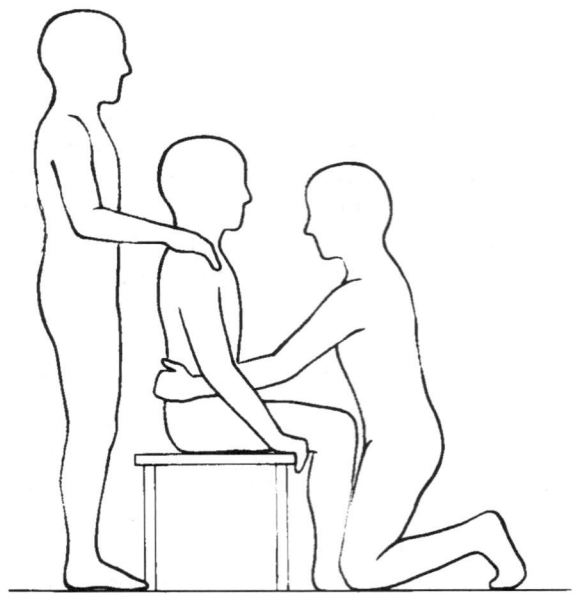

Figura 32.11 A posição sentada pode ser utilizada para determinar a quantidade e localização dos apoios necessários.

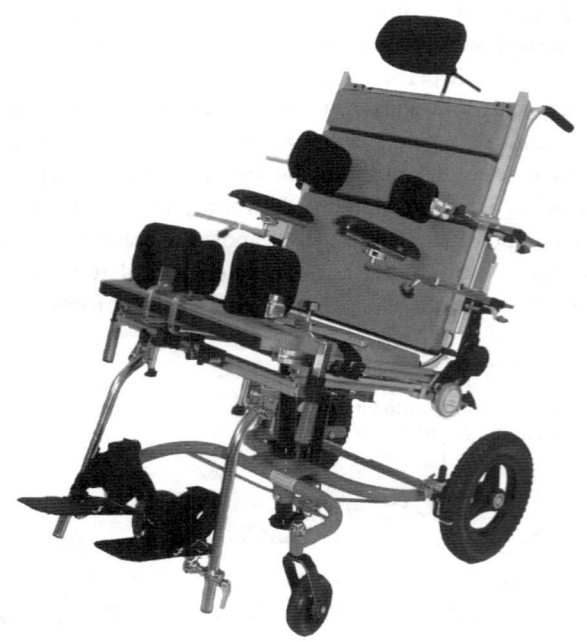

Figura 32.10 Cadeira planar de simulação da posição sentada. Cortesia de Prairie Seating Corporation, Skokie, IL 60077.

Ao usar uma cadeira de simulação na posição sentada com apoio, todas as dimensões angulares devem ser finalizadas, incluindo os ângulos de apoio entre o assento e as costas, o assento e o membro inferior e a parte inferior da perna e o pé. As dimensões lineares também precisam ser finalizadas (Fig. 32.12). O examinador deve mensurar de novo a profundidade do assento, que vai da região atrás das nádegas à fossa poplítea (Fig. 32.12A). Isso pode diferir da medida em decúbito dorsal, e um exame cuidadoso deve revelar se a diferença é secundária a dificuldades posturais corrigíveis ou simplesmente pela distribuição variável dos tecidos moles na posição sentada em comparação ao decúbito dorsal. Será necessário mensurar a perna (Fig. 32.12B), da fossa poplítea ao calcanhar com o calçado habitualmente utilizado devidamente colocado, a fim de determinar o comprimento dos apoios de pé da cadeira de rodas. Também deve ser documentado o ângulo de flexão do joelho na posição sentada (Fig. 32.12C). Deve-se mensurar a altura das costas, que vai da superfície do assento às cristas ilíacas posterossuperiores (Fig. 32.12D), parte inferior da escápula (Fig. 32.12E), parte superior do ombro (Fig. 32.12F), occipício (Fig. 32.12G) e coroa da cabeça (Fig. 32.12H). Essas medidas irão fornecer um registro detalhado se for necessário tomar decisões a respeito da altura do encosto da cadeira de rodas uma vez que o exame esteja terminado. A medição do *cotovelo em suspensão* (Fig. 32.12I) é necessária para determinar a altura apropriada para o apoio de braço. Com a pessoa na posição sentada corrigida, o MS é posicionado na lateral do corpo com flexão do cotovelo a 90° e

Teste da cadeira de rodas

Uma vez determinado o posicionamento ideal, deve-se então discutir as necessidades funcionais do usuário da cadeira de rodas que precisam ser abordadas, como alimentação, comunicação, acesso ao computador, acesso ao botão para ligar a cadeira de rodas, mobilidade na cadeira motorizada ou manual, ou transferências.

Deve-se destinar algum tempo para testar os equipamentos no ambiente clínico. Isso fornece uma oportunidade para o paciente determinar a tolerância pessoal às alterações recomendadas. Se possível, o teste dos equipamentos deve ser feito no ambiente familiar e comunidade do paciente para possibilitar que ele pratique com a utilização do equipamento, de modo a garantir que o equipamento atenda aos resultados esperados.

Intervenção

Analisam-se então os dados coletados durante o exame físico, simulação da posição sentada e teste da cadeira de rodas para determinar os parâmetros do equipamento com base nos objetivos específicos centrados no paciente. Segue-se a discussão para determinar se o paciente está atuando em seu potencial mais elevado ou se um apoio adicional ajudaria a melhorar a função de partes distais do corpo.[16,17] Cada parte do equipamento fornecido precisa ser justificada; por exemplo, a justificativa para os apoios laterais de joelho pode ser a necessidade de manter o alinhamento neutro dos MMII ou a necessidade de evitar a excessiva abdução ativa do quadril. Para cada componente necessário para o apoio postural, devem ser determinados o local de colocação, o método de estabilização, a força e a durabilidade. Por exemplo, os apoios laterais de tronco podem ser necessários para o apoio postural, mas interferirão na transferência via placa de deslizamento. Uma junção rebatível afastará o apoio do caminho, mas a junção específica a ser usada depende da capacidade do paciente ou cuidador de acessar a junção e afastá-la do caminho. É importante testar esses detalhes para garantir que seja conseguida a independência máxima com o novo equipamento.

Modelo de resolução de problemas

Uma abordagem de resolução de problemas pode orientar a escolha das características do assento necessárias usando uma sequência de (1) identificação de problemas clínicos relacionados com o equipamento; (2) estabelecimento de objetivos para os equipamentos de intervenção; (3) elaboração das recomendações das propriedades do equipamento; e (4) identificação das especificações dos equipamentos.[18,19] O Quadro 32.1 fornece um exemplo dessa estratégia.

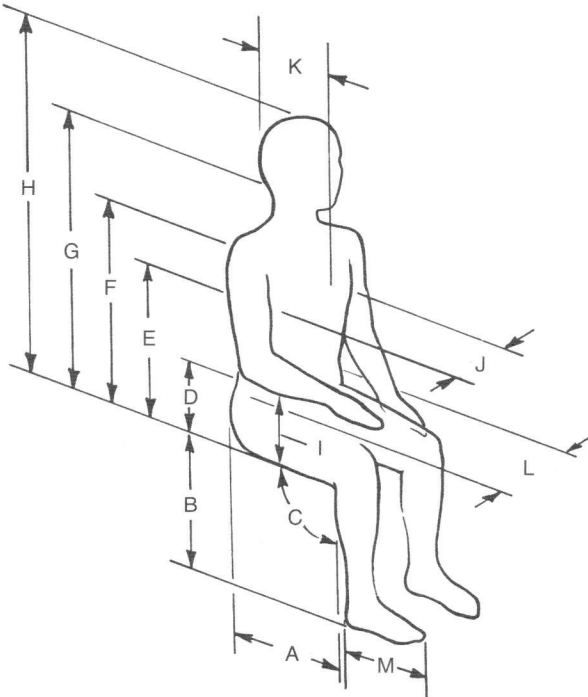

Figura 32.12 As medidas a seguir são adicionadas às tomadas em decúbito dorsal. (A) Profundidade do assento, que vai da região atrás das nádegas à fossa poplítea (direita e esquerda); (B) medida da perna, que vai da fossa poplítea ao calcanhar (direita e esquerda); (C) ângulo de flexão do joelho; (D) altura do encosto, que vai da superfície do assento à crista ilíaca posterossuperior, (E) da superfície do assento à parte inferior da escápula, (F) da superfície do assento à parte superior do ombro, (G) da superfície do assento ao occipício e (H) da superfície do assento à coroa da cabeça; (I) cotovelo em suspensão, da superfície do assento ao cotovelo ou antebraço; e largura (J) e profundidade (K) do tronco; (L) largura dos quadris; e (M) medida do comprimento do pé.

o ombro em posição neutra. A medição é feita da base do cotovelo ou antebraço à superfície do assento.

Durante o exame na posição sentada, deve-se mensurar a largura (Fig. 32.12J) e profundidade (Fig. 32.12K) do tronco e largura (Fig. 32.12L) dos quadris para que sejam tomadas decisões acerca dos acessórios de apoio e largura do sistema de assento e base de mobilidade. Se o paciente estiver sentado assimetricamente, será necessário medir a extensão mais ampla do corpo sentado do paciente (p. ex., da região externa do quadril no lado aduzido à região externa do joelho da perna abduzida). Deve-se mensurar também o comprimento do pé (Fig. 32.12M). Para garantir recomendações precisas, é importante considerar órteses, roupas e perda ou ganho de peso recentes, bem como o potencial de crescimento do paciente, ao registrar essas medidas. Se demorar mais do que alguns meses para conseguir o financiamento, pode ser necessário mensurar novamente o paciente antes de fazer a solicitação da cadeira de rodas.

Quadro 32.1 Exemplo de tabela de resolução de problemas

Problemas clínicos	Objetivos do equipamento de intervenção	Recomendações das propriedades do equipamento	Especificações do produto
Diagnóstico de paralisia cerebral (PC); tônus muscular flutuante com excursão ampla, tremores atáxicos ao movimento ativo, má graduação do movimento, e má capacidade de isolar grupos musculares	Aumentar a estabilidade por meio da pelve, tronco e membros inferiores (MMII) para melhorar a função do membro superior (MS)	Superfícies moldadas sob medida que proporcionem contato e controle máximos para aumentar a estabilidade do corpo. Barra estabilizadora para o MS esquerdo para melhorar a função do MS direito	Determinar o sistema de moldagem específico. Determinar a localização final da barra de estabilização e o tipo de barra a ser usada para obter a máxima durabilidade
Limitações na amplitude de movimento (ADM): flexão de quadril: 0 a 80°; extensão de joelho com flexão de quadril: 0 a 100°, dorsiflexão de tornozelo com o joelho fletido: 0 a 0° (sem movimento), capaz de alcançar uma boa posição da pelve, leve escoliose de tronco, boa ADM de MS	Acomodar as limitações na ADM com um ângulo entre o assento e o encosto de 100°, ângulo entre o assento e o apoio de pernas de 80°, e ângulo entre a parte inferior da perna e o apoio de pé de 90° para ajudar a manter a pelve em ligeira inclinação anterior, nivelada e não rodada e para manter o alinhamento simétrico do tronco	Junção para as costas de ângulo ajustável para acomodar a limitação na ADM de quadril. Sistema de apoios de pé rebatível com plataformas para os pés de ângulo ajustável para acomodar a ADM de joelho e tornozelo. Estabilizadores de pé para ajudar na manutenção da estabilidade e postura	Encosto de ângulo ajustável. Plataformas para o pé de ângulo ajustável. Retentores para o calçado com fechamento em gancho e laço ou em anel em D para a independência
Má postura na cadeira manual atual, senta-se em inclinação pélvica posterior, a coluna vertebral está cifótica com escoliose de grau leve	Alcançar e manter a pelve em ligeira inclinação anterior, nivelada e não rodada. Acomodar escoliose leve e manter o alinhamento simétrico do tronco. Aumentar o alongamento do tronco	Apoio medial do joelho, cinta de posicionamento pélvico para estabilizar a pelve, sistema de assento e encosto moldados sob medida para o controle, apoio e correção posturais ideais	Apoio medial de joelho separado do assento moldado para facilitar transferências. Cinta de posicionamento pélvico com botão de pressão de 3,8 cm de largura com ajuste liso (sem ilhós). Sistema de assento e encosto moldados sob medida
Impulsiona a cadeira de rodas manual lentamente apenas por distâncias curtas com grande excursão de movimento e aumento no gasto energético	Aumentar a independência na mobilidade pelo fornecimento de mobilidade motorizada. Diminuir o gasto energético e reduzir a grande excursão de movimento	Sistema de cadeira de rodas motorizada com parâmetros que possam ser ajustados ao movimento atáxico, diminuição no controle do movimento, velocidade e aceleração. Base motorizada que fornece aumento na separação pé/rodas	Testar várias cadeiras de rodas motorizadas para determinar a base ideal para a condução e posicionamento. Determinar se é capaz de alcançar uma boa postura durante todo o dia com uma configuração de posição ou se necessita de um sistema de assento reclinável
Requer supervisão para entrar e sair da cadeira de rodas	Melhorar a independência na capacidade de entrar e sair da cadeira de rodas	Acomodar o comprimento da perna e a ADM de joelho e tornozelo. Manter o assento o mais próximo possível do chão, mas manter as rodinhas liberadas. Sistema de apoio de pé rebatível	Apoios de pé rebatíveis com plataformas para os pés de ângulo ajustável, garantindo o acesso e a independência com o recurso rebatível

(continua)

Quadro 32.1 Exemplo de tabela de resolução de problemas *(continuação)*

Problemas clínicos	Objetivos do equipamento de intervenção	Recomendações das propriedades do equipamento	Especificações do produto
		Superfície de assento plana para facilitar ao sentar-se e levantar-se do assento. Apoio medial de joelho rebatível. Apoios de braços rebatíveis	Apoio medial de joelho rebatível, assegurando a capacidade de afastar o apoio de modo independente. Apoios de braços reguláveis
Usa o teclado do computador para a independência	Manter a independência no acesso ao teclado do computador	*Joystick* rebatível para garantir o acesso às mesas	Montagem rebatível do *joystick* para garantir a capacidade de afastá-lo do caminho de modo independente
Usa o urinol para a independência no banheiro	Manter a independência no uso do banheiro	Apoio medial de joelho basculante	Apoio medial de joelho rebatível, assegurando a independência

Esse quadro pode auxiliar na orientação do processo de pensamento e garantir que todas as questões sejam abordadas. Isso possibilita rigor e melhora a capacidade de articular razões para a escolha de componentes específicos da cadeira de rodas. O processo é focado no paciente, em vez de centrado no produto, e irá ajudar na obtenção do equipamento ideal.

Problemas clínicos, objetivos, recomendações de propriedades e especificações do produto

Problemas clínicos

As informações necessárias nessa área incluem dados obtidos a partir do histórico, exame preliminar, exames em decúbito dorsal e na posição sentada, e determinação das habilidades funcionais a serem preservadas e das habilidades funcionais a serem alcançadas.

Objetivos

Deve-se definir os objetivos em relação ao posicionamento e alinhamento, controle motor, saúde, função, questões relacionadas com o ambiente e questões sociais/emocionais. Os objetivos podem ser gerais (p. ex., melhorar a integridade da pele), mas terão de se tornar mais específicos (p. ex., reduzir a pressão sob o túber isquiático esquerdo para evitar úlceras de pressão nessa área) a fim de determinar as propriedades do equipamento.

Recomendações de propriedades

Consideram-se as diferentes superfícies e características do equipamento. As *propriedades* são os detalhes específicos do produto final. Deve-se incluir nessa parte a forma e a flexibilidade da superfície, as dimensões, a localização e as características de fixação. A consideração cuidadosa das propriedades irá garantir um produto final que promova a independência ideal.

Especificações do produto

A lista de propriedades recomendadas será revisada para determinar o produto final. Se não houver uma opção comercial disponível com as propriedades necessárias, é preciso determinar um método para a personalização. O fornecedor deve ter conhecimento e ser capaz de ajudar o profissional de reabilitação a obter o equipamento mais adequado para atender a todas as necessidades.

O benefício de usar esse processo de tomada de decisão é que ele ajuda a manter o processo focado no paciente, em vez de voltado ao produto. Ele promove a resolução de problemas e melhora a precisão na escolha de componentes do produto final.

Ao utilizar esse processo, o diagnóstico da pessoa ajuda a determinar as propriedades específicas do equipamento final, bem como a prioridade das propriedades. Ao trabalhar com alguém com uma LM com problemas prévios de úlcera de pressão nas nádegas, as propriedades do assento se tornam importantes. Ao lidar com alguém com esclerose múltipla progressiva, a capacidade de modificar o equipamento ao longo do tempo será importante. Ao considerar o diagnóstico médico do paciente, é importante determinar se a condição é estável; se não, documentar também o tipo de mudanças que são esperadas. Se a condição médica for estável, mas a pessoa tiver sido lesionada recentemente (p. ex., LM), podem ser necessárias alterações nos equipamentos ao longo do tempo conforme a pessoa se ajusta ao uso da cadeira de rodas como seu principal meio de mobilidade. Ao lidar com alguém que seja estável e sempre tenha feito as coisas de uma maneira, é importante fornecer-lhe outras opções e determinar se maus hábitos podem ser mudados.

Um sistema de assento bem planejado pode ser capaz de normalizar o tônus, diminuir a atividade reflexa patológica, melhorar a simetria postural, aumentar a ADM, manter e/ou melhorar a condição da pele, aumentar o conforto e a tolerância à posição sentada, diminuir a fadiga e melhorar a função do sistema nervoso autônomo. Além disso, a base do sistema de assento pode possibilitar mudanças na orientação no espaço (reclinar e inclinar). Uma base de mobilidade devidamente prescrita irá melhorar o acesso do paciente ao ambiente físico (tanto manual como motorizada), seja sozinho ou com um cuidador. Ela deve ser eficaz para realizar todas as atividades em casa, na escola, no trabalho e atividades recreativas e, se necessário, ajudar o cuidador a lidar com o paciente.

Ao definir prioridades, é importante que os membros da equipe de saúde não sobrecarreguem o paciente com as suas opiniões profissionais. A equipe de saúde pode não estar plenamente consciente dos obstáculos que o indivíduo que utiliza uma cadeira de rodas enfrenta em seu ambiente físico. Os profissionais de saúde podem observar um paciente deambulando na clínica e sentir que com maior prática ele poderia deambular em tempo integral. Esse profissional pode considerar prescrever muletas e uma cadeira de rodas manual simples. No ambiente real do paciente, no entanto, pode ser necessário percorrer longas distâncias para fazer compras de modo independente, participar de atividades comunitárias e atividades funcionais na escola ou no trabalho. Realizar essas atividades caminhando exigiria esforço extraordinário, e impulsionar uma cadeira de rodas manual convencional poderia não ajudar muito. Uma *scooter* ou cadeira de rodas motorizada pode ser mais eficaz como um complemento à mobilidade no ambiente.

Sistema de apoio postural

Os componentes do sistema que afetarão diretamente o conforto e a manutenção da postura são a superfície do assento, a superfície do encosto, a posição da pelve, a superfície de MS e a superfície de MI. Essas áreas devem ser chamadas em conjunto de sistema de apoio postural. O contato ampliado entre o usuário e as superfícies de apoio aumenta o conforto e o controle e diminui a pressão sobre proeminências ósseas.[20-23] O *continuum* de superfícies de apoio disponíveis vai de *superfícies planas* firmes (madeira, espuma firme) (Fig. 32.13), a *superfícies deformáveis* (espuma coberta com malha) (Figs. 32.14 e 32.15)

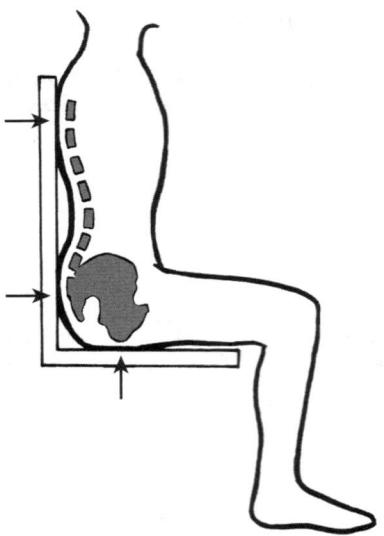

Figura 32.13 O paciente sentado em uma superfície plana pode apresentar um aumento na pressão sobre proeminências ósseas.

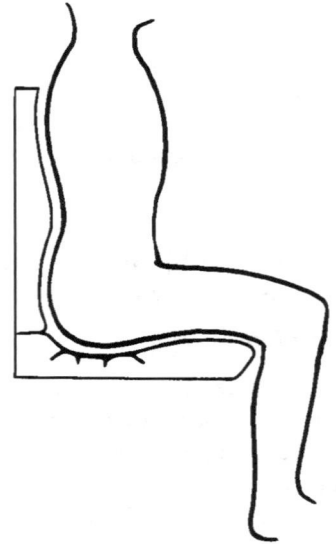

Figura 32.14 Alguns tipos de espuma irão se adaptar aos contornos do corpo em resposta ao peso corporal.

e *superfícies recortadas* (Fig. 32.16), incluindo até *superfícies moldadas sob medida* (Fig. 32.17).

As relações angulares entre as superfícies nas articulações de quadril e joelho (superfícies da coxa e costas, superfícies da coxa e perna) previamente determinadas durante a simulação da posição sentada devem ser incluídas na configuração final das superfícies de apoio postural. Essa informação possibilitará o planejamento de intervenções para acomodar as limitações na ADM, garantir o alinhamento correto dos segmentos corporais e minimizar a pressão distalmente à articulação. As mudanças na orientação no espaço (fixa ou dinâmica) afetam o nível de conforto do usuário, a pressão sobre as superfícies da pele, a fadiga e a capacidade de trabalhar em posições com minimização da gravidade e influenciadas pela gravidade. A atenção a esses recursos ajudará a garantir o sucesso da intervenção na posição sentada. O Apêndice 32.A fornece uma visão geral das características do sistema de apoio postural da cadeira de rodas.

Assentos

O assento é a superfície sob as nádegas e coxas. Um assento firme é fundamental para produzir um bom alinhamento de MI, uma boa distribuição de pressão e um maior conforto. Muitas cadeiras de rodas manuais básicas vêm com assentos dobráveis. Ao longo do tempo, esse tipo de superfície cria um mau posicionamento pélvico (Fig. 32.18). Os quadris tendem a deslizar para a frente e as coxas tendem a deslocar-se em adução e rotação medial. Os assentos dobráveis são utilizados para facilitar o dobramento da cadeira de rodas. No entanto, se o sistema for necessário para outras atividades além do transporte, deve-se adicionar uma almofada de assento firme à cadeira de rodas. Pode-se colocar uma placa de assento sólida sob a capa da almofada do assento para fornecer uma base de apoio firme ou pode-se acrescentar um assento especial (assento sólido de metal ou plástico que é montado diretamente na estrutura do banco ou anexada por uma junção à estrutura do banco) à cadeira de rodas uma vez removido o assento dobrável (Fig. 32.19).

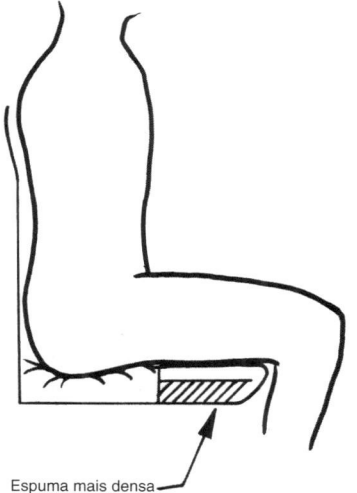

Figura 32.15 Uma opção para a elaboração de assentos que se adaptam aos contornos do corpo é o uso de espumas de densidade (firmeza) variável.

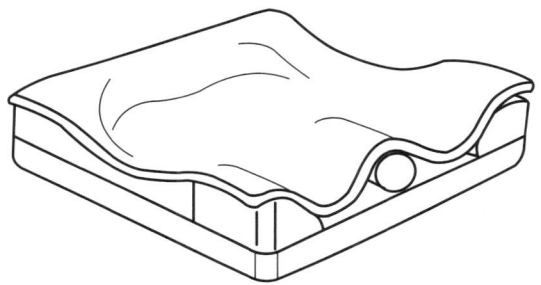

Figura 32.16 Espumas mais firmes podem ser colocadas sob uma espuma mais flexível para criar um acolchoamento que se adapta aos contornos do corpo.

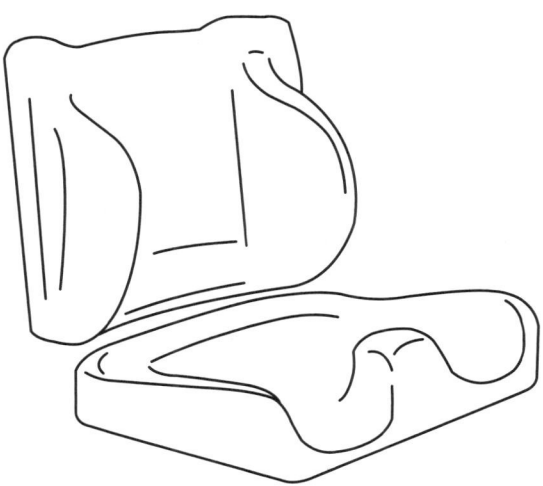

Figura 32.17 Almofadas moldadas sob medida têm contornos adaptados ao corpo do paciente.

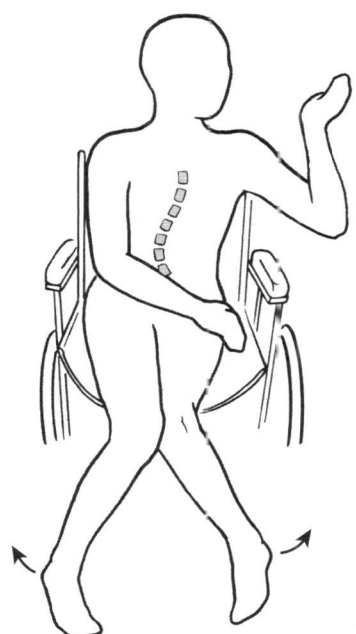

Figura 32.18 Postura geral ruim e as assimetrias criadas por um assento dobrável.

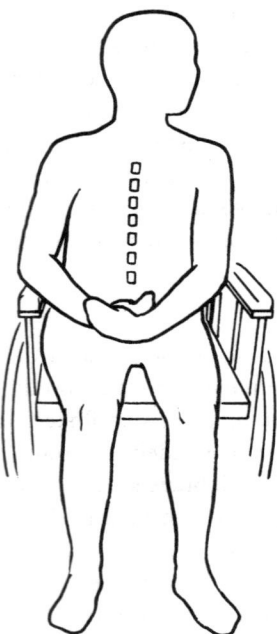

Figura 32.19 Uma superfície de assento firme melhora a postura sentada e fornece uma base de apoio estável.

Quadro 32.2 Questões a serem consideradas ao finalizar a escolha do assento

- O assento fornece um apoio adequado de modo a promover uma boa postura sentada?
- A distribuição da pressão sobre o assento evita úlceras de pressão?
- A forma da almofada do assento é apropriada aos contornos do corpo do paciente?
- O usuário precisa de personalização para acomodar deformidades e maximizar o apoio?
- O assento oferece alívio da pressão se o usuário for incapaz de deslocar o peso de modo independente com o uso dos MMSS ou por meio de uma opção de inclinar ou reclinar?
- A profundidade do assento tem um comprimento adequado?
- A largura do assento é apropriada para a propulsão da cadeira de rodas e para o posicionamento confortável?
- A superfície do assento é adequada às transferências seguras para dentro e fora da cadeira de rodas?
- São necessárias almofadas de assento de combinações especiais de espuma, ar ou gel para maximizar o conforto e aliviar a pressão?

Diferentes almofadas de assento possuem propriedades distintas. Almofadas de espuma, ar, gel, tipos combinados e moldadas sob medida são utilizadas para promover melhor posicionamento, mais estabilidade às atividades de MS, melhora no alívio da pressão e maior conforto.[24] A pessoa deve testar várias almofadas de assento para determinar qual sistema é o ideal.

As propriedades da almofada de assento que devem ser consideradas incluem a forma da superfície, firmeza, flexibilidade, dimensões, posicionamento e características de conexão. As dimensões essenciais incluem a profundidade e largura do assento. Se a profundidade do assento for muito longa, promove a inclinação pélvica posterior e a postura cifótica da coluna vertebral. Se a largura do assento for muito grande, dificultará a propulsão da cadeira de rodas; se for demasiadamente estreito, aumentará a pressão sobre os quadris pelos sistemas de apoios de braços e pés.

O Quadro 32.2 fornece uma lista de questões a serem consideradas ao finalizar a escolha do assento.

Encosto

O encosto é a superfície atrás do tronco. Um encosto firme é fundamental para promover a boa postura do tronco e, em conjunto com os apoios laterais de tronco, contribui para manter o alinhamento postural. Muitas cadeiras de rodas manuais básicas têm encostos dobráveis, e isso promove a má postura do tronco. Há um risco aumentado de desenvolver coluna cifótica e retroversão pélvica. A altura do encosto pode ser variada, dependendo das necessidades do indivíduo. O encosto mais baixo pode ser apropriado para a pessoa que impulsiona a cadeira de rodas, e o encosto mais alto é necessário para quem usa o recurso de inclinação livre. O encosto mais baixo é mais apropriado para a pessoa com bom controle de tronco e capacidade de manter um bom alinhamento sem usar apoios laterais de tronco. A altura do encosto é determinada com base no controle de tronco, habilidades funcionais e conforto do usuário.

As diferentes almofadas de encosto têm propriedades distintas. Almofadas de espuma, ar, gel, tipos combinados e moldadas sob medida são utilizadas para promover um melhor posicionamento, alívio de pressão e conforto. A pessoa deve testar várias almofadas de encosto para determinar qual sistema é o ideal.

As propriedades do encosto que precisam ser consideradas incluem a forma, firmeza e flexibilidade da superfície, as dimensões, a localização e características de fixação. As dimensões essenciais incluem a altura e a largura do encosto. O Quadro 32.3 apresenta questões que devem ser consideradas ao finalizar a escolha do encosto.

Além do assento e do encosto, podem ser necessários outros apoios para garantir o posicionamento ideal, o alívio de pressões e o conforto, incluindo apoios laterais de tronco e quadris, apoios medial e lateral de joelho, apoios para a cabeça e os pés, apoio anterior de tórax e MS, e apoio pélvico.[25] Ao determinar a necessidade do apoio, deve-se considerar a forma, firmeza e flexibilidade da superfície, as dimensões, a localização e o tipo de fixação.

Quadro 32.3 Questões a serem consideradas ao finalizar a escolha do encosto

- O encosto está em uma posição apropriada para a postura ereta do tronco (ângulo entre o assento e o encosto, orientação no espaço)?
- O encosto tem uma forma apropriada que se ajusta aos contornos do corpo do paciente? (Se estiver usando um encosto com contorno disponível comercialmente, ele deve ser examinado para assegurar que o apoio se ajustará à pessoa. Às vezes, os quadris do paciente podem ser demasiadamente grandes para caber entre os apoios laterais fixos de um encosto manufaturado.)
- O paciente necessitará de um modelo personalizado para fornecer contato e apoio plenos?
- O encosto fornece o controle adequado à fraqueza muscular e assimetrias de tronco do usuário?
- As costas estão confortáveis ao usar a cadeira em uma posição inclinada ou reclinada?
- O encosto possibilita o desempenho de atividades funcionais (impulsionar, alcançar, fazer transferências)?
- A distribuição/alívio de pressão é adequada a uma pessoa com protrusão de processos espinhosos ou do sacro, ou para evitar úlceras de pressão?
- São necessárias combinações especiais de espuma, ar ou gel para maximizar o conforto e aliviar a pressão?

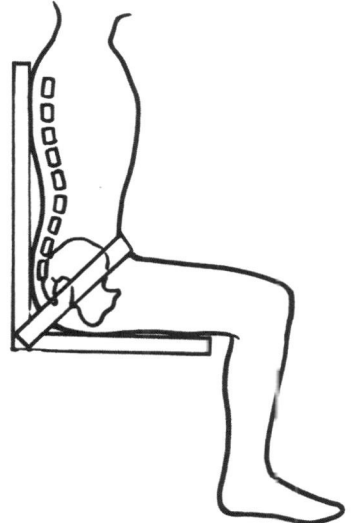

Figura 32.20 O cinto pélvico deve cruzar a junção pélvico-femoral em um ângulo de aproximadamente 45° a 60° com a superfície do assento.

Posicionador pélvico

Um cinto ou posicionador pélvico mais rígido pode ser necessário para manter uma boa posição da pelve (evitar que os quadris deslizem) e/ou para a segurança.[26] A direção, o ângulo de tração e o número de pontos de ancoragem do cinto são importantes.[27] Por exemplo, se um quadril tende a se deslocar consistentemente para a frente, pode ser útil apertar o cinto, puxando-o para baixo em direção a esse quadril. O ângulo de tração em direção à superfície do assento normalmente deve ser de 45° a 60° (Fig. 32.20).[26] Alguns pacientes respondem bem a cintos que formam um ângulo de 90° com a superfície do assento. Essa tração desencoraja os pacientes que tendem a se estender em suas cadeiras de rodas como resultado do tônus aumentado. Essa colocação a 90° também deixa a pelve livre para inclinar anteriormente, uma assistência àqueles pacientes que podem usar essa mobilidade para melhorar a função (Fig. 32.21). Alguns pacientes podem se beneficiar de múltiplos ângulos de tração. Para esses clientes, um cinto de quatro pontos pode ser mais apropriado. O cinto de quatro pontos fornece quatro lugares para ancorar o cinto. As duas âncoras superiores ajudam a puxar a pelve para trás contra o encosto e as duas âncoras inferiores ajudam a evitar o deslocamento da pelve para a frente e para cima. Outros posicionadores pélvicos estão disponíveis, conforme discutido no Princípio 2: alcançar e manter o alinhamento pélvico.

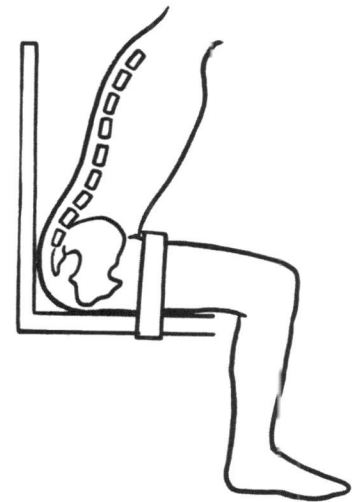

Figura 32.21 Um cinto colocado sobre a parte superior da coxa (em um ângulo de 90° com a superfície do assento) liberará a pelve para a inclinação anterior natural.

Apoios de membro superior

Os apoios de braço para cadeiras de rodas têm muitas funções importantes. Eles fornecem uma superfície de apoio para os braços, bem como uma superfície para empurrar-se à posição ortostática e um mecanismo para aliviar a pressão sobre os ísquios (flexão na posição sentada). Os apoios de braço também são usados para apoiar bandejas para o apoio de MS ou dispositivos de comunicação. A altura, o comprimento e a largura dos apoios de braço são medidas importantes para garantir a independência e o conforto. Se os apoios de braços forem muito altos, podem impor sobrecarga excessiva sobre os ombros; se forem demasiadamente baixos, frequentemente não é possível alcançar o apoio. Se os apoios de braço forem demasiadamente amplos, podem interferir no levantamento do apoio de braço para as transferências ou afetar a capacidade de impulsionar a cadeira de rodas. Se for muito estreito, os braços podem escorregar, tornando ineficazes os apoios de braços em ajudar na postura do tronco.

Para alguns indivíduos, os apoios de braço serão usados para montar uma *superfície de apoio de membros superiores* (SAMS), como uma bandeja ou tina. Essas superfícies têm várias funções importantes. Podem ser usadas para obter um posicionamento simétrico dos MMSS, manter o alinhamento correto da articulação do ombro e da escápula e atuar como uma superfície de trabalho ou de comunicação. Podem ainda atuar como um adjuvante ao sistema de controle postural ao suportar o peso dos membros superiores e diminuir a força sobre os ombros e o tronco.

Apoios de membros inferiores

O estilo e a posição são considerações importantes ao selecionar os sistemas de apoio dos pés. A colocação do sistema de apoios de pé irá afetar diretamente a posição de toda a parte inferior do corpo, afetando o tônus e a postura do tronco, da cabeça e dos braços. A flexão de quadril adequada irá ajudar a manter a pelve bem posicionada na superfície do assento. Altura e estilo apropriados dos apoios de pé são necessários para a manutenção dessa posição. Apoios de pé muito baixos resultarão em joelhos mais baixos, colocando os quadris em um ângulo mais aberto e incentivando a pelve a deslizar para a frente. Apoios de pé demasiadamente elevados podem sobrecarregar as coxas, impondo um maior peso sobre os túberes isquiáticos. Elevar os apoios de perna, mesmo em posição mais baixa, pode impor alongamento excessivo aos posteriores da coxa encurtados, puxando a pelve em inclinação posterior (Fig. 32.22). Qualquer limitação de movimento imposta pelos posteriores da coxa influenciará diretamente na escolha dos posicionadores de pé. Para alcançar a máxima flexão de quadril confortável, pode ser necessário flexionar os joelhos a mais de 90°, o que requer uma intervenção especial sobre os apoios de pé. As decisões relativas às cintas e posicionadores de pés devem ser tomadas precocemente, de acordo com a ADM disponível, a fim de garantir a liberação das rodinhas na unidade final.

Superfícies de apoio secundárias

Podem ser necessários outros apoios para melhorar o alinhamento do tronco, o alinhamento de MI e a posição da cabeça. Esses apoios são adicionados às superfícies de apoio principais e incluem – mas não estão limitados a

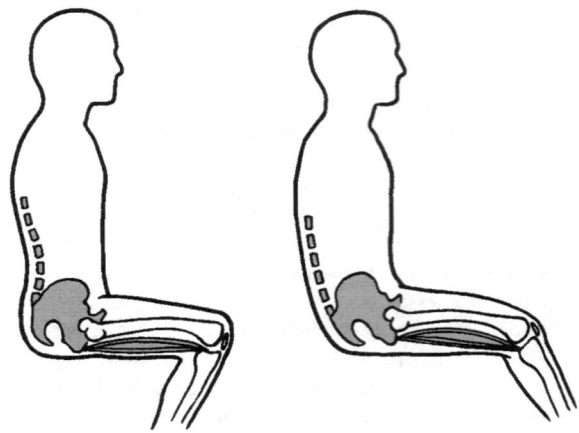

Figura 32.22 Alinhamento na posição sentada com os posteriores da coxa não encurtados e os joelhos flexionados (*à esquerda*) e posicionamento assumido com os pés apoiados em apoios para os pés elevados (*à direita*), causando tensão nos posteriores da coxa que traciona a pelve em inclinação posterior.

– apoios laterais de tronco, apoios medial e lateral de joelho, apoios laterais de coxa, encosto de cabeça e apoio torácico anterior. Ao determinar a necessidade desses apoios, deve-se identificar um objetivo específico para justificar cada item.

Base da mobilidade sobre rodas

A base com rodas forma a estrutura de mobilidade para o sistema de assento. As bases de mobilidade incluem sistemas manuais e sistemas motorizados. Os sistemas manuais podem ser configurados para uso independente, em que o usuário é capaz de impulsionar a cadeira de rodas, ou o uso dependente, em que um cuidador move a cadeira.

Sistemas de mobilidade manual

Os sistemas manuais dependentes incluem os carrinhos de criança, carrinhos de bebê e algumas cadeiras de rodas manuais. Esses sistemas normalmente têm rodas pequenas que não são destinadas à autopropulsão. Eles também podem ser configurados para a facilidade adicional de dobramento para o transporte.

Estão disponíveis quatro métodos diferentes de autopropulsão na categoria de mobilidade manual independente. A propulsão manual independente com o uso de ambas as mãos é indicada para aqueles com boa função e força de MS, e é o método mais comum. Esse sistema normalmente é configurado com grandes rodas traseiras. No entanto, as grandes rodas podem ser posicionadas no centro da base (principalmente quando usado com crianças) ou na frente da base (Fig. 32.23). Posicionar as rodas em diferentes configurações pode melhorar a capacidade

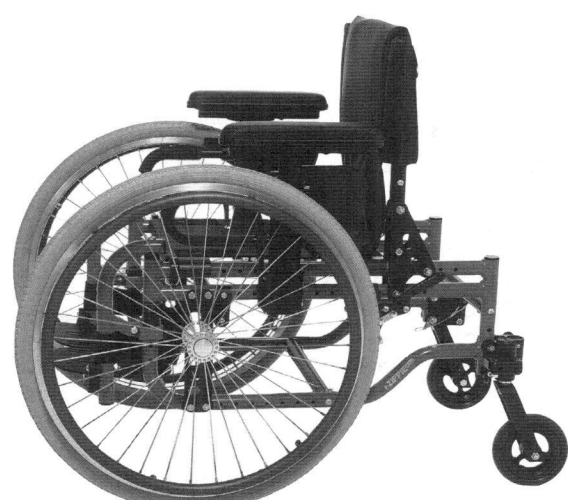

Figura 32.23 Cadeiras de rodas com rodas dianteiras grandes e rodas traseiras pequenas podem ser mais fáceis de movimentar por alguns pacientes, mas são mais difíceis de usar ao ar livre. Cortesia de Sunrise Medical, Carlsbad, CA 92008.

de alcançar e impulsionar a cadeira de rodas. Isso é especialmente importante quando se considera as possíveis implicações à função do cíngulo do membro superior em longo prazo.

Pesquisas indicam que os pacientes que usam cadeiras de rodas manuais, em especial se estas não estiverem devidamente equipadas para seus corpos e nível funcional, estão em perigo de danos aos membros superiores por *lesões por esforços repetitivos* (LER). As lesões por esforços repetitivos podem resultar em danos aos tecidos moles (tendões, ligamentos, nervos) ou estruturas ósseas em razão de movimentos repetidos frequentes, como os impulsos para mover a cadeira de rodas. Os danos podem incluir inflamação, compressão e/ou lacerações na articulação do ombro e estruturas circundantes, ocasionando dor e diminuição da função.[28,29]

Foram identificadas lesões por esforços repetitivos nos ombros, punhos e mãos dos usuários de cadeira de rodas. Mesmo pacientes sem relato documentado de LER têm aumento da dor nessas articulações com o uso prolongado da cadeira de rodas.[30,31] São necessários pequenos músculos para produzir grandes forças repetidamente para mover a cadeira no espaço. Esses mesmos músculos normalmente são necessários para uma variedade de tarefas de atividades da vida diária (AVD), aumentando assim a demanda imposta sobre esses mesmos músculos, com o potencial de causar traumas. Os músculos são usados em posições atípicas e são sobrecarregados e usados em demasia. A sobrecarga sobre os músculos e as articulações aumenta com o acréscimo do peso da cadeira de rodas, o aumento do peso do usuário e fatores ambientais. Muitos sintomas não são sentidos até que a condição esteja bem avançada. As lesões de manguito rotador e a instabilidade da articulação do ombro são comuns no ombro. Uma vez que diversos músculos cruzam o punho e o cotovelo, os problemas que ocorrem no punho muitas vezes ocasionam a dor no cotovelo. A epicondilite medial e a síndrome do túnel do carpo (STC) são comuns. Consulte o Quadro 32.4, Resumo de evidências, que contém um resumo dos estudos que abordam a dor em MS associada à propulsão da cadeira de rodas.

Ao prescrever a cadeira de rodas e os recursos para os pacientes que são capazes de autopropulsão, deve-se considerar a prevenção das LER sempre que possível. Uma estratégia de prevenção importante é o posicionamento cuidadoso dos MMSS, de modo a possibilitar a impulsão mais eficiente durante a propulsão, reduzindo a quantidade de força necessária para a impulsão e diminuindo a quantidade de impulsos necessários para mover a cadeira. Também é fundamental observar o alinhamento do punho e fazer quaisquer recomendações necessárias para minimizar o trauma e as chances de impacto que levam à STC.[32-34] Outros critérios que devem ser considerados na prescrição de uma cadeira de rodas com autopropulsão incluem a escolha de uma cadeira que

- Tenha o peso mais leve possível.
- Tenha uma estrutura estável para o movimento mais eficiente.
- Seja bem fabricada, com rodas de alta qualidade (maior facilidade de movimento das partes móveis) para reduzir a resistência ao rolamento quando forem aplicadas forças de impulsão, e partes fixas seguras.
- Forneça tamanho de roda ideal e tipo compatível com o tamanho e a função do paciente.
- Ofereça a melhor combinação possível para facilitar a propulsão e a estabilidade.

Muitos recursos devem ser considerados ao determinar a configuração da cadeira de rodas manual ideal para uma pessoa que seja capaz de autopropulsão. Muitas bases estão disponíveis, cada uma delas com pequenas diferenças que podem aumentar ou diminuir as habilidades funcionais da pessoa. Uma estrutura rígida é mais leve do que uma estrutura dobrável, mas pode ser mais difícil de transportar para alguns indivíduos. A capacidade de ajustar a altura do assento na frente e atrás por mudanças nas rodinhas, no comprimento do garfo e no tamanho da roda traseira pode ajudar a pessoa com problemas de equilíbrio. A capacidade de alterar o ângulo do encosto e o ângulo do quadro pode ajudar a pessoa com problemas posturais.

O segundo método de autopropulsão é usar um sistema de acionamento por um braço. Esse método é adequado para a pessoa capaz apenas de utilizar funcionalmente um MS. Nesse caso, existem dois aros no

Quadro 32.4 Resumo de evidências
Estudos sobre a dor associada à propulsão da cadeira de rodas

Referência	Objetivo	Amostra/desenho	Resultados	Conclusões/comentários
Sie et al.[28] (1992)	Documentar a prevalência de dor em membros superiores de acordo com regiões específicas do MS, e a relação da dor em MS com o tempo de lesão em pacientes com LM.	Estudo de coorte não randomizado; questionário enviado a 239 indivíduos >1 ano após LM; idade média de 37,4 anos. Indivíduos entrevistados quanto à presença de dor em MS (ombros, braços, cotovelos, antebraços, punhos e mãos), rastreados quanto à presença de STC.	55% de indivíduos com tetraplegia (quadriplegia) relataram dor em pelo menos uma região do MS, 40% em mais de uma região; 64% dos indivíduos com paraplegia relataram dor em MS, 32% em mais de uma região; 59% de todos os indivíduos relataram alguma dor em MS, 30% relataram dor que requer medicação, limita a função ou causa dor durante as AVD. Os indivíduos com paraplegia relataram dor menos significativa do que aqueles com tetraplegia; 41% de todos os indivíduos relataram dor no ombro.	A região dos ombros era a área dolorosa mais comum em indivíduos com tetraplegia, e a segunda mais comum em indivíduos com paraplegia. Houve uma tendência geral indicando que a dor em MS aumentou proporcionalmente ao tempo de lesão, até 20 anos. Em indivíduos com paraplegia, houve um aumento constante na frequência de queixas relacionadas com a STC até 19 anos de tempo de lesão.
Fullerton et al. (2003)[a]	Comparar o aparecimento e a prevalência de dor no ombro em atletas e não atletas usuários de cadeira de rodas.	Estudo de coorte; questionário de 20 itens enviado a um grupo randomizado de 500 indivíduos por meio da Virginia SCI Registry; 257 indivíduos responderam, 86% dos quais tinham LM. Os pacientes foram considerados atletas se (1) treinavam pelo menos 3 horas/semana, (2) participavam de pelo menos três competições por ano, (3) tinham uma cadeira de rodas modificada para a prática de esportes. Destes indivíduos, 172 foram identificados como atletas.	48% de todos os indivíduos relataram dor no ombro, 70% destes procurou tratamento para a dor, e 92% tinham dor durante a realização de AVD; 66% dos não atletas relataram dor, apenas 39% dos atletas relataram dor. A dor e o estado atlético não estiveram significativamente relacionados com o aparecimento de dor no ombro. Não houve diferença estatisticamente significativa entre os indivíduos com tetraplegia e paraplegia. A idade teve um forte efeito tanto sobre a dor como sobre o estado atlético. Constatou-se que os indivíduos não atletas eram mais de duas vezes mais suscetíveis à dor no ombro do que os atletas, independentemente da idade, nível de LM e número de anos na cadeira de rodas.	Uma limitação do estudo é que uma questão permanece sem resposta: os não atletas têm mais dor porque não são atletas ou não são atletas por causa da dor no ombro? Existe a possibilidade de viés de amostragem, porque muitos questionários foram distribuídos pessoalmente.

(continua)

Quadro 32.4 Resumo de evidências *(continuação)*
Estudos sobre a dor associada à propulsão da cadeira de rodas

Referência	Objetivo	Amostra/desenho	Resultados	Conclusões/comentários
Curtis et al. (1999)[b]	Comparar a prevalência e intensidade da dor no ombro experimentada durante as atividades funcionais diárias em usuários de cadeira de rodas com tetraplegia e paraplegia.	Estudo de coorte não randomizado; estudo autorrelatado; 55 mulheres e 140 homens; 92 indivíduos com tetraplegia (idade média de 32,9 anos) e 103 indivíduos com paraplegia (idade média de 34,4 anos). Os indivíduos usavam a cadeira de rodas manual por 3 horas por semana e por pelo menos 1 ano desde o início da LM. Os grupos foram divididos de acordo com a idade, nível de atividade diária e anos de uso da cadeira de rodas.	Não houve diferença estatisticamente significativa entre os indivíduos com tetraplegia e paraplegia em termos de idade, anos de uso da cadeira de rodas e horas semanais de atividade. Os indivíduos com paraplegia realizaram mais transferências por semana e passaram mais horas por semana usando a cadeira de rodas (ambas significativas). Menos de 15% de todos os indivíduos tinham dor no ombro antes de se tornarem usuários de cadeira de rodas, 78% com tetraplegia e 59% com paraplegia sentiam dor no ombro desde que começaram a usar a cadeira de rodas. Houve uma prevalência estatisticamente significativa de dor no ombro prévia bilateralmente, e dor atual em indivíduos com tetraplegia do que naqueles com paraplegia. Ambos os grupos tiveram dor no ombro mais grave enquanto impulsionavam a cadeira de rodas em um plano inclinado, ao impulsionar a cadeira por mais de 10 minutos, e durante o sono.	Este estudo documenta uma forte influência da dor no ombro sobre o desempenho de atividades funcionais após a LM. Os indivíduos com tetraplegia, o aumento de idade e do tempo de uso da cadeira de rodas estiveram associados à evitação de atividades funcionais extenuantes.
Veeger et al. (2002)[c]	Examinar a carga mecânica sobre a articulação do ombro e músculos do ombro durante a propulsão da cadeira de rodas nas intensidades cotidianas.	Estudo de coorte não randomizado; três homens experientes no uso da cadeira de rodas com idades entre 22, 27 e 38 anos. Peso de 81,5, 80 e 95 kg, respectivamente. Todos praticavam esportes com cadeira de rodas semanalmente.	O tempo de impulsão diminuiu de forma significativa quando a velocidade aumentou, enquanto o tempo de recuperação foi consideravelmente reduzido com um aumento na potência. O músculo que produziu a maior força durante a fase de impulsão foi o subescapular.	O pico das forças de contato glenoumerais variou entre 800 e 1400 N. O supraespinal e o infraespinal podem ser responsáveis por um momento compensatório de rotação lateral para o deltoide (a rotação medial excessiva pode fazer com que o tubérculo maior se mova

(continua)

Quadro 32.4 Resumo de evidências *(continuação)*
Estudos sobre a dor associada à propulsão da cadeira de rodas

Referência	Objetivo	Amostra/desenho	Resultados	Conclusões/ comentários
		Cada um realizou quatro testes de exercício sobre cadeira de rodas de 4 minutos, em duas resistências-alvo (10 e 20 N) e velocidades-alvo (0,83 e 1,39 ms [-1]), durante os quais foram coletados dados para a elaboração de um modelo musculoesquelético do MS. Parâmetros antropométricos do modelo basearam-se nos dados de dois estudos com cadáveres. As estimativas de desempenho muscular individual baseiam-se nesse modelo.	O supraespinal e o infraespinal também foram bastante acionados. O peitoral maior produziu uma força de rotação medial moderada. O bíceps braquial produziu mais força do que o tríceps braquial durante a fase de impulsão. Durante a fase de recuperação, a parte escapular do deltoide produziu mais força do que todos os outros músculos. O supraespinal foi, de longe, o músculo mais sobrecarregado quando considerada a força produzida em relação à força máxima. Os antebraços também estiveram altamente ativos (pronadores e o efeito de supinação do bíceps).	diretamente sob o acrômio, aumentando assim a probabilidade de impacto). Apesar dos esforços de contato relativamente baixos, os picos de força e os picos de tensão nos músculos do manguito rotador (particularmente o supraespinal) parecem altos. Esses picos de sobrecarga elevados podem causar lesões por uso excessivo.
Boninger et al. (2001)[d]	Investigar anormalidades em RM e radiografias em indivíduos com paraplegia usuários de cadeira de rodas.	Estudo de coorte não randomizado; 28 indivíduos com paraplegia, 19 homens e 9 mulheres (idade média de 35 anos), com uma LM traumática no nível torácico T4 ou abaixo, que ocorreu há mais de 1 ano, antes do início do estudo. Os indivíduos utilizavam cadeira de rodas manual o tempo todo para a mobilidade. Cada indivíduo preencheu um questionário padronizado, foi submetido a um exame físico com foco no ombro e passou por exames de imagem (radiografia e ressonância magnética). Calculou-se o IMC.	Cinco indivíduos apresentaram osteólise da clavícula distal, 11 apresentaram esporão subacromial e 8 exibiram DAD AC. Apenas 9 indivíduos tinham radiografias que eram interpretadas como inteiramente normais. Constatou-se que um indivíduo tinha laceração do manguito rotador. O edema clavicular distal foi a anormalidade mais comumente encontrada na RM (20 indivíduos), 18 indivíduos exibiram DAD AC; problemas ligamentares no ligamento CU também eram comuns. Os indivíduos com um IMC elevado apresentavam maior grau de anormalidade.	Pressupõe-se que as lesões de ombro são decorrentes da carga repetitiva que ocorre durante as transferências e propulsão da cadeira de rodas. O IMC isoladamente não esteve relacionado com anormalidades, o que pode sugerir que os indivíduos mais altos e que pesam mais têm sistemas musculoesqueléticos que são mais capazes de lidar com sobrecargas aumentadas.

(continua)

Quadro 32.4 Resumo de evidências *(continuação)*
Estudos sobre a dor associada à propulsão da cadeira de rodas

Referência	Objetivo	Amostra/desenho	Resultados	Conclusões/comentários
Samuelsson et al. (2004)		Estudo de coorte não randomizado; 56 potenciais indivíduos com paraplegia decorrente de LM (12 mulheres, 44 homens, com idade média de 49 anos) há mais de 1 ano antes do estudo foram selecionados para a participação via preenchimento de questionário; 21 (37,5%) dos que responderam tinham dor no ombro. Desses indivíduos, foram selecionados 13 para delinear o tipo e a consequência da dor no ombro. Utilizou-se o CMS, WUSPI, KBADLI e COPM para descrever o impacto da dor no ombro sobre as atividades.	Constatou-se que a maior intensidade de dor ocorria ao carregar a cadeira de rodas para colocá-la no carro, seguida por impulsionar-se em aclives ao ar livre e AVD usuais no trabalho e na escola. Cerca de 54% dos indivíduos apresentaram problemas nas atividades de autocuidado, 23% na produtividade e 23% nas atividades de lazer. O problema mais comum foi transferir-se para dentro e fora do carro (62%) e impulsionar a cadeira de rodas (46%).	A postura sentada pode estar relacionada com a dor no ombro nessa população. Os usuários de cadeira de rodas com LM tendem a adotar uma postura cifótica, o que provoca uma rotação anormal da escápula. Isso poderia contribuir para o aprisionamento do tubérculo maior sob o acrômio. Os problemas mais comumente identificados relacionados com a dor no ombro estiveram associados ao uso da cadeira de rodas.

Quadro de Resumo de evidências preparado por Stephen A. Caronia.
[a]Fullerton, HD, et al: Shoulder pain: A comparison of wheelchair athletes and nonathletic wheelchair users. Med Sci Sports Exerc 35(12):1958, 2003.
[b]Curtis, KA, et al: Shoulder pain in wheelchair users with tetraplegia and paraplegia. Arch Phys Med Rehabil 80(4):453, 1999.
[c]Veeger, HEJ, et al: Load on the shoulder in low intensity wheelchair propulsion. Clin Biomech 17(3):211, 2002.
[d]Boninger, ML, et al: Shoulder imaging abnormalities in individuals with paraplegia. J Rehabil Res Dev 38(4):401, 2001.
[e]Samuelsson, KAM, Tropp, H, and Gerdle, B: Shoulder pain and its consequences in paraplegic spinal cord–injured, wheelchair users. Spinal Cord 42(1):41, 2004.
AC = acromioclavicular (articulação); AVD = atividades da vida diária; IMC = índice de massa corporal; CA = coracoacromial (ligamento); CMS = Escala de Constant Murley; COPM = medida de desempenho ocupacional canadense; STC = síndrome do túnel do carpo; DAD = doença articular degenerativa; KBADLI = índice de AVD de Klien e Bell; RM = ressonância magnética; LM = lesão medular; MS = membro superior; WUSPI = índice de dor no ombro de usuários de cadeira de rodas.

lado a ser utilizado para a propulsão da cadeira de rodas. O aro externo possibilita que a cadeira gire em uma direção; o aro interno gira em outra direção; e acionar ambos os aros possibilita que a cadeira avance (Fig. 32.24).

O terceiro método de autopropulsão está em usar um ou ambos os pés. Ao utilizar esse método, deve-se tomar cuidado para garantir que o assento seja baixo o suficiente para que a pessoa continue tendo um bom posicionamento e não corra o risco de escorregar da cadeira de rodas.

O último método que pode ser usado para a autopropulsão é uma combinação de um braço e uma perna. Nesse caso, deve-se tomar cuidado para que o assento esteja suficientemente baixo, de modo que a roda traseira tenha tamanho e posição apropriados para uso para a mobilidade funcional.

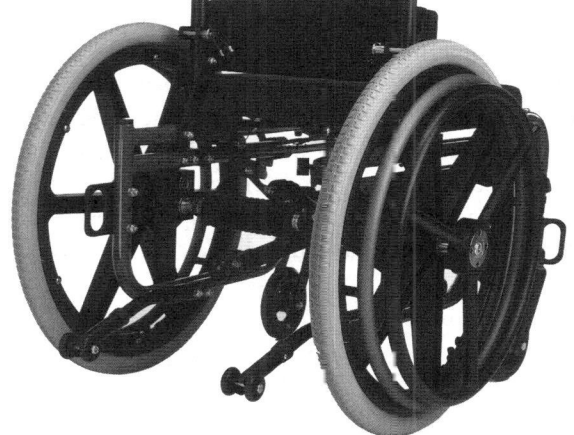

Figura 32.24 Um aro de impulsão duplo de um lado possibilita que o usuário dirija uma unidade de cadeira de rodas acionada por um só braço com uma mão. Cortesia de Sunrise Medical, Carlsbad, CA 92008.

Sistemas de mobilidade motorizados

O sistema de mobilidade motorizado (Fig. 32.25) consiste em uma base ou quadro, um sistema de assento, e componentes eletrônicos de impulsão (baterias, motores, módulo de controle e controle do condutor).

Se a pessoa não for capaz de mover uma cadeira de rodas manual e for cognitivamente ciente dos arredores, deve-se considerar a mobilidade motorizada.[35-38] Ela também deve ser considerada para os usuários de cadeira de rodas que têm dificuldades para autoimpulsionar a cadeira de rodas manual. Eles podem ser capazes de se movimentar dentro de casa e em superfícies planas ao ar livre, mas não de se movimentar na comunidade sem sobrecarregar indevidamente músculos e articulações, criando problemas posturais e/ou impondo sobrecarga cardiovascular. Como parte do processo de exame, deve-se discutir com o paciente e cuidador a possibilidade de lesão a longo prazo por uso excessivo de músculos e articulações e de deformidades esqueléticas. Os pacientes precisam enfrentar a possibilidade de que a lesão pode criar problemas significativos o suficiente para impedir a função em áreas essenciais, como as transferências e as AVD.[28-34,39-43]

Deve-se fazer um exame completo do ambiente do paciente para determinar se a mobilidade motorizada será útil e utilizável (ver Cap. 9). Barreiras arquitetônicas, como degraus, podem excluir o uso da mobilidade motorizada ou exigir que o paciente utilize tanto o sistema manual quanto o motorizado em momentos diferentes. Além disso, deve-se prestar atenção ao modo como a cadeira será transportada, e ao nível de tolerância à tecnologia tanto do usuário quanto do cuidador. Para os pacientes cuja condição está mudando, deve-se traçar um plano a longo prazo para orientar a tomada de decisão na escolha dos produtos. Ao considerar a mobilidade motorizada para os indivíduos que podem ter comprometimentos cognitivos, a regra geral é que o condutor esteja ciente da segurança de si próprio e dos outros. Na maior parte dos casos, a capacidade de parar e avaliar quando parar é mais difícil do que ensinar a própria condução. A conscientização, o movimento confiável, a motivação e o bom tempo de resposta são fatores importantes na utilização da cadeira de rodas.

Opções de controle

Uma variedade de opções de controle está disponível para a mobilidade motorizada, incluindo o comando manual, os sistemas controlados pela cabeça, o sistema de controle de sorver e soprar, os sistemas de interruptor individual e os sistemas de conjunto de sensores.

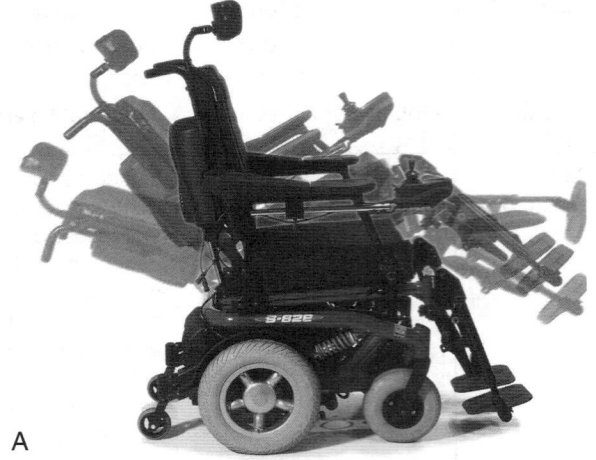

A

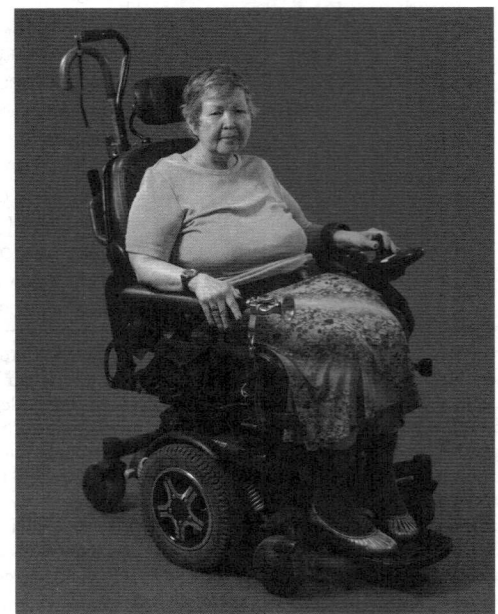

B

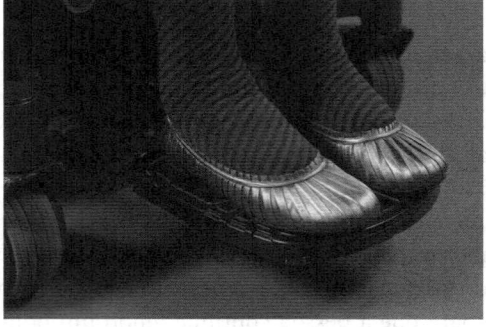

C

Figura 32.25 (A) Cadeiras de rodas motorizadas oferecem aos pacientes com má coordenação, fraqueza ou paralisia uma oportunidade para se movimentarem em seu ambiente. Esta cadeira também está equipada com um sistema de assento motorizado. Cortesia de Sunrise Medical, Carlsbad, CA 92008. (B) Paciente sentada em uma cadeira de rodas motorizada; observe que esta cadeira inclui um espaço para armazenar bengalas atrás do encosto. (C) Vista detalhada da plataforma rebatível para apoio dos pés.

Comandos manuais

O método mais eficiente para a condução de uma cadeira de rodas motorizada é com uma mão. As alavancas de controle são utilizadas para controlar a direção e a velocidade da cadeira de rodas. A colocação final do *joystick* é importante para garantir que a pessoa possa alcançar o controle sem dificuldade e sem impor sobrecarga excessiva sobre o punho, cotovelo ou ombro. Deve-se avaliar o acesso ao interruptor de liga/desliga, o modo do interruptor e/ou indicador de velocidade para assegurar um controle independente e evitar o choque acidental durante a condução.

Sistema controlado pela cabeça

Alguns indivíduos são incapazes de usar a mão para mover a cadeira de rodas, mas têm bom controle de cabeça. O sistema controlado pela cabeça pode ser usado para a condução. Um sistema simples consiste em três interruptores. O interruptor atrás da cabeça faz com que a cadeira avance, o do lado esquerdo da cabeça gira a cadeira para a esquerda e o do lado direito da cabeça gira a cadeira para a direita. Ter uma combinação de interruptores para acionar possibilita ao usuário manobrar a cadeira com maior facilidade. Pode-se usar uma quarta opção para mover a cadeira para trás ou para alternar o sistema de modo que a almofada traseira na matriz da cabeça torna-se inversa. Esse quarto interruptor também pode ser utilizado para alterar as velocidades de funcionamento e realizar outras funções da cadeira de rodas. Um bom controle de cabeça é necessário para operar esse tipo de sistema.

Sistema de controle de sorver e soprar/sistema de controle pela respiração

O sistema de controle de sorver e soprar é utilizado com o controle da respiração. Utiliza-se um canudo na boca. Um sopro forte faz com que a cadeira avance, um sorver forte a move para trás, um sopro lento a vira para a direita e um sorver lento a vira para a esquerda. O controle a ar se dá pela boca, em vez de pelos pulmões. Os sistemas podem ser calibrados para soprar e sorver mais fortes ou fracos. O sistema pode ser configurado no modo de trava (o movimento para a frente é bloqueado após um sopro forte) para que a pessoa não seja obrigada a estar constantemente soprando no canudo para manter a cadeira em movimento. Uma vez no modo de trava, pequenos sopros ou sorvos fornecem a correção da direção. Um sorvo forte para o movimento da cadeira. Ao usar esse tipo de sistema, é importante ter um bom selamento labial sem vazamentos através da boca ou do nariz para a máxima eficiência. Uma combinação de sopros, sorvos e interruptores pode ser utilizada para a condução de uma cadeira de rodas se a pessoa tiver dificuldade para diferenciar sopros e sorvos fracos e fortes.

Sistemas de interruptor único

Uma variedade de interruptores individuais pode ser configurada para a condução de uma cadeira de rodas motorizada. Se a pessoa for incapaz de usar um sistema de controle de cabeça ou sistema de controle de sorver e soprar, interruptores individuais podem ser configurados em qualquer área com movimento ativo, mesmo mínimo (p. ex., mão, cotovelo, cabeça queixo, joelho, pé e assim por diante), para controlar a cadeira de rodas. Uma bandeja pode ser utilizada em caso de boa motricidade grossa do MS para ativar uma série de interruptores, cada um atribuído a uma função diferente. Os interruptores podem ser de diferentes estilos, tamanhos e cores para diferenciar a função. Quatro canais de interruptores são necessários para operar uma cadeira de rodas que usa esse método.

Sistema de varredura matricial

Um sistema de varredura matricial está disponível para a pessoa que tenha apenas um local disponível para posicionar um interruptor. A luz em um visor acende alternadamente, indicando diferentes direções. Quando a luz alcança a direção de deslocamento desejada, a ativação do interruptor move a cadeira nessa direção. Uma vez removido o contato com o interruptor, a luz continua se movendo randomicamente pelo monitor em um modo pré-programado. Embora esse tipo de sistema possa ser lento e tedioso, a capacidade de conduzir de modo independente é extremamente vantajosa para a pessoa motivada.

Outros sistemas

Sistemas de controle com o pé, braço e queixo estão disponíveis para a condução de uma cadeira de rodas motorizada. Uma variedade de opções de interruptores está disponível, incluindo sensores de proximidade, interruptores sem contato e interruptores acionados por infravermelho para a condução da cadeira de rodas motorizada. Testar o equipamento recomendado é essencial para garantir que a pessoa possa dirigir com segurança e eficiência, tanto em ambientes internos quanto externos.

Bases de cadeiras de rodas motorizadas

Existem quatro tipos de bases de cadeiras de rodas motorizadas para a mobilidade, e cada sistema tem seu próprio conjunto de benefícios. Cada pessoa é diferente das outras e muitos indivíduos só podem conduzir um tipo de base motorizada. É necessário testar tanto em caso de usuários novos quanto usuários experientes que podem querer mudar o tipo de cadeira que têm conduzido.

Scooters

Esse estilo de cadeira pode ser de três ou quatro rodas e opera com um sistema de alavanca de controle manual (ver Cap. 9, Exame do ambiente). As opções de assento tendem a ser limitadas em dimensões e apoios. Muitos indivíduos gostam das *scooters* por sua capacidade de manobrar em espaços pequenos, capacidade de rodar o assento para as transferências e, em alguns casos, capacidade de elevar o assento para um melhor alcance. Esses tipos podem ser mais fáceis de desmontar para o transporte, mas podem não ter a potência ou recursos eletrônicos necessários para a condução ao ar livre. Embora as *scooters* tendam a ser menos onerosas, considerações em relação à deficiência da pessoa, necessidades de mudança e questões ambientais precisam ser discutidas antes de prosseguir com a compra de uma *scooter*.

Base de tração traseira

Uma cadeira de rodas de tração traseira tem rodas motrizes fixas na parte traseira da cadeira e rodas pequenas na frente. Os indivíduos que conduzem esse tipo de base podem enxergar exatamente aonde estão indo e são capazes de ver seus pés para garantir que não vão colidir com paredes, portas ou outros itens. Até recentemente, essa era a base de tração de cadeira de rodas mais comumente usada. Com a melhora da tecnologia, bases de tração centrais agora são o sistema de base mais comumente usado.

Bases de tração centrais

Uma cadeira de rodas com tração central tem rodas motrizes fixas no centro da cadeira e rodas pequenas nas partes frontal e traseira da cadeira. A cadeira gira a partir do centro e deve-se tomar cuidado ao virar para saber o que está atrás e na frente da cadeira. Pode-se conseguir um melhor posicionamento de MI em razão de uma melhor liberação das rodas pequenas da cadeira de rodas.

Bases de tração dianteiras

Uma cadeira de rodas com tração dianteira tem rodas motrizes fixas na frente da cadeira e rodas pequenas na parte traseira. Ao virar a cadeira, a parte de trás se move primeiro e deve-se tomar cuidado para garantir que há terreno livre suficiente atrás. Esse tipo de cadeira possibilita uma maior proximidade com mesas ou pias. O posicionamento de membro inferior é melhorado, sem que haja problemas na liberação das rodas pequenas da cadeira de rodas.

Recursos do sistema de assento

Sistemas de assento de inclinação livre ajustável

As cadeiras de rodas manuais e motorizadas podem ter um recurso de inclinação livre ajustável. O recurso de inclinação livre consiste em um sistema de assento com um ângulo fixo entre o assento e o encosto, um ângulo fixo entre o assento e o apoio das pernas e um ângulo fixo entre a perna e os apoios de pé que pode ser ajustado para inclinar para trás ou na vertical, dependendo das necessidades da pessoa (Fig. 32.26). Na cadeira de rodas manual, na maior parte dos casos, um cuidador precisa mudar a posição de inclinação. Em uma cadeira de rodas motorizada, a pessoa pode ajustar independentemente a inclinação do assento com acesso a um interruptor. O recurso de inclinação é benéfico para os indivíduos que têm déficit no controle de tronco e não são capazes de sentar-se eretos contra a gravidade o dia inteiro. A inclinação proporciona-lhes uma posição de descanso e reposicionamento. A inclinação também auxilia no posicionamento da pessoa na cadeira de rodas após as transferências. O recurso de inclinação pode auxiliar na melhora do equilíbrio e posicionamento da cabeça, melhorando a integridade da pele, ajudando ao deslocar a pressão das nádegas para as costas e aumentando o conforto.[44,45]

Sistema de reclinação ajustável e sistema de elevação de descanso de pernas

As cadeiras de rodas manuais e motorizadas podem ter um sistema de encosto ajustável e um sistema de descanso de pernas ajustável. Isso possibilita que a pessoa se recline na cadeira de rodas. Também pode ajudar no alívio e distribuição das pressões, nos cuidados com o intestino e bexiga, na hipertensão ortostática, no conforto e na ADM.[44] Cada um desses recursos pode ser necessário separadamente. Em uma cadeira de rodas manual, um cuidador deve ajustar os recursos de reclinar e descanso de pernas. Em uma cadeira de rodas motorizada, a pessoa pode usar a reclinação motorizada e elevação do descanso de pernas motorizado, de modo independente, ao acessar um interruptor. Se forem obtidos descansos de pernas em elevação manuais, a pessoa será dependente para o posicionamento das pernas. Deve-se tomar cuidado ao determinar a necessidade desses dois recursos. Na maior parte dos casos, elevar as pernas em descansos não diminui o edema; as pernas precisam ser erguidas acima do nível do coração para conseguir esse efeito. Deve-se examinar se há encurtamento dos músculos posteriores da coxa para determinar se a postura sentada adequada pode ser mantida com as pernas elevadas. Frequentemente, estender os joelhos provoca deslizamento da pelve sobre a superfície do assento. Isso aumenta o potencial de úlceras de pressão sob as nádegas e promove a

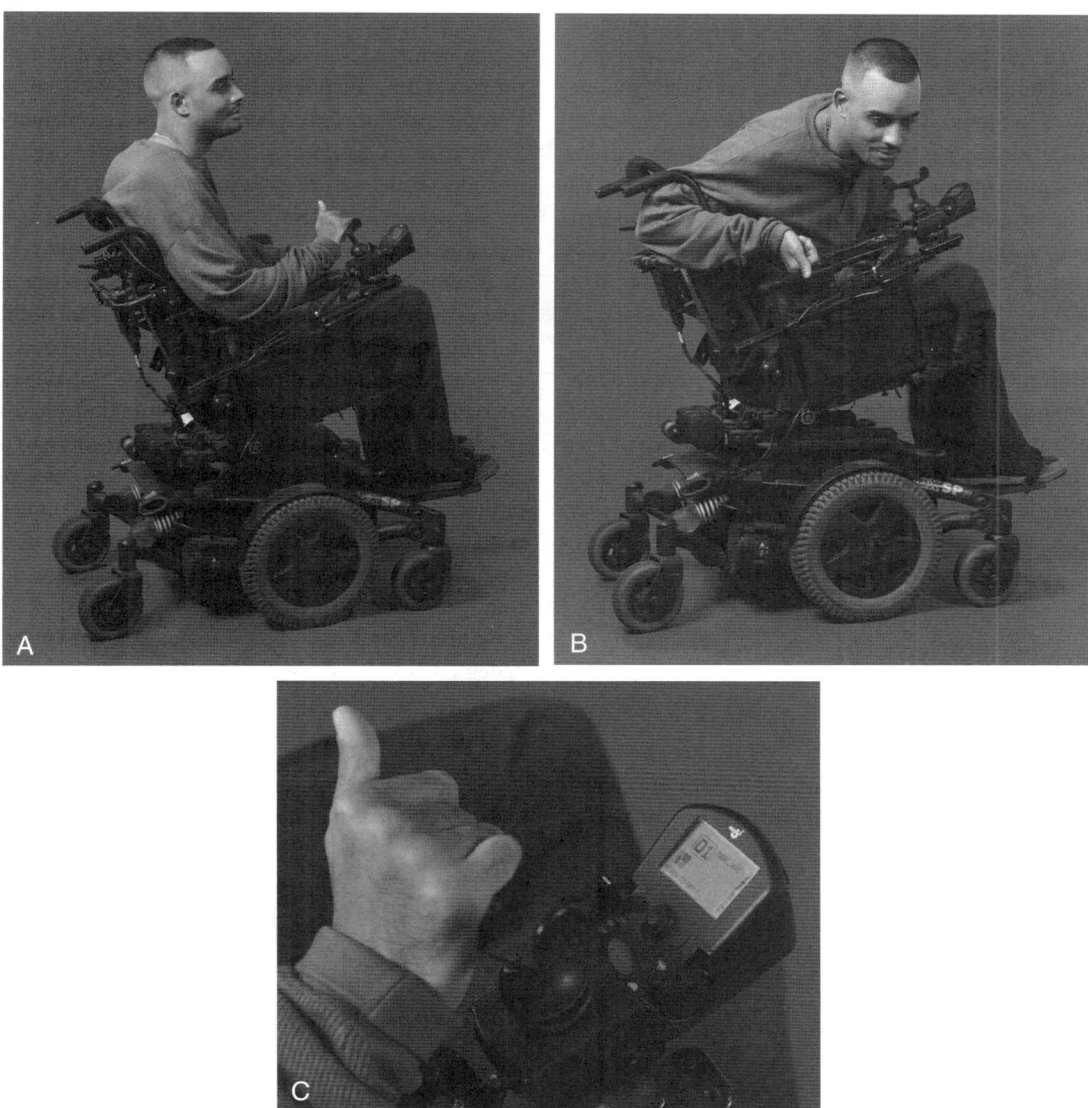

Figura 32.26 (A) As cadeiras de rodas com inclinação livre movem-se em ângulos predefinidos. (B) Paciente realizando a manobra de alívio da pressão na cadeira de rodas com inclinação livre. (C) Detalhe de *joystick* de trava.

má postura do tronco. Se houver aumento do tônus muscular em MMII, a extensão do joelho pode causar espasmos; puxar o joelho em flexão muitas vezes faz com que a perna escorregue dos descansos de pernas em elevação, podendo causar ferimentos. O recurso de reclinar também precisa ser examinado cuidadosamente para garantir que a mudança na posição das costas não aumenta o potencial de escorregar para baixo na cadeira de rodas.

Elevador motorizado para sentar

Um sistema motorizado para sentar pode incluir um elevador motorizado para sentar. Esse recurso possibilita que o assento seja elevado ou abaixado, de modo a acomodar diferenças de altura e melhorar o alcance. Isso pode melhorar o acesso a mesas, pias, armários e assim por diante. O recurso também pode facilitar transferências para dentro e fora do banheiro e leito. Na posição elevada, pode fornecer também uma melhor interação social. A cadeira de rodas motorizada pode ser conduzida com o uso desse recurso, mas a velocidade da cadeira é retardada por questões de segurança.

Apoios ortostáticos

O apoio ortostático é um dispositivo que possibilita que a pessoa que normalmente seria incapaz de ficar em pé consiga fazê-lo sem apoio. O apoio ortostático pode ser um dispositivo autônomo, com ou sem rodas. Para a pessoa que quer ficar em pé durante o dia todo sem se transferir para um dispositivo diferente, há um apoio ortostático disponível em cadeira de rodas manual e em cadeira de rodas motorizada. Na cadeira de rodas manual, o sistema está configurado para levantar e abaixar a pessoa com o uso da força de seu próprio braço. A parte que possibilita o apoio ortostático acrescentado à cadeira aumenta o seu peso total, mas possibilita mudar de posição ao longo do dia, conforme necessário, para ficar em pé, esticar, alcançar e trabalhar. No sistema motorizado, utiliza-se um interruptor para ativar o apoio ortostático, e os mesmos benefícios alcançados com o sistema manual podem ser alcançados com o sistema motorizado.

Auxílio motorizado às rodas

O auxílio motorizado às rodas é ligado a uma cadeira de rodas manual. Isso fornece à pessoa um impulso auxiliar em cada propulsão.[46-49] O método facilita a movimentação em uma cadeira de rodas manual, tanto em ambientes internos quanto externos. Pode ajudar a pessoa que prefere usar uma cadeira de rodas manual em vez de mudar para uma cadeira de rodas motorizada.

Recursos específicos do quadro da cadeira de rodas

Encostos e assentos dobráveis

Encostos e assentos dobráveis são itens de série em cadeiras de rodas manuais básicas. Isso é conveniente quando a pessoa precisa dobrar a cadeira de rodas para transportá-la em automóveis. No entanto, estofamentos dobráveis podem promover uma má postura sentada, inclinação pélvica posterior, pescoço hiperestendido e mau posicionamento de MI. Os encostos e assentos dobráveis só devem ser utilizados quando a cadeira é utilizada principalmente para o transporte, se a pessoa só irá usá-la por curtos períodos de tempo, se a pessoa for capaz de se reposicionar e não estiver em risco de desenvolver contraturas e se o sistema precisar ser o mais leve possível para a mobilidade. Os encostos dobráveis são um item de série em cadeiras de rodas motorizadas básicas. Deve-se ter cuidado ao recomendar esse tipo de encosto em decorrência do potencial de má postura do tronco, aumento da cifose e aumento da postura em hiperextensão de pescoço. Se possível, deve-se evitar encostos e assentos dobráveis, em razão do potencial de desenvolvimento de má postura e problemas adicionais de saúde. Apoios para as costas e assentos firmes podem ser acrescentados à cadeira de rodas e removidos para fins de transporte. A Figura 32.27 fornece uma visão geral dos componentes fundamentais de uma cadeira de rodas sob medida.

Ajuste do ângulo das costas

O ajuste do ângulo das costas está disponível em algumas cadeiras de rodas manuais e elétricas básicas e na maior parte

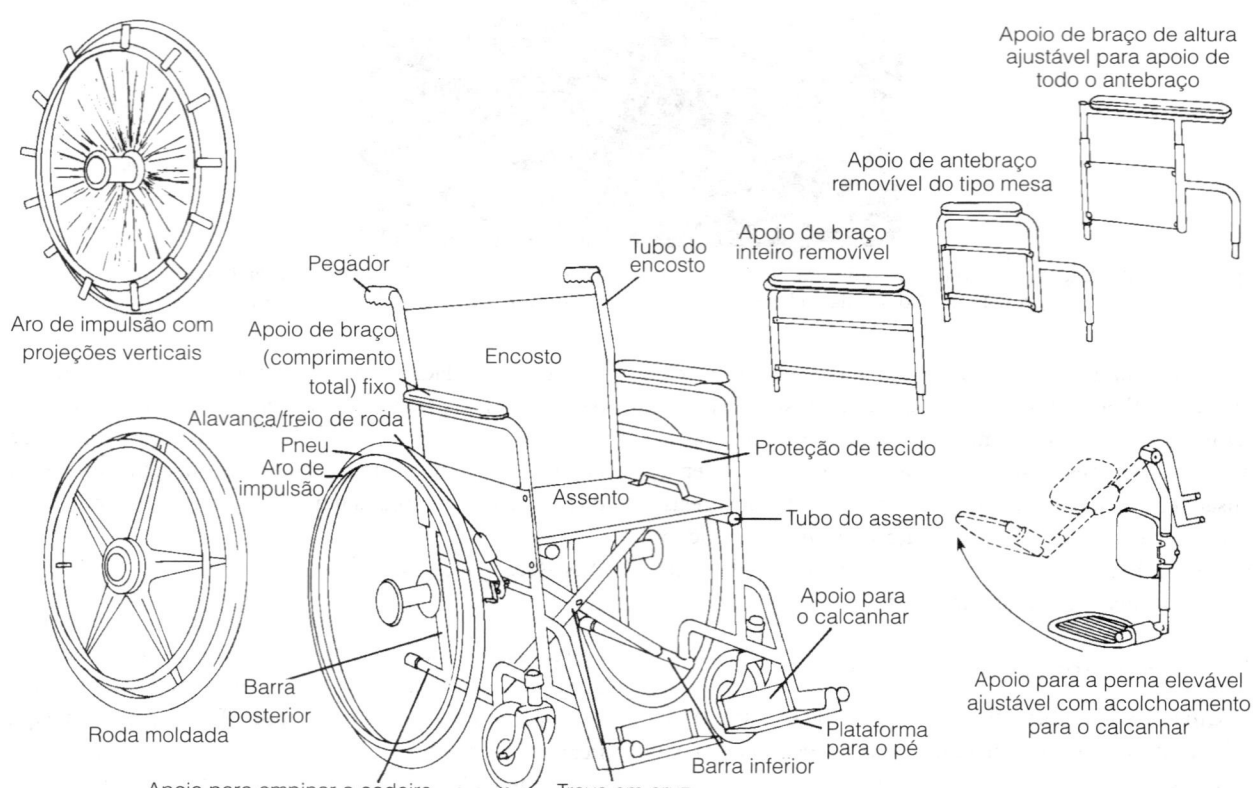

Figura 32.27 Componentes básicos de uma cadeira de rodas sob medida.

dos sistemas de assentos com inclinação livre. As barras posteriores podem ser anguladas e presas em uma posição específica. Dependendo do fabricante e do estilo da cadeira de rodas, quantidades variadas de ângulo das costas estão disponíveis. Algumas cadeiras têm ajuste de apenas 10°, enquanto outras têm 30° de ajuste. Esse recurso é benéfico para uma pessoa com pouca flexão do quadril, assim como para aquela que precisa de uma posição de inclinação para trás fixa que não quer um sistema de assento com inclinação livre.

Ângulo e altura da estrutura do assento

O fabricante de cadeiras de rodas manuais define o ângulo e a altura da estrutura do assento. Há algumas cadeiras de rodas que contam com placas de eixos ajustáveis e garfos ajustáveis. Isso possibilita alterar o tamanho das rodas maiores, o tamanho das rodinhas e a colocação das rodas maiores de modo a alcançar uma altura específica e ângulo do quadro específico (Fig. 32.28). Isso pode ajudar uma pessoa com encurtamento dos músculos posteriores da coxa ao melhorar a liberação dos pés ou ajudar um usuário com dificuldade em sentar reto inclinando-o ligeiramente para trás para melhorar a postura e o controle de MS. Também pode ajudar uma pessoa a alcançar o chão para a propulsão com o uso dos pés ou facilitar a realização de transferências.

Sistema de apoios de pé

O sistema de apoios de pé é feito de ganchos, extensões e plataformas para os pés. Os ganchos colocados na cadeira de rodas e as extensões fornecem o comprimento adequado para o apoio da panturrilha e plataforma para os pés. Os ganchos ficam fora do caminho para facilitar as transferências. Se a transferência for feita de modo independente, testes práticos com o mecanismo de liberação garantirão a habilidade e segurança do paciente em sua utilização. As plataformas para os pés podem ser fixas ou ajustáveis. As ajustáveis (a plataforma para os pés pode ser movida e, dependendo da colocação e ângulo, afeta a posição do pé e joelho) possibilitam o posicionamento ideal dos pés quando há encurtamento nos joelhos (ângulo entre o assento e o apoio de pernas) ou pés (ângulo entre a perna e os apoios de pé). Isso proporciona maior flexibilidade para o posicionamento, especialmente se a pessoa tiver necessidades cambiantes.

Sistema de apoio do braço

Os apoios de braço vêm em estilos de comprimento de mesa ou comprimento total. Podem ser de altura fixa ou ajustável. Há uma variedade de métodos para afastar os braços do caminho para acessar mesas e possibilitar transferências. As habilidades funcionais da pessoa determinarão qual sistema é ideal para a independência.

Opções de rodas

As opções de rodas traseiras em uma cadeira de rodas manual são importantes para assegurar a propulsão independente. Se as rodas forem muito grandes, pode ser imposta tensão excessiva sobre os ombros. Se forem demasiadamente pequenas, podem ser difíceis de alcançar e impulsionar. O tipo de roda é importante e depende dos tipos de terreno em que a pessoa vai usar a cadeira de rodas. Pneus rugosos podem ajudar em terrenos acidentados. Uma variedade de aros propulsores está disponível. Aros propulsores de alumínio podem ser revestidos, ter projeções ou ser de um tamanho menor dependendo do método utilizado para empurrar a cadeira de rodas.

As opções de tamanho das rodinhas da cadeira de rodas são numerosas. Rodinhas maiores (20 cm) podem interferir na liberdade dos pés, dependendo das necessidades de posicionamento. Rodinhas menores podem proporcionar um melhor posicionamento dos pés e maior facilidade de giro da cadeira de rodas. Rodinhas maiores podem facilitar a passagem sobre buracos ou grades.

As opções em uma cadeira de rodas motorizada são mais limitadas, dependendo do estilo da cadeira de rodas, mas os pneus tendem a ser mais amplos para uma melhor tração. Mais opções estão disponíveis para rodinhas em uma cadeira de rodas de tração traseira e alguns preferem uma roda dianteira maior para uma melhor condução em terrenos irregulares.

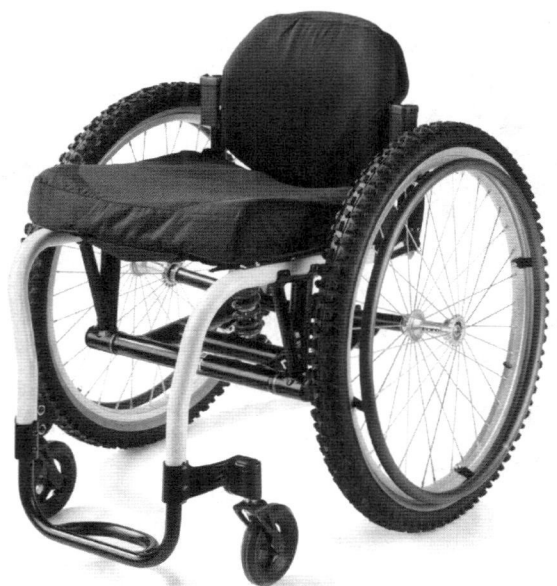

Figura 32.28 Cadeira leve com quadro rígido que possibilita o ajuste no sistema de suspensão, ângulo entre o encosto e o assento, base das rodas e comprimentos dos apoios de pé. A cadeira tem pneus rugosos em rodas com raios. Cortesia de Sunrise Medical, Carlsbad, CA 92008.

Largura e profundidade do assento

As cadeiras de rodas manuais e motorizadas vêm em uma variedade de larguras e profundidades. Ao fornecer à pessoa uma cadeira de rodas manual, é importante garantir que a cadeira não seja muito larga nem muito estreita, uma vez que isso afetará a capacidade de impulsionar a cadeira de rodas (Figs. 32.29 e 32.30). É importante testar cadeiras de várias larguras para assegurar que os ombros estejam protegidos de esforço excessivo. A profundidade do assento é importante para garantir que o posicionamento ideal possa ser obtido com os apoios de assento.

As cadeiras de rodas motorizadas e os sistemas de assento com inclinação livre podem estar disponíveis com largura e profundidade de assento ajustáveis. Esse recurso possibilita ajustes finos e alcance da postura ideal para permanecer sentado por períodos prolongados. Muitas vezes, fornece-se um intervalo para a largura do assento ajustável. Deve-se tomar cuidado para escolher o intervalo ideal. Por exemplo, se for necessária uma largura de 50 cm, pode-se escolher um quadro que possa ser ajustado de 40 a 50 cm ou 50 a 60 cm. Se for improvável que o paciente ganhe peso, deve-se escolher o tamanho menor; se houver evidências de potencial para ganho de peso, deve-se escolher o tamanho maior. As cadeiras de rodas motorizadas mais recentes tendem a possibilitar um maior ajuste na profundidade do assento, mas, novamente, deve-se tomar cuidado com o comprimento da base da cadeira para certificar-se de que ela não seja muito longa para manobras seguras em espaços interiores.

Esportes e recreação

Muitos usuários praticam esportes recreativos e competitivos, alguns dos quais são feitos na cadeira de rodas. Esses pacientes podem precisar de mais de uma cadeira de rodas: uma cadeira *de rua* ou *de uso diário*, e uma *cadeira de competição* ou *recreativa* detalhadamente ajustada (Figs. 32.31 a 32.37). Para alguns esportes, como arco e flecha, arremesso de disco, arremesso de peso e arremesso

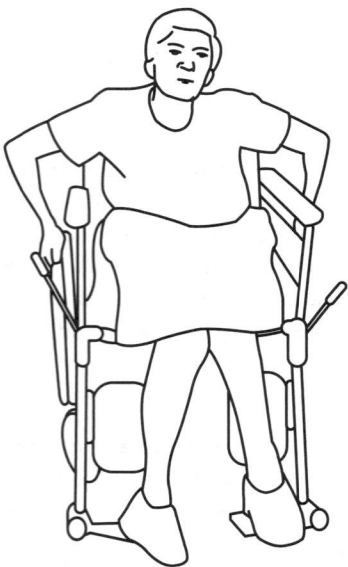

Figura 32.29 Uma cadeira de rodas muito ampla dificultará o acesso às rodas e a impulsão.

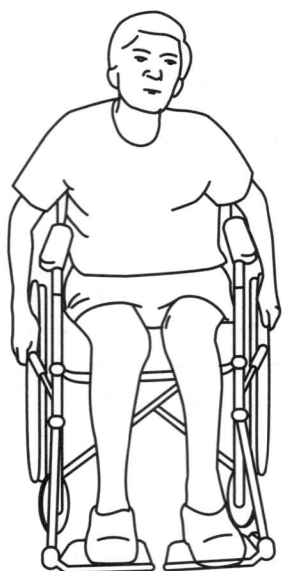

Figura 32.30 Uma cadeira de rodas mais estreita facilita o acesso às rodas e a impulsão.

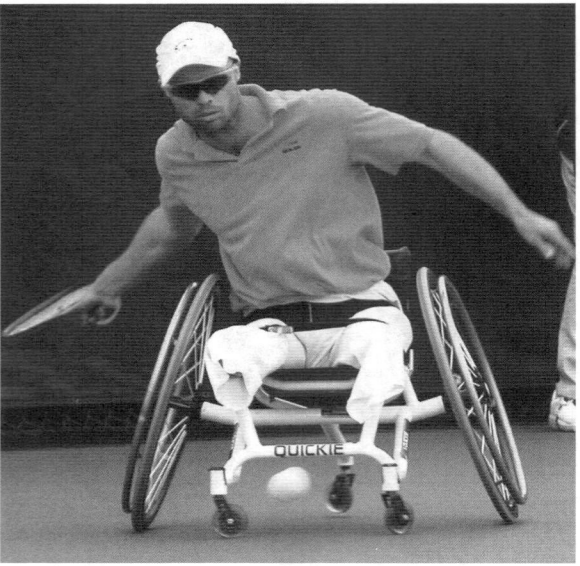

Figura 32.31 Esta cadeira para quadra é mostrada em uso durante a prática de tênis. Ela também pode ser usada para o basquete. A parte de trás é muito baixa, a fim de permitir o movimento livre do tronco e do braço. As rodas são radicalmente inclinadas para melhorar a estabilidade. Cortesia de Sunrise Medical, Carlsbad, CA 92008.

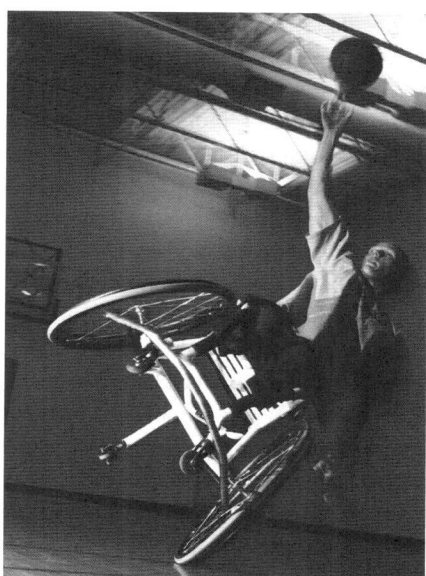

Figura 32.32 Esta cadeira para quadra está sendo usada para o basquete. Cortesia de Sunrise Medical, Carlsbad, CA 92008.

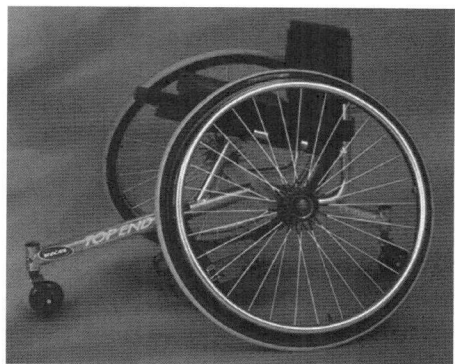

Figura 32.33 Esta cadeira para a prática de tênis tem uma roda dianteira única e um encosto muito baixo. Cortesia de Invacare Corporation, Elyria, OH 44035.

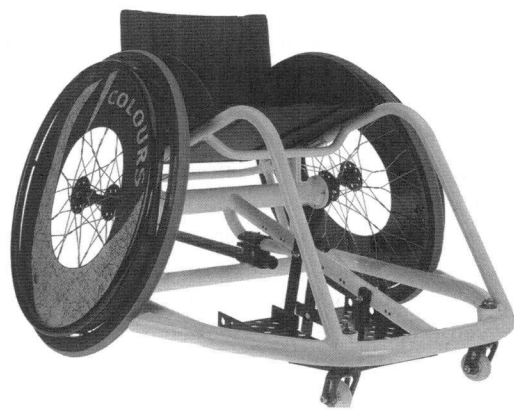

Figura 32.34 Algumas cadeiras para a prática de esportes são projetadas especificamente para esportes de alto contato, como o futebol, o rúgbi e o hóquei. Esta cadeira tem um quadro rígido, com tubos mais espessos que o convencional e uma extremidade dianteira ampla. Cortesia de Colours in Motion, Anaheim, CA 92806.

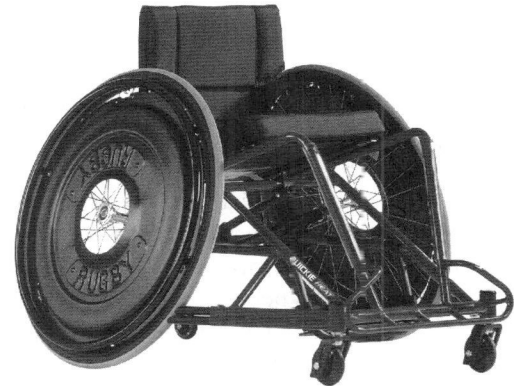

Figura 32.35 Esta cadeira de rodas foi projetada para uso em rúgbi de quadra, um esporte de alto contato. Cortesia de Sunrise Medical, Carlsbad, CA 92008.

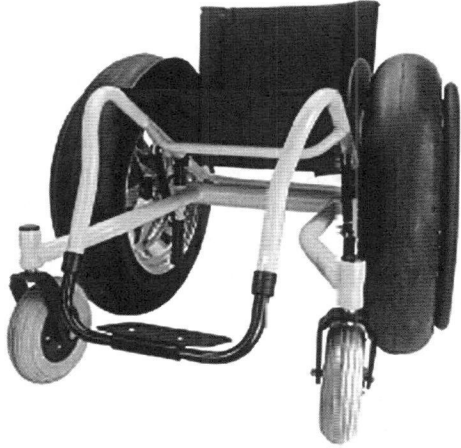

Figura 32.36 Esta cadeira de rodas e seus pneus e rodinhas foram projetados para uso na areia e na água. Cortesia de Colours in Motion, Anaheim, CA 92806.

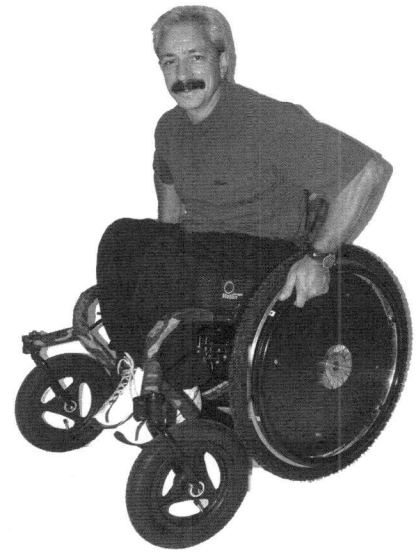

Figura 32.37 Esta cadeira de rodas foi concebida para a utilização em qualquer terreno. Cortesia de Motion Concepts, Concord, Ontario, Canada, L4K3C1.

de dardo, uma cadeira mais estável é vantajosa. Uma angulação das rodas ampla (ângulo das rodas, o topo das rodas está mais próximo do usuário e a parte inferior está mais distante, a fim de proporcionar um sistema mais estável) (Fig. 32.31) pode conseguir isso mesmo em um quadro leve. Para o basquete, tênis e dança, a capacidade de resposta da cadeira é essencial. As cadeiras de competição geralmente são de construção rígida e feitas de materiais leves muito fortes. A colocação das rodas e rodinhas, pneus, eixos e rolamentos pode fazer uma diferença radical no desempenho da cadeira quando esses itens são combinados ao peso corporal e configuração do usuário. Os usuários que desempenham mais de uma atividade podem precisar de uma cadeira com uma grande quantidade de ajustes para permitir mudanças nos parâmetros para as várias atividades ou várias cadeiras, se possível.

As pessoas que utilizam cadeiras de rodas em desafiadoras trilhas de terra precisarão de pneus com protuberâncias (ver Fig. 32.28), porque o desenho normal dos pneus da cadeira de rodas tenderá a atolar em solos mais macios. Aqueles que competem em corridas de estrada precisarão de cadeiras de competição que tenham muitas das características de desenho das bicicletas de corrida: pneus estreitos e duros; quadros feitos de ligas leves, titânio ou carbono; assentos baixos para a mínima resistência ao ar; e aros de impulsão pequenos, para uma maior alavancagem. Os corredores em geral se sentam em uma posição fletida, com aproximadamente 120° de flexão de quadril, joelhos flexionados e pernas atadas uma à outra para apresentar uma linha muito elegante e resistência mínima ao vento conforme a unidade (cadeira de rodas e usuário) se move rapidamente ao longo da via. Para o tênis e a dança, a cadeira é abaixada até sua configuração mais baixa com a remoção de todos os acessórios, até mesmo os freios. Configurações de rodas com eixo central e aros são projetadas para reter uma bola de tênis durante a competição. O encosto é tão baixo quanto possível para deixar a parte superior do corpo do usuário livre para se movimentar (ver Fig. 32.31).

Estratégias de treinamento do uso da cadeira de rodas

Muitos indivíduos que usam uma cadeira de rodas pela primeira vez precisarão de um período de treinamento. Durante esse tempo, o indivíduo vai aprender a impulsionar a cadeira em todas as direções (ou seja, usando os dois braços, um ou dois braços em combinação com uma ou duas pernas, ou um braço usando um sistema de acionamento das duas rodas). Ele também precisa aprender a operar os freios, os apoios de pé e os apoios de braço, e a utilizar os mecanismos de segurança sem inclinar-se para fora do assento da cadeira para a frente ou para os lados. Ele vai aprender a entrar e sair da cadeira com a mínima ajuda possível. Alguns usuários sempre precisarão de assistência máxima nas atividades de transferência, mas outros serão capazes de alcançar a independência funcional. Os recursos da cadeira, como apoios de braço e pés removíveis ou rebatíveis, e alturas de assento que podem ser abaixadas podem ser importantes para a independência. Os pacientes que realizam transferências em pé (independente ou assistida) devem receber atenção especial quanto à capacidade do usuário de sair ou voltar para a cadeira, porque a altura do assento pode revelar-se problemática. A maior parte das cadeiras com acolchoamento possibilita que o usuário deslize para a frente e fique em pé. Muitos pacientes podem se beneficiar de apoios de braços de altura regulável. Além de se ajustar às necessidades de apoio do braço, esses apoios podem ser levantados durante as transferências da posição sentada para a posição em pé.

Embora calçadas rebaixadas agora sejam obrigatórias em muitas áreas, os pacientes capazes de se mover de modo independente na comunidade se beneficiam de aprender a *empinar* a cadeira para lidar com as restrições existentes. A cadeira é equilibrada sobre as rodas traseiras, enquanto as rodas dianteiras são levantadas e, em seguida, impulsionadas a fim de subir o meio-fio.

Os pacientes que dirigem precisam praticar transferências da cadeira de rodas para o assento de carro. A cadeira de rodas é então puxada para dentro do veículo, seja por trás do assento ou cruzando o corpo da pessoa até o banco do passageiro. Alternativamente, o indivíduo pode se transferir para o banco do passageiro e então puxar a cadeira de rodas para dentro do veículo. O método escolhido depende muito do tamanho dobrado da cadeira e seu peso, da habilidade e força da parte superior do corpo do usuário e da configuração interna do carro. Os pacientes ativos também precisam praticar quedas controladas da cadeira de rodas e transferências do chão para a cadeira, que podem ser utilizadas em caso de quedas.

O treinamento na cadeira de rodas motorizada é um pouco diferente e em geral se concentra principalmente na habilidade e segurança na condução. O desafio inicial é estabelecer um local de controle de acesso e método confiáveis (p. ex., controle de mão com um *joystick*, controle de cabeça com interruptores individuais). O treinamento envolve trabalhar com o usuário em respostas consistentes (especialmente aos comandos de "parar" ou à necessidade reconhecida de parar com base na conscientização do usuário) e manobrabilidade precisa. Embora a ativação por interruptor possa ser julgada com o uso de um programa de computador, é necessário um tempo de estrada real para o treinamento e para garantir que o condutor saiba como responder a uma variedade de situações, distrações e obstáculos.

Também é importante que os usuários de cadeiras de rodas aprendam a pedir ajuda e como direcionar os ajudantes a tocar neles ou na cadeira de rodas. Alguns centros de reabilitação têm grandes frotas de modelos de cadeira que podem ser usados pelos pacientes para avaliação e treinamento. Se essa opção não estiver disponível, deve-se contatar um fornecedor ou representante do fabricante qualificado da região.

Papel do fornecedor credenciado de tecnologia da reabilitação

Nos Estados Unidos, o atendimento domiciliar tradicional e/ou empresas de equipamento médico duráveis são qualificados para aceitar informações básicas da cadeira de rodas sob medida (apenas cadeiras de rodas manuais básicas) por telefone. Eles mantêm os itens de tamanho-padrão em estoque, e podem levá-los ao usuário rapidamente, muitas vezes dentro de 24 horas. Equipamentos mais especializados geralmente requerem informações à equipe fornecidas por um fornecedor de tecnologia assistiva (FTA), que passou pelo exame nacional de certificação da Rehabilitation Engineering and Assistive Technology Society of North America (RESNA) ou de um fornecedor certificado de tecnologia da reabilitação (FCTR) que seja membro do National Registry of Rehabilitation Technology Suppliers (NRRTS) e seja também um FTA. Esse profissional é um especialista na área da prestação de serviços de tecnologia complexa de reabilitação e pode trabalhar com a equipe para projetar um sistema que se ajuste às necessidades específicas do paciente. Uma vez explicados ao fornecedor os objetivos da equipe, ele será capaz de mostrar uma lista com os produtos disponíveis que correspondam às necessidades do usuário. É fundamental que a equipe seja informada de todas as opções, não apenas dos produtos disponibilizados por um fabricante. O FCTR ou FTA será capaz de explicar os prós e contras, bem como os preços dos vários produtos e opções, a todos os envolvidos. Pode ser aconselhável que o usuário efetivamente experimente vários produtos antes que seja tomada uma decisão. O fornecedor pode trabalhar com a equipe para organizar essa oportunidade.

Uma vez escolhido um sistema, as recomendações da equipe de saúde (incluindo fatores psicossociais, físicos e cognitivos, se aplicável) são compiladas em uma carta de necessidades médicas. A carta de necessidades médicas (com as assinaturas do médico e dos membros da equipe de saúde), a prescrição de um médico e a estimativa de preço são então encaminhadas ao(s) pagador(es) terceiro(s). A justificativa deve explicar a necessidade médica de cada recurso solicitado, juntamente com o objetivo que se prevê que o recurso vai alcançar, e o desfecho esperado da intervenção. É essencial fornecer desfechos funcionais mensuráveis para ajudar o pagador a tomar uma decisão informada.

O FCTR ou FTA deve manter todos os membros da equipe informados conforme o processo passa da submissão à aprovação, solicitação e recebimento da cadeira e seus componentes. Assim que o sistema estiver concluído, o fornecedor deve entregá-lo conforme a prescrição (à clínica, escola ou domicílio do usuário). Na entrega, os envolvidos na formulação da prescrição devem ter a oportunidade de inspecionar o sistema e certificar-se de que ele atende às especificações, bem como observar e ajudar o fornecedor a fazer os ajustes finais. O processo pode exigir mais de uma ou duas visitas para sistemas complexos que exigem ajustes provisórios.

Na entrega final, o FCTR ou FTA explica ao usuário e/ou cuidadores como usar a cadeira, incluindo o uso de todos os recursos de segurança (correias, freios, dispositivos antitombamento), montagem e desmontagem para dobrar e manutenção normal (incluindo a manutenção da bateria em cadeiras de rodas motorizadas e *scooters*). Uma vez que a cadeira é entregue, o usuário e/ou cuidadores devem ler atentamente quaisquer manuais fornecidos e enviar pelo correio todos os materiais de garantia e inscrição solicitados. O usuário e/ou cuidadores são responsáveis por toda a limpeza e manutenção normais. O fornecedor e a empresa devem estar localizados perto o suficiente para que o usuário possa solicitar reparos de emergência, conforme necessário. Reparos de garantia são de responsabilidade da empresa que forneceu a cadeira (a maior parte das garantias cobre o custo da mão de obra por 12 meses após a compra e, em seguida, os custos de mão de obra são de responsabilidade do proprietário).

Resumo

Foi apresentada uma abordagem sistemática à prescrição de uma cadeira de rodas. Os componentes individuais do apoio postural e da base de mobilidade com rodas foram descritos. O desfecho primário no desenvolvimento de qualquer cadeira de rodas sob medida é a função e independência máximas. Isso deve ser o resultado de uma avaliação minuciosa com o uso de uma abordagem de resolução de problemas centrada no paciente, com atenção aos fatores específicos discutidos neste capítulo. As informações obtidas a partir do usuário e de todos os membros da equipe durante a fase de tomada de decisão são fundamentais. Esse processo resultará na concepção de uma cadeira ideal, capaz de alcançar a sua finalidade pretendida. Usar uma abordagem centrada no paciente com comunicação aberta entre os membros da equipe, fornecedor de tecnologia de reabilitação e fabricante irá garantir que cada cadeira de rodas sob medida vá ao encontro das necessidades do indivíduo.

Questões para revisão

1. Explique quais informações ou dados são reunidos durante cada uma das seguintes partes do processo de exame:
   a. Informações de base
   b. Avaliação da função com uso do equipamento existente
   c. Exame em decúbito dorsal
   d. Exame na posição sentada
2. Discuta a importância de utilizar os princípios para a posição sentada ao realizar avaliações nessa posição.
3. Explique a diferença entre a amplitude de movimento em uma avaliação na posição sentada e a amplitude de movimento em um exame convencional de fisioterapia.
4. Ao determinar o ângulo entre o assento e o encosto, quais parâmetros são usados para determinar esse ângulo?
5. Quais técnicas devem ser usadas ao medir a profundidade do assento?
6. Por que o equipamento recomendado precisa ser testado pelo usuário a que se destina? Que pontos específicos precisam ser testados?
7. Quando você recomendaria uma cadeira de rodas com assento e encosto dobráveis?
8. Quando você recomendaria os seguintes tipos de almofadas de assento?
   a. Almofada de assento firme
   b. Almofada de assento com contornos
   c. Almofada de assento de ar
   d. Almofada de assento moldada sob medida
9. Por que um posicionador pélvico é importante e quais métodos podem ser usados para torná-lo mais eficaz?
10. Descreva os componentes a seguir de uma cadeira de rodas; compare e contraste seus benefícios funcionais:
    a. Apoios para os pés basculantes removíveis *versus* apoios de elevação das pernas
    b. Apoios de braços de altura fixa *versus* apoios de braço de altura ajustável
    c. Colocação de um eixo único *versus* colocação de múltiplos eixos
    d. Condução proporcional *versus* condução por microinterruptor
11. Identifique quatro métodos de autopropulsão na mobilidade manual e os benefícios de cada método.
12. Explique os benefícios e contraindicações da mobilidade motorizada.
13. Identifique quatro métodos para a condução de uma cadeira de rodas motorizada e discuta as manifestações clínicas do paciente que se beneficiará de cada sistema.
14. Descreva as várias bases de cadeiras de rodas motorizadas disponíveis e os benefícios de cada sistema.
15. Discuta os prós e os contras de um sistema de inclinação livre *versus* um sistema de reclinação com apoios em elevação das pernas.

Estudo de caso

Paciente do sexo masculino de 56 anos com diagnóstico de esclerose múltipla. Ele atualmente usa uma *scooter* para a mobilidade e reclama do desconforto e da dificuldade para conseguir se posicionar sob mesas. Ele reside em uma instituição de cuidados prolongados.

O paciente senta-se em inclinação pélvica posterior com a coluna vertebral cifótica em sua *scooter*. Ele tende a inclinar-se para o lado esquerdo. Seus quadris e joelhos estão com flexão aumentada, pois a altura do assento é demasiadamente baixa. O paciente se estabiliza na *scooter* mantendo as mãos o tempo todo sobre um pegador.

O paciente é capaz de conduzir a *scooter* com segurança e independência. Ele consegue realizar suas AVD enquanto usa a *scooter*.

O paciente tem limitações mínimas na amplitude de movimento que afetam a sua postura sentada quando avaliado em decúbito dorsal. A flexão de quadril é de 0 a 80° bilateralmente. Ele não tem 90° de extensão do joelho quando o quadril está flexionado a 80° bilateralmente. A dorsiflexão de tornozelo é neutra bilateralmente quando o joelho está flexionado a 90°. O movimento pélvico é flexível. A postura do tronco do paciente é boa, mas ele tem a tendência de inclinar os ombros para o lado esquerdo com o deslocamento do tronco para o lado direito. Observa-se aumento do tônus em ambos os membros inferiores. O paciente tem uma úlcera de pressão em fase II em seu túber isquiático direito.

O paciente foi posicionado em uma cadeira de simulação da posição sentada. Observou-se uma melhora na postura do tronco e pelve em relação à posição na *scooter*. Ele preferiu permanecer ligeiramente inclinado para trás e observou que essa posição ajudava no equilíbrio. A mudança de postura foi significativa e ele vai precisar de um teste nessa postura para garantir a capacidade de realizar as AVD e melhorar seu conforto com as alterações no alinhamento postural.

Os objetivos para o paciente incluem:

- Melhorar a postura sentada e o conforto.
- Melhorar a integridade da pele.
- Melhorar o acesso à pia e mesas para facilitar as atividades funcionais.
- Melhorar a independência na mobilidade na instituição e na comunidade.

QUESTÕES PARA ORIENTAÇÃO

1. Que tipo de cadeira de rodas motorizada você indicaria que esse paciente testasse?
2. Que tipo de eletrônicos deve ser considerado?
3. Com base nas limitações na amplitude de movimento, quais são as preocupações de um sistema de assento?
4. Que tipo de assento você recomendaria?
5. Que tipo de encosto você recomendaria?
6. Preencha um quadro de resolução de problema e aborde questões relativas à postura, integridade da pele, problemas médicos/de saúde, tarefas e habilidades funcionais, questões ambientais, necessidades do cuidador, questões sociais e emocionais e problemas de mobilidade. Use os quatro cabeçalhos das colunas para desenvolver uma tabela: Problemas e problemas potenciais, Objetivos, Propriedades e Produto.

REFERÊNCIAS BIBLIOGRÁFICAS

1. Brienza, D, et al: A randomized clinical trial on preventing pressure ulcers with wheelchair seat cushions. J Am Geriatr Soc 58(12):2308, 2010.
2. Janice Eng, J, et al (eds): Spinal Cord Injury Rehabilitation Evidence (SCIRE) Project. Vancouver, BC. Retrieved September 1, 2012, from www.scireproject.com.
3. National Pressure Ulcer Advisory Panel (NPUAP), Washington, DC, 20007. Retrieved September 1, 2012, from www.npuap.org.
4. Barks, L: Therapeutic positioning, wheelchair seating and pulmonary function of children with cerebral palsy: A research synthesis. Rehab Nurs 29(5):146–153, 2004.
5. Nwaobi, OM: Effect of adaptive seating on pulmonary function of children with cerebral palsy. Devel Med Child Neurol 28(3):351, 1986.
6. Hulme, JB, et al: Effects of adaptive seating devices on the eating and drinking of children. Am J Occup Ther 41(2):81, 1987.
7. Department of Education: Rehabilitation Engineering Research Center (RERC) on Wheelchair Transportation Safety. Department of Education, Washington, DC. Retrieved September 1, 2012, from www.rercwts.org.
8. Reid, DT, et al: Functional impact of a rigid pelvic stabilizer on children with cerebral palsy who use wheelchairs: Users' and caregivers' perceptions. Pediatr Rehabil 3(3):101, 1999.
9. Minkel, JL: Long term rehab: Sitting outside of the box: Clinicians need to let go of the 90/90/90 seating rule to explore more efficacious alternatives. Rehab Manage 14:50–51, 82, 2001.
10. Waugh, K: Measuring the right angle. Rehab Manage 18(1):40, 2005.
11. McCarthy, JJ, et al: The relationship between tight hamstrings and lumbar hypolordosis in children with cerebral palsy. Spine 25(2):211, 2000.
12. ISO 16840: Wheelchair Seating, Section 1: Vocabulary, reference axis convention and measures for body posture and postural support surfaces. International Organization for Standardization, TC-173, SC-1, WG-11, 2006.
13. ISO 7176-26: Wheelchairs, Part 26: Vocabulary. International Organization for Standardization, TC-173, SC-1, WG-11, 2007.
14. Hundertmark, LH: Evaluating the adult with cerebral palsy for specialized adaptive seating. Phys Ther 65(2):209, 1985.
15. Saftler, F, et al: Use of a positioning chair in conjunction with proper seating principles for a seating evaluation. Proceedings from ICCART, 1988.
16. Curtis, KA, et al: Functional reach in wheelchair users: The effects of trunk and lower extremity stabilization. Arch Phys Med Rehabil 76(4):360, 1995.
17. Troy, BS, et al: An analysis of work postures of manual wheelchair users in the office environment. J Rehabil Res Dev 34(2):151, 1997.
18. Cox, E: Dynamic Positioning Treatment: A New Approach to Customized Therapeutic Equipment for the Developmentally Disabled. Christian Publishing Services, Inc., Tulsa, OK, 1987, pp 93–96.
19. Waugh, K: A Problem Solving Model for Seating Assessment. 27th International Seating Symposium, pp 269–270, 2011.
20. Sprigle, S, Chung, KC, and Brubaker, CE: Reduction of sitting pressures with custom contoured cushions. J Rehabil Res Dev 27(2):135, 1990.
21. Sprigle, S, Chung, KC, and Brubaker, CE: Factors affecting seat contour characteristics. J Rehabil Res Dev 27(2):127, 1990.
22. Hobson, DA: Comparative effects of posture and pressure distribution at the body-seat interface. J Rehabil Res Dev 29(4):21, 1992.
23. Sprigle, S, and Chung, K: The use of contoured foam to reduce seat interface pressures. Proceedings of the 12th Annual Conference of the Rehabilitation Engineering Society of North America (RESNA), New Orleans, LA, June 25–30, 1989. RESNA Press, Washington, DC, 1989.
24. Aissaoui, R, et al: Effect of seat cushion on dynamic stability in sitting during a reaching task in wheelchair users with paraplegia. Arch Phys Med Rehabil 82(2):274, 2001.
25. Holmes, KJ, et al: Management of scoliosis with special seating for the non-ambulant spastic cerebral palsy population—a biomechanical study. Clin Biomech (Bristol, Avon) 18(6):480, 2003.
26. Bergen, AF: A seat belt is a seat belt is a. . . Assist Technol 1:7, 1989.
27. Margolis, S, et al: The sub-ASIS bar: An effective approach to pelvic stabilization in seated position. Proceedings of the 8th Annual Conference of RESNA, Memphis, TN, June 24–28, 1985. RESNA Press, Washington, DC, 1985.
28. Sie, IH, et al: Upper extremity pain in the post-rehabilitation spinal cord injured patient. Arch Phys Med Rehabil 73:44, 1992.
29. Boninger, ML, et al: Shoulder imaging abnormalities in individuals with paraplegia. J Rehabil Res Dev 38(4):401, 2001.
30. Boninger, ML, et al: Wheelchair pushrim kinetics: Body weight and median nerve function. Arch Phys Med Rehabil 80(8):910, 1999.
31. Boninger, ML, et al: Shoulder magnetic resonance imaging abnormalities, wheelchair propulsion, and gender. Arch Phys Med Rehabil 84(11):1615, 2003.
32. Brubaker, CE: Wheelchair prescription: An analysis of factors that affect mobility and performance. J Rehabil Res Dev 23(4):19, 1986.

33. Highes, CJ, et al: Biomechanics of wheelchair propulsion as a function of seat position and user-to-chair interface. Arch Phys Med Rehabil 73(3):263, 1992.
34. Masse, LC, Lamontagne, M, and O'Riain, MD: Biomechanical analysis of wheelchair propulsion for various seating positions. J Rehabil Res Dev 29(3):12, 1992.
35. Butler, C: Effects of powered mobility on self-initiated behaviors of very young children with locomotor disability. Dev Med Child Neurol 28:325, 1986.
36. Butler, C, Okamoto, GA, and McKay, TM: Powered mobility for very young disabled children. Dev Med Child Neurol 25:472, 1983.
37. Lotto, W, and Milner, M: Evaluations and Development of Powered Mobility Aids for 2–5 Year Olds with Neuromuscular Disorders. Ontario Crippled Child Centre, Toronto, Ontario, 1983.
38. Trefler, E, et al: Selected Readings on Powered Mobility for Children and Adults with Severe Physical Disabilities. RESNA Press, Washington, DC, 1986.
39. Wei, SH, et al: Wrist kinematic characterization of wheelchair propulsion in various seating positions: Implication to wrist pain. Clin Biomech (Bristol, Avon) 18(6):S46, 2003.
40. Boninger, ML, et al: Manual wheelchair push rim biomechanics and axle position. Arch Phys Med Rehabil 81(5):608, 2000.
41. Lal, S: Premature degenerative shoulder changes in spinal cord injury patients. Spinal Cord 36(3):186, 1998.
42. van der Woude, LH, et al: Seat height in handrim wheelchair propulsion. J Rehabil Res Dev 26(4):31, 1989.
43. Beaumont-White, S, and Ham, RO: Powered wheelchairs: Are we enabling or disabling? Prosthet Orthot Int 21(1):62, 1997.
44. Lacoste, M, et al: Powered tilt/recline systems: Why and how are they used? Assist Technol 15(1):58, 2003.
45. Angelo, J: Using single-subject design in clinical decision making: The effects of tilt-in-space on head control for a child with cerebral palsy. Assist Technol 5(1):46–49, 1993.
46. Algood, SD, et al: Effect of a pushrim-activated power-assist wheelchair on the functional capabilities of persons with tetraplegia. Arch Phys Med Rehabil 86(3):380, 2005.
47. Cooper, RA, et al: Evaluation of a pushrim-activated, power-assisted wheelchair. Arch Phys Med Rehabil 82(5):702, 2001.
48. Levy, CE, and Chow, JW: Pushrim-activated power-assist wheelchairs: Elegance in motion. Am J Phys Med Rehabil 83(2):166, 2004.
49. Levy, CE, et al: Variable ratio power assist wheelchair eases wheeling over a variety of terrains for elders. Arch Phys Med Rehabil 85(1):104, 2004.

LEITURAS COMPLEMENTARES

Brienza, D, et al: A randomized clinical trial on preventing pressure ulcers with wheelchair seat cushions. J Am Geriatr Soc 58(12):2308, 2010.
Cowan, RE, et al: Impact of surface type, wheelchair weight, and axle position on wheelchair propulsion by novice older adults. Arch Phys Med Rehabil 90(7):1076, 2009.
Dieruf, K, Ewer, L, and Boninger, D: The natural-fit handrim: Factors related to improvement in symptoms and function in wheelchair users J Spinal Cord Med 31(5):578, 2008.
Isaacson, M: Best practices by occupational and physical therapists performing seating and mobility evaluations. Assist Technol 23(1):13, 2011.
Jan, Y, et al: Effect of wheelchair tilt-in-space and recline angles on skin perfusion over the ischial tuberosity in people with spinal cord injury. Arch Phys Med Rehabil 91(11):1758, 2010.
Karmarkar, AM, et al: Analyzing wheelchair mobility patterns of community-dwelling older adults. J Rehabil Res Dev 48(9):1077, 2011.
Kloosterman, MGM, et al: Comparison of shoulder load during power-assisted and purely hand-rim wheelchair propulsion. Clin Biomech 27(5):428, 2012.
Mahajan, H, et al: Comparison of virtual wheelchair driving performance of people with TBI using an isometric and a conventional joystick. Arch Phys Med Rehabil 92(8):1298, 2011.
Morrow, MMB, et al: Shoulder demands in manual wheelchair users across a spectrum of activities. J Electromyogr Kinesiol 20(1):61, 2010.
Rushton, PW, et al: Development and content validation of the Wheelchair Use Confidence Scale: A mixed-methods study. Disabil Rehabil Assist Technol 6(1):57, 2011.
Sonenblum, SE, Sprigle, S, and Lopez, RA: Manual wheelchair use: Bouts of mobility in everyday life. J Am Geriatr Soc 58(12):2308, 2010.
Vanlandewijck, YC, Verellen, Jo, and Tweedy, S: Towards evidence-based classification in wheelchair sports: Impact of seating position on wheelchair acceleration. J Sports Sci 29(10):1089, 2011.
Vereecken, M, Vanderstraeten, G, and Ilsbroukx, S: From "Wheelchair Circuit" to "Wheelchair Assessment Instrument for People with Multiple Sclerosis": Reliability and validity analysis of a test to assess driving skills in manual wheelchair users with multiple sclerosis. Arch Phys Med Rehabil 93(6):1052, 2012.

Apêndice 32.A
Características do sistema de apoio postural da cadeira de rodas

	Características	Controle postural fornecido (no nível de comprometimento)	Assistência funcional prevista (na limitação à atividade/nível de deficiência)	Vantagens	Desvantagens
Apoios do assento					
Placa sólida inserida	Placa acolchoada para ser inserida; placa de reforço colocada no interior da capa acolchoada; placa com contornos ou lisa inserida entre a almofada e o assento dobrável da cadeira de rodas. Pode ser usada com qualquer almofada, feita sob medida ou pré-fabricada, para o conforto ou alívio da pressão. Presa com Velcro® ao assento dobrável. Abrange os tubos laterais do assento ou é fixada ao assento removível entre os tubos laterais do assento. Funciona melhor com almofadas que contêm cobertura com zíper que possibilitam o uso de tiras largas de Velcro® para prender à almofada de modo seguro. A adição de Velcro® extra costurado ao assento dobrável e lado de baixo ou cobertura irá fixar melhor durante as transferências por deslizamento.	Cria uma base de apoio estável e nivelada. Diminui a tendência à adução e rotação medial dos MMII, inclinação pélvica posterior e escorregamento para a frente no assento.	Boa base sobre a qual promover a extensão de tronco e a estabilidade da parte superior do corpo. Melhora a função distal (cabeça e MMSS).	Baixo custo. Adiciona peso mínimo ao quadro. Removida facilmente para dobrar a cadeira. A cadeira de rodas ainda pode ser usada se a placa sólida inserida for perdida ou esquecida.	Aumenta a altura do assento. Pode deslocar o assento e produzir assimetria na superfície do assento.
Gancho de assento sólido	O assento dobrável é removido e instala-se um assento sólido usando uma junção para enganchar nos tubos laterais do assento.	Melhora a posição da pelve. Cria uma base de apoio nivelada e estável.	Boa base sobre a qual promover a extensão do tronco e a estabilidade da parte superior do corpo.	Pode mudar a inclinação do assento sem uma cadeira com inclinação livre. A cadeira de rodas não pode ser usada se não houver apoio do assento; garante a sua utilização em tempo integral.	Mais difícil de remover para dobrar do que a interface de Velcro®. Acrescenta peso ao quadro.

(continua)

	Características	Controle postural fornecido (no nível de comprometimento)	Assistência funcional prevista (na limitação à atividade/nível de deficiência)	Vantagens	Desvantagens
	A junção pode ser fixa, nivelada com os trilhos do assento ou mais baixa do que os trilhos do assento. Ângulo e altura reguláveis; possibilita alterar a posição da superfície do assento no quadro, seja este novo ou já existente.	Diminui a tendência à adução e rotação medial de MMII, à inclinação pélvica posterior e a escorregar para frente sobre o assento. Incentiva o nivelamento da pelve, a inclinação pélvica neutra e o alinhamento simétrico da coluna vertebral. Elevar a porção anterior do assento pode ajudar a manter as costas do paciente sobre o assento da cadeira de rodas. Elevar o aspecto posterior do assento pode facilitar a cocontração do tronco.	Melhora a função distal (cabeça e MMSS). Com a inclinação para a frente, possibilita o aumento na ADM de MMSS para alcançar e acessar a roda.	O estilo solto pode reduzir o efeito do assento espesso sobre a altura do assento. Não se desloca durante as transferências. Os ângulos do assento podem ser alterados de modo a acomodar uma ADM limitada.	
Almofadas de assento					
Almofada de conforto (plana/com contornos)	Normalmente plana, mas pode ter ligeiro contorno genérico. Diferentes graus de firmeza disponíveis para níveis distintos de conforto. Pode ser feita de espuma em camadas para mesclar firmeza e controle postural, e acomodar limitações na ADM (p. ex., maior flexão em um quadril em comparação ao outro pode ser acomodada por diferentes firmezas, ou efetivamente cortando a espuma em formatos diferentes).	Aumenta o conforto; facilita o nivelamento da pelve; possibilita uma posição da pelve neutra. Fornece uma superfície para criar uma base de apoio estável.	Apropriada para pacientes com necessidades de assentos mínimas. Não interfere nas transferências por deslizamento.	Barata. Leve. O paciente pode se sentar em qualquer lugar da almofada sem desconforto. Almofadas totalmente lisas com uma firmeza única em todos os pontos podem ser rodadas para diminuir o desgaste local.	Não promove alívio da pressão. Apoio mínimo. Controle postural mínimo.
Espuma de alívio de pressão (com contornos, contorno personalizado)	Baseada no princípio de que o aumento da superfície de contato resulta em melhor distribuição/alívio da pressão. Contornos feitos com espuma ou pré-fabricados dependem da necessidade de acomodar assimetrias posturais individuais.	Moldada de modo a controlar o alinhamento postural.	Apropriada para pacientes com necessidades de assentos moderadas a significativas.	Aumenta a superfície de contato, criando uma melhor distribuição da pressão.	Mais cara. Pode interferir nas transferências por deslizamento.

(continua)

	Características	Controle postural fornecido (no nível de comprometimento)	Assistência funcional prevista (na limitação à atividade/nível de deficiência)	Vantagens	Desvantagens
	Disponibilidade de diferentes graus de firmeza. Pode ser feita de espuma em camadas para mesclar firmeza e controle postural, e para acomodar limitações na ADM. Formas genéricas funcionam melhor com indivíduos simétricos.	Aumenta o conforto; facilita o nivelamento da pelve; promove uma posição pélvica neutra. Fornece uma superfície para criar uma base de apoio estável. Contornos personalizados são mais eficazes em acomodar assimetrias.	Ajuda a controlar a postura e/ou acomodar assimetrias pélvicas de modo a permitir o nivelamento dos ombros e uma posição mais ereta da cabeça. Aumenta o tempo sentado; diminui problemas com a pressão sobre proeminências ósseas; melhora a estabilidade postural, possibilitando um aumento da função da parte superior do corpo.	Acomoda assimetrias posturais moderadas a graves. Mais fácil para os cuidadores posicionarem e reposicionarem o paciente. Baixa manutenção.	O paciente pode se sentir "bloqueado" em decorrência da restrição ao movimento sobre a superfície da almofada.
Alívio da pressão por líquido ou combinação de líquido/ espuma	Baseada no princípio de que o aumento na superfície de contato resulta em melhora na distribuição/alívio da pressão; contorno genérico ou superfície plana com bolsa cheia de líquido. As proeminências ósseas são "imersas" no líquido, aumentando a superfície de contato. Alguns tipos têm componentes de posicionamento para acomodar assimetrias posturais e proporcionar um melhor controle postural. As unidades combinadas possibilitam que a base de espuma seja cortada para acomodar limitações na ADM. Formas arredondadas genéricas funcionam melhor com indivíduos simétricos.	Fornece uma superfície para criar uma base de apoio estável. Alguns têm peças adicionais para controlar o alinhamento postural. Aumenta o conforto; facilita o nivelamento da pelve; promove uma posição pélvica neutra. Aumenta a tolerância à posição sentada em pacientes que se sentam com obliquidade pélvica.	Apropriado para pacientes com necessidades de assento moderadas a significativas. Ajuda a controlar a postura e/ou acomodar assimetrias pélvicas de modo a permitir o nivelamento dos ombros e uma posição mais ereta da cabeça. Resulta em aumento no tempo sentado; diminui problemas com a pressão sobre proeminências ósseas; melhora a estabilidade postural; e melhora a função da parte superior do corpo.	Aumenta a área de superfície, o contato cria uma melhor distribuição de pressão. Acomoda assimetrias posturais moderadas a graves.	Mais dispendiosa. Necessita de um pouco de manutenção. Mais pesada que o ar ou a espuma.

(continua)

	Características	Controle postural fornecido (no nível de comprometimento)	Assistência funcional prevista (na limitação à atividade/nível de deficiência)	Vantagens	Desvantagens
	Uma base inferior firme fornece apoio estável para o alinhamento adequado na posição sentada.	Fornece apoio adequado à pelve para promover o nivelamento dos ombros e manter a cabeça ereta.	O meio composto por gel geralmente aumenta a estabilidade na pelve; a pelve afunda nele e é "presa" pela base de espuma, essencialmente ampliando a base da área de apoio.	Aumenta a estabilidade da pelve. Mais fácil para os cuidadores posicionarem e reposicionarem o paciente.	O paciente pode se sentir "bloqueado" em decorrência da restrição ao movimento sobre a superfície da almofada.
Almofada de ar para alívio da pressão	Parece plana, mas responde ao peso do paciente. O paciente fica "imerso" na almofada com base na regulação da quantidade de ar. Baseada no princípio de que o aumento na superfície de contato resulta em melhora na distribuição/alívio da pressão; as proeminências ósseas ficam "flutuantes".	Não fornece uma base de apoio muito estável; alguns usuários a consideram muito instável. Os indivíduos com diminuição na estabilidade de tronco tendem a manter os braços mais perto do corpo para melhorar a estabilidade, diminuindo a distância de alcance dos MMSS. Algumas almofadas de ar são segmentadas para possibilitar a colocação de mais ar em segmentos específicos para melhorar o controle da postura (deve-se observar que as almofadas segmentadas aliviam menos a pressão, porque o ar não pode fluir de um segmento da almofada para outro). Pode-se fornecer acomodação postural adicional colocando pedaços de espuma sob a almofada.	Indicada para pacientes com necessidades de alívio da pressão moderadas a significativas. Resulta em maior tempo sentado; diminuiu problemas com a pressão sobre proeminências ósseas.	Muito leve. Acomoda assimetrias posturais moderadas a graves. Aumenta a superfície de contato para uma melhor distribuição da pressão.	Mais cara. A base fornecida pode ser demasiadamente instável para alguns usuários; a base instável pode dificultar as transferências. A pressão do ar deve ser monitorada cuidadosamente. Necessária manutenção contínua.

(continua)

	Características	Controle postural fornecido (no nível de comprometimento)	Assistência funcional prevista (na limitação à atividade/nível de deficiência)	Vantagens	Desvantagens
Encostos					
Encosto removível (pita)	Placa sólida (acolchoada ou não acolchoada) que desliza em um bolso no estofamento do encosto. Fornece um nível de apoio leve a moderado. Útil para pacientes que necessitam de um pequeno lembrete para sentarem-se eretos.	Auxilia os pacientes que precisam de um lembrete para sentarem-se com extensão do tronco. Auxilia na manutenção da pelve neutra e da postura ereta sentada.	Fornece apoio suficiente para encorajar a extensão do tronco.	Leve. Entra e sai facilmente para dobrar a cadeira de rodas.	Fornece apenas um grau leve de apoio. A cadeira de rodas pode ser utilizada sem esse encosto. Ele pode ser perdido ou esquecido quando a cadeira é dobrada.
Encosto sólido	Mantém o alinhamento pélvico quando corretamente conectado à superfície do assento (baseado no exame da ADM para determinar a flexão de quadril disponível). Se ligado ao encosto dobrável por Velcro® ou pendurado entre os tubos do encosto, fornece apoio moderado e não diminui a profundidade da superfície do assento na cadeira. Se pendurado ou afivelado na frente dos tubos do encosto, diminuirá a profundidade da superfície do assento. Assumirá o ângulo dos tubos do encosto, a menos que disposto sobre a parte superior do encosto. Pode ser usada espuma especial para acomodar o contorno das costas ou fornecer algum controle postural.	Mantém o alinhamento pélvico quando conectado à superfície do assento. Melhora a posição sentada ereta, e o alinhamento do tronco e cabeça. Fornece algum controle lateral se for utilizada espuma moldada.	Melhora o controle do tronco de modo a possibilitar melhor função distal.	Removido facilmente para dobrar a cadeira. Ajuda no controle postural. Adiciona peso mínimo à cadeira.	Pode não ser estável na cadeira. A cadeira de rodas pode ser utilizada sem esse encosto. Ele pode ser perdido ou esquecido quando a cadeira é dobrada.

(continua)

	Características	Controle postural fornecido (no nível de comprometimento)	Assistência funcional prevista (na limitação à atividade/nível de deficiência)	Vantagens	Desvantagens
Encosto sólido de pendurar	Encosto muito estável que pode ser alinhado e angulado conforme necessário para criar um ângulo apropriado entre o assento e o encosto; acomoda limitações na ADM. Pode conter um encosto plano, com contornos ou moldado, ou uma almofada de ar para alívio da pressão. Pode ser manufaturado ou feito sob encomenda. Possibilita a prestação de apoio máximo quando necessário. É montado com o uso de junções permanentes ou removíveis; em caso de uso de junções permanentes, pode na verdade fortalecer o quadro.	Melhora a posição sentada ereta; acomoda limitações na ADM; acomoda qualquer grau de deformidade; fornece apoio conforme necessário. Mantém o paciente na posição considerada adequada com base nos achados do exame.	Fornece apoio para melhorar o controle do movimento de MS e cabeça. Aumenta a área de superfície, o contato proporciona maior conforto e alívio da pressão. Mantém o alinhamento do tronco para melhorar o posicionamento pélvico.	Estrutura de apoio sólida. Resiste a impulsos extensores. Aceita superfícies planas, com contornos ou moldadas. A cadeira de rodas não pode ser usada sem esse encosto. Possibilita a fixação de apoios adicionais, como apoios de cabeça, que funcionam melhor quando a estrutura para as costas é sólida e estável.	Aumenta o peso da cadeira de rodas. Requer a manipulação da junção para remover e dobrar a cadeira de rodas.
Componentes de apoio especializados					
Apoios de cabeça/ pescoço	Fornecem apoio para pacientes com controle de cabeça regular, ruim ou ausente. A montagem da junção pode ser fixa, removível e/ou rebatível; a junção pode ser ajustada em um, dois ou múltiplos planos.	Disponíveis controladores de cabeça ou cervical posteriores, laterais e anteriores. Promovem a manutenção da coluna cervical e cabeça em posição neutra. Eliminam a flexão lateral e rotação que, quando não controladas, podem perturbar o alinhamento do tronco e da pelve.	Apoiam a cabeça para ajudar na respiração, interação visual com o ambiente, alimentação e deglutição. Melhoram a segurança durante o transporte sobre superfícies planas e quando o paciente é transportado sentado em uma cadeira de rodas colocada em um veículo automotor.	Fornecem apoio e melhoram o alinhamento. Melhoram a segurança durante o transporte.	Podem interferir no movimento da cabeça. Podem desencadear impulsos extensores. Podem causar problemas de pele em áreas de alta pressão.

(continua)

	Características	Controle postural fornecido (no nível de comprometimento)	Assistência funcional prevista (na limitação à atividade/nível de deficiência)	Vantagens	Desvantagens
Apoios laterais de tronco	Indicados na presença de músculos do tronco fracos ou espásticos. Podem ser retos ou contornados para maior controle. A montagem da junção pode ser fixa ou rebatível para facilitar as transferências.	Melhoram a estabilidade e alinhamento do tronco (dentro dos limites disponíveis); melhoram o alinhamento pélvico. Controlam a flexão lateral do tronco.	Melhoram o controle do tronco; facilitam o movimento de MS e o controle distal. Melhoram a respiração, a alimentação e a deglutição.	Melhoram a estabilidade e o alinhamento. Melhoram o alinhamento e controle da cabeça. Aumentam a segurança durante o movimento pelo espaço.	Podem interferir no movimento do tronco. Aumentam o peso do sistema. Podem interferir nas tentativas de autopropulsão com os MMSS.
Apoio torácico anterior	Auxilia na manutenção da postura ereta do tronco e controle da posição do ombro. Pode fornecer apoio mínimo ou máximo dependendo da configuração dos recursos (p. ex., tiras, alças acolchoadas, cintos em forma de "X" sobre o tórax e coletes).	Apoia o tronco ao longo da superfície anterior do tronco e ombros, eliminando a inclinação para a frente. Pode influenciar e desencorajar a protração do ombro.	O apoio de tronco pode melhorar a respiração, a alimentação e a deglutição. Estabiliza o tronco para possibilitar uma melhor função de MS e controle da cabeça. O controle do ombro promove uma melhor postura da cabeça.	Apoia o tronco em posição vertical. Estabiliza o tronco para liberar os braços e a cabeça para se movimentarem. Melhora a posição da cabeça para a respiração, alimentação, deglutição e interação visual com o ambiente.	Restringe o movimento do tronco. O uso excessivo limita as oportunidades do paciente de melhorar o controle do tronco.
Guias laterais de quadril	Melhoram o alinhamento pélvico no assento. Auxiliam na manutenção da posição da pelve no assento com contornos.	Melhoram a distribuição do peso sobre a pelve. Melhoram o posicionamento pélvico; melhoram o alinhamento dos segmentos corporais superiores e inferiores; contribuem para o alinhamento do corpo inteiro. Auxiliam na manutenção do alinhamento pélvico, o que reduz as assimetrias no tronco e MMII.	Possibilitam que o paciente alcance ou tolere um melhor alinhamento. Aumentam o tempo na posição sentada.	Melhoram e mantêm o alinhamento. Melhoram a simetria do apoio de peso sobre a pelve.	Podem interferir nas transferências, caso não sejam removíveis. O paciente pode se sentir "preso" ao assento. Aumentam o peso do sistema.

(continua)

	Características	Controle postural fornecido (no nível de comprometimento)	Assistência funcional prevista (na limitação à atividade/nível de deficiência)	Vantagens	Desvantagens
Guias laterais de joelho	Podem ser integradas à almofada com contornos, ou fabricadas a partir de peças separadas de madeira ou plástico acolchoadas, ligadas ao assento ou apoio de braço da cadeira de rodas; devem se estender até a extremidade do joelho se for necessário controle máximo.	Ajudam a manter o alinhamento de MI; reduzem a abdução e rotação lateral excessivas (p. ex., pacientes que tendem a cair em abdução, tracionar em adução, ou aqueles cujas pernas não ficam na posição neutra). Melhoram o alinhamento neutro dos MMII; auxiliam na manutenção da posição da pelve. Mantêm o alinhamento de MI em combinação ao bloqueio anterior do joelho.	Melhoram a posição da pelve. Promovem uma melhor posição do tronco e função de MS. Mantêm o alinhamento neutro de MMII. Reduzem o deslizamento para a frente da pelve no assento.	Mantêm o alinhamento de MI. Auxiliam na manutenção da posição da pelve no assento.	Se altas o suficiente para fornecer controle, podem interferir nas transferências, a menos que sejam removíveis. Adicionam peso ao sistema de assento.
Bloqueio medial de joelho	Pode ser integrado à almofada com contorno, ou ser um bloqueio rebatível separado ou removível. Para o controle máximo, o bloqueio medial de joelho deve ser posicionado na porção distal do membro, entre os côndilos. O apoio nunca deve ser usado para estabilizar a pelve no assento por meio da pressão da virilha; também não deve ser utilizado para impedir que o usuário escorregue para a frente no assento.	Impede que os MMII se movam em adução. Se suficientemente largo, pode diminuir a espasticidade. Mantém o alinhamento de MI. Quando usado por pacientes em postura windswept (varrida pelo vento), o bloqueio medial de joelho pode evitar que a pelve continue a rodar para a frente. O uso de bloqueios mais largos manterá o trocanter maior devidamente fixo na articulação do quadril.	Ajuda a manter uma base de apoio ampla e estável; essa base melhora o alinhamento da parte superior do corpo.	Mantém o alinhamento de MI. Reduz o tônus extensor. Pode ajudar a alongar os adutores. Fornece uma ampla base de apoio.	Pode interferir nas transferências. Aumenta o peso do assento.
Bloqueio anterior de joelho	Aumenta a estabilidade pélvica; maneira mais eficaz de manter a posição pélvica adequada sobre o assento. Obs.: se os quadris estiverem subluxados, luxados ou não devidamente formados, deve-se obter a aprovação de um ortopedista.	Mantém o alinhamento pélvico; mantém a pelve em posição neutra; impede a pelve de se mover para a frente na superfície do assento. Auxilia na manutenção do alinhamento de MI quando utilizado com controles laterais e mediais de joelho.	Ajuda a manter uma base de apoio ampla e estável com alinhamento neutro da pelve; essa base melhora o alinhamento e uso funcional da parte superior do corpo. Quando usado em conjunto com um assento inclinado para a frente, pode facilitar a cocontração e extensão do tronco, e melhora na ADM de MS.	Mantém o alinhamento de MI. Reduz o tônus extensor. Fornece uma ampla base de apoio. Aumenta a estabilidade.	Pode impor demasiada pressão sobre os quadris e as patelas. O paciente pode se sentir restrito.

[a]Postura *windswep*: ambos os MMII orientados para um lado, com um MI aduzido e outro abduzido. MI = membro inferior; MMII = membros inferiores; ADM = amplitude de movimento; MS = membro superior; MMSS = membros superiores.

Glossário

A

Abordagem de equipe Abordagem amplamente utilizada na reabilitação em regime de internação em que um grupo de profissionais fornece intervenções multidisciplinares. Os participantes geralmente são o fisiatra (médico especializado em reabilitação), o fisioterapeuta, o terapeuta ocupacional, o assistente social, o fonoaudiólogo e o enfermeiro.

Abordagem ecológica Abordagem de promoção à saúde que considera a importante influência dos ambientes social e físico sobre os comportamentos de um indivíduo.

Abstinência Sintomas que acompanham a interrupção do uso de álcool, anfetaminas, sedativos, opioides, cocaína, hipnóticos ou ansiolíticos que tenham sido objeto de uso abusivo por um período prolongado. Os sintomas de abstinência diferem de acordo com a substância utilizada e normalmente são o oposto dos sintomas de intoxicação, mas também podem incluir a transpiração, a agitação e a dor física.

Acalculia Incapacidade de realizar operações aritméticas simples; incapacidade de calcular.

Ação de pistão (pistonamento) Movimento vertical do soquete da prótese no membro amputado; evidente durante a marcha como um movimento para cima e para baixo da prótese. O pistonamento é causado pela frouxidão do soquete ou suspensão inadequada, ou ambos.

Acatisia Inquietação motora e intolerância à inatividade.

Aceleração angular Taxa de variação da velocidade angular de um corpo em relação ao tempo.

Aceleração Taxa de variação da velocidade em relação ao tempo.

Acelerômetro Dispositivo utilizado para medir as acelerações vertical, anteroposterior e medial-lateral do corpo.

Acessibilidade Grau em que um ambiente possibilita a utilização de seus recursos em relação ao nível de função de um indivíduo.

Acessibilidade ambiental Ausência ou remoção de barreiras físicas da entrada e de dentro de um edifício ou moradia para possibilitar o uso por pessoas com deficiência.

Acidente vascular cerebral. *Ver* **Acidente vascular encefálico.**

Acidente vascular encefálico (AVE) Início agudo de disfunção neurológica decorrente de uma anomalia na circulação cerebral, com sinais e sintomas que correspondem ao envolvimento de áreas focais do encéfalo.

Acidente vascular encefálico hemorrágico Sangramento anormal para áreas extravasculares do encéfalo; em geral resulta de ruptura de um aneurisma, pressão arterial extremamente elevada, traumatismo cranioencefálico ou tumores cerebrais.

Acidente vascular encefálico isquêmico Decorrente de um trombo, embolia ou condições que produzem baixas pressões de perfusão sistêmica e perda da circulação cerebral, resultando em anóxia e infarto.

Acidente vascular encefálico lacunar Há bloqueio no fluxo sanguíneo dos pequenos vasos arteriais profundos da substância branca cerebral, com envolvimento da cápsula interna; caracterizado por déficits motores ou sensitivos contralaterais puros sem déficits no campo visual, cognição ou fala.

Acidente vascular encefálico trombótico (infarto cerebral aterotrombótico [ICAT]) Formação de um coágulo de sangue ou trombos no interior das artérias cerebrais ou de seus ramos ou nas artérias carótidas internas ou vertebrais, causando oclusão e infarto cerebral; a trombose de grandes vasos é a mais comum e está associada à aterosclerose de longa data.

Acinesia Perda parcial ou completa do movimento muscular voluntário.

Adaptabilidade Capacidade de adaptar e refinar uma habilidade aprendida às cambiantes tarefas e exigências ambientais.

Adaptação Alteração em uma habilidade ou no ambiente para compensar uma disfunção.

Adaptação psicossocial (a uma deficiência ou doença crônica) Processo dinâmico, continuado e evolutivo por meio do qual um paciente se esforça para alcançar um estado ideal de função dentro do seu ambiente.

Afasia Distúrbio de comunicação causado por danos ao encéfalo e caracterizado por uma deterioração na compreensão, formulação e utilização da linguagem; exclui os distúrbios associados a déficits sensitivos primários, deterioração mental em geral ou distúrbios psiquiátricos. A deficiência parcial muitas vezes é chamada de disfasia.

Afasia de Broca (afasia expressiva ou motora) Tipo de afasia não fluente; caracterizada pela articulação estranha, vocabulário restrito e restrição de formas gramaticais simples, com relativa preservação da compreensão auditiva. Associada a lesões que envolvem a terceira circunvolução frontal do hemisfério esquerdo (área de Broca).

Afasia de Wernicke (afasia sensorial ou afasia de recepção) Tipo mais comum de afasia fluente; caracterizada por uma diminuição na capacidade de compreender palavras faladas ou escritas. Associada a lesões à área de Wernicke do lobo temporal do hemisfério dominante.

Afasia fluente Caracterizada por compreensão auditiva prejudicada e fala fluente que possui velocidade e melodia normais.

Afasia global Afasia grave com disfunção acentuada em todas as modalidades de linguagem; utilização residual severamente limitada de todos os modos de comunicação para interações oral-aural; global não é um tipo de afasia, mas uma denominação de gravidade.

Afasia não fluente Caracterizada por vocabulário limitado, lento, fala hesitante, articulação um pouco estranha e uso restrito da gramática na presença de compreensão auditiva relativamente preservada.

Afasia progressiva primária (APP) Afasia isolada de progressão lenta não decorrente de acidente vascular encefálico, trauma, tumor ou infecção, que não se encaixa perfeitamente nos esquemas de classificação de afasia existentes. Pode existir na ausência ou na ausência relativa de distúrbios intelectuais e comportamentais generalizados ou disfunção cognitiva geralmente associadas à demência.

Afasia de condução Forma rara de afasia caracterizada por compreensão auditiva intacta, produção da fala fluente e incapacidade de repetir o que se ouve.

Afeto embotado Mostrar pouca ou nenhuma emoção.

Afeto pseudobulbar (APB) (síndrome de desregulação emocional) Estado emocional instável ou mutável caracterizado por episódios súbitos e imprevisíveis de choro, riso ou outras manifestações emocionais inconsistentes com o humor e o contexto.

Agilidade Capacidade de realizar movimentos coordenados combinados ao equilíbrio na posição em pé.

Agnosia auditiva Incapacidade de reconhecer sons que não os da fala ou discriminar entre os sons.

Agnosia digital Incapacidade de identificar os dedos nas próprias mãos ou nas mãos do examinador, incluindo a dificuldade em nomear os dedos quando solicitado a fazê-lo, identificar qual dedo foi tocado e imitar movimentos dos dedos.

Agnosia visual para objetos Incapacidade de reconhecer objetos familiares, apesar da função normal dos olhos e das vias ópticas.

Agorafobia Medo de sair ou de sair de casa.

Agrafia Transtorno na escrita não decorrente de dificuldades motoras na elaboração de letras.

Alerta Prontidão; estado de estar preparado para agir.

Algômetro Instrumento usado para medir a sensibilidade à dor.

Alinhamento Posição de um componente em relação a outro; refere-se a posições angulares e lineares.

Alodinia Estímulo normalmente indolor que, quando percebido, é experimentado como doloroso.

Alongamento Aplicação de força manual ou mecânica para alongar (estender) estruturas que adaptativamente estão encurtadas e hipomóveis.

Alternar a atenção Capacidade de passar de uma tarefa para outra e responder adequadamente às exigências de ambas as tarefas.

Altruísmo Agir em benefício dos outros, independentemente das consequências para si mesmo.

Alucinação Sentir coisas que não são tangivelmente reais e acreditar que o são. Quando em alucinação visual, o indivíduo vê coisas que na verdade não estão lá. Durante as alucinações auditivas, as pessoas ouvem vozes e acreditam que outros estão falando com elas. As alucinações táteis são sensações na pele que não são reais, como sentir insetos rastejando sobre a pele.

Amnésia pós-traumática (APT) Perda de memória para eventos imediatamente após um trauma/lesão encefálica.

Amplitude de movimento (ADM) Arco ao longo do qual o movimento ocorre em uma articulação ou conjunto de articulações.

Amplitude de movimento ativa (ADMA) Quantidade de movimento articular disponível com o movimento articular voluntário sem assistência.

Amplitude de movimento passiva (ADMP) Quantidade de movimento articular disponível quando uma articulação é movida ao longo da amplitude sem a assistência do paciente.

Amputação de Syme Amputação ao nível supramaleolar em que todos os ossos do pé são removidos e a camada de gordura do calcâneo é anexada distalmente para acolchoar a extremidade do membro.

Analgesia Ausência de dor em resposta a um estímulo que normalmente seria doloroso.

Análise cinemática Descrição do tipo, quantidade e direção do movimento; não inclui as forças que produzem o movimento.

Análise cinética Estudo das forças que causam o movimento.

Análise de agrupamento (*cluster*) Técnica estatística para classificar padrões de locomoção (p. ex., marcha), pela colocação dos indivíduos em grupos homogêneos, ou *clusters*, com base em parâmetros de entrada especificados.

Análise de tarefas Repartição de uma atividade ou tarefa em suas partes componentes e delimitação das habilidades motoras, perceptivas e cognitivas específicas que são necessárias para executar cada componente da tarefa.

Anartria Falta de expressão resultante de doença, em particular na base do encéfalo, que causa uma grave disfunção no sistema motor da fala. *Ver também* **Disartria**.

Aneurisma Fragilidade localizada na parede arterial com dilatação anormal de um vaso sanguíneo em decorrência de um defeito congênito.

Angina Dor ou pressão torácica opressiva causada pela inadequação no fluxo sanguíneo e oxigenação do músculo cardíaco.

Angiogênese Formação de novos vasos sanguíneos.

Angioplastia coronária transluminal percutânea (ACTP) Procedimento em que um cateter é colocado nas artérias coronárias no local da lesão; infla-se um balão e posiciona-se um *stent* para comprimir a placa contra a parede arterial, aumentando assim a área luminal. O balão é esvaziado e removido e o *stent* permanece para manter o lúmen aberto.

Ângulo do pé Ângulo de colocação do pé em relação à linha de progressão; medido em graus.

Anorexia Perda de apetite ou aversão à comida; distúrbio emocional marcado por esforços obsessivos para perder peso.

Anosmia Perda do sentido do olfato.

Anosognosia Comprometimento perceptual que inclui a negação, a negligência e a falta de consciência da presença ou da gravidade de sua incapacidade.

Anquilose Fusão articular que pode ser decorrente da destruição de cartilagem articular e osso subcondral, de infecção ou de cirurgia.

Ansiedade Estado emocional que consiste em sentimentos desconfortáveis de antecipação ou medo de perigo real ou imaginário; associada a uma resposta autônoma.

Ansiedade livre-flutuante Construção psicodinâmica que denota sentimentos generalizados de ansiedade em que o indivíduo é incapaz de determinar ou localizar a origem, causa ou razão para tais sentimentos.

Anticorpo Substância produzida pelos linfócitos B em resposta a um antígeno específico.

Antígeno Qualquer substância capaz de induzir uma resposta imune ou de se ligar a um anticorpo.

Apneia Ausência de respiração, geralmente de duração temporária.

Apoio médio (marcha) Fase durante a qual o peso corporal progride ao longo de um único membro apoiado.

Apoio social Disponibilidade de outras pessoas no ambiente que podem oferecer apoio emocional, ajuda financeira ou material, uma escuta ativa, orientações ou incentivo.

Apoio terminal (marcha) Fase durante a qual o peso corporal completa a progressão sobre um único membro de apoio; o calcanhar do membro de apoio se eleva do chão e assume-se uma postura de apoio unipodal.

Apraxia Comprometimento do movimento voluntário aprendido que é caracterizado por uma incapacidade de realizar movimentos intencionais não decorrente de força inadequada, perda de coordenação, sensibilidade prejudicada, déficit na atenção ou falta de compreensão.

Apraxia da fala (apraxia verbal ou da fala) Comprometimento do movimento articulatório volitivo secundário à lesão de hemisfério cortical dominante; manifestada pela articulação imprecisa e estranha, e distorção na produção do fonema, sem doença proporcional do sistema motor da fala.

Apraxia ideacional Incapacidade de realizar um ato motor proposital, automaticamente ou quando solicitado; o paciente já não compreende o conceito geral da tarefa.

Apraxia ideomotora Incapacidade de realizar um ato motor quando solicitado e imitar gestos, mesmo que o paciente compreenda o conceito da tarefa e seja capaz de realizar automaticamente as tarefas habituais.

Aprendizagem motora Conjunto de processos internos associados à prática ou experiência que levam a mudanças relativamente permanentes na capacidade de desempenhar uma habilidade motora.

Arritmia Perturbação na atividade elétrica do coração que resulta em prejuízo na formação ou condução de impulsos elétricos.

Arteríola A menor subunidade do sistema arterial.

Arteriosclerose Espessamento ou endurecimento e perda da elasticidade das paredes arteriais.

Arteriosclerose obliterante Arteriosclerose em que o lúmen da artéria está completamente obstruído.

Articulação de Charcot Artropatia progressiva e degenerativa de uma ou de múltiplas articulações causada por uma neuropatia subjacente.

Articulação frouxa Articulação instável, enfraquecida.

Artralgia Dor em uma ou mais articulações.

Artrite reumatoide (AR) Doença autoimune crônica que afeta a sinóvia, especialmente caracterizada por dor, rigidez, inflamação, inchaço e, às vezes, destruição das articulações. Inclui ainda características sistêmicas, como mal-estar, febre e comprometimento de órgãos.

Artrocinemática Movimento de superfícies articulares adjacentes que ocorre quando um osso se move ao longo de uma amplitude de movimento.

Artrodese Imobilização cirúrgica de uma articulação que possibilita que os ossos se fundam.

Artroplastia Cirurgia articular em que os componentes articulares são substituídos por componentes artificiais (exemplos comuns são o quadril e o joelho).

Assinergia Perda da capacidade de associar músculos sinergicamente a fim de produzir movimentos complexos.

Assistente social Profissional que ajuda o paciente a obter os recursos necessários em sua comunidade, como assistência social, benefício por invalidez e auxílio-desemprego; pode oferecer também terapia individual ou familiar.

Astenia Fraqueza muscular generalizada, especialmente na doença muscular ou cerebelar.

Ataque isquêmico transitório (AIT) Interrupção temporária no suprimento sanguíneo para o encéfalo; os sintomas de déficit neurológico podem perdurar por apenas alguns minutos ou horas, mas não duram mais de 24 horas. Após a crise, nenhuma evidência de dano cerebral residual ou dano neurológico permanece.

Ataxia Movimentos descoordenados que se manifestam ao tentar produzir movimentos voluntários; podem influenciar a atitude, a postura e os padrões de movimentos.

Atenção Capacidade do encéfalo de processar as informações do ambiente ou da memória de longo prazo.

Atenção dividida Capacidade de responder simultaneamente a duas ou mais tarefas ou estímulos quando todos os estímulos são relevantes.

Atenção seletiva (focada) Capacidade de prestar atenção a uma tarefa apesar dos estímulos visuais ou auditivos ambientais concorrentes.

Atenção sustentada (vigilância) Capacidade de manter a atenção nas informações relevantes; a atenção sustentada implica a capacidade de manter um desempenho consistente durante uma atividade continuada.

Aterosclerose Forma de arteriosclerose marcada por depósitos de colesterol-lipídios-cálcio nas paredes das artérias, que podem restringir o fluxo sanguíneo.

Atetose Condição em que ocorrem movimentos lentos, involuntários, em contorção, torção, "vermiformes".

Atividade (OMS/CIF) Execução de uma tarefa ou ação por um indivíduo.

Atividade física Qualquer movimento corporal produzido pela contração do músculo esquelético que aumenta o gasto energético acima do nível de repouso.

Atividades da vida diária (AVD) Habilidades da vida diária necessárias para um indivíduo conduzir sua vida.

Atividades básicas da vida diária (ABVD) incluem habilidades como a higiene oral, tomar banho ou ducha, vestir-se, alimentar-se, usar o vaso sanitário e cuidar de dispositivos pessoais (p. ex., uma tala).

Atividades instrumentais da vida diária (AIVD) incluem a limpeza da casa, o preparo de refeições, fazer compras, telefonar e cuidar das finanças, bem como atividades ocupacionais e de lazer, comunicação funcional e socialização, mobilidade na comunidade e manutenção da saúde. Muitas vezes, estão incluídas nas AIVD a expressão sexual, a rotina de medicação e a resposta de emergência.

Atividades intencionais Atividades utilizadas na reabilitação com a finalidade de alcançar objetivos (dirigida a um objetivo) e que os pacientes acham significativas.

Atordoamento Sensação de que se está prestes a desmaiar.

Atuação (*acting out*) Em vez de expressar os sentimentos verbalmente, o paciente usa ações para liberar o estresse.

Auscultação Ouvir os sons de dentro do corpo, especialmente do tórax, pescoço ou abdome.

Automutilação Ato de causar dano físico a si mesmo (p. ex., cortar a própria pele, arrancar fios de cabelo, bater na cabeça, morder-se, queimar-se e causar infecções que podem resultar em amputações). Pacientes com transtornos psiquiátricos podem se envolver nessas atividades para se sentir reais se estiverem se sentindo entorpecidos, para exteriorizar a dor interna, para aliviar a ansiedade intensa ou para chamar a atenção.

Autorrelato Abordagem de coleta de dados em que o paciente é questionado diretamente pelo fisioterapeuta ou entrevistador treinado (relato do entrevistador) ou pela utilização de um instrumento de relato autoadministrado.

Avaliação da falta de ar (escala de dispneia) Avaliação subjetiva da falta de ar que se refere à intensidade do exercício.

Axonotmese Lesão de nervo que danifica o axônio, mas deixa o tubo neural intacto; produz degeneração walleriana distalmente à lesão.

B

Balanço inicial (marcha) Primeiro terço do balanço; começa quando o pé é elevado do solo.

Balanço médio (marcha) Fase que ocorre durante o terço médio da fase de balanço conforme a coxa avança para a frente e a tíbia alcança uma posição vertical.

Balanço terminal (marcha) Fase que ocorre durante o terço final do balanço conforme o joelho se estende em preparação para o contato inicial e início do próximo ciclo de marcha.

Baqueteamento digital Inchaço bulboso da porção distal dos dedos acompanhada por uma perda do ângulo normal entre o leito ungueal e a pele; associado a diagnósticos que impõem hipóxia e cianose de longa data, como defeitos cardíacos congênitos e distúrbios pulmonares; também pode ocorrer nos artelhos.

Barognosia Capacidade de reconhecer o peso.

Barreira ambiental Obstáculos físicos que impedem que os indivíduos atuem otimamente em seus arredores, incluindo os riscos à segurança, problemas de acesso e dificuldades com o projeto da casa ou do local de trabalho (p. ex., portas giratórias, escadas, portas estreitas).

Bem-estar Sensação de que se está vivendo de uma maneira que possibilita o crescimento e com equilíbrio nos domínios físicos, emocionais, espirituais, intelectuais, sociais e psicológicos da experiência humana.

Biocarga Quantidade de bactérias em uma ferida; a biópsia quantitativa é o padrão-ouro para determinar a biocarga.

Biselado Corte em formato oblíquo, de horizontal para vertical.

Bradicardia Frequência cardíaca lenta marcada por frequência de pulso abaixo de 60 batimentos por minuto em adultos.

Bradicinesia Lentidão e dificuldade extremas para manter o movimento.

Bradifrenia Lentidão no pensamento e no processamento de informações; vista em algumas formas de demência e na doença de Parkinson.

Bradipneia Frequência respiratória anormalmente lenta que consiste em 10 ou menos respirações por minuto.

Branquear Perder a cor.

Bulhas cardíacas Sons auscultatórios do ciclo cardíaco, identificados como S1 (lub), que ocorre no fechamento da valva atrioventricular esquerda (e direita) e marca o início da sístole, e S2 (dub), que ocorre no fechamento da valva da aorta (e do tronco pulmonar) e marca o final da sístole.

C

Cadência Quantidade de passos por unidade de tempo.

Canais semicirculares (CSC) Acelerômetros angulares do sistema vestibular.

Canalitíase Fragmentos de otocônia que flutuam livremente na endolinfa do canal semicircular; associada à vertigem posicional.

Capacidade (OMS-CIF) Capacidade de um indivíduo de realizar uma tarefa ou uma ação; o provável nível de funcionamento mais elevado em um dado domínio em um determinado momento.

Capacidade de cálculo Competência nas habilidades matemáticas fundamentais, como adição, subtração, multiplicação e divisão.

Capacidade funcional Capacidade de executar os seguintes componentes do desempenho: cognitivo, interações sociais, tolerância à frustração, concentração, locomoção, manejo do estresse, gerenciamento do tempo, atividades da vida diária, e papéis de vida (trabalho, educação, manutenção do lar e paternidade).

Capacidade inspiratória (CI) Volume corrente somado ao volume de reserva inspiratório; quantidade de ar que pode ser inspirada a partir do fim de uma expiração tranquila.

Capacidade pulmonar total Quantidade total de ar que pode ser mantida no tórax (VRI + VC + VRE + VR).

Capacidade residual funcional (CRF) Combinação de volume residual e volume de reserva expiratório.

Capacidade vital (CV) Maior volume de ar que pode ser expirado a partir de uma inspiração completa, ou o maior volume de ar que pode ser inspirado a partir de uma expiração completa.

Capacitação Processo pelo qual as capacidades físicas ou mentais são restauradas ou desenvolvidas pela abordagem da interação entre a pessoa e o ambiente.

Caquexia Estado de saúde com aparência de desnutrição e emaciação que está associado a muitas doenças crônicas.

Características prosódicas Elementos rítmicos e de entonação da fala que são relativamente independentes da qualidade dos sons da fala; são organizadas em sistemas autônomos, dos quais os mais importantes são a velocidade, a ênfase e a entonação.

Cardiomiopatia Qualquer doença que afeta o músculo cardíaco, diminuindo o desempenho do coração.

Carga no tendão patelar (CTP) Refere-se ao soquete transtibial de contato total que impõe carga moderada ao tendão patelar.

Cascata isquêmica (lesão secundária) Lesão e morte de células cerebrais que progride rapidamente dentro da área de infarto central e ao longo do tempo dentro da penumbra isquêmica (a área de transição em torno do núcleo isquêmico).

Causalgia *Ver* **Síndrome de dor regional complexa.**

Cauterização Fechamento de tecido com um agente químico cáustico.

Cegueira cortical Falha total em apreciar as informações visuais sensitivas recebidas em decorrência de uma lesão no córtex, não de danos aos olhos.

Centro de massa (CDM) Ponto médio da massa corporal na postura ereta em pé; o CDM está localizado ao nível do segundo segmento sacral.

Centro de pressão (CDP) Ponto de aplicação da força de reação do solo (na posição ortostática simétrica bilateral, está localizado entre os pés).

Choque (fisiológico) Síndrome clínica caracterizada por inadequação na perfusão e oxigenação de células, tecidos e órgãos; em geral decorrente da pressão arterial marginal ou significativamente mais baixa.

Choque (psicológico) Resposta a um trauma inesperado com características de descrença, desassociação e incapacidade de se concentrar na realidade. O choque é uma das primeiras fases da adaptação e pode durar horas, dias ou semanas, dependendo do indivíduo.

Choque cardiogênico Produção de débito cardíaco (DC) e pressão arterial (PA) insuficientes para perfundir os órgãos principais em decorrência de uma insuficiência grave no ventrículo esquerdo (VE).

Choque cerebral Hipotonia e perda motora transitórias após uma lesão cerebral.

Choque hipovolêmico Choque causado pela perda substancial de líquido do espaço intravascular (p. ex., perda de sangue ou solução de eletrólitos).

Choque medular (LM) Período transitório de arreflexia e paralisia flácida que ocorre imediatamente após uma lesão medular. Há ausência de atividade reflexa, comprometimento da regulação autônoma que ocasiona hipotensão e perda do controle da sudorese e piloereção; normalmente se resolve em 2 a 6 semanas após o trauma.

Cianose Descoloração cinza-azulada da pele e membranas mucosas causada pelo excesso de hemoglobina desoxigenada no sangue; associada ao débito cardíaco diminuído, exposição ao frio (vasoconstrição), ou obstrução arterial ou venosa.

Cianose central Alterações difusas na coloração da pele nas partes "centrais" do corpo (p. ex., tronco, cabeça), bem como alterações na coloração das mucosas; indica dessaturação arterial acentuada e ocorre quando a saturação de oxigênio é inferior a 80%. Associada a doenças do sistema pulmonar/cardiovascular.

Cianose periférica Alterações na coloração do leito das unhas e dos lábios em decorrência do débito cardíaco diminuído, exposição ao frio (vasoconstrição), ou obstrução arterial ou venosa; frequentemente transitória e muitas vezes aliviada pelo aquecimento da área.

Cicatriz hipertrófica Supercrescimento cicatricial que se mantém dentro dos limites de uma ferida e normalmente é descrito como vermelho, elevado e firme.

Cinestesia Capacidade de perceber a extensão (amplitude) e direção do movimento; consciência do movimento.

Círculo arterial do cérebro União anatômica normal das artérias cerebrais anterior, média e posterior (ramos das artérias carótidas e vertebrobasilares) formando uma anastomose na base do encéfalo.

Cirurgia de revascularização do miocárdio (CRM) Abordagem cirúrgica que utiliza um vaso doador para contornar uma lesão na artéria coronária (lúmen estreitado) e estabelecer um suprimento sanguíneo melhorado alternativo.

Cirurgia estereotáxica Lesão cirúrgica do encéfalo.

Cisto de Baker (cisto poplíteo) Inchaço benigno da bolsa do músculo semimembranáceo encontrada atrás da articulação do joelho.

Cisto Saco anormal com revestimento membranoso que contém gás, líquido ou material semissólido.

Classificação Internacional de Funcionalidade, Incapacidade e Saúde (CIF) Descrição significativa dos componentes de saúde e sua relação com uma pessoa portadora de uma condição de saúde; da Organização Mundial da Saúde (OMS).

Claudicação intermitente Dor grave no membro inferior que ocorre com a atividade, mas diminui com o repouso; resultado do fornecimento de sangue arterial inadequado aos músculos em atividade.

Cognição Ato ou processo de conhecer, que inclui a conscientização, o raciocínio, o julgamento, a intuição e a memória.

Coloração por hemossiderina Descoloração acastanhada da pele decorrente de um pigmento liberado da hemoglobina após a lise dos glóbulos vermelhos.

Coma Estado de inconsciência do qual a pessoa não pode ser despertada; o paciente não responde a estímulos. Seus olhos permanecem fechados, não há ciclos de sono/vigília e o paciente é dependente do ventilador.

Compensação (1) Compensar um defeito, como uma hipertrofia do músculo cardíaco, para equilibrar uma deficiência na função circulatória; (2) realizar um padrão de movimento ou tarefa de uma maneira diferente do método utilizado antes da lesão.

Compressão Aproximação das superfícies articulares.

Comprimento da passada do passo (marcha) Distância linear entre dois pontos de contato sucessivos do mesmo pé; geralmente medido em centímetros ou metros.

Condição de saúde (OMS/CIF) Termo genérico para doença, distúrbio, lesão ou trauma; pode incluir outras circunstâncias, como o envelhecimento, o estresse, a anomalia congênita ou a predisposição genética. Pode incluir também informações sobre a patogênese e/ou etiologia.

Confiabilidade Grau em que um instrumento mede um fenômeno confiavelmente, vez após vez, com precisão e de maneira previsível e sem variação. Os tipos de confiabilidade incluem a *intra-avaliador* e a *interavaliadores*.

Congelamento Episódio súbito de imobilidade ou movimento em bloco; encontrado na doença de Parkinson.

Conhecimento do desempenho (CD) *Feedback* aumentado sobre a natureza ou qualidade do padrão de movimento produzido; informações sobre a cinemática do movimento.

Conhecimento dos resultados (CR) *Feedback* aumentado sobre a natureza do resultado final do movimento produzido em relação ao objetivo; informações sobre o desfecho do movimento.

Consciência Estado de conscientização; implica a orientação em relação a pessoa, lugar e tempo.

Conselheiro vocacional Profissional que auxilia as pessoas com deficiência a encontrar e manter um emprego.

Conselheiros de reabilitação Profissionais que ajudam as pessoas com deficiência a maximizar o seu nível de função e empregabilidade.

Conselheiros pastorais Pessoas com uma afiliação religiosa específica treinadas para aconselhar outras pessoas em necessidade; muitos hospitais contam com conselheiros pastorais disponíveis 24 horas por dia.

Consumo máximo de oxigênio ($\dot{V}O_{2máx}$) Produto do débito cardíaco máximo (L sangue · min^{-1}) pela diferença arteriovenosa de oxigênio (mL O_2 por L de sangue).

Contagem de articulações inchadas Componente da avaliação clínica usado para determinar a atividade da doença na artrite reumatoide. A contagem de articulações inchadas é a soma da quantidade de articulações consideradas inflamadas pelo examinador.

Contagem de articulações sensíveis Componente da avaliação clínica usado para determinar a atividade da doença na artrite reumatoide. A contagem de articulações sensíveis é determinada pela resposta de dor dos pacientes à pressão exercida pelo examinador sobre as articulações.

Contato inicial (marcha) Momento em que o membro estendido tem o primeiro contato com o solo para iniciar a fase de apoio e um novo ciclo de marcha; período de duplo apoio.

Controle motor Área de estudo que lida com o entendimento dos aspectos neurais, físicos e comportamentais do movimento biológico (humano).

Controle por *feedforward* Envio de sinais em antecedência ao movimento para preparar uma parte do sistema para o *feedback* sensorial que chega ou para um comando motor futuro; possibilita ajustes antecipatórios na atividade postural.

Controle postural Capacidade de controlar a posição do corpo no espaço a fim de manter a estabilidade e a orientação.

Controle postural dinâmico Capacidade de manter a estabilidade postural e a orientação durante a sobreposição de movimentos (p. ex., deslocar peso, alcançar, dar passos).

Coordenação Capacidade de executar respostas motoras suaves, precisas e controladas.

Coreia Distúrbio do movimento caracterizado por movimentos involuntários, rápidos, irregulares e bruscos; encontrada na doença de Huntington (também chamada de movimentos coreiformes).

Coreoatetose Distúrbio do movimento com características tanto de coreia como de atetose; vista em algumas formas de paralisia cerebral.

Corte (*cutoff*) inibitório Velocidade na qual a inibição (hiperpolarização) das fibras aferentes vestibulares no labirinto contrarrotacional se torna zero.

Crepitação Som ou sensação de crepitar sob a pele e nas articulações; geralmente indica danos ou desgaste da cartilagem.

Crepitações (estertores) Achado auscultatório anormal dentro dos pulmões caracterizado por sons de chocalho ou borbulhas que ocorrem por causa das secreções nas vias respiratórias; muitas vezes o som é comparado ao farfalhar do papel celofane.

Crise de pânico Início súbito de intensa apreensão, medo ou desconforto; pode incluir sentimentos de perigo ou morte iminentes.

Cuidado paliativo Abordagem de cuidado a indivíduos com doenças fatais; foca em melhorar a qualidade de vida dos pacientes e suas famílias por meio do manejo da dor e de outros problemas físicos, psicossociais e espirituais.

Cupulolitíase Fragmentos de otocônia anexados à cúpula dos canais semicirculares; associada à vertigem posicional.

Cura epitelial Processo de regeneração da epiderme por meio da migração, proliferação e diferenciação das células epidérmicas.

Curativo rígido removível Curativo rígido pós-amputação que pode ser removido conforme desejado.

Curva de desempenho Usada para plotar as tentativas de desempenho e determinar a média de um indivíduo ou grupo de indivíduos ao longo das diversas tentativas práticas.

D

Débito cardíaco (DC) Quantidade de sangue ejetado dos ventrículos por minuto, expresso em L/min; produto da frequência cardíaca (FC) pelo volume sistólico (VS).

Dedo em gatilho Aprisionamento, estalido ou bloqueio do tendão flexor do dedo envolvido quando ele fica momentaneamente emperrado na bainha tendínea.

Dedo em malhete Flexão da falange distal do dedo causada pela avulsão do tendão extensor; também chamado de dedo caído ou dedo de beisebol.

Dedo em martelo Artelho deformado em forma de garra caracterizado por hiperextensão das articulações metatarsofalângica e interfalângica distal e flexão da articulação interfalângica proximal.

Dedos em garra Contração das articulações interfalângicas proximal e distal de um artelho, geralmente não o hálux; causada pelo retesamento de ligamentos e tendões que produzem forte pressão e dor.

Deficiência (OMS/CIF) Problema na função ou estrutura do corpo, como um desvio ou perda significativos.

Déficits cognitivos Funcionamento abaixo da média da memória, julgamento, construção, atenção, sequenciamento, planejamento, reconhecimento ou ordenação.

Deformidade em botoeira Posição do dedo marcada pela extensão das articulações metacarpofalângicas (MCF) e interfalângica distal (IFD) e flexão da articulação interfalângica proximal (IFP); causada pela ruptura do tendão extensor do dedo envolvido. Comumente associada à artrite reumatoide.

Deformidade em pescoço de cisne Posição deformada dos dedos da mão em que há flexão das articulações metacarpofalângica (MCF) e interfalângica distal (IFD) com hiperextensão da articulação interfalângica proximal (IFP); resulta da contratura da musculatura intrínseca com subluxação dorsal dos tendões extensores laterais.

Delírio (estado de confusão mental aguda) Turvação da consciência, com embotamento dos processos cognitivos e comprometimento geral do estado de alerta; o paciente pode demonstrar confusão mental, agitação, desorientação e ilusões ou alucinações.

Demanda de oxigênio do miocárdio (DOM) Quantidade de oxigênio necessária para atender às necessidades metabólicas do miocárdio; clinicamente calculada como o produto da frequência cardíaca (FC) pela pressão arterial sistólica (PAS), conhecida como o produto frequência-pressão (PFP).

Demência Ampla base de déficits cognitivos causados por um distúrbio mental orgânico progressivo; caracterizada por confusão mental, desorientação, perda de memória, desintegração da personalidade e deterioração da capacidade e função intelectuais.

Demência multi-infarto Estado mental deteriorável caracterizado pela redução nas faculdades intelectuais; resultado de múltiplos acidentes vasculares encefálicos pequenos.

Depressão Estado mental caracterizado por sentimentos de desespero, desesperança e perda do interesse ou prazer em viver.

Depressão maior Episódio depressivo que dura duas ou mais semanas e afeta aspectos ocupacionais e sociais.

Dermátomo Faixa ou região de pele inervada por um único nervo sensitivo.

Desbridamento Remoção de material estranho e necrótico ou tecido danificado de uma ferida.

Desbridamento autolítico Uso de enzimas endógenas do corpo para digerir tecidos desvitalizados e promover a formação de tecido de granulação.

Desbridamento cortante (tratamento de feridas) Uso de tesouras e pinças esterilizadas para remover escaras.

Desbridamento enzimático Remoção de tecido necrótico mediante utilização de pomadas tópicas impregnadas com enzimas colocadas diretamente sobre a ferida.

Descamação Desprendimento das camadas externas da epiderme.

Descolamento Quando o desbridamento remove a pele e o tecido subcutâneo danificados, os tecidos que sobram podem ter uma forma semelhante a uma caverna, ou um orifício com um rebordo em torno da borda, que é chamado de descolamento.

Desempenho Capacidade de produzir um movimento; um modo de funcionamento dependente da compreensão da natureza da tarefa e prática.

Desempenho de papel Capacidade de desempenhar responsabilidades envolvidas em um papel específico (*ver* **Papel**).

Desempenho muscular Capacidade de um músculo ou grupo de músculos de produzir forças.

Desenvolvimento motor Evolução das alterações no comportamento motor que ocorrem como resultado do crescimento, maturação e experiência ao longo da vida.

Desequilíbrio Prejuízo no equilíbrio; sensação de que se está fora de equilíbrio.

Desfechos esperados Resultados pretendidos com o manejo do paciente; mudanças previstas nas deficiências, limitações nas atividades e restrições na participação, juntamente com saúde, redução e prevenção de riscos, bem-estar e aptidão física, bem como otimização da satisfação do paciente com o resultado da implementação do plano de cuidados. Os desfechos definem o nível esperado do paciente na conclusão do episódio de cuidados e devem ser mensuráveis e ter delimitação de tempo.

Design **acessível** Plano estrutural de edifícios ou habitações que atende às normas prescritas para a acessibilidade.

Design **assistido por computador/fabricação assistida por computador (CAD-CAM)** Técnica para construção de soquetes de prótese que envolve o mapeamento eletrônico do membro amputado, relacionando a forma do membro com o *design* do soquete, e esculpimento automático de um modelo positivo sobre o qual o plástico é moldado para criar o soquete.

Design **universal** Plano estrutural para edifícios e habitações que atendem aos requisitos de todas as pessoas, incluindo aquelas com limitações nas atividades e incapacidade; leva em consideração as necessidades de uma ampla variedade de indivíduos, bem como as necessidades cambiantes dos seres humanos ao longo do ciclo de vida.

Deslizamento Movimento linear (translação) de uma superfície que desliza sobre a outra; o mesmo ponto de uma superfície entra em contato com novos pontos da outra superfície.

Deslizamento da retina Ocorre quando as imagens visuais se projetam fora da fóvea da retina. Além disso, é uma técnica usada para induzir à adaptação.

Desmielinização Rompimento da bainha de mielina, o que retarda a transmissão neuronal e faz com que os nervos se fadiguem rapidamente; encontrada na esclerose múltipla.

Desorientação topográfica Dificuldade em compreender e se lembrar da relação de um lugar com o outro.

Desorientação vertical Percepção distorcida da posição ereta (vertical).

Desvalorização O paciente é excessivamente crítico com os outros e com si mesmo e pode insultar fisioterapeutas e outros profissionais.

Desvio em inclinação Um olho é deslocado superiormente em comparação ao outro olho.

Desvio ulnar Também conhecida como derivação ulnar, o desvio ulnar é uma condição em que há um deslocamento dos dedos ou do punho em direção à ulna, geralmente decorrente de inflamação nas articulações MF dos dedos, com deslocamento e ruptura correspondente dos tendões.

Deterioração de final de dose (estado de *wearing-off*) Agravamento dos sintomas durante o prazo esperado de eficácia do medicamento; visto com o uso de longo prazo do tratamento com L-dopa nos pacientes com doença de Parkinson.

Diaforese Transpiração intensa.

Diagnóstico (fisioterapia) Identificação do impacto de uma condição sobre a função em um sistema (especialmente o sistema motor) e na pessoa como um todo.

Diástole Período de relaxamento do músculo cardíaco, que no ciclo cardíaco se alterna com a sístole ou contração; as fibras musculares cardíacas se alongam e as câmaras se enchem de sangue.

Diferença mínima clinicamente importante (DMCI) Menor diferença em uma variável medida que indica uma diferença importante, em vez de trivial, na condição do paciente.

Dinamômetro isocinético Teste e aparelho de exercício que controla a velocidade de movimento de um membro, mantendo-o a uma velocidade constante enquanto oferece acomodação da resistência em toda a amplitude de movimento.

Dinamômetro manual Aparelho de teste portátil colocado entre a parte do corpo do paciente e a mão do fisioterapeuta que mede a força mecânica.

Diplopia Visão dupla; duas imagens são vistas deslocadas horizontal ou verticalmente.

Diretrizes de prática clínica baseadas em evidências (DPCBE) Declarações desenvolvidas sistematicamente para ajudar o profissional da saúde e o paciente a tomarem decisões sobre os cuidados de saúde apropriados em circunstâncias clínicas específicas.

Disartria Categoria de distúrbios motores da fala causados por deficiências em algumas partes do sistema nervoso central ou periférico que medeiam a produção da fala. A respiração, articulação, fonação, ressonância e/ou prosódia podem ser afetadas; ações volitivas e automáticas (p. ex., mastigação e deglutição) e o movimento da mandíbula e da língua também podem ser desviantes. Exclui a apraxia da fala e distúrbios funcionais ou centrais da linguagem.

Disartria hipocinética Fala difícil e defeituosa caracterizada por diminuição no volume da voz, fala monótona/

monointensa, articulação imprecisa ou distorcida e velocidade da fala descontrolada; comum na doença de Parkinson.

Disautonomia Disfunção do sistema nervoso autônomo com uma vasta variedade de irregularidades autônomas; característica clínica do parkinsonismo, da síndrome de Shy-Drager e de outras condições.

Discalculia Prejuízo na capacidade de realizar operações aritméticas simples; dificuldade em realizar cálculos.

Discinesia Prejuízo na capacidade de realizar movimentos voluntários; caracterizada por movimentos descontrolados ou involuntários.

Discriminação de dois pontos Capacidade de distinguir dois pontos contusos aplicados à pele simultaneamente.

Discriminação de forma Capacidade de perceber ou atender às sutis diferenças na forma e nos contornos.

Discurso Conversação; geralmente se refere à comunicação escrita ou falada.

Disdiadococinesia Prejuízo na capacidade de realizar movimentos alternados rápidos.

Disestesia Sensação anormal desagradável, como queimação, cortante, dormência, alfinetadas, picadas ou formigamento na pele.

Disfagia Incapacidade ou dificuldade de deglutir.

Dismetria Prejuízo na capacidade de julgar a distância ou a amplitude de um movimento.

Dispneia Falta de ar que resulta em respiração difícil ou trabalhosa; às vezes acompanhada de dor. Normalmente associada ao exercício vigoroso.

Dispneia paroxística noturna (DPN) Respiração difícil ou trabalhosa (falta de ar [FDA]) que desperta uma pessoa repentinamente do sono.

Dispraxia Perturbação na programação, controle e execução de movimentos volitivos.

Disreflexia (hiper-reflexia) autônoma Reflexo autônomo patológico observado em pacientes com lesões medulares; normalmente ocorre em lesões acima de T6 (acima da emergência do tronco esplênico simpático). É precipitado por um estímulo nocivo abaixo do nível da lesão e produz um início agudo de atividade autônoma; considerada uma situação de emergência, caracterizada por hipertensão, bradicardia, cefaleia e sudorese.

Dissinergia (decomposição do movimento) Descoordenação das contrações musculares e movimento.

Distonia Distúrbio de movimento caracterizado por tônus desordenado e movimentos involuntários que envolvem grandes porções do corpo, normalmente em movimentos de torção ou contorção.

Distorções cognitivas Percepções equivocadas de pensamentos, ideias ou crenças, ou exageros.

Distração Separação linear das superfícies articulares.

Distúrbio de ansiedade generalizada Inquietação, apreensão e preocupação excessivas que persistem por pelo menos 6 meses; podem ser acompanhadas por irritabilidade, fadiga e distúrbios do sono.

Doença Condição patológica do corpo ou entidade anormal com um grupo característico de sinais e sintomas que afetam o corpo; de etiologia conhecida ou desconhecida.

Doença arterial coronariana (DAC) Também chamada de doença das artérias coronárias (DAC), processo patológico da aterosclerose que afeta especificamente as artérias coronárias.

Doença arterial periférica (DAP) Doença aterosclerótica que afeta as artérias aortoilíaca, axilar, carótida ou femoral; contribui para claudicação, dor isquêmica em repouso, amputação, acidente vascular encefálico e outras condições.

Doença articular degenerativa (DAD) *Ver* **Osteoartrite**.

Doença cardiovascular (DCV) Qualquer doença do coração ou dos vasos sanguíneos, incluindo aterosclerose, cardiomiopatia, doença arterial coronariana, doença vascular periférica e outras.

Doença de Ménière Grupo recorrente de sintomas, incluindo a vertigem episódica, o zumbido, a sensação de plenitude no ouvido e a perda auditiva.

Doença de Milroy Forma congênita autossômica dominante de linfedema que resulta em aplasia ou hipoplasia dos vasos linfáticos.

Doença de Raynaud Doença vasoespática primária das pequenas artérias e arteríolas; há uma resposta vasomotora exagerada iniciada pela exposição ao frio ou perturbação emocional. A etiologia é desconhecida.

Doença do neurônio motor Espectro heterogêneo de doenças clínicas hereditárias ou adquiridas dos neurônios motores superiores, neurônios motores inferiores ou ambos.

Doença pulmonar restritiva Grupo de doenças pulmonares caracterizadas pela dificuldade em expandir os pulmões e uma redução no volume pulmonar total.

Doença vascular periférica (DVP) Qualquer condição dos vasos sanguíneos que resulta em obstrução parcial ou completa do fluxo sanguíneo para ou a partir das artérias ou veias externas ao tórax.

Dor Experiência sensorial e emocional desagradável associada a um dano tecidual real ou potencial (ou descrita em termos de tal dano) ou de origem psicológica.

Dor aguda Dor que está associada a dano tecidual ou ameaça de tal dano, que normalmente se resolve com a cicatrização dos tecidos ou a resolução da ameaça.

Dor crônica Dor que persiste após a fase de cicatrização seguinte a uma lesão; a deficiência é maior do que a prevista com base nos achados físicos ou lesões e ocorre na ausência ou presença de lesão ou dano tecidual.

Dor maligna Dor associada ao câncer.

Dor nociceptiva Dor que surge do dano real ou ameaça a um tecido não neural e que é decorrente da ativação de receptores de dor (nociceptores).

Dor psicogênica Termo antigo para a dor que se acreditava que fosse causada por influências psicológicas quando as influências orgânicas estavam ausentes ou não eram graves o suficiente para explicar a queixa.

Dor recorrente Episódios repetidos de dor aguda.

Dor referida Dor espontânea fora da área da lesão ou da fonte de dor.

Síndrome de dor crônica Dor que existe quando os indivíduos desenvolveram comportamentos de dor extensivos, como a preocupação com a dor, a abordagem passiva aos cuidados de saúde, a perturbação significativa da vida, sentimentos de isolamento, a prática de consultar vários médicos em um período muito curto (*doctor-shopping*) ou estão agressivos ou com raiva.

Dor central Dor iniciada ou causada por uma lesão primária ou disfunção do sistema nervoso central.

Dor central pós-acidente vascular encefálico (talâmico) Dor central que ocorre após um infarto e envolve o sistema espinotalâmico, o tálamo ventral posterolateral, ou o lobo parietal subcortical; a dor é descrita como constante e em queimação, com fortes dores intermitentes; exacerbada por estímulos nocivos.

Dor de membro fantasma Alguma de uma série de sensações dolorosas experimentadas em um membro ou parte de um membro que foi amputado.

Drenagem postural (técnica respiratória) Posicionamento de um paciente de modo que o brônquio fique perpendicular ao chão e o transporte mucociliar das secreções seja facilitado.

E

Edema cerebral Acúmulo de líquidos em excesso no interior do encéfalo que começa a poucos minutos da lesão (lesão cerebral); o edema significativo pode elevar as pressões intracranianas, levando à hipertensão intracraniana e herniação do tronco encefálico.

Edema depressível Edema periférico particularmente evidente nos membros inferiores dependentes de gravidade pela presença de endentações na pele quando é aplicada pressão.

Edema pulmonar Congestão pulmonar; pode ser decorrente de aumento na pressão hidrostática capilar (p. ex., disfunção ventricular esquerda), diminuição da pressão oncótica no plasma, insuficiência linfática, alteração na permeabilidade da membrana alveolocapilar ou outras causas menos comuns.

Elefantíase Estágio mais grave de linfedema. É decorrente do linfedema de longa data não tratado.

Eletromiografia (EMG) Registro da atividade da unidade motora a fim de avaliar a extensão de um distúrbio neuromuscular pela determinação dos potenciais musculares durante estágios variados de contração e em repouso.

Embolia cerebral Pedaços de matéria (coágulos de sangue, placas bacterianas e, menos comumente, ar e gordura) formados em outros lugares são liberados na corrente sanguínea e deslocam-se às artérias cerebrais onde se alojam em um vaso, produzindo oclusão e infarto.

Endógeno Originário ou produzido dentro do organismo.

Endolinfa Líquido que está dentro dos canais semicirculares que contém elevada concentração de potássio, com concentração inferior de sódio. Ela se move livremente dentro de cada canal, em resposta à direção da rotação angular da cabeça.

Endurecida Enrijecida, como em uma área de tecido enrijecido.

Enfermeiro psiquiátrico Enfermeiro que trabalha com pacientes portadores de transtornos psiquiátricos e que possui conhecimentos e habilidades específicos nesta área.

Enfermidade Abrange os comportamentos pessoais que surgem quando a realidade de ter uma doença é internalizada e experimentada por um indivíduo.

Entorpecimento ou entorpecimento psíquico (anestesia emocional) Sensação de estar desconectado ou afastado dos outros, perda da capacidade ou interesse em atividades anteriormente agradáveis, ou ausência de quaisquer emoções ou sentimentos.

Enxerto de pele de espessura parcial Enxerto que contém epiderme e parte da derme.

Enxerto de pele de espessura total Enxerto que contém a epiderme e a espessura total da derme.

Enxerto em lâmina Autoenxerto em que é aplicada uma única lâmina sem alteração; sua profundidade pode ser de espessura parcial ou espessura total.

Enxerto em malha Processo em que a pele do doador é passada por um aparelho que aumenta a área de superfície do enxerto.

Eosinófilos Tipo de linfócito normalmente responsável por apenas 5% de todos os linfócitos.

Episclerite Irritação e inflamação da episclera, uma fina camada de tecido que recobre a parte branca (esclera) do olho.

Epítopo Região molecular em um antígeno de superfície capaz de elicitar uma resposta imune e de se combinar ao anticorpo específico produzido por tal resposta.

Equilíbrio (estabilidade postural) Capacidade de controlar o centro de massa (CDM) dentro dos limites da base de apoio (BDA); estado de equilíbrio.

Equipamento de adaptação Dispositivos ou equipamentos projetados e fabricados para melhorar o desempenho nas atividades da vida diária.

Equivalentes metabólicos (MET) Classificação do gasto energético para uma determinada atividade com base no consumo de oxigênio; um MET representa a necessidade de oxigênio sistêmica básica em repouso, de cerca de 3,5 mL O_2/kg/min.

Eritema Vermelhidão da pele decorrente da dilatação capilar. Em indivíduos de pele clara, terá aparência rosada a vermelho claro. Em indivíduos de pele escura, há intensificação da cor normal ou coloração púrpura.

Escala de avaliação de readaptação social de Holmes-Rahe Um dos instrumentos de avaliação mais conhecidos e amplamente utilizados que quantifica os efeitos das mudanças de vida sobre o estresse e a saúde.

Escala Hassles Instrumento que mede as demandas irritantes e frustrantes das tramas diárias vividas por um indivíduo.

Escala visual analógica ou linear Escala de mensuração em que uma linha reta horizontal ou vertical é rotulada com termos descritivos ou numéricos para ancorar os extremos da escala; o indivíduo é solicitado a realizar um traço cruzando a linha no ponto que representa a posição autorrelatada na escala.

Escara Tecido necrosado e morto liberado da superfície da pele, especialmente após uma queimadura; o material muitas vezes é duro ou em crostas.

Escarotomia Incisão médio-lateral da escara pós-queimadura utilizada para aliviar a pressão em um membro ou no tronco.

Esclerite Doença inflamatória associada à artrite reumatoide que afeta o revestimento externo branco do olho.

Esclerodermia Doença crônica de etiologia desconhecida que causa esclerose ou endurecimento da pele e outros órgãos internos.

Esclerose lateral amiotrófica (ELA) Doença degenerativa do sistema nervoso de causa desconhecida, que afeta neurônios motores superiores e inferiores; comumente conhecida como doença de Lou Gehrig.

Esclerose múltipla (EM) Doença crônica do sistema nervoso central caracterizada por inflamação, desmielinização seletiva e gliose de neurônios do encéfalo e da medula espinal. Resulta em perturbações na condução do impulso nervoso, causando sintomas de fraqueza, perda de coordenação, entorpecimento e distúrbios das funções visuais, intestinais, vesicais e sexuais.

Esclerótomo Tecido somático profundo como o osso subcondral, periósteo, cápsula articular, ligamentos, músculos, tendões e fáscia correspondentes aos segmentos espinais que fornecem sua inervação sensitiva.

Esfacelos Tecido morto ou necrótico separado do tecido vivo ou de uma ulceração.

Espasticidade Distúrbio motor caracterizado por aumento no tônus muscular dependente da velocidade, espasmos tendíneos exagerados e clônus; resultado de uma lesão de neurônio motor superior.

Especialista em arteterapia e expressões criativas Terapeuta com mestrado que usa uma modalidade artística, como arte, teatro, música ou dança para manter ou aumentar a capacidade funcional e bem-estar psicossocial dos pacientes. Eles são chamados de arteterapeutas, terapeutas do drama, musicoterapeutas e terapeutas da dança.

Especialistas em uso abusivo de substâncias Indivíduos treinados especificamente para trabalhar com pessoas com problemas de uso abusivo/dependência de substâncias. Muitos conselheiros em uso abusivo de substâncias estão, eles mesmos, em recuperação, aumentando assim a sua experiência e capacidade de ajudar os outros com os mesmos problemas, e muitos são Certified Alcohol and Substance Abuse Counselors (CASAC).

Especificidade Proporção de vezes que um teste identifica corretamente a anormalidade como ausente quando ela realmente está ausente.

Esquema Regra, conceito ou relação formada na base da experiência; a base da teoria esquemática do controle motor.

Esquema corporal Modelo postural que o indivíduo tem do próprio corpo, incluindo a relação das partes do corpo entre si e a relação do corpo com o ambiente.

Esquizofrenia Doença mental crônica grave que envolve alucinações, delírios, avolição (falta de desejo), afeto embotado e/ou alogia (restrições na produtividade e na fluência da fala e pensamentos) que resultam em uma diminuição progressiva no funcionamento global.

Estabilidade ou controle postural estático Refere-se à capacidade de manter uma postura com a orientação do centro de massa sobre a base de apoio e o corpo mantido estável (p. ex., permanecer sentado, ajoelhado ou em pé).

Estado minimamente consciente Condição de baixa estimulação em pacientes com traumatismo cranioencefálico grave. Há algumas evidências, embora mínimas, de consciência de si ou do ambiente. Comportamentos mediados cognitivamente ocorrem de maneira inconsistente e são reprodutíveis ou mantidos de modo que possam ser diferenciados de comportamentos reflexos.

Estado vegetativo persistente Condição clínica continuada e incessante de desconhecimento completo do ambiente acompanhada por ciclos de sono-vigília com preservação completa ou parcial das funções autônomas do hipotálamo e tronco encefálico. O paciente pode ter movimentos reflexos e os olhos podem estar abertos, mas não há consciência do ambiente ou da situação. A função cognitiva e a comunicação estão ausentes.

Estágio associativo Estágio intermediário dos três estágios de aprendizagem motora (propostos por Fitts) em que o estabelecimento de um padrão motor é conseguido por meio da prática continuada.

Estágio autônomo O último dos três estágios de aprendizagem motora (propostos por Fitts) caracterizado por um desempenho motor que, após prática considerável, é em grande parte automático.

Estágio cognitivo O primeiro dos três estágios da aprendizagem motora (propostos por Fitts) no qual o aprendiz desenvolve uma compreensão global da habilidade (mapa cognitivo); fortemente baseado em processos cognitivos e visuais.

Estereognosia Capacidade de reconhecer a forma dos objetos pelo toque.

Estertores Som de ronco decorrente de secreções na traqueia e grandes brônquios (adj. *estertoroso*).

Estimulação cerebral profunda (ECP) Implantação de eletrodos no cérebro, onde eles bloqueiam os sinais nervosos que causam sintomas; implanta-se um marca-passo no tórax; usada no tratamento da doença de Parkinson.

Estresse negativo ("*distress*") Termo que denota uma percepção ou resposta negativa a um estressor e este torna-se imobilizador (opressivo), iniciando uma resposta fisiológica de estresse simpático sobre o indivíduo. Ver também *reação ao estresse, estresse positivo*.

Estresse positivo (*eustress*) Termo que denota uma percepção ou resposta positiva a um estressor em que este é visto como, ou se torna um, energizante ou motivador, em vez de esmagador ou negativo.

Estridor Som musical agudo áspero que ocorre na obstrução das vias aéreas superiores causada pelo estreitamento da glote ou da traqueia (p. ex., estenose traqueal, presença de um objeto estranho).

Estruturas do corpo (OMS/CIF) Partes anatômicas do corpo, como órgãos, membros e seus componentes.

Estudo da velocidade de condução nervosa (VCN) Envolve a estimulação direta de nervos sensitivos ou motores para determinar a velocidade de condução de um impulso; utilizado para identificar um bloqueio ou ruptura na integridade do nervo.

Euforia Sensação exagerada de bem-estar, uma sensação de otimismo incongruente com a deficiência incapacitante do paciente.

Eupneia Respiração normal.

Exacerbação (recidiva) Agravamento agudo ou surto de sinais e sintomas neurológicos que perduram por mais de 24 horas, mas geralmente de duração maior; encontrada na esclerose múltipla.

Excisão primária Remoção cirúrgica do tecido necrosado.

Exercício Subcategoria de atividade física; consiste em atividades planejadas e estruturadas destinadas a melhorar ou manter um ou mais componentes da aptidão física.

Exercícios de exposição interoceptiva Instrumento de dessensibilização usado frequentemente para transtorno de estresse pós-traumático para ajudar o paciente a lidar com sensações fisiológicas desconfortáveis.

Exercícios de exposição situacionais Técnica de terapia cognitivo-comportamental de dessensibilização em que o paciente é lentamente exposto a atividades produtoras de ansiedade que antes eram evitadas. Esta técnica muitas vezes é utilizada no tratamento de transtornos de ansiedade, como o transtorno de estresse pós-traumático e fobias.

Exercícios de resistência Exercício em que uma contração muscular é contrária a uma força externa, a fim de aumentar a força ou resistência.

Exostose Esporão ou excrescência óssea de um osso.

Expansibilidade torácica Movimento torácico da expiração máxima à inspiração máxima, medida com a utilização de uma fita métrica colocada ao redor da base do tórax; a expansibilidade torácica normal é de cerca de 5,1 a 7,6 cm.

Exsudato Líquidos, células e outros materiais liberados pelas células ou vasos sanguíneos por meio de pequenos poros ou rupturas nas membranas celulares; geralmente tem um alto teor de proteínas séricas, células ou detritos sólidos (transpiração, pus, soro).

Exteroceptores Receptores sensitivos que fornecem informações do ambiente externo.

Extra-articular Que ocorre fora de uma articulação.

F

Fadiga Incapacidade de contrair repetidamente o músculo ao longo do tempo.

Fala escândida Padrão de fala que é lento e pode ser arrastado ou hesitante, com sílabas prolongadas e pausas inadequadas; a qualidade melódica da expressão é alterada.

Fármacos antirreumáticos modificadores da doença (FARMD) Classificação de antirreumáticos que podem alterar o curso da doença, em oposição a simplesmente tratar sintomas como a inflamação e a dor.

Fasciculações Potenciais espontâneos vistos na EMG em caso de irritação ou degeneração da célula do corno anterior, lesões nervosas periféricas crônicas, compressão de raiz nervosa e espasmos ou cãibras musculares.

Fase do reflexo vestíbulo-ocular Fase do RVO que representa a relação temporal entre o movimento da cabeça e o movimento dos olhos. De modo ideal, a posição dos olhos deve ocorrer em um ponto no tempo que é igual à posição da cabeça no sentido oposto.

Fator reumatoide (FR) Autoanticorpos que estão presentes no sangue de muitas pessoas com artrite reumatoide (imunoglobulinas); quando presente, sugere maior probabilidade de doença grave.

Fatores ambientais (OMS/CIF) Ambiente físico, social e atitudinal em que as pessoas vivem e conduzem suas vidas, incluindo as atitudes sociais, características arquitetônicas e estruturas legais e sociais.

Fatores contextuais (OMS/CIF) Representam o contexto todo da vida e situação de vida de um indivíduo e incluem o seguinte:

Fatores ambientais Componentes do ambiente físico, social e atitudinal em que as pessoas vivem e conduzem suas vidas, incluindo as atitudes sociais, características arquitetônicas e estruturas legais e sociais.

Fatores pessoais Características da vida de um indivíduo, incluindo gênero, idade, estilos de enfrentamento, aspecto social, escolaridade, profissão, experiências pregressas e atuais, padrão geral de comportamento, caráter e outros fatores que influenciam a maneira como a deficiência é experimentada por um indivíduo.

Fatores pessoais (OMS/CIF) Experiência de vida específica de um indivíduo, incluindo gênero, idade, estilos de enfrentamento, experiência social, escolaridade, profissão, experiências pregressas e atuais, padrão geral de comportamento, caráter e outros fatores que influenciam o modo como a deficiência é experimentada pelo indivíduo.

Faveolamento Termo radiológico usado para descrever a presença de muitos cistos pequenos, de paredes espessas, cheios de ar que resultam da fibrose pulmonar intersticial e remodelação tecidual.

Feedback Informação sobre a resposta sensorial produzida recebida durante ou depois do movimento; usado para monitorar o movimento produzido a fim de desenvolver ações corretivas; pode ser intrínseco ou aumentado.

Fenômeno de Raynaud Crises intermitentes de palidez ou cianose das pequenas artérias e arteríolas dos dedos, como resultado do fluxo sanguíneo arterial inadequado.

Fenômeno *lag* Descreve uma diferença substancial na amplitude de movimento passiva *versus* ativa, secundária a danos tendíneos ou fraqueza muscular.

Fenômeno *on-off* Flutuações abruptas e muitas vezes imprevisíveis no desempenho e resposta motores; comum na doença de Parkinson em caso de uso progressivo e prolongado de tratamento com L-dopa.

Fenômeno rebote Quando a resistência a uma contração isométrica é repentinamente removida, o segmento do corpo se move de forma forçada a uma curta distância na direção em que o esforço era focado antes de "dar um rebote" na direção oposta. A ausência dessa repressão de reflexo é associada à doença cerebelar.

Fibrina Proteína amarelo-esbranquiçada formada pela ação da trombina sobre o fibrinogênio.

Fibroblastos Células ou corpúsculos a partir dos quais o tecido conjuntivo é desenvolvido; produzem colágeno, elastina, proteínas e fibras reticulares.

Fibrose cística Doença autossômica recessiva potencialmente fatal que se manifesta em vários sistemas do corpo, incluindo os pulmões, o pâncreas, o sistema urogenital, o esqueleto e a pele. Causa doença pulmonar obstrutiva crônica (DPOC), infecções pulmonares frequentes, deficiência nas enzimas pancreáticas, osteoporose e uma concentração anormalmente elevada de eletrólitos no suor.

Fibrose Condição caracterizada por proliferação de tecido conjuntivo fibroso; espalha-se sobre ou substitui o músculo liso normal ou outro tecido normal do órgão.

Fingir estar enfermo Fingir uma doença ou sintomas, muitas vezes para apoiar reivindicações feitas em uma ação judicial.

Fístula Passagem tubular anormal de uma cavidade ou tubo normal a uma superfície livre ou outra cavidade.

Fístula perilinfática (FPL) Ruptura da janela da cóclea ou do vestíbulo, causando uma abertura entre a orelha média e interna.

Fixação visual Capacidade de manter o foco em um objeto conforme ele é afastado e aproximado dos olhos.

Fobia Medo implacável, irracional e intenso de um objeto ou situação específicos; associada a um desejo persistente de evitar o estímulo temido (fobia); pode interferir no funcionamento social.

Fonema Menor unidade fonética de um idioma que é capaz de transmitir uma distinção no significado, como "f" de *faca* e "v" de *vaca*.

Fonologia Estudo de como os sons são organizados e utilizados nas linguagens naturais.

Força de reação do solo (FRS) Forças verticais, anteroposteriores e mediais-laterais produzidas como resultado do contato do pé com a superfície de apoio; as forças são iguais em grandeza e de direção oposta à força aplicada pelo pé no solo.

Força muscular Força exercida por um músculo para superar uma resistência em um esforço máximo.

Fração de ejeção (FE) Relação entre o volume sistólico (VS) e o volume diastólico final do ventrículo esquerdo (VDFVE), de modo que FE = VS ÷ VDFVE. Esse valor representa a relação entre o volume de sangue ejetado pelo ventrículo esquerdo (VE) a cada contração e o volume de sangue recebido pelo VE após a diástole. A FE normal é de aproximadamente 55 a 75% (67% ± 8%) e é amplamente utilizada na prática clínica como um índice de contratilidade.

Função (APTA/*Guide to Physical Therapist Practice*) Atividades identificadas por um indivíduo como essenciais para apoiar o bem-estar físico, social e psicológico e criar um senso pessoal de vida significativa.

Função física (APTA/*Guide to Physical Therapist Practice*) Componente fundamental do *status* de saúde que descreve o estado das habilidades sensitivas e motoras necessárias para as atividades diárias habituais, incluindo o trabalho e a recreação.

Função psicológica Capacidade de usar recursos mentais e afetivos de modo eficaz em relação às necessidades de uma situação específica.

Função social Capacidade de interagir com sucesso com os outros no desempenho das funções e obrigações sociais; inclui interações, papéis e redes sociais.

Funções corporais (OMS/CIF) Funções fisiológicas dos sistemas corporais, incluindo as funções psicológicas.

Funções executivas (funções cognitivas superiores) Habilidades cognitivas que possibilitam que uma pessoa se envolva em comportamentos intencionais; incluem a volição, o planejamento, a ação intencional, o reconhecimento de erros, a resolução de problemas e o pensamento abstrato.

Fundo de conhecimento Teste de rastreamento do estado mental que utiliza questões relacionadas com o histórico de aprendizagem e experiências de vida do paciente.

G

Gangrena Morte ou necrose tecidual; geralmente decorrente de deficiência ou ausência de suprimento sanguíneo. Pode ser localizada ou envolver um membro ou órgão inteiro.

Ganho do reflexo vestíbulo-ocular Relação entre a velocidade dos olhos e a velocidade da cabeça.

Gliose Proliferação de tecido neuroglial dentro do sistema nervoso central que resulta em cicatrizes gliais (placas); encontrada na EM.

Grafestesia (identificação de figura traçada) Reconhecimento de números, letras ou símbolos traçados sobre a pele com a visão ocluída.

Grau de rampa Grau de inclinação ou declive de uma rampa; 1:12, ou 1 polegada de altura para cada 12 polegadas de comprimento de rampa.

H

Habilidade fragmentada Habilidade treinada ou aprendida que é adquirida de maneira inconsistente com as habilidades que o indivíduo já possui, ou incapaz de ser integrada a estas habilidades; não é facilmente generalizada para outros ambientes ou variações da mesma tarefa.

Habilidade motora (capacidade, aptidão) Traço ou característica relativamente estável que é determinada geneticamente ou desenvolvida durante o crescimento e maturação; em grande parte não modificável pela prática.

Habilidades abertas Habilidades que são desempenhadas em um ambiente cambiante, imprevisível.

Habilidades de enfrentamento Estratégias utilizadas para se adaptar e manejar as demandas e os papéis da vida, estresse, doença, invalidez ou outras mudanças de vida.

Habilidades fechadas Habilidades desempenhadas em um ambiente estável e previsível (fechado).

Hálux valgo Desvio anormal do hálux para longe da linha mediana do corpo, ou em direção aos outros artelhos.

Hemartrose Efusão sanguinolenta dentro de uma articulação.

Hematoma subdural Massa de sangue extravascular localizada abaixo da dura-máter do encéfalo.

Hemianopia (hemianopsia) Incapacidade de enxergar em uma metade do campo visual.

Hemibalismo Movimentos repentinos, espasmódicos, fortes em agitação de um lado do corpo.

Hemiespaço Metade do domínio espacial em torno do corpo.

Hemiparesia Fraqueza em um lado do corpo.

Hemiplegia Paralisia de um lado do corpo.

Hemograma completo (HC) Análise do sangue que inclui separar as contagens de eritrócitos e leucócitos.

Hemorragia cerebral (hemorragia espontânea não traumática) Normalmente ocorre em pequenos vasos sanguíneos enfraquecidos pela aterosclerose, produzindo um aneurisma.

Hemorragia intracerebral (HI) Ruptura de um vaso sanguíneo cerebral com subsequente sangramento no cérebro.

Hemorragia subaracnóidea Ruptura e hemorragia de um vaso sanguíneo cerebral para o espaço subaracnóideo; pode ocorrer espontaneamente, decorrente de um aneurisma ou má formação arteriovenosa, ou ser secundária a um trauma.

Hemostasia Interrupção na hemorragia.

Herniação do tronco encefálico Dano encefálico e deterioração neurológica secundários decorrentes de edema importante e pressão intracraniana elevada, que resultam em deslocamento contralateral e caudal das estruturas encefálicas.

Hiato auscultatório Período de silêncio durante a ausculta que ocorre ao se determinar a pressão arterial; pode ocorrer na presença de hipertensão ou estenose aórtica.

Hiper-reatividade Atividade aumentada ou excessiva de alguma célula, órgão, tecido ou organismo.

Hiper-reflexia Respostas reflexas aumentadas.

Hiperalgesia Sensibilidade excessiva à dor.

Hipercapnia Níveis aumentados de dióxido de carbono no sangue; causada pela ventilação inadequada ou grande desequilíbrio entre a ventilação e a perfusão do sangue.

Hipercinesia Termo geral usado para descrever a atividade muscular ou movimentos anormalmente aumentados; inquietação.

Hiperestesia Aumento da sensibilidade à estimulação, excluindo os sentidos especiais. A hiperestesia inclui tanto a alodinia como a hiperalgesia, mas os termos mais específicos devem ser usados sempre que forem aplicáveis.

Hiperexcitabilidade Resposta excessiva à estimulação sensorial; encontrada no traumatismo cranioencefálico, transtorno de estresse pós-traumático, abstinência de álcool e outras condições.

Hiperinsuflação Aumento anormal na quantidade de ar dentro do tórax no final de uma expiração tranquila.

Hipermetria Distância ou amplitude excessiva de um movimento; uma superestimação do movimento necessário para alcançar um objeto desejado.

Hipermobilidade Movimento articular excessivo.

Hiperpatia Síndrome dolorosa caracterizada por uma reação anormal a um estímulo doloroso, especialmente a estímulos repetitivos, bem como um aumento no limiar de dor.

Hiperqueratose Espessamento local hiperabundante de pele.

Hipertensão arterial Pressão arterial acima do normal; a pressão arterial sistólica (PAS) é sempre superior a 140 mmHg e/ou a pressão arterial diastólica (PAD) é igual ou superior a 90 mmHg.

Hipertonia Tônus muscular anormalmente aumentado.

Hiperventilação Velocidade e profundidade anormalmente rápidas da respiração.

Hipocapnia Nível anormalmente baixo de dióxido de carbono no sangue; associada à hiperventilação.

Hipocinesia Estado de diminuição na capacidade de se mover; diminuição global na reação motora a estímulos, dificuldade para iniciar movimentos e uma diminuição na quantidade total e amplitude dos movimentos.

Hipometria Encurtamento na distância ou amplitude de um movimento; subestimação do movimento necessário para alcançar um objeto desejado.

Hipomimia Redução nos movimentos e expressividade da face.

Hipomobilidade Restrição do movimento articular.

Hipotensão Pressão arterial anormalmente baixa não adequada para perfusão e oxigenação normais dos tecidos.

Hipotensão ortostática Queda repentina da pressão arterial com o movimento para uma posição vertical depois de se levantar de uma cama ou cadeira.

Hipotermia Temperatura corporal central inferior a 35°C.

Hipotonia Tônus muscular reduzido abaixo dos níveis de repouso normais.

Hipoventilação Diminuição na frequência e profundidade da respiração.

Hipovolemia Volume anormalmente baixo de sangue circulante no corpo.

Hipoxemia Diminuição na concentração de oxigênio no sangue arterial; medida pelos valores de pressão parcial de oxigênio no sangue arterial.

Hipóxia Deficiência de oxigênio nos tecidos do corpo.

Holística Abordagem de tratamento que valoriza as dimensões multifacetadas da vida do paciente, incluindo papéis sociais, cultura, religião, gênero, idade, comunidade, etnia, personalidade, apoio social e qualquer outra coisa que tenha influenciado ou influencie no momento o paciente.

Hostilidade exteriorizada Colocar a culpa em situações externas ou pessoas, em vez de assumir a responsabilidade por suas próprias situações desagradáveis indesejáveis.

I

Iatrogênica Qualquer lesão ou doença que ocorra como resultado de um tratamento clínico ou cirúrgico.

Imagem corporal Imagem visual e mental que o indivíduo tem do próprio corpo, incluindo sentimentos em relação ao corpo, especialmente quanto à saúde e à doença.

Imaginação guiada Visualizar uma cena ou ensaiar mentalmente um roteiro com uma finalidade específica, como promover o relaxamento.

Incapacidade (OMS/CIF) Engloba a disfunção em um ou mais dos seguintes níveis: deficiência, limitações nas atividades e restrições na participação.

Inclinação da cabeça Termo utilizado para indicar a flexão lateral estática do pescoço; pode indicar uma disfunção utricular.

Inclinômetro Aparelho que usa o efeito da gravidade sobre ponteiros ou níveis de líquido para medir a posição e o movimento articulares.

Índice cardíaco (IC) Débito cardíaco (DC) em relação à área de superfície corporal (ASC), expresso em metros, de modo que IC = DC/ASC.

Índice de massa corporal (IMC) Índice usado para controlar a altura e o peso; determinado dividindo-se o peso corporal pela altura em pé ao quadrado.

Índice tornozelo-braquial (ITB) Teste concebido para avaliar o sistema vascular; a pressão arterial no membro inferior é dividida pela pressão arterial no membro superior, calculando-se uma relação ou índice. Podem-se examinar também pressões segmentares para determinar diferenças na pressão e o nível de fluxo vascular.

Infarto cerebral Isquemia e necrose de uma área do encéfalo após uma redução no fluxo sanguíneo que cai abaixo do nível crítico necessário à sobrevivência das células.

Infarto do miocárdio (IM) Morte de células do miocárdio como resultado da oclusão da artéria coronária.

Infarto lacunar *Ver* **Acidente vascular encefálico**.

Instabilidade do olhar Distúrbio do movimento conjugado dos olhos em que o olhar é desviado ou instável. Os pacientes com instabilidade do olhar têm dificuldade em manter o foco visual durante a movimentação da cabeça.

Insuficiência cardíaca compensada Insuficiência cardíaca congestiva em que os sintomas do paciente podem ser aliviados por intervenções médicas.

Insuficiência cardíaca congestiva (ICC) Insuficiência cardíaca acompanhada por sinais e sintomas de edema (ou seja, congestão pulmonar e/ou periférica).

Insuficiência cardíaca Incapacidade do coração de fazer o sangue circular de maneira eficaz a fim de atender às necessidades metabólicas do corpo; causada por um prejuízo no funcionamento ventricular, assim como uma disfunção de outros órgãos, incluindo os pulmões, os rins e o fígado.

Insuficiência cardíaca direita (ICD) Ocorre com a insuficiência do ventrículo direito (VD) em manter o débito do ventrículo direito; leva a um refluxo de líquido para o átrio direito (AD) e vasos venosos, produzindo sinais periféricos indicativos de distensão venosa jugular e edema periférico.

Insuficiência cardíaca esquerda (ICE) Ocorre com a insuficiência do ventrículo esquerdo (VE) em manter o débito do ventrículo esquerdo; leva a um refluxo de líquido para dentro do átrio esquerdo (AE) e pulmões, produzindo sinais pulmonares indicativos de falta de ar (FDA) e tosse.

Insuficiência venosa crônica Insuficiência venosa que persiste durante um período prolongado.

Insuficiência vertebrobasilar (IVB) Isquemia na área de junção entre as artérias vertebral e basilar.

Integração comunitária Introdução ou reintrodução de uma pessoa a uma comunidade.

Integração sensitiva Capacidade do encéfalo de processar e organizar informações díspares dos diferentes sentidos e desenvolver percepções significativas para orientar respostas adaptativas (cognitivas ou motoras).

Intervalo de retenção Intervalo de nenhuma prática entre o fim da aprendizagem original e o teste de retenção.

Intervenção (APTA/*Guide to Physical Therapist Practice*) Interação propositada do fisioterapeuta com o paciente e, quando oportuno, com outros indivíduos envolvidos no cuidado do paciente, usando vários procedimentos e técnicas de fisioterapia para produzir mudanças na condição.

Intervenção compensatória (treinamento) Tratamento voltado à melhora no estado do paciente em termos de deficiências, limitações nas atividades, restrições na participação e recuperação da função; voltada para realizar o padrão de movimento ou tarefa de uma maneira que seja diferente do método utilizado antes da lesão. Inclui o uso de equipamentos de adaptação e tecnologias para realizar a tarefa.

Intervenção restauradora Tratamento voltado para remediar ou melhorar o estado do paciente em termos de deficiências, limitações nas atividades, restrições na participação e recuperação da função; voltada para realizar o padrão de movimento ou tarefa da mesma maneira como era realizado pré-morbidamente.

Invalidez Interação/relação complexa entre uma condição de saúde e fatores contextuais (i. e., fatores ambientais e pessoais).

Isquemia Deficiência temporária no suprimento de sangue oxigenado a um órgão ou tecido.

J

Joanete Desvio lateral do hálux; hálux valgo.

Joelho valgo Deformidade na qual o membro inferior se curva para dentro, com os joelhos aproximando-se um do outro; *genu valgum*.

Joelho varo Deformidade na qual o membro inferior se curva para fora, com os joelhos afastando-se um do outro; *genu varum*, pernas arqueadas.

L

Largura do passo (marcha) Largura da base de marcha (base de apoio), medida como a distância linear (no plano frontal) entre um pé e o pé oposto; medida em centímetros ou metros.

Lateropulsão Tendência a cair para um lado.

Lesão axonal difusa (LAD) Mecanismo de lesão predominante na maior parte dos indivíduos com traumatismo cranioencefálico (TCE) moderado a grave. O mecanismo da LAD é microscópico; as forças de aceleração/desaceleração causam o rompimento de neurofilamentos dentro do axônio que leva à degeneração axonal.

Lesão incompleta (LM) Lesão medular com preservação da função motora e/ou sensitiva abaixo do nível neurológico, incluindo uma função sensitiva e/ou motora em S4 e S5.

Lesão medular completa (ASIA A) Ausência de função sensitiva ou motora nos segmentos sacrais inferiores (S4 e S5).

Lesão musculoesquelética Lesão ao sistema muscular ou ósseo que afeta o movimento.

Fase aguda Primeiras 48 a 72 horas após o início da lesão; geralmente caracterizada por inflamação dos tecidos associada à hiperemia.

Fase crônica Intervalo de tempo além de 3 a 6 meses após o início de uma condição; caracterizada pela tentativa do corpo de reparo tecidual.

Fase subaguda Período entre as fases aguda e crônica de uma condição; considera-se que começa 72 horas após a lesão e perdura por 3 a 6 meses.

Lesão por explosão Quando um dispositivo explosivo detona, produz uma onda de choque transitória, que pode causar um traumatismo cranioencefálico (TCE).

Lesão por inalação Lesão aos pulmões decorrente da inspiração de gases quentes e/ou tóxicos; associada a incêndios em um espaço fechado.

Lesão vestibular central Lesão nos núcleos ou vias vestibulares que levam *inputs* aferentes vestibulares ao lobo parieto-insular do córtex.

Lesão vestibular periférica Lesão do órgão vestibular periférico ou VIII nervo craniano.

Léxico Vocabulário de um idioma, um falante individual ou um grupo de falantes, ou um indivíduo.

Limitação funcional (APTA/*Guide to Physical Therapist Practice*) Restrição na capacidade de atuar como uma pessoa completa, desempenhar uma ação física, tarefa ou atividade de uma maneira eficiente, conforme o esperado, ou de forma competente.

Limitações nas atividades (OMS/CIF) Dificuldades que um indivíduo pode ter na execução de atividades.

Limites de estabilidade (LDE) Distância máxima que um indivíduo é capaz ou está disposto a se inclinar em qualquer direção, sem perder o equilíbrio nem alterar a base de apoio (BDA); o ponto médio do limite de estabilidade é o alinhamento centrado (alinhamento do centro de massa [CDM]).

Linfedema Acúmulo anormal de líquido tecidual nos espaços intersticiais produzido por uma alteração na absorção normal do líquido tecidual pelos vasos linfáticos ou pela produção excessiva de líquido tecidual causada pela obstrução venosa que aumenta a pressão capilar do sangue; pode ser primária (congênita) ou secundária (seguinte à remoção cirúrgica dos canais linfáticos).

Linfedema primário Linfedema causado por uma condição que é congênita ou hereditária com anormalidades na formação de linfonodos ou vasos linfáticos.

Linfedema secundário Linfedema causado pela lesão a um ou mais componentes do sistema linfático; uma parte do sistema linfático foi bloqueada, dissecada, fibrosada ou foi danificada ou alterada de alguma outra maneira.

Linfocintilografia Teste realizado com utilização de corante e uma câmara especializada e computador para visualizar uma variedade de funções do sistema linfático.

Linforreia Fluxo de linfa dos vasos linfáticos rompidos para a superfície da pele.

Linguagem pragmática Refere-se ao componente da comunicação que vai além da linguagem em termos de significado isolado das palavras e gramática; sistema de regras que governa o uso adequado da linguagem para o contexto comunicativo, especialmente em situações interpessoais.

Lipodermatoesclerose Substituição progressiva da pele, tecido conjuntivo subcutâneo e tecido adiposo por tecido fibroso (esclerose). Pode ocorrer como resultado da falha da bomba da panturrilha na insuficiência venosa crônica, e como resultado da inflamação ou edema de longa data no linfedema.

Local doador Local do qual é retirado um enxerto de pele.

Lócus de controle Crença sobre a capacidade de controlar as condições e eventos da vida.

Luto Estado psicológico de angústia ou tristeza associado a uma perda significativa.

M

Maceração Processo de amolecimento de um item sólido (pele) saturando-o com líquido ou drenagem.

Maços/ano (tabagismo) Quantidade de maços de cigarro fumados por dia vezes a quantidade de anos de tabagismo.

Make test **(teste de resistência ativa)** Método de aplicação de resistência durante o teste manual de força muscular no qual o paciente se move ao longo de um arco de movimento contra a resistência do fisioterapeuta. Na dinamometria manual, o termo também tem sido usado para indicar o desempenho pelo paciente de uma contração isométrica máxima contra a resistência do fisioterapeuta.

Malformação arteriovenosa (MAV) Anormalidade no desenvolvimento embrionário que leva a um entrelaçamento de artérias e veias emaranhadas (geralmente sem um leito capilar interveniente); a ruptura produz hemorragia.

Manobra de Dix-Hallpike Teste posicional utilizado para reproduzir sintomas de vertigem e nistagmo e diagnosticar a vertigem posicional benigna.

Manobra de Valsalva Tentativa de realizar uma expiração forçada contra a glote, nariz e boca fechados, causando aumento da pressão intratorácica, redução no pulso, diminuição no retorno venoso ao coração e aumento na pressão venosa.

Mão de binóculo (deformidade do tipo mutilante) Deformidade da mão encontrada na artrite de absorção crônica; os dedos e o punho são encurtados, com absorção óssea e projeções de pele nas dobras sobre as articulações, criando a aparência de que as falanges são retraídas telescopicamente uma na outra.

Marcha festinante Marcha caracterizada por um aumento progressivo na velocidade com um encurtamento do passo; comum na doença de Parkinson.

Mecanismo de defesa Meio psicológico de lidar com conflitos ou com a ansiedade; exemplos incluem a negação, a sublimação, a repressão, a racionalização, a conversão e a dissociação.

Mecanismo de empurrar-puxar Termo útil para descrever como o encéfalo percebe a direção da rotação por meio da comparação de *inputs* excitatórios e inibitórios de cada sistema vestibular.

Medida de intervalo Utiliza um sistema de classificação em que os valores são separados por intervalos iguais, mas não tem um zero real.

Medida de razão Esquema de classificação em que os valores são separados por intervalos iguais e têm um zero verdadeiro.

Medida nominal Utiliza um sistema de classificação baseado em categorias sem ordem ou grau, o mais simples dos quais são conjuntos de respostas dicotômicas como "presente/ausente" e "sim/não"; pode também ter mais de duas categorias.

Medida ordinal Utiliza um esquema de classificação que gradua as observações em termos da relação entre os itens (p. ex., menos do que, igual a, ou mais do que).

Medida resumo (aditiva) Abordagem para classificar uma série específica de habilidades por meio da atribuição de pontos a cada tarefa ou atividade; totaliza a pontuação como uma porcentagem de 100 ou como uma fração.

Membro residual Parte do membro que permanece após a amputação.

Memória Processo mental que possibilita a retenção e recordação de experiências, percepções, conhecimentos ou pensamentos pregressos.

Memória de curto prazo (memória recente) Capacidade de se lembrar dos eventos atuais do dia a dia, aprender novas informações e recuperar informações após um intervalo de minutos, horas ou dias.

Memória de longo prazo Recordação de experiências e informações antigas adquiridas ao longo de um período de anos do passado distante.

Memória motora (de procedimento) Memória para o movimento ou informações motoras.

Metatarsalgia Dor ardente em cãibras abaixo e entre os ossos metatarsais.

Micção Eliminação de urina.

Micrografia Letra anormalmente pequena que é difícil de ler; comumente vista na doença de Parkinson.

Miodese Suturar o músculo ao osso.

Miopatia Doença primária do músculo; pode ser congênita ou adquirida.

Mioplastia Cirurgia plástica dos músculos.

Miosite Inflamação do tecido muscular; muitas vezes produz dor, rigidez e fraqueza.

Mixoide Que contém ou se assemelha a muco.

Mobilidade transicional Refere-se às habilidades que possibilitam o movimento de uma postura para outra (p. ex., de decúbito dorsal para sentado, de sentado para em pé).

Mobilização articular Técnicas terapêuticas passivas aplicadas especificamente a estruturas articulares que utilizam movimentos artrocinemáticos para aumentar ou manter o jogo articular e a amplitude de movimento ou para tratar a dor.

Modelo biomédico Modelo conceitual de saúde e doença que se baseia em fatores biológicos.

Modelo biopsicossocial Modelo de doença que usa uma abordagem combinada de incorporação de domínios biológicos/fisiológicos, psicológicos e sociais.

Momento de torque Força que produz rotação; força multiplicada pela distância perpendicular desde o eixo de rotação.

Motivação Estado interno que tende a afetar ou estimular o comportamento e dirigir um indivíduo a um objetivo.

Movimento guiado Envolve ajudar física ou verbalmente o aprendiz na tarefa ou atividade a ser aprendida; os comportamentos são limitados ou controlados de modo a evitar erros.

Movimentos acessórios (jogo articular) Movimentos entre superfícies articulares adjacentes que ocorrem quando um osso se move em uma amplitude de movimento. Esses movimentos não estão sob controle voluntário e incluem deslizamentos, distrações, compressões, rolamentos e giros.

Movimentos de jogo articular (acessórios) Movimentos que ocorrem entre as superfícies articulares que acompanham os movimentos osteocinemáticos, mas não estão sob controle voluntário; incluem deslizamentos, distrações, compressões, rolamentos e movimentos em pivô. O jogo articular também pode se referir à distensibilidade da cápsula e ligamentos articulares que possibilitam que o movimento articular ocorra.

Movimentos sacádicos Movimentos rápidos e involuntários dos olhos.

Mudança mínima detectável (MMD) Menor quantidade de mudança de uma medida que excede o erro de mensuração do instrumento.

Murmúrio Som anormal ao auscultar o coração ou grandes vasos sanguíneos vizinhos.

Murmúrio vesicular Intensidade normal de um som respiratório ouvido durante a ausculta dos pulmões.

Mutismo Incapacidade ou falta de vontade de falar.

N

Necessidades psicológicas Exigências emocionais que diferem entre os indivíduos, mas podem incluir o amor, a atenção, a paz de espírito, a nutrição, sentir-se seguro e o apoio social.

Necrose Morte de células, tecidos ou órgãos.

Negação Recusa em reconhecer a verdade ou realidade de uma situação; mecanismo de defesa usado para aliviar a ansiedade e a dor associadas à limitação funcional ou incapacidade; remove a realidade da percepção consciente.

Negligência unilateral Incapacidade de registrar e integrar estímulos visuais e percepções de um lado do ambiente (usualmente o esquerdo), que não são atribuíveis a problemas de origem sensitiva. Como resultado, o paciente ignora os estímulos que ocorrem naquele lado do espaço pessoal.

Neurapraxia Impedimento temporário na condução nervosa normalmente causado por compressão ou bloqueio local de um nervo periférico, como na síndrome do túnel do carpo.

Neuroma Tumor benigno composto em grande parte por neurônios e fibras nervosas que usualmente emergem do tecido nervoso; associado a dor que irradia ao longo do nervo periférico.

Neuromatrix da dor Complexa rede de ligações sinápticas dentro do sistema nervoso central, inicialmente determinada pela genética, mas modificada por *inputs* psicológicos e sensitivos tanto antes quanto durante a experiência de dor.

Neurônio motor inferior Neurônio motor periférico que se origina nos cornos ventrais da substância cinzenta da medula espinal e termina nos músculos esqueléticos.

Neurônios motores superiores (NMS) Neurônios do sistema nervoso central que dão origem às vias motoras descendentes.

Neuropatia Qualquer doença de nervos; caracterizada por inflamação ou degeneração.

Polineuropatia Afeta diversos nervos e normalmente resulta em alterações sensitivas, fraqueza distal e hiporreflexia (p. ex., polineuropatia diabética).

Neuropatia periférica Doença dos nervos periféricos; caracterizada por fraqueza muscular, parestesia, reflexos prejudicados e sintomas autônomos.

Neuroplasticidade Capacidade do sistema nervoso de se adaptar a um trauma ou doença; capacidade das células nervosas de alterar a sua estrutura e função em resposta a fatores internos e externos.

Neurotmese Lesão nervosa com perda total da função do nervo e interrupção do tubo neural.

Neutrófilos Tipo comum de linfócito que compõe cerca de 50 a 75% de todos os linfócitos do sangue; essas células aumentam em quantidade em resposta à infecção.

Nistagmo Movimentos rítmicos ou cíclicos involuntários dos olhos em qualquer direção. Se decorrentes de assimetrias vestibulares, têm componentes de batimento rápido e lento em sentidos opostos claramente definidos.

Nistagmo pendular Nistagmo caracterizado pelo movimento que é aproximadamente igual em ambos os sentidos.

Nistagmo de posicionamento Nistagmo induzido pela mudança na posição da cabeça.

Nistagmo espontâneo Nistagmo que está presente quando a cabeça está imóvel. Muitas vezes decorrente da doença vestibular aguda; geralmente se resolve dentro de 7 dias.

Nistagmo induzido pela agitação da cabeça (NAC) Teste utilizado para discernir a assimetria dos *inputs* vestibulares periféricos aos neurônios vestibulares centrais.

Nível motor Na lesão medular, o segmento mais caudal da medula espinal com função motora normal bilateralmente.

Nível neurológico Na lesão medular, o nível mais caudal da medula espinal com função motora e sensitiva normais nos lados esquerdo e direito do corpo.

Nível sensitivo (LM) Na lesão medular, o segmento mais caudal da medula espinal com função sensitiva normal, bilateralmente.

Nocebo (efeito nocebo) O oposto de um placebo ou efeito placebo. O nocebo é um tratamento ou evento inerte que aumenta os sintomas porque o paciente acredita que ele irá fazê-lo. A expectativa da dor pode resultar tanto em aumento na dor a estímulos dolorosos como em alodinia, a dor decorrente de um estímulo normalmente não doloroso.

Nódulo de Bouchard Alargamento ósseo da articulação interfalângica proximal (IFP) de um dedo; comumente associado à osteoartrite.

Nódulo de Heberden Alargamento ósseo da articulação distal de um dedo (IFD) comumente presente na osteoartrite.

Nutricionista Profissional treinado para orientar e oferecer uma dieta adequada ao paciente com base em suas necessidades individuais, e orientá-lo sobre os benefícios de uma boa alimentação.

O

Objetivos (antecipados) Resultados pretendidos no manejo do paciente; mudanças nas deficiências, limitações nas atividades e restrições na participação, juntamente com a promoção da saúde, redução de riscos e prevenção, bem-estar e aptidão física, bem como otimização da satisfação do paciente que são esperados como resultado da implementação do plano de cuidados. Os objetivos definem as etapas intermédias que são necessárias para alcançar os desfechos esperados, devem ser mensuráveis e ter delimitação de tempo.

Olhar Estado contemplativo em uma direção; o olhar direcional é determinado pelo controle de diferentes combinações de contrações dos músculos extraoculares.

Ondas agudas positivas Picos de EMG bifásicos espontâneos com uma deflexão inicial positiva acentuada (abaixo da linha de base), seguida por uma fase lenta negativa; normalmente indicativa de distúrbios do neurônio motor, denervações ou miopatias.

Órgãos otolíticos Órgãos vestibulares que detectam a aceleração linear.

Orientação Capacidade de compreender e se ajustar dentro de um ambiente desconhecido quanto à conscientização em relação a tempo, pessoa e lugar.

Orientação postural Controle pelos músculos esqueléticos das posições relativas das partes do corpo entre si e com a gravidade; capacidade de manter relações normais de alinhamento entre os vários segmentos do corpo e entre o corpo e o ambiente.

Orientações em saúde Componente da promoção à saúde; envolve qualquer combinação de experiências de aprendizado destinadas a incentivar, auxiliar e apoiar os indivíduos a participar voluntariamente em comportamentos que promovam a saúde.

Ortopneia Dificuldade respiratória que ocorre quando deitado e melhora quando se passa para sentado ou em pé.

Oscilopsia Percepção subjetiva de que objetos estacionários no ambiente visual estão balançando ou se movendo.

Ossificação heterotópica Crescimento ósseo anormal no músculo ou em outro tecido conjuntivo; pode restringir a amplitude de movimento e levar ao comprometimento da função; também conhecida como formação óssea ectópica.

Osteoartrite (OA) (doença articular degenerativa [DAD]) Doença da cartilagem caracterizada por alterações degenerativas e/ou hipertróficas no osso e cartilagem em uma ou mais articulações, que leva, por fim, a destruição, dor, inchaço e rigidez articulares.

Osteocinemática Movimentos angulares amplos dos ossos em torno de um eixo articular, como flexão, extensão, abdução, adução ou rotação.

Osteófitos Crescimento ósseo patológico geralmente a partir da margem articular.

Osteomielite Inflamação da medula óssea e osso adjacente, causada por um organismo patogênico.

Osteoporose Condição caracterizada pela diminuição na massa óssea com redução na densidade e ampliação dos espaços ósseos, o que produz ossos porosos e quebradiços.

Osteotomia Excisão cirúrgica de um osso geralmente realizada para corrigir uma deformidade.

Ototoxicidade Toxicidade do VIII nervo craniano ou do sistema vestibular; causada por determinados antibióticos (aminoglicosídeos [gentamicina, estreptomicina]).

P

Padrão capsular Padrão característico de movimento osteocinemático passivo restrito, geralmente envolve mais de um movimento de uma articulação, o que indica inflamação das articulações intra-articulares ou fibrose capsular.

Padrão não capsular Restrição do movimento osteocinemático passivo; não é consistente com a restrição proporcional de um padrão capsular; indica uma causa que não uma inflamação intra-articular ou fibrose capsular.

Padrão-ouro Medida aceita e precisa de um fenômeno específico que pode servir como o padrão normativo para outras medidas.

Padrões de pensamento não adaptativos Pensamentos repetitivos que inibem uma vida feliz, produtiva.

Palidez Desbotamento ou ausência de cor na pele.

Pannus Tecido de granulação inflamatório observado na artrite reumatoide que se espalha a partir da membrana sinovial e invade a articulação, e leva, por fim, à anquilose.

Papéis de vida Áreas de responsabilidade na vida de uma pessoa, como pai, trabalhador, estudante, membro da comunidade ou atleta.

Papel Conjunto específico de comportamentos e expectativas ligados a cada relação distinta e identificada com outra pessoa ou pessoas (p. ex., pai, professor, profissional da saúde).

Papiloma Tumor epitelial de pele que consiste em papilas hipertrofiadas recobertas por uma camada de epitélio. As verrugas e os pólipos são exemplos de papilomas.

Pápulas Áreas de pele avermelhadas elevadas.

Paraplegia Paralisia completa da totalidade ou de parte do tronco e ambos os membros inferiores.

Parestesia Sensação anormal, espontânea ou evocada.

Parte subordinada Elemento do movimento sem o qual a tarefa não pode prosseguir com segurança ou eficiência.

Participação (OMS/CIF) Envolvimento em uma situação de vida.

Pé equino Deformidade do pé em que o calcanhar é elevado e o pé é mantido em flexão plantar.

Pé plano Deformidade do pé em que o arco longitudinal é achatado; pé chato.

Pé valgo Deformidade do pé em que o calcanhar e o pé estão voltados para fora.

Pé varo Deformidade do pé em que o calcanhar e o pé estão voltados para dentro.

Pensamento bloqueado Sintoma, geralmente da esquizofrenia, em que a mente fica em branco. Um episódio pode durar alguns segundos ou ser uma condição crônica.

Percepção Processo de seleção, integração e interpretação de estímulos do próprio corpo do indivíduo e do ambiente circundante.

Percepção subjetiva de esforço (Escala de esforço percebido [EEP] de Borg) Escala subjetiva que possibilita que um indivíduo estime o esforço e empenho, a falta de ar e a fadiga durante o trabalho físico; a escala original com 15 graus, com graus que variam de 6 (nenhum esforço) a 20 (esforço máximo), foi desenvolvida por Gunnar Borg.

Percussão terapêutica (técnica respiratória) Procedimento utilizado em associação à drenagem postural pulmonar para soltar secreções das paredes brônquicas; o fisioterapeuta dispõe as mãos em concha para percutir a parede torácica.

Perfusão Fluxo sanguíneo para um tecido de um órgão.

Perseguição ocular Capacidade dos olhos de seguir um objeto em movimento.

Perseguição suave Movimento volitivo dos olhos usado para seguir um alvo em movimento; mais eficaz para alvos com velocidades inferiores a 60°/segundo.

Perseveração Repetição anormal compulsiva e inadequada de palavras ou comportamentos; observada em pacientes com doenças dos lobos frontais do cérebro ou esquizofrenia.

Pirexia Aumento da temperatura corporal; febre.

Pirogênicos Substâncias produtoras de febre.

Pivô Rotação de uma superfície em torno de um eixo fixo; o mesmo ponto sobre a superfície em movimento cria um arco de um círculo conforme a superfície se move.

Placebo (efeito placebo) Um placebo é um tratamento inerte, como um comprimido de açúcar ou tratamento falso, que é benéfico porque o paciente acredita que ele será benéfico.

Planejamento motor Preparação ao movimento que inclui quando, onde e como iniciar o movimento.

Plano de cuidados (PDC) (APTA/*Guide to Physical Therapist Practice*) Esboço do manejo previsto para o paciente, incluindo os objetivos previstos e desfechos esperados; nível previsto de melhora ideal; intervenções específicas a serem utilizadas; duração e frequência das intervenções propostas; e planos de alta antecipados.

Plano motor Ideia ou plano para o movimento intencional composto por programas motores componentes; programa motor complexo.

Plataformas de força Transdutores de carga capazes de medir as forças de reação do solo e o centro de pressão.

Poliartrite Artrite que envolve duas ou mais articulações.

Policitemia Quantidade maior do que o normal de eritrócitos circulantes.

Polietileno Material termoplástico utilizado para a confecção de soquetes protéticos flexíveis; o plástico torna-se maleável quando aquecido, o que possibilita que o seu contorno seja alterado.

Pontos de virada Importantes experiências e realizações que possibilitam que as pessoas encontrem uma nova direção, propósito ou significado na vida.

Posição no prejuízo espacial Incapacidade de perceber e interpretar conceitos espaciais, como para cima, para baixo, sob, sobre, dentro, fora, na frente e atrás.

Potência muscular Trabalho produzido por unidade de tempo ou o produto da força pela velocidade.

Potenciais de fibrilação Picos de EMG pequenos, espontâneos e bifásicos, classicamente indicativos de distúrbios dos neurônios motores inferiores ou miopatias, que ocorrem com um músculo em repouso.

Potenciais polifásicos Potenciais de unidade motora com mais de três fases, normalmente vistos com contração ativa nas miopatias ou com a reinervação.

Potencial de ação de unidade motora (PAUM) A despolarização do nervo motor produz uma atividade elétrica que é registrada e exibida graficamente como o PAUM; caracterizado por sua amplitude, duração e forma.

Prática baseada em evidências (PBE) Integração das melhores evidências de pesquisa à experiência clínica e aos valores e circunstâncias únicos do paciente.

Pré-balanço (marcha) Fase durante a qual o peso corporal é rapidamente retirado do membro de apoio e descarregado sobre o membro contralateral, que acaba de fazer contato com o solo; período de duplo apoio.

Pré-mórbido Que ocorreu antes de o paciente ficar enfermo ou ferido.

Precauções-padrão Diretrizes recomendadas pelo Centers for Disease Control and Prevention (CDC) para reduzir o risco de transmissão de patógenos sanguíneos e outros patógenos nos hospitais. Essas precauções sintetizam as principais características das precauções universais destinadas a reduzir o risco de transmissão de agentes patogênicos transmitidos pelo sangue (p. ex., lavar as mãos e usar equipamentos de proteção individual) e medidas de isolamento de substâncias corporais destinadas a reduzir o risco de patógenos de substâncias úmidas do corpo e aplicá-las a todos os pacientes atendidos em hospitais independentemente do seu diagnóstico ou estado de infecção presumido. As precauções-padrão aplicam-se a (1) sangue; (2) todos os fluidos corporais, secreções e excreções exceto o suor, independentemente de eles conterem ou não sangue; (3) pele rompida; e (4) mucosas.

Pressão Calculada como a força por unidade de área; geralmente expressa em N/cm^2 ou kPa.

Pressão arterial Quantidade de pressão no interior das artérias em todo o ciclo cardíaco; produto do CO_2 pela resistência vascular periférica.

Pressão diastólica Pressão do sangue durante o relaxamento (diástole) e enchimento dos ventrículos; em indivíduos saudáveis normalmente é de cerca de 60 a 79 mmHg.

Pressão sistólica Pressão do sangue durante a contração (sístole) dos ventrículos; em indivíduos saudáveis normalmente é de cerca de 100 a 119 mmHg.

Pressão de pulso Diferença entre a pressão arterial diastólica e sistólica.

Pressão intracraniana (PIC) Medida da pressão dentro do crânio; a PIC normal é de 5 a 10 mmHg.

Prevenção (APTA/*Guide to Physical Therapist Practice*) Atividades direcionadas a (1) alcançar e restaurar a capacidade funcional ideal; (2) minimizar deficiências, limitações nas atividades e restrições na participação; (3) manter a saúde; e (4) produzir adaptações ambientais adequadas para melhorar a função independente.

Prevenção primária Prevenção de doença em uma população suscetível ou potencialmente suscetível por meio de medidas específicas.

Prevenção secundária Esforços para diminuir a duração da doença, a gravidade das doenças e sequelas por meio do diagnóstico precoce e intervenção imediata.

Prevenção terciária Esforços para limitar o grau de deficiência e promover a reabilitação e restauração da função em pacientes com doenças crônicas e irreversíveis.

Prognóstico Nível ideal previsto de melhora na função e quantidade de tempo necessário para chegar a esse nível.

Programa de manutenção funcional Programa de reabilitação concebido para controlar os efeitos da doença progressiva; inclui estratégias para prevenir ou desacelerar o declínio da função e promover o exercício regular, a boa saúde e as habilidades de autocuidado.

Programa motor Representação abstrata que, quando iniciada, resulta na produção de uma sequência de movimentos coordenados.

Programas de diagnóstico duplo Intervenções de tratamento de longo prazo projetadas para pessoas com coocorrência de uso abusivo de substâncias e doença mental; o foco está em ajudar o indivíduo a tornar-se sóbrio, permanecer abstinente e controlar os sintomas psiquiátricos; normalmente prestado em centros de tratamento especializados.

Promoção à saúde Qualquer combinação planejada de intervenções educativas, normativas, sociais e políticas destinadas a apoiar a saúde de indivíduos ou comunidades.

Propriocepção Conscientização quanto ao senso de posição e postura.

Propriocepção visual Detecção da orientação relativa das partes do corpo e orientação do corpo no espaço pelo sistema visual; fornece uma base para o controle do movimento.

Proprioceptores Receptores sensoriais que respondem a pressão, posição ou estiramento; encontrados em músculos, tendões, ligamentos, articulações e fáscias.

Prosopagnosia Incapacidade de reconhecer faces ou outros estímulos visuais como familiares e distintos uns dos outros.

Proteína C-reativa (PCR) Proteína produzida pelo fígado e encontrada no sangue; utilizada como medida da atividade da doença (resposta imune).

Prótese pós-operatória imediata (PPOI) Após amputação de membro inferior, ajustar imediatamente o membro residual com um soquete de prótese moldado sobre o curativo na cirurgia.

Protrusão acetabular Defeito raro do acetábulo em que este é muito profundo e pode se estender até a pelve.

Prova calórica Procedimento usado para avaliar a função vestibular em pacientes que se queixam de tonturas, distúrbios do equilíbrio em pé ou perda auditiva neurossensorial inexplicável. Com o paciente em decúbito dorsal, cada meato acústico é irrigado com água morna (44°C) durante 30 segundos, seguido de irrigação com água fria (30°C). A água morna provoca nistagmo rotatório para o lado que está irrigado; a água fria produz nistagmo para o lado oposto.

Pseudoexacerbação Refere-se ao agravamento temporário dos sintomas que costuma ir e vir rapidamente, em geral dentro de 24 horas; por exemplo, o excesso de calor em pacientes com esclerose múltipla.

Pseudofrouxidão Frouxidão aparente de um ligamento em razão do estreitamento do espaço articular.

Pseudomonas aeruginosa Bactéria Gram-negativa conhecida pela sua resistência aos antibióticos.

Psicoeducação Instrução fornecida aos pacientes com problemas de saúde mental e/ou seus familiares ou cuidadores.

Psicólogo Profissional formado em psicologia, treinado em pesquisa, teorias da personalidade, psicopatologia, cognição, avaliação de pacientes psiquiátricos, terapia de grupo, terapia cognitivo-comportamental e outras intervenções.

Psicossomático Sentir-se enfermo sem uma causa física evidente.

Psiquiatra Médico que fornece tratamento psiquiátrico com o uso de fármacos psicotrópicos e/ou terapia individual.

Pus Líquido viscoso composto por um mistura de detritos, líquido, células mortas e que estão morrendo e componentes do tecido necrosado que se acumularam no local da lesão.

***Pushing* ipsilateral (*pushing* contraversivo, síndrome de Pusher)** Comportamento motor raro após um acidente vascular encefálico caracterizado pelo empurrão ativo com os membros mais fortes em direção ao lado hemiparético, o que leva a um desequilíbrio postural lateral e uma tendência a queda para o lado hemiparético.

Q

Qualidade de vida (QV) Sensação de bem-estar total que engloba tanto aspectos físicos como psicossociais da vida de um indivíduo.

Qualidade do movimento no extremo da amplitude articular (*end feel*) Resistência do tecido normal experimentada pelo fisioterapeuta quando é aplicada pressão elevada sobre o extremo de uma amplitude de movimento ou movimento acessório.

Qualificadores de capacidade Indicação da extensão das limitações nas atividades; usados para descrever o provável nível de funcionamento mais elevado de um indivíduo (capacidade de realizar a tarefa ou ação).

Qualificadores de desempenho Indicam a extensão das restrições na participação (dificuldade) na realização de tarefas ou ações no ambiente de vida real atual de um indivíduo.

Queimadura de espessura parcial profunda Lesão por queimadura que se estende inferiormente até a camada reticular profunda da derme.

Queimadura de espessura parcial Queimadura que envolve a epiderme e parte da derme. As subcategorias são as queimaduras superficial de espessura parcial e profunda de espessura parcial, dependendo da quantidade de derme envolvida.

Queimadura de espessura total Queimadura que envolve toda a espessura da epiderme e derme da pele.

Queimadura elétrica Lesão que ocorre pela passagem de corrente elétrica pelos tecidos do corpo.

R

Raciocínio clínico Processo multidimensional que envolve uma ampla gama de habilidades cognitivas utilizadas para processar informações, tomar decisões e determinar ações.

Radiômetro Dispositivo de medição da temperatura destinado a medir a radiação infravermelha.

Raiva Forte sentimento de hostilidade ou desprazer causado por uma interpretação psicológica de ter sido rejeitado, ofendido ou injustiçado seguido pelo desejo de retaliação.

Raiva interiorizada Raiva voltada para dentro, em vez de expressa exteriormente em direção a uma situação ou pessoa.

Reação ao estresse Consequências observáveis do estressor; acompanhada por sinais e sintomas simpáticos como palpitações, suor frio, sensação de fraqueza, pupilas dilatadas, palidez, medo e uma série de outras queixas.

Reação de inclinação ocular (RIO) Tríade de sinais oculares que incluem o desvio em inclinação, a torção ocular e a inclinação de cabeça.

Reações associadas Respostas automáticas dos membros que ocorrem como resultado da ação que acontece em alguma outra parte do corpo, quer por estimulação voluntária ou reflexa. Na hemiplegia, as reações associadas são estereotipadas e anormais.

Recordação imediata Retenção da informação que foi armazenada durante alguns segundos.

Recordações intrusivas Vivência de sonhos e pesadelos sobre eventos perturbadores do passado; muitas vezes experimentadas no transtorno de estresse pós-traumático.

Recuperação Recuperar a saúde, as habilidades de vida e o bem-estar depois de uma doença ou lesão.

Recuperação da função Reaquisição de habilidades de movimento perdidas em decorrência de uma lesão; a tarefa motora é realizada da mesma maneira que antes da lesão.

Recuperação espontânea Recuperação resultante de processos de reparação que ocorrem dentro do sistema nervoso central imediatamente após a lesão.

Recuperação induzida pela função (reorganização cortical dependente do uso) Capacidade do sistema nervoso de modificar a si mesmo em resposta a alterações na atividade e no ambiente; reorganização neural que ocorre como resultado do aumento no uso de segmentos corporais envolvidos em tarefas comportamentalmente relevantes (p. ex., uso forçado).

Rede de projeções Ondulações semelhantes a cristas entre as camadas que fazem contato com a epiderme e a derme.

Reestruturação cognitiva Técnica de terapia cognitivo-comportamental que envolve remodelar os pensamentos/crenças de uma pessoa.

Reflexo vestibuloespinal (RVS) Reflexo responsável por produzir os movimentos de compensação do corpo, de modo a manter a estabilidade postural e da cabeça, impedindo quedas.

Reflexo vestíbulo-ocular (RVO) Reflexo responsável pela produção de movimentos oculares compensatórios durante a rotação da cabeça. Possibilita a visão clara enquanto a cabeça está em movimento.

Refluxo venoso Refluxo sanguíneo por uma veia que tem incompetência valvular.

Regra dos nove Estimativa usada para determinar a quantidade de área da superfície total do corpo que foi queimada. Divide-se o corpo em segmentos que correspondem a aproximadamente 9% do total do corpo (adultos).

Regressão Volta ou retorno a um estado anterior; um retorno dos sintomas.

Rejeitar ajuda Abordagem do paciente para lidar com o estresse que consiste em ter sentimentos hostis secretos em relação aos cuidadores, pedindo ajuda com frequência e, em seguida, rejeitando qualquer sugestão.

Relação Relacionamento, geralmente positivo, entre duas pessoas (p. ex., entre o paciente e o profissional da saúde).

Remissão Diminuição na gravidade (parcial) ou suspensão dos sintomas (completa).

Resistência (psicológica) Relutância do paciente em seguir um plano de reabilitação ou discutir determinados sentimentos por causa de um medo consciente ou inconsciente.

Resistência à tração Quantidade máxima de tensão a que um material pode ser submetido antes que se rompa ou rasgue.

Resistência muscular Capacidade de sustentar forças repetidamente ou produzir forças durante um período.

Respiração Intercâmbio de gás no interior do corpo. A *respiração externa* é a troca de gases entre os alvéolos e os capilares pulmonares. A *respiração interna* é a troca de gases entre o capilar e o tecido.

Respiração de Cheyne-Stokes Padrão respiratório caracterizado por um período de apneia com duração de 10 a 60 segundos, seguido por um aumento gradual na profundidade e frequência da respiração (hiperventilação); ocorre na depressão dos hemisférios cerebrais (p. ex., coma), na doença dos gânglios da base e, ocasionalmente, na insuficiência cardíaca congestiva.

Respiração diafragmática Inspirações profundas que utilizam a parte inferior dos pulmões e o músculo diafragma.

Respiração frenolabial (técnica respiratória) Respirar com os lábios entreabertos ou franzidos; desacelera a frequência respiratória e aumenta o tempo de expiração para abrir espaço para a próxima inspiração; a expiração é empurrada ativamente através de uma boca estreitada (ou lábios franzidos).

Resposta de carga (marcha) Fase durante a qual o peso corporal é rapidamente descarregado sobre o membro estendido; o choque associado à imposição de carga ao membro é absorvido enquanto é mantida a estabilidade; período de duplo apoio do membro.

Resposta de relaxamento Sensação de calma e bem-estar alcançada com o uso de técnicas de manejo do estresse.

Resposta imune Resposta a um antígeno que ocorre quando os linfócitos identificam uma molécula antigênica como estranha e produz anticorpos e linfócitos capazes de reagir com essa molécula, tornando-a inofensiva.

Restrições culturais Tabus dentro de uma determinada sociedade, como o incesto ou a manifestação de raiva.

Restrições na participação (OMS/CIF) Problemas que um indivíduo pode enfrentar ao se envolver nas situações de vida.

Retardo psicomotor Movimentos lentos que resultam da depressão.

Retenção Refere-se à capacidade do aprendiz de demonstrar uma habilidade ao longo do tempo e depois de um período de nenhuma prática (intervalo de retenção).

Reticular Rede delicada de células ou fibras de tecido conjuntivo.

Retração respiratória Movimento para dentro dos tecidos moles da região intercostal, subcostal ou subclavicular durante a inspiração; um marcador do desconforto respiratório.

Reunião da equipe multidisciplinar Reunião de profissionais de diferentes áreas de especialidade (p. ex., medicina, serviço social, enfermagem, terapia ocupacional, fisioterapia e fonoaudiologia) usada para discutir o progresso e os planos futuros para o paciente.

Rigidez Aumento do tônus muscular que causa resistência ao movimento passivo; rigidez, imobilidade.

Rigidez em cano de chumbo Resistência mantida ao movimento passivo, sem flutuações.

Rigidez em roda dentada Resistência brusca semelhante a catraca ao movimento passivo conforme os músculos se contraem e relaxam alternadamente; ocorre quando o tremor coexiste com a rigidez.

Rigidez em decorticação Contração mantida e postura do tronco e membros inferiores em extensão e membros superiores em flexão, com os punhos cerrados; encontrada no paciente inconsciente com lesão cerebral grave e uma lesão na altura do diencéfalo (acima do colículo superior).

Rigidez em descerebração Contração mantida e postura de tronco e membros em extensão total; encontrada no paciente inconsciente com lesão cerebral grave e lesão no tronco encefálico entre os colículos superiores e o núcleo vestibular.

Ritmo circadiano Processo biológico que ocorre em um ciclo regular e previsível de 24 horas (p. ex., variações nos valores dos sinais vitais).

Rolamento Movimento angular entre duas superfícies articulares, semelhantes à parte inferior de uma cadeira de balanço ao rolar sobre o piso. Novos pontos de uma superfície entram em contato com novos pontos sobre a outra superfície.

Rolamento-deslizamento Combinação de rolamento e deslizamento. Conforme um rolamento ocorre entre duas superfícies articulares, uma superfície desliza sobre a outra.

Rubor Vermelhidão da pele causada por inflamação.

S

Salutogênico Que causa saúde.

Saúde Estado de bem-estar físico, mental e social completo, e não meramente a ausência de doenças e enfermidades.

Schwannoma vestibular (neuroma acústico) Tumor benigno das células de Schwann do nervo craniano vestibulococlear.

Semântica Estudo do significado que é usado pelos seres humanos para se expressar por meio da linguagem.

Sensação Conscientização de condições de dentro ou fora do corpo resultantes da estimulação de receptores sensitivos do corpo e da transmissão dos impulsos nervosos ao longo de uma fibra aferente ao encéfalo.

Sensação de membro fantasma Sensação de que um membro ou parte de um membro ainda está lá depois de ele ter sido amputado; resposta normal após uma amputação, que diminui ao longo do tempo.

Sensibilidade Proporção de vezes que o teste identifica de forma correta uma anormalidade ou condição quando a anormalidade ou condição está realmente presente.

Sensibilidade protetora Nível de sensibilidade intacta necessária para possibilitar que um indivíduo detecte um trauma a uma parte do corpo a fim de proteger a área traumatizada.

Sialorreia Produção excessiva de saliva com perda de saliva pela boca.

Sibilo Ruído adventício musical ouvido durante a ausculta pulmonar quando o ar expirado é forçado através de vias respiratórias estreitadas.

Simultanagnosia Incapacidade de perceber um estímulo visual como um todo; também conhecida como síndrome de Balint.

Sinal de Lhermitte Sinal de dano à coluna posterior da medula espinal; a flexão do pescoço produz uma sensação de choque elétrico que desce pela coluna vertebral e membros inferiores.

Sinal de Romberg Incapacidade de manter o equilíbrio em pé quando os olhos estão fechados e os pés estão juntos; o sinal é positivo se o paciente oscilar e cair quando os olhos estiverem fechados. Encontrado na ataxia sensorial.

Romberg em tandem Incapacidade de manter o equilíbrio em pé quando os olhos estão fechados e os pés estão em posição de tandem (calcanhar tocando os artelhos do outro pé).

Sinal de Stemmer Incapacidade de pegar uma prega de pele na base do segundo artelho. Um sinal positivo significa evidência de linfedema, mas a ausência de um sinal positivo não significa que o linfedema não está presente.

Síndrome coronariana aguda (SCA) (doença isquêmica cardíaca, doença arterial coronariana) Espectro de entidades que repentinamente prejudica o fluxo sanguíneo nas artérias coronárias; varia de uma condição mais leve no espectro (angina instável) ao infarto agudo do miocárdio e morte súbita cardíaca.

Síndrome de adaptação geral (SAG) Reação imediata de um organismo a uma catástrofe extrema; resposta de adaptação defensiva destinada a lidar com situações de emergência reais ou percebidas.

Síndrome de Brown-Sequard Lesão medular resultante de uma hemissecção da medula espinal. No lado ipsilateral (mesmo lado) da lesão, os danos ao trato corticospinal lateral resultam em paralisia; os danos à coluna dorsal resultam em perda da propriocepção, tato fino e sensibilidade vibratória. No lado contralateral (oposto) à lesão, os danos aos tratos espinotalâmicos resultam em perda da sensibilidade dolorosa e térmica.

Síndrome de dor regional complexa (SDRC) Distúrbio complexo ou grupo de síndromes que incluem a distrofia simpático-reflexa (DSR) (tipo 1) e a causalgia (tipo 2); os sintomas incluem a dor em queimação intensa e alterações sensitivas relacionadas, fluxo sanguíneo e sudorese anormais, função motora anormal e alterações tróficas da pele.

Síndrome de estresse postural Alterações posturais e estresse causados pela falta de movimento, rigidez muscular, postura defeituosa e distensão ligamentar.

Síndrome de Pusher Ver *Pushing* ipsilateral.

Síndrome dolorosa crônica *Ver* **Dor.**

Síndrome do encarceramento (SDE) Tetraplegia (paralisia completa) e paralisia bulbar inferior (anartria) com consciência preservada após um acidente vascular encefálico que envolve um infarto bilateral da parte ventral da ponte.

Síndrome do neurônio motor inferior Lesões que afetam células do corno anterior ou o nervo periférico, produzem tônus diminuído ou ausente, hiporreflexia, fraqueza ou paralisia, fasciculações musculares e fibrilações com denervação e atrofia neurogênica.

Síndrome do pânico Transtorno no qual os indivíduos experimentam crises recorrentes de pânico.

Síndrome do túnel do carpo Compressão do nervo mediano no túnel do carpo, que resulta em fraqueza, dor e alterações na sensibilidade da mão e dos dedos.

Síndrome medular anterior Lesão medular (LM) que resulta em perda da função motora (danos ao trato corticospinal) e perda da sensibilidade térmica e dolorosa (danos ao trato espinotalâmico) abaixo do nível da lesão. A propriocepção, o tato fino e a sensibilidade vibratória geralmente são preservados.

Síndrome medular central Lesão medular (LM) que resulta em comprometimento neurológico mais grave nos membros superiores (os tratos cervicais estão localizados mais centralmente) do que nos membros inferiores (os tratos lombar e sacral estão localizados mais perifericamente). Ocorrem diferentes graus de comprometimento sensitivo, mas que tendem a ser menos graves do que os déficits motores.

Sinergia (normal) Músculos funcionalmente ligados que são levados pelo SNC a agir cooperativamente de modo a produzir uma ação motora pretendida; usada para simplificar o controle, reduzir ou restringir os graus de liberdade, e iniciar padrões coordenados de movimento.

Sinergias obrigatórias Músculos fortemente ligados que atuam juntos em um padrão de movimento anormal e estereotipado; movimentos articulares isolados fora de uma sinergia obrigatória não são possíveis.

Sinovectomia Remoção cirúrgica de uma membrana sinovial.

Sinóvia Membrana fina nas articulações sinoviais que reveste a cápsula articular e secreta líquido sinovial.

Sinovite Inflamação de uma membrana sinovial.

Sistema de circuito fechado Sistema de controle motor que emprega o *feedback* e uma referência de acerto para computar erros e iniciar correções posteriores.

Sistema de controle aberto Sistema de controle motor que emprega um sistema de controle com instruções pré-programadas (programa motor) para um conjunto de efetores; correr praticamente sem a influência de processos de *feedback* periférico ou de detecção de erros.

Sístole Período durante o qual os ventrículos do coração estão se contraindo; fase de contração do ciclo cardíaco.

Sofrimento Componente afetivo da dor que inclui tanto componentes emocionais (p. ex., ansiedade e raiva) quanto cognitivos (p. ex., pensamentos de desamparo); pode ser decorrente de uma combinação de coisas desagradáveis e catastrofização (fazer uma "tempestade" por pequenas coisas).

Solução de Dakin Solução de hipoclorito de sódio diluída usada para tratar infecções de pele e tecidos. O ingrediente ativo é o alvejante à base de cloro.

Somatoagnosia Prejuízo no esquema corporal; falta de conhecimento da estrutura do corpo e da relação das partes de seu próprio corpo ou do corpo dos outros.

Sopro Ruído adventício ouvido em um vaso sanguíneo durante a auscultação que é causado pelo fluxo turbulento do sangue.

Staphylococcus aureus Microrganismo normalmente encontrado na pele, cavidades nasais e cavidades orais. A cepa resistente à meticilina é chamada de MRSA e a cepa resistente à vancomicina é chamada de VRSA. Infecções com risco de vida têm sido ligadas a ambas as cepas.

Subluxação Luxação parcial dos ossos em uma articulação.

Substitutos de pele Tecidos artificiais produzidos em laboratório que são usados para restaurar as funções essenciais da pele, fornecer uma barreira ao ambiente e controlar a perda de água por evaporação; usados no tratamento de queimaduras.

Suspiro (respiração) Inspiração profunda seguida por uma expiração prolongada e audível; suspiros ocasionais são normais e servem para expandir alvéolos; suspiros frequentes são anormais e podem ser indicativos de estresse emocional.

T

Taquicardia Frequência cardíaca anormalmente rápida; superior a 100 batimentos por minuto em adultos.

Taquipneia Frequência respiratória anormalmente rápida; superior a 24 respirações por minuto.

Tarefas preliminares Tarefas ou atividades componentes usadas para preparar o aprendiz para tarefas funcionais mais importantes e complexas.

Tecido de granulação Matriz de colágeno, ácido hialurônico e fibronectina em uma rede vascular recém-formada.

Técnica aberta (tratamento de feridas) Ausência de curativos; frequentemente utilizada após o enxerto de pele no rosto.

Técnica de Bootstrap Em estatística, técnica usada para estabelecer os limites (regiões de previsão) sobre a curva média para indivíduos saudáveis de um grupo de controle; estabelece os limites de variabilidade normais para uma determinada variável.

Técnica fechada de tratamento de feridas Abordagem de tratamento de feridas que envolve cobrir a ferida, vedando-a do ambiente externo com um curativo apropriado.

Técnicas de mobilidade funcional (TMF) Atividades que envolvem o movimento do corpo, incluindo as transferências, a deambulação e levantar ou carregar objetos.

Tempo da passada (marcha) Quantidade de tempo que decorre durante uma passada; geralmente medido em segundos.

Tempo de balanço (marcha) Quantidade de tempo durante o ciclo da marcha em que um pé está fora do chão; medido em segundos.

Tempo de ciclo (tempo de passada) Quantidade de tempo necessário para completar um ciclo da marcha; medido em segundos.

Tempo de duplo apoio No ciclo de marcha, quantidade de tempo em que ambos os membros inferiores estão em contato com a superfície de apoio; medido em segundos.

Tempo de passo (marcha) Quantidade de tempo que decorre entre contatos consecutivos dos pés esquerdo (contato do calcanhar) e direito; geralmente medido em segundos.

Tenodese Conectar um tendão ao osso.

Tensão muscular Estado de contração muscular parcial que é caracterizado pela contração persistente e involuntária de fibras musculares ou de um músculo ou músculos; pode ser aumentada com a dor e a irritabilidade excessiva.

Teoria do conflito sensitivo Explicação predominante para o enjoo de movimento; descreve *inputs* sensoriais de propriocepção, vestibulares e visuais não correspondentes aos padrões neurais armazenados.

Teoria dos sistemas Teoria do controle motor que descreve um processo pelo qual vários centros do encéfalo e da coluna vertebral trabalham cooperativamente para acomodar as demandas dos movimentos pretendidos; o controle de movimento é considerado como variável.

Terapeuta ocupacional Profissional que ajuda o paciente a maximizar a capacidade funcional e o desempenho com o uso de uma abordagem holística e uma variedade de modalidades que incluem atividades em grupo, em família, atividades relacionadas com a função, sessões individuais de terapia, bem como análise e treinamento de atividades.

Terapia cognitivo-comportamental (terapia cognitiva) Intervenção psicossocial que ajuda a diminuir a ansiedade ao promover uma mudança de atitudes, valores ou crenças; ajuda a transformar pensamentos e crenças negativas não adaptativas em positivas e mais adaptativas.

Terapia de compressão O uso da compressão externa para proporcionar níveis terapêuticos de suporte ao sistema venoso e/ou linfático. Pode ser fornecida com um ou uma combinação dos seguintes: roupas de compressão industrializadas ou customizadas, enfaixamentos, aplicações de múltiplas camadas de espuma e curativos, bomba de compressão intermitente.

Terapia descongestiva completa (TDC) Tratamento especializado usado principalmente para o linfedema que consiste em drenagem linfática manual, enfaixamento para linfedema, cuidados com a pele, roupas compressivas e exercício usado para abrir vasos linfáticos colaterais, remover o excesso de líquido de um membro afetado e fornecer suporte ao sistema tegumentar prejudicado até o retorno das propriedades elásticas.

Termistor Aparelho de medição de temperatura destinado a medir a temperatura de contato da pele.

Teste baseado no desempenho Exame de uma habilidade específica com base na observação durante o desempenho de uma atividade.

Teste de apreensão Teste no qual a articulação do paciente é colocada em uma posição vulnerável à subluxação ou luxação; o teste é positivo se o paciente tornar-se apreensivo.

Teste de branqueamento Teste da integridade da circulação realizado por meio da aplicação seguida pela liberação rápida da pressão, como a pressão sobre uma unha da mão ou do pé; a unha empalidecida normalmente recupera uma aparência rosada dentro de 2 segundos ou menos. A não ocorrência sugere fluxo sanguíneo prejudicado no membro.

Teste de Dix-Hallpike *Ver* **Manobra de Dix-Hallpike.**

Teste de instabilidade ligamentar (teste de sobrecarga ligamentar) Teste em que uma articulação do paciente é mobilizada passivamente para determinar a integridade dos ligamentos e outras estruturas articulares.

Teste de retenção Teste de desempenho aplicado após o intervalo de retenção para efeitos de avaliação da aprendizagem.

Teste de ruptura Método de aplicação de resistência durante o teste manual de força muscular ou dinamometria manual em que o paciente mantém uma posição articular geralmente no extremo da amplitude; o paciente é instruído a não deixar que o examinador o tire dessa posição.

Teste de tolerância ao exercício (TTE) (teste de estresse ou teste de esforço gradual) Exame da capacidade do sistema cardiovascular de acomodar o aumento na demanda metabólica com o crescente aumento na intensidade de exercício; monitorado com o uso das respostas eletrocardiográficas, hemodinâmicas e sintomáticas. Determina-se a presença de isquemia miocárdica, instabilidade elétrica e outras anormalidades da intolerância aos esforços.

Teste manual de força muscular (TMM) Sistema de análise e classificação formal que usa o arco de movimento, a gravidade e a resistência aplicada manualmente para quantificar a força muscular em uma escala ordinal.

Tetraplegia (quadriplegia) Paralisia completa dos quatro membros e do tronco, incluindo os músculos respiratórios.

Tonturas Sensação de estar zonzo, girando ou tendendo a cair.

Tônus muscular Resistência ao estiramento dependente da velocidade exibida pelos músculos.

Torção ocular Girar os polos superiores dos olhos no sentido horário ou anti-horário.

Torque Força multiplicada pela distância perpendicular a partir do eixo de rotação; força que produz rotação.

Trabalho linear Força multiplicada pela distância.

Trabalho rotacional Torque multiplicado pelo arco de movimento.

Transfemoral Acima do joelho.

Transferência da aprendizagem Refere-se ao ganho (ou perda) na capacidade de desempenho de uma tarefa como resultado da prática ou experiência em alguma outra tarefa.

Transtibial Abaixo do joelho.

Transtorno de conversão Distúrbio psicológico expresso por sintomas ou déficits dos sistemas sensoriais ou motores que mimetizam uma doença neurológica ou médica geral.

Transtorno de estresse agudo (TEA) Subconjunto diagnóstico dos "transtornos de estresse" que geralmente indica um início súbito de duração relativamente curta. De acordo com os critérios do DSM-IV-TR, os sintomas devem variar em duração entre 2 dias e 4 semanas.

Transtorno de estresse pós-traumático (TEPT) Transtorno de ansiedade resultante da exposição a um evento traumático ou maus-tratos crônicos em curso.

Transtorno distímico Depressão crônica e humor disfórico que resultam em falta de apetite ou alimentação em excesso, insônia ou hipersonia, redução na energia, baixa autoestima e falta de concentração.

Transtorno na discriminação direita-esquerda Incapacidade de identificar os lados direito e esquerdo do próprio corpo ou do examinador.

Transtorno nas relações espaciais Diversos déficits que têm em comum uma dificuldade de perceber a relação entre os objetos no espaço, ou a relação entre si mesmo e dois ou mais objetos; estão incluídos os transtornos de discriminação figura-fundo, a discriminação de forma, as relações espaciais, a posição na percepção do espaço e a orientação topográfica.

Treinamento de habituação Treinamento com uso de movimentos repetidos para reduzir os sintomas associados ao movimento provocativo.

Treinamento funcional Orientações e treinamento dos pacientes em atividades da vida diária (AVD) básicas e instrumentais, que se destinam a melhorar a capacidade de executar ações físicas, tarefas ou atividades de maneira eficiente, conforme o esperado, ou de forma competente.

Tremor Movimentos involuntários rítmicos resultantes da contração e relaxamento alternados de músculos em oposição.

Tremor de intenção (ação) Tremor exibido ou intensificado ao tentar realizar movimentos voluntários coordenados; encontrado na doença cerebelar.

Tremor de repouso Tremor presente em repouso e diminuído ou suprimido pelo movimento voluntário e que desaparece com o sono; visto na doença de Parkinson.

Tremor essencial Tremor benigno, em geral da cabeça, queixo, mãos e, ocasionalmente, da voz; não associado a outras complicações neurológicas.

Tremor postural Tremor que envolve a cabeça e o tronco e é visto quando os músculos são usados para manter uma postura ereta contra a gravidade.

Tremor senil Tremor essencial benigno encontrado em indivíduos com mais de 60 anos; caracterizado por movimentos alternados rápidos dos membros superiores que ocorrem durante os movimentos intencionais.

Trombo Coágulo de sangue que adere à parede de um vaso sanguíneo ou órgão.

Tromboangeíte obliterante Inflamação da camada interna de um vaso sanguíneo, com formação de coágulo, também chamada de doença de Buerger.

Trombose Formação ou presença de um coágulo de sangue dentro do sistema vascular.

Trombose cerebral Formação ou desenvolvimento de um coágulo de sangue dentro das artérias cerebrais ou de seus ramos; também inclui os vasos extracranianos (artérias carótidas ou vertebral).

Trombose venosa profunda (TVP) Formação de coágulo de sangue no sistema venoso profundo; mais frequente nos membros inferiores; as manifestações clínicas incluem o calor, a dor e o inchaço no membro afetado.

Tunelamento Destruição tecidual que ocorre na forma de um túnel nas camadas fasciais ao longo dos planos fasciais entre os músculos sob a pele.

U

Úlcera de pressão (úlcera de decúbito) Danos à pele ou a estruturas subjacentes como resultado da compressão e perfusão tecidual inadequada; normalmente ocorre em áreas da pele sobre proeminências ósseas em pacientes que estão restritos ao leito ou à cadeira de rodas.

Ulceração Área de descamação epitelial associada a danos ao tecido subjacente e uma lesão supurativa ou não cicatrizante sobre uma superfície como pele, córnea ou mucosa.

Unidade de controle ambiental (UCA) Interface elétrica que possibilita que um usuário controle uma variedade de aparelhos e dispositivos elétricos; a operação é realizada com utilização de um painel de controle central.

Unidade de desintoxicação Unidade de internação de 5 a 7 dias que trata pessoas que estão deixando o uso abusivo de drogas/álcool.

V

Validade Grau em que um instrumento ou ferramenta mede o que ele foi projetado para medir; os diferentes tipos de validade incluem a validade de constructo, conteúdo, baseada em critério, simultânea e preditiva.

Varizes Veias superficiais alargadas e dilatadas. A condição pode ocorrer em qualquer parte do corpo, mas é mais comum nos membros inferiores e no esôfago.

Velocidade angular Taxa de rotação de um segmento do corpo em torno de um eixo.

Velocidade de deambulação Velocidade de movimento linear para a frente (deslocamento) do corpo por unidade de tempo em uma determinada direção; medida em metros por minuto (ou centímetros por segundo). Velocidade de deambulação = distância/tempo.

Velocidade de hemossedimentação (VHS) Medida da velocidade de sedimentação de eritrócitos (hemácias) em uma amostra de sangue total anticoagulado durante um período especificado; um indicador de processos inflamatórios e necróticos.

Velocidade linear Velocidade em que um corpo se move em linha reta.

Ventilação Ato de mover o ar para dentro e para fora dos pulmões.

Vênulas As menores subunidades do sistema venoso.

Vertigem Sensação de se movimentar no espaço ou de que os objetos estão se movendo em relação à pessoa; sensação de girar.

Vertigem cervical Termo usado para descrever os sintomas de tontura, desequilíbrio e vertigem que se acredita que sejam decorrentes de uma doença cervical.

Vertigem posicional paroxística benigna (VPPB) Vertigem e nistagmo decorrentes da presença de otocônias nos canais semicirculares, deslocadas do utrículo.

Vibração Oscilação mecânica de um objeto (p. ex., diapasão utilizado para testes de sensibilidade).

Vibração (técnica respiratória) Manobra de agitação produzida pelas mãos do fisioterapeuta que é aplicada à caixa torácica ao longo da fase expiratória da respiração para ajudar o sistema de transporte mucociliar; promove a liberação de secreções.

Volume corrente (VC) Quantidade de ar inspirado e expirado durante a ventilação normal tranquila.

Volume de reserva expiratório (VRE) Quantidade de ar que pode ser expirado após uma expiração normal.

Volume de reserva inspiratório (VRI) Quantidade de ar que pode ser inspirado após uma inspiração tranquila.

Volume residual (VR) Volume de ar que permanece nos pulmões quando o volume de reserva expiratório (VRE) foi expirado.

Volume sistólico (VS) Volume de sangue ejetado pelo ventrículo esquerdo a cada contração do miocárdio, expresso em mL/min.

X

Xenoenxerto (ou enxerto heterólogo) Utilização de pele coletada de outras espécies de animal, normalmente o porco, como cobertura temporária para uma ferida.

Z

Z-plastia Procedimento utilizado para alongar cirurgicamente uma cicatriz de queimadura ou contratura a fim de possibilitar maior amplitude de movimento.

Zona de coagulação Em uma queimadura, a área central do tecido necrótico.

Zona de estase Em uma queimadura, a área em que a circulação é diminuída e está comprometida.

Zona de hiperemia Em uma queimadura, a área com maior circulação.

Zona de preservação parcial (LM) Na lesão medular completa, uma área de preservação parcial (poupada) da função motora e/ou sensitiva nos segmentos caudais ao nível neurológico.

Zumbido Ruído fantasma (zunido, rugido, zumbido) detectado em um ou ambos os ouvidos.

Índice remissivo

A

Abordagem adaptativa/compensatória 1385
Abordagem de reeducação 1373
Abordagem integrativa sensorial 1373
Abordagem neurofuncional 1374
Abordagem quadrafônica 1376
Abordagem reabilitativa/compensatória (funcional) 1374
Abordagem reparadora 1385
Abordagens adaptativa e reparadora 1385
Abordagens de tratamento 1384
Acelerômetros 307
Acessibilidade 374
Acessibilidade da comunidade 407
   acessibilidade de instituições comunitárias 408
   transporte 407
Acessibilidade do ambiente 375
Acidente vascular cerebral 720
   complicações neurológicas 732
   desvios comuns de alinhamento postural associados ao AVC 752
   desvios de marcha comumente observados após um acidente vascular cerebral 755
   diagnóstico clínico 739
   epidemiologia 721
   estrutura de reabilitação 742
   etiologia 721
   exame 745
   fatores de risco 723
   fisiopatologia 724
   gerenciamento 741
   instrução do paciente 788
   instrumentos específicos 757
   intervenções fisioterapêuticas 758
   isquêmico 722
   planejamento da alta hospitalar 789
   prevenção 723
   recuperação 789
   recuperação motora após um AVC 748
   resultados 789
   sinergia obrigatória após um AVC 750
   tratamento 742
Acidente vascular encefálico 11. *Ver* Acidente vascular cerebral
Acinesia 234
Aconselhamento em relação a peso e alimentação saudáveis 1472
Aconselhamento para parar de fumar 1471
Acuidade visual 105
Adaptabilidade 438
Adaptação 211, 1322
Adaptação psicossocial 1320
Afasia(s) 732, 1424, 1425
   classificação e nomenclatura 1425
   perspectiva histórica 1427
   recuperação 1428
Afasia adquirida 1426
Afasia de Broca 732
Afasia de Wernicke 732, 1425
Afasia fluente 732, 1425
Afasia global 732, 1426
Afasia não fluente 732, 1425
Afasia progressiva primária 1427
Afeto pseudobulbar 735, 814
Agilidade 477
Agitação 1349
Agnosia(s) (percepção simples) 1406
Agnosia auditiva 1408
Agnosia digital 1401
Agnosia tátil ou astereognose 1408
Agnosia visual 1407
Ajuste do ângulo das costas 1600
Alinhamento postural 250, 251
Almofada de calcanhar com tornozelo sólido 1530
Almofada de metatarso 1489
Alodinia 1014
Aloenxerto 1239
Alongamento 469
Alucinações 1342
Amnésia pós-traumática 969
Amortecedores 1533

Amplitude de movimento 147, 239, 1578
Amplitude de movimento ativa 147
Amplitude de movimento passiva 148
Amputação 1120
   curativos pós-cirúrgicos 1124
   determinação do potencial protético 1141
   exame pré-protético 1129
   fases do tratamento 1125
      fase pós-cirúrgica 1126
      fase pré-protética 1128
   níveis 1121
   objetivos gerais pré-protéticos 1129
   processo cirúrgico 1122
   processo de cicatrização 1124
Analisador do tempo de reação com escolha 247
Análise da função ocupacional 425
Análise da marcha 278
   análise cinemática qualitativa da marcha 286
   análise cinemática quantitativa da marcha 303
   análise cinética da marcha 318
   análise de gasto energético durante a marcha 324
   análise observacional da marcha 334
   avaliação biomecânica da marcha 289
   avaliação da marcha com análise de todo o corpo 288
   confiabilidade 278
   escolha da abordagem 278
   especificidade 279
   perfis e escalas de deambulação 298
   reconhecimento de padrões de marcha 324
   sensibilidade 279
   tipos 286
   validade 279
Análise da marcha com órtese 1512, 1513
Análise da marcha com prótese transfemoral 1555, 1556
Análise da marcha com prótese transtibial 1554
Análise de tarefas baseada em atividades 204
Análise dinâmica 1553, 1555
Análise estática 1552, 1554
Anatomia e fisiologia cardíacas 582
Andador giratório 1500
Aneurisma 722
Anexos distais 1538
Angina 594, 617
Angiogênese 649
Ângulo e altura da estrutura do assento 1601
Ângulo entre o apoio de perna e o apoio de pé 1581
Ângulo entre o assento e o apoio de pernas 1581
Ângulo entre o assento e o encosto 1580
Anormalidades de condução elétrica 609
Anosognosia 1400
Anquilose 1155
Ansiedade 1274, 1323, 1332
Ansiedade de flutuação livre 1342
Antidepressivos 1346
Aparelho de apoio à posição sentada 1572
Aparelho de insuflação-desinsuflação mecânica 876
Apneia 74
Apoio social 1351
Apoios de membros inferiores 1590
Apoios de membros superiores 1589
Apoios ortostáticos 1599
Apraxia 751, 1409
Apraxia bucofacial 1411
Apraxia da fala 1437
Apraxia ideacional 1410
Apraxia ideomotora 1409
Aprendizagem motora 177, 208, 438, 760
   estágio(s) 208, 439, 440
   estágio associativo 439
   estágio autônomo 441
   estágio cognitivo 439
   estratégias de treinamento 440
   medidas 209
Arritmias 582, 609
Arteriosclerose 656
Arteriosclerose obliterante 656
Articulação de Charcot 667
Articulação dobradiça 1496
Articulação do quadril 1499
Articulação interfalângica instável 1163
Articulações e travas 1508
Artralgia 1160
Artrite 1153
   exame fisioterapêutico 1180
   intervenção fisioterapêutica 1184
   modalidades para alívio da dor 1185
   reabilitação 1180
   tratamento cirúrgico 1209
   tratamento clínico 1174
Artrite reumatoide 1154
   apresentação clínica 1160
   classificação de progressão 1157
   critérios de classificação 1157
   diagnóstico 1157

epidemiologia 1154
etiologia 1154
exercícios terapêuticos 1187
fatores reumatoides 1154
fisiopatologia 1155
início e evolução da doença 1158
medicações utilizadas 1175
prognóstico 1167
terapia farmacológica 1174
testes laboratoriais 1156
Artrocinemática 157
Artrodese 1174
Artroplastia 1164
Asma 546
Assentos 1587
Assinergia 233
Astenia 233
Ataque isquêmico transitório 725
Ataxia 477, 812
Atelectasia 547
Atenção 182
Atenção alternada 1388
Atenção concentrada ou seletiva 1388
Atenção dividida 1388
Atenção sustentada 1388
Aterosclerose 582, 656, 722
Atetose 234
Atividade física e exercício 1456, 1470
Atividades básicas de vida diária 5, 205, 420
Atividades de vida diária 5, 205
Atividades instrumentais de vida diária 5, 205
Atividades relacionadas 1516
Atopia 546
Atraso psicomotor 1344
Atrasos e bloqueios de condução cardíaca 613
Atrito constante 1540
Atrito de deslizamento 1541
Atrito fluido 1541
Atrito hidráulico 1541
Atrito pneumático 1541
Atrito variável 1540
Atrofia de múltiplos sistemas 1113
Atrofia muscular 197
Audição 105
Ausculta 555
Auscultação cardíaca 617
Auscultação pulmonar 618

Autoenxerto 1239
Automutilação 1327
Auxílio motorizado às rodas 1600
Auxílios para extensão 1542
Avaliação da capacidade funcional 403
Avaliação da reabilitação de pacientes com AVC 757
Avaliação de AVC de Chedoke-McMaster 758
Avaliação de comportamentos de saúde 1458
Avaliação funcional da marcha 301
Avaliação rápida de mobilidade, equilíbrio e temor 302
Axonotmese 220

B

Bandagem de membro residual transtibial 1134
Bandagem transfemoral de membro residual 1135
Baqueteamento digital 40, 545
Barra de metatarso 1490
Barra rocker 1490
Barras paralelas 498
Barreiras ambientais 374, 377
Base da mobilidade sobre rodas 1590
Base de conhecimento 104
Base de mobilidade 1572
Base de tração traseira 1598
Bases de cadeiras de rodas motorizadas 1597
Bases de tração centrais 1598
Bases de tração dianteiras 1598
Batimentos ectópicos 609
Bem-estar e enfermidade 1454
Bem-estar na reabilitação 1351
Bem-estar psicossocial 1350
Bengalas 517
Biofeedback com plataforma de força 778
Biofeedback eletromiográfico 770
Bipedestador 1500
Bloqueio de pensamento 1344
Bloqueio manual 1542
Botas de estabilização 1501
Bradicardia 57
Bradicinesia 234, 905, 908
Bradifrenia 908
Bradipneia 74
Broncoespasmo 546
Bulbos terminais de Krause 108
Bursite 1161

C

Cadeira de rodas 1027
Cadeira de rodas prescrita 1067
Cadeira de rodas sob medida 1571
   anamnese 1573
   comandos manuais 1597
   especificações do produto 1585
   exame 1573
   intervenção 1583
   objetivos 1585
   opções de controle 1596
   opções de rodas 1601
   problemas clínicos 1585
   recomendações de propriedades 1585
   sistema controlado pela cabeça 1597
   sistema de controle de sorver e soprar/sistema de controle pela respiração 1597
   sistema de varredura matricial 1597
   sistemas de interruptor único 1597
   visão geral: testes e medidas 1574
Calor corporal 44
Caminhada funcional 756
Capacidade aeróbia 757
Capacidade de cálculo 104
   acalculia 104
   discalculia 104
Capacidade inspiratória 540
Capacidade pulmonar total 539
Capacidade residual funcional 540
Capacidades funcionais 1516, 1560
Capacidade vital 540
Caquexia 40
Características do sistema de apoio postural da cadeira de rodas 1609
Cartilagem normal 1168
Cartuchos 1507
Cascata isquêmica 724
Catastrofização 1275
Cauterização 1123
Centro de massa 318
Centro de pressão 318
Chicotes 1556
Choque(s) 1322, 1323
Choque cardiogênico 596
Choque espinal 1005
Choque hipovolêmico 77

Cianose 40, 617
Cianose central 40
Cianose periférica 40
Cicatriz
   tratamento 701
Cicatriz de queimadura 1243
Cicatrização da ferida por queimadura 1236
   cicatrização dérmica 1236
   cicatrização epidérmica 1236
Cicatrização epitelial 1236
Cicatrizes hipertróficas 1230
Cicatrizes patológicas 1236
Cinestesia 119
Cinta(s) 1507
Cinta de coxa 1539
Circundução 1555
Cisto de Baker 1164
Classificação da escala de percepção subjetiva do esforço de Borg 626
Classificação Internacional de Funcionalidade, Incapacidade e Saúde (CIF) 4, 343, 1174, 1456
Claudicação intermitente 656, 657
Clônus 185
Cognição 103, 181
Cognição e cognição de ordem superior 1371
Cognição e percepção 1370
Colares cervicais 884
Colar Philadelphia 1505
Colete(s) 1503
Colete de Taylor 1505
Colocação da prótese 1557
Compensação 178, 444, 1025
Compensações/desvios mais bem visualizados pela lateral 1556
Compensações/desvios mais bem visualizados por trás 1555
Comportamentos de saúde 1457
Comprimento desigual do passo 1557
Comprimento do membro 1508
Comprometimento cardiovascular 1008
Comprometimento das funções executivas 1391
Comprometimento do controle da temperatura 1009
Comprometimento do esquema corporal e da imagem corporal 1392
Comprometimento pulmonar 1009
Comunicação 1420
Condição de saúde 4, 6

Congelamento 909
Congelamento da marcha 926
Conhecimento de desempenho 454, 1386
Conhecimento de resultados 454, 1386
Conjuntos de pé-tornozelo 1530, 1547
Conjuntos de pé-tornozelo e perna 1539
Consciência 179
Consciência alterada 732
Conservação de energia 837
Considerações psicossociais 1550
Constructos-chave na teoria cognitiva social 1464
Constructos-chave na teoria do comportamento planejado 1461
Constructos-chave no modelo transteórico 1461
Contraturas 1014
Controle antecipado 436
Controle de tarefa dupla 206
Controle do joelho 1496
Controle do pé 1494
Controle dos movimentos 767
Controle do tornozelo 1491
Controle motor 228, 436
Controle postural 752, 777
   dinâmico 206, 443, 839, 840
   estático 443
Convulsões 737
Convulsões pós-traumáticas 968
Coordenação 177, 228, 477, 1558
Coração 583
Coreoatetose 235
Cor pulmonale 543
Corpúsculos de Meissner 108
Corpúsculos de Pacini 108, 109
Corte inibitório 1088
Córtex motor 229
Córtex somatossensorial 110
Cotovelo em suspensão 1582
Crepitação(ões) 73, 545, 1160
Crise de pânico 1332
Cuidados com a pele e calçados 710
Cunha de salto 1490
Curativos 689
Curativos flexíveis 1125
Curativos pós-cirúrgicos 1124
Curativos rígidos 1124
Curativos rígidos removíveis 1124
Curativos semirrígidos 1125

Curativos úmidos a secos 679
Curva de desempenho 438

D

Deambulação 1250
Debridamento 678
Debridamento autolítico 650
Decomposição do movimento 233
Decúbito dorsal 1578
Dedo em gatilho 1162
Dedo em martelo 1163, 1164
Dedos em garra ou invertidos 1164
Deficiências 342
Deficiências cognitivas e perceptivas 1388
Deficiências de memória 1389
Deficiências na coordenação 232, 235
Deficiências sensoriais e motoras 1005
Deficiências visuais 1380
Déficits de atenção 1388
Déficits de coordenação e equilíbrio 838
Déficits sensitivos comuns 117
Deformidade de flexão 1173
Deformidade em *boutonnière* 1163
Deformidade em pescoço de cisne 1162
Delírio 734
Demência multi-infarto 734
Depressão 1276, 1319, 1324, 1338, 1343, 1344
   tratamento 1344
Dermátomo 1240
Derme 1227
Desbridamento 1238
Desbridamento afiado 1238
Descamação 1230
Desempenho 438
Desempenho de papéis 1348
Desempenho muscular 159, 197, 198
Desenvolvimento motor 443
Desequilíbrio 1088
Desfechos esperados 13
Desfibrilador cardíaco implantável automático 612
Design baseado em evidências 374
Design universal 374, 415
   princípios 375
Deslizamento (escorregamento) 157
Deslizamento da retina 1102

Desorientação topográfica 1405
Desorientação vertical 1406
Desvios comuns da pelve e tronco 295
Desvios comuns de tornozelo e pé 292
Desvios comuns do joelho 293
Desvios comuns do quadril 294
Deterioração de final de dose 917
Diaforese 617
Diástole 57
Diatermia não térmica 687
Diatermia térmica 687
Dinamômetros isocinéticos 164, 321
Dinamômetros manuais 163
Diretrizes para a atividade física 1471
Disartria 233, 1420, 1435
   classificação e nomenclatura 1435
Disartria hipocinética 912
Disautonomia 968
Discinesias 916
Discos de Merkel 107
Disdiadococinesia 233, 812
Disfagia 733, 912, 1438
Disfunção cardiovascular e pulmonar 738
Disfunção cognitiva 733
Disfunção cognitiva e perceptiva 1369
Disfunção da bexiga 1010
Disfunção da bexiga e do intestino 737
Disfunção do músculo cardíaco 603
Disfunção dos intestinos 1011
Disfunção do sistema vestibular 1096
Disfunção perceptiva 737
Disfunção pulmonar crônica 538
   tratamento de fisioterapia 554
   tratamento médico 549
Disfunção sexual 1011
Dismetria 233, 812
Dispneia 616
Dispneia paroxística noturna 605
Dispositivos de assistência à deambulação 514, 843
Dispositivos de redistribuição de pressão 699
Disreflexia autônoma 1006, 1007
Dissinergia 233, 812
Distensão venosa jugular 618
Distinção de formas 1403
Distinção de imagens/plano de fundo 1402
Distinção entre déficits sensoriais e déficits cognitivos e perceptivos 1379

Distinção entre direita e esquerda 1401
Distonia 186, 235, 916
Distúrbio do sono 913
Distúrbios da fala 912
Distúrbios da fala e da linguagem 732
Distúrbios da função motora 452
Distúrbios das relações espaciais (percepção complexa) 1402
Distúrbios progressivos do sistema nervoso central 827
Distúrbios vasculares, linfáticos e tegumentares 646, 656
   exame e avaliação 665
   intervenção do fisioterapeuta 675
Documentação 19
Doença arterial coronariana 582, 623, 624, 638
Doença articular 1169
Doença cardíaca 581, 636
   critérios de estratificação de risco 625
   intervenção fisioterapêutica 623
   orientação aos pacientes 636
   questões psicológicas e sociais 637
Doença cardíaca coronariana 582
Doença cardiovascular 582
Doença cerebelar 233
Doença das valvas cardíacas 608
Doença de Ménière 1111
Doença de Milroy 659
Doença de Parkinson 309, 904
   classificação 905
   curso clínico 915
   deficiências comuns e limitações das atividades 920
   diagnóstico médico 914
   dispositivos adaptativos e de apoio 947
   estágios 907
   estratégias de aprendizagem motora 930
   etiologia 905
   exame e avaliação fisioterapêuticos 920
   farmacologia 918
   fisiopatologia 906
   incidência 905
   intervenção fisioterapêutica 929
   manifestações clínicas 908, 914
   marcha 931
   objetivos e resultados gerais 930
   orientações ao paciente, à família e aos cuidadores 948
   ortótica espinal 945
   parâmetros de reabilitação 919
   questões psicossociais 948

reabilitação pulmonar 945
terapia da fala 946
tratamento médico 916
tratamento nutricional 918
treinamento com exercícios 935
treinamento de equilíbrio 941
treinamento funcional 939
Doença de Raynaud 656, 1183
Doença do sistema nervoso central 1098
Doença periférica 1096
Doença pulmonar obstrutiva crônica 542
Doença pulmonar restritiva 549
Doenças cardíacas e implicações fisioterapêuticas 592
Doenças da coluna dorsal-lemnisco medial 236
Doenças do coração 606
Doenças dos gânglios da base 234
Doenças pulmonares crônicas 542
Doença vascular periférica 656
Doença vestibular
    sintomas comuns 1100
Doença vestibular central 1098
Doença vestibular periférica 1098
Dor 811, 1013, 1261
    fisiologia 1263
    modelo biopsicossocial da dor 1262
    processamento da dor 1265
    sensibilização periférica e central 1267
    teoria do portão para o controle da dor 1267
    teoria evolutiva do portão para o controle da dor 1265
    terminologia 1262
    vias de dor central 1266
Dor aguda 1261
Dor crônica 1260, 1261, 1262
    abordagens complementares e alternativas 1299
    alterações fisiológicas 1268
    avaliação, diagnóstico e prognóstico fisioterapêuticos 1289
    causas 1270
    classificação 1268
    exame 1277
    exame da dor em populações especiais 1280
    exame fisioterapêutico 1284
    exercício terapêutico 1297
    fatores de risco 1270
    fatores psicossociais 1271
    ferramentas de avaliação psicossocial por constructo 1272
    ferramentas para avaliação da dor adequadas à dor crônica 1278
    medicamentos 1282
    procedimentos de intervenção 1297
    procedimentos intervencionistas 1284
    questionários de dor 1278
    testes e mensurações 1286
    tratamento clínico 1281
    tratamento farmacológico 1281
    tratamento fisioterapêutico 1293
Dor do membro fantasma 1131
Dor no ombro 771
Dor recorrente 1262
Drenagem linfática manual 693
Drenagem postural 572, 574

E

Ectopia supraventricular 609
Ectopia ventricular 609
Edema cerebral 724
Edema depressível 605, 619
Edema pulmonar 604
Eficácia do tratamento da afasia pós-acidente vascular encefálico 1430
Elefantíase 661
Eletromiografia 212
Eletromiografia clínica 212
Elevação desigual do calcanhar 1556
Elevador motorizado para sentar 1599
Embolia cerebral 722
Embolia pulmonar 738
Encosto 1588
Encostos e assentos dobráveis 1600
Endoesqueleto flexível com anexo estacionário 1530
Enfrentamento 1274
Enjoo de movimento 1113
Entrevista motivacional 1469
Enxerto de malha 1240
Enxerto de pele 1240
    espessura parcial 1240
    espessura total 1240
Epiderme 1227
Equilíbrio 249, 497, 752, 777, 1558
Equilíbrio em pé 1515
Equilíbrio na posição sentada 1047

Equipamentos de adaptação 398
Equivalentes metabólicos 620
Ergonomia e mecânica corporal 401
Escala de Ashworth modificada 188, 189
Escala de atividades da vida diária de Schwab e England 900
Escala de Borg 563
Escala de catastrofização da dor 1310
Escala de classificação de anormalidade da marcha 301
Escala de classificação visual analógica da dor 141
Escala de coma de Glasgow 969
Escala de confiança no equilíbrio para atividades específicas 262
Escala de deficiências da ASIA 1004
Escala de eficácia de equilíbrio 262
Escala de equilíbrio de Berg 258, 273
Escala de equilíbrio de Tinetti 259, 275
Escala de estágios de incapacidade de Hoehn-Yahr 915
Escala de Hassle 1363
Escala de impacto do AVC 758
Escala de incapacidade funcional 1090
Escala de mobilidade e equilíbrio da comunidade 301
Escala de níveis de função cognitiva Rancho Los Amigos 974
Escala de percepção da dispneia 563
Escala de reajustamento social de Holmes-Rahe 1362
Escala de recuperação neuromuscular 1031
Escala de termômetro de classificação da dor 141
Escala do estado de incapacidade expandida 859
Escala do nível de assistência de Iowa 299
Escala modificada de impacto de fadiga 857
Escala numérica para graduação da qualidade do pulso (força) 59
Escalas analógicas visuais ou lineares 351
Escalas numéricas de avaliação da dor 141
Escala unificada de avaliação da doença de Parkinson 915, 958
Escala visual analógica 1089
Escala visual analógica para mensurar a dor 351
Esclerose lateral amiotrófica 863
  curso da doença 870
  diagnóstico 870
  epidemiologia 864
  equipamentos de adaptação 886
  escala de classificação 901
  estágios 882
  estratégias de intervenção 882
  etiologia 864
  exame fisioterapêutico 878
  exercício 888, 890
  fisiopatologia 866
  intervenções fisioterapêuticas 881
  manejo 871
  manejo da nutrição 873
  manejo respiratório 874
  manifestações clínicas 867
  medidas específicas da doença e de qualidade de vida 880
  orientações ao paciente 889
  panorama para a reabilitação 876
  prejuízos associados 867
  prognóstico 871
Esclerose múltipla 807, 829, 1113
  agentes terapêuticos 816
  curso da doença 809
  diagnóstico 814
  diário de atividades na esclerose múltpla 861
  estágios 820
  estrutura para a reabilitação 818
  etiologia 808
  exame fisioterapêutico 820
  fisiopatologia 808
  intervenções fisioterapêuticas 826
  orientações ao paciente e familiares/cuidadores 848
  questões psicossociais 847
  sintomas 810
  subtipos clínicos 809
  testes e medidas 821
  tratamento clínico 815
Esclerótomos das faces anterior e posterior do corpo 140
Esfigmomanômetros 79, 82
Espasticidade 185, 749, 837
Especificidade 1156
Espondilite anquilosante 1161
Esportes e recreação 1602
Esquema motor 184
Estabilidade 206, 443
Estabilizadores 1542
Estado de saúde 1574
Estado emocional alterado 735
Estado funcional 773
Estado obnubilado 179
Estado psicológico 1509
Estenose espinal 1174

Estertor 73
Estetoscópios 83, 84
Estilos de personalidade e de enfrentamento 1326
Estimulação cerebral profunda 918
Estimulação elétrica 686, 770
Estimulação elétrica funcional 785
Estimulação sensorial 976
Estratégias de enfrentamento 1319, 1331
Estratégias de (re)aprendizagem motora 980
Estratégias de treinamento do uso da cadeira de rodas 1604
Estratégias para corrigir perturbações no equilíbrio 256
Estratégias para melhorar a autoeficácia 1468
Estratégias para melhorar a comunicação na presença de transtornos da cognição-comunicação 1435
Estratégias para melhorar a função motora 435
   intervenções compensatórias 484
      orientações ao paciente 485
Estratégias para prevenção de quedas 478
Estribo 1491
Estridor 72
Estrutura do *Healthy People 2020* 1452
Estruturas coordenativas 177
Estudos que incorporam constructos da teoria cognitiva social para promover mudanças nos níveis de atividade física praticada 1464
Estudos sobre a dor associada à propulsão da cadeira de rodas 1592
Estupor 180
Eupneia 73
Evidências do uso das técnicas de reabilitação cognitiva para aumentar o nível de atividade de pacientes com negligência unilateral após um AVC 1395
Exame/avaliação da prótese 1552
Exame cardiovascular 614
Exame da coordenação 228
   administração 240
   alterações relacionadas à idade que afetam o movimento coordenado 237
   instrumentos padronizados 247
   rastreamento 238
   registro dos resultados dos testes 244
   testes de coordenação 240
Exame da distensão venosa jugular 619
Exame da fadiga 200

Exame da força e potência muscular 198
Exame da função 340, 346
   exame funcional e terminologia de comprometimento 349
   finalidade 346
   formatos de resposta 350
   instrumentos de amostra 357
   interpretação dos resultados dos testes 351
   medidas de função unidimensional *versus* multidimensional 356
   parâmetros e formatos dos instrumentos 348
   perspectivas de teste 346
   tipos de instrumentos 347
Exame da função motora 176
   avaliação 221
   componentes do exame 178
   diagnóstico 222
   elementos 184
   fatores que podem restringir o exame da função motora 179
Exame da função sensitiva 95
   alterações relacionadas à idade 102
   alterações sensitivas relacionadas com a idade 101
   confiabilidade 122
   indicações clínicas 98
   instrumentos de teste especializados 123
   preparação para a aplicação do exame sensitivo 113
   rastreamento 112
   rastreamento de nervos cranianos 127
   testes sensitivos quantitativos 123
   valores da discriminação de dois pontos 133
Exame da integridade de nervos cranianos 195
Exame da marcha 277
Exame da marcha e do equilíbrio 1095
Exame da moradia 422
Exame da órtese de membro inferior 1524
Exame da órtese de tronco 1526
Exame da prótese transfemoral (acima do joelho) 1569
Exame da prótese transtibial (abaixo do joelho) 1568
Exame da saúde mental 1321
Exame de feridas 712
Exame dinâmico 1511
Exame do ambiente 373
   equipamentos de adaptação 398
   estratégias 376
   finalidade 375
   tecnologia assistiva 398

Exame do controle postural e do equilíbrio 249
   instrumentos padronizados 258
Exame do lar 380
   acessibilidade exterior 382
   acessibilidade interior 386, 389
Exame do local de trabalho 400
   acessibilidade externa 405
   acessibilidade interna 405
Exame dos déficits cognitivos e perceptivos 1378
Exame dos movimentos oculares 1091
Exame dos reflexos cutâneos superficiais 193
Exame dos reflexos primitivos e tônicos 194
Exame dos reflexos tendinosos profundos 191
Exame dos sinais vitais 33
   observação do paciente 39
Exame dos transtornos da cognição-comunicação 1434
Exame do volume muscular 197
Exame e avaliação 1470
Exame estático 1510
Exame estático da órtese de tronco 1514
Exame final e cuidados de acompanhamento 1516
Exame musculoesquelético 135
   amplitude de movimento 147
   avaliação dos achados 169
   características antropométricas 147
   desempenho muscular 159
   estado mental 145
   histórico do paciente e consulta 136
   movimentos articulares acessórios 157
   objetivos 136
   observação/inspeção 145
   palpação 146
   procedimentos 136
   sinais vitais 145
Exame na posição sentada 1581
Exame ortótico 1510
Exame ortótico do membro inferior 1510
Exame pré-ortótico 1508
Exame sensitivo 115
Exame transfemoral 1554
Exame transtibial 1552
Exaustão 200
Excisão primária 1239
Excitação 103
Excursão torácica 543
Exemplo de questionário de estágio de mudança 1462
Exemplo de tabela de resolução de problemas 1584

Exercício de equilíbrio 1139
Exercícios de Brandt-Daroff 1103
Exercícios de equilíbrio e progressões 1104
Exercícios de estabilidade postural 1102
Exercícios de estabilização do olhar 1102
Exercícios de exposição interoceptiva 1343
Exercícios de exposição situacional 1336
Exercícios de habituação 1103
Exercícios para lesão vestibular bilateral 1106
Exercícios transfemorais 1139
Exercícios transtibiais 1138
Exostoses 1164
Exteroceptores 106

F

Facilitação da aceitação da órtese 1514
Facilitação da aceitação da prótese 1557
Fadiga 200, 812, 836
Faixa(s) 1507
Faixa pélvica 1499
Fala escandida 233
Fatores psicológicos e fatores relacionados 1430
Fatores que influenciam o exame do paciente 1378
Faveolamento 549
Febre 45
Feedback 177
Feedforward 177
Fenômeno ativo/inativo 916
Fenômeno do rebote 234
Ferida(s) 649, 679
   agentes tópicos 684
   características 651
   cicatrização anormal 654
   cicatrização normal 649
   curativos 716
   fechamento 652
   fisiologia 649
   infecção na cicatrização 654
   limpeza 676
   objetivo de tratamento 717
Ferida crônica 654
Ferramenta de alto nível de investigação da mobilidade 302
Fibrilação atrial 612
Fibrilação ventricular 612

Fibroblastos 649, 1237
Fibrose 1155
Fibrose cística 547
Finalidade do exame 1378
Fingimento 1322
Fisiologia respiratória 539
Fisioterapeuta como defensor 1473
Fístula perilinfática 1112
Flacidez 749
Flexibilidade 468
Flexibilidade e integridade das articulações 748, 763
Fobia 1332
Folha de enxerto 1240
Fonação 1422
Fonoaudiólogos 1421
Fonologia 1421
Força 239, 765
Força e resistência 1574
Força muscular 159, 198, 496, 751
Forças de reação do solo 318
Fortalecimento da musculatura inervada 1042
Fraqueza por excesso de atividade 200
Fratura óssea 1014
Freio de atrito 1543
Frequência cardíaca 36, 57, 61, 325, 602
   fatores que influenciam 58
   monitoramento automatizado 65
Frequência cardíaca alvo 560
Frequência respiratória 74
Função 342
Função e postura no equipamento atual 1578
Função motora 177, 435, 748
   intervenções para melhorar a função motora 450, 453
   promoção da recuperação induzida pela função 451
Função muscular 1508
Função sensorial 762
Função vestibular central anormal 1106
Funcionalidade 6
Funcionamento psicológico e social 1320
Funções arterial e venosa 711
Fusos musculares 108

G

Gáspea 1486
Giroscópios 308

Goniômetro universal 149, 152
Graduação da atividade 837
Graus de equilíbrio funcional 258
Graus de liberdade 201

H

Habilidade 206, 443
Habilidade de mobilidade no leito 1042
Habilidade motora aberta 206
Habilidade motora fechada 206
Habilidades de mobilidade funcional 205
Habilidades em cadeira de rodas 1069
Habilidades funcionais 1574
   alimentação 1575
   comunicação 1575
   deambulação 1575
   mobilidade com a cadeira de rodas – manual e motorizada 1575
   tomar banho e se lavar 1575
   transferências 1575
   uso do banheiro 1574
   vestir-se 1575
Habilidades funcionais de mobilidade 5
Habilidades motoras 207, 443
   categorias 443
Halos cranianos 1016
Hálux valgo 1164
Hastes verticais 1508
Healthy People 2020 1452, 1453, 1473
Hemibalismo 235
Hemiespaço 1392
Hemiparesia 751
Hemiplegia 751, 1517
Hemorragia cerebral 722
Hemorragia intracerebral 722
Hemorragia subaracnóidea 722
Hemostase 1123
Heteroenxerto 1239
Higiene das mãos 52
   técnica de lavagem das mãos 55
   técnica para esfregar as mãos 54
Hiperalgesia 1014
Hipercapnia 543
Hipercinesia 235
Hiperinflação 543

Hipermetria 233
Hipermobilidade 149
Hipersexualidade 1350
Hipertensão 592, 1320
Hipertonia espástica 1007
Hipertrofia 1236
Hiperventilação 73, 1320
Hipocapnia 73, 547
Hipocinesia 909
Hipofunção vestibular bilateral 1105
Hipofunção vestibular unilateral 1101
Hipometria 233
Hipomimia 908
Hipomobilidade 149
Hipotensão 40
Hipotensão ortostática 78, 913
Hipotermia 45
Hipotonia 186, 233
Hipoventilação 73
Hipovolemia 79
Hipoxemia 543
Hipóxia 40
Homoenxerto 1239
Homúnculo motor 230
Hospitalização após a ocorrência de lesão cerebral 1372
Hostilidade exteriorizada 1324

I

Imagem corporal 1326
Imobilização 1016
Impacto da assistência gerenciada 1386
Importância das iniciativas de promoção da saúde e do bem-estar 1451
Incapacidade 4, 6, 342, 1320
Inclinação lateral do tronco 1556
Inclinômetros 149
Indicadores clínicos 1371
Índice de artrite das Universidades Western Ontario e McMasters 1174
Índice de Barthel 357, 358
Índice de BODE 546
Índice de dispneia basal 556
Índice de marcha dinâmica 301
Índice de massa corporal 305, 1458
Índice do estado funcional 1217

Índices de pressão tornozelo-braço 668
Índice tornozelo-braço 657
Infarto cerebral 722
Infarto do miocárdio 582, 595, 627
Inibição de contato 1236
Inspeção da prótese fora do paciente 1553, 1557
Instabilidade postural 909
Instrução e treinamento da órtese 1514
Instrumento de avaliação de AVD em escada 420
Insuficiência arterial 656, 658
Insuficiência cardíaca 582, 601, 604
Insuficiência cardíaca congestiva 582, 601, 633, 635
Insuficiência cardíaca direita 603
Insuficiência cardíaca esquerda 603
Insuficiência venosa 658
Insuficiência venosa crônica 658
Integração óssea 1538
Integração sensitiva 96
Integridade de nervos cranianos 193, 747
Integridade dos reflexos 191
Integridade eletrofisiológica de músculos e nervos 212
Integridade sensitiva 96
Integridade tegumentar 756
Intensidade do treino de exercícios 560
Intervalo de retenção 211, 438
Intervenção de redirecionamento 1386
Intervenções compensatórias 15
Intervenções restaurativas 15
Inventário da deambulação funcional na lesão medular 1030
Inventário da incapacidade decorrente da tontura 1089

J

Joanete 1164
Joelho 284
Joelho valgo 1498
Joelho varo 1498

L

Labirinto vestibular 1084
Lâmina elástica posterior 1491
Largura e profundidade do assento 1602
Larvoterapia 683

Lesão 200
Lesão do hemisfério direito 736
Lesão do hemisfério esquerdo 736
Lesão medular incompleta 1056, 1057
Lesão medular traumática 999
   etiologia 1000
Lesão por explosão 966
Lesão por inalação 1233
Lesão primária 966
Lesão secundária 966
Lesões da cauda equina 1005
Lesões medulares 1001
   classificação 1001
   complicações clínicas secundárias 1012
   complicações neurológicas e condições associadas 1005
   desfechos gerais 1040
   expectativas funcionais para pacientes com lesão medular 1035
   intervenções fisioterapêuticas 1020
   lesões completas 1004
   lesões incompletas 1004
   paraplegia 1001
   prognóstico 1015
   reabilitação ativa 1025
   reabilitação na fase aguda 1015
   tratamento fisioterapêutico 1017
   tratamento médico 1015
   zona de preservação parcial 1004
Lesões por queimadura 1226
   classificações 1228
   complicações 1233
   diagnóstico diferencial 1229
   extensão da área queimada 1233
   zonas de queimaduras 1232
Letargia 179
Levantamento do bem-estar percebido 1479
Limitações na atividade 5
Limites de estabilidade 250
Linfedema 659
Linfedema primário 659, 660
Linfedema secundário 660
Linfocintigrafia 661
Lipodermatosclerose 658
Líquidos endógenos 649
Local doador 1240
Locomoção 754, 779

Lócus de controle 1331
Luto 1322

M

Maceração 652
Malformação arteriovenosa 722
Manchas de hemossiderina 653
Manejo da fala e deglutição 846
Manejo do paciente 5
   avaliação 10
   diagnóstico 11
   exame 5
   implementação do plano de cuidados 17
   planejamento de alta 17
   plano de cuidados 12
   prognóstico 12
   reexame do paciente e avaliação dos desfechos esperados 18
Manejo do paciente com afasia 1433
Manobra de Dix-Hallpike 1094
Manobra de reposicionamento canalicular 1102
Manobra de Valsalva 78
Manual de desfecho e conjunto de informações de avaliação 360
Manutenção da órtese 1507
Manutenção protética 1547
Marca-passos 613
Marcha 280, 754, 779
   ciclo de marcha 280
   fases 281
   terminologia 280, 282
Marcha atáxica 233
Marcha com o quadril 1556
Marcha festinante 911
Marcha pendular 1053
Marchas recíprocas 1515
Marchas simultâneas 1516
Mecanismo empurrar-puxar 1087
Mecanismos de defesa comuns 1328
Mecanismos de fricção 1540
Medicamentos ansiolíticos 1341
Medida da independência na lesão da medula espinal 1032
Medida de avaliação funcional 299, 300
Medida de independência funcional 299, 358, 359

Medidas autopercebidas de saúde, bem-estar e qualidade de vida 1457
Medidas autorrelatadas de saúde e bem-estar 1458
Medidas clínicas de saúde 1457
Medidas coletadas em um tablado 1578
Medidas da afasia 1428
Medidas de desempenho motor 209
Medidas de saúde, bem-estar e qualidade de vida 1457
Meias, revestimentos e forros 1536
Membro residual 1121-1123
Membros inferiores 1486
Membros superiores 1509
Memória 105, 182
Memória de curto prazo 1389
Memória de longo prazo 1390
Memória imediata 1389
Memória motora 177, 182
Memória processual 182, 439
Metas 13
Metatarsalgia 1164
Método de alinhamento com controle do contorno do trocanter adutor 1543
Método de reserva da frequência cardíaca 553
Micrografia 909
Mínima diferença clinicamente importante 354
Miocardiopatias 584
Miodese 1123
Miofascial 1123
Miopatias 221
Mioplastia 1123
Miosite 1165
Mobilidade controlada 443
Mobilidade da articulação 1508
Mobilidade de transição 443
Mobilização articular 158
Modelo biopsicossocial da dor 1262
Modelo de atitude, influência social e autoeficácia 1468
Modelo de atividade física para pessoas com deficiência 1463, 1468
Modelo de crenças em saúde 1460
Modelo de manejo da saúde da população 1455
Modelo de planejamento PRECEDE-PROCEED 1469
Modelo de resolução de problemas 1583
Modelo do Institute of Medicine do processo de capacitação-incapacitação 345
Modelos comunitários 1468
Modelos de promoção da saúde 1455

Modelo transteórico (estágios da mudança) 1461, 1462
Modelo transteórico: processos de mudança 1462
Modificações externas 1490
Modificações internas 1488
Molde 1488
Monitores de frequência cardíaca 66
Motivação 1319
Motricidade 96
Movimentos articulares acessórios 157
Mudança mínima detectável 354
Muletas 523
Músculos sinérgicos 201

N

Necessidades psicológicas 1325
Negação 1323
Negligência unilateral 737, 1392
Nervos cranianos 127
   componentes funcionais 127
   testes de rastreamento 128
Neurapraxia 220
Neuromas 1123
Neuromas acústicos 1112
Neurônio motor inferior 437, 1005
Neuropatia 221, 663, 1235
Neuroplasticidade 178
Neurotmese 221
Nistagmo 234, 1091, 1100
Níveis de classificação funcional da Medicare® 1141
Nódulos de Bouchard 1163, 1172
Nódulos de Heberden 1163, 1172

O

Obesidade 385
OJTP de Craig-Scott 1502
Opções de órteses para pacientes com paraplegia 1500
Organização da linguagem 1421
Órgão tendinoso de Golgi 109
Orientação 104, 181
   avaliação 104
Orientação do paciente, da família e dos cuidadores 1385
Orientação postural 249

Órtese(s) 843, 1052, 1485
   vestindo as órteses 1515
Órtese de joelho 1486
Órtese de quadril 1486
Órtese joelho-tornozelo-pé 1486, 1496
Órtese Knight de coluna 1504
Órtese Milwaukee 1507
Órtese quadril-joelho-tornozelo-pé 1486
Órteses cervicais 1016, 1505
Órteses de joelho-tornozelo-pé e outras órteses de membro inferior 1510
Órteses de membros inferiores 1486
Órteses de reciprocação 1502
Órteses de tronco 1503, 1510
Órteses feitas sob medida 1501
Órteses lombossacrais com controle de flexão, extensão e flexão lateral 1504
Órteses para escoliose 1506
Órteses para pés 1486, 1488
Órteses produzidas em massa 1500
Órteses, próteses e prescrição de cadeiras de rodas 1483
Órteses quadril-joelho-tornozelo-pé 1499
Órteses rígidas 1504
Órteses toracolombossacrais 1017
Órteses toracolombossacrais com controle de flexão e extensão 1505
Órteses tornozelo-pé 1486, 1490, 1509
Órteses tornozelo-pé em espiral 1495
Órteses tronco-quadril-joelho-tornozelo-pé 1486, 1499
Ortopneia 74, 605
Ortótica 700
Ortotista 1485
Oscilação postural 251
Oscilopsia 1088
Ossificação heterotópica 1014, 1235
Osteoartrose 1167
   apresentação clínica 1172
   critérios de classificação 1171
   diagnóstico 1171
   epidemiologia 1167
   etiologia 1167
   exercícios terapêuticos 1204
   fatores de risco 1168
   fisiopatologia 1168
   início e evolução da doença 1171
   medicações utilizadas 1175
   prognóstico 1174
   terapia farmacológica 1179
Osteocinemática 147
Osteófitos 1163
Osteoporose 739, 1014
Ototoxicidade 1098
Oxigenoterapia hiperbárica 688
Oximetria de pulso 34, 67
Oxímetros de pulso 68

P

Padrões capsulares de movimento restrito 155
Padrões de movimento voluntário 201
Padrões de prática preferidos 28
Padrões internacionais para a classificação neurológica da lesão da medula espinal 2003
Padrões não capsulares de movimento restrito 156
Palidez 617, 657
Palpação 146
Pannus 1155
Papéis de vida 1319
Papel do fisioterapeuta na promoção da saúde 1453
Papel do fornecedor credenciado de tecnologia da reabilitação 1605
Pápulas 661
Parâmetros teóricos 1373
Paraplegia 1516
Parapodium 1500
Parkinsonismo secundário 905
Participação do paciente no planejamento 18
Patologia da ferida por queimadura 1227
Pé 283
Pé chato ou plano 1488
Pé equino 1487
Pele 1227
   alterações comuns na coloração 41
Pé plano valgo 1488
Percepção 1371
Percepção de profundidade e distância 1406
Percussão 572
Perda de interesse 1330
Perfusão 543
Perna endoesquelética 1534
Perna exoesquelética 1534
Perna protética 1534, 1548
Perseguição suave 1094

Personalidade 1326
Pé SACH 1530
Pes anserinus 1535
Pés articulados 1531
Pés com múltiplos eixos 1531
Pés de um único eixo 1531
Pés não articulados 1530
Pés protéticos não articulados de armazenamento de energia 1532
Pés valgo 1490
Pés varo 1490
Pirexia 44
Pirogênicos 44
Placa de força 318
Planejamento da alta hospitalar 1387
Plano de cuidados 12, 1572
Plano de cuidados pessoais para a dor crônica 1314
Plano motor 177, 436
Podortista 1485
Policitemia 543
Polígono de Willis 725
Pontos de virada 1332
Posição no espaço 1405
Posicionador pélvico 1589
Posturas funcionais 460
Potenciais de fibrilação 215
Potenciais polifásicos 216
Potencial de ação da unidade motora 212
Potência muscular 159
Prática baseada em evidências 21, 22, 29
Prescrição da cadeira de rodas 1577
Prescrição da órtese 1509
Prescrição protética 1551
Pressão arterial 35, 36, 76, 80, 590, 602, 617
   classificação em adultos 78
   diastólica 76
   fatores que influenciam 77
   regulação 76
   sistólica 76
Pressão arterial braquial 84
Pressão arterial poplítea 86
Pressão de pulso 76
Prevenção primária 1455
Prevenção secundária 1455
Prevenção terciária 1455
Principais comportamentos de saúde pessoais modificáveis 1459
Princípios para a posição sentada 1576
   Princípio 1: estabilizar proximalmente para promover uma melhor mobilidade distal e função 1576
   Princípio 2: alcançar e manter o alinhamento pélvico 1576
   Princípio 3: facilitar o alinhamento postural ideal de todos os segmentos corporais, acomodando os comprometimentos na amplitude de movimento 1577
   Princípio 4: limitar o movimento anormal e melhorar a função 1577
   Princípio 5: fornecer o mínimo apoio necessário para alcançar os objetivos previstos e os desfechos esperados 1577
   Princípio 6: fornecer conforto 1577
Princípio do U invertido 180
Princípios da neuroplasticidade dependente da experiência 982
Problemas cognitivos e comportamentais 1576
Produção da fala 1421
Prognóstico 12
Programa de reabilitação cardíaca em paciente internado 631
Programa motor 177, 231
Programas de diagnóstico duplo 1349
Programas de reabilitação de 28 dias 1349
Projeto acessível 374
Promoção da saúde 1456, 1472
Promoção da saúde e do bem-estar 1450
Promoção da saúde e do bem-estar no nível do programa 1472
Promoção da saúde e do bem-estar para indivíduos com comprometimentos e incapacidades 1469
Promoção da saúde e orientações em saúde 1456
Propriocepção 119
Propriocepção visual 252
Proprioceptores 106
Proteção articular 1220
Proteína C-reativa 1156
Prótese bilateral de Syme e transtibial 1547
Prótese(s) 1142, 1528
   avaliação final e cuidados de acompanhamento 1559
   considerações pré-prescrição 1549
   exame físico 1549
   subir escadas, rampas e guias 1559
   transferências 1559

tratamento fisioterapêutico 1549
Próteses bilaterais 1547
Próteses de desarticulação 1545
Próteses de desarticulação de joelho 1545
Próteses de desarticulação de quadril 1546
Próteses parciais de pé e de Syme 1529
Próteses temporárias 1140, 1550
Próteses transfemorais 1539
Próteses transfemorais bilaterais 1547
Próteses transtibiais 1530
Prótese transfemoral temporária 1551
Prótese transtibial temporária 1550
Protetização imediata no pós-operatório 1124
Protocolo de desempenho físico de Fugl-Meyer 757, 799
Protocolo de retorno gradual ao esporte 988
Protocolos de testes de exercício usados para pacientes com doença pulmonar 559
Protrusão acetabular 1163
Pseudofrouxidão 1173
Pulso 56, 61
   frequência 57
   locais de 60
   monitoramento 61
   qualidade 57
   ritmo 57
Pulso apical 64
Pulso apical-radial 64
Pulso periférico 60
Pulso radial 61
Pulsos normais 58

Q

Quadril 285
Qualidade de vida 1455
Qualidade de vida específicas de uma doença 1458
Qualificadores de capacidade 5
Qualificadores de desempenho 5
Queimadura(s) 1225
   cuidados com as feridas 1238
   estratégias de posicionamento para deformidades comuns 1248
   exame de fisioterapia 1242
   exercício terapêutico 1250
   intervenção de fisioterapia 1242
   programas comunitários 1253
   tratamento cirúrgico 1239
   tratamento da cicatriz 1251
   tratamento de fisioterapia 1242
   tratamento médico 1237
      medicamentos tópicos 1239
Queimadura de espessura parcial profunda 1230
Queimadura de espessura parcial superficial 1228
Queimadura de espessura total 1231
Queimadura elétrica 1232
Queimadura epidérmica 1228
Queimadura subdérmica 1231
Queloides 1230
Questionário de autoeficácia 1463
Questionário de avaliação de saúde 1218
Questionário de dor McGill 142
Questões ambientais e transporte 1575
Questões a serem consideradas ao finalizar a escolha do assento 1588
Questões a serem consideradas ao finalizar a escolha do encosto 1589
Quociente de sensibilidade ao movimento 1090

R

Raciocínio clínico 3
Radiação ultravioleta 687
Radiômetro 667
Raiva 1324
Raiva interiorizada 1324
Rastreamento do transtorno de estresse pós-traumático na atenção primária 1311
Reabilitação cognitiva 1376
Reabilitação pulmonar 564
Reabilitação vestibular
   contraindicações 1113
Reações de defesa comuns à incapacidade 1332
Receptores sensitivos 106
   classificação 107
   tipos 106
Recomendações para aconselhamento em relação à prática de atividade física da U.S. Preventive Services Task Force 1459
Recuperação 444
Recuperação da capacidade de deambular 1040
Recuperação da função 177, 444, 1025
Recuperação espontânea 444

Recuperação induzida pela função 444, 445
Recursos do sistema de assento 1598
Recursos específicos do quadro da cadeira de rodas 1600
Reestruturação cognitiva 1334, 1336, 1343
Reflexo 191
Reflexos cutâneos superficiais 192
Reflexos primitivos e tônicos 192
Reflexos tendinosos profundos 191
Reflexo vestíbulo-ocular 1086
Refluxo venoso 648
Reforços 1488
Regiões de alívio 1535
Relações espaciais 1403
Resistência 757, 1327
Resistência à mudança no contexto 211
Resistência muscular 159, 200
Respiração 68
   exame respiratório 74
   expiração 70
   fatores que influenciam 71
   inspiração 69
   mecanismos de regulação 70
   padrões respiratórios 73
   parâmetros respiratórios 72
Respiração costal 73
Respiração de Cheyne-Stokes 74
Respiração diafragmática 1325
Respiração torácica 73
Responsabilidades do fisioterapeuta e do terapeuta ocupacional 1371
Resposta de relaxamento 1325
Resposta imune 1155
Respostas cardiovasculares ao exercício aeróbio 590
Restrições ao controle motor e aprendizagem 442
Restrições culturais 1324
Restrições na participação 5
Retenção 211, 438
Retrações 547
Retraimento 1322
Rigidez 185, 235, 905
Rigidez em cano de chumbo 235, 908
Rigidez em decorticação 185, 973
Rigidez em descerebração 186, 973
Rigidez em roda dentada 235, 908
Ritmo circadiano 45
Rolamento 157
Rolamento-deslizamento 157
Rotação 157
Rotação do pé no contato do calcanhar 1556
Rotadores 1533
Rubor 657

S

Salto 1487
Sapatos 1486, 1507
Saúde 341, 1319
Saúde e doença 1454
Schwannoma vestibular 1112
Scooters 1598
Sensação 747, 1509
Sensações corticais combinadas 106
Sensações de membro fantasma 1131
Sensibilidade 96, 239, 1156
Sensibilidade cortical combinada 106
Sensibilidade e integridade da pele 1574
Sensibilidade profunda 106, 119
Sensibilidade protetora 664
Sensibilidade superficial 106, 118
Sensores de oximetria 69
SF-36 364, 365
Sibilo(s) 72
Sibilo expiratório 545
Símbolos da acessibilidade à deficiência 375, 376
Sinais vitais 34, 145
   alterações nos valores 37
   dados normativos 34
   normais 35
Sinal de Stemmer 661
Síndrome coronariana aguda 594, 596
Síndrome da artéria cerebral anterior 726, 727
Síndrome da artéria cerebral média 727, 728
Síndrome da artéria cerebral posterior 727, 729
Síndrome da artéria vertebrobasilar 729, 730
Síndrome de adaptação geral 1323
Síndrome de Brown-Séquard 1004
Síndrome de conversão 1319
Síndrome de neurônio motor inferior 186, 202
Síndrome do neurônio motor superior 185, 187, 202
Síndrome do pânico 1319
Síndrome do túnel do carpo 1161
Síndrome medular anterior 1005

Síndrome medular central 1005
Síndromes afásicas 1426
Síndromes clínicas 1004
Síndromes de Parkinson-Plus 906
Síndromes vasculares 725
Sinergias musculares 438
Sinergias obrigatórias 201
Sinóvia 1154
Sistema cardiovascular 586
Sistema CATSYS 246
Sistema coluna dorsal-lemnisco medial 106
Sistema de apoio de pé 1601
Sistema de apoio de braço 1601
Sistema de apoio postural 1572, 1586
Sistema de armazenamento de velocidade 1088
Sistema de ciclo fechado 231
Sistema de circuito aberto 231, 437
Sistema de circuito aberto de controle motor 184
Sistema de controle de circuito fechado 437
Sistema de eixos 1540
Sistema de reclinação ajustável e sistema de elevação de descanso de pernas 1598
Sistema de termorregulação 42
Sistema espinotalâmico anterolateral 106
Sistema linfático 648
Sistema motor 229
Sistema nervoso autônomo 181
Sistema respiratório 68
Sistemas de assento de inclinação livre ajustável 1598
Sistemas de mobilidade manual 1590
Sistemas de mobilidade motorizados 1596
Sistema sensitivo 105
    classificação 105
Sistema tegumentar 648
Sistema vascular 647
Sistema vestibular
    fisiologia e controle motor 1086
Sistema vestibular central 1085
Sistema vestibular periférico 1084
Sobrepeso e obesidade 1472
Sofrimento 1263
Solado 1487
Somatognosia 1400
Somatossensação 96
Sons de Korotkoff 84
Soquete(s) 1534, 1543, 1546
Soquete ComfortFlex™ 1544

Soquete de contenção isquiática 1543
Soquete de sustentação do tendão patelar 1534
Soquete forrado 1536
Soquete quadrilateral 1543
Soquete sem forro 1536
Soquetes e suspensões 1548
Substitutos de pele 1239
Sucção parcial 1545
Sucção total 1545
Suicídio 1345
Superestrutura 1494
Superfície de apoio de membros superiores 1590
Superfícies de apoio secundárias 1590
Suspensão(ões) 1536, 1544, 1548
Suspensão de sucção 1544
Suspensão supracondilar 1538
Suspiro 73

T

Tabela de equivalentes metabólicos 622
Taquicardia 57
Taquicardia ventricular 611
Taquipneia 74
Taxonomia de tarefas 205
Técnicas de estimulação sensorial 483
Técnicas de facilitação neuromuscular 481
Temperatura corporal 41, 49
    anormalidades 44
    fatores que influenciam 45
    mensuração 53
    mensuração da temperatura axilar 93
    mensuração da temperatura oral 92
Tendinite 1161
Tenodese 1123
Teoria da ação racional 1460
Teoria do comportamento planejado 1460, 1461
Teoria dos sistemas 437
Teorias da aprendizagem motora 439
Teorias da mudança de comportamento 1460
Teoria social cognitiva 1463
Terapeuta da fala 1421
Terapia com *laser* frio 689
Terapia de ação visual 1431
Terapia de compressão 659, 694
Terapia de comunicação visual 1431

Terapia de feridas por pressão negativa 688
Terapia de movimento induzido por contenção 769
Terapia de movimento induzido por restrição 446, 983
Terminações de Ruffini 108, 109
Terminações do folículo piloso 107
Terminações do tipo Golgi 109
Terminações nervosas livres 107, 109
Terminações paciniformes 109
Terminologia e tipos de órteses 1486
Termistor 667
Termômetro(s) 46
Termômetro de mercúrio de vidro 92
Termos-chave em promoção da saúde 1454
Teste da acuidade visual dinâmica 1094
Teste da cadeira de rodas 1583
Teste de alcance funcional 259
Teste de alcance multidirecional 259, 260
Teste de aptidão manipulativa Roeder 249
Teste de caminhada de 6 minutos 306
Teste de caminhada em figura de oito 302
Teste de destreza com ferramentas manuais 249
Teste de destreza manual de Minnesota 247, 248
Teste de execução 160
Teste de função manual de Jebsen e Taylor 247
Teste de habilidades em cadeira de rodas 1028
Teste de integração sensitiva 254
Teste de nistagmo induzido pela agitação da cabeça 1092
Teste de pinça O'Connor 248
Teste de resistência ativa 160
Teste de retenção 438
Teste de Romberg 253
Teste de ruptura 160
Teste do impulso da cabeça 1091-1093
Teste do tabuleiro de pinos de Purdue 248
Teste *get up and go* cronometrado 260
Teste isométrico resistido 159, 160
Teste manual de força muscular 160-162, 168
Teste manual muscular 1508
Testes cognitivos e perceptivos padronizados 1382
Testes da função vestibular 1095
Testes de apreensão 166
Testes de caminhada cronometrada 260, 307
Testes de coordenação sem uso do equilíbrio 241
Testes de equilíbrio 1095
Testes de equilíbrio funcional 263
Testes de instabilidade ligamentar 166
Testes de motricidade fina 240
Testes de motricidade grossa 240
Testes de tarefa dupla 261
Testes de tolerância ao exercício 558, 620
Testes padronizados 1383, 1384
Testes para deficiências específicas na coordenação 243
Testes quantitativos de coordenação e instrumentos de teste especializados 246
Tetraplegia 1001
Tipos de órteses 1486
Tomada de decisão clínica 3, 20
Tontura 1088
Tonturas cervicogênicas 1113
Tonturas relacionadas com a enxaqueca 1113
Tônus 184
Tornozelo 283
Torque 164
Trabalho linear 159
Trabalho rotacional 159
Transferência de aprendizagem 211, 458
Transplante de coração 614
Transtorno de ansiedade generalizada 1332
Transtorno de estresse agudo 1337
Transtorno de estresse pós-traumático 1337, 1342
Transtornos da cognição-comunicação 1434
Transtornos da comunicação: implicações para o fisioterapeuta 1439, 1440
Transtornos de nervo periférico 220
Transtornos de neurônio motor 221
Transtornos de personalidade 1276, 1327
Transtornos dos neurônios motores 864
Transtornos neurogênicos da comunicação 1424
Transtornos neurogênicos da fala e da linguagem 1419
Transtornos psicossociais 1318
   adaptação psicossocial 1320
   intervenções de reabilitação 1352
   reabilitação pós-traumática 1325
Transtornos psiquiátricos e de personalidade 1320
Transtornos vestibulares 1083
   diagnósticos 1111
   exame fisioterapêutico 1088
   intervenções 1099
   possíveis causas 1089
   sintomas 1089
   testes e medidas 1089
Tratamento da afasia 1431

Tratamento da apraxia da fala 1437
Tratamento da disartria 1436
Tratamento da disfagia 1438
Tratamento de fisioterapia 1508
Tratamento dos transtornos da cognição-comunicação 1434
Tratamento fisioterapêutico 1549
Trato vocal 1421
Traumatismo cranioencefálico 964
   características 969
   continuum de cuidados 970
   convulsões pós-traumáticas 968
   déficits na linguagem e comunicação 968
   diagnóstico 968
   disautonomia 968
   equipe interdisciplinar 970
   fisiopatologia 965
   impacto 965
   mecanismo de lesão 965
   plano de cuidados 975, 980
   prejuízos cognitivos 967
   prejuízos neurocomportamentais 968
   prejuízos neuromusculares 967
   prejuízos secundários e complicações de saúde 968
   prevalência 965
   prognóstico 968
   reabilitação 970
   recuperação motora 981
   sequelas 967
   tratamento clínico precoce 972
   tratamento fisioterapêutico 973, 977
Traumatismo cranioencefálico leve 987, 990
Trava(s) 1508
Trava de gatilho com cabo de liberação 1497
Treinamento aeróbio 467
Treinamento cardiovascular 1042
Treinamento cognitivo 846
Treinamento da força muscular 465
Treinamento da órtese 1514
Treinamento da resistência 984, 1042
Treinamento de habilidades em cadeira de rodas 1067
Treinamento dos membros superiores baseado em atividades 1066
Treinamento funcional 459, 463, 845, 1559
Treinamento locomotor 493, 781, 842, 843, 983, 1050, 1053, 1060
   ambientes para o treinamento locomotor 497
   descarga de peso corporal/em solo 506
   dispositivos de assistência 532
   estratégias 495
   estratégias de intervenção emergentes 507
   intervenções complementares 494, 495
   tomada de decisão clínica 508
   treinamento em solo em ambientes internos 500
   treinamento em solo na comunidade 505
Treinamento locomotor *overground* de tarefas específicas 779
Treinamento locomotor para indivíduos com lesão medular incompleta 1055
Treinamento locomotor para indivíduos com LM motora completa 1050
Treinamento locomotor pós-AVC 782
Treinamento muscular ventilatório 566-569
Treinamento protético 1142, 1557
Treinamento simultâneo bilateral 770
Treinamento vestibular 841
Treino cardiovascular 1202
Treino de marcha 1515, 1558
Treino de marcha e equilíbrio 1203
Treino funcional 1203
Tremor 234, 235, 905, 909
Tremor cinético 234
Tremor de intenção 234
Tremor de repouso 235
Tremor postural 909
Tremor postural (estático) 234
Tromboangeíte obliterante 656
Trombose cerebral 722
Trombose venosa profunda 738, 1013

U

Ulceração 656, 658
Úlceras de/por pressão 649, 651, 671, 1012
Ultrassom 686
Ultrassom Doppler 67
Unidade de desintoxicação 1349
Unidade motora 213
Unidades de joelho 1540, 1545, 1547, 1548
Unidades de quadril 1546
Uso abusivo de substâncias 1347
   reabilitação 1347
   tratamento 1347

V

Variações de borda 1538
Variantes de prendedores 1537
Velocidade de condução nervosa 212, 217
Velocidade de disparo tônico 1086
Velocidade de hemossedimentação 1156
Ventilação 539
Vênulas 647
Vertigem 1088
Vertigem posicional paroxística benigna 1094, 1099, 1103
Vias espinais 106
Vias para a transmissão de sinais sensitivos somáticos 109, 111
Vibração 119, 572
Violência 1349
Visão e audição 1574
Visão geral dos déficits cognitivos e perceptivos 1387

Volume de reserva expiratório 540
Volume de reserva inspiratório 540
Volume residual 540

X

Xenoenxerto 1239

Y

Yoga 959

Z

Zona alvo de frequência cardíaca 560